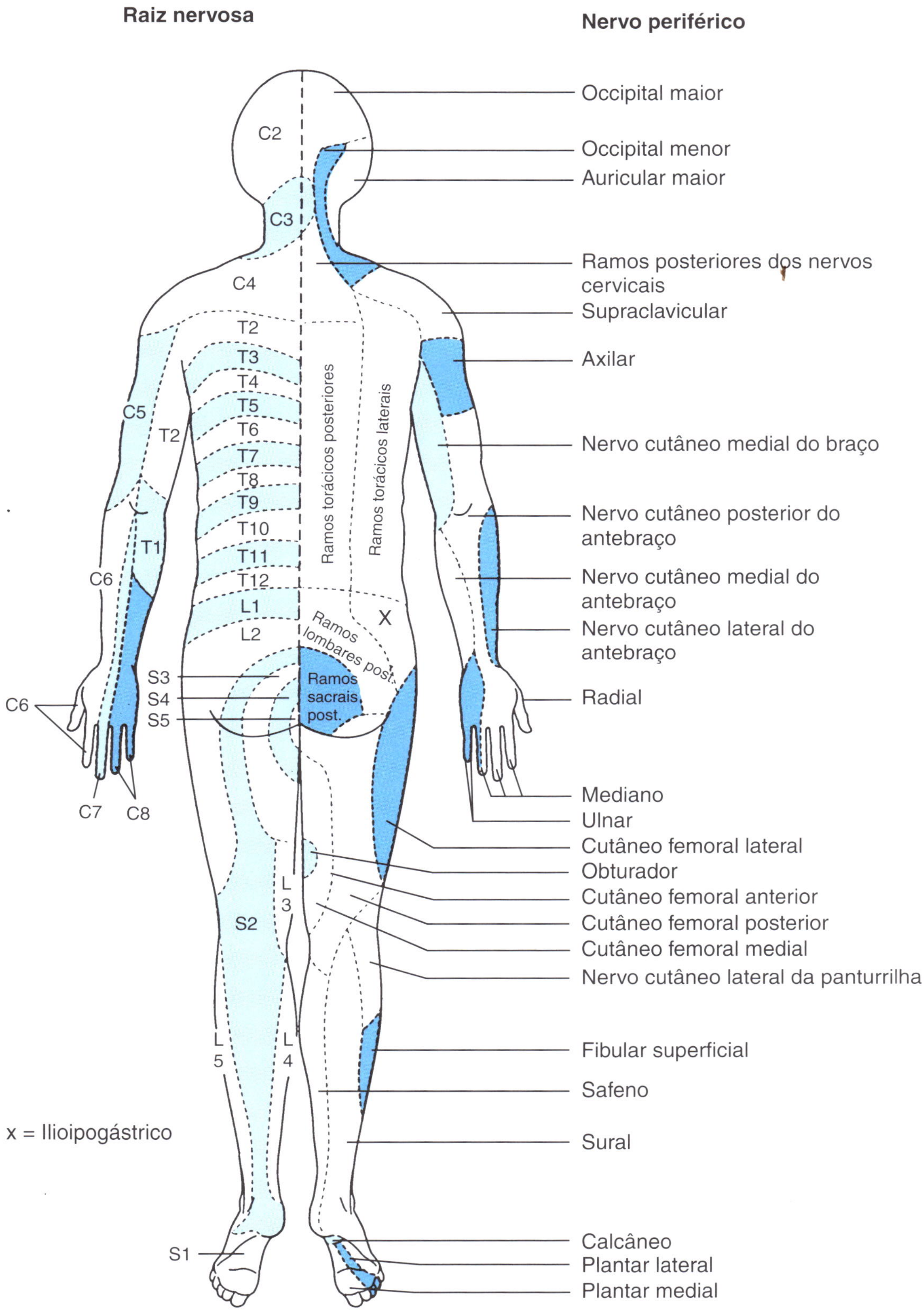
Raiz nervosa
Nervo periférico
Occipital maior
Occipital menor
Auricular maior
Ramos posteriores dos nervos cervicais
Supraclavicular
Axilar
Nervo cutâneo medial do braço
Nervo cutâneo posterior do antebraço
Nervo cutâneo medial do antebraço
Nervo cutâneo lateral do antebraço
Radial
Mediano
Ulnar
Cutâneo femoral lateral
Obturador
Cutâneo femoral anterior
Cutâneo femoral posterior
Cutâneo femoral medial
Nervo cutâneo lateral da panturrilha
Fibular superficial
Safeno
Sural
Calcâneo
Plantar lateral
Plantar medial
C2
C3
C4
T2
T3
T4
T5
T6
T7
T8
T9
T10
T11
T12
L1
L2
C5
T2
T1
C6
C6
C7
C8
S3
S4
S5
Ramos torácicos posteriores
Ramos torácicos laterais
Ramos lombares post.
Ramos sacrais post.
X
L 3
S2
L 5
L 4
S1
x = Ilioipogástrico

Morgan & Mikhail

ANESTESIOLOGIA CLÍNICA

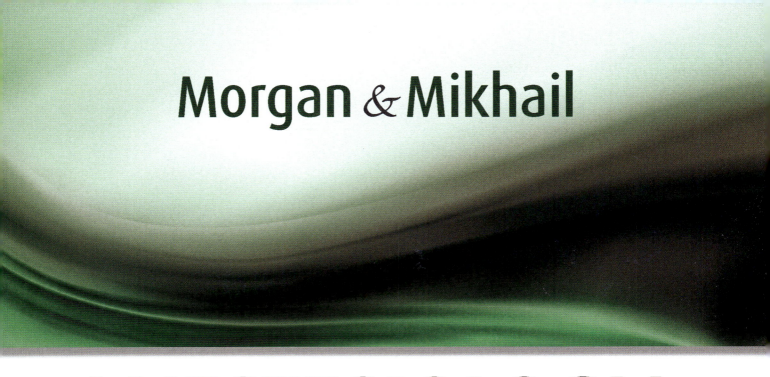

Morgan & Mikhail

ANESTESIOLOGIA CLÍNICA

5ª Edição

John F. Butterworth IV, MD
Professor and Chairman
Department of Anesthesiology
Virginia Commonwealth University School of Medicine
VCU Health System
Richmond, Virginia

David C. Mackey, MD
Professor
Department of Anesthesiology and Perioperative Medicine
University of Texas M.D. Anderson Cancer Center
Houston, Texas

John D. Wasnick, MD, MPH
Steven L. Berk Endowed Chair for Excellence in Medicine
Professor and Chair
Department of Anesthesia
Texas Tech University Health Sciences Center
School of Medicine
Lubbock, Texas

REVINTER

Anestesiologia Clínica, Quinta Edição

ISBN 978-85-372-0664-5

Tradução:
MÔNICA REGINA BRITO (Caps. 1 a 17)
Médica-Veterinária, Tradutora Especializada na Área da Saúde, SP

NELSON GOMES DE OLIVEIRA (Caps. 18 a 44)
Médico, Tradutor Especializado na Área da Saúde, RJ

EDIANEZ CHIMELLO (Caps. 45 a 58)
Tradutora Especializada na Área da Saúde, SP

Revisão Técnica:
ÚRSULA BUENO DO PRADO GUIRRO (Caps. 1 a 19)
Título de Especialista em Anestesiologia pela Sociedade Brasileira de Anestesiologia
Professora-Assistente do Departamento de Medicina da Universidade Estadual de Ponta Grossa, PR
Mestrado em Clínica Cirúrgica pela Universidade Federal do Paraná
Doutorado em Clínica Cirúrgica pela Universidade Federal do Paraná

SÉRGIO NOPPER ALVES (Caps. 20 a 38)
Médico-Anestesiologista TSA-SBA
Médico-Assistente da Unifesp
Médico-Assistente do Hospital e Maternidade Galileo – Valinhos, SP
Médico-Assistente e Coordenador de Anestesia do Centro Infantil Boldrini – Campinas, SP

GLAUBER GOUVÊA (Caps. 39 a 58)
Médico-Anestesiologista
Título Superior de Anestesiologia da Sociedade Brasileira de Anestesiologia
Anestesiologista da Unidade de Transplante Hepático do Hospital Geral de Bonsucesso (HGB/MS) – Rio de Janeiro, RJ
Anestesiologista do Hospital Universitário Clementino Fraga Filho (HUCFF) da Universidade Federal do Rio de Janeiro (UFRJ)

CIP-BRASIL. CATALOGAÇÃO NA PUBLICAÇÃO
SINDICATO NACIONAL DOS EDITORES DE LIVROS, RJ

B993

Butterworth, John F.
Anestesiologia clínica/John F. Butterworth, David C. Mackey, John D. Wasnick; tradução Mônica Regina Brito, Nelson Gomes de Oliveira, Edianez Chimello. – [5. ed.] – Rio de Janeiro: Revinter, 2016.
il.; 28 cm.

Tradução de: Clinical anesthesiology
Inclui bibliografia e índice
ISBN 978-85-372-0664-5

1. Anestesiologia – Estudo e ensino (Superior). I. Mackey, David C. II. Wasnick, John D. III. Brito, Mônica Regina. IV. Oliveira, Nelson Gomes. V. Chimello, Edianez. VI. Título.

16-32290 CDD: 617.96
CDU: 616-089.5

Título original: *Clinical Anesthesiology, Fifth Edition*

ISBN 978-0-07-162703-0

Livraria e Editora REVINTER Ltda.
Rua do Matoso, 170 – Tijuca
20270-135 – Rio de Janeiro – RJ
Tel.: (21) 2563-9700 – Fax: (21) 2563-9701
livraria@revinter.com.br – www.revinter.com.br

SUMÁRIO

Autores de Capítulos vii | Colaboradores viii
Pesquisa e Revisão ix | Apresentação xi | Prefácio xiii

1 Prática de Anestesiologia 1

SEÇÃO I Equipamentos Anestésicos e Monitores

2 Ambiente da Sala Cirúrgica 7
Charles E. Cowles, Jr, MD

3 Sistemas Respiratórios 23

4 Aparelho de Anestesia 35

5 Monitorização Cardiovascular 73

6 Monitorização Não Cardiovascular 103

SEÇÃO II Farmacologia Clínica

7 Princípios Farmacológicos 121

8 Anestésicos Inalatórios 129

9 Anestésicos Intravenosos 147

10 Agentes Analgésicos 159

11 Agentes Bloqueadores Neuromusculares 167

12 Inibidores da Colinesterase e Outros Antagonistas Farmacológicos dos Agentes Bloqueadores Neuromusculares 187

13 Drogas Anticolinérgicas 197

14 Agonistas e Antagonistas Adrenérgicos 201

15 Agentes Hipotensores 213

16 Anestésicos Locais 219

17 Adjuvantes da Anestesia 231

SEÇÃO III Manejo Anestésico

18 Avaliação Pré-Operatória, Pré-Medicação e Documentação Perioperatória 245

19 Manejo da Via Aérea 255

20 Fisiologia Cardiovascular e Anestesia 281

21 Anestesia para Pacientes com Doença Cardiovascular 307

22 Anestesia para Cirurgia Cardiovascular 353

23 Fisiologia Respiratória e Anestesia 393

24 Anestesia para Pacientes com Doença Respiratória 425

25 Anestesia para Cirurgia Torácica 439

26 Neurofisiologia e Anestesia 463

27 Anestesia para Neurocirurgia 477

28 Anestesia para Pacientes com Doenças Neurológicas e Psiquiátricas 493

29 Fisiologia Renal e Anestesia 507

30 Anestesia para Pacientes com Doença Renal 523

31 Anestesia para Cirurgia Geniturinária 537

32 Fisiologia Hepática e Anestesia 553
Michael Ramsay, MD, FRCA

33 Anestesia para Pacientes com Doença Hepática 565
Michael Ramsay, MD, FRCA

34 Anestesia para Pacientes com Doença Endócrina 579

35 Anestesia para Pacientes com Doença Neuromuscular 593

36 Anestesia para Cirurgia Oftálmica 603

37 Anestesia para Cirurgia Otorrinolaringológica 613

38 Anestesia para Cirurgia Ortopédica 625
Edward R. Mariano, MD, MAS

39 Anestesia para Cirurgia de Trauma e Emergência 637
Brian P. McGlinch, MD

40 Fisiologia Materna e Fetal e Anestesia 653
Michael A. Frölich, MD, MS

41 Anestesia Obstétrica 667
Michael A. Frölich, MD, MS

42 Anestesia Pediátrica 695

43 Anestesia Geriátrica 719

44 Anestesia Ambulatorial em Sala Não Cirúrgica e em Consultório 729

SEÇÃO IV Anestesia Regional e Tratamento da Dor

45 Bloqueios Espinal, Epidural e Caudal 743

46 Bloqueios de Nervos Periféricos 773
Sarah J. Madison, MD ▪ Brian M. Ilfeld, MD, MS

47 Tratamento da Dor Crônica 813
Richard W. Rosenquist, MD ▪ Bruce M. Vrooman, MD

48 Tratamento da Dor Perioperatória e Resultados Aperfeiçoados 865
Francesco Carli, MD, MPhil ▪ Gabriele Baldini, MD, MSc

SEÇÃO V Medicina Perioperatória e de Cuidados Intensivos

49 Tratamento de Pacientes com Transtornos de Fluidos e de Eletrólitos 881

50 Tratamento Acidobásico 907

51 Tratamento dos Fluidos e Terapia com Componentes do Sangue 923

52 Regulação Térmica, Hipotermia e Hipertermia Maligna 941

53 Nutrição em Cuidados Perioperatórios e Críticos 949

54 Complicações Anestésicas 955

55 Ressuscitação Cardiopulmonar 979
Martin Giesecke, MD ▪ Srikanth Hosur, MBBS, MD

56 Cuidados Pós-Anestésicos 1001

57 Cuidados Intensivos 1017

58 Segurança, Qualidade e Melhoria de Desempenho 1055

Índice Remissivo 1061

Autores de Capítulos

Gabriele Baldini, MD, MSc
Assistant Professor
Department of Anesthesia
McGill University
Montreal, Quebec

John F. Butterworth IV, MD
Professor and Chairman
Department of Anesthesiology
Virginia Commonwealth University School of Medicine
VCU Health System
Richmond, Virginia

Francesco Carli, MD, MPhil
Professor
Department of Anesthesia
McGill University
Montreal, Quebec

Charles E. Cowles, Jr, MD
Assistant Professor
Department of Anesthesiology
and Perioperative Medicine
Chief Safety Officer
Perioperative Enterprise
University of Texas MD Anderson Cancer Center
Houston, Texas

Michael A. Frölich, MD, MS
Associate Professor
Department of Anesthesiology
University of Alabama at Birmingham
Birmingham, Alabama

Martin Giesecke, MD
M.T. "Pepper" Jenkins Professor in Anesthesiology
Vice Chair, University Hospitals
Department of Anesthesiology and Pain Management
University of Texas Southwestern Medical Center
Dallas, Texas

Srikanth Hosur, MBBS, MD
Consultant in Intensive Care
QuestCare Intensivists
Dallas, Texas

Brian M. Ilfeld, MD, MS
Professor, In Residence
Department of Anesthesiology
University of California, San Diego
San Diego, California

David C. Mackey, MD
Professor
Department of Anesthesiology and
Perioperative Medicine
University of Texas MD Anderson Cancer Center
Houston, Texas

Sarah J. Madison, MD
Assistant Clinical Professor of Anesthesiology
Department of Anesthesiology
University of California, San Diego
San Diego, California

Edward R. Mariano, MD, MAS (Clinical Research)
Associate Professor of Anesthesia
Stanford University School of Medicine
Chief, Anesthesiology and Perioperative Care Service
VA Palo Alto Health Care System
Palo Alto, California

Brian P. McGlinch, MD
Associate Professor
Department of Anesthesiology
Mayo Clinic
Rochester, Minnesota
Colonel, United States Army Reserve, Medical Corps
452 Combat Support Hospital
Fort Snelling, Minnesota

Michael Ramsay, MD, FRCA
Chairman Department of Anesthesiology
and Pain Management
Baylor University Medical Center
President Baylor Research Institute
Clinical Professor
University of Texas Southwestern Medical School
Dallas, Texas

Richard W. Rosenquist, MD
Chair, Pain Management Department
Anesthesiology Institute
Cleveland Clinic
Cleveland, Ohio

Bruce M. Vrooman, MD
Department of Pain Management
Anesthesiology Institute
Cleveland Clinic
Cleveland, Ohio

John D. Wasnick, MD, MPH
Steven L. Berk Endowed Chair for
Excellence in Medicine
Professor and Chair
Department of Anesthesia
Texas Tech University Health Sciences Center
School of Medicine
Lubbock, Texas

Colaboradores

Kallol Chaudhuri, MD, PhD
Professor
Department of Anesthesia
Texas Tech University Health Sciences Center
Lubbock, Texas

Swapna Chaudhuri, MD, PhD
Professor
Department of Anesthesia
Texas Tech University Health Sciences Center
Lubbock, Texas

John Emhardt, MD
Department of Anesthesia
Indiana University School of Medicine
Indianapolis, Indiana

Suzanne N. Escudier, MD
Associate Professor
Department of Anesthesia
Texas Tech University Health Sciences Center
Lubbock, Texas

Aschraf N. Farag, MD
Assistant Professor
Department of Anesthesia
Texas Tech University Health Sciences Center
Lubbock, Texas

Herbert Gonzalez, MD
Assistant Professor
Department of Anesthesia
Texas Tech University Health Sciences Center
Lubbock, Texas

Kyle Gunnerson, MD
Department of Anesthesiology
VCU School of Medicine
Richmond, Virginia

Robert Johnston, MD
Associate Professor
Department of Anesthesia
Texas Tech University Health Sciences Center
Lubbock, Texas

Sanford Littwin, MD
Assistant Professor
Department of Anesthesiology
St. Luke's Roosevelt Hospital Center and Columbia University College of Physicians and Surgeons
New York, New York

Alina Nicoara, MD
Assistant Professor
Department of Anesthesiology
Duke University Medical Center
Durham, North Carolina

Bettina Schmitz, MD, PhD
Associate Professor
Department of Anesthesia
Texas Tech University Health Sciences Center
Lubbock, Texas

Steven L. Shafer, MD
Department of Anesthesia
Stanford University School of Medicine
Palo Alto, California

Christiane Vogt-Harenkamp, MD, PhD
Assistant Professor
Department of Anesthesia
Texas Tech University Health Sciences Center
Lubbock, Texas

Denise J. Wedel, MD
Professor of Anesthesiology
Mayo Clinic
Rochester, Minnesota

Gary Zaloga, MD
Global Medical Affairs
Baxter Healthcare
Deerfield, Illinois

Pesquisa e Revisão

Jacqueline E. Geier, MD
Resident, Department of Anesthesiology
St. Luke's Roosevelt Hospital Center
New York, New York

Brian Hirsch, MD
Resident, Department of Anesthesiology
Texas Tech University Medical Center
Lubbock, Texas

Shane Huffman, MD
Resident, Department of Anesthesiology
Texas Tech University Medical Center
Lubbock, Texas

Rahul K. Mishra, MD
Resident, Department of Anesthesiology
Texas Tech University Medical Center
Lubbock, Texas

Cecilia N. Pena, MD
Resident, Department of Anesthesiology
Texas Tech University Medical Center Hospital
Lubbock, Texas

Charlotte M. Walter, MD
Resident, Department of Anesthesiology
Texas Tech University Medical Center
Lubbock, Texas

Karvier Yates, MD
Resident, Department of Anesthesiology
Texas Tech University Medical Center
Lubbock, Texas

Apresentação

Há pouco mais de 25 anos, Alexander Kugushev, o então editor de *Lange Medical Publications*, abordou-nos solicitando que considerássemos escrever um livro introdutório sobre anestesiologia, o qual faria parte da série popular de livros médicos Lange. Mr. Kugushev provou ser um vendedor convincente, em parte por oferecer a sua experiência com dezenas de autores, todos dos quais afirmaram que a conquista profissional mais satisfatória foi a produção de seus textos. Estamos absolutamente de acordo.

Nesta quinta edição, o objetivo estilístico geral do livro *Anestesiologia Clínica* permanece inalterado: ser escrito de modo simples o bastante para que um estudante de medicina no terceiro ano possa entender todos os conceitos básicos e essenciais, porém de forma abrangente o suficiente para fornecer uma base sólida para um residente em anestesiologia. Citarei as palavras de C. Philip Larson, Jr, MD, na Apresentação da primeira edição: "O texto é completo; nenhuma informação importante é omitida. O estilo de escrita é preciso, conciso e altamente agradável".

A quinta edição inclui três capítulos novos: Ambulatório, Sala de Preparação Pré-Operatória e Anestesia em Consultório; Controle da Dor Perioperatória e Melhora dos Resultados; e Melhoria da Segurança, Qualidade e Desempenho. Existem aproximadamente 70 novas figuras e 20 tabelas novas. A adoção de um conteúdo em cores aumenta drasticamente o apelo estético de cada página.

No entanto, a maior e mais importante mudança na quinta edição é a "passagem do bastão" para uma equipe qualificada e experiente de autores e editores. Ficamos emocionados em saber que os Drs. Butterworth, Mackey e Wasnick seriam nossos sucessores. O resultado do esforço destes profissionais justificou o nosso entusiasmo, visto que eles levaram o *Anestesiologia Clínica* para um novo nível. Esperamos que vocês, os leitores, concordem!

G. Edward Morgan, Jr, MD
Maged S. Mikhail, MD

Prefácio

Os autores devem ficar orgulhosos sempre que um livro é suficientemente bem-sucedido para necessitar de uma nova edição. Isto é especialmente verdade quando a popularidade consistente de um livro ao longo do tempo resulta na sucessão dos autores originais por um novo grupo de autores. Esta última situação é o caso desta quinta edição, chamada, pela maioria de nós, de "Morgan e Mikhail". Esperamos que você, leitor, considere esta nova edição tão agradável e útil quanto as quatro edições anteriores deste trabalho.

Esta quinta edição, ao mesmo tempo em que mantém os elementos essenciais de seus predecessores, representa uma revisão significativa do texto. Somente aqueles que tenham escrito um livro desta magnitude e complexidade irão entender a quantidade de esforço envolvida. Assuntos totalmente novos (p. ex., Controle da Dor Perioperatória e Melhora dos Resultados) foram adicionados, e muitos outros tópicos previamente mantidos em múltiplos capítulos foram movidos e consolidados. Tentamos eliminar as redundâncias e contradições. O número de ilustrações dedicadas à analgesia e à anestesia regional foi aumentado para tratar de modo adequado a importância rapidamente crescente deste tópico de controle perioperatório. A clareza das ilustrações também foi melhorada pelo uso generalizado de cor em todo o livro. Esperamos que o produto deste empreendimento forneça aos leitores um exercício tão útil quanto o experimentado pelos autores ao escrever o livro.

- **Conceitos-Chave** estão listados no início de cada capítulo e um ícone numerado correspondente identifica a(s) seção(ões) no capítulo em que cada conceito é discutido. Estes devem ajudar o leitor a se concentrar nos conceitos importantes que sustentam a essência da anestesiologia.
- **Discussões de Caso** lidam com os problemas clínicos de interesse atual e são destinadas a estimular a discussão e o pensamento crítico.
- A **leitura sugerida foi revisada e atualizada** para incluir referências e endereços eletrônicos pertinentes às diretrizes de prática clínica e parâmetros práticos. Não tentamos fornecer uma lista abrangente de referências: presumimos que a maioria dos leitores deste livro realizará a sua própria pesquisa sobre os tópicos médicos usando Google, PubMed e outros recursos eletrônicos. Na verdade, esperamos que uma parte cada vez maior de nossos leitores acesse este texto em uma de suas diversas formas eletrônicas.
- Várias **ilustrações e imagens novas foram adicionadas** nesta edição.

Todavia, nosso objetivo permanece o mesmo da primeira edição: "fornecer uma apresentação concisa e consistente dos princípios básicos essenciais à prática da anestesia moderna".

Gostaríamos de agradecer a Brian Belval, Harriet Lebowitz e Marsha Loeb pela valiosíssima assistência.

Apesar das nossas melhores intenções, vários erros podem ter sido cometidos na quinta edição. Seremos gratos aos leitores que relatarem estes erros no e-mail mm5edition@gmail.com, de modo que possamos corrigi-los nas reimpressões e futuras edições.

John F. Butterworth IV, MD
David C. Mackey, MD
John D. Wasnick, MD, MPH

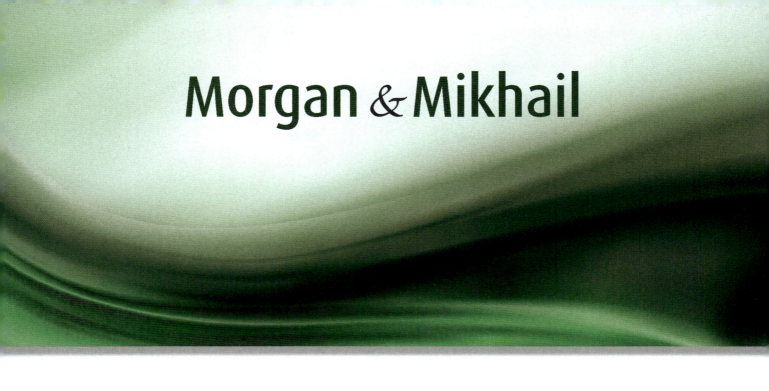

Morgan & Mikhail

ANESTESIOLOGIA CLÍNICA

C A P Í T U L O

1

Prática de Anestesiologia

CONCEITOS-CHAVE

1. Em 1846, Oliver Wendell Holmes foi o primeiro médico a propor o uso do termo *anestesia* para descrever o estado que incorpora amnésia, analgesia e narcose, possibilitando uma cirurgia sem dor.
2. O éter era utilizado de maneira recreativa ("diversão de éter"), e não como um agente anestésico em humanos até 1842, quando Crawford W. Long e William E. Clark independentemente o utilizaram em pacientes. Em 16 de outubro de 1846, William T. G. Morton conduziu a primeira demonstração publicada de anestesia geral, usando o éter.
3. A administração original da anestesia local moderna é creditada a Carl Koller, na época um médico residente em oftalmologia, que demonstrou a anestesia tópica do olho com cocaína, em 1884.
4. O curare facilitou muito a intubação traqueal e o relaxamento muscular durante a cirurgia. Pela primeira vez, as operações podiam ser realizadas em pacientes sem a necessidade de níveis profundos de anestésico geral inalatório para a produção de relaxamento muscular.
5. John Snow, considerado por muitos o pai da anestesia, foi o primeiro a investigar cientificamente o éter e a fisiologia da anestesia geral.
6. A doutrina do "capitão do navio", que responsabilizava o cirurgião por todos os aspectos do cuidado perioperatório do paciente (incluindo a anestesia), não é um conceito válido, quando um anestesiologista está presente.

O filósofo grego, Dioscorides, utilizou o termo *anestesia* pela primeira vez no século I a. C. para descrever os efeitos similares aos de um narcótico da planta mandrágora. O termo foi posteriormente definido no dicionário escrito por Bailey (1721) *An Universal Etymological English Dictionary* como "um defeito da sensação" e, novamente, na *Encyclopedia Britannica* (1771) como "privação dos sentidos". 1 Em 1846, Oliver Wendell Holmes foi o primeiro médico a propor o uso do termo *anestesia* para descrever o estado que incorpora amnésia, analgesia e narcose, possibilitando a prática de uma cirurgia sem dor. Nos Estados Unidos, o uso do termo *anestesiologia* para indicar a prática ou estudo da anestesia foi proposto pela primeira vez na 2ª década do século XX para enfatizar a base científica crescente da especialidade.

Embora a anestesia atualmente se apoie em fundamentos científicos comparáveis àqueles de outras especialidades, a prática de anestesia permanece em grande parte uma mistura de ciência e arte. Além disso, a prática se expandiu ainda mais, mantendo os pacientes insensíveis à dor durante a cirurgia ou parto obstétrico (Tabela 1-1). A especialidade requer uma familiaridade com uma longa lista de outras especialidades, incluindo cirurgia e suas subespecialidades, medicina interna, pediatria e obstetrícia, assim como farmacologia clínica, fisiologia aplicada e tecnologia biomédica. Recentes avanços na tecnologia biomédica, neurociência e farmacologia continuam a tornar a anestesia uma especialidade intelectualmente estimulante e de rápida evolução. Muitos médicos iniciando residência em anestesiologia já passaram por múltiplos anos de graduação em me-

TABELA 1-1 Definição da prática de anestesiologia dentro da prática da medicina[1]

Avaliação e preparação dos pacientes para cirurgia e anestesia
Prevenção, diagnóstico e tratamento da dor durante e após procedimentos cirúrgicos, obstétricos, terapêuticos e diagnósticos
Cuidados intensivos dos pacientes durante o período perioperatório
Diagnóstico e tratamento de enfermidades graves
Diagnóstico e tratamento da dor aguda, crônica e relacionada com o câncer
Ressuscitação cardíaca, pulmonar e no trauma
Avaliação da função respiratória e aplicação de tratamentos na terapia respiratória
Instrução, avaliação do desempenho e supervisão das equipes médica e paramédica envolvidas nos cuidados perioperatórios
Administração nas unidades e organizações de saúde, e escolas médicas necessárias para implementar estas responsabilidades
Realização de pesquisas clínica, translacional e científica básica

[1]Dados do American Board of Anesthesiology Booklet of Information, Fevereiro 2012.

dicina e, algumas vezes, até mesmo certificação em outras especialidades médicas.

Este capítulo revisa a história da anestesia, enfatizando suas raízes britânica e americana, e considera o atual escopo da especialidade.

História da Anestesia

A especialidade de anestesia começou na metade do século XIX e estabeleceu-se há menos de 6 décadas. Civilizações antigas utilizavam a papoula, folhas de coca, raiz de mandrágora, álcool e até flebotomia (até alcançar a inconsciência) para permitir que os cirurgiões operassem. Os egípcios utilizavam a mistura de papoula (contendo morfina) e meimendro (contendo escopolamina); uma mistura similar, morfina e escopolamina, já foi utilizada pela via parenteral, como medicação pré-anestésica. A anestesia regional nos tempos antigos consistia na compressão dos troncos nervosos (isquemia nervosa) ou na aplicação de frio (crioanalgesia). Os incas podem ter praticado anestesia local, quando os cirurgiões mastigavam folhas de coca e as aplicavam nas feridas cirúrgicas, particularmente antes da prática de trepanação para dor de cabeça.

A evolução da cirurgia moderna foi prejudicada não apenas pelo pouco conhecimento nos processos de doença, anatomia e assepsia cirúrgica, como também pela falta de técnicas anestésicas confiáveis e seguras. Estas técnicas evoluíram primeiro com a anestesia inalatória, seguida por anestesias local e regional e, finalmente, anestesia venosa. O desenvolvimento de anestesia cirúrgica é considerado uma das descobertas mais importantes na história da humanidade.

ANESTESIA INALATÓRIA

A agulha hipodérmica foi apenas inventada em 1855, então os primeiros anestésicos gerais foram agentes inalatórios. Éter dietílico (na época conhecido como "éter sulfúrico", pois era produzido por uma simples reação química entre o álcool etílico e o ácido sulfúrico) foi originalmente preparado, em 1540, por Valerius Cordus. O éter era utilizado para finalidades recreativas ("diversão de éter"), e não como um agente anestésico em humanos, até 1842, quando Crawford W. Long e William E. Clark independentemente o utilizaram em pacientes para cirurgia e extração, respectivamente. No entanto, eles não publicaram suas descobertas. Quatro anos mais tarde, em Boston, em 16 de outubro de 1846, William T. G. Morton conduziu a primeira demonstração publicada de anestesia geral, usando o éter. O sucesso dramático daquela exibição levou o cirurgião a exclamar para uma plateia cética: "Senhores, isto não é fraude!".

2

O clorofórmio foi independentemente preparado por von Leibig, Guthrie e Soubeiran, em 1831. Embora utilizado pela primeira vez por Holmes Coote, em 1847, o clorofórmio foi introduzido na prática clínica por Scot Sir James Simpson, que administrou o clorofórmio em suas pacientes para alívio da dor do parto. Ironicamente, Simpson quase abandonou sua prática médica após testemunhar o terrível desespero e agonia de suas pacientes sendo submetidas a operações sem anestesia.

O óxido nitroso foi produzido por Joseph Priestley, em 1772, e Humphry Davy observou pela primeira vez suas propriedades analgésicas, em 1800. Gardner Colton e Horace Wells são creditados como os primeiros a utilizar o óxido nitroso como anestésico para extrações dentárias em humanos, em 1844. A baixa de potência do óxido nitroso (em uma concentração de 80% de óxido nitroso resulta em analgesia, porém não em anestesia cirúrgica) levou às demonstrações clínicas menos convincentes do que aquelas com éter.

Óxido nitroso foi o menos popular dos três primeiros anestésicos inalatórios em razão de sua baixa potência e sua tendência de causar asfixia, quando utilizado isoladamente (veja Capítulo 8). Interesse no óxido nitroso foi restabelecido, em 1868, quando Edmund Andrews o administrou com oxigênio a 20%; entretanto, seu uso foi ofuscado pela popularidade do éter e clorofórmio. Ironicamente, o óxido nitroso é o único destes agentes ainda em uso disseminado na prática atual. O clorofórmio substituiu o éter em popularidade em muitas áreas (particularmente no Reino Unido), porém relatos de arritmias cardíacas, depressão respiratória e hepatotoxicidade relacionadas com o seu uso eventualmente induziram os médicos a abandoná-lo em favor do éter, particularmente na América do Norte.

Mesmo depois da introdução de outros anestésicos inalatórios (cloreto de etila, etileno, éter divinil, ciclopropano, tricloroetileno e fluroxeno), o éter permaneceu como anestésico inalatório padrão até o início da década de 1960. O único agente inalatório que concorreu com a segurança e popularidade do éter foi o ciclopropano (introduzido, em 1934). Todavia, ambos são altamente inflamáveis e, desde então, foram substituídos por uma sucessão de hidrocarbonetos fluorados potentes não inflamáveis: halotano (desenvolvido, em 1951; licenciado, em 1956), metoxiflurano (desenvolvido, em 1958; liberado, em 1960); enflurano (desenvolvido, em 1963; liberado, em 1973), e isoflurano (desenvolvido, em 1965; liberado, em 1981).

Dois agentes mais recentes são atualmente os mais populares nos países desenvolvidos. Desflurano (liberado, em 1992) possui muitas das propriedades desejáveis do isoflurano, porém com captação e eliminação mais rápidas (quase tão rápida quanto à do óxido nitroso). Sevoflurano possui baixa solubilidade sanguínea, porém a preocupação com a potencial toxicidade de seus produtos de degradação atrasou sua liberação nos Estados Unidos até 1994 (veja Capítulo 8). Estas preocupações revelaram-se ser em grande parte teóricas, e o sevoflurano, não o desflurano, se tornou o anestésico inalatório mais amplamente utilizado nos Estados Unidos, substituindo o halotano na prática pediátrica.

ANESTESIAS LOCAL E REGIONAL

As qualidades medicinais da cocaína têm sido utilizadas pelos incas por séculos antes que suas ações foram observadas pela primeira vez pelos europeus. A cocaína foi isolada da folha de coca, em 1855, por Gaedicke, e foi purificada, em 1860, por Albert Niemann. A aplicação original da anestesia local moderna é creditada a Carl Koller, na época um médico residente em oftalmologia, que demonstrou a anestesia tópica do olho com cocaína, em 1884. Posteriormente, no mesmo ano,

3

William Halsted utilizou a cocaína para infiltração intradérmica e bloqueios nervosos (incluindo bloqueios do nervo facial, plexo braquial, nervo pudendo e nervo tibial posterior). A administração da primeira raquianestesia, em 1898, é creditada a August Bier. Ele também foi o primeiro a descrever a anestesia regional intravenosa (bloqueio de Bier), em 1908. A procaína foi sintetizada, em 1904, por Alfred Einhorn e, em um período de um ano, foi utilizada clinicamente como um anestésico local por Heinrich Braun. Braun também foi o primeiro a adicionar adrenalina para prolongar a duração dos anestésicos locais. Ferdinand Cathelin e Jean Sicard introduziram a anestesia peridural caudal, em 1901. A anestesia peridural lombar foi descrita pela primeira vez, em 1921, por Fidel Pages e, novamente (independentemente), em 1931, por Achille Dogliotti. Os anestésicos locais adicionais subsequentemente introduzidos incluem a dibucaína (1930), tetracaína (1932), lidocaína (1947), cloroprocaína (1955), mepivacaína (1957), prilocaína (1960), bupivacaína (1963) e etidocaína (1972). As adições mais recentes, ropivacaína e levobupivacaína, apresentam uma duração e ação similar à bupivacaína, porém menor cardiotoxicidade (veja Capítulo 16).

ANESTESIA VENOSA

Agentes Indutores

A anestesia venosa necessitou da injeção da agulha e seringa hipodérmica por Alexander Wood, em 1855. As primeiras tentativas de anestesia intravenosa incluíram o uso de hidrato de cloral (por Oré, em 1872), clorofórmio e éter (Burkhardt, em 1909), e a mistura de morfina e escopolamina (Bredenfeld, em 1916). Os barbitúricos foram sintetizados pela primeira vez, em 1903, por Fischer e von Mering. O primeiro barbitúrico usado para indução anestésica foi o ácido dietilbarbitúrico (barbital), mas só com a introdução do hexobarbital, em 1927, que a indução com barbitúricos se tornou popular. Tiopental, sintetizado, em 1932, por Volwiler e Tabern, foi primeiramente usado clinicamente por John Lundy e Ralph Waters, em 1934, e por muitos anos permaneceu o agente mais comum para indução anestésica intravenosa. O metoexital foi usado pela primeira vez clinicamente, em 1957, por V. K. Stoelting, e é o único barbitúrico utilizado para indução anestésica em humanos. Depois da descoberta do clorodiazepóxido, em 1955, e liberação para uso clínico, em 1960, outros benzodiazepínicos – diazepam, lorazepam e midazolam – começaram a ser extensivamente utilizados para pré-medicação, sedação consciente e indução da anestesia geral. A cetamina foi sintetizada, em 1962, por Stevens e utilizada clinicamente pela primeira vez, em 1965, por Corssen e Domino; foi liberada, em 1970, e permanece popular até hoje, particularmente quando administrada em combinação com outros agentes. Etomidato foi sintetizado, em 1964, e liberado, em 1972. O entusiasmo inicial sobre sua relativa falta de efeitos circulatórios e respiratórios foi atenuado pela evidência de supressão suprarrenal, relatada após uma única dose. A liberação do propofol, em 1986 (1989 nos Estados Unidos), foi um grande avanço na anestesia ambulatorial em razão de sua curta duração de ação (veja Capítulo 9). O propofol é atualmente o agente mais popular mundialmente para indução intravenosa.

Agentes Bloqueadores Neuromusculares

A introdução do curare por Harold Griffith e Enid Johnson, em 1942, foi um marco na anestesia. O curare facilitou muito a intubação traqueal e relaxamento muscular durante a cirurgia. Pela primeira vez, as operações podiam ser realizadas em pacientes sem a necessidade de inalação de níveis relativamente profundos de anestésico geral para a produção de relaxamento muscular. Estas altas doses frequentemente resultavam em excessivas depressões cardiovascular e respiratória, assim como uma recuperação prolongada. Além disso, maiores doses geralmente não eram toleradas por pacientes debilitados.

4

A succinilcolina foi sintetizada por Bovet, em 1949, e liberada, em 1951; tornou-se o agente padrão para a intubação traqueal durante a indução de sequência rápida. Até recentemente, a succinilcolina era o único agente ou a única droga com início rápido de relaxamento muscular profundo, porém seus efeitos colaterais induziram a procura por um substituto comparável. Outros bloqueadores neuromusculares (NMBs, discutidos no Capítulo 11) – galamina, decametônio, metocurina, alcurônio e pancurônio – foram subsequentemente introduzidos. Infelizmente, estes agentes foram muitas vezes associados a efeitos colaterais (veja Capítulo 11), e a busca pelo NMB ideal persistiu. Agentes recentemente introduzidos, semelhantes a um NMB ideal, incluem o vecurônio, atracúrio, rocurônio e o cisatracúrio.

Opioides

A morfina, isolada do ópio, em 1805, por Sertürner, também foi empregada como um anestésico intravenoso. Os eventos adversos associados a altas doses de opioides nos primeiros relatos induziram muitos anestesiologistas a evitar opioides e favorecer a anestesia inalatória pura. O interesse pelos opioides na anestesia só retornou depois da síntese e introdução da meperidina, em 1939. O conceito de *anestesia balanceada* foi introduzido, em 1926, por Lundy *et al.*, e evolui até incluir o tiopental para indução, óxido nitroso para amnésia, opioide para analgesia, e curare para relaxamento muscular. Em 1969, Lowenstein reacendeu o interesse na anestesia opioide "pura" através da reintrodução do conceito de grandes doses de opioides, como anestésicos completos. A morfina foi o primeiro agente empregado, porém o fentanil e sufentanil foram os escolhidos como agentes únicos. Com o aumento da experiência com esta técnica, suas múltiplas limitações – evitando de modo não confiável a consciência do paciente, suprimindo incompletamente as respostas autonômicas durante a cirurgia e depressão respiratória prolongada – foram percebidas. Remifentanil, um opioide sujeito à rápida degradação pelas esterases e plasmáticas inespecíficas, possibilita que níveis profundos de analgesia opioide sejam empregados sem preocupações com relação à necessidade de ventilação pós-operatória.

EVOLUÇÃO DA ESPECIALIDADE

Origens Britânicas

Após sua primeira demonstração pública nos Estados Unidos, a anestesia com éter foi rapidamente adotada na Inglaterra. John Snow, considerado por muitos o pai da anestesia, foi o primeiro a se interessar por este novo anestésico. Ele foi o

5

primeiro a investigar cientificamente o éter e a fisiologia da anestesia geral. Snow também foi um pioneiro na epidemiologia. Ele ajudou a impedir uma epidemia de cólera em Londres ao demonstrar que o agente causador era transmitido pela ingestão de água de poço contaminada e não pela inalação. Em 1847, Snow publicou o primeiro livro sobre anestesia geral, *On the Inhalation of Ether.* Quando as propriedades anestésicas do clorofórmio se fizeram conhecidas, ele rapidamente investigou e também desenvolveu um inalador para aquele agente. Ele acreditava que um inalador deveria ser utilizado para a administração de éter ou clorofórmio, a fim de controlar a dose do anestésico. Seu segundo livro, *On Chloroform and Other Anaesthetics*, foi publicado postumamente, em 1858.

Depois da morte de Snow, o seu lugar como principal anestesiologista da Inglaterra foi tomado por Dr. Joseph T. Clover. Clover enfatizava o monitoramento contínuo do pulso do paciente durante a anestesia, uma prática que ainda não era padrão naquela época. Ele foi o primeiro a utilizar a manobra de anteriorização da mandíbula para aliviar a obstrução das vias aéreas, o primeiro a insistir que o equipamento de ressuscitação deveria sempre estar disponível durante a anestesia, e o primeiro a utilizar uma cânula cricotireóidea (para salvar um paciente com um tumor oral que desenvolveu obstrução completa das vias aéreas). Após Clover, Sir Frederic Hewitt se tornou o principal anestesiologista na virada do último século. Ele foi responsável por muitas invenções, incluindo a cânula de via aérea oral. Hewitt também escreveu o que muitos consideram ser o primeiro livro didático verdadeiro de anestesia, que passou por cinco edições. Snow, Clover e Hewitt estabeleceram a tradição dos médicos anestesistas na Inglaterra. Em 1893, a primeira organização de médicos especialistas em anestesia, o *London Society of Anaesthetists*, foi formada na Inglaterra por J.F. Silk.

As primeiras intubações traqueais eletivas durante a anestesia foram realizadas no final do século XIX pelos cirurgiões, Sir William MacEwen, na Escócia, Joseph O'Dwyer, nos Estados Unidos e Franz Kuhn, na Alemanha. Intubação traqueal durante a anestesia foi popularizada na Inglaterra pelo Sir Ivan Magill e Stanley Rowbotham, na década de 1920.

Origens Americanas

Nos Estados Unidos, somente alguns médicos tinham se especializado em anestesia até o ano de 1900. A tarefa de fornecer anestesia geral era geralmente delegada aos residentes em cirurgia ou estudantes médicos, se estes estivessem disponíveis.

A primeira organização de médicos anestesistas nos Estados Unidos foi o *Long Island Society of Anesthetists*, em 1905, que, à medida que cresceu, foi renomeada para *New York Society of Anesthetists*, em *1911*. A *International Anesthesia Research Society* (IARS) foi fundada, em 1922, e no mesmo ano a revista científica patrocinada pela IARS, a *Current Researches in Anesthesia and Analgesia* (atualmente chamada de *Anesthesia and Analgesia*), começou a publicar. Em 1936, o *New York Society of Anesthetists* tornou-se o *American Society of Anesthetists* e, posteriormente, em 1945, em *American Society of Anesthesiologists* (ASA). A revista científica Anesthesiology foi publicada pela primeira vez, em 1940.

Quatro médicos se destacaram no início do desenvolvimento da anestesia nos Estados Unidos após 1900: F.H. McMechan, Arthur E. Guedel, Ralph M. Waters e John S. Lundy. McMechan foi a influência essencial por trás da IARS e a *Current Researches in Anesthesia and Analgesia*, e incansavelmente organizou os médicos que se especializaram em anestesia em organizações nacional e internacional até seu falecimento, em 1939. Guedel foi o primeiro a descrever os sinais e estágios da anestesia geral. Ele defendeu o uso de tubos endotraqueais com balão e introduziu a ventilação artificial durante a anestesia com éter (posteriormente denominada por Waters de *respiração controlada*). Ralph Waters fez uma lista longa de contribuições à especialidade, provavelmente a mais importante sendo sua insistência na instrução apropriada dos especialistas em anestesia. Waters desenvolveu o primeiro departamento acadêmico de anestesiologia na *University of Wisconsin* em Madison. Lundy foi crucial na formação do *American Board of Anesthesiology* e presidiu a seção em anestesiologia da *American Medical Association* durante 17 anos.

Em decorrência da escassez de médicos especialistas em anestesia nos Estados Unidos e a percepção da segurança relativa na anestesia com éter, os cirurgiões da *Mayo Clinic* e *Cleveland Clinic* começaram a treinar e empregar enfermeiros como anestesistas no início do século XX. À medida que o número de enfermeiros anestesistas aumentou, uma organização nacional (atualmente chamada de *American Association of Nurse Anesthetists* – AANA) foi incorporada, em 1932. A AANA foi a primeira a oferecer um exame de certificação, em 1945. Em 1969, dois programas de Assistente de Anestesiologia começaram a aceitar alunos e, em 1989, os primeiros exames de certificação para AAs foram administrados. Enfermeiros, Anestesistas e Assistentes de Anestesiologia representam membros importantes da mão de obra em anestesia nos Estados Unidos e em outros países.

Reconhecimento Oficial

Em 1889, Henry Isaiah Dorr, um dentista, foi nomeado Professor da Prática de Odontologia, Anestésicos e Anestesia no *Philadelphia College of Dentistry.* Portanto, ele foi o primeiro professor conhecido de anestesia mundialmente. Thomas D. Buchanan, do *New York Medical College*, foi o primeiro médico a ser nomeado Professor de Anestesia (em 1905). Quando o *American Board of Anesthesiology* foi estabelecido, em 1938, o Dr. Buchanan foi o primeiro presidente. Na Inglaterra, o primeiro exame para o diploma em anestesiologia foi realizado, em 1935, e a primeira Presidência em Anestesiologia foi concedida ao Sir Robert Macintosh, em 1937, na *Oxford University.* Anestesia se tornou uma especialidade oficialmente reconhecida na Inglaterra somente, em 1947, quando o *Royal College of Surgeons* estabeleceu seu corpo docente de anestesiologista. Em 1992, foi fundada a *Royal College of Anaesthetists.*

Âmbito da Anestesia

A prática de anestesia mudou dramaticamente desde a época de John Snow. O anestesiologista moderno é hoje tanto um consultor perioperatório como um prestador de cuidados primários ao paciente. No geral, os anestesiologistas controlam quase todos os aspectos "não cortantes" dos cuidados médicos do paciente no período perioperatório imediato. 6 A doutrina do "capitão do navio", que responsabilizava o cirurgião por todos os aspectos do cuidado perioperatório do paciente (incluindo a anestesia), não é mais um conceito válido quando um anestesiologista está presente. O cirurgião e anestesiologista devem trabalhar juntos como uma equipe eficaz, e ambos são responsáveis perante o paciente e não um com relação ao outro.

A prática moderna de anestesia não é limitada ao fornecimento de insensibilidade à dor aos pacientes (Tabela 1-1). Os anestesiologistas monitoram, sedam e proporcionam anestesia geral ou regional fora da sala cirúrgica para vários procedimentos de imagem, endoscopia, terapia eletroconvulsiva e cateterismo cardíaco. Os anestesiologistas têm tradicionalmente sido os pioneiros em ressuscitação cardiopulmonar e continuam a ser membros integrais das equipes de ressuscitação.

Um número crescente de médicos se subespecializam em anestesia para cirurgia cardiotorácica (veja Capítulo 22), terapia intensiva (veja Capítulo 57), neuroanestesia (veja Capítulo 27), anestesia obstétrica (veja Capítulo 41), anestesia pediátrica (veja Capítulo 42) e medicina da dor (veja Capítulo 47). Os requerimentos de certificação para competência especial no tratamento intensivo e medicina da dor já existem nos Estados Unidos. Programas de bolsas de estudos em Anestesia Cardiotorácica de Adultos e Anestesiologia Pediátrica possuem requisitos específicos de acreditação e, logo mais, aqueles em Anestesiologia Obstétrica também terão. Um exame de certificação logo estará disponível na Anestesiologia Pediátrica. Educação e certificação em anestesiologia também podem ser utilizadas como a base para a certificação em Medicina do Sono ou na Medicina Paliativa.

Anestesiologistas estão ativamente envolvidos na administração e direção médica de muitas unidades de cirurgia ambulatorial, salas cirúrgicas, unidades de cuidados intensivos e departamentos de terapia respiratória. Eles também assumiram posições administrativas e de liderança nas equipes médicas de muitos hospitais e unidades de cuidados ambulatoriais. Eles atuam como os reitores das escolas médicas e diretores executivos dos sistemas de saúde.

LEITURA SUGERIDA

The American Board of Anesthesiology Booklet of Information February 2012. Available at: http://www.theaba.org/Home/publications (accessed August 9, 2012).

Bacon DR: The promise of one great anesthesia society. The 1939–1940 proposed merger of the American Society of Anesthetists and the International Anesthesia Research Society. Anesthesiology 1994;80:929.

Bergman N: *The Genesis of Surgical Anesthesia.* Wood Library Museum of Anesthesiology, 1998.

Keys TE: *The History of Surgical Anesthesia.* Schuman's, 1945.

Sykes K, Bunker J: *Anaesthesia and the Practice of Medicine: Historical Perspectives.* Royal Society of Medicine Press, 2007.

CAPÍTULO 2

Ambiente da Sala Cirúrgica

Charles E. Cowles, Jr, MD

CONCEITOS-CHAVE

1. Uma pressão de 1.000 psi indica um cilindro tipo "E" que está aproximadamente na sua metade e representa 330 L de oxigênio.
2. A única maneira confiável de determinar o volume residual de óxido nitroso é pesando o cilindro.
3. Para impedir conexões incorretas do cilindro, os fabricantes adotaram um sistema de segurança de codificação por pinos.
4. Um princípio básico de radioproteção é o de manter a exposição "a mais baixa possível" (ALARP, acrônimo de *as low as reasonably practical*). Os princípios da ALARP incluem proteção contra a exposição à radiação pelo uso de tempo, distância e blindagem.
5. A magnitude de uma corrente de fuga é normalmente imperceptível ao toque (< 1 mA, e muito abaixo da limiar de fibrilação de 100 mA). No entanto, se a corrente se desviar da alta resistência oferecida pela pele, e for aplicada diretamente ao coração (microchoque), uma corrente tão baixa quanto 100 μA pode ser fatal. A máxima fuga permitida no equipamento cirúrgico é de 10 μA.
6. Para reduzir a chance de duas falhas coexistentes, um monitor de isolamento de corrente mede o potencial do fluxo da corrente elétrica da fonte de alimentação isolada até o solo. Basicamente, o monitor de isolamento de corrente determina o grau de isolamento entre os dois fios elétricos e o solo, e prediz a quantidade de corrente que *poderia* fluir se um segundo curto-circuito se desenvolvesse.
7. Quase todos os incêndios em centro cirúrgico podem ser evitados. Ao contrário das complicações médicas, os incêndios são um produto de simples propriedades físicas e químicas. A ocorrência do incêndio é garantida na presença da combinação apropriada de fatores, porém pode ser eliminado quase que completamente pela compreensão dos princípios do risco de incêndio.
8. O provável fator de risco mais comum para incêndio em centro cirúrgico está relacionado com o suprimento livre de oxigênio.
9. Administração de oxigênio a concentrações superiores a 30% deve ser guiada pela apresentação clínica do paciente e não apenas pelos protocolos ou hábitos.
10. Quando o incêndio ocorre na via aérea, a sequência da interrupção do fluxo de gás e a remoção do tubo endotraqueal não são tão importantes quanto à garantia de que ambas as ações sejam realizadas rapidamente.
11. Antes de iniciar a cirurgia com o uso de *laser*, o dispositivo de *laser* deve estar na sala cirúrgica, os sinais de aviso devem ser colocados nas portas, e óculos de segurança devem ser colocados. O anestesista deve garantir que os sinais de aviso e os óculos de segurança correspondam aos indicados no dispositivo de *laser*, visto que a proteção contra o *laser* é específica ao tipo de *laser*.

Os anestesiologistas, que passam mais tempo na sala cirúrgica do que qualquer outro grupo de médicos, são responsáveis pela proteção dos pacientes e da equipe cirúrgica dos diversos perigos que ocorrem durante a cirurgia. Algumas destas ameaças são exclusivas à sala cirúrgica. Como resultado, o anestesiologista pode ser responsável por assegurar o funcionamento apropriado dos gases medicinais da sala cirúrgica, prevenção e manejo de incêndio, fatores ambientais (p. ex., temperatura, umidade, ventilação e barulho) e segurança elétrica. O papel do anestesiologista também pode incluir a coordenação do *design* e organização das salas cirúrgicas, incluindo melhorias no fluxo de trabalho. Este capítulo descreve as principais características da sala cirúrgica, que são de especial interesse aos anestesiologistas, e os potenciais perigos associados a estes sistemas.

Cultura da Segurança

Os pacientes frequentemente pensam na sala cirúrgica como um lugar seguro, onde o cuidado fornecido é focado na proteção do paciente. Prestadores de cuidados de saúde, como a equipe de anestesia, cirurgiões e enfermeiros são responsáveis pela execução de diversas tarefas críticas em ritmo acelerado. A menos que membros da equipe cirúrgica cuidem um dos outros, erros podem ocorrer. A melhor maneira de evitar danos graves a um paciente é através da criação de uma cultura da segurança. Quando a cultura da segurança é efetivamente aplicada na sala cirúrgica, ações perigosas são interrompidas antes que algum dano ocorra.

Uma ferramenta que promove a cultura da segurança é o uso de uma lista de verificação de segurança cirúrgica. Tais listas de verificação são utilizadas antes da incisão em todos os casos e podem incluir componentes, acordados pela instituição, como cruciais. Muitas listas de verificação de segurança cirúrgica derivam da lista de verificação de segurança cirúrgica publicada pela Organização Mundial da Saúde (WHO). Para que as listas de verificação sejam eficientes, elas devem primeiramente ser usadas; em segundo lugar, todos os membros da equipe cirúrgica devem estar engajados, quando a lista de verificação está sendo utilizada. Listas de verificação são mais eficazes, quando realizadas de modo interativo. Um exemplo de uma lista de verificação executada de modo aquém do ideal é uma que é completamente lida, após que o cirurgião pergunta se todos estão de acordo. Este formato dificulta a identificação de possíveis problemas. Um método mais adequado é um que evoque uma resposta após cada ponto; p. ex., "Todos concordam que este é o Fulano?", seguido por "Todos concordam que realizaremos uma remoção do rim esquerdo?" e assim por diante. Listas de verificação ideais não tentam cobrir todas as possibilidades, mas sim abordar apenas os componentes-chave, permitindo que sejam concluídas em menos de 90 segundos.

Alguns médicos argumentam que as listas de verificação gastam muito tempo; eles não percebem que cortar o caminho para ganhar tempo frequentemente resulta em problemas mais tarde, resultando em uma perda real do tempo. Se as listas de verificação de segurança fossem seguidas em todos os casos, reduções significativas poderiam ser observadas na incidência das complicações cirúrgicas, como a cirurgia no local errado, procedimentos no paciente errado, objetos estranhos retidos e outros erros facilmente evitáveis. Os anestesiologistas são líderes nas iniciativas de segurança do paciente e devem ter um papel pró-ativo para utilizar as listas de verificação e outras atividades que promovem a cultura da segurança.

Sistemas de Gases Medicinais

Os gases medicinais comumente utilizados nas salas de cirurgia são o oxigênio, óxido nitroso, ar e nitrogênio. Embora tecnicamente não seja um gás, o vácuo usado para a eliminação dos gases anestésicos residuais (WAGD ou *scavenging*) e a sucção cirúrgica também devem ser fornecidos, sendo considerados uma parte integral do sistema de gases medicinais. Os pacientes ficam expostos a riscos, se sistemas de abastecimento de gases medicinais, particularmente o de oxigênio, forem configurados de modo errôneo ou funcionarem inadequadamente. As principais características destes sistemas são as fontes de gases e os meios de distribuição para a sala cirúrgica. O anestesiologista deve compreender estes dois elementos para prevenir e detectar a depleção de gases medicinais ou vazamento. As estimativas de pico de demanda de um hospital específico determinam o tipo de sistema de abastecimento de gases medicinais necessário. O *design* e as normas seguem a *National Fire Protection Association* (NFPA) 99 nos Estados Unidos e HTM 2022 no Reino Unido.

FONTES DOS GASES MEDICINAIS

Oxigênio

Um suprimento confiável de oxigênio é um pré-requisito crucial em qualquer área cirúrgica. Oxigênio médico (grau de pureza de 99 ou 99,5%) é produzido por destilação fracionada ou ar liquefeito. O oxigênio é armazenado sob a forma de gás comprimido na temperatura ambiente ou refrigerado na forma líquida. A maioria dos hospitais pequenos armazena o oxigênio em dois bancos separados de cilindros de alta pressão (cilindros H), conectados por um tubo de distribuição (**Figura 2-1**). Somente um banco é utilizado por vez. O número de cilindros em cada banco depende da demanda diária estimada. O tubo de distribuição contém válvulas que reduzem a pressão do cilindro (aproximadamente 2.000 libras por polegada quadrada [psi]) para pressão de linha (55 ± 5 psi), trocando o banco de cilindros automaticamente, quando um grupo de cilindros é esvaziado.

Um sistema de armazenamento de oxigênio líquido (**Figura 2-2**) é mais econômico para hospitais de grande porte. O oxigênio líquido deve ser armazenado bem abaixo de sua temperatura crítica de -119°C, pois gases podem ser liquefeitos por pressão *somente* se armazenados abaixo de suas temperaturas críticas. Um hospital de grande porte pode ter um suprimento pequeno de oxigênio líquido ou um banco de cilindros de gás comprimido capaz de fornecer as necessidades de oxigênio de um dia como reserva. Para se proteger contra uma falha do sistema de abastecimento de gás do hospital, o anestesiologista deve sempre possuir um suprimento de oxigênio de emergência (cilindro E) durante a cirurgia.

A maioria dos aparelhos de anestesia acomodam cilindros E de oxigênio (**Tabela 2-1**). Conforme o oxigênio é consumido, a pressão do cilindro cai proporcionalmente ao seu conteúdo.

1 Uma pressão de 1.000 psi indica um cilindro tipo "E" que está aproximadamente na sua metade e representa 330 L de oxigênio na pressão atmosférica e uma temperatura de 20°C. Se o oxigênio for esvaziado a uma taxa de 3 L/min, um cilindro que está cheio pela metade estará vazio em 110 min. A pressão do cilindro de oxigênio deve ser monitorizada antes do uso e, periodicamente, durante o uso. Geralmente, os aparelhos de anestesia também acomodam cilindros E para óxido nitroso e ar medicinal, e podem aceitar cilindros de hélio. Gases medicinais comprimidos utilizam um sistema de segurança de indexação por pinos para prevenir troca e conexões inadvertidas para

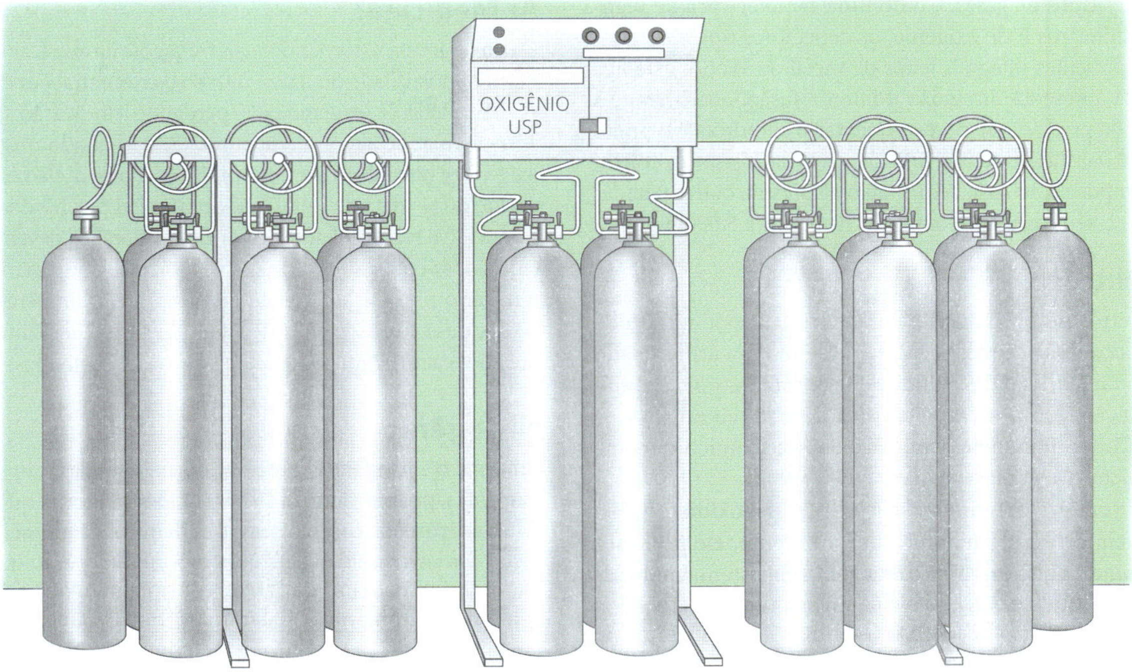

FIGURA 2-1 Um banco de cilindros H de oxigênio conectados por um tubo de distribuição.

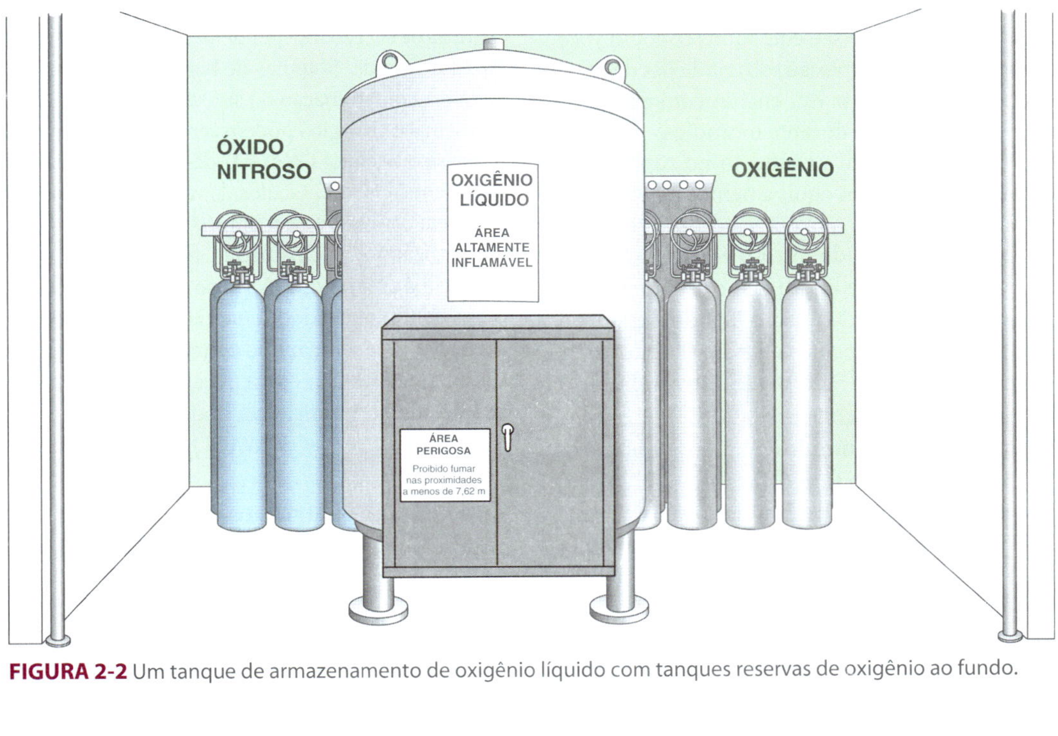

FIGURA 2-2 Um tanque de armazenamento de oxigênio líquido com tanques reservas de oxigênio ao fundo.

TABELA 2-1 Características dos cilindros de gases medicinais

Gás	Capacidade do Cilindro E[1] (L)	Capacidade do Cilindro H[1] (L)	Pressão[1] (psi a 20°C)	Cor (EUA)	Cor (Internacional)	Forma
O_2	625-700	6.000-8.000	1.800-2.200	Verde	Branca	Gás
Ar	625-700	6.000-8.000	1.800-2.200	Amarela	Branca e preta	Gás
N_2O	1.590	15.900	745	Azul	Azul	Líquido
N_2	625-700	6.000-8.000	1.800-2.200	Preta	Preta	Gás

[1]Depende do fabricante.

os diferentes tipos de gases. Como uma característica de segurança dos cilindros E de oxigênio, os conectores tipo *yoke* possuem componentes integrais feitos de metal de Wood. Esta liga metalúrgica apresenta um baixo ponto de fusão, que permite a dissipação da pressão que pode esquentar o cilindro até o ponto de explosão balística. Esta "válvula" de alívio da pressão é projetada para romper a 3.300 psi, bem abaixo da pressão que as paredes do cilindro E são capazes de suportar (superior a 5.000 psi).

Óxido Nitroso

O óxido nitroso é produzido pelo aquecimento de nitrato de amônio (decomposição térmica). É quase sempre armazenado pelos hospitais em grandes cilindros H conectados por um tubo de distribuição com uma característica de troca automática. O armazenamento líquido de óxido nitroso é econômico somente nas instituições de grande porte.

Uma vez que a temperatura crítica do óxido nitroso (36,5°C) seja acima da temperatura ambiente, ele pode ser acondicionado na forma liquefeita sem um sistema de refrigeração elaborado. Se a temperatura do óxido nitroso liquefeito aumentar acima de sua temperatura crítica, voltará para sua fase gasosa. Pelo fato de o óxido nitroso não ser um gás ideal e ser facilmente compressível, esta transformação em uma fase gasosa não é acompanhada por um grande aumento na pressão do tanque. Contudo, assim como com cilindros de oxigênio, todos os cilindros E de óxido nitroso são equipados com um *yoke* de metal de Wood para prevenir explosão sob condições de pressão gasosa inesperadamente alta (p. ex., enchimento excessivo não intencional), particularmente durante incêndios.

Mesmo considerando que um vazamento no suprimento não seja catastrófico, a maioria dos equipamentos de anestesia possui cilindros reserva E de óxido nitroso. Visto que estes cilindros menores também contêm óxido nitroso em seu estado líquido, o volume restante em um cilindro não é proporcional à pressão do cilindro. Quando o óxido nitroso líquido é gasto, e a pressão do tanque começa a cair, apenas cerca de 400 L de óxido nitroso permanecem no cilindro. **Se o óxido nitroso líquido for mantido a uma temperatura constante (20°C), ele evaporizará na mesma taxa que é consumido e manterá uma pressão constante (745 psi), até que o líquido acabe.**

2 A única maneira confiável de determinar o volume residual de óxido nitroso é pesando o cilindro. Por esta razão, a tara (TW), ou peso morto, dos cilindros contendo um gás comprimido liquefeito (p. ex., óxido nitroso) é geralmente impressa no ombro do cilindro. O manômetro de um cilindro de óxido nitroso não deve exceder 745 psi a 20°C. Uma leitura mais alta sugere mau funcionamento do manômetro, enchimento excessivo do tanque (enchimento de líquido), ou um cilindro contendo um gás que não seja o óxido nitroso.

Visto que energia é consumida na conversão de um líquido para um gás (o calor latente de vaporização), o óxido nitroso líquido esfria. A queda na temperatura resulta em uma menor pressão de vapor e menor pressão do cilindro. O resfriamento também é pronunciado nas altas taxas de fluxo, havendo geralmente gelo sobre o tanque, e os reguladores de pressão podem congelar.

Ar Medicinal

O uso de ar está se tornando mais frequente na anestesiologia, visto que a popularidade do óxido nitroso e concentrações desnecessariamente altas de oxigênio estão perdendo a indicação. Cilindro de ar contém ar de alto grau de pureza, sendo obtido misturando-se oxigênio e nitrogênio. Ar desumidificado, porém não estéril, é fornecido ao sistema de tubulação do hospital por bombas de compressão. Os tubos coletores de ar destas bombas devem estar distantes dos ventiladores de exaustão a vácuo e maquinaria para minimizar o risco de contaminação. Visto que a temperatura crítica do ar é de -140,6°C, o ar existe na forma gasosa nos cilindros, cujas pressões caem proporcionalmente aos seus conteúdos.

Nitrogênio

Embora o nitrogênio comprimido não seja administrado em pacientes, pode ser utilizado para acionar alguns equipamentos da sala cirúrgica, como serras, furadeiras e instrumentos cirúrgicos. Os sistemas de abastecimento de nitrogênio incorporam o uso de cilindros H conectados por um tubo de distribuição ou um sistema de parede abastecido por um suprimento central acionado por compressor.

Vácuo

Um sistema central de vácuo hospitalar geralmente consiste em bombas de sucção independentes, cada uma capaz de atender o pico da demanda. Sistemas de barreira nos locais de uso do vácuo evitam a contaminação do sistema com material estranho. Vácuos medicinal e cirúrgico podem ser utilizados para eliminação de gás anestésico residual (WAGD) desde que não afete o desempenho do sistema. Os receptáculos de vácuo medicinal são geralmente de cor preta com escrita em branco. Um sistema de vácuo de WAGD especializado é normalmente necessário com os equipamentos modernos de anestesia. A via de saída da WAGD pode incorporar o uso de um regulador de sucção com um indicador flutuante. O flutuador deve ser mantido entre as marcas designadas. Excesso de sucção pode resultar em ventilação inadequada do paciente, e níveis de sucção insuficientes podem resultar em falha da WAGD. Receptáculos e tubos de WAGD são geralmente da cor lilás.

Dióxido de Carbono

Muitos procedimentos cirúrgicos são realizados usando técnicas laparoscópicas ou assistidas por robô, necessitando de insuflação das cavidades corporais com dióxido de carbono, um gás inodoro, incolor, não inflamável e ligeiramente ácido. Grandes cilindros, contendo dióxido de carbono, como cilindros M ou cilindros LK, são frequentemente encontrados na sala cirúrgica; estes cilindros compartilham um orifício de tamanho comum, ficam próximos aos cilindros de oxigênio e podem ser inadvertidamente trocados.

DISTRIBUIÇÃO DOS GASES MEDICINAIS

Os gases medicinais são distribuídos da fonte central de abastecimento para a sala cirúrgica através de uma rede de tubulação. Os canos são medidos de modo que a queda de pressão em todo

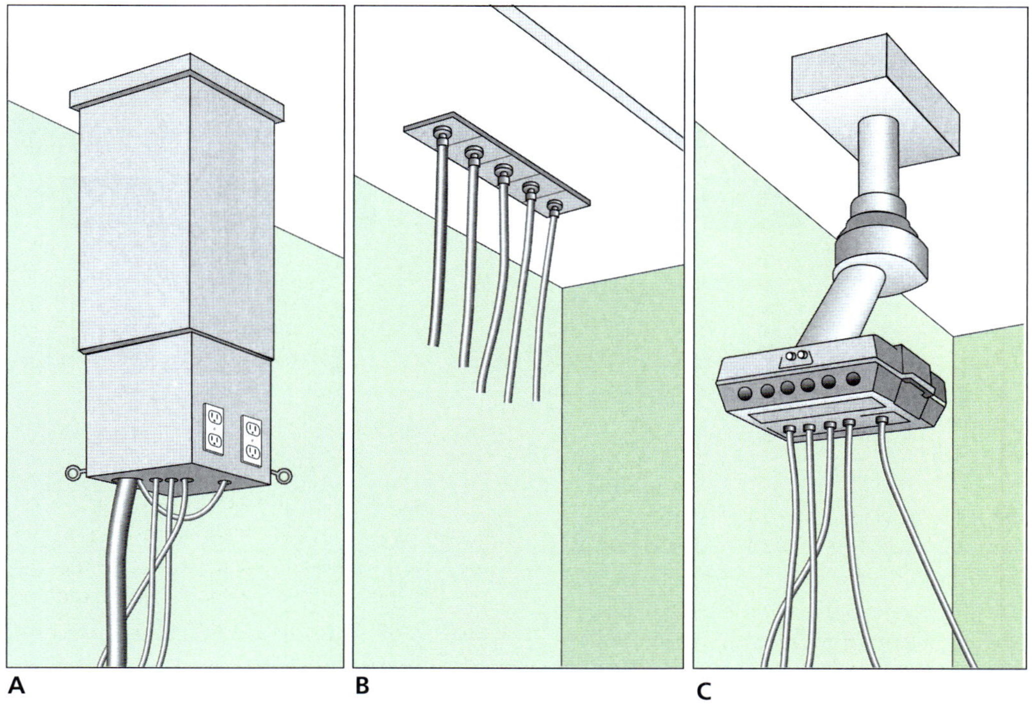

FIGURA 2-3 Exemplos típicos de (**A**) colunas de gás, (**B**) mangueiras pendentes no teto e (**C**) braços articulados. Uma extremidade de uma mangueira codificada por cores se conecta ao sistema de abastecimento hospitalar de gás medicinal por um mecanismo de engate rápido. A outra extremidade é conectada ao aparelho de anestesia pelo sistema de segurança de indexação por pinos.

o sistema nunca exceda 5 psi. As tubulações de gás são geralmente construídas de canos de cobre sem emendas, usando uma técnica de soldagem especial. Contaminação interna das tubulações com pó, gordura ou água deve ser evitada. O sistema de abastecimento de gás do hospital termina na sala cirúrgica sob a forma de mangueiras pendentes, colunas de gás ou braços articulados (Figura 2-3). O equipamento da sala cirúrgica, incluindo o aparelho de anestesia, é conectado com esse sistema de tubulação por mangueiras codificadas por cores. Os mecanismos de engate rápido, que variam no *design* com os diferentes fabricantes, conectam uma extremidade da mangueira à saída de gás apropriada. A outra extremidade se conecta ao aparelho de anestesia por de sistema de segurança de indexação por pinos com diâmetro específico para cada gás, o que previne uma conexão incorreta da mangueira.

3 Cilindros-E de oxigênio, óxido nitroso e ar são conectados diretamente ao aparelho de anestesia. Para impedir conexões incorretas do cilindro, os fabricantes adotaram um sistema de segurança de codificação por pinos. Cada cilindro de gás (tamanhos A-E) possui dois orifícios na válvula que se encaixam com os pinos correspondentes no *yoke* do aparelho de anestesia (Figura 2-4). O posicionamento relativo dos pinos e orifícios é exclusivo para cada gás. Múltiplas arruelas colocadas entre o cilindro e o *yoke*, que previne o ajuste apropriado dos pinos e orifícios, involuntariamente derrotaram este sistema. O sistema de segurança de codificação por pinos também é ineficaz, se os pinos do *yoke* forem danificados ou o cilindro for preenchido com o gás errado.

O funcionamento das fontes de abastecimento de gás medicinal e dos sistemas de tubulação é constantemente monitorizado por sistemas de alarme centrais e sistemas de alarme na área específica. Dispositivos luminosos e sonoros avisam a troca para fontes secundárias de gás, e na ocorrência pressões na tubulação anormalmente altas (p. ex., mau funcionamento do regulador de pressão) ou baixas (p. ex., depleção do suprimento) (Figura 2-5).

Equipamentos de anestesia e analisadores de gases anestésicos modernos medem continuamente a fração de oxigênio

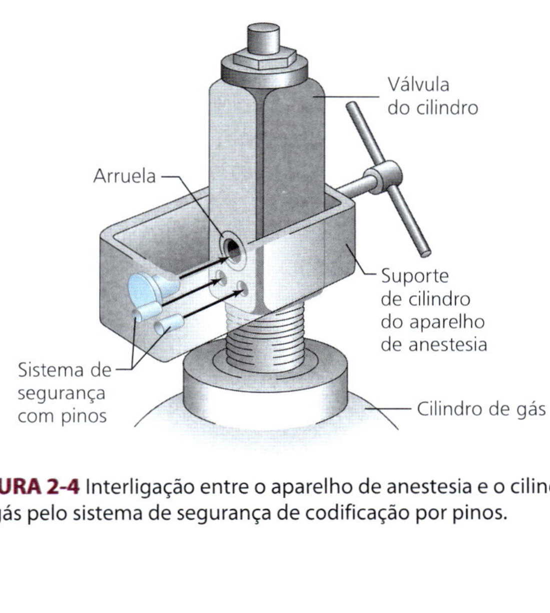

FIGURA 2-4 Interligação entre o aparelho de anestesia e o cilindro de gás pelo sistema de segurança de codificação por pinos.

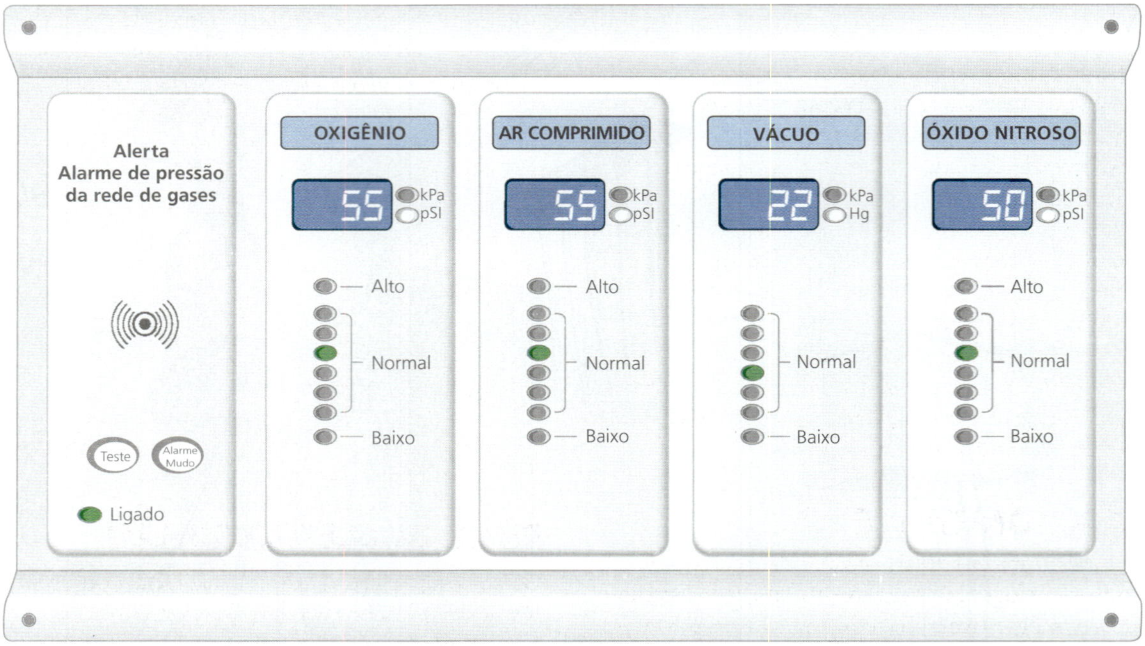

FIGURA 2-5 Um exemplo de painel central de alarme que monitoriza a pressão da rede de gases.

inspirado (FiO_2). Os analisadores possuem uma configuração variável do limiar para a FiO_2 mínima, porém a mesma deve ser configurada para evitar a desativação deste alarme. O monitoramento da FiO_2 não reflete a concentração de oxigênio distal à porta de monitorização e não deveria ser utilizada para fazer referência à concentração de oxigênio nos dispositivos, como os tubos endotraqueais, ou na extremidade distal do tubo. Em razão da troca gasosa, taxas de fluxo e *shunt* pulmonar, uma diferença acentuada pode existir entre a FiO_2 monitorizada e a concentração de oxigênio ao nível tecidual.

Fatores Ambientais na Sala Cirúrgica

TEMPERATURA

Na maioria das salas cirúrgicas, a temperatura parece desconfortavelmente fria para muitos pacientes conscientes e, ocasionalmente, para os anestesiologistas. No entanto, enfermeiros cirúrgicos e cirurgiões usam vestimenta cirúrgica durante horas na sala cirúrgica sob luzes quentes. Como princípio geral, o conforto da equipe cirúrgica deve ser conciliado com o cuidado do paciente. Hipotermia tem sido associada a uma maior incidência de infecção da ferida, maior perda intraoperatória de sangue (coagulação prejudicada avaliada por tromboelastografia) e hospitalização prolongada (veja Capítulo 52).

UMIDADE

Nas últimas décadas, as descargas de estáticas eram temidas como uma possível fonte de ignição em uma sala cirúrgica preenchida com vapores anestésicos inflamáveis. Atualmente, o controle da umidade é mais relevante para as práticas de controle da infecção. Os níveis de umidade ideais em uma sala cirúrgica devem ser mantidos entre 50 e 55%. Abaixo desta faixa, o ar seco facilita a motilidade de partículas suspensas no ar, que pode ser um vetor para infecção. Em um grau alto, a umidade pode afetar a integridade dos dispositivos de barreira, como campos estéreis e forros.

VENTILAÇÃO

Uma alta taxa de fluxo de ar reduz a contaminação do sítio cirúrgico. Estas taxas de fluxo, geralmente alcançadas misturando-se 80% de ar recirculado com ar fresco, são planejadas para reduzir o fluxo turbulento e para serem unidirecionais. Embora a recirculação diminua os gastos com aquecimento e ar-condicionado, é inadequada para a WAGD. Portanto, um sistema separado de remoção de gás anestésico deve sempre complementar a ventilação da sala cirúrgica. Esta deve manter uma pressão ligeiramente positiva para expelir os gases que escapam do sistema de remoção e deve ser projetada de modo que o ar fresco seja introduzido pelo, ou próximo, do teto, e o retorno do ar seja no, ou próximo do nível do solo. Na ventilação, deve-se levar em conta qualidade do ar e as mudanças de volume. A *National Fire Protection Agency* (NFPA) recomenda 25 trocas por hora do ar da sala para reduzir o risco de estagnação e crescimento bacteriano. A qualidade do ar deve ser mantida pela filtração adequada do ar, usando um filtro com eficiência de 90%, definido simplesmente como um filtro capaz de remover 90% das partículas apresentadas. Filtros de partículas aéreas de alta eficiência (HEPA) são frequentemente utilizados, porém não são exigidos pelas normas de engenharia ou normas de controle de infecção.

RUÍDO

Múltiplos estudos demonstraram que a exposição ao ruído pode ter um efeito prejudicial sobre múltiplas funções cognitivas humanas, podendo resultar em deficiência auditiva com a exposição prolongada. O ruído na sala cirúrgica foi mensurado em 70-80 decibéis (dB), com picos sonoros frequentes, excedendo os 80 dB. Como referência, se a sua voz precisar ser elevada acima do nível de conversa, então o ruído no ambiente é de aproximadamente 80 dB. Os níveis de ruído na sala cirúrgica aproximam-se da média ponderada no tempo (TWA) para que a Occupational Safety and Health (OSHA) requer proteção auditiva. Instrumentos ortopédicos e neurocirúrgicos podem alcançar níveis de ruído de 125 dB, o nível aque a maioria dos humanos começa a experimentar dor.

RADIAÇÃO IONIZANTE

A radiação é uma forma de energia encontrada em feixes específicos. Para o anestesiologista, a radiação é geralmente um componente das técnicas de imagem diagnósticas ou da radioterapia. Exemplos incluem fluoroscopia, aceleradores lineares, tomografia computadorizada, terapias de feixe direcionado, terapia com feixe de prótons e radiografias diagnósticas. Os efeitos da radiação sobre os humanos são mensurados por unidades de doses absorvidas, assim como o gray (Gy) e rad, ou unidades de dose equivalentes, como Sievert (Sv) e o equivalente Roentgen no homem (REM). Órgãos sensíveis à radiação, como os olhos, tireoide e gônadas, devem ser protegidos, assim como o sangue, medula óssea e feto. Os níveis de radiação devem ser monitorizados se pacientes forem expostos a uma dose superior a 40 REM. O dosímetro é o método mais comum para a estimativa da dose recebida. Exposição vitalícia pode ser tabulada por uma base de dados das pessoas que utilizam o dosímetro.

4 Um princípio básico de radioproteção é o de manter a exposição "a mais baixa possível" (ALARP, acrônimo de *as low as reasonably practical*). Os princípios da ALARP incluem proteção contra a exposição à radiação pelo uso de tempo, distância e blindagem. A duração de exposição normalmente não é um problema nas radiografias simples, como as radiografias torácicas, porém podem ser significativas nos procedimentos fluoroscópicos, como aqueles comumente realizados durante a radiologia intervencionista, uso de arco em "C" e no laboratório de gastroenterologia diagnóstica. A exposição pode ser reduzida ao profissional de saúde, aumentando-se a distância entre o feixe e o prestador de cuidados de saúde. A exposição à radiação sobre a distância segue a lei do inverso do quadrado. Para ilustrar, a intensidade é representada como $1/d^2$ (onde d = distância), de modo que 100 mRADs em 2,5 cm será 0,01 mRADs em 39,5 cm. Blindagem é a forma mais confiável de radioproteção; a típica blindagem pessoal consiste em avental de chumbo e óculos. Os protetores físicos são normalmente incorporados nas salas radiológicas e podem ser tão simples quanto uma parede para se posicionar atrás ou um escudo de chumbo rolante posicionado entre o feixe e o profissional de saúde. Embora as unidades mais modernas sejam projetadas de modo muito seguro, os profissionais de saúde ainda podem ser expostos à radiação dispersa, visto que as partículas atômicas ricocheteiam contra a blindagem. Por esta razão, deve-se vestir o avental de proteção sempre que a radiação ionizante seja utilizada.

À medida que o uso de blindagem confiável tem aumentado, a incidência de doenças associadas à radiação de órgãos sensíveis tem reduzido, com a exceção da catarata induzida por radiação. A incidência de catarata induzida por radiação está aumentando entre os funcionários trabalhando em salas de radiologia intervencionista, pois óculos de segurança não têm sido utilizados consistentemente no mesmo grau que outros tipos de proteção pessoal. Anestesistas que trabalham nestes ambientes consideram que o uso de óculos plumbíferos reduz o risco de tais problemas.

Segurança Elétrica

RISCO DE ELETROCUSSÃO

O uso de equipamento médico eletrônico expõe os pacientes e funcionários do hospital ao risco de eletrocussão. Anestesiologistas devem ter pelo menos algum conhecimento dos perigos elétricos e suas prevenções.

O contato do corpo com dois materiais condutores em diferentes voltagens pode fechar um circuito e resultar em choque elétrico. Geralmente, um ponto de exposição é um condutor negativo de 110 V ou 240 V, com o circuito sendo fechado por um contato com o solo. Por exemplo, uma pessoa em contato com o solo precisa tocar apenas um condutor carregado para completar um circuito e receber um choque. O condutor pode ser um monitor de um paciente que desenvolveu uma falha no lado "quente" da linha de alimentação. Um circuito está agora completo entre a linha de alimentação (que está aterrada no transformador aéreo da empresa de abastecimento de energia) através da vítima e de volta para o solo (Figura 2-6). O efeito fisiológico da corrente elétrica depende do local, duração, frequência e magnitude (mais precisamente, a densidade da corrente) do choque.

Corrente de fuga está presente em todos os equipamentos elétricos em razão do acoplamento capacitivo, indução entre os componentes elétricos internos, ou isolamento defeituoso. A corrente pode fluir como resultado do acoplamento capacitivo entre dois corpos condutores (p. ex., um quadro de circuito e seu painel de controle) embora não estejam fisicamente conectados. Alguns monitores possuem duplo isolamento para reduzir o efeito do acoplamento capacitivo. Outros monitores são projetados para serem conectados a um solo de baixa impedância (fio-terra) que deveria desviar a corrente para longe de uma pessoa tocando a parte superficial do instrumento.

5 A magnitude de uma corrente de fuga é normalmente imperceptível ao toque (< 1 mA, e muito abaixo da limiar de fibrilação de 100 mA). No entanto, se a corrente desviar a alta resistência oferecida pela pele, e for aplicada diretamente ao coração (**microchoque**), uma corrente tão baixa quanto 100 μA pode ser fatal. A máxima fuga permitida no equipamento cirúrgico é de 10 μA.

Fios de estimulação cardíaca e cateteres invasivos de monitorização fornecem uma via condutora para o miocárdio. Na

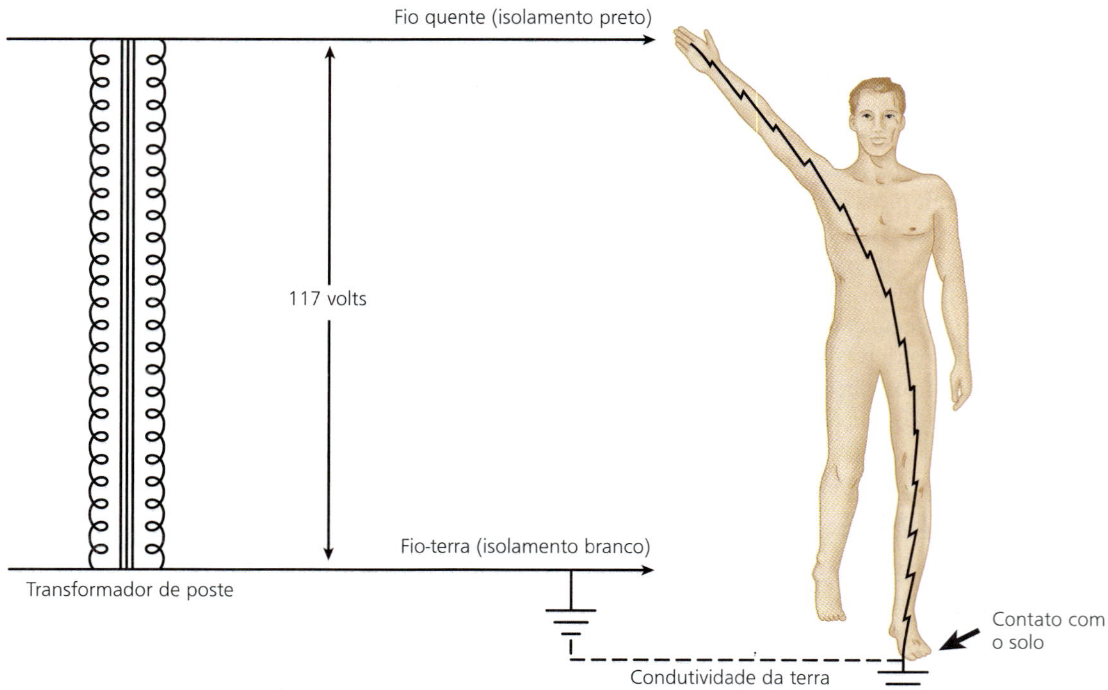

FIGURA 2-6 O cenário da grande maioria dos choques elétricos. Uma pessoa em contato com o solo acidentalmente toca simultaneamente o lado quente do serviço elétrico, geralmente através de um equipamento com defeito que fornece uma via, ligando o fio quente a uma superfície condutora exposta. A volta elétrica completa origina-se com o secundário do transformador de poste (a fonte da voltagem) e se estende pelo fio quente, a vítima e o contato da vítima com o solo, o próprio solo, o fio-terra neutro na entrada do equipamento e de volta ao transformador através do fio neutro (ou terra). (Modificada e reproduzida, com permissão, de Bruner J, Leonard PF: *Electricity, Safety, and the Patient*. Mosby Year Book, 1989.)

verdade, o sangue e o soro fisiológico podem servir como condutores elétricos. A quantidade exata de corrente necessária para produzir fibrilação depende do momento do choque com relação ao período vulnerável da repolarização cardíaca (a onda T no eletrocardiograma). Mesmo com pequenas diferenças de potencial entre as duas saídas para os fios-terra de dois aparelhos elétricos na mesma sala cirúrgica pode-se colocar um paciente em risco de microeletrocussão.

PROTEÇÃO CONTRA O CHOQUE ELÉTRICO

A maioria das eletrocussões de pacientes é causada por um fluxo de corrente elétrica proveniente do condutor carregado de um circuito aterrado pelo corpo e, então, de volta ao solo (Figura 2-6). Isto seria evitado se tudo na sala cirúrgica estivesse aterrado, exceto o paciente. Embora o contato direto do paciente com o solo deva ser evitado, o isolamento completo do paciente não é possível durante a cirurgia. Alternativamente, a fonte de energia da sala cirúrgica pode ser isolada do solo por um **transformador de isolamento** (Figura 2-7).

Ao contrário do transformador de poste da empresa de abastecimento de energia, a fiação secundária de um transformador de isolamento não é aterrada e fornece duas saídas de voltagem não aterrada para o equipamento da sala cirúrgica. O gabinete do equipamento – mas não os circuitos elétricos – é aterrado à extremidade mais longa de um plugue de três pontas (o aterramento de segurança). Se um fio com corrente for acidentalmente tocado por um paciente aterrado, a corrente não fluirá através do paciente, visto que o circuito de volta à bobina secundária não foi concluído (Figura 2-8).

Obviamente, se ambas as linhas de alimentação se tocarem, um circuito é fechado, e um choque é possível. Além disso, se cada linha de alimentação entrar em contato com o solo através de uma falha, o contato da outra linha de alimentação completará um circuito através de um paciente aterrado. Para reduzir a

6 chance de duas falhas coexistentes, um **monitor de isolamento de corrente** mede o potencial do fluxo da corrente elétrica da fonte de alimentação isolada até o solo (Figura 2-9). Basicamente, o monitor de isolamento de corrente determina o grau de isolamento entre os dois fios elétricos e o solo, e prediz a quantidade de corrente que *poderia* fluir, se um segundo curto-circuito se desenvolvesse. Um alarme é acionado se uma corrente inaceitavelmente alta em direção ao solo tornar-se possível (geralmente 2 mA ou 5 mA), porém a corrente não é interrompida, a menos que um interruptor de falha de aterramento também seja ativado. O último, uma característica dos banheiros domésticos, normalmente não é instalado em locais, como as salas cirúrgicas, onde a descontinuação dos sistemas de suporte de vida (p. ex., aparelho de circulação extracorpórea) é

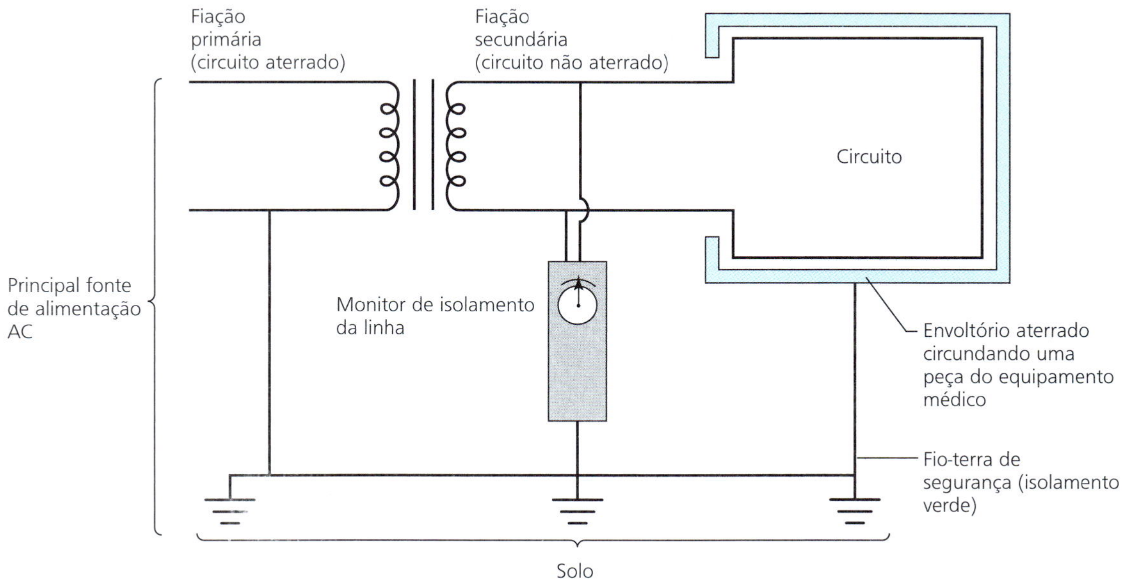

FIGURA 2-7 Um diagrama do circuito de um transformador de isolamento e monitor. AC, corrente alternada.

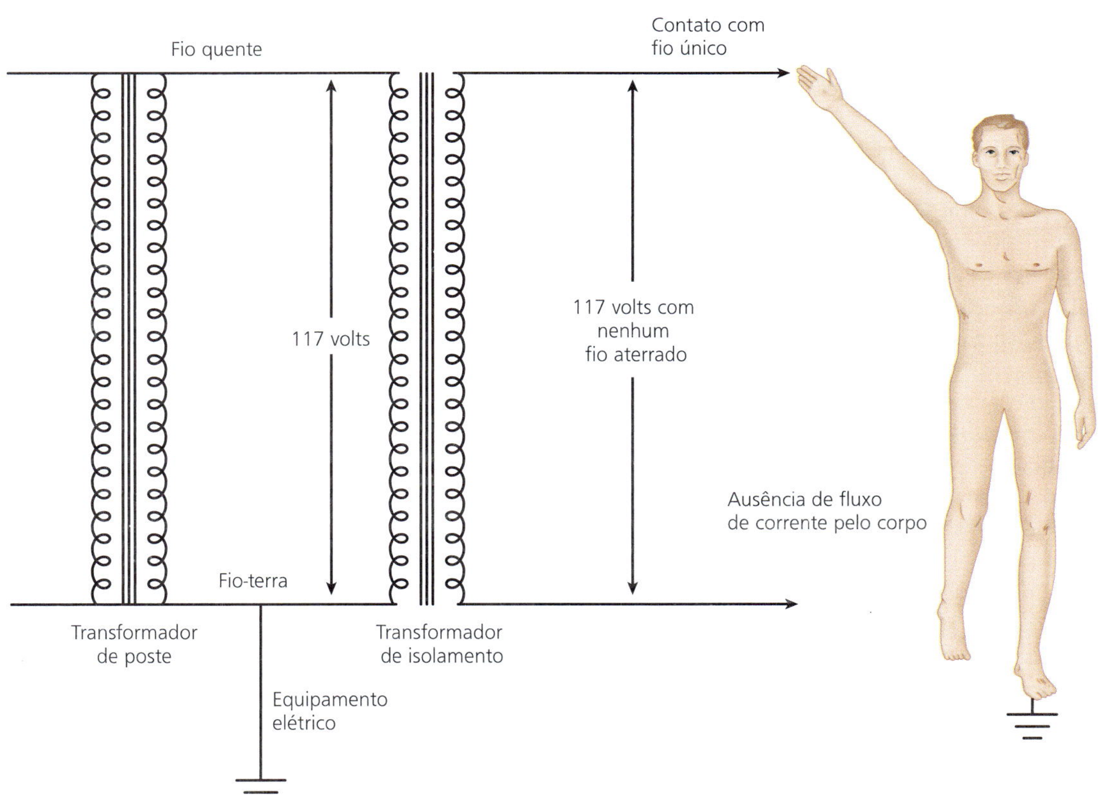

FIGURA 2-8 Nenhum choque resulta do contato com um fio de um circuito isolado, mesmo que uma pessoa pise no chão. O indivíduo simultaneamente toca as duas fontes independentes de voltagem, porém não fecha uma volta, incluindo ambas as fontes. (Modificada e reproduzida, com permissão, de Bruner J, Leonard PF: *Electricity, Safety, and the Patient*. Mosby Year Book, 1989.)

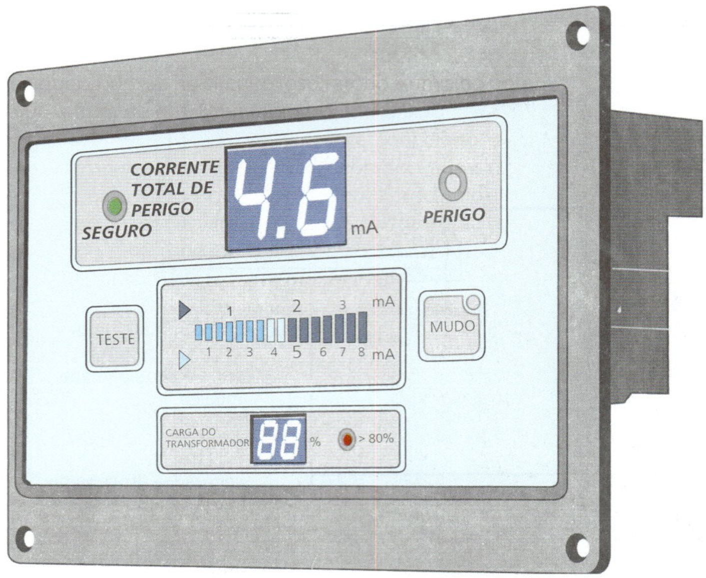

FIGURA 2-9 Um monitor de isolamento de linha.

mais prejudicial do que o risco de choque elétrico. O alarme do monitor de isolamento somente indica que a fonte de energia foi parcialmente revertida para um sistema aterrado. Em outras palavras, embora o monitor de isolamento de corrente alerte a existência de uma única falha (entre uma linha de alimentação de energia e um solo), duas falhas são necessárias para que um choque ocorra. Visto que o alarme do monitor de isolamento seja acionado, quando a soma da corrente de fuga excede o limiar estabelecido, a última peça do equipamento é normalmente a defeituosa; no entanto, se este item for mantenedor da vida, outro equipamento pode ser removido do circuito para avaliar se o item de segurança à vida está realmente com defeito.

Mesmo os circuitos de energia isolados não fornecem proteção completa das pequenas correntes capazes de causar fibrilação por microchoque. Além disso, o monitor de isolamento não consegue detectar todas as falhas, como um fio-terra partido dentro de um equipamento. Apesar da utilidade geral dos sistemas independentes de energia, estes apresentam um alto custo. A necessidade destes sistemas nas salas cirúrgicas foi removida do Código Elétrico Nacional norte-americano, em 1984, e circuitos de salas cirúrgicas mais modernas ou reformadas podem oferecer uma menor proteção de lesão por choque elétrico do que os circuitos de um banheiro doméstico.

Entretanto, existem equipamentos modernos com um *design* que reduz a possibilidade de microeletrocussão. Estes incluem o isolamento duplo do chassis e gabinete, suprimento de energia por baterias não aterradas, e isolamento do paciente de equipamentos que estejam conectados ao solo pelo uso de acoplamento óptico ou transformadores.

DIATERMIA CIRÚRGICA

As unidades eletrocirúrgicas (ESUs) geram uma corrente elétrica de frequência ultraelevada que passa de um eletrodo ativo pequeno (a ponta do cauterizador) através do paciente e sai por uma placa grande (placa de dispersão ou eletrodo de retorno). A alta densidade de corrente na ponta do cauterizador é capaz de coagular ou cortar o tecido, dependendo do tipo de onda elétrica. Fibrilação ventricular é evitada pelo uso de frequências elétricas ultraelevadas (0,1-3 MHz), quando comparada às frequências da linha de alimentação e energia (50-60 Hz). A grande área de superfície do eletrodo de retorno de baixa impedância evita queimaduras no pondo de saída da corrente em decorrência do fornecimento de uma baixa densidade de corrente (o conceito de *saída* é tecnicamente incorreto, visto que a corrente é alternada e não direta). Os altos níveis de energia das ESUs (até 400 W) podem causar acoplamento por indução dos cabos do monitor, resultando em interferência elétrica.

O mau funcionamento da placa de dispersão pode ser decorrente da desconexão da ESUs, contato inadequado com o paciente ou quantidade insuficiente de gel condutor. Nestas situações, a corrente encontrará outro local para sair (p. ex., eletrodos do monitor cardíaco ou as partes de metal da mesa cirúrgica), podendo resultar em uma queimadura (**Figura 2-10**). Precauções para evitar as queimaduras por diatermia incluem o posicionamento apropriado do eletrodo de retorno, evitar próteses e protuberâncias ósseas, e eliminação dos contatos entre o paciente e o solo. O fluxo de corrente elétrica através do coração pode resultar em disfunção de um dispositivo de controle do ritmo cardíaco (marca-passo). Isto pode ser minimizado colocando-se o eletrodo de retorno o mais próximo possível do campo cirúrgico e o mais distante possível do marca-passo.

ESUs mais modernas são isoladas dos solos usando os mesmos princípios da fonte de alimentação isolada (saída isolada *versus* unidades aterradas). Visto que essa segunda camada de proteção fornece ESUs com suas próprias fontes de alimentação isolada, o monitor de isolamento de corrente da sala cirúrgica pode não detectar uma falha elétrica. Embora algumas ESUs sejam capazes de detectar o mau contato entre o eletrodo de retorno e o paciente através da monitorização da impedância, muitas unidades mais antigas acionam o alarme, somente se o eletrodo de retorno estiver desconectado do aparelho. Eletrodos bipola-

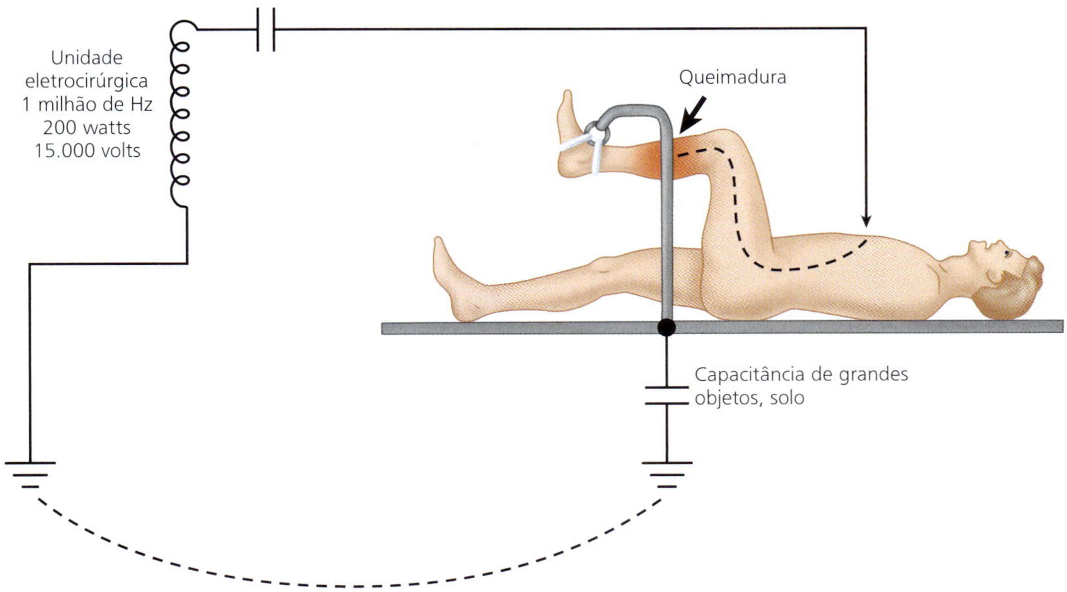

FIGURA 2-10 Queimadura eletrocirúrgica. Quando a trajetória planejada está comprometida, o circuito pode ser completado por outros trajetos. Visto que a corrente seja de alta frequência, condutores reconhecidos não são essenciais; as capacitâncias podem completar as lacunas no circuito. A passagem de corrente pelo paciente até uma pequena área de contato pode produzir uma queimadura. (Um campo cirúrgico de perna não ofereceria proteção na situação representada). A probabilidade da unidade eletrocirúrgica (ESU) de saída isolada em provocar queimaduras em sítios ectópicos é muito menor do que uma ESU aterrada. Neste contexto, o termo *aterrado* se aplica à saída da ESU e nada tem a ver com os sistemas de energia isolados ou aterrados. (Modificada e reproduzida, com permissão, de Bruner J, Leonard PF: *Electricity, Safety, and the Patient*. Mosby Year Book, 1989.)

res confinam a propagação da corrente elétrica a alguns milímetros, eliminado a necessidade de um eletrodo de retorno. Visto que o marca-passo e a interferência do eletrocardiograma sejam possíveis, o pulso ou sons cardíacos devem ser monitorizados de perto, quando qualquer ESU é utilizada. Pode ocorrer a necessidade da suspensão de uso de um cardioversor implantável automático e de desfibriladores, quando a ESU monopolar é usada, e qualquer CRMD implantado deve ser examinado após o uso de uma ESU monopolar.

Incêndios Cirúrgicos & Lesão Térmica

PREPARAÇÃO & PREVENÇÃO DE INCÊNDIO

Incêndios cirúrgicos são relativamente raros, com uma incidência de aproximadamente 1:87.000 casos, similar à taxa de incidência de outros eventos, como a permanência de corpos estranhos depois da cirurgia e cirurgia no local errado. Quase todos 7 os incêndios em centro cirúrgico podem ser evitados. Ao contrário das complicações médicas, os incêndios são um produto de simples propriedades físicas e químicas. A ocorrência do incêndio é garantida na presença da combinação apropriada de fatores, porém pode ser eliminada quase que completamente pela compreensão dos princípios do risco de incêndio. O provável 8 fator de risco mais comum para incêndio em centro cirúrgico está relacionado com o suprimento livre de oxigênio.

Situações classificadas como contendo um alto risco de incêndio em centro cirúrgico são aquelas que envolvem uma fonte de ignição utilizada próximo a um oxidante. A combinação química simples necessária para um incêndio é comumente referida como a tríade do fogo ou triângulo do fogo. A tríade é composta de combustível, oxidante e fonte de ignição (calor). A Tabela 2-2 lista os potenciais contribuintes de incêndios e explosões na sala cirúrgica. Incêndios cirúrgicos podem ser controlados e, possivelmente, evitados completamente pela instrução, treino de procedimentos em caso de incêndio, preparação, prevenção e inclusão em programas educacionais fornecidos aos profissionais da equipe cirúrgica.

Para os anestesiologistas, a instrução sobre prevenção de incêndio deve enfatizar o risco relacionado com o suprimento livre de oxigênio. A *Anesthesia Patient Safety Foundation* desenvolveu um vídeo educacional e um módulo de ensino *on-line* que fornece educação sobre a segurança contra incêndios de um ponto de vista do anestesiologista.

O treino de procedimentos em caso de incêndio na sala cirúrgica aumenta a noção dos riscos de incêndio associados aos procedimentos cirúrgicos. Ao contrário do típico exercício institucional de simulação de incêndio, estes exercícios devem ser específicos à sala cirúrgica e devem enfatizar os riscos específicos associados àquele cenário. Por exemplo, deve-se considerar a evacuação horizontal e vertical dos pacientes cirúrgicos, movimento dos pacientes necessitando de assistência ventilatória, e situações únicas, como a posição prona ou lateral e movimento de pacientes que possam estar fixos em pinos neurocirúrgicos.

TABELA 2-2 Potenciais contribuintes aos incêndios e explosões na sala cirúrgica

Agentes inflamáveis (combustíveis)
Soluções, aerossóis e pomadas
Álcool
Clorexidina
Benzoína
Mastisol
Acetona
Produtos derivados do petróleo
Campos cirúrgicos (papel ou pano)
Aventais cirúrgicos
Esponjas e embalagens cirúrgicas
Malha e suturas cirúrgicas
Produtos de plástico/polivinil/cloreto/látex
Tubos endotraqueais
Máscaras
Cânulas
Tubos ou drenos
Gases intestinais
Cabelo
Gases que mantêm a combustão (oxidantes)
Oxigênio
Óxido nitroso
Fontes de ignição (calor)
Lasers
Unidades eletrocirúrgicas
Fonte luminosa da fibra óptica (ponta distal)
Furadeiras e brocas
Desfibriladores externos

A preparação para incêndios cirúrgicos pode ser incorporada no processo de confirmação do protocolo universal. Os membros da equipe devem ser introduzidos, e papéis específicos acordados em caso de incêndio. Os itens necessários para controlar apropriadamente um incêndio podem ser reunidos ou identificados antecipadamente (p. ex., garantindo o tubo endotraqueal apropriado para pacientes sendo submetidos a uma cirurgia a *laser*; possuindo água ou soro fisiológico pronta no campo cirúrgico; identificando a localização do extintor de incêndio, válvulas de corte de gás e rotas de escape). Um cartaz ou fluxograma para padronizar a preparação pode ser benéfico.

A prevenção de incêndios catastróficos na sala cirúrgica começa com um forte nível de comunicação entre todos os membros da equipe cirúrgica. Aspectos diferentes da tríade do fogo estão tipicamente sob o domínio de membros específicos da equipe cirúrgica. Combustíveis, como soluções à base de álcool, removedores de adesivos, e campos cirúrgicos são tipicamente controlados pelo enfermeiro circulante. Fontes de ignição, como cauterizador elétrico, *lasers*, furadeiras, brocas e fontes luminosas para lâmpadas de cabeça e laparoscópios, são geralmente controlados pelo cirurgião. O anestesiologista controla a concentração do oxigênio e óxido nitroso. Comunicação entre os membros da equipe é evidente quando um cirurgião penetra na via aérea e verifica a concentração de oxigênio antes de utilizar o cauterizador, ou quando um anestesiologista pede para o circulante configurar os campos cirúrgicos para evitar o acúmulo de oxigênio em um caso cirúrgico que envolva sedação e o uso de uma cânula nasal.

9 Administração de oxigênio a concentrações superiores a 30% deve ser guiada pela apresentação clínica do paciente e não apenas pelos protocolos ou hábitos. Se o oxigênio estiver sendo distribuído por uma cânula nasal ou máscara facial, e se maiores níveis de oxigênio forem necessários, então a via aérea deve ser protegida por um tubo endotraqueal ou dispositivo supraglótico. Isto é de importância vital quando o local cirúrgico está acima do nível do processo xifoide.

Quando o local cirúrgico está na, ou próximo da, via aérea e um tubo inflamável está presente, a concentração de oxigênio deve ser reduzida por um período de tempo suficiente antes do uso de um dispositivo de ignição (p. ex., *laser* ou cauterizador), a fim de permitir redução da concentração de oxigênio no local. Cirurgia das vias aéreas a *laser* deve incorporar ventilação a jato sem um tubo endotraqueal ou o tubo de proteção apropriado específico para o comprimento da onda do *laser*. Precauções para os casos de *laser* são resumidos adiante.

Preparações cutâneas à base de álcool são extremamente inflamáveis e requerem um tempo de secagem adequado. A combinação de soluções deve ser evitada. Grandes *swabs* pré-umedecidos com solução à base de álcool devem ser usados com precaução na cabeça ou pescoço para evitar acúmulo do produto e excesso de resíduo inflamável. As embalagens dos produtos são uma boa fonte de informação sobre estas preparações. Esponjas e gazes cirúrgicas devem ser umedecidas com água ou soro fisiológico estéril se usadas próximas a uma fonte de ignição.

Caso ocorra um incêndio na sala cirúrgica, é importante determinar se o incêndio está localizado *no paciente, na via aérea, ou em outro local na sala cirúrgica*. Para incêndios ocorrendo na via aérea, o suprimento de gases frescos ao paciente deve ser interrompido. Maneiras eficazes de interromper os gases frescos ao paciente podem ser alcançadas desligando-se os fluxômetros, desconectando o circuito de um equipamento, ou desconectando o circuito do tubo endotraqueal. O tubo endotraqueal deve ser removido, e soro fisiológico ou água estéril deve ser despejada na via aérea para apagar o fogo. Quando o
10 incêndio ocorre na via aérea, a sequência da interrupção do fluxo de gás e a remoção do tubo endotraqueal não são tão importantes quanto à garantia de que ambas as ações sejam realizadas rapidamente. Geralmente, as duas tarefas podem ser realizadas simultaneamente e até mesmo pelo mesmo indivíduo. Se realizado por diferentes membros da equipe, a equipe deve agir sem aguardar uma sequência predeterminada de eventos. Depois da execução destas ações, a ventilação pode ser retomada, preferencialmente utilizando ar ambiente e evitando gases enriquecidos com oxigênio ou óxido nitroso. O tubo deve

ser inspecionado à procura de partes ausentes. A via aérea deve ser restabelecida e, quando indicado, examinada com um broncoscópio. O tratamento para inalação de fumaça e possível transferência para um centro de queimadura também deve ser considerado.

Para incêndios no paciente, o fluxo de gases oxidantes deve ser interrompido, os campos cirúrgicos removidos, e o fogo apagado com água ou abafamento. O paciente deve ser avaliado para a presença de lesões. Se o fogo não for imediatamente apagado nas primeiras tentativas, então o extintor de incêndio de dióxido de carbono (CO_2) deve ser utilizado. Ações adicionais podem incluir retirada do paciente e ativação do acionador manual de incêndio mais próximo. Conforme previamente mencionado, antes de uma emergência real, a localização dos extintores de incêndio, saídas de emergência e válvulas de corte do gás fresco devem ser estabelecidas pelo anestesista.

Incêndios que resultam em morte ou lesões necessitando de tratamento médico devem ser relatados ao chefe dos bombeiros da jurisdição da instituição. Os prestadores de cuidados de saúde devem estar familiarizados com as normas locais de relato, que podem variar de acordo com a localização.

Casos em que o fornecimento suplementar de oxigênio é usado e o local cirúrgico está acima do xifoide constituem o cenário mais comumente relatado para incêndios em centros cirúrgicos. Frequentemente, a face ou via aérea está envolvida, resultando em lesões que trazem risco de morte e o potencial de desfiguração facial grave. Na maioria dos casos, estes incêndios podem ser evitados pela eliminação do suprimento livre de oxigênio, pelo uso de um concentrador de oxigênio ou pela proteção da via aérea.

EXTINTORES DE INCÊNDIO

Para os incêndios não suprimidos pelas tentativas iniciais ou aqueles em que a evacuação pode ser impedida pela localização ou intensidade do fogo, o uso de um extintor de incêndio portátil é justificado. O uso de um extintor de CO_2 é seguro durante as exposições externa e interna para incêndios no paciente na sala cirúrgica. O CO_2 dissipa-se rapidamente, não é tóxico e improvável de causar lesão térmica, quando utilizado em um incêndio verdadeiro. O FE-36, fabricado por DuPont, também pode ser utilizado para apagar fogos, porém seu custo é alto. Ambas as alternativas são igualmente eficazes e aceitáveis, como refletido pelo folheto informativo do fabricante.

Extintores de incêndio tipo A contêm água, tornando problemático seu uso na sala cirúrgica em razão da presença de tantos equipamentos elétricos. Um extintor de água pressurizada do tipo AC é excelente, porém requer tempo e um volume adequado de névoa de água em múltiplas tentativas para apagar o fogo. Além disso, estes dispositivos são grandes e difíceis de manusear. Ambos podem ser fabricados a preço reduzido em um extintor não ferromagnético, tornando-os a melhor escolha para incêndios, envolvendo aparelhos de ressonância magnética. Extintores de halógeno, embora muito eficazes, estão parando de ser fabricado em decorrência das preocupações da depleção da camada de ozônio, como também na atmosfera hipóxica que resulta para os resgatadores. Extintores com o gás *halotron* são os extintores halogenados "mais ecológicos", com menos efeitos sobre a camada de ozônio.

SEGURANÇA RELATIVA AO *LASER*

Lasers são comumente utilizados nas salas cirúrgicas e áreas de procedimentos médicos. Quando *lasers* são usados para cirurgias das vias aéreas ou para procedimentos envolvendo o pescoço e face, o caso deve ser considerado como de alto rico para incêndio cirúrgico e conduzido como previamente discutido. O tipo de *laser* (CO_2, neodímio: ítrio-alumínio-granada [Nd:YAG], ou potássio-titânio-fosfato [KTP]), comprimento de onda e comprimento focal são considerações importantes para a cirurgia segura com *lasers* médicos. Sem esta informação vital, os profissionais da equipe cirúrgica não se podem proteger adequadamente ou proteger o paciente de qualquer dano. 11 Antes de iniciar a cirurgia a *laser*, o dispositivo de *laser* deve estar na sala cirúrgica, os sinais de aviso devem ser colocados nas portas, e óculos de segurança devem ser colocados. O anestesista deve garantir que os sinais de aviso e os óculos de segurança correspondam aos indicados no dispositivo de *laser*, visto que a proteção contra o *laser* é específica ao tipo de *laser*. As normas dos *American National Standards Institutes* (ANSI) especificam que óculos de segurança de dispositivos de *laser* devem ser rotulados com o comprimento de onda emitido ou a proteção oferecida. Alguns *lasers* oftalmológicos e *lasers* de mapeamento vascular possuem um comprimento focal tão curto que óculos de proteção não são necessários. Para outros dispositivos, óculos de proteção devem ser usados pelos profissionais durante o tempo inteiro de uso do *laser*, e a proteção dos olhos na forma de óculos ou oclusor deve ser usada no paciente.

A seleção de um tubo endotraqueal para cirurgia a *laser* deve-se basear no tipo de *laser* e comprimento de onda. As instruções do produto e rotulagem para cada tipo de tubo devem ser comparadas ao tipo de *laser* utilizado. Determinadas limitações técnicas estão presentes ao selecionar os tubos para cirurgia a *laser*. Por exemplo, tubos de diâmetro inferior a 4 mm não são compatíveis com o *laser* de Nd:YAG ou *laser* de argônio, e os tubos compatíveis com o *laser* de Nd:YAG não estão disponíveis em metade do tamanho. Deve-se evitar envolver os tubos endotraqueais convencionais em papel alumínio. Este método arcaico não é aprovado pelos fabricantes ou pela *U.S. Food and Drug Administration**, é propenso a quebrar ou desemaranhar, e não confere proteção contra a penetração do *laser*. Alternativamente, ventilação a jato sem tubo endotraqueal pode oferecer um risco reduzido de fogo na via aérea.

CREW RESOURCE MANAGEMENT: CRIANDO UMA CULTURA DE SEGURANÇA NA SALA CIRÚRGICA

A Crew Resource Management (Gestão de Recursos da Equipe – CRM) foi desenvolvida na indústria da aviação para possibilitar a

*Equivalente à Agência Nacional de Vigilância Sanitária (ANVISA) no Brasil.

intervenção dos funcionários ou solicitação para investigação de qualquer situação considerada insegura. A CRM é constituída por sete princípios e tem como objetivo evitar erros causados por ações humanas. Nas companhias de transporte aéreos, a CRM fornece qualquer membro da tripulação a autoridade de questionar situações que estejam fora do limite da prática habitual. Antes da implementação da CRM, os membros da tripulação, exceto pelo capitão, tinham pouca ou nenhuma participação nas operações da aeronave. Depois da instituição da CRM, qualquer um que identificasse um problema de segurança poderia tomar medidas para garantir a resolução adequada da situação. Na sala cirúrgica, o benefício deste método é óbvio, visto o potencial de realizar um erro fatal.

Os sete princípios da CRM são (1) adaptabilidade/flexibilidade, (2) assertividade, (3) comunicação, (4) tomada de decisão, (5) liderança, (6) análise e (7) conhecimento da situação. *Adaptabilidade/flexibilidade* refere-se à capacidade de alterar um curso de ação, quando novas informações tornam-se disponíveis. Por exemplo, se um vaso sanguíneo de grande calibre for acidentalmente cortado em um procedimento de rotina, o anestesiologista deve reconhecer que o plano anestésico mudou, e ressuscitação volêmica deve ser realizada mesmo na presença de condições médicas que tipicamente contraindicam a administração de um grande volume de líquido.

Assertividade é a boa vontade e prontidão de participar ativamente, relatar e manter uma posição até ser convencido pelos fatos que outras opções são melhores; isto requer a iniciativa e coragem de agir. Por exemplo, se um cirurgião experiente e respeitado disser ao anestesiologista que a estenose aórtica do paciente não é um problema, pois é uma condição crônica e o procedimento será relativamente rápido, o anestesiologista deve responder dando voz às preocupações sobre o controle do paciente e não deve proceder até que um plano cirúrgico e anestésico seguro sejam acordados.

Comunicação é definida simplesmente como o envio e recebimento claro e preciso de informações, instruções, comandos e o fornecimento de uma resposta adequada. Comunicação é um processo de duplo sentido e deve continuar de modo *circular.*

Tomada de decisão é a capacidade de usar julgamento lógico e sensato para tomar decisões com base em informações disponíveis. Os processos de tomada de decisão são complicados, quando um clínico menos experiente busca o conselho de um clínico mais experiente ou quando uma pessoa adia decisões clínicas importantes por causa da fadiga. Uma boa tomada de decisão é com base na compreensão das limitações pessoais.

Liderança é a capacidade de direcionar e coordenar as atividades de outros membros da sala cirúrgica e encorajar os profissionais a trabalharem juntos como uma equipe. *Análise* refere-se à capacidade de desenvolver planos a curto e longo prazos, e planos de emergência, assim como coordenar, alocar e monitorizar os profissionais e recursos da sala cirúrgica.

O último princípio, e mais importante, é o *conhecimento da situação*, ou seja, a precisão com a qual a percepção de uma pessoa do ambiente atual reflete a realidade. Na sala cirúrgica, a falta de conhecimento da situação pode custar minutos preciosos, como quando as leituras de um monitor (p. ex., capnografia ou cateter arterial) repentinamente mudam, e o operador se concentra no monitor em vez do paciente, que pode ter tido uma embolia. O profissional deve decidir se o monitor está correto, e o paciente está gravemente enfermo, ou se o monitor está incorreto, e o paciente está bem. O método de resolução de problemas utilizado deve levar em conta ambas as possibilidades, porém eliminar uma delas rapidamente. Neste cenário, a visão limitada pode resultar em erros catastróficos. Adicionalmente, se a linha de amostragem tiver soltado e o capnógrafo indicar baixa concentração final de CO_2 expirado, este achado não exclui a possibilidade de que, simultaneamente, ou um pouco depois, o paciente poderia ter uma embolia pulmonar, resultando em uma baixa concentração final de CO_2 expirado.

Se todos os membros da equipe cirúrgica aplicarem estes sete princípios, problemas originados por fatores humanos podem quase que completamente ser eliminados. Uma cultura de segurança também deve existir, se o objetivo for o de uma sala cirúrgica mais segura. Estes sete princípios não são úteis quando aplicados em um ambiente cirúrgico depreciativo. Qualquer um com uma preocupação deve ser capaz de se expressar sem medo de repercussão. O Capítulo 58 proporciona uma discussão mais aprofundada destes e outros problemas relacionados com a segurança do paciente.

FUTURO *DESIGN* DAS SALAS CIRÚRGICAS

Tecnologia de Intertravamento de Segurança

Apesar do maior conhecimento dos fatores de segurança e maiores ações educativas entre a equipe cirúrgica, as lesões aos pacientes ainda ocorrem a uma taxa que muitas indústrias e o público julgam inaceitavelmente alta. De modo similar, apesar das ameaças de retenção de pagamento, a avaliação do público da equipe médica e sistemas do hospital, *web sites* de avaliação dos profissionais de saúde, e consequências legais punitivas, os fatores humanos resultando em erros médicos não foram completamente eliminados. No futuro, salas cirúrgicas projetadas para segurança podem auxiliar na redução de erros médicos. Uma área em desenvolvimento é o uso de dispositivos de intertravamento na sala cirúrgica. Um dispositivo de intertravamento é simplesmente um dispositivo que não pode ser operado até que uma sequência definida de eventos ocorra. Os profissionais da anestesia utilizam a tecnologia de intertravamento com os vaporizadores anestésicos que previnem o uso de mais de um vaporizador por vez. A expansão dessa tecnologia pode evitar a liberação de uma droga a partir de um dispositivo de distribuição automatizado, até que um código de barra seja escaneado da pulseira de identificação hospitalar do paciente ou, no mínimo, as alergias do paciente a medicamentos sejam registradas no banco de dados da máquina. Outras aplicações podem incluir um dispositivo eletrocirúrgico ou *laser*, que seriam impedidos de ser usados, se a FiO_2 fosse superior a 30%, eliminando, desse modo, o risco de incêndio. Igualmente, computadores, monitores e outros aparelhos poderiam ser projetados para serem inoperáveis, até que a identificação do paciente fosse confirmada.

Design do Fluxo de Trabalho

A coordenação das atividades dos profissionais da sala cirúrgica, anestesistas e enfermeiros cirúrgicos é essencial para o funcionamento da sala cirúrgica no dia a dia. Diretores clínicos em unidades que variam de um ou dois quartos até centros com múltiplos quartos devem acomodar procedimentos cirúrgicos de durações variadas, necessitando de graus variados de eficiência e habilidade cirúrgica, ao mesmo tempo em que possibilita cirurgias repentinas, não planejadas ou de emergência. A necessidade de monitorizar o fluxo de trabalho e analisar os dados para otimizar a programação e alocação de pessoal induziu ao desenvolvimento de sistemas de *software* que preveem e registram o momento dos eventos cirúrgicos; estes sistemas estão constantemente sendo refinados.

As salas cirúrgicas também estão sendo projetadas para amplificar o fluxo de trabalho através da incorporação de áreas separadas de indução de anestesia para reduzir o tempo cirúrgico gasto nas salas cirúrgicas. Existem diversos modelos para uma sala de indução e alocação de pessoal. Embora incomum nos Estados Unidos, as salas de indução têm sido empregadas há muito tempo no Reino Unido.

Um modelo de sala de indução utiliza equipes rotacionais de anestesia. Uma equipe é designada para o primeiro paciente do dia. A segunda equipe induz a anestesia no próximo paciente em uma área adjacente, enquanto a sala cirúrgica está sendo usada. A segunda equipe continua a cuidar do paciente depois da transferência para a sala cirúrgica, deixando a primeira equipe disponível para induzir a anestesia no terceiro paciente, enquanto a sala cirúrgica está sendo usada. A vantagem deste modelo é a continuidade dos cuidados; a desvantagem é a necessidade de duas equipes de anestesia para cada sala cirúrgica.

Outro modelo utiliza equipes separadas de indução e de anestesia. A equipe de indução induz a anestesia em todos os pacientes em um determinado dia e, então, transfere o cuidado para a equipe anestésica, que é designada a uma sala cirúrgica individual. A vantagem desse modelo é a redução no número de profissionais de anestesia nas salas de indução; as desvantagens incluem a falha em manter a continuidade dos cuidados e problemas de alocação de pessoal que ocorrem quando a anestesia deve ser induzida em vários pacientes simultaneamente. Este modelo pode utilizar uma sala de indução separada adjacente a cada sala cirúrgica ou uma sala de indução comum que cobre diversas salas cirúrgicas.

O modelo final utiliza várias salas cirúrgicas, uma das quais é mantida vaga. Após o primeiro paciente do dia ser transferido à sala inicial, os pacientes subsequentes sempre procedem para a sala vaga, eliminando, desse modo, a espera pela entrega da sala e a prontidão dos profissionais. Todos estes modelos presumem que o custo elevado de manter profissionais de anestesia adicionais pode ser justificado pela maior produtividade cirúrgica.

Identificação por Radiofrequência (RFID)

A tecnologia de identificação por radiofrequência (RFID) utiliza um *chip* com um pequeno transmissor, cujo sinal é lido por um leitor; cada *chip* rende um sinal exclusivo. A tecnologia possui muitas aplicações potenciais na sala cirúrgica moderna. A utilização de RFID nos crachás de identificação (ID) dos funcionários possibilitaria o controle dos enfermeiros, corpo cirúrgico e anestesistas pelas salas de controle cirúrgico, evitando a necessidade de sistemas de chamada e telefonia para estabelecer o local dos funcionários-chave. A incorporação da tecnologia nas pulseiras de ID do paciente e macas hospitalares poderia permitir o rastreamento do fluxo de um paciente em uma instituição inteira. A capacidade para projetar um sinal de identificação aos sistemas hospitalares ofereceria um grau adicional de segurança para pacientes incapazes de se comunicar com os funcionários do hospital. Finalmente, a RFID poderia ser incorporada nas esponjas e instrumentos cirúrgicos, possibilitando a realização de contagens cirúrgicas pela identificação dos objetos, à medida que são utilizados no campo cirúrgico. Quando a contagem não combina com o número real, um escaneado pode ser colocado sobre o paciente para o rastreio de objetos retidos.

DISCUSSÃO DE CASO

Cuidados Anestésicos Monitorizados com Suplementação de Oxigênio

Você é solicitado para fornecer cuidados anestésicos monitorizados para um paciente, sendo submetido a uma remoção simples de uma lesão na bochecha. O paciente é obeso-mórbido e possui um histórico de apneia do sono. Ele declara, "Me incomoda quando as pessoas estão mexendo no meu rosto", e indica que não quer se lembrar de nada relacionado com a cirurgia. O cirurgião garante a você que o procedimento não demorará mais do que 5 minutos. A esposa do paciente menciona que ela e o paciente são de outra cidade e já compraram a passagem de avião para retornar logo após o procedimento.

Quais aspectos deste caso indicam um alto risco de incêndio em centro cirúrgico?

Pacientes com um histórico clínico de apneia obstrutiva do sono geralmente possuem uma sensibilidade aos sedativos, especialmente aos opioides. Tipicamente, a administração de até mesmo pequenas doses de narcóticos obstrui as vias aéreas superiores, resultando em hipoventilação e hipercapnia. No paciente obeso, esta resposta combinada com uma capacidade de reserva funcional reduzida resulta em uma rápida dessaturação de oxigênio. A maioria dos profissionais de anestesia responde a esse acontecimento aumentando a quantidade de suplementação de oxigênio, que é fornecido por uma máscara facial ou cânula nasal. O suprimento livre de oxigênio em concentrações superiores a 30% é um dos elementos da tríade do fogo. Outra consideração é a localização anatômica do procedimento. Uma localização acima do processo xifoide neste paciente colocaria uma fonte de ignição próxima ao suprimento livre de um oxidante.

Qual a maneira mais segura de proceder?

Existem três estratégias que podem ser implementadas para aumentar a segurança neste cenário: evitar a suplementação de oxigênio, proteger a via aérea com um tubo endotraqueal ou dispositivo supraglótico, ou evitar o uso de uma fonte de ignição.

Existe alguma preocupação com relação ao manejo das vias aéreas ou seleção do dispositivo de via aérea?

Como mencionado anteriormente, o paciente provavelmente manifestará mudanças na via aérea associadas à apneia obstrutiva do sono e obesidade. A seleção de um dispositivo de via aérea deve levar em consideração a necessidade de prevenir o fornecimento livre de oxigênio.

Como a duração do procedimento afetaria o controle da anestesia?

Em termos práticos, se o paciente requer um procedimento prolongado, o efeito de anestésicos locais pode gradualmente diminuir; a dose cumulativa dos opioides fornecidos pode exacerbar a apneia obstrutiva do sono do paciente e aumentar o tempo de recuperação. Adicionalmente, uma excisão cirúrgica mais complexa pode resultar em sangramento, necessitando do uso de um cautério.

A expectativa do paciente em receber alta logo após o procedimento afeta seus planos de anestesia?

A expectativa de um período de recuperação acelerado pode não ser possível, se o paciente requer anestesia geral ou quantidades significativas de opioides. A *American Society of Anesthesiologists* (ASA) publicou um sistema consultivo fornecendo instruções para a avaliação pós-operatória segura e alta de pacientes com apneia obstrutiva do sono. Veja www.asahq.org.

E se o cirurgião achar que seus planos são "exagerados"?

A primeira, e mais eficaz, maneira de resolução de conflito é comunicar suas preocupações específicas ao cirurgião. Se isto não adiantar, o procedimento não deve ser realizado quando qualquer membro da equipe tenha uma preocupação legítima sobre a segurança. Muitas diretrizes da ASA relacionadas com a segurança também são defendidas por sociedades profissionais, como o *American College of Surgeons* (ACS) e outras organizações. O anestesiologista também deve ganhar familiaridade com os métodos da instituição de resolução de disputas, antes que um evento ocorra.

LEITURA SUGERIDA

Dorsch JA, Dorsch SE: *Understanding Anesthesia Equipment*, 5th ed. Williams & Wilkins, 2008. A detailed discussion of compressed gases and medical gas delivery systems.

Macdonald MR, Wong A, Walker P, Crysdale WS: Electrocautery-induced ignition of tonsillar packing. J Otolaryngol 1994;23:426. An examination of factors that can decrease the risk of airway fire including lower oxygen concentration (using a cuffed tracheal tube), completely soaked tonsil packs, and avoidance of contact between electrocautery and bismuth subgallate.

National Fire Protection Association (NFPA): *Standard for Health Care Facilities*. NFPA, 2002. An updated version of NFPA 99 standards.

WEBSITES

http://www.ansi.org

The American National Standards Institute is the reference source for laser standards and many other protective engineering standards.

http://www.apsf.org

The Anesthesia Patient Safety Foundation provides resources and a newsletter that discusses important safety issues in anesthesia. The web site also contains a link to view or request the video *Prevention and Management of Operating Room Fires*, which is an excellent resource to gain information concerning the risks and prevention of surgical fires.

http://www.asahq.org

The American Society of Anesthesiologists (ASA) web site contains the ASA practice parameters and advisories. Many are oriented around patient safety issues and all can be printed for review.

http://www.cganet.com

The Compressed Gas Association and its web site are dedicated to the development and promotion of safety standards and safe practices in the industrial gas industry.

http://www.ecri.org

The ECRI (formerly the Emergency Care Research Institute) is an independent nonprofit health services research agency that focuses on health care technology, health care risk and quality management, and health care environmental management.

http://www.fda.org

The U.S. Food and Drug Administration (FDA) has an extensive web site covering many broad categories. Two major divisions address patient safety: the Center for Devices and Radiological Health (CDRH), which regulates and evaluates medical devices, and the Center for Drug Evaluation and Research (CDER), which regulates and evaluates drugs.

http://www.nfpa.org

The National Fire Protection Association (NPFA) has a web site with a catalog of publications on fire, electrical, and building safety issues. Some areas require a subscription to access.

http://patientsafetyauthority.org

The Patient Safety Authority maintains data collected from the mandatory reporting of incidents of harm or near harm in the Commonwealth of Pennsylvania. Some data such as surgical fires data can be extrapolated to determine the likely incidence for the entire United States.

http://vam.anest.ufl.edu/

The Virtual Anesthesia Machine web site has extensive interactive modules to facilitate understanding of many processes and equipment. The site, which contains high-quality graphic illustrations and animation, requires free registration.

CAPÍTULO

3

Sistemas Respiratórios

CONCEITOS-CHAVE

1. Uma vez que a insuflação evita qualquer contato direto com o paciente, não há reinalação dos gases exalados se o fluxo for alto o bastante. Entretanto, a ventilação não pode ser controlada com essa técnica, e o gás inspirado contém quantidades imprevisíveis de ar atmosférico carregado.
2. Tubos respiratórios longos com alta complacência aumentam a diferença entre o volume de gás fornecido ao circuito por um balão reservatório ou ventilador e o volume efetivamente fornecido ao paciente.
3. A válvula APL (limitadora de pressão ajustável) deve estar completamente aberta durante a ventilação espontânea, de modo que a pressão do circuito permaneça insignificante durante a inspiração e expiração.
4. Em decorrência do fato de que um fluxo de gases frescos igual à ventilação-minuto seja suficiente para prevenir a reinalação, o modelo Mapleson A é o circuito do Mapleson mais eficiente para ventilação *espontânea*.
5. O circuito de Mapleson D é eficiente durante a ventilação controlada, visto que o fluxo de gás fresco força o gás alveolar para longe do paciente e em direção à válvula APL.
6. Quanto mais seca a cal sodada, maior a probabilidade de absorver e degradar anestésicos voláteis.
7. O mau funcionamento de qualquer uma das válvulas unidirecionais pode permitir a reinalação do CO_2, resultando em hipercapnia.
8. Com um absorvedor, o sistema circular evita a reinalação de dióxido de carbono a fluxos de gás fresco que são considerados baixos (≤ 1 L), ou quando o fluxo de gases frescos é igual à captação dos gases anestésicos e oxigênio pelo paciente e pelo próprio circuito (anestesia com circuito fechado).
9. Em razão das válvulas unidirecionais, o espaço morto do aparelho em um sistema fechado é limitado à área distal ao ponto de mistura dos gases inspiratório e expiratório na peça em Y. Ao contrário dos circuitos de Mapleson, o comprimento do tubo respiratório do sistema circular não afeta o espaço morto.
10. A FiO_2 é diretamente proporcional à concentração de oxigênio e taxa de fluxo da mistura gasosa fornecida ao sistema (geralmente 100% oxigênio) e inversamente proporcional à ventilação-minuto administrada ao paciente.

Os *sistemas* de ventilação representam o conduto final para o fornecimento de gases anestésicos ao paciente. Os *circuitos* respiratórios conectam um paciente a um aparelho de anestesia (**Figura 3-1**). Muitos modelos diferentes de circuito foram desenvolvidos, cada um com graus variados de eficácia, conveniência e complexidade. Este capítulo revisa os sistemas respiratórios mais importantes: insuflação, circuitos de Mapleson, sistema circular e os sistemas de reanimação.

A maioria das classificações dos sistemas respiratórios unem as características funcionais (p. ex., a extensão da reinalação) com as características físicas (p. ex., a presença de válvulas unidirecionais). Estas classificações aparentemente contraditórias (p. ex., aberta, fechada, semiaberta, semifechada) são evitadas nesta discussão, pois frequentemente tendem a confundir em vez de ajudar.

INSUFLAÇÃO

O termo insuflação geralmente denota o sopro de gases anestésicos contra a face de um paciente. Embora a insuflação seja classificada como um sistema de ventilação, seria talvez mais adequado considerar a insuflação como uma técnica que evita o contato direto entre o circuito respiratório e a via aérea de um paciente. Pelo fato de crianças geralmente resistirem à colocação de uma máscara facial (ou um cateter intravenoso), a insuflação é particularmente valiosa durante as induções em crianças com anestésicos inalatórios (**Figura 3-2**). A insuflação também é útil em outras situações. Acúmulo de dióxido de carbono sob os campos cirúrgicos da cabeça e pescoço é um risco da cirurgia oftálmica, realizada com anestesia local. Insuflação de ar contra a face do paciente a uma taxa de fluxo alta (> 10 L/min)

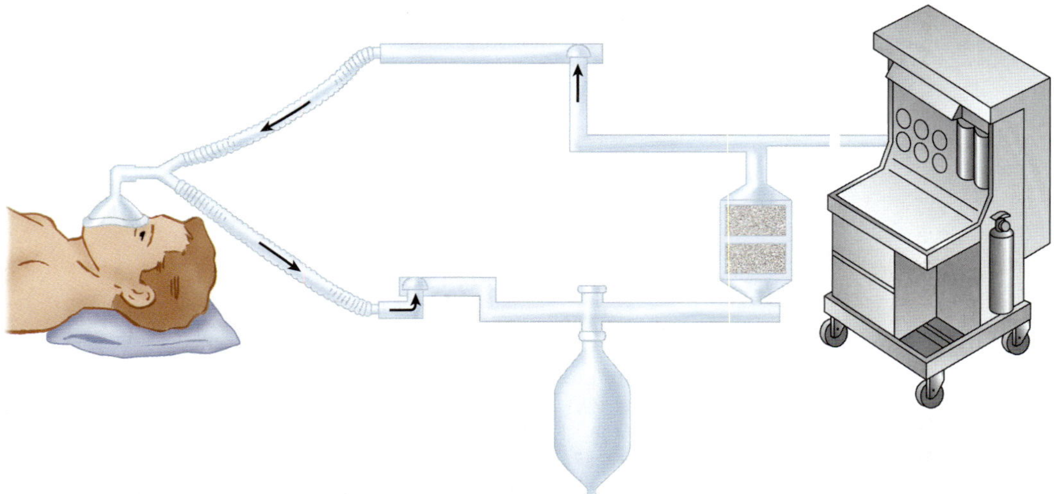

FIGURA 3-1 A relação entre o paciente, o sistema de ventilação e o aparelho de anestesia.

evita este problema, ao mesmo tempo em que não aumenta o risco de incêndio em decorrência do acúmulo de oxigênio (Figura 3-3).

1 Uma vez que a insuflação evita qualquer contato direto com o paciente, não há reinalação dos gases exalados, se o fluxo for alto o bastante. Entretanto, a ventilação não pode ser controlada com essa técnica, e o gás inspirado contém quantidades imprevisíveis de ar atmosférico carregado.

A insuflação também pode ser utilizada para manter a oxigenação arterial durante breves períodos de apneia (p. ex., durante a broncoscopia). Em vez de gases assoprados contra a face, o oxigênio é direcionado para os pulmões através de um dispositivo colocado na traqueia.

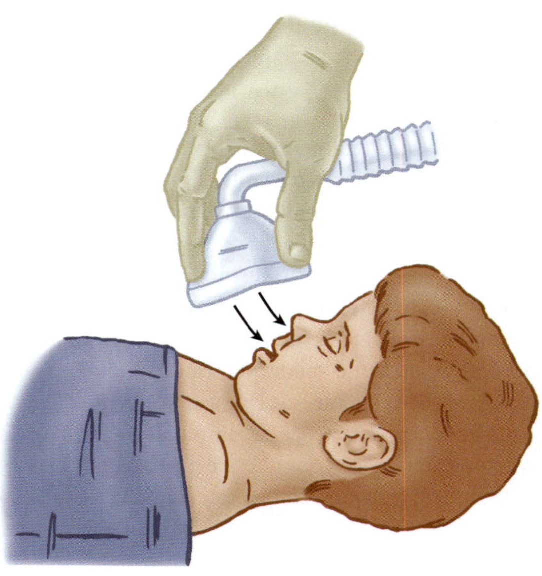

FIGURA 3-2 Insuflação de um agente anestésico contra a face de uma criança durante a indução.

ANESTESIA GOTA A GOTA

Embora a anestesia gota a gota não seja mais utilizada na medicina moderna, sua importância histórica justifica uma breve descrição. Um anestésico altamente volátil – historicamente, éter ou clorofórmio – era gotejado sobre uma máscara coberta por gaze (máscara de Schimmelbusch) aplicada na face do paciente. À medida que o paciente inala, o ar atravessa a gaze, vaporizando o agente líquido, e levando altas concentrações de anestésico ao paciente. A vaporização reduz a temperatura da máscara, resultando em condensação úmida e uma queda na pressão de vapor do anestésico (a pressão de vapor é proporcional à temperatura).

Um derivado moderno da anestesia gota a gota são os vaporizadores de fluxo contínuo, que dependem dos esforços respiratórios do paciente para puxar o ar ambiente através de uma câmara de vaporização. Esta técnica pode ser utilizada em locais ou situações em que gases médicos comprimidos não são acessíveis (p. ex., campos de batalha).

ANESTESIA COM VAPORIZADOR DE FLUXO CONTÍNUO

Os dispositivos de fluxo contínuo possuem circuitos sem reinalação que utilizam o ar ambiente como o gás carreador, embora oxigênio suplementar possa ser empregado, se disponível. Os dispositivos podem ser ajustados com conexões e equipamento que permitem uma ventilação com pressão positiva intermitente (IPPV) e expiração passiva, assim como pressão positiva contínua nas vias aéreas (CPAP) e pressão positiva expiratória final (PEEP).

Em sua aplicação mais básica (Figura 3-4), o ar é puxado por um vaporizador de baixa resistência, à medida que o paciente inspira. Pacientes respirando espontaneamente ar ambien-

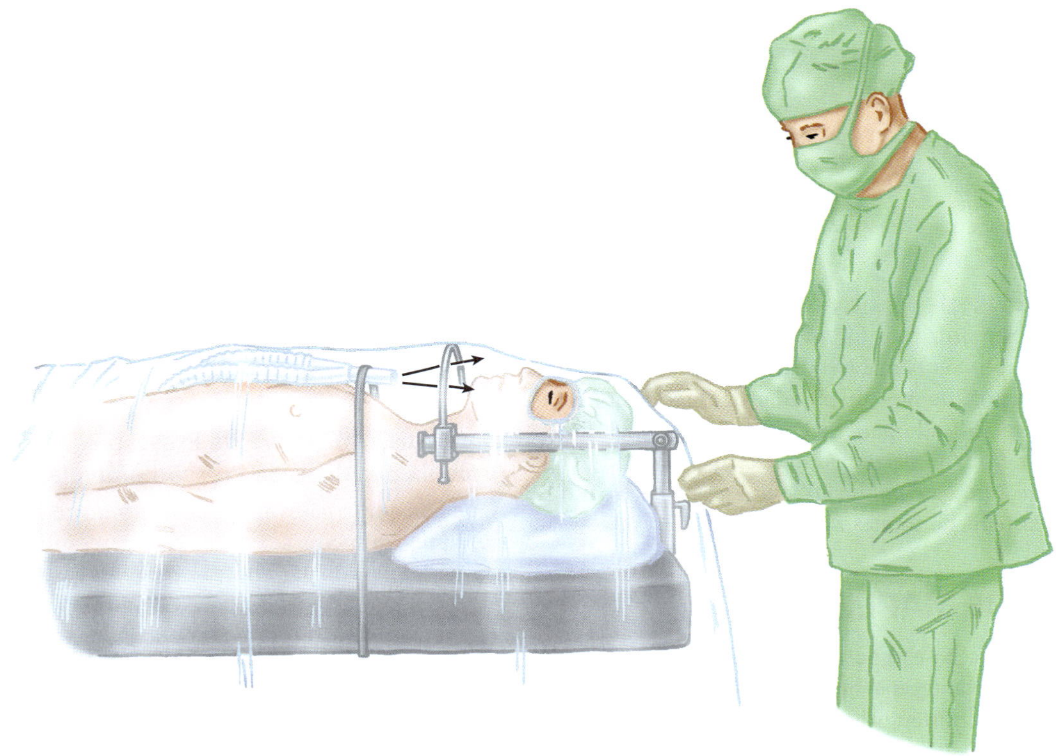

FIGURA 3-3 Insuflação de oxigênio e ar sob um campo cirúrgico facial.

te e um agente halogenado potente geralmente manifestam uma saturação de oxigênio (SpO_2) < 90%, uma situação tratada com IPPV, oxigênio suplementar, ou ambos. A fração de oxigênio inspirado (FiO_2) pode ser suplementada, usando um reservatório aberto na extremidade de 400 mL, conectado a uma peça em T a montante do vaporizador. Através do espectro clínico do volume corrente e frequência respiratória, uma taxa de fluxo de oxigênio de 1 L/min fornece uma FiO_2 de 30 a 40%, ou com 4 L/min, uma FiO_2 de 60 a 80%. Existem vários sistemas de fluxo contínuo comerciais disponíveis que compartilham propriedades comuns (**Tabela 3-1**).

A maior vantagem dos vaporizadores de fluxo contínuo é a sua simplicidade e portabilidade, tornando-os úteis em locais, onde gases comprimidos ou ventiladores não estão disponíveis. A presença da válvula sem reinalação, válvula PEEP e filtro do circuito próximo à cabeça do paciente torna a técnica inadequa-

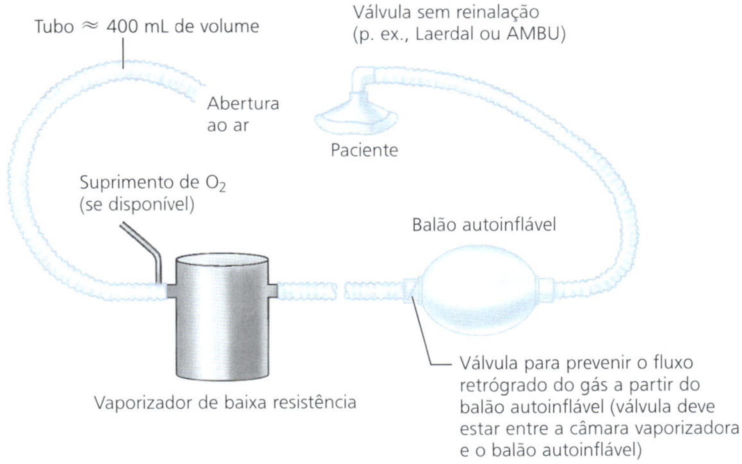

FIGURA 3-4 Diagrama esquemático de um circuito/dispositivo de anestesia de fluxo contínuo.

TABELA 3-1 Propriedades dos dispositivos de fluxo contínuo

Portátil
Baixa resistência ao fluxo de gás
Utilizável com qualquer agente[1]
Saída de vapor controlável

[1]Halotano não pode ser usado com o dispositivo Epstein Mackintosh Oxford.

da para cirurgia de cabeça e pescoço, assim como para casos pediátricos. Se campos cirúrgicos forem utilizados na cabeça, a válvula sem reinalação também é frequentemente coberta.

O modelo original de um vaporizador de fluxo contínuo foi recentemente modificado para incluir um balão autoinflável, um ventilador e/ou um permutador de calor e umidade. O *Ohmeda Universal Portable Anesthesia Complete* (U-PAC) é um exemplo de um sistema de anestesia *draw-over.*

CIRCUITOS DE MAPLESON

Os sistemas de insuflação e vaporizadores de fluxo contínuo apresentam várias desvantagens: baixo controle da concentração de gás inspirado (e, portanto, baixo controle da profundidade da anestesia), inconvenientes mecânicos durante a cirurgia da cabeça e pescoço e poluição da sala cirúrgica com grandes volumes de gás eliminado. Os **sistemas de Mapleson** resolvem alguns destes problemas ao incorporar componentes adicionais (tubos de respiração, entrada de gases frescos, válvulas limitadoras de pressão ajustável [APL] e balão reservatório) no circuito respiratório. A localização relativa destes componentes determina o desempenho do circuito e é a base da classificação de Mapleson (Tabela 3-2).

Componentes dos Circuitos de Mapleson

A. Tubos Respiratórios

Tubos corrugados – feitos de borracha (reutilizável) ou plástico (descartável) – conectam os componentes do circuito de Mapleson ao paciente (Figura 3-5). O grande diâmetro dos tubos (22 mm) cria uma via de baixa resistência e um reservatório potencial de gases anestésicos. Para minimizar a demanda de fluxo de gases frescos, o volume do gás no interior dos tubos de respiração na maioria dos circuitos de Mapleson deve ser, no mínimo, igual ao volume corrente do paciente.

A complacência dos tubos respiratórios determina em grande parte a complacência do circuito (complacência é definida como a mudança do volume produzida por uma mudança na pressão). 2 Tubos respiratórios longos com alta complacência aumentam a diferença entre o volume de gás fornecido ao circuito por um balão reservatório ou ventilador e o volume efetivamente fornecido ao paciente. Por exemplo, se um circuito respiratório com uma complacência de 8 mL gás/cm H_2O for pressurizado durante o suprimento de um volume corrente a 20 cm H_2O, 160 mL do volume corrente serão perdidos ao circuito. Os 160 mL representam uma combinação de compressão do gás e expansão do tubo respiratório. Esta é uma consideração importante em qualquer circuito, fornecendo ventilação com pressão positiva pelos tubos respiratórios (p. ex., sistemas circulares).

B. Entrada de Gases Frescos

Os gases (anestésicos misturados com oxigênio ou ar) que saem do aparelho de anestesia entram continuamente no circuito através da entrada de gases frescos. Como discutido adiante, a posição relativa da entrada de gases frescos é um fator fundamental de diferenciação no desempenho do circuito de Mapleson.

C. Válvula Limitadora de Pressão Ajustável (Válvula de Alívio de Pressão, Válvula de Segurança)

À medida que os gases anestésicos entram no circuito respiratório, a pressão subirá, se o influxo de gases for superior à captação combinada do paciente e circuito. Os gases podem abandonar o circuito através de uma válvula APL, controlando este acúmulo de pressão. Os gases que abandonam o circuito entram na atmosfera da sala cirúrgica ou, preferencialmente, um sistema de exaustão de gases anestésicos residuais. Todas as válvulas APL permitem estipular um limiar de pressão variável para a saída dos gases do sistema. 3 A válvula APL deve estar completamente aberta durante a ventilação espontânea, de modo que a pressão do circuito permaneça insignificante durante a inspiração e expiração. Ventilações assistida e controlada requerem uma pressão positiva durante a inspiração para expandir os pulmões. O fechamento parcial da válvula APL limita a saída do gás, permitindo pressões positivas do circuito durante as compressões dos balões reservatórios.

D. Balão Reservatório (Balão Respiratório)

Os balões reservatórios atuam como um reservatório de gás anestésico e um método de gerar ventilação com pressão positiva. Estes balões são projetados para aumentar a complacência, à medida que seus volumes aumentam. São observadas três fases distintas de enchimento do balão reservatório (Figura 3-6). Quando a capacidade nominal de 3 L de um balão reservatório de adulto é alcançada (fase I), a pressão aumenta rapidamente até atingir um pico (fase II). Aumentos subsequentes no volume resultam em um platô ou até mesmo em uma leve redução na pressão (fase III). Este efeito teto fornece mínima proteção aos pulmões do paciente contra pressões muito elevadas na via aérea, se a válvula APL for acidentalmente deixada na posição fechada, enquanto o gás fresco continua a fluir para dentro do circuito.

Características do Desempenho dos Circuitos de Mapleson

Os circuitos de Mapleson são leves, baratos e simples. A eficiência dos circuitos respiratórios é mensurada pelo fluxo de gases frescos necessários para reduzir a reinalação de CO_2 a um valor insignificante. Pelo fato de não haver válvulas unidirecionais ou

TABELA 3-2 Classificação e características dos circuitos de Mapleson

Classe de Mapleson	Outros Nomes	Configuração[1]	Fluxos de Gases Frescos Necessários		Comentários
			Espontâneo	Controlado	
A	Sistema Magill	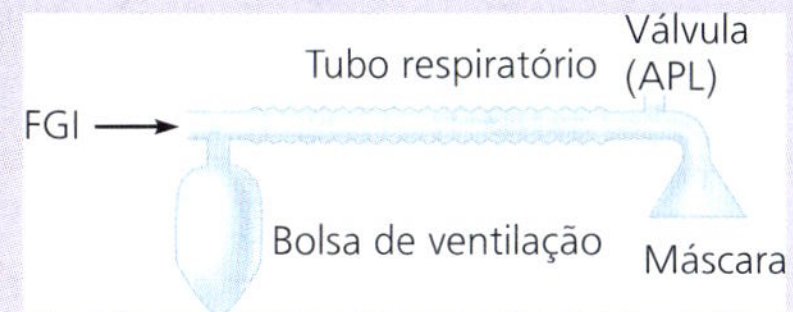	Igual a volume-minuto (≈ 80 mL/kg/min)	Muito alto e difícil de prever	Escolha ruim durante a ventilação controlada. O sistema fechado de Magill é uma modificação que aumenta a eficiência. O circuito coaxial do sistema Mapleson A (ausência de sistema respiratório) fornece exaustão dos gases anestésicos residuais
B		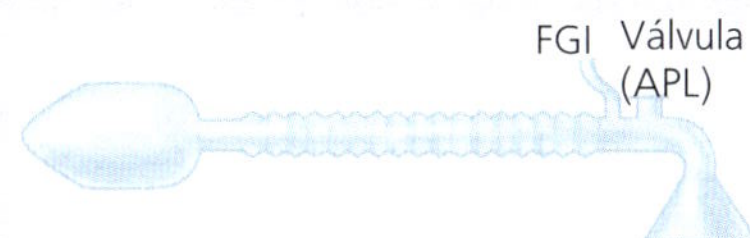	2 × volume-minuto	2-2 ½ × volume-minuto	
C	Sistema Waters	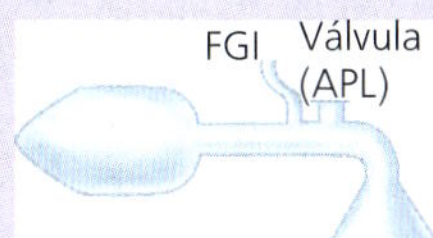	2 × volume-minuto	2-2½ × volume -minuto	
D	Circuito de Bain	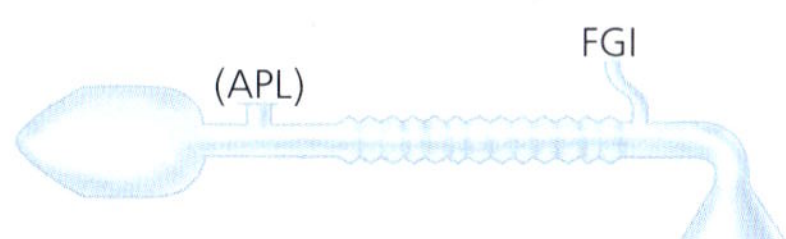	2-3 × volume-minuto	1-2 × volume -minuto	Modificação coaxial de Bain: tubo de gases frescos dentro do tubo respiratório (veja Figura 3-7)
E	"T" de Ayre	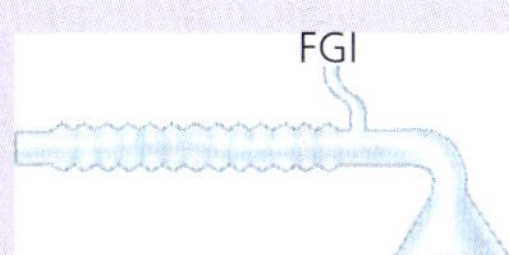	2-3 × volume-minuto	3 × volume-minuto (I:E-1:2)	A porta de exalação deve fornecer um maior volume do que o volume corrente para evitar a reinalação. A exaustão de gases é difícil
F	Modificação de Jackson Rees	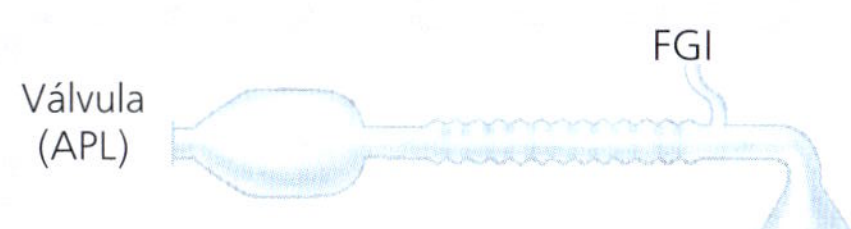	2-3 × volume-minuto	2 × volume-minuto	Um Mapleson E com um balão respiratório conectado à extremidade do tubo de respiração para possibilitar ventilação controlada e exaustão de gases anestésicos

[1]FGI, fluxo de gases frescos; APL, (válvula) limitadora de pressão ajustável.

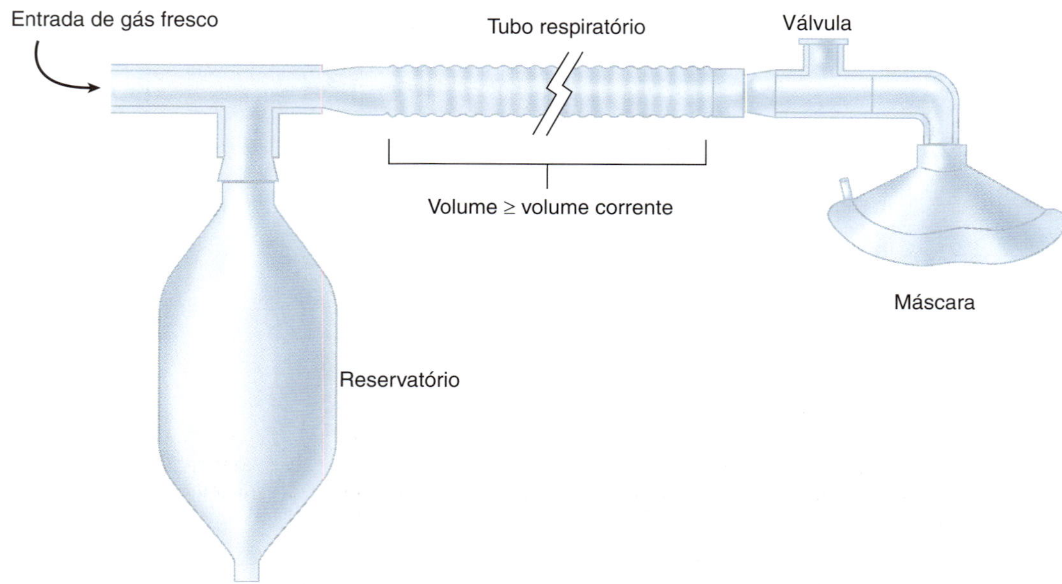

FIGURA 3-5 Componentes de um circuito de Mapleson. APL, (válvula) limitadora de pressão ajustável.

absorção de CO_2 nos circuitos de Mapleson, a reinalação é prevenida por um fluxo adequado de gases frescos para o circuito e também pela eliminação do gás exalado pela válvula APL antes da inspiração. Geralmente, ocorre alguma reinalação em qualquer circuito de Mapleson. O fluxo total de gás fresco para dentro do circuito controla a quantidade. Para atenuar a reinalação, altos fluxos de gases frescos são necessários. A válvula APL nos circuitos de Mapleson A, B e C está localizada próximo à máscara facial, e o balão reservatório está localizado na extremidade oposta do circuito.

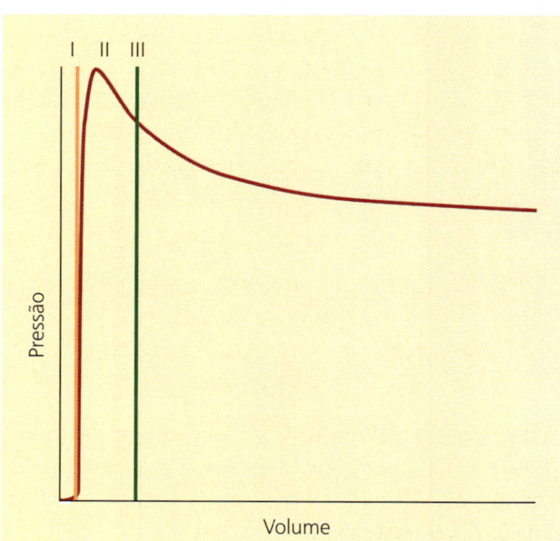

FIGURA 3-6 A crescente complacência e elasticidade dos balões reservatórios, conforme demonstrado por três fases de enchimento (veja texto). (Reproduzida, com permissão, de Johnstone RE, Smith TC: Rebreathing bags as pressure limiting devices. Anesthesiology 1973;38:192.)

Reexamine o modelo de um circuito Mapleson A na Figura 3-5. Durante a ventilação espontânea, gás alveolar contendo CO_2 será exalado no tubo respiratório ou diretamente eliminado por uma válvula APL aberta. Antes que a inalação ocorra, se o fluxo de gases frescos excede a ventilação-minuto alveolar, o influxo de gases frescos força a saída do gás alveolar restante no tubo respiratório através da válvula APL. Se o volume do tubo respiratório for igual ou superior ao volume corrente do paciente, a próxima inspiração conterá apenas gás fresco. Em razão do fato de que o **4** fluxo de gases frescos igual à ventilação-minuto é suficiente para prevenir a reinalação, o modelo Mapleson A é o circuito do Mapleson mais eficiente para ventilação *espontânea*. No entanto, a pressão positiva durante a ventilação *controlada* requer uma válvula APL parcialmente fechada. Embora parte dos gases alveolares e fresco saia através da válvula durante a inspiração, nenhum gás é eliminado durante a expiração, visto que o gás exalado fica estagnado durante a fase expiratória da ventilação com pressão positiva. Como resultado, fluxos muito altos de gases frescos (superiores a 3 vezes à ventilação-minuto) são necessários para prevenir a reinalação com um circuito de Mapleson A durante a ventilação controlada. Fluxos de gases frescos são convenientemente disponíveis, pois a entrada de gás fresco está próxima da válvula APL em um circuito de Mapleson B.

Quando as posições da válvula APL e entrada de gases frescos são trocadas, o Mapleson A é transformado em um **circuito** **5** **de Mapleson D** (Tabela 3-2). O circuito de Mapleson D é eficiente durante a ventilação controlada, visto que o fluxo de gás fresco força o gás alveolar para *longe* do paciente e *em direção* à válvula APL. Sendo assim, a simples mudança de componentes altera completamente as necessidades de gás fresco nos circuitos de Mapleson.

O **circuito de Bain** é uma versão coaxial do sistema de Mapleson D, que incorpora o tubo de entrada de gases frescos den-

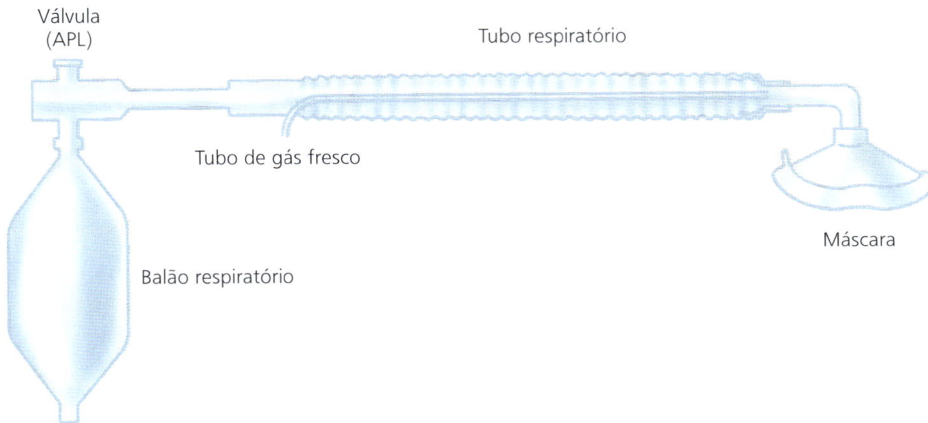

FIGURA 3-7 Um circuito de Bain é um circuito de Mapleson D com o tubo de gás fresco dentro do tubo respiratório corrugado. APL, (válvula) limitadora de pressão ajustável. (Redesenhada e reproduzida, com permissão, de Bain JA, Spoerel WE: Flow requirements for a modified Mapleson D system during controlled ventilation. Can Anaesth Soc J 1973;20:629.)

tro do tubo respiratório (Figura 3-7). Esta modificação diminui o volume do circuito e retém calor e umidade melhor do que um circuito de Mapleson D convencional, em decorrência do aquecimento parcial do gás inspiratório pela troca em contracorrente com os gases expirados mais quentes. Uma desvantagem deste circuito coaxial é a possibilidade de dobras ou desconexão do tubo de entrada de gases frescos. A inspeção periódica do interior do tubo é mandatória para evitar esta complicação; se não reconhecidos, estes incidentes poderiam resultar em reinalação excessiva do gás exalado.

SISTEMA CIRCULAR

Embora os circuitos de Mapleson tenham superado algumas das desvantagens da insuflação e vaporizadores de fluxo contínuo, os fluxos elevados de gases frescos necessários para evitar a reinalação de CO_2 resultam em desperdício do agente anestésico, poluição da sala cirúrgica e perda de calor e umidade do paciente (Tabela 3-3). Em uma tentativa de evitar estes problemas, o **sistema circular** acrescenta mais componentes ao sistema respiratório.

TABELA 3-3 Características dos circuitos respiratórios

	Insuflação e Gota a Gota	Mapleson	Circular
Complexidade	Muito simples	Simples	Complexo
Controle da profundidade anestésica	Ruim	Variável	Bom
Capacidade de eliminar gases residuais	Muito ruim	Variável	Boa
Conservação do calor e umidade	Não	Não	Sim[1]
Reinalação de gases exalados	Não	Não[1]	Sim[1]

[1]Estas propriedades dependem da taxa de fluxo dos gases frescos.

Os componentes de um sistema circular incluem: (1) um absorvedor de CO_2 contendo absorvente de CO_2; (2) uma entrada de gases frescos; (3) uma válvula inspiratória unidirecional e tubo corrugado inspiratório; (4) um conector em Y; (5) uma válvula expiratória unidirecional e tubo corrugado expiratório; (6) uma válvula APL e (7) um reservatório (Figura 3-8).

Componentes do Sistema Circular

A. Absorvedor e Absorvente de Dióxido de Carbono

A reinalação do gás alveolar conserva o calor e a umidade. No entanto, o CO_2 na forma de gás exalado deve ser eliminado para evitar hipercapnia. Quimicamente, o CO_2 se une à água para formar ácido carbônico. As substâncias que absorvem o CO_2 (p. ex., cal sodada ou hidróxido de cálcio) contêm sais hidroxilados capazes de neutralizar o ácido carbônico (Tabela 3-4). Os produtos da reação final incluem o calor (o calor da neutralização), água e carbonato de cálcio. A **cal sodada** é a substância mais usada para absorver o CO_2, sendo capaz de absorver até 23 L de CO_2 por 100 g do absorvente. A cal sodada consiste primariamente em hidróxido de cálcio (80%), assim como hidróxido de sódio, água e uma pequena quantidade de hidróxido de potássio. Suas reações são as seguintes:

$$CO_2 + H_2O \rightarrow H_2CO_3$$
$$H_2CO_3 + 2NaOH \rightarrow Na_2CO_3 + 2H_2O + \text{Calor}$$
(uma reação rápida)
$$Na_2CO_3 + Ca(OH)_2 \rightarrow CaCO_3 + 2NaOH$$
(uma reação lenta)

Note que a água e o hidróxido de sódio inicialmente necessários são regenerados. Outro absorvente, a cal de hidróxido de bário, não é mais utilizado em razão do possível aumento no risco de incêndio no sistema de ventilação.

Um corante indicador de pH (p. ex., violeta de etila) muda a cor de branco para púrpura como consequência do aumento da concentração do íon hidrogênio e exaustão da substância absorvente (Tabela 3-5). O absorvente deve ser substituído, quan-

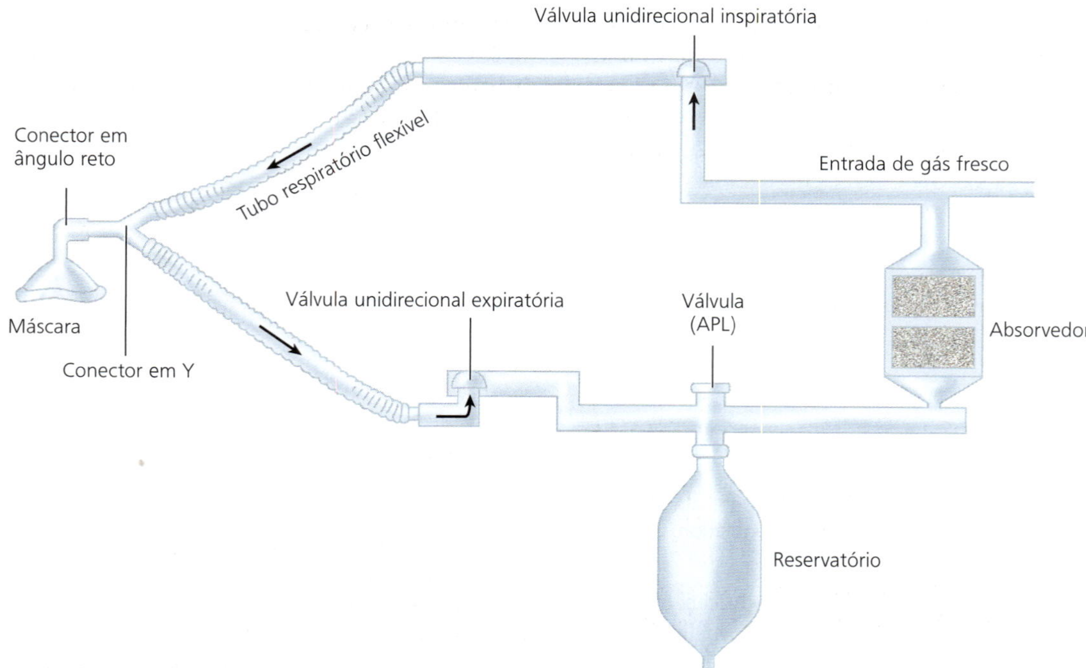

FIGURA 3-8 Um sistema circular. APL, (válvula) limitadora de pressão ajustável.

do a coloração de 50 a 70% do mesmo for alterada. Embora os grânulos exauridos possam ter sua cor original de volta se permanecerem em repouso, nenhuma recuperação significativa da capacidade absortiva ocorre. O tamanho do grânulo é um ajuste entre a maior área de superfície absortiva dos grânulos pequenos e a menor resistência ao fluxo de gás dos grânulos maiores. Os grânulos, comumente utilizados como absorventes de CO_2, estão entre 4 e 8 malhas; o número de malhas corresponde ao número de orifícios por centímetro quadrado de uma tela. Os sais de hidróxido são irritantes à pele e membranas mucosas. O aumento do endurecimento dos grãos de cal sodada pela adição de sílica minimiza o risco de inalação de pós de hidróxido de sódio, além de reduzir a resistência do fluxo de gás. Água adicional é acrescentada ao absorvente durante o acondicionamento para fornecer condições ideais para formação de ácido carbônico. A cal sodada comercial possui um conteúdo de água de 14 a 19%.

Grânulos absorventes são capazes de absorver e, posteriormente, liberar quantidades medicamente importantes de anestésico volátil. Esta propriedade pode ser responsável pelos modestos atrasos da indução ou recuperação anestésica. Quanto mais seca a cal sodada, maior a probabilidade de absorver e degradar anestésicos voláteis. Anestésicos voláteis podem ser quebrados em monóxido de carbono pelo absorvente seco (p. ex., hidróxido de sódio ou potássio) a um grau capaz de causar um envenenamento por monóxido de carbono clinicamente significativo. A formação do monóxido de carbono é mais alta com desflurano; com o sevoflurano, o monóxido de carbono ocorre a uma temperatura mais alta.

6

TABELA 3-4 Comparação da cal sodada e da cal de hidróxido de bário

	Cal Sodada	Cal de Hidróxido de Bário
Tamanho da malha[1]	4-8	4-8
Método de endurecimento	Sílica adicionada	Água de cristalização
Conteúdo	Hidróxido de cálcio Hidróxido de sódio Hidróxido de potássio	Hidróxido de bário Hidróxido de cálcio
Corante indicador usual	Violeta de etila	Violeta de etila
Capacidade de absorção (litros de CO_2/100 g de grânulos)	14-23	9-18

[1]O número de aberturas por polegada linear em uma tela de arame utilizada para graduar o tamanho da partícula.

TABELA 3-5 Mudanças no corante indicador que sinalizam a exaustão do absorvente

Indicador	Cor quando Fresco	Cor quando Exaurido
Violeta de etila	Branca	Púrpura
Fenolftaleína	Branca	Rosa
Amarelo de Clayton	Vermelho	Amarelo
Alaranjado de etila	Laranja	Amarelo
Mimosa 2	Vermelha	Branca

Amsorb é um absorvente de CO_2, consistindo em hidróxido de cálcio e cloreto de cálcio (com sulfato de cálcio e polivinilpirrolidona adicionada para aumentar a firmeza). O Amsorb possui uma inércia superior à da cal sodada, resultando em menor degradação dos anestésicos voláteis (p. ex., sevoflurano em composto A ou desflurano em monóxido de carbono).

O composto A é um dos subprodutos de degradação do sevoflurano pelo absorvente. Maiores concentrações de sevoflurano, exposição prolongada e técnica anestésica de baixo fluxo supostamente aumentam a formação do Composto A. Foi demonstrado que o Composto A produz nefrotoxicidade em animais.

Os grânulos do absorvente estão contidos em um (ou dois) canister que se encaixe perfeitamente entre uma placa superior e uma placa de base. Este conjunto é denominado um absorvedor (Figura 3-9). Embora os canisteres sejam volumosos e duplos, eles permitem uma absorção mais eficaz de CO_2, trocas menos frequentes do absorvente e menor resistência ao fluxo de gás. Para garantir completa absorção, o volume corrente de um paciente não deve exceder o espaço de ar entre os grânulos absorventes, que é aproximadamente igual a 50% da capacidade do absorvedor. A cor do indicador é monitorizada pelas paredes transparentes do absorvedor. Tipicamente, a exaustão do absorvente ocorre primeiramente, onde o gás exalado penetra no absorvedor e ao longo das paredes internas lisas do frasco. Canalização do ar expirado por áreas de grânulos frouxamente compactados é minimizada por um sistema de abafadores, que direciona o fluxo do gás através do centro, permitindo, desse modo, uma maior utilização do absorvente. Um receptor de resíduos na base do absorvedor coleta a poeira e umidade. Absorvedores mais novos são utilizados até que o CO_2 seja encontrado no gás inalado no monitor anestésico-gás, momento em que o(s) canister(es) é substituído.

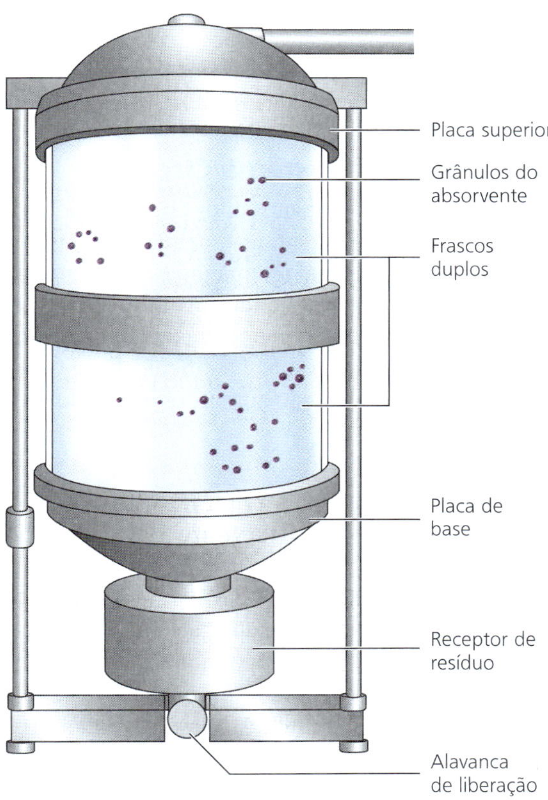

FIGURA 3-9 Um absorvedor de dióxido de carbono.

B. Válvulas Unidirecionais

As válvulas unidirecionais, que funcionam como válvulas de retenção, contêm um disco de cerâmica ou mica apoiado horizontalmente em uma sede anular da válvula (Figura 3-10). O fluxo anterógrado desloca o disco para cima, permitindo que o gás avance no circuito. O fluxo retrógrado empurra o disco contra sua base, evitando o refluxo. A incompetência da válvula é geralmente decorrente de um disco arqueado ou irregularidades na base. A válvula expiratória é exposta à umidade do gás alveolar. Condensação e formação resultantes de umidade podem impedir o deslocamento ascendente dos discos, resultando em um escape incompleto dos gaseses expirados e reinalação.

A inalação abre a válvula inspiratória, permitindo que o paciente respire uma mistura de gases fresco e exalado, que passou pelo absorvedor de CO_2. Simultaneamente, a válvula expiratória fecha para prevenir a reinalação do gás exalado que ainda contém CO_2. O fluxo de gás subsequente durante a exalação abre a válvula expiratória. Este gás é eliminado pela válvula APL ou reinalado pelo paciente após atravessar o absorvedor. Fechamento da válvula inspiratória durante a exalação evita que o gás

7 expirado se misture com o gás fresco no ramo inspiratório do sistema. O mau funcionamento de qualquer uma das válvulas unidirecionais pode permitir a reinalação do CO_2, resultando em hipercapnia.

Otimização do Modelo do Sistema Circular

Embora os principais componentes do sistema circular (válvulas unidirecionais, entrada de gás fresco, válvula APL, absorvedor de CO_2 e um balão reservatório) possam ser dispostos em várias configurações, o arranjo de eleição é o que se segue (Figura 3-8):

- Válvulas unidirecionais devem estar relativamente próximas ao paciente para evitar o fluxo retrógrado para o ramo inspiratório, caso um vazamento ocorra no circuito. No entanto,

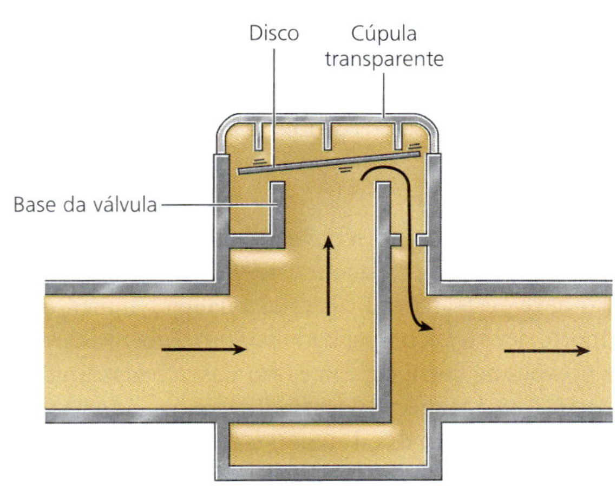

FIGURA 3-10 Uma válvula unidirecional.

as válvulas unidirecionais não são colocadas na peça em Y, uma vez que isto dificulta a confirmação da orientação apropriada e função intraoperatória.

- A entrada de gases frescos é colocada entre o absorvedor e a válvula inspiratória. Posicionando a entrada de gases frescos a jusante da válvula inspiratória permite que o gás fresco passe pelo paciente durante a exalação e seja dissipado. Gás fresco introduzido entre a válvula expiratória e o absorvedor seria diluído pelo gás recirculante. Além disso, os anestésicos inalatórios podem ser absorvidos ou liberados pelos grânulos de cal sodada, retardando, desse modo, a indução e recuperação anestésica.
- A válvula APL é geralmente posicionada entre o absorvedor e a válvula expiratória, e próxima do balão reservatório. Posicionando a válvula APL neste local (ou seja, anterior ao absorvedor) ajuda a conservar a capacidade de absorção e minimiza a eliminação de gás fresco.
- A resistência à expiração é reduzida ao posicionar o balão reservatório no ramo expiratório. A compressão do balão durante a ventilação eliminará o gás expirado pela válvula APL, conservando o absorvente.

Características do Desempenho do Sistema Circular

A. Necessidade de Gases Frescos

8 Com um absorvedor, o sistema circular evita a reinalação de CO_2 em fluxos reduzidos de gases frescos ($\leq$ 1 L) ou quando o fluxo de gases frescos é igual à captação dos gases anestésicos e oxigênio pelo paciente e pelo próprio circuito (anestesia com circuito fechado). Quando o fluxo de gases frescos é superior a 5 L/min, a reinalação é tão mínima, que o absorvedor de CO_2 é geralmente desnecessário.

Com um fluxo baixo de gás fresco, as concentrações de oxigênio e anestésicos inalatórios podem variar amplamente entre o gás fresco (ou seja, gás na entrada de gás fresco) e gás inspirado (ou seja, gás no ramo inspiratório dos tubos respiratórios). O último é uma mistura de gases fresco e exalado que foi filtrada pelo absorvedor. Quanto maior a taxa de fluxo do gás fresco, menos tempo levará para que uma mudança na concentração anestésica de gás fresco seja refletida em uma mudança na concentração anestésica de gás inspirado. Fluxos mais altos aceleram a indução e recuperação, compensam os vazamentos no circuito e reduzem os riscos de misturas gasosas imprevistas.

B. Espaço Morto

A parte de um volume corrente que não passa pela ventilação alveolar é chamada de espaço morto. Portanto, se a ventilação alveolar deve permanecer inalterada, qualquer aumento no espaço morto deve ser acompanhado por um aumento correspondente no volume corrente. Em razão das válvulas unidirecionais, 9 o espaço morto do aparelho em um sistema fechado é limitado à área distal ao ponto de mistura dos gases inspiratórios e expiratórios na peça em Y. Ao contrário dos circuitos de Mapleson, o comprimento do tubo respiratório do sistema circular não afeta o espaço morto. Como os circuitos de Mapleson, o comprimento não afeta a complacência do circuito e, consequentemente, a quantidade de volume corrente perdida ao circuito durante a ventilação com pressão positiva. Os sistemas circulares pediátricos podem possuir um septo que divide os gases inspiratório e expiratório na peça em Y e tubos respiratórios de baixa complacência para uma redução adicional do espaço morto. Além disso, estes sistemas são mais leves.

C. Resistência

As válvulas unidirecionais e o absorvedor aumentam a resistência do sistema circular, especialmente a altas frequências respiratórias e grandes volumes correntes. Todavia, até mesmo neonatos prematuros podem ser ventilados com sucesso, usando um sistema circular.

D. Umidade e Conservação do Calor

Os sistemas de suprimento de gás medicinal fornecem gases sem umidade ao circuito anestésico na temperatura ambiente. O gás exalado, por outro lado, é saturado com água na temperatura corporal. Portanto, o calor e a umidade do gás inspirado dependem da proporção relativa entre os gases reinalado e fresco. Altos fluxos são acompanhados por uma umidade relativa baixa, enquanto fluxos baixos possibilitam uma maior saturação de água. Grânulos absorventes fornecem uma fonte significativa de calor e umidade no sistema circular.

E. Contaminação Bacteriana

Teoricamente, o risco mínimo de retenção de microrganismos nos componentes do sistema circular leva a infecções respiratórias nos pacientes subsequentes. Por esta razão, filtros bacterianos são algumas vezes incorporados nos ramos inspiratórios e expiratórios dos tubos respiratórios, ou na peça em Y.

Desvantagens do Sistema Circular

Embora a maioria dos problemas dos circuitos de Mapleson seja resolvida pelo sistema circular, as melhorias resultaram em outras desvantagens: maior tamanho e menor portabilidade; maior complexidade, resultando em um risco mais elevado de desconexão ou mau funcionamento; complicações relacionadas com o uso do absorvente e a dificuldade em prever as concentrações de gás inspirado durante os baixos fluxos de gás fresco.

SISTEMAS VENTILATÓRIOS DE REANIMAÇÃO

Os balões de reanimação (balões AMBU ou unidades máscara-balão) são comumente utilizados para ventilação de emergência em razão de simplicidade, portabilidade e capacidade de fornecer quase 100% de oxigênio (Figura 3-11). Um reanimador é diferente de um circuito de Mapleson ou um sistema circular, pois contém uma **válvula sem reinalação**. (Lembre-se de que um sistema Mapleson é considerado avalvulado, embora contenha uma válvula APL, enquanto um sistema circular con-

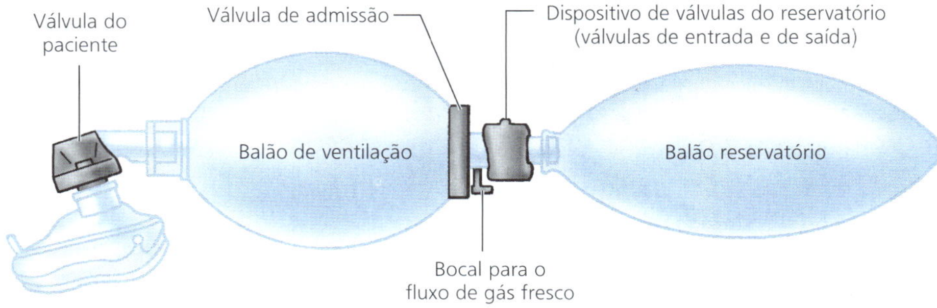

FIGURA 3-11 O reanimador Laerdal. (Reproduzida, com permissão, de Laerdal Medical Corp.)

tém válvulas unidirecionais que direcionam o fluxo por meio de um absorvedor, porém permite a reinalação dos gases exalados).

Durante a ventilação espontânea ou controlada, altas concentrações de oxigênio podem ser fornecidas por máscara ou sonda traqueal, se uma fonte de alto fluxo de gás fresco for conectada ao bocal de entrada. A válvula do paciente se abre durante a inspiração controlada ou espontânea para permitir o fluxo de gás do balão de ventilação para o paciente. Reinalação é evitada pela eliminação do gás exalado para a atmosfera através das portas de exalação contidas nesta válvula. O balão de ventilações compressível e autoinflável também contém uma válvula de entrada. Esta válvula fecha durante a compressão do balão, permitindo uma ventilação por pressão positiva. O balão é novamente preenchido pelo fluxo através da entrada de gases frescos e pela válvula de entrada. A conexão de um reservatório à válvula de entrada ajuda a prevenir o ingresso de ar ambiente. O dispositivo de válvulas do reservatório é, na verdade, composto de duas válvulas unidirecionais: a válvula de entrada e a válvula de saída. A válvula de entrada permite a entrada de ar ambiente no balão de ventilação, se o fluxo de gás fresco for inadequado para manter o enchimento do reservatório. Pressão positiva no balão reservatório abre a válvula de saída, que elimina oxigênio, se o fluxo de gás fresco for excessivo.

Os sistemas ventilatórios de reanimação apresentam várias desvantagens. Primeiro, eles necessitam de altos fluxos de gás fresco para alcançar uma FiO_2 elevada. 10 A FiO_2 é diretamente proporcional à concentração de oxigênio e taxa de fluxo da mistura gasosa fornecida ao reanimador (geralmente 100% oxigênio) e inversamente proporcional à ventilação-minuto administrada ao paciente. Por exemplo, um reanimador de Laerdal equipado com um reservatório requer um fluxo de 10 L/min para alcançar uma concentração de oxigênio inspirado que se aproxime de 100%, se um paciente com um volume corrente de 750 mL for ventilado a uma frequência de 12 respirações/min. Os volumes correntes máximos alcançáveis são menores do que aqueles que podem ser alcançados com um sistema que utiliza um balão respiratório de 3 L. Na verdade, a maioria dos reanimadores de adultos possui um volume corrente máximo de 1.000 mL, que é suficiente para os volumes correntes menores, normalmente empregados no manejo do paciente. Finalmente, embora uma válvula do paciente de funcionamento normal possua baixa resistência à inspiração e expiração, a umidade exalada pode causar aderência da válvula.

DISCUSSÃO DE CASO

Anestesia Superficial Não Explicada

Uma menina de 5 anos, extremamente obesa, porém saudável, apresenta-se para reparo de hérnia inguinal. Depois da indução de anestesia geral e intubação traqueal sem intercorrências, a paciente é colocada em um ventilador configurado para fornecer um volume corrente de 7 mL/kg, a uma frequência de 16 respirações/min. Apesar da administração de altas concentrações de sevoflurano em óxido nitroso a 50%, são observadas taquicardia (145 batimentos/min) e leve hipertensão (144/94 mmHg). Para aumentar a profundidade anestésica, fentanil (3 mcg/kg) é administrado. A frequência cardíaca e pressão sanguínea continuam a subir e são acompanhadas por frequentes contrações ventriculares prematuras.

O que deveria ser considerado no diagnóstico diferencial das alterações cardiovasculares deste paciente?

A combinação de taquicardia e hipertensão durante a anestesia geral deve sempre alertar o anestesiologista à possibilidade de hipercapnia ou hipóxia, ambas das quais produzem sinais de hiperatividade simpática. Estas condições potencialmente fatais devem ser rápida e imediatamente excluídas pela monitorização da concentração final de CO_2 expirado, oximetria de pulso ou gasometria arterial.

Uma causa comum de hipertensão e taquicardia intraoperatória é um nível inadequado de anestesia. Normalmente, isto é confirmado pelo movimento. No entanto, se o paciente estiver paralisado, existem poucos indicadores confiáveis de anestesia superficial. A ausência de uma resposta a uma dose de um opioide deve alertar o anestesiologista à possibilidade de outras, talvez mais graves, causas.

Hipertermia maligna é rara, porém deve ser considerada em casos de taquicardia inexplicável, especialmente quando acompanhada por contrações prematuras. Certas drogas utilizadas em anestesia (p. ex., pancurônio, cetamina, efedrina) estimulam o sistema nervoso simpático e podem produzir ou intensificar a taquicardia e a hipertensão. Pacientes diabéticos que se tornam hipoglicêmicos em consequência da administração de insulina ou agentes hipoglicemiantes orais de ação prolongada podem ter alterações cardiovasculares similares. Outras anormalidades endócrinas (p. ex., feocromocitoma, tempestade tireoidiana ou carcinoide) também deveriam ser consideradas.

Algum destes problemas poderia ser relatado como um mau funcionamento do equipamento?

O analisador de gases pode confirmar o fornecimento de gases anestésicos ao paciente.

Uma má conexão do ventilador poderia resultar em hipóxia ou hipercapnia. Além disso, um mau funcionamento da válvula unidirecional aumentará o espaço morto do circuito, permitindo a reinalação do CO_2 expirado. O esgotamento da cal sodada também poderia resultar em reinalação na presença de um baixo fluxo de gás fresco. A reinalação de CO_2 pode ser detectada durante a fase inspiratória em um capnógrafo. Se a reinalação parecer ser em decorrência de um defeito no equipamento, o paciente deve ser desconectado do aparelho de anestesia e ventilado com um balão de reanimação, até que reparos sejam realizados.

Quais são as outras consequências da hipercapnia?

A hipercapnia possui um grande número de efeitos, a maioria sendo mascarada pela anestesia geral. O fluxo sanguíneo cerebral aumenta proporcionalmente com o CO_2 arterial. O efeito é perigoso em pacientes com pressão intracraniana elevada (p. ex., em decorrência de um tumor cerebral). Níveis extremamente altos de CO_2 (> 80 mmHg) podem causar inconsciência relacionada com uma queda do pH do líquido cefalorraquidiano. O CO_2 deprime o miocárdio, porém este efeito direto é geralmente ofuscado pela ativação do sistema nervoso simpático. Durante a anestesia geral, a hipercapnia geralmente resulta em um débito cardíaco aumentado, uma elevação da pressão sanguínea arterial e uma propensão a arritmias.

Concentrações séricas elevadas de CO_2 podem suprimir a capacidade de tamponamento do sangue, resultando em acidose respiratória. Isto causa a troca extracelular de outros cátions, como Ca^{2+} e K^+. A acidose também desloca a curva de dissociação da oxiemoglobina para a direita.

O dióxido de carbono é um potente estimulante respiratório. Na verdade, para cada elevação acima da linha de base na mmHg da $PaCO_2$, ocorre um aumento de aproximadamente 2-3 L/min na ventilação-minuto de sujeitos despertos e normais. A anestesia geral aumenta esta resposta de forma acentuada, e a paralisia a elimina. Finalmente, uma hipercapnia grave pode produzir hipóxia pelo deslocamento de oxigênio dos alvéolos.

LEITURA SUGERIDA

Dobson MB: Anaesthesia for difficult locations–developing countries and military conflicts. In: *International Practice of Anaesthesia*. Prys-Roberts C, Brown BR (editors). Butterworth Heinemann, 1996.

Dorsch JA, Dorsch SE: *Understanding Anesthesia Equipment*, 5th ed. Lippincott, Williams & Wilkins, 2008.

CAPÍTULO 4

Aparelho de Anestesia

CONCEITOS-CHAVE

1 A probabilidade de resultados adversos relacionados com o aparelho é 3 vezes maior com o uso incorreto dos sistemas de fornecimento de gases anestésicos do que com uma falha do dispositivo. O uso incorreto do aparelho é caracterizado por erros na preparação, manutenção ou disposição de um dispositivo. Contratempos anestésicos evitáveis estão frequentemente relacionados com a falta de familiaridade de um operador com o equipamento ou a falha em verificar o funcionamento do aparelho, ou ambos. Estes contratempos são responsáveis por apenas 2% dos casos no banco de dados do *Closed Claims Project* da *American Society of Anesthesiologists* (ASA). O circuito ventilatório foi a fonte mais comum de lesão (39%); quase todos os eventos danosos foram relacionados com conexões erradas ou desconexões.

2 O aparelho de anestesia recebe gases medicinais de um fornecedor de gás, controla o fluxo e reduz a pressão dos gases desejados a um nível seguro, vaporiza os anestésicos voláteis na mistura gasosa final e transporta os gases para um circuito de respiração conectado à via aérea do paciente. Um ventilador mecânico está conectado ao circuito de respiração, porém pode ser excluído com um interruptor durante a ventilação espontânea ou manual (balão).

3 Embora o suprimento de oxigênio possa passar diretamente para sua válvula de controle de fluxo, o óxido nitroso, ar (em alguns aparelhos) e outros gases devem passar primeiro pelas válvulas de segurança antes de alcançar suas respectivas válvulas de controle de fluxo. Em outros aparelhos, o ar passa diretamente para sua válvula de controle de fluxo; isto permite a administração de ar mesmo na ausência de oxigênio. Estas válvulas possibilitam o fluxo de outros gases, somente quando existe uma pressão de oxigênio suficiente na válvula de segurança, e ajudam a prevenir o fornecimento acidental de uma mistura hipóxica no evento de falha no abastecimento de oxigênio.

4 Outra característica de segurança dos aparelhos de anestesia é a de uma conexão entre o fluxo do gás óxido nitroso e o fluxo do gás oxigênio; este arranjo ajuda a garantir uma concentração mínima de oxigênio de 25%.

5 Todos os vaporizadores modernos são agentes-específicos, corrigidos para temperatura e capazes de fornecer uma concentração constante do agente independente das mudanças de temperatura ou fluxo através do vaporizador.

6 Um aumento na pressão das vias aéreas pode sinalizar uma piora da complacência pulmonar, um aumento no volume corrente ou uma obstrução no circuito respiratório ou da via aérea do paciente. Uma queda na pressão pode indicar uma melhora na complacência, uma redução no volume corrente ou um vazamento no circuito.

7 Tradicionalmente, os ventiladores nos aparelhos anestésicos possuem um modelo de sistema com duplo circuito e são pneumaticamente propulsionados e eletronicamente controlados. Aparelhos mais modernos também incorporam um sistema controlado por microprocessador que se baseia em sensores de fluxo e pressão sofisticados. Alguns aparelhos de anestesia possuem ventiladores que usam um modelo de pistão com circuito único.

8 A principal vantagem de um ventilador de pistão é sua capacidade de fornecer volumes correntes precisos aos pacientes com complacência pulmonar muito baixa e para pacientes muito pequenos.

(*Continua*)

(Continuação)

9 Sempre que um ventilador é usado, "alarmes de desconexão" devem ser passivamente ativados. Estações de trabalho de anestesia devem ter no mínimo três alarmes de desconexão: baixo pico de pressão inspiratória, baixo volume corrente exalado e baixa quantidade de dióxido de carbono exalado.

10 Em razão do fechamento da válvula de escape do ventilador durante a inspiração, o fluxo de gases frescos proveniente da saída comum de gases do aparelho normalmente contribui ao volume corrente fornecido ao paciente.

11 O uso de válvula de descarga de oxigênio durante o ciclo inspiratório de um ventilador *deve ser evitado*, pois a válvula de escape do ventilador estará fechada, e a válvula limitadora de pressão ajustável (APL) é excluída; a onda de oxigênio (600-1.200 mL/s) e a pressão do circuito serão transferidos aos pulmões do paciente.

12 Grandes discrepâncias entre o volume corrente ajustado e o volume corrente que o paciente realmente recebe são frequentemente observadas na sala de cirurgias durante o controle de volume da ventilação. As causas incluem complacência do circuito respiratório, compressão de gases, acoplamento ventilador/fluxo de gases frescos (acima) e fugas no aparelho anestésico, no circuito respiratório ou nas vias aéreas do paciente.

13 Os exaustores de gases residuais dispõem de gases que foram eliminados do circuito de respiração pela válvula APL e válvula de escape do ventilador. A poluição do ambiente na sala de cirurgias com os gases anestésicos pode representar um risco à a saúde da equipe cirúrgica.

14 Uma inspeção de rotina do aparelho de anestesia antes de cada uso aumenta a familiaridade do operador e confirma seu funcionamento adequado. A *U.S. Food and Drug Administration* disponibilizou um procedimento genérico de verificação para os aparelhos de anestesia.

Nenhum equipamento está mais intimamente associado à prática de anestesiologia do que o aparelho de anestesia (**Figura 4-1**). No nível mais básico, o anestesiologista utiliza o aparelho de anestesia para controlar o fornecimento de oxigênio e a ventilação do paciente, e para administrar anestésicos inalatórios. O funcionamento adequado do aparelho é crucial para a segurança do paciente. Os aparelhos de anestesia modernos tornaram-se muito sofisticados, incorporando muitos dispositivos e sistemas de segurança integrados, monitores e múltiplos microprocessadores que são capazes de integrar e monitorizar todos os componentes. Monitores adicionais podem ser acrescentados externamente e, frequentemente, serem completamente integrados. Além disso, o aparelho de anestesia modular permite uma ampla variedade de configurações e características na mesma linha de produto. O termo *estação de trabalho de anestesia* é, portanto, frequentemente utilizado para aparelhos de anestesia modernos. Existem dois principais fabricantes de aparelhos de anestesia nos Estados Unidos, a Datex-Ohmeda (GE Healthcare) e a Dräger Medical. Outros fabricantes (p. ex., Mindray) produzem sistemas de fornecimento de anestésicos. Na prática clínica, os anestesiologistas devem revisar com cautela os manuais de operação dos aparelhos.

Através da reestruturação do equipamento e educação, foram realizados muitos progressos na redução do número de resultados adversos decorrentes do equipamento de fornecimento de gases anestésicos. A probabilidade de resultados ad-

1 versos relacionados com o aparelho é 3 vezes maior com o uso incorreto dos sistemas de fornecimento de gases anestésicos do que com uma falha do dispositivo. O uso incorreto do aparelho é caracterizado por erros na preparação, manutenção ou disposição de um dispositivo. Contratempos anestésicos evitáveis são frequentemente rastreados para a falta de familiaridade de um operador com o equipamento ou a falha em verificar o funcionamento do aparelho, ou ambos. Estes contratempos são responsáveis por apenas 2% dos casos no banco de dados do *Closed Claims Project* da *American Society of Anesthesiologists* (ASA). O circuito de ventilação foi a fonte mais comum de lesão (39%); quase todos os eventos danosos foram relacionados com conexões erradas ou desconexões. Uma conexão errada foi definida como uma configuração não funcional ou não convencional dos componentes ou dos acessórios do circuito respiratório. Na frequência decrescente, outras causas envolveram os vaporizadores (21%), ventiladores (17%) e fornecimento de oxigênio (11%). Outros componentes mais básicos do aparelho de anestesia (p. ex., válvulas) foram os responsáveis em apenas 7% dos casos. Todas as ações judiciais por má prática no banco de dados que envolveram o aparelho de anestesia, os tanques ou linhas de fornecimento de oxigênio, ou os ventiladores ocorreram antes de 1990; desde então, as ações judiciais, envolvendo os circuitos ventilatórios e os vaporizadores, continuaram a ocorrer.

O *American National Standards Institute* e, subsequentemente, a *ASTM International* (anteriormente denominada *American Society for Testing and Materials*, F1850-00) publicaram especificações padronizadas para as máquinas de anestesia e seus componentes. A **Tabela 4-1** lista os aspectos essenciais de uma estação de trabalho de anestesia moderna. Mudanças no modelo do equipamento foram direcionadas para minimizar a probabilidade de conexões erradas e desconexões do circuito de respiração e verificações automáticas do aparelho. Em razão da

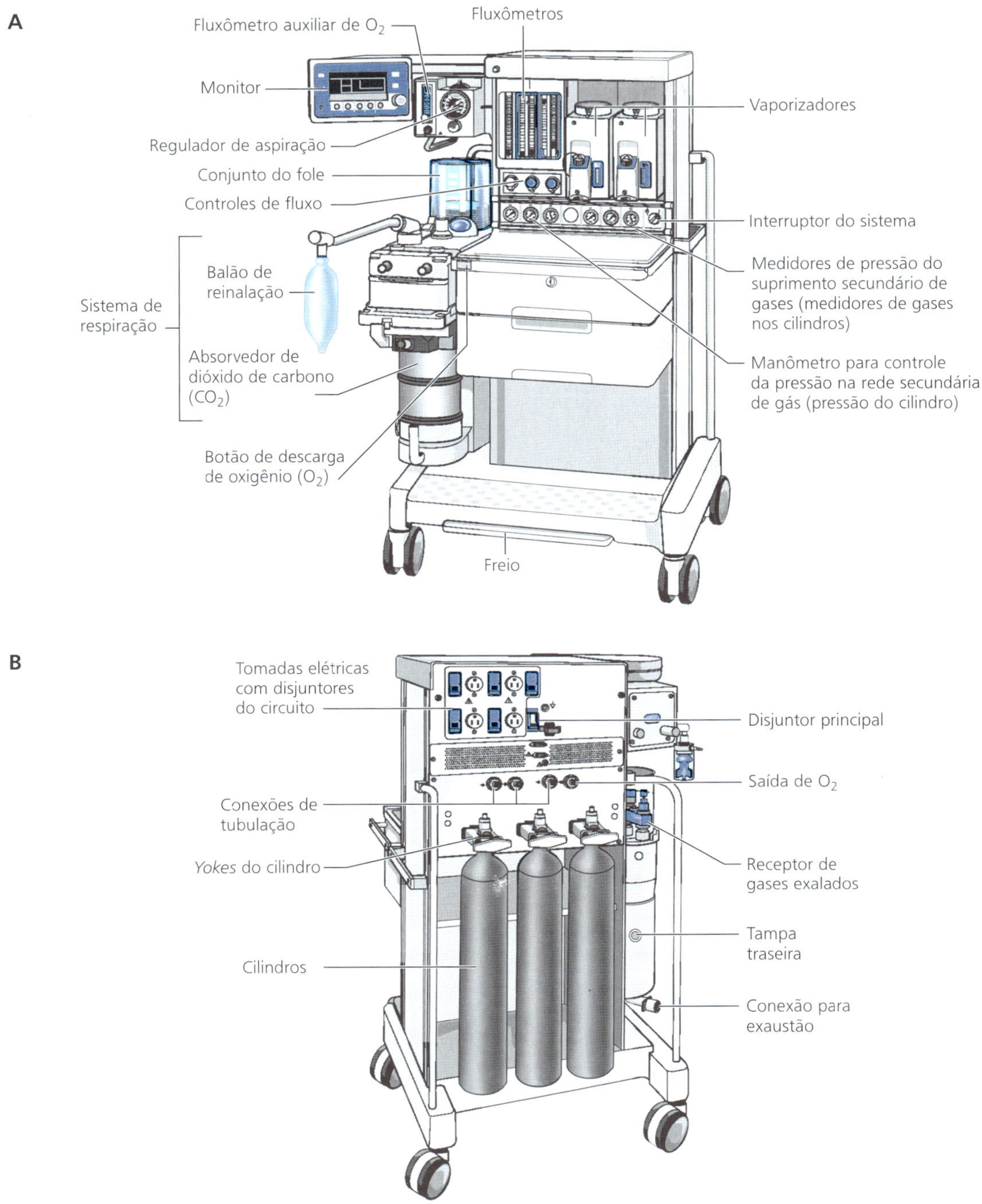

FIGURA 4-1 Aparelho de anestesia moderno (Datex-Ohmeda Aestiva). **A:** Frente. **B:** Verso.

TABELA 4-1 Características de segurança essenciais em uma estação de trabalho moderna de anestesia

Características Essenciais	Finalidade
Conexões pneumáticas específicas não intercambiáveis às entradas da tubulação (DISS)[1] com manômetros, filtro e válvula de retenção	Evitar conexões incorretas da tubulação; detectar falha, depleção ou flutuação
Sistema de segurança de indexação por pinos para cilindros com manômetros e pelo menos um cilindro de oxigênio	Prevenir conexões incorretas de cilindros; fornecer suprimento reserva de gases; detectar depleção
Alarme de baixa pressão de oxigênio	Detectar falha no suprimento de oxigênio na entrada comum de gases
Dispositivo controlador da proporção entre o oxigênio mínimo e o óxido nitroso (proteção hipóxica)	Prevenir o fornecimento de menos de 21% de oxigênio
Válvula de segurança para falha no oxigênio (válvula de corte ou de proporcionamento)	Evitar a administração de óxido nitroso ou de outros gases quando há falta de oxigênio
O oxigênio deve entrar no tubo de distribuição comum a jusante dos outros gases	Prevenir hipóxia no evento de vazamento de gás
Alarme e monitor da concentração de oxigênio	Prevenir a administração de misturas hipóxicas no evento de uma fuga em baixa pressão; regular com precisão a concentração de oxigênio
Monitores e alarmes essenciais automaticamente ativados (p. ex., concentração de oxigênio)	Prevenir o uso do aparelho sem monitores essenciais
Vaporizador com mecanismo de intertravamento	Prevenir a administração simultânea de mais de um agente volátil
Capnografia e medida de gás anestésico	Guiar a ventilação; prevenir a dose excessiva de anestésicos; ajuda a evitar despertar intraoperatório
Mecanismo de descarga de oxigênio que não atravessa os vaporizadores	Rapidamente reabastece ou drena o circuito ventilatório
Alarme e monitor da pressão do circuito ventilatório	Prevenir o barotrauma pulmonar e detectar pressão positiva sustentada e pressão de pico e pressão negativa nas vias aéreas
Monitor do volume exalado	Avaliar a ventilação e prevenir hipoventilação ou hiperventilação
Monitorização da oximetria de pulso, pressão sanguínea e ECG[1]	Fornecer monitorização padrão mínima
Ventilador mecânico	Controlar a ventilação alveolar com maior precisão e durante o bloqueio neuromuscular por períodos prolongados
Bateria de reserva	Fornecer energia elétrica temporária (> 30 minutos) aos monitores e alarmes no evento de falta de eletricidade
Sistema de exaustão	Prevenir a contaminação da sala cirúrgica com os gases anestésicos exalados

[1]DISS, sistema de segurança com diâmetro indexado; ECG, eletrocardiograma.

durabilidade e longevidade funcional dos aparelhos de anestesia, a ASA desenvolveu diretrizes para determinar a obsolescência do aparelho de anestesia (Tabela 4-2). Este capítulo é uma introdução ao modelo, função e uso do aparelho de anestesia.

VISÃO GERAL

2 Em poucas palavras, o aparelho de anestesia recebe gases medicinais de um fornecedor de gás, controla o fluxo e reduz a pressão dos gases desejados a um nível seguro, vaporiza os anestésicos voláteis na mistura gasosa final e transporta os gases para um circuito de respiração conectado à via aérea do paciente (Figuras 4-2 e 4-3). Um ventilador mecânico está conectado ao circuito de respiração, porém pode ser excluído com um interruptor durante a ventilação espontânea ou manual (balão). Um suprimento auxiliar de oxigênio e regulador de aspiração também estão geralmente incorporados na estação de trabalho. Além das características de segurança padrão (Tabela 4-1), os aparelhos de anestesia de ponta possuem dispositivos de segurança adicionais, melhorias e processadores de computador embutidos que integram e monitoram todos os componentes, realizam verificações automáticas do aparelho e fornecem opções, como manutenção automática de registros e estabelecimento de conexão com monitores externos e sistemas de informatização hospitalar (Figura 4-4). Alguns aparelhos são projetados especificamente para mobilidade, firmeza e compatibilidade com aparelhos de imagem por ressonância magnética (MRI).

ABASTECIMENTO DE GASES

A maioria dos aparelhos possuiu entradas para os gases oxigênio, óxido nitroso e ar. Os modelos compactos frequentemente não possuem entradas de gases, e outros aparelhos podem ter uma quarta entrada para hélio, heliox, dióxido de carbono ou óxido nítrico. Entradas separadas são fornecidas para o sistema

TABELA 4-2 Características inaceitáveis/ indesejáveis dos aparelhos de anestesia mais antigos[1]

Características inaceitáveis
1. Vaporizador controlado por fluxômetro (p. ex., copper kettle, Vernitrol)
2. Mais de uma válvula de controle do fluxo para um único gás
3. Vaporizador com um indicador rotativo que aumenta a concentração com a rotação no sentido horário
4. Conexões no sistema de exaustão do mesmo tamanho que as conexões do sistema de respiração
Características indesejáveis
1. Válvula limitadora de pressão ajustável (APL) que não é isolada durante a ventilação mecânica
2. Botão de controle do fluxo de oxigênio que não é estriado ou maior do que outros botões de controle do fluxo
3. Controle da descarga de oxigênio que não é protegido de uma ativação acidental
4. Ausência do interruptor principal de liga/desliga de energia elétrica para alarmes e monitores integrais
5. Ausência de um dispositivo antidesconexão nas mangueiras de gases frescos (saída comum de gases)
6. Ausência de alarmes de pressão das vias aéreas

[1]Dados obtidos das diretrizes da ASA para determinação da Obsolescência do Aparelho de Anestesia.

primário de abastecimento de gases através de tubulações contidas nas paredes das instituições de saúde, e o sistema secundário de abastecimento de gases é realizado por cilindros. Desse modo, os aparelhos possuem dois manômetros, um para a entrada de cada gás: um para a pressão da tubulação, e outro para a pressão do cilindro.

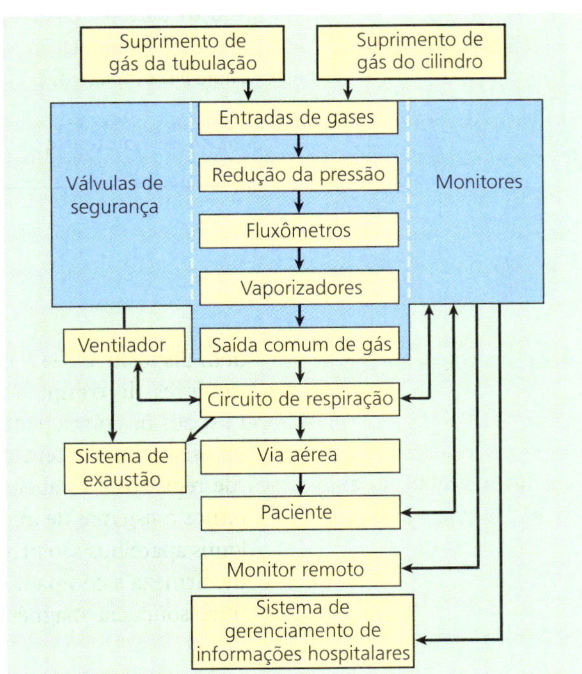

FIGURA 4-2 Diagrama esquemático funcional de uma estação de trabalho/aparelho de anestesia.

Conexão da Tubulação

O oxigênio e o óxido nitroso (e, frequentemente, o ar) são transportados da fonte central de abastecimento para a sala cirúrgica através de uma rede de tubulação. Os tubos são codificados por cores e conectados ao aparelho de anestesia através de um **sistema de segurança com diâmetro indexado (DISS)** específico para cada gás e não intercambiável, que previne uma conexão incorreta da mangueira. A não intercambialidade é alcançada, tornando específicos o diâmetro interno do corpo e aquele da conexão para cada gás fornecido. Um filtro ajuda a reter os *debris* provenientes da parede da rede canalizada, e uma válvula de retenção unidirecional previne o fluxo retrógrado de gases para as tubulações. É conveniente assinalar que os aparelhos mais modernos possuem uma saída pneumática que pode ser utilizada para acionar o ventilador ou fornecer um fluxômetro auxiliar de oxigênio. Os conectores DISS para a entrada de oxigênio e saída pneumática são idênticos e não devem ser acidentalmente trocados. A pressão aproximada na tubulação de gases fornecidos ao aparelho de anestesia é de 50 psig.

Conexão dos Cilindros

Os cilindros são conectados ao aparelho de anestesia por conjuntos de *yoke* que utilizam um **sistema de segurança de indexação por pinos** para prevenir a conexão acidental de um cilindro de gás incorreto. O conjunto yoke inclui pinos de indexação, uma arruela, um filtro de gás e uma válvula de retenção que previne o fluxo retrógrado de gás. Os cilindros de gás também são codificados por cores para os gases específicos para uma fácil identificação. Na América do Norte, o seguinte esquema de codificação por cores é utilizado: oxigênio = verde, óxido nitroso = azul, dióxido de carbono = cinza, ar = amarelo, hélio = marrom, nitrogênio = preto. No Reino Unido, branco é usado para oxigênio, e preto e branco para o ar. Os cilindros E conectados ao aparelho de anestesia são uma fonte de alta pressão de gases medicinais, sendo geralmente utilizados apenas como um suprimento reserva no caso de uma falha na tubulação. A pressão do gás dos cilindros até o aparelho de anestesia é de 45 psig. Alguns aparelhos possuem dois cilindros de oxigênio, de modo que um cilindro pode ser utilizado, enquanto o outro é trocado. A 20°C, um cilindro cheio contém 600 L de oxigênio a uma pressão de 1.900 psig, e 1.590 L de óxido nitroso a 745 psig. A pressão do cilindro é geralmente medida pelo manômetro de Bourdon (Figura 4-5). Um tubo flexível no interior do manômetro endireita quando exposto à pressão do gás, causando o movimento de um ponteiro agulha através de um mecanismo de engrenagem.

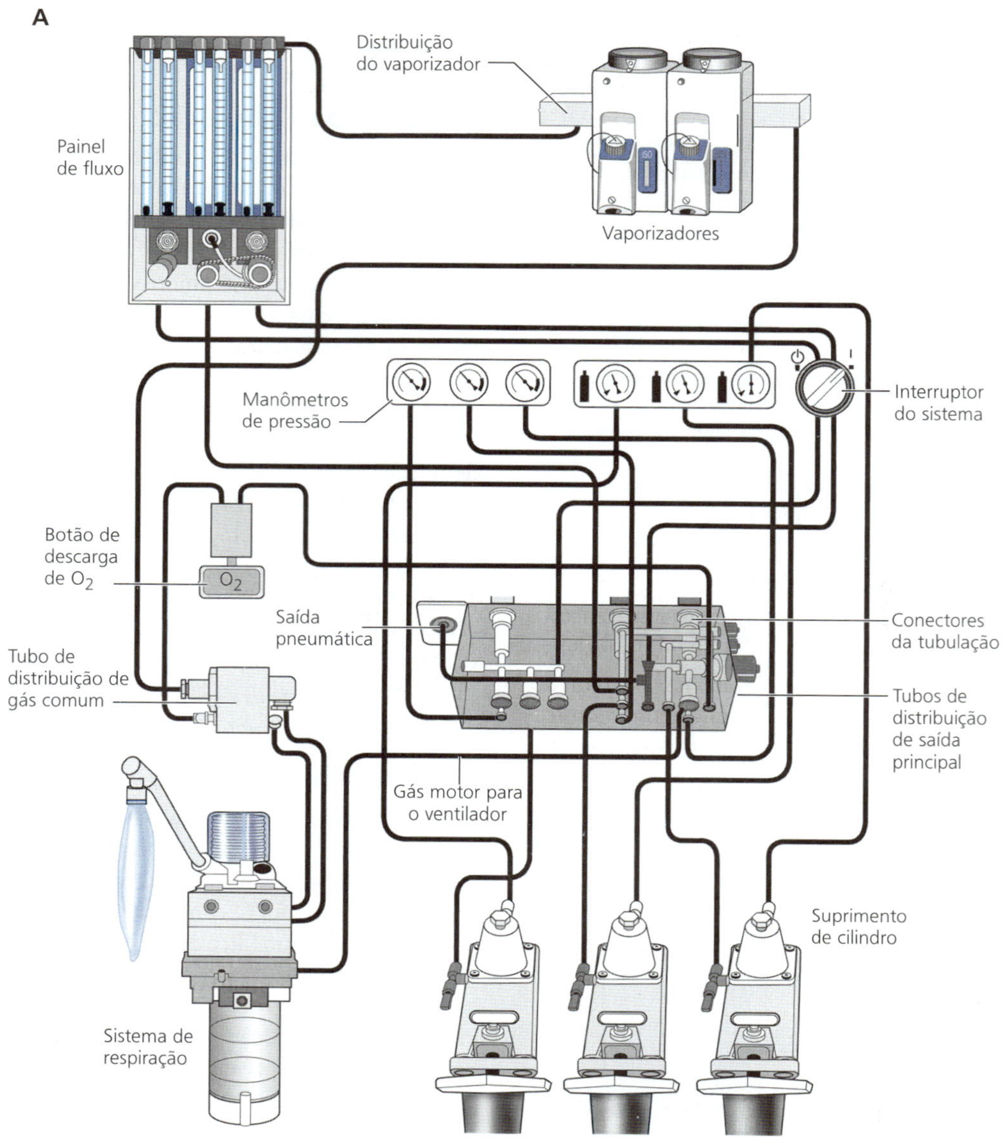

FIGURA 4-3 Diagrama esquemático simplificado da parte interna do aparelho de anestesia. **A:** Datex-Ohmeda Aestiva.

B

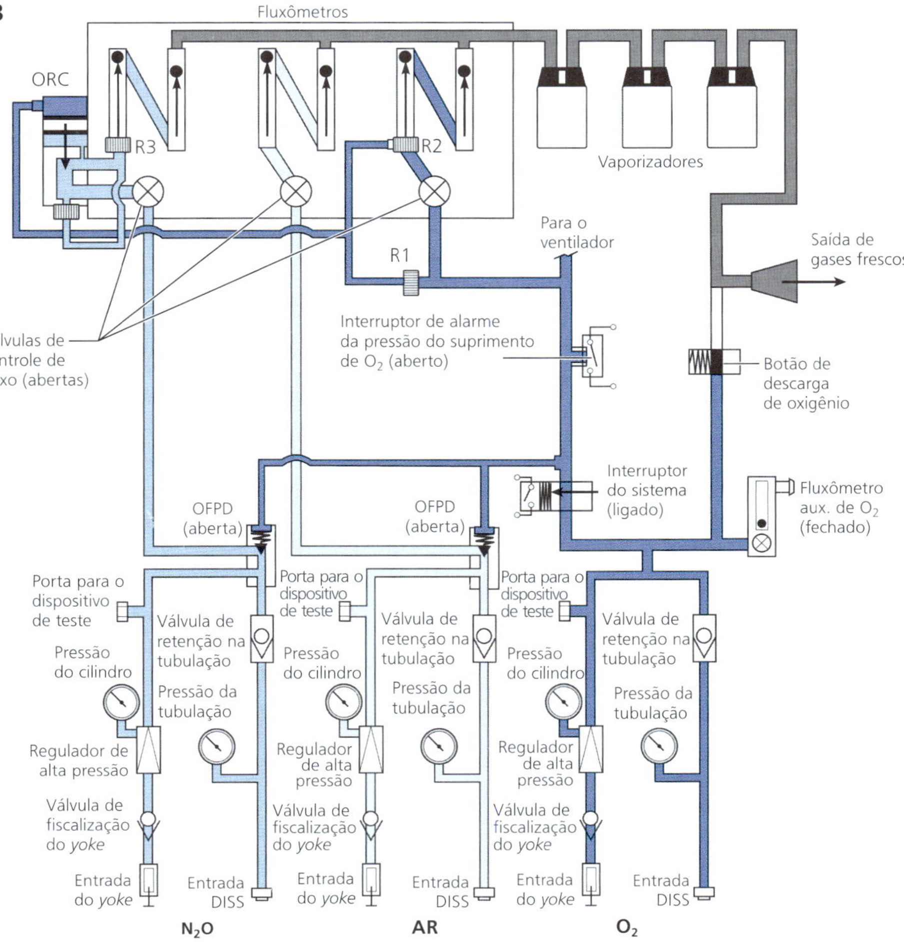

FIGURA 4-3 (*Cont.*) **B:** Dräger Narkomed. OFPD, válvula de segurança para a falha no oxigênio da Dräger; ORC, controlador da proporção de oxigênio.

VÁLVULAS DE CONTROLE DO FLUXO

Reguladores de Pressão

Ao contrário da pressão relativamente constante nas tubulações de gases, e uma pressão de gás alta e variável nos cilindros torna o controle do fluxo difícil e potencialmente perigoso. Para aumentar a segurança e garantir o uso adequado dos gases em cilindros, os aparelhos utilizam um regulador de pressão para reduzir a pressão de gás nos cilindros para 45-47 psig* antes que o gás entre na válvula de fluxo (Figura 4-6). Esta pressão, que é ligeiramente inferior à pressão nas tubulações de gás, permite o uso preferencial das tubulações de gás, se um cilindro for deixado aberto (salvo na presença de uma queda na pressão nas tubulações inferior a 45 psig). Após passar pelos manômetros de Bourdon e válvulas de retenção, os gases das tubulações compartilham um trajeto comum com os gases dos cilindros. Uma válvula de alívio de alta pressão fornecida para cada gás é colocada na posição aberta, quando a pressão do suprimento excede o limite de segurança máximo do aparelho (95-110 psig), como pode acontecer com uma falha no regulador em um cilindro. Alguns aparelhos também utilizam um segundo regulador para reduzir ainda mais a pressão no cilindro e na tubulação (regulagem de pressão em dois estágios). Uma redução de pressão de segundo estágio também pode ser necessária para um fluxômetro auxiliar de oxigênio, o mecanismo de descarga de oxigênio, ou um gás motor para propulsionar um ventilador pneumático.

*Conversão das unidades de pressão: 1 quilopascal (kPa) = kg/m . s^2 = 1.000 N/m^2 = 0,01 bar = 0,1013 atmosferas = 0,145 psig = 10,2 cm H_2O = 7,5 mmHg.

Válvulas de Segurança para Falha no Abastecimento de Oxigênio

3 Embora o suprimento de oxigênio possa passar diretamente para sua válvula de controle de fluxo, o óxido nitroso, ar (em alguns aparelhos) e outros gases devem passar primeiro pelas válvulas de segurança antes de alcançar suas respectivas válvulas de controle de fluxo. Em outros aparelhos, o ar passa diretamente para sua válvula de controle de fluxo; isto permite a administração de ar mesmo na ausência de oxigênio. Estas válvulas possibilitam o fluxo de outros gases, somente

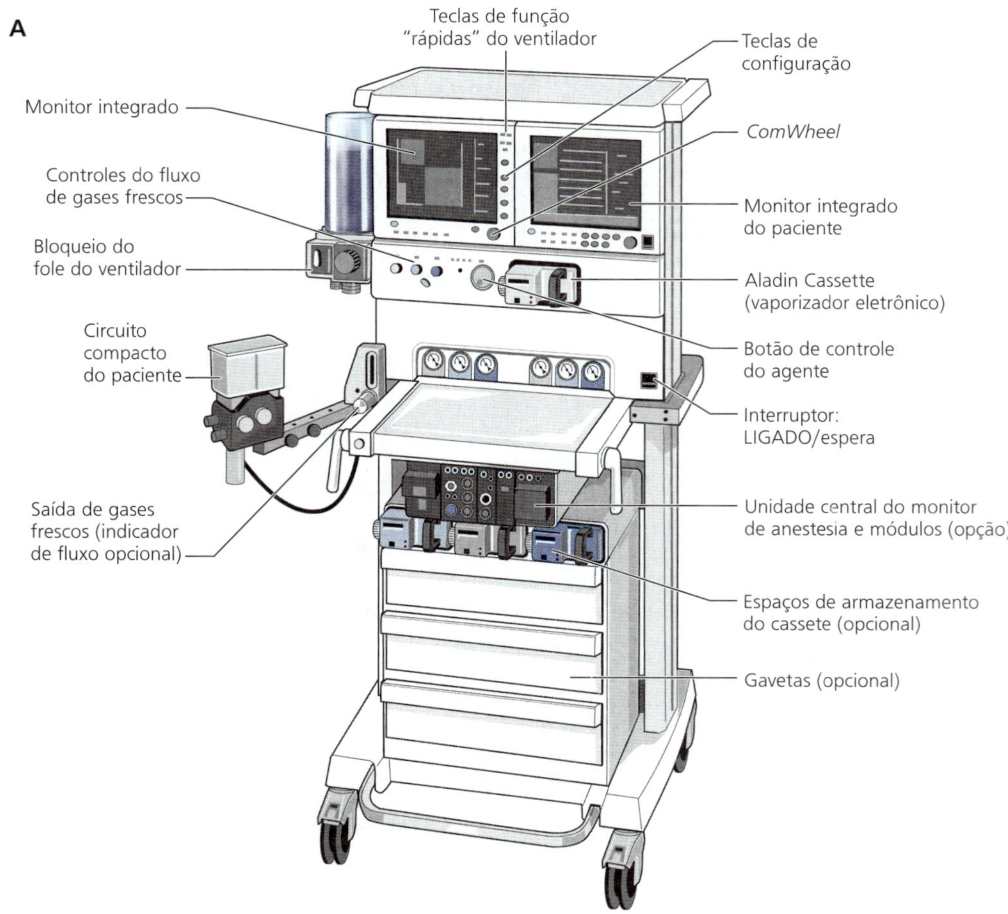

FIGURA 4-4 Aparelhos de anestesia altamente sofisticados com opções de integração total. **A:** Datex-Ohmeda S/5 ADU.

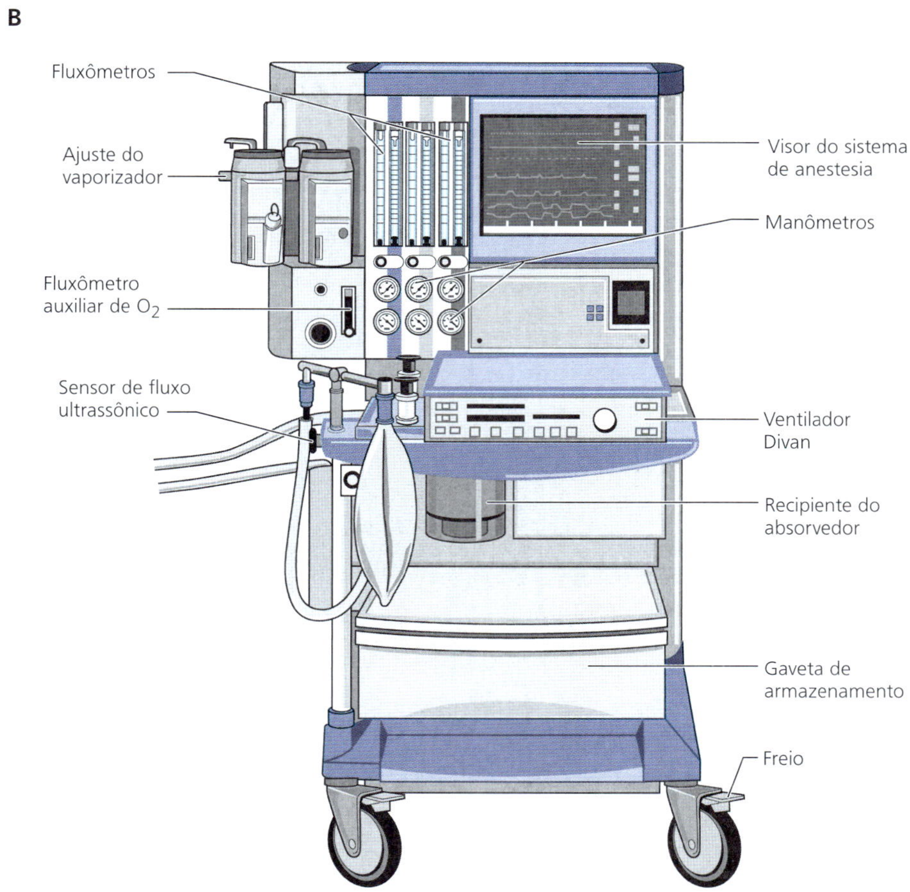

FIGURA 4-4 (*Cont.*) **B:** Dräger 6400.

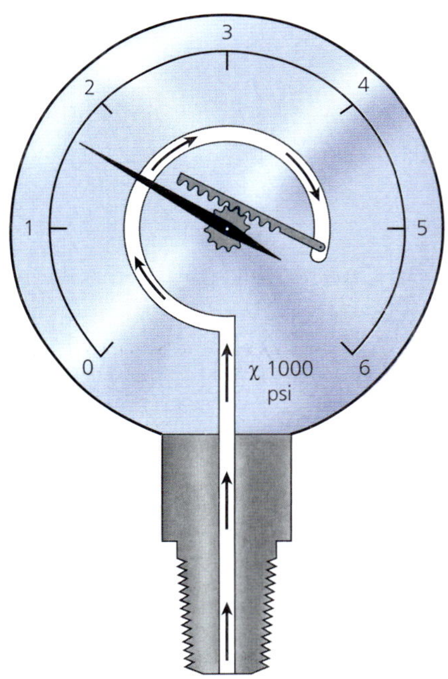

FIGURA 4-5 Manômetro de Bourdon.

quando existe uma pressão de oxigênio suficiente na válvula de segurança, e ajudam a prevenir o fornecimento acidental de uma mistura hipóxica no evento de falha no abastecimento de oxigênio. Portanto, além de fornecer a válvula de controle de fluxo de oxigênio, o oxigênio proveniente da via de entrada comum é usado para pressurizar os dispositivos de segurança, as válvulas de descarga de oxigênio e a saída dos ventiladores (em alguns modelos). Os dispositivos de segurança detectam a pressão de oxigênio através de uma pequena linha de "pressão de pilotagem" que pode derivar da entrada de gás ou do regulador secundário. Em alguns modelos de aparelho de anestesia (p. ex., Datex- Ohmeda Excel), se a linha de pressão de pilotagem cair abaixo de um determinado limiar (p. ex., 20 psig), as válvulas de corte fecham, prevenindo a administração de outros gases. Os termos *à prova de falhas* e *corte de óxido nitroso* eram previamente utilizados para a válvula de corte de óxido nitroso.

Os aparelhos mais modernos (particularmente o Datex-Ohmeda) utilizam uma válvula de segurança de proporcionamento em vez de um limiar da válvula de corte. Estes dispositivos, chamados de válvula de segurança para falha no oxigênio

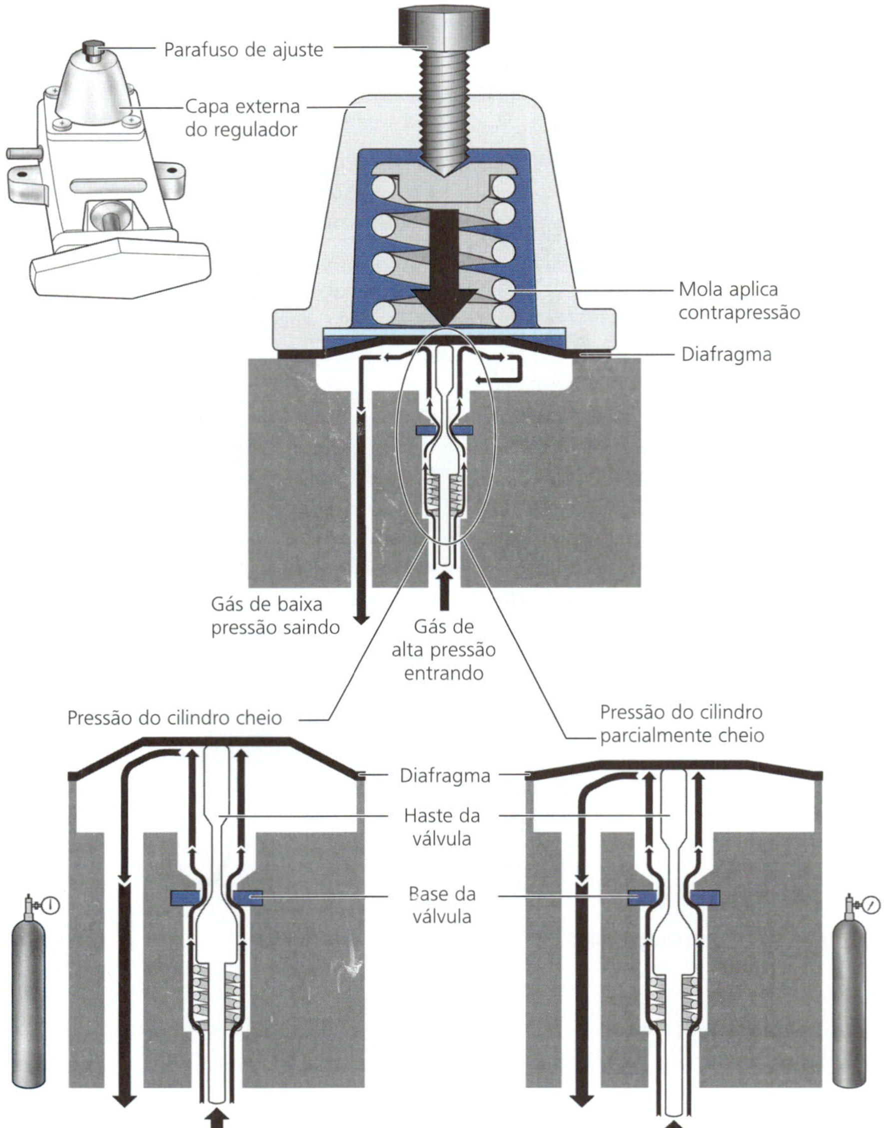

FIGURA 4-6 Regulador da pressão de entrada no cilindro.

(Dräger) ou um regulador de equilíbrio (Datex-Ohmeda), proporcionalmente, reduzem a pressão do óxido nitroso e outros gases, exceto o ar (**Figuras 4-7** e **4-8**). Estes dispositivos interrompem completamente o fluxo de óxido nitroso e de outros gases somente abaixo de uma pressão de oxigênio mínima (p. ex., 0,5 psig para óxido nitroso e 10 psig para outros gases).

Todos os aparelhos também possuem um sensor de baixa pressão de oxigênio que ativa o alarme, quando a pressão de entrada do gás cai abaixo de um valor limiar (geralmente 20-30 psig). Deve-se enfatizar que estes dispositivos de segurança não protegem contra outras possíveis causas de acidentes hipóxicos (p. ex., erro de conexão da linha de gás), em que a pressão limiar pode ser mantida pelos gases contendo uma quantidade inadequada ou nenhum oxigênio.

Válvulas de Controle do Fluxo e Fluxômetros

Uma vez que a pressão tenha sido reduzida a um nível seguro, cada gás deve atravessar as válvulas de controle do fluxo e medido pelos fluxômetros antes de se misturar com outros gases, entrando no vaporizador ativo e saindo pela saída comum de gases do aparelho. **As linhas de gás localizadas proximal às válvulas de fluxo são consideradas estar em circuitos de alta pressão, enquanto que aquelas entre as válvulas de fluxo e a saída comum de gases são consideradas parte do circuito de baixa pressão do aparelho.** Quando o botão da válvula de controle do fluxo é virado no sentido anti-horário, uma válvula de agulha é desacoplada de sua base, permitindo que o gás flua

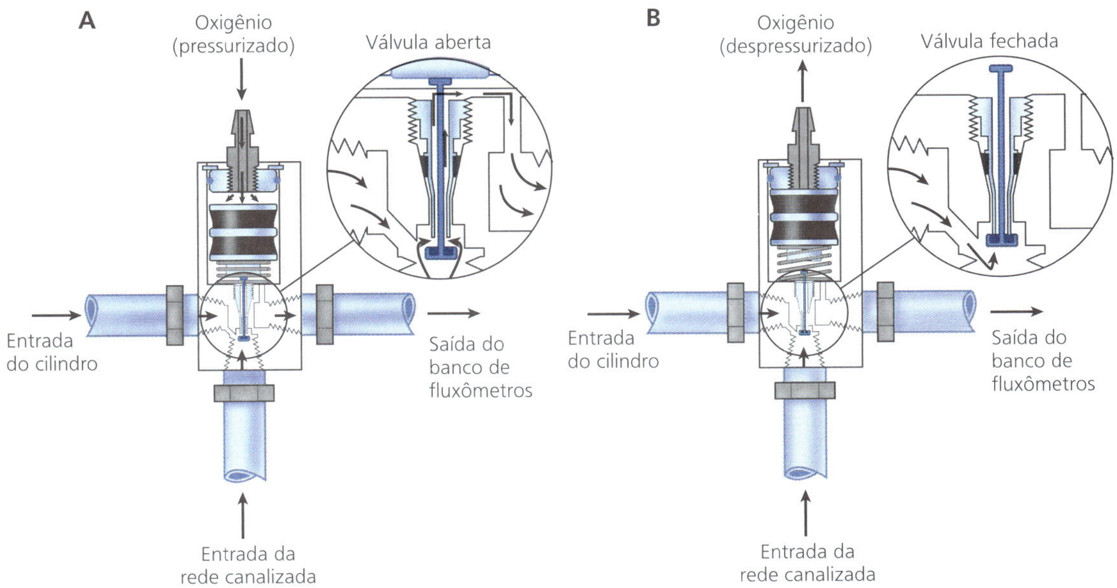

FIGURA 4-7 Válvula de segurança para falha no oxigênio (OFPD) da Dräger. **A:** Aberta. **B:** Fechada.

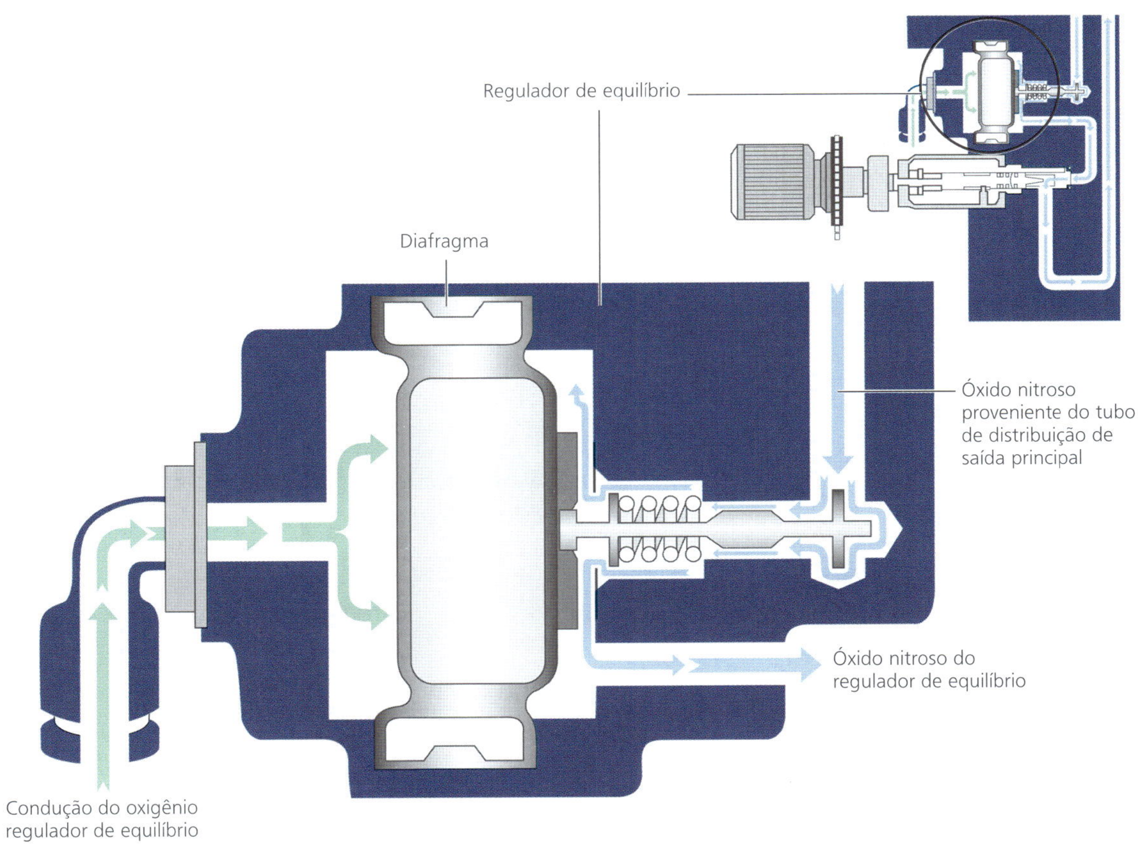

FIGURA 4-8 Regulador de equilíbrio Datex-Ohmeda.

através da válvula (**Figura 4-9**). Paradas nas posições inferior e superior evitam danos à válvula. Botões de controle sensíveis ao toque e codificados por cores dificultam ainda mais o ligamento ou desligamento do gás errado. Como uma característica de segurança, o botão de oxigênio é geralmente estriado, maior e mais saliente do que os outros botões. O fluxômetro de oxigênio está posicionado mais para a direita, a jusante dos outros gases; esta configuração ajuda a prevenir hipóxia, se houver vazamento de um fluxômetro posicionado a montante.

Os botões de controle do fluxo controlam a entrada de gás nos fluxômetros através de uma válvula de agulha. Os fluxômetros nos aparelhos de anestesia são classificados como de orifício variável e pressão constante (rotâmetro) ou eletrônico. Nos fluxômetros de orifício variável e pressão constante, uma bola indicadora, bobina ou flutuador é sustentado pelo fluxo de gás que passa por um tubo (tubo de Thorpe), cujo furo (orifício) é afilado. Próximo à base do tubo, onde o diâmetro é pequeno, um baixo fluxo de gases cria pressão suficiente abaixo do flutua-

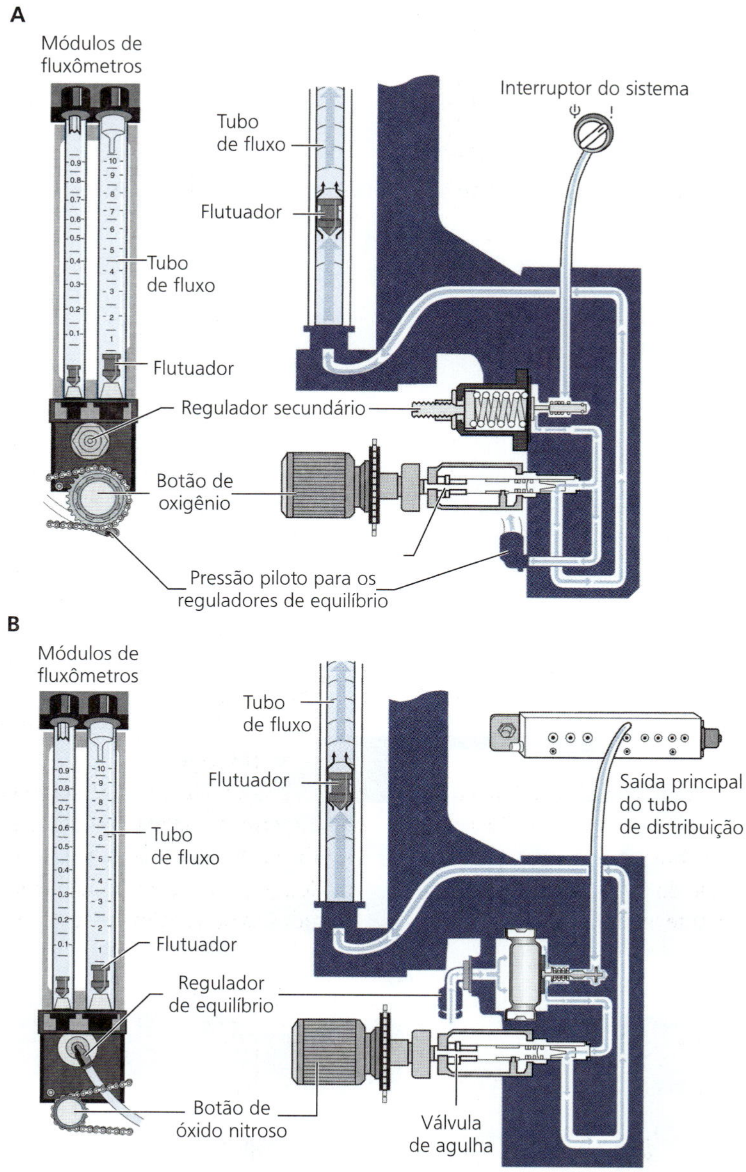

FIGURA 4-9 Válvula de agulha para controle do fluxo de gás (Datex-Ohmeda). **A:** Oxigênio. **B:** Óxido nitroso. Note o regulador de pressão secundário no circuito de oxigênio e o regulador de equilíbrio no circuito de óxido nitroso.

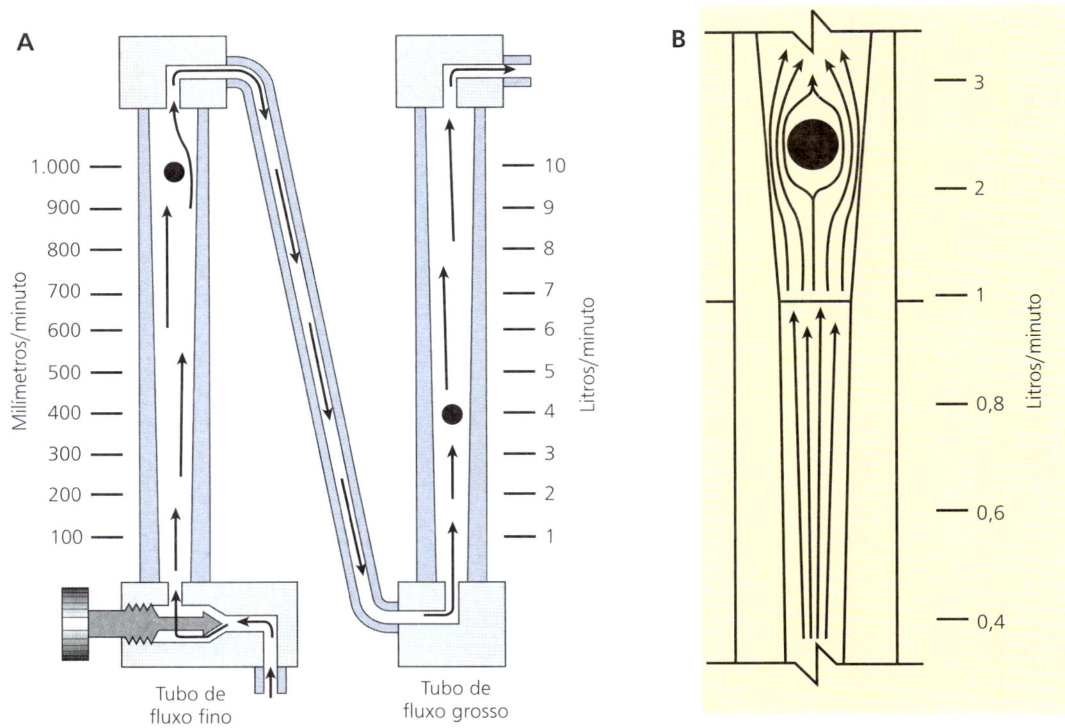

FIGURA 4-10 Fluxômetros de orifício variável e pressão constante (tipo Thorpe). **A:** Modelo de dois tubos. **B:** Modelo de adelgaçamento duplo.

dor para elevá-lo no tubo. À medida que o flutuador sobe, o orifício (variável) do tubo se alarga, permitindo uma maior passagem de gases ao redor do flutuador. O flutuador parará de subir, quando seu peso for sustentado pela diferença na pressão acima e abaixo dele. Se o fluxo for aumentado, a pressão sob o flutuador aumenta, fazendo com que o flutuador suba ainda mais no tubo, até que a queda na pressão novamente apenas sustente seu peso. Esta queda de pressão é constante, independente da taxa de fluxo ou da posição no tubo, e depende do peso do flutuador e área transversal do tubo.

Os fluxômetros são calibrados para gases específicos, uma vez que a taxa de fluxo através de uma constrição dependa da viscosidade do gás em baixos fluxos laminares (lei de Poiseuille) e sua densidade em altos fluxos turbulentos. Para minimizar o efeito de atrito entre eles e a parede do tubo, os flutuadores são projetados para girar constantemente, mantendo-se centralizado no tubo. O revestimento do interior do tubo com uma substância condutora aterra o sistema e reduz o efeito e a eletricidade de estática. Alguns fluxômetros possuem dois tubos de vidro, um para baixos fluxos e outro para altos fluxos (Figura 4-10A); os dois tubos estão posicionados em série e são controlados por uma válvula. Um modelo de afilamento duplo pode possibilitar que um único fluxômetro leia os fluxos altos e baixos (Figura 4-10B). **As causas de mau funcionamento do fluxômetro incluem a presença de *debris* no tubo do fluxo, o desalinhamento do tubo vertical e o ocultamento de um flutuador no topo de um tubo.**

Caso ocorra um vazamento no interior ou a jusante de um fluxômetro de oxigênio, uma mistura hipóxica de gases pode ser fornecida ao paciente (Figura 4-11). Para reduzir este risco, os fluxômetros de oxigênio são sempre posicionados a jusante de todos os outros fluxômetros (mais próximo ao vaporizador).

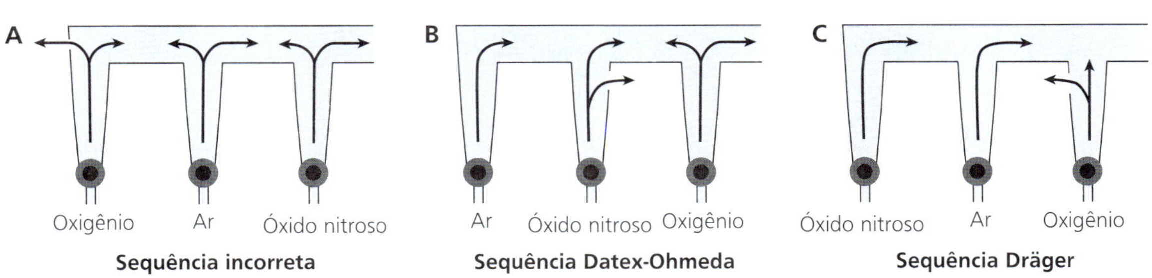

FIGURA 4-11 Sequência dos fluxômetros em um aparelho de três gases. **A:** Uma sequência perigosa. **B:** Típica sequência da Datex-Ohmeda. **C:** Típica sequência da Dräger. Note que, independente da sequência, um vazamento no tubo de oxigênio ou mais a jusante pode resultar no fornecimento de uma mistura hipóxica.

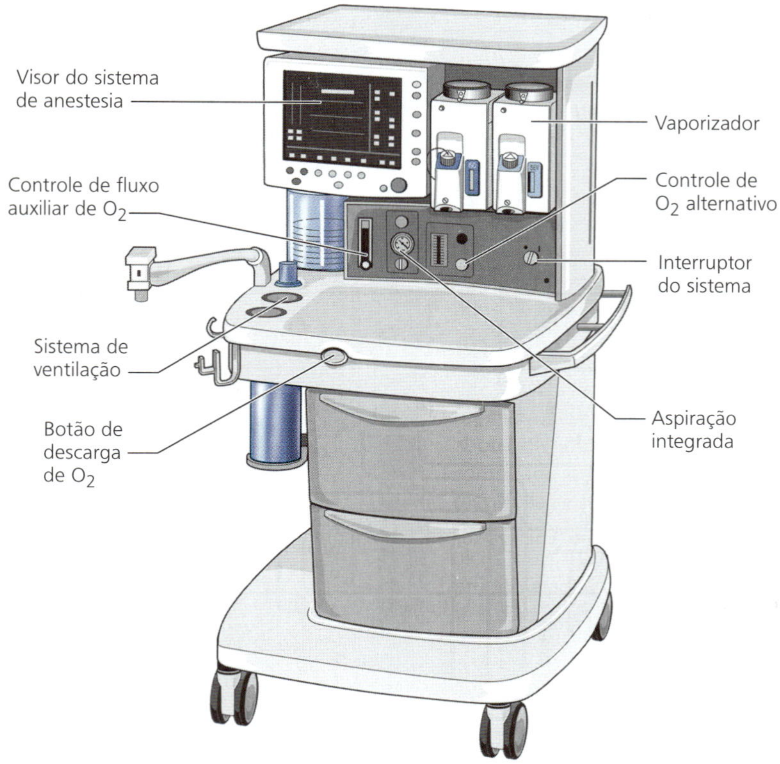

FIGURA 4-12 Datex-Ohmeda S/5 Avance com mensuração e controle eletrônico do fluxo. Note a presença de apenas um único fluxômetro substituto para oxigênio para ser usado na falta de eletricidade.

Alguns aparelhos de anestesia possuem uma mensuração e controle de fluxo eletrônico (**Figura 4-12**). Nestes casos, um fluxômetro de oxigênio auxiliar convencional de reserva (Thorpe) é fornecido. Outros modelos possuem fluxômetros convencionais, porém a mensuração eletrônica do fluxo de gás, assim como tubos de Thorpe e visores digitais ou digitais/gráficos (**Figura 4-13**). A quantidade de queda de pressão causada por um delimitador de fluxo é a base para a mensuração da taxa de fluxo de gás nestes sistemas. Nestes aparelhos, o oxigênio, óxido nitroso e o ar possuem um dispositivo eletrônico de medida de fluxo separado na seção de controle do fluxo antes de serem misturados. Os fluxômetros eletrônicos são componentes es-

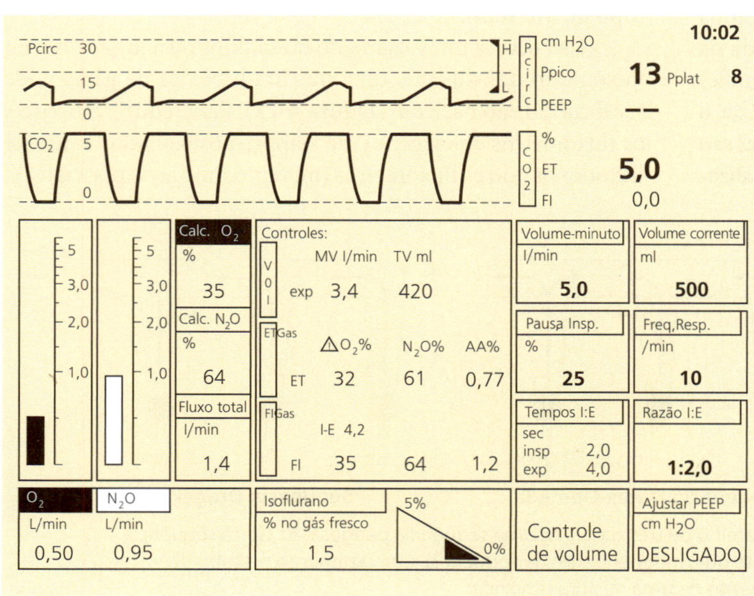

FIGURA 4-13 Visor gráfico e digital do fluxômetro da Datex-Ohmeda S/5 ADU.

senciais nas estações de trabalho, se os dados de taxa de fluxo de gás forem adquiridos automaticamente por sistemas computadorizados de registro de anestesia.

A. Fluxo Mínimo de Oxigênio

As válvulas de controle de fluxo de oxigênio são geralmente projetadas para fornecer um fluxo mínimo de 150 mL/min quando o aparelho de anestesia é ligado. Um método envolve o uso de um resistor de fluxo mínimo (Figura 4-14). Esta característica de segurança ajuda a garantir que um pouco de oxigênio entre no circuito de respiração, mesmo se o operador se esquecer de ligar o fluxo de oxigênio. Alguns aparelhos são projetados para fornecer uma anestesia com fluxo mínimo ou baixo fluxo (< 1 l/min) e ter fluxos mínimos de oxigênio tão baixos quanto 50 mL/min.

B. Controlador da Relação Oxigênio/Óxido Nitroso

4 Outra característica de segurança dos aparelhos de anestesia é a de uma conexão entre o fluxo do gás óxido nitroso e o fluxo do gás oxigênio; este arranjo ajuda a garantir uma concentração mínima de oxigênio de 25%. Os controladores da relação oxigênio/óxido nitroso conectam as duas válvulas de fluxo pneumaticamente ou mecanicamente. Para manter a concentração mínima de oxigênio, o sistema (Link-25) nos aparelhos Datex-Ohmeda aumenta o fluxo de oxigênio, enquanto que o controlador do monitor da proporção de oxigênio (ORMC, do inglês *oxygen ratio monitor controller*) nos aparelhos Dräger reduz a concentração de óxido nitroso. Deve-se observar que este dispositivo de segurança não afeta o fluxo de um terceiro gás (p. ex., ar, hélio ou dióxido de carbono).

Vaporizadores

Os anestésicos voláteis (p. ex., halotano, isoflurano, desflurano, sevoflurano) devem ser vaporizados antes de serem fornecidos ao paciente. Os vaporizadores possuem mostradores calibrados de concentração que precisamente adicionam os agentes anestésicos ao fluxo de gás combinado de todos os fluxômetros. Eles devem estar localizados entre os fluxômetros e a saída comum de gases. Além disso, a menos que o aparelho aceite somente um vaporizador de cada vez, todos os aparelhos de anestesia devem ter um dispositivo de intertravamento ou exclusão que impeça o uso simultâneo de mais de um vaporizador.

A. Física da Vaporização

Nas temperaturas encontradas na sala de cirurgias, as moléculas de um anestésico volátil em um recipiente fechado são distribuídas entre as fases líquida e gasosa. As moléculas de gás bombardeiam as paredes do recipiente, criando a pressão de vapor saturada daquele agente. A pressão de vapor depende das características do agente volátil e da temperatura. Quanto maior a temperatura, maior a tendência de as moléculas líquidas escaparem para a fase gasosa e maior a pressão de vapor (Figura 4-15). A vaporização requer energia (o calor latente da vaporização), que resulta em uma perda de calor do líquido. À medida que a vaporização progride, a temperatura do anestésico líquido restante

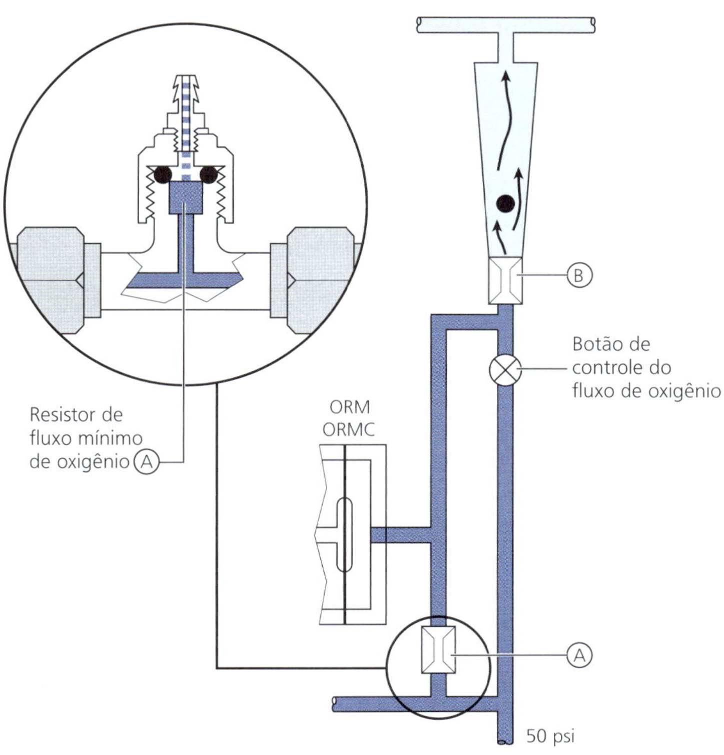

FIGURA 4-14 Um tubo de *bypass* com resistor de fluxo mínimo a montante da válvula de controle do fluxo de oxigênio assegura um fluxo mínimo de oxigênio, mesmo quando a válvula em agulha está desligada. A, B, resistores.

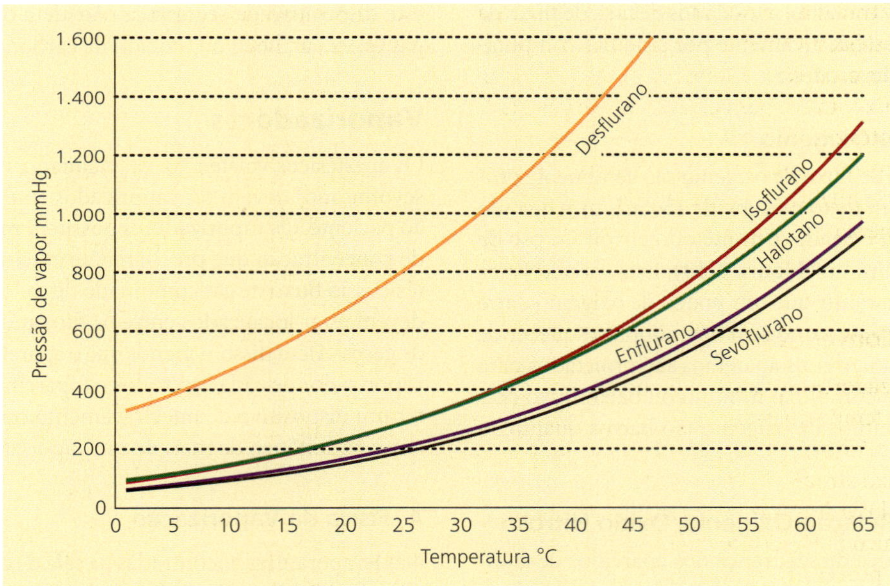

FIGURA 4-15 A pressão de vapor dos gases anestésicos.

cai, e a pressão de vapor diminui, a menos que haja calor disponível para entrar no sistema. Os vaporizadores contêm uma câmara em que um gás carreador se torna saturado com o agente volátil.

O ponto de ebulição de um líquido é a temperatura em que sua pressão de vapor iguala-se à pressão atmosférica. À medida que a pressão atmosférica diminui (como em maiores altitudes), o ponto de ebulição também diminui. Agentes anestésicos com baixos pontos de ebulição são mais suscetíveis a variações na pressão barométrica do que os agentes com maiores pontos de ebulição. Dentre os agentes comumente utilizados, o desflurano possui o ponto de ebulição mais baixo (22,8°C a 760 mmHg).

B. Copper Kettle

O vaporizador copper kettle não é mais utilizado na anestesia clínica; entretanto, a compreensão de seu funcionamento proporciona um conhecimento inestimável dos anestésicos voláteis (Figura 4-16). É classificado como um vaporizador de fluxo medido (ou vaporizador controlado por fluxômetro). Em um vaporizador copper kettle, a quantidade de gás carreador que borbulha através do anestésico volátil é controlada por um fluxômetro específico. Esta válvula é desligada, quando o circuito do vaporizador não está sendo usado. Cobre é o metal utilizado para construção deste vaporizador, pois seu calor específico relativamente alto (a quantidade de calor necessária para elevar em 1°C a temperatura de 1 g da substância) e alta condutividade térmica (a velocidade da condutância térmica através de uma substância) aumentam a capacidade do vaporizador de manter uma temperatura constante. Todo o gás que entra no vaporizador atravessa o líquido anestésico e se torna saturado com o vapor. Um mililitro de anestésico líquido equivale a aproximadamente 200 mL de vapor anestésico. Pelo fato de a pressão de vapor dos anestésicos voláteis ser maior do que a pressão parcial necessária para anestesia, o gás saturado que deixa o vaporizador copper kettle precisa ser diluído antes de chegar ao paciente.

Por exemplo, a pressão de vapor do halotano é de 243 mmHg a 20°C e, desse modo, a concentração de halotano que sai de um copper kettle a 1 atmosfera seria de 243/760, ou 32%. Se 100 mL de oxigênio entrarem no vaporizador kettle, sairão aproximadamente 150 mL de gás (os 100 mL iniciais de oxigênio mais 50 mL do vapor saturado de halotano), 1/3 do qual seria de vapor saturado de halotano. Para fornecer uma concentração de 1% de halotano (MAC 0,75%), 50 mL do vapor de halotano e 100 mL do gás carreador que saíram do vaporizador copper kettle terão de ser diluídos em um total de 5.000 mL de fluxo de gás fresco. Desse modo, cada 100 mL de oxigênio que passa pelo vaporizador de halotano equivalem a um aumento de 1% na concentração, se o fluxo de gás total no circuito de respiração for de 5 mL/min. Portanto, quando o fluxo

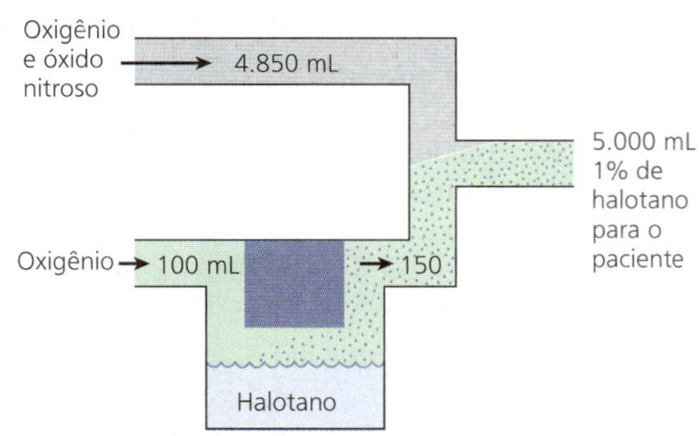

FIGURA 4-16 Diagrama esquemático de um vaporizador do tipo copper kettle. Note que 50 mL/min de vapor de halotano são adicionados para cada 100 mL/min de fluxo de oxigênio que atravessa o vaporizador.

total for fixo, o fluxo através do vaporizador determina a concentração final do anestésico. O isoflurano possui uma pressão de vapor quase idêntica e, consequentemente, uma mesma relação existe entre o fluxo no copper kettle, fluxo de gás total e concentração do anestésico. Todavia, se o fluxo de gás total muda sem um ajuste no fluxo no copper kettle (p. ex., exaustão de um cilindro de óxido nitroso), a concentração de anestésico volátil fornecido aumenta rapidamente até níveis potencialmente perigosos.

C. Vaporizadores Convencionais Modernos

5 Todos os vaporizadores modernos são agente-específicos, corrigidos para temperatura e capazes de fornecer uma concentração constante do agente independente das mudanças de temperatura ou fluxo através do vaporizador. Uma pequena fração apropriada do fluxo de gás total é desviada para o gás carreador ao girar um único botão de controle calibrado no sentido anti-horário até o porcentual desejado. Em seguida, o gás carreador flui sobre o anestésico líquido em uma câmara de vaporização, e o restante do gás abandona o vaporizador de forma inalterada (**Figura 4-17**). Visto que certa quantidade do gás que entra nunca é exposta ao líquido anestésico, este tipo de vaporizador agente-específico também é conhecido como um vaporizador de *bypass* variável.

A compensação da temperatura é obtida por uma lâmina composta de dois metais diferentes soldados juntos. As lâminas metálicas se expandem e se contraem de modo diferente em resposta às alterações de temperatura. Quando a temperatura diminui, uma contração diferencial faz com que a lâmina se curve, permitindo que uma maior quantidade de gás atravesse o vaporizador. Estas lâminas bimetálicas também são utilizadas em termostatos caseiros. Conforme a temperatura aumenta, a expansão diferencial faz com que a lâmina se curve para o lado oposto, restringindo o fluxo de gás para dentro do vaporizador. A alteração das taxas de fluxo de gases frescos em uma ampla gama não afeta de modo significativo a concentração anestésica, pois a mesma proporção de gás é exposta ao líquido. No entanto, a real saída de um agente seria mais inferior do que o ajuste do disco em um fluxo extremamente alto (> 15 L/min); o inverso é verdadeiro, quando a taxa do fluxo é inferior a 250 mL/min. A mudança da composição do gás de oxigênio a 100% para óxido nitroso a 70% pode transitoriamente diminuir a concentração do anestésico volátil em razão de uma maior solubilidade de óxido nitroso nos agentes voláteis.

Visto que estes vaporizadores são agente-específicos, o enchimento deles com o anestésico incorreto deve ser evitado. Por exemplo, o enchimento acidental com halotano de um vaporizador específico para sevoflurano poderia resultar em uma superdosagem de anestésico. Primeiro, a maior pressão de vapor do halotano (243 mmHg *versus* 157 mmHg) liberará 40% a mais de vapor anestésico. Segundo, o halotano é 2 vezes mais potente do que o sevoflurano (MAC de 0,75 *versus* 2,0). De modo contrário, o enchimento de um vaporizador de halotano com sevoflurano resultará em uma subdosagem anestésica. Os vaporizadores modernos oferecem portas de enchimentos de encaixe agente-específico para prevenir o enchimento com um agente incorreto.

A inclinação excessiva dos vaporizadores antigos (Tec 4, Tec 5 e Vapor 19.n) durante o transporte pode inundar a área de passagem e resultar em concentrações anestésicas perigosamente altas. No evento de tombamento e vazamento, o alto fluxo de oxigênio com o vaporizador desligado deve ser utilizado para vaporizar e lavar o líquido anestésico da via de passagem. Flutuações na pressão decorrentes da ventilação por pressão positiva em aparelhos de anestesia antigos podem causar uma reversão transitória do fluxo através do vaporizador, mudando imprevisivelmente o fornecimento do agente. Este efeito de "bombeamento" é mais pronunciado com baixos fluxos de gases. Uma válvula de retenção unidirecional entre os vaporizadores e a válvula de descarga de oxigênio (Datex-Ohmeda), junto com algumas modificações no modelo em unidades mais novas, limitam a ocorrência de alguns destes problemas. Vaporizadores de *bypass* variável compensam as alterações nas pressões ambientais (ou seja, mudanças na altitude mantendo a pressão parcial relativa do gás anestésico).

D. Vaporizadores Eletrônicos

Os vaporizadores controlados eletronicamente devem ser utilizados para o desflurano e são usados para todos os anestésicos voláteis em alguns aparelhos de anestesia sofisticados.

1. Vaporizador de desflurano – A pressão de vapor do desflurano é tão alta que quase entra em ebulição na temperatura ambiente no nível do mar (Figura 4-15). **Esta alta volatilidade, associada a uma potência de apenas 1/5 daquela de outros agentes voláteis, provoca problemas únicos de fornecimento.** Primeiro, a vaporização necessária para a anestesia geral produz um efeito de resfriamento que superaria a capacidade dos vaporizadores convencionais em manter uma temperatura constante. Segundo, pelo fato de o desflurano vaporizar tão extensivamente, um fluxo de gás tremendamente alto seria necessário para diluir o gás carreador a concentrações clinicamente relevantes. Estes problemas foram abordados pelo desenvolvimento de vaporizadores especiais para o desflurano. Um reservatório contendo desflurano (reservatório de desflurano) é eletricamente aquecido a 39°C (significativamente mais alto do que seu ponto de ebulição), criando uma pressão de vapor de 2 atmosferas. Ao contrário de um vaporizador de *bypass* variável, gases frescos não fluem através do reservatório de desflurano. Em vez disso, o vapor de desflurano puro se junta à mistura de gases frescos antes de sair do vaporizador. A quantidade de vapor de desflurano liberada do reservatório depende da concentração selecionada ao girar o disco de controle e da velocidade do fluxo de gases frescos. Embora o Tec 6 Plus mantenha uma concentração constante de desflurano sobre uma ampla gama de velocidades de fluxo de gases frescos, o mesmo não consegue compensar automaticamente as alterações na altitude. Uma pressão ambiental reduzida (p. ex., alta elevação) não afeta a concentração do agente fornecido, porém reduz a pressão parcial do agente. Portanto, em altitudes elevadas, o anestesiologista deve aumentar manualmente o controle da concentração.

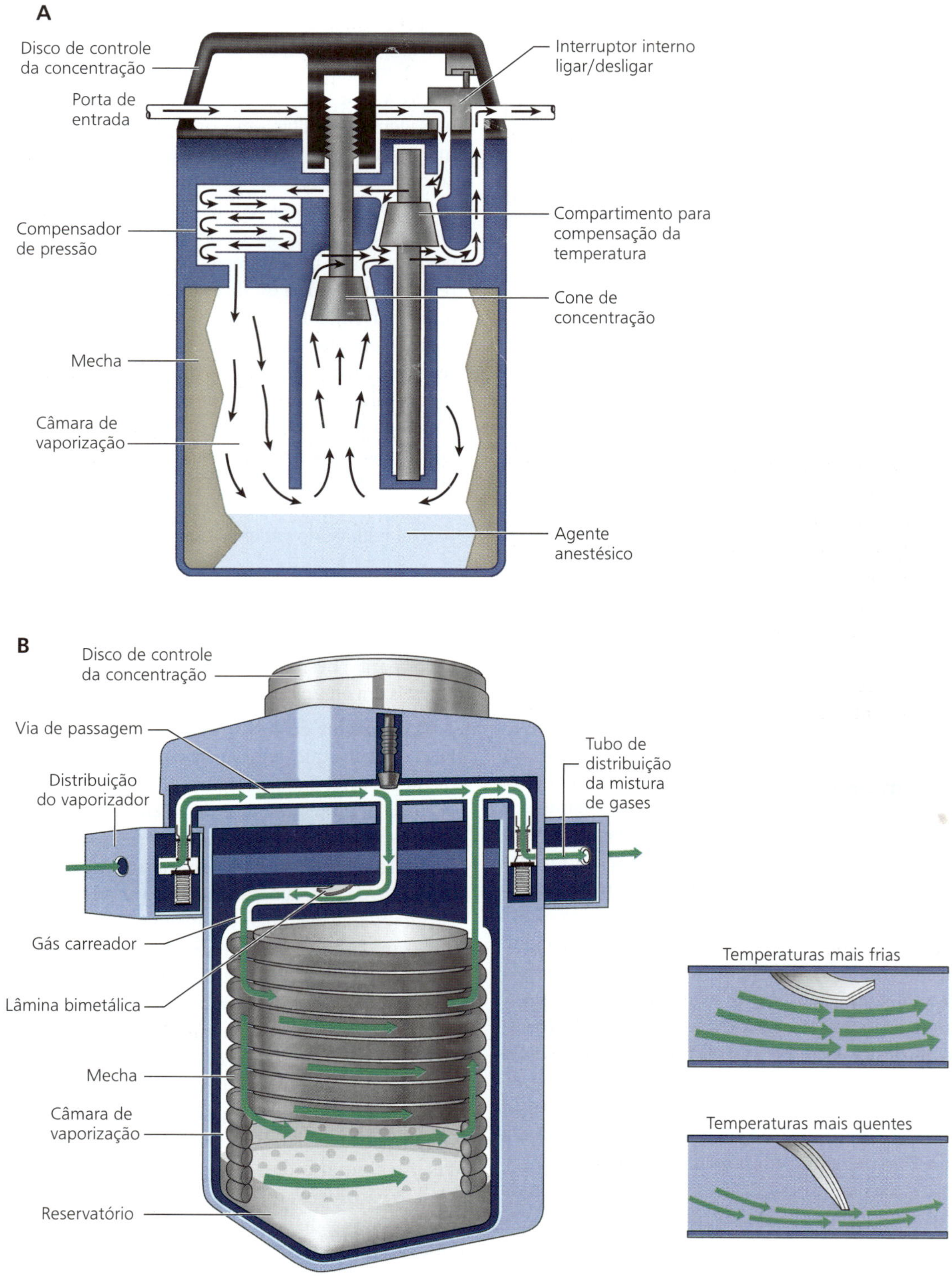

FIGURA 4-17 Diagrama esquemático dos vaporizadores agente-específicos de *bypass* variável. **A:** Dräger Vapor 19.n. **B:** Datex-Ohmeda Tec 7.

2. Vaporizador Aladin Cassette – Este vaporizador é projetado para uso com os aparelhos Datex-Ohmeda S/5 ADU e Aisys. O fluxo de gás proveniente do controle de fluxo é dividido em fluxo de derivação e fluxo na câmara de líquido (**Figura 4-18**). O último é conduzido para um cassete agente-específico e codificado por cores (cassete Aladin), em que o anestésico volátil é vaporizado. O aparelho aceita somente um cassete por vez e reconhece o cassete através de uma etiqueta magnética. O cassete não contém canais de fluxo de derivação; portanto, ao contrário dos vaporizadores tradicionais, o anestésico líquido não consegue escapar durante o manuseio, e o cassete não pode ser carregado em qualquer posição. Após deixar o cassete, o fluxo da câmera de líquido, agora saturado com anestésico, se une ao fluxo de derivação antes de sair pela saída de gases frescos. Uma válvula restritiva de fluxo, localizada próximo ao fluxo de derivação, ajuda a ajustar a quantidade de gás fresco que flui para o cassete. A concentração do agente anestésico volátil que chega ao paciente muda ao ajustar a relação entre o fluxo de derivação e o fluxo na câmara de líquido. Na prática, o clínico muda a concentração, girando o botão de controle do agente, que opera um potenciômetro digital. O *software* seleciona a concentração desejada do gás fresco de acordo com o número de pulsos de saída proveniente do botão de controle do agente. Sensores no cassete medem a pressão e temperatura, determinando a concentração do agente no gás, deixando o cassete. Um fluxo correto na câmara de líquido é calculado com base na concentração desejada de gás fresco e concentração de gás determinada no cassete.

Saída Comum de Gás (Fresco)

Ao contrário das múltiplas entradas de gás, o aparelho de anestesia possui apenas uma saída comum de gases que fornece gás ao circuito de ventilação. O termo *saída de gases frescos* também é utilizado com frequência em razão do seu papel crucial na adição de novo gás de composição fixa ou desconhecida ao sistema circular. Ao contrário dos modelos antigos, alguns aparelhos de anestesia mais recentes medem e registram os fluxos de gás na saída comum (Datex-Ohmeda S/5 ADU e Narkomed 6400). Um dispositivo de retenção antidesconexão é utilizado para evitar a separação acidental do tubo de saída de gases, que conecta o aparelho ao circuito de respiração.

A válvula de descarga de oxigênio fornece um alto fluxo (35-75 L/min) de oxigênio diretamente à saída comum de gases, desviando dos fluxômetros e vaporizadores. É utilizado para rapidamente reabastecer ou lavar o circuito de ventilação; contudo, pelo fato de o oxigênio poder ser fornecido em uma pressão de tubulação de 45-55 psig, existe um potencial real de barotrauma pulmonar. Por esta razão, a válvula de descarga deve ser usada com cautela sempre que um paciente é conectado ao circuito de ventilação. Além disso, o uso inapropriado da válvula de descarga (ou uma situação de válvula emperrada) pode resultar no retorno do fluxo de gases para o circuito de baixa pressão, causando diluição da concentração do anestésico inalado. Alguns aparelhos utilizam um regulador de dois estágios para reduzir a pressão de descarga de oxigênio para um menor nível.

Um aro protetor ao redor do botão de descarga limita a possibilidade de ativação acidental. Os aparelhos de anestesia (p. ex., Datex-Ohmeda Aestiva/5) podem possuir uma saída de gases comum auxiliar opcional, que é ativada com um interruptor específico. Esta saída comum auxiliar é primariamente utilizada para realização do teste de fuga de baixa pressão (veja Lista de Verificação do Aparelho de Anestesia).

CIRCUITO DE VENTILAÇÃO

O sistema de ventilação mais comumente utilizado com os aparelhos de anestesia é o sistema circular (**Figura 4-19**); um circuito de Bain é ocasionalmente usado. Os componentes e uso do sistema circular foram discutidos anteriormente. É importante observar que a composição do gás na saída comum de gases pode ser precisa e rapidamente controlada por ajustes nos fluxômetros e vaporizadores. Em contraste, a composição do gás, especialmente a concentração de anestésicos voláteis, no circuito de respiração é significativamente afetada por outros fatores, incluindo a captação de anestésico nos pulmões do paciente, a volume-minuto, o fluxo total de gases frescos, volume do circuito de respiração e a presença de fuga de gás. O uso de altas taxas de fluxo do gás durante a indução e recuperação re-

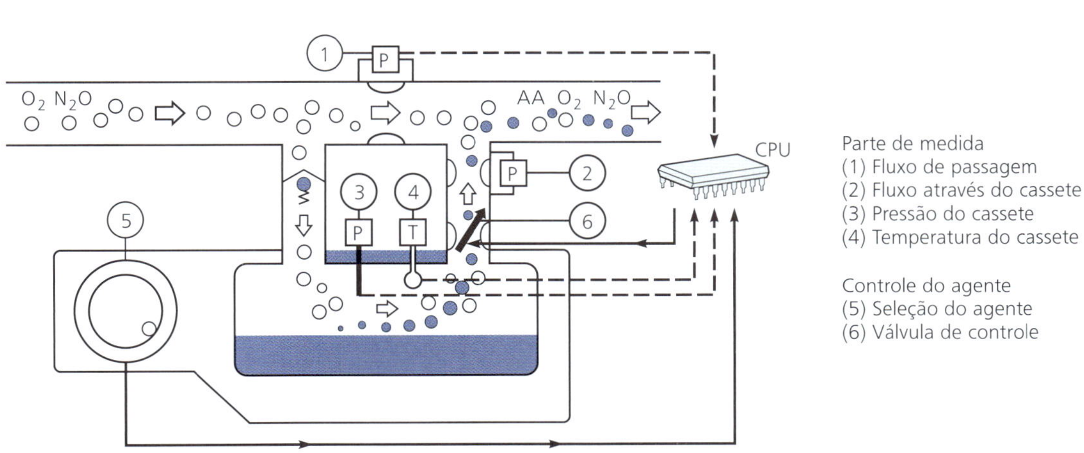

FIGURA 4-18 Diagrama esquemático do vaporizador eletrônico Datex-Ohmeda Aladin.

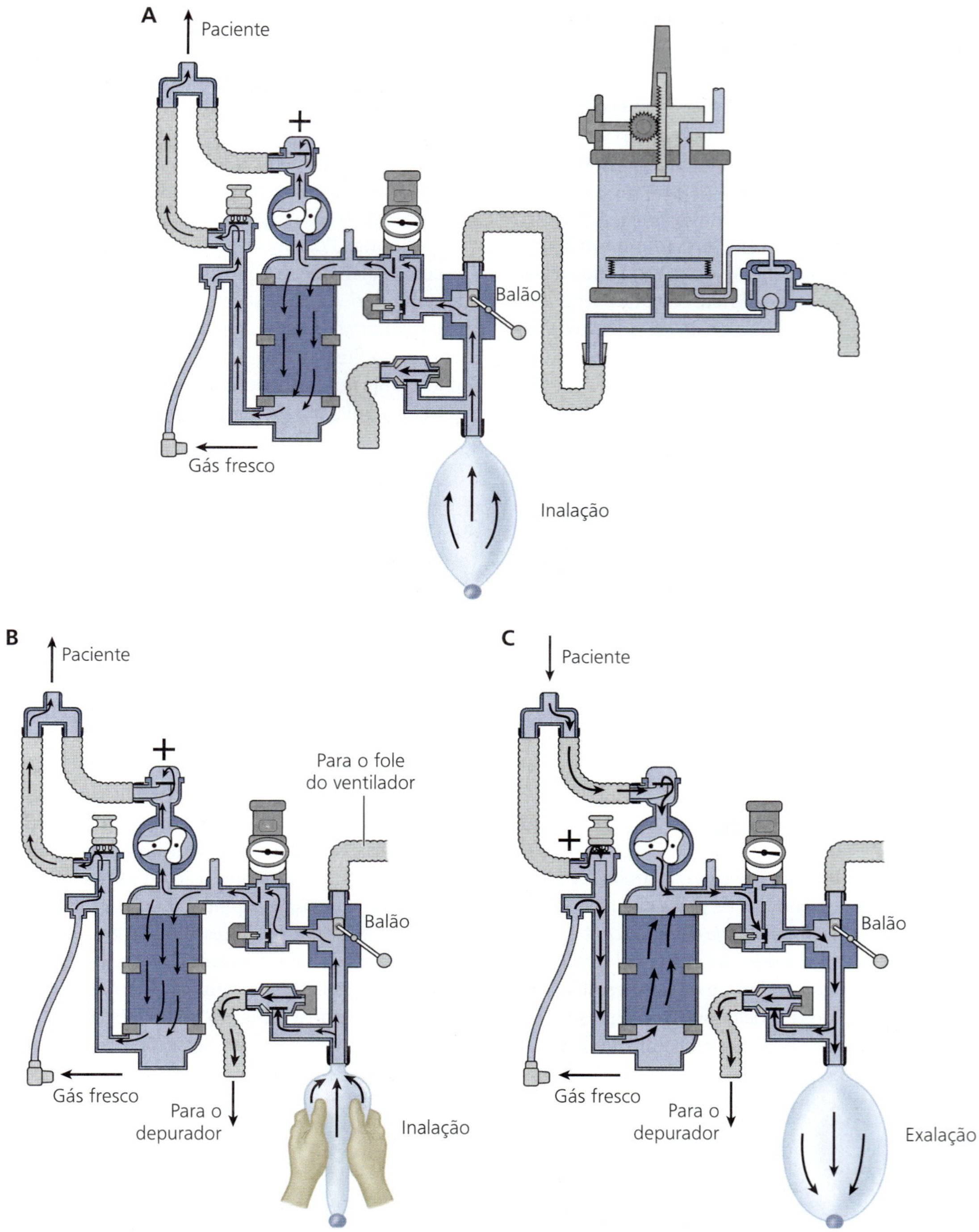

FIGURA 4-19 Diagrama de um circuito de respiração típico (Dräger Narkomed). Note o fluxo de gás durante (**A**) a inspiração espontânea, (**B**) inspiração manual ("hiperinsuflação manual") e (**C**) exalação (ventilação espontânea e por balão).

duz os efeitos destas variáveis e pode diminuir a magnitude das discrepâncias entre as concentrações anestésicas na saída de gases frescos e no sistema circular. Mensuração da concentração de gáses anestésicos inspirado e expirado facilita muito o controle anestésico.

Na maioria dos aparelhos, a saída comum de gases está conectada ao circuito de respiração logo depois da válvula expiratória, a fim de prevenir altas medidas de volume corrente exalado. Quando medidas espirométricas são realizadas no conector em Y, o fluxo de gases frescos pode entrar no circuito pelo lado do paciente da válvula inspiratória. O último aumenta a eliminação de CO_2 e pode ajudar a diminuir a desidratação dos absorvedores de CO_2.

Aparelhos de anestesia mais modernos possuem componentes de circuito de respiração internalizados integrados (Figura 4-20). As vantagens destes modelos incluem a probabilidade reduzida de erro de conexão, desconexão, encurvamento e fugas do circuito de respiração. O menor volume dos aparelhos compactos também pode ajudar a conservar o fluxo de gás e anestésicos voláteis, assim como permitir mudanças mais rápidas na concentração de gás do circuito de respiração. Aquecimento das estruturas internas pode reduzir a precipitação da umidade.

Analisadores de Oxigênio

A anestesia geral não deve ser executada sem um analisador de oxigênio no circuito de respiração. Três tipos de analisadores de oxigênio estão disponíveis: **polarográfico (eletrodo de Clark), galvânico (célula de combustível) e paramagnético**. As primeiras duas técnicas utilizam sensores eletroquímicos que contêm os eletrodos cátodo e ânion embebidos em um gel eletrolítico separado da amostra de gás por uma membrana permeável ao oxigênio (geralmente Teflon). À medida que o oxigênio reage com os eletrodos, é gerada uma corrente proporcional à pressão parcial de oxigênio na amostra de gás. Os sensores galvânico e polarográfico diferem na composição de seus eletrodos e géis eletrolíticos. Os componentes da célula galvânica são capazes de fornecer uma quantidade suficiente de energia para que a reação não necessite de uma fonte externa de energia.

Embora o custo inicial dos sensores paramagnéticos seja maior do que o custo dos sensores eletroquímicos, os sensores paramagnéticos são autocalibráveis e não possuem partes sujeitas ao desgaste. Além disso, o tempo de resposta dos sensores paramagnéticos é rápido o bastante para diferenciar entre as concentrações de oxigênio inspirado e expirado.

Todos os analisadores de oxigênio possuem um alarme de baixo nível que é automaticamente ativado ao ligar o aparelho

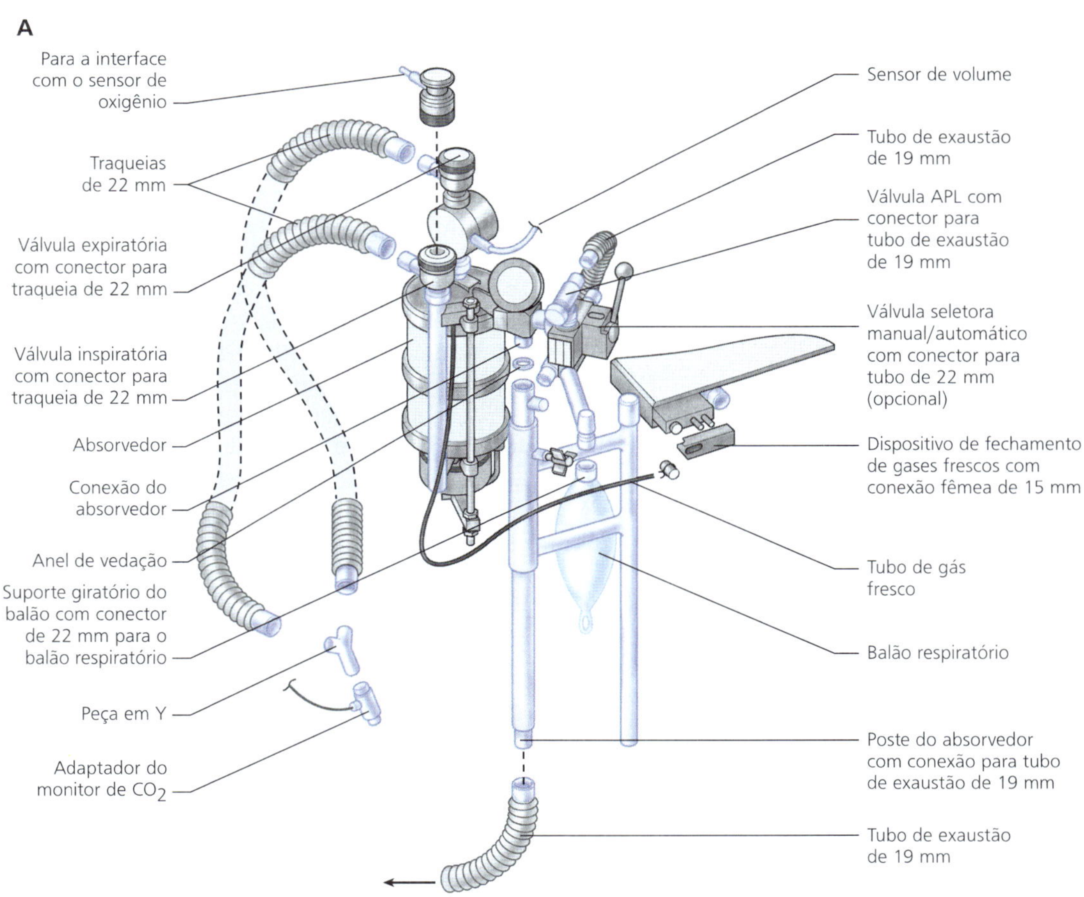

FIGURA 4-20 Modelo do circuito de respiração. **A:** Componentes externos convencionais. (*Continua.*)

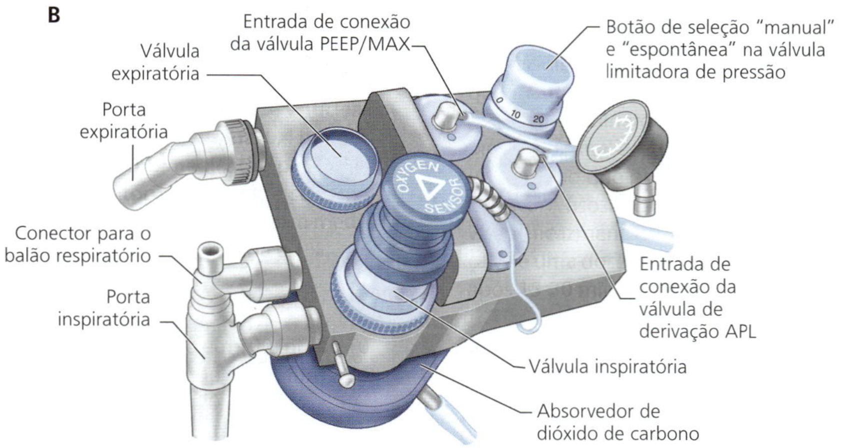

FIGURA 4-20 (*Cont.*) **B:** Modelo compacto que reduz as conexões externas e o volume do circuito (Dräger Fabius GS).

de anestesia. O sensor deve ser colocado no ramo inspiratório ou expiratório do circuito de respiração do sistema circular – porém não na linha de gases frescos. Como resultado do consumo de oxigênio pelo paciente, o ramo expiratório do sistema possui uma pressão parcial de oxigênio ligeiramente menor do que o ramo inspiratório, particularmente em baixos fluxos de gás fresco. A umidade elevada do gás expirado não afeta de modo significativo a maioria dos sensores modernos.

Espirômetros

Os espirômetros, também chamados de respirômetros, são utilizados para medir o volume corrente exalado no circuito de respiração em todos os aparelhos de anestesia, localizados tipicamente próximos da válvula de exalação. Alguns aparelhos de anestesia medem o volume corrente inspiratório em um local um pouco depois da válvula inspiratória, ou os volumes correntes reais e exalados no conector em Y que está conectado à via aérea do paciente.

Um método comum emprega uma pá giratória de baixa massa no ramo expiratório do sistema em frente da válvula expiratória do sistema circular (anemômetro ou respirômetro de Wright, **Figura 4-21A**).

O fluxo de gases através das pás no interior do respirômetro causa a rotação das pás, e esta é medida eletronicamente, fotoelétrica ou mecanicamente. Em outra variação, usando este princípio de turbina, o volúmetro ou medidor de deslocamento é desenhado para medir o movimento de quantidades discretas de gás ao longo do tempo (**Figura 4-21B**).

Mudanças nos volumes correntes exalados geralmente representam mudanças nos parâmetros do ventilador, porém também pode representar vazamentos de circuito, desconexões ou mau funcionamento do ventilador. Estes espirômetros são propensos a erros causados por inércia, atrito e condensação de água. Por exemplo, os respirômetros de Wright subavaliam a baixas taxas de fluxo e sobreavaliam em altas taxas de fluxo. Além disso, a medida dos volumes correntes exalados neste local no ramo expiratório inclui os gases que foram perdidos ao circuito (e não entregues ao paciente; discutido a seguir). A diferença entre o volume de gás fornecido ao circuito e o volume de gás que efetivamente chega ao paciente se torna muito significativa com tubos ventilatórios longos e complacentes, frequência respiratória elevada e pressões elevadas nas vias aéreas.

Um anemômetro quente utiliza um fio fino de platina, eletricamente aquecido a uma temperatura constante, dentro do fluxo de gás. O efeito de resfriamento do fluxo de gás crescente sobre o fio do eletrodo causa uma mudança na resistência elétrica. Em um anemômetro de resistência constante, o fluxo de gás é determinado a partir da corrente necessária para manter uma temperatura (e resistência) constante do fio. As desvantagens incluem uma incapacidade de detectar o fluxo reverso, menor precisão a taxas de fluxo mais elevadas e a possibilidade de que o fio aquecido possa ser uma potencial fonte de ignição para incêndios no tubo de escape do sistema respiratório.

Os sensores de fluxo ultrassônico baseiam-se em descontinuidades no fluxo de gás, geradas por redemoinhos turbulentos na corrente do fluxo. Feixes ultrassônicos a montante e a jusante, gerados a partir de cristais piezoelétricos, são transmitidos a um ângulo à corrente de gás. A frequência de desvio Doppler nos feixes é proporcional às velocidades de fluxo no circuito respiratório. As principais vantagens incluem a ausência de elementos móveis e a maior precisão em razão da independência entre o dispositivo e a densidade do gás.

Aparelhos com fluxômetros de orifício variável geralmente empregam dois sensores (**Figura 4-21C**). Um mede o fluxo na porta inspiratória do sistema de respiração, e o outro mede o fluxo na porta expiratória. Estes sensores utilizam uma mudança no diâmetro interno para gerar uma queda na pressão que é proporcional ao fluxo através do sensor. Tubos transparentes conectam os sensores aos transdutores de pressão diferencial

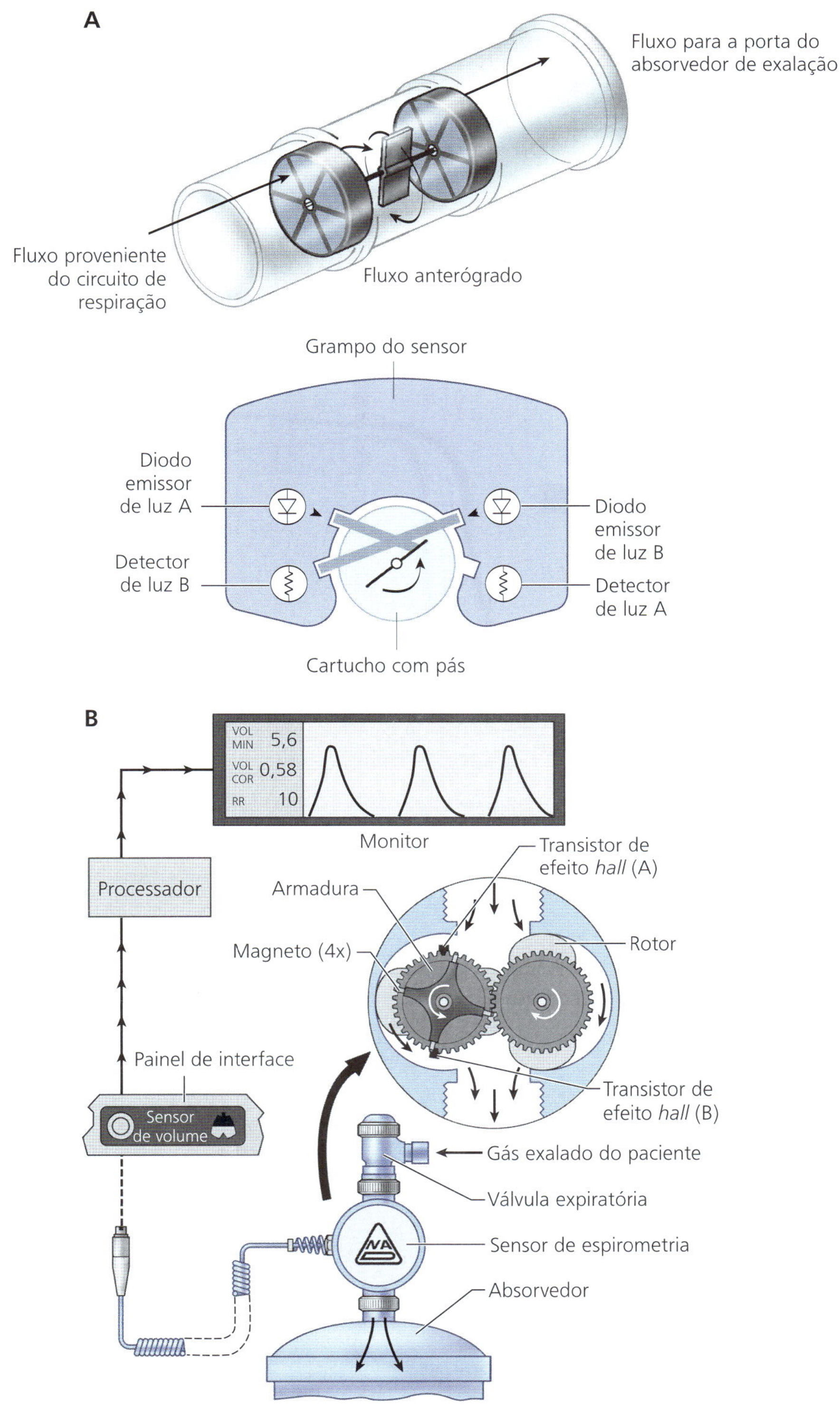

FIGURA 4-21 Modelos de espirômetros. **A:** Anemômetro (Datex-Ohmeda). **B:** Volúmetro (Dräger). (*Continua.*)

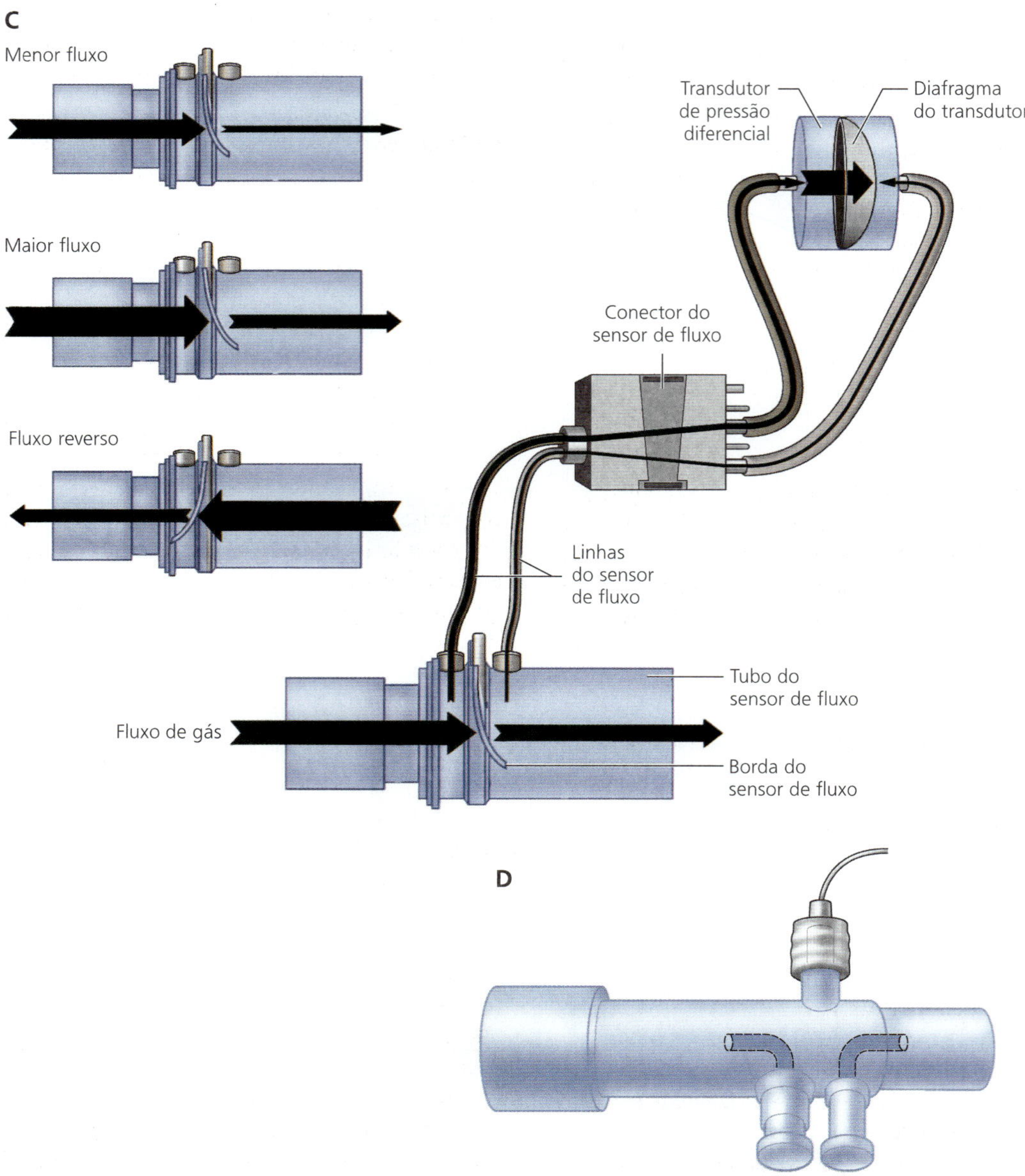

FIGURA 4-21 (*Cont.*) **C:** Fluxômetro de orifício variável (Datex-Ohmeda). **D:** Fluxômetro de orifício fixo (tubo de Pitot).

localizados no interior do aparelho de anestesia (Datex-Ohmeda 7900 SmartVent). As mudanças nos fluxos de gás durante as fases inspiratória e expiratória ajudam o ventilador a ajustar e fornecer um volume corrente constante. No entanto, em decorrência da condensação excessiva, os sensores podem falhar quando usados com circuitos com umidificação aquecida.

Um pneumotacógrafo é um fluxômetro de orifício fixo que pode funcionar como um espirômetro. Um feixe paralelo de tubos de pequeno diâmetro na câmara (pneumotacógrafo de Fleisch) ou tela de malha fornece uma leve resistência ao fluxo de ar. A queda de pressão através desta resistência é sentida por um transdutor de pressão diferencial e é proporcional à taxa de fluxo. Integração da taxa de fluxo ao longo do tempo resulta no volume corrente. Além disso, a análise das relações entre a pressão, volume e tempo pode render informações potencialmente valiosas sobre a mecânica das vias aéreas e pulmões. Modificações foram necessárias para superar as imprecisões causadas pela condensação da água e mudanças na temperatura. Uma modificação emprega duas linhas de sensores de pressão em um tubo Pitot na conexão em Y (**Figura 4-21D**). Gás fluindo através do tubo de Pitot (tubo sensor de fluxo) cria uma diferença na pressão entre as linhas do sensor de fluxo. Este diferencial na pressão é utilizado para medir o fluxo, a direção do fluxo e a pressão na via aérea. Gases respiratórios são amostrados continuamente para corrigir a leitura do fluxo para alterações na densidade e viscosidade.

Pressão do Circuito

Um manômetro ou sensor eletrônico é sempre utilizado para medir a pressão no circuito respiratório e está localizado entre as válvulas unidirecionais inspiratória e expiratória; o local exato depende do modelo do aparelho de anestesia. A pressão do circuito de respiração reflete a pressão nas vias aéreas, se for medida o mais perto possível da via aérea do paciente. As medidas mais precisas das pressões inspiratória e expiratória podem ser obtidas a partir da conexão em Y (p. ex., sensores D-lite e Pedi-lite).

6 Um aumento na pressão das vias aéreas pode sinalizar uma piora da complacência pulmonar, um aumento no volume corrente ou uma obstrução no circuito respiratório ou da via aérea do paciente. Uma queda na pressão pode indicar uma melhora na complacência, uma redução no volume corrente ou um vazamento no circuito. No entanto, se a pressão do circuito estiver sendo medida no absorvedor de CO_2, nem sempre espelhará a pressão na via aérea do paciente. Por exemplo, a dobra do ramo expiratório dos tubos de respiração durante a exalação impedirá que o ar do paciente saia dos pulmões. Apesar do aumento na pressão das vias aéreas, um manômetro no absorvedor marcará zero em razão da válvula unidirecional intermediária.

Alguns aparelhos incorporaram um alarme sonoro para mudanças na pressão durante o uso do ventilador.

Válvula Limitadora de Pressão Ajustável

A válvula limitadora de pressão ajustável (APL), algumas vezes chamada de válvula de alívio de pressão ou válvula *pop-off*, geralmente está completamente aberta durante a ventilação, porém deve estar parcialmente fechada durante a ventilação manual ou assistida por balão. A válvula APL frequentemente requer pequenos ajustes. Se não estiver fechada suficientemente, perda excessiva do volume do circuito em decorrência das fugas previne a ventilação manual. Ao mesmo tempo, se estiver muito fechada ou completamente fechada, um aumento progressivo na pressão poderia resultar em barotrauma pulmonar (p. ex., pneumotórax) ou comprometimento hemodinâmico, ou ambos. Como um recurso de segurança adicional, as válvulas APL nos aparelhos modernos agem como dispositivos limitadores de pressão verdadeiros que nunca podem ser completamente fechados; o limite superior é de, geralmente, de 70-80 cm H_2O.

Umidificadores

A umidade absoluta é definida como o peso do vapor d'água em 1 L de gás (ou seja, mg/L). Umidade relativa é a razão da massa real de água presente em um volume de gás até a quantidade máxima de água possível em uma dada temperatura. A uma temperatura de 37°C e 100% de umidade relativa, a umidade absoluta será de 44 mg/L, enquanto que na temperatura ambiente (21°C e 100% de umidade) será de 18 mg/L. Gases inalados na sala de cirurgia são normalmente administrados à temperatura ambiente com pouca ou nenhuma umidificação. Portanto, os gases devem ser aquecidos à temperatura ambiente e saturados com água pelo trato respiratório superior. A intubação traqueal e os altos fluxos de gases frescos contornam este sistema de umidificação normal e expõem as vias aéreas inferiores a gases secos (< 10 mg H_2O/L) e na temperatura ambiente.

A inalação prolongada dos gases não umidificados levou à desidratação da mucosa do trato respiratório inferior, função ciliar alterada e, se excessivamente prolongada, pode potencialmente levar ao espessamento das secreções, atelectasia e até mesmo desequilíbrio da relação ventilação/perfusão, particularmente em pacientes com doença pulmonar subjacente. O calor do corpo também é perdido à medida que os gases são aquecidos e, mais importante, à medida que a água é vaporizada para umidificar os gases secos. O calor da vaporização para a água é de 560 cal/g de água vaporizada. Felizmente, esta perda de calor é responsável por apenas 5-10% da perda de calor intraoperatória total, é insignificante para um procedimento de curta duração (< 1 hora) e geralmente pode facilmente ser compensada com o uso de uma manta térmica. Umidificação e aquecimento dos gases inspiratórios podem ser mais importantes para pacientes pediátricos pequenos e pacientes mais velhos com patologia pulmonar grave subjacente, como, por exemplo, fibrose cística.

A. Umidificadores Passivos

Os umidificadores adicionados ao circuito de respiração minimizam a perda de água e calor. Os modelos mais simples são os umidificadores com condensadores ou permutadores de calor e umidade (HME, do inglês *heat and moisture exchanger*) (Figura 4-22). Estes dispositivos passivos não acrescentam calor ou vapor, porém contêm um material higroscópico que aprisiona o calor e a umidade exalada, que são liberados na inalação subsequente. Dependendo do modelo, estes dispositivos podem aumentar substancialmente o espaço morto do aparelho (superior a 60 mL^3), que pode causar uma reinalação significativa em pacientes pediátricos. Eles também podem aumentar a resistência do circuito de respiração e o trabalho de respiração durante as respirações espontâneas. Saturação excessiva de um HME com água ou secreções pode obstruir o circuito respiratório. Alguns umidificadores com condensadores também atuam como filtros eficientes que podem proteger o circuito de respiração e o aparelho de anestesia de uma contaminação cruzada por bactérias ou vírus. Isto pode ser particularmente importante durante a ventilação de pacientes com infecções respiratórias ou sistemas imunes comprometidos.

B. Umidificadores Ativos

Os umidificadores ativos são mais eficientes do que os passivos na preservação de umidade e calor. Os umidificadores ativos acrescentam água ao gás ao passar o gás por uma câmara de água (umidificador de passagem) ou através de uma mecha saturada (umidificador mecha), borbulhando-o através da água (umidificador de bolhas) ou misturando-o com a água vaporizada (umidificador de vapor). Em decorrência do fato de a temperatura elevada aumentar a capacidade de um gás em reter o vapor d'água, os umidificadores aquecidos com elementos termostaticamente controlados são mais eficientes.

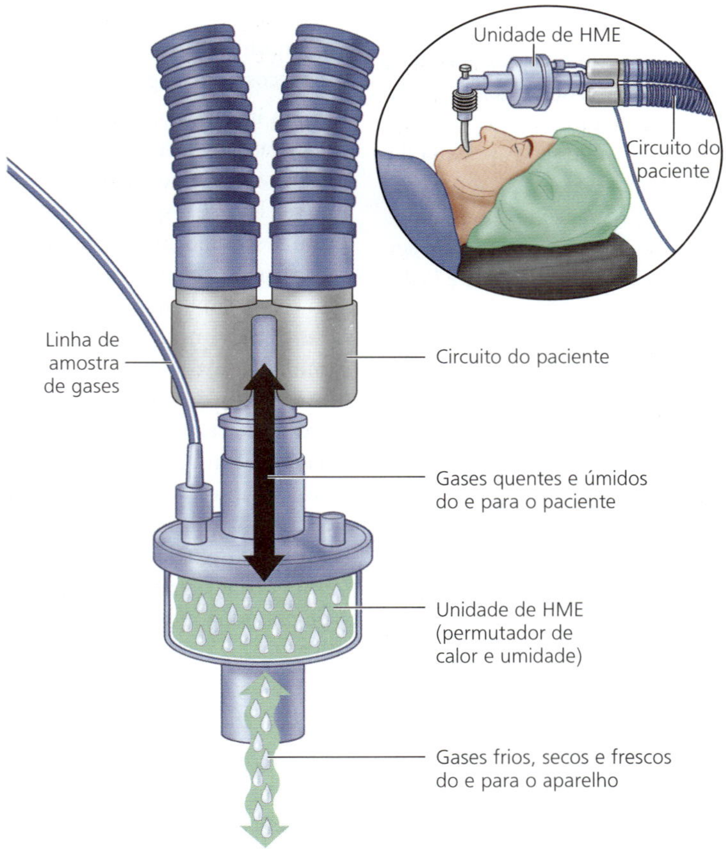

FIGURA 4-22 O permutador de calor e umidade (HME) funciona como um "nariz artificial" que se liga entre a sonda traqueal e o conector em ângulo reto do circuito de respiração.

Os perigos dos umidificadores aquecidos incluem lesão térmica pulmonar (a temperatura do gás inalado deve ser monitorada e não deve exceder 41°C), infecção hospitalar, maior resistência das vias aéreas em consequência do excesso de condensação de água no circuito de respiração, interferência com a função do fluxômetro e uma maior probabilidade de desconexão do circuito. Estes umidificadores são particularmente valiosos com crianças, pois ajudam a prevenir hipotermia e o entupimento de pequenas sondas endotraqueais pelas secreções ressecadas. É claro que qualquer modelo que aumente o espaço morto das vias aéreas deve ser evitado em pacientes pediátricos. Ao contrário dos umidificadores passivos, os umidificadores ativos não filtram os gases respiratórios.

VENTILADORES

Os ventiladores são muito utilizados na sala de cirurgia (OR) e na unidade de tratamento intensivo (ICU). Todos os aparelhos de anestesia modernos são equipados com um ventilador. Historicamente, os ventiladores de SO eram mais simples e mais compactos do que seus correspondentes da ICU. A distinção tornou-se menos evidente em razão dos avanços na tecnologia e na necessidade crescente de ventiladores do "tipo ICU", visto que uma maior quantidade de pacientes críticos chega à OR. Os ventiladores em alguns aparelhos modernos são tão sofisticados quanto aqueles na ICU e apresentam quase as mesmas capacidades. Após uma discussão geral dos princípios básicos dos ventiladores, esta seção revisa o uso dos ventiladores em conjunto com os aparelhos de anestesia.

Visão Geral

Os ventiladores geram fluxo de gás pela criação de um gradiente de pressão entre as vias aéreas proximais e os alvéolos. Unidades mais antigas geravam pressão negativa ao redor (e dentro) do tórax (p. ex., pulmão de aço), enquanto que os ventiladores modernos geram pressão positiva e fluxo de gás nas vias aéreas superiores.

A função do ventilador é mais adequadamente descrita quando relacionada com as quatro fases do ciclo ventilatório: inspiração, a transição da inspiração para a expiração, expiração e a transição da expiração para a inspiração. Embora existam vários sistemas de classificação, o mais comum se baseia nas características da fase inspiratória e o método de ciclagem da inspiração para a expiração. Outras categorias de classificação podem incluir a fonte de energia (p. ex., pneumático de alta pressão, pneumático Venturi, ou elétrico), modelo (sistema de circuito único, pistão rotativo, pistão linear) e mecanismos de controle (p. ex., temporizador eletrônico ou microprocessador).

A. Fase Inspiratória

Durante a inspiração, os ventiladores geram volumes correntes através da produção de um fluxo de gás junto a um gradiente de pressão. O aparelho gera uma pressão constante (geradores de pressão constante) ou uma taxa de fluxo de gás constante (geradores de fluxo constante) durante a inspiração, independente das mudanças na mecânica pulmonar (Figura 4-23). Os geradores não constantes produzem pressões ou taxas de fluxo de gás que variam durante o ciclo, porém que se mantêm constantes de uma respiração a outra. Por exemplo, um ventilador que gera um padrão de fluxo similar à meia-vida de uma onda sinusoidal (p. ex., ventilador com pistão rotativo) seria classificado como um gerador de fluxo não constante. Um aumento na resistência das vias aéreas ou uma redução na complacência pulmonar aumentaria a pressão de pico inspiratório, porém não alteraria a taxa de fluxo gerada por este tipo de ventilador (Figura 4-24).

B. Fase de Transição da Inspiração para a Expiração

O término da fase inspiratória pode ser desencadeado por um limite de tempo preestabelecido (duração fixa), uma pressão inspiratória estabelecida que deve ser alcançada, ou um volume corrente predeterminado que deve ser fornecido. Ventiladores ciclados a tempo possibilitam que o volume corrente e o pico de pressão inspiratória variem de acordo com a complacência pulmonar. O volume corrente é ajustado, estabelecendo-se a duração inspiratória e a taxa de fluxo inspiratório. Ventiladores ciclados a tempo não alternarão da fase inspiratória para a fase expiratória até que uma pressão pré-ajustada seja alcançada. Se uma grande fuga no circuito diminuir de forma significativa o pico das pressões, um ventilador ciclado à pressão pode permanecer indefinitivamente na fase inspiratória. Por outro lado, uma pequena fuga pode não diminuir de modo acentuado o volume corrente, pois o ciclo será atrasado até que o limite de pressão seja alcançado. Ventiladores ciclados a volume variam a duração inspiratória e pressão para fornecer um volume predeterminado. Na verdade, os ventiladores modernos contornam as muitas falhas dos modelos clássicos de ventilador ao incorporar parâmetros de ciclo secundários ou outros mecanismos limitadores. Por exemplo, os ventiladores ciclados a tempo e ciclados a volume geralmente incorporam uma característica limitante de pressão que conclui a inspiração, quando um limite de pressão seguro, ajustável e predeterminado é alcançado. Similarmente, um controle de volume pré-estipulado que limita a excursão dos foles permite que um ventilador ciclado a tempo funcione como um ventilador ciclado a volume, de acordo com a frequência selecionada do ventilador e a taxa de fluxo inspiratório.

C. Fase Expiratória

A fase expiratória dos ventiladores normalmente reduz a pressão nas vias aéreas aos níveis atmosféricos ou algum valor pré-

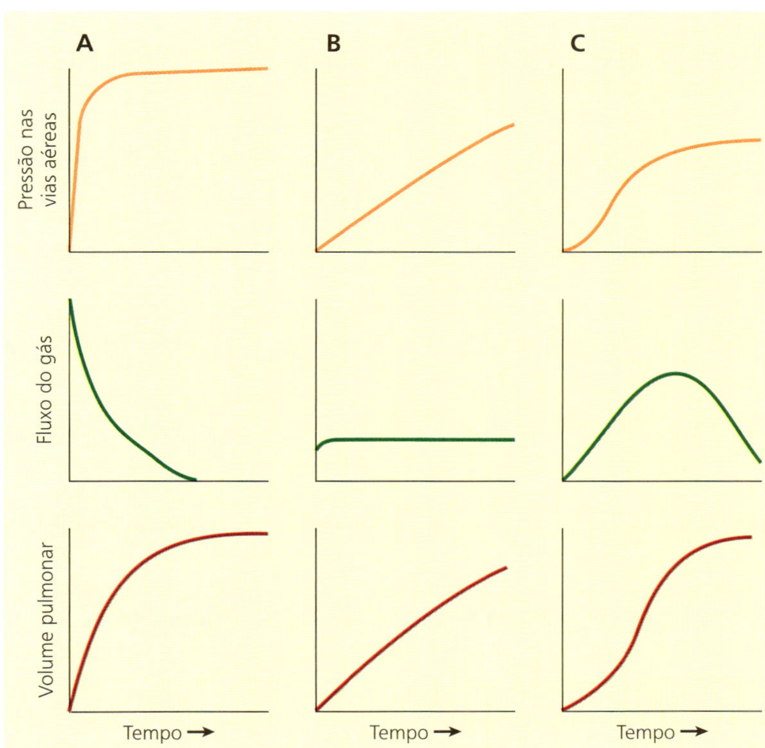

FIGURA 4-23 Perfil da pressão, volume e fluxo dos diferentes tipos de ventiladores. **A:** Pressão constante. **B:** Fluxo constante. **C:** Gerador não constante.

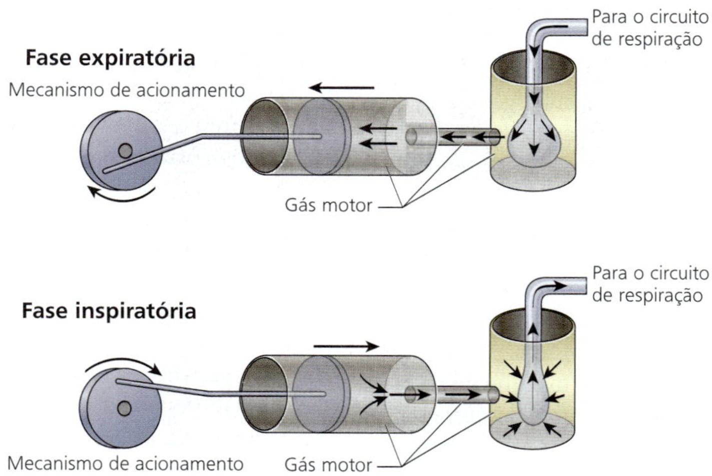

FIGURA 4-24 Ventilador com pistão rotativo.

ajustado de pressão positiva expiratória final (PEEP). A exalação é, portanto, passiva. O fluxo para fora dos pulmões é determinado primariamente pela resistência das vias aéreas e complacência pulmonar. Os gases expirados enchem o fole; em seguida, esses gases são liberados para o sistema de exaustão. A PEEP é geralmente criada com um mecanismo de válvula ajustável ou pressurização pneumática da válvula de escape.

D. Fase de Transição da Expiração para a Inspiração

A transição para a próxima fase inspiratória pode ser com base em um intervalo de tempo predeterminado ou uma alteração na pressão. O comportamento do ventilador durante esta fase, como o tipo de ciclo da inspiração para a expiração, determina o modo do ventilador.

Durante a ventilação controlada, o modo mais básico de todos os ventiladores, a próxima respiração sempre ocorre após um intervalo de tempo pré-ajustado. Desse modo, o volume corrente e a taxa são fixos na ventilação com controle de volume, enquanto que o pico de pressão inspiratória é fixo na ventilação com controle de pressão. Os modos de ventilação controlada não são projetados para a respiração espontânea. No modo controle de volume, o ventilador ajusta a taxa de fluxo de gás e o tempo inspiratório com base na taxa ventilatória ajustada e relação I:E (Figura 4-25A). No modo controle de pressão, o tempo inspiratório também é fundamentado na taxa do ventilador ajustada e relação entre a inspiração e expiração (I:E), porém o fluxo de gás é ajustado para manter uma pressão inspiratória constante (Figura 4-25B).

Em contraste, a ventilação mandatória intermitente (IMV) permite que o paciente respire espontaneamente nos intervalos entre as respirações controladas. Ventilação mandatória intermitente sincronizada (SIMV) é um refinamento adicional que ajuda a prevenir o "combate com o ventilador" e o "empilhamento de ar"; sempre que possível, o ventilador tenta cronometrar as respirações mecânicas mandatórias com as quedas na pressão das vias aéreas abaixo da pressão expiratória final que ocorre, quando o paciente inicia uma respiração espontânea.

Modelo do Circuito do Ventilador

7 Tradicionalmente, os ventiladores nos aparelhos anestésicos possuem um modelo de sistema com duplo circuito e com controle das propulsões pneumática e eletrônica (Figura 4-26). Aparelhos mais modernos também incorporam um sistema controlado por microprocessador que se baseia em sensores de fluxo e pressão sofisticados. Esta característica permite múltiplos modos ventilatórios, controle eletrônico da PEEP, modulação do volume corrente e recursos de segurança aprimorados. Alguns aparelhos de anestesia possuem ventiladores que usam um modelo de pistão com circuito único (Figura 4-24).

A. Ventiladores com Sistema de Duplo Circuito

Em um sistema de duplo circuito, o volume corrente é fornecido a partir de um conjunto de foles, que consiste em um fole em um invólucro de plástico rígido transparente (Figura 4-26). Um fole vertical é preferível, visto que rapidamente chama a atenção para uma desconexão do circuito ao colapsar. Foles suspensos são raramente utilizados e não devem ser pesados; ventiladores mais antigos com foles suspensos pesados continuam a encher pelo efeito da gravidade, mesmo quando desconectados do circuito respiratório.

O fole em um ventilador com modelo de duplo circuito ocupa o lugar do balão respiratório no circuito anestésico. O ar ou oxigênio pressurizado proveniente da saída do ventilador (45-50 psig) é encaminhado para o espaço entre a parede interna do invólucro de plástico e a parede externa do fole. Pressurização do invólucro de plástico comprime o fole pregueado, for-

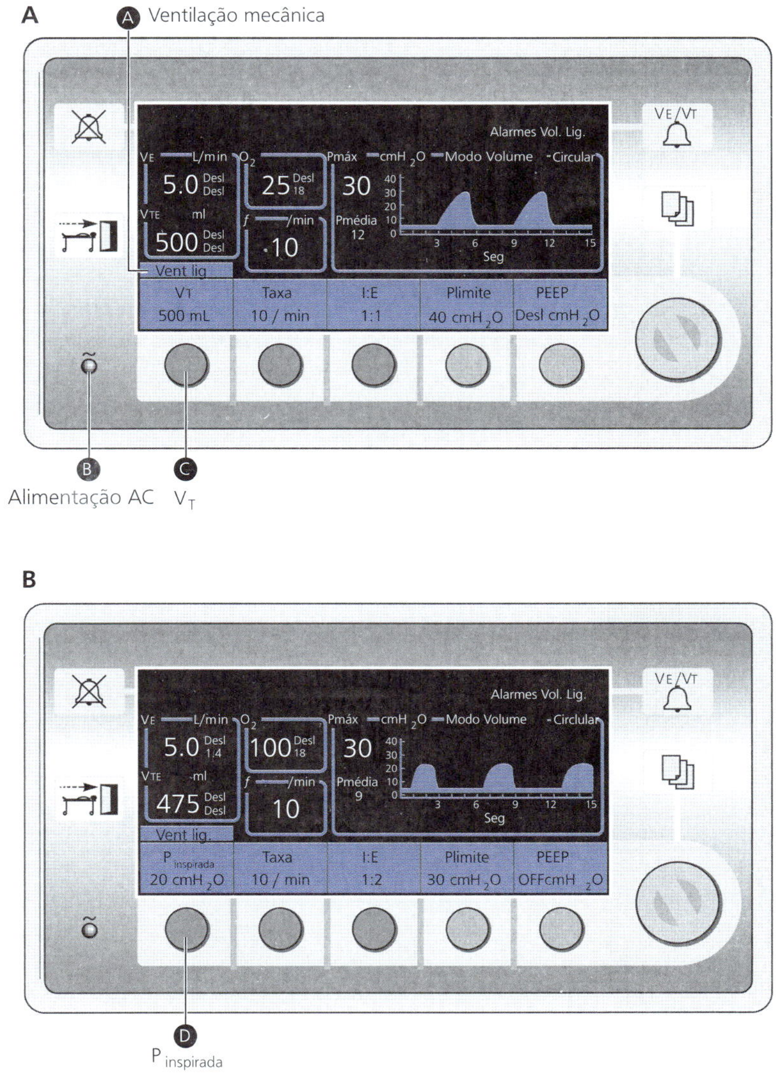

FIGURA 4-25 Controles do ventilador (Datex-Ohmeda). **A:** Modo controle de volume. **B:** Modo controle de pressão.

çando o gás para dentro do circuito de respiração e do paciente. Em contraste, durante a expiração, o fole ascende, à medida que a pressão dentro do invólucro de plástico cai, e o fole é preenchido com o gás expirado. Uma válvula de controle do fluxo no ventilador regula o fluxo de gás motor para o interior da câmara de pressurização. Esta válvula é controlada pelas configurações do ventilador no painel de controle (Figura 4-26). Ventiladores microprocessados também utilizam o retorno dos sensores de fluxo e pressão. Se oxigênio for usado para gerar energia pneumática, o mesmo será consumido a uma taxa, no mínimo, igual à volume-minuto. Desse modo, se o fluxo de gás fresco (oxigênio) for de 2 L/min e um ventilador estiver fornecendo 6 L/min para o circuito, um total de pelo menos 8 L/min de oxigênio está sendo consumido. Isto deve ser lembrado, se houver falha do sistema de gases medicinais do hospital, e um cilindro de oxigênio for necessário. Alguns aparelhos de anestesia reduzem o consumo de oxigênio ao incorporar um dispositivo Venturi que aspira o ar ambiente para fornecer energia pneumática de ar/oxigênio. Aparelhos mais novos podem oferecer a opção de utilizar ar comprimido para energia pneumática. Uma fuga no fole do ventilador pode transmitir uma alta pressão de gás para a via aérea do paciente, potencialmente resultando em barotrauma pulmonar. **Isto pode ser indicado por uma elevação maior que a esperada na concentração de oxigênio inspirado (se o oxigênio for o único gás pressurizado).** Alguns ventiladores possuem um regulador de gás motor embutido que reduz a pressão do gás motor (p. ex., para 25 psig) para uma segurança adicional.

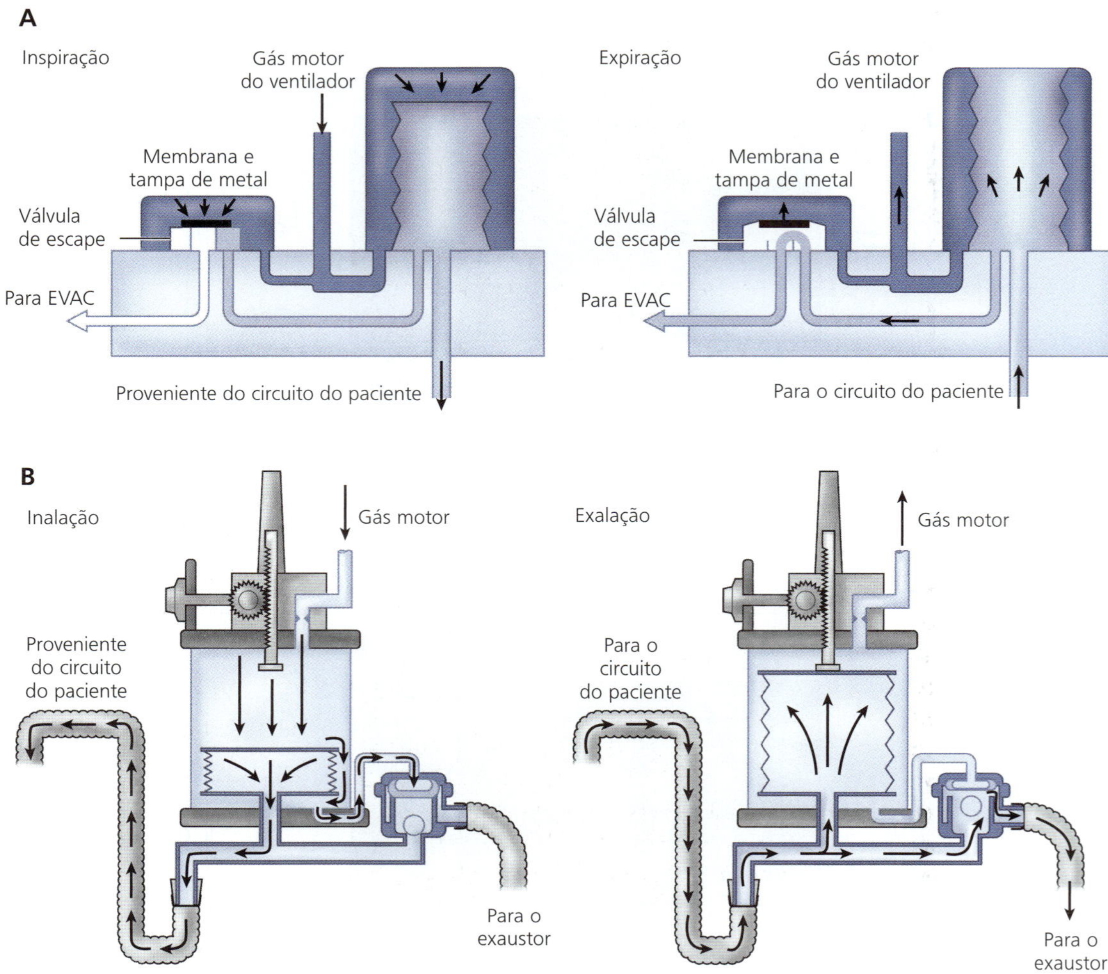

FIGURA 4-26 Modelo do ventilador com duplo circuito pneumático. **A:** Datex-Ohmeda. **B:** Dräger.

Os ventiladores de duplo circuito também incorporam uma válvula respiratória livre que permite que o ar externo entre na câmara de gás motor, e o fole colapse, se o paciente gerar pressão negativa ao realizar respirações espontâneas durante a ventilação mecânica.

B. Ventiladores de Pistão

Em um modelo de pistão, o ventilador substitui um pistão acionado eletricamente para o fole (Figura 4-24); o ventilador requer mínima ou nenhuma energia pneumática (oxigênio). 8 A principal vantagem de um ventilador de pistão é sua capacidade de fornecer volumes correntes precisos aos pacientes com complacência pulmonar muito baixa e para pacientes muito pequenos. Durante a ventilação controlada por volume, o pistão se movimenta a uma velocidade constante, enquanto que, durante a ventilação controlada por pressão, o pistão se movimenta em velocidade decrescente. Assim como com o fole, o pistão é preenchido com gás proveniente do circuito de respiração. Para evitar a geração de pressão negativa significativa durante o curso descendente do pistão, a configuração do sistema circular precisa ser modificada (Figura 4-27). O ventilador também deve incorporar uma válvula de alívio de pressão negativa ou ser capaz de interromper o curso descendente do pistão, se pressão negativa for detectada. Introdução de uma válvula de alívio de pressão negativa ao circuito de respiração pode introduzir o risco de arrastamento de ar, assim como o potencial para diluição do oxigênio e concentrações anestésicas voláteis, se o paciente respirar durante a ventilação mecânica e baixos fluxos de gases frescos.

C. Válvula de Escape

Sempre que um ventilador seja usado em um aparelho de anestesia, a válvula APL do sistema circular deve ser funcionalmente removida ou isolada do circuito. Um interruptor de balão/ventilador tipicamente realiza isso. Quando o interruptor é coloca-

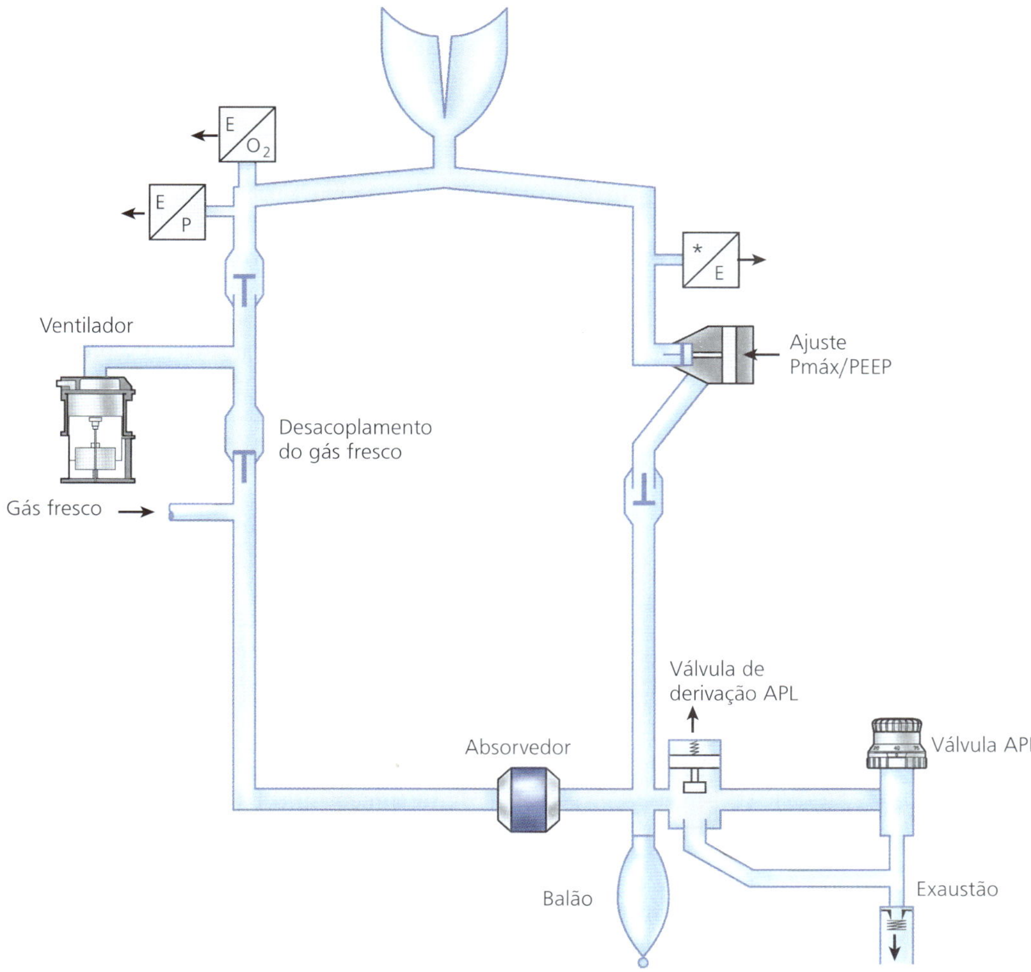

FIGURA 4-27 Sistema circular modificado para um ventilador de pistão (Dräger Fabius GS).

do em "balão", o ventilador é excluído, e uma ventilação espontânea/manual (balão) é possível. Quando é colocado em "ventilador", o balão respiratório e a válvula APL são excluídos do circuito de respiração. A válvula APL pode ser automaticamente excluída em alguns aparelhos de anestesia mais novos, quando o ventilador é ligado. O ventilador contém sua própria válvula de alívio de pressão *(pop-off)*, chamada válvula de escape, que é pneumaticamente fechada durante a inspiração de modo que uma pressão positiva possa ser gerada (Figura 4-26). Durante a exalação, o gás pressurizado é expelido para fora do sistema, e a válvula de escape do ventilador não é mais fechada. Há reenchimento do fole do ventilador ou pistão durante a expiração; quando o fole está completamente cheio, o aumento na pressão do sistema circular faz com que o gás em excesso seja direcionado ao sistema de exaustão pela válvula de escape. O travamento desta válvula pode resultar em uma pressão das vias aéreas anormalmente elevada durante a exalação.

Monitorização da Pressão e Volume

O pico de pressão inspiratória é a pressão mais alta do circuito, gerada durante um ciclo inspiratório, e fornece uma indicação da complacência dinâmica. A pressão de platô é a pressão medida durante uma pausa inspiratória (um período sem fluxo de gás) e reflete a complacência estática. Durante a ventilação normal de um paciente sem doença pulmonar, o pico de pressão inspiratória é igual, ou ligeiramente superior, à pressão de platô. Um aumento no pico de pressão inspiratória e na pressão de platô sugere um aumento no volume corrente ou uma redução na complacência pulmonar. Um aumento no pico da pressão inspiratória sem qualquer alteração na pressão de platô sinaliza um aumento na resistência da via aérea ou taxa de fluxo de gás inspiratório (**Tabela 4-3**). Desse modo, o formato da onda da pressão do circuito respiratório pode fornecer informações importantes sobre as vias aéreas. Muitos aparelhos de

TABELA 4-3 Causas de pico de pressão inspiratória (PIP) elevada, com ou sem uma pressão de platô (PP) elevada

PIP e PP elevadas
Volume corrente aumentado
Complacência pulmonar diminuída
Edema pulmonar
Posição de Trendelenburg
Efusão pleural
Ascite
Tamponamento abdominal
Insuflação de gás no peritônio
Pneumotórax tensional
Intubação endotraqueal
PIP elevada e PP inalterada
Taxa de fluxo inspiratório de gás elevada
Resistência das vias aéreas elevada
Tubo endotraqueal dobrado
Broncospasmo
Secreções
Aspiração de corpo estranho
Compressão das vias aéreas
Herniação do balonete do tubo endotraqueal

anestesia exibem graficamente a pressão do circuito de respiração (Figura 4-28). A ocorrência de secreções nas vias aéreas ou encurvamento da sonda traqueal pode ser facilmente excluída com o uso de uma sonda de aspiração. Broncoscopia de fibra óptica flexível geralmente fornecerá um diagnóstico definitivo.

Alarmes do Ventilador

Os alarmes constituem parte integrante de todos os ventiladores modernos de anestesia. 9 Sempre que um ventilador é usado, "alarmes de desconexão" devem ser passivamente ativados. Estações de trabalho de anestesia devem ter, no mínimo, três alarmes de desconexão: baixo pico de pressão inspiratória, baixo volume corrente exalado e baixa quantidade de dióxido de carbono exalado. O primeiro alarme é sempre integrado ao ventilador, enquanto que os dois últimos devem estar em módulos separados. Uma pequena fuga ou desconexão parcial do circuito de ventilação pode ser detectada por reduções discretas no pico de pressão inspiratória, volume exalado ou concentração final de dióxido de carbono expirado antes que os limiares do alarme sejam atingidos. Outros alarmes integrados ao ventilador incluem alto pico de pressão inspiratória, PEEP alta, pressões elevada e sustentada nas vias aéreas, pressão negativa e baixa pressão do suprimento de oxigênio. Os ventiladores de anestesia mais modernos também possuem analisadores de oxigênio e espirômetros integrados, que fornecem alarmes adicionais.

Problemas Associados aos Ventiladores de Anestesia

A. Acoplamento ao Ventilador/Fluxo de Gases Frescos

10 Com base no que já foi discutido, é importante reconhecer que, em razão do fechamento da válvula de escape do ventilador durante a inspiração, o fluxo de gases frescos proveniente da saída comum de gases do aparelho normalmente contribui com o volume corrente fornecido ao paciente. Por exemplo, se o fluxo de gases frescos for de 6 L/min, a relação I:E é de 1:2, e a frequência respiratória é de 10 respirações/min, cada volume corrente acrescentará 200 mL à produção do ventilador:

$$\frac{(6.000 \text{ mL/min})}{10 \text{ respirações/min}} \approx 200 \text{ mL/respirações}$$

Portanto, o aumento do fluxo de gases frescos eleva o volume corrente, a ventilação-minuto e o pico de pressão inspiratória. Para evitar problemas com o acoplamento ao ventilador/fluxo de gases frescos, a pressão das vias aéreas e volume corrente exalado devem ser monitorados de perto, e fluxos excessivos de gases frescos devem ser evitados.

B. Pressão Positiva Excessiva

Durante a anestesia, altas pressões inspiratórias sustentadas ou intermitentes (> 30 mmHg) durante a ventilação com pressão positiva aumentam o risco de barotrauma pulmonar (p. ex., pneumotórax) ou de comprometimento hemodinâmico, ou ambos. Pressões excessivamente altas podem resultar de ajustes incorretos no ventilador, mau funcionamento do ventilador, acoplamento ao fluxo de gases frescos (acima) ou ativação da descarga de oxigênio durante a fase inspiratória do ventilador. 11 O uso de válvula de descarga de oxigênio durante o ciclo inspiratório de um ventilador *deve ser evitado*, pois a válvula de escape do ventilador estará fechada, e a válvula APL é excluída; a onda de oxigênio (600-1200 mL/s) e a pressão do circuito serão transferidos aos pulmões do paciente.

Além de um alarme de alta pressão, todos os ventiladores possuem uma válvula APL ou automática integrada. O mecanismo de pressão limitante pode ser tão simples quanto uma válvula de limiar que abre a uma determinada pressão, ou um sensor eletrônico que repentinamente interrompe a fase inspiratória do ventilador.

C. Discrepâncias no Volume Corrente

12 Grandes discrepâncias entre o volume corrente ajustado e o volume corrente que o paciente realmente recebe são frequentemente observadas na sala de cirurgia durante o controle de volume da ventilação. As causas incluem complacência do circuito respiratório, compressão de gases, acoplamento ao ventilador/fluxo de gases frescos (anteriormente) e fugas no aparelho anestésico, no circuito respiratório ou nas vias aéreas do paciente.

A complacência para os circuitos respiratórios padrões de adultos é de aproximadamente 5 mL/cm H_2O. Desse modo, se o pico da pressão inspiratória for de 20 cm H_2O, cerca de 100 mL de volume corrente estabelecido são perdidos para expandir o circuito. Por esta razão, os circuitos respiratórios para pacientes

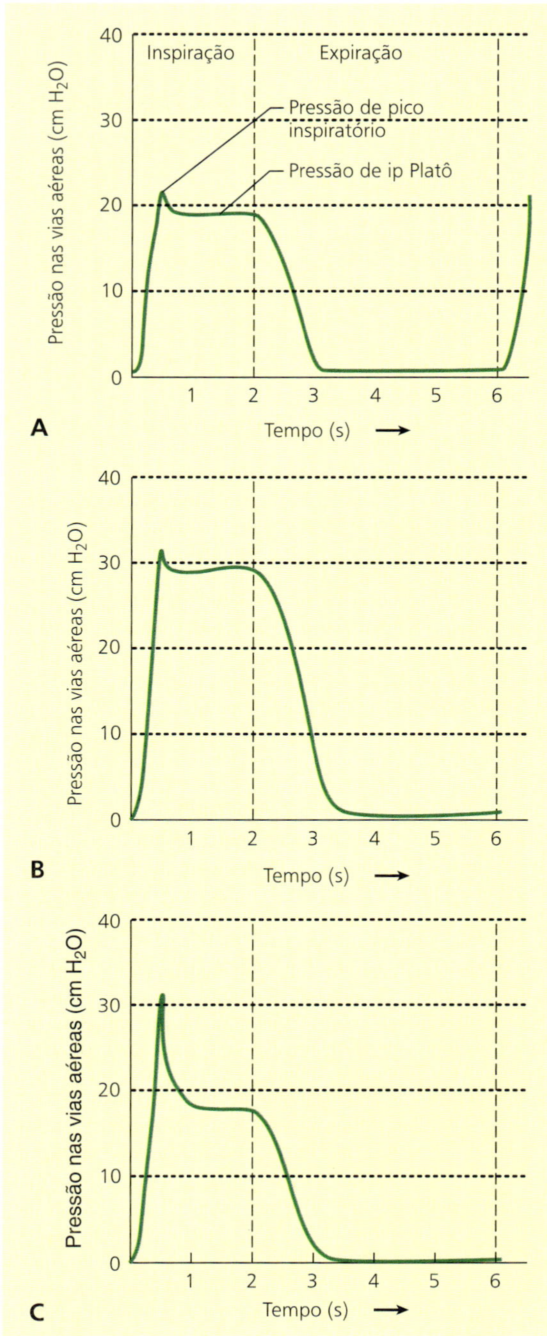

FIGURA 4-28 As pressões das vias aéreas (Paw) podem ser apresentadas na forma de diagrama como uma função do tempo. **A:** Em pessoas normais, o pico de pressão inspiratória é igual ou ligeiramente superior à pressão de platô. **B:** Um aumento no pico de pressão inspiratória e pressão de platô (a diferença entre as duas permanece quase constante) pode ser decorrente de um aumento no volume corrente ou uma redução na complacência pulmonar. **C:** Um aumento no pico de pressão inspiratória com pouca alteração na pressão de platô indica um aumento na taxa de fluxo inspiratório ou um aumento na resistência das vias aéreas.

pediátricos são projetados para serem muito mais firmes, com complacências tão baixas, como 1,5-2,5 mL/cm H_2O.

Perdas por compressão, normalmente ao redor de 3%, ocorrem em decorrência da compressão de gás no interior do fole do ventilador e pode ser dependente do volume do circuito respiratório. Desse modo, se o volume corrente for de 500 mL, 15 mL adicionais do gás corrente estabelecido podem ser perdidos. A amostragem de gás para capnografia e medidas de gás anestésico representam perdas adicionais na forma de fugas de gás, a menos que o gás amostrado seja retornado ao circuito respiratório, como ocorre em alguns aparelhos.

A detecção precisa das discrepâncias do volume corrente depende do local que o espirômetro é colocado. Ventiladores sofisticados medem tanto o volume corrente inspiratório, como o expiratório. É importante notar que, salvo se o espirômetro for colocado no conector em Y no circuito respiratório, a complacência e perdas por compressão não serão aparentes.

Diversos mecanismos foram integrados nos aparelhos de anestesia mais novos para reduzir as discrepâncias no volume corrente. Durante a autoverificação eletrônica inicial, alguns aparelhos medem a complacência total do sistema e, subsequentemente, utilizam esta medida para ajustar a excursão do fole ou pistão do ventilador; fugas também podem ser mensuradas, porém geralmente não compensadas. O método atual de modulação ou compensação do volume corrente varia de acordo com o fabricante e modelo. Em um modelo, um sensor de fluxo mede o volume corrente administrado na válvula inspiratória nas primeiras respirações e ajusta os subsequentes volumes de fluxo de gás motor medido para compensar as perdas de volume corrente (ajuste de retorno). Outro modelo mede de forma contínua os gases frescos e fluxo do vaporizador, subtraindo esta quantidade do fluxo de gás motor medido (ajuste preventivo). Alternativamente, os aparelhos que utilizam controle eletrônico do fluxo de gás podem desacoplar o fluxo de gases frescos do volume corrente através da administração do fluxo de gases frescos somente durante a expiração. Por último, a fase inspiratória do fluxo de gases frescos do ventilador pode ser desviada por uma válvula de desacoplamento para o balão respiratório, que é excluído do sistema circular durante a ventilação. Durante a expiração, a válvula de desacoplamento se abre, permitindo que o gás fresco temporariamente armazenado no balão entre no circuito de respiração.

EXAUSTORES DE GASES RESIDUAIS

13 Os exaustores de gases residuais dispõem de gases que foram eliminados do circuito de respiração pela válvula APL e válvula de escape do ventilador. A poluição do ambiente na sala de cirurgia com os gases anestésicos pode representar um risco para a saúde da equipe cirúrgica. Embora seja difícil definir os níveis seguros de exposição, o *National Institute for*

Occupational Safety and Health (NIOSH) recomenda limitar a concentração de óxido nitroso na sala para 25 ppm e de agentes halogenados para 2 ppm (0,5 ppm se óxido nitroso ainda estiver sendo usado) nas amostras integradas no tempo. Redução destes níveis vestigiais é possível somente com o funcionamento adequado dos sistemas de exaustão dos gases residuais.

Para evitar o acúmulo de pressão, o excesso de gás é eliminado pela válvula APL no circuito de respiração e a válvula de escape no ventilador. Ambas as válvulas devem ser conectadas a mangueiras (tubos de transferência) que levam à interface com o sistema de exaustão, que pode estar no interior do aparelho ou conectado externamente (**Figura 4-29**). A pressão imediata-

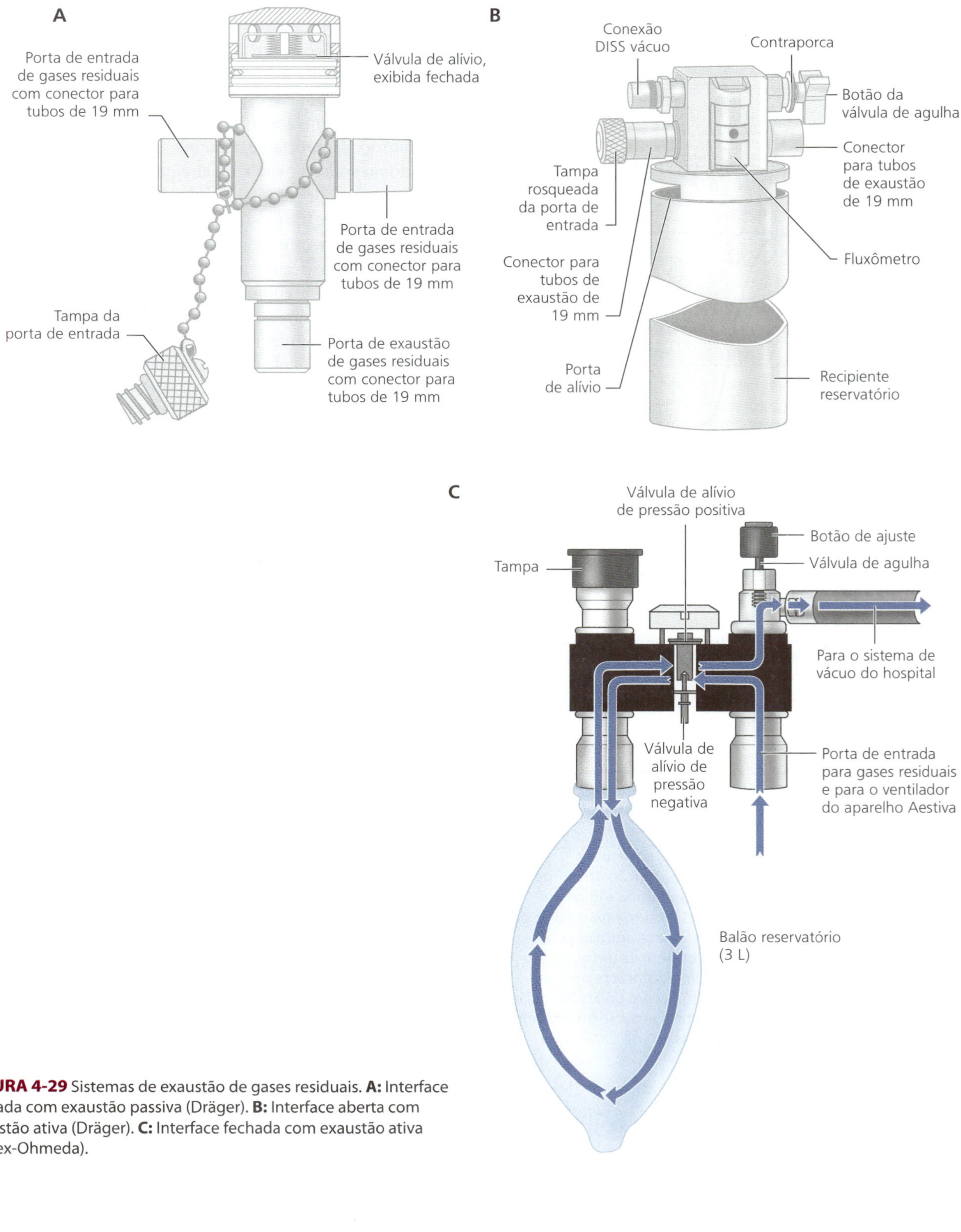

FIGURA 4-29 Sistemas de exaustão de gases residuais. **A:** Interface fechada com exaustão passiva (Dräger). **B:** Interface aberta com exaustão ativa (Dräger). **C:** Interface fechada com exaustão ativa (Datex-Ohmeda).

D

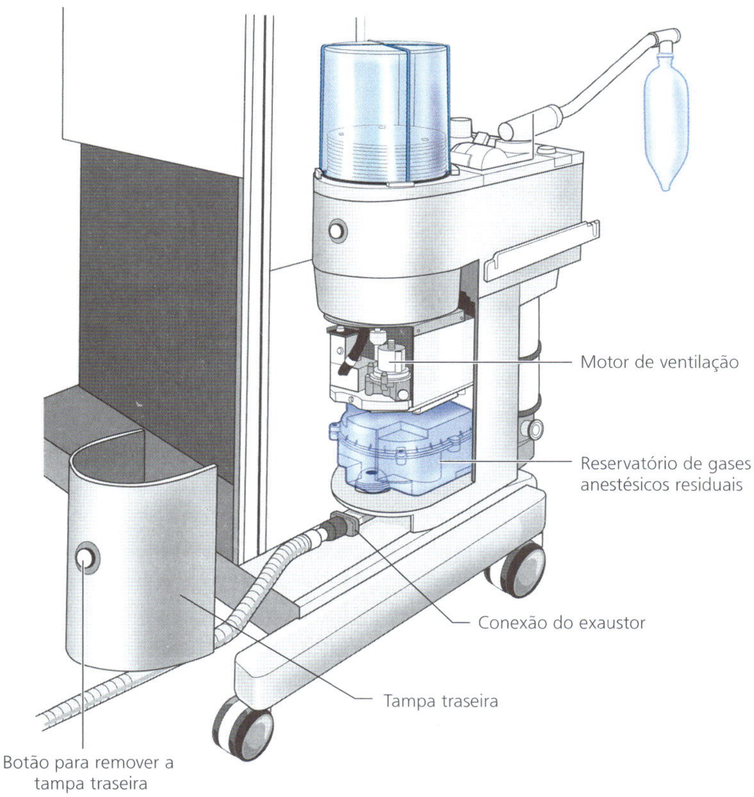

FIGURA 4-29 (*Cont.*) **D:** Sistema de exaustão integrado, o qual pode ser ativo ou passivo; o sistema de exaustão ativo possui uma interface aberta, enquanto que o sistema de exaustão passivo possui uma interface fechada com válvulas de alívio de pressão positiva e negativa (Datex-Ohmeda).

mente a jusante à interface deve ser mantida entre 0,5 e +3,5 cm H_2O durante condições cirúrgicas normais. A interface com o sistema de exaustão pode ser descrita como aberta ou fechada.

Uma interface aberta está aberta à atmosfera externa e geralmente não requer válvulas de alívio de pressão. Em contraste, uma interface fechada está fechada para a atmosfera externa e requer válvulas de alívio de pressões negativa e positiva, que protegem o paciente da pressão negativa do sistema de vácuo e pressão positiva de uma obstrução no tubo de eliminação, respectivamente. A saída do sistema de exaustão pode ser uma linha direta com o exterior através de um ducto de ventilação, além de qualquer ponto de recirculação (exaustão passiva) ou uma conexão ao sistema de vácuo do hospital (exaustão ativa). Uma câmara ou balão reservatório aceita o extravasamento de gases residuais, quando a capacidade do vácuo for ultrapassada. A válvula de controle de vácuo em um sistema ativo deve ser ajustada para permitir a evacuação de 10-15 L de gás expirado por minuto. Esta taxa é adequada por períodos de alto fluxo de gases frescos (ou seja, indução e recuperação), contudo, minimiza o risco de transmitir pressão negativa ao circuito respiratório durante condições de menor fluxo (manutenção). A menos que utilizado corretamente, o risco de exposição ocupacional aos provedores de cuidados médicos é maior com uma interface aberta. Alguns aparelhos podem conter sistemas de exaustão ativo e passivo.

LISTA DE VERIFICAÇÃO DO APARELHO DE ANESTESIA

O uso incorreto ou o mau funcionamento do equipamento de fornecimento de gás anestésico pode causar grande morbidade ou mortalidade.

14 Uma inspeção de rotina do aparelho de anestesia antes de cada uso aumenta a familiaridade do operador e confirma seu funcionamento adequado. A *U.S. Food and Drug Administration* (FDA) disponibilizou um procedimento genérico de verificação para os aparelhos de anestesia (Tabela 4-4). Este procedimento deve ser modificado conforme a necessidade, de acordo com o equipamento específico sendo utilizado e as recomendações do fabricante. Note que, embora lista completa de verificação não necessite ser repetida entre os casos no mesmo dia, o uso consciente de uma lista de verificação é mandatório antes de cada procedimento anestésico. Um procedimento de verificação mandatório aumenta a probabilidade de detectar defeitos do aparelho de anestesia. Alguns aparelhos de anestesia fornecem um sistema de checagem automático que requer uma quantidade variável de intervenção humana. Estes sistemas de verificação podem incluir o fornecimento de óxido nitroso (prevenção de uma mistura hipóxica), suprimento do agente, ventilação mecânica e manual, pressões nas tubulações, exaustão, complacência do circuito respiratório e fuga de gás.

TABELA 4-4 Verificações recomendadas do aparelho de anestesia[1,2]

Esta lista de verificação, ou um equivalente razoável, deve ser conduzida antes da administração de anestesia. Estas recomendações são válidas somente para um sistema anestésico em conformidade com os padrões atuais e relevantes e que incluam um ventilador com fole ascendente e, no mínimo, os seguintes monitores: capnógrafo, oxímetro de pulso, analisador de oxigênio, monitor de volume respiratório (espirômetro) e um monitor de pressão do sistema respiratório com alarmes de pressões alta e baixa. Os usuários são encorajados a modificar estas orientações para adaptar as diferenças no modelo do equipamento e variações na prática clínica local. Tais modificações locais devem ser apropriadamente revisadas por um anestesiologista experiente. Os usuários devem consultar os manuais do operador para precauções e procedimentos específicos.

Equipamento de Ventilação de Emergência

*1. Verificar se o equipamento reserva de ventilação está disponível e funcionando

Sistema de Alta Pressão

*2. Verificar o cilindro de fornecimento de O_2
   a. Abrir o cilindro de O_2 e verificar se está, pelo menos, com metade da capacidade total (cerca de 1.000 psig)
   b. Fechar o cilindro

*3. Verificar as tubulações da rede central; verificar se as mangueiras estão conectadas e os manômetros marcam ao redor de 50 psig

Sistema de Baixa Pressão

*4. Verificar o estado inicial do sistema de baixa pressão
   a. Fechar as válvulas de controle de fluxo e desligar os vaporizadores
   b. Verificar o nível de enchimento e apertar as tampas do reservatório dos vaporizadores

*5. Efetuar a verificação de fugas do sistema de baixa pressão do aparelho de anestesia
   a. Verificar se o interruptor do aparelho e as válvulas de controle de fluxo estão desligadas
   b. Conectar uma "pera de sucção" à saída comum de gases (frescos)
   c. Apertar a "pera" repetidamente até que completamente colapsada
   d. Verificar se a "pera" permanece *completamente* colapsada por pelo menos 10 segundos
   e. Abrir um vaporizador de cada vez e repetir as etapas c e d
   f. Remover a "pera de sucção" e reconectar a mangueira de fluxo de gases frescos

*6. Ligar o interruptor principal do aparelho e todos os outros equipamentos elétricos necessários

*7. Testar os fluxômetros
   a. Ajustar o fluxo de todos os gases através de toda a escala, verificando o bom funcionamento dos flutuadores e bom estado dos tubos de fluxo
   b. Tentar criar uma mistura hipóxica de O_2/N_2O e verificar as corretas alterações no fluxo e/ou alarme

Sistema de Exaustão

*8. Ajustar e verificar o sistema de exaustão
   a. Assegurar uma ligação apropriada entre o sistema de exaustão e as válvulas APL *(pop-off)* e de alívio do ventilador
   b. Ajustar o vácuo dos gases residuais (se possível)
   c. Abrir completamente a válvula APL e ocluir a peça em Y
   d. Com um fluxo mínimo de O_2, permitir que o completo colapso do balão reservatório do sistema de exaustão colapse completamente e verificar se o manômetro do absorvedor marca zero
   e Com a descarga de O_2 ativada, permitir a completa distensão do balão reservatório do sistema de exaustão e verificar se o manômetro do absorvedor marca < 10 cm H_2O

Sistema de Respiração

*9. Calibrar o monitor de O_2
   a. Garantir que o monitor marque 21% no ar ambiente
   b. Verificar se o alarme de baixo O_2 está acionado e funcionando
   c. Reinstalar o sensor no circuito e encher o sistema respiratório com O_2
   d. Verificar se agora o monitor marca mais de 90%

10. Verificar o estado inicial do sistema ventilatório
   a. Ajuste o interruptor seletor para o modo Balão
   b. Verificar se o circuito respiratório está completo, não danificado e desobstruído
   c. Verificar se o absorvedor de CO_2 está adequado
   d. Instalar os equipamentos acessórios do circuito ventilatório (p. ex., umidificador, válvula PEEP) para serem utilizados durante o caso

11. Efetuar a verificação de fugas do sistema respiratório
   a. Ajustar todos os fluxos de gases para zero (ou mínimo)
   b. Fechar a válvula APL *(pop-off)* e ocluir a peça em Y
   c. Pressurizar o sistema respiratório para cerca de 30 cm H_2O com a descarga de O_2
   d. Assegurar que a pressão permaneça por pelo menos 10 segundos
   e. Abrir a válvula APL *(pop-off)* e assegurar que a pressão diminua

Sistemas de Ventilação Manual e Automática

12. Testar os sistemas de ventilação e as válvulas unidirecionais
   a. Colocar um segundo balão respiratório na peça em Y
   b. Ajustar os parâmetros apropriados do ventilador para o próximo paciente
   c. Mudar para o modo automático de ventilação (ventilador)
   d. Ligar o ventilador e encher o fole e o balão respiratório com a descarga de O_2
   e. Ajustar o fluxo de O_2 para mínimo e dos outros gases para zero
   f. Verificar que durante a inspiração, o fole forneça um volume corrente apropriado e que, durante a expiração, o fole encha completamente
   g. Ajustar o fluxo de gases frescos para cerca de 5 L min^{-1}
   h. Verificar se o fole do ventilador e o simulador pulmonar se enchem e esvaziam apropriadamente sem pressão sustentada na expiração final
   i. Verificar o funcionamento apropriado das válvulas unidirecionais
   j. Testar os acessórios do circuito de respiração para assegurar o funcionamento apropriado
   k. Desligar o ventilador e ligar o modo de ventilação manual (Balão/APL)
   l. Ventilar manualmente e assegurar insuflação e deflação dos pulmões artificiais, assim como uma complacência e resistência do sistema apropriada
   m. Remover o segundo balão respiratório da peça em Y

TABELA 4-4 Verificações recomendadas do aparelho de anestesia[1,2] (*Cont.*)

Monitores	*Posição Final*
13. Verificar, calibrar e/ou ajustar os limites de alarme de todos os monitores: capnógrafo, oxímetro de pulso, analisador de O_2, monitor de volume respiratório (espirômetro), monitor de pressão com alarme de alta e baixa pressões das vias aéreas	14. Verificar o estado final do equipamento a. Vaporizadores desligados b. Válvula APL aberta c. Interruptor de seleção para modo Balão d. Todos os fluxômetros em zero (ou mínimo) e. Nível adequado de pressão de aspiração do paciente f. Sistema respiratório pronto para usar

[1]Dados provenientes de http://www.fda.gov/cdrh/humfac/anesckot.html.
APL, limitadora de pressão ajustável; PEEP, pressão positiva expiratória final.
Se um anestesiologista utiliza o mesmo aparelho em casos sucessivos, estas etapas não precisam ser repetidas ou podem ser abreviadas depois da verificação inicial.

DISCUSSÃO DE CASO

Detecção de Vazamento

Após indução da anestesia geral e intubação de um homem de 70 anos para uma cirurgia eletiva, um ventilador com fole ascendente é ajustado para fornecer um volume corrente de 500 mL a uma frequência de 10 respirações/minuto. Depois de minutos, o anestesiologista nota que o fole não sobe até o topo de seu invólucro de plástico transparente durante a expiração. Logo depois, o alarme de desconexão é acionado.

Porque o fole do ventilador caiu, e o alarme de desconexão apitou?

Fluxo de gases frescos para dentro do circuito respiratório é inadequado para manter o volume do circuito necessário para uma ventilação com pressão positiva. Em uma situação em que não há fluxo de gases frescos, o volume no circuito respiratório cairá lentamente em decorrência de uma captação constante de oxigênio pelo paciente (consumo metabólico de oxigênio) e absorção do CO_2 expirado. Uma ausência de fluxo de gases frescos poderia ser em decorrência de exaustão do suprimento de oxigênio do hospital (lembre-se do funcionamento da válvula de segurança/controle) ou falha em ligar as válvulas de controle de fluxo do aparelho de anestesia. Estas possibilidades podem ser excluídas, examinando-se o manômetro de Bourdon e os fluxômetros. Uma explicação mais provável é a de uma fuga de gás que excede a taxa de fluxo de gases frescos. As fugas são particularmente importantes na anestesia de circuito fechado.

Como o volume de vazamento pode ser estimado?

Quando a taxa de fluxo de gases frescos for igual à taxa de efluxo do gás, o volume do circuito será mantido. Desse modo, o volume da fuga pode ser estimado, aumentando-se o fluxo de gases frescos, até que não haja mais alteração na altura do fole entre uma expiração e outra. Se ocorrer colapso do fole, apesar de uma alta taxa de influxo de gases frescos, uma desconexão completa do circuito deve ser considerada. O sítio de desconexão deve ser determinado imediatamente e reparado para prevenir hipóxia e hipercapnia. Um balão de ressuscitação pode ser utilizado para ventilar o paciente, se houver uma demora na correção da situação.

Quais os locais mais prováveis de uma fuga ou desconexão do circuito respiratório?

Desconexões ocorrem com maior frequência entre o conector em ângulo reto e a sonda traqueal, enquanto que as fugas são mais comuns na placa de base do absorvedor de CO_2. No paciente intubado, as fugas frequentemente ocorrem na traqueia, ao redor de uma sonda traqueal sem manguito ou um manguito inadequadamente cheio. No entanto, existem vários locais potenciais de desconexão ou fuga no aparelho de anestesia e circuito ventilatório. Cada adição ao circuito ventilatório, como um umidificador, aumenta a probabilidade de uma fuga.

Como estas fugas podem ser detectadas?

As fugas geralmente ocorrem antes da saída de gases frescos (ou seja, no aparelho de anestesia) ou depois da entrada de gases frescos (ou seja, no circuito respiratório). Grandes fugas no aparelho de anestesia são menos comuns e podem ser excluídas por um teste simples. A dobra do tubo que conecta a saída de gases frescos do aparelho à entrada de gases frescos do circuito cria uma pressão retrógrada que obstrui o fluxo anterógrado de gases frescos proveniente do aparelho de anestesia. Isto é indicado por uma queda na altura dos flutuadores do fluxômetro. Quando a tubulação de gases frescos é desobstruída, os flutuadores devem subir rapidamente, voltando à sua altura original. Se houver uma fuga de gases substancial no aparelho, a obstrução da tubulação e gases frescos não resultará em pressão retrógrada, e os flutuadores não descerão. Um teste mais sensível para detecção de pequenas fugas que ocorrem antes da saída de gases frescos envolve a conexão de uma pera de sucção na saída de gases, como descrito na etapa 5 da Tabela 4-4. A correção de uma fuga dentro do aparelho de anestesia geralmente implica em removê-lo para reparo.

Fugas dentro de um circuito respiratório não conectado ao paciente são facilmente detectadas, fechando-se a válvula APL, ocluindo a peça em Y e ativando a descarga de oxigênio até que o circuito alcance uma pressão de 20-30 cm H_2O. Um declínio gradual na pressão do circuito indica uma fuga dentro do circuito respiratório (Tabela 4-4, etapa 11).

Como os vazamentos no circuito respiratório são localizados?

Qualquer conexão no circuito respiratório é um sítio potencial de uma fuga de gás. Uma rápida vistoria do circuito pode revelar um tubo respiratório frouxamente conectado ou um adaptador de analisador de oxigênio quebrado. Causas menos evidentes incluem a desconexão do tubo utilizado pelo alarme de desconexão ao monitor de pressões do circuito, uma válvula APL aberta, ou uma unidade de exaustão inadequadamente ajustada. As fugas podem geralmente ser identificadas sonoramente ou aplicando-se uma solução de sabão nas conexões suspeitas, procurando pela formação de bolhas.

Fugas dentro do aparelho de anestesia e circuito respiratório são geralmente detectáveis, se o aparelho e circuito tiverem sido submetidos a um procedimento de verificação estabelecido. Por exemplo, as etapas 5 e 11 das recomendações da FDA (Tabela 4-4) revelarão as fugas mais significativas.

LEITURA SUGERIDA

Baum JA, Nunn G: *Low Flow Anaesthesia: The Theory and Practice of Low Flow, Minimal Flow and Closed System Anaesthesia*, 2nd ed. Butterworth-Heinemann, 2001.

Block FE, Schaff C: Auditory alarms during anesthesia monitoring with an integrated monitoring system. Int J Clin Monit Comput 1996;13:81.

Caplan RA, Vistica MF, Posner KL, Cheney FW: Adverse anesthetic outcomes arising from gas delivery -equipment: A closed claims analysis. Anesthesiology 1997;87:741.

Dorsch JA, Dorsch SE: *Understanding Anesthesia Equipment,* 5th ed. Lippincott, Williams & Wilkins, 2008.

Eisenkraft JB, Leibowitz AB: Ventilators in the operating room. Int Anesthesiol Clin 1997;35:87.

Klopfenstein CE, Van Gessel E, Forster A: Checking the anaesthetic machine: Self-reported assessment in a university hospital. Eur J Anaesthesiol 1998;15:314. Compliance with recommended safety checklists is low.

Somprakit P, Soontranan P: Low pressure leakage in anaesthetic machines: Evaluation by positive and negative pressure tests. Anaesthesia 1996;51:461.

WEBSITES

The Anesthesia Patient Safety Foundation web site provides resources and a newsletter that discusses important safety issues in anesthesia.

https://www.asahq.org/clinical/fda.aspx

The web site of the American Society of Anesthesiologists includes a link to the 2008 ASA Recommendations for Pre-Anesthesia Checkout.

http://www.simanest.org/

An extremely useful web site of simulations in -anesthesia that includes virtual anesthesia machine simulators.

CAPÍTULO 5

Monitorização Cardiovascular

CONCEITOS-CHAVE

1. Deve-se evitar a migração da ponta do cateter de pressão venosa central para as câmaras cardíacas.
2. Embora o cateter de artéria pulmonar seja utilizado para orientar a terapia hemodinâmica guiada por metas para garantir perfusão do órgão em estados de choque, outros métodos menos invasivos para determinar o desempenho hemodinâmico estão disponíveis, incluindo mensurações do débito cardíaco por termodiluição transpulmonar e análise do contorno da onda do pulso arterial.
3. As contraindicações relativas do cateterismo da artéria pulmonar incluem bloqueio de ramo esquerdo (em razão do risco de bloqueio cardíaco completo) e condições associadas a um risco amplamente aumentado de arritmias, como a síndrome de Wolff-Parkinson-White.
4. A pressão da artéria pulmonar deve ser monitorada continuamente para detectar uma posição exageradamente cuneiforme, que indica migração do cateter.
5. Medidas precisas do débito cardíaco dependem de uma injeção rápida e suave, volume e temperatura precisamente conhecidos do líquido injetado, entrada correta dos fatores de calibração para o tipo específico de cateter de artéria pulmonar no programa de computador do débito cardíaco e a não mensuração durante o uso de eletrocautério.

A monitorização perioperatória atenta do sistema cardiovascular é um dos deveres primários dos anestesiologistas. Este capítulo observa os dispositivos de monitorização específicos e técnicas utilizadas pelos anestesiologistas para monitorizar a circulação e função cardíaca em pacientes saudáveis e enfermos.

PRESSÃO SANGUÍNEA ARTERIAL

A contração rítmica do ventrículo esquerdo, ejetando sangue para o sistema vascular, resulta em pressões arteriais pulsáteis. A pressão de pico gerada durante a contração sistólica (na ausência de estenose da valva aórtica) é a pressão arterial sistólica (SBP); a menor pressão arterial durante o relaxamento diastólico é a pressão arterial diastólica (DBP). A pressão de pulso é a diferença entre as pressões sistólica e diastólica. A média ponderada no tempo das pressões arteriais durante um ciclo de pulso é a **pressão arterial média (MAP)**. A MAP pode ser estimada pela aplicação da seguinte fórmula:

$$\text{MAP} = \frac{(\text{SBP}) + 2(\text{DBP})}{3}$$

A pressão sanguínea arterial é bastante afetada pelo local onde a pressão é auferida. **À medida que um pulso se movimenta pela periferia através da árvore arterial, a reflexão da onda distorce a forma de onda da pressão, resultando em uma exacerbação das pressões sistólica e de pulso** (Figura 5-1). Por exemplo, a pressão sistólica da artéria radial é geralmente maior do que a pressão sistólica da aorta em razão de sua localização mais distal. Em contraste, as pressões sistólicas da artéria radial frequentemente subestimam as pressões mais "centrais" após hipotermia por circulação extracorpórea, em decorrência das mudanças na resistência vascular da mão. Vasodilatadores podem acentuar esta discrepância. O nível do sítio de amostragem com relação ao coração afeta a medida da pressão sanguínea em decorrência do efeito da gravidade (Figura 5-2). Em pacientes com doença vascular periférica grave, pode haver uma diferença significativa nas medidas da pressão sanguínea entre as extremidades. Nestes pacientes, deve-se utilizar o maior valor.

Por diferirem amplamente, os métodos não invasivos (palpação, Doppler, auscultação, oscilometria, pletismografia) e invasivos (canulação arterial) de determinação da pressão sanguínea são discutidos separadamente.

1. Monitorização Não Invasiva da Pressão Sanguínea Arterial

Indicações

O uso de qualquer anestésico, não importa o quão "trivial", é uma indicação para a medida da pressão sanguínea arterial. As técnicas e frequência de determinação da pressão dependem da

4. A **artéria femoral** é propensa à formação de ateroma e pseudoaneurismas, porém geralmente fornece um acesso excelente. A punção da artéria pulmonar femoral tem sido associada a uma incidência elevada de complicações infecciosas e trombose arterial. Necrose asséptica da cabeça do fêmur é uma complicação rara, porém trágica, da canulação da artéria femoral em crianças.
5. As **artérias dorsal do pé e tibial posterior** estão razoavelmente distantes da aorta e, portanto, apresentam as formas de onda mais distorcidas.
6. A **artéria axilar** é circundada pelo plexo axilar, e uma lesão nervosa pode ocorrer em decorrência de um hematoma ou canulação traumática. Ar ou trombos podem ganhar acesso à circulação cerebral durante a irrigação retrógrada vigorosa dos cateteres colocados na artéria axilar.

B. Técnica de Canulação da Artéria Radial

Uma técnica de canulação da artéria radial está ilustrada na Figura 5-7. Supinação e extensão do punho proporcionam uma exposição ideal da artéria radial. O sistema pressão-equipo-transdutor deve estar próximo e já irrigado com solução salina para garantir uma conexão rápida e fácil depois da canulação. O pulso radial é palpado, e o trajeto da artéria é determinado por uma pressão suave das *pontas* dos dedos indicador e médio da mão não dominante do anestesiologista sobre a área de impulso máximo ou pelo uso de ultrassom. Com uma técnica asséptica,

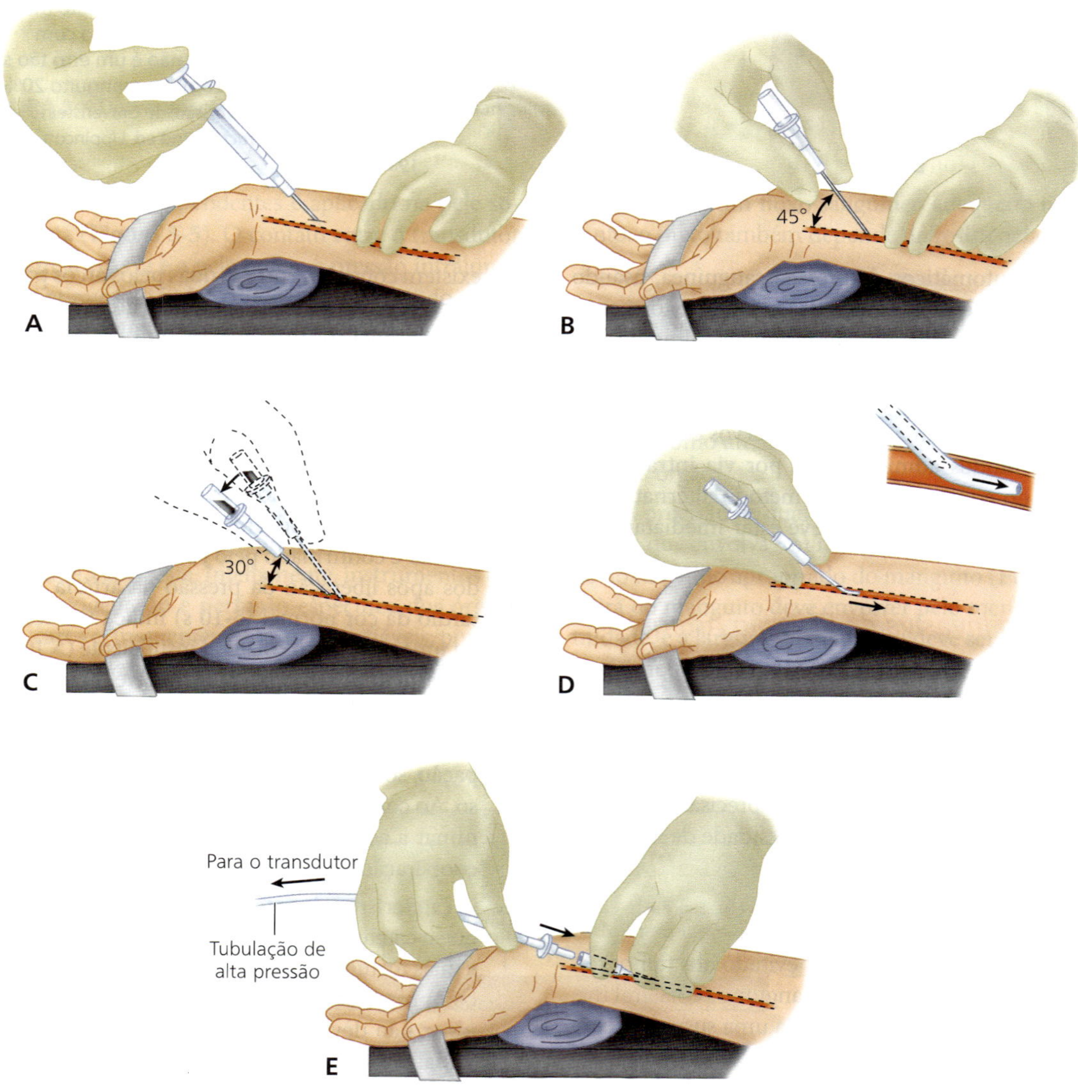

FIGURA 5-7 Canulação da artéria radial. **A:** O posicionamento apropriado e a palpação da artéria são cruciais. Após preparação da pele, um anestésico local é infiltrado com uma agulha calibre 25. **B:** Um cateter de calibre 20 ou 22 é avançado pela pele a um ângulo de 45°. **C:** O refluxo do sangue sinaliza a entrada na artéria, e o conjunto cateter-agulha é abaixado para um ângulo de 30° e avançado 1-2 mm para assegurar uma posição intraluminal do cateter. **D:** O cateter é avançado sobre a agulha, que é retirada. **E:** Pressão proximal com os dedos médio e anelar evita a perda de sangue, enquanto o conector de equipo Luer-lock é fixado no cateter intra-arterial.

lidocaína a 1% é infiltrada na pele de pacientes despertos, diretamente acima da artéria, com uma agulha de pequeno calibre. Uma agulha de maior calibre pode, então, ser utilizada como um puncionador de pele, facilitando a entrada de um cateter de calibre 18, 20 ou 22 sobre a agulha através da pele a um ângulo de 45°, direcionando-o em direção ao ponto de palpação. Ao observar o refluxo de sangue, um fio-guia deve ser avançado pelo cateter para dentro da artéria e o cateter avançado sobre o fio-guia. Alternativamente, a agulha é inclinada em 30° e avançada 1-2 mm adicionais para garantir que a ponta do cateter esteja no lúmen do vaso. O cateter é avançado além da agulha para dentro do lúmen arterial, e a agulha é retirada. A aplicação de uma pressão firme na ponta do cateter com as pontas dos dedos médio e anelar sobre a artéria proximal previne que o sangue jorre do cateter, enquanto o tubo está sendo conectado. Uma fita impermeável ou sutura pode ser utilizada para segurar o cateter no lugar.

C. Complicações

As complicações da monitorização intra-arterial incluem hematoma, sangramento (particularmente com desconexões do equipo do cateter), vasospasmo, trombose arterial, embolização de bolhas de ar ou trombos, formação de pseudoaneurismas, necrose da pele sobrejacente ao cateter, lesão nervosa, infecção, necrose das extremidades ou dígitos e injeção acidental intra-arterial de drogas. Os fatores associados a uma taxa elevada de complicações incluem canulação prolongada, hiperlipidemia, tentativas repetidas de inserção, gênero feminino, circulação extracorpórea, o uso de cateteres maiores e vasos de menor calibre e o uso de vasopressores. Os riscos são minimizados quando a razão entre o cateter e o tamanho da artéria é pequena, quando a infusão da solução salina pelo cateter é contínua a uma taxa de 2-3 mL/h, a irrigação do cateter é limitada, e uma atenção meticulosa é dada à técnica asséptica. A adequação da perfusão pode ser continuamente monitorada durante a canulação da artéria radial, colocando-se um oxímetro de pulso em um dedo ipsolateral.

Considerações Clínicas

A canulação intra-arterial é considerada a técnica ideal de monitorização da pressão arterial, pois possibilita a medida contínua da pressão arterial batimento a batimento. No entanto, a qualidade da onda de pulso obtida com o transdutor depende das características dinâmicas do sistema cateter-equipo-transdutor (Figura 5-8). Leituras falsas podem levar a intervenções terapêuticas inapropriadas.

Uma forma de onda complexa, como uma onda de pulso arterial, pode ser expressa como uma soma das ondas harmônicas simples (de acordo com o teorema de Fourier). Para medidas precisas da pressão, o sistema cateter-equipo-transdutor deve ser capaz de responder adequadamente à maior frequência da onda arterial (Figura 5-9). Em outras palavras, a frequência natural do sistema de mensuração deve exceder a frequência natural do pulso arterial (aproximadamente 16-24 Hz).

A maioria dos transdutores possui frequências de centenas de Hz (> 200 Hz para transdutores descartáveis). A adição do equipo, válvulas e ar na linha central reduz a frequência do sistema. Se a resposta da frequência for muito baixa, o sistema será superamortecido e não reproduzirá fielmente a forma de onda arterial, subestimando a pressão do sistema. O subamortecimento também é um problema sério, resultando em superestimação e uma PAS falsamente alta.

Os sistemas cateter-equipo-transdutor também devem evitar **hiper-ressonância**, um artefato causado pela reverberação das ondas de pressão dentro do sistema. Um **coeficiente de amortecimento** (β) de 0,6-0,7 é ideal. A frequência natural e o coeficiente de amortecimento podem ser determinados pelo exame das oscilações traçadas após um fluxo de alta pressão (Figura 5-10).

As dinâmicas do sistema são melhoradas pela minimização do comprimento do equipo, eliminação das válvulas desnecessárias, remoção das bolhas de ar e uso de equipo de baixa complacência. Embora cateteres de menor diâmetro diminuam a frequência natural, eles melhoram os sistemas subamortecidos e são menos propensos a complicações vasculares. Se um cate-

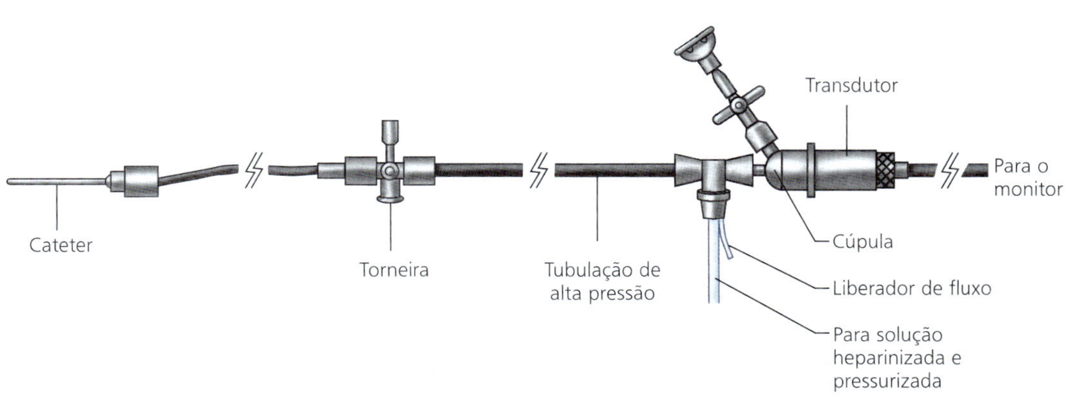

FIGURA 5-8 O sistema cateter-equipo-transdutor.

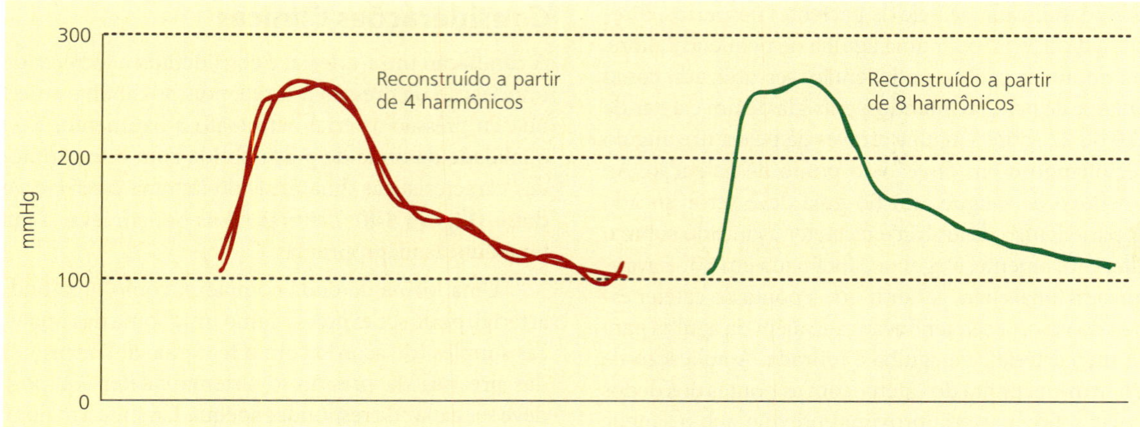

FIGURA 5-9 Uma forma de onda original sobrepõe uma reconstrução de quatro harmônicas (esquerda) e uma reconstrução de oito harmônicas (direita). Note que o gráfico da harmônica mais alta assemelha-se mais à forma de onda original. (Reproduzida, com permissão, de Saidman LS, Smith WT: *Monitoring in Anesthesia*. Butterworth-Heinemann, 1985.)

ter de grande calibre ocluir totalmente uma artéria, as ondas refletidas podem distorcer as medidas de pressão.

Os transdutores de pressão evoluíram de instrumentos volumosos reutilizáveis para dispositivos miniaturizados e descartáveis. Os transdutores contêm um diafragma que é distorcido por uma onda de pressão arterial. A energia mecânica de uma onda de pressão é convertida em um sinal elétrico. A maioria dos transdutores é resistente e se baseia no princípio do **sensor de estiramento**: o estiramento de um fio ou cristal de silicone muda sua resistência elétrica. Os elementos do sensor são organizados como um circuito de "ponte de Wheatstone", de modo que a saída de voltagem é proporcional à pressão aplicada ao diafragma (**Figura 5-11**).

A precisão do transdutor depende de procedimentos de calibração e de correção do zero. Uma válvula no nível do ponto de medição desejado – geralmente na linha média da axila – é aberta, e o dispositivo de zeragem do monitor é ativado. Se a posição do paciente for alterada pela elevação ou abaixamento da mesa cirúrgica, o transdutor deve ser movido em sequência ou zerado ao novo nível da linha maxilar média. Em um paciente sentado, a pressão arterial no cérebro difere significativamente da pressão ventricular esquerda. Nesta circunstância, a pressão cerebral é determinada, zerando-se o transdutor no nível da orelha, que se aproxima da pressão arterial no polígono de Willis. O zero do transdutor deve ser verificado regularmente, visto que algumas medidas do transdutor podem "flutuar" ao longo do tempo.

A calibração externa de um transdutor compara a leitura do transdutor a um manômetro, porém transdutores modernos raramente requerem calibração externa.

Leituras digitais das pressões sistólica e diastólica são uma média das medidas mais altas e mais baixas em um determinado intervalo de tempo. A morfologia da onda arterial deve sempre ser monitorada, pois os artefatos de movimento ou do cautério podem resultar em alguns números muito enganadores. O formato da onda arterial fornece dicas de diversas variáveis hemodinâmicas. O índice de subida da onda indica contratilidade, o índice de descida indica resistência vascular periférica, e variações exageradas de tamanho durante o ciclo respiratório sugerem hipovolemia. A MAP é calculada pela integração da área sob a curva de pressão.

Cateteres intra-arteriais também fornecem acesso para amostras e análises intermitentes de gasometria arterial. O desenvolvimento de sensores de fibra óptica que possam ser inseridos por um cateter de calibre 20 grave possibilita a monitorização contínua dos gases no sangue. Infelizmente, o custo destes sensores é bem alto, e eles são frequentemente imprecisos, portanto, são raramente utilizados. A análise da forma de onda da pressão arterial permite estimar o débito cardíaco (CO) e outros parâmetros hemodinâmicos. Estes dispositivos são discutidos na seção de monitorização do CO.

ELETROCARDIOGRAFIA

Indicações e Contraindicações

Todos os pacientes devem ser monitorizados com eletrocardiograma (ECG) no intraoperatório. Não existem contraindicações.

Técnicas e Complicações

A seleção das derivações determina a sensibilidade diagnóstica do ECG. As derivações do ECG são posicionadas no tórax e extremidades para fornecer diferentes perspectivas dos potenciais elétricos gerados pelo coração. No final da diástole, os átrios contraem, que proporciona a contribuição atrial para o CO, gerando a onda "P". Depois da contração atrial, o ventrículo é carregado à espera da sístole. O complexo QRS inicia a atividade elétrica da sístole após o atraso no nodo atrioventricular (AV) de 120-200 ms. A despolarização ventricular provém do nodo AV através do sistema interventricular via fibras de His-Purkinje. O QRS normal persiste por aproximadamente 120 ms, que pode ser prolongado em pacientes com cardiomiopatias e insuficiência cardíaca. A onda T representa repolarização, à medida que o coração se prepara para contrair novamente. Prolonga-

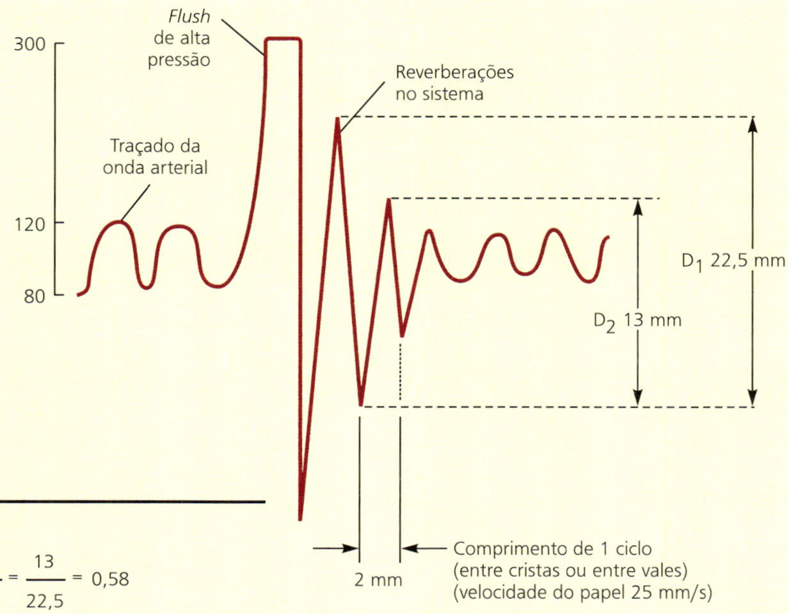

AMORTECIMENTO

$$\text{Razão de amplitude} = \frac{D_2\ (\text{mm})}{D_1\ (\text{mm})} = \frac{13}{22,5} = 0,58$$

$$\text{Coeficiente de amortecimento } \beta = \sqrt{\frac{\left(\ln \frac{D_2}{D_1}\right)^2}{\pi^2 + \left(\ln \frac{D_2}{D_1}\right)^2}} = 0,17$$

Razão de amplitude (D_2/D_1)	Coeficiente de amortecimento
0,9	0,034
0,8	0,071
0,7	0,113
0,6	0,160
0,5	0,215
0,4	0,280
0,3	0,358
0,2	0,456
0,1	0,591

FREQUÊNCIA NATURAL:

$$\text{Frequência natural} = fn = \frac{1}{2\pi}\sqrt{\frac{\pi D^2\ \Delta P}{4\rho\ L \Delta V}} = \frac{\text{Velocidade do papel (mm/s)}}{\text{Comprimento de 1 ciclo (mm)}}$$

$$= \frac{25\ \text{mm/s}}{2\ \text{mm}} = 12,5\ \text{Hz}$$

D = Diâmetro interno da tubulação

ρ = Densidade do sangue

L = Comprimento da tubulação

$\frac{\Delta P}{\Delta V}$ = Complacência (rigidez) do sistema

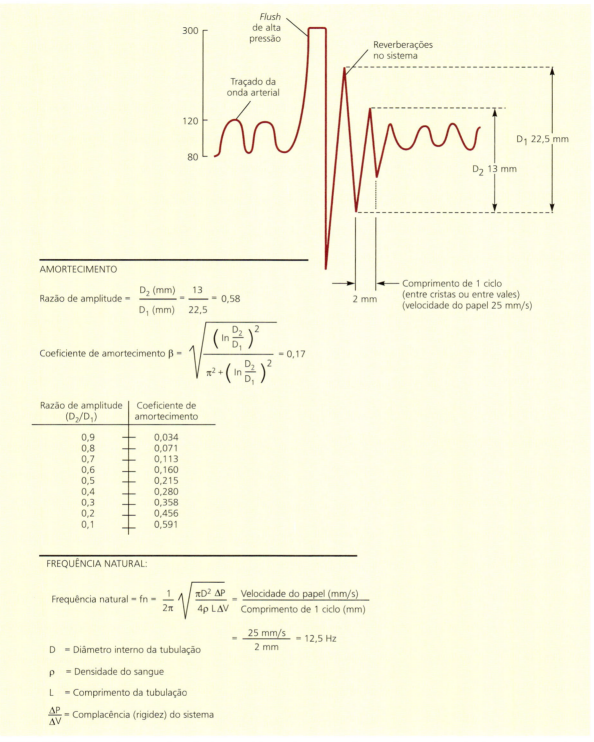

FIGURA 5-10 O amortecimento e a frequência natural de um sistema transdutor podem ser determinados por um teste de fluxo de alta pressão.

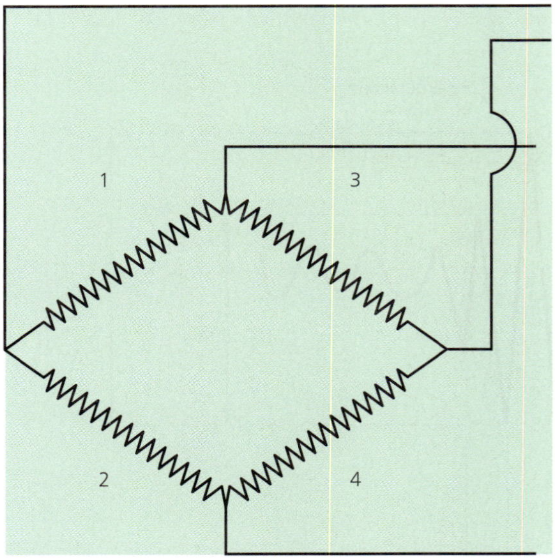

FIGURA 5-11 Nos extensômetros originais, um diafragma deformável foi conectado a uma ponte de Wheatstone. Quando a pressão foi aplicada ao diafragma, a tensão em dois dos resistores aumentou (n°s 2 e 3), enquanto que a tensão nos outros dois (n°s 1 e 3) diminuiu. A mudança na resistência total através da ponte foi proporcional à mudança na pressão sanguínea, possibilitando uma medida precisa direta da pressão sanguínea intravascular pela primeira vez.

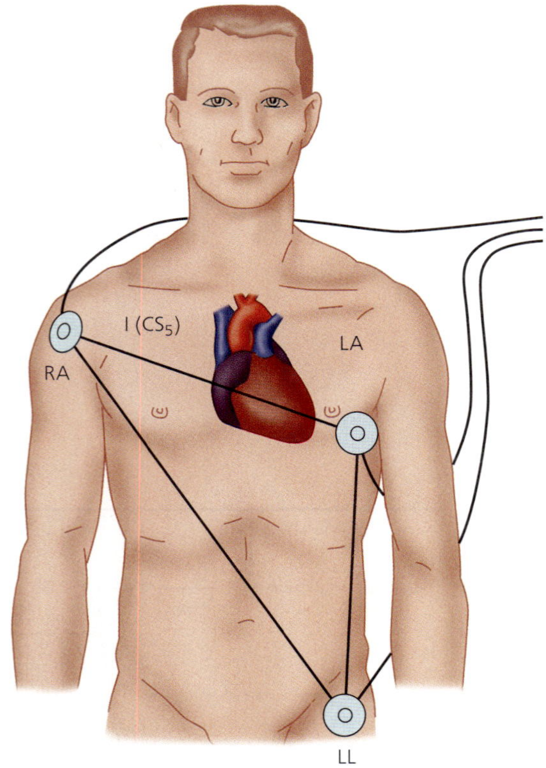

FIGURA 5-12 Posicionamento corrigido das três derivações. Isquemias anterior e lateral podem ser detectadas ao se colocar a derivação do braço esquerdo (LA) na posição V_5. Quando a derivação I é selecionada no monitor, uma derivação V_5 modificada (CS_5) é exibida. A derivação II permite a detecção de arritmias e isquemia da parede inferior. RA, braço direito; LL, perna esquerda.

mento do intervalo QT secundário aos desequilíbrios eletrolíticos ou efeitos de fármacos pode potencialmente resultar em arritmias que trazem risco de morte *(les torsade de pointes)*.

O eixo elétrico da derivação II é de aproximadamente 60º do braço direito para a perna esquerda, e paralelo ao eixo elétrico dos átrios, resultando em voltagens de onda P maiores do que qualquer derivação de superfície. Esta orientação aumenta o diagnóstico de arritmias e a detecção de isquemia da parede inferior. A derivação V_5 encontra-se sobre o quinto espaço intercostal na linha axilar anterior; esta posição é adequada para detecção de isquemia nas paredes anterior e lateral. Uma derivação V_5 verdadeira é possível somente com os ECGs de sala cirúrgica, que possuem, no mínimo, cinco fios de derivação, porém uma derivação V_5 modificada pode ser instituída pelo rearranjo da posição do ECG padrão de três derivações (Figura 5-12). De modo ideal, pelo fato de que cada derivação fornece informações únicas, as derivações II e V_5 devem ser monitoradas simultaneamente. Se apenas um aparelho de um canal estiver disponível, a derivação preferível para monitorização depende da localização de qualquer infarto ou isquemia prévia. As derivações esofágicas são ainda melhores do que a derivação II para diagnóstico de arritmias, porém ainda não foram amplamente aceitas na sala cirúrgica.

Os eletrodos são colocados no corpo do paciente para monitorizar o ECG (Figura 5-13). O gel condutor diminui a resistência elétrica da pele, que pode ser adicionalmente reduzida limpando-se o local com álcool. Eletrodos-agulhas são utilizados apenas se os discos forem inadequados (p. ex., em pacientes com queimaduras extensas).

Considerações Clínicas

O ECG é um registro dos potenciais elétricos gerados por células do miocárdio. Seu uso rotineiro permite a detecção de arritmias, isquemia do miocárdio, anormalidades de condução, mau funcionamento do marca-passo e distúrbios eletrolíticos (Figura 5-14). Artefatos ainda representam um grande problema em razão do pequeno potencial das voltagens. O movimento do paciente ou do fio de derivação, o uso de eletrocautério, a interferência de 60 ciclos dos dispositivos próximos com corrente elétrica alternada e eletrodos defeituosos podem simular arritmias. Os filtros de monitorização incorporados no amplificador para

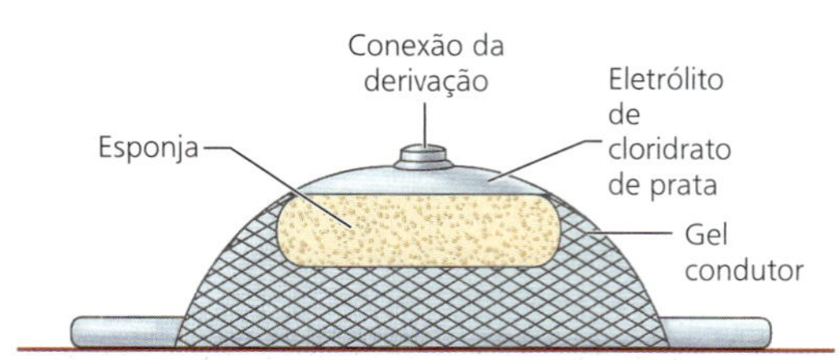

FIGURA 5-13 Corte transversal de um eletrodo de cloridrato de prata.

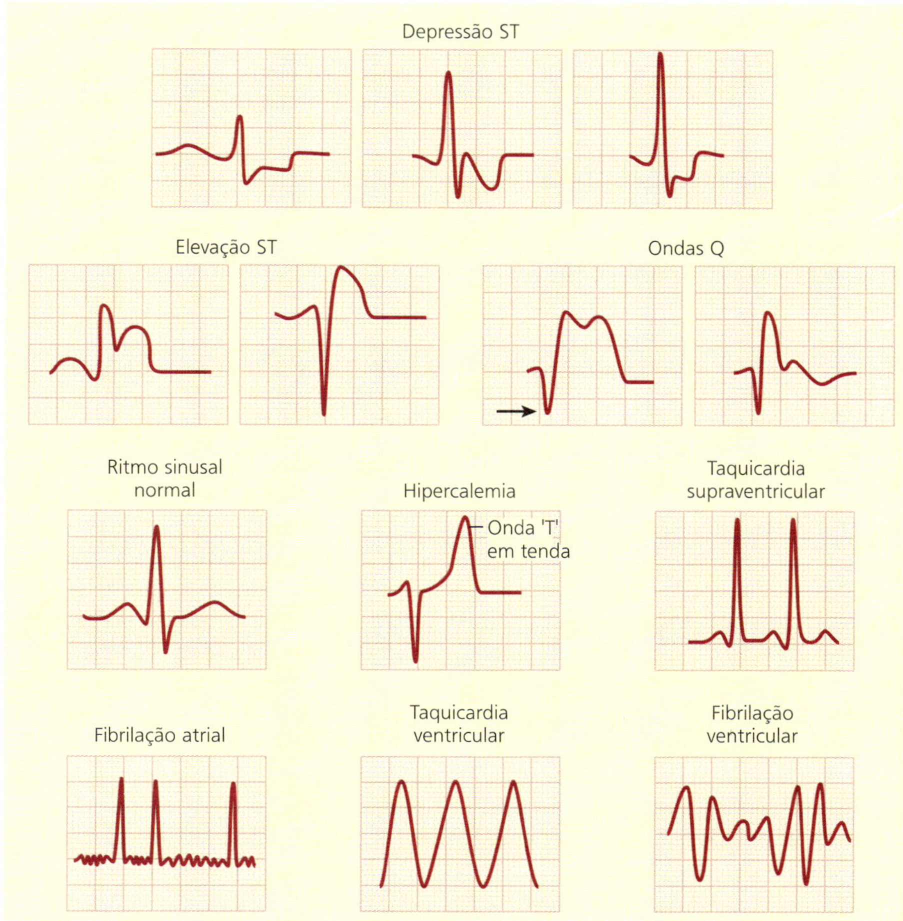

FIGURA 5-14 Achados comuns do ECG durante a cirurgia cardíaca. (Redesenhada e reproduzida, com permissão, de Wasnick J, Hillel Z, Kramer D, et al: *Cardiac Anesthesia & Transesophageal Echocardiography*, McGraw-Hill, 2011.)

reduzir os artefatos de "movimento" levarão à distorção do segmento ST, podendo impedir o diagnóstico de isquemia. As leituras digitais da frequência cardíaca (HR) podem ser enganosas, pois o monitor pode interpretar erroneamente os artefatos ou ondas T grandes – frequentemente observadas em pacientes pediátricos – como complexos QRS.

De acordo com a disponibilidade do equipamento, uma tira de ritmo cardíaco pode ser impressa ou congelada na tela do monitor para comparar aos traçados intraoperatórios. Para interpretar apropriadamente as alterações no segmento ST, o ECG deve ser padronizado de modo que um sinal de 1-mV resulte em uma deflexão de 10 mm em uma tira padrão. Unidades mais modernas analisam de modo contínuo os segmentos ST para detecção precoce de isquemia do miocárdio. A análise automatizada do segmento ST aumenta a sensibilidade da detecção de isquemia, não requer vigilância ou habilidades adicionais do médico e pode ajudar a diagnosticar uma isquemia intraoperatória do miocárdio.

Critérios comumente aceitos para o diagnóstico de isquemia do miocárdico requerem que o ECG seja registrado no "modo diagnóstico" e incluem uma depressão do segmento ST plano ou infradesnivelado superior a 1 mm, 80 ms após o ponto J (o final do complexo QRS), particularmente em conjunto com a inversão da onda T. Supradesnivelamento do segmento ST com ondas T apiculadas também podem representar isquemia. A síndrome de Wolff-Parkinson-White, bloqueios dos ramos de condução, marca-passo extrínseco e terapia com digoxina podem prevenir o uso das informações do segmento ST. O *bip* audível associado a cada complexo QRS deve ser alto o suficiente para detectar alterações na frequência e ritmo, quando a atenção visual do anestesiologista está direcionada para outro lugar. Alguns ECGs são capazes de armazenar complexos QRS aberrantes para análises futuras, e alguns podem até mesmo interpretar e diagnosticar arritmias. Entretanto, a interferência causada pelas unidades de eletrocautério limitou a utilidade da análise automática de arritmia na sala cirúrgica.

CATETERISMO VENOSO CENTRAL

Indicações

O cateterismo venoso central é indicado para monitorização da pressão venosa central (CVP), administração de fluidos para tratar hipovolemia e choque, infusão de drogas cáusticas e nutrição parenteral total, aspiração de êmbolos aéreos, inserção de eletrodos de marca-passo transcutâneo e obtenção de acesso venoso em pacientes com poucas veias periféricas. Com cateteres especializados, o cateterismo venoso central pode ser utilizado para monitorização contínua da saturação venosa central de oxigênio.

Contraindicações

As contraindicações relativas incluem tumores, coágulos ou vegetações das valvas tricúspides que poderiam ser deslocadas ou embolizadas durante a canulação. Outras contraindicações se relacionam com o local de canulação. Por exemplo, canulação da veia subclávia é relativamente contraindicada em pacientes recebendo anticoagulantes (em razão da incapacidade de fornecer direta compressão no evento de uma punção arterial acidental). Alguns clínicos evitam a canulação venosa central no lado de uma prévia endarterectomia de carótida decorrente do risco de punção acidental da artéria carótida. A presença de outros cateteres centrais ou eletrodos de marca-passo pode reduzir o número de locais disponíveis para colocação do cateter venoso central.

Técnicas e Complicações

A canulação venosa central envolve a introdução de um cateter em uma veia, de modo que a ponta do cateter repouse com o sistema venoso no tórax. Geralmente, a localização ideal da ponta do cateter é imediatamente superior à, ou na junção da veia cava superior e átrio direito. Quando a ponta do cateter está localizada no tórax, a inspiração aumentará ou diminuirá a CVP, dependendo se a ventilação é controlada ou espontânea. A mensuração da CVP é feita com uma coluna de água (cm H_2O) ou, de preferência, um transdutor eletrônico (mmHg). A pressão deve ser medida no final da expiração.

Diversos locais podem ser usados para canulação (**Figura 5-15** e **Tabela 5-1**). Todos os sítios de canulação apresentam um risco aumentado de infecções relacionadas com o cateter, quanto maior for o tempo de permanência do mesmo. Quando comparada a outros locais, a veia subclávia está associada a um maior risco de outras complicações durante as canulações prolongadas (p. ex., em pacientes gravemente enfermos). A veia jugular interna direita fornece uma combinação de acessibilidade e segurança. O cateterismo da veia jugular interna no lado esquerdo apresenta um maior risco de efusão pleural e quilotórax. As veias jugulares externas também podem ser usadas como sítios de entrada, porém, em razão do ângulo agudo em que elas se juntam às veias de grande calibre do tórax, estão associadas a uma probabilidade ligeiramente aumentada de falha no acesso à circulação central do que as veias jugulares internas. As veias femorais também podem ser canuladas, porém estão associadas a

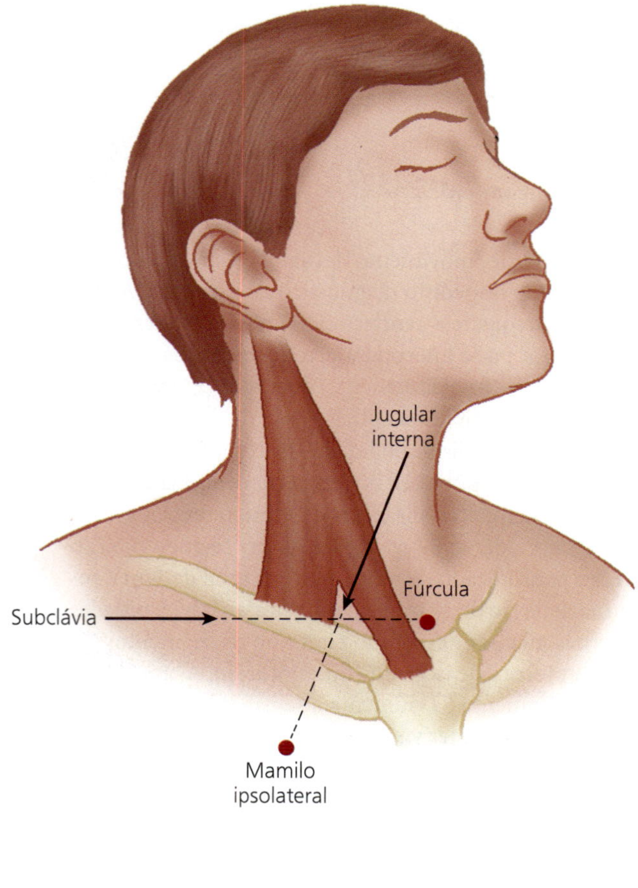

FIGURA 5-15 As veias subclávia e jugular interna são utilizadas para acesso central no perioperatório, com a fúrcula e o mamilo ipsolateral na direção da punção subclávia e jugular interna, respectivamente. (Redesenhada e reproduzida, com permissão, de Wasnick J, Hillel Z, Kramer D, et al: *Cardiac Anesthesia & Transesophageal Echocardiography*, McGraw-Hill, 2011.)

TABELA 5-1 Classificação relativa do acesso venoso central[1]

	Basílica	Jugular Externa	Jugular Interna	Subclávia	Femoral
Facilidade de canulação	1	3	2	5	3
Uso a longo prazo	4	3	2	1	5
Taxa de sucesso (colocação do cateter na artéria pulmonar)	4	5	1	2	3
Complicações (associadas à técnica)	1	2	4	5	3

[1]Em cada categoria, 1 = melhor, 5 = pior.

um maior risco de sepse relacionada com o cateter. Existem pelo menos três técnicas de canulação: um cateter sobre uma agulha (similar ao cateterismo periférico), um cateter através de uma agulha (necessitando da perfuração de uma agulha de grande calibre) e um cateter sobre um fio-guia (técnica de Seldinger; **Figura 5-16**). A grande maioria dos cateteres centrais é inserida, utilizando-se a técnica de Seldinger.

O seguinte cenário descreve a colocação de um cateter venoso jugular interno. O paciente é colocado na posição de Trendelenburg para diminuir o risco de embolia aérea e para distender a veia jugular interna (ou subclávia). O cateterismo venoso requer uma técnica completamente asséptica, incluindo escovação das mãos, luvas estéreis, roupa estéril, máscara, touca, preparação da pele com solução bactericida (as soluções de eleição são aquelas à base de álcool), e campos cirúrgicos estéreis. As duas cabeças do músculo esternocleidomastóideo e a clavícula formam os três lados de um triângulo (Figura 5-16A). Uma agulha de calibre 25 é utilizada para infiltrar o ápice do triângulo com anestésico local. A veia jugular interna pode ser localizada com ultrassom, e nós recomendamos fortemente que o ul-

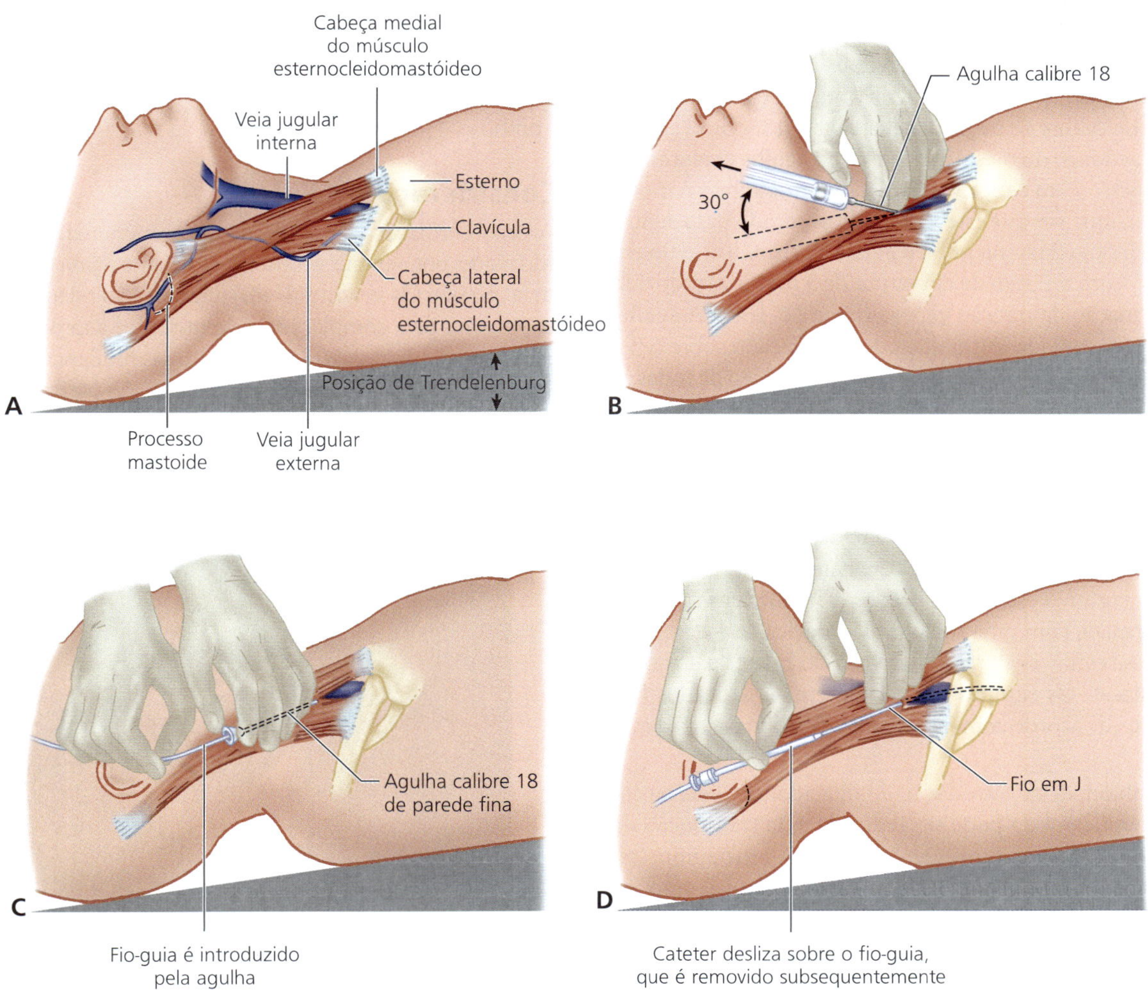

FIGURA 5-16 Canulação da veia jugular interna direita com a técnica de Seldinger (veja texto).

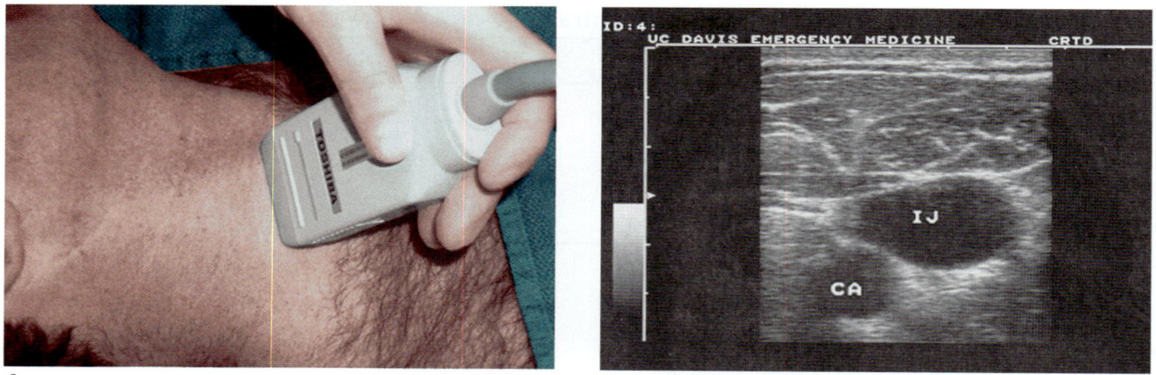

A B

FIGURA 5-17 A: Posição da sonda para ultrassom da grande veia jugular interna com a artéria carótida mais profunda e **B:** imagem ultrassonográfica correspondente. CA, artéria carótida; IJ, veia jugular interna. (Reproduzida, com permissão, de Tintinalli JE, et al: *Tintinalli's Emergency Medicine: A Comprehensive Study Guide*, 7th edition, McGraw-Hill, 2011.)

trassom seja utilizado sempre que possível (**Figura 5-17**). Alternativamente, a veia pode ser localizada avançando-se uma agulha de calibre 25 – ou uma agulha de calibre 23 em pacientes mais pesados – ao longo da margem medial da cabeça lateral do esternocleidomastóideo, em direção ao mamilo ipsolateral, em um ângulo de 30° com relação à pele. Aspiração do sangue venoso confirma a localização da veia. É essencial que a veia (e não a artéria) seja canulada. Canulação da artéria carótida pode resultar em hematoma, acidente vascular encefálico, comprometimento da via aérea e, possivelmente, morte. Uma agulha de parede fina de calibre 18 ou um cateter calibre 18 sobre a agulha é avançado ao longo do mesmo trajeto que a agulha exploradora (Figura 5-16B) e, com o último instrumento, a agulha é removida do cateter, uma vez que este tenha sido avançado para dentro da veia. Quando o fluxo sanguíneo livre é alcançado, um fio em forma de "J" com um raio de curvatura de 3 mm é introduzido após confirmação da punção venosa (Figura 5-16C). A agulha (ou cateter) é removida, e um dilatador é avançado sobre o fio. O cateter é preparado para inserção com a irrigação de todas as portas com solução, e todas as portas distais são "tampadas" ou pinçadas, exceto a porta em que o fio deve passar. Em seguida, o dilatador é removido, e o cateter final é avançado sobre o fio (Figura 5-16D). O fio-guia é removido, com um polegar colocado sobre a conexão do cateter para prevenir aspiração de ar até que o equipo do cateter seja conectado. O cateter é, então, fixado no lugar, e um curativo estéril é aplicado. A localização correta é confirmada com uma radiografia torácica.

1 Deve-se evitar a migração da ponta do cateter para as câmaras cardíacas. Os equipos de soro devem ser trocados frequentemente, de acordo com o protocolo de sua instituição médica.

A possibilidade de introdução do dilatador de veias ou cateter na artéria carótida pode ser reduzida pela transdução da onda de pressão do vaso proveniente da agulha introdutora (ou cateter, se um cateter sobre a agulha tiver sido usado) antes de passar o fio (realizado de modo mais simples usando um equipo intravenoso estéril como um manômetro). Alternativamente, pode-se comparar a cor do sangue ou PaO_2 com uma amostra arterial. A cor do sangue e a presença de pulso podem ser enganosas ou inconclusivas, e mais de um método de confirmação devem ser utilizados. Nos casos em que o ecocardiograma transesofágico (TEE) é usado, o fio-guia pode ser visto no átrio direito, confirmando a entrada no sistema venoso (**Figura 5-18**).

Os riscos da canulação venosa central incluem infecção da via central, infecção da circulação sanguínea, tromboembolia ou embolia aérea, arritmias (indicando que a ponta do cateter está no ventrículo ou átrio direito), hematoma, pneumotórax, hemotórax, hidrotórax, quilotórax, perfuração cardíaca, tamponamento cardíaco, trauma aos nervos e artérias próximos e trombose.

Considerações Clínicas

Função cardíaca normal requer um enchimento ventricular adequado por sangue venoso. A CVP aproxima-se da pressão atrial direita. Os volumes ventriculares estão relacionados com as pressões pela complacência. Ventrículos altamente complacentes acomodam volume com mínimas mudanças na pressão. Sistemas não complacentes possuem maiores oscilações na pressão com menores mudanças no volume. Consequentemente, uma medida individual da CVP revelará apenas informações li-

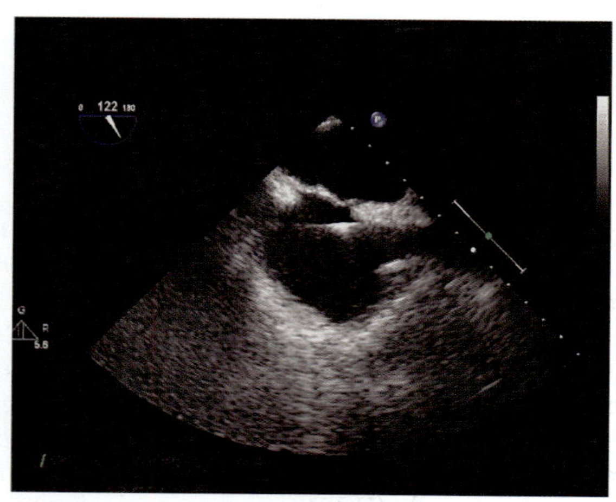

FIGURA 5-18 Um fio é observado nesta ecocardiografia transesofágica do átrio direito.

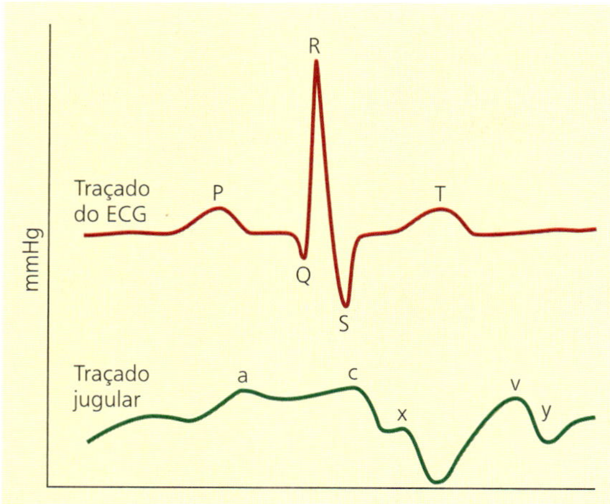

FIGURA 5-19 As ondas positivas (*a, c, v*) e as descendentes negativas (*x, y*) de um traçado venoso central em relação ao eletrocardiograma (ECG).

mitadas sobre o enchimento e volumes ventriculares. Embora uma CVP muito baixa possa indicar um paciente com depleção volêmica, uma leitura de pressão moderada à alta pode refletir sobrecarga volêmica ou baixa complacência ventricular. Mudanças associadas à carga volêmica acoplada a outras medidas de desempenho hemodinâmico (p. ex., pressão sanguínea, HR, débito urinário) podem ser um indicador mais adequado da responsividade a volume do paciente. As medidas da CVP devem sempre ser consideradas no contexto da perspectiva clínica geral do paciente.

O formato da onda de pressão venosa central corresponde aos eventos da contração cardíaca (**Figura 5-19**): ondas *a* de contração atrial estão ausentes na fibrilação atrial e intensificadas nos ritmos juncionais (ondas *a* em "canhão"); as ondas *c* ocorrem em razão da elevação da valva tricúspide durante o início da contração ventricular; as ondas *v* refletem o retorno venoso contra uma valva tricúspide fechada; e as descidas *x* e *y* são provavelmente causadas pelo deslocamento para baixo da valva tricúspide durante a sístole e abertura da valva tricúspide durante a diástole.

CATETERISMO DA ARTÉRIA PULMONAR

O cateter de artéria pulmonar (PA) (ou cateter de Swan-Ganz) foi introduzido na rotina das salas cirúrgicas e unidades de cuidados intensivos na década de 1970. O uso deste cateter tornou-se rapidamente comum em pacientes sendo submetidos à cirurgias de grande porte controladas com cateterismo da PA. O cateter fornece medidas da PA e pressões de oclusão da PA, e era utilizado para guiar a terapia hemodinâmica, especialmente quando os pacientes se tornavam instáveis. Determinação da pressão em cunha ou de oclusão da PA possibilitou (na ausência de estenose mitral) uma estimativa da pressão diastólica final do ventrículo esquerdo (LVEDP) e, dependendo da complacência ventricular, uma estimativa do volume ventricular. Através de sua capacidade de realizar medidas do CO, o volume sistólico (SV) do paciente também foi determinado.

$$CO = SV \times HR$$
$$SV = CO/HR$$
$$\text{Pressão sanguínea} = CO \times \text{resistência vascular sistêmica (SVR)}$$

Consequentemente, a monitorização hemodinâmica com o cateter de PA tentava reconhecer o motivo da instabilidade de um paciente, para que a terapia pudesse ser direcionada ao problema subjacente.

Se a SVR estiver diminuída, como nos estados de choque distribuidor (sepse), o SV pode aumentar. De modo contrário, uma redução no SV pode ser secundária a um mau desempenho cardíaco ou hipovolemia. Determinação da pressão de oclusão da artéria pulmonar (PCOP) ou pressão "em cunha" pela insuflação do balão do cateter estima a LVEDP. Um SV reduzido no cenário de uma baixa PCOP/LVEDP indica hipovolemia e a necessidade da administração de fluidos. Um coração "cheio", refletido por uma alta PCOP/LVEDP e baixo SV, indica a necessidade de uma droga inotrópica positiva. De modo contrário, um SV normal ou aumentado no cenário de hipotensão poderia ser tratado com a administração de drogas vasoconstritoras para restaurar a SVR em um paciente vasodilatado.

Embora os pacientes possam simultaneamente apresentar hipovolemia, septicemia e insuficiência cardíaca, esta abordagem básica de tratamento e o uso do cateter de PA para guiar a terapia se tornaram quase que um sinônimo de cuidado intensivo perioperatório e anestesia cardíaca. No entanto, estudos observacionais de grande porte demonstraram que os pacientes tratados com cateteres de PA tiveram resultados piores do que pacientes similares tratados sem cateteres da PA. Outros estudos indicam que, embora o tratamento do paciente guiado pelo cateter de PA não cause danos, o mesmo não oferece benefícios

2 específicos. Embora o cateter de PA seja utilizado para orientar a terapia hemodinâmica guiada por metas para garantir perfusão do órgão em estados de choque, outros métodos menos invasivos para determinar o desempenho hemodinâmico estão disponíveis, incluindo mensurações do CO por termodiluição transpulmonar e análise do contorno da onda do pulso arterial. Ambos os métodos permitem o cálculo do SV como um guia para o controle hemodinâmico. Além disso, a saturação de oxigênio no sangue do átrio direito, em oposição à saturação venosa mista (normal é de 75%), pode ser utilizada como uma medida alternativa para distinguir entre a extração de oxigênio pelos tecidos e a adequação do fornecimento de oxigênio aos tecidos.

Apesar dos vários relatos de sua utilidade questionável e o número crescente de métodos alternativos para determinar os parâmetros hemodinâmicos, o cateter de PA ainda é empregado no perioperatório, com uma frequência maior nos Estados Unidos do que em outros países. Embora o ecocardiograma possa rapidamente informar a tomada de decisão hemodinâmica pela aquisição de imagens do coração para determinar se está cheio, comprimido, contraindo ou vazio, o ecocardiograma requer um indivíduo treinado para obter e interpretar as imagens. Monitores hemodinâmicos alternativos menos invasivos ganharam aceitação na Europa e podem-se expandir nos Estados Unidos, reduzindo ainda mais o uso dos cateteres de PA.

Até que alternativas estejam disponíveis, o cateterismo da PA deve ser considerado sempre que houver a necessidade de saber o índice cardíaco, a pré-carga, o estado volêmico ou o grau de oxigenação sanguínea venosa mista. Estas medidas são particularmente importantes nos pacientes cirúrgicos em alto risco de instabilidade hemodinâmica (p. ex., aqueles que recentemente sofreram infarto do miocárdio) ou durante procedimentos cirúrgicos associados a uma incidência aumentada de complicações hemodinâmicas (p. ex., reparo de aneurisma da aorta torácica).

Contraindicações

3 As contraindicações relativas do cateterismo da artéria pulmonar incluem bloqueio de ramo esquerdo (em decorrência do risco de bloqueio cardíaco completo) e condições associadas a um risco amplamente aumentado de arritmias, como a síndrome de Wolff-Parkinson-White. Um cateter com capacidade de estimulação cardíaca é mais adequado para estas situações. Um cateter de PA pode servir como um local de infecção em pacientes com bacteriemia ou formação de trombo em pacientes propensos à hipercoagulação.

Técnicas e Complicações

Embora vários cateteres de PA estejam disponíveis, o modelo mais popular integra cinco lúmens em um cateter 7,5 FR, com 110 cm de comprimento e um corpo de cloreto de polivinil (Figura 5-20). Os lúmens alojam as seguintes estruturas: um fio para conectar o termistor próximo da ponta do cateter a um computador para medição do CO pelo método de termodiluição; um canal de ar para insuflação do balão; uma porta proximal localizada 30 cm da ponta para infusões, injeções de salina para medidas do CO, e medidas das pressões do átrio direito; uma porta ventricular a 20 cm para infusão de drogas; e uma porta distal para aspiração de amostras de sangue venoso misto e medidas de pressão na PA.

A inserção de um cateter na PA requer acesso venoso central, que pode ser conquistado usando a técnica de Seldinger descrita anteriormente. Em vez de um cateter venoso central, um dilatador e bainha são passados sobre o fio-guia. O lúmen da bainha acomoda o cateter da PA após remoção do dilatador e fio-guia (Figura 5-21).

Anterior à inserção, o cateter da PA é testado insuflando e esvaziando seu balão, e irrigando os três lúmens intravasculares com solução salina. A porta distal é conectada a um transdutor, que é zerado na linha axilar média do paciente.

O cateter de PA é avançado pelo introdutor para dentro da veia jugular interna. Em uma distância aproximada de 15 cm, a extremidade distal deve penetrar o átrio direito, e um traçado venoso central que varia com a respiração confirma uma posição intratorácica. Em seguida, o balão é insuflado com ar de acordo com as recomendações do fabricante (geralmente 1,5 mL) para proteger o endocárdio da ponta do cateter e para possibilitar que o CO do ventrículo direito direcione o cateter para

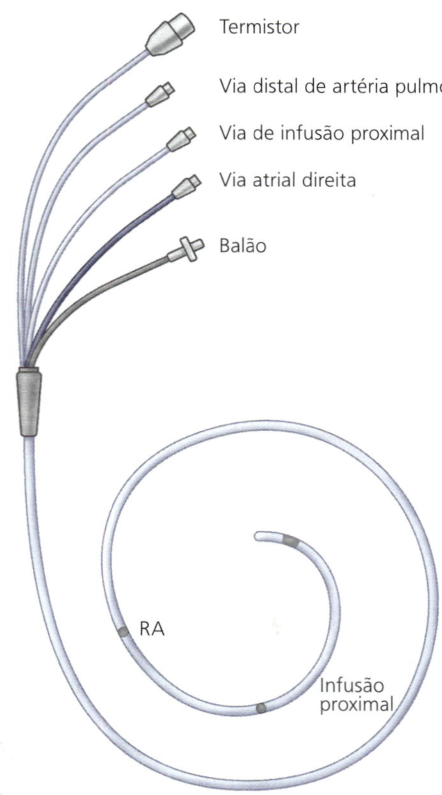

FIGURA 5-20 Cateter de artéria pulmonar com balão de flutuação na ponta (cateter de Swan-Ganz). RA, átrio direito.

frente. O balão é sempre esvaziado durante a retirada. Durante o avanço do cateter, o ECG deve ser monitorado para arritmias. Ectopia transitória decorrente da irritação do ventrículo direito pelo balão e ponta do cateter é comum e raramente requer tratamento. Um aumento repentino na pressão *sistólica* no traçado distal indica que a ponta do cateter está localizada no ventrículo direito (Figura 5-22). Entrada na artéria pulmonar normalmente ocorre em 35-45 cm e é anunciada por um aumento repentino na pressão *diastólica*.

Para evitar o enovelamento do cateter, o balão deve ser esvaziado, e o cateter retirado, quando mudanças na pressão não ocorrem nas distâncias esperadas. Nos casos particularmente difíceis (baixo CO, hipertensão pulmonar ou anomalias cardíacas congênitas), a flutuação do cateter pode ser aumentada, solicitando ao paciente que realize uma inspiração profunda; ao colocar o paciente em decúbito lateral direito com a cabeça elevada; ao injetar solução salina gelada pelo lúmen proximal para enrijecer o cateter (que também aumenta o risco de perfuração); ou administrar uma pequena dose de um agente inotrópico para aumentar o CO. Ocasionalmente, a inserção pode necessitar de fluoroscopia ou TEE para orientação.

Após obtenção de uma posição na PA, o avanço mínimo do cateter na PA resulta em uma onda de pressão de oclusão da artéria pulmonar (PAOP). O traçado que corresponde à PA deve reaparecer, quando o balão é esvaziado. O encunhamento que antecede a insuflação máxima do balão sinaliza uma posição

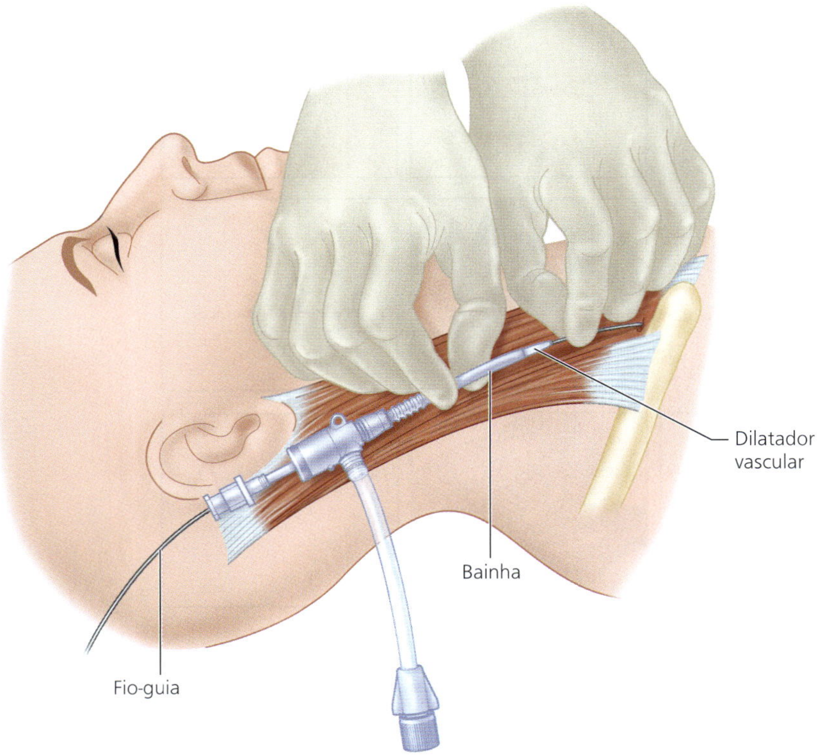

FIGURA 5-21 Um introdutor percutâneo, consistindo em um dilatador de vasos e bainha, é passado sobre o fio-guia.

muito avançada do balão, e o cateter deve ser levemente retrocedido (com o balão esvaziado, é claro). A frequência das leituras de pressão de oclusão deve ser minimizada, pois a **ruptura da PA** pode causar mortalidade em consequência da hiperinsuflação do balão.

4 A pressão da PA deve ser monitorada continuamente para detectar uma posição exageradamente cuneiforme, que indica migração do cateter. Além disso, se o cateter possuir uma porta ventricular direita a 20 cm de sua extremidade, a migração distal pode frequentemente ser detectada por uma mudança no traçado da pressão que indica uma localização na artéria pulmonar.

A posição correta do cateter pode ser confirmada por uma radiografia torácica.

As várias complicações do cateterismo da PA incluem todas as complicações associadas à canulação venosa central e bacteriemia, endocardite, trombogênese, infarto pulmonar, ruptura da PA e hemorragia (particularmente em pacientes tomando anticoagulantes, pacientes idosos ou do sexo feminino, ou pacientes com hipertensão pulmonar), enovelamento do cateter, arritmias, anormalidades de condução, e lesão da válvula pulmonar (Tabela 5-2). Mesmo uma hemoptise discreta não deve ser ignorada, uma vez que pode anunciar a ruptura da PA. Na suspeita de ruptura da PA, a colocação imediata de uma sonda traqueal de duplo lúmen pode manter adequada oxigenação pelo pulmão não afetado. O risco de complicações aumenta com a duração do cateterismo, que não deve exceder 72 horas.

Considerações Clínicas

A introdução dos cateteres de PA na sala de cirurgia revolucionou o tratamento intraoperatório dos pacientes gravemente enfermos. Os cateteres de PA possibilitam uma estimativa mais precisa da pré-carga no ventrículo esquerdo do que a CVP ou o exame físico, assim como a amostragem de sangue venoso simples. Cateteres com sensores de temperatura embutidos (discutidos mais adiante neste capítulo) podem ser utilizados para medir o CO, a partir do qual vários valores hemodinâmicos podem ser derivados (Tabela 5-3). Alguns modelos de cateter incorporam eletrodos que permitem o registro intracavitário do ECG e a estimulação cardíaca. Outros feixes opcionais de fibra óptica possibilitam a mensuração contínua da saturação de oxigênio do sangue venoso misto.

Starling demonstrou a relação entre a função ventricular esquerda e o comprimento da fibra muscular diastólica final do ventrículo esquerdo, que é geralmente proporcional ao volume diastólico final. Se a complacência não for anormalmente reduzida (p. ex., por isquemia do miocárdio, sobrecarga, hipertrofia ventricular ou tamponamento pericárdico), a LVEDP reflete o comprimento da fibra. Na presença de uma valva mitral normal, a pressão atrial esquerda se aproxima da pressão ventricular esquerda durante o enchimento diastólico. O átrio esquerdo conecta-se com o lado direito do coração pela vasculatura pulmonar. O lúmen distal de um cateter de PA corretamente encunhado é isolado das pressões do lado direito pela insuflação do balão. Sua abertura distal é exposta somente à pressão capilar, que – na ausência de altas pressões da via aérea ou doença vas-

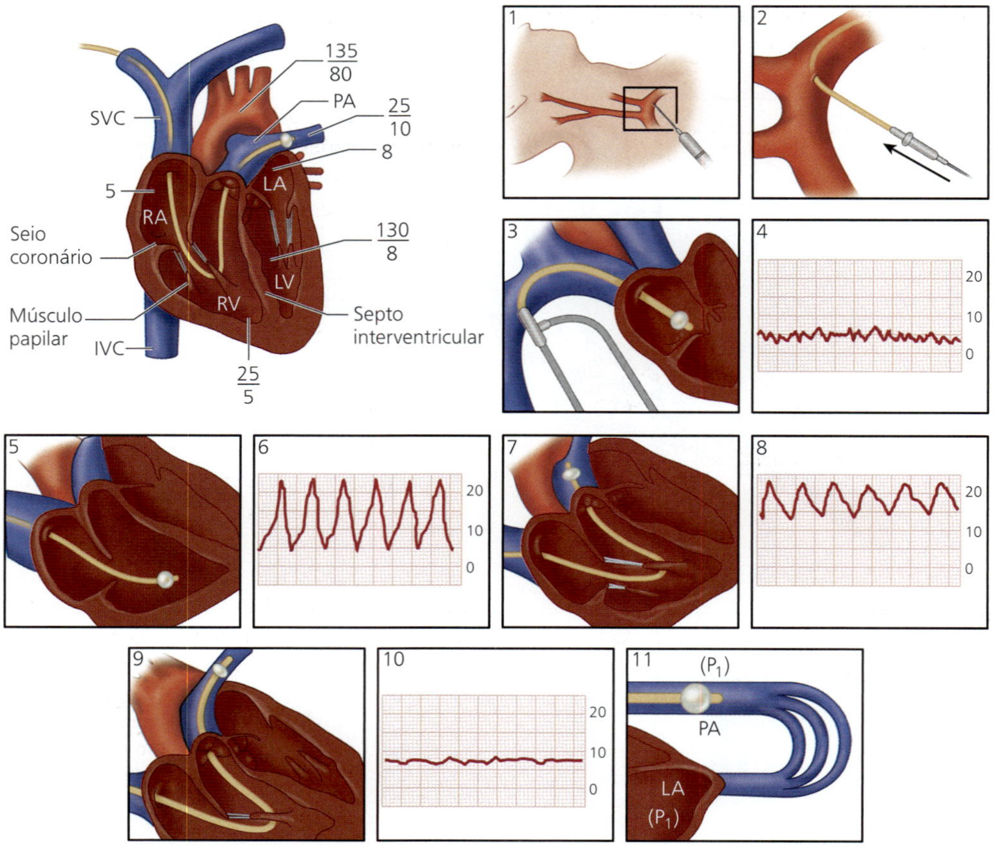

FIGURA 5-22 Embora sua utilidade seja cada vez mais questionada, os cateteres de artéria pulmonar continuam a fazer parte do tratamento perioperatório de pacientes submetidos à cirurgia cardíaca depois da colocação de um introdutor de bainha na circulação central (painéis 1 e 2), o cateter é posicionado por flutuação. A introdução do cateter central deve sempre ser realizada com a utilização de uma rigorosa técnica estéril, cobertura de todo o paciente com campos estéreis e apenas após múltiplas e redundantes confirmações da localização correta da circulação venosa. Guia de pressão é usada para determinar a localização do cateter de PA na circulação venosa e coração. Após entrada no átrio direito (painéis 3 e 4), o traçado da pressão venosa central é observado. Quando passa pela valva tricúspide (painéis 5 e 6), as pressões do ventrículo direito são detectadas. Localizado de 35 a 50 cm, de acordo com o tamanho do paciente, o cateter passará do ventrículo direito para a artéria pulmonar através da valva pulmonar (painéis 7 e 8). Isto é observado pela medida da pressão sistólica após passagem pela valva pulmonar. Por último, quando indicado, o cateter com ponta de balão pressionará ou ocluirá um ramo da artéria pulmonar (painéis 9, 10 e 11). Quando isto ocorre, a pressão da artéria pulmonar é equilibrada com aquela do átrio esquerdo, que, exceto na presença de qualquer patologia da valva mitral, deve ser um reflexo da pressão diastólica final do ventrículo esquerdo. (Redesenhada e reproduzida, com permissão, de Soni N. *Practical Procedures in Anaesthesia and Intensive Care*. Butterworth Heinemann, 1994.)

cular pulmonar – equivale à pressão atrial esquerda. Na verdade, a aspiração através da porta distal durante insuflação do balão fornece amostras de sangue arterializado. A PAOP é uma medida indireta da LVEDP, que, dependendo da complacência ventricular, se aproxima do volume diastólico final do ventrículo esquerdo.

Embora a pressão venosa central possa refletir a função ventricular direita, um cateter de PA pode ser indicado, caso um dos ventrículos esteja acentuadamente deprimido, causando dissociação da hemodinâmica entre os lados direito e esquerdo. A CVP não é um bom indicador das pressões capilares pulmonares, especialmente em pacientes com função ventricular esquerda anormal. Até mesmo a PAOP nem sempre prediz a LVEDP. A relação entre o volume diastólico final do ventrículo esquerdo (pré-carga verdadeira) e a PAOP (pré-carga estimada) é incerta durante condições associadas a mudanças na complacência ventricular ou atrial esquerda, função da valva mitral ou resistência da veia pulmonar. Estas condições são comuns imediatamente após uma cirurgia vascular ou cardíaca de grande porte e nos pacientes gravemente enfermos que estejam tomando agentes inotrópicos ou em choque séptico.

Finalmente, a informação fornecida pelo cateter de PA é igual àquela de qualquer monitor perioperatório, que depende de uma interpretação correta do médico. Neste contexto, o cateter de PA é uma ferramenta que auxilia na terapia perioperatória guiada por metas. Dado o número crescente de métodos

TABELA 5-2 Incidência relatada dos efeitos adversos do cateterismo de artéria pulmonar[1]

Complicação	Incidência Relatada (%)
Acesso venoso central	
Punção arterial	0,1-13
Sangramento no local de incisão	5,3
Neuropatia pós-operatória	0,3-1,1
Pneumotórax	0,3-4,5
Embolia aérea	0,5
Cateterismo	
Arritmias simples[2]	4,7-68,9
Arritmias graves (fibrilação ou taquicardia ventricular)[2]	0,3-62,7
Pequeno aumento na regurgitação tricúspide	17
Bloqueio do ramo direito[2]	0,1-4,3
Bloqueio cardíaco completo (em pacientes com prévio LBBB)[2]	0-8,5
Localização do cateter	
Ruptura da artéria pulmonar[2]	0,03-1,5
Culturas positivas na ponta do cateter	1,4-34,8
Sepse relacionada com o cateter	0,7-11,4
Tromboflebite	6,5
Trombose venosa	0,5-66,7
Infarto pulmonar[2]	0,1-5,6
Trombo mural	28-61
Vegetações valvulares/endocárdicas ou endocardite[2]	2,2-100
Mortes[2]	0,02-1,5

[1]Adaptada de Practice guidelines for pulmonary artery catheterization: an updated report by the American Society of Anesthesiologists Task Force on pulmonary artery catheterization. Anesthesiology 2003;99:999.
[2]As complicações são consideradas mais comuns (ou exclusivamente associadas) com o cateterismo da artéria pulmonar do que com o cateterismo venoso central. LBBB, bloqueio do ramo esquerdo.

menos invasivos atualmente disponíveis para obter informações similares, nós suspeitamos que o cateterismo de PA irá em grande parte se tornar de interesse histórico.

DÉBITO CARDÍACO

Indicações

A mensuração do CO para permitir o cálculo do SV é uma das primeiras razões para cateterização da PA. Atualmente, existem diversos métodos alternativos menos invasivos para estimar a função ventricular, a fim de auxiliar na terapia direcionada por metas.

Técnicas e Complicações

A. Termodiluição

A injeção de uma quantidade (2,5, 5 ou 10 mL) de líquido que esteja abaixo da temperatura corporal (geralmente à temperatura ambiente ou gelada) no átrio direito muda a temperatura do sangue que entra em contato com o termistor na ponta do cateter de PA. O grau de mudança é inversamente proporcional ao CO: a mudança na temperatura é mínima, se o fluxo sanguíneo for alto, enquanto que a mudança na temperatura é maior, quando o fluxo é reduzido. Após injeção, um gráfico pode ser traçado com a temperatura em função do tempo para produzir uma **curva de termodiluição** (Figura 5-23). O CO é determinado por um programa de computador que integra a área sob a curva.

5 Medidas precisas do CO dependem de uma injeção rápida e suave, volume e temperatura precisamente conhecidos do líquido injetado, entrada correta dos fatores de calibração para o tipo específico de cateter de PA no programa de computador do CO, e a não mensuração durante o uso de eletrocautério. Regurgitação tricúspide e *shunts* cardíacos invalidam os resultados, pois somente o débito ventricular direito na PA está na verdade sendo mensurado. A infusão rápida do fluido gelado raramente resultou em arritmias cardíacas.

Uma modificação do método de termodiluição possibilita a mensuração contínua de CO com um sistema de monitorização e cateter especial. O cateter contém um filamento térmico que introduz pequenos pulsos de calor no sangue, proximal à

TABELA 5-3 Variáveis hemodinâmicas derivadas de dados do cateterismo de artéria pulmonar[1]

Variável	Fórmula	Normal	Unidades
Índice cardíaco	$\frac{\text{Débito cardíaco (L/min)}}{\text{Área de superfície corporal (m}^2\text{)}}$	2,2-4,2	L/min/m²
Resistência periférica total	$\frac{(\text{MAP} - \text{CVP}) \times 80}{\text{Débito cardíaco (L/min)}}$	1.200-1.500	dinas•s cm^{-5}
Resistência vascular pulmonar	$\frac{(\overline{\text{PA}} - \text{PAOP}) \times 80}{\text{Débito cardíaco (L/min)}}$	100-300	dinas•s cm^{-5}
Volume sistólico	$\frac{\text{Débito cardíaco (L/min)} \times 1.000}{\text{Frequência cardíaca (batimentos/min)}}$	60-90	mL/batimento
Índice sistólico (SI)	$\frac{\text{Volume sistólico (mL/batimentos)}}{\text{Área de superfície corporal (m}^2\text{)}}$	20-65	mL/batimento/m²
Índice do trabalho sistólico ventricular direito	$0{,}0136\ (\overline{\text{PA}} - \text{CVP}) \times \text{SI}$	30-65	g-m/batimento/m²
Índice do trabalho sistólico ventricular esquerdo	$0{,}0136\ (\text{MAP} - \text{PAOP}) \times \text{SI}$	46-60	g-m/batimento/m²

[1]g-m, grama metro; MAP, pressão arterial média; CVP, pressão venosa central; PA, pressão média da artéria pulmonar; PAOP, pressão de oclusão da artéria pulmonar.

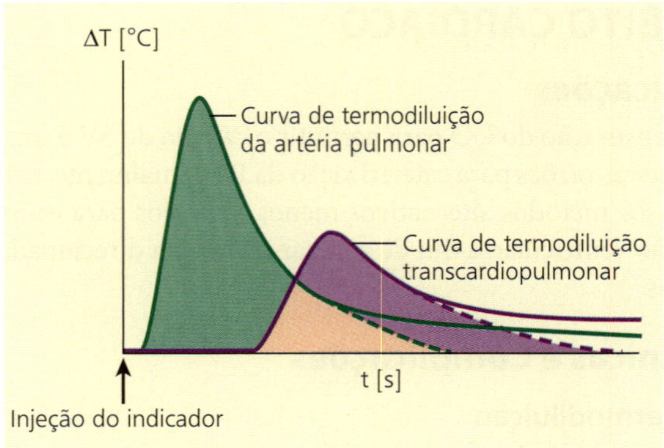

FIGURA 5-23 Comparação das curvas de termodiluição após injeção de solução salina fria na veia cava superior. O pico da mudança de temperatura ocorre mais precocemente quando medida na artéria pulmonar (a) do que se medida na artéria femoral (b). Depois disso, ambas as curvas se aproximam aos valores de base. (Redesenhada e reproduzida, com permissão, de Reuter D, Huang C, Edrich T, et al: Cardiac output monitoring using indicator dilution techniques: basics, limits and perspectives. Anesth Analg 2010;110:799.)

valva pulmonar, e termistor que mede mudanças na temperatura do sangue da PA. Um sistema informático determina o CO pela correlação cruzada da quantidade de calor absorvido com as mudanças na temperatura sanguínea.

A termodiluição transpulmonar (sistema PiCCO®) apoia-se nos mesmos princípios de termodiluição, porém não requer cateterismo da PA. Um cateter venoso central e um cateter arterial equipado com um termistor (geralmente colocado na artéria femoral) são necessários para realizar a termodiluição transpulmonar. Foi constatado que as medidas de temperatura provenientes dos cateteres na artéria radial são inválidas. As medidas da termodiluição pulmonar envolvem a injeção de indicador frio na veia cava superior através de um cateter central (Figura 5-24). Um termistor registra a mudança na temperatura no sistema arterial depois da passagem do indicador frio através do coração e pulmões, e estima o CO.

A termodiluição transpulmonar também permite o cálculo do volume diastólico final (GEDV) e da água extravascular pulmonar (EVLW). Através de análises matemáticas e extrapolação da curva de termodiluição, o programa de computador de termodiluição transpulmonar calcula o tempo médio de trânsito da solução indicadora e tempo de decaimento exponencial (Figura 5-25). O volume térmico intratorácico (ITTV) é o produto do CO com o tempo médio de trânsito (MTT). O ITTV inclui o volume sanguíneo pulmonar (PBV), EVLW e o sangue contido no coração. O volume térmico pulmonar (PTV) inclui a EVLW e o PBV, e é obtido multiplicando-se o CO pelo tempo de decaimento exponencial (EDT). Ao subtrair o PTV do ITTV, obtém-se o GEDV (Figura 5-26). O GEDV é um volume hipotético que admite que todas as câmaras cardíacas são simultaneamente preenchidas em diástole. Com um índice normal entre 640 e 800 mL/m^2, o GEDV pode ajudar a determinar o estado do volume. Um índice de água extravascular pulmonar inferior a 10 mL/kg é normativo. A EVLW é o ITTV menos o volume de sangue intratorácico (ITBV). O ITBV = GEDV × 1,25.

Portanto, a EVLW = ITTV–ITBV. Um aumento na EVLW pode ser um sinal de sobrecarga volêmica. Desse modo, através de análise matemática da curva de termodiluição transpulmonar, é possível obter índices volumétricos para guiar a terapia de reposição de fluidos. Além disso, o sistema PiCCO® calcula a variação do SV e variação da pressão de pulso através da análise de contorno de pulso, ambos dos quais podem ser usados para determinar a responsividade a volume. Tanto o SV como a pressão de pulso estão diminuídos durante a ventilação com pressão positiva. Quanto maior as variações ao longo do curso da pressão positiva na inspiração e expiração, maior a probabilidade de melhora das medidas hemodinâmicas após administração de volume.

B. Diluição do Corante

Se o corante indocianina verde (ou outro indicador como o lítio) é injetado por um cateter venoso central, sua aparência na circulação arterial sistêmica pode ser medida pela análise de amostras arteriais com um detector apropriado (p. ex., um densitômetro para indocianina verde). A área abaixo da **curva do corante indicador** resultante está relacionada com o CO. Ao analisar a pressão sanguínea arterial e interpretá-la com o CO, os sistemas que usam lítio (LiDCO™) também calculam o SV batimento a batimento. No sistema LiDCO™, um pequeno *bolus* de cloreto de lítio é injetado na circulação. Um eletrodo sensível ao lítio em um cateter arterial mede o decaimento na concentração do lítio ao longo do tempo. O término do gráfico da concentração sobre o tempo permite que o aparelho calcule o CO. O dispositivo do sistema LiDCO™, assim como o dispositivo de termodiluição do PiCCO®, aplica a análise de contorno de pulso da forma de onda arterial para fornecer determinações contínuas batimento a batimento do CO e outros parâmetros calculados. As determinações da diluição do lítio podem ser feitas em pacientes que tenham apenas acesso venoso periférico. O lítio não deve ser administrado em pacientes no primeiro trimestre da gravidez. Entretanto, a técnica de diluição do corante introduz os problemas de recirculação do indicador, amostragem do sangue arterial e acúmulo do traçador no campo de fundo, potencialmente limitando o uso de tais abordagens no perioperatório. Bloqueadores neuromusculares não despolarizantes podem afetar o sensor de lítio.

C. Dispositivos de Contorno de Pulso

Os dispositivos de contorno de pulso utilizam o traçado da pressão arterial para estimar o CO e outros parâmetros dinâmicos, como pressão de pulso e variação do SV com a ventilação mecânica. Estes índices são usados para ajudar a determinar a probabilidade de resposta da hipotensão à fluidoterapia.

Os dispositivos de contorno de pulso contam com os algoritmos que medem a área da porção sistólica do traçado da pressão arterial da diástole final até o final da ejeção ventricular. Em seguida, os dispositivos incorporam um fator de calibração para a complacência vascular do paciente, que é dinâmico e não

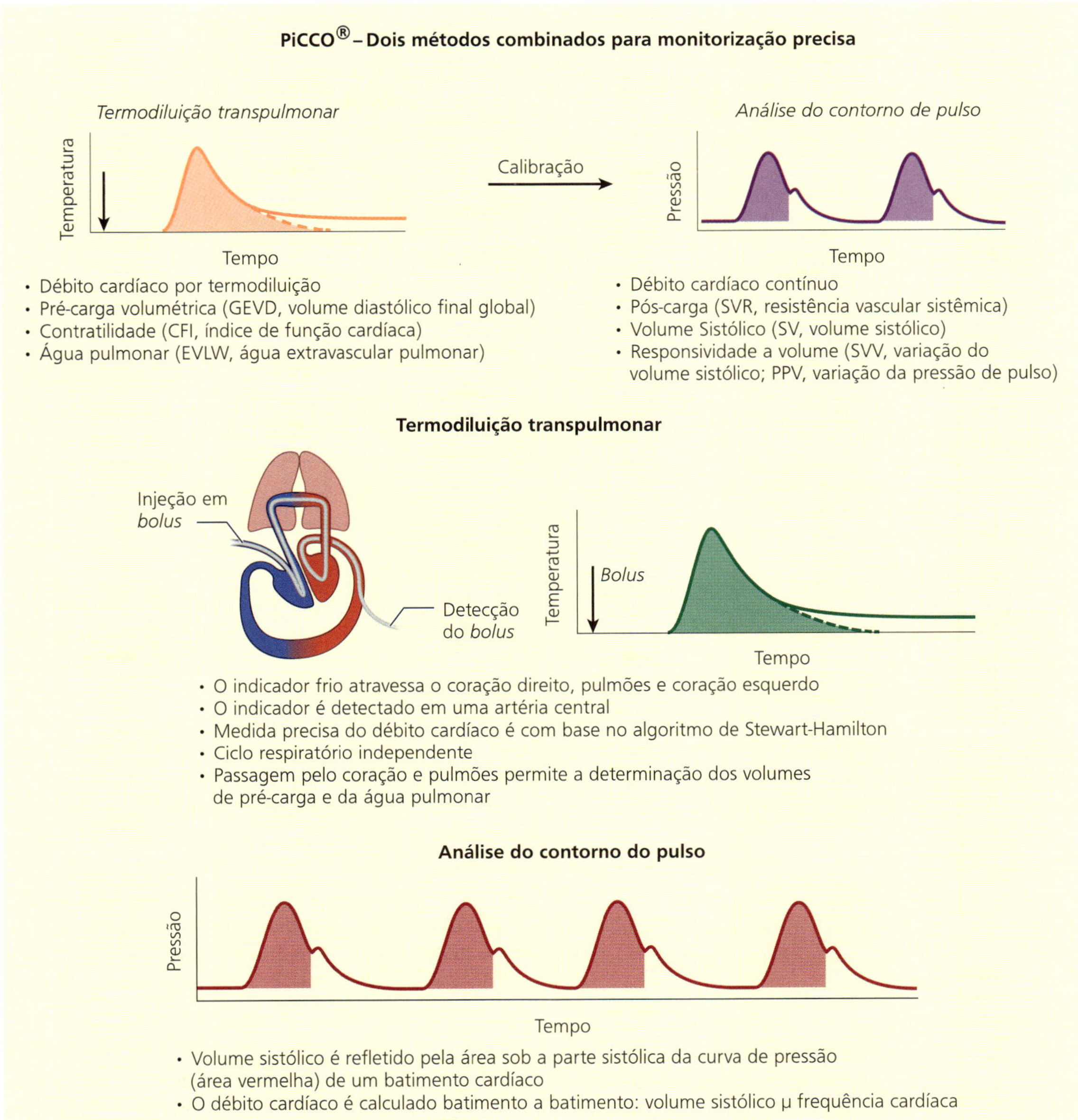

FIGURA 5-24 Dois métodos combinados para monitorização precisa. (Reproduzida, com permissão, de Royal Phillips Electronics.)

estático. Alguns dispositivos de contorno de pulso contam primariamente com a termodiluição transpulmonar ou termodiluição do lítio para calibrar o aparelho para subsequentes contornos de pulso. O FloTrac *(Edwards Life Sciences)* não requer calibração com outras medidas e depende de uma análise estatística de seu algoritmo para justificar as alterações na complacência vascular que ocorrem como uma consequência do tônus vascular alterado.

D. Doppler Esofágico

O Doppler esofágico conta com o princípio Doppler para medir a velocidade do fluxo sanguíneo na aorta torácica descendente. O princípio Doppler é integral na ecocardiografia perioperatória, como discutido a seguir. O efeito Doppler foi previamente descrito neste capítulo e resulta da mudança aparente na frequência sonora, quando a fonte da onda sonora e o observador da onda sonora estão em movimento relativo. O sangue na aorta está em movimento relativo, quando comparado à sonda Doppler no esôfago. À medida que as hemácias percorrem, elas refletem um deslocamento de frequência, de acordo com a direção e velocidade de seus movimentos. Quando o sangue flui em direção ao transdutor, sua frequência refletida é superior àquela que foi transmitida pela sonda. Quando as hemácias se movimentam em direção oposta ao transdutor, a frequência é inferior àquela inicialmente enviada pela sonda. Ao utilizar a equação Doppler, é possível determinar a velocidade do fluxo sanguíneo na aorta. A equação é:

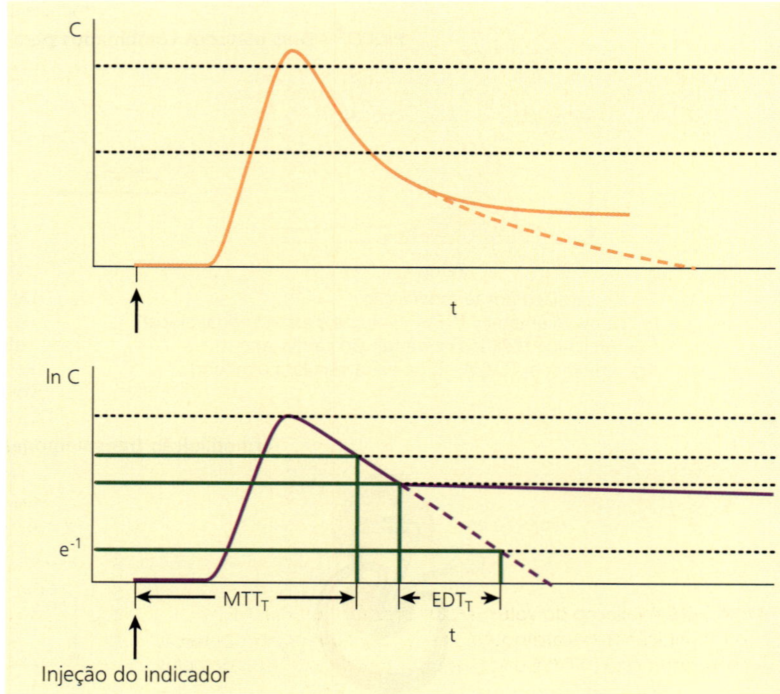

FIGURA 5-25 A curva superior representa a curva clássica de termodiluição, exibindo a concentração de um indicador ao longo do tempo no sítio de detecção. Pela extrapolação da curva (linha pontilhada), potenciais fenômenos de recirculação são excluídos. A ilustração logarítmica (curva inferior) permite a definição do tempo médio de trânsito (MTT_T) e o tempo de decaimento exponencial (EDT_T) do indicador. (Redesenhada e reproduzida, com permissão, de Reuter D, Huang C, Edrich T, et al: Cardiac output monitoring using indicator dilution techniques: basics, limits and perspectives. Anesth Analg 2010;110:799.)

Velocidade do fluxo sanguíneo = {mudança da frequência/cosseno do ângulo de incidência entre o feixe Doppler e o fluxo sanguíneo} × {velocidade do som no tecido/2 (frequência da fonte)}

Para que o Doppler forneça uma estimativa segura da velocidade, o ângulo de incidência deve ser o mais próximo possível de zero, visto que o cosseno de 0 é 1. À medida que o ângulo alcança 90°, a medida Doppler não é confiável, visto que o cosseno de 90° é 0.

O Doppler esofágico calcula a velocidade de fluxo na aorta. Visto que as células na aorta percorrem a velocidades diferentes durante todo o ciclo cardíaco, o aparelho obtém uma medida de todas as velocidades das células se movimentando ao longo do tempo. A integração matemática das velocidades representa a distância percorrida pelo sangue. Em seguida, utilizando normogramas, o monitor aproxima a área da aorta descendente. Portanto, o monitor calcula a distância percorrida pelo sangue, assim como a área: área × comprimento = volume.

Consequentemente, o SV do sangue na aorta descendente é calculado. O conhecimento da HR permite o cálculo daquela porção do CO fluindo através da aorta torácica descendente, que é aproximadamente 70% do CO total. A correção para estes 30% possibilita que o monitor estime o CO total do paciente. O Doppler esofágico depende de muitas suposições e normogramas, que podem impedir sua capacidade de refletir com precisão o CO em uma variedade de situações clínicas.

E. Bioimpedância Torácica

Mudanças no volume torácico causam mudanças na resistência torácica (bioimpedância) em correntes de baixa amplitude e alta frequência. Se as mudanças torácicas na bioimpedância forem medidas depois da despolarização ventricular, o SV pode ser continuamente determinado. Esta técnica não invasiva requer seis eletrodos para injetar microcorrentes e para medir a bioimpedância em ambos os lados do tórax. O aumento do fluido no tórax resulta em menor bioimpedância elétrica. Hipóteses matemáticas e correlações são feitas para calcular o CO a partir das alterações na bioimpedância. As desvantagens da bioimpedância torácica incluem a suscetibilidade à interferência elétrica e a confiabilidade com relação ao correto posicionamento dos eletrodos. A precisão desta técnica é questionável em vários grupos de pacientes, incluindo aqueles com doença valvular aórtica, prévia cirurgia cardíaca, ou alterações agudas na função nervosa do nervo simpático torácico (p. ex., aqueles sendo submetidos à raquianestesia).

F. Princípio de Fick

A quantidade de oxigênio consumida por um indivíduo ($\dot{V}O_2$) equivale à diferença entre o conteúdo (C) arterial e venoso (a-v) de oxigênio (CaO_2 e CvO_2) multiplicado pelo CO. Portanto,

$$CO = \frac{\text{Consumo de oxigênio}}{\text{diferença no conteúdo a-v de } O_2} = \frac{\dot{V}O_2}{CaO_2 - CvO_2}$$

O conteúdo de oxigênio arterial e venoso misto é facilmente determinado se o cateter de PA e uma linha arterial estão devidamente posicionados. O consumo de oxigênio também pode ser calculado pela diferença entre o conteúdo de oxigênio nos gases inspirado e expirado. Variações do princípio de Fick são a base de todos os métodos indicador-diluição de determinação do CO.

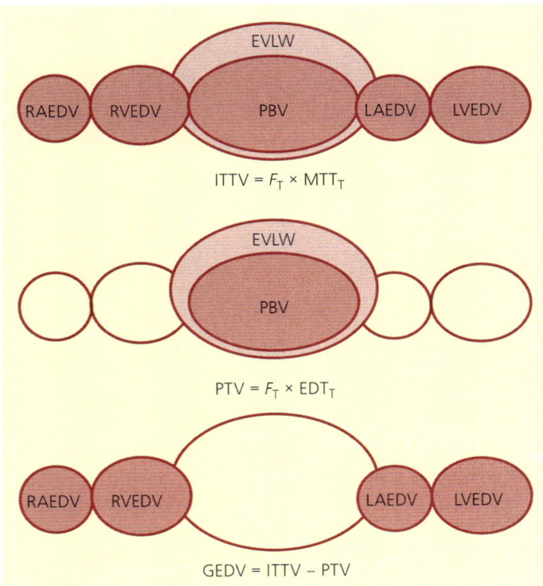

FIGURA 5-26 Avaliação do volume diastólico final global (GEDV) pela termodiluição transcardiopulmonar. Fileira superior: o volume térmico intratorácico (ITTV) é o volume completo de distribuição do indicador térmico, incluindo o volume diastólico final do átrio direito (RAEDV), do ventrículo direito (RVEDV), do átrio esquerdo (LAEDV) e do ventrículo esquerdo (LVEDV), o volume sanguíneo pulmonar (PBV), e a água extravascular pulmonar (EVLW). O GEDV é calculado multiplicando-se o débito cardíaco (F_T) pelo tempo médio de trânsito (MTT_T) do indicador. Fileira do meio: o volume térmico pulmonar (PTV) representa a maior câmara mista neste sistema e inclui o PBV e a EVLW e é avaliado multiplicando-se o F_T pelo tempo de decaimento exponencial (EDT_T) do indicador térmico. Fileira inferior: o GEDV, incluindo os volumes do coração direito e esquerdo, é calculado subtraindo o PTV do ITTV. (Redesenhada e reproduzida, com permissão, de Reuter D, Huang C, Edrich T, et al.: Cardiac output monitoring using indicator dilution techniques: basics, limits and perspectives. Anesth Analg 2010;110:799.)

G. Ecocardiografia

Existem ferramentas mais poderosas para diagnosticar e avaliar a função cardíaca no perioperatório do que a ecocardiografia transtorácica (TTE) e ecocardiografia transesofágica (TEE). Ambas as abordagens são cada vez mais utilizadas no cenário cirúrgico. Nas salas de cirurgia, o acesso limitado ao tórax torna a TEE uma opção ideal para visualizar o coração. Tanto a TTE como a TEE podem ser empregadas no pré-operatório e pós-operatório. A TTE possui a vantagem de ser completamente não invasiva; no entanto, a aquisição de "janelas" para visualizar o coração pode ser difícil. Sondas descartáveis de TEE são atualmente disponíveis e podem ser deixadas no local durante dias nos pacientes gravemente enfermos, período em que exames intermitentes com TEE podem ser realizados.

A ecocardiografia pode ser empregada de duas formas pelo pessoal da equipe anestésica, dependendo do grau de treinamento e certificação. A TEE básica (ou hemodinâmica) permite que o anestesiologista diferencie a fonte primária da instabilidade de um paciente. Ao passo que nas últimas décadas o cateter de PA seria usado para determinar o motivo de um paciente estar hipotenso, o anestesista realizando a TEE hemodinâmica está tentando determinar se o coração está adequadamente preenchido, contraindo apropriadamente, não comprimido externamente e isento de quaisquer defeitos estruturais macroscopicamente evidentes. Durante todo o tempo, as informações obtidas a partir da TEE hemodinâmica podem estar correlacionadas com outras informações associadas à condição geral do paciente.

Os anestesiologistas realizando TEE avançada fazem recomendações terapêuticas e cirúrgicas com base em suas interpretações da TEE. Várias organizações e conselhos em todo o mundo fornecem certificações para indivíduos em todos os níveis de ecocardiografia perioperatória. Mais importante, os indivíduos que realizam ecocardiografia devem estar cientes dos requisitos de qualificações de suas respectivas instituições.

A ecocardiografia possui muitos usos, incluindo:

- Diagnóstico da fonte de instabilidade hemodinâmica, incluindo isquemia do miocárdio, insuficiências cardíacas sistólica e diastólica, anormalidades valvulares, hipovolemia e tamponamento pericárdico.
- Estimativa dos parâmetros hemodinâmicos, como SV, CO e pressões intracavitárias.
- Diagnóstico de doenças estruturais do coração, como doença cardíaca valvar, *shunts*, doenças aórticas.
- Orientação de intervenções cirúrgicas, como o reparo da valva mitral.

Várias modalidades ecocardiográficas são empregadas perioperatoriamente pelos anestesiologistas, incluindo a TTE, TEE, ultrassonografias epiaórtica e epicárdica e ecocardiografia tridimensional. Algumas vantagens e desvantagens das modalidades incluem:

- A TTE possui a vantagem de ser não invasiva e essencialmente livre de risco. Os exames com TTE de escopo limitado são cada vez mais comuns na unidade de cuidados intensivos (Figura 5-27).
- Ao contrário da TTE, a TEE é um procedimento invasivo com o potencial de complicações que trazem perigo de vida (ruptura esofágica e mediastinite) (Figura 5-28). A proximi-

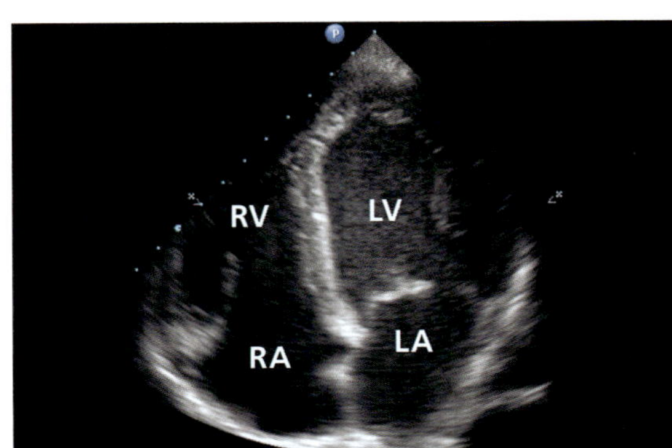

FIGURA 5-27 Incidência apical das quatro câmaras cardíacas normais. RV, ventrículo direito; LV, ventrículo esquerdo; RA, átrio direito; LA, átrio esquerdo. (Reproduzida, com permissão, de Carmody KA, et al: Handbook of Critical Care and Emergency Ultrasound. McGraw-Hill, 2011.)

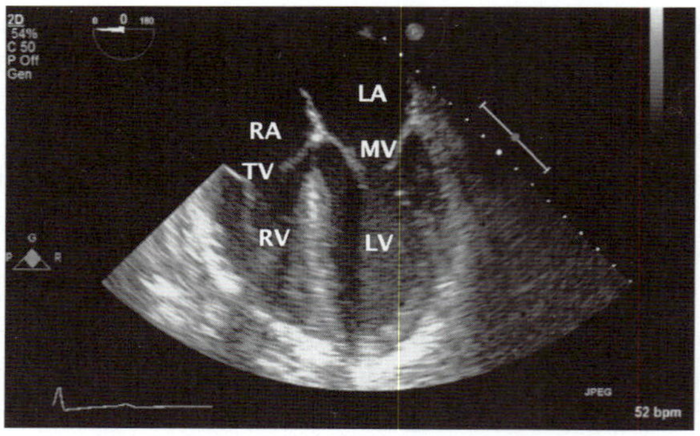

FIGURA 5-28 As estruturas do coração, como vistas em uma incidência das quatro câmaras cardíacas pelo esôfago médio, incluindo o átrio direito (RA), valva tricúspide (TV), ventrículo direito (RV), átrio esquerdo (LA), valva mitral (MV) e ventrículo esquerdo (LV). (Redesenhada e reproduzida, com permissão, de Wasnick J, Hillel Z, Kramer D, et al: *Cardiac Anesthesia & Transesophageal Echocardiography*, McGraw-Hill, 2011.)

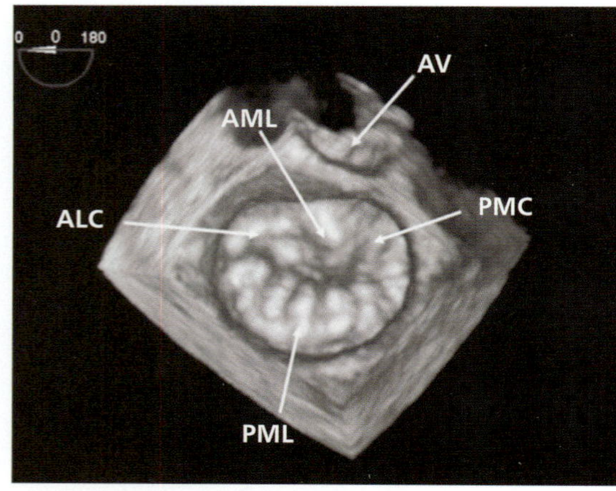

FIGURA 5-29 Ecocardiografia tridimensional da valva mitral demonstra o folheto anterior (AML), o folheto posterior (PML), a comissura anterolateral (ALC) e a comissura posteromedial (PMC). A valva aórtica (AV) também é vista. (Redesenhada e reproduzida, com permissão, de Wasnick J, Hillel Z, Kramer D, et al: *Cardiac Anesthesia & Transesophageal Echocardiography*, McGraw-Hill, 2011.)

dade do esôfago ao átrio esquerdo elimina o problema de obter "janelas" para visualizar o coração, permitindo a visualização de grandes detalhes. Nas últimas décadas, a TEE tem sido frequentemente usada na sala operatória durante a cirurgia cardíaca. Seu uso para guiar a terapia em casos gerais tem sido limitado pelo custo do equipamento e aprendizado necessário para corretamente interpretar as imagens. Tanto a TTE como a TEE geram imagens dimensionais do coração tridimensional. Consequentemente, é necessário visualizar o coração através de muitas janelas e planos de imagem dimensionais para mentalmente criar a anatomia tridimensional. A capacidade de interpretar estas imagens em um nível elevado de certificação requer muito treinamento.

- As técnicas de imagens ultrassonográficas epiaórtica e epicárdica empregam uma sonda coberta em uma bainha estéril e manipulada por cirurgiões torácicos no intraoperatório para obter incidências da aorta e do coração. A traqueia preenchida por ar impede a obtenção de imagens por TEE da aorta ascendente. Pelo fato de a aorta ser manipulada durante a cirurgia cardíaca, a detecção de placas ateroscleróticas permite que o cirurgião potencialmente minimize a incidência de acidente vascular encefálico embólico. A aquisição de imagem do coração pela ultrassonografia epicárdica permite a realização de uma ecocardiografia intraoperatória quando a TEE é contraindicada em razão da presença de patologia esofágica ou gástrica.
- A ecocardiografia tridimensional (TTE e TEE) tornou-se disponível nos últimos anos (Figura 5-29). Estas técnicas fornecem uma visão tridimensional da estrutura do coração. Em particular, imagens tridimensionais podem quantificar de modo mais adequado os volumes do coração, e podem produzir uma visão da valva mitral para auxiliar o cirurgião no reparo valvar.

A ecocardiografia emprega ultrassom (som em frequências superiores à audição normal) de 2 a 10 MHz. Um piezoeletrodo no transdutor ultrassônico converte a energia elétrica fornecida à sonda em ondas sonoras. Estas ondas percorrem pelos tecidos, encontrando o sangue, o coração e outras estruturas. As ondas sonoras atravessam rapidamente os tecidos de impedância acústica similar; no entanto, quando estas ondas encontram diferentes tecidos, elas são dispersas, refratadas ou refletidas de volta em direção à sonda ultrassônica. As ondas de eco interagem com a sonda ultrassônica, gerando um sinal elétrico que pode ser reconstruído na forma de uma imagem. O aparelho conhece o tempo de retardo entre a onda sonora transmitida e a refletida. Conhecendo o tempo de retardo, a localização da fonte da onda refletida pode ser determinada e a imagem gerada. A sonda da TEE pode gerar imagens através de múltiplos planos, e pode ser fisicamente obtida no estômago e esôfago, permitindo a visualização das estruturas cardíacas (Figura 5-30). Estas visões podem ser usadas para determinar se um adequado suprimento sanguíneo está sendo fornecido às paredes do coração (Figura 5-31). No coração saudável, as paredes do coração se espessam e se movimentam para o interior com cada batimento. Anormalidades no movimento da parede, em que as paredes do coração falham em espessar durante a sístole ou se movimentam de modo discinético, podem estar associadas à isquemia do miocárdio.

O efeito Doppler é rotineiramente utilizado nos exames ecocardiográficos para determinar a função cardíaca. No coração, tanto o sangue que flui pelo coração como o tecido cardíaco se movimentam com relação à sonda no esôfago ou na parede torácica. Ao utilizar o efeito Doppler, os ecocardiografistas são capazes de determinar a direção e a velocidade do fluxo sanguíneo e movimento do tecido.

O fluxo sanguíneo no coração segue a lei da conservação das massas. Portanto, o volume de sangue que flui através de um ponto (p. ex., a via de saída do ventrículo esquerdo) deve ser o mesmo volume que atravessa a valva aórtica. Quando o trajeto pelo qual o sangue flui se estreita (p. ex., estenose aórtica), a velocidade do sangue deve aumentar para que o volume consiga

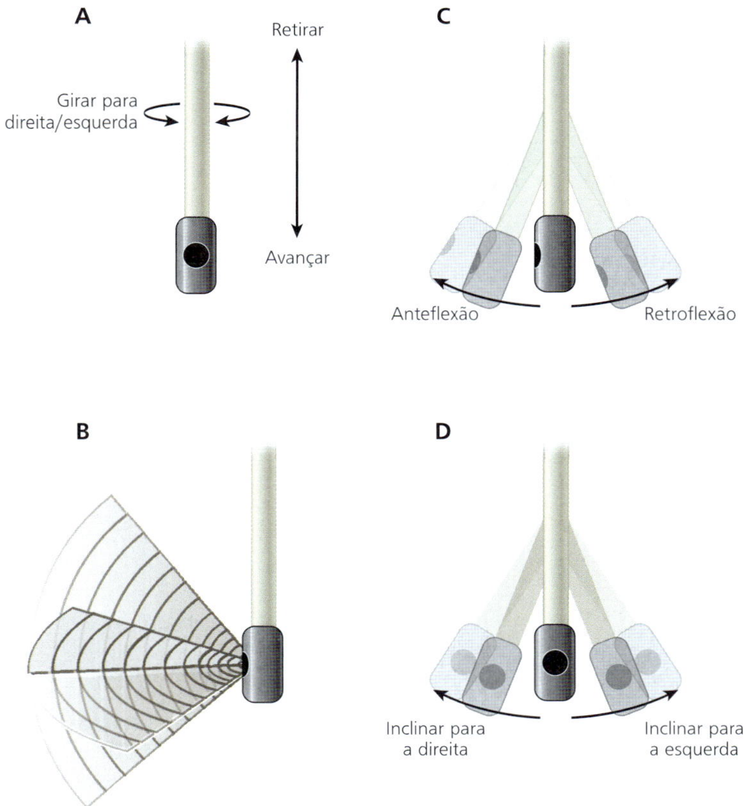

FIGURA 5-30 A sonda é manipulada pelo examinador de múltiplos modos para criar as imagens padrões que constituem o exame de TEE perioperatório abrangente. Nunca force a sonda. Se resistência for encontrada, interrompa o exame. A informação ecocardiográfica pode ser fornecida pelos exames epicárdico e epiaórtico intraoperatórios. O avanço da sonda no esôfago permite os exames das porções superior e média do sistema digestório e o exame transgástrico (**A**). A sonda pode ser girada no esôfago da esquerda para a direita para examinar as estruturas dos lados esquerdo e direito (**A**). O botão localizado na sonda permite que o ecocardiografista gire 180° o feixe da varredura, criando, assim, vários cortes de imagem dimensionais do coração tridimensional (**B**). Por último, os painéis (**C**) e (**D**) demonstram a manipulação da ponta da sonda para que o feixe seja direcionado para uma melhor visualização da imagem. (Modificada e reproduzida, com permissão, de Shanewise JS et al. ASE/SCA guidelines for performing a comprehensive intraoperative multiplane transesophageal echocardiography examination; recommendations of the American Society of Echocardiography Council for Intraoperative Echocardiography and the Society for Cardiovascular Anesthesiologists Task Force for Certification in Perioperative Transesophageal Echocardiography. Anesth Analg 1999;89:870-884.)

passar. Pode-se detectar o aumento na velocidade, à medida que o sangue flui em direção a uma sonda no esôfago. A equação de Bernoulli (mudança na pressão = $4V^2$) permite que os ecocardiografistas determinem o gradiente de pressão entre as áreas de diferentes velocidades, onde o v representa a área de máxima velocidade (**Figura 5-32**). Ao utilizar o Doppler de onda contínua, é possível determinar a velocidade máxima, à medida que o sangue acelera através de uma estrutura cardíaca patológica. Por exemplo, um fluxo sanguíneo de 4 m/s reflete um gradiente de pressão de 84 mmHg entre uma área de fluxo lento (a via de saída do ventrículo esquerdo) e uma região de alto fluxo (uma valva aórtica estenosada).

Do mesmo modo, a equação de Bernoulli possibilita que os ecocardiografistas estimem a pressão na AP e outras pressões intracavitárias, se hipóteses forem feitas.

$$\text{Supor que } P_1 >> P_2$$

O fluxo sanguíneo procede de uma área de alta pressão P_1 para uma área de baixa pressão P_2.

O gradiente de pressão = $4V^2$, em que V é a velocidade máxima medida em metros por segundo.

Portanto,

$$4V^2 = P_1 - P_2$$

Desse modo, supondo que existe um jato de fluxo sanguíneo regurgitante do ventrículo esquerdo para o átrio esquerdo e que a pressão sistólica ventricular esquerda (P_1) é a mesma que a pressão sanguínea sistêmica (p. ex., ausência de estenose aórtica), é possível calcular a pressão atrial esquerda (P_2). Dessa maneira, os ecocardiografistas podem estimar as pressões intracavitárias quando há gradientes de pressão, velocidades de fluxo mensuráveis entre áreas de alta e baixa pressões e conhecimento da P_1 ou P_2 (**Figura 5-33**).

O princípio Doppler também é utilizado pelos ecocardiografistas para identificar áreas de fluxo anormal, usando o estudo dopplerfluxométrico em cores. Este estudo cria uma imagem visual do fluxo sanguíneo do coração ao designar um código de cores às velocidades no coração. O fluxo sanguíneo direcionado para o lado oposto do transdutor ecocardiográfico é de cor azul, enquanto que aquele se movimentando em direção à sonda é vermelho. Quanto maior a velocidade de fluxo, mais clara a matiz de cores (**Figura 5-34**). Quando a velocidade do fluxo sanguíneo se torna maior do que aquela em que o aparelho é capaz de medir, o fluxo em direção à sonda é erroneamente interpretado como fluxo para o lado oposto da sonda, criando imagens de fluxo turbulento e "sobreposição" da imagem. Tais alterações no padrão de fluxo são utilizadas pelos ecocardiografistas para identificar áreas de patologia.

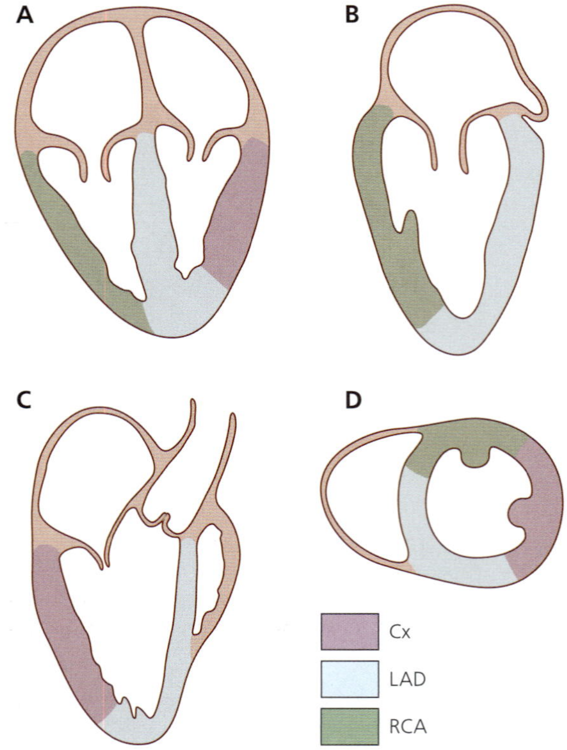

FIGURA 5-31 A visualização das quatro câmaras cardíacas no esôfago médio (**A**), a visualização de duas câmaras cardíacas pelo esôfago médio (**B**), a visualização do eixo longo pelo esôfago médio (**C**) e a visualização do eixo longo pelo esôfago médio (**D**) são representadas. As diferentes incidências fornecem a oportunidade de observar o miocárdio suprido por cada um dos três principais vasos coronários, a circunflexa esquerda (Cx), a descendente anterior esquerda (LAD) e a artéria coronária direita (RCA). As áreas de perfusão miocárdica comprometidas são sugeridas pela incapacidade do miocárdio em espessar e se movimentar para o interior durante a sístole. A imagem **D** é muito útil para monitorização na sala cirúrgica, pois o miocárdio ventricular esquerdo suprido por cada um dos três vasos pode ser observado em uma imagem. (Modificada e reproduzida, com permissão, de Shanewise JS *et al.* ASE/SCA guidelines for performing a comprehensive intraoperative multiplane transesophageal echocardiography examination; recommendations of the American Society of Echocardiography Council for Intraoperative Echocardiography and the Society for Cardiovascular Anesthesiologists Task Force for Certification in Perioperative Transesophageal Echocardiography. Anesth Analg 1999;89:870-884.)

O Doppler também pode ser utilizado para fornecer uma estimativa do SV e CO. Similar às sondas do Doppler esofágico previamente descritas, a TTE e TEE podem ser utilizadas para estimar o CO. Supondo que a via de saída do ventrículo esquerdo seja um cilindro, é possível mensurar seu diâmetro (Figura 5-35). Sabendo isto, é possível calcular a área através da qual o sangue flui, usando a seguinte equação:

$$\text{Área} = \pi r^2 = 0{,}785 \times \text{diâmetro}^2$$

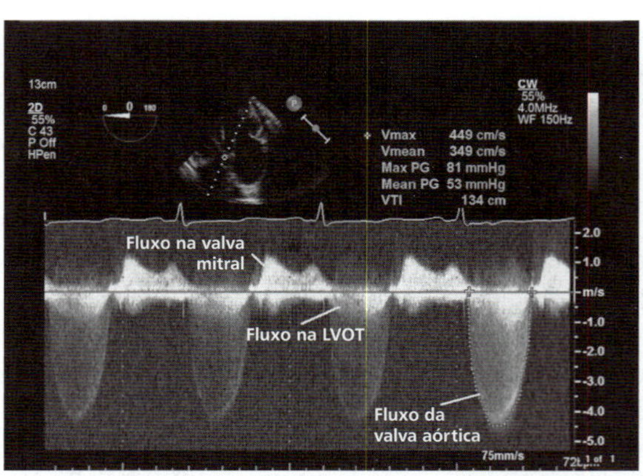

FIGURA 5-32 O intervalo tempo-velocidade (TVI) da valva aórtica é calculado usando o Doppler de onda contínua, enquanto que o Doppler de onda pulsada é útil para medidas em velocidades sanguíneas menores. Este Doppler de onda contínua foi alinhado de modo paralelo àquele do fluxo da valva aórtica, utilizando-se a incidência transgástrica profunda. Vale destacar que a velocidade da valva aórtica é superior a 4 m/s. (Redesenhada e reproduzida, com permissão, de Wasnick J, Hillel Z, Kramer D, et al: *Cardiac Anesthesia & Transesophageal Echocardiography*, McGraw-Hill, 2011.)

Em seguida, a integral de velocidade e tempo é determinada. Um feixe Doppler é alinhado em paralelo com a via de saída do ventrículo esquerdo (Figura 5-36). As velocidades que passam através da via de saída do ventrículo esquerdo são registradas, e o aparelho integra a curva de velocidade/tempo para determinar a distância percorrida pelo sangue.

$$\text{Área} \times \text{comprimento} = \text{volume}$$

Neste exemplo, a SV é calculada:

$$SV \times HR = CO$$

Por último, o Doppler pode ser usado para examinar o movimento do tecido miocárdico. A velocidade do tecido é normalmente de 8-15 cm/s (muito menor do que a do sangue, que é de 100 cm/s). Usando a função Doppler tecidual do aparelho ecocardiográfico, é possível diferenciar a direcionalidade e velocidade do movimento do coração. Durante o enchimento diastólico, o anel lateral do miocárdio se movimentará em direção à sonda da TEE. Velocidades miocárdicas reduzidas (< 8 cm/s) estão associadas a uma função diastólica comprometida e maiores pressões diastólicas finais do ventrículo esquerdo.

Por fim, a ecocardiografia pode fornecer uma monitorização cardiovascular abrangente. Seu uso de rotina fora da sala de cirurgia cardíaca tem sido impedido pelos custos do equipamento e pelo treinamento necessário para interpretar corretamente as imagens. À medida que o equipamento se torna mais acessível, é provável que as equipes anestésicas realizem um número cada vez maior de exames ecocardiográficos para monitorização hemodinâmica no perioperatório. Quando surgem questões além daquelas relacionadas com a orientação hemodinâmica, a interpretação por um indivíduo credenciado em ecocardiografia perioperatória avançada é justificada.

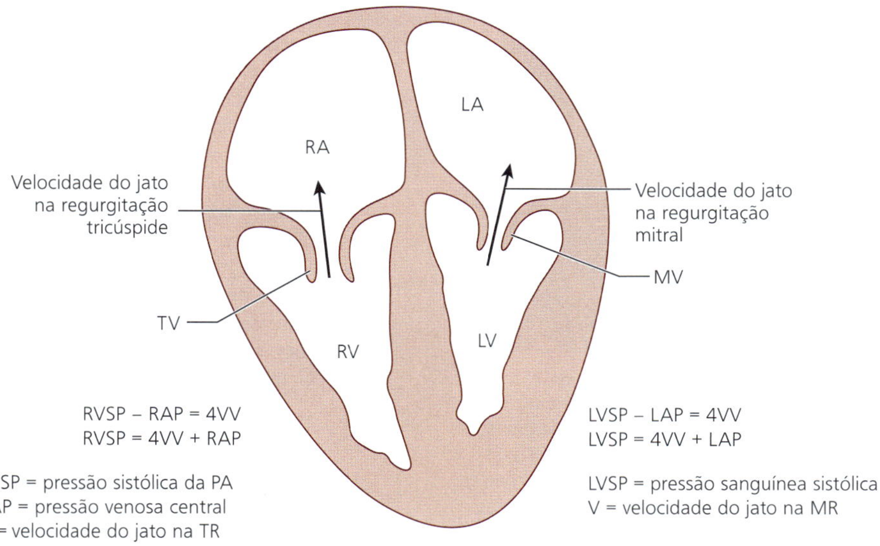

FIGURA 5-33 As pressões intracavitárias podem ser calculadas usando pressões conhecidas e a equação de Bernoulli na presença de jatos regurgitantes. A pressão sistólica da PA é obtida, quando a regurgitação tricúspide está presente, e a pressão atrial direita é conhecida. Supondo a ausência de doença valvar pulmonar, a pressão sistólica ventricular direita e a pressão sistólica pulmonar são as mesmas. A pressão atrial esquerda pode ser similarmente calculada na presença de regurgitação mitral. Novamente, supondo que não exista doença valvular, a pressão sistólica do LV deve ser igual à pressão sanguínea sistólica sistêmica. A pressão no átrio esquerdo é estimada subtraindo $4V^2$ da LVSP. (Redesenhada e reproduzida, com permissão, de Wasnick J, Hillel Z, Kramer D, et al: *Cardiac Anesthesia & Transesophageal Echocardiography*, McGraw-Hill, 2011.)

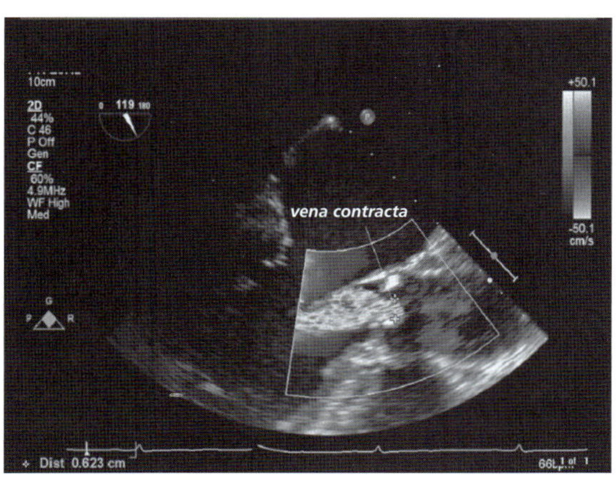

FIGURA 5-34 A imagem da dopplerfluxometria em cores da incidência do eixo longo da valva aórtica pelo esôfago médio demonstra a medida da *vena contracta* da regurgitação aórtica. A *vena contracta* representa o menor diâmetro do jato regurgitante ao nível da valva aórtica. Uma *vena contracta* de 6,2 mm classifica a regurgitação aórtica como grave. (Redesenhada e reproduzida, com permissão, de Wasnick J, Hillel Z, Kramer D, et al: *Cardiac Anesthesia & Transesophageal Echocardiography*, McGraw-Hill, 2011.)

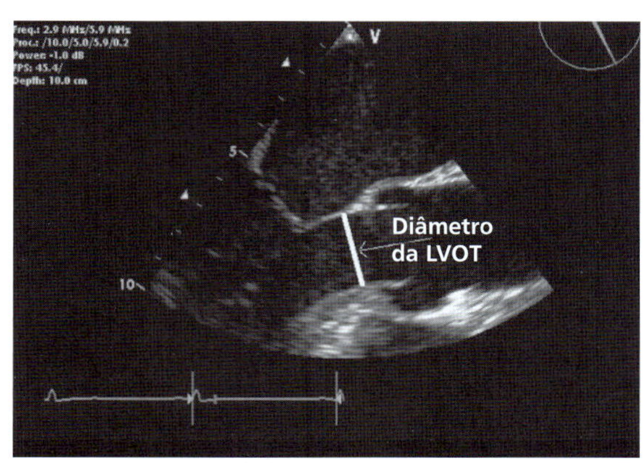

FIGURA 5-35 A incidência do eixo longo pelo esôfago médio é empregada nessa imagem para medir o diâmetro da via de saída do ventrículo esquerdo (LVOT). O conhecimento do diâmetro da LVOT possibilita o cálculo da área da LVOT ($D^2 \times 0{,}785$ = área da LVOT). (Redesenhada e reproduzida, com permissão, de Wasnick J, Hillel Z, Kramer D, et al: *Cardiac Anesthesia & Transesophageal Echocardiography*, McGraw-Hill, 2011.)

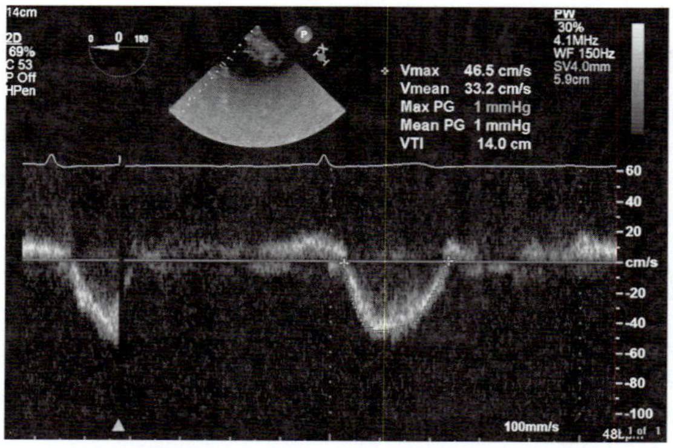

FIGURA 5-36 Doppler em onda pulsada é empregado nesta incidência transgástrica profunda da via de saída do ventrículo esquerdo (LVOT). O sangue está fluindo na LVOT para o lado oposto do esôfago. Portanto, as velocidades de fluxo aparecem abaixo da linha de base. A velocidade de fluxo através da LVOT é de 46,5 cm/s. Esta velocidade é esperada quando patologias não são observadas, visto que o sangue é ejetado ao longo da LVOT. O traçado da velocidade (envelope) do fluxo (linhas pontilhadas) identifica o intervalo velocidade-tempo (TVI). Neste exemplo, o TVI é de 14 cm. (Redesenhada e reproduzida, com permissão, de Wasnick J, Hillel Z, Kramer D, et al: *Cardiac Anesthesia & Transesophageal Echocardiography*, McGraw-Hill, 2011.)

DISCUSSÃO DE CASO

Monitorização Hemodinâmica e Tratamento de um Paciente Enfermo

Um homem de 68 anos apresenta-se com um cólon perfurado secundário à diverticulite. Os sinais vitais são: frequência cardíaca, 120 batimentos/min; pressão sanguínea, 80 mmHg/55 mmHg; frequência respiratória, 28 respirações/min; e temperatura corpórea, 38°C. Uma laparotomia exploratória de emergência foi marcada. O histórico do paciente inclui a colocação de um *stent* farmacológico na artéria descendente anterior esquerda duas semanas antes. Os medicamentos tomados por ele incluem metoprolol e clopidogrel.

Quais monitores hemodinâmicos devem ser empregados?

Este paciente apresenta múltiplos problemas médicos que poderiam levar à instabilidade hemodinâmica perioperatória. Ele possui um histórico de doenças da artéria coronária, pelo qual recebeu *stents*. Seus ECGs anteriores e atuais devem ser revisados para sinais de novas alterações no segmento ST e onda T, anunciando isquemia. Ele está taquicárdico e febril e, consequentemente, pode estar simultaneamente isquêmico, vasodilatado e hipovolêmico. Todas estas condições poderiam complicar o controle perioperatório.

Canulação arterial e monitorização fornecerão determinações da pressão sanguínea batimento a batimento no intraoperatório, além das medidas de gasometria em um paciente com provável acidose e hemodinamicamente instável. O acesso venoso central é obtido para permitir ressuscitação volêmica e para proporcionar uma entrada para fornecimento de fluidos para medidas transpulmonares do CO e variação do SV. Alternativamente, a análise de contorno de pulso pode ser empregada a partir de um traçado arterial para determinar a responsividade a volume, caso o paciente se torne hemodinamicamente instável. A ecocardiografia pode ser usada para determinar a função ventricular, pressões de enchimento e CO, como também para fornecer vigilância para o desenvolvimento de anormalidades de movimento da parede induzidas pela isquemia.

Os cateteres de PA também podem ser colocados para medir o CO e pressão de oclusão da artéria pulmonar. A escolha dos monitores hemodinâmicos ainda cabe ao médico e à disponibilidade das várias técnicas de monitorização. Também é importante considerar os monitores que estarão disponíveis no pós-operatório para garantir continuação da terapia direcionada por metas.

LEITURA SUGERIDA

Alhasemi J, Cecconi M, della Rocca G, et al: Minimally invasive monitoring of cardiac output in the cardiac surgery intensive care unit. Curr Heart Fail Rep 2010;7:116.

Beaulieu Y, Marik P: Bedside ultrasonography in the ICU: part 1. Chest 2005;128:881.

Beaulieu Y, Marik P: Bedside ultrasonography in the ICU: part 2. Chest 2005;128:1766.

Breukers RM, Groeneveld AB, de Wilde RB, Jansen JR: Transpulmonary versus continuous thermodilution cardiac output after valvular and coronary artery surgery. Interact CardioVasc Thorac Surg 2009;9:4.

Chatterjee K: The Swan Ganz catheters: past, present, and future. A viewpoint. Circulation 2009;119:147.

Falyar C: Ultrasound in anesthesia: applying scientific principles to clinical practice. AANA J 2010;78:332.

Funk D, Moretti E, Gan T: Minimally invasive cardiac monitoring in the perioperative setting. Anesth Analg 2009;108:887.

Goepfert M, Reuter D, Akyol D, et al: Goal-directed fluid management reduces vasopressor and catecholamine use in cardiac surgery patients. Intensive Care Med 2007;33:96.

Hadian M, Kim H, Severyn D, Pinsky M: Cross comparison of cardiac output trending accuracy of LiDCO, PiCCO, FloTrac and pulmonary artery catheters. Crit Care 2010;14:R212.

Hett D, Jonas M: Non-invasive cardiac output monitoring. Curr Anaesth Crit Care 2003;14:187.

Hung J, Lang R, Flachskampf F, et al: 3D echocardiography: a review of the current status and future directions. J Am Soc Echocardiogr 2007;20:213.

Leier C: Invasive hemodynamic monitoring the aftermath of the ESCAPE trial. Cardiol Clin 2007;25:565.

Metzelder S, Coburn M, Fries M, et al: Performance of cardiac output measurement derived from arterial pressure waveform analysis in patients requiring high-dose vasopressor therapy. Br J Anaesth 2011;106:776.

Michard F, Alaya S, Zarka V, et al: Global end diastolic volume as an indicator of cardiac preload in patients with septic shock. Chest 2003;124:1900.

Reuter D, Huang C, Edrich T, et al: Cardiac output monitoring using indicator dilution techniques: basics, limits and perspectives. Anesth Analg 2010;110:799.

Rex S. Brose S, Metzelder S, et al: Prediction of fluid responsiveness in patients during cardiac surgery. Br J Anaesth 2004;93:782.

Shanewise J, Cheung A, Aronson S, et al: ASE/SCA guidelines for performing a comprehensive intraoperative multiplane transesophageal echocardiography examination: recommendations of the American Society of Echocardiography Council for Intraoperative Echocardiography and the Society of Cardiovascular Anesthesiologists Task Force for Certification in Perioperative Transesophageal Echocardiography. Anesth Analg 1999;89:870.

Skubas N: Intraoperative Doppler tissue imaging is a valuable addition to cardiac anesthesiologists' armamentarium: a core review. Anesth Analg 2009;108:48.

Singer M: Oesophageal Doppler monitoring: should it be routine for high-risk surgical patients? Curr Opin Anesthesiol 2011;24:171.

Wouters P: New modalities in echocardiography: tissue Doppler and strain rate imaging. Curr Opin Anaesthesiol 2005;18:47.

Yeates T, Zimmerman J, Cahalan M: Perioperative echocardiography: two-dimensional and three-dimensional applications. Anesthesiol Clin 2008;26:419.

CAPÍTULO 6

Monitorização Não Cardiovascular

CONCEITOS-CHAVE

1. A capnografia indica de forma rápida e confiável a intubação esofágica – uma causa comum de catástrofe anestésica – porém não detecta a intubação brônquica.

2. A monitorização do bloqueio neuromuscular usando avaliações clínica e quantitativa pode reduzir a incidência de curarização pós-operatória.

O capítulo anterior revisou a monitorização hemodinâmica de rotina utilizada pelos anestesiologistas. Este capítulo examina a vasta gama de técnicas e dispositivos utilizados perioperatoriamente para monitorizar a transmissão neuromuscular, a condição neurológica, as trocas gasosas respiratórias e a temperatura corporal.

Monitores de Trocas Gasosas Respiratórias

ESTETOSCÓPIOS PRÉ-CORDIAL E ESOFÁGICO

Indicações

Antes da utilização rotineira dos monitores de trocas gasosas, os anestesiologistas utilizavam um estetoscópio pré-cordial ou esofágico para garantir que os pulmões estivessem sendo ventilados, caso o circuito se desconectasse. Do mesmo modo, as bulhas cardíacas poderiam ser auscultadas para confirmar um coração pulsante. Embora menos essencial atualmente em razão da disponibilidade de outras modalidades, o dedo sobre o pulso e a ausculta permanecem os monitores de primeira linha, especialmente quando a tecnologia falha. A ausculta torácica ainda é o método primário para confirmar a ventilação pulmonar bilateral na sala cirúrgica, mesmo quando a detecção da concentração final de CO_2 expirado é o mecanismo primário para excluir a intubação esofágica.

Contraindicações

Instrumentação do esôfago deve ser evitada em pacientes com estenoses ou varizes esofágicas.

Técnicas e Complicações

O estetoscópio pré-cordial (peça torácica de Wenger) é uma peça pesada de metal em forma de sino colocada sobre o tórax ou fossa supraesternal. Embora seu peso tenda a manter sua posição, discos adesivos de dupla face proporcionam uma vedação acústica à pele do paciente. Diversas peças torácicas estão disponíveis, porém o tamanho infantil funciona bem na maioria dos pacientes. O sino é conectado ao anestesiologista por uma tubulação de extensão.

O estetoscópio esofágico é um cateter plástico macio (8-24 F) com aberturas distais cobertas por um balão (**Figura 6-1**). Embora a qualidade dos sons respiratórios e cardíacos seja muito melhor do que com um estetoscópio pré-cordial, seu uso é limitado a pacientes intubados. Sondas de temperatura, derivações eletrocardiográficas (ECG), sondas ultrassônicas e até mesmo eletrodos de marca-passo atrial foram incorporados nos estetoscópios esofágicos. A introdução pela boca ou nariz pode, ocasionalmente, causar irritação e sangramento da mucosa. Raramente, o estetoscópio desliza para a traqueia em vez do esôfago, resultando em fuga de gás em torno do balonete da sonda endotraqueal.

Considerações Clínicas

A informação fornecida por um estetoscópio pré-cordial ou esofágico inclui confirmação da ventilação, qualidade dos sons respiratórios (p. ex., estridor, chiado), regularidade da frequência cardíaca e qualidade das bulhas cardíacas (sons abafados estão associados a um débito cardíaco reduzido).

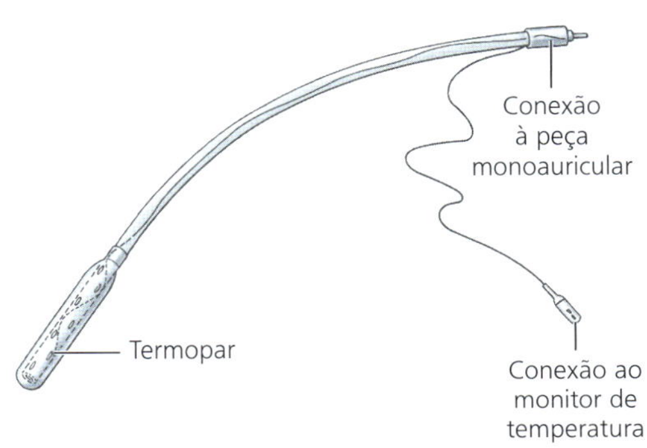

FIGURA 6-1 Estetoscópio esofágico.

No entanto, a confirmação de sons respiratórios bilaterais depois da intubação traqueal é realizada com um estetoscópio biauricular.

OXIMETRIA DE PULSO

Indicações e Contraindicações

Oxímetros de pulso são monitores obrigatórios em qualquer ato anestésico, incluindo aqueles de sedação moderada. Não existem contraindicações.

Técnicas e Complicações

Os oxímetros de pulso combinam os princípios da oximetria e da pletismografia para medir de modo não invasivo a saturação de oxigênio no sangue arterial. Um sensor contendo fontes luminosas (dois ou três diodos emissores de luz) e um detector de luz (um fotodiodo) são colocados em um dedo da mão, dedo do pé, lóbulo da orelha ou qualquer outro tecido perfundido que possa ser transiluminado. Quando a fonte e detector de luz são opostos no tecido perfundido, um oxímetro com sensores do tipo transmitância é utilizado. Quando a fonte e o detector de luz estão posicionados no mesmo lado do paciente (p. ex., a fronte), a retrodispersão (reflectância) da luz é registrada pelo detector.

A oximetria depende na observação de que a hemoglobina oxigenada e a reduzida diferem quanto à absorção de luzes vermelha e infravermelha (lei de Lambert-Beer). Especificamente, a oxiemoglobina (HbO_2) absorve mais luz infravermelha (940 nm), enquanto que a desoxiemoglobina absorve mais luz vermelha (660 nm) e, portanto, aparece azul, ou cianótica, a olho nu. A mudança na absorção de luz durante as pulsações arteriais é a base das determinações de oximetria (Figura 6-2). A razão das absorções nos comprimentos das ondas vermelha e infravermelha é analisada por um microprocessador para fornecer a saturação de oxigênio (SpO_2) do sangue arterial com base nas normas estabelecidas. Quanto maior a razão da absorção de luz vermelha/infravermelha, menor a saturação arterial. As pulsações arteriais são identificadas por pletismografia, possibilitando correções referentes à absorção de luz pelo sangue venoso não pulsátil e tecido. Calor proveniente da fonte de luz ou pressão do sensor pode, raramente, resultar em lesão tecidual, se o monitor não for periodicamente deslocado. Nenhuma calibração é necessária.

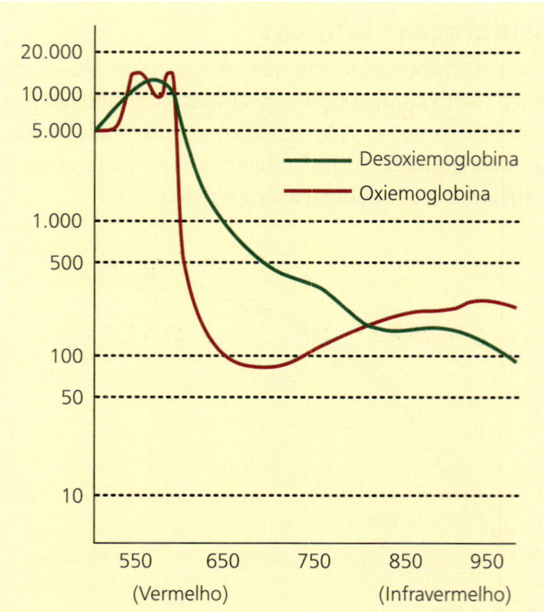

FIGURA 6-2 A oxiemoglobina e desoxiemoglobina diferem quanto à absorção de luzes vermelha e infravermelha.

Considerações Clínicas

Além da SpO_2, os oxímetros de pulso fornecem uma indicação da perfusão tecidual (amplitude de pulso) e medem a frequência cardíaca. Somente as anormalidades grosseiras são detectáveis na maioria dos pacientes anestesiados, pois a SpO_2 é normalmente próxima a 100%. Dependendo da curva de dissociação oxigênio-hemoglobina em um determinado paciente, uma saturação de 90% pode indicar uma PaO_2 inferior a 65 mmHg. Isto se equipara à cianose clinicamente detectável, que requer 5 g de hemoglobina dessaturada e geralmente corresponde a uma SpO_2 inferior a 80%. A intubação brônquica geralmente não é detectada pelo oxímetro de pulso na ausência de doença pulmonar ou baixa fração de oxigênio inspirado (FiO_2).

Os oxímetros de pulso que comparam apenas dois comprimentos de onda de luz registrarão uma leitura falsamente alta em pacientes com intoxicação por monóxido de carbono, pois a carboxiemoglobina (COHb) e a HbO_2 absorvem luzes de modo idêntico a 660 nm. A metemoglobina possui o mesmo coeficiente de absorção nos comprimentos de onda de luz vermelha e infravermelha. A razão de absorção 1:1 resultante corresponde a uma leitura de 85% de saturação. **Desse modo, a metemoglobina causa uma leitura de saturação falsamente baixa, quando a SaO_2 é, na verdade, superior a 85%, e uma leitura falsamente alta, quando a SaO_2 estiver abaixo de 85%.**

A maioria dos oxímetros de pulso é imprecisa a uma SpO_2 baixa, e todos demonstram um atraso entre as alterações na SaO_2 e SpO_2. **Outras causas de artefatos que comprometem a leitura da oximetria de pulso incluem luz ambiente excessiva, movimento, corante azul de metileno, pulsações venosas em um membro dependente, baixa perfusão (p. ex., débito cardíaco baixo, anemia profunda, hipotermia, resistência vascular sistêmica aumentada), sensor mal posicionado e fuga de luz dos diodos emissores de luz para o fotodiodo, contornando o leito arterial (*shunt* óptico)**. Entretanto, a oximetria de pulso pode ser um método inestimável para o rápido diagnóstico de hipóxia, que pode ocorrer na intubação esofágica não detectada, e reforça o objetivo de monitorizar o fornecimento de oxigênio aos órgãos vitais. Na sala de recuperação, a oximetria de pulso ajuda a identificar problemas pulmonares pós-operatórios, como hipoventilação grave, broncospasmo e atelectasia.

As duas extensões da tecnologia da oximetria de pulso são a saturação de oxigênio do sangue venoso misto (SvO_2) e a oximetria cerebral não invasiva. A primeira requer a colocação de um cateter de artéria pulmonar, contendo sensores de fibra óptica que continuamente determinam a SvO_2 de modo similar à oximetria de pulso. Visto que a SvO_2 varia com as alterações na concentração de hemoglobina, débito cardíaco, saturação do oxigênio no sangue arterial e consumo total de oxigênio corporal, sua interpretação é um tanto complexa. Uma variação desta técnica envolve colocar o sensor de fibra óptica na veia jugular interna, o que fornece medidas da saturação de oxigênio no bulbo jugular em uma tentativa de avaliar a adequação do fornecimento de oxigênio ao cérebro.

A oximetria cerebral não invasiva monitora a saturação regional de oxigênio (rSO_2) da hemoglobina no cérebro. Um sensor posicionado na fronte emite luz de comprimentos de onda específicos e mede a luz refletida de volta ao sensor (espectroscopia de infravermelho próximo). Ao contrário da oximetria de pulso, a oximetria cerebral mede as saturações venosa e capilar do sangue, além da saturação no sangue arterial. Desse modo, suas leituras da saturação de oxigênio representam a saturação média de toda a hemoglobina microvascular regional (aproximadamente 70%). Parada cardíaca, embolização cerebral, hipotermia profunda ou hipóxia severa causam uma redução dramática na rSO_2. (Veja a seção "Monitores do Sistema Neurológico").

CAPNOGRAFIA

Indicações e Contraindicações

É obrigatória a determinação da concentração final de CO_2 expirado ($ETCO_2$) para confirmar ventilação adequada durante todos os procedimentos anestésicos, particularmente na anestesia geral. Uma queda rápida da $ETCO_2$ é um indicador sensível de embolia aérea, que é uma das complicações principais que ocorrem durante as craniotomias em posição sentada. Não existem contraindicações.

Técnicas e Complicações

A capnografia é um monitor valioso dos sistemas pulmonar, cardiovascular e dos sistemas ventilatórios anestésicos. Os capnógrafos baseiam-se na absorção de luz infravermelha pelo CO_2 (Figura 6-3). Como com a oximetria, a absorção de luz infravermelha pelo CO_2 é governada pela lei de Lambert-Beer.

A. Fluxo Passivo

Capnógrafos de fluxo passivo *(mainstream)* medem o CO_2 que passa através de um adaptador colocado no circuito de respiração (Figura 6-4). A transmissão de luz infravermelha através do gás é mensurada, e a concentração de CO_2 determinada pelo monitor. Em razão dos problemas de desvios da medição, os modelos mais antigos de capnógrafos de fluxo passivo eram automaticamente zerados durante a inspiração. Portanto, eram incapazes de detectar o CO_2 inspirado, como ocorreria com um mau funcionamento do circuito de respiração (p. ex., esgotamento do absorvedor, válvulas unidirecionais aderidas). O peso do sensor causa tração sobre a sonda endotraqueal, e sua geração de calor radiante pode causar queimaduras na pele. Modelos mais novos abordam estes problemas.

B. Fluxo Ativo (Aspiração)

Os capnógrafos de fluxo ativo *(sidestream)* aspiram de forma contínua o gás proveniente do circuito de respiração para dentro de uma célula de amostragem no interior do monitor. A concentração de CO_2 é determinada comparando-se a absorção de luz infravermelha na célula de amostragem a uma câmara livre de CO_2. A aspiração contínua de gás anestésico essencialmente representa uma fuga no circuito de respiração que contaminará a sala de cirurgia, a menos que o gás seja removido ou retornado ao sistema respiratório. Altas taxas de aspiração (até 250 mL/min) e tubulação de amostragem com um espaço morto pequeno aumentam a sensibilidade e diminuem o tempo de latência. Entretanto, se os volumes correntes (VT) forem pequenos (p. ex., pacientes pediátricos), uma alta taxa de aspiração pode arrastar gás fresco do circuito e diluir a medida da $ETCO_2$. Baixas taxas de aspiração (inferiores a 50 mL/min) podem retardar a medida da $ETCO_2$ e subestimá-la durante a ventilação rápida. As unidades novas possuem um processo de autocali-

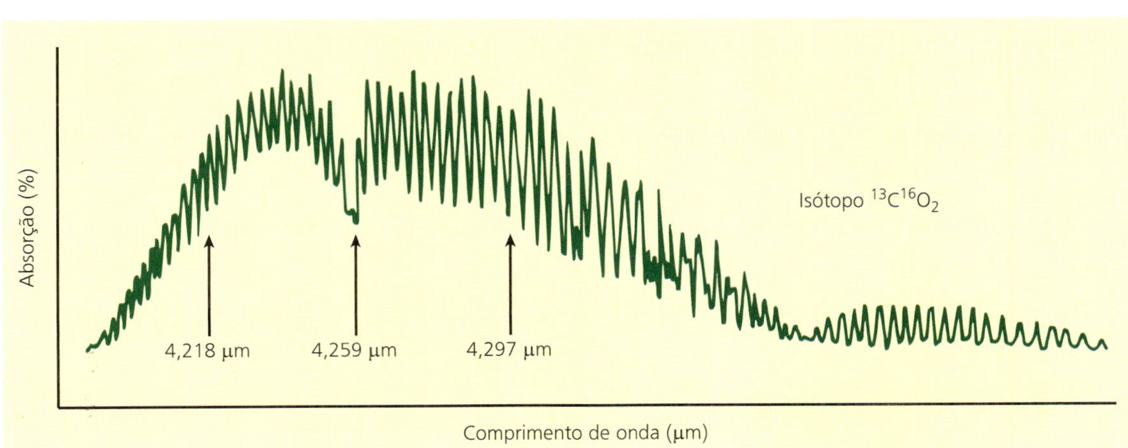

FIGURA 6-3 Espectro de absorção do CO_2. (Reproduzida, com permissão, de Hill DW: Methods of analysis in the gaseous and vapour phase. In: *Scientific Foundations of Anesthesia*. Scurr C, Feldman S [editors]. Year Book, 1982, p. 85.)

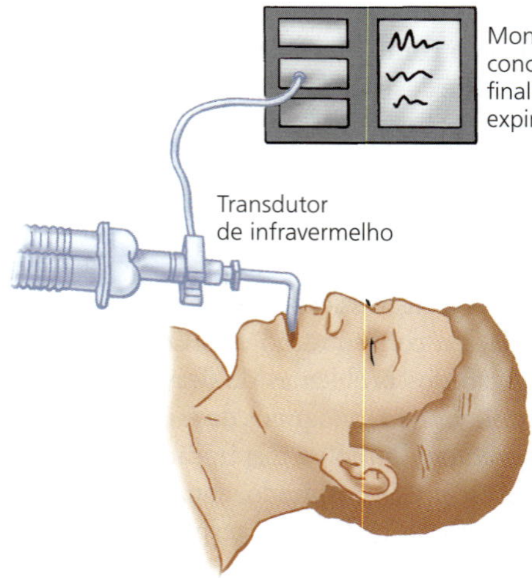

FIGURA 6-4 Um sensor de fluxo passivo posicionado em linha analisa a concentração de CO_2 no local de amostragem.

bração, porém as unidades mais antigas devem ser zeradas com relação ao ambiente e em função de uma concentração conhecida de CO_2 (geralmente 5%). Unidades de fluxo ativo são propensas à precipitação de água no tudo de aspiração e célula de amostragem, podendo causar obstrução da linha de amostragem e leituras erradas. Mau funcionamento da válvula expiratória é detectado pela presença de CO_2 no gás inspirado. Embora a falha da válvula inspiratória também resulte em reinalação de CO_2, isto não é tão evidente, visto que parte do volume inspiratório ainda será isento de CO_2, fazendo com que o monitor leia zero durante parte da fase inspiratória.

Considerações Clínicas

Outros gases (p. ex., óxido nitroso) também absorvem luz infravermelha, levando a um efeito de alargamento da pressão. Para minimizar o erro introduzido pelo óxido nitroso, diversas modificações e filtros foram incorporados no modelo do monitor.

1 Os capnógrafos indicam de formas rápida e confiável a intubação esofágica – uma causa comum de catástrofe anestésica – porém não detectam de forma confiável a intubação brônquica. Embora possa haver algum CO_2 no estômago proveniente da deglutição do ar expirado, este CO_2 é normalmente eliminado após algumas incursões respiratórias. A cessação repentina de CO_2 durante a fase expiratória pode indicar uma desconexão do circuito. O aumento da taxa metabólica em consequência da hipertermia maligna causa uma elevação acentuada na $ETCO_2$.

O gradiente entre a $PaCO_2$ e a $ETCO_2$ (normalmente 2-5 mmHg) reflete o espaço morto alveolar (alvéolos que são ventilados, porém não perfundidos). Qualquer redução significativa na perfusão pulmonar (p. ex., embolia aérea, débito cardíaco reduzido ou pressão sanguínea reduzida) aumenta o espaço morto alveolar, dilui o CO_2 expirado e diminui a $ETCO_2$. Capnógrafos verdadeiros (ao contrário dos capnômetros) exibem uma forma de onda da concentração de CO_2 que possibilita a detecção de uma variedade de condições (Figura 6-5).

ANÁLISE DE GASES ANESTÉSICOS

Indicações

A análise de gases anestésicos é essencial durante qualquer procedimento que necessite de anestesia inalatória. Não há contraindicações para a análise destes gases.

Técnicas

As técnicas para análise de múltiplos gases anestésicos envolvem a espectrometria de massas, espectroscopia de Raman, espectrofotometria infravermelha, ou oscilação dos cristais piezoelétricos (de quartzo). A espectrometria de massas e a espectroscopia de Raman são primariamente de interesse histórico, visto que a maioria dos gases anestésicos é, atualmente, mensurada pela análise da absorção da radiação infravermelha.

Unidades infravermelhas utilizam uma variedade de técnicas similares àquela descrita para capnografia. Estes dispositivos baseiam-se na lei de Lambert-Beer, que fornece uma fórmula para medir um gás desconhecido no gás inspirado, pois a absorção de luz infravermelha atravessando um solvente (gás inspirado ou expirado) é proporcional à quantidade do gás desconhecido. Oxigênio e nitrogênio não absorvem luz infravermelha. Existem vários dispositivos comercialmente disponíveis que utilizam uma fonte de luz infravermelha de único ou duplo feixe e filtragem positiva ou negativa. Pelo fato de as moléculas de oxigênio não absorverem luz infravermelha, sua concentração não pode ser medida com monitores que se baseiam em tecnologia infravermelha e, portanto, devem ser mensuradas por outros métodos (veja a seguir).

Considerações Clínicas

A. Análise Piezoelétrica

O método piezoelétrico utiliza cristais oscilantes de quartzo, um dos quais é revestido com lipídios. Anestésicos voláteis se dissolvem na camada lipídica e mudam a frequência de oscilação, que, quando comparada à frequência de oscilação de um cristal não revestido, permite que a concentração do anestésico volátil seja calculada. Nem estes dispositivos nem a análise fotoacústica no infravermelho permitem a distinção entre os diferentes agentes anestésicos. Novos analisadores ópticos de luz infravermelha de duplo feixe permitem que os gases sejam separados, e que um vaporizador carregado impropriamente seja detectado.

B. Análise de Oxigênio

Para medir a FiO_2 do gás inalado, os fabricantes de aparelhos de anestesia têm contado com várias tecnologias.

C. Célula Galvânica

A célula galvânica (célula combustível) contém um ânodo de chumbo e um cátodo de ouro banhado em cloreto de potássio. Na extremidade de ouro, íons hidroxila são formados e reagem com o eletrodo de chumbo (gradualmente consumindo-o) para produzir óxido de chumbo, causando o fluxo da corrente elétri-

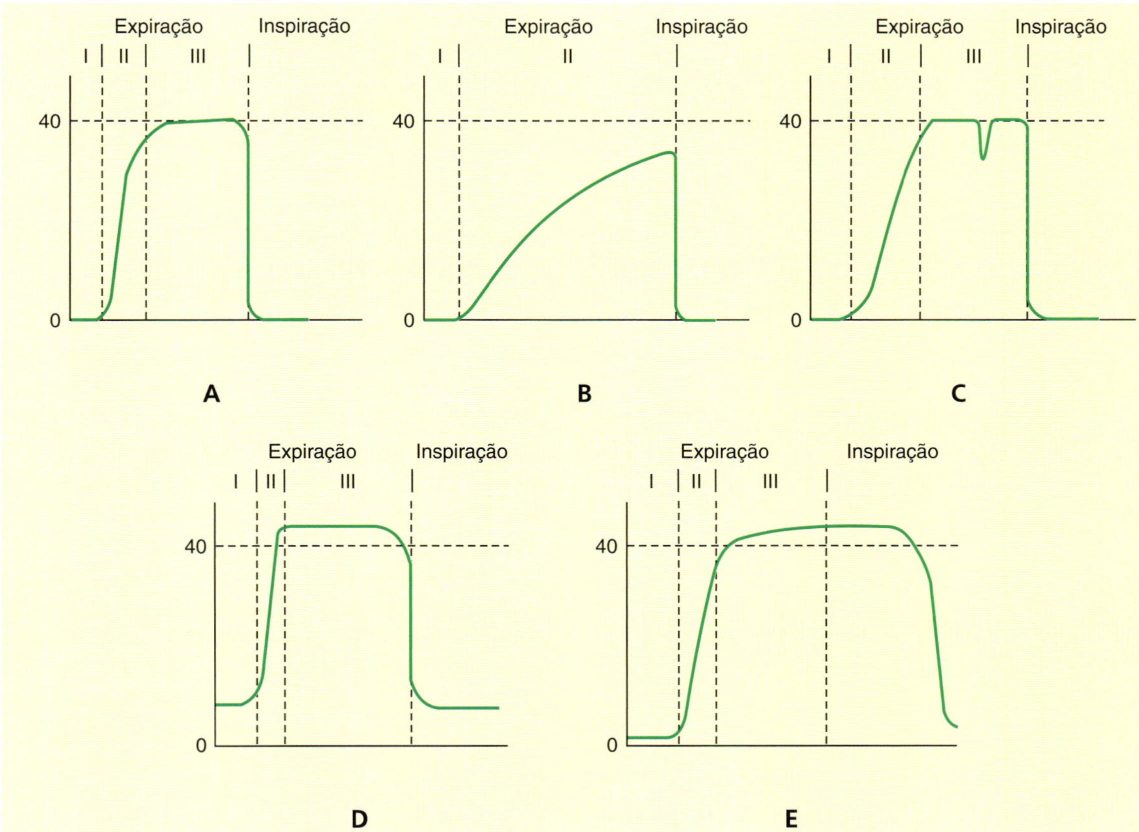

FIGURA 6-5 A: Um capnógrafo normal demonstrando as três fases da expiração: fase I – espaço morto; fase II – mistura de espaço morto e gás alveolar; fase III – platô do gás alveolar. **B:** Capnógrafo de um paciente com doença pulmonar obstrutiva crônica grave. Nenhum platô é alcançado antes da próxima inspiração. O gradiente entre a concentração final de CO_2 expirado, e o CO_2 arterial está aumentado. **C:** A depressão durante a fase III indica esforço respiratório espontâneo. **D:** Falha do CO_2 inspirado em retornar ao zero pode representar uma válvula expiratória incompetente ou absorvedor de CO_2 esgotado. **E:** A persistência do gás expirado durante parte do ciclo inspiratório sinaliza a presença de uma válvula inspiratória incompetente.

ca, que é proporcional à quantidade de oxigênio sendo medido. Pelo fato de o eletrodo de chumbo ser consumido, a vida do monitor pode ser prolongada expondo-o ao ar ambiente quando não está sendo utilizado. Estes são os monitores de oxigênio utilizados em muitos aparelhos anestésicos no ramo inspiratório do sistema.

D. Análise Paramagnética

Oxigênio é um gás apolar, porém é paramagnético, e, quando colocado em um campo magnético, o gás expandirá, contraindo, quando o ímã é desligado. Ao ligar e desligar o campo e comparar a alteração resultante no volume (ou pressão ou fluxo) a um padrão conhecido, a quantidade de oxigênio pode ser medida.

E. Eletrodo Polarográfico

Um eletrodo polarográfico possui um cátodo de ouro (ou platina) e um ânodo de prata, ambos banhados em um eletrólito, separado do gás a ser mensurado por uma membrana semipermeável. Ao contrário da célula galvânica, um eletrodo polarográfico funciona somente quando uma pequena voltagem é aplicada a dois eletrodos. Quando uma voltagem é aplicada ao cátodo, os elétrons se unem ao oxigênio para formar íons hidróxido. A quantidade de corrente que flui entre o ânodo e o cátodo é proporcional à quantidade de oxigênio presente.

F. Espirometria

Os aparelhos de anestesia mais novos são capazes de aferir (e, deste modo, controlar) fluxo, volume e pressão nas vias aéreas para calcular a resistência e complacência, e para exibir a relação destas variáveis na forma de fluxo (ou seja, volume ou curva de pressão/volume). As medidas do fluxo e volume são realizadas por dispositivos mecânicos, que geralmente são razoavelmente leves e frequentemente colocados no ramo inspiratório do circuito anestésico.

As medidas mais fundamentais incluem baixo pico de pressão inspiratória e alto pico de pressão inspiratória, que indicam a desconexão do ventilador ou do circuito, ou uma obstrução das vias aéreas, respectivamente. Ao medir o VT e a frequência respiratória *(f)*, a ventilação-minuto (VE) pode ser calculada,

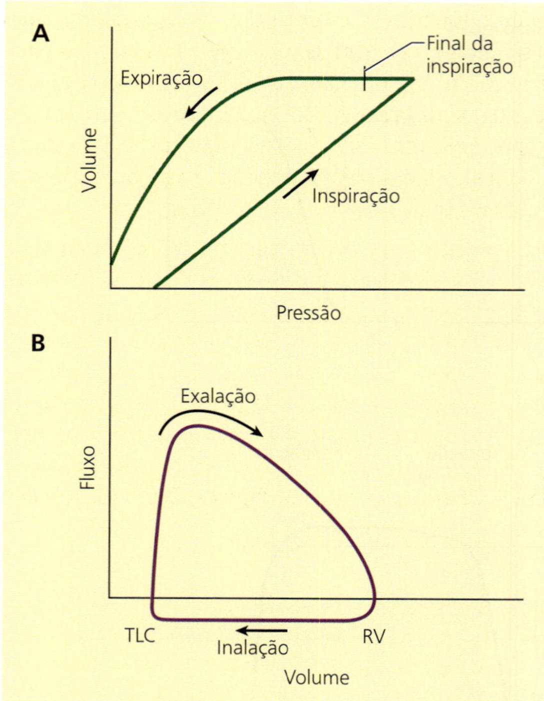

FIGURA 6-6 A: Curva volume/pressão normal. **B:** Curva fluxo/volume normal.

fornecendo alguma sensação de segurança que as necessidades ventilatórias estejam sendo atingidas.

As formas de onda e curvas espirométricas são caracteristicamente alteradas por determinados eventos e processos patológicos. Se uma curva normal for observada logo depois da indução anestésica e uma curva subsequente for diferente, o anestesiologista é alertado para o fato de que a complacência pulmonar e/ou da via aérea pode ter mudado. Curvas espirométricas são geralmente exibidas como fluxo com relação ao volume e volume com relação à pressão (Figura 6-6). Ocorrem alterações características com a obstrução, intubação brônquica, doença reativa das vias respiratórias e assim por diante.

Monitores do Sistema Neurológico

ELETROENCEFALOGRAMA

Indicações e Contraindicações

O eletroencefalograma (EEG) é ocasionalmente utilizado durante a cirurgia cerebrovascular para confirmar a adequação da oxigenação cerebral. A monitorização da profundidade da anestesia com um EEG completo de 16 derivações e 8 canais não se justifica, considerando-se a disponibilidade de técnicas mais simples. Não há contraindicações.

Técnicas e Complicações

O EEG é um registro de potenciais elétricos gerados pelas células do córtex cerebral. Embora os eletrodos padrões de ECG possam ser usados, discos de prata contendo um gel condutor são preferíveis. Eletrodos-agulhas de platina ou aço inoxidável traumatizam o couro cabeludo e possuem alta impedância (resistência); no entanto, estes eletrodos podem ser esterilizados e colocados em um campo cirúrgico. A posição dos eletrodos (montagem) é governada pelo sistema internacional 10-20 (Figura 6-7). As diferenças de potencial elétrico entre as combinações de eletrodos são filtradas, amplificadas e exibidas por um osciloscópio ou registrador de pena. A atividade do EEG ocorre principalmente a frequências entre 1-30 ciclos/s (Hz). Ondas alfa possuem uma frequência de 8-13 Hz e são geralmente encontradas em um adulto em repouso com olhos fechados. Ondas beta a 8-13 Hz são encontradas em pacientes concentrados e, ocasionalmente, em pacientes anestesiados. Ondas delta têm uma frequência de 0,5-4 Hz e são encontradas na lesão cerebral, sono profundo e anestesia. Ondas teta (4-7 Hz) também são encontradas em pacientes adormecidos e durante a anestesia. As ondas de EEG também são caracterizadas por suas amplitudes, que estão relacionadas com os seus potenciais (alta amplitude > 50 microV; média amplitude, 20-50 microV; e baixa amplitude, < 20 microV). Por último, o EEG é examinado com relação à simetria entre os hemisférios esquerdo e direito.

O exame de um EEG multicanal é, algumas vezes, realizado durante a cirurgia para detectar áreas de isquemia cerebral, como durante a endarterectomia carotídea e durante a cirurgia de epilepsia. Do mesmo modo, pode ser utilizado para detectar isoeletricidade no EEG e proteção cerebral máxima durante a parada hipotérmica. É difícil a leitura do traçado do EEG na sala de cirurgia e, frequentemente, o EEG é processado usando a análise do espectro de potência. A análise da frequência divide o EEG em uma série de ondas senoidais a diferentes frequências e, em seguida, traça a potência do sinal a cada frequência, possibilitando uma apresentação

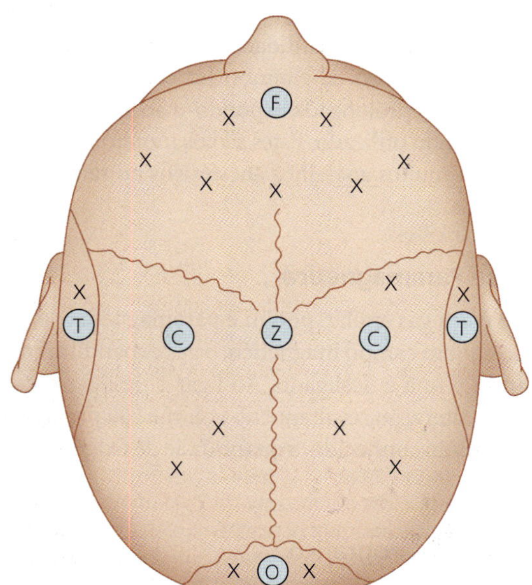

FIGURA 6-7 Sistema internacional 10-20. As letras da montagem referem-se à localização craniana. F, frontal; C, coronal; T, temporal; O, occipital; Z, central.

da atividade do EEG de modo mais manejável do que a revisão dos dados brutos do EEG (**Figura 6-8**).

Durante a anestesia inalatória, a ativação beta inicial é seguida por desaceleração, supressão de surtos e isoeletricidade. Agentes intravenosos, dependendo da droga e dose utilizada, podem produzir uma variedade de padrões no EEG.

Nos últimos anos, a fim de reduzir a incidência de retorno da consciência no intraoperatório, foram desenvolvidos dispositivos que processam sinais de EEG de 2 canais e criam uma variável adimensional para indicar vigília. O índice bispectral (BIS) é mais comumente usado nesse sentido. Monitores de BIS examinam quatro componentes no EEG associados ao estado anestésico: (1) baixa frequência, como encontrada durante a anestesia profunda; (2) ativação beta de alta frequência encontrada durante a anestesia "leve"; (3) ondas de EEG suprimidas; e (4) supressão de surtos.

Outros dispositivos tentam incluir medidas de atividade muscular espontânea, que é influenciada pela atividade das estruturas subcorticais não contribuindo ao EEG, para fornecer uma avaliação da profundidade anestésica. Vários dispositivos, cada um com seu próprio algoritmo para processar os dados de EEG e/ou incorporar outras variáveis para determinar a vigília do paciente, podem-se tornar disponíveis no futuro (**Tabela 6-1**).

Ainda existe controvérsia com relação ao exato papel dos dispositivos de dados processados do EEG na avalição da profundidade anestésica. Alguns estudos demonstraram redução do despertar intraoperatório, quando estes dispositivos foram utilizados, embora outros estudos tenham falhado em revelar qualquer vantagem sobre o uso de medidas de gás inalatório para assegurar uma concentração alveolar mínima do agente anestésico. Os monitores de EEG, utilizados para determinar a profundidade da anestesia ou para titular o fornecimento de anes-

Estado do Paciente	Dispositivo	Características	Leitura
Desperto	EEG	↑ *f*, ↓ Amp, blinks	↑ γ, β, α, ↓ θ, δ
	SEF_{95}	20 anos	26 Hz
	BIS	Alta razão β	96
	Entropia	Alta entropia	97
	AAI	↓ lat, ↑ ΔAmp	81
	NI	Análise da banda *f* do EEG	A
	ETAG	MAC ajustada para idade	0 MAC
Sedado	EEG	Oscilações α	↓ γ, β, ↑ α, θ, δ
	SEF_{95}	Alto em adolescentes	19 Hz
	BIS	Baixa razão β	78
	Entropia	Alta entropia	85
	AAI	↑ lat ing, ↓ ΔAmp ing	45
	NI	Análise da banda *f* do EEG	B/C
	ETAG	MAC ajustada para idade	0,4 MAC
Irresponsivo	EEG	Spindles, K, ↓ *f*	↑ α, θ, δ
	SEF_{95}	Baixo em adolescentes	14 Hz
	BIS	Coerência bispectral	52
	Entropia	Queda da entropia	43
	AAI	↑ lat ing, ↓ ΔAmp ing	30
	NI	Análise da banda *f* do EEG	D
	ETAG	MAC ajustada para idade	0,8 MAC
Cirurgicamente Anestesiado	EEG	Ondas δ lentas, ↓ *f*	δ dominance
	SEF_{95}	< 12 Hz	10 Hz
	BIS	Coerência bispectral	42
	Entropia	Entropia baixa	38
	AAI	↑ lat ing, ↓ ΔAmp ing	22
	NI	Análise da banda *f* do EEG	E
	ETAG	MAC ajustada para idade	1.3 MAC
Profundamente Anestesiado	EEG	BS, isoeletricidade	Surtos e plano
	SEF_{95}	< 2 Hz. (BS corrigida)	2 Hz
	BIS	Alta BSR	9
	Entropia	Supressão de surtos	8
	AAI	↑ latência, ↓ ΔAmp	11
	NI	Análise da banda *f* do EEG	F
	ETAG	MAC ajustada para idade	2 MAC

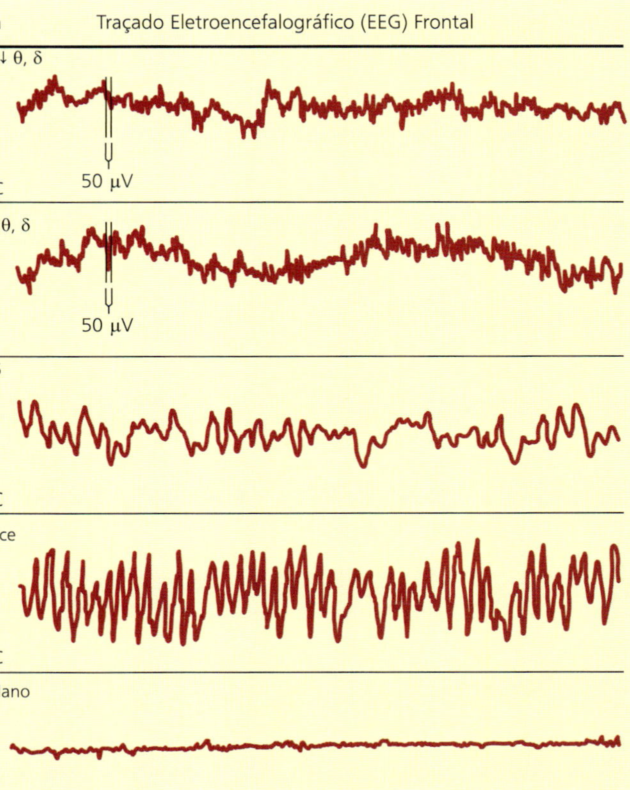

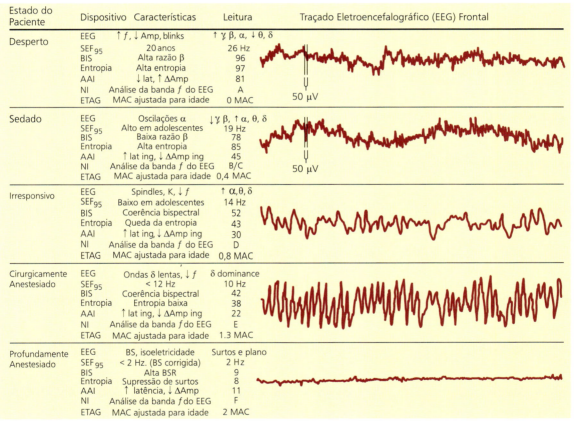

FIGURA 6-8 Estados do paciente, abordagens ou dispositivos para monitorizar a profundidade da anestesia, características fundamentais das diferentes abordagens de monitorização e possíveis leituras a diferentes profundidades de anestesia. As leituras demonstradas representam exemplos das possíveis leituras que podem ser observadas em conjunto com cada traçado eletroencefalográfico frontal. Os traçados eletroencefalográficos exibem trechos de 3 segundos (eixo x), e a escala (eixo y) é de 50 μV. AAI, índice autorregressivo A-Line (um método patenteado para extração do potencial evocado auditivo de média latência proveniente do eletroencefalograma); Amp, amplitude de uma onda de EEG; BIS, índice bispectral; *blinks*, artefatos de piscamento palpebral; BS, supressão de surtos; BSR, taxa de supressão de surtos; EEG, eletroencefalograma; ETAG, concentração do gás anestésico no final da expiração; f, frequência; γ, β, α, θ, δ, ondas em frequências decrescentes (γ, superior a 30 hertz [Hz]; β, 12-30 Hz; α, 8-12 Hz; θ, 4-8 Hz; δ, 0-4 Hz); K, complexos K; Lat, latência entre um estímulo auditivo e uma resposta evocada; MAC, concentração alveolar mínima; NI, índice do Narcotrend; SEF_{95}, frequência de margem espectral abaixo da qual 95% das frequências de EEG residem; Spindles, fusos de sono.
(Reproduzida, com permissão, de Mashour GA, Orser BA, Avidan MS: Intraoperative awareness: from neurobiology to clinical practice. Anesthesiology 2011;114:1218.)

TABELA 6-1 Características dos monitores de profundidade anestésica comercialmente disponíveis

Parâmetros	Aparelho/Fabricante	Consumíveis	Sinais Fisiológicos	Faixa de Valores Recomendados para Anestesia	Princípios da Medida
Índice bispectral (BIS)	A-2000/Aspect Medical Systems, Newton, MA	Sensor BIS	EEG de canal único	40-60	O BIS é derivado da soma ponderada de três parâmetros do EEG: razão relativa α/β; biocoerência das ondas de EEG; e índice de supressão. A contribuição relativa destes parâmetros foi para correlacionar com o grau de sedação produzido pelos vários agentes sedativos. O BIS varia de 0 (adormecido) a 100 (desperto)
Índice do estado do paciente (PSI)	Analisador do estado do paciente (PSA 400)/Physiometrix, Inc., N. Billerica, MA	PSArray^2	EEG de 4 canais	25-50	O PSI deriva da análise discriminatória progressiva de diversas variáveis quantitativas do EEG, que são sensíveis às mudanças na profundidade da anestesia, porém insensíveis aos agentes específicos, produzindo estas mudanças. O PSI inclui mudanças no espectro de potência em várias bandas de frequência do EEG; simetria hemisférica; e sincronização entre as regiões cerebrais e a inibição de regiões do córtex frontal. O PSI varia de 0 (adormecido) a 100 (desperto)
Estágio do Narcotrend Índice do Narcotrend	Monitor Nacotrend/Monitor-Technik, Bad Bramstedt, Alemanha	Eletrodo comum de ECG	EEG de 1-2 canais	Estágio *Narcotrend* $D_{0\text{-}2}$ a C_1, que corresponde a um índice de 40-60	O monitor *Narcotrend* classifica os sinais de EEG em diferentes estágios de anestesia (A = desperto; $B_{0\text{-}2}$ = sedado; $C_{0\text{-}2}$ = anestesia leve; $D_{0\text{-}2}$ = anestesia geral; $E_{0,1}$ = anestesia geral com hipnose profunda; $F_{0,1}$ = supressão de surtos). O algoritmo de classificação é fundamentado em uma análise discriminatória das medidas de entropia e variáveis espectrais do EEG. Os monitores mais recentes convertem os estágios Narcotrend em um número adimensional de 0 (adormecido) a 100 (desperto) por regressão não linear
Entropia	S/5 Entropy Module, M-ENTROPY/Datex-Ohmeda, Instrumentarium Corp., Helsinki, Finlândia	Sensor especial de entropia	EEG de canal único	40-60	Entropia descrevia a "irregularidade" do sinal de EEG. À medida que a dose do anestésico é aumentada, o EEG torna-se mais regular, e o valor da entropia se aproxima a zero. M-ENTROPY calcula a entropia do espectro de sinal do EEG (entropia espectral). Para encurtar o tempo de resposta, a M-ENTROPY utiliza diferentes intervalos de tempo de acordo com as frequências de EEG correspondentes. Dois parâmetros espectrais são calculados: entropia de estado (banda de frequência de 0-32 Hz) e entropia de resposta (0-47 Hz), em que também inclui atividade muscular. Ambas as variáveis de entropia foram redimensionadas, de modo que 0 é adormecido, e 100 é desperto
Índice autorregressivo *A-line* (AAI)	Monitor AEP/2/Danmeter A/S, Odense, Demark	Eletrodo comum de ECG	AEP	10-25	AAI deriva do AEP de média latência (20-80 ms). O AAI é extraído de um modelo autorregressivo com entrada exógena (modelo ARX), de modo que apenas 18 movimentos são necessários para reproduzir a forma de onda do AEP em 2-6 segundos. A forma de onda resultante é, então, transformada em um índice numérico (0-100) que descreve o formato do AEP. AAI > 60 representa um paciente desperto, um AAI de 0 indica anestesia profunda
Índice do estado cerebral (CSI)	Monitor do estado cerebral (CSM), Danmeter A/S, Odense, Demark	Eletrodo comum de ECG	EEG de canal único	40-60	O CSI é uma soma ponderada da (1) razão α, (2) razão β, (3) diferença entre as duas razões e (4) supressão de surtos. O CSI está correlacionado com o grau de sedação causado por um "sistema de interferência neurodifuso adaptativo". O CSI varia de 0 (adormecido) a 100 (desperto)

EEG, eletroencefalograma; ECG, eletrocardiograma; AEP, potencial evocado auditivo.
Reproduzida, com permissão, de Chan MTV, Gin T, Goh KYC: Interventional neurophysiologic monitoring. Curr Opin Anaesthesiol 2004;17:389.

tésico, nem sempre garantem uma ausência de vigília, pois responsividade individual no EEG aos agentes anestésicos pode ser variável. Além disso, muitos monitores apresentam um atraso, que pode indicar somente um risco de o paciente despertar após ele ou ela tenha retomado a consciência (Tabela 6-2).

Considerações Clínicas

Para realizar uma análise biespectral, os dados mensurados pelo EEG passam por várias etapas (Figura 6-9) para calcular um único número que se correlacione com a profundidade da anestesia/hipnose.

Valores de BIS de 65-85 são utilizados para sedação, enquanto que valores de 40-65 são recomendados para anestesia geral (Figura 6-10). A análise biespectral pode reduzir a consciência durante a anestesia, um problema importante para o público.

TABELA 6-2 Lista de verificação para evitar o despertar intraoperatório

✓ Verificar todo o equipamento, as drogas e as doses; assegurar que as drogas estejam claramente rotuladas e que as infusões estão sendo administradas nas veias
✓ Considerar a administração de uma medicação pré-anestésica
✓ Evitar ou minimizar a administração de relaxantes musculares. Utilizar um estimulador de nervo periférico para guiar a dose mínima necessária
✓ Considerar o uso da técnica do antebraço isolado, se paralisia intensa for indicada
✓ Escolher agentes inalatórios potentes em vez de anestesia intravenosa total, se possível
✓ Administrar uma concentração alveolar mínima (MAC) de pelo menos 0,5 a 0,7 do agente inalatório
✓ Configurar um alarme para uma baixa concentração de gás anestésico
✓ Monitorar a concentração de gás anestésico durante a circulação extracorpórea proveniente do equipamento de circulação extracorpórea
✓ Considerar tratamentos alternativos para hipotensão outros que a redução da concentração anestésica
✓ Considerar a administração de benzodiazepínicos ou escopolamina para amnésia, quando uma quantidade suficiente de anestesia não pode ser administrada em razão do risco de comprometimento hemodinâmico
✓ Suplementar os agentes hipnóticos com agentes analgésicos como os opioides ou anestésicos locais, que podem ajudar a diminuir a dor, caso o paciente desperte no intraoperatório
✓ Considerar o uso de um monitor cerebral, como dados brutos ou processados do eletroencefalograma, porém não tentar minimizar a dose anestésica com base no monitor cerebral, pois, atualmente, existem evidências insuficientes para corroborar esta prática
✓ Monitorar o cérebro regularmente, se anestesia intravenosa total estiver sendo utilizada
✓ Avaliar os fatores de risco conhecidos para a consciência intraoperatória e, se fatores de risco específicos forem identificados, considerar o aumento da concentração anestésica administrada
✓ Readministrar anestesia intravenosa, quando o fornecimento de anestesia inalatória for difícil, como durante uma longa tentativa de intubação ou durante a broncoscopia rígida

Reproduzida, com permissão, de Mashour GA, Orser BA, Avidan MS: Intraoperative awareness: from neurobiology to clinical practice. Anesthesiology 2011;114:1218.

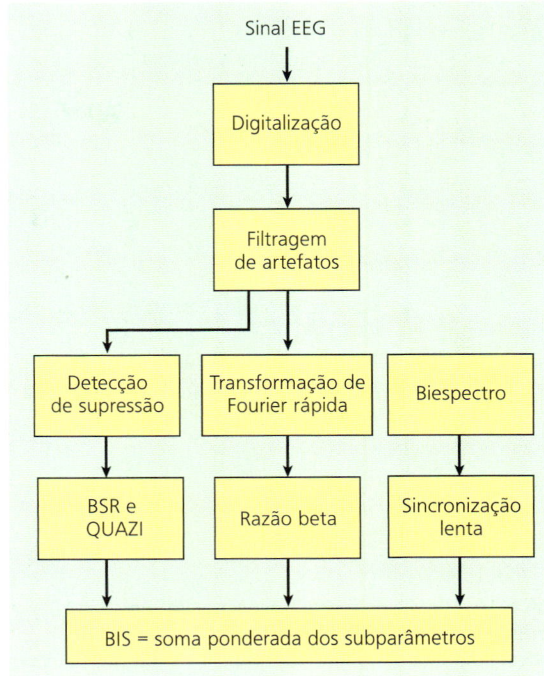

FIGURA 6-9 Cálculo do Índice Biespectral. EEG, eletroencefalograma; BSR, razão de supressão de surtos; BIS, Escala do Índice Biespectral. (Reproduzida, com permissão, de Rampil IJ: A primer for EEG signal processing in anestesia. Anesthesiology 1998;89:980.)

Muitos dos estudos iniciais utilizando o BIS não foram ensaios prospectivos, randomizados ou controlados, porém foram primariamente observacionais em natureza. Artefatos podem ser um problema. O monitor por si só custa milhares de dólares, e os eletrodos custam aproximadamente $10 a $15 por anestesia, e não podem ser reutilizados.

Alguns casos de retorno da consciência no intraoperatório foram identificados com BIS inferior a 65. No entanto, em outros casos de retorno da consciência, houve problemas com os registros ou a consciência não pôde ser relacionada com um tempo ou valor de BIS específico. Resta saber se esta técnica de monitorização se tornará um procedimento padrão no futuro, e estudos estão em curso.

Detecção da consciência geralmente pode minimizar suas consequências. O uso do questionário de Brice durante as visitas pós-operatórias pode alertar os anestesiologistas de um potencial evento retorno intraoperatório da consciência. Peça aos pacientes para recordar o seguinte:

- Do que você se recorda antes de adormecer?
- Do que você se recorda logo após despertar?
- Você se lembra de alguma coisa entre o adormecer e o despertar?
- Você teve algum sonho enquanto estava adormecido?

O acompanhamento e envolvimento de especialistas em saúde mental pode evitar o estresse traumático que pode estar asso-

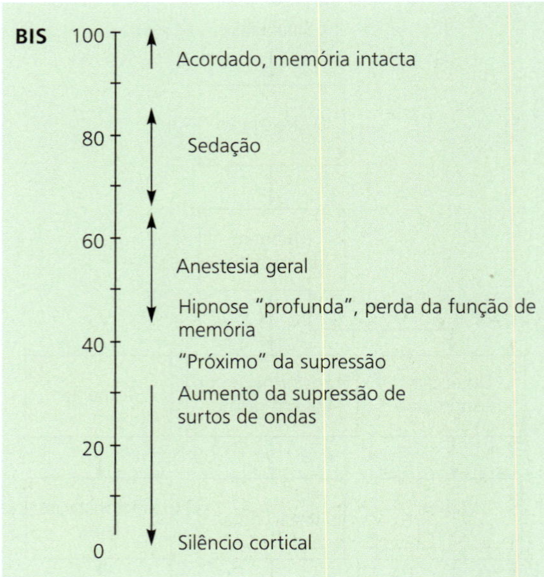

FIGURA 6-10 A Escala do Índice Biespectral (BIS versões 3.0 e superiores) é uma escala adimensional de 0 (supressão eletroencefalográfica completa do córtex) a 100 (desperto). Valores de BIS de 65-85 são recomendáveis para sedação, e os valores entre 40 e 65 são recomendáveis para anestesia geral. Em valores de BIS inferiores a 40, a supressão cortical torna-se discernível nos dados brutos do EEG na forma de um padrão de supressão de surtos. (Reproduzida, com permissão, de Johansen JW et al: Development and clinical application of electroencephalographic bispectrum monitoring. Anesthesiology 2000;93:1337.)

ciado aos eventos de consciência intraoperatória. Cada vez mais os pacientes são tratados com anestesia regional e sedação com propofol. Os pacientes recebendo estes anestésicos devem estar cientes que não estão recebendo anestesia geral e podem-se lembrar de eventos perioperatórios. Classificação das técnicas utilizadas pode evitar que os pacientes acreditem que "estavam acordados" durante a anestesia.

POTENCIAIS EVOCADOS

Indicações

As indicações para monitorização intraoperatória dos potenciais evocados (EPs) incluem procedimentos cirúrgicos associados a uma possível lesão neurológica: artrodese de coluna com instrumentação, ressecção de tumor da coluna vertebral e medula espinal, reparo do plexo braquial, reparo de aneurisma da aorta abdominal, cirurgia de epilepsia e ressecção de tumor cerebral. Isquemia na medula espinal ou córtex cerebral pode ser detectada pelos EPs. A monitorização de EPs facilita a localização da sonda durante a neurocirurgia estereotáxica. EPs auditivos também têm sido utilizados para avaliar os efeitos da anestesia geral sobre o cérebro. O EP auditivo de média latência pode ser um indicador mais sensível do que o BIS com relação à profundidade anestésica. A amplitude e latência deste sinal após uma estimulação auditiva são influenciadas pelos anestésicos.

Contraindicações

Embora não haja contraindicações específicas para os potenciais evocados somatossensitivos (SEPs), esta modalidade é gravemente limitada pela disponibilidade de locais de monitorização, equipamento e pessoal treinado. Sensibilidade aos agentes anestésicos também pode ser um fator limitante, particularmente em crianças. Potenciais evocados motores (MEPs) são contraindicados em pacientes com objetos metálicos intracranianos, um defeito do crânio e dispositivos implantáveis, como também após convulsões e qualquer insulto cerebral grave. Lesão cerebral secundária à estimulação repetitiva do córtex e induzimento de convulsões é um problema com os MEPs.

Técnicas e Complicações

A monitorização de EPs avalia a função neurológica de forma não invasiva pela mensuração das respostas eletrofisiológicas à estimulação da via sensitiva ou motora. Os EPs comumente monitorados são os potenciais evocados auditivos do tronco encefálico (BAERs), os SEPs e, cada vez mais, os MEPs (**Figura 6-11**).

Para os SEPs, uma rápida corrente elétrica é aplicada a um nervo periférico sensitivo ou misto por um par de eletrodos. Se a via intermediária estiver intacta, um potencial de ação nervoso será transmitido ao córtex sensitivo contralateral para produzir um EP. Este potencial pode ser mensurado por eletrodos colocados na superfície cortical, porém é geralmente medido por eletrodos posicionados no couro cabeludo. Para distinguir a resposta cortical a um estímulo específico, é tirada a média de múltiplas respostas, e o ruído de fundo é eliminado. Os EPs são representados por um gráfico da voltagem em relação ao tempo. As formas de onda resultantes são analisadas quanto à latência pós-estímulo (o tempo entre a estimulação e a detecção do potencial) e à amplitude máxima. Estas são comparadas a traçados de referência. Causas técnicas e fisiológicas de uma mudança em um EP devem ser diferenciadas das mudanças em razão de uma lesão neural. Complicações da monitorização do EP são raras, porém incluem irritação cutânea e isquemia por compressão nos sítios de aplicação de eletrodos.

Considerações Clínicas

Os EPs são alterados por muitas variáveis que não a lesão neural. O efeito dos anestésicos é complexo e não facilmente resumido. **Em geral, as técnicas anestésicas balanceadas (óxido nitroso, agentes bloqueadores neuromusculares e opioides) causam alterações mínimas, enquanto que os agentes voláteis (halotano, sevoflurano, desflurano e isoflurano) devem ser evitados ou utilizados a uma dose baixa constante.** EPs precoces (específicos) são menos afetados pelos anestésicos do que as respostas tardias (inespecíficas). Alterações nos BAERs podem proporcionar uma medida da profundidade da anestesia. Fatores fisiológicos (p. ex., pressão arterial, temperatura e saturação de oxigênio) e farmacológicos devem ser mantidos tão constantes quanto possível.

A obliteração persistente dos EPs é preditiva de déficit neurológico pós-operatório. Embora os SEPs geralmente iden-

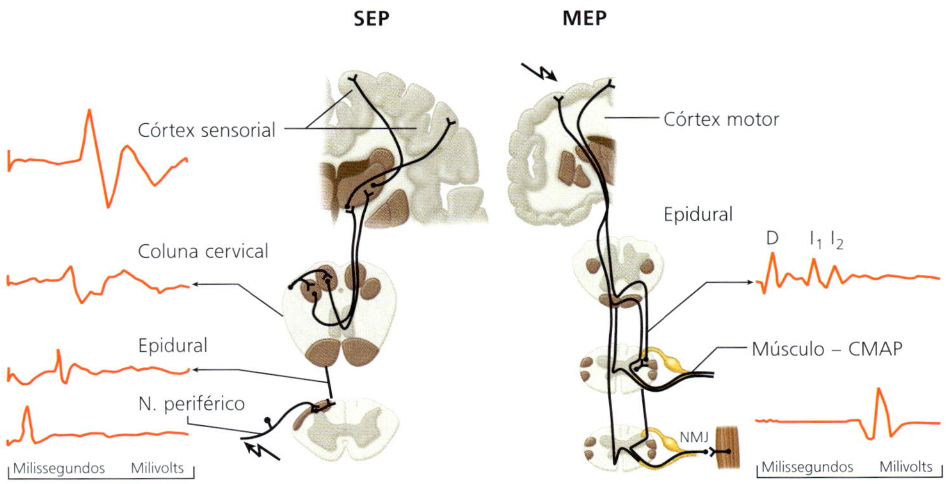

FIGURA 6-11 Vias neuroanatômicas do potencial evocado somatossensitivo e potencial evocado motor. O potencial evocado somatossensitivo (SEP) é produzido pela estimulação de um nervo periférico, onde a resposta pode ser mensurada. O impulso elétrico ascende pela medula espinal através das colunas posteriores e pode ser registrado no espaço epidural e sobre a coluna cervical posterior. Em seguida, o impulso elétrico atravessa a linha média após a formação de uma sinapse na junção cérvico-medular e ascende através das vias lemniscais, estabelecendo uma segunda sinapse no tálamo. A partir daí, o impulso elétrico percorre até o córtex sensorial primário, onde a resposta cortical é mensurada. O potencial evocado motor (MEP) é produzido pela estimulação do córtex motor levando a um impulso elétrico que descende para as células do corno anterior da medula espinal através do trato corticospinal. Após a formação de uma sinapse naquele local, o impulso elétrico percorre através de um nervo periférico e atravessa a junção neuromuscular (NMJ) para produzir uma resposta muscular. O MEP pode ser mensurado no espaço epidural na forma de ondas D e I produzidas pelas estimulações direta e indireta (via neurônios internunciais) do córtex motor, respectivamente. Também pode ser mensurado na forma de um potencial de ação muscular composto (CMAP) no músculo. (Reproduzida, com permissão, de Sloan TB, Janik D, Jameson L: Multimodality monitoring of the central nervous system using motor-evoked potentials. Curr Opin Anaesthesiol. 2008;21:560.)

tifiquem lesão na medula espinal, em razão de suas vias anatômicas diferentes, a preservação de EPs *sensitivos* (medula espinal dorsal) não garante uma função *motora* (medula espinal ventral) normal (falso-negativo). Além disso, os SEPs provocados pela estimulação do nervo tibial posterior não são capazes de distinguir entre isquemias periférica e central (falso-positivo). Técnicas que provocam MEPs pelo uso de estimulação magnética transcraniana ou estimulação elétrica do córtex possibilitam a detecção dos potenciais de ação nos músculos, se a via neural estiver intacta. A vantagem em utilizar MEPs em oposição aos SEPs para monitorização da medula espinal é que os MEPs monitoram a medula espinal ventral e, se sensíveis ou específicos o bastante, podem ser utilizados para indicar quais pacientes podem desenvolver um déficit motor pós-operatório. Os MEPs são mais sensíveis à isquemia de medula espinal do que os SEPs. As mesmas considerações a respeito dos SEPs são aplicáveis aos MEPs, em que são afetados por agentes inalatórios voláteis, benzodiazepínicos em altas doses e hipotermia moderada (temperaturas inferiores a 32°C). Os MEPs requerem monitorização do nível de bloqueio neuromuscular. Comunicação com um neurofisiologista é essencial antes do início de qualquer caso em que estes monitores são utilizados, a fim de revisar a técnica anestésica ideal que garanta a integridade da monitorização. Os MEPs são sensíveis aos anestésicos voláteis. Consequentemente, as técnicas intravenosas são, muitas vezes, preferidas.

OXIMETRIA CEREBRAL E OUTROS MONITORES DO CÉREBRO

Oximetria cerebral utiliza espectroscopia no infravermelho próximo (NIRS). Ao utilizar espectroscopia de reflectância, a luz infravermelha próxima é emitida por um transdutor colocado no couro cabeludo (Figura 6-12). Receptores são similarmente posicionados para detectar a luz refletida das estruturas profundas e superficiais. Assim como com a oximetria de pulso, a hemoglobina oxigenada e desoxigenada absorve luz a diferentes frequências. Do mesmo modo, o citocromo absorve luz infravermelha na mitocôndria. A saturação da NIRS reflete em grande parte a absorção da hemoglobina venosa, visto que não possui a capacidade de identificar o componente arterial pulsátil. Saturações regionais inferiores a 40% nas medidas da NIRS, ou alterações superiores a 25% das medidas de referência, podem sinalizar eventos neurológicos secundários à redução da oxigenação cerebral.

Medidas da saturação venosa jugular também podem fornecer estimativas da extração de oxigênio pelo tecido cere-

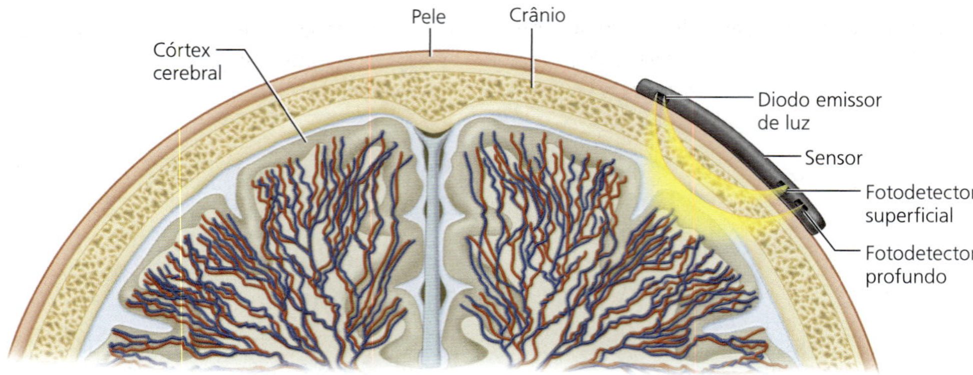

FIGURA 6-12 Princípio da técnica de espectroscopia no infravermelho próximo INVOS®. (Reproduzida, com permissão, de Rubio A, Hakami L, Münch F, Tandler R, Harig F, Weyand M: Noninvasive control of adequate cerebral oxygenation during low-flow antegrade selective cerebral perfusion on adults and infants in the aortic arch surgery. J Card Surg 2008;23:474.)

bral/suprimento de oxigênio cerebral reduzido. Saturações reduzidas podem indicar um prognóstico desfavorável. Monitorização direta do oxigênio no tecido cerebral é realizada pela colocação de uma sonda para determinar a tensão de oxigênio no tecido cerebral. Além de manter uma pressão de perfusão cerebral superior a 60 mmHg e uma pressão intracraniana inferior a 20 mmHg, os neuroanestesiologistas/especialistas em medicina intensiva tentam preservar a oxigenação no tecido cerebral, intervindo quando a tensão de oxigênio tecidual é inferior a 20 mmHg. Tais intervenções se concentram em melhorar o suprimento de oxigênio através da elevação da FiO_2, aumento da hemoglobina, ajuste do débito cardíaco ou redução da demanda de oxigênio.

Outros Monitores

TEMPERATURA

Indicações

A temperatura dos pacientes submetidos à anestesia deve ser monitorada. A temperatura pós-operatória é cada vez mais utilizada como um indicador da qualidade anestésica. Hipotermia está associada ao metabolismo prolongado das drogas, aumento da glicose sanguínea, vasoconstrição, coagulação prejudicada e resistência comprometida às infecções cirúrgicas. De modo similar, a hipertermia pode provocar efeitos deletérios no perioperatório, resultando em taquicardia, vasodilatação e lesão neurológica. Consequentemente, a temperatura deve ser medida e registrada no perioperatório.

Contraindicações

Não há contraindicações, embora alguns sítios de monitorização possam ser inadequados em determinados pacientes.

Técnicas e Complicações

No intraoperatório, a temperatura é geralmente medida com um termistor ou termopar. Termistores são semicondutores, cuja resistência diminui de forma previsível com o aquecimento. Um termopar é um circuito de dois metais diferentes unidos, de modo que uma diferença de potencial é gerada, quando os metais estão em diferentes temperaturas. Termopares e termistores descartáveis estão disponíveis para monitorizar a temperatura através da membrana timpânica, nasofaringe, esôfago, bexiga urinária, reto e pele. Sensores infravermelhos estimam a temperatura a partir da energia infravermelha produzida. As temperaturas da membrana timpânica refletem a temperatura corporal central; no entanto, os dispositivos utilizados podem não medir com precisão a temperatura na membrana timpânica. As complicações da monitorização da temperatura estão geralmente relacionadas com o trauma causado pela sonda (p. ex., perfuração do reto ou da membrana timpânica).

Cada sítio de monitorização apresenta vantagens e desvantagens. Teoricamente, a membrana timpânica reflete a temperatura cerebral, pois o suprimento sanguíneo do conduto auditivo é a artéria carótida externa. Trauma durante a inserção e isolamento pelo cerume impedem o uso rotineiro de sondas timpânicas. As temperaturas retais apresentam uma resposta lenta às mudanças na temperatura central. Sondas nasofaríngeas tendem a causar epistaxe, porém medem com precisão a temperatura central, se colocadas adjacentes à mucosa nasofaríngea. O termistor colocado em um cateter da artéria pulmonar também mede a temperatura central. Existe uma correlação variável entre a temperatura axilar e a temperatura central, dependendo da perfusão cutânea. Fitas adesivas de cristal líquido colocadas sobre a pele são indicadores inadequados da temperatura corporal central durante a cirurgia. Os sensores de temperatura esofágica, frequentemente incorporados nos estetoscópios esofágicos, fornecem a melhor combinação de economia, desempenho e segurança. Para evitar a medida dos gases traqueais, o sensor de temperatura deve ser posicionado atrás do coração, no terço inferior do esôfago. Convenientemente, as bulhas cardíacas são mais proeminentes neste local. Para maiores informações sobre as considerações clínicas do controle da temperatura, veja Capítulo 52.

DÉBITO URINÁRIO

Indicações

Cateterismo vesical é o único método confiável para monitorização do débito urinário. Inserção de um cateter urinário é indicada em pacientes com insuficiência cardíaca congestiva, insuficiência renal, doença hepática avançada ou choque. O cateterismo é rotina em alguns procedimentos cirúrgicos, como cirurgia cardíaca, cirurgia vascular aórtica ou renal, craniotomia, cirurgia abdominal de grande porte ou procedimentos em que grandes deslocamentos de fluidos são esperados. Cirurgias prolongadas e administração intraoperatória de diuréticos são outras possíveis indicações. Ocasionalmente, o cateterismo vesical pós-operatório é indicado em pacientes com dificuldade miccional na sala de recuperação após anestesia geral ou regional.

Contraindicações

O cateterismo vesical deve ser realizado com o máximo cuidado em pacientes em alto risco para infecção.

Técnicas e Complicações

O cateterismo vesical é geralmente realizado pela equipe cirúrgica ou de enfermagem. Para evitar trauma desnecessário, o cateterismo de pacientes com suspeita de uma anatomia uretral anormal deve ser realizado por um urologista. Um cateter de Foley de borracha macia é inserido na bexiga pela uretra e conectado a uma câmara de coleta calibrada descartável. Para evitar refluxo urinário e minimizar o risco de infecção, a câmara deve permanecer a um nível abaixo da bexiga urinária. Complicações do cateterismo incluem trauma uretral e infecções do trato urinário. Descompressão rápida de uma bexiga distendida pode causar hipotensão. Cateterismo vesical suprapúbico com um tubo inserido por uma agulha de grosso calibre é uma alternativa pouco usual.

Considerações Clínicas

Uma vantagem adicional da inserção de um cateter de Foley é a capacidade de incluir um termistor na ponta do cateter para que a temperatura vesical possa ser monitorada. Sempre que o débito urinário for alto, a temperatura vesical refletirá de modo preciso a temperatura central. Um valor agregado com o uso mais disseminado de urômetros é a capacidade de monitorizar e registrar a temperatura e o débito urinário eletronicamente.

O débito urinário é um reflexo da perfusão renal e um indicador dos estados renal, cardiovascular e volêmico. Geralmente, um débito urinário inadequado (oligúria) é arbitrariamente definido como débito urinário inferior a 0,5 mL/kg/h, mas, na verdade, é uma função da capacidade do paciente em concentrar urina e da carga osmótica. A composição eletrolítica, osmolalidade e gravidade específica da urina ajudam no diagnóstico diferencial de oligúria.

ESTIMULAÇÃO DOS NERVOS PERIFÉRICOS

Indicações

Em decorrência da variação na sensibilidade do paciente aos bloqueadores neuromusculares, a função neuromuscular de todos os pacientes, recebendo bloqueadores neuromusculares de ação intermediária ou prolongada, deve ser monitorada. Além disso, estimulação de nervos periféricos é útil na avaliação de paralisia durante induções em sequência rápida ou durante infusões contínuas de agentes de curta duração. Ademais, estimuladores de nervos periféricos podem ajudar a localizar os nervos a serem bloqueados pela anestesia regional.

Contraindicações

Não há contraindicações à monitorização neuromuscular, embora determinados sítios possam ser inacessíveis pelo procedimento cirúrgico. Adicionalmente, os músculos atrofiados nas áreas de hemiplegia ou lesão nervosa podem ser refratários ao bloqueio neuromuscular em razão da proliferação de receptores. A determinação do grau de bloqueio neuromuscular com o uso de uma extremidade nestas condições pode, possivelmente, resultar em superdosagem de bloqueadores neuromusculares competitivos.

Técnicas e Complicações

Um estimulador de nervos periféricos libera uma corrente (60-80 mA) para um par de eletrodos de cloreto de prata do ECG ou para agulhas subcutâneas colocadas sobre um nervo motor periférico. A resposta mecânica ou elétrica evocada do músculo inervado é observada. Embora a eletromiografia forneça uma medida rápida, precisa e quantitativa da transmissão neuromuscular, a observação visual ou tátil da contração muscular geralmente depende da prática clínica. Estimulação do nervo ulnar do músculo adutor do polegar e estimulação do nervo facial do músculo orbicular do olho são as mais comumente monitoradas (Figura 6-13). Visto que é a inibição do receptor neuromuscular que precisa ser monitorada, a estimulação direta do músculo deve ser evitada, colocando-se os eletrodos sobre o trajeto do nervo e não sobre o músculo propriamente dito. Para uma estimulação supramáxima do nervo subjacente, os estimuladores de nervos periféricos devem ser capazes de gerar uma corrente de, no mínimo, 50 mA através de uma carga de 1.000-Ω. Esta corrente é desconfortável para um paciente consciente. As complicações da estimulação nervosa limitam-se à irritação e abrasão cutânea no sítio de aderência do eletrodo.

Em decorrência do risco de bloqueio neuromuscular residual, uma maior atenção tem sido dada ao fornecimento de medidas quantitativas do grau do bloqueio neuromuscular no perioperatório. Aceleromiografia emprega um transdutor piezoe-

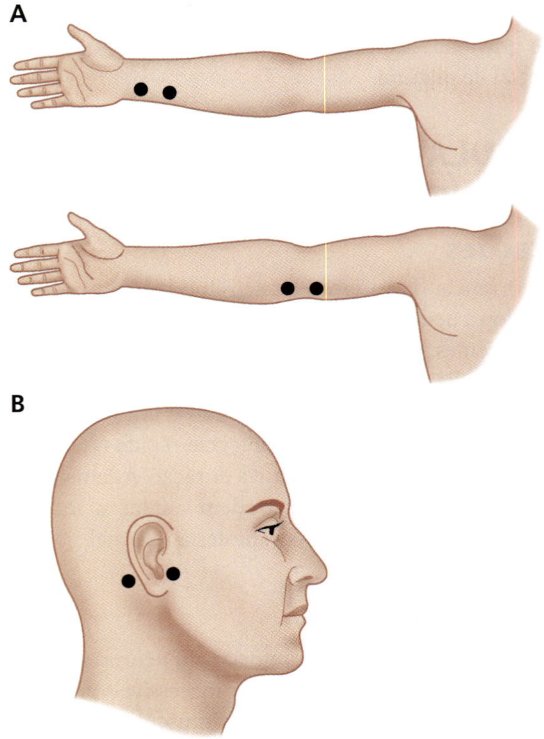

FIGURA 6-13 A: Estimulação do nervo ulnar causa contração do músculo adutor do polegar. **B:** Estimulação do nervo facial resulta em contração do músculo orbicular do olho. O orbicular do olho recupera-se do bloqueio neuromuscular antes do adutor do polegar. (Reproduzida, com permissão, de Dorsch JA, Dorsch SE: *Understanding Anesthesia Equipment*, 4th ed. Williams & Wilkins, 1999.)

létrico no músculo a ser estimulado. O movimento do músculo gera uma corrente elétrica que pode ser quantificada e exibida. Na verdade, a aceleromiografia, quando comparada à monitorização tátil de rotina de sequência de quatro estímulos utilizada na maioria das salas cirúrgicas, pode predizer uma paralisia residual com maior precisão se calibrada desde o início do período operatório para estabelecer medidas de referência antes da administração de agentes bloqueadores neuromusculares.

Considerações Clínicas

O grau de bloqueio neuromuscular é monitorado com a aplicação de vários padrões de estímulo elétrico (Figura 6-14). Todos os estímulos apresentam uma duração de 200 μs, um padrão de onda quadrada e intensidade de corrente igual. Um estímulo é um pulso único aplicado em intervalos de 1 a 10 segundos (1-0,1 Hz). O bloqueio crescente resulta em redução da resposta evocada ao estímulo.

A sequência de quatro estímulos denota quatro estímulos sucessivos de 200 μs em 2 segundos (2 Hz). Os estímulos em um padrão de quatro estímulos ou "*train of four*" (TOF) desaparecem progressivamente, conforme o bloqueio do relaxante muscular não despolarizante aumenta. A razão das respostas do primeiro e quarto estímulos é um indicador sensível da paralisia muscular não despolarizante. Pela dificuldade em estimar a razão da sequência de quatro estímulos, é mais conveniente observar visualmente o desaparecimento sequencial dos estímulos, visto que este desaparecimento também se correlaciona com a extensão do bloqueio. O desaparecimento do quarto estímulo representa um bloqueio de 75%, do terceiro estímulo um bloqueio de 80%, e do segundo estímulo um bloqueio de 90%. O relaxamento muscular geralmente requer um bloqueio neuromuscular de 75 a 95%.

Estímulo tetânico a 50 ou 100 Hz é um teste sensível da função neuromuscular. Contração sustentada por 5 segundos indica uma reversão adequada – porém não necessariamente completa – do bloqueio neuromuscular. Estimulação por dupla salva (DBS) representa duas variações da tetania que são menos dolorosas ao paciente. O padrão $DBS_{3,3}$ de estimulação nervosa consiste em três descargas curtas (200 μs) de alta frequência separadas por intervalos de 20 ms (50 Hz) e seguidas por mais três descargas após 750 ms. O padrão $DBS_{3,2}$ consiste em três impulsos de 200 μs a 50 Hz seguidos por outros dois impulsos após 750 ms. A DBS é mais sensível do que a sequência de quatro estímulos para a avaliação clínica (ou seja, visual) do término do bloqueio muscular.

Visto que os grupos musculares diferem na sensibilidade aos agentes bloqueadores neuromusculares, o uso de um estimulador de nervos periféricos não é capaz de substituir a observação direta dos músculos (p. ex., o diafragma) que necessitam ser relaxados para um procedimento cirúrgico específico. Além disso, recuperação da função do adutor do polegar não se equipara exatamente à recuperação dos músculos necessários para manter uma via aérea. **Os músculos diafragma, reto abdominal, adutores da laringe e orbicular do olho se recuperam do bloqueio neuromuscular antes do adutor do polegar**. Outros indicadores de uma recuperação adequada incluem elevação da cabeça sustentada (≥ 5 segundos), a capacidade de gerar uma pressão inspiratória de pelo menos -25 cm H_2O, e uma preensão palmar vigorosa. A tensão do estímulo é reduzida pela hipotermia do grupo muscular monitorado (6%/°C). Decisões com relação à adequação da reversão do bloqueio neuromuscular, assim como o momento de extubação, devem ser tomadas somente quando a apresentação clínica do paciente e as avaliações determinadas pela estimulação dos nervos periféricos são consideradas. 2 A curarização residual pós-operatória (PORC) continua sendo um problema nos cuidados pós-anestésicos, pois compromete a função respiratória e das vias aéreas. Reversão dos agentes bloqueadores neuromusculares é justificada, assim como o uso de bloqueadores neuromusculares de ação intermediária em vez de drogas de ação prolongada.

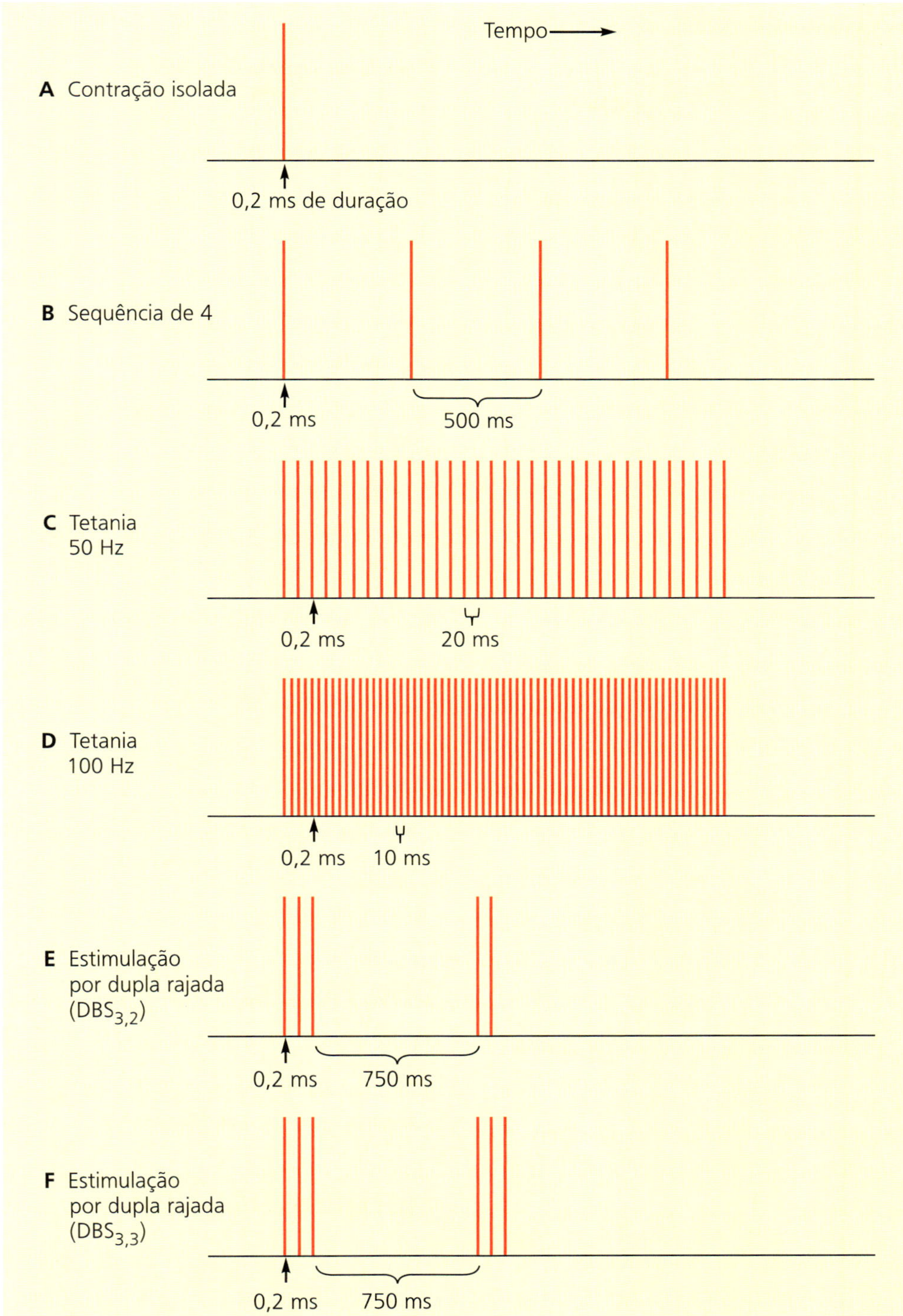

FIGURA 6-14 Estimuladores de nervos periféricos podem gerar vários padrões de impulsos elétricos.

DISCUSSÃO DE CASO

Monitorização durante a Imagem por Ressonância Magnética

Um homem de 50 anos com início recente de convulsões tem um exame agendado de imagem por ressonância magnética (MRI). Uma prévia tentativa de realização do exame de MRI não foi bem-sucedida em razão da grave reação claustrofóbica do paciente. O radiologista solicita sua ajuda para o fornecimento de sedação ou anestesia geral.

Porque o aparelho de MRI apresenta problemas especiais ao paciente e ao anestesiologista?

Os exames de MRI tendem a ser longos (geralmente com mais de 1 hora de duração), e muitos aparelhos circundam totalmente o corpo, causando uma alta incidência de claustrofobia em pacientes já ansiosos por causa de seus problemas de saúde. A aquisição de imagens boas requer imobilidade, algo que é difícil de conseguir em muitos pacientes sem sedação ou anestesia geral.

Pelo fato de a MRI utilizar um magneto potente, nenhum objeto ferromagnético pode ser colocado próximo ao aparelho. Isto inclui próteses articulares, marca-passos artificiais, grampos cirúrgicos, pilhas, aparelhos comuns de anestesia, relógios, canetas ou cartões de crédito. Cabos comuns para oxímetros de pulso ou eletrocardiografia agem como antenas, podendo atrair uma quantidade de energia de radiofrequência suficiente para distorcer a imagem de MRI ou até mesmo causar queimaduras no paciente. Além disso, o campo magnético do aparelho provoca artefatos no monitor. Quanto mais potente o magneto do aparelho, medido em unidades Tesla (1T = 10.000 gauss), maior o número de possíveis problemas. Outros obstáculos incluem o difícil acesso ao paciente durante a aquisição de imagens (particularmente a via aérea do paciente), hipotermia em pacientes pediátricos, baixa luminosidade dentro do túnel e ruído muito intenso (até 100 decibéis).

Como estes problemas com a monitorização e o aparelho de anestesia foram resolvidos?

Os fabricantes do equipamento modificaram os monitores, para que estes sejam compatíveis com o ambiente da MRI. Estas modificações incluem eletrodos eletrocardiográficos não ferromagnéticos, cabos de cobre e grafite, filtragem extensa e sincronização dos sinais, tubo extralongo para manguitos de pressão arterial e o uso de tecnologias de fibra óptica. Os aparelhos de anestesia sem componentes ferromagnéticos (p. ex., cilindros de gás de alumínio) foram adaptados a ventiladores compatíveis ao aparelho de MRI e sistemas circulares longos ou a circuitos respiratórios do tipo Mapleson D.

Quais fatores influenciam na escolha entre a anestesia geral e a sedação intravenosa?

Embora a maioria dos pacientes tolere um exame de MRI com sedação, pacientes pediátricos ou com traumatismo craniano apresentam desafios especiais e frequentemente requerem anestesia geral. Em decorrência das limitações do aparelho e da monitorização, pode-se argumentar que a sedação, quando possível, seria uma escolha mais adequada. Por outro lado, a perda do controle das vias aéreas decorrente da sedação profunda pode ser catastrófica em decorrência do difícil acesso ao paciente e detecção tardia. Outras considerações importantes incluem as modalidades de monitorização disponíveis em uma determinada instituição e a condição clínica geral do paciente.

Neste caso, quais monitores devem ser considerados obrigatórios?

Na sala de MRI, o paciente deve receber, no mínimo, o mesmo nível de monitorização e cuidado que na sala de cirurgia para um procedimento similarmente não invasivo. Portanto, os padrões da *American Society of Anesthesiologists* para a monitorização anestésica básica (veja Diretrizes na página seguinte) também se aplicam em um paciente sendo submetido à anestesia geral.

Ausculta contínua dos sons respiratórios com um estetoscópio pré-cordial de plástico (não de metal) pode ajudar a identificar uma obstrução das vias aéreas, causada pela sedação excessiva. Palpação de um pulso periférico ou a ausculta dos ruídos de Korotkoff é impraticável neste cenário. A garantia da adequação da circulação depende da monitorização eletrocardiográfica e da pressão arterial por oscilometria. Os analisadores da concentração final de CO_2 expirado podem ser adaptados aos casos de sedação, conectando-se a linha de amostragem a um local próximo da boca ou nariz do paciente, caso uma cânula nasal com um canal de amostragem de CO_2 não estiver disponível. Visto que o arrastamento de ar ambiente impede medidas exatas, esta técnica fornece um indicador qualitativo da ventilação. Sempre que se planeja uma sedação, equipamento para conversão de emergência para anestesia geral (p. ex., sondas endotraqueais, balão de reanimação) deve estar imediatamente disponível.

É necessária a presença constante de um anestesiologista durante estes casos?

Absolutamente sim. Pacientes sedados precisam ser continuamente monitorados por um anestesiologista para prevenir um grande número de complicações inesperadas, como apneia ou êmese.

DIRETRIZES

American Society of Anesthesiologists Standards for basic anesthetic monitoring, July 2011. http://www.asahq.org/For-Members/Standards-Guidelines-and-Statements.aspx. Accessed January 9, 2013.

LEITURA SUGERIDA

Avidan M, Zhang L, Burnside B, et al: Anesthesia awareness and bispectral index. New Eng J Med 2008;358:1097.

Ben Julian A, Mashour G, Avidan M: Processed electroencephalogram in depth of anesthesia monitoring. Curr Opin Anaesthesiol 2009;22:553.

Fenelly M: Spinal cord monitoring. Anaesthesia 1998;53:41.

Frye E, Levy J: Cerebral monitoring in the operating and the intensive care unit–an introductory for the clinician and a guide for the novice wanting to open a window to the brain. Part I: The electroencephalogram. J Clin Monit Comput 2005;19:1.

Fuchs-Binder T, Schreiber J, Meistelman C: Monitoring neuromuscular block: an update. Anaesthesia 2009;64:82.

Grocott J, Davie S, Fedorow C: Monitoring of brain function in anesthesia and intensive care. Curr Opin Anesthesiol 2010;23:759.

Jubran A: Advances in respiratory monitoring during mechanical ventilation. Chest 1999;116:1416.
Kasman N, Brady K: Cerebral oximetry for pediatric anesthesia: why do intelligent clinicians disagree? Pediatr Anaesth 2011;21:473.
Mashour G, Orser B, Avidan M: Intraoperative awareness. Anesthiology 2011;114:1218.
Moritz S, Kasprzak P, Arit M, et al: Accuracy of cerebral monitoring in detecting cerebral ischemia during carotid endarterectomy. Anesthiology 2007;107:563.
Myles P, Leslie K, McNeil J: Bispectral function monitoring to prevent awareness during anaesthesia. The B-Aware randomized controlled trial. Lancet 2004;363:1757.
Naguib M, Koman A, Ensor J: Neuromuscular monitoring and postoperative residual curarization: a meta analysis. Br J Anaesth 2007;98:302.
Nishiyama T: Recent advance in patient monitoring. Korean J Anesthesiol 2010;59:144.
Pellicer A, Bravo Mdel C: Near infrared spectroscopy: a methodology focused review. Semin Fetal Neonatal Med 2011;16:42.
Rubio A, Hakami L, Munch F, et al: Noninvasive control of adequate cerebral oxygenation during low flow antegrade selective cerebral perfusion on adults and infants in the aortic arch surgery. J Card Surg 2008;23:474.
Saidi N, Murkin J: Applied neuromonitoring in cardiac surgery; patient specific management. Semin Cardiothorac Vasc Anesth 2005;9:17.
Schell RM, Cole DJ: Cerebral monitoring: jugular venous oximetry. Anesth Analg 2000;90:559.
Sessler D: Temperature monitoring and perioperative thermoregulation. Anesthesiology 2008;109:318.
Sloan T, Janik D, Jameson L: Multimodality monitoring of the central nervous system using motor evoked potentials. Curr Opin Anaesthesiol 2008;21:560.
Tortoriello T, Stayer S, Mott A, et al: A noninvasive estimation of mixed venous oxygen saturation using near infrared spectroscopy by cerebral oximetry in pediatric cardiac surgery patients. Pediatr Anesth 2005;15:495.

CAPÍTULO 7

Princípios Farmacológicos

CONCEITOS-CHAVE

1. As moléculas da droga obedecem a lei da ação das massas. Quando a concentração plasmática excede a concentração no tecido, a droga se desloca do plasma para o tecido. Quando a concentração plasmática é menor do que a concentração tecidual, a droga se desloca do tecido para o plasma.
2. A maioria das drogas atravessa facilmente a barreira hematoencefálica (p. ex., drogas lipofílicas como os hipnóticos e opioides) e é avidamente absorvida na gordura corporal.
3. Biotransformação é o processo químico pelo qual a molécula do medicamento é alterada no corpo. O fígado é o órgão primário de metabolismo das drogas.
4. Pequenas moléculas livres passam livremente do plasma para o filtrado glomerular. A fração não ionizada (sem carga) da droga é reabsorvida nos túbulos renais, enquanto que a porção ionizada (com carga) é excretada na urina.
5. A meia-vida de eliminação é o tempo necessário para que a concentração de uma droga tenha uma redução de 50%. Para os fármacos descritos pela farmacocinética multicompartimental (p. ex., todas as drogas usadas na anestesia), existem múltiplas meias-vidas de eliminação.
6. O fim do efeito de uma droga não pode ser previsto a partir das meias-vidas. A meia-vida ao contexto sensitivo é um conceito clinicamente útil para descrever a taxa de redução na concentração da droga e deve ser utilizada em vez das meias-vidas para comparar as propriedades farmacocinéticas das drogas intravenosas na anestesia.

A prática clínica de anestesiologia está conectada mais diretamente do que qualquer outra especialidade à ciência da farmacologia clínica. Poderíamos pensar, portanto, que o estudo da farmacocinética e farmacodinâmica receberia atenção comparável àquela dada à avaliação da via aérea, escolha do anestésico inalatório para cirurgia ambulatorial, ou bloqueio neuromuscular nos currículos e provas de anestesiologia. Os frequentes erros de identificação ou uso indevido das medidas e princípios farmacocinéticos sugerem que este não é o caso.

FARMACOCINÉTICA

A farmacocinética define a relação entre a dose da droga, a concentração da droga nos tecidos e fluidos corporais e o tempo. A farmacocinética consiste em quatro processos ligados: absorção, distribuição, biotransformação e excreção.

Absorção

A absorção define os processos pelos quais uma droga se desloca do local de administração para a corrente sanguínea. Existem muitas vias possíveis de administração de fármacos: oral, sublingual, retal, inalatória, transdérmica, transmucosa, subcutânea, intramuscular e intravenosa. A absorção é influenciada pelas características físicas da droga (solubilidade, pK_a, diluentes, ligantes e formulação), dose e o local de absorção (p. ex., intestino, pulmão, pele, músculo). Biodisponibilidade é a fração da dose administrada que alcança a circulação sistêmica. Por exemplo, a nitroglicerina é bem absorvida pelo trato gastrointestinal, porém possui baixa biodisponibilidade, quando administrada por via oral. Isto ocorre, pois a nitroglicerina sofre intenso metabolismo hepático de primeira passagem, conforme passa pelo fígado antes de alcançar a circulação sistêmica.

A administração oral é conveniente, econômica e relativamente tolerante a erros de dosagem. No entanto, a administração por via oral requer a cooperação do paciente, expõe o fármaco ao metabolismo hepático de primeira passagem, e possibilita que o pH gástrico, enzimas, motilidade, alimentos e outras drogas potencialmente reduzam a previsibilidade da liberação sistêmica de fármacos.

Drogas na forma não ionizada (sem carga) são absorvidas mais rapidamente do que as formas ionizadas (com carga). Portanto, um ambiente ácido (estômago) favorece a absorção de drogas ácidas ($A^- + H^+ \rightarrow AH$), enquanto que um ambiente mais alcalino (intestino) favorece as drogas básicas ($BH^+ \rightarrow H^+ + B$). A maioria das drogas é amplamente absorvida no intestino em vez do estômago, em razão da maior área superficial do intestino delgado, maior tempo de trânsito.

Toda a drenagem venosa proveniente do estômago e intestino delgado flui para o fígado. Como resultado, a biodisponibilidade das drogas altamente metabolizadas pode ser significativamente reduzida pelo metabolismo hepático de primeira passagem. Visto que a drenagem venosa da boca e esôfago flui para dentro da veia cava superior em vez do sistema portal, a absorção sublingual ou oral da droga contorna o fígado e o metabolismo de primeira passagem. A droga administrada por via retal contorna parcialmente o sistema portal e representa uma via alternativa em crianças pequenas ou pacientes que sejam incapazes de tolerar a ingestão oral. No entanto, a absorção retal pode ser irregular, e muitas drogas irritam a mucosa retal.

A administração transdérmica da droga pode fornecer uma absorção contínua e prolongada para algumas drogas. Entretanto, o extrato córneo é uma barreira eficaz a todas as drogas, exceto as lipossolúveis e pequenas (p. ex., clonidina, nitroglicerina, escopolamina, fentanil e anestésicos locais em base livre [EMLA]).

As vias parenterais de administração de drogas incluem as injeções subcutânea, intramuscular e intravenosa. As absorções subcutânea e intramuscular dependem da difusão da droga do sítio de injeção para a circulação sanguínea. A taxa em que a droga entra na circulação sanguínea depende do fluxo sanguíneo ao tecido injetado e da formulação injetada. Drogas dissolvidas em solução são absorvidas mais rapidamente do que aquelas presentes em suspensões. Preparações irritantes podem causar dor e necrose tecidual (p. ex., diazepam intramuscular). Injeções intravenosas desviam completamente do processo de absorção.

Distribuição

Uma vez absorvida, a droga é distribuída por todo o organismo através da circulação sanguínea. Órgãos altamente perfundidos (também conhecidos como grupo ricamente vascularizado) recebem uma fração desproporcional do débito cardíaco (Tabela 7-1). Portanto, estes tecidos recebem uma quantidade desproporcional da droga nos primeiros minutos depois da administração da droga. Estes tecidos alcançam equilíbrio com a concentração plasmática mais rapidamente do que os tecidos menos perfundidos, em razão das diferenças no fluxo sanguíneo.

TABELA 7-1 Composição do grupo tecidual, massa corporal relativa e porcentual do débito cardíaco

Grupo Tecidual	Composição	Massa Corporal (%)	Débito Cardíaco (%)
Ricamente vascularizado	Cérebro, coração, fígado, rim, glândulas endócrinas	10	75
Músculo	Músculo, pele	50	19
Gordura	Gordura	20	6
Pouco vascularizado	Osso, ligamento, cartilagem	20	0

No entanto, tecidos menos perfundidos, como a gordura e a pele, podem ter uma capacidade enorme de absorver drogas lipofílicas, resultando em um grande reservatório da droga após longas infusões.

1 As moléculas da droga obedecem a lei da ação das massas. Quando a concentração plasmática excede a concentração no tecido, a droga se desloca do plasma para o tecido. Quando a concentração plasmática é menor do que a concentração tecidual, a droga se desloca do tecido para o plasma.

A distribuição é o principal determinante da concentração da droga no órgão-alvo. A taxa de elevação na concentração da droga em um órgão é determinada pela perfusão daquele órgão e pela solubilidade relativa da droga no órgão quando comparada ao sangue. A concentração de equilíbrio em um órgão com relação ao sangue depende somente da solubilidade relativa da droga no órgão com relação ao sangue, a menos que o órgão seja capaz de metabolizar a droga.

No sangue, as moléculas da droga estão livres ou ligadas às proteínas plasmáticas e lipídios. A concentração livre é equilibrada entre os órgãos e tecidos. Entretanto, o equilíbrio entre as moléculas ligadas e livres é instantâneo. À medida que se difundem para o tecido, as moléculas livres da droga são instantaneamente substituídas por moléculas previamente ligadas. A ligação às proteínas plasmáticas não afeta diretamente a taxa de transferência, porém afeta a solubilidade relativa da droga no sangue e tecido. Se a droga for altamente ligada nos tecidos e livre no plasma, então a solubilidade relativa favorece a transferência da droga para o tecido. Em outras palavras, uma droga que é altamente ligada no tecido, mas não no sangue, terá um gradiente de concentração da droga livre muito grande, conduzindo a droga para dentro do tecido. De modo contrário, se a droga for altamente ligada no plasma e possuir poucos locais de ligação no tecido, então a transferência de uma pequena quantidade da droga pode ser o suficiente para equilibrar a concentração da droga livre entre o sangue e o tecido. Desse modo, altos níveis de ligação no sangue, quando comparados aos tecidos, aumentam a taxa de início do efeito da droga, pois um menor número de moléculas necessita ser transferido para o tecido a fim de produzir uma concentração eficaz de droga livre.

A albumina se liga a muitas drogas ácidas (p. ex., barbitúricos), enquanto que a α_1-glicoproteína ácida (AAG) se liga às drogas básicas (anestésicos locais). Se as concentrações destas proteínas forem diminuídas ou (tipicamente menos importante) se os locais de ligação da proteína estiverem ocupados por outras drogas, então a solubilidade relativa das drogas no sangue é reduzida, aumentando a tecidual. Doença renal, doença hepática, insuficiência cardíaca congestiva crônica e malignidades reduzem a produção de albumina. Trauma (incluindo cirurgia), infecção, infarto do miocárdio e dor crônica aumentam os níveis de AAG. Gravidez está associada a concentrações reduzidas de AAG. Note que estas alterações terão efeito mínimo sobre o propofol, que é administrado com suas próprias moléculas de ligação (o lipídio na emulsão).

As moléculas lipofílicas podem ser rapidamente transferidas entre sangue e órgãos. Moléculas carregadas são capazes de se deslocar em pequenas quantidades para a maioria dos órgãos. Todavia, a barreira hematoencefálica é um caso especial. Permeação do sistema nervoso central pelas drogas ionizadas é limitada pelas células gliais pericapilares e junções oclusivas
2 entre as células endoteliais. A maioria das drogas que atravessam facilmente a barreira hematoencefálica (p. ex., drogas lipofílicas, como os hipnóticos e opioides) é avidamente absorvida na gordura corporal.

O tempo de distribuição das drogas para os tecidos periféricos é complexo, podendo ser determinado apenas com modelos computacionais. Depois da administração intravenosa em *bolus*, a rápida distribuição da droga do plasma para os tecidos periféricos é responsável pela grande redução na concentração plasmática observada nos primeiros minutos. Para cada tecido, existe um ponto no tempo em que a concentração aparente no tecido é a mesma que a concentração no plasma. A fase de redistribuição (para cada tecido) ocorre após este momento de equilíbrio. Durante a redistribuição, a droga retorna ao plasma a partir dos tecidos periféricos. Este retorno da droga para o plasma desacelera a taxa de declínio na concentração plasmática da droga.

A distribuição normalmente contribui à rápida recuperação da anestesia, em razão da remoção da droga do plasma por vários minutos depois da administração de uma infusão em *bolus*. Após infusões prolongadas, a *re*distribuição geralmente retarda a recuperação da anestesia, à medida que a droga retorna dos reservatórios teciduais para o plasma por muitas horas.

O processo complexo de distribuição da droga para dentro e fora dos tecidos é um dos motivos pelo qual as meias-vidas são clinicamente inúteis. A previsão do desaparecimento das ações clínicas de uma droga é mais adequadamente realizada por modelos computacionais, usando os tempos de decremento ou de meia-vida sensível ao contexto. A *meia-vida contexto* é o tempo necessário para a ocorrência de uma redução de 50% na concentração plasmática da droga após uma infusão em estado pseudoestacionário (em outras palavras, uma infusão que tenha continuado tempo o bastante para quase resultar em concentrações no estado de equilíbrio). Aqui, o "contexto" é a duração da infusão. O *tempo de decrescimento ao contexto sensitivo* é um conceito mais generalizado que se refere à concentração reduzida clinicamente relevante em qualquer tecido, particularmente no cérebro ou no local de ação.

O volume de distribuição, V_d, é o volume aparente em que uma droga tenha sido "distribuída" (ou seja, misturada). Este volume é calculado dividindo-se uma dose da droga em *bolus* pela concentração plasmática no tempo 0. Na prática, a concentração utilizada para definir o V_d é frequentemente obtida pela extrapolação das concentrações subsequentes de volta ao "tempo 0" quando a droga foi injetada, como se segue:

$$V_d = \frac{\text{Dose em } bolus}{\text{Concentração}_{\text{tempo } 0}}$$

O conceito de um único V_d não se aplica a qualquer droga intravenosa utilizada na anestesia. A distribuição de todos os anestésicos intravenosos é realizada de maneira mais adequada com pelo menos dois compartimentos: um compartimento central e um compartimento periférico. O comportamento de muitos destes fármacos é descrito mais adequadamente usando três compartimentos: um compartimento central, um compartimento periférico de equilíbrio rápido e um compartimento periférico de equilíbrio lento. O compartimento central pode ser considerado o compartimento que inclui o sangue e quaisquer tecidos de equilíbrio ultrarrápido, como os pulmões. O compartimento periférico é composto de outros tecidos corporais. Para fármacos com dois compartimentos periféricos, o compartimento de equilíbrio rápido compreende os órgãos e músculos, enquanto que o compartimento de equilíbrio lento representa a distribuição da droga na gordura e pele. Estes compartimentos são designados V_1 (central), V_2 (distribuição rápida) e V_3 (distribuição lenta). O volume de distribuição no estado de equilíbrio, V_{dss}, é a soma algébrica dos volumes destes compartimentos. V_1 é calculado pela equação acima exibindo a relação entre o volume, dose e concentração. Os outros volumes são calculados pela modelagem farmacocinética.

Um V_{dss} pequeno significa que a droga é altamente hidrossolúvel e permanecerá dentro do espaço intravascular. Por exemplo, o V_{dss} do pancurônio é de aproximadamente 15 L em uma pessoa de 70 kg, indicando que grande parte do pancurônio está presente na água corporal, com pouca distribuição para a gordura. No entanto, a droga anestésica típica é lipofílica, resultando em um V_{dss} que excede a água total do corpo (aproximadamente 40 L). Por exemplo, o V_{dss} para o fentanil é ao redor de 350 L em adultos, e o V_{dss} para o propofol pode exceder 500 L. O V_{dss} não representa um volume real, mas sim um reflexo de qual seria o volume de plasma necessário para que se possa observar a concentração plasmática exibida com a dose administrada.

Biotransformação

3 Biotransformação é o processo químico pelo qual a molécula do medicamento é alterada no corpo. O fígado é o órgão primário de metabolismo das drogas, exceto para os ésteres, que sofrem hidrólise no plasma ou tecidos. Os produtos finais da biotransformação são frequentemente (porém não necessariamente) inativos e hidrossolúveis. A hidrossolubilidade permite a excreção pelos rins.

Biotransformação metabólica é frequentemente dividida em reações de fases I e II. As reações de fase I convertem um composto original em metabólitos mais polares através de oxidação, redução ou hidrólise. As reações de fase II acoplam (conjugam) uma droga original ou um metabólito de fase I com um substrato endógeno (p. ex., ácido glucurônico) para formar metabólitos hidrossolúveis que podem ser eliminados na urina ou fezes. Embora isto seja geralmente um processo sequencial, os metabólitos da fase I podem ser excretados sem sofrer biotransformação na fase II, e a reação de fase II pode preceder ou ocorrer sem uma reação de fase I.

Depuração hepática é o volume de sangue ou plasma (seja qual for mensurado no ensaio) livre da droga por unidade de tempo. As unidades de depuração são as unidades de fluxo: volume por unidade de tempo. A depuração pode ser expressa em mililitros por minuto, litros por hora ou qualquer outra unidade de fluxo conveniente.

Se cada molécula da droga que penetra no fígado for metabolizada, então a depuração hepática será igual ao fluxo sanguíneo hepático. Isto é verdade para um número muito pequeno de fármacos, embora seja o caso do propofol. Para a maioria dos fármacos, apenas uma fração da droga que entra no fígado é removida. A fração removida é chamada de *razão de extração*. A depuração hepática pode, portanto, ser expressa como o fluxo sanguíneo hepático multiplicado pela razão de extração. Se a razão de extração for de 50%, então a depuração hepática é de 50% do fluxo sanguíneo hepático. A depuração das drogas removidas de maneira eficaz pelo fígado (ou seja, com uma alta razão de extração hepática) é proporcional ao fluxo sanguíneo hepático. Por exemplo, pelo fato de o fígado remover quase todo o propofol que passa por ele, se o fluxo sanguíneo hepático duplicar, então a depuração do propofol duplica. Indução de enzimas hepáticas não possui efeito sobre a depuração do propofol, pois o fígado remove com muita eficácia todo o propofol que passa por ele. Mesmo a perda grave de tecido hepático, como ocorre na cirrose, possui mínimo efeito sobre a depuração do propofol. Drogas, como o propofol, possuem uma depuração dependente do fluxo.

Muitos fármacos possuem baixas razões de extração hepática e são depurados lentamente pelo fígado. Para estas drogas, a etapa limitante da velocidade não é o fluxo de sangue para o fígado, mas sim a capacidade metabólica do próprio fígado. Alterações no fluxo sanguíneo hepático apresentam pouco efeito sobre a depuração destas drogas. Entretanto, se as enzimas hepáticas são induzidas, a depuração aumentará em razão da maior capacidade de metabolização da droga pelo fígado. De modo contrário, se o fígado for lesionado, então menor capacidade está disponível para metabolismo, e a depuração é reduzida. Desse modo, os fármacos com baixas razões de extração hepática possuem uma depuração dependente da capacidade. As razões de extração da metadona e alfentanil são de 10 e 15% respectivamente, tornando estas drogas dependentes da capacidade.

Excreção

Alguns fármacos e muitos metabólitos dos fármacos são excretados pelos rins. A depuração renal é a taxa de eliminação de uma droga do organismo pela excreção renal. Este conceito é análogo à depuração hepática e, similarmente, a depuração renal pode ser expressa como o fluxo sanguíneo renal multiplicado pela razão de extração renal.

4 Pequenas moléculas livres passam livremente do plasma para o filtrado glomerular. A fração não ionizada (sem carga) da droga é reabsorvida nos túbulos renais, enquanto que a porção ionizada (com carga) é excretada na urina. A fração da droga ionizada depende do pH; portanto, a eliminação renal das drogas que existem nas formas ionizada e não ionizada depende em parte do pH urinário. O rim secreta ativamente algumas drogas dentro dos túbulos renais.

Muitas drogas e metabólitos das drogas passam do fígado para o intestino através do sistema biliar. Algumas drogas excretadas na bile são reabsorvidas no intestino, um processo chamado de *recirculação entero-hepática*. Ocasionalmente, os metabólitos excretados na bile são subsequentemente convertidos de volta para a droga original. Por exemplo, o lorazepam é convertido pelo fígado em glicuronídeo de lorazepam. No intestino, a enzima β-glicuronidase quebra a ligação éster, convertendo o glicuronídeo de lorazepam de volta em lorazepam.

Modelos de Compartimentos

Os modelos multicompartimentais fornecem uma estrutura matemática que pode ser usada para relacionar a dose da droga com as alterações nas concentrações da droga ao longo do tempo. Conceitualmente, os compartimentos nestes modelos são tecidos com um tempo de distribuição similar. Por exemplo, o plasma e pulmões são componentes do compartimento central. Os órgãos e músculos, algumas vezes chamados de grupo ricamente vascularizado, podem ser o segundo compartimento ou o compartimento de equilíbrio rápido. A gordura e pele possuem a capacidade de se ligar a grandes quantidades de droga lipofílica, porém são pouco perfundidas. Estas poderiam representar o terceiro compartimento, ou compartimento de equilíbrio lento. Esta é uma definição intuitiva de compartimentos, sendo importante reconhecer que os compartimentos de um modelo farmacocinético são abstrações matemáticas que relacionam a dose com a concentração observada. Uma relação de um para um não existe entre qualquer compartimento, e qualquer órgão ou tecido no corpo.

Muitas drogas utilizadas na anestesia são bem descritas por um modelo bicompartimental. Este é geralmente o caso se os estudos usados para caracterizar a farmacocinética não incluírem uma amostragem arterial rápida durante os primeiros minutos (**Figura 7-1**). Sem a amostragem arterial rápida, a queda inicial ultrarrápida na concentração plasmática imediatamente, após uma injeção em *bolus*, não é detectada, e o volume do compartimento central é misturado ao compartimento de equilíbrio rápido. Quando uma amostragem arterial rápida é usada nos experimentos farmacocinéticos, os resultados são geralmente um modelo tricompartimental. Nestes casos, o número de compartimentos identificáveis é uma função do modelo experimental e não uma característica da droga.

Nos modelos compartimentais, a concentração instantânea no momento de uma injeção em *bolus* é supostamente a quantidade do *bolus* dividida pelo volume do compartimento central. Isto não é correto. Se o *bolus* for administrado por al-

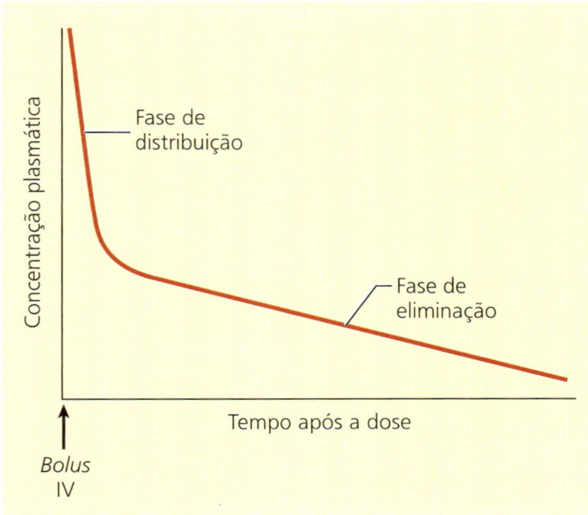

FIGURA 7-1 O modelo bicompartimental demonstra a fase de distribuição (fase α) e a fase de eliminação (fase β). Durante a fase de distribuição, o fármaco se desloca do compartimento central para o compartimento periférico. A fase de eliminação consiste em metabolismo e excreção.

guns segundos, a concentração instantânea é 0, pois a droga está toda na veia, ainda fluindo para o coração. Demora apenas um ou dois minutos para que a droga se misture no volume do compartimento central. Este erro de especificação é comum nos modelos farmacocinéticos convencionais. Modelos mais fisiológicos, ocasionalmente denominados de *modelos cinéticos frontais*, podem caracterizar o atraso inicial na concentração. Estes modelos são úteis apenas se as concentrações durante os primeiros minutos forem clinicamente importantes. Após estes primeiros minutos, os modelos frontais assemelham-se aos modelos compartimentais convencionais.

Nos primeiros minutos depois da administração inicial de um medicamento em *bolus*, a concentração declina muito rapidamente, à medida que o fármaco se difunde rapidamente para os compartimentos periféricos. O declínio é tipicamente uma ordem de magnitude ao longo de 10 minutos. Para drogas com depuração hepática muito rápida (p. ex., propofol), ou aquelas que são metabolizadas no sangue (p. ex., remifentanil), o metabolismo contribui significativamente à queda inicial rápida na concentração. Após esta queda muito rápida, há um período de diminuição mais lenta na concentração plasmática. Durante esse período, o compartimento de equilíbrio rápido não está mais removendo a droga do plasma. Em vez disso, a droga proveniente do compartimento de equilíbrio rápido retorna para o plasma. O papel invertido dos tecidos de equilíbrio rápido de extração da droga para retorno da droga é responsável pela menor velocidade de declínio na concentração plasmática nesta fase intermediária. Eventualmente, há uma velocidade ainda menor de declínio na concentração plasmática, que é log-linear até que a droga seja completamente eliminada do organismo. Esta fase log-linear terminal ocorre depois da mudança do compartimento de equilíbrio lento de remoção da droga do plasma para retorno da droga para o plasma. Durante esta fase terminal, o órgão de eliminação (tipicamente o fígado) é exposto à concentração da droga de todo o organismo, que explica a taxa muito lenta de declínio na concentração plasmática da droga durante esta fase final.

Os modelos matemáticos utilizados para descrever uma droga com dois ou três compartimentos são, respectivamente:

$$Cp(t) = Ae^{-\alpha t} + Be^{-\beta t}$$

e

$$Cp(t) = Ae^{-\alpha t} + Be^{-\beta t} + Ce^{-\gamma t}$$

onde $Cp(t)$ é equivalente à concentração plasmática no tempo t, e α, β e γ são representantes que caracterizam as porções muito rápida (ou seja, muito íngreme), intermediária e lenta (ou seja, log-linear) da concentração plasmática ao longo do tempo, respectivamente. Os fármacos descritos por modelos bicompartimentais e tricompartimentais terão duas ou três meias-vidas. Cada meia-vida é calculada como o logaritmo natural de 2 (0,693) dividido pelo representante. Os coeficientes A, B e C representam a contribuição de cada um dos expoentes à redução geral na concentração ao longo do tempo.

O modelo bicompartimental é descrito por uma curva com dois expoentes e dois coeficientes, enquanto que o modelo tricompartimental é descrito por uma curva com três expoentes e três coeficientes. As relações matemáticas entre os compartimentos, depurações, coeficientes e expoentes são complexas. Cada coeficiente e cada expoente são uma função de cada volume e cada depuração.

5 A meia-vida de eliminação é o tempo necessário para que a concentração da droga tenha uma redução de 50%. Para os fármacos descritos pela farmacocinética multicompartimental (p. ex., todas as drogas usadas na anestesia), existem múltiplas meias-vidas de eliminação; em outras palavras, a meia-vida de eliminação é dependente do contexto. **6** O desaparecimento do efeito de uma droga não pode ser previsto a partir das meias-vidas. Além disso, não é possível determinar facilmente o quão rapidamente o efeito de uma droga desaparecerá simplesmente ao examinar os coeficientes, expoentes e meias-vidas. Por exemplo, a meia-vida terminal do sufentanil é de aproximadamente 10 horas, enquanto que a do alfentanil é de 2 horas. Isto não significa que a recuperação de uma anestesia com alfentanil será mais rápida, pois a recuperação clínica de uma dose clínica será influenciada por todas as meias-vidas, não apenas pela terminal. Os modelos computacionais facilmente demonstram que a recuperação de uma infusão de várias horas será mais rápida quando a droga administrada for o sufentanil do que quando a droga infundida for o alfentanil. O tempo necessário para uma redução de 50% na concentração depende na duração ou "contexto" da infusão. A meia-vida contexto sensitivo, discutida anteriormente, captura este conceito e deve ser utilizada em vez das meias-idas para comparar as propriedades farmacocinéticas das drogas intravenosas na anestesia.

FARMACODINÂMICA

A farmacodinâmica, o estudo de como as drogas afetam o organismo, envolve os conceitos de potência, eficácia e janela terapêutica. Os modelos farmacodinâmicos podem variar de uma dose completamente empírica *versus* as relações de dose-resposta até modelos mecanísticos da ligação ligante-receptor. Os conceitos farmacodinâmicos fundamentais são capturados na relação entre a exposição a um fármaco e a resposta fisiológica à droga, frequentemente chamada de *relação dose-resposta* ou *relação concentração-resposta*.

Relações Exposição-Resposta

Ao passo que o organismo é exposto a uma quantidade crescente de um fármaco, a resposta ao fármaco aumenta de modo similar, tipicamente até um valor máximo. Este conceito fundamental na exposição *versus* a relação da resposta é capturado graficamente pela plotagem da exposição (geralmente dose ou concentração) no eixo *x* como a variável independente, e a resposta do organismo no eixo *y* como a variável dependente. Dependendo das circunstâncias, o gráfico da dose ou concentração pode ser construído em uma escala linear (Figura 7-2A) ou uma escala logarítmica (Figura 7-2B), enquanto que a resposta é tipicamente representada graficamente como a resposta medida real (Figura 7-2A) ou como uma fração da medida fisiológica máxima ou basal (Figura 7-2B). Para o propósito aqui abordado, as propriedades farmacodinâmicas são descritas em termos de concentração, porém qualquer métrica da exposição à droga (dose, área sob a curva etc.) pode ser utilizada.

O formato da relação é tipicamente sigmoide, como exibido na Figura 7-2. A forma sigmoide reflete a observação de que geralmente uma determinada quantidade da droga deve estar presente antes que haja qualquer resposta fisiológica mensurável. Desse modo, o lado esquerdo da curva é plano até que a concentração da droga alcance um limiar mínimo. O lado direito também é plano, refletindo a resposta fisiológica máxima do organismo, além da qual o organismo simplesmente não consegue responder a doses adicionais da droga (com a possível exceção da alimentação e peso). Portanto, a curva é plana nos lados esquerdo e direito. Uma curva sigmoide é necessária para conectar a linha de base à assíntota, razão pela qual as curvas sigmoides são ubíquas durante a modelagem farmacodinâmica.

A relação sigmoide entre a exposição e a resposta é definida por uma ou duas relações intercambiáveis:

$$\text{Efeito} = E_0 + E_{máx} \frac{C^{\gamma}}{C_{50}^{\gamma} + C^{\gamma}}$$

ou

$$\text{Efeito} = E_0 + (E_{máx} - E_0) \frac{C^{\gamma}}{C_{50}^{\gamma} + C^{\gamma}}$$

Em ambos os casos, o E_0 é o efeito basal na ausência da droga, C é a concentração da droga, C_{50} é a concentração associada à metade do efeito máximo, e γ descreve a inclinação da relação entre a concentração e a resposta. Na primeira equação, $E_{máx}$ é a alteração máxima da linha de base. Na segunda equação, $E_{máx}$ é a medida fisiológica máxima, e não a alteração máxima a partir da linha de base.

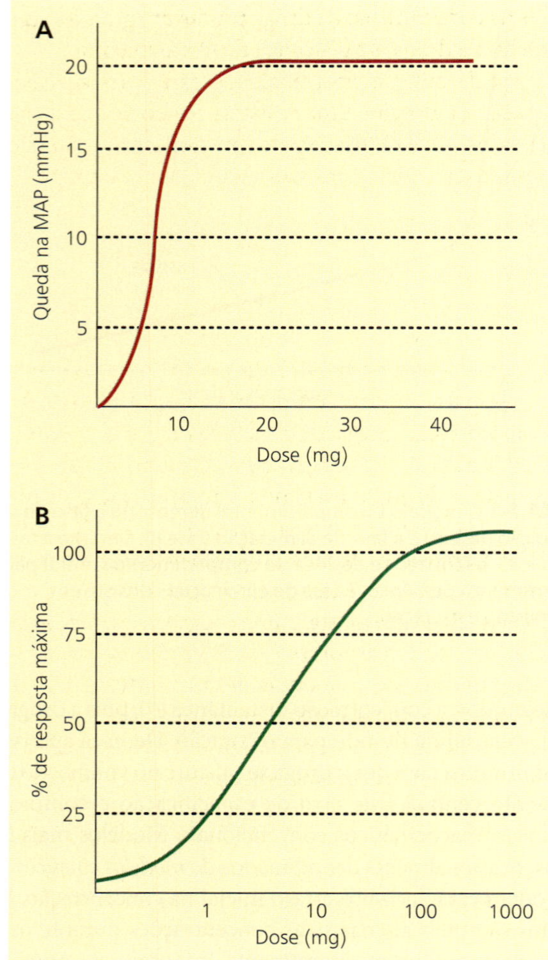

FIGURA 7-2 O formato da curva de dose-resposta depende se a dose ou concentração plasmática em estado de equilíbrio (C_{cpss}) é plotada em uma escala linear (**A**) ou logarítmica (**B**). MAP, pressão arterial média.

Quando definidos desta forma, cada parâmetro do modelo farmacodinâmico diz respeito a conceitos específicos anteriormente mencionados. $E_{máx}$ está relacionado com a eficácia intrínseca de uma droga. Drogas altamente eficazes possuem um grande efeito fisiológico máximo, caracterizado por um $E_{máx}$ grande. Nas drogas que carecem de eficácia, o $E_{máx}$ será igual ao E_0. O C_{50} é a medida da potência da droga. Drogas altamente potentes possuem um C_{50} baixo; portanto, pequenas quantidades produzem o efeito da droga. Drogas pouco potentes possuem um C_{50} alto, indicando que uma grande quantidade da droga é necessária para alcançar o efeito. O parâmetro γ indica a inclinação da relação entre a concentração e o efeito. Um valor γ inferior a 1 indica uma elevação muito gradual no efeito da droga com o aumento da concentração. Um valor γ superior a 4 sugere que logo que o efeito da droga seja observado, pequenas elevações na concentração da droga produzem grandes aumentos no efeito da droga até o alcance do efeito máximo.

A curva descrita anteriormente representa a relação entre a concentração da droga e uma resposta fisiológica contínua. A mesma relação pode ser usada para caracterizar a probabilidade de uma resposta binária (sim/não) a uma dose da droga:

$$\text{Probabilidade} = P_0 + (P_{\text{máx}} - P_0)\frac{C^{\gamma}}{C_{50}^{\gamma} + C^{\gamma}}$$

Neste caso, a probabilidade (P) varia de 0 (sem chance) a 1 (certeza). P_0 é a probabilidade de uma resposta "sim" na ausência da droga. $P_{máx}$ é a probabilidade máxima, necessariamente inferior ou igual a 1. Como antes, C é a concentração da droga, C_{50} é a concentração associada à metade do efeito máximo, e γ descreve a inclinação da relação entre a concentração e a resposta. A metade do efeito máximo é o mesmo que uma probabilidade de 50% de uma resposta, quando P_0 é 0 e $P_{máx}$ é 1.

A *janela terapêutica* de uma droga é o intervalo entre a concentração associada a um efeito terapêutico desejado e a concentração associada à resposta a uma droga tóxica. Este intervalo pode ser medido entre dois pontos diferentes na mesma curva de concentração-resposta ou na distância entre duas curvas distintas. Para uma droga, como o nitroprussiato de sódio, uma única curva concentração-resposta define a relação entre a concentração e a redução na pressão sanguínea. A janela terapêutica pode ser a diferença na concentração que produz uma redução desejável de 20% na pressão sanguínea e uma concentração tóxica que produz uma redução de 60% na pressão sanguínea. No entanto, para uma droga, como a lidocaína, a janela terapêutica pode ser a diferença entre o C_{50} para anestesia local e o C_{50} para convulsões induzidas pela lidocaína, a última sendo uma relação separada entre a concentração e a resposta. O índice terapêutico é o C_{50} para toxicidade dividido pelo C_{50} para o efeito terapêutico desejado. Em razão do risco de depressões ventilatória e cardiovascular (mesmo em concentrações apenas ligeiramente maiores do que aquelas produzindo anestesia), a maioria dos hipnóticos inalatórios e intravenosos é considerada como tendo índices terapêuticos muito baixos em relação a outras drogas.

Receptores de Fármacos

Os receptores de fármacos são macromoléculas, tipicamente proteínas, que se ligam a uma droga (agonista) e medeiam a resposta a esta droga. Antagonistas farmacológicos revertem os efeitos do agonista, porém não exercem um efeito próprio. Antagonismo competitivo ocorre, quando o antagonista compete com o agonista pelo local de ligação, cada um potencialmente deslocando o outro. Antagonismo não competitivo ocorre quando o antagonista, através da ligação covalente ou outro processo, permanentemente prejudica o acesso da droga ao receptor.

O efeito da droga é governado pela fração de receptores que é ocupada por um agonista. A fração se baseia na concentração da droga, na concentração do receptor e na força de ligação entre a droga e o receptor. Esta ligação é descrita pela lei da ação das massas, que afirma que a taxa de reação é proporcional às concentrações dos reagentes:

$$[D][RU] \underset{k_{off}}{\overset{k_{on}}{\rightleftarrows}} [DR]$$

onde $[D]$ é a concentração da droga, $[RU]$ é a concentração do receptor livre e $[DR]$ é a concentração do receptor ligado. A constante de velocidade k_{on} define a velocidade de ligação do ligante ao receptor. A constante de velocidade k_{off} define a velocidade de desprendimento entre o ligante e o receptor. De acordo com a lei da ação das massas, a velocidade de ligação ao receptor, $d[DR]/dt$ é:

$$\frac{d[DR]}{dt} = [D][R]k_{\text{on}} - [DR]k_{\text{off}}$$

Estado de equilíbrio ocorre quase que instantemente. Visto que a velocidade de formação no estado de equilíbrio é 0, conclui-se que:

$$[D]\ [RU]\ k_{\text{on}} = [DR]\ k_{\text{off}}$$

Nesta equação, k_{d} é a constante de velocidade de dissociação, definida como $k_{\text{on}}/k_{\text{off}}$. Se definirmos, ou ocupação fracionária de receptores, como:

$$\frac{[DR]}{[DR]+[RU]}$$

então a ocupação de receptores pode ser demonstrada como:

$$f = \frac{[D]}{k_{\text{d}} + [D]}$$

Metade dos receptores é ocupada quando $[D] = k_{\text{d}}$. Consequentemente, k_{d} é a concentração da droga associada a uma ocupação de 50% dos receptores.

A ocupação de receptores é apenas o primeiro passo na mediação do efeito da droga. A ligação da droga ao receptor pode desencadear uma miríade de passos subsequentes, incluindo a abertura ou fechamento de um canal iônico, ativação de uma proteína G, ativação de uma quinase intracelular, interação direta com uma estrutura celular, ou ligação direta ao DNA.

Como a curva de concentração *versus* resposta, o formato da curva relacionada com a ocupação fracionária de receptores em relação à concentração da droga é intrinsecamente sigmoide. Entretanto, a concentração associada à ocupação de 50% dos receptores e a concentração associada a 50% do efeito máximo da droga não são necessariamente as mesmas. O efeito máximo da droga pode ocorrer a uma taxa muito baixa de ocupação de receptores, ou (para agonistas parciais) a uma taxa de ocupação de receptores superior a 100%.

Ligação prolongada e ativação de um receptor por um agonista pode resultar em hiporreatividade ("dessensibilização") e tolerância. Se a ligação de um ligante endógeno for cronicamente bloqueada, os receptores podem-se proliferar, resultando em hiper-reatividade e sensibilidade aumentada.

LEITURA SUGERIDA

Bauer LA (Ed): *Applied Clinical Pharmacokinetics*, 2nd ed. McGraw-Hill, 2008: Chaps 1, 2.

Brunton LL, Chabner BA, Knollman BC (Eds): *Goodman & Gilman's The Pharmacological Basis of Therapeutics*, 12th ed. McGraw-Hill, 2010: Chap 2.

Keifer J, Glass P: Context-sensitive half-time and anesthesia: How does theory match reality? Curr Opin Anaesthesiol 1999;12:443.

Shargel L, Yu AB, Wu-Pong S (Eds): *Applied Biopharmaceutics & Pharmacokinetics*, 6th ed. McGraw-Hill, 2012.

C A P Í T U L O

8

Anestésicos Inalatórios

CONCEITOS-CHAVE

1. Quanto maior a captação do agente anestésico, maior a diferença entre as concentrações inspirada e alveolar, e menor será a velocidade de indução.
2. Três fatores afetam a captação anestésica: solubilidade no sangue, fluxo sanguíneo alveolar, e a diferença na pressão parcial entre o gás alveolar e o sangue venoso.
3. Condições de baixo débito cardíaco predispõem os pacientes à superdosagem com agentes solúveis, visto que a taxa de elevação nas concentrações alveolares aumentará acentuadamente.
4. Muitos dos fatores que aceleram a indução também aceleram a recuperação: eliminação da reinalação, fluxos elevados de gases frescos, baixo volume do circuito anestésico, baixa absorção pelo circuito anestésico, solubilidade reduzida, alto fluxo sanguíneo cerebral (CBF) e ventilação aumentada.
5. A hipótese unitária propõe que todos os agentes inalatórios compartilham um mecanismo comum de ação em nível molecular. Esta hipótese foi previamente corroborada pela observação de que a potência anestésica dos agentes inalatórios é diretamente proporcional às suas solubilidades lipídicas (regra de Meyer-Overton). Existe um debate em questão sobre o mecanismo da ação anestésica. Interações anestésicas em canais iônicos específicos, assim como efeitos mais inespecíficos nas membranas, podem ser combinadas para produzir o estado anestesiado.
6. A concentração alveolar mínima (MAC) de um anestésico inalatório é a concentração alveolar que previne o movimento em 50% dos pacientes em resposta a um estímulo padrão (p. ex., incisão cirúrgica).
7. A exposição prolongada a concentrações anestésicas de óxido nitroso pode resultar em depressão da medula óssea (anemia megaloblástica), e até mesmo deficiências neurológicas (neuropatias periféricas).
8. Hepatite por halotano é extremamente rara (1 em 35.000 casos). Pacientes expostos a várias anestesias com halotano em pequenos intervalos de tempo, mulheres obesas de meia-idade, e pessoas com uma predisposição familiar à toxicidade por halotano ou um histórico pessoal de toxicidade correm um risco maior. A metabolização do desflurano e isoflurano é menor do que a do halotano, resultando em um menor número de adutos metabólito-proteína que leva a uma lesão hepática imunomediada.
9. O isoflurano dilata as artérias coronárias, porém não é tão potente quanto a nitroglicerina ou adenosina. A dilatação das artérias coronárias normais poderia teoricamente desviar o fluxo de sangue das lesões estenóticas fixas.
10. A baixa solubilidade do desflurano no sangue e tecidos corporais causa uma indução e recuperação muito rápida da anestesia.
11. Aumentos rápidos na concentração de desflurano resultam em elevações transitórias, porém algumas vezes preocupantes, na frequência cardíaca, pressão sanguínea e níveis de catecolamina. Estas elevações são mais pronunciadas do que as que ocorrem com o isoflurano, particularmente em pacientes com doença cardiovascular.
12. A ausência do odor pungente e as rápidas elevações na concentração anestésica alveolar tornam o sevoflurano uma excelente escolha para induções inalatórias rápidas e tranquilas em pacientes pediátricos e adultos.

O óxido nitroso, clorofórmio e éter foram os primeiros anestésicos gerais universalmente aceitos. Na América do Norte, o metoxiflurano e o enflurano, dois agentes halogenados potentes, foram utilizados durante muitos anos na prática anestésica. O metoxiflurano era o agente inalatório mais potente, porém sua alta solubilidade e baixa pressão de vapor produziam induções e recuperações anestésicas mais prolongadas. Até 50% do metoxiflurano era metabolizado pelas enzimas do citocromo P-450 (CYP) em fluoreto iônico (F^-), ácido oxálico e outros compostos nefrotóxicos. Anestesia prolongada com metoxiflurano foi associada a uma insuficiência renal de alto débito resistente à vasopressina, que era observada com maior frequência quando níveis de F^- aumentavam para mais de 50 μmol/L. O enflurano possui um odor não pungente e é inflamável em concentrações clínicas. Este anestésico deprime a contratilidade miocárdica. Também aumenta a secreção do líquido cefalorraquidiano (CSF) e a resistência ao efluxo do CSF. Durante a anestesia profunda com hipocarbia, as alterações eletroencefalográficas podem evoluir para um padrão espícula-onda, produzindo convulsões tônico-clônicas. Por causa destas preocupações, o metoxiflurano e o enflurano não são mais utilizados.

A utilização de cinco agentes inalatórios permanece na anestesiologia clínica: óxido nitroso, halotano, isoflurano, desflurano e sevoflurano.

A anestesia geral pode ser dividida em três fases: (1) indução, (2) manutenção e (3) recuperação. Os anestésicos inalatórios, como o halotano e sevoflurano, são particularmente úteis na indução de pacientes pediátricos, em que o acesso intravenoso pode ser difícil. Embora os adultos sejam geralmente induzidos com agentes intravenosos, a não pungência e rápido início do sevoflurano também tornam a indução inalatória prática para eles. Independente da idade do paciente, a anestesia é geralmente mantida com agentes inalatórios. A recuperação depende primariamente da redistribuição a partir do cérebro e eliminação pulmonar destes agentes.

Em decorrência de sua via única de administração, os anestésicos inalatórios possuem propriedades farmacológicas úteis que não são compartilhadas por outros agentes anestésicos. Por exemplo, a administração através da circulação pulmonar permite um aparecimento mais rápido da droga no sangue arterial do que a administração intravenosa.

Farmacocinética dos Anestésicos Inalatórios

Embora o mecanismo de ação dos anestésicos inalatórios seja complexo, provavelmente envolvendo várias proteínas de membrana e canais iônicos, é óbvio que a produção de seu efeito máximo depende da obtenção de uma concentração tecidual terapêutica no sistema nervoso central (CNS). Há muitos passos entre o vaporizador anestésico e a deposição do anestésico no cérebro (**Figura 8-1**).

FATORES QUE AFETAM A CONCENTRAÇÃO INSPIRADA (FI)

O gás fresco que deixa o aparelho de anestesia se mistura aos gases presentes no circuito ventilatório antes de ser inspirado pelo paciente. Portanto, o paciente não está necessariamente rece-

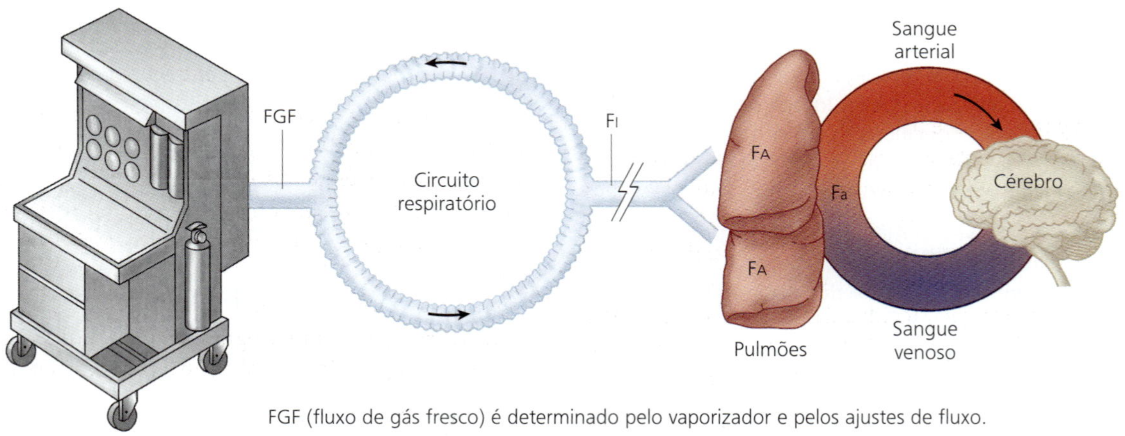

FGF (fluxo de gás fresco) é determinado pelo vaporizador e pelos ajustes de fluxo.

FI (concentração do gás inspirado) é determinada pelo (1) FGF; (2) volume do circuito de anestesia; e (3) absorção do circuito.

FA (concentração de gás alveolar) é determinada por (1) captação (captação = $\lambda b/g \times C (A\text{-}V) \times Q$); (2) ventilação; e (3) o efeito da concentração e efeito do segundo gás:
- a) efeito concentrador
- b) efeito do influxo aumentado

Fa (concentração arterial do gás) é afetada pela relação, ventilação/perfusão.

FIGURA 8-1 Os agentes anestésicos inalatórios devem atravessar muitas barreiras entre o aparelho de anestesia e o cérebro.

bendo a concentração configurada no vaporizador. A real composição da mistura gasosa inspirada depende, principalmente, da taxa de influxo de gás fresco, do volume do sistema de ventilação e de qualquer absorção que ocorra pelo aparelho de anestesia ou circuito respiratório. Quanto maior a taxa de fluxo de gás fresco, menor o volume do sistema ventilatório, e quanto menor a absorção do circuito, mais próxima a concentração de gás inspirado estará da concentração de gás fresco. Clinicamente, estes atributos se traduzem em indução e tempo de recuperação mais rápidos.

FATORES QUE AFETAM A CONCENTRAÇÃO ALVEOLAR (FA)

Captação

Se não houvesse captação do agente anestésico pelo corpo, a concentração de gás alveolar (FA) atingiria rapidamente a concentração do gás inspirado (FI). Pelo fato de os agentes anestésicos serem absorvidos pela circulação pulmonar durante a indução, as concentrações alveolares ficam atrás das concentrações inspiradas (FA/FI < 1). Quanto maior a captação, mais lenta a taxa de elevação da concentração alveolar e menor a relação FA:FI.

A elevação da pressão parcial alveolar também será lenta, pois a concentração de um gás é diretamente proporcional à sua pressão parcial. A pressão parcial alveolar é importante, pois determina a pressão parcial do anestésico no sangue e, por fim, no cérebro. De modo similar, a pressão parcial do anestésico no cérebro é diretamente proporcional à sua concentração no tecido cerebral, que determina seu efeito clínico.

1 Deste modo, quanto maior a captação do agente anestésico, maior a diferença entre as concentrações inspirada e alveolar, e menor será a velocidade de indução.

2 Três fatores afetam a captação anestésica: solubilidade no sangue, fluxo sanguíneo alveolar e a diferença na pressão parcial entre o gás alveolar e o sangue venoso.

Agentes relativamente solúveis, como o óxido nitroso, são absorvidos pelo sangue menos avidamente do que os agentes mais solúveis, como o halotano. Consequentemente, a concentração alveolar do óxido nitroso sobe mais rápido do que a do halotano, e a indução é mais rápida. As solubilidades relativas de um anestésico no ar, sangue e tecidos são expressas como coeficientes de partição (Tabela 8-1). Cada coeficiente é a razão das concentrações do gás anestésico em cada das duas fases em estado de equilíbrio. Estado de equilíbrio é definido como pressões parciais iguais em duas fases. Por exemplo, o coeficiente de partição sangue/gás ($\lambda_{b/g}$) do óxido nitroso a 37°C é de 0,47. Em outras palavras, no estado de equilíbrio, 1 mL de sangue contém 0,47 de óxido nitroso, assim como em 1 mL de gás alveolar, embora as pressões parciais sejam as mesmas. Em outras palavras, o sangue possui 47% de capacidade para o óxido nitroso como gás alveolar. Óxido nitroso é muito menos solúvel no sangue do que o halotano, que possui um coeficiente de partição sangue/gás a 37°C de 2,4. Portanto, quase 5 vezes mais halotano do que óxido nitroso deve ser dissolvido para elevar a pressão parcial do sangue. Quanto mais elevado o coeficiente sangue/gás, maior

TABELA 8-1 Coeficientes de partição dos anestésicos voláteis a 37°C[1]

Agente	Sangue/ Gás	Cérebro/ Sangue	Músculo/ Sangue	Gordura/ Sangue
Óxido nitroso	0,47	1,1	1,2	2,3
Halotano	2,4	2,9	3,5	60
Isoflurano	1,4	2,6	4,0	45
Desflurano	0,42	1,3	2,0	27
Sevoflurano	0,65	1,7	3,1	48

[1]Estes valores são as médias derivadas de múltiplos estudos e deveriam ser utilizados para fins de comparação e não como números exatos.

a solubilidade do anestésico, e maior sua captação pela circulação pulmonar. Como consequência desta solubilidade aumentada, a pressão parcial alveolar se eleva mais lentamente, e a indução é prolongada. A solubilidade sangue/gás é aumentada pela lipidemia pós-prandial e reduzida pela anemia, pois os coeficientes de partição gordura/sangue são superiores a 1.

O segundo fator que afeta a captação é o fluxo sanguíneo alveolar, que – na ausência de *shunt* pulmonar – é essencialmente igual ao débito cardíaco. Se o débito cardíaco cair para zero, o mesmo ocorrerá com a captação do anestésico. À medida que o débito cardíaco aumenta, a captação anestésica aumenta, a elevação na pressão parcial alveolar se torna mais lenta, e a indução é atrasada. O efeito de mudança no débito cardíaco é menos pronunciado para anestésicos insolúveis, uma vez que muito pouco seja absorvido, independente do fluxo sanguíneo alveolar. **3** Condições de baixo débito cardíaco predispõem os pacientes à superdosagem com agentes solúveis, visto que a taxa de elevação nas concentrações alveolares aumentará acentuadamente.

O fator final que afeta a captação do anestésico pela circulação pulmonar é a diferença de pressão parcial entre o gás alveolar e o sangue venoso. Este gradiente depende da captação do tecido. Se os anestésicos não atravessassem órgãos, como o cérebro, as pressões parciais venosas e alveolares se igualariam, e não haveria captação pulmonar. A transferência do anestésico do sangue para os tecidos é determinada por três fatores análogos à captação sistêmica: solubilidade do agente nos tecidos (coeficiente de partição tecido/sangue), fluxo sanguíneo no tecido, e a diferença na pressão parcial entre o sangue arterial e o tecido.

Para uma melhor compreensão sobre a distribuição e captações dos anestésicos inalatórios, os tecidos foram classificados em quatro grupos com base em suas solubilidades e fluxo sanguíneo (Tabela 8-2). O grupo altamente vascularizado (cérebro, coração, fígado, rim e órgãos endócrinos) é o primeiro a encontrar quantidades significativas de anestésico. A solubilidade moderada e pequeno volume limitam a capacidade deste grupo, portanto, também é o primeiro a alcançar o estado de equilíbrio (ou seja, pressões parciais arterial e tecidual são iguais). O grupo muscular (pele e músculo) não é tão perfundido e, portanto, a captação é mais lenta. Além disso, este grupo possui uma maior capacidade em razão do maior volume, e a captação será manti-

TABELA 8-2 Grupos de tecidos com base na perfusão e solubilidades

Característica	Ricamente Vascularizados	Músculo	Gordura	Pobremente Vascularizados
Porcentagem do peso corporal	10	50	20	20
Porcentagem do débito cardíaco	75	19	6	0
Perfusão (mL/min/100 g)	75	3	3	0
Solubilidade relativa	1	1	20	0

da por horas. Perfusão do grupo das gorduras quase se iguala ao grupo muscular, porém a enorme solubilidade do anestésico na gordura resulta em uma capacidade total (solubilidade tecido/sangue x volume do tecido) que levaria dias para atingir o estado de equilíbrio. A perfusão mínima do grupo pobremente vascularizado (ossos, ligamentos, dentes, cabelo e cartilagem) resulta em uma captação insignificante.

A captação de anestésico produz uma curva característica relacionada com o aumento na concentração alveolar no decorrer do tempo (**Figura 8-2**). O formato deste gráfico é determinado pelas captações dos grupos teciduais individuais (**Figura 8-3**). A taxa de ascensão inicial da curva de captação é decorrente do preenchimento sem oposição dos alvéolos pela ventilação. A taxa de ascensão diminui, à medida que o grupo ricamente vascularizado – e, eventualmente, o grupo muscular – atinge níveis de saturação no estado de equilíbrio.

Ventilação

A redução da pressão parcial alveolar pela captação pode ser compensada pelo aumento da ventilação alveolar. Em outras palavras, a reposição constante do anestésico absorvido pela circulação pulmonar resulta em uma melhor manutenção da concentração alveolar. O efeito do aumento da ventilação será mais evidente ao se elevar a razão FA/FI para anestésicos solúveis, visto que estes são mais sujeitos à captação. Visto que a relação FA/FI rapidamente atinge 1,0 para anestésicos solúveis, o aumento da ventilação acarreta um efeito mínimo. Ao contrário do efeito dos anestésicos sobre o débito cardíaco, os anestésicos que espontaneamente deprimem a ventilação (p. ex., éter ou halotano) diminuirão o aumento da concentração alveolar, criando uma alça de retroalimentação negativa.

Concentração

A desaceleração da indução em decorrência da captação a partir do gás alveolar pode ser reduzida pelo aumento da concentração inspirada. De modo interessante, o aumento da concentração inspirada não apenas eleva a concentração alveolar, como também aumenta sua taxa de ascensão (ou seja, aumenta a relação FA/FI), em razão dos dois fenômenos (veja Figura 8-1) que produzem o assim chamado "efeito da concentração". Primeiro, se 50% de um anestésico for absorvido pela circulação pulmonar, uma concentração inspirada de 20% (20 partes do anestésico por 100 partes de gás) resultará em uma concentração alveolar de 11% (10 partes do anestésico restante em um volume total de 90 partes de gás). Por outro lado, se a concentração inspirada for elevada para 80% (80 partes do anestésico por 100 partes de gás), a concentração alveolar será de 67% (40 partes do anestésico restante em um volume total de 60 partes de gás).

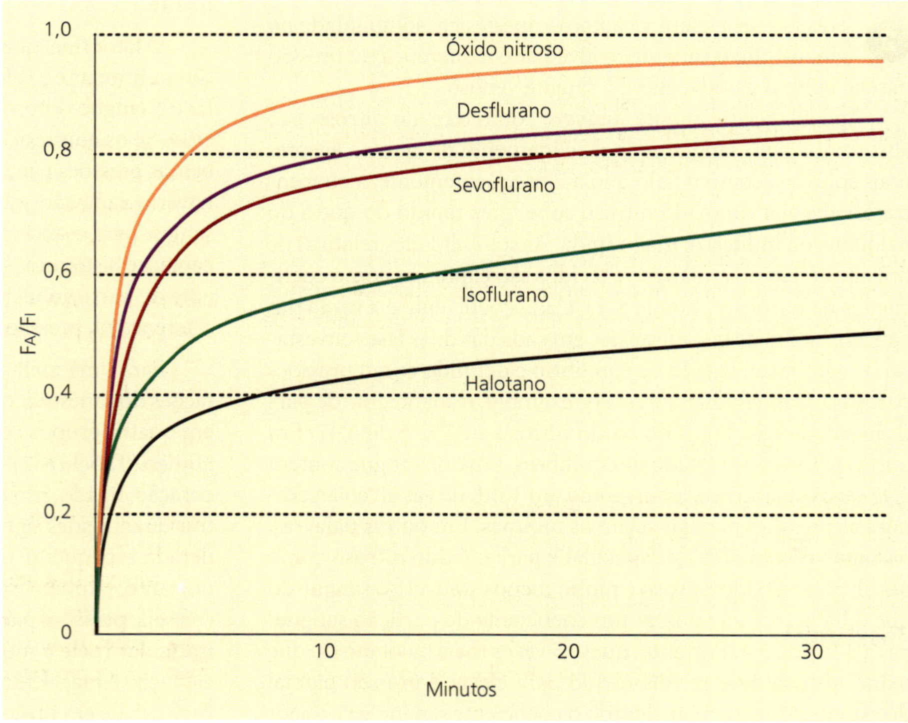

FIGURA 8-2 F_A aumenta mais rapidamente em direção à F_I com o óxido nitroso (um agente insolúvel) do que com o halotano (um agente solúvel). Veja Figura 8-1 para uma explicação da F_A e F_I.

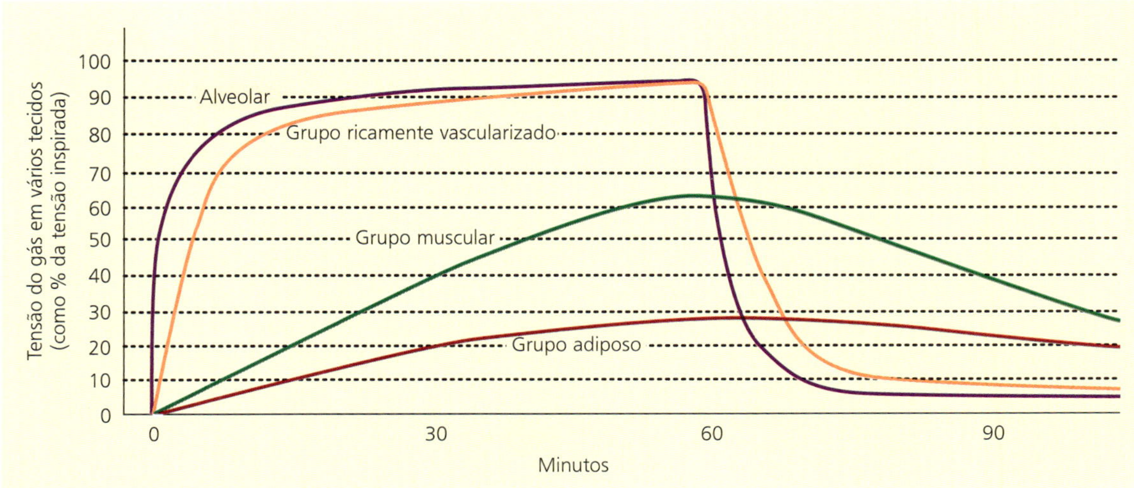

FIGURA 8-3 A elevação e a queda na pressão parcial alveolar precede aquela de outros tecidos. (Modificada e reproduzida, com permissão, de Cowles AL et al: Uptake and distribution of inhalation anesthetic agents in clinical practice. Anesth Analg 1968;4:404.)

Portanto, embora 50% do anestésico sejam absorvidos em ambos os exemplos, uma maior concentração inspirada resulta em uma concentração alveolar desproporcionalmente mais alta. Neste exemplo, um aumento de 4 vezes na concentração inspirada resulta em um aumento de 6 vezes na concentração alveolar. O caso extremo é uma concentração inspirada de 100% (100 partes de 100), que, apesar da captação de 50%, resultará em uma concentração alveolar de 100% (50 partes do anestésico restante em um volume total de 50 partes de gás).

O segundo fenômeno responsável pelo efeito de concentração é o efeito do influxo aumentado. Usando o exemplo anterior, as 10 partes do gás absorvido devem ser substituídas por um volume igual da mistura a 20% para evitar um colapso alveolar. Desse modo, a concentração alveolar torna-se 12% (10 mais 2 partes de anestésico em um total de 100 partes de gás). Em contraste, após absorção de 50% do anestésico da mistura gasosa a 80%, 40 partes do gás a 80% devem ser inspiradas. Isto aumenta ainda mais a concentração alveolar de 67 a 72% (40 mais 32 partes de anestésico em um volume de 100 partes de gás).

O efeito de concentração é mais significativo com o óxido nitroso do que com os anestésicos voláteis, visto que o primeiro pode ser utilizado em concentrações muito maiores. Todavia, uma alta concentração de óxido nitroso aumentará não apenas sua própria captação, como também, teoricamente, aquela de um anestésico volátil simultaneamente administrado. O efeito da concentração de um gás sobre outro é chamado de efeito do segundo gás, que é provavelmente insignificante na prática clínica da anestesiologia.

FATORES QUE AFETAM A CONCENTRAÇÃO ARTERIAL (FA)

Desequilíbrio da Relação Ventilação/Perfusão

Normalmente, as pressões parciais alveolar e arterial do anestésico são consideradas iguais, mas, na verdade, a pressão parcial arterial é consistentemente inferior àquela que o gás no final da expiração iria prever. Os motivos para isso podem incluir mistura venosa, espaço morto alveolar e distribuição irregular de gás alveolar. Além disso, a existência de desequilíbrio da relação ventilação/perfusão aumentará a diferença alveolar-arterial. O desequilíbrio age como uma restrição ao fluxo: aumenta a pressão a montante da restrição, diminui a pressão além da restrição, e reduz o fluxo através da restrição. O efeito geral é um aumento na pressão parcial alveolar (particularmente para agentes altamente solúveis) e uma redução na pressão parcial arterial (particularmente para agentes pouco solúveis). Portanto, uma intubação brônquica ou um *shunt* intracardíaco direito-esquerdo retardará a taxa de indução com óxido nitroso mais do que com halotano.

FATORES QUE AFETAM A ELIMINAÇÃO

A recuperação da anestesia depende da queda da concentração do anestésico no tecido cerebral. Os anestésicos podem ser eliminados por biotransformação, perda transcutânea ou expiração. Biotransformação geralmente é responsável por um aumento mínimo na taxa de declínio da pressão parcial alveolar. Seu maior impacto é sobre a eliminação de anestésicos solúveis que passam por um extenso metabolismo (p. ex., metoxiflurano). A maior biotransformação do halotano, quando comparado ao isoflurano, provoca uma eliminação mais rápida do halotano, mesmo sendo mais solúvel. O grupo CYP de isoenzimas (especialmente a CYP 2EI) parece ser importante no metabolismo de alguns anestésicos voláteis. Difusão do anestésico através da pele é insignificante. A via mais importante de eliminação dos anestésicos voláteis é o alvéolo.

Muitos dos fatores que aceleram a indução também aceleram a recuperação: eliminação da reinalação, fluxos elevados de 4 gases frescos, baixo volume do circuito anestésico, baixa absorção pelo circuito anestésico, solubilidade reduzida, alto fluxo sanguíneo cerebral (CBF) e ventilação aumentada. A eliminação do óxido nitroso é tão rápida que dilui o CO_2 e o oxigênio alveolar. A **hipóxia por difusão** resultante é evitada com a administração de oxigênio a 100% por 5-10 min após descontinuação do óxido nitroso. A taxa de recuperação é geralmente mais rápida do que a indução, pois os tecidos que não alcançaram o equilíbrio continuarão a absorver anestésico até que a pressão parcial alveolar caia abaixo da pressão parcial tecidual. Por exemplo, a gordura continuará a absorver o anestésico e acelerar a recuperação, até que a pressão parcial exceda a pressão parcial alveolar. Esta redistribuição não é tão útil após uma anestesia prolongada (pressões parciais do anestésico na gordura "se aproximarão" das pressões parciais arteriais no momento em que o anestésico foi removido do gás fresco) – portanto, a velocidade de recuperação também depende da duração de tempo que o anestésico foi administrado.

Farmacodinâmica dos Anestésicos Inalatórios

TEORIAS DA AÇÃO ANESTÉSICA

A anestesia geral é um estado fisiológico alterado, caracterizado pela perda reversível da consciência, analgesia, amnésia e algum grau de relaxamento muscular. O grande número de substâncias capaz de produzir anestesia geral: elementos inertes (xenônio), compostos inorgânicos simples (óxido nitroso), hidrocarbonetos halogenados (halotano), éteres (isoflurano, sevoflurano, desflurano) e estruturas orgânicas complexas (propofol). Uma teoria unificadora explicando a ação anestésica teria que acomodar esta diversidade de estruturas. Na verdade, os vários agentes provavelmente produzem anestesia por diferentes conjuntos de mecanismos moleculares. Os agentes inalatórios interagem com diversos canais iônicos presentes no CNS e sistema nervoso periférico. Óxido nitroso e xenônio supostamente inibem os receptores da N-metil-D-aspartato (NMDA). Os receptores da NMDA são receptores excitatórios localizados no cérebro. Outros agentes inalatórios podem interagir em outros receptores (p. ex., condutância do íon cloro mediada por GABA [ácido gama-aminobutírico]), resultando em efeitos anestésicos. Adicionalmente, alguns estudos sugerem que os agentes inalatórios continuam a agir de modo inespecífico, afetando, desse modo, a bicamada da membrana. É possível que os anestésicos inalatórios atuem em múltiplos receptores proteicos que bloqueiam os canais excitatórios e promovem a atividade dos canais inibitórios, afetando a atividade neuronal, assim como por efeitos de membrana inespecíficos.

Não parece haver um único local macroscópico de ação que seja compartilhado por todos os agentes inalatórios. As áreas cerebrais específicas afetadas por vários anestésicos incluem o sistema reticular ativador, o córtex cerebral, núcleo cuneiforme, o córtex olfatório e o hipocampo; no entanto, para ser claro, os anestésicos gerais se ligam pelo CNS. Também foi demonstrado que os anestésicos deprimem a transmissão excitatória na medula espinal, particularmente nos interneurônios do corno dorsal, que estão envolvidos na transmissão da dor. Os diferentes aspectos da anestesia podem estar relacionados com os diferentes locais da ação anestésica. Por exemplo, inconsciência e amnésia são provavelmente mediadas pela ação anestésica cortical, enquanto que a supressão intencional da dor pode estar relacionada com as estruturas subcorticais, como a medula espinal ou o tronco encefálico. Um estudo em ratos revelou que a remoção do córtex cerebral não alterou a potência do anestésico! Na verdade, medidas da concentração alveolar mínima (MAC), a concentração anestésica que previne movimento em 50% dos sujeitos ou animais, são dependentes dos efeitos anestésicos na medula espinal e não no córtex.

5 Estudos anteriores da ação anestésica tentaram identificar uma hipótese unitária dos efeitos anestésicos. Esta hipótese propõe que todos os agentes inalatórios compartilham um mecanismo comum de ação em nível molecular. Esta hipótese foi previamente corroborada pela observação de que a potência anestésica dos agentes inalatórios é diretamente proporcional às suas solubilidades lipídicas (regra de Meyer-Overton). A implicação é que a anestesia resulta da dissolução de moléculas em locais lipofílicos específicos. É claro que nem todas as moléculas lipossolúveis são anestésicas (algumas são, na verdade, convulsivantes), e a correlação entre a potência anestésica e a solubilidade lipídica é apenas aproximada (**Figura 8-4**).

As membranas neuronais contêm vários locais hidrofóbicos em sua camada dupla de fosfolipídios. A ligação anestésica nestes locais poderia expandir a camada dupla além de uma quantidade crítica, alterando a função da membrana (hipótese do volume crítico). Embora esta teoria seja quase certamente uma supersimplificação, ela explica um fenômeno interessante: a reversão da anestesia pelo aumento da pressão. Animais de laboratório expostos a uma pressão hidrostática elevada desenvolvem uma resistência aos efeitos anestésicos. Talvez a pressão esteja deslocando algumas moléculas da membrana e distorcendo os locais de ligação anestésica na membrana, aumentando a demanda anestésica. No entanto, estudos realizados na década de 1980 demonstraram a capacidade dos anestésicos em inibir as ações das proteínas, desviando a atenção aos diversos canais iônicos que podem afetar a transmissão neuronal e para longe da hipótese de volume crítico.

A ação dos anestésicos gerais pode ser decorrente das alterações de qualquer um (ou uma combinação) dos vários sistemas celulares, incluindo canais iônicos dependentes de voltagem, canais iônicos dependentes de ligantes, funções de segundo mensageiro ou receptores de neurotransmissores. Por exemplo, muitos anestésicos intensificam a inibição do GABA no CNS. Além disso, os agonistas dos receptores GABA parecem aumentar o efeito anestésico, enquanto os antagonistas do GABA revertem alguns dos efeitos anestésicos. Parece haver uma forte correlação entre a potência anestésica e a potencialização da atividade dos receptores GABA. Portanto, a ação anestésica pode estar relacionada com a ligação em domínios relativamente hidrofóbicos em proteínas de canal (receptores GABA). Modulação da função GABA pode ser um mecanismo de ação principal para muitas drogas anestésicas.

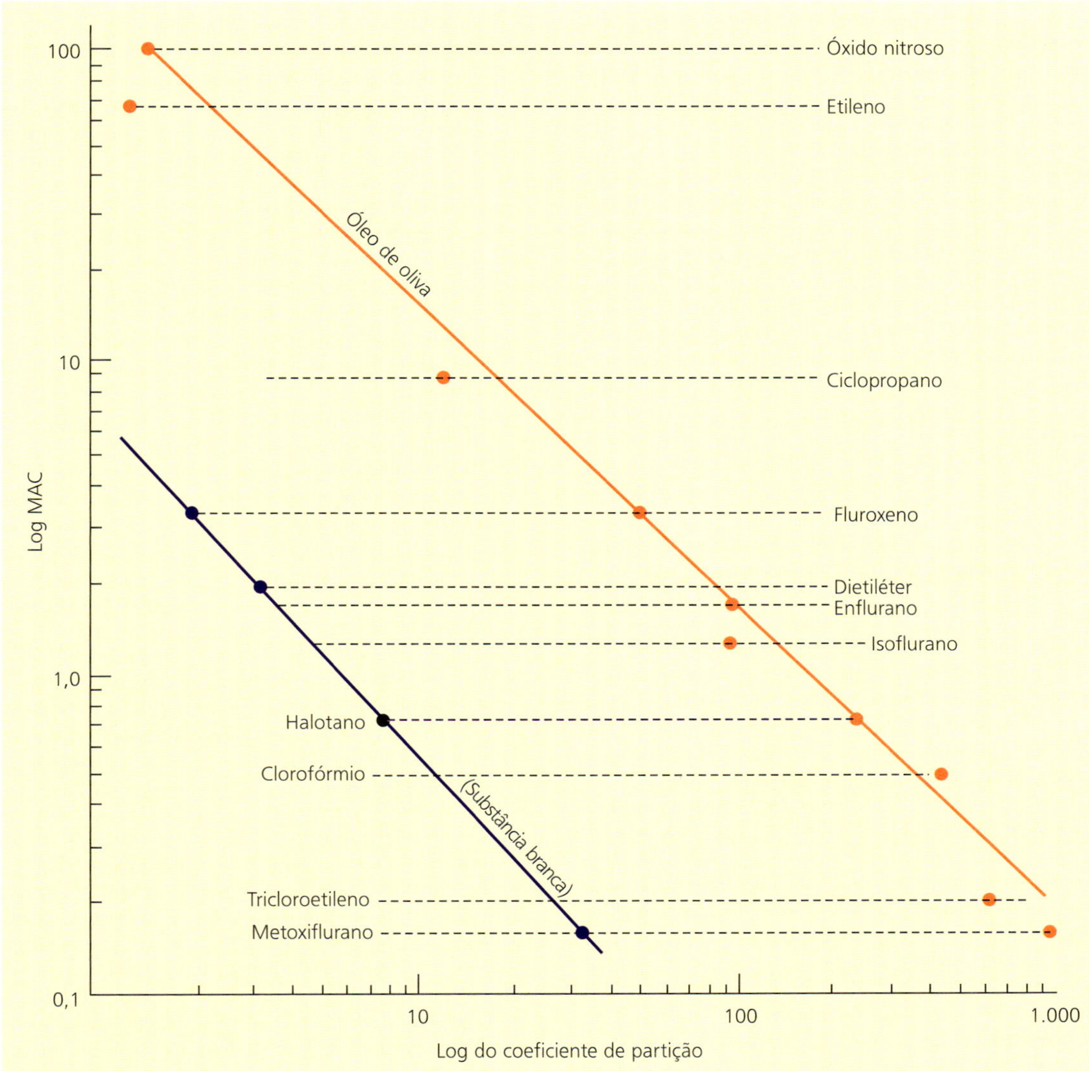

FIGURA 8-4 Existe uma correlação satisfatória, porém não perfeita, entre a potência anestésica e a solubilidade lipídica. MAC, concentração alveolar mínima. (Modificada e reproduzida, com permissão, de Lowe HJ, Hagler K: *Gas Chromatography in Biology and Medicine*. Churchill, 1969.)

A subunidade α1 do receptor da glicina, cuja função é intensificada pelos anestésicos inalatórios, é outro possível local de ação anestésica.

As estruturas terciária e quaternária dos aminoácidos na cavidade de ligação do anestésico poderiam ser modificadas por agentes inalatórios, perturbando o próprio receptor ou, indiretamente, produzindo um efeito em um ponto distante.

Outros canais iônios dependentes de ligantes, cuja modulação pode exercer um papel na ação anestésica, incluem os receptores de acetilcolina e os receptores NMDA.

Pesquisas sobre os mecanismos da ação anestésica, provavelmente, continuarão por muitos anos, visto que muitos canais de proteínas podem ser afetados por agentes anestésicos individuais, e nenhum local obrigatório foi identificado ainda. A seleção dentre tantos alvos moleculares por um que forneça efeitos ideais com mínimas ações adversas será o desafio na criação de melhores agentes inalatórios.

NEUROTOXICIDADE ANESTÉSICA

Nos últimos anos, tem havido uma preocupação constante de que os anestésicos gerais danificam o cérebro em desenvolvimento. Foi sugerido que a exposição precoce a anestésicos pode promover comprometimento cognitivo na vida adulta. Têm sido manifestadas preocupações de que a exposição anestésica afeta o desenvolvimento e a eliminação das sinapses no cérebro infantil. Por exemplo, estudos com animais demonstraram que a exposição ao isoflurano promove apoptose neuronal e subsequente transtorno de aprendizagem. Foi demonstrado que os anestésicos voláteis promovem apoptose pela alteração dos mecanismos homeostáticos do cálcio celular.

É difícil a realização de estudos humanos que exploram se a anestesia é prejudicial em crianças, visto que a condução de um ensaio controlado randomizado para este propósito seria antiético. Estudos que comparam populações de crianças que tenham sido anestesiadas com aquelas que não foram também são dificultados pela realidade de que a primeira população também está sendo submetida a uma cirurgia e recebendo a atenção da comunidade médica. Consequentemente, crianças recebendo anestésicos podem ser mais propensas a serem diagnosticadas com dificuldades de aprendizagem. Dados provenientes de um estudo de grande porte demonstraram que crianças que foram submetidas à cirurgia e anestesia tiveram uma maior probabilidade de ter o diagnóstico de um transtorno do desenvolvimento; no entanto, o achado não foi corroborado em gêmeos (ou seja, a incidência do transtorno do desenvolvimento não foi maior em um gêmeo que foi exposto à anestesia e cirurgia do que no gêmeo que não foi exposto).

Ensaios em humanos, animais e laboratoriais, demonstrando ou refutando que a neurotoxicidade anestésica leva a um transtorno do desenvolvimento em crianças, estão em andamento. Até agora, há evidências insuficientes e conflitantes que justifique mudanças na prática anestésica (veja: www.smarttots.org).

NEUROPROTEÇÃO ANESTÉSICA E PRECONDICIONAMENTO CARDÍACO

Embora tenha sido sugerido que os agentes inalatórios contribuem com a neurotoxicidade, também foi demonstrado que estes agentes fornecem efeitos protetores neurológicos e cardíacos contra lesão de isquemia-reperfusão. Precondicionamento isquêmico infere que um episódio isquêmico leve protege uma célula de eventos isquêmicos futuros mais pronunciados. Foram sugeridos que vários mecanismos moleculares protegem células precondicionadas por eventos isquêmicos ou secundário a mecanismos farmacológicos, como pelo uso de anestésicos inalatórios. No coração, o precondicionamento origina-se em parte das ações nos canais de potássio sensíveis ao ATP (K_{ATP}).

O mecanismo exato do precondicionamento anestésico é provavelmente multifocal e inclui a abertura dos canais de K_{ATP}, resultando em uma menor concentração mitocondrial do íon cálcio e redução da produção das espécies reativas de oxigênio (ROS). As ROS estão associadas à lesão celular. Por exemplo, receptores NMDA excitatórios estão associados ao desenvolvimento de lesão neuronal. Foi demonstrado que antagonistas do receptor NMDA, como o gás anestésico nobre xenônio, são neuroprotetores. O xenônio possui um efeito antiapoptótico que pode ser secundário à sua inibição do influxo de íons cálcio depois da lesão celular. Outros agentes inalatórios, como o sevoflurano, foram demonstrados reduzir os marcadores da lesão celular miocárdica (p. ex., troponina T), quando comparados às técnicas anestésicas intravenosas.

Como com a neurotoxicidade, o papel dos anestésicos inalatórios na proteção tecidual está sendo investigado.

CONCENTRAÇÃO ALVEOLAR MÍNIMA

6 A concentração alveolar mínima (MAC) de um anestésico inalatório é a concentração alveolar que previne o movimento em 50% dos pacientes em resposta a um estímulo padrão (p. ex., incisão cirúrgica). A MAC é uma medida útil, pois reflete a pressão parcial no cérebro, possibilita comparações da potência entre os agentes e fornece um padrão para avaliações experimentais (Tabela 8-3). Todavia, não podemos esquecer que este é um valor mediano com utilidade limitada no controle individual de pacientes, particularmente durante os momentos de mudança rápida das concentrações alveolares (p. ex., indução).

Os valores da MAC para os diferentes anestésicos são grosseiramente aditivos. Por exemplo, uma mistura de uma MAC de 0,5 de óxido nitroso (53%) e MAC de O,5 de halotano (0,37%) produz a mesma probabilidade de que o movimento em resposta à incisão cirúrgica será suprimida por uma MAC de 1,0 de isoflurano (1,7%) ou uma MAC de 1,0 de qualquer outro agente. Em contraste à depressão do CNS, o grau de depressão miocárdica pode não ser equivalente à mesma MAC: MAC de 0,5 de halotano causa uma maior depressão miocárdica do que a MAC de 0,5 de óxido nitroso. A MAC representa apenas um ponto da curva de dose/resposta – equivale a uma dose efetiva mediana (ED_{50}). Os múltiplos da MAC são clinicamente úteis, se as curvas concentração/resposta dos anestésicos sendo comparados forem paralelas, quase lineares e contínuas para o efeito sendo previsto. Foi descoberto que uma MAC de aproximadamente 1,3 de qualquer anestésico volátil (p. ex., para halotano: $1,3 \times 0,74\% = 0,96\%$) evita a movimentação em cerca de 95% dos pacientes (uma aproximação da ED_{95}); uma MAC de 0,3-0,4 está associada ao despertar da anestesia (MAC do despertar) quando a droga inalada é o único agente mantendo a anestesia (uma circunstância rara).

A MAC pode ser alterada por diversas variáveis fisiológicas e farmacológicas (Tabela 8-4). **Uma das mais notáveis é a redução de 6% na MAC por década de idade, independente do anestésico volátil.** A MAC é relativamente insensível à espécie, sexo ou duração da anestesia. De modo surpreendente, a MAC não é alterada depois da transecção da medula espinal em ratos, levando à hipótese de que o local de inibição anestésica das respostas motoras encontra-se na medula espinal.

TABELA 8-3 Propriedades dos anestésicos inalatórios modernos

Agente	Estrutura	% MAC[1]	Pressão do Vapor (mmHg a 20°C)
Óxido nitroso	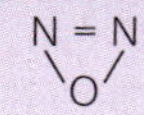	105[2]	–
Halotano (Fluotano)	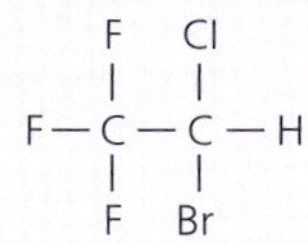	0,75	243
Isoflurano (Forane)	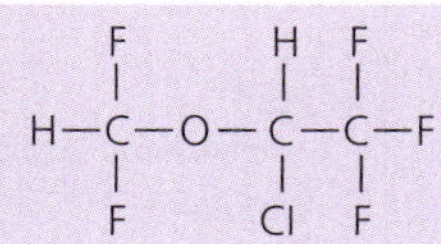	1,2	240
Desflurano (Suprane)	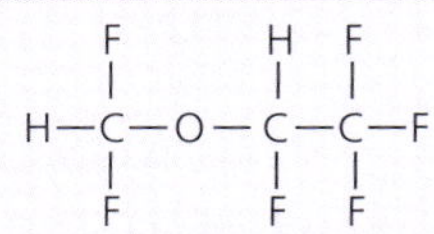	6	681
Sevoflurano (Ultane)	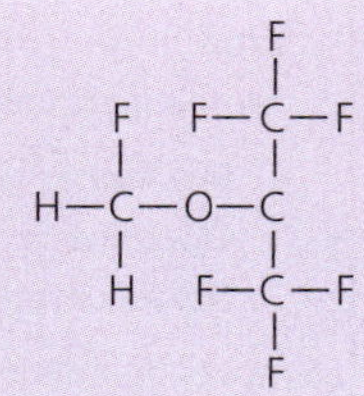	2	160

[1]Estes valores da concentração alveolar mínima (MAC) são para seres humanos de 30 a 55 anos de idade e são expressos como uma porcentagem de 1 atmosfera. Alta altitude requer uma maior concentração inspirada de anestésico para alcançar a mesma pressão parcial.
[2]Uma concentração superior a 100% significa que condições hiperbáricas são necessárias para alcançar uma MAC de 1.

Farmacologia Clínica dos Anestésicos Inalatórios

ÓXIDO NITROSO

Propriedades Físicas

Óxido nitroso (N_2O; gás hilariante) é um gás incolor e essencialmente inodoro. Embora não explosivo e não inflamável, o óxido nitroso é tão capaz quanto o oxigênio de sustentar uma combustão. Ao contrário dos agentes voláteis potentes, o óxido nitroso é um gás à temperatura ambiente e pressão atmosférica ambiente. Pode ser armazenado na forma de um líquido sob pressão, pois sua temperatura crítica fica acima da temperatura ambiente. O óxido nitroso é um anestésico relativamente barato; entretanto, preocupações com relação à sua segurança levaram ao interesse em gases alternativos, como o **xenônio** (Tabela 8-5). Conforme mencionado anteriormente, o óxido nitroso, assim como o xenônio, é um antagonista do receptor NMDA.

Efeito nos Órgãos e Sistemas

A. Cardiovascular

O óxido nitroso tende a estimular o sistema nervoso simpático. Portanto, embora o óxido nitroso deprima diretamente a contratilidade do miocárdio *in vitro*, a pressão sanguínea arterial, o débito cardíaco e a frequência cardíaca permanecem essencialmente inalterados ou ligeiramente elevados *in vivo* em razão do seu estímulo das catecolaminas (Tabela 8-6). A depressão do miocárdio pode ser revelada em pacientes com doença arterial coronária ou hipovolemia grave. Constrição do músculo liso vascular pulmonar aumenta a resistência vascular pulmonar, resultando em uma elevação geralmente modesta da pressão no ventrículo direito e pressão diastólica final. Apesar da vasoconstrição dos vasos cutâneos, a resistência vascular periférica não é significativamente alterada.

B. Respiratório

O óxido nitroso aumenta a taxa respiratória (taquipneia) e reduz o volume corrente como resultado do estímulo do CNS e, talvez, ativação dos receptores de estiramento pulmonar. O efeito final é uma alteração mínima na ventilação-minuto e níveis de repouso do CO_2 arterial. O estímulo hipóxico, ou seja, a resposta ventilatória à hipóxia arterial que é mediada por quimiorreceptores periféricos nos corpos carotídeos, é acentuadamente deprimido por até mesmo pequenas quantidades de óxido nitroso. Isto é um motivo de preocupação na sala de recuperação.

C. Cerebral

Ao aumentar o CBF e o volume sanguíneo cerebral, o óxido nitroso produz uma leve elevação da pressão intracraniana. O

TABELA 8-4 Fatores que afetam a MAC[1]

Variável	Efeito sobre a MAC	Comentários
Temperatura		
Hipotermia	↓	
Hipertermia	↓	↑ se > 42°C
Idade		
Jovem	↑	
Idoso	↓	
Álcool		
Intoxicação aguda	↓	
Abuso crônico	↑	
Anemia		
Hematócrito < 10%	↓	
PaO_2	↓	
< 40 mmHg		
$PaCO_2$		Causada por < pH no CSF
> 95 mmHg	↓	
Tireoide		
Hipertireoidismo	Sem alteração	
Hipotireoidismo	Sem alteração	
Pressão arterial		
Pressão arterial média < 40 mmHg	↓	

Variável	Efeito sobre a MAC	Comentários
Eletrólitos		
Hipercalcemia	↓	
Hipernatremia	↑	Causada por CSF[2] alterado
Hiponatremia	↓	Causada por CSF alterado
Gravidez	↓	Redução de 1/3 da MAC na 8ª semana de gestação; normal 72 h pós-parto
Drogas		
Anestésicos locais	↓	Exceto cocaína
Opioides	↓	
Cetamina	↓	
Barbitúricos	↓	
Benzodiazepínicos	↓	
Verapamil	↓	
Lítio	↓	
Simpaticolíticos		
Metildopa	↓	
Clonidina	↓	
Dexmedetomidina	↓	
Simpaticomiméticos		
Anfetamina		
Crônica	↓	
Aguda	↑	
Cocaína	↑	
Efedrina	↑	

[1]Estas conclusões são com base em estudos com humanos e animais.
[2]CSF, líquido cefalorraquidiano.

óxido nitroso também aumenta o consumo cerebral de oxigênio ($CMRO_2$). Estes dois efeitos tornam o óxido nitroso teoricamente menos atraente do que outros agentes para a neuroanestesia. Concentrações de óxido nitroso abaixo da MAC podem fornecer analgesia na cirurgia dentária, parto, lesão traumática e procedimentos cirúrgicos menores.

TABELA 8-5 Vantagens e desvantagens da anestesia com xenônio (Xe)

Vantagens	
	Inerte (provavelmente atóxico, sem metabolismo)
	Efeitos cardiovasculares mínimos
	Baixa solubilidade sanguínea
	Rápida indução e recuperação
	Não causa hipertermia maligna
	Ecologicamente correto
	Não explosivo
Desvantagens	
	Alto custo
	Baixa potência (MAC = 70%)[1]

[1]MAC, concentração alveolar mínima.

D. Neuromuscular

Ao contrário dos outros agentes inalatórios, o óxido nitroso não fornece um relaxamento muscular significativo. Na verdade, a altas concentrações em câmaras hiperbáricas, o óxido nitroso causa rigidez musculoesquelética. Óxido nitroso não é um agente que desencadeia a hipertermia maligna.

E. Renal

O óxido nitroso parece reduzir o fluxo sanguíneo renal ao aumentar a resistência vascular renal. Isto resulta em uma queda na taxa de filtração glomerular e débito urinário.

F. Hepático

O fluxo sanguíneo hepático provavelmente cai durante a anestesia com óxido nitroso, porém em menor proporção do que com os agentes voláteis.

G. Gastrointestinal

O uso de óxido nitroso em adultos aumenta o risco de náusea e vômito pós-operatório, provavelmente em razão da ativação da zona de gatilho quimiorreceptora e do centro do vômito na medula.

TABELA 8-6 Farmacologia clínica dos anestésicos inalatórios

	Óxido Nitroso	Halotano	Isoflurano	Desflurano	Sevoflurano
Cardiovascular					
Pressão sanguínea	N/C[1]	↓↓	↓↓	↓↓	↓
Frequência cardíaca	N/C	↓	↑	N/C ou ↑	N/C
Resistência vascular sistêmica	N/C	N/C	↓↓	↓↓	↓
Débito cardíaco[2]	N/C	↓	N/C	N/C ou ↓	↓
Respiratório					
Volume corrente	↓	↓↓	↓↓	↓	↓
Frequência respiratória	↑	↑↑	↑	↑	↑
$PaCO_2$					
Em repouso	N/C	↑	↑	↑↑	↑
Desafio	↑	↑	↑	↑↑	↑
Cerebral					
Fluxo sanguíneo	↑	↑↑	↑	↑	↑
Pressão intracraniana	↑	↑↑	↑	↑	↑
Taxa metabólica cerebral	↑	↓	↓↓	↓↓	↓↓
Convulsões	↓	↓	↓	↓	↓
Neuromuscular					
Bloqueio não despolarizante[3]	↑	↑↑	↑↑↑	↑↑↑	↑↑
Renal					
Fluxo sanguíneo renal	↓↓	↓↓	↓↓	↓	↓
Taxa de filtração glomerular	↓↓	↓↓	↓↓	↓	↓
Débito urinário	↓↓	↓↓	↓↓	↓	↓
Hepático					
Fluxo sanguíneo	↓	↓↓	↓	↓	↓
Metabolismo[4]	0,004%	15 a 20%	0,2%	< 0,1%	5%

[1]N/C, sem alteração.
[2]Ventilação controlada.
[3]Bloqueio despolarizante também é provavelmente prolongado por estes agentes, porém isto normalmente não é clinicamente significativo.
[4]Porcentagem do anestésico absorvido sendo metabolizado.

Biotransformação e Toxicidade

Durante a recuperação, quase todo o óxido nitroso é eliminado pela expiração. Uma pequena quantidade se difunde pela pele. Biotransformação é limitada para menos de 0,01% que sofre metabolismo redutivo no trato gastrointestinal por bactérias anaeróbicas.

Pela oxidação irreversível do átomo de cobalto na vitamina B12, o óxido nitroso inibe as enzimas que são dependentes da vitamina B12. Estas enzimas incluem a metionina sintetase, que é necessária para formação de mielina, e timidilato sintetase, que é necessária para a síntese de DNA. 7 A exposição prolongada a concentrações anestésicas de óxido nitroso pode resultar em depressão da medula óssea (anemia megaloblástica), e até mesmo deficiências neurológicas (neuropatias periféricas). No entanto, a administração de óxido nitroso para a coleta de medula óssea não parece afetar a viabilidade das células mononucleares da mesma. Em razão dos possíveis efeitos teratogênicos, o óxido nitroso é frequentemente evitado em gestantes que ainda não estão no terceiro trimestre. Óxido nitroso também pode alterar a resposta imunológica à infecção por afetar a quimiotaxia e motilidade dos leucócitos polimorfonucleares.

Contraindicações

Embora o óxido nitroso seja insolúvel, quando comparado a outros agentes inalatórios, é 35 vezes mais solúvel do que o nitrogênio no sangue. Portanto, o óxido nitroso tende a se difundir para cavidades que contêm ar mais rapidamente do que o nitrogênio é absorvido pela circulação sanguínea. Por exemplo, se um paciente com um pneumotórax de 100 mL inalar óxido nitroso a 50%, o conteúdo gasoso do pneumotórax se aproximará daquele da circulação sanguínea. O pneumotórax se expandirá até que contenha 100 mL de ar e 100 mL de óxido nitroso, pois o óxido nitroso se difundirá para a cavidade mais rapidamente do que o ar (principalmente o nitrogênio) se difunde para fora dela. Se as paredes circundando a cavidade forem rígidas, a pressão, em vez do volume, aumenta. **Exemplos de condições em que o óxido nitroso pode ser prejudicial incluem embolia aérea venosa ou arterial, pneumotórax, obstrução intestinal aguda com distensão intestinal, ar intracraniano (pneumocefalia após fechamento dural ou pneumoencefalografia), cistos aéreos pulmonares, bolhas aéreas intraoculares e enxerto de membrana timpânica.** O óxido nitroso pode se difundir para os balonetes da sonda traqueal, aumentando a pressão contra a mucosa traqueal. Obviamente, o óxido nitroso é de valor limitado em pacientes que necessitam de altas concentrações de oxigênio inspirado.

Interações Medicamentosas

O óxido nitroso é frequentemente utilizado em combinação com os agentes voláteis mais potentes, pois sua MAC elevada evita seu uso como um anestésico geral completo. A adição de óxido nitroso reduz as necessidades destes outros agentes (óxido nitroso a 65% diminui a MAC dos anestésicos voláteis em aproximadamente 50%). Embora o óxido nitroso não deva ser considerado um gás carreador benigno, ele atenua os efeitos circulatórios e respiratórios dos anestésicos voláteis em adultos. O óxido nitroso potencializa o bloqueio neuromuscular, porém a um menor grau do que os agentes voláteis. A concentração de óxido nitroso que flui através de um vaporizador pode influenciar a concentração do anestésico volátil fornecido. Por exemplo, ao reduzir a concentração de óxido nitroso (ou seja, aumentando a concentração de oxigênio), aumenta-se a concentração do agente volátil, mesmo mantendo os outros parâmetros do vaporizador constantes. Esta disparidade é decorrente das solubilidades relativas de óxido nitroso e oxigênio nos anestésicos voláteis líquidos. O efeito do segundo gás foi discutido anteriormente. Óxido nitroso é um gás que contribui com a depleção da camada de ozônio, com efeito estufa.

HALOTANO

Propriedades Físicas

O halotano é um alcano halogenado (veja Tabela 8-3). As ligações de carbono-fluoreto são responsáveis por sua natureza não inflamável e não explosiva. O preservativo timol e os frascos de cor âmbar retardam a decomposição oxidativa espontânea. O halotano é raramente utilizado nos Estados Unidos.

Efeito nos Órgãos e Sistemas

A. Cardiovascular

Uma redução dose-dependente da pressão sanguínea arterial ocorre em razão da depressão miocárdica direta; uma MAC de 2,0 do halotano em pacientes não sendo submetidos a uma cirurgia resulta em uma redução de 50% na pressão sanguínea e débito cardíaco. Depressão cardíaca – decorrente da interferência com a troca de sódio-cálcio e utilização do cálcio intracelular – causa um aumento da pressão no átrio direito. Embora o halotano seja um vasodilatador da artéria coronária, o fluxo sanguíneo coronário reduz em decorrência da queda na pressão arterial sistêmica. Uma perfusão miocárdica adequada é geralmente mantida, visto que a demanda de oxigênio também cai. Normalmente, a hipotensão inibe os barorreceptores no arco aórtico e na bifurcação carotídea, causando uma redução no estímulo vagal e uma elevação compensatória na frequência cardíaca. O halotano abole este reflexo. O atraso na condução do nó sinoatrial pode resultar em um ritmo juncional ou bradicardia. Em crianças, o halotano diminui o débito cardíaco por uma combinação de frequência cardíaca reduzida e contratilidade miocárdica deprimida. O halotano sensibiliza o coração aos efeitos arritmogênicos da epinefrina (ou adrenalina), de modo que as doses de epinefrina acima de 1,5 mcg/kg devem ser evitadas. Embora o fluxo sanguíneo para os órgãos seja redistribuído, a resistência vascular sistêmica é inalterada.

B. Respiratório

O halotano tipicamente causa uma respiração rápida e superficial. O aumento da frequência respiratória não é suficiente para compensar o volume corrente reduzido, ocorrendo queda da ventilação alveolar e elevação da $PaCO_2$ em repouso. O **limiar apneico**, a $PaCO_2$ mais alta em que um paciente permanece apneico, também se eleva, pois a diferença entre o limiar e a $PaCO_2$ em repouso não é alterada pela anestesia geral. Similarmente, o halotano limita o aumento na ventilação-minuto que normalmente acompanha uma elevação na $PaCO_2$. Os efeitos ventilatórios do halotano são provavelmente decorrentes de mecanismos centrais (depressão medular) e periféricos (disfunção da musculatura intercostal). Estas alterações são intensificadas por uma doença pulmonar preexistente e atenuadas por estímulo cirúrgico. O aumento na $PaCO_2$ e a redução na pressão intratorácica que acompanha a ventilação espontânea com halotano revertem parcialmente a depressão no débito cardíaco, na pressão sanguínea arterial e na frequência cardíaca descritas anteriormente. O estímulo hipóxico é severamente deprimido mesmo a baixas concentrações de halotano (MAC de 0,1).

O halotano é considerado um potente broncodilatador, visto que frequentemente reverte o broncospasmo induzido por asma. Esta ação não é inibida pelos agentes bloqueadores β-adrenérgicos. O halotano atenua os reflexos das vias aéreas e relaxa o músculo liso dos brônquios através da inibição da mobilização intracelular do cálcio. O halotano também deprime a eliminação do muco do trato respiratório (função mucociliar), promovendo hipóxia pós-operatória e atelectasia.

C. Cerebral

Ao dilatar os vasos cerebrais, o halotano reduz a resistência vascular cerebral e aumenta o CBF. **A autorregulação**, ou seja, a manutenção de um CBF constante durante as alterações na pressão sanguínea arterial, é enfraquecida. Elevações concomitantes na pressão intracraniana podem ser prevenidas com o estabelecimento de hiperventilação *antes da* administração do halotano. Atividade cerebral é reduzida, levando a uma desaceleração eletroencefalográfica e reduções modestas nas necessidades metabólicas de oxigênio.

D. Neuromuscular

O halotano relaxa o músculo esquelético e potencializa os agentes bloqueadores neuromusculares (NMBA) não despolarizantes. Como os outros anestésicos voláteis potentes, o halotano é um agente desencadeador da hipertermia maligna.

E. Renal

O halotano reduz o fluxo sanguíneo renal, a taxa de filtração glomerular e o débito urinário. Parte desta redução pode ser explicada por uma queda na pressão sanguínea arterial e débito cardíaco. A fração de filtração é aumentada, pois a redução no fluxo sanguíneo renal é superior à redução na taxa de filtração glomerular. A hidratação pré-operatória limita estas alterações.

F. Hepático

O halotano provoca uma redução no fluxo sanguíneo hepático proporcional à depressão do débito cardíaco. Foi relatada a ocorrência de vasospasmo da artéria hepática durante a anestesia com halotano. O metabolismo e depuração de algumas drogas (p. ex., fentanil, fenitoína, verapamil) são supostamente prejudicados pelo halotano. Outras evidências de disfunção celular hepática incluem a retenção do contraste sulfobromoftaleína e leves elevações das transaminases hepáticas.

Biotransformação e Toxicidade

O halotano é oxidado no fígado por uma isoenzima específica do grupo CYP (2EI) em seu metabólito principal, o ácido trifluoroacético. Este metabolismo pode ser inibido pelo pré-tratamento com dissulfiram. O brometo, outro metabólito oxidativo, tem sido considerado (porém é uma causa improvável) o causador das alterações pós-anestésicas do estado de consciência. Na ausência de oxigênio, o metabolismo redutivo pode resultar em uma pequena quantidade de produtos finais hepatotóxicos que se ligam covalentemente às macromoléculas teciduais. Isto é mais propenso a ocorrer depois da indução enzimática pelo fenobarbital. Níveis elevados de fluoreto sinalizam um metabolismo anaeróbico significativo.

Disfunção hepática pós-operatória possui diversas causas: hepatite viral, perfusão hepática comprometida, doença hepática preexistente, hipóxia de hepatócitos, septicemia, hemólise, colestase intra-hepática pós-operatória benigna e hepatite induzida por medicamentos. 8 "**Hepatite por halotano**" é extremamente rara (1 por 35.000 casos). Pacientes expostos a várias anestesias com halotano em pequenos intervalos de tempo, mulheres obesas de meia-idade e pessoas com uma predisposição familiar à toxicidade por halotano ou um histórico pessoal de toxicidade correm um risco maior. Os sinais estão em grande parte relacionados com a lesão hepática, como um nível sérico elevado de alanina e aspartato aminotransferase, uma maior concentração de bilirrubina (resultando em icterícia) e encefalopatia.

A lesão hepática observada em humanos – necrose centrolobular – também ocorre em ratos pré-tratados com um indutor enzimático (fenobarbital) e expostos ao halotano sob condições hipóxicas ($FiO_2 < 14\%$). Este *modelo hipóxico de halotano* envolve uma lesão hepática decorrente de metabólitos redutivos ou hipóxia.

Evidências mais recentes apontam para um mecanismo imune. Por exemplo, alguns sinais de doença indicam uma reação alérgica (p. ex., eosinofilia, erupção cutânea, febre) e não se manifestam até alguns dias após exposição. Além disso, um anticorpo que se liga aos hepatócitos previamente expostos ao halotano foi isolado de pacientes com disfunção hepática induzida pelo halotano. Esta resposta de anticorpos pode envolver proteínas microssomais hepáticas que foram modificadas pelo ácido trifluoroacético na forma dos antígenos desencadeadores (proteínas hepáticas trifluoroacetiladas, como a carboxilesterase microssomal). Como com o halotano, outros agentes inalatórios que sofrem metabolismo oxidativo também podem causar hepatite. No entanto, agentes mais recentes sofrem pouco ou nenhum metabolismo e, portanto, não formam adultos com o ácido trifluoroacético ou produzem a resposta imune que resulta em hepatite.

Contraindicações

É prudente evitar o uso de halotano em pacientes com disfunção hepática inexplicada após uma prévia exposição anestésica.

O halotano, assim como todos os anestésicos inalatórios, deve ser utilizado com cautela em pacientes com lesões tumorais intracranianas, em razão da possibilidade de hipertensão intracraniana secundária ao maior fluxo sanguíneo e volume sanguíneo cerebral aumentado.

Pacientes hipovolêmicos e alguns pacientes com reduções severas na função do ventrículo esquerdo podem não tolerar os efeitos inotrópicos negativos do halotano. A sensibilização do coração às catecolaminas limita a utilidade do halotano, quando epinefrina exógena é administrada, ou em pacientes com feocromocitoma.

Interações Medicamentosas

A depressão do miocárdio observada com o uso do halotano é exacerbada pelos agentes bloqueadores β-adrenérgicos e agentes bloqueadores do canal de cálcio. Antidepressivos tricíclicos e inibidores da oxidase monoamina-oxidase foram associados às flutuações na pressão sanguínea e arritmias, embora nenhuma destas condições represente uma contraindicação absoluta. A combinação de halotano e aminofilina tem resultado em graves arritmias ventriculares.

ISOFLURANO

Propriedades Físicas

O isoflurano é um anestésico volátil não inflamável com um odor etéreo pungente. Embora seja um isômero químico com o mesmo peso molecular que o enflurano, possui propriedades físico-químicas diferentes (veja Tabela 8-3).

Efeito nos Órgãos e Sistemas

A. Cardiovascular

O isoflurano causa depressão ao ventrículo esquerdo mínima *in vivo*. O débito cardíaco é mantido por um aumento na frequência cardíaca em razão da preservação parcial dos barorreflexos carotídeos. Um estímulo β-adrenérgico leve aumenta o fluxo sanguíneo na musculatura esquelética, reduz a resistência vascular sistêmica e diminui a pressão sanguínea arterial.

Rápidos aumentos na concentração de isoflurano levam a aumentos transitórios na frequência cardíaca, pressão sanguínea arterial e níveis plasmáticos de norepinefrina. O isoflurano dilata as artérias coronárias, porém não é tão potente quanto a nitroglicerina ou adenosina. A dilatação das artérias coronárias normais poderia teoricamente desviar o fluxo de sangue das lesões estenóticas fixas; esta foi a base de preocupação sobre o "roubo" coronário que ocorre com este agente, uma preocupação que foi esquecida.

9

B. Respiratório

A depressão respiratória durante a anestesia com isoflurano é similar àquela de outros anestésicos voláteis, exceto que a taquipneia é menos pronunciada. O efeito final é de uma queda mais pronunciada no volume-minuto. Mesmo concentrações baixas de isoflurano (MAC de 0,1) enfraquecem a resposta ventilatória normal à hipóxia e hipercapnia. Apesar da tendência de provocar reflexos das vias aéreas superiores, o isoflurano é considerado um bom broncodilatador, porém pode não ser tão potente quanto um broncodilatador como o halotano.

C. Cerebral

Em concentrações acima da MAC 1, o isoflurano aumenta o CBF e a pressão intracraniana. Estes efeitos são considerados menos pronunciados do que com o halotano e são revertidos com a hiperventilação. Ao contrário do halotano, a hiperventilação não precisa ser instituída antes do uso do isoflurano para prevenir a hipertensão intracraniana. O isoflurano reduz a demanda metabólica cerebral de oxigênio e, a uma MAC de 2, produz um eletroencefalograma (EEG) eletricamente silencioso.

D. Neuromuscular

O isoflurano relaxa o músculo esquelético.

E. Renal

O isoflurano reduz o fluxo sanguíneo renal, a taxa de filtração glomerular e o débito urinário.

F. Hepático

O fluxo sanguíneo hepático total (artéria hepática e fluxo venoso portal) pode estar reduzido durante a anestesia com isoflurano. No entanto, o suprimento hepático de oxigênio é mais bem mantido com o isoflurano do que com o halotano, pois a perfusão da artéria hepática é preservada. Os testes de função hepática geralmente não estão alterados.

Biotransformação e Toxicidade

O isoflurano é metabolizado em ácido trifluoroacético. Embora os níveis séricos de fluoreto possam estar elevados, nefrotoxicidade é extremamente improvável, mesmo na presença de indutores enzimáticos. Uma sedação prolongada (> 24 h com isoflurano a 0,1-0,6%) dos pacientes gravemente enfermos tem resultado em níveis plasmáticos elevados de fluoreto (15-50 μmol/L) sem evidência de comprometimento renal. De modo similar, acima de 20 MAC-horas de isoflurano pode resultar em níveis de fluoreto superiores a 50 μmol/L sem disfunção renal pós-operatória detectável. Seu metabolismo oxidativo limitado também minimiza qualquer risco possível de disfunção hepática significativa.

Contraindicações

O isoflurano não apresenta contraindicações exclusivas. Os pacientes com hipovolemia grave podem não tolerar seus efeitos vasodilatadores. O isoflurano pode provocar hipertermia maligna.

Interações Medicamentosas

A epinefrina pode ser administrada com segurança em doses de até 4,5 mcg/kg. Os NMBAs não despolarizantes são potencializados pelo isoflurano.

DESFLURANO

Propriedades Físicas

A estrutura do desflurano é muito similar à do isoflurano. Na verdade, a única diferença é a substituição de um átomo de flúor por um átomo de cloro no isoflurano. Entretanto, esta "pequena" alteração possui efeitos profundos sobre as propriedades físicas da droga. Por exemplo, pelo fato de a pressão de vapor do desflurano a 20°C ser de 681 mmHg, em altas altitudes (p. ex., Denver, Colorado) ele ferve na temperatura ambiente. Um vaporizador especial precisou ser desenvolvido para resolver este problema. Além disso, a baixa solubilidade do desflurano no sangue e tecidos corporais causa uma indução e recuperação muito rápida da anestesia. Desse modo, a concentração alveolar do desflurano alcança a concentração inspirada muito mais rapidamente do que outros agentes voláteis, dificultando o controle dos níveis anestésicos pelo anestesiologista. **Os tempos de despertar são aproximadamente 50% menores do que aqueles observados após anestesia com isoflurano**. Isto é atribuível, principalmente, a um coeficiente de partição sangue/gás (0,42) inferior àquele do óxido nitroso (0,47). Embora o desflurano tenha aproximadamente 1/4 da potência dos outros agentes voláteis, é 17 vezes mais potente do que o óxido nitroso. Uma alta pressão de vapor, uma duração de ação ultracurta e uma potência moderada são os aspectos mais característicos do desflurano.

10

Efeito nos Órgãos e Sistemas

A. Cardiovascular

Os efeitos cardiovasculares do desflurano são similares àqueles do isoflurano. O aumento da dose está associado a um declínio na resistência vascular sistêmica, que leva a uma queda na pressão sanguínea arterial. O débito cardíaco permanece relativamente inalterado ou ligeiramente deprimido a uma MAC de

1-2. Há uma elevação moderada na frequência cardíaca, pressão venosa central e pressão arterial pulmonar que geralmente 11 não é aparente em doses baixas. Aumentos rápidos na concentração de desflurano resultam em elevações transitórias, porém algumas vezes preocupantes, na frequência cardíaca, pressão sanguínea e níveis de catecolamina. Estas elevações são mais pronunciadas do que as que ocorrem com o isoflurano, particularmente em pacientes com doença cardiovascular. Estas respostas cardiovasculares à concentração de desflurano rapidamente crescente podem ser atenuadas pelo fentanil, esmolol ou clonidina.

B. Respiratório

O desflurano causa uma redução no volume corrente e um aumento na frequência respiratória. Há uma redução geral na ventilação alveolar que causa um aumento na $PaCO_2$. Assim como outros agentes anestésicos voláteis modernos, o desflurano deprime a resposta ventilatória à $PaCO_2$ crescente. Pungência e irritação da via aérea durante a indução com desflurano podem ser manifestadas por salivação, apneia, tosse e laringospasmo. A resistência da via aérea pode aumentar em crianças com hiper-reatividade das vias aéreas. Estes problemas tornam o desflurano uma má escolha para a indução inalatória.

C. Cerebral

Assim como outros anestésicos voláteis, o desflurano é vasodilatador direto da vasculatura cerebral, aumentando o CBF, o volume sanguíneo cerebral e a pressão intracraniana em condições de normotensão e normocapnia. Um declínio acentuado na taxa metabólica cerebral de oxigênio ($CMRO_2$), que tende a causar vasoconstrição respiratória e abrandar qualquer aumento no CBF, contrapõe a redução na resistência vascular cerebral. No entanto, a vasculatura cerebral permanece responsiva às alterações na $PaCO_2$, de modo que a pressão intracraniana possa ser reduzida pela hiperventilação. O consumo cerebral de oxigênio é diminuído durante a anestesia com desflurano. Desse modo, durante períodos de hipotensão induzida pelo desflurano (pressão arterial média = 60 mmHg), o CBF é adequado para manter o metabolismo aeróbico apesar de uma baixa pressão de perfusão cerebral. O efeito no EEG é similar àquele do isoflurano. Inicialmente, a frequência do EEG está elevada, porém à medida que a profundidade anestésica é aumentada, uma desaceleração no EEG começa a se manifestar, resultando em supressão de surto a maiores concentrações inaladas.

D. Neuromuscular

Desflurano está associado a uma redução dose-dependente na resposta à sequência de quatro estímulos e à estimulação tetânica de nervos periféricos.

E. Renal

Não há evidências de quaisquer efeitos nefrotóxicos significativos causados pela exposição ao desflurano. No entanto, à medida que o débito cardíaco declina, reduções no débito urinário e filtração glomerular devem ser esperados com o desflurano e todos os outros anestésicos.

F. Hepático

Os testes de função hepática geralmente não são afetados pelo desflurano, considerando que a perfusão do órgão seja mantida no perioperatório. O desflurano sofre mínimo metabolismo e, portanto, o risco de hepatite induzida pela anestesia é igualmente mínimo. Como com o isoflurano e sevoflurano, o suprimento hepático de oxigênio é geralmente mantido.

Biotransformação e Toxicidade

O desflurano é minimamente metabolizado nos humanos. Depois da anestesia com desflurano, os níveis séricos e urinários de fluoreto inorgânico permanecem essencialmente os mesmos dos níveis pré-anestésicos. A perda percutânea é insignificante. O desflurano, mais do que outros anestésicos voláteis, é degradado por absorventes de CO_2 desidratados (particularmente pela cal de hidróxido de bário, porém também pelo hidróxido de sódio e potássio) em níveis potencialmente clinicamente significativos de monóxido de carbono. É difícil o diagnóstico de envenenamento por monóxido de carbono sob anestesia geral, porém a presença de carboxiemoglobina pode ser detectável pela gasometria arterial ou leituras da oximetria de pulso mais baixas do que as esperadas (embora ainda falsamente altas). O descarte de absorvente ressecado ou o uso de hidróxido de cálcio pode minimizar o risco de envenenamento por monóxido de carbono.

Contraindicações

O desflurano compartilha muitas das contraindicações de outros anestésicos voláteis modernos: hipovolemia grave, hipertermia maligna e hipertensão intracraniana.

Interações Medicamentosas

O desflurano potencializa a ação dos agentes bloqueadores neuromusculares não despolarizantes na mesma proporção que o isoflurano. Epinefrina pode ser administrada com segurança em doses de até 4,5 mcg/kg, visto que o desflurano não sensibiliza o miocárdio aos efeitos arritmogênicos da epinefrina. Embora a recuperação seja mais rápida depois da anestesia com desflurano do que após uma anestesia com isoflurano, a troca do isoflurano para o isoflurano no final da anestesia não acelera a recuperação de modo significativo, nem uma recuperação mais acelerada significa uma alta mais rápida da unidade de cuidados pós-anestésicos. A recuperação da anestesia com desflurano tem sido associada ao delírio em alguns pacientes pediátricos.

SEVOFLURANO

Propriedades Físicas

Como o desflurano, o sevoflurano é halogenado com flúor. A solubilidade do sevoflurano no sangue é ligeiramente maior do 12 que a do desflurano ($\lambda_{b/g}$ de 0,65 *versus* 0,42) (veja Tabela 8-3). A ausência do odor pungente e as rápidas elevações na concentração anestésica alveolar tornam o sevoflurano uma excelente escolha para induções inalatórias rápidas e tranquilas em pacientes pediátricos e adultos. Na verdade, a indução da anestesia com sevoflurano 4 a 8% em uma mistura de 50% de óxido nitroso e 50% oxigênio pode ser alcançada em 1 minuto. Do mesmo modo, sua baixa solubilidade no sangue resulta em uma rápida queda na concentração alveolar anestésica após descontinuação e uma recuperação mais rápida, quando comparado ao isoflurano (embora não resulte em uma alta mais precoce da unidade de cuidados pós-anestésicos). A pressão de vapor modesta do sevoflurano permite o uso de um vaporizador de fluxo variável convencional.

Efeito nos Órgãos e Sistemas

A. Cardiovascular

O sevoflurano levemente deprime a contratilidade do miocárdio. A resistência vascular sistêmica e a pressão sanguínea arterial declinam ligeiramente menos do que com o isoflurano ou desflurano. Em decorrência do fato de o sevoflurano provocar um pequeno aumento, ou nenhum, na frequência cardíaca, o débito cardíaco não é mantido, assim como com o uso do isoflurano ou desflurano. O sevoflurano pode prolongar o intervalo QT, porém a significância clínica disto é indeterminada. Em infantes, o prolongamento do QT pode-se manifestar 60 minutos depois da recuperação da anestesia.

B. Respiratório

O sevoflurano deprime a respiração e reverte o broncospasmo em uma proporção similar àquela do isoflurano.

C. Cerebral

Similar ao isoflurano e desflurano, o sevoflurano causa um leve aumento no CBF e pressão intracraniana em normocarbia, embora alguns estudos demonstrem uma redução no fluxo sanguíneo cerebral. Altas concentrações de sevoflurano (MAC > 1,5) podem prejudicar a autorregulação do CBF, possibilitando, desse modo, uma queda no CBF durante a hipotensão hemorrágica. Este efeito sobre a autorregulação do CBF parece ser menos pronunciada do que com o isoflurano. A demanda metabólica cerebral de oxigênio diminui, e crises convulsivas não foram relatadas.

D. Neuromuscular

O sevoflurano produz um relaxamento muscular adequado para intubação de crianças depois da indução inalatória.

E. Renal

O sevoflurano provoca uma leve redução no fluxo sanguíneo renal. Sua metabolização em substâncias associadas ao comprometimento da função dos túbulos renais (p. ex., diminuição da capacidade de concentração) é discutida a seguir.

F. Hepático

O sevoflurano diminui o fluxo sanguíneo da veia porta, porém aumenta o fluxo sanguíneo da artéria hepática, mantendo o fluxo sanguíneo hepático total e o suprimento de oxigênio. Geralmente não está associado à hepatotoxicidade anestésica imunomediada.

Biotransformação e Toxicidade

A enzima microssomal hepática P-450 (especificamente a isoforma 2E1) metaboliza o sevoflurano a 1/4 da taxa do halotano (5 *versus* 20%), porém 10 a 25 vezes daquela do isoflurano ou desflurano e pode ser induzida pelo pré-tratamento com etanol ou fenobarbital. O potencial de nefrotoxicidade que resulta do aumento do fluoreto inorgânico (F^-) foi discutido anteriormente. As concentrações séricas de fluoreto excedem 50 μmol/L em aproximadamente 7% dos pacientes que recebem sevoflurano; todavia, disfunção renal clinicamente significativa não foi associada à anestesia com sevoflurano. A taxa geral de metabolismo do sevoflurano é de 5%, ou 10 vezes aquela do isoflurano. Contudo, não houve associação aos níveis máximos de fluoreto após o uso de sevoflurano, nem anormalidades na concentração renal.

Substâncias alcalinas, como a cal de hidróxido de bário (mas não o hidróxido de cálcio), podem degradar o sevoflurano, produzindo outro produto final comprovadamente (pelo menos em ratos) nefrotóxico (*composto A*, fluorometil-2,2-difluoro-1-[trifluorometil] vinil éter). Acúmulo do composto A aumenta com a elevação da temperatura do gás expirado, anestesia com baixo fluxo de gases, absorvente constituído por hidróxido de bário seco (Baralyme), altas concentrações de sevoflurano e anestésicos de longa duração.

A maioria dos estudos não associou o sevoflurano a qualquer comprometimento pós-operatório detectável da função renal que iria indicar toxicidade ou lesão. Todavia, alguns clínicos recomendam que os fluxos de gases frescos seja de, no mínimo, 2 L/min para anestésicos de duração superior a algumas horas, e que o sevoflurano não seja usado em pacientes com disfunção renal preexistente.

O sevoflurano também pode ser degradado em fluoreto de hidrogênio por metais ou impurezas ambientais presentes no equipamento de produção, acondicionamento em garrafa de vidro e equipamento anestésico. O fluoreto de hidrogênio pode produzir uma queimadura por ácido no contato com a mucosa respiratória. O risco de lesão do paciente foi substancialmente reduzido pela inibição do processo de degradação através da adição de água ao sevoflurano durante o processo de fabricação e acondicionamento em um recipiente plástico especial. O fabricante também distribuiu uma carta de aviso, relatando os incidentes isolados de incêndio nos circuitos respiratórios dos aparelhos de anestesia com absorventes de CO_2 desidratados, quando o sevoflurano foi utilizado.

Contraindicações

As contraindicações incluem hipovolemia grave, suscetibilidade à hipertermia maligna e hipertensão intracraniana.

Interações Medicamentosas

Assim como outros anestésicos voláteis, o sevoflurano potencializa os agentes do NMDA. O sevoflurano não sensibiliza o coração às arritmias induzidas por catecolaminas.

XENÔNIO

O xenônio é um gás "nobre" conhecido há muito tempo por ter propriedades anestésicas. É um elemento inerte que não forma ligações químicas. O xenônio é recolhido da atmosfera por de um processo custoso de destilação. É um gás inodoro, não explosivo, natural com uma MAC de 7,1 e um coeficiente sangue/gás de 0,0115, fornecendo a ele parâmetros muito rápidos de início e recuperação. Como mencionado anteriormente, os efeitos anestésicos do xenônio são supostamente mediados pela inibição do NMDA através da competição com a glicina no local de ligação da glicina. O xenônio parece ter pouco efeito sobre os sistemas cardiovascular, hepático ou renal e foi descoberto que este gás protege contra a isquemia neuronal. Como um elemento natural, o xenônio não possui efeito sobre a camada de ozônio, quando comparado a outro antagonista do NMDA, o óxido nitroso. O custo e a disponibilidade limitada têm evitado seu uso generalizado.

LEITURA SUGERIDA

Banks P, Franks N, Dickinson R: Competitive inhibition at the glycine site of the *N*-methyl-D-aspartate receptor mediates xenon neuroprotection against hypoxia ischemia. Anesthesiology 2010;112:614.

Bantel C, Maze M, Trapp S: Neuronal preconditioning by inhalational anesthetics. Anesthesiology 2009;11:986.

Cittanova M-L, Lelongt B, Verpont M-C: Fluoride ion toxicity in human kidney collecting duct cells. Anesthesiology 1996;84:428.

Coburn M, Maze M, Franks N: The neuroprotective effects of xenon and helium in an in vitro model of traumatic brain injury. Crit Care Med 2008;36:588.

De Hert S, Preckel B, Schlack W: Update on inhalational anaesthetics. Curr Opin Anaesthesiol 2009;22:491.

DiMaggio C, Sun L, Li G: Early childhood exposure to anesthesia and risk of developmental and behavioral disorders in a sibling birth cohort. Anesth Analg 2011;113:1143.

Ebert TJ: Myocardial ischemia and adverse cardiac outcomes in cardiac patients undergoing noncardiac surgery with sevoflurane and isoflurane. Anesth Analg 1997;85:993.

Eger EI 2nd, Bowland T, Ionescu P, et al: Recovery and kinetic characteristics of desflurane and sevoflurane in volunteers after 8-h exposure, including kinetics of degradation products. Anesthesiology 1997;87:517.

Eger EI 2nd, Raines DE, Shafer SL, Hemmings HC Jr, Sonner JM: Is a new paradigm needed to explain how inhaled anesthetics produce immobility? Anesth Analg 2008;107:832.

Ghatge S, Lee J, Smith I: Sevoflurane: an ideal agent for adult day-case anesthesia? Acta Anaesthesiol Scand 2003;47:917.

Ishizawa Y: General anesthetic gases and the global environment. Anesth Analg 2011;112:213.

Jevtovic-Todorovic V: Pediatric anesthesia neurotoxicity: an overview of the 2011 Smart Tots panel. Anesth Analg 2011;113:965.

Jordan BD, Wright EL: Xenon as an anesthetic agent. AANA J 2010;78:387.

Loeckinger A, Kleinsasser A, Maier S, et.al: Sustained prolongation of the QTc interval after anesthesia with sevoflurane in infants during the first 6 months of life. Anesthesiology 2003;98:639.

Njoku D, Laster MJ, Gong DH: Biotransformation of halothane, enflurane, isoflurane, and desflurane to trifluoroacetylated liver proteins: association between protein acylation and hepatic injury. Anesth Analg 1997;84:173.

Preckel B, Weber N, Sanders R, et al: Molecular mechanisms transducing the anesthetic analgesic and organ protective actions of Xenon. Anesthesiology 2006;105:187.

Stratmann G: Neurotoxicity of anesthetic drugs in the developing brain. Anesth Analg 2011;113:1170.

Summors AC, Gupta AK, Matta BF: Dynamic cerebral autoregulation during sevoflurane anesthesia: a comparison with isoflurane. Anesth Analg 1999;88:341.

Sun X, Su F, Shi Y, Lee C: The "second gas effect" is not a valid concept. Anesth Analg 1999;88:188.

Thomas J, Crosby G, Drummond J, et.al: Anesthetic neurotoxicity: a difficult dragon to slay. Anesth Analg 2011;113;969.

Torri G: Inhalational anesthetics: a review. Minerva Anestesiol 2010;76:215.

Wang L, Traystman R, Murphy S: Inhalational agents in ischemic brain. Curr Opin Pharmacol 2008;8:104.

Wei H: The role of calcium dysregulation in anesthetic mediated neurotoxicity. Anesth Analg 2011;113:972.

CAPÍTULO

Anestésicos Intravenosos

9

CONCEITOS-CHAVE

1. A administração repetitiva de barbitúricos (p. ex., infusão do tiopental para "coma barbitúrico" e proteção cerebral) satura os compartimentos periféricos, minimizando qualquer efeito de redistribuição e rendendo uma duração de ação mais dependente da eliminação. Este é um exemplo de sensibilidade ao contexto.
2. Os barbitúricos provocam constrição da vasculatura cerebral, causando uma redução no fluxo sanguíneo cerebral, do volume sanguíneo cerebral e pressão intracraniana.
3. Embora apneia possa ser relativamente incomum depois da indução com benzodiazepínicos, mesmo pequenas doses intravenosas de diazepam e midazolam resultaram em parada respiratória.
4. Ao contrário de outros agentes anestésicos, a cetamina aumenta a pressão sanguínea arterial, a frequência cardíaca e o débito cardíaco, particularmente após injeções rápidas em *bolus*.
5. Doses de indução do etomidato inibem transitoriamente as enzimas envolvidas na síntese de cortisol e aldosterona. No passado, o etomidato era frequentemente utilizado para sedação na unidade de terapia intensiva (ICU) antes do aparecimento de relatos consistentes da capacidade do etomidato em produzir supressão adrenocortical nestas circunstâncias.
6. As formulações de propofol podem sustentar o crescimento bacteriano, portanto, uma técnica estéril deve ser observada na preparação e no manuseio. O propofol deve ser administrado em até 6 horas da abertura da ampola.

A anestesia geral começou com agentes inalatórios, porém, atualmente, pode ser induzida e mantida com drogas que são administradas ao paciente por uma ampla variedade de vias. A administração da droga pode ser oral, retal, transdérmica, transmucosa, intramuscular ou intravenosa, com a finalidade de produzir ou intensificar um estado anestésico. Sedação pré-operatória de adultos é geralmente conquistada pelas vias oral ou intravenosa. Indução da anestesia em adultos normalmente inclui a administração de uma droga intravenosa. Anestesia tópica eficaz com EMLA creme (mistura eutética de anestésicos locais), LMX (lidocaína creme a 4 e 5%), ou lidocaína 2% gel facilitou as induções intravenosas em crianças. A manutenção da anestesia geral é possível com uma técnica de anestesia intravenosa total (TIVA). Este capítulo se concentra nos agentes intravenosos utilizados para produzir hipnose, incluindo barbitúricos, benzodiazepínicos, cetamina, etomidato e propofol.

BARBITÚRICOS

Mecanismos de Ação

Os barbitúricos deprimem o sistema ativador reticular no tronco encefálico, que controla múltiplas funções vitais, incluindo a consciência. Em concentrações clínicas, os barbitúricos afetam com maior potência a função das sinapses nervosas do que dos axônios. Acredita-se que o mecanismo de ação primário dos barbitúricos seja através da ligação ao receptor do ácido γ-aminobutírico tipo A ($GABA_A$). Os barbitúricos potencializam a ação do GABA pelo aumento da duração das aberturas de um canal iônico específico para o transporte do íon cloro.

Relações Estrutura-Atividade

Os barbitúricos derivam do ácido barbitúrico (Figura 9-1). Substituição no carbono C_5 determina a potência hipnótica e a atividade anticonvulsivante. Uma cadeia de ramos longos transmite uma potência maior do que uma cadeia linear curta. Do mesmo modo, o grupo fenil no *feno*barbital é anticonvulsivante, enquanto que o grupo metil no *meto*exital não é. A substituição do oxigênio em C2 (oxibarbitúricos) por um átomo de enxofre (tiobarbitúricos) aumenta a lipossolubilidade. Como resultado, o tiopental e o tiamilal possuem uma maior potência, um início mais rápido de ação e durações de ação mais curtas (após uma única "dose de sono") do que o pentobarbital. Os sais de sódio dos barbitúricos são hidrossolúveis, porém intensamente alcalinos (pH do tiopental a 2,5% é > 10) e relativamente instáveis (2 semanas de vida útil para solução a 2,5% de tiopental). Concentrações superiores à recomendada causam uma incidência inaceitável de dor durante a injeção e trombose venosa.

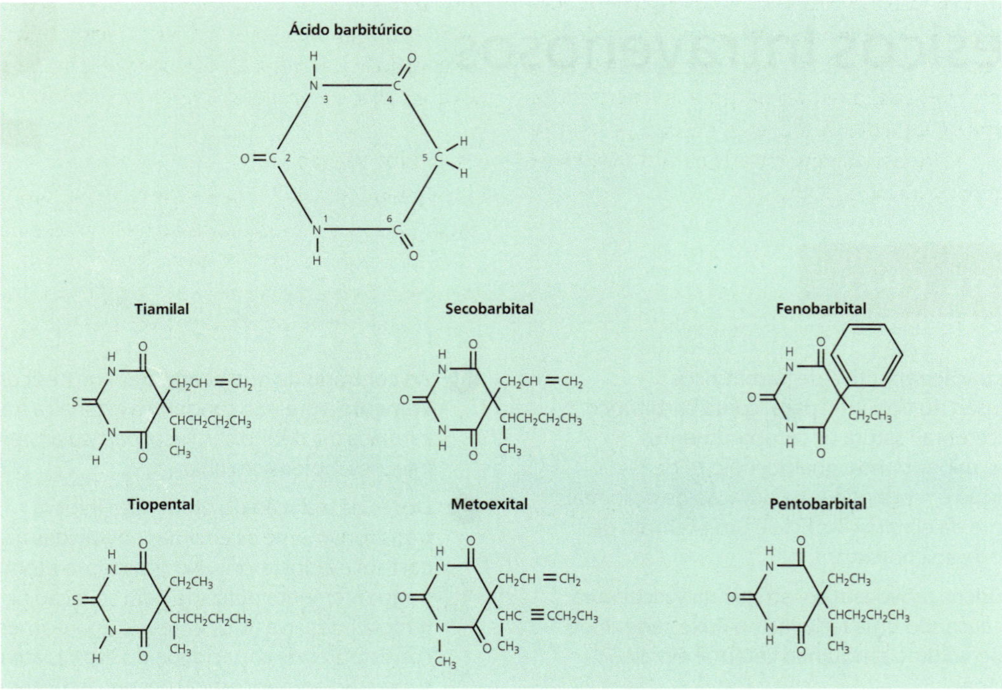

FIGURA 9-1 Os barbitúricos compartilham a estrutura do ácido barbitúrico e diferem nas substituições de C_2, C_3 e N_1.

Farmacocinética

A. Absorção

Na anestesiologia clínica, o tiopental, tiamilal e metoexital são frequentemente administrados por via intravenosa para indução da anestesia geral em adultos e crianças (antes da introdução do propofol). Tiopental retal ou, com maior frequência, metoexital, tem sido utilizado para indução em crianças, e o pentobarbital intramuscular (ou oral) era frequentemente utilizado no passado para medicação pré-anestésica de todas as faixas etárias.

B. Distribuição

A duração das doses de sono dos barbitúricos altamente lipossolúveis (tiopental, tiamilal e metoexital) é determinada pela redistribuição, não pelo metabolismo ou eliminação. Por exemplo, embora o tiopental apresente um alto grau de ligação a proteínas (80%), sua grande lipossolubilidade e alta fração não ionizada (60%) são responsáveis pela rápida captação cerebral (em 30 s). Se o compartimento central estiver contraído (p. ex., choque hipovolêmico), se a albumina sérica for baixa (p. ex., doença hepática severa ou subnutrição), ou se a fração não ionizada estiver aumentada (p. ex., acidose), maiores concentrações cerebrais e cardíacas serão alcançadas para uma determinada dose. A redistribuição para o compartimento periférico – especificamente, o grupo muscular – reduz as concentrações plasmática e cerebral para 10% dos níveis pico em 20-30 minutos (Figura 9-2). Este perfil farmacocinético se correlaciona com a experiência clínica – os pacientes perdem a consciência em 30 segundos e despertam em 20 minutos.

A dose mínima de indução do tiopental dependerá do peso corporal e idade. Doses de indução reduzidas são necessárias para pacientes idosos, primariamente em razão da redistribuição mais lenta. Em contraste com a meia-vida de distribuição inicial rápida de alguns minutos, a eliminação do tiopental é prolongada (meia-vida de eliminação varia de 10-12 horas). O tiamilal e metoexital possuem padrões similares de distribuição, enquanto que os barbitúricos menos lipossolúveis possuem

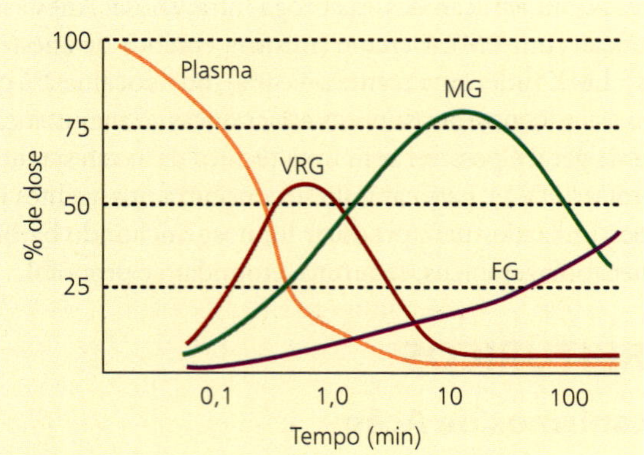

FIGURA 9-2 Distribuição do tiopental a partir do plasma para o grupo ricamente vascularizado (VRG; cérebro, coração, fígado, rim, glândulas endócrinas), para o grupo muscular (MG) e, finalmente, para o grupo de gorduras (FG). (Modificada e reproduzida, com permissão, de Price HL et al: The uptake of thiopental by body tissues and its relation to the duration of narcosis. Clin Pharmacol Ther 1960;1:16.)

meias-vidas de distribuição e durações de ação muito mais longas após uma dose de sono. A administração repetitiva de barbitúricos (p. ex., infusão do tiopental para "coma barbitúrico" e 1 proteção cerebral) satura os compartimentos periféricos, minimizando qualquer efeito de redistribuição, e rendendo uma duração de ação mais dependente da eliminação. Este é um exemplo de sensibilidade ao contexto.

C. Biotransformação

A biotransformação dos barbitúricos envolve, principalmente, a oxidação hepática em metabólitos hidrossolúveis inativos. Em razão da maior extração hepática, o metoexital é eliminado pelo fígado mais rapidamente do que o tiopental. Embora a redistribuição seja responsável pelo despertar de uma dose de sono única, de qualquer um destes barbitúricos lipossolúveis, a recuperação completa da função psicomotora é mais rápida após o uso do metoexital em decorrência de seu metabolismo aumentado.

D. Excreção

A alta ligação a proteínas diminui a filtração glomerular, enquanto que uma maior lipossolubilidade, tende a aumentar a reabsorção tubular renal. Exceto pelos agentes com menor afinidade às proteínas e menos lipossolúveis, como o fenobarbital, a excreção renal é limitada aos produtos finais hidrossolúveis da biotransformação hepática. Metoexital é excretado nas fezes.

Efeitos nos Órgãos e Sistemas

A. Cardiovascular

A administração intravenosa em *bolus* de doses de indução de barbitúricos causa uma redução na pressão sanguínea e um aumento na frequência cardíaca. As respostas hemodinâmicas aos barbitúricos são reduzidas por taxas mais lentas de indução. Depressão do centro vasomotor medular produz vasodilatação dos vasos periféricos de capacitância, que aumenta a concentração periférica de sangue, simulando um volume sanguíneo reduzido. Taquicardia após administração é provavelmente decorrente de um efeito vagolítico central e respostas reflexas às reduções na pressão sanguínea. O débito cardíaco é frequentemente mantido por uma frequência cardíaca aumentada e contratilidade elevada do miocárdio em consequência dos reflexos barorreceptores compensatórios. A vasoconstrição dos vasos de resistência, induzida pela via simpática (particularmente com intubação em planos superficiais, de anestesia geral), pode, na verdade, aumentar a resistência vascular periférica. No entanto, em situações em que a resposta barorreceptora está enfraquecida ou ausente (p. ex., hipovolemia, insuficiência cardíaca congestiva, bloqueio β-adrenérgico), o **débito cardíaco e a pressão sanguínea arterial podem cair de maneira dramática em decorrência da concentração não compensada no sangue periférico e depressão miocárdica direta**. Pacientes com hipertensão pouco controlada são particularmente propensos a grandes variações na pressão arterial durante a indução anestésica. Desse modo, os efeitos cardiovasculares dos barbitúricos variam intensamente, de acordo com a taxa de administração, dose, condição da volemia, tônus autonômico basal e doença cardiovascular preexistente. A injeção lenta e uma hidratação pré-operatória adequada atenua ou elimina estas alterações na maioria dos pacientes.

B. Respiratório

Os barbitúricos deprimem o centro respiratório medular, reduzindo a resposta ventilatória à hipercapnia e hipóxia. A sedação profunda com barbitúricos geralmente resulta em obstrução da via aérea; frequentemente ocorre apneia após uma dose de indução. Durante o despertar, o volume corrente e a frequência respiratória estão reduzidos depois da indução com barbitúricos. Os barbitúricos não deprimem completamente os reflexos das vias aéreas à laringoscopia e intubação, e o uso de instrumentos nas vias aéreas pode levar ao broncospasmo (em pacientes asmáticos) ou laringospasmo em pacientes levemente anestesiados.

C. Cerebral

2 Os barbitúricos provocam constrição da vasculatura cerebral, causando uma redução no fluxo sanguíneo cerebral, do volume sanguíneo cerebral e pressão intracraniana. A pressão intracraniana reduz mais acentuadamente do que a pressão sanguínea arterial, de modo que a pressão de perfusão cerebral (CPP) geralmente aumenta (a CPP é a diferença entre a pressão arterial cerebral e a pressão venosa jugular ou pressão intracraniana). Os barbitúricos induzem um maior declínio no consumo cerebral de oxigênio (até 50% do normal) do que no fluxo sanguíneo cerebral; portanto, o declínio no fluxo sanguíneo cerebral não é prejudicial. Reduções induzidas por barbitúricos nas demandas de oxigênio e atividade metabólica cerebral são refletidas por alterações no eletroencefalograma (EEG), que progride de uma atividade rápida de baixa voltagem com pequenas doses para uma atividade lenta de alta voltagem, supressão de surtos e silêncio elétrico cerebral com doses maiores. Os barbitúricos são capazes de proteger o cérebro contra episódios transitórios de isquemia focal (p. ex., embolia cerebral), porém, provavelmente, não protegem contra a isquemia global (p. ex., parada cardíaca). Uma grande quantidade de dados em animais documentam estes efeitos, porém os dados clínicos são esparsos e inconsistentes. Além disso, doses de tiopental necessárias para manter a supressão do EEG (frequentemente a supressão de surtos ou linha isoelétrica) estão associadas a um despertar prolongado, extubação tardia e a necessidade de agentes inotrópicos.

O grau de depressão do sistema nervoso central induzido pelos barbitúricos varia de leve sedação à inconsciência, dependendo da dose administrada (Tabela 9-1). Alguns pacientes relatam um gosto de alho, cebolas ou pizza durante a indução com tiopental. Os barbitúricos não comprometem a percepção da dor. Na verdade, eles, algumas vezes, parecem diminuir o limiar da dor. Ocasionalmente, pequenas doses causam um estado de excitação e desorientação que pode ser desconcertante, quando a sedação é o objetivo. Barbitúricos não produzem relaxamento muscular, e alguns induzem contrações involuntárias da musculatura esquelética (p. ex., metoexital). Doses relativamente pequenas de tiopental (50-100 mg por via intravenosa) rapidamente (porém temporariamente) controlam a maioria dos epi-

TABELA 9-1 Usos e dosagens dos barbitúricos comuns

Agente	Uso	Via[1]	Concentração (%)	Dose (mg/kg)
Tiopental, tiamilal	Indução	IV	2,5	3-6
Metoexital	Indução	IV	1	1-2
	Sedação	IV	1	0,2-0,4
	Indução	Retal (crianças)	10	25
Secobarbital, pentobarbital	Pré-anestésico	Oral	5	2-4[2]
		IM		2-4[2]
		Supositório anal		3

[1]IV, intravenosa; IM, intramuscular.
[2]Dose máxima é de 150 mg.

sódios de crises tônico-clônicas. Infelizmente, ocorre um rápido desenvolvimento de tolerância aguda e dependência fisiológica com o efeito sedativo dos barbitúricos.

D. Renal

Os barbitúricos reduzem o fluxo sanguíneo renal e taxa de filtração glomerular proporcionalmente à queda na pressão sanguínea.

E. Hepático

O fluxo sanguíneo hepático está diminuído. A exposição crônica aos barbitúricos possui efeitos opostos sobre a biotransformação da droga. A indução das enzimas hepáticas aumenta a taxa de metabolismo de algumas drogas, enquanto que a ligação dos barbitúricos ao sistema enzimático do citocromo P450 interfere com a biotransformação de outras drogas (p. ex., antidepressivos tricíclicos). Os barbitúricos induzem a enzima ácido aminolevulínico sintetase, que estimula a formação de **porfirina** (uma intermediária na síntese do heme). Isto pode precipitar uma crise de porfiria intermitente aguda ou porfiria variegada em pacientes suscetíveis.

F. Imunológico

Reações anafiláticas ou reações alérgicas anafilactoides são raras. Tiobarbitúricos contendo enxofre provocam a liberação *in vitro* de histamina dos mastócitos, enquanto que isto não ocorre com os oxibarbitúricos. Por esta razão, alguns anestesiologistas preferem agentes de indução outros que o tiopental ou tiamilal em pacientes asmáticos ou atópicos, porém a evidência para esta escolha é escassa. Não há dúvidas de que o uso de instrumentos nas vias aéreas com anestesia leve é problemático em pacientes com vias aéreas reativas.

Interações Medicamentosas

Os meios de contraste, sulfonamidas e outras drogas que ocupam os mesmos locais de ligação proteica que o tiopental podem deslocar o barbitúrico, aumentando a quantidade de droga livre disponível e potencializando os efeitos dos órgãos de uma determinada dose.

Etanol, opioides, anti-histamínicos e outros depressores do sistema nervoso central potencializam os efeitos sedativos dos barbitúricos. A impressão clínica comum de que o consumo crônico de álcool está associado a uma demanda aumentada de tiopental durante a indução carece de comprovação científica.

BENZODIAZEPÍNICOS

Mecanismo de Ação

Os benzodiazepínicos se ligam ao mesmo grupo de receptores no sistema nervoso central que os barbitúricos, porém se ligam em um local diferente nos receptores. A ligação do benzodiazepínico ao receptor $GABA_A$ aumenta a frequência de aberturas dos canais de cloro. Por exemplo, a ligação benzodiazepínico-receptor facilita a ligação do GABA com seu receptor. O **Flumazenil** (um imidazobenzodiazepínico) é um antagonista específico benzodiazepínico-receptor que, efetivamente, reverte grande parte dos efeitos sobre o sistema nervoso central dos benzodiazepínicos (veja Capítulo 17).

Relações Estrutura-Atividade

A estrutura química dos benzodiazepínicos inclui um anel benzênico e um anel diazepínico de sete membros (Figura 9-3). Substituições em várias posições nestes anéis afetam a potência e a biotransformação. O anel imidazólico do midazolam contribui para a sua hidrossolubilidade em pH baixo. O diazepam e o lorazepam são insolúveis na água e, portanto, as preparações contêm propilenoglicol, que pode produzir irritação venosa.

Farmacocinética

A. Absorção

Os benzodiazepínicos são comumente administrados por vias oral, intramuscular e intravenosa para fornecer sedação ou, com menor frequência, induzir a anestesia geral (Tabela 9-2). O diazepam e lorazepam são bem absorvidos pelo trato gastrointestinal, com níveis plasmáticos máximos normalmente alcançados em 1 e 2 horas, respectivamente. O midazolam oral não foi aprovado pela U.S. *Food and Drug Administration*; todavia, esta via de administração tem-se tornado popular para a medicação pré-anestésica em pacientes pediátricos. Do mesmo modo, os midazolans intranasal (0,2-0,3 mg/kg), bucal (0,07 mg/kg)

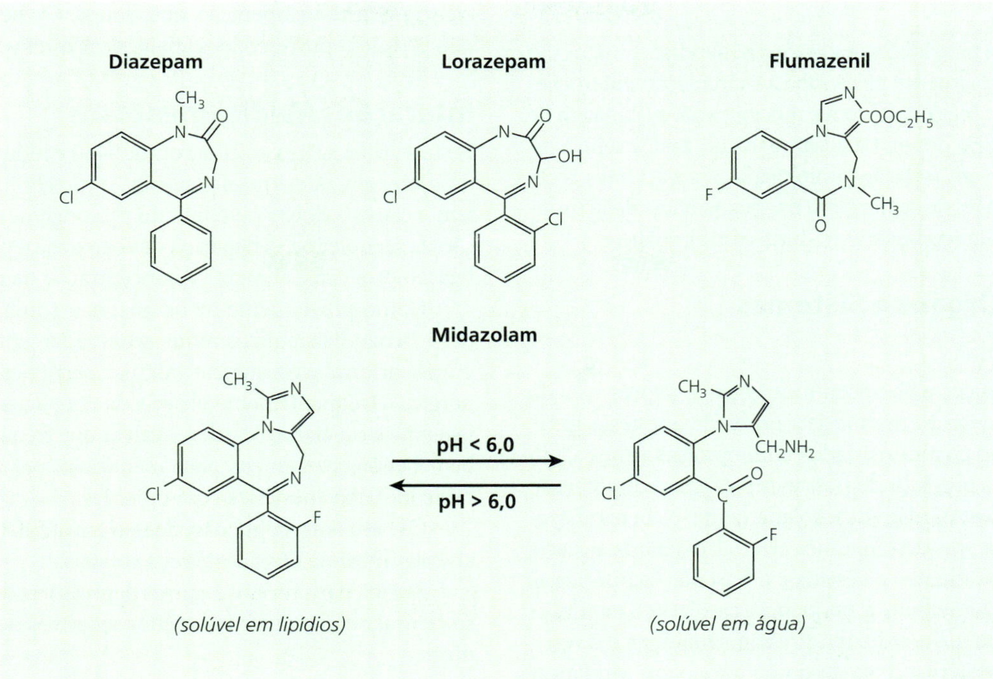

FIGURA 9-3 As estruturas dos benzodiazepínicos comumente utilizados e de seu antagonista, o flumazenil, compartilham um anel diazepínico comum. (Modificada e reproduzida, com permissão, de White PF: Pharmacologic and clinical aspects of preoperative medication. Anesth Analg 1986;65:963. Com permissão da International Anesthesia Research Society.)

e sublingual (0,1 mg/kg) fornecem de modo eficaz uma sedação pré-operatória.

Injeções intramusculares de diazepam são dolorosas e de absorção incerta. Em contraste, o midazolam e o lorazepam são bem absorvidos depois da injeção intramuscular, com níveis máximos alcançados em 30 e 90 minutos, respectivamente. Indução da anestesia geral com midazolam é conveniente somente com a administração intravenosa.

B. Distribuição

O diazepam é relativamente lipossolúvel e penetra rapidamente a barreira hematoencefálica. Embora o midazolam seja hidrossolúvel em um pH reduzido, seu anel imidazólico se fecha em um pH fisiológico, aumentando sua lipossolubilidade (veja Figura 9-3). A lipossolubilidade moderada do lorazepam é responsável por sua captação mais lenta pelo cérebro e início de ação mais lento. A redistribuição é bem rápida para os benzodiazepínicos (a meia-vida da distribuição inicial é de 3-10 minutos) e, assim, como os barbitúricos, é responsável pelo despertar. Embora o midazolam tenha sido utilizado como um agente de indução, nem o midazolam ou qualquer outro benzodiazepínico é capaz de igualar o início rápido e curta duração de ação do propofol ou tiopental. Os três benzodiazepínicos apresentam uma alta ligação a proteínas plasmáticas (90-98%).

TABELA 9-2 Usos e doses dos benzodiazepínicos comumente utilizados

Agente	Uso	Via[1]	Dose (mg/kg)
Diazepam	Pré-medicação	Oral	0,2-0,5[2]
	Sedação	IV	0,04-0,2
Midazolam	Pré- medicação	IM	0,07-0,15
	Sedação	IV	0,01-0,1
	Indução	IV	0,1-0,4
Lorazepam	Pré- medicação	Oral	0,05

[1]IV, intravenosa; IM, intramuscular.
[2]Dose máxima é de 15 mg.

C. Biotransformação

Os benzodiazepínicos dependem do fígado para biotransformação em produtos finais glicuronados hidrossolúveis. Os metabólitos de fase I do diazepam são farmacologicamente ativos.

A lenta extração hepática e um grande volume de distribuição (V_d) resultam em uma meia-vida longa de eliminação para o diazepam (30 horas). Embora o lorazepam também tenha uma baixa taxa de extração hepática, sua menor lipossolubilidade limita seu V_d, resultando em uma meia-vida mais curta de eliminação (15 horas). Todavia, a duração clínica do lorazepam é frequentemente prolongada em razão da maior afinidade ao receptor. Estas diferenças entre o lorazepam e o diazepam ilustram a baixa utilidade das meias-vidas farmacocinéticas individuais na orientação da prática clínica. O midazolam compartilha o V_d do diazepam, porém sua meia-vida de eliminação (2 horas) é a menor do grupo em decorrência de sua elevada fração de extração hepática.

D. Excreção

Os metabólitos da biotransformação dos benzodiazepínicos são excretados principalmente pela urina. A circulação entero-hepática produz um segundo pico na concentração plasmática de diazepam 6-12 horas depois da administração. Insuficiência renal pode resultar em sedação prolongada nos pacientes recebendo grandes doses de midazolam em decorrência do acúmulo de um metabólito conjugado (α-hidroximidazolam).

Efeitos nos Órgãos e Sistemas

A. Cardiovascular

Os benzodiazepínicos exibem mínimos efeitos depressivos do aparelho cardiovascular, mesmo em doses de anestesia geral, exceto quando são coadministrados com opioides (estes agentes interagem para produzir depressão miocárdica e hipotensão arterial). Quando administrados isoladamente, os benzodiazepínicos reduzem a pressão sanguínea arterial, o débito cardíaco, e diminuem ligeiramente a resistência vascular periférica e, ocasionalmente, aumentam a frequência cardíaca. O midazolam intravenoso tende a reduzir a pressão sanguínea e a resistência vascular periférica mais do que o diazepam. Mudanças na variabilidade da frequência cardíaca durante a sedação com midazolam sugerem redução do tônus vagal (ou seja, vagólise induzida por drogas).

B. Respiratório

Os benzodiazepínicos deprimem a resposta ventilatória ao CO_2. Esta depressão é geralmente insignificante, a menos que as drogas sejam administradas por via intravenosa ou em associação a outros depressores respiratórios. Embora apneia possa ser relativamente incomum depois da indução com benzodiazepínicos, mesmo pequenas doses intravenosas de diazepam e midazolam resultaram em parada respiratória. A curva acentuada da dose-resposta, início ligeiramente prolongado (comparado ao propofol ou tiopental) e potência do midazolam necessitam de uma titulação cuidadosa para evitar superdosagem e apneia. A respiração deve ser monitorada em todos os pacientes recebendo benzodiazepínicos por via intravenosa, e equipamento de reanimação deve estar disponível para uso imediato.

3

C. Cerebral

Os benzodiazepínicos reduzem o consumo cerebral de oxigênio, o fluxo sanguíneo cerebral e a pressão intracraniana, porém não na mesma proporção que os barbitúricos. Estas drogas são eficazes em prevenir e controlar as crises tônico-clônicas. Doses sedativas orais geralmente produzem amnésia anterógrada, uma propriedade favorável para a medicação pré-anestésica. As propriedades miorrelaxantes brandas destas drogas são mediadas no nível da medula espinal, não na junção neuromuscular. Os efeitos ansiolíticos, a amnésia e a sedação, observados em doses menores, evoluem para estupor e inconsciência nas doses de indução. Comparada ao propofol e tiopental, a indução com benzodiazepínicos está associada a uma menor taxa de consciência e uma recuperação mais longa. Os benzodiazepínicos não possuem propriedades analgésicas diretas.

Interações Medicamentosas

A cimetidina se liga ao citocromo P-450 e reduz o metabolismo do diazepam. A eritromicina inibe o metabolismo do midazolam e causa o dobro ou triplo do prolongamento e intensificação de seus efeitos. A heparina desloca o diazepam dos locais de ligação proteica e aumenta a concentração da droga livre.

Como previamente mencionado, a combinação de opioides e benzodiazepínicos reduz acentuadamente a pressão sanguínea arterial e resistência vascular periférica. A interação sinérgica é frequentemente observada em pacientes com doença isquêmica ou doença cardíaca valvar que frequentemente recebem benzodiazepínicos para medicação pré-anestésica e durante indução anestésica com opioides.

Os benzodiazepínicos reduzem em até 30% a concentração alveolar mínima dos anestésicos voláteis.

Etanol, barbitúricos e outros depressores do sistema nervoso central potencializam os efeitos sedativos dos benzodiazepínicos.

CETAMINA

Mecanismo de Ação

A cetamina possui múltiplos efeitos por todo o sistema nervoso central, inibindo os reflexos polissinápticos na medula espinal, assim como os efeitos excitatórios dos neurotransmissores em áreas selecionadas do cérebro. Em contraste à depressão do sistema ativador reticular induzida pelos barbitúricos, a cetamina funcionalmente "dissocia" o tálamo (que retransmite os impulsos sensoriais do sistema ativador reticular para o córtex cerebral) do córtex límbico (que está envolvido com a consciência da sensação). Clinicamente, este estado de anestesia dissociativa pode fazer com que o paciente pareça consciente (p. ex., abertura dos olhos, deglutição, contratura muscular), porém incapaz de processar ou responder a estímulos sensoriais. Foi demonstrado que a cetamina é um antagonista do receptor *N*-metil-D-aspartato (NMDA) (um subtipo do receptor de glutamato).

Relações Estrutura-Atividade

A cetamina (**Figura 9-4**) é um análogo estrutural da fenciclidina (um anestésico que tem sido utilizado na medicina veterinária e uma droga de abuso). Possui um décimo da potência da fenciclidina, porém conserva muitos dos efeitos psicomiméticos desta droga. A cetamina é utilizada para indução intravenosa da anestesia, particularmente em cenários em que sua tendência de produzir estímulo simpático seja útil (hipovolemia, trauma). Na ausência de acesso intravenoso, a cetamina é adequada para indução intramuscular da anestesia geral em crianças e adultos não cooperativos. A cetamina pode ser combinada com outros agentes (p. ex., propofol ou midazolam) em pequenas doses ou infusões em *bolus* para sedação profunda consciente durante bloqueios nervosos, endoscopia etc. Mesmo doses

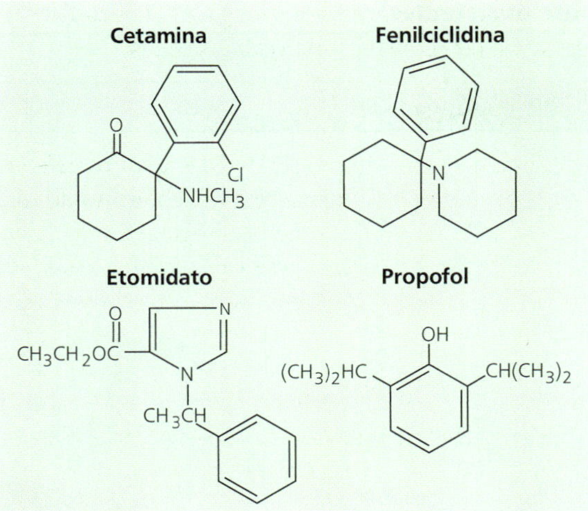

FIGURA 9-4 As estruturas da cetamina, etomidato e propofol. Notar as similaridades entre a cetamina e a fenciclidina.

subanestésicas de cetamina podem causar efeitos alucinógenos, porém não na prática clínica, em que muitos pacientes terão recebido pelo menos uma pequena dose de midazolam (ou um agente relacionado) para amnésia e sedação. A maior potência anestésica e menor quantidade de efeitos colaterais psicomiméticos de um isômero (S[+] *versus* R[-]) resultam de receptores estereoespecíficos. A preparação única de estereoisômero S(+) não está disponível nos Estados Unidos (porém é amplamente disponível em todo o mundo) e possui uma afinidade consideravelmente maior do que a mistura racêmica para o receptor NMDA, assim como uma potência muitas vezes maior como um anestésico geral.

Farmacocinética

A. Absorção

A cetamina pode ser administrada por vias oral, nasal, retal, subcutânea e peridural, porém, na prática clínica usual, é administrada pela via intravenosa ou intramuscular (Tabela 9-3). Os níveis plasmáticos máximos são geralmente atingidos em 10-15 minutos depois da injeção intramuscular.

TABELA 9-3 Usos e doses da cetamina, etomidato e propofol

Agente	Uso	Via[1]	Dose (mg/kg)
Cetamina	Indução	IV	1-2 mg/kg
		IM	3-5 mg/kg
	Sedação[2]	IV	2,5-15 mcg/kg/min
Etomidato	Indução	IV	0,2-0,5 mg/kg
Propofol	Indução	IV	1-2,5 mg/kg
	Infusão de manutenção	IV	50-200 mcg/kg/min
	Infusão de sedação	IV	25-100 mcg/kg/min

[1]IV, intravenosa; IM, intramuscular.
[2]Quase sempre em combinação com o propofol.

B. Distribuição

A cetamina é mais lipossolúvel e se liga menos às proteínas do que o tiopental. Estas características, assim como o aumento no fluxo sanguíneo cerebral e débito cardíaco induzido pela cetamina, resultam em uma rápida captação pelo cérebro e subsequente redistribuição (a meia-vida da distribuição é de 10-15 minutos). O despertar se deve à redistribuição a partir do cérebro para os compartimentos periféricos.

C. Biotransformação

A cetamina é biotransformada no fígado em diversos metabólitos, um dos quais (norcetamina) mantém a atividade anestésica. A indução das enzimas hepáticas pode explicar parcialmente o desenvolvimento de tolerância nos pacientes que recebem múltiplas doses de cetamina. A captação hepática extensa (razão de extração hepática de 0,9) explica a meia-vida de eliminação relativamente curta da cetamina (2 horas).

D. Excreção

Os produtos finais da biotransformação de cetamina são excretados pela via renal.

Efeitos nos Órgãos e Sistemas

A. Cardiovascular

4 Ao contrário de outros agentes anestésicos, a cetamina aumenta a pressão sanguínea arterial, a frequência cardíaca e o débito cardíaco (Tabela 9-4), particularmente após injeções rápidas em *bolus*. Estes efeitos cardiovasculares indiretos são causados pelo estímulo central do sistema nervoso simpático e inibição da recaptação da norepinefrina após liberação nas terminações nervosas. Estas mudanças são acompanhadas por aumentos de pressão na artéria pulmonar e trabalho do miocárdio. Por estas razões, injeções em *bolus* de altas doses de cetamina devem ser administradas com cautela em pacientes com doença arterial coronária, hipertensão não controlada, insuficiência cardíaca congestiva ou aneurismas arteriais. Os **efeitos depressores diretos sobre o miocárdio** da cetamina em doses elevadas, provavelmente em razão da inibição dos transientes de cálcio, são desmascarados pelo bloqueio simpático (p. ex., transecção da medula espinal) ou exaustão das reservas de catecolaminas (p. ex., choque severo em estágio final). Por outro lado, os efeitos **estimulantes indiretos da cetamina** podem ser benéficos aos pacientes em choque.

B. Respiratório

O estímulo ventilatório é minimamente afetado por doses de indução de cetamina, embora a administração intravenosa rápida em *bolus*, ou combinações de cetamina com opioides, ocasionalmente, produzam apneia. A cetamina racêmica é um broncodilatador potente, tornando-a um bom agente de indução para pacientes asmáticos; entretanto, a cetamina S(+) produz mínima broncodilatação. Reflexos das vias aéreas superiores permanecem, em grande parte, intactos, porém pode ocorrer obstrução parcial das vias aéreas, e os pacientes em maior risco de

TABELA 9-4 Resumo dos efeitos dos anestésicos não voláteis sobre os sistemas[1]

	Cardiovascular		Respiratório		Cerebral		
Agente	**HR**	**MAP**	**Vent**	**BD**	**CBF**	**$CMRO_2$**	**ICP**
Barbitúricos							
Tiopental	↑↑	↓↓	↓↓↓	↓	↓↓↓	↓↓↓	↓↓↓
Tiamilal	↑↑	↓↓	↓↓↓	↓	↓↓↓	↓↓↓	↓↓↓
Metoexital	↑↑	↓↓	↓↓↓	0	↓↓↓	↓↓↓	↓↓↓
Benzodiazepínicos							
Diazepam	0/↑	↓	↓↓	0	↓↓	↓↓	↓↓
Lorazepam	0/↑	↓	↓↓	0	↓↓	↓↓	↓↓
Midazolam	↑	↓↓	↓↓	0	↓↓	↓↓	↓↓
Cetamina	↑↑	↑↑	↓	↑↑↑	↑↑[2]	↑	↑↑[2]
Etomidato	0	↓	↓	0	↓↓↓	↓↓↓	↓↓↓
Propofol	0	↓↓	↓↓↓	0	↓↓↓	↓↓↓	↓↓↓

[1]HR, frequência cardíaca; MAP, pressão arterial média; Vent, estímulo ventilatório; BD, broncodilatação; CBF, fluxo sanguíneo cerebral; $CMRO_2$, taxa metabólica cerebral de oxigênio; ICP, pressão intracraniana; 0, nenhum efeito; 0/↑, nenhuma alteração ou leve aumento; ↓, redução (leve, moderada, acentuada); ↑, aumento (leve, moderado, acentuado).
[2]Mínima alteração no CBF e ICP quando coadministrado com outros agentes (veja texto).

pneumonia por aspiração ("estômagos cheios") devem ser intubados durante a anestesia geral com cetamina (veja Discussão de Caso, Capítulo 17). A salivação aumentada associada à cetamina pode ser atenuada pela medicação pré-anestésica com um agente anticolinérgico, como o glicopirrolato.

C. Cerebral

O dogma corrente sobre a cetamina é que esta droga aumenta o consumo cerebral de oxigênio, o fluxo sanguíneo cerebral e a pressão intracraniana. Estes efeitos impedem seu uso em pacientes com lesões intracranianas expansivas, como as que ocorrem no traumatismo craniano; entretanto, recentes publicações oferecem evidências convincentes de que quando combinada a um benzodiazepínico (ou outro agente agindo sobre o mesmo receptor GABA) e à ventilação controlada, porém não com óxido nitroso, a cetamina *não* está associada ao aumento da pressão intracraniana. Atividade mioclônica está associada a um aumento na atividade elétrica subcortical, que não é aparente no EEG de superfície. Os efeitos colaterais psicomiméticos indesejáveis (p. ex., pesadelos e delírio) durante o despertar e recuperação são menos comuns em crianças e em pacientes pré-medicados com benzodiazepínicos ou aqueles em que a cetamina é combinada com o propofol em uma técnica de TIVA. Entre os agentes não voláteis, a cetamina é a que mais se aproxima de ser um anestésico "completo", uma vez que induz analgesia, amnésia e inconsciência.

Interações Medicamentosas

A cetamina interage de maneira sinérgica (mais do que aditivo) com os anestésicos voláteis, porém de modo aditivo com o propofol, benzodiazepínicos e outros agentes mediados pelos receptores GABA. Em experimentos com animais, os bloqueadores neuromusculares não despolarizantes são minimamente potencializados pela cetamina (veja Capítulo 11). O diazepam e o midazolam atenuam os efeitos estimulatórios cardíacos da cetamina, e o diazepam prolonga a meia-vida de eliminação da cetamina.

Antagonistas α-adrenérgicos e β-adrenérgicos (e outros agentes e técnicas que diminuem o estímulo simpático) revelam os efeitos depressores miocárdicos diretos da cetamina, que são normalmente esmagado sobre o estímulo simpático. A infusão simultânea de cetamina e propofol, normalmente em uma relação de infusão fixa de 1:10, atingiu grande popularidade para sedação com anestesias local e regional, particularmente na anestesia ambulatorial.

ETOMIDATO

Mecanismos de Ação

O etomidato deprime o sistema ativador reticular e simula os efeitos inibitórios do GABA. Especificamente, o etomidato – particularmente o isômero R(+) – liga-se a uma subunidade do receptor $GABA_A$, aumentando a afinidade do receptor pelo GABA. Ao contrário dos barbitúricos, o etomidato pode ter efeitos desinibidores nas porções do sistema nervoso que controlam a atividade motora extrapiramidal. Estes efeitos oferecem uma possível explicação para a incidência de 30-60% de mioclonia com a indução anestésica com etomidato.

Relações Estrutura-Atividade

O etomidato contém um imidazol carboxilado e não é estruturalmente relacionado com outros agentes anestésicos (veja Figura 9-4). O anel imidazólico fornece a hidrossolubilidade em soluções ácidas e a lipossolubilidade em pH fisiológico. Portanto, o etomidato é dissolvido em propilenoglicol para injeção. Esta solução geralmente causa dor na injeção que pode ser reduzida por uma prévia injeção intravenosa de lidocaína.

Farmacocinética

A. Absorção

O etomidato está disponível somente para administração intravenosa e é utilizado primariamente para indução de anestesia geral (veja Tabela 9-3). É, algumas vezes, usado para a produção de sedação profunda (e breve), como antes da realização de bloqueios retrobulbares.

B. Distribuição

Embora apresente um elevado grau de ligação às proteínas, o etomidato é caracterizado por um início de ação muito rápido em razão de sua alta lipossolubilidade e grande fração não ionizada em pH fisiológico. A redistribuição é responsável pela redução da concentração plasmática até os níveis de despertar. A cinética plasmática do etomidato é mais bem explicada por um modelo de dois compartimentos.

C. Biotransformação

As enzimas microssomais hepáticas e as esterases plasmáticas hidrolisam rapidamente o etomidato em um metabólito inativo.

D. Excreção

Os produtos finais da hidrólise do etomidato são primariamente excretados na urina.

Efeitos nos Órgãos e Sistemas

A. Cardiovascular

O etomidato tem efeitos mínimos sobre o sistema cardiovascular. Uma leve redução na resistência vascular periférica é responsável por um ligeiro declínio na pressão sanguínea arterial. A contratilidade do miocárdio e débito cardíaco normalmente estão inalterados. O etomidato não provoca a liberação de histamina. No entanto, o etomidato por si só, mesmo em altas doses, produz uma anestesia relativamente leve para laringoscopia, e elevações acentuadas na frequência cardíaca e pressão sanguínea podem ser registradas, quando o etomidato fornece a única profundidade anestésica para intubação.

B. Respiratório

A ventilação é menos afetada com o etomidato do que com os barbitúricos e benzodiazepínicos. Até mesmo doses de indução geralmente não resultam em apneia, a menos que opioides também tenham sido administrados.

C. Cerebral

O etomidato diminui a taxa do metabolismo cerebral, o fluxo sanguíneo cerebral e a pressão intracraniana. A CPP é bem mantida, pois os efeitos cardiovasculares são mínimos. Embora alterações no EEG sejam similares àquelas associadas aos barbitúricos, o etomidato aumenta a amplitude dos potenciais somatossensoriais evocados. Náusea e vômito pós-operatórios são mais comuns após o uso de etomidato do que a indução com propofol ou barbitúricos. O etomidato não possui propriedades analgésicas.

D. Endócrino

5 Doses de indução do etomidato inibem transitoriamente as enzimas envolvidas na síntese de cortisol e aldosterona. No passado, o etomidato era frequentemente utilizado para sedação na unidade de terapia intensiva (ICU) antes do aparecimento de relatos consistentes da capacidade do etomidato em produzir supressão adrenocortical nestas circunstâncias. Infusão prolongada e **supressão adrenocortical** foram associadas a uma taxa de mortalidade aumentada nos pacientes criticamente doentes (particularmente sépticos).

Interações Medicamentosas

O fentanil aumenta o nível plasmático e prolonga a meia-vida de eliminação do etomidato. Os opioides diminuem a mioclonia característica de uma indução com etomidato.

PROPOFOL

Mecanismos de Ação

A indução de anestesia geral com propofol pode envolver a facilitação da neurotransmissão inibitória mediada pela ligação do receptor $GABA_A$. O propofol alostericamente aumenta a afinidade de ligação do GABA com o receptor $GABA_A$. Este receptor, como previamente mencionado, é acoplado a um canal de cloro, e a ativação do receptor leva à hiperpolarização da membrana nervosa. O propofol (assim como a maioria dos anestésicos gerais) liga múltiplos canais iônicos e receptores. As ações do propofol não são revertidas pelo antagonista específico do benzodiazepínico flumazenil.

Relações Estrutura-Atividade

O propofol consiste em um anel fenólico substituído com dois grupos isopropil (veja Figura 9-4). O propofol não é hidrossolúvel, porém uma solução aquosa a 1% (10 mg/mL) está disponível para administração intravenosa na forma de uma emulsão óleo em água contendo óleo de soja, glicerol e lecitina de ovo. Um histórico de alergia a ovos não necessariamente contraindica o uso de propofol, pois a maioria das alergias ao ovo envolve uma reação à clara do ovo (albumina do ovo), enquanto que a lecitina do ovo é extraída da gema do ovo. Esta formulação frequentemente causará dor durante a injeção, que pode ser reduzida pela prévia injeção de lidocaína ou, com menor eficácia, misturando a lidocaína com o propofol antes da injeção (2 mL
6 de lidocaína a 1% em 18 mL de propofol). As formulações de propofol podem sustentar o crescimento bacteriano, portanto, uma técnica estéril deve ser observada na preparação e manuseio. O propofol deve ser administrado em até 6 horas da abertura da ampola. Sepse e morte foram associadas a preparações de propofol contaminadas. As atuais formulações contêm edetato dissódico a 0,005% ou metabissulfito de sódio a 0,025% para ajudar a retardar a taxa de crescimento de microrganismos; no entanto, estes aditivos não conferem ao produto o rótulo de "conservante antimicrobiano", segundo os padrões da Farmacopeia dos Estados Unidos.

Farmacocinética

A. Absorção

O propofol está disponível apenas para uso intravenoso para a indução de anestesia geral e para sedação moderada à profunda (veja Tabela 9-3).

B. Distribuição

O propofol possui um início rápido de ação. O despertar de uma única dose em *bolus* também é rápido em razão da meia-vida de distribuição inicial muito curta (2-8 minutos). A maioria dos pesquisadores acredita que a recuperação do propofol é mais rápida e acompanhada por uma menor "ressaca" do que a recuperação com o metoexital, tiopental, cetamina ou etomidato. Isto o torna um bom agente para a anestesia ambulatorial. Uma dose de indução menor é recomendada em pacientes idosos em decorrência do seu pequeno V_d. A idade também é um fator fundamental para determinação das taxas de infusão do propofol necessárias para a TIVA. Em países que não os Estados Unidos, um dispositivo chamado Diprifusor é frequentemente utilizado para fornecer infusão-alvo controlada (concentração) do propofol. O usuário deve inserir a idade e o peso do paciente e a concentração-alvo desejada. O dispositivo utiliza estes dados, um microcomputador e parâmetros farmacocinéticos padrões para continuamente ajustar a taxa de infusão.

C. Biotransformação

A eliminação do propofol excede o fluxo sanguíneo hepático, sugerindo a existência de metabolismo extra-hepático. Esta taxa de eliminação excepcionalmente alta provavelmente contribui à recuperação relativamente rápida após infusões contínuas. Conjugação no fígado resulta em metabólitos inativos, que são eliminados por depuração renal. A farmacocinética do propofol não parece ser afetada pela obesidade, cirrose ou insuficiência renal. O uso de infusão de propofol para sedação prolongada de crianças gravemente enfermas ou pacientes neurocirúrgicos jovens tem sido associado a casos esporádicos de lipemia, acidose metabólica e morte, a chamada *síndrome de infusão do propofol.*

D. Excreção

Embora os metabólitos do propofol sejam primariamente excretados na urina, a insuficiência renal crônica não afeta a depuração da droga original.

Efeitos nos Órgãos e Sistemas

A. Cardiovascular

O principal efeito cardiovascular do propofol é uma redução na pressão sanguínea arterial em razão de uma queda na resistência vascular sistêmica (inibição da atividade vasoconstritora simpática), pré-carga e contratilidade cardíaca. Hipotensão depois da indução é geralmente revertida pelo estímulo que acompanha a laringoscopia e intubação. Fatores associados à hipotensão induzida pelo propofol incluem altas doses, injeção rápida e idade avançada. O propofol compromete de modo acentuado a resposta barorreflexa arterial normal à hipotensão. Raramente, uma intensa queda na pré-carga pode levar a uma bradicardia reflexa mediada pelo nervo vago. Mudanças na frequência cardíaca e débito cardíaco são geralmente transitórias e insignificantes em pacientes saudáveis, porém podem ser graves em pacientes nos extremos de idade, naqueles recebendo bloqueadores β-adrenérgicos, ou aqueles com função ventricular comprometida. Embora o consumo de oxigênio pelo miocárdio e o fluxo sanguíneo coronário normalmente reduzam de forma comparável, ocorre um aumento na produção de lactato no seio coronário em alguns pacientes, indicando um desequilíbrio entre a demanda e o suprimento de oxigênio miocárdico.

B. Respiratório

O propofol é um depressor respiratório profundo que normalmente causa apneia após uma dose de indução. Mesmo quando utilizado para sedação consciente em doses subanestésicas, o propofol inibe o estímulo ventilatório hipóxico e deprime a resposta normal à hipercarbia. Como resultado, somente profissionais apropriadamente instruídos e qualificados devem administrar o propofol para sedação. Depressão dos reflexos das vias aéreas induzida pelo propofol excede aquela do tiopental, permitindo a intubação, endoscopia ou colocação de máscara laríngea na ausência de bloqueio neuromuscular. Embora o propofol possa causar liberação de histamina, a indução com propofol é acompanhada por uma menor incidência de sibilância em pacientes asmáticos e não asmáticos, quando comparado aos barbitúricos ou etomidato.

C. Cerebral

O propofol diminui o fluxo sanguíneo cerebral e pressão intracraniana. Em pacientes com pressão intracraniana elevada, o propofol pode causar uma redução crítica na CPP (< 50 mmHg), a menos que medidas sejam tomadas para sustentar a pressão sanguínea arterial média. O propofol e o tiopental provavelmente fornecem um grau similar de proteção cerebral durante a isquemia focal experimental. Uma característica única ao propofol são as suas propriedades antipruriginosas. Seus efeitos antieméticos (necessitando de uma concentração sanguínea de propofol de 200 ng/mL) fornecem outra razão para que o propofol seja a droga de eleição para anestesia ambulatorial. A indução é ocasionalmente acompanhada por fenômenos excitatórios, como espasmos musculares, opistótonos ou soluços. Embora estas reações possam ocasionalmente simular crises tônico-clônicas, o propofol possui propriedades anticonvulsivantes e tem sido utilizado com sucesso para terminar o estado epiléptico. O propofol pode ser administrado com segurança nos pacientes epilépticos. Esta droga diminui a pressão intraocular. Não há desenvolvimento de tolerância após infusões prolongadas de propofol. O propofol é um agente incomum de dependência física ou vício; entretanto, tanto os profissionais de anestesia quanto os indivíduos não treinados em medicina morreram durante o uso inapropriado de propofol para induzir o sono em cenários não cirúrgicos.

Interações Medicamentosas

As concentrações do fentanil e alfentanil podem ser aumentadas com a administração concomitante do propofol. Muitos clínicos administram uma pequena quantidade de midazolam (p. ex., 30 mcg/kg) antes da indução com propofol; o midazolam pode reduzir em mais de 10% a dose necessária de propofol.

FOSPROPOFOL

O fospropofol é um pró-fármaco hidrossolúvel, que é metabolizado *in vivo* em propofol, fosfato e formaldeído. Seu uso foi liberado nos Estados Unidos e outros países com base em estudos que demonstram que o fospropofol produz uma amnésia mais completa e uma melhor sedação consciente para endoscopia do que o midazolam junto com o fentanil. Este fármaco possui um início de ação e recuperação mais lentos do que o propofol, oferecendo poucos motivos para que os anestesiologistas utilizem o fospropofol no lugar do propofol. O lugar (se algum) do fospropofol com relação a outros agentes competidores ainda não foi estabelecido na prática clínica.

DISCUSSÃO DE CASO

Medicação Pré-Anestésica do Paciente Cirúrgico

Uma mulher de 17 anos extremamente ansiosa se apresenta para dilatação e curetagem. Ela pede que esteja adormecida antes de entrar na sala cirúrgica e não quer lembrar-se de nada.

Quais são os objetivos ao administrar medicação no pré-operatório?

Ansiedade é uma resposta normal à cirurgia iminente. Redução da ansiedade é geralmente o principal objetivo da medicação pré-operatória. Para muitos pacientes, a entrevista pré-operatória com o anestesiologista é mais eficaz em aliviar os medos do que as drogas sedativas. A medicação pré-operatória também pode fornecer alívio da dor pré-operatória ou amnésia perioperatória.

Também pode haver indicações médicas específicas para a medição pré-operatória: profilaxia contra náusea e vômito pós-operatórios (5-HT_3s) e contra pneumonia por aspiração (p. ex., antiácidos), prevenção de reações alérgicas (p. ex., anti-histamínicos), ou redução das secreções das vias aéreas superiores (p. ex., anticolinérgicos). Os objetivos da medicação pré-operatória dependem de muitos fatores, incluindo a saúde e o estado emocional do paciente, o procedimento cirúrgico proposto e o plano anestésico. Por este motivo, a escolha da medicação pré-anestésica deve ser individualizada e fornecida depois da avaliação pré-operatória completa.

Todos os pacientes necessitam de medicação pré-anestésica?

Não. Os níveis usuais de ansiedade pré-operatória não são prejudiciais à maioria dos pacientes. Alguns pacientes temem injeções intramusculares, e outros consideram os estados alterados de percepção mais desagradáveis do que o nervosismo. Se o procedimento cirúrgico for rápido, os efeitos de alguns sedativos podem-se estender para o período pós-operatório e prolongar o tempo de recuperação. Isto é particularmente complicado em pacientes submetidos a uma cirurgia ambulatorial. Contraindicações específicas para a medicação pré-anestésica incluem doença pulmonar severa, hipovolemia, obstrução iminente das vias aéreas, pressão intracraniana aumentada e depressão do estado de consciência basal. Pré-medicação com drogas sedativas nunca deve ser fornecida antes da obtenção de um consentimento informado.

Quais pacientes são mais prováveis de se beneficiar da medicação pré-operatória?

Alguns pacientes permanecem muito ansiosos mesmo depois da entrevista pré-operatória. A separação de crianças pequenas de seus pais é geralmente uma experiência traumática, particularmente se já repetiram várias cirurgias anteriormente. Condições médicas, como doença arterial coronária ou hipertensão, podem ser agravadas pelo estresse psicológico.

De que modo a medicação pré-operatória influencia a indução da anestesia geral?

Alguns medicamentos frequentemente administrados no pré-operatório (p. ex., opioides) reduzem a demanda anestésica e podem facilitar a indução. No entanto, a administração intravenosa destes medicamentos antes da indução é um método mais confiável de alcançar os mesmos benefícios.

O que influencia a escolha entre os medicamentos pré-operatórios comumente administrados?

Depois da determinação dos objetivos da medicação pré-anestésica, os efeitos clínicos dos agentes ditam a escolha. Por exemplo, em um paciente com dor pré-operatória decorrente de uma fratura femoral, os efeitos analgésicos de um opioide (p. ex., fentanil, morfina, hidromorfona) reduzirão o desconforto associado ao transporte para a sala cirúrgica e posicionamento na mesa de cirurgia. Por outro lado, os sintomas de depressão respiratória, hipotensão ortostática, e náusea e vômito podem resultar da pré-medicação com opioides.

Benzodiazepínicos aliviam a ansiedade, frequentemente proporcionam amnésia e são relativamente livres de efeitos colaterais; no entanto, eles não são analgésicos. O diazepam e o lorazepam, estão disponíveis por via oral. O midazolam intramuscular possui um rápido início (30 minutos) e uma curta duração (90 minutos), porém o midazolam intravenoso possui um perfil farmacocinético ainda melhor.

Quais fatores devem ser considerados na seleção da medicação pré-anestésica para este paciente?

Primeiro, deve-se deixar claro ao paciente que, na maioria dos centros, a falta de equipamento necessário e a preocupação com a segurança do paciente impedem que a anestesia seja induzida na sala de espera pré-operatória. Agentes de ação prolongada, como morfina ou lorazepam, não são escolhas adequadas para um procedimento ambulatorial. Diazepam também pode afetar a função mental por várias horas. Uma alternativa é o estabelecimento de um acesso intravenoso na área de espera pré-operatória e titulação de pequenas doses de midazolam, usando a fala enrolada como um ponto final. Neste momento, o paciente pode ser levado para a sala cirúrgica. Os sinais vitais – particularmente a frequência respiratória – devem ser continuamente monitorados.

LEITURA SUGERIDA

Domino EF: Taming the ketamine tiger. Anesthesiology 2010;113:678.

Garnock-Jones KP, Scott LJ: Fospropofol. Drugs 2010;70:469.

Jensen LS, Merry AF, Webster CS, et al: Evidence-based strategies for preventing drug administration errors during anaesthesia. Anaesthesia 2004;59:493.

Leslie K, Clavisi O, Hargrove J: Target-controlled infusion versus manually-controlled infusion of propofol for general anaesthesia or sedation in adults. Cochrane Database Syst Rev 2008;(3):CD006059.

Raeder J: Ketamine, revival of a versatile intravenous anaesthetic. Adv Exp Med Biol 2003;523:269.

Short TG, Young R: Toxicity of intravenous anaesthetics. Best Pract Res Clin Anaesthesiol 2003;17:77.

Vanlersberghe C, Camu F: Etomidate and other non-barbiturates. Handb Exp Pharmacol 2008;(182):267.

Vanlersberghe C, Camu F: Propofol. Handb Exp Pharmacol 2008;(182):227.

CAPÍTULO 10

Agentes Analgésicos

CONCEITOS-CHAVE

1. O acúmulo dos metabólitos de morfina (morfina 3-glicuronídeo e morfina 6-glicuronídeo) em pacientes com insuficiência renal tem sido associado à narcose e depressão ventilatória por vários dias.
2. A rápida administração de maiores doses de opioides (particularmente fentanil, sufentanil, remifentanil e alfentanil) pode induzir uma rigidez da parede torácica severa o bastante para prevenir uma adequada ventilação com balão e máscara.
3. Uma dosagem prolongada de opioides pode produzir "hiperalgesia induzida por opioides", em que os pacientes se tornam mais sensíveis aos estímulos dolorosos. A infusão de altas doses de (em particular) remifentanil durante a anestesia geral pode produzir tolerância aguda, em que doses muito maiores de opioides do que as usuais serão necessárias para a analgesia pós-operatória.
4. A resposta neuroendócrina ao estresse ao estímulo cirúrgico é mensurada em termos de secreção de hormônios específicos, incluindo catecolaminas, hormônio antidiurético e cortisol. Altas doses de opioides bloqueiam a liberação destes hormônios em resposta à cirurgia de modo mais pleno do que os anestésicos voláteis.
5. A aspirina é única, pois inibe irreversivelmente a COX-1 ao acetilar um resíduo de serina na enzima. A natureza irreversível de sua inibição é a responsável pela duração de quase 1 semana de seus efeitos clínicos (p. ex., retorno da agregação plaquetária ao normal) após descontinuação da droga.

Independente de quão bem os procedimentos cirúrgicos e anestésicos são realizados, uma prescrição apropriada de drogas analgésicas, especialmente opioides e inibidores da ciclo-oxigenase (COX), podem fazer a diferença entre um paciente satisfeito e um insatisfeito com o pós-operatório. Estudos demonstraram que os resultados podem ser melhorados quando analgesia é fornecida em um formato "multimodal" (tipicamente enfatizando os inibidores da COX e as técnicas anestésicas locais ao mesmo tempo em que minimiza o uso de opioides) como uma parte de um plano bem definido e bem organizado para o tratamento pós-operatório (veja Capítulo 8).

OPIOIDES

Mecanismo de Ação

Os opioides se ligam a receptores específicos localizados por todo o sistema nervoso central e outros tecidos. Quatro tipos principais de receptores de opioides foram identificados (Tabela 10-1): mu (μ, com os subtipos μ_1 e μ_2), kappa (κ), delta (δ) e sigma (σ). Todos os receptores opioides se acoplam às proteínas G; a ligação de um agonista a um receptor opioide causa hiperpolarização da membrana. Os efeitos agudos dos opioides são mediados pela inibição da adenilciclase (reduções nas concentrações intracelulares da adenosina monofosfato cíclica) e ativação da fosfolipase C. Os opioides inibem os canais de cálcio dependentes de voltagem e ativam os canais de potássio corretores do fluxo de internalização. Os efeitos dos opioides variam com base na duração da exposição, e a tolerância leva a alterações nas respostas aos opioides.

Embora os opioides forneçam certo grau de sedação e (em muitas espécies) são capazes de produzir anestesia geral quando administrados em doses elevadas, eles são utilizados principalmente para fornecer analgesia. As propriedades dos opioides específicos dependem de qual receptor é ligado (e, no caso da administração espinal e epidural de opioides, a localização no neuroeixo onde o receptor está localizado) e a afinidade de ligação da droga. Os agonistas-antagonistas (p. ex., nalbufina, nalorfina, butorfanol e pentazocina) possuem uma menor eficácia do que os supostos agonistas totais (p. ex., fentanil) e, sob algumas circunstâncias, antagonizarão as ações dos agonistas totais. Os antagonistas puros de opioides serão discutidos no Capítulo 17.

As drogas opioides mimetizam os compostos endógenos. Endorfinas, encefalinas e dinorfinas são peptídeos endógenos que se ligam aos receptores opioides. Estas três famílias de peptídeos opioides diferem em suas sequências de aminoácidos, distribuições anatômicas e afinidades pelos receptores.

A ativação dos receptores opioides inibe a liberação pré-sináptica e a resposta pós-sináptica aos neurotransmissores

TABELA 10-1 Classificação dos receptores opioides[1]

Receptor	Efeito Clínico	Agonistas
μ	Analgesia supraespinal (μ_1) Depressão respiratória (μ_2) Dependência física Rigidez muscular	Morfina Met-encefalina[2] β-Endorfina[2] Fentanil
κ	Sedação Analgesia espinal	Morfina Nalbufina Butorfanol Dinorfina[2] Oxicodona
δ	Analgesia Comportamental Epileptogênico	Leu-encefalina[2] β-Endorfina[2]
σ	Disforia Alucinações Estímulo respiratório	Pentazocina Nalorfina Cetamina

[1]Nota: As relações entre o receptor, efeito clínico e agonista são mais complexas do que indicadas nesta tabela. Por exemplo, a pentazocina é um antagonista nos receptores μ, um agonista parcial nos receptores κ, e um agonista nos receptores σ.
[2]Opioide endógeno.

excitatórios (p. ex., acetilcolina, substância P) dos neurônios nociceptivos. O mecanismo celular para esta ação foi descrito no início deste capítulo. A transmissão dos impulsos dolorosos pode ser *seletivamente* modificada ao nível do corno dorsal da medula espinal com a administração intratecal ou epidural de opioides. Os receptores opioides também respondem aos opioides administrados sistemicamente. Modulação através de uma via inibitória descendente da substância cinzenta periaquedutal até o corno dorsal da medula espinal também pode exercer um papel na analgesia opioide. Embora os opioides manifestem seu maior efeito no sistema nervoso central, receptores opiáceos também foram identificados nos nervos somáticos e simpáticos periféricos. Alguns efeitos colaterais dos opioides (p. ex., depressão da motilidade gastrointestinal) resultam da ligação entre os opioides e os receptores nos tecidos periféricos (p. ex., a parede do trato gastrointestinal) e, atualmente, existem antagonistas seletivos para as ações dos opioides fora do sistema nervoso central (alvimopan e naltrexona oral). A distribuição dos receptores opioides nos axônios dos nervos sensoriais primários e a importância clínica destes receptores (quando presentes) permanecem especulativa,s apesar da prática persistente de misturar os opioides nas soluções anestésicas locais aplicadas aos nervos periféricos.

Relações Estrutura-Atividade

A ligação entre o opioide e o receptor é uma propriedade compartilhada por um grupo de compostos quimicamente distintos. Todavia, existem características estruturais comuns, que são exibidas na Figura 10-1. Como no caso da grande maioria de classes de drogas, pequenas alterações moleculares podem converter um agonista em um antagonista. Os isômeros levorrotatórios são geralmente mais potentes do que os isômeros opioides dextrorrotatórios.

Farmacocinética

A. Absorção

Ocorre uma absorção rápida e completa depois da injeção intramuscular de hidromorfona, morfina ou meperidina, com picos de concentração plasmática, sendo normalmente alcançados após 20-60 minutos. A absorção por via transmucosa oral do citrato de fentanil ("pirulito" de fentanil) fornece um rápido início de analgesia e sedação em pacientes que não são bons candidatos à dosagem convencional de opioides por vias oral, intravenosa ou intramuscular.

O baixo peso molecular e a alta lipossolubilidade do fentanil também favorecem a absorção transdérmica (o "adesivo" transdérmico de fentanil). A quantidade de fentanil absorvida por unidade de tempo depende da área de superfície da pele coberta pelo adesivo, assim como das condições cutâneas locais (p. ex., fluxo sanguíneo). O alcance das concentrações sanguíneas eficazes é adiado pelo tempo necessário para estabelecer um reservatório da droga na camada dérmica superior. As concentrações séricas do fentanil alcançam um platô após 14-24 horas da aplicação (com níveis máximos ocorrendo com maior atraso no idoso do que nos pacientes jovens) e permanecem constantes por até 72 horas. A absorção contínua a partir do reservatório dérmico é responsável pelos níveis séricos mensuráveis persistentes após várias horas da remoção do adesivo. Os adesivos de fentanil são frequentemente utilizados para o tratamento ambulatorial da dor crônica e são particularmente apropriados para pacientes que necessitam de doses contínuas de opioides, porém não podem tomar agentes orais de menor custo, porém igualmente eficazes, como a metadona.

Uma ampla variedade de opioides é eficaz por administração oral, incluindo a oxicodona, hidrocodona (geralmente em combinação com o acetaminofeno), codeína, tramadol, morfina, hidromorfona e metadona. Estes agentes são muito usados para o controle da dor em regime ambulatorial.

O fentanil é frequentemente administrado em pequenas doses (10-25 mcg) com anestésicos locais para anestesia espinal, e contribui à analgesia quando combinado com anestésicos locais nas infusões epidurais. Morfina em doses de 0,1 a 0,5 mcg e hidromorfona em doses de 0,05 a 0,2 mg proporcionam 12-18 horas de analgesia após administração intratecal. Morfina e hidromorfona são comumente incluídas nas soluções anestésicas locais infundidas para analgesia epidural pós-operatória. Morfina peridural de liberação prolongada (DepoDur) é administrada como uma dose epidural única (5-15 mg), e os efeitos persistem por 48 horas.

B. Distribuição

A Tabela 10-2 resume as características físicas que determinam a distribuição e a ligação nos tecidos dos opioides analgésicos. Após administração intravenosa, as meias-vidas de distribuição de todos os opioides são razoavelmente curtas (5-20 minutos). No entanto, a baixa lipossolubilidade da morfina desacelera sua passagem pela barreira hematoencefálica, de modo que seu início de ação é lento, e sua duração de ação é prolongada. Isto contrasta com a maior lipossolubilidade do fentanil e sufentanil,

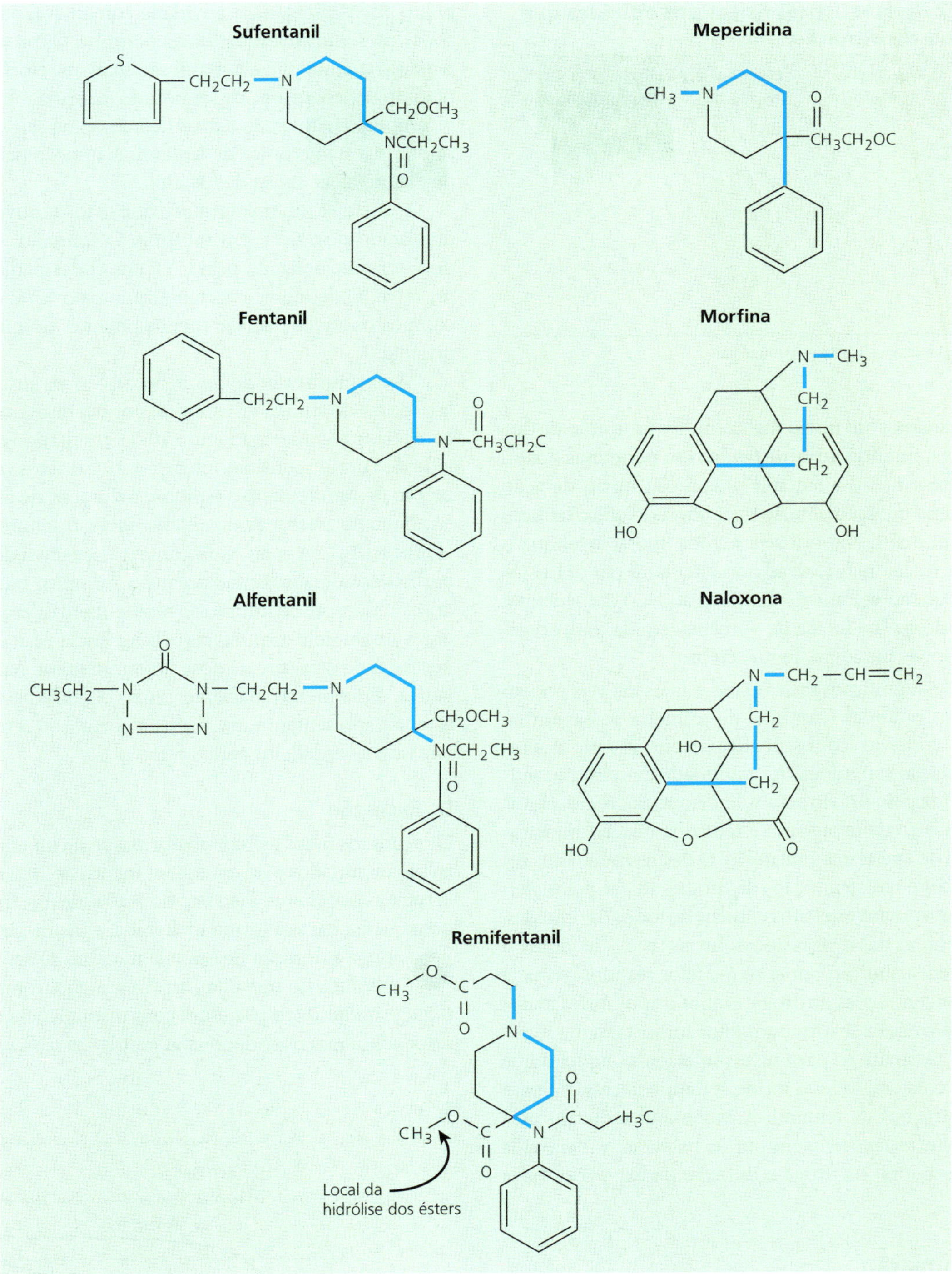

FIGURA 10-1 Os opioides agonistas e antagonistas compartilham parte de sua estrutura química, que é delineada em ciano.

TABELA 10-2 Características físicas dos opioides que determinam a distribuição[1]

Agente	Fração Não Ionizada	Ligação Proteíca	Lipossolubilidade
Morfina	++	++	+
Meperidina	+	+++	++
Fentanil	+	+++	++++
Sufentanil	++	++++	++++
Alfentanil	++++	++++	+++
Remifentanil	+++	+++	++

[1]+, muito baixa; ++, baixa; +++, alta; ++++, muito alta.

que estão associados a um início mais rápido e uma ação de duração mais curta, **quando administrados em pequenas doses**. De modo interessante, o alfentanil possui um início de ação mais rápido e uma duração de ação mais curta do que o fentanil após injeção em *bolus*, embora seja menos lipossolúvel que o fentanil. A alta fração não ionizada do alfentanil em pH fisiológico e seu pequeno volume de distribuição (V_d) aumentam a quantidade da droga (na forma de porcentagem da dose administrada) disponível para ligação no cérebro.

Quantidades significativas de opioides lipossolúveis podem ser retidas pelos pulmões (captação de primeira passagem); à medida que as concentrações sistêmicas caem, os opioides retornam à circulação sanguínea. A quantidade de captação pulmonar é reduzida pelo prévio acúmulo de outras drogas, elevada por um histórico de tabagismo e reduzida pela administração simultânea de anestésico inalatório. O desligamento dos receptores opioides e redistribuição (da droga a julgar pelos efeitos colaterais) terminam os efeitos clínicos de todos os opioides. Após doses menores das drogas lipossolúveis (p. ex., fentanil ou sufentanil), a redistribuição por si só é o fator responsável pela redução das concentrações da droga, embora, após doses maiores, a biotransformação se torna um fator importante na redução dos níveis plasmáticos para níveis inferiores daqueles que causam efeitos colaterais. Desse modo, o tempo necessário para que as concentrações de fentanil ou sufentanil reduzam pela metade é a *contexto sensitiva*; em outras palavras, a meia-vida depende da dose total da droga e duração da exposição (veja Capítulo 7).

C. Biotransformação

Com a exceção do remifentanil, todos os opioides dependem primariamente do fígado para biotransformação e são metabolizados pelo sistema do citocromo P (CYP), conjugados no fígado, ou ambos. Em decorrência da elevada taxa de extração hepática dos opioides, a depuração destas drogas depende do fluxo sanguíneo hepático. O pequeno V_d do alfentanil contribui com sua meia-vida de eliminação curta (1,5 horas). Morfina e hidromorfona sofrem conjugação com o ácido glicurônico para formar, no primeiro caso, a morfina 3-glicuronídeo e morfina 6-glicuronídeo e, no último caso, hidromorfona 3-glicuronídeo. A meperidina é *N*-desmetilada em normeperidina, um metabólito ativo associado à atividade convulsiva, particularmente após doses muito elevadas de meperidina. Os produtos finais do fentanil, sufentanil e alfentanil são inativos. Norfentanil, o metabólito do fentanil, pode ser dosado na urina muito depois que o composto nativo não é mais detectável no sangue para determinar ingestão crônica de fentanil. A importância deste teste é de diagnosticar abuso de fentanil.

Codeína é um pró-fármaco que se torna ativo após ser metabolizado pelo CYP em morfina. O tramadol, similarmente, deve ser metabolizado pelo CYP em *O*-desmetiltramadol para ser ativo. Oxicodona é metabolizada pelo VYP em grupos de compostos ativos que são menos potentes do que o composto original.

A estrutura éster do remifentanil o torna suscetível à hidrólise (de modo similar ao esmolol) por esterases inespecíficas nas hemácias e tecido (veja Figura 10-1), resultando em uma meia-vida de eliminação final inferior a 10 minutos. A biotransformação do remifentanil é rápida, e a duração de uma infusão de remifentanil possui pouco efeito sobre o tempo de despertar (**Figura 10-2**). A meia-vida contexto-sensitiva do remifentanil permanece de aproximadamente 3 minutos, independente da dose ou duração da infusão. O remifentanil difere de outros opioides atualmente disponíveis pela ausência de acúmulo. Não há necessidade de ajuste na dose do remifentanil na disfunção hepática. Finalmente, pacientes com deficiência de pseudocolisterase apresentam uma resposta normal ao remifentanil (isto também é verdadeiro para o esmolol).

D. Excreção

Os produtos finais da biotransformação da morfina e meperidina são eliminados pelos rins, com menos de 10% sendo excretado pelas vias biliares. Pelo fato de 5-10% de morfina ser excretado na urina em sua forma inalterada, a insuficiência renal prolonga a duração de ação da morfina. O acúmulo dos metabólitos de morfina (morfina 3-glicuronídeo e morfina 6-glicuronídeo) em pacientes com insuficiência renal tem sido associado à narcose e depressão ventilatória. Na verdade, a mor-

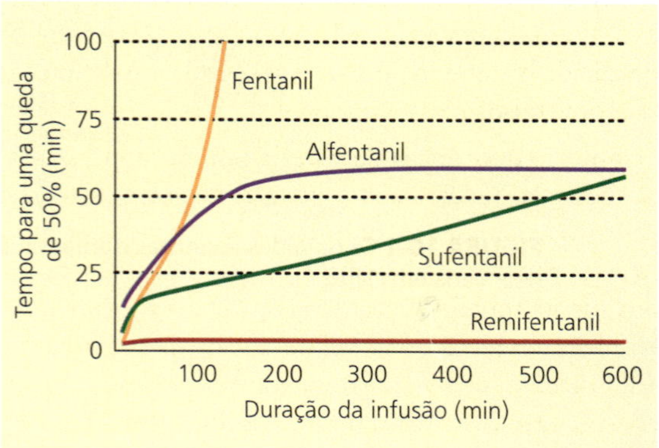

FIGURA 10-2 Ao contrário dos outros opioides, o tempo necessário para atingir uma redução de 50% na concentração plasmática do remifentanil (sua **meia-vida sensível ao contexto**) é muito curto e não é influenciado pela duração da infusão. (Reproduzida, com permissão, de Egan TD: The pharmacokinetics of the new short-acting opioide remifentanil [GI87084B] in healthy adult male volunteers. Anesthesiology 1993;79:881.)

fina 6-glicuronídeo é um opioide agonista de maior potência e de ação mais duradoura do que a morfina. Conforme mencionado antes, a normeperidina a concentrações elevadas pode produzir convulsões, que não são revertidas pela naloxona. Disfunção renal aumenta a probabilidade de efeitos tóxicos em consequência do acúmulo da normeperidina. Entretanto, a morfina e a meperidina têm sido utilizadas com segurança e sucesso em pacientes com insuficiência renal. Os metabólitos do sufentanil são excretados na urina e bile. O principal metabólito do remifentanil é eliminado na urina, é milhares de vezes mais potente do que seu composto original e, portanto, improvável de produzir efeitos opioides clínicos.

Efeitos nos Órgãos e Sistemas

A. Cardiovascular

Em geral, os opioides possuem poucos efeitos diretos sobre o coração. A meperidina tende a aumentar a frequência cardíaca (é estruturalmente similar à atropina e foi originalmente sintetizada como um substituto da atropina), enquanto que doses maiores de morfina, fentanil, sufentanil, remifentanil e alfentanil estão associadas a uma bradicardia mediada pelo nervo vago. Com a exceção da meperidina (e somente a doses muito elevadas), os opioides não deprimem a contratilidade cardíaca, quando são administrados isoladamente (que quase nunca ocorre nos cenários de anestesia cirúrgica). Contudo, a pressão sanguínea arterial geralmente diminui em consequência da bradicardia, vasodilatação e reflexos simpáticos reduzidos, algumas vezes necessitando de suporte com vasopressores. Estes efeitos são mais pronunciados quando os opioides são administrados em combinação com os benzodiazepínicos, caso em que drogas, como o sufentanil e fentanil, podem estar associadas ao débito cardíaco reduzido. Doses em *bolus* de meperidina, hidromorfona e morfina provocam a liberação de histamina em alguns pacientes, podendo acarretar quedas profundas na resistência vascular sistêmica e pressão sanguínea arterial. Os possíveis riscos da liberação de histamina podem ser minimizados em pacientes suscetíveis pela lenta infusão de opioides ou pelo pré-tratamento com antagonistas H_1 e H_2, ou ambos. Os efeitos finais da liberação de histamina podem ser revertidos pela infusão de fluidos endovenosos e vasopressores.

É comum a ocorrência de hipertensão intraoperatória durante a anestesia de altas doses de opioides ou anestesia com óxido nitroso e opioide. Tal hipertensão é frequentemente atribuída a uma profundidade anestésica inadequada, sendo convencionalmente tratada pela adição de outros agentes anestésicos (benzodiazepínicos, propofol ou agentes inalatórios potentes). Se a profundidade da anestesia for adequada, e a hipertensão persistir, vasodilatadores ou outros anti-hipertensivos podem ser usados. A estabilidade cardíaca inerente oferecida pelos opioides é amplamente reduzida na prática atual, quando outras drogas anestésicas, incluindo o óxido nitroso, benzodiazepínicos, propofol ou agentes voláteis, são tipicamente adicionadas. O resultado final da polifarmácia pode incluir depressão do miocárdio.

B. Respiratório

Os opioides deprimem a ventilação, especialmente a frequência respiratória. Portanto, o monitoramento da frequência respiratória proporciona uma maneira simples e conveniente de detectar depressão respiratória precoce em pacientes recebendo analgésicos opioides. Os opioides aumentam a pressão parcial do dióxido de carbono ($PaCO_2$) e enfraquecem a resposta a um desafio com CO_2, resultando em um deslocamento para baixo e para a direita da curva de resposta ao CO_2 (Figura 10-3). Estes efeitos resultam da ligação do opioide aos neurônios nos centros respiratórios do tronco encefálico. **O limiar apneico – a - maior $PaCO_2$ em que um paciente permanece apneico – aumenta, e o estímulo hipóxico é reduzido.** Morfina e meperidina podem causar broncospasmo induzido por histamina em pacientes suscetíveis. 2 **A rápida administração de maiores doses de opioides (particularmente fentanil, sufentanil, remifentanil e alfentanil) pode induzir uma rigidez da parede torácica grave o bastante para prevenir uma adequada ventilação com balão e máscara.** Esta contração muscular centralmente mediada é tratada de modo eficaz com bloqueadores neuromusculares. Atualmente, este problema é raramente observado, pois anestesia com altas doses de opioides é utilizada com menos frequência na prática de anestesia cardiovascular. Os opioides podem eficazmente enfraquecer a resposta broncoconstritora ao estímulo das vias aéreas, como ocorre durante a intubação traqueal.

C. Cerebral

Os efeitos dos opioides sobre a perfusão cerebral e pressão intracraniana devem ser separados de quaisquer efeitos dos opioides sobre a $PaCO_2$. Em geral, os opioides reduzem o consumo de oxigênio cerebral, o fluxo sanguíneo cerebral e a pressão intracraniana, porém em uma proporção muito menor do que os barbitúricos, o propofol ou os benzodiazepínicos. Estes efeitos

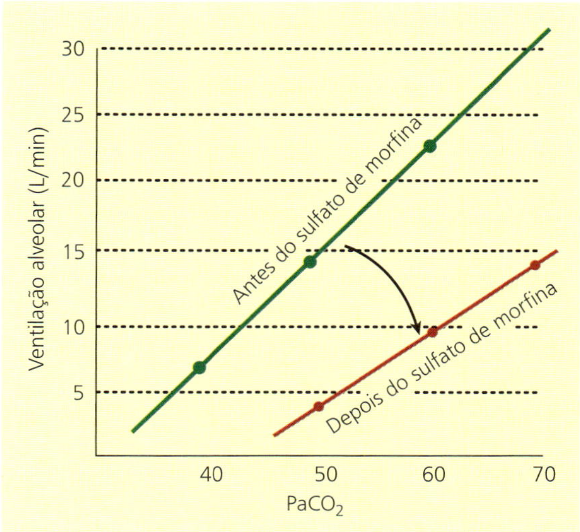

FIGURA 10-3 Os opioides deprimem a ventilação. Isto é graficamente exibido por um desvio da curva de CO_2 para baixo e para a direita.

ocorrerão durante a manutenção da normocarbia por ventilação artificial; no entanto, há alguns relatos de leves – porém transitórios e quase certamente sem importância – aumentos na velocidade do fluxo sanguíneo na artéria cerebral e pressão intracraniana após administrações em *bolus* de opioides nos pacientes com tumores cerebrais ou traumatismo craniano. Se combinada à hipotensão, a queda resultante na perfusão cerebral *poderia* ser prejudicial a pacientes com relações pressão intracraniana/volume anormais. Todavia, a mensagem clínica importante é que qualquer aumento trivial na pressão intracraniana induzido por opioides provavelmente seria muito menos importante do que os grandes aumentos na pressão intracraniana, associados à intubação, que podem ser observados em um paciente anestesiado de maneira inadequada (em que os opioides foram suspensos). Normalmente, o efeito dos opioides no eletroencefalograma (EEG) é mínimo, embora grandes doses estejam associadas a ondas lentas δ. Esporadicamente, há relatos clínicos curiosos de que grandes doses de fentanil podem raramente causar atividade convulsiva; no entanto, algumas destas convulsões aparentes foram retrospectivamente diagnosticadas como grave rigidez muscular induzida por opioides. Como previamente mencionado, a ativação do EEG e convulsões foram associadas ao metabólito da meperidina, ou seja, a normeperidina.

Estímulo da zona de gatilho quimiorreceptora medular é responsável pela incidência de vômito e náusea induzidos por opioides. Curiosamente, náusea e vômitos são mais comuns após doses menores (analgésicas) do que doses muito altas (anestésicas) de opioides. Dosagem oral prolongada de opioides ou infusão de grandes doses de remifentanil durante a anestesia geral pode produzir o fenômeno de tolerância induzida por opioides. A dosagem repetida de opioides com certeza produzirá tolerância, um fenômeno em que doses mais elevadas são necessárias para produzir a mesma resposta. Isto não é o mesmo que dependência física ou vício, que também podem estar associados à administração repetida de opioides.

3 Uma dosagem prolongada de opioides também pode produzir "hiperalgesia induzida por opioides", em que os pacientes se tornam mais sensíveis aos estímulos dolorosos. A infusão de altas doses de (em particular) remifentanil durante a anestesia geral pode produzir tolerância aguda, em que doses muito maiores de opioides do que as usuais serão necessárias para a analgesia pós-operatória. Doses relativamente altas de opioides são necessárias para que os pacientes fiquem inconscientes (Tabela 10-3). No entanto, independente da dose, não é certeza que os opioides produzirão amnésia. A administração parenteral de opioides tem sido a base do controle da dor por mais de 1 século. O uso relativamente recente de opioides nos espaços epidurais e intratecais tem revolucionado o controle das dores aguda e crônica (veja Capítulos 47 e 48).

Diferente dos opioides comumente utilizados, a meperidina possui qualidades anestésicas locais menores, particularmente quando administrada no espaço subaracnóideo. O uso clínico da meperidina como um anestésico local tem sido limitado por sua potência relativamente baixa e tendência a causar efeitos colaterais típicos dos opioides (náusea, sedação e prurido) nas doses necessárias para induzir anestesia local. **Meperidina intravenosa (10-25 mg) é mais eficaz do que a morfina ou o fentanil para reduzir o tremor no tratamento pós-anestésico e, aparentemente, a meperidina é o agente mais adequado para esta indicação.**

TABELA 10-3 Usos e doses dos opioides comuns

Agente	Uso	Via[1]	Dose[2]
Morfina	Analgesia pós-operatória	IM	0,05-0,2 mg/kg
		IV	0,03-0,15 mg/kg
Hidromorfona	Analgesia pós-operatória	IM	0,02-0,04 mg/kg
		IV	0,01-0,02 mg/kg
Fentanil	Anestesia intraoperatória	IV	2-50 mcg/kg
	Analgesia pós-operatória	IV	0,5-1,5 mcg/kg
Sufentanil	Anestesia intraoperatória	IV	0,25-20 mcg/kg
Alfentanil	Anestesia intraoperatória		
	Dose de carga	IV	8-100 mcg/kg
	Infusão de manutenção	IV	0,5-3 mcg/kg/min
Remifentanil	Anestesia intraoperatória		
	Dose de carga	IV	1 mcg/kg
	Infusão de manutenção	IV	0,5-20 mcg/kg/min
	Analgesia/sedação pós-operatória	IV	0,05-0,3 mcg/kg/min

[1]IM, intramuscular; IV, intravenoso.
[2]Nota: A ampla variedade de doses de opioides reflete um grande índice terapêutico e depende dos outros anestésicos que são administrados simultaneamente.
Para pacientes obesos, a dose deve ser com base no peso corporal ideal ou massa corporal magra. Tolerância pode-se desenvolver rapidamente (ou seja, dentro de 2 horas) durante a infusão IV de opioides, necessitando maiores doses de infusão. A dose se correlaciona com outras variáveis além do peso corporal que precisam ser consideradas (p. ex., idade). As potências relativas do fentanil, sufentanil e alfentanil são estimadas em 1:9:1/7.

D. Gastrointestinal

Os opioides desaceleram a motilidade gastrointestinal ao se ligarem aos receptores de opioides presentes no intestino e reduzindo a peristalse. Cólica biliar pode ser provocada pela contração do esfíncter de Oddi induzida pelos opioides. Espasmo biliar, que pode simular um cálculo biliar na colangiografia, é revertido com o opioide antagonista naloxona ou glucagon. Pacientes recebendo terapia prolongada com opioides (p. ex., para dor do câncer) geralmente se tornam tolerantes a muitos dos efeitos colaterais, porém raramente à constipação. Esta é a base para o recente desenvolvimento dos antagonistas periféricos dos receptores opioides metilnaltrexona e alvimopan, e seus efeitos benéficos em promover motilidade nos pacientes com a síndrome intestinal-opioide, naqueles recebendo tratamento crônico com opioides da dor do câncer e naqueles recebendo opioides intravenosos após cirurgia abdominal.

E. Endócrino

4 A resposta neuroendócrina ao estresse ao estímulo cirúrgico é mensurada pela secreção de hormônios específicos, incluindo catecolaminas, hormônio antidiurético e cortisol. Altas doses de opioides (tipicamente fentanil ou sufentanil) bloqueiam a liberação destes hormônios em resposta à cirurgia de modo mais pleno do que os anestésicos voláteis. Embora muito discutido, o real benefício do resultado clínico produzido pela atenuação da resposta ao estresse, mesmo em pacientes cardíacos de alto risco, permanece especulativo (e, possivelmente, inexistente).

Interações Medicamentosas

A combinação da meperidina com os inibidores da monoamina oxidase deve ser evitada, pois pode resultar em hipertensão, hipotensão, hiperpirexia, coma ou parada respiratória. A causa desta interação catastrófica não é completamente compreendida (a falha em reconhecer esta interação medicamentosa no famoso caso de Libby Zion resultou em mudanças nas normas de trabalho para os médicos residentes nos Estados Unidos).

Propofol, barbitúricos, benzodiazepínicos e outros depressores do sistema nervoso central podem provocar efeitos sinergéticos cardiovascular, respiratório e sedativo quando associados aos opioides.

A biotransformação do alfentanil pode ser prejudicada depois do tratamento com eritromicina, levando à sedação prolongada e depressão respiratória.

INIBIDORES DA CICLO-OXIGENASE

Mecanismo de Ação

Muitas drogas anti-inflamatórias não esteroides (NSAIDs) de venda livre atuam inibindo a ciclo-oxigenase (COX), que é a etapa fundamental na síntese de prostaglandina. A COX catalisa a produção de prostaglandina H_1 a partir do ácido araquidônico. A distribuição no tecido difere entre as duas formas da enzima, COX-1 e COX-2. Os receptores da COX-1 são amplamente distribuídos por todo o corpo, incluindo o intestino e as plaquetas. A COX-2 é produzida em resposta à inflamação.

O tamanho da ligação das enzimas COX-1 e COX-2 também difere: o receptor da COX-2 pode acomodar moléculas maiores, que são restringidas de se ligar no receptor da COX-1. Esta distinção é em parte responsável pela inibição seletiva da COX-2. Agentes que inibem a COX de modo não seletivo (p. ex., aspirina) controlarão a febre, inflamação, dor e trombose. Os agentes seletivos para COX-2 (p. ex., acetaminofeno [paracetamol], celecoxib, etoricoxib) podem ser utilizados no pré-operatório sem receios com relação à inibição plaquetária ou desconforto gastrointestinal. Curiosamente, enquanto a inibição da COX-1 reduz a incidência de trombose, a inibição seletiva da COX-2 aumenta o risco de ataque cardíaco, trombose e derrame.

Aspirina, o primeiro fármaco das assim chamadas NSAIDs, era antigamente utilizada como um antitérmico e analgésico. Atualmente, é utilizada quase que exclusivamente para a prevenção de trombose em pacientes suscetíveis ou para o tratamento de infarto agudo do miocárdio. 5 A aspirina é única, pois inibe irreversivelmente a COX-1 ao acetilar um resíduo de serina na enzima. A natureza irreversível de sua inibição é a responsável pela duração de quase 1 semana de seus efeitos clínicos (p. ex., retorno da agregação plaquetária ao normal) após descontinuação da droga.

O primeiro agente relativamente seletivo da COX-2 a ser desenvolvido foi o acetaminofeno (paracetamol). Curiosamente, este agente, embora eficaz para analgesia, não produz quase nenhum efeito sobre a inflamação quando comparado a outros agentes seletivos da COX-2. Com algumas exceções, os inibidores da COX são agentes orais. O acetaminofeno e cetorolaco estão disponíveis em uma forma intravenosa para uso perioperatório.

Analgesia multimodal tipicamente inclui o uso de inibidores da COX, técnicas de anestesia regional ou local, e outras abordagens que visam à redução da necessidade de opioides nos pacientes pós-operatórios. A esperança é que uma exposição reduzida aos opioides acelerará e melhorará a recuperação depois dos procedimentos cirúrgicos.

Relações Estrutura-Atividade

A enzima COX é inibida por um grupo excepcionalmente diverso de compostos que podem ser agrupados em ácidos salicílicos (p. ex., aspirina), derivados do ácido acético (p. ex., cetorolaco), derivados do ácido propiônico (p. ex., ibuprofeno), heterocíclicos (p. ex., celecoxib) e outros. Portanto, uma discussão convencional da estrutura para a potência (e outros fatores) não é útil para estes químicos, além da observação de que os heterocíclicos tendem a ser os compostos com a maior seletividade para a COX-2 do que a forma COX-1 da enzima.

Farmacocinética

A. Absorção

Todos os inibidores da COX (com exceção do cetorolaco) são bem absorvidos depois da administração oral, e todos tipicamente alcançarão concentrações sanguíneas máximas em menos de 3 horas. Alguns inibidores da COX são formulados para aplicação tópica (p. ex., na forma de um gel a ser aplicado sobre as articulações ou na forma de gotas líquidas para serem instiladas nos olhos).

B. Distribuição

Após absorção, os inibidores da COX apresentam um elevado grau de ligação às proteínas plasmáticas, principalmente a albumina. A lipossolubilidade destes inibidores permite com que penetrem facilmente na barreira hematoencefálica para produzir uma analgesia central e antipirese, como também penetrar nos espaços articulares para produzir (com a exceção do acetaminofeno) um efeito anti-inflamatório.

C. Biotransformação

A maioria dos inibidores da COX sofre biotransformação hepática. O agente com o metabólito mais notável é o acetaminofeno, que em doses maiores e tóxicas, rende concentrações grandes o bastante de imina *N*-acetil-p-benzoquinona para produzir insuficiência hepática.

D. Excreção

Quase todos os inibidores da COX são excretados na urina após biotransformação.

Efeitos nos Órgãos e Sistemas

A. Cardiovascular

Os inibidores da COX não atuam diretamente no sistema cardiovascular. Quaisquer efeitos cardiovasculares resultam das ações destes agentes sobre a coagulação. As prostaglandinas mantêm a patência do canal arterial e, portanto, os inibidores da prostaglandina têm sido administrados em neonatos para promover o fechamento de um canal arterial persistentemente patente.

B. Respiratório

Nas doses clínicas apropriadas, nenhum dos inibidores da COX possui efeitos sobre a respiração ou função pulmonar. A superdosagem de aspirina acarreta efeitos complexos sobre o equilíbrio acidobásico e a respiração.

C. Gastrointestinal

A complicação clássica da inibição da COX-1 é a perturbação gastrointestinal. Na sua forma mais extrema, isto pode causar sangramento do trato gastrointestinal superior. As complicações resultam de ações diretas da droga; no primeiro caso, nos efeitos protetores das prostaglandinas na mucosa e, no último caso, na combinação dos efeitos na mucosa e inibição da agregação plaquetária.

Abuso de acetaminofeno ou superdosagem é uma causa comum de insuficiência hepática fulminante, resultando na necessidade de transplante hepático nas sociedades ocidentais.

LEITURA SUGERIDA

Brunton LL, Chabner BA, Knollmann BC (Eds): Goodman & Gilman's The Pharmacological Basis of Therapeutics, 12th ed. McGraw-Hill, 2010: Chaps 18, 34.

Chu LF, Angst MS, Clark D: Opioid-induced hyperalgesia in humans: Molecular mechanisms and clinical considerations. Clin J Pain 2008;24:479.

Jahr JS, Lee VK: Intravenous acetaminophen. Anesthesiol Clin 2010;28:619.

Myles PS, Power I: Clinical update: Postoperative analgesia. Lancet 2007;369:810.

Parvizi J, Miller AG, Gandhi K: Multimodal pain management after total joint arthroplasty. J Bone Joint Surg Am 2011;93:1075.

CAPÍTULO 11

Agentes Bloqueadores Neuromusculares

CONCEITOS-CHAVE

1. É importante estar ciente de que os bloqueadores neuromusculares não garantem inconsciência, amnésia ou analgesia.
2. Os bloqueadores neuromusculares despolarizantes atuam como agonistas dos receptores de acetilcolina (ACh), enquanto que os bloqueadores neuromusculares não despolarizantes funcionam como antagonistas competitivos.
3. Por não ser metabolizada pela acetilcolinesterase, os bloqueadores neuromusculares se desligam do receptor e se difundem para longe da junção neuromuscular, sendo hidrolisada no plasma e fígado por outra enzima, a pseudocolinesterase (colinesterase inespecífica, colinesterase plasmática ou butirilcolinesterase).
4. Com a exceção do mivacúrio, os agentes não despolarizantes não são metabolizados pela acetilcolinesterase ou pseudocolinesterase. A reversão do seu bloqueio depende do desprendimento do receptor, redistribuição, metabolismo e excreção do bloqueador pelo organismo, ou administração de agentes de reversão específicos (p. ex., inibidores da colinesterase) que inibem a atividade da enzima acetilcolinesterase.
5. Os bloqueadores neuromusculares devem suas propriedades paralíticas ao mimetismo da ACh. Por exemplo, a succinilcolina consiste em duas moléculas de ACh unidas.
6. Comparado aos pacientes baixos níveis da enzima acetilcolinesterase ou enzima heterozigota atípica, cuja duração do bloqueio é dobrada ou triplicada, os pacientes com enzima homozigota atípica terão um bloqueio muito prolongado (p. ex., 4-8 horas) depois da administração de succinilcolina.
7. A succinilcolina é considerada contraindicada no tratamento de crianças e adolescentes em razão do risco de hipercalemia, rabdomiólise e parada cardíaca em crianças com miopatias não diagnosticadas.
8. O músculo normal libera uma quantidade suficiente de potássio durante a despolarização induzida pela succinilcolina, a fim de aumentar a concentração sérica de potássio em 0,5 mEq/L. Embora este aumento seja geralmente insignificante em pacientes com níveis basais normais de potássio, uma elevação potencialmente fatal nos níveis de potássio é possível em pacientes com queimaduras, trauma grave, distúrbios neurológicos e diversas outras condições.
9. O doxacúrio, pancurônio, vecurônio e pipecurônio são parcialmente excretados pelos rins, e sua ação está prolongada nos pacientes com insuficiência renal.
10. A cirrose hepática e a insuficiência renal crônica frequentemente resultam em um maior volume de distribuição e uma menor concentração plasmática para uma determinada dose de fármacos hidrossolúveis, como os bloqueadores neuromusculares. Por outro lado, as drogas dependentes da excreção hepática ou renal podem demonstrar uma depuração prolongada. Desse modo, dependendo da droga escolhida, uma dose inicial maior – porém menores doses de manutenção – pode ser necessária nestas doenças.
11. O atracúrio e o cisatracúrio são degradados no plasma em temperatura e pH fisiológicos pela via de Hofmann órgão-independente. Os metabólitos resultantes (um acrilato monoquaternário e a laudanosina) não possuem efeitos bloqueadores neuromusculares.
12. Hipertensão e taquicardia podem ocorrer nos pacientes que tenham recebido pancurônio. Estes efeitos cardiovasculares são causados pela combinação de bloqueio vagal e liberação de catecolaminas das terminações nervosas adrenérgicas.
13. A administração prolongada do vecurônio em pacientes nas unidades de tratamento intensivos tem resultado em bloqueio neuromuscular prolongado (vários dias), possivelmente em razão do acúmulo de seu metabólito ativo 3-hidroxi, alterando a eliminação, ou acarretando o desenvolvimento de uma polineuropatia.
14. O rocurônio (a uma dose de 0,9-1,2 mg/kg) possui um início de ação *similar* ao da succinilcolina (60-90 segundos), tornando-o uma alternativa adequada para induções em sequência rápida, porém à custa de uma duração de ação muito mais longa.

O relaxamento dos músculos esqueléticos pode ser produzido pela anestesia inalatória profunda, bloqueio nervoso regional ou por agentes bloqueadores neuromusculares (comumente chamados de bloqueadores neuromusculares). Em 1942, Harold Griffith publicou os resultados de um estudo que utilizava um extrato de curare (veneno utilizado na ponta das setas pelos índios na América do Sul) durante a anestesia. Depois da introdução da succinilcolina como uma "nova abordagem do relaxamento muscular", estes agentes rapidamente se tornaram uma parte do arsenal de drogas de rotina dos anestesiologistas. No entanto, como referido por Beecher e Todd, em 1954: "relaxantes [m]usculares dados de forma inapropriada podem fornecer ao cirurgião condições [cirúrgicas] ideais em... um paciente [que] esteja paralisado, porém não anestesiado – um estado [que] é totalmente inaceitável para o paciente". Em outras palavras, os

1 bloqueadores neuromusculares não garantem inconsciência, amnésia ou analgesia. Este capítulo revisa os princípios da transmissão neuromuscular e apresenta os mecanismos de ação, estruturas físicas, vias de eliminação, doses recomendadas e efeitos colaterais dos vários bloqueadores neuromusculares.

Transmissão Neuromuscular

A associação entre um neurônio motor e uma célula muscular ocorre na junção neuromuscular (Figura 11-1). A membrana celular do neurônio e da fibra muscular está separada por um espaço estreito (20 nm), a fenda sináptica. À medida que o potencial de ação do nervo despolariza seu terminal, um influxo de íons cálcio através de canais de cálcio voltagem-dependente no citoplasma do nervo permite que vesículas estocadas se unam com a membrana plasmática terminal e libere seu conteúdo (acetilcolina [ACh]). As moléculas de ACh se difundem pela fenda sináptica e se ligam aos receptores colinérgicos nicotínicos em uma porção específica da membrana muscular, a placa motora terminal. Cada junção neuromuscular contém aproximadamente 5 milhões destes receptores, porém a ativação de

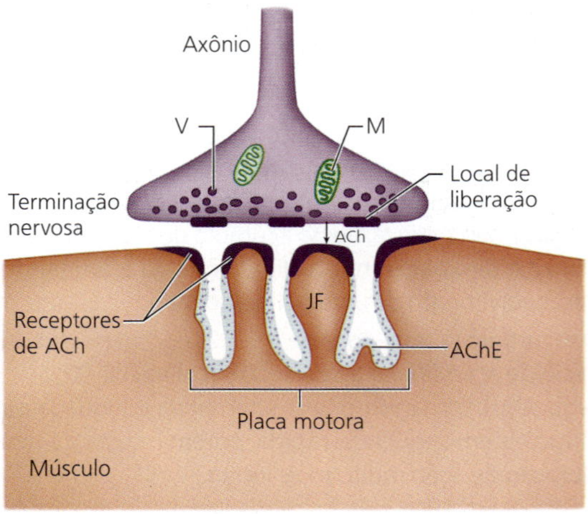

FIGURA 11-1 A junção neuromuscular. V, vesícula transmissora; M, mitocôndria; ACh, acetilcolina; AChE, acetilcolinesterase; JF, dobras juncionais. (Reproduzida, com permissão, de Drachman DB: Myasthenia gravis. N Engl J Med 1978;298:135.)

apenas 500.000 receptores é necessária para contração muscular normal.

A estrutura dos receptores de ACh varia em diferentes tecidos e em diferentes momentos no desenvolvimento. Cada receptor de ACh na junção neuromuscular normalmente consiste em cinco subunidades proteicas; duas subunidades α; e unidades β, δ e ε únicas. Somente as duas subunidades α idênticas são capazes de se ligar às moléculas de ACh. Se ambos os receptores estão ocupados pela ACh, uma mudança conformacional nas subunidades abrirá brevemente (1 ms) o canal iônico no centro do receptor (Figura 11-2). O canal não abrirá, se a ACh estiver ligada em apenas um receptor. Diferente do receptor juncional normal (ou maduro) de ACh, outra isoforma com uma subunidade γ em vez da subunidade ε. Esta isoforma é encontrada no receptor fetal ou imaturo, pois é a forma inicialmente expressa no músculo fetal. Também é frequentemente referida como extrajuncional, pois, ao contrário da isoforma madura, pode estar localizada em qualquer local na membrana muscular, dentro ou fora da junção neuromuscular, quando expressada em adultos.

Os cátions fluem através do canal receptor de ACh aberto (sódio e cálcio para dentro; potássio para fora), gerando um **potencial de placa terminal**. O conteúdo de uma única vesícula, um *quantum* de ACh (10^4 moléculas por *quantum*), produz um potencial de placa terminal em miniatura. O número de *quantum* liberado por cada impulso nervoso, normalmente pelo menos 200, é muito sensível à concentração extracelular de cálcio ionizado; aumentando a concentração de cálcio, aumenta o número de *quantum* liberado. Quando uma quantidade suficiente de receptores é ocupada pela ACh, o potencial da placa terminal será forte o bastante para despolarizar a membrana perijuncional. Os canais de sódio dependentes de voltagem, que estão dentro desta porção da membrana muscular, se abrem quando um limiar de voltagem é desenvolvido pelos canais, ao contrário dos receptores de placas terminais que se abrem, quando a ACh é aplicada (Figura 11-3). A densidade destes canais de sódio nas áreas perijuncionais da membrana muscular é maior do que nas outras partes da membrana. O potencial de ação resultante se propaga ao longo da membrana muscular e sistema de túbulos T, abrindo os canais de sódio e liberando cálcio do retículo sarcoplasmático. O cálcio intracelular possibilita a interação das proteínas contráteis, actina e miosina, provocando a contração muscular. A quantidade de ACh liberada e o número de receptores subsequentemente ativados normalmente excederão o mínimo necessário para o início de um potencial de ação. A margem de segurança quase 10 vezes maior é perdida na síndrome miastênica de Lambert-Eaton (liberação reduzida de ACh) e miastenia grave (número reduzido de receptores).

A ACh é rapidamente hidrolisada em acetato e colina pela enzima substrato-específica **acetilcolinesterase**. Esta enzima (também chamada de colinesterase específica ou colinesterase verdadeira) está incorporada na membrana da placa motora terminal, imediatamente adjacente aos receptores de ACh. Após desprendimento da ACh, os canais iônicos dos receptores se fecham, permitindo a repolarização da placa terminal. O cálcio é armazenado novamente no retículo sarcoplasmático, e as células musculares relaxam.

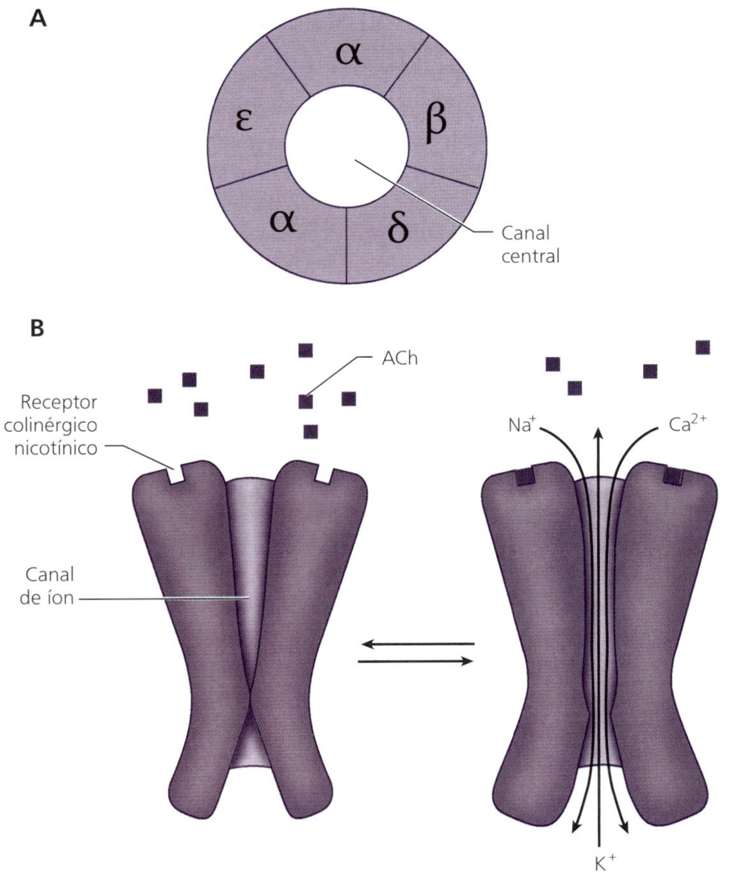

FIGURA 11-2 A: Estrutura do receptor de ACh. Note as duas subunidades α que se ligam ao ACh e ao canal central. **B:** A ligação da ACh aos receptores na placa terminal do músculo causa abertura do canal e influxo de íons.

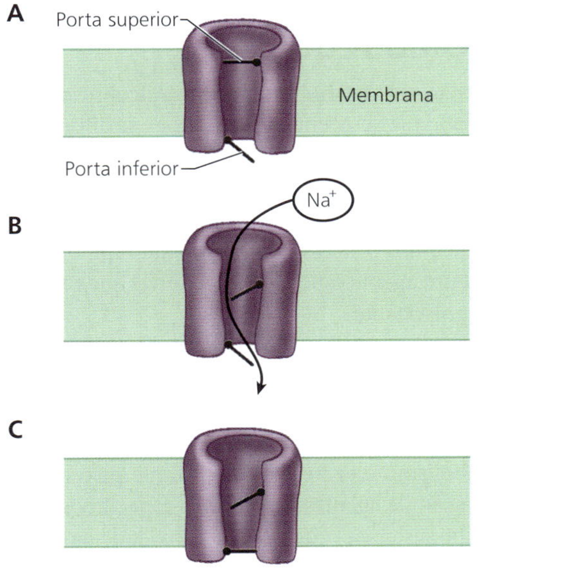

FIGURA 11-3 Diagrama esquemático do canal de sódio. O canal de sódio é uma proteína transmembrana que pode ser definida como tendo dois canais. Os íons de sódio passam apenas quando ambos os canais estão abertos. A abertura dos canais é dependente do tempo e da voltagem. Portanto, o canal possui três estados funcionais. No repouso, o canal inferior é aberto, porém o superior é fechado (**A**). Quando a membrana muscular alcança a voltagem limiar por despolarização, o canal superior se abre, e o sódio pode passar (**B**). Logo após a abertura do canal superior, o canal inferior tempo-dependente se fecha (**C**). Quando a membrana repolariza para sua voltagem de repouso, o canal superior fecha, e o inferior abre (A).

Diferenças entre o Bloqueio Despolarizante e Não Despolarizante

Os agentes bloqueadores neuromusculares são divididos em duas classes: despolarizante e não despolarizante (Tabela 11-1). Esta divisão reflete as diferenças distintas no mecanismo de ação, resposta ao estímulo dos nervos periféricos, e reversão do bloqueio.

TABELA 11-1 Bloqueadores neuromusculares despolarizantes e não despolarizantes

Despolarizante	Não Despolarizante
Curta duração	Curta duração
Succinilcolina	Gantacúrio[1]
	Ação intermediária
	Atracúrio
	Cisatracúrio
	Vecurônio
	Rocurônio
	Ação prolongada
	Pancurônio

[1]Ainda não disponível comercialmente nos Estados Unidos.

MECANISMO DE AÇÃO

Similar à ACh, todos os bloqueadores neuromusculares são compostos de amônio quaternário, cujo nitrogênio carregado positivamente concede uma afinidade aos receptores nicotínicos de ACh. Embora a maioria dos agentes possua dois átomos de amônio quaternário, alguns possuem um cátion de amônio quaternário e uma amina terciária, que é protonada em pH fisiológico.

Os bloqueadores neuromusculares despolarizantes são muito similares à ACh e prontamente se ligam aos receptores da ACh; entretanto, estas drogas *não* são metabolizadas pela acetilcolinesterase, e sua concentração na fenda sináptica não reduz tão rapidamente, resultando em uma despolarização prolongada da placa terminal muscular.

Despolarização contínua da placa terminal causa bloqueadores neuromusculares, pois a abertura dos canais de sódio perijuncionais é limitada pelo tempo (os canais de sódio são rapidamente "inativados" com a despolarização contínua) (Figura 11-3). Depois da excitação inicial e abertura (Figura 11-3B), estes canais de sódio são inativados (Figura 11-3C) e não conseguem reabrir, até que a placa terminal repolarize. Não ocorre repolarização da placa terminal, enquanto os bloqueadores neuromusculares despolarizantes continuam a se ligar aos receptores de ACh; isto é chamado de bloqueio de fase I. Após um período de tempo, a despolarização prolongada da placa terminal pode causar alterações pouco compreendidas no receptor de ACh, resultando em um bloqueio de fase II, que é clinicamente similar àquele dos bloqueadores neuromusculares não despolarizantes.

Os bloqueadores neuromusculares não despolarizantes se ligam aos receptores de ACh, porém são incapazes de induzir a alteração conformacional necessária para abertura dos canais iônicos. Visto que a ACh é impedida de se ligar a seus receptores, o potencial de placa terminal não se desenvolve. Ocorre bloqueio neuromuscular, mesmo quando somente uma subunidade α é bloqueada.

2 Desse modo, os bloqueadores neuromusculares despolarizantes atuam como agonistas dos receptores de ACh, enquanto que os bloqueadores neuromusculares não despolarizantes funcionam como antagonistas competitivos. Esta diferença básica no mecanismo de ação explica seus efeitos diversos em determinados estados de doença. Por exemplo, condições associadas a uma redução crônica na liberação de ACh (p. ex., desnervação muscular) estimulam um aumento compensatório no número de receptores de ACh nas membranas musculares. Estes estados também promovem a expressão da isoforma imatura (extrajuncional) do receptor de ACh, que exibe canais de condutância baixa e tempo prolongado de abertura de canal. Esta regulação elevada causa uma resposta exagerada aos bloqueadores neuromusculares despolarizantes (com mais receptores sendo despolarizados), porém uma resistência aos relaxantes não despolarizantes (mais receptores que devem ser bloqueados). Em contraste, as condições associadas a um menor número de receptores de ACh (p. ex., regulação negativa na miastenia grave) demonstram uma resistência aos relaxantes despolarizantes e um aumento da sensibilidade aos bloqueadores não despolarizantes.

OUTROS MECANISMOS DE BLOQUEIO NEUROMUSCULAR

Algumas drogas podem interferir com a função do receptor de ACh sem agir como um agonista ou antagonista. Elas interferem com o funcionamento normal do local de ligação do receptor de ACh, ou com a abertura e fechamento do canal do receptor. Estes podem incluir agentes anestésicos inalatórios, anestésicos locais e cetamina. A interface receptor de ACh/membrana lipídica pode ser um importante local de ação.

Drogas também podem causar bloqueio com o canal fechado ou aberto. Durante o bloqueio com o canal fechado, a droga fisicamente entope o canal, prevenindo a passagem dos cátions, com a ACh tendo ativado o receptor ou não. O bloqueio com o canal aberto é dependente de uso, pois a droga entra e obstrui o canal dos receptores de ACh somente após ser aberto pela ligação da ACh. A relevância clínica do bloqueio com o canal aberto é desconhecida. Com base em experimentos laboratoriais, seria de esperar que o aumento da concentração de ACh com um inibidor de colinesterase não superaria esta forma de bloqueio neuromuscular. As drogas que podem causar o bloqueio do canal no laboratório incluem a neostigmina, alguns antibióticos, cocaína e quinidina. Outras drogas podem prejudicar a liberação pré-sináptica de ACh. Receptores pré-juncionais exercem um papel na mobilização da ACh para manter a contração muscular. O bloqueio destes receptores pode levar a um esmaecimento da "sequência de quatro estímulos".

REVERSÃO DO BLOQUEIO NEUROMUSCULAR

3 Por não ser metabolizada pela acetilcolinesterase, a succinilcolina se desprende do receptor e se difunde para longe da junção neuromuscular, sendo hidrolisada no plasma e fígado por outra enzima, a pseudocolinesterase (colinesterase inespecífica, colinesterase plasmática ou butirilcolinesterase). Felizmente, este é um processo relativamente rápido, uma vez que não exista um agente específico disponível que reverta um bloqueio despolarizante.

4 Com a exceção da droga descontinuada mivacúrio, os agentes não despolarizantes não são metabolizados pela acetilcolinesterase ou pseudocolinesterase. A reversão do seu bloqueio depende do desprendimento do receptor, redistribuição, metabolismo e excreção do relaxante pelo organismo, ou administração de agentes de reversão específicos (p. ex., inibidores da colinesterase) que inibem a atividade da enzima acetilcolinesterase. Pelo fato de esta inibição aumentar a quantidade de ACh disponível na junção neuromuscular e competir com o agente não despolarizante, é claro que os agentes utilizados para reversão do bloqueio não são de benefício na reversão de um bloqueio despolarizante. Na verdade, ao aumentar a concentração de ACh na junção neuromuscular e inibindo o metabolismo da succinilcolina induzido pela pseudocolinesterase, os *inibidores da colinesterase podem prolongar o bloqueio neuromuscular produzido pela succinilcolina*. O ÚNICO momento em que a neostigmina reverte o bloqueio neuromuscular depois da administração de succinilcolina é quando há um bloqueio de fase II (esmaecimento da "sequência de quatro estímulos") e tempo suficiente tenha passado para que a concentração circulante de succinilcolina seja insignificante.

Sugammadex, uma ciclodextrina, é o primeiro agente seletivo de ligação dos bloqueadores neuromusculares; este fármaco manifesta seu efeito de reversão formando complexos fortes em uma razão 1:1 com os agentes esteroidais não despolarizantes (vecurônio, rocurônio). Esta droga tem sido utilizada na União Europeia nos últimos anos, porém ainda não está comercialmente disponível nos Estados Unidos.

Os agentes bloqueadores neuromusculares mais recentes, como o gantacúrio, que ainda estão sendo investigados, são promissores como agentes não despolarizantes de duração ultracurta; estes agentes sofrem degradação química pela rápida adução com L-cisteína.

RESPOSTA AO ESTÍMULO NERVOSO PERIFÉRICO

O uso de estimuladores de nervos periféricos para monitorar a função neuromuscular foi discutido no Capítulo 6. Quatro padrões de estimulação elétrica de intensidade supramáxima com pulsos de ondas quadradas são considerados:

Tetânico: um estímulo sustentado de 50-100 Hz, geralmente de 5 segundos de duração.

Estímulo único: um único pulso de 0,2 milissegundo de duração.

Sequência de quatro estímulos (ou *train-of-four*): uma série de quatro estímulos em 2 segundos (frequência de 2 Hz), cada um com 0,2 milissegundo de duração

Estimulação por dupla salva (ou *double-burst*): três estímulos curtos (0,2 ms) de alta frequência separados por um intervalo de 20 milissegundos (50 Hz) e, 750 milissegundos após, seguidos por dois ($DBS_{3,2}$) ou três ($DBS_{3,3}$) estímulos adicionais.

A ocorrência de esmaecimento, ou seja, uma diminuição gradual da resposta evocada durante a estimulação nervosa prolongada ou repetida, é indicativa de um bloqueio não despolarizante (Tabela 11-2), ou de um bloqueio fase II, se apenas a succinilcolina tenha sido administrada. O esmaecimento pode ser decorrente de um efeito pré-juncional de bloqueadores despolarizantes que reduz a quantidade de ACh no nervo terminal disponível para liberação durante a estimulação (bloqueio da mobilização do ACh). Recuperação clínica adequada se correlaciona bem com a ausência de esmaecimento. Pelo fato de o esmaecimento ser mais evidente durante a estimulação tetânica sustentada ou estimulação por dupla salva do que após o padrão de quatro estímulos ou estímulos repetidos, os primeiros dois padrões são os métodos de eleição para determinação da adequabilidade de recuperação de um bloqueio não despolarizante.

A capacidade da estimulação tetânica durante um bloqueio despolarizante parcial em aumentar a resposta evocada para um estímulo subsequente é chamada de potencialização pós-tetânica. Este fenômeno pode estar relacionado com um aumento transitório na mobilização de ACh depois da estimulação tetânica.

Ao contrário, um bloqueio despolarizante (fase I), produzido pela succinilcolina, não exibe esmaecimento durante a tetania ou sequência de quatro estímulos; também não demonstra potencialização pós-tetânica. Entretanto, com infusões mais longas de succinilcolina, a qualidade do bloqueio, algumas vezes, mudará, assemelhando-se a um bloqueio não despolarizante (bloqueio de fase II).

Métodos quantitativos mais modernos de avaliação do bloqueio muscular, como a aceleromiografia, possibilitam a determinação das razões exatas da sequência de quatro estímulos, ao contrário das interpretações subjetivas. A aceleromiografia pode reduzir a incidência de bloqueio neuromuscular residual pós-operatório inesperado.

Bloqueadores Neuromusculares Despolarizantes

SUCCINILCOLINA

O único bloqueador neuromuscular despolarizante em uso clínico atualmente é a succinilcolina.

Estrutura Física

5 A succinilcolina – também chamada de diacetilcolina ou suxametônio – consiste em duas moléculas de ACh unidas (Figura 11-4). Esta estrutura é a base do metabolismo, efeitos colaterais e mecanismo de ação da succinilcolina.

Metabolismo e Excreção

A popularidade da succinilcolina é decorrente do seu rápido início de ação (30-60 segundos) e ação de curta duração (tipicamente menos de 10 minutos). Seu rápido início de ação com relação a outros bloqueadores neuromusculares é em grande parte decorrente da dose relativamente alta que é geralmente administrada. A succinilcolina, assim como todos os bloqueadores neuromusculares, possui um pequeno volume de distribuição em razão da sua lipossolubilidade muito baixa; isto também é responsável pelo rápido início de ação. Conforme a succinilcolina entra na circulação, grande parte dela é rapidamente metabolizada pela pseudocolinesterase em succinilmonocolina. Este processo é tão eficiente que apenas uma pequena fração da dose injetada consegue alcançar a junção neuromuscular. Conforme os níveis da droga reduzem no sangue, as moléculas de succinilcolina se difundem para longe da junção neuromuscular, limitando a duração da ação. Entretanto, esta duração de ação pode ser prolongada por doses elevadas, infusão de succinilcolina ou metabolismo anormal. O último pode ser provocado por hipotermia, níveis reduzidos de pseudocolinesterase ou uma enzima geneticamente aberrante. A hipotermia reduz a taxa de hidrólise. Níveis reduzidos de pseudocolinesterase (mensurado como unidades por litro) acompanham a gestação, doença hepática, insuficiência renal e determinadas terapias medicamentosas (Tabela 11-3). Níveis reduzidos de pseudocolinesterase geralmente produzem um prolongamento apenas modesto das ações da succinilcolina (2-20 min).

TABELA 11-2 Respostas evocadas durante o bloqueio despolarizante (fases I e II) e não despolarizante

	Bloqueio Despolarizante		
Estímulo Evocado	**Fase I**	**Fase II**	**Bloqueio não despolarizante**
Trem de quatro (TOF)	Constante, mas diminuído	Enfraquecido	Enfraquecido

Tetania	Constante, mas diminuído	Enfraquecido	Enfraquecido

Estimulação de dupla explosão ($DBS_{3,2}$)	Constante, mas diminuído	Enfraquecido	Enfraquecido

Potenciação pós-tetânica	Ausente	Presente	Presente

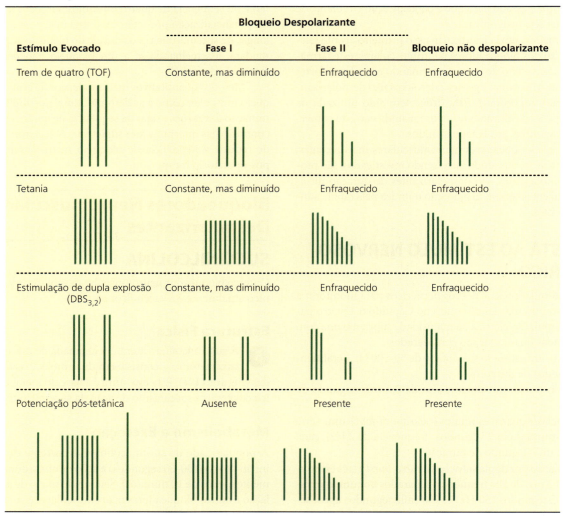

Um em 25-30 pacientes de descendência europeia é heterozigoto, com um gene da pseudocolinesterase normal e um anormal (atípico), resultando em um bloqueio ligeiramente prolongado (20-30 min). Uma quantidade ainda menor de pacientes (1 em 3.000) possui duas cópias do gene anormal mais prevalente (homozigoto atípico) que produz uma enzima com pouca ou nenhuma afinidade pela succinilcolina. Em contraste 6 à duplicação ou triplicação da duração do bloqueio observado em pacientes com baixos níveis da enzima acetilcolinesterase ou enzima heterozigota atípica, os pacientes com enzima homozigota atípica terão um bloqueio *muito* prolongado (p. ex., 4-8 horas) depois da administração de succinilcolina. Entre os genes anormais reconhecidos da pseudocolinesterase, o alelo resistente à dibucaína (variante), que produz uma enzima com 1/100 da afinidade normal para succinilcolina, é o mais comum. Outras variantes incluem alelos resistentes ao fluoreto e alelos silenciosos (sem atividade).

A dibucaína, um anestésico local, inibe 80% da atividade da pseudocolinesterase normal, porém inibe somente 20% da atividade da enzima atípica. O soro de um paciente heterozigoto para a enzima atípica é caracterizado por uma inibição intermediária de 40 a 60%. A porcentagem de inibição da atividade da pseudocolinesterase é denominada **número de dibucaína**. Um paciente com pseudocolinesterase normal possui um número de dibucaína de 80; um homozigoto para o alelo anormal mais comum terá um número de dibucaína de 20. O número de dibucaína mede a função da pseudocolinesterase, não a quantidade da enzima. Desse modo, a adequação da pseudocolinesterase pode ser quantitativamente determinada no laboratório em unidades por litro (um fator secundário) e qualitativamente pelo número de dibucaína (o fator principal). **Paralisia prolongada pelo uso de succinilcolina, provocada pela presença de uma pseudocolinesterase anormal (colinesterase atípica), deve ser tratada com ventilação mecânica contínua e sedação**

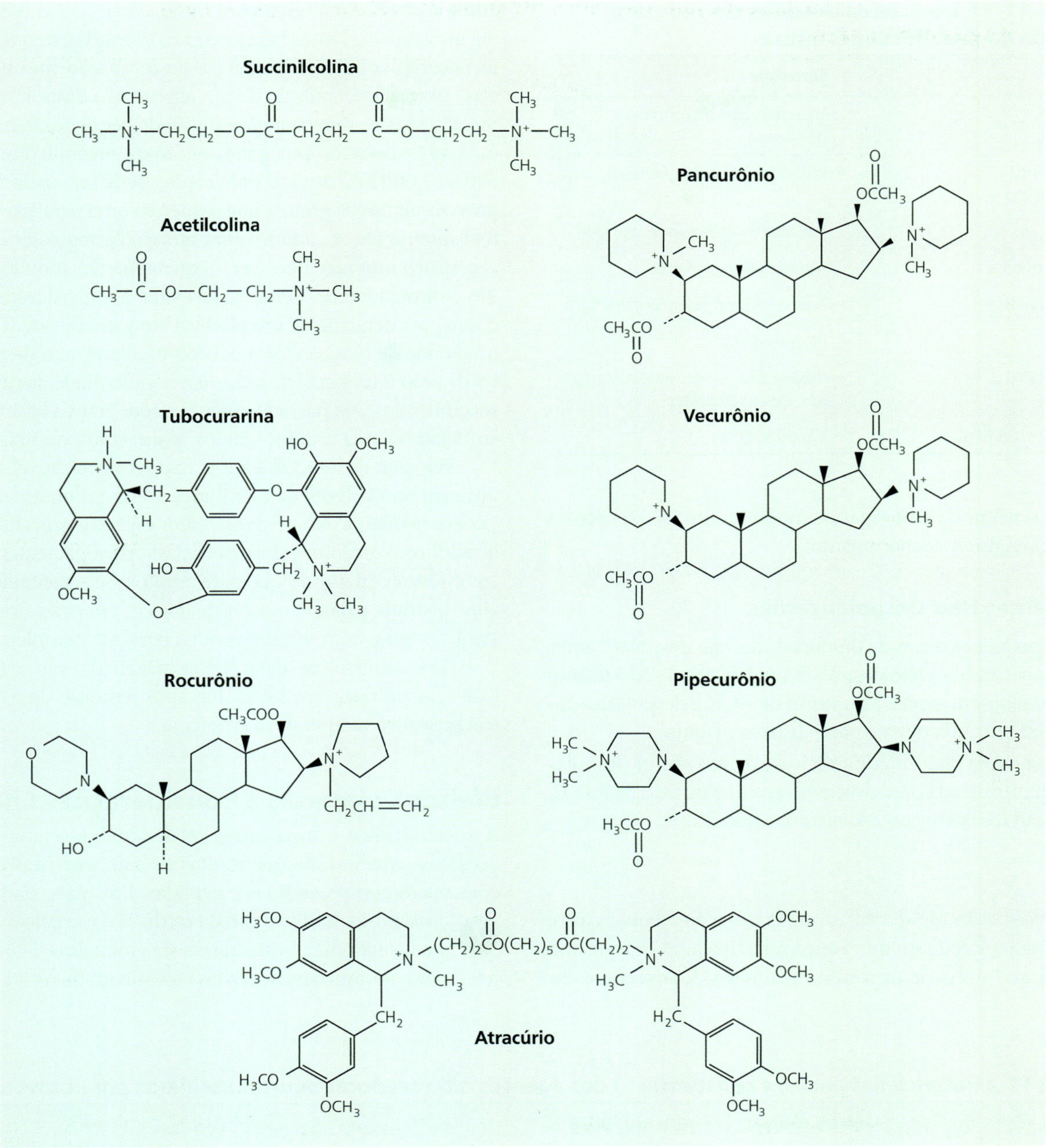

FIGURA 11-4 Estruturas químicas dos agentes bloqueadores neuromusculares.

até que a função muscular retorne ao normal de acordo com os sinais clínicos. Estes pacientes quando acordados NÃO gostam do uso repetitivo e desnecessário da estimulação nervosa, quando todos os membros de um departamento passam para confirmar o diagnóstico.

Interações Medicamentosas

Os efeitos dos bloqueadores neuromusculares podem ser modificados pelo tratamento medicamentoso simultâneo (Tabela 11-4). A succinilcolina está envolvida em duas interações que merecem especial atenção.

A. Inibidores da Colinesterase

Embora os inibidores da colinesterase revertam a paralisia não despolarizante, eles prolongam acentuadamente um bloqueio despolarizante (fase I) por dois mecanismos. Pela inibição da acetilcolinesterase, estes inibidores levam a uma maior concentração de ACh na terminação nervosa, intensificando a despolarização. Eles também reduzem a hidrólise da succinilcolina através da inibição da pseudocolinesterase. Os pesticidas organofosforados, por exemplo, causam uma inibição irreversível da acetilcolinesterase e podem prolongar a ação da succinilcolina por 20-30 minutos. O colírio de ecotiofato, utilizado no passado

TABELA 11-3 Fármacos conhecidos em reduzir a atividade da pseudocolinesterase

Fármaco	Descrição
Ecotiofato	Uso de organofosfato para glaucoma
Neostigmina Piridostigmina	Inibidores da colinesterase
Fenelzina	Inibidor da monoaminoxidase
Ciclofosfamida	Agente antineoplásico
Metoclopramida	Agente antiemético/procinético
Esmolol	Bloqueador β
Pancurônio	Bloqueadores neuromusculares não despolarizantes
Outros contraceptivos	Vários agentes

para glaucoma, pode prolongar de modo acentuado o efeito da succinilcolina por esse mecanismo.

B. Relaxantes Não Despolarizantes

Em geral, pequenas doses de bloqueadores não despolarizantes antagonizam um bloqueio despolarizante de fase I. Pelo fato de as drogas ocuparem alguns receptores de ACh, a despolarização causada pela succinilcolina é parcialmente evitada.

Quando uma quantidade suficiente de um agente despolarizante é administrada para desenvolver um bloqueio de fase II, um não despolarizador potencializará a paralisia.

Dose

Em decorrência do rápido início, curta duração e baixo custo, muitos clínicos acreditam que a succinilcolina ainda é uma boa escolha para a intubação de rotina em adultos. A dose usual em adultos da succinilcolina para intubação é de 1-1,5 mg/kg por via intravenosa. Doses baixas, como 0,5 mg/kg, frequentemente fornecerão condições aceitáveis de intubação mesmo se uma dose para defasciculação de um agente não despolarizante não for utilizada. A repetição da infusão de pequenos *bolus* (10 mg) ou a administração por gotejamento da succinilcolina (1 g em 500 ou 1.000 mL, titulada para efeito) pode ser usada durante os procedimentos cirúrgicos que requerem uma paralisia breve, porém intensa (p. ex., endoscopias otorrinolaringológicas). A função neuromuscular deve ser frequentemente monitorada com um estimulador de nervo para evitar a superdosagem, assim como para detecção de um possível bloqueio de fase II. A disponibilidade de bloqueadores neuromusculares não despolarizantes de ação intermediária reduziu a popularidade das infusões de succinilcolina. No passado, estas infusões eram a base da prática ambulatorial nos Estados Unidos, assim como no Brasil.

Pelo fato de a succinilcolina não ser lipossolúvel, ela possui um pequeno volume de distribuição. Por quilograma, as crianças e os neonatos possuem um maior espaço extracelular do que os adultos. Portanto, a dose necessária para pacientes pediátricos é sempre maior do que para adultos. Se a succinilcolina for administrada pela *via intramuscular* em crianças, uma dose de até 4-5 mg/kg nem sempre produz paralisia completa.

A succinilcolina deve ser armazenada sob refrigeração (2-8°C) e utilizada em até 14 dias após remoção da refrigeração e exposição à temperatura ambiente.

Efeitos Colaterais e Considerações Clínicas

A succinilcolina é uma droga relativamente segura – partindo-se do princípio de que muitas de suas possíveis complicações sejam compreendidas e evitadas. Em razão da hipercalemia, rabdomiólise e parada cardíaca em crianças com miopatias não diagnosticadas, a succinilcolina é considerada relativamente contraindicada no tratamento de rotina de crian-

7

TABELA 11-4 Potencialização (+) e resistência (-) dos agentes bloqueadores neuromusculares por outras drogas

Droga	Efeito sobre o Bloqueio Despolarizante	Efeito sobre o Bloqueio Não Despolarizante	Comentários
Antibióticos	+	+	Estreptomicina, aminoglicosídeo, canamicina, neomicina, colistina, polimixina, tetraciclina, lincomicina, clindamicina
Anticonvulsivantes	?	–	Fenitoína, carbamazepina, primidona, valproato de sódio
Antiarrítmicos	+	+	Quinidina, bloqueadores do canal de cálcio
Inibidores da colinesterase	+	–	Neostigmina, piridostigmina
Dantrolene	?	+	Utilizado no tratamento de hipertermia maligna (possui grupo de amônio quaternário)
Anestésicos inalatórios	+	+	Anestésicos voláteis
Cetamina	?	+	
Anestésicos locais	+	+	Somente doses altas
Carbonato de lítio	+	?	Prolonga o início e duração da succinilcolina
Sulfato de magnésio	+	+	Doses utilizadas para tratar a pré-eclâmpsia e eclâmpsia na gravidez

ças e pacientes adolescentes. A maioria dos clínicos também abandonou o uso *rotineiro* da succinilcolina em adultos. A succinilcolina ainda é adequada para a indução com sequência rápida e para curtos períodos de paralisia intensa, pois nenhum dos bloqueadores neuromusculares não despolarizantes atualmente disponíveis se equiparou à sua ação de início muito rápido e curta duração.

A. Cardiovascular

Em razão da similaridade dos bloqueadores neuromusculares à ACh, não é de estranhar que eles afetem os receptores colinérgicos além daqueles na junção neuromuscular. Todo o sistema nervoso parassimpático e partes do sistema nervoso simpático (gânglios simpáticos, medula suprarrenal e glândulas sudoríparas) dependem da ACh, como um neurotransmissor.

A succinilcolina não apenas estimula os receptores colinérgicos nicotínicos na junção neuromuscular, como também estimula todos os receptores de ACh. As ações cardiovasculares da succinilcolina são, portanto, muito complexas. Estímulo dos receptores nicotínicos nos gânglios parassimpáticos e simpáticos, e receptores muscarínicos no nó sinoatrial do coração, pode aumentar ou reduzir a pressão sanguínea e frequência cardíaca. Baixas doses de succinilcolina podem produzir efeitos inotrópicos e cronotrópicos negativos, porém doses mais elevadas geralmente aumentam a contratilidade e frequência cardíaca, e elevam os níveis circulantes de catecolamina. Na maioria dos pacientes, as consequências hemodinâmicas são irrelevantes quando comparadas aos efeitos do agente de indução e laringoscopia.

As crianças são particularmente suscetíveis à bradicardia grave depois da administração de succinilcolina. Ocasionalmente, bradicardia ocorrerá em adultos quando um segundo *bolus* de succinilcolina é administrado aproximadamente 3-8 minutos depois da primeira dose. O dogma (com base em evidências reais) é que o metabólito da succinilcolina, a succinilmonocolina, sensibiliza os receptores colinérgicos muscarínicos no nó sinoatrial até a segunda dose de succinilcolina, resultando em bradicardia. Atropina intravenosa (0,02 mg/kg em crianças, 0,4 mg em adultos) é normalmente administrada profilaticamente em crianças antes da primeira e subsequentes doses, e, *geralmente,* antes que uma segunda dose de succinilcolina seja administrada em adultos. Outras arritmias, como bradicardia nodal e ectopia ventricular, foram relatadas.

B. Fasciculações

O início da paralisia pela succinilcolina é geralmente anunciado por contrações visíveis das unidades motoras, chamadas fasciculações. Estas podem ser prevenidas pelo pré-tratamento com uma pequena dose de bloqueador não despolarizante. Visto que este tratamento geralmente antagoniza um bloqueio despolarizante, uma dose mais elevada de succinilcolina é necessária (1,5 mg/kg). Tipicamente, as fasciculações não são observadas em crianças pequenas e pacientes idosos.

C. Hipercalemia

8 O músculo normal libera uma quantidade suficiente de potássio durante a despolarização induzida pela succinilcolina, a fim de aumentar a concentração sérica de potássio em 0,5 mEq/L. Embora este aumento seja geralmente insignificante em pacientes com níveis basais normais de potássio, pode trazer risco de vida em pacientes com hipercalemia preexistente. O aumento na concentração de potássio em pacientes com queimaduras, grave trauma, distúrbios neurológicos e diversas outras condições (Tabela 11-5) pode ser grande e catastrófico. Parada cardíaca hipercalêmica pode ser refratária à ressuscitação cardiopulmonar de rotina, necessitando de cálcio, insulina, glicose, bicarbonato e até mesmo circulação extracorpórea para suportar a circulação e reduzir os níveis séricos de potássio. Depois de lesões por desnervação (lesões da medula espinal, grandes queimaduras), a isoforma imatura do receptor de ACh pode ser expressa dentro e fora da junção neuromuscular (aumento da expressão). Estes receptores extrajuncionais possibilitam que a succinilcolina provoque uma ampla despolarização e uma grande liberação de potássio. A liberação de potássio potencialmente fatal *não* é prevenida com confiança pelo pré-tratamento com um não despolarizante. O risco de hipercalemia geralmente alcança seu pico em 7-10 dias depois da lesão, porém o tempo exato do início e a duração do período de risco é variável. O risco de hipercalemia em consequência da succinilcolina é mínimo nos primeiros 2 dias após lesão da medula espinal ou queimadura.

D. Dores Musculares

Os pacientes que recebem succinilcolina apresentam uma maior incidência de mialgia pós-operatória. A eficácia do pré-tratamento com agentes não despolarizantes é controversa. Foi relatado que a administração de rocurônio (0,06-0,1 mg/kg) antes da succinilcolina é eficaz em prevenir fasciculações e reduzir mialgias pós-operatórias. A relação entre as fasciculações e as mialgias pós-operatórias também é inconsistente. Na teoria, as mialgias são decorrentes da contração inicial não sincronizada de grupos musculares; mioglobinemia e aumentos nos níveis séricos da creatinina quinase podem ser detectados depois da administração de succinilcolina. O uso perioperatório de drogas anti-inflamatórias não esteroides pode reduzir a incidência e gravidade das mialgias.

TABELA 11-5 Condições que causam suscetibilidade à hipercalemia induzida pela succinilcolina

Queimadura
Grande traumatismo
Infecção intra-abdominal grave
Lesão da medula espinal
Encefalite
AVE
Síndrome de Guillain-Barré
Doença de Parkinson grave
Tétano
Imobilização corporal total prolongada
Ruptura de aneurisma cerebral
Polineuropatia
Traumatismo craniano fechado
Choque hemorrágico com acidose metabólica
Miopatias (p. ex., distrofia de Duchenne)

E. Elevação da Pressão Intragástrica

Fasciculações dos músculos da parede abdominal aumentam a pressão intragástrica, que é compensada por um aumento no tônus do esfíncter esofágico inferior. Portanto, apesar de muito discutido, não há evidências de que o risco de refluxo gástrico ou aspiração pulmonar seja aumentado pela succinilcolina.

F. Elevação da Pressão Intraocular

O músculo extraocular difere de outros músculos estriados, pois possui múltiplas placas motoras terminais em cada célula. A despolarização prolongada da membrana e contração dos músculos extraoculares depois da administração de succinilcolina transitoriamente aumenta a pressão intraocular e, teoricamente, poderia comprometer um olho lesionado. No entanto, não há evidências de que a succinilcolina leve a um prognóstico mais desfavorável em pacientes com lesões oculares "abertas". A elevação na pressão intraocular não é sempre prevenida pelo pré-tratamento com um agente não despolarizante.

G. Rigidez do Músculo Masseter

A succinilcolina aumenta transitoriamente o tônus muscular nos músculos masseteres. Alguma dificuldade pode inicialmente ser encontrada para abrir a boca, em razão do relaxamento incompleto da mandíbula. Um aumento acentuado no tônus, evitando a laringoscopia, é anormal e pode ser um sinal premonitório de hipertermia maligna.

H. Hipertermia Maligna

A succinilcolina é um agente desencadeador potente nos pacientes suscetíveis à hipertermia maligna, um distúrbio hipermetabólico do músculo esquelético (veja Capítulo 52). Embora alguns dos sinais e sintomas da síndrome neuroléptica maligna (NMS) sejam similares àqueles da hipertermia maligna, a patogênese é completamente diferente e não há necessidade de evitar o uso de succinilcolina em pacientes com NMS.

I. Contrações Generalizadas

Pacientes acometidos pela miotonia podem desenvolver mioclonia depois da administração de succinilcolina.

J. Paralisia Prolongada

Como mencionado anteriormente, os pacientes com níveis reduzidos de pseudocolinesterase normal podem ter uma duração de ação mais longa do que o normal, enquanto que os pacientes com pseudocolinesterase atípica apresentarão uma paralisia acentuadamente prolongada.

K. Pressão Intracraniana

A succinilcolina pode levar a uma ativação do eletroencefalograma e leves aumentos no fluxo sanguíneo cerebral e pressão intracraniana em alguns pacientes. Fasciculações musculares estimulam os receptores de estiramento muscular, que, subsequentemente, aumentam a atividade cerebral. O aumento na pressão intracraniana pode ser atenuado com a manutenção de um controle adequado da via aérea e instituição de hiperventilação. Também pode ser evitado pelo pré-tratamento com bloqueadores neuromusculares não despolarizantes e administração intravenosa de lidocaína (1,5-2 mg/ kg) 2-3 minutos antes da intubação. Os efeitos da intubação sobre a pressão intracraniana superam qualquer aumento causado pela succinilcolina, e a succinilcolina NÃO é contraindicada para a indução com sequência rápida de pacientes com lesões tumorais intracranianas ou outras causas de pressão intracraniana elevada.

L. Liberação de Histamina

Em alguns pacientes, uma pequena liberação de histamina pode ser observada depois da administração de succinilcolina.

Bloqueadores Neuromusculares Não Despolarizantes

Características Farmacológicas Únicas

Ao contrário dos bloqueadores neuromusculares despolarizantes, existe uma ampla seleção de bloqueadores neuromusculares não despolarizantes (Tabelas 11-6 e 11-7). Com base nas estruturas químicas, os bloqueadores neuromusculares não despolarizantes podem ser classificados como compostos benzilisoquinolínicos,

TABELA 11-6 Um resumo da farmacologia dos bloqueadores neuromusculares não despolarizantes

Relaxante	Estrutura Química[1]	Metabolismo	Excreção Primária	Início[2]	Duração[3]	Liberação de Histamina[4]	Bloqueio Vagal[5]
Atracúrio	B	+++	Insignificante	++	++	+	0
Cisatracúrio	B	+++	Insignificante	++	++	0	0
Pancurônio	S	+	Renal	++	+++	0	++
Vecurônio	S	+	Biliar	++	++	0	0
Rocurônio	S	Insignificante	Biliar	+++	++	0	+
Gantacúrio	C	+++	Insignificante	+++	+	+	0

[1]B, benzilisoquinolina; S, esteroide; C, clorofumarato.
[2]Início: +, lento; ++, moderadamente rápido; +++, rápido.
[3]Duração: +, curta; ++, intermediária; +++, longa.
[4]Liberação de histamina: 0, sem efeito; +, leve efeito; ++, efeito moderado; +++, efeito intenso.
[5]Bloqueio vagal: 0, sem efeito; +, leve efeito; ++, efeito moderado.

TABELA 11-7 Características clínicas dos bloqueadores neuromusculares não despolarizantes

Droga	ED_{95} para o Adutor do Polegar Durante a Administração de Óxido Nitroso/Oxigênio/Anestesia Intravenosa (mg/kg)	Dose de Intubação (mg/kg)	Início de Ação na Dose de Intubação (min.)	Duração da Dose de Intubação (min.)	Dose de Manutenção para Administração em *Bolus* (mg/kg)	Dose de Manutenção para Infusão (μg/kg/min)
Succinilcolina	0,5	1,0	0,5	5-10	0,15	2-15 mg/min
Gantacúrio[1]	0,19	0,2	1-2	4-10	N/A[3]	–
Rocurônio	0,3	0,8	1,5	35-75	0,15	9-12
Mivacúrio[2]	0,08	0,2	2,5-3	15-20	0,05	4-15
Atracúrio	0,2	0,5	2,5-3	30-45	0,1	5-12
Cisatracúrio	0,05	0,2	2-3	40-75	0,02	1-2
Vecurônio	0,05	0,12	2-3	45-90	0,01	1-2
Pancurônio	0,07	0,12	2-3	60-120	0,01	–
Pipecurônio[2]	0,05	0,1	2-3	80-120	0,01	–
Doxacúrio[2]	0,025	0,07	4-5	90-150	0,05	–

[1]Não disponível comercialmente nos Estados Unidos.
[2]Não está mais disponível nos Estados Unidos.
[3]N/A, não aplicável.

esteroides ou outros compostos. Afirma-se, com frequência, que a escolha de uma droga específica depende de suas características únicas, que estão geralmente relacionadas com sua estrutura; entretanto, para a maioria dos pacientes, as diferenças entre os bloqueadores neuromusculares de ação intermediária são irrelevantes. No geral, os compostos esteroides podem ser vagolíticos, porém esta propriedade é mais notável com o pancurônio e clinicamente insignificante com o vecurônio ou rocurônio. Os compostos benzilisoquinolínicos tendem a liberar histamina. Em razão das similaridades estruturais, um histórico alérgico a bloqueadores neuromusculares fortemente sugere a possibilidade de reações alérgicas a outros bloqueadores neuromusculares, particularmente aqueles da mesma classe química.

A. Condição para a Intubação

Nenhum dos bloqueadores neuromusculares não despolarizantes atualmente disponíveis possui a curta duração ou rápido início de ação igual à succinilcolina. No entanto, o início de ação dos relaxantes não despolarizantes pode ser acelerado pelo uso de uma dose mais alta ou uma pré-dose *(priming-dose)*. A DE_{95} de qualquer droga é a dose eficaz de uma droga em 95% dos pacientes. Para bloqueadores neuromusculares, a dose que produz 95% de redução do estímulo em 50% dos pacientes. Uma ou 2 vezes a DE_{95} ou 2 vezes a dose que produz 95% de depressão do espasmo é geralmente usada para intubação. Embora uma maior dose para intubação acelere o início de ação, também intensifica os efeitos colaterais e prolonga a duração do bloqueio. Por exemplo, uma dose de 0,15 mg/kg de pancurônio pode produzir condições de intubação em 90 segundos, porém à custa de uma taquicardia mais pronunciada – e um bloqueio que se pode tornar irreversível (pela neostigmina) por mais de 60 minutos. A consequência de uma longa duração de ação é a dificuldade em reverter completamente o bloqueio e uma subsequente incidência elevada de complicações pulmonares pós-operatórias. Como regra geral, quanto mais potente os bloqueadores neuromusculares não despolarizantes, menor sua velocidade de início; a "explicação do dogma" é que uma maior potência necessita de uma menor dose, com um menor número total de moléculas do medicamento, que, por sua vez, reduz a taxa de ligação da droga na junção neuromuscular.

A introdução de agentes de curta duração ou duração intermediária resultou no maior uso de pré-dose. Teoricamente, ao fornecer 10 a 15% da dose usual de intubação 5 minutos antes da indução, um número suficiente de receptores será ocupado, e a paralisia ocorrerá rapidamente, quando o restante do bloqueador for administrado. O uso de uma pré-dose pode produzir condições adequadas para intubação em 60 segundos depois da administração do rocurônio, ou 90 segundos depois da administração de outros não despolarizantes de ação intermediária. Uma dose preparatória *geralmente* não resulta em paralisia clinicamente significativa, que requer um bloqueio de 75 a 80% dos receptores (uma margem de segurança neuromuscular). No entanto, em alguns pacientes, a pré-dose produz dispneia angustiante, diplopia ou disfagia; nestas circunstâncias, o paciente deve ser tranquilizado e a indução anestésica deve ser agilizada. A pré-dose pode adicionalmente causar deterioração mensurável na função respiratória (p. ex., capacidade vital forçada reduzida), podendo levar à dessaturação de oxigênio em pacientes com reserva pulmonar marginal. Estes efeitos colaterais negativos são mais comuns em pacientes mais velhos e mais enfermos.

A sensibilidade aos bloqueadores neuromusculares é variável entre os grupos musculares. Por exemplo, os músculos laríngeos – cujo relaxamento é importante durante a intubação – se recuperam do bloqueio mais rapidamente do que o adutor do polegar, que é comumente monitorado pelo estimulador de nervo periférico.

B. Prevenção de Fasciculações

Para prevenir fasciculações e mialgias, 10 a 15% da dose de um não despolarizante para intubação pode ser administrada 5 minutos antes da succinilcolina. Quando administrado apenas um pouco antes da succinilcolina, as mialgias, porém, não as fasciculações, serão inibidas. Embora a maioria dos não despolarizantes tenha sido utilizada com sucesso para esta finalidade, a tubocurarina e rocurônio são os mais populares (pré-curarização); a tubocurarina não está mais disponível nos Estados Unidos.

C. Manutenção do Relaxamento

Após intubação, pode ser necessário manter a paralisia muscular para facilitar a operação (p. ex., cirurgias abdominais), permitir uma redução na profundidade da anestesia, ou para controlar a ventilação. Existe uma grande variabilidade entre os pacientes na resposta aos bloqueadores neuromusculares. A monitorização da função neuromuscular com estimulador de nervo ajuda a prevenir superdosagem e subdosagem e a reduzir a probabilidade de uma grave paralisia muscular residual na sala de recuperação. As doses de manutenção, sejam elas na forma de injeções em *bolus* intermitentes ou infusão contínua (Tabela 11-7), devem ser guiadas pelo estimulador de nervo e pelos sinais clínicos (p. ex., movimento ou esforços respiratórios espontâneos). Em alguns casos, os sinais clínicos podem preceder a resolução dos espasmos musculares em razão das diferentes sensibilidades aos bloqueadores neuromusculares entre os grupos musculares ou problemas técnicos com o estimulador nervoso. Algum retorno da transmissão neuromuscular deve ser evidente antes de administrar cada dose de manutenção, se o paciente necessita retomar a ventilação espontânea no final da anestesia. Quando uma infusão for utilizada para manutenção, a taxa deve ser ajustada para uma taxa igual ou superior àquela que possibilita algum retorno da transmissão neuromuscular, de modo que os efeitos da droga possam ser monitorados.

D. Potencialização pelos Anestésicos Inalatórios

Os agentes voláteis reduzem as doses necessárias dos agentes não despolarizantes em até 15%. O grau real deste aumento pós-sináptico depende do anestésico inalatório (desflurano > sevoflurano > isoflurano e enflurano > halotano > N_2O/O_2/narcótico) e dos bloqueadores neuromusculares empregados (pancurônio > vecurônio e atracúrio).

E. Potencialização por Outros Não Despolarizantes

Algumas combinações de não despolarizantes produzem um bloqueio neuromuscular mais do que aditivo (sinergético). A falta de sinergismo (ou seja, as drogas são apenas aditivas) por compostos intimamente relacionados (p. ex., vecurônio e pancurônio) confere credibilidade para a teoria de que o sinergismo resulta de mecanismos de ação ligeiramente diferentes.

F. Efeitos Colaterais Autonômicos

Em doses clínicas, os efeitos relativos dos não despolarizantes sobre os receptores nicotínicos e colinérgicos diferem. Alguns agentes mais antigos (tubocurarina e, em menor proporção, a metocurina) bloqueiam os gânglios autonômicos, reduzindo a capacidade do sistema nervoso simpático em aumentar a frequência e contratilidade cardíaca em resposta à hipotensão e outros estresses intraoperatórios. Em contraste, o pancurônio (e galamina) bloqueia os receptores muscarínicos vagais no nódulo sinoatrial, resultando em taquicardia. Todos os relaxantes não despolarizantes mais novos, incluindo o atracúrio, cisatracúrio, vecurônio e rocurônio, são isentos de efeitos autonômicos significativos, quando administrados em suas doses recomendadas.

G. Liberação de Histamina

A liberação de histamina dos mastócitos pode resultar em broncospasmo, rubor cutâneo e hipotensão em consequência da vasodilatação periférica. Tanto o atracúrio, como o mivacúrio, é capaz de desencadear a liberação de histamina, particularmente em doses mais elevadas. Injeções administradas a uma taxa lenta e pré-tratamento com anti-histamínico H_1 e H_2 melhoram estes efeitos colaterais.

H. Metabolismo Hepático

Somente o pancurônio e o vecurônio são metabolizados em um grau significativo pelo fígado. Os metabólitos ativos provavelmente contribuem aos seus efeitos clínicos. O vecurônio e rocurônio dependem fortemente da excreção biliar. Clinicamente, a insuficiência hepática prolonga o bloqueio causado pelo pancurônio e rocurônio, com menor efeito sobre o vecurônio e nenhum efeito sobre o pipecurônio. Atracúrio, cisatracúrio e mivacúrio, embora extensivamente metabolizados, dependem dos mecanismos extra-hepáticos. Doença hepática grave não afeta de modo significativo a depuração do atracúrio e cisatracúrio, porém a redução associada aos níveis de pseudocolinesterase pode desacelerar o metabolismo do mivacúrio.

I. Excreção Renal

9 O doxacúrio, pancurônio, vecurônio e pipecurônio são parcialmente excretados pelos rins, e sua ação está prolongada nos pacientes com insuficiência renal. A eliminação do atracúrio, cisatracúrio, mivacúrio e rocurônio independem da função renal.

Características Farmacológicas Gerais

Algumas variáveis afetam todos os bloqueadores neuromusculares não despolarizantes.

A. Temperatura

A hipotermia prolonga o bloqueio pela redução do metabolismo (p. ex., mivacúrio, atracúrio e cisatracúrio) e atraso da excreção (p. ex., pancurônio e vecurônio).

B. Equilíbrio Acidobásico

A acidose respiratória potencializa o bloqueio da maioria dos bloqueadores não despolarizantes e antagoniza sua reversão.

Isto poderia impedir a recuperação neuromuscular completa em um paciente hipoventilando no pós-operatório. Achados conflitantes com relação aos efeitos neuromusculares de outras mudanças acidobásicas podem ser secundários a alterações coexistentes no pH extracelular, pH intracelular, concentrações eletrolíticas, ou diferenças estruturais entre as drogas (p. ex., monoquaternários *versus* biquaternários; esteroides *versus* isoquinolinas).

C. Anormalidades Eletrolíticas

Hipocalemia e hipocalcemia aumentam um bloqueio não despolarizante. As respostas dos pacientes com hipercalcemia são imprevisíveis. Hipermagnesemia, como pode ser observada em pacientes com pré-eclâmpsia, sendo tratadas com sulfato de magnésio (ou após administração de magnésio intravenoso na sala cirúrgica), potencializa um bloqueio não despolarizante ao competir com o cálcio na placa motora terminal.

D. Idade

Neonatos possuem uma maior sensibilidade aos relaxantes não despolarizantes em razão da imaturidade de suas junções neuromusculares (Tabela 11-8). Esta sensibilidade não necessariamente reduz as doses necessárias, visto que o maior espaço extracelular do neonato fornece um maior volume de distribuição.

E. Interações Medicamentosas

Como referido, muitas drogas aumentam o bloqueio causado pelos agentes não despolarizantes (veja Tabela 11-4). Estes fármacos possuem múltiplos locais de interação: estruturas pré-juncionais, receptores colinérgicos pós-juncionais e membranas musculares.

TABELA 11-8 Considerações adicionais nas populações especiais

Pediátrica	Succinilcolina – não deve ser utilizada rotineiramente Agentes não despolarizantes – início mais rápido Vecurônio – ação prolongada em neonatos
Idosos	Depuração reduzida – duração prolongada, exceto com o cisatracúrio
Obesos	Dose 20% superior à massa corporal magra; início inalterado Duração prolongada, exceto com o cisatracúrio
Doença hepática	Volume de distribuição aumentado Pancurônio e vecurônio – eliminação prolongada em razão do metabolismo hepático e excreção biliar Cisatracúrio – inalterado Pseudocolinesterase reduzida; ação prolongada pode ser vista com a succinilcolina na doença severa
Insuficiência renal	Vecurônio – prolongado Rocurônio – relativamente inalterado Cisatracúrio – alternativa mais segura
Gravemente enfermo	Miopatia, polineuropatia, aumento da expressão do receptor nicotínico de acetilcolina

F. Doença Concomitante

A presença de doença neurológica ou muscular pode acarretar efeitos profundos sobre a resposta de um paciente aos bloqueadores neuromusculares (Tabela 11-9). 10 A cirrose hepática e a insuficiência renal crônica frequentemente resultam em um maior volume de distribuição e uma menor concentração plasmática para uma determinada dose de fármacos hidrossolúveis, como os bloqueadores neuromusculares. Por outro lado, as drogas dependentes da excreção hepática ou renal podem demonstrar uma depuração prolongada (Tabela 11-8). Desse modo, dependendo da droga escolhida, uma dose inicial maior – porém menor dose de manutenção – pode ser necessária nestas doenças.

G. Grupos Musculares

O início e a intensidade do bloqueio variam entre os grupos musculares. Isto pode ser decorrente das diferenças no fluxo sanguíneo, distância da circulação central ou diferentes tipos de fibras. Além disso, a sensibilidade relativa de um grupo muscular pode depender da escolha de bloqueadores neuromusculares. Em geral, diafragma, mandíbula, laringe e músculos faciais (orbicular do olho) respondem aos bloqueadores neuromusculares e se recuperam do mesmo mais rápido do que o polegar. Embora este seja um aspecto de segurança eventual, as contrações diafragmáticas persistentes podem ser desconcertantes perante à completa paralisia do adutor do polegar. A musculatura glótica também é muito resistente ao bloqueio, que é frequentemente confirmado durante a laringoscopia. A DE_{95} para os músculos laríngeos é quase 2 vezes àquela para o músculo adutor do polegar. Boas condições de intubação estão geralmente associadas à perda visual da resposta de contração do orbicular do olho.

Considerando o grande número de fatores que influencia a duração e a magnitude dos bloqueadores neuromusculares, é claro que a resposta de um paciente aos agentes bloqueadores neuromusculares deve ser monitorada. As doses recomendadas, incluindo aquelas neste capítulo, devem ser consideradas diretrizes que requerem modificação para pacientes individuais. Ampla variabilidade na sensibilidade a bloqueadores neuromusculares não despolarizantes é frequentemente encontrada na prática clínica.

ATRACÚRIO

Estrutura Física

Assim como todos os bloqueadores neuromusculares, o atracúrio possui um grupo quaternário; no entanto, uma estrutura benzilisoquinolina é responsável por seu método exclusivo de degradação. O atracúrio é uma mistura de 10 estereoisômeros.

Metabolismo e Excreção

O atracúrio é extensamente metabolizado e, portanto, sua farmacocinética é independente das funções renal e hepática. Menos de 10% é excretado na forma inalterada pelas vias renal e biliar. Dois processos separados são responsáveis pelo metabolismo.

TABELA 11-9 Doenças com respostas alteradas aos bloqueadores neuromusculares

Doença	Resposta aos Despolarizantes	Resposta aos Não Despolarizantes
Esclerose lateral amiotrófica	Contratura	Hipersensibilidade
Distúrbios autoimunes Lúpus eritematoso sistêmico Polimiosite Dermatomiosite	Hipersensibilidade	Hipersensibilidade
Queimadura	Hipercalemia	Resistência
Paralisia cerebral	Leve hipersensibilidade	Resistência
Paralisia periódica familiar (hipercalêmica)	Miotonia e hipercalemia	Hipersensibilidade?
Síndrome de Guillain-Barré	Hipercalemia	Hipersensibilidade
Hemiplegia	Hipercalemia	Resistência sobre o lado afetado
Desnervação muscular (lesão do nervo periférico)	Hipercalemia e contratura	Resposta normal ou resistência
Distrofia muscular (tipo Duchenne)	Hipercalemia e hipertermia maligna	Hipersensibilidade
Miastenia grave	Resistência	Hipersensibilidade
Síndrome miastênica	Hipersensibilidade	Hipersensibilidade
Miotonia Distrófica Congênita Paramiotonia	Contrações musculares generalizadas	Normal ou hipersensibilidade
Infecção crônica grave Tétano Botulismo	Hipercalemia	Resistência

A. Hidrólise Pelas Esterases Plasmáticas

Esta ação é catalisada por esterases inespecíficas, não pela acetilcolinesterase ou pseudocolinesterase.

B. Eliminação de Hofmann

Uma degradação química não enzimática espontânea que ocorre a uma temperatura e pH fisiológico.

Dose

Uma dose de 0,5 mg/kg é administrada pela via intravenosa para intubação. Depois da administração de succinilcolina, o relaxamento intraoperatório é alcançado inicialmente com 0,25 mg/kg e, em seguida, em doses incrementais de 0,1 mg/kg a cada 10-20 minutos. Uma infusão de 5-10 mcg/kg/min pode substituir de modo eficaz as injeções em *bolus* intermitentes.

Embora as doses necessárias não variem significativamente com a idade, o atracúrio pode apresentar uma duração mais curta em crianças e lactantes do que em adultos.

O atracúrio está disponível na forma de uma solução de 10 mg/mL. Esta droga deve ser armazenada a 2-8°C, visto que perde 5 a 10% de sua potência por cada mês de exposição à temperatura ambiente. Na temperatura ambiente, deve ser utilizada em até 14 dias para preservar a potência.

Efeitos Colaterais e Considerações Clínicas

O atracúrio provoca a liberação de histamina dose-dependente, que se torna significativa em doses superiores a 0,5 mg/kg.

A. Hipertensão e Taquicardia

Efeitos colaterais cardiovasculares são raros, a menos que doses superiores a 0,5 mg/kg sejam administradas. O atracúrio também pode causar uma queda transitória na resistência vascular sistêmica e um aumento no índice cardíaco, independente da liberação de qualquer quantidade de histamina. Injeções administradas a uma taxa lenta minimizam estes efeitos.

B. Broncospasmo

O atracúrio deve ser evitado em pacientes asmáticos. O broncospasmo grave é ocasionalmente observado em pacientes sem um histórico de asma.

C. Toxicidade à Laudanosina

A laudanosina, uma amina terciária, é um produto residual da eliminação de Hofmann do atracúrio e tem sido associada à excitação do sistema nervoso central, resultando em elevação da concentração alveolar mínima e, até mesmo, precipitação de convulsões. Preocupações com relação à laudanosina são provavelmente irrelevantes, a menos que um paciente tenha recebido uma dose total extremamente alta ou tenha insuficiência hepática. A laudanosina é metabolizada pelo fígado e excretada na urina e na bile.

D. Sensibilidade ao pH e Temperatura

Em razão de seu metabolismo único, a duração de ação do atracúrio pode ser marcadamente prolongada pela hipotermia e, em menor proporção, pela acidose.

E. Incompatibilidade Química

O atracúrio precipitará na forma de ácido livre se for introduzido em um cateter intravenoso, contendo uma solução alcalina, como o tiopental.

F. Reações Alérgicas

Foram descritas raras reações anafilactoides ao atracúrio. Os mecanismos propostos incluem imunogenicidade direta e ativação imune mediada pelo acrilato. Foram descritas reações mediadas por anticorpos IgE e direcionadas contra os compostos de amônio, incluindo os bloqueadores neuromusculares. Reações ao acrilato, um metabólito do atracúrio e um componente estrutural de algumas membranas de diálise, também foram relatadas em pacientes, sendo submetidos à hemodiálise.

CISATRACÚRIO

Estrutura Física

O cisatracúrio é um estereoisômero do atracúrio, que é 4 vezes mais potente. O atracúrio contém, aproximadamente, 15% de cisatracúrio.

Metabolismo e Excreção

11 Como o atracúrio, o cisatracúrio sofre degradação no plasma em temperatura e pH fisiológicos pela via de Hofmann órgão-independente. Os metabólitos resultantes (um acrilato monoquaternário e a laudanosina) não possuem efeitos bloqueadores neuromusculares. Em decorrência da maior potência do cisatracúrio, a quantidade de laudanosina, produzida pela mesma extensão e duração do bloqueio neuromuscular, é muito menor do que com o atracúrio. Esterases inespecíficas não estão envolvidas no metabolismo do cisatracúrio. O metabolismo e a eliminação são independentes das insuficiências renal e hepática. Pequenas variações nos padrões farmacocinéticos decorrentes da idade resultam em alterações clinicamente importantes na duração da ação.

Dose

O cisatracúrio produz boas condições de intubação após uma dose de 0,1-0,15 mg/kg em até 2 minutos e resulta em bloqueio muscular de duração intermediária. A típica taxa de infusão de manutenção varia de 1 a 2 mcg/kg/min. Portanto, o cisatracúrio é mais potente do que o atracúrio.

O cisatracúrio deve ser armazenado sob refrigeração (2-8°C) e utilizado dentro de 21 dias após remoção da refrigeração e exposição à temperatura ambiente.

Efeitos Colaterais e Considerações Clínicas

Ao contrário do atracúrio, o cisatracúrio não produz um aumento consistente e dose-dependente nos níveis plasmáticos de histamina depois da administração. O cisatracúrio não altera a frequência cardíaca ou pressão sanguínea, nem produz efeitos autonômicos, mesmo em doses 8 vezes à da DE_{95}.

O cisatracúrio compartilha com o atracúrio a produção de laudanosina, a sensibilidade ao pH e temperatura, e a incompatibilidade química.

PANCURÔNIO

Estrutura Física

O pancurônio consiste em um anel esteroide, sobre que duas moléculas de ACh modificadas estão posicionadas (um relaxante biquaternário). O anel esteroide atua como um "espaçador" entre as duas aminas quaternárias. A similaridade do pancurônio à ACh é suficiente para que o pancurônio se ligue (mas sem ativar) ao receptor nicotínico de ACh.

Metabolismo e Excreção

O pancurônio é metabolizado (desacetilado) pelo fígado em um grau limitado. Seus produtos metabólicos apresentam alguma atividade bloqueadora neuromuscular. A excreção é primariamente renal (40%), embora parte da droga seja eliminada pela bile (10%). Não é de surpreender que a eliminação do pancurônio seja desacelerada, e o bloqueio neuromuscular seja prolongado pela insuficiência renal. Pacientes com cirrose podem necessitar de uma dose inicial mais elevada em razão de um volume de distribuição aumentado, porém as doses de manutenção necessárias são diminuídas em decorrência de uma taxa reduzida de depuração plasmática.

Dose

Uma dose de 0,08-0,12 mg/kg de pancurônio fornece relaxamento adequado para intubação em 2-3 minutos. O relaxamento intraoperatório é alcançado pela administração inicial de 0,04 mg/kg, seguida pela administração de 0,01 mg/kg a cada 20-40 minutos.

Crianças podem necessitar de doses moderadamente maiores de pancurônio. O pancurônio está disponível na forma de uma solução de 1 ou 2 mg/mL e é armazenado a 2-8°C, porém pode ser estável por até 6 meses à temperatura ambiente normal.

Efeitos Colaterais e Considerações Clínicas

A. Hipertensão e Taquicardia

12 Estes efeitos cardiovasculares são causados pela combinação de bloqueio vagal e estimulação simpática. A última é secundária a uma combinação de estimulação ganglionar, liberação de catecolaminas das terminações nervosas adrenérgicas

e recaptação reduzida de catecolaminas. Doses elevadas em *bolus* de pancurônio devem ser administradas com cautela em pacientes em que uma frequência cardíaca aumentada seria particularmente prejudicial (p. ex., doença arterial coronária, cardiomiopatia hipertrófica, estenose aórtica).

B. Arritmias

Um aumento na condução atrioventricular e liberação de catecolaminas elevam a probabilidade de arritmias ventriculares em pacientes predispostos. Foi relatado que a combinação de pancurônio, antidepressivos tricíclicos e halotano é particularmente arritmogênica.

C. Reações Alérgicas

Pacientes hipersensíveis aos brometos podem exibir reações alérgicas ao pancurônio (brometo de pancurônio).

VECURÔNIO

Estrutura Física

O vecurônio é o pancurônio menos um grupo metil quaternário (um relaxante monoquaternário). Esta pequena alteração estrutural altera de forma benéfica os efeitos colaterais sem afetar a potência.

Metabolismo e Excreção

O vecurônio é metabolizado em menor escala pelo fígado. Esta droga depende primariamente da excreção biliar e secundariamente (25%) da excreção renal. Embora seja uma droga satisfatória para pacientes com insuficiência renal, sua duração de ação é um tanto prolongada. A breve duração do vecurônio é explicada por sua menor meia-vida de eliminação e excreção mais rápida, quando comparada ao pancurônio. 13 A administração prolongada do vecurônio em pacientes nas unidades de tratamento intensivos tem resultado em um bloqueio neuromuscular de longa duração (vários dias), possivelmente em razão do acúmulo de seu metabólito ativo 3-hidroxi, que altera a depuração da droga e, em alguns pacientes, resulta no desenvolvimento de uma polineuropatia. Os fatores de risco incluem o sexo feminino, insuficiência renal, tratamento prolongado e com altas doses de corticosteroides, e sepse. Portanto, estes pacientes devem ser monitorados de perto, e a dose de vecurônio meticulosamente titulada. A administração a longo prazo de bloqueadores neuromusculares e a subsequente ausência prolongada de ligação da ACh aos receptores de ACh nicotínicos pós-sinápticos podem mimetizar um estado de desnervação crônica e causar disfunção persistente do receptor e paralisia. Tolerância a bloqueadores neuromusculares não despolarizantes também pode-se desenvolver após o uso prolongado. Felizmente, o uso de paralisia desnecessária foi amplamente reduzida nas unidades de terapia intensiva.

Dose

O vecurônio é equipotente com o pancurônio, e a dose de intubação é de 0,08-0,12 mg/kg. Uma dose inicial de 0,04 mg/kg, seguida por incrementos de 0,01 mg/kg a cada 15-20 minutos, fornece relaxamento intraoperatório. Alternativamente, uma infusão de 1-2 mcg/kg/min produz uma manutenção adequada do relaxamento.

A idade não interfere na dose inicial, embora a administração de doses subsequentes seja necessária com menor frequência em neonatos e infantes. Aparentemente, as mulheres são 30% mais sensíveis do que os homens ao vecurônio, como demonstrado por um maior grau de bloqueio e maior duração de ação (isto também foi observado com o pancurônio e rocurônio). A causa para esta sensibilidade pode estar relacionada com as diferenças relacionadas com o gênero na gordura e massa muscular, ligação proteica, volume de distribuição e atividade metabólica. A duração de ação do vecurônio pode ser prolongada ainda mais nas pacientes pós-parto em razão das alterações no fluxo sanguíneo hepático ou captação hepática.

Efeitos Colaterais e Considerações Clínicas

A. Cardiovascular

Mesmo em doses de 0,28 mg/kg, o vecurônio é desprovido de efeitos cardiovasculares significativos. A potencialização de bradicardia induzida pelos opioides pode ser observada em alguns pacientes.

B. Insuficiência Hepática

Embora dependente da excreção biliar, a duração de ação do vecurônio geralmente não é significativamente prolongada em pacientes com cirrose, a menos que doses superiores a 0,15 mg/kg sejam fornecidas. As necessidades de vecurônio são reduzidas durante a fase anepática do transplante hepático.

ROCURÔNIO

Estrutura Física

Este esteroide análogo monoquaternário do vecurônio foi criado para fornecer um rápido início de ação.

Metabolismo e Excreção

O rocurônio não é metabolizado e é eliminado primariamente pelo fígado e ligeiramente pelos rins. Sua duração de ação não é significativamente afetada pela doença renal, porém é modestamente prolongada pela insuficiência hepática grave e gravidez. Por não possuir metabólitos ativos, o rocurônio pode ser uma escolha mais adequada do que o vecurônio no paciente necessitando de infusões prolongadas no cenário da unidade de cuidados intensivos. A duração de ação pode ser prolongada nos pacientes idosos em decorrência de menor massa hepática.

Dose

O rocurônio é menos potente do que outros bloqueadores neuromusculares esteroides (a potência parece estar inversamente relacionada com a velocidade do início de ação). O rocurônio requer uma dose 0,45-0,9 mg/kg para intubação e injeções em *bolus* de 0,15 mg/kg para manutenção. Uma menor dose de 0,4 mg/kg pode possibilitar reversão em até 25 minutos após intubação. A administração intramuscular de rocurônio (1 mg/kg para infantes; 2 mg/kg para crianças) fornece uma paralisia das pregas vocais e diafragmática adequada para intubação, porém não até após 3-6 minutos (injeção no deltoide apresenta um início mais rápido do que no quadríceps); esta paralisia pode ser revertida após aproximadamente 1 hora. As necessidades de infusão do rocurônio variam de 5 a 12 mcg/kg/min. O rocurônio pode produzir uma duração de ação prolongada em pacientes idosos. As doses iniciais necessárias são modestamente aumentadas nos pacientes com doença hepática avançada, presumidamente em razão de um maior volume de distribuição.

Efeitos Colaterais e Considerações Clínicas

14 O rocurônio (a uma dose de 0,9-1,2 mg/kg) possui um início de ação *similar* ao da succinilcolina (60-90 segundos), tornando-o uma alternativa adequada para induções em sequência rápida, porém à custa de uma duração de ação muito mais longa. Esta duração de ação intermediária é comparável à do vecurônio ou atracúrio.

Foi demonstrado que o rocurônio (0,1 mg/kg) é um agente rápido (90 segundos) e eficaz (redução das fasciculações e mialgias pós-operatórias) para pré-curarização antes da administração de succinilcolina. Esta droga possui leves tendências vagolíticas.

OUTROS BLOQUEADORES

Os bloqueadores neuromusculares, primariamente de interesse histórico, não são mais fabricados ou não são clinicamente usados. Eles incluem a tubocurarina, metocurina, galamina, alcurônio, rapacurônio e decametônio. A tubocurarina, o primeiro bloqueador neuromuscular usado clinicamente, frequentemente produzia hipotensão e taquicardia através da liberação de histamina; sua capacidade em bloquear os gânglios autonômicos era de importância secundária. A liberação de histamina também poderia produzir ou exacerbar o broncospasmo. A tubocurarina não é metabolizada de modo significativo, e sua eliminação é primariamente renal e secundariamente biliar. A metocurina, um agente intimamente relacionado, compartilha muitos dos efeitos colaterais da tubocurarina. Depende primariamente da função renal para eliminação. Os pacientes alérgicos ao iodo (p. ex., alergias a moluscos) poderiam exibir hipersensibilidade às preparações de metocurina, visto que estas contêm iodo. A galamina apresenta as propriedades vagolíticas mais potentes de qualquer bloqueador, e é inteiramente dependente da função renal para eliminação. Alcurônio, um não despolarizante de ação prolongada com leves propriedades vagolíticas, também é primariamente dependente da função renal para eliminação. O rapacurônio possui um rápido início de ação, mínimos efeitos colaterais cardiovasculares e uma curta duração de ação. Foi removido pelo fabricante após múltiplos relatos de broncospasmo grave, incluindo algumas fatalidades inexplicadas. A liberação de histamina pode ter sido um fator. O decametônio era um agente despolarizante mais antigo.

Mais recentemente, o doxacúrio, pipecurônio e mivacúrio não estão mais disponíveis comercialmente nos Estados Unidos. O mivacúrio é um derivado benzilisoquinolínico, que é metabolizado pela pseudocolinesterase; portanto, sua duração de ação pode ser prolongada nos estados fisiopatológicos que resultam em baixos níveis de pseudocolinesterase. A dose usual para intubação é de 0,2 mg/kg, com a taxa de infusão no estado de equilíbrio sendo de 4-10 mcg/kg/min. O mivacúrio libera histamina em aproximadamente no mesmo grau que o atracúrio; os efeitos cardiovasculares restantes podem ser minimizados pela injeção lenta. O doxacúrio é um composto benzilisoquinolínico potente de ação prolongada, que é primariamente eliminado por excreção renal. Condições adequadas de intubação são alcançadas em 5 minutos com 0,05 mg/kg. O doxacúrio é essencialmente desprovido de efeitos colaterais cardiovasculares e dos efeitos associados à liberação de histamina. Por outro lado, o pipecurônio é um composto esteroide biquaternário similar ao pancurônio, sem os efeitos vagolíticos. O início e a duração de ação também são similares ao pancurônio; a eliminação é primariamente através das excreções renal (70%) e biliar (20%). A dose usual para intubação varia de 0,06 a 0,1 mg/kg; seu perfil farmacológico é relativamente inalterado nos pacientes idosos.

BLOQUEADORES NEUROMUSCULARES MAIS RECENTES

O gantacúrio pertence a uma nova classe de bloqueadores neuromusculares não despolarizantes, denominada clorofumaratos. O gantacúrio está disponível na forma liofilizada, pois não é estável na forma de solução aquosa; portanto, necessita ser reconstituído antes da administração. Nos ensaios pré-clínicos, o gantacúrio demonstrou uma duração de ação ultracurta, similar àquela da succinilcolina. Seu perfil farmacocinético é explicado pelo fato de que sofre degradação não enzimática por dois mecanismos químicos: rápida formação de produtos inativos de adução da cisteína e hidrólise do éster. Em uma dose de 0,2 mg/kg (DE_{95}), o início de ação foi estimado ser de 1-2 minutos, com uma duração do bloqueio similar àquela da succinilcolina. Sua duração de ação clínica variou de 5 a 10 minutos; a recuperação pode ser acelerada pela administração de edrofônio, assim como pela administração de cisteína exógena. Efeitos cardiovasculares sugestivos de liberação de histamina foram observados após o uso de uma dose 3 vezes maior à DE_{95}.

AV002 (CW002) é outro agente não despolarizante sendo investigado. É um composto fumarato de benzilisoquinolina com base em éster com uma duração de ação intermediária, com metabolismo e eliminação similares ao do gantacúrio.

DISCUSSÃO DE CASO

Recuperação Tardia da Anestesia Geral

Um homem de 72 anos é submetido à anestesia geral para ressecção transuretral da próstata. Vinte minutos após conclusão do procedimento, ele ainda está intubado e não exibe evidências de respiração espontânea ou consciência.

Qual a sua abordagem geral para este dilema diagnóstico?

As pistas para a solução de problemas clínicos complexos são geralmente encontradas em uma revisão pertinente dos históricos médico e cirúrgico, o histórico dos medicamentos ingeridos, exame físico e resultados laboratoriais. Neste caso, o controle anestésico perioperatório também deve ser considerado.

Qual enfermidade médica predispõe um paciente a um despertar tardio ou paralisia prolongada?

A hipertensão crônica altera a autorregulação do fluxo sanguíneo cerebral e diminui a tolerância a episódios de hipotensão. Doença hepática reduz o metabolismo hepático das drogas e a excreção biliar, resultando em uma ação prolongada da droga. Concentrações reduzidas de albumina sérica aumentam a disponibilidade da droga livre (droga ativa). A encefalopatia hepática pode alterar o nível de consciência. A doença renal reduz a excreção renal de muitas drogas. Uremia também pode afetar a consciência. Os pacientes diabéticos são propensos à hipoglicemia e coma hiperosmótico, hiperglicêmico e não cetótico. Um acidente isquêmico prévio ou sopro sintomático de carótida aumenta o risco de encefálico vascular cerebral intraoperatório. *Shunts* cardíacos direita-esquerda, particularmente em crianças com doença cardíaca congênita, possibilitam a passagem de êmbolos aéreos diretamente da circulação venosa para a circulação arterial sistêmica (possivelmente cerebral). Uma embolia aérea paradoxal pode resultar em lesão cerebral permanente. Hipotireoidismo severo está associado a um comprometimento e metabolismo de drogas e, raramente, coma mixedematoso.

Uma história de anestesia geral sem intercorrência limita o diagnóstico diferencial?

A pseudocolinesterase hereditária atípica é descartada por uma prévia anestesia geral sem intercorrência, supondo que a succinilcolina tenha sido administrada. Níveis reduzidos da enzima normal não resultam em apneia pós-operatória, a menos que a cirurgia tenha uma duração muito curta. Hipertermia maligna tipicamente não se apresenta como despertar tardio, embora sonolência prolongada não seja incomum. No entanto, anestesias prévias sem intercorrências não excluem a hipertermia maligna. Pessoas geralmente sensíveis aos agentes anestésicos (p. ex., pacientes geriátricos) podem possuir um histórico de recuperação tardia da anestesia.

Como os medicamentos que um paciente utiliza em seu domicílio afetam o despertar da anestesia geral?

As drogas que diminuem a concentração alveolar mínima, como a metildopa, predispõem os paciente à sobrecarga anestésica. Intoxicação aguda pelo etanol diminui o metabolismo dos barbitúricos e atua independentemente como um sedativo. As drogas que reduzem o fluxo sanguíneo hepático, como a cimetidina, limitarão o metabolismo hepático da droga. Drogas antiparkinsonianas e antidepressivos tricíclicos apresentam efeitos colaterais colinérgicos que aumentam a sedação produzida pela escopolamina. Sedativos de ação prolongada, como os benzodiazepínicos, podem retardar o despertar.

A técnica anestésica altera o despertar?

Medicamentos pré-operatórios podem afetar o despertar. Em particular, os anticolinérgicos (com a exceção do glicopirrolato, que não atravessa a barreira hematoencefálica), opioides e sedativos podem interferir com a recuperação pós-operatória. Pacientes com baixo débito cardíaco podem ter absorção tardia das injeções intramusculares.

A hiperventilação intraoperatória é uma causa comum de apneia pós-operatória. Pelo fato de os agentes voláteis aumentarem o limiar apneico, ou seja, o nível de $PaCO_2$ em que a ventilação espontânea cessa, uma hipoventilação pós-operatória moderada pode ser necessária para estimular os centros respiratórios. Hipertensão ou hipotensão grave intraoperatória podem resultar em edema e hipóxia cerebral.

A hipotermia reduz a concentração alveolar mínima, antagoniza a reversão do bloqueador neuromuscular e limita o metabolismo da droga. Hipóxia arterial ou hipercapnia grave ($PaCO_2$ > 70 mmHg) pode alterar a consciência.

Determinados procedimentos cirúrgicos, como endarterectomia carotídea, circulação extracorpórea e procedimentos intracranianos, estão associados a uma incidência aumentada de déficits neurológicos pós-operatórios. Hematomas subdurais podem ocorrer em pacientes com coagulopatia grave. Ressecção transuretral da próstata está associada à hiponatremia secundária aos efeitos dilucionais da solução de irrigação absorvida.

Quais são os indícios que um exame físico fornece?

O tamanho da pupila nem sempre é um indicador confiável da integridade do sistema nervoso central. Entretanto, pupilas fixas e dilatadas na ausência de medicação anticolinérgica ou bloqueio ganglionar (p. ex., o agente hipotensivo anteriormente utilizado, trimetafano) podem ser um sinal ameaçador. A resposta a um estímulo físico, como anteriorização forçada da mandíbula, pode diferenciar a sonolência da paralisia. Estimulação nervosa periférica também diferencia a paralisia do coma.

Quais exames laboratoriais específicos você solicitaria?

Gasometria arterial e eletrólitos séricos, particularmente sódio, podem ser úteis. Tomografia computadorizada pode ser necessária, se a ausência de resposta for prolongada. Concentrações elevadas de agente inalatório fornecidas pela análise dos gases respiratórios, assim como as medidas processadas do encefalograma (ECG), podem ajudar a determinar se o paciente ainda está sob os efeitos anestésicos. Sinais lentos gerados pelo ECG podem indicar anestesia e patologia cerebral. Os monitores de consciência processados pelo ECG também podem ser empregados com a compreensão de que baixos números no índice bispectral podem ser causados pela supressão anestésica do EEG e lesão cerebral isquêmica.

Quais intervenções terapêuticas devem ser consideradas?

A ventilação mecânica de suporte deve ser mantida no paciente irresponsivo. Naloxona, flumazenil e fisostigmina podem ser indicados, dependendo da provável causa da recuperação anestésica tardia, se os efeitos das drogas forem suspeitos, e se a reversão for considerada segura e desejável.

LEITURA SUGERIDA

Donati F, Bevan D: Neuromuscular Blocking Agents. In: *Clinical Anesthesia*, 6th ed. Barash PG, Cullen BF, Stoelting RK, Cahalan MK, Stock MC (editors). Lippincott, Williams & Wilkins, 2009.

Foldes FF, McNall PG, Borrego-Hinojosa JM: Succinylcholine: a new approach to muscular relaxation in anesthesiology. N Engl J Med 1952;247:596.

Fuchs-Buder, Schreiber JU, Meistelman C: Monitoring neuromuscular block: an update. Anaesthesia 2009;64:82.

Hunter JM: New neuromuscular blocking drugs. N Engl J Med 1995;22:1691.

Lee C: Structure, conformation, and action of neuromuscular blocking drugs. Br J Anaesth 2001;87:755.

Naguib M, Brull SJ: Update on neuromuscular pharmacology. Curr Opin Anaesthesiol 2009;22:483.

Murphy G, Szokol J, Avram M, et al: Intraoperative acceleromyography monitoring reduces symptoms of muscle weakness and improves quality recovery in the early postoperative period. Anesthesiology 2011;115:946.

Naguib M, Lien CA: Pharmacology of muscle relaxants and their antagonists. In: *Miller's Anesthesia*, 7th ed. Miller RD, Eriksson LI, Wiener-Kronish JP, Young WL (editors). Churchill Livingstone, 2010.

CAPÍTULO 12

Inibidores da Colinesterase e Outros Antagonistas Farmacológicos dos Agentes Bloqueadores Neuromusculares

CONCEITOS-CHAVE

1. O uso clínico primário dos inibidores da colinesterase, também chamados de anticolinesterásicos, é reverter o bloqueio neuromuscular não despolarizante.
2. A acetilcolina é o neurotransmissor para todo o sistema nervoso parassimpático (gânglios parassimpáticos e células efetoras), partes do sistema nervoso simpático (gânglios simpáticos, medula suprarrenal e glândulas sudoríparas), alguns neurônios no sistema nervoso central e nervos somáticos, inervando o músculo esquelético.
3. A transmissão neuromuscular é bloqueada quando os bloqueadores neuromusculares não despolarizantes competem com a acetilcolina para se ligar aos receptores colinérgicos nicotínicos. Os inibidores da colinesterase aumentam a quantidade de acetilcolina disponível para competir com o agente não despolarizante, restabelecendo, assim, a transmissão neuromuscular.
4. Em doses excessivas, os inibidores da acetilcolinesterase paradoxalmente potencializam um bloqueio neuromuscular não despolarizante. Além disso, estas drogas prolongam o bloqueio despolarizante da succinilcolina.
5. Qualquer prolongamento da ação do bloqueador neuromuscular não despolarizante em razão de insuficiência renal ou hepática estará provavelmente associado a um aumento correspondente na duração de ação de um inibidor da colinesterase.
6. O tempo necessário para a reversão completa de um bloqueio não despolarizante depende de diversos fatores, incluindo a escolha e dose do inibidor da colinesterase administrada, o bloqueador neuromuscular antagonizado e a extensão do bloqueio antes da reversão.
7. Um agente de reversão deve ser rotineiramente fornecido aos pacientes que tenham recebido bloqueadores neuromusculares não despolarizantes, salvo se uma reversão completa possa ser demonstrada ou quando o plano pós-operatório inclui permanência da intubação e ventilação.
8. Durante a monitorização da recuperação do bloqueio neuromuscular de um paciente, os desfechos clínicos sugeridos da recuperação são: tetania persistente por 5 segundos em resposta a um estímulo de 100 Hz em pacientes anestesiados ou elevação sustentada da cabeça ou perna nos pacientes despertos. Se nenhum destes desfechos for alcançado, o paciente deve permanecer intubado, e a ventilação deve ser continuada.
9. O sugamadex exerce seu efeito através da formação de complexos firmes em uma razão de 1:1 com os bloqueadores neuromusculares esteroides.
10. A cisteína causa inativação do gantacúrio através da degradação metabólica e formação de adutos.

A reversão incompleta dos agentes bloqueadores neuromusculares e da paralisia residual pós-operatória está associada à morbidade; portanto, uma avaliação cuidadosa do bloqueio neuromuscular e um antagonismo farmacológico apropriado são fortemente recomendados sempre que bloqueadores neuromusculares forem administrados. **1** O uso clínico primário dos inibidores da colinesterase, também chamados de anticolinesterásicos, é reverter o bloqueio neuromuscular não despolarizante. Alguns destes agentes também são utilizados para diagnosticar e tratar a miastenia grave. Mais recentemente, agentes mais novos, como a ciclodextrina e a cisteína, com capacidade superior de reversão do bloqueio neuromuscular, causado por agentes específicos, estão sendo investigados com resultados promissores. Este capítulo revisa a farmacologia colinérgica e os mecanismos de inibição da acetilcolinesterase, e apresenta a farmacologia clínica dos inibidores da colinesterase comumente utilizados (neostigmina, edrofônio, piridostigmina e fisostigmina). O capítulo termina com uma breve descrição dos mecanismos de ação de alguns agentes reversores únicos.

Farmacologia Colinérgica

O termo colinérgico se refere aos efeitos do neurotransmissor acetil*colina*, em oposição aos efeitos adrenérgicos da nor*adrenalina* (norepinefrina). Acetilcolina é sintetizada na terminação nervosa pela enzima colina acetiltransferase, que catalisa a reação entre a acetilcoenzima A e a colina (Figura 12-1). Após sua liberação, a acetilcolina é rapidamente hidrolisada pela acetilcolinesterase (colinesterase verdadeira) em acetato e colina.

2 A acetilcolina é o neurotransmissor para todo o sistema nervoso parassimpático (gânglios parassimpáticos e células efetoras), partes do sistema nervoso simpático (gânglios simpáticos, medula suprarrenal e glândulas sudoríparas), alguns neurônios no sistema nervoso central e nervos somáticos inervando o músculo esquelético (Figura 12-2).

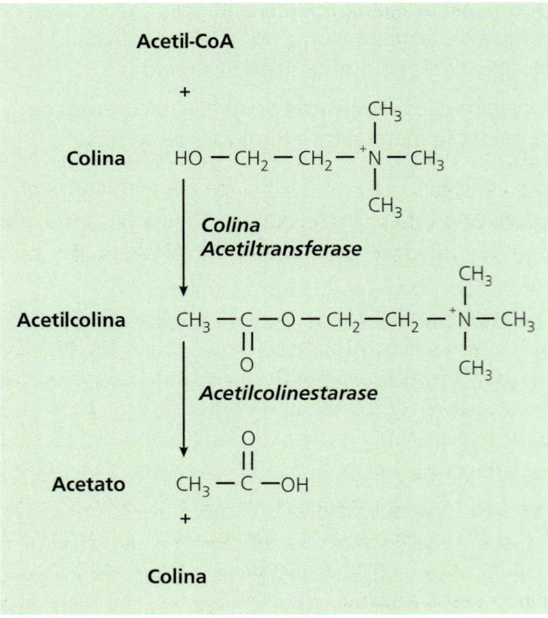

FIGURA 12-1 A síntese e hidrólise da acetilcolina.

Receptores colinérgicos foram subdivididos em dois grupos principais com base em suas reações com os alcaloides muscarina e nicotina (Figura 12-3). A nicotina estimula os gânglios autônomos e os receptores da musculatura esquelética (receptores nicotínicos), enquanto que a muscarina ativa as células efetoras de órgãos-alvo, como a musculatura lisa brônquica, glândulas salivares e o nódulo sinoatrial (receptores muscarínicos). O sistema nervoso central possui receptores nicotínicos e muscarínicos. Os receptores nicotínicos são bloqueados pelos bloqueadores neuromusculares (também chamados de bloqueadores neuromusculares), e os receptores muscarínicos são bloqueados pelas drogas anticolinérgicas, como atropina. Embora a resposta a alguns agonistas (p. ex., nicotina, muscarina) e alguns antagonistas (p. ex., vecurônio *versus* atropina) seja diferente entre os receptores nicotínicos e muscarínicos, ambos respondem à acetilcolina (Tabela 12-1). Agonistas colinérgicos clinicamente disponíveis resistem à hidrólise pela colinesterase. Metacolina e betanecol são agonistas primariamente muscarínicos, enquanto que o carbacol é um agonista muscarínico e nicotínico. Metacolina por inalação tem sido utilizada como um teste provocativo na asma, betanecol é usado para atonia vesical, e carbacol pode ser utilizado topicamente para glaucoma de ângulo aberto.

Ao reverter o bloqueio neuromuscular, o primeiro objetivo é o de maximizar a transmissão nicotínica com um mínimo de efeitos colaterais muscarínicos.

MECANISMO DE AÇÃO

3 A transmissão neuromuscular normal depende significativamente da ligação da acetilcolina aos receptores colinérgicos nicotínicos na placa motora terminal. Os bloqueadores neuromusculares não despolarizantes agem competindo com a acetilcolina por estes locais de ligação, bloqueando, desse modo, a transmissão neuromuscular. Reversão do bloqueio depende da difusão gradual, redistribuição, metabolismo e excreção do organismo do bloqueador não despolarizante *(reversão espontânea)*, frequentemente auxiliada pela administração de agentes reversores específicos *(reversão farmacológica)*. Os inibidores da colinesterase *indiretamente* aumentam a quantidade de acetilcolina disponível para competir com o agente não despolarizante, restabelecendo a transmissão neuromuscular normal.

Os inibidores da colinesterase inativam a acetilcolinesterase ao se ligarem reversivelmente à enzima. A estabilidade da ligação influencia a duração de ação. A atração eletrostática e pontes de hidrogênio do edrofônio são de curta duração; as ligações covalentes da neostigmina e piridostigmina são mais duradouras.

Organofosforados, uma classe especial de inibidores da colinesterase, formam ligações irreversíveis muito estáveis com a enzima. Eles são utilizados na oftalmologia e, mais comumente, como pesticidas. Entretanto, a duração clínica dos inibidores da colinesterase, utilizados na anestesia, é provavelmente mais influenciada pela taxa de desaparecimento plasmático da droga.

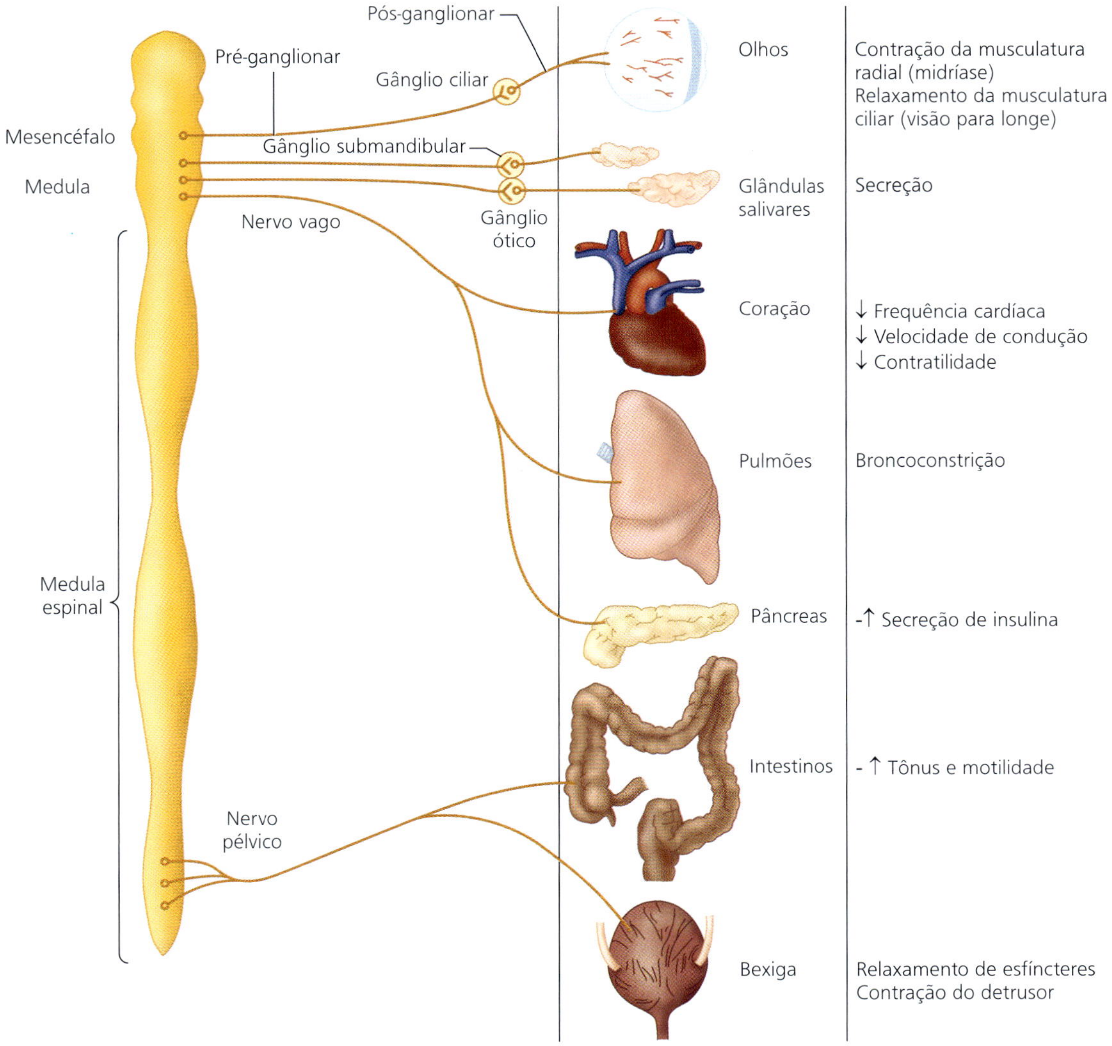

FIGURA 12-2 O sistema nervoso parassimpático utiliza acetilcolina como um neurotransmissor pré-ganglionar e pós-ganglionar.

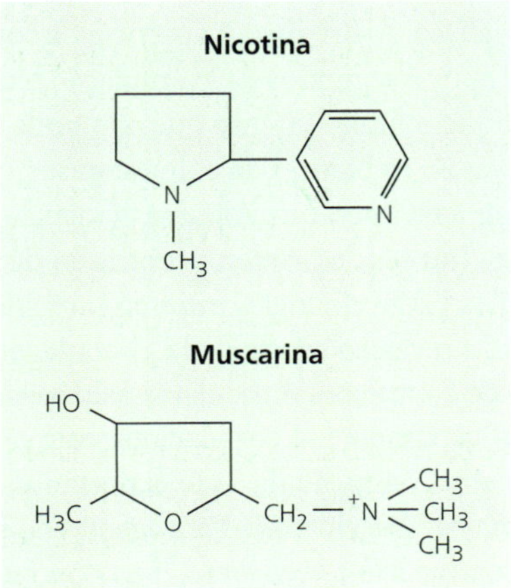

FIGURA 12-3 As estruturas moleculares da nicotina e muscarina. Comparar estes alcaloides à acetilcolina (Figura 12-1).

Diferenças na duração de ação podem ser superadas com ajustes da dose. Desse modo, a duração de ação normalmente curta do edrofônio pode ser parcialmente superada com a elevação da dose. Os inibidores da colinesterase também são utilizados no diagnóstico e tratamento da miastenia grave.

Mecanismos de ação outros que a inativação da acetilcolinesterase podem contribuir com a restauração da função neuromuscular. O edrofônio parece ter efeitos pré-juncionais que intensificam a liberação de acetilcolina. A neostigmina possui um efeito agonista direto (porém fraco) sobre os receptores nicotínicos. Mobilização e liberação da acetilcolina pelo nervo também podem ser intensificadas (um mecanismo pré-sináptico).

4 Em doses excessivas, os inibidores da acetilcolinesterase paradoxalmente potencializam um bloqueio neuromuscular não despolarizante. Atualmente, acredita-se que a neostigmina em altas doses pode causar bloqueio do canal receptor;

TABELA 12-1 Características dos receptores colinérgicos

	Nicotínico	Muscarínico
Localização	Gânglios autônomos Gânglios simpáticos Gânglios parassimpáticos Músculo esquelético	Glândulas Lacrimal Salivar Gástrica Músculo liso Brônquico Gastrointestinal Vesical Vasos sanguíneos Coração Nó sinoatrial Nó atrioventricular
Agonistas	Acetilcolina Nicotina	Acetilcolina Muscarina
Antagonistas	Bloqueadores não despolarizantes	Antimuscarínicos Atropina Escopolamina Glicopirrolato

TABELA 12-2 Efeitos colaterais muscarínicos dos inibidores da colinesterase

Sistema	Efeitos Colaterais Muscarínicos
Cardiovascular	Redução da frequência cardíaca, bradiarritmias
Pulmonar	Broncospasmo, secreções brônquicas
Cerebral	Excitação difusa[1]
Gastrointestinal	Espasmo intestinal, sialorreia
Geniturinário	Tônus vesical aumentado
Oftalmológico	Constrição pupilar

[1]Aplica-se apenas à fisostigmina.

entretanto, não existem evidências clínicas para esta teoria. Além disso, estas drogas prolongam o bloqueio despolarizante da succinilcolina. Dois mecanismos podem explicar este último efeito: um aumento na acetilcolina (que acentua a despolarização da placa motora terminal) e inibição da atividade da pseudocolinesterase. A neostigmina e, em parte, a piridostigmina exibem alguma atividade limitada de inibição da pseudocolinesterase, porém seus efeitos sobre a acetilcolinesterase são muito maiores. O edrofônio possui pouco ou nenhum efeito sobre a pseudocolinesterase. Em doses elevadas, a neostigmina pode causar um fraco bloqueio neuromuscular despolarizante.

FARMACOLOGIA CLÍNICA

Características Farmacológicas Gerais

O aumento na acetilcolina causado pelos inibidores da colinesterase não afeta apenas os receptores nicotínicos da musculatura esquelética (Tabela 12-2). Os inibidores da colinesterase podem agir nos receptores de vários outros órgãos, incluindo os sistemas cardiovascular e gastrointestinal.

Receptores cardiovasculares – O efeito muscarínico predominante no coração é uma bradicardia que pode progredir para parada sinusal.

Receptores pulmonares – Estímulo muscarínico pode resultar em broncospasmo (contração da musculatura lisa) e aumento das secreções do trato respiratório.

Receptores cerebrais – Fisostigmina é um inibidor da colinesterase que atravessa a barreira hematoencefálica e pode causar ativação difusa do eletroencefalograma pela estimulação dos receptores muscarínicos e nicotínicos presentes no sistema nervoso central. Inativação dos receptores nicotínicos da acetilcolina no sistema nervoso central pode exercer um papel na ação dos anestésicos gerais. Ao contrário da fisostigmina, os inibidores da colinesterase utilizados para reverter os bloqueadores neuromusculares não atravessam a barreira hematoencefálica.

Receptores gastrointestinais – Estímulo muscarínico aumenta a atividade peristáltica (esofágica, gástrica e intestinal) e as secreções glandulares (p. ex., salivar). Náusea, vômito e incontinência fecal pós-operatórios foram atribuídos ao uso de inibidores da colinesterase.

Efeitos colaterais muscarínicos indesejáveis são minimizados pela administração prévia ou concomitante de medicamentos anticolinérgicos, como sulfato de atropina ou glicopirrolato. A duração de ação é similar entre os inibidores da colinesterase. A depuração ocorre através do metabolismo hepático (25 a

5 50%) e excreção renal (50 a 75%). Portanto, qualquer prolongamento da ação de um bloqueador neuromuscular não despolarizante em razão da insuficiência renal ou hepática estará provavelmente associado a um aumento correspondente na duração de ação de um inibidor da colinesterase.

Como regra, nenhuma quantidade de inibidor da colinesterase é capaz de reverter imediatamente um bloqueio muito intenso, em que não existe uma resposta à estimulação tetânica de um nervo periférico. Além disso, a ausência de contrações simples palpáveis após 5 segundos da estimulação tetânica a 50 Hz sugere um bloqueio muito intenso que não pode ser revertido. Doses excessivas de inibidores da colinesterase podem, na verdade, prolongar a recuperação. Alguma evidência de recuperação espontânea (ou seja, a primeira contração da sequência de quatro estímulos [TOF, do inglês *train-of-four*]) deve estar presente antes que a reversão seja tentada. A contagem pós-tetânica (o número de contrações musculares palpáveis após estimulação tetânica) geralmente se correlaciona com o tempo de retorno da primeira contração da TOF e, portanto, a capacidade de reverter uma paralisia intensa. Para agentes de ação intermediária, como o atracúrio e vecurônio, uma contração espasmódica pós-tetânica palpável ocorre aproximadamente 10 minutos antes da recuperação espontânea da primeira contração da TOF.

Em contraste, para agentes de ação prolongada, como o pancurônio, a primeira contração espasmódica da TOF aparece aproximadamente 40 minutos após uma contração pós-tetânica palpável.

6 O tempo necessário para a reversão completa do bloqueio não despolarizante depende de diversos fatores, incluindo a escolha e dose do inibidor da colinesterase administrada, o bloqueador neuromuscular sendo antagonizado, e a extensão do bloqueio antes da reversão. Por exemplo, a reversão com edrofônio é geralmente mais rápida do que com a neostigmina; doses elevadas de neostigmina resultam em uma reversão mais rápida do que doses menores; os bloqueadores de ação intermediária revertem o bloqueio mais rapidamente do que os bloqueadores de ação prolongada; e um bloqueio superficial é mais fácil de reverter do que um bloqueio profundo (ou seja, intensidade da contração > 10%). Consequentemente, os bloqueadores neuromusculares de ação intermediária requerem uma menor dose do agente de reversão (para o mesmo grau de bloqueio) do que os agentes de ação prolongada, e metabolismo ou excreção concomitante fornecem uma reversão proporcionalmente mais rápida dos agentes de ações curta e intermediária. Estas vantagens podem ser perdidas nas condições associadas à doença severa de um órgão-alvo (p. ex., o uso de vecurônio em um paciente com insuficiência hepática) ou deficiências enzimáticas (p. ex., mivacúrio em um paciente com pseudocolinesterase homozigota atípica). Dependendo da dose do bloqueador neuromuscular que tenha sido administrada, a recuperação espontânea a um nível adequado para reversão farmacológica pode demorar mais de 1 hora com os bloqueadores neuromusculares de ação prolongada, em razão de seu metabolismo insignificante e excreção lenta. Fatores associados a uma reversão mais rápida também estão associados a uma menor incidência de paralisia residual na sala de recuperação e um menor risco de complicações respiratórias pós-operatórias.

7 Um agente de reversão deve ser rotineiramente administrado aos pacientes que tenham recebido bloqueadores neuromusculares não despolarizantes, salvo se uma reversão completa possa ser demonstrada ou quando o plano pós-operatório inclui permanência da intubação e ventilação. Na última situação, uma sedação adequada também deve ser fornecida.

Um estimulador de nervo periférico também deveria ser utilizado para monitorizar o progresso e confirmar a adequação da reversão. Em geral, quanto maior a frequência de estimulação, maior a sensibilidade do teste (estimulação tetânica de 100 Hz > estimulação tetânica ou TOF de 50 Hz > intensidade do estímulo único). Sinais clínicos da reversão adequada também variam em sensibilidade (elevação sustentada da cabeça > força inspiratória > capacidade vital > volume corrente).

8 Desse modo, os desfechos clínicos sugeridos da recuperação são: tetania persistente por 5 segundos em resposta a um estímulo de 100 Hz em pacientes anestesiados ou elevação sustentada da cabeça ou perna nos pacientes despertos. Métodos quantitativos mais recentes para avaliação da recuperação do bloqueio neuromuscular, como a aceleromiografia, podem reduzir ainda mais a incidência de paralisia neuromuscular residual pós-operatória.

Inibidores Específicos da Colinesterase

NEOSTIGMINA

Estrutura Física

Neostigmina consiste em uma fração de carbamato e um grupo amônio quaternário (Figura 12-4). O primeiro se liga covalentemente com a acetilcolinesterase. O último torna a molécula insolúvel em lipídios, impossibilitando-a de atravessar a barreira hematoencefálica.

Dose e Apresentação

A dose máxima recomendada de neostigmina é de 0,08 mg/kg (até 5 mg em adultos), porém quantidades menores geralmente são suficientes, e doses maiores também têm sido administra-

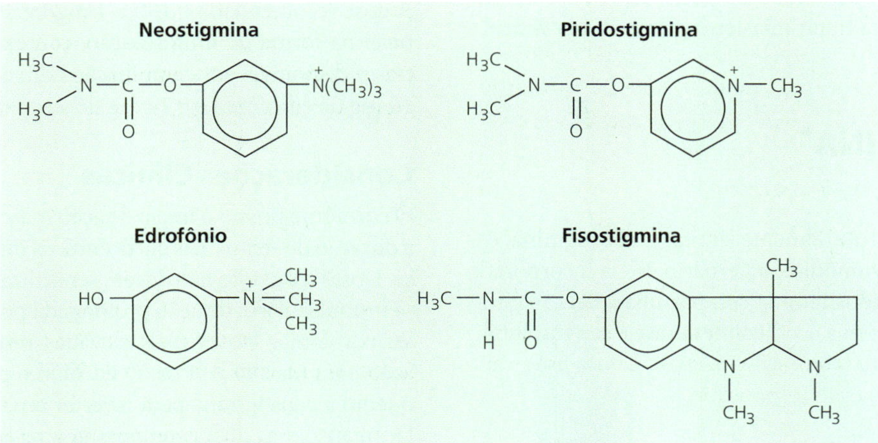

FIGURA 12-4 As estruturas moleculares da neostigmina, piridostigmina, edrofônio e fisostigmina.

TABELA 12-3 A escolha e dose do inibidor da colinesterase determinam a escolha e dose do anticolinérgico

Inibidor da Colinesterase	Dose Usual do Inibidor da Colinesterase	Anticolinérgico Recomendado	Dose Usual do Anticolinérgico por mg do Inibidor da Colinesterase
Neostigmina	0,04-0,08 mg/kg	Glicopirrolato	0,2 mg
Piridostigmina	0,1-0,25 mg/kg	Glicopirrolato	0,05 mg
Edrofônio	0,5-1 mg/kg	Atropina	0,014 mg
Fisostigmina[1]	0,01-0,03 mg/kg	Geralmente não necessário	NA

[1]Não utilizada para reverter a ação dos bloqueadores neuromusculares.

das com segurança (Tabela 12-3). A neostigmina está geralmente disponível em ampolas de 10 mL, contendo uma solução de 1 mg/mL, embora concentrações de 0,5 mg/mL e 0,25 mg/mL também estejam disponíveis.

Considerações Clínicas

Os efeitos da neostigmina (0,04 mg/kg) são geralmente aparentes em 5 minutos, atingem um pico em 10 minutos e persistem por mais de 1 hora. Se a reversão não for completa em 10 minutos depois da administração de uma dose de 0,08 mg/kg, o tempo para a recuperação total da função neuromuscular dependerá do agente não despolarizante usado e na intensidade do bloqueio. Na prática, muitos clínicos utilizam uma dose de 0,04 mg/kg (ou 2,5 mg), se o bloqueio preexistente for leve a moderado, e uma dose de 0,08 mg/kg (ou 5 mg), se a paralisia intensa estiver sendo revertida. A duração de ação é prolongada em pacientes geriátricos. Os efeitos colaterais muscarínicos são minimizados pela administração prévia ou concomitante de um agente anticolinérgico. O início de ação do glicopirrolato (0,2 mg de glicopirrolato por 1 mg de neostigmina) é similar àquele da neostigmina e está associado a uma menor incidência de taquicardia do que a atropina (0,4 mg de atropina por 1 mg de neostigmina). Foi relatado que a neostigmina atravessa a placenta, resultando em bradicardia fetal. Desse modo, *teoricamente*, a atropina pode ser a escolha mais adequada de um agente anticolinérgico do que o glicopirrolato em pacientes grávidas recebendo neostigmina, porém não existem evidências de que isso faça qualquer diferença no estado da paciente. A neostigmina também é utilizada para tratar miastenia grave, atonia vesical e íleo paralítico.

PIRIDOSTIGMINA*

Estrutura Física

A piridostigmina é estruturalmente similar à neostigmina, exceto pelo fato de que o amônio quaternário esteja incorporado no anel fenólico. A piridostigmina compartilha a ligação covalente da neostigmina com a acetilcolinesterase e sua insolubilidade em lipídios.

*N. do T.: Não disponível no Brasil, assim como glicopirrolato, edrofônio e fisostigmina.

Dose e Apresentação

A piridostigmina possui 20% da potência da neostigmina e pode ser administrada em doses de até 0,25 mg/kg (um total de 20 mg em adultos). Está disponível na forma de uma solução de 5 mg/mL.

Considerações Clínicas

O início de ação da piridostigmina é mais lento (10-15 minutos) do que o da neostigmina, e sua duração é ligeiramente mais longa (> 2 horas). Glicopirrolato (0,05 mg por 1 mg de piridostigmina) ou atropina (0,1 mg por 1 mg de piridostigmina) também devem ser administrados para prevenir bradicardia. Glicopirrolato é a droga de eleição, pois seu início de ação mais lento apresenta uma melhor correspondência com aquele da piridostigmina, novamente resultando em uma menor incidência de taquicardia.

EDROFÔNIO

Estrutura Física

Por não possuir um grupo carbamato, o edrofônio depende de sua ligação não covalente com a enzima acetilcolinesterase. O grupo amônio quaternário limita a solubilidade lipídica.

Dose e Apresentação

O edrofônio possui menos de 10% da potência da neostigmina. A dose recomendada é de 0,5-1 mg/kg. O edrofônio está disponível na forma de uma solução, contendo 10 mg/mL; encontra-se disponível em combinação com a atropina (Enlon-Plus; 10 mg de edrofônio e 0,14 mg de atropina por mL).

Considerações Clínicas

O edrofônio possui o início de ação mais rápido (1-2 minutos) e a duração de efeito mais curta entre os inibidores da colinesterase. Doses reduzidas não devem ser utilizadas, pois bloqueadores neuromusculares de ação prolongada podem superar os efeitos do edrofônio. Doses mais elevadas prolongam a duração de ação para mais de 1 hora. O edrofônio pode não ser tão eficaz quanto a neostigmina para reverter um bloqueio neuromuscular intenso. Em doses equipotentes, os efeitos muscarínicos do edrofônio são menos pronunciados do que aqueles da neostigmina ou piridostigmina, necessitando de apenas metade da quantidade do agente colinérgico. O início de ação rápido do edrofônio corresponde àquele da atropina (0,014 mg de atropina por 1 mg de edrofônio). Embora o glicopirrolato (0,007 mg por 1 mg de edrofônio) também possa ser utilizado, deve ser administrado vários minutos antes do edrofônio para evitar a possibilidade de bradicardia.

FISOSTIGMINA

Estrutura Física

Fisostigmina, uma amina terciária, possui um grupo carbamato, porém não tem um grupo amônio quaternário. Portanto, é lipossolúvel e o único inibidor da colinesterase clinicamente disponível que atravessa livremente a barreira hematoencefálica.

Dose e Apresentação

A dose da fisostigmina é de 0,01-0,03 mg/kg. Está disponível na forma de uma solução, contendo 1 mg/mL.

Considerações Clínicas

A lipossolubilidade e penetração no sistema nervoso central da fisostigmina limitam seu uso na reversão do bloqueio não despolarizante, porém a torna eficaz no tratamento de toxicidade anticolinérgica central causada por superdosagem de atropina ou escopolamina. Além disso, a fisostigmina reverte parte do delírio e depressão do sistema nervoso central associado ao uso de benzodiazepínicos e anestésicos voláteis. Foi demonstrado que a fisostigmina (0,04 mg/kg) é eficaz na prevenção de tremores pós-operatórios. A fisostigmina antagoniza parcialmente a depressão respiratória induzida pela morfina, presumidamente porque a morfina reduz a liberação de acetilcolina no cérebro. Estes efeitos são transitórios, e doses repetidas podem ser necessárias. Bradicardia é infrequente na faixa de dose recomendada, mas a atropina deve estar disponível para uso imediato. Por não atravessar a barreira hematoencefálica, o glicopirrolato não reverterá os efeitos da fisostigmina no sistema nervoso central. Outros possíveis efeitos muscarínicos incluem salivação excessiva, vômito e convulsões. Ao contrário dos outros inibidores da colinesterase, a fisostigmina é quase que totalmente metabolizada pelas esterases plasmáticas e, portanto, a excreção renal não é importante.

OUTRAS CONSIDERAÇÕES

Recuperação do bloqueio neuromuscular é influenciada pela profundidade do bloqueio no momento do antagonismo, pela depuração e meia-vida do bloqueador utilizado, e outros fatores que afetam o bloqueio neuromuscular (Tabela 12-4), como drogas e distúrbios eletrolíticos. Além disso, alguns agentes específicos, com o potencial de reverter os efeitos do bloqueio neuromuscular dos bloqueadores neuromusculares não despolarizantes, são dignos de uma discussão breve.

TABELA 12-4 Fatores que potencializam o bloqueio neuromuscular

Drogas
Anestésicos voláteis
Antibióticos: aminoglicosídeo, polimixina B, neomicina, tetraciclina, clindamicina
Dantrolene
Verapamil
Furosemida
Lidocaína
Eletrólitos e distúrbios acidobásicos
Hipermagnesemia
Hipocalcemia
Hipocalemia
Acidose respiratória
Temperatura
Hipotermia

AGENTES REVERSORES NÃO CLÁSSICOS

Além dos inibidores da colinesterase, duas drogas únicas (sugamadex e L-cisteína) estão atualmente sob investigação nos Estados Unidos; estes agentes agem como antagonistas seletivos do bloqueio neuromuscular não despolarizante. O sugamadex é capaz de reverter o bloqueio neuromuscular induzido por aminoesteroides, enquanto que a cisteína reverte os efeitos do bloqueio neuromuscular do gantacúrio e outros fumaratos.

SUGAMADEX

O sugamadex é um novo agente seletivo de ligação dos bloqueadores neuromusculares que está atualmente disponível para uso clínico na Europa. É uma gama-ciclodextrina modificada ("*su*" refere-se a açúcar e "*gamadex*" refere-se à molécula estrutural da gama-ciclodextrina).

Estrutura Física

Sua estrutura tridimensional possui um aspecto de cavidade ou de um cone truncado oco, com uma cavidade hidrofóbica e um exterior hidrofílico. As interações hidrofóbicas aprisionam a droga (orifício da cavidade), resultando na formação de um **9** firme complexo convidado anfitrião hidrossolúvel em uma razão de 1:1. Isto interrompe a ação do bloqueador neuromuscular e retém a droga no líquido extracelular onde não pode interagir com os receptores nicotínicos da acetilcolina. O sugamadex é essencialmente eliminado de forma inalterada pelos rins.

Considerações Clínicas

O sugamadex tem sido administrado em doses de 4-8 mg/kg. Com uma injeção de 8 mg/kg, fornecida 3 minutos depois da administração de 0,6 mg/kg de rocurônio, a recuperação da razão TOF para 0,9 foi observada em 2 minutos. O sugamadex produz, de maneira consistente, uma reversão rápida e eficaz no bloqueio neuromuscular superficial e profundo induzido pelo rocurônio. Em decorrência de algumas preocupações com hipersensibilidade e reações alérgicas, o sugamadex ainda não foi aprovado pela *US Food and Drug Administration*.

L-CISTEÍNA

10 L-cisteína é um aminoácido endógeno frequentemente adicionado aos regimes de nutrição parenteral total para aumentar a solubilidade do cálcio e fosfato. O gantacúrio, um bloqueador neuromuscular de ação ultracurta, e outros fumaratos rapidamente se unem à L-cisteína *in vitro* para formar produtos de degradação menos ativos (adutos). A administração exógena de L-cisteína (10-50 mg/kg por via intravenosa) em macacos anestesiados 1 minuto após o fornecimento destes bloqueadores neuromusculares suprime o bloqueio em 2-3 minutos; foi revelado que este antagonismo é superior àquele produzido pelas anticolinesterases. Este método único de antagonismo pela formação e inativação de adutos ainda se encontra na fase de investigação, especialmente com relação à segurança e eficácia em humanos.

DISCUSSÃO DE CASO

Insuficiência Respiratória na Sala de Recuperação

Uma mulher de 66 anos pesando 85 kg é levada para a sala de recuperação após colecistectomia. A técnica anestésica incluiu o uso de isoflurano e vecurônio para relaxamento muscular. Ao término do procedimento, o anestesiologista administrou 6 mg de sulfato de morfina para controle da dor pós-operatória, e 3 mg de neostigmina com 0,6 mg de glicopirrolato para reverter qualquer resíduo do bloqueio neuromuscular. A dose do inibidor da colinesterase foi empiricamente com base no julgamento clínico. Embora a paciente estivesse aparentemente respirando normalmente ao chegar à sala de recuperação, seu volume corrente diminuiu progressivamente. A gasometria arterial revelou uma $PaCO_2$ de 62 mmHg, uma PaO_2 de 110 mmHg e um pH de 7,26 em uma fração de oxigênio inspirado (FiO_2) de 40%.

Qual das drogas administradas nesta paciente poderia explicar sua hipoventilação?

Isoflurano, sulfato de morfina e vecurônio interferem com a capacidade da paciente de manter uma resposta ventilatória normal a uma $PaCO_2$ elevada.

Porque a respiração da paciente piorou na sala de recuperação?

As possibilidades incluem o início de ação tardio do sulfato de morfina, uma falta de estimulação sensorial na sala de recuperação, fadiga dos músculos respiratórios e movimento respiratório limitado em decorrência da dor no abdome superior.

A paciente poderia ter bloqueio neuromuscular residual?

Se a dose de neostigmina não for determinada pela resposta ao estimulador de nervos periféricos, ou se a recuperação da função muscular for inadequadamente testada depois da administração das drogas de reversão, um bloqueio neuromuscular persistente é possível. Suponha, por exemplo, que a resposta à estimulação tetânica inicial a 100 Hz da paciente tivesse sido mínima ou ausente. Mesmo a dose máxima de neostigmina (5 mg) pode não ter revertido apropriadamente a paralisia. Em razão da enorme variabilidade entre pacientes, a resposta à estimulação de nervos periféricos deve sempre ser monitorada quando bloqueadores neuromusculares de ação intermediária ou prolongada forem administrados. Mesmo que se obtenha uma reversão parcial, a paralisia pode piorar, se o paciente hipoventilar. **Outros fatores (além da acidose respiratória) que comprometem a reversão dos bloqueadores neuromusculares não despolarizantes incluem paralisia neuromuscular intensa, distúrbios eletrolíticos (hipermagnesemia, hipocalemia e hipocalcemia), hipotermia (temperatura < 32°C), interações medicamentosas (veja Tabela 11-4), alcalose metabólica (em decorrência de hipocalemia e hipocalcemia associada) e doenças coexistentes (veja Tabela 11-8).**

Como a extensão da reversão pode ser testada?

A estimulação tetânica é um teste sensível, porém desconfortável, da transmissão neuromuscular em um paciente desperto. Em razão da sua curta duração, a estimulação por dupla salva é mais tolerada do que a tetania pelos pacientes conscientes. Muitos outros testes de transmissão neuromuscular, como a capacidade vital e o volume corrente, são insensíveis, uma vez que possam parecer normais com o bloqueio de até 70 a 80% dos receptores. Na verdade, 70% dos receptores podem permanecer bloqueados apesar de uma resposta aparentemente normal à estimulação TOF. No entanto, a capacidade de sustentar a cabeça elevada por 5 segundos indica que menos de 33% dos receptores estão ocupados pelo bloqueador neuromuscular.

Qual tratamento você sugere?

A ventilação deve ser assistida para reduzir a acidose respiratória. Mesmo com uma função diafragmática aparentemente adequada, o bloqueio residual pode resultar em obstrução e baixa proteção das vias aéreas. Doses adicionais de neostigmina (com um anticolinérgico) devem ser administradas, até uma dose máxima recomendada de 5 mg. Se esta adição não reverter de maneira adequada a paralisia, ventilação mecânica e proteção das vias aéreas devem ser instituídas e continuadas até que a função neuromuscular seja totalmente restaurada.

LEITURA SUGERIDA

Naguib M: Sugammadex: another milestone in clinical neuromuscular pharmacology. Anesth Analg 2007;104:575.

Naguib M, Lien CA: Pharmacology of muscle relaxants and their antagonists. In: *Miller's Anesthesia*, 7th ed. Miller RD, Eriksson LI, Wiener-Kronish JP, Young WL (editors). Churchill Livingstone, 2010.

Savarese JJ, McGilvra JD, Sunaga H, et al: Rapid chemical antagonism of neuromuscular blockade by L-cysteine adduction to and inactivation of the olefinic (double-bonded) isoquinoliniumdiester compounds gantacurium (AV430A), CW 002, and CW 011. Anesthesiology 2010;113:58.

Stoelting RK: *Pharmacology and Physiology in Anesthetic Practice*, 4th ed. Lippincott, William & Wilkins, 2005.

Taylor P: Anticholinesterase agents. In: *Goodman and Gilman'sPharmacological Basis of Therapeutics*, 12th ed. Hardman JG (editor). McGraw-Hill, 2011.

C A P Í T U L O

13

Drogas Anticolinérgicas

CONCEITOS-CHAVE

1. Radical éster é essencial para uma ligação eficaz entre os anticolinérgicos e os receptores de acetilcolina. Isto bloqueia de forma competitiva a ligação pela acetilcolina e previne a ativação do receptor. Os efeitos celulares da acetilcolina, que são mediados por mensageiros secundários, são inibidos.
2. Os anticolinérgicos relaxam a musculatura lisa brônquica, reduzindo a resistência das vias aéreas e aumentando o espaço morto anatômico.
3. A atropina possui efeitos particularmente potentes sobre o coração e musculatura lisa brônquica, sendo o anticolinérgico mais eficaz no tratamento de bradiarritmias.
4. A solução de ipratrópio (0,5 mg em 2,5 mL) parece ser particularmente eficaz no tratamento de doença pulmonar obstrutiva crônica aguda quando combinada a uma droga β-agonista (p. ex., albuterol).
5. A escopolamina é um antissialogogo mais potente do que a atropina e causa mais efeitos sobre o sistema nervoso central.
6. Em decorrência de sua estrutura quaternária, o glicopirrolato não consegue atravessar a barreira hematoencefálica e é quase desprovido de efeitos no sistema nervoso central e atividade oftálmica.

Um dos grupos de antagonistas colinérgicos já foi discutido: os agentes bloqueadores neuromusculares não despolarizantes. Estas drogas atuam primariamente nos receptores nicotínicos da musculatura esquelética. Este capítulo apresenta a farmacologia das drogas que bloqueiam os receptores muscarínicos. Embora a classificação com o termo *anticolinérgico* geralmente se refira a este último grupo, um termo mais preciso seria *antimuscarínico.*

Neste capítulo, o mecanismo de ação e a farmacologia clínica são introduzidos para três anticolinérgicos comuns: atropina, escopolamina e glicopirrolato. Os usos clínicos destas drogas na anestesia se relacionam com os seus efeitos sobre os sistemas cardiovascular, respiratório, cerebral, gastrointestinal e outros (Tabela 13-1).

MECANISMOS DE AÇÃO

Anticolinérgicos são ésteres formados por uma combinação de um ácido aromático e uma base orgânica (Figura 13-1). 1 O radical éster é essencial para uma ligação eficaz entre os anticolinérgicos e os receptores de acetilcolina. **Este bloqueio competitivo se liga à acetilcolina e previne a ativação do receptor**. Os efeitos celulares da acetilcolina, que são mediados por mensageiros secundários, são inibidos. A sensibilidade ao bloqueio varia entre os receptores teciduais. Na verdade, os receptores muscarínicos não são homogêneos, e subgrupos de receptores foram identificados, incluindo receptores neuronais (M_1), cardíacos (M_2) e glandulares (M_3).

FARMACOLOGIA CLÍNICA

Características Farmacológicas Gerais

Em doses clínicas normais, somente os receptores muscarínicos são bloqueados pelas drogas anticolinérgicas discutidas neste capítulo. A extensão do efeito anticolinérgico depende do grau do tônus vagal na linha de base. Vários órgãos e sistemas são afetados.

A. Cardiovascular

Bloqueio dos receptores muscarínicos no nó sinoatrial produz taquicardia. Este efeito é especialmente útil na reversão de bradicardia decorrente de reflexos vagais (p. ex., reflexo barorreceptor, tração peritoneal ou reflexo oculocardíaco). Uma desaceleração transitória da frequência cardíaca em resposta a menores doses intravenosas de atropina (< 0,4 mg) foi relatada. O mecanismo desta resposta paradoxal é incerto. A facilitação da condução através do nódulo atrioventricular encurta o intervalo P-R no eletrocardiograma e, geralmente, reduz o bloqueio cardíaco causado pela atividade vagal. Arritmias atriais e ritmos nodais (juncionais) ocorrem ocasionalmente. Os anticolinérgicos geralmente têm pouco efeito sobre a função ventricular ou vasculatura periférica em razão da escassez de inervação colinérgica direta destas áreas, apesar da presença de receptores colinérgicos. Receptores muscarínicos pré-sinápticos nas terminações nervosas adrenérgicas são conhecidos por inibir a libe-

TABELA 13-1 Características farmacológicas das drogas anticolinérgicas[1]

	Atropina	Escopolamina	Glicopirrolato
Taquicardia	+++	+	++
Broncodilatação	++	+	++
Sedação	+	+++	0
Efeito antissialogogo	++	+++	+++

[1] 0, ausência de efeito; +, efeito mínimo; ++, efeito moderado; +++, efeito acentuado.

ração de norepinefrina, e, portanto, os antagonistas muscarínicos podem aumentar modestamente a atividade simpática. Doses elevadas de agentes anticolinérgicos podem resultar em dilatação dos vasos sanguíneos cutâneos (rubor atropínico).

B. Respiratório

Os anticolinérgicos inibem as secreções da mucosa do trato respiratório, desde o nariz até os brônquios. Esta propriedade é valiosa durante procedimentos cirúrgicos ou endoscópicos nas vias aéreas. **2** O relaxamento da musculatura lisa brônquica reduz a resistência das vias aéreas e aumenta o espaço morto anatômico. Estes efeitos são particularmente pronunciados em pacientes com doença pulmonar obstrutiva crônica ou asma.

C. Cerebral

Os medicamentos anticolinérgicos podem causar um espectro de efeitos no sistema nervoso central que pode variar da estimulação à depressão, dependendo da escolha da droga e da dose. A estimulação cerebral pode-se manifestar na forma de excitação, inquietação ou alucinações. Depressão da atividade cerebral, incluindo sedação e amnésia, é proeminente após a administração de escopolamina. A fisostigmina, um inibidor da colinesterase que atravessa a barreira hematoencefálica, rapidamente reverte as ações anticolinérgicas no cérebro.

D. Gastrointestinal

As secreções salivares são intensamente reduzidas pelas drogas anticolinérgicas. As secreções gástricas também são reduzidas, porém doses maiores são necessárias. A diminuição da motilidade intestinal e peristalse prolonga o tempo de esvaziamento gástrico. A pressão do esfíncter esofágico inferior é reduzida. No geral, as drogas anticolinérgicas não previnem a pneumonia por aspiração.

E. Oftálmico

Os anticolinérgicos causam midríase (dilatação pupilar) e cicloplegia (uma incapacidade de acomodação visual para perto); a ocorrência de glaucoma agudo de ângulo fechado é improvável depois da administração sistêmica da maioria das drogas anticolinérgicas.

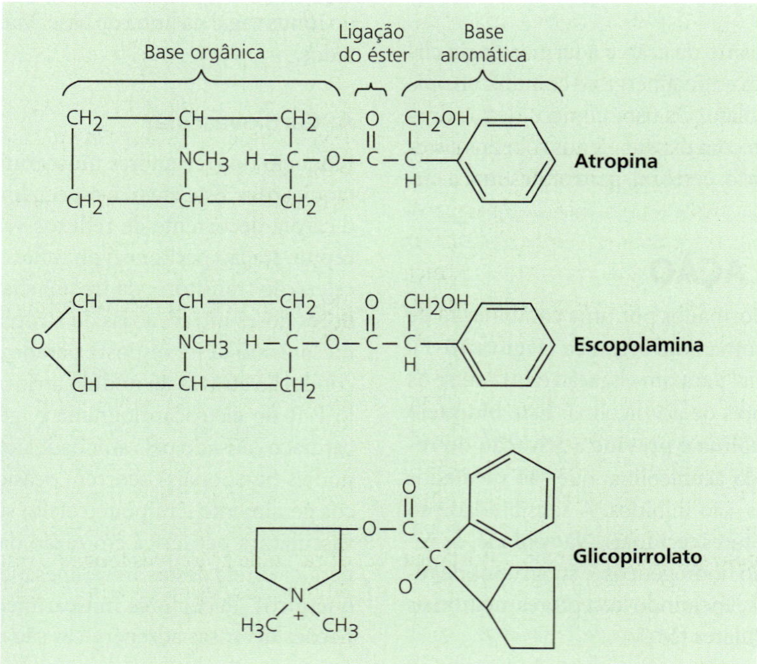

FIGURA 13-1 Estruturas físicas das drogas anticolinérgicas.

F. Geniturinário

Os anticolinérgicos podem reduzir o tônus do ureter e bexiga urinária em razão do relaxamento da musculatura lisa, resultando em retenção urinária, particularmente nos homens idosos com hipertrofia prostática.

G. Termorregulação

Inibição das glândulas sudoríparas pode resultar em um aumento na temperatura corpórea (febre atropínica).

Drogas Anticolinérgicas Específicas

ATROPINA

Estrutura Física

Atropina é uma amina terciária. A forma levorrotatória que ocorre naturalmente é ativa, porém a mistura comercial é racêmica (Figura 13-1).

Dose e Apresentação

Na forma de uma medicação pré-anestésica, a atropina é administrada por via intravenosa ou intramuscular, em uma dose de 0,01-0,02 mg/kg até a dose usual para adultos de 0,4-0,6 mg. Maiores doses intravenosas de até 2 mg podem ser necessárias para bloquear completamente os nervos vagais cardíacos no tratamento de bradicardia grave. O sulfato de atropina está disponível em uma ampla gama de concentrações.

Considerações Clínicas

3 A atropina possui efeitos particularmente potentes sobre o coração e a musculatura lisa brônquica, sendo o anticolinérgico mais eficaz no tratamento de bradiarritmias. Pacientes com doença arterial coronária podem não tolerar a maior demanda de oxigênio pelo miocárdio e menor suprimento de oxigênio associado à taquicardia causada pela atropina. Um derivado da atropina, o brometo de ipratrópio, está disponível na forma de um inalador de dose calibrada para o tratamento de broncospasmo. Sua estrutura de amônio quaternário limita de modo significativo a absorção sistêmica. A solução de ipratrópio (0,5 mg em 2,5 mL) parece ser particularmente eficaz 4 no tratamento de doença pulmonar obstrutiva crônica aguda quando combinada a uma droga β-agonista (p. ex., albuterol). Os efeitos da atropina sobre o sistema nervoso central são mínimos nas doses habituais, embora esta amina terciária possa rapidamente atravessar a barreira hematoencefálica. A atropina tem sido associada a leves déficits de memória pós-operatórios, e doses tóxicas são geralmente associadas a reações excitatórias. Uma dose intramuscular de 0,01-0,02 mg/kg fornece um efeito antissialogogo. A atropina deve ser utilizada com cautela em pacientes com glaucoma de ângulo fechado, hipertrofia prostática ou obstrução do colo vesical.

ESCOPOLAMINA

Estrutura Física

A escopolamina, uma amina terciária, difere da atropina pela adição de um epóxido ao anel heterocíclico.

Dose e Apresentação

A dose de escopolamina para medicação pré-anestésica é a mesma que a da atropina, e é geralmente administrada por via intramuscular. O hidrobrometo de escopolamina está disponível na forma de soluções, contendo 0,3, 0,4 e 1 mg/mL.

Considerações Clínicas

5 A escopolamina é um antissialogogo mais potente do que a atropina e causa mais efeitos sobre o sistema nervoso central. As doses clínicas geralmente resultam em sonolência e amnésia, embora inquietação, tontura e delírio sejam possíveis. Os efeitos sedativos podem ser desejáveis para medicação pré-anestésica, porém podem interferir com o despertar após procedimentos de curta duração. A escopolamina apresenta a vantagem adicional de prevenir o enjoo de movimento. A lipossolubilidade permite a absorção transdérmica, e a escopolamina transdérmica tem sido utilizada para prevenir náusea e vômito pós-operatório. Em decorrência dos seus efeitos oculares pronunciados, a escopolamina deve ser evitada em pacientes com glaucoma de ângulo fechado.

GLICOPIRROLATO

Estrutura Física

O glicopirrolato é um produto sintético que difere da atropina por ser uma amina quaternária, e possuir ciclopentano e piridina na composição.

Dose e Apresentação

A dose habitual de glicopirrolato é metade daquela da atropina. Por exemplo, a dose da medicação pré-anestésica é de 0,005-0,01 mg/kg até 0,2-0,3 mg em adultos. O glicopirrolato para injeção é acondicionado na forma de uma solução de 0,2 mg/mL.

Considerações Clínicas

6 Em razão de sua estrutura quaternária, o glicopirrolato não consegue atravessar a barreira hematoencefálica e é quase desprovido de efeitos no sistema nervoso central e na atividade oftálmica. Inibição potente da glândula salivar e secreções do trato respiratório são a lógica primária para uso do glicopirrolato como uma medicação pré-anestésica. A frequência cardíaca geralmente aumenta depois da administração intravenosa, porém não intramuscular. O glicopirrolato possui uma duração de ação mais longa do que a atropina (2-4 horas *versus* 30 minutos depois da administração intravenosa).

DISCUSSÃO DE CASO

Síndrome Anticolinérgica Central

Um paciente idoso tem programada a realização de enucleação de um olho por cegueira e dor. Escopolamina, 0,4 mg por via intramuscular, é administrada como medicação pré-anestésica. Na sala de espera pré-operatória, o paciente se torna agitado e desorientado. Além da escopolamina, a única medicação recebida pelo paciente foi colírio de atropina a 1%.

Uma gota de uma solução a 1% contém quantos miligramas de atropina?

Uma solução a 1% contém 1 g dissolvido em 100 mL, ou 10 mg/mL. Os conta-gotas variam no número de gotas formado por mililitro de solução, porém a média é de 20 gotas/mL. Desse modo, uma gota geralmente contém 0,5 mg de atropina.

Como as gotas oftálmicas são sistemicamente absorvidas?

A absorção pelos vasos no saco conjuntival é similar à injeção subcutânea. Uma absorção mais rápida é possível pela mucosa do ducto nasolacrimal.

Quais os sinais e sintomas da intoxicação por anticolinérgicos?

As reações de uma superdosagem de medicação anticolinérgica envolvem vários órgãos e sistemas. A síndrome anticolinérgica central se refere às alterações no sistema nervoso central que variam da inconsciência a alucinações. Agitação e delírio não são incomuns nos pacientes idosos. Outras manifestações sistêmicas incluem boca seca, taquicardia, rubor atropínico, febre atropínica e visão comprometida.

Quais outras drogas que possuem atividade anticolinérgica poderiam predispor os pacientes à síndrome anticolinérgica central?

Antidepressivos tricíclicos, anti-histamínicos e antipsicóticos possuem propriedades antimuscarínicas que poderiam potencializar os efeitos colaterais das drogas anticolinérgicas.

Qual droga é um antídoto eficaz à superdosagem anticolinérgica?

Os inibidores da colinesterase aumentam indiretamente a quantidade de acetilcolina disponível para competir com as drogas anticolinérgicas no receptor muscarínico. Neostigmina, piridostigmina e edrofônio possuem um grupo de amônio quaternário que previne a passagem pela barreira hematoencefálica. A fisostigmina, uma amina terciária, é lipossolúvel e reverte eficazmente a toxicidade anticolinérgica central. A repetição de uma dose inicial de 0,01-0,03 mg/kg pode ser necessária após 15-30 minutos.

Este caso deve ser cancelado ou autorizado a prosseguir?

Enucleação para aliviar um olho dolorido é claramente um procedimento eletivo. A questão mais importante que deve ser abordada nos casos eletivos é se o paciente está clinicamente controlado de maneira ideal. Em outras palavras, o cancelamento da cirurgia possibilitaria a melhora de algum problema médico? Por exemplo, se esta superdosagem com anticolinérgicos fosse acompanhada por taquicardia, provavelmente seria prudente adiar a cirurgia neste paciente idoso. Por outro lado, se o estado mental do paciente responde à fisostigmina e não parece haver outros efeitos anticolinérgicos significativos, a realização da cirurgia pode prosseguir.

LEITURA SUGERIDA

Brown JH: Muscarinic receptor agonists and antagonists. In: *Goodman and Gilman's The Pharmacological Basis of Therapeutics*, 12th ed. Brunton LL (editor). McGraw-Hill, 2011.

Katzung BG (editor): Cholinoceptor-blocking drugs. In: *Basic and Clinical Pharmacology*, 11th ed. McGraw-Hill, 2009.

C A P Í T U L O

14

Agonistas e Antagonistas Adrenérgicos

CONCEITOS-CHAVE

1. Os agonistas adrenérgicos podem ser classificados como diretos e indiretos. Os agonistas diretos se ligam ao receptor, enquanto que os agonistas indiretos aumentam a atividade do neurotransmissor endógeno.
2. O efeito primário da fenilefrina é de uma vasoconstrição periférica com aumento concomitante na resistência vascular sistêmica e pressão sanguínea arterial.
3. A clonidina diminui as necessidades anestésicas e analgésicas, e fornece sedação e ansiólise.
4. Dexmedetomidina é um derivado lipofílico α-metilol com uma maior afinidade pelos receptores α_2 do que a clonidina. Possui efeitos sedativos, analgésicos e simpatolíticos que enfraquecem muitas das respostas cardiovasculares, observadas durante o período perioperatório.
5. O uso a longo prazo destes agentes, particularmente a clonidina e a dexmedetomidina, resulta em hipersensibilização e aumento da expressão dos receptores; com a descontinuação súbita de uma destas drogas, pode ocorrer uma síndrome de abstinência aguda, manifestada por uma crise hipertensiva.
6. A efedrina é comumente utilizada como um vasopressor durante a anestesia. Como tal, sua administração deveria ser vista como uma medida que visa a ganhar tempo, enquanto a causa de hipotensão é determinada e remediada.
7. Pequenas doses (aproximadamente 2 mcg/kg/min) de dopamina (DA) possuem mínimos efeitos adrenérgicos, porém ativam os receptores dopaminérgicos. Estimulação destes receptores noradrenérgicos (especificamente, os receptores DA_1) vasodilata a vascularização renal e promove diurese.
8. Acredita-se que os efeitos favoráveis sobre o equilíbrio entre a demanda miocárdica de oxigênio e o suprimento tornam a dobutamina uma alternativa para pacientes com uma combinação de insuficiência cardíaca congestiva e doença arterial coronária, particularmente, se a resistência vascular periférica estiver elevada (existem alguns debates recentes referentes a este efeito benéfico).
9. O labetalol diminui a pressão sanguínea sem provocar taquicardia reflexa em decorrência da combinação de efeitos α e β.
10. O esmolol é um antagonista β_1 seletivo de ação ultracurta que reduz a frequência cardíaca e, em menor proporção, a pressão sanguínea.
11. A descontinuação da terapia com bloqueadores β por 24-48 horas pode desencadear uma síndrome de abstinência caracterizada por hipertensão, taquicardia e angina.

Os agonistas e antagonistas adrenérgicos produzem seus efeitos clínicos ao interagir com os receptores adrenérgicos (ou seja, adrenoceptores). Os efeitos clínicos destas drogas podem ser deduzidos pela compreensão da fisiologia do adrenoceptor e conhecimento de quais receptores cada droga ativa ou bloqueia.

FISIOLOGIA DOS ADRENOCEPTORES

O termo "adrenérgico" referia-se originalmente aos efeitos da epinefrina (*adren*alina), embora a norepinefrina (noradrenalina) seja o neurotransmissor primário responsável pela maior parte da atividade adrenérgica do sistema nervoso simpático. Com exceção das glândulas sudoríparas écrinas e alguns vasos sanguíneos, a norepinefrina é liberada pelas fibras pós-ganglionares simpáticas nos tecidos dos órgãos-alvo (Figura 14-1). Em contraste, a acetilcolina é liberada pelas fibras pré-ganglionares simpáticas e todas as fibras parassimpáticas.

A norepinefrina é sintetizada no citoplasma das terminações nervosas simpáticas pós-ganglionares e armazenada nas vesículas (Figura 14-2). Após liberação por um processo de exocitose, a ação da norepinefrina é primariamente encerrada pela recaptação na terminação nervosa pós-ganglionar (inibida pelos antidepressivos tricíclicos), mas também pela difusão a partir dos locais receptores, ou via metabolismo pela monoamina oxidase (inibida pelos inibidores da monoamina oxidase) e pela catecol-*O*-metiltransferase (Figura 14-3). Ativação adre-

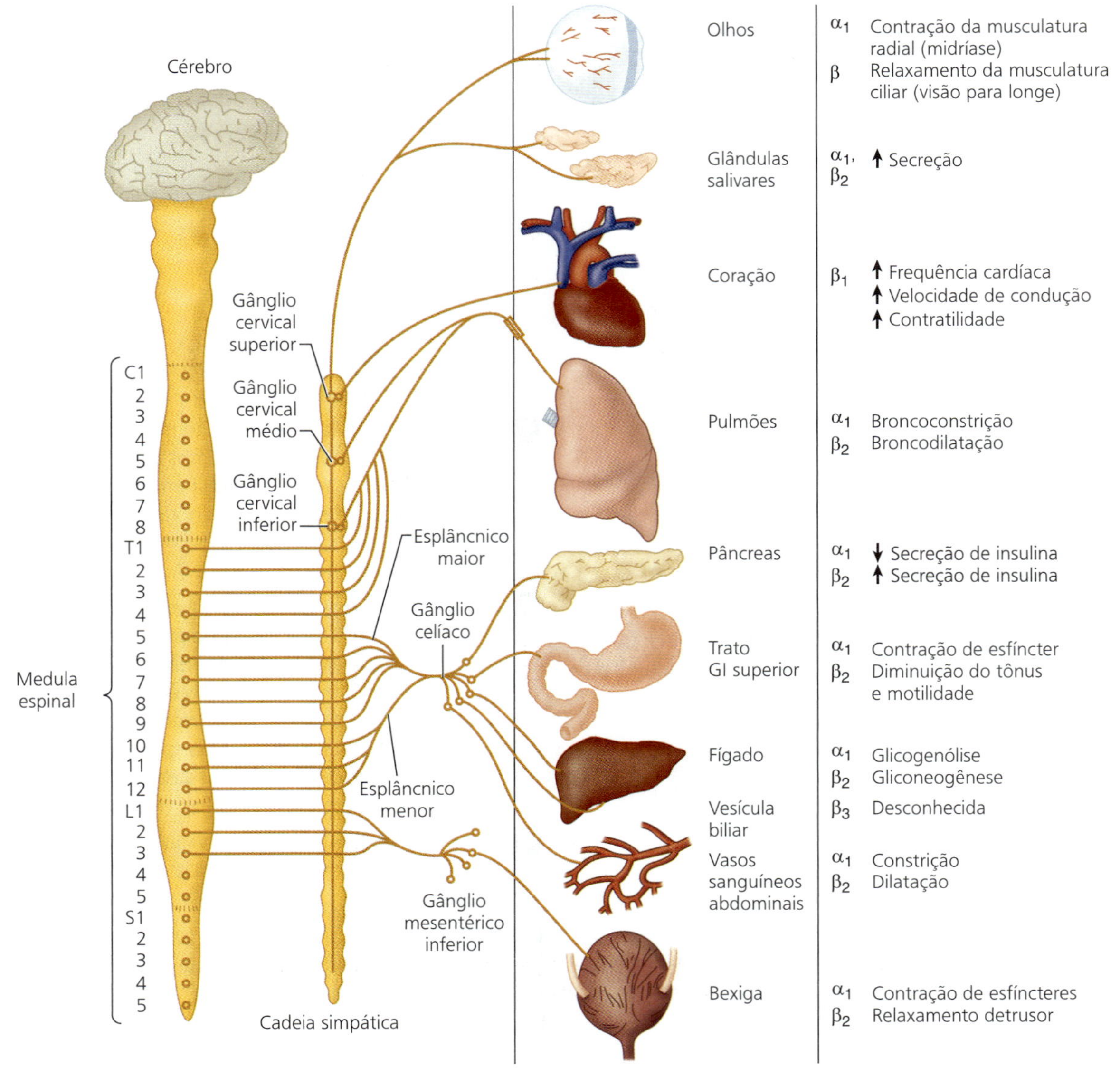

FIGURA 14-1 O sistema nervoso simpático. A inervação do órgão, tipo de receptor e resposta ao estímulo. A origem da cadeia simpática é a medula espinal toracoabdominal (T1-L3), em contraste à distribuição craniossacral do sistema nervoso parassimpático. Outra diferença anatômica é a maior distância do gânglio simpático até as estruturas viscerais.

nérgica prolongada resulta em dessensibilização e resposta reduzida a estimulações subsequentes.

Os receptores adrenérgicos são divididos em duas categorias gerais: α e β. Cada uma destas categorias foi adicionalmente subdividida em pelo menos dois subtipos: α_1 e α_2, e β_1, β_2 e β_3. Utilizando técnicas de clonagem molecular, os receptores α foram divididos em α_{1A}, α_{1B}, α_{1D}, α_{2B}, α_{2C}. Estes receptores estão ligados às proteínas G (Figura 14-4; os Drs. Rodbell e Gilman receberam o prêmio Nobel em fisiologia ou medicina, em 1994, pela descoberta) – receptores heterotriméricos com subunidades α, β e γ. Os diferentes adrenoceptores estão ligados a proteínas G específicas, cada com um efetor único, porém cada usando guanosina trifosfato (GTP) como um cofator. A subunidade α_1 está ligada à G_q, que ativa as fosfolipases; α_2 está ligada à G_i, que inibe a adenilato ciclase, e β está ligada à G_s, que ativa a adenilato ciclase.

Receptores α_1

Os receptores α_1 são adrenoceptores pós-sinápticos localizados na musculatura lisa por todo o corpo (no olho, pulmão, vasos sanguíneos, útero, intestino e sistema geniturinário). A ativação destes receptores aumenta a concentração intracelular de íons cálcio, resultando em contração dos músculos lisos. Desse modo, os agonistas de receptores α_1 estão associados à midríase (dilatação pupilar em razão da contração dos músculos radiais do olho), broncoconstrição, vasoconstrição, contração uterina e constrição dos esfíncteres nos tratos gastrointestinal e geniturinário. A estimulação de receptores α_1 também inibe a secreção

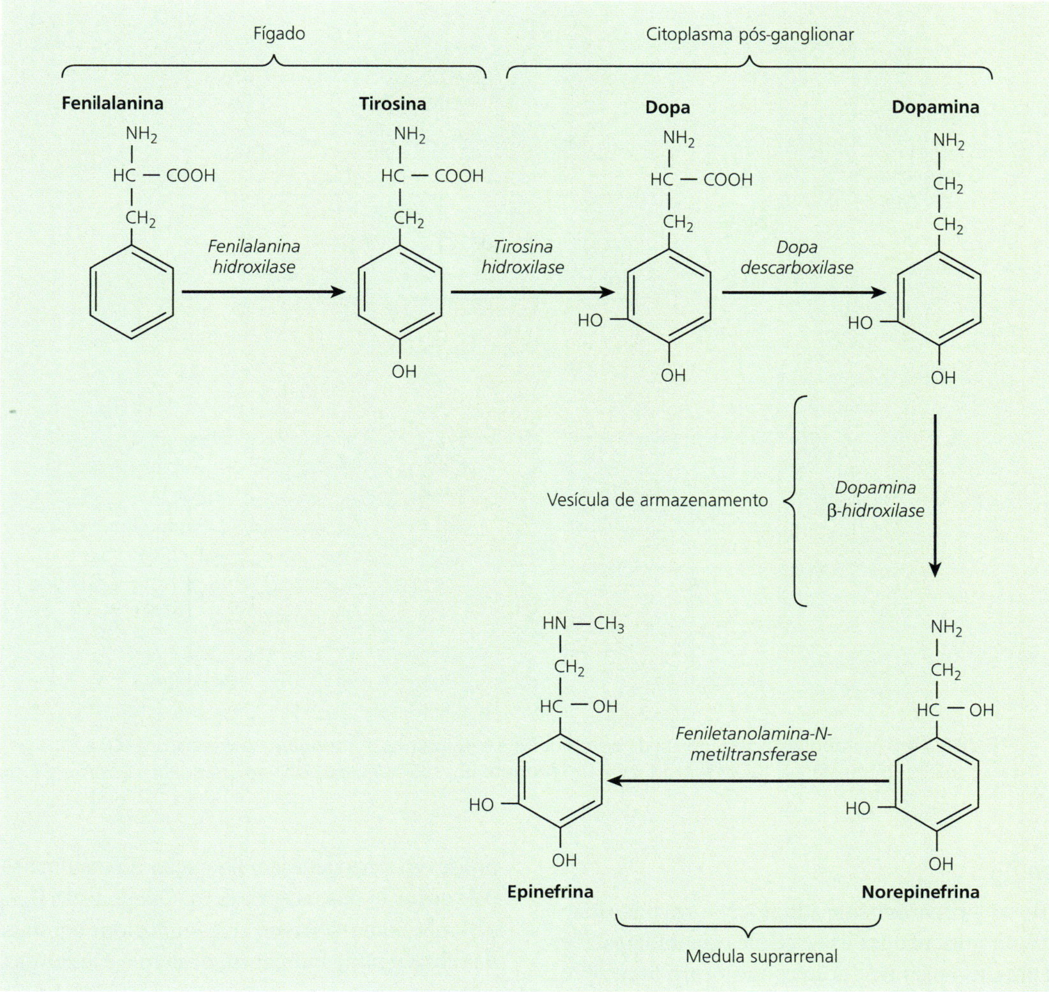

FIGURA 14-2 A síntese da norepinefrina. A hidroxilação da tirosina em dopa é a etapa limitadora de velocidade. Dopamina é ativamente transportada para as vesículas de estocagem. A norepinefrina pode ser convertida em epinefrina na medula suprarrenal.

de insulina e lipólise. O miocárdio possui receptores α_1 que têm um efeito inotrópico positivo, que pode exercer um papel na arritmia induzida pela catecolamina. Durante a isquemia do miocárdio, observa-se um maior acoplamento entre os receptores α_1 e os agonistas. Todavia, o efeito cardiovascular mais importante da estimulação de receptores α_1 adrenérgicos é a vasoconstrição, que aumenta a resistência vascular periférica, a pós-carga do ventrículo esquerdo e a pressão sanguínea arterial.

Receptores α_2

Em contraste aos receptores α_1, os receptores α_2 estão localizados primariamente nas terminações nervosas pré-sinápticas. A ativação destes adrenoceptores inibe a atividade da adenilato ciclase. Isto reduz a entrada de íons cálcio no terminal neuronal, limitando a subsequente exocitose das vesículas de estocagem, contendo norepinefrina. Deste modo, os receptores α_2 criam uma alça de retroalimentação negativa que inibe a liberação adicional de norepinefrina de um neurônio. Além disso, a musculatura lisa vascular contém receptores α_2 pós-sinápticos que produzem vasoconstrição. Mais importante, a estimulação dos receptores α_2 pós-sinápticos no sistema nervoso central causa sedação e reduz o efluxo simpático, levando à vasodilatação periférica e pressão sanguínea mais baixa.

Receptores β_1

Os receptores β-adrenérgicos são classificados em receptores β_1, β_2 e β_3. As catecolaminas norepinefrina e epinefrina são equipotentes sobre os receptores β_1, porém a epinefrina é significativamente mais potente do que a norepinefrina sobre os receptores β_2.

Os receptores β_1 mais importantes estão localizados nas membranas pós-sinápticas no coração. Estimulação destes receptores ativa a adenilato ciclase, que converte a adenosina trifosfato em adenosina monofosfato cíclica e inicia uma cascata de fosforilação das proteínas quinases. Início da cascata possui efeitos cronotrópicos positivos (aumento da frequência cardíaca), efeitos dromotrópicos (aumento da condução) e efeitos inotrópicos (aumento da contratilidade).

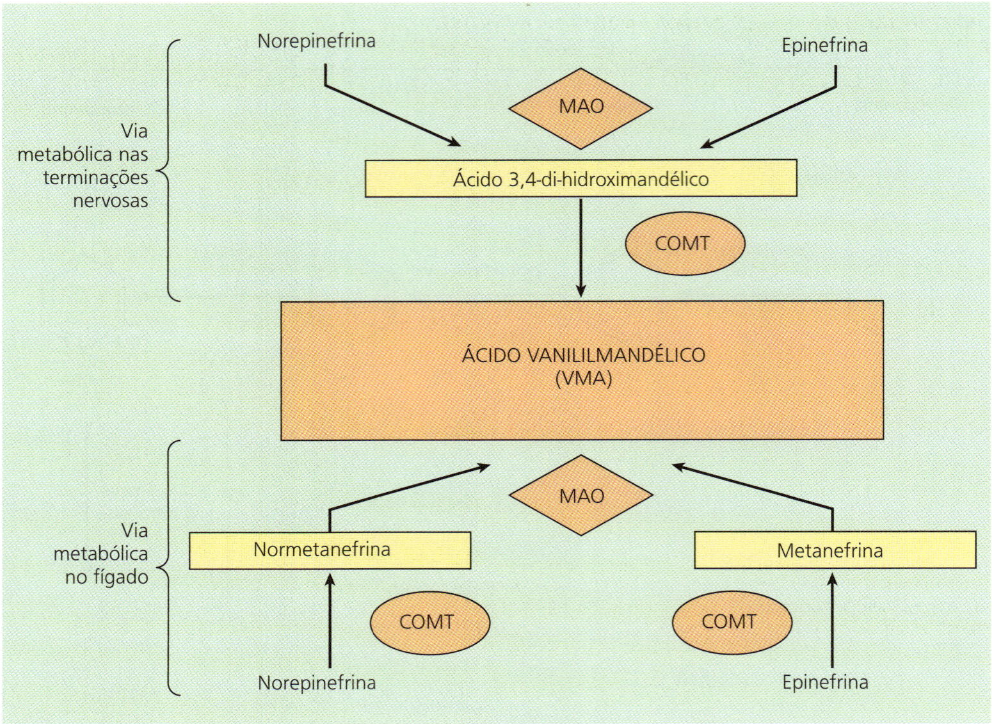

FIGURA 14-3 Metabolismo sequencial da norepinefrina e epinefrina. A monoamina oxidase (MAO) e a catecol-*O*-metiltransferase (COMT) produzem um produto final comum, o ácido vanilmandélico (VMA).

Receptores β_2

Os receptores β_2 são primariamente adrenoceptores pós-sinápticos localizados na musculatura lisa e células glandulares. Eles compartilham um mecanismo de ação comum com os receptores β_1: ativação da adenilato ciclase. Apesar deste fato em comum, a estimulação dos receptores β_2 relaxa a musculatura lisa, resultando em broncodilatação, vasodilatação e relaxamento do útero (tocólise), bexiga urinária e intestino. A glicogenólise, lipólise, gliconeogênese e liberação de insulina são estimuladas pela ativação dos receptores β_2. Os agonistas β_2 também ativam a bomba sódio-potássio, que impulsiona o potássio para dentro da célula e pode induzir hipocalemia e arritmias.

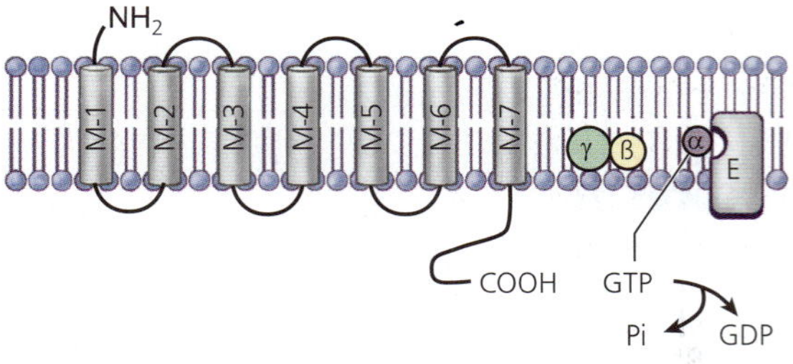

FIGURA 14-4 O adrenoceptor é um receptor transmembrana composto de sete subunidades, que estão ligadas à proteína G. As proteínas G são proteínas triméricas da membrana endoplasmática compostas de unidades α, β e γ. Com a ativação, a GTP na subunidade α é substituída pela GDP, estimulando uma alteração conformacional, desassociando as unidades α, β e γ. Tanto a subunidade Ga como a G$\beta\gamma$ podem ativar (ou inibir) o efetor enzimático para o adrenoceptor. M1-M7, unidades transmembranares; subunidades α, β e γ da proteína G; GTP, guanosina trifosfato; P_i, fosfato inorgânico – rapidamente assimilado; GDP, guanosina difosfato; E, efetor; ciclofosfatase para G_q, adenilato ciclase para G_i, e G_s.

Receptores β_3

Os receptores β_3 são encontrados na vesícula biliar e tecido adiposo do cérebro. O papel destes receptores na fisiologia da vesícula biliar é desconhecido, porém acredita-se que estes receptores exerçam um papel na lipólise e termogênese no tecido adiposo marrom.

Receptores Dopaminérgicos

Os receptores de dopamina (DA) são um grupo de receptores adrenérgicos que são ativados pela dopamina; estes receptores são classificados como receptores D_1 e D_2. A ativação dos receptores D_1 vasodilata o rim, intestino e coração. Os receptores D_2 supostamente desempenham um papel na ação antiemética do droperidol.

Agonistas Adrenérgicos

Os agonistas adrenérgicos interagem com diferentes especificidades (seletividade) nos adrenoceptores α e β (Tabelas 14-1 e 14-2).

A sobreposição da atividade complica a previsão dos efeitos clínicos. Por exemplo, a epinefrina estimula os adrenoceptores α_1, α_2, β_1 e β_2. Seu efeito final sobre a pressão arterial depen-

TABELA 14-1 Seletividade do receptor dos agonistas adrenérgicos[1]

Droga	α_1	α_2	β_1	β_2	DA_1	DA_2
Fenilefrina	+++	+	0	0	0	0
Metildopa	+	+	0	0	0	0
Clonidina	+	++	0	0	0	0
Dexmedetomidina	+	+++	0	0	0	0
Epinefrina[2]	++	++	+++	++	0	0
Efedrina[3]	++	?	++	+	0	0
Fenoldopam	0	0	0	0	+++	0
Norepinefrina[2]	++	++	++	0	0	0
Dopamina[2]	++	++	++	+	+++	+++
Dopexamina	0	0	+	+++	++	+++
Dobutamina	0/+	0	+++	+	0	0
Terbutalina	0	0	+	+++	0	0

[1]0, ausência de efeito; +, efeito agonista (leve, moderado, acentuado); ?, efeito desconhecido; DA_1 e DA_2, receptores dopaminérgicos.
[2]Os efeitos α_1 da epinefrina, norepinefrina e dopamina são mais proeminentes a doses mais elevadas.
[3]O modo de ação primário da efedrina é por estimulação indireta.

de do equilíbrio entre a vasoconstrição causada pelo adrenoceptor α_1, vasodilatação provocada pelos adrenoceptores α_2 e β_2 e influências inotrópicas mediadas pelo adrenoceptor β_1. Além disso, este equilíbrio muda em doses diferentes.

1 Os agonistas adrenérgicos podem ser classificados como diretos e indiretos. Os agonistas diretos se ligam ao receptor, enquanto que os agonistas indiretos aumentam a atividade do neurotransmissor endógeno. Os mecanismos da ação indireta incluem a liberação ou redução da recaptação da norepinefrina. A diferenciação entre os mecanismos de ação direto e indireto é particularmente importante em pacientes que tenham estoques anormais de norepinefrina endógena, como pode ocorrer com o uso de alguns medicamentos anti-hipertensivos ou inibidores da monoamina oxidase. Hipotensão intraoperatória nestes pacientes deve ser tratada com agonistas diretos, visto que a resposta aos agonistas indiretos estará alterada.

Outra característica que diferencia os agonistas adrenérgicos uns dos outros é a estrutura química. Os agonistas adrenérgicos que possuem uma estrutura 3,4-di-hidroxibenzeno (Figura 14-5) são conhecidos como catecolaminas. Estas drogas são tipicamente de curta duração em razão dos seus metabolismos pela monoamina oxidase e catecol-*O*-metiltransferase. Portanto, os pacientes tomando inibidores da monoamina oxidase ou antidepressivos tricíclicos podem demonstrar uma resposta exagerada às catecolaminas. As catecolaminas naturais são a epinefrina, norepinefrina e DA. A alteração da estrutura da cadeia lateral (R_1, R_2, R_3) das catecolaminas naturais resultou

TABELA 14-2 Efeitos dos agonistas adrenérgicos sobre os sistemas de órgãos[1]

Droga	Frequência Cardíaca	Pressão Arterial Média	Débito Cardíaco	Resistência Vascular Periférica	Broncodilatação	Fluxo Sanguíneo Renal
Fenilefrina	↓	↑↑↑	↓	↑↑↑	0	↓↓↓
Epinefrina	↑↑	↑	↑↑	↑/↓	↑↑	↓↓
Efedrina	↑↑	↑↑	↑↑	↑	↑↑	↓↓
Fenoldopam	↑↑	↓↓↓	↓/↑	↓↓	0	↑↑↑
Norepinefrina	↓	↑↑↑	↓/↑	↑↑↑	0	↓↓↓
Dopamina	↑/↑↑	↑	↑↑↑	↑	0	↑↑↑
Dopexamina	↑/↑↑	↓/↑	↑↑	↑	0	↑
Isoproterenol	↑↑↑	↓	↑↑↑	↓↓	↑↑↑	↓/↑
Dobutamina	↑	↑	↑↑↑	↓	0	↑

[1]0, ausência de efeito; ↑, aumento (leve, moderado, acentuado); ↓, redução (leve, moderada, acentuada); ↓/↑, efeito variável; ↑/↑↑, aumento leve a moderado.

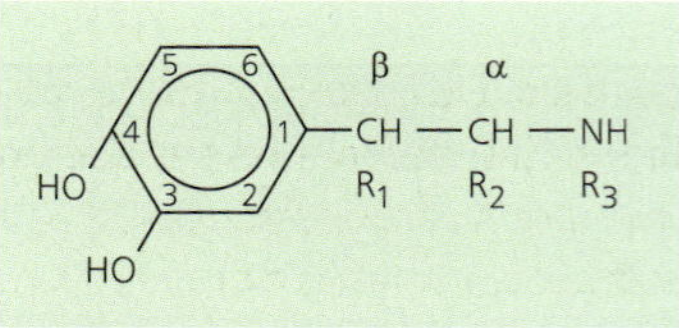

FIGURA 14-5 Agonistas adrenérgicos que possuem uma estrutura 3,4-di-hiroxibenzeno são conhecidos como catecolaminas. Substituições nos locais R_1, R_2 e R_3 afetam a atividade e seletividade.

no desenvolvimento de catecolaminas sintéticas (p. ex., isoproterenol e dobutamina), que tendem a ser mais específicas ao receptor.

Os agonistas adrenérgicos comumente utilizados na anestesiologia são discutidos individualmente adiante. Note que as doses recomendadas para infusão contínua são expressas em mcg/kg/min para alguns agentes e mcg/min para outros. Em ambos os casos, estas recomendações devem ser observadas somente como diretrizes, visto que as respostas individuais variam muito.

FENILEFRINA

Considerações Clínicas

A fenilefrina é uma não catecolamina, sendo predominantemente um agente agonista seletivo de receptores α_1.

2 O efeito primário da fenilefrina é de uma vasoconstrição periférica com aumento concomitante na resistência vascular sistêmica e pressão sanguínea arterial. A bradicardia reflexa medida pelo nervo vago pode reduzir o débito cardíaco. A fenilefrina também é utilizada topicamente como um descongestionante e um agente midriático.

Dose e Apresentação

A administração de pequenas doses intravenosas em *bolus* de 50-100 μg (0,5-1 mcg/kg) de fenilefrina rapidamente reverte as reduções na pressão sanguínea, causadas pela vasodilatação periférica (p. ex., anestesia espinal). A duração de ação é curta, durando aproximadamente 15 minutos depois da administração de uma dose única. Uma infusão contínua (100 mcg/mL a uma taxa de 0,25-1 mcg/kg/min) manterá a pressão sanguínea arterial, porém à custa do fluxo sanguíneo renal. Taquifilaxia ocorre com infusões de fenilefrina e, portanto, a infusão deve ser titulada de modo ascendente. A fenilefrina deve ser diluída a partir de uma solução a 1% (ampolas de 10 mg/mL), geralmente para uma solução de 100 mcg/mL.

AGONISTAS α_2

Considerações Clínicas

A clonidina é um agonista α_2 comumente utilizado por seus efeitos anti-hipertensivos e cronotrópicos negativos. Atualmente, a clonidina e outros agonistas α_2 estão cada vez mais sendo utilizados por suas propriedades sedativas. Diversos estudos examinaram os efeitos anestésicos da administração oral (3-5 mcg/kg), intramuscular (2 mcg/kg), intravenosa (1-3 mcg/kg), transdérmica (0,1-0,3 mg liberados por dia), intratecal (75-150 mcg) e epidural (1-2 mcg/kg) da clonidina.

3 No geral, a clonidina diminui as necessidades anestésicas e analgésicas (reduz a concentração alveolar mínima), e fornece sedação e ansiólise. Foi relatado que, durante a anestesia geral, a clonidina aumenta a estabilidade circulatória intraoperatória através da redução dos níveis de catecolamina. Durante a anestesia regional, incluindo o bloqueio nervoso periférico, a clonidina prolonga a duração do bloqueio. Os efeitos diretos sobre a medula espinal podem ser mediados pelos receptores α_2 pós-sinápticos no corno dorsal. Outros possíveis benefícios incluem redução dos tremores pós-operatórios, inibição da rigidez muscular induzida por opioides, atenuação dos sintomas de abstinência de opioides e o tratamento de algumas síndromes dolorosas crônicas. Os efeitos colaterais incluem bradicardia, hipotensão, sedação, depressão respiratória e boca seca.

4 Dexmedetomidina é um derivado lipofílico α-metilol com uma maior afinidade pelos receptores α_2 do que a clonidina. Comparada à clonidina, a dexmedetomidina é mais seletiva aos receptores α_2 (razão da especificidade α_2:α_1 é de 200:1 para a clonidina e 1.600:1 para a dexmedetomidina). A dexmedetomidina possui uma meia-vida mais curta (2-3 horas) do que a clonidina (12-24 horas). Este fármaco possui efeitos sedativos, analgésicos e simpatolíticos que enfraquecem muitas das respostas cardiovasculares observadas durante o período perioperatório. Os efeitos sedativos e analgésicos são mediados por receptores α_2-adrenérgicos no cérebro *(locus coeruleus)* e medula espinal. Quando utilizada no intraoperatório, a dexmedetomidina reduz as necessidades de anestésicos intravenosos e voláteis; quando utilizada no pós-operatório, reduz as necessidades sedativas e analgésicas concomitantes. A dexmedetomidina é adequada para a sedação de pacientes sendo preparados para a intubação do paciente acordado por meio de fibra óptica. Também é um agente adequado para a sedação pós-operatória de pacientes na pós-anestesia e unidades de cuidados intensivos, pois causa sedação sem uma depressão ventilatória significativa. A administração rápida pode elevar a pressão sanguínea, porém hipotensão e bradicardia podem ocorrer durante a terapia em curso. A dose recomendada de dexmedetomidina consiste em uma dose de ataque de 1 mcg/kg administrada por 10 minutos, seguida por uma infusão de manutenção de 0,2-0,7 mcg/kg/h.

Embora estes agentes sejam agonistas adrenérgicos, eles também são considerados simpatolíticos, em razão da diminuição do efluxo simpático. **5** O uso a longo prazo destes agentes, particularmente a clonidina e a dexmedetomidina, resulta em hipersensibilização e aumento da expressão dos receptores; com a descontinuação súbita de uma destas drogas, pode ocorrer uma síndrome de abstinência aguda manifestada por uma crise hipertensiva. Em decorrência da elevada afinidade da dexmedetomidina pelo receptor α_2, quando comparada àquela da clonidina, esta síndrome pode-se manifestar somente após 48 horas do uso da dexmedetomidina, quando a droga é descontinuada.

Dose e Apresentação

A clonidina está disponível na forma de uma preparação oral, transdérmica ou parenteral. A dexmedetomidina está disponível na forma de uma solução injetável (100 mcg/mL), que deve ser diluída para 5 mcg/mL para a administração em *bolus*, e titulada para o efeito desejado.

EPINEFRINA (OU ADRENALINA)

Considerações Clínicas

A epinefrina é uma catecolamina endógena sintetizada na medula suprarrenal. A estimulação direta dos receptores β_1 do miocárdio pela epinefrina, eleva a pressão sanguínea, débito cardíaco e a demanda miocárdica de oxigênio pelo aumento da contratilidade e frequência cardíaca (aumento da taxa de despolarização espontânea da fase IV). A estimulação α_1 diminui os fluxos sanguíneos esplâncnico e renal, porém aumenta a pressão de perfusão coronária através do aumento da pressão diastólica aórtica. A pressão sanguínea sistólica aumenta, embora a vasodilatação mediada pelo receptor β_2 no músculo esquelético possa reduzir a pressão diastólica. A estimulação dos receptores β_2 também relaxa a musculatura lisa brônquica.

A administração de epinefrina é o principal tratamento farmacológico para anafilaxia e pode ser utilizado para tratar fibrilação ventricular. As complicações incluem hemorragia cerebral, isquemia coronária e arritmias ventriculares. Anestésicos voláteis, particularmente o halotano, potencializa os efeitos arritmogênicos da epinefrina.

Dose e Apresentação

Nas situações de emergência (p. ex., parada cardíaca e choque), e epinefrina é administrada na forma de um *bolus* intravenoso de 0,05-1 mg, dependendo da gravidade do comprometimento cardiovascular. Nas grandes reações anafiláticas, a epinefrina deve ser utilizada a uma dose de 100-500 mcg (repetida, se necessário), seguida pela infusão. Para aumentar a contratilidade miocárdica ou a frequência cardíaca, uma infusão contínua é preparada (1 mg em 250 mL [4 mcg/mL]) e realizada a uma taxa de 2-20 mcg/min. Epinefrina também é usada para reduzir o sangramento do campo operatório. Algumas soluções de anestésicos locais, contendo epinefrina a uma concentração de 1:200.000 (5 mcg/mL) ou 1:400.000 (2,5 mcg/mL), são caracterizadas por uma menor absorção sistêmica e uma duração de ação mais longa. A epinefrina está disponível em frascos a uma concentração de 1:1.000 (1 mg/mL), e seringas pré-cheias a uma concentração de 1:100.0000 (10 mcg/mL) estão disponíveis para uso pediátrico.

EFEDRINA

Considerações Clínicas

Os efeitos cardiovasculares da efedrina, uma não catecolamina de ação simpatomimética, são similares àqueles da epinefrina: aumento na pressão sanguínea, frequência cardíaca, contratilidade de débito cardíaco. Do mesmo modo, a efedrina também é um broncodilatador. Entretanto, existem diferenças importantes: a efedrina possui uma maior duração de ação, é muito menos potente, possui ações indiretas e diretas e estimula o sistema nervoso central (aumenta a concentração alveolar mínima). As propriedades agonistas indiretas da efedrina podem ser decorrentes da liberação periférica pós-sináptica de norepinefrina, ou da inibição da recaptação de norepinefrina.

6 A efedrina é comumente utilizada como um vasopressor durante a anestesia. Como tal, sua administração deveria ser vista como uma medida que visa a ganhar tempo, enquanto a causa de hipotensão é determinada e remediada. Ao contrário dos agonistas α_1 de ação direta, a efedrina não diminui o fluxo sanguíneo uterino e, portanto, é considerada o vasopressor de eleição para a maioria dos usos obstétricos. No entanto, recentemente, tem sido argumentado que a fenilefrina é um vasopressor mais adequado nas pacientes obstétricas submetidas à anestesia neuraxial em razão do seu início mais rápido, duração de ação mais curta, melhor titulação e manutenção do pH fetal. Também foi relatado que a efedrina possui propriedades antieméticas, particularmente na presença de hipotensão depois da raquianestesia. Medicação pré-anestésica com clonidina aumenta os efeitos da efedrina.

Dose e Apresentação

Em adultos, a efedrina é administrada em um *bolus* de 2,5-10 mg; em crianças, a efedrina é fornecida como um *bolus* de 0,1 mg/kg. Doses subsequentes são aumentadas para compensar o desenvolvimento de taquifilaxia, que, provavelmente, ocorre em razão da depleção dos estoques de norepinefrina. A efedrina está disponível em ampolas de 1 mL, contendo 25 ou 50 mg do agente.

NOREPINEFRINA

Considerações Clínicas

A estimulação direta dos receptores α_1 com pouca atividade dos receptores β_2 induz uma vasoconstrição intensa dos vasos arteriais e venosos. Um aumento da contratilidade miocárdica decorrente dos efeitos β_1, assim como a vasoconstrição periférica, contribui a um aumento na pressão sanguínea arterial. Ambas as pressões sistólica e diastólica geralmente aumentam, porém um aumento na pós-carga e bradicardia reflexa previnem qualquer elevação no débito cardíaco. Fluxos sanguíneos esplâncnico e renal reduzidos e maior necessidade de oxigênio pelo miocárdio limitam os benefícios da norepinefrina no controle do choque refratário. A norepinefrina tem sido utilizada com um bloqueador α (p. ex., fentolamina) em uma tentativa de se tirar vantagem de sua atividade β sem a vasoconstrição profunda, causada pela estimulação α. O extravasamento da norepinefrina no local de administração intravenosa pode causar necrose dos tecidos.

Dose e Apresentação

Em decorrência de sua meia-vida curta, a norepinefrina é administrada como um *bolus* (0,1 mcg/kg) ou geralmente como uma infusão contínua a uma taxa de 2-20 mcg/min. As ampolas contêm 4 mg de norepinefrina em 4 mL de solução.

DOPAMINA

Considerações Clínicas

Os efeitos clínicos da DA, um agonista endógeno dopaminérgico e adrenérgico não seletivo direto e indireto, variam marcadamente com a dose. Em baixas doses (0,5-3 mcg/kg/min), a DA
7 primariamente ativa os receptores dopaminérgicos (especificamente, os receptores DA_1); estimulação destes receptores provoca vasodilatação da vasculatura renal e promove diurese e natriurese. Embora esta ação aumente o fluxo sanguíneo renal, o uso desta "dose renal" não concede qualquer efeito benéfico sobre a função renal. Quando utilizada em doses moderadas (3-10 mcg/kg/min), a estimulação dos receptores β_1 aumenta a contratilidade do miocárdio, frequência cardíaca, pressão sanguínea sistólica e débito cardíaco. A demanda de oxigênio pelo miocárdio tipicamente aumenta mais do que a oferta. Os efeitos α_1 tornam-se proeminentes em doses mais elevadas (10-20 mcg/kg/min), causando um aumento na resistência vascular periférica e uma queda no fluxo sanguíneo renal. Os efeitos indiretos da DA decorrem da liberação de norepinefrina do gânglio do nervo simpático pré-sináptico.

A DA é comumente usada no tratamento de choque para aumentar o débito cardíaco, elevar a pressão arterial e manter a função renal. É frequentemente utilizada em combinação com um vasodilatador (p. ex., nitroglicerina ou nitroprussiato), que reduz a pós-carga e melhora ainda mais o débito cardíaco. Os efeitos cronotrópicos e pró-arrítmicos da DA limitam sua utilidade em alguns pacientes.

Dose e Apresentação

A DA é administrada como uma infusão contínua a uma taxa de 1-20 mcg/kg/min. É fornecida em frascos de 5-10 mL, contendo 100 ou 400 mg de DA.

ISOPROTERENOL

O isoproterenol é de interesse por ser um β-agonista puro. Os efeitos β_1 aumentam a frequência cardíaca, a contratilidade e o débito cardíaco. A pressão sanguínea sistólica pode aumentar ou permanecer inalterada, mas a estimulação dos receptores β_2 reduz a resistência vascular periférica e a pressão sanguínea diastólica. A demanda de oxigênio pelo miocárdio aumenta, à medida que o suprimento de oxigênio cai, tornando o isoproterenol ou qualquer β-agonista puro uma má escolha de agente inotrópico na maioria das situações.

DOBUTAMINA

Considerações Clínicas

A dobutamina é uma mistura racêmica de dois isômeros com afinidade pelos receptores β_1 e β_2, e com uma seletividade relativamente maior pelos receptores β_1. Seu efeito cardiovascular primário é uma elevação no débito cardíaco secundário ao aumento na contratilidade do miocárdio. Um declínio na resistência vascular periférica causado pela ativação dos receptores β_2 geralmente evita um aumento maior na pressão sanguínea arterial. A pressão de enchimento do ventrículo esquerdo diminui, enquanto o fluxo sanguíneo coronário aumenta.

8 Acredita-se que os efeitos favoráveis sobre o equilíbrio entre a demanda miocárdica de oxigênio e o suprimento tornam a dobutamina uma alternativa para pacientes com uma combinação de insuficiência cardíaca congestiva e doença arterial coronária, particularmente se a resistência vascular periférica estiver elevada. No entanto, por ter sido demonstrado que a dobutamina aumenta o consumo de oxigênio pelo miocárdio, como durante os testes de esforço (razão para sua utilização nas imagens de perfusão), existe um receio com relação ao seu uso em pacientes com isquemia do miocárdio. Além disso, a dobutamina não deve ser regularmente utilizada sem indicações específicas para facilitar a saída da circulação extracorpórea.

Dose e Apresentação

A dobutamina é administrada como uma infusão a uma taxa de 2-20 mcg/kg/min. A dobutamina é distribuída em frascos de 20 mL contendo 250 mg.

DOPEXAMINA

Considerações Clínicas

A dopexamina, um análogo estrutural da DA, apresenta vantagens potenciais sobre a DA, pois possui menos efeitos β_1-adrenérgicos (arritmogênicos) e α-adrenérgicos. Em razão da redução dos efeitos β-adrenérgicos e seu efeito específico sobre a perfusão renal, a dopexamina pode apresentar vantagens sobre a dobutamina. Este fármaco está disponível em muitos países, desde 1990, porém não conquistou uma grande aceitação na prática.

Dose e Apresentação

A infusão de dopexamina deve ser iniciada a uma taxa de 0,5 mcg/kg/min, aumentando para 1 mcg/kg/min em intervalos de 10-15 minutos até uma taxa máxima de infusão de 6 mcg/kg/min.

FENOLDOPAM

Considerações Clínicas

O fenoldopam é um agonista seletivo do receptor D_1 que possui muitos dos benefícios da DA, porém com pouca ou nenhuma atividade agonista de receptores adrenérgicos α ou β ou receptor D_2. Foi demonstrado que o fenoldopam exerce efeitos hipotensivos caracterizados por uma redução na resistência vascular periférica, assim como um aumento no fluxo sanguíneo renal, diurese e natriurese. É indicado para pacientes sendo submetidos à cirurgia cardíaca e reparo de aneurisma aórtico, com risco potencial de comprometimento renal perioperatório. O fenoldopam exerce um efeito anti-hipertensivo, porém ajuda a manter o fluxo sanguíneo renal. Também é indicado para pacientes que tenham hipertensão grave, particularmente aqueles com comprometimento renal. Além de seu uso recomendado nas emergências hipertensivas, o fenoldopam também é indicado na prevenção de nefropatia induzida por meio de contraste. O fenoldopam possui um início de ação bem rápido e é facilmente titulado em razão de sua curta meia-vida de eliminação. A capacidade do fenoldopam em "proteger" o rim no perioperatório permanece o assunto dos estudos em curso.

Dose e Apresentação

O fenoldopam está disponível em ampolas de 1, 2 e 5 mL, 10 mg/mL. É iniciado como uma infusão contínua de 0,1 mcg/kg/min, aumentado por incrementos de 0,1 mcg/kg/min em intervalos de 15 a 20 minutos, até que a pressão sanguínea alvo seja alcançada. Doses menores têm sido associadas a uma menor ocorrência de taquicardia reflexa.

Antagonistas Adrenérgicos

Os antagonistas adrenérgicos se ligam aos adrenoceptores, porém não os ativam. Eles agem evitando a atividade agonista adrenérgica. Como os agonistas, os antagonistas diferem em seus espectros de interação com os receptores.

α-BLOQUEADORES – FENTOLAMINA

Considerações Clínicas

A fentolamina produz um bloqueio competitivo (reversível) dos receptores α_1 e α_2. O antagonismo α_1 e o relaxamento direto da musculatura lisa são responsáveis pela vasodilatação periférica e um declínio na pressão sanguínea arterial. A queda na pressão sanguínea provoca uma taquicardia reflexa. Esta taquicardia é aumentada pelo antagonismo dos receptores α_2 pré-sinápticos no coração, pois o bloqueio dos receptores α_2 promove liberação de norepinefrina pela eliminação da retroalimentação negativa. Estes efeitos cardiovasculares são geralmente aparentes em 2 minutos e persistem por até 15 minutos. Assim como com todos os antagonistas adrenérgicos, a extensão da resposta ao bloqueio do receptor depende do grau do tônus simpático existente. A taquicardia reflexa e a hipotensão postural limitam a utilidade da fentolamina no tratamento da hipertensão causada pela estimulação α excessiva (p. ex., feocromocitoma, retirada da clonidina). A prazosina e a fenoxibenzamina são exemplos de outros antagonistas alfa.

Dose e Apresentação

A fentolamina é administrada por via intravenosa em *bolus* intermitentes (1-5 mg em adultos) ou como uma infusão contínua. Para prevenir necrose tecidual que ocorre após o extravasamento de líquidos intravenosos, contendo um agonista α (p. ex., norepinefrina), 5-10 mg de fentolamina em 10 mL de salina normal podem ser localmente infiltrados. A fentolamina está disponível na forma de um pó liofilizado (5 mg).

ANTAGONISTAS MISTOS – LABETALOL

Considerações Clínicas

O labetalol bloqueia os receptores α_1, β_1 e β_2. A relação entre o bloqueio α e o bloqueio β foi estimada em aproximadamente 1:7 depois da administração intravenosa. Este bloqueio misto reduz a resistência vascular periférica e a pressão sanguínea arterial. Geralmente, a frequência cardíaca e o débito cardíaco estão ligeiramente deprimidos ou inalterados. Portanto, o

9

labetalol diminui a pressão sanguínea sem provocar taquicardia reflexa em decorrência da combinação de efeitos α e β, que é benéfica para pacientes com doença arterial coronária. O efeito máximo geralmente ocorre em 5 minutos após administração de uma dose intravenosa. Insuficiência ventricular esquerda, hipertensão paradoxal e broncospasmo foram relatados.

Dose e Apresentação

A dose inicial recomendada de labetalol é de 2,5-10 mg, administrada por via intravenosa durante 2 minutos. O dobro desta quantidade pode ser fornecido em intervalos de 10 minutos até o alcance da pressão sanguínea desejada. O labetalol também pode ser administrado na forma de uma infusão contínua lenta a uma taxa de 0,5-2 mg/min. No entanto, em razão de sua longa meia-vida de eliminação (> 5 horas), infusões prolongadas não são recomendadas.

β-BLOQUEADORES

Os bloqueadores dos receptores β-adrenérgicos possuem graus variáveis de seletividade para os receptores β_1. Aqueles bloqueadores que são mais β_1 seletivos possuem menor influência sobre os receptores β_2 vasculares e broncopulmonares (Tabela 14-3). Teoricamente, um bloqueador β_1 seletivo teria um menor efeito inibitório sobre os receptores β_2 e, portanto, pode ser preferível em pacientes com doença pulmonar obstrutiva crônica ou doença vascular periférica. Pacientes com doença vascular periférica podem potencialmente ter uma redução no fluxo sanguíneo, se os receptores β_2, que dilatam as arteríolas, são bloqueados. Os agentes bloqueadores do receptor β também reduzem a pressão intraocular em pacientes com glaucoma.

Os bloqueadores β-adrenérgicos também são classificados pela quantidade de atividade simpatomimética intrínseca (ISA)

TABELA 14-3 Farmacologia dos bloqueadores β[1]

	Seletividade para os Receptores β	ISA	Bloqueio α	Metabolismo Hepático	$t_{1/2}$
Atenolol	+	0	0	0	6-7
Esmolol	+	0	0	0	-1/4
Labetalol		0	+	+	4
Metoprolol	+	0	0	+	3-4
Propranolol		0	0	+	4-6

[1]ISA, atividade simpatomimética intrínseca; +, efeito leve; 0, sem efeito.

que eles possuem. Muitos dos bloqueadores β possuem alguma atividade agonista; embora não produzam efeitos similares aos agonistas totais (como a epinefrina), os bloqueadores β com ISA podem não ser tão benéficos quanto os bloqueadores β sem ISA no tratamento de pacientes com doença cardiovascular.

Os bloqueadores β podem ser ainda classificados como aqueles que são eliminados pelo metabolismo hepático (como o metoprolol), aqueles que são excretados de forma inalterada pelos rins (como o atenolol), ou aqueles que são hidrolisados no sangue (como o esmolol).

ESMOLOL

Considerações Clínicas

10 O esmolol é um antagonista β_1 seletivo de ação ultracurta que reduz a frequência cardíaca e, em menor proporção, a pressão sanguínea. O esmolol tem sido utilizado com sucesso para prevenir taquicardia e hipertensão em resposta aos estímulos perioperatórios, como intubação, estimulação cirúrgica e recuperação anestésica. Por exemplo, o esmolol (0,5-1 mg/kg) atenua a elevação na pressão sanguínea e frequência cardíaca que, geralmente, acompanha a terapia eletroconvulsiva, sem afetar de modo significativo a duração da convulsão. O esmolol é tão eficaz quanto o propranolol no controle da frequência ventricular de pacientes com fibrilação ou *flutter* atrial. Embora considerado cardiosseletivo, em doses mais elevadas o esmolol inibe os receptores β_2 nas musculaturas lisas brônquica e vascular.

A curta duração de ação do esmolol é decorrente da rápida redistribuição (meia-vida de distribuição é de 2 minutos) e hidrólise pela esterase das hemácias (meia-vida de eliminação de 9 minutos). Os efeitos colaterais podem ser revertidos em minutos pela descontinuação de sua infusão. Como com os antagonistas β_1, o esmolol deve ser evitado em pacientes com bradicardia sinusal, bloqueio cardíaco maior que o de primeiro grau, choque cardiogênico ou insuficiência cardíaca clinicamente manifesta.

Dose e Apresentação

O esmolol é administrado um *bolus* (0,2-0,5 mg/kg) para terapia de curta duração, como na atenuação da resposta cardiovascular à laringoscopia e intubação. O tratamento a longo prazo é tipicamente iniciado com uma dose de ataque de 0,5 mg/kg, administrada durante 1 minuto, seguida por uma infusão contínua de 50 mcg/kg/min para manter o efeito terapêutico. Se este tratamento falhar em produzir uma resposta desejável em 5 minutos, a dose de ataque pode ser repetida, e a infusão aumentada por incrementos de 50 mcg/kg/min a cada 5 minutos até um máximo de 200 mcg/kg/min.

O esmolol está disponível em frascos multidose, contendo 10 mL da droga (10 mg/mL), para administração em *bolus*. Ampolas para infusão contínua (2,5 g em 10 mL) também estão disponíveis, porém antes da administração devem ser diluídas para uma concentração de 10 mg/mL.

METOPROLOL

Considerações Clínicas

O metoprolol é um antagonista β_1 seletivo sem atividade simpatomimética intrínseca. Está disponível para usos oral e intravenoso. Pode ser administrado por via intravenosa em incrementos de 2-5 mg a cada 2-5 minutos, titulado para pressão sanguínea e frequência cardíaca.

PROPRANOLOL

Considerações Clínicas

O propranolol bloqueia de modo não seletivo os receptores β_1 e β_2. A pressão sanguínea arterial é diminuída por diversos mecanismos, incluindo contratilidade reduzida do miocárdio, frequência cardíaca reduzida e liberação diminuída de renina. Débito cardíaco e demanda de oxigênio pelo miocárdio são reduzidos. O propranolol é particularmente útil durante a isquemia do miocárdio relacionada com a elevação da pressão sanguínea e frequência cardíaca. Impedância da ejeção ventricular é benéfica em pacientes com cardiomiopatia obstrutiva e aneurisma aórtico. O propranolol desacelera a condução atrioventricular e estabiliza as membranas miocárdicas, embora o último efeito possa não ser significativo em doses clínicas. O propranolol é particularmente eficaz na desaceleração da resposta ventricular à taquicardia supraventricular e, ocasionalmente, controla a fibrilação ou taquicardia ventricular recorrente, causada pela isquemia do miocárdio. O propranolol bloqueia os efeitos β-adrenérgicos da tireotoxicose e feocromocitoma.

Os efeitos colaterais do propranolol incluem broncospasmo (antagonismo β_2), insuficiência cardíaca congestiva, bradicardia e bloqueio atrioventricular (antagonismo β_1). O propranolol pode piorar a depressão miocárdica provocada pelos anestésicos voláteis (p. ex., halotano) ou revelar as características inotrópicas negativas dos estimulantes cardíacos indiretos (p. ex., isoflurano). A administração concomitante de propranolol e verapamil (um bloqueador do canal de cálcio) pode sinergicamente deprimir a frequência cardíaca, contratilidade e condução através do nódulo atrioventricular.

O propranolol liga-se extensivamente às proteínas plasmáticas e é depurado pelo metabolismo hepático. Sua meia-vida de eliminação de 100 minutos é bem longa, quando comparada àquela do esmolol.

Dose e Apresentação

A dose individual necessária do propranolol depende do tônus simpático antes do tratamento. Normalmente, o propranolol é titulado para o efeito desejado, começando com uma dose de 0,5 mg e aumentando a mesma com incrementos de 0,5 mg a cada 3-5 minutos. As doses totais raramente excedem 0,15 mg/kg. O propranolol é fornecido em ampolas de 1 mL, contendo 1 mg.

NEBIVOLOL

Considerações Clínicas

O nebivolol é um bloqueador β de última geração com alta afinidade por receptores β_1. A droga é única em sua capacidade de causar vasodilatação direta através de seu efeito estimulatório sobre o óxido nítrico sintetase endotelial. Está atualmente disponível apenas em formulação oral; a dose recomendada é de 5-40 mg por dia.

CARVEDILOL

O carvedilol é uma mistura de bloqueador β e α utilizado no controle de insuficiência cardíaca crônica secundária à cardiomiopatia, disfunção ventricular esquerda, após infarto agudo do miocárdio, e hipertensão. A dose do carvedilol é individualizada e gradualmente elevada até 25 mg, que é administrada 2 vezes ao dia, conforme necessário e tolerado.

TERAPIA PERIOPERATÓRIA COM BLOQUEADOR β

O controle perioperatório de bloqueadores β é um indicador fundamental do desempenho anestésico, sendo monitorado de perto por várias agências de "controle de qualidade". Embora estudos relacionados com a administração perioperatória de bloqueadores β tenham produzido resultados conflitantes com relação ao benefício, a manutenção de bloqueadores β em pacientes já tratados com estes fármacos é essencial, salvo se contraindicado por outros problemas clínicos.

A terapia com bloqueador β no período perioperatório possui o potencial de reduzir as complicações cardiovasculares perioperatórias (isquemia do miocárdio, AVE, insuficiência cardíaca) em razão da neutralização da hipertensão e taquicardia induzidas pelas catecolaminas. No entanto, estes efeitos benéficos ainda não foram amplamente demonstrados nos ensaios clínicos recentes. A terapia perioperatória com bloqueadores β foi associada a um risco reduzido de morte hospitalar em um pequeno grupo de pacientes de alto risco (ou seja, aqueles com um Índice de Risco Cardíaco Revisado igual ou superior a 3), porém não demonstrou melhora ou mesmo um aumento na ocorrência de AVE e taxa de mortalidade geral em pacientes de baixo risco, sendo submetidos à cirurgia cardíaca.

As diretrizes atuais da *Current American Heart Association/American College of Cardiology* recomendam a continuação da terapia com bloqueadores β durante o período perioperatório em pacientes que estejam recebendo bloqueadores β para o tratamento de angina, arritmia sintomática, insuficiência cardíaca e hipertensão. Além disso, a terapia com bloqueadores β deve ser iniciada em pacientes sendo submetidos à cirurgia vascular e que estejam em alto risco de eventos cardíacos em razão dos achados de isquemia do miocárdio durante os testes perioperatórios. As diretrizes também mencionam que os bloqueadores β titulados até uma frequência cardíaca e pressão sanguínea desejada são "razoáveis" em pacientes submetidos à cirurgia vascular que possuam mais de um fator de risco cardiovascular. Adicionalmente, as diretrizes sugerem que o uso perioperatório de bloqueadores β são igualmente "razoáveis" em pacientes que serão submetidos a procedimentos de risco intermediário que possuam mais de um fator de risco cardiovascular. A administração de rotina de altas doses de bloqueadores β na ausência de titulação da dose pode ser prejudicial em pacientes que não estejam tomando bloqueadores β naquele momento e que serão submetidos à cirurgia cardíaca.

11 A descontinuação da terapia com bloqueadores β por 24-48 horas pode desencadear uma síndrome de abstinência, caracterizada por hipertensão (hipertensão rebote), taquicardia e angina. Este efeito parece ser causado por um aumento no número de receptores β-adrenérgicos (aumento da expressão).

DISCUSSÃO DE CASO

Feocromocitoma

Uma cirurgia de ressecção de um feocromocitoma abdominal está programada para um homem de 45 anos com um histórico de crises paroxísticas de cefaleia, hipertensão, sudorese e palpitações.

O que é um feocromocitoma?

Um feocromocitoma é um tumor vascular do tecido cromafim (mais comumente da medula suprarrenal) que produz e secreta norepinefrina e epinefrina. O diagnóstico e tratamento do feocromocitoma se baseiam nos efeitos dos níveis circulantes anormalmente altos destes agonistas adrenérgicos endógenos.

Como é feito o diagnóstico de feocromocitoma no laboratório?

A excreção urinária de ácido vanilmandélico (um produto final do metabolismo da catecolamina), norepinefrina e epinefrina geralmente está acentuadamente aumentada. Níveis urinários elevados de catecolaminas e metanefrinas (Figura 14-3) proporcionam um diagnóstico altamente preciso. O nível das metanefrinas fracionadas plasmáticas pode ser superior aos níveis urinários no estabelecimento do diagnóstico. A localização do tumor pode ser determinada pela imagem por ressonância magnética ou tomografia computadorizada com ou sem contraste.

Qual fisiopatologia está associada às elevações crônicas de norepinefrina e epinefrina?

A estimulação de receptores α_1 aumenta a resistência vascular periférica e pressão sanguínea arterial. Hipertensão pode levar à depleção do volume intravascular (aumentando o hematócrito), insuficiência renal e hemorragia cerebral. A resistência vascular periférica elevada também aumenta o trabalho do miocárdio, predispondo os pacientes à isquemia do miocárdio, hipertrofia ventricular e insuficiência cardíaca congestiva. Exposição prolongada à epinefrina e norepinefrina pode resultar em uma cardiomiopatia induzida por catecolaminas. A hiperglicemia resulta da diminuição da secreção de insulina em razão do aumento da glicogenólise e gliconeogênese. A estimulação dos receptores β_1 aumenta a automaticidade e ectopia ventricular.

Quais antagonistas adrenérgicos podem ser úteis no controle dos efeitos da hipersecreção da norepinefrina e epinefrina?

A fenoxibenzamina, um antagonista α_1, reverte com eficácia a vasoconstrição, resultando em uma queda na pressão sanguínea arterial e um aumento no volume intravascular (queda de hematócrito). Intolerância à glicose é frequentemente corrigida. A fenoxibenzamina pode ser administrada por via oral e sua ação é mais longa do que a da fentolamina, outro antagonista α_1. Por estas razões, a fenoxibenzamina é geralmente administrada no pré-operatório para controle dos sintomas.

A fentolamina intravenosa é frequentemente utilizada para controlar episódios hipertensivos. Entretanto, quando comparada a alguns outros agentes hipotensivos, a fentolamina possui um início de ação lento e longa duração; além disso, geralmente ocorre o desenvolvimento de taquifilaxia.

Recomenda-se o bloqueio dos receptores β_1 com um agente, como o labetalol para pacientes com taquicardia ou arritmias ventriculares.

Porque os receptores α_1 devem ser bloqueados com fenoxibenzamina antes da administração de um antagonista β?

Se os receptores β são bloqueados primeiro, a norepinefrina e epinefrina produzirão estimulação α sem oposição. A vasodilatação mediada pelos receptores β_2 não impedirá a vasoconstrição mediada pelos receptores α_1, e a resistência vascular periférica aumentaria. Isto pode explicar a hipertensão paradoxal que tem sido relatada em alguns pacientes com feocromocitoma tratados apenas com labetalol. Finalmente, o miocárdio pode não tolerar sua carga de trabalho já elevada sem os efeitos inotrópicos da estimulação β_1.

Quais agentes anestésicos devem ser especificamente evitados?

Fasciculações da musculatura abdominal induzidas pela succinilcolina aumentarão a pressão intra-abdominal, que, teoricamente, pode causar liberação de catecolaminas do tumor. A cetamina é um simpatomimético e, portanto, exacerbaria os efeitos dos agonistas adrenérgicos. O halotano sensibiliza o miocárdio aos efeitos arritmogênicos da epinefrina. Drogas vagolíticas (p. ex., anticolinérgicos e pancurônio) piorarão o desequilíbrio do tônus autonômico. Visto que a histamina provoca secreção de catecolaminas pelo tumor, as drogas associadas à liberação de histamina (p. ex., atracúrio) devem ser evitadas. O vecurônio e rocurônio são provavelmente os bloqueadores neuromusculares de eleição.

Uma técnica epidural ou espinal bloquearia com eficácia a hiperatividade simpática?

Um bloqueio regional – como um anestésico epidural ou espinal – poderia bloquear os nervos sensoriais (aferentes) e descarga simpática (eferente) na área do campo operatório. Todavia, as catecolaminas liberadas de um feocromocitoma durante a manipulação cirúrgica ainda seriam capazes de se ligar e ativar os receptores adrenérgicos em todo o corpo.

DIRETRIZES

Fleisher LA, Beckman JA, Brown KA, et al: 2009 ACCF/AHA focused update on perioperative beta blockade incorporated into the ACC/AHA 2007 guidelines on perioperative cardiovascular evaluation and care for noncardiac surgery: a report of the American College of Cardiology Foundation/American Heart Association task force on practice guidelines. Circulation 2009;120:2123.

LEITURA SUGERIDA

Bonet S, Agusti A, Arnau JM, et al: ß-Adrenergic blocking agents in heart failure: Benefits of vasodilating and nonvasodilating agents according to patients' characteristics: A meta-analysis of clinical trials. Arch Intern Med 2000;160:621.

Ebert TJ: Is gaining control of the autonomic nervous system important to our specialty? Anesthesiology 1999;90:651.

Glick DB: The autonomic nervous system. In: *Miller's Anesthesia*, 7th ed. Miller RD, Eriksson LI, Fleisher LI *et al.* (editors). Churchill Livingstone, 2010.

Insel PA: Adrenergic receptors–evolving concepts and clinical implications. N Engl J Med 1996;334:580.

Johnson JO, Grecu L, Lawson NW: Autonomic nervous system. In: *Clinical Anesthesia*, 6th ed. Barash PG, Cullen BF, Stoelting RK, *et al.* (editors). Lippincott Williams & Wilkins, 2009.

Stoelting RK: *Pharmacology and Physiology in Anesthetic Practice*, 4th ed. Lippincott-Raven, 2005.

CAPÍTULO

15

Agentes Hipotensores

CONCEITOS-CHAVE

1. Ensaios clínicos demonstraram que o óxido nítrico inalado é um vasodilatador pulmonar seletivo, que é benéfico, usado no tratamento de hipertensão pulmonar reversível. Ao aumentar a perfusão apenas nas áreas ventiladas do pulmão, o óxido nítrico inalado pode melhorar a oxigenação em pacientes com a síndrome de insuficiência respiratória aguda ou durante a ventilação monopulmonar.
2. A toxicidade aguda por cianeto é caracterizada por acidose metabólica, arritmias cardíacas e aumento do conteúdo venoso de oxigênio (como resultado da incapacidade em utilizar oxigênio). Outro sinal precoce da toxicidade por cianeto é a resistência aguda aos efeitos hipotensivos de doses crescentes de nitroprussiato de sódio (taquifilaxia).
3. Ao dilatar os vasos pulmonares, o nitroprussiato de sódio pode prevenir a resposta vasoconstritora normal da vasculatura pulmonar à hipóxia (vasoconstrição pulmonar hipóxica).
4. Redução da pré-carga torna a nitroglicerina um excelente fármaco para o alívio do edema pulmonar cardiogênico.
5. A hidralazina relaxa a musculatura lisa arteriolar, causando dilatação dos vasos de resistência pré-capilares através do aumento de monofosfato de guanosina 3', 5' cíclico.
6. O organismo reage a uma queda na pressão sanguínea induzida pela hidralazina, aumentando a frequência cardíaca, a contratilidade do miocárdio e o débito cardíaco. Estas respostas compensatórias podem ser deletérias aos pacientes com doença arterial coronariana, sendo minimizadas pela administração concomitante de um antagonista β-adrenérgico.
7. O mesilato de fenoldopam (taxas de infusão estudadas em ensaios clínicos variam de 0,01 a 1,6 mcg/kg/min) reduz a pressão sanguínea sistólica e diastólica em pacientes com hipertensão maligna a uma proporção comparável ao nitroprussiato.
8. Os bloqueadores do canal de cálcio derivados da di-hidropiridina dilatam preferencialmente os vasos arteriais, frequentemente preservando ou aumentando o débito cardíaco.

Diversos fármacos são capazes de diminuir a pressão sanguínea, incluindo os anestésicos voláteis, os agonistas e antagonistas do sistema nervoso simpático, os bloqueadores do canal de cálcio, os β-bloqueadores e os inibidores da enzima conversora da angiotensina. Este capítulo considera os agentes que podem ser úteis ao anestesiologista para controle intraoperatório da pressão sanguínea arterial.

Regularmente, pacientes com uma "idade vascular" avançada se apresentam para anestesia e cirurgia. Assim como os pacientes envelhecem cronologicamente, suas vasculaturas também envelhecem. Quando uma onda de pulso é gerada pela contração ventricular, a mesma se propaga pelo sistema arterial. Nos pontos de ramificação da aorta, a onda é refletida de volta ao coração. Nos pacientes de idade vascular jovem, a onda refletida tende a aumentar a diástole, aumentando a pressão diastólica. Nos pacientes com vasculatura "mais velha", a onda chega mais precocemente, sendo conduzida de volta pela vasculatura não complacente no final da sístole, causando um aumento na carga de trabalho cardíaco e uma redução na pressão diastólica (**Figura 15-1**). Portanto, pacientes mais velhos desenvolvem uma pressão sistólica aumentada e uma pressão diastólica diminuída.

Pressões de pulso ampliadas (a diferença entre as pressões sistólica e diastólica) foram associadas a uma maior incidência de disfunção renal pós-operatória e a um maior risco de eventos cerebrais em pacientes submetidos à cirurgia de revascularização. Consequentemente, o controle da pressão sanguínea é essencial para atenuar a morbidade pós-operatória, especialmente quando pacientes de idade vascular avançada se apresentam para cirurgia.

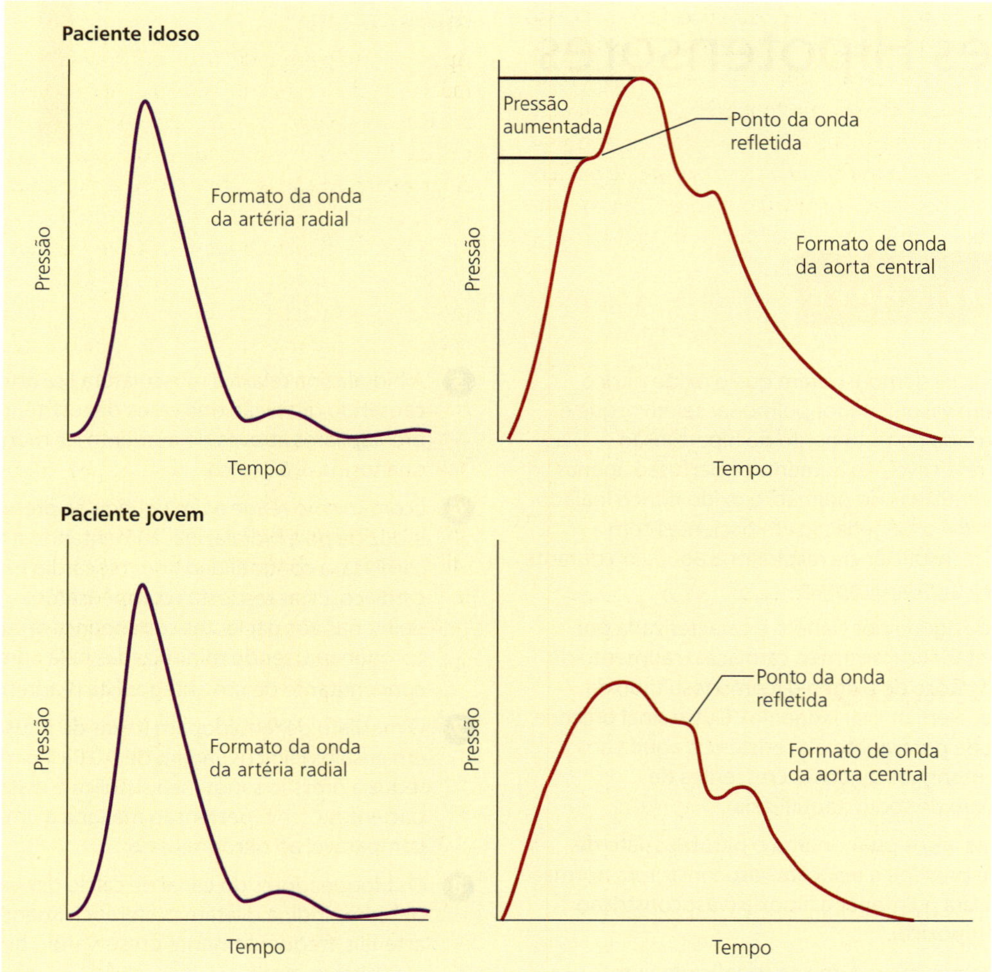

FIGURA 15-1 Ilustração da influência do aumento da rigidez vascular sobre as pressões periférica (radial) e central (aórtica). Note a similaridade das pressões radiais periféricas em pacientes com rigidez vascular normal (painel inferior à esquerda) e aumentada (painel superior à esquerda). Em pacientes jovens com rigidez vascular normal, as pressões aórticas centrais são inferiores às pressões radiais (painel inferior). Em contraste, nos pacientes mais velhos com rigidez vascular aumentada, as pressões aórticas centrais estão aumentadas e podem alcançar ou igualar as pressões periféricas como resultado da reflexão de onda e aumento da onda central durante a sístole (painel superior). (Reproduzida, com permissão, de Barodka V, Joshi B, Berkowitz D, Hogue CW Jr, Nyhan D: Implications of vascular aging. Anesth Analg 2011;112:1048.)

Terapia com β-bloqueadores deve ser mantida no perioperatório em pacientes que estão sendo tratados com β-bloqueadores como parte de seu regime médico de rotina. Além disso, de acordo com o *American College of Cardiology*, os β-bloqueadores também são benéficos para pacientes com mais de um fator de risco cardíaco, especialmente aqueles sendo submetidos a uma cirurgia vascular. No entanto, a administração de rotina de altas doses de β-bloqueadores pode, na ausência de titulação da dose, ser prejudicial nos pacientes que não estejam tomando β-bloqueadores. As diretrizes do *American College of Cardiology/American Heart Association* para o uso de β-bloqueadores no perioperatório devem ser seguidas corretamente. Adesão a estas diretrizes é usada por terceiros como um indicador da "qualidade" do desempenho da anestesia. Portanto, os anestesiologistas devem revisar periodicamente as recomendações relacionadas com o tratamento com β-bloqueadores, visto que as diretrizes evoluem à medida que novas evidências são disponibilizadas e evidências mais antigas são contestadas. Os β-bloqueadores (esmolol, metoprolol e outros) foram previamente discutidos para o tratamento de hipertensão perioperatória transitória e são regularmente usados pelos anestesiologistas. Este capítulo aborda os agentes anti-hipertensivos que não os β-bloqueadores, que são utilizados no perioperatório.

Assim como a idade vascular mais avançada, a disfunção diastólica é frequentemente subestimada nos pacientes, visto que pode estar presente em pacientes com função sistólica preservada. Insuficiência cardíaca diastólica aguda pode-se desenvolver no período perioperatório secundário à crise hipertensiva. Disfunção diastólica ocorre em razão da incapacidade do coração em relaxar com eficácia. Falha na captação ativa de íons cálcio para dentro do retículo sarcoplasmático (um processo dependente de energia) impede o relaxamento. Hipertensão aguda pode produzir disfunção diastólica no perioperatório, resultando na elevação das pressões diastólicas finais do ventrículo esquerdo, em isquemia do miocárdio e edema pulmonar. Consequentemente, em razão do número crescente de pacientes com disfunção diastólica, o controle rigoroso da pressão sanguínea no perioperatório é essencial para uma prática anestésica segura.

A pressão sanguínea é essencialmente o produto do débito cardíaco e resistência vascular sistêmica. Agentes que diminuem a pressão sanguínea reduzem a força da contração miocárdica e/ou produzem vasodilatação dos vasos de capacitância venosa. Os agentes utilizados para reduzir a pressão sanguínea incluem os nitrovasodilatadores, os antagonistas do cálcio, os agonistas de dopamina, os agentes anestésicos e os inibidores da enzima conversora da angiotensina. Os β-bloqueadores foram discutidos anteriormente.

Nitrovasodilatadores

NITROPRUSSIATO DE SÓDIO

Mecanismo de Ação

O nitroprussiato de sódio e outros nitrovasodilatadores relaxam as musculaturas lisa arteriolar e venosa. Seu mecanismo de ação primário é compartilhado com outros nitratos (p. ex., hidralazina e nitroglicerina). Conforme estas drogas são metabolizadas, elas liberam **óxido nítrico**, que ativa a guanilil ciclase. Esta enzima é responsável pela síntese de monofosfato de ganosina 3',5' cíclico (cGMP), que controla a fosforilação de várias proteínas, incluindo algumas envolvidas no controle de cálcio livre intracelular e na contração da musculatura lisa.

O óxido nítrico, um vasodilatador potente natural, liberado pelas células endoteliais (fator relaxante derivado do endotélio), exerce um papel importante na regulação do tônus vascular em todo o organismo. Sua meia-vida ultracurta (< 5 segundos) fornece controle endógeno sensível do fluxo sanguíneo regional.

1 O óxido nítrico inalado é um vasodilatador pulmonar seletivo, que é benéfico e regularmente usado no tratamento de hipertensão pulmonar reversível.

Usos Clínicos

O nitroprussiato de sódio é um anti-hipertensivo potente e confiável. É geralmente diluído a uma concentração de 100 mcg/mL e administrado como uma infusão intravenosa contínua (0,5-10 mcg/kg/mL). Seu início de ação extremamente rápido possibilita a titulação precisa da pressão sanguínea arterial. Um *bolus* de 1-2 mcg/kg minimiza a elevação da pressão sanguínea durante a laringoscopia, porém pode causar hipotensão transitória em alguns pacientes. A potência desta droga requer medidas frequentes da pressão arterial – ou preferivelmente, a monitorização intra-arterial – e o uso de bombas de infusão mecânicas. Soluções de nitroprussiato de sódio devem ser protegidas da luz em razão da fotodegradação.

Metabolismo

Após injeção parenteral, o nitroprussiato de sódio entra nas hemácias, onde recebe um elétron do ferro (Fe^{2+}) da oxiemoglobina. Esta transferência não enzimática de elétrons resulta em um radical instável de nitroprussiato e metemoglobina (Hgb Fe^{3+}). A primeira fração se decompõe espontaneamente em cinco íons cianeto e no grupo nitroso ativo (N = O).

Os íons cianeto podem estar envolvidos em uma das três possíveis reações: ligação à metemoglobina para formar **cianometemoglobina**; sofrer uma reação no fígado e rim catalisada pela enzima rodanase (tiossulfato + cianeto → tiocianato); ou se ligar ao citocromo oxidase no tecido, que interfere com a utilização normal de oxigênio (Figura 15-2).

2 A última destas reações é responsável pelo desenvolvimento de **toxicidade aguda por cianeto**, caracterizada por acidose metabólica, arritmias cardíacas e aumento do conteúdo venoso de oxigênio (como resultado da incapacidade em utilizar oxigênio). Outro sinal precoce da toxicidade por cianeto é a resistência aguda aos efeitos hipotensivos de doses crescentes de nitroprussiato de sódio (taquifilaxia). É conveniente assinalar que a taquifilaxia indica tolerância aguda à droga após múltiplas injeções rápidas, ao contrário da tolerância, que é causada por uma exposição crônica. A toxicidade por cianeto é mais provável, se a dose cumulativa de nitroprussiato de sódio for superior a 500 mcg/kg, administrada a uma taxa de infusão mais rápida que 2 mcg/kg/min. Pacientes com toxicidade por cianeto devem receber ventilação com oxigênio a 100% para maximizar a disponibilidade de oxigênio. O tratamento farmacológico da toxicidade por cianeto depende do aumento da cinética de duas reações pela administração de tiossulfato de sódio (150 mg/kg durante 15 minutos) ou de nitrato de sódio a 3% (5 mg/kg durante 5 minutos), que oxida a hemoglobina em metemoglobina. A hidroxicobalamina se combina com o cianeto para formar a cianocobalamina (vitamina B_{12}).

O tiocianato é lentamente depurado pelos rins. O acúmulo de grandes quantidades de tiocianato (p. ex., em pacientes com insuficiência renal) pode resultar em uma reação tóxica mais branda, incluindo disfunção tireoidiana, fraqueza muscular, náusea, hipóxia e psicose tóxica aguda. No entanto, o risco de toxicidade por cianeto não é aumentado pela insuficiência renal. A metemoglobinemia decorrente de doses excessivas de nitroprussiato de sódio ou nitrato de sódio pode ser tratada com azul de metileno (1-2 mg/kg de uma solução a 1% em 5 minutos), que reduz a metemoglobina em hemoglobina.

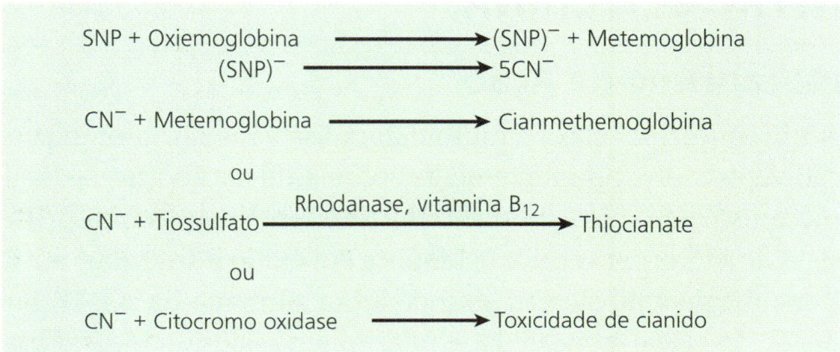

FIGURA 15-2 O metabolismo do nitroprussiato de sódio.

Efeitos nos Órgãos e Sistemas

A combinação da dilatação dos leitos vasculares venoso e arteriolar pelo nitroprussiato de sódio resulta em reduções da pré-carga e pós-carga. Há uma queda da pressão sanguínea arterial em razão da redução na resistência vascular periférica. Embora o débito cardíaco esteja geralmente inalterado nos pacientes normais, a redução na pós-carga pode aumentar o débito cardíaco em pacientes com insuficiência cardíaca congestiva, regurgitação mitral ou regurgitação aórtica. Em oposição a quaisquer alterações favoráveis nas necessidades miocárdicas de oxigênio, estão as respostas mediadas por reflexos à queda na pressão arterial. Estas respostas incluem taquicardia e aumento da contratilidade do miocárdio. Além disso, a dilatação das arteríolas coronárias pelo nitroprussiato de sódio pode resultar no roubo **intracoronariano** de fluxo sanguíneo das áreas isquêmicas, que já estão maximamente dilatadas.

O nitroprussiato de sódio dilata os vasos cerebrais e suprime a autorregulação cerebral. O fluxo sanguíneo cerebral é mantido ou aumenta, a menos que a pressão arterial seja intensamente reduzida. O aumento resultante no volume sanguíneo cerebral tende a elevar a pressão intracraniana, particularmente em pacientes com complacência intracraniana reduzida (p. ex., tumores cerebrais). Esta hipertensão intracraniana pode ser minimizada pela administração lenta de nitroprussiato de sódio e instituição de hipocapnia.

A vasculatura pulmonar também dilata em resposta à infusão de nitroprussiato de sódio. Reduções na pressão arterial pulmonar podem diminuir a perfusão de alguns alvéolos normalmente ventilados, aumentando o espaço morto fisiológico. 3 Ao dilatar os vasos pulmonares, o nitroprussiato de sódio pode prevenir a resposta vasoconstritora normal da vasculatura pulmonar à hipóxia (vasoconstrição pulmonar hipóxica). Ambos os efeitos tendem a desequilibrar a relação ventilação/perfusão e reduzir a oxigenação arterial.

Em resposta à pressão sanguínea arterial reduzida, renina e catecolaminas são liberadas durante a administração de nitroprussiato. A função renal é mantida durante a infusão do nitroprussiato de sódio, apesar das quedas moderadas na pressão sanguínea arterial e perfusão renal.

O nitroprussiato de sódio não interage diretamente com os agentes bloqueadores neuromusculares. Todavia, uma redução no fluxo sanguíneo muscular, causada pela hipotensão arterial, poderia indiretamente retardar o início e prolongar a duração do bloqueio neuromuscular.

NITROGLICERINA

Mecanismo de Ação

A nitroglicerina relaxa a musculatura lisa vascular, com dilatação venosa predominantemente sobre a dilatação arterial. Seu mecanismo de ação é presumivelmente similar ao do nitroprussiato de sódio: conversão metabólica em óxido nítrico, que ativa a enzima guanilil ciclase, levando a um aumento na cGMP, redução do cálcio intracelular e relaxamento da musculatura lisa vascular.

Usos Clínicos

A nitroglicerina alivia a isquemia miocárdica, hipertensão e insuficiência ventricular. Como o nitroprussiato de sódio, a nitroglicerina é comumente diluída para uma concentração de 100 mcg/mL, e administrada como uma infusão intravenosa contínua (0,5-10 mcg/kg/min). Recomenda-se o uso de frascos de vidro e equipo intravenoso especial em razão da absorção de nitroglicerina em materiais compostos de cloreto de polivinil. A nitroglicerina também pode ser administrada pela via sublingual (efeito máximo em 4 minutos) ou transdérmica (liberação prolongada por 24 horas). Alguns pacientes parecem necessitar de doses de nitroglicerina superiores às previstas para o alcance de uma determinada queda na pressão sanguínea, particularmente depois da administração crônica (tolerância). A tolerância pode ser decorrente da depleção de reagentes necessários para a formação de óxido nítrico, secreção compensatória de substâncias vasoconstritoras ou expansão de volume. O esquema de dosagem que fornece períodos intermitentes de baixa ou nenhuma exposição à droga pode minimizar o desenvolvimento de tolerância.

Metabolismo

A nitroglicerina sofre hidrólise redutora rápida no fígado e sangue pela enzima redutase de nitratos orgânicos dependente de glutationa. Um produto metabólico é o nitrito, que é capaz de converter a hemoglobina em metemoglobina. Uma quantidade significativa de metemoglobinemia é rara e, quando presente, pode ser tratada com azul de metileno intravenoso (1-2 mg/kg durante 5 minutos).

A nitroglicerina reduz a demanda miocárdica de oxigênio e aumenta o suprimento de oxigênio ao miocárdio através de diversos mecanismos:

- O represamento de sangue nos vasos de grande capacitância reduz a pré-carga e retorno venoso. A redução associada na pressão diastólica final do ventrículo diminui a demanda miocárdica de oxigênio e aumenta a perfusão endocárdica.
- Qualquer redução na pós-carga decorrente da dilatação arteriolar reduzirá a pressão sistólica final e a demanda de oxigênio. É claro que uma queda na pressão diastólica pode reduzir a perfusão coronária, diminuindo o suprimento de oxigênio ao miocárdio.
- A nitroglicerina redistribui o fluxo sanguíneo coronariano para as áreas isquêmicas do subendocárdio.
- O espasmo da artéria coronária pode ser aliviado.

O efeito benéfico da nitroglicerina em pacientes com doença arterial coronariana contrasta com o fenômeno de roubo coronariano observado com o nitroprussiato de sódio. Redução 4 da pré-carga torna a nitroglicerina um excelente fármaco para o alívio do edema pulmonar cardiogênico. A frequência cardíaca é inalterada ou minimamente aumentada. A probabilidade de hipertensão de rebote após descontinuação da nitroglicerina é menor do que depois da descontinuação do nitroprussiato de sódio. A administração profilática de baixas doses de nitroglicerina (0,5-2 mcg/kg/ min) durante a anestesia de pacientes em alto risco de isquemia miocárdica perioperatória permanece controversa.

Os efeitos da nitroglicerina sobre o fluxo sanguíneo cerebral e pressão intracraniana são similares àqueles do nitroprussiato de sódio. Cefaleia secundária à dilatação dos vasos cerebrais é um efeito colateral comum da nitroglicerina.

Além dos efeitos dilatadores sobre a vasculatura pulmonar (previamente descritos para o nitroprussiato de sódio), a nitroglicerina relaxa a musculatura lisa brônquica.

Foi demonstrado que a nitroglicerina (*bolus* de 50-100 mcg) é um relaxante uterino eficaz (porém transitório), que pode ser benéfico durante determinados procedimentos obstétricos, se a placenta ainda estiver presente no útero (p. ex., placenta retida, inversão uterina, tetania uterina, extração pélvica e versão externa do segundo gemelar). Foi demonstrado que o tratamento com nitroglicerina diminui a agregação plaquetária, um efeito aumentado pela administração de *N*-acetilcisteína.

HIDRALAZINA

5 A hidralazina relaxa a musculatura lisa arteriolar, causando dilatação dos vasos de resistência pré-capilares através do aumento de cGMP.

Hipertensão intraoperatória é geralmente controlada com uma dose intravenosa de 5-20 mg de hidralazina. O início da ação ocorre dentro de 15 minutos, e o efeito anti-hipertensivo geralmente persiste por 2-4 horas. A hidralazina pode ser usada para controlar a hipertensão induzida pela gravidez.

A hidralazina sofre acetilação e hidroxilação no fígado.

Efeitos nos Órgãos e Sistemas

6 A diminuição da resistência vascular periférica causa uma queda na pressão sanguínea arterial. O organismo reage a uma queda na pressão sanguínea induzida pela hidralazina, aumentando a frequência cardíaca, a contratilidade do miocárdio e o débito cardíaco. Estas respostas compensatórias podem ser deletérias aos pacientes com doença arterial coronariana, sendo minimizadas pela administração concomitante de um antagonista β-adrenérgico. De modo contrário, o declínio na pós-carga geralmente se mostra benéfico aos pacientes com insuficiência cardíaca congestiva.

A hidralazina é um potente vasodilatador cerebral e inibidor da autorregulação do fluxo sanguíneo cerebral. A menos que a pressão sanguínea esteja intensamente reduzida, o fluxo sanguíneo cerebral e a pressão intracraniana aumentarão.

O fluxo sanguíneo renal é geralmente mantido ou aumentado pela hidralazina.

Agentes Hipotensores Não Nitrovasodilatadores

FENOLDOPAM

Mecanismo de Ação

O mesilato de fenoldopam causa rápida vasodilatação através da ativação eletiva dos receptores de dopamina D_1. O mesilato de fenoldopam também demonstrou moderada afinidade pelos α_2-adrenoceptores. O isômero R é responsável pela atividade biológica da mistura racêmica em razão de sua afinidade muito maior pelo receptor, quando comparado ao isômero S.

Usos Clínicos

7 O mesilato de fenoldopam (taxas de infusão estudadas em ensaios clínicos variam de 0,01 a 1,6 mcg/kg/min) reduz a pressão sanguínea sistólica e diastólica em pacientes com hipertensão maligna a uma proporção comparável ao nitroprussiato. Os efeitos colaterais incluem dor de cabeça, rubor, náusea, taquicardia, hipocalemia e hipotensão. O início do efeito hipotensivo ocorre dentro de 15 minutos, e a descontinuação de uma infusão reverte rapidamente este efeito sem a ocorrência de hipertensão de rebote. Algum grau de tolerância pode-se desenvolver 48 horas depois da infusão. Estudos são conflitantes com relação à capacidade do fenoldopam em "proteger" e "manter" a função renal em um paciente perioperatório com hipertensão e em risco de lesão renal perioperatória.

Metabolismo

O fenoldopam sofre conjugação sem participação das enzimas do sistema citocromo P-450, e seus metabólitos são inativos. A depuração de fenoldopam permanece inalterada mesmo com a presença de insuficiência renal ou hepática, e ajustes na dose não são necessários para estes pacientes.

Efeitos nos Órgãos e Sistemas

O fenoldopam reduz a pressão sanguínea sistólica e diastólica. A frequência cardíaca tipicamente aumenta. Doses iniciais baixas (0,03-0,1 mcg/kg/min) tituladas lentamente foram associadas a uma menor taquicardia reflexa do que as doses mais elevadas (> 0,3 mcg/kg/min). A taquicardia diminui ao longo do tempo, porém permanece substancial a doses mais elevadas.

O fenoldopam pode levar a aumentos na pressão intraocular e deve ser administrado com cautela ou evitado em pacientes com um histórico de glaucoma ou hipertensão intraocular.

Como seria esperado de um agonista de receptores de dopamina D1, o fenoldopam aumenta de modo acentuado o fluxo sanguíneo renal. Apesar da queda na pressão arterial, a taxa de filtração glomerular é bem mantida. Quando comparado ao nitroprussiato de sódio, o fenoldopam aumenta a taxa de fluxo urinário, extração e sódio urinário, e depuração de creatinina.

ANTAGONISTAS DO CÁLCIO

8 Os bloqueadores do canal de cálcio derivados da di-hidropiridina (nicardipina, clevidipina) são vasodilatadores arteriais seletivos regularmente utilizados para o controle da pressão sanguínea perioperatória em pacientes submetidos a uma cirurgia cardiotorácica. A clevidipina é uma droga relativamente nova com uma meia-vida curta, que facilita sua titulação rápida. Ao contrário do verapamil e diltiazem, os bloqueadores do canal de cálcio derivados da di-hidropiridina possuem mínimos efeitos sobre a condução cardíaca e contratilidade ventricular. Os bloqueadores do canal de cálcio se ligam ao canal de cálcio do tipo L, prejudicando a entrada de cálcio no músculo

liso vascular. Estes receptores do tipo L são mais prevalentes nos vasos arteriais do que nos vasos de capacitância venosa. Consequentemente, a pré-carga e enchimento cardíaco são menos afetados por estes agentes do que com os nitratos, que podem dilatar os sistemas arterial e venoso. Com a pré-carga mantida, o débito cardíaco geralmente aumenta, quando o tônus vascular é reduzido pelo uso de bloqueadores do canal de cálcio derivados da di-hidropiridina. Infusão de nicardipina é titulada para o efeito desejado (5-15 mg/hora).

Outros agentes intravenosos que podem produzir hipotensão no perioperatório incluem o inibidor intravenoso da enzima conversora da angiotensina (enalaprilat) (0,625-1,25 mg). O papel do enalaprilat como um agente de ação indireta no tratamento agudo de uma crise hipertensiva é limitado.

DISCUSSÃO DE CASO

Hipotensão Controlada

Um homem de 59 anos será submetido à artroplastia total de quadril sob anestesia geral. O cirurgião solicita uma técnica de hipotensão controlada.

O que é hipotensão controlada e quais as vantagens desta técnica?

Hipotensão controlada é a redução eletiva da pressão sanguínea arterial. As principais vantagens desta técnica são a redução da perda sanguínea na cirurgia e a melhor visualização cirúrgica.

Como a hipotensão controlada é alcançada?

Os métodos primários de redução eletiva da pressão sanguínea são o posicionamento apropriado, a ventilação com pressão positiva e a administração de drogas hipotensoras. O posicionamento envolve a elevação do sítio cirúrgico, de modo que a pressão sanguínea na ferida seja seletivamente reduzida. O aumento na pressão intratorácica que acompanha a ventilação com pressão positiva reduz o retorno venoso, débito cardíaco e a pressão arterial média. Diversos agentes farmacológicos reduzem a pressão sanguínea com eficácia: anestésicos voláteis, raquianestesia e anestesia epidural, antagonistas do sistema nervoso simpático, bloqueadores do canal de cálcio e os vasodilatadores periféricos discutidos neste capítulo.

Quais são os procedimentos cirúrgicos que mais se beneficiam da técnica de hipotensão controlada?

A hipotensão controlada tem sido utilizada com sucesso durante o reparo de aneurisma cerebral, ressecção de tumor cerebral, artroplastia total de quadril, dissecção radical do pescoço, cistectomia radical e outras cirurgias associadas a uma perda significativa de sangue. A hipotensão controlada pode permitir uma cirurgia mais segura de pacientes cujas crenças religiosas proíbam transfusões de sangue (p. ex., Testemunhas de Jeová). A redução da perda de sangue pode melhorar o resultado de alguns procedimentos de cirurgia plástica.

Quais são algumas das contraindicações relativas à hipotensão controlada?

Alguns pacientes possuem enfermidades predisponentes que reduzem a margem de segurança para uma perfusão adequada dos órgãos: anemia grave, hipovolemia, doença cardiovascular aterosclerótica, insuficiência hepática ou renal, doença cerebrovascular ou glaucoma não controlado.

Quais são as possíveis complicações da hipotensão controlada?

Tal como a lista anterior de contraindicações sugere, os riscos de uma pressão arterial baixa incluem trombose cerebral, hemiplegia (em razão da perfusão reduzida da medula espinal), necrose tubular aguda, necrose hepática maciça, infarto do miocárdio, parada cardíaca e cegueira (secundária à trombose da artéria retiniana ou neuropatia óptica isquêmica). Estas complicações são mais prováveis em pacientes com anemia coexistente. Consequentemente, a indicação de hipotensão induzida ou controlada continua a declinar.

Qual é um nível seguro de hipotensão?

Isto depende do paciente. Pacientes jovens e saudáveis toleram pressões arteriais médias tão baixas quanto 50-60 mmHg, sem complicações. Por outro lado, os pacientes cronicamente hipertensos apresentam uma autorregulação alterada do fluxo sanguíneo cerebral e podem tolerar uma pressão arterial média não mais que 20 a 30% inferior à basal. Pacientes com um histórico de ataque isquêmico transitório podem não tolerar qualquer declínio na perfusão cerebral.

Qual técnica especial de monitorização é indicada durante a hipotensão controlada?

A monitorização da pressão sanguínea intra-arterial e a eletrocardiografia com análise do segmento ST são fortemente recomendadas. A monitorização venosa central e mensuração do débito urinário por um cateter vesical de demora são indicadas, quando uma cirurgia demorada está prevista.

DIRETRIZES

Fleisher LA, Beckman JA, Brown KA, et al: 2009 ACCF/AHA focused update on perioperative beta blockade incorporated into the ACC/AHA 2007 guidelines on perioperative cardiovascular evaluation and care for noncardiac surgery: a report of the American College of Cardiology Foundation/American Heart Association task force on practice guidelines. Circulation 2009;120:2123.

LEITURA SUGERIDA

Barodka V, Joshi B, Berkowitz D, Hogue CW Jr, Nyhan D: Implications of vascular aging. Anesth Analg 2011;112:1048.

Lauretti GR, de Oliveira R, Reis MP: Transdermal nitroglycerine enhances spinal sufentanil postoperative analgesia following orthopedic surgery. Anesthesiology 1999;90:734.

Marshman LAG, Morice AH, Thompson JS: Increased efficacy of sodium nitroprusside in middle cerebral arteries following acute subarachnoid hemorrhage: Indications for its use after *rupture*. J Neurosurg Anesthesiol 1998;10:171.

Parker JD, Parker JO: Nitrate therapy for stable angina pectoris. N Engl J Med 1998;338:520.

Pirracchio R, Cholley B, De Hert S, Solal AC, Mebazaa A: Diastolic heart failure in anaesthesia and critical care. Br J Anaesth 2007;98:707.

Tobias JD: Fenoldopam: Applications in anesthesiology, perioperative medicine, and critical care medicine. Am J Anesthesiol 2000;27:395.

Williams-Russo P, Sharrock NE, Mattis S: Randomized trial of hypotensive epidural anesthesia in older adults. Anesthesiology 1999;91:926.

CAPÍTULO

16

Anestésicos Locais

CONCEITOS-CHAVE

1. Os canais de sódio (Na) são proteínas ligadas à membrana, compostos de uma subunidade α grande, através da qual os íons Na passam, e uma ou duas subunidades β de menor tamanho. Os canais de Na dependentes de voltagem existem em (pelo menos) três estados – repouso (não condutor), aberto (condutor) e inativado (não condutor). Os anestésicos locais se ligam a uma região específica da subunidade α e inibem os canais de Na dependentes de voltagem, prevenindo a ativação do canal e inibindo o influxo de Na associado à despolarização da membrana.

2. A sensibilidade das fibras nervosas à inibição pelos anestésicos locais é determinada pelo diâmetro axonal, mielinização e outros fatores anatômicos e fisiológicos.

3. A potência se correlaciona com a solubilidade do octano, que, por sua vez, reflete a capacidade de a molécula de anestésico local ser permeável às membranas lipídicas. A potência é aumentada pela adição de grandes grupos alquila a uma molécula original (compare a tetracaína com a procaína ou a bupivacaína com a mepivacaína). Não existe uma medida da potência do anestésico local que é análoga à concentração alveolar mínima (MAC) dos anestésicos inalatórios.

4. O início de ação depende de muitos fatores, incluindo lipossolubilidade e a concentração relativa da forma lipossolúvel não ionizada (B) e a forma hidrossolúvel ionizada (BH^+), expressas pelo pK_a. O pK_a é o pH em que a fração da droga ionizada e não ionizada se igualam. Agentes menos potentes e menos lipossolúveis geralmente possuem um início de ação mais rápido do que os agentes mais potentes e mais lipossolúveis.

5. A duração de ação está correlacionada com a potência e solubilidade. Anestésicos locais altamente lipossolúveis possuem uma maior duração de ação, presumivelmente porque se difundem mais lentamente de um ambiente rico em lipídios para a corrente sanguínea aquosa.

6. Na anestesia regional, os anestésicos locais são tipicamente injetados ou aplicados próximo ao local de ação; desse modo, seus perfis farmacocinéticos são determinantes muito mais importantes da eliminação e toxicidade do que seus efeitos clínicos desejados.

7. A taxa de absorção sistêmica está relacionada com a vascularidade do local de injeção: intravenoso (ou intra-arterial) > traqueal > intercostal > paracervical > epidural > plexo braquial > isquiático > subcutâneo.

8. Os anestésicos locais do tipo éster são predominantemente metabolizados pela pseudocolinesterase. Os anestésicos locais do tipo amida são metabolizados (N-dealquilação e hidroxilação) pelo sistema de enzimas microssomias hepáticas P-450.

9. O sistema nervoso central é vulnerável à toxicidade dos anestésicos locais e constitui um local dos sinais premonitórios de concentração sanguínea elevada em pacientes despertos.

10. Toxicidade cardiovascular significativa geralmente necessita de concentração sanguínea de anestésico local 3 vezes maior que a necessária para produzir convulsões.

11. Injeção intravascular acidental de bupivacaína durante a anestesia regional pode produzir toxicidade cardiovascular grave, incluindo depressão da função ventricular esquerda, bloqueio atrioventricular e arritmias potencialmente fatais, como fibrilação e taquicardia ventricular.

12. Reações de hipersensibilidade verdadeiras aos agentes anestésicos locais – distintas da toxicidade sistêmica causada pela concentração plasmática excessiva – são incomuns. Os ésteres são mais prováveis de induzir uma reação alérgica verdadeira (em decorrência dos anticorpos IgG ou IgE), especialmente se forem derivados (p. ex., procaína ou benzocaína) do ácido *p*-aminobenzoico, um alérgeno conhecido.

As técnicas de analgesia e anestesia local e regional dependem de um grupo de fármacos – anestésicos locais – que inibem transitoriamente a função nervosa sensorial, motora ou autonômica, ou uma combinação destas funções, quando as drogas são injetadas ou aplicadas perto do tecido neural. Este capítulo apresenta o mecanismo de ação, relações estrutura-atividade e farmacologia clínica dos anestésicos locais. As técnicas anestésicas regionais mais comumente utilizadas são apresentadas na Seção IV (veja Capítulos 45 e 46).

MECANISMOS DE AÇÃO DOS ANESTÉSICOS LOCAIS

Neurônios (e todas as outras células vivas) mantêm um potencial de membrana em repouso de -60 a -70 mV através do transporte ativo e difusão passiva de íons. A bomba de sódio-potássio eletrogênica e consumidora de energia (Na^+-K^+-ATPase) bombeia três íons sódio (Na) para fora da célula para cada dois íons potássio (K) bombeados para o líquido intracelular. Isto cria um desequilíbrio iônico (gradiente de concentração) que favorece o movimento dos íons K de um local intracelular para um local extracelular, e o movimento de íons Na na direção oposta. A membrana celular é normalmente muito mais "permeável" aos íons K do que para os íons Na, de modo que um excesso relativo de íons negativamente carregados (ânions) se acumula intracelularmente. Isto é responsável pela diferença de potencial de repouso negativo (polarização de -70 mV).

Ao contrário dos outros tipos de tecidos, as células excitáveis (p. ex., neurônios ou miócitos cardíacos) possuem a capacidade de gerar **potenciais de ação**. Canais de Na dependentes de voltagem e ligados à membrana nos axônios de nervos periféricos podem produzir e transmitir despolarizações de membrana após estímulos químicos, mecânicos ou elétricos. Quando um estímulo é suficiente para despolarizar uma região da membrana, o sinal pode ser transmitido como uma onda de despolarização ao longo da membrana nervosa (um impulso). Ativação dos canais de Na dependentes de voltagem causa uma mudança muito breve na conformação do canal, permitindo um influxo de íons Na e gerando um potencial de ação (**Figura 16-1**). O aumento na permeabilidade ao Na causa despolarização temporária do potencial de membrana a +35 mV. A corrente de Na é breve e encerrada pela inativação nos canais de Na dependentes de voltagem, que não conduzem íons Na. Subsequentemente, a membrana retorna ao seu potencial de repouso. Gradientes de concentração basais são mantidos pela bomba de sódio-potássio, e apenas um número minúsculo de íons Na penetram na célula durante um potencial de ação.

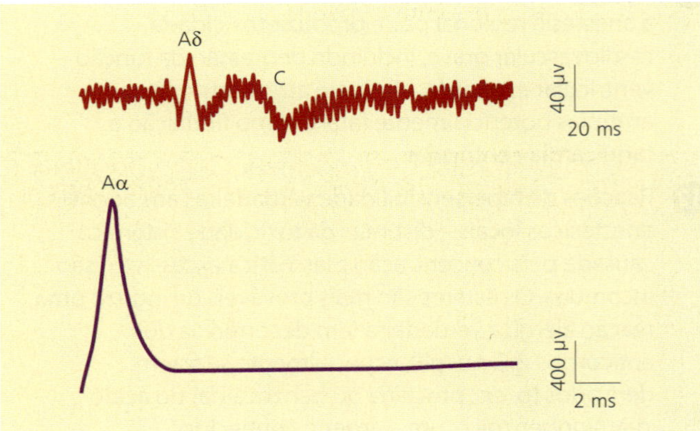

FIGURA 16-1 Potenciais de ação nas fibras Aα, Aδ e C, registrados após um estímulo supramáximo do nervo ciático de um rato. Note a diferente escala de tempo dos registros. Nos nervos periféricos, as fibras Aδ e C possuem velocidades de condução muito menores e seus potenciais de ação compostos são mais longos e de menor amplitude quando comparados àqueles das fibras Aα. (Reproduzida, com permissão, de Butterworth JF 4th, Strichartz GR: The alpha 2-adrenergic agonists clonidine and guanfacine produce tonic and phasic block of conduction in rat sciatic nerve fibers. Anesth Analg 1993;76:295.)

1 Os canais de Na são proteínas ligadas à membrana, compostos de uma subunidade α grande, através da qual os íons Na passam, e uma ou duas subunidades β de menor tamanho. Os canais de Na dependentes de voltagem existem em (pelo menos) três estados – repouso (não condutor), aberto (condutor) e inativado (não condutor) (**Figura 16-2**). Os anestésicos locais se ligam a uma região específica da subunidade α e inibem os canais de Na dependentes de voltagem, prevenindo a ativação do canal e inibindo o influxo de Na associado à despolarização da membrana. A ligação entre o anestésico local e os canais de Na não altera o potencial de membrana em repouso. Com concentrações crescentes de anestésico local, uma fração crescente dos canais de Na na membrana se liga a uma molécula do anestésico local e não consegue conduzir íons Na. Consequentemente, há uma desaceleração da condução de impulso, redução da velocidade de elevação e da magnitude do potencial de ação e aumento progressivo do limiar de excitação e condução do impulso. Em concentrações altas, o bastante de anestésico local e com uma fração suficiente de canais de Na ligados aos anestésicos locais, um potencial de ação não pode mais ser gerado, e a propagação do impulso é abolida. Os anestésicos locais possuem uma maior afinidade pelo canal no estado aberto ou inativado do que no estado de repouso. A ligação entre o anestésico local e canais abertos ou inativados, ou ambos, é facilitada pela despolarização. A fração de canais de Na que se liga a um anestésico local aumenta com a despolarização frequente (p. ex., durante sequência de impulsos). Este fenômeno é denominado de *bloqueio uso-dependente*. Em outras palavras, a inibição do anestésico local é dependente da voltagem e frequência, sendo maior quando as fibras nervosas estão disparando rapidamente do que com as despolarizações infrequentes.

Os anestésicos locais também podem-se ligar e inibir o cálcio (Ca), K, receptor de potencial transitório vaniloide 1 (TRPV1) e muitos outros canais e receptores. De modo contrário, outras classes de drogas, principalmente os antidepressivos tricíclicos (amitriptilina), meperidina, anestésicos voláteis, bloqueadores do canal de Ca e cetamina, também podem inibir os canais de Na. Tetrodotoxina é um veneno que especificamente se liga aos canais de Na, porém em um local no exterior da membrana plasmática. Estudos com humanos estão sendo realizados com toxinas similares para determinar se estas podem fornecer uma analgesia eficaz e prolongada após infiltração local.

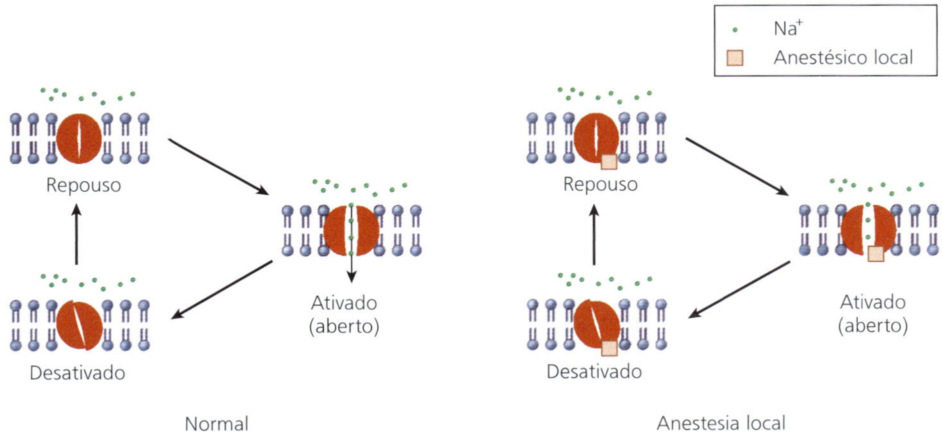

FIGURA 16-2 Os canais de sódio (Na) dependentes de voltagem existem em (pelo menos) três estados – repouso, ativado (aberto) e inativado. Note que os anestésicos locais se ligam e inibem o canal de Na dependente de voltagem a partir de um local que não é diretamente acessível pelo lado externo da célula, interferindo com o grande e transitório influxo de Na associado à despolarização de membrana.

2 A sensibilidade das fibras nervosas à inibição pelos anestésicos locais é determinada pelo diâmetro axonal, mielinização e outros fatores anatômicos e fisiológicos. A Tabela 16-1 lista a classificação mais comumente utilizada para fibras nervosas. Ao comparar fibras nervosas do mesmo tipo, o pequeno diâmetro aumenta a sensibilidade aos anestésicos locais. Portanto, fibras Aα maiores e mais rápidas são menos sensíveis aos anestésicos locais do que as fibras Aδ menores e de condução mais lenta, e grandes fibras amielínicas são menos sensíveis do que fibras amielínicas menores. Por outro lado, fibras C amielínicas pequenas são relativamente resistentes à inibição por anestésicos locais, quando comparadas a fibras mielínicas maiores. A inibição anestésica local de nervos espinais (e falha da condução) geralmente ocorre na sequência autonômico > sensorial > motor, porém todas as fibras são inibidas, se uma anestesia sensorial estiver no estado de equilíbrio.

RELAÇÕES ESTRUTURA-ATIVIDADE

Anestésicos locais consistem em um grupo lipofílico (geralmente um anel aromático benzênico) separado de um grupo hidrofílico (geralmente uma amina terciária) por uma cadeia intermediária que inclui uma ligação éster ou amida. Articaína, o anestésico local mais popular na odontologia em diversos países europeus, é uma amida, porém possui um anel tiofeno em vez de um anel benzênico. Anestésicos locais são bases fracas que normalmente carregam uma carga positiva no grupo amina terciária em um pH fisiológico. A natureza da cadeia intermediária é a base da classificação dos anestésicos locais, como ésteres ou amidas (Tabela 16-2). As propriedades físico-químicas dos anestésicos locais dependem das substituições no anel aromático, no tipo de ligação na cadeia intermediária e nos grupos alquila ligados ao nitrogênio da amina.

TABELA 16-1 Classificação das fibras nervosas[1]

Tipo de Fibra	Modalidade	Diâmetro (mm)	Condução (m/s)	Mielinizada?
Aα	Motora eferente	12-20	70-120	Sim
Aα	Propriocepção	12-20	70-120	Sim
Aβ	Toque, pressão	5-12	30-70	Sim
Aγ	Motora eferente (fuso muscular)	3-6	15-30	Sim
Aδ	Dor Temperatura Toque	2-5	12-30	Sim
B	Fibras pré-ganglionares autonômicas	< 3	3-14	Algumas
C Raiz dorsal	Dor Temperatura	0,4-1-2	0,5-2	Não
C Simpática	Fibras pós-ganglionares simpáticas	0,3-1,3	0,7-2,3	Não

[1]Um sistema numérico alternativo é algumas vezes utilizado para classificar as fibras sensoriais.

TABELA 16-2 Propriedades físico-químicas dos anestésicos locais

Nome Genérico (Comercial)	Estrutura	Lipossolubilidade Relativa do Anestésico Local Inalterado	pK_a	Ligação Proteica (%)
Amidas				
Bupivacaína (Marcaína, Sensorcaína)	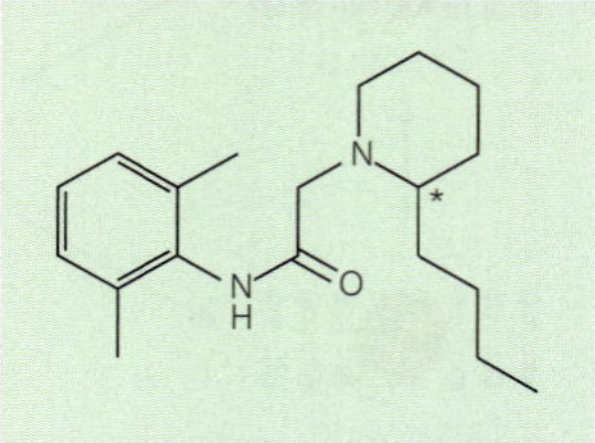	8	8,2	96
Etidocaína (Duranest)	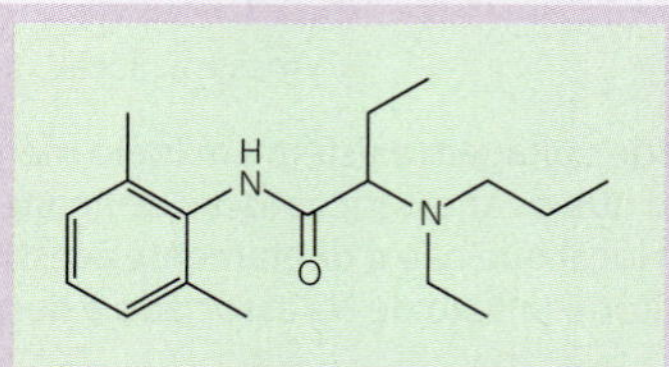	16	8,1	94
Lidocaína (Xilocaína)	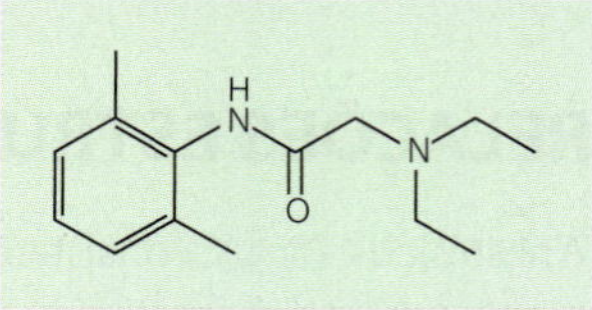	1	8,2	64
Mepivacaína (Carbocaína)	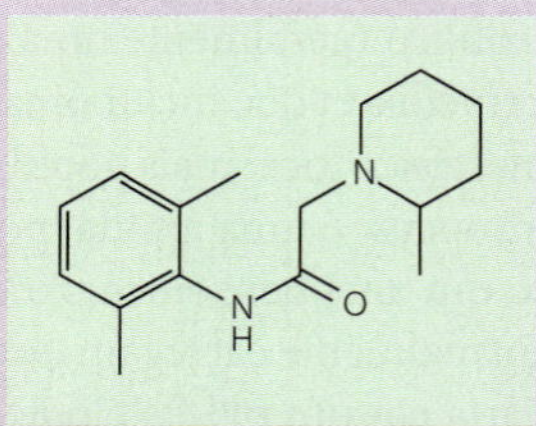	0,3	7,9	78
Prilocaína (Citanest)	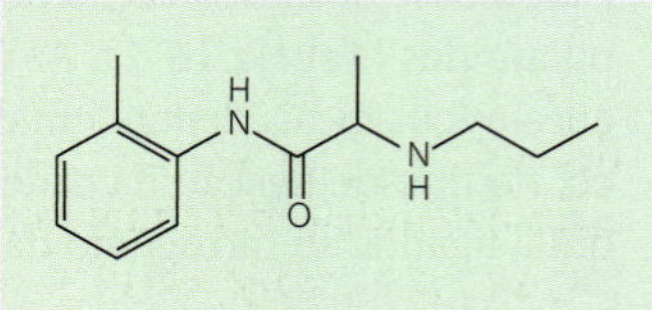	0,4	8,0	53
Ropivacaína (Naropin)	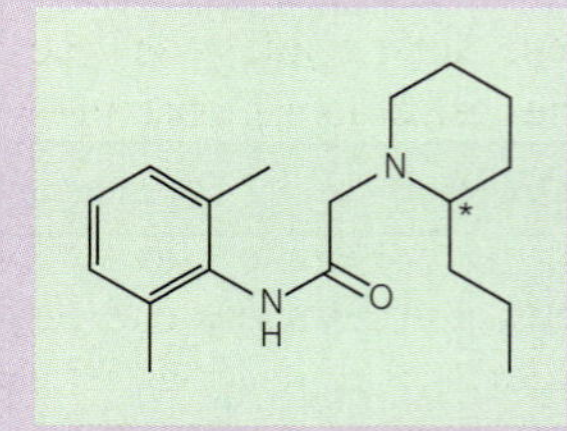	2.5	8.2	94
Ésteres				
Cloroprocaína (Nesacaína)	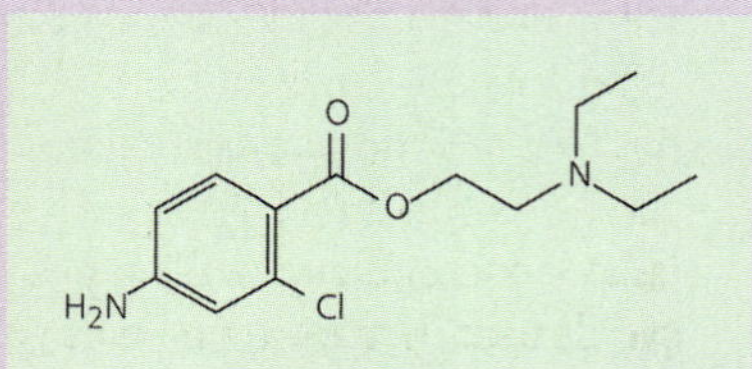	2,3	9,1	NA[1]

TABELA 16-2 Propriedades físico-químicas dos anestésicos locais (*Cont.*)

Nome Genérico (Comercial)	Estrutura	Lipossolubilidade Relativa do Anestésico Local Inalterado	pK_a	Ligação Proteica (%)
Cocaína	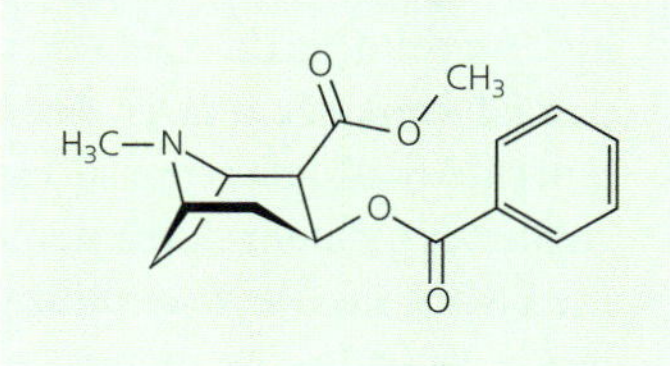	NA	8,7	91
Procaína (Novocaína)	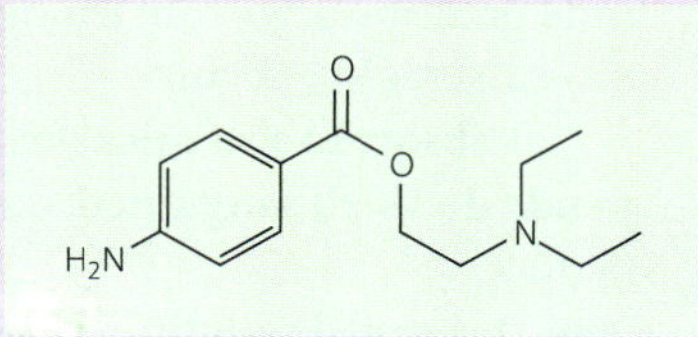	0,3	9,1	NA
Tetracaína (Pontocaína)	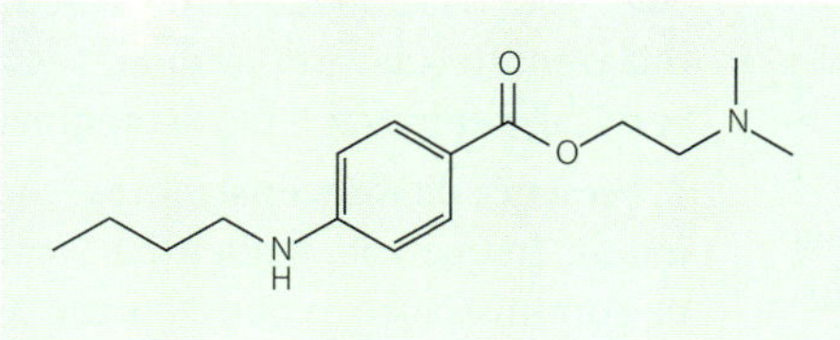	12	8,6	76

*Átomo de carbono responsável pela isomeria óptica.
[1]NA, não disponível.

3 A potência se correlaciona com a solubilidade do octano, que, por sua vez, reflete a capacidade da molécula de anestésico local em permeabilizar as membranas lipídicas. A potência é aumentada pela adição de grandes grupos alquila a uma molécula original (compare a tetracaína à procaína ou a bupivacaína à mepivacaína). Não existe uma medida da potência do anestésico local que é análoga à concentração alveolar mínima (MAC) dos anestésicos inalatórios. A concentração mínima de anestésico local que bloqueará a condução do impulso nervoso é afetada por diversos fatores, incluindo tamanho, tipo e mielinização da fibra; pH (pH ácido antagoniza o bloqueio) frequência do estímulo nervoso; e concentrações eletrolíticas (hipocalemia e hipercalemia antagonizam o bloqueio).

4 O início de ação dos anestésicos inalatórios depende de muitos fatores, incluindo lipossolubilidade e a concentração relativa da forma lipossolúvel não ionizada (B) e a forma hidrossolúvel ionizada (BH^+), expressas pelo pK_a. O pK_a é o pH em que a fração da droga ionizada e não ionizada se igualam. Agentes menos potentes e menos lipossolúveis geralmente possuem um início de ação mais rápido do que os agentes mais potentes e mais lipossolúveis.

Anestésicos locais com o pK_a próximo ao pH fisiológico terão (em um pH fisiológico) uma maior fração de base não ionizada capaz de penetrar mais facilmente na membrana da célula nervosa, geralmente facilitando um início de ação mais rápido. É a forma lipossolúvel que se difunde mais rapidamente pela bainha neural (epineuro) e atravessa a membrana nervosa. Curiosamente, assim que a molécula do anestésico local ganha acesso ao lado citoplásmico do canal de Na, é o cátion carregado (em vez da base não ionizada) que se liga mais avidamente ao canal de Na. Por exemplo, o pK_a de lidocaína excede o pH fisiológico. Desse modo, no pH fisiológico (7,4), mais da metade da lidocaína existirá na forma de cátion carregado (BH^+).

É frequentemente afirmado que o início de ação dos anestésicos locais está diretamente correlacionado com o pK_a. Esta declaração não é corroborada pelos dados atuais; na verdade, o agente de início mais rápido (2-cloroprocaína) possui o maior pK_a de todos os agentes clinicamente utilizados. Outros fatores, como a facilidade de difusão através do tecido conectivo, podem afetar o início de ação *in vivo*. Além disso, nem todos os anestésicos locais existem em uma forma carregada (p. ex., benzocaína).

A importância das formas ionizadas e não ionizadas possui muitas implicações clínicas, pelo menos para aqueles agentes que existem em ambas as formas. Soluções anestésicas locais são preparadas comercialmente na forma de cloridratos hidrossolúveis (pH 6-7). Pelo fato de a epinefrina ser instável em ambientes alcalinos, as soluções de anestésicos locais comercialmente formuladas contendo epinefrina são normalmente mais ácidas (pH 4-5) do que as soluções "puras" sem epinefrina. Como consequência direta, estas preparações comercialmente formuladas e contendo epinefrina podem ter uma menor concentração de base livre e um início de ação mais lento do que quando a epinefrina é adicionada no momento da utilização. Similarmente, a relação base/cátion no meio extracelular é reduzida, e o início é retardado, quando anestésicos locais são injetados em tecidos acidificados (p. ex., infectados). Taquifilaxia – eficácia reduzida de doses repetidas – pode ser parcialmente explicada pelo consumo eventual da capacidade extracelular local de tamponamento pelas injeções repetidas de solução anestésica local ácida, porém os dados são escassos. Alguns pesquisadores descobriram que a alcalinização das soluções anestésicas locais (particularmente as comercialmente preparadas que contêm epinefrina) pela adição de bicarbonato de sódio (p. ex., 1 mL de bicarbonato de sódio a 8,4% por 10 mL de anestésico local) acelera o início de ação e melhora a qualidade do bloqueio pelo aumento na quantidade de base livre disponível. De modo interessante, a alcalinização também diminui a dor durante a infiltração subcutânea.

5 A duração de ação está correlacionada com a potência e solubilidade. Anestésicos locais altamente lipossolúveis possuem uma maior duração de ação, presumivelmente porque se difundem mais lentamente de um ambiente rico em lipídios para a corrente sanguínea aquosa. A lipossolubilidade dos anestésicos locais está correlacionada com a ligação às proteínas plasmáticas. Os anestésicos locais se ligam principalmente à α_1-glicoproteína ácida e, em menor proporção, à albumina. Os sistemas de liberação controlada com encapsulamento lipossomal ou microsferas para o transporte de anestésicos locais podem aumentar de modo significativo a duração de ação, porém estas abordagens ainda não estão sendo utilizadas para anestesia prolongada, da mesma maneira que a morfina epidural de liberação prolongada está sendo usada para analgesia epidural prolongada de injeção única.

Bloqueio diferencial da função sensorial em vez da função motora pode ser desejável. Infelizmente, apenas a bupivacaína e ropivacaína exibem *alguma* seletividade (principalmente durante o início e desaparecimento do bloqueio) para nervos sensoriais; no entanto, as concentrações necessárias para anestesia cirúrgica quase sempre resultam em algum bloqueio motor.

FARMACOLOGIA CLÍNICA

Farmacocinética

6 Na anestesia regional, os anestésicos locais são tipicamente injetados ou aplicados próximo ao local de ação; desse modo, seus perfis farmacocinéticos são determinantes muito mais importantes da eliminação e toxicidade do que seus efeitos clínicos desejados.

A. Absorção

A maioria das membranas mucosas (p. ex., conjuntiva ocular, mucosa traqueal) fornece uma barreira mínima à penetração do anestésico local, resultando em um início de ação rápido. Por outro lado, a pele íntegra requer uma alta concentração da base lipossolúvel do anestésico local para garantir penetração e analgesia. O creme EMLA consiste em uma mistura 1:1 de lidocaína a 5% e prilocaína a 5% em uma emulsão óleo em água. A analgesia dérmica, suficiente para iniciar um acesso intravenoso, requer um tempo de contato de pelo menos 1 hora sob um curativo oclusivo. A profundidade de penetração (geralmente 3-5 mm), duração de ação (geralmente 1-2 horas) e quantidade da droga absorvida dependem do tempo de aplicação, fluxo sanguíneo dérmico, espessura da queratina e dose total administrada. Tipicamente, 1-2 gramas de creme é aplicado por 10 cm^2 de área cutânea, com uma área máxima de aplicação de 2.000 cm^2 em um adulto (100 cm^2 em crianças que pesam menos de 10 kg). As técnicas de coleta de um enxerto cutâneo de espessura parcial, remoção a *laser* das manchas, litotripsia e circuncisão têm sido realizadas com sucesso com o creme EMLA. Os efeitos colaterais incluem clareamento da pele, eritema e edema. O creme EMLA não deve ser utilizado nas membranas mucosas, pele ferida, lactente com menos de 1 mês de idade, ou pacientes com uma predisposição à metemoglobinemia (veja Biotransformação e Excreção a seguir).

A absorção sistêmica dos anestésicos locais injetados depende do fluxo sanguíneo, que é determinado pelos seguintes fatores:

7 **1. Local de administração** – A taxa de absorção sistêmica está relacionada com a vascularidade do local de injeção: intravenoso (ou intra-arterial) > traqueal > intercostal > paracervical > epidural > plexo braquial > isquiático > subcutâneo.

2. Presença de vasoconstritores – Adição de epinefrina – ou, com menor frequência, fenilefrina – causa vasoconstrição no local de administração. A consequente redução na absorção diminui a concentração máxima do anestésico local no sangue, facilita a captação neuronal, aumenta a qualidade da analgesia, prolonga a duração de ação e limita os efeitos colaterais tóxicos. Os efeitos vasoconstritores são mais pronunciados com os agentes de duração mais curta do que com os agentes de ação mais prolongada. Por exemplo, a adição de epinefrina à lidocaína geralmente prolonga a duração da anestesia em pelo menos 50%, porém a epinefrina possui pouco ou nenhum efeito sobre a duração da bupivacaína nos bloqueios nervosos periféricos. Epinefrina e clonidina também podem aumentar a analgesia através da ativação dos receptores α_2-adrenérgicos.

3. Agente anestésico local – Anestésicos locais mais lipossolúveis que se ligam intensamente aos tecidos também são mais lentamente absorvidos. Os agentes também variam em suas propriedades vasodilatadoras intrínsecas.

B. Distribuição

A distribuição depende da captação pelo órgão, que é determinada pelos seguintes fatores:

1. Perfusão tecidual – Os órgãos altamente perfundidos (cérebro, pulmão, fígado, rim e coração) são responsáveis pela rápida captação inicial (fase α), que é seguida por uma redistribuição mais lenta (fase β) para os tecidos moderadamente perfundidos (músculo e intestino). Em particular, o pulmão extrai quantidades significativas de anestésico local; consequentemente, o limiar para toxicidade sistêmica envolve doses muito menores após injeções arteriais do que injeções venosas (e crianças com *shunt* direita-esquerda são mais suscetíveis aos efeitos colaterais tóxicos da lidocaína injetada como um agente antiarrítmico).

2. Coeficiente de partição tecido/sangue – O aumento da lipossolubilidade está associado a uma maior ligação às proteínas plasmáticas, assim como à maior captação tecidual a partir de um compartimento aquoso.

3. Massa tecidual – O músculo proporciona o maior reservatório de distribuição dos agentes anestésicos locais na corrente sanguínea em razão de sua grande massa.

C. Biotransformação e Excreção

A biotransformação e excreção de anestésicos locais são definidas pela estrutura química destas drogas.

8 **1. Ésteres** – Os anestésicos locais do tipo éster são predominantemente metabolizados pela pseudocolinesterase (colinesterase plasmática ou butirilcolinesterase). A hidrólise do éster é muito rápida, e os metabólitos hidrossolúveis são excretados na urina. A procaína e a benzocaína são metabolizadas em ácido *p*-aminobenzoico (PABA), que tem sido associado a raras reações anafiláticas. Pacientes com pseudocolinesterase geneticamente anormal teoricamente correriam um risco maior de efeitos colaterais tóxicos, visto que o metabolismo é mais lento, porém não há muitas evidências clínicas que corroborem esta afirmação. O líquido cefalorraquidiano carece de enzimas do tipo esterase, de modo que o término da ação dos anestésicos locais do tipo éster injetados por via intratecal, como, por exemplo, a tetracaína, depende da redistribuição destes agentes para a corrente sanguínea, assim como em todos os outros bloqueadores nervosos. Em contraste aos outros anestésicos do tipo éster, a cocaína é parcialmente metabolizada (N-metilação e hidrólise do éster) no fígado e parcialmente excretada na urina de forma inalterada.

2. Amidas – Os anestésicos locais do tipo amida são metabolizados (N-dealquilação e hidroxilação) pelo sistema de enzimas microssomias hepáticas P-450. A taxa do metabolismo da amida depende do agente específico (prilocaína > lidocaína > mepivacaína > ropivacaína > bupivacaína), mas, no geral, é consistentemente mais lenta do que a hidrólise dos anestésicos locais do tipo éster. Reduções na função hepática (p. ex., cirrose hepática) ou no fluxo sanguíneo hepático (p. ex., insuficiência cardíaca congestiva, bloqueadores β ou bloqueadores dos receptores H_2) reduzirão a taxa metabólica e potencialmente predispor os pacientes a maiores concentrações sanguíneas e a um maior risco de toxicidade sistêmica. Uma quantidade muito pequena de anestésico local inalterado é excretada pelos rins, embora metabólitos hidrossolúveis sejam dependentes da depuração renal.

A prilocaína é o único anestésico local metabolizado em *o*-toluidina, que produz metemoglobinemia de maneira dose-dependente. Ensinava-se que uma dose mínima definida de prilocaína era necessária para produzir uma metemoglobinemia clinicamente importante (na faixa de 10 mg/kg); no entanto, estudos recentes demonstraram que pacientes mais jovens e saudáveis desenvolvem metemoglobinemia clinicamente importante após menores doses de prilocaína (e em menores doses do que as necessárias em pacientes idosos e mais doentes). Geralmente, a prilocaína não é usada para anestesia epidural durante o parto ou em doses mais elevadas nos pacientes com reserva cardiopulmonar limitada. **A benzocaína, um ingrediente comum nos *sprays* de anestésicos locais de uso tópico, também pode causar níveis perigosos de metemoglobinemia.** Por esta razão, muitos hospitais não permitem mais o uso de benzocaína *spray* durante os procedimentos endoscópicos. O tratamento da metemoglobinemia clinicamente significativa inclui a administração intravenosa de azul de metileno (1-2 mg/kg de uma solução a 1% durante 5 minutos). O azul de metileno reduz a metemoglobina (Fe^{3+}) em hemoglobina (Fe^{2+}).

Efeitos nos Órgãos e Sistemas

Em decorrência do fato de que a inibição dos canais de Na dependentes de voltagem dos anestésicos locais circulantes pode afetar os potenciais de ação por todo o corpo, assim como a geração de impulsos e a condução no coração, não é de admirar que os anestésicos locais em altas concentrações circulantes sejam propensos a causar toxicidade sistêmica. Embora os efeitos destas drogas sobre os sistemas e órgãos sejam discutidos como um grupo, as drogas individuais diferem.

A potência na maioria dos efeitos colaterais se correlaciona com a potência nos bloqueios nervosos. As doses máximas seguras estão listadas na Tabela 16-3, porém é importante reconhecer que a dose máxima segura depende do paciente, do bloqueio nervoso específico, da taxa de administração, e de uma longa lista de outros fatores. Em outras palavras, tabelas de supostas doses máximas de segurança chegam a ser quase ridículas. Misturas de anestésicos locais devem ser consideradas para efeitos tóxicos aditivos; portanto, se uma solução contendo 50% da dose tóxica de lidocaína e 50% da dose tóxica de bupivacaína for injetada por acidente por via intravenosa, a mesma produzirá efeitos tóxicos.

A. Neurológico

9 O sistema nervoso central é vulnerável à toxicidade dos anestésicos locais e constitui um local indicativo de concentrações sanguíneas elevadas em pacientes despertos. Os sintomas iniciais incluem dormência perioral, parestesia lingual, tontura, zumbido e visão embaçada. Os sinais excitatórios incluem inquietação, agitação, nervosismo, loquacidade e um sentimento de "morte iminente". Espasmos musculares anunciam o início de convulsões tônico-clônicas. Concentrações sanguíneas ainda maiores podem produzir depressão do sistema nervoso central (p. ex., coma e parada respiratória). As reações excitatórias resultam do bloqueio seletivo de vias inibitórias. Anestésicos locais potentes e altamente lipossolúveis produzem convulsões a concentrações sanguíneas menores do que os agentes menos potentes. Benzodiazepínicos e hiperventilação aumentam o limiar das convulsões induzidas por anestésicos locais. Acidoses respiratória e metabólica reduzem o limiar de convulsão. Propofol (0,5-2 mg/kg) trata de modo rápido e seguro a atividade convulsiva (assim como doses comparáveis de benzodiazepínicos ou barbitúricos). A manutenção de uma via aérea desobstruída com oxigenação e ventilação adequada é fundamental.

Os anestésicos locais infundidos possuem uma variedade de ações. Os anestésicos locais sistemicamente administrados, como lidocaína (1,5 mg/kg), podem reduzir o fluxo sanguíneo cerebral e atenuar o aumento na pressão intracraniana que pode acompanhar a intubação nos pacientes com complacência in-

TABELA 16-3 Uso clínico dos agentes anestésicos locais

Agente	Técnicas	Concentrações Disponíveis	Dose Máxima (mg/kg)	Típica Duração dos Bloqueios Nervosos[1]
Ésteres				
Benzocaína	Tópico[2]	20%	NA[3]	NA
Cloroprocaína	Epidural, infiltração, bloqueio nervoso periférico, espinal[4]	1, 2, 3%	12	Curta
Cocaína	Tópico	4, 10%	3	NA
Procaína	Espinal, infiltração local	1, 2, 10%	12	Curta
Tetracaína (ametocaína)	Espinal, tópica (olho)	0,2, 0,3, 0,5, 1, 2%	3	Longa
Amidas				
Bupivacaína	Epidural, espinal, infiltração, bloqueio nervoso periférico	0,25, 0,5, 0,75%	3	Longa
Lidocaína (lignocaína)	Epidural, espinal, infiltração, bloqueio nervoso periférico, intravenoso regional, tópico	0,5, 1, 1,5, 2, 4, 5%	4,5 7 (com epinefrina)	Média
Mepivacaína	Epidural, infiltração, bloqueio nervoso periférico, espinal	1, 1,5, 2, 3%	4,5 7 (com epinefrina)	Média
Prilocaína	EMLA (tópico), epidural, intravenoso regional (fora da América do Norte)	0,5, 2, 3, 4%	8	Média
Ropivacaína	Epidural, espinal, infiltração, bloqueio nervoso periférico	0,2, 0,5, 0,75, 1%	3	Longa

[1]Varia amplamente, de acordo com a concentração, localização, técnica e se combinado com um vasoconstritor (epinefrina). Geralmente, a duração mais curta é com a raquianestesia e a mais longa com os bloqueios de nervos periféricos.
[2]Não mais recomendada para anestesia tópica.
[3]NA, não aplicável.
[4]A literatura recente descreve este agente para raquianestesia de curta duração.

tracraniana reduzida. Infusões de lidocaína e procaína têm sido utilizadas para suplementar as técnicas de anestesia geral, visto que são capazes de reduzir a MAC dos anestésicos voláteis em até 40%. Infusões de lidocaína inibem a inflamação e reduzem as necessidades pós-operatórias de opioides de modo suficiente para diminuir o período de permanência hospitalar após uma cirurgia colorretal ou cirurgia aberta de próstata.

A cocaína estimula o sistema nervoso central e, em doses moderadas, geralmente causa uma sensação de euforia. Uma superdosagem é anunciada por inquietação, êmese, tremores, convulsões, arritmias, insuficiência respiratória e parada cardíaca.

Anestésicos locais temporariamente inibem a função neuronal. **No passado, a injeção acidental de grandes volumes de cloroprocaína no espaço subaracnóideo (durante tentativas na anestesia epidural) produzia raquianestesia total e hipotensão acentuada, e causava efeitos neurológicos prolongados.** A causa desta toxicidade neuronal pode ser neurotoxicidade direta ou uma combinação do baixo pH da cloroprocaína e de um preservativo, o bissulfito de sódio. O último foi substituído em algumas formulações por um antioxidante, um derivado do ácido etilenodiaminotetracético (EDTA). A cloroprocaína também tem sido ocasionalmente associada à dorsalgia grave após administração epidural. A etiologia é incerta. A cloroprocaína está disponível em uma formulação livre de preservativos, que tem sido utilizada em estudos recentes de modo seguro e bem-sucedido para raquianestesia ambulatorial de curta duração.

A administração de lidocaína a 5% tem sido associada à neurotoxicidade (síndrome da cauda equina) após infusão através de cateteres de pequeno calibre usados na raquianestesia contínua. Isto pode ser decorrente da concentração da droga ao redor da cauda equina, resultando em altas concentrações e lesão neuronal permanente. Dados de estudos realizados em animais sugerem que a extensão da evidência histológica de neurotoxicidade após injeção intratecal repetida é lidocaína = tetracaína > bupivacaína > ropivacaína.

Sintomas neurológicos transitórios, que consistem em disestesia, dor em queimação e dor profunda nas extremidades inferiores e nádegas, foram relatados depois da raquianestesia com uma variedade de agentes anestésicos locais, frequentemente após o uso de lidocaína para raquianestesia ambulatorial em homens sendo submetidos à cirurgia na posição de litotomia. Estes sintomas foram atribuídos à irritação radicular e tipicamente se resolvem em 1-4 semanas. Na esperança de evitar estes sintomas transitórios, muitos clínicos substituíram a 2-cloroprocaína, mepivacaína, ou pequenas doses de bupivacaína por lidocaína na raquianestesia.

B. Respiratório

A lidocaína deprime o estímulo hipóxico (a resposta ventilatória à PaO_2 baixa). Apneia pode resultar da paralisia frênica e dos nervos intercostais, ou depressão do centro respiratório medular depois da exposição direta a agentes anestésicos locais (como pode ocorrer após bloqueios retrobulbares, veja Capítulo 36). Apneia após administração de uma dose elevada de raquianestesia ou anestesia epidural quase sempre resulta da hipotensão e não do bloqueio frênico. Os anestésicos locais relaxam a musculatura lisa brônquica. Lidocaína intravenosa (1,5 mg/kg) pode ser eficaz no bloqueio do reflexo de broncoconstrição algumas vezes associado à intubação. Lidocaína (ou qualquer outro agente inalatório) administrada na forma de um aerossol pode resultar em broncospasmo em alguns pacientes com doença reativa das vias respiratórias.

C. Cardiovascular

Todos os anestésicos locais deprimem a automacidade do miocárdio (despolarização espontânea de fase IV). A velocidade de condução e contratilidade do miocárdio também são deprimidas em concentrações mais elevadas. Estes efeitos resultam das alterações diretas na membrana do músculo cardíaco (ou seja, bloqueio do canal de Na cardíaco) e da inibição do sistema nervoso autonômico nos organismos intactos. Todos os anestésicos locais, exceto a cocaína, produzem relaxamento da musculatura lisa em concentrações mais elevadas, que pode causar algum grau de vasodilatação arteriolar. Em baixas concentrações, todos os anestésicos locais inibem o óxido nítrico, causando vasoconstrição. Em concentrações sanguíneas elevadas, a combinação de arritmias, bloqueio cardíaco, depressão da contratilidade ventricular e hipotensão pode culminar em parada cardíaca.

10 Toxicidade cardiovascular significativa geralmente requer uma concentração sanguínea de anestésico local 3 vezes maior que a necessária para produzir convulsões. Arritmias cardíacas ou colapso circulatório são os sinais clínicos usuais da superdosagem de anestésico local durante a anestesia geral. Particularmente em pacientes despertos, sinais de estimulação cardiovascular transitória (taquicardia e hipertensão) podem ocorrer com a excitação do sistema nervoso central em concentrações de anestésicos locais que produzem efeitos colaterais tóxicos ao sistema nervoso central.

A administração intravenosa de amiodarona fornece um tratamento eficaz para algumas formas de arritmias ventriculares. A contratilidade do miocárdio e pressão sanguínea arterial geralmente não são afetadas pelas doses intravenosas usuais. Em alguns pacientes, a hipertensão associada à laringoscopia e intubação é atenuada pela administração intravenosa de lidocaína (1,5 mg/kg) 1-3 minutos antes da instrumentação. Por outro lado, doses excessivas de lidocaína podem resultar em uma disfunção contrátil acentuada do ventrículo esquerdo.

11 Injeção intravascular acidental de bupivacaína durante a anestesia regional pode produzir toxicidade cardiovascular grave, incluindo depressão da função ventricular esquerda, bloqueio atrioventricular e arritmias potencialmente fatais, como fibrilação e taquicardia ventricular. Gravidez, hipoxemia e acidose respiratória são fatores de risco predisponentes. Crianças pequenas também podem correr um risco maior de toxicidade. Múltiplos estudos demonstraram que a bupivacaína está associada a alterações mais pronunciadas na condução e um maior risco de arritmias terminais do que doses comparáveis de lidocaína. Mepivacaína, ropivacaína e bupivacaína possuem carbonos quirais e, portanto, podem existir em qualquer um dos dois isômeros ópticos (enantiômeros). O isômero óptico R(+) da bupivacaína bloqueia com maior avidez e se dissocia mais lentamente dos canais de Na cardíacos do que o isômero óptico S(-). A reanimação na toxicidade cardíaca induzida pela bupivacaína é geralmente difícil e resistente às drogas padrões de reanimação. Recentes relatos sugerem que a administração em *bolus* de soluções lipídicas nutricionais a 1,5 mL/kg pode ressuscitar os pacientes intoxicados por bupivacaína que não respondem à terapia padrão. A ropivacaína compartilha muitas propriedades físico-químicas com a bupivacaína. O tempo de início e duração de ação são similares, mas a ropivacaína produz menos bloqueio motor quando injetada no mesmo volume e concentração que a bupivacaína (que pode refletir uma menor potência quando comparada à bupivacaína). A ropivacaína parece possuir um maior índice terapêutico do que a bupivacaína. Este perfil de segurança aumentado provavelmente reflete sua formulação como um isômero S(-) puro – ou seja, não tendo o isômero R(+) – ao contrário da bupivacaína racêmica. Foi relatado que a levobupivacaína, o isômero S(-) da bupivacaína, que não está mais disponível nos Estados Unidos, possui menos efeitos colaterais cardiovasculares e cerebrais do que a mistura racêmica; estudos sugerem que seus efeitos cardiovasculares podem-se aproximar àqueles da ropivacaína.

As reações cardiovasculares da cocaína são diferentes daquelas de qualquer outro anestésico local. Os terminais nervosos adrenérgicos normalmente reabsorvem a norepinefrina após sua liberação. A cocaína inibe esta recaptação, potencializando, assim, os efeitos da estimulação adrenérgica. As respostas cardiovasculares à cocaína incluem hipertensão e ectopia ventricular. A última contraindicou seu uso em pacientes anestesiados com halotano. **As arritmias induzidas pela cocaína** têm sido tratadas com sucesso com antagonistas adrenérgicos e dos canais de Ca. A cocaína produz vasoconstrição quando aplicada topicamente e, em pacientes despertos, é um agente útil para reduzir a dor e epistaxe relacionada com a intubação nasal.

D. Imunológico

12 Reações de hipersensibilidade verdadeiras aos agentes anestésicos locais – distintas da toxicidade sistêmica causada pela concentração plasmática excessiva – são incomuns. Os ésteres são mais prováveis de induzir uma reação alérgica verdadeira (em razão dos anticorpos IgG ou IgE), especialmente se forem derivados (p. ex., procaína ou benzocaína) do ácido *p*-aminobenzoico, um alérgeno conhecido. Preparações comerciais de multidoses de amidas frequentemente contêm **metilparabeno**, que possui uma estrutura química vagamente similar àquela do PABA. Consequentemente, as gerações de anestesiologistas têm especulado se este preservativo pode ser o responsável pela maioria das reações alérgicas aparentes aos agentes do tipo amida. Os sinais e tratamento das reações alérgicas a medicamentos são discutidos no Capítulo 55.

E. Musculoesquelético

Quando injetados diretamente na musculatura esquelética (p. ex., tratamento da dor miofascial com infiltração de pontos-gatilho), os anestésicos locais são levemente miotóxicos. A regeneração geralmente ocorre 3-4 semanas após injeção do anestésico local no músculo. Injeção concomitante de esteroide ou epinefrina piora a mionecrose.

F. Hematológico

A lidocaína deprime levemente a coagulação sanguínea normal (trombose reduzida e agregação plaquetária reduzida) e aumenta a fibrinólise do sangue total, como mensurada pela tromboelastografia. Estes efeitos podem constituir a base da eficácia reduzida de um tampão sanguíneo peridural com sangue autólogo logo depois da administração anestésica local, assim como a menor incidência de eventos embólicos em pacientes recebendo anestésicos epidurais (em estudos mais antigos de pacientes não recebendo profilaxia contra a trombose venosa profunda).

Interações Medicamentosas

Em experimentos laboratoriais, os anestésicos locais potencializam o bloqueio neuromuscular não despolarizante, porém a importância clínica desta observação é desconhecida (e provavelmente nula).

A succinilcolina e anestésicos locais do tipo éster dependem da pseudocolinesterase para o metabolismo. A administração concomitante pode aumentar o tempo que ambas as drogas permanecem não metabolizadas na corrente sanguínea. Esta possível interação provavelmente não possui uma importância clínica real.

A dibucaína, um anestésico local tipo amida, inibe a pseudocolinesterase, e a extensão da inibição pela dibucaína define uma família de pseudocolinesterases geneticamente anormal (veja Capítulo 11). Os inibidores da pseudocolinesterase (p. ex., organofosforados) podem prolongar o metabolismo dos anestésicos locais tipo éster (veja Tabela 11-3).

Os bloqueadores dos receptores H_2 da histamina e β-bloqueadores (p. ex., propranolol) reduzem o fluxo sanguíneo hepático e a depuração da lidocaína. Os opioides potencializam as analgesias epidural e espinal produzidas pelos anestésicos locais. De modo similar, os agonistas α-adrenérgicos (p. ex., clonidina) potencializam a analgesia anestésica local produzida após injeções epidurais ou periféricas de bloqueadores nervosos. A cloroprocaína epidural pode interferir com as ações analgésicas da morfina neuraxial, principalmente após o parto por cesariana.

DISCUSSÃO DE CASO

Dose Excessiva de Anestésico Local

Uma mulher de 18 anos no estágio ativo do trabalho de parto solicita analgesia epidural. Imediatamente depois da injeção epidural de dose teste de 2 mL e 5 mL de lidocaína a 2%, a paciente queixa-se de dormência nos lábios e se torna muito apreensiva.

Qual o seu diagnóstico presuntivo?

Dormência perioral e apreensão imediatamente depois da administração de lidocaína sugerem uma injeção intravascular. Estes sinais nem sempre serão seguidos por uma convulsão.

Quais medidas profiláticas devem ser imediatamente tomadas?

A paciente já deveria estar recebendo oxigênio suplementar. Ela deve ser observada de perto para uma possível (porém improvável) convulsão.

Se os sintomas progredirem para uma convulsão generalizada, qual tratamento deve ser iniciado?

A paciente em trabalho de parto sempre é considerada como em risco de aspiração (veja Capítulo 41). Portanto, a proteção da via aérea é uma preocupação importante. A administração imediata de succinilcolina deve ser seguida por uma intubação de sequência rápida (veja Discussão de Caso, Capítulo 17). Embora a succinilcolina elimine a atividade tônico-clônica, ela não afetará a excitabilidade cerebral subjacente. Um anticonvulsivante, como o midazolam (1-2 mg) ou propofol (20-50 mg), deve ser administrado com ou antes da succinilcolina. É claro por esta sequência de eventos que não importa o local de administração dos anestésicos de condução, equipamentos e drogas para ressuscitação devem estar disponíveis, assim como para a anestesia geral.

O que se poderia esperar se uma dose elevada de bupivacaína (p. ex., 15 mL de bupivacaína a 15%) – em vez de lidocaína – tivesse sido administrada por via intravascular?

Quando administrada a doses "comparativamente anestésicas", a bupivacaína é mais cardiotóxica do que a lidocaína. Acidose aguda (quase universal após uma convulsão) tende a potencializar a toxicidade anestésica local. Arritmias ventriculares e distúrbios de condução podem resultar em parada cardíaca e morte. A bupivacaína é considerada um inibidor do canal de Na cardíaco mais potente, pois os canais de Na se desprendem da bupivacaína mais lentamente do que a lidocaína. Amiodarona deve ser considerada a alternativa de eleição à lidocaína no tratamento de taquiarritmias ventriculares induzidas por anestésicos locais. Vasopressores podem incluir epinefrina e vasopressina. O motivo pela aparente suscetibilidade mais elevada à cardiotoxicidade do anestésico local durante a gravidez é incerto. Embora a dose total (não a concentração) do anestésico local determine a toxicidade, a *Food and Drug Administration* não recomenda o uso de bupivacaína a 0,75% em gestantes e pacientes idosos.

O que poderia ter impedido a reação tóxica descrita?

O risco de uma injeção intravascular acidental de anestésico local durante a anestesia epidural é reduzido, utilizando-se doses-teste, e administrando a dose anestésica em porções menores e mais seguras. Finalmente, deve-se administrar somente a dose mínima apropriada do anestésico local para um determinado procedimento anestésico regional.

LEITURA SUGERIDA

Cousins MJ, Carr DB, Horlocker TT, Bridenbaugh PO (editors): *Cousins & Bridenbugh's Neural Blockade in Clinical Anesthesia and Pain Medicine*, 4th ed. Lippincott, Williams & Wilkins, 2009.

Hadzic A (editor): *Textbook of Regional Anesthesia and Acute Pain Management*. McGraw-Hill, 2007. Includes discussions of the selection of local anesthetic agents.

Hardman J, Limbird L, Gilman A: *Goodman and Gilman's The Pharmacological Basis of Therapeutics,* 12th ed. McGraw-Hill, 2011.

Rosenblatt MA, Abel M, Fischer GW, et al: Successful use of a 20% lipid emulsion to resuscitate a patient after a presumed bupivacaine–related cardiac arrest. Anesthesiology 2006;105:217-218.

Strichartz GR, Sanchez V, Arthur GR, et al: Fundamental properties of local anesthetics. II. Measured octanol: buffer partition coefficients and pKa values of clinically used drugs. Anesth Analg 1990;71:158.

WEBSITE

http://www.lipidrescue.org

Este website fornece informações atualizadas sobre o uso de lipídios para o alívio da toxicidade anestésica local.

CAPÍTULO 17

Adjuvantes da Anestesia

CONCEITOS-CHAVE

1. A difenidramina (uma etanolamina) é uma droga que pertence a um grupo diversificado de fármacos que bloqueia competitivamente os receptores H_1. Muitas drogas com propriedades antagonistas dos receptores H_1 possuem considerável atividade antimuscarínica ou semelhante à atropina (p. ex., boca seca) ou atividade antisserotoninérgica (antiemético).
2. Os bloqueadores dos receptores H_2 reduzem o risco perioperatório de pneumonia por aspiração através da redução do volume de fluido gástrico e elevação do pH do conteúdo gástrico.
3. A metoclopramida aumenta o tônus do esfíncter esofágico inferior, acelera o esvaziamento gástrico e reduz o volume de fluido gástrico através do aumento dos efeitos estimulatórios da acetilcolina sobre o músculo liso intestinal.
4. A ondansetrona, granisetrona e dolasetrona bloqueiam seletivamente os receptores da serotonina 5-HT_3, com pouco ou nenhum efeito sobre os receptores de dopamina. Os receptores 5-HT_3, periferias e centrais, supostamente exercem um papel importante no início do reflexo do vômito.
5. O cetorolaco é uma droga anti-inflamatória não esteroide (NSAID) que fornece analgesia através da inibição da síntese de prostaglandina.
6. A clonidina é um agente anti-hipertensivo comumente utilizado, porém na anestesia é usado como um adjuvante para analgesia e anestesia para bloqueios epidural e nervoso periférico. É frequentemente utilizada no tratamento de pacientes com dor crônica neuropática para aumentar a eficácia das infusões epidurais de opioides.
7. A dexmedetomidina é um agonista α_2-adrenérgico seletivo administrado por via parenteral e com propriedades sedativas. Aparentemente, este fármaco é mais seletivo para o receptor α_2 do que a clonidina.
8. A ativação seletiva dos quimiorreceptores carotídeos por doses baixas de doxapram estimula o gatilho hipóxico, produzindo uma elevação no volume corrente e um aumento discreto na frequência respiratória. Entretanto, o doxapram não é um agente de reversão específico e não deve substituir o tratamento de suporte padrão (ou seja, ventilação mecânica).
9. A naloxona reverte a atividade agonista associada aos compostos opioides endógenos ou exógenos.
10. O flumazenil é útil na reversão da sedação com benzodiazepínicos e no tratamento de superdosagem por benzodiazepínicos.
11. A aspiração não necessariamente resulta em pneumonia por aspiração. A gravidade da lesão pulmonar depende do volume e composição do aspirado. Os pacientes correm risco, quando o volume gástrico é superior a 25 mL (0,4 mL/kg), e o pH gástrico é inferior a 2,5.

Muitas drogas são rotineiramente administradas por anestesiologistas no perioperatório para proteger o paciente contra a pneumonite por aspiração, para prevenir ou reduzir a incidência de vômito e náusea perianestésica, e para reverter a depressão respiratória secundária à administração de apioides ou benzodiazepínicos. Este capítulo discute estes agentes, assim como outras classes únicas de drogas frequentemente administradas como adjuvantes durante a anestesia ou analgesia.

Aspiração

A aspiração do conteúdo gástrico é um evento raro, potencialmente fatal e geralmente controverso que pode complicar a anestesia. Com base em um estudo realizado com animais, afirma-se frequentemente que a aspiração de um volume de 25 mL a um pH inferior a 2,5 será suficiente para produzir pneumonia por aspiração. Muitos fatores colocam os pacientes em risco para aspiração, incluindo um estômago "cheio", obstrução intestinal, hérnia hiatal, obesidade, gravidez, doença do refluxo gastroesofágico, cirurgia de emergência e profundidade inadequada da anestesia.

Muitas abordagens são empregadas para reduzir o potencial de aspiração no perioperatório. Muitas destas intervenções, como a pressão aplicada na cartilagem cricoide (manobra de Sellick) e a indução em sequência rápida, podem oferecer apenas uma proteção limitada. Pressão cricoide pode ser aplicada incorretamente, não ocluindo o esôfago. É incerto se a pressão cricoide possui qualquer efeito benéfico sobre os resultados, mesmo quando aplicada corretamente. Os agentes anestésicos podem reduzir o tônus do esfíncter esofágico inferior e reduzir ou obliterar o reflexo faríngeo, teoricamente, aumentando o risco de aspiração passiva. Adicionalmente, pacientes inadequadamente anestesiados podem vomitar com uma via aérea não protegida, levando igualmente à aspiração. Diferentes combinações de medicações pré-anestésicas foram defendidas para reduzir o volume gástrico, aumentar o pH gástrico, ou aumentar o tônus do esfíncter esofágico inferior. Estes agentes incluem anti-histamínicos, antiácidos e a metoclopramida.

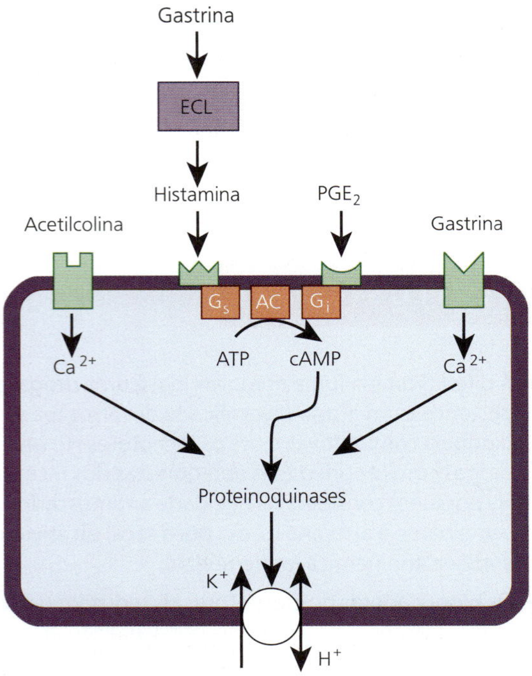

FIGURA 17-1 A secreção de ácido clorídrico é normalmente mediada pela liberação de histamina induzida pela gastrina das células tipo-enterocromafins (ECL) no estômago. Note que a secreção ácida pelas células parietais gástricas também pode ser indiretamente aumentada pela acetilcolina (AC) através da estimulação dos receptores M^3 e diretamente pela gastrina através de um aumento na concentração intracelular de Ca^{2+}.
A prostaglandina E_2 (PGE_2) pode inibir a secreção ácida pela atividade reduzida da adenosina monofosfato cíclica (cAMP). ATP, adenosina trifosfato; G_i, proteína G inibitória; G_s, proteína G estimulatória.

ANTAGONISTAS DOS RECEPTORES HISTAMÍNICOS

Fisiologia da Histamina

A histamina é encontrada no sistema nervoso central, na mucosa gástrica e em outros tecidos periféricos. É sintetizada pela descarboxilação do aminoácido histidina. Os neurônios histaminérgicos estão primariamente localizados no hipotálamo posterior, porém, possuem amplas projeções no cérebro. Normalmente, a histamina também exerce um papel fundamental na secreção do ácido clorídrico pelas células parietais do estômago (Figura 17-1). As maiores concentrações de histamina são encontradas nos grânulos de estocagem dos basófilos circulantes e mastócitos em todo o corpo. Os mastócitos tendem a se concentrar no tecido conectivo, imediatamente abaixo das superfícies epiteliais (mucosa). A liberação de histamina (degranulação) destas células pode ser provocada por estímulos químicos, mecânicos ou imunológicos.

Múltiplos receptores medeiam os efeitos da histamina. O receptor H_1 ativa a fosfolipase C, enquanto que o receptor H_2 aumenta a concentração intracelular de adenosina monofosfato cíclica (cAMP). Um receptor H_3 está primariamente localizado nas células secretoras de histamina e medeia a retroalimentação negativa, inibindo a síntese e a liberação de histamina adicional. A histamina-*N*-metiltransferase metaboliza histamina em metabólitos inativos que são excretados na urina.

A. Cardiovascular

A histamina diminui a pressão sanguínea arterial, porém aumenta a frequência cardíaca e contratilidade do miocárdio. Estimulação dos receptores H_1 aumenta a permeabilidade capilar e intensifica a irritabilidade ventricular, enquanto que a estimulação dos receptores H_2 aumenta a frequência cardíaca e a contratilidade. Ambos os tipos de receptores medeiam a dilatação arteriolar periférica e parte da vasodilatação coronária.

B. Respiratória

A histamina contrai o músculo liso bronquiolar através do receptor H_1. Estimulação dos receptores H_2 pode produzir uma leve broncodilatação. A histamina possui efeitos variáveis sobre a vasculatura pulmonar; aparentemente, o receptor H_1 medeia parte da vasodilatação pulmonar, enquanto que o receptor H_2 pode ser responsável pela vasoconstrição pulmonar mediada pela histamina.

C. Gastrointestinal

A ativação dos receptores H_2 nas células parietais aumenta a secreção dos ácidos gástricos. Estimulação dos receptores H_1 resulta na contração do músculo liso intestinal.

D. Dérmica

A clássica resposta cutânea à histamina com urticária e rubor resulta do aumento da permeabilidade capilar e vasodilatação, primariamente através da ativação dos receptores H_1.

E. Imunológica

A histamina é o principal mediador das reações de hipersensibilidade tipo I. Estimulação dos receptores H_1 atrai leucócitos e induz a síntese da prostaglandina. Em contraste, os receptores H_2 supostamente ativam os linfócitos T supressores.

1. Antagonistas dos Receptores H_1

Mecanismo de Ação

1 A difenidramina (uma etanolamina) é uma droga que pertence a um grupo diversificado de fármacos que bloqueia competitivamente os receptores H_1 (Tabela 17-1). Muitas drogas com propriedades antagonistas dos receptores H_1 possuem considerável atividade antimuscarínica ou semelhante à atropina (p. ex., boca seca), ou atividade antisserotoninérgica (antiemético). A prometazina é um derivado da fenotiazina com atividade antagonista ao receptor H_1, assim como propriedades antidopaminérgicas e propriedades de bloqueio dos receptores β-adrenérgicos.

Usos Clínicos

Assim como outros antagonistas dos receptores H_1, a difenidramina possui diversos usos terapêuticos: supressão de reações alérgicas e sintomas de infecções do trato respiratório superior (p. ex., urticária, rinite, conjuntivite); cinetose, náusea e vômito (p. ex., enjoo de movimento, doença de Ménière); sedação; supressão da tosse; e discinesia (p. ex., parkinsonismo, efeitos colaterais extrapiramidais induzidos por drogas). Algumas destas ações são previsíveis pelo conhecimento da fisiologia da histamina, enquanto que outras resultam dos efeitos antisserotoninérgicos e antimuscarínicos da droga (Tabela 17-1). Embora os bloqueadores dos receptores H_1 previnam a resposta broncoconstritora à histamina, eles são ineficazes no tratamento da asma brônquica, que é primariamente decorrente de outros mediadores. Do mesmo modo, os bloqueadores dos receptores H_1 não prevenirão completamente o efeito hipotensivo da histamina, a menos que um bloqueador do receptor H_2 seja simultaneamente administrado.

Os anti-histamínicos começaram a ser usados como medicação pré-anestésica em razão do seu efeito antiemético e hipnótico leve. Embora muitos bloqueadores de receptores H_1 causem uma sedação significativa, o estímulo ventilatório não é normalmente afetado na ausência de outros sedativos. A prometazina e hidroxizina eram frequentemente combinadas com opioides para potencializar a analgesia. Anti-histamínicos mais novos (segunda geração) tendem a produzir pouca ou nenhuma sedação em decorrência da penetração limitada na barreira hematoencefálica. Este grupo de drogas é utilizado primariamente para rinite alérgica e urticária. Estas drogas incluem a loratadina, fexofenadina e cetirizina. Frequentemente, muitas preparações para rinite alérgica também contêm vasoconstritores, como a pseudoefedrina. Meclizina e dimenidrinato são utilizadas primariamente como um antiemético, particularmente para enjoo de movimento e no controle de vertigem. A ciproeptadina, que também possui uma significativa atividade antagonista à serotonina, tem sido utilizada no controle da doença de Cushing, síndrome carcinoide e dores de cabeça vasculares (cefaleia em salvas).

TABELA 17-1 Propriedades dos antagonistas dos receptores H_1 comumente utilizados[1]

Droga	Via	Dose (mg)	Duração (h)	Sedação	Antiemese
Difenidramina (Benadryl)	PO, IM, IV	25-50	3-6	+++	++
Dimenidrinato (Dramin)	PO, IM, IV	50-100	3-6	+++	++
Clorfeniramina (Chlor-Trimeton)	PO IM, IV	2-12 5-20	4-8	++	0
Hidroxizina (Atarax, Vistaril)	PO, IM	25-100	4-12	+++	++
Prometazina (Fenergan)	PO, IM, IV	12,5-50	4-12	+++	+++
Cetirizina (Zyrtec)	PO	5-10	24	+	
Cipro-heptadina (Periactin)	PO	4	6-8	++	
Dimenidrinato (Dramin)	PO	50	6-12	++	
Fexofenadina (Allegra)	PO	30-60	12	0	
Meclizina (Antivert)	PO	12,5-50	8-24	+	
Loratadina (Claritin)	PO	10	24	0	

[1]0, sem efeito; ++, atividade moderada; +++ atividade acentuada.

Dose

A dose usual de difenidramina em adultos é de 25-50 mg (0,5-1,5 mg/kg), administrada por via oral, intramuscular ou intravenosa a cada 4-6 horas. A dose de outros antagonistas dos receptores H_1 está listada na Tabela 17-1.

Interações Medicamentosas

Os efeitos sedativos dos antagonistas dos receptores H_1 podem potencializar outros depressores do sistema nervoso central, como os barbitúricos, benzodiazepínicos e opioides.

2. Antagonistas dos Receptores H_2

Mecanismo de Ação

Os antagonistas dos receptores H_2 incluem a cimetidina, famotidina, nizatidina e ranitidina (Tabela 17-2). Estes agentes inibem competitivamente a ligação da histamina aos receptores H_2, reduzindo, desse modo, a produção de ácido gástrico e elevando o pH gástrico.

Usos Clínicos

Todos os antagonistas dos receptores H_2 são igualmente eficazes no tratamento de úlceras gástricas e pépticas duodenais, estados hipersecretórios (síndrome de Zollinger-Ellison) e doença do refluxo gastroesofágico (GERD). Soluções intravenosas também são utilizadas para prevenir a úlcera de estresse em pacientes gravemente enfermos. Úlceras duodenais e gástricas estão geralmente associadas a infecções por *Helicobacter pylori*, que são tratadas com combinações de bismuto, tetraciclina e
2 metronidazol. Ao reduzir o volume do suco gástrico e o conteúdo de íon hidrogênio, os bloqueadores dos receptores H_2 reduzem o risco perioperatório de pneumonia por aspiração. Estas drogas afetam somente o pH daquelas secreções gástricas que ocorrem após sua administração.

A combinação de antagonistas dos receptores H_1 e H_2 fornece alguma proteção contra as reações alérgicas induzidas por drogas (p. ex., contraste radiológico intravenoso, injeção de quimiopapaína para doença discal lombar, protamina, corante azul vital utilizado para biópsia de linfonodo sentinela). Embora o pré-tratamento com estes agentes não reduza a liberação de histamina, pode reduzir a hipotensão subsequente.

Efeitos Colaterais

A injeção intravenosa rápida de cimetidina ou ranitidina tem sido associada raramente à hipotensão, bradicardia, arritmias e parada cardíaca. Estes efeitos cardiovasculares diversos foram relatados depois da administração de cimetidina em pacientes gravemente enfermos. Em contraste, a famotidina pode ser injetada com segurança por via intravenosa durante um período de 2 minutos. Os antagonistas dos receptores H_2 alteram a flora gástrica em razão de seus efeitos sobre o pH. As complicações da terapia prolongada com cimetidina incluem hepatotoxicidade (transaminases séricas elevadas), nefrite intersticial (creatinina sérica elevada), granulocitopenia e trombocitopenia. A cimetidina também se liga aos receptores androgênicos, ocasionalmente causando ginecomastia e impotência. Finalmente, a cimetidina tem sido associada a alterações do estado de consciência, variando de letargia e alucinações a convulsões, particularmente em pacientes idosos. Em contraste, a ranitidina, nizatidina e famotidina não afetam os receptores androgênicos e pouco penetram na barreira hematoencefálica.

Dose

Quando fornecidos na forma de medicação pré-anestésica para reduzir o risco de pneumonia por aspiração, os antagonistas dos receptores H_2 devem ser administrados antes de dormir e, novamente, pelo menos 2 horas antes da cirurgia (Tabela 17-2). A dose destas quatro drogas deve ser reduzida em pacientes com disfunção renal significativa, pois elas são eliminadas primariamente pelos rins.

TABELA 17-2 Farmacologia da profilaxia da pneumonia por aspiração[1]

Droga	Via	Dose	Início	Duração	Acidez	Volume	Tônus do LES
Cimetidina (Tagamet)	PO IV	300-800 mg 300 mg	1-2 h	4-8 h	↓↓↓	↓↓	0
Ranitidina (Zantac)	PO IV	150-300 mg 50 mg	1-2 h	10-12 h	↓↓↓	↓↓	0
Famotidina (Pepcid)	PO IV	20-40 mg 20 mg	1-2 h	10-12 h	↓↓↓	↓↓	0
Nizatidina (Axid)	PO	150-300 mg	0,5-1 h	10-12 h	↓↓↓	↓↓	0
Antiácidos não particulados (Bicitra, Polycitra)	PO	15-30 mL	5-10 min	30-60 min	↓↓↓	↑	0
Metoclopramida (Reglan)	PO IV	10 mg 10-15 mg	1-3 min	1-2 h 30-60 min[2]	0	↓↓	↑↑

[1]0, sem efeito; ↓↓, redução moderada; ↓↓↓, redução acentuada; ↑, leve aumento; ↑↑, aumento moderado; LES, esfíncter esofágico inferior.
[2]O início de ação e a duração da ação da metoclopramida oral são muito variáveis.

Interações Medicamentosas

A cimetidina pode reduzir o fluxo sanguíneo hepático e se ligar às oxidases de função mista do citocromo P-450. Estes efeitos desaceleram o metabolismo de diversas drogas, incluindo a lidocaína, propranolol, diazepam, teofilina, fenobarbital, varfarina e fenitoína. A ranitidina é um inibidor fraco do sistema citocromo P-450, e nenhuma interação medicamentosa significativa foi demonstrada. A famotidina e nizatidina não parecem afetar o sistema enzimático do citocromo P-450.

ANTIÁCIDOS

Mecanismo de Ação

Os antiácidos neutralizam a acidez do suco gástrico, fornecendo uma base (geralmente hidróxido, carbonato, bicarbonato, citrato ou trissilicato) que reage com os íons hidrogênio para formar água.

Usos Clínicos

Os usos comuns dos antiácidos incluem o tratamento das úlceras gástricas e duodenais, GERD e síndrome de Zollinger-Ellison. Na anestesiologia, os antiácidos fornecem proteção dos efeitos prejudiciais da pneumonia por aspiração ao elevar o pH do conteúdo gástrico. Ao contrário dos antagonistas dos receptores H_2, os antiácidos possuem um efeito imediato. Infelizmente, eles aumentam o volume intragástrico. Aspiração de antiácidos particulados (hidróxido de alumínio ou magnésio) produz anormalidades na função pulmonar comparável àquelas que ocorrem depois da aspiração de ácido. Antiácidos não particulados (citrato de sódio ou bicarbonato de sódio) causam um dano muito menor aos alvéolos pulmonares, se aspirados. Além disso, antiácidos não particulados misturam-se melhor com o conteúdo gástrico do que as soluções particuladas. O período de administração é fundamental, visto que os antiácidos não particulados perdem sua eficácia 30-60 minutos após ingestão.

Dose

A dose usual para um adulto de uma solução a 0,3 M de citrato de sódio–Bicitra (citrato de sódio ou ácido cítrico) ou Polycitra (citrato de sódio, citrato de potássio e ácido cítrico) – é de 15-30 mL por via oral, 15-30 minutos antes da indução.

Interações Medicamentosas

Os antiácidos modificam a absorção e eliminação de muitas drogas, pois alteram o pH gástrico e urinário. A taxa de absorção da digoxina, cimetidina e ranitidina é desacelerada, enquanto que a taxa de eliminação do fenobarbital é acelerada.

METOCLOPRAMIDA

Mecanismo de Ação

A metoclopramida atua perifericamente como um "colinomimético" (ou seja, facilita a transmissão de acetilcolina nos receptores muscarínicos seletivos) e centralmente como um antagonista dos receptores de dopamina. Sua ação como um agente procinético no trato gastrointestinal (GI) superior não é dependente da inervação vagal, porém é suprimida pelos agentes colinérgicos. A metoclopramida não estimula as secreções.

Usos Clínicos

3 Ao aumentar os efeitos estimulatórios da acetilcolina sobre o músculo liso intestinal, a metoclopramida aumenta o tônus do esfíncter esofágico inferior, acelera o esvaziamento gástrico e reduz o volume do suco gástrico. Estas propriedades são responsáveis pela sua eficácia no tratamento de pacientes com gastroparesia diabética e GERD, assim como profilaxia para aqueles em risco de pneumonia por aspiração. A metoclopramida não afeta a secreção do ácido gástrico ou o pH do suco gástrico.

A metoclopramida produz um efeito antiemético ao bloquear os receptores de dopamina na zona de gatilho quimiorreceptora do sistema nervoso central. No entanto, nas doses usadas clinicamente durante o período perioperatório, a capacidade da droga em reduzir a náusea e o vômito pós-operatório é insignificante.

Efeitos Colaterais

Injeção intravenosa rápida pode causar cólica abdominal, e a metoclopramida é contraindicada em pacientes com obstrução intestinal completa. A metoclopramida pode induzir uma crise hipertensiva em pacientes com feocromocitoma através da liberação de catecolaminas do tumor. Sedação, nervosismo e sinais extrapiramidais provocados pelo antagonismo da dopamina (p. ex., acatisia) são incomuns e reversíveis. Todavia, é melhor evitar o uso de metoclopramida em pacientes com a doença de Parkinson. Aumentos induzidos pela metoclopramida na secreção de aldosterona e prolactina são provavelmente irrelevantes durante a terapia a curto prazo. A metoclopramida pode raramente resultar em hipotensão e arritmias.

Dose

Uma dose de adulto de 10-20 mg de metoclopramida (0,25 mg/kg) é eficaz por via oral, intramuscular ou intravenosa (injetada durante um período de 5 minutos). Doses mais elevadas (1-2 mg/kg) têm sido utilizadas para prevenir êmese durante a quimioterapia. O início de ação é muito mais rápido depois da administração parenteral (3-5 minutos) do que a oral (30-60 minutos). Por ser excretada na urina, a dose de metoclopramida deve ser reduzida em pacientes com disfunção renal.

Interações Medicamentosas

Antimuscarínicos (p. ex., atropina, glicopirrolato) bloqueiam os efeitos gastrointestinais da metoclopramida. A metoclopramida reduz a absorção da cimetidina administrada via oral. O uso concomitante de fenotiazinas ou butirofenonas (droperidol) aumenta a probabilidade de efeitos colaterais extrapiramidais.

INIBIDORES DA BOMBA DE PRÓTONS

Mecanismo de Ação

Estes agentes, incluindo o omeprazol (Prilosec), lansoprazol (Prevacid), rabeprazol (Aciphex), esomeprazol (Nexium) e pantoprazol (Protonix) se ligam à bomba de prótons das células parietais na mucosa gástrica e inibem a secreção dos íons hidrogênio.

Usos Clínicos

Os inibidores da bomba de prótons (PPIs) são indicados para o tratamento de úlcera duodenal, GERD e síndrome de Zollinger-Ellison. Eles podem tratar as úlceras pépticas e GERD erosiva mais rapidamente do que os bloqueadores dos receptores H_2. Existem dúvidas com relação à segurança dos PPIs em pacientes tomando clopidogrel (Plavix), em razão dos riscos de função plaquetária inadequada, quando estas drogas são combinadas.

Efeitos Colaterais

Os PPIs são geralmente bem tolerados, causando poucos efeitos colaterais. Efeitos colaterais adversos envolvem primariamente o sistema GI (náusea, dor abdominal, constipação, diarreia). Em raras ocasiões, estas drogas foram associadas a mialgias, anafilaxia, angioedema e reações dermatológicas graves. O uso prolongado de PPIs também tem sido associado à hiperplasia de células gástricas tipo-enterocromafins e um risco aumentado de pneumonia decorrente da colonização bacteriana no ambiente de pH mais elevado.

Dose

As doses orais recomendadas para adultos são: omeprazol, 20 mg; lansoprazol, 15 mg; rabeprazol, 20 mg; e pantoprazol, 40 mg. Pelo fato de estas drogas serem primariamente eliminadas pelo fígado, doses repetidas devem ser reduzidas em pacientes com grave comprometimento hepático.

Interações Medicamentosas

Os PPIs podem interferir com as enzimas hepáticas P-450, potencialmente reduzindo a eliminação do diazepam, da varfarina e da fenitoína. A administração concomitante pode reduzir a eficácia do clopidogrel (Plavix), visto que a última medicação depende das enzimas hepáticas para ativação.

Náusea e Vômito no Pós-Operatório (PONV)

Sem qualquer profilaxia, a PONV ocorre em aproximadamente 20-30% da população cirúrgica em geral e em até 70-80% nos pacientes com fatores de risco predisponentes (Tabela 17-3). À medida que a duração anestésica aumenta, o risco de PONV também aumenta. Quando o risco é suficientemente grande, medicações antieméticas profiláticas são administradas, e estratégias para reduzir sua incidência são iniciadas. A *Society of Ambulatory Anesthesia* (SAMBA) fornece sistemas simplificados de pontuação do risco, que atribuem pontos para fatores de risco específicos, assim como diretrizes que auxiliam no controle de pacientes em risco (Tabela 17-4). Obesidade, ansiedade e reversão do bloqueio neuromuscular não são fatores de risco independentes para PONV.

As drogas utilizadas na profilaxia e tratamento da PONV incluem antagonistas dos receptores 5-HT_3, butirofenonas, dexametasona, antagonistas dos receptores da neurocinina 1 (apritant, Emend); anti-histamínicos e escopolamina transdérmica. Pacientes em risco geralmente se beneficiam de uma ou mais medidas profiláticas.

TABELA 17-3 Fatores de risco para náusea e vômito no pós-operatório (PONV)[1,2]

Fatores de risco específicos ao paciente:
Sexo feminino
Não fumante
Histórico de PONV/cinetose
Fatores de risco anestésicos:
Uso de anestésicos voláteis
Uso de óxido nitroso
Uso de opioides intraoperatórios e pós-operatórios
Fatores de risco cirúrgicos:
Duração da cirurgia (cada aumento de 30 minutos na duração eleva o risco de PONV em 60%, de modo que um risco basal de 10% é elevado em 16% após 30 minutos)
Tipo de cirurgia

[1]Reproduzida, com permissão, de Gan TJ, Meyer TA, Apfel CC, et al: Society for ambulatory anestesia guidelines for management of postoperative nausea and vomiting. Anesth Analg 2007;105:1615.
[2]Pontos são designados aos fatores de risco, e um número crescente de pontos aumenta a probabilidade de PONV. Consultar as diretrizes da *Society of Ambulatory Anesthesia* (SAMBA).

TABELA 17-4 Diretrizes da SAMBA para reduzir o risco de náusea e vômito pós-operatório (PONV)[1]

1. Identificar os pacientes em risco de PONV
2. Empregar estratégias de controle para reduzir o risco de PONV
3. Empregar uma ou duas medidas profiláticas em adultos com risco moderado de PONV
4. Utilizar múltiplas intervenções em pacientes em alto risco para PONV
5. Administrar terapia antiemética profilática em crianças em alto risco usando terapia combinada
6. Fornecer terapia antiemética em pacientes com PONV que não receberam terapia profilática ou que a profilaxia tenha falhado. A terapia deve ser com uma droga de uma classe diferente do que aquela que falhou em fornecer profilaxia

[1]Dados fundamentados nas diretrizes da *Society of Ambulatory Anesthesia* (SAMBA). Consultar Gan TJ, Meyer TA, Apfel CC, et al: Society for ambulatory anesthesia guidelines for management of postoperative nausea and vomiting. Anesth Analg 2007;105:1615.

ANTAGONISTAS DOS RECEPTORES 5-HT3

Fisiologia da Serotonina

A serotonina, 5-hidroxitriptamina (5-HT), está presente em grandes quantidades nas plaquetas e no trato GI (células enterocromafins e plexo mesentérico). Também é um importante neurotransmissor em múltiplas áreas do sistema nervoso central. A serotonina é formada pela hidroxilação e descarboxilação do triptofano. A monoamina oxidase inativa a serotonina em 5-hidroxi-indolacético (5-HIAA). A fisiologia da serotonina é muito complexa, pois existem pelo menos sete tipos de receptores, a maioria com múltiplos subtipos. O receptor $5\text{-}HT_3$ medeia o vômito e é encontrado no trato GI e cérebro (área postrema). Os receptores $5\text{-}HT_{2A}$ são responsáveis pela contração dos músculos lisos e agregação plaquetária, os receptores $5\text{-}HT_4$ no trato GI medeiam a secreção e peristalse, e os receptores $5\text{-}HT_6$ e $5\text{-}HT_7$ estão localizados primariamente no sistema límbico, onde supostamente desempenham um papel na depressão. Todos os receptores, exceto o $5\text{-}HT_3$, são acoplados à proteína G e afetam a adenilciclase ou a fosfolipase C; os efeitos do receptor $5\text{-}HT_3$ são mediados por um canal iônico.

A. Cardiovascular

Exceto no coração e músculo esquelético, a serotonina é um vasoconstritor poderoso de arteríolas e veias. Seu efeito vasodilatador no coração é endotélio-dependente. Quando o endotélio do miocárdio está danificado após uma lesão, a serotonina produz vasoconstrição. As vascularizações pulmonar e renal são muito sensíveis aos efeitos vasoconstritores arteriais da serotonina. Aumentos modestos e transitórios na contratilidade cardíaca e frequência cardíaca podem ocorrer imediatamente depois da liberação de serotonina; o reflexo bradicárdico geralmente ocorre após estes aumentos. Vasodilatação no músculo esquelético pode, subsequentemente, causar hipotensão.

B. Respiratório

Contração do músculo liso aumenta a resistência da via aérea. A broncoconstrição causada pela liberação de serotonina é geralmente uma característica proeminente da síndrome carcinoide.

C. Gastrointestinal

Contração direta do músculo liso (pelos receptores $5\text{-}HT_2$) e liberação de acetilcolina no plexo mioentérico induzida pela serotonina (pelos receptores $5\text{-}HT_3$) amplamente aumentam a peristalse. As secreções não são afetadas.

D. Hematológico

A ativação dos receptores $5\text{-}HT_2$ causa agregação plaquetária.

Mecanismo de Ação

4 Ondansetrona (Zofran), granisetrona (Kytril) e dolasetrona (Anzemet) bloqueiam seletivamente os receptores da serotonina $5\text{-}HT_3$, com pouco ou nenhum efeito sobre os receptores de dopamina (Figura 17-2). Os receptores $5\text{-}HT_3$, que

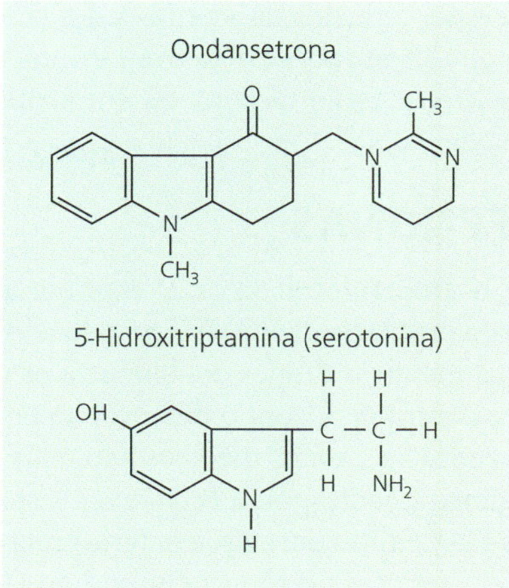

FIGURA 17-2 A ondansetrona é estruturalmente relacionada com a serotonina.

estão localizados perifericamente (aferentes vagais abdominais) e centralmente (zona de gatilho quimiorreceptora) da área postrema e do núcleo (trato solitário), supostamente exercem um papel importante no início do reflexo do vômito. Os receptores $5\text{-}HT_3$ da zona de gatilho quimiorreceptora na área postrema residem fora da barreira hematoencefálica. A zona de gatilho é ativada por substâncias, como os anestésicos e opioides, e enviam um sinal para o trato solitário do núcleo, resultando em PONV. Estímulos emetogênicos provenientes do trato GI estimulam de modo similar o desenvolvimento de PONV.

Usos Clínicos

Os antagonistas do receptor $5\text{-}HT_3$ são geralmente administrados no final da cirurgia. Todos estes agentes são antieméticos eficazes no período pós-operatório. Em comparação a outros agentes antieméticos, como o droperidol (1,25 mg) e dexametasona (4 mg), a ondansetrona parece ser igualmente eficaz. Um novo agente, a palonosetrona (Aloxi), possui uma duração de ação prolongada e pode reduzir a incidência de náusea e vômito após alta hospitalar (PDNV).

Efeitos Colaterais

Os antagonistas dos receptores $5\text{-}HT_3$ são quase isentos de efeitos colaterais graves, mesmo em quantidades várias vezes superior à dose recomendada. Estes antagonistas aparentemente não causam sedação, sinais extrapiramidais ou depressão respiratória. O efeito colateral mais comumente relatado é a dor de cabeça. As três drogas podem discretamente prolongar o intervalo QT no eletrocardiograma. Este efeito pode ser mais frequente com a dolasetrona, embora não tenha sido associado a quaisquer arritmias adversas. Todavia, estas drogas, particularmente a dolasetrona, devem ser usadas com cautela em pacientes que usam medicamentos antiarrítmicos ou que tenham um intervalo QT prolongado.

A ondansetrona sofre extenso metabolismo no fígado através da hidroxilação e conjugação pelas enzimas do citocromo P-450. Insuficiência hepática compromete a eliminação da droga, e a dose deve ser reduzida de acordo. A dose intravenosa recomendada é de 12,5 mg para dolasetrona e 1 mg para granisetrona. As três drogas estão disponíveis em formulações orais para profilaxia da PONV.

BUTIROFENONAS

Antigamente, o droperidol (0,625-1,25 mg) era utilizado rotineiramente para profilaxia da PONV. Quando administrado no final do procedimento, o droperidol bloqueia os receptores de dopamina que contribuem com o desenvolvimento da PONV. Apesar de sua eficácia, muitos médicos não mais utilizam esta medicação rotineiramente, pois a *Food and Drug Administration* (FDA) dos EUA emitiu um aviso em tarja preta declarando o risco das doses descritas no rótulo do produto ("instrução de uso") em resultar no prolongamento do intervalo QT e desenvolvimento de arritmias *torsades de pointes*. Entretanto, as doses relevantes ao aviso da FDA, como reconhecido pela FDA, foram aquelas utilizadas para anestesia neuroléptica (5-15 mg), não as doses muito menores empregadas para PONV. Monitoramento cardíaco é justificado quando altas doses da droga são utilizadas. Não há evidências de que o uso do droperidol em doses rotineiramente empregadas para controle da PONV aumente o risco de morte súbita cardíaca na população perioperatória.

Assim como outras drogas que antagonizam a dopamina, o uso de droperidol em pacientes com doença de Parkinson e em pacientes manifestando sinais extrapiramidais deve ser considerado com cautela.

A fenotiazina, como a proclorperazina (Compazina), que afeta múltiplos receptores (histaminérgico, dopaminérgico, muscarínico), pode ser utilizada para controle da PONV. Esta droga pode causar efeitos colaterais extrapiramidais e anticolinérgicos. A prometazina (Fernergan) atua primariamente como um agente anticolinérgico e anti-histamínico, e também pode ser usada para tratar a PONV. Assim como outros agentes desta classe, os efeitos anticolinérgicos (sedação, delírio, confusão, alterações visuais) podem complicar o período pós-operatório.

DEXAMETASONA

Foi demonstrado que a dexametasona (Decadron) em doses baixas como 4 mg é tão eficaz quanto a ondansetrona na redução da incidência de PONV. A dexametasona deve ser administrada na indução e não no final da cirurgia, e seu mecanismo de ação é incerto. Parece que não há efeitos sistêmicos significativos ou de longa duração provocados por esta dose de glicocorticoide.

ANTAGONISTA DOS RECEPTORES DA NEUROCININA 1

A substância P é um neuropeptídeo que interage nos receptores da neurocinina 1 (NK_1). Os antagonistas de NK_1 inibem a substância P nos receptores centrais e periféricos. Foi constatado que o aprepitant (Emend), um antagonista de NK_1, reduz a incidência de PONV no perioperatório e é aditivo com a ondansetrona para esta indicação.

OUTRAS ESTRATÉGIAS PARA A PONV

Diversos outros agentes e técnicas foram empregados para reduzir a incidência de PONV. Escopolamina transdérmica tem sido utilizada com eficácia, embora possa produzir efeitos anticolinérgicos centrais (confusão, visão embaçada e boca seca). Acupuntura, acupressão e estimulação elétrica transcutânea do ponto de acupuntura P6 podem reduzir a incidência de PONV e necessidade de medicação.

Visto que não existe um agente único que tratará e prevenirá a PONV, o controle perioperatório se concentra em identificar os pacientes com alto risco, de modo que a profilaxia, frequentemente com múltiplos agentes, possa ser iniciada.

Outras Drogas Utilizadas como Adjuvantes da Anestesia

CETOROLACO

Mecanismo de Ação

5 O cetorolaco é uma droga anti-inflamatória não esteroide (NSAID) que fornece analgesia através da inibição da síntese de prostaglandina.

Usos Clínicos

O cetorolaco é indicado para o controle da dor a curto prazo (< 5 dias), e parece ser particularmente útil no período pós-operatório imediato. Uma dose padrão de cetorolaco fornece uma analgesia equivalente a 6-12 mg de morfina administrada pela mesma via. O tempo de início de ação também é similar ao da morfina, porém o cetorolaco possui uma duração de ação mais prolongada (6-8 horas).

O cetorolaco, uma droga de ação periférica, tornou-se uma alternativa popular para analgesia pós-operatória em razão dos efeitos colaterais mínimos no sistema nervoso central. Especificamente, o cetorolaco não causa depressão respiratória, sedação, ou náusea e vômito. Na verdade, o cetorolaco não atravessa a barreira hematoencefálica em um grau significativo. Diversos estudos demonstraram que os NSAIDs orais e parenterais possuem um efeito poupador de opioides. Eles podem ser mais benéficos em pacientes em maior risco de êmese ou depressão respiratória pós-operatória.

Efeitos Colaterais

Assim como com outras NSAIDs, o cetorolaco inibe a agregação plaquetária e prolonga o tempo de sangramento. O cetorolaco e outras NSAIDs devem, portanto, ser utilizados com cautela em pacientes em risco de hemorragia pós-operatória. A administração de longa duração pode resultar em toxicidade renal (p. ex., necrose papilar) ou ulceração do trato GI com sangramento e perfuração. O cetorolaco não deve ser administrado em pacientes com insuficiência renal, pois o mesmo depende da eliminação pelos rins. O cetorolaco é contraindicado em pacientes alérgicos à aspirina ou NSAIDs. Pacientes com asma possuem uma maior incidência de sensibilidade à aspirina (aproximadamente 10%), particularmente quando também possuem um histórico de pólipos nasais (aproximadamente 20%).

Dose

O cetorolaco foi aprovado para administração na forma de dose de carga de 60 mg por via intramuscular ou 30 mg por via intravenosa; uma dose de manutenção de 15-30 mg a cada 6 horas é recomendada. Pacientes idosos eliminam o cetorolaco mais lentamente e devem receber doses reduzidas.

Interações Medicamentosas

A aspirina reduz a ligação proteica do cetorolaco, aumentando a quantidade de droga ativa livre. O cetorolaco não afeta a concentração alveolar mínima dos agentes anestésicos inalatórios, e sua administração não altera a hemodinâmica dos pacientes anestesiados. Esta droga reduz a necessidade pós-operatória de analgésicos opioides.

Outras NSAIDs Adjuvantes

Outras NSAIDs são utilizadas no perioperatório. O cetorolaco e outras NSAIDs inibem as isoenzimas ciclo-oxigenases (COX). A COX-1 mantém a mucosa gástrica e estimula a agregação de plaquetas. A COX-2 é expressa durante a inflamação. Embora o cetorolaco seja um inibidor não seletivo da COX, outros agentes como o parecoxib (Dynastat), celecoxib (Celebrex) e rofecoxib (Vioxx) são específicos para a COX-2. Os inibidores da COX-2 poupam a mucosa gástrica e a função plaquetária. No entanto, seu uso está associado a um maior risco de eventos cardiovasculares tromboembólicos. Como o cetorolaco, o uso de NSAIDs inespecíficas é contraindicado após cirurgia cardíaca com enxertos, pois inibem a COX-2.

Recentemente, o acetaminofen venoso (Ofirmev) se tornou disponível para uso perioperatório nos Estados Unidos. O acetaminofen é um analgésico de ação central com provável inibição central da COX e com fracos efeitos periféricos sobre a COX, resultando em ausência de irritação gástrica e anormalidades de coagulação. Uma dose máxima de 1 g em adultos (> 50 kg de peso) é infundida até uma dose máxima total de 4 g/d. Pacientes com peso igual ou inferior a 50 kg devem receber uma dose máxima de 15 mg/kg e uma dose máxima total de 75 mg/kg/dia. Hepatoxicidade é um risco conhecido da superdosagem, e a droga deve ser utilizada com cautela em pacientes com doença hepática ou sendo submetidos a uma cirurgia hepática.

CLONIDINA

Mecanismo de Ação

A clonidina (Catapres, Duraclon) é um derivado imidazólico com atividade predominantemente agonista de receptores α_2-adrenérgicos. É altamente lipossolúvel e penetra facilmente a barreira hematoencefálica e a placenta. Estudos indicam que a ligação da clonidina aos receptores é maior na medula ventrolateral rostral no tronco cerebral (o trajeto comum final para o efluxo simpático) onde ativa os neurônios inibitórios. O efeito geral é a redução da atividade simpática, aumento do tônus parassimpático e redução das catecolaminas circulantes. Também há evidência de que grande parte da ação hipertensiva da clonidina ocorre através da ligação a um receptor não adrenérgico (imidazolina). Em contraste, seus efeitos analgésicos, particularmente na medula espinal, são mediados inteiramente pelos receptores α_2-adrenédgicos pré- e, possivelmente, pós-sinápticos que bloqueiam a transmissão nociceptiva. A clonidina também possui efeitos anestésicos locais quando aplicada aos nervos periféricos, sendo frequentemente adicionada às soluções de anestésicos locais.

Usos Clínicos

6 A clonidina é um agente anti-hipertensivo comumente utilizado que reduz o tônus simpático, diminuindo a resistência vascular sistêmica, frequência cardíaca e pressão sanguínea. Na anestesia, a clonidina é utilizada como um adjuvante para analgesia e anestesia epidural, caudal e bloqueio nervoso periférico. É frequentemente utilizada no tratamento de pacientes com dor crônica neuropática para aumentar a eficácia das infusões epidurais de opioides. Quando administrada via epidural, o efeito analgésico da clonidina é segmentar, atuando no nível em que é injetado ou infundido. Quando adicionada aos anestésicos locais de duração intermediária (p. ex., mepivacaína ou lidocaína), administrados para bloqueio epidural ou bloqueio nervoso periférico, a clonidina prolongará de modo acentuado os efeitos anestésicos e analgésicos.

Utilizações não descritas na bula ou investigacionais incluem o uso como adjuvante na medicação pré-anestésica, controle das síndromes de abstinência (nicotina, opioides, álcool e sintomas vasomotores da menopausa) e tratamento de glaucoma, como também de diversos distúrbios psiquiátricos.

Efeitos Colaterais

Sedação, tontura, bradicardia e boca seca são efeitos colaterais comuns. Com menor frequência, bradicardia, hipotensão ortostática, náusea e diarreia podem ser observadas. A descontinuação abrupta de clonidina depois da administração a longo prazo (> 1 mês) pode produzir um fenômeno de abstinência, caracterizado por hipertensão rebote, agitação e hiperatividade simpática.

Dose

A administração da clonidina epidural é geralmente iniciada a 30 mcg/h em uma mistura com um opioide ou um anestésico local. A clonidina oral é rapidamente absorvida, possui um início de ação de 30-60 minutos e duração de 6-12 horas. No tratamento de hipertensão aguda, 0,1 mcg pode ser administrado via oral a cada hora até que a pressão sanguínea seja controlada, ou até uma dose máxima de 0,6 mg; a dose de manutenção é de 0,1-0,3 mg, administrada 2 vezes ao dia. Preparações transdérmicas da clonidina também podem ser utilizadas para terapia de manutenção. Estas preparações estão disponíveis na forma de adesivos de 0,1, 0,2 e 0,3 mg/dia, que são substituídos a cada 7 dias. A clonidina é metabolizada pelo fígado e excretada pelos rins. As doses devem ser reduzidas para pacientes com insuficiência renal.

Interações Medicamentosas

A clonidina aumenta e prolonga o bloqueio sensorial e motor dos anestésicos locais. Efeitos aditivos com agentes hipnóticos, anestésicos gerais e sedativos podem potencializar a sedação, hipotensão e bradicardia. A droga deve ser utilizada com cautela, quando usada, em pacientes que tomam bloqueadores β-adrenérgicos e naqueles com anormalidades significativas no sistema de condução cardíaco. Por fim, a clonidina pode mascarar os sintomas de hipoglicemia e pacientes diabéticos.

DEXMEDETOMIDINA

Mecanismo de Ação

7 A dexmedetomidina (Precedex) é um agonista α_2-adrenérgico seletivo administrado por via parenteral e com propriedades sedativas. Aparentemente, este fármaco é mais seletivo para o receptor α_2 do que a clonidina. Em doses mais elevadas, a dexmedetomidina perde sua seletividade e também estimula os receptores α_1-adrenérgicos.

Usos Clínicos

A dexmedetomidina promove ansiólise e sedação dose-dependente e alguma analgesia, e enfraquece a resposta simpática à cirurgia e outros insultados. Mais importante, este fármaco possui um efeito poupador de opioides e não deprime de modo significativo o comando respiratório; sedação excessiva, entretanto, pode causar obstrução das vias aéreas. A droga é utilizada para sedação a curto prazo (< 24 horas) e intravenosa de pacientes em ventilação mecânica. Descontinuação após uso mais prolongado pode potencialmente causar um fenômeno de abstinência similar àquele da clonidina. A dexmedetomidina também tem sido utilizada para sedação intraoperatória e como um adjuvante aos anestésicos gerais.

Efeitos Colaterais

Os principais efeitos colaterais são bradicardia, bloqueio cardíaco e hipotensão. Também pode causar náusea.

Dose

A dose de carga inicial recomendada é de 1 mcg/kg, administrada por via intravenosa durante um período de 10 minutos, com uma taxa de infusão de manutenção de 0,2-0,7 mcg/kg/h. A dexmedetomidina possui um início de ação rápido e meia-vida terminal de 2 horas. A droga é metabolizada no fígado, e seus metabólitos são eliminados na urina. A dose deve ser reduzida em pacientes com insuficiência renal ou comprometimento hepático.

Interações Medicamentosas

Recomenda-se cautela quando a dexmedetomidina é administrada com vasodilatadores, cardiodepressores e drogas que diminuem a frequência cardíaca. Necessidades reduzidas de agentes hipnóticos/anestésicos evitam hipotensão excessiva.

DOXAPRAM

Mecanismo de Ação

8 O doxapram (Dopram) é um estimulante dos sistemas nervosos central e periférico. A ativação seletiva dos quimiorreceptores carotídeos por doses baixas de doxapram estimula o limiar hipóxico, produzindo uma elevação no volume corrente e um aumento discreto na frequência respiratória. Em doses mais elevadas, os centros respiratórios centrais na medula são estimulados.

Usos Clínicos

Visto que o doxapram mimetiza uma PaO_2 baixa, ele pode ser útil em pacientes com doença pulmonar obstrutiva crônica que são dependentes do limiar hipóxico, ainda que necessitem de oxigênio suplementar. Depressão dos sistemas nervosos central e respiratório induzida por medicamentos, incluindo aquela observada no período pós-operatório imediato, pode ser *temporariamente* superada. No entanto, o doxapram não é um agente de reversão específico e não deve substituir o tratamento de suporte padrão (ventilação mecânica). Por exemplo, o doxapram não reverterá a paralisia causada por relaxantes musculares, embora possa mascarar transitoriamente a insuficiência respiratória. A causa mais comum de hipoventilação pós-operatória – obstrução da via aérea – não será aliviada pelo doxapram. Por estes motivos, muitos anestesiologistas acreditam que a utilidade do doxapram é muito limitada.

Efeitos Colaterais

Estimulação do sistema nervoso central leva a uma variedade de possíveis efeitos colaterais: alterações do estado de consciência (confusão, tontura, convulsões), anormalidades cardíacas (taquicardia, arritmias, hipertensão) e disfunção pulmonar (sibilância, taquipneia). Vômito e laringospasmo são particularmente preocupantes ao anestesiologista no período pós-operatório. O doxapram não deve ser usado em pacientes com um histórico de epilepsia, doença cerebrovascular, traumatismo craniano agudo, doença arterial coronariana, hipertensão ou asma brônquica.

Dose

A administração intravenosa em *bolus* (0,5-1 mg/kg) resulta em aumentos transitórios no volume-minuto (o início de ação é de 1 minuto; a duração da ação é de 5-12 minutos). Infusões intravenosas contínuas (1-3 mg/min) fornecem efeitos mais duradouros (a dose máxima é de 4 mg/kg).

Interações Medicamentosas

A estimulação simpática produzida pelo doxapram pode intensificar os efeitos cardiovasculares dos inibidores da monoamina oxidase ou agentes adrenérgicos. O doxapram provavelmente não deve ser usado em pacientes despertando de uma anestesia com halotano, visto que o halotano sensibiliza o miocárdio às catecolaminas.

NALOXONA

Mecanismo de Ação

A Naloxona (Narcan) é um antagonista competitivo dos receptores opioides. Sua afinidade pelos receptores opioides μ parece ser muito maior do que pelos receptores opioides κ ou δ. A naloxona não possui uma atividade agonista significativa.

Usos Clínicos

9 A naloxona reverte a atividade agonista associada aos compostos opioides endógenos (encefalinas, endorfinas) ou exógenos. Um exemplo dramático é a reversão da inconsciência que ocorre em um paciente com uma dose elevada de opioides que tenha recebido naloxona. A depressão respiratória perioperatória, causada pela administração excessiva de opioides, é rapidamente antagonizada (1-2 minutos). Geralmente, certo grau de analgesia causada pelos opioides pode ser evitado quando a dose de naloxona é limitada ao mínimo necessário para manter uma ventilação adequada. Baixas doses de naloxona por via intravenosa revertem os efeitos colaterais dos opioides epidurais, sem necessariamente reverter a analgesia.

Efeitos Colaterais

A reversão súbita da analgesia por opioides pode resultar em estimulação simpática (taquicardia, irritabilidade ventricular, hipertensão, edema pulmonar), causada por dor intensiva e aguda, e uma síndrome de abstinência aguda em pacientes dependentes de opioides. A extensão destes efeitos colaterais é proporcional à quantidade de opioides, sendo revertida e na velocidade da reversão.

Dose

Em pacientes no período que são acometidos por depressão respiratória em consequência da administração de uma dose excessiva de opioides, a dose intravenosa de naloxona (um frasco de 0,4 mg/mL diluído em 9 mL de salina para 0,04 mg/mL) pode ser titulada em incrementos de 0,5-1 mcg/kg a cada 3-5 minutos, até que um nível de vigilância e de ventilação adequados seja alcançado. Doses superiores a 0,2 mg são raramente indicadas. A breve duração de ação da naloxona intravenosa (30-45 minutos) é decorrente da rápida distribuição a partir do sistema nervoso central. Um efeito mais prolongado é quase sempre necessário para prevenir a recorrência da depressão respiratória provocada pelos opioides de ação mais prolongada. Portanto, recomenda-se a administração intramuscular da naloxona (2 vezes a dose intravenosa) ou uma infusão contínua (4-5 mcg/ kg/h). Depressão respiratória neonatal secundária à administração materna de opioides é tratada com 10 mcg/kg, repetida em 2 minutos, se necessária. Neonatos de mães dependentes de opioides exibirão sintomas de abstinência, caso recebam naloxona. O tratamento primário da depressão respiratória é sempre o estabelecimento de uma via aérea adequada para permitir uma ventilação espontânea, assistida ou controlada.

Interações Medicamentosas

O efeito da naloxona sobre os agentes anestésicos não opioides, como o óxido nitroso, é insignificante. A naloxona pode antagonizar o efeito anti-hipertensivo da clonidina.

NALTREXONA

A naltrexona também é um antagonista opioide puro com uma alta afinidade pelo receptor μ, porém com uma meia-vida significativamente mais longa do que a naloxona. A naltrexona é utilizada pela via oral para o tratamento de manutenção dos viciados em opioides e para o alcoolismo. No último caso, a naltrexona parece bloquear alguns dos efeitos agradáveis do álcool em alguns indivíduos.

FLUMAZENIL

Mecanismo de Ação

O flumazenil (Romazicon), um imidazobenzodiazepínico, é um antagonista específico e competitivo dos benzodiazepínicos nos receptores benzodiazepínicos.

Usos Clínicos

10 O flumazenil é útil na reversão da sedação com benzodiazepínicos e no tratamento de dose excessiva por benzodiazepínicos. Embora o flumazenil reverta rapidamente (início < 1 minuto) os efeitos hipnóticos dos benzodiazepínicos, foi demonstrado que a amnésia não é tão facilmente evitada. Alguma evidência de depressão respiratória pode persistir, apesar das aparências alerta e desperta do paciente. Especificamente, o volume corrente e a ventilação-minuto retornam ao normal, porém a inclinação da curva de resposta ao dióxido de carbono permanece deprimida. Aparentemente, a reversão completa dos efeitos em pacientes idosos é particularmente difícil, e estes pacientes são mais propensos à sedação recorrente.

Efeitos Colaterais e Interações Medicamentosas

A administração rápida de flumazenil pode provocar ansiedade em pacientes previamente sedados e sintomas de abstinência em usuários crônicos de benzodiazepínicos. A reversão do flumazenil tem sido associada a aumentos na pressão intracraniana em pacientes com traumatismos cranianos e complacência intracraniana anormal. O flumazenil pode induzir a atividade convulsiva, se os benzodiazepínicos tenham sido fornecidos como anticonvulsivantes ou em conjunto com uma dose excessiva de antidepressivos tricíclicos. A reversão do flumazenil após uma técnica anestésica com midazolam-cetamina pode aumentar a incidência de disforia e alucinações no período de recuperação anestésica. Náusea e vômito são comuns depois da administração de flumazenil. O efeito de reversão do flumazenil baseia-se em sua forte afinidade antagonista pelos receptores benzodiazepínicos. O flumazenil não afeta a concentração alveolar mínima dos anestésicos inalatórios.

Dose

Titulação gradual do flumazenil é geralmente realizada pela administração intravenosa de 0,2 mg/min até o alcance do grau desejado de reversão. A dose total usual é de 0,6-1 mg. Em razão da rápida depuração hepática do flumazenil, doses repetidas podem ser necessárias após 1-2 horas para evitar sedação recorrente e liberação prematura do paciente do ambulatório ou sala de recuperação. Uma infusão contínua (0,5 mg/h) pode ser útil no caso de uma dose excessiva de um benzodiazepínico de ação prolongada. Insuficiência hepática prolonga a depuração do flumazenil e benzodiazepínicos.

DISCUSSÃO DE CASO

Controle de Pacientes em Risco de Pneumonia por Aspiração

Um homem de 58 anos tem agendado o reparo eletivo de hérnia inguinal. Seu histórico revela um problema persistente com pirose e regurgitação passiva do conteúdo gástrico para a faringe. O médico disse ao paciente que estes sintomas eram provocados por uma hérnia de hiato.

Por que uma história de hérnia de hiato preocuparia o anestesiologista?

A aspiração perioperatória do conteúdo gástrico (síndrome de Mendelson) é uma complicação potencialmente fatal da anestesia. A hérnia de hiato está comumente associada à GERD sintomática, que é considerada um fator predisponente para aspiração. Pirose leve ou ocasional pode não aumentar de modo significativo o risco de aspiração. Em contraste, os sintomas relacionados com o refluxo passivo do suco gástrico, como o gosto ácido ou a sensação de refluxo de líquido para a boca, devem alertar o clínico a um alto risco de aspiração pulmonar. Paroxismos de tosse ou sibilância, particularmente à noite ou quando o paciente está deitado, podem ser indicativos de aspiração crônica. Aspiração pode ocorrer na indução, durante a manutenção ou na recuperação anestésica.

Quais pacientes estão predispostos à aspiração?

Os pacientes com reflexos alterados das vias aéreas (p. ex., intoxicação por medicamentos, anestesia geral, encefalopatia, doença neuromuscular), ou anatomia esofágica ou faríngea anormal (p. ex., hérnia de hiato grande, divertículo de Zenker, esclerodermia, gravidez, obesidade) são propensos à aspiração pulmonar.

11 ***A aspiração consistentemente resulta em pneumonia por aspiração?***

Não necessariamente. A gravidade da lesão pulmonar depende do volume e composição do aspirado. Tradicionalmente, considera-se um paciente em risco quando seu volume gástrico é superior a 25 mL (0,4 mL/kg) e seu pH gástrico é inferior a 2,5. Alguns investigadores acreditam que o controle da acidez é mais importante do que o controle do volume, e que os critérios devem ser revisados para um pH inferior a 3,5 com um volume superior a 50 mL.

Pacientes que tenham se alimentado imediatamente antes da cirurgia de emergência estão obviamente em risco. Tradicionalmente, "nada por via oral depois da meia-noite" sugere um jejum pré-operatório de pelo menos 6 horas. A opinião atual permite a ingestão de líquidos claros até 2-4 horas antes da indução da anestesia, embora os sólidos ainda sejam um tabu por 6 horas em pacientes adultos. Entretanto, alguns pacientes que tenham jejuado por um período igual ou superior a 8 horas antes da cirurgia eletiva também satisfazem os critérios de risco. Determinadas populações de pacientes são particularmente propensas a possuir grandes volumes de acido gástrico: pacientes com um abdome agudo ou úlcera péptica, crianças, idosos, pacientes diabéticos, gestantes e pacientes obesos. Além disso, dor, ansiedade ou agonistas de opioides podem retardar o esvaziamento gástrico. Note que a gravidez e a obesidade colocam os pacientes em duplo risco por aumentar a chance de aspiração (pressão intra-abdominal aumentada e distorção do esfíncter esofágico inferior) e o risco de pneumonia por aspiração (aumento da acidez e volume do conteúdo gástrico). Aspiração é mais comum em pacientes sendo submetidos a uma cirurgia esofágica, abdominal superior ou laparoscópica de emergência.

Quais medicamentos reduzem o risco de pneumonia por aspiração?

Os antagonistas dos receptores H_2 reduzem a secreção de ácido gástrico. Embora eles não afetem o conteúdo gástrico já no estômago, eles inibirão a produção adicional de ácido. O pH gástrico e o volume gástrico são afetados. Além disso, a longa duração de ação da ranitidina e famotidina pode fornecer proteção na sala de recuperação.

A metoclopramida diminui o tempo de esvaziamento gástrico e aumenta o tônus do esfíncter esofágico inferior. Este fármaco não afeta o pH gástrico e não consegue eliminar grandes volumes de alimento em algumas horas. Contudo, a metoclopramida com ranitidina é uma boa combinação para a maioria dos pacientes em risco. Antiácidos geralmente elevam o pH do suco gástrico, mas, ao mesmo tempo, aumentam o volume gástrico. Embora a administração de antiácido tecnicamente remova um paciente da categoria de risco, a aspiração de um volume significativo de substância particulada levará a uma grave lesão fisiológica. Por esta razão, os antiácidos leves (p. ex., citrato de sódio) são preferidos. Ao contrário dos antagonistas dos receptores H_2, os antiácidos são imediatamente eficazes e alteram a acidez do conteúdo gástrico existente. Desse modo, os antiácidos são adequados nas situações de emergência e em pacientes que tenham se alimentado recentemente.

Drogas anticolinérgicas, particularmente o glicopirrolato, reduzem as secreções gástricas, quando altas doses são administradas; no entanto, o tônus do esfíncter esofágico inferior é reduzido. No geral, as drogas anticolinérgicas não reduzem de maneira confiável o risco de pneumonia por aspiração e podem reverter os efeitos protetores da metoclopramida. Os inibidores da bomba de prótons são geralmente tão eficazes quanto os antagonistas dos receptores H_2.

Quais técnicas anestésicas são empregadas em pacientes com o estômago cheio?

Quando o estômago cheio se deve à ingestão recente de alimento, e o procedimento cirúrgico é eletivo, a operação deve ser adiada. Se o fator de risco não for reversível (p. ex., hérnia de hiato grande) ou o caso for de emergência, uma técnica anestésica apropriada pode minimizar o risco de pneumonia por aspiração. Anestesia regional com mínima sedação deve ser considerada em pacientes em risco elevado de pneumonia por aspiração. Quando as técnicas de anestesia local são impraticáveis, a via aérea do paciente deve ser protegida. A manutenção da anestesia por máscara laríngea é contraindicada. Assim como em todos os casos anestésicos, a disponibilidade de aspirador deve ser confirmada antes da indução. Se houver sinais sugestivos de uma via aérea difícil, a intubação deve preceder à indução. Caso contrário, uma indução em sequência rápida é indicada.

Como uma indução em sequência rápida difere de uma indução rotineira?

- O paciente sempre é pré-oxigenado antes da indução. Pacientes com doença pulmonar requerem 3-5 minutos de pré-oxigenação.
- Prévia curarização com um bloqueador neuromuscular não despolarizante pode prevenir o aumento na pressão intra-abdominal que acompanha as fasciculações causadas pela succinilcolina. No entanto, este passo é frequentemente omitido, pois pode reduzir o tônus do esfíncter esofágico inferior. Quando o rocurônio é selecionado para relaxamento, uma pequena dose preparatória (0,1 mg/kg), fornecida 2-3 minutos antes da indução, pode acelerar seu início de ação.
- Uma ampla variedade de lâminas, videolaringoscópios e sondas endotraqueais deve ser preparada com antecedência.
- Um assistente pode aplicar uma pressão firme sobre a cartilagem cricoide antes da indução (manobra de Sellick). Como a cartilagem cricoide forma um anel ininterrupto e incompressível, a pressão sobre o mesmo é transmitida para o tecido subjacente. O esôfago é colabado, e o conteúdo gástrico passivamente regurgitado não consegue alcançar a hipofaringe. A pressão excessiva na cricoide (além daquela que pode ser tolerada por uma pessoa consciente), aplicada durante a regurgitação ativa, foi associada à ruptura da parede posterior do esôfago. A eficácia da manobra de Sellick é questionável.
- Uma dose de indução de propofol é administrada em *bolus*. Obviamente, esta dose deve ser modificada, se houver qualquer indício de instabilidade cardiovascular. Outros agentes de indução de ação rápida podem ser substituídos (p. ex., etomidato, cetamina).
- A succinilcolina (1,5 mg/kg), ou o rocurônio (0,9-1,2 mg/kg), é administrada imediatamente depois da dose de indução, mesmo quando o paciente não tenha perdido a consciência.
- O paciente não é ventilado para evitar o enchimento do estômago com gás e, desse modo, aumentar o risco de êmese. Após cessação dos esforços espontâneos ou desaparecimento da resposta muscular à estimulação nervosa, o paciente é rapidamente intubado. A pressão cricoide é mantida, até que o balonete da sonda endotraqueal seja insuflado, e a posição da sonda seja confirmada. Uma modificação da clássica indução em sequência rápida permite a ventilação suave, desde que a pressão na cricoide seja mantida.
- Quando a intubação se mostra difícil, a pressão cricoide é mantida, e o paciente é levemente ventilado com oxigênio até que outra tentativa de intubação possa ser realizada. Se a intubação ainda for malsucedida, deve-se retomar à ventilação espontânea, e intubação será realizada com o paciente desperto.
- Após cirurgia, o paciente deve permanecer intubado até que os reflexos da via aérea retornem, e a consciência tenha sido recuperada.

Quais são as contraindicações relativas às induções em sequência rápida?

As induções em sequência rápida são geralmente associadas ao aumento na pressão intracraniana, na pressão sanguínea arterial e na frequência cardíaca. As contraindicações à succinilcolina também se aplicam (p. ex., queimaduras térmicas).

Descreva a fisiopatologia e achados clínicos associados à pneumonia por aspiração.

As alterações fisiopatológicas dependem da composição do aspirado. As soluções ácidas causam atelectasia, edema alveolar e perda de surfactante. A aspiração de material particulado também resultará em obstrução das pequenas vias aéreas e necrose alveolar. Pode ocorrer a formação de granulomas ao redor do alimento ou partículas do antiácido. A primeira alteração fisiológica depois da aspiração é o *shunt* intrapulmonar, resultando em hipóxia. Outras alterações podem incluir edema pulmonar, hipertensão pulmonar e hipercapnia.

Chiado no peito, ronqueira, taquicardia e taquipneia são achados físicos comuns. Complacência pulmonar reduzida pode dificultar a ventilação. A hipotensão sinaliza deslocamentos significativos de fluidos para dentro dos alvéolos e está associada a uma lesão pulmonar maciça. Radiografia torácica pode não demonstrar infiltrados bilaterais difusos por várias horas após o evento. A gasometria arterial revela hipoxemia, hipercapnia e acidose respiratória.

Qual o tratamento da pneumonia por aspiração?

Logo que a regurgitação é suspeita, o paciente deve ser colocado em uma posição com a cabeça para baixo, para que o conteúdo gástrico regurgite para fora da boca em vez de seguir para a traqueia. A faringe e, se possível, a traqueia devem ser completamente aspiradas. A base da terapia nos pacientes que subsequentemente se tornam hipóxicos é a ventilação com pressão positiva. Intubação e a instituição de uma pressão positiva expiratória final ou pressão positiva contínua nas vias aéreas são frequentemente necessárias. Broncoscopia e lavagem pulmonar são geralmente indicadas, quando a aspiração de matéria particulada tenha ocorrido. Normalmente, o uso de corticosteroides não é recomendado, e antibióticos são administrados de acordo com os resultados da cultura.

DIRETRIZES

Gan TJ, Meyer TA, Apfel CC, et al: Society for ambulatory anesthesia guidelines for management of postoperative nausea and vomiting. Anesth Analg 2007;105:1615.

Practice guidelines for preoperative fasting and the use of pharmacologic agents to reduce the risk of pulmonary aspiration: Application to healthy patients undergoing elective procedures. A report by the American Society of Anesthesiologists Task Force on Preoperative Fasting. Anesthesiology 1999;90:896.

LEITURA SUGERIDA

De Souza D, Doar L, Mehta S, et al: Aspiration prophylaxis and rapid sequence induction for elective cesarean delivery; time to reassess old dogma. Anesth Analg 2010;110:1503.

Ferrari LR, Rooney FM, Rockoff MA: Preoperative fasting practices in pediatrics. Anesthesiology 1999;90:978.

Gan T, Apfel C, Kovac A, et al: A randomized double blind comparison of the NK1 antagonist, aprepitant, versus ondansetron for the prevention of post operative nausea and vomiting. Anesth Analg 2007;104:1082.

Gan T, Coop A, Philip B, et al: A randomized double blind study of granisetron plus dexamethasone versus ondansetron plus dexamethasone to prevent postoperative nausea and vomiting in patients undergoing abdominal hysterectomy. Anesth Analg 2005;101:1323.

Glass P: Postoperative nausea and vomiting: We don't know everything yet. Anesth Analg 2010;110:299.

Glass P, White P: Practice guidelines for the management of postoperative nausea and vomiting: Past, present and future. Anesth Analg 2007;105:1528.

George E, Hornuss C, Apfel C: Neurokinin 1 and novel serotonin antagonists for postoperative and postdischarge nausea and vomiting. Curr Opin Anesth 2010;23:714.

Joshi GP, Gertler R, Fricer R: Cardiovascular thromboembolic adverse effects associated with cyclooxygenase 2 selective inhibitors and nonselective anti inflammatory drugs. Anesth Analg 2007;105:1793.

Lipp A, Kaliappan A: Focus on quality: managing pain and PONV in day surgery. Curr Anaesth Crit Care 2007;18:200.

Schug S, Joshi G, Camu F, et al: Cardiovascular safety of the cyclooxygenase 2 selective inhibitors parecoxib and valdecoxib in the postoperative setting; an analysis of integrated data. Anesth Analg 2009;108:299.

Smith H: Perioperative intravenous acetaminophen and NSAIDS. Pain Medicine 2011;12:961.

Steeds C, Orme R: Premedication. Anaesth Intensive Care Med 2006;7:393-396.

Warner MA, Warner ME, Warner DO, et al: Clinical significance of pulmonary aspiration during the perioperative period. Anesthesiology 1993;78:56.

Young A, Buvanendran A: Multimodal systemic and intra articular analgesics. Int Anesth Clin 2011;49:117.

CAPÍTULO 18

Avaliação Pré-Operatória, Pré-Medicação e Documentação Perioperatória

CONCEITOS-CHAVE

1. As pedras angulares de uma avaliação pré-operatória efetiva são a história e o exame físico, que devem incluir um relato completo de todas as medicações tomadas pelo paciente no passado recente, todas as alergias a drogas e de contato pertinentes, e respostas e reações a anestesias prévias.
2. Não se deve esperar que o anestesiologista proporcione a discussão de risco-*versus*-benefício do procedimento proposto; isto constitui a responsabilidade e competência do cirurgião responsável.
3. Por convenção, os médicos em muitos países usam a classificação da *American Society of Anesthesiologists* para identificar o risco relativo antes de sedação consciente e anestesia cirúrgica.
4. Em geral, as indicações para investigação cardiovascular são as mesmas em pacientes cirúrgicos que em qualquer outro paciente.
5. Adequação do controle da glicemia a longo prazo pode ser fácil e rapidamente avaliada pela medição da hemoglobina A_{1c}.
6. Em pacientes com alto risco de trombose (p. ex., aqueles com certos implantes de válvulas cardíacas mecânicas ou com fibrilação atrial e um AVE tromboembólico prévio), varfarina deve ser substituída por heparina intravenosa ou, mais comumente, por heparinoides intramusculares para minimizar o risco.
7. As diretrizes atuais recomendam adiar toda cirurgia, exceto a de emergência por menos 1 mês após qualquer intervenção coronariana, e sugerem que opções de tratamento *outras* que não um *stent* farmacológico (que exige dupla terapia antiplaquetária prolongada) sejam usadas nos pacientes com previsão de um procedimento cirúrgico dentro de 12 meses depois da intervenção.
8. Não existem evidências de que restrição de líquido (de qualquer tipo quantidade) por mais de 2 h antes da indução de anestesia geral seja benéfica em pacientes sadios submetidos a procedimentos eletivos; de fato, há evidência de que os pacientes não diabéticos devem ser incentivados a beber líquidos contendo glicose até 2 h antes da indução de anestesia.
9. Para terem valor, os exames pré-operatórios devem discriminar: um risco perioperatório aumentado existe quando os resultados são anormais (e desconhecidos); um risco reduzido existe quando a anormalidade é ausente ou detectada (e talvez corrigida).
10. A utilidade de um teste depende da sua sensibilidade e especificidade. Os testes sensíveis têm uma baixa taxa de resultados falso-negativos e raramente deixam de identificar uma anormalidade, quando uma está presente, enquanto os testes específicos têm uma baixa taxa de resultados falso-positivos e raramente identificam uma anormalidade, quando uma não está presente.
11. Pré-medicação deve ser dada com uma finalidade, não como uma rotina.
12. Registros incompletos, inexatos ou ilegíveis complicam desnecessariamente a defesa de um médico contra alegações de má prática injustificadas.

AVALIAÇÃO PRÉ-OPERATÓRIA

1 As pedras angulares de uma avaliação pré-operatória efetiva são a história médica e o exame físico, que devem incluir uma lista completa de todas as medicações tomadas pelo paciente no passado recente, todas as alergias a drogas e de contato pertinentes e as respostas e reações a anestesias precedentes. Adicionalmente, esta avaliação deve incluir os testes diagnósticos indicados, procedimentos de imagem, ou consultas com outros médicos. A avaliação pré-operatória guia o plano anestésico: planejamento pré-operatório inadequado e preparação incompleta do paciente estão comumente associados a complicações anestésicas.

A avaliação pré-operatória serve a múltiplas finalidades. Uma finalidade é identificar os poucos pacientes cujos resultados provavelmente serão melhorados pela implementação de um tratamento clínico específico (que em raras circunstâncias, pode exigir que a cirurgia planejada seja remarcada). Por exemplo, um paciente de 60 anos marcado para artroplastia total de quadril eletiva que também tem angina instável por doença da artéria coronariana principal esquerda provavelmente sobreviveria melhor se enxerto de ponte na artéria coronária for efetuado antes do procedimento eletivo. Outra finalidade é identificar pacientes cuja condição é tão má que a cirurgia proposta poderia somente apressar a morte sem melhorar a qualidade de vida. Por exemplo, um paciente com pneumopatia crônica grave, insuficiência renal terminal, insuficiência hepática e insuficiência cardíaca provavelmente não sobreviveria para o benefício de uma cirurgia complexa de 8 horas com instrumentação de múltiplos níveis para artrodese da coluna vertebral.

A avaliação pré-operatória pode identificar pacientes com características especiais que, provavelmente, influenciarão o plano anestésico proposto (Tabela 18-1). Por exemplo, o plano anestésico pode necessitar ser avaliado em um paciente cuja traqueia parece difícil de intubar, um com uma história familiar de hipertermia maligna, ou um com uma infecção próxima a uma área em que a anestesia regional seria administrada. Outra 2 finalidade da avaliação é dar ao paciente uma estimativa do risco anestésico. Entretanto, não se deve esperar que o anestesiologista ofereça a discussão de risco-*versus*-benefício sobre o procedimento proposto; isto é a responsabilidade e competência do cirurgião responsável. Por exemplo, uma discussão dos riscos e benefícios da prostatectomia robótica *versus* radioterapia *versus* "condutor expectante" exige conhecimento da literatura médica e da estatística de morbidade–mortalidade e seria extremamente incomum um anestesiologista ter acesso aos dados necessários para esta discussão. Finalmente, a avaliação pré-operatória é uma oportunidade para o anestesiologista descrever o plano anestésico proposto no contexto do plano cirúrgico e pós-operatório global, prover ao paciente apoio psicológico e obter do paciente cirúrgico o consentimento informado para o plano anestésico proposto.

3 Por convenção, médicos em muitos países usam a classificação da *American Society of Anesthesiologists* (ASA) para definir risco relativo antes de sedação consciente e anestesia cirúrgica (Tabela 18-2). A classificação de estado físico da ASA tem muitas vantagens sobre todas as outras ferramentas de classificação de risco: ela é consagrada pelo tempo, simples, pode ser reproduzida, e, mais importante, foi demonstrada fortemente associada ao risco operatório. Contudo, existem disponíveis muitas outras ferramentas de avaliação de risco.

TABELA 18-1 Plano anestésico

Pré-medicação sedativo-hipnótica será útil?
Que tipo(s) de anestesia será empregado?
Geral[1]
Manejo da via aérea
Drogas de indução
Drogas de manutenção
Regional
Técnica(s)
Agente(s)
Sedação e tratamento anestésico monitorado
Oxigênio suplementar
Drogas sedativas específicas
Há questões especiais de manejo intraoperatório?
Monitores não padronizados
Posições diferentes de supina
Contraindicações relativas ou absolutas a drogas anestésicas específicas
Hidratação
Técnicas especiais
Preocupações com local (localização da anestesia)
Como será tratado o paciente pós-operatoriamente?
Tratamento de dor aguda
Terapia intensiva
Ventilação pós-operatória
Monitoramento hemodinâmico

[1]Inclusive necessidade de (ou necessidade de evitar) bloqueador neuromuscular.

TABELA 18-2 Classificação de estado físico dos pacientes da *American Society of Anesthesiologists*[1]

Classe	Definição
1	Paciente sadio normal
2	Paciente com doença sistêmica leve (sem limitações funcionais)
3	Paciente com doença sistêmica grave (algumas limitações funcionais)
4	Paciente com doença sistêmica grave que constitui ameaça constante à vida (funcionalmente incapacitado)
5	Paciente moribundo que não se espera sobreviva sem a operação
6	Paciente com morte cerebral cujos órgãos estão sendo removidos para finalidades de doação
E	Se o procedimento for uma emergência, o estado físico é seguido por "E" (p. ex., "2E")

[1]Dados de Committee on Standards and practice Parameters, Apfelbaum JL, Connis RT, et al: Practice Advisory for preanesthesia evaluation: An updated report by the American Society of Anesthesiologists Task Force on Preanesthesia Evaluation. Anesthesiology 2012;116:522.

Elementos da História Pré-Operatória

Os pacientes que se apresentam para cirurgia eletiva e anestesia necessitam de uma história médica pré-operatória focalizada, funções cardíaca e pulmonar, doença renal, doenças endócrinas e metabólicas, problemas musculoesqueléticos e anatômicos relevantes para manejo da via aérea e anestesia regional e respostas e reações a anestesias precedentes. A ASA publica e periodicamente atualiza as diretrizes gerais para avaliação pré-operatória (veja Diretrizes no fim do Capítulo).

A. Problemas Cardiovasculares

Diretrizes para avaliação cardíaca pré-operatória são disponíveis do *American College of Cardiology/American Heart Association e da European Society of Cardiology* (veja Diretrizes). Uma discussão mais completa da avaliação cardiovascular encontra-se apresentada no Capítulo 21. O foco da avaliação cardíaca pré-operatória deve ser em determinar se a condição do paciente pode e deve ser melhorada antes do procedimento marcado, e se o paciente preenche critérios para avaliação cardíaca adicional antes da cirurgia marcada. Claramente, os critérios ao que deve ser feito antes de artroplastia eletiva serão diferentes daquilo que deve ser feito antes de uma operação para câncer pancreático operável, admitidos os resultados benignos de uma demora no primeiro procedimento e os potenciais efeitos de en-
4 curtamento da vida de um atraso no último procedimento. Em geral, as indicações para investigações cardiovasculares são as mesmas em pacientes cirúrgicos, como em qualquer outro paciente. Dito de outra forma, o fato de um paciente ter indicação cirúrgica não muda as indicações de outras medidas, como teste de esforço para diagnosticar doença de artéria coronariana.

B. Problemas Pulmonares

Complicações pulmonares perioperatórias, notavelmente a depressão respiratória pós-operatória e insuficiência respiratória, são problemas graves que se tornaram aparentemente mais frequentes, à medida que obesidade grave e apneia desobstrutiva do sono aumentaram a incidência. Uma diretriz recente elaborada pelo *American College of Physicians* assume uma postura agressiva; ela identifica os pacientes com 60 anos ou mais, aqueles com doença pulmonar obstrutiva crônica, aqueles com tolerância reduzida ao exercício e dependência funcional e aqueles com insuficiência cardíaca como potenciais pacientes que necessitarão de intervenções pré-operatórias e pós-operatórias para evitar complicações. O risco de complicações pulmonares pós-operatórias é estritamente associado a estes fatores e aos seguintes: classe ASA (pacientes classes 3 e 4 têm um risco marcadamente aumentado de complicações pulmonares com relação aos pacientes classe 1), fumar cigarros, cirurgias mais longas (> 4 h), certos tipos de cirurgia (aneurisma abdominal, torácico, aórtico, cabeça e pescoço e cirurgia de emergência), e anestesia geral (em comparação a casos em que anestesia geral não foi usada).

Esforços para prevenção de complicações pulmonares devem ser direcionados na cessação de fumar cigarros antes da cirurgia e em técnicas de expansão pulmonar (p. ex., espirometria de incentivo) depois da cirurgia nos pacientes em risco. Paciente com asma, particularmente aqueles recebendo tratamento clínico aquém do necessário, tem risco maior de broncospasmo durante manipulação da via aérea. Uso apropriado de analgesia e monitoramento são estratégias-chave para evitar depressão respiratória pós-operatória em pacientes com apneia obstrutiva do sono. Discussão adicional deste tópico aparece no Capítulo 44.

C. Problemas Endócrinos e Metabólicos

Alvos apropriados para controle de diabetes melito e da glicemia em pacientes criticamente doentes constituíram assuntos de grande debate durante a última década. Foi demonstrado, na Experiência de Controle e Complicações de Diabetes, que o "controle estreito" da glicemia, com um nível-alvo na faixa normal, melhora os resultados em pacientes ambulatoriais com diabetes melito tipo 1. Tornou-se prática usual fazer uma medição da glicemia na manhã da cirurgia eletiva. Infelizmente, muitos pacientes diabéticos que se apresentam para cirurgia eletiva não mantêm a glicemia dentro da faixa desejada. Outros pacientes podem não ter conhecimento de que têm diabetes tipo 2, se apresentam com medidas de glicemia acima da faixa normal. A
5 adequação do controle da glicemia a longo prazo pode ser estimada fácil e rapidamente pela medição da hemoglobina A_{1c}. Em pacientes com uma hemoglobina A_{1c} anormalmente elevada, encaminhamento a um serviço de diabetes para educação sobre a doença e correção da dieta e medicações pode ser benéfico. Cirurgia eletiva deve ser adiada em pacientes que se apresentam com hiperglicemia acentuada; este retardo poderia consistir apenas em reordenar a ordem dos pacientes agendados para permitir que infusão de insulina traga a concentração de glicose sanguínea para mais perto da faixa normal antes que a cirurgia comece. Uma discussão mais completa do diabetes melito e outras preocupações endócrinas perioperatórias encontra-se apresentada no Capítulo 34.

D. Problemas de Coagulação

Três questões importantes de coagulação que precisam ser consideradas durante a avaliação pré-operatória são: (1) como manejar os pacientes que estão tomando varfarina a longo prazo; (2) como tratar os pacientes que estão tomando clopidogrel e agentes correlatos; e (3) como administrar com segurança anestesia regional a pacientes que estão recebendo terapia de anticoagulação a longo prazo ou que receberão anticoagulação no perioperatório. Na primeira circunstância, a maioria dos pacientes que estão se submetendo a qualquer coisa mais do que pequena cirurgia necessitará descontinuação da varfarina com 5 dias de antecedência à cirurgia a fim de evitar excessiva perda sanguínea. A questão-chave a ser respondida é se o paciente necessitará de uma terapia para "fazer ponte" com outro agente, enquanto a varfarina for descontinuada. Em pacientes considerados em
6 alto risco de trombose (p. ex., aqueles com implantes de válvulas cardíacas mecânicas, fibrilação atrial ou acidente vascular encefálico tromboembólico precedente), a varfarina deve ser substituída por heparina intravenosa ou, mais comu-

mente, por heparinoides intramusculares para minimizar o risco. Em pacientes recebendo terapia de ponte para alto risco de trombose, o risco de morte por sangramento excessivo é de uma ordem de magnitude mais baixa do que o risco de morte ou incapacidade por acidente vascular encefálico (AVE), se a terapia de ponte for omitida. Os pacientes em risco mais baixo de trombose podem ter sua varfarina descontinuada e a seguir reiniciada depois da cirurgia bem-sucedida. As decisões a respeito da terapia de ponte frequentemente necessitam de consulta com o médico que iniciou a terapia com varfarina.

Clopidogrel e agentes correlatos são mais frequentemente administrados com aspirina (a chamada dupla terapia antiplaquetas) aos pacientes com doença arterial coronariana que receberam *stent* na artéria coronária. Imediatamente depois do *stent*, esses pacientes estão em risco aumentado de infarto agudo do miocárdio se clopidogrel (ou agentes correlatos) e aspirina forem abruptamente descontinuados para um procedimento cirúrgico. **7** Por essas razões, as diretrizes atuais recomendam adiar toda cirurgia, exceto a de emergência obrigatória até pelo menos 1 mês depois de qualquer intervenção coronariana e sugerem que opções *outras* que não um *stent* farmacológico (o que exigirá dupla terapia antiplaquetas prolongada) sejam usadas em pacientes previstos submetidos a um procedimento cirúrgico dentro de 12 meses depois da intervenção (p. ex., em um paciente com câncer de cólon que necessita de tratamento para doença coronariana). Uma vez que as drogas disponíveis, opções de tratamento, e diretrizes de consenso sejam atualizadas relativamente frequentemente, nós recomendamos consulta a um cardiologista a respeito do manejo seguro dos pacientes que estão recebendo estes agentes e que necessitam de um procedimento cirúrgico.

A terceira circunstância – quando pode ser seguro efetuar anestesia regional (particularmente neuraxial) em pacientes que estão ou estarão recebendo terapia anticoagulante – também tem sido assunto de debate entre hematologistas e anestesiologistas especialistas em anestesia regional. A *American Society of Regional Anesthesia* publica uma diretriz de consenso periodicamente atualizada sobre este tópico, e outras sociedades proeminentes (p. ex., a *European Society of Anaesthesiologists*) também fornecem orientação sobre este tópico. Este tópico é considerado em maior detalhe no Capítulo 45.

E. Problemas Gastrointestinais

Desde o trabalho de Mendelson, em 1946, aspiração de conteúdo gástrico tem sido reconhecida como uma complicação pulmonar potencialmente desastrosa da anestesia cirúrgica. Também de há muito tem sido reconhecido que o risco de aspiração é aumentado em certos grupos de pacientes: mulheres grávidas no segundo e terceiro trimestres, aqueles cujo estômago não se esvaziou após uma refeição recente e aqueles com doença de refluxo gastroesofágico (GERD) séria.

Embora haja um consenso de que as mulheres grávidas e aqueles que recentemente (dentro de 6 h) consumiram uma refeição plena devem ser tratados como se tivessem estômago "cheio", há menos consenso quanto ao período necessário de tempo em que os pacientes devem ficar em jejum antes de cirurgia eletiva. Prova da falta de consenso é o fato de que a diretriz da ASA sobre este tópico foi derrubada em votação entre os Representantes da ASA vários anos a fio antes que fosse apresentada em uma forma que recebeu aprovação da maioria. A diretriz conforme foi aprovada é mais permissiva para ingestão de líquido do que prefeririam muitos anestesiologistas, e muitos centros médicos têm normas que são mais restritivas do que a diretriz da ASA sobre este tópico. **8** A verdade é que não há evidência sobre para afirmar que a restrição de ingestão de líquido (de qualquer tipo ou qualquer quantidade) mais que 2 h antes da indução de anestesia geral em pacientes saudáveis submetendo-se a procedimentos eletivos; de fato, há evidência de que pacientes não diabéticos devem ser estimulados a beber líquidos contendo glicose até 2 h antes da indução de anestesia.

Pacientes com uma história de DRGE apresentam problemas desconcertantes. Alguns destes pacientes claramente estarão em risco aumentado de aspiração; outros podem levar este "autodiagnóstico" baseando-se em anúncios de televisão ou conversas com amigos ou a família, ou podem ter recebido este diagnóstico de um médico que não obedeceu aos critérios padrão de diagnóstico. Nossa conduta é tratar os pacientes que têm apenas sintomas ocasionais como qualquer outro paciente sem DRGE, e tratar os pacientes com sintomas constantes (múltiplas vezes por semana) com medicações (p. ex., antiácidos não particulados como citrato de sódio) e técnicas (p. ex., intubação traqueal em vez de cânula de máscara laríngea), como se eles estivessem em risco aumentado de aspiração.

Elementos do Exame Físico Pré-Operatório

A história e o exame físico pré-operatórios complementam-se um ao outro: o exame físico pode detectar anormalidades não aparentes a partir da história, e a história ajuda a focalizar o exame físico. O exame de pacientes assintomáticos sadios deve incluir aferição dos sinais vitais (pressão arterial, frequência cardíaca, frequência respiratória e temperatura) e exame da via aérea, coração, pulmões e sistema musculoesquelético, usando técnicas padrão de inspeção, auscultação, palpação e percussão. Antes de procedimentos como um bloqueio nervoso, anestesia regional ou monitoramento invasivo a anatomia relevante deve ser examinada; evidência de infecção perto do local ou de anormalidades anatômicas pode contraindicar o procedimento planejado (veja Capítulos 5, 45 e 46). Um exame neurológico abreviado é importante, quando anestesia regional provavelmente será usada. O exame neurológico pré-operatório serve para documentar se quaisquer outros déficits neurológicos podem estar presentes *antes* que o bloqueio seja executado.

O anestesiologia tem que examinar a via aérea do paciente antes de cada procedimento anestésico. A dentição do paciente deve ser inspecionada quanto a dentes frouxos ou lascados, "jaquetas", próteses ou dentaduras. Má adaptação da máscara de anestesia deve ser prevista em pacientes edentulados e naqueles com importantes anormalidades faciais. Micrognatia (uma distância curta entre o mento e o osso hioide), incisivos superiores proeminentes, uma língua grande, amplitude de movimento limitada da articulação temporomandibular ou da coluna vertebral, ou um pescoço curto ou grosso sugerem que dificuldade pode ser encontrada na laringoscopia direta para intubação traqueal (veja Capítulo 19).

Exames Laboratoriais Pré-Operatórios

Testes laboratoriais de rotina quando os pacientes estão assintomáticos não são recomendados. A solicitação de exames deve ser guiada pela história e exame físico. Exames "de rotina" são caros e raramente alteram o tratamento perioperatório; além disso, valores anormais, muitas vezes, são desprezados ou, se reconhecidos, podem resultar em atrasos desnecessários. Não obstante, apesar da falta de evidência de benefício, muitos médicos pedem um hematócrito ou concentração de hemoglobina, exame de urina, medições de eletrólitos séricos, estudos da coagulação, um eletrocardiograma e uma radiografia de tórax de todos os pacientes, talvez na esperança inapropriada de reduzir sua exposição a litígio.

9 Para terem valor, os exames pré-operatórios devem discriminar: deve haver um risco perioperatório aumentado, quando os resultados são anormais (e desconhecidos quando o teste não é feito), e deve haver um risco reduzido quando a anormalidade não é detectada (ou foi corrigida). Isto exige que o exame tenha uma taxa muito baixa de resultados falso-positivos e falso-negativos. 10 **A utilidade de um teste depende da sua sensibilidade e especificidade. Os testes sensíveis têm uma baixa taxa de resultados falso-negativos e raramente deixam de identificar uma anormalidade quando uma está presente, enquanto os testes específicos têm uma baixa taxa de resultados falso-positivos e raramente identificam uma anormalidade, quando uma não está presente.** A prevalência de uma doença ou de um resultado anormal de teste varia com a população testada. A testagem é, portanto, mais efetiva quando testes sensíveis e específicos são usados em pacientes em que a anormalidade será detectada suficientemente frequentemente para justificar a despesa e inconveniência do procedimento de teste. Por conseguinte, exames de laboratório devem ser fundamentados na presença ou ausência de doenças subjacentes e terapia medicamentosa, conforme detectado pela história e exame físico. A natureza da cirurgia ou procedimento proposto também deve ser levada em consideração. Assim, uma medição básica de hemoglobina ou hematócrito é desejável em qualquer paciente que esteja por se submeter a um procedimento que pode resultar em perda sanguínea extensa e necessitar de transfusão, particularmente quando há tempo insuficiente para corrigir anemia, no período pré-operatório (p. ex., com suplementação de ferro).

Testar mulheres férteis quanto a uma gravidez inicial não diagnosticada é controverso e não deve ser feito sem a permissão da paciente; testagem de gravidez envolve a detecção de gonadotropina coriônica na urina ou soro. Testagem de rotina para anticorpo HIV não é indicada. Estudos da coagulação e exame de urina de rotina não são custo-efetivos em pacientes assintomáticos sadios; não obstante, um exame de urina pré-operatório é exigido por lei estadual em pelo menos uma jurisdição dos Estados Unidos da América.

PRÉ-MEDICAÇÃO

Um estudo clássico mostrou que uma visita pré-operatória por um anestesiologista resultou em uma redução maior na ansiedade do paciente do que drogas sedativas pré-operatórias. Todavia, houve uma época em que, geralmente, todo paciente recebia pré-medicação antes de chegar na recepção do centro cirúrgico. Apesar da evidência, a crença era que todos os pacientes se beneficiavam da sedação e anticolinérgicos, e a maioria dos pacientes se beneficiaria de um opioide pré-operatório. Depois dessa pré-medicação, alguns pacientes chegavam em um estado quase anestesiado. Com o movimento para cirurgia em pacientes ambulatoriais e admissão hospitalar "no mesmo dia", a prática mudou. Hoje, sedativos-hipnóticos ou opioides pré-operatórios quase nunca são administrados antes que os pacientes cheguem na área de recepção pré-operatória (a não ser pacientes intubados que foram previamente sedados na unidade de terapia intensiva). Crianças, especialmente aquelas com 2-10 anos que experimentarão ansiedade de separação ao serem afastadas dos seus pais, podem-se beneficiar com pré- medicação administrada na área de recepção pré-operatória. Este tópico se encontra discutido no Capítulo 42. Midazolam, administrado via venosa ou oral, é o método comum. Adultos frequentemente recebem midazolam intravenoso (2-5 mg) uma vez que o acesso venoso tenha sido obtido, e se um procedimento doloroso (p. ex., bloqueio regional ou um cateter venoso central) for realizado, enquanto o paciente permanece acordado, pequenas doses de opioide (tipicamente fentanil) frequentemente serão dadas. Pacientes que serão submetidos à cirurgia da via aérea ou manipulações extensas da via aérea se beneficiam da administração pré-operatória de um agente anticolinérgico (glicopirrolato ou atropina) para reduzir secreções da via 11 aérea antes e durante a cirurgia. A mensagem fundamental aqui é que pré-medicação deve ser dada com uma finalidade, não uma rotina.

DOCUMENTAÇÃO

Os médicos devem em primeiro lugar ministrar assistência médica de alta qualidade e eficiente. Em segundo lugar, eles devem documentar a assistência que foi fornecida. Documentação adequada provê orientação àqueles que possam encontrar o paciente no futuro. Ela permite que outros avaliem a qualidade do tratamento que foi prestado, e que seja feito ajuste de risco dos resultados. Documentação adequada é necessária para um médico apresentar uma conta pelos seus serviços. Finalmente, documentação adequada e bem organizada (em oposição à documentação inadequada e negligente) suporta um potencial caso de defesa, se resulta uma reclamação por má prática médica.

Nota de Avaliação Pré-Operatória

A nota de avaliação pré-operatória deve aparecer no prontuário médico permanente do paciente e deve descrever os achados pertinentes, incluindo a história médica, história anestésica, medicações atuais (e se elas devem ser tomadas no dia da cirurgia), exame físico, classe ASA de estado físico, resultados de laboratório, interpretação de imagens, eletrocardiogramas e recomendações de outros médicos consultados. Uma recomendação é particularmente importante quando não será seguida. Uma vez que a maioria dos hospitais norte-americanos esteja realizando transição para registros médicos eletrônicos, a nota pré-anestésica, muitas vezes, aparecerá em uma forma padronizada.

A nota pré-operatória deve descrever brevemente o plano anestésico e incluir uma declaração a respeito de consentimento informado do paciente (ou curador). O plano deve indicar se será indicada anestesia regional ou geral (ou sedação), e se monitoramento invasivo ou outras técnicas avançadas serão empregadas. Documentação da discussão de consentimento informado, às vezes, assume a forma de uma narrativa indicando que o plano, planos alternativos e suas vantagens e desvantagens (incluindo seus riscos relativos) foram apresentados, compreendidos e aceitos pelo paciente. Alternativamente, o paciente pode ser solicitado a assinar um formulário especial de anestesia que contém a mesma informação. Um exemplo de formulário de relato pré-anestésico está ilustrado na Figura 18-1.

Nos Estados Unidos, *The Joint Commission* (TJC) exige uma reavaliação pré-anestésica imediata para determinar se o estado do paciente se alterou no tempo, desde que a avaliação pré-operatória foi efetuada. Mesmo quando o tempo decorrido é menos de um minuto, a burocracia não terá isenção: o campo tem que ser assinalado para indicar que não houve alteração no intervalo.

Registro de Anestesia Intraoperatório

O registro de anestesia intraoperatório (Figura 18-2) serve a muitas finalidades. Ele funciona como documentação do monitoramento intraoperatório, uma referência para futuras anestesias para esse paciente e uma fonte de dados para garantia de qualidade. Este registro deve ser sintetizado, pertinente e preciso. Cada vez mais, partes do registro de anestesia são geradas automaticamente e registradas eletronicamente. Esses sistemas de administração da informação de anestesia (comumente abreviados AIMS – *anesthesia information management systems*) têm muitas vantagens teóricas e práticas sobre o registro tradicional em papel, mas também introduzem todas as armadilhas comuns da computadorização, incluindo o potencial de registro não reconhecido de dados artefatuais, a possibilidade de que os clínicos achem atender ao computador mais interessante do que o paciente, e a inevitável ocorrência de "quedas" do aparelho e do sistema. Independentemente de se o registro é em papel ou eletrônico, ele deve documentar o tratamento anestésico na sala de cirurgia, incluindo os seguintes elementos:

- Se houve uma checagem pré-operatória da máquina de anestesia e outro equipamento relevante.
- Se houve uma reavaliação do paciente imediatamente antes da indução da anestesia (uma exigência da TJC); isto geralmente inclui uma revisão do prontuário médico em busca de quaisquer novos resultados de laboratório ou pareceres de outros médicos.
- Hora de administração, posologia e via de drogas dadas no intraoperatório.
- Estimativas intraoperatórias de perda sanguínea e débito urinário.
- Resultados de testes de laboratório feitos durante a operação.
- Líquidos intravenosos e quaisquer derivados de sangue administrados.
- Notas de procedimentos pertinentes (como intubação traqueal ou inserção de monitores invasivos).
- Uma anotação a respeito de técnicas especializadas intraoperatórias, como o modo de ventilação, ou técnicas especiais, como o uso de anestesia hipotensiva, ventilação unipulmonar, ventilação a jato de alta frequência, ou circulação extracorpórea.
- Cronologia e execução de eventos intraoperatórios, como indução, posicionamento, incisão cirúrgica e extubação.
- Eventos inusuais ou complicações (p. ex., arritmias).
- Condição do paciente no momento da liberação para a enfermeira de pós-anestesia ou unidade de terapia intensiva.

Por tradição e convenção (e, nos Estados Unidos, de acordo com diretrizes de prática) a pressão arterial e frequência cardíaca são registradas graficamente não menos frequentemente que em intervalos de 5 min. Dados de outros monitores são também anotados graficamente, enquanto descrições de técnicas ou complicações são descritas em texto. Em algumas localizações de anestesia da maioria dos hospitais, o AIMS não será disponível. Infelizmente, o registro anestésico intraoperatório convencional manuscrito frequentemente se comprova inadequado para documentar incidentes críticos, como uma parada cardíaca. Nesses casos, uma nota de texto separada inserida no prontuário médico do paciente pode ser necessária. Registro cuidadoso da cronologia dos eventos é necessário para evitar discrepâncias entre múltiplos registros simultâneos (registro de anestesia, notas das enfermeiras, registro de ressuscitação cardiopulmonar e entradas de outros médicos no registro médico). Essas discrepâncias são frequentemente alvejadas pelos advogados de má prática profissional como evidência de incompetência, imprecisão ou fraude. 12 Registros incompletos, inacurados ou ilegíveis complicam desnecessariamente a defesa de um médico contra alegações de má prática de outro modo injustificadas.

Notas Pós-Operatórias

A responsabilidade imediata do anestesiologista com o paciente não termina até que o paciente tenha se recuperado dos efeitos da anestesia. Depois de acompanhar o paciente à unidade de recuperação pós-anestesia (PACU), o anestesiologista deve permanecer com o paciente até que sinais vitais normais tenham sido medidos, e a condição do paciente seja considerada estável. Antes da alta da PACU, uma nota deve ser escrita pelo anestesiologista para documentar a recuperação do paciente da anestesia, quaisquer complicações aparentes relacionadas com anestesia, a condição pós-operatória imediata do paciente, e a destinação do paciente (alta para uma área de pacientes externos, uma enfermaria de pacientes internos, uma unidade de terapia intensiva, ou para casa). Nos Estados Unidos, desde 2009, os Centers for Medicare and Medicaid Services exigem que certos elementos sejam incluídos em todas as notas pós-operatórias (Tabela 18-3). Recuperação da anestesia deve ser avaliada pelo menos uma vez dentro de 48 h depois da alta da PACU em todos os pacientes internos. Notas pós-operatórias devem documentar a condição geral do paciente, a presença ou ausência de quaisquer complicações relacionadas com anestesia, e quaisquer medidas tomadas para tratar essas complicações.

AVALIAÇÃO PRÉ-ANESTÉSICA

DATA: HORA: ESTATURA: DIAGNÓSTICO PRÉ-OPERATÓRIO:

IDADE: SEXO: M F PESO: CIRURGIA PROPOSTA:

HISTÓRIA CLÍNICA

ALERGIAS:
INTOLERÂNCIAS:
USO DE DROGAS:

MEDICAMENTOS:

TABAGISMO: ETILISMO:

PROBLEMA ATUAL:
CARDIOVASCULAR
RESPIRATÓRIO
DIABETES
NEUROLÓGICO
ARTRITE/MUSCULOESQUELÉTICO

RENAL
HEPÁTICO
OUTRO

ANESTESIAS PRÉVIAS:

ANTECEDENTES FAMILIARES

ÚLTIMA INGESTA ORAL

EXAME FÍSICO **BP** **P** **R** **T**

CORAÇÃO
PULMÕES
VIAS RESPIRATÓRIAS
DENTES

EXTREMIDADES
NEUROLÓGICO
OUTRO

LABORATÓRIO

Hb/Ht
URINA
ELETRÓLITOS: Na
K
CO_2

ECG
Cl
GLICOSE
UREIA: CREATININA

RX TÓRAX
OUTRO

PLANO
☐ GERAL
☐ REGIONAL
☐ MONITORAÇÃO DE PACIENTE CONSCIENTE

MONITORES INVASIVOS
TÉCNICAS ESPECIAIS

CLASSE ASA

ASSINATURA ______________ (RESIDENTE) ______________ (CHEFE)

CONSENTIMENTO DO PACIENTE

ALTERNATIVAS E RISCOS DA ANESTESIA QUE VÃO DESDE LESÃO DOS DENTES ATÉ EVENTOS QUE COLOQUEM A VIDA EM RISCO FORAM EXPLICADOS E ACEITOS.

ASSINATURA DO PACIENTE

NOME DO PACIENTE

#

FIGURA 18-1 Exemplo de nota pré-operatória. BP, pressão arterial.

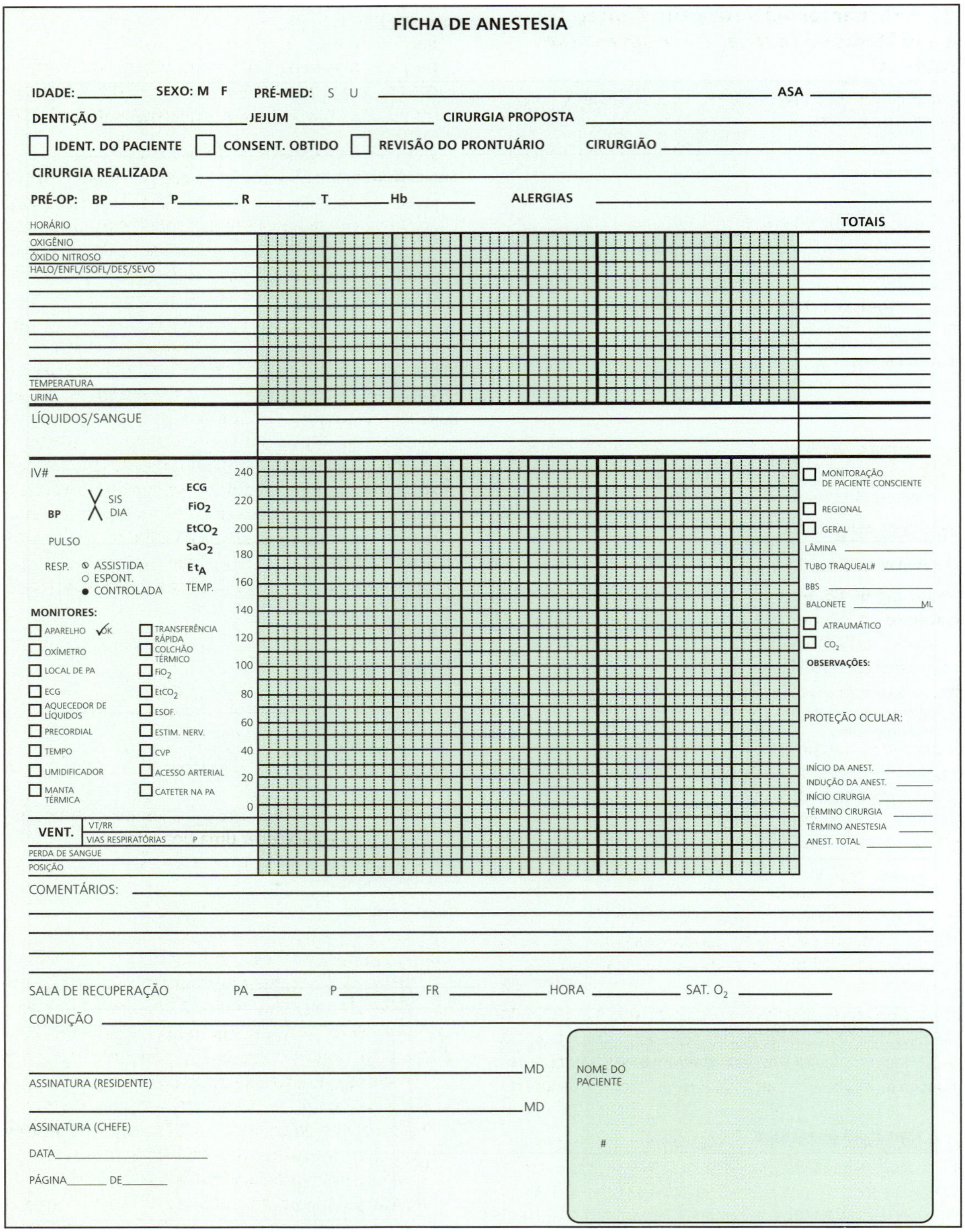

FICHA DE ANESTESIA

IDADE: ______ SEXO: M F PRÉ-MED: S U ______ ASA ______

DENTIÇÃO ______ JEJUM ______ CIRURGIA PROPOSTA ______

☐ IDENT. DO PACIENTE ☐ CONSENT. OBTIDO ☐ REVISÃO DO PRONTUÁRIO CIRURGIÃO ______

CIRURGIA REALIZADA ______

PRÉ-OP: BP ______ P ______ R ______ T ______ Hb ______ ALERGIAS ______

HORÁRIO — TOTAIS

OXIGÊNIO

ÓXIDO NITROSO

HALO/ENFL/ISOFL/DES/SEVO

TEMPERATURA

URINA

LÍQUIDOS/SANGUE

IV# ______

BP — SIS / DIA

PULSO

RESP. ⊗ ASSISTIDA ○ ESPONT. ● CONTROLADA

ECG, FiO_2, $EtCO_2$, SaO_2, Et_A, TEMP.

240, 220, 200, 180, 160, 140, 120, 100, 80, 60, 40, 20, 0

MONITORES:

☐ APARELHO ✓OK ☐ TRANSFERÊNCIA RÁPIDA
☐ OXÍMETRO ☐ COLCHÃO TÉRMICO
☐ LOCAL DE PA ☐ FiO_2
☐ ECG ☐ $EtCO_2$
☐ AQUECEDOR DE LÍQUIDOS ☐ ESOF.
☐ PRECORDIAL ☐ ESTIM. NERV.
☐ TEMPO ☐ CVP
☐ UMIDIFICADOR ☐ ACESSO ARTERIAL
☐ MANTA TÉRMICA ☐ CATETER NA PA

VENT. VT/RR — VIAS RESPIRATÓRIAS P

PERDA DE SANGUE

POSIÇÃO

☐ MONITORAÇÃO DE PACIENTE CONSCIENTE
☐ REGIONAL
☐ GERAL
LÂMINA ______
TUBO TRAQUEAL# ______
BBS ______
BALONETE ______ ML
☐ ATRAUMÁTICO
☐ CO_2
OBSERVAÇÕES:

PROTEÇÃO OCULAR:

INÍCIO DA ANEST. ______
INDUÇÃO DA ANEST. ______
INÍCIO CIRURGIA ______
TÉRMINO CIRURGIA ______
TÉRMINO ANESTESIA ______
ANEST. TOTAL ______

COMENTÁRIOS: ______

SALA DE RECUPERAÇÃO PA ______ P ______ FR ______ HORA ______ SAT. O_2 ______

CONDIÇÃO ______

______ MD
ASSINATURA (RESIDENTE)

______ MD
ASSINATURA (CHEFE)

DATA ______

PÁGINA ______ DE ______

NOME DO PACIENTE

#

FIGURA 18-2 Um exemplo de registro intraoperatório de anestesia. Estes "gráficos" em papel estão rapidamente sendo substituídos por sistemas computadorizados de gerência da informação de anestesia. BP, pressão arterial.

TABELA 18-3 Elementos exigidos pelos Centers for Medicare and Medicaid Services em todas as notas pós-operatórias[1]

Função respiratória, incluindo frequência respiratória, permeabilidade da via aérea e saturação de oxigênio
Função cardiovascular, incluindo frequência cardíaca e pressão arterial
Estado mental
Temperatura
Dor
Náusea e vômito
Hidratação pós-operatória

[1]Dados dos Centers for Medicare and Medicaid Services (CMS): *Revised Anesthesia Services Interpretive Guidelines.* Publicado em dezembro de 2009. Disponível em: http://wwwkdheks.gov/bhfr/ download/Appendix_L.pdf (acessado 1º de setembro de 2012).

DISCUSSÃO DE CASO

Má Prática Médica (veja também Capítulo 54)

Um homem sadio de 45 anos tem uma parada cardíaca durante um reparo de hérnia inguinal laparoscópico eletivo. Embora a ressuscitação cardiopulmonar tenha sucesso, o paciente permanece com alterações no estado mental que impedem seu retorno ao trabalho. Um ano mais tarde, o paciente processa o anestesiologista, o cirurgião e o hospital.

Quais são os quatro elementos que devem ser provados pelo queixoso (paciente) para estabelecer negligência por parte do acusado (médico ou hospital)?

1. *Dever:* Uma vez um médico estabeleça uma relação profissional com um paciente, o médico deve a esse paciente certas obrigações, como adesão ao "padrão de tratamento".
2. *Infração do Dever:* Se estas obrigações não forem satisfeitas, o médico violou seus deveres para com o paciente.
3. *Lesão:* Deve resultar uma lesão. A lesão pode resultar em danos gerais (p. ex., dor e sofrimento) ou danos especiais (p. ex., perda de renda).
4. *Relação causal:* O queixoso deve demonstrar que a infração do dever foi causalmente relacionada com a lesão. Não fosse pela infração do dever, a lesão não deveria ter ocorrido. Esta causa próxima não tem que ser a causa mais importante ou imediata da lesão.

Como é definido e estabelecido o padrão de tratamento?

Espera-se que os médicos desempenhem a atividade como qualquer médico prudente e razoável faria em circunstâncias semelhantes. Isto *não* exige "o melhor" tratamento ou tratamento ideal, somente que o tratamento satisfaça o padrão mínimo de um médico prudente e razoável. Como um especialista, o anestesiologista está preso a um padrão mais alto de conhecimento e perícia no que concerne à matéria dessa especialidade do que aconteceria com um clínico geral ou um médico em outra especialidade. Testemunhas peritas geralmente fornecem testemunho para definir o padrão de tratamento em processos legais. Embora a maioria das jurisdições tenha prolongado a "regra de localidade" para abranger um padrão nacional de tratamento, os casos de má prática médica são governados pelas leis da jurisdição em que o evento teve lugar, e estas podem diferir de estado para estado. As circunstâncias específicas pertinentes a cada caso individual são levadas em consideração. A lei reconhece que há diferenças de opinião e escolas variadas de pensamento dentro da profissão médica.

Como é determinada a relação causal?

Geralmente é o queixoso que tem o ônus de provar que a lesão não teria ocorrido "se não fosse" a negligência do médico, ou que a ação do médico foi um "fator substancial" em causar a lesão. Uma exceção é a doutrina de *res ipsa loquitur* ("a coisa fala por si mesma"), que permite um achado de negligência com base unicamente na evidência. Por exemplo, se um conjunto de chaves de automóvel fosse visualizado dentro de um paciente em uma radiografia de tórax após uma toracotomia, a doutrina de *res ipsa loquitur* se aplicaria. *Res ipsa loquitur* não poderia ser usada no caso em discussão porque o queixoso teria que estabelecer que parada cardíaca não poderia ocorrer na ausência de negligência e que parada cardíaca não poderia ter sido decorrente de alguma coisa fora do controle do anestesiologista. Um conceito importante é que a relação causal em casos civis necessita apenas ser estabelecida por uma preponderância da evidência ("mais provável do que não") – em oposição aos casos criminais, em que todos os elementos de uma ofensa acusada têm que ser provados "além de uma dúvida razoável".

Que fatores influenciam a probabilidade de um processo de má prática?

1. *A Relação Médico–Paciente:* Isto é particularmente importante para o anestesiologista, que geralmente não conhece o paciente até imediatamente antes da operação. Outro problema é que o paciente está inconsciente, enquanto sob o cuidado do anestesiologista. Assim, as visitas pré-operatória e pós-operatória com o paciente são, muitas vezes, as únicas oportunidades para estabelecer uma boa relação com o paciente. Membros da família devem também ser incluídos durante estes encontros com pacientes (contanto que o paciente não faça objeção), particularmente durante a visita pós-operatória, se tiver havido uma complicação pós-operatória.
2. *Adequação do Consentimento Informado:* Aplicar tratamento a um paciente competente que não consente constitui ataque e agressão. Consentimento não é suficiente, no entanto. O paciente deve ser informado do procedimento contemplado, incluindo seus riscos razoavelmente previstos, seus possíveis benefícios e as alternativas terapêuticas. O médico pode ser responsabilizado por uma complicação – mesmo se ela não for decorrente da execução negligente de um procedimento – se um júri for convencido de que uma pessoa razoável teria recusado tratamento, se apropriadamente informada da possibilidade da complicação. Isto não significa, evidentemente, que um consentimento documentado libere de responsabilidade os médicos que violam o padrão de tratamento.
3. *Qualidade da Documentação:* Documentação cuidadosa das visitas perioperatórias, consentimento informado, consultas com outros especialistas, eventos intraoperatórios e tratamento pós-operatório são essenciais. O ponto de vista de muitos tribunais e júris, reforçado pelos advogados dos reclamantes, é que "se não está escrito, não foi feito". Desnecessário é dizer que registros médicos nunca devem ser intencionalmente destruídos ou alterados.

DIRETRIZES

American College of Cardiology Foundation/American Heart Association Task Force on Practice Guidelines; American Society of Echocardiography; American Society of Nuclear Cardiology; et al: 2009 ACCF/AHA focused update on perioperative beta blockade incorporated into the ACC/AHA 2007 guidelines on perioperative cardiovascular evaluation and care for noncardiac surgery. J Am Coll Cardiol 2009;54:e13.

American Society of Anesthesiologists Committee: Practice guidelines for preoperative fasting and the use of pharmacologic agents to reduce the risk of pulmonary aspiration: Application to healthy patients undergoing elective procedures: An updated report by the American Society of Anesthesiologists Committee on Standards and Practice Parameters. Anesthesiology 2011;114:495.

Committee on Standards and practice Parameters, Apfelbaum JL, Connis RT, et al: Practice advisory for preanesthesia evaluation: An updated report by the American Society of Anesthesiologists Task Force on Preanesthesia Evaluation. Anesthesiology 2012;116:522.

Gogarten W, Vandermeulen E, Van Aken H, et al: Regional anaesthesia and antithrombotic agents: Recommendations of the European Society of Anaesthesiology. Eur J Anaesthesiol 2010;27:999.

Horlocker TT, Wedel DJ, Rowlingson JC, et al: Regional anesthesia in the patient receiving antithrombotic or thrombolytic therapy: American Society of Regional Anesthesia and Pain Medicine evidence-based guidelines (third edition). Reg Anesth Pain Med 2010;35:64.

Keeling D, Baglin T, Tait C, et al: British Committee for Standards in Haematology: Guidelines on oral anticoagulation with warfarin—fourth edition. Br J Haematol 2011;154:311.

Korte W, Cattaneo M, Chassot PG, et al: Peri-operative management of antiplatelet therapy in patients with coronary artery disease: Joint position paper by members of the working group on Perioperative Haemostasis of the Society on Thrombosis and Haemostasis Research (GTH), the working group on Perioperative Coagulation of the Austrian Society for Anesthesiology, Resuscitation and Intensive Care (ÖGARI) and the Working Group Thrombosis of the European Society for Cardiology (ESC). Thromb Haemost 2011;105:743.

Qaseem A, Snow V, Fitterman N, et al: Risk assessment for and strategies to reduce perioperative pulmonary complications for patients undergoing noncardiothoracic surgery: A guideline from the American College of Physicians. Ann Intern Med 2006;144:575.

Smith I, Kranke P, Murat I, et al: Perioperative fasting in adults and children: Guidelines from the European Society of Anaesthesiology. Eur J Anaesthesiol. 2011;28:556.

LEITURA SUGERIDA

Centers for Medicare & Medicaid Services (CMS): CMS Manual System. Pub 100-07 State Operations Provider Certification. DHHS. Available at: http://www.kdheks.gov/bhfr/download/Appendix_L.pdf (accessed September 1, 2012).

Douketis JD: Perioperative management of patients who are receiving warfarin therapy: An evidence-based and practical approach. Blood 2011;117:5044.

Egbert LD, Battit G, Turndorf H, Beecher HK: The value of the preoperative visit by an anesthetist. A study of doctor-patient rapport. JAMA 1963;185:553.

Mendelson CL: The aspiration of stomach contents into the lungs during obstetric anesthesia. Am J Obstet Gynecol 1946;52:191.

CAPÍTULO 19

Manejo da Via Aérea

CONCEITOS-CHAVE

1. Técnica inadequada de colocação da máscara facial pode resultar em esvaziamento contínuo da bolsa reservatório de anestesia quando a válvula ajustável limitadora de pressão está fechada, geralmente indicando um vazamento substancial em torno da máscara. Em contraste, a geração de altas pressões no circuito de respiração com mínimo movimento do tórax e sons respiratórios significa uma via aérea obstruída ou circuito obstruído.
2. A máscara laríngea protege parcialmente a laringe de secreções faríngeas, mas não regurgitação gástrica.
3. Após inserção de um tubo traqueal (TT), o balonete é inflado com a menor quantidade de ar necessária para criar uma vedação durante ventilação com pressão positiva e minimizar a pressão transmitida à mucosa traqueal.
4. Embora a detecção persistente de CO_2 por um capnógrafo seja a melhor confirmação da colocação traqueal do TT, ela não é capaz de excluir intubação brônquica. A evidência mais precoce de intubação brônquica frequentemente é um aumento na pressão inspiratória máxima.
5. Após intubação, o balonete de um TT não deve ser palpado acima do nível da cartilagem cricoide, porque uma localização intralaríngea prolongada pode resultar em rouquidão pós-operatória e aumentar o risco de extubação acidental.
6. Intubação esofágica não reconhecida pode produzir resultados catastróficos. A prevenção desta complicação depende da visualização direta da extremidade do TT passando através das pregas vocais, ausculta cuidadosa da presença de sons respiratórios bilaterais e a ausência de ruído gástrico, enquanto ventila através do TT, análise do gás expirado quanto à presença de CO_2 (o mais confiável método automático), radiografia de tórax ou uso de broncofibroscopia.
7. Os indícios diagnósticos de intubação brônquica incluem sons respiratórios unilaterais, hipóxia inesperada com dessaturação (inconfiável com altas concentrações de oxigênio inspiradas), incapacidade de palpar o balonete do TT na incisura esternal durante insuflação do balonete e complacência diminuída da bolsa respiratória (altas pressões inspiratórias máximas).
8. As grandes pressões negativas intratorácicas geradas por um paciente em laringospasmo podem resultar no desenvolvimento de edema pulmonar de pressão negativa mesmo em pacientes sadios.

) manejo habilidoso da via aérea constitui uma habilidade es-
ncial da prática anestésica. Este capítulo revê a anatomia do
ato respiratório superior, descreve o equipamento necessário
a manejo bem-sucedido, apresenta várias técnicas de mane-
discute complicações da laringoscopia, intubação e extuba-
A segurança do paciente depende de uma compreensão com-
de cada um destes tópicos.

ATOMIA

érea superior consiste em faringe, nariz, boca, laringe, tra-
brônquios principais. A boca e a faringe também fazem
trato gastrointestinal superior. As estruturas laríngeas
m parte para evitar aspiração para dentro da traqueia.
uas aberturas para a via aérea humana: o nariz, que
faringe, e a boca, que conduz à orofaringe. Estas passagens são separadas anteriormente pelo palato, mas elas se juntam posteriormente na faringe (Figura 19-1). A faringe é uma estrutura fibromuscular em forma de U que se estende da base do crânio à cartilagem cricoide na entrada para o esôfago. Ela se abre anteriormente para a cavidade nasal, a boca, a laringe, e a nasofaringe, orofaringe e laringofaringe, respectivamente. A nasofaringe é separada da orofaringe por um plano imaginário que se estende posteriormente. Na base da língua, a epiglote separa funcionalmente a orofaringe da laringofaringe (ou hipofaringe). A epiglote impede aspiração cobrindo a glote – a abertura da laringe – durante a deglutição. A laringe é um esqueleto cartilaginoso mantido unido por ligamentos e músculo. A laringe é composta de nove cartilagens (Figura 19-2): tireoide, cricoide, epiglote, e (em pares) aritenoides, corniculadas e cuneiformes. A cartilagem tireoide protege o cone elástico, que forma as pregas vocais.

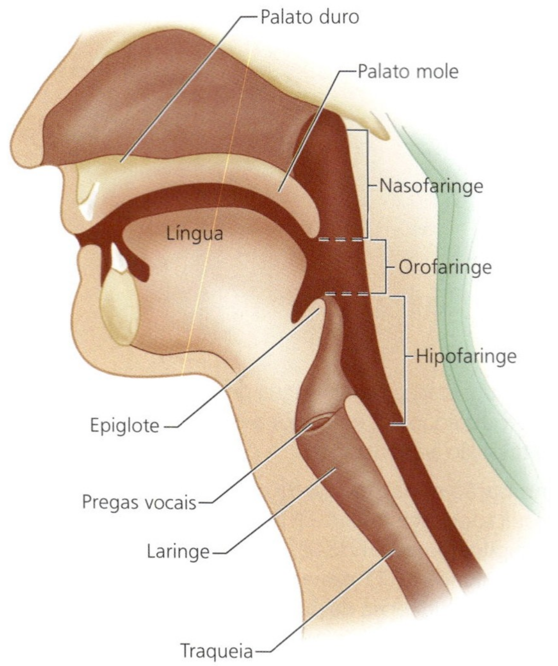

FIGURA 19-1 Anatomia da via aérea.

O suprimento sensitivo à via aérea superior é derivado dos nervos cranianos (Figura 19-3). As membranas mucosas do nariz são inervadas pela divisão oftálmica (V_1) do nervo trigêmeo anteriormente (nervo etmoidal anterior) e pela divisão maxilar (V_2) posteriormente (nervos esfenopalatinos). Os nervos palatinos fornecem fibras sensitivas a partir do nervo trigêmeo (V) para as superfícies superior e inferior dos palatos duro e mole. O nervo olfatório (primeiro nervo craniano) inerva a mucosa nasal para prover o sentido do olfato. O nervo lingual (um ramo da divisão mandibular [V_3] do nervo trigêmeo) e o nervo glossofaríngeo (o nono nervo craniano) fornecem sensibilidade geral aos 2/3 anteriores e 1/3 posterior da língua, respectivamente. Ramos do nervo facial (VII) e nervo glossofaríngeo proveem a sensibilidade do paladar a essas áreas, respectivamente. O nervo glossofaríngeo também inerva o teto da faringe, as tonsilas e a superfície inferior do palato mole. O nervo vago (o décimo nervo craniano) fornece sensibilidade à via aérea abaixo da epiglote. O ramo laríngeo superior do vago se divide em um nervo externo (motor) e um nervo laríngeo interno (sensitivo) que fornece suprimento sensitivo à laringe entre a epiglote e as pregas vocais. Outro ramo do vago, o nervo laríngeo recorrente, inerva a laringe abaixo das pregas vocais e a traqueia.

Os músculos da laringe são inervados pelo nervo laríngeo recorrente, com a exceção do músculo cricotireóideo, que é inervado pelo nervo laríngeo externo (motor), um ramo do nervo laríngeo superior. Os músculos cricoaritenóideos posteriores abduzem as pregas vocais, enquanto os músculos cricoaritenóideos laterais são os adutores principais.

A fonação envolve ações simultâneas complexas por vários músculos laríngeos. Lesão dos nervos motores que inervam a laringe leva a um espectro de distúrbios da fala (Tabela 19-1). Desnervação unilateral de um músculo cricotireóideo causa achados clínicos muito sutis. Paralisia bilateral do nervo laríngeo superior pode resultar em rouquidão ou fadiga fácil da voz, mas o controle da via aérea não é posto em risco.

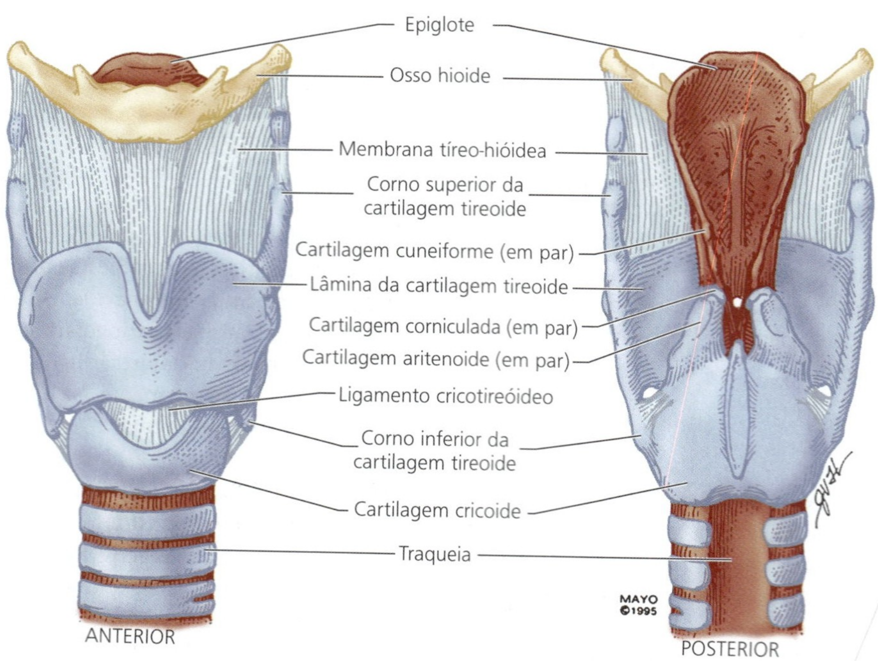

FIGURA 19-2 Estruturas cartilaginosas que compreendem a laringe. (Com permissão de The Mayo Foundati

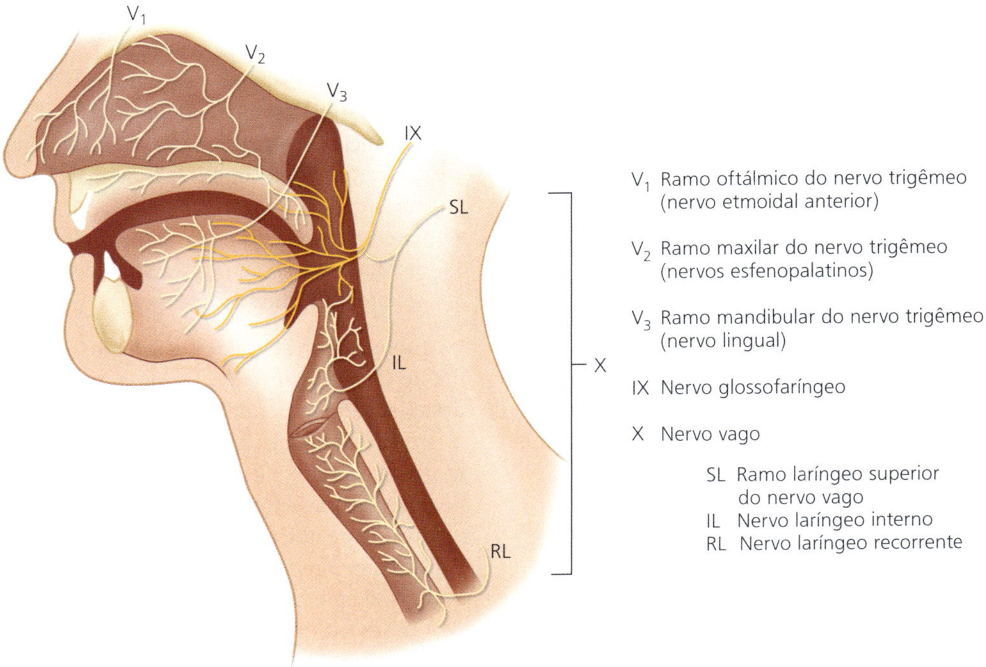

FIGURA 19-3 Suprimento nervoso sensitivo da via aérea.

Paralisia unilateral de um nervo laríngeo recorrente resulta em paralisia da prega vocal ipsolateral, causando deterioração na qualidade da voz. Admitindo nervos laríngeos superiores intactos, paralisia de nervo laríngeo recorrente bilateral *aguda* pode resultar em estridor e angústia respiratória por causa da tensão remanescente sem oposição dos músculos cricotireóideos. Problemas da via aérea são menos frequentes na perda de nervo laríngeo recorrente bilateral *crônica* em razão do desenvolvimento de vários mecanismos compensatórios (p. ex., atrofia da musculatura laríngea).

Lesão bilateral do nervo vago afeta ambos os nervos laríngeos superiores e recorrentes. Assim, a desnervação vagal bilateral produz pregas vocais flácidas, posicionadas no meio similares às vistas após administração de succinilcolina. Embora a fonação seja gravemente prejudicada nestes pacientes, controle da via aérea raramente é um problema.

TABELA 19-1 Efeitos de lesão de nervos laríngeos sobre a voz

Nervo	Efeito de Lesão de Nervo
Nervo laríngeo superior	
Unilateral	Efeitos mínimos
Bilateral	Rouquidão, fadiga vocal
Nervo laríngeo recorrente	
Unilateral	Rouquidão
Bilateral	
Aguda	Estridor, angústia respiratória
Crônica	Afonia
Nervo vago	
Unilateral	Rouquidão
Bilateral	Afonia

O suprimento sanguíneo da laringe é derivado de ramos das artérias tireóideas. A artéria cricotireóidea se origina da própria artéria tireóidea superior, o primeiro ramo emitido da artéria carótida externa, e cruza a membrana cricotireóidea (CTM) superior, que se estende da cartilagem cricoide à cartilagem tireoide. A artéria tireóidea superior é encontrada ao longo da margem lateral da CTM.

A traqueia começa embaixo da cartilagem cricoide e se estende até a carina, o ponto em que os brônquios principais direito e esquerdo se dividem (Figura 19-4). Anteriormente, a traqueia consiste em anéis cartilaginosos; posteriormente, a traqueia é membranosa.

MANEJO DA VIA AÉREA DE ROTINA

O manejo da via aérea de rotina associado à anestesia geral consiste em:

- Avaliação da via aérea.
- Preparação e checagem do equipamento.
- Posicionamento do paciente.
- Pré-oxigenação.

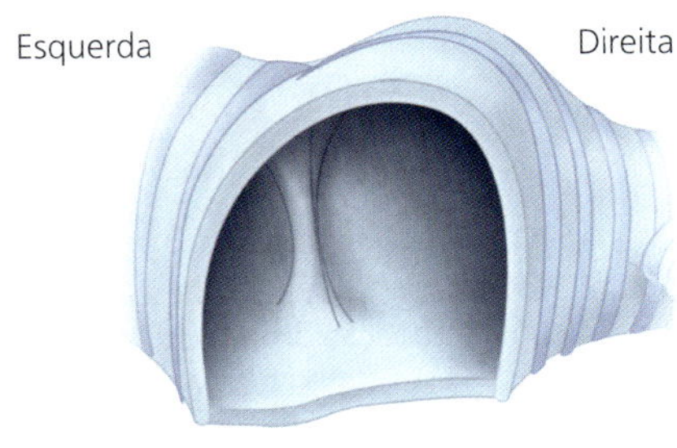

FIGURA 19-4 Carina.

- Ventilação com bolsa e máscara (BMV).
- Intubação (se indicada).
- Confirmação da colocação do tubo traqueal.
- Manejo intraoperatório e correção de defeitos.
- Extubação.

AVALIAÇÃO DA VIA AÉREA

A avaliação da via aérea é o primeiro passo no manejo bem-sucedido da via aérea. Diversas manobras anatômicas e funcionais podem ser executadas para estimar a dificuldade de intubação endotraqueal; entretanto, é importante assinalar que ventilação bem-sucedida (com ou sem intubação) tem que ser realizada pelo anestesiologista para que mortalidade e morbidade sejam evitadas. As avaliações incluem:

- Abertura da boca: uma distância entre os incisivos de 3 cm ou mais é desejável em um adulto.
- Teste de mordida do lábio superior: os dentes inferiores são trazidos para frente dos dentes superiores. O grau ao qual isto pode ser feito estima a amplitude de movimento das articulações temporomandibulares.
- Classificação de Mallampati: um teste frequentemente efetuado que examina o tamanho da língua com relação à cavidade oral. Quanto mais a língua obstrui a vista das estruturas faríngeas, mais difícil pode ser a intubação (**Figura 19-5**).
    - Classe I: o arco palatal inteiro, incluindo os pilares fauciais bilaterais, são visíveis até suas bases.
    - Classe II: a parte superior dos pilares fauciais e a maior parte da úvula são visíveis.
    - Classe III: apenas os palatos mole e duro são visíveis.
    - Classe IV: somente o palato duro é visível.
- Distância tireomentoniana: a distância entre o mento e a incisura tireóidea superior. É desejável uma distância maior que 3 dedos.
- Circunferência do pescoço: uma circunferência do pescoço de mais de 67,5 cm é sugestiva de dificuldades na visualização da abertura glótica.

Embora a presença destes achados possa não ser particularmente sensível para detectar uma intubação difícil, a ausência destes achados é preditiva de relativa facilidade de intubação.

Cada vez mais, pacientes se apresentam com obesidade mórbida e índices de massa corporal de 30 kg/m^2 ou mais. Embora alguns pacientes morbidamente obesos tenham anatomia relativamente normal de cabeça e pescoço, outros têm muito tecido faríngeo redundante e circunferência aumentada do pescoço. Não apenas estes pacientes podem-se comprovar difíceis de intubar, mas ventilação com máscara facial também pode ser problemática.

EQUIPAMENTO

A preparação é obrigatória em todos os cenários de manejo da via aérea. O seguinte equipamento é rotineiramente necessário em situações de manejo da via aérea:

- Uma fonte de oxigênio.
- Máscara facial com reservatório.

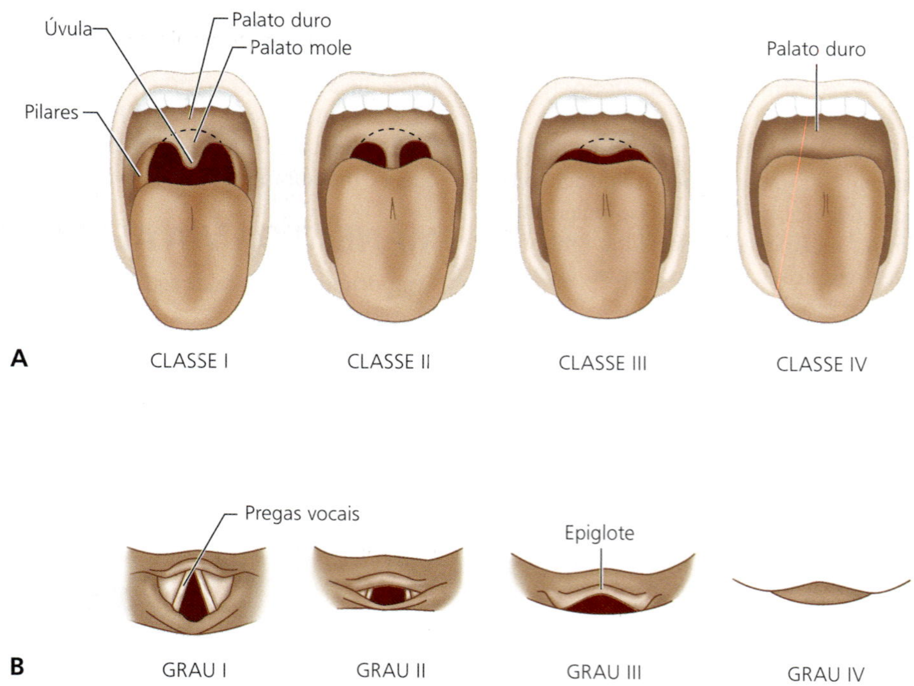

FIGURA 19-5 A: Classificação de Mallampati da abertura oral. **B:** Graduação da vista da laringe. Uma intubação orotraqueal difícil (grau III ou IV) pode ser predita pela incapacidade de visualizar certas estruturas faríngeas (classe III ou IV) durante o exame pré-operatório de um paciente sentado. (Reproduzida, com permissão, de Mallampati SR: Clinical signs to predict difficult tracheal intubation (hypothesis). Can Anaesth Soc 1983;30:316.)

- Laringoscópios (diretos e vídeo).
- Vários tubos traqueais de diferentes tamanhos.
- Outros (não tubo endotraqueal) dispositivos de via aérea (p. ex., cânulas orais, nasais).
- Aspiração.
- Oximetria e detecção de CO_2.
- Estetoscópio.
- Fitas (fixação).
- Monitores de pressão arterial e eletrocardiografia (ECG).
- Acesso intravenoso.

Cânulas Orais e Nasais

Perda de tônus muscular da via aérea superior (p. ex., fraqueza do músculo genioglosso) em pacientes anestesiados permite que a língua e a epiglote caiam para trás de encontro à parede posterior da faringe. Reposicionar a cabeça ou um empuxo na mandíbula é a técnica preferida para abrir a via aérea. Para manter a abertura, um dispositivo artificial (cânula) pode ser inserido pela boca ou nariz para manter uma passagem de ar entre a língua e a parede faríngea posterior (**Figura 19-6**). Pacientes acordados ou levemente anestesiados com reflexos laríngeos intactos podem tossir ou mesmo desenvolver laringospasmo durante inserção de cânula. A colocação de uma cânula oral é, às vezes, facilitada pela supressão dos reflexos da via aérea, e, em adição, às vezes abaixando-se a língua com um abaixador de língua. Cânulas orais adultas tipicamente vêm em tamanhos pequeno (80 mm [Guedel No. 3]), médio (90 mm [Guedel No. 4]) e grande (100 mm [Guedel No. 5]).

O comprimento de uma cânula nasal pode ser estimado como a distância desde as narinas até o meato auditivo e deve ser aproximadamente 2-4 cm mais longo do que cânulas orais. Em razão do risco de epistaxe, cânulas nasais são menos desejáveis em pacientes anticoagulados ou trombocitopênicos. Por outro lado, cânulas (e tubos nasogástricos) nasais devem ser usadas com cautela em pacientes com fraturas da base do crânio, uma vez que houve um relato de caso de um tubo nasogástrico ter penetrado no crânio. Todos os tubos inseridos pelo nariz (p. ex., cânulas nasais, cateteres nasogástricos, tubos nasogástricos) devem ser lubrificados antes de serem avançados ao longo do assoalho da passagem nasal.

Desenho e Técnica de Máscara Facial

O uso de uma máscara facial pode facilitar o fornecimento de oxigênio ou um gás anestésico de um sistema de ventilação para um paciente ao criar uma vedação hermética com a face do paciente (**Figura 19-7**). A borda da máscara é moldada e se adapta a uma variedade de características faciais. O orifício de 22 mm da máscara se conecta ao circuito de respiração do equipamento de anestesia por um conector de ângulo reto. São disponíveis diversos desenhos de máscara. Máscaras transparentes permitem observação de gás umidificado exalado e reconhecimento imediato de vômito. Ganchos de retenção em torno do orifício podem ser ligados a uma correia de cabeça de modo que a máscara não tem que ser continuamente apoiada no lugar. Algumas máscaras pediátricas são especialmente desenhadas para minimizar o espaço morto (**Figura 19-8**).

Ventilação efetiva com máscara exige uma adaptação hermética a gás da máscara e uma via aérea patente. Técnica inadequada de colocação de máscara pode resultar em esvaziamento contínuo da bolsa reservatório de anestesia, quando a válvula ajustável limitadora de pressão é fechada, geralmente indicando um vazamento substancial em torno da máscara. Em contraste, a geração de altas pressões no circuito de respiração com mínimo movimento do tórax e sons respiratórios significa uma via aérea obstruída ou circuito obstruída.

Se a máscara for apoiada com a mão esquerda, a mão direita pode ser usada para gerar ventilação com pressão positiva, espremendo a bolsa de respiração. A máscara é segura contra a face por pressão para baixo sobre o corpo da máscara exercida pelos dedos polegar e indicador esquerdos (**Figura 19-9**). Os dedos médio e anular agarram a mandíbula para facilitar a extensão da articulação atlantoccipital. Esta é uma manobra que é mais fácil ensinar do que descrever. Pressão com os dedos deve ser colocada sobre a mandíbula e não sobre os tecidos moles

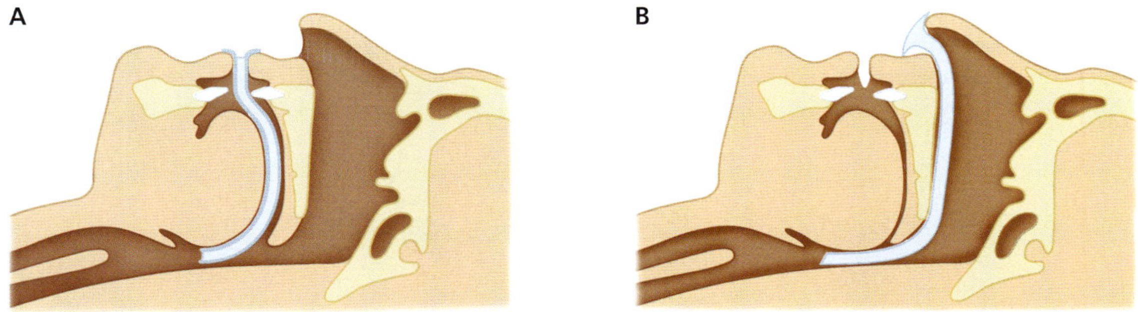

FIGURA 19-6 A: A cânula orofaríngea no lugar. A cânula acompanha a curvatura da língua, puxando-a, e a epiglote afastada da parede faríngea posterior e provendo um canal para passagem de ar. **B:** A cânula nasofaríngea no lugar. A cânula passa através do nariz e se estende até imediatamente acima da epiglote. (Modificada e reproduzida, com permissão, de Face masks and airways. In: *Understanding Anesthesia Equipment,* 4th ed. Dorsch JA, Dorsch SE, Eds. Williams & Wilkins, 1999.)

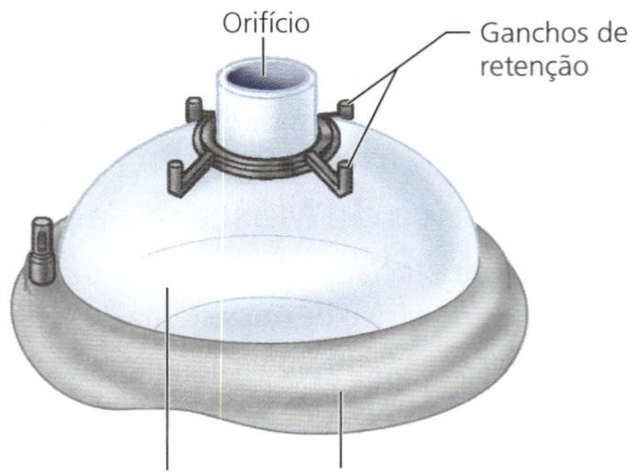

FIGURA 19-7 Máscara facial adulta transparente.

que suportam a base da língua, o que pode obstruir a via aérea. O dedo mínimo é colocado embaixo do ângulo da mandíbula e usado para impelir a mandíbula anteriormente, a manobra mais importante para possibilitar a ventilação do paciente.

Em situações difíceis, duas mãos podem ser necessárias para aplicar adequado empuxo na mandíbula e criar uma vedação na máscara. Portanto, um assistente pode ser necessário para apertar a bolsa, ou pode ser usado o ventilador do equipamento. Nesses casos, os polegares seguram a máscara para baixo, e as pontas dos dedos ou os nós dos dedos desviam o queixo para frente (**Figura 19-10**). Obstrução durante a expiração pode ser decorrente da pressão para baixo excessiva da máscara ou de um efeito de válvula de bola do empuxo na mandíbula. A primeira pode ser aliviada diminuindo-se a pressão sobre a máscara, e o último liberando-se o empuxo na mandíbula durante esta fase do ciclo respiratório. Muitas vezes, é difícil formar um ajuste adequado da máscara com as bochechas de pacientes edêntulos. Ventilação com pressão positiva usando uma máscara deve normalmente ser limitada a 20 cm H_2O para evitar insuflação do estômago.

As vias aéreas da maioria dos pacientes podem ser mantidas com uma máscara facial e uma cânula oral ou nasal. Ventilação com máscara durante longos períodos pode resultar em lesão de pressão aos ramos dos nervos trigêmeo ou facial. Em razão da ausência de pressões positivas nas vias aéreas durante ventilação espontânea, apenas mínima força para baixo sobre a máscara é necessária para criar uma vedação adequada. Se a máscara facial e correias da máscara forem usadas durante períodos prolongados, a posição deve ser mudada regularmente para evitar lesão. Cuidado deve ser usado para evitar contato da máscara ou dedos com o olho, e os olhos devem ser fechados com fitas para minimizar o risco de abrasões corneanas.

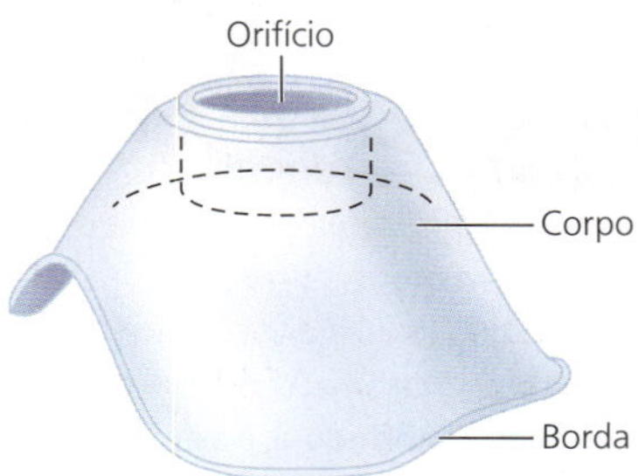

FIGURA 19-8 A máscara facial pediátrica de Rendell–Baker–Soucek tem um corpo raso e mínimo espaço morto.

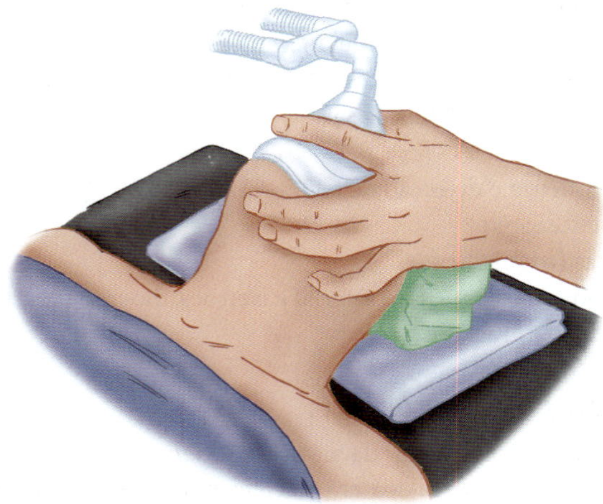

FIGURA 19-9 Técnica de máscara facial só com uma das mãos.

POSICIONAMENTO

Ao manipular a via aérea, é necessário posicionamento correto do paciente. Alinhamento relativo dos eixos oral e faríngeo é obtido, colocando-se o paciente na posição de "cheirar". Quando for suspeitada patologia da coluna cervical, a cabeça deve ser mantida em uma posição neutra durante todas as manipulações da via aérea. Estabilização em linha do pescoço deve ser mantida durante manejo da via aérea nestes pacientes, a não ser que

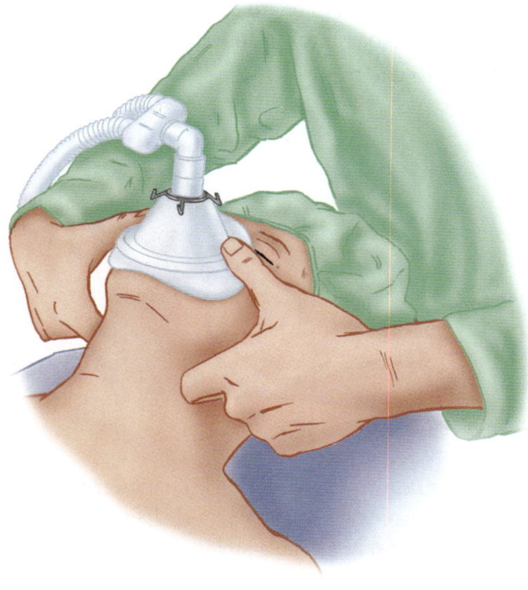

FIGURA 19-10 Uma via aérea difícil pode, muitas vezes, ser manejada com uma técnica bimanual.

filmes apropriados tenham sido revistos e liberados por um radiologista ou cirurgião neurológico ou de coluna. Pacientes com obesidade mórbida devem ser posicionados sobre uma rampa a 30° de elevação, uma vez que a capacidade residual funcional (FRC) dos pacientes obesos se deteriore na posição supina, levando à desoxigenação mais rápida, no caso de a ventilação ser prejudicada.

PRÉ-OXIGENAÇÃO

Quando possível, pré-oxigenação com oxigênio por máscara facial deve preceder todas as intervenções de manejo da via aérea. Oxigênio é administrado por máscara por vários minutos antes da indução anestésica. Desta maneira, a capacidade residual funcional, a reserva de oxigênio do paciente, é purgada de nitrogênio. Até 90% da FRC normal de 2 L em seguida à pré-oxigenação é abastecida com O_2. Considerando-se a demanda normal de oxigênio de 200-250 mL/min, o paciente pré-oxigenado pode ter uma reserva de oxigênio de 5-8 L. Aumentar a duração de apneia sem dessaturação melhora a segurança, se a ventilação em seguida à indução for retardada. Condições que aumentam a demanda de oxigênio (p. ex., sepse, gravidez) e diminuem a FRC (p. ex., obesidade mórbida, gravidez) reduzem o período apneico antes que suceda dessaturação.

VENTILAÇÃO COM BOLSA E MÁSCARA

Ventilação com bolsa e máscara (BMV) é o primeiro passo no manejo da via aérea na maioria das situações, com a exceção de pacientes submetidos à intubação em sequência rápida. Induções em sequência rápida evitam BMV para evitar insuflação do estômago e para reduzir o potencial de aspiração de conteúdo gástrico em pacientes que não estão em jejum e aqueles com esvaziamento gástrico retardado. Em situações de emergência, BMV precede tentativas de intubação em um esforço para oxigenar o paciente, com a compreensão de que existe um risco implícito de aspiração.

Conforme dito anteriormente, a mão esquerda do anestesiologista apoia a máscara sobre a face do paciente. A face é elevada para dentro da máscara com o terceiro, quarto e quinto dedos da mão esquerda do anestesiologista. Os dedos são colocados sobre a mandíbula, e o mesmo é empurrado anteriormente para frente, elevando a base da língua, afastando-a da faringe posterior e abrindo a via aérea. O polegar e o indicador assentam no topo da máscara. Se a via aérea estiver pérvia, apertar a bolsa resultará na elevação do tórax. Se a ventilação não for efetiva (nenhum sinal de elevação do tórax, nenhum CO_2 corrente final detectado, nenhuma névoa na máscara transparente), cânula oral ou nasal pode ser colocada para aliviar obstrução da via aérea secundária a tecidos faríngeos redundantes. Ventilação difícil por máscara é frequentemente encontrada em pacientes com obesidade mórbida, barba e deformidades craniofaciais.

Em anos passados, as anestesias eram rotineiramente aplicadas unicamente por administração por máscara. Nas últimas décadas, uma variedade de aparelhos supraglóticos permitiu tanto o resgate da via aérea (quando BMV não é possível) quanto manejo anestésico de rotina pela via aérea (quando intubação não é considerada necessária).

APARELHOS CÂNULAS SUPRAGLÓTICAS

Os dispositivos supraglóticos (SADs) são usados em pacientes em respiração espontânea e ventilados durante anestesia. Eles também têm sido empregados como condutos para ajudar na intubação endotraqueal quando ambas, BMV e intubação endotraqueal, falharam. Todos os SADs consistem em um tubo que é conectado a um circuito respiratório ou bolsa respiratória, que é conectado a um aparelho hipofaríngeo que veda e dirige fluxo aéreo para a glote, traqueia e pulmões. Adicionalmente, estes dispositivos ocluem o esôfago com variados graus de efetividade, reduzindo a distensão gástrica de ar. Também são disponíveis diferentes aparelhos de vedação para impedir a saída do fluxo aéreo através da boca. Alguns são equipados com uma porta para aspirar conteúdo gástrico. Nenhum oferece a proteção contra pneumonite aspirativa que é oferecida por um tubo endotraqueal com balonete apropriadamente localizado.

Máscara Laríngea

Uma máscara laríngea (LMA) consiste em tubo de grosso calibre cuja extremidade proximal se conecta a um circuito de respiração com um conector padrão de 15 mm, e cuja extremidade distal é conectada a um balonete elíptico que pode ser inflado por um tubo piloto. O balonete desinflado é lubrificado e inserido cegamente para dentro da hipofaringe de tal modo que, uma vez inflado, o balonete forma uma vedação de baixa pressão em torno da entrada da laringe. Isto exige profundidade anestésica e relaxamento muscular ligeiramente maiores do que o necessário para a inserção de uma cânula oral. Embora a inserção seja relativamente simples (**Figura 19-11**), atenção ao detalhe melhorará a taxa de sucesso (**Tabela 19-2**). Um balonete bem posicionado é limitado pela base da língua superiormente, os seios piriformes lateralmente, e o esfíncter esofágico superior inferiormente. Se o esôfago ficar dentro da margem do balonete, distensão e regurgitação se tornam possíveis. Variações anatômicas impedem funcionamento adequado em alguns pacientes. Entretanto, se uma LMA não estiver funcionando adequadamente após terem falhado tentativas para melhorar o "ajuste" da LMA, a maioria dos clínicos tentará uma outra LMA em um tamanho maior ou menor. O corpo da LMA pode ser preso com
2 fita à pele da face. A LMA protege parcialmente a laringe de secreções faríngeas (mas *não* de regurgitação gástrica), e deve permanecer no lugar até que o paciente tenha recuperado reflexos da via aérea. Isto é geralmente sinalizado por tosse e abertura da boca sob comando. A LMA está disponível em muitos tamanhos (**Tabela 19-3**).

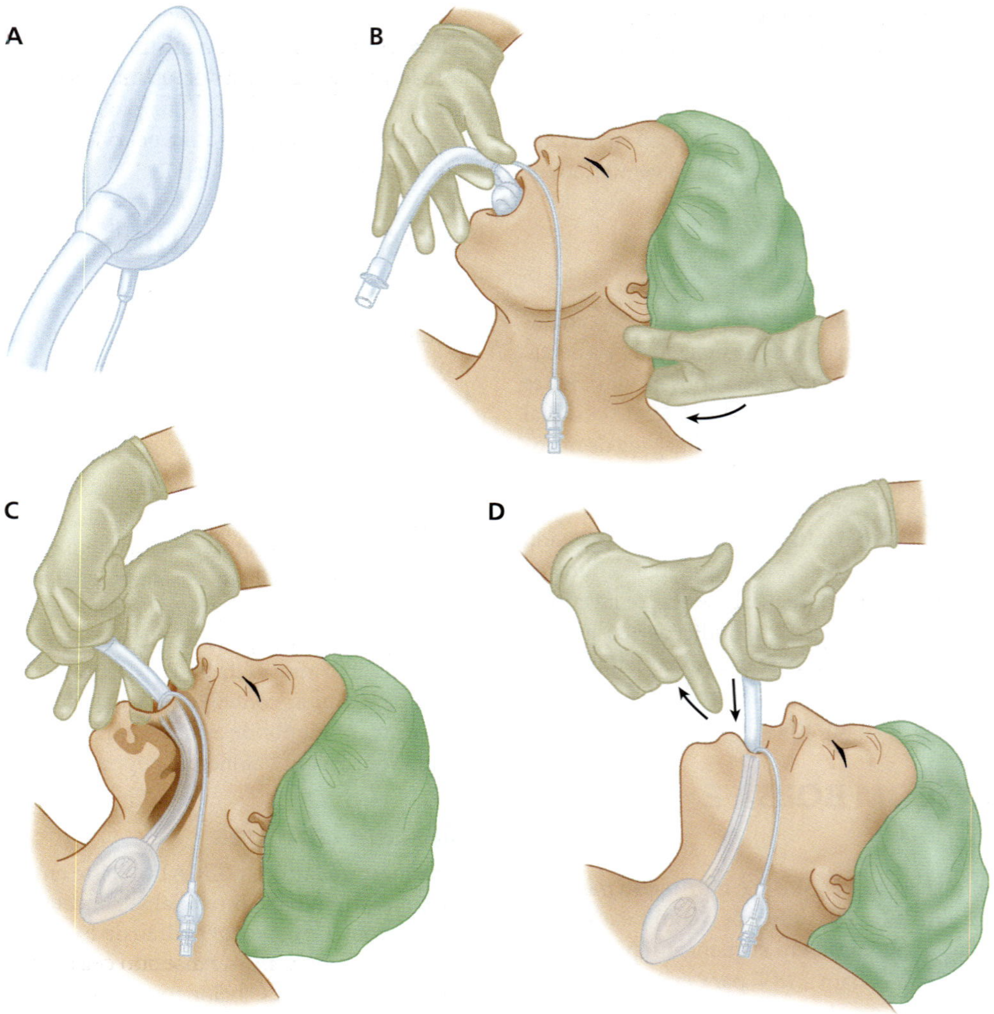

FIGURA 19-11 A: A máscara laríngea pronta para inserção. O balonete deve ser desinflado com a margem dando face para longe da abertura da máscara. Não deve haver nenhuma prega perto da extremidade. **B:** Inserção inicial da máscara laríngea. Sob visão direta, a máscara é pressionada para cima de encontro ao palato duro. O dedo médio pode ser usado para empurrar a mandíbula para baixo. A máscara é pressionada para diante à medida que é avançada para dentro da faringe para assegurar que a extremidade permaneça achatada e evite a língua. A mandíbula não deve ser mantida aberta uma vez a máscara esteja dentro da boca. A mão não intubadora pode ser usada para estabilizar o occipício. **C:** Retirando os outros dedos e com uma leve pronação do antebraço, geralmente é possível empurrar a máscara inteiramente para posição em um movimento fluido. Observar que o pescoço é mantido flexionado, e a cabeça estendida. **D:** A máscara laríngea é agarrada com a outra mão, e o dedo indicador é retirado. A mão segurando o tubo pressiona delicadamente para baixo até que seja encontrada resistência. (Reproduzida, com permissão, de LMA North America.)

A CML oferece uma alternativa à ventilação através de uma máscara facial ou TT (Tabela 19-4). Contraindicações relativas à LMA incluem pacientes com doença faríngea (p. ex., abscesso), obstrução faríngea, estômago cheio (p. ex., gravidez, hérnia hiatal), ou baixa complacência pulmonar (p. ex., pneumopatia restritiva), exigindo pressões inspiratórias máximas acima de 30 cm H_2O. Tradicionalmente, a LMA tem sido evitada em pacientes com broncospasmo ou alta resistência das vias aéreas, mas novas evidências sugerem que como ela não é colocada na traqueia, o uso de uma LMA é associado a menos broncospasmo do que um TT. Embora ela claramente não seja um substituto para intubação traqueal, a LMA se comprovou particularmente útil como uma medida salvadora da vida em pacientes com via aérea difícil (aqueles que não podem ser ventilados ou intubados) em razão da sua facilidade de inserção e taxa de sucesso relativamente alta (95 a 99%). Ela tem sido usada como um conduto para um estilete de intubação (p. ex., bougie elástico), estilete de ventilação a jato, broncoscópio flexível (FOB flexível) ou TT de pequeno calibre (6 mm). São disponíveis várias LMAs que foram modificadas para facilitar a coloca-

TABELA 19-2 Inserção bem-sucedida de uma máscara laríngea depende de atenção a vários detalhes

1. Escolher o tamanho apropriado (Tabela 19-3) e checar quanto a vazamentos antes da inserção
2. A margem de avanço do balonete desinsuflado deve estar livre de rugas e dando face para longe da abertura (Figura 19-11A)
3. Lubrificar apenas o lado do dorso do balonete
4. Assegurar anestesia adequada antes de tentar inserção
5. Colocar a cabeça do paciente na posição de cheirar (Figura 19-11B e Figura 19-23)
6. Usar o seu dedo indicador para guiar o balonete ao longo do palato duro e para baixo para dentro a hipofaringe até que uma resistência aumentada seja sentida (Figura 19-11C). A linha preta longitudinal deve *sempre* estar apontando diretamente cefalicamente (*i.e.*, dando face para o lábio superior do paciente)
7. Inflar com a quantidade correta de ar (Tabela 19-3)
8. Assegurar profundidade anestésica adequada durante o posicionamento do paciente
9. Obstrução após inserção é geralmente decorrente de uma epiglote dobrada para baixo ou laringospasmo transitório
10. Evitar aspiração faríngea, esvaziamento do balonete ou remoção da máscara laríngea até que o paciente esteja acordado (p. ex., abertura da boca sob comando)

ção de um TT maior, com ou sem o uso de um FOB. A inserção pode ser realizada sob anestesia tópica e bloqueios de nervos laríngeos superiores bilaterais, se a via aérea precisar ser garantida, enquanto o paciente está acordado.

Variações no desenho da LMA incluem:

- A LMA ProSeal, que permite a passagem de um tubo gástrico para descomprimir o estômago.
- A I-Gel, que usa um gel oclusor em vez de balonete inflável.
- A LMA de intubação Fastrach, que é desenhada para facilitar intubação endotraqueal através da LMA.
- A LMA CTrach, que incorpora uma câmera para facilitar a passagem de um tubo endotraqueal.

TABELA 19-3 Uma variedade de máscaras laríngeas com diferentes volumes de balonete são disponíveis para pacientes de diferentes tamanhos

Tamanho da Máscara	Tamanho do Paciente	Peso (kg)	Volume do Balonete (mL)
1	Lactente	< 6,5	2-4
2	Criança	6,5-20	Até 10
2½	Criança	20-30	Até 15
3	Adulto pequeno	> 30	Até 20
4	Adulto normal	< 70	Até 30
5	Adulto maior	> 70	Até 30

Dor de garganta é um efeito colateral comum subsequente ao uso de SAD. Lesões dos nervos lingual, hipoglosso e laríngeo recorrente foram descritas. Dimensionamento correto do aparelho, evitação de hiperinsuflação do balonete e movimento delicado da mandíbula durante a colocação podem reduzir a probabilidade dessas lesões.

Combitube Esofágico-Traqueal

O Combitube esofágico-traqueal consiste em dois tubos fundidos, cada um com um conector de 15 mm na sua extremidade proximal (Figura 19-12). O tubo azul mais longo tem uma extremidade distal ocluída que força o gás a sair através de uma série de perfurações laterais. O tubo transparente mais curto tem uma extremidade aberta e não tem perfurações laterais. O Combitube é geralmente inserido cegamente pela boca e avançado até que os dois anéis pretos na haste estejam entre os dentes superiores e inferiores. O Combitube tem dois balonetes infláveis, um balonete proximal de 100 mL e um balonete distal de 15 mL, ambos que devem ser inflados completamente depois da colocação. A luz distal do Combitube geralmente vem a ficar no

TABELA 19-4 Vantagens e desvantagens da máscara laríngea em comparação à ventilação por máscara facial ou intubação traqueal[1]

	Vantagens	Desvantagens
Em comparação à máscara facial	Mãos livres Melhor vedação em pacientes barbados Menos complicada em cirurgia ENT Frequentemente mais fácil de manter a via aérea Protege contra secreções das vias aéreas Menos trauma de nervo facial e olho Menos poluição da sala de cirurgia	Mais invasiva Mais risco de trauma da via aérea Exige nova habilidade Necessário anestesia mais profunda Necessita alguma mobilidade da TMJ Difusão de N_2O para dentro do balonete Diversas contraindicações
Em comparação à intubação traqueal	Menos invasiva Muito útil em intubações difíceis Menos traumas dentário e laríngeo Menos laringospasmo e broncospasmo Não exige relaxamento muscular Não exige mobilidade do pescoço Nenhum risco de intubação esofágica ou endobrônquica	Risco aumentado de aspiração gastrointestinal Menos segura em posições prona ou de canivete Limita PPV máxima Cânula menos segura Maior risco de vazamento de gás e poluição Pode causar distensão gástrica

[1]ENT, otorrinolaringológica; TMJ, articulação temporomandibular; PPV, ventilação com pressão positiva.

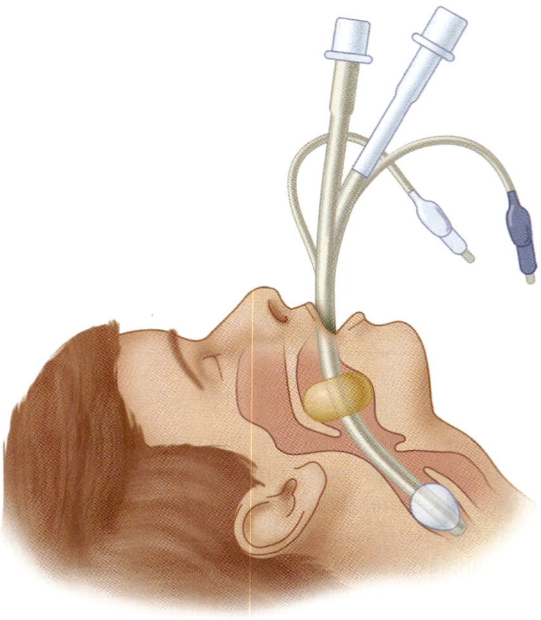

FIGURA 19-12 Combitube.

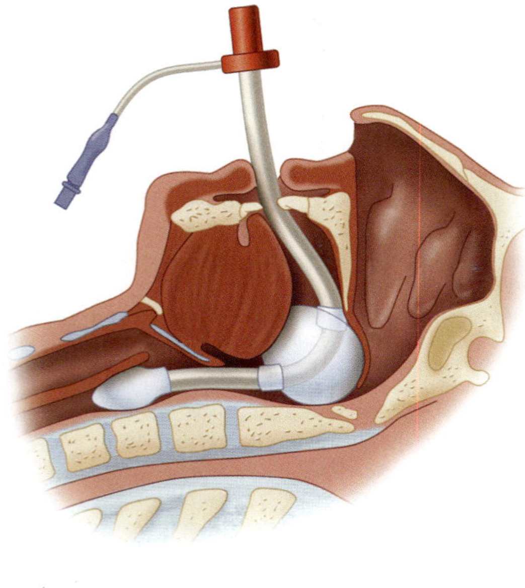

FIGURA 19-13 Tubo laríngeo de King.

esôfago em aproximadamente 95% das vezes, de modo que a ventilação através do tubo azul mais longo forçará gás para fora pelas perfurações laterais e para dentro da laringe. O tubo claro mais curto pode ser usado para descompressão gástrica. Alternativamente, se o Combitube entrar na traqueia, a ventilação através do tubo claro dirigirá gás para dentro da traqueia.

Tubo Laríngeo de King

Os tubos laríngeos (LTs) de King consistem em tubo com um pequeno balão esofágico e um balão maior para colocação na hipofaringe (Figura 19-13). Ambos os tubos se inflam por uma linha de insuflação. Os pulmões são inflados por ar que sai entre os dois balões. Uma porta de aspiração distal ao balão esofágico está presente, permitindo descompressão do estômago. O LT é inserido, e os balonetes, inflados. Caso a ventilação se comprove difícil, o LT provavelmente está inserido fundo demais. Retirar ligeiramente o aparelho, até melhorar a complacência, melhora a situação.

INTUBAÇÃO ENDOTRAQUEAL

A intubação endotraqueal é empregada para a realização de anestesia geral e para facilitar o manejo ventilatório do paciente crítico.

Tubos Traqueais

Padrões orientam a fabricação de TT (*American National Standard for Anesthetic Equipment;* ANSI Z-79). Os TTs são mais comumente feitos de cloreto de polivinil. No passado, os TTs eram marcados "I.T." ou "Z-79" para indicar que tinham sido testados como implante para assegurar a toxicidade. A forma e rigidez dos TTs podem ser alteradas pela inserção de um estilete. A extremidade do paciente do tubo é biselada para ajudar a visualização e inserção através das pregas vocais. Os tubos de Murphy têm um orifício (o olho de Murphy) para diminuir o risco de oclusão, caso a abertura distal do tubo faça contato com a carina ou traqueia (Figura 19-14).

A resistência ao fluxo de ar depende principalmente do diâmetro do tubo, mas é também afetada pelo comprimento e curvatura do tubo. O tamanho do TT é geralmente designado em milímetros de diâmetro interno, ou, menos comumente, na escala French (diâmetro externo em milímetros multiplicado por 3). A escolha do diâmetro do tubo é sempre um compromisso entre maximizar o fluxo com um tamanho maior e minimizar o trauma à via aérea com um tamanho menor (Tabela 19-5).

A maioria dos TTs adultos tem um sistema de insuflação do balonete consistindo em uma válvula, balão piloto, tubo de insuflação e balonete (Figura 19-14). A válvula impede perda de ar depois do enchimento do balonete. O balão piloto provê uma indicação grosseira da insuflação do balonete. O tubo de insuflação conecta a válvula ao balonete e é incorporado na parede do tubo. Pela criação de uma vedação traqueal, os balonetes de TT permitem ventilação com pressão positiva e reduzem a probabilidade de aspiração. Tubos sem balonete são, muitas vezes, usados em lactentes e crianças pequenas para minimizar o risco de lesão por pressão e crupe pós-intubação; entretanto, nos últimos anos, tubos pediátricos com balonete têm sido cada vez mais favorecidos.

Há dois tipos principais de balonetes: alta pressão (baixo volume) e baixa pressão (alto volume). Balonetes de alta pressão são associados a mais dano isquêmico à mucosa traqueal e são

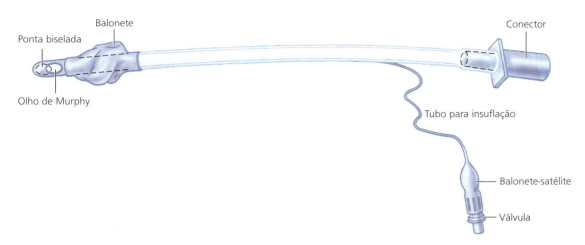

FIGURA 19-14 Tubo traqueal de Murphy.

menos adequados para intubações de longa duração. Balonetes de baixa pressão podem aumentar a probabilidade de dor de garganta (maior área de contato com mucosa), aspiração, extubação espontânea e inserção difícil (por causa do balonete flexível). Não obstante, em razão da sua incidência mais baixa de dano à mucosa, balonetes de baixa pressão são geralmente empregados.

A pressão no balonete depende de diversos fatores: volume de insuflação, o diâmetro do balonete com relação à traqueia, complacência traqueal e do balonete, e pressão intratorácica (as pressões de balonete aumentam com tosse). A pressão do balonete pode aumentar durante anestesia geral por difusão de óxido nitroso da mucosa traqueal para dentro do balonete do TT.

Os TTs foram modificados para uma variedade de aplicações especializadas. TTs flexíveis, enrolados com espiral, reforçados com fio metálico (tubos com armadura) resistem ao dobramento e podem-se comprovar valiosos em alguns procedimentos cirúrgicos de cabeça e pescoço ou no paciente em posição prona. Se um tubo com armadura for dobrado por extrema pressão (p. ex., um paciente acordado mordendo-o), no entanto, a luz ficará ocluída permanentemente, e o tubo necessitará de substituição. Outros tubos especializados incluem tubos microlaríngeos, tubos endotraqueais de luz dupla (para facilitar isolamento de pulmão e ventilação unipulmonar), tubos endotraqueais equipados com bloqueador pulmonar (para facilitar isolamento pulmonar e ventilação unipulmonar), tubos de metal destinados a cirurgia a *laser* da via aérea para reduzir riscos de incêndio, e tubos curvos pré-formados para intubações nasal e oral em cirurgia de cabeça e pescoço.

TABELA 19-5 Diretrizes de tamanho de tubos orotraqueais

Idade	Diâmetro Interno (mm)	Comprimento Cortado (cm)
Lactente de termo completo	3,5	12
Criança	$4 + \frac{\text{Idade}}{4}$	$14 + \frac{\text{Idade}}{2}$
Adulto		
Mulher	7,0-7,5	24
Homem	7,5-9	24

LARINGOSCÓPIOS

Um laringoscópio é um instrumento usado para examinar a laringe e para facilitar intubação da traqueia. O cabo geralmente contém baterias para acender uma lâmpada na extremidade da lâmina (**Figura 19-15**), ou, alternativamente, para energizar um feixe fibroscópico que termina na extremidade da lâmina. Luz de um feixe de fibra óptica tende a ser mais precisamente dirigida e menos difusa. Por outro lado, os laringoscópios com feixes de luz de fibra óptica nas suas lâminas podem ser fabricados compatíveis com uso no setor de ressonância magnética. As lâminas de Macintosh e Miller são os mais populares desenhos curvos e retos, respectivamente, nos Estados Unidos. A escolha

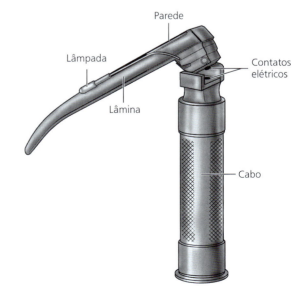

FIGURA 19-15 Laringoscópio rígido

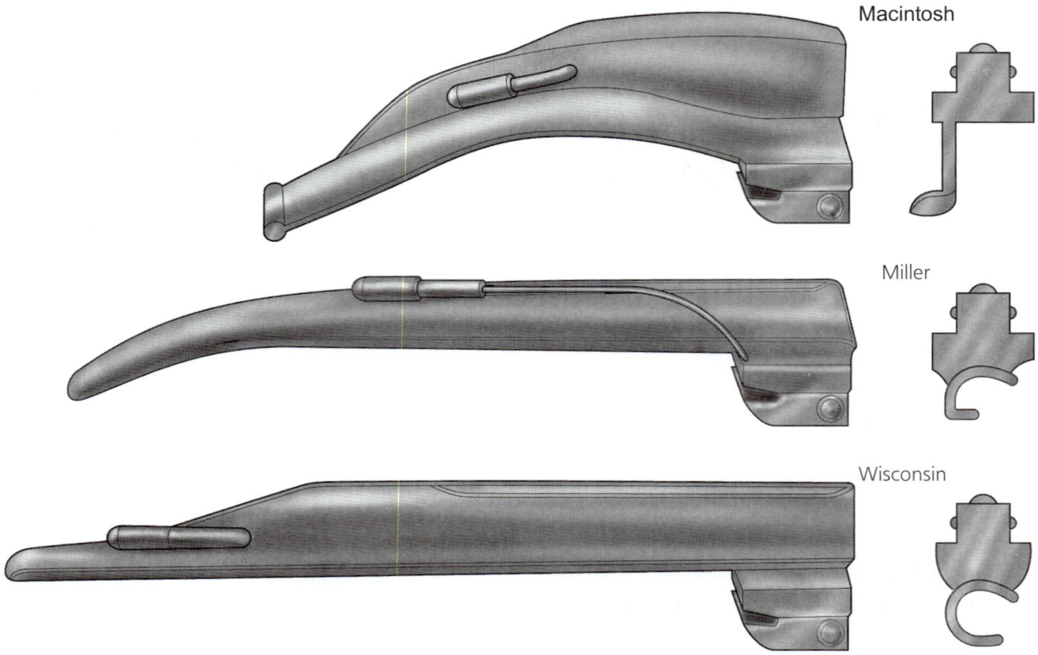

FIGURA 19-16 Uma variedade de lâminas de laringoscópio.

da lâmina depende da preferência pessoal e da anatomia do paciente. Uma vez que nenhuma lâmina seja perfeita para todas as situações, o clínico deve-se tornar familiarizado e proficiente com uma variedade de desenhos de lâminas (**Figura 19-16**).

VIDEOLARINGOSCÓPIOS

Nos últimos anos, uma miríade de aparelhos de laringoscopia que utilizam tecnologia de vídeo revolucionou o manejo da via aérea. Laringoscopia direta com uma lâmina Macintosh ou Miller obriga ao alinhamento apropriado das estruturas orais, faríngeas e laríngeas para facilitar uma visão direta da glote. Várias manobras, como a posição "de cheirar" e movimento externo da laringe com pressão na cricoide durante laringoscopia direta, são usadas para melhorar a vista. Os laringoscópios com base em vídeo ou óptica possuem ou um *chip* de vídeo (sistema DCI, Glidescope, McGrath, Airway) ou uma lente/espelho (Airtraq) na extremidade da lâmina de intubação para transmitir uma vista da glote ao operador. Estes aparelhos diferem na angulação da lâmina, presença de um canal para guiar o tubo para a glote, e na natureza de único uso ou multiuso do aparelho.

Videolaringoscopia ou laringoscopia indireta mais provavelmente oferece mínima vantagem em pacientes com vias aéreas não complicadas. Entretanto, o uso nestes pacientes é valioso como guia de treinamento para estudantes, especialmente quando o treinando está efetuando uma laringoscopia direta com o aparelho, enquanto o instrutor vê a glote na tela de vídeo. Adicionalmente, o uso em pacientes de manejo não complicado da via aérea melhora a familiaridade com o aparelho para ocasiões em que laringoscopia direta não for possível.

Os laringoscópios indiretos geralmente melhoram a visualização das estruturas laríngeas em vias aéreas difíceis; entretanto, a visualização nem sempre leva à intubação bem-sucedida. Um estilete de tubo endotraqueal é recomendado quando videolaringoscopia será efetuada. Alguns aparelhos vêm com estiletes destinados a facilitar a intubação com esse aparelho particular. Curvar o estilete e o tubo endotraqueal de uma maneira semelhante à flexão na curva da lâmina frequentemente facilita a passagem do tubo endotraqueal para dentro da traqueia. Mesmo quando a abertura glótica é vista claramente, pode ser difícil dirigir o tubo endotraqueal para dentro da traqueia. Se o tubo ficar preso nas aritenoides, puxar ligeiramente a lâmina mais para fora pode melhor permitir a passagem do tubo.

Laringoscopia indireta pode resultar em menos desvio da coluna cervical; entretanto, todas as precauções associadas à manipulação da via aérea em um paciente com uma possível fratura da coluna cervical devem ser mantidas.

Variedades de laringoscópios indiretos incluem:

- Várias lâminas Macintosh e Miller em tamanhos pediátricos e adultos têm capacidade de vídeo no sistema Storz DCI. O sistema também pode incorporar um estilete óptico de intubação (**Figura 19-17**). As lâminas são semelhantes a lâminas de intubação convencionais, permitindo laringoscopia direta e videolaringoscopia indireta. Assistentes e instrutores são capazes de ver a vista obtida pelo operador e ajustar suas manobras de acordo, para facilitar a intubação ou para prover instrução, respectivamente.
- O laringoscópio McGrath é um videolaringoscópio portátil com um comprimento de lâmina que pode ser ajustado para facilitar o uso em uma criança de 5 anos até um adulto (**Figura 19-18**). A lâmina pode ser desconectada do cabo para facilitar sua inserção em pacientes com obesidade mórbida em que o espaço entre o tórax superior e a cabeça é reduzido. A

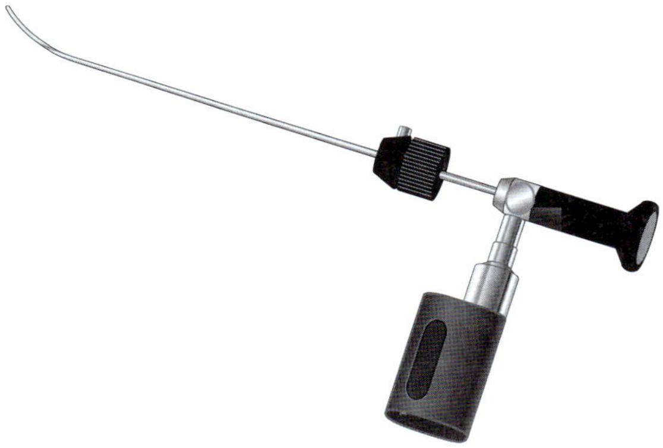

FIGURA 19-17 Estilete óptico de intubação.

lâmina é inserida na linha mediana, com as estruturas laríngeas vistas a uma distância para aumentar o sucesso na intubação.

- O GlideScope vem com lâminas descartáveis de tamanhos adulto e pediátrico (Figura 19-19). A lâmina é inserida na linha mediana e avançada até que as estruturas glóticas sejam identificadas. O GlideScope tem um ângulo de 60°, impedindo laringoscopia direta e necessitando do uso de estilete que é semelhante em forma à lâmina.
- Airtraq é um laringoscópio de uso único disponível em tamanhos pediátricos e adultos (Figura 19-20). O aparelho tem um canal para guiar o tubo endotraqueal para a glote. Este aparelho é inserido na linha mediana. Sucesso é mais provável, quando o aparelho não é posicionado demasiado perto da glote.

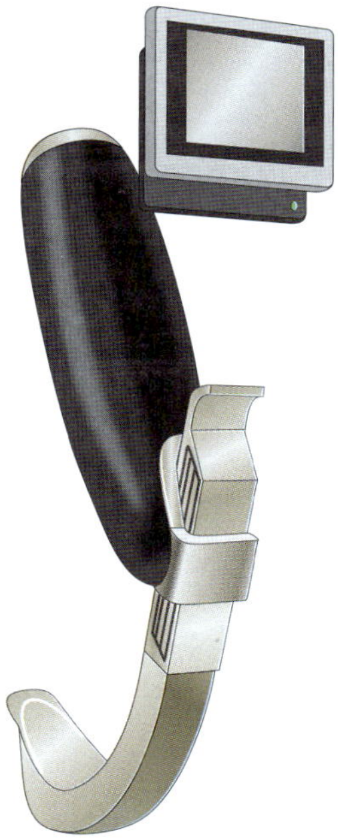

FIGURA 19-18 Laringoscópio McGrath.

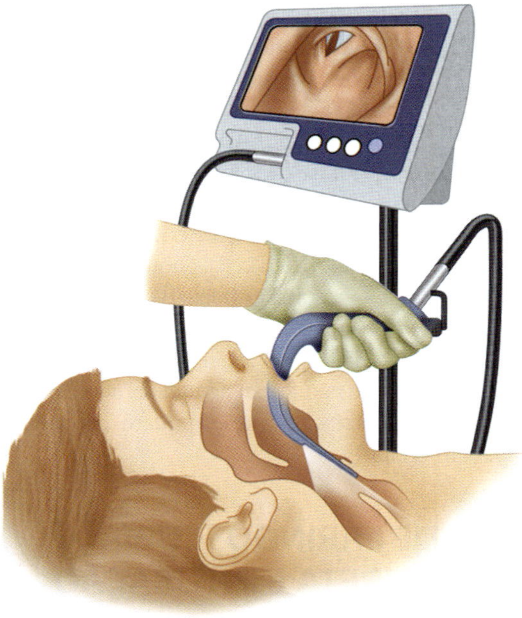

FIGURA 19-19 Glidescope.

- Videoestiletes de intubação possuem uma capacidade de vídeo e fonte de luz. O estilete é introduzido, e a glote identificada. Intubação com um videoestilete pode resultar em menos movimento da coluna cervical que com outras técnicas.

Broncoscópios Flexíveis de Fibra Óptica

Em algumas situações – por exemplo, pacientes com coluna cervical instável, pouca amplitude de movimento da articulação temporomandibular, ou certas anomalias congênitas ou adquiridas da via aérea superior – laringoscopia com laringoscópios diretos ou indiretos pode ser indesejável ou impossível. Um FOB flexível permite visualização indireta da laringe nesses ca-

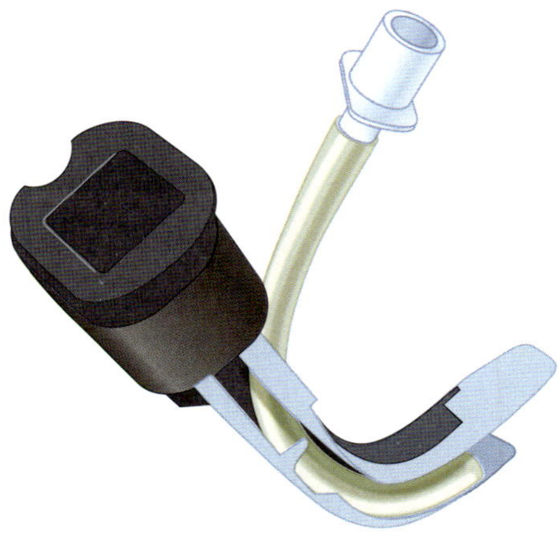

FIGURA 19-20 Laringoscópio óptico Airtraq.

sos ou em qualquer situação em que intubação acordada seja planejada (**Figura 19-21**). Os broncoscópios são construídos de fibras de vidro revestidas que transmitem luz e imagens por reflexão interna (*i. e.*, um feixe de luz fica aprisionado dentro de uma fibra e sai inalterado no extremo oposto). O tubo de inserção contém dois feixes de fibras, cada um consistindo em 10.000 a 15.000 fibras. Um feixe transmite luz da fonte luminosa (fonte de luz ou feixe incoerente), que ou é externo ao aparelho ou contido dentro do cabo (Figura 19-21B), enquanto o outro fornece uma imagem de alta resolução (feixe de imagem ou coerente). Manipulação direcional do tubo de inserção é realizada com fios metálicos de angulação. Canais de aspiração podem ser difíceis de limpar, e, se não forem adequadamente limpos e esterilizados depois de cada utilização, podem proporcionar um ninho para infecção.

TÉCNICAS DE LARINGOSCOPIA DIRETA E INDIRETA E INTUBAÇÃO

Indicações de Intubação

A introdução de um tubo dentro da traqueia tornou-se uma parte rotineira da administração de uma anestesia geral. Intubação não é um procedimento isento de risco, e nem todos os pacientes recebendo anestesia geral a necessitam. Um TT é geralmente colocado para proteger a via aérea e para acesso à via aérea. Intubação é indicada em pacientes que estão em risco de aspiração e naqueles que se submeterão a procedimentos cirúrgicos, envolvendo cavidades do corpo ou a cabeça e pescoço. Ventilação por máscara ou ventilação com LMA é geralmente satisfatória para procedimentos pequenos curtos, como cistoscopia, exame sob anestesia, reparo de hérnia inguinal, cirurgia de extremidade e assim por diante.

Preparação para Laringoscopia Direta

A preparação para intubação inclui a checagem do equipamento e o posicionamento adequado do paciente. O TT deve ser examinado. O sistema de insuflação do balonete pode ser testado, inflando-se o balonete, usando uma seringa de 10 mL. Manutenção da pressão do balonete *depois de destacar a seringa* assegura função apropriada do balonete e válvula. Alguns anestesiologistas cortam o TT a um comprimento preestabelecido para diminuir o espaço morto, o risco de intubação brônquica e o risco de oclusão por dobra do tubo (Tabela 19-5). O conector deve ser empurrado firmemente para dentro do tubo para diminuir a probabilidade de desconexão. Se for usado um estilete, ele deve ser inserido dentro do TT, que é, então, recurvado para se assemelhar a um taco de hóquei (**Figura 19-22**). Esta forma facilita intubação de uma laringe com posição anterior. A lâmina desejada é encaixada no cabo do laringoscópio, e a função da lâmpada é testada. A intensidade da luz deve permanecer constante, mesmo se a lâmpada for sacudida. Uma luz piscando assinala mau contato elétrico, enquanto enfraquecimento indica baterias descarregadas. Um cabo, lâmina, TT (um tamanho menor que o tamanho ideal estimado) e estilete extras devem estar imediatamente disponíveis. Um aspirador funcionando é necessário para limpar a via aérea em caso de secreções inesperadas, sangue ou vômito.

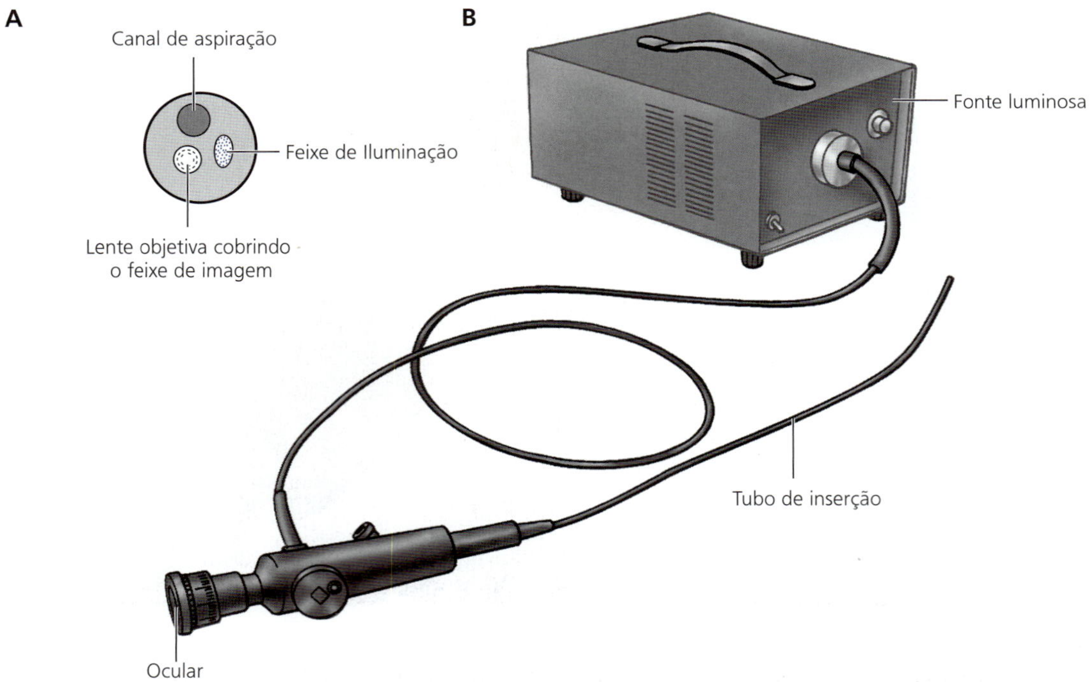

FIGURA 19-21 A: Corte transversal de um broncoscópio de fibra óptica. **B:** Um fibrobroncoscópio flexível com fonte luminosa fixa.

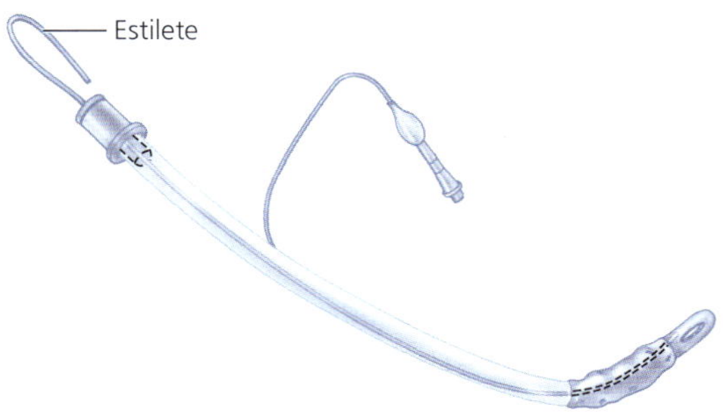

FIGURA 19-22 Um tubo traqueal com um estilete recurvado para se assemelhar a um bastão de hóquei.

Intubação bem-sucedida depende, muitas vezes, do posicionamento correto do paciente. A cabeça do paciente deve estar no nível da cintura do anestesiologista ou mais alto para evitar esforço desnecessário das costas durante laringoscopia.

Laringoscopia direta desvia os tecidos moles faríngeos para criar uma linha direta de visão desde a boca até a abertura glótica. Elevação moderada da cabeça (5-10 cm acima da mesa cirúrgica) e extensão da articulação atlantoccipital colocam o paciente na posição de "cheirar" desejada (Figura 19-23). A porção inferior da coluna cervical é flexionada, repousando-se a cabeça sobre um travesseiro ou outro suporte macio.

A preparação para indução e intubação também envolve pré-oxigenação de rotina. Administração de oxigênio a 100% oferece uma margem extra de segurança, em caso de o paciente não ser facilmente ventilado depois da indução. Pré-oxigenação pode ser omitida em pacientes que fazem objeção à máscara facial; entretanto, deixar de pré-oxigenar aumenta o risco de dessaturação rápida após apneia.

Uma vez que anestesia geral abole os reflexos corneanos protetores, cuidado precisa ser tomado durante este período para não lesar os olhos do paciente, esfregando não intencionalmente a córnea. Assim, os olhos são rotineiramente fechados com fita, muitas vezes aplicando uma pomada oftálmica antes da manipulação da via aérea.

Intubação Orotraqueal

O laringoscópio é segurado na mão esquerda. Com a boca do paciente aberta, a lâmina é introduzida para dentro do lado direito da orofaringe – com cuidado para evitar os dentes. A língua é empurrada para a esquerda e para cima para o assoalho da faringe pelo flange da lâmina. A varrição bem-sucedida da língua para a esquerda limpa a visão para colocação do TT. A ex-

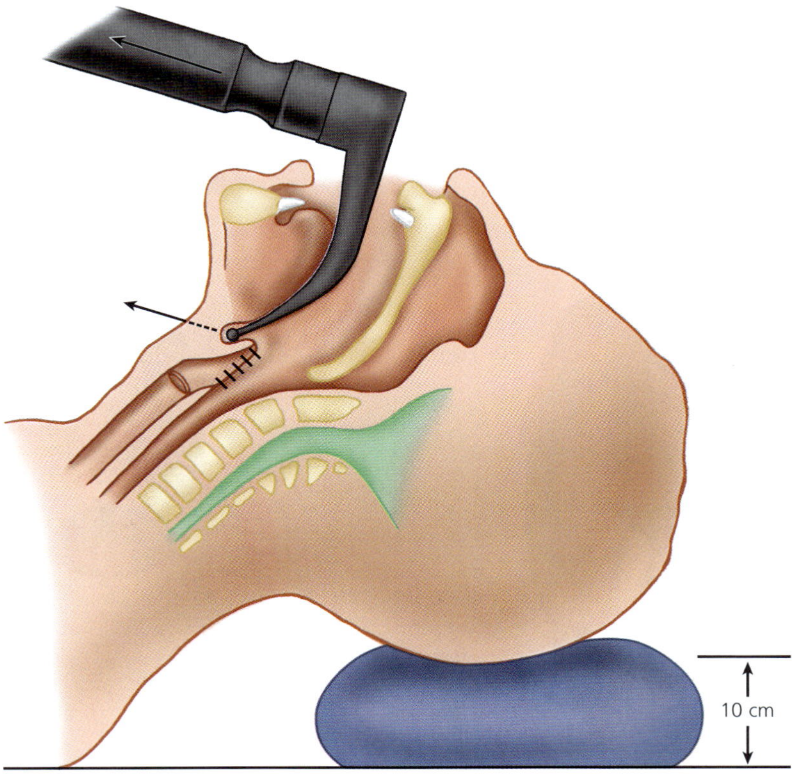

FIGURA 19-23 A posição de cheirar e intubação com uma lâmina Macintosh. (Modificada e reproduzida, com permissão, de Dorsch JA, Dorsch SE: *Understanding Anesthesia Equipment: Construction, Care, and Complications.* Williams & Wilkins, 1991.)

tremidade de uma lâmina curva é geralmente introduzida na valécula, e a extremidade da lâmina reta cobre a epiglote. Com qualquer das duas lâminas, o cabo é elevado e afastado do paciente em um plano perpendicular à mandíbula do paciente para expor as pregas vocais (Figura 19-24). Prender um lábio entre os dentes e a lâmina e fazer alavanca sobre os dentes devem ser evitados. O TT é tomado com a mão direita, e sua ponta é passada pelas pregas vocais abduzidas. A manobra "pressão para trás, para cima, para direita" (BURP) aplicada externamente move uma glote posicionada anteriormente para trás para facilitar a visualização da glote. O balonete do TT deve ficar na traqueia superior, mas além da laringe. O laringoscópio é retirado, outra vez com cuidado para evitar lesão dentária. O balonete é inflado **3** com a menor quantidade de ar necessária para criar uma vedação durante ventilação com pressão positiva, a fim de minimizar a pressão transmitida à mucosa traqueal. Insuflação excessiva além de 30 mm H_2O pode inibir fluxo sanguíneo capilar, causando lesão da traqueia. Comprimir o balão piloto com os dedos *não* é um método confiável de determinar, se a pressão do balonete for suficiente ou excessiva.

Depois da intubação, o tórax e o epigástrio são imediatamente auscultados, e um traçado capnográfico (o teste definitivo) é monitorado para assegurar localização intratraqueal (Figura 19-25). Se houver dúvida se o tubo estiver no esôfago ou na traqueia, repetir a laringoscopia para confirmar a colocação. CO_2 corrente final não será produzido se não houver débito cardíaco. FOB através do tubo e visualização dos anéis traqueais e carina confirmará similarmente a colocação correta. De outra forma, o tubo é fixado com fita ou amarrado para garantir sua **4** posição. Embora a detecção persistente de CO_2 por um capnógrafo seja a melhor confirmação da colocação traqueal de um TT, ela não é capaz de excluir intubação brônquica. A evidência mais precoce de intubação brônquica é, muitas vezes, um aumento na pressão inspiratória máxima. Localização correta do tubo pode ser reconfirmada pela palpação do balonete na incisura esternal, enquanto comprimindo o balão piloto **5** com a outra mão. O balonete não deve ser palpado acima do nível da cartilagem cricoide, porque uma localização intralaríngea prolongada pode resultar em rouquidão pós-operatória e aumenta o risco de extubação acidental. A posição do tubo também pode ser documentada por radiografia de tórax.

A descrição aqui apresentada supõe um paciente inconsciente. Intubação oral é geralmente mal tolerada por pacientes acordados e sadios. Sedação intravenosa, aplicação de um *spray* anestésico local na orofaringe, bloqueio nervoso regional e tranquilização constante melhorarão a aceitação do paciente.

Uma intubação que falhou não deve ser seguida por repetidas tentativas idênticas. Devem ser feitas alterações para aumentar a probabilidade de sucesso, como reposicionamento do paciente, diminuição do tamanho do tubo, adição de um estilete, seleção de uma lâmina diferente, uso de um laringoscópio indireto, tentativa de uma via nasal, ou pedir o auxílio de outro anestesiologista. Se o paciente for também difícil de ventilar com uma máscara, formas alternativas de manejo da via aérea

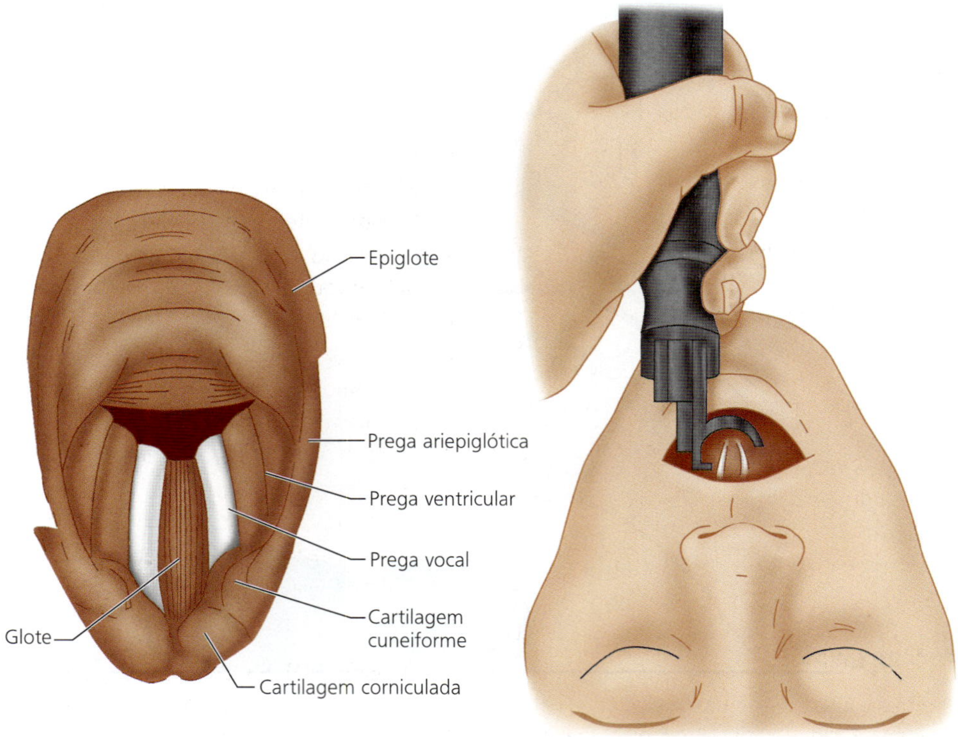

FIGURA 19-24 Vista típica da glote durante laringoscopia com uma lâmina curva. (Modificada e reproduzida, com permissão, de Barash PG: *Clinical Anesthesia*, 4th ed. Lippincott, 2001.)

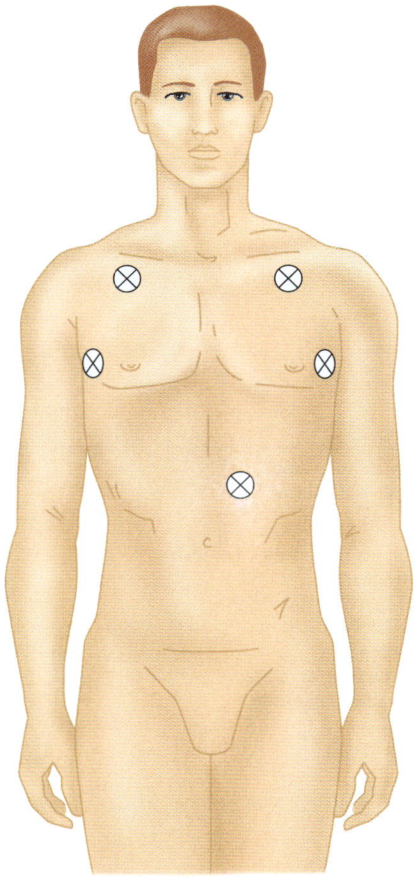

FIGURA 19-25 Locais para auscultação de sons respiratórios nos ápices e sobre o estômago.

(p. ex, LMA, Combitube, cricotireotomia com ventilação a jato, traqueostomia) devem ser empreendidas imediatamente. As diretrizes elaboradas pela *American Society of Anesthesiologists* para o manejo de uma via aérea difícil incluem um algoritmo de plano de tratamento (Figura 19-26).

O uso de videolaringoscópios ou laringoscópios indiretos é dependente do desenho do aparelho. Alguns aparelhos são posicionados na via mediana sem a necessidade de varrer a língua para fora de vista. Outros aparelhos contêm canais para dirigir o tubo endotraqueal para a abertura glótica. Os clínicos devem ser familiarizados com as características dos aparelhos disponíveis bem antes de usarem um em uma situação de via aérea difícil. O uso combinado de um videolaringoscópio e um bougie elástico frequentemente pode facilitar a intubação, quando o tubo endotraqueal não puder ser dirigido para dentro da glote apesar de boa visualização da abertura laríngea (Figura 19-27).

Intubação Nasotraqueal

Intubação nasal é semelhante à intubação oral, exceto que o TT é avançado pelo nariz e nasofaringe para dentro da orofaringe antes da laringoscopia. A narina através da qual o paciente respira com mais facilidade é selecionada antecipadamente e preparada. Gotas nasais de fenilefrina (0,5 ou 0,25%) constringem os vasos e retraem as membranas mucosas. Se o paciente estiver acordado, pomada anestésica local (para a narina), *spray* (para a orofaringe) e bloqueios nervosos também podem ser utilizados.

Um TT lubrificado com geleia hidrossolúvel é introduzido ao longo do assoalho do nariz, abaixo da concha inferior, *em um ângulo perpendicular à face*. O bisel do tubo deve ser dirigido lateralmente para longe das conchas. Para assegurar que o tubo passe ao longo do assoalho da cavidade nasal, a extremidade proximal do TT deve ser puxada cefalicamente. O tubo é avançado gradualmente, até que sua ponta possa ser visualizada na orofaringe. Laringoscopia, conforme discutido, revela as pregas vocais abduzidas. Muitas vezes, a extremidade distal do TT pode ser empurrada para dentro da traqueia sem dificuldade. Se for encontrada dificuldade, a extremidade do tubo pode ser dirigida pelas pregas vocais com pinça de Magill, tendo cuidado para não danificar o balonete. A passagem nasal de TTs, cânulas, ou cateteres nasogástricos acarreta maior risco em pacientes com trauma mediofacial grave em razão do risco de colocação intracraniana (Figura 19-28).

Embora menos usada hoje, intubação nasal cega de pacientes, respirando espontaneamente, pode ser empregada. Nesta técnica, depois de aplicar anestésico tópico à narina e à faringe, um tubo de respiração é passado pela nasofaringe. Usando os sons respiratórios como guia, ele é dirigido na direção da glote. Quando os sons respiratórios são máximos, o anestesiologista avança o tubo durante a inspiração em um esforço para passar cegamente o tubo para dentro da traqueia.

Intubação Fibroscópica Flexível

Intubação fibroscópica (FOI) é rotineiramente efetuada em pacientes acordados ou sedados com vias aéreas problemáticas. FOI é ideal para:

- Uma abertura pequena da boca.
- Minimizar movimento da coluna cervical em trauma ou artrite reumatoide.
- Obstrução da via aérea superior, como angioedema ou massa tumoral.
- Deformidades faciais, trauma facial.
- FOI pode ser realizada acordada ou dormindo por via oral ou nasal.
- FOI acordada: Prevista incapacidade de ventilar por máscara, obstrução da via aérea superior.
- FOI dormindo: Intubação falha, desejo de mínimo movimento da coluna cervical em pacientes que recusam intubação acordada.
- FOI oral: Lesões faciais, cranianas.
- FOI nasal: Uma má abertura da boca.

Quando FOI for considerada, é necessário planejamento cuidadoso, uma vez que ela provavelmente aumentará o tempo de anestesia antes da cirurgia. Os pacientes devem ser informados da necessidade de intubação acordada como parte do processo de consentimento informado.

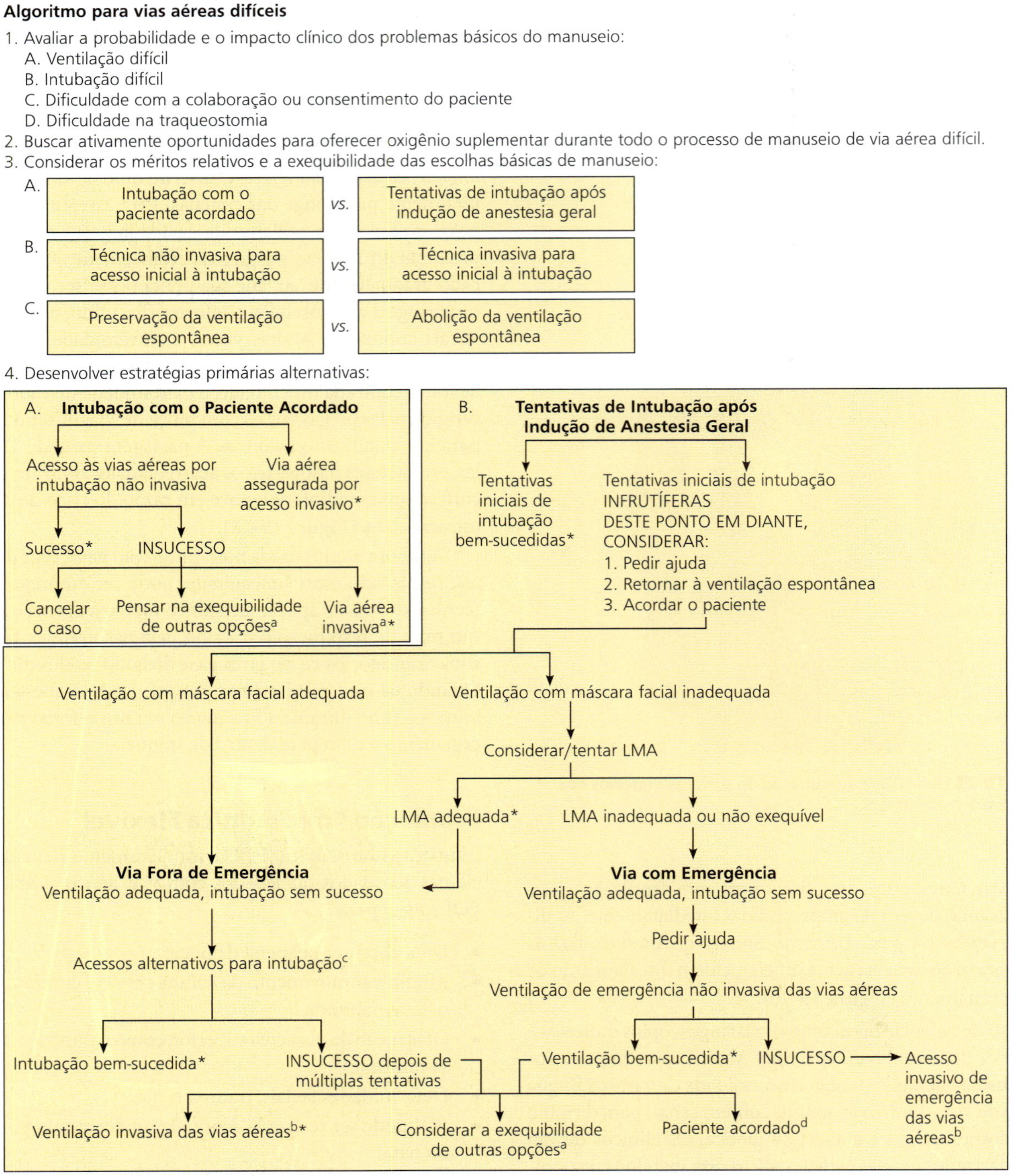

FIGURA 19-26 Algoritmo de Via Aérea Difícil desenvolvido pela American Society of Anesthesiologists. *Confirmar intubação traqueal ou colocação de LMA com CO_2 exalado. (Reproduzida, com permissão, de American Society of Anesthesiologists Task Force on Management of the Difficult Airway. Practice guidelines for management of the difficult airway: an updated report by the American Society of Anesthesiologists Task Force on Management of the Difficult Airway. Anesthesiology 2003;98:1269.)

A via aérea é anestesiada com um *spray* anestésico local, e sedação ao paciente é fornecida, conforme tolerado. Dexmedetomidina tem a vantagem de preservar a respiração, enquanto provê sedação. Anestesia da via aérea é discutida a seguir na Discussão de Caso.

Se for planejada FOI nasal, ambas as narinas são preparadas com gotas vasoconstritoras. A narina através da qual o paciente respira com mais facilidade é identificada. Oxigênio pode ser insuflado pela porta de aspiração e pelo canal de aspiração do FOB para melhorar a oxigenação e soprar secreções para fora

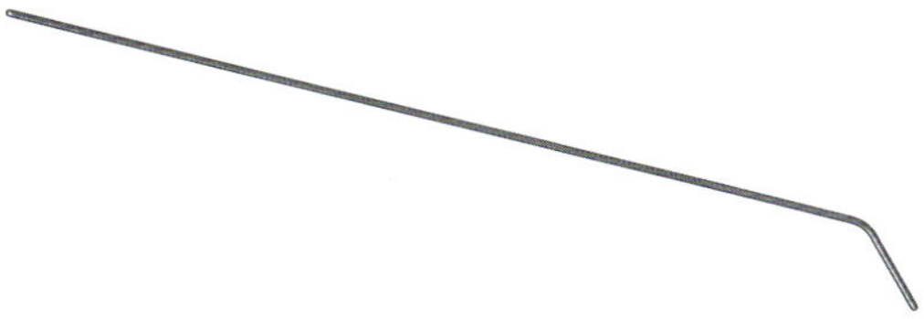

FIGURA 19-27 Bougie elástico.

da ponta. Alternativamente, uma cânula nasal grande (p. ex., 36F) pode ser inserida na narina contralateral. O circuito respiratório pode ser conectado diretamente à extremidade desta cânula nasal para administrar oxigênio a 100% durante a laringoscopia. Se o paciente estiver inconsciente e não respirando espontaneamente, a boca pode ser fechada e ventilação tentada pela cânula nasal única. Quando esta técnica é usada, a adequação da ventilação e oxigenação deve ser confirmada por capnografia e oximetria de pulso. A haste lubrificada do FOB é introduzida na luz do TT. É importante manter a haste do broncoscópio relativamente reta (Figura 19-29) de modo que se a cabeça do broncoscópio for rotada em uma direção, a extremidade distal se moverá em um grau semelhante e na mesma direção. Quando a ponta do FOB passa pela extremidade distal do TT, a epiglote ou glote deve ser visível. A extremidade do broncoscópio é manipulada, conforme necessário, para passar pelas pregas abduzidas.

Fazer um assistente empurrar a mandíbula para frente ou aplicar pressão na cricoide pode melhorar a visualização em casos difíceis. Se o paciente estiver respirando espontaneamente, pegar a língua com gaze e puxá-la para frente também pode facilitar a intubação.

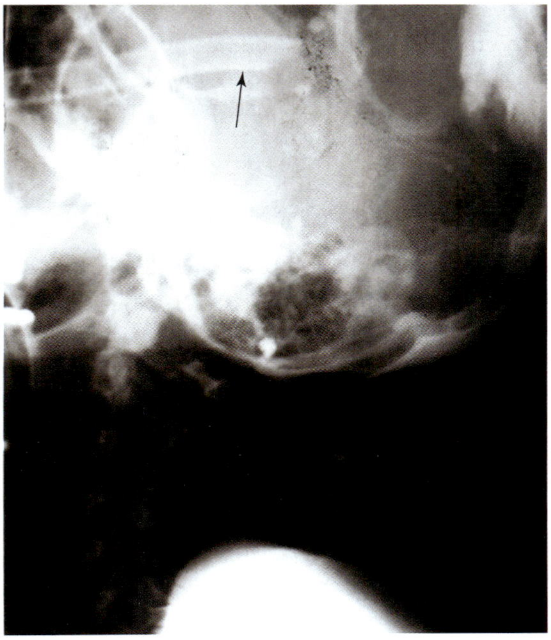

FIGURA 19-28 Radiografia demonstrando um tubo traqueal de 7 mm colocado pela placa cribriforme para dentro da abóbada craniana em um paciente com fratura da base do crânio.

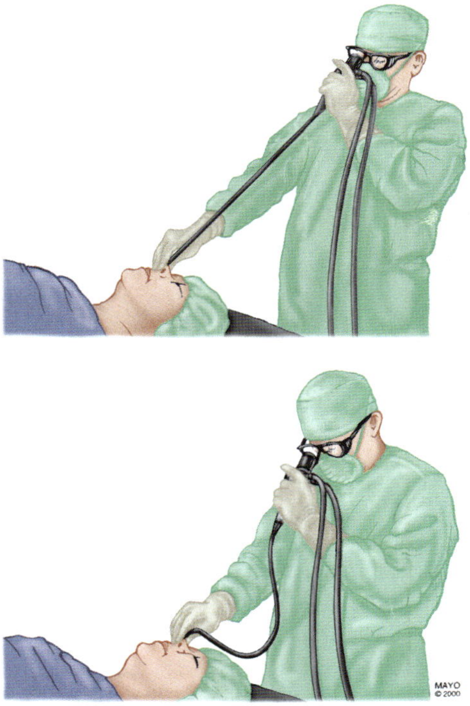

FIGURA 19-29 Técnica correta para manipulação de broncofibroscópio através do tubo traqueal na figura acima. Evitar curvatura do fibroscópio, o que torna a manipulação difícil.

Uma vez na traqueia, o FOB é avançado para dentro da visão da carina. A presença de anéis traqueais e da carina é prova de posicionamento correto. O TT é empurrado para fora do FOB. O ângulo agudo em torno da cartilagem aritenoide e epiglote pode impedir avanço fácil do tubo. O uso de um tubo com armadura geralmente diminui este problema em razão de sua maior flexibilidade lateral e extremidade distal angulada mais obtusamente. Posição adequada do TT é confirmada, vendo-se a ponta do tubo a uma distância apropriada (3 cm em adultos) acima da carina antes que o FOB seja retirado.

FOI oral prossegue similarmente, com a ajuda de vários aparelhos de via aérea orais para dirigir o FOB para a glote e para reduzir obstrução da vista pela língua.

TÉCNICAS DE VIA AÉREA CIRÚRGICA

Vias aéreas "invasivas" são necessárias quando se apresenta o cenário "impossível intubar, impossível ventilar", e podem ser executadas em previsão a essas circunstâncias em pacientes selecionados. As opções incluem: cricotireotomia cirúrgica, cricotireotomia de cateter ou agulha, cateter transtraqueal com ventilação a jato e intubação retrógrada.

Cricotireotomia cirúrgica refere-se à incisão cirúrgica da CTM e coloração de um tubo de respiração. Mais recentemente, diversos *kits* de cricotireotomia de agulha/dilatador se tornaram disponíveis. Diferentemente da cricotireotomia cirúrgica, em que uma incisão horizontal é feita pela CTM, estes *kits* utili-

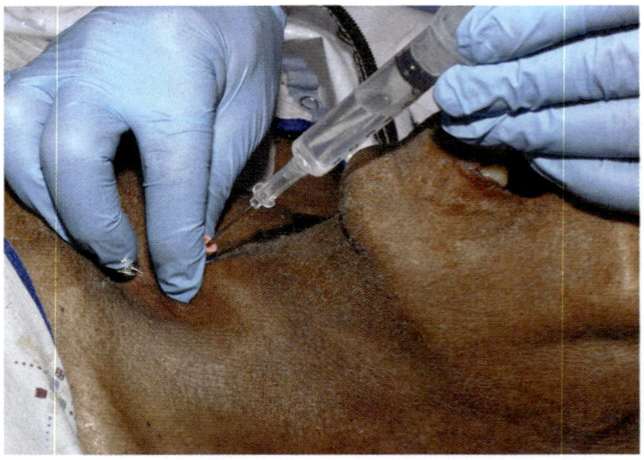

FIGURA 19-30 Cricotireotomia. Deslizar cateter para dentro da traqueia. (Foto contribuída por: Lawrence B. Stack, M.D.)

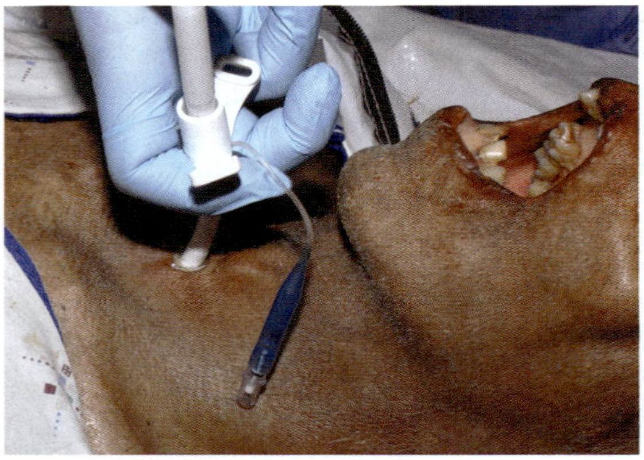

FIGURA 19-32 Cricotireotomia. Inserir tubo de traqueostomia/introdutor. Inserir ambos os aparelhos sobre o fio e para dentro da traqueia. (Foto contribuída por: Lawrence B. Stack, M.D.)

zam a técnica de Seldinger com cateter/fio/dilatador. Um cateter conectado a uma seringa é inserido pela CTM (Figura 19-30). Quando ar é aspirado, um fio-guia é passado pelo cateter para dentro da traqueia (Figura 19-31). Um dilatador é a seguir passado sobre o fio-guia, e um tubo de respiração é colocado (Figura 19-32).

Procedimentos de salvamento à base de cateter também podem ser realizados. Uma cânula intravenosa calibre 16 ou 14 é conectada a uma seringa e passada pela CTM na direção da carina. Ar é aspirado. Se um sistema de ventilação a jato for disponível, ele pode ser ligado. O cateter TEM que estar preso, caso contrário a pressão do jato empurrará o cateter para fora da via aérea, levando a enfisema subcutâneo potencialmente desastroso. Curtas ondas (1 s) de oxigênio ventilam o paciente. Efluxo suficiente de ar expirado precisa ser assegurado para evitar barotrauma. Pacientes ventilados desta maneira podem desenvolver enfisema subcutâneo ou mediastinal e podem-se tornar hipercápnicos apesar de oxigenação adequada. Ventilação a jato transtraqueal geralmente exigirá conversão para uma via aérea cirúrgica ou intubação traqueal.

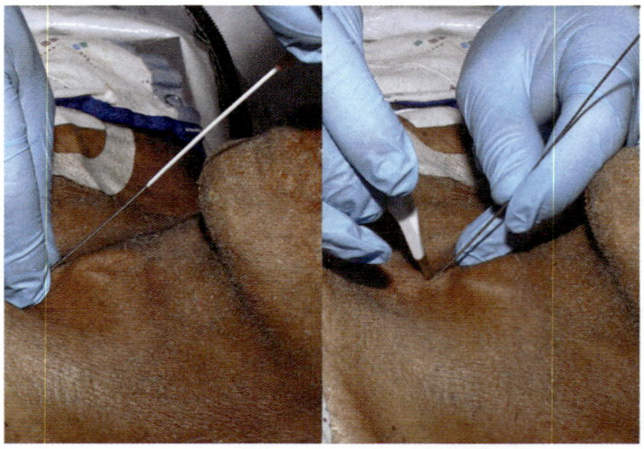

FIGURA 19-31 Cricotireotomia. Incisão no local de entrada do fio metálico. Remover cateter e fazer incisão no local de entrada do fio metálico. (Foto contribuída por: Lawrence B. Stack, M.D.)

Caso um sistema de ventilação a jato não esteja disponível, uma seringa de 3 mL pode ser conectada ao cateter e o êmbolo da seringa removido. Um conector de TT de 7 mm de diâmetro interno pode ser inserido dentro da seringa e conectado a um circuito de respiração ou uma bolsa Ambu. Como com o sistema de ventilação a jato, expiração adequada precisa ocorrer para evitar barotrauma.

Intubação retrógrada é outra conduta para garantir uma via aérea. Um fio é passado por um cateter colocado na CTM. O fio é angulado em direção cefálica e emerge pela boca ou do nariz. A extremidade distal do fio é apreendida com um clampe para impedir que ele passe pela CTM. O fio pode, então, ser enfiado adentro de um FOB com um tubo endotraqueal carregado para facilitar e confirmar colocação. Em contraposição, um pequeno tubo endotraqueal pode ser guiado pelo fio para dentro da traqueia. Uma vez colocado, o fio é removido. Alternativamente, um cateter epidural pode ser colocado via uma agulha epidural na CTM. Depois que a extremidade distal é recuperada da boca, um tubo endotraqueal pode ser passado sobre o cateter para dentro da traqueia.

PROBLEMAS APÓS INTUBAÇÃO

Após intubação aparentemente bem-sucedida, vários cenários podem-se desenvolver, exigindo atenção imediata. O anestesiologista TEM que confirmar que o tubo esteja corretamente colocado com ventilação bilateral imediatamente em seguida à colocação. Detecção de CO_2 corrente final permanece o padrão ouro a este respeito, com a precaução de que é necessário haver débito cardíaco presente para produção de CO_2 corrente final.

Diminuições na saturação de oxigênio podem ocorrer em seguida à colocação de tubo. Isto, muitas vezes, é secundário à intubação endobrônquica, especialmente em crianças pequenas e bebês. Saturação de oxigênio diminuída perioperatoriamente pode ser decorrente da distribuição inadequada de oxigênio (oxigênio desligado, paciente não ventilado) ou de desequilíbrio de ventilação/perfusão (quase qualquer forma de doença pulmonar). Quando a saturação cai, o tórax do paciente é auscultado para confirmar colocação bilateral do tubo e para ouvir sibilos, roncos e estertores compatíveis com patologia pulmonar. O circuito de respiração é verificado. Uma radiografia de tórax intraoperatória pode ser necessária para identificar a causa de dessaturação. Broncoscopia de fibra óptica intraoperatória também pode ser realizada para confirmar colocação adequada do tubo e para remover obstruções mucosas. Broncodilatadores e planos anestésicos mais profundos são administrados para tratar broncospasmo. Pacientes obesos podem-se dessaturar secundariamente a uma FRC reduzida e atelectasia. Aplicação de pressão positiva expiratória final pode melhorar a oxigenação.

Caso o CO_2 corrente final decline subitamente, deve ser considerada embolia pulmonar (trombo) ou embolia de ar venosa. Similarmente, outras causas de um declínico súbito no débito cardíaco ou um vazamento no circuito devem ser consideradas.

Um CO_2 corrente final em elevação pode ser secundário à hipoventilação ou produção aumentada de CO_2, como ocorre com hipertermia maligna, sepse, um absorvedor de CO_2 esgotado ou má função do circuito de respiração.

Aumentos na pressão nas vias aéreas podem indicar um tubo endotraqueal obstruído ou dobrado ou complacência pulmonar reduzida. O tubo endotraqueal deve ser aspirado para confirmar que está pérvio e os pulmões auscultados para detectar sinais de broncospasmo, edema pulmonar, intubação endobrônquica ou pneumotórax.

Diminuições na pressão nas vias aéreas podem ocorrer secundariamente a vazamentos no circuito de respiração ou extubação inadvertida.

TÉCNICAS DE EXTUBAÇÃO

Mais frequentemente, extubação deve ser efetuada quando um paciente ou está em plano anestésico profundo ou acordado. Em qualquer dos dois casos, recuperação adequada de agentes bloqueadores neuromusculares deve ser estabelecida antes da extubação. Se forem usados agentes bloqueadores neuromusculares, o paciente tem pelo menos um período de ventilação mecânica controlada e, provavelmente, precisa ser desmamado do ventilador antes que extubação possa ocorrer.

Extubação durante um plano leve de anestesia (*i.e.*, um estado entre profundo e acordado) é evitada por causa de um risco aumentado de laringospasmo. A distinção entre anestesia profunda e leve é geralmente aparente durante aspiração faríngea: qualquer reação à aspiração (p. ex., prender a respiração, tosse) assinala um plano leve de anestesia, enquanto ausência de reação é característica de um plano profundo. Similarmente, abertura dos olhos ou movimentos propositados significam que o paciente está insuficientemente acordado para extubação.

Extubar um paciente acordado é geralmente associado à tosse (briga) com o TT. Esta reação aumenta a frequência cardíaca, pressão venosa central, pressão arterial, pressão intracraniana, pressão intra-abdominal e pressão intraocular. Também pode causar deiscência de ferida e sangramento aumentado. A presença de um TT em um paciente asmático acordado pode desencadear broncospasmo. Alguns anestesiologistas procuram diminuir a probabilidade destes efeitos, administrando 1,5 mg/kg de lidocaína intravenosa 1-2 min antes de aspiração e extubação; entretanto, extubação durante anestesia profunda pode ser preferível em pacientes que não podem tolerar estes efeitos (contanto que esses pacientes não estejam em risco de aspiração e/ou não tenham vias aéreas que possam ser difíceis de controlar depois da remoção do TT).

Independentemente de se o tubo for removido quando o paciente está profundamente anestesiado ou acordado, a faringe do paciente deve ser completamente aspirada antes da extubação para diminuir o potencial de aspiração de sangue e secreções. Além disso, os pacientes devem ser ventilados com oxigênio 100%, caso se torne difícil estabelecer uma via aérea depois que o TT for removido. Imediatamente antes da extubação, a fixação do TT é retirada ou o TT é desamarrado, e o seu balonete é desinflado. O tubo é retirado em um movimento suave único, e uma máscara facial é aplicada para fornecer oxigênio. Aplicação de oxigênio por máscara facial é mantida durante o período de transporte para a área de tratamento pós-anestésico.

COMPLICAÇÕES DA LARINGOSCOPIA E INTUBAÇÃO

As complicações da laringoscopia e intubação incluem hipóxia, hipercarbia, trauma dentário e da via aérea, mau posicionamento do tubo, respostas fisiológicas à instrumentação da via aérea, ou má função do tubo. Estas complicações podem ocorrer durante laringoscopia e intubação, enquanto o tubo está no lugar, ou após extubação (Tabela 19-6).

Trauma da Via Aérea

Instrumentação com uma lâmina de laringoscópio de metal e inserção de um TT rígido muitas vezes traumatiza tecidos delicados da via aérea. Dano dentário é uma causa comum de (relativamente pequenos) processos por negligência contra anestesiologistas. Laringoscopia e intubação podem levar a uma variedade de complicações desde dor de garganta até estenose traqueal. A maioria destas é decorrente da pressão externa prolongada sobre estruturas sensíveis da via aérea. Quando estas pressões excedem a pressão sanguínea capilar-arteriolar (aproximadamente 30 mmHg), isquemia tecidual pode levar a uma sequência de inflamação, ulceração, granulação e estenose. Insuflação do balonete do TT à pressão mínima que cria uma vedação durante ventilação com pressão positiva de rotina (geralmente no mínimo 20 mmHg) reduz o fluxo sanguíneo traqueal em 75% no local do balonete. Insuflação adicional do balonete ou hipotensão induzida podem eliminar totalmente o fluxo sanguíneo na mucosa.

Crupe pós-intubação causado por edema glótico, laríngeo ou traqueal é particularmente grave em crianças. A eficácia de corticosteroides (p. ex., dexametasona – 0,2 mg/kg, até um máximo de 12 mg) na prevenção de edema da via aérea pós-extubação permanece controvertida; entretanto, corticosteroides fo-

TABELA 19-6 Complicações de intubação

Durante laringoscopia e intubação
Mau posicionamento
Intubação esofágica
Intubação brônquica
Posição laríngea do balonete
Trauma da via aérea
Lesão dentária
Laceração de lábio, língua ou mucosa
Dor de garganta
Luxação da mandíbula
Dissecção retrofaríngea
Reflexos fisiológicos
Hipóxia, hipercarbia
Hipertensão, taquicardia
Hipertensão intracraniana
Hipertensão intraocular
Laringospasmo
Mau funcionamento do tubo
Perfuração do balonete
Enquanto o tubo está no lugar
Mau posicionamento
Extubação não intencional
Intubação brônquica
Posição laríngea do balonete
Trauma da via aérea
Inflamação e ulceração da mucosa
Escoriação do nariz
Má função do tubo
Fogo/explosão
Obstrução
Após extubação
Trauma da via aérea
Edema e estenose (glótica, subglótica ou traqueal)
Rouquidão (granuloma ou paralisia de prega vocal)
Má função laríngea e aspiração
Laringospasmo
Edema pulmonar de pressão negativa

ram demonstrados eficazes em crianças com crupe por outras causas. Paralisia de prega vocal por compressão do balonete ou outro trauma ao nervo laríngeo recorrente resulta em rouquidão e aumenta o risco de aspiração. A incidência de rouquidão pós-operatória parece aumentar com obesidade, intubações difíceis e anestesias de longa duração. Curiosamente, aplicação de um lubrificante hidrossolúvel ou um gel contendo anestésico local à ponta ou ao balonete do TT não diminui a incidência de dor de garganta ou rouquidão pós-operatória, e, em alguns estudos, na realidade aumentou a incidência destas complicações. Tubos menores (tamanho 6,5 em mulheres e tamanho 7 em homens) são associados a menos complicações de dor de garganta pós-operatória. Repetidas tentativas de laringoscopia durante uma intubação difícil podem levar a edema periglótico e à incapacidade de ventilar com uma máscara facial, assim transformando uma situação má em uma ameaçadora à vida.

Erros de Posicionamento do Tubo Traqueal

Intubação esofágica não reconhecida pode produzir resultados catastróficos. A prensão desta complicação depende da visualização direta da ponta do TT passando pelas pregas vocais, auscultação cuidadosa quanto à presença de sons respiratórios bilaterais e a ausência de gorgolejo gástrico, enquanto ventilando através do TT, análise de gás exalado quanto à presença de CO_2 (o mais confiável método automático), radiografia de tórax, ou o uso de um FOB.

Mesmo apesar de ser confirmado que o tubo está na traqueia, ele pode não estar corretamente posicionado. Inserção exageradamente "profunda" geralmente resulta em intubação do brônquio principal direito (mais que do esquerdo) por causa do ângulo menos agudo do brônquio direito com a traqueia. Indícios diagnósticos de intubação brônquica incluem sons respiratórios unilaterais, hipóxia inesperada na oximetria de pulso (não confiável com altas concentrações de oxigênio inspiradas), impossibilidade de palpar o balonete do TT na incisura esternal durante enchimento do balonete e complacência diminuída da bolsa respiratória (altas pressões inspiratórias máximas).

Em contraste, profundidade inadequada de inserção posicionará o balonete na laringe, predispondo o paciente a trauma laríngeo. Profundidade inadequada de inserção pode ser detectada pela palpação do balonete sobre a cartilagem tireoide.

Uma vez que nenhuma técnica protege contra todas as possibilidades de posicionar mal um TT, a avaliação mínima deve incluir auscultação do tórax, capnografia de rotina e, ocasionalmente, palpação do balonete.

Se o paciente for reposicionado, a posição do tubo deve ser confirmada. Extensão ou rotação lateral do pescoço mais frequentemente move um TT, afastando-o da carina, enquanto flexão do pescoço mais frequentemente move o tubo na direção da carina.

Em nenhum momento deve ser empregada força excessiva durante intubação. Intubações esofágicas podem resultar em ruptura do esôfago e mediastinite. Mediastinite se apresenta como dor de garganta grave, febre, sepse e ar subcutâneo frequentemente se manifestando como crepitação. Intervenção precoce é necessária para evitar mortalidade. Se for suspeitada perfuração do esôfago, é recomendada consulta com um otorrinolaringologista ou cirurgião torácico.

Respostas Fisiológicas à Instrumentação da Via Aérea

Laringoscopia e intubação traqueal violam os reflexos protetores da via aérea do paciente e previsivelmente levam à hipertensão e taquicardia, quando executadas sob planos "leves" de anestesia geral. A inserção de uma LMA é tipicamente associada a menos alteração hemodinâmica. Alterações hemodinâmicas podem ser atenuadas pela administração intravenosa de lidocaína, opioides ou β-bloqueadores ou planos mais profundos de anestesia inalatória nos minutos antes da laringoscopia. Agentes hipotensores, incluindo nitroprussiato de sódio, nitroglicerina, esmolol e nicardipina também demonstraram atenuar efetivamente a resposta hipertensiva transitória associada à laringoscopia e intubação. Arritmias cardíacas – particularmente bigeminismo ventricular – algumas vezes ocorrem durante intubação e podem indicar anestesia superficial.

Laringospasmo é um espasmo involuntário forte da musculatura laríngea causado pela estimulação sensitiva do nervo laríngeo superior. Estímulos desencadeadores incluem secreções faríngeas ou passar um TT pela laringe durante extubação. Laringospasmo é geralmente evitado, extubando-se os pacientes ou profundamente anestesiados ou completamente acordados, mas pode ocorrer – ainda que raramente – em um paciente acordado. O tratamento do laringospasmo inclui fornecer delicada ventilação com pressão positiva sob máscara, usando oxigênio 100% ou administração de lidocaína intravenosa (1-1,5 mg/kg). Se o laringospasmo persistir e houver desenvolvimento de hipóxia, pequenas doses de succinilcolina (0,25-0,5 mg/kg) podem ser necessárias (talvez em combinação com pequenas doses de propofol ou outro anestésico) para relaxar os músculos laríngeos e permitir ventilação controlada. 8 As grandes pressões negativas intratorácicas geradas por um paciente combativo durante laringospasmo podem resultar no desenvolvimento de edema pulmonar de pressão negativa, mesmo em pacientes sadios.

Enquanto laringospasmo pode resultar de um reflexo anormalmente sensível, aspiração pode resultar da depressão dos reflexos laríngeos subsequentemente a intubação e anestesia geral prolongadas.

Broncospasmo é outra resposta reflexa à intubação e é mais comum em pacientes asmáticos. Broncospasmo pode às vezes ser um indício de intubação brônquica. Outros efeitos fisiopatológicos da intubação incluem pressões aumentadas intracraniana e intraocular.

Mau Funcionamento do Tubo Traqueal

TT nem sempre funciona como se pretende. Tubos de cloreto de polivinil podem ser queimados por cautério ou *laser* em um ambiente enriquecido de oxigênio/óxido nitroso. Danos à válvula ou balonete não são incomuns e devem ser excluídos antes da inserção. Obstrução do TT pode resultar de dobra, de aspiração de corpo estranho, ou de secreções grossas ou espessadas na luz.

TABELA 19-7 Condições associadas a intubações difíceis

Tumores
Higroma cístico
Hemangioma
Hematoma[1]
Infecções
Abscesso submandibular
Abscesso peritonsilar
Epiglotite
Anomalias congênitas
Síndrome de Pierre Robin
Síndrome de Treacher Collins
Atresia laríngea
Síndrome de Goldenhar
Disostose craniofacial
Corpo estranho
Trauma
Fratura da laringe
Fratura mandibular ou maxilar
Queimadura por inalação
Lesão da coluna cervical
Obesidade
Extensão inadequada do pescoço
Artrite reumatoide[2]
Espondilite ancilosante
Tração com halo
Variações anatômicas
Micrognatia
Prognatismo
Língua grande
Palato arqueado
Pescoço curto
Incisivos superiores proeminentes

[1]Pode ocorrer no pós-operatório em pacientes submetidos a qualquer cirurgia de pescoço.
[2]Também afeta aritenoides, tornando-as imóveis.

DISCUSSÃO DE CASO

Avaliação e Manejo de uma Via Aérea Difícil

Uma adolescente de 17 anos se apresenta para drenagem de emergência de um abscesso submandibular.

Quais são algumas considerações anestésicas importantes durante a avaliação pré-operatória de um paciente com uma via aérea difícil?

Indução de anestesia geral seguida por laringoscopia direta e intubação oral é perigosa, se não impossível, em várias situações (Tabela 19-7). Para determinar a técnica adequada de intubação, o anestesiologista deve obter uma história da via aérea e examinar cuidadosamente a cabeça e o pescoço do paciente. Quaisquer registros de anestesia prévia devem ser revisados quanto a problemas precedentes com a via aérea. Se uma deformidade facial for suficientemente grave para impossibilitar uma boa vedação com a máscara, ventilação com pressão positiva pode ser impossível. Além disso, os pacientes com doença da hipofaringe são mais dependentes de tônus muscular acordado para manter o desimpedimento da via aérea. Estes dois grupos de pacientes geralmente não devem ser deixados apneicos – incluindo indução de anestesia, sedação ou paralisia muscular – até que a sua via aérea esteja garantida.

Se houver uma limitação anormal da articulação temporomandibular que possa não melhorar com paralisia muscular, um acesso nasal com um FOB deve ser considerado. Infecção limitada ao assoalho da boca geralmente não impede intubação nasal. Se a hipofaringe estiver comprometida até o nível do osso hioide, no entanto, qualquer tentativa translaríngea será difícil. Outros indício de uma laringoscopia potencialmente difícil incluem extensão limitada do pescoço (< 35°), uma distância entre a extremidade da mandíbula do paciente e o osso hioide de menos de 7 cm, uma distância esternomentual de menos de 12,5 cm com a cabeça completamente estendida e a boca fechada, e uma úvula mal visualizada durante protrusão voluntária da língua. Deve ser salientado que como nenhuma técnica de exame é à prova de falha, e os sinais de via aérea difícil podem ser sutis, o anestesiologista deve sempre estar preparado para dificuldades imprevistas.

O anestesiologista deve também avaliar o paciente quanto a sinais de obstrução da via aérea (p. ex., retração torácica, estridor) e hipóxia (agitação, inquietude, ansiedade, letargia). Pneumonia por aspiração é mais provável, se o paciente tiver se alimentado recentemente ou se pus estiver drenando de um abscesso para dentro da boca. Em qualquer dos casos, devem ser evitadas técnicas que abolem os reflexos laríngeos (p. ex., anestesia tópica).

Trauma ou doença cervical é um fator que deve ser avaliado antes da laringoscopia direta. Artrite cervical ou artrodese cervical prévia pode tornar difícil pôr a cabeça na posição de cheirar; estes pacientes são candidatos à broncoscopia para acessar a via aérea, conforme discutido previamente. Pacientes de trauma com pescoço instável ou cujo pescoço ainda não foi "liberado" também são candidatos à broncoscopia para intubação traqueal. Alternativamente, pode ser efetuada laringoscopia com estabilização em linha (**Figura 19-33**).

No caso em discussão, o exame físico revela edema facial extenso que limita a amplitude de movimento da mandíbula. O ajuste da máscara não parece, no entanto, estar prejudicado. Radiografias laterais da cabeça e pescoço sugerem que a infecção se espalhou sobre a laringe. Pus franco é observado na boca.

Que técnica de intubação é indicada?

Intubações orais e nasais de rotina foram descritas para pacientes anestesiados. Ambas estas também podem ser executadas em pacientes acordados. Quer o paciente esteja acordado ou dormindo ou quer a intubação seja oral ou nasal, ela pode ser realizada com laringoscopia direta, visualização fibroscópica, ou técnicas de videolaringoscopia.

Intubação pode ser difícil nesta paciente; entretanto, há pus drenando para dentro da boca, e ventilação com pressão positiva pode ser impossível. A indução de anestesia deve, portanto, ser retardada até que a via aérea tenha sido garantida. Portanto, as alternativas são intubação fibroscópica acordada, videolaringoscopia acordada, ou uso acordado de estiletes ópticos. A decisão final depende da disponibilidade de equipamento e das experiências e preferências dos prestadores de anestesia.

Independentemente de qual seja a alternativa escolhida, uma via aérea cirúrgica de emergência pode ser necessária. Por essa razão, uma equipe experiente, incluindo um cirurgião, deve estar na sala de cirurgia, todo equipamento necessário deve estar disponível e não paramentado, e o pescoço deve ser preparado e campos colocados.

Que pré-medicação seria apropriada para esta paciente?

Qualquer perda de consciência ou interferência com reflexos da via aérea poderia resultar em obstrução da via aérea ou aspiração. Glicopirrolato seria uma boa escolha de pré-medicação porque ele minimiza secreções da via aérea superior sem cruzar a barreira hematoencefálica. Sedativos parenterais devem ser titulados muito cuidadosamente. Dexmedetomidina e cetamina preservam o esforço respiratório e são frequentemente usadas como sedativos. Preparação psicológica da paciente, incluindo explicação de cada passo planejado para assegurar a via aérea, pode melhorar a cooperação da paciente.

Que bloqueios nervosos poderiam ser úteis durante uma intubação acordada?

O nervo lingual e alguns ramos faríngeos do nervo glossofaríngeo que proveem sensibilidade ao terço posterior da língua e à orofaringe são facilmente bloqueados por injeções bilaterais de 2 mL de anestésico local para dentro da base do arco palatoglosso (também conhecido como pilar tonsilar anterior) com uma agulha espinal calibre 25 (**Figura 19-34**).

Bloqueios de nervos laríngeos superiores bilaterais e um bloqueio transtraqueal anestesiariam a via aérea abaixo da epiglote (**Figura 19-35**). O osso hioide é localizado, e 3 mL de lidocaína 2% são infiltradas 1 cm abaixo de cada corno maior, onde o ramo interno do nervo laríngeo superior penetra a membrana tíreo-hióidea.

Um bloqueio transtraqueal é efetuado, identificando e penetrando a CTM, enquanto o pescoço está estendido. Após confirmação de uma posição intratraqueal por aspiração de ar, 4 mL de lidocaína 4% são injetadas para dentro da traqueia ao fim da expiração. Uma respiração profunda e tosse imediatamente em seguida à injeção distribuem o anestésico por toda a traqueia. Embora estes bloqueios possam permitir à paciente acordada tolerar melhor a intubação, eles também atenuam reflexos de tosse protetores, deprimem o reflexo de deglutição e podem levar à aspiração. Anestesia tópica da faringe pode induzir uma obstrução transitória pela perda da regulação reflexa do calibre da via aérea ao nível da glote.

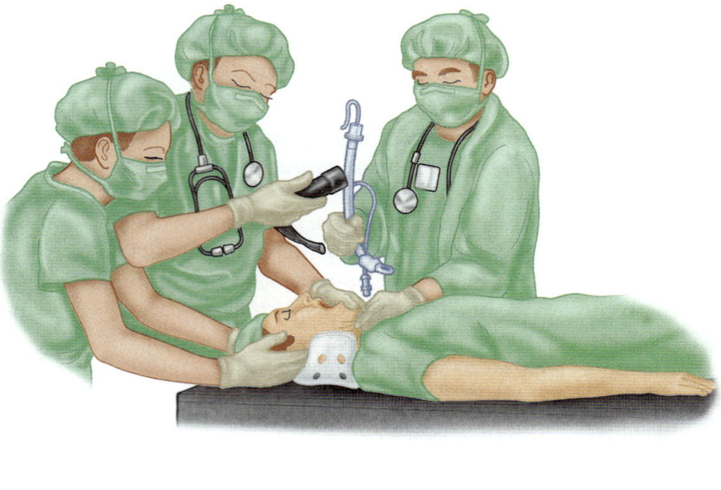

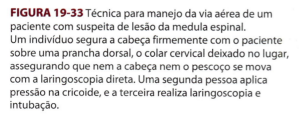

FIGURA 19-33 Técnica para manejo da via aérea de um paciente com suspeita de lesão da medula espinal. Um indivíduo segura a cabeça firmemente com o paciente sobre uma prancha dorsal, o colar cervical deixado no lugar, assegurando que nem a cabeça nem o pescoço se mova com a laringoscopia direta. Uma segunda pessoa aplica pressão na cricoide, e a terceira realiza laringoscopia e intubação.

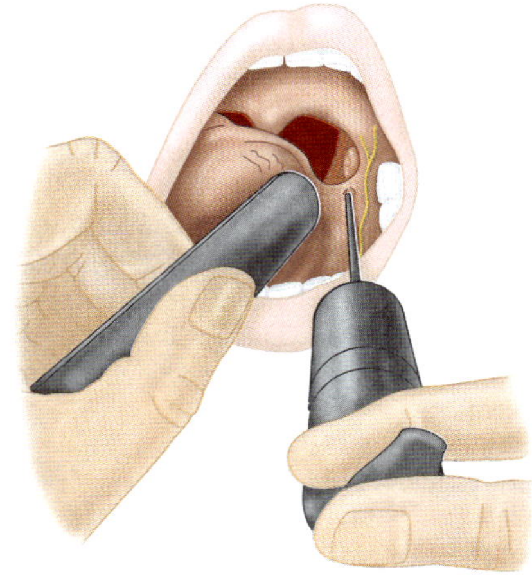

FIGURA 19-34 Bloqueio nervoso. Enquanto a língua é afastada lateralmente com um abaixador de língua, a base do arco palatoglosso é infiltrada com anestésico local para bloquear os ramos linguais e faríngeos do nervo glossofaríngeo. Observar que os ramos linguais do nervo glossofaríngeo não são a mesma coisa que o nervo lingual, que é um ramo do nervo trigêmeo.

Em razão do risco de aspiração aumentado desta paciente, poderia ser melhor limitar a anestesia local às passagens nasais. Cocaína 4% não tem vantagem em comparação a uma mistura de lidocaína 4% e fenilefrina 0,25% e pode causar efeitos colaterais cardiovasculares. A dose segura máxima de anestésico local deve ser calculada – e não excedida. Anestésico local é aplicado na mucosa nasal com aplicadores de ponta de algodão até que uma cânula nasal que foi lubrificada com geleia de lidocaína possa ser posta dentro da narina com mínimo desconforto. *Spray* de benzocaína é frequentemente usado para anestesiar topicamente a via aérea, mas pode produzir metemoglobinemia.

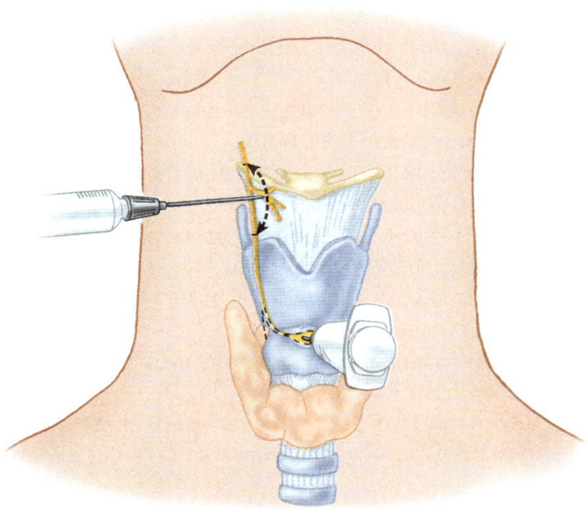

FIGURA 19-35 Bloqueio de nervo laríngeo superior e bloqueio transtraqueal.

TABELA 19-8 Conteúdo sugerido da unidade de guarda portátil para manejo de via aérea difícil[1,2]

- Lâminas de laringoscópio rígido de desenho e tamanho alternativos àqueles usados rotineiramente
- Tubos traqueais de tamanhos sortidos
- Guias de tubo traqueal. Exemplos incluem (mas não se limitam a) estiletes semirrígidos com ou sem um centro oco para ventilação a jato, bastões de luz, e pinças destinadas a manipular a porção distal do tubo traqueal
- Cânulas máscaras laríngeas de tamanhos sortidos
- Equipamento de intubação fibroscópica e videolaringoscópios e laringoscópios indiretos sortidos
- Equipamento para intubação retrógrada
- Pelo menos um aparelho adequado para ventilação de via aérea não cirúrgica de emergência. Exemplos incluem (mas não se limitam a) ventilação a jato transtraqueal, estilete oco de ventilação a jato e Combitube
- Equipamento adequado para acesso à via aérea cirúrgico de emergência (p. ex., cricotireotomia)
- Um detector de CO_2 exalado

[1]Modificada e usada com permissão da American Society of Anesthesiologists: Practice guidelines for management of the difficult airway: A report by the American Society of Anesthesiologists Task Force on Management of the Difficult Airway. Anesthesiology 2003;98:1272.

[2]Os itens listados nesta tabela são sugestões. O conteúdo da unidade de guarda portátil deve ser montado para satisfazer às necessidades especiais, preferências e habilidades do clínico e da instituição de assistência à saúde.

Por que é necessário estar preparado para uma via aérea cirúrgica?

Laringospasmo é sempre uma complicação possível da intubação no paciente não paralisado, mesmo se o paciente permanecer acordado. Laringospasmo pode tornar impossível a ventilação com pressão positiva com uma máscara. Se succinilcolina for administrada para romper o espasmo, o consequente relaxamento dos músculos faríngeos pode levar à obstrução da via aérea superior e incapacidade continuada de ventilar. Nesta situação, uma cricotireotomia de emergência pode ser salvadora.

Quais são algumas técnicas alternativas que poderiam ser úteis?

Outras estratégias possíveis incluem a passagem retrógrada de um fio-guia longo ou cateter epidural através de uma agulha inserida pela CTM. O cateter é dirigido cefalicamente para a faringe e exteriorizado pelo nariz ou boca. Um TT é passado sobre o cateter, que é retirado depois que o tubo entrou na laringe. Variações desta técnica incluem passar o fio retrogradamente pela porta de aspiração de um FOB flexível ou da luz de um estilete de reintubação que foi pré-carregado com um TT. Estas hastes mais grossas ajudam o TT a negociar a curva para dentro da laringe mais facilmente. Obviamente, existe uma vasta variedade de equipamento de via aérea especializado e deve estar facilmente disponível para manejo de vias aéreas difíceis (Tabela 19-8). Qualquer uma destas técnicas teria sido difícil na paciente descrita neste caso por causa do edema e distorção anatômica do pescoço que podem acompanhar um abscesso submandibular.

Quais são algumas condutas quando a via aérea é inesperadamente difícil?

A via aérea difícil inesperada pode-se apresentar tanto em pacientes de cirurgia eletiva, quanto em intubações de emergência em unidades de terapia intensiva, o departamento de emergência ou enfermarias de hospital geral. Caso a videolaringoscopia falhe mesmo após tentativas com uma vela de intubação, deve ser tentada uma LMA de intubação (Figura 19-36). Se a ventilação for adequada, um FOB pode ser carregado com um TT e passado pela LMA para dentro da traqueia. Posição correta do tubo é confirmada pela visualização da carina.

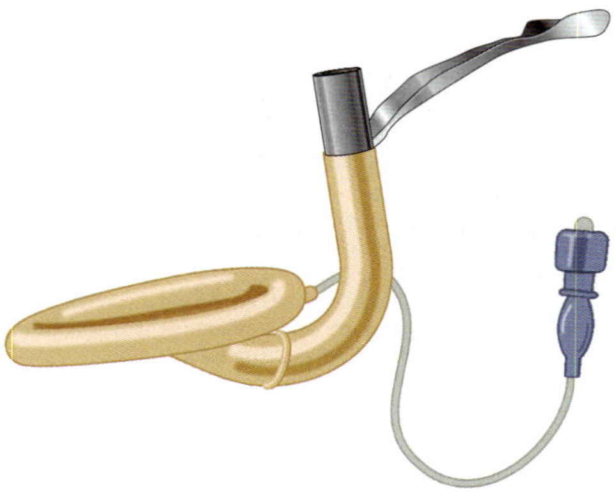

FIGURA 19-36. Máscara laríngea de intubação.

LEITURA SUGERIDA

Armstrong J, John J Karsli C: A comparison between the GlideScope Video Laryngoscope and direct laryngoscope in paediatric patients with difficult airways–a pilot study. Anaesthesia 2010;65:353.

Aziz M, Healy D, Kheterpal S, et al: Routine clinical practice effectiveness of the GlideScope in difficult airway management. Anesthesiology 2011;114:34.

Bercker S, Schmidbauer W, Volk T, et al: A comparison of seal in seven supraglottic airway devices using a cadaver model of elevated esophageal pressure. Anesth Analg 2008;106:445.

Brain A: Pressure in laryngeal mask airway cuffs. Anaesthesia 1996;51:603.

Cheney FW, Posner KL, Lee LA, Caplan RA, Domino KB: Trends in anesthesia-related death and brain damage. A closed claims analysis. Anesthesiology 2006;105:1081.

Cook TM: A new practical classification of laryngeal view. Anaesthesia 2000;55:274.

Cooper R: Complications associated with the use of the GlideScope video laryngoscope. Can J Anesth 2007;54:54.

El-Orbany M, Woehlck H, Ramez Salem M: Head and neck position for direct laryngoscopy. Anesth Analg 2011;113:103.

Galvin E, van Doorn M, Blazques J, et al: A randomized prospective study comparing cobra perilaryngeal airway and laryngeal mask airway classic during controlled ventilation for gynecological laparoscopy. Anesth Analg 2007;104:102.

Hagberg C, Johnson S, Pillai D: Effective use of the esophageal tracheal Combitube TN following severe burn injury. J Clin Anesth 2003;15:463.

Hohlrieder M, Brimacombe J, Von Goedecke A, et al: Postoperative nausea, vomiting, airway morbidity, and analgesic requirements are lower for the ProSeal laryngeal mask airway than the tracheal tube in females undergoing breast and gynaecological surgery. Br J Anaesth 2007;99:576.

Holst B, Hodzovic I, Francis V: Airway trauma caused by the Airtraq laryngoscope. Anaesthesia 2008;63:889.

Houston G, Bourke P, Wilson G, et al: Bonfils intubating fiberscope in normal paediatric airways. Br J Anaesth 2010;105:546.

Hurford WE: Orotracheal intubation outside the operating room: anatomic considerations and techniques. Respir Care 1999;44:615.

Jaeger JM, Durbin CG Jr: Special purpose endotracheal tubes. Respir Care 1999;44:661.

Jefferson M, Riffat F, McGuinness J, et al: The laryngeal mask airway and otorhinolaryngology head and neck surgery. Laryngoscope 2011;121:1620.

Kaplan M, Ward D, Hagberg C, et al: Seeing is believing: the importance of video laryngoscopy in teaching and in managing the difficult airway. Surg Endosc 2006;20:S479.

Kim ES, Bishop MJ: Endotracheal intubation, but not laryngeal mask airway insertion, produces reversible bronchoconstriction. Anesthesiology 1999;90:391.

Langeron O, Masso E, Huraux C, et al: Prediction of difficult mask ventilation. Anesthesiology 2000;92:1217.

Maharaj C, Costello J, McDonnell J, et al: The Airtraq as a rescue airway device following failed direct laryngoscopy: a case series. Anaesthesia 2007;67:598.

Malik M, Maharaj C, Harte B, et al: Comparison of Macintosh, Trueview EVO2, GlideScope, and Airwayscope laryngoscope use in patients with cervical spine immobilization. Br J Anaesth 2008;101:723.

Malik M, Subramanian R, Maharaj C, et al: Randomized controlled trial of the Pentax AWS, GlideScope, and Macintosh laryngoscopes in predicted difficult intubations. Br J Anaesth 2009;103:761.

Noppens R, Möbus S, Heid F, Schmidtmann I, Werner C, Piepho T: Use of the McGrath Series 5 videolaryngoscope after failed direct laryngoscopy. Anaesthesia 2010;65:716.

Robitaille A, Williams S, Trembaly M, et al: Cervical spine motion during tracheal intubation with manual in-line stabilization direct laryngoscopy versus GlideScope video laryngoscopy. Anesth Analg 2008;106:935.

Russi C, Hartley M, Buresh C: A pilot study of the King LT supralaryngeal airway use in a rural Iowa EMS system. Int J Emerg Med 2008;1:135.

Shelly MP, Nightingale P: ABC of intensive care. Respiratory support. BMJ 1999;318:1674.

Stauffer JL: Complications of endotracheal intubation and tracheostomy. Respir Care 1999;44:828.

Stix MS, O'Connor CJ Jr: Depth of insertion of the ProSeal laryngeal mask airway. Br J Anaesth 2003;90:235.

Tanoubi I, Drolet P, Donati F: Optimizing preoxygenation in adults. Can J Anesth 2009;56:449.

Ting J: Temporomandibular joint dislocation after use of a laryngeal mask airway. Anaesthesia 2006;61:190.

Thompson AE: Issues in airway management in infants and children. Respir Care 1999;44:650.

Verghese C, Ramaswamy B: LMA-Supreme–a new single-use LMA with gastric access: a report on its clinical efficacy. Br J Anaesth 2008;101:405.

Watson CB: Prediction of a difficult intubation: methods for successful intubation. Respir Care 1999;44:777.

CAPÍTULO 20

Fisiologia Cardiovascular e Anestesia

CONCEITOS-CHAVE

1. Em contraste com os potenciais de ação axonais, o pico, no potencial de ação cardíaco, é seguido por uma fase de platô que dura 0,2-0,3 s. Enquanto o potencial de ação dos músculos esqueléticos e nervos é decorrente da abertura abrupta de canais de sódio voltagem ativados na membrana celular, no músculo cardíaco ele é iniciado por canais de sódio voltagem ativados (pico) e mantido por canais de cálcio voltagem ativados (platô).

2. Agentes inalatórios potentes deprimem a automaticidade do nó sinoatrial (SA). Estes agentes parecem ter apenas pequenos efeitos diretos sobre o nó atrioventricular (AV), prolongando o tempo de condução e aumentando a refratariedade. Esta combinação de efeitos provavelmente explica a frequente ocorrência de taquicardia juncional, quando um agente anticolinérgico é administrado para bradicardia sinusal durante anestesia inalatória; marca-passos juncionais são mais rápidos do que os sinoatriais.

3. Estudos sugerem que anestésicos voláteis deprimem a contratilidade cardíaca ao diminuírem a entrada de Ca^{2+} nas células durante a despolarização (afetando os canais de cálcio tipos T e L), alterando a cinética da sua liberação e captação para dentro do retículo sarcoplasmático e diminuindo a sensibilidade das proteínas contráteis ao cálcio.

4. Dado que o índice cardíaco (CI) normal tenha uma faixa ampla, ele constitui uma medida relativamente insensível do desempenho ventricular. Portanto, anormalidades no CI geralmente refletem comprometimento ventricular grosseiro.

5. Na ausência de hipóxia ou anemia grave, a medida da tensão (ou da saturação) de oxigênio venosa mista constitui uma excelente estimativa da adequação do débito cardíaco.

6. Pacientes com redução da complacência ventricular apresentam maior sensibilidade à arritmia atrial.

7. O débito cardíaco em pacientes com comprometimento ventricular direito ou esquerdo importante é muito sensível a aumentos agudos na pós-carga.

8. A fração de ejeção ventricular, que corresponde à fração do volume diastólico final ejetado, é a medida clínica mais comumente usada da função sistólica.

9. A função diastólica ventricular esquerda pode ser avaliada clinicamente por ecocardiografia Doppler em um exame transtorácico ou transesofágico.

10. Uma vez que o endocárdio esteja sujeito às maiores pressões intramurais durante a sístole, ele tende a ser mais vulnerável à isquemia durante diminuições na pressão de perfusão coronariana.

11. O coração em insuficiência se torna cada vez mais dependente de catecolaminas circulantes. Supressão abrupta na estimulação simpática ou diminuições nos níveis de catecolaminas circulantes, como pode ocorrer após indução de anestesia, pode levar à descompensação cardíaca aguda.

Os anestesiologistas devem possuir uma compreensão completa da fisiologia cardiovascular, tanto pela sua importância científica em anestesia, quanto pelas suas aplicações práticas no tratamento de pacientes. Sucessos e falhas anestésicas são, muitas vezes, diretamente relacionados com a perícia do anestesista ao manipular fisiologia cardiovascular. Este capítulo revê a fisiologia cardíaca e da circulação sistêmica e a fisiopatologia da insuficiência cardíaca.

O sistema circulatório consiste no coração, vasos sanguíneos e sangue. Sua função é fornecer oxigênio e nutrientes aos tecidos e transportar para longe os produtos do metabolismo. O coração impele o sangue através de dois sistemas vasculares dispostos em série. Na circulação pulmonar (de baixa pressão), o fluxo venoso passa pela membrana alveolocapilar, capta oxigênio e elimina CO_2. Na circulação sistêmica (de alta pressão), sangue arterial oxigenado é bombeado para os tecidos em metabolismo e os seus subprodutos, captados para eliminações pulmonar, renal ou hepática.

Coração

Embora anatomicamente seja um órgão, o coração pode ser funcionalmente dividido em bombas direita e esquerda, cada uma consistindo em um átrio e um ventrículo. Os átrios servem como condutos e bombas preparadoras, enquanto os ventrículos atuam como as câmaras principais de bombeamento. O ventrículo direito recebe sangue venoso sistêmico (desoxigenado) e o bombeia para dentro da circulação pulmonar, enquanto o ventrículo esquerdo recebe sangue venoso pulmonar (oxigenado) e o bombeia para dentro da circulação sistêmica. Quatro válvulas normalmente asseguram fluxo unidirecional através de cada câmara. A ação de bombeamento normal do coração é o resultado de uma série complexa de eventos eletricamente dirigidos e mecânicos. Eventos elétricos precedem os mecânicos.

O coração é formado por músculo estriado especializado recobrindo um esqueleto de tecido conectivo. O músculo cardíaco pode ser dividido em células atriais, ventriculares, e especializadas em marca-passo e condução. A natureza autoexcitatória das células musculares cardíacas e sua organização peculiar permitem ao coração funcionar como uma bomba altamente eficiente. Conexões de baixa resistência em série (discos intercalados) entre as células miocárdicas individuais permitem o alastramento rápido e ordenado da despolarização em cada câmara de bombeamento. A atividade elétrica se espalha facilmente de um átrio ao outro e de um ventrículo ao outro através de vias especializadas de condução. A ausência de conexões diretas entre os átrios e os ventrículos exceto através do nó atrioventricular (AV) retarda a condução e habilita a contração atrial a carregar o ventrículo.

POTENCIAIS DE AÇÃO CARDÍACOS

Em repouso, a membrana da célula miocárdica é normalmente permeável a K^+, mas é relativamente impermeável a Na^+. Uma Na^+–K^+–adenosina trifosfatase (ATPase) concentra K^+ intracelular em troca pela saída de Na^+ da célula. A concentração de Na^+ intracelular é mantida baixa, enquanto a concentração intracelular de K^+ é mantida alta com relação ao espaço extracelular. A impermeabilidade relativa da membrana ao cálcio mantém um alto gradiente de cálcio extracelular para citoplasmático. Movimento de K^+ para fora da célula e segundo o seu gradiente de concentração resulta em uma perda líquida de cargas positivas do interior da célula. Um potencial elétrico é estabelecido pela membrana celular, com o interior da célula negativo com relação ao ambiente extracelular, porque ânions não acompanham o K^+. Assim, o potencial de membrana em repouso representa o balanço entre duas forças opostas: o movimento de K^+ a favor do seu gradiente de concentração e a atração elétrica do espaço intracelular (negativo) pelos íons potássio (positivo).

O potencial de membrana em repouso da célula ventricular normal é −80 a −90 mV. Como ocorre com outros tecidos excitáveis (nervo e músculo esquelético), quando o potencial de membrana da célula se torna menos negativo e atinge um valor limiar, desenvolve-se um potencial de ação característico (despolarização) (**Figura 20-1** e **Tabela 20-1**). O potencial de ação eleva transitoriamente o potencial de membrana da célula miocárdica para +20 mV. Em contraste com os potenciais de ação axonais, o pico, nos potenciais de ação cardíacos, é seguido por uma fase de platô que dura 0,2-0,3 s. Enquanto o potencial de ação do músculo esquelético e nervos é decorrente da abertura abrupta de canais de sódio voltagem ativados na membrana celular, no músculo cardíaco ele é iniciado por canais de sódio voltagem ativados (pico) e mantido por canais de cálcio voltagem ativados (platô). A despolarização é também acompanhada por uma diminuição transitória na permeabilidade ao potássio. A restauração subsequente da permeabilidade normal ao potássio e término da permeabilidade dos canais de sódio e cálcio restauram o potencial de membrana ao seu valor de repouso.

1

Em seguida à despolarização, as células são tipicamente refratárias a estímulos despolarizantes normais subsequentes até a "fase 4". O período refratário efetivo é o intervalo mínimo entre dois impulsos despolarizadores que se propagarão. Em células miocárdicas de condução rápida, este período é geralmente estritamente correlacionado com a duração do potencial de ação. Em contraste, o período refratário efetivo em células miocárdicas que conduzem mais lentamente pode ultrapassar a duração do potencial de ação.

A **Tabela 20-2** expressa alguns dos múltiplos tipos de canais iônicos na membrana do músculo cardíaco. Alguns são ativados por uma alteração na voltagem da membrana celular, enquanto outros se abrem somente quando são feitas ligações. Os canais iônicos de cálcio tipo T voltagem ativados (transitórios) desempenham um papel na fase 0 da despolarização. Durante a fase de platô (fase 2), ocorre influxo de Ca^{2+} pelos canais de cálcio voltagem ativados lentos tipo L (de longa duração). Três tipos principais de canais de potássio são responsáveis pela repolarização. O primeiro resulta em uma corrente de K^+ transitória para fora (I_{To}), o segundo é responsável por uma corrente curta retificadora (I_{Kr}), e o terceiro produz uma corrente retificadora lenta (I_{Ks}) que ajuda a restaurar o potencial da membrana celular ao seu valor de repouso.

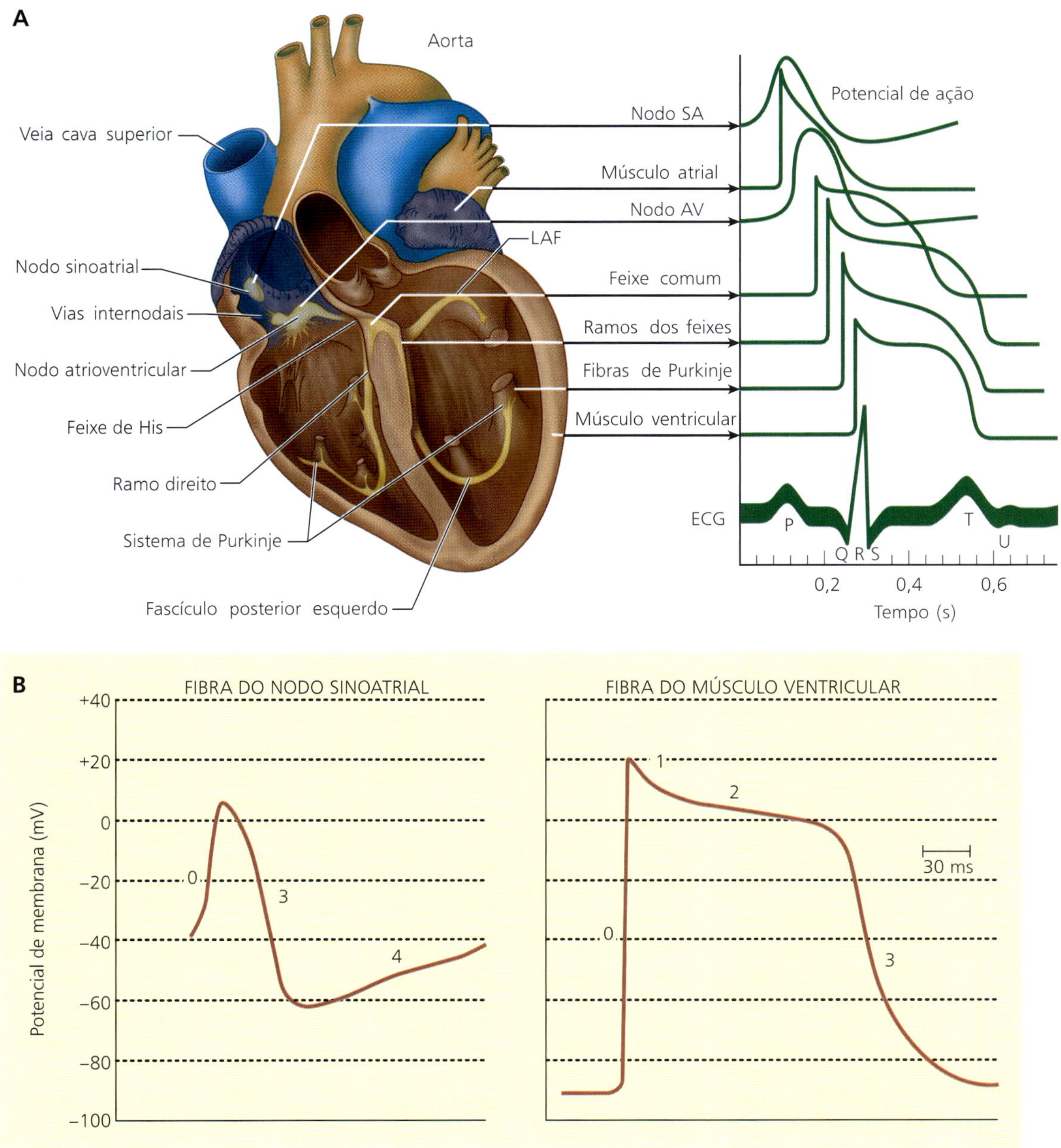

FIGURA 20-1 Potenciais de ação cardíacos. **A:** Observar os contornos característicos dos potenciais de ação registrados de diferentes partes do coração. **B:** Células marca-passo no nó sinoatrial (SA) não possuem as mesmas fases distintas que as células musculares atriais e ventriculares e exibem proeminente despolarização diastólica. Veja Tabela 20-1 para uma explicação das diferentes fases do potencial de ação. (Modificada e reproduzida, com permissão, de Barrett KE: *Ganong's Review of Medical Physiology,* 24th ed., McGraw-Hill, 2012.)

INICIAÇÃO E CONDUÇÃO DO IMPULSO CARDÍACO

O impulso cardíaco normalmente se origina no nó sinoatrial (SA), um grupo de células marca-passo especializadas no sulcus terminalis, localizado posteriormente na junção do átrio direito e a veia cava superior. Estas células parecem ter uma membrana exterior que vaza Na^+ (e, possivelmente, Ca^{2+}). O efluxo lento de Na^+, que resulta em um potencial de membrana de repouso menos negativo (–50 a –60 mV), tem três consequências importantes: inativação quase constante de canais de sódio voltagem ativados, um potencial de ação com um limiar de – 40 mV que é principalmente decorrente de um movimento de íons pelos canais de cálcio lentos, e despolarizações espontâneas regulares. Durante cada ciclo, o vazamento de Na^+ intracelular faz a membrana celular se tornar progressivamente menos negativa; quando o potencial limiar é atingido, os canais de cálcio se abrem, permeabilidade a K^+ diminui, e um potencial de ação se desenvolve. A restauração de permeabilidade normal ao K^+ retorna as células no nó SA ao seu potencial de membrana de repouso normal.

TABELA 20-1 Potencial de ação cardíaco

Fase	Nome	Evento	Movimento Iônico Celular
0	Ascensão	Ativação (abertura) de canais de Na^+ voltagem ativados	Entrada de Na^+ e permeabilidade diminuída a K^+
1	Repolarização rápida inicial	Inativação do canal de Na^+ e aumento transitório na permeabilidade a K^+	K^+ fora (I_{To})
2	Platô	Ativação de canais de cálcio lentos	Entrada de Ca^{2+}
3	Repolarização final	Inativação dos canais de cálcio e permeabilidade aumentada a K^+	K^+ fora
4	Potencial de repouso	Permeabilidade normal restaurada (células atriais e ventriculares)	Na^+–K^+–ATPase bombeia K^+ para dentro e Na^+ para fora
	Repolarização diastólica	Vazamento lento intrínseco de Ca^{2+} para dentro das células que se despolarizam espontaneamente	Ca^{2+} dentro

O impulso gerado no nó SA é normalmente conduzido rapidamente pelos átrios para o nó AV. Fibras atriais especializadas podem acelerar a condução para o átrio esquerdo e o nó AV. O nó AV, que está localizado na parede septal do átrio direito, imediatamente anterior à abertura do seio coronário e acima da inserção da valva septal da válvula tricúspide, é, na realidade, constituído por três áreas distintas: uma região juncional superior (AN), uma região nodal média (N), e uma região juncional inferior (NH). Embora a região N não possua atividade elétrica intrínseca (automaticidade), as áreas juncionais a possuem. A frequência de despolarização normalmente mais lenta nas áreas juncionais AV (40-60 vezes/min) permite ao nó SA mais rápido controlar a frequência cardíaca. Qualquer fator que diminua a frequência de despolarização do nó SA ou aumente a automaticidade das áreas juncionais AV permite que as áreas juncionais funcionem como o marca-passo do coração.

TABELA 20-2 Canais iônicos cardíacos[1]

Canais voltagem ativados
Na^+
T Ca^{2+}
L Ca^{2+}
K^+
Para fora transitória
Retificadora para dentro
Retificadora lenta (retardada)
Canais de K^+ ativados
Ativado por Ca^{2+}
Ativado por Na^+
Sensível a ATP[2]
Ativado por acetilcolina
Ativado por ácido araquidônico

[1]De: Ganong WF: *Review of Medical Physiology*, 21st ed. McGraw-Hill, 2003.
[2]ATP, adenosina trifosfato.

Os impulsos a partir do nó SA normalmente atingem o nó AV após cerca de 0,04 s, mas o deixam após cerca de outro 0,11 s. Este retardo é o resultado das pequenas fibras miocárdicas de condução lenta dentro do nó AV, que dependem de canais de cálcio lentos para propagação do potencial de ação. Em contraste, a condução do impulso entre células adjacentes nos átrios e nos ventrículos é decorrente principalmente da ativação de canais de sódio. As fibras inferiores do nó AV se combinam para formar o feixe de His comum. Este grupo especializado de fibras passa para dentro do septo interventricular antes de se dividir em ramos esquerdo e direito para formar a complexa rede de fibras de Purkinje que despolariza ambos os ventrículos. Diferentemente do tecido nodal AV, as fibras de His-Purkinje têm as mais rápidas velocidades de condução no coração, resultando em despolarização aproximadamente simultânea do endocárdio inteiro de ambos os ventrículos (normalmente dentro de 0,03 s). A despolarização sincronizada das paredes lateral e septal do ventrículo esquerdo promove contração ventricular efetiva. O alastramento do impulso a partir do endocárdio para o epicárdio através do músculo ventricular exige 0,03 s adicionais. Assim, um impulso originado do nó SA normalmente requer menos de 0,2 s para despolarizar o coração inteiro.

2 Anestésicos inalatórios potentes deprimem a automaticidade do nó SA. Estes agentes parecem ter apenas modestos efeitos diretos sobre o nó AV, prolongando o tempo de condução e aumentando a refratariedade. Esta combinação de efeitos provavelmente explica a ocorrência de taquicardia juncional, quando um anticolinérgico é administrado para bradicardia sinusal durante anestesia inalatória; marca-passos juncionais são acelerados mais do que aqueles no nó SA. Os efeitos eletrofisiológicos de agentes voláteis sobre as fibras de Purkinje e o músculo ventricular são complexos em decorrência das interações autonômicas. Estão descritas propriedades antiarrítmicas e arritmogênicas. As primeiras podem ser decorrentes da depressão direta de influxos de Ca^{2+}, enquanto as últimas geralmente envolvem potencialização de catecolaminas, especialmente com halotano. O efeito arritmogênico requer ativação de ambos os receptores α_1 e β-adrenérgicos. Agentes de indução intravenosos têm limitados efeitos eletrofisiológicos nas doses clínicas usuais. Opioides, particularmente fentanil e sufentanil, podem deprimir a condução cardíaca, aumentando a condução e o período refratário no nó AV e prolongando a duração do potencial de ação das fibras de Purkinje.

Anestésicos locais têm importantes efeitos eletrofisiológicos sobre o coração em concentrações sanguíneas que são geralmente associadas à toxicidade sistêmica. No caso da lidocaína, os efeitos eletrofisiológicos em baixas concentrações sanguíneas podem ser terapêuticos. Em altas concentrações sanguíneas, os anestésicos locais deprimem a condução ao se ligarem aos canais de sódio; em concentrações extremamente altas, eles também deprimem o nó SA. Os anestésicos locais mais potentes – bupivacaína, etidocaína, e em menor grau, ropivacaína – parecem ter os efeitos mais potentes sobre o coração, particularmente sobre as fibras de Purkinje e o músculo ventricular. Bupivacaína se liga a canais de sódio abertos ou inativados e se dissocia deles lentamente. Pode causar bradicardia sinusal profunda, parada do nó sinusal e arritmias ventriculares malignas; ademais, pode deprimir a contratilidade ventricular esquerda. Emulsões lipídicas a 20% foram usadas para tratar toxicidade cardíaca de anestésico local. Os mecanismos de ação desta terapia não estão claros, porém há possibilidade de que sirvam como um reservatório lipídico, diminuindo a concentração de anestésicos locais (lipofílicos) no miocárdio.

Os bloqueadores dos canais de cálcio são compostos orgânicos que bloqueiam influxo de Ca^{2+} pelos canais tipo L, mas não tipo T. Bloqueadores di-hidropiridinas, como nifedipina, simplesmente obstruem o canal, enquanto outros agentes, como verapamil e, em menor extensão, o diltiazem preferencialmente se ligam ao canal no seu estado inativado despolarizado (bloqueamento dependente do uso).

MECANISMO DA CONTRAÇÃO

As células miocárdicas se contraem como resultado da interação de duas proteínas contráteis rígidas superpostas, actina e miosina. Estas proteínas estão em posição fixa dentro de cada célula durante a contração e o relaxamento. Distrofina, uma grande proteína intracelular, conecta a actina à membrana celular (sarcolema). Encurtamento da célula ocorre quando a actina e miosina interagem completamente e deslizam uma sobre a outra. Esta interação normalmente é impedida por duas proteínas reguladoras, troponina e tropomiosina; a troponina é composta por três subunidades (troponina I, troponina C e troponina T). A troponina é conectada à actina a intervalos regulares, enquanto a tropomiosina faz parte da estrutura da actina. Um aumento na concentração de Ca^{2+} intracelular (de cerca de 10^{-7} para 10^{-5} mol/L) promove contração quando íons Ca^{2+} se ligam à troponina C. A alteração conformacional resultante nestas proteínas reguladoras expõe os locais ativos na actina que permitem interação com as pontes da miosina (pontos de superposição). O local ativo na miosina funciona como uma bomba de magnésio, cuja atividade é aumentada pelo aumento na concentração intracelular de Ca^{2+}. Uma série de encaixes e desencaixes ocorre quando cada ponte de miosina avança sobre sucessivos locais ativos na actina. Adenosina trifosfato (ATP) é consumido durante cada conexão. Relaxamento ocorre quando o Ca^{2+} é bombeado ativamente de volta para dentro do retículo sarcoplasmático por uma Ca^{2+}–Mg^{2+}–ATPase; a queda resultante na concentração de Ca^{2+} intracelular permite ao complexo troponina–tropomiosina novamente impedir a interação entre a actina e a miosina.

Acoplamento da Excitação–Contração

A quantidade de íons Ca^{2+} necessária para iniciar uma contração excede aquela que entra na célula pelos canais de cálcio lentos durante a fase 2. A pequena quantidade que entra pelos canais de cálcio lentos desencadeia a liberação de quantidades muito maiores de Ca^{2+} armazenadas intracelularmente (liberação de cálcio dependente de cálcio) dentro de cisternas no retículo sarcoplasmático.

O potencial de ação das células musculares despolariza os sistemas T, extensões tubulares da membrana celular que atravessam a célula, proximamente às fibrilas musculares, via receptores à di-hidropiridina (canais de cálcio voltagem ativados). Este aumento inicial no Ca^{2+} intracelular desencadeia um influxo ainda maior de Ca^{2+} via receptores à rianodina, um canal de cálcio não voltagem dependente no retículo sarcoplasmático. A força de contração é diretamente dependente da magnitude do influxo inicial de Ca^{2+}. Durante o relaxamento, quando os canais lentos se fecham, uma ATPase ligada à membrana transporta ativamente Ca^{2+} de volta para dentro do retículo sarcoplasmático. Ca^{2+} é também eliminado do citoplasma celular por meio de uma troca de Ca^{2+} intracelular por sódio extracelular mediada por uma ATPase na membrana celular. Assim, o relaxamento do coração também requer ATP.

A quantidade de Ca^{2+} disponível, sua velocidade de liberação, e sua velocidade de remoção determinam, respectivamente, a tensão máxima desenvolvida, a velocidade de contração e a velocidade de relaxamento. Estimulação simpática aumenta a força de contração, elevando a concentração de Ca^{2+} intracelular por meio de um aumento mediado por receptor β_1-adrenérgico na adenosina monofosfato cíclico (cAMP) intracelular pela ação de uma proteína G estimuladora. O aumento no cAMP recruta adicionais canais de cálcio abertos. Além disso, agonistas adrenérgicos aumentam a velocidade de relaxamento ao intensificarem a recaptação de Ca^{2+} pelo retículo sarcoplasmático. Inibidores de fosfodiesterase, como inanrinona, enoximona e milrinona, produzem efeitos semelhantes, impedindo a decomposição do cAMP intracelular. Os glicosídeos digitálicos aumentam a concentração de Ca^{2+} pela inibição da Na^+–K^+–ATPase ligada à membrana; o aumento resultante no Na^+ intracelular permite um maior influxo de Ca^{2+} via o mecanismo de troca de Na^+–Ca^{2+}. Glucagon aumenta a contratilidade ao aumentar os níveis de cAMP intracelular via ativação de um receptor não adrenérgico específico. O novo agente levosimendano é um sensibilizante ao cálcio que aumenta a contratilidade ao se ligar à troponina C. Em contraste, liberação de acetilcolina após estimulação vagal deprime a contratilidade através de níveis aumentados de guanosina monofosfato cíclico (cGMP) e inibição da adenilil ciclase; estes efeitos são mediados por uma proteína G inibidora. Acidose bloqueia os canais de cálcio lentos e, por essa razão, deprime a contratilidade cardíaca porque altera desfavoravelmente a cinética de Ca^{2+} intracelular.

3 Estudos sugerem que os anestésicos voláteis deprimem a contratilidade cardíaca, diminuindo a entrada de Ca^{2+} nas células durante a despolarização (afetando os canais de cálcio tipos T e L), alterando a cinética da sua liberação e captação para dentro do retículo sarcoplasmático e diminuindo a sensibilidade das proteínas contráteis ao Ca^{2+}. Halotano e enflurano parecem deprimir a contratilidade mais que o isoflurano, sevoflurano e desflurano. Depressão cardíaca induzida por anestésico é potencializada por hipocalcemia, bloqueio β-adrenérgico e

bloqueadores dos canais de cálcio. Óxido nitroso também produz diminuições na contratilidade ao reduzir a disponibilidade de Ca^{2+} intracelular durante a contração. Os mecanismos de depressão cardíaca direta pelos anestésicos intravenosos não estão bem estabelecidos, mas, presumivelmente, envolvem ações semelhantes. De todos os principais agentes de indução intravenosos, a cetamina parece ter o menor efeito depressor direto sobre a contratilidade. Agentes anestésicos locais também deprimem a contratilidade cardíaca, reduzindo o influxo e a liberação de Ca^{2+} de uma maneira dependente da dose. Os anestésicos mais potentes, bupivacaína, tetracaína e ropivacaína, deprimem mais significativamente a contratilidade ventricular esquerda do que os agentes menos potentes, como a lidocaína ou a cloroprocaína.

INERVAÇÃO DO CORAÇÃO

Fibras parassimpáticas inervam principalmente os átrios e tecidos de condução. Acetilcolina atua sobre receptores muscarínicos cardíacos específicos (M_2), produzindo efeitos cronotrópicos, dromotrópicos e inotrópicos negativos. Em contraste, fibras simpáticas são mais amplamente distribuídas por todo o coração. As fibras simpáticas cardíacas originam-se na medula espinal torácica (T1–T4) e viajam para o coração inicialmente pelos gânglios cervicais (estrelados) e a partir dos gânglios sob a forma dos nervos cardíacos. Liberação de norepinefrina causa efeitos cronotrópicos, dromotrópicos e inotrópicos positivos principalmente pela ativação de receptores β_1-adrenérgicos. Os receptores β_2-adrenérgicos são normalmente em menor número e são encontrados principalmente nos átrios; sua ativação aumenta a frequência cardíaca e, em menor extensão, a contratilidade.

A inervação autonômica cardíaca tem uma *lateralidade* aparente, porque os nervos simpáticos direitos e vago direito afetam, principalmente, o nó SA, enquanto os nervos simpáticos e vago esquerdos afetam principalmente o nó AV. Os efeitos vagais frequentemente têm um início e resolução muito rápidos, enquanto as influências simpáticas geralmente têm um início e dissipação mais graduais. Arritmia sinusal é uma variação cíclica na frequência cardíaca que corresponde à respiração (aumentando com inspiração e diminuindo durante expiração); ela é decorrente de alterações cíclicas no tônus vagal.

CICLO CARDÍACO

O ciclo cardíaco pode ser definido por eventos elétricos e mecânicos (Figura 20-2). *Sístole* refere-se à contração, e *diástole* refere-se a relaxamento. A maior parte do enchimento ventricular diastólico ocorre passivamente antes da contração atrial. Contração dos átrios normalmente contribui com 20 a 30% do enchimento ventricular. **Três ondas podem geralmente ser identificadas em traçados de pressão atrial** (Figura 20-2). A onda *a* é decorrente da sístole atrial. A onda *c* coincide com a contração ventricular e é dita causada pela proeminência da válvula AV para dentro do átrio. A onda *v* é o resultado da acumulação de pressão a partir do retorno venoso antes que a válvula AV se abra novamente. O descenso *x* é o declínio na pressão entre as ondas *c* e *v* e se admite que seja decorrente de um puxão para baixo do átrio pela contração ventricular. Incompetência da válvula AV em qualquer dos dois lados do coração abole o descenso *x* nesse lado, resultando em uma onda *cv* proeminente. O descenso *y* segue-se à onda *v* e representa o declínio na pressão atrial, à medida que a válvula AV se abre. O entalhe no traçado da pressão aórtica é chamado *incisura* e se diz que representa a breve alteração de pressão pelo refluxo transitório de sangue para dentro do ventrículo esquerdo imediatamente antes do fechamento da válvula aórtica.

DETERMINANTES DO DESEMPENHO VENTRICULAR

Discussões de função ventricular geralmente se referem ao ventrículo esquerdo, mas os mesmos conceitos se aplicam ao ventrículo direito. Embora os ventrículos sejam muitas vezes considerados como funcionando separadamente, sua interdependência foi claramente demonstrada. Além disso, podem ser diferenciados fatores que afetam as funções sistólica e diastólica. A função sistólica envolve ejeção ventricular, enquanto a função diastólica está relacionada com o enchimento ventricular.

A função sistólica ventricular é, muitas vezes, (erroneamente) equiparada ao débito cardíaco, que pode ser definido como o volume de sangue bombeado pelo coração por minuto. Uma vez que os dois ventrículos funcionem em série, seus débitos normalmente são iguais. O débito cardíaco (CO) é expresso pela seguinte equação:

$$CO = SV \times HR$$

onde SV é o volume sistólico (o volume bombeado por contração), e HR é a frequência cardíaca. Para compensar quanto a variações no tamanho corporal, CO é, muitas vezes, expressado em termos de área de superfície corporal total:

$$CI = \frac{CO}{BSA}$$

onde CI é o índice cardíaco, e BSA é a área de superfície corporal. BSA geralmente é obtida de nomogramas com base na altura e no peso (Figura 20-3). CI normal é 2,5-4,2 $L/min/m^2$. Uma

4 vez que o CI normal tenha uma faixa ampla, ele é uma medida relativamente insensível do desempenho ventricular. Por essa razão, anormalidades no CI geralmente refletem comprometimento ventricular grosseiro. Uma avaliação mais acurada pode ser obtida, se a resposta do débito cardíaco ao exercício for avaliada. Sob estas condições, a incapacidade do débito cardíaco de aumentar e de se manter compatível com o consumo de oxigênio é refletida por uma saturação de oxigênio venosa mista decrescente. Uma diminuição na saturação de oxigênio venosa mista em resposta à demanda aumentada geralmente reflete perfusão tecidual inadequada.

5 Assim, na ausência de hipóxia ou anemia grave, a medição da tensão (ou saturação) de oxigênio venosa mista constitui uma excelente estimativa da adequação do débito cardíaco.

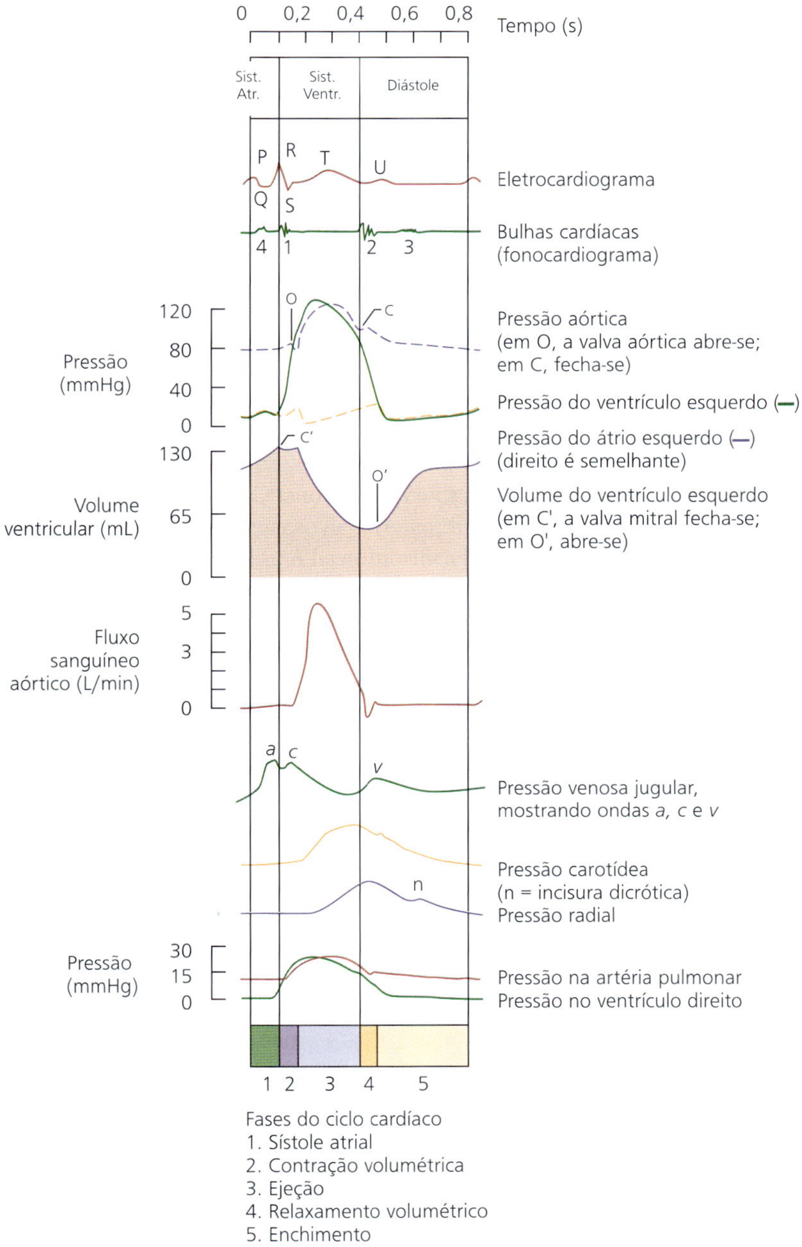

FIGURA 20-2 Ciclo cardíaco normal. Notar a correspondência entre eventos elétricos e mecânicos. (Modificada e reproduzida, com permissão, de Barrett KE: *Ganong's Review of Medical Physiology*, 24th ed. McGraw-Hill, 2012.)

1. Frequência Cardíaca

Quando o volume sistólico permanece constante, o débito cardíaco é diretamente proporcional à frequência cardíaca. A frequência cardíaca é uma função intrínseca do nó SA (despolarização espontânea), mas é modificada por fatores autonômicos, humorais e locais. A frequência intrínseca normal do nó SA em adultos jovens é cerca de 90-100 batimentos/min, mas ela diminui com a idade com base na seguinte fórmula:

$$\text{Frequência cardíaca intrínseca normal} = 118 \text{ batimentos/min} - (0{,}57 \times \text{idade})$$

Atividade vagal aumentada diminui a HR via estimulação de receptores colinérgicos M_2, enquanto atividade simpática aumentada aumenta a HR principalmente pela ativação de receptores β_1-adrenérgicos e, em menor extensão, receptores β_2-adrenérgicos (veja anteriormente).

2. Volume Sistólico

O volume sistólico é normalmente determinado por três fatores principais: pré-carga, pós-carga e contratilidade. Esta análise é análoga a observações laboratoriais em preparações de músculo esquelético. A pré-carga é o comprimento do músculo antes da contração, enquanto a pós-carga é a tensão contra que o músculo deve se contrair. A contratilidade é uma propriedade intrínseca do músculo que está relacionada com a força de contração, mas é independente de ambas, a pré-carga e a pós-carga. Uma vez que o coração seja uma bomba multicameral tridimensional, tanto a forma geométrica ventricular, quanto uma disfunção valvular também podem afetar o volume sistólico (Tabela 20-3).

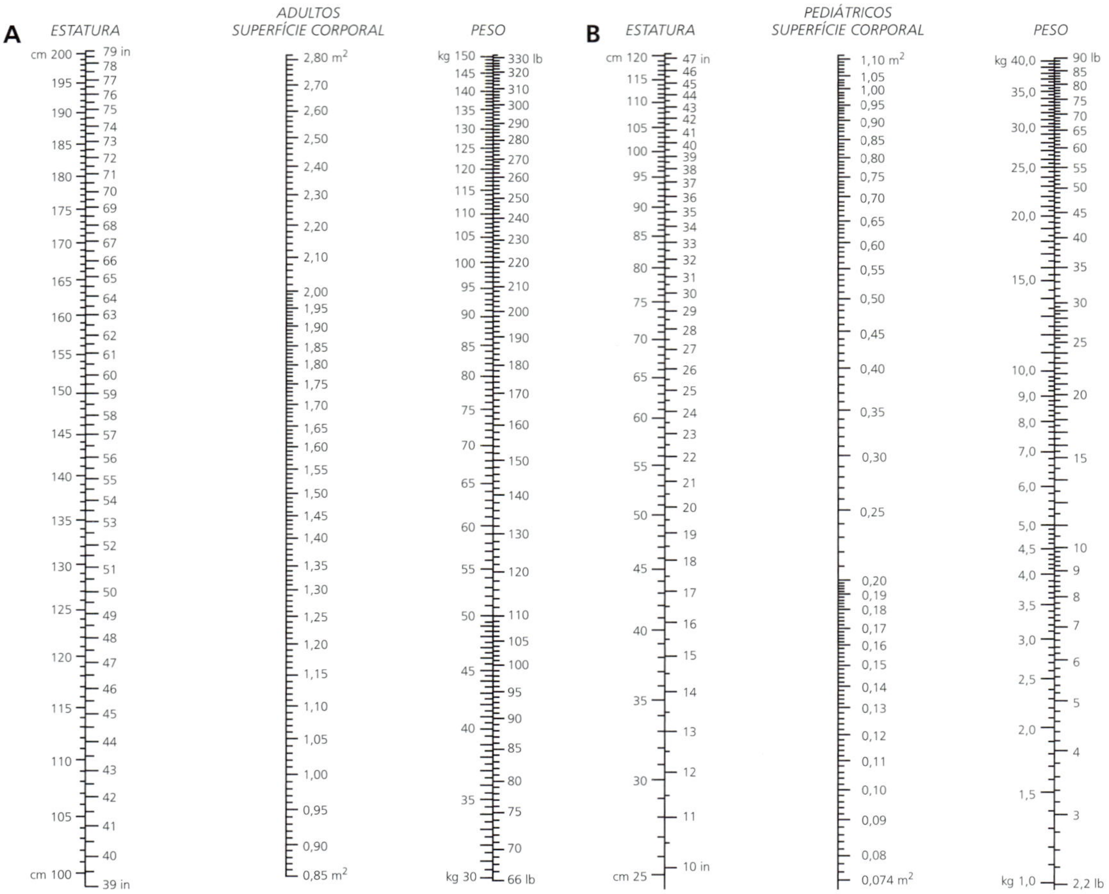

FIGURA 20-3 Nomogramas para calcular área de superfície corporal (BSA) em pacientes adultos (**A**) e pediátricos (**B**). (Dados das fórmulas de DuBois e DuBois: Arch Intern Med 1916;17:683. Copyright 1916. American Medical Association.)

Pré-Carga

A pré-carga ventricular corresponde ao volume diastólico final, que geralmente é dependente do enchimento ventricular. A relação entre débito cardíaco e volume diastólico final ventricular esquerdo é conhecida como a lei de Starling (Figura 20-4). Observe-se que quando a frequência cardíaca e a contratilidade permanecem constantes, o débito cardíaco é diretamente proporcional à pré-carga até que sejam alcançados volumes diastólicos finais excessivos. Nesse ponto, o débito cardíaco não se altera mais significativamente – ou pode mesmo diminuir. Distensão excessiva de qualquer dos ventrículos pode levar à dilatação excessiva e insuficiência das válvulas AV.

TABELA 20-3 Principais fatores que afetam o volume sistólico cardíaco

Pré-carga
Pós-carga
Contratilidade
Anormalidades do movimento da parede
Disfunção valvular

A. Determinantes do Enchimento Ventricular

O enchimento ventricular pode ser influenciado por uma variedade de fatores (Tabela 20-4), dos quais o mais importante é o retorno venoso. Uma vez que a maioria dos outros fatores que afetam o retorno venoso seja geralmente fixa, a capacidade vascular é normalmente seu principal determinante. Aumentos na atividade metabólica reduzem a capacidade vascular, de tal modo que o retorno venoso ao coração aumenta, à medida que o volume dos vasos de capacitância venosa diminui. Alterações no volume sanguíneo e tônus venoso são causas importantes de alterações intraoperatórias e pós-operatórias no enchimento ventricular e débito cardíaco. Qualquer fator que altere o gradiente de pressão venosa, normalmente pequeno, que favoreça o retorno sanguíneo ao coração também afeta o enchimento cardíaco. Esses fatores incluem alterações na pressão intratorácica (ventilação com pressão positiva ou toracotomia), postura (posicionamento durante cirurgia) e pressão pericárdica (doença pericárdica).

O determinante mais importante da pré-carga ventricular direita é o retorno venoso. **Na ausência de disfunção importante pulmonar ou ventricular direita, o retorno venoso é**

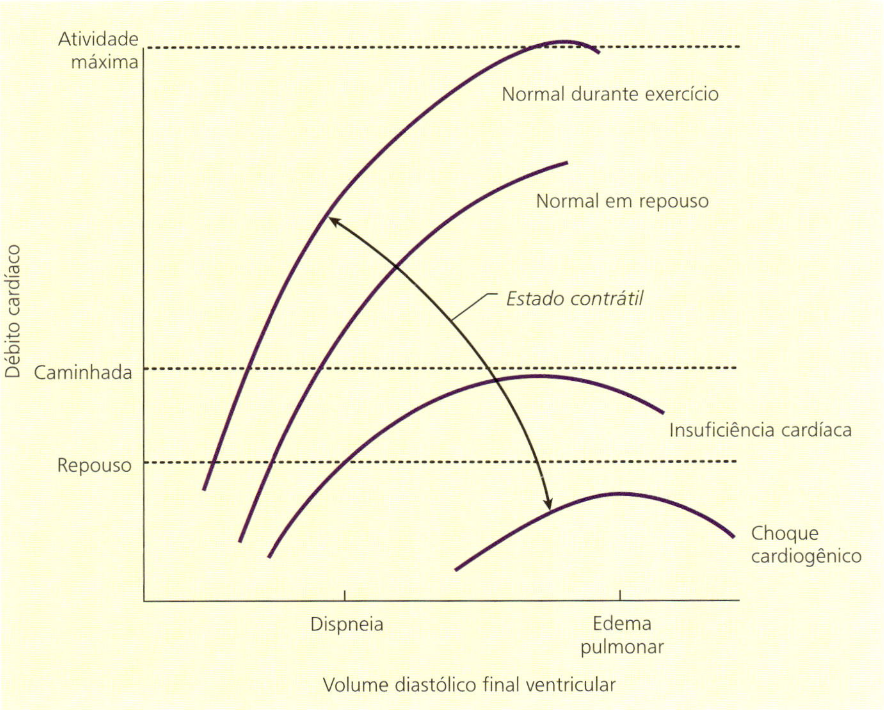

FIGURA 20-4 Lei de Starling.

também o principal determinante da pré-carga ventricular esquerda. Normalmente, os volumes diastólicos finais de ambos os ventrículos são semelhantes, e, normalmente, o retorno venoso é numericamente equivalente ao débito cardíaco.

A frequência e o ritmo cardíacos também podem afetar a pré-carga ventricular. Aumentos na frequência cardíaca são associados a reduções proporcionalmente maiores no tempo de diástole do que da sístole. Portanto, o enchimento ventricular diminui progressivamente à medida que ocorrem FC aumentadas (>120 batimentos/min em adultos). Problemas relacionados com função e ritmo atrial, como ausência de cronologia (fibrilação atrial), contração ineficiente (*flutter* atrial) ou bradicardia atrial e ritmos juncionais, também podem reduzir o enchimento ventricular em 20 a 30%. 6 Os pacientes com complacência ventricular reduzida são mais afetados pelos problemas relacionados com a sístole atrial do que aqueles com complacência ventricular normal.

TABELA 20-4 Fatores que afetam a pré-carga ventricular

Volume sanguíneo
Distribuição do volume sanguíneo
Postura
Pressão intratorácica
Pressão pericárdica
Tônus venoso
Ritmo (contração atrial)
Frequência cardíaca

B. Função Diastólica e Complacência Ventricular

A pressão diastólica final ventricular esquerda (LVEDP) pode ser usada como medida de pré-carga somente se a relação entre volume e pressão ventriculares (complacência) for constante. Entretanto, a complacência ventricular normalmente é não linear (Figura 20-5). Função diastólica prejudicada reduz a complacência ventricular. Por essa razão, a mesma LVEDP que corresponde a uma pré-carga normal em um paciente normal pode corresponder a uma pré-carga diminuída em paciente com função diastólica prejudicada. São conhecidos muitos fatores que influenciam a função diastólica e a complacência

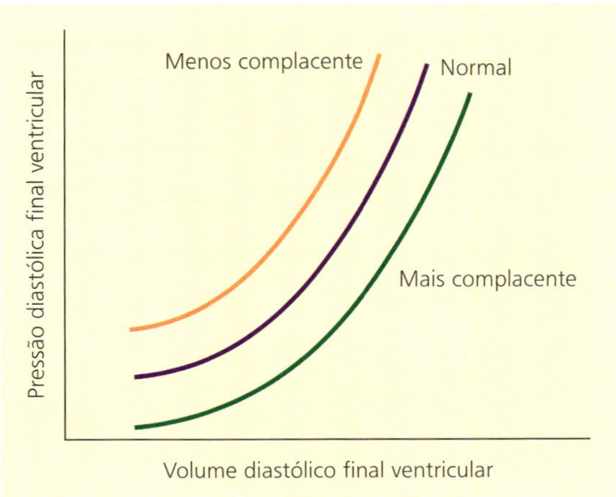

FIGURA 20-5 Complacência ventricular normal e anormal.

ventriculares. Inobstante, medição da LVEDP ou outras pressões dando aproximação da LVEDP (como a pressão de oclusão da artéria pulmonar) são meios potenciais para estimar a pré-carga ventricular esquerda. Alterações na pressão venosa central podem ser usadas como um índice grosseiro de alterações na pré-carga ventricular direita e esquerda na maioria dos pacientes normais.

Os fatores que afetam a complacência ventricular podem ser separados naqueles relacionados com a velocidade de relaxamento (complacência diastólica inicial) e rigidez passiva dos ventrículos (complacência diastólica tardia). Hipertrofia (por hipertensão ou estenose da valvula aórtica), isquemia e assincronia reduzem a complacência inicial; hipertrofia e fibrose reduzem a complacência tardia. Fatores extrínsecos (como doença pericárdica, distensão excessiva do ventrículo contralateral, pressão aumentada nas vias aéreas ou pleural, tumores e compressão cirúrgica também podem reduzir a complacência ventricular. Em razão da sua parede normalmente mais fina, o ventrículo direito é mais complacente do que o esquerdo.

Pós-Carga

A pós-carga do coração intacto é comumente aceita como equivalente à tensão da parede ventricular durante a sístole ou à impedância arterial à ejeção. A tensão da parede pode ser imaginada como a pressão que o ventrículo tem que superar para reduzir o volume da sua cavidade. Se admitirmos o ventrículo como esférico, a tensão da parede ventricular pode ser expressada pela lei de Laplace:

$$\text{Esforço circunferencial} = \frac{P \times R}{2 \times H}$$

onde P é a pressão intraventricular, R é o raio ventricular, e H é sua espessura de parede. Embora o ventrículo normal seja geralmente elipsoidal, esta relação ainda é útil. Quanto maior o raio ventricular, maior a tensão da parede necessária para desenvolver a mesma pressão ventricular. Em contraposição, um aumento na espessura da parede reduz a tensão da parede ventricular.

A pressão intraventricular sistólica é dependente da força de contração ventricular, das propriedades viscoelásticas da aorta, seus ramos proximais e do sangue (viscosidade e densidade), e da **resistência vascular sistêmica (SVR).** O tônus arteriolar é o principal determinante da SVR. Uma vez que as propriedades viscoelásticas sejam geralmente fixas em qualquer paciente, a pós-carga ventricular esquerda é geralmente equiparada clinicamente à SVR, que é calculada pela seguinte equação:

$$\text{SRV} = 80 \times \frac{\text{MAP} - \text{CVP}}{\text{CO}}$$

onde MAP é a pressão arterial média em milímetros de mercúrio, CVP é a pressão venosa central em milímetros de mercúrio, e CO é o débito cardíaco em litros por minuto. A SVR normal é 900-1.500 dyn·s·cm^{-5}. A pressão arterial sistólica também pode ser usada como uma aproximação da pós-carga ventricular esquerda na ausência de alterações crônicas no tamanho, forma ou espessura da parede ventricular ou alterações agudas na resistência vascular sistêmica. Alguns preferem usar CI em vez de CO ao calcular um índice de resistência vascular sistêmica (SVRI), de tal modo que SVRI = SVR × BSA.

A pós-carga ventricular direita é principalmente dependente da resistência vascular pulmonar (PVR) e é expressa pela seguinte equação:

$$\text{PVR} = 80 \times \frac{\text{PAP} - \text{LAP}}{\text{CO}}$$

onde PAP é a pressão média da artéria pulmonar, e LAP é a pressão atrial esquerda. Na prática, pressão de capilar pulmonar (PCWP) é geralmente empregada como substituta da LAP. A PVR normal é 50-150 dyn·s·cm^{-5}.

O débito cardíaco é inversamente proporcional a alterações na pós-carga do ventrículo esquerdo; entretanto, pequenos aumentos ou diminuições na pós-carga podem não ter nenhum efeito sobre o débito cardíaco. Em razão da sua parede mais fina, o ventrículo direito é mais sensível a alterações na pós-carga do que o ventrículo esquerdo. 7 O débito cardíaco em pacientes com comprometimento ventricular direito ou esquerdo importante é muito sensível a aumentos agudos na pós-carga, principalmente na presença de depressão miocárdica induzida por droga, isquemia ou insuficiência cardíaca crônica.

Contratilidade

A contratilidade cardíaca (inotropia) é a capacidade intrínseca do miocárdio de bombear na ausência de alterações na pré-carga ou pós-carga. A contratilidade está relacionada com a velocidade de encurtamento do músculo miocárdico, que, por sua vez, é dependente da concentração de Ca^{2+} intracelular durante a sístole. Aumentos na frequência cardíaca também podem aumentar a contratilidade sob algumas condições, talvez em decorrência da disponibilidade aumentada de Ca^{2+} intracelular.

A contratilidade pode ser alterada por influências neurais, humorais ou farmacológicas. A atividade do sistema nervoso simpático normalmente tem o efeito mais importante sobre a contratilidade. Fibras simpáticas inervam os músculos atrial e ventricular, bem como tecidos nodais. Em adição ao seu efeito inotrópico positivo, liberação de norepinefrina também intensifica a contratilidade principalmente via ativação de receptores β_1. Receptores α-adrenérgicos também estão presentes no miocárdio, mas parecem ter apenas pequenos efeitos inotrópicos e cronotrópicos positivos. Drogas simpaticomiméticas e secreção de epinefrina das glândulas suprarrenais aumentam similarmente a contratilidade via ativação de receptores β_1.

A contratilidade miocárdica é deprimida por hipóxia, acidose, depleção de reservas de catecolaminas cardíacas e perda de miocárdio funcionante, como resultado de isquemia ou infarto. Em doses suficientemente grandes, a maioria dos anestésicos e agentes antiarrítmicos é inotrópica negativa (*i.e.*, diminui a contratilidade).

Anormalidades de Movimento da Parede

Anormalidades regionais de movimento da parede causam prejudicam uma analogia entre o coração intacto e preparações de músculo esquelético. Essas anormalidades podem ser decorrentes de isquemia, cicatriz, hipertrofia ou condução alterada. Quando a cavidade ventricular não se fecha simétrica ou completamente, o esvaziamento se torna prejudicado. Hipocinesia (contração diminuída), acinesia (falta de contração) e discinesia (saliência paradoxal) durante a sístole refletem graus crescentes de anormalidades da contração. Embora a contratilidade possa ser normal ou mesmo aumentada em algumas áreas, anormalidades em outras áreas do ventrículo podem prejudicar o esvaziamento e reduzir o volume sistólico. A gravidade do comprometimento depende do tamanho e do número de áreas se contraindo anormalmente.

Disfunção Valvular

A disfunção valvular pode comprometer qualquer uma das quatro válvulas do coração e pode incluir estenose, regurgitação (insuficiência, incompetência) ou ambas. Estenose de uma válvula AV (tricúspide ou mitral) reduz o volume sistólico principalmente por diminuir a pré-carga ventricular, enquanto a estenose de uma válvula semilunar (pulmonar ou aórtica) reduz o volume sistólico principalmente aumentando a pós-carga ventricular. Em contraste, a regurgitação valvular pode reduzir o volume sistólico sem alterações na pré-carga, pós-carga ou contratilidade e sem anormalidades de movimento da parede. O volume sistólico efetivo é reduzido pelo volume regurgitante de cada contração. Quando uma válvula AV é insuficiente, uma parte importante do volume diastólico final ventricular pode fluir de volta para dentro do átrio durante a sístole; subtrai-se do volume sistólico o volume regurgitante. Similarmente, quando uma válvula semilunar é incompetente, uma fração do volume diastólico final se origina de fluxo retrógrado para dentro do ventrículo durante a diástole.

AVALIAÇÃO DA FUNÇÃO VENTRICULAR

1. Curvas de Função Ventricular

Plotagem do débito cardíaco ou volume sistólico com relação à pré-carga é útil na avaliação dos estados patológicos e compreensão da terapia medicamentosa. Curvas normais de funções ventriculares direita e esquerda estão demonstradas na **Figura 20-6**.

Diagramas de pressão–volume ventriculares são úteis porque eles dissociam a contratilidade de ambas, a pré-carga e a pós-carga. Dois pontos são identificados nesses diagramas: o ponto sistólico final (ESP) e o ponto diastólico final (EDP)(**Figura 20-7**). ESP é um reflexo da função sistólica, enquanto EDP reflete mais a função diastólica. Para qualquer dado estado contrátil, todos os ESPs estão sobre a mesma linha (*i.e.*, a relação entre volume sistólico final e pressão sistólica final é fixa).

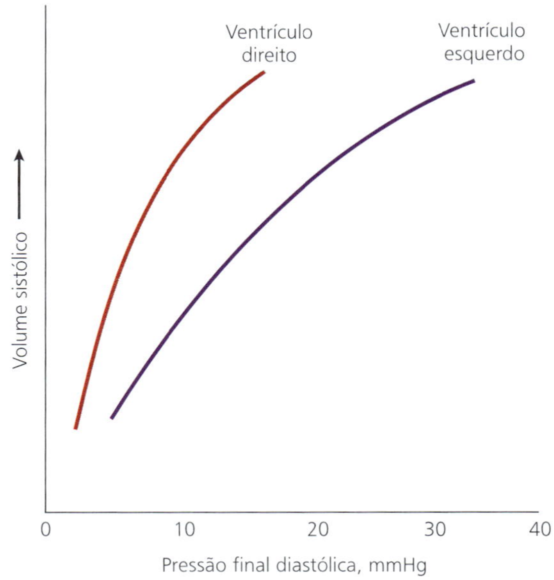

FIGURA 20-6 Curvas de função dos ventrículos esquerdo e direito.

2. Avaliação da Função Sistólica

A alteração na pressão ventricular sistólica com o tempo (*dP/dt*) é definida como a primeira derivada da curva de pressão ventricular e é frequentemente usada como uma medida da contratilidade. A contratilidade é diretamente proporcional a *dP/dt*, mas a medida exata deste valor exige um cateter ventricular de alta fidelidade ("Millar"); entretanto, ela pode ser estimada com ecocardiografia. Embora os traçados de pressão arterial sejam distorcidos em razão das propriedades dos vasos arteriais, a taxa de aumento inicial na pressão (a inclinação) pode servir como uma aproximação grosseira; quanto mais proximalmente o cateter de linha arterial esteja localizado na árvore arterial, mais acurada será a extrapolação. A utilidade de *dP/dt* é também limitada, porque ela pode ser afetada pela pré-carga, pós-carga e frequência cardíaca.

Fração de Ejeção

8 A fração de ejeção (EF) ventricular, a fração ejetada do volume ventricular diastólico final, é a medida clínica mais comumente usada da função sistólica. A EF pode ser calculada pela seguinte equação:

$$EF = \frac{EDV - ESV}{EDV}$$

onde EDV é volume diastólico final, e ESV é volume sistólico final. EF normal é de aproximadamente 0,67 ± 0,08. Medições podem ser feitas pré-operatoriamente a partir de cateterismo cardíaco, estudos com radioisótopos ou ecocardiografia transtorácica (TTE) ou transesofágica (TEE). Cateteres de artéria pulmonar com termistores de resposta rápida permitem medição da EF ventricular direita. Infelizmente, quando a resistência vascular pulmonar aumenta, diminuições na EF ventricular direita

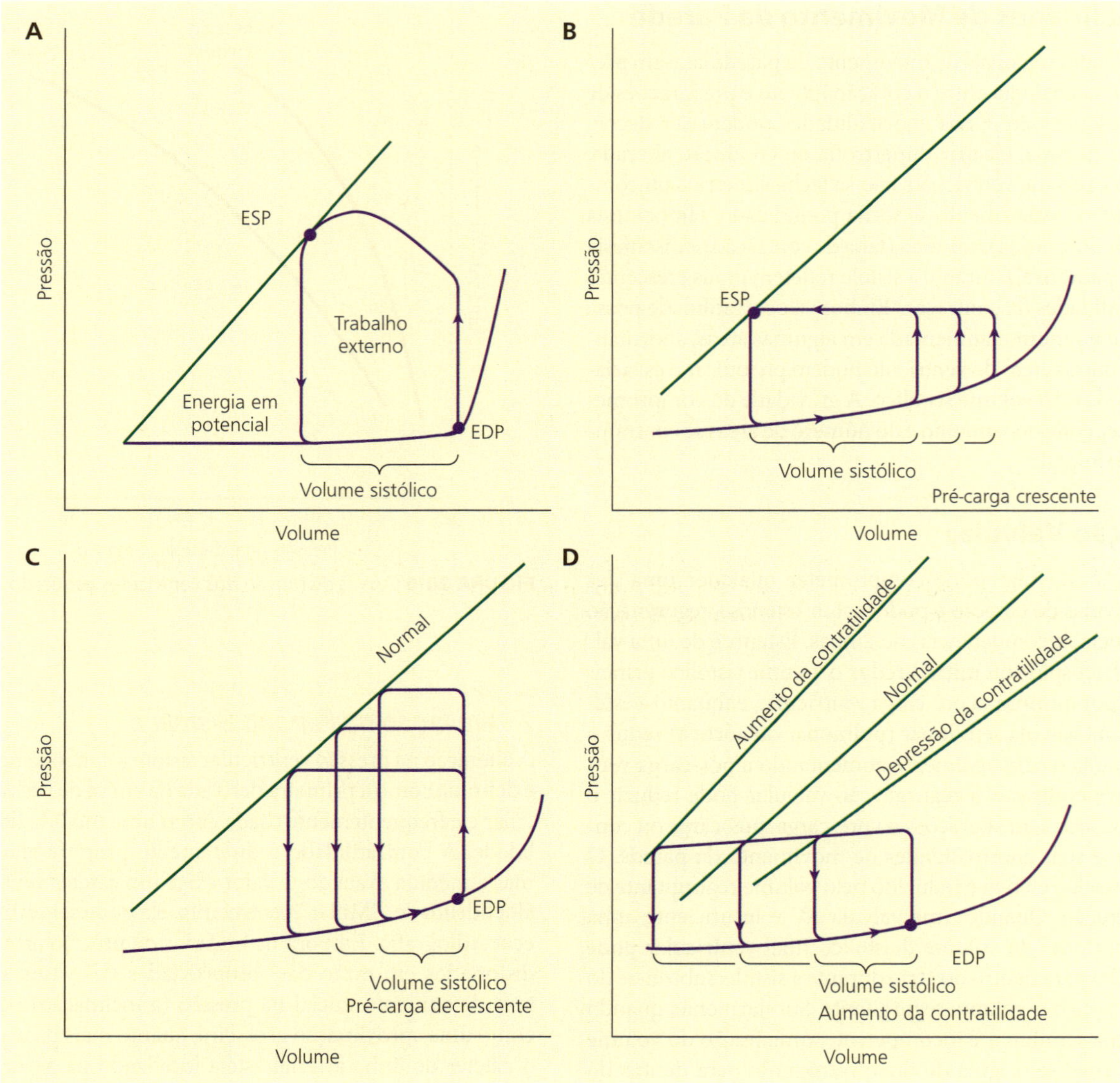

FIGURA 20-7 Diagramas de pressão-volume ventriculares. **A:** Uma única contração ventricular. Notar que volume sistólico representa alterações em volume no eixo dos x (diferença entre volume sistólico final e volume diastólico final). Notar também que a área circunscrita representa trabalho externo efetuado pelo ventrículo. **B:** Pré-carga aumentando com contratilidade e pós-carga constantes. **C:** Pós-carga aumentando com pré-carga e contratilidade constantes. **D:** Contratilidade aumentando com pré-carga e pós-carga constantes. ESP, ponto sistólico final; EDP, ponto diastólico final.

podem refletir pós-carga em vez de contratilidade. A EF ventricular esquerda não é uma medida acurada da contratilidade ventricular na presença de insuficiência mitral.

3. Avaliação da Função Diastólica

9 A função diastólica ventricular esquerda pode ser avaliada clinicamente por ecocardiografia Doppler em um exame transtorácico ou transesofágico. As velocidades de fluxo são medidas pela válvula mitral durante a diástole. Três padrões de disfunção diastólica são geralmente reconhecidos com base no tempo de relaxamento isovolumétrico, a relação entre o fluxo diastólico inicial máximo (E) e o fluxo sistólico atrial máximo (A), e o tempo de desaceleração (DT) de E (DT_E) (**Figura 20-8**). Doppler transtorácico é usado frequentemente para distinguir função diastólica "pseudonormal" de normal. Também é um excelente modo de detectar disfunção diastólica "convencional". Uma velocidade máxima da onda e' de menos de 8 cm/s é associada à função diastólica prejudicada. Uma razão onda E/e' que é maior que 15 é compatível com pressão diastólica final ventricular esquerda elevada (**Figura 20-9**).

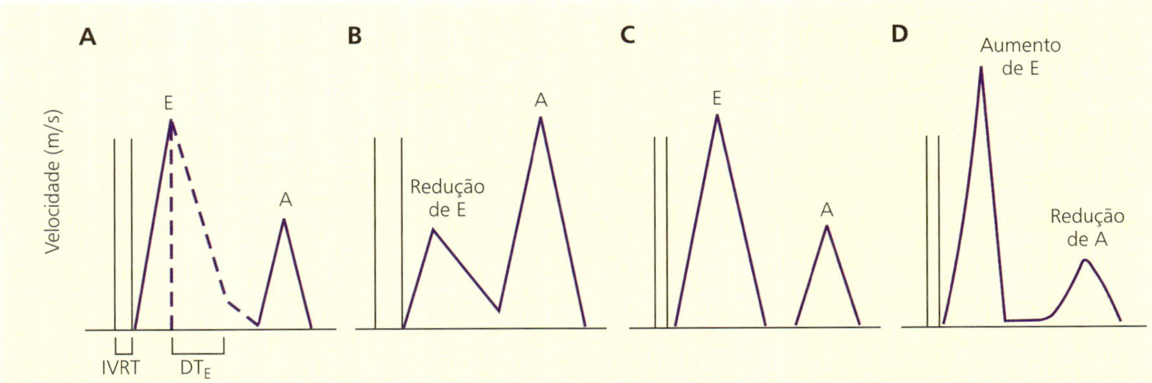

	Normal	Relaxamento comprometido	Pseudonormalização	Restritivo
IVRT	70-90 ms	> 100 ms	70-90 ms	< 90 ms
Relação E/A	0,8-1,2	< 0,8	0,8-1,2	> 1,2
DT_E	150-300 ms	> 250 ms	150-300 ms	< 150 ms

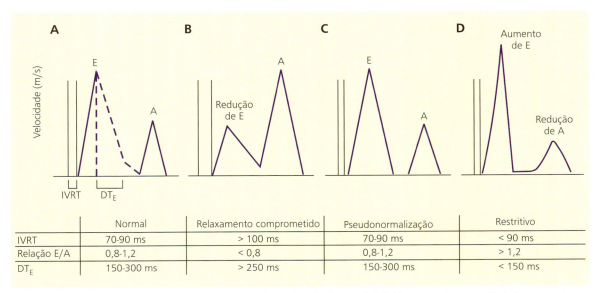

FIGURA 20-8 Ecocardiografia Doppler do fluxo diastólico pela válvula mitral. **A-D** (da esquerda para a direita) representa gravidade crescente da disfunção diastólica. E, fluxo diastólico inicial; A, fluxo sistólico atrial máximo; IVRT, tempo de relaxamento isovolumétrico; DT_E, tempo de desaceleração de E.

Circulação Sistêmica

A vasculatura sistêmica pode ser dividida funcionalmente em artérias, arteríolas, capilares e veias. Artérias são os condutos de alta pressão que suprem os vários órgãos. Arteríolas são os pequenos vasos que alimentam diretamente e controlam o fluxo sanguíneo através de cada leito capilar. Os capilares são vasos de parede finas que permitem a troca de nutrientes entre o sangue e os tecidos. As veias retornam sangue dos leitos capilares ao coração.

A distribuição de sangue entre os vários componentes do sistema circulatório está mostrada na Tabela 20-5. Notar que a maior parte do volume sanguíneo está na circulação sistêmica – especificamente, dentro das veias. Alterações no tônus venoso sistêmico permitem que estes vasos funcionem como um reservatório para sangue. Após perdas importantes de sangue ou líquidos, um aumento simpaticamente mediado no tônus venoso reduz o calibre destes vasos e transfere sangue para outras partes do sistema vascular. Em contraposição, venodilatação permite que estes vasos acomodem aumentos na volemia. O controle

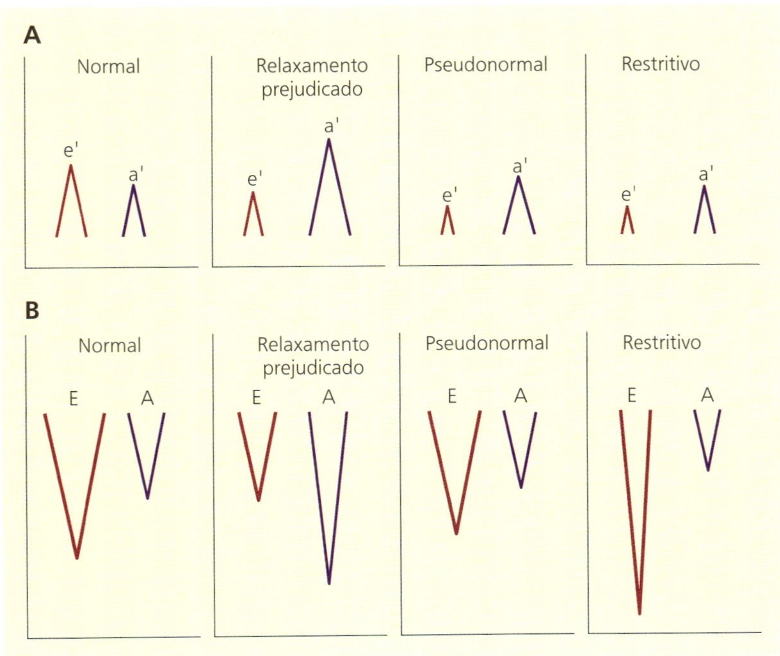

FIGURA 20-9 Doppler transtorácico. **A:** Doppler no anel mitral lateral. Durante a diástole o anel se move na direção do transdutor do exame transesofágico. Assim as ondas e' e a' do enchimento diastólico são deflexões positivas acima da linha de base. **B:** Quando o exame transesofágico for usado para medir o influxo diastólico transmitral, as ondas E e A de enchimentos inicial e tardio são abaixo da linha básica, porque o fluxo está se movendo para longe do explorador Doppler no esôfago. Doppler transtorácico pode ser usado para distinguir padrão de influxo diastólico normal de pseudonormal, porque a onda e' permanece deprimida, à medida que progride a disfunção diastólica. (Reproduzida com permissão de Wasnick JD, et al: *Cardiac Anesthesia and Transesophageal Echocardiography*, McGraw-Hill, 2011.)

TABELA 20-5 Distribuição do volume sanguíneo

Coração	7%
Circulação pulmonar	9%
Circulação sistêmica	
Arterial	15%
Capilar	5%
Venosa	64%

simpático do tônus venoso é um determinante importante do retorno ao coração. Tônus venoso reduzido após indução de anestesia frequentemente resulta em acumulação venosa de sangue e contribui para hipotensão.

Uma multiplicidade de fatores influencia o fluxo sanguíneo na árvore vascular. Estes incluem mecanismos de controle local e metabólico, fatores derivados do endotélio, o sistema nervoso autônomo e hormônios circulantes.

AUTORREGULAÇÃO

A maioria dos leitos teciduais regula o seu próprio fluxo sanguíneo (autorregulação). Arteríolas geralmente se dilatam em resposta à pressão de perfusão reduzida ou demanda tecidual aumentada. Em contraposição, arteríolas se constringem em resposta à pressão aumentada ou demanda tecidual reduzida. Estes fenômenos são provavelmente decorrentes tanto de uma resposta intrínseca do músculo liso vascular ao estiramento, quanto da acumulação de subprodutos metabólicos vasodilatadores. Os últimos podem incluir K^+, H^+, CO_2, adenosina e lactato.

FATORES DERIVADOS DO ENDOTÉLIO

O endotélio vascular é metabolicamente ativo na elaboração ou modificação de substâncias que direta ou indiretamente desempenham um papel importante no controle da pressão e fluxo sanguíneos. Estas incluem vasodilatadores (p. ex., óxido nítrico, prostaciclina [PGI_2]), vasoconstritores (p. ex., endotelinas, tromboxano A_2), anticoagulantes (p. ex., trombomodulina, proteína C), fibrinolíticos (p. ex., ativador do plasminogênio tecidual) e fatores que inibem agregação das plaquetas (p. ex., óxido nítrico e PGI_2). Óxido nítrico é sintetizado a partir de arginina pelo óxido nítrico sintetase. Esta substância tem várias funções. Na circulação, é um vasodilatador potente. Ela liga guanilato ciclase, aumentando os níveis de cGMP produzindo vasodilatação. Vasoconstritores derivados do endotélio (endotelinas) são liberados em resposta à trombina e epinefrina.

CONTROLE AUTONÔMICO DA VASCULATURA SISTÊMICA

Embora o sistema parassimpático possa exercer influências importantes sobre a circulação, o controle autonômico da vasculatura é principalmente simpático. A aferência simpática para a circulação passa para fora da medula espinal em todos os segmentos torácicos e os dois primeiros segmentos lombares. Estas fibras atingem os vasos sanguíneos via nervos autonômicos específicos ou viajando ao longo dos nervos espinais. Fibras simpáticas inervam todas as partes da vasculatura, exceto os capilares. Sua principal função é regular o tônus vascular. Variações do tônus vascular arterial servem para regular a pressão arterial e a distribuição de fluxo sanguíneo aos vários órgãos, enquanto variações no tônus venoso alteram a capacidade vascular, acumulação venosa e retorno venoso ao coração.

Os vasos possuem fibras vasoconstritoras e vasodilatadoras, mas as primeiras são fisiologicamente mais importantes na maioria dos leitos teciduais. Vasoconstrição simpático-induzida (via receptores α_1-adrenérgicos) é importante no músculo esquelético, rins, tubo digestório e pele; ela é menos ativa no cérebro e coração. As fibras vasodilatadoras mais importantes são aquelas que alimentam o músculo esquelético, mediando aumento do fluxo sanguíneo (via receptores β_2-adrenérgicos) em resposta ao exercício. Síncope vasodepressora (vasovagal), que pode ocorrer logo após uma sobrecarga emocional intensa associada a alto tônus simpático, resulta da ativação reflexa de fibras vasodilatadoras tanto vagais, quanto simpáticas.

O tônus vascular e influências autonômicas sobre o coração são controlados por centros vasomotores na formação reticular do bulbo e ponte inferior. Foram identificadas áreas distintas vasoconstritoras e vasodilatadoras. Vasoconstrição é mediada pelas áreas anterolaterais da ponte inferior e bulbo superior. Elas também são responsáveis pela secreção suprarrenal de catecolaminas, bem como aumento da automaticidade e contratilidade. Áreas vasodilatadoras, que são localizadas no bulbo inferior, são também adrenérgicas, mas funcionam projetando fibras inibidoras para cima para as áreas vasoconstritoras. A saída vasomotora é modificada por impulsos provenientes de todo o sistema nervoso central, incluindo o hipotálamo, córtex cerebral e outras áreas do tronco cerebral. Áreas no bulbo posterolateral recebem impulsos de ambos os nervos vago e glossofaríngeo e desempenham um papel importante em mediar uma variedade de reflexos circulatórios. O sistema simpático normalmente mantém alguma vasoconstrição tônica sobre a circulação. Perda deste tônus após indução de anestesia ou simpatectomia contribui frequentemente para hipotensão perioperatória.

PRESSÃO ARTERIAL

O fluxo sanguíneo sistêmico é pulsátil nas grandes artérias por causa da atividade cíclica do coração; quando o sangue alcança os capilares sistêmicos, o fluxo é contínuo (laminar). A pressão média cai para menos de 20 mmHg nas grandes veias sistêmicas que retornam sangue ao coração. A maior queda de pressão, aproximadamente 50%, é pelas arteríolas, e as arteríolas respondem pela maior parte da SVR.

A MAP é proporcional ao produto da SVR × CO. Esta relação é com base em uma analogia à lei de Ohm, conforme aplicada à circulação:

$$\text{MAP} - \text{CVP} \approx \text{SVR} \times \text{CO}$$

Uma vez que a CVP seja normalmente muito pequena em comparação à MAP, esta geralmente pode ser ignorada. Desta relação, observamos que hipotensão é o resultado de uma diminuição na SVR, CO ou ambas: para manter a pressão sanguínea arterial, uma diminuição na SVR ou no CO precisa ser compensada por um aumento no outro. A MAP pode ser medida sob a forma da média integrada do traçado de pressão arterial. Alternativamente, a MAP pode ser estimada pela seguinte fórmula:

$$\text{MAP} = \text{Pressão diastólica} + \frac{\text{Pressão de pulso}}{3}$$

onde pressão de pulso é a diferença entre as pressões arteriais sistólica e diastólica. A pressão de pulso arterial é diretamente relacionada com o volume sistólico, mas é inversamente proporcional à complacência da árvore arterial. Assim, diminuições na pressão de pulso podem ser decorrentes de uma diminuição no volume sistólico, um aumento na SVR, ou ambas. Pressão de pulso aumentada aumenta o esforço tangencial sobre as paredes dos vasos, potencialmente levando à ruptura de placa aterosclerótica e trombose ou ruptura de aneurismas. Pressão de pulso aumentada em pacientes, submetendo-se à cirurgia cardíaca, foi associada a resultados adversos renais e neurológicos.

A transmissão da onda de pressão arterial das grandes artérias aos vasos menores na periferia é mais rápida do que o movimento real do sangue; a velocidade da onda de pressão é 15 vezes a velocidade do sangue na aorta. Além disso, reflexões das ondas se propagando das paredes arteriais alargam a pressão de pulso, antes que a onda de pulso seja completamente amortecida nas artérias muito pequenas.

Controle da Pressão Arterial

A pressão sanguínea arterial é regulada por uma série de ajustamentos imediatos, intermediários e a longo prazo que envolvem mecanismos complexos neurais, humorais e renais.

A. Controle Imediato

O controle imediato da pressão arterial é principalmente função de reflexos do sistema nervoso autônomo. Alterações na pressão arterial são sentidas tanto centralmente (em áreas hipotalâmicas e do tronco cerebral), quanto perifericamente por sensores especializados (barorreceptores). Diminuições na pressão arterial resultam em tônus simpático aumentado, secreção suprarrenal aumentada de epinefrina e atividade vagal reduzida. **A resultante vasoconstrição sistêmica, frequência cardíaca aumentada e contratilidade cardíaca aumentada servem para aumentar a pressão arterial.**

Barorreceptores periféricos estão localizados na bifurcação das artérias carótidas comuns e no arco aórtico. Elevações na pressão arterial aumentam a descarga dos barorreceptores, inibindo vasoconstrição sistêmica e aumentando o tônus vagal **(reflexo barorreceptor).** Reduções na pressão arterial diminuem a descarga dos barorreceptores, permitindo vasoconstrição e redução do tônus vagal. Os barorreceptores carotídeos enviam sinais aferentes aos centros circulatórios do tronco cerebral via nervo de Hering (um ramo do nervo glossofaríngeo), enquanto os sinais aferentes dos barorreceptores aórticos viajam ao longo do nervo vago. Dos dois sensores periféricos, o barorreceptor carotídeo é fisiologicamente mais importante e é principalmente responsável por minimizar alterações na pressão arterial que são causadas por eventos agudos, como uma mudança de postura. Os barorreceptores carotídeos sentem a MAP mais efetivamente entre pressões de 80 e 160 mmHg. Adaptação a alterações agudas na pressão arterial ocorre no decurso de 1-2 dias, tornando este reflexo inefetivo para controle da pressão arterial a longo prazo. Todos os anestésicos voláteis deprimem a resposta barorreceptora normal, mas o isoflurano e o desflurano parecem ter menos efeito. Receptores ao estiramento cardiopulmonar localizados nos átrios, ventrículo esquerdo e circulação pulmonar podem causar um efeito semelhante.

B. Controle Intermediário

No curso de alguns minutos, diminuições sustentadas na pressão arterial, juntamente com aumento da aferência simpática, ativam o sistema renina-angiotensina-aldosterona, aumentam a secreção de arginina vasopressina (AVP), e alteram a troca hídrica capilar normal. Ambas a angiotensina II e a AVP são vasoconstritores arteriolares potentes. Sua ação imediata é aumentar a SVR. Em contraste com a formação de angiotensina II, que responde a alterações relativamente menores, secreção de AVP suficiente para produzir vasoconstrição só ocorrerá em resposta a graus mais acentuados de hipotensão. Angiotensina constringe arteríolas via receptores AT_1. AVP intermedeia vasoconstrição via receptores V_1 e exerce seu efeito antidiurético via receptores V_2.

Alterações sustentadas na pressão arterial podem também alterar a troca de fluidos teciduais pelos seus efeitos secundários sobre as pressões capilares. Hipertensão aumenta a entrada de líquido intravascular para o interstício, enquanto hipotensão aumenta a reabsorção de líquido intersticial. Essas alterações compensadoras no volume intravascular podem reduzir flutuações na pressão arterial, particularmente na ausência de função renal adequada (veja abaixo).

C. Controle a Longo Prazo

Os efeitos mais lentos dos mecanismos renais se tornam aparentes após horas de alterações sustentadas na pressão arterial. Como resultado, os rins alteram o balanço corporal total de sódio e água para restaurar a pressão arterial normal. Hipotensão resulta em retenção de sódio (e água), enquanto hipertensão geralmente aumenta a excreção de sódio em pacientes normais.

ANATOMIA E FISIOLOGIA DA CIRCULAÇÃO CORONARIANA

1. Anatomia

O suprimento sanguíneo miocárdico é derivado inteiramente das artérias coronárias direita e esquerda (**Figura 20-10**). O sangue flui de vasos epicárdicos para endocárdicos. Depois de perfundir o miocárdio, o sangue retorna ao átrio direito via seio coronário e veias cardíacas anteriores. Uma pequena quantidade de sangue retorna diretamente para dentro das câmaras do coração por intermédio das veias de Tebésio.

A artéria coronária direita (RCA) normalmente supre o átrio direito, a maior parte do ventrículo direito, e uma porção variável do ventrículo esquerdo (parede inferior). Em 85% das pessoas, a RCA dá origem à artéria descendente posterior (PDA), que supre o septo interventricular superoposterior e a parede inferior – uma circulação dominante direita.

A artéria coronária esquerda normalmente supre o átrio esquerdo e a maior parte do septo interventricular e ventrículo esquerdo (paredes septal, anterior e lateral). Depois de um curto trajeto, a artéria coronária esquerda se bifurca na artéria descendente anterior esquerda (LAD) e a artéria circunflexa (CX); a LAD supre o septo e parede anterior, e a CX supre a parede lateral. Em uma circulação dominante esquerda, a CX se enrola em torno do sulco AV e continua para baixo como a PDA para também suprir a maior parte do septo posterior e a parede inferior.

O suprimento arterial ao nó SA pode ser derivado ou da RCA (60% dos indivíduos) ou da LAD (os 40% restantes). O nó AV é geralmente suprido pela RCA (85 a 90%) ou, menos frequentemente, pela CX (10 a 15%); o feixe de His tem um duplo suprimento sanguíneo derivado da PDA e LAD. O músculo papilar anterior da válvula mitral também tem um duplo suprimento sanguíneo que é alimentado por ramos diagonais da LAD e ramos marginais da CX. Em contraste, o músculo papilar anterior da válvula mitral é geralmente suprido só pela PDA e é, por essa razão, muito mais vulnerável à disfunção isquêmica.

2. Determinantes da Perfusão Coronariana

A perfusão coronariana é única pelo fato de ser intermitente em vez de contínua, como acontece em outros órgãos. Durante a contração, as pressões intramiocárdicas no ventrículo esquerdo se aproximam da pressão arterial sistêmica. A força da contração ventricular esquerda oclui quase completamente a parte intramiocárdica das artérias coronárias; de fato, o fluxo sanguíneo pode-se inverter transitoriamente nos vasos epicárdicos. Mesmo durante a última parte da diástole, a pressão ventricular esquerda eventualmente excede a pressão venosa (atrial direita). **Assim, a pressão de perfusão coronariana é geralmente determinada pela diferença entre a pressão aórtica e a pressão ventricular,** e o ventrículo esquerdo é perfundido quase inteiramente durante a diástole. Em contraste, o ventrículo direito é perfundido durante ambas, a sístole e a diástole (**Figura 20-11**). Além disso, como um determinante do fluxo sanguíneo miocárdico, a pressão diastólica arterial é mais importante que a MAP:

$$\text{Pressão de perfusão coronariana} = \text{Pressão diastólica arterial} - \text{LVEDP}$$

Diminuições na pressão aórtica ou aumentos na pressão diastólica final ventricular podem reduzir a pressão de perfusão coronariana. Aumentos na frequência cardíaca também diminuem a perfusão coronariana por causa da redução desproporcionalmente maior no tempo diastólico, à medida que a frequência cardíaca aumenta (**Figura 20-12**). O endocárdio tende a ser mais vulnerável à isquemia durante diminuições na pressão de perfusão coronariana, uma vez que ele esteja sujeito às maiores pressões intramurais durante a sístole.

10

Controle do Fluxo Sanguíneo Coronariano

O fluxo sanguíneo coronariano normalmente corre em paralelo à demanda metabólica miocárdica. No homem adulto médio, o fluxo sanguíneo coronariano é de aproximadamente 250 mL/min em repouso. O miocárdio regula seu próprio fluxo sanguíneo estritamente entre pressões de perfusão de 50 e 120 mmHg. Além desta faixa, o fluxo sanguíneo se torna cada vez mais dependente da pressão.

Em condições normais, alterações no fluxo sanguíneo são inteiramente decorrentes de variações no tônus arterial coronariano (resistência) em resposta à demanda metabólica. Hipóxia – seja diretamente, ou indiretamente pela liberação de adenosina – causa vasodilatação coronariana. Ambos os receptores, α_1- e β_2-adrenérgicos, estão presentes nas artérias coronárias. Os receptores α_1 são principalmente localizados em vasos epicárdicos maiores, enquanto os receptores β_2 são principalmente encontrados nos menores vasos intramiocárdicos e subendocárdicos. Estimulação simpática geralmente aumenta o fluxo sanguíneo miocárdico em razão de um aumento na demanda metabólica e uma predominância de ativação de β_2-receptores. Efeitos parassimpáticos na vasculatura coronariana são geralmente pequenos e fracamente vasodilatadores.

3. Balanço de Oxigênio Miocárdico

A demanda de oxigênio do miocárdio é geralmente o determinante mais importante do fluxo sanguíneo miocárdico. As contribuições relativas para as necessidades de oxigênio incluem necessidades basais (20%), atividade elétrica (1%), trabalho de volume (15%) e trabalho de pressão (64%). O miocárdio geralmente extrai 65% do oxigênio no sangue arterial, em comparação a 25% na maioria dos outros tecidos. A saturação de oxigênio no seio coronário é geralmente de 30%. Por essas razões, o miocárdio (diferentemente de outros tecidos) não é capaz de compensar reduções no fluxo sanguíneo, extraindo mais oxigênio da hemoglobina. Quaisquer aumentos na demanda metabólica miocárdica precisam ser satisfeitos por um aumento no fluxo

A. PROJEÇÃO OBLÍQUA ANTERIOR DIREITA

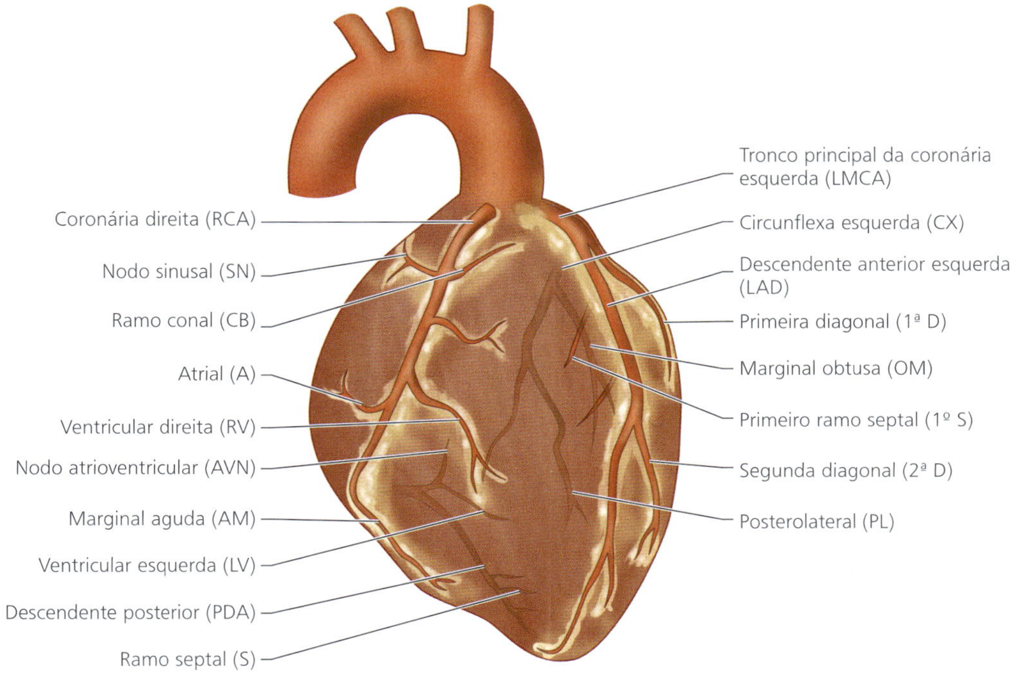

B. PROJEÇÃO OBLÍQUA ANTERIOR ESQUERDA

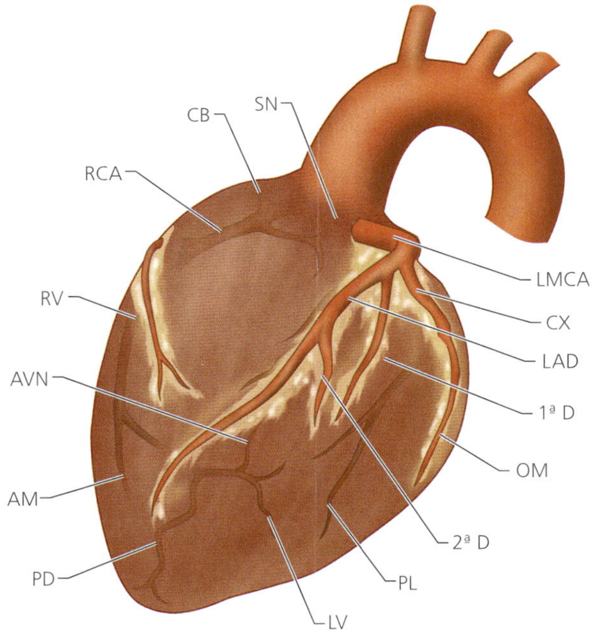

FIGURA 20-10 Anatomia das artérias coronárias em um paciente com circulação dominante direita. **A:** Vista oblíqua anterior direita. **B:** Vista oblíqua anterior esquerda.

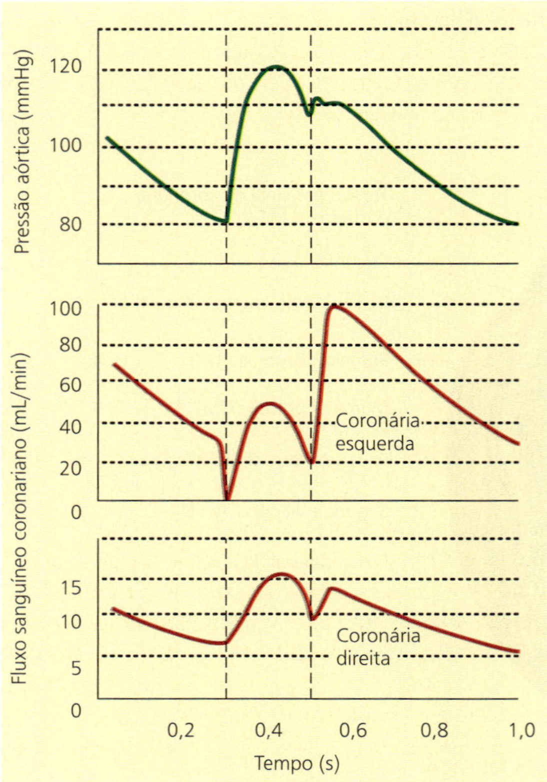

FIGURA 20-11 Fluxo sanguíneo coronariano durante o ciclo cardíaco. (Modificada e reproduzida, com permissão, de Pappano A, Wier W: *Cardiovascular Physiology*, 10th ed. Mosby, 2013.)

sanguíneo coronariano. A Tabela 20-6 dá uma lista dos fatores mais importantes na demanda e suprimento de oxigênio miocárdicos. Observar que a frequência cardíaca e, em menor extensão, a pressão diastólica final ventricular constituem determinantes importantes do suprimento e demanda.

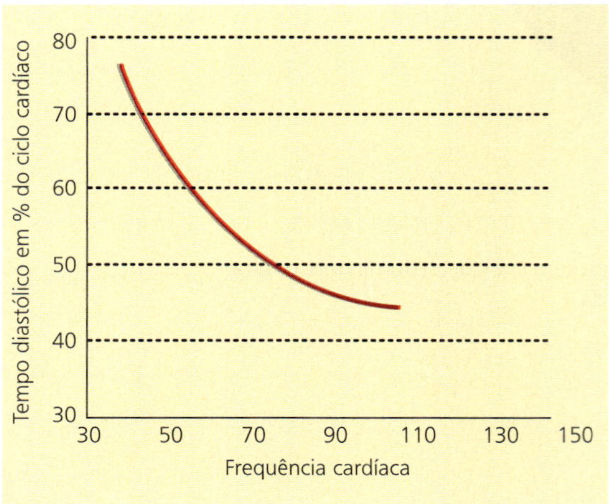

FIGURA 20-12 Relação entre tempo diastólico e frequência cardíaca.

TABELA 20-6 Fatores que afetam o balanço suprimento–demanda de oxigênio miocárdico

Suprimento
Frequência cardíaca (tempo de enchimento diastólico)
Pressão de perfusão coronariana
Pressão arterial diastólica aórtica
Pressão diastólica final ventricular
Conteúdo de oxigênio arterial
Tensão de oxigênio arterial
Concentração de hemoglobina
Diâmetro vascular coronariano
Demanda
Necessidades metabólicas basais
Frequência cardíaca
Tensão da parede
Pré-carga (raio ventricular)
Pós-carga
Contratilidade

EFEITOS DOS AGENTES ANESTÉSICOS

A maioria dos agentes anestésicos voláteis é vasodilatadora coronariana. Seu efeito sobre o fluxo sanguíneo coronariano é variável por causa das suas propriedades vasodilatadoras diretas, redução das necessidades metabólicas miocárdicas (e diminuição secundária decorrente de autorregulação) e efeitos sobre a pressão arterial. O mecanismo não está claro, e é improvável que estes efeitos tenham qualquer importância clínica. Halotano e isoflurano parecem ter o maior efeito; o primeiro afeta principalmente grandes vasos coronários, enquanto o último afeta, predominantemente, vasos menores. Vasodilatação decorrente do desflurano parece ser principalmente autonomicamente mediada, enquanto o sevoflurano parece desprovido de propriedades vasodilatadoras coronarianas. Perda da autorregulação dependente da dose pode ser mais importante com o isoflurano.

Experimentalmente, os agentes voláteis exercem efeitos benéficos na isquemia miocárdica e infarto. Eles reduzem as necessidades de oxigênio miocárdicas e protegem contra lesão de reperfusão; estes efeitos são mediados pela ativação de canais de K^+ ATP-sensíveis (K_{ATP}). Alguma evidência também sugere que os anestésicos voláteis intensificam a recuperação do miocárdio "atordoado" (miocárdio hipocontrátil, mas recuperável, após isquemia). Além disso, embora os anestésicos voláteis diminuam a contratilidade miocárdica, eles podem ser potencialmente benéficos em pacientes com insuficiência cardíaca, porque a maioria deles diminui a pré-carga e a pós-carga.

Fisiopatologia da Insuficiência Cardíaca

A insuficiência cardíaca sistólica ocorre quando o coração é incapaz de bombear uma quantidade de sangue suficiente para satisfazer as necessidades metabólicas do corpo. As manifestações clínicas geralmente refletem os efeitos do baixo débito cardíaco sobre os tecidos (p. ex., fadiga, dispneia, aumento da extração de oxigênio, acidose), ou em razão do represamento de sangue antes do ventrículo insuficiente (edema gravitacional e/ou congestão venosa pulmonar). O ventrículo esquerdo é mais comumente a causa primária, muitas vezes com comprometimento secundário do ventrículo direito. Insuficiência ventricular direita isolada pode ocorrer no contexto de doença avançada do parênquima pulmonar ou da vasculatura pulmonar. Insuficiência ventricular esquerda é mais comumente o resultado de disfunção miocárdica, geralmente por doença de artéria coronariana, mas pode também ser o resultado de doença viral, toxinas, hipertensão não tratada, disfunção valvular, arritmias ou doença pericárdica.

Disfunção diastólica pode estar presente na ausência de sinais ou sintomas de insuficiência cardíaca. Sintomas originados de disfunção diastólica são o resultado de hipertensão atrial (**Figura 20-13**). Incapacidade do coração de se relaxar durante a diástole leva à elevação da pressão diastólica final ventricular esquerda, que é transmitida para o átrio esquerdo e a vasculatura pulmonar. Causas comuns de disfunção diastólica incluem hipertensão, doença de artéria coronariana, cardiomiopatia hipertrófica, cardiopatia valvular e doença pericárdica. Embora disfunção diastólica possa, ocasionalmente, causar sintomas de insuficiência cardíaca, mesmo na presença de função sistólica normal (fração de ejeção ventricular esquerda normal), ela quase sempre ocorre em associação à disfunção sistólica em pacientes com insuficiência cardíaca.

Disfunção diastólica é diagnosticada ecocardiograficamente. Com o sensor da porta de Doppler pulsado colocado nas extremidades da válvula mitral durante o enchimento ventricular esquerdo se observará o padrão de fluxo diastólico característico (Figura 20-9). Em pacientes com função diastólica normal, a razão entre as velocidades máximas das ondas inicial (E) e atrial (A) é de 0,8 a 2. Nas fases iniciais da disfunção diastólica, a principal anormalidade é prejuízo do relaxamento. Quando o relaxamento ventricular esquerdo é retardado, o gradiente de pressão inicial entre o átrio esquerdo e o ventrículo esquerdo é reduzido, resultando em um declínio no enchimento inicial, e, consequentemente, uma velocidade máxima reduzida da onda E. A velocidade da onda A é aumentada com relação à onda E, e a proporção E/A é reduzida. À medida que a disfunção diastólica avança, a pressão atrial esquerda aumenta, restaurando o gradiente entre o átrio esquerdo e o ventrículo esquerdo com uma aparente restauração da relação E/A normal. Este padrão é caracterizado como "pseudonormalizado". Uso da relação E/A sozinha não consegue distinguir entre um padrão normal e pseudonormalizado de influxo diastólico. À medida que a disfunção diastólica piora ainda mais, um padrão restritivo é obtido. Neste cenário, o ventrículo esquerdo é tão rígido que a pressão se acumula no átrio esquerdo, resultando em um pico dramático de enchimento precoce e uma onda E proeminente, alta, estreita. Sendo o ventrículo tão pouco complacente, a contração atrial contribui pouco para o enchimento, resultando em uma onda A diminuída e uma razão E/A maior que 2:1.

Padrões de fluxo venoso pulmonar (Doppler) foram usados para distinguir uma relação E/A pseudonormalizada e normal. Atualmente, a maioria dos ecocardiografistas usa Doppler transtorácico para examinar o movimento do anel lateral da válvula mitral durante o enchimento ventricular (Figura 20-9). Este exame permite ao ecocardiografista determinar a velocidade e a direção do movimento do coração. Durante a sístole, o coração se contrai na direção do ápice, para longe de um transdutor de TEE. Este movimento produz a onda s' da sístole. Durante o enchimento diastólico inicial e tardio, o coração se move na direção do transdutor, produzindo as ondas e' e a'. Similarmente aos padrões de fluxo de injeção obtidos com Doppler de onda pulsada, padrões característicos de disfunção diastólica são refletidos no traçado de Doppler transtorácico. Uma onda e' a menos de 8 cm/s é compatível com disfunção diastólica. Digno de nota, o traçado de Doppler tecidual não produz um padrão pseudonormalizado, permitindo ao ecocardiografista distinguir facilmente entre função diastólica normal e anormal.

Com insuficiência cardíaca, o débito cardíaco *pode* estar reduzido em repouso, mas a chave da questão é que o coração é incapaz de aumentar apropriadamente o débito cardíaco em resposta à demanda. Distribuição inadequada de oxigênio aos tecidos é refletida por uma baixa tensão de oxigênio venoso

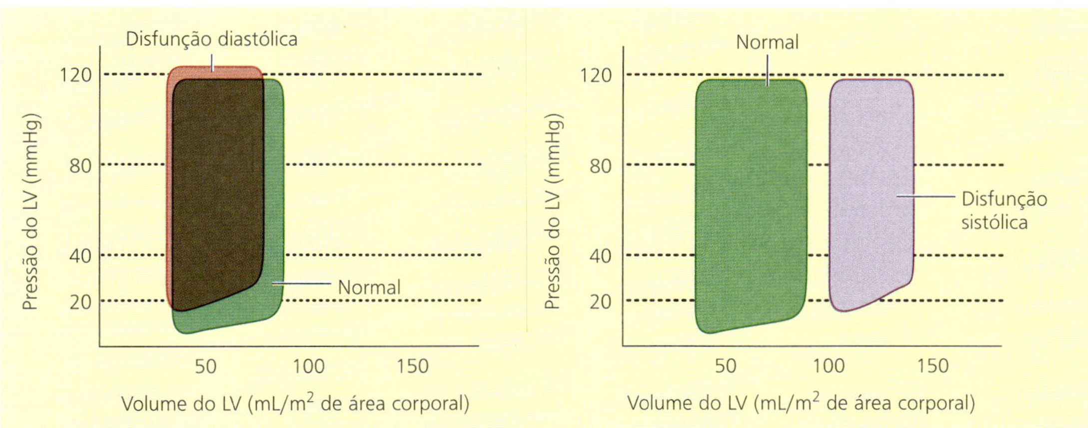

FIGURA 20-13 Relações de pressão-volume nas disfunções sistólica e diastólica isoladas.

misto e um aumento na diferença arteriovenosa de conteúdo de oxigênio. Na insuficiência cardíaca compensada, a diferença arteriovenosa pode ser normal em repouso, mas ela rapidamente se alarga durante estresse ou exercício.

Insuficiência cardíaca é menos comumente associada a um débito cardíaco elevado. Esta forma de insuficiência cardíaca é mais frequentemente vista com sepse, tireotoxicose e outros estados hipermetabólicos, que são tipicamente associados a uma baixa SVR.

MECANISMOS COMPENSADORES

Mecanismos compensadores geralmente presentes em pacientes com insuficiência cardíaca incluem pré-carga aumentada, ativação do sistema nervoso simpático e do sistema renina-angiotensina-aldosterona e liberação aumentada de AVP. Embora estes mecanismos possam inicialmente compensar uma disfunção cardíaca branda à moderada, com gravidade crescente da disfunção eles podem, na realidade, contribuir para o comprometimento cardíaco. Muitos dos tratamentos medicamentosos de insuficiência cardíaca crônica servem para se contrapor a estes mecanismos.

Pré-Carga Aumentada

Um aumento no tamanho ventricular não somente reflete uma descompensação em função de um aumento do volume circulante, mas também serve para aumentar o volume sistólico, movendo o coração para cima na curva de Starling (veja Figura 20-4). Mesmo quando a EF é reduzida, um aumento no volume diastólico final ventricular é capaz de manter um volume sistólico normal. Aumento da congestão venosa causada pela acumulação de sangue a jusante do ventrículo insuficiente e excessiva dilatação vascular podem levar rapidamente à deterioração clínica. Insuficiência ventricular esquerda resulta em congestão vascular pulmonar e transudação progressiva de líquido, primeiro para o interstício pulmonar e a seguir para os alvéolos (edema pulmonar). Insuficiência ventricular direita leva à hipertensão venosa sistêmica, que resulta em edema periférico, congestão e disfunção hepática e ascite. Dilatação do anel de qualquer das válvulas AV leva à regurgitação valvular, prejudicando ainda mais o débito ventricular.

Tônus Simpático Aumentado

Ativação simpática aumenta a liberação de norepinefrina tanto nas terminações nervosas cardíacas, como na suprarrenal, para a circulação sistêmica. Os níveis de catecolaminas plasmáticas são geralmente diretamente proporcionais ao grau de disfunção ventricular esquerda. Embora a estimulação simpática aumentada seja capaz inicialmente de manter o débito e a contratilidade cardíacos, a piora da função ventricular provoca graus crescentes de vasoconstrição na tentativa de manter a pressão arterial. O aumento associado na pós-carga, no entanto, reduz o débito cardíaco e exacerba a insuficiência ventricular.

A ativação simpática crônica em pacientes com insuficiência cardíaca eventualmente diminui a resposta dos receptores adrenérgicos às catecolaminas (desacoplamento dos receptores), o número de receptores (regulação para baixo) e as reservas de catecolaminas.

11 Não obstante, o coração insuficiente se torna crescentemente dependente das catecolaminas circulantes. Supressão abrupta da estimulação simpática ou diminuições nos níveis de catecolaminas circulantes, como pode ocorrer depois da indução da anestesia, podem levar à descompensação cardíaca aguda. Uma densidade reduzida de receptores M_2 também diminui influências parassimpáticas sobre o coração.

A ativação simpática tende a redistribuir o fluxo sanguíneo sistêmico para o coração e cérebro em detrimento da pele, tubo digestório, rins e músculo esquelético. Perfusão renal diminuída, junto com atividade β_1-adrenérgica no aparelho justaglomerular, ativa o eixo renina–angiotensina–aldosterona, o que leva à retenção de sódio e edema intersticial. Além disso, vasoconstrição secundária a níveis elevados de angiotensina II aumenta a pós-carga ventricular esquerda e causa ainda mais deterioração da função sistólica. Este seria parcialmente o motivo da eficácia dos inibidores da enzima conversora de angiotensina (ACE) e bloqueadores dos receptores à angiotensina na insuficiência cardíaca. Em alguns pacientes, os sintomas também melhoram com um bloqueio β-adrenérgico em baixa dose. Os resultados na insuficiência cardíaca são melhorados pela administração de ACE (e/ou bloqueadores dos receptores à angiotensina), certos β-bloqueadores de ação longa (carvedilol ou metoprolol de liberação prolongada) e inibidores da aldosterona (espironolactona ou eplerenona)

Os níveis circulantes de AVP, muitas vezes marcadamente aumentados em pacientes com insuficiência cardíaca grave, aumentarão a pós-carga ventricular e são responsáveis por um defeito na remoção de água livre que é comumente associada à hiponatremia.

Peptídeo natriurético cerebral (BNP) é produzido no coração em resposta à distensão dos miócitos. Concentração elevada de BNP (> 500 pg/mL) geralmente indica insuficiência cardíaca, e a medida da concentração de BNP pode ser usada para distinguir entre insuficiência cardíaca e doença pulmonar, como causa de dispneia. BNP recombinante foi desenvolvido como um vasodilatador e inibidor do sistema renina-angiotensina-aldosterona para uso em pacientes com insuficiência cardíaca descompensada grave, mas os resultados não foram melhorados com o seu uso.

Hipertrofia Ventricular

A hipertrofia ventricular pode ocorrer com ou sem vasodilatação, dependendo do tipo de esforço imposto ao ventrículo. Quando o coração é submetido à sobrecarga de pressão ou volume, a resposta inicial é aumentar o comprimento do sarcômero e sobrepor da maneira ideal a actina e a miosina. Com o tempo, a massa do músculo ventricular começa a aumentar em resposta ao esforço anormal.

No ventrículo sobrecarregado de volume, o problema é um aumento no esforço diastólico da parede. O aumento na massa ventricular é suficiente apenas para compensar o aumento do diâmetro: a relação entre o raio ventricular e a espessura da parede fica inalterada. Os sarcômeros se replicam principalmente em série, resultando em hipertrofia excêntrica. Embora a EF ventricular permaneça diminuída, o aumento no volume diastólico final é capaz de manter um volume sistólico (e débito cardíaco) normal em repouso.

O problema de um ventrículo sobrecarregado é um aumento no esforço sistólico da parede. Neste caso, os sarcômeros se replicam em paralelo, resultando em hipertrofia concêntrica: a hipertrofia é tal que a razão da espessura da parede miocárdica para o raio ventricular aumenta. Como pode ser visto a partir da lei de Laplace, o esforço sistólico da parede pode, então, ser normalizado. Hipertrofia ventricular, particularmente aquela causada por disfunção diastólica, geralmente resulta em disfunção diastólica progressiva. As razões mais comuns para hipertrofia ventricular esquerda isolada são hipertensão e estenose aórtica.

DISCUSSÃO DE CASO

Um Paciente Com Intervalo P–R Curto

Um homem de 38 anos está agendado para endoscopia dos seios da face após um início recente de cefaleias. Ele relata uma história de ter perdido a consciência pelo menos uma vez durante uma destas cefaleias. Um eletrocardiograma (ECG) pré-operatório é normal, exceto por um intervalo P–R de 0,116 s com morfologia normal da onda P.

Qual é o significado do intervalo P–R curto?

O intervalo P–R, que é medido do começo da despolarização atrial (onda P) ao começo da despolarização ventricular (complexo QRS), geralmente representa o tempo necessário para despolarização de ambos os átrios, o nó AV, e o sistema de His-Purkinje. Embora o intervalo P–R possa variar com a frequência cardíaca, ele tem normalmente 0,12-0,2 s de duração. Intervalos P–R anormalmente curtos podem ser vistos com ritmos atriais baixos (ou juncionais AV superiores) ou fenômenos de pré-excitação. Os dois podem geralmente ser diferenciados pela morfologia da onda P. Com um ritmo atrial baixo, a despolarização atrial é retrógrada, resultando em uma onda P invertida nas derivações II, III e aVF; com pré-excitação, a onda P é normal durante ritmo sinusal, se o ritmo do marca-passo se originar de um foco juncional AV inferior, a onda P pode ser perdida no complexo QRS ou pode seguir-se ao QRS.

O que é pré-excitação?

Pré-excitação geralmente se refere à despolarização precoce dos ventrículos por uma via de condução anormal a partir dos átrios. Raramente, mais de uma via dessas está presente. A forma mais comum de pré-excitação é decorrente da presença de uma via acessória (feixe de Kent) que conecta um dos átrios com um dos ventrículos. Esta conexão anormal entre os átrios e os ventrículos permite que impulsos elétricos contornem o nó AV (daí o termo via de *bypass* [contorno]). A capacidade de conduzir impulsos ao longo do trato de contorno pode ser bastante variável e pode ser apenas intermitente ou dependente da frequência. Tratos de contorno podem conduzir em ambas as direções, apenas retrógrada (ventrículo ao átrio), ou raramente, apenas anterógrada (átrio ao ventrículo). O nome síndrome de Wolff-Parkinson-White é, muitas vezes, aplicado à ...ção ventricular associada a taquiarritmias.

De que modo a pré-excitação encurta o intervalo P...

Em pacientes com pré-excitação, o impulso card... mal originado do nó SA é conduzido simultaneamen... vias normal (nodal AV) e anômala (via de contorno). U... que a condução seja mais rápida na via anômala que na ...dal AV, o impulso cardíaco rapidamente atinge e despola... área dos ventrículos, onde o trato de contorno termina. Esta ...polarização precoce do ventrículo é refletida por um inter... P–R curto e uma deflexão inicial indistinta (onda δ) no complexo QRS. O alastramento do impulso anômalo ao resto do ventrículo é retardado porque ele tem que ser conduzido por músculo ventricular ordinário, não pelo sistema de Purkinje muito mais rápido. O restante do ventrículo é, então, despolarizado pelo impulso normal a partir do nó AV, quando ele alcança a frente de pré-excitação. Embora o intervalo P–R seja encurtado, o QRS resultante é ligeiramente prolongado e representa um complexo de fusão de despolarizações ventriculares normal e anormal.

O intervalo P–R em pacientes com pré-excitação depende dos tempos relativos de condução entre a via nodal AV e a via de contorno. Se a condução pela primeira for rápida, a pré-excitação (e a onda δ) é menos proeminente, e o QRS será relativamente normal. Se a condução for retardada na via nodal AV, a pré-excitação é mais proeminente, e mais ventrículo será despolarizado pelo impulso anormalmente conduzido. Quando a via nodal AV for inteiramente bloqueada, o ventrículo inteiro é despolarizado pela via de contorno, resultando em um intervalo P–R muito curto, uma onda δ muito proeminente, e um complexo QRS largo, bizarro. Outros fatores que podem afetar o grau de pré-excitação incluem o tempo de condução interatrial, a distância da extremidade atrial do trato de contorno ao nó AV, e o tônus autonômico. O intervalo P–R é frequentemente normal ou apenas ligeiramente encurtado com um trato de contorno lateral esquerdo (a localização mais comum). Pré-excitação pode ser mais aparente em frequências cardíacas rápidas, porque a condução se retarda pelo nó AV com frequências cardíacas crescentes. Alterações secundárias no segmento ST e onda T também são comuns por causa da repolarização ventricular anormal.

Qual é o significado clínico da pré-excitação?

Pré-excitação ocorre em aproximadamente 0,3% da população em geral. Estimados 20 a 50% das pessoas afetadas desenvolvem taquiarritmias paroxísticas, tipicamente taquicardia supraventricular paroxística (PSVT). Embora a maioria dos pacientes seja normal sob os demais aspectos, pré-excitação pode ser associada a outras anomalias cardíacas, incluindo anomalia de Ebstein, prolapso de válvula mitral e cardiomiopatias. Dependendo das suas propriedades de condução, o trato de contorno em alguns pacientes pode predispô-los a taquiarritmias e mesmo morte súbita. Taquiarritmias incluem PSVT, fibrilação atrial, e, menos comumente, *flutter* atrial. Fibrilação ventricular pode ser precipitada por um batimento atrial prematuro, criticamente "cronometrado", que viaja pelo trato de contorno e pega o ventrículo em um período vulnerável. Alternativamente, condução muito rápida de impulsos para os ventrículos pelo trato de contorno durante fibrilação atrial pode levar rapidamente à isquemia miocárdica, hipoperfusão e hipóxia e culminar em fibrilação ventricular.

...conhecimento do fenômeno de pré-excitação também ...ortante porque a morfologia do QRS no ECG pode simu... ...m bloqueio de ramo, hipertrofia ventricular direita, hiper...ofia ventricular esquerda, isquemia, infarto do miocárdio e ta...quicardia ventricular (durante fibrilação atrial).

Qual é o significado da história de síncope neste paciente?

Este paciente deve ser avaliado pré-operatoriamente por um cardiologista quanto a possíveis estudos eletrofisiológicos, ablação curativa por radiofrequência da via de contorno, e a necessidade de terapia medicamentosa peroperatória. Esses estudos podem identificar a localização das vias de contorno, predizer razoavelmente o potencial de arritmias malignas e avaliar a eficácia de terapia medicamentosa antiarrítmica, se uma ablação curativa não for possível. Ablação é descrita como sendo curativa em mais de 90% dos pacientes. Uma história de síncope pode ser ameaçadora porque ela pode indicar a capacidade de conduzir impulsos muito rapidamente pela via de contorno, levando à hipoperfusão sistêmica e talvez predispondo o paciente à morte súbita.

Pacientes com taquiarritmias assintomáticas ocasionais geralmente não necessitam de investigação ou terapia medicamentosa profilática. Aqueles com episódios frequentes de taquiarritmias ou arritmias associadas a sintomas importantes necessitam de terapia medicamentosa e avaliação completa.

Como as taquiarritmias geralmente se desenvolvem?

Taquiarritmias se desenvolvem como resultado da formação de impulso anormal ou propagação anormal de impulso (reentrada). Impulsos anormais resultam de automaticidade aumentada, automaticidade anormal, ou atividade desencadeada. Geralmente, apenas células do nó SA, vias de condução atriais especializadas, áreas juncionais nodais AV, e o sistema de His-Purkinje se despolarizam espontaneamente. Uma vez que a repolarização diastólica (fase 4) seja a mais rápida de todas no nó SA, outras áreas de automaticidade são suprimidas. Automaticidade aumentada ou anormal em outras áreas, no entanto, pode usurpar a função de marca-passo do nó SA e levar a taquiarritmias. Atividade desencadeada é o resultado ou de pós-despolarizações precoces (fase 2 ou 3) ou de pós-despolarizações retardadas (depois da fase 3). Ela consiste em despolarizações de pequena amplitude que podem-se seguir a potenciais de ação sob algumas condições nos tecidos atrial, ventricular e de His-Purkinje. Se estas pós-despolarizações atingirem o potencial limiar, elas podem resultar em uma extrassístole ou taquiarritmias sustentadas repetitivas. Fatores que promovem a formação de impulsos anormais incluem níveis aumentados de catecolaminas, distúrbios eletrolíticos (hiperpotassemia, hipopotassemia e hipercalcemia), isquemia, hipóxia, estiramento mecânico e toxicidade medicamentosa (particularmente digoxina).

O mecanismo mais comum para taquiarritmias é a reentrada. Quatro condições são necessárias para iniciar e sustentar a reentrada (Figura 20-14): (1) duas áreas no miocárdio que diferem em condutividade ou refratariedade e que podem formar uma alça elétrica fechada; (2) bloqueio unidirecional em uma via (Figura 20-14A e B); (3) condução lenta ou suficiente extensão no circuito para permitir recuperação do bloqueio de condução na primeira via (Figura 20-14C); e (4) excitação da via inicialmente bloqueada para completar a alça (Figura 20-14D). Reentrada é geralmente precipitada por um impulso cardíaco prematuro.

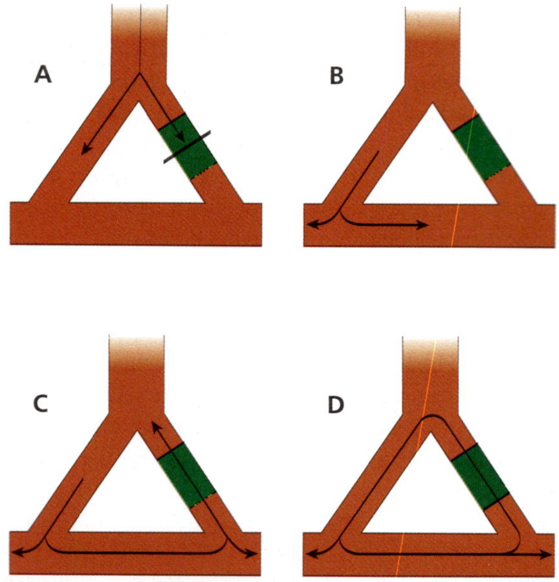

FIGURA 20-14 A-D: Mecanismo de reentrada. Veja o texto para descrição.

Qual é o mecanismo de PSVT em pacientes com síndrome WPW?

Se a via de contorno for refratária durante condução anterógrada de um impulso cardíaco, como durante uma contração prematura atrial (APC) criticamente "cronometrada", e o impulso for conduzido pelo nó AV, o mesmo impulso pode ser conduzido retrogradamente a partir do ventrículo de volta para os átrios pela via de contorno. O impulso retrógrado pode, então, despolarizar o átrio e viajar pela via nodal AV outra vez, estabelecendo um circuito repetitivo contínuo (movimento circular). O impulso é reciprocante entre os átrios e ventrículos e se alterna entre e via nodal AV e a via de contorno. O termo "condução oculta" é frequentemente aplicado porque a ausência de pré-excitação durante esta arritmia resulta em um QRS normal que não possui uma onda δ.

O movimento circular menos comumente envolve condução anterógrada pela via de *bypass* e condução retrógrada pela via nodal AV. Nesses casos, o QRS tem uma onda δ e é completamente anormal; a arritmia pode ser erradamente tomada por taquicardia ventricular.

Que outros mecanismos podem ser responsáveis por PSVT?

Além da síndrome de WPW, PSVT pode ser causada por taquicardia AV reentrante, taquicardia nodal AV reentrante e taquicardias reentrantes no nó SA e atriais. Pacientes com taquicardia reentrante AV têm um trato de contorno extranodal similar aos pacientes com síndrome WPW, mas o trato de contorno só conduz retrogradamente; pré-excitação e onda δ são ausentes. A PSVT pode ser iniciada ou por uma APC ou uma contração prematura ventricular (VPC). Uma onda P retrógrada é geralmente visível, porque despolarização atrial sempre se segue à despolarização ventricular.

Diferenças funcionais em condução e refratariedade podem ocorrer dentro do nó AV, nó SA, ou átrios; uma grande via de contorno não é necessária. Assim, o movimento circular pode ocorrer em escala menor dentro do nó AV, nó SA, ou átrios, respectivamente. PSVT é sempre induzida durante reentrada nodal AV por uma APC com um intervalo P–R prolongado; uma onda P retrógrada ou é ausente ou sepultada no complexo QRS. Outra APC pode terminar a arritmia.

PSVT associada à reentrada no nó SA ou atrial é sempre desencadeada por uma APC. A onda P é geralmente visível e tem um intervalo P–R prolongado. Sua morfologia é normal com reentrada nodal SA e anormal com reentrada atrial.

De que maneira fibrilação atrial em pacientes com síndrome WPW difere da arritmia em outros pacientes?

Fibrilação atrial pode ocorrer quando um impulso cardíaco é conduzido rapidamente, retrogradamente para os átrios e chega encontrando diferentes partes dos átrios fora da fase de recuperação do impulso elétrico. Uma vez a fibrilação atrial seja estabelecida, condução para os ventrículos ocorre mais comumente pela via de contorno apenas; em razão da capacidade da via acessória de conduzir muito rapidamente (diferentemente da via nodal AV), a frequência ventricular é tipicamente muito rápida (180-300 batimentos/min). A maioria dos complexos QRS é bizarra, mas condução periódica de um impulso pela via nodal AV resulta em ocasionais complexos QRS de aspecto normal. Menos comumente, impulsos durante fibrilação atrial são conduzidos principalmente pela via nodal AV (resultando em complexos QRS predominantemente normais) ou por ambos, o trato de contorno e a via nodal AV (resultando em uma mistura de complexos QRS normais, de fusão e bizarros). Conforme dito previamente, fibrilação atrial em pacientes com síndrome WPW é uma arritmia muito perigosa.

Que agentes anestésicos podem ser usados com segurança em pacientes com pré-excitação?

Poucos dados são disponíveis comparando o uso de diferentes agentes ou técnicas anestésicas em pacientes com pré-excitação. Quase todos os agentes voláteis e intravenosos foram usados com igual sucesso. Anestésicos voláteis aumentam a refratariedade anterógrada em vias normais e acessórias e aumentam o intervalo de acoplamento (uma medida da capacidade de uma extrassístole de induzir taquicardia). Propofol, opioides e benzodiazepinas parecem ter poucos efeitos eletrofisiológicos diretos, mas podem alterar o tônus autonômico, geralmente reduzindo a aferência simpática. Fatores que tendem a causar aumento da estimulação simpática e automaticidade cardíaca são indesejáveis. Pré-medicação com uma benzodiazepina ajuda a reduzir o alto tônus simpático pré-operatório. Agentes que podem aumentar o tônus simpático, como cetamina e talvez pancurônio em doses de *bolus* grandes, devem geralmente ser evitados. Anticolinérgicos devem ser usados cautelosamente; glicopirrolato pode ser preferível à atropina. Intubação endotraqueal deve ser realizada somente depois que o paciente estiver profundamente anestesiado; pré-tratamento com um bloqueador β-adrenérgico, como esmolol, pode ser útil. Anestesia superficial, hipercapnia, acidose e mesmo hipóxia transitória ativarão o sistema simpático e devem ser evitadas. Uma extubação profunda e boa analgesia pós-operatória (sem acidose respiratória) também podem ajudar a prevenir início de arritmias. Quando pacientes com pré-excitação forem anestesiados para estudo eletrofisiológico e a... gica, opioides, propofol e benzodiazepinas podem s... cirúr- tes com menor probabilidade de alterar as caracte... n- condução.

Como são selecionados agentes antiarrítmicos para ta... ritmias?

A maioria dos agentes antiarrítmicos atua alterando a c... dução da célula miocárdica (fase 0), a repolarização (fase 3), ... a automaticidade (fase 4). Prolongamento da repolarização au... menta a refratariedade das células. Muitas drogas antiarrítmicas também exercem efeitos autonômicos diretos ou indiretos. Embora os agentes antiarrítmicos sejam geralmente classificados de acordo com amplos mecanismos de ação ou efeitos eletrofisiológicos (**Tabela 20-7**), o sistema de classificação mais comumente usado não é perfeito porque alguns agentes têm mais de um mecanismo de ação.

A seleção de um agente antiarrítmico geralmente depende se a arritmia é ventricular ou supraventricular e se é necessário controle agudo ou terapia crônica. Agentes intravenosos são geralmente empregados no tratamento agudo de arritmias, enquanto agentes orais são reservados para terapia crônica (**Tabela 20-8**).

Que agentes são mais úteis para taquiarritmias em pacientes com síndrome WPM?

Cardioversão é o tratamento de escolha em pacientes hemodinamicamente comprometidos. Adenosina é a droga de escolha para PSVT em razão da sua curta duração de ação. Pequenas doses de fenilefrina (100 mcg), juntamente com manobras vagais (massagem carotídea se não contraindicada por doença oclusiva carotídea), ajudam a suportar a pressão arterial e podem terminar a arritmia. Os agentes farmacológicos mais úteis são drogas classe Ia (p. ex., procainamida). Estes agentes aumentam o período refratário e diminuem a condução na via acessória. Ademais, as drogas classe Ia frequentemente terminam e podem suprimir a recorrência de PSVT e fibrilação atrial. As drogas classe Ic e amiodarona também são úteis porque elas retardam a condução e prolongam a refratariedade no nó AV e na via acessória. Agentes bloqueadores β-adrenérgicos também podem ser úteis, particularmente para controlar a frequência ventricular uma vez estes ritmos estejam estabelecidos. Verapamil e digoxina são contraindicados durante fibrilação ou *flutter* atrial nestes pacientes porque eles podem acelerar perigosamente a resposta ventricular. Ambos os tipos de agentes diminuem a condução de impulsos pela via acessória. A via de contorno é capaz de conduzir impulsos para os ventrículos muito mais rapidamente do que a via nodal AV. Digoxina também pode aumentar a resposta ventricular ao encurtar o período refratário e aumentar a condução nas vias acessórias. Embora verapamil possa terminar uma PSVT, seu uso neste contexto pode ser arriscado porque os pacientes podem subsequentemente desenvolver fibrilação ou *flutter* atrial. Além disso, fibrilação atrial pode não ser facilmente distinguível de taquicardia ventricular nestes pacientes, se houver desenvolvimento de taquicardia com QRS largo.

T… 20-7 Classificação dos agentes antiarrítmicos[1]

	Mecanismo de Ação	Agentes	Dose de Carga Intravenosa
	Bloqueia canais de sódio ativados por voltagem; diminui inclinação da fase 0 ($V_{máx}$)		
Ia	Depressão moderada de $V_{máx}$, prolonga APD	Quinidina[2-4] Procainamida (Pronestyl)[1,4] Disopiramida (Norpace)[1,4]	NR 5-10 mg/kg NA
Ib	Efeito mínimo sobre $V_{máx}$, encurta APD	Lidocaína Fenitoína Tocainida (Tonocard) Mexiletina (Mexitil) Moricizina (Ethmozine)	1-2 mg/kg 5-15 mg/kg NA NA NA
Ic	Depressão acentuada de $V_{máx}$, mínimo efeito sobre APD	Flecainida (Tambacor) Propafenona (Rythmol)	NA NA
II	Bloqueia receptores β-adrenérgicos	Esmolol (Brevibloc) Metoprolol (Lopressor)	0,5 mg/kg 5-10 mg
III	Prolonga repolarização	Amiodarona (Cordarone)[5-7] Sotalol (Betapace)[8] Ibutilida (Corvert) Dofetilida (Tikosyn)	150 mg NA 1 mg NA
IV	Bloqueia canais de sódio lentos	Verapamil (Calan) Diltiazem (Cardizem)	2,5-10 mg 0,25-0,35 mg/kg
V	Vários (agentes diversos)	Digoxina Adenosina (Adenocard)	0,5-0,75 mg 6-12 mg

[1] $V_{máx}$, velocidade máxima; APD, duração do potencial de ação; NR, não recomendado; NA, não disponível para uso intravenoso.
[2] Atividade antimuscarínica (vagolítica).
[3] Bloqueio de receptores α-adrenérgicos.
[4] Prolonga repolarização.
[5] Liga a canais de sódio inativados.
[6] Bloqueio não competitivo α- e β-adrenérgicos.
[7] Bloqueio de canais de cálcio lentos.
[8] Atividade bloqueadora β-adrenérgica seletiva.

TABELA 20-8 Propriedades farmacológicas clínicas de drogas antiarrítmicas[1]

Droga	Efeito sobre Frequência Nodal SA	Efeito sobre Período Refratário Nodal AV	Intervalo PR	Duração QRS	Intervalo QT	Utilidade em Arritmias: Supra-ventriculares	Utilidade em Arritmias: Ventriculares	Meia-Vida
Adenosina	Pouco	↑↑↑	↑↑↑	0	0	++++	?	< 10 s
Amiodarona	↓↓[2]	↑↑	↑↑	↑	↑↑↑↑	+++	+++	(Semanas)
Bretílio	↑↓[3]	↑↓[3]	0	0	0	0	+	4 h
Diltiazem	↑↓	↑↑	↑	0	0	+++	–	4-8 h
Disopiramida	↑↓[2,4]	↑↓[4]	↑↓[4]	↑↑	↑↑	+	+++	6-8 h
Dofetilida	↓?	0	0	0	↑↑	++	Nenhuma	7 h
Esmolol	↓↓	↑↑	↑↑	0	0	+	+	10 min
Flecainida	Nenhum	↑	↑	↑↑↑	0	+[5]	++++	20 h
Ibutilida	↓(?)	0	0	0	↑↑	++	?	6 h
Lidocaína	Nenhum[2]	Nenhuma	0	0	0	Nenhuma[6]	+++	1-2 h
Metoprolol	↓↓	↑↑	↑↑	0	0	+	+	8 h
Mexiletina	Nenhum[2]	Nenhum	0	0	0	Nenhuma[7]	+++	12 h
Moricizina	Nenhum	Nenhum	↑	↑↑	0	Nenhuma	+++	2-6 h
Procainamida	↓[2]	↑↓[4]	↑↓[4]	↑↑	↑↑	+	+++	3-4 h
Propafenona	0	↑	↑	↑↑↑	0	+	+++	5-7 h
Quinidina	↑↓[2,4]	↑↓[4]	↑↓[4]	↑↑	↑↑	+	+++	6 h
Sotalol	↓↓	↑↑	↑↑	0	↑↑↑	+++	+++	7 h
Tocainida	Nenhum[2]	Nenhum	0	0	0	Nenhuma[6]	+++	12 h
Verapamil	↓↓	↑↑	↑↑	0	0	+++	–	7 h

[1]Dados de Katzung BG: *Basic and Clinical Pharmacology*, 12th ed. McGraw-Hill, 2012.
[2]Pode suprimir nós sinusais doentes.
[3]Estimulação inicial por liberação de norepinefrina endógena seguida por depressão.
[4]Efeito anticolinérgico e ação depressora direta.
[5]Particularmente na síndrome de Wolff-Parkinson-White.
[6]Pode ser efetivas em arritmias atriais causadas por digital.
[7]Meia-vida de metabólitos ativos é muito mais longa.

LEITURA SUGERIDA

Balser JR: The rational use of intravenous amiodarone in the perioperative period. Anesthesiology 1997;86:974.

Colson P, Ryckwaert F, Coriat P: Renin angiotensin system antagonists and anesthesia. Anesth Analg 1999;89:1143.

Eriksson H, Jalonen J, Heikkinen L: Levosimendan facilitates weaning from cardiopulmonary bypass in high risk coronary patients. Eur J Cardiothorac Surg 1997;11:1097.

Fontes M, Aronson S, Mathew J, et al: Pulse pressure and risk of adverse outcome in coronary bypass surgery. Anesth Analg 2008;107:1122.

Ganong WF: Review of Medical Physiology, 23rd ed. McGraw-Hill, 2009.

Gomez MN: Magnesium and cardiovascular disease. Anesthesiology 1998;89:222.

Groban L, Butterworth J: Perioperative management of chronic heart failure. Anesth Analg 2006;103:557.

Jacobsohn E, Chorn R, O'Connor M: The role of the vasculature in regulating venous return and cardiac output: Historical and graphical approach. Can J Anaesth 1997;44:849.

Ross S, Foex P: Protective effects of anaesthetics in reversible and irreversible ischemia-reperfusion injury. Br J Anaesth 1999;82:622.

Van Gelder IC, Tuinenburg AE, Schoonderwoerd BS, et al: Pharmacologic versus direct-current electrical cardioversion of atrial flutter and fibrillation. Am J Cardiol 1999;84:147R.

Woods J, Monteiro P, Rhodes A: Right ventricular dysfunction. Curr Opin Crit Care 2007;13:535.

Yost CS: Potassium channels. Basic aspects, functional roles and medical significance. Anesthesiology 1999;90:1186.

CAPÍTULO

21

Anestesia para Pacientes com Doença Cardiovascular

CONCEITOS-CHAVE

1. Complicações cardiovasculares se responsabilizam por 25 a 50% das mortes após cirurgia não cardíaca. Infarto do miocárdio (MI) perioperatório, edema pulmonar, insuficiência cardíaca congestiva, arritmias e tromboembolismo são vistos mais comumente em pacientes com doença cardiovascular preexistente.

2. Independentemente do nível de controle pré-operatório da pressão arterial, muitos pacientes com hipertensão apresentam uma resposta hipotensiva acentuada à indução de anestesia, seguida por uma resposta hipertensiva exagerada à intubação. Pacientes hipertensos podem apresentar uma resposta exagerada tanto a catecolaminas endógenas (pela intubação ou estimulação cirúrgica), quanto a agonistas simpáticos administrados.

3. Pacientes com doença coronariana importante (trivascular ou tronco coronário esquerdo), uma história de MI ou com disfunção ventricular estão sob o maior risco de complicações cardíacas.

4. Monitoramento Holter, eletrocardiografia de esforço, cintilografias de perfusão miocárdica e ecocardiografia são importantes para determinar o risco perioperatório e a necessidade de angiografia coronariana; entretanto, estes exames são indicados somente se o seu resultado alterará o tratamento do paciente.

5. Retirada súbita pré-operatória de medicação antianginosa – particularmente β-bloqueadores – pode precipitar um aumento súbito de rebote nos episódios isquêmicos.

6. A prioridade no manejo de pacientes com cardiopatia isquêmica é manter uma relação miocárdica favorável de suprimento–consumo. Aumentos autonomicamente mediados da frequência cardíaca e pressão arterial devem ser controlados por anestesia profunda ou bloqueio adrenérgico, bem como reduções excessivas na pressão de perfusão coronariana ou no conteúdo arterial de oxigênio devem ser evitados.

7. Diagnóstico intraoperatório de isquemia depende do reconhecimento de alterações eletrocardiográficas, manifestações hemodinâmicas ou anormalidades ecocardiograficas de movimento da parede miocárdica. Supradesnivelamentos novos do segmento ST são raros durante cirurgia não cardíaca e são indicadores, de isquemia grave, vasospasmo ou infarto.

8. Os principais objetivos hemodinâmicos no manejo da estenose mitral são manter um ritmo sinusal (se presente pré-operatoriamente), evitar taquicardia, grandes aumentos no débito cardíaco, e tanto hipovolemia, quanto hipervolemia, através de administração judiciosa de líquidos intravenosos.

9. O manejo anestésico de regurgitação mitral deve ser adaptado à gravidade da regurgitação e à função ventricular esquerda subjacente. Fatores que exacerbam a regurgitação, como a bradicardia e aumentos agudos na pós-carga, devem ser evitados. Expansão excessiva de volume também pode piorar a regurgitação ao dilatar o ventrículo esquerdo.

10. Manutenção de ritmo sinusal, frequência cardíaca, resistência vascular e volume intravascular normais é crítica em pacientes com estenose aórtica. Perda de uma sístole atrial normalmente cronometrada leva muitas vezes à deterioração rápida, particularmente quando associada à taquicardia. Anestesias espinal e epidural são relativamente contraindicadas em pacientes com estenose aórtica grave.

11. Bradicardia e aumento na resistência vascular sistêmica (SVR) aumentam o volume regurgitante em pacientes com regurgitação aórtica, enquanto taquicardia pode contribuir para isquemia miocárdica. Depressão miocárdica excessiva deve também ser evitada. O aumento compensatório na pré-carga cardíaca deve ser mantido, mas reposição excessiva de líquido pode facilmente resultar em edema pulmonar.

12. Em pacientes com cardiopatia congênita, um aumento na SVR com relação à resistência vascular pulmonar (PVR) favorece *shuntagem* da esquerda para a direita, enquanto um aumento na PVR com relação à SVR favorece *shuntagem* da direita para a esquerda.

(*Continua*)

(*Continuação*)

13 A presença de *shunt* entre o coração direito e esquerdo, independentemente da direção do fluxo sanguíneo, obriga à exclusão meticulosa de material particulado dos líquidos intravenosos para evitar embolia paradoxal para dentro das circulações cerebral ou coronariana.

14 Os objetivos do manejo anestésico em pacientes com tetralogia de Fallot devem ser manter o volume intravascular e a SVR. Aumentos na PVR, como os secundários à acidose ou pressões excessivas nas vias aéreas, devem ser evitados. A *shuntagem* da direita para a esquerda tende a retardar a captação de anestésicos inalatórios; em contraste, ela pode acelerar o início de agentes intravenosos.

15 O coração transplantado é totalmente desnervado, de modo que influências autonômicas estão ausentes. Além disso, a ausência de aumentos reflexos na frequência cardíaca podem tornar estes pacientes particularmente sensíveis à vasodilatação rápida. Vasopressores indiretos, como efedrina, são menos efetivos do que agentes de ação direta por causa da ausência de reservas de catecolaminas nos neurônios miocárdicos.

Doenças cardiovasculares – particularmente cardiopatia hipertensiva, isquêmica, congênita e valvular – estão entre as enfermidades clínicas mais frequentemente encontradas na prática anestésica e são uma causa importante de morbidade e mortalidade perioperatórias. O manejo de pacientes com estas doença continua a desafiar o engenho e os recursos do anestesiologista. A resposta adrenérgica à estimulação cirúrgica, e os efeitos circulatórios dos agentes anestésicos, da intubação endotraqueal, da ventilação com pressão positiva, da perda sanguínea, dos desvios hídricos e das alterações na temperatura corporal impõem encargos adicionais sobre um sistema cardiovascular já comprometido. A maioria dos agentes anestésicos causam depressão cardíaca, vasodilatação ou ambas. Mesmo anestésicos que não têm efeitos circulatórios diretos podem causar evidente depressão circulatória em pacientes gravemente comprometidos que são tipicamente dependentes da atividade simpática aumentada ,característica da insuficiência cardíaca ou perda sanguínea aguda. Atividade simpática diminuída, como consequência da anestesia, pode levar ao colapso circulatório agudo.

Bom manejo anestésico de pacientes com doença cardiovascular exige um conhecimento completo da fisiologia cardíaca normal, dos efeitos circulatórios dos vários agentes anestésicos e da fisiopatologia e tratamento destas doenças. Os mesmos princípios usados para tratar doenças cardiovasculares em pacientes que não estão se submetendo à cirurgia devem ser usados perioperatoriamente. Na maioria das oportunidades, a escolha do agente anestésico não é extremamente importante; por outro lado, saber como o agente é usado, compreender a fisiopatologia subjacente e compreender como os dois interagem são críticos.

Pacientes com doenças cardiovasculares graves comumente se submetem tanto à cirurgia cardíaca, quanto não cardíaca. O *American College of Cardiology* (ACC), em colaboração com a *American Heart Association* (AHA), editaram numerosas diretrizes relacionadas com o tratamento de pacientes com doença cardíaca, e muitas das suas recomendações são relevantes para os pacientes submetendo-se à anestesia e procedimentos invasivos. Uma vez que as diretrizes mudem, à medida que nova evidência se torna disponível, aconselhamos os anestesiologistas a rever o *website* da AHA a respeito das atuais indicações fundamentadas em evidência para o tratamento de doença cardíaca.

Avaliação Cardiovascular Perioperatória e Preparo para Cirurgia Não Cardíaca

A prevalência de doença cardiovascular aumenta progressivamente com o avançar da idade. Além disso, prevê-se que o número de pacientes com mais de 65 anos aumentará 25 a 35% durante as próximas 2 décadas. Complicações cardiovasculares se responsabilizam por 25 a 50% das mortes subsequentes à cirurgia não cardíaca.

1 Infarto miocárdico (MI) perioperatório, edema pulmonar, insuficiências cardíacas sistólica e diastólica, arritmias e tromboembolismo são os diagnósticos mais comuns em pacientes com doença cardiovascular preexistente. A incidência de edema pulmonar cardiogênico pós-operatório é de aproximadamente 2% em todos os pacientes acima de 40 anos, mas é de 6% em pacientes com uma história de insuficiência cardíaca e de 16% em pacientes com insuficiência cardíaca precariamente compensada. A prevalência relativamente alta de doenças cardiovasculares nos pacientes cirúrgicos deu origem a tentativas de definir o *risco cardíaco* ou a probabilidade de complicações cardíacas fatais ou ameaçadoras à vida intraoperatórias ou pós- operatórias.

Em 2007, o Relatório da Força-Tarefa do ACC/AHA produziu diretrizes revisadas para avaliação perioperatória. As diretrizes revisadas afirmaram que a história clínica do paciente é crítica na determinação dos requisitos para avaliação cardíaca pré-operatória e que certas condições (p. ex., síndromes coronarianas instáveis e insuficiência cardíaca descompensada) merecem intervenção clínica antes de qualquer procedimento com exceção dos de emergência (Tabela 21-1). A história deve também rever quaisquer procedimentos passados, como implantes de desfibrilador/cardioversor, *stents* coronarianos e outras. Adicionalmente, a capacidade do paciente de realizar as atividades da vida diária deve ser avaliada como um guia para determinar a capacidade funcional. Um paciente com uma história de doença cardíaca e idade avançada, mas boa tolerância ao exercício, provavelmente terá um risco perioperatório mais baixo que um

TABELA 21-1 Condições cardíacas atuais para os quais o paciente deve ser submetido à avaliação e tratamento antes de cirurgia não cardíaca (classe I, nível de evidência: B)

Condição	Exemplos
Síndromes coronarianas instáveis	Angina instável ou grave[1] (CCS classe III ou IV)[2] MI recente[3]
HF descompensada (classe funcional IV da NYHA)	
Arritmias importantes	Bloqueio atrioventricular de alto grau Bloqueio atrioventricular Mobitz II Bloqueio cardíaco atrioventricular de terceiro grau Arritmias ventriculares sintomáticas Arritmias supraventriculares (incluindo AF) com frequência ventricular não controlada (HR de repouso > 100 bpm) Bradicardia sintomática Taquicardia ventricular nova
Valvulopatia grave	Estenose aórtica grave (gradiente médio de pressão > 40 mmHg, área da valva aórtica < 1 cm^2, ou sintomática) Estenose mitral sintomática (dispneia de esforço progressiva, síncope de esforço, ou HF)

AF, fibrilação atrial; CCS indica Canadian Cardiovascular Society; HF, insuficiência cardíaca; HR, frequência cardíaca; MI, infarto do miocárdio; NYHA, New York Heart Association.
[1]De acordo com Campeau L. Letter: Grading of angina pectoris. Circulation. 1976;54522-523.
[2]Pode incluir angina "estável" em pacientes que não são sedentários.
[3]O American College of Cardiology National Database Library define MI recente como > 7 dias e ≤ a 1 mês (dentro de 30 dias).
Reproduzida, com permissão de Fleisher L, Beckman J, Brown K, et al: ACC/AHA 2007 guidelines on perioperative cardiovascular evaluation and care for noncardia surgery. Circulation 2207;116:1971-1996.

indivíduo semelhante com dispneia após mínima atividade física (Tabela 21-2).

A história do paciente deve também procurar sinais de outros comprometimentos que frequentemente acompanham doença cardíaca. Pacientes cardíacos, muitas vezes, se apresentam com doença pulmonar obstrutiva, função renal reduzida e diabetes melito.

Um exame físico deve ser efetuado em todos os pacientes, e o coração e os pulmões devem ser auscultados. O exame físico é especialmente útil em pacientes com certas condições. Por exemplo, se um sopro sugestivo de estenose aórtica for detectado, avaliação adicional com ultrassonografia provavelmente estará justificada, uma vez que estenose aórtica aumenta substancialmente o risco em pacientes submetendo-se à cirurgia não cardíaca.

As seguintes condições são associadas a risco aumentado:

- Cardiopatia isquêmica (história de MI, evidência eletrocardiográfica [ECG], angina).
- Insuficiência cardíaca congestiva (dispneia, edema pulmonar).
- Acidente vascular encefálico (derrame).
- Cirurgia de alto risco (vascular, torácica, abdominal, ortopédica).
- Diabetes melito.
- Creatinina pré-operatória > 2 mg/dL.

Diretrizes recentes do ACC/AHA identificam condições que constituem um importante risco cardíaco e justificam tratamento intensivo antes de toda cirurgia menos a de emergência. Estas condições incluem síndromes coronarianas instáveis (MI recente, angina instável), insuficiência cardíaca descompensada, arritmias importantes e cardiopatia valvular grave. As diretrizes ACC/AHA classificam um MI nos últimos 7 dias, ou no último mês com miocárdio em risco de isquemia, como sendo condições cardíacas "ativas". Por outro lado, evidência pre-

TABELA 21-2 Necessidades estimadas de energia para várias atividades

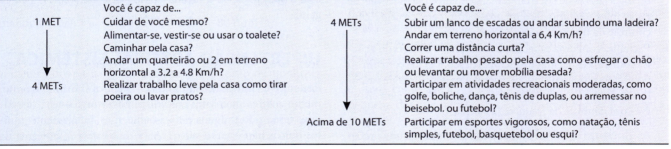

	Você é capaz de...		Você é capaz de...
1 MET	Cuidar de você mesmo?	4 METs	Subir um lanco de escadas ou andar subindo uma ladeira?
↓	Alimentar-se, vestir-se ou usar o toalete?	↓	Andar em terreno horizontal a 6,4 Km/h?
	Caminhar pela casa?		Correr uma distância curta?
	Andar um quarteirão ou 2 em terreno horizontal a 3,2 a 4,8 Km/h?		Realizar trabalho pesado pela casa como esfregar o chão ou levantar ou mover mobília pesada?
4 METs	Realizar trabalho leve pela casa como tirar poeira ou lavar pratos?		Participar em atividades recreacionais moderadas, como golfe, boliche, dança, tênis de duplas, ou arremessar no beisebol, ou futebol?
		Acima de 10 METs	Participar em esportes vigorosos, como natação, tênis simples, futebol, basquetebol ou esqui?

Km/h indica quilômetros por hora; MET, equivalente metabólico.
Modificada e reproduzida, com permissão, de Hlatky MA, Boineau RE, Higginbotham MB *et al.* A brief self-administered questionnaire to determine functional capacity (the Duke Activity Status Index). Am J Cardiol 1989;64:651-654.

gressa de MI, sem nenhum miocárdio em risco isquêmico, é considerada como sendo de baixo risco para infarto perioperatório após cirurgia não cardíaca.

As diretrizes ACC/AHA sugerem uma abordagem gradativa para avaliação cardíaca pré-operatória. Suas recomendações são classificadas como se segue:

- Classe I: Benefícios >> risco.
- Classe IIa: Benefícios >> risco, mas evidência científica incompleta.
- Classe IIb: Benefícios ≥ risco, e evidência científica incompleta.
- Classe III: Riscos >> benefícios.

Recomendações Classe I são as seguintes:

- Pacientes que têm necessidade de cirurgia não cardíaca de emergência devem prosseguir para a sala de cirurgia com vigilância perioperatória e manejo dos fatores de risco pós-operatórios.
- Pacientes com condições cardíacas ativas devem ser avaliados por um cardiologista e tratados de acordo com as diretrizes do ACC/AHA.
- Pacientes submetendo-se a procedimentos de baixo risco devem prosseguir para cirurgia.
- Pacientes com pouca tolerância a exercício (< 4 equivalentes metabólicos [METs]) e sem fatores de risco conhecidos devem prosseguir para cirurgia.

Recomendações Classe IIa são as seguintes:

- Pacientes com uma capacidade funcional > 4 METs e sem sintomas devem prosseguir para cirurgia.
- Pacientes com uma capacidade funcional < 4 METs ou aqueles com uma capacidade funcional desconhecida com três ou mais fatores de risco clínicos, agendados para cirurgia vascular devem ser avaliados, se for provável que haja alteração no tratamento na dependência dos resultados.
- Pacientes com uma capacidade funcional < 4 METs ou aqueles com uma capacidade funcional desconhecida com três ou mais fatores de risco clínicos, agendados para cirurgia de risco intermediário devem prosseguir para cirurgia com controle da frequência cardíaca.
- Pacientes com uma capacidade funcional < 4 METs ou aqueles com uma capacidade funcional desconhecida com um ou dois fatores de risco clínicos, agendados para cirurgia vascular ou de risco intermediário, devem prosseguir para cirurgia com controle da frequência cardíaca.

As diretrizes ACC/AHA também assinalam, como recomendações classe IIb, que avaliação não invasiva poderia ser considerada *se* o tratamento clínico mudar, em pacientes com capacidade funcional ruim ou desconhecida ou em pacientes submetendo-se à cirurgia de risco intermediário com três fatores de risco clínicos. Similarmente, essa avaliação poderia ser indicada em pacientes com um ou dois fatores de risco clínicos, agendados para cirurgia vascular ou de risco intermediário. A Tabela 21-3 classifica os procedimentos cirúrgicos de acordo com o risco.

TABELA 21-3 Estratificação do risco cardíaco[1] para procedimentos cirúrgicos não cardíacos

Estratificação do Risco	Exemplos de Procedimentos
Vascular (risco cardíaco descrito frequentemente maior que 5%)	Cirurgia aórtica e outra grande cirurgia vascular
	Cirurgia vascular periférica
Intermediário (risco cardíaco descrito geralmente 1 a 5%)	Cirurgia intraperitoneal e intratorácica
	Endarterectomia carotídea
	Cirurgia de cabeça e pescoço
	Cirurgia ortopédica
	Cirurgia da próstata
Baixo[2] (risco cardíaco descrito geralmente menor que 1%)	Procedimentos endoscópicos
	Procedimento superficial
	Cirurgia de catarata
	Cirurgia da mama
	Cirurgia ambulatorial

[1]Incidência combinada de morte cardíaca e infarto miocárdico não fatal.
[2]Estes procedimentos geralmente não exigem avaliação cardíaca pré-operatória.
Fleisher L, Beckman J, Brown K, et al: ACC/AHA 2007 guidelines on perioperative cardiovascular evaluation and care for noncardiac surgery. Circulation 2007;116:1971-1996.

As diretrizes ACC/AHA também proveem recomendações específicas a respeito de várias condições com probabilidade de serem encontradas perioperatoriamente.

CORONARIOPATIA ISQUÊMICA

As diretrizes do ACC/AHA assinalam que apenas o grupo de pacientes com coronariopatia isquêmica (CAD) que se beneficiaria com revascularização, independente da necessidade de um procedimento cirúrgico eletivo, provavelmente se beneficiaria com intervenções coronarianas pré-operatórias. Consequentemente, indicações para avaliações desses pacientes como candidatos a uma intervenção coronariana não são relacionadas com sua apresentação para cirurgia e dependem apenas de se essa avaliação seria indicada como parte do manejo clínico geral.

HIPERTENSÃO ARTERIAL SISTÊMICA

Pacientes com hipertensão arterial sistêmica (HAS) frequentemente se apresentam para procedimentos cirúrgicos eletivos. Alguns terão sido tratados efetivamente, mas, infelizmente, muitos outros não o terão sido. HAS é uma causa importante de morte e incapacidade na maioria das sociedades ocidentais e a mais prevalente anormalidade clínica pré-operatória em pacientes cirúrgicos, com uma prevalência global de 20 a 25%. HAS não controlada, de longa duração, acelera aterosclerose e dano hipertensivo aos órgãos. HAS é um importante fator de risco para doenças cardíaca, cerebral, renal e vascular. **As complicações da hipertensão incluem MI, insuficiência cardíaca congestiva (ICC), acidente vascular encefálico (AVE), insuficiência renal, insuficiência vascular periférica e dissecção**

aórtica. A presença de hipertrofia ventricular esquerda (LVH) em pacientes hipertensos pode ser um marcador importante para mortalidade cardíaca. Entretanto, pressões sistólicas abaixo de 180 mmHg, e pressões diastólicas abaixo de 110 mmHg, não foram associadas a riscos perioperatórios aumentados. Quando pacientes se apresentam com pressões arteriais sistólicas acima de 180 mmHg e pressões diastólicas acima de 110 mmHg, os anestesiologistas enfrentam o dilema de retardar a cirurgia para possibilitar a otimização da terapia anti-hipertensiva oral, porém com a possibilidade de controlar a pressão com anti-hipertensivos venosos de ação curta em função dos riscos associados ao retardo do procedimento cirúrgico. β-bloqueadores intravenosos podem ser úteis para tratar HAS pré-operatória. Estes pacientes têm maior chance em desenvolver hipotensão intraoperatória. Isto é particularmente frequente em pacientes tratados com bloqueadores dos receptores a angiotensina e/ou inibidores da enzima conversora de angiotensina (ACE).

Medidas de pressão arterial são afetadas por muitas variáveis, incluindo a postura, hora do dia ou da noite, estado emocional, atividade física recente, ingestão de droga e relacionada com o equipamento e a técnica usados. Um diagnóstico de HAS não pode ser feito por uma leitura pré-operatória, mas exige confirmação por uma história de medições constantemente elevadas. Embora ansiedade ou dor pré-operatória possa produzir algum grau de hipertensão em pacientes normais, os pacientes com uma história de hipertensão geralmente exibem maiores elevações pré-operatórias na pressão arterial.

Estudos epidemiológicos demonstram uma correlação direta e contínua entre pressões arteriais diastólicas e sistólicas e taxas de mortalidade. A definição de HAS é objetiva: uma pressão arterial diastólica constantemente elevada acima de 90 mmHg ou uma pressão arterial sistólica acima de 140 mmHg. Um esquema comum de classificação está apresentado na Tabela 21-4. Diz-se existir hipertensão limítrofe quando a pressão diastólica é de 85-89 mmHg ou a pressão sistólica é de 130-139 mmHg. Permanece não esclarecido se os pacientes com hipertensão limítrofe estão em risco aumentado de complicações cardiovasculares. Hipertensão arterial grave (estádio 3) é definida como um aumento recente, sustentado e progressivo na pressão arterial, geralmente com pressões diastólicas, excedendo 110-119 mmHg.

TABELA 21-4 Classificação da pressão arterial (adultos)

Categoria de Pressão Arterial	Pressão Sistólica (mmHg)	Pressão Diastólica (mmHg)
Normal	< 130	< 85
Normal alta	130-139	85-89
Hipertensão		
Estádio 1/branda	140-159	90-99
Estádio 2/moderada	160-179	100-109
Estádio 3/grave	180-209	110-119
Estádio 4/muito grave	> 210	> 120

Disfunção renal está muitas vezes presente nesses pacientes. Hipertensão maligna é uma emergência clínica verdadeira caracterizada por hipertensão grave (> 210/120 mmHg) muitas vezes associada a papiledema e encefalopatia.

Fisiopatologia

Hipertensão pode ser ou idiopática (essencial) ou, menos comumente, secundária a outras condições clínicas, como doença renal, estenose de artéria renal, hiperaldosteronismo primário, doença de Cushing, acromegalia, feocromocitoma, gravidez ou terapia estrogênica. Hipertensão essencial se responsabiliza por 80 a 95% dos casos e pode ser associada a uma elevação basal anormal do débito cardíaco, da resistência vascular sistêmica (SVR) ou de ambos. Um padrão evolutivo é comumente visto durante o curso da doença: o débito cardíaco retorna ou permanece normal, mas a SVR se torna anormalmente alta. O aumento crônico na pós-carga cardíaca resulta em LVH concêntrica e função diastólica alterada. LVH também altera a autorregulação cerebral, de tal modo que o fluxo sanguíneo cerebral normal é mantido a despeito de altas pressões arteriais; os limites de autorregulação podem ser na faixa de pressões arteriais médias de 110-180 mmHg,

Os mecanismos responsáveis pelas alterações observadas em pacientes hipertensos parecem envolver hipertrofia vascular, hiperinsulinemia, aumentos anormais do sódio e cálcio intracelulares no músculo liso vascular e nas células tubulares renais. O cálcio intracelular aumentado presumivelmente resulta em tônus arteriolar aumentado, enquanto a concentração aumentada de sódio prejudica a excreção renal de sódio. Hiperatividade do sistema nervoso simpático e respostas aumentadas aos agonistas simpáticos estão presentes em alguns pacientes. Pacientes hipertensos, algumas vezes, apresentam uma resposta exagerada a vasopressores e vasodilatadores. Hiperatividade do sistema renina–angiotensina–aldosterona parece desempenhar um papel importante nos pacientes com hipertensão grave.

Tratamento a Longo Prazo

Terapia medicamentosa efetiva reduz a progressão da HAS e a incidência de AVE, ICC, CAD e lesão renal. Tratamento efetivo também pode retardar e, algumas vezes, reverter alterações fisiopatológicas concomitantes, como LVH e autorregulação cerebral alterada.

Alguns pacientes com hipertensão branda requerem apenas terapia com uma única droga: diurético tiazídico, ACE, bloqueador do receptor a angiotensina (ARB), β-bloqueador ou bloqueador dos canais de cálcio, embora diretrizes e estudos de resultados favoreçam as primeiras três opções. Enfermidades concomitantes devem guiar a seleção de drogas. Todos os pacientes com um MI prévio devem receber um β-bloqueador e um ACE (ou ARB) para melhorar os resultados, independentemente da presença de hipertensão. Em muitos pacientes, os agentes "especificados pelas diretrizes" serão também mais que suficientes para controlar hipertensão.

Pacientes com hipertensão moderada à grave necessitam muitas vezes de duas ou três drogas para o controle. A combina-

TABELA 21-5 Agentes anti-hipertensivos orais

Categoria	Classe	Subclasse	Agente
Diuréticos	Tiazidas		Clorotiazida (Diuril) Clortalidona (Thalitone) Hidroclorotiazida (Microzide) Indapamida (Lozol) Metolazona (Zaroxolyn)
	Poupadores de potássio		Espironolactona (Aldactone) Triantereno (Dyrenium) Amilorida (Midamor)
	De alça		Bumetanida (Bumex) Ácido etacrínico (Edecrin) Furosemida (Lasix) Torasemida (Demadex)
Simpaticolíticos	Bloqueadores dos receptores adrenérgicos	B	Acebutolol (Sectral) Atenolol (Tenormin) Betaxolol (Kerlone) Bisoprolol (Zebeta) Carteolol (Cartrol) Metoprolol (Lopressor) Nadolol (Corgard) Pembutolol (Levatol) Pindolol (Visken) Propranolol (Inderal) Timolol (Blocadren)
		A	α_1 Doxazosina (Cardura) Prazosin (Minipress) Terazosina (Hytrin) $\alpha_1 + \alpha_2$ Fenoxibenzamina (Dibenzyline)
		α e β	Labetalol (Trandate) Carvedilol (Coreg)
	α_2-Agonistas centrais		Clonidina (Catapres) Guanabenz (Wytensin) Guanfacina (Tenex) Metildopa (Aldomet)

ção de um diurético com um β-bloqueador e um ACE é, muitas vezes, efetiva quando monoterapia não é suficiente. Conforme previamente assinalado, ACE (ou ARBs) prolongam a sobrevida em pacientes com ICC, disfunção ventricular esquerda, ou um MI prévio. Familiaridade com os nomes, mecanismos de ação e efeitos colaterais de agentes anti-hipertensivos comumente usados é importante para os anestesiologistas (Tabela 21-5).

TRATAMENTO PRÉ-OPERATÓRIO

Uma questão recorrente na prática anestésica é o grau de hipertensão pré-operatória que é aceitável para pacientes agendados para cirurgia eletiva. Exceto pacientes otimamente controlados, a maioria dos pacientes hipertensos se apresenta para a sala de cirurgia com algum grau de hipertensão. Existem dados que sugerem que hipertensão moderada pré-operatória (pressão dias-

TABELA 21-5 Agentes anti-hipertensivos orais (*Cont.*)

Categoria	Classe	Subclasse	Agente
Vasodilatadores	Bloqueadores dos canais de cálcio	Benzotiazepina	
			Diltiazem[1] (Tiazac)
		Fenilalquilamina	
			Verapamil[1] (Calan)
		Diidropiridinas	
			Anlodipina (Norvasc) Felodipina (Plendil) Isradipina[1] (Dynacirc) Nicardipina[1] (Cardeme) Nifedipina[1] (Procardia XL) Nisoldipina (Sular)
		Inibidores da ACE[2]	Benazepril (Lotensin) Captopril (Capoten) Enalapril (Vasotec) Fosinopril (Monopril) Lisinopril (Zestril) Moexipril (Univasc) Perindopril (Aceon) Quinacril (Accupril) Ramipril (Altace) Trandopril (Mavik)
		Antagonistas dos receptores à aldosterona	Candesartana (Atacan) Eprosartana (Tevetan) Irbesartana (Avapro) Losartana (Cozaar) Olmesartana (Benicar) Telmisartana (Micardis) Valsartana (Diovan)
	Vasodilatadores diretos		Hidralazina (Apresoline) Minoxidil

[1]Liberação prolongada.
[2]ACE, enzima conversora de angiotensina.

tólica < 90-110 mmHg) não está claramente associada a complicações *pós-operatórias,* porém, outros dados indicam que o paciente hipertenso não tratado ou mal controlado tem maior tendência a experimentar episódios intraoperatórios de isquemia miocárdica, arritmias, hipertensão e hipotensão. Ajustes intraoperatórios na profundidade anestésica e uso de drogas vasoativas devem reduzir a incidência de complicações pós-operatórias atribuíveis ao mau controle pré-operatório da hipertensão.

Embora os pacientes devam idealmente submeter-se à cirurgia eletiva apenas quando tenham sido tornados normotensos, isto nem sempre é exequível ou necessariamente desejável por causa da autorregulação cerebral alterada. Reduções excessivas na pressão arterial podem comprometer a perfusão cerebral. Além disso, a decisão de retardar ou prosseguir com a cirurgia deve ser individualizada, com base no grau da elevação da pressão arterial pré-operatória; na probabilidade de isquemia miocárdica concomitante, disfunção ventricular, ou complicações cerebrovasculares ou renais; e dependentes do procedimento cirúrgico (se são previstas alterações cirurgicamente induzidas na pré-carga ou pós-carga cardíacas). Com raras exceções, a terapia medicamentosa anti-hipertensiva deve ser continuada até o momento da cirurgia. Alguns anestesistas restringem ACE e ARB na manhã da cirurgia por causa da sua associação a uma incidência aumentada de hipotensão intraoperatória; entretanto, restringir estes agentes aumenta o risco de acentuada hipertensão perioperatória e da necessidade de agentes anti-hipertensivos parenterais. Também é necessário que se inicie a medicação anti-hipertensiva o quanto antes. A decisão de adiar procedimentos cirúrgicos eletivos em pacientes com pressões diastólicas pré-operatórias sustentadas maiores que 110 mmHg deve ser tomada, quando os prováveis benefícios desta cirurgia excederem os riscos. Infelizmente, há poucos estudos apropriados para dirigir a tomada de tal decisão.

História

A história pré-operatória deve inquirir sobre a gravidade e duração da hipertensão, terapia medicamentosa atualmente prescrita e a presença ou ausência de complicações hipertensivas. Sintomas de isquemia miocárdica, insuficiência ventricular, perfusão cerebral prejudicada, ou doença vascular periférica devem ser pesquisados, bem como o registro de obediência do paciente ao esquema medicamentoso. O paciente deve ser inquirido a respeito de dor torácica, tolerância ao exercício, falta de ar (particularmente à noite), edema gravitacional, tontura postural, síncope, perturbações visuais ou sintomas neurológicos episódicos e claudicação. Efeitos adversos da farmacoterapia atual (Tabela 21-6) devem também ser identificados.

Exame Físico e Avaliação Laboratorial

Oftalmoscopia é útil em pacientes hipertensos. Alterações visíveis na vasculatura retiniana geralmente correm paralelas à gravidade e progressão da arteriosclerose e dano hipertensivo em outros órgãos. Um galope cardíaco de B_4 é comum em pacientes com LVH. Outros achados físicos, como estertores pulmonares e um galope cardíaco de B_3, são achados tardios e indicam ICC. A pressão arterial pode ser medida em ambas as posições, supina e em pé. Alterações ortostáticas podem ser decorrentes da depleção de volume, vasodilatação excessiva, ou farmacoterapia simpaticolítica; administração pré-operatória de líquido pode prevenir hipotensão grave após indução da anestesia nestes pacientes. Embora sopros carotídeos assintomáticos geralmente não tenham significado hemodinâmico, eles podem estar relacionados com doença vascular aterosclerótica que pode também afetar a circulação coronariana. Quando um sopro for detectado, estudo adicional deve ser guiado pela urgência da cirurgia programada e da probabilidade de que estas investigações resultem em uma mudança na terapia. Estudos Doppler das artérias carótidas podem ser usados para definir a extensão da doença carotídea.

O ECG é frequentemente normal, mas em pacientes com uma longa história de hipertensão, ele pode mostrar evidência de isquemia, anormalidades de condução, um infarto antigo, LVH ou outras alterações anatômicas do coração. Um ECG normal não exclui CAD ou LVH. Similarmente, um tamanho normal do coração em uma radiografia de tórax não exclui hipertrofia ventricular. Ecocardiografia é um teste sensível para LVH e pode ser usado para avaliar funções ventriculares sistólicas e diastólicas em pacientes com sintomas de insuficiência cardíaca. Radiografias de tórax raramente são úteis em um paciente assintomático, mas podem mostrar um coração em forma de botina (sugestivo de LVH), cardiomegalia franca ou congestão vascular pulmonar.

TABELA 21-6 Efeitos adversos da terapia anti-hipertensiva a longo prazo

Classe	Efeitos Adversos
Diuréticos	
Tiazidas	Hipopotassemia, hiponatremia, hiperglicemia, hiperuricemia, hipomagnesemia, hiperlipidemia, hipercalcemia
De alça	Hipopotassemia, hiperglicemia, hipocalcemia, hipomagnesemia, alcalose metabólica
Poupadores de potássio	Hiperpotassemia
Simpaticolíticos	
Bloqueadores β-adrenérgicos	Bradicardia, bloqueio da condução, depressão miocárdica, tônus brônquico aumentado, sedação, fadiga, depressão
Bloqueadores α-adrenérgicos	Hipertensão postural, taquicardia, retenção hídrica
α_2-Agonistas centrais	Hipotensão postural, sedação, boca seca, depressão, necessidades aumentadas de anestésico, bradicardia, hipertensão de rebote, teste de Coombs positivo e anemia hemolítica (metildopa), hepatite (metildopa)
Bloqueadores ganglionares	Hipotensão postural, diarreia, retenção hídrica, depressão (reserpina)
Vasodilatadores	
Bloqueadores dos canais de cálcio	Depressão cardíaca, bradicardia, bloqueio da condução (verapamil, diltiazem), edema periférico (nifedipina) intensificam o efeito de curare não despolarizante
ACE[1]	Depressão cardíaca, bradicardia, bloqueio da condução (verapamil, diltiazem) intensificam o efeito de curare não despolarizante
Antagonistas dos receptores à angiotensina	Hipotensão, insuficiência renal na estenose bilateral de artérias renais, hiperpotassemia
Vasodilatadores diretos	Taquicardia reflexa, retenção hídrica, cefaleia, síndrome tipo lúpus eritematoso sistêmico (hidralazina), derrame pleural ou pericárdico (minoxidil)

[1]ACE, enzima conversora de angiotensina.

A função renal é mais bem avaliada pela medição dos níveis de creatinina e nitrogênio ureico sanguíneos. Níveis de eletrólitos séricos (K) devem ser determinados em pacientes tomando diuréticos ou digoxina ou naqueles com comprometimento renal. Hipopotassemia branda à moderada (3-3,5 mEq/L) é vista frequentemente em pacientes tomando diuréticos, mas não tem efeitos adversos nos resultados. Reposição de potássio deve ser efetuada só em pacientes que estão sintomáticos ou que também estão tomando digoxina. Hipomagnesemia está presente muitas vezes e pode ser causa de arritmias perioperatórias. Hiperpotassemia pode ser encontrada em pacientes que estão tomando diuréticos poupadores de potássio ou ACE, particularmente aqueles com função renal prejudicada.

Pré-Medicação

A pré-medicação reduz a ansiedade pré-operatória e é desejável em pacientes hipertensos. Hipertensão pré-operatória branda à moderada frequentemente regride após administração de um agente, como midazolam.

MANEJO INTRAOPERATÓRIO

Objetivos

O plano anestésico global para um paciente hipertenso é manter uma faixa de pressão arterial estável apropriada. Pacientes com hipertensão limítrofe podem ser tratados como pacientes normotensos. No entanto, aqueles com hipertensão de longa duração, ou mal controlada, têm autorregulação do fluxo sanguíneo cerebral alterada; pressões arteriais médias mais altas que o normal podem ser necessárias para manter um fluxo sanguíneo cerebral adequado. Uma vez que na maioria dos pacientes com hipertensão de longa duração se supõe haver algum grau de CAD e hipertrofia cardíaca, elevações excessivas de pressão arterial são indesejáveis. Hipertensão, particularmente em associação à taquicardia, pode precipitar ou exacerbar isquemia miocárdica, disfunção ventricular ou ambas. A pressão arterial deve geralmente ser mantida dentro de 20% dos níveis pré-operatórios. Se hipertensão acentuada (> 180/120 mmHg) estiver presente pré-operatoriamente, a pressão arterial deve ser mantida na faixa normal alta (150-140/90-80 mmHg).

Monitoramento

A maioria dos pacientes hipertensos não necessita de monitores intraoperatórios especiais. Monitoramento invasivo da pressão arterial deve ser reservado para pacientes com amplas oscilações na pressão arterial e aqueles submetendo-se a grandes procedimentos cirúrgicos associados a alterações rápidas ou marcadas na pré-carga ou pós-carga cardíacas. Monitoramento eletrocardiográfico deve focar-se em detectar sinais de isquemia. Débito urinário deve geralmente ser monitorado com um cateter urinário de demora em pacientes com um comprometimento renal preexistente que estão se submetendo a procedimentos previstos para durar mais de 2 h. Quando é usado monitoramento hemodinâmico invasivo, complacência ventricular reduzida (veja Capítulo 20) é, muitas vezes, evidente em pacientes com hipertrofia ventricular; estes pacientes podem necessitar de mais líquido intravenoso para produzir uma pressão de enchimento mais alta a fim de manter o volume diastólico final ventricular esquerdo e débito cardíaco adequados. Administração de volume em pacientes com complacência ventricular diminuída pode também resultar em pressões arteriais pulmonares elevadas e congestão pulmonar.

Indução

A indução da anestesia e a intubação endotraqueal são frequentemente associadas à instabilidade hemodinâmica em pacientes hipertensos. Independentemente do nível de controle pré- operatório da pressão arterial, muitos pacientes com hipertensão apresentam uma resposta hipotensiva acentuada à indução da anestesia, seguida por uma resposta hipertensiva exagerada à intubação. Muitos, se não a maioria, dos agentes anti-hipertensivos e anestésicos gerais são vasodilatadores, depressores cardíacos ou ambos. Além disso, muitos pacientes se apresentam para cirurgia desidratados. Agentes simpaticolíticos atenuam os reflexos circulatórios protetores normais, reduzindo o tônus simpático e aumentando a atividade vagal.

2

Até 25% dos pacientes hipertensos podem apresentar hipertensão grave depois da intubação endotraqueal. Laringoscopia prolongada deve ser evitada. Além disso, intubação deve geralmente ser feita sob anestesia profunda (contanto que hipotensão possa ser evitada). Uma dentre várias técnicas pode ser usada antes da intubação para atenuar a resposta hipertensiva:

- Aprofundar a anestesia com um halogenado potente.
- Administrar um *bolus* de opioide (fentanil, 2,5-5 mcg/kg; alfentanil, 15-25 mcg/kg; sufentanil, 0,5-1 mcg/kg; ou remifentanil, 0,5-1 mcg/kg).
- Administrar lidocaína, 1,5 mg/kg intravenosa, intratraqueal ou tópica, na via aérea.
- Realizar bloqueio β-adrenérgico com esmolol, 0,3-1,5 mg/kg; metoprolol 1-5 mg; ou labetalol, 5-20 mg.

Escolha de Agentes Anestésicos

A. Agentes de Indução

A superioridade de qualquer agente ou técnica isolados não foi estabelecida. Propofol, barbitúricos, benzodiazepinas e etomidato são igualmente seguros para induzir anestesia geral na maioria dos pacientes hipertensos. Cetamina por si própria pode precipitar marcada hipertensão; entretanto, ela quase nunca é usada como agente único. Quando administrada com uma pequena dose de outro agente, como uma benzodiazepina ou propofol, as propriedades estimuladoras simpáticas da cetamina podem ser diminuídas ou eliminadas.

B. Agentes de Manutenção

Anestesia pode ser mantida com segurança com agentes halogenados (isoladamente ou com óxido nitroso), uma técnica balanceada (opioide + óxido nitroso + relaxante muscular), ou uma técnica intravenosa total. Independentemente da principal técnica de manutenção, a adição de um halogenado ou vasodilatador intravenoso permite controle fino da pressão arterial intraoperatória.

C. Relaxantes Musculares

Com a possível exceção de grandes doses em *bolus* de pancurônio, qualquer relaxante muscular pode ser usado. Bloqueio vagal induzido por pancurônio e liberação neural de catecolaminas poderiam exacerbar hipertensão em pacientes mal controlados, mas, se administrado lentamente, em pequenos incrementos, é improvável que o pancurônio cause aumentos clinicamente importantes na frequência cardíaca ou pressão arterial. Além disso, pancurônio pode ser útil para superar tônus vagal excessivo induzido por opioides ou manipulações cirúrgicas. Hipotensão após grandes doses (de intubação) de atracúrio pode ser acentuada em pacientes hipertensos.

D. Vasopressores

Os pacientes hipertensos podem apresentar uma resposta exagerada tanto a catecolaminas endógenas (a partir da intubação ou estimulação cirúrgica), quanto a fármacos agonistas simpáticos. Se um vasopressor for necessário para tratar hipotensão excessiva, uma pequena dose de um agente de ação direta, como fenilefrina (25-50 mcg), pode ser útil. Pacientes tomando simpaticolíticos pré-operatoriamente podem exibir uma resposta diminuída à efedrina. Vasopressina em *bolus* ou infusão também pode ser empregada para restaurar o tônus vascular no paciente hipotenso.

Hipertensão Intraoperatória

Hipertensão intraoperatória não responsiva a um aumento na profundidade de anestesia (particularmente com um agente halogenado) pode ser tratada com uma variedade de agentes parenterais (Tabela 21-7). Causas facilmente reversíveis – como profundidade anestésica inadequada, hipoxemia ou hipercapnia – devem sempre ser excluídas antes de iniciar terapia anti-hipertensiva. A seleção de um agente hipotensor depende da gravidade, agudeza e causa da hipertensão; a função ventricular básica; a frequência cardíaca; a presença de pneumopatia broncospástica e a familiaridade do anestesista com cada uma das opções de drogas. Bloqueio β-adrenérgico isolado ou como um suplemento é uma boa escolha para um paciente com boa função ventricular e uma frequência cardíaca elevada, mas é relativamente contraindicado em um paciente com doença broncospástica. Metoprolol, esmolol ou labetalol são facilmente usados intraoperatoriamente. Nicardipina ou clevidipina podem ser preferíveis a β-bloqueadores em pacientes com doença broncospástica. Nitroprussiato permanece o agente mais rápido e efetivo para o tratamento intraoperatório de hipertensão moderada à grave. Nitroglicerina pode ser menos efetiva, mas também é útil para tratar ou prevenir isquemia miocárdica. Fenoldopam, um agonista de dopamina, é também um agente hipotensor útil; além disso, ele aumenta o fluxo sanguíneo renal. Hidralazina provê controle sustentado da pressão, mas também tem uma maior latência e pode causar taquicardia reflexa. Esta última não é vista com labetalol em razão de um bloqueio combinado α e β-adrenérgico.

MANEJO PÓS-OPERATÓRIO

Hipertensão pós-operatória é comum e deve ser esperada em pacientes que têm hipertensão mal controlada. Monitoramento estreito da pressão arterial deve ser continuado tanto na sala de recuperação quanto no período pós-operatório imediato. Além de isquemia miocárdica e insuficiência cardíaca congestiva, elevações acentuadas sustentadas na pressão arterial podem contribuir para a formação de hematoma de ferida e a ruptura de linhas de sutura vascular.

Hipertensão no período de recuperação é frequentemente multifatorial e aumentada por anormalidades respiratórias, ansiedade e dor, sobrecarga de volume ou distensão vesical. Causas contributivas devem ser corrigidas, e agentes anti-hipertensivos parenterais, administrados, se necessário. Labetalol intravenoso é particularmente útil em controlar hipertensão e taquicardia, enquanto vasodilatadores são úteis em controlar a pressão arterial no contexto de uma frequência cardíaca lenta. Quando o paciente recomeça ingestão oral, as medicações pré-operatórias devem ser reiniciadas.

TABELA 21-7 Agentes parenterais para o tratamento de crise hipertensiva

Agente	Posologia	Início	Duração
Nitroprussiato	0,5-10 mcg/kg/min	30-60 s	1-5 min
Nitroglicerina	0,5-10 mcg/k/min	1 min	3-5 min
Esmolol	0,5 mg/kg em 1 min; 50-300 mcg/kg/min	1 min	12-20 min
Labetalol	5-20 mg	1-2 min	4-8 h
Metoprolol	2,5-5 mg	1-5 min	5-8 h
Hidralazina	5-20 mg	5-20 min	4-8 h
Clevidipina	1-32 mg/h	1-3 min	5-15 min
Nicardipina	0,25-0,5 mg/h 5-15 mg/h	1-5 min	3-4 h
Enalapril	0,625-1,25 mg	6-15 min	4-6 h
Fenoldopam	0,1-1,6 mg/kg/min	5 min	5 min

CARDIOPATIA ISQUÊMICA

Considerações Pré-Operatórias

Isquemia miocárdica é caracterizada por uma demanda de oxigênio metabólica que excede o suprimento de oxigênio. Isquemia pode, portanto, resultar de um aumento acentuado na demanda metabólica, uma redução no fornecimento de oxigênio ao miocárdio, ou uma combinação de ambos. Causas comuns incluem vasospasmo ou trombose arterial coronariana, hipertensão ou taquicardia grave (particularmente na presença de hipertrofia ventricular); hipotensão, hipoxemia ou anemia graves e estenose ou regurgitação aórtica grave.

De longe a causa mais comum de isquemia miocárdica é aterosclerose das artérias coronárias. CAD é responsável por cerca de 25% de todas as mortes nas sociedades ocidentais e é uma causa importante de morbidade e mortalidade perioperatórias. A incidência global de CAD em pacientes cirúrgicos é estimada entre 5 e 10%. Fatores importantes de risco para CAD incluem dislipidemia, hipertensão, diabetes, tabagismo, senilidade, sexo masculino e uma história familiar positiva. Outros fatores de risco incluem obesidade, uma história de doença cerebrovascular ou vascular periférica, menopausa, uso de contraceptivos orais com alto estrogênio (em mulheres que fumam), e um estilo de vida sedentário.

CAD pode ser manifestada clinicamente por sintomas, como necrose do miocárdio (infarto), isquemia (geralmente angina), arritmias (inclusive morte súbita), ou disfunção ventricular (insuficiência cardíaca congestiva). Quando predominam sintomas de insuficiência cardíaca congestiva, frequentemente é usado o termo "cardiomiopatia isquêmica".

Angina Instável

Angina instável é definida como (1) um aumento abrupto na gravidade, frequência (mais de três episódios por dia), ou duração das crises anginosas (angina em crescendo); (2) angina em repouso; ou (3) início de episódio novo de angina (dentro dos 2 meses passados) com episódios graves ou frequentes (mais de 3 por dia). Angina instável pode ocorrer após MI ou ser precipitada por condições clínicas não cardíacas (incluindo anemia grave, febre, infecções, tireotoxicose, hipoxemia e estresse emocional) em pacientes previamente estáveis.

Angina instável, particularmente quando ela é associada a alterações importantes do segmento ST em repouso, geralmente reflete doença coronariana grave e frequentemente precede MI. Ruptura de placa com agregados de plaquetas ou trombos e vasospasmo são correlatos patológicos frequentes. Estenose crítica em uma ou mais artérias coronárias principais está presente em mais de 80% dos pacientes com estes sintomas. Pacientes com angina instável necessitam de avaliação e tratamento, que podem incluir admissão em uma unidade de tratamento coronariano e alguma forma de intervenção coronariana.

Angina Estável Crônica

Dores torácicas anginosas são mais frequentemente subesternais, de esforço, irradiando para o pescoço ou braço, e aliviadas por repouso ou nitroglicerina. Variações são comuns, incluindo dor epigástrica, dorsal ou cervical, ou falta de ar transitória por disfunção ventricular (equivalente anginoso). Isquemia não de esforço e isquemia silenciosa (assintomática) são reconhecidas como ocorrências bem comuns. Pacientes com diabetes têm uma incidência aumentada de isquemia silenciosa.

Sintomas são geralmente ausentes, até que as lesões ateroscleróticas causem 50 a 70% de oclusão da circulação coronariana. Quando um segmento estenótico atinge 70% de oclusão, dilatação compensadora distal máxima geralmente está presente; o fluxo sanguíneo é geralmente adequado em repouso, mas se torna inadequado com uma demanda metabólica aumentada. Um suprimento sanguíneo colateral extenso permite a alguns pacientes permanecerem relativamente assintomáticos apesar de doença grave. Vasospasmo coronariano é também uma causa de isquemia transmural transitória em alguns pacientes; 90% dos episódios vasospásticos ocorrem em lesões estenóticas preexistentes em vasos epicárdicos e são, muitas vezes, precipitadas por uma variedade de fatores, incluindo transtorno emocional e hiperventilação (angina de Prinzmetal). Espasmo coronariano é mais frequentemente observado em pacientes que têm angina com variados níveis de atividade ou estresse emocional (limiar variável); ele é menos comum com angina de esforço clássica (limiar fixo).

O prognóstico global dos pacientes com CAD é relacionado tanto com o número quanto com a gravidade das obstruções coronarianas, bem como com a extensão da disfunção ventricular.

Tratamento da Cardiopatia Isquêmica

A conduta geral de tratamento em pacientes com cardiopatia isquêmica tem cinco componentes:

- Correção de fatores de risco, com a esperança de retardar a progressão da doença.
- Modificação do estilo de vida do paciente para reduzir estresse e melhorar a tolerância a exercício.
- Correção de condições clínicas complicadoras que possam exacerbar isquemia (*i.e.*, hipertensão, anemia, hipoxemia, hipertireoidismo, febre, infecção ou efeitos adversos de drogas).
- Manipulação farmacológica da relação oferta–demanda de oxigênio miocárdica.
- Correção de lesões coronarianas por intervenção coronariana percutânea (angioplastia com ou sem inserção de *stent*), aterectomia ou cirurgia de *bypass* coronariana.

As últimas três abordagens são de relevância direta para os anestesiologistas. Os mesmos princípios devem ser aplicados no tratamento destes pacientes na sala de cirurgia e na unidade de terapia intensiva.

Os agentes farmacológicos mais comumente usados são nitratos, β-bloqueadores e bloqueadores dos canais de cálcio. Estas drogas também têm potentes efeitos circulatórios, que se encontram comparados na Tabela 21-8. Qualquer um destes agentes pode ser usado para angina leve. Bloqueadores dos canais de cálcio são as drogas de escolha para pacientes com angina predominantemente vasospástica. β-bloqueadores melhoram o resultado a longo prazo dos pacientes com CAD. Nitratos são bons agentes para ambos os tipos de angina.

A. Nitratos

Os nitratos relaxam todo músculo liso vascular, mas têm um efeito muito maior sobre veias do que artérias. Diminuir tônus venoso e arteriolar e reduzirem o volume sanguíneo circulante efetivo (pré-carga cardíaca) reduzem a pós-carga de tensão da parede. Estes efeitos tendem a reduzir a demanda miocárdica de oxigênio. A venodilatação proeminente torna os nitratos excelentes agentes quando também está presente insuficiência cardíaca congestiva.

Talvez igualmente importante, os nitratos dilatam as artérias coronárias. Mesmo pequenos graus de dilatação em locais estenóticos podem ser suficientes para aumentar o fluxo sanguíneo, porque o fluxo é diretamente relacionado com a quarta potência do raio. Vasodilatação coronariana induzida por nitrato aumenta preferencialmente o fluxo sanguíneo subendocárdico em áreas isquêmicas. Esta redistribuição favorável do fluxo sanguíneo coronariano para áreas isquêmicas pode ser dependente da presença de colaterais na circulação coronariana.

Nitratos podem ser usados tanto para o tratamento da isquemia aguda quanto para profilaxia contra episódios anginosos frequentes. Diferentemente dos β-bloqueadores e bloqueadores dos canais de cálcio, os nitratos não têm um efeito inotrópico negativo – uma característica desejável na presença de disfunção ventricular. Nitroglicerina intravenosa também pode ser usada para anestesia hipotensiva controlada.

B. Bloqueadores dos Canais de Cálcio

Os efeitos e usos dos bloqueadores dos canais de cálcio mais comumente usados estão mostrados na Tabela 21-9. Os bloqueadores dos canais de cálcio reduzem a demanda de oxigênio do miocárdio ao diminuírem a pós-carga cardíaca e aumentarem o suprimento de oxigênio pelo aumento do fluxo sanguíneo (vasodilatação coronariana). Verapamil e diltiazem também reduzem a demanda ao retardarem a frequência cardíaca.

Os potentes efeitos da nifedipina sobre a pressão arterial sistêmica podem precipitar hipotensão, taquicardia reflexa, ou ambas; suas preparações de início rápido (p. ex., sublingual) foram associadas a MI em alguns pacientes. Sua tendência a diminuir a pós-carga geralmente supera qualquer efeito inotrópico negativo. A forma de liberação lenta de nifedipina é associada a muito menos taquicardia reflexa e mais adequada que outros agentes para pacientes com disfunção ventricular. Em contraste, verapamil e diltiazem têm maiores efeitos sobre a contratilidade cardíaca e a condução atrioventricular e, por essa razão, devem ser usados cautelosamente, se forem usados, em pacientes com disfunção ventricular, anormalidades da condução ou bradiarritmias. Diltiazem parece ser mais bem tolerado que verapamil em pacientes com função ventricular prejudicada. Nicardipina, nimodipina e clevidipina geralmente têm os mesmos efeitos que a nifedipina; nimodipina é principalmente usada para prevenção de vasospasmo cerebral após hemorragia subaracnóidea, enquanto nicardipina é usada como um vasodilatador arterial intravenoso. Clevidipina é um vasodilatador arterial de ação ultracurta.

Bloqueadores dos canais de cálcio podem ter interações importantes com agentes anestésicos. Todos os bloqueadores dos canais de cálcio potencializam agentes bloqueadores neuromusculares tanto despolarizantes, quanto não despolarizantes e os efeitos circulatórios de agentes voláteis. Verapamil e diltiazem podem potencializar a depressão da contratilidade cardíaca e a condução no nó AV causada pelos anestésicos halogena-

TABELA 21-8 Comparação dos agentes antianginosos[1]

Parâmetro Cardíaco	Nitratos	Bloqueadores dos Canais de Cálcio: *Verapamil*	Bloqueadores dos Canais de Cálcio: *Nifedipina Nicardipina Nimodipina*	Bloqueadores dos Canais de Cálcio: *Diltiazem*	β-Bloqueadores
Pré-carga	↓↓	–	–	–	–/↑
Pós-carga	↓	↓	↓↓	↓	–/↓
Contratilidade	–	↓↓	–	↓	↓↓↓
Automaticidade do nó SA	↑/-	↓↓	↑/–	↓↓	↓↓↓
Condução AV	–	↓↓↓	–	↓↓	↓↓↓
Vasodilatação					
Coronariana	↑	↑↑	↑↑↑	↑↑	–/↓
Sistêmica	↑↑	↑	↑↑	↑	–/↓

SA, sinoatrial; AV, atrioventricular; ↑, aumenta; –, sem alteração; ↓, diminui.

TABELA 21-9 Comparação de bloqueadores dos canais de cálcio

				Uso Clínico			
Agente	**Via**	**Posologia[1]**	**Meia-Vida**	***Angina***	***Hipertensão***	***Vasospasmo Cerebral***	***Taquicardia Supraventricular***
Verapamil	PO	40-240 mg	5 h	+	+		+
	IV	5-15 mg	5 h	+			+
Nifedipina	PO	30-180 mg	2 h	+	+		
	SL	10 mg	2 h	+	+		
Diltiazem	PO	30-60 mg	4 h	+	+		+
	IV	0,25-0,35 mg/kg	4 h	+			+
Nicardipina	PO	60-120 mg	2-4 h	+	+		
	IV	0,25-0,5 mg/kg	2-4 h	+	+		
Nimodipina	PO	240 mg	2 h			+	
Bepridil[2]	PO	200-400 mg	24 h	+	+		
Isradipina	PO	2,5-5 mg	8 h		+		
Felodipina	PO	5-20 mg	9 h		+		
Anlodipina	PO	2,5-10 mg	30-50 h	+	+		

[1]Dose oral total por dia dividida em três doses a menos que declarado de outra forma.
[2]Também possui propriedades antiarrítmicas.

dos. Nifedipina e similares podem potencializar a vasodilatação sistêmica causada por agentes halogenados e intravenosos.

C. Agentes Bloqueadores β-Adrenérgicos

Estas drogas diminuem a demanda de oxigênio miocárdica, reduzindo a frequência cardíaca e a contratilidade, e, em alguns casos, a pós-carga (pelo seu efeito anti-hipertensivo). Bloqueio ideal resulta em uma frequência cardíaca em repouso entre 50 e 60 batimentos/min e evita aumentos apreciáveis com exercício (< 20 batimentos/min de aumento durante exercício). Os agentes disponíveis diferem na seletividade de receptor, atividade simpaticomimética intrínseca (agonista parcial) e propriedades de estabilização da membrana (Tabela 21-10). A estabilização da membrana, muitas vezes descrita como um efeito semelhante à quinidina, resulta em atividade antiarrítmica. Agentes com propriedades simpaticomiméticas intrínsecas são mais bem tolerados por pacientes com branda à moderada disfunção ventricular. Certos β-bloqueadores (carvedilol e metoprolol de duração prolongada) melhoram a sobrevida em pacientes com insuficiência cardíaca crônica. Bloqueio de receptores β_2-adrenérgicos também pode mascarar sintomas hipoglicêmicos em pacientes com diabetes, retardar a recuperação metabólica de hipoglicemia e prejudicar o manejo de grandes cargas de potássio. Agentes cardiosseletivos (específicos para receptores β_1), embora geralmente mais bem tolerados do que agentes não seletivos em pacientes com vias aéreas reativas, ainda precisam ser usados cautelosamente nesses pacientes. A seletividade dos agentes cardiosseletivos tende a ser dependente da dose. Pacientes sob terapia β-bloqueadora de longa duração devem ter estes agentes continuados perioperatoriamente. Retirada aguda de β-bloqueador no período perioperatório põe os pacientes em risco marcadamente aumentado de morbidade e mortalidade cardíacas.

Protocolos para evitar a retirada de β-bloqueador são utilizados como uma ferramenta para medir a "qualidade" dos serviços de anestesia por agências reguladoras.

D. Outros Agentes

ACEs prolongam a sobrevida em pacientes com ICC ou disfunção ventricular esquerda. Terapia crônica com aspirina reduz eventos coronarianos em pacientes com CAD e evita eventos coronarianos e cerebrais isquêmicos em pacientes em risco. Terapia antiarrítmica em pacientes com ectopia ventricular complexa que têm CAD importante e disfunção ventricular esquerda deve ser orientada por um estudo eletrofisiológico. Pacientes com taquicardia ventricular (VT) sustentada ou fibrilação ventricular induzível são candidatos a um cardioversor-desfibrilador interno (ICD) automático. Tratamento de ectopia ventricular (com a exceção de TV sustentada) em pacientes com boa função ventricular não melhora a sobrevida e pode aumentar a mortalidade. Em contraste, ICDs demonstraram melhorar a sobrevida em pacientes com cardiomiopatia avançada (fração de ejeção < 30%), mesmo na ausência de arritmias demonstráveis.

E. Terapia de Associação

Angina moderada à grave frequentemente exige terapia com duas ou todas as três classes de agentes. Pacientes com disfunção ventricular podem não tolerar o efeito inotrópico negativo combinado de um β-bloqueador e um bloqueador dos canais de

TABELA 21-10 Comparação de agentes bloqueadores β-adrenérgicos

Agente	Seletividade para β_1-Receptores	Meia-Vida	Simpaticomimético	Bloqueio de α-Receptores	Estabilização da Membrana
Acebutolol	+	2-4 h	+		+
Atenolol	++	5-9 h			
Betaxolol	++	14-22 h			
Esmolol	++	9 min			
Metoprolol	++	3-4 h			±
Bisoprolol	+	9-12 h			
Oxprenolol		1-2 h	+		+
Alprenolol		2-3 h	+		+
Pindolol		3-4 h	++		±
Pembutolol		5 h	+		+
Carteolol		6 h	+		
Labetalol		4-8 h		+	±
Propranolol		3-6 h			++
Timolol		3-5 h			
Sotalol[1]		5-13 h			
Nadolol		10-24 h			
Carvedilol		6-8 h		+	±

[1]Também possui exclusivas propriedades antiarrítmicas.

cálcio juntos; uma ACE é mais bem tolerada e parece melhorar a sobrevida. Similarmente, o efeito aditivo de um β-bloqueador e um bloqueador dos canais de cálcio sobre o nó AV pode precipitar um bloqueio cardíaco em pacientes suscetíveis.

MANEJO PRÉ-OPERATÓRIO

A importância da cardiopatia isquêmica – particularmente um MI – como fator de risco para morbidade e mortalidade perioperatórias foi discutida anteriormente neste capítulo. A maioria dos estudos confirma que o resultado perioperatório é relacionado com a gravidade da doença, função ventricular e o tipo de cirurgia a ser realizada. Pacientes com CAD extensa (trivascular ou tronco esquerdo), uma história recente de MI, ou disfunção ventricular apresentam maior risco de complicações cardíacas. Conforme mencionado anteriormente, as diretrizes atuais recomendam revascularização, pois este quadro em si já indica este tratamento.

3

Angina estável (branda à moderada) crônica não parece aumentar o risco perioperatório substancialmente. Similarmente, uma história prévia de cirurgia de revascularização coronariana ou de angioplastia coronariana isolada não parece aumentar substancialmente o risco perioperatório. Em alguns estudos, a manutenção perioperatória de β-bloqueadores de uso crônico demonstrou reduzir a mortalidade perioperatória e a incidência de complicações cardiovasculares pós-operatórias; entretanto, outros estudos mostraram um aumento na frequência de acidente vascular encefálico e morte após introdução pré-operatória de β-bloqueadores nos pacientes "em risco". Consequentemente, como com todas as drogas, os riscos e benefícios de iniciar terapia com β-bloqueadores nos pacientes em risco precisam ser considerados. Similarmente aos β-bloqueadores, as estatinas devem ser continuadas perioperatoriamente em pacientes em uso crônico, uma vez que a retirada perioperatória aguda de estatinas seja associada a resultados adversos. As diretrizes do ACC/AHA sugerem que β-bloqueadores são úteis em pacientes submetendo-se à cirurgia vascular com evidência de isquemia cardíaca no seu estudo de avaliação (classe I).

História

A história é de capital importância nos pacientes com cardiopatia isquêmica. As perguntas devem abranger sintomas, tratamentos atual e passado, complicações e os resultados de avaliações prévias. Apenas esta informação, geralmente é suficiente para fornecer alguma estimativa da gravidade da doença e da função ventricular.

Os sintomas mais importantes a pesquisar incluem dores torácicas, dispneia, pouca tolerância a exercício, síncope ou quase síncope. A relação entre os sintomas e o nível de atividade deve ser estabelecida. A atividade deve ser descrita em termos de tarefas cotidianas, como andar ou subir escadas. Os pacientes podem ser relativamente assintomáticos apesar de CAD grave se tiverem um estilo de vida sedentário. Pacientes com diabetes são particularmente propensos à isquemia silenciosa. A descrição pelo paciente de dores torácicas pode sugerir um papel importante de vasospasmo (angina com limiar variável). Cansaço fácil ou falta de ar sugerem função ventricular prejudicada.

Quando há uma história de angina instável ou de MI, é importante descriminar se ocorreram complicações, como arritmias, perturbações da condução, ou insuficiência cardíaca. A localização das áreas de isquemia é importante para decidir quais derivações eletrocardiográficas monitorar intraoperatoriamente. Arritmias e anormalidades de condução são mais comuns em pacientes com infarto prévio e naqueles com má função ventricular. Este último grupo de pacientes, muitas vezes, terá ICDs.

Exame Físico e Avaliação Laboratorial de Rotina

A avaliação de pacientes com CAD é semelhante à de pacientes com hipertensão. Avaliação laboratorial em pacientes que têm uma história compatível com angina instável recente e estão se submetendo a procedimentos de emergência deve incluir enzimas cardíacas. Níveis séricos de troponinas cardioespecíficas, creatina cinase (isoenzima MB) e lactato desidrogenase (isoenzima tipo 1) são úteis para excluir MI.

O ECG básico é normal em 25 a 50% dos pacientes com CAD, mas sem MI prévio. Evidência eletrocardiográfica de isquemia, muitas vezes, se torna aparente somente durante dor torácica. As anormalidades básicas mais comuns são alterações inespecíficas de segmento ST e onda T. Infarto prévio é, muitas vezes, manifestada por ondas Q ou perda de ondas R nas derivações mais próximas do infarto. Bloqueio AV de primeiro grau, bloqueio de ramo ou hemibloqueio podem estar presentes. Elevação persistente do segmento ST após MI pode ser indicadora de um aneurisma ventricular esquerdo. Um intervalo QT longo (corrigido para a frequência) (QT_c > 0,44 s) pode refletir a isquemia subjacente, toxicidade de droga (geralmente agentes antiarrítmicos classe Ia, antidepressivos ou fenotiazinas), anormalidades eletrolíticas (hipopotassemia ou hipomagnesemia), disfunção autonômica, prolapso de válvula mitral, ou, menos comumente, uma anormalidade congênita. Pacientes com um intervalo QT longo estão em risco de desenvolver arritmias ventriculares – particularmente VT polimórfica (torsades de pointes), que pode levar à fibrilação ventricular. O intervalo QT longo reflete prolongamento não uniforme da repolarização ventricular e predispõe os pacientes a fenômenos de reentrada. Em contraste com arritmias ventriculares polimórficas com um intervalo QT normal, que respondem a antiarrítmicos convencionais, as taquiarritmias polimórficas com um intervalo QT longo geralmente respondem melhor a marca-passo ou sais de magnésio. Pacientes com prolongamento congênito geralmente respondem a agentes bloqueadores β-adrenérgicos. Bloqueio de gânglio estrelado também é efetivo e sugere que um desequilíbrio autonômico desempenha um papel importante neste grupo de pacientes.

A radiografia de tórax pode ser usada para excluir cardiomegalia ou congestão vascular pulmonar secundária à disfunção ventricular. Raramente, calcificação das coronárias, aorta ou válvula aórtica pode ser vista na radiografia de tórax; esse é um achado mais comum em CT.

Estudos Especializados

Quando usados como testes de triagem para a população em geral, testes de esforço não invasivos têm uma baixa previsibilidade em pacientes assintomáticos, mas são suficientemente confiáveis em pacientes sintomáticos com lesões suspeitas. Monitoramento Holter, eletrocardiografia de exercício, cintigrafias de perfusão miocárdica e ecocardiografia são importantes para determinar o risco perioperatório e a necessidade de angiografia coronariana; entretanto, estes testes estão indicados apenas, se o seu resultado alteraria o tratamento do paciente.

4

As diretrizes atuais ACC/AHA recomendam teste de esforço não invasivo em pacientes agendados para cirurgia não cardíaca com condições cardíacas ativas (classe I). As diretrizes atuais também sugerem que pode haver benefício desta propedêutica em pacientes com três ou mais fatores de risco clínicos e má capacidade funcional (classe IIa). Similarmente, elas sugerem que a propedêutica não invasiva pode ser de algum possível benefício em pacientes com um ou dois fatores de risco clínicos submetendo-se à cirurgia de risco intermediário ou vascular (classe IIb). O que elas não recomendam é o uso indiscriminado de propedêutica cardíaca não invasiva em pacientes sem fatores de risco, submetendo-se à cirurgia de risco intermediário. Consequentemente, as indicações para testes de triagem cardíacos pré-operatórios continuam a se estreitar.

A. Monitoramento Holter

Monitoramento eletrocardiográfico ambulatorial contínuo (Holter) é útil na avaliação de arritmias, terapia com droga antiarrítmica e gravidade e frequência de episódios isquêmicos. Episódios isquêmicos silenciosos (assintomáticos) são frequentemente encontrados em pacientes com CAD. Episódios isquêmicos frequentes em monitoramento Holter pré-operatório se correlacionam bem com isquemia intraoperatória e pós-operatória. Monitoramento Holter tem um excelente valor preditivo para complicações cardíacas pós-operatórias.

B. Eletrocardiografia de Esforço

A utilidade deste teste é limitada em pacientes com anormalidades básicas do segmento ST e naqueles que são incapazes de aumentar sua frequência cardíaca (> 85% da máxima prevista) por causa de fadiga, dispneia ou terapia medicamentosa. A sensibilidade global é de 65%, e a especificidade é de 90%. O teste é mais sensível (85%) em pacientes com CAD trivascular ou de tronco esquerdo. Doença que é limitada à artéria circunflexa esquerda também pode não ser detectada porque isquemia na sua distribuição pode não ser evidente no ECG de superfície padrão. Um teste normal não exclui necessariamente CAD, mas sugere que doença grave não seja provável. O grau de depressão do segmento ST, sua gravidade e configuração, o momento de início no teste e o tempo necessário para a resolução são achados importantes. Uma resposta isquêmica miocárdica em baixos níveis de exercício é associada a um risco significativamente aumentado de complicações perioperatórias e eventos cardíacos a longo prazo. Outros achados importantes incluem alterações na pressão arterial e a ocorrência de arritmias. Ectopia ventricular induzida por exercício frequentemente indica CAD grave associada à disfunção ventricular. A isquemia presumivelmente leva à instabilidade elétrica nas células miocárdicas. Dado que o risco parece ser associado à quantidade de miocárdio potencialmente isquêmico, a propedêutica, muitas vezes, inclui cintigrafias de perfusão ou avaliações ecocardiográficas; contudo, em pacientes ambulatoriais, teste com ECG de esforço é útil porque estima a capacidade funcional e detecta isquemia miocárdica.

C. Cintigrafia de Perfusão Miocárdica e Outras Técnicas de Imagem

A imagem de perfusão miocárdica usando tálio-201 ou tecnécio-99m é utilizada na avaliação de pacientes que não podem-se exercitar (p. ex., doença vascular periférica) ou que têm anormalidades subjacentes do ECG que impedem a sua interpretação durante o exercício (p. ex., bloqueio de ramo esquerdo). Se o paciente não puder se exercitar, imagens são obtidas antes e depois da injeção de um dilatador coronariano intravenoso (p. ex., dipiridamol ou adenosina) para produzir uma resposta hiperêmica semelhante ao exercício. Estudos de perfusão miocárdica subsequentes a exercício ou injeção de dipiridamol ou adenosina têm uma alta sensibilidade, mas especificidade regular para CAD. Eles são melhores para detectar doença de dois ou três vasos. Estas cintigrafias podem localizar e quantificar áreas de isquemia ou cicatrização e diferenciar entre as duas. Defeitos de perfusão que se enchem na fase de redistribuição representam isquemia, não infarto prévio. O valor preditivo negativo de uma cintigrafia de perfusão normal é de aproximadamente 99%.

Imagens de MRI, PET e CT estão cada vez mais sendo usadas para definir anatomia de artéria coronária e determinar a viabilidade miocárdica.

D. Ecocardiografia

Esta técnica fornece informação sobre ambas, a função ventricular regional e global e pode ser realizada em repouso, após exercício ou com administração de dobutamina. Anormalidades detectáveis de movimento regional da parede e a fração de ejeção ventricular esquerda derivada se correlacionam bem com achados angiográficos. Além disso, a ecocardiografia de esforço com dobutamina parece ser um preditor confiável de complicações cardíacas adversas em pacientes que não se podem exercitar. Novas anormalidades de movimento da parede ou piora destas depois da infusão de dobutamina são indicadoras de isquemia significativa. Pacientes com uma fração de ejeção menor que 50% tendem a ter doença mais grave e morbidade perioperatória aumentada. Ecocardiografia de esforço com dobutamina, no entanto, pode não ser confiável em pacientes com bloqueio de ramo esquerdo, porque o movimento septal pode ser anormal, mesmo na ausência de CAD descendente anterior esquerda em alguns pacientes.

E. Angiografia Coronariana

A angiografia coronariana permanece a maneira definitiva de avaliar CAD e é associada a uma baixa taxa de complicação (< 1%). Inobstante, angiografia coronariana deve ser efetuada na propedêutica antes de cirurgia não cardíaca, apenas para determinar qual o procedimento pré-operatório de escolha: angioplastia coronariana percutânea ou cirurgia de revascularização do miocárdio. A localização e gravidade das oclusões podem ser definidas, e vasospasmo coronariano pode também ser observado em angiografia. Ao avaliar lesões estenóticas fixas, oclusões maiores que 50 a 75% são geralmente consideradas importantes. A gravidade da doença é, muitas vezes, expressada de acordo com o número de vasos coronários principais afetados (doença uni, bi ou trivascular). Estenose importante do tronco da artéria coronária esquerda é de grande preocupação, porque a interrupção do fluxo neste nível terá efeitos adversos sobre quase o ventrículo esquerdo inteiro.

Ventriculografia, medida da fração de ejeção e medidas de pressões intracardíacas também fornecem informação importante. Indicadores de disfunção ventricular significativas incluem uma fração de ejeção < 50%, uma pressão diastólica final ventricular esquerda > 18 mmHg, um índice cardíaco < 2,2 L/ min/m^2, e anormalidades marcadas ou múltiplas do movimento da parede.

As diretrizes sugerem que os pacientes com angina estável e doença importante no tronco da coronária esquerda, angina estável e doença trivascular, angina estável e doença bivascular com uma fração de ejeção < 50%, angina instável, MI sem elevação do segmento ST e MI com elevação aguda do segmento ST se beneficiam com cirurgia de revascularização. Esta recomendação também se aplica a pacientes que estão programados para cirurgia não cardíaca (classe I). Em contraposição, revascularização não é indicada em pacientes com angina estável (classe III). Ademais, cirurgia não cardíaca eletiva que obrigue a interrupção da terapia antiplaquetária não é recomendada dentro de 4-6 meses subsequentes à colocação de *stent* comum ou dentro de 12 meses da colocação de um *stent* farmacológico.

Pré-Medicação

Combater o medo, a ansiedade e a dor pré-operatoriamente são objetivos desejáveis em pacientes com CAD. Pré-medicação satisfatória evita ativação simpática, que afeta adversamente o equilíbrio suprimento–demanda miocárdica de oxigênio. Medicação excessiva é igualmente deletéria e deve ser evitada porque pode resultar em hipoxemia, acidose respiratória e hipotensão. Uma benzodiazepina, isolada ou em combinação com um opioide, é comumente usada. (A administração concomitante de oxigênio via cânula nasal ajuda a evitar hipoxemia após pré-medicação.) Pacientes com má função ventricular e doença pulmonar coexistente devem receber doses reduzidas. Medicações pré-operatórias devem geralmente ser continuadas até a hora da cirurgia. Elas podem ser dadas oralmente (com um pequeno gole d'água), por via intramuscular, intravenosa, sublingual ou transdérmica.

5 A súbita retirada pré-operatoria de medicação antianginosa – particularmente β-bloqueadores – pode precipitar um aumento de rebote nos episódios isquêmicos. No passado, alguns anestesistas administravam nitratos profilaticamente

por via intravenosa ou transdérmica nos pacientes com CAD no período perioperatório. Embora esta prática possa, teoricamente, ser vantajosa, não há evidência da sua eficácia em pacientes que não se tratavam com nitrato a longo prazo e sem evidência de persistência da isquemia. Absorção transdérmica de nitroglicerina pode ser errática no período perioperatório.

MANEJO INTRAOPERATÓRIO

O período intraoperatório é regularmente associado a fatores e eventos que podem afetar adversamente a relação demanda–suprimento de oxigênio miocárdico. Ativação do sistema simpático desempenha um papel importante. Hipertensão e contratilidade aumentada aumentam a demanda miocárdica de oxigênio, enquanto taquicardia aumenta a demanda e reduz o suprimento. Embora isquemia miocárdica seja comumente associada à taquicardia, ela pode ocorrer na ausência de qualquer desarranjo hemodinâmico aparente.

Objetivos

6 A prioridade dominante ao tratar pacientes com cardiopatia isquêmica é manter uma relação favorável de suprimento–demanda miocárdica. Aumentos autonomicamente mediados na frequência cardíaca e pressão arterial devem ser controlados por anestesia profunda ou bloqueio adrenérgico. Reduções excessivas na pressão de perfusão coronariana ou conteúdo de oxigênio arterial devem ser evitadas. Embora limites exatos não estejam definidos, a pressão arterial diastólica deve geralmente ser ≥ a 50 mmHg. Pressões diastólicas mais elevadas podem ser preferíveis em pacientes com oclusões coronarianas severas. Aumentos excessivos na PDFVE como os causados por sobrecarga hídrica devem ser evitados porque eles aumentam a tensão da parede ventricular (pós-carga) e podem reduzir a perfusão subendocárdica (veja Capítulo 20). Transfusão tem seus próprios riscos e não há um gatilho transfusional estabelecido em pacientes com CAD; entretanto, anemia pode levar à taquicardia, afetando, negativamente, o balanço entre suprimento e demanda.

MONITORAMENTO

Em qualquer paciente com CAD grave e importantes ou múltiplos fatores de risco que se submeterá a um procedimento grande, o monitoramento invasivo da pressão arterial é aceitável. Pressão venosa central (ou raramente da artéria pulmonar) pode ser monitorada durante procedimentos prolongados ou complicados, envolvendo grandes desvios líquidos ou perda sanguínea. Métodos menos invasivos de determinação do débito cardíaco e avaliação de volume foram discutidos anteriormente neste livro. Ecocardiografia transesofágica (TEE) e ecocardiografia transtorácica (TTE) podem fornecer informação valiosa, qualitativa e quantitativa, sobre contratilidade e tamanho de câmaras ventriculares (pré-carga). O *staff* da unidade de terapia intensiva cada vez mais usa ultrassom para auxiliar no manejo hemodinâmico. Numerosos cursos "básicos" de TEE e TTE são disponíveis para ajudar os anestesistas a realizarem TEE "hemodinâmica", e não cardíaca.

7 Detecção intraoperatória de isquemia depende do reconhecimento de alterações eletrocardiográficas, manifestações hemodinâmicas ou anormalidades regionais de movimento da parede em TEE. TEE Doppler também permite detecção do início de regurgitação mitral causada por disfunção isquêmica de músculo papilar.

A. Eletrocardiografia

Alterações isquêmicas iniciais são sutis e podem, muitas vezes, ser despercebidas. Elas envolvem alterações na morfologia da onda T, incluindo inversão, forma de tenda ou ambas (**Figura 21-1**). Isquemia mais óbvia pode ser vista na forma de desnivelamento progressivo do segmento ST. Infradesnivelamentos de ST são mais específicas para isquemia do que supradesnivelamentos. Supradesnivelamentos novos de segmento ST são raros durante cirurgia não cardíaca e são indicadores de isquemia grave, vasospasmo ou infarto. Outro fator a se considerar é o crescente número de pacientes tratados com *stents* farmacológicos, pois pode haver conflito se cuidados cirúrgicos necessitarem de descontinuação da terapia antiplaquetária (p. ex., cirurgia de emergência da coluna). Esses pacientes estão em risco muito aumentado de trombose e MI perioperatórios. A equipe de anestesia não deve suspender pré-operatoriamente agentes antiplaquetários ou antitrombóticos em função de uma determinada técnica anestésica (raqui, Peri) sem primeiro discutir os riscos e benefícios da anestesia em questão, com o paciente e seu cardiologista. ACC/AHA oferece recomendações sobre como manejar pacientes cirúrgicos após intervenções coronarianas percutâneas e o tipo de intervenção sugerida, quando é prevista cirurgia subsequente (**Figuras 21-2** e **21-3**). Deve ser notado que uma elevação de ST pequena e isolada nas derivações precordiais médias (V_3 e V_4) pode ser uma variante normal em pacientes jovens. Isquemia também pode-se apresentar como uma arritmia atrial ou ventricular intraoperatória ou o início de uma nova anormalidade de condução. A sensibilidade do ECG para detectar isquemia é relacionada com o número de derivações monitoradas. Estudos sugerem que as derivações V_5, V_4, II, V_2 e V_3 (com sensibilidade decrescente) são as mais úteis. Idealmente, pelo menos duas derivações devem ser monitoradas simultaneamente. Geralmente, a derivação II é monitorada para isquemia de parede inferior e arritmias, e V_5 é monitorada para isquemia de parede anterior. Quando só um canal pode ser monitorado, uma derivação V_5 modificada provê a mais alta sensibilidade.

B. Monitoramento Hemodinâmico

As anormalidades hemodinâmicas mais comuns observadas durante episódios isquêmicos são hipertensão e taquicardia. Elas são quase sempre uma causa (e não o resultado) da isquemia. Hipotensão é uma manifestação tardia e nefasta de disfunção ventricular progressiva. TEE demonstrará facilmente um ventrículo disfuncional e alterações de movimento da parede ventricular associadas à isquemia miocárdica. Isquemia é frequentemente, mas nem sempre, associada a um aumento abrupto na pressão de capilar pulmonar. O aparecimento súbito de uma onda *v* proeminente no traçado desta é geralmente indicador de regurgitação mitral aguda por disfunção isquêmica de músculo papilar ou dilatação ventricular esquerda aguda.

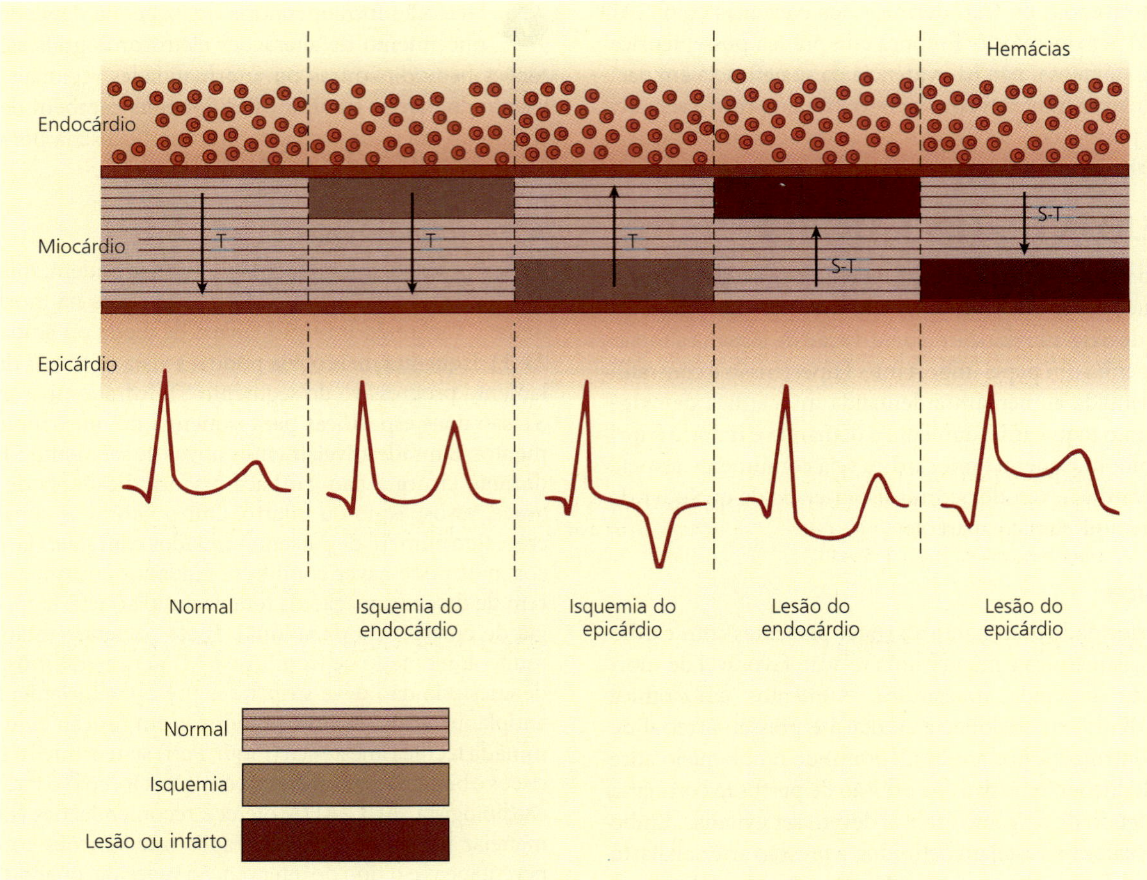

FIGURA 21-1 Sinais eletrocardiográficos de isquemia. Padrões de isquemia e lesão. (Informação compilada de Schamroth L: *The 12 Lead Electrocardiogram*. Blackwell, 1989.)

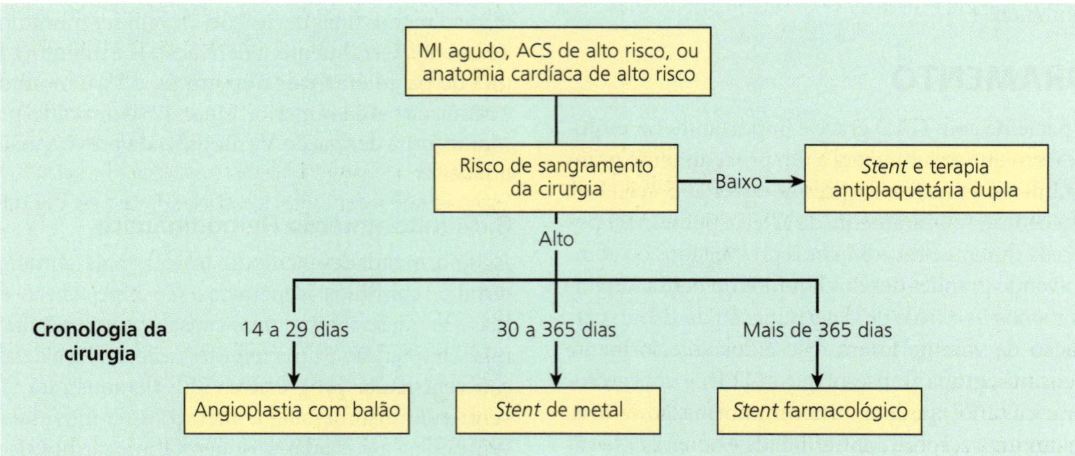

FIGURA 21-2 Tratamento proposto para pacientes necessitando de angioplastia coronariana percutânea (PCI) que necessitam de cirurgia subsequente. ACS, síndrome coronariana aguda; COR, classe de recomendação; LOE, nível de evidência; MI, infarto do miocárdio. (Reproduzida, com permissão, de Fleisher L, Beckman J, Brown K, et al: ACC/AHA guidelines on perioperative cardiovascular evaluation and care for noncardiac surgery. Circulation 2007;116:e418.)

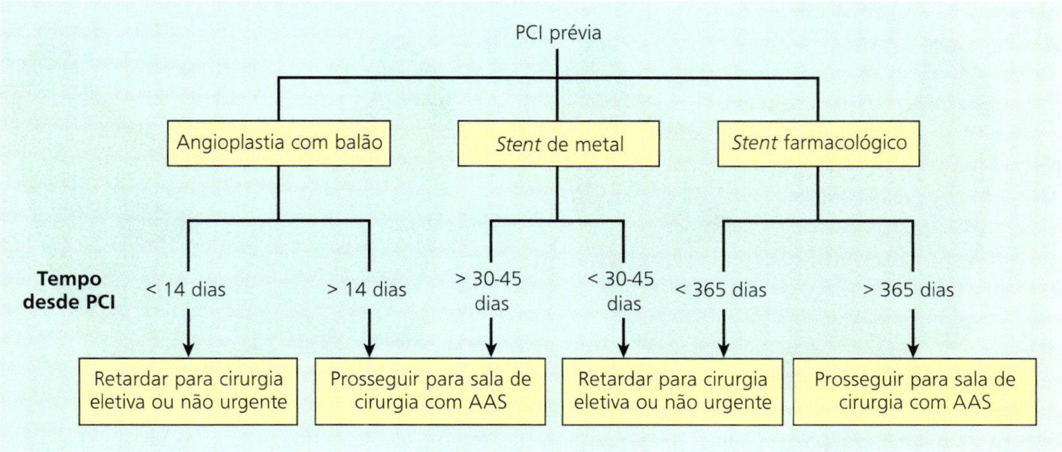

FIGURA 21-3 Conduta proposta para o tratamento de pacientes com angioplastia coronariana percutânea (PCI) prévia que necessitam de cirurgia não cardíaca, com base na opinião de peritos. (Reproduzida, com permissão, de Fleisher L, Beckman J, Brown K, et al: ACC/AHA guidelines on perioperative cardiovascular evaluation and care for noncardiac surgery. Circulation 2007;116:e418.)

C. Ecocardiografia Transesofágica

TEE pode ser útil para detectar disfunção cardíaca global e regional, bem como a função valvular em alguns pacientes. Além disso, a detecção de novas anormalidades de movimento regional da parede constitui um indicador mais sensível de isquemia miocárdica do que o ECG. Em estudos animais em que o fluxo sanguíneo coronariano é reduzido gradualmente, anormalidades de movimento regional da parede se desenvolvem antes das alterações ECG. Embora a ocorrência de novas anormalidades intraoperatórias se correlacione com MIs pós-operatórios em alguns estudos, nem todas essas anormalidades são necessariamente isquêmicas. Anormalidades tanto regionais, quanto globais podem ser causadas por alterações na frequência cardíaca, anormalidades de condução, de pré-carga, de pós-carga, ou alterações na contratilidade induzidas por droga. Diminuição do espessamento sistólico da parede pode ser um índice mais confiável de isquemia do que movimento parietal endocárdico isoladamente.

Arritmias, Marca-Passos e Manejo de ICD

Distúrbios eletrolíticos, defeitos de estrutura cardíaca, inflamação, isquemia miocárdica, cardiomiopatias e anormalidades de condução contribuem todos para o desenvolvimento de arritmias perioperatórias e bloqueio cardíaco. Consequentemente, a equipe de anestesia precisa estar preparada para tratar problemas crônicos e agudos de ritmo cardíaco.

Taquicardias supraventriculares (SVTs) podem ter consequências hemodinâmicas secundárias à perda de sincronia AV e tempo de enchimento diastólico diminuído. Perda da onda "P" no ECG com uma resposta ventricular rápida é compatível com SVTs. A maioria das SVTs ocorrem secundárias a um mecanismo reentrante. Arritmias reentrantes ocorrem quando tecidos de condução no coração se despolarizam ou repolarizam a diferentes velocidades. Dessa maneira, uma alça autoperpetuante de repolarização e despolarização pode ocorrer nas vias de condução e/ou no nó AV. SVTs, produzindo colapso hemodinâmico, são tratadas perioperatoriamente com cardioversão sincronizada. Adenosina pode também ser dada para retardar a condução no nó AV e, potencialmente, romper a alça reentrante. SVTs em pacientes sem feixes acessórios de condução (síndrome de Wolff-Parkinson-White [WPW]) são tratadas com β-bloqueadores e bloqueadores dos canais de cálcio. Em pacientes com WPW conhecida, procainamida e amiodarona podem ser usadas para tratar SVTs. Às vezes, SVTs apresentam um complexo QRS largo e parecem ser similares a SVTs. Esses ritmos, quando se apresentam, devem ser tratados como VT, até prova em contrário.

Fibrilação atrial (AF) pode complicar o período perioperatório (Figura 21-4). Até 35% dos pacientes de cirurgia cardíaca desenvolvem AF pós-operatória. Além disso, muitos pacientes se apresentam com AF para anestesia e cirurgia não cardíaca. O ACC/AHA publicou volumosas diretrizes para o tratamento ambulatorial da AF. As diretrizes recomendam uso de β-bloqueadores ou antagonista do cálcio não di-hidropiridinas para controle da frequência ventricular em pacientes sem vias acessórias de condução. Amiodarona, procainamida, disopiramida e ibutilida são sugeridas para controle da frequência ventricular em pacientes com vias acessórias. O uso de digital e bloqueadores dos canais de cálcio não di-hidropiridinas é contraindicado para pacientes com vias acessórias.

As diretrizes ACC/AHA também recomendam terapia antitrombótica em pacientes com AF de longa duração. Consequentemente, muitos pacientes com AF se apresentarão à sala de cirurgia sob alguma forma de terapia antitrombótica – muitas vezes, o antagonista da vitamina K varfarina. Entretanto, as diretrizes ACC/AHA sugerem que aspirina pode ser uma alternativa aos antagonistas da vitamina K em pacientes de baixo risco ou naqueles com contraindicações à anticoagulação oral. Similarmente, em pacientes com AF sem válvulas cardíacas protéticas mecânicas, as diretrizes sugerem que é aceitável desconti-

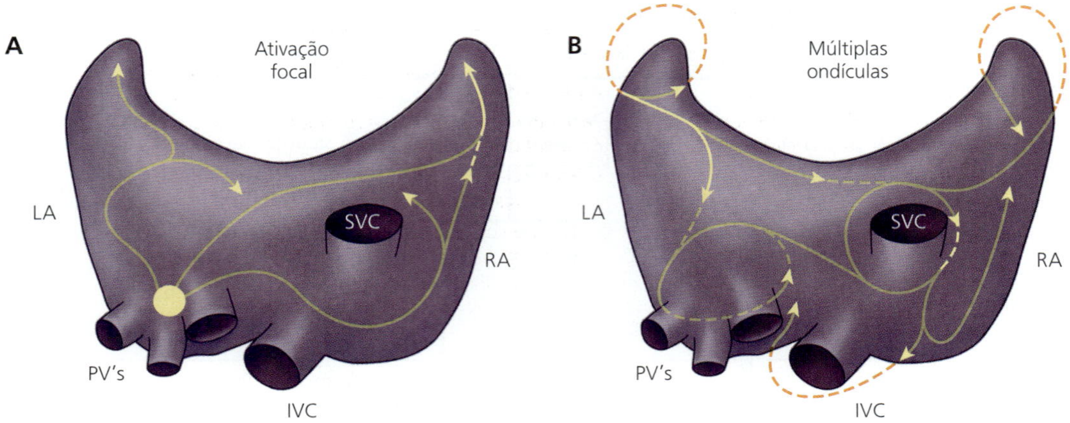

FIGURA 21-4 Vista posterior dos principais mecanismos eletrofisiológicos da fibrilação atrial. **A:** Ativação focal. O foco iniciador (indicado pelo ponto) está, muitas vezes, na região das veias pulmonares. As ondículas resultantes representam condução fibrilatória, como em reentrada de múltiplas ondículas. **B:** Reentrada de múltiplas ondículas. Ondículas (indicadas por setas) reentram aleatoriamente em tecido previamente ativado pela mesma ou outra ondícula. As vias de trânsito das ondículas variam. LA, átrio esquerdo; PV, veia pulmonar; IVC, veia cava inferior; SCV, veia cava superior; RA, átrio direito. (Reproduzida, com permissão, de Konings KT, Kirchhof CJ, Smeets JR, et al: High-density mapping of electrically induced fibrillation in humans. Circulation 1994 Apr;89(4):1665-1680.)

nuar anticoagulação com 1 semana de antecedência a procedimentos cirúrgicos, sem instituir anticoagulação com heparina.

Quando AF se desenvolve perioperatoriamente, controle da frequência com β-bloqueadores pode, muitas vezes, ser instituído. Cardioversão química pode ser tentada com amiodarona ou procainamida. Digno de nota, se a duração da AF for maior que 48 horas ou desconhecida, as diretrizes ACC/AHA recomendam anticoagulação por 3 semanas antes e 4 semanas depois da cardioversão elétrica ou química. Alternativamente, ETE pode ser realizada para excluir a presença de trombo atrial esquerdo ou na aurícula do átrio esquerdo.

Caso AF se desenvolva pós-operatoriamente, a resposta de frequência ventricular pode ser controlada com agentes bloqueadores do nó AV, a não ser que contraindicados. Caso AF resulte em instabilidade hemodinâmica, cardioversão sincronizada pode ser tentada. Pacientes em alto risco de AF após cirurgia cardíaca podem ser tratados com amiodarona profilática.

AF é mais frequentemente associada à perda de músculo atrial e ao desenvolvimento de fibrose. Esta pode contribuir para mecanismos reentrantes de AF, à medida que a despolarização/repolarização se torna heterogênea. AF também pode-se desenvolver a partir de uma fonte focal frequentemente localizada nas veias pulmonares. Em pacientes com um feixe acessório, AF pode produzir respostas ventriculares rápidas e colapso hemodinâmico. Drogas que retardam a condução pelo nó AV (p. ex., digital, verapamil, diltiazem) não retardam a condução pela via acessória, potencialmente levando ao colapso hemodinâmico. As diretrizes ACC/AHA similarmente recomendam precaução no uso de β-bloqueadores para AF em pacientes com síndromes de pré-excitação.

Arritmias ventriculares foram assunto de muita revisão pela AHA (Tabela 21-11). Contrações ventriculares prematuras (VPCs) podem aparecer perioperatoriamente secundárias a anormalidades eletrolíticas (hipopotassemia, hipomagnesemia, hipocalcemia), acidose, isquemia, fenômeno embólico, irritação mecânica do coração por linhas centrais, manipulação cardíaca e efeitos de drogas. Correção da fonte subjacente de qualquer arritmia deve ser priorizada. Pacientes podem também se apresentar com VPCs secundárias a várias cardiomiopatias (dilatada, hipertrófica e ventricular direita arritmogênica).

A incidência de morte cardíaca súbita (SCD) é estimada em 1-2/1.000 por ano. Consequentemente, alguns pacientes terão morte inesperada no período perioperatório. Todos os anestesistas devem estar preparados para ressuscitar e tratar pacientes com arritmias ventriculares, incluindo VT (não sustentada e sustentada) e fibrilação ventricular.

Taquicardia ventricular não sustentada é um surto curto de ectopia ventricular que dura < 30 s e termina espontaneamente, enquanto VT sustentada persiste mais de 30 s. VT é monomórfica ou polimórfica, dependendo do complexo QRS. Se a morfologia do complexo QRS se alterar, ela é designada como VT polimórfica. *Torsades de pointes* é uma forma de VT associada a um intervalo QT prolongado, produzindo um traçado semelhante a ondas senoidais no ECG. Fibrilação ventricular exige manobras de ressuscitação imediatos e desfibrilação.

Pacientes que se apresentam com ectopia ventricular e surtos não sustentados de VT devem ser submetidos à investigação antes da cirurgia. Arritmias supraventriculares e ventriculares constituem condições cardíacas ativas que justificam avaliação e tratamento antes de cirurgia não cardíaca eletiva. Teste de esforço, ecocardiografia e estudos de perfusão com radioisótopo são todos recomendados pelo ACC/AHA em pacientes com arritmias ventriculares como parte do seu estudo e tratamento. Estudos eletrofisiológicos são realizados para determinar a possibilidade de ablação endovascular das taquicardias ventriculares.

TABELA 21-11 Classificação das arritmias ventriculares

Classificação por Apresentação Clínica		
Hemodinamicamente estável	Assintomático	Ausência de sintomas que poderiam resultar de uma arritmia
	Sintomas mínimos, p. ex., palpitações	Paciente relata palpitações sentidas no tórax, garganta ou pescoço conforme descritas pelo seguinte: • Sensações do batimento cardíaco que parece estar socando ou correndo • Uma percepção desagradável do batimento cardíaco • Sentindo batimentos saltados ou uma pausa
Hemodinamicamente instável	Pré-síncope	Paciente relata pré-síncope conforme descrita pelo seguinte: • Tonteira • "Cabeça leve" • Sentindo-se desmaiar • "Ficando cinzento"
	Síncope	Perda súbita de consciência com perda do tônus postural, não relacionada com anestesia, com recuperação espontânea conforme relatado pelo paciente ou observador. Paciente pode experimentar síncope quando supino
	Morte cardíaca súbita	Morte por uma parada circulatória inesperada, geralmente decorrente de uma arritmia cardíaca, ocorrendo dentro de uma hora do início dos sintomas
	Parada cardíaca súbita	Morte por uma parada circulatória inesperada, geralmente decorrente de uma arritmia cardíaca, ocorrendo dentro de uma hora do início dos sintomas, em que intervenção médica (p. ex., desfibrilação) reverte o evento
Classificação por Eletrocardiografia		
VT não sustentada		Três ou mais batimentos em duração, terminando espontaneamente em menos de 30 s VT é uma arritmia cardíaca de três ou mais complexos consecutivos de duração, emanando dos ventrículos a uma frequência acima de 100 bpm (duração do ciclo menos de 600 ms)
	Monomórfica	VT não sustentada com uma única morfologia do QRS
	Polimórfica	TV não sustentada com uma morfologia mutável do QRS, à duração de ciclo entre 600 e 180 ms
VT sustentada		VT com mais de 30 s de duração e/ou necessitando de terminação em razão do comprometimento em menos de 30 s
	Monomórfica	VT sustentada com uma morfologia única estável do QRS
	Polimórfica	VT sustentada com uma morfologia mutável ou multiforme do QRS a duração de ciclo entre 600 e 180 ms
Taquicardia reentrante em ramo do feixe de His		VT decorrente da reentrada envolvendo o sistema de His-Purkinje, geralmente com morfologia de LBBB; isto geralmente ocorre no contexto de cardiomiopatia
VT bidirecional		VT com um *alternans* de batimento a batimento no eixo do QRS no plano frontal, muitas vezes associado à toxicidade digitálica
Torsades de pointes		Caracterizada por VT associada a um longo QT ou QTc, e caracterizada eletrocardiograficamente pela torção dos picos dos complexos QRS em torno da linha isoelétrica durante a arritmia: • "Típica", iniciada após intervalos de acoplamento "curto-longo-curto" • Variante com acoplamento curto iniciada por acomplamento normal-curto

(*Continua*)

TABELA 21-11 Classificação das arritmias ventriculares (*Cont.*)

Classificação por Eletrocardiografia	
Flutter ventricular	Uma arritmia ventricular com ciclo regular (variabilidade da duração do ciclo 30 ms ou menos) com aproximadamente 300 bpm (duração do ciclo–200 ms com uma aparência monomórfica; sem intervalo isoelétrico entre complexos QRS sucessivos
Fibrilação ventricular	Ritmo ventricular rápido, geralmente mais de 300 bpm/200 ms (duração do ciclo 180 ms ou menos), grosseiramente irregular com marcada variabilidade na duração do ciclo QRS, morfologia e amplitude
Classificação por Entidade Nosológica	
Cardiopatia coronariana crônica	
Insuficiência cardíaca	
Cardiopatia congênita	
Doenças neurológicas	
Corações estruturalmente normais	
Síndrome de morte súbita do lactente	
Cardiomiopatias:	
Cardiomiopatia dilatada	
Cardiomiopatia hipertrófica	
Cardiomiopatia ventricular direita arritmogênica	

LBBB, bloqueio de ramo esquerdo; VT, taquicardia ventricular.
Reproduzida, com permissão, de Zipes DP, Camm AJ, Borggrefe M, et al: ACC/AHA guidelines for management of patients with ventricular arrhythmias and the prevention of *sudden* cardiac death–executive summary. Circulation 2006;114:108.

Caso VT se apresente perioperatoriamente, cardioversão é recomendada em qualquer momento em que ocorra comprometimento hemodinâmico. Caso contrário, tratamento com amiodarona ou procainamida pode ser tentado. A terapia deve também ser dirigida para identificar quaisquer fontes causadoras da arritmia. β-bloqueadores são úteis no tratamento de VT, especialmente se isquemia for um fator causal suspeitado no desenvolvimento do ritmo. O uso de β-bloqueadores após infarto do miocárdio reduziu a incidência de fibrilação ventricular nestes pacientes.

Torsades de pointes é associada a condições que alongam o intervalo QT. Se a arritmia se desenvolver em associação à assistolia, marca-passo pode ser efetivo. Também alguns pacientes podem-se beneficiar de infusões de isoproterenol, se eles desenvolverem *torsades de pointes* relacionado com assistolia. Sulfato de magnésio pode ser útil em pacientes com síndrome de QT longo e episódios de *torsades*.

O desenvolvimento de fibrilação ventricular (VF) perioperatória exige desfibrilação e o uso de algoritmos de ressuscitação. Amiodarona pode ser usada para estabilizar o ritmo após desfibrilação bem-sucedida.

Após VF, pacientes podem-se apresentar à cirurgia para colocação de ICD e outros procedimentos cirúrgicos. ICDs são recomendados a pacientes ressuscitados por parada cardíaca, após MI com função ventricular diminuída, e frações de ejeção ventricular esquerda < 35%. Adicionalmente, ICDs são usados para evitar morte cardíaca súbita em pacientes com cardiomiopatia dilatada, hipertrófica, ventricular direita arritmogênica e genética.

Os ICDs geralmente têm uma função de marca-passo biventricular que melhora a efetividade da contração ventricular esquerda. Os pacientes com insuficiência cardíaca frequentemente têm um complexo QRS alargado > 120 ms. Nesses pacientes, a sístole ventricular é menos eficiente, uma vez que as paredes ventriculares lateral e septal não se contraem efetivamente por causa do retardo da condução. Terapia de ressincronização cardíaca (CRT) demonstrou melhorar o estado funcional em pacientes com insuficiência cardíaca (Tabela 21-12).

O manejo anestésico para a colocação de ICDs e outros procedimentos eletrofisiológicos (p. ex., ablação endovascular) depende das condições subjacentes do paciente. Muitos pacientes se apresentam com insuficiência cardíaca congestiva e, como tais, são dependentes do tônus simpático para manter a pressão arterial. Muitos pacientes toleram colocação de ICD usando se-

TABELA 21-12 Benefícios funcionais da CRT

↑ Distância de marcha em 6 minutos
↑ Qualidade de vida relacionado com a saúde
↑ Consumo máximo de oxigênio
↓ Hospitalização por insuficiência cardíaca descompensada
↓ Classificação funcional HYHA

↑, indica aumento; ↓, diminuído.
CRT, terapia de resincronização cardíaca.
Reproduzida, com permissão, de Strickberger AS, Conti J, Daoud EG, et al: *Patient* selection for cardiac resynchronization therapy: from the Council on Clinical Cardiology Subcommittee on Electrocardiography and Arrhythmias and the Quality of Care and Outcomes Research Interdisciplinary Working Group, in Collaboration with the Heart Rhythm Society. Circulation 2005;111:2146.

dação profunda em vez de anestesia geral. Entretanto, estudos eletrofisiológicos endovasculares podem ser muito demorados, e os pacientes podem desenvolver atelectasia e obstrução da via aérea. Caso a pressão arterial do paciente decline subitamente durante estudos eletrofisiológicos, desenvolvimento de tamponamento cardíaco deve ser investigado. Drenagem pericárdica de emergência pode ser necessária.

Muitos pacientes com um ICD se apresentam para cirurgia. As diretrizes publicadas da *American Society of Anesthesiologists* podem fornecer auxílio no manejo desses pacientes.

O manejo é com base em três etapas:

- *Pré-operatório.* Identificar o tipo de aparelho e determinar se ele é usado para funções antibradicardia. Consultar o cardiologista do paciente pré-operatoriamente quanto à função e história de uso do aparelho.
- *Intraoperatório.* Determinar qual tipo de interferência eletromagnética pode ocorrer e aconselhar o uso de cautério bipolar, quando possível. Assegurar a disponibilidade de marca-passo temporário e equipamento de desfibrilação, aplicando as placas, conforme necessário. A fim de diminuir a possibilidade de interferência elétrica, modificar a programação do marca-passo para um modo assíncrono em pacientes dependentes. A aplicação de um ímã ao ICD pode desabilitar a função antitaquicardia, mas não converter para um marca-passo assíncrono. Esclarecimentos com o cardiologista do paciente sobre as características do aparelho são aconselhados
- *Pós-operatório.* O dispositivo deve ser questionado para garantir que as funções terapêuticas tenham sido restauradas. Os pacientes devem ser continuamente monitorados até as funções antitaquicárdicas do dispositivo sejam restauradas, e sua função tenha sido confirmada.

ICDs são particularmente problemáticos intraoperatoriamente, quando eletrocautério é usado, porque o aparelho pode (1) interpretar o cautério como fibrilação ventricular; (2) inibir função de marca-passo em razão de artefato do cautério; (3) aumentar a frequência de estimulação em decorrência da ativação de um sensor responsivo à frequência; ou (4) temporária ou permanentemente reprogramar para um modo de *backup* ou *reset*. Uso de cautério bipolar, colocação da placa terra longe do aparelho ICD, e limitar o uso do cautério a apenas curtas aplicações ajuda a reduzir a probabilidade de problemas, mas não os eliminará.

Os aparelhos ICD devem ter a função desfibriladora desligada imediatamente antes da cirurgia e reprogramada de volta imediatamente depois. Placas de desfibrilação externa devem ser aplicadas e ligadas a um desfibrilador no intraoperatório. Monitoramento cuidadoso do pulso arterial com oximetria de pulso ou um traçado arterial é necessário para assegurar que o marca-passo não seja inibido e que haja perfusão arterial durante episódios de artefato de ECG a partir do uso do cautério. O fabricante deve ser consultado para determinar o melhor método para manejar o aparelho (p. ex., reprogramar ou aplicar um ímã) antes da cirurgia. Um grande número de modelos de ICD está em uso; entretanto, a maioria suspende sua função antitaquicardia em resposta a um ímã.

INSUFICIÊNCIA CARDÍACA

Um número cada vez maior de pacientes se apresenta para cirurgia com insuficiência cardíaca sistólica e/ou diastólica. Insuficiência cardíaca congestiva afeta mais de 5 milhões de americanos. Insuficiência cardíaca pode ser secundária à isquemia, valvulopatia, processos infecciosos e muitos tipos de cardiomiopatia. A maioria dos pacientes procura atenção médica em decorrência de insuficiência cardíaca por causa de queixas de dispneia e fadiga. Insuficiência cardíaca se desenvolve com o tempo, à medida que os sintomas pioram (**Figura 21-5**). Os pacientes geralmente são submetidos à ecocardiografia para diagnosticar defeitos cardíacos estruturais, para detectar sinais de "remodelação" cardíaca, para determinar a fração de ejeção ventricular esquerda e para avaliar a função diastólica do coração. Avaliações laboratoriais da concentração de peptídeo natriurético cerebral (BNP) são também obtidas para distinguir insuficiência cardíaca de outras causas de dispneia. BNP é liberado pelo coração, e sua elevação é associada à função ventricular prejudicada.

Em resposta à insuficiência cardíaca, o organismo procura compensar a função sistólica do LV pelo sistema simpático e renina–angiotensina–aldosterona. Consequentemente, os pacientes apresentam retenção de sal, expansão de volume, estimulação simpática e vasoconstrição. O coração se dilata para manter o volume sistólico apesar da contratilidade diminuída. Com o passar do tempo, os mecanismos compensatórios falham e contribuem para os sintomas associados à insuficiência cardíaca (p. ex., edema, taquicardia, perfusão tecidual diminuída). Os pacientes com insuficiência cardíaca sistólica tendem a se apresentar para cirurgia tendo sido previamente tratados com diuréticos, ACE, BRA e, possivelmente, antagonistas da aldosterona. Eletrólitos devem ser dosados, uma vez que as terapias para insuficiência cardíaca frequentemente levem a alterações na concentração de potássio sérico. Uso de BRA ou ACE pode contribuir para hipotensão durante a indução no paciente com insuficiência cardíaca. ACEs são raramente associadas a edema de glote, exigindo manejo emergencial da via aérea.

Disfunção ventricular diastólica produz sintomas de congestão e insuficiência cardíaca. Relaxamento miocárdico é um processo dinâmico, não passivo. O coração com função diastólica preservada acomoda volume durante a diástole, com aumentos mínimos na pressão diastólica final do ventrículo esquerdo (LVEDP). Em contraposição, o coração com disfunção diastólica se relaxa mal e produz aumento da LVEDP. Este aumento de pressão é transmitido ao átrio esquerdo e vasculatura pulmonar, resultando em sintomas de congestão.

O manejo anestésico do paciente com insuficiência cardíaca exige cuidadosa avaliação e otimização do volume líquido intravascular – especialmente se agentes inotrópicos positivos, vasoconstritores ou vasodilatadores forem usados. Em particular, pacientes com disfunção diastólica não toleram bem aumentos na volemia, levando à congestão pulmonar.

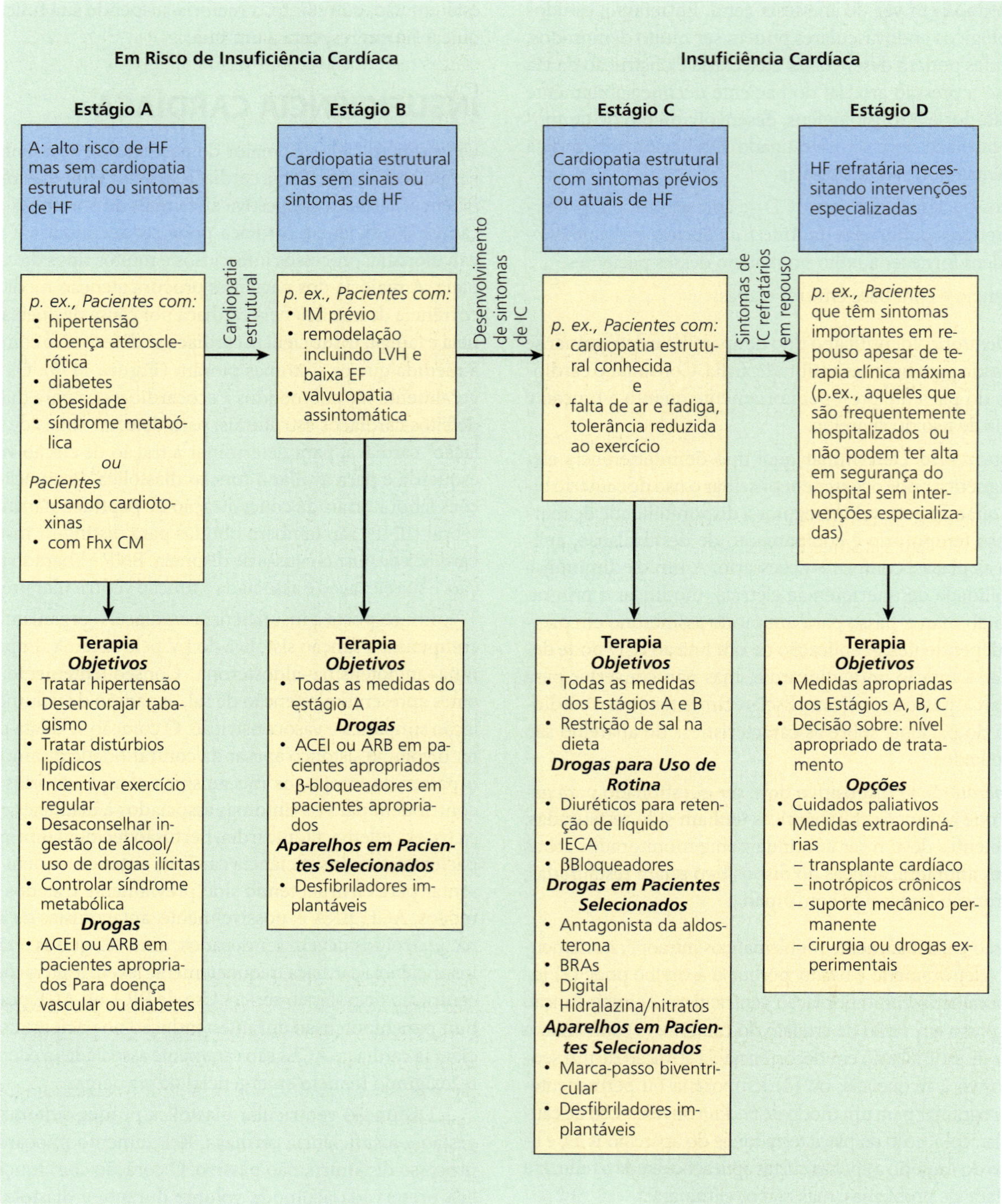

FIGURA 21-5 Estágios no desenvolvimento de insuficiência cardíaca/terapia recomendada por estágio. ACEI, inibidor da enzima conversora de angiotensina; ARB, bloqueador do receptor à angiotensina II; EF, fração de ejeção; FHx CM, história familiar de cardiomiopatia; HF, insuficiência cardíaca; LVH, hipertrofia ventricular esquerda; MI, infarto do miocárdio. (Reproduzida, com permissão, de Jessup M, Abraham W, Casey D, et al: 2009 Focused update: ACCF/AHA guidelines for the diagnosis and management of heart failure in adults: a report of The American College of Cardiology Foundation/American Heart Association Task Force on Practice Guidelines. Circulation 2009;119:1977.)

CARDIOMIOPATIA HIPERTRÓFICA

A cardiomiopatia hipertrófica (HCM) apresenta caráter autossômico dominante, afetando 1 em 500 adultos. Muitos pacientes desconhecem sua condição, e alguns se apresentarão com morte súbita cardíaca (SCD) como uma manifestação inicial. Os sintomas incluem dispneia, intolerância a exercício, palpitações e dor torácica. Clinicamente, HCM é detectada pelo sopro de obstrução dinâmico do trato de ejeção ventricular esquerdo (LVOT) na sístole adiantada. Os pacientes sintomáticos frequentemente têm um septo intraventricular espessado de 20 a 30 mm. Mutações nos genes que codificam os sarcômeros cardíacos e suas proteínas de suporte estão implicadas. O miocárdio do septo interventricular é anormal, e muitos pacientes podem desenvolver disfunção diastólica e SCD sem gradientes obstrutivos dinâmicos pronunciados. Durante a sístole, a valva anterior da válvula mitral faz contato com o septo interventricular (Figura 21-6), produzindo obstrução e um sopro sistólico tardio.

O manejo perioperatório objetiva minimizar o grau de obstrução do LVOT. Isto é alcançado, mantendo-se um volume intravascular adequado, evitando vasodilatação e reduzindo a contratilidade miocárdica pelo uso de β-bloqueadores.

Cardiopatia Valvular

1. Avaliação Geral dos Pacientes

Independentemente da lesão ou sua causa, a avaliação pré-operatória deve-se preocupar primeiro com determinar que tipo e qual a gravidade da lesão e de seu significado hemodinâmico, qual a função ventricular residual, e a presença de quaisquer efeitos secundários sobre as funções pulmonar, renal e hepática. CAD concomitante não deve ser menosprezada, particularmente em pacientes mais velhos e naqueles com fatores de risco conhecidos (veja anteriormente). Isquemia miocárdica pode também ocorrer na ausência de oclusão coronariana importante em pacientes com estenose ou regurgitação aórtica grave.

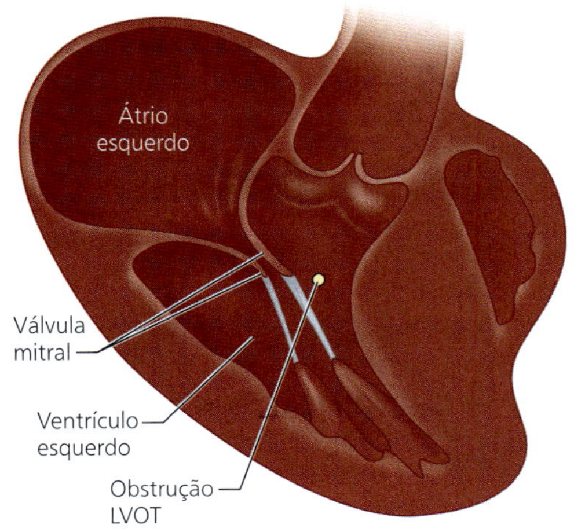

FIGURA 21-6 A vista de eixo longo do esôfago médio está mostrada. Como consequência do septo interventricular hipertrofiado, os padrões de fluxo no interior do coração são alterados de tal modo que a valva anterior da válvula mitral é puxada durante a sístole ventricular para o trato de ejeção ventricular esquerdo (LOVT), produzindo obstrução. Isto é conhecido como movimento anterior sistólico (SAM) da válvula mitral. (Reproduzida, com permissão, de Wasnick J, Hillel Z, Kramer D, et al: *Cardiac Anesthesia & Transesophageal Echocardiography*, McGraw-Hill, 2011.)

História

A anamnese pré-anestésica deve-se focalizar em sintomas relacionados com função ventricular diminuída. Sintomas e sinais devem ser correlacionados com dados laboratoriais. Perguntas devem avaliar tolerância a exercício, fadiga e edema de MMII, e dispneia de modo geral, ortopneia ou dispneia paroxística noturna. A classificação funcional de doença cardíaca da *New York Heart Association* (Tabela 21-13) é útil para graduar a gravidade dos sintomas de insuficiência cardíaca e estimar o prognóstico. Os pacientes devem também ser inquiridos acerca de dores torácicas e sintomas neurológicos. Algumas lesões valvulares são associadas a fenômenos tromboembólicos. Procedimentos anteriores, como valvulotomia ou substituição de válvula e seus efeitos, devem também ser bem documentados.

Uma revisão das medicações deve avaliar a eficácia e excluir efeitos colaterais sérios. Agentes comumente usados incluem diuréticos, vasodilatadores, ACE, β-bloqueadores, antiarrítmicos e anticoagulantes. Terapia vasodilatadora pré-operatória pode ser usada para diminuir a pré-carga, pós-carga ou ambas. Vasodilatação excessiva piora a tolerância a exercício e é, com frequência, manifestada inicialmente sob a forma de hipotensão postural (ortostática).

Exame Físico

Os sinais mais importantes a identificar no exame físico são os de insuficiência cardíaca congestiva. Podem estar presentes sinais esquerdos (galope de B3 ou estertores pulmonares) e direitos (distensão venosa jugular, refluxo hepatojugular ou edema de MMII). Achados auscultatórios podem confirmar a disfunção valvular (Figura 21-7), mas estudos ecocardiográficos são mais confiáveis. Déficits neurológicos, geralmente secundários a fenômenos embólicos, devem ser documentados.

TABELA 21-13 Classificação funcional modificada das doenças cardíacas da *New York Heart Association*

Classe	Descrição
I	Assintomática, exceto durante esforço severo
II	Sintomática com atividade moderada
III	Sintomática com mínima atividade
IV	Sintomática em repouso

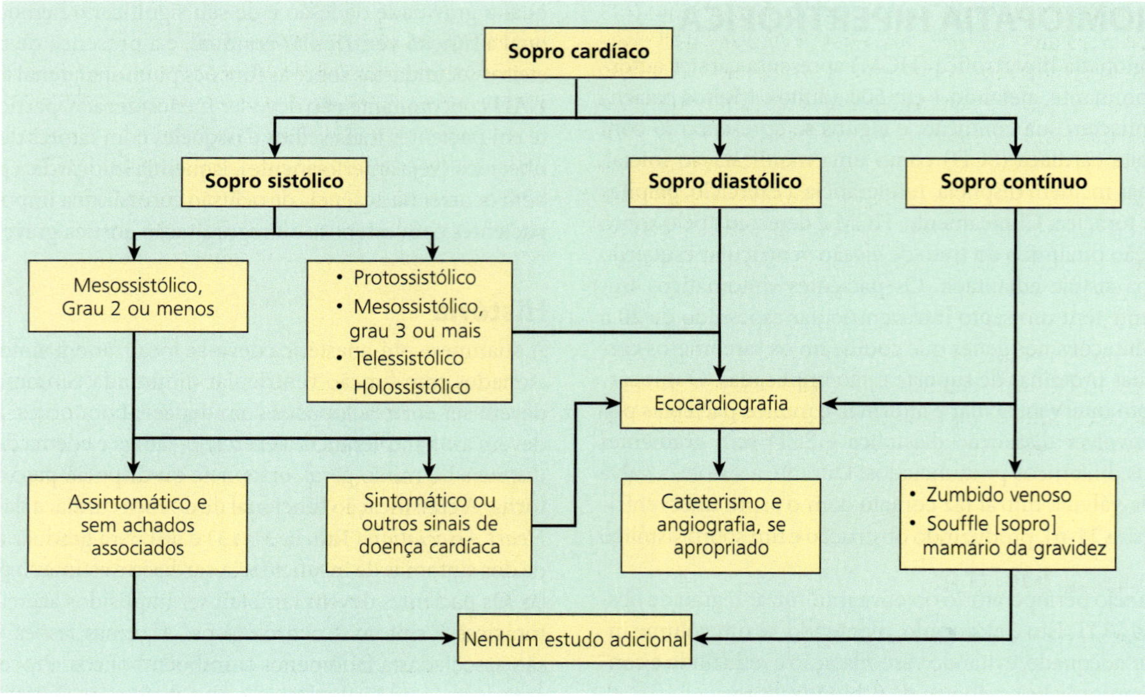

FIGURA 21-7 Estratégia para avaliação de sopros cardíacos. (Reproduzida, com permissão, de Bonow RO, Carabello BA, Chatterjee K, et al: 2008 focused update incorporated in the ACC/AHA 2006 guidelines for the management of patients with valvular heart disease: a report of the American College of Cardiology/American Heart Association Task Force on Practice Guidelines (writing committee to revise the 1998 guidelines for the management of patients with valvular heart disease): endorsed by the Society of Cardiovascular Anesthesiologists, Society for Cardiovascular Angiography and Interventions, and Society of Thoracic Surgeons. Circulation 2008;118:e523.)

Avaliação Laboratorial

Além dos estudos laboratoriais previamente discutidos para pacientes com HAS e CAD, testes de função hepática podem ser úteis, pois disfunção hepática pode ser causada por congestão hepática passiva em pacientes com insuficiência direita grave ou crônica. Gasometria arterial pode ser solicitada nos pacientes com sintomas pulmonares significativos. Reversão de varfarina ou heparina deve, antes da cirurgia, ser documentada com um tempo de protrombina e razão normalizada internacional (INR) ou tempo de tromboplastina parcial respectivamente.

Achados eletrocardiográficos são geralmente inespecíficos. A radiografia de tórax é útil para estimar o tamanho cardíaco e a congestão vascular pulmonar.

Estudos Especiais

Ecocardiografia, estudos de imagem e cateterismo cardíaco fornecem importantes informações diagnósticas e prognósticas sobre lesões valvulares, mas devem ser obtidos apenas, se os resultados forem mudar a terapia ou os resultados. Mais de uma lesão valvular é encontrada frequentemente. Em muitos casos, estudos não invasivos evitam a necessidade de cateterismo cardíaco, a menos que haja preocupações com CAD. Informações oriundas destes estudos são mais bem avaliadas com um cardiologista. As seguintes perguntas precisam ser respondidas:

- Que anormalidade valvular é mais importante hemodinamicamente?
- Qual a gravidade de uma lesão identificada?
- Qual o grau de comprometimento ventricular presente?
- Qual é o significado hemodinâmico de outras anormalidades identificadas?
- Existe alguma evidência de CAD?

ACC/AHA prepararam diretrizes detalhadas para auxiliar no manejo do paciente com cardiopatia valvular. Embora a avaliação do paciente com um sopro cardíaco geralmente seja responsabilidade do cardiologista, os anestesistas ocasionalmente descobrirão a presença de um sopro previamente não detectado, no exame pré-anestésico. Em particular, os anestesistas se preocupam que estenose aórtica crítica não diagnosticada possa estar presente, que poderia potencialmente levar ao colapso hemodinâmico com anestesia regional ou geral. No passado, a maioria das cardiopatias valvulares era consequência de cardiopatia reumática; entretanto, com o envelhecimento da população, números cada vez maiores de pacientes têm problemas valvulares degenerativos. Mais de um em cada oito pacientes acima de 75 anos pode manifestar pelo menos uma forma de doença cardíaca valvular moderada à grave. Um estudo realizado na Holanda relatou que a prevalência de estenose aórtica foi 2,4% em pacientes cirúrgicos com mais de 60 anos. Valvulopatia subdiagnosticada é particularmente prevalente em mulheres idosas.

De acordo com as diretrizes ACC/AHA, ausculta cardíaca é o método mais amplamente usado para detectar cardiopatia valvular. Sopros ocorrem como uma consequência do fluxo sanguíneo sob pressão passando através de aberturas estreitadas em lesões estenóticas ou regurgitantes. Embora os sopros sistólicos possam ser relacionados com a velocidade aumentada do fluxo sanguíneo, as diretrizes ACC/AHA assinalam que todos os sopros diastólicos e contínuos refletem patologia. A não ser para os sopros considerados inocentes, como sopro mesossistólicos (grau 2 ou mais brandos), as diretrizes ACC/AHA recomendam avaliação ecocardiográfica. Quando sopros novos forem detectados em uma avaliação pré-operatória, consulta com o clínico do paciente é útil para determinar a necessidade de avaliação ecocardiográfica. Em muitos centros, avaliação ecocardiográfica imediata pode ser realizada na área pré-operatória.

2. Doenças Valvulares Específicas

ESTENOSE MITRAL

Considerações Pré-Operatórias

Estenose mitral quase sempre ocorre como uma complicação tardia de febre reumática. Entretanto, estenose mitral também pode ocorrer em pacientes dialíticos. Dois terços dos pacientes com estenose mitral são mulheres. Estima-se que o processo estenótico comece 2 anos depois da cardiopatia reumática e resulte da fusão e calcificação progressivas das valvas da válvula. Sintomas geralmente se desenvolvem após 20-30 anos, quando o orifício da válvula mitral é reduzido da sua abertura normal de 4-6 cm^2 para menos de 1,5 cm^2. Menos de 50% dos pacientes têm estenose mitral isolada; os pacientes restantes também têm regurgitação mitral, e até 25% dos pacientes têm também comprometimento reumático da válvula aórtica (estenose ou regurgitação).

Fisiopatologia

O processo reumático faz as valvas da válvula se espessarem, calcificarem formando um funil; calcificação anular também pode estar presente. As comissuras mitrais se fundem, as cordas tendíneas se fundem e encurtam, e as valvas se tornam rígidas; como resultado, as valvas da válvula geralmente apresentam arqueamento ou formação de cúpula durante a diástole em ecocardiografia.

Restrição importante do fluxo sanguíneo pela válvula mitral resulta em um gradiente de pressão transvalvular que depende do débito cardíaco, frequência cardíaca (tempo diastólico) e ritmo cardíaco. Aumentos no débito cardíaco ou na frequência cardíaca (tempo diastólico diminuído) necessitam de fluxos mais altos pela válvula e resultam em mais altos gradientes de pressão transvalvular. O átrio esquerdo é, muitas vezes, marcadamente dilatado, promovendo SVTs, particularmente AF. Estase sanguíneo no átrio promove a formação de trombos, geralmente na aurícula esquerda. A perda da sístole atrial normal com a AF (que geralmente é responsável por 20 a 30% do enchimento ventricular) torna necessário um aumento adicional no fluxo diastólico transvalvular para manter o mesmo débito cardíaco, aumentando, assim, o gradiente transvalvular.

Elevações agudas na pressão atrial esquerda são rapidamente transmitidas retrogradamente aos capilares pulmonares. Se a pressão capilar pulmonar média se elevar aguda e significativamente, transudação de líquido capilar pode resultar em edema pulmonar. Elevações crônicas na pressão capilar pulmonar são parcialmente compensadas por aumentos no fluxo linfático pulmonar, mas, eventualmente, resultam em alterações vasculares pulmonares, levando a aumentos irreversíveis na resistência vascular pulmonar (PVR) e hipertensão pulmonar. Complacência pulmonar reduzida e um aumento secundário no trabalho respiratório contribuem para dispneia crônica. Insuficiência ventricular direita é frequentemente precipitada por elevações agudas ou crônicas na pós-carga ventricular direita. Dilatação acentuada do ventrículo direito pode resultar em regurgitação da válvula tricúspide ou pulmonar.

Eventos embólicos são comuns em pacientes com estenose mitral e AF. Deslocamento de coágulos do átrio esquerdo resulta em êmbolos sistêmicos, mais comumente para a circulação cerebral. Os pacientes também podem ter uma incidência aumentada de êmbolos pulmonares, infarto pulmonar, hemoptise e bronquite recorrente. Hemoptise mais comumente resulta da ruptura de comunicações venosas pulmonares–brônquicas. Dor torácica ocorre em 10 a 15% dos pacientes com estenose mitral, mesmo na ausência de CAD; sua etiologia, muitas vezes, permanece inexplicada, mas pode ser em razão dos êmbolos na circulação coronariana ou aumento súbito da pressão ventricular direita. Os pacientes podem desenvolver rouquidão como resultado da compressão do nervo laríngeo recorrente esquerdo pelo átrio esquerdo aumentado.

A função ventricular esquerda é normal na maioria dos pacientes com estenose mitral pura (Figura 21-8). Mas função ventricular esquerda prejudicada pode ser encontrada em até 25% dos pacientes e presumivelmente representa dano residual por miocardite reumática ou cardiopatia hipertensiva ou isquêmica coexistente.

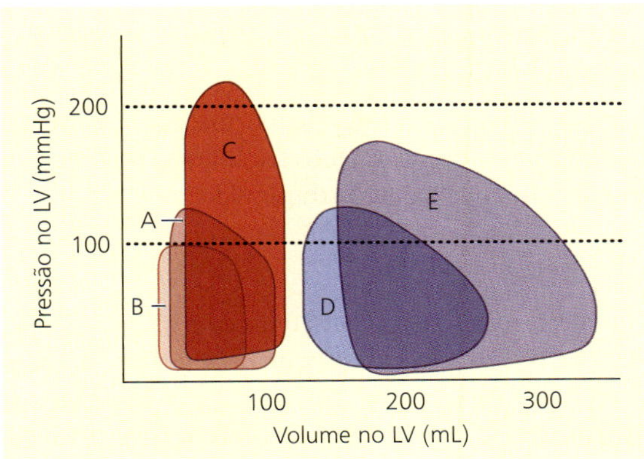

FIGURA 21-8 Alças de pressão–volume em pacientes com doença valvular cardíaca. A, normal; B, estenose mitral; C, estenose aórtica; D, insuficiência mitral (crônica); E, insuficiência aórtica (crônica). LV, ventricular esquerda. (Reproduzida, com permissão, de Jackson JM, Thomas SJ, Lowenstein E: Anesthetic management of patients with valvular heart disease. Semin Anesth 1982;1:239.)

O ventrículo esquerdo é cronicamente subcarregado no paciente com estenose mitral. Ao mesmo tempo, o átrio esquerdo, ventrículo direito e átrio direito são frequentemente dilatados e disfuncionais. A vasodilatação que ocorre em consequência da anestesia neuraxial ou geral pode ocasionar um acúmulo se houver sangue venoso periférico e transporte de volume inadequado ao ventrículo esquerdo. Isto pode precipitar um colapso hemodinâmico.

Cálculo da Área da Válvula Mitral e do Gradiente Transvalvular

Ecocardiografia bidimensional e Doppler podem ser usados para calcular a pressão transvalvular e a área de uma válvula estenótica. Com base na suposição de que a velocidade do fluxo sanguíneo é muito maior distal do que proximalmente a uma obstrução, a equação de Bernoulli pode ser simplificada:

$$\Delta P = 4V^2$$

onde P é o gradiente de pressão (mmHg), e V é velocidade de fluxo sanguíneo (m/s) distal à obstrução. O orifício da válvula pode ser estimado a partir do tempo que leva para o gradiente de pressão máximo inicial cair à metade do seu valor original, o meio-tempo de pressão ($T_{1/2}$). Esta relação é aproximada por

$$A = \frac{220}{T_{1/2}}$$

onde A é o orifício da valva (cm^2), e $T_{1/2}$ é o tempo desde a velocidade máxima de fluxo ($V_{máx}$) até $V_{máx}/1{,}4$. Esta relação é com base na observação de que $T_{1/2}$ permanece relativamente constante para um dado orifício dentro de uma larga faixa de fluxos. Um meio-tempo de pressão de 220 ms corresponde a uma área da válvula mitral de 1 cm^2.

Áreas de válvula mitral menores que 1 cm^2 são geralmente associadas a gradientes transvalvulares de 20 mmHg em repouso e dispneia com mínimo esforço; uma área de válvula mitral menor que 1 cm^2 é, muitas vezes, denominada estenose mitral crítica. Pacientes com áreas da válvula entre 1,5 e 2 cm^2 são, geralmente, assintomáticos ou têm apenas sintomas com esforço. Quando a área da válvula mitral é entre 1 e 1,5 cm^2, a maioria dos pacientes é sintomática com esforço brando a moderado. Embora o débito cardíaco possa ser normal em repouso, ele deixa de aumentar apropriadamente durante esforço em razão da pré-carga ventricular esquerda diminuída.

Tratamento

O tempo desde o início dos sintomas até a incapacitação é em média de 5-10 anos. Nessa fase, a maioria dos pacientes morre dentro de 2-5 anos. Correção cirúrgica é, por essa razão, geralmente empreendida, uma vez se desenvolvam sintomas significativos. Valvuloplastia endovascular com balão transeptal pode ser usada em pacientes jovens ou grávidas, bem como pacientes mais velhos que são maus candidatos à cirurgia. Tratamento clínico é principalmente de suporte e inclui limitação da atividade física, restrição de sódio e uso de diuréticos. Pequenas doses de um β-bloqueador pode também ser útil em controlar a frequência cardíaca em pacientes com sintomas brandos a moderados. Pacientes com uma história de êmbolos e aqueles em alto risco (idade acima de 40 anos; um átrio grande com fibrilação atrial crônica) são geralmente anticoagulados.

Manejo Anestésico

A. Objetivos

8 Os principais objetivos hemodinâmicos são manter um ritmo sinusal (se presente pré-operatoriamente) e evitar taquicardia, grandes aumentos no débito cardíaco, e tanto hipovolemia, quanto sobrecarga hídrica pela administração judiciosa de fluidos intravenosos.

B. Monitoramento

Monitoramento hemodinâmico invasivo é, muitas vezes, usado para grandes procedimentos cirúrgicos, particularmente os associados a grandes desvios líquidos. TEE também pode ser usada para auxiliar no manejo perioperatório. Reposição hídrica excessiva facilmente precipita edema pulmonar em pacientes com doença grave. Medidas da pressão capilar pulmonar na presença de estenose mitral refletem o gradiente transvalvular e não necessariamente a pressão diastólica final ventricular esquerda. Ondas *a* proeminentes e um descenso *y* diminuído estão geralmente presentes no traçado da pressão capilar pulmonar em pacientes em ritmo sinusal. Uma *cv* proeminente no traçado de pressão venosa central geralmente indica uma regurgitação tricúspide secundária. O ECG, em ritmo sinusal, geralmente mostra uma onda P entalhada.

C. Escolha dos Agentes

Os pacientes podem ser muito sensíveis aos efeitos vasodilatadores de anestesias espinal e epidural. Anestesia epidural pode ser mais fácil de manejar do que anestesia espinal em razão do início mais gradual do bloqueio simpático. Não existe anestésico geral "ideal", e os agentes devem ser empregados para alcançar os efeitos desejados: permitir tempo diastólico suficiente para carregar adequadamente o ventrículo esquerdo. Vasopressores são, muitas vezes, necessários para manter o tônus vascular depois da indução anestésica.

Taquicardia intraoperatória pode ser controlada, aprofundando-se a anestesia com um opioide (excluindo meperidina) ou β-bloqueador (esmolol ou metoprolol). Na presença de fibrilação atrial, a frequência ventricular deve ser controlada. **Deterioração hemodinâmica marcada a partir de SVT súbita exige cardioversão.** Fenilefrina é preferida com relação à efedrina como vasopressor, porque a primeira não tem atividade agonista β-adrenérgica. Vasopressina também pode ser empregada para restaurar o tônus vascular, caso hipertensão se desenvolva secundariamente à indução anestésica.

INSUFICIÊNCIA MITRAL

Considerações Pré-Operatórias

Insuficiência mitral pode-se desenvolver aguda ou insidiosamente como resultado de um grande número de distúrbios. Insuficiência mitral de longa data é geralmente secundária a febre reumática (muitas vezes com estenose mitral concomitante); anormalidades congênitas ou do desenvolvimento do aparelho valvular, dilatação, destruição ou calcificação do anel mitral são todas possíveis causas. Insuficiência mitral aguda é geralmente decorrente de isquemia ou infarto miocárdico (disfunção de músculo papilar ou ruptura de uma corda tendínea), endocardite infecciosa ou trauma torácico.

Fisiopatologia

O principal desarranjo é uma redução do volume sistólico decorrente de regurgitação de sangue para dentro do átrio esquerdo durante a sístole ventricular. O ventrículo esquerdo compensa, dilatando-se e aumentando o volume diastólico final (Figura 21-8). Regurgitação pela válvula mitral inicialmente mantém um volume sistólico final normal apesar de um volume diastólico final aumentado. Entretanto, à medida que a doença progride, o volume sistólico final aumenta. O volume diastólico final aumentado, permite a este VE, sobrecarregado de volume, manter um débito cardíaco normal apesar de sangue estar sendo ejetado retrogradamente para o átrio. Com o tempo, os pacientes com insuficiência mitral crônica eventualmente desenvolvem hipertrofia ventricular esquerda excêntrica e comprometimento progressivo da contratilidade. Em pacientes com regurgitação mitral grave, o volume regurgitante pode exceder o volume sistólico anterógrado. Com o tempo, a tensão da parede aumenta, resultando em uma demanda aumentada de suprimento de oxigênio para o miocárdio.

O volume regurgitado pela válvula mitral depende do tamanho do orifício desta (que pode variar com o tamanho da cavidade ventricular), da frequência cardíaca (tempo sistólico) e do gradiente de pressão ventrículo–atrial esquerda durante a sístole. O último fator é afetado pelas resistências relativas dos dois caminhos de saída do ventrículo esquerdo: SVR e complacência atrial esquerda. Assim, uma diminuição na SVR ou um aumento na pressão atrial esquerda média reduzirá o volume regurgitante. A complacência atrial também determina as manifestações clínicas predominantes. Pacientes com complacência atrial normal ou reduzida (regurgitação mitral aguda) têm, principalmente, congestão vascular pulmonar e edema. Pacientes com complacência atrial aumentada (regurgitação mitral de longa duração resultando em um grande átrio dilatado) mostram, principalmente, sinais de um débito cardíaco reduzido. A maioria dos pacientes fica entre os dois extremos e exibe tanto sintomas de congestão pulmonar, quanto de baixo débito cardíaco. Pacientes com uma fração regurgitante menor que 30% do volume sistólico total geralmente têm sintomas brandos. Frações regurgitantes de 30 a 60% geralmente causam sintomas moderados, enquanto frações maiores que 60% são associadas à doença grave.

Ecocardiografia, particularmente TEE, é útil para delinear a fisiopatologia subjacente da regurgitação mitral e guiar o tratamento. Movimento das valvas da válvula mitral é, muitas vezes, descrito como normal, prolapsado ou restritivo (Figura 21-9). Movimento excessivo ou prolapso é definido por movimento sistólico de uma valva além do plano da válvula mitral e para dentro do átrio esquerdo (veja a seção adiante sobre prolapso de válvula mitral).

Cálculo da Fração Regurgitante

Para calcular a fração regurgitante (RF), é necessário medir o volume sistólico (SV) anterógrado e o volume sistólico regurgitante (RSV). Embora ambos possam ser estimados por dados de cateterismo, a ecocardiografia Doppler provê cálculos razoavelmente corretos. Volume sistólico é medido no trato de ejeção ventricular esquerdo (LVOT) e na valva mitral (MV), onde

$$\text{Volume sistólico} = \text{área de seção transversa (A)} \times (\text{TVI})$$
e a área de seção transversa (A) pode ser aproximada como
$$A = 0{,}785 \times (\text{diâmetro})^2$$

A integral de tempo–velocidade (TVI) é a integral da velocidade *versus* o sinal de tempo obtido com Doppler. A TVI reflete a distância que o sangue viajou durante um batimento cardíaco. Conhecendo a área pela qual o sangue viaja e a distância viajada, é possível estimar o volume sistólico. Este é o caso, porque a área é expressada em centímetros quadrados, e a distância é expressada em centímetros. O produto destas medidas é centímetros cúbicos ou mililitros – portanto, o volume sistólico de cada batimento.

Assim, o volume de sangue que entra pela válvula mitral deve ser o mesmo que passa pelo trato de ejeção ventricular esquerdo. Qualquer diferença entre os dois representa a quantidade do volume que inicialmente entrou no ventrículo esquerdo, mas que não passou pelo LVOT. Este é o volume que foi regurgitado para dentro do átrio esquerdo.

$$RSV_{\text{regurgitação mitral}} = (A_{MV} \times VTI_{MV}) - (A_{LVOT} \times TVI_{LVOT}),$$

e

$$RF = RSV/SV$$

Um RSV acima de 65 mL geralmente se correlaciona com regurgitação mitral grave.

Tratamento

Redução da pós-carga é benéfica na maioria dos pacientes e pode mesmo salvar a vida em pacientes com insuficiência mitral aguda. Redução do SVR aumenta o SV anterógrado e diminui o volume regurgitante. Tratamento cirúrgico é geralmente reservado para pacientes com sintomas moderados a graves. Valvuloplastia ou reparo da válvula são efetuados sempre que possível para evitar os problemas associados à substituição valvular (p. ex., tromboembolismo, hemorragia e falha protética). Valvuloplastias endovasculares estão continuamente sendo aprimoradas, reduzindo a necessidade de cirurgia "aberta". Aneste-

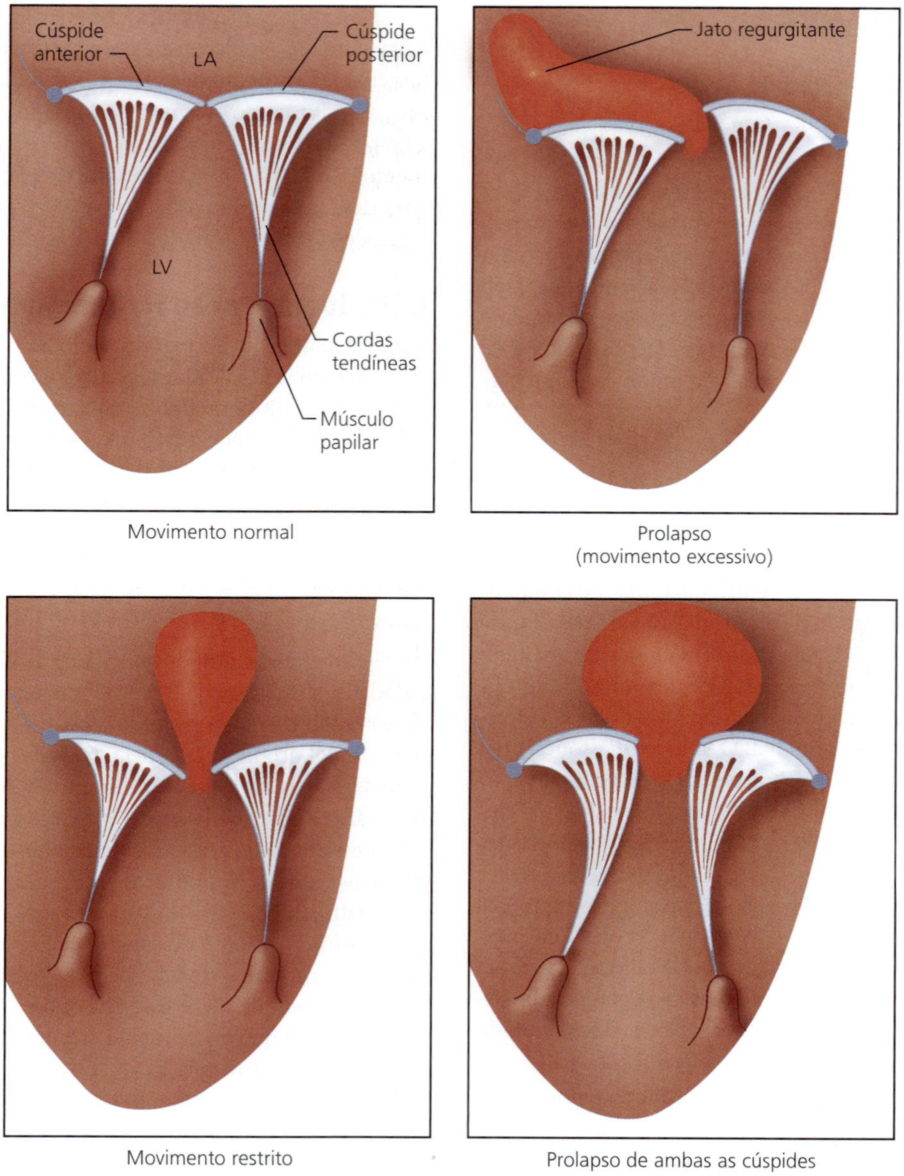

FIGURA 21-9 Classificação do movimento das valvas da válvula mitral (imagem de ecocardiografia transesofágica). Observar que com prolapso, a margem livre da valva(s) se estende além do plano do anel mitral produzindo um jato excêntrico. Com movimento restrito, as valvas não se coaptam, resultando em um jato central.

siologistas peritos em ecocardiografia perioperatória avançada ajudam em identificar corretamente a válvula(s) a ser reparada e determinar o sucesso do reparo. Ecocardiografia tridimensional está sendo cada vez mais empregada para ajudar na avaliação da válvula mitral (veja Figura 5-29).

Manejo Anestésico

A. Objetivos

9 O manejo anestésico deve ser adaptado à gravidade da regurgitação mitral, bem como à função ventricular esquerda subjacente. Fatores que exacerbam a regurgitação, como frequências cardíacas lentas e aumentos agudos na pós-carga, devem ser evitados. Bradicardia pode aumentar o volume regurgitante, aumentando o volume diastólico final ventricular esquerdo e dilatando agudamente o anel mitral. A frequência cardíaca deve idealmente ser mantida entre 80 e 100 batimentos/min. Aumentos agudos na pós-carga ventricular esquerda, como com intubação endotraqueal e estimulação cirúrgica sob anestesia "leve", devem ser tratados rapidamente, mas sem excessiva depressão miocárdica. Expansão excessiva de volume também pode piorar a regurgitação ao dilatar o ventrículo esquerdo.

B. Monitoramento

Monitores são fundamentados na gravidade da disfunção ventricular, bem como no procedimento. Regurgitação mitral pode ser reconhecida no traçado da cunha de artéria pulmonar sob a forma de uma grande onda *v* e um descenso *y* rápido (Figura 21-10). A altura da onda *v* é inversamente relacionada com a complacência atrial e pulmonar, mas é diretamente proporcional ao fluxo sanguíneo pulmonar e ao volume regurgitante; assim, a onda *v* pode não ser proeminente em pacientes com regurgitação mitral crônica, exceto durante deterioração aguda. Ondas *v* muito grandes são frequentemente aparentes no traçado de pressão da artéria pulmonar, mesmo sem encunhar o cateter. TEE Doppler de fluxo em cores pode ser valiosa para quantificar a gravidade da regurgitação e guiar intervenções terapêuticas em pacientes com regurgitação mitral grave. Por definição, o fluxo sanguíneo se inverte nas veias pulmonares durante a sístole com regurgitação mitral grave.

C. Escolha de Agentes

Pacientes com função ventricular relativamente bem preservada tendem a passar bem com a maioria das técnicas anestésicas. Anestesias espinal e epidural são bem toleradas, contanto que seja evitada bradicardia. Pacientes com comprometimento ventricular moderado a grave podem ser sensíveis à depressão por altas concentrações de agentes halogenados. Uma anestesia com base em opioide pode ser mais apropriada para esses pacientes – novamente, contanto, que seja evitada bradicardia.

PROLAPSO DE VÁLVULA MITRAL

Considerações Pré-Operatórias

Prolapso de válvula mitral é classicamente caracterizado por um estalido mesossistólico, com ou sem um sopro sistólico apical tardio na ausculta. É uma anormalidade relativamente comum que está presente em até 1 a 2,5% da população em geral. O diagnóstico é fundamentado em achados auscultatórios e é confirmado pela ecocardiografia, que mostra prolapso sistólico das valvas mitrais para dentro do átrio esquerdo. Pacientes com o sopro, muitas vezes, têm algum elemento de regurgitação mitral. A valva mitral posterior é mais comumente afetada que a valva anterior. Na patologia, a maioria dos pacientes têm redundância ou alguma degeneração mixomatosa das valvas. A maioria dos casos de prolapso da válvula mitral é esporádica ou familiar, afetando pessoas normais quanto a outros aspectos. Uma alta incidência de prolapso de válvula mitral é encontrada em pacientes com doenças do tecido conectivo (particularmente síndrome de Marfan).

A imensa maioria dos pacientes com prolapso de válvula mitral são assintomáticos, mas, em uma pequena porcentagem dos pacientes, a degeneração mixomatosa é progressiva. Manifestações, quando presentes, podem incluir dores torácicas, arritmias, eventos embólicos, regurgitação mitral importante, endocardite infecciosa e, raramente, morte súbita. O diagnóstico pode ser feito pré-operatoriamente por ausculta do clique característico, mas deve ser confirmado por ecocardiografia. O prolapso é acentuado por manobras que diminuem o volume ventricular (pré-carga). Tanto arritmias atriais quanto ventriculares são comuns. Embora bradiarritmias tenham sido descritas, taquicardia supraventricular paroxística é a arritmia sustentada mais comumente encontrada. Uma incidência aumentada de tratos de *bypass* é descrita nestes pacientes.

A maioria dos pacientes tem uma duração normal de vida. Cerca de 15% desenvolvem regurgitação mitral progressiva. Uma porcentagem menor desenvolve fenômenos embólicos ou endocardite infecciosa. Pacientes com um estalido e um sopro sistólico parecem ter maior risco de desenvolvimento de complicações. Anticoagulação ou agentes antiplaquetas podem ser usados em pacientes com uma história de êmbolos, enquanto drogas β-bloqueadoras são comumente usadas para arritmias.

Manejo Anestésico

O tratamento destes pacientes é fundamentado na sua evolução clínica. A maioria dos pacientes é assintomática e não necessita de cuidado especial. Arritmias ventriculares podem ocorrer

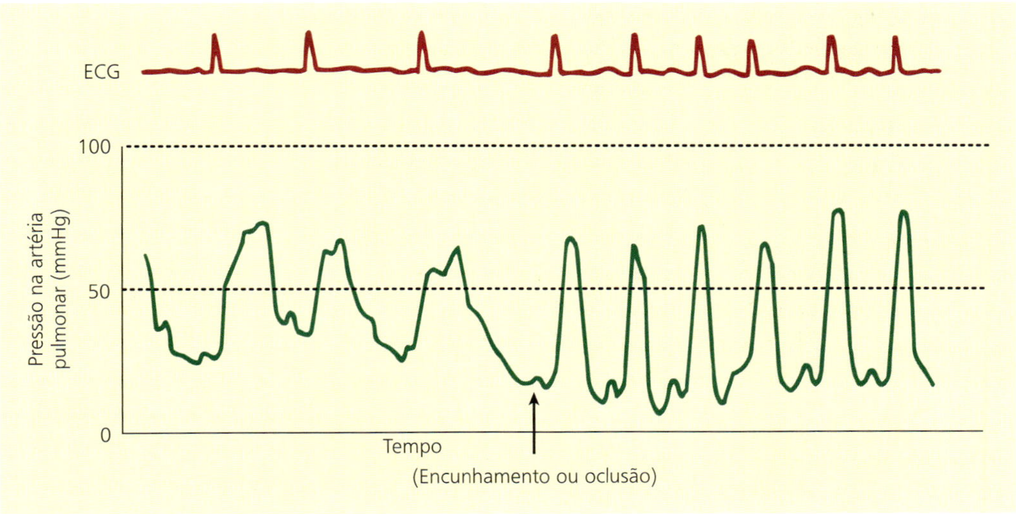

FIGURA 21-10 O traçado encunhado capilar pulmonar na insuficiência mitral, demonstrando uma grande onda *v*.

intraoperatoriamente, particularmente após estimulação simpática, e, geralmente, responderão a lidocaína ou agentes β-bloqueadores. Regurgitação mitral causada por prolapso é geralmente exacerbada por diminuições no tamanho ventricular. Hipovolemia e fatores que aumentam o esvaziamento ventricular ou diminuem a pós-carga devem ser evitados. Vasopressores com atividade agonista α-adrenérgica pura (como fenilefrina) podem ser preferíveis àqueles que são principalmente agonistas β-adrenérgicos (efedrina).

ESTENOSE AÓRTICA

Considerações Pré-Operatórias

Estenose aórtica valvular é a causa mais comum de obstrução à ejeção ventricular esquerda e que também pode ser causada por cardiomiopatia hipertrófica, estenose subvalvular congênita individualizada, ou, raramente, estenose supravalvular. Estenose aórtica valvular é quase sempre congênita, reumática ou degenerativa. Anormalidades no número de valvas (mais comumente uma válvula bivalvar) ou na arquitetura das mesmas produzem turbulência que traumatiza a válvula e, eventualmente, leva à estenose. Estenose aórtica reumática raramente é isolada; ela é mais comumente associada à regurgitação aórtica ou valvulopatia mitral. Na forma degenerativa mais comum, estenose aórtica calcificada, o desgaste resulta na acumulação de depósitos de cálcio sobre valvas normais, impedindo-as de se abrir completamente (Figura 21-11).

Fisiopatologia

Obstrução da ejeção ventricular esquerda causada por estenose aórtica valvular é quase sempre gradual, permitindo ao ventrículo, pelo menos inicialmente, compensar e manter o SV. Hipertrofia ventricular esquerda concêntrica capacita o ventrículo a manter o SV gerando o gradiente de pressão transvalvular necessário e reduzindo o esforço da parede ventricular.

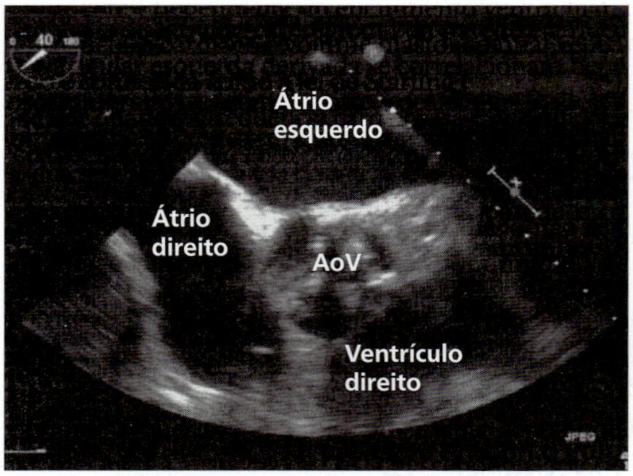

FIGURA 21-11 Uma válvula aórtica estenótica é observada claramente nesta vista de eixo curto medioesofágica. Calcificação da válvula aórtica é geralmente associada à degeneração senil. Entretanto, também ocorrem apresentações congenitamente anormais (bicúspides ou bivalvares) e reumáticas. (Reproduzida, com permissão, de Wasnick J, Hillel Z, Kramer D, et al: *Cardiac Anesthesia & Transesophageal Echocardiography*, McGraw-Hill, 2011.)

Diz-se existir estenose aórtica crítica quando o orifício da válvula aórtica é reduzido a 0,5-0,7 cm^2 (o normal é 2,5-3,5 cm^2). Com este grau de estenose, os pacientes geralmente têm um gradiente de pressão transvalvular de aproximadamente 50 mmHg em repouso (com um débito cardíaco normal) e são incapazes de aumentar o débito cardíaco em resposta a esforço. Além disso, aumentos adicionais no gradiente transvalvular não aumentam significativamente o SV. Com estenose aórtica de longa duração, a contratilidade miocárdica deteriora progressivamente e compromete a função ventricular.

Classicamente, pacientes com estenose aórtica avançada têm a tríade de dispneia de esforço, angina e síncope ortostática ou de esforço. Um aspecto proeminente da estenose aórtica é uma diminuição na complacência ventricular esquerda como resultado da hipertrofia. Disfunção diastólica é o resultado de um aumento na massa muscular ventricular, fibrose, ou isquemia miocárdica. Em contraste com o volume diastólico final ventricular esquerdo, que permanece normal até doença muito avançada, a pressão diastólica final ventricular esquerda é elevada cedo. O gradiente de pressão diastólica diminuído entre o átrio esquerdo e o ventrículo esquerdo prejudica o enchimento ventricular, que se torna completamente dependente de uma contração atrial normal. Perda da sístole atrial pode precipitar insuficiência cardíaca congestiva ou hipotensão em pacientes com estenose aórtica. O débito cardíaco pode ser normal em pacientes sintomáticos em repouso, mas caracteristicamente, não aumenta apropriadamente com o esforço. Os pacientes podem experimentar angina, mesmo na ausência de CAD. A demanda miocárdica de oxigênio aumenta por causa da hipertrofia ventricular, enquanto o suprimento de oxigênio diminui como resultado da acentuada compressão dos vasos coronários intramiocárdicos causada por altas pressões sistólicas intracavitárias (até 300 mmHg). Supõem-se que síncope ou quase síncope seria decorrente de uma incapacidade de tolerar a vasodilatação muscular ocorrida durante exercício. Arritmias que levam à hipoperfusão grave podem também se responsabilizar por síncope e morte súbita em alguns pacientes.

CÁLCULO DA ÁREA DA VÁLVULA AÓRTICA E DO GRADIENTE TRANSVALVULAR

Como no caso da estenose mitral, o gradiente de pressão pela válvula aórtica pode ser determinado não invasivamente usando-se ecocardiografia Doppler de onda contínua:

$$\Delta P = 4V^2$$

onde ΔP é o gradiente máximo de pressão (mmHg), e V é a velocidade de fluxo sanguíneo máxima (m/s) distal à obstrução. Velocidades máximas acima de 4,5 m/s são geralmente indicadoras de estenose grave. Além disso, se a área proximal à estenose (LVOT) puder ser medida, a equação de continuidade pode então ser aplicada para estimar a área da válvula. Podem ser usados TVIs ou velocidades máximas:

$$A_2 = \frac{A_1 V_1}{V_2}$$

onde A_2 é área da válvula, A_1 é a área de secção transversa do LVOT, V_1 é a velocidade máxima do fluxo sanguíneo no LVOT, e V_2 é a velocidade máxima de fluxo pela válvula aórtica.

Tratamento

A partir do momento de início dos sintomas, a maioria dos pacientes, sem tratamento cirúrgico, morrerá dentro de 2-5 anos. Valvuloplastia endovascular é geralmente usada em pacientes mais jovens com estenose aórtica congênita; também pode ser usada em pacientes idosos com estenose aórtica calcificada que são maus candidatos para substituição da válvula aórtica. No entanto, a eficácia para o último grupo é de curta duração, e reestenose geralmente ocorre dentro de 6-12 meses. Válvulas aórticas para uso endovascular estão cada vez mais sendo aperfeiçoadas e aplicadas no tratamento da valvulopatia aórtica. Porém, a substituição cirúrgica da válvula aórtica estenótica permanece o tratamento definitivo.

Manejo Anestésico

A. Objetivos

10 A manutenção de ritmo sinusal, frequência cardíaca, resistência vascular e volume intravascular é crítica em pacientes com estenose aórtica. A perda do ritmo sinusal, leva, frequentemente, à deterioração rápida, particularmente quando associada à taquicardia. A combinação destas duas (AF de resposta ventricular rápida) prejudica seriamente o enchimento ventricular e necessita de cardioversão imediata. A complacência ventricular reduzida também torna o paciente muito sensível a alterações abruptas no volume intravascular. Muitos pacientes se comportam como tivessem um SV fixo, apesar de hidratação adequada; nestas condições, o débito cardíaco se torna muito dependente da frequência. Bradicardia extrema (< 50 batimentos/min) é, por essa razão, pouco tolerada. Frequências cardíacas entre 60 e 90 batimentos/min são ideais na maioria dos pacientes.

B. Monitoramento

Monitoramento estreito do ECG e pressão arterial é crucial. Monitorizar para isquemia é complicado por anormalidades básicas do segmento ST e onda T. Monitoramento invasivo da pressão é desejável em pacientes com estenose aórtica grave, uma vez que muitos destes pacientes não tolerem mesmo breves episódios de hipotensão. Dados de cateterismo de artéria pulmonar devem ser interpretados cuidadosamente; uma pressão de cunha capilar pulmonar mais alta que o normal é, muitas vezes, necessária para manter adequado o volume diastólico final ventricular esquerdo e o débito cardíaco. Ondas *a* proeminentes são, muitas vezes, visíveis no traçado de pressão encunhada na artéria pulmonar. Vasodilatadores devem geralmente ser usados cautelosamente porque os pacientes são frequentemente muito sensíveis a estes agentes. TEE pode ser útil nestes pacientes para monitorar isquemia, pré-carga ventricular, contratilidade, função valvular e os efeitos de intervenções terapêuticas.

C. Escolha de Agentes

Pacientes com estenose aórtica branda à moderada (geralmente assintomáticos) podem tolerar anestesia espinal ou epidural. No entanto, estas técnicas devem ser empregadas com cuidado, porque hipotensão ocorre facilmente como resultado de reduções na pré-carga, pós-carga ou ambas. Anestesia epidural pode ser preferível à anestesia subaracnoide por causa do início mais lento de hipotensão, o que permite correção mais precoce. Cateteres espinais contínuos podem similarmente ser usados para aumentar gradualmente o nível de anestesia regional e limitar a possibilidade de colapso da pressão arterial. Anestesias espinal e epidural são relativamente contraindicadas em pacientes com estenose aórtica grave.

No paciente com estenose aórtica grave, a escolha de agentes anestésicos é menos importante do que manejar os seus efeitos hemodinâmicos. A maioria dos anestésicos gerais pode produzir vasodilatação e hipotensão, que requerem tratamento pós-indução. Se um halogenado for usado, a concentração deve ser controlada para evitar excessiva vasodilatação, depressão miocárdica ou perda da sístole atrial normal. Taquicardia significativa e hipertensão grave, que podem precipitar isquemia, devem ser tratadas imediatamente pelo aumento da profundidade anestésica ou administração de um agente β-bloqueador. A maioria dos pacientes com estenose aórtica tolera hipertensão moderada e são sensíveis a vasodilatadores. Além disso, em razão de um balanço precário da relação demanda-suprimento miocárdico de oxigênio, eles toleram mal mesmo graus brandos de hipotensão. Hipotensão deve geralmente ser prontamente tratada com doses escalonadas (25-100 mcg) de fenilefrina. Taquicardia supraventricular intraoperatória com comprometimento hemodinâmico deve ser tratada com cardioversão imediata. Ectopia ventricular frequente (que, muitas vezes, reflete isquemia) é, geralmente, mal tolerada hemodinamicamente e deve ser tratada. Amiodarona geralmente é efetiva tanto para arritmias supraventriculares, quanto ventriculares.

INSUFICIÊNCIA AÓRTICA

Considerações Pré-Operatórias

Insuficiência aórtica geralmente tem caráter crônico mas também pode assumir uma característica aguda. Insuficiência aórtica crônica pode ser causada por anormalidades da válvula aórtica, da raiz aórtica ou ambas. Anormalidades na válvula geralmente são congênitas (válvula bicúspide) ou decorrenetes de febre reumática. Doenças afetando a aorta ascendente causam regurgitação, pois dilatam o anel aórtico; elas incluem sífilis, ectasia anuloaórtica, necrose cística da média (com ou sem síndrome de Marfan), espondilite anquilosante, artrite reumatoide, psoríase e uma variedade de outras doenças do tecido conectivo. Insuficiência aórtica aguda mais comumente se segue à endocardite infecciosa, trauma ou dissecção aórtica.

Fisiopatologia

Independentemente da causa, regurgitação aórtica produz sobrecarga de volume do ventrículo esquerdo. O SV anterógrado efetivo é reduzido por causa do fluxo de sangue retrógrado (regurgitante) para dentro do ventrículo durante a diástole. A pressão arterial sistêmica diastólica e a SVR são geralmente baixas. A diminuição na pós-carga cardíaca ajuda a facilitar ejeção ventricular. O SV total é a soma do volume sistólico efetivo e o volume regurgitante. O volume regurgitante depende da frequência cardíaca (tempo diastólico) e do gradiente de pressão diastólico pela válvula aórtica (pressão diastólica aórtica menos pressão diastólica final do ventrículo esquerdo). Bradicardia aumenta a regurgitação por causa do aumento desproporcional do tempo diastólico, enquanto aumentos na pressão arterial diastólica aumentam o volume regurgitante, pois aumentam o gradiente de pressão para fluxo retrógrado.

Com insuficiência aórtica crônica, o ventrículo esquerdo se dilata progressivamente e sofre hipertrofia excêntrica. Os pacientes com regurgitação aórtica grave têm os maiores volumes diastólicos finais de qualquer doença cardíaca. O aumento resultante no volume diastólico final mantém um SV efetivo. Qualquer aumento no volume regurgitante é compensado por um aumento no volume diastólico final. A pressão diastólica final ventricular esquerda é geralmente normal ou apenas ligeiramente elevada, porque a complacência inicialmente aumenta. Eventualmente, à medida que a função ventricular deteriora, a fração de ejeção declina, e o esvaziamento ventricular prejudicado é manifestado sob a forma de aumentos graduais na pressão diastólica final e volume sistólico final do ventrículo esquerdo.

Insuficiência súbita da válvula aórtica não permite dilatação compensadora ou hipertrofia do ventrículo esquerdo. O SV efetivo declina rapidamente, porque o ventrículo de tamanho normal é incapaz de acomodar um volume regurgitante grande. A elevação súbita na pressão diastólica final ventricular esquerda é transmitida de volta para a circulação pulmonar e causa congestão venosa pulmonar aguda.

Insuficiência aórtica aguda se apresenta tipicamente como início súbito de edema pulmonar e hipotensão, enquanto insuficiência crônica geralmente se apresenta insidiosamente como insuficiência cardíaca congestiva. Sintomas são geralmente mínimos (na forma crônica), quando o volume regurgitante permanece abaixo de 40% do SV, mas se torna grave, quando excede 60%. Angina pode ocorrer mesmo na ausência de doença coronariana. A demanda miocárdica de oxigênio é aumentada por hipertrofia muscular e dilatação, enquanto o suprimento sanguíneo miocárdico é reduzido por baixas pressões diastólicas na aorta como resultado da regurgitação.

Cálculo da Fração Regurgitante e Outras Medições da Gravidade

Como na insuficiência mitral, a RSV e a RF podem ser estimadas por ecocardiografia de Doppler pulsado. O volume sistólico é medido no LVOT e na válvula mitral (MV). O volume sistólico ejetado no LVOT inclui ambos, o volume sistólico que entrou no ventrículo esquerdo pela válvula mitral e o volume de sangue que entrou no ventrículo esquerdo pela válvula aórtica incompetente.

Assim,

$$RSV_{\text{regurgitação aórtica}} = (A_{LOVT} \times TVI_{LOVT}) - (A_{MV} \times TVI_{MV}),$$

e

$$RF = RSV/SV$$

O meio-tempo de pressão ($T_{1/2}$, veja a seção sobre estenose mitral anteriormente) do fluxo regurgitante é outro parâmetro ecocardiográfico útil para avaliar clinicamente a gravidade da regurgitação aórtica. Quanto mais curto o meio-tempo, mais grave a regurgitação; regurgitação grave eleva rapidamente a pressão diastólica ventricular esquerda e resulta em equilíbrio mais rápido da pressão. Infelizmente, $T_{1/2}$ é afetado não apenas pela área do orifício regurgitante, mas também pelas pressões aórtica e ventricular. Um jato de regurgitação aórtica com um $T_{1/2}$ menor que 240 ms é associado à regurgitação grave.

Tratamento

A maioria dos pacientes com regurgitação aórtica crônica permanece assintomática durante 10-20 anos. Quando se iniciam os sintomas importantes, o tempo de sobrevida esperado é cerca de 5 anos sem substituição da válvula. Diuréticos e redução da pós-carga, particularmente com ACE, geralmente beneficiam pacientes com insuficiência aórtica crônica avançada. A diminuição na pressão arterial reduz o gradiente diastólico para regurgitação. Os pacientes com regurgitação aórtica crônica devem receber substituição valvular antes que ocorra disfunção ventricular irreversível.

Os pacientes com regurgitação aórtica aguda geralmente necessitam de terapias inotrópica e vasodilatadora intravenosa. Intervenção precoce está indicada em pacientes com regurgitação aórtica aguda: tratamento clínico isolado é associado a uma alta taxa de mortalidade.

Manejo Anestésico

A. Objetivos

A frequência cardíaca deve ser mantida perto dos limites superiores do normal (80-100 batimentos/min). Bradicardia e aumentos na SVR aumentam o volume regurgitante nestes 11 pacientes, enquanto taquicardia pode contribuir para isquemia miocárdica. Excessiva depressão miocárdica deve também ser evitada. O aumento compensatório na pré-carga cardíaca deve ser mantido, mas reposição exagerada de líquido pode facilmente resultar em edema pulmonar.

B. Monitoramento

Monitoramento hemodinâmico invasivo deve ser empregado nos pacientes com regurgitação aórtica aguda e naqueles com regurgitação crônica grave. Fechamento prematuro da válvula mitral ocorre muitas vezes durante regurgitação aórtica e pode fazer a pressão encunhada capilar pulmonar dar uma estimativa falsamente alta da pressão diastólica final ventricular esquerda. O aparecimento de uma grande onda *v* sugere regurgitação mitral secundária à dilatação do ventrículo esquerdo. A onda de pressão arterial em pacientes com regurgitação aórtica caracteristicamente tem uma pressão de pulso muito larga. *Pulsus bisferiens* pode também estar presente em pacientes com insuficiência aórtica moderada à grave e é considerado resultante da ejeção rápida de um grande SV. TEE Doppler de fluxo pode ser valioso para quantificar a gravidade da regurgitação e guiar as intervenções terapêuticas. Por definição, alguma inversão do fluxo sanguíneo está presente na aorta durante toda a diástole (holodiastólica) com regurgitação aórtica grave; além disso, quanto mais distal na aorta for a detecção da inversão do fluxo, mais grave a regurgitação.

C. Escolha de Agentes

A maioria dos pacientes com insuficiência aórtica tolera bem anestesias espinal e epidural, contanto que seja mantido o volume intravascular. Quando anestesia geral é necessária, agentes inalatórios podem ser ideais em razão da vasodilatação associada. Fenilefrina (25-100 mcg) pode ser usada para tratar hipotensão secundária à vasodilatação induzida pelo anestésico. Grandes doses de fenilefrina aumentam a VSR (e a pressão arterial diastólica) e podem exacerbar a regurgitação.

INSUFICIÊNCIA TRICÚSPIDE

Considerações Pré-Operatórias

Até 70 a 90% dos pacientes têm insuficiência tricúspide detectável à leve na ecocardiografia; o volume regurgitante nestes casos é quase sempre insignificante. No entanto, insuficiência tricúspide significante é mais comum em decorrência da dilatação do ventrículo direito secundária à hipertensão pulmonar, que é associada à insuficiência ventricular esquerda crônica. Insuficiência tricúspide também pode-se seguir à endocardite infecciosa (geralmente em usuários de drogas injetáveis), febre reumática, síndrome carcinoide, trauma torácico ou pode ser em decorrência da anomalia de Ebstein (desvio da válvula para baixo por causa de inserção anormal das valvas).

Fisiopatologia

Insuficiência ventricular esquerda crônica leva, muitas vezes, a aumentos sustentados nas pressões vasculares pulmonares. O aumento crônico na pós-carga causa dilatação progressiva do ventrículo direito que, normalmente, possui paredes finas, e dilatação excessiva do anel tricúspide eventualmente resulta em regurgitação. Um aumento no volume diastólico final permite que o ventrículo direito compense o volume regurgitante e mantenha um fluxo anterógrado efetivo. Uma vez que o átrio direito e a veia cava sejam complacentes e possam geralmente acomodar a sobrecarga de volume, as pressões atrial direita média e venosa central são apenas ligeiramente elevadas. Elevações agudas ou importantes nas pressões de artéria pulmonar aumentam o volume regurgitante e são refletidas por um aumento na pressão venosa central. Além disso, aumentos importantes súbitos na pós-carga ventricular direita reduzem agudamente o débito ventricular direito efetivo, reduzem a pré-carga ventricular esquerda e podem precipitar hipotensão sistêmica.

Hipertensão venosa crônica leva à congestão passiva do fígado e disfunção hepática progressiva. Insuficiência ventricular direita grave, causando diminuição da pré-carga VE, pode também produzir *shunt* da direita para a esquerda através de um forame oval patente, o que pode resultar em acentuada hipoxemia.

O ventrículo direito normal não se estende até o ápice do coração, quando visualizado usando-se ecocardiografia. À medida que o coração direito se dilata, ele adquire uma forma mais esférica, o ventrículo direito se estende até o ápice do coração, e o septo interventricular é achatado. Estas alterações podem prejudicar a função do coração esquerdo.

Cálculo da Pressão da Artéria Pulmonar

Com insuficiência tricúspide grave, ocorre inversão da ejeção do VD, das artérias pulmonares para o átrio direito, e este fluxo é também observado nas veias hepáticas.

A pressão sistólica na artéria pulmonar (PAS) pode ser estimada a partir da velocidade máxima do jato regurgitante:

$$\Delta P = 4 \times V^2$$

onde ΔP é o gradiente de pressão sistólica (mmHg) entre o ventrículo direito e o átrio direito, e V é a velocidade máxima de fluxo sanguíneo (m/s) do jato regurgitante. Se a pressão venosa central (CVP) for conhecida ou suposta, então

$$\text{PAS} = \text{CVP} + \Delta P$$

Tratamento

Insuficiência tricúspide é geralmente bem tolerada pela maioria dos pacientes. Uma vez que a doença subjacente seja geralmente mais importante que a própria insuficiência tricúspide, o tratamento é direcionado para o processo de doença subjacente. No caso de regurgitação moderada à grave, anuloplastia tricúspide pode ser realizada em conjunção com a substituição de outra válvula. Estudos recentes sugerem que na situação de um paciente, submetendo-se à cirurgia cardíaca por outra causa, a correção de uma insuficiência tricúspide importante traz benefícios.

Manejo Anestésico

A. Objetivos

Objetivos hemodinâmicos devem ser dirigidos principalmente para a doença subjacente. Hipovolemia e fatores que aumentam a pós-carga ventricular direita, como hipóxia e acidose, devem ser evitados para manter SV ventricular direito efetivo e pré-carga ventricular esquerda. Pressão positiva expiratória final e altas pressões médias nas vias aéreas podem também ser indesejáveis durante ventilação mecânica, porque elas reduzem o retorno venoso e aumentam a pós-carga ventricular direita.

B. Monitoramento

Nestes pacientes, monitoramento invasivo pode ser útil. Cateterismo de artéria pulmonar nem sempre é possível; às vezes, um fluxo regurgitante de grande intensidade pode tornar difícil a passagem do cateter de artéria pulmonar pela válvula tricúspide. CVP aumentando significa disfunção ventricular direita piorando. O descenso *x* é ausente, e uma onda *cv* proeminente geralmente está presente no traçado da CVP. Medidas de débito cardíaco por termodiluição são falsamente elevadas por causa da regurgitação tricúspide. TEE Doppler colorido é útil para avaliar a gravidade da insuficiência e outras anormalidades associadas.

C. Escolha de Agentes

A seleção de agentes anestésicos deve ser com base na doença subjacente. A maioria dos pacientes tolera bem anestesias espinal e epidural. Coagulopatia secundária à disfunção hepática deve ser excluída antes de qualquer técnica regional. Durante anestesia geral, óxido nitroso pode exacerbar hipertensão pulmonar e deve ser administrado cautelosamente.

PROFILAXIA DE ENDOCARDITE

As diretrizes ACC/AHA a respeito de esquemas antibióticos profiláticos em pacientes com válvulas cardíacas protéticas e outras anormalidades cardíacas estruturais mudaram dramaticamente nos últimos anos, diminuindo o número de indicações para administração de antibiótico. O risco da administração de antibiótico é, muitas vezes, considerado maior que o potencial de desenvolvimento de endocardite pós-operatória. No presente, as diretrizes ACC/AHA sugerem o uso de profilaxia de endocardite nos pacientes de maior risco, submetendo-se a procedimentos dentários, envolvendo manipulação gengival ou perfuração da mucosa oral (classe IIa); veja Tabelas 21-14 e 21-15). Essas condições incluem:

- Pacientes com válvulas cardíacas protéticas ou materiais cardíacos protéticos.
- Pacientes com história pregressa de endocardite.
- Pacientes com cardiopatia congênita parcialmente reparada ou não reparada.
- Pacientes com cardiopatia congênita com defeitos residuais após reparação.
- Pacientes com cardiopatia congênita dentro de 6 meses de um reparo completo, endovascular ou cirúrgico.
- Pacientes transplantados cardíacos com válvulas estruturalmente anormais.

Recomendações classe III indicam que profilaxia não é necessária para procedimentos não dentários, incluindo TEE e endoscopia digestiva alta, exceto na presença de uma infecção ativa.

Acredita-se que endocardite ocorra em áreas de lesão endotelial cardíaca onde, em casos de bacteriemia, bactérias podem ser depositadas e se multiplicar. Áreas de velocidade aumentada do fluxo sanguíneo cardíaco levam à lesão endotelial, propiciando um local para aderência e crescimento bacterianos.

TABELA 21-14 Profilaxia de endocardite para procedimentos dentários (ATUALIZADA)[1]

Razoável	Não Recomendada
Profilaxia de endocardite é razoável em pacientes com alto risco de resultados adversos, submetidos a procedimentos dentários que envolvem manipulação de tecido gengival ou da região periapical dos dentes ou perfuração da mucosa oral	Profilaxia de endocardite não é recomendada para: • Injeções de rotina através de tecido não infectado • Radiografias dentárias • Colocação ou remoção de aparelhos de prótese dentária ou ortodontia • Ajuste de aparelhos ortodônticos • Colocação de aparelho ortodôntico • Extração de dentes decíduos • Sangramento decorrente de trauma labial ou mucosa oral

[1]Corresponde à atualização focalizada de 2008 incorporada nas diretrizes ACC/AHA 2006 para o tratamento de pacientes com cardiopatia valvular.
Reproduzida com permissão de Dajani AS, Tauber KA, Wilson W, et al: Prevention of bacterial endocarditis; recommendantions by the American Heart Association. Circulation. 1997;96:358.

Na verdade, as últimas diretrizes ACC/AHA não sugerem profilaxia para procedimentos geniturinários ou gastrointestinais; entretanto, a AHA assinala que é razoável administrar antibióticos para prevenir infecção cirúrgica. Além disso, eles assinalam que embora profilaxia não seja sugerida para procedimentos no trato respiratório, ela é uma estratégia razoável em pacientes de alto risco em que uma incisão foi feita no trato respiratório (p. ex., em amigdalectomia).

Apesar dessas poucas indicações, o ACC/AHA anota que muitos pacientes e médicos esperam a administração de profilaxia para endocardite em pacientes com cardiopatia valvular, coarctação aórtica e cardiomiopatia hipertrófica. Como sempre, o risco da administração de antibiótico deve ser considerado ao oferecer profilaxia a pacientes fora da categoria de alto risco ACC/AHA. As diretrizes estão sempre mudando, e embora não consideradas como sendo "padrão de tratamento", elas estão cada vez mais presentes na prática médica; além disso, desviar-se das diretrizes requer frequentemente explicação por estar fora da prática "com base em evidência". Revisão das diretrizes ACC/AHA, que agora são disponíveis *on-line,* é recomendada, quando forem encontrados pacientes de alto risco.

ANTICOAGULAÇÃO

Pacientes com válvulas cardíacas protéticas mecânicas necessitam de anticoagulação, que, atualmente, é realizada com varfarina. Aspirina também é indicada nesta população, bem como em pacientes com válvulas bioprotéticas, para prevenir a formação de trombo. Varfarina é, às vezes, também usada inicialmente para válvulas bioprotéticas mitrais (Tabela 21-16).

Pacientes com válvulas protéticas, muitas vezes, se apresentam para cirurgia não cardíaca, o que exigirá descontinuação temporária da anticoagulação. As diretrizes ACC/AHA indicam que os pacientes em baixo risco de trombose, como aqueles com

TABELA 21-15 Esquemas para um procedimento dentário (ATUALIZADA)

Situação	Agente	Esquema: Dose Única 30 a 60 min Antes do Procedimento	
		Adultos	**Crianças**
Oral	Amoxicilina	2 g	50 mg/kg
Incapaz de tomar medicação oral	Ampicilina	2 g IM ou IV	50 mg/kg IM ou IV
	OU		
	Cefazolina ou ceftriaxona	1 g IM ou IV	50 mg/kg IM ou IV
Alérgico a penicilinas ou ampicilina – oral	Cefalexina[1,2]	2 g	50 mg/kg
	OU		
	Clindamicina	600 mg	20 mg/kg
	OU		
	Azitromicina ou claritromicina	500 mg	15 mg/kg
Alérgico a penicilinas ou ampicilina e incapaz de tomar medicação oral	Cefazolina ou ceftriaxona[‡]	1 g IM ou IV	50 mg/kg IM ou IV
	OU		
	Clindamicina	600 mg IM ou IV	20 mg/kg IM ou IV

[1]Ou usar outra cefalosporina oral de primeira ou segunda geração em posologia adulta ou pediátrica equivalente.
[2]Cefalosporinas não devem ser usadas em um paciente com uma história de anafilaxia, angioedema, ou urticária com penicilinas ou ampicilina.
IM, intramuscular; IV, intravenosa.
Reproduzida, com permissão, de Nishimura RA, Carabello BA, Faxon DP, et al: ACC/AHA 2008 guideline update on valvular heart disease: focused update on infective endocarditis prophylaxis. J Am Coll Cardiol 2008;2:676.

TABELA 21-16 Recomendações para terapia antitrombótica em pacientes com válvulas cardíacas protéticas

	Aspirina (75-100 mg)	Varfarina (INR 2-3)	Varfarina (INR 2,5-3,5)	Sem Varfarina
Válvulas protéticas mecânicas				
AVR-baixo risco				
Menos de 3 meses	Classe I	Classe I	Classe IIa	
Mais de 3 meses	Classe I	Classe I		
AVR-alto risco	Classe I		Classe I	
MVR	Classe I		Classe I	
Válvulas protéticas biológicas				
AVR-baixo risco				
Menos de 3 meses	Classe I	Classe IIa		Classe IIb
Mais de 3 meses	Classe I			Classe IIa
AVR-alto risco	Classe I	Classe I		
MVR-baixo risco				
Menos de 3 meses	Classe I	Classe IIa		
Mais de 3 meses	Classe I			Classe IIa
MVR-alto risco	Classe I	Classe I		

Dependendo do estado clínico do paciente, a terapia anticoagulante deve ser individualizada (veja situações especiais no texto). Em pacientes recebendo varfarina, aspirina é recomendada em geralmente todas as situações. Fatores de risco: fibrilação atrial, disfunção ventricular esquerda, tromboembolismo prévio e condição hipercoagulável. Razão normalizada internacional (INR) deve ser mantida entre 2,5 e 3,5 para válvulas de disco aórticas e válvulas de Starr-Edwards.
AVR, substituição de valva aórtica; MVR, substituição de valva mitral.
Dados de McAnuty JH, Rahimtoola SH. Antithrombotic therapy in valvular heart disease. In: Schlant R, Alexander RW, editors. Hurst's The Heart. New York, McGraw-Hill, 1998:1867-1874.

válvulas mecânicas bicúspides na posição aórtica sem problemas adicionais (p. ex., sem AF ou sem estado hipercoagulável) podem descontinuar varfarina 48-72 horas pré-operatoriamente, de tal modo que o INR caia abaixo de 2,0. Heparina pode ser descontinuada 4-6 horas antes da cirurgia e a seguir reiniciada tão logo o sangramento cirúrgico permita, até que o paciente possa ser reiniciado sob terapia com varfarina. Plasma fresco congelado pode ser dado, se necessário, em uma situação de emergência para interromper terapia com varfarina. Vitamina K não deve ser administrada, uma vez que poderia potencialmente levar a um estado hipercoagulável. A equipe de anestesia deve sempre consultar o cirurgião do paciente e o médico responsável por prescrever a anticoagulação antes de ajustar esquemas de anticoagulação ou antiplaquetas perioperatoriamente.

Cardiopatia Congênita

Considerações Pré-Operatórias

A cardiopatia congênita abrange um rol muito grande de anormalidades que podem ser detectadas no lactente, no começo da infância ou, mais raramente, na idade adulta. A incidência de cardiopatia congênita em nascidos vivos aproxima-se de 1%. A história natural de alguns defeitos é tal que os pacientes muitas vezes sobrevivem até a idade adulta (Tabela 21-17). Além disso, o número de adultos sobrevivendo com cardiopatia congênita está aumentando, possivelmente como resultado de avanços nos tratamentos cirúrgico e clínico. Um número cada vez maior de pacientes com cardiopatia congênita pode, portanto, ser submetido a uma cirurgia não cardíaca e parto operatório. Conhecimento da anatomia do defeito original da estrutura cardíaca e de quaisquer reparos corretivos é essencial antes de anestesiar o paciente com cardiopatia congênita (CHD).

A natureza complexa e a variada fisiopatologia dos defeitos cardíacos congênitos tornam difícil a sua classificação. Um esquema comumente usado está apresentado na Tabela 21-18. A maioria dos pacientes se apresenta com cianose, ICC, ou uma anormalidade assintomática. Cianose é geralmente o resultado de uma comunicação intracardíaca anormal que permite que sangue não oxigenado chegue à circulação arterial sistêmica (*shunt* da direita para a esquerda). ICC é mais comum com defeitos que obstruem a ejeção ventricular esquerda ou aumentam marcadamente o fluxo sanguíneo pulmonar. Este aumento é geralmente decorrente de uma comunicação intracardíaca anormal, causando retorno de sangue oxigenado para o coração direito (*shunt* da esquerda para a direita). Apesar de os *shunts* da direita para a esquerda geralmente diminuir o fluxo sanguíneo pulmonar, algumas lesões complexas aumentam o fluxo sanguíneo pulmonar – mesmo na presença deste *shunt*. Em muitos casos, mais de uma lesão está presente. De fato, a sobrevida (antes da correção cirúrgica) com algumas anomalias (p. ex., transposição, retorno venoso anômalo total, atresia pulmonar) só é possível com a presença simultânea de outra lesão com *shunt* (p. ex., canal arterial patente, forame oval patente, defeito septal ventricular). Hipoxemia crônica em pacientes com cardiopatia cianótica normalmente resulta em eritrocitose. Este aumento na massa de eritrócitos, que é decorrente da secreção aumentada de eritropoetina pelos rins, serve para normalizar a concentração tecidual de oxigênio. Infelizmente, a viscosidade sanguínea pode também aumentar a ponto de interferir com a distribuição do oxigênio. Quando a oxigenação tecidual é normalizada, o hematócrito se estabiliza (geralmente < 65%), sem sintomas da síndrome de hiperviscosidade; diz-se que o paciente tem eritrocitose compensada. Pacientes com eritrocitose não compensada não estabelecem este equilíbrio; eles têm sintomas de hiperviscosidade e podem estar em risco de complicações trombóticas, particularmente acidente vascular encefálico. Este último é agravado por desidratação. Crianças com menos de 4 anos parecem estar sob maior risco de AVE. Flebotomia geralmente não é recomendada sem sintomas de hiperviscosidade e hematócrito < 65%.

TABELA 21-17 Cardiopatias congênitas em que os pacientes geralmente sobrevivem até a idade adulta sem tratamento

Válvula aórtica bicúspide
Coarctação da aorta
Estenose da válvula pulmonar
Defeito septal atrial de *ostium secundum*
Defeito septal ventricular
Canal arterial patente

TABELA 21-18 Classificação das cardiopatias congênitas

Lesões que causam obstrução da ejeção
Ventrículo esquerdo
Coarctação da aorta
Estenose aórtica
Ventrículo direito
Estenose da válvula pulmonar
Lesões que causam *shunt* da esquerda para a direita
Defeito do septo ventricular
Canal arterial patente
Defeito do septo atrial
Defeito de coxim endocárdico
Retorno venoso anômalo parcial pulmonar
Lesões que causam *shunt* da direita para a esquerda
Com fluxo sanguíneo pulmonar diminuído
Tetralogia de Fallot
Atresia pulmonar
Atresia tricúspide
Com fluxo sanguíneo pulmonar aumentado
Transposição dos grandes vasos
Truncus arteriosus
Ventrículo único
Ventrículo direito com dupla saída
Retorno venoso pulmonar anômalo total
Coração esquerdo hipoplásico

Anormalidades da coagulação são comuns em pacientes com cardiopatia cianótica. As contagens plaquetárias costumam ser normais/baixas, e muitos pacientes têm defeitos sutis ou francos na cascata da coagulação. Flebotomia pode melhorar a hemostasia em alguns pacientes. Hiperuricemia muitas vezes ocorre por causa de reabsorção aumentada de urato secundária à hipoperfusão renal. Artrite gotosa é incomum, mas a hiperuricemia pode resultar em comprometimento renal progressivo.

Ecocardiografia Doppler pré-operatória é valiosa para ajudar a definir a anatomia do defeito(s) e para confirmar ou excluir a existência de outras lesões ou complicações, seu significado fisiológico e os efeitos de quaisquer intervenções terapêuticas.

Conduta Anestésica

Estes pacientes dividem-se em quatro grupos: aqueles que receberam cirurgia cardíaca corretiva e não necessitam de operações adicionais, aqueles que realizaram apenas cirurgia paliativa, aqueles que não se submeteram ainda a qualquer cirurgia cardíaca, e aqueles cujas condições são inoperáveis e podem estar aguardando transplante cardíaco. Embora o tratamento do primeiro grupo de pacientes possa ser o mesmo que o dos pacientes normais (exceto pela antibioticoterapia profilática), o cuidado dos outros exige familiaridade com a fisiopatologia complexa destes defeitos. Mesmo pacientes que receberam cirurgia corretiva podem ser propensos ao desenvolvimento de problemas perioperatórios (Tabelas 21-19 e 21-20). Alguns procedimentos cirúrgicos eliminam o risco de endocardite, enquanto outros aumentam o risco pelo uso de válvulas, condutos protéticos ou a criação de novos *shunts*.

TABELA 21-19 Problemas comuns em sobreviventes de correção de cardiopatias congênitas

Arritmias
Hipoxemia
Hipertensão pulmonar
Shunts existentes
Embolia paradoxal
Endocardite bacteriana

TABELA 21-20 Lesões cardíacas congênitas e risco perioperatório para cirurgia não cardíaca

Alto risco
Hipertensão pulmonar, primária ou secundária
Cardiopatia congênita cianótica
Classe III ou IV da New York Heart Association
Disfunção ventricular sistêmica grave (fração de ejeção < 35%)
Lesões obstrutivas cardíacas esquerdas graves
Risco moderado
Válvula ou conduto protético
Shunt intracardíaco
Obstrução cardíaca esquerda moderada
Disfunção ventricular sistêmica moderada

Warnes C, Williams R, Bashore T, et al: ACC/AHA guidelines for the management of adults with congenital heart disease. Circulation 2008;118:2395.

Para a finalidade de manejo anestésico, os defeitos cardíacos congênitos podem ser divididos em lesões obstrutivas, *shunts* predominantemente da esquerda para a direita ou *shunts* predominantemente da direita para a esquerda. Na realidade, *shunts* podem também ser bidirecionais e podem-se inverter sob certas condições.

1. Lesões Obstrutivas

Estenose Pulmonar

Estenose da válvula pulmonar obstrui a ejeção ventricular direita e causa hipertrofia ventricular direita concêntrica. Obstrução grave se apresenta no período neonatal, enquanto graus menores de obstrução podem passar despercebidos até a idade adulta. A válvula é geralmente deformada e ou é bivalvar ou trivalvar. As valvas são frequentemente parcialmente fundidas e apresentam formação de cúpula sistólica na ecocardiografia. O ventrículo direito sofre hipertrofia, e dilatação pós-estenótica da artéria pulmonar muitas vezes está presente. Os sintomas são os de insuficiência cardíaca ventricular direita. Os pacientes sintomáticos facilmente desenvolvem fadiga, dispneia e cianose periférica com esforço, como resultado do limitado fluxo sanguíneo pulmonar a extração aumentada de oxigênio pelos tecidos. Com estenose grave, o gradiente na válvula pulmonar excede 60-80 mmHg, dependendo da idade do paciente. *Shunt* da direita para a esquerda pode também ocorrer na presença de um forame oval patente ou defeito septal atrial. O débito cardíaco é muito dependente de uma frequência cardíaca elevada, mas aumentos excessivos podem comprometer o enchimento ventricular. Valvuloplastia percutânea com balão é geralmente considerada o tratamento de escolha inicial na maioria dos pacientes com estenose pulmonar sintomática. O manejo anestésico de pacientes submetidos à cirurgia deve preconizar a manutenção de uma frequência cardíaca normal ou ligeiramente elevada, aumentar a pré-carga e evitar fatores que aumentem a PVR.

2. *Shunts* Predominantemente da Esquerda para a Direita (Simples)

Shunts simples são comunicações anormais isoladas entre os lados direito e esquerdo do coração, o sangue geralmente flui através deles da esquerda para a direita, e o fluxo sanguíneo pelo coração direito e dos pulmões aumenta. Dependendo do tamanho e localização da comunicação, o ventrículo direito pode também estar sujeito às pressões esquerdas mais elevadas, resultando em sobrecarga tanto de pressão quanto de volume. A pós-carga ventricular direita é normalmente 5% da do ventrículo esquerdo, de modo que mesmo pequenos gradientes de pressão da esquerda para a direita podem produzir grandes aumentos no fluxo sanguíneo pulmonar. A proporção de fluxo sanguíneo pulmonar (Qs) para sistêmico (Qs) é útil para determinar a direção do *shunt*.

Uma relação maior que 1 geralmente indica um *shunt* da esquerda para a direita, enquanto uma razão menor que 1 indica um *shunt* da direita para a esquerda. Uma relação de 1 indica ou ausência de *shunt* ou um *shunt* bidirecional de magnitudes semelhantes.

Grandes aumentos no fluxo sanguíneo pulmonar produzem congestão vascular pulmonar e aumentam a água pulmonar extravascular. Esta última interfere com a troca gasosa, diminui a complacência pulmonar e aumenta o trabalho de respirar. Distensão atrial direita também comprime o brônquio esquerdo, enquanto distensão dos vasos pulmonares comprime os brônquios menores.

Aumento crônico no fluxo sanguíneo pulmonar ao longo de vários anos produz alterações vasculares que aumentam irreversivelmente a PVR. A elevação da pós-carga ventricular direita produz hipertrofia e eleva progressivamente as pressões cardíacas direitas. Com doença avançada, as pressões dentro do coração direito podem exceder aquelas dentro do coração esquerdo. Nestas condições, o *shunt* intracardíaco se inverte e se torna um *shunt* da direita para a esquerda (síndrome de Eisenmenger).

Quando uma comunicação é pequena, o fluxo no *shunt* depende principalmente do tamanho da comunicação (*shunt* restritivo). Quando a comunicação é grande (*shunt* não restritivo), o fluxo do *shunt* depende do balanço relativo entre PVR e SVR. Um aumento na PVR em relação à SVR favorece *shunt* da es-
12 querda para a direita. Lesões de câmara comum (p. ex., átrio único, ventrículo único, *truncus arteriosus*) representam a forma extrema de *shunts* não restritivos; o fluxo do *shunt* com estas lesões é bidirecional e totalmente dependente de alterações relativas na pós-carga ventricular.

13 A presença de um *shunt* entre os corações direito e esquerdo, independentemente da direção do fluxo sanguíneo, obriga à exclusão meticulosa de bolhas de ar e material particulado dos líquidos intravenosos para prevenir embolia paradoxal para dentro da circulaçao cerebral ou coronariana.

Defeitos do Septo Atrial

Os defeitos do septo atrial (ASD_S) de *ostium secundum* são o tipo mais comum e geralmente ocorrem como lesões na área da fossa *ovalis*. O defeito é, às vezes, associado a retorno venoso pulmonar anômalo parcial, mais comumente da veia pulmonar superior direita. Um ASD de *secundum* pode resultar em abertura única ou múltiplas (fenestrado) entre os átrios. Os ASDs, mais raros, de *sinus venosus* e *ostium primum*, são tipicamente associados a outras anormalidades cardíacas. Defeitos de *sinus venosus* são localizados no septo interatrial superior, próximo à veia cava superior; uma ou mais das veias pulmonares direitas, muitas vezes, drena para a veia cava superior. Em contraste, ASDs de *ostium primum* são localizados no septo interatrial inferior e sobrepõem as válvulas mitral e tricúspide; a maioria dos pacientes também tem uma fenda na valva anterior da válvula mitral, e alguns tem uma valva septal anormal na válvula tricúspide.

A maioria das crianças com ASDs é minimamente sintomática; algumas têm infecções pulmonares recorrentes. Insuficiência cardíaca congestiva e hipertensão pulmonar são encontradas mais comumente em adultos com ASDs. Pacientes com defeitos de *ostium primum*, muitas vezes, têm *shunts* grandes e podem desenvolver também importante regurgitação mitral. Na ausência de insuficiência cardíaca, as alterações relacionadas com fármacos anestésicos inalatórios e intravenosos geralmente não se alteram significativamente em pacientes com ASDs. **Grandes aumentos na SVR devem ser evitados porque eles podem piorar o *shunt* da esquerda para a direita.**

Defeitos do Septo Ventricular

Os defeitos do septo ventricular (VSDs) são um defeito cardíaco congênito comum, responsabilizando-se por até 25 a 35% das cardiopatias congênitas. O defeito é mais frequentemente encontrado na parte membranosa do septo interventricular (VSD membranoso ou infracristal) em uma posição posterior e anterior à valva septal da válvula tricúspide. VSDs musculares vêm a seguir em frequência e são localizados na porção média ou apical do septo interventricular, onde pode haver um defeito único ou múltiplas aberturas (assemelhando-se a queijo suíço). Defeitos no septo subpulmonar (supracristal) são frequentemente associados à regurgitação aórtica, porque a valva coronariana direita pode prolapsar para dentro do VSD. Defeitos septais na entrada ventricular são geralmente similares em desenvolvimento e localização a defeitos septais AV (veja a seção seguinte).

A anormalidade funcional resultante de um VSD é dependente do tamanho do defeito, da PVR e da presença ou ausência de outras anormalidades. Pequenos VSDs, particularmente do tipo muscular, muitas vezes, se fecham durante a infância. Defeitos restritivos são associados a apenas pequenos *shunts* da esquerda para a direita (razões de fluxo sanguíneo pulmonar–sistêmico menores que 1,75:1). Defeitos grandes produzem grandes *shunts* da esquerda para a direita (*shunts* maiores que 2:1) que variam diretamente com a SVR e indiretamente com a PVR. Infecções pulmonares recorrentes e insuficiência cardíaca congestiva são comuns com razões de fluxo pulmonar–sistêmico de 3-5:1. Os pacientes com pequenos VSDs são tratados clinicamente e acompanhados com ECG (detecção de HVD) e ecocardiografia. Correção cirúrgica é geralmente executada em pacientes com grandes VSDs antes que desenvolva doença vascular pulmonar e fisiologia de Eisenmenger. Como no caso de defeitos atriais, na ausência de insuficiência cardíaca, as respostas anestésicas a agentes inalatórios e intravenosos geralmente não são significativamente alteradas. Similarmente, aumentos na SVR pioram o *shunt* da esquerda para a direita. **Quando existe *shunt* da direita para a esquerda, aumentos abruptos na PVR ou diminuições na SVR são mal tolerados.**

Defeitos dos Septos Atrioventriculares

Os defeitos do coxim endocárdico (canal AV) produzem defeitos septais, atriais e ventricular contíguos, muitas vezes com válvulas AV muito anormais. Esta é uma lesão comum em pacientes com síndrome de Down. O defeito pode produzir grandes *shunts* em ambos os níveis atrial e ventricular. Insuficiências mitral e tricúspide exacerbam a sobrecarga de volume nos ventrículos. Inicialmente, o *shunt* é predominantemente da esquerda para a direita; entretanto, com hipertrofia pulmonar cada vez maior, desenvolve-se síndrome de Eisenmenger com cianose exuberante.

Canal Arterial Patente

Persistência da comunicação entre o tronco da artéria pulmonar e a aorta pode produzir *shunts* da esquerda para a direita restritivos ou não restritivos. Esta anormalidade é comumente responsável por deterioração cardiopulmonar em lactentes prematuros e, ocasionalmente, se apresenta tardiamente, podendo ser corrigida via toracoscopia. A conduta anestésica deve ser semelhante a dos defeitos septais atriais e ventriculares.

Retorno Venoso Anômalo Parcial

Este defeito está presente quando uma ou mais veias pulmonares drena para o lado direito do coração; as veias anômalas são geralmente do pulmão direito. Os possíveis locais de entrada anômalos incluem o átrio direito, a veia cava superior ou inferior e o seio coronário. A anormalidade resultante produz uma quantidade variável de *shunt* da esquerda para a direita. A evolução clínica e o prognóstico são geralmente excelentes e similares aos de um ASD de óstio *secundum*. Um seio coronário muito grande, visualizado na TEE, sugere drenagem anômala para dentro do seio coronário, o que pode complicar o manejo de cardioplegia durante cirurgia cardíaca. Retorno venoso anômalo total é corrigido imediatamente após o nascimento.

3. Shunts Predominantemente da Direita para a Esquerda (Complexos)

As lesões deste grupo (algumas também chamadas **lesões misturadoras**) muitas vezes produzem tanto obstrução à ejeção, quanto *shunt*. A obstrução favorece o fluxo do *shunt* na direção do lado não obstruído. Quando a obstrução é relativamente pequena, o volume do *shunt* é afetado pela relação entre a SVR e PVR, mas obstruções cada vez maiores fixam a direção e magnitude do *shunt*. Atresia de qualquer uma das válvulas cardíacas representa a forma extrema de obstrução. O *shunt* ocorre proximal à válvula defeituosa e é completamente fixo; a sobrevida depende de outro *shunt* distal (geralmente um *ductus arteriosus* patente [PAD], forame oval patente, ASD ou VSD), onde o sangue flui na direção oposta. Este grupo de defeitos pode também ser dividido, conforme eles aumentem ou diminuam o fluxo sanguíneo pulmonar.

Tetralogia de Fallot

Esta anomalia classicamente é formada por uma obstrução à ejeção ventricular direita, hipertrofia ventricular direita e um VSD com uma aorta sobrejacente. Obstrução ventricular direita na maioria dos pacientes é decorrente de estenose infundibular, que é decorrente de hipertrofia do músculo subpulmonar (crista ventriculares). Pelo menos 20 a 25% dos pacientes têm também estenose pulmonar, e uma pequena porcentagem de pacientes tem algum elemento de obstrução supravalvular. A válvula pulmonar é, muitas vezes, bicúspide ou, menos comumente, atrésica. A obstrução infundibular pode ser aumentada pelo tônus simpático, sendo, portanto, dinâmica; esta obstrução é provavelmente responsável pelas crises hipercianóticas observadas em pacientes muito jovens. **A combinação de uma obstrução da ejeção ventricular direita e um VSD resulta em um grande *shunt* direito-esquerdo,** que possui componentes fixos e componentes variáveis. O componente fixo é determinado pelo grau de obstrução ventricular direita, enquanto o componente variável depende da SVR e PVR.

Neonatos com obstrução ventricular direita grave podem deteriorar rapidamente, à medida que o fluxo sanguíneo pulmonar diminui quando um PDA começa a se fechar. Prostaglandina E_1 intravenosa (0,05-0,2 mcg/kg/min) é usada para evitar o fechamento ductal nesses casos. Cirurgia paliativa com a construção de um *shunt* sistêmico da esquerda para a direita ou correção completa é a seguir geralmente efetuada. Para a primeira, um *shunt* de Blalock-Taussig modificado (sistêmico–pulmonar arterial) é mais frequentemente usado para aumentar o fluxo sanguíneo pulmonar. Neste procedimento, um enxerto sintético é anastomosado entre uma artéria subclávia e a artéria pulmonar ipsolateral. A correção completa envolve o fechamento do VSD, remoção do músculo obstrutivo infundibular e valvulotomia ou valvuloplastia pulmonar, quando necessário.

14 Os objetivos do manejo anestésico em pacientes com tetralogia de Fallot devem-se manter o volume intravascular e a VSD. Aumentos na PVR, como os que podem ocorrer por acidose ou pressões excessivas nas vias aéreas, devem ser evitados. **Cetamina (intramuscular ou intravenosa) é um agente de indução comumente usado porque mantém ou aumenta a SVR e, por essa razão, não agrava o *shunt* da direita para a esquerda.** Pacientes com menores *shunts* geralmente toleram uma indução inalatória. O *shunt* da direita para a esquerda tende a retardar a captação de anestésicos inalatória; em contraste, pode acelerar o início dos agentes intravenosos. A oxigenação, muitas vezes, melhora depois da indução da anestesia. Relaxantes musculares que liberam histamina devem ser evitados. Crises hipercianóticas podem ser tratadas com líquido intravenoso e fenilefrina (5 mcg/kg). Betabloqueadores (p. ex., propranolol) podem também ser efetivos em aliviar o espasmo infundibular. Bicarbonato de sódio para corrigir a acidose metabólica resultante pode também ser útil, quando a hipoxemia é grave e prolongada.

Atresia Tricúspide

Com atresia tricúspide, a ejeção sanguínea do átrio direito se dará somente por um forame oval patente (ou um ASD). Além disso, um CAP (ou VSD) é necessário para haver circulação pulmonar. Cianose é geralmente evidente ao nascimento, e sua gravidade depende do fluxo sanguíneo pulmonar. A sobrevida inicial é dependente da infusão de prostaglandina E_1, com ou sem uma septostomia atrial percutânea com balão de Rashkind. Cianose grave exige precocemente um *shunt* de Blalock-Taussig modificado. O tratamento cirúrgico preferencial é um procedimento de Fontan modificado, em que a drenagem venosa é dirigida para a circulação pulmonar. Em alguns centros, um *shunt* da veia cava superior ao tronco da artéria pulmonar (bidirecional de Glenn) pode ser empregado antes ou em lugar de um procedimento de Fontan. Com ambos os procedimentos, sangue das veias sistêmicas flui para o átrio esquerdo sem a assistência do ventrículo direito. O sucesso do procedimento depende de uma alta pressão venosa sistêmica e de manter tanto a PVR, quanto a pressão de átrio esquerdo baixa. Transplante cardíaco pode ser necessário, quando não há resultado com o procedimento de Fontan.

Transposição dos Grandes Vasos da Base (TGVB)

Em pacientes com TGVB, não há alteração no retorno venoso para o coração, porém a aorta se origina do ventrículo direito, e a artéria pulmonar origina-se do ventrículo esquerdo. Assim, sangue desoxigenado retorna para a circulação sistêmica, e sangue oxigenado retorna aos pulmões. A sobrevida é possível graças a um *shunt* pelo forame oval ou uma PDA. A presença de um VSD aumenta a mistura e reduz o nível de hipoxemia. Infusão de prostaglandina E_1 é geralmente necessária. Septostomia de Rashkind pode ser necessária, se a correção cirúrgica for postergada. O tratamento cirúrgico corretivo envolve um procedimento de troca do posicionamento arterial em que a aorta é dividida e reanastomosada ao ventrículo esquerdo, e a artéria pulmonar é dividida e reanastomosada ao ventrículo direito. As artérias coronárias precisam também ser reimplantadas no tronco da antiga artéria pulmonar. Se houver um VSD, este tambem é corrigido. Menos comumente, um procedimento de troca atrial (de Senning) pode ser realizado, se uma troca arterial não for possível. Neste último procedimento, é criado um defletor intra-atrial a partir da parede atrial, e o sangue das veias pulmonares flui através de um ASD para o ventrículo direito, de onde ele é ejetado para dentro da circulação sistêmica.

TGVB pode ocorrer com um VSD e estenose pulmonar. Esta combinação de defeitos simula tetralogia de Fallot; entretanto, a obstrução afeta o ventrículo esquerdo, não o ventrículo direito. A cirurgia corretiva envolve fechamento do VSD, direcionar a ejeção ventricular esquerda para dentro da aorta, ligadura da artéria pulmonar proximal, e criar uma comunicação valvulada ventricular direita -artéria pulmonar (procedimento de Rastelli).

Truncus Arteriosus

Com um defeito de *truncus arteriosus*, um tronco arterial único supre a circulação pulmonar e a sistêmica. O *truncus* é sobrejacente a um VSD, permitindo que ambos os ventrículos ejetem para dentro dele. À medida que a PVR diminui após o nascimento, o fluxo sanguíneo pulmonar aumenta muito, resultando em insuficiência cardíaca congestiva. Se não for tratado, a PVR aumenta, e cianose se desenvolve novamente, secundária ao fenômeno de Eisenmenger. Correção cirúrgica fecha o VSD, separa a artéria pulmonar do *truncus,* e conecta o ventrículo direito à artéria pulmonar com um conduto (reparo de Rastelli).

Síndrome de Coração Esquerdo Hipoplásico

Esta síndrome descreve um grupo de defeitos caracterizados por atresia da válvula aórtica e marcado subdesenvolvimento do ventrículo esquerdo. O ventrículo direito é a principal câmara de bombeamento para ambas as circulações sistêmica e pulmonar. Ele ejeta normalmente para dentro da artéria pulmonar, e todo (ou quase todo) o fluxo sanguíneo que entra na aorta é geralmente derivado de um PDA. O tratamento cirúrgico pode ser realizado pelo reparo de Norwood em que uma nova aorta é criada a partir da aorta hipoplásica e do tronco da artéria pulmonar. O fluxo sanguíneo pulmonar é fornecido via um *shunt* de Blalock-Taussig sendo o ventrículo direito o ventrículo bombeador sistêmico do coração. Uma conduta híbrida paliativa também pode ser empregada, em que se realiza uma cerclagem das artérias pulmonares (diminuição do fluxo) e perpetuação do canal arterial com um *stent* para fornecer fluxo sanguíneo sistêmico.

Paciente com um Coração Transplantado

Considerações Pré-Operatórias

O número de pacientes com um coração transplantado está aumentando em razão da frequência crescente de transplantes e aumento da sobrevida pós-transplante. Estes pacientes podem-se submeter à cirurgia no pós-operatório para exploração mediastinal ou retransplante, ou tardiamente para incisão e drenagem de infecções, cirurgia ortopédica ou outros procedimentos.

15 O coração transplantado é totalmente desnervado, de modo que influências autonômicas diretas não existem. A formação e condução do impulso cardíaco são normais, mas a ausência de influências vagais causa uma frequência em repouso relativamente alta (100-120 batimentos/min). Embora as fibras simpáticas estejam similarmente interrompidas, a resposta às catecolaminas circulantes é normal ou mesmo aumentada por causa da sensibilidade de dsenervação (densidade aumentada de receptores). O débito cardíaco tende a ser normal (limite inferior) e aumenta lentamente em resposta ao exercício, porque a resposta é dependente de um aumento nas catecolaminas circulantes. Uma vez que a relação de *Starling* entre o volume diastólico final e o débito cardíaco seja normal, muitas vezes se diz que o coração transplantado é dependente da pré-carga. A autorregulação coronariana é preservada.

A avaliação pré-operatória deve-se focalizar na avaliação do estado funcional do órgão transplantado e em detectar complicações da imunossupressão. Rejeição pode ser prenunciada por arritmias (nos primeiros 6 meses) ou tolerância reduzida a exercício em razão de uma deterioração progressiva do desempenho miocárdico. Avaliações ecocardiográficas periódicas são comumente usadas para monitorizar a rejeição, mas a técnica mais confiável é biópsia endomiocárdica. Aterosclerose acelerada no coração transplantado é um problema muito comum e sério que limita a vida do transplante. Além disso, isquemia e infarto do miocárdio são quase sempre silenciosos por causa da desnervação. Em razão disto, os pacientes devem-se submeter a avaliações periódicas, incluindo angiografia, para avaliação de aterosclerose coronariana.

A terapia imunossupressora geralmente inclui ciclosporina, azatioprina e prednisona. Efeitos colaterais importantes incluem nefrotoxicidade, supressão da medula óssea, hepatotoxicidade, infecções oportunistas e osteoporose. Hipertensão e retenção de líquido são comuns e geralmente exigem tratamento com um diurético e um ACE. Doses para estresse de corticosteroides são necessárias, quando os pacientes se submetem a grandes procedimentos.

Conduta Anestésica

Quase todas as técnicas anestésicas, incluindo anestesia regional, foram usadas com sucesso em pacientes transplantados. A função pré-carga dependente do enxerto torna desejável a manutenção de uma pré-carga cardíaca normal ou alta. Além disso, a ausência de aumentos reflexos na frequência cardíaca pode tornar os pacientes particularmente sensíveis à vasodilatação rápida. Vasopressores indiretos, como efedrina, são menos efetivos que agentes de ação direta em razão da ausência de reservas de catecolamina nos neurônios miocárdicos. Infusões de isoproterenol ou epinefrina devem estar facilmente disponíveis para aumentar a frequência cardíaca, se necessário.

Monitoramento eletrocardiográfico cuidadoso para isquemia é necessário. O ECG geralmente demonstra dois conjuntos de ondas P, um representando o nó sinoatrial (SA) do próprio receptor (que é deixado intacto), e o outro representando o nó SA do doador. O nó SA do receptor pode ainda ser afetado por influências autonômicas, mas ele não afeta a função cardíaca. Monitoramento direto de pressão arterial deve ser usado para grandes operações; assepsia estrita deve ser observada durante o procedimento.

Em um paciente recentemente transplantado, o ventrículo direito do coração transplantado pode não ser capaz de superar a resistência da vasculatura pulmonar. Insuficiência ventricular direita pode ocorrer perioperatoriamente, exigindo o uso de óxido nítrico inalado, inotrópicos, e, às vezes, aparelhos de assistência ventricular.

DISCUSSÃO DE CASO

Fratura do Quadril em uma Mulher Idosa

Uma mulher de 71 anos se apresenta para redução aberta e fixação interna de uma fratura do quadril esquerdo. Ela relata uma história de dois episódios de tontura vários dias antes da sua queda. Quando perguntada sobre sua queda, ele só consegue se lembrar de estar em pé no seu banheiro enquanto escovava os dentes e a seguir acordar no chão com dor no quadril. O ECG pré-operatório mostra um ritmo sinusal com um intervalo P–R de 220 ms e um padrão de bloqueio de ramo direito (RBBB).

Por que o anestesiologista deve estar preocupado com uma história de síncope?

Uma história de síncope em pacientes idosos deve sempre suscitar a possibilidade de arritmias e cardiopatia orgânica subjacente. Embora arritmias possam ocorrer na ausência de cardiopatia orgânica, as duas estão comumente relacionadas. Síncope cardíaca geralmente resulta de uma arritmia abrupta que subitamente compromete o débito cardíaco e prejudica a perfusão cerebral. Tontura e pré-síncope podem refletir graus menores de hipoperfusão cerebral. Tanto bradiarritmias, quanto taquiarritmias (veja Capítulo 20) podem produzir síncope. A Tabela 21-21 arrola outras causas cardíacas e não cardíacas de síncope.

Como comumente se originam bradiarritmias?

Bradiarritmias podem surgir de disfunção do nó SA ou de condução AV anormal do impulso cardíaco. Um retardo ou bloqueio do impulso pode ocorrer em qualquer local entre o nó SA e o sistema de His–Purkinje distal. Anormalidades reversíveis podem ser decorrentes de tônus vagal anormal, anormalidades eletrolíticas, toxicidade de droga, hipotermia, ou isquemia miocárdica. Anormalidades irreversíveis, que inicialmente podem ser intermitentes antes de se tornarem permanentes, refletem ou anormalidades isoladas do sistema de condução ou doença cardíaca subjacente (mais comumente hipertensiva, de artéria coronária ou cardiopatia valvar).

Qual é a fisiopatologia da disfunção do nó sinusal?

Os pacientes com disfunção do nó sinusal podem ter um ECG de 12 derivações básico normal, mas pausas abruptas na atividade do nó SA (parada sinusal) ou bloqueio intermitente

TABELA 21-21 Causas de síncope

Cardíacas
Arritmias
Taquiarritmias (geralmente > 180 batimentos/min)
Bradiarritmias (geralmente < 40 batimentos/min)
Comprometimento da ejeção ventricular esquerda
Estenose aórtica
Cardiomiopatia hipertrófica
Infarto miocárdico extenso
Mixoma atrial
Comprometimento do débito ventricular direito
Tetralogia de Fallot
Hipertensão pulmonar primária
Embolia pulmonar
Estenose de veia pulmonar
Comprometimento biventricular
Tamponamento cardíaco
Infarto miocárdico maciço
Não cardíacas
Reflexos acentuados
Reflexo vasodepressor (síncope vasovagal)
Hipersensibilidade do seio carotídeo
Neuralgias
Hipotensão postural
Hipovolemia
Simpatectomia
Disfunção autonômica
Manobra de Valsalva sustentada
Doença cerebrovascular
Convulsões
Metabólicas
Hipóxia
Hipocapnia acentuada
Hipoglicemia

da condução do impulso SA para o tecido circundante (bloqueio da saída) podem ocorrer. Sintomas estão geralmente presentes, quando as pausas são prolongadas (> 3 s) ou a frequência ventricular efetiva é menor que 40 batimentos/min. Os pacientes podem experimentar tontura intermitente, confusão, fadiga, ou falta de ar. Disfunção sintomática do nó SA, ou síndrome do seio doente, é, muitas vezes, desmascarada por agentes bloqueadores β-adrenérgicos, bloqueadores dos canais de cálcio, digoxina ou quinidina. O termo síndrome taquicardia–bradicardia é, muitas vezes, usado quando pacientes experimentam taquiarritmias paroxísticas (geralmente *flutter* ou fibrilação atrial) seguidas por pausas sinusais ou bradicardia. Sendo que a bradicardia, provavelmente, representa uma falha do nó SA em recuperar a automaticidade normal após supressão pela taquiarritmia. O diagnóstico deve ser com base em registros eletrocardiográficos feitos durante os sintomas (monitoramento Holter) ou após testes provocadores (estimulação de barorreceptor carotídeo ou marca-passo atrial rápido).

Como são manifestadas alterações da condução no ECG de superfície de 12 derivações?

Anormalidades da condução AV são geralmente manifestadas por despolarização ventricular anormal (bloqueio de ramo), prolongamento do intervalo P–R (bloqueio AV de primeiro grau), falha de alguns impulsos atriais em despolarizar os ventrículos (bloqueio AV de segundo grau), ou dissociação AV (bloqueio AV de terceiro grau; também chamado BAVT (total)).

O que determina a importância destas anormalidades da condução?

A importância de uma anormalidade do sistema de condução depende da sua localização, sua probabilidade de progressão para BAVT e da probabilidade de que um marca-passo mais distal seja capaz de manter um ritmo de escape estável e adequado (> 40 batimentos/min). Quando a condução falha em qualquer lugar acima dele, um feixe de His normal é capaz de assumir a função de marca-passo e manter um complexo QRS normal, a não ser que esteja presente um defeito da condução intraventricular distal. Quando o ritmo de escape se origina mais distal no sistema de His-Purkinje, o ritmo geralmente é mais lento (< 40 batimentos/min) e frequentemente é instável; ele resulta em um complexo QRS largo.

Qual é o significado do bloqueio de ramo isolado com um intervalo P–R normal?

Um retardo ou bloqueio da condução no ramo direito do feixe resulta em um padrão de QRS típico de RBBB no ECG de superfície (forma de M ou rSR' em V_1) e pode representar uma anormalidade congênita ou cardiopatia orgânica subjacente. Em contraste, um retardo ou bloqueio no ramo principal esquerdo resulta em um padrão de QRS de bloqueio de ramo esquerdo (LBBB) (R largo com um ascenso retardado em V_5) e quase sempre representa doença cardíaca subjacente. O termo hemibloqueio é, muitas vezes, usado se apenas um dos dois fascículos do ramo esquerdo for bloqueado (hemibloqueio anterior esquerdo ou posterior esquerdo). Quando o intervalo P–R é normal – e na ausência de um MI recente – um bloqueio da condução no feixe esquerdo ou direito raramente leva a BAVT.

Pode o local de um bloqueio AV sempre ser determinado a partir de um ECG de 12 derivações?

Não. Um bloqueio AV de primeiro grau (intervalo P–R > 200 ms) pode refletir condução anormal em qualquer lugar entre os átrios e o sistema de His-Purkinje distal. Bloqueio AV de segundo grau Mobitz I, que é caracterizado por alongamento progressivo do intervalo P–R antes que uma onda P não seja conduzida (um QRS não segue a onda P), é geralmente decorrente de um bloqueio no próprio nó AV, e pode ser causado por toxicidade digitálica ou isquemia miocárdica; progressão para um BAVT é incomum.

Em pacientes com bloqueio AV de segundo grau Mobitz II, impulsos atriais periodicamente não são conduzidos para o ventrículo sem prolongamento progressivo do intervalo P–R. O bloqueio de condução é quase sempre no ou abaixo do feixe de His e frequentemente progride para BAVT, principalmente quando logo após um MI anterosseptal. O QRS é geralmente alargado.

Em pacientes com um BAVT, a frequência atrial e a frequência de despolarização ventricular são independentes (dissociação AV), porque os impulsos atriais não chegam aos ventrículos. Se o local do bloqueio for no nó AV, um ritmo estável do feixe de His resultará em um complexo QRS normal, e a frequência ventricular, muitas vezes, aumentará após administração de atropina. Se o bloqueio comprometer o feixe de His, a origem do ritmo ventricular é mais distal, resultando em complexos QRS largos. Um complexo QRS largo não significa alteração do feixe de His, pois esta alteração no ECG pode significar um bloqueio mais distal em um dos ramos do feixe.

Pode ocorrer dissociação AV na ausência de um bloqueio AV?

Sim. Dissociação AV pode ocorrer durante anestesia inalatória na ausência de bloqueio AV e resulta de uma bradicardia sinusal ou de um ritmo juncional AV rápido. Durante dissociação isorrítmica, os átrios e ventrículos batem independentemente a aproximadamente a mesma frequência. A onda P muitas vezes precede ou segue imediatamente o complexo QRS, sendo este padrão geralmente mantido. Em contraste, dissociação AV por interferência, resulta de uma frequência juncional mais rápida do que a frequência sinusal –de tal modo que os impulsos sinusais sempre encontram o nó AV no período refratário.

Como se apresentam bloqueios bifasciculares e trifasciculares?

Um bloqueio bifascicular existe quando dois dos três ramos principais do feixe de His (direito, anterior esquerdo ou posterior esquerdo) são bloqueados parcial ou completamente. Se um fascículo for completamente bloqueado, e os outros forem apenas parcialmente bloqueados, um padrão de bloqueio de ramo será associado a BAV de primeiro ou segundo grau. Se todos os três forem afetados, diz-se existir um bloqueio trifascicular. Um retardo ou bloqueio parcial em todos os três fascículos resulta ou em um intervalo P–R prolongado (BAV de primeiro grau) ou LBBB e RBBB se alternando. Bloqueio completo de todos os três fascículos resulta em BAVT.

Qual é o significado dos achados eletrocardiográficos nesta paciente?

Os achados eletrocardiográficos (bloqueio AV de primeiro grau mais RBBB) sugerem um bloqueio bifascicular. É provável doença extensa do sistema de condução. Além disso, os episódios de síncope e quase síncope sugerem que ela pode estar em risco de bradiarritmias ameaçadoras à vida (BAVT). Seriam necessários registros eletrocardiográficos intracardíacos para confirmar o local do retardo da condução.

Qual o tratamento apropriado para esta paciente?

Avaliação cardiológica é necessária em razão do bloqueio bifascicular sintomático. Duas condutas podem ser recomendadas, dependendo da urgência da cirurgia. Se a cirurgia for de emergência, um marca-passo temporário intravascular ou um marca-passo transcutâneo está indicado antes de anestesia geral ou regional. Se a cirurgia puder ser adiada 24-48 h (como neste caso), monitoramento eletrocardiográfico contínuo, ECGs de 12 derivações seriados e medidas de enzimas cardíacas são necessários para excluir isquemia ou infarto do miocárdio e para procurar registrar achados durante sintomas.

Quais são as indicações perioperatórias gerais de marca-passo temporário?

Indicações sugeridas incluem as seguintes: qualquer bradiarritmia sintomática documentada; BAV de segundo grau (tipo II), ou BAVT e taquiarritmias supraventriculares refratárias.

As três primeiras indicações geralmente requerem marca-passo ventricular, enquanto a quarta necessita de eletrodos estimuladores atriais e um gerador de pulso atrial programável.

De que modo um marca-passo cardíaco temporário pode ser implantado?

O marca-passo pode ser estabelecido por eletrodos intravenosos, transcutâneos, epicárdicos ou transesofágicos. O método mais confiável é geralmente via um eletrodo estimulador intravenoso na forma de um fio, dirigido por fluoroscopia, mas também pode ser posicionado no ventrículo direito, utilizando-se um fio balonado, dirigido pelo fluxo e monitorado pelas pressões. O marca-passo deve ser acionado, quando não houver mais débito cardíaco. Se o paciente tiver um ritmo, o registro eletrocardiográfico intracardíaco mostrando elevação do segmento ST, quando o eletrodo entra em contato com o endocárdio ventricular direito, confirma a colocação de qualquer dos dois tipos de eletrodo. Alguns cateteres de artéria pulmonar possuem uma porta extra para passagem de um fio marca-passo ventricular direito. Estes cateteres são particularmente úteis em pacientes com LBBB, que podem teoricamente desenvolver BAVT durante a colocação do cateter marca-passo. Marca-passo ventricular transcutâneo também é uma possibilidade alcançada por meio de almofadas de estimulação adesivas colocadas no tórax e que deve ser utilizado toda vez que um marca-passo intravenoso não for facilmente disponível. Eletrodos epicárdicos são geralmente usados durante cirurgia cardíaca. Estimular o átrio esquerdo via um eletrodo esofágico é uma técnica simples, relativamente não invasiva, mas é útil apenas para bradicardias sinusais sintomáticas e para terminar algumas taquiarritmias supraventriculares.

Uma vez posicionados, os eletrodos do marca-passo são conectados a um gerador de pulsos elétricos que periodicamente fornece um impulso a uma frequência e magnitude estabelecidas. A maioria dos geradores de marca-passo é também capaz de sentir a atividade elétrica espontânea (geralmente ventricular) do coração: quando é detectada atividade, o gerador suprime seu impulso seguinte. Alterando o limiar de sensibilidade do gerador, o gerador marca-passo pode funcionar em um modo fixo (assíncrono) ou em um modo de demanda (aumentando a sensibilidade) A mais baixa corrente pela qual o eletrodo pode despolarizar o miocárdio é chamada corrente limiar (geralmente < 2 mA para eletrodos intravenosos).

O que é um marca-passo sequencial?

Com um marca-passo ventricular muitas vezes há redução do débito cardíaco, porque não ocorre a contribuição atrial para o enchimento ventricular. Quando o sistema de condução AV está doente, a contração atrial ainda pode ser mantida por estimulação sequencial por eletrodos independentes: atrial e ventricular. O intervalo P–R pode ser variado, ajustando-se o retardo entre os impulsos atriais e ventriculares (geralmente ajustado em 150-200 ms).

Como são classificados os marca-passos?

Os marca-passos são classificados por um código de cinco letras, de acordo com as câmaras estimuladas, câmaras monitoradas, resposta à monitoração, programabilidade e função arritmia (Tabela 21-22). Os dois modos de estimulação mais comumente usados são VVI e DDD (as duas últimas letras frequentemente são omitidas).

Se um marca-passo for colocado nesta paciente, como podemos avaliar a sua função?

Se o ritmo encontrado na paciente for mais lento que a frequência de um marca-passo de demanda, espículas de estimulação devem ser vistas no ECG. A frequência das espículas deve ser idêntica à frequência programada no marca-passo (marca-passo permanente – geralmente 72/min) ou ajustada (temporário); uma frequência mais lenta pode indicar uma bateria fraca. Cada espícula deve ser seguida por um complexo QRS (100% de captura). Além disso, cada impulso deve ser seguido por um pulso arterial palpável. Se a paciente tiver um marca-passo temporário, o ritmo de escape pode ser estabelecido, retardando-se temporariamente a frequência de estimulação ou diminuindo-se a saída de corrente.

Quando a frequência cardíaca da paciente for mais rápida que a frequência ajustada do marca-passo, espículas não devem ser observadas, se o aparelho estiver monitorando apropriadamente. Neste caso, captura ventricular não pode ser avaliada, a não ser que a frequência do marca-passo aumente, ou a frequência cardíaca espontânea diminua. Felizmente, quando a bateria estiver fraca, a monitoração é afetada antes que a estimulação diminua. Uma radiografia de tórax é útil para excluir fratura ou desvio dos cabos do marca-passo. Se for suspeita má função do marca-passo, consulta cardiológica é essencial.

TABELA 21-22 Classificação dos marca-passos

Câmara Estimulada	Câmara Monitorada	Resposta à Monitoração	Programabilidade	Função Antiarrítmica
O = nenhuma	O = nenhuma	O = nenhuma	O = nenhuma	O = nenhuma
A = átrio	A = átrio	T = ativado	P = simples	P = estimulação por marca-passo
V = ventrículo	V = ventrículo	I = Inibida	M = multiprogramável	S = choque
D = dupla (átrio e ventrículo	D = dupla (átrio e ventrículo)	D = dupla (ativado e inibido)	C = comunicante R = modulação de frequência	D = dupla (estimulação e choque)

Que condições intraoperatórias podem causar disfunção do marca-passo?

Interferência elétrica do eletrocautério pode ser interpretada como atividade elétrica miocárdica e pode suprimir o estímulo gerado pelo marca-passo. Problemas com eletrocautério podem ser minimizados, limitando-se seu uso a períodos curtos, limitando sua potência de saída, posicionando a placa-terra o mais longe possível do gerador do marca-passo, e usando cautério bipolar. Ademais, monitoramento contínuo de uma onda de pulso arterial (onda de pressão, pletismograma ou oximetria) é obrigatória para assegurar perfusão contínua durante o uso do eletrocautério.

Tanto hipopotassemia, quanto hiperpotassemia podem alterar o limiar de despolarização dos eletrodos do marca-passo, podendo resultar em falha do impulso do marca-passo em despolarizar o ventrículo. Isquemia miocárdica, infarto ou cicatriz também podem aumentar o limiar dos eletrodos e causar falha da captura ventricular.

Quais são as medidas apropriadas, se um marca-passo falhar intraoperatoriamente?

Se um marca-passo temporário falhar intraoperatoriamente, a concentração de oxigênio inspirado deve ser aumentada para 100%. Todas as conexões e a bateria do gerador devem ser checadas. A maioria das unidades tem um indicador de nível da bateria e uma luz que lampeja com cada impulso. O gerador deve ser posto no modo assíncrono, e o sinal ventricular deve ser ajustado ao máximo. A falha de um eletrodo venoso temporário em capturar o ventrículo é geralmente decorrente do deslocamento do eletrodo, afastando-se do endocárdio ventricular; avanços lento e cuidadoso do cateter ou fio, enquanto estimulando, resultam frequentemente em captura. Tratamento farmacológico (atropina, isoproterenol ou epinefrina) pode ser útil até que o problema seja resolvido. Se uma pressão arterial adequada não puder ser mantida com agonistas adrenérgicos, ressuscitação cardiopulmonar deve ser instituída até que outro eletrodo marca-passo seja colocado ou uma caixa geradora seja obtida. Marca-passo transcutâneo pode ser empregado.

Se um marca-passo permanente não estiver funcionando adequadamente (como com eletrocautério), ele deve geralmente ser convertido para um modo assíncrono. Alguns tipos se reprogramarão automaticamente para o modo assíncrono, se disfunção for detectada. Outros tipos de marca-passo precisam ser reprogramados, colocando-se um ímã externo ou, preferivelmente, um aparelho de programação sobre o gerador. O efeito de um ímã externo sobre alguns marca-passos – particularmente durante eletrocautério – pode ser imprevisível e deve, geralmente, ser determinado antes da cirurgia.

Que agentes anestésicos são apropriados para pacientes com marca-passos?

Todos os agentes anestésicos têm sido usados com segurança em pacientes que já têm marca-passo. Mesmo agentes voláteis parecem não ter nenhum efeito sobre os limiares dos eletrodos. Anestesia local com sedação moderada à profunda é geralmente usada para implante de marca-passos permanentes.

DIRETRIZES

Bonow RO, Carabello BA, Chatterjee K, et al: 2008 focused update incorporated in the ACC/AHA 2006 guidelines for the management of patients with valvular heart disease: a report of the American College of Cardiology/American Heart Association Task Force on Practice Guidelines (writing committee to revise the 1998 guidelines for the management of patients with valvular heart disease): endorsed by the Society of Cardiovascular Anesthesiologists, Society for Cardiovascular Angiography and Interventions, and Society of Thoracic Surgeons. Circulation 2008;118:e523.

Eagle KA, Berger PB, Calkins H, et al: ACC/AHA guideline update for perioperative cardiovascular evaluation for noncardiac surgery–Executive summary. Anesth Analg 2002;94:1052.

Fleisher L, Beckman J, Brown K, et al: ACC/AHA 2007 guidelines on perioperative cardiovascular evaluation and care for noncardiac surgery. Circulation 2007;116: e418.

Fuster V, Rydén L, Cannom D, et al: ACC/AHA/ESC 2006 guidelines for the management of patients with atrial fibrillation-executive summary: a report of the American College of Cardiology/American Heart Association Task Force on Practice Guidelines and European Society of Cardiology Committee for Practice Guidelines. Circulation. 2006;114:700.

Jessup M, Abraham W, Casey D, et al: 2009 Focused update: ACCF/AHA guidelines for the diagnosis and management of heart failure in adults: a report of the American College of Cardiology Foundation/American Heart Association Task Force on Practice Guidelines. Circulation 2009;119:1977.

Strickberger S, Conti J, Daoud E, et al: Patient selection for cardiac resynchronization therapy: from the Council of Clinical Cardiology Subcommittee on Electrocardiography and Arrhythmias and the Quality of Care and Outcomes Research Interdisciplinary Working Group in Collaboration with the Heart Rhythm Society. Circulation 2005;111:2146.

Warnes C, Williams R, Bashore T, et al: ACC/AHA 2008 guidelines for the management of adults with congenital heart disease: a report of the American College of Cardiology/American Heart Association Task Force on Practice Guidelines (writing committee to develop guidelines on the management of adults with congenital heart disease). Circulation 2008;118:e714.

Zipes D, Camm A, Borggrefe M, et al: ACC/AHA/ESC 2006 guidelines for management of patients with ventricular arrhythmias and the prevention of sudden cardiac death–executive summary. Circulation 2006;114:1088.

LEITURA SUGERIDA

Amar D: Perioperative atrial tachyarrhythmias. Anesthesiology 2002;97:1618.

Atlee JL, Bernstein AD: Cardiac rhythm management devices (part I). Indications, device selection, and function. Anesthesiology 2001;95:1265.

Atlee JL, Bernstein AD: Cardiac rhythm management devices (part II). Perioperative management. Anesthesiology 2001;95:1492.

Braunwald E, Zipes DP, Libby P: *Heart Disease*, 9th ed. W.B. Saunders, 2011.

Chassot PG, Delabays A, Spahn DR: Preoperative evaluation of patients with, or at risk of, CAD undergoing non-cardiac surgery. Br J Anaesth 2002;89:747.

Howell SJ, Sear JW, Foex P: Hypertension, hypertensive heart disease and perioperative cardiac risk. Br J Anaesth 2004;92:570.

Lake CL: *Pediatric Cardiac Anesthesia*, 4th ed. LWW, 2004.

Otto CM: *Valvular Heart Disease*, 3rd ed. W.B. Saunders, 2009.

Otto CM: *Textbook of Clinical Echocardiography*, 4th ed. W.B. Saunders, 2009.

Park KW: Preoperative cardiac evaluation. Anesth Clin North Am 2004;22:199.

Wasnick J, Hillel Z, Kramer D, et al: *Cardiac Anesthesia & Transesophageal Echocardiography*, McGraw-Hill, 2011.

CAPÍTULO

22

Anestesia para Cirurgia Cardiovascular

CONCEITOS-CHAVE

1. A Circulação Extracorpórea (CPB) é uma técnica que desvia o sangue venoso do coração (normalmente através de uma ou mais cânulas no átrio direito), oxigena e remove o CO_2 e retorna o sangue através de uma cânula em uma grande artéria (geralmente a aorta ascendente ou uma artéria femoral). Como resultado, quase todo o sangue é desviado do coração e pulmões.
2. O nível líquido no reservatório é crítico. Se uma bomba de rolete for usada, e o reservatório estiver vazio, ar pode entrar na bomba principal e ser embolizado para dentro do paciente, onde pode causar dano em órgãos ou morte.
3. O início da CPB é associado a um variável aumento nos hormônios de estresse e resposta inflamatória sistêmica.
4. O estabelecimento da adequação da função cardíaca pré-operatória do paciente deve ser fundamentado na tolerância a exercício (atividade), medidas da contratilidade miocárdica, como fração de ejeção, a gravidade e localização de estenoses coronarianas, anormalidades de movimento da parede ventricular, pressões diastólicas finais cardíacas, débito cardíaco e áreas e gradientes valvulares.
5. Derivados do sangue devem estar imediatamente disponíveis para transfusão, se o paciente já foi submetido a uma esternotomia mediana anterior; nestes casos, o ventrículo direito ou enxertos coronarianos podem estar aderidos ao esterno e podem ser acidentalmente lesados durante a reabordagem.
6. Em geral, cateterismo de artéria pulmonar tem sido mais frequentemente usado em pacientes com função ventricular comprometida (fração de ejeção < 40-50%) ou hipertensão pulmonar e naqueles sendo submetidos a procedimentos complicados.
7. A ecocardiografia transesofágica (TEE) fornece informação valiosa sobre a anatomia e a função cardíaca durante a cirurgia. TEE bidimensional consegue detectar anormalidades ventriculares regionais e globais, fornecer dimensões, anatomia valvular e a presença de ar intracardíaco. TEE tridimensional fornece uma descrição mais completa da anatomia e patologia valvulares.
8. A dose de fármacos anestésicos é variável, e a tolerância do paciente aos anestésicos inalatórios geralmente diminui com a piora da função ventricular. Pacientes graves devem receber agentes anestésicos em doses pequenas e tituladas.
9. Anticoagulação deve ser estabelecida antes da CPB para prevenir coagulação intravascular disseminada e formação de coágulos na bomba de CPB.
10. Terapia antifibrinolítica pode ser particularmente útil para pacientes que estão se submetendo a uma reoperação; que recusam derivados de sangue, como Testemunhas de Jeová; que estão em alto risco de sangramento pós-operatório por causa da administração recente de inibidores de glicoproteína IIb/IIIa (abciximab, eptifibatide ou tirofiban); que têm coagulopatia preexistente; e que estão se submetendo a procedimentos longos e complicados, envolvendo o coração e a aorta.
11. Hipotensão por enchimento ventricular prejudicado pode ocorrer durante manipulação das veias cavas e do coração.
12. A hipotermia (< 34°C) potencializa os efeitos dos anestésicos, mas deixar de administrar agentes anestésicos, particularmente durante o reaquecimento sob CPB, pode resultar em percepção e memória.
13. A administração de protamina pode resultar em vários efeitos hemodinâmicos adversos, alguns dos quais são de origem imunológica. Protamina dada lentamente (5-10 min) geralmente tem poucos efeitos; quando dada mais rapidamente ela produz uma vasodilatação constante que é facilmente tratada com sangue do oxigenador/bomba e pequenas doses de fenilefrina. Reações graves à protamina muitas vezes incluem depressão miocárdica e marcada hipertensão pulmonar. Pacientes diabéticos previamente mantidos sob insulina contendo protamina (como NPH) podem estar em risco aumentado de reações adversas à mesma.

(*Continua*)

(*Continuação*)

14 Sangramento persistente muitas vezes se segue a durações prolongadas de *bypass* (> 2 h) e, na maioria dos casos, tem múltiplas causas. Controle cirúrgico inadequado de locais sangrantes, reversão incompleta da heparina, trombocitopenia, disfunção das plaquetas, defeitos da coagulação induzidos por hipotermia, defeitos hemostáticos pré-operatórios não diagnosticados, ou deficiência de fator recém-adquirida ou hipofibrinogenemia podem ser responsáveis.

15 Débito do dreno de tórax nas primeiras 2 h maior que 250-300 mL/h (10 mL/kg/h) – na ausência de um defeito da hemostasia – é excessivo e pode exigir reexploração cirúrgica. Sangramento intratorácico em um local não adequadamente drenado pode causar tamponamento cardíaco, exigindo reabertura imediata do tórax.

16 Fatores conhecidos por aumentarem a resistência vascular pulmonar (PVR), como acidose, hipercapnia, hipóxia, tônus simpático aumentado e altas pressões médias nas vias aéreas devem ser evitados nos pacientes com *shunt* da direita para a esquerda; hiperventilação (hipocapnia) com oxigênio 100% é geralmente efetiva para baixar a PVR. Em contraposição, pacientes com *shunt* da esquerda para a direita se beneficiam de vasodilatação sistêmica e aumentos na PVR, embora estas manobras hemodinâmicas, geralmente, não sejam realizadas.

17 Indução de anestesia geral em pacientes com tamponamento cardíaco pode precipitar hipotensão grave e parada cardíaca.

18 O aumento súbito na pós-carga ventricular esquerda depois da aplicação do clampe transversal aórtico durante cirurgia aórtica pode precipitar insuficiência ventricular esquerda aguda e isquemia miocárdica, particularmente em pacientes com disfunção ventricular ou doença coronariana subjacentes. O período de maior instabilidade hemodinâmica segue-se à liberação do clampe transversal aórtico; a diminuição abrupta na pós-carga junto com sangramento e a liberação de metabólitos ácidos vasodilatadores da parte isquêmica podem precipitar hipotensão sistêmica grave.

19 A ênfase do manejo anestésico durante cirurgia carotídea é em manter perfusão adequada do cérebro e coração.

Anestesia para cirurgia cardiovascular requer uma compreensão da fisiologia, farmacologia e fisiopatologia circulatórias, bem como familiaridade com bombas, filtros e circuitos de circulação extracorpórea (CPB); ecocardiografia transesofágica (TEE) e técnicas de preservação miocárdica. Uma vez que as manipulações cirúrgicas frequentemente tenham um profundo impacto sobre a função circulatória, o anestesiologista deve compreender a fundamentação por trás das técnicas cirúrgicas, acompanhar o progresso da cirurgia e prever os problemas potenciais associados a cada passo.

Este capítulo apresenta uma visão geral da anestesia para cirurgia cardiovascular e dos princípios, técnicas e fisiologia da CPB. Cirurgias na aorta, nas artérias carótidas e no pericárdio apresentam problemas que exigem considerações anestésicas especiais, que também serão discutidas adiante.

Circulação ExtraCorpórea

1 A CPB é uma técnica que desvia o sangue venoso do coração (mais frequentemente através de uma ou mais cânulas no átrio direito), oxigena e remove o CO_2 e retorna o mesmo através de uma cânula em uma grande artéria (geralmente a aorta ascendente ou uma artéria femoral). Como resultado, quase todo o sangue é desviado do coração e pulmões. Quando a CPB está completamente estabelecida, o circuito extracorpóreo fica em série com a circulação sistêmica e fornece tanto oxigenação, quanto perfusão. Esta técnica provê condições não fisiológicas, porque a pressão arterial é geralmente menor que o normal, e o fluxo sanguíneo não é pulsátil. Para minimizar lesão de órgãos durante este período estressante, vários graus de hipotermia sistêmica podem ser empregados. Hipotermia de superfície (uma solução de gelo–neve semiderretida) e cardioplegia (uma solução química para parar a atividade elétrica miocárdica) também podem ser empregadas para proteger o coração.

A operação da máquina de CPB é uma tarefa complexa que exige a atenção de um perfusionista – um técnico especializado (e certificado). Resultados ideais com CPB exigem cooperação e comunicação estreitas entre o cirurgião, o anestesiologista e o perfusionista.

CIRCUITO BÁSICO

A máquina típica de CPB possui seis componentes básicos: um reservatório venoso, um oxigenador, um trocador de calor, uma bomba principal, um filtro arterial, tubulação que conduz sangue venoso para o reservatório venoso, e tubulação que conduz sangue oxigenado de volta para o paciente (Figura 22-1). As máquinas modernas usam uma unidade descartável única que inclui o reservatório, o oxigenador e o trocador de calor. A maioria das máquinas também tem bombas acessórias separadas que podem ser usadas para salvar sangue (aspiração de cardiotomia), despressurização (drenagem) do ventrículo esquerdo e administração de soluções de cardioplegia. Diversos outros filtros, alarmes e monitores de pressão *in-line*, saturação de oxigênio e temperatura também são geralmente usados.

Antes do uso, o circuito de CPB deve ser preenchido com um líquido, denominado perfusato (tipicamente 1.200-1.800 mL para adultos), desprovido de bolhas. Uma solução salina balanceada, como solução de Ringer-lactato, é geralmente usada, mas outros componentes são frequentemente adicionados, in-

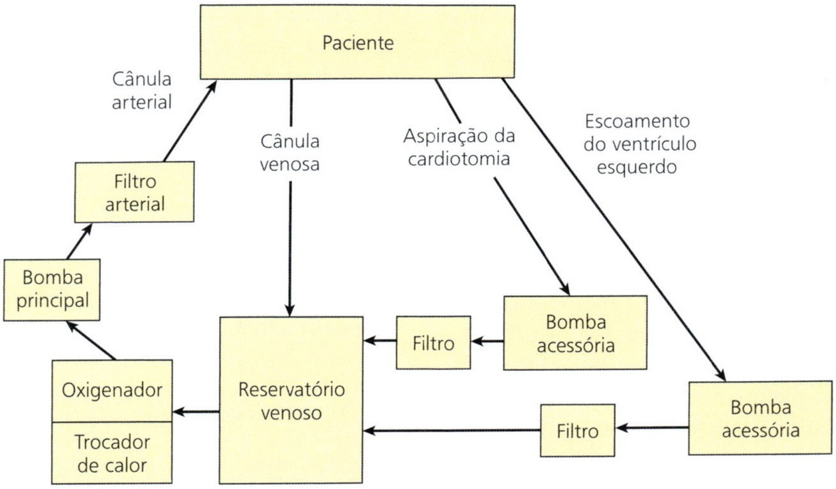

FIGURA 22-1 Desenho básico das máquinas de *bypass* cardiopulmonar.

cluindo coloide (albumina ou coloide sintético tipo amido-preparado), manitol (para promover diurese), heparina (500-5.000 unidades) e bicarbonato. Ao início do *bypass*, a hemodiluição diminui o hematócrito para cerca de 22-27% na maioria dos pacientes. A fim de evitar hemodiluição grave, concentrado de hemácias pode ser incluído nestas soluções para crianças pequenas e adultos gravemente anêmicos.

Reservatório

O reservatório da máquina de CPB recebe sangue do paciente via uma ou duas cânulas venosas, colocadas no átrio direito, as veias cavas superior e inferior, ou uma veia femoral. Na maioria dos circuitos, o sangue retorna ao reservatório por drenagem gravitacional. Durante circulação extracorpórea a pressão venosa do paciente normalmente é baixa. Assim, a força impulsora do fluxo ara a bomba é diretamente proporcional à diferença de altura ntre o paciente e o reservatório e inversamente proporcional à sistência das cânulas e tubulação. Uma máquina de CPB aproadamente preparada aspira o sangue como um sistema de si- Aspiração de ar na linha venosa pode produzir bolhas que em impedir o fluxo sanguíneo. Com alguns circuitos (p. ex., le uma cânula venosa muito pequena), pode ser necessária gem venosa assistida; um sistema de vácuo acoplado a um atório venoso rígido ou uma bomba centrífuga (a seguir) odem ser usados nesses casos. O nível líquido no reservario é crítico. Se for usada uma bomba de rolete, e o reser- stiver vazio, ar pode entrar na bomba principal e ser in- ra dentro do paciente, podendo causar lesão de órgãos Geralmente, existem alarmes para nível baixo. Bombas não bombearão ar, mas têm a desvantagem de não volume bem definido com cada giro da cabeça (dife- das bombas de roletes).

or

nado por gravidade do fundo do reservatório ve- o do oxigenador, que contém uma interface san- ssibilita ao sangue equilibrar-se com a mistura gasosa (principalmente oxigênio). Um anestésico volátil é frequentemente adicionado à mistura gasosa do oxigenador. A interface sangue–gás em um oxigenador moderno do tipo de membrana é uma membrana de silicone muito fina permeável a gás. A $PaCO_2$ durante a CPB é dependente do fluxo de gás, e a PaO_2 depende da concentração de O_2 administrada. Desse modo podemos controlar estes parâmetros ventilatórios.

Trocador de Calor

O sangue do oxigenador entra no trocador de calor e pode ser resfriado ou aquecido, dependendo da temperatura da água fluindo pelo trocador; transferência de calor ocorre por condução. Uma vez que a solubilidade dos gases diminui à medida que a temperatura sobe, um filtro é construído dentro da unidade para reter quaisquer bolhas que possam se formar durante o reaquecimento.

Bomba Principal

As máquinas de CPB modernas usam bombas elétricas, ou de rolete com braços duplos (deslocamento positivo) ou centrífuga, a fim de impulsionar o sangue pelo circuito de CPB.

A. Bombas de Roletes

As bombas de roletes produzem fluxo comprimindo a tubulação de grosso calibre na câmara principal de bombeamento, à medida que as cabeças de rolos giram. Compressão subtotal da tubulação evita trauma excessivo das hemácias. Os rolos bombeiam o sangue independentemente da resistência encontrada e produzem um fluxo não pulsátil quase contínuo. O fluxo é diretamente proporcional ao número de evoluções por minuto. Em algumas bombas, uma bateria de emergência fornece energia em caso de falta de energia da rede. Todas as bombas de roletes possuem uma manivela para permitir bombeamento manual, porém é uma tarefa cansativa.

B. Bombas Centrífugas

As bombas centrífugas consistem em uma série de cones em uma caixa plástica. Quando os cones giram, as forças criadas propelem o sangue a partir do local central da injeção, para a periferia. Em contraste com as bombas de roletes, o fluxo sanguíneo com bombas centrífugas é sensível à pressão e deve ser monitorado por um fluxômetro eletromagnético. Aumentos na pressão distal diminuirão o fluxo e precisam ser compensados, aumentando-se a velocidade da bomba. Como estas bombas não são oclusivas, elas são menos traumáticas para o sangue do que as bombas de roletes. Diferentemente das bombas de roletes, que são colocadas depois do oxigenador (Figura 22-1), as bombas centrífugas são normalmente localizadas entre o reservatório venoso e o oxigenador. Além disso, estas bombas (diferente das de roletes) têm a vantagem de não serem capazes de bombear ar.

C. Fluxo Pulsátil

Fluxo sanguíneo pulsátil é possível com algumas bombas de roletes. Pulsações podem ser produzidas por variações instantâneas na velocidade de rotação das cabeças de rolos; elas também podem ser inseridas depois que o fluxo é gerado. Fluxo pulsátil não é disponível com bombas centrífugas. Embora não haja consenso, e os dados sejam contraditórios, alguns anestesistas acreditam que o fluxo pulsátil melhora a perfusão tecidual, aumenta a extração de oxigênio, atenua a liberação de hormônios de estresse e resulta em mais baixas resistências vasculares sistêmicas (SVRs) durante CPB.

Filtro Arterial

Material particulado (p. ex., trombos, glóbulos de gordura, detritos teciduais) podem entrar no circuito do CPB pela linha de aspiração da cardiotomia. Embora filtros sejam muitas vezes usados em outras localizações, um filtro arterial final (27-40 µm) ajuda a reduzir embolia sistêmica. Uma vez filtrado, o sangue propelido retorna ao paciente, geralmente via uma cânula na aorta ascendente, ou menos comumente na artéria femoral. Uma válvula aórtica funcionante impede o sangue de regurgitar para o LV.

O filtro está sempre em paralelo com um ramo do *bypass* (normalmente clampeado) para o caso de o filtro se tornar obstruído ou desenvolvimento de resistência. Pela mesma razão, a pressão de injeção arterial é medida antes do filtro. O filtro é também destinado a capturar ar, e pode ser sangrado por uma torneira embutida.

Bombas e Aparelhos Acessórios

A. Aspiração da Cardiotomia

A bomba de sucção da cardiotomia aspira sangue do campo cirúrgico durante CPB e o retorna diretamente para o reservatório da bomba principal. Esta é uma potencial porta de entrada para gordura e outros detritos que poderiam se embolizar. Um aparelho chamado *cell saver* também pode ser usado para aspirar o sangue do campo cirúrgico e recuperar os componentes sanguíneos. Este sangue vai para um reservatório em um outro aparelho. Quando sangue suficiente se acumulou (ou ao fim do procedimento), o sangue do recuperador de células é centrifugado, lavado e reinfundido ao paciente. Pressão excessiva de aspiração pode teoricamente contribuir para trauma aos eritrócitos. O uso da aspiração do recuperador de células (em vez de aspiração da cardiotomia) durante CPB esgotará o volume do circuito de CPB, se a perda de sangue for grande. A alta pressão negativa dos aparelhos de aspiração de parede comuns produz excessivo trauma aos eritrócitos, impedindo recuperação de sangue dessa fonte.

B. Suspiro Ventricular Esquerdo

Com o tempo, mesmo com CPB "total", sangue se acumula no ventrículo esquerdo como resultado do fluxo pulmonar residual a partir das artérias brônquicas (que se originam diretamente da aorta ou das artérias intercostais) ou dos vasos de Tebésio (veja Capítulo 20), ou, às vezes, como resultado de regurgitação na válvula aórtica. Regurgitação aórtica pode ocorrer como resultado ou de anormalidades valvares (estrutural) ou da manipulação cirúrgica do coração (funcional). Distensão por sangue do VE compromete a preservação miocárdica (veja adiante) e exige descompressão (suspiro). A maioria dos cirurgiões executa isto, inserindo um cateter pela veia pulmonar superior direita e átrio esquerdo para dentro do ventrículo esquerdo. A despressurização pode também ser realizada usando-se um cateter colocado no ápice ventricular esquerdo ou pela válvula aórtica. O sangue aspirado pela bomba de despressurização normalmente passa através de um filtro antes de ser retornado ao reservatório venoso.

C. Bomba de Cardioplegia

As soluções cardioplégicas são geralmente administrad
uma bomba acessória na máquina de CPB. Esta técnica p
um controle ideal sobre a pressão, velocidade e temper
infusão. Um trocador de calor separado assegura c
temperatura da solução de cardioplegia. Menos c
soluções cardioplégicas podem ser infundidas a p
bolsa de solução intravenosa fria, injetadas sob p
gravidade.

D. Ultrafiltração

A ultrafiltração pode ser usada durante
hematócrito do paciente sem transfusã
tem em fibras capilares ocas que pode
branas, permitindo a separação da
seus elementos celulares e proteic
para passar pelas fibras, ou a par
principal ou a partir do reserv
bomba acessória. Pressão hid
pela membrana da fibra. Eflu
removidos.

HIPOTERMIA SISTÊMICA

A hipotermia intencional é, muitas vezes, usada após o início da CPB. A temperatura corporal central pode ser reduzida a 20-32°C. Nos últimos anos, tem sido usada a chamada "CPB morna"; isto pode ser realizado deixando-se a temperatura do paciente "derivar" para baixo até 30-35°C. A cada redução de 10°C na temperatura corporal as necessidades metabólicas de O_2 são divididas ao meio. Ao término do procedimento cirúrgico, reaquecimento por meio do trocador de calor restaura a temperatura corporal normal.

Para reparos complexos, hipotermia profunda a temperaturas de 15-18°C permite parada circulatória total por períodos de até 60 min. Durante esse tempo, o coração e a máquina de CPB são parados.

Os efeitos adversos da hipotermia incluem disfunção das plaquetas; coagulopatia reversível e depressão da contratilidade miocárdica.

PRESERVAÇÃO MIOCÁRDICA

Bons resultados em cirurgia cardíaca exigem um reparo cirúrgico rápido e completo com mínimo trauma físico ao coração. Ao mesmo tempo, várias técnicas são usadas para prevenir dano miocárdico e manter a integridade e a função celulares normais durante a CPB. Quase todos os pacientes sofrem pelo menos uma mínima lesão miocárdica durante cirurgia cardíaca. Com boas técnicas de preservação, no entanto, a maior parte da lesão é reversível. Embora a lesão miocárdica possa ser relacionada com a instabilidade hemodinâmica ou técnica cirúrgica, ela parece mais comumente ser relacionada com a preservação miocárdica incompleta durante a CPB. Lesão relacionada com a instabilidade hemodinâmica resulta de um desequilíbrio entre demanda e suprimento de oxigênio, produzindo isquemia celular. Após isquemia, lesão de reperfusão também pode desempenhar um papel. Reperfusão a partir de um período de isquemia pode produzir um excesso de radicais livres derivados de oxigênio, sobrecarga intracelular de cálcio, interações anormais endotélio–leucócitos e edema celular miocárdico. Os pacientes em maior risco são aqueles com má função ventricular esquerda (conforme medido pré-operatoriamente) (veja Tabela 21-13), aqueles com hipertrofia ventricular e aqueles com doença de artéria coronariana grave e difusa. Preservação miocárdica inadequada é geralmente manifestada ao término do *bypass* sob a forma de um débito cardíaco persistentemente reduzido, piora da função ventricular na TEE, ou arritmias cardíacas. Sinais eletrocardiográficos de isquemia miocárdica são difíceis de detectar em razão do uso frequente de marca-passo elétrico. "Atordoamento" miocárdico, resultando de isquemia e reperfusão, produz disfunções sistólica e diastólica que é reversível com o tempo. O miocárdio atordoado geralmente responde a drogas inotrópicas positivas. Necrose miocárdica, por outro lado, produz lesão irreversível.

O clampeamento transversal aórtico durante a CPB exclui completamente as artérias coronárias do fluxo gerado pela máquina de CPB, reduzindo o fluxo sanguíneo coronariano a 0. Embora seja difícil estimar um período seguro de clampeamento transversal por causa das diferentes vulnerabilidades entre os pacientes e diferentes técnicas de preservação miocárdica, períodos de CPB maiores que 120 min (embora muitas vezes inevitáveis) aumentam o risco com relação a tempos menores de *bypass*. Isquemia miocárdica durante o *bypass* pode ocorrer não apenas durante o clampeamento aórtico, mas também depois da liberação do mesmo. Baixas pressões arteriais, embolia coronariana (por trombos, plaquetas, ar, gordura ou detritos ateromatosos), lesão de reperfusão, vasospasmo de artéria coronária ou do enxerto em ponte e rotação do coração – causando compressão ou distorção dos vasos coronários – são todos causas possíveis. Áreas do miocárdio distais a uma obstrução coronariana importante estão em mais alto risco.

Isquemia causa depleção de compostos de fosfato de alta energia e uma acumulação de cálcio intracelular. Quando o fluxo coronariano cessa, creatina fosfato e metabolismo anaeróbico se tornam as principais fontes de energia celular; a oxidação de ácidos graxos é prejudicada. Infelizmente, estas reservas de energia se tornam rapidamente esgotadas, e a acidose progressiva que se desenvolve limita a glicólise.

Soluções cardioplégicas mantêm a integridade e as funções celulares normais durante CPB por reduzirem o dispêndio de energia e preservarem a disponibilidade de compostos de fosfato de alta energia. Embora sejam usadas medidas dirigidas para aumentar ou repor os substratos de energia na forma de infusões de glicose ou glutamato/aspartato, a ênfase da preservação miocárdica tem sido na redução das necessidades de energia celulares a níveis mínimos. Isto é realizado inicialmente pelo uso de cardioplegia com potássio (a seguir). A primeira infusão de solução cardioplégica pode ser hipotérmica ou pode começar morna ("injeção quente") e progredir para fria. A manutenção da proteção miocárdica pode ser facilitada por hipotermia cardíaca vascular e tópica (*ice slush:* gelo picado e derretido). Hipotermia miocárdica reduz o consumo de oxigênio metabólico basal, e a cardioplegia com potássio minimiza o gasto de energia parando tanto a atividade elétrica, quanto a mecânica. A temperatura miocárdica é frequentemente monitorizada diretamente; 10-15°C são geralmente considerados desejáveis. Soluções cardioplégicas podem ser administradas anterogradamente por um cateter colocado na aorta proximal entre o clampe aórtico e a válvula aórtica, ou retrogradamente através de um cateter colocado pelo átrio dentro do seio coronário.

Fibrilação e distensão ventriculares (discutidas previamente) são causas importantes de dano miocárdico. Fibrilação ventricular pode aumentar perigosamente a demanda de oxigênio, enquanto a distensão não apenas aumenta a demanda de oxigênio, mas também reduz o suprimento ao reduzir o fluxo sanguíneo subendocárdico. A combinação das duas é particularmente nociva. Outros fatores que poderiam contribuir para dano miocárdico perioperatório incluem o uso de doses excessivas de inotrópicos ou sais de cálcio. Em procedimentos de coração aberto, a desaeração das câmaras cardíacas e despressurização antes e durante a ejeção cardíaca inicial são criticamente importantes na prevenção de embolia aérea cerebral ou coronariana (e AVEs – veja a seguir). Remoção de ar dos enxertos coronarianos durante procedimentos de pontes é similarmente importante. Dependendo da quantidade e localização dos êmbolos coronarianos, mesmo pequenas bolhas de ar podem causar graus variados de disfunção ventricular ao término da CPB. De certo modo, êmbolos de ar podem preferencialmente ir para dentro do óstio coronário direito em razão da sua localização superior na raiz aórtica no paciente supino.

Cardioplegia com Potássio

O método mais amplamente usado de parar a atividade elétrica miocárdica é a administração de soluções cristaloides ou de sangue–cristaloides ricas em potássio. Logo após o início da CPB e do clampeamento aórtico, a circulação coronariana é perfundida intermitentemente com soluções cardioplégicas (geralmente frias). O aumento resultante na concentração de potássio extracelular reduz o potencial transmembrana. Eventualmente, o coração é parado em diástole. Geralmente, a cardioplegia fria precisa ser repetida a intervalos (a cada 30 min) por causa da gradual remoção e do reaquecimento do miocárdio. O coração é aquecimento pelo contato com o sangue na aorta descendente adjacente e pelo contato com o ar ambiente, mais quente, da sala cirúrgica. Além disso, múltiplas doses de soluções de cardioplegia podem melhorar a preservação miocárdica, evitando uma acumulação excessiva de metabólitos que inibem o metabolismo anaeróbico.

Embora a receita exata varie de centro para centro, o ingrediente essencial da dose inicial de solução cardioplégica é o mesmo: uma concentração elevada de potássio (10-mEq/L). A concentração de potássio é mantida abaixo de 40 mEq/L, porque níveis elevados podem estar associados a uma carga elevada de potássio e concentrações excessivas no fim da perfusão do *bypass*. A concentração de sódio nas soluções cardioplégicas é geralmente menor que no plasma (< 140 mEq/L), porque isquemia tende a aumentar o conteúdo de sódio intracelular. Uma pequena quantidade de cálcio (0,7-1,2 mmol/L) é necessária para manter a integridade celular, enquanto magnésio (1,5-15 mmol/L) é geralmente adicionado para controlar excessivos influxos intracelulares de cálcio. Um tampão – mais comumente o bicarbonato – é necessário para evitar acumulação excessiva de metabólitos ácidos; de fato, está descrito que soluções alcalóticas produzem melhor preservação miocárdica. Tampões alternativos incluem histidina e trometamina (também conhecida como THAM). Outros componentes podem incluir agentes hipertônicos para controlar edema celular (manitol) e agentes considerados com efeitos estabilizadores de membrana (lidocaína ou glicocorticoides). Substratos energéticos, como glicose, glutamato ou aspartato, também são adicionados. A questão de usar cristaloide ou sangue como veículo da cardioplegia se tornou muito comum na América do Norte. Evidência sugere que pelo menos alguns grupos de pacientes de alto risco podem ter melhor resultado com cardioplegia com sangue pois oxigênio também fará parte desta solução.

Como a cardioplegia pode não alcançar áreas distais a obstruções coronarianas importantes (as áreas que mais a necessitam), muitos cirurgiões administram cardioplegia retrógrada através de um cateter no seio coronário. Alguns centros relataram que a combinação das duas técnicas é superior a qualquer das duas isolada. Outros sugeriram que cardioplegia contínua com sangue quente é superior à cardioplegia hipotérmica intermitente para preservação miocárdica, mas muitos cirurgiões evitam a cardioplegia contínua para que possam atuar em um campo operatório exsangue. Além disso, cirurgia cardíaca quente suscita preocupações adicionais em razão da potencial perda dos efeitos protetores no CNS da hipotermia sistêmica.

Conforme discutido previamente, na reperfusão e diretamente proporcional ao tempo de isquêmica miocárdica (tempo de CPB), existe risco de lesão celular, acumulação rápida de cálcio intracelular e, possivelmente, necrose celular. Este processo tem sido atribuído à depleção de varredores endógenos de radicais livres durante a CPB e a acumulação de radicais livres derivados de oxigênio. Removedores de radicais livres, como manitol, podem ajudar a diminuir a lesão de reperfusão e são constituintes típicos das soluções cardioplégicas e soluções de perfusato. Diversos passos podem ajudar a limitar a lesão de reperfusão antes de desclampear a aorta. Imediatamente antes da reperfusão, o coração pode ser perfundido por uma solução cardioplégica com pouco potássio que serve para lavar os subprodutos metabólicos acumulados. Alternativamente, uma "injeção quente" ou solução cardioplégica morna pode ser administrada para lavar subprodutos e repor substratos metabólicos. Hipercapnia deve ser evitada no período de reperfusão imediato. Pressões de reperfusão devem ser controladas estritamente por causa da autorregulação coronariana alterada. A pressão de perfusão sistêmica é reduzida imediatamente antes da liberação do clampe; a principio ela é levada para cerca de 40 mmHg antes de ser gradualmente aumentada até cerca de 70 mmHg. Para minimizar ainda mais a necessidade metabólica, o coração deve ter a oportunidade de se recuperar e reassumir os batimentos sem sangue durante algum tempo (5-10 min). Acidose e hipóxia devem ser corrigidas antes de tentar desmamar o paciente da perfusão da CPB.

Proteção miocárdica inadequada ou lavagem e recuperação de cardioplegia inadequadas podem resultar em assistolia, bloqueio da condução atrioventricular, ou um coração contraindo-se precariamente ao término do *bypass*. Volumes excessivos de soluções cardioplégicas hiperpotassêmicas podem produzir hiperpotassemia sistêmica persistente. Embora a administração de sais de cálcio contrabalance parcialmente a hiperpotassemia, cálcio em excesso pode promover e aumentar dano miocárdico. Geralmente, o desempenho miocárdico melhora com o tempo, à medida que o conteúdo da cardioplegia é removido.

EFEITOS FISIOLÓGICOS DA CPB

Respostas Hormonais, Humorais e Imunológicas

3 O início da CPB é associada a um aumento variável nos hormônios de estresse e resposta inflamatória sistêmica. Níveis elevados de catecolaminas, cortisol, vasopressina arginina e angiotensina são observados. Estas respostas neuro-hormonais são influenciadas pela profundidade da anestesia, pressão arterial, tipo de reparo cirúrgico ou presença de CPB pulsátil.

Múltiplos sistemas humorais também são ativados, incluindo complemento, coagulação, fibrinólise e o sistema calicreína. Contato do sangue com as superfícies internas do sistema de CPB ativa complemento pela via alternativa (C3) e pela via clássica, que ativa a cascata da coagulação, plaquetas, plasminogênio e calicreína. Trauma mecânico pelo contato do sangue com o aparelho de CPB também ativa plaquetas e leucócitos. Quantidades aumentadas de radicais livres derivados de oxigênio são geradas. Uma resposta inflamatória sistêmica similar à vista com sepse e trauma pode-se desenvolver. Quando esta resposta é intensa ou prolongada, os pacientes podem desenvolver as mesmas complicações, incluindo edema generalizado, a síndrome de angústia respiratória aguda, coagulopatia e insuficiência renal aguda.

A CPB altera e esgota receptores à glicoproteína na superfície das plaquetas. A disfunção plaquetária resultante provavelmente aumenta o sangramento perioperatório e potencializa outras anormalidades da coagulação (ativação do plasminogênio e a resposta inflamatória sistêmica descritas anteriormente).

Pesquisas em animais e observação clínica demonstraram que a resposta inflamatória à CPB pode ser modulada por várias terapias. Depleção de leucócitos reduz a inflamação e pode similarmente reduzir complicações. Foi mostrado em alguns estudos que cardioplegia com sangue esgotado de leucócitos melhora a preservação miocárdica. Hemofiltração (ultrafiltração) durante CPB, que, presumivelmente, remove citocinas inflamatórias, parece benéfica em pacientes pediátricos. Administração de varredores de radicais livres, como vitaminas C e E em altas doses e manitol, melhorou o resultado em alguns estudos. Corticosteroides sistêmicos antes e durante a CPB podem modular a resposta inflamatória, mas melhora no resultado não está bem estabelecida. Duas grandes experiências clínicas randomizadas estão em andamento para avaliar se há um benefício com o uso rotineiro de corticosteroides sistêmicos com a CPB.

Um agente antes promissor, aprotinina, reduziu a inflamação e o sangramento cirúrgico depois da CPB. Infelizmente, aumentou a mortalidade e não é mais disponível na América do Norte.

Efeitos da CPB sobre a Farmacocinética

As concentrações plasmáticas e séricas da maioria das drogas hidrossolúveis (p. ex., relaxantes musculares a despolarizantes) diminuem agudamente ao início da CPB, porém, com drogas lipossolúveis (p. ex., fentanil e sufentanil) a alteração pode ser mínima e sem consequências. Os efeitos da CPB são complexos por causa do aumento súbito no volume de distribuição com hemodiluição, ligação diminuída à proteína, e alterações na perfusão e redistribuição entre compartimentos periféricos e centrais. Algumas drogas, como opioides, também se ligam a componentes da CPB (mas isto é mínimo e sem consequências). A heparina potencialmente altera a ligação proteica a drogas e íons pela liberação e ativação da lipoproteína lipase, que hidrolisa triglicerídeos plasmáticos para ácidos graxos livres; estes últimos podem inibir competitivamente a ligação de drogas às proteínas plasmáticas e ligar íons de cálcio livres. Com a possível exceção do propofol, infusão contínua de uma droga durante a CPB (mesmo quando "alvo ajustado" usando dados de pacientes *não* submetidos à CPB) geralmente causa aumento progressivo dos níveis sanguíneos, como resultado de perfusões hepática e renal reduzidas (eliminação reduzida) e hipotermia (metabolismo reduzido).

Manejo Anestésico de Cirurgia Cardíaca

ADULTOS

A avaliação pré-operatória e o manejo anestésico de doenças cardiovasculares comuns encontram-se discutidos no Capítulo 21. Os mesmos princípios se aplicam a estes pacientes independente de estarem se submetendo a uma cirurgia cardíaca ou não cardíaca. Uma distinção importante é que os pacientes submetendo-se a procedimentos cardíacos terão por definição doença avançada.

4 O estabelecimento pré-operatório da adequação da função cardíaca do paciente deve ser com base na tolerância a exercício (atividade), medidas da contratilidade miocárdica, como fração de ejeção, gravidade e localização de estenoses coronarianas, anormalidades de movimento da parede ventricular, pressões diastólicas finais, débito cardíaco e áreas e gradientes valvulares. Felizmente, diferente da cirurgia não cardíaca, a cirurgia cardíaca melhora a função cardíaca na maioria dos pacientes, e estes pacientes geralmente foram extensamente avaliados antes de chegar a um reparo cirúrgico. A avaliação anestésica pré-operatória deve também incluir um foco nas funções pulmonar, neurológica e renal pré-operatórias, uma vez que o comprometimento pré-operatório destes sistemas de órgãos predispõe os pacientes a muitas complicações pós-operatórias.

1. Período Pré-Indução

Pré-Medicação

A perspectiva de cirurgia do coração é assustadora, e pré-medicação oral ou intramuscular relativamente "pesada" era frequentemente administrada no passado, particularmente quando os pacientes tinham doença de artéria coronariana com boa função ventricular esquerda (veja Capítulo 21). Entretanto, na prática atual, a maioria dos pacientes não recebe nenhuma pré-medicação sedativo-hipnótica até a sua chegada na unidade cirúrgica, momento em que a maioria receberá pequenas doses de midazolam intravenoso.

Sedativo-hipnóticos benzodiazepínicos (diazepam, 5-10 mg via oral, isoladamente ou em combinação com um opioide (morfina, 5-10 mg via intramuscular ou hidromorfona, 1-2 mg via intramuscular), eram frequentemente usados no passado. Agentes de pré-medicação de ação mais longa (p. ex., lorazepam) são evitados pela maioria dos anestesistas para permitir uma recuperação rápida.

Preparação

Os melhores anestesistas cardíacos formulam um plano anestésico simples que inclui preparações adequadas para contingências. Muitos pacientes estão criticamente enfermos, e há pouco tempo intraoperatoriamente para um assistente procurar drogas e equipamento. Ao mesmo tempo, o plano anestésico não deve ser excessivamente rígido; quando problemas são encontrados com uma técnica, deve-se estar pronto para mudar para outra sem demora. Preparação, organização e atenção ao detalhe permitem lidar mais eficientemente com problemas intraoperatórios inesperados. O aparelho de anestesia, monitores, bombas de infusão e aquecedores de fluidos devem todos ser checados antes de o paciente chegar. Fármacos – incluindo anestésicos e agentes vasoativos – devem estar prontamente disponíveis. Muitos anestesistas preparam uma infusão vasoconstritora e uma vasodilatadora antes do começo do procedimento.

Acesso Venoso

Cirurgia cardíaca é, às vezes, associada à grande e rápida perda sanguínea e à necessidade de múltiplas infusões de drogas. Idealmente, devem ser colocados dois cateteres intravenosos de grosso calibre (calibre 16 ou maior). Um destes deve ficar em uma grande veia central, geralmente uma veia jugular interna ou externa ou subclávia. Canulizações venosas centrais podem ser realizadas, enquanto o paciente está acordado, sedado ou após indução de anestesia. Estudos não mostram benefício da colocação de cateter venoso central ou arterial pulmonar em pacientes acordados (*versus* anestesiados) submetendo-se à cirurgia cardiovascular.

Infusões de fármacos devem preferentemente ser administradas por intermédio de um cateter central, preferivelmente diretamente no cateter ou na porta de injeção mais proximal (para minimizar espaço morto). Bainhas introdutoras de cateteres centrais de múltipla luz e cateteres de artéria pulmonar permitem múltiplas infusões de fármacos com medição simultânea de pressões vasculares. Uma porta intravenosa deve ser dedicada a infusões de fármacos e nada mais; *bolus* de fármacos e líquidos devem ser administrados por outro local. A porta lateral do introdutor pode ser usada para infusões de drogas, mas serve melhor como uma linha para bolo hídrico, quando for usado um introdutor de grosso calibre (9F).

5 Sangue deve estar imediatamente disponível para transfusão, se o paciente já tiver sido submetido a uma esternotomia mediana anterior; nestes casos, o ventrículo direito ou enxertos coronarianos podem estar aderidos ao esterno e podem ser acidentalmente lesados durante a reabordagem.

Monitoramento

A. Eletrocardiografia

O eletrocardiograma (ECG) é monitorado continuamente com duas derivações, geralmente as derivações II e V_5. Traçados básicos de todas as derivações podem ser registradas em papel para referência adicional. O advento de monitores com análise computadorizada do segmento ST e o uso de derivações adicionais de monitoramento (V_4, aVF e V_{4R}) melhoraram grandemente a detecção de episódios isquêmicos, do mesmo modo que o uso intraoperatório frequente de TEE.

B. Pressão Arterial

Além de todo monitoramento básico, canulização arterial é sempre efetuada antes ou imediatamente após indução da anestesia, uma vez que o período de indução represente um tempo em que podem ocorrer importantes alterações hemodinâmicas. Cateteres de artéria radial podem ocasionalmente dar leituras falsamente baixas após o afastamento esternal em razão da compressão da artéria subclávia entre a clavícula e a primeira costela. Eles também podem fornecer valores falsamente baixos logo depois da CPB em decorrência da abertura de *shunts* arteriovenosos na mão durante o reaquecimento. A artéria radial já dissecada anteriormente deve ser evitada para nova cauterização, pois seu uso é associado a uma maior incidência de trombose e distorção da onda. Obviamente, se uma artéria radial for utilizada como ponte coronariana, ela não pode ser usada como local para monitoramento da pressão arterial. Outros locais úteis de cateterismo incluem as artérias ulnar, axilar e, especialmente, braquial e femoral. Um manguito para pressão não invasiva deve também ser colocado no lado oposto para comparação a medições diretas.

C. Pressão Venosa Central e da Artéria Pulmonar

A pressão venosa central não é muito confiável para diagnóstico de hipovolemia, mas tem sido costumeiramente monitorada em quase todos os pacientes submetidos à cirurgia cardíaca. A decisão sobre usar ou não um cateter de artéria pulmonar é com base no paciente, no procedimento e nas preferências da equipe cirúrgica. O uso rotineiro de um cateter de artéria pulmonar, antes quase universal na prática cardiovascular adulta, é controverso. Houve uma diminuição acentuada na utilização do cateterismo da artéria pulmonar em quase todas as circunstâncias, exceto na cirurgia cardíaca adulta, porque ainda não há evidencia apoiando a sua não utilização nestes últimos. A pressão de enchimento ventricular esquerda pode ser medida com uma linha de pressão atrial esquerda inserida pelo cirurgião durante
6 o *bypass*. Em geral, o cateterismo da artéria pulmonar tem sido usado com mais frequência em pacientes com função ventricular comprometida (fração de ejeção < 40-50%) ou hipertensão pulmonar e naqueles submetendo-se a procedimentos complicados. Os dados mais úteis são pressões na artéria pulmonar, a pressão de oclusão ("cunha") da artéria pulmonar e débitos cardíacos por termodiluição. Cateteres especializados fornecem portas de infusão extras, medições contínuas de saturação de oxigênio venosa mista e débito cardíaco, e a possibilidade de inserção de marca-passo ventricular direito ou sequencial atrioventricular. Dado o risco associado à colocação de qualquer cateter de artéria pulmonar, alguns anestesistas acham que faz sentido indicar o cateterismo da artéria pulmonar apenas aos aparelhos que oferecem estas capacidades avançadas.

A veia jugular interna direita é o acesso preferido para canulização venosa central intraoperatória. Cateteres colocados por outros locais, particularmente no lado esquerdo, são mais propensos a dobrar após afastamento esternal (anteriormente) e não progridem para a veia cava superior tão facilmente quanto aqueles colocados pela veia jugular interna direita.

Cateteres de artéria pulmonar migram distalmente durante a CPB e podem espontaneamente se encunhar sem insuflação do balão. Insuflação do balão nestas condições pode romper uma artéria pulmonar, causando hemorragia letal. Cateteres de artéria pulmonar devem rotineiramente ser retirados 2-3 cm durante a CPB e o balão subsequentemente inflado lentamente. Se o cateter encunhar com menos de 1,5 mL de ar no balão, ele deve ser retirado um pouco mais.

D. Débito Urinário

Uma vez o paciente esteja anestesiado, um cateter urinário de demora é colocado para monitorizar o débito vesical, que deve ser aferido de hora em hora. Temperatura vesical é, muitas vezes, monitorada como uma medida da temperatura central, mas pode não acompanhar bem a temperatura central, se houver um fluxo urinário reduzido. O súbito aparecimento de urina avermelhada pode indicar hemólise excessiva dos glóbulos vermelhos causada pela CPB ou uma reação transfusional.

E. Temperatura

Vários monitores de temperatura são geralmente colocados, uma vez o paciente esteja anestesiado. Temperaturas vesical (ou retal), esofágica e da artéria pulmonar (sangue) são frequentemente monitoradas simultaneamente. Em razão da heterogeneidade das leituras durante o resfriamento e o reaquecimento, leituras vesical e retal são geralmente tomadas para representar uma temperatura corporal média, enquanto a esofágica representa a temperatura central. Temperatura de artéria pulmonar fornece uma estimativa acurada da temperatura sanguínea, que deve ser a mesma que a temperatura central na ausência de resfriamento ou aquecimento ativos. Sondas nasofaríngea e timpânica podem-se aproximar mais estritamente da temperatura cerebral. Temperatura miocárdica é, muitas vezes, medida diretamente durante a CPB.

F. Parâmetros Laboratoriais

Monitoramento laboratorial intraoperatório é obrigatório durante cirurgia cardíaca. Medições dos gases sanguíneos, hematócrito, potássio sérico, cálcio ionizado e glicemia devem ser prontamente disponíveis. O **tempo de coagulação ativada (ACT)** se aproxima do tempo de coagulação de Lee-White e é usado para monitorizar a anticoagulação com heparina. Alguns centros usam, rotineiramente, a tromboelastografia (TEG) para identificar causas de sangramento pós-CPB.

G. Campo Cirúrgico

Uma das ações mais importantes no monitoramento intraoperatório é a inspeção do campo cirúrgico. Uma vez realizada a externotomia, a expansão pulmonar pode ser observada pela pleura. Quando o pericárdio é aberto, o coração (principalmente o ventrículo direito) é visível; assim o ritmo, volume e contratilidade cardíacos podem, muitas vezes, ser avaliados visualmente. Perda sanguínea e manobras cirúrgicas devem ser estritamente observadas e relacionadas com alterações na hemodinâmica e ritmo.

H. Ecocardiografia Transesofágica

7 TEE provê valiosa informação acerca da anatomia e função cardíacas durante cirurgia. TEE multiplanar bidimensional pode detectar anormalidades ventriculares regionais e globais, dimensões de câmaras, anatomia valvular e a presença de ar intracardíaco. TEE tridimensional propicia uma avaliação mais completa da anatomia e patologia valvulares. TEE pode também ser útil para confirmar canulização do seio coronário para cardioplegia. Múltiplas imagens devem ser obtidas a partir de posições no esôfago superior, esôfago médio e transgástrica nos planos transverso, sagital e interplanos (Figura 22-2). As duas incidências mais comumente usadas para monitoramento durante cirurgia cardíaca são a incidência de quatro câmaras (Figura 22-3) e a incidência transgástrica (de eixo curto) (Figura 22-4). Ecocardiografia tridimensional oferece grande promessa para melhor visualização de características anatômicas complexas, particularmente das válvulas cardíacas. As seguintes representam as aplicações mais importantes da TEE intraoperatória.

1. **Avaliação da função valvular** – Morfologia valvular pode ser avaliada por TEE bi e tridimensional. Gradientes de pressão, a área e a mensuração de estenoses, e de insuficiência valvular podem ser avaliadas por ecocardiografia Doppler e imagens coloridas de fluxo (Figura 22-5). As cores geralmente são ajustadas de modo que fluxo na direção do explorador é vermelho, e fluxo na direção oposta é azul. TEE também é capaz de detectar disfunção de válvula protética, como obstrução ou regurgitação, e é capaz de detectar vegetações de endocardite. As imagens de TEE no esôfago médio superior, a 40°-60° e 110°-130°, são úteis para examinar a válvula aórtica e a aorta ascendente (Figura 22-6). O diâmetro do anel da válvula também pode ser estimado com razoável exatidão. Fluxo Doppler pela válvula aórtica deve ser medido olhando-se para cima a partir da vista transgástrica profunda (Figura 22-7). As características anatômicas da válvula mitral relevantes para TEE estão mostradas na Figura 22-8. Ela é examinada a partir da posição medioesofágica, olhando o aparelho mitral com e sem cor nas vistas de 0° até 150° (Figura 22-9). A TEE é um instrumento valioso para dirigir e avaliar a qualidade da cirurgia de reparo da válvula mitral. A vista comissural (a cerca de 60°) é particularmente útil porque ela corta através de muitas ondulações da válvula mitral.
2. **Avaliação da função ventricular** – A função ventricular pode ser avaliada pela função sistólica global, estimada por meio da fração de ejeção (muitas vezes calculada, usando-se o método dos discos de Simpson) e volume diastólico final ventricular esquerdo, função diastólica (*i.e.*, procurando relaxamento anormal e padrões diastólicos restritivos, mensurando-se a velocidade do fluxo mitral ou avaliando movimentos do anel da válvula mitral, usando técnicas de Doppler tecidual); e função sistólica regional (avaliando movimento da parede e anormalidades de espessamento). Movimentos anormais regionais da parede por isquemia miocárdica aparecem frequentemente antes de alterações do ECG.

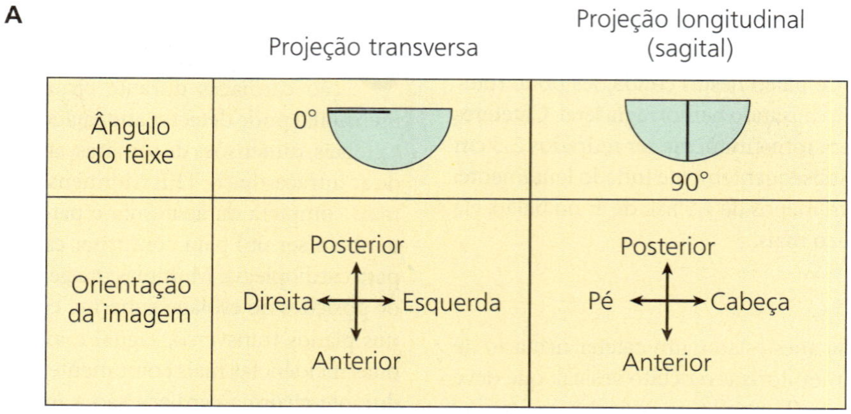

FIGURA 22-2 Projeções úteis durante ecocardiografia transesofágica. **A:** Relação entre o ângulo do feixe de ultrassom e a orientação da imagem em relação ao paciente. **B-D:** Imagens ecocardiográficas a partir da posição do esôfago médio superior, esôfago médio inferior e transgástrica (C). Notar que diferentes imagens podem ser obtidas em cada posição, conforme a extremidade do explorador seja inclinada para cima (anteflexão) ou para trás (retroflexão), e o ângulo do feixe seja mudado de 0° para 180°. O ângulo do feixe é mostrado no canto esquerdo superior de cada imagem. O explorador também é rodado em sentido horário ou anti-horário para otimizar a visão das várias estruturas. AO, aorta; AV, válvula aórtica; CS, seio coronário; IVC, veia cava inferior; LA, átrio esquerdo; LAA, apêndice atrial esquerdo; LUPV, veia pulmonar esquerda superior; LV, ventrículo esquerdo; MPA, tronco da artéria pulmonar; MV, válvula mitral; PA, artéria pulmonar; RA, átrio direito; RPA, artéria pulmonar direita; RV, ventrículo direito; SVC, veia cava superior.

Anormalidades regionais de movimento da parede podem ser classificadas em três categorias com base na gravidade (**Figura 22-10**); hipocinesia (movimento reduzido da parede), acinesia (ausência de movimento da parede), e discinesia (movimento paradoxal da parede). A localização de uma anormalidade de movimento regional da parede pode indicar qual artéria está com fluxo reduzido. O miocárdio ventricular esquerdo é suprido por três artérias principais: a artéria descendente anterior esquerda, a artéria circunflexa esquerda e a artéria coronária direita (**Figura 22-11**). As áreas de distribuição destas artérias em vistas ecocardiográficas estão mostradas na **Figura 22-12**. A vista média de eixo curto ventricular ao nível do meio dos músculos papilares contém todos os três suprimentos sanguíneos a partir das principais artérias coronárias.

3. **Avaliação de outras estruturas e anormalidades cardíacas** – Em um adulto, submetendo-se à cirurgia cardíaca eletiva, TEE pode ajudar a diagnosticar defeitos congênitos previamente não detectados, como um defeito septal atrial ou ventricular; doenças pericárdicas, como derrames pericárdicos e pericardite constritiva; e tumores cardíacos. Imagens de Doppler colorido ajuda a delinear fluxos sanguíneos intracardíacos anormais e *shunts*. TEE pode avaliar a extensão da ressecção muscular em pacientes com cardiomiopatia hipertrófica (estenose subaórtica hipertrófica idiopática). Vistas esofágicas superior, média e inferior são valiosas para diagnosticar processos de doença aórtica, como dissecção, aneurisma e ateroma (**Figura 22-13**). A extensão de dissecções nas aortas ascendente e descendente pode ser acuradamente definidas; entretanto, estruturas das vias aéreas impedem a visualização completa do arco aórtico. A presença de ateroma protruso na aorta ascendente aumenta o risco de acidente vascular encefálico pós-operatório e deve indicar o uso de imagens epiaórticas para identificar um local de canulização livre de ateroma ou uma mudança nos planos cirúrgicos.
4. **Avaliação de ar residual** – Ar é introduzido nas câmaras cardíacas durante todos os procedimentos cardíacos "abertos", como cirurgia de válvula. Quantidades residuais de ar muitas vezes permanecem no ápice ventricular mesmo depois das melhores manobras de desaeração. TEE é útil para definir o volume de ar residual, para determinar se manobras cirúrgicas adicionais necessitam ser executadas para ajudar a evitar embolia cerebral ou coronariana.

I. Eletroencefalografia

Registros eletroencefalográficos (EEG) microprocessados podem ser usados para avaliar a profundidade anestésica durante cirurgia cardíaca, e o EEG processado ou o "bruto" podem ser usados para assegurar silêncio elétrico cerebral completo fármaco induzido (para proteção cerebral) antes da parada circulatória. Estes registros geralmente não são úteis para detectar insultos neurológicos durante a CPB. Hipotermia progressiva (ou anestesia aprofundada progressivamente) é geralmente as-

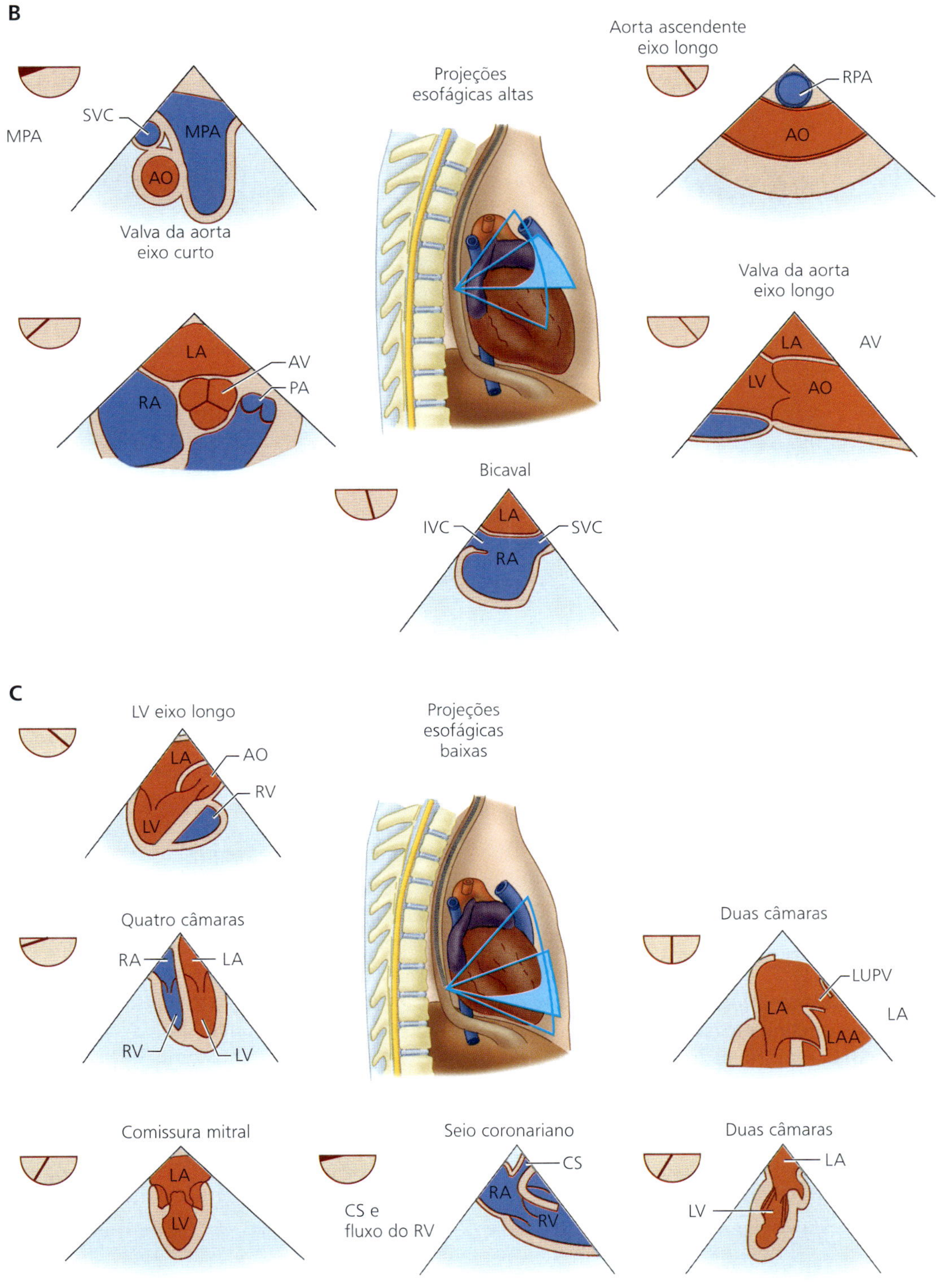

FIGURA 22-2 *(Continuação)*

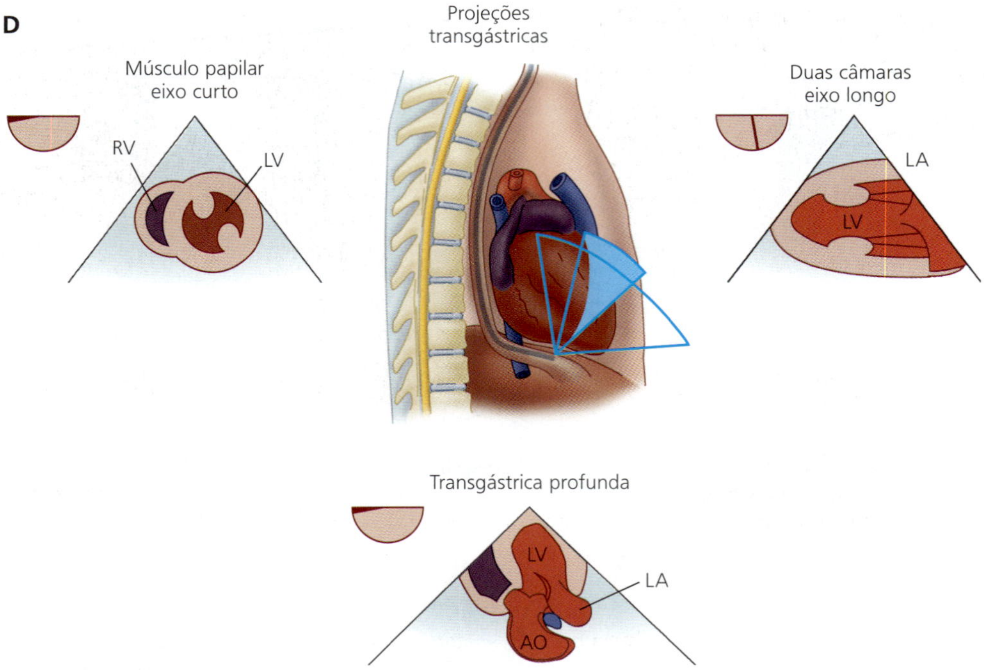

FIGURA 22-2 *(Continuação)*

sociada a amortecimento do EEG, supressão de rajadas e, finalmente, um registro isoelétrico. A maioria dos AVEs durante CPB são decorrentes de pequenos êmbolos que não tendem a produzir alterações no EEG. Artefatos a partir da bomba de rolete da CPB podem ser vistos no EEG bruto (em razão dos efeitos piezoelétricos pela compressão da tubulação da bomba) mas podem, geralmente, ser identificados como tais por microprocessamento.

J. Doppler Transcraniano (TCD)

Esta modalidade proporciona medições não invasivas da velocidade do fluxo na artéria cerebral média, acessada por ultrassom pelo osso temporal. TCD é útil para detectar êmbolos cerebrais. A visualização de muitos êmbolos ou dúvida quanto à adequação do fluxo carotídeo acessados por TCD foram associados a um risco aumentado de disfunção neurocomportamental pós-operatória.

Indução da Anestesia

Operações cardíacas geralmente exigem anestesia geral, intubação endotraqueal e ventilação controlada. Alguns centros usaram apenas anestesia epidural, para cirurgia minimamente invasiva sem CPB, ou epidural torácica combinada com anestesia geral para outras formas de cirurgia cardíaca. Estas técnicas nunca foram populares na América do Norte em razão de preocupações com o risco de hematomas espinais após heparinização,

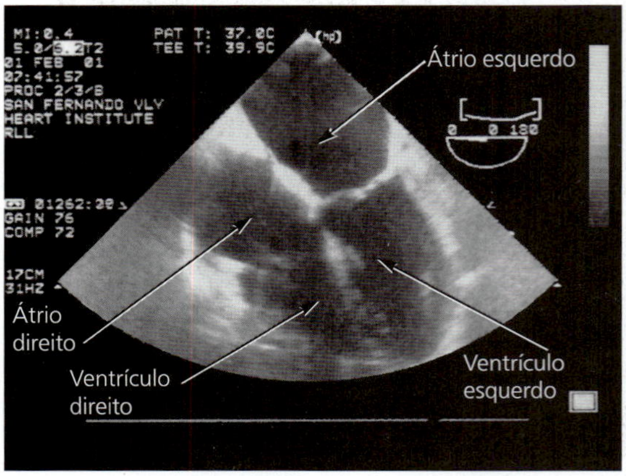

FIGURA 22-3 Ecocardiograma transesofágico da vista do esôfago médio de quatro câmaras, mostrando os átrios e ventrículos direito e esquerdo.

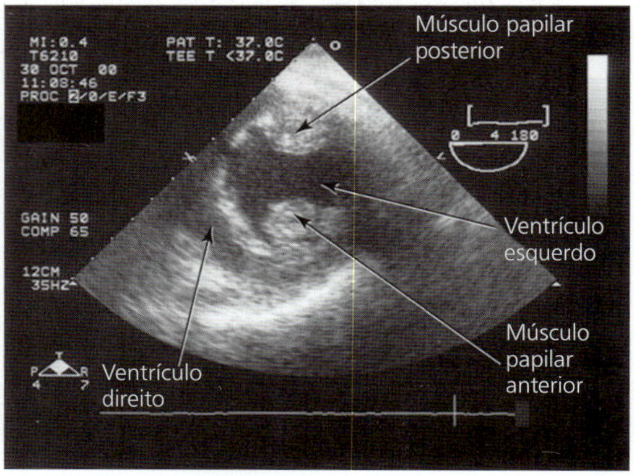

FIGURA 22-4 Ecocardiograma transesofágico ao nível esofágico inferior/transgástrico olhando para cima para o ventrículo esquerdo ao nível dos músculos papilares.

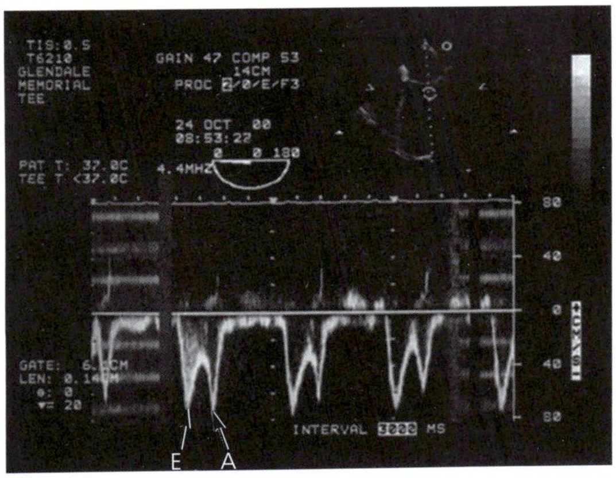

A

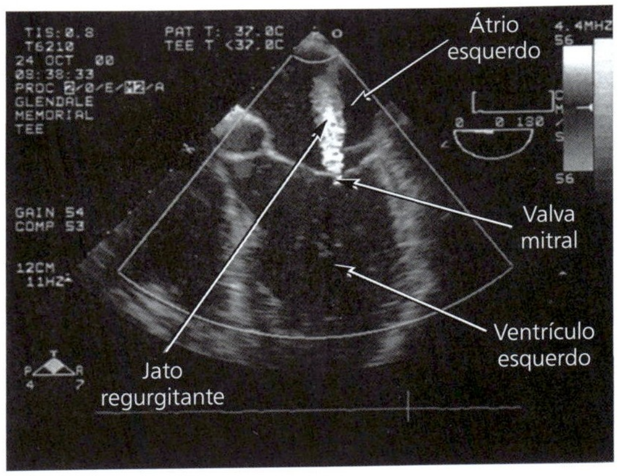

B

FIGURA 22-5 Ecocardiografia Doppler transesofágica e imageamento de fluxo em cores. Registro Doppler de onda pulsada da injeção na valva mitral mostrando duas fases, E (enchimento inicial) e A (enchimento atrial) (**A**). Imageamento de fluxo em cores demonstra fluxo retrógrado (jato regurgitante) pela valva mitral durante a sístole (regurgitação mitral) (**B**).

as consequências médico-legais associadas e a evidência limitada que comprove um benefício. Outros centros usam uma única injeção de morfina intratecal para prover analgesia pós- operatória.

Para procedimentos eletivos, a indução de anestesia geral deve ser realizada de uma maneira suave, controlada (mas não necessariamente "lenta"), muitas vezes chamada indução cardíaca. Os princípios encontram-se discutidos no Capítulo 21. A seleção de agentes anestésicos é geralmente menos importante

8 do que a maneira pela qual eles são usados. De fato, estudos não mostraram diferenças em resultado a longo prazo com várias técnicas anestésicas. As necessidades posológicas anestésicas são variáveis, e a tolerância dos pacientes aos anestésicos inalatórios geralmente declina junto com a função ventri-ular. Pacientes gravemente comprometidos devem receber gentes anestésicos tituladamente. Uma série de estímulos po-m ser usados para julgar, quando a profundidade anestésica rmitirá a intubação sem uma resposta hipertensiva importante, enquanto ao mesmo tempo é evitada hipotensão por dosagem anestésica excessiva. Pressão arterial e frequência cardíaca são avaliadas continuamente depois da inconsciência, inserção de uma cânula de Guedel, cateterismo urinário e intubação traqueal. Um aumento súbito na frequência cardíaca ou pressão arterial pode indicar anestesia superficial e a necessidade de mais anestésico antes do próximo estímulo, enquanto uma diminuição ou nenhuma alteração sugere que o paciente está pronto para o estímulo subsequente. Relaxante muscular é administrado depois da perda da consciência. Reduções na pressão arterial maiores que 20% geralmente pedem administração de um vasopressor (veja a seguir).

O período seguinte à intubação é, muitas vezes, caracterizado por uma diminuição gradual na pressão arterial resultando do estado anestesiado (muitas vezes associado à vasodilatação e tônus simpático diminuído) e uma falta de estimulação cirúrgica. Os pacientes geralmente responderão a *bolus* de fluidos ou de um vasoconstritor. Não obstante, a administração

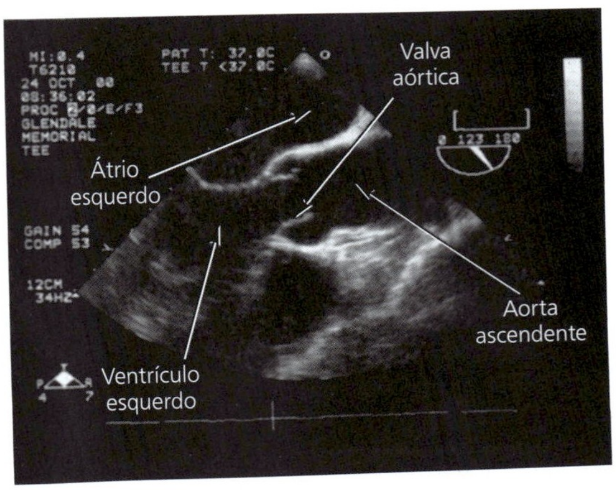

B

RA 22-6 Duas vistas da válvula aórtica. Entre 40° e 60°, as três valvas geralmente são visualizadas (**A**). Entre 110° e ejeção ventricular esquerda, válvula aórtica e aorta ascendente são claramente visualizadas (**B**).

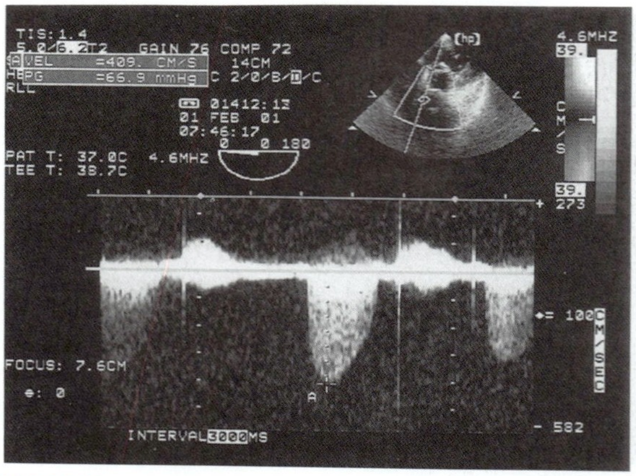

FIGURA 22-7 Ecocardiografia de Doppler contínua a partir da vista transgástrica olhando para cima para a válvula aórtica, demonstrando estenose aórtica grave. Velocidade máxima de 409 cm/s indica um gradiente de 66,9 mmHg.

de grandes quantidades de líquidos intravenosos antes do *bypass* pode servir para acentuar a hemodiluição associada à CPB (a seguir). Pequenas doses de fenilefrina (25-100 mcg), vasopressina (1-3 unidades) ou efedrina (5-10 mg) podem ser úteis para evitar hipotensão excessiva. Após intubação e instituição de ventilação controlada, são medidos os gases no sangue arterial, hematócrito, potássio sérico e concentração de glicose. O ACT de controle (normal < 130 s) é melhor medir após incisão da pele.

Escolha de Agentes Anestésicos

As técnicas anestésicas para cirurgia cardíaca evoluíram durante os anos. As técnicas bem-sucedidas variam desde anestesia inalatória principalmente com halogenados a técnicas intravenosas totais com opioide em alta dose. Nos últimos anos, anestesia intravenosa total com agentes de curta duração e combinações de agentes intravenosos e halogenados tornaram-se mais populares.

A. Anestesia Opioide com "Alta Dose"

Esta técnica foi originalmente desenvolvida para contornar a depressão miocárdica associada aos anestésicos halogenados mais antigos, particularmente o halotano. Mas anestesia opioide pura com alta dose (p. ex., fentanil, 50-100 mcg/kg, ou sufentanil, 15-25 mcg/kg) produz prolongada depressão respiratória (12-24 h), é associada a uma incidência inaceitavelmente alta de despertar intraoperatório, e, muitas vezes, falha em controlar a resposta hipertensiva à estimulação em pacientes com função ventricular esquerda preservada. Outros efeitos indesejáveis incluem rigidez muscular esquelética durante a indução e íleo pós-operatório prolongado. Ademais, administração simultânea de benzodiazepinas com grandes doses de opioides pode produzir hipotensão e depressão miocárdica. Pacientes aneste-

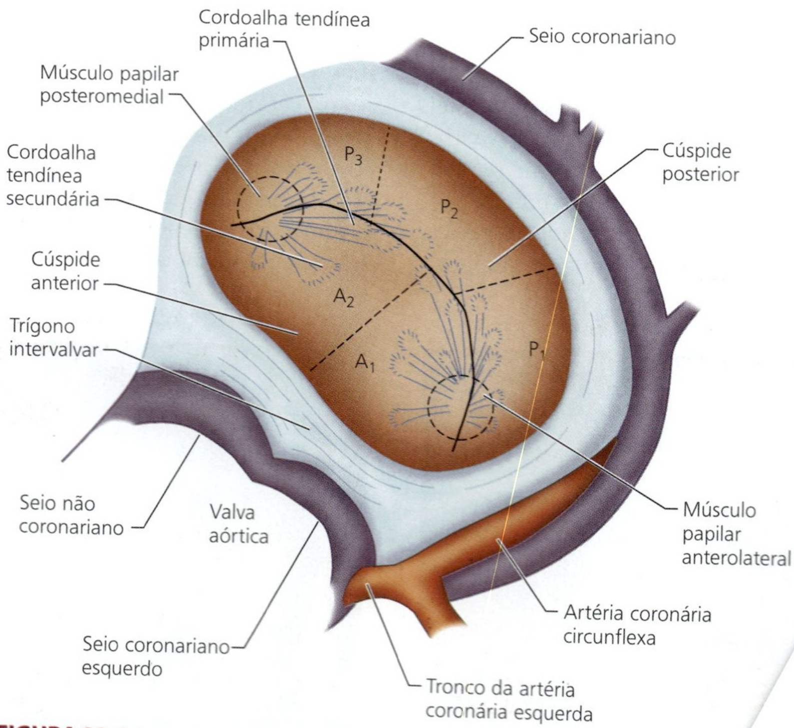

FIGURA 22-8 Anatomia da válvula mitral e suas relações anatômicas com a vál aórtica e artéria coronária circunflexa esquerda. A valva posterior possui três ondulações, P_1, P_2 e P_3. A valva anterior é geralmente dividida em regiões A_1 em algumas classificações a valva anterior é dividida em três áreas (A_1, A_2, A correspondendo às áreas correspondentes opostas da valva posterior.

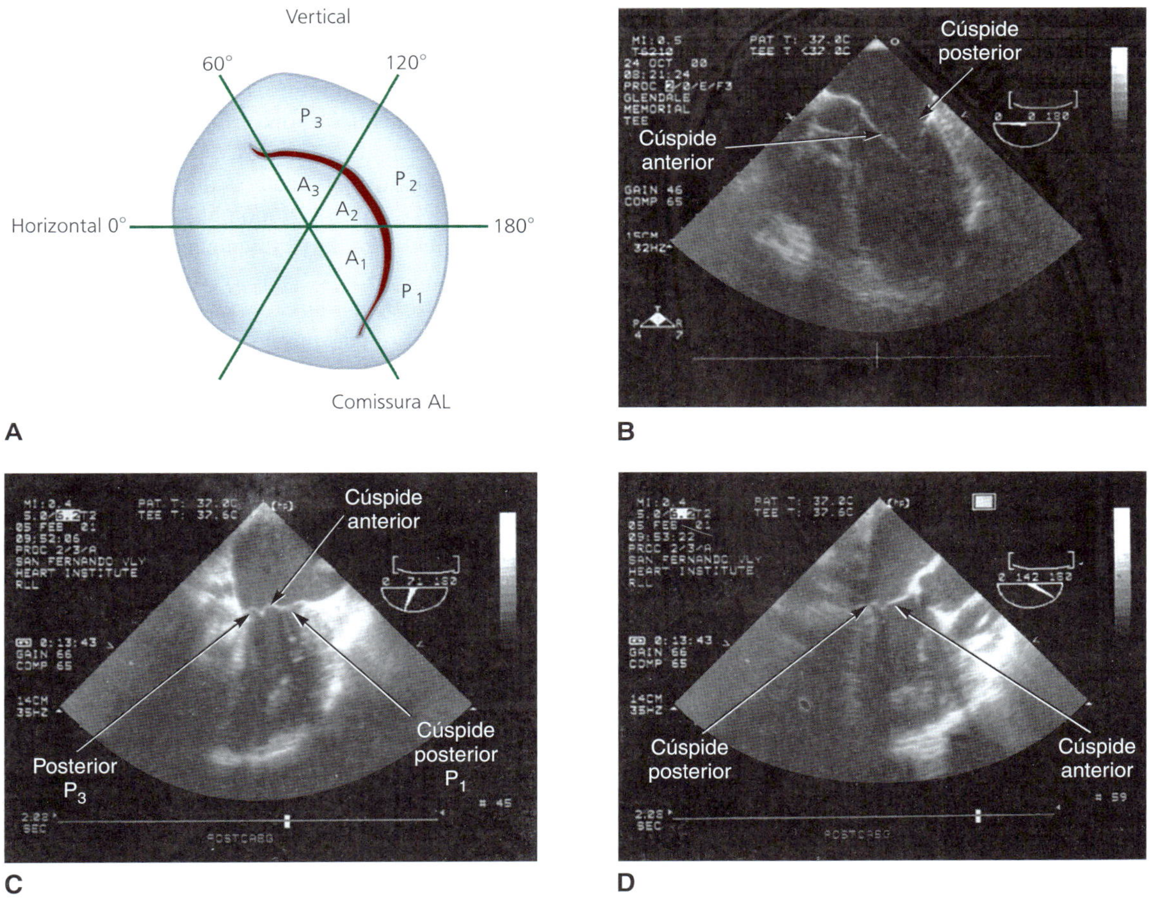

FIGURA 22-9 Imagem multiplanar com cortes de diferentes segmentos do aparelho valvular mitral entre 0° e 180° (**A**). Imagens da válvula mitral a 0°, 71° e 142° (**B, C** e **D,** respectivamente).

siados com sufentanil (e outros agentes de ação mais curta) geralmente retomam consciência e podem ser extubados mais cedo que aqueles anestesiados com fentanil.

B. Anestesia Intravenosa Total (TIVA)

O propósito de contenção de custos em cirurgia cardíaca foi um fator importante para o desenvolvimento de técnicas de anestesia com agentes de curta ação. Embora as drogas possam ser mais caras, grandes benefícios econômicos resultaram da extubação precoce, permanências diminuídas na unidade de terapia intensiva (ICU), deambulação e alta hospitalar precoces (tratamento tipo "fast track"). Uma técnica emprega indução com propofol (0,5-1,5 mg/kg seguido por 25-100 mcg/kg/min) e doses moderadas de fentanil (doses totais de 5-7 mcg/kg) ou remifentanil (*bolus* de 0,5-1 mcg/kg seguido por 0,25-1 mcg/kg/

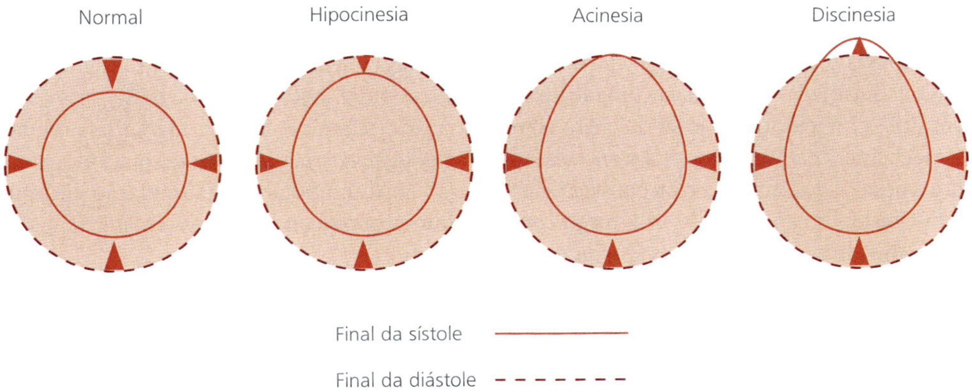

FIGURA 22-10 Classificação das anormalidades regionais de movimento de parede.

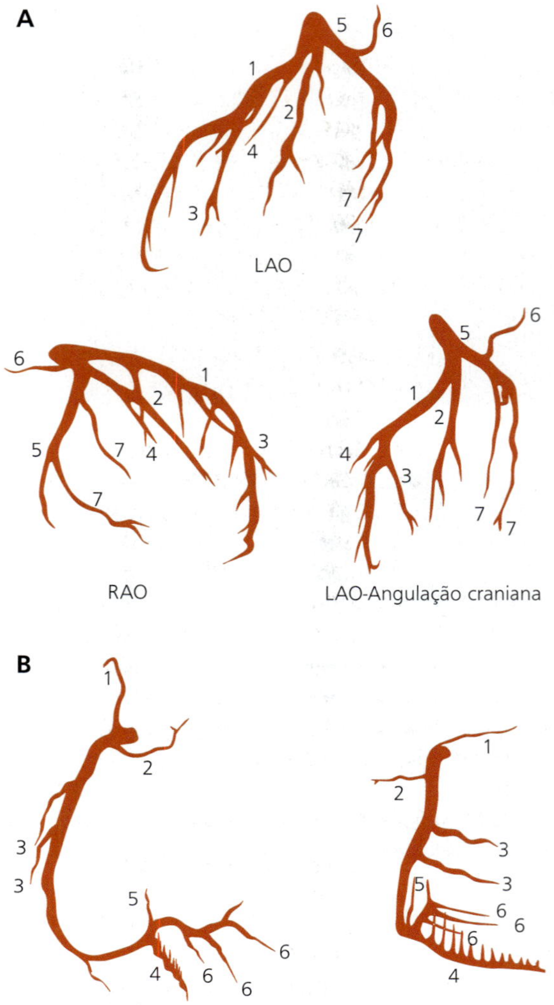

FIGURA 22-11 Vistas angiográficas normais das artérias coronárias esquerdas (**A**) e direitas (**B**). Observar que o tronco da artéria coronária esquerda logo se divide na artéria descendente anterior esquerda e circunflexa esquerda. **A:** (1) Artéria descendente anterior esquerda com ramos septais; (2) ramo mediano; (3) artéria diagonal; (4) primeiro ramo septal; (5) artéria circunflexa esquerda; (6) artéria circunflexa atrial esquerda; (7) artéria marginal obtusa. **B:** (1) Artéria do cone; (2) artéria do nó SA; (3) artéria marginal obtusa; (4) artéria descendente posterior com ramos septais; (5) artéria do nó AV; (6) artéria ventricular esquerda posterior.

min). Infusão-alvo controlada (TCI) emprega *software* e *hardware* (bomba de infusão controlada) para aplicar uma droga e alcançar uma concentração estabelecida no local do efeito com base em modelos farmacocinéticos. Para propofol o anestesista ajusta apenas a idade e o peso do paciente, e a concentração sanguínea desejada no Diprifusor, um aparelho de TCI *(target controlled infusion)* amplamente disponível em países fora da América do Norte. Durante cirurgia cardíaca, esta técnica pode ser usada com propofol com uma concentração-alvo de 1,5-2 mcg/mL. Toda vez que o remifentanil for usado em cirurgia dolorosa, providências devem ser tomadas para analgesia pós-operatória após o término da infusão.

C. Anestesia Balanceada

Um novo interesse pelos agentes halogenados ocorreu após estudos que demonstraram os efeitos protetores destes sobre o miocárdio isquêmico e uma ênfase aumentada na recuperação rápida dos pacientes cardíacos. A seleção de agentes anestésicos é orientada para estabilidade hemodinâmica, bem como extubação precoce (1-6 h). Propofol (0,5-1,5 mcg/kg/min) ou etomidato (0,1-0,3 mg/kg) é frequentemente usado para indução. Indução geralmente se segue à sedação com pequenas doses de midazolam (0,05 mg/kg). Opioides são dados em pequenas doses junto com um agente volátil (0,5-1,5 concentração alveolar mínima [MAC]) para anestesia de manutenção e para diminuir a resposta simpática à estimulação dolorosa. O opioide pode ser dado em pequenos *bolus* intermitentes, por infusão contínua ou ambos (**Tabela 22-1**). Para facilitar o manejo em pista rápida, as doses totais usuais de fentanil e sufentanil geralmente não excedem 15 e 5 mcg/kg respectivamente, e alguns anestesistas combinam doses muito menores de fentanil ou sufentanil com uma dose analgésica de hidromorfona ou morfina administrada no final da CPB. Alguns anestesistas também administram uma infusão de baixa dose de propofol (25-50 mcg/kg/min) para manutenção. A principal vantagem de agentes halogenados ou infusões de remifentanil ou propofol, ou ambos, é a capacidade de mudar rapidamente a concentração e profundidade anestésica. Isoflurano, sevoflurano e desflurano são os agentes halogenados mais comumente usados. Os relatos iniciais laboratoriais de que o isoflurano poderia induzir furto intracoronariano foram sobrepujados, mais tarde, por relatos de proteção miocárdica. O isoflurano permanece um agente halogenado comumente usado. Óxido nitroso geralmente não é usado, particularmente durante o intervalo de tempo entre canulização e descanulização, por causa da sua tendência de expandir quaisquer bolhas de ar intravasculares existentes.

D. Outras Técnicas

A combinação de cetamina com midazolam (ou diazepam ou propofol) para indução e manutenção de anestesia é uma técnica útil, particularmente em pacientes frágeis com comprometimento hemodinâmico. Ela é associada à hemodinâmica estável, amnésia e analgesia confiáveis, mínima depressão respiratória pós-operatória e raros (se algum) efeitos colaterais psicotomiméticos. Cetamina e midazolam são compatíveis em solução e podem ser misturados juntos na mesma seringa ou bolsa de infusão em uma proporção de 20:1. Para indução, cetamina, 1-2 mg/kg, com midazolam, 0,05-0,1 mg/kg, é dada como um *bolus* intravenoso lento. Anestesia pode, então, ser mantida pela infusão de cetamina, 1,3-1,5 mg/kg/h, e midazolam, 0,065-0,075 mg/kg/h, ou mais facilmente com um agente inalado. Hipertensão após intubação ou estimulação cirúrgica pode ser tratada com propofol ou um agente volátil.

E. Relaxantes Musculares

Relaxamento muscular é útil para a intubação, para facilitar o afastamento esternal, e para prevenir movimento e tremor do paciente. A menos que sejam esperadas dificuldades da via aérea, a intubação pode ser realizada depois da administração de

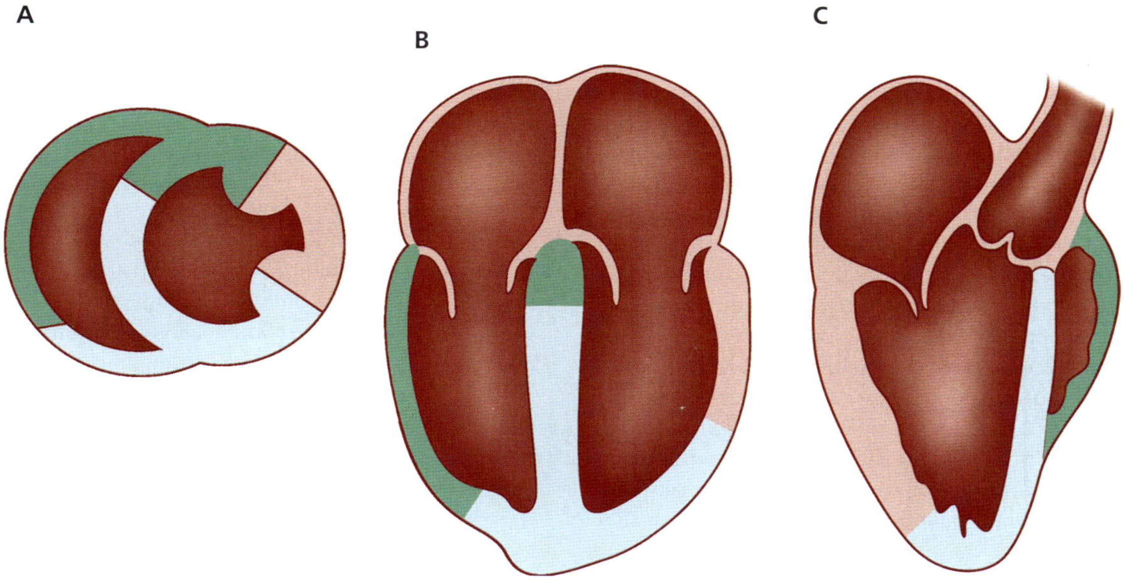

FIGURA 22-12 Suprimento arterial coronariano dos ventrículos esquerdo e direito em três vistas: vista de eixo curto (**A**), vista de quatro câmaras (**B**), e vista de três câmaras (**C**). Verde, artéria coronária direita; azul, artéria descendente anterior esquerda; rosa, artéria circunflexa esquerda.

um relaxante muscular não despolarizante. No passado, a escolha do relaxante muscular era frequentemente com base na resposta hemodinâmica desejada. Relaxantes novos, de ação mais curta, como o rocurônio, o vecurônio e o cisatracúrio, são comumente usados e praticamente não apresentam efeitos colaterais hemodinâmicos. Vecurônio, no entanto, foi associado como aumentando marcadamente bradicardia associada a grandes doses de opioides, particularmente sufentanil. Em razão dos seus efeitos vagolíticos, pancurônio foi, muitas vezes, usado em pacientes com bradicardia importante, em uso de β-bloqueadores. A succinilcolina ainda é adequada para a intubação endotraqueal, particularmente para indução em sequência rápida. Dosagem judiciosa e o uso apropriado de um estimulador de nervo periférico permitem alta precoce com qualquer destes agentes.

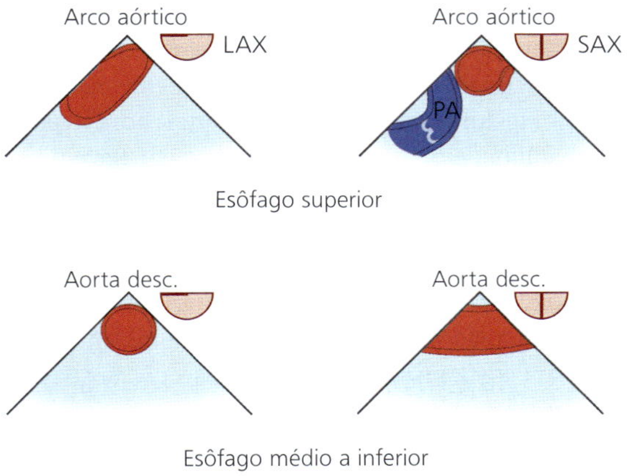

FIGURA 22-13 Imagens de TEE superior do arco aórtico e aorta descendente. A aorta ascendente pode ser visualizada no esôfago médio superior a 110-130° com anteflexão ao nível da válvula aórtica (veja Figuras 22-2B e 22-6B).

2. Período Pré-Bypass

Depois da indução e intubação, o curso anestésico é tipicamente caracterizado por um período inicial de mínima estimulação (preparação da pele e colocação dos campos) que frequentemente é associado à hipotensão, seguido por períodos individualizados de intensa estimulação que podem produzir taquicardia e hipertensão. Estes períodos de estimulação incluem a incisão na pele, a esternotomia e o afastamento esternal, a abertura do pericárdio e, às vezes, a dissecção da aorta. O agente anestésico deve ser ajustado apropriadamente em antecipação a estes eventos.

Respostas vagais acentuadas, resultando em marcada bradicardia e hipotensão, podem, ocasionalmente, ser observadas durante o afastamento esternal ou abertura do pericárdio, talvez mais comumente em pacientes que estiveram tomando agentes bloqueadores β-adrenérgicos ou diltiazem.

Isquemia miocárdica no período pré-*bypass* nem sempre é associada a perturbações hemodinâmicas, como taquicardia, hipertensão ou hipotensão. Infusão profilática de nitroglicerina (1-2 mcg/kg/min) foi estudada muitas vezes e continua a ser usada, mas não parece reduzir a incidência de episódios isquêmicos ou alterar os resultados.

TABELA 22-1 Posologia de opioides compatível com extubação precoce após cirurgia cardíaca

Opioide	Dose de Carga (mcg/kg)	Infusão de Manutenção	*Bolus* (mcg/kg)
Fentanil	1-5	1-3 mcg/kg/h	0,5-1
Sufentanil	0,25-1,25	0,25-0,75 mcg/kg/h	0,125 -0,25
Remifentanil	0,5-1	0,1-1 mcg/kg/min	0,25-1

Anticoagulação

9 A anticoagulação deve ser estabelecida antes da CPB para prevenir coagulação intravascular disseminada aguda e formação de coágulos na bomba de CPB. Na maioria dos centros a adequação da anticoagulação será confirmada pela medida do ACT. Um ACT maior que 400-480 s é considerado adequado. Heparina, 300-400 unidades/kg, é geralmente administrada, enquanto as suturas em bolsa aórticas são realizadas, antes da canulização. Alguns cirurgiões preferem administrar heparina eles próprios diretamente dentro do átrio direito. Se a heparina for administrada pelo anestesiologista, ela deve ser dada por uma linha venosa confiável (geralmente central), e o ACT deve ser medido 3-5 min depois. Se o ACT for menor que 400 s, heparina adicional é dada (100 unidades/kg). Algumas drogas (p. ex., aprotinina) prolongam o ACT ativado com celite, mas não o ACT ativado com caulim; o ACT -caulim deve ser usado para avaliar a adequação da anticoagulação nestas circunstâncias. Estudos de concentração de heparina (veja Reversão da Anticoagulação, adiante) medem níveis de heparina e não necessariamente efeito; estes estudos, portanto, não são confiáveis para medir o grau de anticoagulação, mas podem ser usados como adjuntos. Uma concentração de heparina em sangue total de 3-4 unidades/mL é geralmente suficiente para CPB. O tempo de trombina de alta dose (HiTT) não é influenciado por aprotinina, mas é mais complicado de executar que um ACT- caulim. HiTT não pode fornecer um controle pré-heparina e não fornece um índice da adequação da reversão com protamina (veja a seguir). **Resistência à heparina é ocasionalmente encontrada; muitos desses pacientes têm deficiência de antitrombina III (adquirida ou congênita).** Antitrombina III é uma protease circulante que se liga irreversivelmente e inativa trombina (bem como as formas ativadas dos fatores X, XI, XII e XIII). Quando a heparina se liga com a antitrombina III, a atividade anticoagulante da antitrombina III é aumentada 1.000 vezes. Pacientes com deficiência de antitrombina III obterão anticoagulação adequada depois da infusão de 2 unidades de plasma fresco congelado ou concentrado de antitrombina III. Alternativamente, antitrombina III humana recombinante pode ser administrada. Formas mais brandas de resistência à heparina podem ser tratadas pela administração de uma dose de heparina um pouco maior do que o normal.

Pacientes com uma história de heparina induzida trombocitopenia (HIT) necessitam de consideração especial. Estes pacientes produzem anticorpos heparina-dependentes (fator 4 plaquetário) que aglutinam as plaquetas e produzem trombocitopenia, às vezes associada a tromboembolismo. Se a história de HIT for remota e anticorpos não puderem mais ser demonstrados, heparina pode ser usada seguramente para CPB. Quando forem detectados títulos significantes de anticorpo, anticoagulantes alternativos incluindo hirudina, bivalirudina, ancrode e argatrobano podem ser considerados, mas a experiência com eles é limitada. O parecer de um hematologista pode ser útil.

Profilaxia de Sangramento

A profilaxia de sangramento com agentes antifibrinolíticos pode ser iniciada antes ou depois da anticoagulação. Alguns anestesistas preferem administrar agentes antifibrinolíticos depois da heparinização para reduzir a possível incidência de complicações trombóticas; outros temem que administração tardia 10 possa reduzir a eficácia antifibrinolítica. Terapia antifibrinolítica pode ser particularmente útil em pacientes que estão se submetendo a uma reoperação; que recusam derivados de sangue (como as Testemunhas de Jeová); que estão em alto risco de sangramento pós-operatório por causa da administração recente de inibidores de glicoproteína IIb/IIIa (abciximab [RheoPro], eptifibatida [Integrilin] ou tirofibano [Aggrastat]; que têm coagulopatia preexistente e que estão se submetendo a procedimentos longos e complicados, envolvendo o coração ou a aorta. O efeito antiplaquetário do abciximab dura tipicamente 24-48 g; os de eptifibatida e tirofibano são 2-4 e 4-8 h, respectivamente. A combinação de aspirina e o antagonista do receptor de adenosina difosfato, clopidogrel (Plavix), é também associada a sangramento excessivo.

Os agentes antifibrinolíticos atualmente disponíveis, ácido ε-aminocaproico e ácido tranexâmico, não afetam o ACT e só raramente induzem reações alérgicas. Ácido ε-aminocaproico é geralmente administrado com uma dose inicial de 50-75 mg/kg seguida por uma infusão de 20-25 mg/kg/h (alguns anestesistas usam uma dose inicial padrão de 5-10 g seguida por 1 g/h). Ácido tranexâmico é, muitas vezes, administrado a 10 mg/kg seguido por 1 mg/kg/h, embora estudos farmacocinéticos sugiram que doses maiores podem manter mais confiavelmente concentrações sanguíneas efetivas. Coleta intraoperatória de plasma rico em plaquetas por férese antes da CPB é empregada em alguns centros; reinfusão após o *bypass* pode diminuir o sangramento e reduzir necessidades de transfusão.

Canulização

A colocação de cânulas venosas e arteriais para a CPB é um momento crítico. *Após a heparinização, a* canulização aórtica é geralmente feita em primeiro lugar em razão dos problemas hemodinâmicos frequentemente associados à canulização venosa e para permitir transfusão conveniente e rápida do oxigenador da bomba. A cânula de injeção é mais frequentemente colocada na aorta ascendente. A pequena abertura da maioria das cânulas arteriais produz um fluxo em jato que, quando não adequadamente posicionada, pode causar dissecção aórtica ou fluxo preferencial para o tronco braquiocefálico (artéria inominada). A pressão arterial sistólica é costumeiramente reduzida para 90-100 mmHg durante a colocação da cânula aórtica para reduzir a probabilidade de dissecção. Bolhas de ar devem estar ausentes da cânula arterial e linha de injeção, e uma adequada conexão entre a linha de injeção arterial e o paciente deve ser demonstrada antes que o *bypass* seja iniciado. Falha em remover todas as bolhas de ar resultará em êmbolos, possivelmente para dentro das circulações coronariana ou cerebral, enquanto falha em entrar na aorta pode resultar em dissecção aórtica. Alguns anestesistas comprimem manualmente as artérias carótidas durante a canulização aórtica para diminuir a probabilidade de êmbolos cerebrais, mas a eficácia desta técnica é duvidosa.

Uma ou duas cânulas venosas são colocadas no átrio direito, geralmente pela aurícula. Uma cânula é geralmente adequada para a maioria das operações de pontes coronárias e valvulares. A cânula única usada muitas vezes tem duas portas (duas aberturas); quando ela está apropriadamente posicionada, uma abertura fica no átrio direito, e a outra na veia cava inferior.

11 Cânulas separadas nas veias cavas superior e inferior são usadas em procedimentos de coração aberto. Hipotensão por enchimento ventricular prejudicado pode ocorrer durante manipulação das veias cavas e o coração. Canulização venosa também frequentemente precipita arritmias atriais ou, menos comumente, ventriculares. Contrações atriais prematuras e surtos transitórios de uma taquicardia supraventricular são comuns. Taquicardia atrial paroxística sustentada ou fibrilação atrial frequentemente leva à deterioração hemodinâmica, que pode ser tratada farmacologicamente, eletricamente, ou pela iniciação imediata do *bypass* (contanto que anticoagulação completa tenha sido confirmada). Um posicionamento inadequado das cânulas venosas pode interferir com o retorno venoso ou impedir drenagem venosa da cabeça e pescoço (síndrome da veia cava superior) que, ao início da CPB, se manifestam respectivamente como um volume inadequado no reservatório venoso e edema da cabeça e pescoço. Nestas circunstâncias, a pressão venosa central pode não aumentar, se a extremidade da linha central estiver adjacente ou muito perto da cânula.

3. Período de Bypass

Início

Uma vez as cânulas estejam adequadamente colocadas e seguras, a CPB seja aceitável e o perfusionista esteja pronto, a CPB é iniciada. Os clampes colocados transversalmente às cânulas venosas durante a sua inserção são removidos, e a bomba principal da CPB é ligada. Estabelecer a adequação do retorno venoso ao reservatório da bomba é crítico. Normalmente, o nível do reservatório sobe, e o fluxo da bomba de CPB é gradualmente aumentado. Se o retorno venoso for ruim, demonstrado por um nível baixo no reservatório, o perfusato se esvaziará rapidamente, e ar pode entrar no circuito. Quando diminui o nível do reservatório venoso, a posição das cânulas deve ser checada, revisar a retirada de todos os clampes, ou se existem dobras ou uma bolha de ar. Nestas circunstâncias, o fluxo da bomba deve ser diminuído, até que o problema seja resolvido. Pode ser necessário adicionar volume (sangue ou coloide) ao reservatório. Com CPB estabelecida e drenagem venosa desimpedida, o coração deve-se esvaziar; deixar de esvaziar ou distensão progressiva significa posicionamento da cânula venosa errônea ou regurgitação aórtica. No caso de insuficiência aórtica grave, que impede uma perfusão periférica adequada, pode ser necessário imediato clampeamento transversal aórtico (e cardioplegia).

Fluxo e Pressão

A pressão arterial média sistêmica é estritamente monitorada à medida que o fluxo da bomba é gradualmente aumentado para 2-2,5 L/min/m^2. Ao início da CPB, a pressão arterial sistêmica geralmente diminui abruptamente. Pressões arteriais sistêmicas (radiais) médias iniciais de 30-40 mmHg não são incomuns. Esta diminuição é geralmente atribuída à hemodiluição, que reduz a viscosidade sanguínea e baixa efetivamente a SVR. Ela é frequentemente tratada com aumento do fluxo e vasopressores.

Diminuições persistentes e excessivas (< 30 mmHg) podem ser sinais de uma dissecção aórtica não reconhecida. Se dissecção estiver presente, a CPB deve ser parada temporariamente até que uma cânula seja inserida distalmente na luz aórtica "verdadeira". Outras possíveis causas de hipotensão incluem fluxo inadequado da bomba por retorno venoso insuficiente, má função da bomba ou erro do transdutor de pressão. Falsa hipertensão foi descrita quando a artéria radial direita é usada para monitoramento e a cânula aórtica está dirigida para a artéria inominada.

A relação entre o fluxo da bomba, a SVR e a pressão arterial sistêmica média pode ser conceituada, como:

$$\text{Pressão arterial média} = \text{Fluxo} \times \text{SVR}$$

Consequentemente, com uma SVR constante, a pressão arterial média é proporcional ao fluxo da bomba. Similarmente, a qualquer fluxo dado da bomba, a pressão arterial média é proporcional à SVR. Para manter tanto a pressão arterial, quanto o débito cardíaco adequados, pode-se manipular o fluxo da bomba e a SVR. A maioria dos centros procura manter débito de 2-2,5 L/min/m^2 (50-60 mL/kg/min) e pressões arteriais médias entre 50 e 80 mmHg. As necessidades de fluxo metabólico geralmente diminuem com a diminuição de temperatura corporal. Evidência também sugere que durante hipotermia profunda (20-25°C), pressões arteriais médias tão baixas quanto 30 mmHg podem ainda ser compatíveis com um adequado fluxo sanguíneo e oxigenação cerebral. A SVR pode ser aumentada com fenilefrina, vasopressina ou norepinefrina.

Pressões arteriais sistêmicas elevadas(>150 mmHg) são deletérias e podem promover dissecção aórtica ou hemorragia cerebral. Geralmente, quando a pressão arterial média excede 100 mmHg, diz-se existir hipertensão e é tratada diminuindo-se o fluxo da bomba ou aumentando-se a concentração de um halogenado na entrada de gás no oxigenador. No raro caso em que a hipertensão for refratária a estas manobras ou se o fluxo da bomba já for baixo, é usado um vasodilatador, como clevidipina, nicardipina ou nitroprussiato.

Monitoramento

Monitoramento adicional durante CPB inclui o índice do fluxo da bomba, o nível do reservatório venoso, a pressão da linha de entrada arterial (veja anteriormente), a temperatura sanguínea (perfundida e venosa) e miocárdica, e as saturações de oxigênio *in-line* (arterial e venosa). Sensores *in-line* de pH, tensão de CO_2 e tensão de oxigênio são também possibilidades. Os gases e pH sanguíneos devem ser aferidos por medições diretas (veja a seguir). Na ausência de hipoxemia, saturações venosas de oxigênio diminuídas (< 70%), acidose metabólica progressiva ou uma diminuição do débito urinário podem refletir índices de fluxo inadequados.

Durante o *bypass*, a pressão na linha de influxo arterial é quase sempre maior que a pressão arterial sistêmica registrada de uma artéria radial ou mesmo de um cateter aórtico. A diferença representa a perda de pressão pelo filtro arterial, da tubulação arterial e da abertura da cânula aórtica. Entretanto, monitorar esta pressão é importante para detectar problemas com a linha arterial. As pressões de influxo devem permanecer abaixo de 300 mmHg; pressões mais altas podem indicar obstrução do filtro arterial, da tubulação ou cânula arterial, ou dissecção aórtica.

Medidas seriadas do ACT, hematócrito e potássio são efetuadas durante a CPB. A glicemia deve ser checada mesmo em pacientes sem história de diabetes. O ACT é medido imediatamente após o início da CPB e a cada 20-30 min daí em diante. Resfriamento geralmente aumenta a meia-vida da heparina e prolonga seu efeito. Alguns centros calculam uma curva dose-resposta da heparina para guiar o cálculo da posologia de heparina e reversão com protamina (Figura 22-14). O hematócrito geralmente não fica muito abaixo de 20-25%. Transfusões de eritrócitos para dentro do reservatório da bomba podem ser necessárias. Aumentos acentuados nas concentrações séricas de potássio (secundários à cardioplegia) são geralmente tratados com uma diurese induzida com furosemida.

Hipotermia e Cardioplegia

Hipotermia moderada (26-32°C) ou profunda (20-25°C) é usada rotineiramente para muitos procedimentos. Quanto mais baixa a temperatura, mais longo o tempo necessário para o resfriamento e o reaquecimento. No entanto, temperaturas baixas permitem que fluxos menores de CPB sejam usados com segurança. A uma temperatura de 20°C, fluxos tão baixos quanto 1,2 L/min/m^2 podem ser adequados.

Hipotermia produz alterações eletrocardiográficas características, incluindo a onda de Osborne, uma deflexão positiva característica entre os segmentos QRS e ST. Fibrilação ventricular muitas vezes ocorre quando o coração é resfriado abaixo de 28-29°C. Cardioplegia deve ser estabelecida imediatamente, uma vez que fibrilação consome fosfatos de alta energia a uma velocidade maior que os ritmos mais lentos. A cardioplegia é realizada clampeando-se transversalmente a aorta ascendente proximalmente a cânula de injeção aórtica e (como descrito previamente) infundindo-se a solução de cardioplegia através de um pequeno cateter proximalmente ao clampe transversal ou diretamente para dentro dos óstios coronários, se a aorta estiver aberta (p. ex., para substituição de válvula aórtica). Muitos cirurgiões empregam rotineiramente cardioplegia retrógrada via um cateter no seio coronário (veja anteriormente). Durante enxerto de ponte aortocoronariana, a solução de cardioplegia pode também ser administrada pelo enxerto, quando o cirurgião escolhe fazer primeiro a anastomose distal.

Ventilação

Ventilação pulmonar é descontinuada quando fluxos adequados da bomba são alcançados e o coração para de ejetar sangue. Depois da instituição completa da CPB, a ejeção ventricular

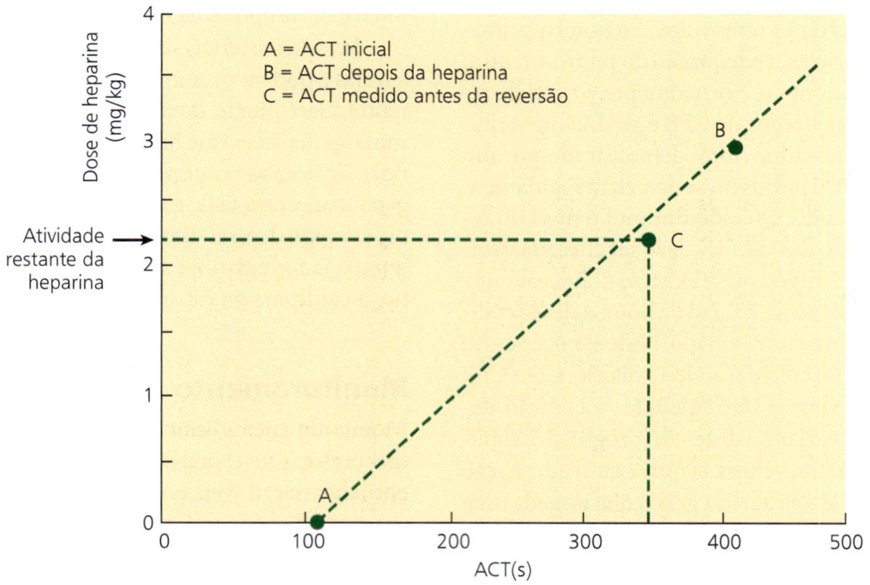

FIGURA 22-14 Curva de dose–resposta à heparina. Tempo de coagulação ativado (ACT) em segundos *versus* dose total de heparina em miligramas por quilograma. 1. Plotar o ACT inicial no eixo dos *x*. 2. Plotar o ACT após heparinização. 3. Traçar a linha definida por estes dois pontos. 4. Se for necessária anticoagulação adicional, achar o ACT desejado sobre essa linha. A quantidade de heparina adicional necessária é a diferença no eixo *y* entre o ACT presente e o ACT desejado. 5. Se o terceiro ponto não estiver sobre a linha original, uma nova linha é traçada originando-se do ACT básico e passando a meio caminho entre os outros dois pontos. 6. Para reversão da anticoagulação, a dose de protamina é com base na atividade de heparina remanescente, estimada como sendo a dose de heparina correspondendo ao último ACT na linha de dose–resposta.

continua brevemente até que o volume ventricular esquerdo atinge um nível criticamente baixo. Cessar a ventilação prematuramente quando há algum fluxo sanguíneo pulmonar restante atua como um *shunt* direita–esquerda que pode promover hipoxemia. A importância deste mecanismo depende da proporção relativa do fluxo sanguíneo pulmonar restante para o fluxo da bomba. Em alguns centros, uma vez a ventilação seja parada, um fluxo de oxigênio é continuado no circuito de anestesia com um pouco de pressão positiva nas vias aéreas (5 cm H_2O) na esperança de prevenir disfunção pulmonar pós-operatória. A maioria dos centros ou interrompe todo fluxo de gás ou continua um baixo fluxo de oxigênio (1-2 L/min) no circuito de anestesia. A ventilação é retomada ao término da CPB antes de o coração começar a ejetar sangue.

Manejo dos Gases Respiratórios

Anteriormente, havia controvérsia sobre corrigir ou não as pressões de gases arteriais em função da temperatura (pH-estáticas ou α-estáticas) durante CPB em adultos. A controvérsia se originava do fato de que a solubilidade de um gás aumenta e o pH neutro (*i.e.*, o pH em que as concentrações de íons H^+ e OH^- são as mesmas) da água aumenta com hipotermia. Como resultado do primeiro efeito, embora o conteúdo total de CO_2 não se altere (em um sistema fechado), a pressão parcial de CO_2 diminuirá, à medida que a temperatura do sangue diminui. O problema é mais importante com a tensão de CO_2 arterial por causa do seu efeito sobre o pH arterial e o fluxo sanguíneo cerebral. À medida que a temperatura diminui, a concentração de bicarbonato plasmático não muda, mas a diminuição na tensão de CO_2 arterial tende a aumentar o pH e a tornar o sangue alcalótico (por definições normotérmicas). Sangue com uma tensão de CO_2 de 40 mmHg e um pH de 7,40 a 37°C, quando esfriado a 25°C, terá uma tensão de CO_2 de cerca de 23 mmHg e um pH de 7,60.

Normalmente – independentemente da temperatura do paciente – amostras de sangue são aquecidas a 37°C nos analisadores de gases sanguíneos antes que as tensões de gases sejam medidas. Se for desejada uma leitura corrigida para a temperatura, uma tabela ou um programa na máquina de gasometria pode ser usado para estimar qual seria a pressão e pH do gás se eles tivessem sido medidos à temperatura do paciente. A prática de corrigir para temperatura as tensões gasosas com o objetivo de manter uma tensão de CO_2 constante de 40 mmHg e um pH constante de 7,40 durante hipotermia é chamada **manejo pH-estático.** Durante CPB hipotérmica, o manejo pH-estático, que pode requerer adição de CO_2 à entrada de gás no oxigenador, aumenta o conteúdo sanguíneo total de CO_2. Nestas condições, o fluxo sanguíneo cerebral aumenta (em razão da tensão de CO_2 aumentada com relação ao manejo α-estático) mais do que seria necessário com base no consumo de oxigênio. Um fluxo sanguíneo cerebral aumentado é útil para aumentar a uniformidade do esfriamento cerebral antes da parada circulatória hipotérmica (mais usada em crianças que adultos). Por outro lado, um fluxo sanguíneo cerebral aumentado também pode dirigir uma fração maior de êmbolos arteriais ateromatosos para o cérebro – uma preocupação maior do que a uniformidade do esfriamento cerebral durante cirurgia cardíaca em adultos.

O uso de tensões gasosas não corrigidas durante hipotermia – **manejo α-estático** – é a regra em adultos e é comum em crianças quando parada circulatória não será usada. A base desta conduta é que a preservação de função normal das proteínas depende de se manter um estado constante de eletroneutralidade intracelular (o equilíbrio das cargas nas proteínas). Em pH fisiológico, estas cargas são principalmente localizadas nos anéis imidazois dos resíduos histidina (chamados resíduos α). Além disso, à medida que a temperatura diminui, K_w – a constante de dissociação da água – também diminui (pK_w aumenta). Portanto, a temperaturas mais baixas, a eletroneutralidade de soluções aquosas, onde $[H^+] = [OH^-]$, corresponde a uma $[H^+]$ mais baixa (um pH mais alto). “Alcalose” hipotérmica assim não reflete necessariamente $[OH^-] > [H^+]$, mas em vez disso uma diminuição absoluta em ambos $[H^+]$ e $[OH^-]$. CPB hipotérmica com manejo α-estático não exige adição de CO_2 ao oxigenador: o conteúdo de CO_2 total do sangue e a eletroneutralidade ficam inalterados. Em contraste ao manejo pH-estático, o manejo α-estático parece preservar a autorregulação cerebral do fluxo sanguíneo. Apesar das diferenças teóricas e clínicas, na maioria dos estudos as comparações entre as duas técnicas deixam de revelar diferenças apreciáveis nos resultados, exceto em crianças submetidas à parada circulatória total.

Anestesia

12 A hipotermia (< 34°C) potencializa os efeitos dos anestésicos, mas deixar de administrar agentes anestésicos, particularmente durante o reaquecimento sob CPB, pode resultar em percepção e memória. Com anestesia superficial, hipertensão pode ser observada e, se não for mantida a paralisia muscular, o paciente pode-se mover. Consequentemente, doses adicionais de agentes anestésicos podem ser necessárias durante a CPB. Concentrações baixas de um agente halogenado (p. ex., isoflurano a 0,5-0,75%) pelo oxigenador são frequentemente usadas. Se, imediatamente antes do término da CPB, houver uma aparente depressão miocárdica residual, a concentração do halogenado deverá ser reduzida até um valor que não deprima a contratilidade miocárdica. Quando anestesia venosa com opioides e benzodiazepínicos está sendo usada durante a CPB, doses adicionais destes agentes ou iniciar uma infusão de propofol podem ser necessárias. Alguns anestesistas administram rotineiramente uma benzodiazepina (p. ex., midazolam) ou escopolamina (0,2-0,4 mg), quando o reaquecimento é iniciado. Alternativamente, uma infusão de propofol, opioide ou cetamina–midazolam pode ser continuada durante todo a CPB. Sudorese durante o reaquecimento é comum e geralmente indica uma resposta hipotalâmica à perfusão com sangue morno (e não anestesia superficial). Durante o reaquecimento, a temperatura sanguínea não deve exceder a temperatura central em mais de 2°C.

Proteção Cerebral

A incidência de déficits neurocomportamentais após CPB varia amplamente, dependendo de quanto tempo depois da cirurgia o exame for realizado e os critérios para diagnóstico. Na primeira semana depois da cirurgia, a incidência pode ser tão alta quanto 80%. Felizmente, na maioria dos casos, estes déficits são transitórios. Déficits detectados 8 semanas ou mais depois da cirurgia (20-25%) ou após AVEs (2-6%) são menos comuns. Fatores que foram associados a sequelas neurológicas incluem números aumentados de êmbolos cerebrais, procedimentos combinados intracardíacos (valvulares) e coronarianos, idade avançada e doença cerebrovascular preexistente.

Durante procedimentos de coração aberto, desaeração das câmaras cardíacas, uma posição de cefalodeclive, e despressurização antes e durante a ejeção cardíaca inicial são importantes para prevenção de êmbolos aéreos. Alguns centros enchem o campo cirúrgico com CO_2, um gás que se for arrastado e embolizado será reabsorvido mais rapidamente. TEE é capaz de detectar ar residual dentro do coração e a necessidade de procedimentos adicionais de desaeração. Durante cirurgias de pontes coronarianas, a minimização da quantidade de manipulação aórtica, do número de clampeamentos aórticos, do número de locais de pontes na superfície da aorta e do uso de aparelhos anastomóticos proximais sem sutura pode ajudar a reduzir êmbolos ateromatosos. Palpação da aorta, TEE e, especialmente, ecocardiografia epiaórtica podem ajudar a identificar pacientes de alto risco e guiar o manejo. Ecocardiografia epiaórtica é a técnica mais sensível e específica.

Embora fenômenos embólicos pareçam responsáveis pela maioria dos déficits neurológicos, a contribuição da hipoperfusão cerebral permanece não definida. Não é comprovado que infusões de drogas profiláticas (p. ex., barbitúricos ou propofol para suprimir atividade eletroencefalográfica) imediatamente antes e durante procedimentos intracardíacos (ventrículo aberto) diminuirão a incidência e gravidade dos déficits neurológicos. Antes de parada circulatória com hipotermia muito profunda, alguns anestesistas administram um corticosteroide (metilprednisolona, 30 mg/kg, ou a dose equivalente de dexametasona) e manitol (0,5 g/kg). A cabeça é também coberta com bolsas de gelo (evitando os olhos). Esfriamento de superfície retarda o reaquecimento e também pode facilitar a adequação do resfriamento cerebral. Muitas drogas foram testadas e não melhoraram os resultados cerebrais após cirurgia cardíaca. Estudos em humanos durante cirurgia cardíaca não mostraram resultados neurocomportamentais melhorados com administração profilática de bloqueadores dos canais de cálcio (nimodipina), antagonistas de *N*-metil-D-aspartato (NMDA) (remacemida), removedores de radicais livres (pegorgoteína), sedativo-hipnóticos (tiopental, propofol ou clometiazol) ou lazaroides (tirilazad).

4. Término da CPB

O término da CPB é realizado por meio de uma série de procedimentos e de condições necessárias:

1. O reaquecimento deve estar completo.
2. O ar deve ser eliminado do coração e de quaisquer enxertos de pontes.
3. O clampe transversal aórtico deve ser removido, e o coração tem que bater.
4. A ventilação pulmonar deve ser retomada.

A decisão do cirurgião sobre quando reaquecer é importante; reaquecimento adequado exige tempo, mas reaquecimento cedo demais remove os efeitos protetores da hipotermia. Reaquecimento rápido resulta, muitas vezes, em grandes gradientes de temperatura entre órgãos bem perfundidos e tecidos periféricos vasoconstritos; novo equilíbrio térmico após o término da CPB diminui a temperatura central novamente. Um gradiente excessivo entre a temperatura do infundido e a temperatura central do paciente pode resultar em hipertermia cerebral deletéria. A administração de uma droga vasodilatadora (nitroprussiato, isoflurano ou fentolamina [principalmente em crianças]), ao permitir fluxos de bomba maiores, com frequência acelera o processo de reaquecimento e diminui grandes gradientes de temperatura. Alguns acreditam que permitir algum fluxo pulsátil (ejeção ventricular) também pode apressar o reaquecimento. Reaquecimento excessivamente rápido, no entanto, pode resultar na formação de bolhas de gás na corrente sanguínea, à medida que a solubilidade dos gases diminui rapidamente. Se o coração fibrilar durante o reaquecimento, pode ser necessária desfibrilação elétrica. Administração de lidocaína, 100-200 mg, e sulfato de magnésio, 1-2 g, antes da remoção do clampeamento transversal aórtico é um protocolo comum e pode diminuir a probabilidade de fibrilação. Muitos advogam que uma posição de cefalodeclive, enquanto o ar intracardíaco está sendo eliminado pode diminuir a probabilidade de êmbolos cerebrais. Insuflação pulmonar facilita a expulsão de ar intracardíaco (esquerdo) ao comprimir os vasos pulmonares e retornar sangue para o coração esquerdo. TEE é útil para detectar ar intracardíaco residual. A reinsuflação inicial dos pulmões exige uma maior pressão de vias aéreas que o normal e deve, geralmente, ser feita sob visualização direta do campo cirúrgico, porque expansão pulmonar excessiva pode interferir com um enxerto de artéria mamária interna.

Diretrizes gerais para término da CPB incluem o seguinte:

- A temperatura corporal central deve ser pelo menos 37°C.
- Um ritmo cardíaco estável deve estar presente.
  Muitas vezes um marca-passo atrioventricular é usado e confere o benefício de uma sístole atrial apropriadamente cronometrada. A persistência de um bloqueio A-V pode ser secundária a uma hiperpotassemia que pode ser tratada com cálcio, $NaHCO_3$, furosemida, ou glicose e insulina.
- A frequência cardíaca deve ser adequada (geralmente 80-100 batimentos/min). Frequências cardíacas lentas são geralmente tratadas por marca-passo. Muitos agentes inotrópicos também aumentarão a frequência cardíaca. Taquicardias supraventriculares geralmente requerem cardioversão.
- Valores de laboratório devem estar dentro de limites aceitáveis. Acidose importante (pH < 7,20), hipocalcemia (ionizada) e hiperpotassemia (> 5,5 mEq/L) devem ser tratadas; idealmente, o hematócrito deve exceder 22%; entretanto, um hematócrito < 22% isoladamente não deve indicar uma transfusão de CH neste momento. Quando o volume e fluxo do reservatório forem adequados, ultrafiltração pode ser usada para aumentar o hematócrito.

- Ventilação adequada com oxigênio 100% deve ter sido retomada.
- Todos os monitores devem ser rechecados quanto à função adequada e recalibrados, se necessário.

Desmame da CPB

A CPB deve ser descontinuada, à medida que a pressão arterial sistêmica, volumes ventriculares e pressões de enchimento e função cardíaca (em TEE) são avaliados. A pressão aórtica central pode ser medida diretamente e deve ser comparada à pressão da artéria radial e pressão de manguito (se houver uma disparidade). Uma inversão do gradiente normal da pressão sistólica, com a pressão aórtica sendo maior que a pressão radial, é, muitas vezes, vista imediatamente pós-*bypass*. Isto foi atribuído à abertura de conexões arteriovenosas na mão como consequência do reaquecimento. A pressão na raiz aórtica também pode ser estimada por palpação por um cirurgião experiente. Volume e contratilidade ventriculares direitos podem ser estimados visualmente, enquanto pressões de enchimento são medidas diretamente por cateteres venoso central, de artéria pulmonar ou atrial esquerdo. O débito cardíaco pode ser medido por termodiluição. A TEE pode definir adequação de volumes diastólicos finais, contratilidade ventricular direita e esquerda e função valvular.

O desmame é geralmente realizado clampeando-se progressivamente a linha (tubulação) de retorno venoso. À medida que o coração batendo se enche, a ejeção ventricular é retomada. O fluxo da bomba é gradualmente diminuído à medida que a pressão arterial sobe. Uma vez a linha venosa esteja completamente ocluída, e a pressão arterial sistólica seja julgada adequada (> 80-90 mmHg), o fluxo da bomba é parado, e o paciente é avaliado. **Alguns cirurgiões desmamam, clampeando a linha venosa e a seguir progressivamente "enchendo" o paciente com influxo arterial.**

A maioria dos pacientes cai em um de quatro grupos ao sair de *bypass* (Tabela 22-2). Pacientes com boa função ventricular são geralmente rápidos para desenvolver boa pressão arterial e débito cardíaco e podem ser separados da CPB imediatamente. Pacientes hiperdinâmicos também podem ser desmamados rapidamente. Estes pacientes emergem da CPB com uma SVR muito baixa, demonstrando boa contratilidade e volume adequado, mas têm baixa pressão arterial; seu hematócrito frequentemente é reduzido (< 22%). Diurese (fora de CPB) ou transfusões de hemácias aumentam a pressão arterial.

Pacientes hipovolêmicos incluem aqueles com função ventricular normal e aqueles com graus variados de comprometimento. Aqueles com função miocárdica preservada respondem rapidamente a *bolus* de 100 mL de sangue da bomba infundidas via a cânula aórtica. Pressão arterial e débito cardíaco aumentam com cada *bolus* e o aumento se torna progressivamente mais sustentado. A maioria destes pacientes mantém boa pressão arterial e débito cardíaco com uma pressão de enchimento ventricular esquerda abaixo de 10-15 mmHg. Comprometimento ventricular deve ser suspeitado (quando diagnóstico definitivo usando TEE não é disponível) em pacientes hipovolêmicos, cujas pressões de enchimento sobem durante infusão de volume, sem alterações apreciáveis na pressão arterial ou débito cardíaco ou naqueles que necessitam de pressões de enchimento acima de 10-15 mmHg. Disfunção ventricular é facilmente diagnosticada por TEE.

Pacientes com falha da bomba saem de CPB com um coração moroso, contraindo-se mal, que se distende progressivamente. Nesses casos, CPB pode necessitar ser reinstituída, enquanto terapia inotrópica é iniciada; alternativamente, se o paciente for menos instável, um inotrópico positivo (epinefrina, dopamina, dobutamina) pode ser administrado e monitorado quanto a melhora. Se o paciente não responder a doses razoáveis de um destes três agentes, milrinona pode ser acrescentada. Em pacientes com má função ventricular pré-operatória milrinona pode

TABELA 22-2 Subgrupos hemodinâmicos pós-CPB

	Grupo I: Vigoroso	Grupo II: Hipovolêmico	Grupo IIIA: Falha do LV	Grupo IIIB: Falha do RV	Grupo IV: Vasodilatado (Hiperdinâmico)
Pressão arterial	Normal	Baixa	Baixa	Baixa	Baixa
Pressão venosa central	Normal	Baixa	Normal ou alta	Alta	Normal ou baixa
Pressão encunhada pulmonar	Normal	Baixa	Alta	Normal ou alta	Normal ou baixa
Achados de TEE	Normal	Subenchimento RV/LV	Desempenho do LV reduzido	RV dilatado	Normal ou subenchimento RV/LV
Débito cardíaco	Normal	Baixo	Baixo	Baixo	Alto
Resistência vascular sistêmica	Normal	Baixa, normal ou alta	Baixa, normal ou alta	Normal ou alta	Baixa
Tratamento	Nenhum	Volume	Inotrópico; IABP, LVAD	Inotrópico, vasodilatador pulmonar; RVAD	Vasoconstritor; volume

CPB, circulação extracorpórea; LV, ventrículo esquerdo; RV, ventrículo direito; IABP, balão intra-aórtico; LVAD, aparelho de assistência ventricular esquerdo; RVAD, aparelho de assistência ventricular direito; TEE, ecocardiografia transesofágica.

ser administrada como o agente de primeira linha antes da separação da CPB. No raro caso em que a SVR esteja aumentada, redução da pós-carga com nitroprussiato ou milrinona pode ser experimentada. O paciente deve ser avaliado quanto à isquemia não reconhecida (enxerto acotovelado ou vasospasmo coronariano), disfunção valvular, *shunt,* ou insuficiência ventricular direita (a distensão é principalmente direita). A TEE facilitará o diagnóstico nestes casos.

Se as terapias medicamentosas falharem, deve ser iniciada contrapulsação com **bomba balão intra-aórtico** (BBIA), enquanto o paciente é "descansado" na CPB. A eficácia da BBIA depende de cronologia correta da inflação e deflação do balão (Figura 22-15). A fim de **aumentar a pressão arterial diastólica e o fluxo coronariano, o balão deve-se insuflar imediatamente depois da visualização da incisura dicrótica no traçado de pressão intra-aórtica, após o fechamento da válvula aórtica.** Insuflação precoce aumenta a pós-carga e exacerba regurgitação aórtica, enquanto insuflação tardia reduz o ganho diastólico. A deflação do balão deve ser cronometrada para ocorrer imediatamente antes da ejeção ventricular esquerda para diminuir a sua pós-carga. Deflação precoce torna menos efetivos o aumento e a redução da pós-carga. O uso de um aparelho de assistência ventricular esquerdo ou direito pode ser necessário em pacientes com insuficiência cardíaca refratária. Se atordoamento miocárdico for um agente importante ou houver áreas de miocárdio hibernando, uma melhora mais tardia na função contrátil pode permitir o desmame completo de todas as drogas e aparelhos de suporte apenas depois de 12-48 h de terapia. Aparelhos de assistência circulatória, como Abiomed e HeartMate, podem ser usados como uma ponte para transplante cardíaco; o primeiro pode ser usado por vários dias, enquanto o último aparelho pode ser deixado no lugar por meses a anos.

Muitos anestesistas acreditam que inotrópicos positivos não devem ser usados rotineiramente em pacientes saindo de CPB, porque eles aumentam a demanda miocárdica de oxigênio. O uso de rotina de cálcio também pode piorar uma lesão isquêmica e pode contribuir para um espasmo coronariano (particularmente em pacientes que estavam tomando bloqueadores dos canais de cálcio pré-operatoriamente). Não obstante, há centros que administram sais de cálcio ou um inotrópico positivo (p. ex., dobutamina), ou ambos, a todo paciente ao término da CPB. Inotrópicos positivos e vasopressores comumente usados estão listados na Tabela 22-3. Epinefrina, dopamina e dobutamina são os agentes mais comumente usados. Clinicamente, epinefrina é o inotrópico mais potente e, frequentemente, é efetivo em aumentar o débito cardíaco e a pressão arterial sistêmica quando outros agentes falharam. Em doses mais baixas, ela tem predominantemente atividade β-agonista. Dobutamina, diferentemente de dopamina, não aumenta pressões de enchimento e *pode* ser associada a menos taquicardia que a dopamina; infelizmente, o débito cardíaco muitas vezes aumenta sem alterações significativas da pressão arterial. Por outro lado, a dopamina pode melhorar o fluxo sanguíneo renal (em doses reduzidas) e, muitas vezes, é mais efetiva em aumentar a pressão arterial do que aumentar o débito cardíaco. Curiosamente, a epinefrina, quando usada para aumentar o débito cardíaco, causa igual ou menor taquicardia do que a dobutamina. Inanrinona e milrinona, ambos inibidores seletivos de fosfodiesterase tipo III, são inotrópicos com propriedades dilatadoras arteriais e venosas; a milrinona causa menor plaquetopenia que a inanrinona. Em estudos de pacientes com insuficiência cardíaca crônica estes dois inodilatadores, diversamente de outros inotrópicos, não aumentaram apreciavelmente o consumo de oxigênio miocárdico. A combinação de um inodilatador (geralmente milrinona) e um agonista β-adrenérgico resulta em efeitos inotrópicos pelo menos aditivos (e, possivelmente, sinergísticos). Norepinefrina é útil para aumentar a SVR, mas pode comprometer o fluxo sanguíneo esplâncnico e renal em altas doses. Alguns usam norepinefrina em combinação com inibidores de fosfodiesterase para prevenir reduções excessivas na pressão arterial sistêmica. Vasopressina arginina pode ser usada em pacientes com hipotensão refratária, uma baixa RVS, e resistência à norepinefrina. Óxido nítrico inalado e prostaglandina E_1 também podem ser úteis para hipertensão pulmonar refratária e insuficiência ventricular direita (Tabela 22-4); óxido nítrico tem a vantagem adicional de não diminuir a pressão arterial sistêmica. Estudos não confirmaram benefícios com o uso de nesiritida, um peptídeo natriurético humano tipo B, hormônio tireóideo (T_3), ou infusões de glicose–insulina–potássio para suporte vasoativo/inotrópico após CPB.

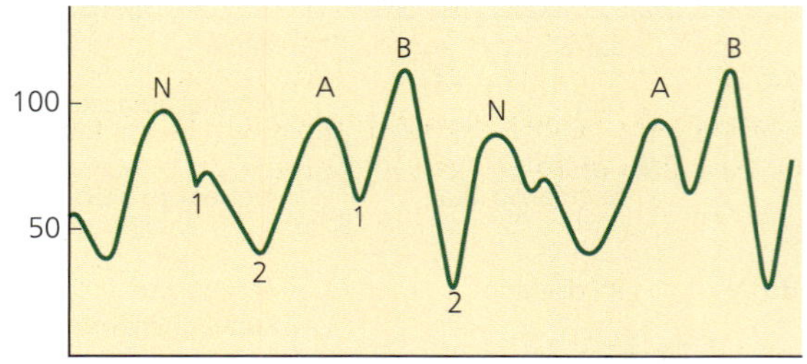

FIGURA 22-15 Um traçado arterial central durante contrapulsação de balão intra-aórtico a 1:2. Idealmente o balão, que é posicionado na aorta descendente imediatamente distal à artéria subclávia esquerda, deve-se inflar na incisura dicrótica (1) e ser completamente esvaziado exatamente quando o ventrículo esquerdo começa a ejetar (2). Notar diminuição das pressões diastólicas finais após auxílio com o balão e pressão sistólica ligeiramente menor no próximo batimento. N, batimento não assistido; A, batimento assistido; B, assistência com balão.

5. Período Pós-CPB

Após o término da CPB, é realizada a hemostasia, as cânulas de *bypass* são removidas, a anticoagulação é revertida, e o tórax é fechado. A pressão arterial sistólica é geralmente mantida menor que 140 mmHg para minimizar o sangramento. A revisão da hemostasia, principalmente da superfície posterior do coração, exige elevar o coração, o que pode causar períodos agudos de hipotensão. Alguns cirurgiões precisam ser informados desta situação; outros têm maior percepção da situação. A cânula(s) atrial é removida antes da cânula aórtica, caso a última precise ser usada para administrar rapidamente volume. A maioria dos pacientes necessita de um volume sanguíneo adicional no

TABELA 22-3 Vasopressores e agentes inotrópicos[1]

	Bolus	Infusão	Atividade Adrenérgica			Inibição de Fosfodiesterase
			α	β	*Indireta*	
Epinefrina	2-10 mcg	0,01-0,03 mcg/kg/min	+	+++	0	0
		0,04-0,1 mcg/kg/min	++	+++	0	0
		> 0,1 mcg/kg/min	+++	+++	0	0
Norepinefrina		0,01-0,1 mcg/kg/min	+++	++	0	0
Isoproterenol	1-4 mcg	0,01-0,1 mcg/kg/min	0	+++	0	0
Dobutamina		2-20 mcg/kg/min	0	++	0	0
Dopamina		2-10 mcg/kg/min	+	++	+	0
		10-20 mcg/kg/min	++	++	+	0
Efedrina	5-25 mg		+	++	+	0
Fenilefrina	50-200 mcg	10-50 mcg mcg/min	+++	0	0	0
Inanrinona	0,5-1,5 mg/kg	5-10 mcg/kg/min	0	0	0	+++
Milrinona	50 mcg/kg	0,375-0,75 mcg/kg/min	0	0	0	+++
Vasopressina	1-2 unidades	2-8 unidades/h	0	0	0	0

[1]+, atividade branda; ++, atividade moderada; +++, atividade acentuada.

pós-CPB. Administração de sangue, coloides e cristaloides é guiada pelas pressões de enchimento (e observação do ventrículo esquerdo em TEE), e do hematócrito pós-CPB. Um hematócrito final de 25-30% é desejável, mas não é obrigatório. O volume de sangue residual do reservatório da CPB pode ser transfundido pela cânula aórtica ou processado por um recuperador de células e administrado IV. Ectopia ventricular frequente pode refletir alterações eletrolíticas ou isquemia residual e deve ser tratada com amiodarona (ou lidocaína ou procainamida); hipopotassemia ou hipomagnesemia devem ser corrigidas. Arritmias ventriculares nesta situação podem rapidamente deteriorar para taquicardia ventricular e fibrilação.

Reversão da Anticoagulação

Uma vez a hemostasia seja julgada aceitável e o paciente continue estável, a atividade da heparina é revertida com protamina. A **protamina** é uma proteína altamente carregada positivamente que se liga e inativa efetivamente a heparina (um polissacarídeo altamente carregado negativamente). Complexos heparina–protamina são a seguir removidos pelo sistema reticuloendotelial. A dosagem de protamina pode ser calculada de várias maneiras, mas, independente disto, os resultados devem ser checados quanto à reversão pela repetição do ACT 3-5 min após o término da infusão de protamina. Doses adicionais de protamina podem ser necessárias.

TABELA 22-4 Vasodilatadores

Droga	Posologia
Clevidina	1-16 mg/h
Fenoldopam	0,03-0,6 mcg/kg/min
Nicardipina	2,5-10 mg/h
Óxido nítrico	10-60 ppm (inalado)
Nitroglicerina	0,5-10 mcg/kg/min
Nitroprussiato	0,5-10 mcg/kg/min
Prostaglandina E_1	0,01-0,2 mcg/kg/min

Um modo preconiza a dose de protamina na dependência da quantidade de heparina necessária inicialmente para produzir o ACT desejado; a protamina é, então, administrada 1-1,3 mg para cada 100 unidades de heparina. Um outro método, ainda mais simples, é administrar aos pacientes adultos uma dose definida (p. ex., 3-4 mg/kg) e a seguir checar quanto à adequação da reversão. Outro método calcula a dose de protamina baseando-se na curva dose–resposta (Figura 22-14). Estudos automáticos de titulação de heparina/protamina medem efetivamente a concentração de heparina residual e podem também ser usados para calcular a dose de protamina. A justificativa para este método é a observação de que quando um excesso de protamina é administrado, ela pode ter atividade anticoagulante, embora isto nunca tenha sido demonstrado em humanos. Este método também pressupõe que a protamina permanece na circulação por um longo período (o que se mostrou falso em estudos com pacientes submetidos à cirurgia cardíaca). Para realizar a titulação heparina:protamina, quantidades diferentes de protamina são adicionadas a várias receptáculos, cada uma contendo uma amostra de sangue. O receptáculo cuja concentração de protamina melhor se combina com a concentração de heparina coagulará primeiro. Coagulação será prolongada em receptáculos contendo demasiada ou muito pouca protamina. A dose de protamina pode ser, então, estimada, multiplicando-se a concentração no tubo que coagula primeiro pelo volume sanguíneo calculado do paciente. Protamina suplementar (50-100 mg) deve ser considerada depois da administração do sangue não lavado que restou no reservatório da bomba de CPB porque esse sangue contém heparina.

13 A administração de protamina pode resultar em vários efeitos hemodinâmicos adversos, alguns dos quais são de origem imunológica. Protamina dada lentamente (5-10 min) geralmente tem poucos efeitos; quando dada mais rapidamente ela produz hipotensão arterial em razão de uma vasodilatação. Esta é facilmente tratada com sangue do reservatório e pequenas doses de fenilefrina. Reações catastróficas à protamina muitas vezes incluem depressão miocárdica e marcada hipertensão pulmonar. Pacientes diabéticos previamente mantidos com insulina contendo protamina (como NPH) podem estar em risco aumentado de reações adversas à protamina.

Sangramento Persistente

14 Um sangramento persistente e comum após CPB prolongada (> 2 h) e, na maioria dos casos, tem múltiplas causas. Hemostasia inadequada de locais sangrantes, reversão incompleta da heparina, trombocitopenia, disfunção das plaquetas, defeitos da coagulação induzidos por hipotermia, e defeitos hemostáticos pré-operatórios não diagnosticados, ou deficiência de fator recém-adquirida ou hipofibrinogenemia podem ser responsáveis. A ausência de formação de coágulo pode ser notada no campo cirúrgico. Normalmente, o ACT deverá retornar ao básico depois da administração de protamina; doses adicionais de protamina (25-50 mg) podem ser necessárias. Re-heparinização (rebote de heparina) após uma aparente reversão completa é pouco compreendida, mas muitas vezes atribuída à redistribuição de heparina ligada perifericamente para o compartimento central e à persistência extraordinariamente curta da protamina no sangue. Hipotermia (< 35°C) acentua defeitos hemostáticos e deve ser corrigida. A administração de plaquetas e fatores da coagulação deve ser guiada por estudos adicionais da coagulação, mas terapia empírica pode ser necessária quando esses testes não são facilmente ou prontamente disponíveis ou quando está lidando com uma hemorragia massiva. Por outro lado, pode haver anormalidades de múltiplos testes da coagulação quer haja ou não sangramento, de modo que a verdadeira especificidade diagnóstica e confiabilidade destes testes muitas vezes é exagerada.

Se um sangramento difuso continuar apesar de hemostasia cirúrgica adequada, ACT normal ou o ensaio de titulação heparina–protamina mostrar ausência de heparina residual, trombocitopenia ou disfunção das plaquetas é o mais provável. Uma comparação entre um ACT convencional e um ACT medido na presença de heparinase (uma enzima que cliva e inativa a heparina) pode confirmar que nenhuma heparina residual exigindo reversão existe, desde que o resultado de ambos os testes seja o mesmo. Alterações plaquetárias são complicações conhecidas da CPB, que podem exigir transfusão de plaquetas. Depleção significativa de fatores da coagulação, particularmente fatores V e VIII, durante CPB é menos comumente responsável por sangramento, mas deve ser tratada com plasma fresco congelado; ambos o tempo de protrombina e o tempo de tromboplastina parcial estão geralmente prolongados nesses casos. Hipofibrinogenemia (nível de fibrinogênio < 100 mg/dL ou um tempo de trombina prolongado sem heparina residual) deve ser tratada com crioprecipitado. Desmopressina (DDAVP), 0,3 mcg/kg (IV ao longo de 20 min), pode aumentar a atividade de fatores VIII e XII e do fator de von Willebrand liberando-os do endotélio vascular. DDAVP pode ser efetiva em reverter defeitos qualitativos das plaquetas em alguns pacientes, mas não é recomendada para uso de rotina. Fibrinólise acelerada pode, ocasionalmente, ser encontrada após CPB e deve ser tratada com ácido ε-aminocaproico ou ácido tranexâmico se um ou o outro destes agentes já não tiver sido dado; o diagnóstico deve ser confirmado por produtos de degradação de fibrina elevados (≥ 32 mg/mL), ou evidência de lise do coágulo em tromboelastografia. Cada vez mais, concentrado de fator VII (a um custo de milhares de dólares) é administrado como "último recurso" no caso de sangramento por defeito da coagulação subsequente à cirurgia cardíaca.

Anestesia

A não ser que seja usada uma técnica de infusão intravenosa contínua, agentes anestésicos adicionais são necessários depois da CPB; a escolha pode ser determinada pela resposta hemodinâmica do paciente após o *bypass*. A conduta tradicional seria administar pequenas quantidades de um opioide, benzodiazepina ou escopolamina para os pacientes instáveis, enquanto um agente volátil poderia ser recomendado para pacientes hiperdinâmicos. Nada obstante, nós observamos que a maioria dos pacientes tolera concentrações baixas de agentes voláteis ou uma infusão de propofol. Pacientes com hipertensão não responsiva à anestesia adequada com opioides e/ou um agente volátil ou propofol (ou ambos) devem receber um vasodilatador, como nitroglicerina, nitroprussiato, clevidipina ou nicardipina (Tabela 22-4). Fenoldopam pode ser usado e tem o benefício adicional de aumentar o fluxo sanguíneo renal, o que poderia possivelmente melhorar a função dos rins no período pós-operatório inicial

É comum um opioide (morfina ou hidromorfona) e/ou propofol ou dexmedetomidina serem usados para prover analgesia e sedação durante transferência para a ICU e analgesia (após descontinuação do propofol ou dexmedetomidina) durante o acordar.

Transporte

Transportar pacientes gravemente doentes da sala de cirurgia para a ICU é um processo tenso e potencialmente perigoso, que é complicado pelas possibilidades de falha de monitor, superdosagem ou interrupção de infusões de drogas e instabilidade hemodinâmica. Equipamento de monitoramento portátil, bombas de infusão e um cilindro de oxigênio cheio acoplado a uma bolsa para ventilação autoinflável devem estar prontos antes do término da cirurgia. Monitoramento mínimo durante transporte inclui o ECG, pressão arterial e oximetria de pulso. Um tubo endotraqueal de reserva, succinilcolina e drogas de ressuscitação devem também acompanhar o paciente. Ao chegar na

ICU, o paciente deve ser ligado ao ventilador, ausculta pulmonar realizada, e deve-se seguir uma transferência ordeira de monitores e infusões (um de cada vez). A equipe da ICU deve receber um breve sumário do procedimento, problemas intraoperatórios, farmacoterapia atual e quaisquer dificuldades esperadas. Muitos centros insistem em um protocolo padrão para "passar o caso".

6. Período Pós-Operatório

Dependendo do paciente, tipo de cirurgia e práticas locais, a maioria dos pacientes é ventilada mecanicamente por 1-12 horas pós-operatoriamente. Sedação pode ser mantida com uma infusão de propofol ou dexmedetomidina. A ênfase nas primeiras horas pós-operatórias deve ser em manter estabilidade hemodinâmica e monitorizar quanto a excessivo sangramento

15 pós-operatório. Drenagem de tubo de tórax nas primeiras 2 h de mais de 250-300 mL/h (10 mL/kg/h – na ausência de um defeito hemostático – é excessiva e pode exigir reexploração cirúrgica. Drenagem subsequente que exceda 100 mL/h também é preocupante. Sangramento intratorácico em um local não adequadamente drenado pode causar tamponamento cardíaco, exigindo reabertura imediata do tórax.

Hipertensão, apesar de analgesia e sedação, é um problema pós-operatório comum e deve, geralmente, ser tratada prontamente de modo a não exacerbar sangramento ou isquemia miocárdica. Nitroprussiato, nitroglicerina, clevidipina ou nicardipina é usada geralmente. β-Bloqueamento pode ser particularmente útil em pacientes se recuperando de cirurgia de artéria coronária.

A reposição hídrica pode ser guiada pelas pressões de enchimento, ecocardiografia ou por respostas ao tratamento. A maioria dos pacientes se apresenta com hipovolemia relativa por várias horas em seguida à operação. Hipopotassemia (por diuréticos intraoperatórios) frequentemente se desenvolve e exige reposição. Hipomagnesemia é comum em pacientes que não recebem nenhuma suplementação de magnésio intraoperatoriamente.

Extubação deve ser considerada apenas quando o relaxamento muscular desapareceu (ou foi revertido), e o paciente está hemodinamicamente estável. Cautela deve ser exercida em pacientes obesos e idosos e naqueles com doença pulmonar subjacente. Procedimentos cardiotorácicos são geralmente associados a diminuições acentuadas na capacidade residual funcional e disfunção diafragmática pós-operatória.

Cirurgia de Pontes Coronárias Fora de Bomba (OPCAB)

O desenvolvimento de aparelhos avançados de estabilização epicárdica, como o Octopus (Figura 22-16), facilitou o enxerto de pontes em artérias coronárias sem o uso de CPB. Este tipo de afastador usa sucção para estabilizar e elevar o local anastomótico em vez de o comprimir, o que permite maior estabilidade hemodinâmica. Heparinização com dose plena é geralmente realizada, e a máquina de CPB geralmente fica disponível.

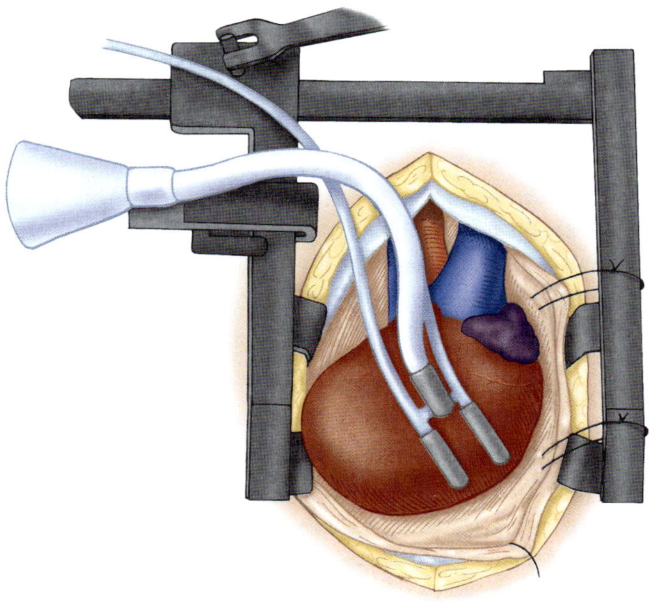

FIGURA 22-16 Ilustração esquemática do afastador Octopus para cirurgia de ponte em artéria coronária fora de bomba.

Um *bolus* hídrico IV junto com uma infusão intermitente ou contínua de um vasopressor pode ser necessário, enquanto as anastomoses distais são suturadas. Em contraste, um vasodilatador pode ser requerido para reduzir a pressão sistólica a 90-100 mmHg durante o clampeamento parcial da aorta para a anastomose proximal. Nitroglicerina intravenosa é usada muitas vezes por causa da sua capacidade de melhorar isquemia miocárdica.

Embora OPCAB fosse inicialmente proposta para pontes "simples" em um ou dois vasos em pacientes com boa função ventricular esquerda, a aplicação cuidadosa da técnica tem permitido que ela seja usada rotineiramente para cirurgia de múltiplos enxertos, reoperações e pacientes com função ventricular esquerda comprometida (e podem ser os pacientes "mais doentes" que mais se beneficiam da ausência da CPB). Alguns cirurgiões usam um *shunt* intraluminal para manter um fluxo sanguíneo coronariano durante a sutura das anastomoses distais. Pré-condicionamento miocárdico, breves períodos de oclusão coronariana antes da oclusão mais prolongada reduzem áreas de necrose após períodos prolongados de isquemia em estudos em animais, mas a técnica encontrou uso limitado em OPCAB. Por outro lado, agentes anestésicos voláteis e morfina proveem proteção miocárdica durante períodos prolongados de isquemia. Portanto, pode ser desejável a manutenção da anestesia com um agente halogenado. Quando o cirurgião é muito bom, a viabilidade do enxerto a longo prazo pode ser comparável a procedimentos feitos com CPB. Pacientes com coronariopatia extensa, particularmente aqueles com vasos-alvo ruins, podem não ser bons candidatos. A OPCAB pode diminuir a incidência de complicações neurológicas pós-operatórias e a necessidade de transfusão em comparação a pontes coronarianas realizadas com CPB.

PACIENTES PEDIÁTRICOS

A função cardiovascular em lactentes e crianças pequenas difere daquela em adultos. O volume sistólico é relativamente fixo, de modo que o débito cardíaco é principalmente dependente da frequência cardíaca. Os corações imaturos dos recém-nascidos e lactentes frequentemente são menos tolerantes à sobrecarga de pressão ou volume. Além disso, as funções de ambos os ventrículos são mais interdependentes, de modo que a insuficiência de um ventrículo muitas vezes precipita insuficiência do outro (**insuficiência cardíaca biventricular**). A transição da circulação fetal do recém-nascido para a adulta encontra-se discutida no Capítulo 40.

Avaliação Pré-Operatória

A natureza potencialmente complexa das cardiopatias congênitas e sua reparação operatória exige comunicação estreita entre o anestesiologista, cardiologista e cirurgião. O significado hemodinâmico da lesão e a correção cirúrgica planejada precisam ser claramente compreendidas. A condição do paciente deve ser otimizada. Insuficiência cardíaca congestiva e infecções pulmonares devem ser tratadas. Infusão de prostaglandina E_1 (0,05-0,1 mcg/kg/min) é usada pré-operatoriamente para evitar o fechamento do canal arterial em bebês dependentes do fluxo ductal para a sobrevivência.

A avaliação da gravidade da doença baseia-se na avaliação clínica e laboratorial. Piora em lactentes pode ser manifestada por aumento de taquipneia, cianose ou sudorese, particularmente durante alimentação. Crianças mais velhas podem-se queixar de fadiga fácil. Em lactentes, o peso corporal é geralmente uma boa indicação da gravidade da doença, com as crianças mais enfermas mostrando falta de crescimento e peso reduzido com relação à expectativa para a idade. Sinais de insuficiência cardíaca congestiva incluem falta de desenvolvimento, taquicardia, um galope de B_3, pulsos fracos, taquipneia, estertores pulmonares e hepatomegalia. Cianose pode ser notada, mas hipoxemia é mais bem avaliada por medidas dos gases no sangue arterial e hematócrito. Na ausência de deficiência de ferro, o grau de policitemia é relacionado com a gravidade e a duração da hipoxemia. Baqueteamento digital é frequente em crianças com defeitos cianóticos. A avaliação deve também procurar outras anormalidades congênitas, que estão presentes em até 30% dos pacientes com cardiopatia congênita.

Os resultados de ecocardiografia, cateterismo cardíaco, eletrocardiografia e radiografia de tórax devem ser revistos. A avaliação laboratorial geralmente inclui um hemograma completo (com contagem de plaquetas), estudos da coagulação, eletrólitos, nitrogênio ureico sanguíneo e creatinina sérica. Medições do cálcio ionizado e glicose também são úteis em recém-nascidos e crianças criticamente doentes.

Período Pré-Indução

A. Jejum

Os requisitos de jejum variam de acordo com a idade do paciente e as diretrizes atuais. Uma infusão intravenosa pré-operatória que forneça as necessidades de líquido de manutenção deve ser usada em pacientes suscetíveis à desidratação, naqueles com policitemia grave, e quando demoras excessivas ocorrerem antes da cirurgia.

B. Pré-Medicação

Pré-medicação varia de acordo com a idade e as reservas cardíaca e pulmonar. Atropina, 0,02 mg/kg via intramuscular (dose mínima, 0,15 mg), tem por tradição sido administrada aos pacientes cardíacos pediátricos para contrabalançar tônus vagal aumentado. Recém-nascidos e lactentes com menos de 6 meses de idade podem não receber pré-medicação ou receber somente atropina. Sedação é desejável em pacientes mais velhos, particularmente aqueles com lesões cianóticas (tetralogia de Fallot), porque agitação e choro pioram o *shunt* da direita para a esquerda. Pacientes com mais de 1 ano podem receber midazolam oral (0,5-0,6 mg/kg) ou intramuscular (0,08 mg/kg).

Indução da Anestesia

A. Objetivos Anestésicos Hemodinâmicos

1. Lesões obstrutivas – O manejo anestésico deve-se esforçar por evitar hipovolemia, bradicardia, taquicardia e depressão miocárdica. A frequência cardíaca ideal deve ser selecionada de acordo com a idade; frequências lentas diminuem o débito cardíaco, enquanto frequências rápidas podem prejudicar o enchimento ventricular. Uma depressão cardíaca leve pode ser desejável em alguns pacientes hiperdinâmicos, p. ex., aqueles com coarctação da aorta.

2. *Shunts* – Uma relação favorável de resistência vascular pulmonar (PVR) para SVR deve ser mantida na presença de *shunt*.
16 Fatores conhecidos por aumentar a PVR, como acidose, hipercapnia, hipóxia, tônus simpático aumentado e altas pressões médias nas vias aéreas, devem ser evitados em pacientes com *shunt* da direita para a esquerda; hiperventilação (hipocapnia) com oxigênio 100% é geralmente efetiva em baixar a PVR. Vasodilatadores pulmonares específicos não são disponíveis; alprostadil (prostaglandina E_1) ou nitroglicerina podem ser experimentadas, mas elas, muitas vezes, causam hipotensão sistêmica. Vasodilatação sistêmica também piora o *shunt* da direita para a esquerda e deve ser evitada; fenilefrina pode ser usada para elevar a SVR. Óxido nítrico inalado não tem efeito sobre a pressão arterial sistêmica. Em contraposição, pacientes com *shunt* da esquerda para a direita se beneficiam de vasodilatação sistêmica e aumentos na PVR, embora manipulação hemodinâmica específica geralmente não seja tentada.

B. Monitoramento

Monitoramento padrão geralmente é feito até que o paciente seja anestesiado, embora durante o curso de uma indução inalatória outros monitores possam ser acrescentados. Uma grande discrepância entre tensões de CO_2 exalados e arteriais deve ser prevista em pacientes com grandes *shunts* da direita para a esquerda por causa de espaço morto aumentado. Depois da indução, monitoramento direto da pressões arterial e venosa central é empregada para toracotomias e todos os procedimentos empregando CPB. Um cateter calibre 22 ou 24 é usado para puncionar a artéria radial; cateteres calibre 24 podem ser mais apropriados para recém-nascidos pequenos e bebês prematuros. Uma dissecção pode ser necessária em alguns casos. A veia jugular interna ou subclávia é geralmente usada para canulização venosa central; em caso de insucesso, um cateter atrial direito pode ser colocado intraoperatoriamente pelo cirurgião. Cateterismo de artéria pulmonar quase nunca é usado em pacientes pediátricos. TEE é importante para avaliar o reparo cirúrgico depois da CPB. Sensores cada vez menores estão fornecendo melhor resolução, à medida que a tecnologia avança. Sensores são atualmente disponíveis para pacientes tão pequenos quanto 3 kg. Ecocardiografia epicárdica intraoperatória é comumente usada junto com ou em lugar da TEE.

C. Acesso Venoso

Acesso venoso é desejável, mas nem sempre necessário para a indução. Agitação e choro são particularmente indesejáveis em pacientes com lesões cianóticas e podem aumentar o *shunt* da direita para a esquerda. Acesso venoso pode ser estabelecido depois da indução e antes da intubação na maioria dos pacientes. Subsequentemente, pelo menos duas portas de infusão líquida intravenosa são necessárias; uma é tipicamente por via de um cateter venoso central. Precaução é necessária para evitar mesmo as menores bolhas de ar. *Shunts* permitem a passagem de ar da direita para a esquerda; embolia paradoxal pode ocorrer pelo forame oval, mesmo em pacientes sem *shunt* óbvio da direita para a esquerda. Aspiração antes de cada injeção previne o deslocamento de qualquer ar aprisionado em torneirinhas.

D. Via de Indução

O efeito da pré-medicação e a presença de um acesso venoso determinam a técnica de indução. Intubação é facilitada por um agente despolarizante (rocurônio, 1,2 mg/kg, ou pancurônio, 0,1 mg/kg) ou, mais raramente, succinilcolina, 1,5-2 mg/kg. Os efeitos vagolíticos do pancurônio são particularmente úteis em pacientes pediátricos, mas este é visto menos frequentemente em hospitais da América do Norte.

1. Intravenosa – Propofol (2-3 mg/kg), cetamina (1-2 mg/kg), fentanil (25-50 mcg/kg) ou sufentanil (5-15 mcg/kg) podem ser usados para indução venosa. Opioides em alta dose podem ser adequados para pacientes muito pequenos e gravemente enfermos, quando for planejada ventilação pós-operatória. O início de ação dos agentes venosos pode ser mais rápido em pacientes com *shunt* da direita para a esquerda; *bolus* de drogas devem ser administrados lentamente para evitar níveis transitoriamente altos no sangue arterial. Em contraste, a recirculação em pacientes com grandes *shunts* da esquerda para a direita dilui a concentração no sangue arterial e pode retardar o aparecimento dos efeitos clínicos dos agentes venosos.

2. Intramuscular – Cetamina, 4-10 mg/kg, é usada mais comumente, e o início da anestesia é dentro de 5 min. Coadministração com atropina previne secreções excessivas. Cetamina é uma boa escolha em pacientes agitados e não cooperantes, bem como em pacientes com reserva cardíaca diminuída. Sua segurança com lesões cianóticas (particularmente em pacientes com tetralogia de Fallot) está bem estabelecida. Cetamina não parece aumentar a PVR em crianças.

3. Inalatória – Sevoflurano é o agente volátil mais comumente usado. A técnica é a mesma que para cirurgia cardíaca, exceto com maiores cuidados em evitar doses excessivas de anestésico. O sevoflurano é particularmente adequado para pacientes com boa reserva cardíaca. A segurança do sevoflurano em pacientes com cardiopatia cianótica e boa reserva cardíaca está agora bem estabelecida. O óxido nitroso pode ser usado em induções inalatórias; sua concentração deve ser limitada a 50% em pacientes com lesões cianóticas. O óxido nitroso não parece aumentar a PVR em pacientes pediátricos. A captação de agentes inalatórios pode ser retardada em pacientes com *shunts* da direita para a esquerda; em contraste, nenhum efeito significativo sobre a captação é observado com *shunt* da esquerda para a direita.

Manutenção da Anestesia

Depois da indução, opioides ou anestésicos inalatórios são usados para a manutenção. Fentanil e sufentanil são os agentes intravenosos mais comumente usados, e isoflurano e sevoflurano os agentes inalatórios mais comumente usados. Alguns anestesistas escolhem o anestésico de acordo com as respostas hemodinâmicas do paciente. Isoflurano e sevoflurano podem ser mais adequados que halotano (o agente inalatório mais comumente usado em anos passados) para a maioria dos pacientes; em doses anestésicas equivalentes, eles causam menos depressão miocárdica, menos diminuição da frequência cardíaca e mais vasodilatação que o halotano. Entretanto, pode-se apresentar um argumento teórico em favor do halotano sobre o sevoflurano em pacientes com tetralogia de Fallot (e lesões similarmente obstrutivas, como estenose subaórtica hipertrófica), em que depressão miocárdica é muito preferida com relação à vasodilatação.

Bypass Cardiopulmonar

Circuito e técnica usados são semelhantes àqueles usados em adultos. Uma vez que o menor volume de circuito usado seja ainda cerca de 3 vezes o volume sanguíneo de um bebê, é usado sangue para encher o circuito para recém-nascidos e lactentes a fim de evitar uma excessiva hemodiluição. A CPB pode ser complicada por *shunts* intracardíacos e extracardíacos e um sistema arterial muito complacente (em pacientes muito jovens); ambos tendem a baixar a pressão arterial média (20-50 mmHg) e podem prejudicar a perfusão sistêmica. Fluxos mais altos (até 200 mL/kg/min) podem ser necessários para assegurar perfusão adequada em pacientes muito pequenos. Conforme assinalado previamente, alguma evidência sugere que o manejo pH-estático durante a CPB pode ser associado a melhor resultado neurológico em crianças que serão submetidas à parada circulatória. Desmame da CPB geralmente não é um problema em pacientes pediátricos, se o reparo cirúrgico for adequado; falha primária da bomba cardíaca é rara. Dificuldade para desmamar deve induzir o cirurgião a checar o reparo e pesquisar lesões não diagnosticadas. Ecocardiografia intraoperatória, junto com medidas das pressões e saturação de oxigênio das várias câmaras, pode revelar o problema. Suporte inotrópico pode ser fornecido por qualquer um dos agentes usados em adultos. Cloreto de cálcio é mais frequentemente útil em crianças graves do que em adultos, uma vez que as crianças mais frequentemente tenham homeostasia de cálcio prejudicada; medições do cálcio ionizado são valiosas nesses casos. Monitoramento estreito da glicose é necessária porque tanto hiperglicemia quanto hipoglicemia podem ser observadas. Dopamina e epinefrina são os inotrópicos mais comumente usados em pacientes pediátricos. Adição de um inibidor de fosfodiesterase é também útil, quando a PVR ou a RVS está aumentada. Hipocapnia, alcalose metabólica e uma alta fração inspirada de oxigênio devem também ser usadas para diminuir a PVR em pacientes com hipertensão pulmonar; adjuntos farmacológicos adicionais podem incluir prostaglandina E_1 (0,05-0,1 mcg/kg/min) ou prostaciclina (1-40 mcg/kg/ min). Óxido nítrico por inalação também pode ser útil em hipertensão pulmonar refratária.

Crianças parecem ter uma resposta inflamatória intensa durante a CPB, que pode ser relacionada com o seu sangue ser exposto a superfícies artificiais muito grandes com relação ao seu tamanho. Corticosteroides são dados muitas vezes para suprimir esta resposta. Muitos centros usam ultrafiltração modificada após o término da CPB para corrigir parcialmente a hemodiluição e remover substâncias vasoativas inflamatórias (citocinas); a técnica tira sangue da cânula aórtica e reservatório venoso, passa-o através de um ultrafiltro e o retorna ao átrio direito.

Correção cirúrgica de lesões congênitas complexas exige com frequência um período de parada circulatória completa sob hipotermia profunda (parada circulatória hipotérmica profunda; DHCA). Após instituição da CPB, o resfriamento é realizado por uma combinação de esfriamento de superfície e um perfundido frio. A uma temperatura central de 15°C, até 60 min de parada circulatória completa pode ser seguro. Bolsas de gelo em torno da cabeça são usadas para retardar o reaquecimento e para esfriamento de superfície do cérebro. Proteção cerebral farmacológica é, muitas vezes, tentada com metilprednisolona, 30 mg/kg, e manitol, 0,5 g/kg. Em seguida ao reparo, o fluxo da CPB é reiniciado, e o reaquecimento tem lugar.

Período Pós-*Bypass*

Por causa dos grandes volumes de perfusato usados (muitas vezes 200-300% do volume sanguíneo do paciente), defeitos hemostáticos por diluição de fatores da coagulação e das plaquetas são comumente vistos após CPB em lactentes; em adição à reversão da heparina, administração de plasma fresco congelado e plaquetas frequentemente é necessária.

Os pacientes submetidos a procedimentos extensos ou complicados geralmente permanecerão intubados. Extubação pode ser considerada para pacientes mais velhos, relativamente sadios, submetendo-se a procedimentos simples como fechamento de um canal arterial patente ou defeito septal atrial ou reparo de coarctação da aorta.

Transplante Cardíaco

Considerações Pré-Operatórias

O transplante cardíaco é o tratamento de escolha para pacientes sadios sob outros aspectos e com cardiopatia tão grave que é improvável que eles sobrevivam os próximos 6-12 meses (terminal). O procedimento geralmente é associado à sobrevida pós-operatória de 80-90% em 1 ano e sobrevida de 60-90% em 5 anos. O transplante melhora a qualidade de vida, e a maioria dos pacientes é capaz de retomar um estilo de vida relativamente normal. Infelizmente, o número de transplantes cardíacos efetuados é limitado pela quantidade de corações doadores, que são obtidos de pacientes que tiveram morte cerebral, mais comumente após hemorragia intracraniana ou traumatismo cranioencefálico.

Pacientes com insuficiência cardíaca intratável têm uma fração de ejeção menor que 20% e caem na classe funcional IV da NYHA. Na maioria destes pacientes, o diagnóstico primário é cardiomiopatia. Insuficiência cardíaca intratável pode ser o resultado de uma lesão congênita grave, cardiomiopatia isquêmica, cardiomiopatia viral, cardiomiopatia periparto, um mau resultado de um transplante anterior, ou uma cardiopatia valvular. Terapia clínica deve incluir as drogas-padrão usadas para insuficiência cardíaca, incluindo IECA, BRA, ou ambos e β-bloqueadores (geralmente com carvedilol). Outras drogas podem incluir diuréticos, vasodilatadores e mesmo inotrópicos orais; anticoagulação oral com varfarina pode também ser necessária. Pacientes podem não ser capazes de sobreviver sem inotrópicos intravenosos, enquanto aguardam o transplante. Contrapulsação com um balão intra-aórtico, um LVAD ou mesmo um coração mecânico total pode também ser necessário.

Candidatos a transplante precisam não ter sofrido lesão extensa de órgãos ou não ter outras doenças sistêmicas importantes. Disfunções renal e hepática reversíveis são comuns em razão da hipoperfusão e congestão venosa crônicas. A PVR deve ser normal ou pelo menos responsiva a oxigênio ou vasodilatadores. Doença vascular pulmonar irreversível é geralmente associada a uma PVR maior que 6-8 unidades Wood (1 unidade Wood = 80 dyn·s·cm^{-5}), e é uma contraindicação a transplante cardíaco ortotópico, porque insuficiência ventricular direita é uma causa importante de mortalidade pós-operatória precoce. Pacientes com hipertensão pulmonar de longa duração podem, no entanto, ser candidatos a transplante combinado de coração–pulmões.

Testes de compatibilidade tecidual geralmente não são realizados. Compatibilidade doador–receptor é com base no tamanho, tipagem de grupo sanguíneo ABO e sorologia de citomegalovírus. Órgãos doadores de pacientes com infecções hepatite B ou C ou HIV são excluídos.

MANEJO ANESTÉSICO

Uma adequada cronologia e coordenação são necessárias entre a equipe de coleta de órgãos e o centro de transplante. Uma indução prematura da anestesia prolonga desnecessariamente o tempo sob anestesia do receptor, enquanto indução retardada pode pôr em risco a integridade do enxerto ao prolongar o período de isquemia.

Os pacientes podem receber o aviso da disponibilidade de um órgão com pouca antecipação. Muitos – se não a maioria – terão ingerido uma refeição e devem ser considerados de estômago cheio. Ciclosporina oral deve ser dada pré-operatoriamente. Administração de um antiácido transparente (citrato de sódio), um bloqueador dos receptores H_2 à histamina, e metoclopramida deve ser considerada. Qualquer pré-medicação sedativa pode ser administrada intravenosamente imediatamente antes da indução.

O monitoramento é semelhante ao usado para outros procedimentos cardíacos e, muitas vezes, é estabelecida antes da indução. Assepsia rigorosa deve ser observada durante procedimentos invasivos. O uso da veia jugular interna direita para acesso central não parece comprometer seu uso futuro para biópsias endomiocárdicas pós-operatórias. Um cateter de artéria pulmonar é usado em muitos centros para manejo pós-*bypass*. Ele não necessita ser colocado na artéria pulmonar antes da CPB.

Uma indução em sequência rápida pode ser realizada. O principal objetivo do manejo anestésico é manter uma adequada perfusão de órgãos até que o paciente esteja sob CPB. A indução pode ser realizada com pequenas doses de opioides (fentanil, 5-10 mcg/kg) com ou sem etomidato (0,2-0,3 mg/kg). Uma técnica com baixa dose de cetamina–midazolam (acima) pode também ser adequada. Sufentanil, 5 mcg/kg, seguido por succinilcolina, 1,5 mg/kg, pode ser usado como técnica de sequência rápida. A manutenção é semelhante a outras operações cardíacas. Um sensor de TEE é colocado depois da indução, e fármacos imunossupressores são administrados.

Esternotomia e canulização para CPB podem ser dificultadas por cicatrizes de operações cardíacas prévias. Ácido aminocaproico ou tranexâmico pode ser usado para diminuir sangramento pós-operatório. A CPB é iniciada depois da canulização da aorta e das cavas. Se um cateter de artéria pulmonar for colocado, ele deve ser completamente retirado do coração com sua extremidade na veia cava superior. Ele deve permanecer dentro da sua bainha protetora estéril para que seja com segurança reflutuado novamente para dentro da artéria pulmonar depois da CPB. O coração do receptor é, então, excisado, deixando no local a parede posterior de ambos os átrios (com as aberturas das veias cavas e pulmonares). Os átrios do coração doador são anastomosados aos remanescentes atriais do receptor (lado esquerdo primeiro). A seguir é realizada a sutura "boca a boca"da aorta e da artéria pulmonar respectivamente. O coração doador é, então, irrigado com soro fisiológico, e qualquer ar intracardíaco é eliminado. Metilprednisolona é administrada antes que o clampe transversal aórtico seja liberado.

Suporte inotrópico é geralmente iniciado antes da separação da CPB, para contrabalançar a bradicardia de desnervação simpática. Isquemia prolongada do enxerto pode resultar em depressão miocárdica transitória. Ritmos juncionais lentos são comuns e podem requerer marca-passo epicárdico. Embora o coração transplantado seja totalmente desnervado e influências autonômicas diretas estejam ausentes, sua resposta a catecolaminas circulantes é geralmente normal. O cateter de artéria pulmonar pode ser reflutuado para a posição depois da CPB e é usado, em conjunto com TEE, para avaliar o paciente. O problema mais comum pós-CPB é insuficiência ventricular direita por hipertensão pulmonar, que deve ser tratado com hiperventilação, prostaglandina E_1 (0,025-0,2 mcg/kg/min), óxido nítrico (10-60 ppm) e um RVAD, se necessário. Sangramento é um problema comum por causa das extensas linhas de sutura e alterações hemostáticas pré-operatórias.

Os pacientes serão extubados quando preencherem critérios, como outras grandes operações cardíacas. A evolução pós-operatória pode ser complicada por rejeição aguda, disfunções renal e hepática e infecções.

DOENÇA PERICÁRDICA

O pericárdio parietal é uma membrana fibrosa que envolve o coração, sendo normalmente não aderente. O volume intrapericárdico é relativamente fixo e é constituído por um pequeno volume de líquido pericárdico (20-50 mL em adultos), o coração e sangue. Como resultado, o pericárdio normalmente limita uma dilatação aguda dos ventrículos e promove um acoplamento diastólico dos dois ventrículos (distensão de um ventrículo interfere com o enchimento do outro) junto com a parede septal interventricular que eles compartilham. Além disso, doenças do pericárdio ou coleções maiores de líquido pericárdico podem prejudicar seriamente o débito cardíaco.

1. Tamponamento Cardíaco

Considerações Pré-Operatórias

Tamponamento cardíaco existe quando um aumento na pressão intrapericárdica prejudica o enchimento diastólico. O enchimento cardíaco, em última análise, é relacionado com a pressão transmural (distendendo) de cada câmara. Consequentemente, qualquer aumento na pressão intrapericárdica, relativa à pressão dentro da câmara, reduz o enchimento. Quando o problema é uma coleção líquida pericárdica, a pressão é aplicada igualmente a cada câmara cardíaca; ela pode ser aplicada "seletivamente", como, por exemplo, quando um coágulo sanguíneo pericárdico isolado comprime o átrio esquerdo. Em geral, os átrios e o RV, que possuem paredes finas comparados ao LV, são mais suscetíveis a anormalidades de enchimento induzidas por pressão.

A pressão intrapericárdica é normalmente semelhante à pressão pleural, variando com a respiração entre −4 e +4 mmHg. Elevações na pressão intrapericárdica são mais comumente decorrentes de aumentos no volume de líquido pericárdico (como consequência de efusões ou sangramento). A magnitude do aumento de pressão depende do volume de líquido e da velocidade de acumulação do líquido; aumentos súbitos excedendo 100-200 mL aumentam agudamente a pressão pericárdica, enquanto acúmulos muito lentos de até 1.000 mL permitem ao pericárdio estirar-se com mínimos aumentos na pressão intrapericárdica.

As principais características hemodinâmicas do tamponamento cardíaco incluem débito cardíaco diminuído por diminuição do volume sistólico com um aumento na pressão venosa central. Na ausência de disfunção ventricular esquerda grave, equalização da pressão diastólica ocorre em todo o coração (pressão atrial direita [RAP] = pressão diastólica final ventricular direita [RVEDP] = pressão atrial esquerda [LAP] = pressão diastólica final ventricular esquerda [LVEDP]).

O traçado da pressão venosa central é característico no tamponamento cardíaco. Comprometimento do enchimento diastólico e do esvaziamento atrial abole a onda descendente *y*; a onda descendente *x* (enchimento atrial sistólico) é normal ou mesmo acentuado. Ativação simpática reflexa é uma resposta compensatória importante no tamponamento cardíaco. Os aumentos resultantes na frequência e contratilidade cardíacas ajudam a manter o débito cardíaco. Vasoconstrição arterial (SVR aumentada) mantém a pressão arterial sistêmica, enquanto a ativação simpática reduz a capacitância vascular, tendo o efeito de uma autotransfusão. Como o volume sistólico permanece relativamente fixo, o débito cardíaco se torna principalmente dependente da frequência cardíaca.

Tamponamento cardíaco agudo geralmente se manifesta com hipotensão súbita, taquicardia e taquipneia. Os sinais físicos incluem distensão venosa jugular, uma pressão de pulso fina, e bulhas cardíacas abafadas. O paciente pode-se queixar de uma incapacidade de ficar deitado. Um ruído de atrito pode ser audível. Um pulso paradoxal proeminente (uma diminuição inspiratória cíclica na pressão arterial sistólica de mais de 10 mmHg) está tipicamente presente. Este último na realidade representa uma amplificação de um fenômeno normal relacionado com diminuições inspiratórias na pressão intratorácica. Um pulso paradoxal acentuado pode também ser visto com obstrução grave da via aérea ou infarto ventricular direito. O coração pode parecer normal ou aumentado em uma radiografia de tórax. Sinais eletrocardiográficos são geralmente inespecíficos e são limitados a diminuições na amplitude das ondas em todas as derivações e anormalidades inespecíficas de segmento ST e onda T. Alternância elétrica (uma alteração cíclica na magnitude das ondas P, complexo QRS e ondas T) pode ser vista com grandes derrames pericárdicos e presume-se ser decorrente da oscilação pendular do coração dentro do pericárdio. Elevação generalizada de segmento ST pode também ser vista em duas ou três derivações dos membros, bem como V_2 a V_6 na fase inicial da pericardite. Ecocardiografia é valiosa para diagnosticar e medir derrames pericárdicos e tamponamento cardíaco, e como um guia certeiro para uma pericardiocentese. Os sinais de tamponamento incluem compressão ou colapso diastólico do átrio e ventrículo direitos, desvio para a esquerda do septo interventricular e um aumento importante no tamanho do RV associado a uma diminuição recíproca no tamanho do LV durante a inspiração.

Efusões pericárdicas podem ser decorrentes de infecções virais, bacterianas ou fúngicas; tumores; sangramento após cirurgia cardíaca; trauma; uremia; infarto do miocárdio; dissecção aórtica; hipersensibilidade ou doenças autoimunes; drogas; ou mixedema.

Considerações Anestésicas

Tamponamento cardíaco sintomático exige drenagem do líquido pericárdico, cirurgicamente ou por pericardiocentese. Esta é associada a um risco de laceração do coração ou de artérias coronárias, e de pneumotórax. Tamponamento cardíaco pós-operatório (após toracotomia) é quase sempre tratado cirurgicamente, enquanto tamponamento por outras causas pode mais frequentemente ser tratado com pericardiocentese. Tratamento cirúrgico também é, muitas vezes, efetuado a fim de prevenir tamponamento em grandes derrames pericárdicos recorrentes (infecciosa, tumoral, autoimune, urêmica ou induzida por radiação). Drenagem simples do líquido pericárdico pode ser realizada por uma via de acesso subxifóidea, enquanto drenagem combinada com biópsia pericárdica ou pericardiectomia pode ser realizada via uma toracotomia anterior esquerda ou esternotomia mediana. Drenagem e biópsias também podem ser efetuadas por toracoscopia esquerda.

A conduta anestésica deve ser adaptada ao paciente. No pós-operatório de cirurgia cardíaca em paciente intubado e grave, o tórax pode ser reaberto de imediato na ICU. Em pacientes despertos que se submeterão à toracotomia esquerda ou esternotomia mediana, são necessárias anestesia geral e intubação endotraqueal. Anestesia local pode ser usada em pacientes submetidos à drenagem simples através de uma via de acesso subxifóidea ou pericardiocentese. A drenagem de até um pequeno volume de líquido pode ser suficiente para melhorar muito o débito cardíaco e permitir indução segura de anestesia geral. Pequenas doses de cetamina (*bolus* de10 mg IV) também fornecem excelente anestesia suplementar.

17 A indução de anestesia geral em pacientes com tamponamento cardíaco pode precipitar uma hipotensão grave e parada cardíaca. Nós achamos útil ter à disposição uma infusão de epinefrina e, às vezes, a iniciamos antes da indução.

Acesso venoso de grosso calibre é obrigatório, mas a colocação de monitores não deve retardar a drenagem pericárdica, se o paciente estiver instável. A técnica anestésica deve manter um alto tônus simpático, até que o tamponamento seja aliviado; em outras palavras, anestesia "profunda" não é o objetivo. Depressão cardíaca, vasodilatação e bradicardia devem ser evitadas. Similarmente, aumento na pressão das vias aéreas pode pôr em sério risco o retorno venoso. Intubação acordada com manutenção de ventilação espontânea é teoricamente desejável, mas tosse, fazer força, hipoxemia e acidose respiratória são igualmente deletérias e devem ser evitadas. Toracoscopia exige ventilação unipulmonar.

Cetamina é o agente de escolha para indução e manutenção, até que o tamponamento seja aliviado. Pequenas doses de epinefrina (5-10 mcg) podem ser úteis, como um inotrópico e cronotrópico temporário. Administração generosa de líquido venoso é útil para manter o débito cardíaco.

2. Pericardite Constritiva

Considerações Pré-Operatórias

Pericardite constritiva pode-se desenvolver como uma sequela de pericardite aguda ou recorrente. Na patologia, o pericárdio está espessado, fibrótico e, muitas vezes, calcificado. O pericárdio parietal está geralmente aderido ao pericárdio visceral, muitas vezes, obliterando o espaço pericárdico. O pericárdio parietal enrijecido limita o enchimento diastólico do coração para um volume fixo e reduzido. Em contraste com tamponamento cardíaco agudo, o enchimento durante o início da diástole é geralmente acentuado e manifestado por um descenso e proeminente no traçado da pressão venosa central.

Pacientes com pericardite constritiva apresentam distensão venosa jugular, hepatomegalia e, muitas vezes, ascite. Função hepática pode ser anormal. Em contraste com tamponamento agudo, pericardite constritiva impede flutuações respiratórias na pressão pericárdica; como o retorno venoso ao coração não aumenta durante a inspiração, um pulso paradoxal é raro. De fato, a pressão venosa não cai ou pode-se elevar paradoxalmente durante a inspiração (sinal de Kussmaul). A radiografia de tórax frequentemente revelará calcificação pericárdica. Baixa amplitude do QRS e anormalidades difusas de onda T estão geralmente presentes no ECG. Fibrilação atrial e bloqueios de condução podem estar presentes. Ecocardiografia pode ser útil para fazer o diagnóstico.

Considerações Anestésicas

Pericardiectomia é geralmente indicada para pacientes com doença moderada à grave. O procedimento é geralmente efetuado por uma esternotomia mediana. Ele é dificultado pela necessidade de manipulação extensa do coração, interferindo com o enchimento cardíaco e a ejeção ventricular, induz frequentes arritmias, e corre o risco de perfuração cardíaca. Pode ser necessária a CPB.

Seleção de agentes anestésicos específicos é menos importante que evitar depressão cardíaca excessiva, vasodilatação e bradicardia. O débito cardíaco é geralmente dependente da frequência. Adequado acesso venoso de grosso calibre e monitoramento da pressão venosa central são geralmente empregados. Embora a função cardíaca geralmente melhore imediatamente depois da pericardiectomia, alguns pacientes exibem um débito cardíaco persistentemente baixo e necessitam de suporte inotrópico pós-operatório temporário.

Manejo Anestésico de Cirurgia Vascular

ANESTESIA PARA CIRURGIA DA AORTA

Considerações Pré-Operatórias

Cirurgia na aorta representa um dos maiores desafios para os anestesiologistas. Independentemente de que parte do vaso esteja comprometida, o procedimento é complicado pela necessidade de clampear transversalmente a aorta e pelo potencial de grandes perdas sanguíneas intraoperatórias. Clampeamento transversal aórtico sem CPB aumenta agudamente a pós-carga ventricular esquerda e compromete gravemente a perfusão distal de órgãos ao ponto da oclusão. Hipertensão grave, isquemia miocárdica, insuficiência ventricular esquerda ou regurgitação da válvula aórtica podem ser precipitadas. A interrupção do fluxo sanguíneo para a medula espinal, rins e intestinos pode produzir paraplegia, insuficiência renal ou infarto intestinal, respectivamente. Além disso, cirurgia aórtica de emergência é frequentemente necessária em pacientes graves, com hipovolemia aguda e que apresentam uma alta incidência de doenças coexistentes: cardíaca, renal, pulmonar; hipertensão e diabetes.

As indicações para cirurgia aórtica incluem dissecções, aneurismas, doença oclusiva, trauma e coarctação. Lesões da aorta ascendente situam-se entre a válvula aórtica e o tronco braquiocefálico, enquanto as lesões do arco aórtico situam-se entre o tronco braquiocefálico e a artéria subclávia esquerda. Doença distal à artéria subclávia esquerda, mas acima do diafragma, compromete a aorta torácica descendente; lesões abaixo do diafragma comprometem a aorta abdominal.

LESÕES ESPECÍFICAS DA AORTA

Dissecção Aórtica

Em uma dissecção aórtica, uma laceração da íntima permite que o sangue abra caminho para dentro da parede do vaso (a média), criando um novo trajeto para o sangue. Em muitos casos, um processo degenerativo primário, chamado necrose cística da média, predispõe à ocorrência de dissecção. Pacientes com defeitos hereditários do tecido conectivo, como síndrome de Marfan e síndrome de Ehlers-Danlos, eventualmente desenvolvem necrose cística da média e estão em risco de dissecção aórtica. Admite-se que a dissecção ocorra como resultado de forças hemodinâmicas tangenciais, atuando sobre a lesão da íntima; na verdade, hipertensão é um achado comum em pacientes com dissecção aórtica. Dissecção também pode ocorrer a partir de hemorragia dentro de uma placa ateromatosa ou no local de canulização após cirurgia cardíaca.

Dissecções podem ocluir o orifício de qualquer artéria originada da aorta; elas podem-se estender para a raiz aórtica, produzindo incompetência da válvula aórtica; ou podem romper para dentro do pericárdio ou pleura, produzindo tamponamento cardíaco ou hemotórax, respectivamente. TEE desempenha um papel importante em diagnosticar e caracterizar as dissecções aórticas. Dissecções são mais comumente do tipo proximal (tipo A de Stanford, tipos I e II de DeBakey) comprometendo a aorta ascendente. As dissecções tipo II não se estendem além do tronco braquiocefálico. Dissecções distais (tipo B de Stanford, tipo III de DeBakey) se originam além da artéria subclávia esquerda e se propagam apenas distalmente. Dissecções proximais são quase sempre tratadas cirurgicamente, enquanto dissecções distais podem ser tratadas clinicamente. Em qualquer dos dois casos, desde o momento em que o diagnóstico é suspeitado, são iniciadas medidas para reduzir a pressão arterial sistólica (geralmente para 90-120 mmHg) e a pressão na parede aórtica. Isto geralmente inclui vasodilatadores venosos (nicardipina ou nitroprussiato) e bloqueio β-adrenérgico (esmolol ou um agente de ação mais longa). Este último é importante para reduzir os esforços de cisalhamento relacionados com a taxa de elevação da pressão aórtica *(dP/dt)*, que podem, na realidade, aumentar com nitroprussiato isoladamente.

Aneurismas Aórticos

Aneurismas ocorrem mais comumente na aorta abdominal do que na torácica. A vasta maioria dos aneurismas aórticos é decorrente de aterosclerose; a necrose cística da média é também uma causa importante de aneurismas aórticos torácicos. Aneurismas sifilíticos caracteristicamente comprometem a aorta ascendente. Outras etiologias incluem artrite reumatoide, espondiloartropatias e trauma. Dilatação da raiz aórtica produz, muitas vezes, regurgitação aórtica. Aneurismas da aorta torácica superior em expansão podem também causar compressão ou desvio traqueal ou brônquico, hemoptise e síndrome da veia cava superior. Compressão do nervo laríngeo recorrente esquerdo produz rouquidão e paralisia de prega vocal esquerda. Distorção da anatomia normal pode também dificultar a intubação endotraqueal ou endobrônquica ou canulização das veias jugular interna e subclávia.

O maior perigo dos aneurismas aórticos não tratados é ruptura e exsanguinação. Um pseudoaneurisma se forma quando a íntima e a média são rompidas e apenas a adventícia ou um coágulo sanguíneo forma a camada externa. Expansão aguda (por vazamento), manifestada como dor grave aguda, pode prenunciar a ruptura. A probabilidade de ruptura catastrófica é relacionada com o tamanho. A aorta normal em adultos varia de 2 a 3 cm de largura (é mais larga cefalicamente). Os dados são claros em aneurismas aórticos abdominais; ruptura ocorre em 50% dos pacientes dentro de 1 ano, quando um aneurisma tem 6 cm ou mais de diâmetro. Tratamento eletivo é geralmente efetuado na maioria dos pacientes com aneurismas de 5 cm ou maiores. Geralmente, isto é realizado com um *stent* intravascular; menos frequentemente, cirurgia aberta e um enxerto protético são usados. A taxa de mortalidade operatória é cerca de 2-5% em pacientes eletivos e excede 50%, se vazamento ou ruptura já tiver ocorrido. Os riscos são muito menores com um *stent* intravascular, que se tornou o procedimento de eleição, quando a anatomia permite.

Doença Oclusiva da Aorta

Obliteração aterosclerótica da aorta ocorre mais comumente próximo da bifurcação aórtica (síndrome de Leriche). A oclusão resulta de uma combinação de placa aterosclerótica e tromboses. Aterosclerose é geralmente generalizada e afeta outras partes do sistema arterial, incluindo as artérias cerebrais, coronárias e renais (veja Capítulos 21 e 28. O tratamento pode ser realizado pela inserção de um *stent* intravascular ou por cirurgia aberta com um enxerto aortobifemoral; pode também ser necessária tromboendarterectomia proximal.

Trauma Aórtico

Trauma aórtico pode ser penetrante ou não penetrante. Ambos os tipos de lesões podem resultar em grande hemorragia e exigir operação de emergência. Enquanto as lesões penetrantes geralmente são óbvias, no trauma aórtico fechado pode mais facilmente ser despercebido se não for suspeitado, e efetuados os exames diagnósticos apropriados. Trauma aórtico não penetrante geralmente resulta de desacelerações súbitas de alta velocidade como as causadas por acidentes automobilísticos (p. ex., em que o tórax do motorista colide com o volante) e quedas. A lesão pode variar de uma laceração parcial a uma transecção aórtica completa. Como o arco aórtico é relativamente fixo, enquanto a aorta descendente é relativamente móvel, as forças de cisalhamento máximas e o local mais comum de lesão são imediatamente distais à artéria subclávia. O achado inicial mais constante é um mediastino alargado em uma radiografia de tórax. Diagnóstico definitivo pode ser realizado com exames de imagem de MRN, CT ou TEE.

Coarctação da Aorta

Esta cardiopatia congênita pode ser classificada de acordo com a posição do segmento estreitado com relação à posição do canal arterial. No tipo *pré-ductal* (infantil), o estreitamento ocorre proximal à abertura do canal. Esta lesão, que, muitas vezes, é associada a outros defeitos cardíacos congênitos, é reconhecida no lactente por causa de uma acentuada diferença de perfusão entre as metades superior e inferior do corpo; a metade inferior é cianótica. A perfusão para a parte superior do corpo é derivada da aorta, enquanto a perfusão para a parte inferior é principalmente a partir da artéria pulmonar. Coarctação *pós-ductal* da aorta pode não ser reconhecida até a idade adulta. Os sintomas e significado hemodinâmico desta lesão dependem da gravidade do estreitamento e da extensão da circulação colateral que se desenvolve para a parte inferior (artérias mamárias internas, subescapulares e torácicas laterais para as intercostais). Hipertensão na parte superior do corpo, com ou sem insuficiência ventricular esquerda, geralmente está presente. O chamado "entalhamento costal" pode estar presente na radiografia de tórax, como resultado de artérias intercostais colaterais dilatadas.

MANEJO ANESTÉSICO

Cirurgia da Aorta Ascendente

Cirurgia da aorta ascendente usa rotineiramente esternotomia mediana e CPB. A realização da anestesia é semelhante àquela para operações cardíacas, envolvendo CPB, mas o curso intraoperatório pode ser dificultado por longos períodos de CPB e grandes perdas sanguíneas intraoperatórias. TEE é especialmente útil. Perda sanguínea pode ser reduzida pela administração de ácido ε-aminocaproico e ácido tranexâmico. Substituição da válvula aórtica e reimplantação concomitante das coronárias são, muitas vezes, necessárias (procedimento de Bentall). O local de canulização da artéria radial deve ser guiado pela possível necessidade de clampear as artérias subclávia ou braquiocefálica durante o procedimento. Nicardipina ou nitroprussiato pode ser usado para controle preciso da pressão arterial. Bloqueio β-adrenérgico deve também ser empregado na presença de uma dissecção aórtica. Por outro lado, bradicardia piora uma regurgitação aórtica e deve ser evitada. A cânula de injeção arterial para a CPB é colocada em uma artéria femoral em pacientes com dissecção. No caso em que a esternotomia possa romper um aneurisma, o estabelecimento prévio de CPB parcial (usando a artéria femoral e veia femoral) deve ser considerado.

Cirurgia Envolvendo o Arco Aórtico

Estes procedimentos são geralmente efetuados por uma esternotomia mediana com parada circulatória hipotérmica profunda (após instituição de CPB). Considerações adicionais focalizam obtenção de proteção cerebral ideal com hipotermias sistêmica e tópica (anteriormente). Hipotermia a 15°C, infusão de barbitúrico ou propofol para manter um EEG isoelétrico, metilprednisolona ou dexametasona, manitol e fenitoína são também comumente administrados (mas há pouca evidência da eficácia destes tratamentos farmacológicos). Os períodos de reaquecimento necessariamente longos provavelmente contribuem para as maiores perdas sanguíneas intraoperatórias comumente observadas depois da CPB.

Cirurgia Envolvendo a Aorta Torácica Descendente

Cirurgia limitada à aorta torácica descendente pode ser efetuada por uma toracotomia esquerda sem CPB, com ou sem um *shunt* heparinizado do ápice ventricular à artéria femoral (a técnica conhecida como "clampear e correr"); ou usado *bypass* parcial do átrio direito à artéria femoral. Uma incisão toracoabdominal é necessária para lesões que também comprometem a aorta abdominal. Ventilação unipulmonar facilita grandemente a exposição cirúrgica. O posicionamento correto do tubo endobrônquico (mesmo com broncoscopia de fibra óptica) pode ser difícil por causa da distorção da anatomia. Um tubo de dupla luz direito ou um tubo endotraqueal comum com um bloqueador brônquico pode ser necessário.

A aorta tem que ser clampeada acima e abaixo da lesão. Hipertensão aguda desenvolve-se acima do clampe, com hipotensão abaixo quando não há *shunt* ou *bypass* parcial. A pressão arterial deve ser monitorada da artéria radial direita, uma vez que pode ser necessário clampeamento da artéria subclávia esquer-
18 da. O aumento súbito na pós-carga ventricular esquerda depois da aplicação do clampe transversal aórtico durante cirurgia aórtica pode precipitar insuficiência ventricular esquerda aguda e isquemia miocárdica, particularmente em pacientes com disfunção ventricular ou doença coronariana subjacente; também pode exacerbar regurgitação aórtica preexistente. O débito cardíaco cai, e a pressão e volume diastólicos ventriculares esquerdos finais se elevam. A magnitude destas alterações é inversamente relacionada com a função ventricular. Estes efeitos podem ser melhorados pelo uso de *shunts* ou *bypass* parcial. Além disso, os efeitos adversos do clampeamento aórtico se tornam menos pronunciados quanto mais distal na aorta o clampe seja aplicado. Uma infusão vasodilatadora é, muitas vezes, necessária para prevenir aumentos excessivos na pressão arterial. Em pacientes com boa função ventricular, aumentar a profundidade anestésica imediatamente antes do clampeamento transversal também pode ser útil.

Excessivo sangramento intraoperatório pode ocorrer durante estes procedimentos. Pode ser útil profilaxia com agentes antifibrinolíticos. Um aparelho de recuperação de sangue *(cell saver)* para autotransfusão é usado rotineiramente. Acesso venoso adequado e monitoramento intraoperatório são críticos. São úteis múltiplos cateteres intravenosos de grosso calibre (calibre 14) (preferivelmente com aquecedores de sangue). Cateterismo de artéria pulmonar e TEE intraoperatória são frequentemente usados. O período de maior instabilidade hemodinâmica se segue à liberação do clampe transversal aórtico; a diminuição abrupta na pós-carga junto com sangramento e a liberação de metabólitos ácidos vasodilatadores da parte inferior isquêmica podem precipitar hipotensão sistêmica grave e menos comumente hiperpotassemia. Diminuição da profundidade anestésica, hiper-hidratação e liberação parcial ou lenta do clampe transversal são úteis para evitar hipotensão grave. Uma dose em *bolus* de um vasopressor pode ser necessária. Bicarbonato de sódio é usado frequentemente, particularmente para acidose metabólica grave persistente (ph < 7,20) em associação à hipertensão. Cloreto de cálcio pode ser necessário quando hipocalcemia sintomática se segue à transfusão maciça de derivados de sangue citratados.

A. Paraplegia

Isquemia da medula espinal pode ocorrer após o clampeamento transversal da aorta torácica. A incidência de déficits transitórios e paraplegia pós-operatória é de 11 e 6%, respectivamente. Incidências aumentadas são associadas a períodos de clampeamento transversal maiores que 30 min, dissecções cirúrgicas extensas e procedimentos de emergência. O déficit clássico é uma síndrome da artéria espinal anterior com perda de função motora e da sensibilidade à picada de alfinete, mas preservação da sensação de vibração e propriocepção. Variações anatômicas no suprimento sanguíneo espinal são responsáveis pela ocorrência imprevisível e natureza variável do déficit. A medula espinal recebe seu suprimento sanguíneo das artérias vertebrais e das aortas torácica e abdominal. Uma artéria anterior e duas posteriores descem ao longo da medula. Artérias intercostais alimentam as artérias anteriores e posteriores na aorta torácica superior. Descrições de livros sugerem que, na medula torácica inferior e lombar, a artéria espinal anterior é suprida pela artéria toracolombar de Adamkiewicz. A verdade é que uma grande artéria alimentadora única geralmente não pode ser identificada. Quando presente, esta artéria tem uma origem variável a partir da aorta, originando-se entre T5 e T8 em 15%, entre T9 e T12 em 60%, e entre L1 e L2 em 25% dos indivíduos; ela quase sempre se origina no lado esquerdo. Ela pode ser danificada durante a dissecção cirúrgica ou ocluída pelo clampeamento transversal aórtico. Monitoramento de potenciais evocados motores e somatossensitivos pode ser útil na prevenção de paraplegia, mas certamente a técnica cirúrgica e o tempo são mais importantes.

Conforme assinalado anteriormente, o uso de um *shunt* temporário heparinizado ou CPB parcial com hipotermia mantém perfusão distal e diminui a incidência de paraplegia, hipertensão e insuficiência ventricular. CPB parcial tem a desvantagem de exigir heparinização, o que aumenta a perda sanguínea. Usar um *shunt* heparinizado exclui a necessidade de heparinização. Ele geralmente é posicionado proximalmente no ápice ventricular esquerdo e distalmente em uma artéria femoral. Outras medidas terapêuticas que podem ser protetoras da medula espinal incluem metilprednisolona, hipotermia branda, manitol e drenagem de líquido cerebrospinal (CSF) para reduzir a pressão na medula vertebral; magnésio também é protetor em alguns modelos animais. A eficácia do manitol parece ser relacionada com sua capacidade de baixar a pressão do CSF ao diminuir sua produção. A pressão de perfusão da medula espinal é a pressão arterial média menos a pressão do CSF; a elevação na pressão do CSF após o clampeamento transversal experimental da aorta pode explicar como uma diminuição induzida pelo manitol na pressão do CSF poderia melhorar a pressão de perfusão da medula espinal durante clampeamento transversal. Qualquer efeito protetor da drenagem de CSF via um cateter lombar pode ter um mecanismo semelhante.

O uso excessivo de vasodilatadores para controlar a resposta hipertensiva ao clampeamento transversal pode ser um fator contributivo na isquemia da medula espinal, uma vez que as ações das drogas também ocorrem distais ao clampe transversal. Redução excessiva na pressão arterial acima do clampe transversal deve, portanto, ser evitada para prevenir fluxo sanguíneo inadequado e hipotensão excessiva abaixo dele.

B. Insuficiência Renal

Uma incidência aumentada de insuficiência renal após cirurgia aórtica é descrita depois de procedimentos de emergência, períodos prolongados de clampeamento transversal, e hipotensão prolongada, particularmente em pacientes com doença renal preexistente. Uma variedade de "coquetéis" foi empregada na esperança de reduzir o risco de insuficiência renal, incluindo infusão de manitol (0,5 g/kg) antes do clampeamento transversal, furosemida, fenoldopam (ou dopamina em baixa dose) etc. Dopamina em baixa dose (renal) ou fenoldopam aumentará o fluxo sanguíneo renal e pode ser usada como um adjunto a um débito urinário persistentemente baixo depois da liberação do clampe transversal, entretanto não há evidência convincente de que estes tratamentos alterem os resultados renais.

Cirurgia da Aorta Abdominal

Stents (endopróteses) são mais frequentemente colocados por meio de cateteres introduzidos na artéria femoral. Quando é escolhida uma técnica aberta, uma via de acesso anterior transperitoneal ou uma anterolateral retroperitoneal pode ser usada para acessar a aorta abdominal. Dependendo da localização da lesão, o clampe transversal pode ser aplicado na aorta supracelíaca, suprarrenal ou infrarrenal. Heparina é geralmente administrada antes do clampeamento aórtico. A monitoração direta da pressão arterial pode ser estabelecida em qualquer uma das extremidades superiores. Em geral, quanto mais distalmente o clampe é aplicado na aorta, menor o efeito sobre a pós-carga ventricular esquerda. De fato, oclusão da aorta infrarrenal frequentemente resulta em mínimas alterações hemodinâmicas. Em contraste, a liberação do clampe geralmente produz hipotensão; as mesmas técnicas que foram descritas anteriormente (veja anteriormente) podem ser usadas. A grande incisão e extensa dissecção cirúrgica retroperitoneal aumentam as necessidades hídricas, além da perda sanguínea intraoperatória. Nós recomendamos coloide para manter o volume intravascular e cristaloide para líquidos de manutenção. A reposição hídrica pode ser guiada pelo monitoramento da pressão venosa central, monitores não invasivos de volume sistólico, ou TEE. Cateteres de artéria pulmonar raramente são usados.

Profilaxia renal com manitol deve ser considerada, particularmente em pacientes com comprometimento renal preexistente. Foi demonstrado que clampeamento da aorta infrarrenal diminui o fluxo sanguíneo renal, o que pode contribuir para insuficiência renal pós-operatória. A diminuição no fluxo sanguíneo renal não é evitada por anestesia epidural ou bloqueio do sistema renina–angiotensina.

Alguns centros usam anestesia epidural contínua combinada com anestesia geral para cirurgia da aorta abdominal. Esta técnica combinada diminui a necessidade de anestésico geral e parece suprimir a liberação de hormônios de estresse. Ela também oferece uma excelente via para administrar analgesia epidural pós-operatória. Heparinização sistêmica durante a cirurgia introduz preocupação com o risco de paraplegia secundária a um hematoma epidural; entretanto, os estudos sugerem que quando o cateter é colocado com boa antecedência à heparinização e removido depois da reversão da anticoagulação não há risco aumentado de hematomas neuraxiais como complicação do cateter epidural.

Considerações Pós-Operatórias

Os pacientes submetidos à inserção de endoprótese podem não necessitar de intubação seja durante seja depois do procedimento. A maioria dos pacientes submetida à cirurgia aberta da aorta ascendente, arco ou aorta torácica permanecerá intubada por 1-24 h pós-operatoriamente. Como em cirurgia cardíaca, a ênfase inicial no seu tratamento pós-operatório deve ser na estabilidade hemodinâmica e monitoramento de sangramento pós-operatório. Pacientes submetidos à cirurgia aórtica abdominal aberta podem ser extubados ao término do procedimento. Estes pacientes geralmente continuam a necessitar de uma hidratação abundante durante várias horas pós-operatoriamente.

ANESTESIA PARA CIRURGIA DE ARTÉRIA CARÓTIDA

Considerações Pré-Operatórias

Doença vascular cerebral isquêmica se responsabiliza por 80% dos AVEs; os 20% restantes são decorrentes de hemorragia. AVEs isquêmicos são geralmente o resultado de embolia ou (menos comumente) trombose em um dos vasos sanguíneos que suprem o cérebro. AVE isquêmico pode-se seguir a vasospasmo grave após hemorragia subaracnóidea. Por convenção, um AVE é definido como um déficit neurológico que dura mais de 24 h; seu correlato patológico é tipicamente infarto focal do cérebro. Episódios isquêmicos transitórios (TIAs), por outro lado, são déficits neurológicos que se resolvem dentro de 24 h; eles podem ser secundários a um momento de baixo fluxo em uma lesão estenótica ou a êmbolos que se originam de um vaso extracraniano ou do coração. Quando um AVE é associado à piora progressiva de sinais e sintomas, ele é frequentemente chamado *AVE em evolução*. Uma segunda distinção é também feita muitas vezes entre AVEs completos e incompletos, levando-se em consideração se o território envolvido foi completamente afetado ou se ainda existem áreas em risco de isquemia focal (p. ex., hemiplegia *versus* hemiparesia). A bifurcação da artéria carótida comum (origem da artéria carótida interna) é o local mais comum de placas ateroscleróticas que podem levar a TIAs ou AVEs. O mecanismo pode ser a embolização de um composto plaqueta-fibrina, de material da placa, estenose ou oclusão completa. Esta última pode ser o resultado de trombose ou hemorragia dentro de uma placa. Os sintomas dependem da adequação da circulação colateral. Êmbolos distais a regiões desprovidas de fluxo sanguíneo colateral são mais tendenciosos a produzir sintomas. Pequenos êmbolos nos ramos oftálmicos podem causar cegueira mono-ocular transitória (amaurose fugaz). Êmbolos maiores geralmente entram na artéria cerebral média, produzindo déficits motores e sensitivos contralaterais que afetam, principalmente, o membro superior e a face. Afasia também se desenvolve, se o hemisfério dominante for afetado. Êmbolos no território da artéria cerebral anterior tipicamente resultam em déficits motores e sensitivos contralaterais que são piores no membro inferior. É comum TIAs ou AVEs pequenos precederem um grande AVE.

Indicações para cirurgia aberta ou intervenções endovasculares incluem TIAs associados à estenose carotídea grave (oclusão > 70%) ipsolateral, estenose ipsolateral grave em um paciente com um pequeno AVE (incompleto), e oclusão de 30-70% em um paciente com sintomas ipsolaterais (geralmente uma placa ulcerada). No passado, endarterectomia carotídea era recomendada para lesões assintomáticas, mas significativamente estenóticas (< 60%). Atualmente, a colocação de um *stent* é a conduta mais usada nesses casos. A mortalidade operatória da cirurgia aberta é de 1-4% e é principalmente decorrente de complicações cardíacas (infarto do miocárdio). A morbidade perioperatória é de 4-10% e é principalmente neurológica; pacientes com déficits neurológicos preexistentes têm o maior risco de eventos neurológicos perioperatórios. **Os estudos sugerem que idade acima de 75 anos, lesões sintomáticas, hipertensão não controlada, angina, trombo carotídeo e oclusões próximas ao sifão carotídeo aumentam o risco operatório.**

Avaliação e Manejo Anestésico Pré-Operatórios

A maioria dos pacientes submetidos à endarterectomia carotídea é idosa e hipertensa, com arteriosclerose generalizada. Muitos são diabéticos. Avaliação e manejo pré-operatórios devem focalizar a definição de déficits neurológicos preexistentes, bem como a otimização do estado clínico do paciente em termos de doenças coexistentes. A maioria dos déficits neurológicos pós-operatórios parece relacionada com a técnica cirúrgica. Hiperglicemia perioperatória não controlada pode aumentar a morbidade por aumentar a lesão cerebral. Com a possível exceção de diuréticos, os pacientes devem receber suas medicações usuais, conforme a prescrição, até a hora da cirurgia. A pressão arterial e a glicemia devem estar controladas. Angina deve ser estável e controlada, e sinais de insuficiência cardíaca franca devem estar ausentes. Uma vez que a maioria dos pacientes seja idosa, deve ser esperada sensibilidade aumentada à pré-medicação.

Anestesia Geral

19 A ênfase do manejo anestésico durante cirurgia de carótida é na manutenção de perfusão adequada para o cérebro e coração. Tradicionalmente, isto é realizado pela regulação estreita da pressão arterial e prevenção de taquicardia. Monitoramento direto da pressão arterial é quase sempre realizada. Monitoramento eletrocardiográfico deve incluir a derivação V_5 para detectar isquemia. Análise computadorizada contínua do segmento ST é desejável. Endarterectomia geralmente não é associada à importante perda sanguínea ou desvios hídricos.

Independentemente dos agentes anestésicos selecionados, a pressão arterial média deve ser mantida na faixa usual do paciente – ou ligeiramente acima. Propofol e etomidato são escolhas comuns para a indução porque reduzem a taxa metabólica cerebral proporcionalmente mais do que o fluxo sanguíneo cerebral. Pequenas doses de um opioide ou bloqueador β-adrenérgico podem ser usadas para bloquear a resposta hipertensiva à intubação endotraqueal. Em teoria, o isoflurano pode ser o halogenado de escolha porque ele parece proporcionar a maior proteção contra isquemia cerebral. Desflurano, qualitativamente, tem efeitos cerebrais semelhantes, mas pode não ser tão efetivo quanto o isoflurano; entretanto o desflurano é muito útil pelo despertar precoce e permitir avaliação neurológica imediata na sala de cirurgia. Nós não observamos diferenças clinicamente importantes entre os halogenados relacionadas com neuroproteção. Alguns anestesistas também preferem remifentanil como o opioide para um despertar precoce.

Hipertensão intraoperatória é comum e, geralmente, torna necessário o uso de um vasodilatador intravenoso. Nitroglicerina é geralmente uma boa escolha para hipertensão branda à moderada por causa dos seus efeitos benéficos sobre a circulação coronariana. Hipertensão acentuada exige um agente mais potente, como nicardipina, nitroprussiato ou clevidipina. Bloqueio β-adrenérgico facilita o tratamento da hipertensão e previne taquicardia reflexa dos vasodilatadores, mas deve ser usado cautelosamente. Hipotensão pode ser tratada com vasopressores. Muitos anestesistas consideram a fenilefrina o vasopressor de escolha; se selecionada, deve ser administrada em pequenos *bolus* para prevenir hipertensão excessiva.

Bradicardia reflexa importante ou sustentada ou bloqueio cardíaco causado por manipulação do barorreceptor carotídeo pode ser tratada com atropina. Para prevenir esta resposta, alguns cirurgiões infiltram a área do seio carotídeo com lidocaína, mas a própria infiltração pode induzir bradicardia. A tensão de CO_2 arterial deve ser mantida na faixa normal, porque hipercapnia pode induzir furto intracerebral, e hipocapnia importante diminui a perfusão cerebral. A ventilação deve ser ajustada para manter normocapnia. Os líquidos intravenosos de manutenção devem consistir em soluções sem glicose por causa dos efeitos potencialmente adversos da hiperglicemia. Heparina (5.000-7.500 unidades por via intravenosa) é geralmente administrada antes da oclusão da artéria carótida. Alguns anestesistas usam rotineiramente um *shunt* (veja a seguir). Protamina, 50-150 mg, é geralmente dada para reverter a heparina antes do fechamento da pele.

Um despertar precoce da anestesia é desejável, porque ela permite avaliação neurológica imediata, mas o anestesista deve estar preparado para tratar hipertensão e taquicardia. **Hipertensão pós-operatória pode ser relacionada com a desnervação cirúrgica do barorreceptor carotídeo ipsolateral. Desnervação do corpo carotídeo amortece a resposta ventilatória à hipoxemia.** Depois da extubação, os pacientes devem ser observados estritamente quanto ao desenvolvimento de um hematoma na ferida. Quando um hematoma da ferida em expansão compromete a via aérea, a manobra inicial de tratamento pode exigir abertura da ferida para liberar o hematoma. Rouquidão pós-operatória transitória e desvio ipsolateral da língua podem ser observados; eles são decorrentes do afastamento intraoperatório dos nervos laríngeo recorrente ou hipoglosso, respectivamente.

Monitoramento da Função Cerebral

A não ser que seja usada anestesia regional (veja adiante), é preciso confiar em métodos indiretos para avaliar a adequação da perfusão cerebral durante o clampeamento transversal da carótida. Alguns cirurgiões usam rotineiramente um *shunt*, mas esta prática pode aumentar a incidência de déficits neurológicos pós-operatórios; a inserção da cânula pode deslocar êmbolos. A pressão do coto distal da carótida ao clampe transversal, EEG, potenciais evocados somatossensitivos (SSEPs) e oximetria cerebral têm sido usados em alguns centros para determinar, se um *shunt* for necessário. Uma pressão de coto distal menor que 50 mmHg tem sido tradicionalmente usada como uma indicação para um *shunt*. Sinais eletrofisiológicos de isquemia (ou um declínio acentuado na saturação de oxigênio cerebral) após clampeamento transversal indicam o uso de um *shunt;* alterações durando mais de 10 min podem ser associadas a um novo déficit neurológico pós-operatório. Embora registros multicanais e processamento digitalizado possam aumentar a sensibilidade do EEG, nem o EEG nem o monitoramento de SSEP são suficientemente sensíveis ou específicos para predizer confiavelmente a necessidade ou não de usar um *shunt*. (Veja Discussão de Caso no Capítulo 26.) Outras técnicas, incluindo medidas do fluxo sanguíneo cerebral regional com xenônio-133 radioativo, medição com Doppler transcraniano da velocidade de fluxo na artéria cerebral média, oximetria cerebral, saturação venosa de oxigênio jugular e tensão de oxigênio transconjuntival também não são suficientemente confiáveis.

Anestesia Regional

Cirurgia de carótida pode ser efetuada sob anestesia regional. Bloqueio do plexo cervical superficial bloqueia efetivamente os nervos C2-C4 e permite ao paciente permanecer confortavelmente acordado durante a cirurgia. Bloqueio do plexo cervical profundo não é necessário. Uma fração substancial de pacientes necessitará de administração de anestésico local pelo cirurgião para dentro da bainha carotídea (quer um bloqueio cervical profundo seja ou não realizado). A principal vantagem da anestesia regional (e é uma vantagem imensa) é que o paciente pode ser examinado intraoperatoriamente; assim, a necessidade de um *shunt* temporário pode ser avaliada, e quaisquer novos déficits neurológicos podem ser diagnosticados de imediato durante a cirurgia. De fato, o exame neurológico intraoperatório pode ser o método mais confiável para avaliar a adequação da perfusão cerebral durante o clampeamento transversal da carótida. O exame superficial abrange o nível de consciência, a fala e o aperto de mão contralateral. Anestesistas experientes usam sedação mínima associado a um "bate papo" com o paciente para monitorar o estado neurológico. Alguns estudos também sugerem que quando comparada à anestesia geral, a anestesia regional resulta em uma hemodinâmica mais estável, porém os resultados parecem semelhantes. Anestesia regional para cirurgia carotídea exige a cooperação do cirurgião e o paciente.

DISCUSSÃO DE CASO

Um Paciente para Cardioversão

Um homem de 55 anos com fibrilação atrial de início novo está marcado para cardioversão eletiva.

Quais são as indicações para uma cardioversão eletiva?

Cardioversão com corrente contínua (DC) pode ser usada para tratar taquiarritmias supraventriculares e ventriculares causadas por reentrada. Ela não é efetiva para arritmias secundárias a aumento da automaticidade (taquicardia atrial multifocal) ou atividade desencadeada (toxicidade digitálica). Ao simultaneamente despolarizar todo o miocárdio e, possivelmente, prolongar o período refratário, a cardioversão de DC é capaz de interromper a fibrilação e o *flutter* atrial, reentrada nodal atrioventricular, taquicardias reciprocantes a partir de síndromes de pré-excitação e taquicardia ou fibrilação ventriculares.

Indicações específicas para cardioversão de pacientes com fibrilação atrial incluem fibrilação sintomática, início recente e ausência de resposta a medicações. Pacientes com fibrilação de longa duração, um átrio grande, doença pulmonar obstrutiva crônica, insuficiência cardíaca congestiva ou regurgitação mitral têm uma alta taxa de recorrência. TEE geralmente é efetuada logo antes da cardioversão para excluir um coágulo sanguíneo atrial esquerdo. Esses coágulos geralmente são localizados na aurícula do átrio esquerdo e podem ser embolizados pela cardioversão ou por um ritmo sinusal.

Cardioversão de emergência é indicada para qualquer taquiarritmia associada à hipotensão, insuficiência cardíaca congestiva ou angina.

Como é realizada a cardioversão?

Embora o procedimento seja geralmente realizado por cardiologistas, a necessidade de cardioversão imediata pode surgir na sala de cirurgias, ICU, ou durante ressuscitação cardiopulmonar. Anestesiologistas devem, por essas razões, ser familiarizados com a técnica. Após sedação pesada ou anestesia geral leve, um choque de DC é aplicado por almofadas autoadesivas ou raquetes de 8 a 13 cm. A possibilidade de necrose miocárdica induzida por choque é menor quanto maior a raquete pois distribuem a corrente por uma área maior. A quantidade de energia deve ser mantida no nível minimamente efetivo para prevenir dano miocárdico. A colocação dos eletrodos pode ser anterolateral ou anteroposterior. Na primeira posição, um eletrodo é colocado no segundo espaço intercostal direito junto ao esterno, e o outro é colocado no quinto espaço intercostal esquerdo na linha hemiclavicular. Quando almofadas são usadas para a técnica anteroposterior, uma é colocada anteriormente sobre o ápice ventricular no quinto espaço intercostal, e a outra embaixo do paciente na região infraescapular esquerda.

Para taquicardias supraventriculares, com exceção da fibrilação atrial, níves de energia de 25-50 J podem restabelecer com sucesso o ritmo sinusal normal. Choques sincronizados devem ser usados para todas as taquiarritmias, exceto fibrilação ventricular. A sincronização cronometra a aplicação de tal modo que ela é dada durante o complexo QRS. Se o choque ocorrer no segmento ST ou na onda T (não sincronizado), ele pode precipitar uma arritmia mais séria, incluindo fibrilação ventricular. Todo o pessoal médico deve permanecer afastado do paciente e do leito durante o choque.

Fibrilação atrial geralmente exige um mínimo de 50-100 J, e níveis maiores de energia frequentemente são usados. Taquicardia ventricular hemodinamicamente estável pode, muitas vezes, ser interrompida com 25-50 J, mas fibrilação ventricular e taquicardia ventricular instável exigem 200-360 J. Independentemente da arritmia, um nível mais alto de energia é necessário, quando o primeiro choque não é efetivo.

O cardiologista quer fazer a cardioversão na sala de recuperação pós-anestésica (PACU). Este é um lugar apropriado para cardioversão?

Uma cardioversão eletiva pode ser realizada em qualquer local onde seja possível, de imediato, realizar manobras para ressuscitação cardiopulmonar, incluindo colocação de marca-passo. Um médico experiente em manejo da via aérea deve estar presente. Cardioversões são comumente efetuadas em uma ICU, pronto-socorro, PACU, sala de procedimentos ou setor de hemodinâmica.

Como você avaliaria este paciente?

O paciente deve estar de jejum, avaliado e tratado como se ele fosse receber uma anestesia geral na sala de cirurgia. Um ECG é realizado imediatamente antes do procedimento para confirmar que a arritmia ainda está presente; outro é efetuado imediatamente após, para confirmar o novo ritmo. Valores laboratoriais pré-operatórios devem estar dentro de limites normais, porque distúrbios metabólicos, particularmente anormalidades eletrolíticas e acidobásicas, podem contribuir para a arritmia. Se não forem corrigidos pré-operatoriamente, eles podem reiniciar a taquicardia depois da cardioversão. Um agente antiarrítmico é, muitas vezes, iniciado em pacientes com fibrilação atrial 1-2 dias antes do procedimento para ajudar a manter ritmo sinusal normal. Pacientes podem também ser anticoagulados com varfarina por 1-2 semanas antes da cardioversão.

Qual é o monitoramento mínimo e equipamento necessário?

Monitoramento mínimo consiste no EEG, pressão arterial e oximetria de pulso. Um estetoscópio precordial é útil para monitorizar sons respiratórios. Manter contato verbal contínuo com o paciente pode ser o melhor método para avaliar, se uma dose hipnótica de (geralmente) propofol foi administrada.

Além de um desfibrilador de DC capaz de aplicar 400 J (sincronizado ou não sincronizado) e de estimulação transcutânea, o preparo/equipamento mínimo deve incluir o seguinte:

- Acesso venoso confiável.
- Um sistema para ventilação manual capaz de fornecer oxigênio a 100% (veja Capítulo 3).
- Uma fonte de oxigênio de uma saída na parede ou de um cilindro cheio.
- Um *kit* de via aérea com cânulas orais e nasais e laringoscópios e tubos traqueais apropriados.
- Um aspirador funcionante.
- Um *kit* de drogas anestésicas que inclui pelo menos um sedativo-hipnótico bem como succinilcolina.
- Um carro auxiliar que inclua todas as drogas e equipamento necessários para ressuscitação cardiopulmonar (veja Capítulo 55).

Que técnicas anestésicas seriam apropriadas?

Pré-medicação não é necessária. Apenas uma amnésia muito curta (1-2 min) ou anestesia geral leve é necessária. Um agente de ação curta, como propofol ou uma benzodiazepina (p. ex., midazolam, diazepam), pode ser usado. Etomidato pode ser usado, mas pode ser associado à fonação. Depois da pré-oxigenação com oxigênio a 60-100% por 3-5 minutos, o sedativo-hipnótico é administrado (em pequenos incrementos) cada 30-60 s, enquanto é mantido contato verbal com o paciente. O choque é aplicado quando o paciente não é mais capaz de responder verbalmente; alguns anestesitas usam a perda do reflexo palpebral como ponto final. O choque geralmente acorda o paciente. Obstrução transitória da via aérea ou apneia pode ser observada, particularmente se mais de um choque for necessário.

Quais são as complicações da cardioversão?

As complicações incluem depressão miocárdica transitória, arritmias pós-choque, e embolia arterial. Arritmias são geralmente decorrentes de sincronização inadequada, mas mesmo uma cardioversão apropriadamente sincronizada pode, ocasionalmente, resultar em fibrilação ventricular. A maioria das arritmias é transitória e se revolve espontaneamente. Embora pacientes possam desenvolver elevação do segmento ST, os níveis de creatina fosfocinase sérica (fração MB) são geralmente normais. Embolia pode ser responsável por um despertar prolongado.

Como deve ser assistido o paciente depois da cardioversão?

Embora a recuperação da consciência seja geralmente muito rápida, os pacientes devem ser tratados como outros recebendo anestesia geral (veja Capítulo 56). Recuperação também inclui especificamente monitorar quanto à recorrência de arritmia e sinais de embolia cerebral.

DIRETRIZES

Hiratzka LF, Bakris GL, Beckman JA, et al: 2010 ACCF/AHA/AATS/ACR/ASA/SCA/SCAI/SIR/STS/SVM Guidelines for the diagnosis and management of patients with thoracic aortic disease: Executive summary: A report of the American College of Cardiology Foundation/American Heart Association Task Force on Practice Guidelines, American Association for Thoracic Surgery, American College of Radiology, American Stroke Association, Society of Cardiovascular Anesthesiologists, Society for Cardiovascular Angiography and

Interventions, Society of Interventional Radiology, Society of Thoracic Surgeons, and Society for Vascular Medicine. Anesth Analg 2010;111:279.
See www.guidelines.gov for additional guidelines from multiple organizations related to these topics.

LEITURA SUGERIDA

Augoustides JG, Andritsos M: Innovations in aortic disease: The ascending aorta and aortic arch. J Cardiothorac Vasc Anesth 2010;24:198.

Augoustides JG, Riha H: Recent progress in heart failure treatment and heart transplantation. J Cardiothorac Vasc Anesth 2009;23:738.

Chassot P-G, van der Linden P, Zaugg M, et al: Off-pump coronary artery bypass surgery: Physiology and anaesthetic management. Br J Anaesth 2004;92:400.

Grigore AM, Murray CF, Ramakrishna H, Djaiani G: A core review of temperature regimens and neuroprotection during cardiopulmonary bypass: Does rewarming rate matter? Anesth Analg 2009;109:1741.

Hogue CW Jr, Palin CA, Arrowsmith JE: Cardiopulmonary bypass management and neurologic outcomes: An evidence-based appraisal of current practices. Anesth Analg 2006;103:21.

Kam PCA, Egan MK: Platelet glycoprotein IIb/IIIa antagonists. Pharmacology and clinical developments. Anesthesiology 2002;96:1237.

Levy JH, Winkler AM: Heparin-induced thrombocytopenia and cardiac surgery. Curr Opin Anaesthesiol 2010;23:74.

Ling E, Arellano R: Systematic overview of the evidence supporting the use of cerebrospinal fluid drainage in the thoracoabdominal aneurysm surgery for prevention of paraplegia. Anesthesiology 2000;93:1115.

Murphy GS, Hessel EA 2nd, Groom RC: Optimal perfusion during cardiopulmonary bypass: An evidence-based approach. Anesth Analg 2009;108:1394.

Myles PS, Daly DJ, Djaiani G, et al: A systematic review of the safety and effectiveness of fast-track cardiac anesthesia. Anesthesiology 2003;99:982.

Priebe HJ: Triggers of perioperative myocardial ischaemia and infarction. Br J Anaesth 2004;93:9.

Royse AG, Royse CF: Epiaortic ultrasound assessment of the aorta in cardiac surgery. Best Pract Res Clin Anaesthesiol 2009;23:335.

Sellke FW, Chu LM, Cohn WE: Current state of surgical myocardial revascularization. Circ J 2010;74:1031.

Selnes OA, McKhann GM, Borowicz LM Jr, Grega MA: Cognitive and neurobehavioral dysfunction after cardiac bypass procedures. Neurol Clin 2006;24:133.

Shanewise JS, Ramsay JG: Off-pump coronary surgery: How do the anesthetic considerations differ? Anesth Clin North Am 2003;21:613.

Zaugg M, Schaub MC, Foëx P: Myocardial injury and its prevention in the perioperative setting. Br J Anaesth 2004;93:21.

CAPÍTULO 23

Fisiologia Respiratória e Anestesia

CONCEITOS-CHAVE

1 A traqueia serve como um conduto para a ventilação e remoção de secreções traqueais e brônquicas, e tem um comprimento médio de 10-13 cm. A traqueia se bifurca na carina nos brônquios principais direito e esquerdo. O brônquio principal direito situa-se em uma orientação mais vertical com relação à traqueia, enquanto o brônquio principal esquerdo situa-se em uma orientação mais horizontal.

2 A troca cíclica do gás alveolar com o gás fresco da via aérea superior reoxigena sangue dessaturado e elimina o CO_2. Esta troca se dá por pequenos gradientes de pressão estabelecidos ciclicamente dentro das vias aéreas. Durante a ventilação espontânea, estes gradientes se devem a variações na pressão intratorácica; durante ventilação mecânica, eles são produzidos por pressão positiva intermitente na via aérea superior.

3 O volume pulmonar remanescente ao final de uma expiração normal é chamado capacidade residual funcional (FRC). Neste ponto, o recuo elástico do pulmão se aproxima do recuo elástico torácico, de sentido oposto (incluindo o tônus diafragmático de repouso).

4 O volume de fechamento é geralmente bem menor que a FRC, mas se eleva com a idade. Este aumento provavelmente é responsável pelo declínio normal da tensão de O_2 arterial relacionado com a idade.

5 Enquanto ambos, o volume expiratório forçado em 1 s (FEV_1) e a capacidade vital forçada (FVC) são dependentes de esforço, o fluxo mesoexpiratório forçado ($FEF_{25-75\%}$) é menos dependente de esforço e pode ser uma medida mais confiável de obstrução.

6 Alterações na mecânica pulmonar decorrentes de anestesia geral ocorrem logo depois da indução. A posição supina reduz a FRC em 0,8-1 L, e a indução de anestesia geral reduz ainda mais a FRC em 0,4-0,5 L. Esta redução é consequência de colapso alveolar e atelectasia de compressão decorrente da perda de tônus dos músculos inspiratórios, alteração na rigidez da parede torácica e desvio do diafragma para cima.

7 Fatores locais são mais importantes que o sistema nervoso autônomo em influenciar o tônus vascular pulmonar. Hipóxia é um estímulo poderoso para vasoconstrição pulmonar (o oposto do seu efeito sistêmico).

8 Uma vez que a ventilação alveolar (VA) seja normalmente cerca de 4 L/min e a pressão de perfusão capilar (Q) seja 5 L/min, a razão global $\dot{V}/\dot{Q}$ seja de cerca de 0,8.

9 *Shuntagem* denota o processo pelo qual sangue venoso misto dessaturado do coração direito vai ao coração esquerdo sem ser oxigenado nos pulmões. O efeito global da *shuntagem* é diminuir (diluir) o conteúdo de O_2 arterial; este tipo de *shunt* é denominado da direita para a esquerda.

10 Anestesia geral comumente aumenta a mistura venosa para 5 a 10%, provavelmente como resultado de atelectasia e colapso das vias aéreas em áreas inferiores do pulmão.

11 Observar que, em ar ambiente, grandes aumentos na $PaCO_2$ (> 75 mmHg) facilmente produzem hipóxia (PaO_2 < 60 mmHg), mas não com altas frações inspiradas de O_2.

12 A ligação do O_2 à hemoglobina parece ser o principal fator limitador da velocidade na transferência de O_2 do gás alveolar para o sangue.

13 Quanto maior o *shunt*, menos provável é a possibilidade de que um aumento na fração inspirada de oxigênio (FiO_2) evite hipoxemia.

14 Um desvio para a direita na curva de dissociação da oxiemoglobina diminui a afinidade pelo O_2, desloca O_2 da hemoglobina, e torna mais O_2 disponível aos tecidos; um desvio para a esquerda aumenta a afinidade da hemoglobina pelo O_2, reduzindo sua disponibilidade para os tecidos.

(*Continua*)

(*Continuação*)

15 O bicarbonato representa a maior fração de CO_2 no sangue.

16 Considera-se que quimiorreceptores centrais sejam situados na superfície anterolateral do bulbo e respondam principalmente a alterações na [H^+] do líquido cefalorraquidiano (CSF). Este mecanismo é efetivo para regular a $PaCO_2$ porque a barreira hematoencefálica é permeável ao CO_2 dissolvido, mas não a íons bicarbonato.

17 Com aumento da profundidade da anestesia, a inclinação da curva $PaCO_2$/ventilação-minuto diminui, e o limiar apneico aumenta.

A importância da fisiologia pulmonar para a prática anestésica é óbvia. Os anestésicos mais comumente usados – os inalatórios – dependem dos pulmões para captação e eliminação. Os efeitos colaterais mais importantes tanto dos anestésicos inalatórios, quanto os endovenosos são, principalmente, respiratórios. Além disso, paralisia muscular, posicionamento incomum durante a cirurgia, e técnicas, como anestesia unipulmonar e CEC, alteram profundamente a fisiologia pulmonar.

Grande parte da moderna prática anestésica é com base em uma compreensão completa da fisiologia pulmonar e pode ser considerada fisiologia pulmonar aplicada. Este capítulo revê os conceitos básicos da fisiologia pulmonar a fim de compreender as técnicas anestésicas e poder aplicá-las. Embora os efeitos pulmonares de cada um dos vários agentes anestésicos sejam discutidos em outro local no livro, este capítulo também revê os efeitos globais da anestesia geral sobre a função pulmonar.

ANATOMIA RESPIRATÓRIA FUNCIONAL

1. Gradil Costal e Músculos Respiratórios

Dentro do gradil costal estão os dois pulmões, cada um envolto pela sua pleura. O ápice do tórax é afunilado, permitindo apenas a entrada da traqueia, esôfago e vasos sanguíneos, enquanto a base é formada pelo diafragma. Contração do diafragma – o principal músculo respiratório – faz a base da cavidade torácica descer 1,5-7 cm, e o seu conteúdo (os pulmões) se expandir. O movimento diafragmático normalmente se responsabiliza por 75% da mudança no volume torácico. Músculos respiratórios acessórios também aumentam o volume torácico (e a expansão pulmonar) pela sua ação sobre as costelas. Cada costela (exceto as duas últimas) articula-se posteriormente com uma vértebra e é angulada para baixo quando se fixa anteriormente ao esterno. Movimento das costelas para cima e para fora expande o tórax.

Durante a respiração normal, o diafragma, e, em menor extensão, os músculos intercostais externos são responsáveis pela inspiração; a expiração é geralmente passiva. Com o esforço aumentando, os músculos esternocleidomastóideos, escalenos e peitorais podem ser recrutados durante a inspiração. Os músculos esternocleidomastóideos assistem na elevação do gradil costal, enquanto os músculos escalenos evitam o desvio das costelas superiores para dentro durante a inspiração. Os músculos peitorais podem ajudar a expansão torácica, quando os braços são colocados sobre um suporte fixo. A expiração é normalmente passiva na posição supina, mas se torna ativa na posição ereta e com esforço aumentado. A expiração pode ser facilitada pelos músculos abdominais (reto, oblíquos externo e interno, e transverso) e talvez os músculos intercostais internos – ajudando o movimento das costelas para baixo.

Embora não geralmente considerados músculos respiratórios, alguns músculos faríngeos são importantes na manutenção do desimpedimento da via aérea. Atividade tônica e inspiratória reflexa no genioglosso mantêm a língua afastada da parede faríngea posterior. Atividade tônica no levantador do palato, tensor do palato, palatofaríngeo e palatoglosso impede que o palato mole caia para trás contra a faringe posterior, particularmente na posição supina.

2. Árvore Traqueobrônquica

1 A traqueia serve como um conduto para a ventilação e remoção de secreções traqueais e brônquicas. A traqueia começa na margem inferior da cartilagem cricoide e se estende até o nível da carina e tem um comprimento médio de 10-13 cm. Ela é composta de anéis cartilaginosos em forma de C, que formam as paredes anterior e laterais da traqueia e são conectadas posteriormente pela parede membranosa da traqueia. Os diâmetros externos da traqueia medem aproximadamente 2,3 cm coronalmente e 1,8 cm sagitalmente em homens, com valores correspondentes de 2 e 1,4 cm em mulheres. A cartilagem cricoide é a parte mais estreita da traqueia, com um diâmetro médio de 17 mm em homens e 13 mm em mulheres.

A traqueia se bifurca na carina nos brônquios principais direito e esquerdo. A luz traqueal se estreita ligeiramente à medida que progride na direção da carina, com a bifurcação traqueal localizada ao nível do ângulo esternal. O brônquio principal direito situa-se em uma orientação mais vertical com relação à traqueia, enquanto o brônquio principal esquerdo situa-se em uma orientação mais horizontal. O brônquio principal direito continua sob a forma do brônquio intermédio depois da saída do brônquio do lobo superior direito. A distância da Carina até a saída do brônquio do lobo superior direito é em média 2 cm em homens e aproximadamente 1,5 cm em mulheres. Um em cada 250 indivíduos na população em geral pode ter uma saída anormal do brônquio do lobo superior direito emergindo antes da carina à direita. O brônquio principal esquerdo é mais longo que o brônquio principal direito e mede em média 5 cm em homens e 4,5 cm em mulheres. O brônquio principal esquerdo se divide no brônquio do lobo superior e no brônquio do lobo inferior.

Umidificação e filtração do ar inspirado são funções da via aérea superior (nariz, boca e faringe). A função da árvore traqueobrônquica é conduzir o fluxo de gás para e a partir dos alvéolos. Divisão dicotômica (cada ramo se dividindo em dois ramos menores), começando com a traqueia, e terminando nos sacos alveolares, é estimada em 23 divisões ou gerações (Figura 23-1). Com cada geração, o número de vias aéreas é aproximadamente duplicado. Cada saco alveolar contém, em média, 17 alvéolos. No adulto médio, um número estimado de 300 milhões de alvéolos provê uma membrana enorme (50-100 m^2) para a troca gasosa.

Com cada divisão sucessiva, o epitélio mucoso e as estruturas de suporte das vias aéreas mudam gradualmente. A mucosa faz uma transição gradual de epitélio colunar ciliado para cuboide e, finalmente, para epitélio alveolar achatado. A troca gasosa só pode ocorrer pelo epitélio plano, que começa a aparecer nos bronquíolos respiratórios (gerações 17-19). A parede da via aérea perde gradualmente seu suporte cartilaginoso (nos bronquíolos) e a seguir seu músculo liso. A perda do suporte cartilaginoso faz com que a patência das vias aéreas menores se torne dependente da tração radial pelo recuo elástico do tecido circunvizinho; como corolário, o diâmetro da via aérea se torna dependente do volume pulmonar total.

Os cílios no epitélio colunar e cuboide batem de maneira sincronizada, de tal modo que o muco produzido pelas glândulas secretórias que revestem a via aérea, bactérias ou detritos são mobilizados na direção da boca.

Alvéolos

O tamanho alveolar é uma função da gravidade e do volume pulmonar. O diâmetro médio aceito de um alvéolo é de 0,05-0,33 mm. Na posição ereta, os maiores alvéolos são os do ápice pulmonar, enquanto os menores tendem a ser os da base. Com a inspiração, as discrepâncias do tamanho alveolar diminuem.

Cada alvéolo está em estreito contato com uma rede de capilares pulmonares. As paredes de cada alvéolo são dispostas simetricamente (Figura 23-2). No lado fino, onde ocorre troca gasosa, o epitélio alveolar e o endotélio capilar são separados apenas pelas suas respectivas membranas celulares e basais; no lado espesso, onde ocorre troca de líquido e soluto, o espaço intersticial pulmonar separa o epitélio alveolar do endotélio capilar. O espaço intersticial pulmonar contém, principalmente, elastina, colágeno e talvez fibras nervosas. Troca gasosa ocorre principalmente no lado fino da membrana alveolocapilar, que tem menos de 0,4 μm de espessura. O lado espesso (1-2 mm) fornece suporte estrutural para o alvéolo.

O epitélio pulmonar contém pelo menos dois tipos celulares. Os pneumócitos tipo I são achatados e formam junções íntimas (1 nm) um com outro. Estas junções íntimas são importantes para evitar a passagem de grandes moléculas oncoticamente ativas, como a albumina para dentro do alvéolo. Os pneumócitos tipo II, que são mais numerosos que os pneumócitos do tipo I (mas que por causa da sua forma ocupam menos de 10% do espaço alveolar), são células redondas que contêm inclusões citoplasmáticas proeminentes (corpos lamelares). Estas

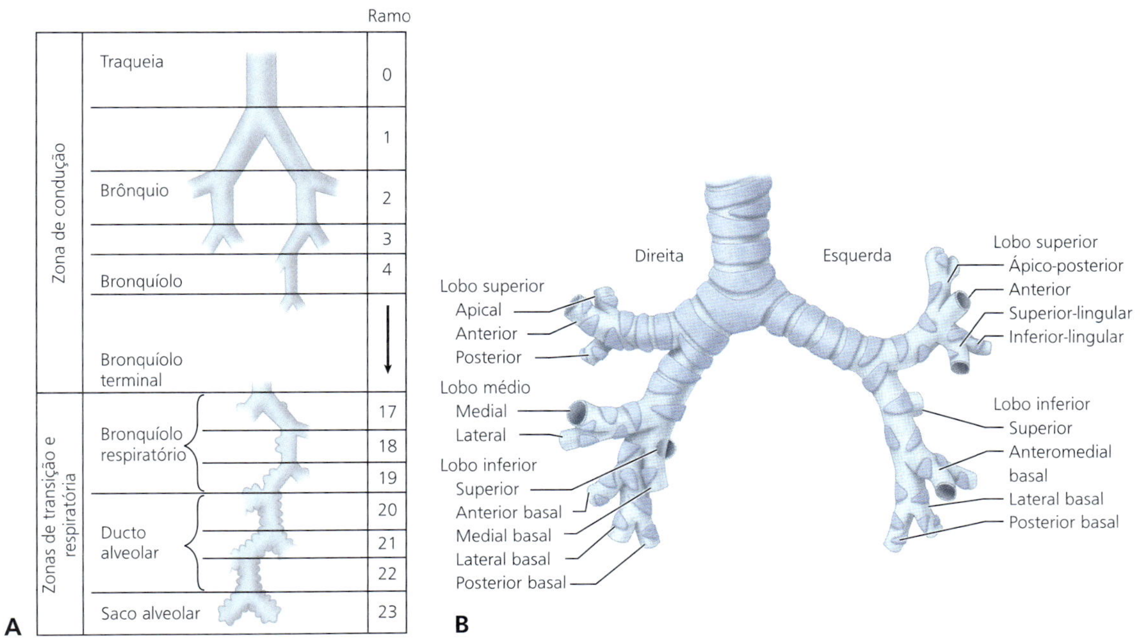

FIGURA 23-1 A: Divisão dicotômica das vias aéreas. (Reproduzida, com permissão, de Guyton AC: *Textbook of Medical Physiology*, 7th ed. W.B. Saunders, 1986.) **B:** Os brônquios. (Reproduzida, com permissão, de Minnich D), Mathisen DJ: Anatomy of the trachea, carina, and bronchi. Thorac Surg Clin 2007 Nov;17(4):571-585.)

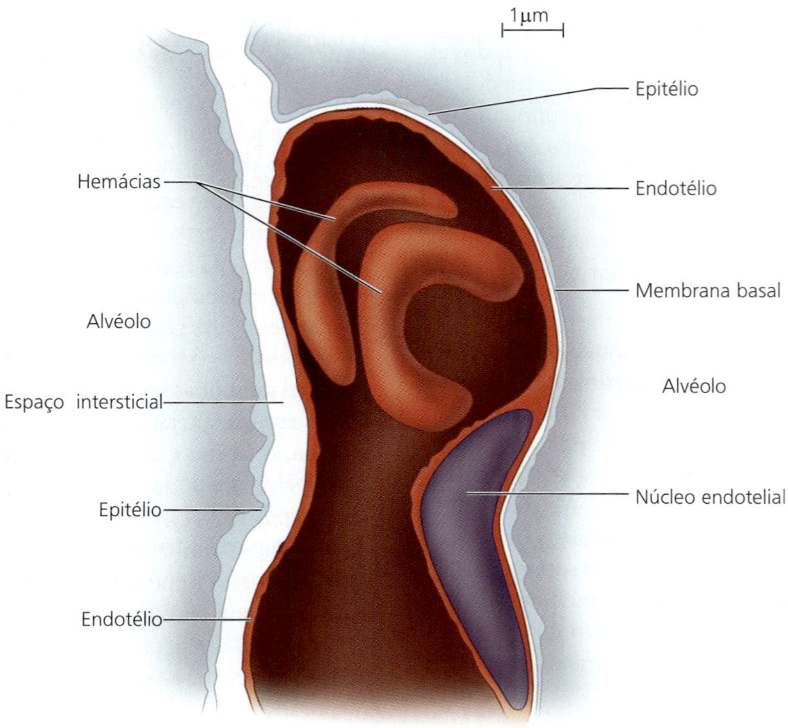

FIGURA 23-2 O espaço intersticial pulmonar, com um capilar passando entre os dois alvéolos. O capilar é incorporado dentro do lado fino (de troca gasosa) do alvéolo à direita. O espaço intersticial é incorporado do lado espesso do alvéolo à esquerda. (Reproduzida, com permissão, de Nunn JF: *Nunn's Applied Physiology*, 4th ed. Butterworth, 2000.)

inclusões contêm surfactante, uma substância importante necessária para mecânica pulmonar normal (veja adiante). Diferentemente das células tipo I, os pneumócitos tipo II são capazes de divisão celular e podem produzir pneumócitos tipo I se estes últimos forem destruídos. Eles também são resistentes à toxicidade pelo O_2.

Outros tipos de células presentes nas vias aéreas inferiores incluem macrófagos alveolares pulmonares, mastócitos, linfócitos e células de captação e descarboxilação de precursores de aminas (células APUD). Neutrófilos geralmente também estão presentes em fumantes e pacientes com lesão pulmonar aguda.

3. Circulação Pulmonar e Linfáticos

Os pulmões são supridos por duas circulações, pulmonar e brônquica. A circulação brônquica se origina do coração esquerdo e sustenta as necessidades metabólicas da árvore traqueobrônquica. A circulação brônquica recebe uma pequena quantidade de fluxo sanguíneo (*i.e.*, menos de 4% do débito cardíaco). Ramos da artéria brônquica suprem a parede dos brônquios e acompanham as vias aéreas até os bronquíolos terminais. Ao longo dos seus trajetos, os vasos brônquicos se anastomosam com a circulação arterial pulmonar e continuam até o ducto alveolar. A partir daí, o tecido pulmonar é suprido por uma combinação de gás alveolar e circulação pulmonar. Exceto os brônquios principais no interior do mediastino, quase todo o sangue transportado pelas artérias brônquicas entra na circulação pulmonar.

A circulação pulmonar normalmente recebe o débito total do coração direito pela artéria pulmonar que se divide em ramos direito e esquerdo para suprir cada pulmão. O sangue desoxigenado passa pelos capilares pulmonares, onde O_2 é captado, e CO_2 é eliminado. O sangue oxigenado é a seguir retornado ao coração esquerdo por quatro veias pulmonares principais (duas de cada pulmão). Embora os fluxos através das circulações sistêmica e pulmonar sejam iguais, a resistência vascular pulmonar mais baixa resulta em pressões vasculares pulmonares que são 1/5 daquelas na circulação sistêmica; como resultado, tanto as artérias quanto as veias pulmonares normalmente têm paredes mais finas do que os vasos sistêmicos, com muito menos músculo liso.

Há conexões entre as circulações brônquica e pulmonar. Comunicações arteriovenosas pulmonares diretas, desviando dos capilares pulmonares, normalmente são insignificantes, mas podem-se tornar importantes em certos estados patológicos. A importância da circulação brônquica em contribuir para a mistura venosa normal é discutida adiante.

Capilares Pulmonares

Os capilares pulmonares são incorporados nas paredes dos alvéolos. O diâmetro médio destes capilares (cerca de 10 μm) é apenas o suficiente para permitir a passagem de um único eritrócito. Uma vez que cada rede capilar supre mais de um alvéolo, o sangue pode passar através de vários alvéolos antes de atingir as veias pulmonares. Em razão da pressão relativamente baixa na circulação pulmonar, a quantidade de sangue fluindo pela rede capilar é afetada pela gravidade e pelo tamanho alveolar. Grandes alvéolos têm uma área de secção transversa menor e, consequentemente, uma resistência aumentada ao fluxo sanguíneo. Na posição supina, os capilares apicais tendem a ter fluxos reduzidos, enquanto os capilares da base têm fluxos mais altos.

O endotélio capilar pulmonar tem junções relativamente grandes (5 nm de largura), permitindo a passagem de grandes moléculas, como a albumina. Como resultado, o líquido intersticial pulmonar é relativamente rico em albumina. Macrófagos e neutrófilos circulantes são capazes de passar pelo endotélio, bem como das junções epiteliais alveolares menores, com relativa facilidade. Macrófagos pulmonares são comumente vistos no espaço intersticial e dentro dos alvéolos; eles servem para prevenir infecção bacteriana e para remover partículas estranhas.

Linfáticos Pulmonares

Os canais linfáticos no pulmão se originam nos espaços intersticiais dos grandes septos e são próximos às artérias brônquicas. Os linfáticos brônquicos retornam para dentro da circulação sanguínea, fluidos, proteínas, e várias células que escaparam no interstício peribrônquico, assegurando, assim, a homeostasia e permitindo a função pulmonar. Por causa das junções endoteliais grandes, a linfa pulmonar tem um conteúdo relativamente alto de proteína, e o fluxo linfático pulmonar total pode ser tanto quanto 20 mL/h. Grandes vasos linfáticos viajam cefalicamente ao longo das vias aéreas, formando a cadeia traqueobrônquica de gânglios linfáticos. Canais de drenagem linfática de ambos os pulmões se comunicam ao longo da traqueia.

4. Inervação

O diafragma é inervado pelos nervos frênicos, que se originam das raízes nervosas C3-C5. Bloqueio ou paralisia de nervo frênico unilateral reduz apenas modestamente a maioria dos índices de função pulmonar (cerca de 25%) em indivíduos normais. Embora paralisias de nervos frênicos bilaterais produzam comprometimento mais grave, a atividade dos músculos acessórios pode manter ventilação adequada em alguns pacientes. Os músculos intercostais são inervados pelas suas respectivas raízes nervosas torácicas. Lesões da medula cervical acima de C5 são incompatíveis com ventilação espontânea porque são afetados tanto os nervos frênicos, quanto os intercostais.

Os nervos vagos provem inervação sensitiva à árvore traqueobrônquica. Estão presentes tanto inervação autonômica simpática, quanto parassimpática do músculo liso brônquico e glândulas secretórias. A atividade vagal medeia broncoconstrição e aumenta secreções brônquicas via receptores muscarínicos. Atividade simpática (T1-T4) medeia broncodilatação e também diminui secreções via receptores β_2. O suprimento nervoso da laringe encontra-se revisto no Capítulo 19.

Receptores α- e β-adrenérgicos estão presentes na vasculatura pulmonar, mas o sistema simpático normalmente tem pouco efeito sobre o tônus vascular pulmonar. Atividade $\alpha 1$ causa vasoconstrição; atividade β_2 medeia vasodilatação. Atividade vasodilatadora parassimpática parece ser mediada via liberação de óxido nítrico.

MECANISMOS DA RESPIRAÇÃO

2 A troca do gás alveolar com gás fresco a partir da via aérea superior reoxigena o sangue dessaturado e elimina o CO_2. Esta troca é produzida por pequenos gradientes cíclicos de pressão estabelecidos dentro das vias aéreas. Durante a respiração espontânea, estes gradientes são secundários a variações na pressão intratorácica; durante ventilação mecânica, estes gradientes são produzidos por pressão positiva intermitente na via aérea superior.

Ventilação Espontânea

As variações normais de pressão durante a respiração espontânea estão apresentadas na **Figura 23-3**. A pressão no interior dos alvéolos é sempre maior que a pressão circundante (intratorácica) a não ser que os alvéolos estejam colapsados. Ao término da inspiração e da expiração a pressão alveolar é normalmente atmosférica (referência zero). Por convenção, em fisiologia pulmonar, a pressão pleural é usada como medida da pressão intratorácica. Embora possa não ser inteiramente correto nos referirmos à pressão em um espaço potencial, o conceito permite calcular a pressão transpulmonar. A pressão transpulmonar, ou $P_{transpulmonar}$, é, então, definida do seguinte modo:

$$P_{transpulmonar} = P_{alveolar} - P_{intrapleural}$$

No fim da expiração, a pressão intrapleural normalmente é em média cerca de –5 cm H_2O e como a pressão alveolar é 0 (ausência de fluxo), a pressão transpulmonar é +5 cm H_2O.

Atividade diafragmática e dos músculos intercostais durante a inspiração expande o tórax e diminui a pressão intrapleural de –5 cm H_2O para –8 ou –9 cm H_2O. Como resultado, a pressão alveolar também diminui (entre –3 e –4 cm H_2O), e é estabelecido um gradiente alvéolo/via aérea superior; gás flui da via aérea superior para dentro dos alvéolos. No fim da inspiração (quando o fluxo de gás cessou), a pressão alveolar retorna a zero, mas a pressão intrapleural permanece diminuída; a nova pressão transpulmonar (5 cm H_2O) sustenta expansão pulmonar.

Durante a expiração, o relaxamento diafragmático retorna a pressão intrapleural a –5 cm H_2O. Agora a pressão transpulmonar não suporta o novo volume pulmonar, e o recuo elástico do pulmão causa uma inversão do gradiente prévio de pressão alvéolo/via aérea superior; gás flui para fora dos alvéolos, e o volume pulmonar original é restaurado.

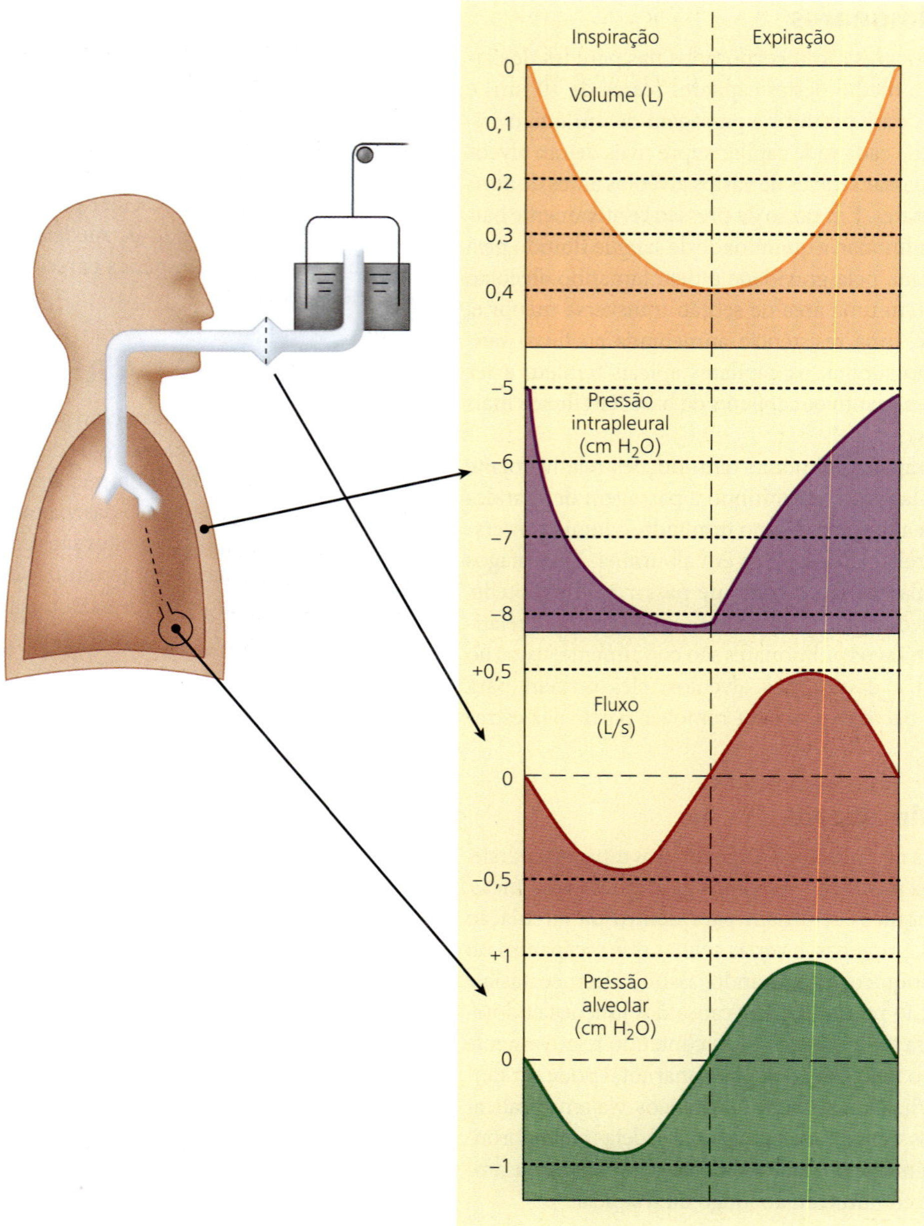

FIGURA 23-3 Alterações nas pressões intrapleural e alveolar durante respiração normal. Observar que no fim da inspiração, o volume é máximo; o fluxo é zero; e a pressão alveolar é atmosférica. (Adaptada de West JB: *Respiratory Physiology–The Essentials,* 6th ed. Williams & Wilkins, 2000.)

Ventilação Mecânica

A maioria das formas de ventilação mecânica aplica pressão positiva nas vias aéreas na via aérea superior. Durante a inspiração, gás flui para dentro dos alvéolos até que a pressão alveolar atinja aquela na via aérea superior. Durante a fase expiratória do ventilador, a pressão positiva na via aérea é removida ou diminuída; o gradiente se inverte, permitindo que o gás flua para fora dos alvéolos.

MECÂNICA PULMONAR

O movimento dos pulmões é passivo e determinado pela impedância do sistema respiratório, que pode ser dividida na resistência elástica dos tecidos e a interface gás-líquido e a resistência não elástica ao fluxo do gás. A resistência elástica governa o volume pulmonar e as pressões associadas sob condições estáticas (ausência de fluxo). A resistência ao fluxo de gás relaciona-se com a resistência de atrito ao fluxo de ar e deformação tecidual.

O trabalho necessário para superar a resistência elástica é armazenado como energia potencial, mas o trabalho necessário para superar resistência não elástica é perdido sob forma de calor.

1. Resistência Elástica

Tanto os pulmões quanto o tórax têm propriedades elásticas. O tórax tem uma tendência a se expandir, enquanto os pulmões têm uma tendência a se colapsar. Quando o tórax é exposto à pressão atmosférica (pneumotórax aberto), ele geralmente se expande cerca de 1 L em adultos. Em contraste, quando o pulmão é exposto à pressão atmosférica, ele se colapsa completamente, e todo o gás dentro dele é expelido. As propriedades de recuo do tórax são decorrentes dos componentes estruturais que resistem à deformação e tônus muscular da parede torácica. O recuo elástico dos pulmões é decorrente do seu alto conteúdo de fibras de elastina, e, ainda mais importante, das forças de tensão superficial atuando na interface ar-líquido alveolar.

Forças de Tensão Superficial

A interface gás-líquido revestindo os alvéolos os faz se comportarem como bolhas. As forças de tensão superficial tendem a reduzir a área da interface e a favorecer colapso alveolar. A lei de Laplace pode ser usada para quantificar estas forças:

$$\text{Pressão} = \frac{2 \times \text{Tensão superficial}}{\text{Raio}}$$

A pressão derivada da equação é aquela no interior do alvéolo. Colapso alveolar é, portanto, diretamente proporcional à tensão superficial. **Felizmente, diferentemente da bolha, o surfactante pulmonar diminui a tensão superficial alveolar.** Além disso, a capacidade do surfactante de baixar a tensão superficial é diretamente proporcional à sua concentração dentro do alvéolo, resultando em maior pressão intra-alveolar nos alvéolos menores. À medida que os alvéolos se tornam menores, o surfactante no seu interior se torna mais concentrado, e a tensão superficial diminui. O efeito resultante é estabilizar os alvéolos; pequenos alvéolos são impedidos de se tornar menores, enquanto os grandes alvéolos são impedidos de se tornar maiores.

Complacência

Recuo elástico é geralmente medido em termos de complacência (C), que é definida como a alteração em volume dividida pela alteração na pressão distensora. Medições de complacência podem ser obtidas quanto ao tórax, o pulmão, ou ambos juntos (Figura 23-4). Na posição supina, a complacência da parede torácica (Cw) é reduzida por causa do peso do conteúdo abdominal contra o diafragma. Medições são geralmente obtidas sob condições estáticas (*i.e.*, em equilíbrio). (Complacência pulmonar dinâmica [Cdyn,L], que é medida durante respiração rítmica, é também dependente da resistência da via aérea.) **Complacência pulmonar** (CL) é definida como:

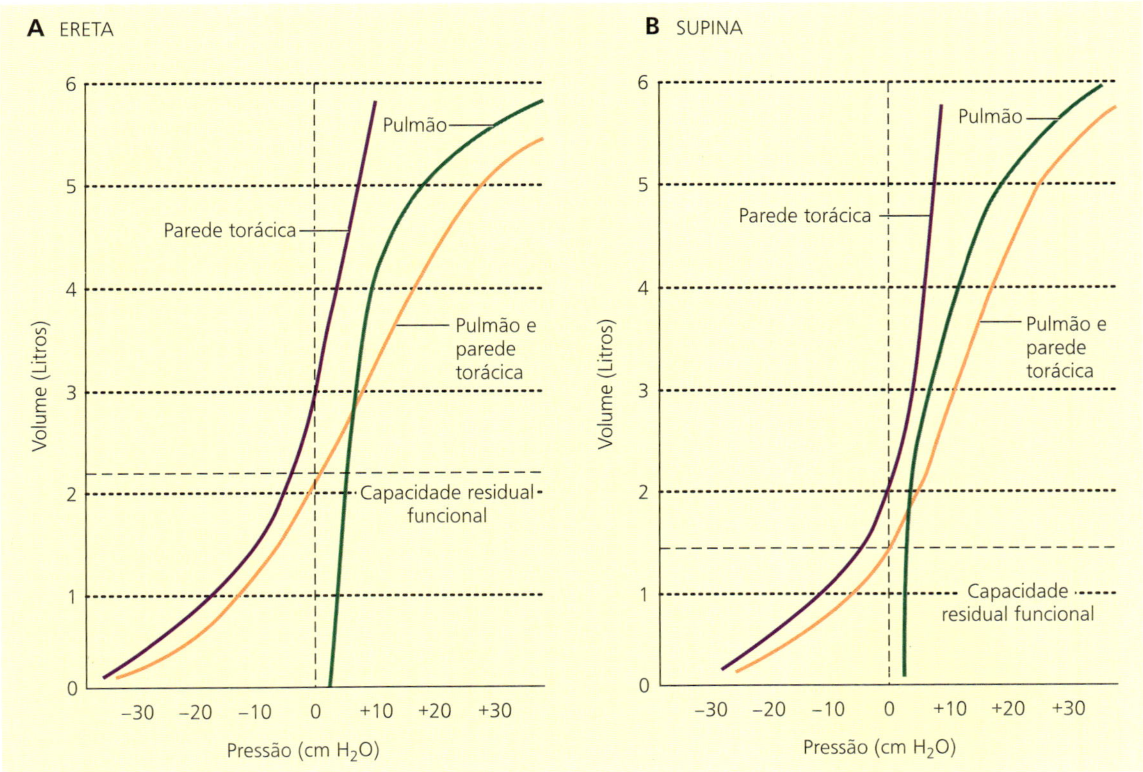

FIGURA 23-4 A relação pressão-volume da parede torácica, pulmão, e ambos nas posições ereta (**A**) e supina (**B**). (Modificada e reproduzida, com permissão, de Scurr C, Feldman S: *Scientific Foundation of Anesthesia*. Heinemann, 1982.)

$$C_L = \frac{\text{Alteração no volume pulmonar}}{\text{Alteração na pressão transpulmonar}}$$

CL é normalmente 150-200 mL/cm H_2O. Uma variedade de fatores, incluindo volume pulmonar, volume sanguíneo pulmonar, água pulmonar extravascular e processos patológicos (p. ex., inflamação e fibrose) afetam CL.

$$\text{Complacência da parede torácica } (C_W) = \frac{\text{Alteração no volume torácico}}{\text{Alteração na pressão transtorácica}}$$

onde pressão transtorácica é igual à pressão atmosférica menos a pressão intrapleural.

A complacência normal da parede torácica é 200 mL/cm H_2O. Complacência total (pulmão e parede torácica juntos) é 100 mL/cm H_2O e é expressada pela seguinte equação:

$$\frac{1}{C_{total}} = \frac{1}{C_W} + \frac{1}{C_L}$$

2. Volumes Pulmonares

Os volumes pulmonares são parâmetros importantes em fisiologia respiratória e na prática clínica (Tabela 23-1 e Figura 23-5). A soma de todos os volumes pulmonares é o volume máximo de insuflação pulmonar. As capacidades pulmonares são medições clinicamente úteis que representam uma combinação de dois ou mais volumes.

Capacidade Residual Funcional

3 O volume pulmonar ao término de uma expiração normal é chamado capacidade residual funcional (FRC). Com este volume, o recuo elástico do pulmão (dentro) se aproxima do recuo elástico do tórax (fora), incluindo o tônus diafragmático de repouso. Assim, as propriedades elásticas de ambos, o tórax e o pulmão, definem o ponto a partir do qual a respiração normal tem lugar. A capacidade residual funcional pode ser medida por técnica de *washout* (remoção) de nitrogênio ou *washin* (injeção) de hélio ou por pletismografia corpórea. Fatores conhecidos que alteram a FRC incluem os seguintes:

- **Estrutura corporal:** A FRC é diretamente proporcional à altura. Obesidade, no entanto, pode diminuir marcadamente a FRC (principalmente como resultado de complacência torácica reduzida).
- **Sexo:** A FRC é reduzida cerca de 10% em mulheres em comparação a homens.
- **Postura:** A FRC diminui quando um paciente é movido de uma posição ereta para uma supina ou prona. Isto é o resultado de redução da complacência torácica, à medida que o

TABELA 23-1 Volumes e capacidades pulmonares

Medição	Definição	Valores Adultos Médios (mL)
Volume corrente (VT)	Cada respiração normal	500
Volume reserva inspiratório (IRV)	Volume adicional máximo que pode ser inspirado além do VT	3.000
Volume reserva expiratório (ERV)	Volume máximo que pode ser expirado após expiração normal	1.100
Volume residual (RV)	Volume restante após expiração máxima	1.200
Capacidade pulmonar total (TLC)	RV + ERV + VT+ IRV	5.800
Capacidade residual funcional (FRC)	RV + ERV	2.300

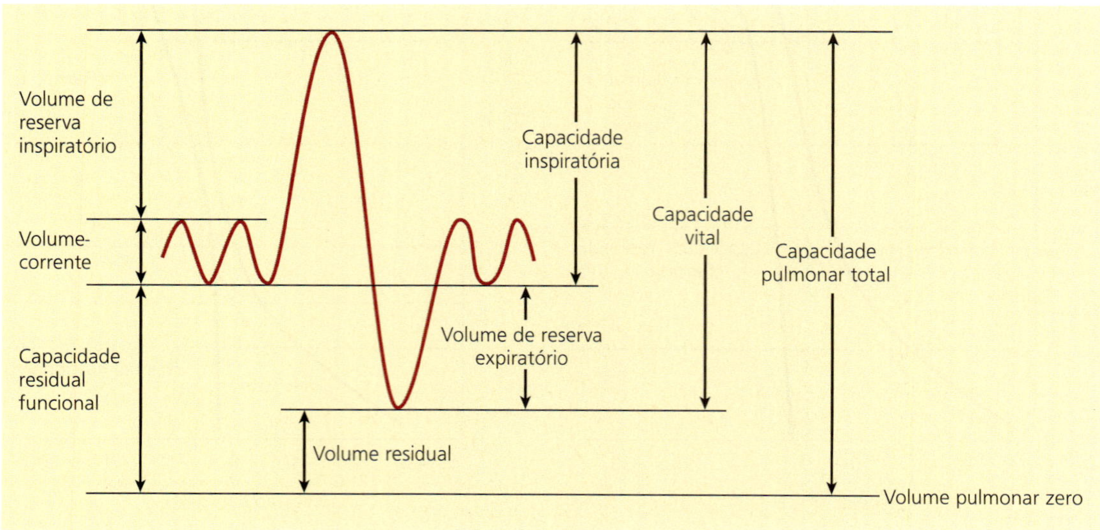

FIGURA 23-5 Espirograma que mostra os volumes pulmonares estáticos. (Reproduzida, com permissão, de Nunn JF: *Nunn's Applied Physiology*, 4th ed. Butterworth, 2000.)

conteúdo abdominal empurra cefalicamente o diafragma. A maior alteração ocorre entre 0° e 60° de inclinação. Nenhuma diminuição adicional é observada com cefalodeclive de até 30°.

- **Doença pulmonar:** Doenças pulmonares restritivas levam à diminuição da complacência pulmonar, torácica ou de ambos, que são associadas à diminuição da FRC.
- **Tônus diafragmático:** Este normalmente contribui para a FRC.

Capacidade de Fechamento

Conforme descrito anteriormente (veja a seção sobre Anatomia Respiratória Funcional), as pequenas vias aéreas são desprovidas de suporte cartilaginoso e dependem da tração radial causada pelo recuo elástico do tecido circundante para mantê-las abertas; a patência destas vias aéreas, particularmente em áreas basais do pulmão, é altamente dependente do volume pulmonar. O volume em que estas vias aéreas começam a fechar nas áreas inferiores do pulmão é chamado **capacidade de fechamento.** Com volumes pulmonares menores, alvéolos nas áreas inferiores continuam a ser perfundidos, mas não são mais ventilados; ***shuntagem*** **intrapulmonar** de sangue desoxigenado promove hipoxemia (veja a seguir).

A capacidade de fechamento é geralmente medida usando-se um gás (xenônio-133), que é inalado próximo do volume residual e a seguir exalado a partir de capacidade pulmonar total.

4 A capacidade de fechamento é normalmente bem abaixo da FRC (Figuras 23-6 e 23-7). Este aumento é provavelmente responsável pelo declínio normal na tensão de O_2 arterial relacionado com a idade. Em uma idade média de 44 anos, a capacidade de fechamento é igual à FRC na posição supina; pela idade de 66, a capacidade de fechamento é igual ou excede a FRC na posição ereta na maioria dos indivíduos. Diversamente da FRC, a capacidade de fechamento não é afetada pela postura.

Capacidade Vital

A capacidade vital (VC) é o volume máximo de gás que pode ser exalado após uma inspiração máxima. Além da estrutura corporal, a VC também é dependente da força dos músculos respiratórios e da complacência tórax-pulmão. A VC normal é cerca de 60-70 mL/kg.

3. Resistências Inelásticas

Resistência da Via Aérea ao Fluxo de Gás

O fluxo de gás pulmonar é uma mistura de fluxos laminar e turbulento. Fluxo laminar pode ser considerado como consistindo em cilindros concêntricos de gás fluindo a diferentes velocidade; a velocidade é mais alta no centro e diminui para a periferia. Durante o fluxo laminar,

$$\text{Fluxo} = \frac{\text{Gradiente de pressão}}{R_{aw}}$$

onde R_{aw} é resistência da via aérea.

$$R_{aw} = \frac{8 \times \text{Comprimento} \times \text{Viscosidade do gás}}{\pi \times (\text{Raio})^4}$$

Fluxo turbulento é caracterizado por movimento aleatório das moléculas de gás pelas vias aéreas. A descrição matemática do fluxo turbulento é consideravelmente mais complexa:

$$\text{Gradiente de pressão} \approx \text{Fluxo}^2 \times \frac{\text{Densidade do gás}}{\text{Raio}^5}$$

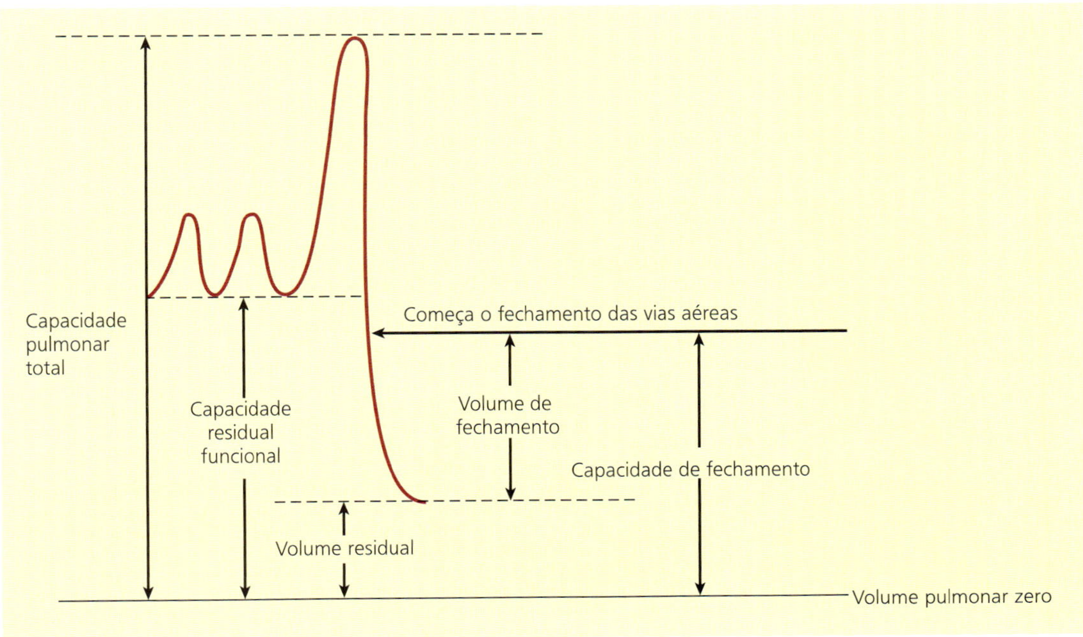

FIGURA 23-6 Relação entre capacidade residual funcional, volume de fechamento e capacidade de fechamento. (Reproduzida, com permissão, de Nunn JF: *Nunn's Appled Physiology*, 4th ed. Butterworth, 2000.)

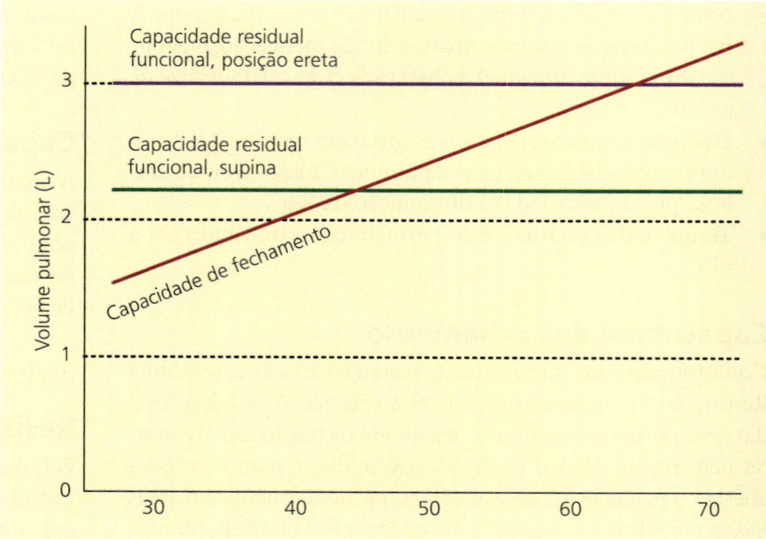

FIGURA 23-7 Efeito da idade sobre a capacidade de fechamento e sua relação com a capacidade residual funcional (FRC). Observar que a FRC não muda. (Reproduzida, com permissão, de Nunn JF: *Nunn's Appled Physiology*, 4th ed. Butterworth, 2000.)

A resistência não é constante, mas aumenta proporcionalmente ao fluxo de gás. Além disso, a resistência é diretamente proporcional à densidade do gás e inversamente proporcional à quinta potência do raio. Como resultado, o fluxo gasoso turbulento é extremamente sensível ao calibre da via aérea.

Turbulência geralmente ocorre com fluxos gasosos elevados, em ângulos agudos ou pontos de ramificação, e em resposta a alterações abruptas no diâmetro da via aérea. Podemos prever se vai ocorrer fluxo turbulento ou laminar pelo número de Reynolds, que resulta da seguinte equação:

$$\text{Número de Reynolds} = \frac{\text{Velocidade linear} \times \text{Diâmetro do gás}}{\text{Viscosidade do gás}}$$

Um número de Reynolds baixo (< 1.000) é associado a fluxo laminar, enquanto um valor alto (> 1.500) produz fluxo turbulento. Normalmente, o fluxo laminar somente ocorre distalmente aos pequenos bronquíolos (< 1 mm). O fluxo nas vias aéreas maiores, provavelmente, é turbulento. Dos gases usados clinicamente, apenas o hélio tem uma menor relação viscosidade/densidade, tornando-o útil durante um fluxo turbulento grave (como causado por obstrução da via aérea superior). Uma mistura de hélio–O_2 não apenas tem menor probabilidade de causar um fluxo turbulento, mas também reduz a resistência das vias aéreas quando existe um fluxo turbulento (Tabela 23-2).

A resistência total normal das vias aéreas é cerca de 0,5-2 cm H_2O/L/s, com a maior contribuição vindo dos brônquios de médio tamanho (antes da sétima geração). A resistência dos grandes brônquios é baixa em razão dos seus grandes diâmetros, enquanto a resistência nos pequenos brônquios é baixa em decorrência da sua grande área total de secção tranversal. As causas mais importantes de resistência aumentada das vias aéreas incluem broncospasmo, secreções e edema da mucosa, bem como colapso das vias aéreas relacionado com o volume ou o fluxo.

A. Colapso das Vias Aéreas Relacionado com o Volume

A baixos volumes pulmonares, a perda da tração radial aumenta a contribuição das pequenas vias aéreas para a resistência total; a resistência da via aérea se torna inversamente proporcional ao volume pulmonar (Figura 23-8). Aumentar o volume pulmonar com pressão positiva expiratória final (PEEP) pode reduzir a resistência da via aérea.

B. Colapso das Vias Aéreas Relacionado com o Fluxo

Durante expiração forçada, uma inversão da pressão transmural normal das vias aéreas pode causar colapso destas vias aéreas (compressão dinâmica das vias aéreas). Dois fatores contributivos são responsáveis: geração de uma pressão pleural positiva e uma grande queda de pressão pelas vias aéreas intratorácicas, como resultado de resistência aumentada das vias aéreas. A última é, por sua vez, decorrente do alto fluxo gasoso (turbulento) e do volume pulmonar reduzido. A porção terminal da curva de fluxo/volume é, por essa razão, considerada independente de esforço (Figura 23-9).

O ponto ao longo da curva onde ocorre compressão dinâmica da via aérea é chamado de ponto de igual pressão. Ele, normalmente, localiza-se distalmente à 11ª/13ª gerações de bronquíolos, onde o suporte cartilaginoso não existe (veja anteriormente). À medida que o volume pulmonar diminui, o ponto de igual pressão se move para as menores vias aéreas. Enfisema ou

TABELA 23-2 Propriedades físicas de diversas misturas gasosas[1]

Mistura	Viscosidade[2]	Densidade[2]	Densidade/ Viscosidade[2]
Oxigênio (100%)	1,11	1,11	1,00
N_2O/O_2	0,89	1,41	1,49
Hélio/O_2 (80:20)	1,08	0,33	0,31

[1]Dados de Nunn JF: *Nunn's Applied Physiology*, 4th ed. Butterworth, 2000.)
[2]Viscosidades e densidades expressadas em relação ao ar.

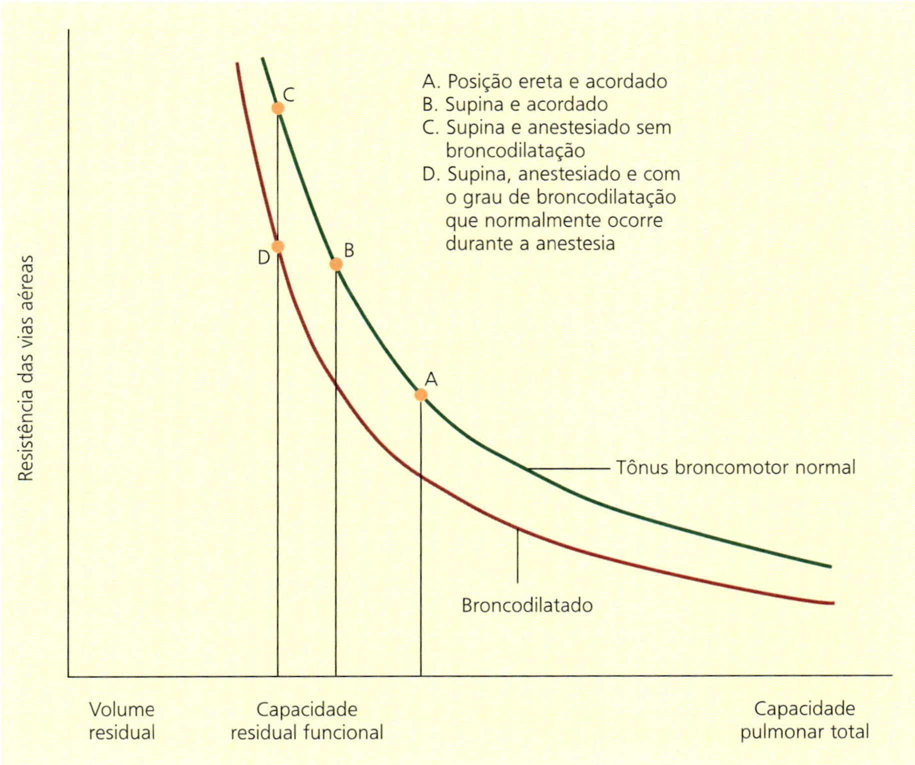

FIGURA 23-8 Relação entre a resistência das vias aéreas e o volume pulmonar. (Reproduzida, com permissão, de Nunn JF: *Nunn's Applied Physiology*, 4th ed. Butterworth, 2000.)

asma predispõe os pacientes a compressão dinâmica das vias aéreas. Enfisema destrói os tecidos elásticos que, normalmente, suportam as vias aéreas menores. Em pacientes com asma, broncoconstrição e edema da mucosa intensificam o colapso das vias aéreas e promovem inversão dos gradientes de pressão transmural através das vias aéreas. Os pacientes podem terminar a expiração prematuramente ou franzir seus lábios para aumentar a resistência expiratória na boca. O término prematuro da expiração pode aumentar a CRV acima do normal, resultando em retenção de ar e auto-PEEP.

C. Capacidade Vital Forçada

Medir a capacidade vital sob a forma de uma expiração máxima (Figura 23-10) fornece uma importante informação sobre a resistência das vias aéreas. A razão do volume expiratório forçado no primeiro segundo da expiração (FEV_1) para a capacidade vital forçada (FVC) total é proporcional ao grau de obstrução da via aérea. Normalmente, $FEV_1/FVC \geq 80\%$. Visto que tanto o FEV_1 e a FVC são dependentes de esforço, o fluxo mesoexpiratório forçado ($FEF_{25-75\%}$) pode ser uma medida mais confiável de obstrução por ser menos dependente de esforço.

5

Resistência Tecidual

Este componente da resistência inelástica é geralmente subestimado e frequentemente desprezado, mas pode-se responsabilizar por até metade da resistência total da via aérea. Ele parece ser principalmente decorrente da resistência viscoelástica (friccional) dos tecidos ao fluxo gasoso.

4. Trabalho da Respiração

Sendo a expiração normalmente passiva, tanto o trabalho inspiratório quanto o expiratório da respiração são executados pelos músculos inspiratórios (principalmente o diafragma). Três fatores precisam ser superados durante a ventilação: o recuo elástico do tórax e do pulmão, resistência de atrito ao fluxo de gás nas vias aéreas e resistência de atrito dos tecidos.

O trabalho respiratório pode ser expresso sob a forma do produto do volume pela pressão (Figura 23-11). Durante a inspiração, ambos, a resistência inspiratória das vias aéreas e o recuo elástico pulmonar, precisam ser superados; quase 50% da energia despendida é recuo elástico pulmonar armazenado. Durante a expiração, a energia potencial acumulada é liberada e supera a resistência expiratória das vias aéreas. Aumentos na resistência inspiratória ou expiratória são compensados por esforço aumentado dos músculos inspiratórios. Quando a resistência expiratória aumenta, a resposta compensadora normal é aumentar o volume pulmonar, de tal modo que a ventilação (VT) ocorra com uma FRC muito elevada. A maior energia do recuo elástico armazenada com um volume pulmonar maior supera a resistência expiratória adicional. Quantidades excessivas de resistência expiratória também ativam músculos expiratórios (veja anteriormente).

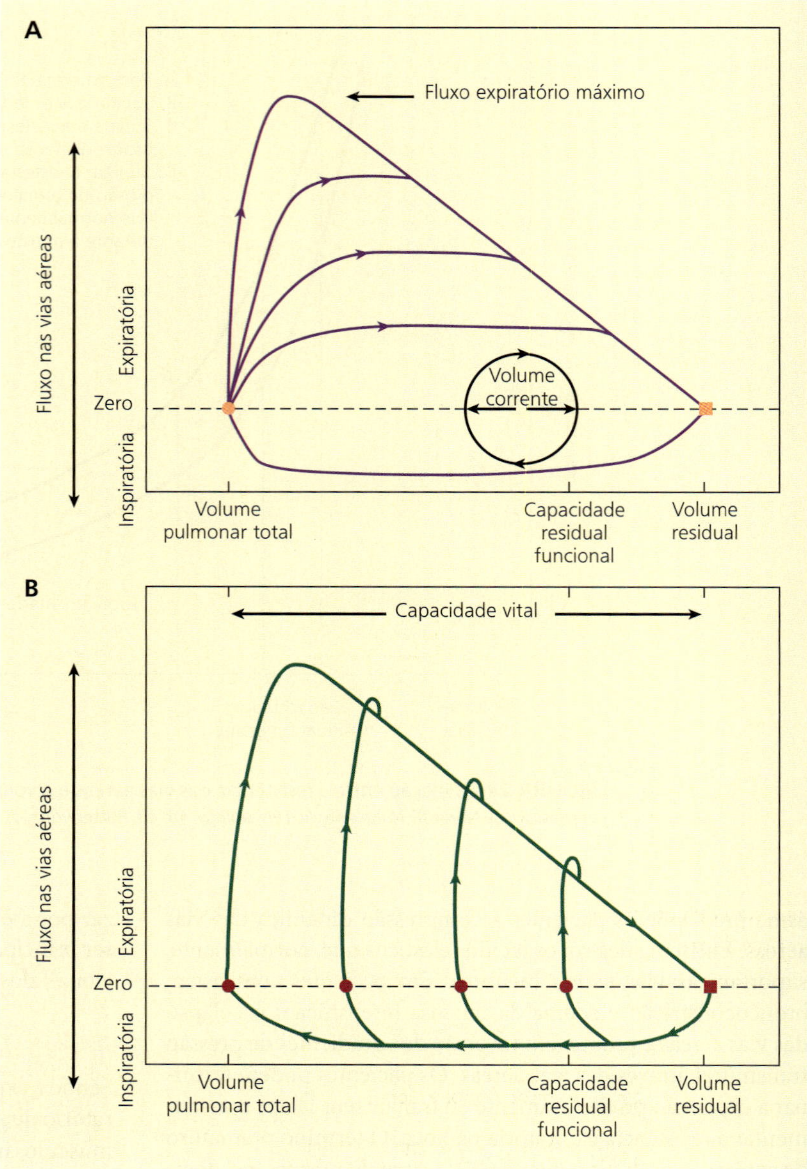

FIGURA 23-9 Fluxo gasoso (**A**) durante expiração forçada desde a capacidade pulmonar total com esforço variável e (**B**) com esforço máximo a partir de diferentes volumes pulmonares. Notar que independentemente do volume pulmonar inicial ou esforço, os fluxos expiratórios terminais são independentes do esforço. (Reproduzida, com permissão, de Nunn JF: *Nunn's Applied Physiology*, 4th ed. Butterworth, 2000.)

Os músculos respiratórios normalmente se responsabilizam por apenas 2 a 3% do consumo global de O_2, mas operam a uma eficiência de cerca de 10%. Noventa por cento do trabalho é dissipado como calor (em razão da resistência elástica e do fluxo de ar). Em condições patológicas que aumentam a carga sobre o diafragma, a eficiência muscular geralmente diminui progressivamente, e a contração pode-se tornar mais descoordenada com o aumento do esforço ventilatório; além disso, pode ser atingido um ponto em que qualquer aumento na captação de O_2 (em razão da hiperventilação) é consumido pelos próprios músculos respiratórios.

O trabalho requerido para superar a resistência elástica aumenta, à medida que o VT aumenta, enquanto o trabalho requerido para superar a resistência ao fluxo de ar aumenta, à medida que a frequência respiratória aumenta. Frente a qualquer destas condições, os pacientes minimizam o trabalho respiratório alterando a frequência respiratória e o VT (Figura 23-12).

Pacientes com complacência reduzida tendem a ter respirações superficiais e rápidas, enquanto aqueles com aumento da resistência ao fluxo de ar têm um padrão de respiração ampla e lenta.

5. Efeitos da Anestesia sobre a Mecânica Pulmonar

Os efeitos da anestesia sobre a respiração são complexos e se relacionam com alterações na posição e o agente anestésico.

Efeitos sobre Volumes e Complacência Pulmonares

6 Alterações na mecânica pulmonar decorrentes da anestesia geral ocorrem logo depois da indução. A posição supina e a indução de anestesia geral reduzem a FRC em 0,8-1 L e em 0,4-0,5 L respectivamente. A redução da FRC é uma conse-

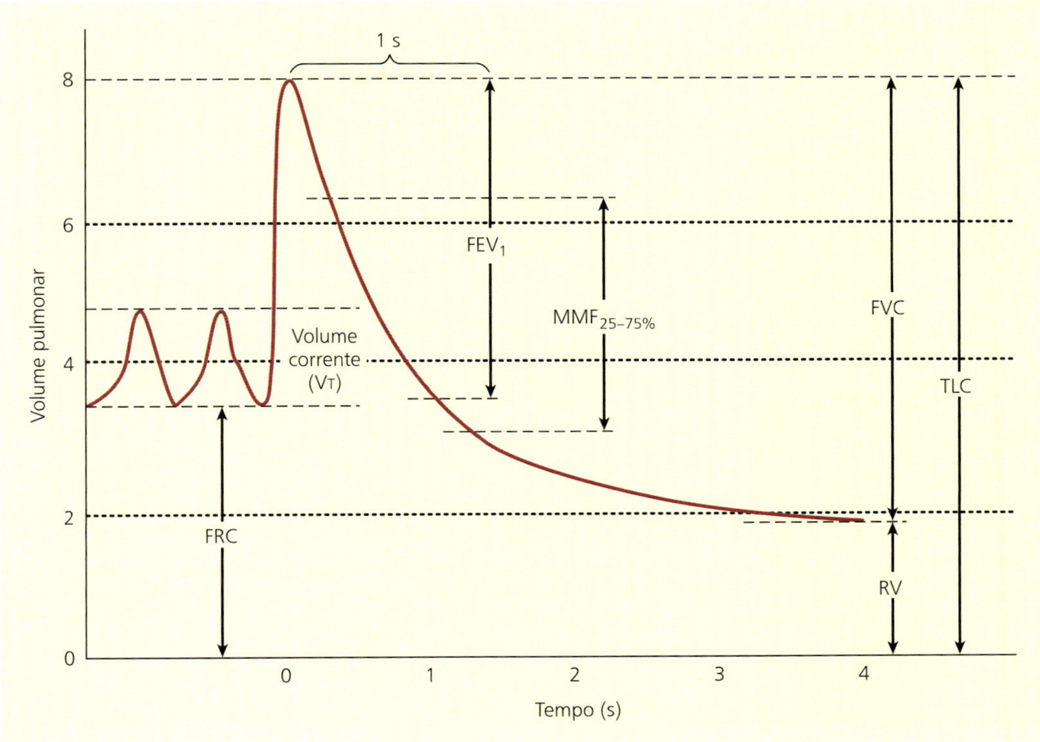

FIGURA 23-10 Curva expiratória forçada normal. $FEF_{25\text{-}75\%}$ é também chamado velocidade de fluxo mesoexpiratório máximo ($MMF_{25\text{-}75\%}$). FRC, capacidade residual funcional; FEV_1, volume expiratório forçado em 1 s; FVC, capacidade vital forçada; RV, volume residual; TLC, capacidade pulmonar total.

quência de colapso alveolar e atelectasia de compressão decorrentes da perda de tônus dos músculos inspiratórios, alteração na rigidez da parede torácica e desvio do diafragma para cima.

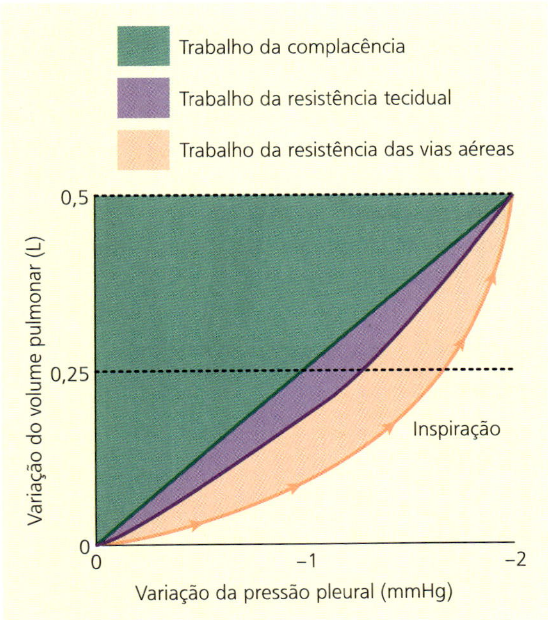

FIGURA 23-11 Trabalho da respiração e seus componentes durante a inspiração. (Reproduzida, com permissão, de Guyton AC: *Textbook of Medical Physiology*, 7th ed. W.B. Saunders, 1986.)

Os mecanismos podem ser mais complexos; por exemplo, na posição supina só a parte dorsal do diafragma se move em direção cefálica. Outros fatores são provavelmente decorrentes de alterações no volume intratorácico secundário a um aumento no volume sanguíneo pulmonar e alterações na forma da parede torácica (Figura 23-13). A posição mais cefálica do diafragma dorsal e alterações na própria cavidade torácica diminuem os volumes pulmonares. Esta diminuição na FRC não é relacionada com a profundidade anestésica e pode persistir por várias horas ou dias depois da anestesia. Posição de cefalodeclive (Trendelenburg) > 30° pode reduzir a FRC ainda mais à medida que aumenta o volume sanguíneo intratorácico. Em contraste, indução de anestesia na posição sentada parece ter pouco efeito sobre a FRC. O bloqueio neuromuscular no paciente anestesiado não parece alterar significativamente a FRC.

Os efeitos da anestesia sobre a capacidade de fechamento são mais variáveis, no entanto, a FRC e a capacidade de fechamento são geralmente reduzidas na mesma proporção. Assim, o risco de aumento do *shunt* intrapulmonar sob anestesia é semelhante ao não anestesiado; ele é maior no idoso, em pacientes obesos, e naqueles com doença pulmonar subjacente.

Efeitos sobre a Resistência das Vias Aéreas

Seria de esperar que a redução na FRC associada à anestesia geral aumentasse a resistência das vias aéreas. No entanto, aumentos na resistência das vias aéreas não são geralmente observados em razão das propriedades broncodilatadoras dos anestésicos

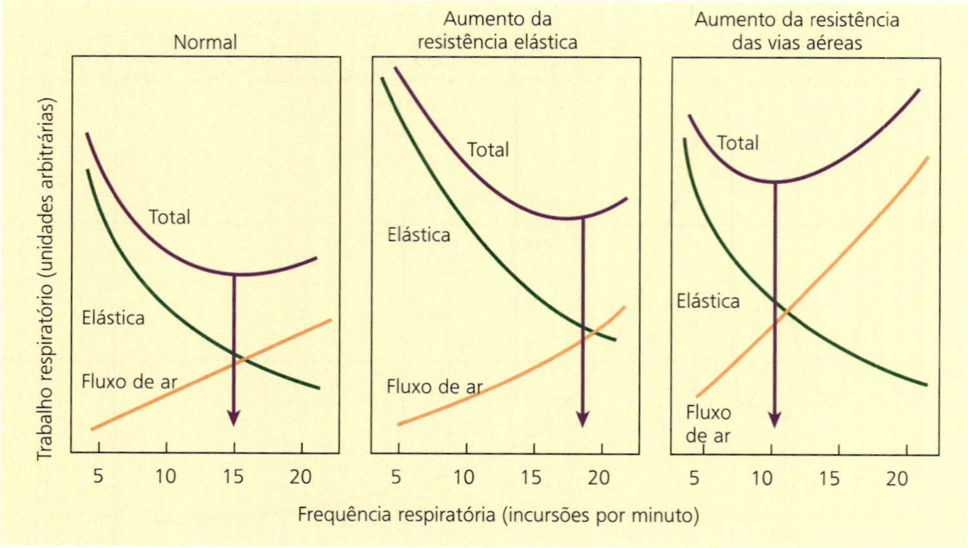

FIGURA 23-12 Trabalho da respiração em relação à frequência respiratória em indivíduos normais, pacientes com resistência elástica aumentada e pacientes com resistência das vias aéreas aumentada. (Reproduzida, com permissão, de Nunn JF: *Nunn's Applied Physiology*, 4th ed. Butterworth, 2000.)

inalatórios. Aumento da resistência das vias aéreas é mais comumente decorrente de fatores patológicos (queda da língua; laringospasmo; broncospasmo; ou secreções, sangue, ou tumor na via aérea) ou problemas de equipamento (tubos traqueais ou conectores pequenos, mau funcionamento de válvulas, ou obstrução do circuito de respiração).

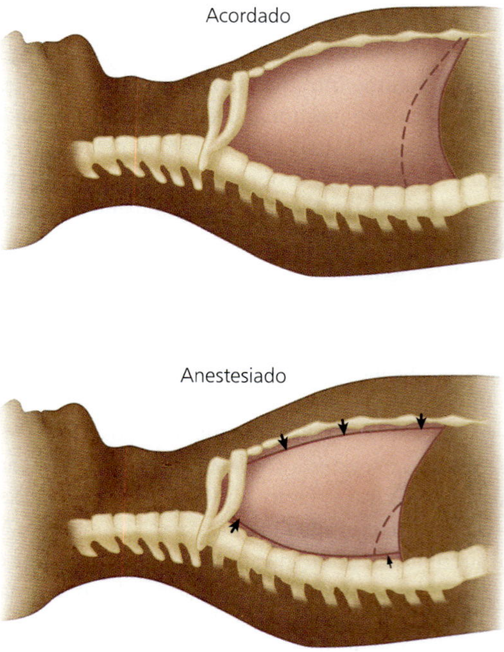

FIGURA 23-13 Em paciente anestesiado na posição supina, o conteúdo abdominal exerce pressão em direção cefálica sobre o diafragma. Ao final da expiração, a porção dorsal do diafragma fica cefálica e a porção ventral fica caudal relacionada com o paciente não anestesiado. Em razão da perda do tônus motor, a coluna torácica fica mais lordótica, e a caixa costal se move para dentro.

Efeitos sobre o Trabalho da Respiração

Aumentos no trabalho respiratório sob anestesia são geralmente secundários à diminuição da complacência pulmonar e da parede torácica, e mais raramente, em decorrência de aumentos na resistência da via aérea (veja anteriormente). Os potenciais problemas relacionados com o aumento do trabalho respiratório são geralmente anulados em razão da ventilação mecânica.

Efeitos sobre o Padrão Respiratório

Independentemente do agente usado, anestesia superficial resulta, muitas vezes, em padrões irregulares de respiração; prender a respiração é o mais comum. As respirações se tornam regulares com níveis mais profundos de anestesia. Agentes inalatórios geralmente causam um padrão respiratório superficial e rápido, enquanto técnicas com base em opioides resultam em um padrão com respirações profundas e lentas.

RELAÇÕES DE VENTILAÇÃO/ PERFUSÃO

1. Ventilação

A ventilação é geralmente medida como a soma de todos os volumes de gás exalados em 1 min (ventilação-minuto ou $\dot{V}$).

$$\text{Ventilação-minuto} = \text{Frequência respiratória} \times \text{Volume corrente}$$

No adulto médio em repouso, a ventilação-minuto é cerca de 5 L/min.

Nem toda a mistura de gás inspirada alcança os alvéolos; alguma dela permanece nas vias aéreas e é expirada sem ser trocada por gases alveolares. A parte do VT que não participa na troca por gás alveolar é conhecida como espaço morto (VD). Ventilação alveolar (VA) é o volume de gases inspirados que tomam parte na troca gasosa em 1 min.

$$\dot{V}A = \text{Frequência respiratória} \times VT - VD$$

O espaço morto é, na realidade, composto de gases nas vias aéreas não respiratórias (**espaço morto anatômico**) e alvéolos que não são perfundidos (**espaço morto alveolar**). A soma dos dois componentes é chamada **espaço morto fisiológico.** Na posição ereta, o espaço morto é normalmente cerca de 150 mL na maioria dos adultos (aproximadamente 2 mL/kg) e é quase todo anatômico. O dobro do peso de um indivíduo em quilogramas é aproximadamente equivalente ao espaço morto em mililitros. O espaço morto pode ser afetado por uma variedade de fatores (Tabela 23-3).

Uma vez que VT no adulto médio é aproximadamente 450 mL (6 mL/kg), VD/VT é normalmente 33%. Esta relação pode ser derivada pela equação de Bohr:

$$\frac{VD}{VT} = \frac{PACO_2 - PECO_2}{PACO_2}$$

onde $PACO_2$ é a tensão de CO_2 alveolar, e $PECO_2$ é a tensão de CO_2 expirada misturada. Esta equação é útil clinicamente se a tensão de CO_2 arterial ($PaCO_2$) for usada como aproximação da concentração alveolar, e a tensão de CO_2 nos gases do ar expirado for a média medida ao longo de vários minutos.

Distribuição da Ventilação

Independentemente da posição do corpo, a ventilação alveolar é desigualmente distribuída nos pulmões. O pulmão direito é mais ventilado que o esquerdo (53 *vs.* 47%) e as regiões inferiores de ambos os pulmões tendem a ser mais bem ventiladas do que as áreas superiores por causa de um gradiente gravitacionalmente induzido na pressão intrapleural (pressão transpulmonar). A pressão pleural diminui cerca de 1 cm H_2O (torna-se menos negativa) para cada diminuição de 3 cm na altura do pulmão. Esta diferença coloca os alvéolos de diferentes áreas em diferentes pontos na curva de complacência pulmonar (Figura 23-14). Em razão de uma pressão transpulmonar mais alta, os alvéolos nas áreas pulmonares superiores são inflados quase maximamente e são relativamente não complacentes e sofrem

TABELA 23-3 Fatores que afetam o espaço morto

Fator	Efeito
Postura	
Ereta	↑
Supina	↓
Posição da via aérea	
Extensão do pescoço	↑
Flexão do pescoço	↓
Idade	↑
Via aérea artificial	↓
Ventilação com pressão positiva	↑
Drogas — anticolinérgicas	↑
Perfusão pulmonar	
Êmbolos pulmonares	↑
Hipotensão	↑
Doença vascular pulmonar	
Enfisema	↑

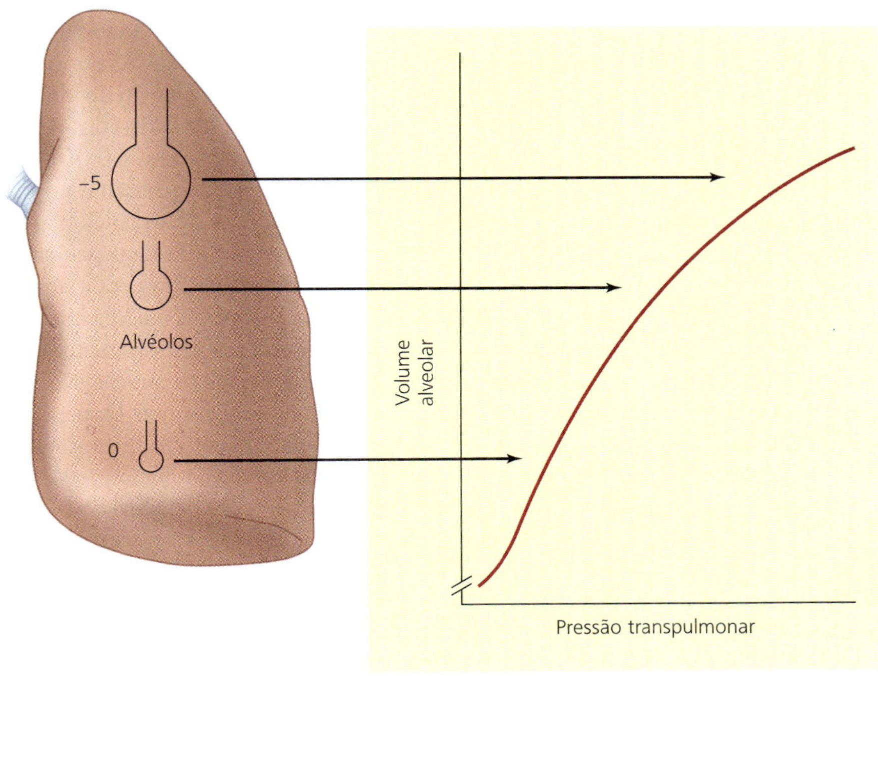

FIGURA 23-14 Efeito da gravidade sobre a complacência alveolar na posição ereta.

pouca expansão durante a inspiração. Em contraste, os alvéolos menores nas áreas inferiores têm uma pressão transpulmonar mais baixa, são mais complacentes e sofrem maior expansão durante a inspiração.

A resistência das vias aéreas também pode contribuir para diferenças regionais na ventilação pulmonar. O volume inspiratório alveolar final é exclusivamente dependente da complacência, apenas, se o tempo inspiratório for ilimitado. Na realidade, o tempo inspiratório é necessariamente limitado pela frequência respiratória, e o tempo necessário para expiração; consequentemente, um tempo inspiratório excessivamente curto impedirá os alvéolos de alcançarem a alteração esperada em volume. Além disso, o enchimento alveolar obedece a uma função exponencial que é dependente de ambas, a complacência e a resistência das vias aéreas. Por essas razões, mesmo com um tempo inspiratório normal, anormalidades na complacência ou na resistência podem impedir o enchimento alveolar completo.

Constantes de Tempo

A insuflação pulmonar pode ser descrita matematicamente pela constante de tempo τ.

$$\tau = \text{Complacência total} \times \text{Resistência das vias aéreas}$$

Variações regionais na resistência ou na complacência não apenas interferem com o enchimento alveolar, mas podem causar assincronia no enchimento alveolar durante a inspiração; algumas unidades alveolares podem-se encher, enquanto outras se esvaziam

Variações nas constantes de tempo dentro do pulmão normal podem ser demonstradas em pacientes normais respirando espontaneamente com frequências respiratórias altas. Respiração superficial rápida inverte a distribuição normal da ventilação, favorecendo, preferencialmente, as áreas superiores (não inferiores) do pulmão com relação às áreas mais baixas.

2. Perfusão Pulmonar

Dos aproximadamente 5 L/min de sangue que fluem pelos pulmões, apenas 70 a 100 mL estão dentro dos capilares pulmonares, realizando troca gasosa. Na membrana alveolocapilar, este pequeno volume forma uma lâmina de 50 a 100 m^2 de sangue de aproximadamente um eritrócito de espessura. Além disso, para assegurar uma troca gasosa eficiente, cada capilar perfunde mais de um alvéolo.

Embora o volume capilar permaneça relativamente constante, o volume sanguíneo pulmonar total pode variar 500 mL a 1.000 mL. Grandes aumentos no débito cardíaco ou no volume sanguíneo são tolerados com pouca alteração na pressão arterial pulmonar, como resultado da dilatação passiva de vasos pulmonares abertos e talvez algum recrutamento de vasos pulmonares colapsados. Pequenos aumentos no volume sanguíneo pulmonar normalmente ocorrem durante a sístole cardíaca e com cada inspiração normal (espontânea). Uma mudança postural, de supina para ereta, diminui o volume sanguíneo pulmonar (até 27%); posicionamento de Trendelenburg tem o efeito oposto. Alterações na capacitância sistêmica também influenciam o volume sanguíneo pulmonar: venoconstrição sistêmica transfere sangue da circulação sistêmica para a pulmonar, enquanto vasodilatação causa uma redistribuição de pulmonar para sistêmica. Dessa maneira, o pulmão atua como um reservatório para a circulação sistêmica.

7 Fatores locais são mais importantes que o sistema autônomo para influenciar o tônus vascular pulmonar (acima). Hipóxia é um estímulo poderoso para vasoconstrição pulmonar (o oposto do seu efeito sistêmico). Ambas a hipóxia pulmonar (venosa misturada) e a hipóxia alveolar induzem vasoconstrição, mas a última é um estímulo mais poderoso. Esta resposta parece ser decorrente ou do efeito direto da hipóxia sobre a vasculatura pulmonar ou da produção aumentada de leucotrienos com relação a prostaglandinas vasodilatadoras. Inibição da produção de óxido nítrico também pode desempenhar um papel. A vasoconstrição pulmonar hipóxica é um importante mecanismo fisiológico para reduzir a *shuntagem* intrapulmonar e evitar hipoxemia (veja adiante). Hiperoxia tem pouco efeito sobre a circulação pulmonar em indivíduos normais. Hipercapnia e acidose têm um efeito vasoconstritor, enquanto hipocapnia causa vasodilatação pulmonar, o oposto do que ocorre na circulação sistêmica.

Distribuição da Perfusão Pulmonar

O fluxo sanguíneo pulmonar também não é uniforme. Independentemente da posição do corpo, as áreas mais caudais do pulmão recebem maior fluxo sanguíneo que as áreas cefálicas. Este padrão é o resultado de um gradiente gravitacional de 1 cm H_2O/cm de altura pulmonar. As pressões normalmente baixas na circulação pulmonar permitem que a gravidade exerça uma influência significativa sobre o fluxo sanguíneo. Por outro lado, cintilografia de perfusão *in vivo* em pacientes normais mostrou uma distribuição da perfusão em camadas "semelhantes a cebola", com fluxo reduzido na periferia do pulmão e perfusão aumentada na direção do hilo.

Embora a pressão de perfusão pulmonar não seja uniforme pelo pulmão, a pressão de distensão alveolar é relativamente constante. A interação destas pressões resulta em dividir o pulmão em quatro zonas distintas (*i.e.*, as zonas de West) (**Figura 23-15**). Na zona 1 (PA > Pa > Pv), a pressão alveolar (PA) é maior que a pressão arterial pulmonar (Pa) e a pressão venosa pulmonar (Pv), resultando em obstrução do fluxo sanguíneo e criação de espaço morto alveolar. A zona 1 é bastante pequena em um paciente respirando espontaneamente, mas pode aumentar durante respiração com pressão positiva. À medida que vamos de cefálico para caudal, a Pa aumenta progressivamente em razão das diferenças de altura com relação ao coração. Na zona 2 (Pa > PA > Pv), Pa é mais alta do que PA, mas Pv permanece mais baixa do que ambas, resultando em um fluxo sanguíneo dependente do diferencial entre Pa e PA. A maior parte do pulmão é descrita pela zona 3 (Pa > Pv > PA), onde ambas Pa e Pv são mais altas que PA, resultando em fluxo sanguíneo independente da pressão alveolar. A zona 4, a parte mais caudal do pulmão, é onde ocorre atelectasia e/ou edema pulmonar intersticial, resultando em um fluxo sanguíneo dependente do diferencial entre Pa e a pressão intersticial pulmonar.

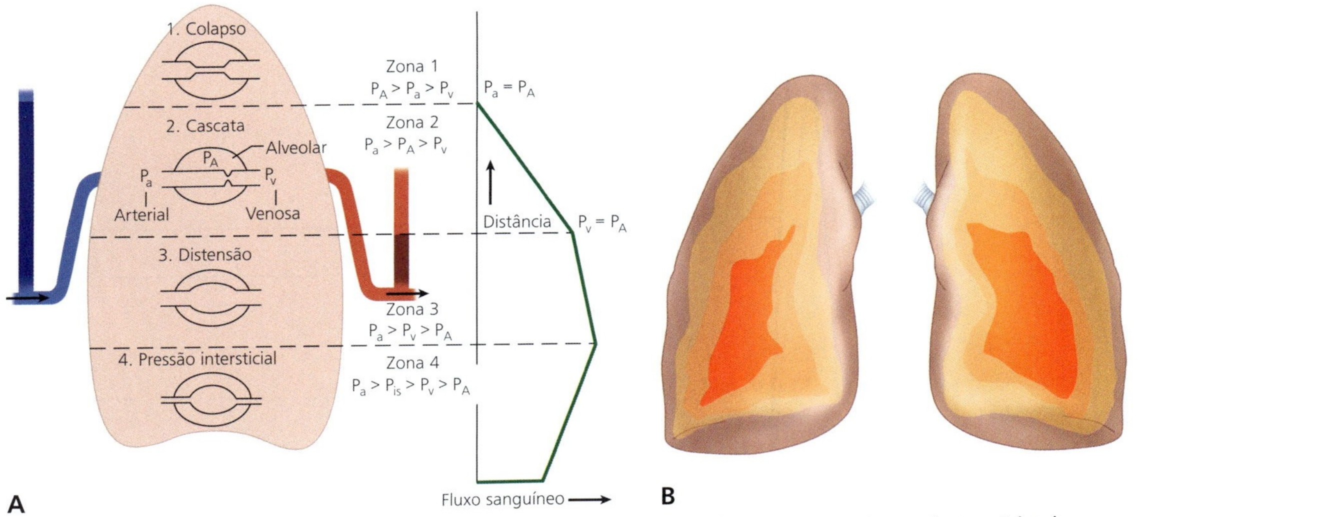

FIGURA 23-15 Distribuição do fluxo sanguíneo pulmonar em relação à pressão alveolar (PA), à pressão arterial pulmonar (Pa), à pressão venosa pulmonar (Pv), e à pressão intersticial (Pis) em vários níveis gravitacionais. **A:** Zonas de West clássicas de distribuição do fluxo sanguíneo na posição ereta. (Modificada e reproduzida, com permissão, de West JB: *Respiratory Physiology: The Essentials*, 6th edition. Williams and Wilkins, 2000. p. 37,). **B:** Cintilografia de perfusão *in vivo* ilustrando distribuição do fluxo sanguíneo de central a periférico, além de gravitacional, na posição ereta. (Reproduzida, com permissão, de Lohser J: Evidence based management of one lung ventilation. Anesthesiol Clin 2008;26:241.)

Razões de Ventilação/Perfusão

8 Uma vez que a ventilação alveolar ($\dot{V}$A) seja, normalmente, cerca de 4 L/min, e a perfusão capilar pulmonar ($\dot{Q}$) ;eja 5 L/min, a relação global $\dot{V}/\dot{Q}$ é cerca de 0,8. $\dot{V}/\dot{Q}$ de cada nidade individual (o alvéolo e seu capilar) pode variar de 0 usência de ventilação) à infinita (ausência de perfusão); a pri- ·ira é chamada *shunt* intrapulmonar, enquanto a última cons- i espaço morto alveolar. $\dot{V}/\dot{Q}$ normalmente varia entre 0,3 e a maioria das áreas pulmonares, no entanto, é próxima de ·igura 23-16A). Como a perfusão aumenta em uma rela- aior que a ventilação, as áreas apicais tendem a ter razões aiores do que as áreas basais (Figura 23-16B).

mportância da relação $\dot{V}/\dot{Q}$ diz respeito à eficiência com nidades pulmonares ressaturam o sangue venoso com inam o CO_2. **O sangue venoso pulmonar (o efluente) om baixas razões $\dot{V}/\dot{Q}$ tem uma baixa tensão de O_2 e de CO_2 – semelhantes ao sangue venoso sistêmico** ngue destas unidades tende a diminuir a tensão de elevar a tensão de CO_2 arterial. Seu efeito sobre a arterial é muito mais profunda que aquela sobre a 2; de fato, a tensão de CO_2 arterial, muitas vezes, m aumento reflexo, induzido por hipoxemia, na ılar. Um aumento compensatório na captação de m áreas restantes, onde a $\dot{V}/\dot{Q}$ é normal, porque pulmonar final já é normalmente saturado ao (veja adiante).

:nota o processo pelo qual sangue venoso ·ado do coração direito retorna ao coração ssaturado com O_2 nos pulmões (Figura 23-17). O efeito global da *shuntagem* é diminuir (diluir) o conteúdo arterial de O_2; este tipo de *shunt* é designado da direita para a esquerda. *Shunts* da esquerda para a direita (na ausência de congestão pulmonar), entretanto, não produzem hipoxemia.

Os *shunts* intrapulmonares são frequentemente classificados como absolutos ou relativos. *Shunt* absoluto refere-se a *shunts* e unidades pulmonares onde $\dot{V}/\dot{Q}$ é zero. Um *shunt* relativo é uma área do pulmão com uma baixa relação $\dot{V}/\dot{Q}$. Clinicamente, hipoxemia por um *shunt* relativo pode geralmente ser parcialmente corrigido, aumentando-se a concentração de O_2 inspirada; hipoxemia causada por um *shunt* absoluto não pode ser corrigida.

Mistura Venosa

Mistura venosa refere-se a um conceito em vez de uma entidade fisiológica real. **Mistura venosa** é a quantidade de sangue venoso misto que teria que ser misturada com o sangue capilar pulmonar final para causar a diferença de tensão de O_2 entre o sangue arterial e capilar pulmonar final. Sangue capilar pulmonar final é considerado como tendo as mesmas concentrações que o gás alveolar. Mistura venosa é, geralmente, expressa como uma fração do débito cardíaco total ($\dot{Q}_S/\dot{Q}_T$). A equação de $\dot{Q}_S/\dot{Q}_T$ pode ser derivada com a lei de conservação das massas para O_2 pelo leito pulmonar:

$$\dot{Q}_T \times CaO_2 = (\dot{Q}_S \times C\bar{v}O_2) + (\dot{Q}c \times CCO_2)$$

onde:

Q_S = fluxo sanguíneo pelo compartimento de *shunt* fisiológico

Q_T = débito cardíaco total

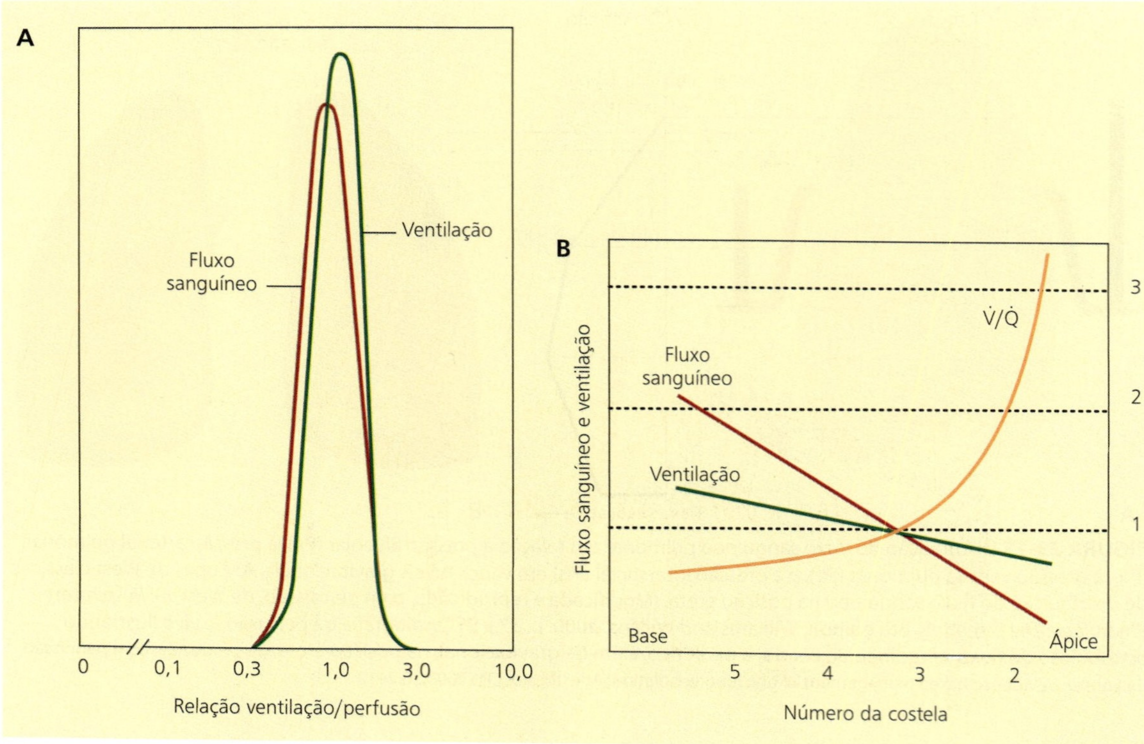

FIGURA 23-16 Distribuição das razões $\dot{V}/\dot{Q}$ do pulmão inteiro (**A**) e de acordo com a altura (**B**) na posição ereta. Observar que o fluxo sanguíneo aumenta mais rapidamente que a ventilação nas áreas inferiores. (Reproduzida, com permissão, de West JB: *Ventilation/Blood Flow and Gas Exchange,* 3rd ed. Blackwell, 1977.)

$\dot{Q}C'$ = fluxo sanguíneo através de capilares pulmonares normalmente ventilados

$\dot{Q}T = \dot{Q}C' + \dot{Q}S$

$CC'O_2$ = conteúdo de oxigênio do sangue capilar pulmonar final ideal

CaO_2 = conteúdo de oxigênio arterial

$C\bar{v}O_2$ = conteúdo venoso misto

A equação simplificada é:

$$\dot{Q}S/\dot{Q}T = \frac{Cc'O_2 - CaO_2}{Cc'O_2 - C\bar{v}O_2}$$

A fórmula para calcular o conteúdo de O_2 do sangue é descrita a seguir.

$\dot{Q}S/\dot{Q}T$ pode ser calculado clinicamente, obtendo-se gasometrias sanguíneas venosa mista e arterial; a primeira requer um cateter de artéria pulmonar. A equação do gás alveolar é usada para derivar tensão de O_2 capilar pulmonar final. Sangue capilar pulmonar é geralmente admitido como sendo 100% saturado a uma $FiO_2 \geq 0,21$.

A mistura venosa calculada admite que toda *shuntagem* é intrapulmonar e decorrente de *shunts* absolutos ($\dot{V}/\dot{Q} = 0$). Na realidade, nenhum destes é jamais o caso; inobstante, o conceito é útil clinicamente. $\dot{Q}S/\dot{Q}T$ é principalmente decorrente da comunicação entre veias brônquicas profundas e veias pu[...] res, à circulação tebesiana no coração, e a áreas de baixo [...] pulmões (Figura 23-18). A mistura venosa em indiví[...] mais (*shunt* fisiológico) é tipicamente menos de 5% [...]

4. Efeitos da Anestesia sobre a Troca [...]

Anormalidades na troca gasosa durante anest[...] Elas incluem espaço morto aumentado, hipo[...] *tagem* intrapulmonar aumentada. Há dispe[...] relações $\dot{V}/\dot{Q}$. Aumentos no espaço mor[...] mais comumente durante ventilação co[...]

10 podem ocorrer durante ventilaç[...] geral comumente aumenta a m[...] provavelmente como resultado de [...] aéreas em áreas inferiores do pu[...] cluindo óxido nitroso, podem i[...] **nar hipóxica** em altas doses; [...] DE_{50} é cerca de 2 concentra[...] entes idosos parecem ter [...] sões de O_2 inspiradas de[...] mia, sugerindo que a a[...] muitas vezes, é efetiv[...] hipoxemia durante [...] díaco seja mantid[...] trações de O_2 in[...]

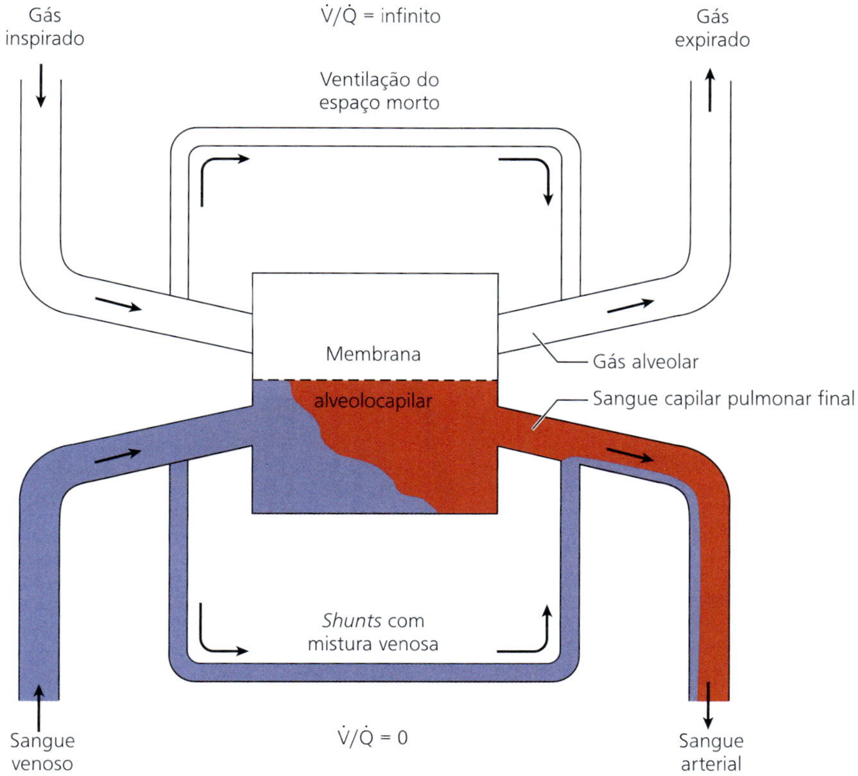

FIGURA 23-17 Modelo tricompartimental da troca gasosa nos pulmões, mostrando ventilação de espaço morto, troca alveolocapilar normal, e *shuntagem* (mistura venosa). (Reproduzida, com permissão, de Nunn JF: *Nunn'n Applied Physiology*, 4th ed. Butterworth, 2000.)

atelectasia e aumentos no *shunt* absoluto. Atelectasia nesta situação é conhecida como atelectasia de reabsorção e aparece em áreas com uma baixa razão $\dot{V}/\dot{Q}$, ventiladas a uma concentração de O_2 inspirado próxima de 100%. A perfusão alveolar faz com que o O_2 seja absorvido pelo sangue em uma velocidade maior do que ele entra nos alvéolos. Isto faz com que ocorra esvaziamento dos alvéolos e atelectasia.

TENSÕES GASOSAS ALVEOLAR, ARTERIAL E VENOSA

Ao lidar com misturas gasosas, considera-se que cada gás contribui separadamente para a pressão gasosa total, e sua pressão parcial é diretamente proporcional à sua concentração. O ar tem uma concentração de O_2 de aproximadamente 21%; portanto, se a pressão barométrica é de 760 mmHg (nível do mar), a pressão parcial de O_2 (PO_2) no ar é normalmente de 159,6 mmHg:

$$760 \text{ mmHg} \times 0{,}21 = 159{,}6 \text{ mmHg}$$

De modo geral, a equação pode ser escrita do seguinte modo:

$$PiO_2 = P_B \times FiO_2$$

onde P_B = pressão barométrica e FiO_2 = fração de O_2 inspirada.

Duas regras gerais podem também ser usadas:

- Pressão parcial em milímetros de mercúrio aproxima-se da porcentagem × 7.
- Pressão parcial em quilopascal é aproximadamente o mesmo número que a porcentagem.

1. Oxigênio

Tensão de Oxigênio Alveolar

Com cada respiração, a mistura de gases inspirada é umidificada a 37°C na via aérea superior. A tensão inspirada de O_2 (P_IO_2) é, por essa razão, reduzida pelo vapor d'água adicionado. A pressão de vapor da água é dependente apenas da temperatura e é 47 mmHg a 37°C. No ar umidificado, a pressão parcial normal de O_2 ao nível do mar é 149,7 mmHg:

$$(760-47) \times 0{,}21 = 149{,}1 \text{ mmHg}$$

A equação geral é:

$$P_IO_2 = (P_B - P_{H_2O}) \times FiO_2$$

onde P_{H_2O} = a pressão de vapor da água à temperatura corporal.

Nos alvéolos, os gases inspirados são misturados com gás alveolar residual remanescente. O O_2 é absorvido, e o CO_2 é

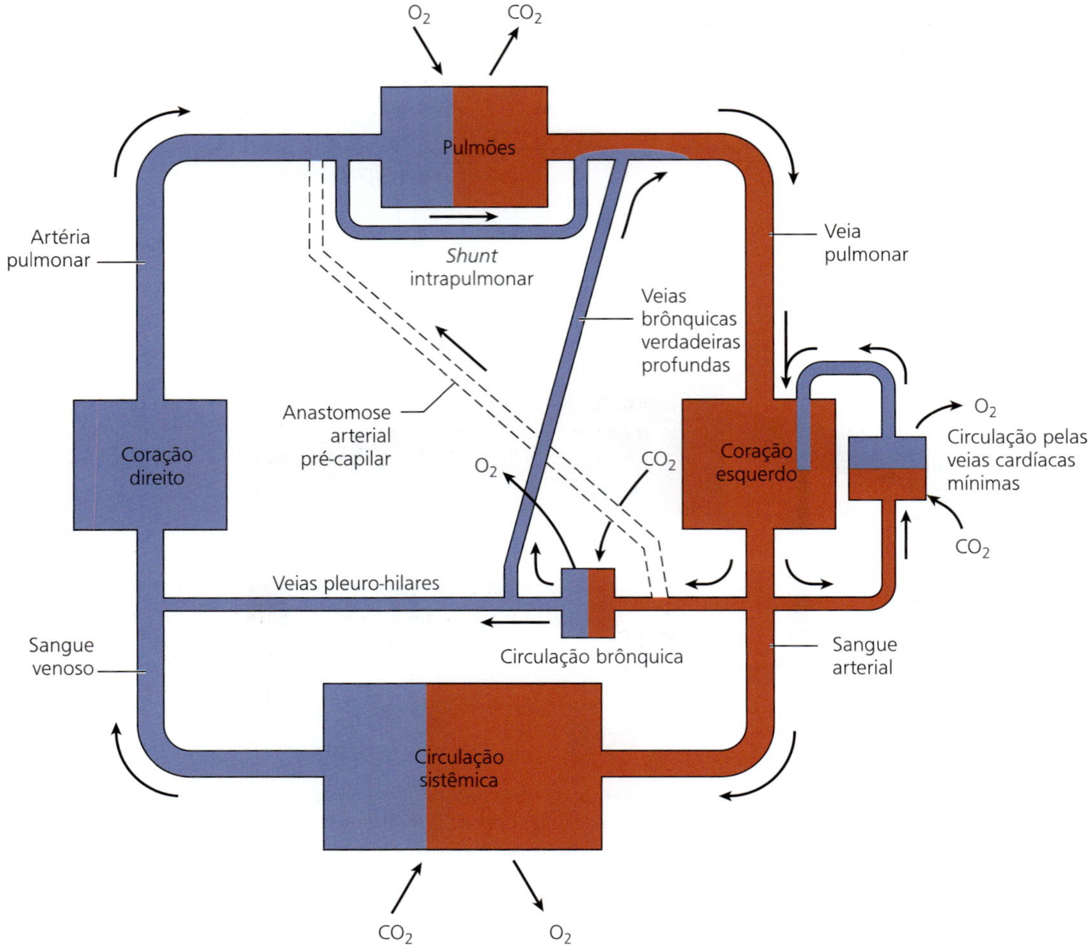

FIGURA 23-18 Componentes da mistura venosa normal. (Reproduzida, com permissão, de Nunn JF: *Nunn's Applied Physiology*, 4th ed. Butterworth, 2000.)

acrescentado. A tensão de O_2 alveolar final (P_AO_2) é, portanto, dependente de todos estes fatores e pode ser estimada pela seguinte equação:

$$P_AO_2 = P_IO_2 - \frac{PaCO_2}{R_Q}$$

onde $PaCO_2$ = tensão de CO_2 arterial, e RQ = quociente respiratório.

11 RQ geralmente não é medido. Note-se que grandes aumentos na $PaCO_2$ (> 75 mmHg) facilmente produzem hipóxia (PaO_2 < 60 mmHg) em ar ambiente, mas não em altas concentrações de O_2 inspirado.

Um método ainda mais simples de ter uma aproximação da P_AO_2 em milímetros de mercúrio é multiplicar a porcentagem da FiO_2 por 6. Assim, a 40%, a P_AO_2 é 6 × 40, ou 240 mmHg.

Tensão de Oxigênio Capilar Pulmonar Final

Para todas as finalidades práticas, a tensão de O_2 capilar pulmonar final ($Pc'O_2$) pode ser considerada idêntica a P_AO_2; o gradiente P_AO_2–$Pc'O_2$ normalmente é mínimo. $Pc'O_2$ é dependente da velocidade de difusão de O_2 pela membrana alveolocapilar, bem como do volume sanguíneo capilar pulmonar e do tempo de trânsito. A grande área de superfície capilar nos alvéolos e a espessura de 0,4-0,5 μm da membrana alveolocapilar facilitam grandemente a difusão de O_2. Ligação aumentada de O_2 à hemoglobina a saturações acima de 80% também aumenta a difusão de O_2 (veja a seguir). O tempo de trânsito capilar pode ser estimado dividindo-se o volume sanguíneo capilar pulmonar pelo débito cardíaco (fluxo sanguíneo pulmonar); assim, o tempo de trânsito capilar normal é 70 mL ÷ 5.000 mL/min (0,8 s), fornecendo uma grande margem de segurança.

12 A ligação do O_2 à hemoglobina parece ser o principal fator limitador da velocidade de transferência de O_2 do gás alveolar para o sangue. Por essa razão, a capacidade de difusão pulmonar reflete não apenas a capacidade e permeabilidade da membrana alveolocapilar, mas também o fluxo sanguíneo pulmonar. Além disso, a captação de O_2 é normalmente limitada pelo fluxo sanguíneo pulmonar e não pela difusão de O_2 pela membrana alveolocapilar; esta última pode-se tornar importante durante exercício em indivíduos normais a altas altitudes e em pacientes com destruição extensa da membrana alveolocapilar.

Transferência de O_2 pela membrana alveolocapilar é expressada como capacidade de difusão de O_2 (DLO_2):

$$DLO_2 = \frac{\text{Captação de oxigênio}}{P_AO_2 - Pc'O_2}$$

Uma vez que $Pc'O_2$ não pode ser medida acuradamente, em seu lugar é usada a medição da capacidade de difusão de monóxido de carbono (DLCO) para avaliar a transferência gasosa pela membrana alveolocapilar. Como o monóxido de carbono tem uma afinidade muito alta pela hemoglobina, há pouco ou nenhum CO no sangue capilar pulmonar, de modo que mesmo quando ele é administrado em baixa concentração, a Pc'CO pode ser considerada zero. Portanto,

$$DLCO_2 = \frac{\text{Captação de CO}}{P_ACO}$$

Reduções na DLCO significam dificuldades na passagem do gás pela membrana alveolocapilar. Essas dificuldades podem ser decorrentes de razões $\dot{V}/\dot{Q}$ anormal, destruição extensa da membrana alveolocapilar, ou tempo de trânsito capilar muito curto. Essas anormalidades acarretam mais problemas em situações de aumento no consumo de O_2 e aumento do débito cardíaco, como ocorre durante exercício.

Tensão Arterial de Oxigênio

A PaO_2 não pode ser calculada como a P_AO_2, mas tem que ser medida no ar ambiente. O gradiente de pressão parcial de O_2 alvéolo/arterial (gradiente A-a) é normalmente menor que 15 mmHg, mas aumenta progressivamente com a idade até 20-30 mmHg. A tensão de O_2 arterial pode ser calculada aproximadamente pela seguinte fórmula (em mmHg):

$$PaO_2 = 120 - \frac{\text{Idade}}{3}$$

A faixa de variação é de 60-100 mmHg (8-13 kPa). Diminuições são provavelmente o resultado de um aumento progressivo na capacidade de fechamento com relação à FRC. A Tabela 23-4 traz uma lista dos mecanismos de hipoxemia ($PaO_2 < 60$ mmHg).

O mecanismo mais comum de hipoxemia é um gradiente alvéolo-arterial aumentado. O gradiente A-a do O_2 depende da quantidade de *shuntagem* da direita para a esquerda, da quantidade de dispersão de $\dot{V}/\dot{Q}$, e da tensão de O_2 venosa mista (veja a seguir). Esta última depende do débito cardíaco, consumo de O_2 e concentração de hemoglobina.

O gradiente A-a de O_2 é diretamente proporcional ao *shunt*, mas inversamente proporcional à tensão de O_2 venosa mista. O efeito de cada variável sobre a P_AO_2 (e, consequentemente, o gradiente A-a) só pode ser determinado quando as outras variáveis são mantidas constantes. A Figura 23-19
13 mostra o efeito de diferentes graus de *shuntagem* sobre a PaO_2. Deve também ser notado que quanto maior o *shunt*, mais difícil prevenir uma hipoxemia, aumentando-se a FiO_2. Além disso, as linhas de *isoshunt* parecem ser mais úteis para concentrações de O_2 entre 35 e 100%. Concentrações mais baixas de O_2 exigem modificação das linhas de *isoshunt* para levar em conta o efeito da dispersão de $\dot{V}/\dot{Q}$.

O efeito do débito cardíaco sobre o gradiente A-a (Figura 23-20) é decorrente não apenas dos seus efeitos secundários sobre a tensão de O_2 venosa mista, mas também a uma relação direta entre débito cardíaco e *shuntagem* intrapulmonar. Como pode ser visto, um baixo débito cardíaco tende a acentuar o efeito do *shunt* sobre a PaO_2. Uma redução na mistura venosa pode ser observada com débitos cardíacos normais/baixos secundários a uma vasoconstrição pulmonar hipóxica acentuada em razão de uma tensão venosa mista de O_2 baixa. Por outro lado, dé-

TABELA 23-4 Mecanismos de hipoxemia

Baixa tensão de oxigênio alveolar
Baixa tensão de oxigênio inspirada
Baixa fração de concentração inspirada
Altitude elevada
Hipoventilação alveolar
Hipóxia difusional
Consumo aumentado de oxigênio
Gradiente alvéolo/arterial aumentado
Shuntagem da direita para a esquerda
Áreas aumentadas com baixas relações $\dot{V}/\dot{Q}$[1]
Baixa tensão de oxigênio venoso misto
Débito cardíaco diminuído
Consumo de oxigênio aumentado
Concentração de hemoglobina diminuída

[1] $\dot{V}/\dot{Q}$, ventilação/perfusão.

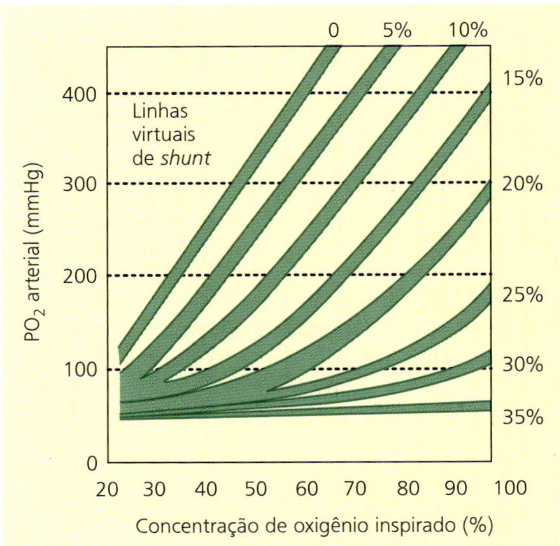

FIGURA 23-19 Curvas de *isoshunt* mostrando o efeito de quantidades variadas de *shunt* sobre a PaO_2. Notar que há pouco benefício em aumentar a concentração de oxigênio inspirada em pacientes com *shunts* muito grandes. (Modificada e reproduzida, com permissão, de Benatar SR, Hewlett AM, Nunn JF: The use of iso*shunt* lines for control of oxygen therapy. Br J Anaesth 1973;45:711.)

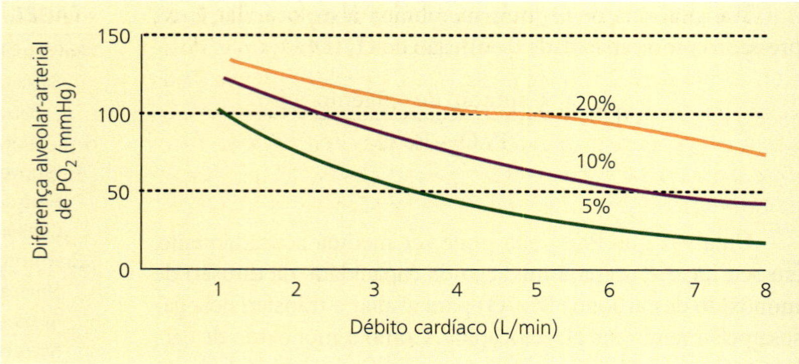

FIGURA 23-20 Efeito do débito cardíaco sobre a diferença de PO_2 alvéolo-arterial com graus variáveis de *shuntagem*. (VO_2 = 200 mL/min e PaO_2 = 180 mmHg.) (Reproduzida, com permissão, de Nunn JF: *Nunn's Applied Physiology*, 4th ed. Butterworth, 2000.)

bitos cardíacos elevados podem aumentar a mistura venosa, elevando a tensão de O_2 venosa mista, o que, por sua vez, inibe a vasoconstrição pulmonar hipóxica.

O consumo de O_2 e a concentração de hemoglobina também podem afetar a PaO_2 pelos seus efeitos secundários sobre a tensão venosa mista de O_2 (abaixo). Altas taxas de consumo de O_2 e baixas concentrações de hemoglobina podem aumentar o gradiente A-a e diminuir a PaO_2.

Tensão de Oxigênio Venosa Mista

A tensão de O_2 venosa mista normal ($P\bar{V}O_2$) é cerca de 40 mmHg e representa o balanço global entre consumo de O_2 e distribuição de O_2 (Tabela 23-5). Uma verdadeira amostra de sangue venoso misto contém drenagem da veia cava superior, veia cava inferior e coração; ela deve, portanto, ser obtida de um cateter de artéria pulmonar.

TABELA 23-5 Alterações na tensão (e saturação) de oxigênio venoso misto

$P\bar{v}O_2$ diminuída
Consumo de O_2 aumentado
Febre
Tremor
Exercício
Hipertermia maligna
Tempestade tireóidea
Distribuição de O_2 diminuída
Hipóxia
Débito cardíaco diminuído
Concentração de hemoglobina diminuída
Hemoglobina anormal
$P\bar{v}O_2$ aumentada
Shuntagem da esquerda para a direita
Alto débito cardíaco
Captação tecidual prejudicada
Envenenamento por cianeto
Consumo de oxigênio diminuído
Hipotermia
Mecanismos combinados
Sepse
Erro de amostragem
Cateter de artéria pulmonar encunhado

2. Dióxido de Carbono

Dióxido de carbono é um subproduto mitocondrial do metabolismo aeróbico. Existem, portanto, pequenos gradientes contínuos de tensão de CO_2 das mitocôndrias para o citoplasma celular, líquido extracelular, sangue venoso e alvéolos, onde o CO_2 é finalmente eliminado.

Tensão de Dióxido de Carbono Venoso Misto

A tensão normal de CO_2 venoso misto ($P\bar{V}CO_2$) é cerca de 46 mmHg e constitui o resultado final da mistura de sangue a partir de tecidos com variada atividade metabólica. A tensão de CO_2 venosa é mais baixa em tecidos com baixa atividade metabólica (p. ex., pele) e mais alta no sangue daqueles com atividade de relativamente alta (p. ex., coração).

Tensão de Dióxido de Carbono Alveolar

Geralmente se considera que a tensão de CO_2 alveolar (P_ACO_2) representa o balanço entre a produção total de CO_2 ($\dot{V}CO_2$)e a ventilação alveolar (eliminação):

$$P_ACO_2 = \frac{\dot{V}CO_2}{\dot{V}_A}$$

onde $\dot{V}_A$ é ventilação alveolar (Figura 23-21). Na realidade, a P_ACO_2 é relacionada com a eliminação de CO_2 em vez de com a produção. Embora as duas sejam iguais em um estado constante,

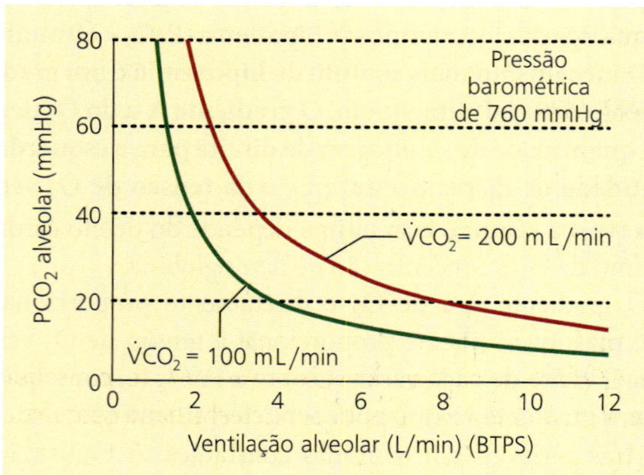

FIGURA 23-21 Efeito da ventilação alveolar sobre a PCO_2 alveolar em duas situações de produção de CO_2. (Reproduzida, com permissão, de Nunn JF: *Nunn's Applied Physiology*, 4th ed. Butterworth, 2000.)

um desequilíbrio ocorre durante períodos de hipoventilação ou hipoperfusão aguda, e o CO_2 em excesso aumenta o conteúdo de CO_2 corporal total. Clinicamente, P_ACO_2 é mais dependente da ventilação alveolar do que prod CO_2, porque a produção de CO_2 não varia apreciavelmente sob a maioria das circunstâncias. Além disso, a grande capacidade do corpo de armazenar CO_2 (veja a seguir) amortece alterações agudas relacionadas com a $\dot{V}CO_2$.

Tensão Capilar Pulmonar Final de Dióxido de Carbono

A tensão capilar pulmonar final de CO_2 ($Pc'CO_2$) é geralmente idêntica à P_ACO_2 pelas mesmas razões discutidas na seção sobre O_2. Além disso, a velocidade de difusão de CO_2 pela membrana alveolocapilar é 20 vezes aquela do O_2.

Tensão de Dióxido de Carbono Arterial

A tensão de CO_2 arterial ($PaCO_2$), que é facilmente mensurável, é idêntica à $Pc'CO_2$ e, necessariamente, P_ACO_2. A $PaCO_2$ normal é 38 ± 4 mmHg (5,1 ± 0,5 kPa); na prática, 40 mmHg é geralmente considerado normal.

Embora baixas relações $\dot{V}/\dot{Q}$ tendem a aumentar a $PaCO_2$ enquanto altas relações $\dot{V}/\dot{Q}$ tendem a diminuí-la (em contraste ao caso do O_2 [veja acima]), gradientes alvéolo-arteriais importantes de CO_2 se desenvolvem apenas na presença de anormalidades acentuadas de $\dot{V}/\dot{Q}$ (mistura venosa > 30%); mesmo assim, o gradiente é relativamente pequeno (2-3 mmHg). Além disso, pequenos aumentos no gradiente aumentam apreciavelmente a saída de CO_2 para os alvéolos com $\dot{V}/\dot{Q}$ relativamente normal. Mesmo perturbações moderadas a graves geralmente não alteram apreciavelmente o CO_2 arterial em razão de um aumento reflexo na ventilação a partir da hipoxemia concomitante.

Tensão de Dióxido de Carbono ao Final da Expiração

Uma vez que o gás ao final da expiração seja, principalmente, o gás alveolar, e a P_ACO_2 seja virtualmente idêntica à $PaCO_2$, a tensão de CO_2 ao final da expiração($PETCO_2$) é usada clinicamente como uma estimativa da $PaCO_2$. O gradiente P_ACO_2-$PETCO_2$ é normalmente menos de 5 mmHg e representa diluição de gás alveolar com gás livre de CO_2 vindo de alvéolos não perfundidos (espaço morto alveolar).

TRANSPORTE DOS GASES RESPIRATÓRIOS NO SANGUE

1. Oxigênio

O oxigênio é transportado no sangue em duas formas: dissolvido em solução e em associação reversível à hemoglobina.

Oxigênio Dissolvido

A quantidade de O_2 dissolvida no sangue pode ser derivada da **lei de Henry,** que afirma que a concentração de qualquer gás em solução é proporcional à sua pressão parcial. A expressão matemática é a seguinte:

$$\text{Concentração de gás} = \alpha \times \text{Pressão parcial}$$

onde α = coeficiente de solubilidade do gás para uma dada solução a uma dada temperatura.

O coeficiente de solubilidade do O_2 à temperatura corporal normal é 0,003 mL/dL/mmHg. Mesmo com uma PaO_2 de 100 mmHg, a quantidade máxima de O_2 dissolvida no sangue é muito pequena (0,3 mL/dL) em comparação àquela ligada à hemoglobina.

Hemoglobina

A hemoglobina é uma molécula complexa que consiste em quatro subunidades heme e quatro de proteína. Heme é um composto de ferro-porfirina que é uma parte essencial dos locais captadores de oxigênio; só a forma divalente (carga +2) é capaz de ligar O_2. A molécula de hemoglobina normal (hemoglobina A_1) consiste em duas cadeias α e duas cadeias β (subunidades); as quatro subunidades são mantidas juntas por laços fracos entre os resíduos aminoácidos. Cada grama de hemoglobina é capaz teoricamente de transportar até 1,39 mL de O_2.

Curva de Dissociação da Hemoglobina

Cada molécula de hemoglobina liga até quatro moléculas de O_2. A complexa interação entre as subunidades da hemoglobina resulta em ligação não linear (na forma de um S alongado) com O_2 (**Figura 23-22**). Saturação da hemoglobina é a quantidade de O_2 ligada, sob a forma de uma porcentagem da sua capacidade total de ligação de O_2. Quatro reações químicas separadas estão envolvidas na ligação de cada uma das quatro moléculas de O_2. A mudança na conformação molecular induzida pela ligação das primeiras três moléculas acelera grandemente a ligação da quarta molécula de O_2. A última reação é responsável pela ligação acelerada entre 25 e 100% de saturação. A cerca de 90% de saturação, a diminuição nos receptores a O_2 disponíveis achata a curva, até que a saturação completa seja alcançada.

Fatores Que Influenciam a Curva de Dissociação da Hemoglobina

Os fatores clinicamente importantes que alteram a ligação de O_2 são o pH, a tensão de CO_2, a temperatura, e a concentração de 2,3-difosfoglicerato (2-3 DPG). Seu efeito sobre a interação hemoglobina-O_2 pode ser expressado pela P_{50}, a tensão de O_2 à qual a hemoglobina é 50% saturada (**Figura 23-23**). Cada fator muda a curva de dissociação ou para a direita (aumentando P_{50}) ou para a esquerda (diminuindo P_{50}).

14 Um desvio para a direita na curva de dissociação da oxiemoglobina diminui a afinidade pelo O_2, desloca O_2 da hemoglobina, e torna mais O_2 disponível aos tecidos; um desvio para a esquerda aumenta a afinidade da hemoglobina pelo O_2, reduzindo sua disponibilidade para os tecidos. A P_{50} normal em adultos é de 26,6 mmHg (3,4 kPa).

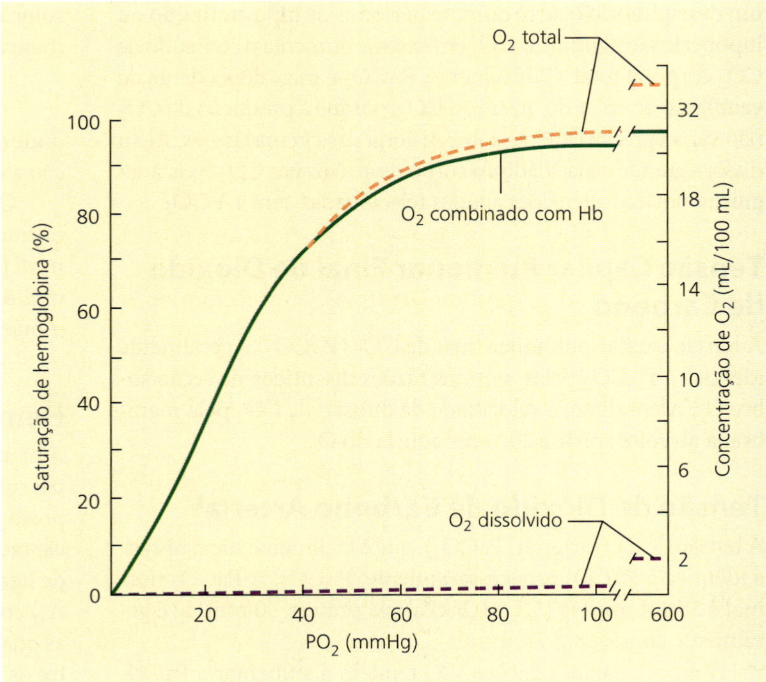

FIGURA 23-22 Curva de dissociação da oxiemoglobina adulta normal. (Modificada e reproduzida, com permissão, de West JB: *Respiratory Physiology–The Essentials,* 6th edition. Williams and Wilkins, 2000.)

Uma diminuição no pH sanguíneo reduz a ligação de O_2 à hemoglobina (efeito Bohr). Em razão da forma da **curva de dissociação da hemoglobina,** o efeito é mais importante no sangue venoso que no sangue arterial (Figura 23-23); o resultado é uma facilitação da liberação de O_2 para o tecido com pouco prejuízo da captação de O_2 (a não ser que grave hipóxia esteja presente).

A influência da tensão de CO_2 sobre a afinidade da hemoglobina pelo O_2 é importante fisiologicamente e é secundária a aumento da concentração de H+ (acidose) que ocorre, quando a tensão de CO_2 aumenta. O alto conteúdo de CO_2 do sangue capilar venoso, ao diminuir a afinidade da hemoglobina pelo O_2, facilita a liberação de O_2 para os tecidos; em contraposição, o menor conteúdo de CO_2 nos capilares pulmonares aumenta

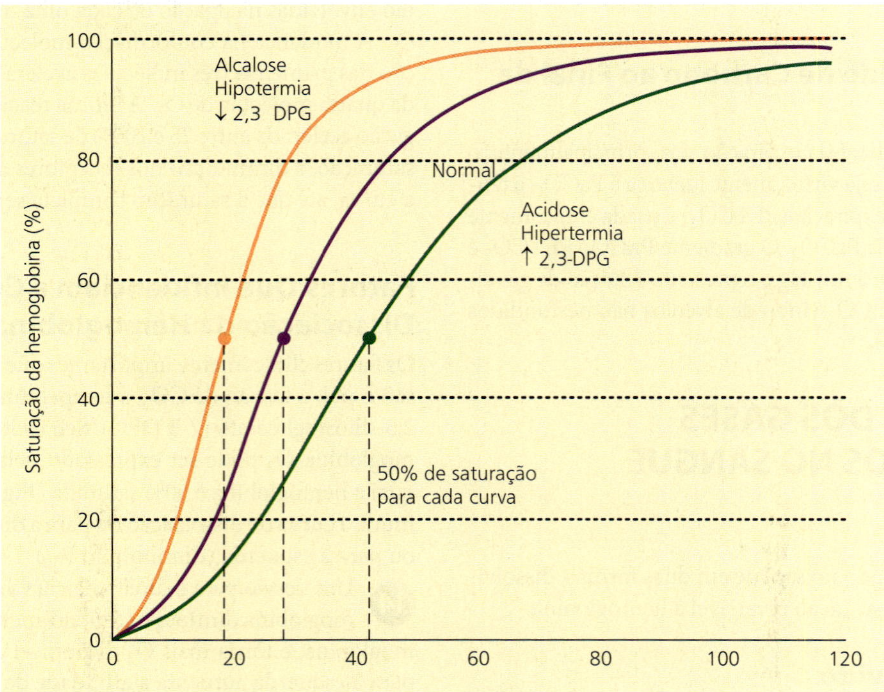

FIGURA 23-23 Efeitos de alterações no estado acidobásico, temperatura corporal, e concentração de 2,3-DPG sobre a curva de dissociação da oxiemoglobina.

novamente a afinidade da hemoglobina pelo O_2, facilitando a captação de O_2 a partir dos alvéolos.

O 2,3-DPG é um subproduto da glicólise (o *shunt* de Rapoport-Luebering) e se acumula durante metabolismo anaeróbico. Embora os seus efeitos sobre a hemoglobina nestas condições sejam teoricamente benéficos, sua importância fisiológica normalmente parece secundária. Os níveis de 2,3-DPG podem, no entanto, desempenhar um papel compensatório importante em pacientes com anemia crônica e podem afetar significativamente a capacidade de transporte de O_2 das hemácias presentes em transfusões.

Ligantes Anormais e Formas Anormais de Hemoglobinas

Monóxido de carbono, cianeto, ácido nítrico e amônia podem-se combinar com hemoglobina nos locais de ligação de O_2. Eles podem deslocar o O_2 e desviar a curva de saturação para a esquerda. O monóxido de carbono é particularmente potente, tendo 200-300 vezes a afinidade do O_2 pela hemoglobina, combinando-se com ela para formar carboxiemoglobina. Monóxido de carbono diminui a capacidade de transporte de O_2 da hemoglobina e prejudica a liberação de O_2 aos tecidos.

A metaemoglobina resulta quando o ferro no heme é oxidado para sua forma trivalente (+3). Nitratos, nitritos, sulfas e outras drogas podem raramente resultar em metaemoglobinemia importante. Metaemoglobina não é capaz de se combinar com O_2 a menos que seja reconvertida pela enzima metaemoglobina redutase; metaemoglobina também desvia a curva de saturação da hemoglobina para a esquerda. Tal qual o monóxido de carbono a metaemoglobina diminui a capacidade de transporte e prejudica a liberação de O_2. A redução da metaemoglobina à hemoglobina normal é facilitada por agentes, como azul de metileno ou ácido ascórbico.

Hemoglobinas anormais também podem resultar de variações na composição das subunidades proteínas. Cada variante possui suas próprias características de saturação com O_2. Estas incluem a hemoglobina fetal, a hemoglobina A_2 e a hemoglobina falcêmica.

Conteúdo de Oxigênio

O conteúdo de O_2 total do sangue é a soma daquele em solução mais aquele transportado pela hemoglobina. Na realidade, a ligação de O_2 à hemoglobina nunca alcança o máximo teórico (veja anteriormente), mas é mais próximo de 1,32 mL O_2/dL sangue por mmHg. O conteúdo total de O_2 é expressado pela seguinte equação:

$$\text{Conteúdo de } O_2 = ([0{,}003 \text{ mL } O_2/\text{dL sangue por mmHg}] \times PO_2) + (SO_2 \times Hb \times 1{,}31 \text{ mL/dL sangue})$$

onde Hb é a concentração da hemoglobina em g/dL sangue, e SO_2 é saturação da hemoglobina a uma dada PO_2.

Usando a fórmula acima e uma hemoglobina de 15 g/dL, o conteúdo de O_2 normal de ambos, o sangue arterial e o venoso misto, e a diferença arteriovenosa pode ser calculada como se segue:

$$CaO_2 = (0{,}003 \times 100) + (0{,}975 \times 15 \times 1{,}39) = 19{,}5 \text{ mL/dL sangue}$$

$$C\bar{v}O_2 = (0{,}003 \times 40) + (0{,}75 \times 15 \times 1{,}31) = 14{,}8 \text{ mL/dL sangue}$$

$$CaO_2 - C\bar{v}O_2 = 4{,}7 \text{ mL/dL sangue}$$

Transporte de Oxigênio

O transporte de O_2 é dependente ao mesmo tempo da função respiratória e da circulatória. O aporte de O_2 total ($\dot{D}O_2$) aos tecidos é o produto do conteúdo de O_2 arterial e o débito cardíaco:

$$\dot{D}O_2 = CaO_2 \times \dot{Q}T$$

Notar que o conteúdo de O_2 arterial é dependente da PaO_2 bem como da concentração de hemoglobina. **Como resultado, deficiências na distribuição de O_2 podem ser decorrentes de uma baixa PaO_2, uma baixa concentração de hemoglobina, ou um débito cardíaco inadequado.** Fornecimento normal de O_2 pode ser calculado como se segue:

$$\text{Aporte de } O_2 = 20 \text{ mL } O_2/\text{L sangue} \times 50 \text{ dL sangue/min} = 1.000 \text{ mL } O_2/\text{min}$$

A equação de Fick expressa a relação entre consumo de O_2, conteúdo de O_2 e débito cardíaco:

$$\text{Consumo de } O_2 = \dot{V}O_2 = \dot{Q}T \times (CaO_2 - C\bar{v}O_2)$$

Rearranjando a equação:

$$CaO_2 = \frac{\dot{V}O_2}{\dot{Q}T} + C\bar{v}O_2$$

Consequentemente, a diferença arteriovenosa é uma boa medida da adequação global do aporte de O_2.

Conforme calculado anteriormente, a diferença arteriovenosa ($CaO_2 - C\bar{v}O_2$) é cerca de 5 mL O_2/dL sangue (20 mL O_2/dL–15 mL O_2/dL). Observar que a fração de extração normal de O_2 $[CaO_2 - C\bar{v}O_2)/(CaO_2]$ é 5 mL ÷ 20 mL, ou 25%; assim, o corpo normalmente consome apenas 25% do O_2 transportado na hemoglobina. Quando a demanda de O_2 excede o suprimento, a fração de extração excede 25%. Em contraposição, se o suprimento de O_2 exceder a demanda, a fração de extração cai abaixo de 25%.

Até quando o $\dot{D}O_2$ é moderadamente reduzida, o $\dot{V}O_2$ geralmente permanece normal em razão da extração aumentada de O_2 (a saturação de O_2 venosa mista diminui); o $\dot{V}O_2$ permanece independente do aporte. Com reduções adicionais no $\dot{D}O_2$, no entanto, é atingido um ponto crítico além do qual o $\dot{V}O_2$ se torna diretamente proporcional ao $\dot{D}O_2$. **Este estado de O_2 dependente do suprimento é tipicamente associado à acidose láctica progressiva causada por hipóxia celular.**

Reservas de Oxigênio

O conceito de reserva de O_2 é importante em anestesia. Quando o influxo normal de O_2 é interrompido por apneia, as reservas de O_2 existentes são consumidas pelo metabolismo celular; se as reservas forem esgotadas, seguem-se hipóxia e eventual morte celular. Teoricamente, as reservas de O_2 normais em adultos são cerca de 1.500 mL. Esta quantidade inclui o O_2 restante nos pulmões, aquele ligado à hemoglobina (e mioglobina), e aquele dissolvido nos líquidos do corpo. Infelizmente, a alta afinidade da hemoglobina pelo O_2 (a afinidade da mioglobina é ainda maior), e a quantidade muito limitada de O_2 em solução restringem a disponibilidade destas reservas. O O_2 contido dentro dos pulmões na FRC (volume pulmonar inicial durante apneia), portanto, torna-se a fonte mais importante de O_2. Desse volume, no entanto, provavelmente só 80% é utilizável.

Apneia em um paciente respirando ar ambiente deixa aproximadamente 480 mL de O_2 nos pulmões (se $FiO_2 = 0{,}21$ e FRC = 2300 mL, conteúdo de $O_2 = FiO_2 \times FRC$). A atividade metabólica dos tecidos rapidamente esgota este reservatório (presumivelmente a uma velocidade equivalente ao VO_2); hipoxemia grave geralmente ocorre dentro de 90 s. O tempo para a hipoxemia pode ser aumentado, aumentando-se a FiO_2 antes da apneia. Após ventilação com O_2 a 100%, a FRC conterá cerca de 2.300 mL de O_2; hipoxemia só após apneia de 4-5 min. Este conceito constitui a base para a pré-oxigenação antes da indução da anestesia.

2. Dióxido de Carbono

O dióxido de carbono é transportado no sangue em três formas: dissolvido em solução, como bicarbonato, e com proteínas na forma de compostos carbamino (Tabela 23-6). A soma de todas as três formas é o conteúdo total de CO_2 do sangue (rotineiramente informado com gasometria sanguínea).

Dióxido de Carbono Dissolvido

Dióxido de carbono é mais solúvel no sangue do que o O_2, com um coeficiente de solubilidade de 0,031 mmol/L/mmHg (0,067 mL/dL/mmHg) a 37°C.

Bicarbonato

Em soluções aquosas, o CO_2 combina-se lentamente com a água para formar ácido carbônico e bicarbonato, de acordo com a seguinte reação:

$$H_2O + CO_2 \leftrightarrow H_2CO_3 \leftrightarrow H^+ + HCO_3^-$$

No plasma, embora menos de 1% do CO_2 dissolvido sofrer esta reação, a presença da enzima **anidrase carbônica** no interior dos eritrócitos e endotélio acelera grandemente a reação. Como resultado, o bicarbonato representa a maior fração do

15 CO_2 no sangue (veja Tabela 23-6). Administração de acetazolamida, um inibidor da anidrase carbônica, pode prejudicar o transporte de CO_2 entre os tecidos e os alvéolos.

No lado venoso dos capilares sistêmicos, o CO_2 entra nos eritrócitos e é convertido em bicarbonato, que se difunde para dentro do plasma; íons cloreto se movem do plasma para dentro dos eritrócitos para manter o equilíbrio elétrico. Nos capilares pulmonares ocorre o inverso: íons cloreto se movem para fora dos eritrócitos, à medida que íons bicarbonato reentram neles para a conversão de volta a CO_2, que se difunde para fora, e para dentro dos alvéolos. Esta sequência é chamada desvio de cloreto ou de Hamburger.

Compostos Carbamino

Dióxido de carbono pode reagir com grupos amino em proteínas, conforme mostrado pela seguinte equação:

$$R\text{-}NH + CO_2 \rightarrow RNH\text{-}CO_2^- + H^+$$

TABELA 23-6 Contribuições para o transporte de dióxido de carbono em 1 L de sangue total[1,2]

Forma	Plasma	Eritrócitos	Combinado	Contribuição (%)
Sangue total venoso misto				
CO_2 dissolvido	0,76	0,51	1,27	5,5
Bicarbonato	14,41	5,92	20,33	87,2
Carbamino CO_2	Desprezível	1,70	1,70	7,3
CO_2 total	15,17	8,13	23,30	
Sangue total arterial				
CO_2 dissolvido	0,66	0,44	1,10	5,1
Bicarbonato	13,42	5,88	19,30	89,9
Carbamino CO_2	Desprezível	1,10	1,10	5,1
CO_2 total	14,08	7,42	21,50	

[1]Dados de Nunn JF: *Nunn's Applied Physiology*, 4th ed. Butterworth, 2000.
[2]Valores expressados em milimols, exceto quando indicado de outra forma.

Em pH fisiológico, só uma pequena quantidade de CO_2 é transportada nesta forma, principalmente como carbamino-hemoglobina. Hemoglobina desoxigenada (desoxiemoglobina) tem um afinidade maior (3,5 vezes) pelo CO_2 do que o sangue arterial (efeito Haldane; veja Tabela 23-6). A P_{CO_2} normalmente tem pouco efeito sobre a fração de CO_2 transportado como carbamino-hemoglobina.

Efeitos do Tamponamento pela Hemoglobina sobre o Transporte de Dióxido de Carbono

A ação de tamponamento da hemoglobina também se responsabiliza por parte do efeito Haldane. A hemoglobina pode atuar como um tampão em pH fisiológico em razão do seu alto conteúdo de histidina. Além disso, o comportamento acidobásico da hemoglobina é influenciado pelo seu estado de oxigenação:

$$H^+ + HbO_2 \rightarrow HbH^+ + O_2$$

A remoção de O_2 da hemoglobina nos capilares teciduais faz a molécula da hemoglobina se comportar mais como uma base; captando íons hidrogênio, a hemoglobina muda o equilíbrio CO_2–bicarbonato em favor de maior formação de bicarbonato:

$$CO_2 + H_2O + HbO_2 \rightarrow HbH^+ + HCO_3^- + O_2$$

Como resultado direto, a desoxiemoglobina também aumenta a quantidade de CO_2 que é transportada no sangue venoso como bicarbonato. À medida que o CO_2 é captado dos tecidos e convertido em bicarbonato, o conteúdo de CO_2 total do sangue aumenta (veja Tabela 23-6).

Nos pulmões, o inverso é verdadeiro. A oxigenação da hemoglobina favorece sua ação como um ácido, e a liberação de íons hidrogênico muda o equilíbrio em favor de maior formação de CO_2:

$$O_2 + HCO_3^- + HbH^+ \rightarrow H_2O + CO_2 + HbO_2$$

A concentração de bicarbonato diminui à medida que CO_2 é formado e eliminado, de tal modo que o conteúdo de CO_2 total do sangue diminui nos pulmões. Observe-se que há uma diferença entre o conteúdo de CO_2 (concentração por litro) do sangue total (veja Tabela 23-6) e do plasma (Tabela 23-7).

TABELA 23-7 Conteúdo de dióxido de carbono do plasma (mmol/L)[1,2]

	Arterial	Venoso
CO_2 dissolvido	1,2	1,4˙
Bicarbonato	24,4	26,2
Carbamino CO_2	Desprezível	Desprezível
CO_2 total	25,6	27,8

[1]Dados de Nunn JF: *Nunn's Applied Physiology*, 4th ed. Butterworth, 2000.
[2]Valores expressados em milimols, exceto quando indicado de outra forma.

Curva de Dissociação do Dióxido de Carbono

Uma curva de dissociação de CO_2 pode ser construída plotando-se o conteúdo de CO_2 total do sangue com relação à PCO_2. A contribuição de cada forma de CO_2 também pode ser quantificada desta maneira (Figura 23-24).

Reservas de Dióxido de Carbono

As reservas de dióxido de carbono no corpo são grandes (aproximadamente 120 L em adultos) e principalmente na forma de CO_2 dissolvido e bicarbonato. Quando um desequilíbrio ocorre entre a produção e a eliminação, estabelecer um novo equilíbrio de CO_2 requer 20-30 min (em comparação a menos de 4-5 min para O_2; veja anteriormente). O CO_2 é armazenado nos compartimentos de equilíbrio rápido, intermediário e lento. Em razão da maior capacidade dos compartimentos intermediário e lento, a velocidade de elevação na tensão de CO_2 arterial é geralmente mais lenta do que sua queda subsequente a alterações agudas na ventilação.

CONTROLE DA RESPIRAÇÃO

A ventilação espontânea é o resultado de atividade neuronal rítmica nos centros respiratórios dentro do tronco cerebral. Esta atividade regula os músculos respiratórios para manter tensões normais de O_2 e CO_2 no corpo. A atividade neuronal básica é modificada por impulsos a partir de outras partes no cérebro, voluntários e autonômicos, bem como vários receptores (sensores) centrais e periféricos.

1. Centros Respiratórios Centrais

O ritmo respiratório básico se origina no bulbo. Dois grupos de neurônios bulbares são geralmente reconhecidos: um grupo respiratório dorsal, que é principalmente ativo durante inspiração, e um grupo respiratório ventral, que é ativo durante a expiração. A associação estreita do grupo de neurônios respiratórios dorsais com o trato solitário pode explicar alterações reflexas na respiração a partir de estimulação vagal ou glossofaríngea.

Duas áreas pontinas influenciam o centro bulbar dorsal (inspiratório). Um centro (apnêustico) pontino inferior é excitatório, enquanto um centro (pneumotácico) pontino superior é inibitório. Os centros pontinos parecem efetuar a sintonia fina da frequência e ritmo respiratórios.

2. Sensores Centrais

Os mais importantes destes sensores são os quimiorreceptores que respondem a alterações na concentração hidrogeniônica.

16 Admite-se que os quimiorreceptores centrais residam na superfície anterolateral do bulbo e respondam, principalmente, a alterações na $[H^+]$ do líquido cefalorraquidiano (CSF). Este mecanismo é efetivo em regular a $PaCO_2$, porque a barreira hematoencefálica é permeável ao CO_2 dissolvido, mas não a íons bicarbonato. Alterações agudas na $PaCO_2$, mas não na $[HCO_3^-]$ arterial, são refletidas no CSF; assim, uma alteração no CO_2 deve resultar em uma alteração na $[H^+]$:

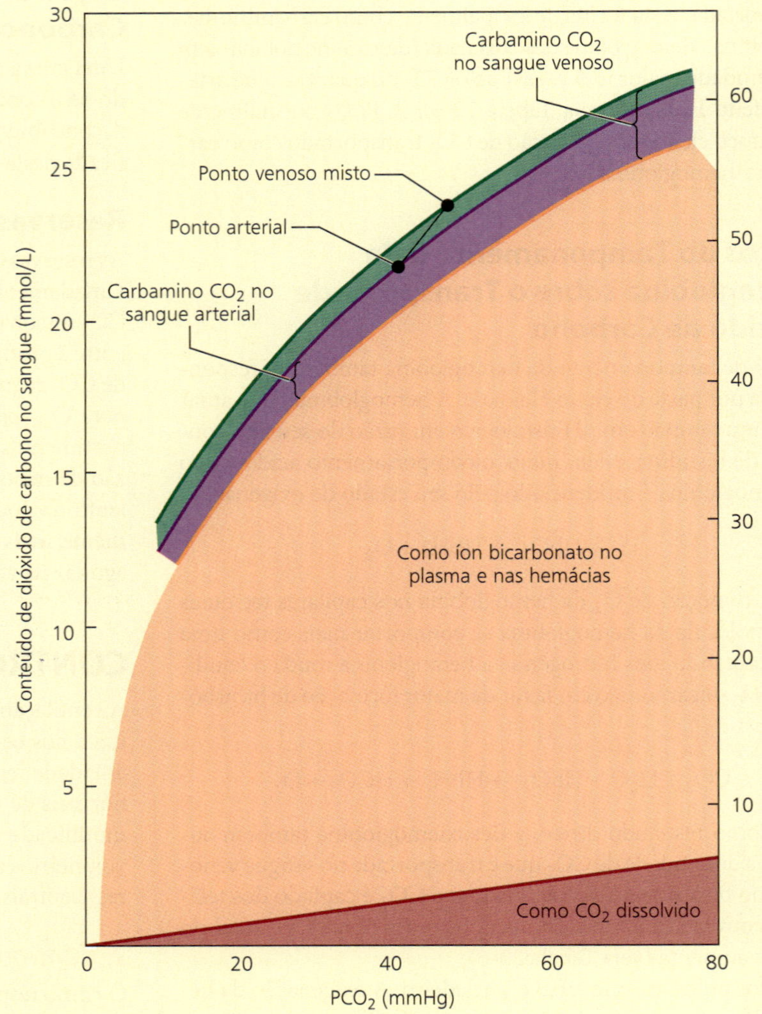

FIGURA 23-24 Curva de dissociação do sangue total. (Reproduzida, com permissão, de Nunn JF: *Nunn's Applied Physiology*, 4th ed. Butterworth, 2000.)

$$CO_2 + H_2O \leftrightarrow H^+ + HCO_3^-$$

No decurso de alguns dias, a $[HCO_3^-]$ do CSF é capaz de compensar para se equiparar a qualquer alteração na $[HCO_3^-]$ arterial.

Aumentos na $PaCO_2$ elevam a concentração hidrogeniônica do CSF e ativam os quimiorreceptores. Estimulação secundária dos centros bulbares respiratórios adjacentes aumenta a ventilação alveolar (**Figura 23-25**) e reduz a $PaCO_2$ de volta para o normal. Reciprocamente, diminuições na concentração hidrogeniônica do CSF secundárias a reduções na $PaCO_2$ reduzem a ventilação alveolar e elevam a $PaCO_2$. Observe-se que a relação entre $PaCO_2$ e volume-minuto é quase linear. Note-se também que tensões de $PaCO_2$ arterial muito altas deprimem a resposta ventilatória (narcose por CO_2). A $PaCO_2$ em que a ventilação é zero (interseção com o eixo dos *x*) é conhecida como limiar apneico. Em anestesia, quando a $PaCO_2$ cai abaixo do limiar apneico, cessa a atividade respiratória espontânea (no estado de vigília, influências corticais evitam apneia, de modo que limiares apneicos não são vistos ordinariamente). Em contraste com os quimiorreceptores periféricos (veja adiante), a atividade quimiorreceptora central é deprimida por hipóxia.

3. Sensores Periféricos

Quimiorreceptores Periféricos

Os quimiorreceptores periféricos incluem os corpos carotídeos (na bifurcação das artérias carótidas comuns) e os corpos aórticos (rodeando o arco aórtico). Os corpos carotídeos são os principais quimiorreceptores periféricos em humanos e são sensíveis a alterações na PaO_2, $PaCO_2$, pH e pressão arterial. Eles interagem com os centros respiratórios centrais via nervos glossofaríngeos, produzindo aumentos reflexos na ventilação alveolar em resposta a reduções na PaO_2, pressão arterial, ou elevações na $[H^+]$ e $PaCO_2$. Quimiorreceptores periféricos também são estimulados por cianeto, doxapram e grandes doses de nicotina. Em contraste com os quimiorreceptores, que respondem principalmente à $PaCO_2$ (realmente $[H^+]$), os corpos carotídeos são mais sensíveis à PaO_2 (**Figura 23-26**). Observe-se que a ativida-

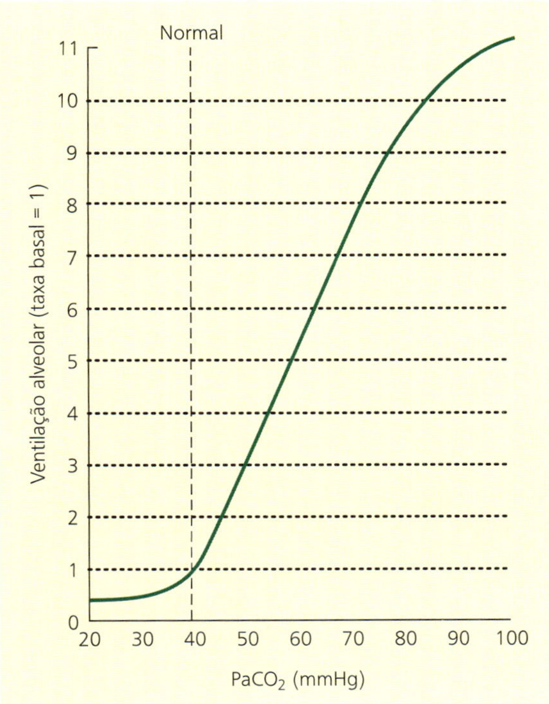

FIGURA 23-25 Relação normal entre a $PaCO_2$ e a ventilação-minuto. (Reproduzida, com permissão, de Guyton AC: *Textbook of Medical Physiology*, 7th ed. W.B. Saunders, 1986.)

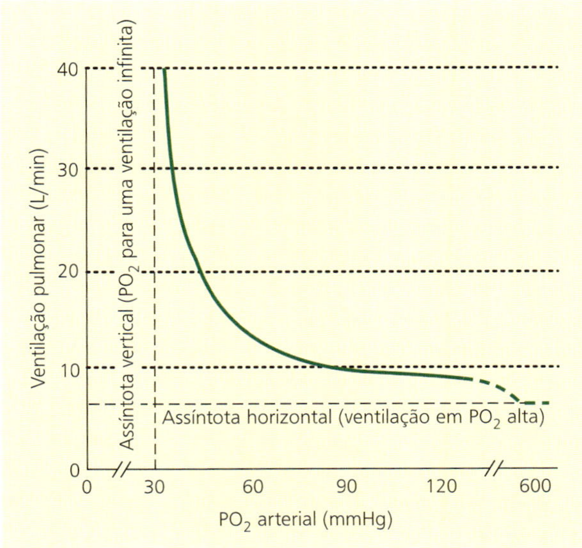

FIGURA 23-26 Relação entre a PaO_2 e a ventilação-minuto em repouso e com uma $PaCO_2$ normal. (Dados de Weil JV, Byrne-Quinn E, Sodal IE, et al: Hypoxic ventilatory drive in normal man. J Clin Invest 1970;45:1061-1072; Dripps RD, Comroe JH: The effect of the inhalation of hygh and low oxygen concentration on respiration, pulse rate, ballistocardiogram and arterial oxygen saturation (oximeter) of normal individuals. Am J Physiol 1947;149:277-291; Cormac RS, Cunningham DJC, Gee JBL: The effect of carbon dioxide on the respiratory response to want of oxygen in man. Q J Exp Physiol 1956;42:303-316.)

de dos receptores não aumenta apreciavelmente até que a PaO_2 diminua abaixo de 50 mmHg. Admite-se que as células do corpo carotídeo (células de glomo) sejam principalmente neurônios dopaminérgicos. Drogas antidopaminérgicas (como fenotiazinas), anestésicos gerais e cirurgia carotídea bilateral abolem a resposta ventilatória periférica à hipoxemia.

Receptores Pulmonares

Impulsos a partir destes receptores são transportados centralmente pelo nervo vago. Receptores a estiramento estão distribuídos no músculo liso das vias aéreas; eles são responsáveis pela inibição da inspiração, quando o pulmão é inflado a volumes excessivos (reflexo à insuflação de Hering-Breuer) e pela diminuição do tempo expiratório, quando o pulmão é esvaziado. Receptores a estiramento normalmente desempenham um papel pequeno em humanos. De fato, bloqueios de nervos vagos bilaterais têm um efeito mínimo sobre o padrão respiratório normal.

Receptores a agentes irritativos, presentes na mucosa traqueobrônquica, reagem a gases nocivos, fumaça, poeira e gases frios; sua ativação produz aumentos reflexos na frequência respiratória, broncoconstrição e tosse. Receptores J (justacapilares) são localizados no espaço intersticial dentro das paredes alveolares; estes receptores induzem dispneia em resposta à expansão do volume do espaço intersticial e a vários mediadores químicos após dano celular.

Outros Receptores

Estes incluem vários receptores musculares e articulares presentes nos músculos pulmonares e na parede torácica. Estimulação a partir destas fontes é provavelmente importante durante exercício e em condições patológicas associadas à diminuição da complacência pulmonar ou torácica.

4. Efeitos da Anestesia sobre o Controle da Respiração

O efeito mais importante da maioria dos anestésicos gerais sobre a respiração é uma tendência a promover hipoventilação. O mecanismo é provavelmente duplo: depressão central do quimiorreceptor e depressão da atividade dos músculos intercostais externos. A magnitude da hipoventilação é geralmente proporcional à profundidade anestésica. Com profundidade cada vez maior da anestesia, a inclinação da curva de $PaCO_2$/ventilação-minuto diminui, e o limiar apneico aumenta (Figura 23-27). Este efeito é pelo menos parcialmente revertido pela estimulação cirúrgica.

17

A resposta periférica à hipoxemia é ainda mais sensível aos anestésicos do que a resposta central ao CO_2, e é quase abolida mesmo por doses subanestésicas da maioria dos agentes inalatórios (incluindo óxido nitroso) e muitos agentes intravenosos.

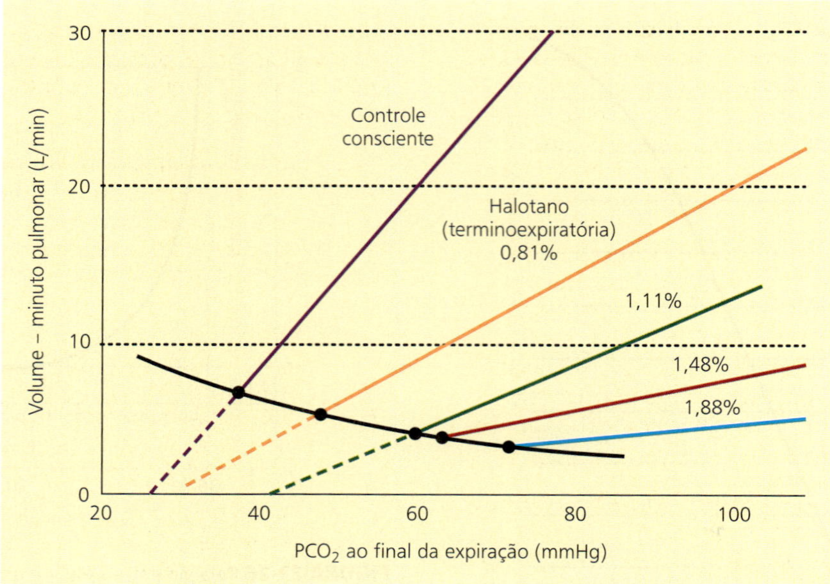

FIGURA 23-27 Efeito dos agentes halogenados (halotano) sobre a curva de resposta de ventilação/CO_2 expirado (veja o texto). Dados de Munson ES, Larson CP, Babad AA, et al: The effects of halothane, fluroxene and cyclopropane on ventilation: a comparative study in man. Anesthesiology 1966:27:716-728.

FUNÇÕES NÃO RESPIRATÓRIAS DO PULMÃO

Função de Filtração e Reservatório

A. Filtração

A posição em série dos capilares pulmonares lhes permite atuarem como um filtro para detritos na corrente sanguínea. O alto conteúdo de heparina e ativador do plasminogênio dos pulmões facilita a degradação de detritos de fibrina apreendidos. Embora os capilares pulmonares tenham um diâmetro médio de 7 μm, partículas maiores demonstraram passar através deles para o coração esquerdo.

B. Função de Reservatório

O papel da circulação pulmonar como um reservatório para a circulação sistêmica foi discutido anteriormente.

Metabolismo

Os pulmões são órgãos metabolicamente muito ativos. Além da síntese de surfactante, os pneumócitos se responsabilizam por uma parte importante da oxidação extra-hepática de função mista. Neutrófilos e macrófagos no pulmão produzem radicais livres derivados de O_2 em resposta à infecção. O endotélio pulmonar metaboliza uma variedade de compostos vasoativos, incluindo norepinefrina, serotonina, bradicinina e uma variedade de prostaglandinas e leucotrienos. Histamina e epinefrina geralmente não são metabolizadas nos pulmões; de fato os pulmões podem ser um local importante de síntese e liberação de histamina durante reações alérgicas.

Os pulmões são também responsáveis por converter angiotensina I na sua forma fisiologicamente ativa. A enzima responsável, enzima conversora de angiotensina, é afixada na superfície do endotélio pulmonar.

DISCUSSÃO DE CASO

Sons Respiratórios Diminuídos Unilateralmente Durante Anestesia Geral

Um homem de 67 anos com carcinoma está sendo submetido à ressecção de cólon sob anestesia geral. Sua história inclui um infarto miocárdico anterior antigo e insuficiência cardíaca congestiva compensada. Cateteres arterial e venoso central são colocados pré-operatoriamente para monitorização intraoperatória. Após uma indução suave e uma intubação atraumática, a anestesia é mantida com óxido nitroso 60% em O_2, sevoflurano e vecurônio. Com meia- hora de operação, o cirurgião pede a posição de Trendelenburg para facilitar a exposição cirúrgica. A SpO_2 que vinha dando leitura de 99%, subitamente cai e permanece em 93%. A força do sinal e a onda permanecem inalterados. Ausculta dos pulmões revela sons respiratórios diminuídos no pulmão esquerdo.

Qual é a explicação mais provável?

Sons respiratórios diminuídos unilateralmente sob anestesia são mais comumente causados pela colocação acidental ou migração do tubo traqueal para dentro de um dos dois brônquios principais. Como resultado, só um pulmão é ventilado. Outras causas de sons respiratórios unilateralmente diminuídos (como pneumotórax, um grande tampão de muco, atelectasia lobar, ou bolhas não diagnosticadas) são menos facilmente diagnosticadas, mas felizmente são menos comuns durante anestesia.

A posição de Trendelenburg (cabeça baixa) geralmente faz a ponta do tubo traqueal avançar 1-2 cm com relação à carina. Neste caso, o tubo fora aparentemente colocado imediatamente acima da carina com o paciente na posição supina, mas migrou para dentro do brônquio direito, quando a posição de Trendelenburg foi imposta. O diagnóstico é confirmado puxando-se o tubo de volta 1-2 cm com auscultação do tórax. Sons respiratórios se tornarão novamente simétricos quando a ponta do tubo reentrar na traqueia. Depois da colocação inicial, os tubos traqueais devem ser rotineiramente checados quanto ao seu posicionamento por ausculta do tórax, averiguando a profundidade de inserção do tubo pelas marcas no tubo (normalmente 20-24 cm nos dentes em um adulto), e palpação do manguito na incisura supraesternal. A posição do tubo com relação à carina também pode ser rapidamente confirmada com um broncofibroscópio flexível.

Os tubos traqueais tendem a entrar em qualquer um dos dois brônquios fontes com a mesma frequência?

Na maioria dos casos de intubação brônquica não intencional, o tubo traqueal entra no brônquio direito, porque este emerge da traqueia em um ângulo menos agudo do que o brônquio esquerdo.

Por que a saturação da hemoglobina diminuiu?

Falha em ventilar um pulmão, enquanto ele continua a ser perfundido cria um grande *shunt* intrapulmonar. A mistura venosa aumenta e tende a baixar a PaO_2 e a saturação da hemoglobina.

Uma saturação de 93% exclui intubação brônquica?

Não; se ambos os pulmões continuaram a ter igual fluxo sanguíneo, a mistura venosa deve ter teoricamente aumentado para 50%, resultando em hipoxemia grave e saturação muito baixa da hemoglobina. Felizmente, a vasoconstrição pulmonar hipóxica é uma poderosa resposta compensatória que tende a reduzir o fluxo para o pulmão hipóxico e reduz a mistura venosa prevista. De fato, se o paciente esteve recebendo uma concentração mais alta de O_2 inspirado (50 a 100%) a queda na tensão arterial pode não ser detectável pelo oxímetro de pulso em decorrência das características da curva normal de saturação da hemoglobina. Por exemplo, intubação brônquica com FiO_2 a 50% poderia fazer cair a P_AO_2 de 250 mmHg para 95 mmHg; a alteração resultante na SpO_2 (100-99 para 98-97) dificilmente chamaria a atenção.

Pressões de gases sanguíneos arteriais e venosos mistos são obtidos com os seguintes resultados:

$PaO_2 = 69$ mmHg; $PaCO_2 = 42$ mmHg; $SaO_2 = 93\%$; $P\bar{v}O_2 =$ 40 mmHg; e $S\bar{v}O_2 = 75\%$. Concentração de hemoglobina e 15 g/dL.

Qual é a mistura venosa calculada?

Neste caso, $Pc'O_2 = P_AO_2 = ([760–47] \times 0,4) - 42 = 243$ mmHg. Portanto, $Cc'O_2 = (15 \times 1,31 \times 1,0) + (243 \times 0,003) = 20,4$ mL/dL.

$CaO_2 = (15 \times 1,31 \times 0,93) + (69 \times 0,003) = 18,5$ mL/dL

$C\bar{v}O_2 = (15 \times 1,31 \times 0,75) + (40 \times 0,003) = 14,8$ mL/dL

$\dot{Q}_S/\dot{Q}_T = (20,4 - 18,5)/(20,4 - 14,8) = 34\%$

De que maneira a intubação brônquica afeta as tensões de CO_2 arterial e expirado?

A $PaCO_2$ geralmente permanece constante, contanto que a mesma ventilação-minuto seja mantida (veja Anestesia Unipulmonar, Capítulo 25). Clinicamente, o gradiente $PaCO_2$–$PETCO_2$ muitas vezes se alarga, possivelmente por causa do espaço morto alveolar aumentado (superdistensão do pulmão ventilado). Assim, a $PETCO_2$ pode diminuir ou permanecer inalterada.

LEITURA SUGERIDA

Bruells C, Rossaint R: Physiology of gas exchange during anesthesia. Eur J Anaesthesiol 2011;29:570.

Campos J: Update on tracheobronchial anatomy and flexible fiberoptic bronchoscopy in thoracic anesthesia. Curr Opin Anaesthesiol 2009;22:4.

Lohser J: Evidence based management of one lung ventilation. Anesthesiol Clin 2008;26:241.

Minnich D, Mathisen D: Anatomy of the trachea, carina, and bronchi. Thorac Surg Clin 2007;17:571.

Warner DO: Diaphragm function during anesthesia: Still crazy after all these years. Anesthesiology 2002;97:295.

CAPÍTULO

24

Anestesia para Pacientes com Doença Respiratória

CONCEITOS-CHAVE

1. Em um paciente com uma crise aguda de asma, uma $PaCO_2$ normal ou alta indica que o paciente não seja mais capaz de manter o trabalho da respiração e constitua muitas vezes um sinal de iminente insuficiência respiratória. Um pulso paradoxal e sinais eletrocardiográficos de sobrecarga ventricular direita (alterações de segmento ST, desvio do eixo para a direita e bloqueio de ramo direito) são também indicadores de obstrução grave das vias aéreas.
2. Pacientes asmáticos com broncospasmo ativo apresentando-se para cirurgia de emergência devem ser tratados agressivamente. Oxigênio suplementar, β-agonistas em aerossol e glicocorticoides intravenosos podem melhorar dramaticamente a função pulmonar em algumas horas.
3. Broncospasmo intraoperatório é geralmente manifestado sob a forma de sibilos, aumento das pressões máximas das vias aéreas (a pressão de platô pode permanecer inalterada), diminuição do volume corrente, ou uma onda de capnografia lentamente ascendente.
4. Outras causas, como obstrução do tubo traqueal por dobra, por secreções ou por um balão hiperinsuflado; intubação brônquica; esforços expiratórios ativos (fazendo força); edema ou embolia pulmonar e pneumotórax podem simular broncospasmo.
5. Doença pulmonar obstrutiva crônica (COPD) é atualmente definida como um estado de doença caracterizado por limitação não totalmente reversível do fluxo aéreo. A limitação crônica do fluxo aéreo nesta doença é decorrente de uma mistura de doença das pequenas e grandes vias aéreas (bronquite/bronquiolite crônica) e destruição do parênquima, com a representação destes dois componentes, variando de paciente para paciente.
6. Cessação do fumo é a intervenção a longo prazo que demonstrou reduzir a velocidade de declínio na função pulmonar.
7. Intervenções pré-operatórias em pacientes com COPD visando corrigir hipoxemia, aliviar broncospasmo, mobilizar e reduzir secreções, e tratar infecções podem diminuir a incidência de complicações pulmonares pós-operatórias. Os pacientes em maior risco de complicações são aqueles com medidas de função pulmonar pré-operatórias menores que 50% do previsto.
8. As doenças pulmonares restritivas são caracterizadas por complacência pulmonar diminuída. Os volume pulmonares são tipicamente reduzidos, com preservação de taxas de fluxo expiratório normais. Assim, tanto o volume expiratório forçado em 1 s (FEV_1) quanto a capacidade vital forçada (FVC) estão reduzidos, mas a relação VEF_1/CVF é normal.
9. Embolia pulmonar intraoperatória geralmente se apresenta como um colapso cardiovascular inexplicado, hipoxemia ou broncospasmo. Uma diminuição na concentração do CO_2 expirado é também sugestiva de embolia pulmonar, mas não é específica.

O impacto da doença pulmonar preexistente sobre a função respiratória durante anestesia e no período pós-operatório é previsível. Graus maiores de comprometimento pulmonar pré-operatório são associados a alterações intraoperatórias mais acentuadas na função respiratória e maiores incidências de complicações pulmonares pós-operatórias. Falha em reconhecer pacientes que estão em risco aumentado é um fator contributivo frequente que conduz a complicações, uma vez que os pacientes podem não receber tratamento apropriado pré-operatório e intraoperatório. Este capítulo examina o risco pulmonar em geral e a seguir revê a conduta anestésica em pacientes com os tipos mais comuns de doença respiratória.

FATORES DE RISCO PULMONAR

Certos fatores de risco (Tabela 24-1) podem predispor os pacientes a complicações pulmonares pós-operatórias. A incidência de atelectasia, pneumonia, embolia pulmonar e insuficiência respiratória após cirurgia é bastante alta, mas varia amplamente (de 6 a 60%), dependendo da população de pacientes estudada e dos procedimentos cirúrgicos realizados. Os dois preditores mais fortes de complicações parecem ser o local operatório e uma história de dispneia, que se correlacionam com o grau de doença pulmonar preexistente.

A associação entre tabagismo e doença respiratória está bem estabelecida; anormalidades nos valores do fluxo meso-expiratório máximo (MMEF) são frequentemente demonstráveis bem antes que apareçam sintomas de COPD. Embora anormalidades possam ser demonstradas em testes de função pulmonar (PFTs), como a maioria dos pacientes que fumam não faz PFTs pré-operatoriamente, é melhor pressupor que esses pacientes têm algum grau de comprometimento pulmonar. Mesmo em indivíduos normais, idade avançada é associada a um aumento na capacidade de fechamento. Obesidade diminui a capacidade residual funcional (FRC), aumenta o trabalho da respiração e predispõe os pacientes à trombose venosa profunda.

TABELA 24-1 Fatores de risco para complicações pulmonares pós-operatórias

Fatores Relacionados com o Paciente[1]	Fatores Relacionados com o Procedimento[1]
Suportados por boa evidência	
Idade avançada	Reparo de aneurisma aórtico
Classe ASA ≥ 2	Cirurgia torácica
Insuficiência cardíaca congestiva	Cirurgia abdominal
Dependência funcional	Cirurgia abdominal alta
Doença pulmonar obstrutiva crônica	Neurocirurgia
	Cirurgia prolongada
	Cirurgia de cabeça e pescoço
	Cirurgia de emergência
	Cirurgia vascular
	Uso de anestesia geral
Suportados por evidência regular	
Perda de peso	Transfusão perioperatória
Sensório prejudicado	
Tabagismo	
Alcoolismo	
Exame de tórax anormal	
Boa evidência *x ser* um fator de risco	
Asma bem controlada	Cirurgia de quadril
Obesidade	Cirurgia geniturinária/ ginecológica
Dados insuficientes	
Apneia de sono obstrutiva[2]	Cirurgia esofágica
Capacidade ao exercício limitada	

ASA, American Society of Anesthesiologists.
[1]Dentro de cada categoria de evidência, os fatores de risco estão listados de acordo com a força da evidência, com o primeiro fator listado, tendo a evidência mais forte.
[2]Dados de Smetana GW, Lawrence VA, Cornell JE, et al: Preoperativa pulmonary risk stratification for noncardiothoracic surgery: systematic review for the American College of Physicians, Ann Intern Med 2006;144(8):581-595.

Procedimentos cirúrgicos torácicos e abdominais superiores podem ter importantes efeitos sobre a função pulmonar. Operações perto do diafragma resultam, muitas vezes, em disfunção diafragmática e um efeito ventilatório restritivo (veja adiante). Procedimentos abdominais superiores constantemente diminuem a FRC (60 a 70%); o efeito é máximo no primeiro dia pós-operatório e geralmente dura 7-10 dias. Respiração superficial rápida com uma tosse ineficiente causada pela dor (imobilização), uma diminuição no número de suspiros e limpeza mucociliar prejudicada conduzem à microatelectasia e perda de volume pulmonar. *Shuntagem* intrapulmonar promove hipoxemia. Efeitos anestésicos residuais, a posição deitada, sedação por opioides, distensão abdominal e curativos restritivos também podem ser contributivos. Alívio completo da dor com anestesia regional pode diminuir, mas não reverte completamente estas anormalidades. Microatelectasia persistente e retenção de secreções favorecem o desenvolvimento de pneumonia pós-operatória.

Embora muitos efeitos adversos da anestesia geral sobre a função pulmonar tenham sido descritos, a superioridade da anestesia regional sobre a anestesia geral em pacientes com comprometimento pulmonar não está firmemente estabelecida.

Por causa da prevalência de fumo e obesidade, muitos pacientes podem estar em risco aumentado de desenvolvimento de disfunção pulmonar pós-operatória. O risco de complicações aumenta se o paciente estiver sendo submetido a uma toracotomia ou laparotomia, mesmo se o paciente não tiver fatores de risco. Pacientes com doença conhecida devem receber otimização da sua função pulmonar pré-operatoriamente, com cuidadosa atenção sendo dada à escolha de anestesia geral *versus* regional.

O *American College of Physicians* estabeleceu diretrizes para ajudar na avaliação pré-operatória de pacientes com doença pulmonar (veja Tabela 24-2).

Quando pacientes com uma história de dispneia se apresentam sem o benefício de um estudo prévio, o diagnóstico diferencial pode ser muito amplo e pode incluir patologias primárias pulmonares e cardíacas. As condutas diagnósticas para avaliação desses pacientes encontram-se resumidas na **Figura 24-1.**

Doença Pulmonar Obstrutiva

Respiração obstrutiva e restritiva são os dois padrões anormais, mais comuns conforme determinado por PFTs. Doenças pulmonares obstrutivas são a forma mais comum de disfunção pulmonar. Elas incluem asma, enfisema, bronquite crônica, fibrose cística, bronquiectasia e bronquiolite. A principal característica destas doenças é resistência ao fluxo de ar. Um MMEF < 70% (fluxo expiratório forçado [$FEF_{25-75\%}$]) é frequentemente a única anormalidade no início destas doenças. Valores de $FEF_{25-75\%}$ em homens e mulheres adultos são normalmente > 2

TABELA 24-2 Recomendações do *American College of Physicians* para reduzir complicações pulmonares perioperatórias em pacientes submetidos à cirurgia não cardiotorácica

Recomendação 1:
• Todos os pacientes submetidos à cirurgia não cardiotorácica devem ser avaliados quanto à presença dos seguintes fatores de risco para complicações pulmonares pós-operatórias a fim de receberem intervenções pré- e pós-operatórias para reduzir o risco pulmonar: COPD, idade ≥ 60 anos, ASA ≥ classe II, dependente funcional, e CHF
• Os seguintes fatores não são de risco para complicações pulmonares pós-operatórias: obesidade e asma leve ou moderada
Recomendação 2:
• Pacientes submetidos aos seguintes procedimentos têm maior risco de complicações pulmonares pós-operatórias e devem ser avaliados quanto a outros fatores de risco concomitantes e receber intervenções pré- e pós-operatórias para reduzir complicações pulmonares: cirurgia prolongada (> 3 horas), cirurgia abdominal, cirurgia torácica, neurocirurgia, cirurgia de cabeça e pescoço, cirurgia vascular, reparo de aneurisma aórtico, cirurgia de emergência e anestesia geral
Recomendação 3:
• Um nível baixo de albumina sérica (35 g/L) é um marcador poderoso de risco aumentado para complicações pulmonares pós-operatórias e deve ser medido em todos os pacientes que são clinicamente suspeitos de ter hipoalbuminemia; medição deve ser considerada em pacientes com um ou mais fatores de risco para complicações pulmonares perioperatórias
Recomendação 4:
• Todos os pacientes que foram considerados de maior risco para complicações pulmonares pós-operatórias devem receber os seguintes procedimentos pós-operatórios a fim de reduzir complicações pulmonares: exercícios de respiração profunda ou espirometria de incentivo e o uso de um tubo nasogástrico (conforme necessário para náusea ou vômito pós-operatório, incapacidade de tolerar ingestão oral, ou distensão abdominal sintomática)
Recomendação 5:
• Espirometria e radiografia de tórax pré-operatórias não devem ser usadas rotineiramente para avaliar risco de complicações pulmonares pós-operatórias
• Testes de função pulmonar ou radiografia de tórax pré-operatórias podem ser apropriadas em pacientes com um diagnóstico prévio de COPD ou asma
Recomendação 6:
• Os seguintes procedimentos não devem ser usados unicamente para reduzir risco de complicação pulmonar pós-operatória: cateterismo de coração direito e nutrição parenteral ou nutrição enteral (pacientes desnutridos ou com baixos níveis de albumina sérica)

Dados de Qaseem A, Snow V, Fitterman N, et al: Risk assessment for and strategies to reduce perioperative pulmonary complication for patients undergoing noncardiothoracic surgery: a guideline from the American College of Physicians. Ann Intern Med 2006;144:576.

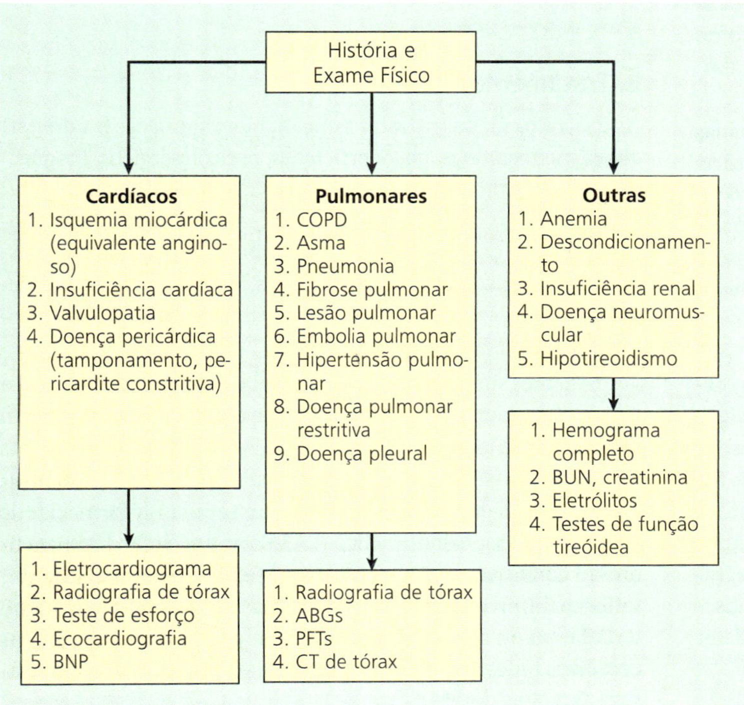

FIGURA 24-1 Avaliação de dispneia. ABGs, gasometria arterial; BNP, peptídeo natriurético cerebral; BUN, ureia sérica; COPD, doença pulmonar obstrutiva crônica; CT, tomografia computadorizada; PFTs, testes de função pulmonar. (Reproduzida, com permissão, de Sweitzer BJ, Smetana GW: Identification and evaluation of the patient with lung disease. Anesthesiol Clin 2009;27:673.)

e > 1,6 L/s, respectivamente. À medida que a doença progride, ambos o volume expiratório forçado em 1 s (FEV_1) e a razão FEV/FVC (capacidade vital forçada) são menores que 70% dos valores esperados.

Resistência elevada das vias aéreas e retenção de ar aumentam o trabalho respiratório; a troca gasosa respiratória é prejudicada por causa do desequilíbrio de ventilação/perfusão ($\dot{V}/\dot{Q}$). A predominância de resistência ao fluxo expiratório resulta em retenção de ar; RV e TLC aumentam. Sibilos são um achado comum e representam turbulência do fluxo aéreo que podem estar ausentes com obstrução branda, manifestada inicialmente apenas por expiração prolongada. Obstrução progressiva geralmente resulta inicialmente em sibilos expiratórios, e a seguir em sibilos ins e expiratórios. Com obstrução importante, os sibilos podem estar ausentes, pois não há praticamente fluxo aéreo.

ASMA

Considerações Pré-Operatórias

A asma é uma afecção comum, afetando 5 a 7% da população. Sua característica principal é inflamação da via aérea (bronquiolar) e hiperatividade em resposta a uma variedade de estímulos. Clinicamente, asma é manifestada por crises episódicas de dispneia, tosse e sibilos. Obstrução das vias aéreas, que é geralmente reversível, é o resultado de constrição do músculo liso, edema e secreções aumentadas. Classicamente, a obstrução é precipitada por uma variedade de substâncias transportadas pelo ar, incluindo pólens, descamações de animais, poeiras, poluentes e várias substâncias químicas. Alguns pacientes também podem desenvolver asma após ingestão de aspirina, agentes anti-inflamatórios não esteroides, sulfitos, ou tartrazina e outros corantes. Exercício, excitação emocional e infecções virais também precipitam broncospasmo em muitos pacientes. Asma é classificada como aguda ou crônica. Asma crônica é subclassificada como intermitente (branda) e como doença persistente branda, moderada e grave.

Os termos asma extrínseca (alérgica: crises relacionadas com exposições ambientais) e asma intrínseca (idiossincrásica: crises geralmente ocorrendo sem provocação) foram usados no passado, mas estas classificações eram imperfeitas; muitos pacientes mostram características de ambas as formas. Além disso, é comum a superposição com bronquite crônica (veja adiante).

A. Fisiopatologia

A fisiopatologia da asma envolve a liberação local de vários mediadores químicos na via aérea, e, possivelmente, hiperatividade do sistema nervoso parassimpático. Substâncias inaladas podem iniciar broncospasmo através de mecanismos imunes específicos e inespecíficos ao degranularem os mastócitos brônquicos. Na asma alérgica clássica, a ligação de antígeno à imunoglobulina E (IgE) na superfície dos mastócitos causa degranulação. Broncoconstrição é o resultado da liberação subsequente de histamina; bradicinina; leucotrienos C, D e E; fator ativador das plaquetas; prostaglandinas (PG) PGE_2, $PGF_{2\alpha}$ e PGD_2; e fatores quimiotáxicos para neutrófilos e eosinófilos. O sistema nervoso parassimpático desempenha um papel importante na manutenção do tônus brônquico normal; uma variação diurna normal no tônus é reconhecida na maioria dos pacientes, com resistência máxima das vias aéreas ocorrendo pela manhã cedo (cerca de 6 h). **Aferentes vagais bronquiolares são sensíveis à histamina e múltiplos estímulos nocivos, incluindo ar frio, irritantes inalados e instrumentação (p. ex., intubação traqueal).** Ativação vagal reflexa resulta em broncoconstrição, que é mediada por um aumento no guanosina monofosfato cíclico (cGMP) intracelular.

Durante uma crise de asma, broncoconstrição, edema da mucosa e secreções aumentam a resistência ao fluxo de gás em todos os níveis das vias aéreas inferiores. À medida que uma crise regride, a resistência das vias aéreas se normaliza primeiro nas vias aéreas maiores (brônquios principais, lobares, segmentares e subsegmentares), e a seguir em vias aéreas periféricas. Consequentemente, os valores do fluxo expiratório são inicialmente diminuídos durante uma expiração forçada inteira, mas durante a resolução da crise, a taxa de fluxo expiratório é reduzida apenas a baixos volumes pulmonares. CPT, VR e CRF são todos aumentados. Em pacientes agudamente enfermos, VR e CRF estão, muitas vezes, aumentados mais de 400 e 100%, respectivamente. Crises prolongadas ou graves aumentam marcadamente o trabalho da respiração e podem fatigar os músculos respiratórios. O número de unidades alveolares com baixas relações $\dot{V}/\dot{Q}$ aumenta, resultando em hipoxemia. Taquipneia é

1 provavelmente decorrente da estimulação de receptores brônquicos e tipicamente produz hipocapnia. Uma $PaCO_2$ normal ou alta indica que o paciente não é mais capaz de manter o trabalho respiratório e constitui, muitas vezes, um sinal de iminente insuficiência respiratória. Um pulso paradoxal e sinais eletrocardiográficos de sobrecarga ventricular direita (alterações de segmento ST, desvio do eixo para a direita e bloqueio de ramo direito) também são indicadores de obstrução grave das vias aéreas.

B. Tratamento

As drogas usadas para tratar asma incluem agonistas β-adrenérgicos, metilxantinas, glicocorticoides, anticolinérgicos, bloqueadores de leucotrienos e agentes estabilizadores dos mastócitos; com a exceção das últimas, estas podem ser usadas para tratamento agudo ou crônico da asma. Embora desprovido de quaisquer propriedades broncodilatadoras, cromolina sódica e nedocromil são efetivos em prevenir broncospasmo ao bloquearem a degranulação dos mastócitos.

Agentes simpaticomiméticos (Tabela 24-3) são os mais comumente usados para exacerbações agudas. Eles produzem broncodilatação através de atividade β_2-agonista. Ativação dos receptores β_2-adrenérgicos no músculo liso bronquiolar estimula a atividade da adenilciclase, que resulta na formação de adenosina monofosfato cíclico (cAMP) intracelular. Estes agentes são geralmente administrados por meio de um inalador dosador ou por aerossol. Uso de β_2-agonistas mais seletivos, como terbutalina ou albuterol, pode diminuir a incidência de efeitos cardíacos indesejáveis β_1, mas frequentemente eles não são seletivos em altas doses.

TABELA 24-3 Comparação de broncodilatadores comumente usados[1]

	Atividade Adrenérgica	
Agente	β_1	β_2
Albuterol (Ventolin)	+	+++
Bitolterol (Tornalate)	+	++++
Epinefrina	++++	++
Fenoterol (Berotec)	+	+++
Formaterol (Foradil)	+	++++
Isoetarina (Bronkosol)	++	+++
Isoproterenol (Isuprel)	++++	—
Metaproterenol (Alupent)	+	+
Pirbuterol (Maxair)	+	++++
Salmeterol (Serevent)	+	++++
Terbutalina (Brethaire)	+	+++

[1]+, indica nível de atividade.

Tradicionalmente, considera-se que as metilxantinas produzem broncodilatação, inibindo a fosfodiesterase, a enzima responsável pela degradação do cAMP. Seus efeitos pulmonares parecem muito mais complexos e incluem a liberação de catecolaminas, bloqueio da liberação de histamina e estimulação diafragmática. Preparações de teofilina de ação longa são usadas para pacientes com sintomas noturnos. Infelizmente, a teofilina tem uma faixa terapêutica estreita; os níveis sanguíneos terapêuticos são considerados como sendo 10-20 mcg/mL. Níveis mais baixos, no entanto, podem ser efetivos; Aminofilina é a única preparação de teofilina intravenosa disponível.

Glicocorticoides são usados para tratamento agudo e terapia de manutenção de pacientes com asma, em razão dos seus efeitos anti-inflamatórios e estabilizadores de membrana. Beclometasona, triancinolona, fluticasona e budesonida são esteroides sintéticos comumente usados em inaladores dosadores para terapia de manutenção. Embora eles sejam associados a uma baixa incidência de efeitos sistêmicos indesejáveis, seu uso não evita necessariamente a supressão suprarrenal. Hidrocortisona ou metilprednisolona intravenosa é usada agudamente para crises graves, seguidas por doses decrescentes de prednisona oral. Glicocorticoides geralmente requerem várias horas para se tornarem efetivos.

Agentes anticolinérgicos produzem broncodilatação por meio da sua ação antimuscarínica e podem bloquear a broncoconstrição reflexa. Ipratrópio, um congênere da atropina que pode ser dado por um inalador dosador ou aerossol, é um broncodilatador moderadamente efetivo sem efeitos anticolinérgicos sistêmicos apreciáveis.

Considerações Anestésicas

A. Conduta Pré-Operatória

A ênfase na avaliação de pacientes com asma deve ser em determinar a evolução recente da doença e se o paciente alguma vez foi hospitalizado por uma crise de asma aguda, bem como avaliar se o paciente está em condição ideal. Pacientes com asma mal controlada ou sibilos no momento da indução da anestesia têm um risco mais alto de complicações perioperatórias. Em contraposição, asma bem controlada não se demonstrou um fator de risco para complicações intraoperatórias ou pós-operatórias. Uma história e exame físico completos são de importância crítica. O paciente deve ter nenhuma ou mínima dispneia, sibilos ou tosse. Resolução completa de exacerbações recentes deve ser confirmada por ausculta torácica. Pacientes com broncospasmo frequente ou crônico devem ser postos sob um esquema broncodilatador ideal. Uma radiografia de tórax identifica retenção de ar; hiperinsuflação resulta em um diafragma achatado, um coração parecendo pequeno e campos pulmonares hipertransparentes. PFTs – particularmente medidas de fluxo aéreo expiratório, como FEV_1, FEV_1/FVC, $FEF_{25-75\%}$, e taxa de fluxo expiratório máximo – ajudam na avaliação da gravidade da obstrução e reversibilidade após tratamento broncodilatador.

2 Pacientes asmáticos com broncospasmo ativo apresentando-se para cirurgia de emergência devem ser tratados agressivamente. Oxigênio suplementar, β_2-agonistas em aerossol e glicocorticoides intravenosos podem melhorar dramaticamente a função pulmonar em algumas horas. Gasometria arterial pode ser útil ao tratar casos graves. Hipoxemia e hipercapnia são típicas de doença moderada e grave; mesmo leve hipercapnia é indicadora de retenção grave de ar e pode ser um sinal de iminente insuficiência respiratória.

Algum grau de sedação pré-operatória pode ser desejável em pacientes asmáticos apresentando-se para cirurgia eletiva – particularmente em pacientes cuja doença tem um componente emocional. Em geral, benzodiazepínicos são os melhores agentes para pré-medicação. Agentes anticolinérgicos não são administrados costumeiramente a menos que estejam presentes secreções muito copiosas ou se cetamina for ser usada para indução de anestesia. Em doses intramusculares típicas, anticolinérgicos não são efetivos para prevenir broncospasmo reflexo em seguida à intubação. O uso de um agente bloqueador dos receptores H_2 (como cimetidina, ranitidina ou famotidina) é teoricamente deletério, uma vez que a ativação dos receptores H_2 normalmente produz broncodilatação; no caso de liberação de histamina, a ativação H_1 sem uma oposição do bloqueio H_2 pode acentuar a broncoconstrição.

Broncodilatadores devem ser continuados até o momento da cirurgia; em ordem de efetividade, eles são β_2-agonistas, glicocorticoides inalados, bloqueadores dos leucotrienos, estabilizadores dos mastócitos, teofilinas e anticolinérgicos. Os pacientes que recebem terapia glicocorticoide crônica com mais de 5 mg/dia de prednisona (ou equivalente) devem receber um esquema de suplementação graduada com base na gravidade da doença e complexidade do procedimento cirúrgico. Doses suplementares devem ser diminuídas gradativamente até as basais dentro de 1-2 dias.

B. Conduta Intraoperatória

O momento mais crítico para os pacientes asmáticos submetidos à anestesia é durante a instrumentação da via aérea. Anestesia geral por máscara ou anestesia regional contornarão este problema, mas nenhuma das duas elimina a possibilidade de broncospasmo. De fato, alguns anestesistas acreditam que anestesia espinal ou epidural alta pode agravar a broncoconstrição ao bloquear o tônus simpático nas vias aéreas inferiores (T1-T4) e permitir atividade parassimpática sem oposição. Dor, estresse emocional, ou estimulação durante anestesia geral superficial podem precipitar broncospasmo. Drogas muitas vezes associadas à liberação de histamina (p. ex., atracúrio, morfina e meperidina) devem ser evitadas ou administradas muito lentamente quando usadas. O objetivo de qualquer anestésico geral é indução e despertar suaves, com a profundidade anestésica ajustada à estimulação.

A escolha do agente de indução não é tão importante, e sim a adequada profundidade anestésica obtida antes da intubação ou estimulação cirúrgica. Tiopental pode, ocasionalmente, induzir broncospasmo como resultado de liberação exagerada de histamina. Propofol e etomidato são agentes de indução adequados; propofol pode também produzir broncodilatação. Cetamina tem propriedades broncodilatadoras e é uma boa escolha em pacientes com asma que estão também hemodinamicamente instáveis. Cetamina provavelmente não deve ser usada em pacientes com níveis elevados de teofilina, uma vez que as ações combinadas das duas drogas possam precipitar atividade convulsiva. Halotano e sevoflurano proporcionam a mais suave indução inalatória com broncodilatação em crianças asmáticas. Isoflurano e desflurano podem fornecer igual broncodilatação, mas não são usados para indução inalatória. Desflurano é o mais pungente dos agentes voláteis e pode resultar em tosse, laringospasmo e broncospasmo.

O broncospasmo reflexo pode ser atenuado antes da intubação por uma dose adicional do agente de indução, ventilando-se o paciente com 2-3 MAC de um agente volátil durante 5 min, ou administrando-se lidocaína intravenosa ou intratraqueal (1-2 mg/kg). Note-se que a própria lidocaína intratraqueal é capaz de desencadear broncospasmo se não houver sido usada uma dose adequada de agente de indução. A administração de um agente anticolinérgico pode bloquear o broncospasmo reflexo, mas causa taquicardia excessiva. Embora succinilcolina possa, ocasionalmente, induzir liberação acentuada de histamina, ela pode, geralmente, ser usada com segurança na maioria dos pacientes asmáticos. Na ausência de capnografia, a confirmação, por ausculta pulmonar, da intubação traqueal adequada pode ser difícil na presença de broncospasmo acentuado.

Anestésicos voláteis são mais frequentemente usados para manutenção de anestesia a fim de aproveitar suas potentes propriedades broncodilatadoras. A ventilação deve incorporar gases umidificados e aquecidos, sempre que possível. Obstrução ao fluxo aéreo durante a expiração é evidente em capnografia sob a forma de uma elevação tardia do valor do CO_2 expirado (**Figura 24-2**); a gravidade da obstrução é geralmente inversamente proporcional à velocidade de aumento no CO_2 expirado. Broncospasmo grave é manifestado por aumento do pico de pressão inspiratória e expiração incompleta. Volumes correntes de 6-8 mL/kg, com prolongamento do tempo expiratório, podem permitir distribuição mais uniforme do fluxo aéreo a ambos os pulmões e pode ajudar a evitar retenção de ar. A $PaCO_2$ pode aumentar, o que é aceitável, se não houver contraindicação do ponto de vista cardiovascular ou neurológica.

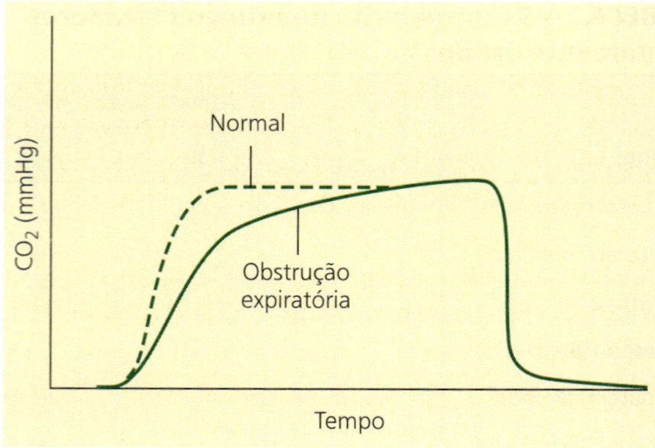

FIGURA 24-2 Capnografia de um paciente com obstrução expiratória das vias aéreas.

3 Broncospasmo intraoperatório é geralmente manifestado, como sibilos, aumento do pico de pressão das vias aéreas (pressão de platô pode permanecer inalterada), diminuição do volume corrente expirado ou uma elevação no traçado de capnografia. **4** Outras causas podem simular broncospasmo: obstrução do tubo traqueal por dobra, por secreções ou por um balão hiperinflado; intubação brônquica; esforços expiratórios ativos (fazendo força); edema ou embolia pulmonar e pneumotórax. Broncospasmo deve ser tratado, aumentando-se concentração do agente volátil e administrando-se um broncodilatador em aerossol. Infusão de epinefrina em baixa dose pode ser necessária, se o broncospasmo for refratário a outras intervenções.

Hidrocortisona intravenosa pode ser dada, particularmente em pacientes com uma história de terapia glicocorticoide.

Ao término da cirurgia, o paciente deve, de preferência, não estar sibilando. Reversão de bloqueadores neuromusculares não despolarizantes com anticolinesterásicos não precipita broncoconstrição, se precedida pela dose apropriada de um agente anticolinérgico. Extubação profunda (antes que retornem os reflexos das vias aéreas) reduz broncospasmo ao despertar. Lidocaína em um *bolus* (1,5-2 mg/kg) pode ajudar a amortecer reflexos da via aérea durante o despertar.

DOENÇA PULMONAR OBSTRUTIVA CRÔNICA

Considerações Pré-Operatórias

COPD é a doença pulmonar mais comum encontrada na prática anestésica, e sua prevalência aumenta com a idade. A doença é fortemente associada ao tabagismo e tem uma predominância masculina. **5** COPD é atualmente definida como uma doença caracterizada por limitação do fluxo aéreo que não é completamente reversível. A limitação crônica do fluxo aéreo desta doença é decorrente de uma mistura de doenças das pequenas e grandes vias aéreas (bronquite/bronquiolite crônica) e destruição parenquimatosa (enfisema), com a representação destes dois componentes, variando de paciente para paciente.

A maioria dos pacientes com COPD é assintomática ou apenas levemente sintomática, mas mostra obstrução ao fluxo aéreo expiratório nos PFTs. Em muitos pacientes, a obstrução tem um elemento de reversibilidade, presumivelmente a partir de um broncospasmo (conforme mostrado pela melhora em resposta à administração de um broncodilatador). Com o avanço da doença, a má distribuição de ambos a ventilação e o fluxo sanguíneo pulmonar resulta em baixas relações $\dot{V}/\dot{Q}$ (*shunt* intrapulmonar), bem como áreas de altas relações $\dot{V}/\dot{Q}$ (espaço morto).

A. Bronquite Crônica

O diagnóstico clínico da bronquite crônica é definido pela presença de tosse produtiva, na maioria dos dias de 3 meses seguidos, durante pelo menos 2 anos consecutivos. Além do tabagismo, podem ser responsáveis poluentes do ar, exposição ocupacional a poeiras, infecções pulmonares recorrentes e fatores familiares. Secreções de glândulas mucosas brônquicas hipertrofiadas e edema da mucosa por inflamação das vias aéreas produzem obstrução ao fluxo de ar. O termo "bronquite asmática crônica" pode ser usado, quando broncospasmo é um aspecto importante. Infecções pulmonares recorrentes (virais e bacterianas) são comuns e, muitas vezes, associadas a broncospasmo. O RV está aumentado, mas a TLC, muitas vezes, é normal. *Shuntagem* intrapulmonar é proeminente, e hipoxemia é comum.

Em pacientes com COPD, a hipoxemia crônica leva à eritrocitose, hipertensão pulmonar e eventualmente insuficiência ventricular direita *(cor pulmonale);* esta combinação de achados é, muitas vezes, chamada de "blue puffer" (estufado azul), mas < 5% dos pacientes com COPD se encaixam nesta descrição (Tabela 24-4). No curso da progressão da doença, os pacientes gradualmente desenvolvem retenção crônica de CO_2; o estímulo ventilatório normal se torna menos sensível à tensão de CO_2 arterial e pode ser deprimido pela administração de oxigênio (veja adiante).

B. Enfisema

Enfisema é um distúrbio patológico, caracterizado por uma dilatação irreversível das vias aéreas distais aos bronquíolos terminais e destruição dos septos alveolares. O diagnóstico pode ser feito com tomografia computadorizada (CT) do tórax. Alterações enfisematosas apicais brandas são uma consequência normal e clinicamente insignificante do envelhecimento. Enfisema importante é mais frequentemente relacionado com tabagismo. Mais raramente, o enfisema ocorre em uma idade precoce e é associado a uma deficiência homozigota de α_1-antitripsina. Esta é um inibidor de protease que evita atividade excessiva de enzimas proteolíticas (principalmente elastase) nos pulmões; estas enzimas são produzidas por neutrófilos e macrófagos pulmonares em resposta à infecção e poluentes. Enfisema associado ao tabagismo pode similarmente ser decorrente de um desequilíbrio relativo entre atividades de protease e antiprotease em pacientes suscetíveis.

Enfisema pode existir de uma forma centrolobular ou panlobular. A forma centrolobular (ou centroacinosa) resulta da dilatação ou destruição dos bronquíolos respiratórios, e é mais intimamente relacionada com o tabagismo, e tem predominantemente uma distribuição nos lobos superiores. A forma panlobular (ou panacinosa) resulta em uma dilatação e destruição mais uniforme do ácino inteiro, sendo associada à deficiência de α_1-antitripsina, e, predominantemente, uma distribuição nos lobos inferiores.

A perda do recuo elástico que normalmente suporta as pequenas vias aéreas por tração radial permite o colapso prematuro durante a expiração, levando à limitação do fluxo expiratório com retenção de ar e hiperinsuflação. Os pacientes caracteristicamente têm aumentos no RV, FRC, TLC, e na relação RV/TLC. A FRC é mudada para a direita ao longo da curva de complacência pulmonar, na direção da parte chata da curva, em detrimento da mecânica pulmonar.

Destruição da estrutura alveolocapilar e perda da estrutura acinosa leva à diminuição da capacidade pulmonar de difusão (DLCO), desequilíbrio de $\dot{V}/\dot{Q}$, e comprometimento da troca gasosa. Por outro lado, o parênquima normal pode-se tornar comprimido pelas porções hiperinsufladas do pulmão, resultando em aumento ainda maior no desequilíbrio de $\dot{V}/\dot{Q}$. Em razão da mais alta difusibilidade do CO_2, sua eliminação é bem preservada até que as anormalidades de $\dot{V}/\dot{Q}$ se tornem graves. Retenção crônica de CO_2 ocorre lentamente, e geralmente resulta em uma acidose respiratória compensada. A tensão de oxigênio arterial é geralmente normal ou levemente reduzida. Retenção aguda de CO_2 é um sinal de iminente insuficiência respiratória.

Destruição de capilares pulmonares nos septos alveolares conduz ao desenvolvimento de hipertensão pulmonar. Entretanto, o grau da hipertensão pulmonar é geralmente baixo a moderado, raramente excedendo 35-40 mmHg.

Quando dispneicos, os pacientes com enfisema muitas vezes franzem seus lábios como uma bolsa para retardar o fechamento das pequenas vias aéreas, o que se responsabiliza pelo termo "Pink puffers (sopradores rosados)" que é usado muitas vezes (Tabela 24-4). Contudo, conforme mencionado anteriormente, a maioria dos pacientes diagnosticados com COPD tem uma combinação de bronquite e enfisema.

C. Tratamento

Tratamento de COPD é, principalmente, de suporte. Cessação
6 do fumo é a intervenção a longo prazo que demonstrou reduzir a velocidade de declínio na função pulmonar. Pacientes que demonstrarem um elemento reversível na obstrução da via aérea (> 15% de melhora no FEV_1 após administração de um broncodilatador) devem começar terapia broncodilatadora a longo prazo. β_2-agonistas inalados, glicocorticoides e ipratrópio são muito úteis; ipratrópio pode desempenhar um papel mais importante no tratamento destes pacientes do que em pacientes com asma. Mesmo pacientes que não mostram melhora nos seus PFTs pelo uso de broncodilatadores podem melhorar clinicamente com terapia broncodilatadora. Tratamento com corticosteroides sistêmicos pode ser necessário em pacientes com exacerbações agudas de COPD. Entretanto, cor-

ticosteroides sistêmicos em pacientes estáveis são desaconselhados em razão da falta de benefício adicional e do potencial de efeitos colaterais sistêmicos. Exacerbações de COPD podem ser relacionadas com crises de bronquite, anunciados por uma mudança na expectoração; pode ser necessário tratamento frequente com antibióticos de amplo espectro. Hipoxemia deve ser tratada cuidadosamente com oxigênio suplementar. Pacientes com hipoxemia crônica (PaO_2 < 55 mmHg) e hipertensão pulmonar necessitam de oxigenoterapia a baixo fluxo (1-2 L/min). Tratamento com oxigênio durante exacerbações agudas de DPOC até uma PaO_2 acima de 60 mmHg pode levar à retenção de CO_2, mais provavelmente em decorrência de uma inibição da vasoconstrição hipóxica em áreas com baixa $\dot{V}/\dot{Q}$ e do efeito Haldane.

Quando *cor pulmonale* está presente, diuréticos são usados para controlar o edema periférico; efeitos benéficos de vasodilatadores são inconstantes. Reabilitação pulmonar pode melhorar a situação funcional do paciente ao melhorar sintomas físicos e a capacidade de exercício. Alguns estudos sugerem que a capacidade de aumentar o consumo de oxigênio durante exercício é inversamente relacionada com complicações pós-operatórias.

Considerações Anestésicas

A. Conduta Pré-Operatória

Pacientes com COPD devem ser preparados antes de procedimentos cirúrgicos eletivos da mesma maneira que os pacientes com asma (veja anteriormente). Eles devem ser inquiridos sobre alterações recentes na dispneia, expectoração e sibilos. Pacientes com um FEV_1 menor que 50% do previsto (1,2-1,5 L) geralmente têm dispneia de esforço, enquanto aqueles com um FEV_1 menor que 25% (< 1 L em homens) geralmente têm dispneia com mínima atividade e também pode ser associado à retenção de CO_2 e hipertensão pulmonar em pacientes com predominantemente bronquite crônica. PFTs, radiografias de tórax e gasometria arterial, se disponíveis, devem ser revistos cuidadosamente. A presença de alterações bolhosas na radiografia deve ser notada. Muitos pacientes têm cardiopatia concomitante e devem também receber uma avaliação cardiovascular cuidadosa.

Em contraste com a asma, apenas uma pequena melhora na função respiratória pode ocorrer depois de um período de intensiva preparação pré-operatória.

7 Apesar disso, intervenções pré-operatórias em pacientes com COPD visando corrigir hipoxemia, aliviar broncospasmo, mobilizar e reduzir secreções e tratar infecções, podem diminuir a incidência de complicações pulmonares pós- operatórias. Os pacientes em maior risco de complicações são aqueles com medidas de função pulmonar pré-operatórias menores que 50% do previsto. A possibilidade de ventilação artificial pós-operatória em pacientes de alto risco deve ser discutida com o paciente e o cirurgião.

Tabagismo deve ser cessado durante pelo menos 6-8 semanas antes da operação para diminuir secreções e para reduzir complicações pulmonares. Fumar aumenta a produção de muco e diminui a limpeza. As fases gasosa e particulada da fumaça do cigarro podem esgotar o glutatião e a vitamina C e podem promover lesão oxidativa dos tecidos. Cessação do fumo durante tão pouco quanto 24 h tem efeitos benéficos teóricos sobre a capacidade de transporte de oxigênio da hemoglobina; inalação aguda de fumaça de cigarro libera monóxido de carbono, o que aumenta os níveis de carboxiemoglobina, bem como óxido nítrico e dióxido de nitrogênio, que podem levar à formação de metaemoglobina.

Broncodilatadores de ação longa e mucolíticos devem ser continuados, inclusive no dia da cirurgia. Exacerbações de COPD devem ser tratadas agressivamente.

Fisioterapia torácica pré-operatória e intervenções de expansão pulmonar com espirometria de incentivo, exercícios de respiração profunda, tosse, percussão torácica e drenagem postural podem ser benéficos para diminuir complicações pulmonares pós-operatórias.

B. Conduta Intraoperatória

Embora anestesia regional seja frequentemente considerada preferível à anestesia geral, anestesia espinal ou epidural alta podem diminuir os volumes pulmonares, dificultar o uso de músculos respiratórios acessórios, produzindo uma tosse ineficaz, levando à dispneia e retenção de secreções. Perda de propriocepção do tórax e posições como litotomia ou decúbito lateral podem acentuar a dispneia em pacientes acordados.

Preocupações com paralisia diafragmática podem tornar os bloqueios interescalênicos uma opção menos atraente no paciente com pneumopatia.

Pré-oxigenação antes da indução de anestesia geral evita a dessaturação rápida de oxigênio muitas vezes vista nestes pacientes. A seleção dos agentes anestésicos e manejo intraoperatório geral devem ser adaptados às necessidades e objetivos específicos de cada paciente. Infelizmente, o uso de anestésicos broncodilatadores melhora apenas o componente reversível da obstrução ao fluxo aéreo; obstrução expiratória importante pode ainda estar presente, mesmo sob anestesia profunda. Limitação do fluxo aéreo expiratório, especialmente sob ventilação com pressão positiva, pode levar à retenção de ar, hiperinsuflação dinâmica e pressão positiva expiratória final intrínseca (PEEPi). Hiperinsuflação dinâmica pode resultar em barotrauma dos pulmões, instabilidade hemodinâmica, hipercapnia e acidose. As intervenções para minimizar a retenção de ar incluem: (1) aumentar o tempo expiratório, diminuindo a frequência respiratória e a relação I:E; (2) permitir hipercapnia moderada; (3) aplicar baixos níveis de PEEP extrínseca e (4) tratar broncospasmo agressivamente.

As causas intraoperatórias de hipotensão incluem pneumotórax e insuficiência cardíaca direita em razão da hipercapnia e acidose. Um pneumotórax pode-se manifestar como hipoxemia, aumento das pressões de vias aéreas, diminuição do volume corrente e colapso cardiovascular abrupto não responsivo à administração de líquidos e vasopressores.

Óxido nitroso não deve ser usado em pacientes com bolhas e hipertensão pulmonar. Inibição da vasoconstrição pulmonar hipóxica pelos anestésicos inalatórios geralmente não é clinicamente significativa com as concentrações empregadas. Entretanto, em razão do aumento do espaço morto, os pacientes com COPD grave têm captação e distribuição imprevisíveis dos anestésicos inalatórios, e a sua concentração expiratória é imprecisa.

Gasometrias arteriais são desejáveis em procedimentos intra-abdominais e torácicos. Embora oximetria de pulso detecte acuradamente uma dessaturação arterial importante, pode ser necessária medição direta das tensões de oxigênio arterial para detectar alterações mais sutis na *shuntagem* intrapulmonar. Além disso, medições do CO_2 arterial devem ser usadas para guiar a ventilação, porque o espaço morto aumentado alarga o gradiente de CO_2 arterial-expirado. Hipercapnia moderada com uma $PaCO_2$ de até 70 mmHg pode ser bem tolerada a curto prazo, admitindo-se uma reserva cardiovascular razoável. Suporte hemodinâmico com agentes inotrópicos pode ser necessário em pacientes mais comprometidos. Monitoramento hemodinâmico deve ser indicado por disfunções cardíacas subjacentes, bem como pela extensão da cirurgia. Em pacientes com hipertensão pulmonar, medidas da pressão venosa central refletem a função ventricular direita em vez do volume intravascular.

Ao final da cirurgia, o momento da extubação deve considerar o risco de broncospasmo e o de insuficiência respiratória, mas a evidência sugere que extubação precoce (na sala de cirurgia) é benéfica. Extubação bem-sucedida ao término do procedimento depende de múltiplos fatores: controle adequado da dor, reversão do bloqueio neuromuscular, ausência de secreções e broncospasmo importante, ausência de hipercapnia e acidose importantes e ausência de depressão respiratória decorrente de agentes anestésicos residuais. Pacientes com um FEV_1 abaixo de 50% podem necessitar de um período de ventilação artificial pós-operatória, particularmente após cirurgias abdominais altas e torácicas.

Doença Pulmonar Restritiva

8 As doenças pulmonares restritivas são caracterizadas por diminuição da complacência pulmonar. Os volumes pulmonares geralmente estão reduzidos, com preservação dos volumes expiratórios. Assim, o FEV_1 e a FVC estão reduzidos, mas a relação FEV_1/FVC é normal.

As doenças pulmonares restritivas incluem muitas afecções pulmonares intrínsecas agudas e crônicas, bem como distúrbios extrínsecos (extrapulmonares), comprometendo a pleura, parede torácica, diafragma ou função neuromuscular. A redução da complacência pulmonar aumenta o trabalho respiratório, resultando em um padrão de respiração característico: rápido e superficial. A troca gasosa respiratória geralmente é mantida até que o processo de doença esteja avançado.

DOENÇAS PULMONARES INTRÍNSECAS AGUDAS

As doenças pulmonares intrínsecas agudas incluem edema pulmonar (incluindo a síndrome de angústia respiratória aguda [ARDS]), pneumonia infecciosa e pneumonite aspirativa.

Considerações Pré-Operatórias

A redução da complacência pulmonar nestas doenças é principalmente decorrente de um aumento na água pulmonar extravascular, a partir ou de um aumento na pressão capilar pulmonar ou na permeabilidade capilar pulmonar. Pressão aumentada ocorre com insuficiência ventricular esquerda, enquanto sobrecarga hídrica e permeabilidade aumentada estão presentes na ARDS. Aumentos localizados ou generalizados na permeabilidade também ocorrem após pneumonia de aspiração ou infecciosa.

Considerações Anestésicas

A. Conduta Pré-Operatória

Pacientes com doença pulmonar aguda devem ser poupados de cirurgia eletiva. Em preparação para procedimentos de emergência, oxigenação e ventilação devem ser otimizadas na maior extensão possível. Sobrecarga hídrica deve ser tratada com diuréticos; insuficiência cardíaca pode requerer vasodilatadores e inotrópicos. Drenagem de grandes derrames pleurais deve ser considerada. Similarmente, distensão abdominal importante deve ser aliviada por sondagem nasogástrica ou drenagem de ascite. Hipoxemia persistente pode exigir ventilação mecânica.

B. Conduta Intraoperatória

A seleção de agentes anestésicos deve ser adaptada a cada paciente. Pacientes cirúrgicos com afecções pulmonares cardiogênicas, como ARDS, edema pulmonar cardiogênico, ou pneumonia, são doentes críticos; o manejo anestésico deve ser uma continuação do seu tratamento intensivo pré-operatório. Anestesia é mais frequentemente aplicada com uma combinação de agentes intravenosos e inalatórios, juntamente com um agente bloqueador neuromuscular. Altas concentrações de oxigênio inspirado e PEEP podem ser necessárias. A complacência pulmonar diminuída resulta em altas pressões inspiratórias durante ventilação com pressão positiva e aumenta o risco de barotrauma. Os volumes correntes para estes pacientes devem ser reduzidos a 4-6 mL/kg, com um aumento compensatório na frequência ventilatória (14-18 respirações/min), mesmo se o resultado for um aumento no CO_2 expiratório. A pressão na via aérea deve geralmente não exceder 30 mmH_2O. Ventilação a pressão pode melhorar a oxigenação no paciente com ARDS. O ventilador da máquina de anestesia pode ser inadequado para pacientes com ARDS grave por causa das suas limitações, quanto ao fluxo gasoso, ajustes de limitação de pressão e ausência de certos modos ventilatórios. Um ventilador mais sofisticado, de terapia intensiva, deve ser usado nesses casos. Monitoramento hemodinâmico agressivo é recomendado.

DOENÇAS PULMONARES INTRÍNSECAS CRÔNICAS

As doenças pulmonares intrínsecas crônicas também são chamadas doenças pulmonares intersticiais. Independentemente da etiologia, o processo de doença geralmente é caracterizado por um início insidioso, com inflamação crônica das paredes alveolares e do tecido perialveolar, e fibrose pulmonar progressiva. Esta última pode, eventualmente, interferir com a troca gasosa e a função ventilatória. O processo inflamatório pode ser principalmente limitado aos pulmões ou pode fazer parte de um processo generalizado em múltiplos órgãos. As causas incluem pneumonite de hipersensibilidade por poluentes ocupacionais e ambientais, toxicidade de droga (bleomicina e nitrofurantoína), pneumonite de radiação, fibrose pulmonar idiopática, doenças autoimunes e sarcoidose. Aspiração pulmonar crônica, toxicidade de oxigênio e SARA grave também podem produzir fibrose crônica.

Considerações Pré-Operatórias

Os pacientes geralmente se apresentam com dispneia de esforço e, às vezes, tosse seca. Sintomas de *cor pulmonale* estão presentes apenas com doença avançada. O exame físico pode revelar estertores crepitantes finos nas bases pulmonares e, nas fases avançadas, evidência de insuficiência ventricular direita. A radiografia de tórax muda de uma aparência de "vidro fosco" para marcas reticulonodulares proeminentes e, finalmente, uma aparência de "favo de mel". As gasometrias arteriais geralmente mostram hipoxemia branda com normocarbia. Os PFTs são típicos de um defeito ventilatório restritivo (veja anteriormente), e a capacidade de difusão de monóxido de carbono está reduzida.

O tratamento é dirigido para parar o processo da doença e prevenir exposição adicional ao agente causador (se conhecido). Terapia glicocorticoide e imunossupressora pode ser usada para fibrose pulmonar idiopática, doenças autoimunes e sarcoidose. Se o paciente tiver hipoxemia crônica, oxigenoterapia pode ser iniciada para prevenir, ou atenuar, insuficiência ventricular direita.

Considerações Anestésicas

A. Conduta Pré-Operatória

A avaliação pré-operatória deve-se focalizar em determinar o grau de comprometimento pulmonar, bem como a patologia subjacente. Este último é importante para se determinar o comprometimento potencial de outros órgãos. Uma história de dispneia de esforço (ou em repouso) deve ser avaliada mais a fundo com PFTs e gasometria arterial. Uma capacidade vital menor que 15 mL/kg é indicadora de disfunção grave (o normal é > 70 mL/kg). Uma radiografia de tórax é útil na avaliação da gravidade da doença.

B. Conduta Intraoperatória

O manejo destes pacientes é complicado por uma predisposição à hipoxemia e a necessidade de controlar a ventilação para assegurar troca gasosa ideal; a seleção de drogas anestésicas geralmente não é importante. A redução na FRC (e reservas de oxigênio) predispõe estes pacientes à hipoxemia rápida depois da indução da anestesia. Uma vez que estes pacientes podem ser mais suscetíveis à toxicidade induzida por oxigênio, particularmente pacientes que receberam bleomicina, a fração de concentração de oxigênio inspirado deve ser mantida na concentração mínima compatível com oxigenação aceitável (SpO_2 de 88 a 92%). Altas pressões inspiratórias máximas durante ventilação mecânica aumentam o risco de pneumotórax e devem provocar ajuste dos parâmetros ventilatórios. Em pacientes com doença restritiva grave, o uso de uma relação I:E de 1:1 (ou mesmo uma razão inversa de ventilação) e a divisão da ventilação-minuto para uma frequência respiratória mais alta (10-15 respirações/min) podem ajudar a ajustar o tempo inspiratório para o volume corrente e minimizar as pressões ventilatórias máxima e de platô.

DOENÇAS PULMONARES RESTRITIVAS EXTRÍNSECAS

As doenças pulmonares restritivas extrínsecas alteram a troca gasosa ao interferirem com a expansão pulmonar normal. Elas incluem derrames pleurais, pneumotórax, massas mediastinais, cifoescoliose, *pectus excavatum*, distúrbios neuromusculares e pressão intra-abdominal aumentada por ascite, gravidez ou sangramento. Obesidade importante também produz um defeito ventilatório restritivo. As considerações anestésicas são similares às discutidas para as doenças restritivas intrínsecas.

Embolia Pulmonar

Considerações Pré-Operatórias

Embolia pulmonar resulta da entrada de coágulos sanguíneos, gordura, células tumorais, ar, líquido amniótico ou material estranho para dentro do sistema venoso. Coágulos a partir das extremidades inferiores, veias pélvicas ou, menos comumente, do lado direito do coração são geralmente responsáveis. Estase venosa ou hipercoagulabilidade é frequentemente contributiva nesses casos (Tabela 24-5). Embolia pulmonar também pode ocorrer intraoperatoriamente em pacientes normais submetendo-se a certos procedimentos.

TABELA 24-5 Fatores associados à trombose venosa profunda e embolia pulmonar

Repouso prolongado no leito
Puerpério
Fratura das extremidades inferiores
Cirurgia nas extremidades inferiores
Carcinoma
Insuficiência cardíaca
Obesidade
Cirurgia maior que 30 min
Hipercoagulabilidade
Deficiência de antitrombina III
Deficiência de proteína C
Deficiência de proteína S
Deficiência de ativador do plasminogênio

A. Fisiopatologia

Oclusões embólicas na circulação pulmonar aumentam o espaço morto, e, se a ventilação-minuto não se alterar, este aumento no espaço morto deve teoricamente aumentar a $PaCO_2$. Entretanto, na prática, hipoxemia é vista mais frequentemente. Êmbolos pulmonares aumentam agudamente a resistência vascular pulmonar ao reduzirem a área de seção transversal da vasculatura pulmonar, causando vasoconstrição reflexa e humoral. Broncoconstrição reflexa localizada ou generalizada aumenta ainda mais as áreas com baixas relações $\dot{V}/\dot{Q}$. O efeito final é um aumento no desequilíbrio de $\dot{V}/\dot{Q}$ e hipoxemia. A área afetada perde seu surfactante dentro de horas e pode-se tornar atelectásica dentro de 24-48 h. Infarto pulmonar ocorre, se o êmbolo comprometer um grande vaso, e o fluxo colateral pela circulação brônquica for insuficiente para essa parte do pulmão (incidência < 10%). Em pessoas previamente sadias, oclusão de mais de 50% da circulação pulmonar (embolia pulmonar maciça) é necessária antes que seja vista hipertensão pulmonar sustentada. Pacientes com doença cardíaca ou pulmonar preexistente podem desenvolver hipertensão pulmonar aguda com oclusões de menor magnitude. Um aumento sustentado na pós-carga ventricular direita pode precipitar insuficiência ventricular direita aguda. Se o paciente sobreviver ao tromboembolismo pulmonar agudo, o trombo geralmente começa a se resolver dentro de 1-2 semanas.

B. Diagnóstico

As manifestações clínicas da embolia pulmonar incluem súbita taquipneia, dispneia, dor torácica ou hemoptise. Esta última geralmente significa infarto pulmonar. Sintomas são, muitas vezes, ausentes ou brandos e inespecíficos, a não ser que tenha ocorrido embolia importante. Sibilos podem estar presentes à ausculta. Gasometria arterial geralmente mostra hipoxemia branda com alcalose respiratória (esta última decorrente de um aumento na ventilação). A radiografia de tórax é comumente normal, mas pode mostrar uma área de oligoemia (radiotransparência), uma densidade em forma de cunha (infarto), um hemidiafragma elevado (atelectasia), ou uma artéria pulmonar proximal assimetricamente aumentada (HP aguda). Sinais cardíacos incluem taquicardia e desdobramento fixo da bulha cardíaca B_2; hipotensão com CVP elevada é geralmente indicadora de insuficiência ventricular direita. O eletrocardiograma frequentemente mostra taquicardia e pode mostrar sinais de *cor pulmonale* agudo, como desvio do eixo para a direita, bloqueio de ramo direito e ondas T pontiagudas. Estudos das extremidades inferiores com ultrassom também podem ser úteis para demonstrar DVT. O diagnóstico de embolia é mais difícil de fazer intraoperatoriamente (veja a seguir).

Angiografia pulmonar é ainda o padrão ouro para diagnosticar uma embolia pulmonar, mas é invasiva e difícil de executar. Por essa razão, a CTA, menos invasiva, é o exame de imagem inicial de escolha em pacientes estáveis com suspeita de embolia pulmonar. Cintilografia de ventilação-perfusão também pode ser usada, quando CTA não pode ser realizada. Critérios diagnósticos de alta, intermediária e baixa probabilidade foram estabelecidos por cintigrafia de $\dot{V}/\dot{Q}$.

C. Tratamento e Prevenção

O melhor tratamento para embolia pulmonar é a prevenção. Heparina (heparina não fracionada 5.000 U subcutaneamente cada 12 h começada pré-operatoriamente ou imediatamente pós-operatoriamente em pacientes de alto risco), enoxaparina ou outros compostos correlatos, anticoagulação oral (varfarina), aspirina, ou terapia com dextrana, junto com deambulação precoce, podem todos ser usados para reduzir a incidência de trombose venosa profunda. O uso de meias elásticas altas e compressão pneumática das pernas pode também diminuir a incidência de trombose venosa nas pernas, mas não na pelve ou no coração

Após uma embolia pulmonar, anticoagulação sistêmica previne a formação de novos coágulos ou a extensão de coágulos existentes. Heparinoterapia é iniciada com o objetivo de alcançar um tempo de tromboplastina parcial ativada de 1,5-2,4 vezes o normal. Heparina de baixo peso molecular (LMWH) é igualmente efetiva e é dada subcutaneamente em uma dose fixa (com base no peso corporal) sem monitoramento laboratorial. Em pacientes de alto risco, HBPM é começada ou 12 h antes da cirurgia, 12-24 h depois da cirurgia, ou com 50% da dose usual 4-6 h depois da cirurgia. Todos os pacientes devem começar terapia com varfarina concomitante com o começo da heparinoterapia, e as duas devem-se sobrepor durante 4-5 dias. O INR deve estar dentro da faixa terapêutica em duas medidas consecutivas, com intervalo de pelo menos 24 h, antes que a heparina seja suspensa. Terapia trombolítica com ativador tecidual do plasminogênio ou estreptoquinase está indicada em pacientes com embolia pulmonar maciça ou colapso circulatório. Cirurgia recente e sangramento ativo são contraindicações à anticoagulação e terapia trombolítica. Nestes casos, um filtro de veia cava pode ser colocado para evitar novos êmbolos pulmonares. Embolectomia pulmonar pode ser indicada em pacientes com embolia maciça em que a terapia trombolítica for contraindicada.

Considerações Anestésicas

A. Conduta Pré-Operatória

Pacientes com embolia pulmonar aguda podem-se apresentar na sala de cirurgia para colocação de um filtro de IVC ou, raramente, para embolectomia pulmonar. Na maioria dos casos, o paciente terá uma história de embolia pulmonar e se apresenta para cirurgia não relacionada; neste grupo de pacientes, o risco de interromper terapia anticoagulante perioperatoriamente é desconhecido. Se a embolia for a pelo menos 1 ano, o risco de parar temporariamente a terapia anticoagulante provavelmente é pequeno. Além disso, exceto no caso de êmbolos pulmonares recorrentes crônicos, a função pulmonar geralmente retornou ao normal. A ênfase no tratamento perioperatório destes pacientes deve ser na prevenção de novos episódios de embolia (veja anteriormente).

B. Conduta Intraoperatória

Filtros de veia cava são geralmente colocados percutaneamente sob anestesia local com sedação.

Pacientes se apresentando para embolectomia pulmonar são doentes críticos. Eles geralmente já estão intubados, mas toleram mal a ventilação com pressão positiva. Suporte inotrópico é necessário até que o coágulo seja removido. Eles também toleram muito mal todos os agentes anestésicos. Pequenas doses de um opioide, etomidato ou cetamina podem ser usadas, mas esta última pode teoricamente aumentar as pressões na artéria pulmonar. É necessário *bypass* cardiopulmonar.

C. Embolia Pulmonar Intraoperatória

A embolia pulmonar importante é uma ocorrência rara durante anestesia. O diagnóstico exige um alto índice de suspeição. Êmbolos de ar são comuns, mas são frequentemente desprezados a não ser que grandes quantidades sejam arrastadas. Embolia gordurosa pode ocorrer durante procedimentos ortopédicos; embolia de líquido amniótico é uma complicação rara, imprevisível, e, muitas vezes, fatal de parto obstétrico. Tromboembolismo pode ocorrer intraoperatoriamente durante procedimentos prolongados. O coágulo já poderia estar presente antes da cirurgia ou pode-se formar intraoperatoriamente; manipulações cirúrgicas ou uma mudança na posição do paciente pode, então, deslocar o trombo venoso. Manipulação de tumores com extensão intravascular pode similarmente produzir embolia pulmonar.

9 Embolia pulmonar intraoperatória geralmente se apresenta sob a forma de súbito colapso cardiovascular, hipoxemia ou broncospasmo. Uma diminuição no CO_2 expirado é também sugestiva de embolia pulmonar, mas não é específica. Monitoramento invasivo pode revelar CVP e PAP elevadas. Dependendo do tipo e localização de uma embolia, um ETE pode ser útil. TEE pode não revelar o êmbolo, mas, muitas vezes, demonstrará distensão e disfunção cardíaca direita. **Se ar for identificado no átrio direito, ou se for suspeitado, canulização venosa central emergencial e aspiração do ar podem ser salvadoras.** Para todos os outros êmbolos, o tratamento é de suporte, com líquidos intravenosos e inotrópicos. Colocação de um filtro de veia cava deve ser considerada pós-operatoriamente.

DISCUSSÃO DE CASO

Cirurgia Laparoscópica

Uma mulher de 45 anos está agendada para uma colecistectomia laparoscópica. Os problemas clínicos conhecidos são obesidade e tabagismo.

Quais são as vantagens da colecistectomia laparoscópica em comparação à colecistectomia aberta?

As técnicas laparoscópicas aumentaram rapidamente em popularidade por causa dos múltiplos benefícios associados a incisões muito menores do que com técnicas abertas tradicionais. Estes benefícios incluem diminuição da dor pós-operatória, menor comprometimento pulmonar pós-operatório, uma redução no íleo pós-operatório, hospitalizações mais curtas, deambulação mais precoce e menores cicatrizes cirúrgicas. Assim, a cirurgia laparoscópica pode oferecer vantagens substanciais clínicas e econômicas.

De que modo a cirurgia laparoscópica afeta a função pulmonar intraoperatória?

Uma característica da laparoscopia é a criação de um pneumoperitônio com CO_2 pressurizado. O aumento resultante na pressão intra-abdominal desvia o diafragma cefalicamente, causando uma diminuição na complacência pulmonar e um aumento na pressão inspiratória máxima. **Atelectasia, FRC diminuída, desequilíbrio de ventilação/perfusão e *shuntagem* pulmonar contribuem para uma diminuição na oxigenação arterial.** Estas alterações devem ser exacerbadas nesta paciente obesa e tabagista.

A alta solubilidade do CO_2 aumenta a absorção sistêmica pela vasculatura do peritônio. Isto, combinado com menores volumes correntes por causa de má complacência pulmonar, leva a níveis aumentados de CO_2 arterial e pH diminuído.

Por que a posição do paciente afeta a oxigenação?

Uma posição de cefalodeclive (Trendelenburg) é comumente pedida durante a inserção da agulha e cânula de Veress. Esta posição causa um desvio em direção cefálica nas vísceras abdominais e diafragma, diminuindo a FRC, TLV e complacência pulmonar. Embora estas alterações sejam geralmente bem toleradas por pacientes sadios, a obesidade desta paciente e a presumida doença pulmonar preexistente aumentam a probabilidade de hipoxemia. Uma posição de Trendelenburg também tende a desviar a traqueia para cima, de modo que um tubo traqueal preso na boca pode migrar para dentro do brônquio principal direito. Este desvio traqueobrônquico pode ser exacerbado durante a insuflação do abdome.

Depois da insuflação, a posição do paciente é geralmente mudada para uma posição de cefaloaclive acentuado (Trendelenburg inversa) para facilitar a dissecção cirúrgica. Os efeitos respiratórios da posição de cabeça alta são o oposto da posição de cabeça baixa.

Cirurgia laparoscópica afeta a função cardíaca?

Pressões moderadas de insuflação geralmente deixam a frequência cardíaca, pressão venosa central e débito cardíaco inalterados ou levemente elevados. Isto parece resultar de enchimento cardíaco efetivo aumentado, porque o sangue tende a ser forçado para fora do abdome e para dentro do tórax. **Pressões mais altas de insuflação (> 25 cm H_2O ou 18 mmHg), no entanto, tendem a colapsar as principais veias abdominais (particularmente a veia cava inferior), o que diminui o retorno venoso e leva a uma queda na pré-carga e débito cardíaco em alguns pacientes.**

Hipercarbia estimulará o sistema nervoso simpático e, assim, aumentará a pressão arterial, frequência cardíaca e o risco de arritmias. Tentar compensar aumentando o volume corrente ou a frequência respiratória aumentará a pressão média intratorácica, dificultando ainda mais o retorno venoso e aumentando as pressões médias na artéria pulmonar. Estes efeitos podem-se comprovar particularmente desafiadores em pacientes com pneumopatia restritiva, função cardíaca prejudicada ou depleção do volume intravascular.

Embora a posição de Trendelenburg aumente a pré-carga, a pressão arterial média e o débito cardíaco geralmente ou permanecem inalterados ou diminuem. Estas respostas aparentemente paradoxais podem ser explicadas por reflexos mediados por barorreceptores carotídeos e aórticos. A posição de Trendelenburg inversa diminui a pré-carga, o débito cardíaco e a pressão arterial média.

Descreva as vantagens e desvantagens de técnicas anestésicas alternativas para esta paciente.

As condutas anestésicas para cirurgia laparoscópica incluem infiltração de anestésico local com um sedativo intravenoso, anestesia epidural ou espinal, ou anestesia geral. A experiência com anestesia local tem sido em grande parte limitada a breves procedimentos ginecológicos (esterilização tubária laparoscópica, transferências intrafalopianas) em pacientes jovens, sadias e motivadas. Embora a recuperação pós-operatória seja rápida, o desconforto da paciente e a visualização prejudicada de órgãos intra-abdominais impedem o uso desta técnica para colecistectomia laparoscópica.

Anestesia epidural ou espinal representam outra alternativa para cirurgia laparoscópica. Um nível alto é necessário para relaxamento muscular completo e para evitar irritação diafragmática causada pela insuflação de gás e manipulações cirúrgicas. Uma paciente obesa com doença pulmonar pode não ser capaz de aumentar a ventilação espontânea para manter normocarbia em face de um bloqueio regional ao nível de T2 durante insuflação e uma posição de Trendelenburg a 20°. Outra desvantagem de uma técnica regional é a ocorrência ocasional de dor referida ao ombro a partir da irritação diafragmática. Anestesia geral seria, portanto, a técnica preferida nesta paciente.

Uma técnica anestésica geral exige intubação traqueal?

Intubação traqueal com ventilação por pressão positiva é geralmente favorecida por muitas razões: o risco de regurgitação por pressão intra-abdominal aumentada durante a insuflação; a necessidade de ventilação controlada para prevenir hipercapnia; as pressões inspiratórias máximas relativamente altas exigidas por causa do pneumoperitônio; a necessidade de bloqueio neuromuscular durante a cirurgia para permitir pressões de insuflação mais baixas, para fornecer melhor visualização, e para evitar movimento inesperado da paciente; colocação de um tubo nasogástrico e descompressão gástrica para minimizar o risco de perfuração visceral durante a introdução de trocarte e otimizar a visualização. A paciente obesa aqui apresentada se beneficiaria com intubação para diminuir a probabilidade de hipoxemia, hipercarbia e aspiração.

Que monitoramento especial deve ser considerado para esta paciente?

Monitoramento do CO_2 expirado fornece um guia adequado para determinar a ventilação-minuto requerida para manter normocarbia. Isto pressupõe um gradiente constante entre o CO_2 arterial e o CO_2 expirado, o que, geralmente, ocorre em pacientes sadios submetidos à laparoscopia. Esta pressuposição não se aplicaria, se o espaço morto alveolar mudar durante a cirurgia. Por exemplo, qualquer redução significativa na perfusão pulmonar aumenta o espaço morto alveolar e por essa razão aumenta o gradiente entre CO_2 arterial e expirado. Isto pode ocorrer durante laparoscopia, se o débito cardíaco cair por causa de altas pressões de insuflação, da posição de Trendelenburg inversa, ou de embolia gasosa. Além disso, a distensão abdominal diminui a complacência pulmonar. Grandes volumes correntes são geralmente evitados, porque eles são associados a altas pressões inspiratórias máximas e podem causar considerável movimento do campo cirúrgico. A escolha resultante de volumes correntes mais baixos e frequências respiratórias mais altas pode levar à amostragem do gás alveolar ruim e medidas errôneas do CO_2 expirado. De fato, foi constatado que os valores do CO_2 expirado não são confiáveis em pacientes com doença importante cardíaca ou pulmonar, submetendo-se à laparoscopia. Assim, a colocação de um cateter arterial deve ser considerada em pacientes com doença pulmonar.

Quais são algumas complicações possíveis da cirurgia laparoscópica?

As complicações cirúrgicas incluem hemorragia, se um grande vaso abdominal for lacerado, ou peritonite, se uma víscera for perfurada durante introdução do trocarte. Hemorragia intraoperatória importante pode passar despercebida por causa das limitações da visualização laparoscópica. Fulguração foi associada a queimaduras do intestino e explosões de gás intestinal. O uso de gás pressurizado introduz a possibilidade de extravasamento de CO_2 ao longo de planos teciduais, resultando em enfisema subcutâneo, pneumomediastino ou pneumotórax. Óxido nitroso deve ser descontinuado, e as pressões de insuflação diminuídas, tanto quanto possível. Pacientes com esta complicação podem-se beneficiar de ventilação mecânica no pós-operatório.

Embolia venosa de CO_2 secundária à insuflação não intencional de gás para dentro de uma veia aberta pode levar à hipoxemia, hipertensão pulmonar, edema pulmonar e colapso cardiovascular. Diferentemente de embolia aérea, o CO_2 expirado pode aumentar transitoriamente durante embolia gasosa de CO_2. O tratamento inclui liberação imediata do pneumoperitônio, descontinuação de óxido nitroso, inserção de um cateter venoso central para aspiração do gás e colocação do paciente em uma posição de decúbito lateral esquerdo com cabeça baixa.

Estimulação vagal durante inserção de trocarte, durante insuflação peritoneal ou durante manipulação de vísceras pode resultar em bradicardia e mesmo assistolia. Embora isto geralmente se resolva espontaneamente, a eliminação do estímulo (p. ex., desinsuflação do peritônio) e administração de uma droga vagolítica (p. ex., sulfato de atropina) devem ser consideradas. Hipotensão intraoperatória pode ser mais comum durante colecistectomia laparoscópica do que durante colecistectomia por laparotomia. Carga hídrica pré-operatória foi recomendada para evitar esta complicação.

Mesmo apesar de os procedimentos laparoscópicos serem associados a menos trauma muscular e dor incisional do que cirurgia aberta, disfunção pulmonar pode persistir durante pelo menos 24 h pós-operatoriamente. Por exemplo, volume expiratório forçado, capacidade vital forçada e fluxo expiratório forçado são reduzidos em aproximadamente 25% depois de colecistectomia laparoscópica, em comparação a uma redução de 50% após colecistectomia aberta. A causa desta disfunção pode ser relacionada com tensão diafragmática durante o pneumoperitônio.

Náusea e vômito são comuns após procedimentos laparoscópicos, apesar do esvaziamento de rotina do estômago com um tubo nasogástrico. Profilaxia farmacológica é recomendada.

DIRETRIZES

Ver www.guidelines.gov para diretrizes adicionais de múltiplas organizações sobre profilaxia de trombose venosa profunda e embolia pulmonar.

Qaseem A, Snow V, Fitterman N, et al: Risk assessment for and strategies to reduce perioperative pulmonary complication for patients undergoing noncardiothoracic surgery: a guideline from the American College of Physicians. Ann Intern Med 2006;144:576.

See www.guidelines.gov for additional guidelines from multiple organizations on deep vein thrombosis prophylaxis and pulmonary embolism.

LEITURA SUGERIDA

Hurford WE: The bronchospastic patient. Int Anesthesiol Clin 2000;38:77.

Reilly JJ Jr: Evidence-based preoperative evaluation candidates for thoracotomy. Chest 1999;116:474.

Smetana G. Postoperative pulmonary complications: an update on risk assessment and reduction. Cleveland Clin J Med 2009;76(S4):S60-S65.

Sweitzer B, Smetana G: Identification and evaluation of the patient with lung disease. Anesthesiol Clin 2009;27:673.

C A P Í T U L O

25

Anestesia para Cirurgia Torácica

CONCEITOS-CHAVE

1. Durante ventilação unipulmonar, a mistura de sangue não oxigenado a partir do pulmão de cima colapsado com o pulmão de baixo ainda ventilado alarga o gradiente de O_2 alvéolo-arterial (A-a) e, muitas vezes, resulta em hipoxemia.
2. Há certas situações clínicas em que o uso de um tubo de luz dupla direito é recomendado: (1) anatomia distorcida do brônquio principal esquerdo por uma massa intrabrônquica ou extrabrônquica; (2) compressão do brônquio principal esquerdo em razão de um aneurisma da aorta torácica descendente; (3) pneumectomia esquerda; (4) transplante unipulmonar esquerdo e (5) ressecção em manga esquerda.
3. Se opioides epidurais forem ser usados pós-operatoriamente, seu uso intravenoso deve ser limitado durante a cirurgia para prevenir contra excessiva depressão respiratória pós-operatória.
4. Hemorragia pós-operatória complica cerca de 3% das toracotomias e pode ser associada a até 20% de mortalidade. Sinais de hemorragia incluem drenagem aumentada de tubo de tórax (> 200 mL/h), hipotensão, taquicardia e um hematócrito em queda.
5. Fístula broncopleural se apresenta como um grande vazamento súbito de ar do tubo de tórax que pode ser associado a um pneumotórax aumentando e atelectasia pulmonar parcial.
6. Hérnia aguda do coração para dentro do hemitórax operatório pode ocorrer pelo defeito pericárdico que é deixado após uma pneumectomia radical.
7. Óxido nitroso é contraindicado em pacientes com cistos ou bolhas porque ele pode expandir o espaço de ar e causar ruptura. Esta última pode ser sinalizada por hipotensão súbita, broncospasmo, ou uma elevação súbita na pressão máxima de insuflação e exige colocação imediata de um tubo de tórax.
8. Subsequentemente à transplantação, as pressões inspiratórias máximas devem ser mantidas na pressão mínima compatível com boa expansão pulmonar, e a concentração de oxigênio inspirado deve ser mantida tão próximo do ar ambiente quanto permitido por uma $PaO_2 > 60$ mmHg.
9. Independentemente do procedimento, uma preocupação anestésica comum quanto aos pacientes com doença esofágica é o risco de aspiração pulmonar.

As indicações e técnicas da cirurgia torácica evoluem continuamente. Indicações comuns agora incluem malignidades torácicas (principalmente dos pulmões e esôfago), trauma torácico, doença esofágica e tumores mediastinais. Procedimentos diagnósticos, como broncoscopia, mediastinoscopia e biópsias pulmonares abertas, são também comuns. As técnicas anestésicas para propiciar separação pulmonar permitiram o refinamento das técnicas cirúrgicas a ponto de muitos procedimentos estarem sendo cada vez mais efetuados toracoscopicamente.

Considerações Fisiológicas Durante Anestesia Torácica

Cirurgia torácica apresenta um conjunto único de problemas fisiológicos para o anestesiologista. Estes incluem desarranjos fisiológicos causados pela colocação do paciente na posição de decúbito lateral, abertura do tórax (**pneumotórax aberto**) e a necessidade de ventilação unipulmonar.

POSIÇÃO DE DECÚBITO LATERAL

A posição de decúbito lateral oferece acesso ideal para a maioria das operações nos pulmões, pleura, esôfago, grandes vasos, outras estruturas mediastinais e vértebras. Infelizmente, esta posição pode alterar significativamente as relações de ventilação/perfusão pulmonares normais. Estes desarranjos são ainda mais acentuados pela indução da anestesia, iniciação de ventilação mecânica, bloqueamento neuromuscular, abertura do tórax e afastamento cirúrgico. Embora a perfusão continue a favorecer o pulmão de baixo (inferior), a ventilação progressivamente favorece o pulmão de cima (superior) menos perfundido. O desequilíbrio resultante favorece o risco de hipoxemia.

Estado Acordado (Vigília)

Quando um paciente supino assume a posição de decúbito lateral, o equilíbrio de ventilação/perfusão é preservado durante ventilação espontânea. O pulmão de baixo (inferior) recebe mais perfusão do que o pulmão de cima (superior) em razão das influências gravitacionais sobre a distribuição do fluxo sanguíneo na circulação pulmonar. O pulmão inferior também recebe mais ventilação por causa de: (1) a contração do hemidiafragma de baixo é mais eficiente em comparação ao hemidiafragma não de baixo [superior] e (2) o pulmão inferior (de baixo) está em uma parte mais favorável da curva de complacência (**Figura 25-1**).

Indução da Anestesia

A diminuição na capacidade residual funcional (FRC) com a indução de anestesia geral move o pulmão superior para uma parte mais favorável da curva de complacência, mas move o pulmão inferior para uma posição menos favorável (**Figura 25-2**). Como resultado, o pulmão superior é mais ventilado do que o pulmão de baixo (inferior); ocorre desequilíbrio de ventilação/perfusão, porque o pulmão de baixo continua a ter maior perfusão.

Ventilação com Pressão Positiva

Ventilação controlada com pressão positiva favorece o pulmão superior na posição lateral porque ele é mais complacente do que o pulmão inferior. Bloqueamento neuromuscular aumenta este efeito ao deixar o conteúdo abdominal subir ainda mais contra o hemidiafragma inferior (de baixo) e impedir a ventilação do pulmão inferior (de baixo). Usar um "saco de feijões" rígido para manter o paciente na posição de decúbito lateral restringe ainda mais o movimento do hemitórax de baixo. Finalmente, a abertura do lado não inferior (de cima, superior) do tórax acentua ainda mais as diferenças em complacência entre os dois lados, porque o pulmão superior agora está menos restringido em movimento. Todos estes efeitos pioram a desequilibração de ventilação/perfusão e predispõem o paciente à hipoxemia.

PNEUMOTÓRAX ABERTO

Os pulmões são normalmente mantidos expandidos por uma pressão pleural negativa – o resultado líquido da tendência do pulmão a se colapsar e da parede torácica a se expandir. Quando um lado do tórax é aberto, a pressão negativa pleural é perdida, e o recuo elástico do pulmão nesse lado tende a colapsá-lo. Ventilação espontânea com um pneumotórax aberto na posição lateral resulta em respirações paradoxais e desvio mediastinal. Estes dois fenômenos podem causar progressiva hipoxemia e hipercapnia, mas, felizmente, seus efeitos são superados pelo uso de ventilação com pressão positiva durante anestesia geral e toracotomia.

Desvio Mediastinal

Durante ventilação espontânea na posição lateral, a inspiração faz a pressão pleural se tornar mais negativa no lado inferior,

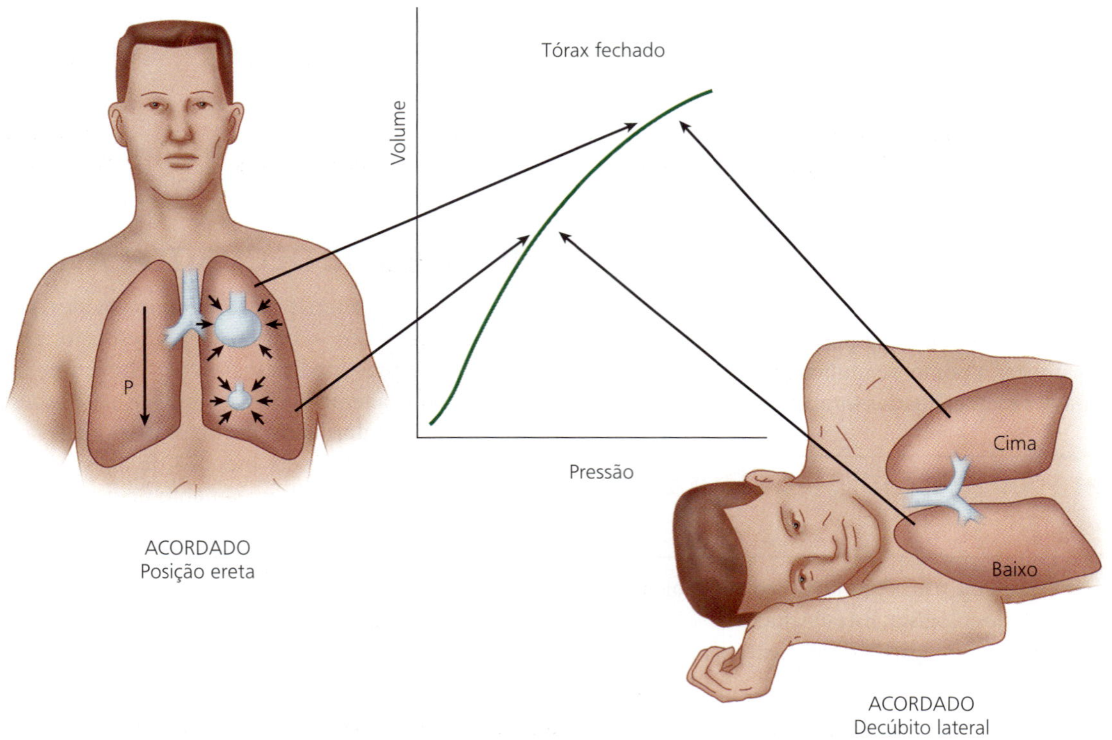

FIGURA 25-1 Efeito da posição de decúbito lateral sobre a complacência pulmonar.

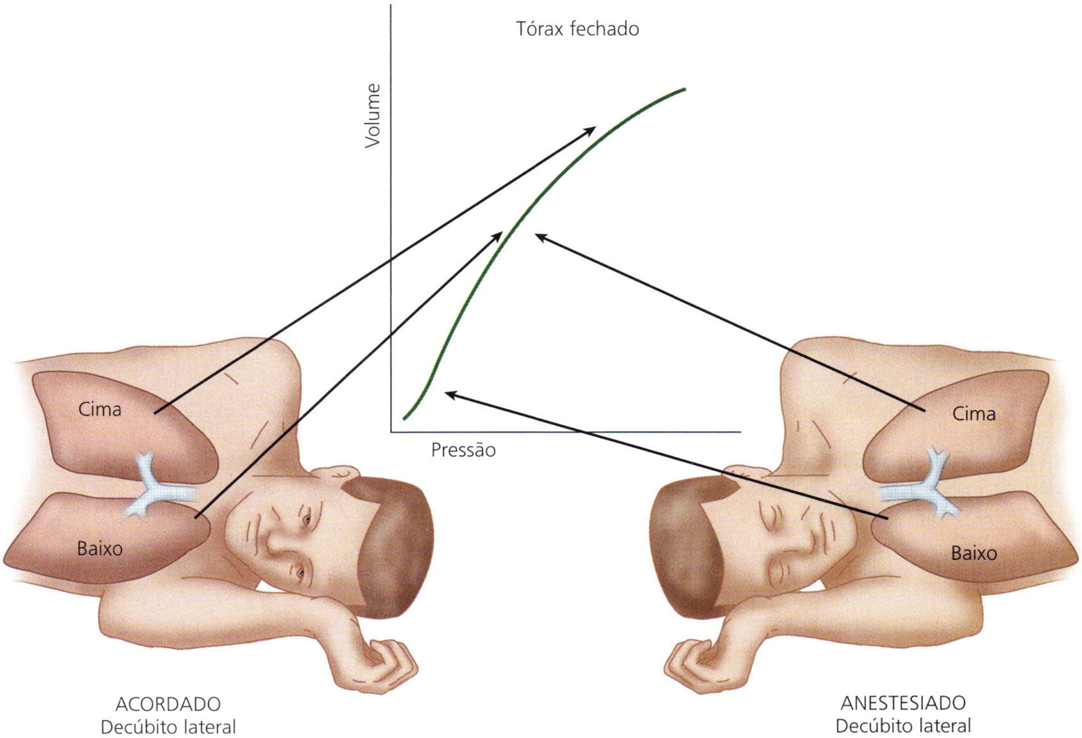

FIGURA 25-2 Efeito da anestesia sobre a complacência pulmonar na posição de decúbito lateral. O pulmão superior assume uma posição mais favorável, e o pulmão inferior se torna menos complacente.

mas não no lado do pneumotórax aberto. Isto resulta em um desvio do mediastino para baixo durante a inspiração (Figura 25-3). O efeito principal do desvio mediastinal é diminuir a contribuição do pulmão inferior para o volume corrente.

Respiração Paradoxal

Ventilação espontânea em um paciente com um pneumotórax aberto também resulta em fluxo gasoso para frente e para trás entre o pulmão inferior e o superior (respiração paradoxal [*pendeluft*]). Durante inspiração, o pneumotórax aumenta, e o gás flui a partir do pulmão superior cruzando a carina para o pulmão inferior. Durante expiração, o fluxo gasoso se inverte e se move do pulmão inferior para o superior (Figura 25-4).

VENTILAÇÃO UNIPULMONAR

Colapso intencional do pulmão no lado operatório facilita a maioria dos procedimentos torácicos, mas complica grande-

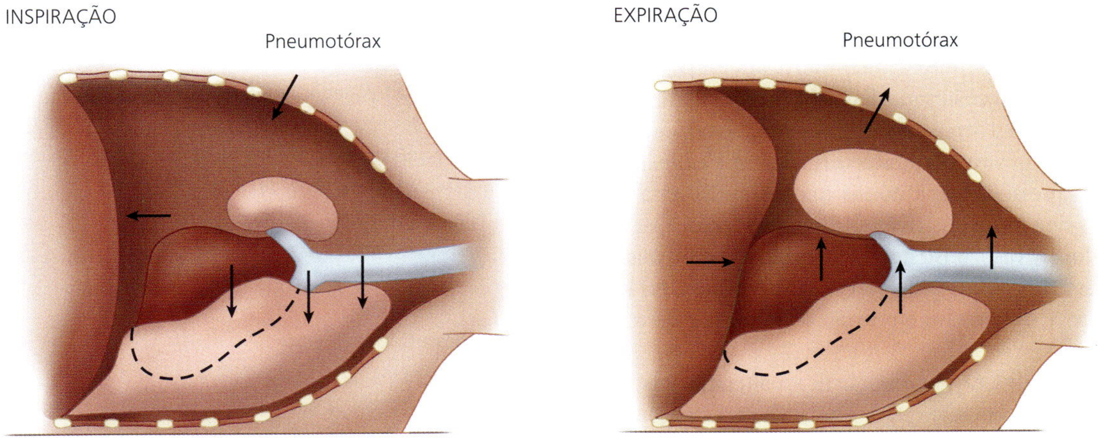

FIGURA 25-3 Desvio mediastinal em um paciente respirando espontaneamente na posição de decúbito lateral. (Reproduzida, com permissão, de Tarhan S, Moffitt EA: Principles of thoracic anesthesia. Surg Clin North Am 1973;53:813.)

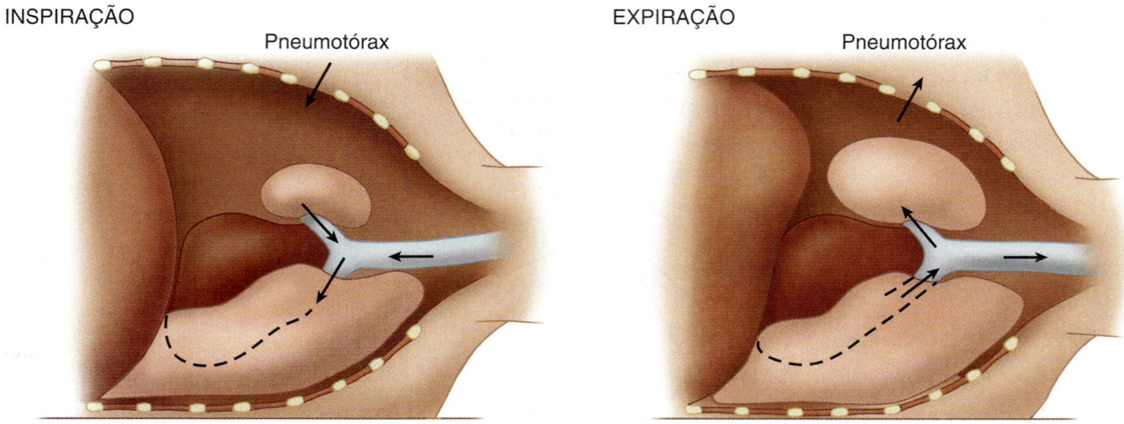

FIGURA 25-4 Respiração paradoxal em pacientes respirando espontaneamente deitados de lado. (Reproduzida, com permissão, de Tarhan S, Moffitt EA: Principles of thoracic anesthesia. Surg Clin North Am 1973;53:813.)

mente o manejo anestésico. Uma vez que o pulmão colapsado continua a ser perfundido e deliberadamente não é mais ventilado, o paciente desenvolve um grande *shunt* intrapulmonar da direita para a esquerda (20 a 30%). Durante ventilação unipulmonar, a mistura de sangue não oxigenado do pulmão superior colapsado com sangue oxigenado proveniente do pulmão inferior ainda ventilado alarga o gradiente de O_2 alvéolo-arterial (A-a) e, muitas vezes, resulta em hipoxemia. Felizmente, o fluxo sanguíneo para o pulmão não ventilado é diminuído por vasoconstrição pulmonar hipóxica (HPV) e, possivelmente, compressão cirúrgica do pulmão superior.

Os fatores conhecidos, como inibidores da HPV (aumentando a mistura venosa), e assim piorando a *shuntagem* da direita para a esquerda, incluem (1) pressões muito altas ou muito baixas na artéria pulmonar; (2) hipocapnia; (3) alta ou muito baixa PO_2 venosa misturada; (4) vasodilatadores, como nitroglicerina, nitroprussiato, inibidores de fosfodiesterase (milrinona e inanrinona), agonistas β-adrenérgicos, bloqueadores dos canais de cálcio; (5) infecção pulmonar e (6) anestésicos por inalação.

Fatores que diminuam o fluxo sanguíneo para o pulmão ventilado podem ser igualmente deletérios; eles contrabalançam o efeito da HPV ao aumentarem indiretamente o fluxo sanguíneo para o pulmão colapsado. Esses fatores incluem (1) altas pressões médias na via aérea no pulmão ventilado em decorrência de alta pressão positiva expiratória final (PEEP), hiperventilação ou altas pressões inspiratórias máximas; (2) uma baixa FiO_2, que produz vasoconstrição pulmonar hipóxica no pulmão ventilado; (3) vasoconstritores que podem ter um maior efeito sobre vasos normóxicos do que sobre hipóxicos e (4) PEEP intrínseca que se desenvolve em razão de tempos expiratórios inadequados.

A eliminação de CO_2 geralmente fica inalterada pela ventilação unipulmonar, contanto que a ventilação permaneça inalterada e que retenção de CO_2 preexistente não estivesse presente, enquanto ventilando ambos os pulmões; a tensão de CO_2 arterial geralmente não é apreciavelmente alterada.

Técnicas de Ventilação Unipulmonar

Ventilação unipulmonar pode também ser utilizada para isolar um pulmão ou para facilitar manejo ventilatório sob certas condições (Tabela 25-1). Três técnicas podem ser empregadas: (1) colocação de um tubo brônquico de luz dupla; (2) uso de um tubo traqueal com luz simples em conjunção com um bloqueador brônquico ou (3) inserção de um tubo endotraqueal convencional dentro de um brônquio principal. Tubos de luz dupla são usados mais frequentemente.

TABELA 25-1 Indicações de ventilação unipulmonar

Relacionadas com o paciente
Limitar infecção a um pulmão
Limitar sangramento a um pulmão
Separar a ventilação para cada pulmão
Fístula broncopleural
Ruptura traqueobrônquica
Grande cisto ou bolha pulmonar
Hipoxemia grave decorrente de doença pulmonar unilateral
Relacionadas com o procedimento
Reparo de aneurisma aórtico torácico
Ressecção pulmonar
Pneumectomia
Lobectomia
Ressecção segmentar
Toracoscopia
Cirurgia do esôfago
Transplantação unipulmonar
Via de acesso anterior à coluna vertebral torácica
Lavagem broncoalveolar

TUBOS BRÔNQUICOS DE LUZ DUPLA

As principais vantagens dos tubos de luz dupla são relativa facilidade de colocação, a capacidade de ventilar um ou ambos os pulmões e a capacidade de aspirar qualquer um dos dois pulmões.

Todos os tubos de luz dupla compartilham as seguintes características:

- Uma luz brônquica mais longa que entra no brônquio principal direito ou esquerdo e outra luz traqueal mais curta que termina na traqueia inferior.
- Uma curva pré-formada que quando corretamente "mirada" permite entrada preferencial em um brônquio.
- Um manguito brônquico.
- Um manguito traqueal.

Ventilação pode ser aplicada a apenas um pulmão clampeando-se a luz brônquica ou traqueal com ambos os manguitos inflados; abrir a porta no conector apropriado permite que o pulmão ipsolateral colapse. Em razão de diferenças na anatomia brônquica entre os dois lados, os tubos são desenhados especificamente para o brônquio direito ou esquerdo. Um tubo de luz dupla direito incorpora um manguito modificado e uma porta proximal no lado endobrônquico para ventilação do lobo superior direito. Os tubos de luz dupla mais comumente usados são disponíveis em vários tamanhos: 35, 37, 39 e 41F.

Considerações Anatômicas

Em média, a traqueia adulta tem 11-13 cm de comprimento. Ela começa ao nível da cartilagem cricoide (C6) e se bifurca ao nível da carina atrás da articulação esternomanubrial (T5). Diferenças importantes entre os brônquios principais direito e esquerdo são as seguintes: (1) o brônquio direito com maior diâmetro diverge da traqueia em um ângulo menos agudo com relação à traqueia, enquanto o brônquio esquerdo diverge em um ângulo mais horizontal (**Figura 25-5**); (2) o brônquio direito possui ramos para os lobos superior, médio e inferior, enquanto o brônquio esquerdo se divide em apenas ramos para os lobos superior e inferior e (3) o orifício do brônquio do lobo superior direito é tipicamente cerca de 5 cm distal à carina. Há considerável variação anatômica: por exemplo, o brônquio do lobo superior direito, ocasionalmente, se originará da própria traqueia.

Conforme assinalado previamente, os tubos de luz dupla direitos têm que ter uma porta pelo manguito brônquico para ventilar o lobo superior direito (**Figura 25-6**). Variações anatômicas entre os indivíduos na distância entre a carina e o orifício do lobo superior direito, ocasionalmente, resultarão em dificuldade para ventilar esse lobo com tubos direitos. Um tubo de luz dupla esquerdo pode ser usado na maioria dos procedimentos

2 cirúrgicos, independentemente do lado operatório. Há certas situações clínicas em que o uso de um tubo de luz dupla direito é recomendado: (1) anatomia distorcida do brônquio principal esquerdo por uma massa intrabrônquica ou ex-

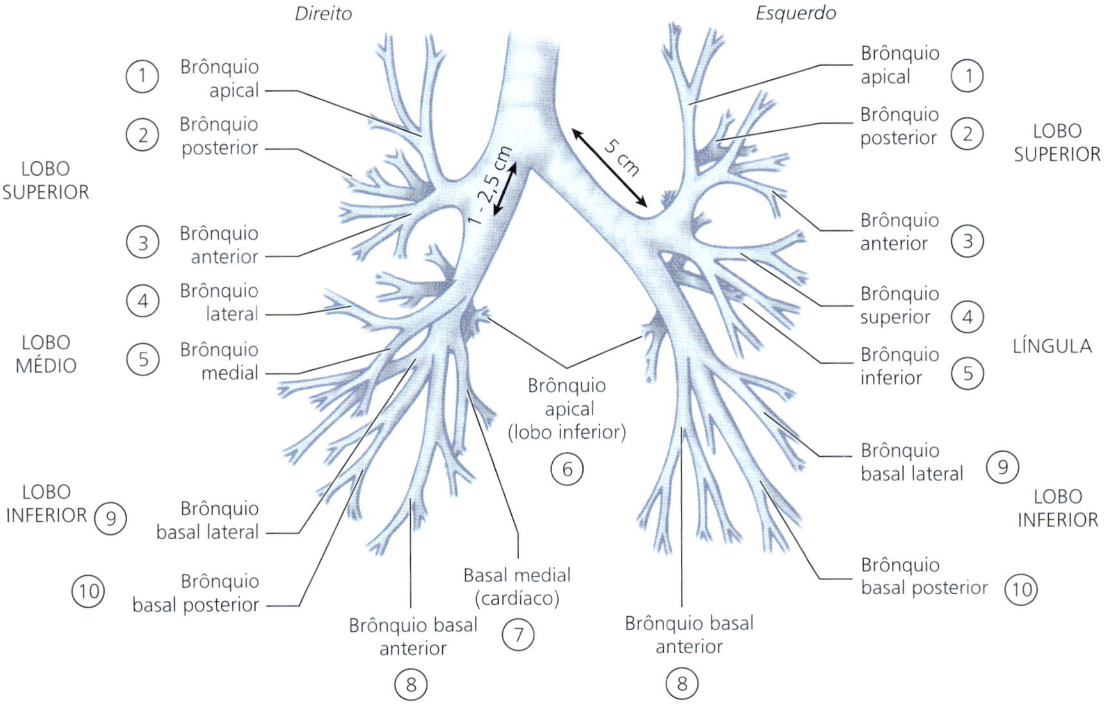

FIGURA 25-5 Anatomia da árvore traqueobrônquica. Observar segmentos broncopulmonares (1-10) conforme numerados. (Adaptada e reproduzida, com permissão, de Gothard JWW, Branthwaite MA: *Anesthesia for Thoracic Surgery*. Blackwell, 1982.)

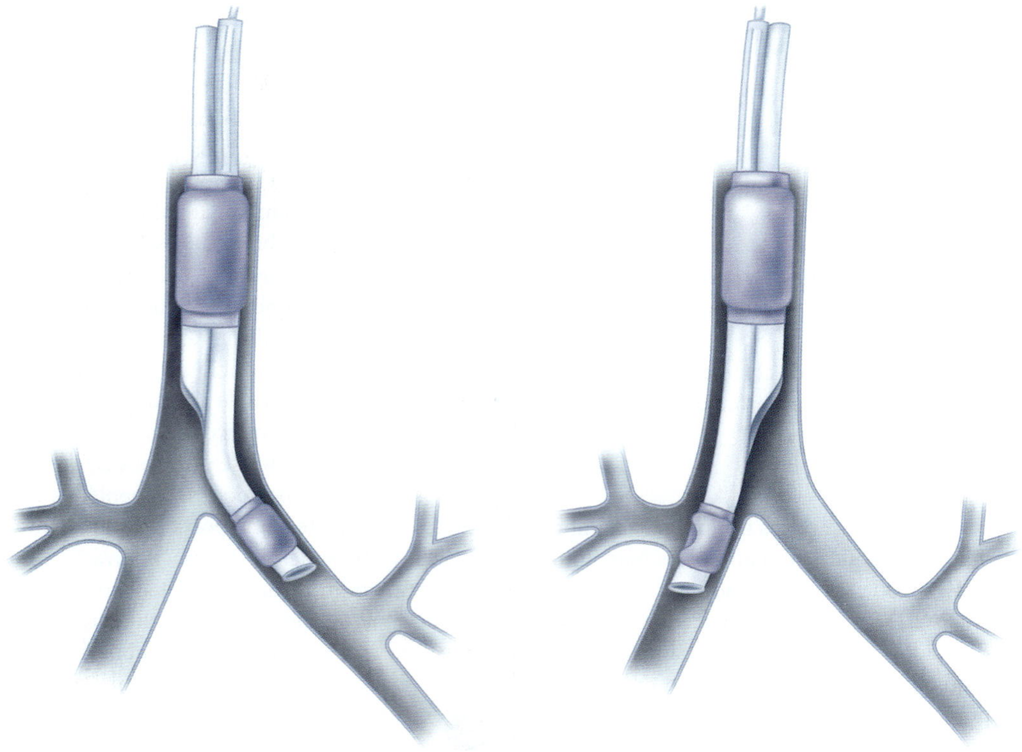

FIGURA 25-6 Posição correta de um tubo de luz dupla esquerdo e direito.

trabrônquica; (2) compressão do brônquio principal esquerdo em razão de um aneurisma da aorta torácica descendente; (3) pneumectomia esquerda; (4) transplantação unipulmonar esquerda e (5) ressecção em manga esquerda. Finalmente, apesar de preocupações com atelectasia do lobo superior direito e colocação potencialmente difícil, os estudos deixaram de detectar diferenças em desempenho clínico dos tubos de luz dupla direitos e esquerdos quando usados clinicamente.

Colocação de Tubos de Luz Dupla

Laringoscopia com uma lâmina curva (MacIntosh) geralmente proporciona melhores condições de intubação do que uma lâmina reta, porque a lâmina curva tipicamente fornece mais espaço para manipulação do grande tubo de luz dupla. Videolaringoscopia pode também ser empregada para facilitar a colocação do tubo. O tubo de luz dupla é passado com a curvatura distal côncava anteriormente e é rotado 90° (para o lado do brônquio a ser intubado) depois que a ponta passa as pregas vocais e entra na laringe (Figura 25-7). Neste ponto, o operador tem duas opções: o tubo pode ser avançado até ser sentida resistência (a profundidade média de inserção é cerca de 29 cm [nos dentes]), ou, alternativamente, o broncoscópio de fibra óptica pode ser inserido pelo ramo brônquico e avançado para dentro do brônquio desejado. O tubo de luz dupla pode ser avançado sobre o broncoscópio para dentro do brônquio desejado. Colocação correta do tubo deve ser estabelecida usando-se um protocolo preestabelecido (Figura 25-8 e Tabela 25-2) e confirmada por broncoscopia de fibra óptica flexível. Quando problemas são encontrados ao intubar o paciente com o tubo de luz dupla, colocação de um tubo endotraqueal de luz única deve ser tentada; uma vez posicionado na traqueia, este último pode ser trocado pelo tubo de luz dupla, usando-se um cateter-guia especialmente desenhado ("trocador de tubo").

A maioria dos tubos de luz dupla acomoda facilmente broncoscópios com um diâmetro externo de 3,6 a 4,2 mk. Quando o broncoscópio é introduzido na luz traqueal e avançado pelo orifício traqueal, a carina deve ser visível (Figura 25-9), e o ramo brônquico do tubo deve ser visto entrando no respectivo brônquio, o topo do manguito brônquico (geralmente de cor azul) deve ser visível, mas não deve-se estender acima da carina. Se o manguito brônquico de um tubo de luz dupla esquerdo não for visível, o ramo brônquico pode ter sido inserido suficientemente longe para permitir que o manguito brônquico obstrua o orifício do lobo superior ou inferior esquerdo; o tubo deve ser retirado até que o manguito possa ser identificado distal à carina. A posição ideal de um tubo de luz dupla direito é confirmada, colocando-se o escópio de fibra óptica pela luz endobrônquica, o que deve mostrar alinhamento da porta lateral endobrônquica com a abertura do brônquio do lobo superior direito. O manguito brônquico deve ser insuflado apenas até o ponto em que o vazamento audível da luz traqueal aberta desaparece, enquanto ventilando somente pela luz brônquica. A posição do tubo deve ser reconfirmada depois que o paciente for posicionado para cirurgia, porque o tubo pode-se mover com relação à carina, quando o paciente for virado para a posição de decúbito lateral. Mau posicionamento de um tubo de luz dupla é geralmente indicado pela falha do pulmão operatório em colapsar,

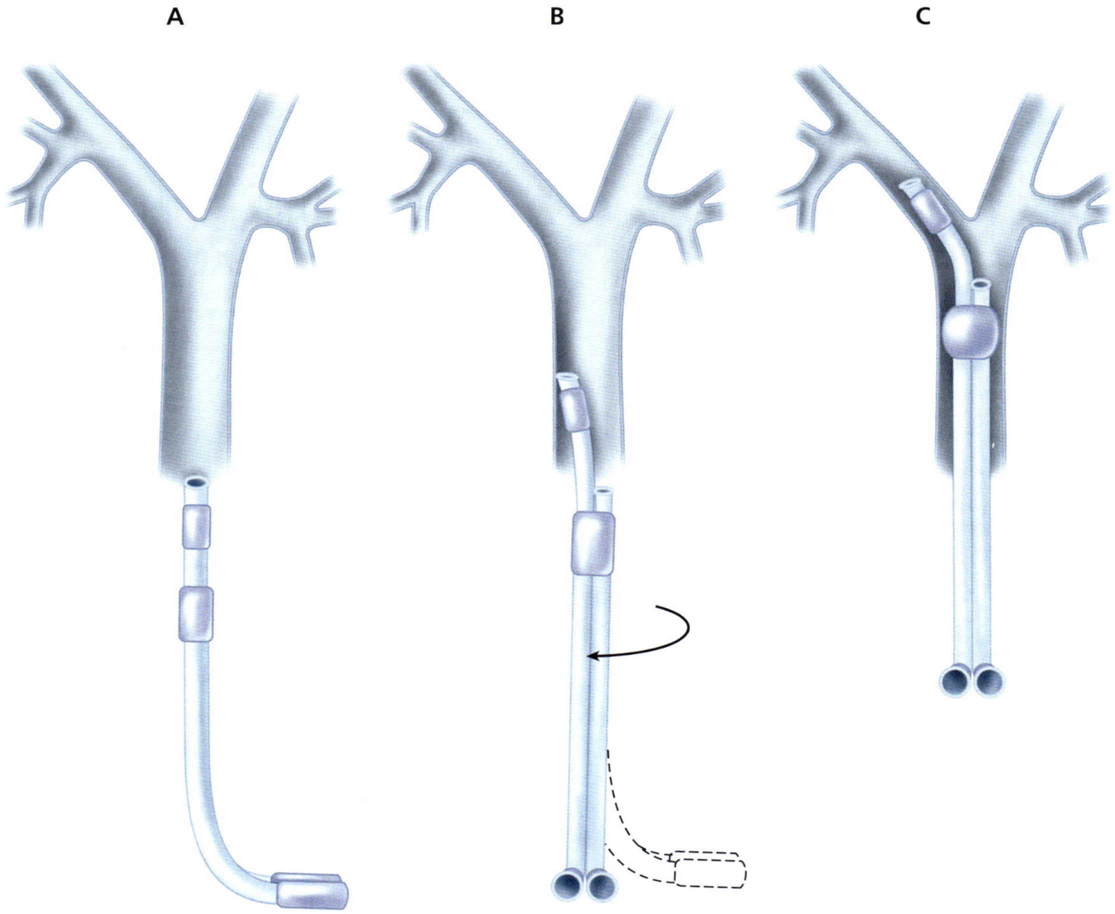

FIGURA 25-7 Colocação de um tubo de luz dupla esquerdo. Notar que o tubo é virado 90° tão logo ele entre na laringe. **A:** Posição inicial. **B:** Rotado 90°. **C:** Posição final.

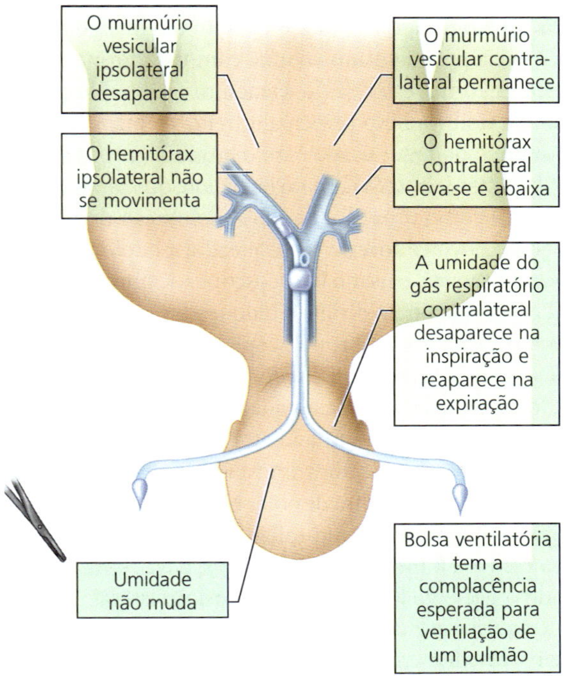

FIGURA 25-8 Resultados do clampeamento unilateral do tubo de luz brônquica, quando o tubo de luz dupla está na posição correta.

má complacência pulmonar e baixo volume corrente exalado. Problemas com tubos de luz dupla esquerdos são geralmente relacionados com uma de três possibilidades: (1) a extremidade do tubo está demasiado distal; (2) a extremidade do tubo está demasiado proximal ou (3) o tubo está no brônquio direito (o lado errado). Se a extremidade do tubo for localizada demasiado distalmente, o manguito brônquico pode obstruir o orifício do lobo superior esquerdo ou inferior esquerdo, e a luz brônquica pode ser inserida dentro do orifício do brônquio inferior esquerdo ou superior esquerdo, respectivamente. Quando o tubo não é avançado distalmente o suficiente, o manguito brônquico insuflado pode ficar acima da carina e também ocluir a luz traqueal. Em ambos os casos, a desinsuflação do manguito brônquico melhora a ventilação para o pulmão e ajuda a identificar o problema. Em alguns pacientes, a luz brônquica pode ficar dentro do brônquio do lobo superior esquerdo ou inferior esquerdo, mas com a abertura traqueal permanecendo acima da carina; esta situação é sugerida pelo colapso de apenas um dos lobos esquerdos, quando a luz brônquica é clampeada. Na mesma situação, se o procedimento cirúrgico for no tórax direito, clampeamento da luz traqueal levará à ventilação de apenas o lobo superior esquerdo ou inferior esquerdo; hipóxia geralmente se desenvolve rapidamente. Tubos de luz dupla dire-

TABELA 25-2 Protocolo para checar a colocação de um tubo de luz dupla esquerdo

1. Inflar o manguito traqueal (5-10 mL de ar)
2. Checar quanto a sons respiratórios bilaterais. Sons respiratórios unilaterais indicam que o tubo está demasiado longe para baixo (abertura traqueal é brônquica)
3. Inflar o manguito brônquico (1- mL)
4. Clampear a luz traqueal
5. Checar quanto a sons respiratórios esquerdos unilaterais
   a. Persistência de sons respiratórios direitos indica que a abertura brônquica está ainda na traqueia (tubo deve ser avançado)
   b. Sons respiratórios direitos unilaterais indicam entrada incorreta do tubo no brônquio direito
   c. Ausência de sons respiratórios sobre o pulmão direito inteiro e o lobo superior esquerdo indica que o tubo está demasiado longe para baixo, pelo brônquio esquerdo
6. Desclampear a luz traqueal e clampear a luz brônquica
7. Checar quanto a sons respiratórios direitos unilaterais. Ausência ou diminuição dos sons respiratórios indica que o tubo não está longe o suficiente e que o manguito brônquico está ocluindo a traqueia distal

itos podem ser acidentalmente inseridos para dentro do brônquio principal esquerdo, inseridos demasiado distalmente ou demasiado proximalmente, ou ter desalinhamento da porta lateral endobrônquica com a abertura do brônquio do lobo superior direito. Se o tubo entrar inadvertidamente no brônquio errado, o broncoscópio de fibra óptica pode ser usado para dirigi-lo para o lado correto: (1) o broncoscópio é passado pela luz brônquica até a extremidade do tubo; (2) sob visão direta, o tubo e o broncoscópio são retirados juntos para dentro da traqueia imediatamente acima da carina; (3) o broncoscópio isoladamente é, então, avançado para dentro do brônquio correto e (4) o tubo de luz dupla é delicadamente avançado por cima do broncoscópio, que funciona como um estilete para guiar a luz brônquica para dentro do brônquio correto.

Complicações dos Tubos de Luz Dupla

As complicações importantes dos tubos de luz dupla incluem: (1) hipoxemia decorrente da má colocação do tubo, oclusão do tubo, ou graus excessivos de mistura venosa com ventilação unipulmonar; (2) laringite traumática; (3) ruptura traqueobrônquica, resultando de colocação traumática ou hiperinsuflação do manguito brônquico e (4) sutura inadvertida do tubo a um brônquio durante a cirurgia (detectada sob a forma de incapacidade de retirar o tubo durante tentativa de extubação).

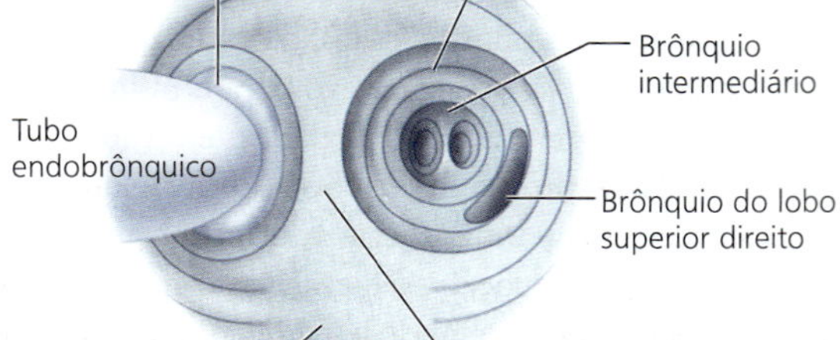

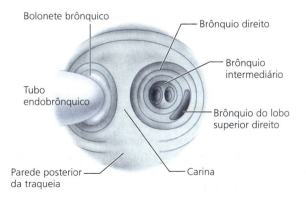

FIGURA 25-9 Vista da carina olhando-se pela luz traqueal de um tubo brônquico de luz dupla esquerdo corretamente posicionado.

TUBOS TRAQUEAIS DE LUZ SIMPLES COM UM BLOQUEADOR BRÔNQUICO

Bloqueadores brônquicos são aparelhos infláveis que são passados ao lado ou por um tubo traqueal de luz única para ocluir seletivamente um orifício brônquico. Existe disponível um tubo traqueal de luz simples com um canal lateral embutido para um bloqueador brônquico retraível. O tubo é colocado com o bloqueador completamente retraído; sua curva natural é tal que virar o tubo com a curva côncava para a direita dirige preferencialmente o bloqueador brônquico para o brônquio direito. Virar o tubo com a curva côncava para a esquerda geralmente dirige o bloqueador para o brônquio esquerdo. O bloqueador brônquico deve ser avançado, posicionado e insuflado sob visualização direta através de um broncoscópio flexível.

A principal vantagem de um tubo com um bloqueador brônquico incorporado é que, diferentemente de um tubo de luz dupla, ele não necessita ser substituído por um tubo traqueal convencional, se o paciente permanecer intubado pós-operatoriamente (adiante). Sua principal desvantagem é que o pulmão "bloqueado" colapsa lentamente (e, às vezes, incompletamente) por causa do pequeno tamanho do canal dentro do bloqueador.

Outra maneira de conseguir separação pulmonar é pelo uso de um bloqueador brônquico independente passado por um tubo endotraqueal de luz simples. Há vários tipos de bloqueadores brônquicos independentes. Eles vêm em diferentes tamanhos (7Fr e 9Fr) e têm uma luz interna de 1,4 mm de diâmetro. Os bloqueadores brônquicos têm um manguito de pressão de baixa pressão e alto volume com uma forma elíptica ou esférica. A forma esférica do manguito facilita bloqueamento adequado do brônquio principal direito. O manguito esférico ou o elíptico pode ser usado para o brônquio principal esquerdo. A luz interna contém um fio de náilon, que sai pela extremidade distal como uma alça de fio. A colocação do bloqueador brônquico envolve inserir o bloqueador endobrônquico pelo tubo endotraqueal e usar o broncoscópio de fibra óptica e a alça distal do fio-guia para dirigir o bloqueador para dentro de um brônquio principal. O broncoscópio de fibra óptica deve ser avançado além da abertura do brônquio, de tal modo que o bloqueador entra no brônquio, enquanto ele está sendo avançado. Quando o manguito desinflado está além da entrada do brônquio, o broncoscópio de fibra óptica é retirado, e o bloqueador é firmado em posição. A fim de obter bloqueamento brônquico, o manguito é completamente inflado sob visualização de fibra óptica com 4 a 8 mL de ar. A colocação deve ser reconfirmada quando o paciente for colocado na posição lateral. Bloqueadores brônquicos podem ser boas escolhas para separação pulmonar em pacientes criticamente doentes intubados que necessitam de ventilação unipulmonar, pacientes que são difíceis de intubar usando laringoscopia direta, pacientes com traqueostomias prévias, e pacientes que podem necessitar de ventilação mecânica pós-operatória. Entretanto, como os bloqueadores brônquicos são mais propensos a deslocamento, em comparação a tubos endotraqueais de luz dupla, e suas pequenas luzes centrais não permitem aspiração eficiente de secreções ou colapso rápido do pulmão, alguns clínicos preferem não usá-los.

Em crianças pequenas, um cateter inflável de embolectomia (Fogarty) pode ser usado como bloqueador brônquico em conjunção com um tubo traqueal convencional (com o cateter de embolectomia colocado dentro ou ao lado do tubo traqueal); um fio-guia no cateter pode ser usado para facilitar a colocação. Esta técnica é ocasionalmente usada para colapsar um pulmão quando outras técnicas não funcionam. Como o cateter de embolectomia não tem um canal comunicante no centro, ele também não permite aspiração ou ventilação do pulmão isolado, e o cateter pode ser facilmente deslocado. Não obstante, esses bloqueadores brônquicos podem ser úteis para anestesia unipulmonar em pacientes pediátricos e para tamponar sangramento brônquico em pacientes adultos (veja adiante).

Anestesia para Ressecção Pulmonar

CONSIDERAÇÕES PRÉ-OPERATÓRIAS

Ressecções pulmonares são geralmente realizadas para o diagnóstico e tratamento de tumores pulmonares, e, menos comumente, para complicações de infecções pulmonares necrosantes e bronquiectasia.

1. Tumores

Tumores pulmonares podem ser benignos ou malignos, e, com o uso generalizado de amostragem broncoscópica, o diagnóstico geralmente é disponível antes da cirurgia. Hamartomas se responsabilizam por 90% dos tumores pulmonares benignos; eles são geralmente lesões pulmonares periféricas e representam tecido pulmonar normal desorganizado. Adenomas brônquicos são geralmente lesões pulmonares centrais que são tipicamente benignas, mas, ocasionalmente, podem ser localmente invasivos e raramente metastatizam. Estes tumores incluem carcinoides pulmonares, cilindromas e adenomas mucoepidermoides. Eles, muitas vezes, obstruem a luz brônquica e causam pneumonia recorrente distal à obstrução na mesma área. Os carcinoides pulmonares primários podem secretar múltiplos hormônios, incluindo hormônio adrenocorticotrópico (ACTH) e arginina vasopressina; entretanto, manifestações da síndrome carcinoide são incomuns e são mais prováveis com metástases.

Os tumores pulmonares malignos são divididos em carcinomas de pequenas células ("em aveia") e não de pequenas células. O último grupo inclui tumores de células escamosas (epidermoides), adenocarcinomas e carcinomas de grandes células (anaplásicos). Todos os tipos são mais comumente encontrados em fumantes, porém mais "nunca fumantes" morrem de câncer de pulmão cada ano nos Estados Unidos do que o número total de pessoas que morrem de câncer de ovário. Carcinomas epidermoides e de pequenas células geralmente se apresentam como massas centrais com lesões brônquicas; adenocarcinoma e carcinomas de grandes células são mais tipicamente lesões periféricas que frequentemente comprometem a pleura.

Manifestações Clínicas

Os sintomas podem incluir tosse, hemoptise, sibilância, perda de peso, expectoração produtiva, dispneia ou febre. Dor torácica pleurítica ou derrame pleural sugere extensão pleural. Comprometimento de estruturas mediastinais é sugerido por rouquidão que resulta da compressão do nervo laríngeo recorrente, síndrome de Horner causada por comprometimento da cadeia simpática, um hemidiafragma elevado causado por compressão do nervo frênico, disfagia causada por compressão do esôfago, ou síndrome da veia cava superior causada por compressão ou invasão da veia cava superior. Derrame pericárdico ou cardiomegalia sugere comprometimento cardíaco. Extensão de tumores apicais (sulco superior) pode resultar em dor no ombro ou braço, ou ambos, por causa do comprometimento das raízes C7-T2 do plexo braquial (síndrome de Pancoast). Metástases distantes comprometem mais frequentemente o cérebro, osso, fígado e glândulas suprarrenais.

Carcinomas pulmonares – particularmente de pequenas células – podem produzir efeitos distantes que não são relacionados com a disseminação maligna (síndromes paraneoplásicas). Os mecanismos incluem produção de hormônio ectópico e reatividade cruzada imunológica entre o tumor e tecidos normais. Síndrome de Cushing, hiponatremia e hipercalcemia podem ser encontradas, resultando da secreção de ACTH, arginina vasopressina e hormônio paratireóideo, respectivamente. Síndrome de Lambert-Eaton (miastênica) é caracterizada por uma miopatia proximal em que a força muscular aumenta com esforço repetido (em contraste com miastenia grave). Outras síndromes paraneoplásicas incluem neuropatia periférica e tromboflebite migratória.

Tratamento

Cirurgia é o tratamento de escolha para reduzir a carga tumoral no câncer pulmonar não metastático. Vários tratamentos com quimioterapia e radiação são empregados igualmente, mas há larga variação entre os tipos de tecidos na sua sensibilidade à quimioterapia e radiação.

Ressecabilidade e Operabilidade

A ressecabilidade é determinada pelo estádio anatômico do tumor, enquanto a operabilidade é dependente da interação entre a extensão do procedimento necessário para cura e o estado fisiológico do paciente. O estadiamento anatômico é realizado usando-se radiografia de tórax, tomografia computadorizada (CT) ou imageamento de ressonância magnética (MRI), broncoscopia e (às vezes) mediastinoscopia. A extensão da cirurgia deve maximizar as probabilidades de uma cura, mas ainda permitir função pulmonar residual adequada pós-operatoriamente. Lobectomia via uma toracotomia posterior, pelo quinto ou sexto espaço intercostal, ou através de cirurgia toracoscópica videoassistida (VATS), é o procedimento de escolha para a maioria das lesões. Ressecções segmentares ou em cunha podem ser efetuadas em pacientes com pequenas lesões periféricas e pouca reserva pulmonar. Pneumectomia é necessária para tratamento curativo de lesões, comprometendo o brônquio principal esquerdo ou direito, ou quando o tumor se estende na direção do hilo. Uma ressecção em manga pode ser empregada em pacientes com lesões proximais e reserva pulmonar limitada como alternativa à pneumectomia; nesses casos, o brônquio lobar comprometido, junto com parte do brônquio principal direito ou esquerdo, é ressecado, e o brônquio distal é reanastomosado ao brônquio proximal ou à traqueia. Pneumectomia em manga pode ser considerada para tumores, comprometendo a traqueia.

A incidência de complicações pulmonares após toracotomia e ressecção pulmonar é cerca de 30% e é relacionada não apenas com a quantidade de tecido pulmonar ressecada, mas também com a interrupção da mecânica da parede torácica em decorrência da toracotomia. A disfunção pulmonar pós-operatória parece ser menor após VATS do que após toracotomia "aberta". A taxa de mortalidade da pneumectomia é geralmente maior que o dobro daquela de uma lobectomia. A mortalidade é maior com pneumectomia direita do que esquerda, possivelmente por causa da maior perda de tecido pulmonar.

Avaliação para Ressecção Pulmonar

Uma avaliação pulmonar pré-operatória abrangente é necessária para avaliar o risco operatório, minimizar complicações perioperatórias e obter melhores resultados. A avaliação pré-operatória da função respiratória inclui determinações da mecânica respiratória, troca gasosa e interação cardiorrespiratória.

A mecânica respiratória é avaliada por testes de função pulmonar. Destes parâmetros, o mais útil é o volume expiratório forçado em um segundo predito (FEV_1), que é calculado do seguinte modo:

$$FEV_1 \text{ pós-operatório} = FEV_1 \text{ pré-operatório} \times (1 - \text{a porcentagem de tecido pulmonar funcional removido dividida por } 100)$$

Remoção de pulmão extensamente doente (não ventilado, mas perfundido) não afeta adversamente necessariamente a função pulmonar e pode, na realidade, melhorar a oxigenação. Mortalidade e morbidade são significativamente aumentadas, se o FEV_1 pós-operatório for menos de 40% do FEV_1 normativo, e os pacientes com FEV_1 pós-operatório predito de menos de 30% podem necessitar de suporte ventilatório mecânico pós-operatório.

A troca gasosa, às vezes, será caracterizada pela capacidade pulmonar de difusão de monóxido de carbono (DLCO). DLCO se correlaciona com a área de superfície funcionante total da interface alveolocapilar. DLCO pós-operatória preditiva pode ser calculada da mesma maneira que o FEV_2 pós-operatório. Uma DLCO pós-operatória predita de menos de 40% também se cor relaciona com complicações respiratórias e cardíacas pós- operatórias aumentadas. A adequação da troca gasosa é mais comumente avaliada por dados dos gases no sangue arterial, como $PaO_2 > 60$ mmHg e uma $PaCO_2 < 45$ mmHg.

Cintigrafia de ventilação/perfusão ($\dot{V}/\dot{Q}$) fornece a contribuição relativa de cada lobo para a função pulmonar global e pode refinar ainda mais a avaliação da função pulmonar pós-operatória predita, em pacientes em que pneumectomia é o procedimento cirúrgico indicado e há preocupação sobre se um único pulmão será adequado para suportar a vida.

Pacientes considerados em maior risco de complicações perioperatórias, com base em testagem de espirometria padrão e cálculo da função pós-operatória, devem ser submetidos a teste de exercício para avaliação da interação cardiopulmonar. Subir escadas é a maneira mais fácil de avaliar capacidade de exercício e reserva cardiopulmonar. Pacientes capazes de subir dois ou três lanços de escadas têm mortalidade e morbidade diminuídas. Por outro lado, a capacidade de subir menos de dois lanços de escadas é associada a risco perioperatório aumentado. O padrão ouro para avaliação da interação cardiopulmonar é por testagem de exercício em laboratório e medição do consumo de oxigênio minuto máximo. Um $VO_2 >$ 20 mL/kg não é associado a um aumento significativo na mortalidade ou morbidade perioperatória, enquanto um consumo minuto de menos de 10 mL/kg é associado a risco perioperatório aumentado.

Uma combinação de testes para avaliar os três componentes da função respiratória (*i.e.*, mecânica respiratória, troca gasosa e interação cardiopulmonar) foi sumariada no chamado "banco de três pernas" da avaliação respiratória (**Figura 25-10**).

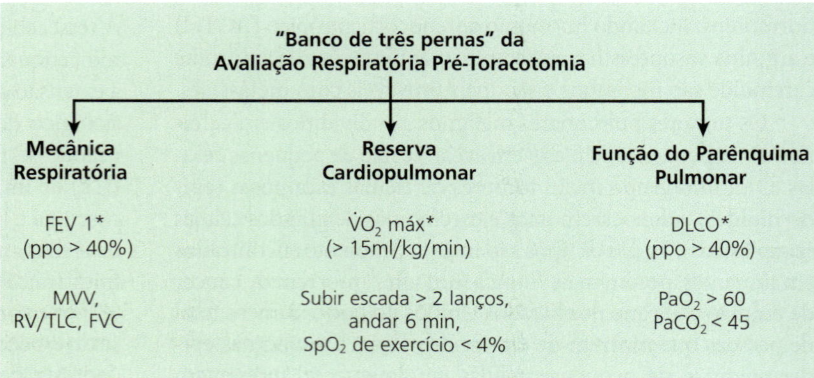

FIGURA 25-10 "Banco de três pernas" da avaliação respiratória pré-toracotomia. *Teste mais valioso. (Reproduzida, com permissão, de Slinger PD, Johnston MR: Preoperative assessment: an anesthesiologist's perspective. Thorac Surg Clin 2005;15:11.)

2. Infecção

Infecções pulmonares podem-se apresentar como um nódulo solitário ou uma lesão cavitária (pneumonite necrosante). Uma toracotomia exploradora pode ser realizada para excluir malignidade e diagnosticar o agente infeccioso. Ressecção pulmonar também é indicada para lesões cavitárias que são associadas a empiema refratário, ou resultam em hemoptise massiva. Organismos responsáveis incluem bactérias e fungos.

3. Bronquiectasia

Bronquiectasia é uma dilatação permanente dos brônquios. Ela é geralmente o resultado final de inflamação e obstrução grave e recorrente dos brônquios. As causas incluem uma variedade de patógenos virais, bacterianos e fúngicos, bem como inalação de gases tóxicos, aspiração de ácido gástrico e limpeza mucociliar defeituosa (fibrose cística e doenças de disfunção ciliar). Tecidos muscular e elástico brônquicos são tipicamente substituídos por tecido fibroso muito vascular. Este último predispõe a surtos de hemoptise. Ressecção pulmonar é geralmente indicada para hemoptise massiva, quando medidas conservadoras falharam, e a doença é localizada. Pacientes com bronquiectasia difusa têm um defeito ventilatório obstrutivo crônico.

CONSIDERAÇÕES ANESTÉSICAS

1. Tratamento Pré-Operatório

A maioria dos pacientes submetidos a ressecções pulmonares tem doença pulmonar subjacente. Deve ser enfatizado que o fumo é um fator de risco para a doença pulmonar obstrutiva crônica e a doença de artéria coronariana; as duas doenças comumente coexistem em pacientes que se apresentam para toracotomia. Ecocardiografia é útil para avaliar a função cardíaca básica e pode sugerir evidência de *cor pulmonale* (aumento ou hipertrofia ventricular direita) em pacientes com sinais e sintomas sugestivos.

Pacientes com tumores devem ser avaliados quanto a complicações relacionadas com extensão local do tumor e síndromes paraneoplásicas (anteriormente). Radiografias de tórax pré-operatórias, e imagens de CT ou MRI devem ser revistas. Desvio traqueal ou brônquico pode tornar muito mais difícil a intubação traqueal e posicionamento apropriado de tubos brônquicos. Além disso, compressão da via aérea pode levar à dificuldade em ventilar o paciente em seguida à indução da anestesia. Consolidação pulmonar, atelectasia e grandes derrames pleurais predispõem à hipoxemia. A localização de quaisquer cistos bolhosos ou abscessos deve ser observada.

Pacientes submetendo-se a procedimentos torácicos estão em risco aumentado de complicações pulmonares e cardíacas pós-operatórias. Arritmias perioperatórias, particularmente taquicardias supraventriculares, são consideradas resultantes de manipulações cirúrgicas ou distensão do átrio direito subsequente à redução do leito vascular pulmonar. A incidência de arritmias aumenta com a idade e a quantidade de ressecção pulmonar.

2. Tratamento Intraoperatório

Preparação

Como na anestesia para cirurgia cardíaca, preparação ideal pode ajudar a prevenir problemas potencialmente catastróficos. A frequente presença de má reserva pulmonar, anormalidades anatômicas, ou comprometimento das vias aéreas e a necessidade de ventilação unipulmonar predispõem estes pacientes à instalação rápida de hipoxemia. É necessário um plano bem estudado para lidar com as potenciais dificuldades. Além disso, em adição aos itens para manejo básico da via aérea, deve estar imediatamente disponível equipamento especializado e funcionando adequadamente – como múltiplos tamanhos de tubos de luz simples e dupla, um broncoscópio de fibra óptica flexível (pediátrico), um "trocador de tubo" de pequeno diâmetro de comprimento adequado para acomodar um tubo de luz dupla, um sistema de aplicação de pressão positiva contínua nas vias aéreas (CPAP), e um adaptador do circuito de anestesia para administrar broncodilatadores.

Os pacientes que vão se submeter a ressecções pulmonares abertas (segmentectomia, lobectomia, pneumectomia) muitas vezes recebem analgesia epidural torácica pós-operatória, a menos que haja uma contraindicação. Entretanto, os pacientes estão sendo cada vez mais tratados com numerosas medicações antiplaquetas e anticoagulantes, o que pode impedir colocação de cateter epidural

Acesso Venoso

Pelo menos uma linha intravenosa de grosso calibre (14 ou 16) é obrigatória para todos os procedimentos cirúrgicos torácicos. Acesso venoso central (preferivelmente no lado da toracotomia para evitar o risco de pneumotórax no lado que será ventilado intraoperatoriamente), um aquecedor de sangue e um aparelho de infusão rápida são também desejáveis, se for prevista extensa perda sanguínea.

Monitoramento

Monitoramento direto da pressão arterial está indicado para ressecções de tumores grandes (particularmente aqueles com extensão mediastinal ou à parede torácica), e qualquer procedimento efetuado em pacientes que tenham limitada reserva pulmonar ou doença cardiovascular significativa. Acesso venoso central com monitoramento da pressão venosa central (CVP) é desejável para pneumectomias e ressecções de grandes tumores. Medidas menos invasivas de débito cardíaco pela análise de contorno do pulso e termodiluição transpulmonar fornecem melhores estimativas da função cardíaca e responsividade a volume (veja Capítulo 5). Cateteres de artéria pulmonar são muito raramente usados. Medição de pressões na artéria pulmonar podem também não ser precisas em razão da PEEP intrínseca e extrínseca, decúbito lateral e tórax aberto. Em pacientes com doença importante de artéria coronária ou hipertensão pulmonar, o monitoramento intraoperatório pode ser aumentado pelo uso de ecocardiografia transesofágica.

Indução da Anestesia

Depois de pré-oxigenação adequada, um anestésico intravenoso é usado para indução da maioria dos pacientes. A seleção de um agente de indução deve ser com base na condição pré-operatória do paciente. Laringoscopia direta deve geralmente ser efetuada apenas depois que tiver sido atingida profundidade adequada de anestesia a fim de prevenir broncospasmo reflexo e para amortecer a resposta pressora cardiovascular. Isto pode ser realizado por doses incrementais do agente de indução, um opioide, ou aprofundamento da anestesia com um agente volátil por inalação (este último é particularmente útil em pacientes com vias aéreas reativas).

Intubação traqueal com um tubo traqueal de luz simples (ou com uma cânula máscara laríngea [LMA]) pode ser necessária, se o cirurgião realizar broncoscopia diagnóstica (a seguir) antes da cirurgia. Uma vez esteja completada a broncoscopia, o tubo traqueal de luz simples (ou LMA) pode ser substituído por um tubo brônquico de luz dupla (anteriormente). Ventilação com pressão positiva controlada ajuda a prevenir atelectasia, respiração paradoxal e desvio mediastinal; também permite controle do campo operatório para facilitar a cirurgia.

Posicionamento

Após indução, intubação e confirmação da posição correta do tubo traqueal ou brônquico, acesso venoso e monitoramento adicional podem ser obtidos antes que o paciente seja posicionado para cirurgia. A maioria das ressecções pulmonares é realizada com o paciente na posição de decúbito lateral. Posicionamento apropriado evita lesões e facilita a exposição cirúrgica. O braço inferior é flexionado, e o braço superior é estendido na frente da cabeça, puxando a escápula para longe do campo operatório (Figura 25-11). Travesseiros são colocados entre os braços e pernas, e um rolo axilar (de tórax) pode ser posicionado imediatamente embaixo da axila inferior para reduzir a pressão sobre o ombro de baixo (admite-se que isto ajude a proteger o plexo braquial); cuidado é tomado para evitar pressão sobre os olhos e a orelha inferior.

Manutenção da Anestesia

Todas as técnicas anestésicas atuais foram usadas com sucesso em cirurgia torácica, mas a combinação de um agente halogenado potente (isoflurano, sevoflurano ou desflurano) e um opioide é preferida pela maioria dos clínicos. As vantagens dos agentes halogenados incluem: (1) broncodilatação potente relacionada com a dose; (2) depressão dos reflexos da via aérea; (3) a capacidade de usar uma alta concentração de oxigênio inspirado (FiO_2), se necessário; (4) a capacidade de fazer ajustes relativamente rápidos na profundidade anestésica; e (5) mínimos efeitos sobre a vasoconstrição pulmonar hipóxica (veja a seguir). Os agentes halogenados geralmente têm efeitos mínimos sobre a HPV em doses < 1 concentração alveolar mínima (MAC). As vantagens de um opioide incluem: (1) geralmente mínimos efeitos hemodinâmicos; (2) depressão dos reflexos da via aérea; (3) analgesia pós-operatória residual. Se opioides epidurais forem usados pós-operatoriamente, opioides intravenosos devem ser limitados durante cirurgia para evitar excessiva depressão respiratória pós-operatória. Manutenção do bloqueamento neuromuscular com um bloqueador neuromuscular não despolarizante (NMB) durante a cirurgia facilita o afastamento das costelas, bem como o manejo anestésico. Líquidos intravenosos devem, geralmente, ser restringidos em pacientes submetidos a ressecções pulmonares. Administração excessiva de líquido em pacientes de cirurgia torácica foi associada à lesão pulmonar aguda no período pós-operatório. Nenhuma reposição hídrica para perdas estimadas "em terceiro espaço" deve ser administrada durante ressecção pulmonar. Administração excessiva de líquido na posição de decúbito lateral pode promover uma "síndrome do pulmão inferior" (*i.e.*, transudação, dependente da gravidade, de líquido para dentro do pulmão inferior). Esta última aumenta a *shuntagem* intrapulmonar e promove hipoxemia, particularmente durante ventilação unipulmonar. Além disso, o pulmão colapsado pode ser propenso à lesão pulmonar aguda em decorrência do afastamento cirúrgico durante o procedimento e possível lesão de isquemia-reperfusão. Durante ressecções pulmonares, o brônquio (ou tecido pulmonar remanescente, é geralmente dividido com um aparelho automático de grampeamento. O coto brônquico é a seguir testado quanto a um vazamento de ar embaixo d'água, sustentando-se transitoriamente 30 cm de pressão positiva na via aérea. Antes do completamento do fechamento torácico, todos os segmentos pulmonares restantes devem ser completamente expandidos manualmente sob visão direta. Ventilação mecânica controlada é, então, retomada e continuada até que os os de tórax sejam conectados à aspiração.

Manejo da Ventilação Unipulmonar

Embora ainda um problema intraoperatório, hipoxemia se tornou menos frequente em razão dos melhores métodos de isolamento pulmonar, técnicas de ventilação e o uso de agentes anestésicos com menos efeitos deletérios sobre a vasoconstrição pulmonar hipóxica. A atenção atualmente mudou para a evitação de lesão pulmonar aguda (ALI). Felizmente, ALI ocorre infrequentemente, com uma incidência de 2,5% de todas as ressecções pulmonares combinadas, e uma incidência de 7,9% após pneumectomia. Entretanto, quando ocorre, ALI é associada a um risco de mortalidade ou morbidade importante de cerca de 40%.

Com base nos dados atuais, parece que as estratégias de ventilação pulmonar protetora podem minimizar o risco de lesão pulmonar aguda *depois* da ressecção pulmonar. Esta estratégia ventilatória inclui o uso de mais baixos volumes correntes (6-8 mL/kg), uso de rotina de PEEP (5-10 cm H_2O), mais baixa FiO_2 (50 a 80%), mais baixas pressões ventilatórias (pressão de platô < 25 cm H_2O; pressão máxima na via aérea < 35 cm H_2O) pelo uso de ventilação com pressão controlada e hipercapnia permissiva. O uso de mais baixos volumes correntes pode levar ao desrecrutamento pulmonar, atelectasia e hipoxemia. Desrecrutamento pulmonar pode ser evitado pela aplicação de PEEP externa e manobras de recrutamento frequentes. Embora PEEP possa prevenir colapso alveolar e desenvolvimento de atelectasia, ela pode causar uma diminuição na $PaCO_2$ em razão do desvio do fluxo sanguíneo para longe do pulmão ventilado infe-

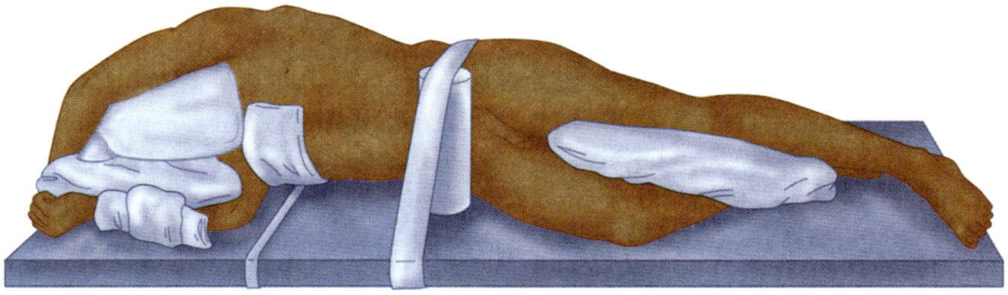

FIGURA 25-11 Posicionamento adequado para uma toracotomia lateral. (Reproduzida, com permissão, de Gothard JWW, Branthwaite MA: *Anesthesia for Thoracic Surgery*. Blackwell, 1982.)

rior e um aumento no *shunt* total. Assim, a PEEP precisa ser ajustada à doença subjacente de cada paciente, e uma nova aplicação de PEEP quase nunca será a maneira apropriada de tratar hipoxemia que ocorre imediatamente depois da instalação de ventilação unipulmonar. Pacientes com patologia obstrutiva podem desenvolver PEEP intrínseca. Nestes pacientes, a aplicação de PEEP externa pode levar a níveis imprevisíveis de PEEP total. Embora o manejo da ventilação unipulmonar há muito tem incluído o uso de 100% do oxigênio, a evidência de toxicidade de oxigênio se acumulou experimental e clinicamente. Embora não haja evidência convincente de que os resultados sejam piorados com o uso de oxigênio 100%, alguns clínicos recomendam titular a FiO_2 para manter a saturação de oxigênio acima de 90%, especialmente em pacientes que receberam terapia adjuvante e estão em risco de desenvolver LPA. Embora não haja evidência inequívoca de que um modo de ventilação pode ser mais benéfico que o outro, a ventilação com pressão controlada pode diminuir o risco de barotrauma ao limitar as pressões máximas e de platô na via aérea, e o padrão de fluxo resulta em uma distribuição mais homogênea do volume corrente e ventilação de espaço morto melhorada.

Ao término do procedimento, o pulmão operatório é insuflado gradualmente até uma pressão inspiratória máxima de menos de 30 cm H_2O para evitar ruptura da linha de grampeamento. Durante a reinsuflação do pulmão operatório, pode ser útil clampear a luz que serve ao pulmão inferior para limitar hiperdistensão.

Hemogasometria arterial periódica é útil para assegurar ventilação adequada. Medição do CO_2 corrente final pode não ser confiável em razão do espaço morto aumentado e um gradiente imprevisível entre a pressão parcial de CO_2 arterial e corrente final.

Tratamento da Hipóxia

Hipoxemia durante anestesia unipulmonar exige uma ou mais das seguintes intervenções:

1. Posição adequada do tubo brônquico (ou bloqueador brônquico) deve ser confirmada, uma vez que sua posição com relação à carina pode mudar como resultado de manipulações cirúrgicas ou tração; repetição de broncoscopia de fibra óptica pela luz traqueal pode rapidamente detectar este problema. Ambas as luzes do tubo devem também ser aspiradas a fim de excluir secreções excessivas ou obstrução com um fator.
2. Aumentar FiO_2 para 1,0.
3. Manobras de recrutamento no pulmão inferior ventilado podem eliminar atelectasia e melhorar o *shunt.*
4. Otimizar a PEEP para o pulmão inferior não operatório.
5. Assegurar débito cardíaco adequado e capacidade adequada de transporte de oxigênio.
6. CPAP ou *blow-by* ("soprar perto") de oxigênio no pulmão operatório diminuirão a *shuntagem* e melhorarão a oxigenação. Entretanto, insuflação do pulmão operatório durante VATS tornará difícil a identificação e visualização das estruturas pulmonares para o cirurgião; portanto, essas manobras devem ser aplicadas cuidadosa e cautelosamente.
7. Ventilação bipulmonar deve ser instituída para hipoxemia grave. Se possível, clampe na artéria pulmonar pode também ser colocado durante pneumectomia para eliminar *shunt.*
8. Em pacientes com doença pulmonar obstrutiva crônica, deve-se sempre suspeitar de pneumotórax no lado inferior ventilado como uma causa de hipoxemia grave. Esta complicação exige detecção e tratamento imediato abortando-se o procedimento cirúrgico, reexpandindo-se o pulmão operatório, e imediatamente inserindo-se um tubo de tórax no tórax contralateral.

Alternativas à Ventilação Unipulmonar

A ventilação pode ser interrompida durante curtos períodos se oxigênio a 100% for insuflado a uma taxa maior que o consumo de oxigênio **(oxigenação apneica) para dentro de um tubo traqueal inobstruído.** Oxigenação adequada pode, muitas vezes, ser mantida por longos períodos, mas acidose respiratória progressiva limita o uso desta técnica a 10-20 min na maioria dos pacientes. A PCO_2 arterial sob 6 mmHg no primeiro minuto, seguindo-se uma elevação de 3-4 mmHg durante cada minuto subsequente.

Ventilação com pressão positiva de alta frequência e ventilação a jato de alta frequência foram usadas durante procedimentos torácicos como alternativas à ventilação unipulmonar. Um tubo traqueal padrão pode ser usado com qualquer das duas técnicas. Pequenos volumes correntes (< 2 mL/kg) permitem excursão pulmonar diminuída, o que pode facilitar a cirurgia, mas ainda permitir ventilação de ambos os pulmões. Infelizmente, "salto" mediastinal - um movimento de vaivém - frequentemente interfere com a cirurgia.

3. Tratamento Pós-Operatório

Tratamento Geral

A maioria dos pacientes é extubada brevemente depois da cirurgia para diminuir o risco de barotrauma pulmonar (particularmente "estouro" [ruptura] da linha de sutura brônquica). Os pacientes com reserva pulmonar marginal devem permanecer intubados até que os critérios padrões de extubação sejam satisfeitos; se um tubo de luz dupla tiver sido usado para ventilação unipulmonar, ele deve ser substituído por um tubo de luz simples regular ao término da cirurgia. Um cateter-guia ("trocador de tubo") deve ser usado, se a laringoscopia original tiver sido difícil (anteriormente).

Os pacientes são observados na unidade de terapia pós-anestésica, e, na maioria dos casos, pelo menos durante a noite ou mais tempo em uma unidade de terapia intensiva ou unidade de terapia intermediária. Hipoxemia pós-operatória e acidose respiratória são comuns. Estes efeitos são causados em grande parte por atelectasia e "respiração superficial ('imobilização')" decorrente de dor incisional. Transudação de líquido, dependente da gravidade, para dentro do pulmão inferior intraoperatório também pode ser contributiva. Edema de reexpansão do pulmão superior colapsado também pode ocorrer.

4 Hemorragia pós-operatória complica cerca de 3% das toracotomias e pode ser associada à mortalidade de até 20%. Sinais de hemorragia incluem drenagem aumentada pelo tubo de tórax (> 200 mL/h), hipotensão, taquicardia e um hematócrito em queda. Taquiarritmias supraventriculares pós-operatórias são comuns e geralmente necessitam de tratamento imediato. O tratamento pós-operatório de rotina deve incluir manutenção de uma posição semiereta (> 30°), oxigênio suplementar (40 a 50%), espirometria de incentivo, monitoramento eletrocardiográfico e hemodinâmico, uma radiografia de tórax (para confirmar posição adequada de todos os drenos de tubo de toracostomia e linhas centrais e para confirmar expansão de ambos os campos pulmonares) e alívio adequado da dor.

Analgesia Pós-Operatória

A importância do tratamento adequado da dor no paciente cirúrgico torácico nunca será exagerada. Controle inadequado da dor nestes pacientes de alto risco resultará em imobilização; mau esforço respiratório; e incapacidade de tossir e remover secreções, com um resultado final de fechamento das vias aéreas, atelectasia, *shuntagem* e hipoxemia. Independentemente da modalidade usada, é preciso haver um plano abrangente para controle da dor.

Um equilíbrio entre conforto e depressão respiratória em pacientes com função pulmonar marginal é difícil de obter com opioides parenterais unicamente. Pacientes que se submeteram à toracotomia claramente se beneficiam do uso de outras técnicas (descritas a seguir) que podem reduzir a necessidade de opioides parenterais. Se opioides parenterais forem usados sozinhos, eles são mais bem administrados por meio de um aparelho de analgesia controlada pelo paciente.

Na ausência de um cateter epidural, bloqueios nervosos intercostais ou paravertebrais podem facilitar extubação, mas têm uma duração limitada de ação, de modo que é necessário empregar meios alternativos de controle da dor. Alternativamente, uma sonda de crioanalgesia pode ser usada intraoperatoriamente para congelar os nervos intercostais (crioneurólise) e produzir anestesia de longa duração; infelizmente, analgesia máxima pode não ser alcançada até 24-48 horas depois do procedimento de crioanalgesia. Está relatado que regeneração ocorre aproximadamente 1 mês depois da crioneurólise. Infusão de anestésico local através de um cateter colocado na ferida cirúrgica durante o fechamento reduzirá acentuadamente a necessidade de opioides parenterais e melhorará a qualidade global da analgesia com relação a opioides parenterais isoladamente.

Analgesia epidural é o método ideal atual para controle de dor aguda após procedimentos de cirurgia torácica. Ela fornece excelente alívio da dor, terapia contínua e evitação dos efeitos colaterais associados à administração de opioides sistêmicos. Por outro lado, as técnicas epidurais exigem atenção da equipe de dor aguda para a duração da infusão e sujeitam o paciente à longa lista de efeitos colaterais e complicações relacionados com epidural. Entretanto, ainda há muito debate sobre o nível de colocação do cateter epidural (torácico *vs.* lombar), tipo de medicação administrada (opioide e/ou anestésico local), e a cronologia da administração de medicação (antes da incisão cirúrgica *vs.* antes do fim da cirurgia, e cronologia da administração de medicação (antes da incisão cirúrgica *vs.* antes do fim da cirurgia). A maioria dos clínicos usam uma combinação de opioide (fentanil, morfina, hidromorfona) e anestésico local (bupivacaína ou ropivacaína), com o cateter epidural colocado em um nível torácico.

Complicações Pós-Operatórias

Complicações pós-operatórias após toracotomia são relativamente comuns, mas, felizmente, na sua maioria são pequenas e se resolvem tranquilamente. Coágulos sanguíneos e secreções espessas podem obstruir as vias aéreas e resultar em atelectasia; aspiração pode ser necessária. Atelectasia é sugerida por desvio traqueal e desvio do mediastino para o lado operatório após ressecções segmentares ou lobares. Broncoscopia terapêutica deve ser considerada para atelectasia persistente, particularmente quando associada a secreções espessas. Vazamentos de ar do hemitórax operatório são comuns depois de ressecções segmentares e lobares. A maioria dos vazamentos de ar para após alguns dias. 5 Fístulas broncopleurais se apresentam como um súbito grande vazamento de ar do tubo de tórax que pode ser associado a um pneumotórax aumentando e colapso pulmonar parcial. Quando elas ocorrem dentro de 24-72 h, são geralmente o resultado de fechamento cirúrgico inadequado do coto brônquico. Apresentação retardada é geralmente decorrente de necrose da linha de sutura associada a fluxo sanguíneo inadequado ou infecção.

Algumas complicações são raras, mas merecem consideração especial porque podem ameaçar a vida e exigem toracotomia exploradora imediata. Sangramento pós-operatório foi discutido anteriormente. Torção de um lobo ou segmento pode ocorrer quando o pulmão remanescente no lado operatório se expande para ocupar o hemitórax. A torção geralmente oclui a veia pulmonar dessa parte do pulmão, causando obstrução da efluência venosa. Hemoptise e infarto podem-se seguir rapidamente. O diagnóstico é sugerido por uma densidade homogênea aumentando na radiografia de tórax e um orifício lobar fechado na broncoscopia.

6 Herniação aguda do coração para dentro do hemitórax operatório pode ocorrer pelo defeito pericárdico que pode restar em seguida a uma pneumectomia. Admite-se que um grande diferencial de pressão entre os dois hemitórax desencadeie este evento catastrófico. Herniação cardíaca para o hemitórax direito resulta em hipotensão grave súbita com uma CVP elevada por causa da torção das veias centrais. Herniação cardíaca para o hemitórax esquerdo após pneumectomia esquerda resulta em compressão súbita do miocárdio, resultando em hipotensão, isquemia e infarto. Uma radiografia de tórax mostra um desvio da sombra cardíaca para dentro do hemitórax operatório.

Dissecções mediastinais extensas podem lesar os nervos frênicos, vagos e laríngeo recorrente esquerdo. Paralisia de nervo frênico pós-operatória se apresenta como uma elevação do hemidiafragma ipsolateral juntamente com dificuldade para desmamar o paciente do ventilador. Grandes ressecções de parede torácica podem incluir parte do diafragma, causando um problema semelhante, além de tórax instável. Paraplegia raramente se segue à toracotomia para ressecção pulmonar. Há relatos de gaze de celulose e outros detritos migrarem da goteira torácica para o canal espinal, resultando em compressão da medula espinal. Se um cateter epidural tiver sido colocado, qualquer perda de função motora ou dorsalgia inexplicada deve, imediatamente, provocar um imageamento para excluir hematoma epidural.

CONSIDERAÇÕES ESPECIAIS EM PACIENTES SUBMETIDOS À RESSECÇÃO PULMONAR

Hemorragia Pulmonar Maciça

Hemoptise maciça é geralmente definida como > 500-600 mL de perda sanguínea da árvore traqueobrônquica dentro de 24 h. A etiologias geralmente tuberculose, bronquiectasia ou um neoplasma, ou complicação de biópsia transbrônquica. Tratamento cirúrgico de emergência com ressecção pulmonar é reservado para hemoptise massiva "potencialmente letal". Na maioria dos casos, a cirurgia é geralmente realizada em uma base de urgência em vez de emergência verdadeira sempre que possível; mesmo então, a mortalidade operatória pode exceder 20% (em comparação a > 50% do tratamento clínico). Embolização das artérias brônquicas comprometidas pode ser tentada. A causa mais comum de morte é asfixia secundária a sangue na via aérea. Pacientes podem ser trazidos para a sala de cirurgia para broncoscopia rígida, quando a localização não é possível com broncoscopia flexível de fibra óptica. Um bloqueador brônquico ou cateter de Fogarty (anteriormente) pode ser colocado para tamponar o sangramento, ou pode ser tentada coagulação com *laser.*

Múltiplos cateteres de grosso calibre devem ser colocados. Drogas sedativas não devem ser dadas a pacientes acordados, não intubados, ventilando espontaneamente, porque eles geralmente já estão hipóxicos; oxigênio a 100% deve ser dado continuamente. Se o paciente já estiver intubado e tiver bloqueador brônquico no lugar, sedação é útil para evitar tosse. O bloqueador brônquico deve ser deixado em posição até que o pulmão seja ressecado. Quando o paciente não está intubado, é usada uma indução em sequência rápida (cetamina ou etomidato com succinilcolina). Os pacientes geralmente engolem uma grande quantidade de sangue e devem ser considerados como tendo estômago cheio. Um tubo brônquico grande de luz dupla é ideal para proteger o pulmão normal do sangue e para aspirar cada pulmão separadamente. Se qualquer dificuldade for encontrada na colocação do tubo de luz dupla, ou suas luzes relativamente pequenas se ocluírem facilmente, um tubo grande (> 8 mm de diâmetro interno) de luz simples pode ser usado com um bloqueador brônquico para prover isolamento pulmonar.

Cistos e Bolhas Pulmonares

Cistos ou bolhas pulmonares podem ser congênitos ou adquiridos como resultado de enfisema. Grandes bolhas podem prejudicar a ventilação ao comprimirem o pulmão circundante. Estas cavidades aéreas, muitas vezes, se comportam como tivessem uma válvula unidirecional, predispondo-as a aumentar progressivamente. Ressecção pulmonar pode ser executada para dispneia progressiva ou pneumotórax recorrente. O maior risco na anestesia é ruptura da cavidade de ar durante ventilação com pressão positiva, resultando em pneumotórax de tensão; este último pode ocorrer em qualquer dos lados antes da toracotomia ou no lado não operatório durante a ressecção pulmonar. Indução de anestesia com manutenção de ventilação espontânea é desejável até que o lado com o cisto ou bolhas seja isolado com um tubo de luz dupla, ou até que um tubo de tórax seja colocado; a maioria dos pacientes tem um grande aumento no espaço morto, de modo que ventilação assistida é necessária a fim de

7 evitar hipercarbia excessiva. O uso de N_2O é contraindicado em pacientes com cistos ou bolhas, porque ele pode expandir o espaço aéreo e causar ruptura. Esta última pode ser sinalizada por hipotensão súbita, broncospasmo ou uma elevação abrupta na pressão de insuflação máxima e exige colocação imediata de um tubo de tórax.

Abscesso Pulmonar

Abscessos pulmonares resultam de infecções pulmonares primárias, neoplasmas pulmonares obstrutivos (anteriormente), ou, raramente, disseminação hematogênica de infecções sistêmicas. Os dois pulmões devem ser isolados para evitar contaminação do pulmão sadio. Uma indução intravenosa em sequência rápida com intubação traqueal com um tubo de luz dupla é geralmente recomendada, com o pulmão afetado em uma posição inferior. Tão logo o tubo de luz dupla seja colocado, ambos os manguitos brônquico e traqueal devem ser insuflados. O manguito brônquico deve fazer uma vedação apertada antes que o paciente seja virado para a posição de decúbito lateral, com o pulmão doente em uma posição superior. O pulmão doente deve ser frequentemente aspirado durante o procedimento para diminuir a probabilidade de contaminar o pulmão sadio.

Fístula Broncopleural

As fístulas broncopleurais ocorrem após ressecção pulmonar (geralmente pneumectomia), ruptura de um abscesso pulmonar para dentro de uma cavidade pleural, barotrauma pulmonar, ou ruptura espontânea de bolhas. A maioria das pacientes é tratada (e curada) conservadoramente; pacientes vêm para cirurgia quando a drenagem por tubo de tórax falhou. **O manejo anestésico pode ser complicado pela incapacidade de ventilar efetivamente o paciente com pressão positiva por causa de um grande vazamento de ar, do potencial para um pneumotórax de tensão, e do risco de contaminar o outro pulmão, se um empiema estiver presente.** O empiema geralmente é drenado, antes do fechamento da fístula.

Um tubo de luz dupla corretamente colocado simplifica grandemente o manejo anestésico ao isolar a fístula e permitir ventilação unipulmonar para o pulmão normal. O paciente deve ser extubado tão logo seja possível depois do reparo.

Anestesia para Ressecção Traqueal

Considerações Pré-Operatórias

Ressecção traqueal é mais comumente efetuada para tratar estenose traqueal, tumores, ou, menos comumente, anormalidades congênitas. Estenose traqueal pode resultar de trauma penetrante ou fechado, bem como intubação traqueal e traqueostomia. Carcinomas de células escamosas e císticos adenoides se responsabilizam pela maioria dos tumores. Comprometimento da luz traqueal resulta em dispneia progressiva. Sibilos ou estridor podem ser evidentes apenas com esforço. A dispneia pode ser pior, quando o paciente está deitado, com obstrução progressiva da via aérea. Hemoptise pode também complicar tumores traqueais. CT é valiosa para localizar a lesão. **Medição de alças de fluxo-volume confirma a localização da obstrução e ajuda o clínico na avaliação da gravidade da lesão** (Figura 25-12).

Considerações Anestésicas

Pouca pré-medicação é dada, uma vez que a maioria dos pacientes que se apresentam para ressecção traqueal têm obstrução moderada à grave da via aérea. Uso de um agente anticolinérgico para secar secreções é controverso por causa do risco teórico do seu espessamento. Monitoramento deve incluir medição direta da pressão arterial.

Uma indução por inalação (em oxigênio 100%) é realizada em pacientes com obstrução grave. Sevoflurano é preferido porque ele é o anestésico potente que é menos irritante para a via aérea. Ventilação espontânea é mantida durante toda a indução. Bloqueador neuromuscular (NMB) geralmente é evitado por causa do potencial de obstrução completa da via aérea subsequentemente ao bloqueamento neuromuscular. Laringoscopia é efetuada apenas quando o paciente é julgado estar sob anestesia profunda. Lidocaína intravenosa (1-2 mg/kg) pode aprofundar a anestesia sem deprimir as respirações. O cirurgião pode, então, realizar broncoscopia rígida para avaliar e, possivelmente, dilatar a lesão. Depois da broncoscopia, o paciente é intubado com um tubo traqueal suficientemente pequeno para ser passado distalmente à obstrução, sempre que for possível.

Uma incisão em colarinho é utilizada para lesões traqueais altas. O cirurgião divide a traqueia no pescoço e avança um tubo com armadura estéril para dentro da traqueia distal, passando para um circuito de respiração conectado estéril para o anestesiologista para ventilação durante a ressecção. Depois da ressecção e completamento da parte posterior da reanastomose, o tubo com armadura é removido, e o tubo traqueal original é avançado distalmente, além da anastomose (Figura 25-13). Alternativamente, ventilação a jato de alta frequência pode ser empregada durante a anastomose passando-se a cânula de jato para além da obstrução e para dentro da traqueia distal (Figura 25-14). Retorno da ventilação espontânea e extubação precoce ao término do procedimento são desejáveis. Os pacientes devem ser posicionados com o pescoço flexionado imediatamente após a operação a fim de minimizar tensão na linha de sutura (Figura 25-15).

O tratamento cirúrgico das lesões traqueais baixas exige uma esternotomia mediana ou toracotomia posterior direita. O manejo anestésico é semelhante, porém mais regularmente exige técnicas mais complicadas, como ventilação de alta frequência ou mesmo *bypass* cardiopulmonar (CPB) em casos congênitos complexos.

Anestesia para Cirurgia Toracoscópica Videoassistida (VATS)

VATS é agora usada para a maioria das ressecções pulmonares que previamente exigiam toracotomia aberta. A lista de procedimentos que podem ser realizadas durante VATS inclui biópsia pulmonar, ressecções segmentares e lobares, pleurodese, procedimentos esofágicos e pericardiectomia. A maioria dos procedimentos é realizada, por três ou mais, pequenas incisões no tórax, com o paciente na posição de decúbito lateral.

O manejo anestésico é semelhante àquele para procedimentos abertos, exceto que ventilação unipulmonar é exigida (em comparação a ser desejável) para quase todos os procedimentos.

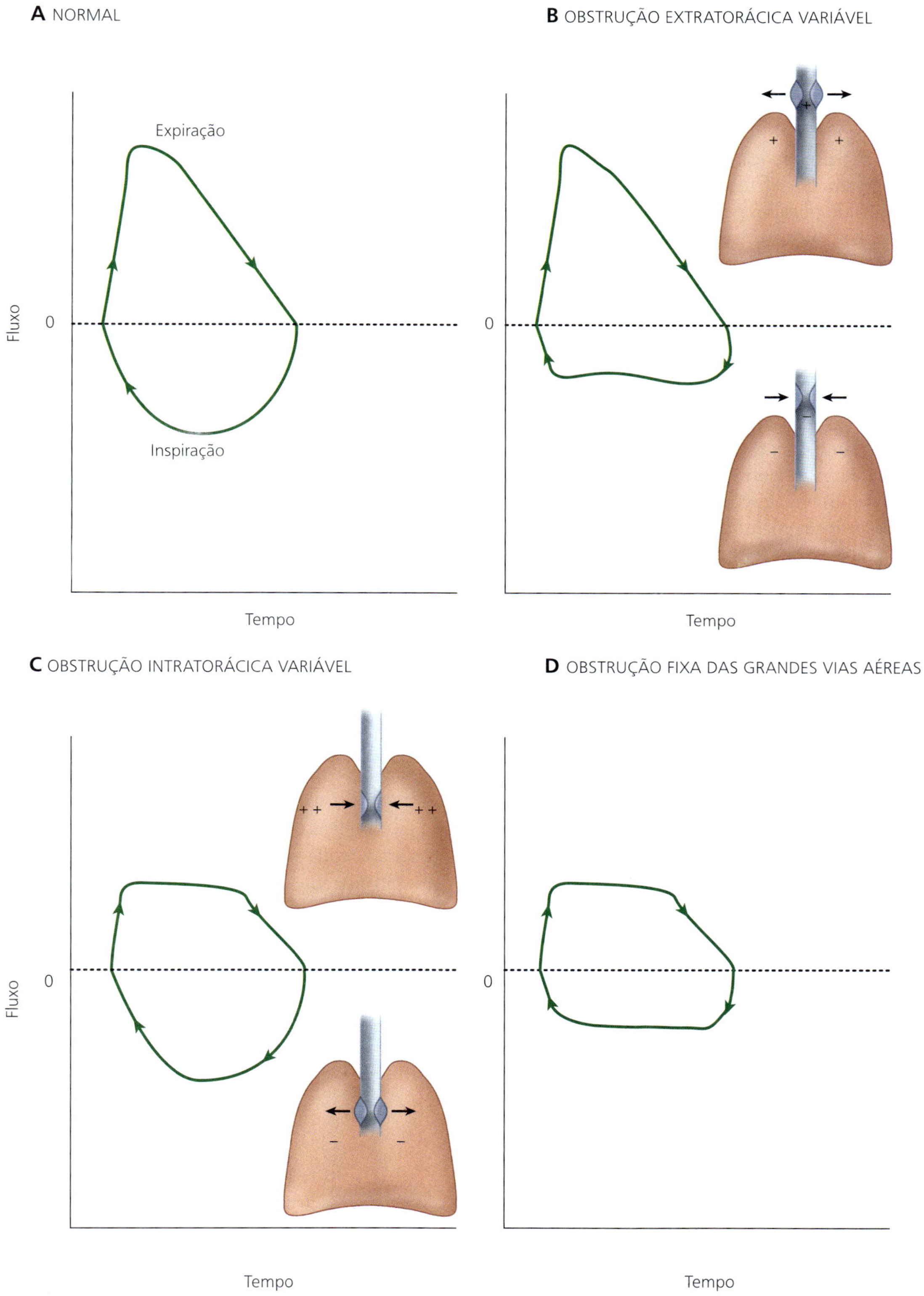

FIGURA 25-12 A-D: Alças de fluxo-volume.

Anestesia para Procedimentos Torácicos Diagnósticos

Broncoscopia

Broncoscopia rígida para remoção de corpos estranhos ou dilatação traqueal é geralmente efetuada sob anestesia geral. Estes procedimentos são complicados pela necessidade de compartilhar a via aérea com o cirurgião ou o pneumologista; felizmente, eles são, muitas vezes, de curta duração. Depois de uma indução intravenosa padrão, a anestesia é mantida com anestesia intravenosa total e um bloqueador neuromuscular (NMB) de ação curta ou intermediária. Procedimentos breves na via aérea estão entre as poucas indicações restantes de uma infusão de succinilcolina. Uma de três técnicas pode, então, ser usada durante broncoscopia rígida: (1) oxigenação apneica usando um cateter pequeno posicionado lateralmente ao longo do broncoscópio para insuflar oxigênio (anteriormente); (2) ventilação convencional pelo ramo lateral de um broncoscópio ventilatório (quando a janela proximal deste instrumento é aberta para aspiração ou biópsias, a ventilação tem que ser interrompida); ou (3) ventilação a jato através de um broncoscópio de tipo injetor.

Mediastinoscopia

A mediastinoscopia, muito mais comumente empregada no passado que no presente, provê acesso aos linfonodos mediastinais e é usada para estabelecer o diagnóstico ou a ressecabilidade de malignidades intratorácicas (anteriormente). Imageamento pré-operatório com CT ou MR é útil para avaliar distorção ou compressão traqueal.

Mediastinoscopia é efetuada sob anestesia traqueal geral com paralisia neuromuscular. Acesso venoso com um cateter intravenoso de grosso calibre (14 a 16) é obrigatório por causa do risco de sangramento e a dificuldade para controlar sangramento, quando ele ocorre. Como o tronco braquiocefálico (artéria inominada) pode ser comprimido durante o procedimento, a pressão arterial deve ser medida no braço esquerdo.

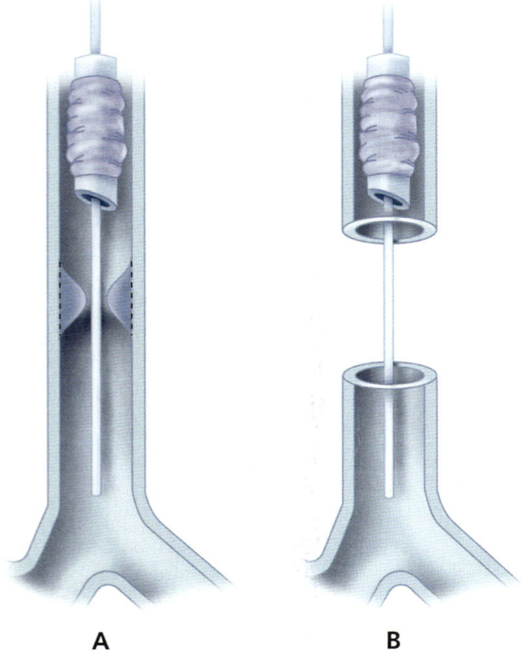

FIGURA 25-14 Ressecção traqueal usando ventilação a jato de alta frequência. **A:** O cateter é avançado além da obstrução, e o manguito é desinflado, quando a ventilação a jato é iniciada. **B:** O cateter é avançado distalmente pelo cirurgião. Ventilação a jato pode ser continuada sem interrupção durante a ressecção e a anastomose.

Complicações associadas à mediastinoscopia incluem: (1) bradicardia reflexa vagalmente mediada a partir de compressão da traqueia ou dos grandes vasos; (2) hemorragia excessiva (veja anteriormente); (3) isquemia cerebral por compressão do tronco braquiocefálico (artéria inominada) (detectada com uma linha arterial radial direita ou oxímetro de pulso na mão

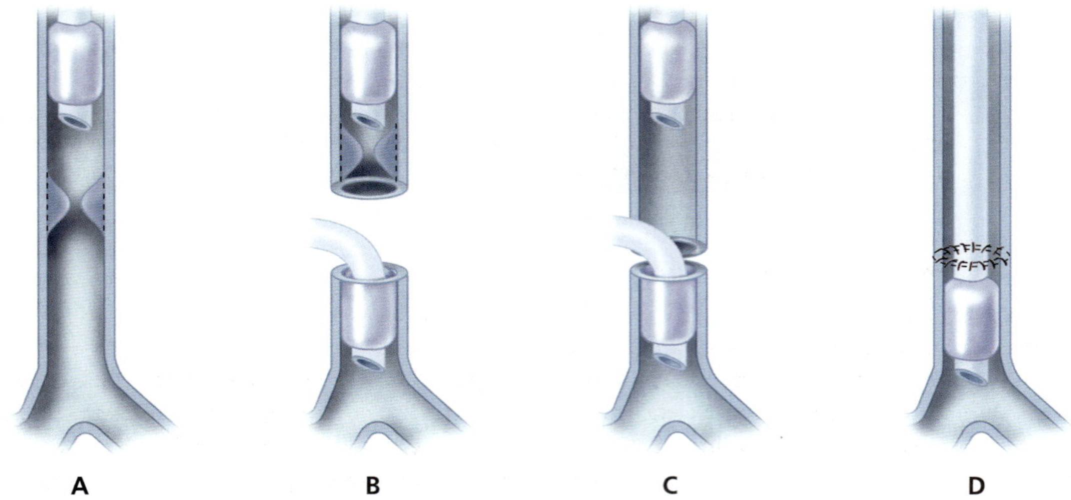

FIGURA 25-13 A-D: Manejo da via aérea em uma lesão traqueal alta.

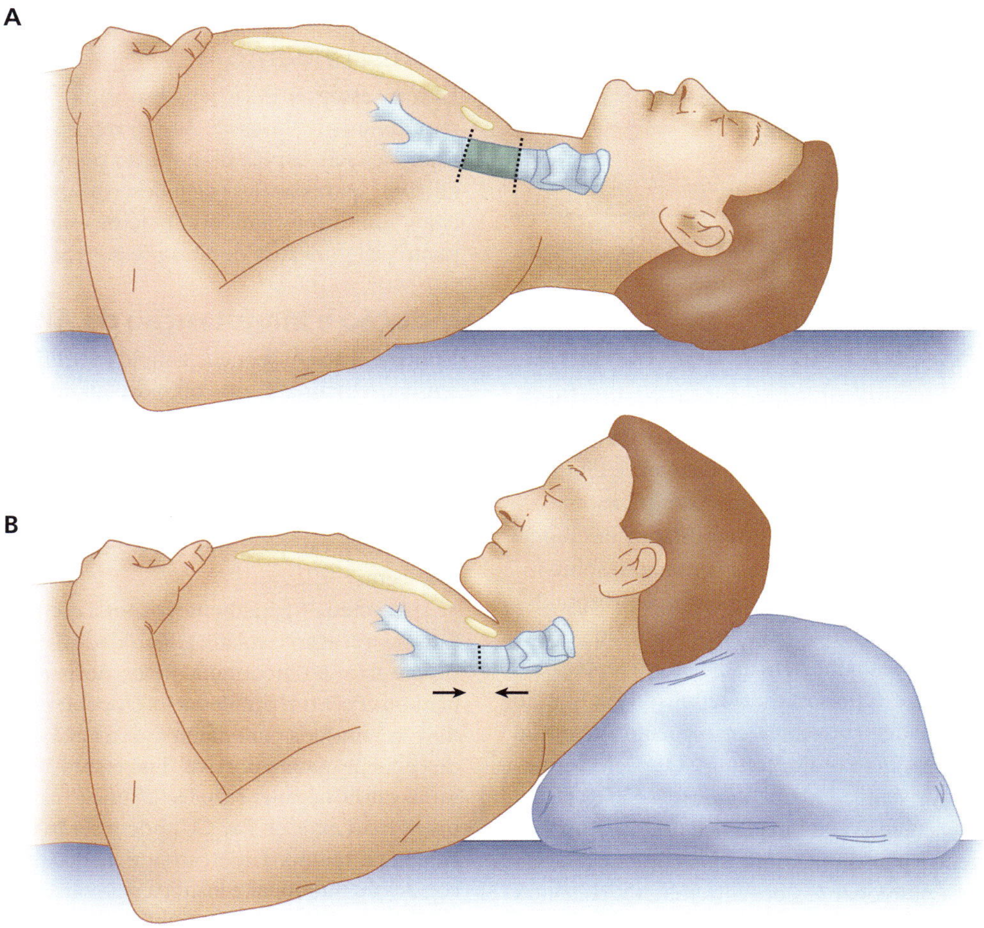

FIGURA 25-15 Posição do paciente antes (**A**) e depois (**B**) de ressecção traqueal e reanastomose com o pescoço do paciente flexionado durante as primeiras 24-48 h.

direita); (4) pneumotórax (geralmente se apresenta pós-operatoriamente); (5) embolia de ar (por causa de uma elevação da cabeça a 30°, o risco é maior durante ventilação espontânea); (6) lesão do nervo laríngeo recorrente; e (7) lesão de nervo frênico.

Lavado Broncoalveolar

Lavagem broncoalveolar pode ser empregada em pacientes com proteinose alveolar pulmonar. Estes pacientes produzem quantidades excessivas de surfactante e falham em removê-lo. Eles se apresentam com dispneia e consolidação bilateral em radiografia de tórax. Nesses pacientes, lavagem broncoalveolar pode ser indicada para hipoxemia grave ou dispneia piorando. Muitas vezes, um pulmão é lavado, deixando-se o paciente se recuperar por alguns dias antes que o outro pulmão seja lavado; o pulmão "mais doente" é, por essa razão, lavado primeiro. Cada vez mais, ambos os pulmões são lavados durante o mesmo procedimento, criando desafios únicos para assegurar oxigenação adequada durante a lavagem do segundo pulmão.

Lavagem broncoalveolar unilateral é efetuada sob anestesia geral com um tubo brônquico de luz dupla. Os manguitos no tubo devem ser adequadamente posicionados e devem fazer uma vedação à prova d'água para evitar derramamento de líquido para dentro do outro lado. O procedimento é normalmente feito na posição supina; embora lavagem com o pulmão em uma posição inferior ajude a minimizar contaminação do outro pulmão, esta posição pode causar grave desequilíbrio de ventilação/perfusão. Soro fisiológico morno é infundido para dentro do pulmão a ser tratado e é drenado por gravidade; o tratamento continua até que o líquido que retorna seja transparente (cerca de 10-20 L). Ao término do procedimento, ambos os pulmões são bem aspirados, e o tubo traqueal de luz dupla é substituído por um tubo traqueal de luz simples.

Anestesia para Transplantação Pulmonar

CONSIDERAÇÕES PRÉ-OPERATÓRIAS

Transplantação pulmonar é indicada em doença parenquimatosa pulmonar terminal ou hipertensão pulmonar. Os candidatos são funcionalmente incapacitados por dispneia e têm mau prognóstico. Os critérios variam de acordo com o processo de doença primária. Etiologias comuns estão listadas na Tabela 25-3. Transplantação de pulmão (como é verdadeiro sobre todos os transplantes de órgãos sólidos) é limitada pela disponibilidade de órgãos apropriados, não pela disponibilidade de receptores. Os pacientes tipicamente têm dispneia em repouso ou com mínima atividade e hipoxemia de repouso ($PaO_2 < 50$ mmHg) com necessidades crescentes de oxigênio. Retenção progressiva de CO_2 é também muito comum. Os pacientes podem ser dependentes de ventilador. *Cor pulmonale* não exige necessariamente transplantação combinada de coração-pulmões, porque a função ventricular direita pode-se recuperar, quando as pressões na artéria pulmonar se normalizarem. Os pacientes devem ter função ventricular esquerda normal e ser livres de doença de artéria coronariana, bem como outros problemas sérios de saúde.

Transplantação unipulmonar pode ser realizada em pacientes selecionados com fibrose pulmonar idiopática, enquanto transplantação bipulmonar é tipicamente efetuada em pacientes com fibrose cística, enfisema bolhoso ou doenças vasculares. Pacientes com síndrome de Eisenmenger necessitam de transplantação combinada de coração-pulmões.

CONSIDERAÇÕES ANESTÉSICAS

1. Tratamento Pré-Operatório

Coordenação efetiva entre a equipe de colheita de órgãos e a equipe de transplante minimiza o tempo de isquemia do enxerto e evita prolongamento desnecessário do tempo de anestesia pré-transplante. Estes procedimentos são executados em uma base de emergência; por essa razão, os pacientes podem ter pouco tempo para jejuar para cirurgia. Ciclosporina oral também pode ser dada pré-operatoriamente. Administração de um antiácido transparente, um bloqueador H_2 ou metoclopramida deve ser considerada. Os pacientes são muito sensíveis a sedativos, de modo que pré-medicação é geralmente administrada apenas na sala de cirurgia, quando o paciente é atendido diretamente. Imunossupressores e antibióticos são também administrados após indução e antes da incisão cirúrgica.

2. Tratamento Intraoperatório

Monitoramento

Estreita assepsia deve ser observada para procedimentos de monitoramento invasivo. Acesso venoso central poderia ser realizado apenas depois da indução porque os pacientes podem não ser capazes de ficar deitados, enquanto acordados. Os pacientes com um forame oval patente estão em risco de embolia paradoxal por causa de altas pressões atriais direitas.

Indução e Manutenção da Anestesia

Uma indução em sequência rápida é utilizada. Indução com cetamina, etomidato, um opioide, ou uma combinação destes agentes é empregada, evitando quedas precipitadas na pressão arterial. Um NMB é usado para facilitar laringoscopia. Hipoxemia e hipercarbia devem ser evitadas para prevenir aumentos adicionais na pressão da artéria pulmonar. Hipotensão deve ser tratada com vasopressores, em vez de grandes *bolus* líquidos (veja a seguir).

Anestesia é geralmente mantida com anestesia intravenosa total ou um agente volátil. Dificuldades intraoperatórias na ventilação não são incomuns. Retenção progressiva de CO_2 também pode ser um problema intraoperatoriamente. A ventilação deve ser ajustada para manter uma $PaCO_2$ tão próxima à básica do paciente quanto possível. Entretanto, na presença de uma reserva cardiovascular razoável e função cardíaca direita normal, níveis mais altos de $PaCO_2$ podem ser tolerados por curtos períodos de tempo. Hipercarbia e acidose podem levar à vasoconstrição pulmonar e insuficiência cardíaca direita aguda, e suporte hemodinâmico com inotrópicos pode ser necessário para estes pacientes. Pacientes com fibrose cística têm secreções copiosas e necessitam de aspiração frequente.

Transplantação Unipulmonar

Transplantação unipulmonar é, muitas vezes, tentada sem CPB. O procedimento é feito por uma toracotomia posterior. A decisão sobre empregar CPB durante transplantação de um pulmão é com base na resposta do paciente ao colapso do pulmão a ser substituído e clampeamento da sua artéria pulmonar. Hipoxemia arterial ($SpO_2 < 88\%$) ou um aumento súbito nas pressões de artéria pulmonar torna necessário CPB. Prostaglandina E_1, milrinona, nitroglicerina e dobutamina podem ser utilizadas

TABELA 25-3 Indicações de transplantação pulmonar isolada

Fibrose cística
Bronquiectasia
Obstrutivas
Doença pulmonar obstrutiva crônica
Deficiência de α_1-antitripsina
Linfangiomatose pulmonar
Restritiva
Fibrose pulmonar idiopática
Hipertensão pulmonar primária

para reduzir a hipertensão pulmonar e prevenir insuficiência ventricular direita. Suporte inotrópico pode ser necessário. Depois que o pulmão receptor é removido, a artéria pulmonar, manguito atrial esquerdo (com as veias pulmonares), e brônquio do pulmão doador são anastomosados. Broncoscopia flexível é usada para examinar a linha de sutura brônquica após seu completamento.

Transplantação Bipulmonar

Uma esternotomia transversa em "concha de marisco" pode ser usada para transplantação bipulmonar. O procedimento é ocasionalmente efetuado com CPB; toracotomias sequenciais para transplantação bipulmonar podem também ser efetuadas. Transplantação de coração-pulmões é realizada por esternotomia mediana com CPB.

Tratamento Pós-Transplantação

Depois da anastomose do órgão ou órgãos doadores, ventilação para ambos os pulmões é retomada. Subsequentemente à transplantação, as pressões inspiratórias máximas devem ser mantidas na mínima pressão compatível com boa expansão pulmonar, e a concentração de oxigênio inspirado deve ser mantida tão próxima do ar ambiente quanto possibilitado por uma PaO_2 > 60 mmHg. Metilprednisolona e manitol são geralmente administrados antes da liberação dos clampes vasculares. ...erpotassemia pode ocorrer à medida que o líquido preser... ...vo é lavado para fora do órgão doador. Se a transplantação ...alizada sob CPB, o paciente é separado do CPB. Vasodila... ...es pulmonares, óxido nítrico inalado e inotrópicos (anteri... ...te) podem ser necessários. Ecocardiografia transesofági... ...l para diferenciar disfunção ventricular direita e esquer... ...como para avaliar o fluxo sanguíneo nos vasos pulmo... ...rticularmente depois da transplantação.

...nsplantação interrompe a inervação neural, a drena... ...ica e a circulação brônquica do pulmão transplanta... ...io respiratório fica inafetado, mas o reflexo de tosse é ...ixo da carina. Hiperatividade brônquica é observa... ...s pacientes. A vasoconstrição pulmonar hipóxica ...ormal. Perda de drenagem linfática aumenta a ...r extravascular e predispõe o pulmão transplan... ...pulmonar. A reposição hídrica intraoperatória ...azões ser mantida em um mínimo. A perda da ...uica predispõe à deiscência isquêmica da linha ...ica.

...Pós-Operatório

...ubados depois da cirurgia tão logo seja exe... ...pidural torácico pode ser empregado para ...ória, quando os estudos da coagulação são ... pós-operatória pode ser complicada por ...es e disfunções renal e hepática. Função ... pode resultar de rejeição ou de lesão de ...ente, pode ser necessária oxigenação ...pórea. Broncoscopia frequente com ... e lavagem são necessárias para diferenciar entre rejeição e infecção. Bacterias Gram-negativas nosocomiais, citomegalovírus, *Candida, Aspergillus* e *Pneumocystis carinii* são patógenos comuns. Outras complicações cirúrgicas pós-operatórias incluem lesão dos nervos frênicos, vagos e laríngeo recorrente esquerdo.

Anestesia para Cirurgia do Esôfago

CONSIDERAÇÕES PRÉ-OPERATÓRIAS

Indicações comuns da cirurgia esofágica incluem tumores, refluxo gastroesofágico e distúrbios da motilidade (acalasia). Os procedimentos cirúrgicos incluem endoscopia simples, dilatação esofágica, esofagomiotomia cervical, esofagomiotomia distal aberta ou toracoscópica, inserção ou remoção de *stents* esofágicos e esofagectomia. Carcinomas de células escamosas se responsabilizam pela maioria dos tumores do esôfago; adenocarcinomas são menos comuns, enquanto tumores benignos (liomiomas) são raros. A maioria dos tumores ocorre no esôfago distal. Tratamento operatório pode ser paliativo ou curativo. Embora o prognóstico seja geralmente mau, a terapia cirúrgica oferece a única esperança de uma cura. Após ressecção esofágica, o estômago é puxado para cima para dentro do tórax, ou o esôfago é funcionalmente substituído com parte do cólon (interposição).

Refluxo gastroesofágico é tratado cirurgicamente, quando a esofagite é refratária a tratamento clínico ou resulta em complicações, como estenose, aspiração pulmonar recorrente, ou esôfago de Barrett (epitélio colunar). Uma variedade de operações antirrefluxo pode ser efetuada (Nissen, Belsey, Hill ou Collis- Nissen) por vias de acesso torácicas ou abdominais, muitas vezes laparoscopicamente. Elas todas envolvem enrolar uma parte do estômago em torno do esôfago.

Acalasia e esclerose sistêmica (esclerodermia) se responsabilizam pela maioria dos procedimentos cirúrgicos efetuados em distúrbios da motilidade. A primeira geralmente ocorre como um achado isolado, enquanto a última faz parte de uma doença colagenovascular generalizada. Disfunção do músculo cricofaríngeo pode ser associada a uma varieade de distúrbios neurogênicos ou miogênicos e, muitas vezes, resulta em um divertículo de Zenker.

CONSIDERAÇÕES ANESTÉSICAS

Independentemente do procedimento, uma preocupação anestésica comum em pacientes com doença esofágica é o risco de aspiração pulmonar. Isto pode resultar de obstrução, motilidade alterada, ou função anormal do esfíncter. De fato, a maioria dos pacientes tipicamente se queixa de disfagia, azia, regurgitação, tosse e/ou sibilos, quando deitados. Dispneia de esforço pode também ser proeminente, quando aspiração crônica resulta em fibrose pulmonar. Pacientes com malignidades podem-se apresentar com anemia e perda de peso. Pacientes com câncer do esôfago geralmente têm uma história de fumar cigarros e consumir álcool, de modo que os pacientes devem ser avaliados, quanto à coexistente doença pulmonar obstrutiva crônica, doença de artéria coronariana e disfunção hepática. Pacientes com esclerose sistêmica (esclerodermia) devem ser avaliados quanto a comprometimento de outros órgãos, particularmente os rins, coração e pulmões; fenômeno de Raynaud é também comum.

Em pacientes com refluxo, consideração deve ser dada à administração de metoclopramida, um bloqueador do receptor H_2, ou de um inibidor da bomba de prótons pré-operatoriamente. Nesses pacientes, deve ser usada uma indução em sequência rápida. Um tubo com luz dupla é usado para procedimentos envolvendo toracoscopia ou toracotomia. O anestesiologista pode ser solicitado a passar uma vela de grande diâmetro para dentro do esôfago como parte do procedimento cirúrgico; grande cautela deve ser exercida para ajudar a evitar lesão faríngea ou esofágica.

As esofagectomias trans-hiatal (com dissecção romba) e torácica merecem consideração especial. Estes procedimentos muitas vezes envolvem considerável perda sanguínea. A primeira exige uma incisão abdominal superior e uma incisão cervical esquerda, enquanto a última requer toracotomia posterolateral, uma incisão abdominal e, finalmente, uma incisão cervical esquerda. Partes do procedimento podem ser realizadas usando laparoscopia ou VATS. Está indicado monitoramento da pressão arterial e venosa central. Múltiplos acessos venosos, aquecedores de líquidos, e um aquecedor corporal de ar forçado são aconselháveis. Durante a via de acesso trans-hiatal à esofagectomia, afastadores subesternais e diafragmáticos podem interferir com a função cardíaca. Além disso, como o esôfago é liberado às cegas do mediastino posterior por dissecção romba, a mão do cirurgião interfere transitoriamente com o enchimento cardíaco e produz hipotensão profunda. A dissecção também pode induzir marcada estimulação vagal.

Interposição de cólon subentende formar um enxerto pediculado do cólon e passá-lo pelo mediastino posterior para cima para o pescoço para tomar o lugar do esôfago. Este procedimento é demorado, e é necessária manutenção de adequada pressão arterial, débito cardíaco e concentração de hemoglobina para assegurar viabilidade do enxerto. Isquemia do enxerto pode ser prenunciada por uma acidose metabólica progressiva.

Ventilação pós-operatória será frequentemente usada em pacientes submetidos à esofagectomia, uma vez que tantos deles terão doenças cardíaca e pulmonar coexistentes. Complicações cirúrgicas pós-operatórias incluem lesão de nervo frênicos, vagos e laríngeo recorrente esquerdo.

DISCUSSÃO DE CASO

Adenopatia Mediastinal

Um menino de 9 anos com linfadenopatia mediastinal vista em uma radiografia de tórax se apresenta para biópsia de um linfonodo cervical.

Qual é a mais importante consideração pré-operatória?

Há alguma evidência de comprometimento da via aérea? Compressão traqueal pode produzir dispneia (obstrução proximal) ou uma tosse improdutiva (obstrução distal).

Compressão assintomática também é comum e pode ser evidente apenas como desvio traqueal em exame físico ou radiográfico. Uma CT do tórax fornece informação valiosa sobre a presença, localização e gravidade de compressão da via aérea. Alças de fluxo-volume também detectarão obstrução sutil da via aérea e fornecerão informação importante a respeito da localização e importância funcional da obstrução (anteriormente).

A ausência de qualquer dispneia pré-operatória torna menos provável um comprometimento respiratório intraoperatório grave?

Não. Obstrução grave da via aérea pode ocorrer após indução de anestesia nestes pacientes mesmo na ausência de quaisquer sintomas pré-operatórios. Isto obriga a que a radiografia de tórax e a CT sejam revistas quanto à evidência de obstrução assintomática da via aérea. O ponto de obstrução tipicamente é distal à extremidade do tubo traqueal. Além disso, a perda da ventilação espontânea pode precipitar obstrução completa da via aérea.

O que é a síndrome da veia cava superior?

Síndrome da veia cava superior é o resultado do aumento progressivo de uma massa mediastinal e compressão de estruturas mediastinais, particularmente a veia cava. Linfomas são mais comumente responsáveis, mas neoplasmas primários pulmonares ou mediastinais também podem produzir síndrome. Síndrome da veia cava superior é, muitas vezes, sociada à obstrução grave da via aérea e colapso cardiova lar com a indução de anestesia geral. A compressão cava duz ingurgitamento venoso e edema da cabeça, pes braços. Compressão mecânica direta, bem como ed mucosas, compromete gravemente o fluxo de ar na A maioria dos pacientes prefere uma postura ereta que o decúbito piora a obstrução da via aérea. O díaco pode ser gravemente deprimido em decor torno venoso impedido do corpo superior, com nica direta do coração e (com malignidades) i dica. Um ecocardiograma é útil para avaliar a e detectar líquido pericárdico.

Qual é a anestesia de escolha para um me da veia cava superior?

A ausência de sinais ou sintomas d rea ou síndrome da veia cava superio potencialmente ameaçadoras à vid anestesia geral. Por essa razão, bi rico (geralmente cervical ou esc mais segura, sempre que poss agnóstico seja de importân metimento importante da superior podem ditar tr des antes do diagnósti mais comum); radiot também pode ser ser submetido co uma vez o comp ções da síndro tesia geral po em pacient cia de co cava su a esteroi

De que maneira a presença de obstrução da via aérea e da veia cava superior influenciam a administração de anestesia geral?

1. *Pré-medicação:* Só um anticolinérgico deve ser dado. O paciente deve ser transportado para a sala de cirurgia em uma posição semiereta com oxigênio suplementar.
2. *Monitoramento*: Além dos monitores padrão, uma linha arterial é útil, mas ela deve ser inserida depois da indução em pacientes jovens. Pelo menos um cateter intravenoso de grosso calibre deve ser colocado em uma extremidade inferior, uma vez que a drenagem venosa a partir do corpo superior pode ser inconfiável.
3. *Manejo da via aérea:* Devem ser previstas dificuldades com a ventilação e intubação. Após pré-oxigenação, intubação acordada com um tubo traqueal com armadura pode ser a mais segura em paciente cooperante. Uso de um broncoscópio flexível é vantajoso na presença de distorção da via aérea e definirá o local e grau de obstrução. Tossir ou forcejar, no entanto, pode precipitar obstrução completa da via aérea, porque a resultante pressão positiva pleural aumenta a compressão da traqueia intratorácica. Passar o tubo com armadura para além da área de compressão pode evitar este problema. Pacientes não cooperantes necessitam de uma indução por inalação com sevoflurano.
4. *Indução:* O objetivo deve ser uma indução suave, mantendo ventilação espontânea e estabilidade hemodinâmica. A capacidade de ventilar o paciente com uma boa via aérea deve ser estabelecida antes do uso de um NMB. Usando oxigênio 100%, uma de três técnicas de indução pode ser usada: (1) cetamina intravenosa (porque resulta em maior estabilidade hemodinâmica em pacientes com débito cardíaco reduzido); (2) indução inalacional com um agente volátil (geralmente sevoflurano); ou (3) pequenas doses incrementais de propofol ou etomidato.

   Ventilação com pressão positiva pode precipitar hipotensão grave, e carregamento de volume antes da indução pode contrabalançar parcialmente o enchimento ventricular prejudicado secundário à obstrução caval.
5. *Manutenção:* A técnica selecionada deve ser adaptada à situação hemodinâmica do paciente. Após intubação, bloqueamento neuromuscular tossir ou forcejar.
6. *Extubação:* Ao término do procedimento, os pacientes devem ser deixados intubados até que a obstrução da via aérea tenha se resolvido, conforme determinado por broncoscopia flexível ou a presença de um vazamento de ar em torno do tubo traqueal, quando o manguito traqueal é desinflado.

LEITURA SUGERIDA

Campos J: An update on bronchial blockers during lung separation techniques in adults. Anesth Analg 2003;97:1266.

Ehrenfeld JM, Walsh JL, Sandberg WS: Right- and left-sided Mallinckrodt double-lumen tubes have identical clinical performance. Anesth Analg 2008;106:1847.

Gothard J: Anesthetic considerations for patients with anterior mediastinal masses. Anesthesiol Clin 2008;26:305.

Grichnik K, Shaw A: Update on one lung ventilation: the use of continuous positive airway pressure ventilation and positive end expiratory pressure ventilation- clinical application. Curr Opin Anaesthesiol 2009;22:23.

Lohser J: Evidence based management of one lung ventilation. Anesthesiol Clin 2008;26:241.

Reilly JJ Jr: Evidence-based preoperative evaluation of candidates for thoracotomy. Chest 1999;116:474S.

Slinger P: Update on anesthetic management for pneumonectomy. Curr Opin Anaesthesiol 2009;22:31.

Slinger P, Johnston M: Preoperative assessment: an anesthesiologist's perspective. Thorac Surg Clin 2005;15:11.

CAPÍTULO

26

Neurofisiologia e Anestesia

CONCEITOS-CHAVE

1. Pressão de perfusão cerebral é a diferença entre a pressão arterial média e a pressão intracraniana (ou a pressão venosa central, a que for maior).
2. A curva de autorregulação cerebral é mudada para a direita em pacientes com hipertensão arterial crônica.
3. As influências extrínsecas mais importantes sobre o fluxo sanguíneo cerebral (CBF) são as tensões dos gases respiratórios – particularmente a $PaCO_2$. O CBF é diretamente proporcional à $PaCO_2$ entre tensões de 20 e 80 mmHg. O fluxo sanguíneo se altera aproximadamente 1-2 mL/100 g/min por mmHg de alteração na $PaCO_2$.
4. O CBF se altera 5 a 7% por 1°C de alteração na temperatura. Hipotermia diminui ambas, a taxa metabólica cerebral e o CBF, enquanto pirexia tem o efeito inverso.
5. O movimento de uma dada substância através da barreira hematoencefálica depende do seu tamanho, carga iônica, lipossolubilidade e grau de ligação à proteína no sangue.
6. A barreira hematoencefálica pode perder a sua integridade por hipertensão grave, tumores, trauma, acidentes vasculares encefálicos, hipóxia e atividade convulsiva sustentada.
7. A abóbada craniana é uma estrutura rígida com um volume total fixo, consistindo em cérebro (80%), sangue (12%) e líquido cefalorraquidiano (8%). Qualquer aumento em um componente deve ser contrabalançado por uma diminuição equivalente em outro a fim de evitar uma elevação na pressão intracraniana.
8. Com a exceção da cetamina, todos os agentes intravenosos ou têm pequeno efeito ou reduzem a taxa metabólica cerebral e o CBF.
9. Com autorregulação normal e uma barreira hematoencefálica intacta, vasopressores só aumentam o CBF, quando a pressão arterial média está abaixo de 50-60 mmHg ou acima de 150-160 mmHg.
10. O cérebro é muito vulnerável à lesão isquêmica por causa do seu consumo relativamente alto de oxigênio e dependência quase total de metabolismo aeróbico da glicose.
11. Hipotermia é o método mais efetivo para proteger o cérebro durante isquemias focal e global.

Agentes anestésicos podem ter profundos efeitos sobre o metabolismo cerebral, fluxo sanguíneo, dinâmica do líquido cefalorraquidiano (CSF), e volume e pressão intracranianos. Em alguns casos, estas alterações são deletérias, enquanto em outros elas podem ser benéficas. Este capítulo revê conceitos fisiológicos importantes na prática anestésica e discute os efeitos de anestésicos comumente usados sobre a fisiologia cerebral.

Fisiologia Cerebral

METABOLISMO CEREBRAL

O cérebro normalmente consome 20% do oxigênio corporal total. A maior parte do consumo de oxigênio cerebral (60%) é usada para gerar adenosina trifosfato (ATP) para suportar atividade elétrica neuronal (Figura 26-1). A taxa metabólica cerebral (CMR) é geralmente expressa em termos de consumo de oxigênio ($CMRO_2$) e é em média 3-3,8 mL/100 g/min (50 mL/min) em adultos. A $CMRO_2$ é maior na substância cinzenta do córtex cerebral e geralmente corre paralela à atividade elétrica cortical. Em razão do consumo relativamente alto e da ausência de reservas importantes de oxigênio, a interrupção da perfusão cerebral geralmente resulta em inconsciência dentro de 10 s, uma vez que a tensão de oxigênio rapidamente cai abaixo de 30 mmHg. Se fluxo sanguíneo não for restabelecido dentro de 3-8 min sob a maioria das condições, as reservas de ATP são esgotadas, e começa a ocorrer lesão celular irreversível. O hipocampo e cerebelo parecem ser extremamente sensíveis à lesão hipóxica.

As células neuronais normalmente utilizam glicose como sua principal fonte de energia. O consumo de glicose do cérebro é aproximadamente 5 mg/100 g/min, da qual mais de 90% são metabolizados aerobicamente. Portanto, a $CMRO_2$ normalmente corre paralela ao consumo de glicose. Esta relação não é

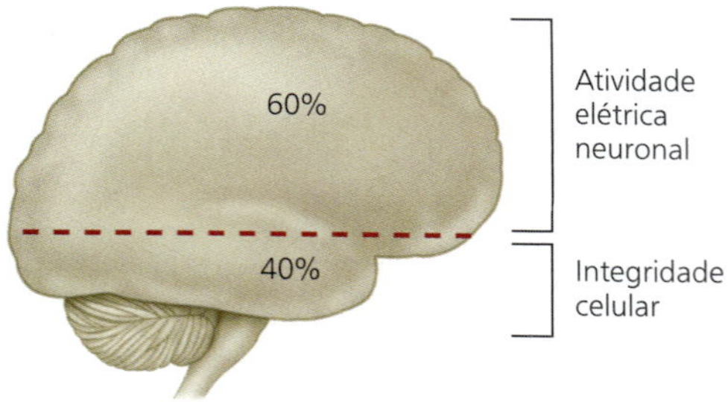

FIGURA 26-1 Necessidades de oxigênio cerebrais normais.

mantida durante inanição, quando corpos cetônicos (acetoacetato e β-hidroxibutirato) também se tornam importantes substratos para energia. Embora o cérebro possa também captar e metabolizar lactato, a função cerebral é normalmente dependente de um suprimento contínuo de glicose. Hipoglicemia aguda sustentada é lesiva ao cérebro. Paradoxalmente, hiperglicemia pode exacerbar lesão cerebral hipóxica global e focal ao acelerar acidose cerebral e lesão celular. Controle rígido da glicemia perioperatória foi proposto, em parte, por causa dos efeitos adversos da hiperglicemia durante episódios isquêmicos; entretanto, controle exagerado da glicemia pode, da mesma forma, produzir lesão através de hipoglicemia iatrogênica.

FLUXO SANGUÍNEO CEREBRAL

O fluxo sanguíneo cerebral (CBF) varia com a atividade metabólica. Há uma variedade de métodos disponíveis para medir diretamente o CBF. Estes métodos incluem: tomografia com emissão de positrôns, tomografia computadorizada com emissão de fótons e cintilotomografia computadorizada de perfusão. Estes métodos não se prestam ao monitoramento do CBF à beira do leito. Estudos de fluxo sanguíneo confirmam que o CBF regional corre paralelo à atividade metabólica e pode variar de 10-300 mL/100 g/min. Por exemplo, a atividade motora de um membro é associada a aumento rápido no CBF regional do córtex motor correspondente. Similarmente, a atividade visual é associada a um aumento no CBF regional do córtex occipital correspondente.

Embora o CBF total seja em média 50 mL/100 g/min, o fluxo na substância cinzenta é cerca de 80 mL/100 g/min, enquanto aquele na substância branca é estimado em 20 mL/100 g/min. O CBF total em adultos é em média 750 mL/min (15 a 20% do débito cardíaco). Fluxos abaixo de 20-25 mL/100 g/min tipicamente produzem um EEG plano (isoelétrico), enquanto taxas abaixo de 10 mL/100 g/min são geralmente associadas a dano cerebral irreversível.

Em situações clínicas, medidas indiretas são, muitas vezes, usadas para estimar a adequação do CBF e do fornecimento de oxigênio ao tecido cerebral. Estes métodos incluem:

- A velocidade do CBF pode ser medida, usando-se Doppler transcraniano (TCD); veja Capítulos 5 e 6 para uma discussão do efeito Doppler. Um explorador ultrassônico (2 mHz, Doppler de onda pulsada) é colocado na área temporal acima do arco zigomático, o que permite aplicação e recepção de ultrassom (insonação) na artéria cerebral média. A velocidade normal na artéria cerebral média é de, aproximadamente, 55 cm/s. Velocidades maiores que 120 cm/s podem indicar vasospasmo da artéria cerebral após hemorragia subaracnóidea ou fluxo sanguíneo hiperêmico. A comparação entre as velocidades na artéria carótida interna extracraniana e na artéria cerebral média (relação de Lindegaard) é capaz de distinguir entre estas condições. Velocidade na artéria cerebral média 3 vezes maior que na artéria carótida interna extracraniana, mas, provavelmente, reflete vasospasmo da artéria cerebral.
- Espectroscopia infravermelha foi discutida no Capítulo 6. Saturação diminuída é associada a aporte prejudicado de oxigênio cerebral, embora a espectroscopia infravermelha reflita principalmente saturação venosa de oxigênio cerebral.
- Oximetria cerebral tecidual mede a tensão de oxigênio no tecido cerebral pela colocação de um pino com um sensor de oxigênio (eletrodo de Clarke). A tensão de CO_2 cerebral tecidual pode também ser medida, usando-se um sensor infravermelho similarmente colocado. A tensão normal de oxigênio cerebral tecidual varia de 20-50 mmHg. Tensões de oxigênio teciduais cerebrais menores de 20 mmHg justificam intervenções, e valores abaixo de 10 mmHg são indicadores de isquemia cerebral.
- Microdiálise intracerebral pode ser usada para medir alterações na química cerebral tecidual que sejam indicadores de isquemia e/ou lesão cerebral. Microdiálise pode ser usada para medir lactato, neurotransmissores, marcadores de inflamação e concentração de glicose cerebral. Aumentos na relação lactato/piruvato foram associados à isquemia cerebral.

REGULAÇÃO DO FLUXO SANGUÍNEO CEREBRAL

1. Pressão de Perfusão Cerebral

1 Pressão de perfusão cerebral (CPP) é a diferença entre a pressão arterial média (MAP) e a pressão intracraniana (ICP) (ou a pressão venosa central [CVP], se ela for maior que a ICP). MAP – ICP (ou CVP) = CPP. A CPP é normalmente 80-100 mmHg. Além disso, como a ICP é normalmente menor que 10 mmHg, a CPP é principalmente dependente da MAP.

Aumentos moderados a graves na ICP (> 30 mmHg) podem comprometer a CPP e o CBF, mesmo na presença de uma MAP normal. Pacientes com valores de CPP menores que 50 mmHg frequentemente mostram retardo no EEG, enquanto aqueles com uma CPP entre 25 e 40 mmHg tipicamente têm um EEG plano. Pressões de perfusão sustentadas menores que 25 mmHg podem resultar em dano cerebral irreversível.

2. Autorregulação

Muito parecido com o coração e os rins, o cérebro, normalmente, tolera uma ampla faixa de pressão arterial com pouca alteração no fluxo sanguíneo. A vasculatura cerebral rapidamente

(10-60 s) se adapta a alterações na CPP. Diminuições na CPP resultam em vasodilatação cerebral, enquanto elevações induzem vasoconstrição. Em indivíduos normais, o CBF permanece aproximadamente constante entre MAPs de cerca de 60 e 160 mmHg (**Figura 26-2**). Fora desses limites, o fluxo sanguíneo se torna dependente da pressão. Pressões acima de 150-160 mmHg podem romper a barreira hematoencefálica (veja adiante) e podem resultar em edema cerebral e hemorragia.

2 A curva de autorregulação cerebral (Figura 26-2) é mudada para a direita nos pacientes com hipertensão arterial crônica. Ambos os limites superior e inferior são deslocados. O fluxo se torna mais dependente da pressão em pressões arteriais mais baixas em troca por proteção cerebral a pressões arteriais mais altas. Estudos sugerem que terapia anti-hipertensiva a longo prazo pode restaurar os limites da autorregulação cerebral na direção do normal.

Mecanismos miogênicos e metabólicos podem explicar a autorregulação cerebral. Os mecanismos miogênicos envolvem uma resposta das células musculares lisas nas arteríolas cerebrais a alterações na MAP. Mecanismos metabólicos indicam que as demandas metabólicas cerebrais determinam o tônus arteriolar. Assim, quando a demanda tecidual excede o fluxo sanguíneo, a liberação de metabólitos teciduais causa vasodilatação e aumenta o fluxo. Embora se acreditasse que íons hidrogênio ıediassem esta resposta, provavelmente outros metabólicos ·ıbém estão envolvidos.

'ecanismos Extrínsecos

ões dos Gases Respiratórios

· influências extrínsecas mais importantes sobre o CBF as tensões dos gases respiratórios – particularmente a CBF é diretamente proporcional à $PaCO_2$ entre ten- 80 mmHg (**Figura 26-3**). O fluxo sanguíneo se alte- ·damente 1-2 mL/100 g/min por mmHg de altera- ·. Este efeito é quase imediato e se admite que seja lterações no pH do CSF e tecido cerebral. Dife- ·ns não cruzam com facilidade a barreira hema-

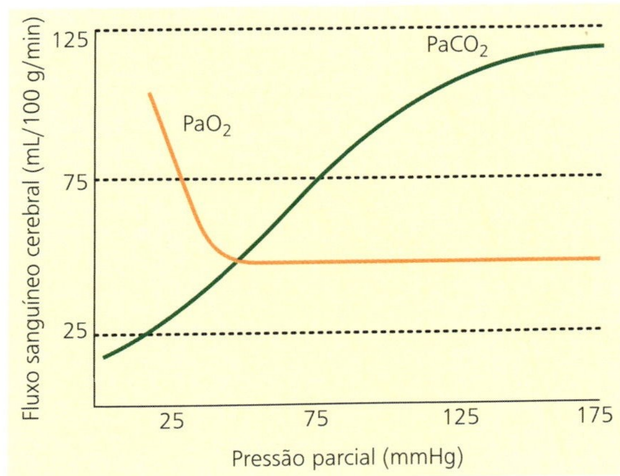

FIGURA 26-3 Relação entre o fluxo sanguíneo cerebral e as tensões arteriais dos gases respiratórios.

toencefálica (veja a seguir), portanto, alterações agudas na $PaCO_2$ (mas não no HCO_3^-) afetam o CSF. Assim, acidose metabólica aguda tem pouco efeito sobre o FSC porque os íons hidrogênio (H^+) não são capazes de atravessar a barreira hematoencefálica. Depois de 24-48 h, a concentração de HCO_3^- no CSF se ajusta para compensar a alteração na $PaCO_2$, de modo que os efeitos da hipocapnia e hipercapnia são diminuídos. Hiperventilação intensa ($PaCO_2$ < 20 mmHg) desloca a curva de dissociação da oxigeniemoglobina para a esquerda, e, com alterações no CBF, pode resultar em alterações EEG sugestivas de comprometimento cerebral, mesmo em indivíduos normais.

Só marcadas alterações na PaO_2 alteram o CBF. Enquanto hiperoxia pode ser associada a apenas mínimas diminuições (–10%) no CBF, hipoxemia grave (PaO_2 < 50 mmHg) aumenta grandemente o CBF (Figura 26-3).

Temperatura

4 CBF se altera 5 a 7% por 1°C de alteração na temperatura. Hipotermia diminui ambos a CMR e o CBF, enquanto hipertermia tem o efeito inverso. Entre 17 e 37°C, o Q10 dos humanos é aproximadamente 2 – isto é, para cada aumento de 10° na temperatura, a CMR é dobrada. Em contraposição, a CMR diminui 50%, se a temperatura do cérebro cair 10°C (p. ex., de 37 para 27°C), e outros 50%, se a temperatura diminuir de 27°C para 17°C. A 20°C, o EEG é isoelétrico, mas diminuições adicionais na temperatura continuam a reduzir a CMR em todo o cérebro. Hipertermia (acima de 42°C) pode resultar em lesão celular neuronal.

Viscosidade

O determinante mais importante da viscosidade sanguínea é o hematócrito. Uma diminuição no hematócrito diminui a viscosidade e pode melhorar o CBF; infelizmente, uma redução no hematócrito também diminui a capacidade de transporte de oxigênio e, assim, pode potencialmente prejudicar o fornecimento de oxigênio. Hematócrito elevado, como pode ser visto com po-

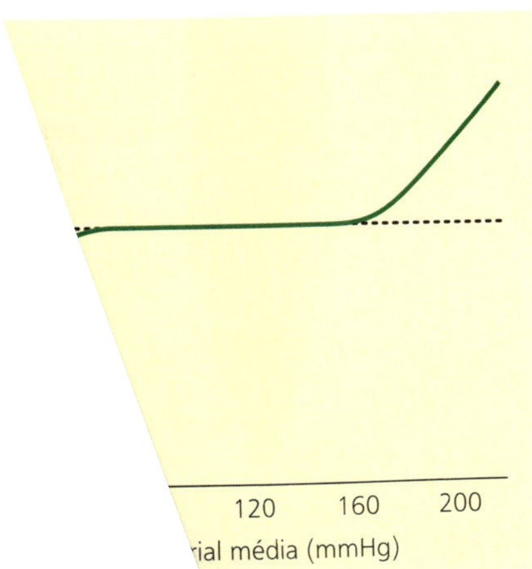

ão cerebral normal.

licitemia acentuada, aumenta a viscosidade sanguínea e pode reduzir o CBF. Alguns estudos sugerem que fornecimento ideal de oxigênio ao cérebro pode ocorrer em hematócritos de aproximadamente 30%.

Influências Autonômicas

Os vasos intracranianos são inervados pelos sistemas simpático (vasoconstritor) e parassimpático (vasodilatador). Estimulação simpática intensa induz vasoconstrição nestes vasos, o que pode limitar o CBF. A inervação autonômica também pode desempenhar um papel importante no vasospasmo cerebral subsequente a traumatismo cerebral e acidente vascular encefálico.

BARREIRA HEMATOENCEFÁLICA

Os vasos sanguíneos cerebrais são únicos pelo fato de que as junções entre as células endoteliais vasculares são quase fundidas. A escassez de poros é responsável pelo o que é chamado de "barreira hematoencefálica". Esta barreira lipídica permite a passagem de substâncias lipossolúveis, mas restringe o movimento das que são ionizadas ou têm grandes pesos moleculares.

5 Assim, o movimento de uma dada substância pela barreira hematoencefálica é governado simultaneamente pelo seu tamanho, carga, lipossolubilidade e grau de ligação à proteína no sangue. Dióxido de carbono, oxigênio e moléculas lipossolúveis (como a maioria dos anestésicos) entram livremente no cérebro, enquanto a maioria dos íons, proteínas e grandes substâncias (como manitol) penetra pouco.

Água se move livremente pela barreira hematoencefálica como consequência de fluxo global, enquanto movimento de íons, ainda que pequenos, é impedido (a meia-vida de equilíbrio de Na^+ é de 2-4 horas). Como resultado, alterações rápidas nas concentrações de eletrólitos plasmáticos (e, secundariamente, na osmolalidade) produzem um gradiente osmótico transitório entre o plasma e o cérebro. Hipertonicidade aguda do plasma resulta em movimento líquido de água para fora do cérebro, enquanto hipotonicidade aguda causa um movimento líquido de água para dentro do cérebro. Estes efeitos são de curta duração, porque equilíbrio ocorre eventualmente, mas, quando acentuados, estes desequilíbrios podem causar desvios hídricos rápidos no cérebro. Manitol, uma substância osmoticamente ativa que normalmente não cruza a barreira hematoencefálica, causa uma diminuição sustentada no conteúdo de água cerebral e é, muitas vezes, usado para diminuir o volume cerebral.

6 A barreira hematoencefálica pode ser rompida por hipertensão grave, tumores, trauma, acidentes vasculares encefálicos, infecção, hipercapnia acentuada, hipóxia e atividade convulsiva sustentada. Sob estas condições, o movimento de líquido pela barreira hematoencefálica se torna dependente da pressão hidrostática em vez de gradientes osmóticos.

LÍQUIDO CEFALORRAQUIDIANO

O CSF é encontrado nos ventrículos e cisternas cerebrais e no espaço subaracnóideo rodeando o cérebro e a medula espinal. Sua função principal é proteger o sistema nervoso central (CNS) contra trauma.

A maior parte do CSF é formada pelos plexos coroides dos ventrículos cerebrais (principalmente os laterais). Quantidades menores são formadas diretamente pelos revestimentos de células ependimárias dos ventrículos, e ainda menores quantidades são formadas a partir de líquido que permeia para os espaços perivasculares, rodeando os vasos cerebrais (vazamento da barreira hematoencefálica). Em adultos, a produção total de CSF é cerca de 21 mL/h (500 mL/d), todavia o volume total do CSF é apenas cerca de 150 mL. O CSF flui dos ventrículos laterais pelos forames interventriculares (de Monro) para dentro do terceiro ventrículo, pelo aqueduto cerebral (de Sylvius) para dentro do quarto ventrículo (forames de Luschka), e pela abertura mediana do quarto ventrículo (forame de Magendie) e as aberturas laterais do quarto ventrículo (forames de Luschka) para dentro da cisterna cerebelobulbar (cisterna magna) (Figura 26-4). Da cisterna cerebelobulbar, o CSF entra no espaço subaracnóideo, circulando em torno do cérebro e medula espinal antes de ser absorvido nas granulações aracnóideas sobre os hemisférios cerebrais.

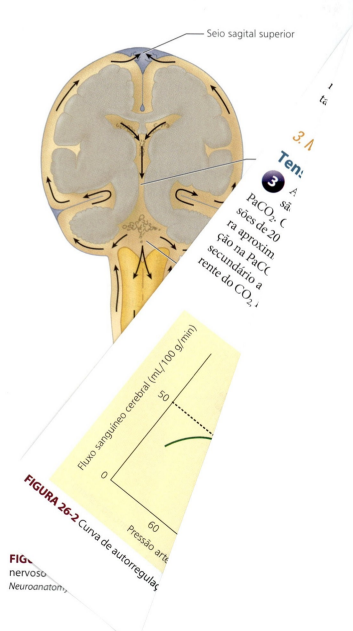

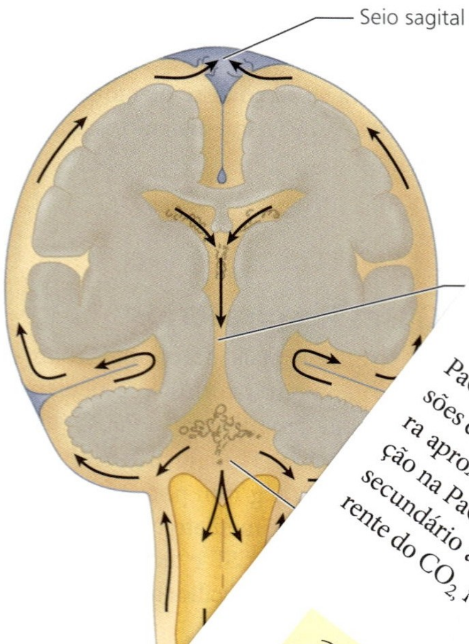

FIG...
nervoso...
Neuroanatom...

A formação do CSF envolve secreção ativa de sódio nos plexos coroides. O fluido resultante é isotônico com relação ao plasma apesar de ter concentrações mais baixas de potássio, bicarbonato e glicose. Seu conteúdo de proteína é limitado às quantidades muito pequenas que vazam para o líquido perivascular. Inibidores da anidrase carbônica (acetazolamida), corticosteroides, espironolactona, furosemida, isoflurano e vasoconstritores diminuem a produção de CSF.

A absorção do CSF envolve a translocação do líquido a partir das granulações aracnóideas para dentro dos seios venosos cerebrais. Menores quantidades são absorvidas nas mangas das raízes nervosas e pelos linfáticos meníngeos. Uma vez que o cérebro e medula espinal não possuam linfáticos, a absorção do CSF é também o principal meio pelo qual proteínas perivascular e intersticial são retornadas ao sangue.

PRESSÃO INTRACRANIANA

7 A abóbada craniana é uma estrutura rígida com um volume total fixo, consistindo em cérebro (80%), sangue (12%) e CSF (8%). Qualquer aumento em um componente deve ser contrabalançado por uma diminuição equivalente em outro para evitar uma elevação na ICP. Por convenção, ICP significa ›ressão do CSF supratentorial medida nos ventrículos laterais ı sobre o córtex cerebral e é, normalmente, 10 mmHg ou me-s. Pequenas variações podem ocorrer, dependendo do local lido, mas, na posição de decúbito lateral, a pressão do CSF ›ar normalmente se aproxima da pressão supratentorial.

\ elastância intracraniana é determinada medindo-se a al-› na ICP em resposta a uma alteração no volume intracra-Normalmente, pequenos aumentos no volume de um ente são inicialmente bem compensados (Figura 26-5). › é eventualmente alcançado em que aumentos adicio-ızem elevações acentuadas na ICP. Os mecanismos s de compensação incluem: (1) um desvio inicial de ›artimento craniano para o espinal, (2) um aumen-› de CSF, (3) uma diminuição na produção de CSF e (4) uma diminuição no volume sanguíneo cerebral total (principalmente venoso).

O conceito de complacência intracraniana é útil clinicamente, mesmo apesar de provavelmente a complacência variar em cada compartimento cerebral e ser afetada pela pressão arterial e a $PaCO_2$. Estima-se que o volume sanguíneo cerebral aumente 0,05 mL/100 g de cérebro para cada 1 mm de aumento na $PaCO_2$. Os efeitos da pressão arterial sobre o volume sanguíneo cerebral são dependentes da autorregulação do CSF.

Elevações sustentadas na ICP podem levar à herniação catastrófica do cérebro. A hérnia pode ocorrer em quatro locais (Figura 26-6): (1) o giro do cíngulo embaixo da foice do cérebro, (2) o giro uncinado pelo tentório do cerebelo, (3) as tonsilas cerebelares pelo forame magno, ou (4) qualquer área embaixo de um defeito no crânio (transcalvarial).

Efeito dos Agentes Anestésicos sobre a Fisiologia Cerebral

Globalmente, a maioria dos anestésicos gerais tem um efeito favorável sobre o CNS pela redução da atividade elétrica. A determinação dos efeitos dos agentes específicos é complicada pela administração concomitante de outras drogas, estimulação cirúrgica, complacência intracraniana, pressão arterial e tensão de CO_2. Por exemplo, hipocapnia amortece os aumentos no CBF e na ICP que geralmente ocorrem com cetamina e agentes voláteis.

Esta seção descreve as alterações geralmente associadas a cada droga quando dada isolada. A Tabela 26-1 dá um sumário e compara os efeitos dos vários anestésicos. Os efeitos de agentes vasoativos e agentes bloqueadores neuromusculares também são discutidos.

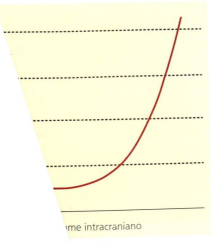

ıana normal.

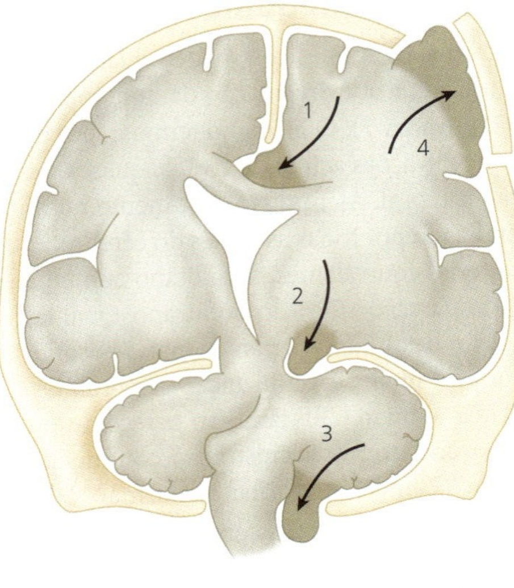

FIGURA 26-6 Potenciais locais de herniação cerebral. (Reproduzida, com permissão, de Fischman RA: Brain edema. N Engl J Med 1975;293:706.)

TABELA 26-1 Comparação dos efeitos de agentes anestésicos sobre a fisiologia cerebral[1]

Agente	CMR	CBF	Produção de CSF	Absorção de CSF	CBV	ICP
Halotano	↓↓	↑↑↑	↓	↓	↑↑	↑↑
Isoflurano	↓↓↓	↑	±	↑	↑↑	↑
Desflurano	↓↓↓	↑	↑	↓	↑	↑
Sevoflurano	↓↓↓	↑	?	?	↑	↑
Óxido nitroso	↓	↑	±	±	±	↑
Barbitúricos	↓↓↓↓	↓↓↓	±	↑	↓↓	↓↓↓
Etomidato	↓↓↓	↓↓	±	↑	↓↓	↓↓
Propofol	↓↓↓	↓↓↓↓	?	?	↓↓	↓↓
Benzodiazepinas	↓↓	↓	±	↑	↓	↓
Cetamina	±	↑↑	±	↓	↑↑	↑↑
Opioides	±	±	±	↑	±	±
Lidocaína	↓↓	↓↓	?	?	↓↓	↓↓

[1]↑, aumenta; ↓, diminui; ±, pequena ou nenhuma alteração; ?, desconhecido; CMR, taxa metabólica cerebral; CBF, fluxo sanguíneo cerebral; CSF, líquido cefalorraquidiano; CBV, volume sanguíneo cerebral; ICP, pressão intracerebral.

EFEITOS DOS AGENTES INALATÓRIOS

1. Anestésicos Voláteis

Taxa Metabólica Cerebral

Halotano, desflurano, sevoflurano e isoflurano produzem diminuições dose-dependentes na CMR. Isoflurano produz a maior depressão (até 50% de redução), enquanto halotano tem o menor efeito (< 25% de redução). Os efeitos do desflurano e sevoflurano parecem ser semelhantes ao do isoflurano. Nenhuma redução adicional na CMR é produzida por doses de anestésicos, ou outras drogas, maiores do que as doses que tornam o EEG isoelétrico.

Fluxo e Volume Sanguíneos Cerebrais

Em normocarbia, os anestésicos voláteis dilatam os vasos cerebrais e prejudicam a autorregulação de uma maneira dose-dependente (Figura 26-7). O halotano tem o maior efeito sobre o CBF; em concentrações acima de 1%, ele quase que abole a autorregulação cerebral. Além disso, o aumento no fluxo sanguíneo é generalizado por todas as partes do cérebro. A uma MAC e pressão arterial equivalentes, o halotano aumenta o CBF até 200%, em comparação a 20% do isoflurano. Qualitativa e quantitativamente, o desflurano se parece mais ao isoflurano. Sevoflurano produz a menor vasodilatação cerebral. Os efeitos dos agentes voláteis sobre o CBF também parecem ser tempo-dependentes porque, com administração continuada (2-5 h), o fluxo sanguíneo começa a retornar ao normal.

A resposta da vasculatura cerebral ao CO_2 é geralmente abolida com todos os agentes voláteis. Hiperventilação (hipocapnia) é capaz de abolir ou amortecer os efeitos iniciais destes agentes sobre o CBF. Com o halotano, a cronologia da hiperventilação é importante. Apenas se a hiperventilação for inici… antes da administração de halotano é que serão evitado… mentos no CBF induzidos por este. Em contraste, hiperv… ção simultânea com administração de isoflurano ou s… no é capaz de evitar aumentos no CBF e na ICP.

Aumentos no volume sanguíneo cerebral (10… mente correm paralelos aos aumentos no CBF… não é necessariamente linear. A expansão do v… cerebral pode elevar marcadamente a ICP… complacência intracraniana reduzida. Hi… tecer o aumento no volume sanguíneo… ministração de anestésico volátil.

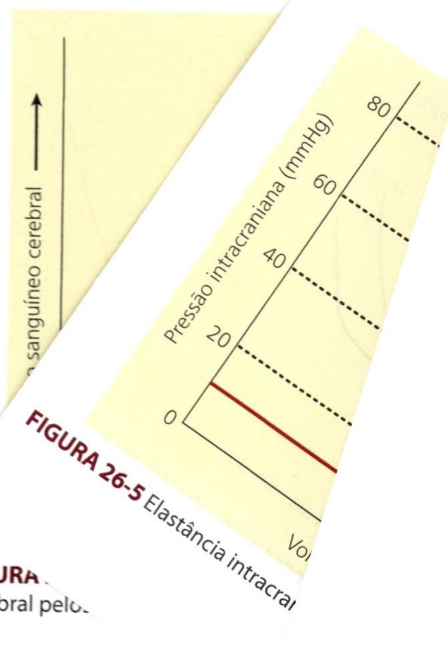

FIGURA 26-5 Elastância intracra…

FIGURA… cerebral pel…

Alteração do Acoplamento da Taxa Metabólica e do Fluxo Sanguíneo Cerebral

Como é evidente a partir da discussão anterior, os agentes voláteis alteram, mas não desacoplam, a relação normal do CBF e a CMR. A ocorrência de uma diminuição na demanda metabólica neuronal com um aumento no CBF (suprimento metabólico) foi chamada perfusão de luxo. Em contraste com este efeito potencialmente benéfico durante isquemia global, um **fenômeno de furto circulatório** deletério é possível com anestésicos voláteis no contexto de isquemia focal. Os agentes voláteis podem aumentar o fluxo sanguíneo em áreas normais de cérebro, mas não em áreas isquêmicas, onde as arteríolas já estão maximamente vasodilatadas. O resultado final pode ser uma redistribuição ("furto") de fluxo sanguíneo de áreas isquêmicas para áreas normais.

Dinâmica do Líquido Cefalorraquidiano

Os anestésicos voláteis afetam tanto a formação quanto a absorção do CBF. Halotano impede absorção de CSF, mas retarda apenas minimamente a formação. Isoflurano, por outro lado, facilita a absorção e é, por essa razão, um agente com efeitos favoráveis sobre a dinâmica do CSF.

Pressão Intracraniana

O resultado final dos anestésicos voláteis sobre a ICP é o resultado de alterações imediatas no volume sanguíneo cerebral, alterações retardadas na dinâmica do CSF e tensão de CO_2 arterial. Com base nestes fatores, isoflurano e sevoflurano parecem ser os agentes voláteis de escolha em pacientes com complacência intracraniana diminuída.

2. Óxido Nitroso

Os efeitos do óxido nitroso são influenciados por outros agentes ou alterações na tensão de CO_2. Assim, quando combinado a agentes intravenosos, o óxido nitroso tem mínimos efeitos sobre o CBF, a CMR e a ICP. No entanto, a adição deste agente a um anestésico volátil pode aumentar ainda mais o CBF. Quando dado isolado, o óxido nitroso causa vasodilatação cerebral branda e pode potencialmente aumentar a ICP.

EFEITO DOS AGENTES INTRAVENOSOS

1. Agentes de Indução

8 Com a exceção da cetamina, todos os agentes intravenosos têm pequeno efeito ou reduzem a CMR e o CBF. Além disso, com algumas exceções, alterações no fluxo sanguíneo geralmente correm paralelas àquelas na taxa metabólica cerebral. Autorregulação cerebral e responsividade ao CO_2 são preservadas com todos os agentes.

Barbitúricos

Os barbitúricos exercem quatro ações principais sobre o CNS: (1) hipnose, (2) depressão da CMR, (3) redução do CBF decorrente do aumen... de anticonvulsiv... dependentes na C... Nesse ponto, redu... observadas; admin... ainda mais a taxa m... barbitúricos reduzem... todo o cérebro. A CM... CBF, de tal modo que... manda metabólica (cont... que a vasoconstrição cer... somente em áreas normais... fluxo sanguíneo das áreas n... bro (fenômeno de Robin Ho... tura cerebral em áreas isquêm... latada e é menos afetada pelo b... vasomotora isquêmica.

...a resistência vascular cerebral, e (4) ativida- ...rbitúricos produzem diminuições dose- ...no CBF até o EEG se tornar isoelétrico. ...ximas de aproximadamente 50% são ...de barbitúrico adicional não reduz ... Diferentemente do isoflurano, os ...metabólica uniformemente em ...ida ligeiramente mais que o ...o metabólico excede a de- ...P seja mantida). Uma vez ...por barbitúrico ocorra ...ndem a redistribuir o ...squêmicas no cére- ...erso). A vascula- ...ximamente di- ...a de paralisia

Os barbitúricos também pa... CSF. A redução resultante no volu... diminuições no CBF e volume sang... bitúricos altamente efetivos em baix...ção do ... anticonvulsivas também são vantajos... com ... rúrgicos que estejam em risco aument...

Opioides

Os opioides geralmente têm efeitos mínimo... e ICP, a menos que a $PaCO_2$ suba secundaria... respiratória. Aumentos na ICP foram descrito... entes com tumores intracranianos após admi... fentanil e, em menor grau, alfentanil. O mecan... uma queda na pressão arterial; vasodilatação cereb... provavelmente aumenta o volume sanguíneo intracran... potencialmente a ICP. Diminuições importantes na pressão a... terial podem afetar adversamente a CPP, independentemente do opioide selecionado. Além disso, pequenas doses de alfentanil (< 50 mg/kg) podem ativar focos convulsivos em pacientes com epilepsia. A morfina não é considerada ideal como componente de anestesia para cirurgia intracraniana. A má solubilidade lipídica da morfina resulta em penetração lenta no CNS e efeitos sedativos prolongados. Normeperidina, um metabólito da meperidina, pode induzir convulsões, particularmente em pacientes com insuficiência renal. A acumulação de normeperidina e a depressão cardíaca associada limitam o uso da meperidina, exceto em pequenas doses para tratar tremor.

Etomidato

O etomidato diminui a CMR, o CBF e a ICP de modo bem semelhante ao tiopental. Seu efeito sobre a CMR não é uniforme, afetando o córtex mais que o tronco cerebral. Seu efeito limitado sobre o tronco cerebral pode ser responsável por uma maior estabilidade hemodinâmica durante indução de anestesia, em comparação àquela dos barbitúricos. Etomidato também diminui a produção e aumenta a absorção do CSF.

Indução com etomidato é associada à ...na incidência relativamente alta de movimentos mioc... s, mas estes movimentos não são associados à ativid... nvulsiva no EEG em indivíduos normais. A droga foi ...ara tratar convulsões, mas os relatos de atividade co... pós etomidato sugerem que é melhor evitar a droga ...ntes com uma história de epilepsia. De fato, peque... etomidato podem ativar focos convulsivos em ... epilepsia.

Propofol

O propofol r... MR, similarmente aos barbitúricos e eto... diminuição no CBF pode exceder a queda ... Embora tenha sido associado a movime... iformes, o propofol parece ter impor... lsiva. Além disso, sua curta meia-vida ...m agente útil para neuroanestesia. Infu... lumente usada para manutenção de anes... om ou em risco de hipertensão intracrania... onge o agente de indução mais utilizado para

...zepinas

...azepinas baixam o CBF e a CMR, mas em menor ex... os barbitúricos, etomidato ou propofol. As benzodia... também têm propriedades anticonvulsivas úteis. Mida... a benzodiazepina de escolha em neuroanestesia em ra... a sua meia-vida curta. Midazolam usado como agente de ...ução frequentemente causa diminuições na CPP em pacien... idosos e instáveis e pode resultar em despertar prolongado.

Cetamina

Cetamina é o único anestésico intravenoso que dilata a vasculatura cerebral e aumenta o CBF (50 a 60%). A ativação seletiva de certas áreas (límbica e reticular) é parcialmente contrabalançada por depressão de outras áreas (somatossensitivas e auditivas), de tal modo que a CMR não se altera. Atividade convulsiva em áreas talâmicas e límbicas também está descrita. Cetamina também pode impedir absorção do CSF sem afetar a formação. Aumentos no CBF, volume sanguíneo cerebral e volume do CSF podem potencialmente aumentar a ICP acentuadamente em pacientes com complacência intracraniana diminuída. Entretanto, administração de cetamina não aumenta a ICP em pacientes neurologicamente comprometidos, em ventilação controlada com administração concomitante de propofol ou uma benzodiazepina. Adicionalmente, a cetamina pode oferecer efeitos neuroprotetores, de acordo com algumas investigações. O bloqueio do receptor a *N*-metil-D-aspartato (NMDA) durante períodos de concentrações aumentadas de glutamato, como ocorre durante traumatismo cerebral, pode ser protetor contra morte celular neuronal (Figura 26-8).

2. Outras Drogas

Lidocaína intravenosa diminui a CMR, CBF e ICP, mas em menor grau do que outros agentes. Sua principal vantagem é que ela diminui o CBF (aumentando a resistência vascular cerebral) sem causar outros efeitos hemodinâmicos importantes. A lidocaína também pode ter efeitos neuroprotetores. Infusões de lidocaína são usadas em alguns centros como suplemento à anestesia geral para diminuir a incidência de delírio ao despertar e as necessidades de opioides.

Droperidol tem pouco ou nenhum efeito sobre a CMR e reduz minimamente o CBF. Quando usado em doses maiores junto com um opioide como parte de uma técnica neuroléptica, o droperidol pode, às vezes, causar sedação prolongada indesejável. Droperidol e narcóticos foram em certa época sustentáculos da neuroanestesia. O prolongamento do intervalo QT pelo droperidol e o risco de arritmia fatal, bem como advertências oficiais relacionadas com a droga, diminuíram o seu uso.

A reversão de opioides ou benzodiazepinas com naloxona ou flumazenil, respectivamente, pode inverter quaisquer reduções benéficas no CBF e na CMR. Reversão de narcóticos ou benzodiazepinas em usuários crônicos pode levar a sintomas de abstinência.

3. Vasopressores

9 Com autorregulação normal e uma barreira hematoencefálica intacta, os vasopressores aumentam o CBF somente quando a pressão sanguínea arterial está abaixo de 50-60 mmHg ou acima de 150-160 mmHg. Na ausência de autorregulação, os vasopressores aumentam o FSC pelo seu efeito sobre a CPP. As alterações na CMR geralmente correm paralelamente àquelas no fluxo sanguíneo. Agentes β-adrenérgicos parecem ter um efeito maior sobre o cérebro, quando a barreira hematoencefálica está rompida; a estimulação dos β_1-receptores centrais aumenta a CMR e o fluxo sanguíneo. Bloqueadores β-adrenérgicos geralmente não têm nenhum efeito direto sobre a CMR ou o CBF, enquanto agonistas α_1-adrenérgicos produzem vasoconstrição cerebral. Elevações excessivas na pressão cerebral com qualquer agente podem romper a barreira hematoencefálica.

4. Vasodilatadores

Na ausência de hipotensão, a maioria dos vasodilatadores induz vasodilatação e aumenta o CBF de uma maneira relacionada com a dose. Quando estes agentes diminuem a pressão arterial, o CBF é geralmente mantido e pode mesmo aumentar. O aumento induzido no volume sanguíneo cerebral pode elevar significativamente a ICP em pacientes com complacência intracraniana diminuída. Deste grupo de drogas, apenas o bloqueador ganglionar trimetafano tem pouco ou nenhum efeito sobre o CBF e o volume sanguíneo cerebral. Trimetafano não é mais disponível nos Estados Unidos.

5. Agentes Bloqueadores Neuromusculares

Os bloqueadores neuromusculares (NMBs) não exercem ação direta sobre o cérebro, mas podem ter importantes efeitos secundários. Hipertensão e vasodilatação cerebral mediada por histamina aumentam a ICP, enquanto hipotensão sistêmica (por liberação de histamina ou bloqueio ganglionar) abaixa a CPP. Succinilcolina pode aumentar a ICP, possivelmente como resultado de ativação cerebral associada à atividade au-

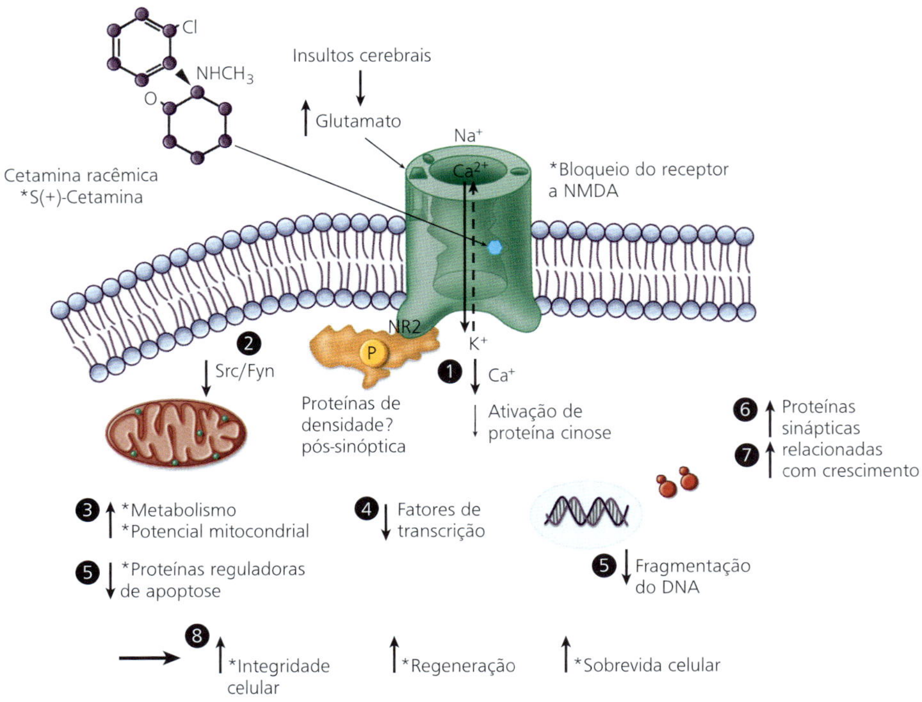

FIGURA 26-8 Efeitos farmacológicos descritos sobre cetamina racêmica e S(+)-cetamina que são presumidos relevantes para neuroproteção. Depois da instalação de lesão cerebral, bloqueio da estimulação excessiva de receptores a *N*-metil-D-aspartato (NMDA) pela cetamina reduz influxo de cálcio através do canal receptor (1). Isto atenua aumentos suprafisiológicos na montagem e interação de subunidades de receptor a NMDA, proteínas de densidade pós-sináptica e outros sistemas de sinalização intracelulares, como proteína cinases (2). Assim, diversas cascatas de transdução de cinases se tornam menos ativadas. Isto melhora a preservação do metabolismo e a manutenção do potencial transmembrânico mitocondrial (3). Isto, por sua vez, reduz a ativação patológica de fatores de transcrição (4). As proteínas envolvidas em apoptose são menos ativadas, o que é associado a menos fragmentação do DNA (5). Ocorre uma melhor preservação de proteínas sinápticas, e a expressão de proteínas de crescimento indicando regeneração em neurônios adultos intensificada. A prevenção da amplificação patológica da sinalização pelo receptor a NMDA finalmente resulta em sobrevida celular aumentada, integridade celular e sináptica preservada e esforços regenerativos. *Superioridade de efeitos induzidos por S(+)-cetamina, unicamente. (Reproduzida, com permissão, de Himmelseher S, Durieux ME: Revising a dogma: ketamine for patients with neurological injury? Anesth Analg 2005;101:524.)

mentada dos fusos musculares, mas o aumento é geralmente mínimo e clinicamente insignificante, se uma dose adequada de propofol for administrada e hiperventilação for iniciada à indução. Além disso, uma dose pequena (defasciculante) de um NMB não despolarizante parece amortecer o aumento, pelo menos parcialmente. Na maioria dos casos, aumentos na PIC, após administração de um NMB, são o resultado de uma resposta hipertensiva em decorrência de anestesia superficial durante laringoscopia e intubação traqueal. Elevações agudas na ICP também serão vistas, se hipercapnia ou hipoxemia resultar da apneia prolongada.

Fisiologia da Proteção Cerebral

FISIOPATOLOGIA DA ISQUEMIA CEREBRAL

10 O cérebro é muito vulnerável à lesão isquêmica por causa do seu consumo relativamente alto de oxigênio e dependência quase total do metabolismo aeróbico da glicose (anterior). Interrupção da perfusão cerebral, do substrato metabólico (glicose) ou hipoxemia grave resulta rapidamente em comprometimento funcional; perfusão reduzida também prejudica a remoção de metabólitos potencialmente tóxicos. Se a tensão normal de oxigênio, fluxo sanguíneo e suprimento de glicose não forem restabelecidos dentro de 3-8 minutos sob a maioria das condições, as reservas de ATP são esgotadas, e começa lesão neuronal irreversível. Quando o CBF diminui abaixo de 10 mL/100 g/min, a função celular é transtornada, e as bombas iônicas falham em manter a vitalidade celular. A proporção de lactato para piruvato é aumentada secundariamente ao metabolismo anaeróbico. Durante isquemia, o K^+ intracelular diminui, e o Na^+ intracelular aumenta. Mais importante, o Ca^{2+} intracelular aumenta por causa de falha nas bombas ATP-dependentes (impede saída da célula e entrada para cisternas intracelulares de Ca^{2+}), aumento da concentração de Na^+ celular e liberação do neurotransmissor excitatório glutamato. O glutamato atua no receptor NMDA, aumentando ainda mais a entrada de Ca^{2+} para dentro da célula, daí o benefício potencial de bloqueadores NMDA para neuroproteção.

Aumentos sustentados no Ca^{2+} intracelular ativam lipases e proteases, que iniciam e propagam dano estrutural aos neurônios. Aumentos na concentração de ácidos graxos livres e na atividade de ciclo-oxigenases e lipo-oxigenases resultam na formação de prostaglandinas e leucotrienos, alguns dos quais são potentes mediadores de lesão celular. Acumulação de metabólitos tóxicos, como ácido láctico, também prejudica a função celular e interfere com mecanismos de reparação. Por último, a reperfusão de tecidos isquêmicos pode causar dano tecidual adicional em razão da formação de radicais livres derivados do oxigênio. Da mesma forma, inflamação e edema podem promover ainda mais lesão neuronal, levando à apoptose celular.

ESTRATÉGIAS PARA PROTEÇÃO CEREBRAL

Lesão cerebral isquêmica é geralmente classificada como focal (incompleta) ou global (completa). Isquemia global inclui parada circulatória total, bem como hipóxia global. Cessação da perfusão pode ser causada por parada cardíaca ou parada circulatória deliberada, enquanto hipóxia global pode ser causada por insuficiência respiratória grave, afogamento e asfixia (incluindo infortúnios anestésicos). Isquemia focal inclui acidentes vasculares encefálicos embólicos, hemorrágicos e ateroscleróticos, bem como trauma fechado, penetrante e cirúrgico.

Em alguns casos, intervenções visando a restaurar perfusão e oxigenação são possíveis; estas incluem restabelecer circulação efetiva, normalizar a oxigenação arterial e a capacidade de transporte de oxigênio, ou reabrir um vaso ocluído. Com isquemia focal, o tecido cerebral circundando uma área gravemente danificada pode sofrer comprometimento funcional acentuado, mas ainda permanecer viável. Considera-se que essas áreas têm perfusão muito marginal (5 mL/100 g/min), mas se lesão adicional puder ser limitada e fluxo normal for rapidamente restaurado, estas áreas (a "penumbra isquêmica") podem-se recuperar completamente. Quando as intervenções anteriores não são aplicáveis ou disponíveis, a ênfase deve ser em limitar a extensão da lesão cerebral.

De um ponto de vista prático, os esforços visando a prevenir ou limitar dano ao tecido neuronal são frequentemente os mesmos quer a isquemia seja focal quer global. Os objetivos clínicos são geralmente otimizar a CPP, diminuir as necessidades metabólicas (basais e elétricas) e, possivelmente, bloquear mediadores de lesão celular. Claramente, a estratégia mais efetiva é a prevenção, porque uma vez tenha ocorrido lesão, as medidas objetivando proteção cerebral se tornam menos efetivas.

Hipotermia

11 Hipotermia é um método efetivo para proteger o cérebro durante isquemias focal e global. De fato, hipotermia profunda é, muitas vezes, usada durante até 1 h de parada circulatória total. Diversamente dos agentes anestésicos, a hipotermia diminui as necessidades metabólicas basais e elétricas em todo o cérebro; as necessidades metabólicas continuam a diminuir mesmo após silêncio elétrico completo. Adicionalmente, a hipotermia reduz radicais livres e outros mediadores de lesão isquêmica. Hipotermia induzida demonstrou benefício após parada cardíaca e é uma parte de rotina da maioria dos protocolos pós-parada para os pacientes comatosos.

Agentes Anestésicos

Barbitúricos, etomidato, propofol e isoflurano podem produzir silêncio cerebral elétrico completo e eliminar o custo metabólico da atividade elétrica; infelizmente, estes agentes não têm nenhum efeito sobre as necessidades energéticas basais. Além disso, com exceção dos barbitúricos, os seus efeitos não são uniformes, afetando diferentes partes do cérebro em extensões variáveis.

Cetamina também pode ter um efeito protetor em razão da sua capacidade de bloquear as ações do glutamato no receptor a NMDA.

Nenhum agente anestésico demonstrou de maneira constante ser protetor contra isquemia global. O número sempre crescente de estudos, salientando a neurotoxicidade potencial dos anestésicos (especialmente em lactentes), também questiona o papel dos anestésicos voláteis na neuroproteção.

Adjuntos Específicos

A nimodipina desempenha um papel no tratamento do vasospasmo associado à hemorragia subaracnóidea. Estudos estão em andamento para discernir os papéis de vários antagonistas do receptor NMDA, eritropoetina, antagonistas do Ca^{2+} e varredores de radicais livres para diminuir lesão neuronal isquêmica.

Medidas Gerais

A manutenção de uma CPP satisfatória é crítica. Assim, a pressão sanguínea arterial deve ser normal ou ligeiramente aumentada, e aumentos na pressão venosa e ICP devem ser evitados. A capacidade de transporte de oxigênio deve ser mantida, e a tensão de oxigênio arterial normal deve ser preservada. Hiperglicemia agrava as lesões neurológicos subsequentes à isquemia focal ou global, e a glicemia deve ser mantida em menos de 180 mg/dL. Normocarbia deve ser mantida, uma vez que ambas hipercarbia e hipocarbia não tenham nenhum efeito benéfico no contexto de isquemia e poderiam se comprovar deletérias; vasoconstrição cerebral induzida por hipocarbia pode agravar a isquemia, enquanto hipercarbia pode induzir um fenômeno de furto (com isquemia focal) ou piorar a acidose intracelular.

EFEITO DA ANESTESIA SOBRE O MONITORAMENTO ELETROFISIOLÓGICO

Monitores eletrofisiológicos são usados para avaliar a integridade funcional do CNS. O monitor mais comumente usado para procedimentos neurocirúrgicos é o de potenciais evocados. O EEG é raramente utilizado. A aplicação adequada deste monitoramento é criticamente dependente em vigiar a área em risco e reconhecer alterações induzidas por anestésicos.

Os efeitos de agentes anestésicos sobre o EEG estão sumarizados na Tabela 26-2.

ELETROENCEFALOGRAFIA

Monitoramento do EEG é útil para avaliar a adequação da perfusão cerebral durante endarterectomia carotídea (CEA), bem como a profundidade anestésica (mais frequentemente com EEG processado). As alterações EEG podem ser de um modo simplista, descritas como ativação ou depressão. Ativação do EEG (uma mudança para atividade predominantemente de alta frequência e baixa voltagem) é vista com anestesia leve e estimulação cirúrgica, enquanto depressão do EEG (uma mudança para atividade predominantemente de baixa frequência e alta voltagem) ocorre com anestesia profunda ou comprometimento cerebral. **A maioria dos anestésicos produz um EEG consistindo em uma ativação inicial (em doses subanestésicas) seguida por depressão dose-dependente.**

TABELA 26-2 Alterações eletroencefalográficas durante anestesia

Ativação	Depressão
Agentes inalatórios (subanestésicos)	Agentes inalatórios (1-2 MAC)
Barbitúricos (pequenas doses)	Barbitúricos
Benzodiazepinas (pequenas doses)	Opioides
Etomidato (pequenas doses)	Propofol
Óxido nitroso	Etomidato
Cetamina	Hipocapnia
Hipercapnia branda	Hipercapnia marcada
Estimulação sensitiva	Hipotermia
Hipóxia (inicial)	Hipóxia (tardia) Isquemia

Anestésicos Inalatórios

Isoflurano pode produzir um EEG isoelétrico em altas doses clínicas (1-2 MAC). **Desflurano e sevoflurano produzem um padrão de surto-supressão em altas doses (> 1,2 e > 1,5 MAC, respectivamente), mas não silêncio elétrico.** Óxido nitroso também é incomum porque aumenta ambas a frequência e a amplitude (ativação de alta amplitude).

Agentes Intravenosos

Benzodiazepinas podem produzir ativação e depressão do EEG. Barbitúricos, etomidato e propofol produzem um padrão semelhante e são os únicos agentes intravenosos capazes de produzir surto-supressão e silêncio elétrico em altas doses. Em contraste, os opioides caracteristicamente produzem apenas depressão dose-dependente do EEG. Finalmente, cetamina produz uma ativação rara que consiste em atividade teta rítmica de alta amplitude seguida por atividades gama de muito alta amplitude e beta de baixa amplitude.

POTENCIAIS EVOCADOS

Os potenciais evocados somatossensitivos testam a integridade das colunas dorsais da medula espinal e o córtex sensitivo e podem ser úteis durante ressecção de tumores espinais, instrumentação da coluna, CEA e cirurgia aórtica. A adequação da perfusão da medula espinal durante cirurgia aórtica é provavelmente mais bem avaliada com potenciais evocados motores (que avaliam a parte anterior da medula espinal). Os potenciais evocados auditivos do tronco cerebral testam a integridade do oitavo nervo craniano e as vias auditivas acima da ponte e são usados em cirurgia da fossa posterior. Potenciais evocados visuais podem ser usados para monitorar o nervo óptico e o córtex occipital durante ressecções de grandes tumores hipofisários.

A interpretação dos potenciais evocados é mais complicada que a do EEG. Os potenciais evocados possuem latências pós-estímulo que são descritas como curtas, intermediárias e longas. Os potenciais evocados de latência curta se originam do nervo estimulado ou do tronco cerebral. Os potenciais evocados de latência intermediária e longa são principalmente de origem cortical. Em geral, os potenciais de latência curta são os menos afetados pelos agentes anestésicos, enquanto os potenciais de latência longa são afetados mesmo por níveis subanestésicos da maioria dos agentes. Os potenciais evocados visuais são os mais afetados pelos anestésicos, enquanto os potenciais evocados auditivos do tronco cerebral são os menos afetados.

Os agentes intravenosos em doses clínicas geralmente têm efeitos menos marcados sobre os potenciais evocados do que os agentes voláteis, mas, em altas doses, também podem diminuir a amplitude e aumentar as latências (veja Capítulo 6).

DISCUSSÃO DE CASO

Hemiplegia Pós-Operatória

Um homem de 62 anos submeteu-se a uma endarterectomia carotídea (CEA) direita. Imediatamente depois da cirurgia, na sala de recuperação, foi observado que ele estava fraco no lado contralateral.

Como é avaliado pré-operatoriamente um paciente submetendo-se à CEA?

Pacientes com doença vascular encefálica, e, em particular, estenose de carótida estão em risco muito alto de doença de artéria coronariana e doença arterial periférica. Não seria lógico um paciente ter estenose de carótida e não ter evidência de aterosclerose em outra localização. Os pacientes submetendo-se à CEA, portanto, necessitam de uma avaliação cardíaca pré-operatória, de acordo com as diretrizes do *American College of Cardiology/American Heart Association*.

No que se refere aos fatores de risco do paciente, as diretrizes oferecem algoritmos sobre como os pacientes devem ser avaliados e tratados intraoperatoriamente. Como parte da avaliação pré-operatória deste paciente, um exame neurológico completo deve ter sido efetuado com especial atenção dedicada à função motora. Este paciente bem que poderia ter uma fraqueza no lado esquerdo antes da cirurgia, caso em que a hemiparesia poderia ser decorrente de uma condição preexistente. Se este for um achado novo, ele exige tratamento agressivo.

Qual é a técnica anestésica ideal para manejar pacientes submetendo-se à CEA? Anestesia geral ou regional?

Nas últimas décadas, a maioria dos pacientes submetidos à CEAs nos Estados Unidos receberam anestesia geral. Anestesia geral foi escolhida porque muitos cirurgiões operando na região do pescoço consideravam mais confortável, se a via aérea estivesse controlada, e o paciente estivesse completamente anestesiado, caso se desenvolvesse evidência de isquemia cerebral.

Mais recentemente, anestesia regional foi relatada como propiciando um campo cirúrgico adequado, um paciente confortável e relaxado (se feita com tratamento anestésico monitorado), hemodinamicamente estável, e monitoramento ideal da função cerebral durante o clampeamento transversal porque um paciente acordado fornece a melhor evidência de perfusão cerebral adequada. O paciente pode indicar ou ser observado quanto à evidência de afasia, "queda" facial ou hemiparesia. Anestesia regional é geralmente efetuada com bloqueios do plexo cervical superficial.

Como deve ser monitorada a função cerebral intraoperatoriamente neste paciente?

Quando a carótida é clampeada transversalmente, a capacidade de identificar circulação cerebral inadequada no hemisfério ipsolateral é crítica, uma vez que há uma janela de oportunidade para intervenção imediata e correção de qualquer déficit.

A situação neurológica global e focal pode ser continuamente avaliada em pacientes sob anestesia regional e sedados levemente. Nessa situação, a avaliação prática consiste em exame frequente (cada 2-5 minutos) da força usando o aperto de mão contralateral e manutenção de contato verbal constante com o paciente para avaliar o nível de consciência.

Em pacientes submetidos à anestesia geral, técnicas de monitoramento cerebral indiretas têm sido usadas para avaliar a adequação da circulação cerebral. Essas técnicas incluem sangramento de coto, pressão de coto, saturação de oxigênio venosa jugular, EEG, um EEG processado (como o índice biespectral) ou potenciais evocados, Doppler transcraniano (TCD), arteriografia e medição do fluxo sanguíneo, usando xenônio. Sangramento retrógrado do coto distal da artéria carótida após clampeamento transversal e incisão da artéria sugere circulação colateral razoável acima do clampe. É muito subjetivo e não quantitativo.

Para melhor qualificar e quantificar a adequação da perfusão colateral (**Figura 26-9**), podem ser usadas medições da pressão de coto. Alguns cirurgiões acreditam que um *shunt* deve ser usado em todos os pacientes com um acidente vascular encefálico prévio, independentemente da pressão de coto, e em qualquer paciente, cuja pressão de coto seja menor que 25 mmHg. Entretanto, isto é controverso, uma vez que muitos neurocirurgiões e cirurgiões vasculares usem 50 mmHg como nível de corte.

O EEG é, às vezes, usado para monitorar pacientes submetendo-se à CEA sob anestesia geral. Nessa circunstância, anestesia inalatória ou intravenosa pode influenciar o EEG, mas alterações grosseiras associadas a clampeamento da carótida podem ser detectadas. Entretanto, analisar o EEG é trabalhoso e exige interpretação dos dados.

Por esta razão, técnicas que empregam um EEG processado (p. ex., monitor de índice biespectral) estão sendo exploradas como monitor de isquemia cerebral. Potenciais evocados, como os potenciais evocados auditivos e visuais, também foram examinados, mas não parecem ter aplicação clínica importante.

A saturação de oxigênio venosa jugular foi estudada em uma tentativa de identificar o início agudo de isquemia cerebral. Como se trata de uma medida global, ela não reflete isquemia cerebral regional, ou, em particular, focal, e, por essa razão, não é usada na prática clínica de rotina. Ultrassonografia com TCD provê avaliação não invasiva do fluxo sanguíneo na artéria cerebral média.

Como deve a hemodinâmica ser controlada intraoperatoriamente?

Durante clampeamento carotídeo e imediatamente depois na sala de recuperação, os pacientes, muitas vezes, estão hemodinamicamente lábeis. **Bradicardia pode-se desenvolver durante manipulação cirúrgica do seio carotídeo por causa da estimulação direta do nervo vago**. Taquicardia pode-se desenvolver como resultado de estresse ou dor ou como um resultado direto da manipulação do seio carotídeo com liberação de catecolaminas para dentro da circulação.

Hipotensão também é observada por causa dos efeitos vasodilatadores diretos e inotrópicos negativos dos agentes anestésicos. Hipotensão após desclampeamento carotídeo é comum, particularmente em pacientes com estenose carotídea mais grave. Isto pode ser decorrente de um processo protetor cerebral. A autorregulação cerebral protege o cérebro da reperfusão, reduzindo a produção cerebral de renina, vasopressina e norepinefrina, o que resulta em hipotensão. Hipertensão é também um achado frequente em pacientes submetidos à CEA. Muitos pacientes têm hipertensão como uma condição comórbida, que é frequentemente exacerbada ainda mais pelo estresse cirúrgico e manipulação do corpo carotídeo, o que causa liberação de catecolaminas e estimulação simpática.

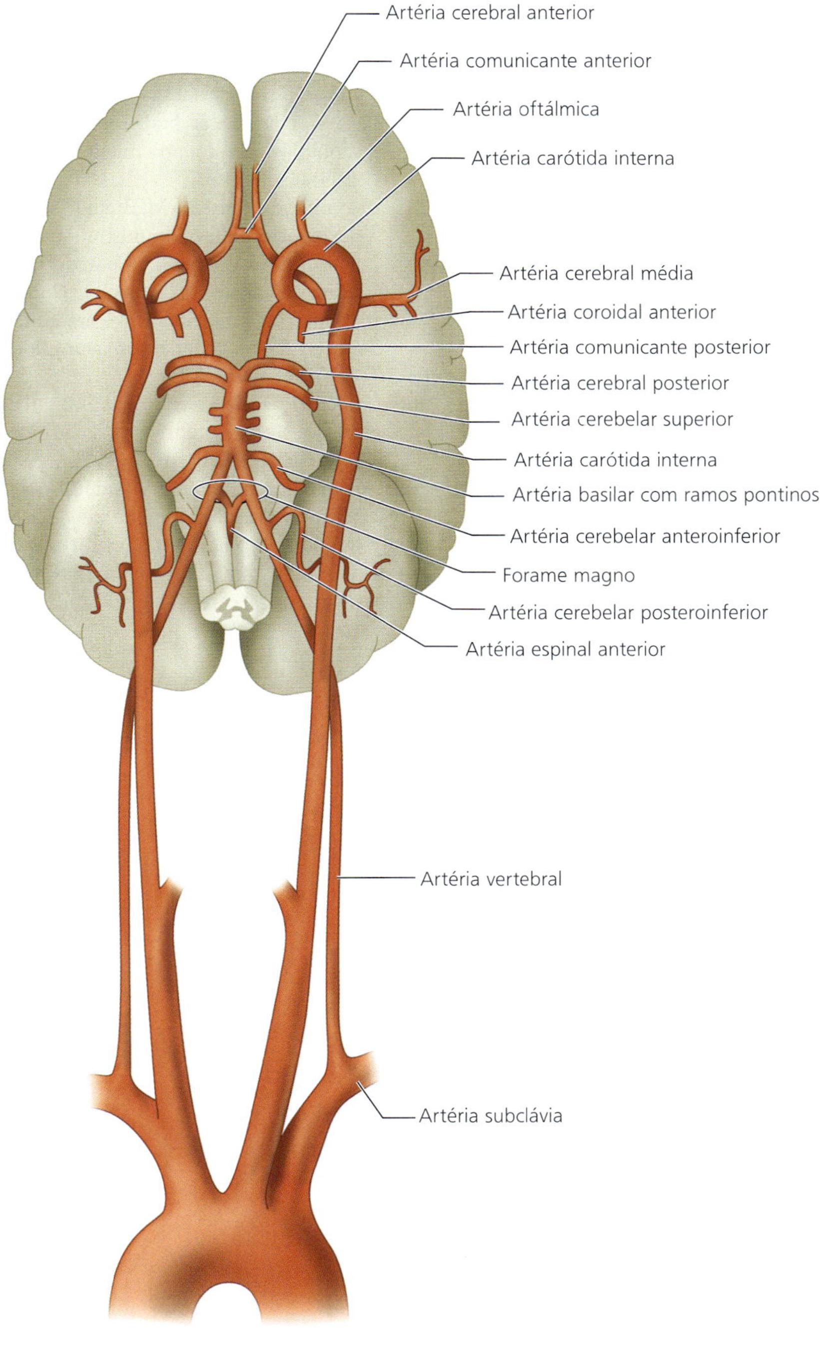

FIGURA 26-9 Circulação cerebral.

Monitoramento invasivo da pressão arterial e acesso venoso adequado para infundir medicações vasoativas são necessários durante cirurgia carotídea.

Qual é a etiologia mais provável dos achados deste paciente?

Este paciente mais provavelmente teve um acidente vascular encefálico em decorrência de um êmbolo arterioarterial; mais de 95% dos pacientes se encaixarão nesta categoria. Fraqueza também pode-se desenvolver como resultado de uma síndrome de hiperperfusão, que ocorre em pacientes com estenose carotídea grave que agora têm fluxo restabelecido para o hemisfério cerebral afetado. Esses pacientes geralmente têm uma estenose de carótida de mais de 95% com um canal de menos de 1 mm na artéria carótida afetada. Tipicamente, a síndrome não se desenvolve na unidade de recuperação pós-anestésica (PACU), mas várias horas depois quando o paciente começa a se queixar de uma cefaleia, e, em casos graves, desenvolve hemiparesia.

Uma vez que um acidente vascular encefálico seja mais provável, quando o anestesiologista é chamado a ver esse paciente na PACU, deve ser realizado um exame neurológico completo, quantificando qualquer comprometimento de nervo craniano e o grau de fraqueza no lado contralateral. Quaisquer alterações hemodinâmicas necessitam ser tratadas imediatamente, com garantia de níveis adequados de hemoglobina e oxigenação. Avaliação ultrassônica da artéria carótida é pedida frequentemente. É preciso notificar o cirurgião imediatamente, uma vez que possa ser necessário retornar à sala de cirurgia para explorar a artéria carótida.

LEITURA SUGERIDA

Chan M, Gin T, Goh K: Interventional neurophysiologic monitoring. Curr Opin Anaesthesiol 2004;17:389.

Dagal A, Lam A: Cerebral blood flow and the injured brain: how should we monitor and manipulate it? Curr Opin Anesthesiol 2011;24:131.

Drummond J, Sturaitis M: Brain tissue oxygenation during dexmedetomidine administration in surgical patients with neurovascular injuries. J Neurosurg Anesthesiol 2010;22:336.

Friedman D, Claassen J, Hirsch L: Continuous electroencephalogram monitoring in the intensive care unit. Anesth Analg 2009;109:506.

Gupta A, Azami J: Update on neuromonitoring. Current Anaesth Crit Care 2002;13:120.

Grocott H, Davie S, Fedorow C: Monitoring of brain function in anesthesia and intensive care. Curr Opin Anesthesiol 2010;23;759.

Himmelseher S, Durieux M: Revising a dogma: ketamine for patients with neurological injury. Anesth Analg 2005;101:524.

Rabinstein A: Elucidating the value of continuous brain oxygenation monitoring. Neurocrit Care 2010;12:144.

Saqqur M, Zygun D, Demchuk D: Role of transcranial Doppler in neurocritical care. Crit Care Med 2007;35:S216.

CAPÍTULO 27

Anestesia para Neurocirurgia

CONCEITOS-CHAVE

1. Independentemente da causa, as lesões expansivas intracranianas se manifestam de acordo com velocidade de crescimento, localização e pressão intracraniana. As massas que crescem lentamente são frequentemente assintomáticas por longos períodos (apesar de tamanho relativamente grande), enquanto as que crescem rapidamente podem-se manifestar com um tamanho relativamente pequeno.
2. Imagens de tomografia computadorizada e ressonância magnética devem ser revisadas para a pesquisa de edema cerebral: um desvio da linha média de mais de 0,5 cm e desvio ou compressão ventricular.
3. As operações na fossa posterior podem lesar centros circulatórios e respiratórios vitais do tronco cerebral, bem como nervos cranianos ou seus núcleos.
4. Embolia aérea pode ocorrer quando a pressão dentro de uma veia aberta é subatmosférica. Estas condições podem existir independente da posição (e do procedimento) em qualquer tempo cirúrgico, desde que a ferida esteja acima do nível do coração.
5. Aspiração ideal de ar subsequente à embolia aérea venosa é propiciada por um cateter multiorificiado posicionado na junção entre o átrio direito e a veia cava superior. Confirmação do posicionamento correto do cateter pode ser realizada por eletrocardiografia endovascular, radioscopia ou ecocardiografia transesofágica.
6. Em um paciente com traumatismo cranioencefálico, a correção da hipotensão e controle de qualquer sangramento devem ser priorizados com relação a estudos radiográficos e tratamento neurocirúrgico definitivo, porque pressões arteriais sistólicas menores que 80 mmHg predizem um mau resultado.
7. Perda sanguínea importante por lesões de grandes vasos pode ocorrer durante procedimentos na coluna torácica ou lombar.

As técnicas anestésicas devem ser modificadas na presença de hipertensão intracraniana e perfusão cerebral marginal. Além disso, muitos procedimentos neurocirúrgicos exigem posições (p. ex., sentada, prona) que complicam ainda mais o manejo. Este capítulo aplica os princípios desenvolvidos no Capítulo 26 ao tratamento anestésico dos pacientes neurocirúrgicos.

Hipertensão Intracraniana

Hipertensão intracraniana é definida como um aumento sustentado na pressão intracraniana (ICP) acima de 15 mmHg. Hipertensão intracraniana pode resultar de uma massa tecidual ou líquida em expansão, uma fratura de crânio com afundamento, interferência com a absorção normal do líquido cefalorraquidiano (CSF), excessivo volume sanguíneo cerebral (CBV), ou perturbações sistêmicas que promovam edema cerebral (veja a seguir). Múltiplos fatores estão, muitas vezes, presentes simultaneamente. Por exemplo, os tumores na fossa posterior podem causar aumento da ICP em razão de seu efeito de massa e também em decorrência da obstrução da drenagem de CSF por compressão do quarto ventrículo (hidrocefalia obstrutiva).

Embora muitos pacientes com ICP aumentada sejam inicialmente assintomáticos, eles tipicamente desenvolvem sintomas e sinais característicos, incluindo cefaleia, náusea, vômito, papiledema, déficits neurológicos focais e alteração de consciência. Quando a ICP excede 30 mmHg, o fluxo sanguíneo cerebral (CBF) diminui progressivamente, e é estabelecido um círculo vicioso: isquemia causa edema cerebral, que, por sua vez, aumenta a ICP, resultando em mais isquemia. Se permanecer sem controle, este ciclo continua até que o paciente morra da progressão da lesão neurológica ou herniação catastrófica. **Aumentos periódicos na pressão arterial com diminuição reflexa da frequência cardíaca (resposta de Cushing) podem ser correlacionados com aumentos abruptos na ICP (ondas em platô ou ondas A) durando 1-15 min.** Este fenômeno é o resultado de mecanismos autorregulatórios periodicamente diminuindo a resistência vascular cerebral e aumentando a pressão arterial em resposta à isquemia cerebral; infelizmente, esta última aumenta ainda mais a ICP, à medida que o CBV aumenta. Eventualmente, isquemia grave e acidose abolem completamente a autorregulação (paralisia vasomotora).

EDEMA CEREBRAL

Um aumento no conteúdo de água do cérebro pode ser produzido por vários mecanismos. Ruptura da barreira hematoencefálica (edema vasogênico) é mais comum e permite a entrada de líquido semelhante ao plasma para dentro do cérebro. Aumentos na pressão arterial intensificam a formação deste tipo de edema. Causas comuns de edema vasogênico incluem trauma mecânico, altas altitudes, lesões inflamatórias, tumores cerebrais, hipertensão e infarto. Edema cerebral secundário a insultos metabólicos (edema citotóxico), como hipoxemia ou isquemia, resulta da falha das células cerebrais em ativamente expelir sódio, causando tumefação celular progressiva. Edema cerebral intersticial é o resultado de hidrocefalia obstrutiva e entrada de CSF no interstício cerebral. Edema cerebral também pode ser o resultado de movimento intracelular de água secundário a diminuições agudas na osmolalidade sérica (intoxicação hídrica).

TRATAMENTO

O tratamento da hipertensão intracraniana e edema cerebral é idealmente dirigido para a causa subjacente. As perturbações metabólicas são corrigidas, e intervenção cirúrgica será efetuada, quando for apropriada. Edema vasogênico – particularmente aquele associado a tumores – responde muitas vezes a corticosteroides (dexametasona). Edema vasogênico por trauma tipicamente não responde a corticosteroides. A glicemia deve ser monitorada frequentemente e controlada com infusões de insulina (se indicado), quando esteroides forem usados. Independentemente da causa, geralmente restrição hídrica, agentes osmóticos e diuréticos de alça são efetivos para diminuir o edema cerebral e a ICP, até que possam ser tomadas medidas mais definitivas. Diurese abaixa a ICP principalmente removendo água intracelular do tecido cerebral normal. Hiperventilação moderada ($PaCO_2$ de 30-33 mmHg) é, muitas vezes, útil para reduzir CBF, CBV e ICP agudamente, mas pode agravar isquemia em pacientes com isquemia focal.

Manitol, em doses de 0,25-0,5 g/kg, é particularmente efetivo em diminuir rapidamente o volume líquido intracraniano e a ICP. Sua eficácia é relacionada principalmente com o seu efeito sobre a osmolalidade sérica. Uma osmolalidade sérica de 300-315 mOsm/L é geralmente considerada desejável. Manitol pode transitoriamente diminuir a pressão arterial em razão das suas fracas propriedades vasodilatadoras, mas sua principal desvantagem é um aumento transitório no volume intravascular, que pode precipitar edema pulmonar em pacientes com função cardíaca ou renal limítrofe. Manitol geralmente não deve ser usado em pacientes com aneurismas intracranianos, malformações arteriovenosas (AVMs) ou hemorragia intracraniana, até que o crânio seja aberto. Diurese osmótica, nesses casos, pode expandir um hematoma, quando o volume de tecido cerebral normal em torno dele diminui. Diurese osmótica rápida em pacientes idosos pode, ocasionalmente, causar um hematoma subdural em decorrência da ruptura de frágeis veias comunicantes que entram no seio sagital. Edema de rebote pode-se seguir ao uso de manitol; assim, ele é idealmente usado em procedimentos (como uma craniotomia para ressecção tumoral) em que o volume intracraniano será reduzido.

O uso de um diurético de alça (furosemida), embora tendo um efeito máximo menor do que o manitol e exigindo até 30 min, pode ter a vantagem adicional de diminuir diretamente a formação de CSF. O uso combinado de manitol e furosemida pode ser sinergístico, mas exige monitoramento estreito da concentração de potássio sérico.

Anestesia e Craniotomia em Pacientes com Lesões Expansivas

As lesões expansivas intracranianas podem ser congênitas, neoplásicas (benignas ou malignas), infecciosas (abscesso ou cisto) e vasculares (hematoma ou malformação arteriovenosa). Craniotomia é comumente efetuada para neoplasias cerebrais. Os tumores primários geralmente se originam de células gliais (astrocitoma, oligodendroglioma ou glioblastoma), células ependimárias (ependimoma) ou tecido de sustentação (meningioma, *schwannoma* ou papiloma corióideo). Os tumores da infância incluem meduloblastoma, neuroblastoma e astrocitoma.

1 Independentemente da causa, as lesões expansivas intracranianas se apresentam de acordo com a velocidade de crescimento, localização e ICP. Lesões crescendo lentamente são frequentemente assintomáticas por longos períodos (apesar de tamanho relativamente grande), enquanto as que crescem rapidamente podem-se manifestar ainda com tamanho relativamente pequeno. Manifestações comuns incluem cefaleia, convulsões, um declínio geral em funções cognitivas ou neurológicas específicas e déficits neurológicos focais. Os sintomas típicos de massas supratentoriais incluem convulsões, hemiplegia ou afasia, enquanto os sintomas típicos de infratentoriais podem incluir disfunção cerebelar (ataxia, nistagmo e disartria) ou compressão do tronco cerebral (paralisias de nervos cranianos, alteração de consciência ou respiração anormal). À medida que a ICP aumenta, também se desenvolvem sinais de hipertensão intracraniana (veja anteriormente).

TRATAMENTO PRÉ-OPERATÓRIO

A avaliação pré-operatória dos pacientes que se submeterão à craniotomia deve procurar estabelecer a presença ou ausência

2 de hipertensão intracraniana. Imagens de tomografia computadorizada (CT) e ressonância magnética (MRI) devem ser revisadas para a pesquisa de edema cerebral; um desvio da linha média maior que 0,5 cm e desvio ou compressão ventricular. O exame neurológico deve documentar o estado mental e quaisquer déficits sensitivos ou motores. As medicações devem ser revisadas com especial referência à terapia corticos-

teroide, diurética e anticonvulsiva. A avaliação laboratorial deve excluir hiperglicemia induzida por corticosteroide, perturbações eletrolíticas decorrentes de diuréticos, ou secreção anormal de hormônio antidiurético. Concentrações sanguíneas de anticonvulsivos podem ser medidas, particularmente quando as convulsões não estão bem controladas.

Pré-Medicação

Se hipertensão intracraniana for suspeitada, é melhor evitar pré-medicação sedativa ou opioide. Hipercapnia secundária à depressão respiratória aumenta a ICP. Corticosteroides e terapia anticonvulsivante devem ser continuados até o momento da cirurgia.

TRATAMENTO INTRAOPERATÓRIO

Monitoramento

Além dos monitores padrão, monitoramento direto de pressão arterial e cateterismo vesical são usados na maioria dos pacientes que se submetem à craniotomia. Alterações rápidas na pressão arterial durante procedimentos anestésicos, posicionamento e manipulação cirúrgica são mais bem controladas com orientação do monitoramento invasivo contínuo da pressão arterial. Além disso, hemogasometrias arteriais são necessárias para regular estritamente a $PaCO_2$. Muitos neuroanestesiologistas zeram o transdutor de pressão arterial ao nível da cabeça (meato auditivo externo) – em vez do átrio direito – para facilitar o cálculo da pressão de perfusão cerebral (CPP). Não se pode confiar em medições isoladas do CO_2 expirado para regulação precisa da ventilação; deve ser determinado o gradiente do CO_2 arterial, para o CO_2 expirado. Acesso venoso central e monitoramento da pressão venosa central devem ser considerados em pacientes necessitando de drogas vasoativas. O uso da veia jugular interna é teoricamente problemático por causa da possibilidade de que o cateter possa interferir com a drenagem venosa do cérebro. Alguns anestesiologistas evitam este problema passando um cateter central longo, a partir da veia basílica mediana. As veias jugular externa, subclávia e femoral podem ser alternativas adequadas para uso intraoperatório. Um cateter vesical é necessário por causa do uso de diuréticos, a longa duração da maioria dos procedimentos neurocirúrgicos e sua utilidade para orientar a hidratação. A função neuromuscular deve ser monitorada no lado não afetado nos pacientes com hemiparesia porque a resposta de abalo muscular é, muitas vezes, anormalmente resistente no lado afetado. Monitoramento de potenciais evocados visuais pode ser útil para prevenção de lesão do nervo óptico durante ressecções de grandes tumores hipofisários. Monitores adicionais para cirurgia na fossa posterior são descritos a seguir.

O manejo dos pacientes com hipertensão intracraniana pode ser guiado pelo monitoramento da ICP perioperatoriamente. Vários aparelhos ventriculares, intraparenquimatosos e subdurais podem ser colocados pelos neurocirurgiões para fornecer medições da ICP. O transdutor deve ser zerado ao mesmo nível de referência que o transdutor de pressão arterial (geralmente o meato auditivo externo; veja anteriormente). Um cateter de ventriculostomia proporciona a vantagem adicional de possibilitar remoção de CSF para diminuir a ICP.

Indução

A indução da anestesia e intubação traqueal são períodos críticos para os pacientes com comprometimento da relação pressão/volume intracranianos, particularmente se houver uma ICP elevada. A complacência intracraniana pode ser melhorada por diurese osmótica, dexametasona, ou remoção de pequenos volumes de CSF via um dreno de ventriculostomia. O objetivo de qualquer técnica deve ser induzir anestesia e intubar a traqueia sem aumentar a ICP ou comprometer o CBF. Hipertensão arterial durante a indução aumenta o CBV e promove edema cerebral. Hipertensão sustentada pode levar a aumentos marcados na ICP, diminuindo a CPP e aumentando o risco de herniação. Diminuições excessivas na pressão arterial podem ser igualmente deletérias por comprometerem a CPP.

A técnica mais comum de indução emprega propofol junto com hiperventilação modesta para reduzir a ICP e amortecer os efeitos nocivos da laringoscopia e intubação. Pacientes cooperantes podem ser solicitados a hiperventilar durante pré-oxigenação. Todos os pacientes recebem ventilação controlada uma vez o propofol tenha sido injetado. Um bloqueador neuromuscular (NMB) é usado para facilitar a ventilação e prevenir o *bulking* ou tosse, que podem aumentar abruptamente a ICP. Um opioide intravenoso junto com o propofol atenua a resposta simpática, particularmente em pacientes jovens. Esmolol, 0,5-1 mcg/kg, é efetivo para prevenir taquicardia associada à intubação em pacientes anestesiados superficialmente.

A técnica da indução pode ser variada de acordo com respostas individuais do paciente e doenças coexistentes. Succinilcolina pode teoricamente aumentar a ICP, particularmente se intubação for tentada antes do estabelecimento de anestesia profunda. Succinilcolina, no entanto, permanece o agente de escolha para indução em sequência rápida ou quando há preocupações com uma via aérea potencialmente difícil, uma vez que hipoxemia e hipercarbia são muito mais deletérias do que qualquer efeito da succinilcolina para o paciente com hipertensão intracraniana.

Hipertensão durante a indução pode ser tratada com β_1-bloqueadores ou por aprofundamento da anestesia com propofol adicional. Concentrações modestas de agentes voláteis (p. ex., sevoflurano) também podem ser usadas, contanto que hiperventilação também seja usada. Sevoflurano preserva melhor a autorregulação do CBF e produz limitada vasodilatação; ele pode ser o agente volátil preferido em pacientes com ICP elevada. Vasodilatadores (p. ex., nicardipina, nitroprussiato, nitroglicerina e hidralazina) devem ser evitados até que a dura seja aberta em razão do seu efeito potencialmente deletério sobre o CBV e a ICP. Hipotensão é geralmente tratada com doses fracionadas de vasopressores (p. ex., fenilefrina).

Posicionamento

Craniotomias frontais, temporais e parietoccipitais são executadas na posição supina. A cabeça é elevada 15-30° para facilitar drenagem venosa e do CSF. A cabeça também pode ser virada para o lado para facilitar a exposição. Excessiva flexão ou rotação do pescoço impede drenagem venosa jugular e pode aumentar a ICP. O tubo traqueal deve ser fixado antes do posicionamento, e este deve ser checado, junto com todas as conexões do circuito ventilatório, depois da fixação. O risco de desconexões não reconhecidas é maior, porque a via aérea do paciente não será facilmente avaliada depois da colocação dos campos cirúrgicos; além disso, a mesa de cirurgias geralmente é virada 90° ou 180° longe do anestesiologista.

Manutenção da Anestesia

A anestesia pode ser mantida por técnica inalatória, técnica intravenosa total (TIVA), ou uma combinação de um opioide e hipnótico intravenoso (mais frequentemente propofol) e um agente inalatório em baixa dose. Apesar de os períodos de estimulação serem poucos, bloqueio neuromuscular é recomendado – a não ser que monitoramento neurofisiológico contraindique seu uso – para evitar *bulkking*, briga ou movimento. Necessidades aumentadas de anestésico podem ser esperadas durante os períodos de maior estimulação: laringoscopia-intubação, incisão da pele, abertura dural, manipulações periósticas, incluindo colocação do fixador de Mayfield e fechamento. TIVA com remifentanil e propofol propicia um acordar rápido e avaliação neurológica imediata. Similarmente, o α_2-agonista dexmedetomidina pode ser empregado similarmente durante craniotomias sob anestesia geral ou sedação.

Hiperventilação deve ser mantida intraoperatoriamente para manter a $PaCO_2$ em aproximadamente 30-35 mmHg. Tensões de $PaCO_2$ mais baixas proporcionam pouco benefício adicional e podem ser associadas à isquemia cerebral e prejuízo da curva de dissociação da oxiemoglobina. Pressão positiva expiratória final (PEEP) e padrões ventilatórios que resultam em altas pressões médias nas vias aéreas (uma frequência baixa com grandes volumes correntes) devem ser evitados por causa do risco de aumento da ICP ao aumentarem a pressão venosa central e em decorrência do risco de lesão pulmonar. Os pacientes hipóxicos podem necessitar de PEEP e pressões médias aumentadas nas vias aéreas; nesses pacientes, o efeito da PEEP sobre a PIC é variável.

Reposição hídrica intravenosa deve ser limitada a soluções cristaloides isotônicas isentas de glicose ou a coloides. Hiperglicemia é comum em pacientes neurocirúrgicos (efeito corticosteroide) e foi implicada em aumentar lesão cerebral isquêmica. Soluções coloides podem ser usadas para restaurar déficits de volume intravascular, enquanto soluções cristaloides isotônicas são usadas para necessidades hídricas de manutenção. Procedimentos neurocirúrgicos são frequentemente associadas à perda sanguínea "oculta" (embaixo dos campos cirúrgicos ou no chão).

Despertar

A maioria dos pacientes submetidos à craniotomia eletiva pode ser extubada ao término do procedimento, desde que a função neurológica esteja intacta. Os pacientes que permanecerão intubados devem ser sedados para evitar agitação. Extubação na sala de cirurgias exige manuseio especial durante o despertar. Fazer força ou brigar com o tubo traqueal pode precipitar hemorragia intracraniana ou piorar edema cerebral. Quando a pele está sendo fechada, o paciente deve retomar respiração espontaneamente. Caso a cabeça do paciente esteja presa em um fixador de Mayfield, cuidado deve ser tomado para evitar quaisquer movimentos do paciente (*i.e.*, "corcovear contra o tubo"), o que poderia promover lesões no pescoço ou no crânio. Depois que o curativo da cabeça está aplicado e pleno acesso ao paciente é assegurado, os gases anestésicos são completamente fechados, e o bloqueio neuromuscular é revertido. O acordar rápido facilita avaliação neurológica imediata e pode, geralmente, ser esperado após uma anestesia apropriada. Demora para acordar geralmente é relacionada com dose excessiva de opioide ou sedativo, concentração expirada de gases anestésicos > 2 concentração alveolar mínima (MAC), por causa de distúrbios metabólicos variados, ou quando há uma lesão neurológica perioperatória. Pacientes podem necessitar ser transportados diretamente da sala de cirurgias para a sala de CT para avaliação quando eles não respondem conforme o predito. A maioria dos pacientes é levada para a unidade de terapia intensiva para monitoramento estreito da função neurológica pós-operatória.

Anestesia para Cirurgia na Fossa Posterior

Craniotomia para uma massa na fossa posterior apresenta um conjunto único de problemas potenciais: hidrocefalia obstrutiva, possível lesão a centros vitais do tronco cerebral, pneumocefalia e, em decorrência do posicionamento, hipotensão postural e **embolia aérea venosa**.

Hidrocefalia Obstrutiva

Massas infratentoriais podem obstruir o fluxo de CSF pelo quarto ventrículo ou o aqueduto cerebral de Sylvius. Lesões pequenas, criticamente localizadas, podem aumentar acentuadamente a ICP. Nesses casos, uma ventriculostomia é, muitas vezes, executada sob anestesia local para diminuir a ICP antes da indução de anestesia geral.

Lesão do Tronco Cerebral

3 Operações na fossa posterior podem lesar centros circulatórios e respiratórios vitais do tronco cerebral e nervos cranianos ou seus núcleos. Essas lesões podem ocorrer como resultado de trauma cirúrgico direto ou isquemia por afastamento ou outras interrupções do suprimento sanguíneo. Afirma-se que dano aos centros respiratórios quase sempre produz alterações circulatórias; portanto, alterações abruptas na pressão arterial, frequência cardíaca ou ritmo cardíaco devem aler-

tar o anestesiologista para a possibilidade de uma lesão dessas. Essas alterações devem ser comunicadas ao cirurgião. Dano isolado a centros respiratórios pode raramente ocorrer sem sinais circulatórios premonitórios durante operações no assoalho do quarto ventrículo. Historicamente, alguns anestesistas empregaram ventilação espontânea durante estes procedimentos como um monitor adicional da função cerebral. Ao final da cirurgia, lesões do tronco cerebral podem-se apresentar sob a forma de um padrão respiratório anormal ou uma incapacidade de manter uma via aérea patente depois da extubação. Monitoramento de potenciais evocados auditivos do tronco cerebral pode ser útil para prevenção de lesão do oitavo nervo durante ressecções de neuroma acústico. Eletromiografia também é usada para evitar lesão do nervo facial, mas exige bloqueio neuromuscular incompleto intraoperatoriamente.

Posicionamento

Embora a maioria das explorações da fossa posterior possa ser realizada com o paciente em uma posição lateral modificada ou prona, a posição sentada pode ser preferida por alguns cirurgiões.

O paciente fica na realidade semideitado na posição sentada padrão (Figura 27-1); o dorso é elevado a 60°, e as pernas são elevadas com os joelhos fletidos. A cabeça é fixada em um suporte de três pontos, com o pescoço flexionado; os braços permanecem aos lados com as mãos repousando sobre o regaço ("colo").

Posicionamento e acolchoamento cuidadosos ajudam a evitar lesões. Pontos de pressão, como os cotovelos, tuberosidades isquiáticas, calcanhares e testa precisam ser protegidos. Flexão excessiva do pescoço foi associada a edema da via aérea superior (em razão da obstrução venosa) e, raramente, tetraplegia (em decorrência da compressão da medula espinal cervical). Estenose espinhal cervical preexistente provavelmente predispõe os pacientes à última lesão.

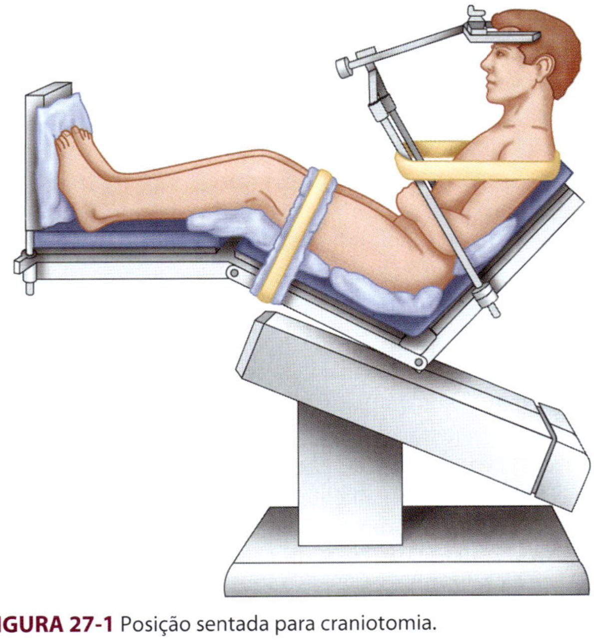

FIGURA 27-1 Posição sentada para craniotomia.

Pneumocéfalo

A posição sentada aumenta a probabilidade de pneumocéfalo. Nesta posição, ar prontamente penetra no espaço subaracnóideo, à medida que CSF é perdido durante a cirurgia. Em pacientes com atrofia cerebral, a drenagem de CSF é importante; ar pode substituir o CSF sobre superfície do cérebro e nos ventrículos laterais. A expansão de um pneumocéfalo durante o fechamento dural pode comprimir o cérebro. Pneumocéfalo pós-operatório é causa de retardo de despertar e comprometimento continuado da função neurológica. Em razão destas preocupações, óxido nitroso raramente é usado em craniotomias sentadas (veja também a seguir).

Embolia Aérea

4 Embolia aérea venosa pode ocorrer quando a pressão dentro de uma veia aberta é subatmosférica. Estas condições podem existir em qualquer posição (e durante qualquer procedimento), desde que a ferida cirúrgica esteja acima do nível do coração. A incidência de embolia aérea é maior durante craniotomias sentadas (20 a 40%); a abertura de grandes seios venosos aumenta o risco.

As consequências fisiológicas da embolia aérea dependem do volume e da velocidade da entrada de ar e se o paciente tem uma comunicação intracardíaca da direita para a esquerda (p. ex., forame oval patente [incidência 10 a 25%]). Estas últimas são importantes porque elas podem facilitar a passagem de ar para dentro da circulação arterial (**embolia aérea paradoxal**). Quantidades modestas de bolhas de ar entrando no sistema venoso ordinariamente se alojam na circulação pulmonar, onde são eventualmente absorvidas. Pequenas quantidades de ar embolizado são bem toleradas pela maioria dos pacientes. Quando a quantidade arrastada excede a taxa de remoção pulmonar, a pressão na artéria pulmonar sobe progressivamente. Eventualmente, o débito cardíaco diminui em resposta a aumentos na pós-carga ventricular direita. Doença cardíaca ou pulmonar preexistente aumenta os efeitos da embolia de ar venosa; quantidades relativamente pequenas de ar podem produzir acentuadas alterações hemodinâmicas. Óxido nitroso, difundindo-se dentro das bolhas e aumentando o seu volume, pode acentuar marcadamente os efeitos do mesmo, pequenas quantidades de ar arrastado. A dose para embolia aérea venosa letal em animais recebendo anestesia por óxido nitroso é 1/3 a metade daquela de animais controles não recebendo óxido nitroso.

Sinais definitivos de embolia aérea frequentemente não são aparentes até que grandes volumes de ar tenham sido arrastados. Uma diminuição no CO_2 expirado ou na saturação de oxigênio arterial poderia ser notada antes de alterações hemodinâmicas. Os valores de hemogasometria arterial podem mostrar apenas leves aumentos na $PaCO_2$ como resultado de espaço morto pulmonar aumentado (áreas com ventilação normal, porém, perfusão diminuída). Em contraposição, grandes manifestações hemodinâmicas, como hipotensão súbita, podem ocorrer bem antes que seja notada hipoxemia. Ademais, grandes quantidades de ar intracardíaco prejudicam a função das valvas tricúspide e pulmonar e podem produzir parada circulatória súbita ao obstruírem a ejeção ventricular direita.

Embolia aérea paradoxal pode resultar em acidente vascular encefálico ou oclusão coronariana, que pode ser aparente apenas pós-operatoriamente. Embolia aérea paradoxal é mais comum de ocorrer em pacientes com *shunts* intracardíacos da direita para a esquerda, particularmente quando o gradiente de pressão transatrial normal (esquerda > direita) é invertido. Alguns estudos sugerem que um gradiente de pressão direita > esquerda pode-se desenvolver em algum momento durante o ciclo cardíaco, mesmo quando o gradiente médio global permanece esquerda > direita.

A. Cateterismo Venoso Central

Um cateter venoso central apropriadamente colocado pode ser usado para aspirar ar arrastado, mas há apenas evidência limitada de que isto influencie os resultados após embolia aérea venosa. Alguns clínicos consideraram cateterismo atrial direito obrigatório para craniotomias sentadas, mas este é um ponto de vista minoritário. Recuperação ideal de ar após embolia aérea venosa é provida por um cateter multiorificiado posicionado na junção entre o átrio direito e a veia cava superior. 5 Confirmação de posicionamento correto do cateter pode ser realizada por eletrocardiografia endovascular, radioscopia ou ecocardiografia transesofágica (TEE). Eletrocardiografia endovascular é realizada usando-se o cateter cheio de soro fisiológico como uma derivação "V". Posição atrial alta correta é indicada pelo aparecimento de uma onda P bifásica. Se o cateter for avançado mais longe dentro do coração, a onda P muda de uma deflexão bifásica para uma unidirecional. Um traçado ventricular direito ou de artéria pulmonar também pode ser observado, quando o cateter for conectado a um transdutor de pressão e avançado demasiado longe.

B. Monitoramento de Embolia Aérea Venosa

Os monitores mais sensíveis disponíveis devem ser usados. É importante detectar mesmo pequenas quantidades de embolia aérea venosa, porque isto permite controle cirúrgico do local de entrada antes que ar adicional seja arrastado. Atualmente, os monitores intraoperatórios mais sensíveis são TEE e ultrassonografia Doppler precordial. Estes monitores podem detectar bolhas tão pequenas quanto 0,25 mL. TEE tem o benefício adicional de detectar o volume das bolhas e qualquer passagem transatrial através de um forame oval patente, bem como avaliar qualquer efeito que a embolia de ar possa ter sobre a função cardíaca. Os métodos Doppler empregam um sensor sobre o átrio direito (geralmente à direita do esterno e entre a terceira e a sexta costelas). Interrupção do ruído regular do sinal Doppler por um ruído esporádico indica embolia aérea venosa. Alterações nas concentrações expiradas de gases são sinais menos sensíveis, mas importantes, que podem detectar embolia aérea venosa antes que sinais clínicos francos estejam presentes. Uma diminuição súbita na tensão de CO_2 expirado, proporcional ao aumento no espaço morto pulmonar; entretanto, diminuições podem também ser vistas com alterações hemodinâmicas não relacionadas com embolia aérea venosa, como débito cardíaco diminuído. Um reaparecimento (ou aumento) de nitrogênio nos gases expirados pode também ser visto com embolia aérea. Alterações na pressão arterial e sons cardíacos (sopro "em moinho de milho") são manifestações tardias de embolia aérea venosa.

C. Tratamento da Embolia Aérea Venosa

1. O cirurgião deve ser notificado para que possa inundar o campo cirúrgico com soro fisiológico ou tamponá-lo com gaze molhada e aplicar cera de osso nas margens do crânio até que o local de entrada seja identificado e ocluído.
2. Óxido nitroso (se usado) deve ser descontinuado, e o anestésico inalatório deve ser administrado em oxigênio a 100%.
3. Se um cateter venoso central estiver presente, ele deve ser aspirado em uma tentativa de recuperar o ar arrastado.
4. Infusão de volume intravascular deve ser dada para aumentar a pressão venosa central.
5. Vasopressores devem ser dados para tratar hipotensão.
6. Compressão de veias jugulares bilateral, aumentando a pressão venosa craniana, pode retardar arrasto de ar e causar sangramento retrógrado, o que poderia ajudar o cirurgião a identificar o ponto de entrada do êmbolo.
7. Alguns anestesiologistas advogam PEEP para aumentar a pressão venosa central; entretanto, a inversão do gradiente de pressão transatrial normal pode promover embolia paradoxal em um paciente com fechamento incompleto do forame oval.
8. Se as medidas acima falharem, o paciente deve ser posto em posição de cefalodeclive, e a ferida deve ser fechada rapidamente.
9. Parada circulatória persistente exige posição supina e instituição de esforços de ressuscitação, usando algoritmos de suporte avançado da vida.

Anestesia para Cirurgia Estereotáxica

Estereotaxia pode ser empregada em tratamento de distúrbios de movimento involuntário, dor intratável e epilepsia, e pode também ser usada quando diagnosticando e tratando tumores que são localizados profundamente no cérebro.

Estes procedimentos, muitas vezes, são realizados sob anestesia local para permitir avaliação do paciente. Infusões de propofol ou dexmedetomidina são usadas rotineiramente para sedação e amnésia. Porém, sedação deve ser evitada, se o paciente já tiver ICP aumentada. Condições para instituir anestesia geral com ventilação controlada de emergência devem estar presentes, porém, a armação metálica craniana e suportes necessários para o procedimento dificultam as manobras de ventilação e intubação traqueal. Embora ventilação por máscara, ventilação através de uma máscara laríngea (LMA) ou intubação orotraqueal possa ser prontamente realizada em uma emergência, intubação acordada com um broncoscópio de fibra óptica antes do posicionamento e cirurgia pode ser a conduta mais segura quando intubação é necessária para um paciente, cuja cabeça já está em uma armação cefálica estereotáxica.

Neurocirurgia funcional é cada vez mais executada para remoção de lesões adjacentes a centros da fala e outros cerebrais vitais. Alguns pacientes são tratados com uma técnica dormindo-acordado-dormindo, com ou sem instrumentação da via aérea. Essas operações requerem que o paciente esteja acordado para participar no mapeamento cortical a fim de identificar os centros-chave da fala, como a área de Broca. Os pacientes dormem durante os períodos dolorosos da cirurgia (*i.e.*, durante a abertura e o fechamento). LMAs são frequentemente empregadas para ajudar no manejo da via aérea na parte adormecida da cirurgia.

Estimuladores cerebrais profundos são inseridos em pacientes com distúrbios do movimento e outras afecções. Um eletrodo estimulador é inserido por um orifício, usando direcionamento radiológico para estabelecer coordenadas para colocação do mesmo. Um registro de microeletrodo (MER) é obtido para determinar a colocação correta do estimulador nas estruturas cerebrais. O efeito da estimulação no paciente é observado. Medicações sedativas podem afetar adversamente os potenciais de MER, complicando a localização da profundidade correta de colocação do estimulador. Dexmedetomidina tem sido usada para ministrar sedação a estes pacientes; entretanto, durante o MER e estimulação, as infusões sedativas devem ser descontinuadas para facilitar a participação do paciente na determinação da colocação correta de eletrodo (Tabela 27-1).

Anestesia para Traumatismo Cranioencefálico

Lesões da cabeça é um fator contributivo em até 50% das mortes decorrentes de trauma. A maioria dos pacientes com traumatismo craniano é jovem, e muitos (10 a 40%) têm lesões associadas intra-abdominais ou intratorácicas, fraturas de ossos longos e/ou lesões da coluna vertebral. O resultado de um traumatismo cranioencefálico é dependente não apenas da extensão do dano neuronal no momento do trauma, mas também da ocorrência de quaisquer insultos secundários. Estes insultos adicionais incluem: (1) fatores sistêmicos, como hipoxemia, hipercapnia ou hipotensão; (2) formação e expansão de um hematoma extradural, subdural ou intraparenquimatoso; e (3) hipertensão intracraniana sustentada. O tratamento cirúrgico e anestésico destes pacientes é dirigido para prevenir estes insultos secundários. O **escore da Escala de Coma de Glasgow (GCS)** (Tabela 27-2) geralmente se correlaciona bem com a gravidade da lesão e o resultado. Um escore ECG de 8 ou menos à admissão é associado à mortalidade de aproximadamente 35%. Evidência radiológica de um desvio da linha mediana maior que 0,5 cm e compressão ventricular são associadas à morbidade substancialmente aumentada.

TABELA 27-1 Vantagens e desvantagens de drogas usadas para sedação consciente

Agentes	Vantagens	Desvantagens
Agonistas dos GABA-receptores		
Benzodiazepinas	Ansiólise	Grande dose abole MER Altera o limiar de estimulação Induz discinesia
Propofol	Largamente usado Ação curta Perfil de despertar previsível	Abole tremores Atenuação do MER Posologia imprevisível em pacientes com doença de Parkinson Induz discinesia Tendência a causar espirros
Opioides		
Fentanil	? Mínimo efeito sobre MER	Rigidez
Remifentanil	Curta ação	Supressão de tremores
Alfa-2-agonista		
Dexmedetomidina	Ação não mediada por GABA Menos efeito sobre MER Ansiólise e efeitos analgésicos Sedação – despertar fácil Não melhora sinais clínicos de parkinsonismo Mantém estabilidade hemodinâmica Preserva respiração	Altas doses podem abolir MER Hipotensão, bradicardia

MER, registro com microeletrodo; GABA, ácido γ-aminobutírico.
Modificada, com permissão, de Venkatraghavan L, Luciano M, Manninen P: Anesthetic management of patients undergoing deep brain stimulator insertion. AnesthAnalg 2010;110:1138.

TABELA 27-2 Escala de coma de Glasgow

Categoria	Escore
Abertura dos olhos	
Espontânea	4
Ao chamado	3
À dor	2
Nenhuma	1
Melhor resposta motora	
Ao comando verbal	
Obedece	6
À dor	
Localiza	5
Afasta-se	4
Flexão decorticada	3
Resposta extensora	2
Nenhuma	1
Melhor resposta verbal	
Orientado	5
Conversação confusa	4
Palavras inapropriadas	3
Sons incompreensíveis	2
Nenhuma	1

Lesões específicas incluem fraturas de crânio, hematomas subdurais e extradurais, contusões cerebrais (incluindo hemorragias intraparenquimatosas), feridas penetrantes do crânio, oclusões e dissecções vasculares traumáticas. A presença de uma fratura de crânio aumenta grandemente a probabilidade de uma lesão intracraniana. Fraturas lineares do crânio são comumente associadas a hematomas subdurais ou extradurais. Fraturas da base do crânio podem ser associadas à rinorreia de CSF, pneumocéfalo, paralisias de nervos cranianos ou mesmo uma fístula seio cavernoso-artéria carótida. Fraturas de crânio com afundamento, muitas vezes, se apresentam com uma contusão cerebral subjacente. As contusões podem ser limitadas à superfície do cérebro ou podem envolver hemorragia em estruturas hemisféricas mais profundas ou no tronco cerebral. Lesões de desaceleração frequentemente produzem lesões de golpe (frontais) e de contragolpe (occipitais). Hematomas extradurais e subdurais podem ocorrer como lesões isoladas, bem como em associação a contusões cerebrais (mais comumente com lesões subdurais que com extradurais).

Tratamento cirúrgico é geralmente escolhido para fraturas de crânio com afundamento; drenagem de hematomas extradurais, subdurais e alguns intraparenquimatosos, e desbridamento de lesões penetrantes. Craniectomia descompressiva é usada para prover espaço para edema cerebral. O crânio é subsequentemente reconstruído depois da resolução do edema cerebral.

Monitoramento da ICP é geralmente indicado em pacientes com lesões associadas à hipertensão intracraniana: grandes contusões, lesões de massa, hemorragia intraparenquimatosa, ou evidência de edema em estudos de imagem. Monitoramento da ICP deve também ser considerado em pacientes com sinais de hipertensão intracraniana que estão se submetendo a procedimentos não neurológicos. Hipertensão intracraniana deve ser tratada com hiperventilação moderada, manitol, pentobarbital ou propofol. Estudos sugerem que aumentos sustentados na ICP acima de 60 mmHg resultam em grave incapacidade ou morte. Diferentemente do tratamento após trauma da medula espinal, múltiplas experiências randomizadas não detectaram a eficácia do uso precoce de grandes doses de glicocorticoides em pacientes com traumatismo cranioencefálico.

TRATAMENTO PRÉ-OPERATÓRIO

O tratamento anestésico dos pacientes com traumatismo cranioencefálico grave começa no departamento de emergência. Medidas para assegurar desobstrução da via aérea, adequação da ventilação e oxigenação, e correção da hipotensão sistêmica devem ir à frente simultaneamente com avaliações de trauma neurológica e cirúrgica. Obstrução da via aérea e hipoventilação são comuns. Até 70% destes pacientes têm hipoxemia, que pode ser complicada por contusão pulmonar, êmbolos de gordura ou edema pulmonar neurogênico. Este último é atribuído à marcada hipertensão sistêmica e pulmonar secundárias à intensa atividade do sistema nervoso simpático. Oxigênio suplementar deve ser dado a todos os pacientes, enquanto a veia aérea e a ventilação são avaliadas. Deve-se pressupor que todos os pacientes têm uma lesão da coluna cervical (incidência até 10%) até que o contrário seja provado radiograficamente. Pacientes com hipoventilação óbvia, reflexo de ânsia ausente ou um escore persistente abaixo de 8 na ECG (Tabela 26-2) necessitam de intubação traqueal e hiperventilação. Todos os outros pacientes devem ser cuidadosamente observados quanto à deterioração.

Intubação

Todos os pacientes devem ser considerados como tendo estômago cheio e devem receber pressão na cricoide aplicada durante ventilação e intubação traqueal. Estabilização em linha deve ser usada durante manipulação da via aérea, para manter a cabeça em uma posição neutra, a não ser que radiografias confirmem que não há lesão da coluna cervical. Realizar a intubação após pré-oxigenação e hiperventilação por máscara, administração IV de Propofol 1,5 a 3 mg/kg e um relaxante muscular de início rápido para facilitar a manobra e diminuir os efeitos adversos da intubação sobre a ICP. Succinilcolina pode produzir aumentos brandos e transitórios na ICP em pacientes com traumatismo craniano fechado; entretanto, a necessidade de controle rápido da via aérea prevalece sobre estas preocupações. Rocurônio é, muitas vezes, usado para facilitar intubação. Videolaringoscopia efetuada com estabilização em linha geralmente permite intubação em posição neutra do paciente de trauma. Um fio-guia de intubação deve estar disponível para facilitar a colocação do tubo. Se uma intubação difícil for encontrada com videolaringoscopia, técnica com fibroscópio ou outras (p. ex., LMA de intubação) técnicas podem ser experimentadas. Se as tentativas de intubação não tiverem sucesso, uma via aérea cirúrgica deve ser obtida. Intubação nasal cega é contraindicada na presença de uma fratura da base do crânio, que é sugerida por rinorreia ou otorreia de CSF, hemotímpano ou equimose dentro dos tecidos periorbitários (sinal do Quati) ou atrás da orelha (sinal de Battle).

Hipotensão

A hipotensão no contexto de trauma craniano é quase sempre relacionada com outras lesões associadas (frequentemente intra-abdominais). Sangramento de lacerações do couro cabeludo podem ser os responsáveis em crianças. Hipotensão pode ser vista com lesões da medula espinal por causa da simpatectomia associada a choque espinal. Em um paciente com traumatismo

6 cranioencefálico (TCE), correção da hipotensão e controle de qualquer sangramento devem ser priorizados com relação a estudos radiográficos e tratamento neurocirúrgico definitivo, porque pressões arteriais sistólicas menores que 80 mmHg predizem um mau resultado. Soluções contendo glicose ou hipotônicas não devem ser usadas (veja anteriormente). Fora isso, um mix de coloide, cristaloide e derivados de sangue pode ser administrado, conforme necessário. Perda sanguínea importante no paciente com múltiplas lesões deve resultar na ativação de um protocolo de transfusão maciça para fornecer um suprimento constante de plaquetas, plasma fresco congelado e concentrado de eritrócitos. Monitorização invasiva da pressão arterial, pressão venosa central e ICP é valiosa, mas não se devem retardar diagnóstico e tratamento. Arritmias e anormalidades eletrocardiográficas na onda T, onda U, segmento ST e intervalo QT são comuns após traumatismo craniano, mas não são necessariamente associadas à lesão cardíaca; elas provavelmente representam função autonômica alterada.

Estudos Diagnósticos

A escolha entre tratamento cirúrgico ou clínico do TCE é fundamentada em achados radiográficos e clínicos. Os pacientes devem ser estabilizados antes de quaisquer estudos com CT ou outros estudos de imagem. Pacientes críticos devem ser estritamente monitorados durante esses estudos. Pacientes agitados ou não cooperantes podem necessitar de anestesia geral. Sedação sem controle da via aérea deve geralmente ser evitada por causa do risco de aumentos adicionais na ICP a partir de hipercapnia ou hipoxemia.

TRATAMENTO INTRAOPERATÓRIO

O tratamento anestésico é, geralmente, semelhante àquele de outras lesões expansivas associadas à hipertensão intracraniana. O manejo da via aérea encontra-se discutido anteriormente. Monitoramento invasivo deve ser estabelecido, se já não presente, mas não deve retardar descompressão cirúrgica em um paciente deteriorando rapidamente.

A técnica e os agentes anestésicos são planejados para preservar perfusão cerebral e mitigar aumentos na pressão intracraniana. Hipotensão pode ocorrer após indução de anestesia ou como resultado dos efeitos combinados de vasodilatação e hipovolemia, e deve ser tratada com um agonista α-adrenérgico e infusão de volume, se necessário. Hipertensão subsequente é comum com estimulação cirúrgica, mas também pode ocorrer com elevações agudas na ICP. A última pode ser associada à bradicardia (reflexo de *Cushing*).

Hipertensão pode ser tratada com doses adicionais do agente de indução, com concentrações aumentadas de anestésico por inalação ou vasodilatadores. Bloqueamento β-adrenérgico é geralmente efetivo para controlar hipertensão associada à taquicardia. A CPP deve ser mantida entre 70 e 110 mmHg. Vasodilatadores devem ser evitados até que a dura seja aberta. Hiperventilação a uma $PaCO_2 < 30$ deve ser evitada em pacientes de trauma para evitar diminuições excessivas no aporte de oxigênio.

Coagulação intravascular disseminada ocasionalmente pode ser vista com traumatismos cranianos graves. Essas lesões causam a liberação de grandes quantidades de tromboplastina cerebral e podem também ser associadas à síndrome de angústia respiratória aguda. Aspiração pulmonar e edema pulmonar neurogênico podem também ser responsáveis por deterioração da função pulmonar. PEEP pode ser aplicada no ventilador. Quando PEEP for usada, monitoramento da ICP pode ser útil para confirmar uma CPP adequada. Diabetes insípido, caracterizado por urina diluída excessiva, é visto frequentemente após lesões do pedículo hipofisário. Outras causas prováveis de poliúria devem ser excluídas, e o diagnóstico confirmado pela medição da osmolalidade da urina e sérica antes do tratamento com restrição de líquido e vasopressina. Sangramento gastrointestinal é comum em pacientes não recebendo profilaxia; geralmente ele é decorrente de úlcera de estresse.

A decisão sobre extubar a traqueia à conclusão do procedimento cirúrgico depende da gravidade da lesão, presença de lesões concomitantes abdominais ou torácicas, doenças preexistentes e do nível de consciência pré-operatório. Pacientes jovens que estavam conscientes pré-operatoriamente podem ser extubados depois da remoção de uma lesão localizada, enquanto os pacientes com lesão cerebral difusa devem permanecer intubados. Além disso, hipertensão intracraniana persistente exige paralisia, sedação e hiperventilação continuadas.

Anestesia e Cirurgia para Aneurismas e Malformações Arteriovenosas Intracranianos

Aneurismas saculares e AVMs são causas comuns de hemorragias intracranianas não traumáticas. Tratamento cirúrgico ou neurorradiológico intervencionista pode ser realizado ou eletivamente para prevenir hemorragia ou emergencialmente para prevenir complicações adicionais uma vez a hemorragia tenha ocorrido. Outras hemorragias não traumáticas (p. ex., por hipertensão, anemia falciforme ou vasculite) são geralmente tratadas clinicamente.

ANEURISMAS CEREBRAIS

Considerações Pré-Operatórias

Os aneurismas cerebrais tipicamente ocorrem na bifurcação das grandes artérias na base do cérebro; a maioria é localizada no círculo de Willis anterior. Aproximadamente 10 a 30% dos pacientes têm mais de um aneurisma. A incidência geral de aneurismas saculares em algumas estimativas é descrita como sendo 5%, mas apenas uma minoria daqueles com aneurismas terão complicações. Ruptura de um aneurisma sacular é a causa mais comum de hemorragia subaracnóidea. A mortalidade aguda em seguida à ruptura é de aproximadamente 10%. Daqueles que sobrevivem à hemorragia inicial, cerca de 25% morrem dentro de 3 meses de complicações tardias. Além disso, até 50% dos sobreviventes permanecem com déficits neurológicos. Como resultado, a ênfase no tratamento é na prevenção da ruptura. Infelizmente, a maioria dos pacientes se apresenta apenas depois que a ruptura já ocorreu.

Aneurismas Não Rotos

Os pacientes podem-se apresentar com sintomas e sinais prodrômicos, sugerindo aumento progressivo. O sintoma mais comum é cefaleia, e o sinal físico mais comum é uma paralisia de terceiro nervo. Outras manifestações poderiam incluir disfunção do tronco cerebral, defeitos de campo visual, disfunção de nervo trigêmeo, síndrome do seio cavernoso, convulsões e disfunção hipotalâmico-hipofisária. As técnicas mais comumente usadas para diagnosticar um aneurisma são Ângio-MRI, Angiotomografia Helicoidal e Angiografia. Após o diagnóstico, os pacientes podem ser tratados com cirurgia para clipagem ou obliteração endovascular do aneurisma. A maioria dos pacientes está no grupo etário de 40-60 anos e em boa saúde sob os demais aspectos.

Aneurismas Rotos

Aneurismas rotos geralmente se apresentam agudamente sob forma de hemorragia subaracnóidea. Os pacientes tipicamente se queixam de uma cefaleia grave súbita sem déficits neurológicos focais, mas, muitas vezes, associada a náusea e vômito. Perda transitória de consciência pode ocorrer e pode resultar de um aumento súbito na ICP e queda precipitada na CPP. Se a ICP não diminuir rapidamente depois do aumento súbito inicial, geralmente se segue a morte. Grandes coágulos sanguíneos podem causar sinais neurológicos focais em alguns pacientes. Pequeno sangramento pode causar apenas uma branda cefaleia, vômito e rigidez de nuca. Infelizmente, mesmo pequeno sangramento no espaço subaracnóideo parece predispor a complicações retardadas. A gravidade da hemorragia subaracnóidea (SAH) é graduada de acordo com a escala de Hunt e Hess (Tabela 27-3), bem como a Escala de Graduação de SAH da World Federation of Neurological Surgeons (Tabela 27-4). A escala de graduação de Fisher, que usa TC para avaliar a quantidade de sangue detectada, dá a melhor indicação da probabilidade de desenvolvimento de vasospasmo cerebral e prognóstico. (Tabela 27-5).

Complicações tardias incluem vasospasmo cerebral, nova ruptura e hidrocefalia. Vasospasmo cerebral ocorre em 30% dos pacientes (geralmente depois de 4-14 dias) e é uma causa importante de morbidade e mortalidade. As manifestações do vasospasmo são decorrentes de isquemia e infarto cerebrais e dependem da gravidade e distribuição dos vasos comprometidos. O antagonista dos canais de Ca^{++} nimodipina pode antagonizar o vasospasmo. Tanto o Doppler transcraniano e o monitoramento de oxigênio tecidual cerebral podem ser usados para guiar a terapia do vasospasmo (Figura 27-2). Velocidade de fluxo aumentada > 200 cm/s é indicadora de espasmo grave. A relação de Lindegaard compara a velocidade do sangue na artéria carótida àquela da artéria cerebral média. Uma relação > 3 é indicadora de espasmo grave. Tensão de oxigênio tecidual cerebral menor que 20 mmHg também é preocupante. **Em pacien-**

TABELA 27-3 Escala de graduação de SHA de Hunt e Hess

Grau	Descrição Clínica
I	Assintomática ou mínima cefaleia e ligeira rigidez de nuca
II	Cefaleia moderada à grave, rigidez de nuca, sem outro déficit neurológico a não ser paralisia de nervo craniano
III	Sonolência, confusão ou déficit focal brando
IV	Estupor, hemiparesia moderada à grave, e possivelmente início de rigidez decerebrada e perturbações vegetativas
V	Coma profundo, rigidez decerebrada e aparência moribunda

Reproduzida, com permissão, de Priebe H-J: Aneurysmal subarachnoid haemorrhage and the anaesthetist. Br J Anaesth 2007;99:102.

TABELA 27-4 Escala de graduação de SAH aneurismática da World Federation of Neurological Surgeons

Grau	Escore na GCS	Déficit Motor[1]
I	15	Ausente
II	13 ou 14	Ausente
III	13 ou 14	Presente
IV	7-12	Presente ou ausente
V	3-6	Presente ou ausente

GCS, Escala de Coma de Glasgow (Glasgow Coma Scale).
[1]Exclui neuropatias cranianas, mas inclui disfasia.
Reproduzida, com permissão de Priebe H-J: Aneurysmal subarachnoid haemorrhage and the anaesthetist. Br J Anaesth 2007;99:102.

TABELA 27-5 Escala de graduação de Fisher de tomografia computadorizada craniana (CCT)

Grau	Achados em CCT
1	Nenhum sangue subaracnóideo detectado
2	Difuso ou camadas verticais ≤ 1 mm
3	Coágulo localizado e/ou camada vertical > 1 mm
4	Coágulo intracerebral ou intraventricular com hemorragia difusa ou não subaracnóidea

Reproduzida, com permissão, de Priebe H-J: Aneurysmal subarachnoid haemorrhage and the anaesthetist. Br J Anaesth 2007;99:102.

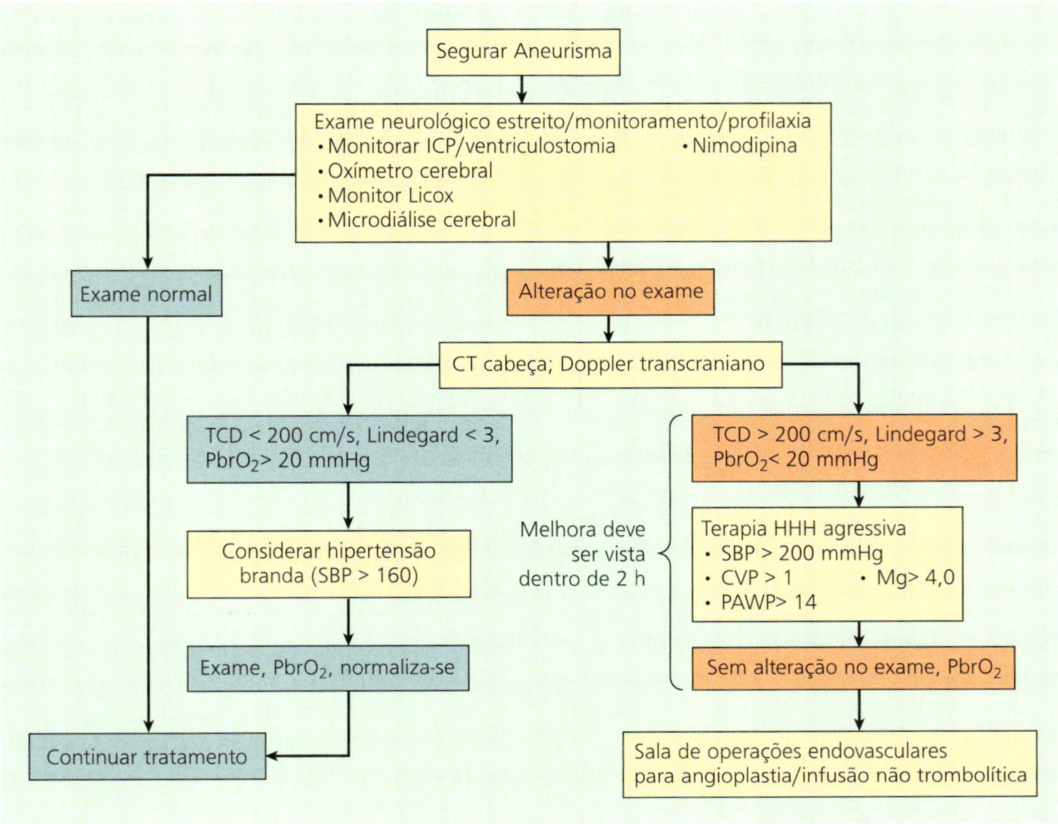

FIGURA 27-2 Diagrama esquemático do algoritmo para tratamento de vasospasmo e déficit neurológico isquêmico tardio após SAH aneurismática. (Reproduzida, com permissão, de Bell RS, Vo AH, Veznedaroglu E, Armonda RA. The endovascular operating room as an extension of the intensive care unit: changing strategies in the management of neurovascular disease. Neurosurgery 2006;59:S3-56.)

tes com vasospasmo sintomático com uma resposta inadequada à nimodipina, expansão do volume intravascular e hipertensão induzida (terapia "tríplice H": hipervolemia, hemodiluição e hipertensão) são acrescentadas como parte do esquema terapêutico. Vasospasmo refratário pode ser tratado com infusão de papaverina, infusão de nicardipina ou angioplastia. Entretanto, melhora radiológica no diâmetro do vaso não se correlaciona necessariamente com uma melhora na condição clínica.

TRATAMENTO PRÉ-OPERATÓRIO

Além de avaliar achados neurológicos, a avaliação pré-operatória deve incluir uma busca de doenças coexistentes, como hipertensão, doença renal, cardíaca ou vascular cerebral isquêmica. Anormalidades eletrocardiográficas são comumente vistas em pacientes com hemorragia subaracnóidea, mas não refletem necessariamente doença cardíaca subjacente. Entretanto, aumentos da troponina cardíaca durante SAH são associados à lesão miocárdica e podem prenunciar um mau resultado. A maioria dos pacientes conscientes com ICP normal são sedados após ruptura para evitar ressangramento; essa sedação deve ser continuada até a indução de anestesia. Pacientes com elevação persistente na ICP devem receber pouca ou nenhuma pré-medicação para evitar hipercapnia.

TRATAMENTO INTRAOPERATÓRIO

Cirurgia de aneurisma pode resultar em hemorragia importante como consequência de ruptura ou ressangramento. Sangue deve estar disponível antes do começo destas operações.

Independentemente da técnica anestésica empregada, o tratamento anestésico deve-se focalizar em evitar ruptura (ou ressangramento) e evitar fatores que promovam isquemia ou vasospasmo cerebral. Monitoramento de pressão arterial invasiva e venosa central é útil. Aumentos súbitos na pressão arterial com intubação traqueal ou estimulação cirúrgica devem ser evitados. Controle estreito da hidratação permite níveis cirúrgicos de anestesia sem diminuições excessivas na pressão arterial. Uma vez que bloqueadores dos canais de cálcio, bloqueadores dos receptores de angiotensina, e inibidores da ACE causam vasodilatação sistêmica e reduzem a resistência vascular sistêmica, os pacientes que recebem estes agentes pré-operatoriamente podem ser particularmente propensos à hipotensão. É improvável que hiperventilação supere a vasodilatação induzida pela isquemia. Uma vez aberta a dura, manitol é, muitas vezes, administrado para facilitar a exposição cirúrgica e reduzir a necessidade de afastamento cirúrgico. Diminuições rápidas na ICP antes da abertura dural podem promover ressangramento ao removerem um efeito tamponador sobre o aneurisma.

Hipotensão arterial induzida tem sido usada em cirurgia de aneurisma. Diminuir a pressão arterial média reduz a tensão transmural pelo aneurisma, tornando menos provável a ruptura (ou ressangramento) e facilitando a clipagem cirúrgica. Hipotensão controlada também pode diminuir a perda sanguínea e melhorar a visualização cirúrgica no caso de sangramento. A combinação de um pequeno cefaloaclive com um anestésico volátil aumenta os efeitos de qualquer um dos agentes hipotensores comumente usados. Caso ocorra ruptura acidental do aneurisma, o cirurgião pode pedir hipotensão transitória para facilitar o controle do aneurisma sangrando.

Aperfeiçoamentos técnicos nos clipes vasculares temporários capacitaram os cirurgiões a usá-los mais frequentemente para interromper o fluxo sanguíneo durante cirurgia de aneurisma; hipertensão induzida é, muitas vezes, solicitada, quando clipes temporários são aplicados. Monitoramento neurofisiológico pode ser empregado durante cirurgia de aneurisma para identificar potencial isquemia durante aplicação de clipe temporário.

Hipotermia branda tem sido usada para proteger o cérebro durante períodos de hipotensão ou oclusão vascular prolongada ou excessiva; entretanto sua eficácia foi posta em questão. Raramente, parada circulatória com hipotermia é usada para grandes aneurismas de artéria basilar.

Dependendo da condição neurológica, a maioria dos pacientes deve ser extubada ao fim da cirurgia. A extubação deve ser manejada similarmente a outras craniotomias (veja anteriormente). Um acordar rápido permite avaliação neurológica na sala de cirurgia, antes da transferência para a unidade de terapia intensiva.

Os cuidados anestésicos nos pacientes submetidos à oclusão endovascular do aneurisma com espirais no centro neurointervencionista são semelhantes àqueles nas intervenções cirúrgicas. Anestesia geral é empregada. Os pacientes necessitam de anticoagulação com heparina e contraste radiológico. Comunicação com o cirurgião ou neurorradiologista quanto ao tempo de coagulação ativada desejado e necessidade de reversão com protamina é essencial. Além disso, a equipe de anestesia no centro de neurorradiologia deve estar preparada para manipular e monitorar a pressão arterial, como em um procedimento cirúrgico aberto.

MALFORMAÇÕES ARTERIOVENOSAS

As AVMs mais frequentemente causam hemorragia intraparenquimatosa do que hemorragia subaracnóidea. Estas lesões são anormalidades do desenvolvimento que resultam em fístulas arteriovenosas; elas tipicamente crescem em tamanho com o tempo. AVMs podem-se apresentar em qualquer idade, mas sangramento é mais comum entre 10 e 30 anos. Outras apresentações comuns incluem cefaleia e convulsões. A combinação de alto fluxo sanguíneo com baixa resistência vascular pode raramente resultar em insuficiência cardíaca de alto débito. Agudamente, os neurorradiologistas tentam embolizar as AVMs. Quando intervenções neurorradiológicas não têm sucesso ou não são disponíveis, pode ser efetuada excisão cirúrgica. A embolização neurorradiológica emprega diversas espirais, colas e balões para obliterar a AVM. Os riscos incluem embolização para dentro das artérias cerebrais que alimentam o cérebro normal, bem como embolia sistêmica ou pulmonar.

O manejo anestésico dos pacientes submetidos a tratamento cirúrgico de AVMs pode ser complicado por extensa perda sanguínea. Acesso venoso com múltiplas cânulas de grosso calibre é necessário. Embolização pode ser realizada antes da cirurgia para reduzir a perda sanguínea operatória. Hiperventilação e manitol podem ser usados para facilitar acesso cirúrgico. Hiperemia e edema podem-se desenvolver depois da ressecção, possivelmente por causa de autorregulação alterada no cérebro normal restante. Hipertensão ao acordar é tipicamente controlada usando-se β_1-bloqueadores para evitar qualquer aumento induzido por vasodilatador no CBF.

Anestesia para Cirurgia na Coluna Vertebral

Cirurgia da coluna é mais frequentemente realizada para tratamento de compressão sintomática de raiz nervosa ou da medula, secundárias a trauma ou doenças degenerativas. Compressão pode ocorrer a partir da protrusão de um disco intervertebral ou osso osteofítico (espondilose) para dentro de um forame intervertebral. Prolapso de um disco intervertebral geralmente ocorre no quarto ou quinto níveis lombares ou no quinto ou sexto níveis cervicais em pacientes de 30-50 anos. A espondilose tende a afetar a coluna cervical inferior mais do que a coluna lombar e tipicamente afeta pacientes mais velhos. Cirurgias na coluna vertebral podem ajudar a corrigir deformidades (p. ex., escoliose), descomprimir a medula, e fundir (artrodesar) a coluna se rompida por trauma. Cirurgia espinal também pode ser executada para ressecar um tumor ou malformação vascular ou para drenar um abscesso ou hematoma.

TRATAMENTO PRÉ-OPERATÓRIO

A avaliação pré-operatória deve-se focalizar em quaisquer anormalidades anatômicas existentes e movimentos limitados do pescoço em decorrência de doença, tração ou órteses que possam complicar o manejo da via aérea e exigir técnicas especiais. Déficits neurológicos devem ser documentados. A mobilidade cervical deve ser avaliada em todos os pacientes que se apresentam para cirurgia da coluna em qualquer nível. Pacientes com coluna cervical instável podem ser manejados com intubação acordada ou intubação dormindo com estabilização em linha.

TRATAMENTO INTRAOPERATÓRIO

Para muitos destes procedimentos, o manejo anestésico é complicado pelo uso da posição de decúbito ventral. Cirurgias espinais envolvendo múltiplos níveis, fusão e instrumentação também são complicadas pelo potencial de grandes perdas sanguíneas intraoperatórias. Um aparelho de recuperação de células frequentemente é usado. Distração excessiva durante instrumentação espinal (fixação com hastes de Harrington ou parafusos pediculares) pode lesar adicionalmente a medula espinal. Vias de acesso transtorácicas à coluna exigem ventilação unipulmonar. Vias de acesso anterior/posterior exigem que o paciente seja reposicionado no meio da cirurgia.

Posicionamento

A maioria dos procedimentos cirúrgicos na coluna é efetuada na posição prona. A posição supina pode ser usada para uma via de acesso anterior à coluna cervical, tornando mais fácil o manejo anestésico, mas aumentando o risco de lesão da traqueia, esôfago, nervo laríngeo recorrente, cadeia simpática, artéria carótida ou veia jugular. Uma posição sentada (para procedimentos na coluna cervical) ou de decúbito lateral (mais comumente para procedimentos lombares) pode ser usada ocasionalmente.

Em seguida à indução da anestesia e intubação traqueal na posição supina, o paciente é virado para a posição prona. Cuidado deve ser tomado para manter o pescoço em uma posição neutra. Uma vez na posição prona, a cabeça pode ser virada para o lado (não excedendo a amplitude de movimento normal do paciente) ou (mais comumente) pode permanecer com a face para baixo sobre um fixador acolchoado. Precaução é necessária para evitar abrasão das córneas ou isquemia retiniana por pressão sobre os globos, ou lesões compressivas do nariz, fronte, mento, mamas (mulheres) ou genitália (homens). O tórax deve repousar sobre coxins paralelos (de espuma, gel ou outro material compressivo) ou suportes especiais – se uma armação for usada – para facilitar a ventilação. Os braços podem ser posicionados ao longo do corpo ou estendidos com o cotovelo fletido e evitando abdução excessiva do ombro.

Virar o paciente para o decúbito ventral é uma manobra crítica, algumas vezes complicada por hipotensão. Compressão abdominal, particularmente em pacientes obesos, pode impedir o retorno venoso e contribuir para excessiva perda sanguínea intraoperatória em decorrência do ingurgitamento das veias epidurais. Posicionamento ventral que permita ao abdome pender livremente pode atenuar este aumento na pressão venosa. Hipotensão induzida foi advogada no passado para reduzir o sangramento associado à cirurgia da coluna vertebral. Entretanto, devemos sempre lembrar que esta técnica pode aumentar o risco de perda visual perioperatória (POVL).

POVL ocorre secundariamente a:

- Neuropatia óptica isquêmica.
- Glaucoma perioperatório.
- Hipertensão/embolia cortical.

Cirurgia prolongada em uma posição de cabeça baixa, grande perda sanguínea, hipotensão relativa, diabetes, obesidade e fumo, todos predispõem os pacientes a maior risco de POVL após cirurgia da coluna.

Edema da via aérea e da face pode da mesma forma se desenvolver após posicionamento prolongado em posição de cabeça baixa. Reintubação, se necessária, provavelmente apresentará maior dificuldade do que a intubação no início da cirurgia.

Quando pacientes são postos na posição prona, a face deve ser checada periodicamente para determinar que os olhos, nariz e orelhas estejam livres de pressão. Mesmo coxins de espuma podem exercer pressão com o tempo sobre o mento, órbita e maxila. Virar a cabeça não é realizado facilmente quando a cabeça está posicionada sobre um acolchoamento; por essa razão, se forem planejados procedimentos prolongados, a cabeça pode ser fixada com grampos mantendo a face livre de qualquer pressão.

Monitoramento

7 Quando for prevista importante perda sanguínea ou o paciente tiver doença cardíaca preexistente, monitores de pressão arterial invasiva e, possivelmente, venosa central devem ser considerados antes de "posicionar" ou "virar". Perda sanguínea importante secundária a lesões a vasos calibrosos pode ocorrer intraoperatoriamente com procedimentos na coluna torácica ou lombar.

A instrumentação da coluna exige a capacidade de detectar intraoperatoriamente lesão da medula espinal. Técnicas de despertar intraoperatório empregando anestesia com óxido nitroso-opiáceo ou intravenosa total permitem o teste da função motora depois da distração. Uma vez estabelecida a preservação da função motora, a anestesia do paciente pode ser aprofundada. Monitoramento contínuo de potenciais evocados somatossensitivos e potenciais evocados motores fornece alternativas que evitam a necessidade de despertar intraoperatório. Estas técnicas de monitoramento exigem anestesia venosa com infusões de propofol, opioide e/ou cetamina em lugar de anestésicos voláteis e evitar o uso de bloqueadores neuromusculares.

DISCUSSÃO DE CASO

Ressecção de Tumor da Hipófise

Uma mulher de 41 anos se apresenta na sala de cirurgias para ressecção de um tumor hipofisário de 10 mm. Ela se queixava de amenorreia e tinha começado a notar alguma diminuição na acuidade visual.

Que hormônios a hipófise secreta normalmente?

Funcional e anatomicamente, a hipófise é dividida em duas partes: anterior e posterior. Esta última faz parte da neuro-hipófise, que também inclui o pedículo hipofisário e a eminência mediana.

A hipófise anterior é composta de diversos tipos celulares, cada um secretando um hormônio específico. Os hormônios da hipófise anterior incluem o hormônio adrenocorticotrópico (ACTH), hormônio tireoestimulador (TSH), hormônio de crescimento (GH), as gonadotrofinas (hormônio foliculoestimulador [FSH] e hormônio luteinizante [LH]) e prolactina (PRL). A secreção destes hormônios é regulada por peptídeos hipotalâmicos (hormônios liberadores) que são transportados para a adeno-hipófise por um sistema portal capilar. A secreção de FSH, LH, ACTH, TSH e seus respectivos hormônios liberadores está também sob controle de *feedback* negativo pelos produtos dos seus órgãos-alvo. Por exemplo, um aumento no hormônio tireóideo circulante inibe a secreção de hormônio liberador de TSH.

A hipófise posterior secreta hormônio antidiurético (ADH, também chamado vasopressina) e oxitocina. Estes hormônios são, na realidade, formados em neurônios supraópticos e paraventriculares, respectivamente, e são transportados para baixo por axônios que terminam na hipófise posterior. Osmorreceptores hipotalâmicos e, em menor extensão, receptores a estiramento vasculares periféricos regulam a secreção de ADH.

Qual é a função destes hormônios?

ACTH estimula o córtex suprarrenal a secretar glicocorticoides. Diferentemente da produção de mineralocorticoides, a produção de glicocorticoides é dependente da secreção de ACTH. TSH acelera a síntese e liberação de hormônio tireóideo (tireoxina). Função normal da tireoide é dependente da produção de TSH. As gonadotrofinas FSH e LH são necessárias para produção normal de testosterona e espermatogênese em homens, e função ovariana cíclica em mulheres. GH promove crescimento tecidual e aumenta a síntese de proteína bem como mobilização de ácidos graxos. Seus efeitos sobre o metabolismo dos carboidratos são diminuir a captação e utilização de glicose celulares e aumentar a secreção de insulina. PRL funciona para dar suporte ao desenvolvimento mamário durante gravidez. Sabe-se que antagonistas dos receptores à dopamina aumentam a secreção de PRL.

Pelo seu efeito sobre a permeabilidade à água nos ductos coletores renais, o ADH regula a osmolaridade extracelular e o volume sanguíneo. A oxitocina atua sobre as células mioepiteliais areolares como parte do reflexo de descida do leite durante a amamentação e aumenta a atividade uterina durante o trabalho de parto.

Que fatores determinam a via de acesso cirúrgica nesta paciente?

A hipófise é ligada ao cérebro por um pedículo e se estende para baixo onde repousa na sela túrcica do osso esfenoide. Anterior, posterior e inferiormente ela é limitada por osso. Lateralmente, é limitada pelo seio cavernoso, que contém os nervos cranianos III, IV, V e VI, bem como a parte cavernosa da artéria carótida. Superiormente, o diafragma selar, uma reflexão dural espessa, geralmente circunda apertadamente o pedículo e forma o teto da sela túrcica. Em estreita proximidade ao pedículo situam-se os nervos e o quiasma ópticos. O hipotálamo jaz imediatamente contíguo e superior ao pedículo.

Tumores com menos de 10 mm de diâmetro são geralmente acessados pela via transesfenoidal, enquanto tumores com mais de 20 mm de diâmetro e com importante extensão suprasselar são operados via uma craniotomia bifrontal. Com o uso de antibióticos profiláticos, as taxas de morbidade e mortalidade são significativamente menores com a via de acesso transesfenoidal; a cirurgia é efetuada com o auxílio de um microscópio através de uma incisão na mucosa gengival embaixo do lábio superior. O cirurgião entra na cavidade nasal, disseca pelo septo nasal e, finalmente, penetra o teto do seio esfenoidal para entrar no assoalho da sela túrcica.

Quais são os principais problemas associados à via de acesso transesfenoidal?

Os problemas incluem (1) a necessidade de injeções na mucosa de solução, contendo epinefrina para reduzir sangramento, (2) a acumulação de sangue e detritos teciduais na faringe e estômago, (3) o risco de hemorragia por penetração inadvertida no seio cavernoso ou na artéria carótida interna, (4) lesão de nervo craniano e (5) hipofunção hipofisária. Administração profilática de glicocorticoides é usada rotineiramente na maioria dos centros. Diabetes insípido se desenvolve pós-operatoriamente em até 40% dos pacientes, mas geralmente é transitório. Menos comumente, o diabetes insípido se apresenta intraoperatoriamente. A posição supina com a cabeça um pouco elevada usada para este procedimento pode também predispor a embolia aérea venosa.

Que tipo de tumor tem esta paciente?

Tumores na ou em torno da sela túrcica se responsabilizam por 10 a 15% dos neoplasmas intracranianos. Adenomas hipofisários são os mais comuns, seguidos por craniofaringiomas e a seguir meningiomas parasselares. Tumores hipofisários malignos primários e metastáticos são raros. Tumores da hipófise que secretam hormônios (tumores funcionais) geralmente se apresentam cedo, quando ainda são relativamente pequenos (< 10 mm). Outros tumores se apresentam tardiamente, com sinais de ICP aumentada (cefaleia, náusea e vômito) ou compressão de estruturas contíguas (perturbações visuais ou hipofunção da hipófise). Compressão do quiasma óptico classicamente resulta em hemianopsia bitemporal. Compressão de tecido hipofisário normal produz disfunção endócrina progressiva. A falha da secreção hormonal geralmente progride na ordem de gonadotrofinas, GH, ACTH e TSH. Diabetes insípido pode também ser visto pré-operatoriamente. Raramente, hemorragia dentro da hipófise resulta em pan-hipopituitarismo agudo (apoplexia hipofisária) com sinais de uma massa em rápida expansão, instabilidade hemodinâmica e hipoglicemia.

Esta paciente tem o tipo mais comum de adenoma secretório – o que produz hiperprolactinemia. As mulheres com este tumor tipicamente têm amenorreia, galactorreia ou ambas. Homens com adenoma secretor de prolactina podem ter galactorreia ou infertilidade, porém mais comumente se apresentam com sintomas de uma massa em expansão.

Que outros tipo de tumores secretórios existem?

Os adenomas que secretam ACTH (doença de *Cushing*) produzem manifestações clássicas de síndrome de Cushing: obesidade do tronco, fácies lunar, estrias abdominais, fraqueza muscular proximal, hipertensão e osteoporose. A tolerância à glicose está tipicamente prejudicada, mas diabetes franco é menos comum (< 20%). Hirsutismo, acne e amenorreia são também comumente vistos em mulheres.

Os adenomas que secretam GH são frequentemente grandes e resultam em gigantismo (pacientes pré-púberes) ou acromegalia (adultos). Crescimento excessivo antes da fusão das epífises resulta em crescimento maciço do esqueleto inteiro. Depois do fechamento das epífises, o crescimento anormal é limitado a tecidos moles e partes acrais: mãos, pés, nariz e mandíbula. Os pacientes desenvolvem osteoartrite, que, muitas vezes, afeta a articulação temporomandibular e a coluna. Diabetes, miopatias e neuropatias são comuns. As complicações cardiovasculares incluem hipertensão, doença coronariana prematura e cardiomiopatia em alguns pacientes. O problema anestésico mais sério encontrado nestes pacientes é dificuldade para intubar a traqueia.

São necessários quaisquer monitores especiais para cirurgia transesfenoidal?

O monitoramento deve ser realizado do mesmo modo que para craniotomias. Potenciais evocados visuais podem ser empregados com tumores grandes que comprometem os nervos ópticos. Ecocardiografia Doppler precordial pode ser usada para detectar embolia aérea venosa. Acesso venoso com cateteres de grosso calibre é desejável para o caso de hemorragia intensa.

Alguma modificação é necessária na técnica anestésica?

Aplicam-se os mesmos princípios discutidos a respeito de craniotomias, particularmente se o paciente tiver evidência de ICP aumentada. Profilaxia antibiótica intravenosa e cobertura glicocorticoide (hidrocortisona, 100 mg) são geralmente dadas antes da indução. Muitos clínicos evitam óxido nitroso para prevenir problemas, como um pneumocéfalo pós-operatório (veja anteriormente). Bloqueio neuromuscular intenso é importante para prevenir movimento, enquanto o cirurgião está usando o microscópio. Em algumas circunstâncias, o cirurgião pode pedir colocação de um cateter intratecal para drenar CSF, desse modo facilitando a exposição cirúrgica.

LEITURA SUGERIDA

Bell R, Vo A, Vexnedaroglu E, et al: The endovascular operating room as an extension of the intensive care unit: changing strategies in the management of neurovascular disease. Neurosurgery 2006;59:S3-56.

Dinsmore J: Anaesthesia for elective neurosurgery. Br J Anaesth 2007;99:68.

Frost E, Booij L: Anesthesia in the patient for awake craniotomy. Curr Opin Anaesthesiol 2007;20:331.

Gonzalez A, Jeyanandarajan D, Hansen C, et al: Intraoperative neurophysiologic monitoring during spine surgery: a review. Neurosurg Focus 2009;27:1.

Gupta AK, Azami J: Update of neuromonitoring. Curr Anaesth Crit Care 2002;13:120.

Nadjat C, Ziv K, Osborn I: Anesthesia for carotid and cerebrovascular procedures in interventional neuroradiology. Int Anesthesiol Clin 2009;47:29.

Poon C, Irewin M: Anaesthesia for deep brain stimulation and in patients with implanted neurostimulator devices. Br J Anaesth 2009;103:152.

Priebe H: Aneurysmal subarachnoid haemorrhage and the anaesthetist. Br J Anaesth 2007;99:102.

Rozet I: Anesthesia for functional neurosurgery: the role of dexmedetomidine. Curr Opin Anaesthesiol 2008;21:537.

Wang L, Paech M: Neuroanesthesia for the pregnant woman. Anesth Analg 2008;107:193.

Venkatraghavan L, Luciano M, Manninen P: Anesthetic management of patients undergoing deep brain stimulation insertion. Anesth Analg 2010;110:1138.

CAPÍTULO

28

Anestesia para Pacientes com Doenças Neurológicas e Psiquiátricas

CONCEITOS-CHAVE

1. Indução de anestesia em pacientes que estão recebendo terapia com levodopa a longo prazo pode resultar em hipotensão ou hipertensão acentuada.
2. Em pacientes com esclerose múltipla, aumentos na temperatura corporal causam exacerbação de sintomas.
3. O principal risco da anestesia em pacientes com disfunção autonômica é hipotensão grave, comprometendo os fluxos sanguíneos cerebral e coronariano.
4. Hiper-reflexia autonômica deve ser esperada em pacientes com lesões acima de T6 e pode ser precipitada por manipulações cirúrgicas.
5. A interação mais importante entre agentes anestésicos e antidepressivos tricíclicos é uma resposta exagerada tanto aos vasopressores de ação indireta quanto à estimulação simpática.

Pacientes com doenças neurológicas vasculares e não vasculares e/ou psiquiátricas são frequentemente encontrados pela equipe de anestesia. Os anestesiologistas precisam ter uma compreensão básica das principais doenças neurológicas e psiquiátricas e da sua farmacoterapia. Falha em reconhecer potenciais interações adversas com anestésicos pode resultar em morbidade perioperatória evitável.

Doença Vascular Cerebral

Considerações Pré-Operatórias

Os pacientes com doença cerebrovascular diagnosticada têm tipicamente uma história de ataques isquêmicos transitórios (TIAs) ou acidente vascular encefálico (AVE). Os pacientes com TIAs submetendo-se à cirurgia por outras indicações têm um risco aumentado de AVE perioperatório. Sopros carotídeos assintomáticos ocorrem em até 4% dos pacientes com mais de 40 anos, mas não indicam necessariamente obstrução de artéria carótida. Menos de 10% dos pacientes com sopros completamente assintomáticos têm lesões de artéria carótida hemodinamicamente significativas. Um sopro carotídeo assintomático pode não aumentar o risco de AVE subsequente à cirurgia, mas aumenta a probabilidade de doença de artéria coronariana coexistente. Além disso, a ausência de um sopro não exclui obstrução carotídea importante.

O risco de AVE perioperatório aumenta com a idade do paciente e varia com o tipo de cirurgia. O risco global de AVE associado à cirurgia é baixo, mas é maior em pacientes submetendo-se à cirurgia cardiovascular. As taxas de AVE depois de anestesia geral e cirurgia variam de 0,08 a 0,4%. Mesmo em pacientes com doença vascular cerebral conhecida, o risco é apenas de 0,4 a 3,3%. Os pacientes em maior risco de AVE pós-operatório são aqueles, submetendo-se a procedimentos cardíacos abertos para doença valvular, doença de artéria coronariana com aterosclerose da aorta ascendente e doenças da aorta torácica. AVE após cirurgia cardíaca aberta é geralmente decorrente de embolia aérea, coágulos ou detritos ateromatosos. Em um estudo, 6,1% dos pacientes experimentaram um resultado neurológico adverso após cirurgia cardíaca. AVE após cirurgia de aórtica torácica pode ser decorrente de êmbolos ou isquemia secundária à parada circulatória prolongada ou um clampe colocado perto da origem da artéria carótida.

A fisiopatologia dos AVEs pós-operatórios após cirurgia não cardiovascular é menos clara, mas pode envolver hipotensão ou hipertensão sustentada grave. Hipotensão com hipoperfusão grave pode resultar nos chamados infartos de zona de "divisor de águas" ou trombose de artérias cerebrais, enquanto hipertensão pode resultar em hemorragia intracerebral (AVE hemorrágico). Hipertensão sustentada pode romper a barreira hematoencefálica e promover edema cerebral. Pressão de pulso alargada (> 80 mmHg) pode produzir lesão vascular endotelial, potencialmente resultando em hipoperfusão ou embolia cerebral. Fibrilação atrial perioperatória pode, da mesma forma, levar à formação de coágulo atrial e embolia cerebral. O período de tempo durante o qual é melhor evitar anestesia e cirurgia subsequentemente a um AVE não foi determinado. As anormalidades no fluxo sanguíneo regional e na taxa metabólica geralmente se resolvem após 2 semanas, enquanto as alterações na responsividade a CO_2 e na barreira hematoencefálica podem exigir mais de 4 semanas. Entretanto, cirurgia de urgência é efetuada para hemorragia intracraniana aguda, doença carotídea sintomática e fontes cardíacas de êmbolos.

Os pacientes com TIAs têm uma história de comprometimento transitório (< 24 h) e, por definição, nenhum comprometimento neurológico residual. Admite-se que estes ataques resultem de êmbolos de fibrina-agregados de plaquetas ou detritos ateromatosos a partir de placas em vasos extracranianos. Comprometimento visual unilateral, entorpecimento ou fraqueza de uma extremidade, ou afasia são sugestivos de doença carotídea, enquanto comprometimento visual bilateral, tonteira, ataxia, disartria, fraqueza bilateral, ou amnésia são sugestivos de doença vertebrobasilar. Os pacientes com TIAs têm uma probabilidade de 30 a 40% de desenvolver um AVE franco dentro de 5 anos; 50% destes AVE ocorrem dentro do primeiro ano. Os pacientes com TIAs não devem-se submeter a qualquer procedimento cirúrgico eletivo sem uma avaliação clínica adequada que, geralmente, inclui pelo menos estudos de fluxo não invasivos (Doppler) e de imagens. A presença de uma placa ulcerativa com mais de 60% de oclusão constitui geralmente uma indicação para endarterectomia carotídea ou intervenção endovascular.

TRATAMENTO PRÉ-OPERATÓRIO

A avaliação pré-operatória exige avaliações neurológica e cardiovascular. O tipo de AVE, a presença de déficits neurológicos, e a extensão do comprometimento residual devem ser determinados. AVEs tromboembólicos geralmente ocorrem em pacientes com aterosclerose generalizada. A maioria dos pacientes é idosa e tem comorbidades, como hipertensão, hiperlipidemia e diabetes. Doença de artéria coronariana e comprometimento renal coexistentes são comuns. Após AVEs não hemorrágicos ou TIAs, muitos pacientes são postos sob terapia com varfarina ou antiagregantes plaquetários a longo prazo. O manejo da terapia antiagregante plaquetária e terapia anticoagulante deve ser revisto pelas equipes de anestesia, de clínicas médica e cirúrgica para determinar o risco/benefício da descontinuação ou manutenção dessa terapia perioperatoriamente. Outras doenças sistêmicas, como diabetes, hipertensão, doença de artéria coronariana, insuficiência cardíaca e doença pulmonar obstrutiva crônica, frequentemente se manifestam no paciente com doença vascular cerebral.

TRATAMENTO INTRAOPERATÓRIO

Os pacientes podem-se apresentar para cirurgia subsequentemente a AVEs embólicos, isquêmicos e hemorrágicos.

O tratamento do paciente em seguida a AVE embólico agudo é dirigido para a fonte embólica. Cirurgia cardíaca é efetuada para remover mixomas atriais. Êmbolos sistêmicos podem também ser produzidos a partir de vegetações de endocardite, bem como de valvas cardíacas degeneradas e trombo intracardíaco.

Os pacientes com AVEs agudos secundários à doença oclusiva carotídea se apresentam para endarterectomia carotídea e procedimentos endovasculares. Quando se executa uma endarterectomia carotídea acordada, o paciente serve como monitor da adequação do fluxo sanguíneo cerebral durante aplicação de clampe vascular para facilitar o reparo cirúrgico. Quando é usada anestesia geral, eletroencefalografia, potenciais evocados, pressão de coto carotídeo, espectroscopia cerebral infravermelha, Doppler transcraniano e senso subjetivo do cirurgião, quanto ao fluxo retrógrado colateral, são todos usados para estimar a adequação do aporte de oxigênio cerebral durante clampeamento transversal. Quando os monitores ou falta de resposta apropriada do paciente indicam hipoperfusão, o cirurgião coloca um *shunt* para fornecer sangue ao cérebro em torno do vaso clampeado transversalmente. Mesmo com fluxo sanguíneo cerebral adequado, embolia pode causar AVE perioperatório.

O tratamento de pacientes após AVE isquêmico ou hemorrágico para cirurgia não neurológica deve ser individualizado. A autorregulação cerebral do fluxo sanguíneo pode falhar, deixando o fluxo diretamente dependente da pressão de perfusão cerebral (**Figura 28-1**). Por este motivo, a quantidade de tecido cerebral potencialmente recuperável é muito dependente dos efeitos na PPC decorrentes da hipotensão e hipertensão (**Figura 28-2**).

Os pacientes levados à cirurgia após administração de terapia trombolítica estão em risco de hemorragia cerebral, e controle mais acirrado da pressão arterial pode estar indicado para mitigar a possibilidade de sangramento cerebral.

Os pacientes com hemorragia intracerebral ou lesão cerebral traumática são submetidos à drenagem do hematoma e craniectomia descompressiva. Estes pacientes geralmente necessitam de monitoramento invasivo da pressão arterial para facilitar o manejo desta em contextos em que a autorregulação cerebral tende a estar afetada (Figura 28-1). Hipertensão é frequentemente tratada com vasodilatadores intravenosos e β-bloqueadores. Hemorragia subaracnóidea encontra-se discutida no Capítulo 27.

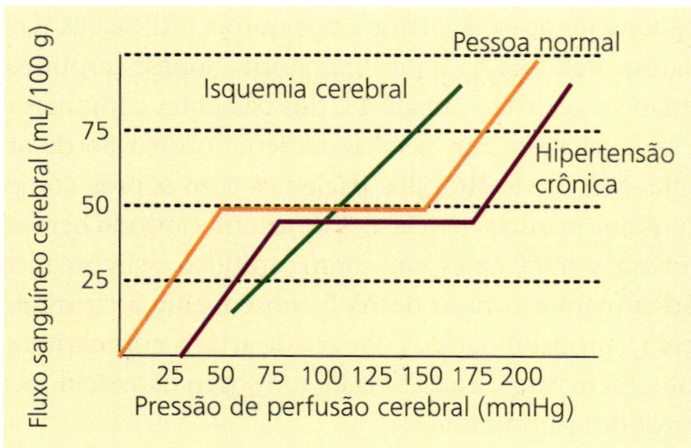

FIGURA 28-1 Autorregulação cerebral em uma pessoa normal, com isquemia cerebral e com hipertensão crônica. (Reproduzida, com permissão, de Shaikh S: Anesthesia consideration for the patient with acute ischemic stroke. Semin Cardiothorac Vasc Anesth 2010;14:62.)

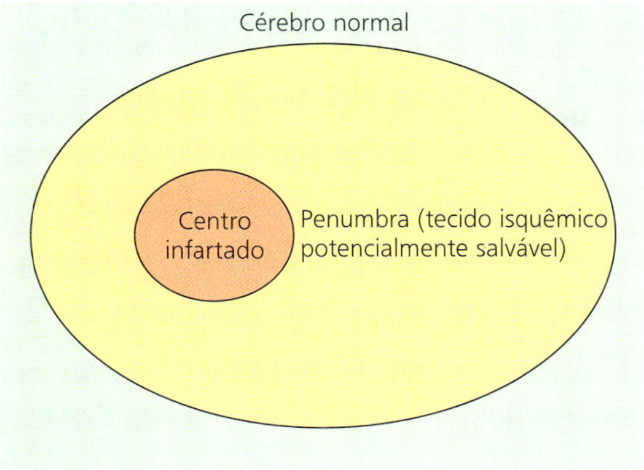

FIGURA 28-2 Penumbra. (Reproduzida, com permissão, de Shaikh S: Anesthesia consideration for the patient with acute ischemic stroke. Semin Cardiothorac Vasc Anesth 2010;14:62.)

TUMORES INTRACRANIANOS

Os pacientes com tumores intracranianos se apresentam para cirurgia com lesões malignas e não malignas. Esses pacientes frequentemente se apresentam aos seus clínicos com queixas de cefaleia, perturbação da visão ou convulsões. Estudos radiológicos confirmam a presença de uma lesão, e o tratamento inicial é direcionado para diminuir o edema cerebral com dexametasona. Os eletrólitos devem ser revistos perioperatoriamente em todos os pacientes, submetendo-se à cirurgia craniana, uma vez que hiponatremia e hipernatremia podem-se desenvolver secundariamente à perda de sal cerebral, secreção inapropriada de hormônio antidiurético, ou diabetes insípido (Tabela 28-1). Pacientes com função mental alterada pré-operatoriamente podem também estar desidratados. Hiperglicemia secundária a uso de esteroide é vista frequentemente.

Doenças Convulsivas

Considerações Pré-Operatórias

Convulsões representam atividade elétrica sincronizada anormal no cérebro. Elas podem ser uma manifestação de uma doença subjacente do sistema nervoso central, um distúrbio sistêmico, ou idiopáticas. Considera-se que os mecanismos subjacentes potenciais incluem: (1) perda de atividade inibidora, (2) liberação aumentada de aminoácidos excitatórios, e (3) descarga neuronal aumentada em razão de correntes de Ca^{2+} mediadas por voltagem anormal. Até 2% da população pode experimentar uma convulsão na sua vida. Epilepsia é uma doença caracterizada por atividade convulsiva paroxística recorrente. Indivíduos sadios que têm uma convulsão isolada não recorrente não são considerados, como tendo epilepsia.

A atividade convulsiva pode ser localizada em uma área específica no cérebro ou pode ser generalizada. Além disso, convulsões inicialmente localizadas (focais) podem subsequentemente se alastrar, tornando-se generalizadas. Um esquema simples de classificação está apresentado na Tabela 28-2. As convulsões parciais (também chamadas focais) são manifestadas clinicamente por sintomas motores, sensitivo, autonômicos ou psiquiátricos, dependendo da área cortical afetada. As convulsões focais associadas a prejuízo na consciência são chamadas convulsões "parciais complexas" (psicomotoras ou do lobo temporal). As convulsões generalizadas caracteristicamente produzem atividade elétrica bilateralmente simétrica sem início local. Elas aparecem com ou sem atividade motora anormal, perda de consciência ou ambas. Atividade generalizada, resultando em lapsos transitórios isolados na consciência, é chamada convulsões de ausência (pequeno mal). Outras convulsões generalizadas são geralmente classificadas de acordo com o tipo de atividade motora. Convulsões tônico-crônicas (grande mal) são mais comuns e são caracterizadas por uma perda de consciência seguida por atividade motora crônica e a seguir tônica.

TRATAMENTO PRÉ-OPERATÓRIO

A avaliação anestésica deve-se focalizar principalmente na doença subjacente e secundariamente nas convulsões. Deve-se determinar a causa e o tipo de atividade convulsiva e as drogas com que o paciente está sendo tratado. Convulsões em adultos são mais comumente decorrentes de lesões cerebrais estruturais (traumatismo craniano, tumor, degeneração ou AVE) ou anormalidades metabólicas (uremia, insuficiência hepática, hipoglicemia, hipocalcemia, toxicidade farmacológica, ou abstinência de droga/álcool). Convulsões idiopáticas ocorrem mais frequentemente em crianças, mas podem persistir pela vida adulta. Ao detectar atividade convulsiva intraoperatória, a caracterização do tipo de convulsão é importante. Convulsões – particularmente convulsões de grande mal – são fatores complicadores sérios em pacientes cirúrgicos e devem ser tratadas prontamente para evitar lesão musculoesquelética, hipoventilação, hipoxemia e

TABELA 28-1 Distúrbios hídrico-eletrolíticos associados à patologia intracraniana

Condição	Sódio Sérico Concentração	Volume Plasmático	Osmolalidade Sérica	Sódio Urinário	Osmolalidade Urinária	Tratamento
SIADH	Baixa	Normal ou aumentado	Baixa	Alta	Alta	Restrição de líquido
CSWS	Baixa	Diminuído	Normal ou alta	Alta	Normal ou alta	Solução de NaCl isotônica ou hipertônica
DI	Alta	Diminuído	Alta	Normal	Baixa	Soluçãp de NaCl hipotônica + vasopressina

CSWS, perda cerebral de sódio; DI, diabetes insípido; SIADH, síndrome de secreção inapropriada de hormônio antidiurético.
Reproduzida, com permissão, de Reddy U, Amin Y: Preoperative assessment of neurosurgical patients. Anaesth Intensive Care Med 2010;11:357.

TABELA 28-2 Classificação das convulsões

Parciais (focais)	
	Simples
	Complexas
	Secundariamente generalizadas tônico-clônicas
Generalizadas	
	Ausência (pequeno mal)
	Miocônicas
	Clônicas
	Tônicas
	Tônico-clônicas (grande mal)
	Atônicas

aspiração de conteúdo gastrointestinal. Mesmo convulsões parciais podem progredir para convulsões de grande mal. Se uma convulsão ocorrer, as primeiras prioridades são manter a via aérea aberta e oxigenação adequada. Propofol (50-100 mg), fenitoína (500-1.000 mg lentamente), ou uma benzodiazepina, como diazepam (5-10 mg) ou midazolam (1-5 mg) intravenosamente, podem ser usados para terminar a convulsão.

A maioria dos pacientes com distúrbios convulsivos recebe drogas antiepilépticas pré-operatoriamente (Tabela 28-3). Medicações anticonvulsivas devem ser continuadas durante todo o período perioperatório para manter concentrações terapêuticas.

TRATAMENTO INTRAOPERATÓRIO

Ao selecionar agentes anestésicos, drogas com potencial epileptogênico devem ser evitadas, mais notavelmente o anestésico geral enflurano (agora apenas de interesse histórico). Teoricamente, cetamina e metoexital (em pequenas doses) podem precipitar atividade convulsiva. Hipoteticamente, grandes doses de atracúrio, cisatracúrio ou meperidina podem ser relativamente contraindicadas em razão do potencial epileptogênico descrito dos seus respectivos metabólitos, laudanosina e normeperidina. Indução de enzimas microssômicas hepáticas deve ser esperada da terapia antiepiléptica crônica. Indução enzimática pode aumentar o consumo de anestésicos intravenosos e bloqueadores neuromusculares não despolarizantes (BNMs) e pode aumentar o risco de hepatotoxicidade do halotano.

Doenças Degenerativas e Desmielinizantes

DOENÇA DE PARKINSON

Considerações Pré-Operatórias

A doença de Parkinson (PD) é um distúrbio do movimento comum, que tipicamente afeta indivíduos com a idade de 50-70 anos; ela tem uma prevalência de 3% nos Estados Unidos e Ca-

TABELA 28-3 Drogas antiepilépticas comumente usadas, mecanismos de ação e efeitos colaterais comuns

Droga	Mecanismo de Ação	Principais Efeitos Colaterais	Comentários
Fenitoína	Bloqueia canais de Na^+ sensíveis à voltagem	Tonteira, sonolência, visão turva, ataxia Fadiga Náusea e vômito Constipação, dor abdominal, anorexia	Baixo índice terapêutico Cinética de ordem zero Indutor enzimático Hiperplasia gengival Anemia megaloblástica
Fenobarbital	Potencializa inibição GABAérgica Bloqueamento de receptor AMPA	Sedação, tonteira, confusão, excitação	
Carbamazepina	Bloqueia canais de Na^+ sensíveis à voltagem	Reações alérgicas	Introduzida lentamente
Oxicarbamazepina		Perturbação visual Indução enzimática Teratogênica	Titulada aos efeitos colaterais
Ácido valproico	Aumenta síntese e liberação de GABA Reduz GHB Inibe receptor NMDA	Sedação, tremor Ganho de peso Espinha bífida Trombocitopenia	Droga de escolha no idoso Cautela quando combinado com lamotrigina
Lamotrigina	Bloqueia canais de Na^+ sensíveis à voltagem	Reações alérgicas	Não sedativa
Etossuximida	Reduz correntes de Ca^{2+} tipo T de baixo limiar em animais	Apatia, depressão e sonolência Náusea e vômito	
Vigabatrina	Análogo estrutural do GABA inibe irreversivelmente GABA-transaminase	Defeitos de campo visual	
Topiramato	Potencializa inibição GABAérgica	Reações alérgicas Depressão	Embolia pulmonar
Gabapentina	Desconhecido Reduz GABA	Sonolência, fadiga Ataxia	Usada em convulsões parciais complexas intratáveis

AMPA, ácido α-amino-3-hidróxi-5-metil-4-isoxazolpropiônico; GABA, ácido γ-aminobutírico; GHB, ácido γ-hidroxibutírico; NMDA, *N*-metil-D-aspartato.
Adaptada, com permissão, de Veenith T, Burnstein RM. Management of patients with neurological and psychiatric disorders. Surgery 2010;28:441.

nadá. Esta doença neurodegenerativa é caracterizada por bradicinesia, rigidez, instabilidade postural e tremor em repouso ("contando moeda"). Achados adicionais que ocorrem frequentemente incluem máscara facial, hipofonia, disfagia e perturbações da marcha. Avanço da doença com "congelamento", rigidez e tremor, eventualmente, resulta em incapacitação física. Cedo no curso da doença, a função intelectual está geralmente preservada, mas os declínios na função intelectual podem ser graves, à medida que a doença progride. PD é causada por uma perda progressiva de dopamina no feixe negroestriado. A gravidade da perda de dopamina se correlaciona com a gravidade da bradicinesia. Concomitantemente com a perda de dopamina, a atividade dos núcleos de ácido γ-aminobutírico (GABA) nos gânglios basais aumenta, levando a uma inibição de núcleos talâmicos e do tronco cerebral. A inibição talâmica, por sua vez, suprime o sistema motor no córtex, resultando nos sinais e sintomas característicos.

O tratamento clínico é dirigido ao controle dos sintomas. Uma variedade de drogas pode ser usada para doença branda, incluindo os agentes anticolinérgicos triexifenidil, benziltropina e etopropazina; os inibidores irreversíveis da monoamina oxidase selegilina e rasagilina e a droga antiviral amantadina. Doença moderada à grave é tipicamente tratada farmacologicamente com agentes dopaminérgicos, ou levodopa (um precursor da dopamina) ou um agonista dos receptores à dopamina. Levodopa, que é dada com um inibidor de descarboxilase para retardar a degradação periférica da droga (desse modo, aumentando seu aporte central e diminuindo a dose de levodopa que é necessária para controlar os sintomas), é a terapia mais efetiva e é usada para tratar sintomas moderados a graves. Inibidores de catecolmetiltransferase são também usados para evitar a descarboxilação da levodopa. Levodopa existe disponível em formulação de liberação imediata ou sustentada, com durações de ação de 2-4 e 3-6 h, respectivamente. Os efeitos colaterais incluem náusea, vômito, discinesias, sonolência súbita, irritabilidade cardíaca e hipotensão ortostática. Os agonistas dos receptores da dopamina incluem derivados do ergot (bromocriptina, cabergolina, lisurida e apomorfina) e não derivados do ergot (pramipexol e ropinirol). Os não derivados do ergot se mostraram benéficos quando usados como monoterapia na PD inicial; todos os agonistas do receptor à dopamina são efetivos quando dados como terapia de combinação com levodopa no tratamento de PD moderada à grave. Os efeitos colaterais são semelhantes aos encontrados com o uso de levodopa sozinha, e, adicionalmente, incluem cefaleia, confusão e alucinações. Fibrose pulmonar e retroperitoneal, derrame e espessamento pleural, síndrome de Raynaud e eritromelalgia são os efeitos colaterais mais comuns com o uso de derivados do ergot do que com os não derivados do ergot.

O tratamento cirúrgico da PD inclui tanto procedimentos ablativos (talamotomia e palidotomia) quanto estimulação elétrica do núcleo ventral intermédio do tálamo, do globo pálido interno ou do núcleo subtalâmico. Palidotomia é efetiva para tratar a discinesia (70 a 90%), bem como o tremor, rigidez, bradicinesia e sintomas da marcha (30 a 50%) da doença. Talamotomia é mais efetiva para tratar o tremor contralateral, mas não para os outros sintomas da doença, e foi em grande parte substituída pelo uso de estimulação talâmica. A eficácia da estimulação cerebral profunda do tálamo é relacionada com o efeito sobre o tremor; ela tem pouco ou nenhum efeito sobre os outros sintomas da PD. A estimulação subtalâmica melhora todos os sintomas principais da PD e diminui a quantidade de medicação necessária para alívio sintomático. Estimulação bilateral tem maior eficácia do que estimulação unilateral. Alguma diminuição na função cognitiva pode ocorrer com este tratamento, e, por essa razão, ele deve ser usado com precaução em pacientes com prejuízo cognitivo. Os efeitos da estimulação do globo pálido interno são similares aos da palidotomia com melhoras na discinesia.

Considerações Anestésicas

As medicações para PD devem ser continuadas perioperatoriamente, inclusive na manhã da cirurgia. A meia-vida da levodopa é curta. Retirada abrupta de levodopa pode causar piora da rigidez muscular e pode interferir com a ventilação. Fenotiazinas, butirofenonas (droperidol) e metoclopramida podem exacerbar sintomas como consequência da sua atividade antidopaminérgica e devem ser evitadas. Anticolinérgicos (atropina) ou anti-histamínicos (difenidramina) podem ser usados para exacerbação aguda de sintomas. Difenidramina pode ser usada para pré-medicação e sedação intraoperatória em pacientes com tremor. **1** Indução de anestesia em pacientes recebendo terapia com levodopa a longo prazo pode resultar em acentuada hipotensão ou hipertensão. Hipovolemia relativa, depleção de catecolaminas, instabilidade autonômica e sensibilização a catecolaminas são, provavelmente, contributivas. A pressão arterial deve ser monitorada cuidadosamente. Hipotensão deve ser tratada com pequenas doses de um vasopressor de ação direta, como fenilefrina, em vez de efedrina. A resposta a NMBs é geralmente normal, no entanto hiperpotassemia pode raramente seguir-se à succinilcolina. Conforme mencionado previamente, os pacientes que têm insucesso com tratamento clínico são candidatos à intervenção cirúrgica – por exemplo, uma terapia ablativa, como uma talamotomia ou palidotomia ou implantação de um estimulador cerebral profundo do núcleo subtalâmico, do núcleo ventral intermédio, ou do globo pálido interno. Uma vez que anestesia geral altera o limiar para estimulação, a colocação correta dos eletrodos pode ser afetada. Craniotomia acordada tem sido a norma para cirurgia de epilepsia, e está sendo cada vez mais usada para procedimentos de estimulação cerebral profunda. Duas técnicas são preconizadas – uma craniotomia acordada com sedação profunda (dexmedetomidina é usada muitas vezes) e uma conduta em que o paciente recebe um anestésico geral, geralmente uma anestesia venosa total com propofol e remifentanil e uma máscara laríngea para controle da via aérea. Após exposição cirúrgica apropriada, as infusões intravenosas são descontinuadas, e a máscara laríngea é removida. O paciente pode ser reanestesiado, uma vez a implantação dos cabos esteja completa.

DOENÇA DE ALZHEIMER

Considerações Pré-Operatórias

Doenças neurodegenerativas, muitas vezes, levam à demência. Juntamente com uma perda de substância cinzenta, os pacientes idosos têm respostas alteradas farmacocinéticas e farmacodinâmicas a muitas drogas que são usadas para induzir e manter anestesia ou sedação. A doença de Alzheimer (AD) é a doença neurodegenerativa mais comum, causando aproximadamente 40 a 80% de todos os casos de demência, com uma prevalência de aproximadamente 20% em pacientes acima da idade de 80 anos. A doença é caracterizada por um declínio lento na função intelectual. Comprometimento progressivo da memória, julgamento e tomada de decisão e labilidade emocional são as marcas características da doença. Tardiamente na evolução da doença, sinais extrapiramidais graves, apraxias e afasia estão frequentemente presentes. Embora algum grau de atrofia cerebral seja normal com o avanço da idade, os pacientes com AD geralmente mostram atrofia cortical acentuada com aumento ventricular; as marcas patológicas típicas da AD vistas na necrópsia incluem emaranhados neurofibrilares que contêm a proteína microtubular fosforilada tau e placas neuríticas do peptídeo β-amiloide.

Considerações Anestésicas

O tratamento anestésico de pacientes com AD moderada à grave é frequentemente complicado por desorientação e falta de cooperação. Um novo quadro de comprometimento cognitivo temporário é frequente em pacientes idosos e, muitas vezes, persiste por 1-3 dias em seguida à cirurgia. Esses pacientes necessitam de repetida tranquilização e explicação. Pacientes legalmente incompetentes não podem fornecer consentimento informado para anestesia ou cirurgia. Pré-medicação geralmente não é dada, e apenas pequenas doses são usadas. Anticolinérgicos com ação central, como atropina e escopolamina, podem contribuir para confusão pós-operatória. Glicopirrolato, que não cruza a barreira hematoencefálica, pode ser o agente preferido, quando um anticolinérgico for necessário. Estudos laboratoriais mostraram que os agentes anestésicos são crescentemente associados à lesão neuronal e morte celular. As implicações no resultado da anestesia geral no idoso e em crianças pequenas são atualmente matéria de muita investigação e debate. Neurodegeneração apoptótica foi ligada ao uso de moduladores dos GABA-receptores e antagonistas dos receptores ao ácido *N*-metil-D-aspártico, dos quais ambos os mecanismos são usados pelos anestésicos gerais comuns. Além disso, produção aumentada de β-amiloide é associada à exposição a anestésico e AD. Consequentemente, há preocupações de que a exposição a anestésico possa piorar demência no paciente com AD; entretanto, conclusões definitivas a respeito do risco de toxicidade anestésica no paciente com AD ainda não estão disponíveis.

ESCLEROSE MÚLTIPLA

Considerações Pré-Operatórias

A esclerose múltipla (MS) é caracterizada por desmielinização reversível em locais aleatórios e múltiplos no cérebro e medula espinal; inflamação crônica, no entanto, eventualmente produz formação cicatricial (gliose). A doença pode ser um distúrbio autoimune que é iniciado por uma infecção viral. Ela afeta, principalmente, pacientes entre 20 e 40 anos, com uma predominância feminina de 2:1, e tipicamente obedece a uma evolução imprevisível de frequentes ataques e remissões. Com o tempo, as remissões se tornam menos completas, e a doença progride para incapacitação; quase 50% dos pacientes necessitarão de ajuda para andar dentro de 15 anos do diagnóstico. As manifestações clínicas dependem dos locais afetados, mas frequentemente incluem perturbações sensitivas (parestesias), problemas visuais (neurite óptica e diplopia) e fraqueza motora. Sintomas se desenvolvem durante o curso de dias e regridem em semanas ou meses. Diagnóstico precoce de exacerbações pode, muitas vezes, ser confirmado por análise do líquido cefalorraquidiano e exame de ressonância magnética. A remielinização é limitada e frequentemente deixa de ocorrer. Além disso, pode-se desenvolver perda axonal. Condução pode ocorrer através de axônios
2 desmielinizados, mas parece ser afetada por múltiplos fatores, particularmente a temperatura. Aumentos na temperatura corporal causam exacerbação dos sintomas.

O tratamento da MS pode ser principalmente sintomático ou instituído em uma tentativa de deter a progressão de doença. Diazepam, dantrolene ou baclofeno e, em casos refratários, um sistema de aplicação intratecal de baclofeno são usados para controlar a espasticidade; betanecol e outros anticolinérgicos são úteis em retenção urinária. Disestesia dolorosa pode responder à carbamazepina, fenitoína ou antidepressivos. Glicocorticoides podem diminuir a gravidade e duração dos ataques agudos. Recaídas resistentes a corticosteroide podem responder a cinco a sete cursos de plasmaférese em dias alternados. Interferon também tem sido usado para tratar MS. Imunossupressão com azatioprina ou ciclofosfamida pode também ser tentada para sustar a progressão da doença. Mitoxantrona é usada para MS recorrente e progressiva. Os efeitos sistêmicos destas terapias sobre a coagulação e as funções imunológica e cardíaca devem ser revistos pré-operatoriamente.

Considerações Anestésicas

O efeito do estresse, anestesia e cirurgia sobre a evolução da MS é controverso. Globalmente, o efeito da anestesia é imprevisível. Cirurgia eletiva deve ser evitada durante recidiva, independentemente da técnica anestésica empregada. O registro de consentimento pré-operatório deve documentar o aconselhamento ao paciente de que o estresse da cirurgia e anestesia poderia piorar os sintomas. Anestesia raquidiana foi associada à exacerbação da doença; entretanto o processo anestésico-cirúrgico pode, da mesma forma, levar a exacerbações. Bloqueios de nervos periféricos são uma preocupação menor, porque a MS é uma doença do sistema nervoso central; entretanto, pacientes também podem ter neuropatias periféricas. Técnicas epidurais e outras regionais parecem não ter nenhum efeito adverso sobre o curso da doença. Nenhuma interação específica com anestésicos gerais é reconhecida. Pacientes com doença avançada podem ter um sistema cardiovascular lábil em razão da disfunção autonômica. No contexto de paresia ou paralisia, succinilcolina deve ser evitada por causa de hiperpotassemia. Independentemente da técnica anestésica empregada, aumentos na temperatura corporal devem ser evitados. Qualquer que seja a técnica anestésica, os pacientes podem experimentar uma piora dos sintomas pós-operatoriamente e devem ser aconselhados de acordo com essa possibilidade.

ESCLEROSE LATERAL AMIOTRÓFICA

A doença de neurônio motor é outra doença neurodegenerativa comum, com a esclerose lateral amiotrófica (ALS) sendo a mais prevalente. A causa da ALS é desconhecida, embora pequenos números de pacientes com a forma familiar da doença tenham um defeito no gene da superóxido dismutase-1. ALS é uma doença rapidamente progressiva dos neurônios motores superior e inferior. Clinicamente, os pacientes se apresentam na 5ª ou 6ª décadas de vida com fraqueza muscular, atrofia, fasciculação e espasticidade. A doença pode, inicialmente, ser simétrica, mas no decurso de 2-3 anos se torna generalizada, comprometendo todos os músculos esqueléticos e viscerais. Fraqueza progressiva dos músculos respiratórios torna o paciente suscetível à aspiração e, eventualmente, leva à morte por insuficiência ventilatória. Embora o coração permaneça inafetado, disfunção autonômica pode ser vista. Não há tratamento específico para ALS.

A ênfase principal no tratamento é cuidado respiratório judicioso. Como em outros pacientes com doença de neurônio motor inferior, succinilcolina é contraindicada por causa do risco de hiperpotassemia. A adequação da ventilação deve ser cuidadosamente avaliada intraoperatória e pós-operatoriamente; uma extubação acordada é desejável. Dificuldade em desmamar os pacientes da ventilação mecânica pós-operatoriamente não é incomum em pacientes com doença moderada à avançada.

SÍNDROME DE GUILLAIN-BARRÉ

A síndrome de Guillain-Barré (GBS), uma doença relativamente comum que afeta um a quatro indivíduos por 100.000 da população, é caracterizada por um início súbito de paralisia motora ascendente, arreflexia e parestesias variáveis. Os subtipos de GBS incluem polineuropatia desmielinizante inflamatória aguda (com 75% dos casos), neuropatia axonal motora aguda (com anticorpos contra gangliosídeos) e neuropatia axonal sensitivo-motora aguda. Comprometimento bulbar, incluindo paralisia muscular respiratória, é uma complicação frequente. Na patologia, a doença parece ser uma reação imunológica contra a bainha de mielina dos nervos periféricos, particularmente neurônios motores inferiores. Na maioria dos casos, a síndrome parece se seguir a infecções virais respiratórias ou gastrointestinais; a doença pode também se apresentar como uma síndrome paraneoplásica associada à doença de Hodgkin ou como uma complicação da infecção pelo vírus de imunodeficiência humana. Alguns pacientes respondem à plasmaférese. O prognóstico é relativamente bom, com a maioria dos pacientes se recuperando completamente; infelizmente, no entanto, aproximadamente 10% dos pacientes morrem de complicações, e outros 10% ficam com sequelas neurológicas.

O manejo anestésico é complicado pela labilidade do sistema nervoso autônomo além de preocupações com insuficiência respiratória. Podem ser vistas respostas exageradas hipotensivas e hipertensivas durante anestesia. Como com outras doenças de neurônio motor inferior, succinilcolina não deve ser usada, por causa do risco de hiperpotassemia. O uso de anestesia regional nestes pacientes permanece controverso, uma vez que ela poderia piorar os sintomas. Como em todas as decisões, os riscos e benefícios de anestesia regional *versus* geral precisam ser ponderados em bases individuais. Como os nervos danificados são mais suscetíveis a uma segunda lesão (o efeito de "duplo choque"), a execução de técnicas neuraxiais em pacientes com disfunção neurológica preexistente deve ser cuidadosamente considerada.

DISFUNÇÃO AUTONÔMICA

Considerações Pré-Operatórias

Disfunção autonômica, ou disautonomia, pode ser decorrente de doenças generalizadas ou segmentares do sistema nervoso central ou periférico. Os sintomas podem ser generalizados, segmentares ou focais. Estes distúrbios podem ser congênitos, familiares ou adquiridos. Manifestações comuns incluem impotência; disfunções vesical e gastrointestinal; regulação anormal de líquidos do corpo; sudorese, lacrimejamento e salivação diminuídos; hipotensão ortostática. Esta última pode ser a mais séria manifestação da doença.

Disfunção autonômica adquirida pode ser isolada (insuficiência autonômica pura), parte de um processo degenerativo mais generalizado (síndrome de Shy-Drager, PD, atrofia olivopontocerebelar), parte de um processo neurológico segmentar (MS, siringomielia, distrofia simpática reflexa ou lesão de medula espinal), ou uma manifestação de distúrbios que afetam os nervos periféricos (GBS, diabetes, alcoolismo crônico, amiloidose ou porfiria).

Disautonomia congênita ou familiar ocorre mais frequentemente em crianças judias e é geralmente denominada síndrome de Riley-Day. A disfunção autonômica é proeminente e é associada à sensibilidade diminuída generalizada e labilidade emocional. Além disso, os pacientes são predispostos a crises disautonômicas, desencadeadas por estresse e caracterizadas por marcada hipertensão, taquicardia, dor abdominal, diaforese e vômito. Diazepam intravenoso é efetivo em resolver esses episódios. Foi descrita uma disautonomia hereditária associada a uma deficiência de dopamina β-hidroxilase. Administração de α-hidroxifenilserina melhora os sintomas nestes pacientes.

Considerações Anestésicas

3 O principal risco da anestesia em pacientes com disfunção autonômica é hipotensão grave, comprometendo os fluxos sanguíneos cerebral e coronariano. Hipertensão acentuada pode ser igualmente deletéria. A maioria dos pacientes é cronicamente hipovolêmica. Os efeitos vasodilatadores das anestesias espinal e epidural são mal tolerados. Similarmente, os efeitos vasodilatadores e depressores cardíacos da maioria dos

anestésicos gerais combinados com pressão positiva nas vias aéreas podem ser igualmente problemáticos. Monitoramento intra-arterial contínuo da pressão arterial é útil. Hipotensão deve ser tratada com líquidos e vasopressores de ação direta. Pode ser observada sensibilidade aumentada à vasopressores em decorrência da sensibilidade de desnervação. Perda sanguínea também é geralmente mal tolerada. A temperatura corporal deve ser monitorada estritamente. Os pacientes com anidrose são particularmente suscetíveis à hiperpirexia.

SIRINGOMIELIA

As siringomielia resulta em cavitação progressiva da medula espinal. Em muitos casos, obstrução da saída de líquido cefalorraquidiano do quarto ventrículo parece ser contributiva. Muitos pacientes têm anormalidades craniovertebrais, particularmente a malformação de Arnold-Chiari. Pressão aumentada no canal central da medula espinal produz aumento ou diverticulação a ponto de cavitação. A siringomielia tipicamente afeta a coluna cervical, produzindo déficits sensitivos e motores nas extremidades superiores e, frequentemente, escoliose torácica. Extensão para cima adentro do bulbo (siringobulbia) leva a comprometimento de nervos cranianos. Inserção de derivação siringoperitoneal e outros procedimentos descompressivos têm sucesso variável para deter a doença.

A avaliação anestésica deve-se focalizar em definir os déficits neurológicos existentes e qualquer prejuízo pulmonar em razão de escoliose. Instabilidade autonômica deve ser esperada em pacientes com lesões extensas. Succinilcolina deve ser evitada quando estiver presente atrofia muscular, por causa do risco de hiperpotassemia. Adequação da ventilação e reversão de NMBs não despolarizantes devem ser obtidas antes da extubação. Técnicas neuraxiais, em função da pressão intracraniana elevada, são contraindicadas. Relatos de casos de anestesias epidurais terem sido feitas para analgesia de parto em pacientes com malformações de Arnold-Chiari, com e sem siringomielia, podem ser encontrados na literatura. Os riscos de herniação cerebral, piora de lesão nervosa e infecção devem ser ponderados com relação aos benefícios potenciais.

Lesão da Medula Espinal

Considerações Pré-Operatórias

A maioria das lesões da medula espinal é traumática e podem-se originar de transecção parcial ou completa. A maior parte é decorrente de fratura e luxação da coluna vertebral. O mecanismo é geralmente ou compressão e flexão na coluna torácica ou extensão na coluna cervical. Lesões em C3-5 (inervação diafragmática) exigem que os pacientes recebam suporte ventilatório para permanecer vivos. Transecções em nível de T1 resultam em tetraplegia, enquanto aquelas no nível de L4 resultam em paraplegia. Os locais mais comuns de lesão são C5-6 e T12- L1. Transecção aguda da medula espinal produz perda de sensibilidade, paralisia flácida e perda de reflexos espinais abaixo do nível de lesão. Estes achados caracterizam um período de choque espinal que tipicamente dura 1-3 semanas.

No curso de algumas semanas seguintes, reflexos espinais retornam gradualmente, juntamente com espasmos musculares e sinais de hiperatividade simpática. Lesão na coluna torácica inferior ou lombar pode resultar na síndrome da cauda equina (cone medular). Esta última geralmente consiste em lesão incompleta de raízes nervosas em vez da medula espinal.

Hiperatividade do sistema nervoso simpático é comum com transecções em T5 ou acima, mas é rara com lesões abaixo de T10. A interrupção de impulsos inibidores descendentes na medula resulta em hiper-reflexia autonômica. Estimulação cutânea ou visceral abaixo do nível de lesão pode induzir reflexos autonômicos intensos: a descarga simpática produz hipertensão e vasoconstrição abaixo da transecção e bradicardia e vasodilatação reflexa mediada por barorreceptores acima da transecção. Arritmias cardíacas são comuns.

Tratamento cirúrgico de emergência é efetuado sempre que houver compressão reversível da medula espinal em decorrência de uma luxação de um corpo vertebral ou fragmento ósseo. Tratamento operatório é também indicado para instabilidade espinal a fim de prevenir lesão adicional.

Considerações Anestésicas

A. Transecção Aguda

O manejo anestésico depende da idade da lesão. No tratamento inicial de lesões agudas, a ênfase deve ser em prevenir dano adicional à medula espinal durante movimento do paciente, manipulação da via aérea e posicionamento. Terapia corticosteroide de alta dose (metilprednisolona) podem ser usada durante as primeiras 24 h depois da lesão para melhorar o resultado neurológico. O manejo da via aérea do paciente com coluna cervical instável encontra-se discutido no Capítulo 19. Pacientes com transecções altas frequentemente têm reflexos prejudicados das vias aéreas e são ainda mais predispostos à hipoxemia por causa de uma diminuição na capacidade residual funcional e atelectasia. Choque espinal pode levar à hipotensão e bradicardia antes de qualquer administração de anestésico. Monitoramento direto da pressão arterial é útil. Uma pré-hidratação intravenosa generosa e o uso de cetamina para anestesia podem ajudar a evitar diminuições adicionais na pressão arterial; vasopressores podem também ser necessários. Succinilcolina pode ser usada com segurança nas primeiras 24 h, mas não deve ser usada daí em diante por causa do risco de hiperpotassemia. Esta última podem ocorrer dentro da primeira semana depois da lesão e é decorrente de liberação excessiva de potássio secundariamente à proliferação de receptores à acetilcolina fora da fenda sináptica neuromuscular.

B. Transecção Crônica

O tratamento anestésico dos pacientes com transecções não agudas é complicado pela possibilidade de hiper-reflexia autonômica e o risco de hiperpotassemia. Hiper-reflexia autonômica

4 ca deve ser esperada em pacientes com lesões acima de T6 e pode ser precipitada por manipulações cirúrgicas. **Anestesias regional e geral profunda são efetivas na prevenção de hiper-reflexia.** Muitos anestesiologistas, no entanto, re-

lutam em administrar anestesias espinal e epidural nestes pacientes por causa das dificuldades encontradas em determinar o nível anestésico, hipotensão exagerada e problemas técnicos resultantes de deformidades. Hipertensão grave pode resultar em edema pulmonar, isquemia miocárdica ou hemorragia cerebral e deve ser tratada prontamente. Vasodilatadores arteriais diretos devem estar prontamente disponíveis. Relaxantes musculares não despolarizantes podem ser usados. A temperatura corporal deve ser monitorada cuidadosamente, particularmente em pacientes com transecções acima de T1, porque a vasodilatação crônica e a perda da vasoconstrição cutânea reflexa normal predispõem à hipotermia.

Encefalite

Várias formas de encefalite podem-se apresentar secundariamente a mecanismos infecciosos ou autoimunes. Os pacientes com encefalite são manejados com o cuidado normal dado a qualquer paciente com pressão intracraniana potencialmente aumentada e em risco de hipoperfusão cerebral.

Distúrbios Psiquiátricos

DEPRESSÃO

A depressão é um transtorno do humor muito comum, caracterizado por tristeza e pessimismo. Sua causa é multifatorial, mas o tratamento farmacológico é fundamentado na presunção de que suas manifestações são decorrentes de uma deficiência cerebral de dopamina, norepinefrina e serotonina, ou atividades alteradas de receptores. Até 50% dos pacientes com grande depressão hipersecretam cortisol e têm secreção circadiana anormal. A terapia farmacológica atual utiliza drogas que aumentam os níveis cerebrais destes neurotransmissores: antidepressivos tricíclicos, inibidores seletivos da recaptação de serotonina (SSRIs), inibidores da MAO e antidepressivos atípicos. Os mecanismos de ação destas drogas resultam em algumas interações anestésicas potencialmente sérias. Eletroconvulsoterapia (ECT) é cada vez mais usada para casos graves refratários e pode ser continuada profilaticamente depois que o humor do paciente se recupera. O uso de anestesia geral para ECT é em grande parte responsável pela sua segurança e ampla aceitação.

Antidepressivos Tricíclicos

Os antidepressivos tricíclicos podem ser usados para o tratamento de depressão e síndromes de dor crônica. Todos os antidepressivos tricíclicos operam nas sinapses nervosas, bloqueando a recaptação neuronal de catecolaminas, serotonina ou ambas. Desipramina e nortriptilina são usadas porque são menos sedativas e tendem a ter menos efeitos colaterais. Outros agentes são geralmente mais sedativos e incluem amitriptilina, imipramina, protriptilina, amoxapina, doxepina e trimipramina. Clomipramina é usada no tratamento de transtornos obsessivo-compulsivos. A maioria dos antidepressivos tricíclicos também tem importantes ações anticolinérgicas (antimuscarínicas): boca seca, visão turva, esvaziamento gástrico prolongado e retenção urinária. Efeitos cardíacos semelhantes aos da quinidina incluem taquicardia, achatamento ou inversão de onda T e prolongamento dos intervalos PR, QRS e QT. A amitriptilina tem os efeitos anticolinérgicos mais marcados, enquanto a doxepina tem menos efeitos cardíacos.

Erva-de-São-João está sendo usada com cada vez mais frequência como terapia para depressão, sem controle dos órgãos de saúde. Como ela induz enzimas hepáticas, os níveis sanguíneos de outras drogas podem diminuir, às vezes com complicações sérias. Durante a avaliação pré-operatória, o uso de todas as medicações comercializadas livremente deve ser revisado.

As drogas antidepressivas são geralmente continuadas perioperatoriamente. Necessidades anestésicas aumentadas, presumivelmente por atividade cerebral aumentada de catecolaminas, foram descritas com estes agentes. Potencialização de agentes anticolinérgicos de ação central (atropina e escopolamina) pode aumentar a probabilidade de confusão e delírio pós-operatórios. 5 A interação mais importante entre agentes anestésicos e antidepressivos tricíclicos é uma resposta exagerada tanto a vasopressores de ação indireta, quanto à estimulação simpática. Pancurônio, cetamina, meperidina e soluções anestésicas locais, contendo epinefrina, devem ser evitados. Foi descrito que a terapia crônica com antidepressivos tricíclicos esgota as catecolaminas cardíacas, teoricamente potencializando os efeitos depressores cardíacos dos anestésicos. Se hipotensão ocorrer, devem ser usadas pequenas doses de um vasopressor de ação direta em vez de um agente de ação indireta. A ação anticolinérgica da amitriptilina pode, ocasionalmente, contribuir para delírio pós-operatório.

Inibidores de Monoamina Oxidase

Os **inibidores de monoamina oxidase** (IMAO) bloqueiam a desaminação oxidativa das aminas que ocorrem naturalmente. Pelo menos duas isoenzimas MAO (tipos A e B) com seletividade diferencial para os substratos foram identificadas. MAO-A é seletiva para serotonina, dopamina e norepinefrina, enquanto MAO-B é seletiva para dopamina e feniletilamina. Os IMAO não seletivos incluem fenelzina, isocarboxazida e tranilcipromina. IMAO-B são úteis no tratamento de doença de Parkinson. Adicionalmente, diferentemente IMAO não reversíveis mais antigos, foram desenvolvidos IMAO-A reversíveis. Os efeitos colaterais incluem hipotensão ortostática, agitação, tremor, convulsões, espasmos musculares, retenção urinária, parestesias e icterícia. O efeito colateral mais sério seria uma crise hipertensiva que ocorre após ingestão de alimentos contendo tiramina (queijos e vinhos tintos), porque a tiramina é usada para gerar norepinefrina.

A prática de suspender os IMAO pelo menos 2 semanas antes de cirurgia eletiva não é recomendada. Fenelzina pode diminuir a atividade de colinesterase plasmática e prolongar a duração da succinilcolina. Opioides devem, geralmente, ser usados com cautela em pacientes recebendo IMAO, uma vez que reações raras, mas sérias a opioides, foram descritas. As reações mais sérias são associadas à meperidina, resultando em hipertermia, convulsões e coma. Meperidina não deve ser administrada a pacientes recebendo IMAO. Como no caso dos antidepressivos tricíclicos, devem ser esperadas respostas exageradas a vasopressores e estimulação simpática. Se um vasopressor for necessário, deve ser empregado um agente de ação direta em pequenas doses. Drogas que aumentam atividade simpática, como cetamina, pancurônio e epinefrina (em soluções anestésicas locais), devem ser evitadas.

Antidepressivos Atípicos e Inibidores Seletivos da Recaptação de Serotonina (SSRIs)

Os SSRIs incluem a fluoxetina, sertralina e paroxetina, que alguns clínicos consideram agentes de escolha de primeira linha para depressão. Uma fração surpreendentemente grande de pacientes submetendo-se à cirurgia eletiva estará recebendo um destes agentes. Estes agentes têm pouca ou nenhuma atividade anticolinérgica e, geralmente, não afetam a condução cardíaca. Seus principais efeitos colaterais são cefaleia, agitação e insônia. Outros agentes incluem os inibidores da recaptação de norepinefrina/dopamina, os inibidores da recaptação de serotonina/norepinefrina, os fármacos que aumentam seletivamente a recaptação de serotonina e os desinibidores de norepinefrina-dopamina. Os pacientes tomando Erva-de-São-João estão em risco aumentado de síndrome serotoninérgica, do mesmo modo que aqueles tomando drogas com efeitos similares (p. ex., IMAO, meperidina). As manifestações da síndrome serotoninérgica incluem agitação, hipertensão, hipertermia, tremor, acidose e instabilidade autonômica. O tratamento é de suporte, juntamente com a administração de um antagonista da 5-HT (p. ex., ciproeptadina).

DOENÇA BIPOLAR

A mania é um transtorno do humor caracterizado por elação, hiperatividade e ideias fantásticas. Episódios maníacos podem alternar com depressão em pacientes com um distúrbio bipolar (antigamente maníaco-depressivo). Mania é considerada relacionada com excessiva atividade de norepinefrina no cérebro. O lítio, que interfere com o transporte de Na^+ com efeitos sobre muitas vias de sinalização cerebrais e afetando a liberação de neurotransmissores, e a lamotrigina, que inibe os canais de sódio e modula a liberação de aminoácidos excitatórios, são as drogas de escolha para tratar episódios maníacos agudos e prevenir sua recorrência, bem como suprimir episódios de depressão. Administração concomitante de um antipsicótico (haloperidol) ou uma benzodiazepina (lorazepam) é geralmente necessária durante mania aguda. Tratamentos alternativos incluem ácido valproico, carbamazepina e aripiprazol bem como ECT.

O mecanismo de ação do lítio está pouco compreendido. Ele tem uma faixa terapêutica estreita, com uma concentração sanguínea desejável entre 0,8 e 1 mEq/L. Os efeitos colaterais incluem alterações reversíveis de onda T, leucocitose branda e, em raras ocasiões, hipotireoidismo ou uma síndrome semelhante a diabetes insípido resistente à vasopressina. Concentrações sanguíneas tóxicas produzem confusão, sedação, fraqueza muscular, tremor e fala arrastada. Concentrações ainda mais altas resultam em alargamento do complexo QRS, bloqueio atrioventricular, hipotensão e convulsões.

Embora esteja descrito que o lítio diminui a concentração alveolar mínima e prolonga a duração de alguns NMBs, clinicamente estes efeitos parecem ser pequenos. Apesar disto, esta é mais uma razão pela qual a função neuromuscular deve ser monitorada quando NMBs são usados. As concentrações sanguíneas devem ser checadas perioperatoriamente. Depleção de sódio (secundária a diuréticos de alça ou tiazídicos) diminui a excreção renal de lítio e pode levar à toxicidade de lítio. Restrição de líquido e diurese excessiva deve ser evitada. Medições de débito cardíaco por diluição de lítio são contraindicadas em pacientes sob terapia com lítio.

ESQUIZOFRENIA

Os pacientes com esquizofrenia exibem pensamento desordenado, afastamento, delírios paranoides e alucinações auditivas. Esta doença é considerada relacionada com um excesso de atividade dopaminérgica no cérebro.

Os antipsicóticos mais comumente usados incluem fenotiazinas, tioxantenos, fenilbutilpiperidinas, di-hidroindolonas, dibenzapinas, benzoisoxazóis e butirofenonas. Há numerosos nomes comerciais para estas drogas. As medicações antipsicóticas mais antigas tinham forte efeito antagonista de dopamina, levando a efeitos colaterais extrapiramidais (p. ex., rigidez muscular e progressão para discinesia tardia). Outros agentes têm menor antagonismo dopaminérgico e ocupam o receptor D2 da dopamina em menor grau, desse modo reduzindo os efeitos extrapiramidais. O efeito antipsicótico destes agentes parece ser decorrente da atividade antagonista à dopamina. A maioria é sedativa e levemente ansiolítica. Pequena atividade bloqueadora α- adrenérgica e anticolinérgica também é observada. Os efeitos colaterais incluem hipotensão ortostática, reações distônicas agudas e manifestações semelhantes a parkinsonismo. Risperidona e clozapina têm pouca atividade extrapiramidal, mas a última é associada a uma incidência importante de granulocitopenia. Achatamento de onda T, depressão de segmento ST e prolongamento dos intervalos PR e QT podem ser vistos, aumentando o risco de *Torsades de Pointes*.

É desejável continuar a medicação antipsicótica perioperatoriamente. Necessidades reduzidas de anestésico podem ser observadas em alguns pacientes, e alguns pacientes podem experimentar hipotensão perioperatória.

SÍNDROME NEUROLÉPTICA MALIGNA

A síndrome neuroléptica maligna é uma complicação rara da terapia antipsicótica que pode ocorrer horas ou semanas depois da administração da droga. Meperidina e metoclopramida também podem precipitar o distúrbio. O mecanismo é relacionado com o bloqueio da dopamina nos gânglios da base e hipotálamo e comprometimento da termorregulação. Na sua forma mais grave, a apresentação é semelhante à da hipertermia maligna. Rigidez muscular, hipertermia, rabdomiólise, instabilidade autonômica e alteração de consciência são vistas. Os níveis de creatinofosfoquinase são frequentemente altos. A taxa de mortalidade aproxima-se de 20 a 30%, com mortes ocorrendo principalmente como resultado de insuficiência renal ou arritmias. Tratamento com dantrolene parece ser efetivo; bromocriptina, um agonista da dopamina, pode também ser efetivo. Os diagnósticos diferenciais incluem hipertermia maligna e síndrome serotoninérgica.

ABUSO DE SUBSTÂNCIA

Os transtornos comportamentais a partir do abuso de substâncias psicotrópicas (que alteram a mente) podem envolver uma droga socialmente aceitável (álcool), uma droga medicamente prescrita (p. ex., diazepam), ou uma substância ilegal (p. ex., cocaína). Caracteristicamente, com abuso crônico, os pacientes desenvolvem tolerância à droga e graus variados de dependências psicológica e física. Dependência física é mais frequentemente vista com opioides, barbitúricos, álcool e benzodiazepinas. Complicações que ameaçam a vida, decorrentes, principalmente, de hiperatividade simpática podem-se desenvolver durante abstinência.

O conhecimento pré-operatório do abuso de substância por um paciente pode evitar interações de drogas, predizer tolerância a agentes anestésicos e facilitar o reconhecimento da abstinência da droga. A história de abuso de substância pode ser contada pelo paciente (geralmente apenas à inquirição direta) ou ocultada deliberadamente.

As necessidades anestésicas nos dependentes variam, dependendo de se a exposição à droga é aguda ou crônica (veja Tabela 28-4). Procedimentos eletivos devem ser adiados nos pacientes agudamente intoxicados e naqueles com sinais de abstinência. Quando cirurgia é julgada necessária em pacientes com dependência física, devem ser fornecidas doses perioperatórias da substância de abuso, ou agentes específicos devem começar a ser dados para prevenir abstinência. No caso de dependência de opioide, qualquer opioide pode ser usado, enquanto para álcool, uma benzodiazepina geralmente é a droga de escolha, em decorrência da relutância das farmácias hospitalares em fornecer aos pacientes bebidas contendo álcool. Os pacientes alcoolistas devem receber suplementação de vitamina B/fosfato para prevenir síndrome de Korsakoff. Tolerância à maioria dos anestésicos é vista, muitas vezes, mas nem sempre é previsível. Para anestesia geral, a técnica de escolha pode ser a anestesia inalatória, pois a profundidade anestésica pode ser facilmente ajustada de acordo com a necessidade individual. Monitoramento da hipnose deve ser considerada. Opioides com atividade mista agonista-antagonista devem ser evitados em pacientes dependentes de opioide, porque esses agentes podem precipitar abstinência aguda. Clonidina é um adjuvante útil no tratamento de síndromes de abstinência pós-operatória.

TABELA 28-4 Efeito dos abusos de substância agudo e crônico sobre as necessidades anestésicas[1]

Substância	Agudo	Crônico
Opioides	↓	↑
Barbitúricos	↓	↑
Álcool	↓	↑
Maconha	↓	0
Benzodiazepinas	↓	↑
Anfetaminas	↑[2]	↓
Cocaína	↑[2]	0
Fenciclidina	↓	?

[1]↓, diminui; ↑, aumenta; 0, nenhum efeito, ?, desconhecido.
[2]Associado à acentuada estimulação simpática.

Os pacientes rotineiramente se apresentam agudamente intoxicados para cirurgia de emergência após trauma relacionado com abuso de substância. Muitas vezes, os pacientes consumiram mais de uma classe de agente intoxicante. Intoxicação aguda por cocaína pode produzir hipertensão secundária ao aumento nos neurotransmissores centrais, como norepinefrina e dopamina. Hipertensão e arritmias podem ocorrer perioperatoriamente. Os abusadores crônicos esgotam seus neurotransmissores simpaticomiméticos, potencialmente desenvolvendo hipotensão. Os abusadores de anfetamina causam preocupações anestésicas semelhantes, porque a anfetamina também afeta o sistema nervoso simpático.

Os pacientes em uso crônico de opioide, lícita ou ilicitamente, têm necessidades pós-operatórias de opioides substancialmente aumentadas. Condutas multimodais para controle da dor são úteis perioperatoriamente, e os pacientes devem ser iniciados com metadona de manutenção tão logo seja possível.

Assessoramento de especialistas em tratamento da dor e em adição é, muitas vezes, indicado.

DISCUSSÃO DE CASO

Anestesia para Eletroconvulsoterapia

Um homem de 64 anos com depressão refratária à farmacoterapia está marcado para eletroconvulsoterapia (ECT).

Como é administrada ECT?

O choque eletroconvulsivo é aplicado a um ou ambos os hemisférios cerebrais para induzir uma convulsão. As variáveis incluem o padrão, amplitude e duração do estímulo. O objetivo é produzir uma convulsão generalizada de 30-60 s de duração. Estímulos elétricos são geralmente administrados até que uma convulsão terapêutica seja induzida. Um bom efeito terapêutico geralmente não é obtido até que um total de 400-700 convulsão/segundos tenha sido induzido. Uma vez que apenas uma ECT seja dada por dia, os pacientes são geralmente marcados para uma série de tratamentos, geralmente 2 ou 3 por semana. Perda progressiva de memória, muitas vezes, ocorre com um número crescente de tratamentos, particularmente quando eletrodos são aplicados bilateralmente.

Por que é necessária anestesia?

Quando a eficácia da ECT foi descoberta, o entusiasmo foi abrandado na comunidade médica porque não eram usadas drogas para controlar as violentas convulsões causadas pelo procedimento, assim gerando uma incidência relativamente alta de lesões musculoesqueléticas. Além disso, quando um NMB era usado sozinho, os pacientes algumas vezes se lembravam de estar paralisados e acordados imediatamente antes do choque. O uso de rotina de anestesia geral para assegurar amnésia e bloqueio neuromuscular para evitar lesões renovou o interesse pela ECT. A taxa de mortalidade atual da ECT é estimada em uma morte por 10.000 tratamentos.

Quais são os efeitos fisiológicos das convulsões induzidas pela ECT?

Atividade convulsiva é caracteristicamente associada a uma descarga parassimpática inicial seguida por uma descarga simpática mais sustentada. A fase inicial é caracterizada por bradicardia e secreções aumentadas. Bradicardia acentuada (< 30 batimentos/min) e mesmo assistolia transitória (até 6 s) são vistas ocasionalmente. A hipertensão e taquicardia que se seguem são tipicamente sustentadas por vários minutos. Desequilíbrio autonômico transitório pode produzir arritmias e anormalidades de onda T no eletrocardiograma. Fluxo sanguíneo cerebral e ICP, pressão intragástrica e pressão intraocular todos aumentam transitoriamente.

Há contraindicações à ECT?

As contraindicações são um infarto do miocárdio recente (geralmente < 3 meses), um AVE recente (geralmente < 1 mês), um tumor intracraniano, ou ICP aumentada por qualquer causa. Contraindicações mais relativas incluem angina, insuficiência cardíaca mal controlada, doença pulmonar importante, fraturas ósseas, osteoporose grave, gravidez, glaucoma e descolamento de retina.

Quais são as considerações importantes ao selecionar agentes anestésicos?

Amnésia é requerida apenas para o breve período (1-5 min) entre a administração do NMB e a indução de uma convulsão terapêutica. A própria convulsão geralmente resulta em um breve período de amnésia anterógrada, sonolência e, muitas vezes, confusão. Consequentemente, só é necessário um agente de indução de ação curta. Além disso, como a maioria dos agentes de indução (barbitúricos, etomidato, benzodiazepinas e propofol) têm propriedades anticonvulsivas, têm de ser usadas pequenas doses. O limiar convulsivo é aumentado, e a **duração da convulsão** é diminuída por todos estes agentes.

Em seguida à pré-oxigenação adequada, metoexital, 0,5-1 mg/kg, é empregado mais comumente. Propofol, 1-1,5 mg/kg, pode ser usado, mas doses mais altas reduzem a duração da convulsão. Benzodiazepinas elevam o limiar convulsivo e diminuem a duração. Cetamina aumenta a duração da convulsão, mas, geralmente, ela não é usada porque também esta associada a um despertar mais demorado, náusea e ataxia e é também associada a alucinações durante o acordar. Uso de etomidato também prolonga a recuperação. Opioides de curta ação, como alfentanil, não são dados isolados, porque eles não produzem amnésia. Entretanto, alfentanil (10-25 mg/kg) pode ser um adjunto útil, quando doses muito pequenas de metoexital (10-20 mg) são necessárias em pacientes com um alto limiar convulsivo. Em doses muito pequenas, metoexital pode, na realidade, aumentar a atividade convulsiva. Aumentos no limiar convulsivo são, muitas vezes, observados em todos os ECTs subsequentes.

Bloqueio neuromuscular é necessário desde o momento da estimulação elétrica até o fim da convulsão. Um agente de ação curta, como succinilcolina (0,25-0,5 mg/kg), é mais frequentemente utilizado. Ventilação controlada com máscara com uma bolsa autoinflável ou um sistema circular de anestesia, é necessária até que respirações espontâneas reapareçam.

Pode a duração da convulsão ser aumentada sem aumentar o estímulo elétrico?

Hiperventilação pode aumentar a duração da convulsão e é rotineiramente empregada em alguns centros. Cafeína intravenosa, 125-250 mg, também foi descrita como aumentando a duração da convulsão.

Que monitores devem ser usados durante ECT?

O monitoramento deve ser semelhante ao que é apropriado com o uso de qualquer outro anestésico geral. A atividade convulsiva é, às vezes, monitorada por um eletroencefalograma não processado. Ela também pode ser monitorada em um membro isolado: um torniquete é inflado em torno de um braço antes da injeção de succinilcolina, impedindo a entrada do NMB e permitindo observação da atividade motora convulsiva nesse braço.

Como podem os efeitos hemodinâmicos adversos da convulsão ser controlados em pacientes com reserva cardiovascular limitada?

Efeitos parassimpáticos exagerados devem ser tratados com atropina. De fato, pré-medicação com glicopirrolato é desejável tanto para prevenir secreções profusas associadas às convulsões, como para atenuar a bradicardia. Nitroglicerina, nifedipina e bloqueadores α- e β-adrenérgicos têm todos sido empregados com sucesso para controlar manifestações simpáticas. Entretanto, foi descrito que altas doses de bloqueador β-adrenérgico (esmolol, 200 mg) diminuem a duração da convulsão.

O que fazer se o paciente tiver um marca-passo?

Os pacientes com marca-passo podem-se submeter em segurança a tratamentos eletroconvulsivos, mas um ímã deve ser prontamente disponível para converter o marca-passo para um modo fixo, se necessário.

LEITURA SUGERIDA

Aronson S, Fontes M: Hypertension: a new look at an old problem. Curr Opin Anaesthesiol 2006;19:59.

Culley D, Xie Z, Crosby G: General anesthetic induced neurotoxicity: an emerging problem for the young and old. Curr Opin Anaesthesiol 2007;20:408.

Gregory T, Appleby I: Anaesthesia for interventional neuroradiology. Anaesth Intensive Care Med 2010;11:366.

Grocott H, White W, Morris R, et al: Genetic polymorphisms and the risk of stroke after cardiac surgery. Stroke 2005;36:1854.

Grunze H, Kasper S, Goodwin G, et al: The World Federation of Societies of Biological Psychiatry (WFSBP). Guidelines for the biological treatment of bipolar disorders, Part II: Treatment of mania. World J Biol Psychiatr 2003;4:5.

Hebl J, Horlocker T, Kopp S, et al: Neuraxial blockade in patients with preexisting spinal stenosis, lumbar disk disease, or prior spine surgery: efficacy and neurologic complications. Anesth Analg 2010;111:1511.

Horlocker TT: Complications of regional anesthesia and acute pain management. Anesthesiol Clin 2011;29:257.

Kumar R, Taylor C: Cervical spine disease and anaesthesia. Neurosurg Anaesth 2011;12:225.

Landau R, Giraud R, Delrue V, et al: Spinal anesthesia for cesarean delivery in a woman with a surgically corrected type 1 Arnold Chiari malformation. Anesth Analg 2003;97:253.

Lieb K, Selim M: Preoperative evaluation of patients with neurological disease. Semin Neurol 2008;28:603.

MRC Asymptomatic Carotid Surgery Trial (ACST) Collaborative Group: Prevention of disabling and fatal strokes by successful carotid endarterectomy in patients without recent neurological symptoms: randomised controlled trial. Lancet 2004;363:1491.

Nussbaum RL, Ellis CE: Alzheimer's disease and Parkinson's disease. N Engl J Med 2003;348:1356.

Pryzbylkowski P, Dunkman J, Liu R, et al: Anti-N-methyl–d-aspartate receptor encephalitis and its anesthetic implications. Anesth Analg 2011;113:1188.

Reide P, Yentis S: Anaesthesia for the obstetric patient with nonobstetric systemic disease. Best Pract Res Clin Obstet Gynaecol 2010;24:313.

Reddy U, Amin Y: Preoperative assessment of neurosurgical patients. Anaesth Intensive Care Med 2010;11:357.

Richards KJC, Cohen AT: Guillain–Barré syndrome. Br J Anaesth 2003;3:46.

Roach G, Kanchuger M, Mora Mangano C, et al: Adverse cerebral outcomes after coronary bypass surgery. N Eng J Med 1996;335:1857.

Sarang A, Dinsmore J: Anaesthesia for awake craniotomy–evolution of a technique that facilitates awake neurological testing. Br J Anaesth 2003;90:161.

Taheri S, Gasparovic C, Husia B, et al: Blood-brain barrier permeability abnormalities in vascular cognitive impairment. Stroke 2011;42:2158.

Veenith T, Burnstein RM: Management of patients with neurological and psychiatric disorders. Surgery 2010;28:441.

C A P Í T U L O

29

Fisiologia Renal e Anestesia

CONCEITOS-CHAVE

1. O fluxo sanguíneo combinado por ambos os rins normalmente se responsabiliza por 20-25% do débito cardíaco total.
2. Autorregulação do fluxo sanguíneo renal normalmente ocorre entre pressões arteriais médias de 80 e 180 mmHg e é, principalmente, decorrente de respostas miogênicas intrínsecas das arteríolas aferentes glomerulares a alterações da pressão arterial.
3. Síntese renal de prostaglandinas vasodilatadoras (PGD_2, PGE_2 e PGI) é um mecanismo protetor importante durante períodos de hipotensão sistêmica e isquemia renal.
4. Dopamina e fenoldopam dilatam as arteríolas aferentes e eferentes por meio da ativação de receptores D_1. Fenoldopam e infusão de dopamina em baixa dose podem pelo menos parcialmente reverter vasoconstrição renal induzida por epinefrina.
5. Diminuições reversíveis no fluxo sanguíneo renal, taxa de filtração glomerular, fluxo urinário e excreção de sódio ocorrem durante anestesias regional e geral. Lesão renal aguda é menos provável, se um volume intravascular adequado e uma pressão arterial normal forem mantidos.
6. A resposta endócrina à cirurgia e anestesia é pelo menos em parte responsável pela retenção hídrica transitória vista pós-operatoriamente em muitos pacientes.
7. Foi demonstrado que o composto A, um produto de degradação do sevoflurano, causa dano renal em animais de laboratório. Sua acumulação no circuito respiratório é favorecida por baixos fluxos. Nenhum estudo clínico detectou lesão renal significativa em humanos durante anestesia com sevoflurano; não obstante, algumas autoridades reguladoras recomendam fluxo de gás fresco de pelo menos 2 L/min com sevoflurano para prevenir este problema teórico.
8. O pneumoperitônio produzido durante laparoscopia causa um estado semelhante à síndrome de compartimento abdominal. O aumento na pressão intra-abdominal tipicamente produz oligúria (ou anúria) que, geralmente, é proporcional às pressões de insuflação. Os mecanismos incluem compressão venosa central (veias renal e cava); compressão do parênquima renal; débito cardíaco diminuído e aumentos nos níveis plasmáticos de renina, aldosterona e hormônio antidiurético.

Os rins desempenham o papel vital de regular o volume e composição dos líquidos corporais, eliminar toxinas e elaborar hormônios, incluindo renina, eritropoetina e a forma ativa da vitamina D. Fatores direta e indiretamente relacionados com os procedimentos operatórios e o manejo anestésico frequentemente exercem um impacto fisiologicamente importante sobre a fisiologia e a função renais, e podem levar à sobrecarga líquida perioperatória, hipovolemia, insuficiência e falência renal, que são causas importantes de morbidade e mortalidade perioperatórias.

Diuréticos são frequentemente usados no período perioperatório. Diuréticos são comumente administrados cronicamente aos pacientes com doença cardiovascular, incluindo hipertensão e insuficiência cardíaca crônica, e aos pacientes com doenças hepática e renal. Diuréticos podem ser usados intraoperatoriamente, particularmente durante procedimentos neurocirúrgicos, cardíacos, nos grandes vasos, oftálmicos e urológicos. Familiaridade com os vários tipos de diuréticos, seus mecanismos de ação, efeitos colaterais e potenciais interações anestésicas é, portanto, essencial.

Néfron

Cada rim é constituído de aproximadamente 1 milhão de unidades funcionais, chamadas néfrons. Anatomicamente, um néfron consiste em um túbulo tortuoso com pelo menos seis segmentos especializados. Na sua extremidade proximal (o *corpúsculo renal*, composto de um glomérulo e uma cápsula de Bowman), é formado um ultrafiltrado do sangue, e à medida que este líquido passa pelo néfron, seu volume e composição são modificados pela reabsorção e a secreção de solutos. O produto final é eliminado sob a forma de urina.

Os néfrons são classificados como *corticais* ou *justamedulares* (veja a seguir), e os corpúsculos renais de todos os néfrons estão localizados no córtex renal. As seis principais divisões anatômicas e funcionais do néfron são o corpúsculo renal, o túbulo contornado proximal, a alça de Henle, o túbulo contornado distal, o túbulo coletor e o aparelho justaglomerular (Figura 29-1 e Tabela 29-1).

Corpúsculo Renal

Cada corpúsculo renal contém um glomérulo, que é composto de tufos de capilares que se projetam dentro da cápsula de Bowman, oferecendo uma grande área de superfície para a filtração do sangue. O fluxo sanguíneo é provido por uma única arteríola aferente e é drenado por uma única arteríola eferente (veja a seguir). As células endoteliais dos glomérulos são separadas das células epiteliais da cápsula de Bowman apenas pelas suas membranas basais fundidas. As células endoteliais são perfuradas por fenestras relativamente grandes (70-100 nm), mas as células epiteliais se interdigitam apertadamente umas com as outras, deixando fendas de filtração relativamente pequenas (cerca de 25 nm). Os dois tipos de células com suas membranas basais proveem uma barreira efetiva à filtração para células e substâncias de grande peso molecular. Esta barreira possui múltiplos locais aniônicos que lhe conferem uma carga negativa líquida, favorecendo a filtração de cátions com relação a ânions. Um terceiro tipo de célula, chamado *células mesangiais glomerulares*, está localizado entre a membrana basal e as células epiteliais, próximo aos capilares adjacentes. Estas células contráteis regulam o fluxo sanguíneo glomerular e também exibem atividade fagocítica. Elas secretam várias substâncias, absorvem complexos imunes e contêm proteínas contráteis que respondem à substância vasoativa. As células mesangiais se contraem, reduzindo a filtração glomerular, em resposta à angiotensina II, va-

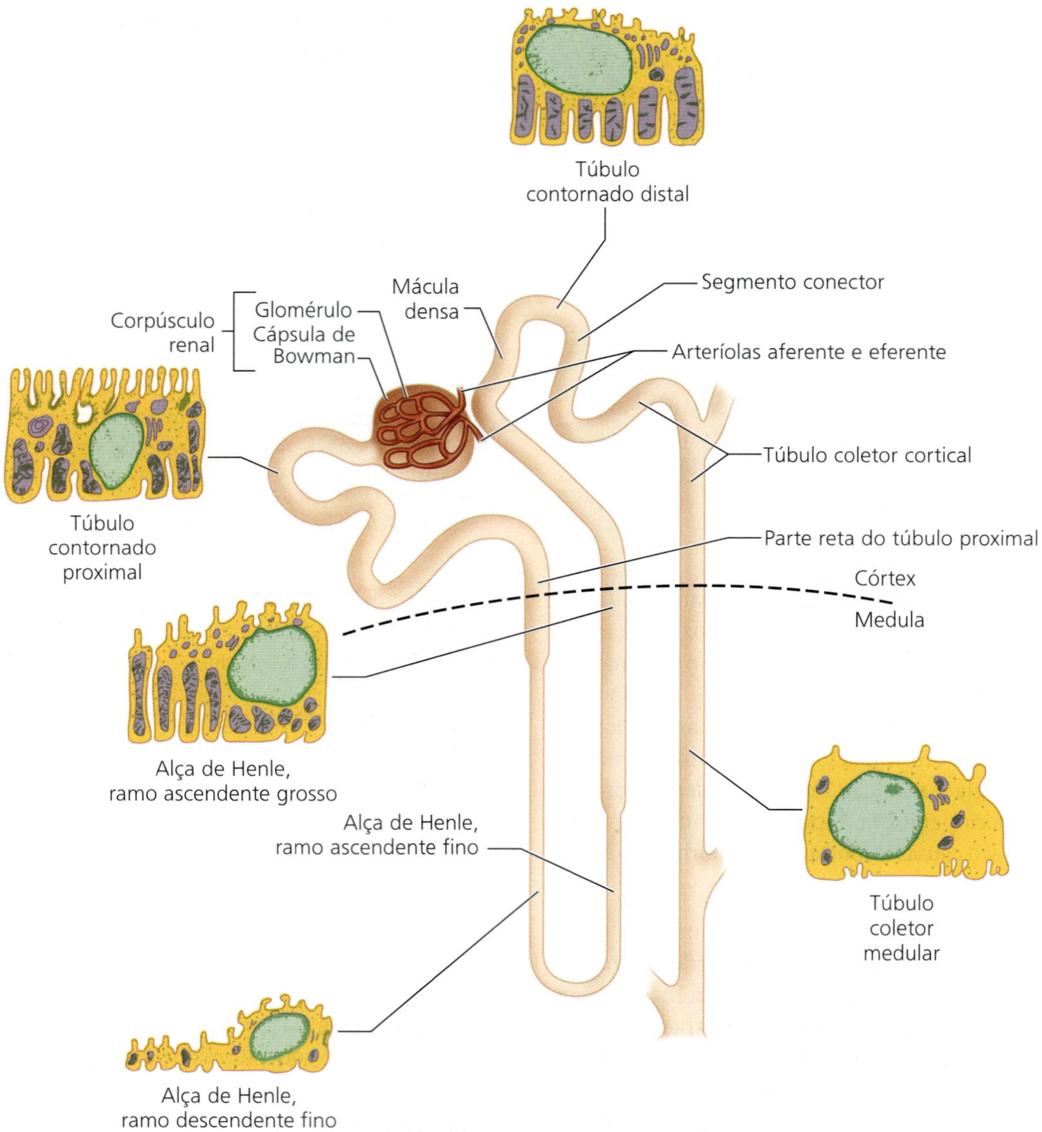

FIGURA 29-1 Principais divisões anatômicas do néfron. (Reproduzida, com permissão, de Ganong WF: *Review of Medical Physiology*, 24th ed. McGraw-Hill, 2012.)

TABELA 29-1 Divisões funcionais de um néfron[1]

Segmento	Função
Corpúsculo renal (glomérulo, cápsula de Bowman)	Ultrafiltração do sangue
Túbulo proximal	Reabsorção Cloreto de sódio[2] Água Bicarbonato Glicose, proteína, aminoácidos Potássio, magnésio, cálcio Fosfatos,[3] ácido úrico, ureia Secreção Ânions orgânicos Cátions orgânicos Produção de amônia
Alça de Henle	Reabsorção Cloreto de sódio Água Potássio, cálcio, magnésio Contracorrente multiplicadora
Túbulo distal	Reabsorção Cloreto de sódio[4] Água Potássio Cálcio[5] Bicarbonato Secreção Íon hidrogênio[4] Potássio[4] Cálcio
Túbulo coletor	Reabsorção Cloreto de sódio[4,6] Água[6,7] Potássio Bicarbonato Secreção Potássio[4] Íon hidrogênio[4] Produção de amônia
Aparelho justaglomerular	Secreção de renina

[1]Adaptada de Rose BD: *Clinical Physiology of Acid-Base and Electrolyte Disorders*, 3rd ed. McGraw-Hill, 1989.
[2]Parcialmente aumentada pela angiotensina II.
[3]Inibida pelo hormônio paratireóideo.
[4]Parcialmente mediada pela aldosterona.
[5]Aumentada pelo hormônio paratireóideo.
[6]Inibida pelo peptídeo natriurético atrial.
[7]Mediada pelo hormônio antidiurético.

sopressina, norepinefrina, histamina, endotelinas, tromboxano A_2, leucotrienos (C_4 e D_4), prostaglandina F_2 e fator ativador das plaquetas. Elas se relaxam, desse modo aumentando a filtração glomerular, em resposta ao peptídeo natriurético atrial (ANP), prostaglandina E_2 e agonistas dopaminérgicos.

A pressão de filtração glomerular (cerca de 60 mmHg) é geralmente perto de 60% da pressão arterial média e encontra a oposição da pressão oncótica plasmática (cerca de 25 mmHg) e da pressão intersticial renal (cerca de 10 mmHg). Os tônus arteriolares aferente e eferente são ambos importantes na determinação da pressão de filtração glomerular: a pressão de filtração é diretamente proporcional ao tônus arteriolar aferente, mas inversamente proporcional ao tônus eferente. Aproximadamente 20% do plasma normalmente é filtrado, à medida que o sangue passa pelo glomérulo.

Túbulo Proximal

Do ultrafiltrado formado na cápsula de Bowman, 65-75% normalmente são reabsorvidos isotonicamente (quantidades proporcionais de água e sódio) nos túbulos proximais (Figura 29-2). Para ser reabsorvida, a maioria das substâncias tem primeiro que atravessar o lado tubular (apical) da membrana celular, e, então, cruzar a membrana celular basolateral para dentro do interstício renal antes de entrar nos capilares peritubulares. A principal função do túbulo proximal é reabsorção de Na^+. O sódio é transportado ativamente para fora das células do túbulo proximal pelo seu lado capilar pela K^+–Na^+-adenosina trifosfatase (Na^+–K^+-ATPase) (Figura 29-3). A baixa concentração resultante de Na^+ intracelular permite movimento de Na^+ segundo seu gradiente desde o líquido tubular para dentro das células epiteliais. Angiotensina II e norepinefrina aumentam a reabsorção de Na^+ no túbulo proximal inicial. Em contraste, dopamina e fenoldopam diminuem a reabsorção proximal de sódio por meio da ativação dos receptores D_1.

A reabsorção de sódio é acoplada com a reabsorção de outros solutos e a secreção de H^+ (Figura 29-3). Proteínas transportadoras específicas usam a baixa concentração de Na^+ no interior das células para transportar fosfato, glicose e aminoácidos. A perda líquida de cargas positivas intracelulares, resultado da atividade de Na^+–K^+-ATPase (trocando $3Na^+$ por $2K^+$), favorece a absorção de outros cátions (K^+, Ca^{2+} e Mg^{2+}). Assim, a Na^+–K^+-ATPase no lado basolateral das células renais fornece a energia para a reabsorção da maioria dos solutos. A reabsorção de sódio na membrana luminal é também acoplada com o contratransporte (secreção) de H^+. Este último mecanismo é responsável pela reabsorção de 90% dos íons bicarbonato filtrados (veja Figura 50-3). Diferentemente de outros solutos, o cloreto é capaz de atravessar as junções entre as células epiteliais tubulares adjacentes, e, portanto, é reabsorvido passivamente segundo o seu gradiente de concentração. Reabsorção ativa de cloreto pode também ter lugar como resultado de um cotransportador de K^+–Cl^- que expele ambos os íons no lado capilar da membrana celular (Figura 29-3). Água se move passivamente para fora do túbulo proximal, segundo gradientes osmóticos. As membranas apicais das células epiteliais contêm canais de água especializados, compostos de uma proteína da membrana chamada aquaporina-1, que facilita o movimento de água.

Os túbulos proximais são capazes de secretar cátions e ânions orgânicos. Cátions orgânicos , como creatinina, cimetidina e quinidina, podem compartilhar o mesmo mecanismo de bomba e, assim, podem competir pela excreção uns com os outros. Ânions orgânicos , como urato, cetoácidos, penicilinas, cefalosporinas, diuréticos, salicilatos e a maioria dos radiocontrastes, também compartilham mecanismos secretórios comuns. Am-

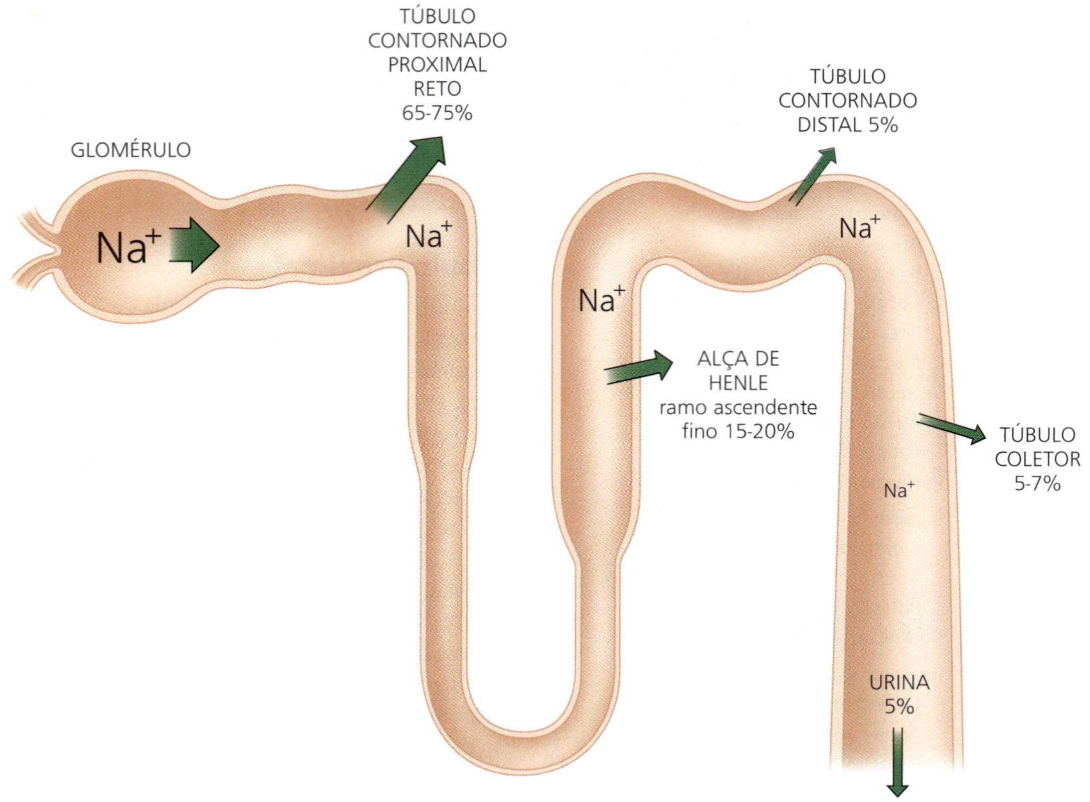

FIGURA 29-2 Reabsorção de sódio no néfron. Os números representam a porcentagem do sódio filtrado reabsorvida em cada local. (Reproduzida, com permissão, de Cogan MG: *Fluid and Electrolytes: Physiology and Pathophysiology*. Appleton & Lange, 1991.)

bas as bombas provavelmente desempenham um papel importante na eliminação de muitas toxinas circulantes. Proteínas de baixo peso molecular, que são filtradas pelos glomérulos, são normalmente reabsorvidas pelas células tubulares proximais, para serem metabolizadas intracelularmente.

Alça de Henle

A alça de Henle consiste em partes *descendente* e *ascendente*. Elas são responsáveis pela manutenção de um interstício medular hipertônico e também indiretamente conferem aos túbulos coletores a capacidade de concentrar a urina. O segmento descendente fino é uma continuação do túbulo proximal e desce do córtex renal para dentro da medula renal. Na medula, a parte descendente faz uma volta agudamente sobre si mesma e sobe de volta na direção do córtex sob a forma da parte ascendente. A porção ascendente consiste em um ramo ascendente fino funcionalmente distinto, e um ramo ascendente grosso, cortical (Figura 29-1). Os néfrons *corticais* possuem alças de Henle relativamente curtas que se estendem apenas adentro das regiões mais superficiais da medula renal e, frequentemente, não possuem um ramo ascendente fino. Os néfrons *justamedulares,* que têm corpúsculos renais localizados próximo da medula renal, possuem alças de Henle que se projetam profundamente adentro da medula renal. Os néfrons corticais excedem o número de néfrons justamedulares por aproximadamente 7:1.

Somente 25-35% do ultrafiltrado formado na cápsula de Bowman normalmente atinge a alça de Henle. Uma vez aí, 15-20% da carga de sódio filtrada é normalmente reabsorvida na alça de Henle. Com a notável exceção dos segmentos grossos ascendentes, a reabsorção de soluto e água na alça de Henle é passiva e obedece aos gradientes de concentração e osmótico, respectivamente. No segmento grosso ascendente, no entanto, Na^+ e Cl^- são reabsorvidos, excedendo a água; além disso, a reabsorção de Na^+ nesta parte do néfron é diretamente acoplada à reabsorção de ambos Na^+ e Cl^- (**Figura 29-4**), e a $[Cl^-]$ no líquido tubular parece ser o fator limitador da velocidade de reação. Reabsorção ativa de Na^+ ainda resulta da atividade de Na^+–K^+-ATPase no lado capilar das células epiteliais.

Diferentemente do ramo descendente e do ramo ascendente fino, as partes grossas do ramo ascendente são impermeáveis à água. Como resultado, o líquido tubular fluindo para fora da alça de Henle é hipotônico (100-200 mOsm/L), e o interstício rodeando a alça de Henle é, portanto, hipertônico. Um *mecanismo multiplicador de contracorrente* é estabelecido, tal que ambos, o líquido tubular e o interstício medular, se tornam cada vez mais hipertônicos com o aumento da profundidade adentro da medula (**Figura 29-5**). As concentrações de ureia também aumentam no interior da medula e contribuem para a hipertonicidade. O mecanismo de contracorrente inclui a alça de Henle, os túbulos coletores cortical e medular e os seus respectivos capilares *(vasa recta).*

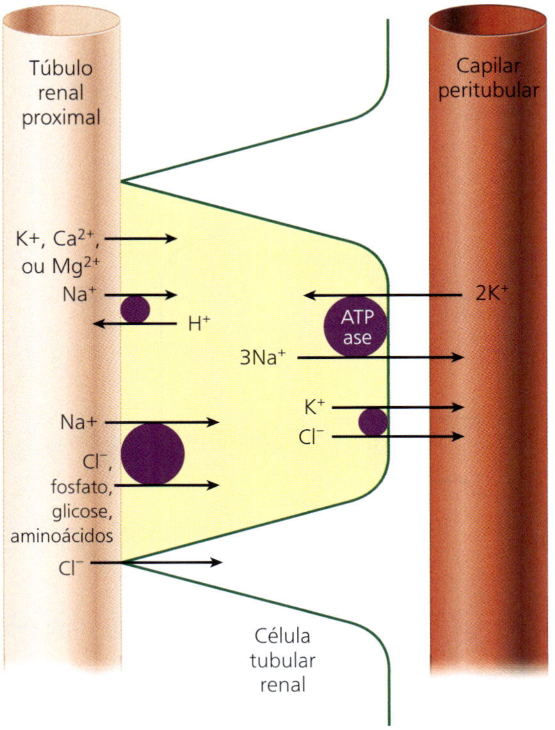

FIGURA 29-3 Reabsorção de solutos nos túbulos proximais. Notar que a bomba de Na^+–K^+-ATPase supre a energia para reabsorção da maioria dos solutos, mantendo uma baixa concentração intracelular de sódio.

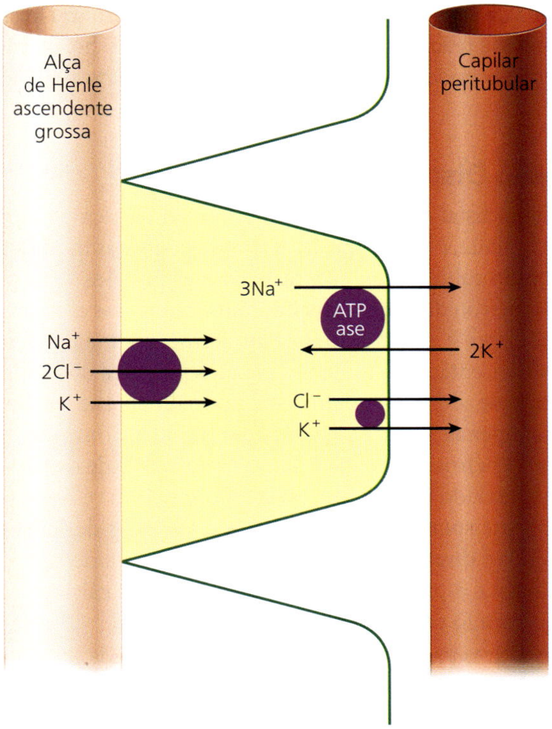

FIGURA 29-4 Reabsorção de sódio e cloreto na alça de Henle ascendente grossa. Todos os quatro locais na proteína transportadora luminal têm que ser ocupados para que ocorra o transporte. O fator limitador da velocidade de reação parece ser a concentração de cloreto no líquido tubular.

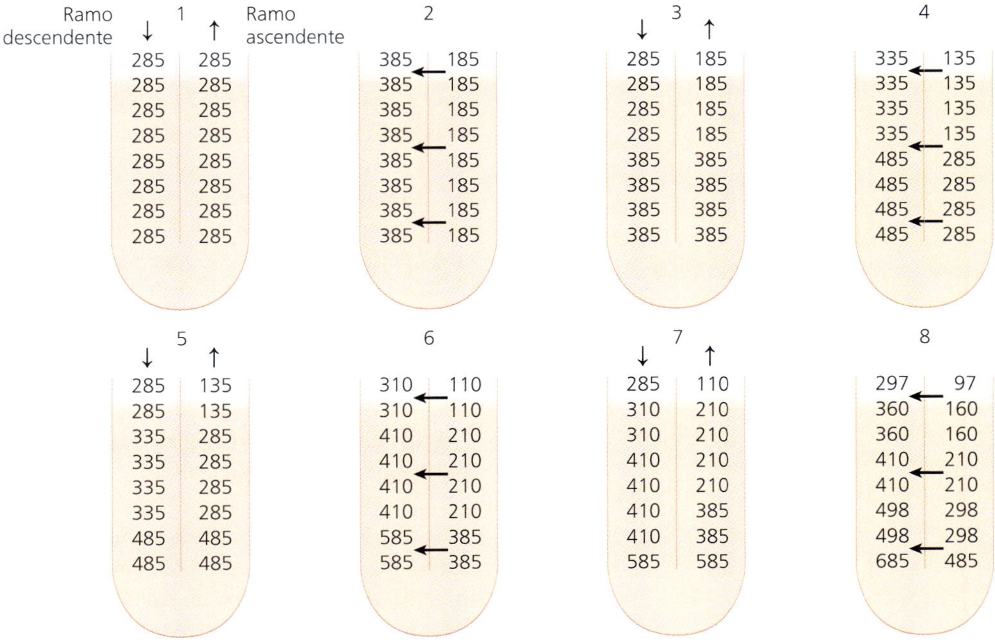

FIGURA 29-5 Mecanismo multiplicador de contracorrente. Este mecanismo é dependente de características diferenciais de permeabilidade e transporte entre os ramos descendente e ascendente. O ramo descendente e o ramo ascendente fino são permeáveis à água, Na^+, Cl^- e ureia. O ramo ascendente grosso é impermeável à água e ureia, reabsorve ativamente Na^+ e Cl^- e, por essas razões, é capaz de gerar um gradiente osmótico. Esta figura apresenta, a partir do "momento zero", um gradiente progressivo de 200 mOsm/kg entre os ramos descendente e ascendente. Observar que, à medida que a urina flui, o gradiente permanece inalterado, mas a osmolalidade aumenta progressivamente no fundo da alça. (Reproduzida, com permissão, de Pitts RF: *Physiology of the Kidney and Body Fluids,* 3rd ed. Year Book, 1974.)

A alça de Henle ascendente grossa é também um local importante de reabsorção de cálcio e magnésio, e o hormônio paratireóideo pode aumentar a reabsorção de cálcio nesta localização.

Túbulo Distal

O túbulo distal recebe líquido hipotônico da alça de Henle e, normalmente, é responsável por apenas pequenas modificações do líquido tubular. Em contraste com as porções mais proximais, o néfron distal tem junções muito apertadas entre as células tubulares e é relativamente impermeável à água e sódio, mantendo, então, os gradientes gerados pela alça de Henle. Reabsorção de sódio no túbulo distal normalmente se responsabiliza por apenas 5% da carga de sódio filtrada. Como em outras partes do néfron, a energia é derivada da atividade de Na^+– K^+-ATPase no lado capilar, mas no lado luminal Na^+ é reabsorvido por um transportador de Na^+–K^+. A reabsorção de sódio neste segmento é diretamente proporcional ao aporte de Na^+. O túbulo distal é o principal local de reabsorção de cálcio mediada por hormônio paratireóideo e vitamina D.

A última parte do túbulo distal é denominada *segmento conector.* Embora também esteja envolvido na reabsorção de cálcio mediada por hormônio, ele participa na reabsorção de Na^+ mediada pela aldosterona.

Túbulo Coletor

O túbulo coletor pode ser dividido em porções cortical e medular. Juntas, elas normalmente respondem pela reabsorção de 5-7% da carga de sódio filtrada.

A. Túbulo Coletor Cortical

Esta parte do néfron consiste em dois tipos de células: (1) células principais (células P), que principalmente secretam potássio e participam na reabsorção de Na^+ estimulada pela aldosterona, e (2) células intercaladas (células I), que são responsáveis pela regulação acidobásica. Como as células P reabsorvem Na^+ por meio de uma bomba eletrogênica, ou Cl^- tem que também ser reabsorvido ou K^+ tem que ser secretado para manter eletroneutralidade. $[K^+]$ intracelular aumentada favorece a secreção de K^+. Aldosterona aumenta a atividade de Na^+–K^+-ATPase nesta parte do néfron, aumentando o número de canais de K^+ e Na^+ abertos na membrana luminal. Aldosterona também aumenta a ATPase secretora de H^+ no bordo luminal das células I (Figura 29-6). As células I adicionalmente têm uma bomba de K^+–H^+-ATPase luminal, que reabsorve K^+ e secreta H^+, e algumas células I são capazes de secretar íon bicarbonato em resposta a grandes cargas alcalinas.

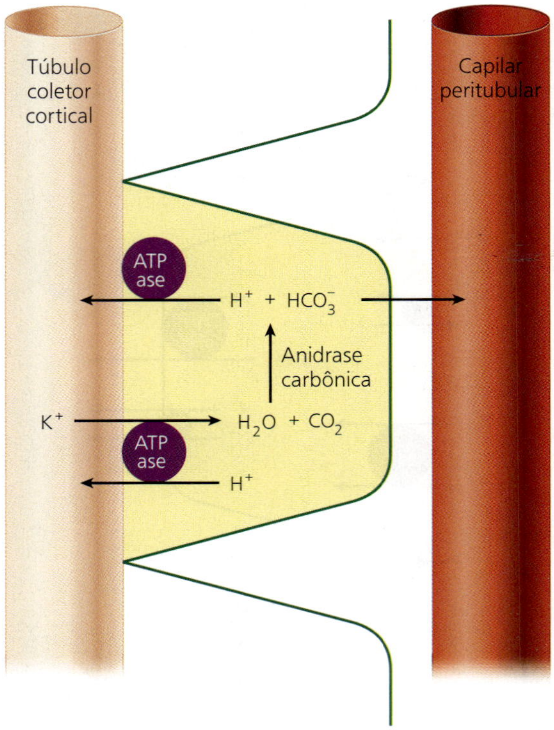

FIGURA 29-6 Secreção de íons hidrogênio e reabsorção de bicarbonato e potássio no túbulo coletor cortical.

B. Túbulo Coletor Medular

O túbulo coletor medular corre para baixo a partir do córtex pela medula hipertônica antes de se juntar a túbulos coletores de outros néfrons para formar um ureter único em cada rim. Esta parte do túbulo coletor é o principal local de ação do hormônio antidiurético (ADH), também chamado argininovasopressina (AVP). ADH estimula a expressão de uma proteína, canal de água, aquaporina-2, na membrana celular. A permeabilidade da membrana luminal à água é inteiramente dependente da presença de ADH (veja Capítulo 49). Desidratação aumenta a secreção de ADH, tornando a membrana luminal permeável à água. Como resultado, água é puxada osmoticamente para fora do líquido tubular passando pela medula, resultando na produção de urina concentrada (até 1.400 mOsm/L). Em contraposição, hidratação adequada suprime a secreção de ADH, permitindo que o líquido nos túbulos coletores passe pela medula relativamente inalterado e permaneça hipotônico (100-200 mOsm/L). Esta parte do néfron é responsável pela acidificação da urina; os íons hidrogênio secretados são excretados na forma de ácidos tituláveis (fosfatos) e íons amônio (veja Capítulo 50).

C. Papel do Túbulo Coletor na Manutenção de uma Medula Hipertônica

Diferenças na permeabilidade à ureia nos túbulos coletores corticais e medulares se responsabilizam por até metade da hipertonicidade da medula renal. Os túbulos coletores corticais são livremente permeáveis à ureia, enquanto os túbulos coletores medulares são normalmente impermeáveis. Na presença de ADH, a parte mais interna dos túbulos coletores medulares se torna ainda mais permeável à ureia. Assim, quando ADH é secretado, água se move para fora dos túbulos coletores, e a ureia se torna altamente concentrada. Ureia pode, então, se difundir para fora, profundamente para dentro do interstício medular, aumentando sua tonicidade.

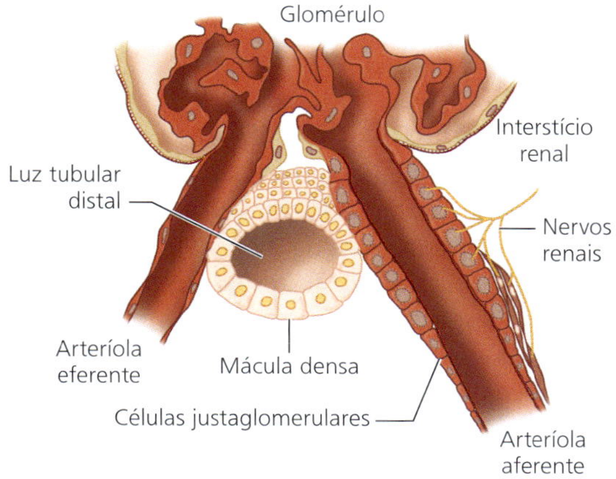

FIGURA 29-7 Aparelho justaglomerular. (Reproduzida, com permissão, de Ganong WF: *Review of Medical Physiology,* 20th ed. McGraw-Hill, 2001.)

Aparelho Justaglomerular

Este pequeno órgão dentro de cada néfron consiste em um segmento especializado da arteríola aferente, contendo células justaglomerulares dentro da sua parede, e a extremidade do segmento cortical ascendente grosso da alça de Henle, a mácula densa (Figura 29-7). As células justaglomerulares contêm a enzima renina e são inervadas pelo sistema nervoso simpático. A liberação de renina depende de estimulação β_1-adrenérgica, alterações na pressão da parede da arteríola aferente (veja Capítulo 49) e alterações no fluxo de cloreto passado pela mácula densa. A renina liberada dentro da corrente sanguínea catalisa a conversão de angiotensinogênio, uma proteína sintetizada pelo fígado, em angiotensina I. Este decapeptídeo é a seguir rapidamente convertido, principalmente nos pulmões, pela enzima conversora de angiotensina (ACE), para formar o octapeptídeo angiotensina II. A angiotensina II desempenha um papel capital na regulação da pressão arterial (veja Capítulo 15) e na secreção de aldosterona (veja Capítulo 49). As células tubulares renais proximais possuem enzima conversora bem como receptores à angiotensina II. Além disso, a formação intrarrenal de angiotensina II aumenta a reabsorção de sódio nos túbulos proximais. Alguma produção extrarrenal de renina e angiotensina II também tem lugar no endotélio vascular, nas glândulas suprarrenais e no cérebro.

Circulação Renal

A função renal é intimamente relacionada com o fluxo sanguíneo renal (RBF). De fato, os rins são os únicos órgãos para que o consumo de oxigênio é determinado pelo fluxo sanguíneo renal; o inverso é verdadeiro nos outros órgãos. O fluxo sanguíneo combinado por ambos os rins normalmente se responsabiliza por 20-25% do débito cardíaco. Aproximadamente 80% do FSR normalmente vai para néfrons corticais, e apenas 10-15% vão para néfrons justaglomerulares. O córtex renal extrai relativamente pouco oxigênio, tendo uma tensão de oxigênio de cerca de 50 mmHg, em razão do fluxo sanguíneo relati-

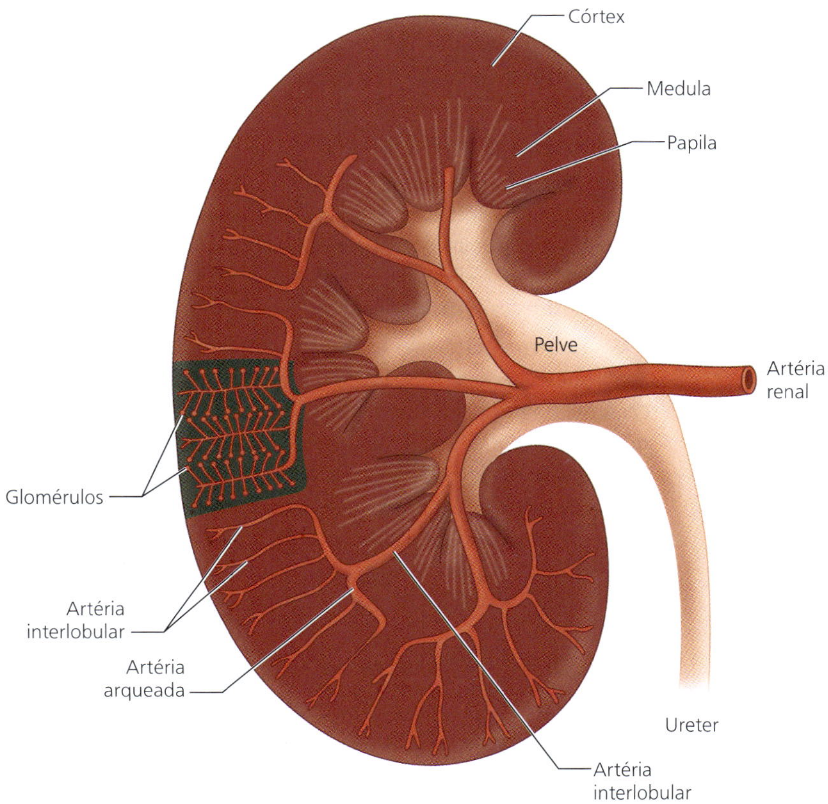

FIGURA 29-8 Circulação renal. (Reproduzida, com permissão, de Leaf A, Cotran RS: *Renal Pathophysiology.* Oxford University Press, 1976.)

vamente alto com uma função principalmente de filtração. Em contraste, a medula renal mantém alta atividade metabólica por causa da reabsorção de solutos e requer baixo fluxo sanguíneo para manter altos gradientes osmóticos. A medula tem uma tensão baixa de oxigênio de aproximadamente 15 mmHg e é relativamente vulnerável à isquemia.

Redistribuição do RBF para longe dos néfrons corticais com curtas alças de Henle para néfrons justamedulares com longas alças ocorre sob certas condições. Estimulação simpática, níveis aumentados de catecolaminas e angiotensina II e insuficiência cardíaca podem causar redistribuição do RBF para a medula e são associados à retenção de sódio.

Na maioria dos indivíduos, cada rim é suprido por uma única artéria renal originada da aorta. A artéria renal a seguir se divide na pelve renal em artérias interlobares, que, por sua vez, dão origem a artérias arqueadas na junção entre o córtex e a medula renais (Figura 29-8). As artérias arqueadas se dividem ainda mais em ramos interlobulares que, eventualmente, suprem cada néfron com uma única arteríola aferente. O sangue de cada tufo capilar glomerular é drenado por uma única arteríola eferente e a seguir viaja ao longo e adjacente aos túbulos renais em um segundo sistema *peritubular* de capilares. Em contraste com os capilares glomerulares, que favorecem filtração, os capilares peritubulares são, principalmente, "reabsortivos". Vênulas que drenam o segundo plexo capilar finalmente retornam o sangue à veia cava inferior por uma única veia renal em cada lado.

FLUXO SANGUÍNEO RENAL E FILTRAÇÃO GLOMERULAR

Clearance (Depuração)

O conceito de *clearance* é frequentemente usado em medições do RBF e da taxa de filtração glomerular (GFR). A *clearance* renal de uma substância é definida como o volume de sangue que é completamente depurado dessa substância por unidade de tempo (geralmente, por minuto).

Fluxo Sanguíneo Renal

O fluxo de plasma renal (RPF) é mais comumente medido pela *clearance* de ρ-aminoipurato (PAH). Pode ser admitido que o PAH em baixas concentrações plasmáticas é completamente removido do plasma por filtração e secreção em uma passagem pelos rins. Consequentemente,

$$\text{RPF} = \textit{Clearence} \text{ de PAH} = \left(\frac{[\text{PAH}]_U}{[\text{PAH}]_P}\right) \times \text{Fluxo de urina}$$

onde $[\text{PAH}]_U$ = concentração urinária de PAH e $[\text{PAH}]_P$ = concentração plasmática de PAH.

Se o hematócrito (medido como decimal em vez de porcentagem) for conhecido, então

$$\text{RBF} = \frac{\text{RPF}}{(1 - \text{Hematócrito})}$$

RPF e RBF são normalmente cerca de 660 e 1.200 mL/min, respectivamente.

Taxa de Filtração Glomerular

A GFR, o volume de líquido filtrado a partir dos capilares glomerulares para dentro da cápsula de Bowman por unidade de tempo, é normalmente cerca de 20% do RPF. O *clearance* de inulina, um polissacarídeo de frutose que é completamente filtrado, mas não secretado e nem reabsorvido, é uma boa medida da GFR. Os valores normais da GFR são cerca de 120 ± 25 mL/min em homens e 95 ± 20 mL/min em mulheres. Embora menos exata do que a medição do *clearance* de inulina, o *clearance* de creatinina é uma medida muito mais prática da GFR (veja a seguir). O *clearance* de creatinina tende a superestimar a GFR porque alguma creatinina é normalmente secretada pelos túbulos renais. A creatinina é um produto da degradação de fosfocreatina no músculo. O *clearance* (depuração) de creatinina é calculado como se segue:

$$\textit{Clearance} \text{ de creatinina} = \frac{([\text{Creatinina}]_U \times \text{Taxa de fluxo urinário})}{[\text{Creatinina}]_P}$$

onde $[\text{Creatinina}]_U$ = concentração de creatinina na urina e $[\text{Creatinina}]_P$ = concentração de creatinina no plasma.

A relação da GFR para o RPF é chamada *fração de filtração* (FF) e é normalmente 20%. GFR é dependente dos tônus relativos de ambas as arteríolas aferente e eferente (veja anteriormente). Dilatação arteriolar aferente ou vasoconstrição arteriolar eferente podem aumentar a FF e manter a GFR, mesmo quando o RPF diminui. O tônus arteriolar aferente parece ser responsável pela manutenção de uma GFR relativamente constante dentro de uma larga faixa de pressões arteriais.

Mecanismos de Controle

A regulação do RBF representa uma interação complexa entre autorregulação intrínseca, equilíbrio tubuloglomerular e influências hormonais e neuronais.

A. Regulação Intrínseca

2 Autorregulação do RBF normalmente ocorre entre pressões arteriais de 80 e 180 mmHg e é, principalmente, decorrente de respostas miogênicas intrínsecas das arteríolas aferentes glomerulares a alterações da pressão arterial. Dentro destes limites, o RBF (e a GFR) pode ser mantido relativamente constante por vasoconstrição ou vasodilatação arteriolar aferente. Fora dos limites da autorregulação, o RBF se torna dependente da pressão. Filtração glomerular geralmente cessa, quando a pressão arterial sistêmica média é menor do que 40-50 mmHg.

B. Equilíbrio e *Feedback* Tubuloglomerulares

Feedback tubuloglomerular desempenha um papel importante na manutenção de GFR constante dentro de uma larga faixa de pressões de perfusão. Fluxo tubular aumentado tende a resultar em GFR reduzida; em contraposição, fluxo tubular diminuído tende a resultar em GFR aumentada. Embora o mecanismo esteja pouco compreendido, a mácula densa parece ser responsável por *feedback* tubuloglomerular ao induzir alterações reflexas no tônus arteriolar aferente e, possivelmente, na permeabilidade capilar glomerular. Angiotensina II provavelmente desempenha um papel permissivo neste mecanismo. Liberação local de adenosina, que ocorre em resposta à expansão de volume, pode inibir a liberação de renina e dilatar a arteríola aferente.

C. Regulação Hormonal

Aumentos na pressão da artéria glomerular aferente estimulam liberação de renina e formação de angiotensina II. A angiotensina II causa vasoconstrição arterial generalizada e secundariamente reduz o RBF. Ambas as arteríolas, aferente e eferente, são contraídas, mas como a arteríola eferente é menor, sua resistência se torna maior que a da arteríola aferente; a GFR, por essa razão, tende a ser relativamente preservada. Níveis muito altos de angiotensina II contraem ambas as arteríolas e podem diminuir acentuadamente a GFR. As catecolaminas suprarrenais (epinefrina e norepinefrina) aumentam direta e preferencialmente o tônus arteriolar aferente, mas geralmente não causam diminuições acentuadas na GFR porque estes agentes aumentam a liberação de renina e formação de angiotensina II. A relativa preservação da TFG durante secreção aumentada de aldosterona ou catecolamina parece pelo menos em parte ser mediada por síntese de prostaglandina induzida pela angiotensina porque ela pode ser bloqueada por inibidores da síntese de prostaglandinas, como anti-inflamatórios não 3 esteroides (NSAIDs). A síntese renal de prostaglandinas vasodilatadoras (PGD_2, PGE_2 e PGI_2) é um importante mecanismo protetor durante períodos de hipotensão sistêmica e isquemia renal.

ANP é liberado dos miócitos atriais em resposta à distensão atrial. ANP é um dilatador direto do músculo liso e antagoniza a ação vasoconstritora da norepinefrina e angiotensina II. Ele dilata preferencialmente a arteríola aferente glomerular, contrai a arteríola eferente glomerular e relaxa as células mesangiais, aumentando efetivamente a GFR (veja Capítulo 49). ANP também inibe ambas, a liberação de renina e a secreção de aldosterona induzida por angiotensina, e antagoniza a ação da aldosterona nos túbulos distais e coletores.

D. Regulações Neuronal e Parácrina

A aferência simpática da medula espinal ao nível de T4–L1 alcança os rins pelos plexos celíaco e renal. Nervos simpáticos inervam o aparelho justaglomerular (β_1) bem como a vasculatura renal (α_1). Esta inervação é em grande parte responsável pelas reduções induzidas por estresse no FSR (adiante). Receptores α_1-adrenérgicos aumentam a reabsorção de sódio nos túbulos proximais, enquanto receptores α_2 diminuem essa reab- 4 sorção e promovem excreção de água. Dopamina e fenoldopam dilatam as arteríolas aferente e eferente pela ativação de receptores D_1. Diferentemente da dopamina, o fenoldopam é seletivo para o receptor D_1. Fenoldopam e infusão de dopamina em baixa dose podem ser capazes de reverter pelo menos parcialmente a vasoconstrição renal induzida pela norepinefrina. A ativação de receptores D_2 em neurônios simpáticos pós-ganglionares pré-sinápticos pode também vasodilatar arteríolas pela inibição da secreção de norepinefrina (*feedback* negativo). Dopamina é formada nas células do túbulo proximal (extraneuronal) a partir de L-3,4-di-hidroxifenilalanina (L-dopa) circulante. A dopamina é liberada para dentro do túbulo, onde ela pode-se ligar a receptores dopaminérgicos para reduzir a reabsorção proximal de Na^+.

Efeitos da Anestesia e Cirurgia sobre a Função Renal

A lesão renal aguda (AKI) é um problema perioperatório comum. Ela ocorre em 1-5% de todos os pacientes hospitalizados e é um contribuinte importante para aumento do tempo de internação, aumentando a morbidade, mortalidade e custo do tratamento. Os pacientes podem desenvolver AKI e insuficiência renal secundariamente à doença renal intrínseca (Tabela 29-2). Os fatores de risco para AKI no contexto perioperatório incluem comprometimento renal preexistente, diabetes melito, doença cardiovascular, hipovolemia e o uso de medicação potencialmente nefrotóxica por pacientes idosos. O índice de risco na Tabela 29-3 identifica fatores de risco pré-operatórios para AKI após cirurgia geral.

Estudos clínicos tentando definir os efeitos de agentes anestésicos sobre a função renal são complicados e difíceis. Entretanto, várias conclusões podem ser declaradas:

5
1. Diminuições reversíveis no RBF, GFR, fluxo urinário e excreção de sódio ocorrem durante anestesias regional e geral.
2. Essas alterações são geralmente menos pronunciadas durante anestesia regional.
3. A maioria destas alterações é indireta e mediada por respostas autonômicas e hormonais à cirurgia e anestesia.
4. AKI é menos provável quando um volume intravascular adequado e uma pressão arterial normal são mantidos.
5. Não há nenhuma evidência de que os anestésicos inalatórios, atualmente utilizados, causem AKI em pacientes. Entretanto, vários estudos relataram que o composto A, um produto de degradação do sevoflurano, produz toxicidade renal quando administrado em baixos fluxos em animais de laboratório.

EFEITOS INDIRETOS

Cardiovasculares

A maioria dos anestésicos inalatórios e intravenosos produz depressão cardíaca ou vasodilatação concentração dependentes; portanto, eles são capazes de diminuir a pressão arterial sistêmica. Dependendo do nível de bloqueio simpático, anestesias espinal ou epidural podem causar uma queda na pressão arterial sistêmica secundária a débito cardíaco diminuído, como resultado do tônus simpático diminuído. Isto leva à acumulação aumentada do sangue e resistência vascular sistêmica diminuída, frequência cardíaca diminuída e débito cardíaco diminuído.

TABELA 29-2 Causas de lesão renal aguda secundária à doença renal intrínseca[1]

Efeitos Vasculares	Efeitos Parenquimatosos Renais
Efeitos hemodinâmicos	**Doenças glomerulares**
Insuficiência renal aguda (p. ex., em pacientes idosos e naqueles tomando NSAIDs	Glomerulonefrite rapidamente progressiva (vasculite sistêmica, lúpus eritematoso sistêmico, outras formas de glomerulonefrite)
Induzidos por agentes de contraste (produzindo vasoconstrição renal e retenção ávida de sal)	Síndrome hemolítico-urêmica
	Crioglobulinemia
Síndrome hepatorrenal	**Hipertensão maligna**
Cirrose (produzindo intensa vasoconstrição renal e retenção de sódio)	Hipertensão primária ("essencial") não tratada
	Glomerulonefrite crônica
Perfusão e autorregulação renais prejudicadas	**Necrose tubular aguda**
IECA, NSAIDs mais	Cirurgia (geral, cardíaca, vascular) Complicações obstétricas
	Sepse
Doença vascular renal aterosclerótica ou hipovolemia	Insuficiência cardíaca aguda
Síndrome de compartimento abdominal	Queimaduras
Pós-operatório de laparotomia exploradora	**Rabdomiólise**
Ascite importante	Pós-esmagamento
Ateroembolismo ("embolia de colesterol")	Intoxicação medicamentosa
Angiografia	*Status epilepticus*
Anticoagulação	**Dano osmótico às células tubulares proximais**
Trombólise	Soluções de imunoglobulina intravenosa contendo sacarose
Embolia renal	**Pielonefrite aguda**
Endocardite	Infecção (p. ex., em pacientes com diabetes e obstrução parcial por necrose papilar)
Trombo cardíaco	**Mieloma**
Trombose de veia renal	Nefropatia de depósito
Malignidade	Doença de deposição de cadeia leve
Síndrome de nefrite preexistente	Amiloidose
	Sepse
	Nefropatia intersticial
	Induzida por droga (aminoglicosídeos, anfotericina e outros)
	Nefrite intersticial aguda
	Nefropatia de urato
	Quimioterapia de leucemia aguda ou linfoma
	Hipercalcemia
	Sarcoidose
	Síndrome de leite-álcali

[1]Dados de Armitage AJ, Tomson C: Acute renal failure. Medicine (UK ed. Abingdon) 2003;31:43.
IECA, inibidor de enzima conversora de angiotensina; NSAIDs, anti-inflamatório não esteroide.

Diminuições na pressão arterial abaixo dos limites da autorregulação reduzem o RBF, GFR, fluxo urinário e excreção de sódio, e este impacto adverso sobre a função renal pode ser revertido pela administração de agentes pressores e líquidos intravenosos.

Neurológicos

Tônus simpático aumentado ocorre comumente no período perioperatório como resultado de ansiedade, dor, anestesia superficial e estimulação cirúrgica. Atividade simpática intensa aumenta a resistência vascular renal e ativa diversos sistemas hormonais (veja a seguir), reduzindo o RBF, GFR e débito urinário.

Endócrinos

Alterações endócrinas durante sedação e anestesia geral são um componente da resposta de estresse induzida por fatores que podem incluir ansiedade, dor, estimulação cirúrgica, depressão circulatória, hipóxia, acidose e hipotermia. Aumentos na epinefrina e norepinefrina, renina, angiotensina II, aldosterona, ADH, hormônio adrenocorticotrópico e cortisol são comuns. Catecolaminas, ADH e angiotensina II todos reduzem o RBF induzindo constrição arterial renal. Aldosterona aumenta a reabsorção de sódio nos túbulos distal e coletor, resultando em retenção de sódio e expansão do compartimento líquido extracelular. Liberação não osmótica de ADH também favorece retenção de água e pode resultar em hiponatremia. 6 A resposta endócrina à cirurgia e anestesia é pelo menos parcialmente responsável pela retenção hídrica transitória vista pós-operatoriamente em muitos pacientes.

EFEITOS DIRETOS DA ANESTESIA

Os efeitos diretos dos anestésicos sobre a função renal são pequenos em comparação aos efeitos secundários descritos anteriormente.

TABELA 29-3 Índice de risco de lesão renal aguda em pacientes submetidos à cirurgia geral[1,2]

Fator de risco
• Idade ≥ 56 anos
• Sexo masculino
• Insuficiência cardíaca congestiva
• Ascite
• Hipertensão
• Cirurgia de emergência
• Cirurgia intraperitoneal
• Insuficiência renal – branda ou moderada[3]
• Diabetes melito – terapia oral ou insulina

[1]Reproduzida, com permissão, de Kheterpal S, Tremper KK, Heung M, et al: Development and validation of an acute kidney injury risk index for patients undergoing general surgery. Results from a national data set. Anesthesiology 2009;110:505.
[2]Classificação do índice de risco é com base no número de fatores de risco presentes: classes I (0-2 fatores de risco), II (3 fatores de risco), III (4 fatores de risco), IV (5 fatores de risco), V (≥ 6 fatores de risco).
[3]Creatinina sérica pré-operatória > 1,2 mg/dL.

Agentes Voláteis

Halotano, sevoflurano, desflurano e isoflurano diminuem a resistência vascular renal. Conforme assinalado previamente, **7** composto A, um produto de degradação do sevoflurano, demonstrou causar dano renal em animais de laboratório. Sua acumulação no circuito de respiração é favorecida por baixos fluxos de gases. Nenhum estudo clínico detectou lesão renal significativa em humanos durante anestesia com sevoflurano; não obstante, algumas autoridades reguladoras recomendam fluxo de gás fresco de pelo menos 2 L/min com sevoflurano a fim de prevenir contra este problema teórico.

Agentes Intravenosos

Opioides e propofol exibem efeitos menores, se algum, sobre o rim quando usados isoladamente. Cetamina afeta minimamente a função renal e pode, diferente de outros agentes anestésicos, preservar a função renal durante hipovolemia aguda. Agentes com atividade bloqueadora α-adrenérgica podem prevenir redistribuição do RBF induzida por catecolaminas. Drogas com atividade antidopaminérgica – como metoclopramida, fenotiazinas e droperidol – podem prejudicar a resposta renal à dopamina. A inibição da síntese de prostaglandinas por NSAIDs, como cetorolaco, previne produção renal de prostaglandinas vasodilatadoras em pacientes com altos níveis de angiotensina II e norepinefrina; atenuação da síntese de prostaglandinas nesta situação pode resultar em AKI. Inibidores da ACE bloqueiam os efeitos protetores da angiotensina II e podem resultar em reduções na GFR durante anestesia.

Outras Drogas

Muitas medicações, incluindo contrastes radiológicos, usados no período perioperatório podem afetar adversamente a função renal, particularmente no contexto de disfunção renal preexistente (Tabela 29-4). Os mecanismos de lesão incluem vasoconstrição, lesão tubular direta, respostas imunológicas e inflamatórias induzidas por drogas e obstrução microvascular ou tubular renal. Além de hidratação intravenosa, pré-tratamento com *N*-acetilcisteína (600 mg oralmente cada 12 h em quatro doses começando antes da administração de contraste) demonstrou diminuir o risco de AKI induzida por contrastes radiológicos em pacientes com disfunção renal preexistente. A ação protetora da *N*-acetilcisteína pode ser decorrentes, das suas propriedades de removedor de radicais livres ou doador de sulfidrila (redutor). Fenoldopam, manitol, diuréticos de alça e infusão de dopamina em baixa dose não ajudam a manter a função renal nem conferem proteção contra AKI, e não foi demonstrado que *N*-acetilcisteína seja protetora no contexto perioperatório, exceto em pacientes que recebem contrastes.

TABELA 29-4 Drogas e toxinas associadas à lesão renal aguda

Tipo de Lesão	Droga ou Toxina
Perfusão renal diminuída	NSAIDs, inibidores de ACE, contraste radiológico, anfotericina B, ciclosporina, tacrolimo
Lesão tubular direta	Aminoglicosídeos, contraste radiológico, anfotericina B, metotrexato, cisplatina, foscarnet, pentamidina, metais pesados, mioglobina, hemoglobina, imunoglobulina intravenosa, inibidores de HIV protease
Obstrução intratubular	Contraste radiológico, metotrexato, aciclovir, sulfas, etilenoglicol, ácido úrico, cocaína, lovastatina
Imunológica–inflamatória	Penicilina, cefalosporinas, alopurinol, NSAIDs, sulfas, diuréticos, rifampicina, ciprofloxacina, cimetidina, inibidores da bomba de prótons, tetraciclina, fenitoína

ACE, enzima conversora de angiotensina.
[1]Reproduzida, com permissão, de Anderson RJ, Barry DW: Clinical and laboratory diagnosis of acute renal failure. Best Pract Res Clin Anaesthesiol 2004;18:1.

EFEITOS DIRETOS DA CIRURGIA

Adicionalmente às alterações fisiológicas associadas à resposta de estresse neuroendócrina à cirurgia, certos procedimentos cirúrgicos **8** podem alterar significativamente a fisiologia renal. O pneumoperitônio produzido durante laparoscopia cria um estado semelhante à síndrome de compartimento abdominal. O aumento na pressão intra-abdominal produz tipicamente oligúria (ou anúria) que, geralmente, é proporcional às pressões de insuflação. Os mecanismos incluem compressão venosa central (veias renal e cava); compressão parenquimatosa renal; débito cardíaco diminuído e aumentos nos níveis plasmáticos de renina, aldosterona e ADH. Síndrome de compartimento abdominal também pode ser produzida por edema tecidual intra-abdominal grave, com um impacto adverso semelhante sobre a função renal pelos mesmos mecanismos (veja Capítulo 39).

Outros procedimentos cirúrgicos que podem prejudicar significativamente a função renal incluem *bypass* cardiopulmonar (veja Capítulo 22), clampeamento transversal da aorta (veja

Capítulo 22), e dissecção perto das artérias renais (veja Capítulo 31). Os efeitos potenciais de procedimentos neurocirúrgicos sobre a fisiologia do ADH encontram-se discutidos nos Capítulos 27 e 49.

Diuréticos

Os diuréticos aumentam o débito urinário ao diminuírem a reabsorção de Na^+ e água. Embora classificados de acordo com o seu mecanismo de ação, muitos diuréticos têm mais de um desses mecanismos; portanto, este sistema de classificação é imperfeito. Apenas os principais mecanismos serão revistos aqui.

A maioria dos diuréticos exerce sua ação sobre a membrana celular luminal a partir de dentro dos túbulos renais. Uma vez que quase todos os diuréticos sejam altamente ligados à proteína, relativamente pouco da droga livre entra nos túbulos por filtração. A maioria dos diuréticos precisa, portanto, ser secretada pelo túbulo proximal (geralmente por meio da bomba de ânions orgânicos) para exercer sua ação. Aporte prejudicado para dentro dos túbulos renais se responsabiliza pela resistência aos diuréticos em pacientes com função renal comprometida.

DIURÉTICOS OSMÓTICOS (MANITOL)

Os diuréticos osmoticamente ativos são filtrados no glomérulo e sofrem reabsorção limitada ou nenhuma no túbulo proximal. Sua presença no túbulo proximal limita a reabsorção passiva de água que, normalmente, acompanha a reabsorção ativa de sódio. Embora o seu principal efeito seja aumentar a excreção de água, em grandes doses os diuréticos osmoticamente ativos também aumentam a excreção de eletrólitos (sódio e potássio). O mesmo mecanismo também prejudica a reabsorção de água e solutos na alça de Henle.

Manitol é o diurético osmótico mais comumente usado. Ele é um açúcar com seis carbonos que, normalmente, sofre pouca ou nenhuma reabsorção. Além do seu efeito diurético, o manitol parece aumentar o FSR. Este último efeito pode remover alguma hipertonicidade medular e interferir com a capacidade de concentração renal. O manitol parece ativar a síntese intrarrenal de prostaglandinas vasodilatadoras. Ele também parece ser um varredor de radicais livres.

Usos

A. Profilaxia Contra Lesão Renal Aguda em Pacientes de Alto Risco

Muitos anestesistas continuam a administrar manitol para proteção renal e, menos frequentemente, para converter insuficiência renal aguda oligúrica em insuficiência renal não oligúrica, com o objetivo de baixar a morbidade e mortalidade associadas. Entretanto, não há evidência de que esse uso do manitol propicie proteção renal, diminua a gravidade da AKI, ou diminua a morbidade ou mortalidade associadas à AKI quando comparado à correção de hipovolemia e preservação de perfusão renal adequada unicamente. Além disso, manitol em alta dose pode ser nefrotóxico, especialmente em pacientes com insuficiência renal.

B. Avaliação de Oligúria Aguda

Manitol aumentará o débito urinário no contexto de hipovolemia, mas terá pouco efeito na presença de lesão grave glomerular ou tubular. Entretanto, a conduta inicial ideal para avaliação de oligúria aguda é corrigir hipovolemia e otimizar o débito cardíaco e a perfusão renal.

C. Redução Aguda da Pressão Intracraniana e Edema Cerebral

Veja Capítulo 27.

D. Redução Aguda da Pressão Intraocular no Período Perioperatório

Veja Capítulo 36.

Posologia Intravenosa

A dose intravenosa de manitol é 0,25-1 g/kg.

Efeitos Colaterais

As soluções de manitol são hipertônicas e aumentam agudamente as osmolalidades plasmática e extracelular. Um desvio rápido de água do intracelular para o extracelular pode aumentar transitoriamente o volume intravascular e precipitar descompensação cardíaca e edema pulmonar em pacientes com reserva cardíaca limitada. Hiponatremia transitória e reduções na concentração de hemoglobina são também comuns e representam hemodiluição aguda, resultando do movimento rápido de água para fora das células; um aumento modesto transitório na concentração de potássio plasmático também pode ser observado. Também é importante assinalar que a hiponatremia inicial não representa hiposmolalidade, mas reflete a presença de manitol (veja Capítulo 49). Se as perdas de líquido e eletrólitos não forem repostas depois da diurese, a administração de manitol pode resultar em hipovolemia, hipopotassemia e hipernatremia. A hipernatremia ocorre, porque água é perdida, excedendo o sódio. Conforme mencionado anteriormente, manitol em alta dose pode ser nefrotóxico, especialmente em pacientes com insuficiência renal.

DIURÉTICOS DE ALÇA

Os diuréticos de alça incluem a furosemida (Lasix), bumetanida (Bumex), ácido etacrínico (Edecrin) e torsemida (Demadex). Todos os diuréticos de alça inibem a reabsorção de Na^+ e Cl^- no ramo ascendente grosso. A reabsorção de sódio nesse local requer que todos os quatro locais na proteína transportadora luminal Na^+–K^+–2Cl estejam ocupados. Os diuréticos de alça competem com Cl^- pelo seu local de ligação na proteína transportadora (veja Figura 29-4). Com um efeito máximo, eles podem promover excreção de 15-20% da carga de sódio filtrada. Ambas as capacidades de concentração urinária e diluição urinária são prejudicadas. As grandes quantidades de Na^+ e Cl^- apresentadas ao néfron distal sobrepujam sua limitada capacidade reabsortiva. A urina resultante permanece hipotônica, provavelmente em razão das altas taxas de fluxo urinário que impedem equilíbrio com a medula renal hipertônica ou em decorrência da interferência com a ação do ADH sobre os túbulos coletores. Um aumento pronunciado na diurese pode ocorrer quando um diurético de alça é combinado com um diurético tiazídico, especialmente metolazona.

Os diuréticos de alça também aumentam a excreção de cálcio e magnésio. Ácido etacrínico é o único diurético de alça que não é um derivado de sulfa, e assim pode ser o diurético de escolha em pacientes alérgicos a drogas sulfas. Torsemida pode ter uma ação anti-hipertensiva independente do seu efeito diurético.

Usos

A. Estados Edematosos (Sobrecarga de Sódio)

Estas doenças incluem insuficiência cardíaca, cirrose, a síndrome nefrótica e insuficiência renal. Quando dados intravenosamente, estes agentes podem rapidamente reverter manifestações cardíacas e pulmonares de sobrecarga líquida.

B. Hipertensão

Diuréticos de alça podem ser usados como adjuntos a outros agentes hipotensores, particularmente quando tiazidas (adiante) sozinhas são inefetivas.

C. Avaliação de Oligúria Aguda

A resposta a uma pequena dose (10-20 mg) de furosemida pode ser útil para diferenciar entre oligúria resultando de hipovolemia e oligúria resultando da redistribuição do RBF para os néfrons justamedulares. Pouca ou nenhuma resposta é vista com hipovolemia, enquanto retomada de débito urinário normal ocorre com a última. Entretanto, a abordagem inicial ideal para a avaliação de oligúria aguda consiste em corrigir hipovolemia e otimizar débito cardíaco e perfusão renal.

D. Conversão de Insuficiência Renal Oligúrica em Insuficiência Não Oligúrica

Como ocorre com o manitol, discutido anteriormente, muitos anestesistas continuam a administrar diuréticos de alça para proteção renal, e para converter insuficiência renal aguda oligúrica, em insuficiência renal não oligúrica, apesar da falta de evidência de que esse uso forneça proteção renal, diminua a gravidade da AKI, ou diminua a morbidade e mortalidade associadas à AKI, quando comparado à correção de hipovolemia e manutenção de perfusão renal adequada.

E. Tratamento de Hipercalcemia

Veja Capítulo 49.

F. Correção Rápida de Hiponatremia

Veja Capítulo 49.

Posologias Intravenosas

As doses intravenosas são furosemida, 10-100 mg; bumetanida, 0,5-1 mg; ácido etacrínico, 50-100 mg; e torsemida 10-100 mg.

Efeitos Colaterais

Aporte aumentado de Na^+ aos túbulos distais e coletores aumenta a secreção de K^+ e H^+ nesses locais e pode resultar em hipopotassemia e alcalose metabólica. Perdas acentuadas de Na^+ também levarão à hipovolemia e azotemia pré-renal; hiperaldosteronismo secundário muitas vezes acentua a hipopotassemia e alcalose metabólica. Perda urinária de cálcio e magnésio promovida por diuréticos de alça pode resultar em hipocalcemia ou hipomagnesemia, ou ambas. Hipercalciúria pode resultar em formação de cálculo. Hiperuricemia pode resultar da reabsorção aumentada de urato e da inibição competitiva da secreção de urato no túbulo proximal. Perda auditiva reversível e irreversível foi descrita com diuréticos de alça, especialmente furosemida e ácido etacrínico.

DIURÉTICOS TIAZÍDICOS E SEMELHANTES

Este grupo de agentes inclui tiazidas, contendo uma estrutura molecular de benzotiadiazina, e também drogas semelhantes a tiazidas com ações semelhantes, mas sem a estrutura benzotiadiazina, incluindo a clortalidona (Thalitone), quinetazona (Hydromox), metolazona (Zaroxolyn) e indapamida (Lozol). Estes diuréticos atuam no túbulo distal, incluindo o segmento conector, e a inibição da reabsorção de sódio neste local prejudica a capacidade de diluição, mas não a de concentração. Eles competem pelo local do Cl^- na proteína transportadora de Na^+–Cl^-. Quando dados isoladamente, este grupo de diuréticos aumenta apenas 3-5% da carga filtrada de Na^+ em razão da reabsorção de Na^+ compensadora nos túbulos coletores. Eles também possuem atividade inibidora da anidrase carbônica no túbulo proximal, que é geralmente mascarada pela reabsorção de sódio na alça de Henle e que, provavelmente, é responsável pela acentuada diurese frequentemente vista quando eles são combinados com diuréticos de alça. Em contraste com seus efeitos sobre a excreção de sódio, os diuréticos tiazídicos e semelhantes aumentam a reabsorção de Ca^{2+} no túbulo distal. A indapamida tem algumas propriedades vasodilatadoras e é o único diurético do grupo com importante excreção hepática.

Usos

A. Hipertensão

Diuréticos tiazidicos e semelhantes são, muitas vezes, selecionados como agentes de primeira linha no tratamento de hipertensão (veja Capítulo 21), e foi demonstrado que nesta doença, eles melhoram os resultados a longo prazo.

B. Distúrbios Edematosos (Sobrecarga de Sódio)

Estas drogas são usadas para tratar edema leve a moderado e insuficiência cardíaca congestiva relacionada com sobrecarga leve à moderada de sódio.

C. Hipercalciúria

Diuréticos tiazidas e semelhantes são frequentemente usados para diminuir a excreção de cálcio e formação de cálculos renais em pacientes com hipercalciúria.

D. Diabetes Insípido Nefrogênico

A eficácia destes agentes nesta doença reflete sua capacidade de prejudicar a capacidade de diluição e aumentar a osmolalidade urinária (veja Capítulo 49).

Posologias Intravenosas

Estes agentes são dados apenas por via oral.

Efeitos Colaterais

Embora os diuréticos tiazídicos e semelhantes forneçam menos sódio aos túbulos coletores do que os diuréticos de alça, o aumento na excreção de sódio é suficiente para aumentar a secreção de K^+ e frequentemente resulta em hipopotassemia. Secreção aumentada de H^+ também pode ocorrer, resultando em alcalose metabólica. Comprometimento da capacidade renal de diluição pode produzir hiponatremia. Hiperuricemia, hiperglicemia, hipercalcemia e hiperlipidemia também podem ser vistas.

DIURÉTICOS POUPADORES DE POTÁSSIO

Estes são diuréticos fracos e caracteristicamente não aumentam a excreção de potássio. Os diuréticos poupadores de potássio inibem a reabsorção de Na^+ nos túbulos coletores e, por essa razão, podem maximamente excretar apenas 1-2% da carga filtrada de Na^+. Eles são geralmente empregados em conjunção com diuréticos mais potentes em razão do seu efeito poupador de potássio.

1. Antagonistas da Aldosterona (Espironolactona e Eplerenona)

A espironolactona (Aldactone) e a eplerenona são antagonistas diretos dos receptores à aldosterona nos túbulos coletores. Elas inibem a reabsorção de Na^+ e secreção de K^+ mediadas pela aldosterona. Foi demonstrado que ambos os agentes melhoram a sobrevida em pacientes com insuficiência cardíaca crônica. Aldosterona pode produzir ginecomastia em homens em razão de suas propriedades antiandrogênicas.

Usos

Estes agentes podem ser usados como adjuvantes no tratamento de estados edematosos refratários associados a hiperaldosteronismo secundário (veja Capítulo 49). Espironolactona é particularmente efetiva em pacientes com ascite relacionada com doença hepática avançada. Eles se tornaram parte do tratamento clínico padrão de insuficiência cardíaca congestiva.

Posologia Intravenosa

Estes agentes são apenas administrados por via oral.

Efeitos Colaterais

Estes agentes podem resultar em hiperpotassemia em pacientes com alta ingestão de potássio ou insuficiência renal e naqueles que estão recebendo β-bloqueadores ou ACE. Acidose metabólica também pode ser vista. A eplerenona não tem os efeitos colaterais de ginecomastia e disfunção sexual.

2. Diuréticos Poupadores de Potássio Não Competitivos

Triantereno (Dyrenium) e amilorida (Midamor) não são dependentes da atividade de aldosterona no túbulo coletor. Eles inibem a reabsorção de Na^+ e secreção de K^+ diminuindo o número de canais de sódio abertos na membrana luminal dos túbulos coletores. Amilorida pode também inibir a atividade da bomba Na^+–K^+-ATPase no túbulo coletor.

Usos

Em pacientes com hipertensão, estes agentes são frequentemente combinados com uma tiazida para minimizar a hipopotassemia produzida pelo outro agente. Eles têm sido combinados a diuréticos de alça, mais potentes, em pacientes com insuficiência cardíaca congestiva com perda acentuada de potássio.

Posologias Intravenosas

Estes agentes só são administrados oralmente.

Efeitos Colaterais

Amilorida e triantereno podem causar hiperpotassemia e acidose metabólica semelhante àquelas vistas com espironolactona (veja anteriormente). Ambos também podem causar náusea, vômito e diarreia. Amilorida é geralmente associada a menos efeitos colaterais, mas parestesias, depressão, fraqueza muscular e cãibras podem, ocasionalmente, aparecer. Triantereno em raras ocasiões resultou em cálculos renais e é potencialmente nefrotóxico, particularmente quando combinado com NSAIDs.

INIBIDORES DA ANIDRASE CARBÔNICA

Inibidores de anidrase carbônica, como acetazolamida (Diamox), interferem com a reabsorção de Na^+ e secreção de H^+ nos túbulos proximais. Eles são diuréticos fracos, porque o primeiro efeito é limitado pela capacidade reabsortiva dos segmentos mais distais dos néfrons. Contudo, estes agentes interferem significativamente com a secreção de H^+ no túbulo proximal e prejudicam a reabsorção de HCO_3^-.

Usos

A. Correção de Alcalose Metabólica em Pacientes Edematosos

Inibidores de anidrase carbônica, muitas vezes, potencializam os efeitos de outros diuréticos.

B. Alcalinização da Urina

Alcalinização aumenta a excreção urinária de componentes fracamente ácidos, como ácido úrico.

C. Redução da Pressão Intraocular

Inibição da anidrase carbônica nos processos ciliares reduz a formação de humor aquoso e, secundariamente, a pressão intraocular. Inibidores da anidrase carbônica, incluindo acetazolamida oral ou intravenosa, metazolamida oral (Neptazane), e colírios de benzolamida (Azopt) e dorzolamida (Trusopt), são frequentemente usados para tratar glaucoma.

Posologia Intravenosa

A dose intravenosa da acetazolamida é de 250-500 mg.

Efeitos Colaterais

Os inibidores de anidrase carbônica geralmente produzem apenas uma branda acidose metabólica hiperclorêmica, em razão de um efeito aparentemente limitado sobre o néfron distal. Foi descrito que grandes doses de acetazolamida causaram sonolência, parestesias e confusão. Alcalinização da urina pode interferir com a excreção de drogas aminas, como quinidina. Acetazolamida é frequentemente usada como profilaxia contra o mal das montanhas.

OUTROS "DIURÉTICOS"

Estes agentes podem aumentar a GFR, elevando o débito cardíaco ou a pressão arterial, desse modo aumentando o RBF. As drogas nesta categoria não são classificadas primariamente como diuréticos em razão das suas outras ações principais. Elas incluem metilxantinas (teofilina), glicosídeos cardíacos (digital), fenoldopam (Corlopam), inotrópicos (dopamina, dobutamina) e infusões cristaloides e coloides intravenosas. As metilxantinas também parecem diminuir a reabsorção de sódio nos túbulos renais proximal e distal.

DISCUSSÃO DE CASO

Oligúria Intraoperatória

Uma mulher de 58 anos está sendo operada de histerectomia radical sob anestesia geral. Ela estava em boa saúde antes do diagnóstico de carcinoma do útero. Um cateter urinário de demora é colocado depois da indução de anestesia geral. O débito urinário total foi de 60 mL nas primeiras 2 h de cirurgia. Depois da terceira hora de cirurgia, apenas 5 mL de urina são notados no reservatório de drenagem.

Deve o anestesista ficar preocupado?

Diminuições no débito urinário durante anestesia são muito comuns. Embora diminuições possam ser esperadas em razão dos efeitos fisiológicos da cirurgia e anestesia, um débito urinário de menos de 20 mL/h em adultos geralmente exige avaliação.

Que problemas devem ser analisados?

As seguintes perguntas devem ser respondidas:

1. Há um problema com o cateter urinário e o sistema de drenagem?
2. Os parâmetros hemodinâmicos são compatíveis com função renal adequada?
3. Poderia a diminuição no débito urinário ser diretamente relacionado com manipulações cirúrgicas?

Como podem o cateter urinário e o sistema de drenagem ser avaliados intraoperatoriamente?

Colocação incorreta do cateter não é incomum e deve ser suspeitada se tiver ocorrido uma ausência total de fluxo de urina desde o momento da inserção do cateter. O cateter pode ter sido inadvertidamente colocado e inflado na uretra em homens ou na vagina em mulheres. Deslocamento, dobra, obstrução ou desconexão do cateter da tubulação do reservatório podem todas se apresentar com características semelhantes a este caso, com cessação completa ou quase completa do fluxo urinário. O diagnóstico desses problemas mecânicos exige reconstituir e inspecionar o caminho da urina (muitas vezes embaixo dos campos cirúrgicos) desde o cateter até o reservatório de coleta. Obstrução do cateter pode ser confirmada por uma incapacidade de irrigar a bexiga com soro fisiológico pelo cateter.

Que parâmetros hemodinâmicos devem ser avaliados?

Diminuição do débito urinário perioperatório normalmente é resultado de alterações hormonais e hemodinâmicas. Em muitos casos, uma diminuição no volume intravascular (hipovolemia), débito cardíaco ou pressão arterial média é responsável. Redistribuição do fluxo sanguíneo renal do córtex renal para a medula pode também desempenhar um papel.

Depleção do volume intravascular pode-se desenvolver rapidamente, quando a reposição líquida intravenosa não equivale à perda sanguínea intraoperatória e perda hídrica insensível. Oligúria exige avaliação cuidadosa do volume intravascular para excluir hipovolemia. Um aumento no débito urinário em seguida a um *bolus* hídrico intravenoso é altamente sugestivo de hipovolemia. Em contraste, oligúria em pacientes com uma história de insuficiência cardíaca congestiva pode exigir inotrópicos, vasodilatadores ou diuréticos. A situação do volume intravascular é, muitas vezes, difícil de otimizar. Quando determinação acurada da condição hemodinâmica e de volume é importante, como em pacientes com comorbidade cardíaca, renal ou hepática avançadas, a terapia hemodinâmica e a hidratação devem ser realizadas com metodologia dirigida para objetivos, como utilizando análise do contorno da onda de pulso (Δ PP: LIDCO Rapid, Vigíleo FloTrak), doppler esofágico ou ecocardiografia transesofágica (veja Capítulo 5). Além de fornecer avaliação mais exata da volemia e da hemodinâmica do paciente do que a obtida com monitoramento da pressão venosa central, estas modalidades evitam os riscos associados a procedimentos de acesso venoso central e com colocação e uso de cateter de artéria pulmonar.

Quando a pressão arterial média cai abaixo do limite inferior da autorregulação renal (80 mmHg), o fluxo urinário se torna dependente da pressão. Isto pode ser particularmente verdadeiro em pacientes com hipertensão sistêmica crônica, em que a autorregulação renal ocorre em pressões arteriais médias mais altas. Reduções na profundidade da anestesia, *bolus* líquidos intravenosos ou a administração de um vasopressor ou inotrópico pode aumentar a pressão arterial e o débito urinário nesses casos.

Pacientes normais sob todos os outros aspectos podem exibir débito urinário diminuído apesar de volume intravascular, débito cardíaco e pressão arterial média normais. Uma dose pequena de um diurético de alça (p. ex., furosemida, 5-10 mg) geralmente restaura o fluxo urinário nesses casos – embora essa terapia não confira proteção contra lesão renal aguda.

De que modo o ato cirúrgico pode influenciar o débito urinário?

Além da resposta neuroendócrina à cirurgia, fatores mecânicos relacionados com a própria cirurgia podem alterar o débito urinário. Isto é particularmente verdadeiro durante cirurgia pélvica, quando a compressão da bexiga por afastadores, cistotomia não intencional e ligadura ou secção de um ou ambos os ureteres podem afetar dramaticamente o débito urinário. Compressão por afastadores combinada com uma posição de cefalodeclive (Trendelenburg) pode impedir o esvaziamento da bexiga. Pressão excessiva sobre a bexiga frequentemente produzirá hematúria.

Quando problemas mecânicos com o sistema de drenagem do cateter urinário e fatores hemodinâmicos forem excluídos (veja anteriormente), uma explicação cirúrgica deve ser procurada. O cirurgião deve ser notificado para que a posição dos afastadores seja checada, os ureteres identificados, e seu trajeto reconstituído na área operatória. Corantes azul de metileno ou índigo-carmim intravenosos (excretados na urina) são úteis para identificar o local de uma cistotomia não intencional ou a extremidade de um ureter seccionado. Notar que o aparecimento de corante no reservatório de drenagem urinária não exclui ligadura unilateral de um ureter. Azul de metileno e, em muito menor extensão, índigo-carmim podem transitoriamente dar leituras falsamente baixas de SpO_2 (veja Capítulo 6). Excessiva pressão de insuflação durante procedimentos laparoscópicos pode resultar em síndrome de compartimento abdominal, reduzindo o fluxo sanguíneo renal.

Qual foi o resultado?

Depois que a integridade do cateter urinário e do sistema de drenagem foi checada, 2 L de solução de Ringer lactato junto com 250 mL de albumina 5% e 10 mg de furosemida foram administrados intravenosamente, mas deixaram de aumentar o débito urinário. Índigo-carmim foi administrado intravenosamente, e a extremidade proximal de um ureter seccionado foi identificada. Um urologista foi chamado, e o ureter foi anastomosado.

LEITURA SUGERIDA

Bellomo R: Acute renal failure. Semin Respir Crit Care Med 2011;32:639.

Bellomo R, Ronco C, Kellum JA, et al: Acute renal failure–definition, outcome measures, animal models, fluid therapy and information technology needs: The Second International Consensus. Conference of the Acute Dialysis Quality Initiative (ADQI) Group. Crit Care 2004;8:R204.

Brienza N, Giglio MT, Marucci M, Fiore T: Does perioperative hemodynamic optimization protect renal function in surgical patients? A meta-analytic study. Crit Care Med. 2009;37:2079.

Craig RG, Hunter JM: Recent developments in the perioperative management of adult patients with chronic kidney disease. Br J Anaesth. 2008;101:296.

Devarajan P: Biomarkers for the early detection of acute kidney injury. Curr Opin Pediatr 2011;23:194.

Ford DJ, Cullis B, Denton M: Dopaminergic and pressor agents in acute renal failure. In: Wilcox CS (editor): *Therapy in Nephrology & Hypertension,* 3rd ed. Saunders, 2008;13.

Goldstein SL, Chawla LS: Renal angina. Clin J Am Soc Nephrol 2010;5:943.

House AA, Haapio M, Lassus J, et al: Pharmacological management of cardiorenal syndromes. Int J Nephrol 2011;2011:630.

Kheterpal S, Tremper KK, Heung M, et al: Development and validation of an acute kidney injury risk index for patients undergoing general surgery. Results from a national data set. Anesthesiology 2009;110:505.

Kim IB, Prowle J, Baldwin I, et al: Incidence, risk factors and outcome associations of intra-abdominal hypertension in critically ill patients. Anaesth Intensive Care 2012;40:79.

Mandelbaum T, Scott DJ, Lee J, et al: Outcome of critically ill patients with acute kidney injury using the Acute Injury Network criteria. Crit Care Med 2011;39:2659.

McCullough PA: Radiocontrast-induced acute kidney injury. Nephron Physiol 2008;109:61.

Mehta RL, Kellum JA, Shah SV, et al: Acute Kidney Injury Network: Report of an initiative to improve outcomes in acute kidney injury. Crit Care 2007;11:R31.

Mohmand H, Goldfarb S: Renal dysfunction associated with intra-abdominal hypertension and the abdominal compartment syndrome. J Am Soc Nephrol 2011;22:615.

Noor S, Usami A: Postoperative renal failure. Clin Geriatric Med 2008;24:721.

Ricci Z, Cruz DN, Ronco C: Classification and staging of acute kidney injury: Beyond the RIFLE and AKIN criteria. Nature Rev Nephrol 2011;7:201.

Story DA: Postoperative mortality and complications. Best Pract Res Clin Anaesthesiol 2011;25:319.

Walbaum D, Kluth D: Clinical assessment of renal disease. Medicine (UK ed. Abingdon) 2007; 35:353.

Weisbord SD, Palevsky PM: Strategies for the prevention of contrast-induced acute kidney injury. Curr Opin Nephrol Hypertens 2010;19:539-549.

CAPÍTULO

30

Anestesia para Pacientes com Doença Renal

CONCEITOS-CHAVE

1. A utilidade da medida da creatinina sérica como indicador da taxa de filtração glomerular (GFR) é limitada em doença crítica: a taxa de produção de creatinina e seu volume de distribuição podem ser anormais no paciente criticamente enfermo, e a concentração de creatinina sérica frequentemente não reflete acuradamente a GFR no desequilíbrio fisiológico da insuficiência renal aguda (AKI).
2. Medição da *clearance* de creatinina é o método mais acurado disponível para avaliar clinicamente a função renal global.
3. Foi descrito que o acúmulo de metabólitos da morfina e da meperidina prolonga a depressão respiratória em pacientes com insuficiência renal.
4. Succinilcolina pode ser usada com segurança em pacientes com insuficiência renal na ausência de hiperpotassemia no momento da indução.
5. Sobrecarga de líquido extracelular a partir de retenção de sódio, em associação à demanda cardíaca aumentada imposta por anemia e hipertensão, torna os pacientes com doença renal terminal particularmente propensos à insuficiência cardíaca congestiva e edema pulmonar.
6. Esvaziamento gástrico retardado secundário à neuropatia autonômica pode predispor os pacientes à aspiração perioperatória.
7. Ventilação controlada deve ser considerada em pacientes com insuficiência renal. Anestesia geral com ventilação espontânea ou assistida inadequadas com hipercarbia progressiva pode resultar em acidose respiratória que pode exacerbar acidemia preexistente, levar à depressão circulatória grave e aumentar perigosamente a concentração de potássio sérico.
8. Manejo anestésico correto dos pacientes com insuficiência renal é tão crítico quanto o manejo daqueles com falência renal franca, especialmente durante procedimentos associados a uma incidência relativamente alta de insuficiência renal pós-operatória, como cirurgia cardíaca e de aorta.
9. Depleção de volume intravascular, sepse, icterícia obstrutiva, lesões por esmagamento e toxinas renais, como contraste iônico, certos antibióticos, inibidores da enzima conversora de angiotensina e NSAIDs são importantes fatores de risco para deterioração aguda da função renal.
10. Proteção renal com hidratação adequada e manutenção do fluxo sanguíneo renal está indicada nos pacientes em alto risco, lesão renal aguda (LRA) e insuficiência renal aguda (IRA) submetidos a procedimentos cardíacos, grandes cirurgias aórticas e outros procedimentos cirúrgicos associados à importante transgressão fisiológica. O uso de manitol, infusão de baixa dose de dopamina, diuréticos de alça ou fenoldopam para proteção renal é controverso e sem prova conclusiva de eficácia.

A insuficiência renal aguda (IRA) é um problema comum, com uma incidência de até 5% em todos os pacientes hospitalizados e até 8% em pacientes criticamente doentes. IRA pós-operatória pode ocorrer em 1% ou mais dos pacientes de cirurgia geral, e até 30% dos pacientes submetidos a procedimentos cardiotorácicos e vasculares. IRA perioperatória aumenta grandemente os custos de hospitalização, a taxa de mortalidade e a morbidade perioperatórias, por meio de distúrbios hídrico-eletrolíticos, grandes eventos cardiovasculares, infecção e sepse e hemorragia gastrointestinal. Os fatores de risco para IRA perioperatória incluem doença renal preexistente, hipertensão, diabetes melito, doença hepática, sepse, trauma, hipovolemia, mieloma múltiplo e idade acima de 55 anos. O risco de IRA perioperatória também é aumentado pela exposição a agentes nefrotóxicos , como drogas anti-inflamatórias não esteróides (NSAIDs), agentes de radiocontraste e antibióticos (veja Tabela 29-4). Ao confrontar anormalidades na função renal, o clínico deve possuir uma compreensão completa do diagnóstico diferencial da IRA (**Figura 30-1**).

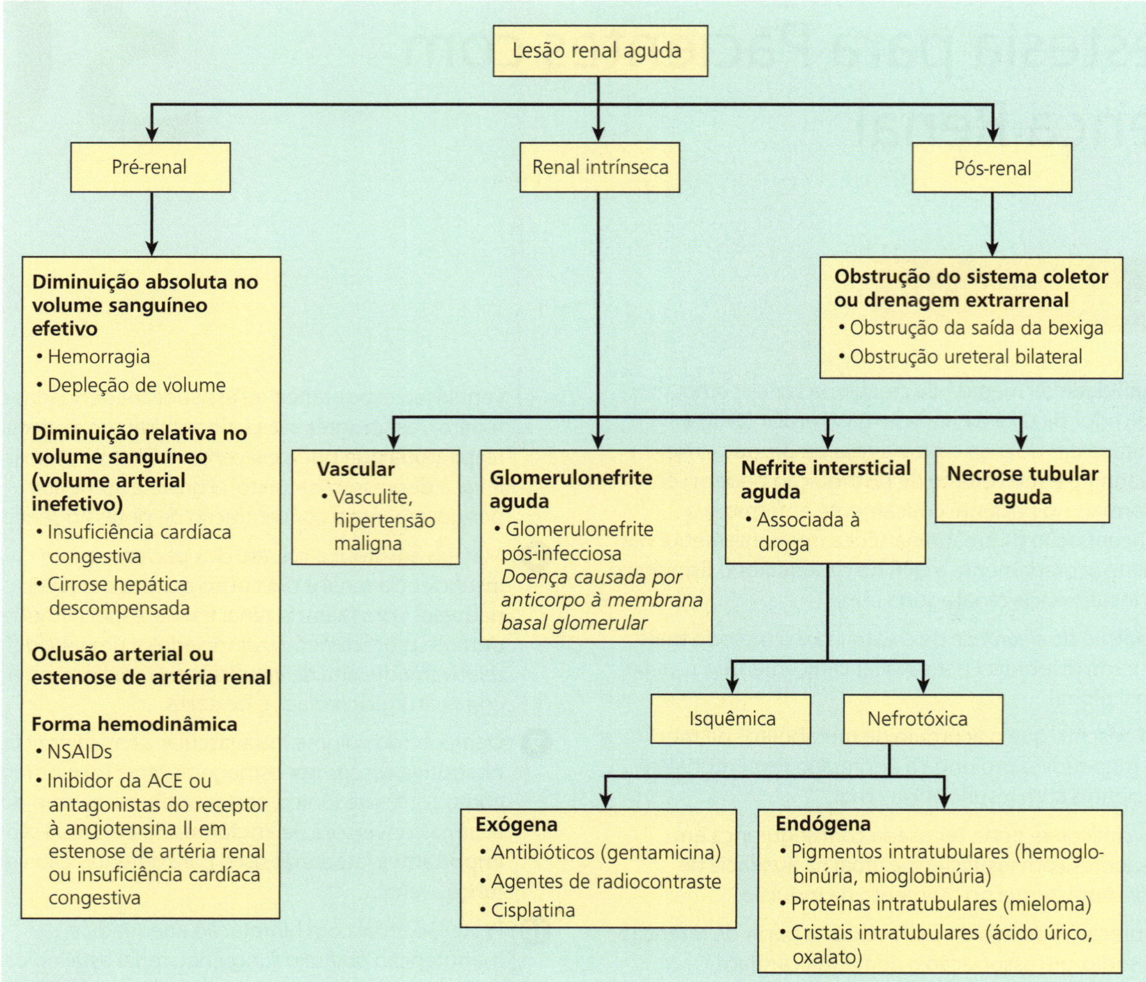

FIGURA 30-1 Diagnóstico diferencial de lesão renal aguda. ACE, enzima conversora de angiotensina; NSAID, anti-inflamatório não esteroide. (Reproduzida, com permissão, de Lameire N, Van Biesen W, Vanholder R: Acute renal failure. Lancet 2005;29:417.)

Avaliação da Função Renal

Comprometimento renal pode ser decorrente de disfunção glomerular, disfunção tubular ou obstrução do trato urinário. Uma vez que as anormalidades da função glomerular causem os maiores transtornos e sejam mais facilmente detectáveis, os testes laboratoriais mais úteis utilizados atualmente são aqueles relacionados com avaliação da taxa de filtração glomerular (GFR). Avaliação clínica precisa da função renal é, muitas vezes, difícil e depende fortemente de exames laboratoriais , como o *clearance* de creatinina (Tabela 30-1). Dois sistemas de classificação de AKI são úteis para definir e estadiar o grau de disfunção renal; estes são os critérios RIFLE da *Acute Dialysis Quality Initiative* (Figura 30-2) e o sistema de estadiamento *(Acute Kidney Injury Network)* (Tabela 30-2). Muitas pesquisas estão atualmente avaliando biomarcadores plasmáticos e urinários associados à AKI, como cistatina C, lipocalina associada à gelatinase dos neutrófilos, interleucina-18 e molécula de lesão renal-1. É provável que biomarcadores venham a desempenhar um papel proeminente no futuro próximo para diagnóstico, estadiamento e avaliação prognóstica de AKI.

TABELA 30-1 Gravidade da lesão renal de acordo com a função glomerular

	Clearance de Creatinina (mL/min)
Normal	100-120
Reserva renal diminuída	60-100
Comprometimento renal brando	40-60
Insuficiência renal moderada	25-40
Falência renal	< 25
Doença renal terminal[1]	< 10

[1]Este termo se aplica a pacientes com insuficiência renal crônica.

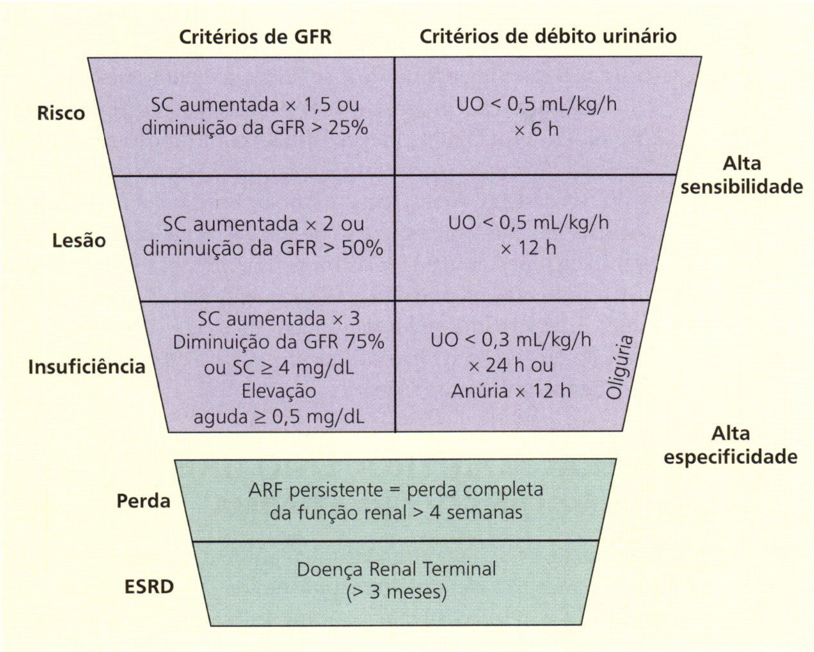

FIGURA 30-2 Critérios RIFLE para lesão renal aguda. ARF, insuficiência renal aguda; GFR, taxa de filtração glomerular; SC, concentração de creatinina sérica; UO, débito urinário. (Reproduzida, com permissão, de Bellomo R, Ronco C, Kellum JA, et al: Acute renal failure–definition, outcome measures, animal models, fluid therapy and information technology needs: The Second International Consensus Conference of the Acute Dialysis Quality Initiative (ADQI) Group. Crit Care 2004;8:R204.)

NITROGÊNIO UREICO SANGUÍNEO

A principal fonte de ureia no corpo é o fígado. Durante catabolismo proteico, amônia é produzida a partir da desaminação de aminoácidos. A conversão hepática da amônia em ureia evita a acumulação de níveis tóxicos de amônia:

$$2NH_3 + CO_2 \rightarrow H_2N\text{–}CO\text{–}NH_2 + H_2O$$

O nitrogênio ureico sanguíneo (BUN) é, portanto, diretamente relacionado com o catabolismo proteico e inversamente relacionado com a filtração glomerular. Como resultado, o BUN não é um indicador confiável da GFR a não ser que o catabolismo de proteína seja normal e constante. Além disso, 40-50% da ureia filtrada é, normalmente, reabsorvida passivamente pelos túbulos renais; hipovolemia aumenta esta fração.

A concentração normal de BUN é 10-20 mg/dL. Valores mais baixos podem ser vistos com inanição ou doença hepática; elevações geralmente resultam de diminuições na GFR ou aumentos no catabolismo proteico. Este último pode ser decorrente de um estado de alto catabolismo (trauma ou sepse), degradação de sangue no trato gastrointestinal ou em um grande hematoma, ou uma dieta rica em proteína. Concentrações de BUN acima de 50 mg/dL são geralmente associadas a comprometimento da função renal.

CREATININA SÉRICA

A creatinina é um produto do metabolismo muscular que é convertido não enzimaticamente. A produção de creatinina na maioria das pessoas é relativamente constante e relacionada com massa muscular, sendo em média 20-25 mg/kg em homens e 15-20 mg/kg em mulheres. A creatinina é a seguir filtrada (e em pequena extensão secretada), mas não reabsorvida nos rins. A concentração de creatinina sérica é, portanto, diretamente relacionada com a massa muscular, mas inversamente relacionada com a filtração glomerular (Figura 30-3). Uma vez que a massa muscular corporal seja geralmente relativamente constante, medições da creatinina sérica são geralmente índices confiáveis da GFR no paciente sadio. Entretanto, a utilidade 1 de uma única medição da creatinina sérica, como indicador da GFR, é limitada em doença crítica: a taxa de produção de creatinina e o seu volume de distribuição podem ser anormais

TABELA 30-2 Sistema de estadiamento da Rede de Lesão Renal Aguda (AKIN) para lesão renal aguda[1]

Estádio	Critérios de Creatinina Sérica	Critérios de Débito Urinário
1	Aumento na creatinina sérica de ≥ 0,3 mg/dL (≥ 26,4 μmol/L) ou aumento para ≥ 150-200% (1,5 a 2 vezes) o valor básico	Menos de 0,5 mL/kg/h durante mais de 6 h
2	Aumento na creatinina sérica ≥ 200-300% (> 2 a 3 vezes) o valor básico	Menos de 0,5 mL/kg/h durante mais de 12 h
3	Aumento na creatinina sérica para > 300% (> 3 vezes) do valor básico (ou creatinina sérica de ≥ 4 mg/dL [354 μmol/L] com um aumento agudo de pelo menos 0,5 mg/dL [44 μmol/L])	Menos de 0,3 mL/kg/h durante 24 h ou anúria durante 12 h

[1]Reproduzida, com permissão, de Mehta RL, Kellum JA, Shah SV, et al: Acute Kidney Injury Network: Report of an initiative to improve outcomes in acute kidney injury. Crit Care 2007;11:R31.

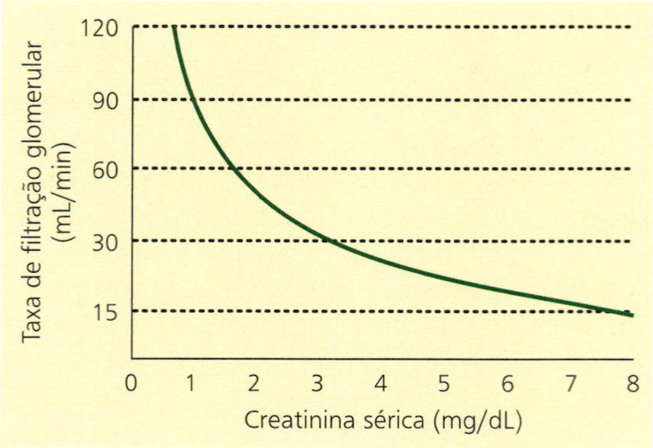

FIGURA 30-3 Relação entre a concentração de creatinina sérica e a taxa de filtração glomerular.

no paciente criticamente doente, e uma única medição de creatinina sérica frequentemente não refletirá acuradamente a GFR no desequilíbrio fisiológico da AKI.

A concentração normal de creatinina sérica é de 0,8-1,3 mg/dL em homens e de 0,6-1 mg/dL em mulheres. Observar na Figura 30-3 que cada duplicação da creatinina sérica representa uma redução de 50% na GFR. Grandes refeições de carne, terapia com cimetidina e aumentos no acetoacetato (como durante cetoacidose) podem aumentar as medições de creatinina sem uma alteração na GFR. Refeições de carne aumentam a carga de creatinina, e altas concentrações de acetoacetato interferem com o método laboratorial mais comum de medição da creatinina. Cimetidina parece inibir secreção de creatinina pelos túbulos renais.

A GFR declina com o aumento da idade na maioria dos indivíduos (5% por década depois da idade de 20 anos), mas como a massa muscular também declina, a creatinina sérica permanece relativamente normal; a produção de creatinina pode diminuir para 10 mg/kg. Assim em pacientes idosos, pequenos aumentos na creatinina sérica podem representar grandes alterações na GFR. Usando idade e peso corporal magro (em quilogramas), a GFR pode ser estimada pela seguinte fórmula em homens:

$$\textit{Clearance}\text{ de creatinina} = \frac{[(140 - \text{idade}) \times \text{peso corporal magro}]}{(72 \times \text{creatinina plasmática})}$$

Em mulheres, esta equação deve ser multiplicada por 0,85 para compensar por uma menor massa muscular.

A concentração de creatinina sérica requer 48-72 h para se equilibrar em novo nível após alterações agudas na GFR.

CLEARANCE DE CREATININA

2 A medição do *clearance* de creatinina é o método mais exato disponível para avaliar clinicamente a função renal (na realidade, a GFR). Embora as medições sejam geralmente realizadas ao longo de 24 h, determinações do *clearance* de creatinina são razoavelmente precisas e fáceis de realizar. Comprometimento brando da função renal geralmente resulta em *clearance* de creatinina de 40-60 mL/min. *Clearances* entre 25 e 40 mL/min produzem moderada disfunção renal e quase sempre causam sintomas. *Clearances* de creatinina de menos de 25 mL/min são indicadoras de insuficiência renal franca.

Doença renal progressiva aumenta a secreção de creatinina no túbulo proximal. Como resultado, com função renal declinante o *clearance* de creatinina progressivamente superestima a GFR verdadeira. Além disso, preservação relativa da GFR pode ocorrer inicialmente no curso de doença renal progressiva em razão da hiperfiltração renal compensadora nos néfrons restantes e aumentos na pressão de filtração glomerular. Por essas razões é importante procurar outros sinais de deterioração da função renal , como hipertensão, proteinúria ou outras anormalidades no sedimento urinário.

RELAÇÃO NITROGÊNIO UREICO SANGUÍNEO: CREATININA

Baixas taxas de fluxo tubular renal aumentam a reabsorção de ureia, mas não afetam o metabolismo da creatinina. Como resultado, a relação BUN/creatinina sérica aumenta acima de 10:1. Diminuições no fluxo tubular podem ser causadas por perfusão renal diminuída ou obstrução do trato urinário. **Relações BUN/creatinina acima de 15:1 são, por essa razão, vistas em depleção de volume e distúrbios edematosos associados a fluxo tubular diminuído (p. ex., insuficiência cardíaca congestiva, nefrose, síndrome nefrótica) bem como em uropatias obstrutivas.** Aumentos no catabolismo proteico também podem aumentar esta relação.

EXAME DE URINA

O exame de urina continua a ser realizado rotineiramente para avaliação da função renal. Embora sua utilidade para essa finalidade seja justificavelmente questionável, o exame de urina pode ser útil para identificar alguns distúrbios de disfunção tubular renal, bem como algumas perturbações não renais. Um exame de urina de rotina tipicamente inclui pH; densidade; detecção e quantificação de conteúdo de glicose, proteína e bilirrubina; e exame microscópico do sedimento urinário. O pH urinário é útil apenas quando o pH arterial também é conhecido. Um pH urinário maior que 7,0 na presença de acidose sistêmica é sugestivo de acidose tubular renal (veja Capítulo 50). A densidade é relacionada com a osmolalidade urinária; 1,010 geralmente corresponde a 290 mOsm/kg. Uma densidade maior que 1,018 depois de jejum durante a noite é indicadora de capacidade adequada de concentração. Uma densidade mais baixa na presença de hiperosmolalidade no plasma é compatível com diabetes insípido.

Glicosúria é o resultado ou de um baixo limiar tubular para glicose (normalmente 180 mg/dL) ou de hiperglicemia. Proteinúria detectada por exame de urina de rotina deve ser avaliada por meio de coleta de urina de 24 h. Excreções de proteína urinária acima de 150 mg/dia são significativas. Níveis elevados de bilirrubina na urina são vistos com obstrução biliar.

Microscopia do sedimento urinário detecta a presença de eritrócitos ou leucócitos, bactérias, cilindros e cristais. Eritrócitos podem ser indicadores de sangramento decorrentes de tumor, cálculos, infecção, coagulopatia ou trauma. Leucócitos e bactérias são geralmente associados à infecção. Processos de doença ao nível do néfron produzem cilindros tubulares. Cristais podem ser indicadores de anormalidades no metabolismo do ácido oxálico, ácido úrico ou cistina.

Função Renal Alterada e Efeitos dos Agentes Anestésicos

A maioria das drogas comumente empregadas durante anestesia (com exceção os anestésicos voláteis) é pelo menos parcialmente dependente de excreção renal para eliminação. Na presença de comprometimento renal, podem ser necessárias modificações da posologia para evitar acúmulo da droga ou seus metabólitos ativos. Além disso, os efeitos sistêmicos de AKI podem potencializar as ações farmacológicas de muitos destes agentes. Esta última observação pode ser resultado de ligação diminuída da droga à proteína, maior penetração cerebral em razão de alguma violação da barreira hematoencefálica, ou um efeito sinergístico com as toxinas retidas na insuficiência renal.

AGENTES INTRAVENOSOS

Propofol e Etomidato

A farmacocinética de ambos, o propofol e o etomidato, é minimamente afetada por função renal prejudicada. Ligação diminuída do etomidato à proteína em pacientes com hipoalbuminemia pode aumentar seus efeitos farmacológicos.

Barbitúricos

Pacientes com doença renal frequentemente exibem sensibilidade aumentada a barbitúricos durante indução, mesmo apesar de os perfis farmacocinéticos parecerem estar inalterados. O mecanismo parece ser um aumento no barbitúrico circulante livre como resultado de ligação diminuída à proteína. Acidose também pode favorecer uma entrada mais rápida destes agentes no cérebro ao aumentar a fração não ionizada da droga (veja Capítulo 26).

Cetamina

A farmacocinética da cetamina é minimamente alterada por doença renal. Alguns metabólitos hepáticos ativos são dependentes de excreção renal e podem, potencialmente, se acumular na insuficiência renal.

Benzodiazepinas

As benzodiazepinas sofrem metabolismo hepático e conjugação antes da eliminação na urina. Uma vez que a maioria seja altamente ligada à proteína, sensibilidade aumentada pode ser vista em pacientes com hipoalbuminemia. Diazepam e midazolam devem ser administrados cautelosamente na presença de comprometimento renal por causa de um potencial de acumulação de metabólitos ativos.

Opioides

A maioria dos opioides atualmente em uso em anestesia (morfina, meperidina, fentanil, sufentanil e alfentanil) é inativada pelo fígado; alguns destes metabólitos são a seguir excretados na urina. A farmacocinética do remifentanil não é afetada pela função renal em razão de sua rápida hidrólise no sangue. Com exceção da morfina e meperidina, acumulação importante de metabólitos ativos geralmente não ocorre com estes agentes. 3 Foi descrita a acumulação de metabólitos da morfina (morfina-6-glicuronídeo) e meperidina (normeperidina), prolongando depressão respiratória em pacientes com insuficiência renal, e níveis aumentados de normeperidina foram associados a convulsões. A farmacocinética dos mais comumente usados agonistas-antagonistas (butorfanol, nalbufina e buprenorfina) permanece inalterada por insuficiência renal.

Agentes Anticolinérgicos

Em doses usadas para pré-medicação, geralmente a atropina e o glicopirrolato podem ser usados com segurança em pacientes com comprometimento renal. Uma vez que até 50% destas drogas e seus metabólitos sejam normalmente excretados na urina, no entanto, o potencial de acumulação existe após doses repetidas. Escopolamina é menos dependente de excreção renal, mas seus efeitos no sistema nervoso central podem ser aumentados pelas alterações fisiológicas da insuficiência renal.

Fenotiazinas, Bloqueadores H_2 e Agentes Correlatos

A maioria das fenotiazinas, como a prometazina, é metabolizada a compostos inativos pelo fígado. Droperidol pode ser parcialmente dependente dos rins para excreção. Embora seus perfis farmacocinéticos não sejam apreciavelmente alterados pelo comprometimento renal, pode ocorrer potencialização dos efeitos depressores centrais das fenotiazinas pelo ambiente fisiológico da insuficiência renal.

Todos os bloqueadores dos receptores H_2 são dependentes de excreção renal, e sua dose precisa ser reduzida para os pacientes com insuficiência renal. Posologia de inibidor de bomba de prótons não necessita ser reduzida em pacientes com insuficiência renal. Metoclopramida é em parte excretada, inalterada na urina e se acumulará na insuficiência renal. Embora até 50% do ondasetron seja excretado na urina, nenhum ajuste posológico é recomendado para qualquer dos bloqueadores 5-HT_3 em pacientes com insuficiência renal.

AGENTES INALATÓRIOS

Agentes Voláteis

Anestésicos voláteis são ideais para pacientes com doença renal em razão da ausência de dependência dos rins para eliminação, capacidade de controlar a pressão arterial e mínimos efeitos diretos sobre o fluxo sanguíneo renal. Embora os pacientes com comprometimento renal brando a moderado não exibam captação ou distribuição alteradas, indução e despertar acelerados podem ser vistos em pacientes gravemente anêmicos (hemoglobina < g/dL) com insuficiência renal crônica; esta observação pode ser explicada por uma diminuição no coeficiente de partição sangue: gás ou por uma diminuição na concentração alveolar mínima. Alguns anestesistas evitam o sevoflurano (com fluxos de gás < 2 L/min) em pacientes com doença renal que se submetem a procedimentos demorados (veja Capítulos 8 e 29).

Óxido Nitroso

Alguns anestesistas não usam ou limitam o uso de óxido nitroso à concentração de 50% em pacientes gravemente anêmicos com doença renal terminal em uma tentativa de aumentar o conteúdo arterial de oxigênio. Isto pode ser justificado em pacientes com hemoglobina abaixo de 7 g/dL, em que mesmo um pequeno aumento no conteúdo de oxigênio dissolvido pode representar uma porcentagem significativa da diferença de oxigênio arterial para venoso (veja Capítulo 23).

RELAXANTES MUSCULARES

Succinilcolina

4 Succinilcolina pode ser usada com segurança em pacientes com insuficiência renal, na ausência de hiperpotassemia no momento da indução. Quando se sabe que o potássio sérico está aumentado ou há uma dúvida, a succinilcolina deve ser substituída por um relaxante muscular não despolarizante. Embora níveis diminuídos de colinesterase plasmática tenham sido descritos em pacientes urêmicos após diálise, prolongamento importante do bloqueio neuromuscular raramente é observado.

Cisatracúrio e Atracúrio

Cisatracúrio e atracúrio são hidrolisados por ésteres plasmáticos e eliminação não enzimática de Hofmann. Estes agentes são frequentemente as drogas de escolha para relaxamento muscular em pacientes com insuficiência renal, especialmente em situações clínicas em que monitoramento da função neuromuscular é difícil ou impossível.

Vecurônio e Rocurônio

A eliminação do vecurônio é principalmente hepática, mas até 20% da droga é eliminada na urina. Os efeitos de grandes doses de vecurônio (> 0,1 mg/kg) são apenas modestamente prolongados em pacientes com insuficiência renal. O rocurônio sofre, principalmente, eliminação hepática, mas foi descrito prolongamento em pacientes com doença renal grave. Em geral, com monitoramento apropriado, estes dois agentes podem ser usados com poucos problemas em pacientes com doença renal grave.

D-Tubocurarina

A eliminação da d-tubocurarina é dependente de excreção ao mesmo tempo renal e biliar: 40-60% de uma dose de curare é normalmente excretada na urina. Efeitos cada vez mais prolongados são observados após doses repetidas em pacientes com insuficiência renal. Doses menores e intervalos mais longos de aplicação são, portanto, necessárias para manutenção de relaxamento muscular ideal. Antes do advento dos bloqueadores neuromusculares de ação intermediária, a d-Tubocurarina era o relaxante não despolarizante de escolha em pacientes com doença renal.

Pancurônio

O pancurônio é principalmente dependente de excreção renal (60-90%). Embora o pancurônio seja metabolizado pelo fígado para intermediários menos ativos, sua meia-vida de eliminação ainda é principalmente dependente de excreção renal (60-80%). A função neuromuscular deve ser estritamente monitorada se estes agentes forem usados em pacientes com função renal anormal.

Agentes de Reversão

Excreção renal é a principal via de eliminação do edrofônio, neostigmina e piridostigmina. As meias-vidas destes agentes em pacientes com comprometimento renal são, por essa razão, prolongadas pelo menos tanto quanto qualquer dos relaxantes anteriores, e problemas com reversão inadequada do bloqueio neuromuscular são geralmente relacionados com outros fatores (veja Capítulo 11). Em outras palavras, "recurarização" decorrente de duração inadequada de agentes de reversão é improvável.

Anestesia para Pacientes com Insuficiência Renal

CONSIDERAÇÕES PRÉ-OPERATÓRIA

Insuficiência Renal Aguda

Esta síndrome é uma deterioração rápida na função renal que resulta em retenção de produtos de eliminação nitrogenados (azotemia). Estas substâncias, muitas das quais se comportam como toxinas, são subprodutos do metabolismo de proteínas e aminoácidos. Metabolismo renal prejudicado de proteínas e peptídeos circulantes pode contribuir para disfunção disseminada de órgãos.

Insuficiência renal pode ser classificada como pré-renal, renal e pós-renal, dependendo da sua causa(s), e a conduta terapêutica inicial varia de acordo com isso (veja Figura 30-1 e Tabela 30-3). Insuficiência renal pré-renal resulta de uma diminuição aguda na perfusão renal; insuficiência renal intrínseca é geralmente decorrente de doença renal subjacente, isquemia renal ou nefrotoxinas; e insuficiência pós-renal é resultado de obstrução ou ruptura do trato urinário. Ambas as formas pré-renais e pós-renais de insuficiência renal são facilmente reversíveis nos seus estádios iniciais, mas com o tempo progridem para insuficiência renal intrínseca. A maioria dos pacientes adultos com insuficiência renal primeiro desenvolve oligúria. Aqueles não oligúricos (débito urinário > 400 mL/dia) formam urina qualitativamente precária; estes pacientes tendem a ter maior preservação da GFR. Embora a filtração glomerular e a função

TABELA 30-3 Prioridades de tratamento em pacientes com doença renal aguda[1]

- Procurar e corrigir causas pré-renais e pós-renais
- Rever medicações e substâncias administradas pelo paciente e parar quaisquer potenciais nefrotoxinas
- Administrar medicações em doses apropriadas ao *clearance*
- Otimizar débito cardíaco e fluxo sanguíneo renal
- Monitorar aporte e eliminação de líquido; medir peso corporal diariamente
- Procurar e tratar complicações agudas (hiperpotassemia, hiponatremia, acidose, hiperfosfatemia, edema pulmonar)
- Procurar e tratar agressivamente infecções e sepse
- Fornecer suporte nutricional precoce
- Prover tratamento de suporte multidisciplinar (tratamento de cateter e pele; úlcera de pressão e profilaxia para TVP; suporte psicológico)

[1]Reproduzida, com permissão, de Lameire N, Van Biesen W, Vanholder R: Acute renal failure. Lancet 2005;365:417.

TABELA 30-4 Manifestações da uremia

Neurológicas	**Metabólicas**
Neuropatia periférica	Acidose metabólica
Neuropatia autonômica	Hiperpotassemia
Abalos musculares	Hiponatremia
Encefalopatia	Hipermagnesemia
Asterixe	Hiperfosfatemia
Mioclonia	Hipocalcemia
Letargia	Hiperuricemia
Confusão	Hipoalbuminemia
Convulsões	**Hematológicas**
Coma	Anemia
Cardiovasculares	Disfunção das plaquetas
Sobrecarga hídrica	Disfunção dos leucócitos
Insuficiência cardíaca congestiva	**Endócrinas**
	Intolerância à glicose
Hipertensão	Hiperparatireoidismo secundário
Pericardite	
Arritmia	Hipertrigliceridemia
Bloqueios da condução	**Esqueléticas**
Calcificação vascular	Osteodistrofia
Aterosclerose acelerada	Calcificação periarticular
Pulmonares	**Pele**
Hiperventilação	Hiperpigmentação
Edema intersticial	Equimose
Edema alveolar	Prurido
Derrame pleural	
Gastrointestinais	
Anorexia	
Náusea e vômito	
Esvaziamento gástrico retardado	
Hiperacidez	
Ulcerações mucosas	
Hemorragia	
Íleo adinâmico	

tubular estejam prejudicadas em ambos os casos, as anormalidades tendem a ser menos graves na insuficiência renal não oligúrica.

A evolução da insuficiência renal aguda intrínseca varia amplamente, mas a oligúria tipicamente dura 2 semanas e é seguida por uma fase diurética marcada por um aumento progressivo no débito urinário. Esta fase diurética, muitas vezes, resulta em débitos urinários muito grandes e é geralmente ausente na insuficiência renal não oligúrica. A função urinária melhora ao longo do curso de várias semanas, porém pode demorar até um ano para retornar à normalidade. O curso da insuficiência renal pré-renal e pós-renal é dependente da correção da condição causal.

Doença Renal Terminal

As causas mais comuns de doença renal terminal (ESRD) são nefrosclerose hipertensiva, nefropatia diabética, glomerulonefrite crônica e doença renal policística. As manifestações não corrigidas desta síndrome (Tabela 30-4) – denominadas coletivamente **uremia** – são geralmente vistas apenas depois que a GFR diminui abaixo de 25 mL/min. Os pacientes com GFR abaixo de 10 mL/min são dependentes de terapia de substituição renal (RRT) para sobrevida. TSR pode tomar a forma de hemodiálise, hemofiltração, diálise peritoneal ou transplante renal.

Os efeitos generalizados da uremia podem geralmente ser controlados por RRT. A maioria dos pacientes que não são submetidos a transplante renal recebe hemodiálise 3 vezes por semana, e há complicações relacionadas diretamente com a própria diálise (Tabela 30-5). Hipotensão, neutropenia, hipoxemia e a síndrome de desequilíbrio são geralmente transitórias e regridem dentro de horas depois da hemodiálise. Os fatores que contribuem para hipotensão durante diálise incluem os efeitos vasodilatadores das soluções de dialisado acetato, neuropatia autonômica e remoção rápida de líquido. A interação dos leucócitos com as membranas de diálise derivadas de celofane pode resultar em neutropenia e disfunção pulmonar mediada pelos leucócitos, conduzindo à hipoxemia. Síndrome de desequilíbrio é caracterizada por sintomas neurológicos transitórios que parecem ser relacionados com um abaixamento mais rápido da osmolalidade extracelular que da osmolalidade intracelular.

Manifestações da Insuficiência Renal

A. Metabólicas

Múltiplas anormalidades metabólicas, incluindo hiperpotassemia, hiperfosfatemia, hipocalcemia, hipermagnesemia, hiperuricemia e hipoalbuminemia, tipicamente se desenvolvem nos pacientes com insuficiência renal. Retenção de água e sódio pode resultar em hiponatremia piorando a sobrecarga líquida extracelular. Incapacidade de excretar ácidos não voláteis produz uma acidose metabólica com alto *anion gap* (veja Capítulo 50). Hipernatremia e hipopotassemia são complicações incomuns.

Hiperpotassemia é uma consequência potencialmente letal da insuficiência renal (veja Capítulo 49). Ela geralmente ocor-

TABELA 30-5 Complicações da hemodiálise

Neurológicas	
	Síndrome de desequilíbrio
	Demência
Cardiovasculares	
	Depleção do volume intravascular
	Hipotensão
	Arritmia
Pulmonares	
	Hipoxemia
Gastrointestinais	
	Ascite
Hematológicas	
	Anemia
	Neutropenia transitória
	Anticoagulação residual
	Hipocomplementemia
Metabólicas	
	Hipopotassemia
	Grandes perdas de proteína
Esqueléticas	
	Osteomalacia
	Artropatia
	Miopatia
Infecciosas	
	Peritonite
	Hepatite relacionada com transfusão

re em pacientes com *clearances* de creatinina de menos de 5 mL/min, mas também pode-se desenvolver rapidamente em pacientes com *clearances* mais altos no contexto de grandes cargas de potássio (p. ex., trauma, hemólise, infecções ou administração de potássio).

A hipermagnesemia é geralmente branda a não ser que o aporte de magnésio seja aumentado (comumente a partir de antiácidos contendo magnésio). Hipocalcemia é secundária à resistência ao hormônio paratireóideo, absorção intestinal de cálcio diminuída secundária à síntese renal diminuída de 1,25-di-hidrocolecalciferol, e deposição de cálcio no osso associada à hiperfosfatemia. Sintomas de hipocalcemia raramente se desenvolvem a não ser que os pacientes também estejam alcalóticos.

Pacientes com insuficiência renal também perdem rapidamente proteína tecidual e facilmente desenvolvem hipoalbuminemia. Anorexia, restrição de proteína e diálise são contributivas.

B. Hematológicas

Anemia está quase sempre presente quando o *clearance* de creatinina está abaixo de 30 mL/min. As concentrações de hemoglobina são geralmente 6-8 g/dL em decorrência da produção diminuída de eritropoetina, produção diminuída de eritrócitos e sobrevida diminuída dos eritrócitos. Fatores adicionais podem incluir perda sanguínea gastrointestinal, hemodiluição e supressão da medula óssea por infecções recorrentes. Mesmo com transfusões, é frequentemente difícil manter concentrações de hemoglobina maiores que 9 g/dL. Administração de eritropoetina pode corrigir parcialmente a anemia. Níveis aumentados de 2,3-difosfoglicerato (2,3-DPG), que facilita a liberação do oxigênio pela hemoglobina (veja Capítulo 23), desenvolvem-se em resposta à diminuição na capacidade sanguínea de transporte de oxigênio. A acidose metabólica associada à ESRD também favorece um desvio para a direita na curva de dissociação de oxiemoglobina. Na ausência de cardiopatia sintomática, a maioria dos pacientes com ESRD tolera bem a anemia.

Tanto a função das plaquetas quanto a dos leucócitos estão prejudicadas nos pacientes com insuficiência renal. Clinicamente, isto é manifestado sob a forma de um tempo de sangramento prolongado e suscetibilidade aumentada a infecções, respectivamente. A maioria dos pacientes tem atividade diminuída de fator III plaquetário bem como adesividade e agregação destas, diminuídas. Os pacientes que recentemente fizeram hemodiálise podem também ter efeitos anticoagulantes residuais da heparina.

C. Cardiovasculares

O débito cardíaco aumenta na insuficiência renal para manter a distribuição de oxigênio em razão da capacidade diminuída de transporte de oxigênio do sangue. Retenção de sódio e anormalidades no sistema renina-angiotensina resultam em hipertensão arterial sistêmica. Hipertrofia ventricular esquerda é um achado comum na ESRD. Sobrecarga de líquido extracelular 5 por retenção de sódio, em associação à demanda cardíaca aumentada imposta pela anemia e hipertensão, torna os pacientes com ESRD propensos à insuficiência cardíaca congestiva e edema pulmonar. Permeabilidade aumentada da membrana alveolocapilar pode também ser um fator predisponente a edema pulmonar associado à ESRD (veja a seguir). Arritmias, incluindo bloqueios da condução, são comuns, e podem ser relacionadas com anormalidades metabólicas e deposição de cálcio no sistema de condução. Pericardite urêmica pode-se desenvolver em alguns pacientes, que podem ser assintomáticos, podem-se apresentar com dor torácica ou podem-se apresentar com tamponamento cardíaco. Pacientes com ESRD também caracteristicamente desenvolvem doença vascular periférica acelerada e doença aterosclerótica de artérias coronárias.

Depleção do volume intravascular pode ocorrer na insuficiência renal aguda de alto débito, se a reposição de líquido for inadequada. Hipovolemia pode ocorrer secundariamente à remoção excessiva de líquido durante diálise.

D. Pulmonares

Sem RRT ou terapia com bicarbonato, os pacientes com ESRD podem ser dependentes de ventilação-minuto aumentada, como compensação para a acidose metabólica (veja Capítulo 50). A água extravascular pulmonar está, muitas vezes, aumentada na forma de edema intersticial, resultando em um alargamento do gradiente de oxigênio alveolar para arterial e predispondo a hipoxemia. Permeabilidade aumentada da membrana alveolocapilar em alguns pacientes pode resultar em edema pulmonar, mesmo com pressões capilares pulmonares normais.

E. Endócrinas

Tolerância anormal à glicose é comum na ESRD, geralmente resultado de resistência periférica à insulina (de fato, diabetes melito tipo 2 é uma das causas mais comuns de ESRD). Hiperparatireoidismo secundário em pacientes com insuficiência renal crônica pode produzir doença óssea metabólica, com osteopenia, predispondo a fraturas. Anormalidades no metabolismo lipídico frequentemente levam a aumento de triglicérides, contribuindo para aterosclerose acelerada. Níveis circulantes aumentados de proteínas e polipeptídeos normalmente degradados pelos rins estão, muitas vezes, presentes, incluindo hormônio paratireóideo, insulina, glucagon, hormônio do crescimento, hormônio luteinizante e prolactina.

F. Gastrointestinais

Anorexia, náusea, vômito e íleo paralítico são comumente associados à uremia. Hipersecreção de ácido gástrico aumenta a incidência de ulceração péptica e hemorragia gastrointestinal, que ocorre em 10-30% dos pacientes. Esvaziamento gástrico retardado secundário à neuropatia autonômica pode predispor os pacientes à aspiração perioperatória. Os pacientes com insuficiência renal crônica também têm uma incidência aumentada de hepatites B e C, muitas vezes com disfunção hepática associada.

6

G. Neurológicas

Asterixe, letargia, confusão, convulsões e coma são manifestações de encefalopatia urêmica, e os sintomas geralmente se correlacionam com o grau de azotemia. Neuropatias autonômicas e periféricas são comuns em pacientes com ESRD. As neuropatias periféricas são tipicamente sensitivas e comprometem as extremidades inferiores distais.

Avaliação Pré-Operatória

Os efeitos sistêmicos da insuficiência renal obrigam a uma avaliação completa do paciente. A maioria dos pacientes com insuficiência renal aguda também tende a estar em um estado metabólico catabólico. Tratamento pré-operatório ideal é dependente de diálise. Hemodiálise é mais efetiva que diálise peritoneal e pode ser facilmente realizada por meio de um cateter temporário de diálise na veia jugular interna, subclávia ou femoral. Terapia de substituição renal contínua (CRRT) é, muitas vezes, usada quando os pacientes são demasiado instáveis hemodinamicamente para tolerar hemodiálise intermitente. As indicações de diálise estão listadas na Tabela 30-6.

Pacientes com insuficiência renal crônica comumente se apresentam à sala de cirurgia para criação ou revisão de uma fístula de diálise arteriovenosa, sob anestesia local ou regional. Entretanto, independentemente do procedimento pretendido ou da anestesia empregada, é preciso ter certeza de que o paciente está em condição clínica ideal; manifestações potencialmente reversíveis de uremia (veja Tabela 30-4) devem ser controladas. Diálise pré-operatória no dia da cirurgia ou no dia anterior é típica.

TABELA 30-6 Indicações de diálise

Sobrecarga hídrica
Hiperpotassemia
Acidose grave
Encefalopatia metabólica
Pericardite
Coagulopatia
Sintomas gastrointestinais refratários
Toxicidade de droga

A história e o exame físico devem-se dirigir às funções cardíaca e respiratória. Sinais de sobrecarga hídrica ou de hipovolemia devem ser pesquisados. Os pacientes frequentemente estão relativamente hipovolêmicos imediatamente depois de diálise. Uma comparação do peso atual do paciente a pesos prévios pré-diálise e pós-diálise pode ser útil. Dados hemodinâmicos e uma radiografia de tórax, se disponível, são úteis para confirmar impressões clínicas. Gasometria arterial é útil na avaliação da oxigenação, ventilação, nível de hemoglobina e equilíbrio acidobásico em pacientes com dispneia ou taquipneia. O eletrocardiograma deve ser examinado quanto a sinais de hiperpotassemia ou hipocalcemia (veja Capítulo 49) bem como isquemia, bloqueio da condução e hipertrofia ventricular. Ecocardiografia pode avaliar a função cardíaca, hipertrofia ventricular, anormalidades de movimento da parede e líquido pericárdico. Um ruído de atrito pode não ser audível à auscultação de pacientes com um derrame pericárdico.

Transfusões pré-operatórias de hemácias são geralmente administradas apenas para anemia grave, conforme guiado pelas necessidades clínicas do paciente. Um tempo de sangramento e estudos da coagulação podem ser aconselháveis, particularmente se estiver sendo considerada anestesia neuraxial. Medições dos eletrólitos séricos, BUN e creatinina podem avaliar a adequação da diálise. Medições da glicose dirigem a necessidade de potencial de insulinoterapia perioperatória.

Drogas com importante eliminação renal devem ser evitadas, se possível (Tabela 30-7). Ajustes de posologia e medições de concentrações sanguíneas (quando disponíveis) são necessários para minimizar o risco de toxicidade medicamentosa.

Pré-Medicação

Pacientes alertas que estão estáveis podem receber doses reduzidas de uma benzodiazepina ou um opioide, se necessário. Profilaxia de aspiração com um bloqueador H_2 ou inibidor de bomba de prótons pode ter indicação em pacientes com náusea, vômito ou sangramento gastrointestinal. Metoclopramida, 10 mg VO ou lentamente por via intravenosa, pode ser útil para acelerar esvaziamento gástrico e diminuir o risco de aspiração. Medicações pré-operatórias – particularmente agentes anti-hipertensivos – devem ser continuadas até a hora da cirurgia (veja Capítulo 21). O manejo de pacientes diabéticos encontra-se discutido no Capítulo 34.

TABELA 30-7 Drogas com importante potencial de acumulação em pacientes com comprometimento renal

Relaxantes musculares	**Antiarrítmicos**
Pancurônio	Bretílio
Anticolinérgicos	Disopiramida
Atropina	Encainida
Glicopirrolato	Procainamida
Metoclopramida	Tocainida
Antagonistas dos receptores H_2	**Broncodilatadores**
Cimetidina	Terbutalina
Ranitidina	**Psiquiátricas**
Digital	Lítio
Diuréticos	**Antibióticos**
Antagonistas dos canais de cálcio	Aminoglicosídeos
Diltiazem	Cefalosporinas
Nifedipina	Penicilinas
Bloqueadores β-adrenérgicos	Tetraciclina
Atenolol	Vancomicina
Nadolol	**Anticonvulsivos**
Pindolol	Carbamazepina
Propranolol	Etossuximida
Anti-hipertensivos	Primidona
Captopril	
Clonidina	
Enalapril	
Hidralazina	
Lisinopril	
Nitroprussiato (tiocianato)	

CONSIDERAÇÕES INTRAOPERATÓRIAS

Monitoramento

Pacientes com insuficiência renal e falência renal estão em risco aumentado de complicações perioperatórias, e sua condição médica geral e o procedimento operatório planejado ditam as necessidades de monitoramento. Por causa do risco de trombose, o manguito de pressão arterial não deve ser colocado em um braço com uma fístula arteriovenosa. Monitoramento intra-arterial contínuo da pressão arterial pode também estar indicado em pacientes com hipertensão mal controlada, independentemente do procedimento.

Indução

Pacientes com náusea, vômito ou sangramento gastrointestinal devem receber indução em sequência rápida. A dose do agente de indução deve ser reduzida nos pacientes debilitados ou criticamente doentes, ou nos pacientes que recentemente fizeram hemodiálise (por causa de hipovolemia relativa imediatamente depois da hemodiálise). Propofol, 1-2 mg/kg, ou etomidato, 0,2-0,4 mg/kg, é usado muitas vezes. Um opioide, β-bloqueador (esmolol) ou lidocaína pode ser usado para amortecer a resposta hipertensiva à instrumentação da via aérea e intubação. Succinilcolina, 1,5 mg/kg, pode ser usada para facilitar intubação endotraqueal na ausência de hiperpotassemia. Vecurônio (0,1 mg/kg) ou cisatracúrio (0,15 mg/kg), ou indução com propofol-lidocaína sem um relaxante podem ser considerados para intubação em pacientes com hiperpotassemia.

Manutenção da Anestesia

A técnica de manutenção anestésica ideal deve controlar hipertensão com mínimo efeito deletério sobre o débito cardíaco, porque débito cardíaco aumentado é o principal mecanismo compensador para fornecimento de oxigênio na anemia. Anestésicos voláteis, propofol, fentanil, sufentanil, alfentanil e remifentanil são agentes de manutenção satisfatórios. Óxido nitroso deve ser usado cautelosamente em pacientes com má função ventricular e, provavelmente, não deve ser usado em pacientes com concentrações muito baixas de hemoglobina (< 7 g/dL) para permitir a administração de oxigênio 100% (veja anteriormente). Meperidina não é uma escolha ideal por causa da acumulação do seu metabólito normeperidina. Morfina pode ser usada, mas deve ser esperado algum prolongamento dos seus efeitos.

7 Ventilação controlada deve ser considerada em pacientes com insuficiência renal. Em pacientes anestesiados, ventilação espontânea inadequada com hipercarbia progressiva pode resultar em acidose respiratória que pode exacerbar acidemia preexistente, levar à depressão respiratória potencialmente grave e aumentar perigosamente a concentração de potássio sérico (veja Capítulo 50). Por outro lado, alcalose respiratória também pode ser deletéria porque ela muda a curva de dissociação da hemoglobina para a esquerda, pode exacerbar hipocalcemia preexistente e pode reduzir o fluxo sanguíneo cerebral.

Hidratação

Operações superficiais, envolvendo mínimo trauma tecidual, exigem reposição apenas das perdas líquidas insensíveis. Procedimentos associados a perdas hídricas importantes exigem cristaloides isotônicos, coloides ou ambos (veja Capítulo 51). É melhor evitar solução de Ringer-lactato em pacientes hiperpotassêmicos, quando grandes volumes de líquido puderem ser necessários, porque ela contém potássio (4 mEq/L); soro fisiológico pode ser usado em seu lugar. Soluções isentas de glicose devem, geralmente, ser usadas por causa da intolerância à glicose associada à uremia. Sangramento deve, geralmente, ser reposto com coloide ou concentrado de hemácias, conforme indicação clínica. Transfusão de sangue alogênica pode diminuir a probabilidade de rejeição após transplante renal em razão da imunossupressão associada.

Anestesia para Pacientes com Comprometimento Renal Brando a Moderado

CONSIDERAÇÕES PRÉ-OPERATÓRIAS

O rim normalmente possui grande reserva funcional. A GFR, conforme determinada pelo *clearance* de creatinina, pode diminuir de 120 para 60 mL/min sem qualquer alteração clinicamente perceptível na função renal. Mesmo pacientes com *clearances* de creatinina de 40-60 mL/min geralmente são assintomáticos. Estes pacientes têm apenas brando comprometimento renal, mas devem ainda ser considerados como tendo reserva renal diminuída. A ênfase no tratamento destes pacientes é na preservação da função renal restante, o que é mais bem realizado pela manutenção de normovolemia e perfusão renal normal.

Quando o *clearance* de creatinina diminui para 25-40 mL/min, o comprometimento renal é moderado, e se diz que os pacientes têm insuficiência renal. Azotemia está sempre presente, e hipertensão e anemia são comuns. O tratamento **8** anestésico correto deste grupo de pacientes é tão importante quanto o tratamento daqueles com falência renal franca, especialmente durante procedimentos associados a uma incidência relativamente alta de insuficiência renal pós-**9** operatória, como cirurgias cardíaca e de aorta. Depleção do volume intravascular, sepse, icterícia obstrutiva, lesões de esmagamento e toxinas renais , como contrastes iônicos, certos antibióticos, inibidores da enzima conversora de angiotensina e NSAIDs (veja Tabela 29-4), são importantes fatores de risco adicional para deterioração aguda na função renal. Hipovolemia e perfusão renal diminuída são fatores causais particularmente importantes no desenvolvimento de falência renal pós-operatória aguda. A ênfase no tratamento destes pacientes é na prevenção, porque a taxa de mortalidade da falência renal pós-operatória pode ultrapassar 50%. A combinação de diabetes e doença renal preexistente aumenta acentuadamente o risco perioperatório de deterioração da função renal e de falência renal.

10 Proteção renal com hidratação adequada e manutenção do fluxo sanguíneo renal estão indicadas nos pacientes em alto risco de lesão renal e insuficiência renal, submetidos a procedimentos cardíacos, grandes cirurgias da aorta e outros procedimentos cirúrgicos associados a alterações fisiológicas importantes. O uso de manitol, infusão de dopamina em baixa dose, diuréticos de alça ou fenoldopam para proteção renal é controverso e sem prova conclusiva de eficácia (veja anteriormente). O valor da proteção renal com *N*-acetilcisteína antes da administração de agentes de contraste iônico encontra-se revisto no Capítulo 29.

CONSIDERAÇÕES INTRAOPERATÓRIAS

Monitoramento

Os padrões de monitoramento básicos da *American Society of Anesthesiologists* são usados para procedimentos envolvendo mínimas perdas hídricas. Para procedimentos associados à importante perda sanguínea ou hídrica, é útil monitoramento do desempenho hemodinâmico e do débito urinário (veja Capítulo 51). Embora manutenção do débito urinário não assegure preservação da função renal, débitos urinários acima de 0,5 mL/kg/h são preferíveis. Monitoramento invasivo da pressão arterial também é importante se forem previstas alterações rápidas na pressão arterial, como em pacientes com hipertensão mal controlada e naqueles submetendo-se a procedimentos associados a alterações abruptas na estimulação simpática ou na pré-carga ou pós-carga cardíacas.

Indução

A seleção de um agente de indução não é tão importante quanto assegurar um volume intravascular adequado antes da indução; indução de anestesia em pacientes hipovolêmicos com insuficiência renal frequentemente resulta em hipotensão. A não ser que um vasopressor seja administrado, essa hipotensão geralmente só se resolve após intubação ou estimulação cirúrgica. A perfusão renal, que pode já estar comprometida por hipovolemia preexistente, pode, então, deteriorar ainda mais, primeiro como resultado de hipotensão, e subsequentemente por vasoconstrição renal mediada simpática ou farmacologicamente. Se sustentada, a diminuição na perfusão renal pode contribuir para prejuízo ou falência renal pós-operatória. Hidratação pré-operatória geralmente evita esta sequência de eventos.

Manutenção da Anestesia

Todos os agentes de manutenção anestésica são aceitáveis, com a possível exceção do sevoflurano administrado com baixos fluxos de gás durante um período de tempo prolongado. Deterioração intraoperatória na função renal pode resultar de efeitos adversos do procedimento operatório (hemorragia, oclusão vascular, síndrome de compartimento abdominal, êmbolos arteriais) ou da anestesia (hipotensão secundária à depressão miocárdica ou vasodilatação), de efeitos hormonais indiretos (ativação simpaticossuprarenal ou secreção de hormônio antidiurético), ou de diminuição do retorno venoso secundário à ventilação com pressão positiva. Muitos destes efeitos são quase completamente evitáveis ou reversíveis quando líquidos intravenosos forem dados para manter um volume intravascular normal ou ligeiramente expandido. A administração de grandes doses de vasopressores predominantemente α-adrenérgicos (fenilefrina e norepinefrina) também pode ser deletéria para a preservação da função renal. Pequenas doses intermitentes ou breves infusões de vasoconstritores podem ser úteis para manter o fluxo sanguíneo renal até que outras medidas (p. ex., transfusão) sejam adotadas para corrigir hipotensão.

Hidratação

Conforme revisto anteriormente, administração apropriada de líquido é importante para manejar pacientes com função renal prejudicada. Preocupação com sobrecarga hídrica é justificada, mas problemas raramente são encontrados nos pacientes com débitos urinários normais se forem empregados diretrizes racionais para administração de líquido e monitoramento apropriado (veja Capítulo 51). As consequências adversas da sobrecarga hídrica excessiva – a saber, congestão ou edema pulmonar – são muito mais fáceis de tratar do que aquelas da IRA e falência renal.

DISCUSSÃO DE CASO

Um Paciente com Hipertensão Não Controlada

Um homem de 59 anos com início recente de hipertensão está agendado para reconstrução de uma artéria renal esquerda estenótica. Sua pressão arterial pré-operatória é de 180/110 mmHg.

Qual é a causa provável da hipertensão deste paciente?

Hipertensão renovascular é uma das poucas formas cirurgicamente corrigíveis de hipertensão. Outras incluem coarctação da aorta, feocromocitoma, doença de Cushing e hiperaldosteronismo primário.

A maioria dos estudos sugere que hipertensão renovascular se responsabiliza por 2-5% de todos os casos de hipertensão. Caracteristicamente ela se manifesta como um início relativamente súbito de hipertensão em pessoas com menos de 35 anos ou com mais de 55 anos de idade. Estenose de artéria renal também pode ser responsável pelo desenvolvimento de hipertensão acelerada ou maligna em pessoas previamente hipertensas de qualquer idade.

Qual é a fisiopatologia da hipertensão?

Estenose unilateral ou bilateral de artéria renal diminui a pressão de perfusão renal. Ativação do aparelho justaglomerular e liberação de renina aumentam os níveis circulantes de angiotensina II e aldosterona, resultando em constrição vascular periférica e retenção de sódio, respectivamente. A hipertensão arterial sistêmica resultante é frequentemente grave.

Em aproximadamente 2/3 dos pacientes, a estenose resulta de uma placa ateromatosa na artéria renal proximal. Estes pacientes são tipicamente homens acima da idade de 55 anos. No terço restante de pacientes, a estenose é mais distal e é decorrente de malformações da parede arterial, comumente designada *hiperplasia* (ou *displasia*) *fibromuscular*. Esta última mais comumente se apresenta em mulheres com menos de 35 anos. Estenose de artérias renais bilaterais está presente em 30-50% dos pacientes com hipertensão renovascular. Causas menos comuns de estenose incluem aneurismas dissecantes, êmbolos, poliarterite nodosa, radiação, trauma, compressão extrínseca por fibrose retroperitoneal ou tumores e hipoplasia das artérias renais.

Que manifestações clínicas outras além de hipertensão podem estar presentes?

Sinais de hiperaldosteronismo secundário podem ser proeminentes. Estes incluem retenção de sódio na forma de edema, alcalose metabólica e hipopotassemia. Esta última pode causar fraqueza muscular, poliúria e mesmo tetania.

Como é feito o diagnóstico?

O diagnóstico é sugerido pela apresentação clínica previamente descrita. Um sopro médio-abdominal pode também estar presente, mas o diagnóstico requer confirmações laboratorial e radiológica. Um diagnóstico definitivo é feito por arteriografia renal, e angioplastia percutânea com balão e inserção de *stent* pode ser realizada conjuntamente. O significado funcional da lesão restritiva pode ser avaliado pelo cateterismo seletivo de ambas as veias renais e subsequente medição da atividade de renina plasmática no sangue a partir de cada rim. As taxas de reestenose subsequente à angioplastia são estimadas em < 15% depois de 1 ano. Pacientes que não são candidatos à angioplastia e colocação de *stent* são encaminhados para cirurgia.

Este paciente deve ser submetido à correção cirúrgica dada sua pressão arterial atual?

Terapia clínica ideal é importante na preparação destes pacientes para operação. Comparados aos pacientes com hipertensão bem controlada, aqueles com hipertensão mal controlada têm uma alta incidência de problemas intraoperatórios, incluindo hipertensão acentuada, hipotensão, isquemia miocárdica e arritmias. De maneira ideal, a pressão arterial deve estar bem controlada antes da cirurgia. Os pacientes devem ser avaliados quanto à disfunção renal preexistente, e perturbações metabólicas, como hipopotassemia, devem ser corrigidas. Os pacientes devem também ser avaliados conforme indicado quanto à presença e gravidade de doença aterosclerótica coexistente, de acordo com as diretrizes atuais do ACC/AHA (veja Capítulo 21).

Que agentes anti-hipertensivos são mais úteis para controlar a pressão arterial perioperatoriamente nestes pacientes?

Drogas bloqueadoras β-adrenérgicas são frequentemente utilizadas para controle da pressão arterial no período perioperatório. Elas são particularmente efetivas porque a secreção de renina é em parte mediada por receptores β_1-adrenérgicos. Embora fosse de esperar que β_1-bloqueadores seletivos parenterais, como metoprolol e esmolol, fossem mais efetivos, agentes não seletivos, como propranolol, parecem igualmente efetivos. Esmolol pode ser o agente β_1-bloqueador intraoperatório de escolha em razão da sua meia-vida curta e titulabilidade.

Vasodilatadores diretos, como nitroprussiato e nitroglicerina, são também úteis para controlar hipertensão intraoperatória.

Inibidores da ACE e bloqueadores dos receptores à enzima conversora de angiotensina são contraindicados em estenose de artérias renais bilaterais ou em estenose de artéria renal unilateral, quando há apenas um rim funcionando, porque eles podem precipitar insuficiência renal.

Que considerações intraoperatórias são importantes para o anestesiologista?

Revascularização de um rim é um procedimento de grande porte, com o potencial de importante perda sanguínea, desvios hídricos e alterações hemodinâmicas. Um de vários procedimentos pode ser realizado, incluindo endarterectomia renal transaórtica, *bypass* aortorrenal (usando uma veia safena, enxerto sintético ou segmento da artéria hipogástrica), um *bypass* de artéria esplênica para renal (esquerda), ou excisão do segmento estenótico com reanastomose da artéria renal à aorta. Raramente, pode ser feita uma nefrectomia. Independentemente do procedimento, uma dissecção retroperitoneal extensa exige, muitas vezes, volumes relativamente grandes de reposição hídrica. Acesso intravenoso de grosso calibre é obrigatório por causa do potencial de extensa perda sanguínea. Heparinização contribui para perda sanguínea aumentada. Dependendo da técnica cirúrgica, clampeamento aórtico transversal, com suas consequências hemodinâmicas associadas, complica, muitas vezes, o manejo anestésico (veja Capítulo 22). Monitoramento invasivo da pressão arterial é obrigatório, e monitoramento da pressão venosa central é frequentemente muito útil. Terapias hemodinâmica e hídrica dirigida por objetivos, utilizando análise da onda de plestimografia, Doppler esofágico ou ecocardiografia transesofágica, devem ser consideradas em pacientes com má função ventricular, e podem ser aconselháveis na maioria dos pacientes para guiar o tratamento hídrico (veja Capítulo 51). A escolha da técnica anestésica é geralmente determinada pela função cardiovascular do paciente.

O débito urinário deve ser acompanhado cuidadosamente. Hidratação generosa e manutenção de adequado débito cardíaco e pressão arterial são importantes para proteger tanto o rim afetado, quanto o normal, contra lesão isquêmica aguda. Resfriamento tópico do rim afetado durante a anastomose também pode ser empregado.

Que considerações pós-operatórias são importantes?

Embora na maioria dos pacientes a hipertensão seja finalmente curada ou significativamente melhorada, a pressão arterial é, muitas vezes, bastante lábil no período pós-operatório inicial. Monitoramento hemodinâmico cuidadoso deve ser continuado por vários dias. As taxas de mortalidade operatória descritas variam de 1 a 6%, e a maioria das mortes é associada a infarto do miocárdio. Este último provavelmente reflete a prevalência relativamente alta de doença de artéria coronariana em pacientes com hipertensão renovascular.

LEITURA SUGERIDA

Abi Antoun T, Palevsky PM: Selection of modality of renal replacement therapy. Semin Dial 2009;22:108.

Bagshaw SM, Wald R: Renal replacement therapy: When to start. Contrib Nephrol (Basel) 2011;174:232.

Bellomo R: Acute renal failure. Semin Respir Crit Care Med 2011;32:639.

Bellomo R, Ronco C, Kellum JA, et al: Acute renal failure–definition, outcome measures, animal models, fluid therapy and information technology needs: The Second International Consensus Conference of the Acute Dialysis Quality Initiative (ADQI) Group. Crit Care 2004;8:R204.

Brienza N, Giglio MT, Marucci M: Preventing acute kidney injury after noncardiac surgery. Curr Opin Crit Care 2010;16:353.

Chronopoulos A, Cruz DN, Ronco C: Hospital-acquired acute kidney injury in the elderly. Nat Rev Nephrol 2010;6:141.

Glassford NJ, Bellomo R: Acute kidney injury: How can we facilitate recovery? Curr Opin Crit Care 2011;17:562-568.

Harel Z, Chan CT: Predicting and preventing acute kidney injury after cardiac surgery. Curr Opin Nephrol Hypertens 2008;17:624.

Ho KM, Morgan DRJ: Meta-analysis of *N*-acetylcysteine to prevent acute renal failure after major surgery. Am J Kidney Dis 2009;53:33.

Hollmen M: Diagnostic test for early detection of acute kidney injury. Expert Rev Mol Diagn 2011;11:553.

House AA, Haapio M, Lassus J, et al: Pharmacological management of cardiorenal syndromes. Int J Nephrol 2011;2011:630.

Kim IB, Prowle J, Baldwin I, et al: Incidence, risk factors and outcome associations of intra-abdominal hypertension in critically ill patients. Anaesth Intensive Care 2012;40:79.

Mandelbaum T, Scott DJ, Lee J, et al: Outcome of critically ill patients with acute kidney injury using the Acute Injury Network criteria. Crit Care Med 2011;39:2659.

McCullough PA: Radiocontrast-induced acute kidney injury. Nephron Physiol 2008;109:61.

Mehta RL, Kellum JA, Shah SV, et al: Acute Kidney Injury Network: Report of an initiative to improve outcomes in acute kidney injury. Crit Care 2007;11:R31.

Mohmand H, Goldfarb S: Renal dysfunction associated with intra-abdominal hypertension and the abdominal compartment syndrome. J Am Soc Nephrol 2011;22:615.

Noor S, Usami A: Postoperative renal failure. Clin Geriatric Med 2008;24:721.

Ricci Z, Cruz DN, Ronco C: Classification and staging of acute kidney injury: Beyond the RIFLE and AKIN criteria. Nature Rev Nephrol 2011;7:201.

Trainor D, Borthwick E, Ferguson A: Perioperative management of the hemodialysis patient. Semin Dial 2011;24:314.

Weisbord SD, Palevsky PM: Strategies for the prevention of contrast-induced acute kidney injury. Curr Opin Nephrol Hypertens 2010;19:539.

Yilmaz R, Erdem Y: Acute kidney injury in the elderly population. Int Urol Nephrol 2010;42:259.

CAPÍTULO 31

Anestesia para Cirurgia Geniturinária

CONCEITOS-CHAVE

1. Depois da posição supina, a posição de litotomia é a posição mais comumente usada para pacientes submetidos a procedimentos urológicos e ginecológicos. Deixar de posicionar e acolchoar apropriadamente o paciente pode resultar em úlceras de pressão, lesões de nervos ou síndromes de compartimento.
2. A posição de litotomia é associada a importantes alterações fisiológicas. A capacidade residual funcional diminui, predispondo os pacientes à atelectasia e hipóxia. Elevação das pernas drena sangue agudamente para a circulação central. A pressão arterial média aumenta frequentemente, mas o débito cardíaco não se altera significativamente. Em contraposição, o abaixamento rápido das pernas da posição de litotomia ou de Trendelenburg diminui o retorno venoso e pode resultar em hipotensão. Medida da pressão arterial deve ser feita imediatamente depois que as pernas forem abaixadas.
3. Em razão da curta duração (15-20 min) e do regime ambulatorial da maioria das cistoscopias, anestesia geral é frequentemente a técnica de escolha, comumente empregando uma máscara laríngea.
4. Tanto bloqueio epidural quanto espinal com um nível sensitivo em T10 fornece excelente anestesia para cistoscopia.
5. As manifestações da síndrome de TURP (ressecção transuretral da próstata) são, principalmente, as de sobrecarga hídrica, intoxicação pela água, e, ocasionalmente, pelo soluto no líquido de irrigação.
6. A absorção de líquido de irrigação na TURP é dependente da duração da ressecção e da pressão do líquido de irrigação.
7. Quando comparada à anestesia geral, anestesia regional para TURP pode reduzir a incidência de trombose venosa pós-operatória. Ela também tem menor probabilidade de mascarar sintomas e sinais da síndrome de TURP ou perfuração da bexiga.
8. Pacientes com uma história de arritmias cardíacas e aqueles com um marca-passo ou desfibrilador cardíaco interno (ICD) podem estar em risco de desenvolver arritmias induzidas por ondas de choque durante litotripsia por ondas de choque extracorpóreas (ESWL). As ondas de choque podem danificar os componentes internos do marca-passo ou aparelho ICD.
9. Pacientes que estão se submetendo à dissecção ganglionar retroperitoneal ou que receberam bleomicina pré-operatoriamente estão em risco aumentado de desenvolver insuficiência respiratória pós-operatória. Estes pacientes podem estar em risco de toxicidade pelo oxigênio e sobrecarga de líquido, e de desenvolvimento de síndrome de angústia respiratória aguda pós-operatoriamente.
10. Em pacientes submetendo-se a transplante renal, a concentração de potássio sérico pré-operatória deve estar abaixo de 5,5 mEq/L, e as coagulopatias existentes devem ser corrigidas. Hiperpotassemia foi descrita depois da liberação do clampe vascular após o término da anastomose arterial, particularmente em pacientes pediátricos e outros de pequeno peso. A liberação do potássio contido na solução de preservação foi implicada como a causa deste fenômeno.

Procedimentos urológicos se responsabilizam por 10-20% da maioria das atuações anestésicas. Pacientes submetendo-se a procedimentos geniturinários podem ser de qualquer idade, mas muitos são idosos com doenças clínicas coexistentes, comumente disfunção renal. O impacto da anestesia na função renal encontra-se discutido no Capítulo 30. Este capítulo revê o tratamento anestésico de procedimentos urológicos comuns. O uso das posições de litotomia e cefalodeclive (Trendelenburg), a via de acesso transuretral e ondas de choque extracorpóreas (litotripsia) complicam muitos destes procedimentos. Além disso, avanços na técnica cirúrgica e nos tratamentos clínico e cirúrgico perioperatórios permitem que mais pacientes com doença coexistente sejam considerados candidatos aceitáveis para transplante renal e para procedimentos extensos de ressecção tumoral e procedimentos geniturinários reconstrutivos, envolvendo acentuada transgressão fisiológica.

CISTOSCOPIA

Considerações Pré-Operatórias

A cistoscopia é o procedimento urológico mais comumente efetuado, e as indicações para esta operação diagnóstica ou terapêutica incluem hematúria, infecções urinárias recorrentes, cálculos renais e obstrução urinária. Biópsias de bexiga, pielografias retrógradas, ressecção transuretral de tumores da bexiga, extração ou litotripsia a *laser* de cálculos renais e colocação ou manipulação de cateteres ureterais *(stents)* são também comumente realizados pelo cistoscópio.

O manejo anestésico varia com a idade e sexo do paciente e a finalidade do procedimento. Anestesia geral é geralmente necessária em crianças. Em decorrência da uretra curta, anestesia tópica com lidocaína gel com ou sem sedação é satisfatória para estudos diagnósticos na maioria das mulheres. Cistoscopias operatórias, envolvendo biópsias, cauterização ou manipulação de cateteres ureterais, exigem anestesia regional ou geral. Muitos homens preferem anestesia regional ou geral mesmo para cistoscopia diagnóstica.

Considerações Intraoperatórias

A. Posição de Litotomia

1 Em seguida à posição supina, a posição de litotomia é a posição mais comumente usada em pacientes submetendo-se a procedimentos urológicos e ginecológicos. Falha em posicionar e acolchoar adequadamente o paciente pode resultar em úlceras de pressão, lesões nervosas ou síndromes de compartimento. Duas pessoas são necessárias para simultaneamente mover com segurança as pernas do paciente ao elevá-las ou abaixá-las da posição de litotomia. Correias em torno dos tornozelos ou fixadores especiais suportam as pernas na posição de litotomia (**Figura 31-1**). Os suportes de pernas devem ser acolchoados em toda parte onde houver contato com a perna ou pé, e as correias não devem impedir a circulação. Quando os braços do paciente são colocados aos lados, cuidado deve ser aplicado para evitar que os dedos sejam apanhados entre as secções média e inferior da mesa de cirurgia quando a secção inferior é baixada e levantada – muitos anestesistas envolvem completamente as mãos e os dedos do paciente com acolchoamento protetor a fim de minimizar este risco. Lesão do nervo tibial (fibular comum), resultando em perda da dorsiflexão do pé, pode resultar se a face lateral do joelho repousar contra a perneira. Se as pernas forem colocadas sobre perneiras medialmente colocadas, compressão do nervo safeno pode resultar em entorpecimento medial da panturrilha. Flexão excessiva da coxa contra a virilha pode lesar o nervo obturatório e, menos comumente, os nervos femorais. Flexão extrema na coxa pode também estirar o nervo ciático. As lesões nervosas mais comuns diretamente associadas à posição de litotomia comprometem o plexo lombossacral. Lesões do plexo braquial podem da mesma forma ocorrer, se as extremidades superiores forem posicionadas inapropriadamente (p. ex., hiperextensão na axila). Síndrome de compartimento nas extremidades inferiores com rabdomiólise foi descrita com tempo prolongado na posição de litotomia, além de que dano nervoso de extremidade inferior é também mais provável nesta situação.

2 A posição de litotomia é associada a importantes alterações fisiológicas. A capacidade residual funcional diminui, predispondo os pacientes à atelectasia e hipóxia. Este efeito é amplificado por posicionamento de Trendelenburg íngreme (> 30°), que é comumente utilizado em combinação com a posição de litotomia. A elevação das pernas drena agudamente sangue para dentro da circulação central e pode, desse modo, exacerbar insuficiência cardíaca congestiva (ou tratar uma hipovolemia relativa). A pressão arterial média e o débito cardíaco podem aumentar. Em contraposição, abaixamento rápido das pernas da posição de litotomia ou posição de Trendelenburg diminui agudamente o retorno venoso e pode resultar em hipotensão. Vasodilatação por anestesia geral ou regional potencializa a hipotensão nesta situação, e, por esta razão, medida da pressão arterial deve ser efetuada imediatamente depois que as pernas forem abaixadas.

B. Escolha da Anestesia

1. Anestesia geral – Muitos pacientes estão apreensivos sobre o procedimento e preferem estar dormindo. Entretanto, qualquer técnica anestésica adequada para pacientes ambulatoriais pode

3 ser utilizada. Em razão da curta duração (15-20 min) e do regime ambulatorial da maioria das cistoscopias, anestesia geral é frequentemente escolhida, empregando com frequência uma máscara laríngea. A saturação de oxigênio deve ser especialmente monitorada quando pacientes obesos ou idosos, ou aqueles com reserva pulmonar marginal, forem colocados na posição de litotomia ou Trendelenburg.

4 **2. Anestesia regional** – Tanto bloqueio epidural quanto espinal promovem anestesia satisfatória para cistoscopias. Entretanto, quando anestesia regional é escolhida, a maioria dos anestesiologistas prefere anestesia espinal porque com anestesia epidural, bloqueio sensitivo satisfatório pode necessitar de 15-20 min em comparação a 5 min ou menos da anestesia espinal. Alguns anestesiologistas acreditam que o nível sensitivo após injeção de uma solução anestésica hiperbárica deve estar bem estabelecido ("fixado") antes que o paciente seja colocado na posição de litotomia; entretanto, os estudos não demonstram que a elevação imediata das pernas para posição de litotomia logo depois da administração de anestesia espinal hiperbárica cause um aumento clinicamente significativo no nível cefálico desta ou aumente a probabilidade de hipotensão grave. Um nível sensitivo em T10 provê excelente anestesia para praticamente todos os procedimentos cistoscópicos.

RESSECÇÃO TRANSURETRAL DA PRÓSTATA

Considerações Pré-Operatórias

A hipertrofia prostática benigna (BPH) frequentemente leva à obstrução da saída da bexiga em homens com mais de 60 anos. Embora cada vez mais sendo tratada clinicamente, alguns ho-

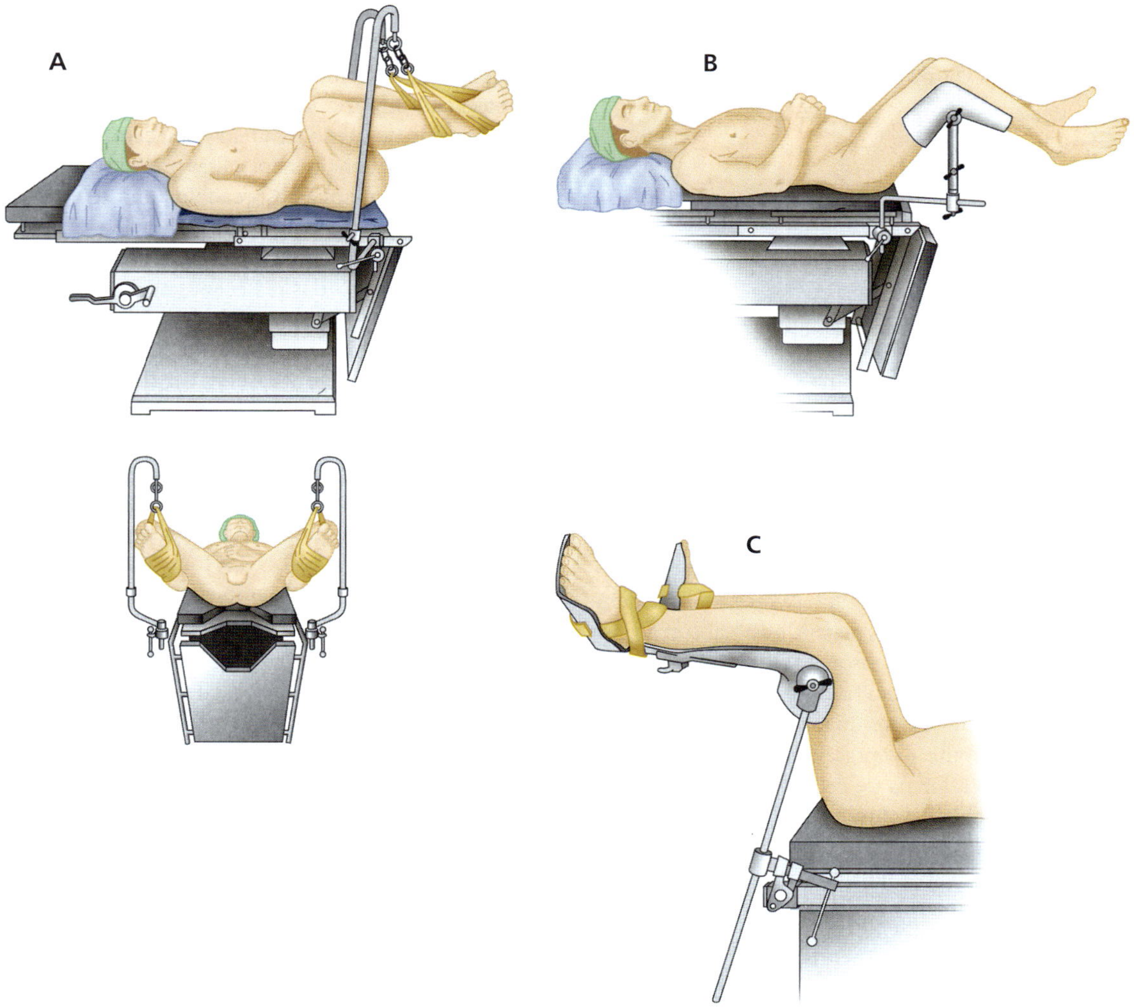

FIGURA 31-1 Posição de litotomia. **A:** Estribos de correias. **B:** Estribos de Bier-Hoff. **C:** Estribos de Allen. (Reproduzida, com permissão, de Martin JT: *Positioning in Anesthesia.* W.B. Saunders, 1988.)

mens necessitam de intervenção cirúrgica. Ressecção transuretral da próstata (TURP) é o procedimento cirúrgico mais comum efetuado para desobstrução da saída da bexiga em razão de BPH, e as indicações da TURP, neste contexto, incluem uropatia obstrutiva, cálculos na bexiga, episódios recorrentes de retenção urinária, infecções do trato urinário e hematúria. Os pacientes com adenocarcinoma da próstata podem também se beneficiar de TURP para aliviar obstrução urinária sintomática.

TURP exige anestesia regional ou geral, e os pacientes devem ser avaliados quanto a comorbidades importantes. Apesar da idade avançada (mais da metade dos pacientes de TURP têm mais de 70 anos) e prevalência de comorbidade significativa em mais de 2/3 destes pacientes, a mortalidade perioperatória e a morbidade clínica (mais frequentemente infarto do miocárdio, edema pulmonar e insuficiência renal) deste procedimento são ambas menores que 1%.

As complicações cirúrgicas mais comuns da TURP são retenção de coágulo, incapacidade de micção, hematúria incontrolada, exigindo revisão cirúrgica, infecção do trato urinário e hematúria crônica, embora outras complicações mais raras possam incluir: síndrome de TURP, perfuração da bexiga, sepse, hipotermia e coagulação intravascular disseminada (DIC). Tipagem sanguínea e prova cruzada (veja Capítulo 51) seriam suficientes para a maioria dos pacientes, embora reserva deva estar disponível para pacientes anêmicos ou com glândulas grandes em que é esperada uma ressecção extensa. Sangramento prostático pode ser difícil de controlar pelo cistoscópio.

Considerações Intraoperatórias

TURP é executada passando-se uma alça por um cistoscópio especial (ressectoscópio). Usando irrigação contínua e visualização direta, o tecido prostático é ressecado, aplicando-se uma corrente elétrica de corte na alça. Por causa das características da próstata e das grandes quantidades de líquido de irrigação muitas vezes usadas, a TURP pode ser associada a várias complicações sérias (Tabela 31-1).

TABELA 31-1 Complicações cirúrgicas associadas à TURP[1]

Mais comuns
Retenção de coágulo
Incapacidade de micção
Hematúria aguda incontrolada
Infecção do trato urinário
Hematúria crônica
Menos comuns
Síndrome de TURP
Perfuração da bexiga
Hipotermia
Sepse
Coagulação intravascular disseminada

[1]TURP, ressecção transuretral da próstata.

A. Síndrome de TURP

A ressecção transuretral da prostata, muitas vezes, abre a extensa rede de seios venosos prostáticos, permitindo a absorção sistêmica do líquido de irrigação. A absorção de grandes quantidades de líquido (2 L ou mais) resulta em uma constelação de sintomas e sinais comumente denominada síndrome de TURP (Tabela 31-2). Esta síndrome se apresenta intraoperatória ou pós-operatoriamente sob a forma de cefaleia, agitação, confusão, cianose, dispneia, arritmias, hipotensão ou convulsões, e

5 pode ser rapidamente fatal. As manifestações são principalmente as de sobrecarga hídrica circulatória, intoxicação pela água e, ocasionalmente, toxicidade pelo soluto no líquido de irrigação. A incidência da síndrome de TURP é menos de 1%.

Soluções de eletrólitos não podem ser usadas para irrigação durante TURP, porque elas dispersam a corrente do eletrocautério. A água proporciona excelente visibilidade porque sua hipotonicidade causa lise dos eritrócitos, mas absorção importante de água pode facilmente resultar em intoxicação hídrica aguda. Irrigação com água é geralmente restrita à ressecção transuretral de tumores da bexiga. Para TURP, soluções de irrigação não eletrolíticas ligeiramente hipotônicas, como glicina 1,5% (230 mOsm/L) ou uma mistura de sorbitol 2,7% e manitol 0,54% (195 mOsm/L), são usadas mais comumente. Soluções menos comumente usadas incluem sorbitol 3,3%, manitol 3%, glicose 2,5-4% e ureia 1%. Como todos estes líquidos ainda são hipotônicos, importante absorção de água pode, todavia, ocorrer. Absorção de soluto também pode ocorrer, porque o líquido de irrigação está sob pressão, e altas pressões de irrigação (altura do frasco) aumentam a absorção do líquido.

6 A absorção do líquido de irrigação de TURP é dependente da duração da ressecção e da pressão do líquido de irrigação. A maioria das ressecções dura 45-60 min e, em média, 20 mL/min do líquido de irrigação é absorvido. Absorção de grandes quantidades de líquido de irrigação, particularmente em pacientes com reserva cardíaca limitada, pode causar congestão pulmonar ou edema pulmonar franco. A hipotonicidade destes líquidos também resulta em hiponatremia e hiposmolalidade agudas, que podem levar a sérias manifestações neurológicas. Sintomas de hiponatremia geralmente não se desenvolvem até que a concentração de sódio sérico diminua abaixo de 120 mEq/L. Hipotonicidade acentuada no plasma ($[Na^+]$< 100 mEq/L) também pode resultar em hemólise intravascular aguda.

Toxicidade pode também se originar da absorção dos solutos nestes líquidos. Acentuada **hiperglicinemia** foi descrita com soluções de glicina e pode contribuir para depressão circulatória e toxicidade no sistema nervoso central. Concentrações de glicina plasmática acima de 1.000 mg/L foram registradas (o normal é 13-17 mg/L). A glicina é conhecida como neurotransmissor inibitório no sistema nervoso central e também foi implicada em raros casos de cegueira transitória subsequente à TURP. Hiperamoniemia, presumivelmente a partir da degradação da glicina, também foi documentada em alguns pacientes com acentuada toxicidade no sistema nervoso central após TURP. As concentrações de amônia em alguns pacientes excederam 500 μmol/L (o normal é 5-50 μmol/L). O uso de grandes quantidades de soluções de irrigação com sorbitol ou glicose pode levar à hiperglicemia, que pode ser acentuada em pacientes diabéticos. Absorção de soluções de manitol causa expansão do volume intravascular e exacerba sobrecarga hídrica.

O tratamento da síndrome de TURP depende do reconhecimento precoce e deve ser fundamentado na gravidade dos sintomas. A água absorvida tem que ser eliminada, e tratadas a hipoxemia e a hipoperfusão. A maioria dos pacientes pode ser tratada com restrição de líquido e administração intravenosa de furosemida. Hiponatremia sintomática resultando em convulsões ou coma deve ser tratada com solução de cloreto de sódio hipertônica (veja Capítulo 49). Atividade convulsiva pode ser resolvida com pequenas doses de midazolam (2-4 mg). Fenitoína, 10-20 mg/kg IV (máximo 50 mg/min), deve também ser considerada para fornecer atividade anticonvulsiva mais prolongada. Intubação endotraqueal pode ser considerada para prevenir aspiração, até que o estado mental do paciente se normalize. A quantidade e velocidade da solução salina hipertônica (3 ou 5%) necessária para corrigir a hiponatremia a um nível seguro devem ser com base na concentração de sódio sérico do paciente (veja Capítulo 49). A velocidade de administração da solução salina hipertônica deve ser suficientemente lenta para não exacerbar sobrecarga líquida circulatória.

TABELA 31-2 Manifestações da síndrome de TURP[1]

Hiponatremia
Hipo-osmolalidade
Sobrecarga hídrica
Insuficiência cardíaca congestiva
Edema pulmonar
Hipotensão
Hemólise
Toxicidade de soluto
Hiperglicinemia (glicina)
Hiperamoniemia (glicina)
Hiperglicemia (sorbitol)
Expansão do volume intravascular (manitol)

[1]TURP, ressecção transuretral da próstata.

B. Hipotermia

Grandes volumes de líquidos de irrigação à temperatura ambiente podem ser uma fonte importante de perda de calor. As soluções de irrigação devem ser aquecidas à temperatura corporal antes do uso para prevenir hipotermia. Tremor pós-operatório associado à hipotermia pode desalojar coágulos e promover sangramento pós-operatório, bem como acrescentar estresse fisiológico deletério para o paciente com doença cardiopulmonar coexistente.

C. Perfuração Vesical

A incidência de **perfuração vesical** durante TURP é menos de 1%. A perfuração pode ser causada por lesão da parede da bexiga pelo ressectoscópio ou decorrente da distensão excessiva da bexiga pelo líquido de irrigação. A maioria das perfurações da bexiga é extraperitoneal e sinalizada por mau retorno do líquido de irrigação. Pacientes despertos geralmente apresentarão náusea, sudorese e dor retropúbica ou abdominal inferior. Grandes perfurações extraperitoneais e a maioria das intraperitoneais são geralmente ainda mais óbvias, apresentando-se como hipotensão ou hipertensão inexplicada e com dor abdominal generalizada em pacientes despertos. Independentemente da técnica anestésica empregada, perfuração deve ser suspeitada em contextos de súbita hipotensão ou hipertensão, particularmente com bradicardia vagal aguda.

D. Coagulopatia

DIC tem sido relatado em raras ocasiões após TURP e pode resultar da liberação de tromboplastinas do tecido prostático para dentro da circulação durante o procedimento. Até 6% dos pacientes podem ter evidência de DIC subclínica. Uma trombocitopenia dilucional também pode-se desenvolver durante cirurgia como parte da síndrome de TURP por absorção de líquidos de irrigação. Raramente, pacientes com carcinoma da próstata metastático desenvolvem uma coagulopatia por fibrinólise primária em razão da secreção de uma enzima fibrinolítica. O diagnóstico de coagulopatia pode ser suspeitado a partir de sangramento difuso incontrolável, mas deve ser confirmado por testes laboratoriais. Fibrinólise primária deve ser tratada com ácido ε-aminocaproico, 5 g seguido por 1 g/h intravenosamente. Tratamento de DIC neste contexto pode necessitar de heparina em adição à reposição de fatores da coagulação e plaquetas, e interconsulta com um hematologista deve ser considerada.

E. Septicemia

A próstata é, muitas vezes, colonizada com bactérias e pode abrigar infecção crônica. Ressecção cirúrgica extensa com a abertura de seios venosos pode permitir a entrada de microrganismos na corrente sanguínea. Bacteriemia seguindo-se à cirurgia transuretral é comum e pode levar à septicemia ou choque séptico. Terapia antibiótica profilática (mais comumente gentamicina, levofloxacina ou cefazolina) antes de TURP pode diminuir a probabilidade de episódios bacteriêmicos e sépticos.

F. Escolha da Anestesia

Anestesia espinal ou epidural com um nível sensitivo em T10, ou anestesia geral, fornecem excelente anestesia e boas condições cirúrgias para TURP. Quando comparada à anestesia geral, 7 anestesia regional pode reduzir a incidência de trombose venosa pós-operatória. Ela também tende menos a mascarar sintomas e sinais de síndrome de TURP ou de perfuração da bexiga. Estudos clínicos não mostraram quaisquer diferenças em perda sanguínea, função cognitiva pós-operatória e mortalidade entre anestesias regional e geral. A possibilidade de metástase vertebral deve ser considerada em pacientes com carcinoma, particularmente aqueles com lombalgia, uma vez que doença metastática comprometendo a coluna lombar constitui uma contraindicação relativa à anestesia espinal ou epidural. Hiponatremia aguda por síndrome de TURP pode retardar ou impedir o acordar de uma anestesia geral.

G. Monitoramento

Avaliação do estado mental no paciente acordado ou moderadamente sedado é o melhor monitor para detecção de sinais precoces de síndrome de TURP e perfuração vesical. Taquicardia ou diminuição na saturação de oxigênio arterial pode ser um sinal inicial de sobrecarga líquida. Alterações eletrocardiográficas isquêmicas perioperatórias foram descritas em até 18% dos pacientes. Monitoramento de temperatura é padrão de tratamento para anestesia geral, e deve também ser usada em casos de ressecções demoradas sob anestesia espinal ou epidural para detectar hipotermia. Perda sanguínea é particularmente difícil de avaliar durante TURP por causa do uso de soluções de irrigação, de modo que é necessário confiar em sinais clínicos de hipovolemia (veja Capítulo 51). A perda sanguínea é em média aproximadamente 3-5 mL/min de ressecção (geralmente 200-300 mL no total), mas raramente é ameaçadora à vida. Diminuições pós-operatórias transitórias no hematócrito podem simplesmente refletir hemodiluição pela absorção de líquido de irrigação. Menos de 2% dos pacientes necessitam de transfusão de sangue intraoperatória; fatores associados à necessidade de transfusão incluem duração do procedimento mais longa que 90 min e ressecção de mais de 45 g de tecido prostático.

LITOTRIPSIA

O tratamento dos cálculos renais evoluiu de procedimentos primariamente abertos para técnicas menos invasivas ou inteiramente não invasivas. Procedimentos cistoscópicos, incluindo ureteroscopia flexível com extração de cálculos, colocação de sonda de duplo J, e litotripsia intracorpórea (*laser* ou eletro hidráulica), juntamente com *terapia clínica expulsiva* (MET), se tornaram terapia de primeira linha. Litotripsia por onda de choque extracorpórea (ESWL) é também utilizada, principalmente para cálculos intrarrenais de 4 mm a 2 cm, e nefrolitotoma percutânea e laparoscópica para cálculos maiores ou impactados. MET se tornou o tratamento de escolha entre muitos clínicos para episódios de urolitíase: para cálculos até 10 mm de diâmetro, administração dos α-bloqueadores tansulosina (Flomax), doxazosina (Cardura) ou terazosina (Hytrin) ou o bloqueador dos canais de cálcio nifedipina (Procardia, Adalat) diminuem a dor da urolitíase aguda e aumentam a taxa de eliminação de cálculos durante um período de vários dias a várias semanas.

Durante ESWL, choques de alta energia repetitivos (ondas de som) são focalizadas no cálculo, fazendo-o fragmentar-se quando forças de tração e cisalhamento se desenvolvem dentro do cálculo e cavitação ocorre na sua superfície. Água ou um gel condutor acopla o gerador ao paciente. Uma vez que o tecido tenha a mesma densidade acústica que a água, as ondas viajam pelo corpo sem danificar tecido. Entretanto, a mudança na impedância acústica na interface tecido-cálculo cria forças cortantes e dilacerantes no cálculo. Subsequentemente, o cálculo é fragmentado suficientemente para permitir sua passagem em pequenos pedaços pelo trato urinário. Sondas de duplo J ureterais são, muitas vezes, colocadas cistoscopicamente antes do procedimento. Destruição de tecido pode ocorrer, se a energia acústica for inadvertidamente focalizada em interfaces ar-tecido, como no pulmão e intestino. A incapacidade de posicionar o paciente de tal modo que pulmão e intestino fiquem afastados do foco da onda de choque constitui uma contraindicação ao procedimento. Outras contraindicações incluem obstrução urinária abaixo do cálculo, infecção não tratada, uma diátese hemorrágica e gravidez. A presença de um aneurisma aórtico próximo ou uma prótese ortopédica é considerada uma contraindicação relativa. Equimose, contusão ou bolhas na pele sobre o local do tratamento não são incomuns. Raramente, um grande hematoma perinéfrico pode-se desenvolver e pode ser responsável por uma diminuição pós-operatória no hematócrito.

Geradores de ondas de choque eletro-hidráulicos, eletromagnéticos ou piezoelétricos podem ser usados para ESWL. Com as unidades eletro-hidráulicas mais antigas, o paciente é colocado em uma cadeira hidráulica e imerso em um banho de água aquecida, que conduz as ondas de choque ao paciente. Os litotridores modernos geram ondas de choque eletromagneticamente ou a partir de cristais piezoelétricos. O gerador é fechado em uma caixa cheia de água e entra em contato com o paciente por intermédio de um gel condutor sobre uma membrana plástica (Figura 31-2). As unidades mais recentes permitem localização fluoroscópica e ultrassônica. No caso das máquinas eletromagnéticas, a vibração de uma placa metálica na frente de um eletroímã produz as ondas de choque. Com os modelos piezoelétricos, as ondas são o resultado de alterações nas dimensões externas de cristais cerâmicos, quando é aplicada uma corrente elétrica.

Considerações Pré-Operatórias

8 Pacientes com uma história de arritmias cardíacas e aqueles com um marca-passo ou desfibrilador cardíaco interno (ICD) podem estar em risco de desenvolvimento de arritmias induzidas pelas ondas de choque durante ESWL. Sincronização das ondas de choque com a onda R do eletrocardiograma (ECG) diminui a incidência de arritmias durante ESWL. As ondas de choque são geralmente temporizadas para serem 20 ms depois da onda R para corresponder ao período refratário ventricular. Os estudos sugerem que a aplicação assíncrona dos choques pode ser segura em pacientes sem doença cardíaca. Ondas de choque podem danificar os componentes internos de um marca-passo ou aparelho ICD. O fabricante deve ser contatado sobre o melhor método para manejar o aparelho (p. ex., reprogramação ou aplicação de um ímã).

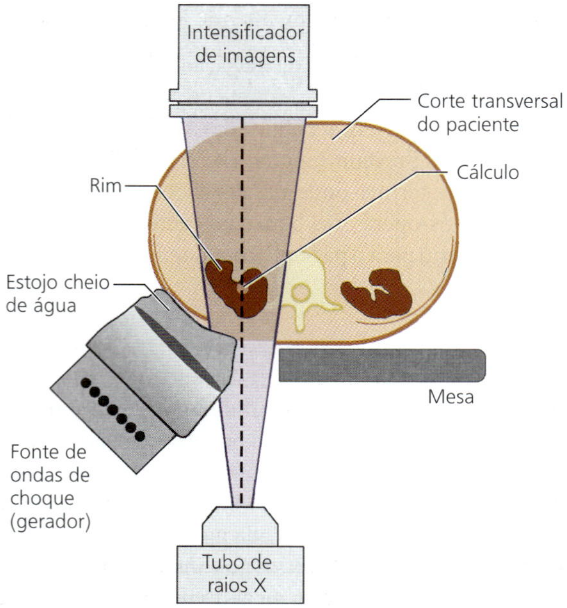

FIGURA 31-2 Representação esquemática de uma unidade de litotripsia moderna sem banheira.

Considerações Intraoperatórias

As considerações anestésicas para ureteroscopia, manipulação de cálculo e litotripsia a *laser* são similares àquelas para procedimentos cistoscópicos. ESWL requer considerações especiais, particularmente quando são usados litotridores mais antigos, exigindo que o paciente seja imerso em água.

A. Efeitos da Imersão durante ESWL

A imersão em um banho de água aquecida (36-37°C) resulta inicialmente em vasodilatação que pode levar transitoriamente à hipotensão. A pressão arterial, no entanto, subsequentemente sobe, quando sangue venoso é redistribuído centralmente em razão da pressão hidrostática da água sobre as pernas e abdome. A resistência vascular sistêmica (SVR) se eleva, e o débito cardíaco frequentemente diminui. O aumento súbito no volume intravascular e na SVR pode precipitar insuficiência cardíaca congestiva em pacientes com reserva cardíaca marginal. Além disso, o aumento no volume sanguíneo intratorácico reduz a capacidade residual funcional 30-60% e pode predispor alguns pacientes à hipoxemia.

B. Escolha da Anestesia

A dor durante litotripsia é produzida pela dissipação de uma pequena quantidade de energia, à medida que as ondas de choque entram no corpo pela pele. A dor é, por essa razão, localizada na pele e é proporcional à intensidade das ondas de choque.

As unidades de litotripsia em imersão requerem 1.000-2.400 ondas de choque de intensidade relativamente alta, que a maioria dos pacientes não são capazes de tolerar sem anestesia regional ou geral. Em contraste, as unidades de litotripsia mais recentes que são acopladas diretamente à pele utilizam 2.000- 3.000 ondas de choque de intensidade mais baixa que geralmente necessitam de apenas sedação leve.

C. Anestesia Regional

Anestesia epidural contínua é comumente empregada quando a ESWL é realizada com litotridores antigos, de imersão. Anestesia regional com sedação facilita grandemente o posicionamento e monitoramento além de oxigênio suplementar por máscara facial ou cateter nasal para evitar hipoxemia. Um nível sensitivo em T6 assegura anestesia adequada, uma vez que a inervação renal seja derivada de T10 a L2. Suplementação do bloqueio com fentanil epidural (50-100 mcg) é frequentemente útil. Quando se usa a técnica de perda de resistência para colocação do cateter epidural, soro fisiológico deve ser usado em vez de ar durante a inserção do cateter epidural, uma vez que ar no espaço epidural possa dissipar ondas de choque e possa promover lesão do tecido neural. Adesivo tipo espuma não deve ser usado para fixar o cateter epidural, uma vez que este tipo de esparadrapo mostrou dissipar a energia das ondas de choque quando ele está no seu caminho. Anestesia espinal também pode ser usada satisfatoriamente, mas traz insegurança a respeito do nível sensitivo e da duração da cirurgia; por esta razão, anestesia epidural é geralmente preferida.

Uma desvantagem importante da anestesia regional ou sedação é a incapacidade de controlar o movimento diafragmático. Excessiva excursão diafragmática durante a ventilação espontânea pode mover o cálculo para dentro e para fora do foco da onda e pode prolongar o procedimento. Este problema pode ser parcialmente resolvido pedindo-se ao paciente para respirar em um padrão respiratório mais rápido, porém superficial. Quando as ondas de choque são acopladas ao ECG, bradicardia decorrente de bloqueio simpático alto prolonga o procedimento, sendo pequenas doses de glicopirrolato administradas muitas vezes para acelerar o procedimento de ESWL.

D. Anestesia Geral

Anestesia geral com intubação endotraqueal permite controle da excursão diafragmática durante litotripsia, usando litotridores com imersão. O procedimento é complicado pelos riscos associados ao posicionamento deste paciente em uma cadeira e colocando esta dentro da água até o ombro e o inverso ao término. Uma técnica anestésica geral leve em conjunção com um relaxante muscular é preferível. O relaxante muscular assegura imobilidade do paciente e controle do movimento diafragmático.

E. Sedação

Sedação intravenosa leve com midazolam e fentanil é geralmente adequada para a litotripsia de baixa energia moderna. Sedação mais profunda com infusões de baixa dose de propofol com ou sem midazolam e suplementação de opioide também pode ser usada.

F. Monitoramento

Monitoramento anestésico padrão deve ser usado para sedação consciente ou profunda, ou para anestesia geral. **Mesmo com choques sincronizados à onda R, arritmias supraventriculares podem ocorrer.** Com litotripsia de imersão, as derivações de ECG devem ser fixadas firmemente com curativo impermeável. Alterações na capacidade residual funcional com a imersão obrigam ao monitoramento da saturação de oxigênio, particularmente em pacientes em risco de desenvolvimento de hipoxemia. A temperatura do banho e do paciente deve ser monitorada para prevenir hipotermia ou hipertermia.

G. Hidratação

A hidratação intravenosa é geralmente abundante. Após um *bolus* intravenoso inicial, adicionais 1.000-2.000 mL de Ringer lactato são dados muitas vezes com uma pequena dose de furosemida para manter um rápido fluxo urinário e lavar detritos de cálculo e coágulos sanguíneos. Os pacientes com pouca reserva cardíaca necessitam de hidratação mais conservadora.

CIRURGIA NÃO ONCOLÓGICA DO URETER SUPERIOR E DO RIM

Procedimentos urológicos laparoscópicos, para nefrectomias parcial e total, nefrectomia em doador vivo, nefrolitotomia e pieloplastia são cada vez mais utilizados por causa das vantagens que incluem recuperação relativamente rápida, hospitalização mais curta e menos dor. Foram desenvolvidas vias de acesso transperitoneais e retroperitoneais. Uma técnica assistida com a mão emprega uma incisão maior adicional que permite ao cirurgião introduzir uma das mãos para sensibilidade tátil e facilitação da dissecção. O manejo anestésico é semelhante àquele para qualquer procedimento laparoscópico.

Procedimentos abertos para cálculos renais no ureter superior e pelve renal e nefrectomias para doença não maligna são frequentemente realizados na "posição renal", mais acuradamente descritos como um decúbito lateral com extensão lombar. Com o paciente em decúbito lateral, a perda de baixo é flexionada, e a outra perna é estendida. Um coxim axilar é colocado para minimizar o risco de lesão do plexo braquial. A mesa de cirurgia é a seguir estendida para obter máxima separação entre a crista ilíaca e a margem costal no lado operatório, e o coxim renal (uma barra no sulco onde a mesa se dobra) é elevado para elevar a crista ilíaca e aumentar a exposição cirúrgica.

A posição renal é associada a efeitos adversos respiratórios e circulatórios. A capacidade residual funcional é reduzida no pulmão de baixo, mas pode aumentar no pulmão de cima. No paciente anestesiado, recebendo ventilação controlada, ocorre desequilíbrio de ventilação/perfusão porque o pulmão de baixo recebe maior fluxo sanguíneo do que o pulmão de cima, enquanto o pulmão de cima recebe maior ventilação, predispondo o paciente à atelectasia no pulmão de baixo e à hipoxemia induzida por *shunt*.O gradiente do CO_2 arterial para expiratório aumenta progressivamente durante anestesia geral nesta posição, indicando que a ventilação de espaço morto também aumenta no pulmão de cima. Além disso, em alguns pacientes, a elevação do coxim renal pode diminuir significativamente o retorno venoso para o coração ao comprimir a veia cava inferior. Estase venosa nos MMII potencializa a vasodilatação induzida pela anestesia.

Em razão do potencial de grande perda sanguínea e acesso limitado às grandes estruturas vasculares na posição renal, é aconselhável a colocação inicial de pelo menos um cateter de grosso calibre. Cateteres arteriais são utilizados muitas vezes por causa da necessidade de monitorar estritamente a pressão arterial e colher sangue frequentemente para análise laboratorial. A posição do tubo endotraqueal pode ser alterada durante o posicionamento do paciente para a cirurgia, e, assim, a colocação adequada do tubo endotraqueal precisa ser verificada novamente depois do posicionamento final do paciente antes da preparação da pele e colocação dos campos cirúrgicos. Pneumotórax pode ocorrer como resultado de perfuração cirúrgica do espaço pleural. O diagnóstico exige um alto índice de suspeita. O pneumotórax pode ser subclínico intraoperatoriamente, mas pode ser diagnosticado pós-operatoriamente com uma radiografia de tórax.

CIRURGIAS UROLÓGICAS ONCOLÓGICAS

Mudanças demográficas, resultando em uma população cada vez mais idosa, juntamente com melhores taxas de sobrevida dos pacientes com câncer urológico após ressecções cirúrgicas radicais, resultaram em um aumento no número de procedimentos efetuados para câncer prostático, vesical, testicular e renal. O desejo de uma recuperação rápida, mais simples, com menores incisões e menos dor instigou o desenvolvimento de cirurgias laparoscópicas pélvicas e abdominais, possibilitando a realização de prostatectomia radical, cistectomia, linfadenectomia pélvica, nefrectomia e adrenalectomia. Tecnologia robótico-assistida foi cada vez mais aplicada a estes procedimentos durante a última década.

Muitos procedimentos urológicos são realizados com o paciente em posição supina com hiperextensão para facilitar a exposição da pelve durante dissecção ganglionar, prostatectomia retropúbica ou cistectomia (Figura 31-3). O paciente é posicionado em DDH com a crista ilíaca sobre o local de flexo-extensão da mesa de cirurgias, e a mesa é estendida de tal modo que a distância entre a crista ilíaca e a margem costal aumente ao máximo. Cuidado deve ser tomado para evitar pôr esforço excessivo sobre o dorso do paciente. Também é feito um cefalodeclive a fim de tornar o campo operatório horizontal. Na posição de "sapo", uma variação da posição supina hiperestendida, os joelhos também são flexionados, e os quadris são abduzidos e rodados externamente.

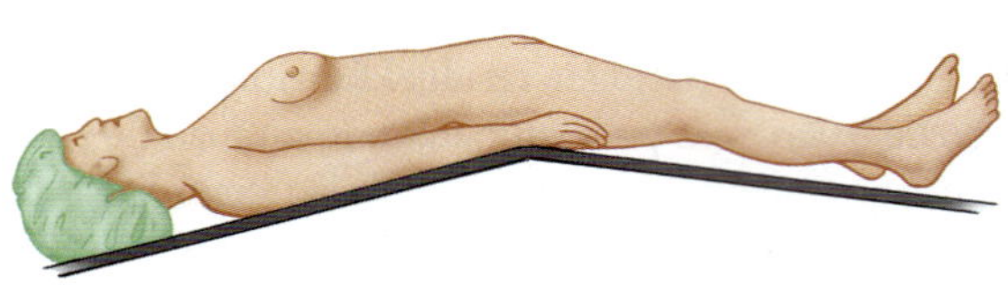

FIGURA 31-3 Posição hiperestendida. (Reproduzida com permissão, de Skinner DG, Lieskowsky G: *Diagnosis and Management of Genitourinary Cancer*. W.B. Saunders, 1988.)

1. Câncer de Próstata

Considerações Pré-Operatórias

O adenocarcinoma da próstata, fora o câncer de pele, é o tipo mais comum de câncer em homens e, segundo lugar como causa de morte, perdendo apenas para o câncer de pulmão, como a causa mais comum de mortes por câncer em homens acima de 55 anos. Um em cada 6 homens será diagnosticado com câncer de próstata durante a vida. Em razão do largo espectro de comportamento clínico do tumor, o tratamento varia amplamente desde acompanhamento clínico até terapia cirúrgica agressiva. Variáveis importantes incluem o grau e o estádio da malignidade, a idade do paciente, e a presença de comorbidade. Ultrassonografia transretal é usada para avaliar o tamanho tumoral e a presença ou ausência de extensão extracapsular. Estadiamento clínico é também fundamentado no escore de Gleason da biópsia, tomografia computadorizada (CT) ou imagem de ressonância magnética e cintigrafia óssea.

Considerações Intraoperatórias

Pacientes com câncer de próstata podem-se apresentar à sala de cirurgias para prostatectomia laparoscópica ou robótica com dissecção ganglionar pélvica, prostatectomia radical retropúbica com dissecção ganglionar, prostatectomia de "salva-vida" (após falha de radioterapia), ou orquiectomia bilateral para hormonoterapia.

A. Prostatectomia Radical Retropúbica

A prostatectomia radical retropúbica é geralmente efetuada com dissecção linfonodal pélvica por uma incisão abdominal mediana infraumbilical. Ela pode ter caráter curativo para câncer de próstata localizado ou ocasionalmente ser usada como procedimento de "salva-vida" após falha da radioterapia. A próstata é removida em bloco com as vesículas seminais, ductos ejaculatórios, e parte do colo vesical. Uma técnica preservando nervos pode ser usada para ajudar a manter a função sexual. Após prostatectomia, o colo vesical restante é anastomosado diretamente à uretra sobre um cateter urinário de demora. O cirurgião pode pedir administração intravenosa do corante índigo-carmim para visualização dos ureteres, e este pode ser associado à hipertensão ou hipotensão.

Prostatectomia radical retropúbica pode ser acompanhada por importante perda sanguínea. Monitoramento direto da pressão arterial pode ser utilizado. Colocação de rotina de um cateter venoso central para monitoramento da pressão venosa central e como uma via adicional para administração de fluidos e derivados do sangue também foi preconizada, embora muitos grandes centros de tratamento de câncer utilizem rotineiramente apenas dois cateteres intravenosos periféricos de grosso calibre. A perda sanguínea operatória varia consideravelmente de centro para centro, rotineiramente com valores médios de menos de 500 mL. Fatores que influenciam a perda sanguínea incluem posicionamento, anatomia pélvica, tamanho da próstata, duração da cirurgia e a perícia do cirurgião. Perda sanguínea e morbidade e mortalidade operatórias são semelhantes em pacientes que recebem anestesia geral e aqueles que recebem anestesia regional. Anestesia neuraxial requer um nível sensitivo em T6, mas estes pacientes tipicamente não toleram anestesia regional sem sedação profunda por causa do posicionamento. A combinação de uma posição de Trendelenburg prolongada juntamente com administração de grandes quantidades de líquidos intravenosos pode, às vezes, produzir edema da via aérea superior. O risco de hipotermia deve ser minimizado pela utilização de métodos de aquecimento como ar forçado e um aquecedor de líquidos intravenosos.

As complicações pós-operatórias incluem hemorragia, trombose venosa profunda; embolia pulmonar; lesões de nervo obturatório, ureter e reto; e incontinência urinária e impotência. Dissecção cirúrgica extensa em torno das veias pélvicas aumenta o risco de complicações tromboembólicas. Analgesia epidural é usada em alguns centros após prostatectomia retropúbica e pode melhorar a qualidade da analgesia e acelerar a recuperação. Embora anestesia epidural possa reduzir a incidência de trombose venosa profunda pós-operatória, este efeito benéfico é sobrepujado pelo uso rotineiro de profilaxia pós-operatoria com varfarina ou heparina fracionada. O risco de hematoma epidural no contexto de terapia anticoagulante, particularmente com preparações de heparina fracionada, deve ser lembrado quando for administrada analgesia epidural pós-operatória. Cetorolaco pode ser usado como adjuvante analgésico e foi descrito que diminui as necessidades de opioide, melhora a qualidade da analgesia e promove retorno mais precoce da função intestinal sem aumentar as necessidades de transfusão. A otimização da analgesia pós-operatória necessita, muitas vezes, de uma abordagem multimodal.

B. Prostatectomia Radical Robótico-Assistida

Prostatectomia radical laparoscópica com linfadenectomia pélvica difere da maioria dos outros procedimentos laparoscópicos pelo uso frequente de posição de Trendelenburg acentuado (> 30°) para a exposição cirúrgica. Posicionamento do paciente, duração do procedimento, necessidade de distensão abdominal e possibilidade de aumentar a ventilação-minuto tornam necessário o uso de anestesia geral com intubação endotraqueal. Óxido nitroso é geralmente evitado para prevenir distensão intestinal. A maioria das prostatectomias laparoscópicas é efetuada com assistência robótica, e a maioria das prostatectomias radicais nos Estados Unidos é, atualmente, realizada por meio de laparoscopia robótico-assistida. Quando comparada à prostatectomia retropúbica aberta, a prostatectomia laparoscópica robótico-assistida é associada a um tempo de procedimento mais longo, mas pode estar associada a um índice menor de complicações. Ela também é associada a menor perda sanguínea e menos transfusões de sangue, escores menores de dor pós- operatória e necessidades de opioides, menos náusea e vômito pós-operatórios e hospitalização mais curta. A posição de Trendelenburg acentuada pode levar a edema tecidual de cabeça e pescoço e pressão intraocular aumentada. Complicações associadas a esse posicionamento incluem edema da via aérea superior e angústia respiratória pós-extubação, perda visual pós-operatória, envolvendo neuropatia óptica isquêmica ou descolamento de retina e lesão do plexo braquial. O cirurgião deve ser rotineiramente avisado do tempo de posicionamento, sendo que alguns centros não utilizam mais rotineiramente este posicionamento.

A maioria dos anestesistas preconiza um único cateter intravenoso de grosso calibre, e um cateter arterial pode ser usado, se clinicamente indicado. O risco de hipotermia deve ser minimizado, utilizando-se técnicas de aquecimento ativo, como ar forçado aquecido e um aquecedor de líquidos intravenosos. Analgesia pós-operatória adequada é inicialmente providenciada por opioides intravenosos com cetorolaco e/ou acetaminofem intravenoso, e, subsequentemente, por preparações analgésicas orais. Analgesia epidural pós-operatória não está justificada por causa dos escores relativamente baixos de dor pós-operatória e porque os pacientes podem ter alta menos de 36 h depois da cirurgia.

C. Orquiectomia Bilateral

Metastático da próstata. O procedimento é relativamente curto (20-45 min) e é realizado por uma única incisão escrotal mediana. Embora orquiectomia bilateral possa ser executada sob anestesia local, a maioria dos pacientes e muitos anestesistas preferem anestesia geral (geralmente administrada por meio de uma máscara laríngea) ou anestesia espinal.

2. Câncer de Bexiga

Considerações Pré-Operatórias

Câncer de bexiga tem sua maior incidência em média aos 65 anos de idade, com uma proporção de 3:1 de homens para mulheres. Carcinoma vesical de células transicionais ocupa o segundo lugar como a malignidade mais comum do trato geniturinário masculino, perdendo para o adenocarcinoma de próstata. A alta incidência do tabagismo nestes pacientes resulta em coronariopatia e doença pulmonar obstrutiva, como comorbidades comuns nestes pacientes. Comprometimento da função renal pode ser relacionado com a idade ou secundário à obstrução do trato urinário. O estadiamento inclui cistoscopia e exames de imagem com CT ou MRI. Quimioterapia intravesical é usada para tumores superficiais, e ressecção transuretral de tumores da bexiga (TURB) é executada via cistoscopia para tumores de baixo grau não invasivos. Alguns pacientes podem receber radiação pré-operatória para diminuir o tumor antes de cistectomia radical. Derivação urinária é geralmente efetuada no mesmo ato cirúrgico.

Considerações Intraoperatórias

A. Ressecção Transuretral da Bexiga

TURBT difere de TURP pelo fato de que a ressecção cirúrgica não é necessariamente efetuada na linha mediana. Tumores vesicais podem ocorrer em vários locais no interior da bexiga.

Infelizmente, os tumores lateralmente localizados podem estar em proximidade ao nervo obturatório. Nesses casos, se anestesia espinal ou anestesia geral sem bloqueio neuromuscular for administrada, toda vez que é utilizado o ressectoscópio, ocorrerá estimulação do nervo obturatório e adução das pernas. Os urologistas dificilmente acharão graça de terem sua orelha golpeada pelo joelho do paciente; assim, em contraste com a TURP, os procedimentos TURBT são mais comumente efetuados com anestesia geral e bloqueio neuromuscular. TURBT, diferentemente de TURP, raramente é associada à absorção de quantidades importantes de solução de irrigação.

B. Cistectomia Radical

A cistectomia radical é uma cirurgia de grande porte que, muitas vezes, é associada à importante perda sanguínea. Ela é geralmente realizada por uma incisão mediana, mas está sendo cada vez mais executada como procedimento robótico-assistido. Em homens, todos os órgãos pélvicos anteriores, incluindo a bexiga, próstata e vesículas seminais, são removidos; a bexiga, útero, colo, ovários e parte da abóbada vaginal anterior podem ser removidos em mulheres. Dissecção ganglionar pélvica e derivação urinária também são efetuadas.

Estes procedimentos tipicamente exigem 4-6 h e, frequentemente, são associados à transfusão de sangue. Anestesia geral endotraqueal com um relaxante muscular proporciona condições operatórias ideais. Anestesia com hipotensão controlada pode reduzir a perda sanguínea intraoperatória e as necessidades de transfusão. Muitos cirurgiões também consideram que a hipotensão controlada melhora a visualização cirúrgica. Suplementação da anestesia geral com anestesia espinal ou epidural contínua pode facilitar a hipotensão induzida, diminuir as necessidades de anestésico geral e fornecer analgesia pós-operatória altamente efetiva.

Monitoramento cuidadoso da pressão arterial, volume intravascular e perda sanguínea são sempre apropriados. Monitoramento direto da pressão arterial está indicada na maioria dos pacientes, e cateteres venosos centrais são inseridos muitas vezes. O débito urinário deve ser monitorado e correlacionado com a progressão da operação, uma vez que a via urinária seja interrompida em um ponto inicial durante a maioria destes procedimentos. Como em todos os procedimentos operatórios prolongados, o risco de hipotermia deve ser minimizado pela utilização de técnicas de aquecimento ativo.

C. Derivação Urinária

Derivação urinária é geralmente realizada conjuntamente com a cistectomia radical.

Atualmente, muitos procedimentos são usados, mas todos acarretam em implantar os ureteres em um segmento de intestino. O segmento de intestino ou é deixado *in situ*, como na ureterossigmoidostomia, ou, junto com seu pedículo vascular, anastomosado a um estoma cutâneo ou uretra. Além disso, o intestino isolado pode funcionar como um conduto (p. ex., conduto ileal) ou ser reconstruído para formar um reservatório continente (neobexiga). Condutos podem ser formados de íleo, jejuno ou cólon.

Objetivos anestésicos principais para procedimentos de derivação urinária incluem manter o paciente bem hidratado e manter um débito urinário intenso uma vez que os ureteres sejam abertos. Anestesia neuraxial, muitas vezes, produz atividade parassimpática intensa, em razão do bloqueio simpático, o que resulta em um intestino contraído, hiperativo, que torna tecnicamente difícil a construção de um reservatório ileal continente. Papaverina (100-150 mg em infusão intravenosa lenta durante 2-3 h), uma grande dose de um anticolinérgico (glicopirrolato, 1 mg) ou glucagon (1 mg) podem aliviar este problema.

Contato prolongado da urina com mucosa intestinal (fluxo lento de urina) pode produzir importantes perturbações metabólicas. Hiponatremia, hipocloremia, hiperpotassemia e acidose metabólica podem ocorrer após construção de condutos jejunais. Em contraste, condutos colônicos e ileais podem ser associados à acidose metabólica hiperclorêmica. O uso de *stents* ureterais temporários e a manutenção de alto fluxo urinário podem ajudar a aliviar este problema no período pós-operatório imediato.

3. Câncer de Testículo

Considerações Pré-Operatórias

Os tumores testiculares são classificados como seminomas ou não seminomas. O tratamento inicial de todos os tumores é orquiectomia radical (inguinotomia). O tratamento subsequente depende da histologia tumoral. Os não seminomas incluem teratoma embrionário, coriocarcinoma e tumores mistos. Linfadenectomia retroperitoneal desempenha um papel importante no estadiamento e tratamento de pacientes com tumores de células germinativas não seminomas. Doença em estádio baixo é tratada com linfadenectomia ou, em alguns casos, com acompanhamento clínico. Doença em estádio alto é geralmente tratada com quimioterapia seguida por linfadenectomia.

Em contraste com os não seminomas, os seminomas são tumores muito radiossensíveis que são primariamente tratados com radioterapia retroperitoneal. Quimioterapia é usada nos pacientes que recidivam após radiação. Pacientes com grandes seminomas volumosos ou aqueles com níveis aumentados de α-fetoproteína (geralmente associados a não seminomas) são tratados principalmente com quimioterapia. Os agentes quimioterápicos comumente incluem cisplatina, vincristina, vimblastina, ciclofosfamida, dactinomicina, bleomicina e etoposídeo. Linfadenectomia é geralmente executada em pacientes com tumor residual após quimioterapia.

Os pacientes submetidos à linfadenectomia para câncer testicular são tipicamente jovens (15-35 anos de idade), mas estão em risco aumentado de morbidade pelos efeitos residuais da quimioterapia e radioterapia pré-operatórias. Além de supressão da medula óssea, toxicidade para órgãos específicos pode ser encontrada, como comprometimento renal após cisplatina, fibrose pulmonar após bleomicina e neuropatia após vincristina.

Considerações Intraoperatórias

A. Orquiectomia Radical

Orquiectomia inguinal pode ser realizada com anestesia regional ou geral. O tratamento anestésico pode ser complicado por bradicardia reflexa a partir da tração do cordão espermático.

B. Linfadenectomia Retroperitoneal

O retroperitônio é geralmente acessado por uma incisão mediana, mas independentemente da via de acesso cirúrgica, todo tecido linfático entre os ureteres desde os vasos renais até a bifurcação ilíaca é removido. Com a linfadenectomia padrão, todas as fibras simpáticas são interrompidas, resultando em perda da ejaculação normal e infertilidade. Uma técnica modificada que pode ajudar a manter a fertilidade, preserva o tecido linfático do lado ipsolateral ao tumor testicular.

9 Pacientes que receberam bleomicina pré-operatoriamente podem estar particularmente em risco de toxicidade pelo oxigênio e sobrecarga hídrica, e de desenvolver insuficiência pulmonar ou síndrome de angústia respiratória aguda pós-operatoriamente. Administração excessiva de líquido intravenoso pode contribuir. A técnica anestésica deve incluir o uso da mais baixa concentração inspirada de oxigênio compatível com saturação de oxigênio acima de 90%. Pressão positiva expiratória final (5-10 cm H_2O) pode ser útil para otimizar a oxigenação.

As perdas hídricas evaporativas e redistributivas ("em terceiro espaço") com a linfadenectomia podem ser consideráveis como resultado da grande ferida e da extensa dissecção cirúrgica. A reposição de líquido deve ser suficiente para manter débito urinário maior que 0,5 mL/kg/h; o uso combinado de soluções coloides e cristaloides em uma proporção de 1:2 ou 1:3 pode ser mais efetivo em preservar o débito urinário do que cristaloide isolado. Trações da veia cava inferior durante a cirurgia resultam, muitas vezes, em hipotensão arterial transitória.

A dor pós-operatória associada a incisões de linfadenectomia pélvica aberta é importante, e analgesia pós-operatória agressiva é útil. Analgesia epidural contínua, morfina epidural de liberação prolongada, ou morfina (ou hidromorfona) intratecal devem ser consideradas. Raramente, a ligadura das artérias intercostais durante dissecções no lado esquerdo pode resultar em paraplegia, por isso, pode ser prudente documentar a função motora normal antes da instituição de analgesia epidural pós-operatória. A artéria radicular magna (artéria de Adamkiewicz), que é suprida por estes vasos e é responsável pela maior parte do sangue arterial para a metade inferior da medula espinal, tem origem no lado esquerdo na maioria dos pacientes. Deve ser lembrado que simpatectomia unilateral após linfadenectomia modificada geralmente causa aumento da temperatura na perna ipsolateral. Os pacientes que se submeteram à linfadenectomia frequentemente se queixam de espasmo vesical grave na recuperação pós-anestésica e no pós-operatório.

4. Câncer Renal

Considerações Pré-Operatórias

Carcinoma de células renais é frequentemente associado a síndromes paraneoplásicas, como eritrocitose, hipercalcemia, hipertensão e disfunção hepática não metastática. A tríade clássica de hematúria, dor no flanco e massa palpável ocorre em apenas 10% dos pacientes, e o tumor, muitas vezes, causa sintomas apenas depois que cresceu consideravelmente em tamanho. De fato, o carcinoma de células renais é comumente descoberto como um achado acidental durante uma investigação diagnóstica de um problema supostamente não relacionado, como uma RM realizada para avaliação de lombalgia. Este câncer tem um pico de incidência entre a 5ª e 6ª décadas de vida, com proporção de 2:1 de homens para mulheres. Tratamento cirúrgico curativo é efetuado para carcinomas limitados ao rim, mas tratamento cirúrgico paliativo pode envolver redução de massa tumoral. Em aproximadamente 5-10% dos pacientes, o tumor se estende adentro da veia renal e veia cava inferior como um trombo. O estadiamento inclui exames de imagem como CT ou MRI e uma arteriografia. Embolização arterial pré-operatória pode retrair a massa tumoral e reduzir a perda sanguínea operatória.

A avaliação pré-operatória do paciente com carcinoma renal deve-se focalizar em definir o grau de comprometimento renal, procurar a presença de doenças sistêmicas coexistentes e planejar as necessidades do manejo anestésico ditadas pela abrangência da ressecção cirúrgica prevista. Comprometimento renal preexistente depende do tamanho do tumor no rim afetado, bem como doenças sistêmicas subjacentes , como hipertensão e diabetes. Fumo é um bem conhecido fator de risco para carcinoma renal, e estes pacientes têm uma alta incidência de obstrução coronariana e doença pulmonar obstrutiva crônica. Embora alguns pacientes se apresentem com eritrocitose, a maioria é anêmica. Transfusão de sangue pré-operatória para aumentar a concentração de hemoglobina acima de 10 g/dL deve ser considerada quando se for ressecar uma grande massa tumoral.

Considerações Intraoperatórias

A. Nefrectomia Radical

A operação pode ser realizada por uma incisão subcostal anterior, no flanco ou mediana. Técnica laparoscópica assistida manual é, muitas vezes, utilizada para nefrectomia parcial ou total associada a uma massa tumoral pequena. Muitos centros preferem uma via de acesso toracoabdominal para grandes tumores, particularmente quando existe trombo tumoral. O rim, glândula suprarrenal e gordura perirrenal são removidos em bloco com a fáscia circundante (de Gerota). Anestesia geral com intubação endotraqueal é usada, frequentemente em combinação com anestesia epidural.

A operação tem o potencial para grande perda sanguínea porque estes tumores são muito vasculares e, frequentemente, muito grandes. Deve ser usado monitoramento direto da pressão arterial. Canulização venosa central é usada para monitoramento da pressão venosa central e transfusão rápida. Ecocardiografia transesofágica está bem indicada em todos os pacientes com extenso trombo na veia cava. Afastador na veia cava inferior pode ser associado à hipotensão arterial transitória. Apenas breves períodos de hipotensão controlada devem ser usados para reduzir a perda sanguínea por causa do seu potencial de prejudicar a função no rim contralateral. Vasoconstrição renal reflexa no rim sadio pode também resultar em disfunção renal pós-operatória. A reposição hídrica deve ser suficiente para manter débito urinário maior do que 0,5 mL/kg/h.

Se for empregada anestesia combinada geral – epidural, administração de anestésico local epidural pode ser postergada até que o risco de perda sanguínea grande tenha passado, uma vez que a simpatectomia causada pela anestesia epidural potencializará o efeito hipotensor da hemorragia. Como em todos os procedimentos operatórios demorados, o risco de hipotermia deve ser minimizado pela utilização de métodos de aquecimento ativo (ar e fluidos). A evolução pós-operatória da nefrectomia aberta é extremamente dolorosa, e analgesia epidural é muito útil para minimizar o desconforto e acelerar a convalescença pós-operatória.

B. Nefrectomia Radical com Excisão de Trombo Tumoral

Alguns centros médicos realizam rotineiramente ressecções de tumores renais com trombos tumorais dentro da veia cava inferior. Em razão do grau de violação fisiológica e potencial de grande perda sanguínea associados a esta operação, o tratamento anestésico (como na nefrectomia) pode ser um desafio. Uma via de acesso toracoabdominal permite o uso de *bypass* cardiopulmonar, quando necessário.

O trombo pode-se estender para dentro da veia cava inferior, mas abaixo do fígado (nível I), até o fígado, mas abaixo do diafragma (nível II), ou acima do diafragma e dentro do átrio direito (nível III). A cirurgia pode aumentar e melhorar significativamente a qualidade de vida em pacientes selecionados, e em alguns pacientes, metástases podem regredir depois da ressecção do tumor primário. Uma cintilografia pulmonar pré-operatória pode detectar embolização pulmonar do tronco. Ecocardiografia transesofágica intraoperatória (TEE) é útil para determinar se a borda superior do trombo tumoral se estende até o diafragma, acima do diafragma, para dentro do átrio direito ou até a valva tricúspide. TEE também pode ser usada para confirmar a ausência de tumor na veia cava, átrio direito e ventrículo direito após cirurgia bem-sucedida.

A presença de um trombo grande (nível II ou III) complica o manejo anestésico. Monitoramento invasivo da pressão e múltiplos cateteres de grosso calibre são necessários, porque as necessidades de transfusão são comumente de 10-15 unidades de concentrado de hemácias. Transfusão de plaquetas, plasma fresco congelado e crioprecipitado podem também ser necessários. Problemas associados à transfusão volumosa de sangue devem ser previstos (veja Capítulo 51). Cateterismo venoso central deve ser efetuado cautelosamente para evitar deslocamento e embolização do trombo tumoral. Uma alta pressão venosa central é típica no caso de trombose de veia cava importante e reflete o grau de obstrução venosa. Cateteres de artéria pulmonar provêem pouca informação que não possa ser obtida de uma linha central ou TEE. TEE intraoperatória é preferível a um cateter pulmonar sob todos os aspectos.

Obstrução completa da veia cava inferior aumenta acentuadamente a perda sanguínea operatória por causa das veias colaterais a partir da parte inferior do corpo, presentes na parede abdominal, retroperitônio e espaço epidural. Os pacientes estão também em risco importante de embolização pulmonar tumoral intraoperatória, potencialmente catastrófica. Embolização tumoral pode ser prenunciada por arritmias supraventriculares súbitas, dessaturação arterial e hipotensão sistêmica profunda. TEE é valiosa nesta situação. *Bypass* cardiopulmonar pode ser usado quando o tumor ocupa mais de 40% do átrio direito e não pode ser puxado de volta para dentro da cava. Parada circulatória com hipotermia tem sido usada em alguns centros. Heparinização e hipotermia aumentam grandemente a perda sanguínea cirúrgica.

TRANSPLANTE RENAL

O sucesso do transplante renal, que é em grande parte decorrente de avanços na terapia imunossupressora, melhorou grandemente a qualidade de vida dos pacientes com doença renal terminal. Com os modernos esquemas imunossupressores, os transplantes de cadáver alcançaram quase a mesma taxa de sobrevida de 3 anos (80-90%) que os enxertos de doador vivo compatível. Além disso, as restrições aos candidatos a transplante renal diminuíram gradualmente. Infecção e câncer são as únicas contraindicações absolutas restantes.

Considerações Pré-Operatórias

As técnicas atuais de preservação de órgãos permitem um tempo grande (24-48 h) para diálise pré-operatória dos receptores de cadáver. Transplantes intervivos são efetuados eletivamente com operações simultâneas no doador e no receptor. **10** A concentração de potássio sérico do receptor deve estar abaixo de 5,5 mEq/L, e as coagulopatias existentes devem ser corrigidas.

Considerações Intraoperatórias

O rim transplantado é colocado no espaço retroperitoneal, na região da fossa ilíaca, e seus vasos anastomosados aos vasos ilíacos e o ureter à bexiga. Heparina é administrada antes do clampeamento temporário dos vasos ilíacos. Manitol intravenoso ajuda a estabelecer uma diurese osmótica logo depois da reperfusão. Imunossupressão é iniciada no dia da cirurgia com um coquetel de medicações que podem incluir corticosteroides, ciclosporina ou tacrolimo, azatioprina ou micofenolato mofetil, globulina antitimocitária, anticorpos monoclonais dirigidos contra subconjuntos específicos de linfócitos T (OKT3) e anticorpos ao receptor da interleucina-2 (daclizumab e basiliximab). O anestesista deve discutir antecipadamente com a equipe de cirurgia a cronologia e posologia de quaisquer agentes imunossupressores que serão necessários intraoperatoriamente. Nefrectomia do rim transplantado é realizada em condições de hipertensão intratável ou infecção crônica.

A. Escolha da Anestesia

A maioria dos transplantes renais é realizada com anestesia geral, embora anestesia espinal e epidural sejam também utilizadas. Todos os agentes anestésicos gerais foram empregados sem qualquer aparente efeito deletério sobre a função do enxerto. Cisatracúrio e rocurônio podem ser os relaxantes musculares de escolha, uma vez que eles não sejam dependentes de excreção renal para eliminação. Vecurônio pode ser usado com apenas um ligeiro prolongamento dos seus efeitos.

B. Monitoramento

Canulização venosa central pode ser útil para assegurar hidratação adequada, evitando também uma sobrecarga hídrica, particularmente em pacientes com condição cardíaca prejudicada. Linhas centrais são também portas úteis para as várias infusões que estes pacientes necessitam nos primeiros dias após o transplante. Soro fisiológico é usado comumente. Um cateter urinário é colocado pré-operatoriamente, e um fluxo urinário intenso seguindo-se à anastomose arterial geralmente indica boa função do enxerto. Se o tempo isquêmico do enxerto foi prolongado, uma fase oligúrica pode preceder à fase diurética, portanto, a terapia líquida deve ser apropriadamente ajustada. Administração de furosemida ou manitol adicional pode estar indicada nesses casos. Hiperpotassemia foi descrita depois da liberação do clampe vascular ocorrida após o término da anastomose arterial, particularmente em pacientes pediátricos ou pacientes pequenos, e liberação do potássio contido na solução de preservação foi acusada como causa deste fenômeno. Lavar o rim doador com solução de Ringer-lactato gelada para retirar a solução preservativa imediatamente antes da anastomose vascular pode ajudar a evitar este problema. As concentrações de eletrólitos séricos devem ser monitoradas estritamente após o término da anastomose. Hiperpotassemia pode ser suspeitada pelo afilamento da onda T no ECG.

DISCUSSÃO DE CASO

Hipotensão na Sala de Recuperação

Um homem de 69 anos com uma história de um infarto inferior do miocárdio foi admitido na sala de recuperação em seguida à TURP sob anestesia geral. O procedimento levou 90 min e foi relatado como não complicado. À admissão, o paciente está extubado, mas ainda não responsivo, e os sinais vitais são estáveis. Vinte minutos mais tarde, observa-se que ele está acordado, mas agitado. Começa a tremer intensamente, sua pressão arterial diminui para 80/35 mmHg, e sua frequência respiratória aumenta para 40 incursões/min. O monitor à beira do leito mostra uma taquicardia sinusal de 140 batimentos/min e uma saturação de oxigênio de 92%.

Qual é o diagnóstico diferencial?

O diagnóstico diferencial de hipotensão em seguida à TURP deve sempre incluir (1) hemorragia, (2) síndrome de TURP, (3) perfuração da bexiga, (4) infarto ou isquemia miocárdica, (5) septicemia e (6) coagulação intravascular disseminada.

Outras possibilidades (veja Capítulo 56) são menos prováveis neste contexto, mas devem sempre ser consideradas, particularmente, quando o paciente deixa de responder a medidas apropriadas (veja a seguir).

Com base na história, qual é o diagnóstico mais provável?

Um diagnóstico a esta altura não pode ser feito com razoável certeza, e o paciente necessita de avaliação adicional. Não obstante, a hipotensão e o tremor devem ser tratados rapidamente por causa da história de doença de artéria coronariana. A hipotensão compromete seriamente a perfusão coronariana, e o tremor aumenta acentuadamente a demanda de oxigênio miocárdica (veja Capítulo 21).

Que auxílios diagnósticos seriam úteis?

Um exame rápido do paciente é extremamente útil para diminuir as possibilidades. Hemorragia da próstata deve ser aparente a partir do efluente do sistema de irrigação contínua da bexiga colocado após o procedimento. Relativamente pouco sangue na urina torna-a rósea ou vermelha; hemorragia intensa é, muitas vezes, aparente sob a forma de um lavado macroscopicamente sanguinolento. Ocasionalmente, a drenagem pode ser escassa por causa de coágulos bloqueando o cateter de drenagem; irrigação do cateter está indicada nesses casos.

Sinais clínicos da perfusão periférica são valiosos. Pacientes hipovolêmicos têm pulsos periféricos diminuídos, e suas extremidades são geralmente frias e podem ser cianóticas. Má perfusão é compatível com hemorragia, perfuração vesical, DIC e isquemia miocárdica grave ou infarto. Um pulso periférico cheio, batendo forte com extremidades quentes, é sugestivo, mas nem sempre presente, de septicemia. Sinais de sobrecarga hídrica devem ser procurados, como distensão venosa jugular, crepitações pulmonares e um galope de B_3. Sobrecarga líquida é mais compatível com síndrome de TURP, mas também pode ser vista em infarto ou isquemia miocárdica.

O abdome deve ser examinado quanto a sinais de perfuração. Um abdome rígido e doloroso à palpação ou distendido é muito sugestivo de perfuração e deve provocar imediata avaliação cirúrgica. Quando o abdome está flácido e não doloroso à palpação, perfuração pode razoavelmente ser excluída.

Avaliação adicional exige exames laboratoriais, um ECG, uma radiografia de tórax e considerações sobre um ecocardiograma transtorácico. Sangue deve ser obtido imediatamente para gasometria arterial e medições de hematócrito, hemoglobina, eletrólitos, glicose, contagem de plaquetas e testes de protrombina e tromboplastina parcial. Se DIC for suspeita por sangramento difuso, medições do fibrinogênio e produtos de degradação da fibrina confirmarão o diagnóstico. Um ECG de 12 derivações deve ser avaliado para pesquisa de isquemia, anormalidades de eletrólitos, ou infarto miocárdico em evolução. Um RX de tórax deve ser obtido para procurar evidência de congestão pulmonar, aspiração, pneumotórax ou cardiomegalia. Um ecocardiograma ajuda a determinar o volume diastólico final, função sistólica (particularmente a presença ou ausência de anormalidades de movimento regionais da parede), e pode detectar anormalidades valvares; comparação a estudos precedentes seria valiosa.

Enquanto medições laboratoriais estão sendo realizadas, que medidas terapêuticas e diagnósticas devem ser empreendidas:

Devem ser instituídas medidas imediatas visando evitar hipoxemia e hipoperfusão. Oxigênio suplementar deve ser administrado, e intubação endotraqueal está indicada se estiver presente hipoventilação ou angústia respiratória. Medidas frequentes da pressão arterial devem ser obtidas. Se sinais de sobrecarga hídrica estiverem ausentes, um *bolus* hídrico diagnóstico com 300-500 mL de cristaloide ou 250 mL de coloide é útil. Uma resposta favorável, conforme indicado por um aumento na pressão arterial e uma diminuição na frequência cardíaca, é sugestiva de hipovolemia e pode indicar a necessidade de *bolus* adicional. Sangramento óbvio junto com anemia e hipotensão necessita de transfusão de sangue. A ausência de uma resposta rápida ao teste com volume intravenoso deve provocar avaliação adicional. Administração de um inotrópico, como dopamina, é apropriada, caso disfunção ventricular seja detectada por ecocardiografia. Medição direta de pressão arterial é valiosa neste caso.

Se sinais de sobrecarga hídrica estiverem presentes, furosemida intravenosa em adição a um inotrópico está indicada.

A temperatura axilar do paciente é 35,5°C. A ausência de febre óbvia exclui sepse?

Não. Anestesia é comumente associada à alteração da regulação de temperatura. Além disso, a correlação entre temperatura axilar e central é muito variável (veja Capítulo 52). Um alto índice de suspeição é, portanto, necessária para diagnosticar sepse. Leucocitose é comum após cirurgia e não é um indicador confiável de sepse neste contexto.

O mecanismo do tremor em pacientes se recuperando de anestesia está pouco compreendido. Embora tremor seja comum em pacientes que se tornam hipotérmicos durante cirurgia (e, presumivelmente, funcione para elevar a temperatura corporal), sua relação com a temperatura corporal é inconstante. Os anestésicos provavelmente alteram o comportamento normal dos centros termorreguladores hipotalâmicos cerebrais. Em contraste, agentes infecciosos, toxinas circulantes ou reações imunes causam a liberação de citocinas (interleucina-1 e fator de necrose tumoral) que estimulam o hipotálamo a sintetizar prostaglandina (PG) E_2. Esta última, por sua vez, ativa neurônios responsáveis pela produção de calor, resultando em tremor intenso.

Como pode ser parado o tremor?

Independentemente da sua causa, o tremor tem os efeitos indesejáveis de aumentar acentuadamente a demanda de oxigênio metabólica (100-200%) e a produção de CO_2. Tanto o débito cardíaco quanto a ventilação-minuto precisam por essas razões aumentar, e estes efeitos são frequentemente mal tolerados pelos pacientes com limitada reserva cardíaca ou pulmonar. Embora o objetivo terapêutico final seja corrigir o problema subjacente, como hipotermia ou sepse, medidas adicionais estão indicadas neste paciente. Oxigenoterapia suplementar ajuda a prevenir hipoxemia. Diferentemente de outros agonistas opioides, meperidina em pequenas doses (25-50 mg intravenosamente) frequentemente termina o tremor, independente da causa. Clorpromazina, 10-25 mg e butorfanol, 1-2 mg também podem ser efetivos. Estes agentes podem ter ações específicas sobre centros de regulação da temperatura no hipotálamo. Tremor associado à sepse e reações imunes pode também ser bloqueado por inibidores de prostaglandina sintetase (aspirina, acetaminofeno e agentes anti-inflamatórios não esteroides) bem como glicocorticoides. Acetaminofeno intravenoso é geralmente preferido perioperatoriamente porque não afeta a função das plaquetas.

Qual foi o resultado?

O exame do paciente revela extremidades quentes com um bom pulso, mesmo com a baixa pressão arterial. O abdome é flácido e não doloroso à palpação. O líquido de irrigação a partir da bexiga é apenas levemente róseo. Um diagnóstico de provável sepse é feito. Hemoculturas são obtidas, e antibioticoterapia é iniciada para cobrir organismos Gram-negativos e enterococos, os patógenos mais comuns. O paciente recebe cobertura antibiótica empírica, e uma infusão de dopamina é iniciada. Em situações de choque redistributivo/vasodilatador, vasoconstritores (p. ex., vasopressina) podem ser necessários. O tremor cessa após administração de meperidina, 25 mg intravenosamente. A pressão arterial aumenta para 110/60 mmHg, e a frequência cardíaca diminui para 90 batimentos/min depois de um *bolus* intravenoso de 1.000 mL e início de uma infusão de dopamina a 5 mcg/kg/min. A concentração de sódio sérico é 130 mEq/L. Quatro horas mais tarde, dopamina não era mais necessária e foi descontinuada. A recuperação subsequente do paciente foi tranquila.

LEITURA SUGERIDA

American Society of Anesthesiologists: Practice advisory for the prevention of perioperative peripheral neuropathies: An updated report by the American Society of Anesthesiologists Task Force on Prevention of Perioperative Peripheral Neuropathies. Anesthesiology 2011;114:741.

Awad H, Santilli S, Ohr M, et al: The effects of steep Trendelenburg positioning on intraocular pressure during robotic radical prostatectomy. Anesth Analg 2009;109:473.

Bivalacqua TJ, Pierorazio PM, Su LM: Open, laparoscopic and robotic radical prostatectomy: Optimizing the surgical approach. Surg Oncol 2009;18:233.

Brandina R, Berger A, Kamoi K, Gill IS: Critical appraisal of robotic-assisted radical prostatectomy. Curr Opin Urol 2009;19:290.

Chappell D, Jacob M: Influence of non-ventilatory options on postoperative outcome. Best Pract Res Clin Anaesthiol 2010;24:267.

Coelho RF, Rocco B, Patel MB, et al: Retropubic, laparoscopic, and robot-assisted radical prostatectomy: A critical review of outcomes reported by high-volume centers. J Endourol 2010;24:2003.

Conacher ID, Soomro NA, Rix D: Anaesthesia for laparoscopic urological surgery. Br J Anaesthesia 2004;93;859.

Cousins J, Howard J, Borra P: Principles of anaesthesia in urological surgery. Br J Urol International 2005;96:223.

D'Alonzo RC, Gan TJ, Moul JW, et al: A retrospective comparison of anesthetic management of robot-assisted laparoscopic radical prostatectomy versus radical retropubic prostatectomy. J Clin Anesthesia 2009;21:322.

Ficarra V, Novara G, Artibani W, et al: Retropubic, laparoscopic, and robot-assisted radical prostatectomy: A systematic review and cumulative analysis of comparative studies. Eur Urol 2009;55:1037.

Fischer F, Engel N, Fehr JL, et al: Complications of robotic assisted radical prostatectomy. World J Urol 2008;26:595.

Gainsburg DM, Wax D, Reich DL, et al: Intraoperative management of robotic-assisted versus open radical prostatectomy. J Soc Laparoendoscop Surg 2010;14:1.

Hong JY, Kim JY, Choi YD, et al: Incidence of venous gas embolism during robotic-assisted laparoscopic radical prostatectomy is lower than that during radical retropubic prostatectomy. Br J Anaesthesia 2010;105:777.

Hong JY, Yang SC, Ahn S, et al: Preoperative comorbidities and relationship of comorbidities with postoperative complications in patients undergoing transurethral prostate resection. J Urol 2011;185:1374.

Jones DR, Lee HT: Perioperative renal protection. Best Pract Res Clin Anaesthesiol 2008;22:193.

Kakar PN, Das J, Roy PM, et al: Robotic invasion of operation theatre and associated anaesthetic issues: A review. Indian J Anaesth 2011;55:18.

Kauffman EC, Ng CK, Lee MM, et al: Critical analysis of complications after robotic-assisted radical cystectomy with identification of preoperative and operative risk factors. Br J Urol International 2010;105:520.

Park EY, Koo BN, Min KT, et al: The effect of pneumoperitoneum in the steep Trendelenburg position on cerebral oxygenation. Acta Anaesthesiol Scand 2009;53:895.

Valenza F, Chevallard G, Fossali T, et al: Management of mechanical ventilation during laparoscopic surgery. Best Pract Res Clin Anaesthesiol 2010;24:227.

CAPÍTULO 32

Fisiologia Hepática e Anestesia

Michael Ramsay, MD, FRCA

CONCEITOS-CHAVE

1. A artéria hepática supre 45 a 50% das necessidades de oxigênio do fígado, e a veia porta supre os restantes 50 a 55%.
2. Todos os fatores da coagulação, com exceção do fator VIII e fator Von Willebrand, são produzidos pelo fígado. A vitamina K é um cofator necessário na síntese da protrombina (fator II) e dos fatores VII, IX e X.
3. Muitos testes de "função hepática", como as medidas das transaminases séricas, refletem mais a integridade hepatocelular do que a função hepática. Os testes que medem a função sintetizadora do fígado incluem albumina sérica, tempo de protrombina (PT ou razão normalizada internacional), colesterol e pseucolinesterase.
4. Valores de albumina de menos de 2,5 g/dL são geralmente indicadores de doença hepática crônica, estresse agudo ou desnutrição grave. Perdas aumentadas de albumina na urina (síndrome nefrótica) ou pelo trato gastrointestinal (enteropatia perdedora de proteína) também podem produzir hipoalbuminemia.
5. O PT, que é normalmente 11-14 s dependendo do valor controle, mede a atividade de fibrinogênio, protrombina e fatores V, VII e X.
6. A resposta de estresse neuroendócrina à cirurgia e trauma é caracterizada por níveis circulantes elevados de catecolaminas, glucagon e cortisol. Mobilização de reservas de carboidratos e proteínas resulta respectivamente em hiperglicemia e um balanço de nitrogênio negativo (catabolismo).
7. Todos os opioides podem potencialmente causar espasmo do esfíncter de Oddi e aumentar a pressão biliar.
8. Quando os resultados dos testes hepáticos estão elevados pós-operatoriamente, a causa usual é doença hepática subjacente ou o próprio procedimento cirúrgico.

ANATOMIA FUNCIONAL

O fígado é o órgão mais pesado no corpo, pesando aproximadamente 1.500 g em adultos. Ele é separado pelo *ligamento falciforme* em lobos anatômicos direito e esquerdo; o lobo direito, maior, tem dois lobos menores adicionais na sua superfície posteroinferior, os lobos caudado e quadrado. Porém, a anatomia cirúrgica divide o fígado de acordo com o seu suprimento sanguíneo: os lobos cirúrgicos direito e esquerdo são definidos pelo ponto de bifurcação da artéria hepática e da veia porta *(porta hepatis)*; o ligamento falciforme, por essa razão, divide o lobo cirúrgico esquerdo em segmentos medial e lateral. A anatomia cirúrgica define um total de oito segmentos.

O fígado é constituído de 50.000-100.000 unidades anatômicas individualizadas, chamadas *lóbulos*. Cada lóbulo é composto de lâminas de hepatócitos dispostas cilindricamente em torno de uma *veia centrolobular* (Figura 32-1). Quatro a cinco tratos portais, compostos de arteríolas hepáticas, vênulas portais, canalículos biliares, linfáticos e nervos, rodeiam cada lóbulo.

Em contraste com um lóbulo, um *ácino*, a unidade funcional do fígado, é definido por um trato portal no meio e veias centrolobulares na periferia. As células mais próximas do trato portal (zona 1) são bem oxigenadas; aquelas mais próximas das veias centrolobulares (zona 3) recebem a menor quantidade de oxigênio e são mais suscetíveis à lesão.

Sangue proveniente das arteríolas hepáticas e das vênulas portais se mistura nos canais sinusoides, situados entre as lâminas celulares e servem como capilares. Estes canais são revestidos por células endoteliais e por macrófagos conhecidos como *células de Kupffer*. As células de *Kupffer* removem bactérias, endotoxinas, vírus, proteínas e material particulado do sangue. O *espaço de Disse* situa-se entre os capilares sinusoidais e os hepatócitos. A drenagem venosa proveniente das veias centrais dos lóbulos hepáticos coalesce para formar as veias hepáticas (direita, média e esquerda), que se esvaziam na veia cava inferior (Figura 32-2). O lobo caudado é geralmente drenado pelo seu próprio conjunto de veias.

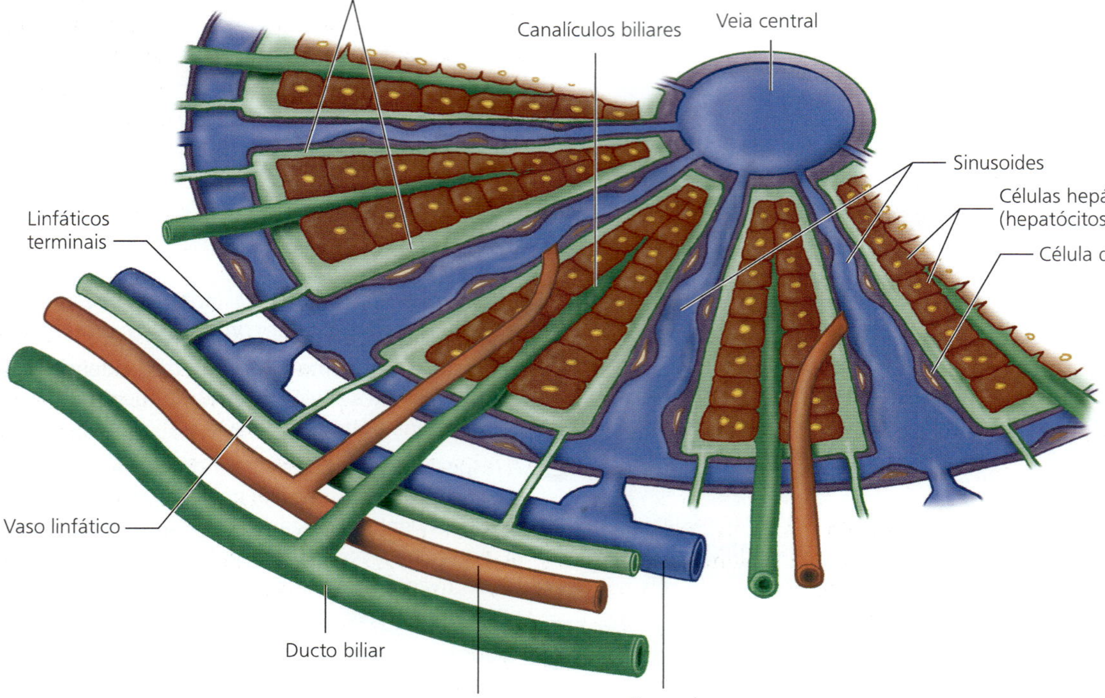

FIGURA 32-1 Lóbulo hepático.

Canalículos biliares se originam entre os hepatócitos dentro de cada lâmina e se unem para formar ductos biliares. Um extenso sistema de canais linfáticos também se forma dentro das lâminas e está em comunicação direta com o espaço de Disse.

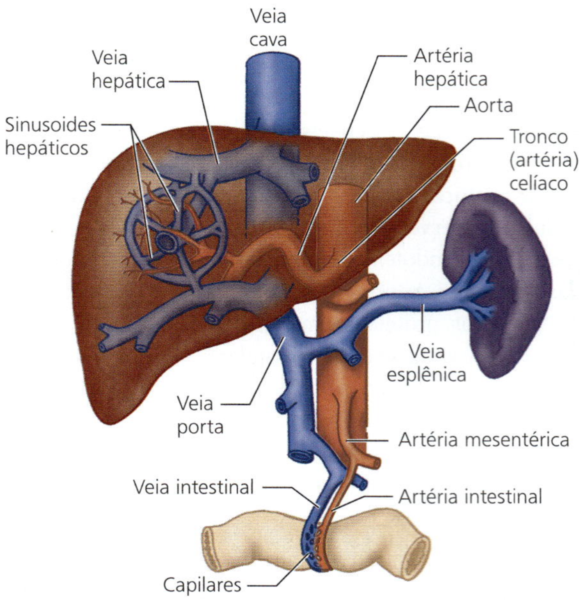

FIGURA 32-2 Fluxo sanguíneo hepático. (Modificada e reproduzida, com permissão, de Guyton AC: *Textbook of Medical Physiology*, 7th ed. W.B. Saunders, 1986.)

O fígado é suprido por fibras nervosas simpáticas (T6-T11), fibras parassimpáticas (vagos direito e esquerdo) e fibras a partir do nervo frênico direito. Algumas fibras autonômicas fazem sinapse no plexo celíaco, enquanto outras alcançam o fígado diretamente via nervos esplâncnicos e ramos vagais antes de formarem o plexo hepático. A maioria das fibras aferentes sensitivas viaja com as fibras simpáticas.

Fluxo Sanguíneo Hepático

O fluxo sanguíneo hepático normal é 25 a 30% do débito cardíaco e é provido pela artéria hepática e veia porta. A artéria hepática supre cerca de 45 a 50% das necessidades de oxigênio do fígado, e a veia porta supre os restantes 50 a 55% (Figura 32-2). O fluxo da artéria hepática parece ser dependente da demanda metabólica (autorregulação), enquanto o fluxo pela veia porta é dependente do fluxo sanguíneo para o trato gastrointestinal e o baço. Existe um mecanismo de reciprocidade, embora algo limitado, tal que uma diminuição no fluxo da artéria hepática ou da veia porta resulte em um aumento compensador no outro.

1

A artéria hepática possui receptores de vasoconstrição α_1-adrenérgicos bem como receptores β_2-adrenérgicos, dopaminérgicos (D_1) e vasodilatadores colinérgicos. A veia porta tem apenas receptores α_1-adrenérgicos e dopaminérgicos (D_1). Ativação simpática resulta em vasoconstrição da artéria hepática e vasos mesentéricos, diminuindo o fluxo sanguíneo hepático.

Estimulação β-adrenérgica vasodilata a artéria hepática; β-bloqueadores reduzem o fluxo sanguíneo, e, portanto, diminuem a pressão portal.

Função de Reservatório

A pressão da veia porta é normalmente apenas cerca de 7-10 mmHg, mas a baixa resistência dos sinusoides hepáticos permite fluxos sanguíneos relativamente grandes pela veia porta. Pequenas alterações no tônus venoso hepático e na pressão venosa hepática assim podem resultar em grandes alterações no volume sanguíneo hepático, permitindo ao fígado atuar como um reservatório de sangue (Figura 32-3). Uma diminuição na pressão venosa hepática, como ocorre durante hemorragia, transfere sangue das veias e sinusoides hepáticos para a circulação venosa central e aumenta o volume sanguíneo circulante. Perda sanguínea pode ser reduzida durante cirurgia do fígado abaixando-se a pressão venosa central, desse modo reduzindo a pressão venosa hepática e o volume sanguíneo hepático. Em pacientes com insuficiência cardíaca congestiva, o aumento na pressão venosa central é transmitido às veias hepáticas e causa congestão do fígado que pode afetar adversamente a função do fígado.

Função Metabólica

A abundância de vias enzimáticas no fígado permite-lhe desempenhar um papel-chave no metabolismo dos carboidratos, gorduras, proteínas e outras substâncias (veja Figura 32-4 e Tabela 32-1). Os produtos finais da digestão dos carboidratos são glicose, frutose e galactose. Com a exceção da grande quantidade de frutose que é convertida em lactato, a conversão hepática de frutose e galactose em glicose torna o metabolismo da glicose a via final comum para a maioria dos carboidratos.

Todas as células utilizam glicose para produzir energia na forma de adenosina trifosfato (ATP), seja aerobicamente via ciclo do ácido cítrico, seja anaerobicamente via glicólise. O fígado e o tecido adiposo também são capazes de utilizar a via do fosfogliconato, que fornece energia e síntese de ácidos graxos. A maioria da glicose absorvida após uma refeição é normalmente armazenada sob a forma de glicogênio, que apenas o fígado e o músculo são capazes de armazenar em quantidades importantes. Quando a capacidade de armazenamento de glicogênio é excedida, o excesso de glicose é convertido em gordura. Insulina aumenta a síntese de glicogênio, e epinefrina e glucagon aumentam a glicogenólise. Uma vez que o consumo de glicose seja em média 150 g/dia, e as reservas de glicogênio hepático sejam normalmente apenas cerca de 70 g/dia, as reservas de glicogênio são esgotadas após 24 h de jejum. Depois deste período de jejum, *gliconeogênese*, a síntese *de novo* de glicose, é necessária para prover um suprimento ininterrupto de glicose para outros órgãos.

O fígado e o rim são únicos na sua capacidade de formar glicose a partir de lactato, piruvato, aminoácidos (principalmente alanina) e glicerol (derivado do metabolismo das gorduras). A gliconeogênese hepática é vital para a manutenção de uma concentração normal de glicose sanguínea. Glicocorticoides, catecolaminas, glucagon e hormônio tireóideo aumentam grandemente a gliconeogênese, enquanto a insulina a inibe.

Quando as reservas de carboidrato estão saturadas, o fígado converte os carboidratos e proteínas ingeridos em excesso em gordura. Os ácidos graxos assim formados podem ser usados imediatamente como combustível ou armazenados no tecido adiposo ou no fígado para consumo subsequente. Quase todas as células utilizam ácidos graxos derivados das gorduras ingeridas ou sintetizados a partir de metabólitos intermediários de carboidratos e proteínas como uma fonte de energia – apenas os eritrócitos e a medula renal são limitados à utilização de glicose. Os neurônios normalmente utilizam apenas glicose, mas,

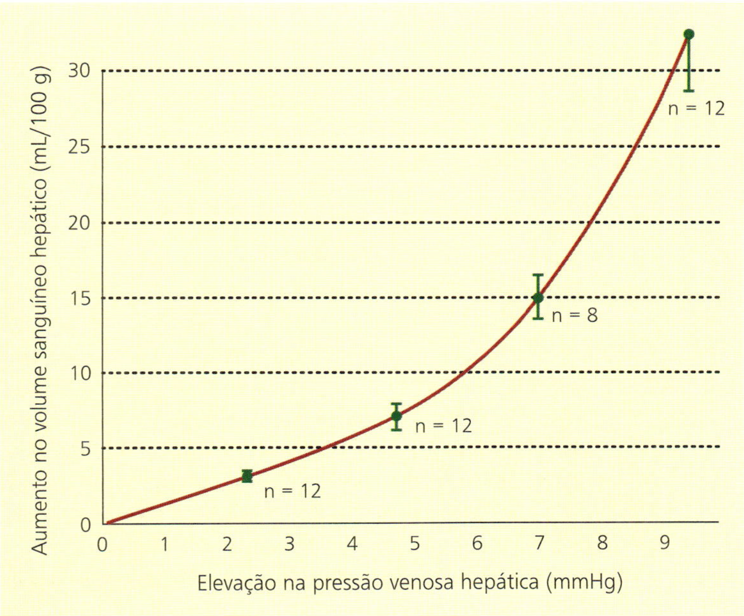

FIGURA 32-3 Complacência venosa hepática e o papel do fígado como um reservatório de sangue. (Modificada e reproduzida, com permissão, de Lautt WW, Greeway CV: Am J Physiol 1976;231:292.)

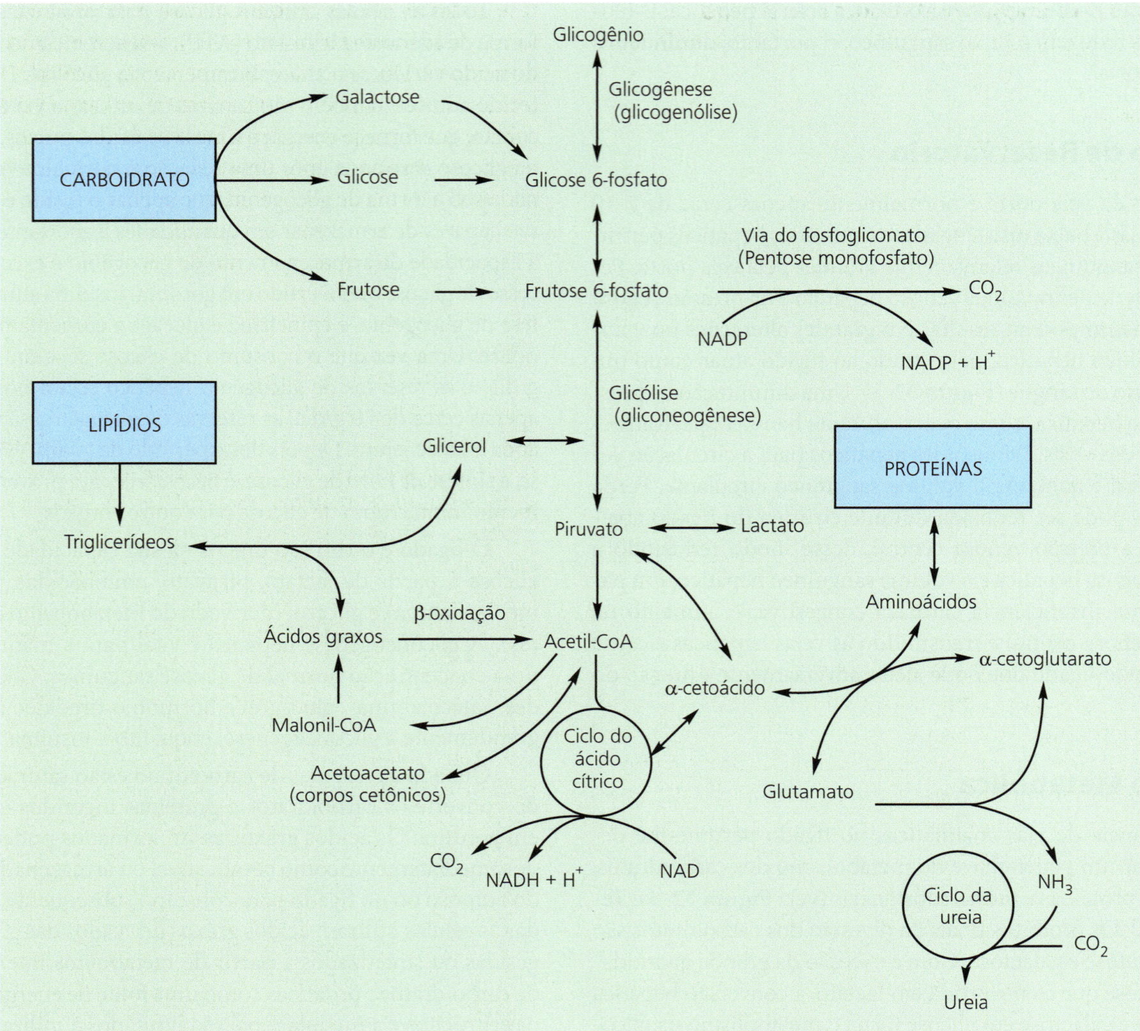

FIGURA 32-4 Vias metabólicas importantes nos hepatócitos. Embora pequenas quantidades de adenosina trifosfato (ATP) sejam derivadas diretamente de algumas reações intermediárias, a imensa maioria da ATP produzida é o resultado da fosforilação oxidativa das formas reduzidas de nicotinamida adenina dinucleotídeo (NADH) e de nicotinamida adenina dinucleotídeo fosfato (NADPH).

depois de alguns dias de inanição, eles são capazes de mudar para corpos cetônicos os produtos de degradação de gorduras que foram sintetizados pelo fígado como fonte de energia.

Para oxidar os ácidos graxos, estes são convertidos em acetilcoenzima A (acetil-CoA), que é, então, oxidado via ciclo do ácido cítrico para produzir ATP. O fígado é capaz de altas taxas de oxidação de ácidos graxos e pode formar ácido acetoacético (um dos corpos cetônicos) a partir do excesso de acetil-CoA. O acetoacetato liberado pelos hepatócitos serve como uma fonte alternativa de energia para outros tipos de células por reconversão em acetil-CoA. Insulina inibe a produção de corpos cetônicos hepática. Acetil-CoA é também usada pelo fígado para a produção de colesterol e fosfolipídeos, que é necessária na síntese de membranas celulares em todo o corpo.

O fígado desempenha um papel crítico no metabolismo das proteínas. Sem esta função, a morte ocorre dentro de alguns dias. Os passos envolvidos no metabolismo das proteínas incluem: (1) desaminação de ácidos graxos, (2) formação de ureia (para eliminar a amônia produzida a partir da desaminação), (3) interconversões entre aminoácidos não essenciais e (4) formação de proteínas plasmáticas. Desaminação é necessária para a conversão de aminoácidos em excesso em carboidratos e gorduras. Os processos enzimáticos, mais comumente transaminação, convertem aminoácidos nos seus respectivos cetoácidos e produzem amônia como subproduto.

Amônia formada por desaminação (bem como a produzida por bactérias do cólon e absorvida pelo tubo digestório) é altamente tóxica para os tecidos. por uma série de passos enzimáticos, o fígado combina duas moléculas de amônia com CO_2 para formar ureia. A ureia assim formada se difunde com facilidade para fora do fígado e pode, então, ser excretada pelos rins.

Quase todas as proteínas plasmáticas, com a notável exceção das imunoglobulinas, são formadas pelo fígado. Estas inclu-

TABELA 32-1 Funções metabólicas do fígado

Criação e secreção de bile
Metabolismo de nutrientes
Aminoácidos
Monossacarídeos (açúcares)
Lipídios (ácidos graxos, colesterol, fosfolipídeos, lipoproteínas)
Vitaminas
Biotransformação de fases I e II
Toxinas
Drogas
Hormônios (esteroides)
Síntese
Albumina, α_1-antitripsina, proteases
Fatores da coagulação
Proteínas de fase aguda
Colinesterase plasmática
Função imune
Células de *Kupffer*

em albumina, α_1-antitripsina e outras proteases/elastases e os fatores da coagulação. Albumina é responsável pela manutenção de uma pressão oncótica plasmática normal e é a principal proteína de ligação e transporte para ácidos graxos e um grande número de hormônios e drogas. Consequentemente, alterações na concentração de albumina podem afetar a concentração da fração não ligada, farmacologicamente ativa, de muitas drogas.

2 Todos os fatores da coagulação, com a exceção do fator VIII e fator Von Willebrand, são produzidos pelo fígado (veja Tabela 32-2, Figura 32-5 e Capítulo 51). As células endoteliais vasculares sintetizam fator VIII, cujos níveis por essa razão são geralmente mantidos em doença crônica do fígado. Vitamina K é um cofator necessário na síntese de protrombina (fator II) e fatores VII, IX e X. O fígado também produz colinesterase plasmática (pseudocolinesterase), uma enzima que hidrolisa ésteres, inclusive alguns anestésicos locais e alguns relaxantes musculares. Outras proteínas importantes formadas pelo fígado incluem inibidores de protease (antitrombina III, α_2-antiplasmina e α_1-antitripsina), proteínas transportadoras (transferrina, haptoglobina e ceruloplasmina), complemento, α_1-ácido glicoproteína, proteína C-reativa e amiloide sérico A.

TABELA 32-2 Fatores da coagulação

Fator		Meia-Vida Aproximada (h)
I	Fibrinogênio	100
II	Protrombina	80
III	Tromboplastina tecidual	–
IV	Cálcio	–
V	Proacelerina	18
VII	Proconvertina	6
VIII	Fator anti-hemofílico	10
IX	Fator Christmas	24
X	Fator Stuart	50
XI	Antecedentes tromboplastínicos plasmáticos	25
XII	Fator Hageman	60
XIII	Fator estabilizador da fibrina	90

Metabolismo de Drogas

Muitas substâncias exógenas, incluindo a maioria das drogas, sofrem biotransformação hepática, e os produtos finais destas reações geralmente ou são inativados ou convertidos em substâncias mais hidrossolúveis que podem facilmente ser excretadas na bile ou urina. As biotransformações hepáticas são classificadas em dois tipos de reações. *Reações de fase I* modificam grupos químicos reativos por oxidases de função mista ou os sistemas enzimáticos do citocromo P-450, resultando em oxidação, redução, desaminação, sulfoxidação, desalquilação ou metilação. Barbitúricos e benzodiazepinas são inativados por reações de fase I. *Reações de fase II,* que podem ou não se seguir a uma reação de fase I, envolvem conjugação da substância com glicuronídeo, sulfato, taurina ou glicina. O composto conjugado pode, então, ser facilmente eliminado na urina ou bile.

Alguns sistemas enzimáticos, como os do citocromo P-450, podem ser induzidos por algumas drogas, como etanol, barbitúricos, cetamina e talvez benzodiazepinas. Isto pode resultar em tolerância aumentada aos efeitos das drogas. Em contraposição, alguns agentes, como cimetidina e cloranfenicol, podem prolongar os efeitos de outras drogas inibindo estas enzimas. Algumas drogas, incluindo lidocaína, morfina, verapamil, labetalol e propranolol, têm taxas muito altas de extração hepática da circulação, e o seu metabolismo é, por essa razão, altamente dependente da taxa de fluxo sanguíneo hepático. Como resultado, uma diminuição na sua remoção metabólica geralmente reflete fluxo sanguíneo hepático diminuído em vez de disfunção hepatocelular.

O fígado desempenha um papel capital no metabolismo de hormônios, vitaminas e minerais. Ele é um local importante de conversão de tireoxina (T_4) na mais ativa triiodotireonina (T_3), e a degradação de hormônio tireóideo é principalmente hepática. O fígado também é o principal local de degradação de insulina, hormônios esteroides (estrogênio, aldosterona e cortisol), glucagon e hormônio antidiurético. Os hepatócitos são os principais locais de armazenamento de vitaminas A, B_{12}, E, D e K. Finalmente, a produção hepática de transferrina e haptoglobina é importante porque estas proteínas estão envolvidas na homeostasia do ferro, enquanto a ceruloplasmina é importante na regulação do cobre.

Formação da Bile

A bile (Tabela 32-3) desempenha um papel importante na absorção de gordura e excreção de bilirrubina, colesterol e muitas drogas. Os hepatócitos secretam continuamente sais biliares, colesterol, fosfolipídeos, bilirrubina conjugada e outras substâncias para dentro dos canalículos biliares.

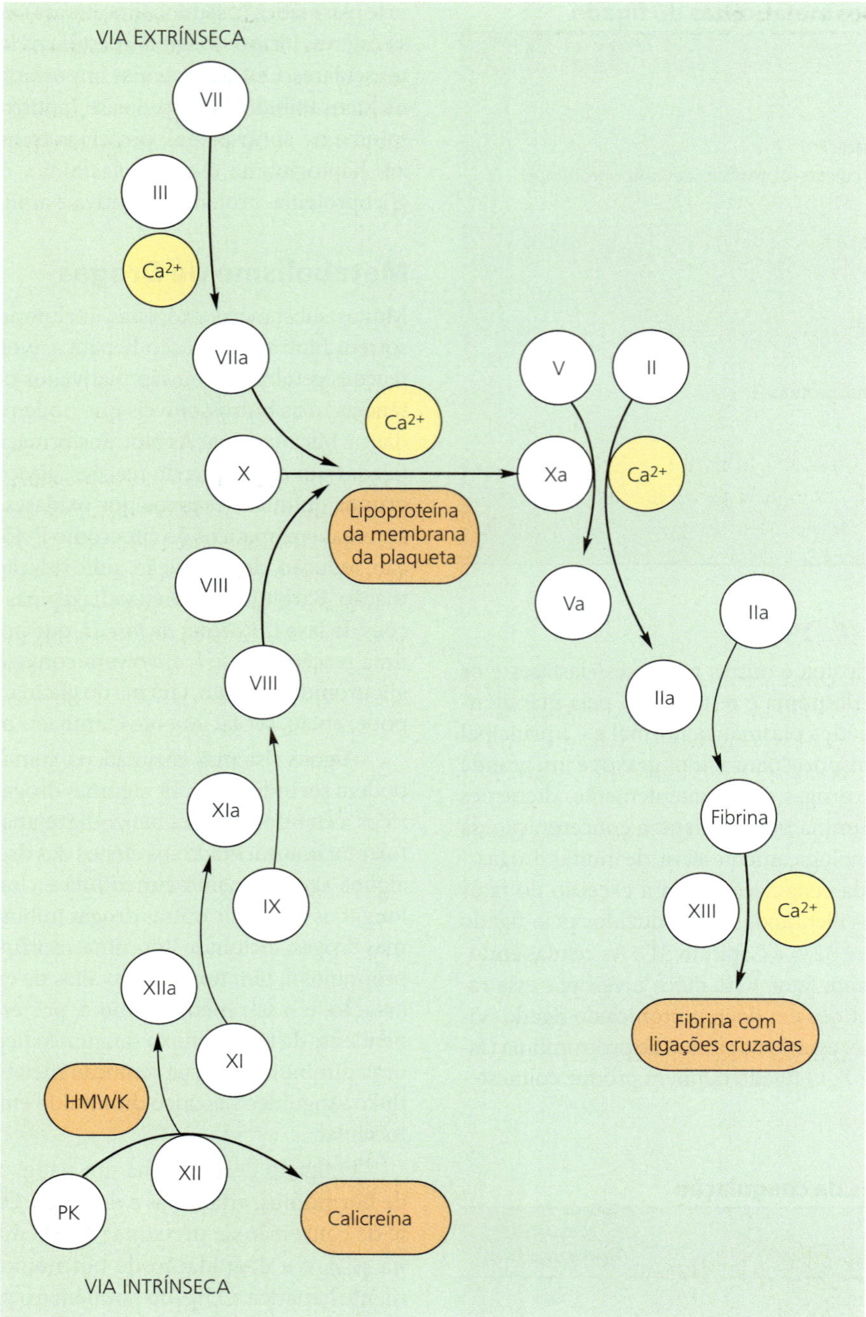

FIGURA 32-5 Vias intrínseca e extrínseca da coagulação.

Os ductos biliares a partir dos lóbulos hepáticos se juntam e, finalmente, formam os ductos hepáticos direito e esquerdo. Estes ductos, por sua vez, se combinam para formar o ducto hepático, que, junto com o ducto cístico, a partir da vesícula biliar, se torna o ducto colédoco (Figura 32-6). A vesícula serve como reservatório para bile. Os ácidos biliares formados pelos hepatócitos a partir de colesterol são essenciais para emulsificar os componentes insolúveis da bile e facilitar a absorção intestinal de lipídios. Defeitos na formação ou secreção de sais biliares interferem com a absorção de gorduras e vitaminas lipossolúveis (A, D, E e K). Em razão das reservas normalmente limitadas de vitamina K, uma deficiência pode-se desenvolver em poucos dias. **Deficiência de vitamina K é manifestada como uma coagulopatia decorrente da formação prejudicada de protrombina e de fatores VI, IX e X.**

Bilirrubina é o produto final do metabolismo da hemoglobina. Ela é formada a partir da degradação do anel heme nas células de Kupffer. A bilirrubina é a seguir liberada dentro do sangue, onde ela facilmente se liga à albumina. A captação hepática de bilirrubina da circulação é passiva, mas a ligação a

TABELA 32-3 Composição da bile

97% água
< 1% sais biliares
Pigmentos
Sais inorgânicos
Lipídios Colesterol Ácidos graxos
Lecitina
Fosfatase alcalina

proteínas intracelulares prende a bilirrubina dentro dos hepatócitos. A bilirrubina é conjugada pelos hepatócitos, principalmente com glicuronídeo, e ativamente excretada para dentro dos canalículos biliares.

TESTES HEPÁTICOS

Os testes hepáticos mais comumente efetuados não são nem sensíveis nem específicos. Nenhum teste avalia a função hepática global, refletindo, em vez disso, um aspecto da função hepática que precisa ser interpretado em conjunção com outros testes e avaliação clínica do paciente.

3 Muitos testes de "função hepática", como medições das transaminases séricas, refletem integridade hepatocelular mais do que função hepática. Os testes hepáticos que medem função sintetizadora do fígado incluem albumina sérica, tempo de protrombina (TP ou razão normalizada internacional [RNI]), colesterol e pseudocolinesterase. Além disso, por causa da grande reserva funcional do fígado, cirrose substancial pode estar presente com pouca ou nenhuma anormalidade laboratorial.

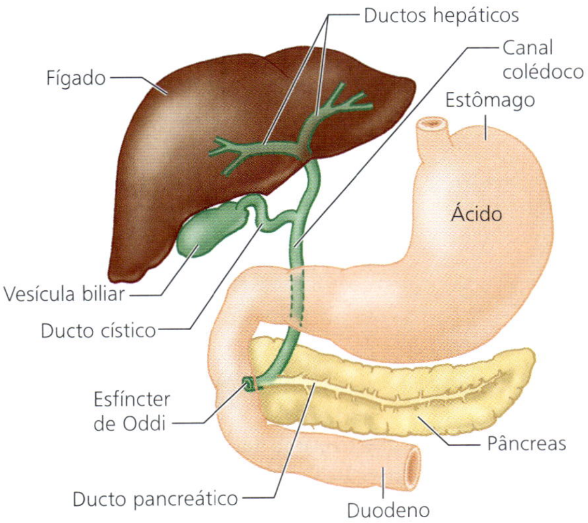

FIGURA 32-6 Sistema biliar. (Modificada e reproduzida, com permissão, de Guyton AC: *Textbook of Medical Physiology,* 7th ed. W.B. Saunders, 1986.)

As anormalidades hepáticas podem, muitas vezes, ser divididas em doenças parenquimatosas ou doenças obstrutivas com base em testes laboratoriais (Tabela 32-4). As doenças obstrutivas afetam, principalmente, a excreção biliar de substâncias, enquanto as doenças parenquimatosas resultam em disfunção hepatocelular generalizada.

Bilirrubina Sérica

A concentração normal de bilirrubina total, composta de formas conjugada (direta), hidrossolúvel e não conjugada (indireta), lipossolúvel, é menos de 1,5 mg/dL (< 25 mmol/L) e reflete o equilíbrio entre a produção e excreção de bilirrubina. Icterícia é geralmente diagnosticada clinicamente, quando a bilirrubina total excede 3 mg/dL. Uma hiperbilirrubinemia predominantemente conjugada (> 50%) é associada a urobilinogênio urinário aumentado e pode refletir disfunção hepatocelular, colestase intra-hepática congênita (síndrome de Dubin-Johnson ou de Rotor) ou adquirida, ou obstrução biliar extra-hepática. Hiperbilirrubinemia que é principalmente não conjugada pode ser vista com hemólise ou com defeitos congênitos (síndrome de Gilbert ou de Crigler-Najjar) ou adquiridos na conjugação de bilirrubina. Bilirrubina não conjugada é neurotóxica, e níveis altos podem produzir encefalopatia.

Aminotransferases (Transaminases) Séricas

Estas enzimas são liberadas dentro da circulação como resultado de lesão ou morte hepatocelular. Duas aminotransferases são medidas mais comumente: aspartato aminotransferase (AST), também conhecida como transaminase glutâmico-oxaloacética sérica (SGOT), e alanina aminotransferase (ALT), também conhecida como transaminase glutâmico-pirúvica sérica (SGPT).

TABELA 32-4 Anormalidades nos testes hepáticos[1,2,3]

	Disfunção Parenquimatosa (Hepatocelular)	Obstrução Biliar ou Colestase
AST (SGOT)	↑ a ↑↑↑	↑
ALT (SGPT)	↑ a ↑↑↑	↑
Albumina	0 a ↓↓↓	0
Tempo de protrombina	0 a ↑↑↑	0 a ↑↑[4]
Bilirrubina	0 a ↑↑↑	0 a ↑↑↑
Fosfatase alcalina	↑	↑ a ↑↑↑
5'-Nucleotidase	0 a ↑	↑ a ↑↑↑
γ-Glutamiltranspeptidase	↑ a ↑↑↑	↑↑↑

[1]Adaptada de Wilson JD et al. (eds): *Harrison's Principles of Internal Medicine,* 12th ed. McGraw-Hill, 1991.
[2]AST, aspartatoaminotransferase; SGOT, transaminase glutâmico-oxaloacética sérica; ALT, alanina aminotransferase; SGPT, transaminase glutâmico-pirúvica sérica.
[3]↑, aumenta, 0, sem alteração; ↓, diminui.
[4]Geralmente se corrige com vitamina K.

Fosfatase Alcalina Sérica

Fosfatase alcalina é produzida pelo fígado, osso, intestino delgado, rins e placenta, e é excretada na bile. A atividade de fosfatase alcalina sérica normal é geralmente 25-85 IU/L; crianças e adolescentes têm níveis muito mais altos, refletindo crescimento ativo. A maior parte da enzima circulante é normalmente derivada do osso; entretanto, com obstrução biliar, mais fosfatase alcalina hepática é sintetizada e liberada para dentro da circulação.

Albumina Sérica

A concentração normal de albumina sérica é 3,5-5,5 g/dL. Uma vez que sua meia-vida é cerca de 2-3 semanas, a concentração de albumina pode, inicialmente, ser normal com doença aguda do fígado. 4 Valores de albumina de menos de 2,5 g/dL são geralmente indicadores de doença hepática crônica, estresse agudo ou desnutrição grave. Perdas aumentadas de albumina na urina (síndrome nefrótica) ou pelo trato gastrointestinal (enteropatia perdedora de proteína) também podem produzir hipoalbuminemia.

Amônia Sanguínea

Elevações importantes dos níveis de amônia sanguínea, geralmente, refletem problemas com a síntese de ureia hepática. Os níveis normais de amônia no sangue total são 47-65 mmol/L (80-110 mg/dL). Elevações pronunciadas geralmente refletem dano hepatocelular grave e podem causar encefalopatia.

Tempo de Protrombina

5 O PT, que normalmente varia entre 11-14 s, dependendo do valor controle, mede a atividade do fibrinogênio, protrombina e fatores V, VII e X. A meia-vida relativamente curta do fator VII (4-6) torna o PT útil para avaliar a função sintetizadora hepática dos pacientes com hepatopatia aguda ou crônica. Prolongamentos do PT de mais do que 3-4 s acima do controle são considerados significativos e geralmente correspondem a uma INR > 1,5. Dado que apenas 20 a 30% da atividade normal do fator é requerida para coagulação normal, prolongamento do PT geralmente reflete doença hepática grave ou deficiência de vitamina K. (veja Tabela 32-5 para uma lista de anormalidades dos testes da coagulação.)

Monitoramento Viscoelástico da Coagulação "à beira do leito"

Esta tecnologia fornece uma avaliação "em tempo real" da situação da coagulação e utiliza tromboelastografia (TEG®), tromboelastrometria de rotação (ROTEM®) ou análise Sonoclot® para avaliar a coagulação global por meio das propriedades viscoelásticas do sangue total (Figura 32-7). Um quadro claro é fornecido sobre o efeito global de desequilíbrios entre os sistemas procoagulante e anticoagulante e os sistemas profibrinolítico e antifibrinolítico e a resultante resistência à tração do coágulo, permitindo manejo preciso da terapia hemostática. A velocidade de formação de coágulo, a resistência do coágulo e o impacto de qualquer lise podem ser observados. A presença de coagulação intravascular disseminada pode ser avaliada, como também o efeito de atividade de heparina ou heparinoide. Além disso, a função das plaquetas pode ser avaliada, inclusive os efeitos de inibição das plaquetas.

TABELA 32-5 Anormalidades dos testes da coagulação[1]

	PT	PTT	TT	Fibrinogênio
Doença hepática avançada	↑	↑	N ou ↑	N ou ↓
DIC	↑	↑	↑	↓
Deficiência de vitamina K	↑↑	↑	N	N
Terapia com varfarina	↑↑	↑	N	N
Heparinoterapia	↑	↑↑	↑	N
Hemofilia				
Deficiência de fator VIII	N	↑	N	N
Deficiência de fator IX	N	↑	N	N
Deficiência de fator VII	↑	N	N	N
Deficiência de fator XIII	N	N	N	N

PT, tempo de protrombina; PTT, tempo de tromboplastina parcial; TT, tempo de trombina; N, normal; DIC, coagulação intravascular disseminada.

EFEITO DA ANESTESIA SOBRE A FUNÇÃO HEPÁTICA

O fluxo sanguíneo hepático geralmente diminui durante anestesias regional e geral, sendo múltiplos os fatores responsáveis: efeitos diretos ou indiretos dos anestésicos, o tipo de ventilação empregado e o tipo de cirurgia que está sendo realizado.

Diminuições no débito cardíaco reduzem o fluxo sanguíneo hepático via ativação simpaticorreflexa, causando vasoconstrição esplâncnica arterial e venosa.

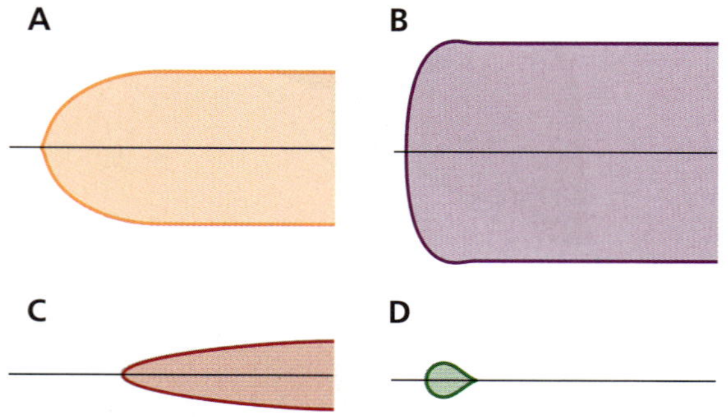

FIGURA 32-7 Exemplos de traçados típicos de tromboelastógrafo. **A:** Normal. **B:** Hipercoagulação. **C:** Hipocoagulação (p. ex., trombocitopenia). **D:** Fibrinólise. (Reproduzida, com permissão, de Johansson PI, Stissing T, Bochsen L, et al: Thromboelastography and thromboelastometry in assessing coagulopathy in trauma. Scand J Trauma Resusc Emerg Med 2009;17:45.)

Os efeitos hemodinâmicos da ventilação também podem ter um impacto importante no fluxo sanguíneo hepático. Ventilação controlada com pressão positiva com altas pressões médias nas vias aéreas reduz o retorno venoso ao coração e diminui o débito cardíaco; ambos os mecanismos podem comprometer o fluxo sanguíneo hepático. O primeiro aumenta a pressão venosa hepática, enquanto o último pode reduzir a pressão arterial e aumentar o tônus simpático. Pressão positiva expiratória final (PEEP) acentua ainda mais estes efeitos.

Procedimentos cirúrgicos perto do fígado podem reduzir o fluxo sanguíneo hepático em até 60%. Embora os mecanismos não estejam claros, eles mais provavelmente envolvem ativação simpática, reflexos locais e compressão direta de vasos nas circulações portal e hepática.

Bloqueadores β-adrenérgicos, agonistas α_1-adrenérgicos, bloqueadores dos receptores H_2 e vasopressina reduzem o fluxo sanguíneo hepático. Infusões de dopamina em baixa dose podem aumentar o fluxo sanguíneo para o fígado.

Funções Metabólicas

Os efeitos dos vários agentes anestésicos sobre o metabolismo hepático intermediário, envolvendo carboidrato, gordura e proteína, estão pouco definidos. Uma resposta de estresse endócrina secundária a jejum e trauma cirúrgico geralmente é observada. 6 A resposta de estresse neuroendócrina à cirurgia e trauma é caracterizada por níveis circulantes elevados de catecolaminas, glucagon e cortisol, e resulta na mobilização de reservas de carboidrato e proteína, causando hiperglicemia e balanço nitrogenado negativo (catabolismo). A resposta de estresse neuroendócrina pode ser pelo menos em parte atenuada por anestesia regional, anestesia geral profunda e/ou bloqueio regional do sistema simpático, sendo a anestesia regional a técnica mais salutar sobre o catabolismo. Todos os opioides podem potencialmente causar espasmo do esfíncter de Oddi e aumen- 7 tar a pressão biliar. Naloxona e glucagon podem aliviar espasmo induzido por opioide.

Procedimentos em estreita proximidade ao fígado frequentemente resultam em elevações modestas nas concentrações de lactato desidrogenase e transaminases independentemente do agente anestésico ou técnica empregada.

8 Quando os resultados dos testes de função hepática estão elevados pós-operatoriamente, a causa usual é doença hepática subjacente ou o próprio procedimento cirúrgico. Anormalidades persistentes nos testes hepáticos podem ser indicadoras de hepatite viral (geralmente relacionada com transfusão), sepse, reações idiossincrásicas a drogas, ou complicações cirúrgicas. **Icterícia pós-operatória pode resultar de uma variedade de fatores (Tabela 32-6), mas a causa mais comum é produção excessiva de bilirrubina por causa da reabsorção de um grande hematoma ou degradação de eritrócitos subsequente à transfusão.** Inobstante, todas as outras causas devem ser consideradas. Diagnóstico correto exige uma revisão cuidadosa da função hepática pré-operatória e dos eventos intraoperatórios e pós-operatórios, como transfusões, hipotensão ou hipoxemia sustentadas e exposição a drogas. Os agentes anestésicos voláteis atualmente utilizados têm mínimo, se algum, efeito adverso direto sobre os hepatócitos.

TABELA 32-6 Causas de icterícia pós-operatória

Pré-hepáticas (produção aumentada de bilirrubina)
Reabsorção de hematomas
Transfusão em anemia hemolítica
Degradação de eritrócitos senescentes
Reações hemolíticas
Hepáticas (disfunção hepatocelular)
Doença hepática preexistente
Lesão isquêmica ou hipoxêmica
Induzida por droga
Síndrome de Gilbert
Colestase intra-hepática
Halotano
Pós-hepáticas (obstrução biliar)
Colecistite pós-operatória
Pancreatite pós-operatória
Cálculo retido no ducto colédoco
Lesão de ducto colédoco
Diversas

DISCUSSÃO DE CASO

Coagulopatia em um Paciente com Doença Hepática (veja também Capítulo 51)

Um homem de 52 anos com uma longa história de abuso de álcool se apresenta para um *shuntsplenorrenal* depois de três episódios importantes de hemorragia digestiva alta por varizes esofagianas. Estudos da coagulação revelam um PT de 17 s (controle: 12 s), INR de 1,7, e um PT parcial de 43 s (controle: 29 s). A contagem de plaquetas é 75.000/μL.

Que fatores podem contribuir para sangramento excessivo durante e após cirurgia?

Hemostasia após trauma ou cirurgia é dependente de três processos principais: (1) espasmo vascular, (2) formação de um tampão de plaquetas (hemostasia primária), e (3) coagulação do sangue (hemostasia secundária). Em cirurgia ainda existe o processo de hemostasia cirúrgica. Os dois primeiros são quase imediatos (segundos), enquanto o terceiro é retardado (minutos). Um defeito em qualquer um destes processos pode levar a uma diátese hemorrágica e sangramento importante.

Descrever os mecanismos envolvidos na hemostasia primária.

Lesão de pequenos vasos sanguíneos normalmente causa espasmo localizado como resultado da liberação de fatores humorais das plaquetas e reflexos miogênicos locais. Vasoconstrição simpaticomediada também ocorre em vasos de tamanho médio. Exposição das plaquetas circulantes à superfície endotelial danificada as faz sofrer uma série de alterações que resulta na formação de um tampão de plaquetas. Se a ruptura em um vaso for pequena, o próprio tampão é capaz, muitas vezes, de parar completamente o sangramento. Se a ruptura for grande, no entanto, é necessária também coagulação do sangue para deter o sangramento.

A formação do tampão de plaquetas pode ser decomposta em três fases: (1) adesão, (2) liberação de grânulos plaquetários e (3) agregação. Após a lesão, as plaquetas circulantes se aderem ao colágeno subendotelial por meio de receptores à glicoproteína (GP) específicos na sua membrana. Esta interação é estabilizada por uma GP circulante, chamada *fator deVon Willebrand,* que forma pontes adicionais entre o colágeno subendotelial e as plaquetas por meio de GPIb. O colágeno (bem como epinefrina e trombina) ativa fosfolipases A e C ligadas à membrana das plaquetas, o que, por sua vez, resulta na formação de tromboxano A_2 (TXA_2) e degranulação das plaquetas. TXA_2 é um vasoconstritor potente que também promove agregação plaquetária. Os grânulos das plaquetas contêm um grande número de substâncias, incluindo adenosina difosfato (ADP), fator V, fVW, fibrinogênio e fibronectina. Estes fatores atraem e ativam mais plaquetas. ADP altera GPIIb/IIIa da membrana plaquetária, o que facilita a ligação de fibrinogênio às plaquetas ativadas.

Descrever os mecanismos envolvidos na coagulação normal.

Coagulação, muitas vezes chamada hemostasia secundária, envolve a formação de um coágulo de fibrina, que geralmente se liga e reforça o tampão de plaquetas. A fibrina pode ser formada por meio de duas vias (*extrínseca* ou *intrínseca;* Figura 32-5). Independentemente de qual via seja ativada, a cascata da coagulação termina na conversão de *fibrinogênio* em *fibrina.* A via extrínseca da cascata da coagulação é desencadeada pela liberação de uma proteína tecidual, *tromboplastina,* a partir das membranas das células lesadas e é provavelmente a via mais importante nos humanos. A via intrínseca pode ser desencadeada pela interação entre colágeno subendotelial com fator Hageman circulante (XII), cininogênio de alto peso molecular e pré-calicreína. As duas últimas substâncias estão também envolvidas na formação de bradicinina.

A *trombina* desempenha um papel central na coagulação porque ela não apenas ativa as plaquetas, mas também acelera a conversão dos fatores V, VIII e XIII nas suas formas ativas. A conversão de protrombina em trombina é muito acelerada pelas plaquetas ativadas. A trombina, então, converte fibrinogênio em monômeros de fibrina solúveis que se polimerizam sobre o tampão de plaquetas. A ligação cruzada dos polímeros de fibrina pelo fator XIII é necessária para formar um coágulo de fibrina insolúvel e forte. Finalmente, a retração do coágulo, plaqueta dependente, expulsa líquido do coágulo e ajuda a tracionar as paredes do vaso sanguíneo danificado para juntá-las.

O que impede a coagulação do sangue nos tecidos normais?

O processo da coagulação é limitado às áreas lesadas pela localização das plaquetas na área traumatizada e pela manutenção de fluxo sanguíneo normal nas áreas não lesadas. O endotélio normal produz *prostaciclina* (prostaglandina I_2, PGI_2), que é um vasodilatador potente que também inibe a ativação das plaquetas e ajuda a limitar o processo hemostático primário à área lesada. Fluxo sanguíneo normal é importante para remover fatores da coagulação ativados, que são captados pelos monócitos e macrófagos. Múltiplos inibidores da coagulação estão normalmente presentes no plasma, incluindo antitrombina III, proteína C, proteína S e inibidor da via do fator tecidual. Antitrombina III se liga e inativa fatores da coagulação circulantes (com a notável exceção do fator VII), e a proteína C inativa especificamente os fatores V e VIII. *Heparina exerce sua atividade anticoagulante, aumentando a atividade da antitrombina III.* A proteína S aumenta a atividade da proteína C; deficiências de proteína C e S levam à hipercoagulabilidade. Inibidor da via do fator tecidual antagoniza a ação do fator VII ativado.

Qual é o papel do sistema fibrinolítico na coagulação normal?

O sistema fibrinolítico é normalmente ativado simultaneamente com a cascata da coagulação e funciona para manter a fluidez do sangue durante coagulação. Ele também é responsável pela lise do coágulo uma vez começado o processo de reparação. Quando um coágulo é formado, uma grande quantidade da proteína *plasminogênio* é incorporada. Plasminogênio é a seguir ativado pelo ativador tecidual do plasminogênio (tPA), que geralmente é liberado pelas células endoteliais em resposta à trombina e pelo fator Hageman (XII). A resultante formação de *plasmina* degrada fibrina e fibrinogênio, bem como outros fatores da coagulação. Urocinase (encontrada na urina) e estreptocinase (um produto de bactérias) são também potentes ativadores do plasminogênio para plasmina. A ação do tPA é localizada porque (1) ele é absorvido para dentro do coágulo de fibrina, (2) ele ativa plasminogênio mais efetivamente no coágulo, (3) plasmina livre é rapidamente neutralizada por uma α_2-antiplasmina circulante, e (4) tPA circulante é removido pelo fígado. A plasmina degrada fibrina e fibrinogênio para pequenos fragmentos. Estes produtos de degradação da fibrina possuem atividade anticoagulante porque eles competem com o fibrinogênio pela trombina; eles são normalmente removidos pelo sistema monócitos-macrófagos. As drogas ácido ε-aminocaproico (EACA) e ácido tranexâmico inibem a conversão de plasminogênio em plasmina. O endotélio também secreta normalmente um inibidor de ativador do plasminogênio (PAI-1) que antagoniza o tPA.

Que defeitos da coagulação estão provavelmente presentes neste paciente?

Coagulopatia multifatorial frequentemente se desenvolve em pacientes com doença do fígado avançada. Três causas principais geralmente são responsáveis: (1) deficiência de vitamina K decorrente da restrição dietética, ou absorção ou armazenamento prejudicados, (2) síntese hepática prejudicada de fatores da coagulação e (3) sequestração esplênica de plaquetas resultando de hiperesplenismo. Para complicar ainda mais a questão, os pacientes com cirrose geralmente têm múltiplos locais de sangramento potenciais (varizes esofagianas, gastrite, úlceras pépticas e hemorroidas) e frequentemente necessitam de múltiplas transfusões de sangue. Com doença hepática grave, os pacientes também podem ter síntese diminuída de inibidores da coagulação e podem deixar de remover fatores da coagulação ativados e produtos de degradação de fibrina por causa de função prejudicada das células de Kupffer; o defeito da coagulação resultante se assemelha e se torna indistinguível da coagulação intravascular disseminada.

O que é DIC?

Na DIC, a cascata da coagulação é ativada pela liberação de tromboplastina tecidual endógena ou substâncias semelhantes à tromboplastina, ou pela ativação direta de fator XII por endotoxina ou superfícies estranhas. A deposição ampla de fibrina na microcirculação resulta em consumo de fatores da coagulação, fibrinólise secundária, trombocitopenia e uma anemia hemolítica microangiopática. Sangramento difuso, e, em alguns casos, fenômenos tromboembólicos geralmente se seguem. O tratamento geralmente é direcionado para a causa subjacente. Medidas de suporte incluem transfusão de fatores da coagulação e plaquetas. Heparinoterapia é controversa, mas pode beneficiar pacientes com fenômenos tromboembólicos.

O que é fibrinólise primária?

Este distúrbio hemorrágico é decorrente de fibrinólise descontrolada. Os pacientes podem ter uma deficiência de α_2-antiplasmina ou remoção prejudicada de tPA. Esta última pode ser comum em pacientes com doença hepática grave e durante a fase anepática do transplante de fígado. A doença pode ocasionalmente ser encontrada em pacientes com carcinoma da próstata. O diagnóstico é, muitas vezes, difícil, mas é sugerido por uma diátese hemorrágica com um baixo nível de fibrinogênio, mas testes da coagulação e contagem de plaquetas relativamente normais (veja adiante). O tratamento inclui plasma fresco congelado ou crioprecipitado e, possivelmente, EACA ou ácido tranexâmico.

De que modo testes da coagulação são úteis para avaliar hemostasia inadequada?

O diagnóstico de anormalidades da coagulação pode ser facilitado pela medição do tempo de tromboplastina parcial ativada (aPTT), PT, tempo de trombina (TT), produtos de degradação de fibrina (veja a seguir), e nível de fibrinogênio (Tabela 32-5). O aPTT mede a via intrínseca (fatores I, II, V, VIII, IX, X, XI e XII). O tempo de coagulação do sangue total e o tempo de coagulação ativada (ACT) também medem a via intrínseca. Em contraste, o PT mede a via extrínseca (fatores I, II, V e VII). O TT mede especificamente a conversão de fibrinogênio em fibrina (fatores I e II). O nível normal de fibrinogênio plasmático é 200-400 mg/dL (5,9-11,7 μmol/L). Como a heparinoterapia afeta principalmente a via intrínseca, em baixas doses ela geralmente prolonga somente o aPTT. Em altas doses, heparina também prolonga o PT. Em contraste, varfarina afeta, principalmente, os fatores dependentes da vitamina K (II, VII, IX e X), de modo que o PT é prolongado com as doses usuais, e o aPTT é prolongado apenas com altas doses. A atividade de plasmina *in vivo* pode ser avaliada medindo-se os níveis circulantes de peptídeos clivados da fibrina e fibrinogênio pela plasmina, os *produtos de degradação de fibrina* (PDFs) e d-dímeros. Os pacientes com fibrinólise primária geralmente têm PDFs elevados, mas níveis normais de d-dímero.

Que testes são mais úteis na avaliação de distúrbios da coagulação primária?

Os testes mais comumente realizados incluem uma contagem de plaquetas e um tempo de sangramento, mas também incluem tromboelastografia (TEG®), tromboelastometria de rotação (ROTEM®) e análise Sonoclot® (veja Figura 32-7 e Capítulo 51). Pacientes com função e contagem plaquetárias normais têm coagulação primária normal. A contagem normal de plaquetas é 150.000-450.000/μL, sendo o tempo de sangramento normal quando a contagem é acima de 100.000/μL. Quando a contagem de plaquetas é 50.000/μL, sangramento excessivo geralmente ocorre apenas com trauma grave ou cirurgia extensa. Em contraste, pacientes com contagens de plaquetas abaixo de 20.000/μL desenvolvem sangramento importante mesmo após trauma pequeno. Trombocitopenia geralmente resulta de três mecanismos: (1) produção diminuída, (2) sequestração esplênica, ou (3) destruição aumentada de etiologia imune ou não imune. Destruição não imune inclui vasculite ou DIC.

Um tempo de sangramento prolongado com uma contagem normal de plaquetas significa um defeito qualitativo das plaquetas. Embora o tempo de sangramento seja um pouco dependente da técnica empregada, valores de mais de 10 minutos geralmente são considerados anormais. Sangramento importante intraoperatório e pós-operatório pode ser esperado, quando o tempo de sangramento excede 15 min. Testes especializados são necessários para diagnosticar defeitos funcionais específicos das plaquetas.

Quais são as causas mais comuns de defeitos qualitativos das plaquetas?

O defeito mais comum das plaquetas é decorrente da inibição da produção do TXA_2 por aspirina e outras drogas anti-inflamatórias não esteroides (NSAIDs). Em contraste com a aspirina, que acetila e inativa irreversivelmente a ciclo-oxigenase por toda a vida da plaqueta (até 8 dias), a inibição enzimática por outras NSAIDs é reversível e geralmente dura apenas 24 h. Cada vez mais os pacientes são tratados com uma variedade de drogas antiplaquetas, como clopidogrel, que prejudicam a função das plaquetas. São disponíveis ensaios de função das plaquetas para determinar o grau ao qual a função das plaquetas está inibida.

O que é doença de Von Willebrand?

O distúrbio hemorrágico hereditário mais comum (1:800-1.000 pacientes) é a *doença de Von Willebrand.* Os pacientes com esta doença têm deficiência de fator normal (5-10 mg/L) ou produzem um fator defeituoso. A maioria dos pacientes é heterozigota com defeitos hemostáticos leves, que se tornam importantes em cirurgia de grande porte, trauma ou após ingestão de NSAIDs. Além de auxiliar as ligações plaquetárias, o vWF serve como um portador para o fator VIII da coagulação. Como resultado, estes pacientes têm um tempo de sangramento prolongado, concentração plasmática diminuída de vWF e atividade diminuída de fator VIII. Formas adquiridas de doença de Von Willebrand podem ser encontradas em algumas doenças imunes e aqueles com tumores que absorvem vWF na sua superfície. Pelo menos três formas da doença são reconhecidas, variando em gravidade de leve à grave.

Tratamento com desmopressina (DDAVP) pode elevar os níveis de vWF em alguns pacientes com doença leve (bem como indivíduos normais). A droga é geralmente administrada em uma dose de 0,3 mcg/kg 30 min antes da cirurgia. Pacientes que não respondem à DDAVP devem receber crioprecipitado ou concentrados de fator VIII, ambos que são ricos em vWF; infusões profiláticas são geralmente recomendadas antes e após cirurgia 2 vezes ao dia por 2-4 dias para garantir hemostasia cirúrgica.

Que outras doenças hereditárias da coagulação podem ser encontradas na prática anestésica?

A doença hereditária da coagulação mais comum é a *deficiência de fator VIII* (**hemofilia A**). Estima-se que esta anormalidade ligada ao X afete 1:10.000 homens. A gravidade da doença é geralmente inversamente relacionada com a atividade de fator VIII. A maioria dos pacientes sintomáticos apresenta hemartrose, hematomas profundos e hematúria. Os pacientes sintomáticos geralmente têm menos de 5% do normal de atividade de fator VIII. Classicamente, os pacientes se apresentam com um aPTT prolongado, mas um TP e tempo de sangramento normais. O diagnóstico é confirmado medindo-se a atividade de fator VIII no sangue. Os pacientes afetados geralmente não apresentam aumento do sangramento intraoperatório quando os níveis de fator VIII são acima de 30%, mas a maioria dos anestesistas recomenda aumentar os níveis de fator VIII acima de 50% antes de cirurgia. Plasma fresco congelado, por definição, é considerado como tendo 1 U de atividade de fator VIII por mililitro. Em contraste, crioprecipitado tem 5-10 U/mL, enquanto os concentrados de fator VIII têm aproximadamente 40 U/mL. Estima-se que cada unidade de fator VIII transfundida eleve os níveis de fator VIII 2% por quilograma de peso corporal. Transfusões 2 vezes ao dia são geralmente recomendadas após cirurgia em razão da meia-vida relativamente curta do fator VIII (8-12 h). Administração de DDAVP pode elevar os níveis de fator VIII 2 a 3 vezes em alguns pacientes. EACA ou ácido tranexâmico também podem ser usados como adjuntos.

Hemofilia B (também conhecida como doença de Christmas) é resultado de uma deficiência hereditária de fator IX ligada ao X. A doença é muito semelhante à hemofilia A, porém, muito menos comum (1:100.000 homens). Medida dos níveis de fator IX estabelece o diagnóstico. Administração perioperatória de plasma fresco congelado é geralmente recomendada para manter a atividade de fator IX em mais de 30% do normal. Fator IX recombinante ou purificado monoclonal existe disponível.

Deficiência de fator XIII é extremamente rara, mas notável porque o aPTT, PT, TT e tempo de sangramento são normais. O diagnóstico requer medida dos níveis de fator XIII. Uma vez que apenas 1% de atividade de fator XIII normal seja necessário, os pacientes são tratados com uma única transfusão de plasma fresco congelado.

Valores laboratoriais normais excluem um defeito da coagulação?

Uma diátese hemorrágica pode existir mesmo na ausência de anormalidades grosseiras em testes laboratoriais de rotina. Alguns defeitos hemostáticos podem não ser detectados pelos exames de rotina; exigem exames adicionais especializados. Uma história de sangramento excessivo após extração dentária, parto, pequena cirurgia, pequeno trauma ou mesmo durante menstruação sugere um defeito da coagulação. Em contraposição, pode não haver sangramento excessivo apesar de exames laboratoriais anormais. Uma história familiar de uma diátese hemorrágica pode sugerir um defeito congênito da coagulação, mas essa história frequentemente está ausente, porque o sangramento aumentado muitas vezes é pequeno e passa despercebido.

Defeitos hemostáticos podem frequentemente ser diferenciados pela sua apresentação clínica. Sangramento em pacientes com defeitos da hemostasia primária geralmente se segue a pequeno trauma, é limitado a locais superficiais (superfícies da pele ou mucosas), e, muitas vezes, pode ser controlado por compressão local. Pequenas hemorragias puntiformes de capilares na derme (petéquias) estão geralmente presentes ao exame físico. Sangramento dentro de tecido subcutâneo (equimose) a partir de pequenas arteríolas ou vênulas é também comum em pacientes com doenças plaquetárias. Em contraste, sangramento que resulta de defeitos da hemostasia secundária é geralmente retardado após trauma, é tipicamente profundo (tecidos subcutâneos, articulações, cavidades do corpo, ou músculos) e é frequentemente difícil de parar mesmo com compressão. Hemorragias podem ser palpáveis sob a forma de hematomas ou podem passar despercebidas quando localizadas mais profundamente (retroperitoneais). A coagulação pode ser prejudicada por hipotermia sistêmica ou subnormal do local de sangramento, mesmo quando os resultados de testes da coagulação (PT, aPTT, tempo de sangramento) são normais, e não há história de defeitos hemostáticos.

CAPÍTULO

33

Anestesia para Pacientes com Doença Hepática

Michael Ramsay, MD, FRCA

CONCEITOS-CHAVE

1. Em razão do risco aumentado de morbidade e mortalidade perioperatórias, os pacientes com hepatite aguda não devem ser submetidos a qualquer cirurgia eletiva até que esta tenha se resolvido, conforme indicado pela normalização dos testes hepáticos.
2. Isoflurano e sevoflurano são os agentes voláteis de escolha porque eles preservam o fluxo sanguíneo e o aporte de oxigênio ao fígado. Fatores que sabidamente reduzem o fluxo sanguíneo hepático, como hipotensão, excessiva ativação simpática e altas pressões médias nas vias aéreas durante ventilação controlada, devem ser evitados.
3. Na avaliação de pacientes quanto à hepatite crônica, os resultados de testes laboratoriais podem mostrar apenas uma elevação branda nas transaminases séricas que frequentemente se correlacionam precariamente com a gravidade da doença.
4. Aproximadamente 10% dos pacientes com cirrose desenvolvem pelo menos um episódio de peritonite bacteriana espontânea, e alguns pacientes podem eventualmente desenvolver carcinoma hepatocelular.
5. Sangramento maciço de varizes gastroesofágicas é uma causa importante de morbidade e mortalidade. Além dos efeitos cardiovasculares da perda sanguínea aguda, a carga de nitrogênio absorvida a partir da degradação do sangue no trato intestinal pode precipitar encefalopatia hepática.
6. As alterações cardiovasculares observadas no paciente com cirrose hepática são geralmente aquelas de uma circulação hiperdinâmica, embora cardiomiopatia cirrótica acentuada esteja frequentemente presente e não reconhecida.
7. Os efeitos da cirrose hepática sobre os vasos da resistência vascular pulmonar podem resultar em hipoxemia crônica.
8. Síndrome hepatorrenal é um defeito da função renal presente em pacientes com cirrose que geralmente aparece após sangramento gastrointestinal, diurese agressiva, sepse ou grande cirurgia. Ela é caracterizada por oligúria progressiva com retenção de sódio, azotemia, ascite intratável, e uma taxa de mortalidade muito alta.
9. Os fatores que sabidamente precipitam encefalopatia hepática em pacientes com cirrose incluem sangramento gastrointestinal, ingestão aumentada de proteína, alcalose hipocalêmica secundária a vômito ou diurese, infecções e piora da função hepática.
10. Após remoção de grandes quantidades de líquido ascítico, reposição hídrica IV agressiva frequentemente é necessária a fim de evitar hipotensão grave e insuficiência renal.

A prevalência de doença hepática está aumentando nos Estados Unidos. Cirrose, a patologia terminal da maioria das doenças do fígado, tem uma incidência na população em geral tão alta quanto 5% em algumas séries de autópsia. Ela é uma causa importante de morte em homens nas suas 4ª e 5ª décadas de vida, e as taxas de mortalidade estão aumentando. Dez por cento dos pacientes com doença do fígado se submetem a procedimentos cirúrgicos durante os 2 anos finais das suas vidas. O fígado possui uma reserva funcional notável, e, assim, manifestações clínicas francas de doença hepática frequentemente estão ausentes até que tenha ocorrido dano importante. Quando pacientes com pequena reserva hepática vêm para a sala de cirurgia, os efeitos da anestesia e do procedimento cirúrgico podem precipitar uma descompensação hepática adicional, levando à insuficiência hepática franca.

TABELA 33-1 Anormalidades dos testes da coagulação[1]

	PT	PTT	TT	Fibrinogênio
Doença hepática avançada	↑	↑	N ou ↑	N ou ↓
DIC	↑	↑	↑	↓
Deficiência de vitamina K	↑↑	↑	N	N
Terapia com varfarina	↑↑	↑	N	N
Terapia com heparina	↑	↑↑	↑	N
Hemofilia				
Deficiência de fator VIII	N	↑	N	N
Deficiência de fator IX	N	↑	N	N
Deficiência de fator VII	↑	N	N	N
Deficiência de fator XIII	N	N	N	N

PT, tempo de protrombina; PTT, tempo de tromboplastina parcial; TT, tempo de trombina; N, normal; DIC, coagulação intravascular disseminada.

COAGULAÇÃO NAS DOENÇAS HEPÁTICAS

Na hepatopatia crônica estável, as causas de sangramento excessivo envolvem, principalmente, trombocitopenia grave, disfunção endotelial, hipertensão portal, insuficiência renal e sepse (veja Capítulos 32 e 51). Entretanto, as alterações hemostáticas que ocorrem com doença do fígado podem causar hipercoagulação e trombose, bem como um risco aumentado de sangramento. A degradação do coágulo pode ser intensificada por um desequilíbrio do sistema fibrinolítico.

Doença hepática crônica é caracterizada por síntese prejudicada de fatores da coagulação, resultando em prolongamento do tempo de protrombina (PT) e da razão normalizada internacional (INR) (Tabela 33-1). Entretanto, os fatores anticoagulantes (proteína C, antitrombina e inibidor da via do fator tecidual) também estão reduzidos e podem contrabalançar qualquer efeito de um PT prolongado. Isto pode ser confirmado avaliando-se a geração de trombina na presença de trombomodulina produzida pelo endotélio. Produção adequada de trombina requer um número adequado de plaquetas funcionantes. Se a contagem de plaquetas for > 60.000/μL, a coagulação pode ser normal em um paciente com cirrose grave.

Tipicamente, o paciente com cirrose terá hiperfibrinólise. Entretanto, há um equilíbrio delicado entre os ativadores e inativadores que regulam a conversão de plasminogênio em plasmina, e, por essa razão, testes laboratoriais individuais podem não espelhar o estado da fibrinólise. As tecnologias de tromboelastografia (TEG®), tromboelastometria rotacional (ROTEM®) e Sonoclot® são os métodos ideais de estudo do estado global do sistema da coagulação em um momento específico no tempo em qualquer paciente com doença hepática (veja Capítulo 51).

Hepatite

HEPATITE AGUDA

A hepatite aguda é geralmente resultado de uma infecção viral, reação à droga ou exposição a uma hepatotoxina. A doença representa lesão hepatocelular aguda com um grau variável de necrose celular. As manifestações clínicas dependem tanto da gravidade da reação inflamatória quanto do grau de necrose. Reações inflamatórias brandas podem-se apresentar meramente como elevações assintomáticas nas transaminases séricas, enquanto necrose hepática maciça se apresenta como insuficiência hepática aguda fulminante.

Hepatite Viral

A hepatite viral é mais comumente decorrente de infecção pelo vírus da hepatite A, hepatite B ou hepatite C. Pelo menos dois outros vírus de hepatite também foram identificados: hepatite D (vírus delta) e hepatite E (não A, não B entérica). Os tipos A e E de hepatite são transmitidos pela via fecal-oral, enquanto os tipos de hepatites B e C são transmitidos principalmente percutaneamente e pelo contato com líquidos do corpo. Hepatite D é a única que pode ser transmitida por qualquer via e exige a presença do vírus da hepatite B no hospedeiro para ser infectante. Outros vírus também podem causar hepatite, incluindo o de Epstein-Barr, herpes simples, citomegalovírus e coxsackie-vírus.

Os pacientes com hepatite viral frequentemente têm sintomas prodrômicos brandos, 1 a 2 semanas (fadiga, mal-estar, febre de baixo grau, ou náusea e vômito) podendo ou não ser seguida por icterícia. A icterícia geralmente dura 2-12 semanas, mas a recuperação completa, conforme evidenciada por medidas de transaminases séricas, geralmente, leva 4 meses. Uma vez que as manifestações clínicas são parecidas, testes sorológicos são necessários para determinar o agente viral causador. A evolução clínica tende a ser mais complicada e prolongada com vírus das hepatites B e C em comparação a outros tipos de hepatite viral. Colestase (veja a seguir) pode ser uma manifestação importante. Raramente, pode-se desenvolver insuficiência hepática fulminante (necrose hepática maciça).

A incidência de hepatite crônica ativa (veja a seguir) é de 3 a 10% após infecção pelo vírus B e pelo menos 50% após infecção pelo vírus C. Uma pequena porcentagem de pacientes (principalmente pacientes imunossuprimidos e aqueles submetidos a longo prazo a esquemas de hemodiálise) se torna portador infeccioso assintomático após infecção com vírus da hepatite B, e até 30% destes pacientes permanecem infecciosos com o antígeno de superfície da hepatite B (HBsAg) persistindo no seu sangue. A maioria dos pacientes com hepatite C crônica parece ter partículas virais circulantes muito baixas, intermitentes ou ausentes e, por essa razão, não é altamente infecciosa. Aproximadamente 0,5 a 1% dos pacientes com hepatite C se tornam portadores infecciosos assintomáticos, e a capacidade de ser transmissor da doença se correlaciona com a detecção de RNA viral de hepatite C no sangue periférico. Esses portadores infecciosos impõem um importante risco à saúde do pessoal de sala de cirurgia.

Além das "precauções universais" para evitar contato direto com sangue e secreções (luvas, máscara, proteção ocular e não recapear agulhas), imunização do pessoal de saúde é altamente efetiva contra infecção pelo vírus B. Uma vacina para hepatite C não existe; além disso, diversamente da infecção pelo vírus B, a infecção pelo vírus C não parece conferir imunidade a uma subsequente exposição. Profilaxia pós-exposição com globulina hiperimune é efetiva para hepatite B, mas não para hepatite C.

Hepatite Induzida por Droga

Hepatite induzida por droga (Tabela 33-2) pode resultar da toxicidade dose-dependente direta de uma droga ou metabólito, uma reação idiossincrásica, ou uma combinação destas duas. A evolução clínica, muitas vezes, se assemelha à hepatite viral, tornando difícil o diagnóstico. Hepatite alcoólica é provavelmente a forma mais comum de hepatite induzida por droga, mas a etiologia pode não ser óbvia a partir da história. Ingestão crônica de álcool pode também resultar em hepatomegalia por infiltração gordurosa do fígado, que reflete oxidação prejudicada de ácidos graxos captação e esterificação aumentadas de ácidos graxos, e síntese e secreção diminuídas de lipoproteínas. Ingestão de 25 g ou mais de acetaminofeno geralmente resulta em hepatotoxicidade fatal fulminante. Algumas drogas, como a clorpromazina e anticoncepcionais orais, podem causar reações do tipo colestática (veja adiante). Ingestão de hepatotoxinas potentes, como tetracloreto de carbono e certas espécies de cogumelos *(Amanita, Galerina)*, também pode resultar em hepatotoxicidade fatal.

1 Em razão do risco aumentado de morbidade e mortalidade perioperatórias, pacientes com hepatite aguda não devem ser submetidos à cirurgia eletiva até que a doença tenha se resolvido, conforme indicado pela normalização dos testes hepáticos. Além disso, toxicidade alcoólica aguda complica bastante a conduta anestésica, e abstinência alcoólica aguda durante o período perioperatório pode ser associada a uma taxa de mortalidade tão alta quanto 50%. Apenas cirurgia de emergência deve ser considerada em pacientes se apresentando em abstinência aguda de álcool. Os pacientes com hepatite estão em risco de deterioração da função hepática e de desenvolvimento de complicações da insuficiência hepática, como encefalopatia, coagulopatia ou síndrome hepatorrenal.

A avaliação laboratorial do paciente com hepatite deve incluir ureia sérica, eletrólitos séricos, creatinina, glicose, transaminases, bilirrubina, fosfatase alcalina, albumina, contagem de plaquetas e PT. Sorologia para HBsAg deve também ser checada sempre que possível. Um nível de álcool sanguíneo é útil, se a história ou exame físico for compatível com intoxicação alcoólica. Hipopotassemia e alcalose metabólica não são incomuns e são geralmente decorrentes de vômito. Hipomagnesemia concomitante pode estar presente em alcoolistas crônicos e predispõe a arritmias cardíacas. A elevação nas transaminases séricas não se correlaciona necessariamente com a quantidade de necrose hepática. A alanina aminotransferase (ALT) sérica é geralmente mais alta que a aspartatoaminotransferase (AST), exceto em pacientes alcoolistas, em que ocorre o inverso. Bilirrubina e fosfatase alcalina estão geralmente apenas moderadamente elevadas, exceto com a variedade colestática de hepatite. O PT é o melhor indicador da função sintetizadora hepática. Prolongamento persistente de mais de 3 s (INR > 1,5) após administração de vitamina K é indicador de disfunção hepática grave. Hipoglicemia não é incomum. Hipoalbuminemia geralmente não está presente, exceto em casos muito prolongados, com desnutrição grave, ou quando está presente doença hepática crônica.

Se um paciente com hepatite aguda precisar se submeter a uma operação de emergência, a avaliação pré-anestésica deve-se focalizar na determinação da causa e do grau de compro-

TABELA 33-2 Drogas e substâncias associadas à hepatite

Tóxica
Álcool
Acetaminofeno
Salicilatos
Tetraciclinas
Tricloroetileno
Cloreto de vinila
Tetracloreto de carbono
Fósforo amarelo
Cogumelos venenosos *(Amanita, Galerina)*
Idiossincrásica
Anestésicos voláteis (halotano)
Fenitoína
Sulfas
Rifampicina
Indometacina
Tóxica e idiossincrásica
Metildopa
Isoniazida
Valproato de sódio
Amiodarona
Principalmente colestática
Clorpromazina
Ciclosporina
Contraceptivos orais
Esteroides anabólicos
Estolato de eritromicina
Metimazol

metimento hepático. Informação deve ser obtida a respeito de exposições recentes a drogas, incluindo ingestão de álcool, uso de droga intravenosa, transfusões recentes e anestesias precedentes. A presença de náusea e vômito deve ser notada e, se presente, desidratação e anormalidades eletrolíticas devem ser previstas e corrigidas. Alterações no estado mental podem indicar comprometimento hepático grave. Comportamento inapropriado ou obnubilação em pacientes alcoolistas podem ser sinais de intoxicação aguda, enquanto tremor e irritabilidade geralmente refletem abstinência. Hipertensão e taquicardia também podem acompanhar esta última. Plasma fresco congelado pode ser necessário para corrigir uma coagulopatia. Pré-medicação geralmente não é dada em um esforço para minimizar exposição a drogas e não dificultar o diagnóstico de encefalopatia hepática em pacientes com doença hepática avançada. Entretanto, benzodiazepinas e tiamina são indicadas em pacientes alcoolistas com ou em risco de abstinência aguda.

Considerações Intraoperatórias

O objetivo do tratamento intraoperatório é preservar a função hepática existente e evitar fatores que possam ser deletérios para o fígado. A seleção e posologia de drogas devem ser individualizadas. Alguns pacientes com hepatite viral podem exibir sensibilidade aumentada do sistema nervoso central a anestésicos, enquanto pacientes alcoolistas frequentemente têm tolerância cruzada a anestésicos intravenosos e voláteis. Estes também necessitam de monitoramento cardiovascular intensiva, porque os efeitos depressores cardíacos do álcool são aditivos àqueles dos anestésicos; além disso, cardiomiopatia alcoólica está presente em muitos pacientes alcoolistas.

Anestésicos inalatórios são preferíveis a agentes intravenosos, porque a maioria destes últimos é dependente do fígado para metabolismo ou eliminação. Doses-padrão de agentes de indução intravenosa podem, geralmente, ser usadas, porque a sua ação é dependente de redistribuição em vez de metabolismo ou excreção. Uma duração prolongada de ação, no entanto, pode ocorrer com doses grandes ou repetidas de agentes intravenosos, particularmente opioides. Isoflurano e sevoflurano são os

2 agentes voláteis de escolha porque eles preservam o fluxo sanguíneo e o aporte de oxigênio ao fígado. Fatores que se sabe reduzirem o fluxo sanguíneo hepático, como hipotensão, excessiva ativação simpática e altas pressões médias nas vias aéreas durante ventilação controlada, devem ser evitados. Anestesia regional, incluindo bloqueios centrais, pode ser empregada na ausência de coagulopatia, contanto que hipotensão seja evitada.

HEPATITE CRÔNICA

A hepatite crônica é definida como inflamação hepática persistente durante mais de 6 meses, conforme evidenciado por transaminases séricas elevadas. Os pacientes podem geralmente ser classificados como tendo uma de três síndromes diagnosticadas pela biópsia hepática: hepatite crônica persistente, hepatite crônica lobular ou hepatite crônica ativa. Os pacientes com hepatite crônica ativa têm inflamação hepática crônica com destruição da arquitetura celular normal (hepatite fragmentada) na biópsia. Evidência de cirrose ou está presente inicialmente ou se desenvolve eventualmente em 20 a 50% dos pacientes. Embora hepatite crônica ativa possa ter muitas causas, ela ocorre mais comumente como uma sequela de hepatite B ou hepatite C. Outras causas incluem drogas (metildopa, isoniazida e nitrofurantoína) e doenças autoimunes. Tanto fatores imunológicos quanto uma predisposição genética podem ser responsáveis na maioria dos casos. Os pacientes geralmente se queixam de fadiga e apresentam icterícia recorrente; manifestações extra-hepáticas, como artrite e serosite, não são incomuns. Manifestações de cirrose eventualmente predominam nos pacientes com doença progressiva. Ao avaliar pacientes com suspeita de hepatite crô-

3 nica, os resultados de testes laboratoriais podem mostrar somente uma elevação branda nas transaminases séricas e, muitas vezes, se correlacionam pouco com a gravidade da doença. Os pacientes sem infecção crônica B ou C geralmente têm uma resposta favorável a imunossupressores e são tratados com terapia corticosteroide a longo prazo com ou sem azatioprina.

Conduta Anestésica

Os pacientes com hepatite crônica persistente ou crônica lobular devem ser tratados similarmente àqueles com hepatite aguda. Em contraste, deve-se pressupor que aqueles com hepatite crônica ativa já têm cirrose, e eles devem ser tratados de acordo com isso (veja adiante). Pacientes com hepatite crônica ativa autoimune podem também se apresentar com problemas relacionados com outras manifestações autoimunes (como diabetes ou tireoidite) ou terapia corticosteroide a longo prazo.

Cirrose

A cirrose é uma doença séria e progressiva que, eventualmente, resulta em insuficiência hepática, e a causa mais comum de cirrose nos Estados Unidos é abuso crônico de álcool. Outras causas incluem hepatite ativa (cirrose pós-necrótica), inflamação ou obstrução biliar crônica (cirrose biliar primária, colangite-esclerosante), insuficiência cardíaca congestiva direita crônica (cirrose cardíaca), hepatite autoimune, hemocromatose, doença de Wilson, deficiência de α-antitripsina e cirrose criptogênica. Independentemente da causa, a morte dos hepatócitos é seguida por fibrose e regeneração nodular. A distorção da arquitetura celular e vascular normal do fígado obstrui o fluxo venoso portal e leva à hipertensão portal, enquanto o comprometimento das funções sintetizadoras e outras funções metabólicas diversas resulta em doença de múltiplos sistemas. Clinicamente, sinais e sintomas frequentemente não se correlacionam com a gravidade da doença. Inicialmente, normalmente não há manifestações, mas icterícia e ascite eventualmente se desenvolvem na maioria dos pacientes. Outros sinais incluem telangectasias, eritema palmar, ginecomastia e esplenomegalia. Além disso, cirrose é geralmente associada ao desenvolvimento de três complicações principais: (1) hemorragia de varizes secundárias à hipertensão portal, (2) retenção de líquido de difícil controle na forma de ascite e síndrome hepatorrenal e (3) encefalopatia ou coma hepático. Aproximadamente 10% dos pacientes com cirrose também desenvolvem pelo menos um episódio de peritonite bacteriana espontânea, e alguns pacientes, eventualmente, desenvolvem carcinoma hepatocelular.

4

Algumas doenças podem produzir fibrose hepática sem necrose hepatocelular ou regeneração nodular, resultando em hipertensão portal e suas complicações associadas à função hepatocelular muitas vezes preservada. Estas doenças incluem esquistossomose, fibrose portal idiopática (síndrome de Banti) e fibrose hepática congênita. Obstrução das veias hepáticas ou da veia cava inferior (síndrome de Budd-Chiari) também pode causar hipertensão portal que também pode ser resultado de trombose venosa (estado hipercoagulável), um trombo tumoral (p. ex., carcinoma renal), ou doença oclusiva das veias hepáticas sublobulares.

Considerações Pré-Operatórias

Os efeitos deletérios da anestesia e cirurgia sobre o fluxo sanguíneo hepático são discutidos a seguir. Os pacientes com cirrose têm maior risco de deterioração da função hepática por causa de reservas funcionais limitadas. A conduta anestésica destes pacientes é dependente do reconhecimento da natureza multissistêmica da cirrose (Tabela 33-3) e do controle ou prevenção das suas complicações.

A. Manifestações Gastrointestinais

Hipertensão portal leva ao desenvolvimento de grandes colaterais venosos portossistêmicos. Quatro locais principais de colaterais são geralmente reconhecidos: gastroesofágicos, hemorroidários, periumbilicais e retroperitoneais. Hipertensão portal é frequentemente aparente pré-operatoriamente, conforme evidenciado por veias dilatadas na parede abdominal (cabeças de medusa). Sangramento maciço de varizes gastroesofágicas constitui uma causa importante de morbidade e mortalidade, e além dos efeitos da perda sanguínea aguda, a carga de nitrogênio absorvida da degradação de sangue no trato intestinal pode precipitar encefalopatia hepática.

5

O tratamento do sangramento varicoso esofágico é principalmente de suporte, mas frequentemente envolve procedimentos endoscópicos para identificação do local(is) de sangramento e manobras terapêuticas, como esclerose por injeção das varizes, eletrocoagulações monopolar e bipolar, ou aplicação de clipes ou elásticos. Além dos riscos impostos por um paciente fisiologicamente frágil, que está agudamente hipovolêmico e hipotenso, a anestesia para esses procedimentos endoscópicos frequentemente envolve os desafios adicionais de um paciente com encefalopatia, não cooperante e com um estômago cheio de alimento e sangue. Eletrocautério unipolar endoscópico pode afetar adversamente aparelhos marca-passos e desfibriladores implantados.

Perda sanguínea deve ser reposta com líquidos intravenosos e derivados de sangue. Tratamento não cirúrgico inclui vasopressina, somatostatina, propranolol e tamponamento com balão de Sengstaken-Blakemore. Vasopressina, somatostatina e propranolol reduzem a velocidade de perda sanguínea. Altas doses de vasopressina podem resultar em insuficiência cardíaca congestiva ou isquemia miocárdica; infusão concomitante de nitroglicerina intravenosa pode reduzir a probabilidade destas complicações e sangramento. A colocação endovenosa de um *shunt* portossistêmico intra-hepático transjugular (TIPS) pode reduzir a hipertensão portal e sangramento subsequente, mas pode aumentar a incidência de encefalopatia. Quando o sangramento não cessa ou há recidiva, pode estar indicada cirurgia de emergência. Foi demonstrado que o risco cirúrgico se correlaciona com o grau de comprometimento hepático, com base em achados clínicos e laboratoriais. A classificação de Child para avaliação da reserva hepática está descrita na Tabela 33-4. Procedimentos para realização de *shunt* são geralmente executados em

TABELA 33-3 Manifestações de cirrose

Gastrointestinais
Hipertensão portal
Ascite
Varizes esofágicas
Hemorroidas
Sangramento gastrointestinal
Circulatórias
Estado hiperdinâmico (alto débito cardíaco)
Shunts arteriovenosos sistêmicos
Baixa resistência vascular sistêmica
Cardiomiopatia cirrótica; hipertensão pulmonar
Pulmonares
Shunt intrapulmonar aumentado; síndrome hepatopulmonar
Capacidade residual funcional diminuída
Derrames pleurais
Defeito ventilatório restritivo
Alcalose respiratória
Renais
Reabsorção proximal de sódio aumentada
Reabsorção distal de sódio aumentada
Remoção de água livre prejudicada
Perfusão renal diminuída
Síndrome hepatorrenal
Hematológicas
Anemia
Coagulopatia
Hiperesplenismo
Trombocitopenia
Leucopenia
Infecciosas
Peritonite bacteriana espontânea
Metabólicas
Hiponatremia e hipernatremia
Hipocalemia e hipocalcemia
Hipomagnesemia
Hipoglicemia
Neurológicas
Encefalopatia

TABELA 33-4 Classificação de Child para avaliação da reserva hepática[1]

Grupo de Risco	A	B	C
Bilirrubina (mg/dL)	< 2	2-3	> 3
Albumina sérica (g/dL)	> 3,5	3-3,5	< 3
Ascite	Nenhuma	Controlada	Pouco controlada
Encefalopatia	Ausente	Mínima	Coma
Nutrição	Excelente	Boa	Má
Taxa de mortalidade (%)	2-5	10	50

[1]Adaptada e reproduzida com permissão, de Child CG: *The Liver and Portal Hypertension*. W.B. Saunders, 1964.

pacientes de baixo risco, enquanto cirurgia ablativa, transecção esofágica e devascularização gástrica são reservadas para pacientes de alto risco.

B. Manifestações Hematológicas

Anemia, trombocitopenia e, menos comumente, leucopenia podem estar presentes. A causa da anemia é geralmente multifatorial e inclui perda sanguínea, destruição aumentada de eritrócitos, supressão da medula óssea e deficiências nutricionais. Esplenomegalia congestiva secundária à hipertensão portal é em grande parte responsável pela trombocitopenia e leucopenia. Deficiências de fatores da coagulação surgem como resultado da síntese diminuída pelo fígado. Fibrinólise aumentada secundária à remoção diminuída de ativadores do sistema fibrinolítico também pode contribuir para a coagulopatia.

A necessidade de transfusões de sangue pré-operatórias deve ser ponderada com relação ao aumento na carga de nitrogênio que ela acarreta. A decomposição de proteína a partir de transfusões de sangue excessivas pode precipitar encefalopatia. Entretanto, coagulopatia deve ser corrigida antes da cirurgia. Fatores da coagulação devem ser repostos com derivados de sangue apropriados, como plasma fresco congelado e crioprecipitado. Transfusões de plaquetas devem ser consideradas imediatamente antes da cirurgia para contagens abaixo de 75.000/μL.

C. Manifestações Circulatórias

Doença hepática terminal e, em particular, cirrose hepática pode ser associada a transtornos de todos os principais sistemas de órgãos (Tabelas 33-3 e 33-5). As alterações cardiovasculares observadas no paciente com cirrose hepática são geralmente as de uma circulação hiperdinâmica, embora cardiomiopatia cirrótica clinicamente significativa muitas vezes esteja presente e não reconhecida (Tabela 33-6). Pode haver redução da resposta contrátil cardíaca ao estresse, relaxamento diastólico alterado, regulação para baixo dos receptores β-adrenérgicos e alterações eletrofisiológicas como resultado da cardiomiopatia cirrótica.

6

O exame ecocardiográfico da função cardíaca pode inicialmente ser interpretado como normal em razão da redução importante da pós-carga causada pela baixa resistência vascular sistêmica. Entretanto, frequentemente são encontradas as disfunções sistólica e diastólica. Exame de esforço não invasivo frequentemente é usado para avaliar doença de artéria coronariana em pacientes com mais de 50 anos e naqueles com fatores de risco.

TABELA 33-5 Diagnóstico diferencial da disfunção cardiopulmonar na doença hepática crônica e hipertensão portal

Doenças cardiopulmonares primárias
- Doença pulmonar obstrutiva crônica
- Insuficiência cardíaca congestiva
- Asma
- Doença pulmonar restritiva
- Pneumonia

Complicações da cirrose
- Ascite
- Derrames pleurais
- Atrofia muscular

Doença cardiopulmonar/hepática
- Doença hepática alcoólica com cardiomiopatia alcoólica
- Hemocromatose com cardiomiopatia de sobrecarga de ferro
- Deficiência de α_1-antitripsina com enfisema panacinoso
- Cirrose biliar primária com alveolite fibrosante

Doenças vasculares pulmonares
- Síndrome hepatopulmonar
- Hipertensão portopulmonar

TABELA 33-6 Alterações hemodinâmicas e patológicas no paciente cirrótico típico

- Débito cardíaco aumentado
- Frequência cardíaca aumentada
- Resistência vascular sistêmica diminuída
- Volume circulante aumentado
- Doença de artéria coronariana
- Cardiomiopatia cirrótica (frequentemente não reconhecida)
- SVR baixa mascarando má função ventricular esquerda
- Responsividade diminuída a β-agonistas

SVR, resistência vascular sistêmica.

Síndrome Hepatopulmonar

7 Os efeitos da cirrose hepática sobre os vasos pulmonares aumentam a resistência vascular pulmonar (PVR), podendo resultar em hipoxemia crônica. *Síndrome hepatopulmonar* (Tabela 33-7) é encontrada em aproximadamente 30% dos candidatos a transplante de fígado e é caracterizada por disfunção endotelial arteriolar pulmonar. A resultante dilatação vascular intrapulmonar causa *shunt* intrapulmonar da direita para a esquerda e um aumento no gradiente de oxigênio alvéolo-arterial.

Hipertensão Portopulmonar

Remodelação vascular pulmonar pode ocorrer em associação à doença hepática crônica, envolvendo proliferação de músculo liso vascular, vasoconstrição, proliferação da íntima e eventual fibrose, todas se apresentando como uma patologia obstrutiva que causa uma resistência aumentada ao fluxo. Isto pode resultar em hipertensão pulmonar; se associada à hipertensão portal, é chamada *hipertensão portopulmonar* (POPH; Tabela 33-8).

Os critérios diagnósticos da POPH incluem uma pressão de artéria pulmonar média (mPAP) > 25 mmHg em repouso, e uma RVP > 240 dyn.s.cm^{-5}. O gradiente transpulmonar > 12 mmHg (mPAP – pressão de oclusão arteriolar pulmonar [POAP]) reflete a obstrução ao fluxo e distingue a contribuição de volume e resistência para o aumento na mPAP.

POPH pode ser classificada como branda (mPAP 25-35 mmHg), moderada (mPAP > 35 e < 45 mmHg) e grave (mPAP > 45 mmHg). POPH branda não é associada à mortalidade aumentada em transplante hepático, embora o período de recuperação imediato possa ser difícil, se houver um aumento significativo no débito cardíaco depois da reperfusão do órgão transplantado. POPH moderada e grave são associadas à importante mortalidade no transplante. Entretanto, o fator-chave não é a mPAP, mas em vez disso a função ventricular direita (RV).

O sucesso do transplante hepático dependerá da manutenção do débito do RV durante e após o transplante, apesar de aumentos no débito cardíaco, volume e PVR. Se disfunção ou insuficiência RV ocorrer, pode-se seguir congestão do enxerto com possível insuficiência e morbidade séria, inclusive morte. Avaliação do ventrículo direito, usando ecocardiografia transesofágica (TEE), muitas vezes, é útil.

O papel do transplante de fígado na evolução da POPH não está bem definido. Em alguns pacientes, a hipertensão pulmonar reverterá rapidamente após o transplante; entretanto, outros pacientes podem necessitar de meses ou anos de terapia vasodilatadora continuada. Outros pacientes podem continuar a progredir e, eventualmente, desenvolver insuficiência RV. Alguns pacientes desenvolverão hipertensão pulmonar após transplante hepático. Transplante de fígado oferece o melhor resultado em pacientes com POPH é responsiva à terapia vasodilatadora.

TABELA 33-7 Síndrome hepatopulmonar

Características clínicas
- Cianose
- Baqueteamento digital
- Telangiectasia cutânea
- Ortodesoxia – dessaturação de oxigênio ao sentar ou ficar em pé
- Platipneia – respiração mais fácil deitado
- Dispneia

Critérios diagnósticos
- Presença de doença hepática, geralmente com hipertensão portal e cirrose
- Um gradiente de oxigênio alveolar para arterial >15 mmHg
- Conexões arteriovenosas pulmonares demonstradas por:
  - Um ecocardiograma contrastado (soro fisiológico agitado) retardado, mostrando contraste nas câmaras cardíacas esquerdas 4 a 6 batimentos depois de o contraste aparecer nas câmaras cardíacas direitas
  - Captação cerebral > 6% após cintigrafia de perfusão pulmonar com tecnécio-99 m albumina macroagregada

Indicações
- Transplante hepático é a única terapia que curará a síndrome hepatopulmonar

TABELA 33-8 Características clínicas da hipertensão portopulmonar

- Resistência vascular pulmonar aumentada: vasoconstrição, remodelação vascular estrutural e eventual fibrose
- Pressão média na artéria pulmonar > 25 mmHg com pressão de capilar pulmonar normal
- Sobrecarga ventricular direita
- Insuficiência cardíaca direita
- Congestão hepática
- Risco aumentado de mortalidade em transplantação hepática, especialmente se a pressão média na artéria pulmonar for > 35 mmHg

D. Manifestações Respiratórias

Perturbações na troca gasosa pulmonar e na mecânica ventilatória frequentemente estão presentes. Hiperventilação é comum e resulta em alcalose respiratória primária. Conforme assinalado anteriormente, hipoxemia está frequentemente presente e é decorrente de *shunt* direita-esquerda de até 40% do débito cardíaco. O *shunt* é decorrente de um aumento das comunicações arteriovenosas pulmonares (absoluto) e desequilíbrio de ventilação/perfusão (relativo). Elevação do diafragma por ascite diminui o volume pulmonar, particularmente a capacidade residual funcional e predispõe à atelectasia. Além disso, grandes volumes de ascite produzem um defeito ventilatório restritivo que aumenta o trabalho da respiração.

Revisão da radiografia de tórax e das gasometrias arteriais é útil pré-operatoriamente porque atelectasia e hipoxemia geralmente não são evidentes em exame clínico. Paracentese deve ser considerada nos pacientes com ascite volumosa e comprometimento pulmonar, mas deve ser realizada com precaução, porque a remoção excessiva de líquido pode levar a colapso circulatório.

E. Manifestações Renais e Equilíbrio Hídrico

Distúrbios hidreletrolíticos podem-se manifestar sob a forma de ascite, edema, distúrbios eletrolíticos e síndrome hepatorrenal. Mecanismos importantes responsáveis por ascite incluem (1) hipertensão portal, que aumenta a pressão hidrostática e favorece transudação de líquido pelo intestino para dentro da cavidade peritoneal; (2) hipoalbuminemia, que diminui a pressão oncótica plasmática e favorece transudação de líquido; (3) vazamento de líquido linfático, rico em proteína, da superfície serosa do fígado, secundário à distorção e obstrução de canais linfáticos hepáticos e (4) retenção renal importante de sódio e água.

Os pacientes com cirrose e ascite têm perfusão renal diminuída, hemodinâmica intrarrenal alterada, reabsorções proximal e distal de sódio aumentadas, e, muitas vezes, prejuízo da remoção de água livre. Hiponatremia e hipopotassemia são comuns. A primeira é dilucional, enquanto a última é decorrente de perdas urinárias excessivas de potássio (por hiperaldosteronismo secundário ou diuréticos). A expressão mais grave destas anormalidades é vista com o desenvolvimento de síndrome hepatorrenal. Os pacientes com ascite têm níveis elevados de catecolaminas circulantes, provavelmente em razão da estimulação simpática aumentada. Além de renina e angiotensina II aumentadas, estes pacientes são insensíveis ao peptídeo natriurético atrial circulante.

8 **Síndrome hepatorrenal** é um defeito da função renal em pacientes com cirrose, que geralmente se segue a sangramento gastrointestinal, diurese agressiva, sepse ou grande cirurgia. Ela é caracterizada por oligúria progressiva com retenção importante de sódio, azotemia, ascite intratável e uma taxa muito alta de mortalidade. O tratamento é de suporte e, frequentemente, sem êxito a não ser que seja realizado transplante hepático.

Balanço hídrico perioperatório cuidadoso é crítico em pacientes com hepatopatia avançada. A importância de preservar a função renal perioperatoriamente é vital. Diurese pré-operatória excessiva deve ser evitada, e déficits hídricos intravasculares agudos devem ser corrigidos com infusões coloidais. Eliminação urinária de ascite e edema deve ser realizada ao longo de vários dias. Diuréticos de alça são administrados apenas depois que medidas, como repouso no leito, restrição de sódio (< 2 g NaCl/d) e espironolactona, forem julgadas inefetivas. Pesagem corporal diária é útil para prevenção de depleção do volume intravascular em razão de diurese. Em pacientes com ascite e edema periférico, não mais de 1 kg/dia deve ser perdido via urinária; naqueles somente com ascite no máximo 0,5 kg/dia deve ser perdido. Hiponatremia ([Na^+] sérica < 130 mEq/L) também requer restrição de água (< 1,5 L/d), e déficits de potássio devem ser repostos pré-operatoriamente.

F. Manifestações do Sistema Nervoso Central

Encefalopatia hepática é caracterizada por alterações no estado mental com sinais neurológicos flutuantes (asterixe, hiper-reflexia e/ou reflexo plantar invertido) e alterações eletroencefalográficas características (atividade de ondas lentas, alta voltagem simétrica). Alguns pacientes também têm pressão intracraniana elevada. Encefalopatia metabólica parece ser relacionada tanto com a quantidade de lesão hepatocelular presente quanto com o grau de desvio de sangue portal para longe do fígado e diretamente para a circulação sistêmica. A acumulação de substâncias originadas no trato gastrointestinal (mas, normalmente, metabolizadas pelo fígado) foi implicada. Os fatores sabida-
9 mente causadores de encefalopatia hepática incluem sangramento gastrointestinal, ingestão aumentada de proteína, alcalose hipocalêmica por vômito ou diurese, infecções e piora da função hepática.

Encefalopatia hepática deve ser agressivamente tratada pré-operatoriamente. Causas precipitantes devem ser corrigidas. Lactulose oral 30-50 mL cada 8 h ou neomicina 500 mg cada 6 h é útil para reduzir a absorção intestinal de amônia. A lactulose atua como um laxativo osmótico, e como a neomicina, provavelmente inibe a produção de amônia pelas bactérias intestinais. Sedativos devem ser evitados.

Considerações Intraoperatórias

Pacientes com cirrose pós-necrótica decorrente da hepatite B ou hepatite C portadores do vírus podem ser infectantes. Precauções universais estão sempre indicadas para prevenção de contato com sangue e líquidos corporais de todos os pacientes

A. Respostas a Drogas

A resposta a agentes anestésicos é imprevisível em pacientes com cirrose. Alterações na sensibilidade do sistema nervoso central, volumes de distribuição, ligação a proteínas, metabolismo e eliminação são comuns. Um aumento no volume de distribuição de drogas altamente ionizadas, como bloqueadores neuromusculares (NMBs), é decorrente da expansão do compartimento líquido extracelular, levando a uma aparente resistência, exigindo doses iniciais maiores que o normal. Entretanto, são necessárias doses menores que o normal de manutenção de NMBs dependentes de eliminação hepática (pancurônio, rocurônio e vecurônio). A duração de ação da succinilcolina pode ser prolongada por causa de níveis reduzidos de pseudocolinesterase, mas isto raramente tem consequência clínica.

B. Técnica Anestésica

O fígado cirrótico é muito dependente da perfusão arterial hepática por causa do fluxo sanguíneo venoso portal reduzido. Preservação do fluxo sanguíneo arterial hepático e evitar agentes com efeitos potencialmente adversos sobre a função hepática são essenciais. Anestesia regional pode ser usada em pacientes sem trombocitopenia ou coagulopatia, mas hipotensão deve ser evitada. Uma indução com propofol seguida por isoflurano ou sevoflurano em oxigênio ou uma mistura oxigênio-ar é comumente empregada para anestesia geral. Suplementação com opioide reduz a dose requerida, do agente volátil, mas as meias-vidas dos opioides podem estar prolongadas, o que pode causar depressão respiratória pós-operatória prolongada. Cisatracúrio pode ser o NMB de escolha em razão do seu metabolismo não hepático.

Náusea pré-operatória, vômito, hemorragia digestiva alta e distensão abdominal decorrentes de ascite importante exigem uma indução anestésica bem planejada. Pré-oxigenação e uma indução em sequência rápida com pressão na cricoide são frequentemente executadas. Em pacientes instáveis e naqueles com sangramento ativo, são sugeridas ou uma intubação acordada ou uma indução em sequência rápida, usando cetamina ou etomidato e relaxamento com succinilcolina.

C. Monitoramento

Oximetria de pulso deve ser suplementada com gasometrias arteriais seriadas para monitorar a condição acidobásica. Pacientes com grandes *shunts* intrapulmonares da direita para a esquerda podem não tolerar a adição de óxido nitroso e podem necessitar de pressão positiva expiratória final (PEEP) para tratar distúrbios ventilação/perfusão e subsequente hipoxemia. Pacientes recebendo infusões de vasopressina devem ser monitorados quanto à isquemia miocárdica por vasoconstrição coronariana.

Monitoramento direto da pressão arterial é frequentemente usado porque instabilidade hemodinâmica ocorre frequentemente como resultado de sangramento excessivo e manipulações cirúrgicas. A volumia é frequentemente difícil de otimizar, portanto, deve ser considerada terapia hemodinâmica e hidratação utilizando Doppler esofágico, análise da onda de pulso ou ecocardiografia. Essas abordagens podem ser úteis na prevenção de síndrome hepatorrenal. Débito urinário deve ser acompanhado estritamente; manitol pode ser considerado para débitos urinários persistentemente baixos apesar de reposição adequada de líquido intravascular.

D. Reposição Hídrica

A maioria dos pacientes tem restrição pré-operatória de sódio, mas a preservação do volume intravascular e débito urinário assume prioridade no intraoperatório. O uso de líquidos intravenosos predominantemente coloides (albumina) pode ser preferível para evitar sobrecarga de sódio e para aumentar a pressão oncótica. A reposição hídrica intravenosa deve levar em conta o sangramento excessivo e os desvios hídricos que, muitas vezes, ocorrem nestes pacientes durante procedimentos abdominais. Ingurgitamento venoso por hipertensão portal, lise de aderências provenientes de cirurgia prévia e coagulopatia conduzem a sangramento excessivo durante procedimentos cirúrgicos, enquanto drenagem de ascite e procedimentos cirúrgicos prolongados resultam em grandes desvios hídricos. **10** Em seguida à remoção de grandes quantidades de líquido ascítico, reposição líquida intravenosa agressiva frequentemente é necessária para evitar hipotensão profunda e insuficiência renal.

A maioria dos pacientes é anêmica e com distúrbios da coagulação. Transfusão perioperatória de eritrócitos pode levar à hipocalcemia por causa dos níveis elevados de citrato plasmático (metabolismo prejudicado no fígado cirrótico). Citrato, o anticoagulante das preparações armazenadas de hemácias, se liga ao cálcio plasmático, produzindo hipocalcemia. Cálcio intravenoso é, muitas vezes, necessário para reverter os efeitos inotrópicos negativos da concentração sanguínea diminuída de cálcio ionizado (veja Capítulo 51).

Cirurgia Hepática

Procedimentos hepáticos comuns incluem reparo de lacerações, drenagem de abscessos e ressecção de neoplasias primárias ou metastáticas, sendo que até 80 a 85% do fígado pode ser ressecado em muitos pacientes. Além disso, transplante de fígado é realizado em muitos centros. O tratamento perioperatório de pacientes submetidos à cirurgia hepática é frequentemente desafiador por causa dos problemas clínicos coexistentes e debilitação encontrados em muitos pacientes com doença intrínseca do fígado, e por causa do potencial de importante perda sanguínea operatória. Hepatite e cirrose complicam grandemente o manejo anestésico e aumentam a mortalidade perioperatória. Múltiplos cateteres intravenosos de grosso calibre e aquecedores de sangue e fluidos são necessários; aparelhos de infusão rápida facilitam o manejo, quando é prevista transfusão maciça de sangue. Monitoramento invasivo da pressão arterial é utilizado geralmente.

A otimização hemodinâmica é, muitas vezes, complicada pelo conflito entre a necessidade de manter volume intravascular suficiente para assegurar perfusão hepática adequada e a necessidade de manter baixa a pressão venosa central a fim de minimizar o ingurgitamento do fígado e o sangramento cirúrgico. Medidas da pressão venosa central não traduzem adequadamente a volemia, e quando esta determinação é importante, a alternativa apropriada é a terapia dirigida para resultados, utilizando Doppler esofágico, análise da onda de pulso ou TEE. Cuidado deve ser tomado ao colocar um sensor de Doppler esofágico ou TEE em um paciente com doença varicosa esofágica.

Alguns anestesistas evitam anestesia com hipotensão controlada em razão dos seus efeitos potencialmente deletérios para o tecido hepático, enquanto outros acreditam que ela é capaz de reduzir a perda sanguínea, quando usada judiciosamente. Administração de antifibrinolíticos, como ácido ε-aminocaproico ou ácido tranexâmico, pode reduzir a perda sanguínea operatória. Hipoglicemia, coagulopatia e sepse podem ocorrer depois de grandes ressecções de fígado. Drenagem de um abscesso ou cisto pode ser complicada por contaminação peritoneal. No caso de um cisto hidático, a contaminação pode causar anafilaxia decorrente da liberação de antígenos de *Echinococcus*.

As complicações pós-operatórias incluem disfunção hepática, sepse e perda sanguínea secundária à coagulopatia ou sangramento cirúrgico. Dor pós-operatória de grande intensidade é esperada em decorrência da extensa incisão cirúrgica e pode dificultar a mobilização pós-operatória e a convalescença, mas coagulopatia perioperatória pode limitar o uso de analgesia epidural. Infiltração de anestésico local na ferida cirúrgica pode reduzir a necessidade de opioides. Ventilação mecânica pós-operatória pode ser necessária em pacientes submetidos a ressecções extensas.

Transplante de Fígado

Quando um centro abre um programa de transplante de fígado, um diretor credenciado deve ser indicado na equipe de anestesia. Este indivíduo deve ser um anestesiologista com experiência e treinamento em anestesia para transplante hepático. Uma equipe dedicada de anestesiologistas deve ser montada para manejar a evolução perioperatória de todos os pacientes de transplante hepático. Esta equipe deve ter uma compreensão completa das indicações e contraindicações do transplante de fígado (Tabelas 33-9 e 33-10), bem como comorbidades associadas (p. ex., doença de artéria coronariana, cardiomiopatia cirrótica, hipertensão portopulmonar, síndrome hepatorrenal, encefalopatia hepática e edema cerebral). Foi demonstrado que essa abordagem melhora os resultados, constatado por dados que revelaram menor necessidade de transfusões de sangue, de ventilação mecânica pós-operatória e menor permanência na unidade de terapia intensiva.

Considerações Pré-Operatórias

O escore ***Model for End-Stage Liver Disease*** **(MELD)** é usado pela *United Network for Organ Sharing (UNOS)* para atribuir prioridade aos pacientes na lista de espera por um transplante de fígado. O escore é fundamentado na bilirrubina sérica, creatinina sérica e INR do paciente, e é um preditor do tempo de sobrevida sem o transplante de fígado. Um escore de 20 prediz um risco de 19,6% de mortalidade em 3 meses, enquanto um escore de 40 prediz um risco de 71,3% de mortalidade em 3 meses (Figura 33-1).

Escore MELD

$$= 0{,}957 \times \log_e [\text{creatinina sérica (mg/dL)}] + 0{,}378 \times \log_e [\text{bilirrubina sérica total (mg/dL)}] + 1{,}120 \times \log_e [\text{INR}]$$

Multiplicar o valor resultante por 10, e arredondar para o número inteiro mais próximo. O mínimo de todos os valores é 1,0; o valor máximo de creatinina é 4,0.

A maioria dos candidatos a transplante de fígado tem altos escores MELD e se apresenta com icterícia, insuficiência renal e coagulopatia. Eles também podem estar edemaciados e ter ascite volumosa, e alguns podem ter encefalopatia, síndrome hepatopulmonar, cardiomiopatia cirrótica e POPH. O achado hemodinâmico típico é um alto índice cardíaco e baixa resistência vascular sistêmica.

TABELA 33-9 Indicações de transplante de fígado

Pediátricas	Adultas
Fibrose hepática congênita	Cirrose biliar primária
Doença de Alagille	Colangite esclerosante primária
Atresia biliar	Hepatite autoimune
Deficiência de α_1-antitripsina	Cirrose criptogênica
Doença de Byler	Hepatite viral com cirrose
Doenças metabólicas	Cirrose alcoólica
Doença de Wilson	Malignidades hepatocelulares primárias
Tirosinemia	Esteato–hepatite não alcoólica
Doenças de armazenamento de glicogênio	Hepatite fulminante
Doença de Crigler–Najjar	Trombose de veia hepática
Hemofilia	Polineuropatia amiloide familial
Doenças de armazenamento lisossômico	Hepatite viral crônica
Protoporfiria	
Hipercolesterolemia familial	
Hiperoxalúria primária	

TABELA 33-10 Contraindicações a transplante de fígado

Absolutas	Relativas
Sepse ativa	Obesidade grave
Abuso de drogas ou álcool	Hipertensão pulmonar grave
Cardiopatia avançada	Cardiomiopatia grave
Malignidade extra-hepática	Alta carga viral HIV
Malignidade metastática	
Colangiocarcinoma	

Perda sanguínea importante pode ser prevista, e cateteres venosos de grosso calibre devem ser colocados. Uma bomba de infusão rápida deve estar disponível. Monitoramento hemodinâmico de rotina deve incluir monitoramento de pressão arterial invasiva e um cateter venoso central. TEE é utilizada rotineiramente em muitos centros. Cateterismo de artéria pulmonar, uma rotina em tempos atrás, agora foi abandonado em muitos centros.

A disponibilidade imediata de hemodiálise venovenosa contínua (CVVHD) intraoperatória pode ser muito útil para tratamento de volume no paciente com insuficiência renal incipiente ou instaurada. Em pacientes com anormalidades eletrolíticas importantes, sódio e potássio séricos podem ser manejados estritamente, ajustando-se a solução de dializado da CVVHD.

Manejo Intraoperatório

Conforme notado anteriormente, doença hepática causa disfunção endotelial que prejudica todos os órgãos do corpo. O coração desenvolve cardiomiopatia cirrótica; o cérebro, encefalopatia e eventual edema cerebral; os rins, síndrome hepatorrenal e eventual necrose tubular aguda; e os pulmões, síndrome hepatopulmonar e/ou hipertensão portopulmonar. Por essas razões, cada órgão deve ser cuidadosamente manejado durante todo o procedimento operatório e o período pós-operatório.

Manutenção da pressão de perfusão cerebral é particularmente importante em pacientes com edema cerebral, e muitos centros corrigirão temporariamente a coagulopatia a fim de colocar um transdutor intracraniano para monitorizar a pressão intracraniana. Medidas protetoras cerebrais adicionais incluem elevação da cabeça a 20°, hipotermia branda e hipocarbia branda com suporte vasopressor para manter pressão arterial média. Quando a cabeça do paciente é elevada, o transdutor de pressão arterial deve ser zerado para o nível do meato auditivo externo para determinação precisa da pressão de perfusão cerebral.

A coagulopatia é tratada com a ajuda de um tromboelastograma (TEG®, ROTEM® ou Sonoclot®) ou avaliação frequente dos testes convencionais da coagulação. Perda sanguínea pode ser significativa, e transfusões são direcionadas para manter o nível de hemoglobina > 7 g/dL.

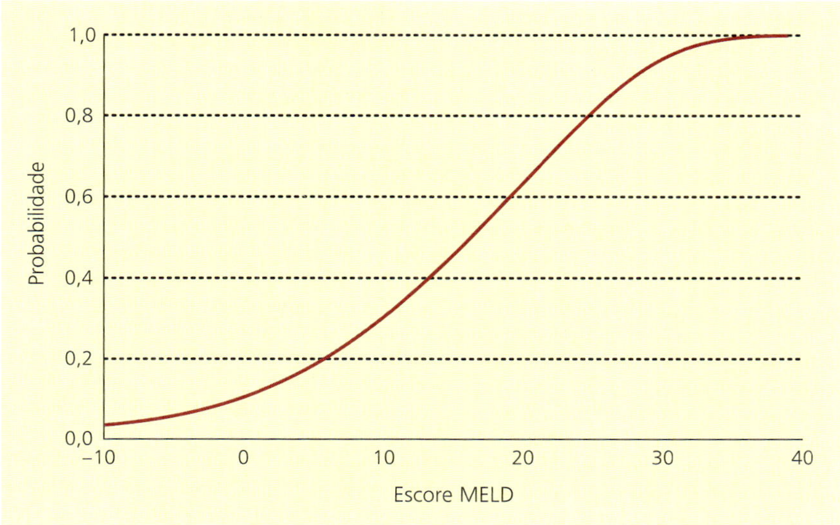

FIGURA 33-1 Relação entre o escore do Modelo de Doença Hepática Terminal (MELD) e a mortalidade em 3 meses em pacientes com doença cirrótica do fígado. (Reproduzida, com permissão, de Wiesner RH, McDiarmid SV, Kamath PS, et al: MELD and PELD: application of survival models to liver allocation. Liver Transpl 2001;7:567.)

As transfusões devem ser realizadas de modo a manter baixa a pressão venosa central (CVP) durante a dissecção do fígado a fim de reduzir a perda sanguínea e minimizar a congestão hepática, e na reperfusão e durante o restante do procedimento, para evitar congestão do enxerto e disfunção hepática. A maioria das coagulopatias se corrigirá com o novo fígado se sua função for boa. Fibrinólise, um cálcio ionizado baixo e hipotermia devem ser corrigidas, uma vez que podem promover sangramento. Entretanto, defeitos da coagulação geralmente não necessitam ser tratados pré-operatoriamente ou intraoperatoriamente a não ser que sangramento seja um problema. Transfusão intraoperatória de plaquetas ou plasma fresco congelado é associada à sobrevida diminuída do paciente a longo prazo.

O procedimento do transplante de fígado é dividido em três estágios: dissecção (pré-anepático), anepático e neo-hepático.

A fase de dissecção (pré-anepática) é importante pelo manejo das alterações hemodinâmicas relacionadas com perda sanguínea e compressão cirúrgica de grandes vasos. Hiponatremia deve ser cuidadosamente tratada sem correção rápida do sódio sérico, porque isto pode promover o desenvolvimento de mielinólise pontina central. Hiperpotassemia pode exigir intervenção agressiva com diurese, transfusão apenas de concentrados de eritrócitos lavados, ou CVVHD. Toxicidade de citrato (hipocalcemia) ocorrerá rapidamente se sangue for transfundido; por essa razão, o cálcio ionizado deve ser estritamente monitorado, e cloreto de cálcio administrado, conforme necessário. Uma CVP baixa é útil para minimizar perda sanguínea, enquanto a pressão arterial for mantida.

A fase anepática se inicia com a oclusão vascular do fluxo de entrada no fígado e termina com a reperfusão. Alguns centros utilizam *bypass* venovenoso para evitar congestão dos órgãos viscerais e melhorar o retorno venoso. Ele *pode* proteger a função renal.

Na fase neo-hepática, dois eventos fisiopatológicos podem ocorrer com a abertura da veia porta e reperfusão do enxerto. O primeiro é uma síndrome de reperfusão causada pela solução fria, acidótica, hipercalêmica que pode conter êmbolos e substâncias vasoativas sendo lavadas do enxerto diretamente para dentro do coração direito. Isto pode causar hipotensão, disfunção cardíaca direita, arritmias e mesmo parada cardíaca, e pode ser pré-controlado em alguma extensão pela administração profilática de cloreto de cálcio e bicarbonato de sódio. A segunda síndrome que pode ocorrer é lesão de isquemia/reperfusão. Esta pode resultar de reperfusão prejudicada em decorrência da disfunção endotelial grave e, em casos raros, pode causar disfunção primária do enxerto.

Tratamento Pós-Operatório

Os pacientes submetidos a transplante de fígado são, muitas vezes, gravemente debilitados e desnutridos e têm disfunção de múltiplos órgãos; por essas razões, eles necessitarão de suporte cuidadoso até que tenham se recuperado. É necessário monitoramento contínuo das condições cardiovasculares, pulmonares, renais e neurológicas. Extubação precoce é apropriada em pacientes selecionados, se eles estiverem confortáveis, cooperantes e com a coagulação não muito afetada. Imunossupressão precisa ser manejada com precisão para minimizar o risco de sepse. Uma vigilância estreita da função do enxerto deve ser mantida, com um baixo limiar para fazer checar a permeabilidade e fluxo na artéria hepática. Sangramento pós-operatório, vazamentos biliares e tromboses vasculares podem exigir reexploração cirúrgica.

SITUAÇÕES ESPECIAIS

Os pacientes com pressão intracraniana elevada e aqueles em risco de seu desenvolvimento devem ter monitoramento da pressão intracraniana (ICP) instalada, se possível, para capacitar o manejo apropriado da pressão de perfusão cerebral. A pressão de perfusão cerebral deve ser mantida > 50 mmHg por adequada pressão arterial média e uma posição a 20-25° de cefaloaclive. Hipotermia branda deve ser considerada.

O tratamento dos pacientes que estão em risco de ter, ou tiverem, ICP elevada deve incluir os seguintes:

- ICP < 20 mmHg.
- CPP > 50 mmHg.
- Pressão arterial > 60 mmHg.
- Posição adequada do leito (elevar a cabeceira da cama 20-25°).
- Via aérea e ventilação controladas.
- Sedação controlada (p. ex., propofol).
- Suporte vasopressor (p. ex., vasopressina, norepinefrina), quando necessário.
- Hipotermia controlada (32-33°C).
- Controle glicêmico.
- Tratamento agressivo de acidose metabólica e coagulopatia.
- CVVHD.

Transplante Hepático Pediátrico

Centros pediátricos selecionados relatam taxas de sobrevida de 90% em 1 ano. O uso de enxertos doadores de tamanho reduzido e de doadores vivos aumentou a disponibilidade de órgãos nesta população de pacientes.

Transplante de Doador Vivo

O uso de doadores vivos aumentou o fundo de órgãos disponíveis para transplantes. Entretanto, este procedimento expõe indivíduos sadios a riscos de morbidade e mortalidade. Consentimento informado do doador deve ser obtido com a compreensão de que frequentemente há um grande volume de pressão emocional sobre os membros da família para doar, e que o consentimento deve ser dado livremente, sem coerção.

Na maioria dos protocolos de anestesia para doador, manutenção de uma CVP < 5 cm H_2O é utilizada para reduzir a perda sanguínea intraoperatória. Boa analgesia pós-operatória é necessária a fim de que os pacientes doadores possam ser extubados ao término do procedimento. As complicações desta cirurgia no paciente doador incluem disfunção hepática transitória, infecção de ferida, sangramento pós-operatório, trombose de veia porta e vazamentos biliares. Uma incidência aumentada de lesão nervosa do plexo braquial tem sido descrita em pacientes doadores.

DISCUSSÃO DE CASO

Transplante de Fígado

Uma mulher de 23 anos desenvolve insuficiência hepática fulminante após ingestão de cogumelos silvestres. Não se espera que ela sobreviva sem um transplante de fígado.

Quais são as indicações do transplante hepático?

Transplante hepático ortotópico é geralmente efetuado em pacientes com doença hepática terminal que começam a sofrer complicações que ameaçam a vida, especialmente quando essas complicações se tornam não responsivas à terapia clínica ou cirúrgica não de transplante. Transplante também é realizado em pacientes com insuficiência hepática fulminante (por hepatite viral ou uma hepatotoxina) quando sobrevida com tratamento clínico isoladamente é julgada improvável. O escore *Model for End stage Liver Disease* (MELD) é usado para avaliar a urgência do transplante.

As indicações mais comuns de transplante de fígado em crianças, por ordem decrescente de frequência, são atresia biliar, erros inatos do metabolismo (geralmente deficiência de α_1-antitripsina, doença de Wilson, tirosinemia e síndrome de Crigler-Najjar tipo I) e cirrose pós-necrótica.

As indicações mais comuns em adultos são cirrose pós-necrótica (não alcoólica), cirrose biliar primária e colangite esclerosante e, menos comumente, tumores malignos primários no fígado.

Que fatores contribuíram para o sucesso recente do transplante hepático?

As taxas de sobrevida de um ano nos transplantes hepáticos excedem 80 a 85% em alguns centros. Atualmente, as taxas de sobrevida de 5 anos são de 50 a 60%. O sucesso deste procedimento se deve muito ao uso da ciclosporina e tacrolimo para terapia imunossupressora. Estas drogas suprimem seletivamente as atividades das células T auxiliares (linfócitos CD4) ao inibirem a produção de interleucina-2 (IL-2) e outras citocinas. IL-2 é necessária para a geração e proliferação de células T citotóxicas responsáveis pela rejeição do enxerto e pela ativação das células B responsáveis por respostas humorais dependentes das células T. A ciclosporina é geralmente combinada de início com corticosteroides e outros agentes (p. ex., micofenolato e azatioprina). Tacrolimo se comprovou efetivo na rejeição resistente à ciclosporina e é a alternativa preferida à ciclosporina como principal agente imunossupressor. O uso de anti-OKT-3, um anticorpo monoclonal dirigido contra linfócitos, tem sido extremamente útil para tratar rejeição aguda resistente a esteroide.

Fatores adicionais que influenciam o aperfeiçoamento no transplante hepático incluem uma maior compreensão e experiência com transplantes, o uso seguro de *bypass* venovenoso, e a introdução de aparelhos de infusão rápida que permitem transfusão de até 2 L/min de sangue aquecido.

Quais são as três fases do procedimento cirúrgico da transplantação?

Estes procedimentos podem ser divididos em três fases: Uma fase de dissecção (pré-anepática), uma fase anepática e uma fase neo-hepática.

1. Fase de dissecção (pré-anepática): por uma incisão subcostal ampla, o fígado é dissecado de tal modo que permanece fixado apenas pela veia cava inferior, veia porta, artéria hepática e ducto colédoco. Procedimentos abdominais prévios prolongam grandemente a duração e aumentam a perda sanguínea associada a esta fase.
2. Fase anepática: Uma vez liberado o fígado, a veia cava inferior é clampeada acima e abaixo do fígado, como também o são a artéria hepática, veia porta e ducto colédoco. O fígado é, então, completamente excisado. *Bypass* venovenoso (veja adiante) pode ou não ser empregado durante esta fase. O fígado doador é a seguir anastomosado às veias cavas supra e infra-hepática e à veia porta.
3. Fase de revascularização e reconstrução biliar (neo-hepática ou pós-anepática): Após o término das anastomoses venosas, clampes venosos são removidos, e a circulação para o novo fígado é completada, anastomosando-se a artéria hepática. Finalmente, o ducto colédoco do fígado doador é, então, conectado ao receptor por meio de uma colédoco-coledocostomia ou colédoco-jejunostomia à Y de Roux.

Que problemas principais complicam a anestesia para transplante hepático?

Os problemas incluem a natureza multissistêmica da cirrose, a perda sanguínea muitas vezes importante durante todo o procedimento, as consequências hemodinâmicas do clampeamento e desclampeamento da veia cava inferior e veia porta, as consequências metabólicas da fase anepática e os riscos de embolia aérea e hiperpotassemia, quando a circulação para o novo fígado for completamente estabelecida.

Defeitos pré-operatórios da coagulação, trombocitopenia, e cirurgia abdominal prévia aumentam grandemente a perda sanguínea. Extensos colaterais venosos entre as circulações venosas portal e sistêmica também contribuem para sangramento aumentado da parede abdominal. Complicações potenciais de grandes transfusões sanguíneas incluem hipotermia, coagulopatias, hiperpotassemia, intoxicação por citrato (hipocalcemia) e o potencial de transmissão de agentes infecciosos. Técnicas de recuperação de sangue podem ser extremamente úteis para reduzir a transfusão de derivados do sangue heterólogo.

Qual é o acesso venoso adequado para estes procedimentos?

Sangramento é um problema recorrente durante cada fase do transplante de fígado. Acesso venoso adequado é vital no manejo anestésico. Diversos cateteres intravenosos de grosso calibre (calibre 14 ou maior) devem ser inseridos acima do diafragma. Cateteres 8,5F especializados podem ser colocados em veias antecubitais e usados em conjunção com aparelhos de infusão rápida. Os esforços para minimizar o risco de hipotermia devem incluir o uso de aquecimento dos líquidos e aparelhos de aquecimento de superfície com ar.

Que técnicas de monitoramento são mais úteis durante a cirurgia?

Todos os pacientes necessitam de monitoramento de pressão arterial invasiva. Um cateter venoso central deve ser usado para favorecer a reposição hídrica. Manejo hemodinâmico e hidratação dirigidos para resultados utilizando análise de onda de plestimografia, Doppler esofágico ou TEE estão se tornando comum. Débito urinário deve ser monitorado cuidadosamente durante toda a cirurgia por meio de uma sonda urinária de demora.

Os dados laboratoriais constituem uma parte importante do monitoramento intraoperatório. Medidas seriadas do hematócrito são obrigatórias para guiar a reposição de eritrócitos. Similarmente, medidas de gasometria sanguínea, cálcio ionizado sérico e glicose sérica são necessárias para detectar e tratar apropriadamente os desarranjos metabólicos. A coagulação pode ser monitorada pela medição do PT, tempo de tromboplastina parcial ativada, nível de fibrinogênio, contagens de plaquetas, e análise viscoelástica da coagulação à "beira do leito" – análise TEG®, ROTEM® ou Sonoclot®. Estas últimas modalidades não somente avaliam a coagulação global e a função das plaquetas, mas também detectam fibrinólise.

Que técnica anestésica pode ser usada para transplante hepático?

A maioria dos pacientes deve ser considerada como tendo "estômago cheio", muitas vezes, por causa de acentuada distensão abdominal ou hemorragia digestiva alta recente. Anestesia geral é geralmente induzida por meio de uma técnica em sequência rápida com pressão na cricoide. Dorso elevado durante a indução evita dessaturação rápida e facilita a ventilação até que o abdome seja aberto. Hiperventilação deve ser evitada a não ser que haja pressão intracraniana aumentada. A anestesia é geralmente mantida com um agente volátil (geralmente isoflurano ou sevoflurano) e um opioide intravenoso (geralmente fentanil ou sufentanil). A concentração do agente volátil deve ser limitada a menos de 1 MAC em pacientes com encefalopatia grave. Óxido nitroso geralmente é evitado. Muitos pacientes são transferidos de rotina para a unidade de terapia intensiva intubados e ventilados mecanicamente. Extubação pós-operatória imediata pode ser considerada, se o paciente estiver confortável, cooperante, fisiologicamente estável e sem hemorragia importante.

Que desarranjos fisiológicos são associados à fase anepática?

Quando o fígado é removido, a grande carga de citrato proveniente dos derivados de sangue não é mais metabolizada e resulta em hipocalcemia e depressão miocárdica secundária. É necessária administração periódica de cloreto de cálcio (200-500 mg), mas deve ser guiada por medições da concentração de cálcio ionizado a fim de evitar hipercalcemia. Acidose progressiva também é encontrada, porque metabólitos ácidos a partir dos intestinos e segmento inferior do corpo não são removidos pelo fígado. Terapia com bicarbonato de sódio pode ser necessária e deve similarmente ser dirigida por gasometrias arteriais. Administração excessiva de bicarbonato de sódio resulta em hipernatremia, hiperosmolalidade e acentuação da alcalose metabólica que tipicamente se segue a transfusões de sangue maciças. Trometamina deve ser considerada, quando grandes quantidades de terapia com álcali são necessárias. Embora hipoglicemia possa ocorrer durante a fase anepática, hiperglicemia é uma ocorrência mais comum após reperfusão.

Embolias aéreas pulmonar e sistêmica (paradoxal) podem ocorrer, quando a circulação é completamente restabelecida para o fígado doador porque ar frequentemente penetra nos sinusoides hepáticos depois da captação. Embolia aérea sistêmica provavelmente reflete o fato de que muitos destes pacientes têm comunicações arteriovenosas extensas. A fase anepática termina quando os três clampes são removidos e o fígado doador é reperfundido. Fenômenos tromboembólicos também são possíveis após reperfusão.

Que problemas podem ser previstos durante a fase de revascularização?

A perfusão do fígado doador pelo sangue do receptor resulta, muitas vezes, em concentração de potássio sérico transitoriamente aumentada de até 1-2 mEq/L e acidose sistêmica aumentada. A reperfusão libera o potássio da solução preservativa restante (115-120 mEq/L de potássio) ainda dentro do fígado, bem como potássio liberado de tecidos distais aos clampes venosos. O desclampeamento também pode liberar uma grande carga ácida do tecido isquêmico no segmento inferior do corpo (particularmente sem *bypass* venovenoso); administração de bicarbonato de sódio antes da reperfusão é recomendada por alguns.

Quando a circulação para o novo fígado é estabelecida, o aumento súbito no volume sanguíneo, acidose e hiperpotassemia pode produzir taquiarritmias ou, mais comumente, bradiarritmias. Além de cloreto de cálcio e bicarbonato de sódio, suporte inotrópico é também frequentemente necessário. Hiperfibrinólise está comumente presente e parece ser decorrente de um aumento pronunciado no ativador do plasminogênio tecidual e uma diminuição no inibidor de ativador do plasminogênio e α_2-antiplasmina durante a fase anepática. Fibrinólise pode ser detectada pelo fibroelastograma à "beira do leito". Ácido ε-aminocaproico ou ácido tranexâmico, inibidores da formação de plasmina, podem estar indicados nestas situações, mas não devem ser usados profilaticamente.

Que problemas são encontrados pós-operatoriamente?

Os pacientes frequentemente têm uma evolução pós-operatória sem complicações, e após o período necessário de observação na unidade de recuperação pós-anestésica, podem ser transferidos diretamente para a unidade de internação designada para pacientes de transplante hepático. Os problemas a prever incluem hemorragia persistente, sobrecarga hídrica, anormalidades metabólicas (particularmente alcalose metabólica e hipopotassemia), insuficiência respiratória, derrames pleurais, lesão ou insuficiência renal aguda, infecções sistêmicas e complicações cirúrgicas (p. ex., vazamentos ou estenose biliares, ou trombose dos vasos hepáticos ou portais). As duas últimas complicações podem ser suspeitadas durante ultrassonografia com Doppler e são confirmadas por angiografia. As complicações neurológicas incluem convulsões, hemorragia intracraniana, encefalopatia, mielinólise pontina central (aumento súbito no sódio sérico) e neurotoxicidade relacionada com imunossupressor. A disfunção renal é, muitas vezes, de origem multifatorial; fatores contributivos incluem períodos de hipotensão, perfusão renal prejudicada, quando a veia cava inferior é clampeada (resultando em altas pressões nas veias renais), e nefropatia por ciclosporina ou antibiótico.

Antibióticos e agentes antifúngicos profiláticos são dados rotineiramente em muitos centros por causa de uma alta incidência de infecções.

A função do enxerto é geralmente monitorada pelo PT, bilirrubina sérica, transaminases e medições do lactato sérico. Diagnóstico requer biópsia de fígado.

LEITURA SUGERIDA

Feltracco F, Ori C: Anesthetic management of living transplantation. Minerva Anestesiol 2010;76:525.

Ganter MT, Hofer CK: Coagulation monitoring: current techniques and clinical use of viscoelastic point-of-care coagulation devices. Anesth Analg 2008;106:1366.

Hammer GB, Krane EJ: Anaesthesia for liver transplantation in children. Paediatr Anaesth 2001;11:3.

Hevesi ZG, Lopukhin SY, Mezrich JD, et al: Designated liver transplant anesthesia team reduces blood transfusion, need for mechanical ventilation, and duration of intensive care. Liver Transpl 2009;15:460.

Johansson PI, Stissing T, Bochsen L, et al: Thromboelastography and thromboelastometry in assessing coagulopathy in trauma. Scand J Trauma Resusc Emerg Med 2009;17:45.

Kochar R, Nevah Rubin MI, Fallon MB: Pulmonary complications of cirrhosis. Curr Gastroenterol Rep 2011;13:34.

Muilenburg DJ, Singh A, Torzilli G, et al: Surgery in the patient with liver disease. Anesthesiol Clin 2009;27:721.

Ozier Y, Klinck JR: Anesthetic management of hepatic transplantation. Curr Opin Anaesthesiol 2008;21:391.

Sniecinski RM, Levy JH: Bleeding and management of coagulopathy. J Thorac Cardiovasc Surg 2011;142:662.

C A P Í T U L O

34

Anestesia para Pacientes com Doença Endócrina

CONCEITOS-CHAVE

1. Neuropatia autonômica diabética pode limitar a capacidade do paciente de compensar (com aumento da frequência cardíaca e da resistência vascular periférica) alterações do volume intravascular e pode predispor o paciente à instabilidade cardiovascular (p. ex., hipotensão pós-indução) e mesmo morte cardíaca súbita.
2. Mobilidade da articulação temporomandibular e da coluna cervical deve ser avaliada pré-operatoriamente em pacientes diabéticos para reduzir a probabilidade de intubação difícil imprevista. Intubação difícil foi descrita em até 30% das pessoas com diabetes tipo 1.
3. Sulfonilureias e metformina têm meia-vida longa. Muitos anestesistas as suspenderão 24-48 horas antes da cirurgia. Elas podem ser reiniciadas pós-operatoriamente, quando o paciente retomar ingestão oral.
4. Pacientes hipertireóideos parcialmente compensados podem ser cronicamente hipovolêmicos e propensos a uma resposta hipotensiva exagerada durante indução de anestesia.
5. Pacientes clinicamente hipotireóideos são mais suscetíveis ao efeito hipotensor de agentes anestésicos por causa do seu débito cardíaco diminuído, reflexos barorreceptores atenuados e volume intravascular diminuído.
6. Pacientes com deficiência de glicocorticoide precisam receber terapia adequada de reposição de esteroide durante o período perioperatório.
7. Drogas ou técnicas que indiretamente estimulam ou promovam a liberação de catecolaminas (p. ex., efedrina, hipoventilação ou *bolus* de cetamina) potencializam os efeitos arrítmicos das catecolaminas (classicamente halotano), ou drogas que podem liberar histamina (p. ex., grandes doses de atracúrio ou sulfato de morfina) podem precipitar hipertensão, portanto, é melhor que sejam evitadas em pacientes com feocromocitoma.
8. Pacientes obesos podem ser difíceis de intubar como resultado da limitada mobilidade das articulações temporomandibular e atlantoccipital, de uma via aérea superior estreitada, e uma distância encurtada entre a mandíbula e o panículo adiposo esternal.
9. A chave do manejo anestésico dos pacientes com síndrome carcinoide é evitar técnicas ou agentes anestésicos e cirúrgicos que possam fazer o tumor liberar substâncias vasoativas.

A produção insuficiente ou a produção excessiva de hormônios podem ter consequências fisiológicas e farmacológicas dramáticas. Por essas razões, não é surpreendente que as endocrinopatias afetem o manejo anestésico. Este capítulo revê com brevidade a fisiologia normal e a fisiopatologia de quatro órgãos endócrinos: o pâncreas, a tireoide, as paratireoides e a glândula suprarrenal. Também aborda a obesidade e a síndrome carcinoide.

Pâncreas

Fisiologia

Em adultos, as células β das ilhotas de Langerhans no pâncreas normalmente secretam 50 unidades de insulina por dia. A taxa de secreção de insulina é determinada principalmente pela concentração de glicose no plasma. A insulina, o mais importante hormônio anabólico, tem múltiplos efeitos metabólicos, incluindo facilitar a entrada de glicose e potássio nas células adiposas e musculares; aumentar a síntese de glicogênio, proteínas e ácidos graxos e diminuir a glicogenólise, gliconeogênese, cetogênese, lipólise e catabolismo de proteínas.

Em geral, a insulina estimula anabolismo, enquanto falta de insulina é associada a catabolismo e um balaço de nitrogênio negativo (Tabela 34-1).

DIABETES MELITO

Manifestações Clínicas

O diabetes melito é caracterizado por comprometimento do metabolismo dos carboidratos causado por uma deficiência ab-

TABELA 34-1 Efeitos da insulina[1]

Efeitos sobre o fígado
Anabólicos
Promove a glicogênese
Aumenta a síntese de triglicerídeos, colesterol e VLDL[2]
Aumenta a síntese de proteína
Promove a glicólise
Anticatabólicos
Inibe a glicogenólise
Inibe a cetogênese
Inibe a gliconeogênese
Efeitos sobre o músculo
Anabólicos
Aumenta o transporte de aminoácidos
Aumenta a síntese de proteínas
Anticatabólicos
Aumenta o transporte de glicose
Melhora a atividade de glicogênio sintetase
Inibe a atividade de glicogênio fosforilase
Efeitos sobre a gordura
Promove o armazenamento de triglicerídeos
Induz a lipoproteína lipase, tornando ácidos graxos disponíveis para absorção para dentro das células adiposas
Aumenta o transporte de glicose para dentro das células adiposas, assim aumentando a disponibilidade de α-glicerol fosfato para síntese de triglicerídeos
Inibe a lipólise intracelular

[1]Reproduzida, com permissão, de Gardner DG, Shoback D (editors): *Greenspan's Basic & Clinical Endocrinology*, 9th edition, McGraw-Hill, 2011.
[2]VLDL, lipoproteína de muito baixa densidade.

soluta ou relativa de insulina ou de responsividade à insulina, o que leva à hiperglicemia e glicosúria. O diagnóstico é fundamentado em uma glicose plasmática em jejum acima de 126 mg/dL ou hemoglobina glicosilada (HbA_{1c}) de 6,5% ou mais. Os valores são, às vezes, relacionados em termos de glicose sanguínea (glicemia), que corre 12-15% mais baixa que a glicose plasmática. Mesmo quando testando sangue total, os glicosímetros mais modernos calculam e mostram glicose plasmática.

O diabetes é classificado de múltiplas maneiras (Tabela 34-2). O mais comum e bem conhecido é o diabetes tipo 1 (necessita de suplementação com insulina em razão de uma deficiência de insulina endógena) e o tipo 2 (insulinorresistente). Cetoacidose diabética (DKA) é associada a diabetes melito tipo 1, mas, às vezes, indivíduos com DKA parecem fenotipicamente ter diabetes melito tipo 2. Complicações a longo prazo do diabetes incluem retinopatia, doença renal, hipertensão, doença de artéria coronariana, doença vascular periférica e cerebral e neuropatias periféricas e autonômicas.

Há três complicações agudas do diabetes e do seu tratamento que podem ameaçar a vida – DKA, coma não cetótico hiperosmolar e hipoglicemia – além de outros problemas clínicos agudos (como sepse) em que a presença de diabetes torna mais difícil o tratamento. Atividade de insulina diminuída permite o catabolismo de ácidos graxos livres para corpos cetônicos (acetoacetato e β-hidroxibutirato), alguns dos quais são ácidos fra-

TABELA 34-2 Diagnóstico e classificação do diabetes melito

Diagnóstico (com base no nível de glicemia)	
Jejum	126 mg/dL (7,0 mmol/L)
Teste de tolerância à glicose	200 mg/dL (11,1 mmol/L)
Classificação	
Tipo 1 (infanto-juvenil)	Deficiência absoluta de insulina secundária a causas imunomediadas ou idiopáticas
Tipo 2	Início na infância ou idade adulta secundariamente a resistência à insulina (insensibilidade relativa à insulina)
Gestacional	Início da doença durante a gravidez; pode ou não persistir pós-parto

cos (veja Capítulo 50). Acumulação destes ácidos orgânicos resulta em DKA, uma acidose metabólica com *anion gap* (diferença de ânions). DKA pode facilmente ser distinguida de acidose láctica, com que ela pode coexistir; acido láctico é identificado por lactato plasmático elevado (> 6 mmol/L) e a ausência de cetonas na urina e plasma (embora elas possam ocorrer concomitantemente, e cetose de inanição possa coexistir com acidose láctica). Cetoacidose alcoólica pode seguir-se a consumo importante de álcool (bebedeira) em um paciente não diabético e pode apresentar um nível de glicemia normal ou ligeiramente elevado. Esses pacientes também podem ter um aumento desproporcional de β-hidroxibutirato em comparação a acetoacetato, contrastando com aqueles com DKA.

Infecção é uma causa precipitante comum de DKA em um paciente diabético conhecido, e DKA pode ser a razão pela qual uma pessoa previamente não diagnosticada com diabetes tipo 1 se apresenta para tratamento médico. As manifestações clínicas de DKA incluem taquipneia (compensação respiratória da acidose metabólica), dor abdominal, náusea e vômito e alterações no sensório. O tratamento da DKA deve incluir a correção da hipovolemia muitas vezes substancial, da hiperglicemia e do déficit de potássio corporal total. Isto é tipicamente realizado com uma infusão contínua de líquidos isotônicos e potássio e uma infusão de insulina.

O objetivo de diminuição da glicemia na cetoacidose deve ser 75-100 mg/dL/h ou 10%/h. A terapia geralmente começa com uma infusão de insulina intravenosa de 0,1 unidade/kg/h. Os pacientes com DKA podem ser resistentes à insulina, e a velocidade de infusão de insulina pode necessitar ser aumentada se as concentrações de glicose não diminuírem. À medida que a glicose se move para o intracelular, o mesmo acontece com o potássio. Embora este mecanismo possa levar rapidamente a um nível crítico de hipopotassemia, reposição excessivamente agressiva de potássio pode levar a uma hiperpotassemia igualmente ameaçadora à vida. O potássio e a glicemia devem ser monitorados frequentemente durante tratamento de DKA.

Vários litros de soro fisiológico (solução de cloreto de sódio 0,9%) (1-2 L na primeira hora, seguidos por 200-500 mL/h) podem ser necessários para corrigir a desidratação em pacientes adultos. Quando a glicose plasmática diminui para 250 mg/dL, uma infusão de glicose a 5% deve ser adicionada à infusão de insulina para diminuir a possibilidade de hipoglicemia e para fornecer uma fonte contínua de glicose (com a insulina infundida) para eventual normalização do metabolismo intracelular. Os pacientes podem-se beneficiar com monitoramento precisa do débito urinário durante o tratamento inicial da DKA.

Bicarbonato raramente é necessário para corrigir acidose grave (pH < 7,1) uma vez que a acidose se corrija com expansão de volume e com normalização da concentração da glicose plasmática.

Coma não cetótico hiperosmolar não apresenta cetoacidose como uma característica porque existe insulina suficiente para evitar a formação de corpos cetônicos. Em lugar disso, diurese osmótica secundária à hiperglicemia leva à desidratação e hiperosmolalidade. Desidratação grave pode, eventualmente, levar à insuficiência renal, acidose láctica e uma predisposição a formar trombos intravasculares. Hiperosmolalidade (frequentemente excedendo 360 mOsm/L) induz desidratação neuronal, causando alterações no estado mental e convulsões. Hiperglicemia grave causa uma falsa hiponatremia: cada 100 mg/dL de aumento na glicose plasmática baixa a concentração de sódio plasmático em 1,6 mEq/L. O tratamento inclui reposição hídrica com soro fisiológico, doses relativamente pequenas de insulina e suplementação de potássio.

Hipoglicemia no paciente diabético é resultado de um excesso absoluto ou relativo de insulina com relação à ingestão de carboidrato e exercício. Além disso, os pacientes diabéticos são apenas parcialmente capazes de fazer frente à hipoglicemia apesar de secretarem glucagon ou epinefrina (insuficiência contrarreguladora). A dependência do cérebro com relação à glicose como fonte de energia faz dele o órgão mais suscetível a episódios de hipoglicemia. Se a hipoglicemia não for tratada, alterações do estado mental podem progredir de ansiedade, tonteira ou confusão para convulsões e coma. Manifestações sistêmicas de hipoglicemia resultam da descarga de catecolaminas e incluem sudorese, taquicardia e nervosismo. A maioria dos sinais e sintomas de hipoglicemia será mascarada pela anestesia geral. Embora o limite inferior dos níveis normais de glicose plasmática seja mal definido, hipoglicemia clinicamente importante está presente quando a glicose plasmática é menor que 50 mg/dL. O tratamento da hipoglicemia em pacientes anestesiados ou criticamente enfermos consiste na administração intravenosa de glicose a 50% (cada mililitro de glicose a 50% elevará a glicemia de um paciente de 70 kg aproximadamente 2 mg/dL). Pacientes conscientes podem ser tratados oralmente com líquidos contendo glicose ou sacarose.

Considerações Anestésicas

A. Pré-Operatórias

Concentrações anormalmente elevadas de hemoglobina A_{1c} identificam os pacientes que não tiveram um controle adequado da glicemia ao longo do tempo. Estes pacientes podem estar em maior risco de hiperglicemia perioperatória, complicações perioperatórias e resultados adversos. A morbidade perioperatória dos pacientes diabéticos é relacionada com o dano preexistente de órgãos-alvo. Infelizmente, 30 a 50% dos pacientes com diabetes melito tipo 2 podem ser desconhecedores da sua condição.

Uma radiografia de tórax pré-operatória em um paciente diabético tem maior probabilidade de revelar aumento cardíaco, congestão vascular pulmonar ou derrame pleural, mas não é indicada rotineiramente. O ECG pode demonstrar anormalidades do segmento ST e onda T, isquemia miocárdica ou infarto antigo (apesar de uma história negativa). Pacientes diabéticos com hipertensão têm uma probabilidade de 50% de apresentarem **neuropatia autonômica diabética** (Tabela 34-3). Disfunção reflexa do sistema nervoso autonômo pode ser aumentada por idade avançada, diabetes de mais de 10 anos de duração, doença de artéria coronariana ou bloqueio β-adrenérgico.

1 Neuropatia autonômica diabética pode limitar a capacidade do paciente de compensar (com taquicardia e resistência periférica aumentada) alterações de volume intravascular e pode predispor o paciente à instabilidade cardiovascular (p. ex., hipotensão pós-indução) e mesmo morte cardíaca súbita. A incidência de instabilidade cardiovascular perioperatória parece aumentada pelo uso concomitante de inibidores da enzima conversora de angiotensina ou bloqueadores dos receptores à angiotensina. Disfunção autonômica contribui para retardo do esvaziamento gástrico (gastroparesia diabética). Pré-medicação com um antiácido não particulado e metoclopramida é usada, muitas vezes, em um paciente diabético obeso com sinais de disfunção cardíaca autonômica. Entretanto, disfunção autonômica pode afetar o trato gastrointestinal sem quaisquer sinais de comprometimento cardíaco.

A disfunção renal diabética é manifestada primeiramente por proteinúria e mais tarde por creatinina sérica elevada. Por estes critérios, a maioria dos pacientes com diabetes tipo 1 tem evidência de doença renal aos 30 anos de idade. Em razão de uma incidência aumentada de infecções relacionadas com um sistema imune comprometido, atenção estrita à técnica asséptica, importante em todos os pacientes, é especialmente importante naqueles com diabetes.

Hiperglicemia crônica pode levar à glicosilação das proteínas teciduais e mobilidade limitada das articulações.

2 A mobilidade da articulação temporomandibular e da coluna cervical deve ser avaliada pré-operatoriamente em pacientes diabéticos para reduzir a probabilidade de intubações difíceis imprevistas. Intubação difícil foi relatada em até 30% das pessoas com diabetes tipo 1.

TABELA 34-3 Sinais clínicos de neuropatia autonômica diabética

Hipertensão
Isquemia miocárdica indolor
Hipotensão ortostática
Ausência de variabilidade cardíaca
Resposta reduzida da frequência cardíaca ao propranolol
Taquicardia em repouso
Saciedade precoce
Bexiga neurogênica
Ausência de sudorese
Impotência

[1]Variabilidade normal da frequência cardíaca durante respiração profunda voluntária (6 respirações/min) deve ser > 10 batimentos/min.

B. Intraoperatórias

O objetivo do manejo intraoperatório da glicemia é evitar a hipoglicemia mantendo a glicemia abaixo de 180 mg/dL. Tentar manter euglicemia estrita é imprudente; controle "frouxo" da glicemia (> 180 mg/dL) também acarreta risco. A faixa exata em que a glicemia deve ser mantida na doença crítica tem sido assunto de várias experiências muito discutidas. Hiperglicemia foi associada à hiperosmolaridade, infecção, problemas com a cicatrização e mortalidade aumentada. Hiperglicemia grave pode piorar o resultado neurológico após um episódio de isquemia cerebral e pode comprometer o resultado neurológico após cirurgia cardíaca ou após um infarto agudo do miocárdio. Problemas para o controle do metabolismo em pacientes diabéticos tipo 1 poderão ocorrer a não ser que hiperglicemia grave seja tratada agressivamente, particularmente em associação à grande cirurgia ou enfermidade crítica. A manutenção do controle da glicemia (< 180 mg/dL) em pacientes submetidos a *bypass* cardiopulmonar diminui complicações infecciosas. Um benefício do controle "apertado" verdadeiro (< 150 mg/dL) durante cirurgia ou enfermidade crítica ainda não foi convincentemente demonstrado e, em alguns estudos, foi associado a pior resultado do que o controle "mais frouxo" (< 180 mg/dL).

A falta de consenso a respeito do alvo apropriado de glicemia não impediu que o manejo perioperatório da glicose se tornasse outro indicador da chamada "qualidade" do tratamento anestésico. Consequentemente, a equipe de anestesia deve rever cuidadosamente as suas práticas atuais para assegurar que os seus protocolos de manejo da glicose estejam alinhados com as expectativas da instituição.

Controle da glicose sanguínea em pacientes diabéticas grávidas melhora o resultado fetal. Não obstante, conforme relatado anteriormente, a dependência do cérebro à glicose como suprimento de energia torna essencial que hipoglicemia seja evitada.

Há vários esquemas de tratamento perioperatório para pacientes diabéticos dependentes de insulina. Na conduta mais consagrada pelo tempo (mas não extremamente efetiva), o paciente recebe uma fração – geralmente metade – da dose de insulina matinal total na forma de insulina de ação intermediária (Tabela 34-4). Para diminuir o risco de hipoglicemia, a insulina é administrada *depois* que acesso intravenoso foi estabelecido e o nível de glicemia matinal é checado. Por exemplo, um paciente que normalmente recebe 30 unidades de insulina NPH (neutra protamina Hagedorn; ação intermediária) e 10 unidades de insulina regular ou Lispro (ação curta) ou análogo de insulina pela manhã e cuja glicemia é pelo menos 150 mg/dL, receberia 15 unidades (metade da dose matinal normal de 30 unidades) de NPH subcutaneamente antes da cirurgia juntamente com uma infusão de solução de glicose 5% (1,5 mL/kg/h). Absorção de insulina subcutânea ou intramuscular depende do fluxo sanguíneo tecidual e pode ser imprevisível durante cirurgia. Recomenda-se uma linha intravenosa de pequeno calibre exclusiva para a infusão de glicose, pois evita interferência com outros fluidos e drogas intraoperatórios. Glicose suplementar pode ser administrada, se o paciente se tornar hipoglicêmico (< 100 mg/dL). Entretanto, hiperglicemia intraoperatória (150-180 mg/dL) é tratada com insulina regular intravenosa de acordo com uma régua de cálculo. Uma unidade de insulina regular dada a um adulto geralmente baixa a glicose plasmática em 25-30 mg/dL. Deve-se salientar que estas doses são aproximações e não se aplicam a pacientes em estados catabólicos (p. ex., sepse, hipertermia).

TABELA 34-4 Duas técnicas comuns para manejo perioperatório da insulina no diabetes melito

	Administração de *Bolus*	Infusão Contínua
Pré-operatório	G_5A (1,5 mL/kg/h) Insulina NPH[1] (metade da dose matinal usual)	G_5A (1 mL/kg/h) Insulina regular: $\text{Unidades / h} = \frac{\text{Glicose plasmática}}{150}$
Intraoperatório	Insulina regular (conforme régua de cálculo)	O mesmo que o pré-operatório
Pós-operatório	O mesmo que o intraoperatório	O mesmo que o pré-operatório

[1]NPH, neutra protamina Hagedorn; G_5A, glicose 5% em água.

Um método alternativo é administrar insulina regular em infusão contínua. A vantagem desta técnica é controle mais preciso do aporte de insulina do que pode ser obtido com uma injeção subcutânea ou intramuscular de insulina NPH, particularmente em condições associadas à má perfusão da pele e músculo. Insulina regular pode ser adicionada com soro fisiológico em uma concentração de 1 unidade/mL e a infusão começada a 0,1 unidade/kg/h. À medida que a glicemia altera, a infusão de insulina regular pode ser ajustada para cima ou para baixo, conforme requerido. A dose requerida pode ser calculada pela seguinte fórmula:

$$\text{Unidade por hora} = \frac{\text{Glicose plasmática (mg/dL)}}{150}$$

Um objetivo geral para a manutenção da glicemia intraoperatória é menos de 180 mg/dL. O controle mais apertado proporcionado por uma técnica intravenosa contínua pode ser preferível em pacientes com diabetes tipo 1.

Ao administrar uma infusão de insulina intravenosa a pacientes cirúrgicos, recomenda-se adicionar algum (p. ex., 20 mEq) KCl a cada litro de líquido, uma vez que a insulina cause um desvio intracelular de potássio. Como as necessidades individuais de insulina podem variar dramaticamente, qualquer fórmula deve ser considerada como somente uma diretriz.

Se o paciente estiver tomando um agente hipoglicemiante oral pré-operatoriamente em vez de insulina, a droga pode ser 3 continuada até o dia da cirurgia. Entretanto, sulfonilureias e metformina possuem meia-vida longa e muitos anestesistas as descontinuarão 24-48 h antes da cirurgia. Elas podem ser iniciadas pós-operatoriamente, quando o paciente retomar ingestão oral. Metformina é recomeçada, se a função renal e hepática permanecer adequada. Os efeitos das drogas hipoglicemiantes orais com curta duração de ação podem ser prolongados na presença de insuficiência renal. Muitos pacientes mantidos com hipoglicemiantes orais requererão tratamento insulínico durante os períodos intraoperatório e pós-operatório. O estresse da cirurgia causa elevações nos hormônios contrarreguladores (p. ex., catecolaminas, glicocorticoides, hormônio do crescimento) e mediadores inflamatórios como fator de necrose tumoral e interleucinas. Cada um destes contribui para hiperglicemia de estresse, o que aumenta as necessidades de insulina. Em geral, pacientes diabéticos tipo 2 toleram pequenas cirurgias sem qualquer insulina exógena. Entretanto, muitos pacientes ostensivamente "não diabéticos" mostram hiperglicemia pronunciada durante doença crítica e necessitam de um período de insulinoterapia.

A chave de qualquer esquema de tratamento é monitorar frequentemente os níveis de glicose plasmática. Pacientes recebendo infusões de insulina intraoperatoriamente podem necessitar medidas horárias da glicemia. Aqueles com diabetes tipo 2 variam na sua capacidade de produzir e responder à insulina endógena, e pode ser suficiente a medição a cada 2 ou 3 horas. Da mesma forma, as necessidades de insulina variam com a extensão do procedimento cirúrgico. Glicosímetros à beira do leito são capazes de determinar a concentração de glicose em uma gota de sangue obtida de uma picada no dedo (ou colhida de uma linha central ou arterial) em um minuto. Estes aparelhos monitoram a mudança de cor de uma tira impregnada com glicose oxidase. Sua precisão depende, em grande extensão, da obediência ao protocolo de teste específico do aparelho. Monitoramento de glicose urinária tem valor apenas para detectar glicosúria.

Os pacientes que tomam preparações de insulina NPH ou outras contendo protamina têm um risco aumentado de reações alérgicas ao sulfato de protamina – incluindo reações anafilactoides e morte. Infelizmente, cirurgias que necessitam do uso de heparina e subsequente reversão com protamina (p. ex., *bypass* cardiopulmonar) são mais comuns em pacientes diabéticos. A utilidade de uma pequena dose teste de protamina de 1-5 mg ao longo de 5-10 min antes da dose de reversão completa não está clara, embora isto seja recomendado por alguns.

Os pacientes que usam bombas de infusão subcutânea de insulina para tratamento de diabetes tipo 1 geralmente podem deixar a bomba programada para fornecer quantidades "basais" de insulina regular (ou insulina glargina). Esta é a quantidade de insulina necessária durante o jejum. Esses pacientes podem, em segurança, se submeter à cirurgia ambulatorial de curta duração com a bomba no ajuste basal. Se forem necessários procedimentos mais extensos, estes pacientes normalmente serão tratados com infusões de insulina intravenosa, conforme descrito anteriormente.

C. Pós-Operatórias

O monitoramento estreito da glicemia deve continuar pós-operatoriamente. Há considerável variação de paciente para paciente no início e duração das preparações de insulina (Tabela 34-5). Por exemplo, o início de ação da insulina regular subcutânea é menos de 1 h, mas em raros pacientes sua duração de ação pode continuar por 6 h. Insulina NPH geralmente tem um início de ação dentro de 2 h, mas a ação pode durar mais tempo que 24 h. Outra razão para monitoramento estreito é a progressão da hiperglicemia de estresse no período de recuperação.

Tireoide

Fisiologia

O iodo ingerido é absorvido pelo trato gastrointestinal, convertido ao íon iodeto e transportado ativamente para dentro da glândula tireoide. Uma vez no seu interior, iodeto é oxidado de volta para iodo, que é ligado ao aminoácido tirosina. O resultado final são dois hormônios – tri-iodotireonina (T_3) e tireoxina (T_4) – que são ligados a proteínas e armazenados dentro da tireoide. Embora a glândula libere mais T_4 do que T_3, este último é mais potente e menos ligado à proteína. De todo o T_3 circulante, a maior parte é formada perifericamente a partir da desiodação de T_4. Um elaborado mecanismo de *feedback* controla a síntese de hormônio tireóideo e envolve o hipotálamo (fator liberador de tireotropina [TRF] e hormônio liberador de tireotropina [TRH], a hipófise anterior (hormônio tireoestimulador [TSH], autorregulação e a adequação da captação de iodo.

Hormônio tireóideo (T_3) aumenta o metabolismo dos carboidratos e gorduras e é um fator importante na determinação da velocidade de crescimento e da taxa metabólica. Um aumento na taxa metabólica é acompanhado por um aumento no consumo de oxigênio e produção de CO_2, aumentando indiretamente a ventilação-minuto. A frequência e a contratilidade cardíacas são também aumentadas, presumivelmente por uma alteração na fisiologia dos receptores adrenérgicos e não por um aumento nas concentrações de catecolaminas.

TABELA 34-5 Sumário das características de biodisponibilidade das insulinas[1]

	Tipo de Insulina[2]	Início	Máximo de Ação	Duração
Ação curta	Lispro Regular Semilenta, Semiretard	10-20 min 15-30 min 30-60 min	30-90 min 1-3 h 4-6 h	4-6 h 5-7 h 12-16 h
Ação intermediária	Lenta, Lentard, NPH	2-4 h	8-10 h	18-24 h
Ação longa	Ultralenta, Glargina, Insulatard	4-5 h	8-14 h	25-36 h

[1]Há considerável variação de paciente para paciente. Nem todas as formulações são disponíveis em todos os países.
[2]NPH, neutra protamina Hagedorn; PZI, insulina protamina zinco.

HIPERTIREOIDISMO

Manifestações Clínicas

Níveis excessivos de hormônios tireóideos podem ser causados por doença de Graves, bócio multinodular tóxico, tumores hipofisários secretores de TSH, adenomas tireóideos "tóxicos" ou "quentes", ou dose excessiva (acidental ou intencional) de hormônio de reposição tireóideo. As manifestações clínicas de concentrações excessivas de hormônio tireóideo incluem perda de peso, intolerância ao calor, fraqueza muscular, diarreia, reflexos hiperativos e nervosismo. Um tremor fino, exoftalmia ou bócio pode ser notado, particularmente quando a causa é doença de Graves. Aparecimento de fibrilação atrial é uma apresentação clássica do hipertireoidismo, mas sinais cardíacos também incluem taquicardia sinusal e insuficiência cardíaca congestiva. O diagnóstico de hipertireoidismo é confirmado por testes de função tireóidea anormais, que podem incluir uma elevação sérica de T_4 e T_3 e um nível reduzido de TSH.

O tratamento clínico do hipertireoidismo se baseia em drogas que inibem a síntese de hormônio tireoidiano (p. ex., propiltiuracil, metimazol), evitam liberação de hormônio (p. ex., potássio, iodeto de sódio) ou mascaram os sinais de hiperatividade adrenérgica (p. ex., propranolol). Além disso, embora os antagonistas β-adrenérgicos não afetem a função da glândula tireoide, eles diminuem a conversão periférica de T_4 em T_3. Iodo radioativo destrói a função das células tireóideas e pode resultar em hipotireoidismo. Iodo radioativo não é aconselhável para pacientes grávidas. Tireoidectomia subtotal é usada raramente como alternativa à terapia clínica. Geralmente, ela é reservada para pacientes com grandes bócios multinodulares tóxicos ou adenomas tóxicos solitários. Doença de Graves é geralmente tratada com as chamadas drogas antitireóideas ou iodo radioativo.

Considerações Anestésicas

A. Pré-Operatórias

Todos os procedimentos cirúrgicos eletivos, incluindo tireoidectomia subtotal, devem ser adiados até o paciente estar compensado do ponto de vista tireoidiano. O paciente deve ter concentrações normais de T_3 e T_4, e não deve apresentar taquicardia de repouso. Medicações antitireoidianas e antagonistas β-adrenérgicos são continuados até a manhã da cirurgia. Administração de propiltiuracil e metimazol é particularmente importante por causa das suas meias-vidas relativamente curtas. Se cirurgia de emergência tiver que ocorrer apesar de hipertireoidismo clínico, a circulação hiperdinâmica pode ser controlada pela titulação de uma infusão de esmolol.

B. Intraoperatórias

Função cardiovascular e temperatura corporal devem ser monitoradas estritamente em pacientes com uma história de hipertireoidismo. A exoftalmia da doença de Graves aumenta o risco de abrasão corneana ou ulceração.

Em pacientes com hipertireoidismo atual ou recentemente corrigido, é melhor evitar cetamina, agonistas adrenérgicos de ação indireta e outras drogas que estimulam o sistema nervoso simpático ou que sejam antagonistas muscarínicos imprevisíveis, em razão da possibilidade de elevações exageradas na pressão arterial e frequência cardíaca. Pacientes hipertireóideos, tratados incompletamente, podem ser cronicamente hipovolêmicos e propensos a uma resposta hipotensiva exagerada durante a indução da anestesia. No entanto, plano anestésico adequado deve ser obtido, antes de laringoscopia ou estimulação cirúrgica, para evitar taquicardia, hipertensão e arritmias ventriculares.

4

Tireotoxicose é associada a uma incidência aumentada de miopatias e miastenia grave; por essa razão, agentes bloqueadores neuromusculares (BNMs) devem ser administrados cautelosamente. Hipertireoidismo não aumenta as necessidades anestésicas; isto é, não há aumento na concentração alveolar mínima.

C. Pós-Operatórias

A ameaça mais séria a um paciente com hipertireoidismo submetendo-se à cirurgia é a **tempestade tireotóxica**, que é caracterizada por hiperpirexia, taquicardia, alterações da consciência (p. ex., agitação, delírio, coma) e hipotensão. O início é geralmente 6-24 h depois da cirurgia, mas pode ocorrer intraoperatoriamente, simulando hipertermia maligna. Diferentemente de hipertermia maligna, no entanto, tempestade tireóidea não é associada à rigidez muscular, creatinofosfoquinase elevada ou um grau acentuado de acidoses metabólica (láctica) e respiratória. O tratamento inclui hidratação e resfriamento, uma infusão de esmolol ou outro β-bloqueador intravenoso (com um objetivo de manter frequência cardíaca < 100/min), propiltiuracil (250-500 mg cada 6 h por via oral ou tubo nasogástrico) seguido por iodeto de sódio (1 g intravenosamente ao longo de 12 h), e correção de qualquer causa precipitante (p. ex., infecção). Cortisol (100-200 mg cada 8 h) é recomendado para prevenir complicações de supressão coexistente das glândulas suprarrenais. Tempestade tireóidea é uma emergência clínica que exige tratamento agressivo e monitoramento (veja Discussão de Caso, Capítulo 56).

Tireoidectomia é associada a diversas complicações cirúrgicas em potencial. Paralisia de nervo laríngeo recorrente resultará em rouquidão (unilateral) ou afonia e estridor (bilateral). A função das pregas vocais pode ser avaliada por laringoscopia imediatamente após "extubação profunda", entretanto, isto raramente é necessário. Falha de uma ou ambas as pregas para se mover pode exigir reintubação e exploração da ferida. Formação de hematoma pode causar comprometimento da via aérea com colapso da traqueia, particularmente em pacientes com traqueomalacia. Dissecção pelo hematoma para dentro dos tecidos moles compressíveis do pescoço pode distorcer a anatomia da via aérea e pode tornar difícil a intubação. Tratamento imediato inclui abrir a ferida no pescoço e evacuar o coágulo, a seguir reavaliar a necessidade de reintubação. A equipe de anestesia no contexto do cuidado pós-operatório imediato deve estar preparada para abrir a ferida cirúrgica e aliviar compressão da via aérea, se o cirurgião, por alguma razão, estiver indisponível.

Hiperparatireoidismo por remoção não intencional de todas as quatro glândulas paratireoides causará hipocalcemia aguda dentro de 12-72 h (veja a seção sobre Manifestações Clínicas em Hipoparatireoidismo). Pneumotórax é uma complicação rara da exploração do pescoço.

HIPOTIREOIDISMO

Manifestações Clínicas

O hipotireoidismo pode ser causado por doença autoimune (p. ex., tireoidite de Hashimoto), tireoidectomia, iodo radioativo, medicações antitireóideas, deficiência de iodo, ou insuficiência do eixo hipotalâmico-hipofisário (hipotireoidismo secundário). Hipotireoidismo durante o desenvolvimento neonatal resulta em cretinismo, uma condição marcada por retardos físico e mental. As manifestações clínicas do hipotireoidismo no adulto são geralmente sutis e incluem infertilidade, ganho de peso, intolerância ao frio, fadiga muscular, letargia, constipação, reflexos hipoativos, expressão facial embotada e depressão. Frequência cardíaca, contratilidade miocárdica, volume sistólico e débito cardíaco diminuem, e as extremidades são frias e mosqueadas por causa da vasoconstrição periférica. Derrames pleurais, abdominais e pericárdicos são comuns. Hipotireoidismo pode ser diagnosticado por uma concentração elevada de TSH, ou um nível reduzido de T_3 livre (ou total), ou ambos. Hipotireoidismo primário, a condição mais comum, é diferenciado da doença secundária por uma elevação do TSH no primeiro. Concentrações normais de TSH apesar de concentrações reduzidas de T_3 (síndrome do paciente eutireoideano) são frequentemente vistas em enfermidade crítica. O tratamento do hipotireoidismo consiste em terapia de reposição oral com uma preparação de hormônio tireóideo, que leva vários dias para produzir um efeito fisiológico e várias semanas para evocar melhora clínica nítida.

Coma mixedematoso resulta de hipotireoidismo extremo e é caracterizado por função mental prejudicada, hipoventilação, hipotermia, hiponatremia (por secreção inapropriada de hormônio antidiurético) e insuficiência cardíaca congestiva. Ele é mais comum em pacientes idosos e pode ser precipitado por infecção, cirurgia ou trauma. Coma mixedematoso é uma doença que põe em risco a vida e que pode ser tratada com T_3 intravenosa. T_4 não deve ser usada nesta circunstância para evitar a necessidade de conversão periférica em T_3. O ECG deve ser monitorado durante a terapia para detectar isquemia miocárdica ou arritmias. Reposição de esteroide (p. ex., hidrocortisona, 100 mg por via intravenosa cada 8 h) é dada rotineiramente em razão da frequente supressão suprarrenal coexistente. Alguns pacientes podem necessitar de suporte ventilatório e aquecimento externo.

Considerações Anestésicas

A. Pré-Operatórias

Os pacientes com hipotireoidismo grave não corrigido ou coma mixedematoso não devem ser submetidos à cirurgia eletiva. Para cirurgia de emergência, esses pacientes devem ser tratados com T_3 intravenoso. Embora um estado eutireóideo seja ideal, hipotireoidismo brando a moderado não parece ser uma contraindicação absoluta à cirurgia, por exemplo, cirurgia de revascularização do miocárdio.

Pacientes hipotireóideos geralmente necessitam de sedação pré-operatória mínima e tem tendência à depressão respiratória induzida por droga. Além disso, eles podem deixar de responder à hipóxia com ventilação-minuto aumentada. Pacientes que foram tornados eutireóideos podem receber sua dose usual de medicação tireóidea na manhã da cirurgia; deve ser lembrado, no entanto, que as preparações mais comumente usadas têm longas meias-vidas (a meia-vida da T_4 é cerca de 8 dias); por essa razão, a omissão de uma única dose não deve ter nenhuma importância clínica.

B. Intraoperatórias

5 Pacientes clinicamente hipotireóideos são mais suscetíveis ao efeito hipotensor de agentes anestésicos por causa de diminuições do débito cardíaco, de reflexos barorreceptores e do volume intravascular. Por estas razões, cetamina ou etomidato podem ser recomendados para indução da anestesia. A possibilidade de insuficiência suprarrenal primária coexistente deve ser considerada em casos de hipotensão refratária. **Outras condições potenciais coexistentes incluem hipoglicemia, anemia, hiponatremia, dificuldade com a intubação por causa de uma língua grande e hipotermia em razão de uma baixa taxa metabólica basal.**

C. Pós-Operatórias

A recuperação de anestesia geral pode ser retardada em pacientes hipotireóideos por hipotermia, depressão respiratória ou biotransformação retardada de drogas; assim, estes pacientes podem necessitar de ventilação mecânica. Uma vez que o hipotireoidismo aumenta a vulnerabilidade à depressão respiratória, seria apropriada uma conduta multimodal de manejo da dor pós-operatória, em vez de estritamente com base em opioides.

Glândulas Paratireoides

Fisiologia

O hormônio paratireóideo (PTH) é o principal regulador da homeostasia do cálcio. Ele aumenta as concentrações de cálcio sérico, promovendo sua reabsorção de osso e dentes, limitando a excreção renal, e estimulando indiretamente a absorção gastrointestinal pelo seu efeito sobre o metabolismo da vitamina D. O PTH diminui o fosfato sérico ao aumentar a excreção renal. Em animais inferiores, os efeitos do PTH sobre os níveis de cálcio sérico são contrabalançados pela calcitonina, um hormônio excretado pelas células C parafoliculares da tireoide, mas isto não foi demonstrado em humanos (Tabela 34-6). Do cálcio corporal total, 99% estão no esqueleto. Do cálcio sérico, 40% estão ligados a proteínas, e 60% estão ionizados ou ligados a íons orgânicos. Cálcio ionizado livre constitui a fração fisiologicamente mais importante.

TABELA 34-6 Ações dos principais hormônios reguladores do cálcio

	Osso	Rim	Intestinos
Hormônio paratireóideo (PTH)	Aumenta reabsorção de cálcio e fosfato	Aumenta reabsorção de cálcio; aumenta conversão de 25-OHD_3 em 1,25 $(OH)_2$ D_3;[1] diminui reabsorção de bicarbonato	Sem efeitos diretos; aumenta produção renal de vitamina D
Calcitonina	Inibe reabsorção osteoclástica	Diminui reabsorção de cálcio e fosfato	Inibe reabsorção de fosfato; aumenta excreção renal de sódio e cálcio
Vitamina D	Mantém homeostasia do Ca^{2+}	Diminui reabsorção de cálcio (provavelmente menos importante que o PTH)	Aumenta absorção de cálcio

[1]25-OHD_3, 25-hidroxivitamina D_3; 1,25 $(OH)_2$ D_3, 1,25-di-hidroxivitamina D_3.

HIPERPARATIREOIDISMO

Manifestações Clínicas

As causas de hiperparatireoidismo primário incluem adenomas paratireóideos, hiperplasia de glândula paratireoide e certos carcinomas. Hiperparatireoidismo secundário constitui uma resposta adaptativa à hipocalcemia produzida por condições, como insuficiência renal ou síndromes de má-absorção intestinal. Hiperparatireoidismo ectópico é decorrente da produção de PTH por tumores raros fora da glândula paratireoide. Peptídeo relacionado com o hormônio paratireóideo pode causar importante hipercalcemia quando secretado por um carcinoma (p. ex., carcinoma broncogênico [pulmão] ou hepatoma). Invasão óssea com hipercalcemia osteolítica pode complicar mieloma múltiplo, linfoma ou leucemia. Globalmente, a causa mais comum de hipercalcemia em pacientes hospitalizados é a malignidade. Quase todas as manifestações clínicas do hiperparatireoidismo são decorrentes de hipercalcemia (Tabela 34-7). Causas raras de hipercalcemia incluem metástases ósseas de tumores de órgãos sólidos, intoxicação pela vitamina D, síndrome leite-álcali, terapia com lítio, sarcoidose e imobilização prolongada. O tratamento do hiperparatireoidismo depende da causa, mas a remoção cirúrgica de todas as quatro glândulas, muitas vezes, é necessária no caso de hiperplasia paratireóidea. Quando há um único adenoma, sua remoção cura muitos pacientes com hiperparatireoidismo primário esporádico.

Considerações Anestésicas

Em pacientes com hipercalcemia decorrente de hiperparatireoidismo, hidratação com soro fisiológico e diurese forçada por furosemida geralmente diminuirá o cálcio sérico para valores aceitáveis (< 14 mg/dL, 7 mEq/L, ou 3,5 mmol/L). Terapia mais agressiva com os bifosfonatos intravenosos pamidronato (Aredia) ou etidronato (Didronel) pode ser necessária em pacientes com hipercalcemia ligada à malignidade. Plicamicina (Mythramycin), glicocorticoides, calcitonina ou diálise podem ser necessárias, quando bifosfonatos intravenosos não forem suficientes ou forem contraindicados. Hipoventilação deve ser evitada, uma vez que acidose aumenta o cálcio ionizado. Níveis elevados de cálcio podem causar arritmias cardíacas. A resposta a NMBs pode ser alterada em pacientes com fraqueza muscular preexistente causada pelos efeitos do cálcio na junção neuromuscular. Osteoporose acentuada pelo hiperparatireoidismo predispõe os pacientes à compressão vertebral e fraturas de ossos durante procedimentos anestésicos, posicionamento e transporte. As complicações pós-operatórias clinicamente importantes da paratireoidectomia são semelhantes àquelas da tireoidectomia subtotal.

TABELA 34-7 Efeitos do hiperparatireoidismo

Cardiovasculares
Hipertensão
Arritmias ventriculares
Alterações no ECG[1] (intervalo QT encurtado,[2] onda T alargada)
Renais
Poliúria
Capacidade de concentração renal prejudicada
Cálculos renais
Acidose metabólica hiperclorêmica
Desidratação
Polidipsia
Insuficiência renal
Gastrointestinais
Constipação
Náusea e vômito
Anorexia
Pancreatite
Doença ulcerosa péptica
Musculoesqueléticos
Fraqueza muscular
Osteoporose
Neurológicos
Alteração do estado mental (p. ex., delírio, psicose, coma)

[1]ECG, eletrocardiograma.
[2]O intervalo QT pode estar prolongado a concentrações de cálcio sérico >16 mg/dL.

HIPOPARATIREOIDISMO

Manifestações Clínicas

Hipoparatireoidismo é geralmente deficiência de PTH após paratireoidectomia. As manifestações clínicas do hipoparatireoidismo são um resultado de hipocalcemia (Tabela 34-8), que também pode ser causada por insuficiência renal, hipomagnesemia, deficiência de vitamina D e pancreatite aguda (veja Capítulo 49). Hipoalbuminemia diminui o cálcio sérico total (uma queda de 1 g/dL na albumina sérica causa uma diminuição de 0,8 mg/dL no cálcio sérico total), mas o cálcio ionizado, a entidade ativa, fica inalterado. A apresentação clássica de hipocalcemia é tetania, classicamente diagnosticada pelo sinal de Chvostek (contração dolorosa da musculatura facial após percussão sobre o nervo facial) ou o sinal de Trousseau (espasmo carpal após insuflação, acima da pressão arterial sistólica por 3 min, de um torniquete no braço). Estes sinais, ocasionalmente, podem estar presentes em pessoas não hipocalcêmicas. O tratamento da hipocalcemia sintomática consiste na administração intravenosa de sais de cálcio.

Hipocalcemia branda é comum após *bypass* cardiopulmonar ou infusão de soluções de albumina. Em muitos pacientes adultos isto não necessita ser tratado, uma vez que a resposta do eixo PTH-vitamina D geralmente será suficiente para restaurar o cálcio ionizado a valores normais, e hipocalcemia branda geralmente não terá consequências hemodinâmicas.

Considerações Anestésicas

O cálcio sérico deve ser normalizado em qualquer paciente que se apresente com manifestações cardíacas de hipocalcemia grave. Alcalose por hiperventilação ou terapia com bicarbonato de sódio diminuirá ainda mais o cálcio ionizado. Embora derivados do sangue contendo citrato geralmente não baixem o cálcio sérico significativamente, eles devem ser administrados cautelosamente em pacientes com hipocalcemia preexistente. Outras considerações incluem evitar o uso de soluções de albumina (que se ligam e reduzem as concentrações de cálcio ionizado) e ter sempre em mente a possibilidade de coagulopatia.

Glândula Suprarrenal

Fisiologia

A glândula suprarrenal é dividida em córtex e medula. O córtex suprarrenal secreta androgênios, mineralocorticoides (p. ex., aldosterona), e glicocorticoides (p. ex., cortisol). A medula suprarrenal secreta catecolaminas (principalmente epinefrina mas também pequenas quantidades de norepinefrina e dopamina). Os androgênios suprarrenais não têm quase nenhuma relevância para o manejo anestésico e não serão abordados.

TABELA 34-8 Efeitos do hipoparatireoidismo

Cardiovasculares	
	Alterações no ECG[1] (intervalo QT prolongado)
	Hipotensão
	Insuficiência cardíaca congestiva
Neurológicos	
	Irritabilidade neuromuscular (p. ex., laringospasmo, estridor inspiratório, tetania, convulsões)
	Parestesia perioral
	Alterações do estado mental (p. ex., demência, depressão, psicose)

[1]ECG, eletrocardiograma.

A aldosterona é principalmente envolvida com equilíbrio hidreletrolítico. A secreção de aldosterona faz sódio ser reabsorvido no túbulo renal distal em troca de íons potássio e hidrogênio, causando **expansão** do líquido extracelular em razão de retenção hídrica, uma diminuição no potássio plasmático e alcalose metabólica. A secreção de aldosterona é estimulada pelo sistema renina-angiotensina (especificamente, angiotensina II), hormônio adrenocorticotrófico hipofisário (ACTH) e hiperpotassemia. Hipovolemia, hipotensão, insuficiência cardíaca congestiva e cirurgia resultam em uma elevação das concentrações de aldosterona. Bloqueio do sistema renina-angiotensina-aldosterona com inibidores da enzima conversora de angiotensina ou bloqueadores dos receptores à angiotensina, ou ambos, é uma terapia importante na hipertensão arterial e insuficiência cardíaca (produz aumento da sobrevida). Bloqueadores dos receptores à aldosterona (espironolactona ou eplerenona) adicionados à terapia-padrão prolongam a sobrevida em pacientes com insuficiência cardíaca crônica.

Os glicocorticoides são essenciais à vida e têm múltiplos efeitos fisiológicos, incluindo intensificação da gliconeogênese e inibição da utilização periférica de glicose. Estas ações tendem a elevar a glicemia e piorar o controle diabético. Glicocorticoides são necessários para o músculo liso vascular e brônquico responder às catecolaminas. Uma vez que os glicocorticoides sejam estruturalmente relacionados com a aldosterona, a maioria tende a promover retenção de sódio e excreção de potássio (um efeito mineralocorticoide). ACTH liberado pela hipófise anterior é o principal regulador da secreção de glicocorticoides. A secreção basal de ACTH e glicocorticoides exibe um ritmo diurno. Condições estressantes promovem secreção de ACTH e cortisol, enquanto glicocorticoides circulantes inibem secreção de ACTH e cortisol. A produção endógena de cortisol, o mais importante glicocorticoide endógeno, é, em média, 20 mg/dia.

A estrutura, biossíntese, efeitos fisiológicos e metabolismo das catecolaminas encontram-se discutidos no Capítulo 14. Epinefrina constitui 80% da produção suprarrenal de catecolaminas em humanos. A liberação de catecolaminas é regulada principalmente por fibras pré-ganglionares colinérgicas simpáticas que inervam a medula suprarrenal. Os estímulos incluem exercício, hemorragia, cirurgia, hipotensão, hipotermia, hipoglicemia, hipercapnia, hipoxemia, dor e medo.

EXCESSO DE MINERALOCORTICOIDES

Manifestações Clínicas

Hipersecreção de aldosterona pelo córtex suprarrenal (hiperaldosteronismo primário) pode ser decorrente de um adenoma unilateral (aldosteronoma ou síndrome de Conn), hiperplasia bilateral, ou em casos muito raros, carcinoma da glândula suprarrenal. Algumas condições ligadas a doenças estimulam a secreção de aldosterona ao afetarem o sistema renina-angiotensina. Por exemplo, insuficiência cardíaca congestiva, cirrose hepática com ascite, síndrome nefrótica e algumas formas de hipertensão (p. ex., estenose de artéria renal) podem causar aldosteronismo secundário. Embora ambos os aldosteronismos primário e o secundário sejam caracterizados por níveis aumentados de aldosterona, apenas o último é associado à atividade aumentada de renina. As manifestações clínicas usuais de excesso de mineralocorticoide incluem hipopotassemia e hipertensão, e uma proporção aumentada de aldosterona-atividade de renina plasmática foi observada em estudos de laboratório.

Considerações Anestésicas

Perturbações hidreletrolíticas podem ser corrigidas pré-operatoriamente, usando-se espironolactona. Este antagonista da aldosterona é um diurético poupador de potássio com propriedades anti-hipertensivas. O volume intravascular pode ser avaliado pré-operatoriamente, pesquisando hipotensão ortostática.

DEFICIÊNCIA DE MINERALOCORTICOIDES

Manifestações Clínicas e Considerações Anestésicas

Atrofia ou destruição de ambas as glândulas suprarrenais resultam em uma deficiência combinada de mineralocorticoides e glicocorticoides (veja a seção sobre Deficiência de Glicocorticoide). Deficiência isolada de atividade mineralocorticoide não ocorre quase nunca.

EXCESSO DE GLICOCORTICOIDES

Manifestações Clínicas

Excesso de glicocorticoides pode ser decorrente da administração exógena de hormônios esteroides, hiperfunção intrínseca do córtex suprarrenal (p. ex., adenoma corticossuprarrenal), produção de ACTH por um tumor não hipofisário (síndrome de ACTH ectópico), ou hipersecreção por um adenoma hipofisário (doença de Cushing). Independentemente da causa, excesso de corticosteroides produz síndrome de Cushing, caracterizada por atrofia e fraqueza musculares, osteoporose, obesidade central, estrias abdominais, intolerância à glicose, irregularidade menstrual, hipertensão e alterações do estado mental.

Considerações Anestésicas

Os pacientes com síndrome de Cushing podem ter sobrecarga de volume e ter alcalose metabólica hipopotassêmica, resultante da atividade mineralocorticoide dos glicocorticoides. Estas anormalidades devem ser corrigidas pré-operatoriamente da maneira anteriormente descrita. Os pacientes com osteoporose estão em risco de fratura durante posicionamento. Se a causa da síndrome de *Cushing* for glicocorticoides exógenos, as glândulas suprarrenais do paciente podem não ser capazes de responder aos estresses perioperatórios, e estão indicados esteroides suplementares (veja a seção sobre Deficiência de Glicocorticoides). Da mesma forma, os pacientes submetendo-se à adrenalectomia necessitam de reposição de glicocorticoides intraoperatória (em adultos, succinato de hidrocortisona intravenoso, 100 mg cada 8 h). Outras complicações da adrenalectomia podem incluir importante perda sanguínea durante a ressecção de um tumor altamente vascularizado e pneumotórax acidental. Por outro lado, muitos tumores suprarrenais são removidos tranquilamente durante cirurgia laparoscópica.

DEFICIÊNCIA DE GLICOCORTICOIDES

Manifestações Clínicas

A insuficiência suprarrenal primária (doença de Addison) é causada pela destruição da glândula suprarrenal, o que resulta em uma deficiência combinada de mineralocorticoides e glicocorticoides. As manifestações clínicas são decorrentes de deficiência de aldosterona (hiponatremia, hipovolemia, hipotensão, hiperpotassemia e acidose metabólica) e deficiência de cortisol (fraqueza, fadiga, hipoglicemia, hipotensão e perda de peso).

A insuficiência suprarrenal secundária é resultado da secreção inadequada de ACTH pela hipófise. A causa mais comum de insuficiência suprarrenal secundária é iatrogênica, resultado da administração prévia de glicocorticoides exógenos. Uma vez que a secreção de mineralocorticoides seja geralmente adequada na insuficiência suprarrenal secundária, distúrbios hidreletrolíticos não estão presentes. Insuficiência suprarrenal aguda (crise addisoniana), no entanto, pode ser desencadeada em pacientes dependentes de esteroides que não recebam doses apropriadas durante períodos de estresse (p. ex., infecção, trauma, cirurgia) e em pacientes que recebem infusões de etomidato. As características clínicas desta emergência médica incluem febre, dor abdominal, hipotensão ortostática e hipovolemia, que pode progredir para choque circulatório não responsivo à ressuscitação.

Considerações Anestésicas

6 Os pacientes com deficiência de glicocorticoides precisam receber terapia adequada de reposição de esteroide durante o período perioperatório. Todos os pacientes que receberam, nos últimos 12 meses, doses potencialmente supressoras de esteroides (p. ex., o equivalente diário a 5 mg de prednisona) por qualquer via de administração (tópica, inalatória ou oral) por um período de mais de 2 semanas, podem ser incapazes de responder apropriadamente a estresse cirúrgico e devem receber suplementação de glicocorticoides perioperatórios.

O que representa cobertura esteroide adequada é controverso, e há aqueles que advogam posologia variável com base na extensão da cirurgia. Embora os adultos normalmente secretem 20 mg de cortisol diariamente, isto pode aumentar a mais de 300 mg sob condições de estresse máximo. Assim, uma recomendação tradicional foi administrar 100 mg de fosfato de hidrocortisona cada 8 h começando na manhã da cirurgia. Um esquema alternativo com baixa dose (25 mg de hidrocortisona no momento da indução seguidos por uma infusão de 100 mg durante as 24 h subsequentes) mantém níveis de cortisol plasmático iguais ou mais altos do que os descritos em pacientes sadios, submetendo-se à cirurgia eletiva semelhante. Este segundo esquema pode ser particularmente apropriado para pacientes diabéticos, em que a administração de glicocorticoides frequentemente interfere com o controle da glicemia.

EXCESSO DE CATECOLAMINAS

Manifestações Clínicas

Feocromocitoma é um tumor secretor de catecolamina que consiste em células originadas da crista neural embrionária. Este tumor se responsabiliza por 0,1% de todos os casos de hipertensão. Embora o tumor seja geralmente localizado em uma única glândula suprarrenal, 10-15% são bilaterais ou fora da glândula. Aproximadamente 10% dos tumores são malignos. As manifestações típicas do feocromocitoma são hipertensão paroxística, cefaleia, sudorese e palpitações. Hipertensão e taquicardia intraoperatórias inesperadas durante manipulação de estruturas abdominais podem, ocasionalmente, ser as primeiras indicações de um feocromocitoma não diagnosticado. A fisiopatologia, diagnóstico e tratamento destes tumores exigem uma compreensão do metabolismo das catecolaminas e da farmacologia dos agonistas e antagonistas adrenérgicos. A Discussão de Caso no Capítulo 14 examina estes aspectos do tratamento do feocromocitoma.

Considerações Anestésicas

A avaliação pré-operatória deve-se focalizar na adequação do bloqueio α-adrenérgico e reposição de volume. Especificamente, devem ser avaliadas a pressão arterial de repouso, pressão arterial e frequência cardíaca ortostáticas e evidência eletrocardiográfica de isquemia.

Uma diminuição no volume plasmático e na massa de eritrócitos contribui para a grave hipovolemia crônica vista nestes pacientes. O hematócrito pode ser normal ou elevado, dependendo do fator predominante: hipovolemia ou anemia. Portanto, nem o hematócrito nem a concentração de hemoglobina definem confiavelmente a adequação do volume intravenoso. Bloqueio α-adrenérgico pré-operatório com fenoxibenzamina (um inibidor não competitivo) ajuda a corrigir o déficit de volume, além de corrigir a hipertensão. Bloqueio β não deve ser iniciado antes de iniciado o bloqueio α, mas pode ser introduzido se houver necessidade de controlar a frequência cardíaca e para reduzir arritmias provocadas por concentrações excessivas de catecolaminas. Uma queda no hematócrito deve acompanhar a expansão do volume circulatório, algumas vezes desmascarando uma anemia subjacente.

Variações da pressão arterial potencialmente ameaçadoras à vida – particularmente durante indução e manipulação do tumor – indicam o monitoramento invasivo da pressão arterial e o acesso intravenoso adequado. Pacientes jovens com mínima ou nenhuma cardiopatia podem não necessitar de uma linha venosa central. Pacientes com evidência de doença cardíaca (ou em que cardiopatia seja suspeitada) podem-se beneficiar de ter um cateter central (uma via de acesso conveniente para administração de catecolaminas, caso elas sejam necessárias) e com ecocardiografia transesofágica intraoperatória.

Intubação não deve ser realizada até que um nível profundo de anestesia geral (possivelmente também incluindo anestesia local da traqueia) tenha sido estabelecido. Hipertensão intraoperatória pode ser tratada com fentolamina, nitroprussiato, nicardipina ou clevidipina. Fentolamina bloqueia especificamente receptores α-adrenérgicos e bloqueia os efeitos das catecolaminas circulantes. Nitroprussiato tem um início de ação rápido, uma duração de ação curta, e pode ser efetivo em casos em que bloqueadores dos canais de cálcio forem inefetivos pois libera óxido nítrico. Nicardipina e clevidipina estão sendo usadas mais frequentemente pré-operatoriamente e intraoperatoriamente.

7 É melhor que sejam evitadas drogas ou técnicas que indiretamente estimulem ou promovam a liberação de catecolaminas (p. ex., efedrina, hipoventilação ou grandes doses em bolo de cetamina), potencializem os efeitos arrítmicos das catecolaminas (classicamente halotano) ou que possam liberar histamina (p. ex., grandes doses de atracúrio ou sulfato de morfina).

Depois da ligadura do suprimento venoso do tumor, o principal problema frequentemente se torna *hipotensão* por hipovolemia, bloqueio adrenérgico persistente e tolerância aos altos níveis de catecolaminas endógenas, abruptamente interrompidas. Ressuscitação hídrica apropriada deve refletir o sangramento cirúrgico e outras fontes de perda líquida. A avaliação do volume intravascular pode ser guiada pela avaliação ecocardiográfica do enchimento ventricular esquerdo usando ecocardiografia transesofágica ou outras medidas não invasivas do débito cardíaco e volume sistólico. Infusões de agonistas adrenérgicos, como fenilefrina ou norepinefrina, frequentemente se tornam necessárias. *Hipertensão* pós-operatória é rara e pode indicar a presença de tumores ocultos não ressecados.

Obesidade

Sobrepeso e obesidade são classificados, usando-se o índice de massa corporal (BMI). Sobrepeso é definido como um BMI de 24 a 30 kg/m^2, obesidade como um BMI de 30 a 40, e obesidade extrema (antes chamada "obesidade mórbida") como um BMI maior que 40. O BMI é calculado dividindo-se o peso (em quilogramas) pela altura (em metros) ao quadrado. Os riscos à saúde aumentam com o grau de obesidade e com distribuição abdominal do peso. Homens com uma medida de cintura de 100 cm ou mais e mulheres com uma medida de cintura de 87,5 cm ou mais estão em risco aumentado para sua saúde. Em um paciente com 1,8 m de altura e pesando 70 kg, o BMI seria como o apresentado a seguir:

$$\text{BMI} = \frac{\text{Peso (kg)}}{(\text{Altura [metros]})^2} = \frac{70\text{ kg}}{1{,}8^2} = \frac{70}{3{,}24} = 21{,}6\text{kg/m}^2$$

Manifestações Clínicas

Obesidade é associada a muitas doenças, incluindo diabetes melito tipo 2, hipertensão, doença de artéria coronariana, apneia de sono obstrutiva, doença articular degenerativa (osteoartrite) e colelitíase. Mesmo na ausência de doença coexistente, obesidade extrema tem profundas consequências fisiológicas. Demanda de oxigênio, produção de CO_2 e ventilação alveolar estão elevadas porque a taxa metabólica é proporcional ao peso corporal. Tecido adiposo excessivo sobre o tórax diminui a complacência da parede torácica, ainda que a complacência pulmonar possa permanecer normal. Massa abdominal aumentada força o diafragma cefalicamente, produzindo volumes pulmonares sugestivos de doença pulmonar restritiva. Reduções nos volumes pulmonares são acentuadas pelas posições supina e de Trendelenburg. Em particular, a capacidade residual funcional pode cair abaixo da capacidade de fechamento. Se isto ocorrer, alguns alvéolos se fecharão durante ventilação com volume corrente normal, causando um desequilíbrio de ventilação/ perfusão.

Embora os pacientes obesos sejam frequentemente hipoxêmicos, apenas alguns têm hipercapnia, o que deve ser um aviso de complicações iminentes. Síndrome de obesidade-hipoventilação, ou apneia de sono obstrutiva (OSA), é uma complicação da obesidade extrema, caracterizada por hipercapnia, policitemia induzida por hipoxemia, insuficiência cardíaca direita e sonolência. Estes pacientes parecem ter uma diminuição do estímulo respiratório e, muitas vezes, apresentam ronco intenso e apneia de sono. Os pacientes com OSA, muitas vezes, relatam boca seca e sonolência diurna; seus parceiros frequentemente descrevem pausas apneicas. OSA também foi associada a complicações perioperatórias aumentadas, incluindo hipertensão, hipóxia, arritmias, infarto do miocárdio, edema pulmonar, AVE e morte. Nestes, deve ser previsto dificuldades de ventilação por máscara e intubação difícil, seguidas por obstrução da via aérea superior durante a recuperação.

Os pacientes com OSA são vulneráveis durante o período pós-operatório, particularmente quando foram dados sedativos ou opioides. Em posição supina, pacientes com OSA são ainda mais propensos à obstrução da via aérea superior. Nestes, ou quando há suspeita de OSA, pressão positiva contínua nas vias aéreas (CPAP) deve ser considerada até que o anestesiologista possa estar seguro de que o paciente é capaz de proteger sua via aérea e manter ventilação espontânea sem evidência de obstrução. Tanto a *American Society of Anesthesiologists* quanto a *Society of Ambulatory Anesthesia* oferecem diretrizes sobre tratamento perioperatório do paciente com OSA.

O coração de um paciente com OSA tem uma carga de trabalho aumentada, uma vez que o débito cardíaco e o volume sanguíneo sejam aumentados a fim de suprir as reservas de gordura. A elevação no débito cardíaco (0,1 L/min/kg de tecido adiposo) é alcançada por um aumento no volume sistólico – em oposição à frequência cardíaca. Hipertensão arterial leva à hipertrofia ventricular esquerda. Elevações no fluxo sanguíneo pulmonar e vasoconstrição da artéria pulmonar pela hipóxia persistente podem levar à hipertensão pulmonar e *cor pulmonale.*

Obesidade é também associada a alterações na fisiologia gastrointestinal, levando ao aparecimento de hérnia hiatal, doença de refluxo gastroesofágico, retardo do esvaziamento gástrico, hiperacidez gástrica, bem como com um risco aumentado de câncer gástrico. Infiltração gordurosa do fígado também ocorre e pode ser associada a testes hepáticos anormais, mas a extensão da infiltração não se correlaciona bem com o grau de anormalidade dos testes hepáticos.

Considerações Anestésicas

A. Pré-Operatórias

Pelas razões delineadas anteriormente, os pacientes obesos estão em risco aumentado de desenvolver pneumonia aspirativa. Pré-tratamento com antagonistas H_2 e metoclopramida deve ser considerado. Pré-medicação com drogas depressoras respiratórias deve ser evitada em pacientes com OSA.

A avaliação pré-operatória de pacientes extremamente obesos, submetendo-se à grande cirurgia, deve procurar avaliar a reserva cardiopulmonar. Os testes pré-operatórios devem incluir itens, como radiografia de tórax, ECG e gasometria arterial. Sinais físicos de insuficiência cardíaca (p. ex., edema sacro) podem ser difíceis de identificar. Pressões arteriais devem ser aferidas com um manguito do tamanho apropriado. Locais potenciais para acessos venoso e arterial devem ser verificados em antecipação a dificuldades técnicas. Marcos anatômicos ocultados, posicionamento difícil e camadas extensas de tecido adiposo podem tornar difícil a anestesia regional com equipamento e

8 técnicas padrão. Pacientes obesos podem ser difíceis de intubar como resultado da mobilidade limitada das articulações temporomandibular e atlantoccipital, uma via aérea superior estreitada e uma distância encurtada entre a mandíbula e o panículo adiposo esternal.

B. Intraoperatórias

Em razão dos riscos de aspiração e hipoventilação, os pacientes obesos mórbidos são geralmente intubados para todas menos as anestesias gerais de curta duração. Se a intubação parecer provavelmente difícil, o uso de um broncoscópio de fibra óptica ou videolaringoscopia é recomendado. Posicionar o paciente sobre uma rampa de intubação é útil. Auscultação dos sons respiratórios pode-se comprovar difícil. Mesmo ventilação controlada pode exigir concentrações de oxigênio inspirado relativamente aumentadas a fim de prevenir hipóxia, particularmente nas posições de litotomia, Trendelenburg ou prona. Compressas abdominais subdiafragmáticas podem causar ainda mais deterioração da função pulmonar e uma redução da pressão arterial ao aumentarem a resistência ao retorno venoso. Anestésicos voláteis podem ter metabolização mais extensa em pacientes obesos. Metabolismo aumentado pode explicar a incidência aumentada de hepatite por halotano observada em pacientes obesos. Obesidade tem pouco efeito clínico sobre a velocidade de declínio das concentrações alveolares de anestésico e o tempo para despertar, mesmo após procedimentos cirúrgicos longos.

Teoricamente, maiores reservas de gordura aumentariam o volume de distribuição de drogas lipossolúveis (p. ex., benzodiazepinas, opioides) com relação a uma pessoa magra. Entretanto, o volume de distribuição do, por exemplo, fentanil ou sufentanil é tão grande que a obesidade tem mínima influência. Drogas hidrossolúveis (p. ex., NMBs) têm um volume de distribuição muito menor, minimamente aumentado pela gordura corporal. Portanto, a posologia de drogas hidrossolúveis deve ser com base no peso corporal ideal para evitar superdosagem. Na realidade, a prática clínica nem sempre valida estas expectativas.

Embora as necessidades posológicas para anestesias epidural e espinal sejam difíceis de predizer, os pacientes obesos tipicamente necessitam de 20-25% menos anestésico local por segmento bloqueado por causa da gordura epidural e veias epidurais distendidas. Anestesia epidural contínua tem a vantagem de fornecer alívio da dor e o potencial de diminuir complicações respiratórias no período pós-operatório. Bloqueios nervosos regionais, quando apropriados para a cirurgia, têm as vantagens adicionais de não interferir com a profilaxia de trombose venosa profunda pós-operatória, raramente produzindo hipotensão, e de reduzir a necessidade de opioides.

C. Pós-Operatórias

Insuficiência respiratória é um importante problema pós-operatório dos pacientes com obesidade mórbida. O risco de hipóxia pós-operatória é aumentado em pacientes com hipóxia pré-operatória, após cirurgia do tórax ou abdome superior (particularmente incisões verticais). A extubação deve aguardar até que os efeitos dos NMBs sejam completamente revertidos, e o paciente esteja acordado. Um paciente obeso deve permanecer intubado até que não haja nenhuma dúvida de que uma via aérea e volume corrente adequados serão mantidos. Isto *não* significa que todos os pacientes obesos necessitem ser ventilados de um dia para o outro em uma unidade de terapia intensiva. Se o paciente for extubado na sala de cirurgia, oxigênio suplementar deve ser fornecido durante o transporte para a recuperação pós-anestésica. Uma posição sentada modificada a 45° melhorará a ventilação e oxigenação. O risco de hipóxia se estende por vários dias do período pós-operatório, e o fornecimento de oxigênio suplementar ou CPAP, ou ambos, deve ser rotineiramente considerado. Outras complicações pós-operatórias comuns em pacientes obesos incluem infecção de ferida, trombose venosa profunda e embolia pulmonar. Pacientes com obesidade mórbida e pacientes com OSA podem ser candidatos para cirurgia ambulatorial, contanto que eles sejam adequadamente monitorados e avaliados antes da alta para casa, e que a cirurgia não vá exigir grandes doses de opioides para controle da dor pós-operatória.

Síndrome Carcinoide

Síndrome carcinoide é o conjunto de sinais e sintomas causados pela secreção de substâncias vasoativas (p. ex., serotonina, calicreína, histamina) a partir de tumores entéricos produtores de epinefrina (tumores carcinoides). Uma vez que a maioria destes tumores seja localizada no trato gastrointestinal, seus produtos metabólicos são liberados para dentro da circulação portal e metabolizados pelo fígado antes que possam causar efeitos sistêmicos. Entretanto, produtos de tumores não intestinais (p. ex., pulmonares, ovarianos) ou de metástases hepáticas contornam a circulação portal e, por essa razão, podem causar uma variedade de manifestações clínicas. Muitos pacientes são submetidos à cirurgia para ressecção de tumores carcinoides; a maioria desses pacientes não apresentou a síndrome carcinoide.

Manifestações Clínicas

As manifestações mais comuns de síndrome carcinoide são rubor cutâneo, broncospasmo, diarreia profusa, oscilações dramáticas na pressão arterial (geralmente hipotensão) e arritmias supraventriculares (Tabela 34-9). **Síndrome carcinoide é associada à cardiopatia direita causada por formação de placa valvular e miocárdica e, em alguns casos, implantação de tumores nas valvulas tricúspide e pulmonar.** O diagnóstico de síndrome carcinoide é confirmado pela detecção de metabólitos da serotonina na urina (ácido 5-hidroxiindolacético) ou sugerida por níveis plasmáticos elevados de cromogranina A. O tratamento varia dependendo da localização do tumor e pode abranger uma ressecção cirúrgica, antagonistas específicos da serotonina e histamina e tratamento sintomático. Somatostatina, um peptídeo inibidor, reduz a liberação de produtos tumorais vasoativos.

Considerações Anestésicas

9 A chave do tratamento perioperatório dos pacientes com síndrome carcinoide é evitar técnicas anestésicas e cirúrgicas ou agentes que possam fazer o tumor liberar substâncias vasoativas. Anestesia regional pode limitar a liberação de hormônios de estresse perioperatoriamente. Grandes doses em *bo-*

TABELA 34-9 Principais mediadores de síndrome carcinoide e suas manifestações clínicas

Mediador	Manifestações Clínicas
Serotonina	Vasoconstrição (espasmo de artéria coronária, hipertensão), tônus intestinal aumentado, desequilíbrio hídrico-eletrolítico (diarreia), deficiência de triptofano (hipoproteinemia, pelagra)
Calicreína	Vasodilatação (hipotensão, ruborização), broncoconstrição
Histamina	Vasodilatação (hipotensão, ruborização), arritmias, broncoconstrição

lus de drogas liberadoras de histamina (p. ex., morfina e atracúrio) devem ser evitadas. Manipulação cirúrgica do tumor pode causar uma liberação maciça de hormônios. O monitoramento provavelmente incluirá uma linha arterial. Se houver preocupações acerca de instabilidade hemodinâmica ou doença cardíaca intrínseca causada por síndrome carcinoide, ecocardiografia transesofágica pode ser útil. Alterações no metabolismo dos carboidratos podem levar à hipoglicemia ou hiperglicemia insuspeitadas. Parecer de um endocrinologista pode ajudar a esclarecer o papel de droga anti-histamínica, antisserotoninérgica (p. ex., metisergida), octreotídeo (um análogo da somatostatina de ação longa), ou anticalicreínica (p. ex., corticosteroides) em pacientes específicos.

DISCUSSÃO DE CASO

Neoplasia Endócrina Múltipla

Um nódulo tireóideo isolado é descoberto durante exame físico de uma mulher de 36 anos queixando-se de diarreia e cefaleias. Estudo do tumor revela hipercalcemia e um nível elevado de calcitonina, o que leva ao diagnóstico de câncer da medula da tireoide e hiperparatireoidismo primário. Durante indução de anestesia geral para tireoidectomia total, a pressão arterial da paciente sobe a 240/140 mmHg e sua frequência cardíaca se aproxima de 140 batimentos/min, com frequentes contrações ventriculares prematuras. A operação é cancelada, uma linha arterial é inserida, e a paciente é tratada com esmolol e nicardipina intravenosos.

Qual poderia ser a causa da crise hipertensiva desta paciente durante indução de anestesia geral:

Neoplasia endócrina múltipla (MEN) é caracterizada pela formação de tumor em diversos órgãos endócrinos. MEN tipo 1 consiste em tumores pancreáticos (gastrinomas, insulinomas), hipofisários (cromófobos) e paratireóideos. MEN tipo 2 consiste em carcinoma medular tireóideo. Feocromocitoma, e hiperparatireoidismo (tipo 2a) ou neuromas mucosos múltiplos (tipo 2b ou tipo 3). O episódio hipertensivo neste caso pode ser decorrente de um feocromocitoma previamente não diagnosticado. O feocromocitoma na MEN pode consistir em pequenos tumores múltiplos. Estes pacientes são tipicamente adultos jovens com histórias familiares indicativas de MEN. Se múltiplas cirurgias forem planejadas, a ressecção do feocromocitoma geralmente será a primeira.

O que é calcitonina, e por que ela é associada a câncer medular tireoidiano?

Calcitonina é um polipeptídeo fabricado pelas células parafoliculares (células C) na glândula tireoide. Ela é secretada em resposta a aumentos no cálcio iônico plasmático e tende a baixar os níveis de cálcio, afetando as funções renal e óssea. Portanto, ela atua como um antagonista do hormônio paratireóideo (veja Tabela 34-6).

Por que esta paciente é hipercalcêmica se a calcitonina baixa o cálcio sérico?

Um excesso ou deficiência de calcitonina tem pequenos efeitos em humanos em comparação aos efeitos dos distúrbios paratireóideos. A hipercalcemia desta paciente é mais provavelmente decorrente de hiperparatireoidismo primário coexistente (MEN tipo 2a).

Cefaleia e diarreia são compatíveis com o diagnóstico de MEN?

A história de cefaleias sugere a possibilidade de feocromocitoma, enquanto diarreia pode ser decorrente de calcitonina ou um dos outros peptídeos frequentemente produzidos pelo carcinoma medular da tireoide (p. ex., ACTH, somatostatina, β-endorfina).

Que acompanhamento é necessário para esta paciente?

Em razão das alterações hemodinâmicas ameaçadoras à vida associadas ao feocromocitoma, este deve ser controlado clinicamente antes que cirurgia possa ser considerada (veja Discussão de Caso, Capítulo 14). Uma vez que as síndromes MEN são hereditárias, os membros da família devem ser triados quanto a sinais iniciais de feocromocitoma, câncer tireóideo e hiperparatireoidismo.

DIRETRIZES

Gross JB, Bachenberg KL, Benumof JL, et al: Practice guidelines for the perioperative management of patients with obstructive sleep apnea: A report by the American Society of Anesthesiologists Task Force on Perioperative Management of patients with obstructive sleep apnea. Anesthesiology 2006;104:1081.

Society for Ambulatory Anesthesia Consensus Statement on Selection of Patients With Obstructive Sleep Apnea Undergoing Ambulatory Surgery. Available at: http://www.sambahq.org/main/clinical-practice-guidelines/(accessed July 18, 2012).

LEITURA SUGERIDA

Adesanya AO, Lee W, Greilich NB, Joshi GP: Perioperative management of obstructive sleep apnea. Chest 2010;138:1489.

Arlt W, Allolio B: Adrenal insufficiency. Lancet 2003;361:1881.

Jones GC, Macklin JP, Alexander WD: Contraindications to the use of metformin. Evidence suggests that it is time to amend the list. BMJ 2003;326:4.

King DR, Velmahos GC: Difficulties in managing the surgical patient who is morbidly obese. Crit Care Med 2010;38:S478.

Kohl BA, Schwartz S: How to manage perioperative endocrine insufficiency. Anesthesiol Clin 2010;28:139.

NICE-SUGAR Study Investigators, Finfer S, Chittock DR, et al: Intensive versus conventional glucose control in critically ill patients. N Engl J Med 2009;360:1283.

Petri BJ, van Eijck CH, de Herder WW, et al: Phaeochromocytomas and sympathetic paragangliomas. Br J Surg 2009;96:1381.

Van den Berghe G, Schetz M, Vlasselaers D, et al: Clinical review: Intensive insulin therapy in critically ill patients: NICE-SUGAR or Leuven blood glucose target? J Clin Endocrinol Metab 2009;94:3163.

Zaghiyan KN, Murrell Z, Melmed GY, Fleshner PR: High-dose perioperative corticosteroids in steroid-treated patients undergoing major colorectal surgery: Necessary or overkill? Am J Surg 2012 Jun 28. [Epub ahead of print].

CAPÍTULO

35

Anestesia para Pacientes com Doença Neuromuscular

CONCEITOS-CHAVE

1. A fraqueza associada à miastenia grave é decorrente da destruição ou inativação autoimune dos receptores pós-sinápticos da acetilcolina na junção neuromuscular. Isto causa redução do número de receptores e perda da sua função, e lesão da membrana pós-sináptica, mediada por complemento.
2. Os pacientes que têm miastenia grave com comprometimento de músculos respiratórios ou orofaríngeos estão em risco aumentado de aspiração pulmonar.
3. Muitos pacientes com miastenia grave são extremamente sensíveis a bloqueadores neuromusculares (NMBs) não despolarizantes.
4. Os pacientes que têm miastenia grave estão em risco de insuficiência respiratória pós-operatória. Duração da doença maior que 6 anos, doença pulmonar concomitante, pressão inspiratória máxima menor que −25 cm H_2O (p. ex., −20 cm H_2O), capacidade vital menor que 4 mL/kg e uma dose de piridostigmina maior que 750 mg/dia são preditivos da necessidade de ventilação pós-operatória após timectomia.
5. Pacientes com síndrome miastênica de Lambert-Eaton e outras síndromes neuromusculares paraneoplásicas são muito sensíveis a NMBs tanto despolarizantes quanto não despolarizantes.
6. A degeneração dos músculos respiratórios em pacientes com distrofia muscular interfere com um mecanismo de tosse efetivo e leva à retenção de secreções e infecções pulmonares frequentes.
7. Degeneração do músculo cardíaco em pacientes com distrofia muscular também é comum, mas resulta em cardiomiopatia dilatada ou hipertrófica em apenas 10% dos pacientes.
8. Succinilcolina deve ser evitada em pacientes com distrofias musculares de Duchenne ou de Becker por causa da resposta imprevisível e o risco de induzir hiperpotassemia grave ou desencadear hipertermia maligna.
9. O manejo anestésico em pacientes com paralisia periódica é dirigido à prevenção de surtos. O manejo intraoperatório deve incluir medidas frequentes das concentrações de potássio plasmático e monitoramento eletrocardiográfico cuidadoso para detectar arritmias.
10. Em pacientes com paralisia periódica, a resposta aos NMBs é imprevisível, e a função neuromuscular deve ser cuidadosamente monitorada durante o seu uso. Sensibilidade aumentada a NMBs não despolarizantes é bastante comum de ser encontrada em pacientes com paralisia periódica hipopotassêmica.

Embora doenças neuromusculares sejam relativamente incomuns, pacientes com estas condições se apresentarão à sala de cirurgias e a áreas de procedimentos fora do centro cirúrgico para estudos diagnósticos, tratamento de complicações, ou tratamento cirúrgico de doenças relacionadas ou não relacionadas. Debilidade global, com força muscular respiratória diminuída e sensibilidade aumentada a bloqueadores neuromusculares (NMBs), predispõe estes pacientes à insuficiência ventilatória pós-operatória e aspiração pulmonar, e pode retardar sua recuperação pós-procedimento por causa de dificuldade com a deambulação e risco aumentado de queda. Uma compreensão básica das principais doenças e sua interação potencial com agentes anestésicos é necessária a fim de minimizar o risco de morbidade perioperatória.

MIASTENIA GRAVE

A miastenia grave é uma doença autoimune caracterizada por fraqueza e fácil fatigabilidade do músculo esquelético. Ela é classificada de acordo com a distribuição e gravidade da doença (Tabela 35-1). A prevalência é estimada em 50-200 por milhão de habitantes. A incidência é mais alta em mulheres na sua 3ª década, e os homens exibem dois picos, um na 3ª década e outro na 6ª década.

1 A fraqueza associada à miastenia grave é decorrente da destruição ou inativação autoimune dos receptores pós-sinápticos da acetilcolina na junção neuromuscular. Isto causa redução do número de receptores e perda da sua função, e lesão da membrana pós-sináptica, mediada por complemento.

TABELA 35-1 Classificação clínica da miastenia grave segundo a *Myasthenia Gravis Foundation of America*[1]

Classe	Definição
I	Qualquer fraqueza muscular ocular Pode ter fraqueza do fechamento ocular A força de todos os outros músculos é normal
II	Fraqueza leve afetando músculos extraoculares Pode ter também fraqueza muscular ocular de qualquer gravidade
IIa	Afetando predominantemente músculos dos membros, axiais ou ambos Pode ter também comprometimento menor de músculos orofaríngeos
IIb	Afetando predominantemente músculos orofaríngeos, respiratórios ou ambos Pode ocorrer também comprometimento menor ou igual de músculos dos membros, axiais ou ambos
III	Fraqueza moderada afetando músculos extraoculares. Pode ter também fraqueza muscular ocular de qualquer gravidade
IIIa	Afetando predominantemente músculos dos membros, axiais ou ambos Pode ter também comprometimento de músculos orofaríngeos
IIIb	Afetando predominantemente músculos orofaríngeos, respiratórios ou ambos Pode ter também comprometimento menor ou igual de músculos dos membros, axiais ou ambos
IV	Fraqueza grave afetando músculos extraoculares Pode ter também fraqueza de músculos oculares de qualquer gravidade
IVa	Afetando, predominantemente, músculos dos membros e/ou axiais Pode ter também comprometimento menor de músculos orofaríngeos
IVb	Afetando, predominantemente, músculos orofaríngeos, respiratórios ou ambos Pode ter também comprometimento menor ou igual de músculos dos membros, axiais ou ambos
V	Definida por intubação, com ou sem ventilação mecânica, exceto quando empregada durante tratamento pós-operatório de rotina. O uso de um tubo de alimentação sem intubação traqueal coloca o paciente na classe IVb

[1]Reproduzida, com permissão, de Jaretzki III A, Barohn RJ: Myasthenia gravis: Recommendations for clinical research Standards. Neurology 2000;55:16.

Anticorpos IgG contra o receptor nicotínico à acetilcolina nas junções neuromusculares são encontrados em 85-90% dos pacientes com miastenia grave generalizada e em até 50-70% dos pacientes com miastenia ocular. Entre os pacientes com miastenia, 10-15% desenvolvem timoma, enquanto aproximadamente 70% exibem evidência histológica de hiperplasia folicular linfoide tímica. Outras afecções relacionadas com autoimunidade (hipotireoidismo, hipertireoidismo, artrite reumatoide e lúpus eritematoso sistêmico) estão também presentes em até 10% dos pacientes. O diagnóstico diferencial da miastenia grave inclui várias outras condições clínicas que podem simular seus sinais e sintomas (Tabela 35-2). Surto de miastenia grave é uma exacerbação que exige ventilação mecânica e deve ser suspeitada em qualquer paciente com insuficiência respiratória de etiologia não clara.

TABELA 35-2 Diagnóstico diferencial da miastenia grave[1]

Outras doenças neuromusculares
Síndromes miastênicas congênitas
Botulismo
Síndrome de Lambert-Eaton
Paralisias de nervos cranianos
Diabetes
Aneurisma intracraniano
Trauma (p. ex., fraturas orbitárias)
Congênita (p. ex., síndrome de Dwayne)
Infecções (p. ex., meningite basilar)
Inflamação (p. ex., síndromes do seio cavernoso)
Neoplasia (p. ex., meningioma basilar)
Síndrome de Horner
Doença muscular
Distrofia muscular miotônica
Distrofia muscular óculo-faríngea
Miopatias mitocondriais (p. ex., oftalmoplegia externa progressiva crônica)
Patologia do sistema nervoso central
Acidente vascular encefálico (derrame)
Doença desmielinizante
Outras
Doença de neurônio motor
Doença metabólica (p. ex., doença tireóidea)

[1]Reproduzida, com permissão, de Mahadeva B, Phillips II L, Juel VC: Autoimmune disorder sof neuromuscular transmission. Semin Neurol 2008;28:212.

A evolução da miastenia grave é marcada por exacerbações e remissões, que podem ser parciais ou completas. A fraqueza pode ser assimétrica, limitada a um grupo de músculos, ou generalizada. Músculos oculares são afetados mais comumente, resultando em ptose e diplopia. Com comprometimento dos músculos da orofaringe podem ocorrer disartria, dificuldade de mastigação e deglutição, problemas para eliminar secreções, ou aspiração pulmonar. Doença grave geralmente é também associada à fraqueza muscular proximal (principalmente no pescoço e ombros) e comprometimento de músculos respiratórios. A força muscular caracteristicamente melhora com repouso, mas deteriora rapidamente com esforço. Infecção, estresse, cirurgia e gravidez têm efeitos imprevisíveis sobre a doença, mas, frequentemente, conduzem a exacerbações. Várias medicações podem exacerbar os sinais e sintomas da miastenia grave (Tabela 35-3).

Drogas anticolinesterásicas são usadas mais comumente para tratar a fraqueza muscular desta doença. Estas drogas aumentam a quantidade de acetilcolina na junção neuromuscular pela inibição da acetilcolinesterase na placa motora. Piridostigmina é prescrita mais frequentemente; quando dada por via oral, ela tem uma duração efetiva de 2-4 h. Administração excessiva de um anticolinesterásico pode precipitar uma *crise colinérgica*, que é caracterizada por aumento da fraqueza e efeitos muscarínicos excessivos, como salivação, diarreia, miose e bra-

TABELA 35-3 Drogas que podem potencializar fraqueza na miastenia grave[1]

Agentes cardiovasculares
β-Bloqueadores
Lidocaína
Procainamida
Quinidina
Verapamil
Antibióticos
Ampicilina
Azitromicina
Ciprofloxacina
Claritromicina
Eritromicina
Gentamicina
Neomicina
Estreptomicina
Sulfas
Tetraciclina
Tobramicina
Drogas do sistema nervoso central
Clorpromazina
Lítio
Fenitoína
Triexifenidil
Imunomoduladores
Corticosteroides
Interferon-α
Agentes reumatológicos
Cloroquina
D-Penicilamina
Diversos
Agentes de radiocontraste iodados
Magnésio
Bloqueadores neuromusculares não despolarizantes

[1]Dados de Mahadeva B, Phillips II L, Juel VC: Autoimmune disorders of neuromuscular transmission. Semin Neurol 2008;28:212; and Matney S, Huff D: Diagnosis and treatment of myasthenia gravis. Consult Pharm 2007;22:239.

dicardia. Um *teste de edrofônio (Tensilon)* pode ajudar a diferenciar uma crise colinérgica de uma miastênica. Fraqueza aumentada depois da administração de até 10 mg de edrofônio intravenoso indica crise colinérgica, enquanto a força aumentando significa crise miastênica. Se este teste for duvidoso ou se o paciente claramente tiver manifestações de hiperatividade colinérgica, todas as drogas colinesterásicas devem ser descontinuadas, e o paciente deve ser monitorado em uma unidade de terapia intensiva ou similar. Drogas anticolinesterásicas são frequentemente os únicos agentes usados para tratar pacientes com doença leve. Doença moderada à grave é tratada com uma combinação de uma droga anticolinesterásica e terapia imunomoduladora. Corticosteroides são geralmente iniciados, seguidos por azatioprina, ciclosporina, ciclofosfamida, micofenolato mofetil e imunoglobulina intravenosa. Plasmaférese é reservada para pacientes com disfagia ou insuficiência respiratória, ou para normalizar a força muscular pré-operatoriamente em pacientes submetendo-se a um procedimento cirúrgico, inclusive timectomia. Até 85% dos pacientes com menos de 55 anos mostram melhora clínica subsequente à timectomia mesmo na ausência de um tumor, mas a melhora pode demorar até vários anos para se manifestar.

Considerações Anestésicas

Pacientes com miastenia grave podem-se apresentar para timectomia ou para outros procedimentos cirúrgicos não relacionados, sendo que o tratamento clínico da sua condição deve ser otimizado antes do procedimento pretendido. Os pacientes miastênicos com fraqueza respiratória e orofaríngea devem ser tratados pré-operatoriamente com imunoglobulina intravenosa ou plasmaférese. Se a força se normalizar, a incidência de complicações respiratórias pós-operatórias será semelhante à de um paciente não miastênico, submetendo-se a um procedimento cirúrgico semelhante. Os pacientes agendados para timectomia podem ter força muscular em deterioração, enquanto aqueles se submetendo a outros procedimentos eletivos podem estar bem controlados ou em remissão. Podem ser necessários ajustes na medicação anticolinesterásica, imunossupressores ou esteroidoterapia no período perioperatório. Pacientes com doença generalizada avançada podem deteriorar significativamente, quando agentes anticolinesterásicos são restringidos. Estas medicações devem ser reiniciadas, quando o paciente retomar ingestão oral pós-operatoriamente. Quando necessário inibidores de colinesterase também podem ser dados parenteralmente a 1/30 da dose oral. Problemas potenciais associados ao manejo da terapia anticolinesterásica no período pós-operatório incluem necessidades alteradas do paciente, reflexos vagais aumentados, e a possibilidade de romper anastomoses intestinais em razão de hiperperistalse. Além disso, como estes agentes também inibem colinesterase plasmática, eles poderiam *teoricamente* prolongar a duração de anestésicos locais tipo éster e da succinilcolina.

A avaliação pré-operatória deve focalizar a evolução recente da doença, os grupos musculares afetados, a terapia medicamentosa e doenças coexistentes.

2 Os pacientes que têm miastenia grave com comprometimento de músculos respiratórios ou orofaríngeos estão em risco aumentado de aspiração pulmonar. Pré-medicação com metoclopramida, um bloqueador H_2 ou inibidor da bomba de prótons pode diminuir este risco. Como os pacientes com miastenia frequentemente são muito sensíveis ao efeito depressor respiratório dos opioides e benzodiazepínicos, pré-medicação com estas drogas deve ser feita com cautela, se for feita.

Com a exceção de NMBs, agentes anestésicos padrão podem ser usados nos pacientes com miastenia grave. No entanto, depressão respiratória acentuada pode ser encontrada após doses ainda que moderadas de propofol ou opioides. Quando é necessária anestesia geral, uma anestesia com base em agente volátil é frequentemente empregada. Anestesia profunda com um agente volátil isolado em pacientes com miastenia pode fornecer suficiente relaxamento para intubação traqueal e a maioria dos procedimentos cirúrgicos, e muitos anestesistas evitam totalmente os NMBs. A resposta à succinilcolina é descrita como imprevisível, mas nós não temos achado isto na prática. Os pacientes podem manifestar uma resistência relativa, ou um efeito moderadamente prolongado (veja Capítulo 11). A dose de succinilcolina pode ser aumentada para 2 mg/kg para superar qualquer resistência, esperando que a duração da paralisia possa ser aumentada em 5-10 minutos.

3 Muitos pacientes com miastenia grave são extraordinariamente sensíveis a NMBs não despolarizantes. Mesmo uma dose defasciculante em alguns pacientes pode resultar em paralisia quase completa. Se NMBs forem necessários, são preferidas pequenas doses de um agente despolarizante de ação relativamente curta. Nós não temos achado que NMBs sejam necessários durante timectomia com anestesia volátil. Bloqueio neuromuscular deve ser monitorado muito estritamente com um estimulador de nervo periférico, e a função ventilatória deve ser cuidadosamente avaliada antes da extubação.

4 Os pacientes que têm miastenia grave estão em risco de insuficiência respiratória pós-operatória. Duração da doença maior que 6 anos, doença pulmonar concomitante, pressão inspiratória máxima menor que −25 cm H_3O (p. ex., −20 cm H_2O), capacidade vital menor que 4 mL/kg e dose de piridostigmina maior que 750 mg/dia são preditivas da necessidade de ventilação pós-operatória após timectomia.

Mulheres com miastenia podem ter fraqueza aumentada no último trimestre da gravidez e no período pós-parto inicial. Anestesia epidural geralmente é preferível para estas pacientes porque ela evita problemas potenciais com depressão respiratória e NMBs relacionados com anestesia geral. Níveis excessivamente altos de bloqueio motor, no entanto, também podem resultar em hipoventilação. Os lactentes de mães miastênicas podem mostrar miastenia transitória por 1-3 semanas após o nascimento, induzida por transferência placentária de anticorpos ao receptor à acetilcolina, o que pode tornar necessária intubação e ventilação mecânica.

SÍNDROMES NEUROMUSCULARES PARANEOPLÁSICAS

Síndromes paraneoplásicas são doenças imunomediadas associadas a um câncer subjacente. Miastenia grave é, muitas vezes, considerada uma síndrome paraneoplásica porque é um distúrbio autoimune associado à hiperplasia tímica, inclusive timoma. Outras síndromes paraneoplásicas neurológicas ou neuromusculares incluem a síndrome miastênica de Lambert-Eaton, encefalite límbica, neuromiotonia, síndrome da pessoa rígida, distrofia miotônica e polimiosite.

Síndrome Miastênica de Lambert-Eaton

A síndrome miastênica de Lambert-Eaton (LEMS) é uma síndrome paraneoplásica caracterizada por fraqueza muscular proximal que tipicamente começa nas extremidades inferiores, mas pode-se espalhar para comprometer músculos dos membros superiores, orofaríngeos e respiratórios. Boca seca, impotência masculina e outras manifestações de disfunção autonômica também são comuns. LEMS é geralmente associada a carcinoma de células pequenas do pulmão, mas também pode ser vista com outras malignidades ou como uma doença autoimune idiopática. O transtorno resulta de um defeito pré-sináptico da transmissão neuromuscular em que anticorpos aos canais de cálcio (ativados por voltagem) no terminal nervoso reduzem, acentuadamente, a liberação quântica de acetilcolina na placa motora. As células do carcinoma pulmonar de pequenas células expressam idênticos canais de cálcio ativador por voltagem, servindo como gatilho para a resposta autoimune nos pacientes com LEMS paraneoplásica.

Em contraste com a miastenia grave, a fraqueza muscular associada à LEMS melhora com esforço repetido, e a resposta às drogas anticolinesterásicas é menor. Cloridrato de guanidina e 3,4-diaminopiridina (DAP), que aumentam a liberação pré-sináptica de acetilcolina, muitas vezes, produzem melhora importante na LEMS. Corticosteroides ou outras medicações imunossupressoras, ou plasmaférese, também podem trazer benefício.

Encefalite Límbica

A encefalite límbica é uma doença degenerativa do sistema nervoso central, caracterizada por alterações da personalidade, alucinações, convulsões, disfunção autonômica, graus variados de demência e perda assimétrica de sensibilidade nas extremidades. Ela pode comprometer o cérebro, tronco cerebral, cerebelo e medula espinal. Em aproximadamente 60% dos casos, encefalite límbica é paraneoplásica. Há uma forte associação a carcinoma de células pequenas do pulmão, e a disfunção neurológica frequentemente precede o diagnóstico do câncer. A terapia inclui o tratamento do câncer subjacente, se presente, e administração de medicações imunossupressoras.

Neuromiotonia

A neuromiotonia é uma condição de hiperexcitabilidade de nervos periféricos que é frequentemente associada a um câncer subjacente, mas também pode ser herdada ou associada à neuropatia diabética, induzida por droga ou toxina, ou outras neuropatias adquiridas. Suas características incluem *miocimia* (um movimento ondulante contínuo dos músculos descrito como semelhante a "um saco de vermes"), rigidez, relaxamento muscular prejudicado, cãimbra muscular, hiper-hidrose e hipertrofia muscular. O tratamento inclui terapia com imunoglobulina, plasmaférese e medicação anticonvulsivante.

Síndrome da Pessoa Rígida

Síndrome da pessoa rígida é um distúrbio progressivo caracterizado por inflexibilidade e rigidez axiais que pode, subsequentemente, comprometer os músculos proximais dos membros. Nos casos avançados, a rigidez paraespinal pode causar deformidades espinais acentuadas, e o paciente pode ter dificuldade com a deambulação e uma história de quedas frequentes. Embora a síndrome da pessoa rígida seja rara, quando ela ocorre é frequentemente associada a câncer. A terapia inclui o tratamento do câncer subjacente, se presente, e administração de imunoglobulinas e benzodiazepinas.

Distrofia Miotônica

Veja a página seguinte.

Polimiosite

Polimiosite é uma miopatia inflamatória da musculatura esquelética, especialmente dos músculos proximais dos membros, caracterizada por fraqueza e fácil fadigabilidade. Os pacientes são propensos à aspiração e pneumonias frequentes por causa da fraqueza muscular torácica, e disfagia secundária ao comprometimento muscular orofaríngeo. Eles também podem exibir disritmias cardíacas decorrentes de defeitos de condução. A terapia inclui tratamento da neoplasia subjacente, se for o caso; troca de plasma; e administração de imunoglobulina, corticosteroides e imunomoduladores, como metotrexato, ciclosporina e inibidores do fator de necrose tumoral-α.

Considerações Anestésicas nos Pacientes com Síndromes Paraneoplásicas Neuromusculares

5 Os pacientes com LEMS e outras síndromes paraneoplásicas neuromusculares são muito sensíveis a NMBs despolarizantes e não despolarizantes. Agentes voláteis isolados são frequentemente suficientes para fornecer relaxamento muscular para intubação e a maioria dos procedimentos cirúrgicos. NMBs devem ser administrados apenas em pequenos *bolus* e com cuidadoso monitoramento neuromuscular. Uma vez que estes pacientes frequentemente demonstrem acentuada debilidade, benzodiazepinas, opioides e outras medicações com efeitos sedativos devem ser administrados com cautela.

DISTROFIAS MUSCULARES

Considerações Pré-Operatórias

As distrofias musculares são um grupo heterogêneo de doenças hereditárias caracterizadas por necrose e regeneração de fibras musculares, levando à degeneração muscular e fraqueza progressiva. O risco anestésico previsto é aumentado pelo estado debilitado global do paciente, que pode impedir a eliminação de secreções e a deambulação pós-operatória, bem como por risco aumentado de insuficiência respiratória e aspiração pulmonar. A distrofia muscular de Duchenne é a forma mais comum e mais grave de distrofia muscular. Outras variedades de distrofia muscular incluem as distrofias de Becker, miotônica, facioescapuloumeral e das cinturas dos membros.

Distrofia Muscular de Duchenne

Uma doença recessiva ligada ao X, a distrofia muscular de Duchenne afeta homens quase exclusivamente. Ela tem uma incidência de aproximadamente um a três homens por 10.000 nascidos vivos e mais comumente se apresenta entre 3 e 5 anos de idade. Os indivíduos afetados produzem distrofina anormal, uma proteína encontrada no sarcolema das fibras musculares. Os pacientes caracteristicamente desenvolvem fraqueza muscular proximal simétrica que é manifestada sob a forma de um distúrbio da marcha. Infiltração gordurosa tipicamente causa aumento (pseudo-hipertrofia) de músculos, particularmente das panturrilhas. Fraqueza progressiva e contraturas eventualmente resultam em cifoescoliose. Muitos pacientes são limitados à cadeira de rodas pelos 12 anos de idade. A progressão da doença pode ser retardada até 2-3 anos com terapia glicocorticoide em alguns pacientes. Comprometimento intelectual é comum, mas, geralmente, não progressivo. Os níveis de creatinafosfoquinase (CK) plasmática são 10-100 vezes o normal, mesmo no início da doença e podem refletir um aumento anormal na permeabilidade da membrana celular muscular. As mulheres portadoras genéticas, frequentemente também têm altas concentrações plasmáticas de CK, graus variáveis de fraqueza muscular e, raramente, comprometimento cardíaco. A concentração de mioglobina plasmática pode também estar elevada. O diagnóstico é confirmado por biópsia muscular.

6 Degeneração dos músculos respiratórios em pacientes com distrofia muscular interfere com um mecanismo efetivo de tosse e leva à retenção de secreções e infecções pulmonares frequentes. A combinação de cifoescoliose acentuada e atrofia muscular pode produzir um defeito ventilatório grave. Hipertensão pulmonar é comum com a progressão da doença.

7 Degeneração do músculo cardíaco em pacientes com distrofia muscular é também comum, mas resulta em cardiomiopatia dilatada ou hipertrófica em apenas 10% dos pacientes. Regurgitação mitral secundária à disfunção de músculo papilar é também encontrada em até 25% dos pacientes. Anormalidades no eletrocardiograma incluem prolongamento do intervalo P-R, anormalidades do QRS e segmento ST, e ondas R proeminentes no precórdio direito com ondas Q profundas no precórdio esquerdo. Arritmias atriais são comuns. Morte em uma idade relativamente jovem é geralmente decorrente de infecções pulmonares recorrentes, insuficiência respiratória ou insuficiência cardíaca.

Distrofia Muscular de Becker

A distrofia muscular de Becker é, como a de Duchenne, uma doença recessiva ligada ao X, mas é menos comum (1:30.000 nascidos homens). As manifestações são aproximadamente idênticas àquelas da distrofia muscular de Duchenne, exceto que elas geralmente se apresentam mais tarde na vida (adolescência) e progridem mais lentamente. Retardo mental é menos comum. Os pacientes, muitas vezes, alcançam a 4ª ou 5ª década, embora alguns possam sobreviver até seus 80 anos. A morte é geralmente por complicações respiratórias. Cardiomiopatia pode ocorrer em alguns casos e pode preceder fraqueza esquelética grave.

Distrofia Miotônica

A distrofia miotônica é uma doença multissistêmica que é a causa mais comum de *miotonia,* um retardo do relaxamento após contração muscular em resposta a estímulos elétricos ou percussivos. A doença é dominante autossômica, com uma incidência de 1:8.000, e geralmente se torna clinicamente aparente na 2ª ou 3ª década de vida, mas também foi descrita como um distúrbio paraneoplásico em associação a timoma. Miotonia é a principal manifestação inicial; fraqueza e atrofia musculares se tornam mais proeminentes à medida que a doença progride. Esta fraqueza e atrofia geralmente afetam músculos cefálicos (orbiculares do olho e da boca, masseter e esternoclidomastóideo), e em contraste com a maioria das miopatias, músculos distais mais do que músculos proximais. Os níveis de CK plasmática são normais ou ligeiramente elevados.

Múltiplos sistemas de órgãos são comprometidos na distrofia miotônica, conforme evidenciado por cataratas pré-senis, calvície frontal prematura, hipersonolência com apneia de sono e disfunção endócrina, levando à insuficiência pancreática, suprarrenal, tireóidea e gonadal. Comprometimento respiratório leva à capacidade vital diminuída, e hipoxemia crônica pode causar *cor pulmonale*. Hipomotilidade gastrointestinal pode predispor os pacientes à aspiração pulmonar. Atonia uterina pode prolongar o trabalho de parto e aumentar a incidência de placenta retida. Manifestações cardíacas, que, muitas vezes, estão presentes antes de aparecerem outros sintomas clínicos, podem incluir cardiomiopatia, arritmias atriais e graus variados de bloqueio cardíaco.

A miotonia é geralmente descrita pelos pacientes como uma "rigidez" que pode diminuir com atividade continuada – o chamado fenômeno de "aquecimento". Os pacientes relatam frequentemente que temperaturas frias pioram a rigidez. O tratamento antimiotônico pode incluir mexiletina, fenitoína, baclofeno, dantroleno ou carbamazepina. Um marca-passo cardíaco pode ser colocado em pacientes com defeito importante da condução, mesmo que eles sejam assintomáticos.

Distrofia Facioescapuloumeral

Distrofia facioescapuloumeral, um distúrbio dominante autossômico com uma incidência de, aproximadamente, 1-3:100.000, afeta ambos os sexos, embora mais mulheres do que homens sejam assintomáticas. Os pacientes geralmente se apresentam na 2ª ou 3ª década de vida com fraqueza que é limitada principalmente aos músculos da face e cintura escapular. Músculos nas extremidades inferiores são afetados menos comumente, e os músculos respiratórios geralmente são poupados. A doença é lentamente progressiva com um curso variável. Os níveis de CK plasmática geralmente são normais ou apenas ligeiramente elevados. Comprometimento cardíaco é raro, mas perda de toda atividade elétrica com uma incapacidade de estimular atrialmente o coração foi descrita; estimulação ventricular ainda é possível nestes pacientes. A longevidade é minimamente afetada.

Distrofia de Cintura de Membros

Distrofia de cinturas de membros é um grupo heterogêneo de doenças neuromusculares genéticas. Estas síndromes incluem distrofia recessiva autossômica infantil grave e outas síndromes recessivas autossômicas incompletamente definidas, como as distrofias de Erb (tipo escapuloumeral) e de Leyden-Mobius (tipo pelve-femoral). A maioria dos pacientes se apresenta na infância à 2ª ou 3ª década de vida com fraqueza muscular lentamente progressiva que pode comprometer a cintura escapular, a cintura pélvica ou ambas. Os níveis de CK geralmente estão elevados. Comprometimento cardíaco é relativamente incomum, mas pode-se apresentar como arritmias frequentes ou insuficiência cardíaca congestiva. Complicações respiratórias, como hipoventilação e infecções respiratórias recorrentes, podem ocorrer.

Considerações Anestésicas

A. Distrofias Musculares de Duchenne e de Becker

O manejo anestésico destes pacientes é complicado não somente por fraqueza muscular, mas também por manifestações cardíacas e pulmonares. Uma associação à hipertermia maligna foi sugerida, mas não está provada. Pré-medicação com sedativos ou opioides deve ser evitada por causa do risco aumentado de aspiração em decorrência da fraqueza muscular respiratória, à hipomotilidade gástrica, ou de ambas. O posicionamento intraoperatório pode ser dificultado por cifoescoliose ou por contraturas em flexão das extremidades ou do pescoço. Succinilcolina
8 deve ser evitada em pacientes com distrofias musculares de Duchenne ou de Becker por causa da resposta imprevisível e do risco de induzir hiperpotassemia grave ou desencadear hipertermia maligna. Embora alguns pacientes exibam uma resposta normal a NMBs não despolarizantes, outros podem ser muito sensíveis. Acentuadas depressões respiratória e circulatória podem ser vistas com anestésicos voláteis em pacientes com doença avançada, e anestesia regional ou local pode ser preferível nestes pacientes. A morbidade perioperatória é geralmente decorrente de complicações respiratórias. Pacientes com capacidades vitais de menos de 30% do predito parecem estar em mais alto risco e, muitas vezes, necessitam de ventilação mecânica pós-operatória temporária.

B. Distrofia Miotônica

Os pacientes com distrofia miotônica estão em risco aumentado de complicações respiratórias e cardíacas perioperatórias. A maioria dos problemas perioperatórios surge em pacientes com fraqueza grave e nos casos em que cirurgiões e anestesiologistas não têm conhecimento do diagnóstico. O diagnóstico de distrofia miotônica foi feito em alguns pacientes no decurso de investigação de apneia prolongada após anestesia geral.

Os pacientes com distrofia miotônica têm respostas alteradas a várias medicações anestésicas. Eles são frequentemente muito sensíveis mesmo a pequenas doses de opioides, sedativos e agentes anestésicos por inalação e intravenosos, todos que podem causar apneia súbita e prolongada. Pré-medicação deve, por essas razões, ser evitada. Succinilcolina é relativamente contraindicada porque pode precipitar contrações miotônicas intensas, complicando a intubação orotraqueal. Contração miotônica dos músculos respiratórios, da parede torácica ou laríngeos pode tornar a ventilação difícil ou impossível. Outras drogas que atuam sobre a placa motora, como dexametônio, neostigmina e fisostigmina podem agravar a miotonia. Anestesia regional deve preferencialmente ser empregada, mas nem sempre evita contrações miotônicas.

A resposta aos NMBs não despolarizantes é descrita como sendo normal; entretanto, eles não evitam ou aliviam sempre as contrações miotônicas. Uma vez que a reversão de NMBs não despolarizantes pode induzir contrações miotônicas, o uso de agentes não despolarizantes de ação curta é recomendado. Tremor pós-operatório comumente associado a agentes voláteis, particularmente quando associado à temperatura corporal diminuída, pode induzir contrações miotônicas na sala de recuperação. Pequenas doses de meperidina podem, muitas vezes, evitar esse tremor e podem pré-controlar contrações miotônicas.

Indução de anestesia sem complicações foi relatada com vários agentes, incluindo inalatórios e propofol. Se for necessário bloqueio neuromuscular, devem-se empregar BNMs de ação curta. Uma associação entre distrofia miotônica e hipertermia maligna foi sugerida, mas não estabelecida. Óxido nitroso e agentes voláteis podem ser usados para manutenção. Se possível, evitar a reversão com anticolinesterásicos.

As principais complicações pós-operatórias da distrofia miotônica são hipoventilação prolongada, atelectasia, aspiração e pneumonia. Monitoramento pós-operatório estreito deve ser acompanhado por higiene pulmonar agressiva com fisioterapia e espirometria de incentivo. Está indicada profilaxia de aspiração. Pacientes submetendo-se à cirurgia abdominal superior ou aqueles com fraqueza proximal grave têm risco aumentado de complicações pulmonares. Anormalidades da condução cardíaca perioperatórias são raras, porém monitoramento cardiovascular estreito deve ser estabelecido.

C. Outras Formas de Distrofia Muscular

Os pacientes com distrofia muscular facioescapuloumeral e de cinturas de membros geralmente têm respostas normais aos agentes anestésicos. Nada obstante, em razão da grande variabilidade e superposição entre as várias formas de distrofia muscular, sedativo-hipnóticos, opioides e NMBs não despolarizantes devem ser usados cautelosamente; succinilcolina deve ser evitada.

MIOTONIAS

Miotonia Congênita e Paramiotonia Congênita

A miotonia congênita é uma doença manifestada cedo na vida com miotonia generalizada. Existem ambas as formas: dominante autossômica (de Thomsen) e recessiva autossômica (de Becker). A doença é limitada a músculo esquelético, e fraqueza é mínima ou ausente. Muitos pacientes têm musculatura muito bem desenvolvida em razão da contração muscular quase constante. A terapia antimiotônica inclui fenitoína, mexiletina, sulfato de quinina ou procainamida. Outras medicações que foram usadas incluem tocainida, dantroleno, prednisona, acetazolamida e taurina. Não há comprometimento cardíaco na miotonia congênita, e é esperada uma duração normal de vida.

A paramiotonia congênita é um distúrbio dominante autossômico muito raro, caracterizado por rigidez (miotonia) transitória e, ocasionalmente, fraqueza após exposição a temperaturas frias. A rigidez piora com atividade, em contraste com miotonia verdadeira, daí o termo *paramiotonia*. A concentração de potássio sérico pode subir após uma crise, similar à paralisia periódica hiperpotassêmica (veja adiante). Medicações que foram usadas para bloquear a resposta ao frio incluem mexiletina e tocainida.

O manejo anestésico dos pacientes com miotonia congênita e paramiotonia é complicado em razão de uma resposta anormal à succinilcolina, contrações miotônicas intraoperatórias e a necessidade de evitar hipotermia. NMBs podem paradoxalmente causar espasmos musculares generalizados, inclusive trismo, levando à dificuldade de intubação e ventilação.

Infiltração dos músculos no campo operatório com um anestésico local diluído pode aliviar uma contração miotônica refratária. Em pacientes com estes tipos de miotonia, nenhum foi descrito com testes *in vitro* positivos para hipertermia maligna. Entretanto, biópsia muscular, nestes pacientes, demonstra uma resposta miotônica prolongada, quando exposto à succinilcolina. Contração muscular excessiva durante anestesia, portanto, provavelmente representa agravamento da miotonia e não hipertermia maligna.

PARALISIA PERIÓDICA

Paralisia periódica é um grupo de doenças caracterizadas por episódios espontâneos de fraqueza ou paralisia muscular transitória. Os sintomas geralmente começam na infância, com episódios durando algumas horas e tipicamente poupando comprometimento de músculos respiratórios. A fraqueza dura geralmente menos de 1 hora, mas pode durar vários dias, e crises frequentes podem levar à fraqueza progressiva a longo prazo em alguns pacientes. Hipotermia exacerba a frequência e gravidade dos episódios. A força muscular e as concentrações de potássio sérico são geralmente normais entre as crises. Os episódios de fraqueza são decorrentes de uma perda de excitabilidade das fibras musculares, secundárias à despolarização parcial do potencial de repouso. Esta despolarização parcial impede a geração de potenciais de ação e, dessa maneira, precipita fraqueza.

A paralisia periódica é classificada como uma canalopatia genética primária ou adquirida secundária. Os tipos genéticos são decorrentes de mutações herdadas dominantemente nos canais iônicos de sódio, cálcio ou potássio voltagem ativados. Classificações foram com base em diferenças clínicas, mas não foi possível relacioná-las com um tipo específico de canal iônico. Diferentes defeitos no mesmo canal podem causar diferentes quadros clínicos, enquanto mutações em diferentes canais podem ter quadros clínicos semelhantes. Entretanto, as classificações clínicas permanecem úteis como guias para prognóstico e terapia.

Paralisia periódica hipopotassêmica é tipicamente associada a baixos níveis séricos de potássio, e *paralisia periódica hiperpotassêmica* com níveis elevados de potássio sérico, durante os episódios de fraqueza. Nestes defeitos, as membranas musculares são inexcitáveis à estimulação direta e indireta em razão da condutância diminuída de potássio ou condutância aumentada de sódio, respectivamente. Ambos os defeitos são associados a desvios hidreletrolíticos.

Tireotoxicose é associada a uma forma secundária de paralisia periódica hipopotassêmica. Ela se assemelha à forma primária, mas é muito mais comum em homens que mulheres, particularmente em pessoas de descendência asiática e em adultos jovens. Uma vez a condição tireóidea seja tratada, os episódios geralmente cessam. O distúrbio pode-se desenvolver em 10-25% dos homens asiáticos hipertireóideos. As alterações metabólicas e desvios hidreletrolíticos vistos na forma primária também são vistos na paralisia periódica hipopotassêmica secundária. O tratamento envolve o manejo do hipertireoidismo, evitar refeições com alto teor de carboidrato e baixo de potássio, e administração de cloreto de potássio para crises agudas.

Paralisia hipopotassêmica secundária também pode-se desenvolver, se houver perdas acentuadas de potássio pelos rins ou o trato gastrointestinal. A fraqueza associada é, às vezes, episódica, e os níveis de potássio são muito mais baixos que em outras variedades de paralisia periódica hipopotassêmica. Tratamento da doença primária com reposição de potássio, e tratamento da acidose ou alcalose, é importante para prevenir crises.

Pacientes que consomem grandes quantidades de sais de bário, que bloqueia os canais de potássio, podem desenvolver paralisia periódica hipocalcêmica. Esta condição é tratada, suspendendo-se os sais de bário e administrando potássio oral.

Níveis de potássio que excedem 7 mEq/L entre os episódios de fraqueza sugerem uma forma secundária de paralisia periódica hiperpotassêmica. O tratamento é direcionado para a doença primária e envolve restrição de potássio.

Considerações Anestésicas

9 O manejo anestésico dos pacientes com paralisia periódica é dirigido para a prevenção das crises. O manejo intraoperatório deve incluir determinações frequentes da concentração de potássio plasmático e monitoramento eletrocardiográfico cuidadoso para detectar arritmias. Em razão do potencial das soluções intravenosas contendo glicose para baixar a concentração de potássio plasmático, elas não devem ser usadas em pacientes com paralisia hipopotassêmica, enquanto podem beneficiar pacientes com paralisia hiperpotassêmica. 10 A resposta aos NMBs é imprevisível, e a função neuromuscular deve ser cuidadosamente monitorada durante o seu uso. Sensibilidade aumentada aos NMBs não despolarizantes é particularmente comum de ser encontrada em pacientes com paralisia periódica hipopotassêmica. Succinilcolina é contraindicada na paralisia hiperpotassêmica e talvez também em outras variantes, por causa do risco de hiperpotassemia. A manutenção intraoperatória da temperatura central é importante porque tremor e hipotermia podem desencadear ou exacerbar episódios de paralisia periódica.

DISCUSSÃO DE CASO

Anestesia para Biópsia Muscular

Um rapaz de 16 anos com fraqueza muscular proximal progressiva é suspeito de ter uma miopatia primária e está agendado para biópsia do músculo quadríceps.

Que outras anormalidades potenciais devem preocupar o anestesiologista?

O diagnóstico de miopatia pode ser difícil de fazer, e o diagnóstico diferencial pode incluir qualquer uma de diversas doenças hereditárias, inflamatórias, metabólicas, endócrinas ou tóxicas. Uma biópsia muscular pode ser necessária para suplementar achados clínicos, laboratoriais, ou de condução nervosa e eletromiográficos e ajudar a estabelecer o diagnóstico. Embora a causa da miopatia, neste caso, ainda não esteja clara, o clínico deve sempre considerar problemas potenciais que podem ser associados a miopatias primárias.

Comprometimento de músculos respiratórios deve sempre ser suspeitado em pacientes com fraqueza muscular. A reserva pulmonar pode ser estimada clinicamente perguntando-se ao paciente sobre dispneia e nível de atividade. Testes de função pulmonar estão indicados se estiver presente dispneia importante com esforço. Um risco aumentado de aspiração pulmonar é sugerido por uma história de disfagia, regurgitação, infecções pulmonares recorrentes ou distensão abdominal. Anormalidades cardíacas podem ser manifestadas, como arritmias, prolapso de valva mitral ou cardiomiopatia. Um eletrocardiograma de 12 derivações é também útil para excluir anormalidades de condução. Uma radiografia de tórax pode avaliar o esforço inspiratório, o parênquima pulmonar e o tamanho cardíaco; distensão gástrica secundária à disfunção de músculo liso ou autonômica pode também ser evidente. Avaliação laboratorial pré-operatória deve ter excluído uma causa metabólica com medidas das concentrações séricas de sódio, potássio, magnésio, cálcio e fosfato. Similarmente, distúrbios da tireoide, suprarrenal e hipófise devem ter sido excluídos. Medição da CK plasmática pode não ser útil, mas níveis muito altos (10 vezes o normal) geralmente sugerem uma distrofia muscular ou polimiosite.

Que técnica anestésica deve ser usada?

A escolha da anestesia deve ser com base nas necessidades do paciente e cirúrgicas. A maioria das biópsias musculares pode ser efetuada sob anestesia local ou regional com sedação intravenosa suplementar, usando pequenas doses de midazolam. Pode ser utilizada anestesia espinal ou epidural. Um bloqueio de nervo femoral pode fornecer excelente anestesia para biópsia do músculo quadríceps; um bloqueio a mais pode ser necessário para o nervo cutâneo femoral lateral para anestesiar a região anterolateral da coxa. Anestesia geral deve ser reservada para pacientes não cooperantes ou para ocasiões em que anestesia local ou regional é inadequada. O anestesiologista deve, portanto, sempre estar preparado com um plano para anestesia geral.

Que agentes podem com segurança ser usados para anestesia geral?

Os objetivos principais incluem prevenir aspiração pulmonar, evitar excessiva depressão respiratória ou circulatória, evitar NMBs, se possível, e talvez evitar agentes conhecidos por desencadearem hipertermia maligna. Uma resposta normal a uma anestesia geral prévia no paciente ou um membro da família pode ser positiva, porém não garante a mesma resposta subsequentemente. Anestesia geral pode ser induzida e mantida com uma combinação de um benzodiazepínico, propofol, ou um opioide com ou sem óxido nitroso. Pacientes em risco aumentado de aspiração devem ser intubados. Quando um NMB for necessário, deve ser usado um agente não despolarizante de ação curta. Succinilcolina deve, geralmente, ser evitada por causa da imprevisibilidade de resposta (contrações miotônicas, duração prolongada, ou bloqueio de fase II), de induzir hiperpotassemia grave, ou de desencadear hipertermia maligna.

LEITURA SUGERIDA

Díaz-Manera J, Rojas-García R, Illa I: Treatment strategies for myasthenia gravis. Expert Opin Pharmacother 2009;10:1329.

Farrugia ME, Vincent A: Autoimmune mediated neuromuscular junction defects. Curr Opin Neurol 2010;23:489.

Gold R, Schneider-Gold C: Current and future standards in treatment of myasthenia gravis. Neurotherapeutics 2008;5:535.

Jani-Acsadi A, Lisak RP: Myasthenic crisis: Guidelines for prevention and treatment. J Neurological Sci 2007;261:127.

Juel VC: Myasthenia gravis: Management of myasthenic crisis and perioperative care. Semin Neurol 2004;24:75.

Mahadeva B, Phillips II L, Juel VC: Autoimmune disorders of neuromuscular transmission. Semin Neurol 2008;28:212.

Skeie GO, Apostolski S, Evoli A, et al: Guidelines for treatment of autoimmune neuromuscular transmission disorders. Eur J Neurol 2010;17:893.

Toothaker TB, Rubin M: Paraneoplastic neurological syndromes: A review. The Neurologist 2009;15:21.

Tornoehlen LM, Pascuzzi RM: Thymoma, myasthenia gravis, and other paraneoplastic syndromes. Hematol Onc Clin N Am 2008;22:509.

Watanabe A, Watanabe T, Obama T, et al: Prognostic factors for myasthenic crisis after transsternal thymectomy in patients with myasthenia gravis. J Thorac Cardiovasc Surg 2004;127:868.

Wu JY, Kuo PH, Fan PC, et al: The role of non-invasive ventilation and factors predicting extubation outcome in myasthenic crisis. Neurocrit Care 2009;10:35.

CAPÍTULO

36 Anestesia para Cirurgia Oftálmica

CONCEITOS-CHAVE

1. Qualquer fator que aumente a pressão intraocular na presença de um globo ocular aberto pode causar drenagem de humor aquoso ou extrusão de corpo vítreo através da ferida. Esta última é uma complicação séria que pode piorar permanentemente a visão.
2. Succinilcolina aumenta a pressão intraocular em 5-10 mmHg durante 5-10 min após administração, em razão da contratura prolongada dos músculos extraoculares. Entretanto, em estudos de centenas de pacientes com lesões oculares abertas, nenhum paciente experimentou extrusão de conteúdo ocular após administração de succinilcolina.
3. Tração dos músculos extraoculares, pressão sobre o globo ocular, realização de um bloqueio retrobulbar e trauma do olho podem provocar uma ampla variedade de disritmias cardíacas variando de bradicardia e ectopia ventricular à parada sinusal ou fibrilação ventricular.
4. Complicações envolvendo a expansão intraocular de bolhas de gás injetadas pelo oftalmologista podem ser evitadas descontinuando-se o óxido nitroso pelo menos 15 min antes da injeção de gás, ou abolindo o uso de óxido nitroso.
5. Medicações aplicadas topicamente na mucosa são absorvidas sistemicamente a uma velocidade intermediária entre absorção após injeção intravenosa e subcutânea (a dose subcutânea tóxica de fenilefrina é de 10 mg).
6. Ecotiofato é um inibidor irreversível da colinesterase usado no tratamento de glaucoma. Aplicação tópica leva à absorção sistêmica e uma redução na atividade de colinesterase plasmática. Uma vez que a succinilcolina seja metabolizada por esta enzima, o ecotiofato prolongará sua duração de ação.
7. A chave para induzir anestesia em um paciente com uma lesão aberta do olho é controlar a pressão intraocular com uma indução suave. Tosse e ânsia durante intubação são evitadas, obtendo-se um plano profundo de anestesia e de paralisia.
8. A síndrome de apneia pós-bloqueio retrobulbar é provavelmente decorrente de injeção de anestésico local dentro da bainha do nervo óptico, com dispersão para dentro do líquido cefalorraquidiano.
9. Independentemente da técnica empregada para sedação intravenosa, a ventilação e oxigenação precisam ser monitoradas, e equipamento para aplicar ventilação com pressão positiva deve estar imediatamente disponível.

A cirurgia oftálmica impõe problemas únicos, incluindo a regulação da pressão intraocular, controle da expansão de gás intraocular, prevenção do reflexo oculocardíaco e tratamento das suas consequências, tratamento de efeitos sistêmicos de drogas oftálmicas e utilização frequente de sedação apenas branda à moderada. Uma compreensão completa das questões potencialmente complicadoras, além do domínio das técnicas de anestesia geral, regional, local e de sedação para cirurgia oftálmica influenciará favoravelmente o resultado perioperatório nestes casos.

DINÂMICA DA PRESSÃO INTRAOCULAR

Fisiologia da Pressão Intraocular

O olho pode ser considerado uma esfera oca com parede rígida. Se o conteúdo da esfera aumentar, a **pressão intraocular** (normal: 12-20 mmHg) deve subir. Por exemplo, glaucoma é causado por uma obstrução à saída do humor aquoso. Similarmente, a pressão intraocular se elevará, se o volume de sangue dentro do globo for aumentado. Uma elevação na pressão venosa aumentará a pressão intraocular ao diminuir a drenagem de aquoso e aumentar o volume sanguíneo coróideo. Alterações extremas na pressão arterial e na ventilação também podem afetar a pressão intraocular (Tabela 36-1). Qualquer evento que altere estes parâmetros (p. ex., laringoscopia, intubação, obstrução da via aérea, tosse, posição de Trendelenburg) pode afetar a pressão intraocular.

Alternativamente, diminuição do tamanho do globo sem uma alteração proporcional no volume do seu conteúdo aumentará a pressão intraocular. Pressão sobre o olho por uma máscara muito apertada, posicionamento em pronação inade-

TABELA 36-1 Efeito de variáveis cardíacas e respiratórias sobre a pressão intraocular (IOP)[1]

Variável	Efeito sobre a IOP
Pressão venosa central	
Aumento	↑↑↑
Diminuição	↓↓↓
Pressão arterial	
Aumento	↑
Diminuição	↓
$PaCO_2$	
Aumento (hipoventilação)	↑↑
Diminuição (hiperventilação)	↓↓
PaO_2	
Aumento	0
Diminuição	↑

[1]↓, diminuição (branda, moderada, marcada); ↑, aumento (brando, moderado, marcado); 0, ausência de efeito.

quado ou hemorragia retrobulbar podem levar a um aumento acentuado na pressão intraocular.

A pressão intraocular ajuda a manter a forma, e, portanto, as propriedades ópticas, do olho. Variações temporárias na pressão são geralmente bem toleradas em olhos normais. Por exemplo, piscar eleva a pressão intraocular em 5 mmHg, e franzir as pálpebras (contração forçada do músculo orbicular do olho) pode aumentar a pressão intraocular mais de 50 mmHg. Entretanto, mesmo episódios transitórios de pressão intraocular aumentada em pacientes com baixa pressão subjacente da artéria oftálmica (p. ex., hipotensão deliberada, comprometimento arteriosclerótico da artéria da retina) podem pôr em risco a perfusão retiniana e causar isquemia da retina.

Quando o globo é aberto por incisão cirúrgica (Tabela 36-2) ou perfuração traumática, a pressão intraocular se aproxima da pressão atmosférica. **1** Qualquer fator que aumente a pressão intraocular na presença de um globo ocular aberto pode causar drenagem de humor aquoso ou extrusão de corpo vítreo pela ferida. Esta última é uma complicação séria que pode piorar permanentemente a visão.

TABELA 36-2 Procedimentos cirúrgicos de olho aberto

Extração de catarata
Reparo de laceração corneana
Transplante de córnea (ceratoplastia de penetração)
Iridectomia periférica
Remoção de corpo estranho
Reparo de globo roto
Implante de lente intraocular secundária
Trabeculectomia (e outros procedimentos de filtração)
Vitrectomia (anterior e posterior)
Reparo de vazamento de ferida

Efeito de Drogas Anestésicas sobre a Pressão Intraocular

A maioria das drogas anestésicas ou baixa a pressão intraocular ou não tem nenhum efeito (Tabela 36-3). Os anestésicos inalatórios diminuem a pressão intraocular proporcionalmente à profundidade da anestesia. A diminuição tem múltiplas causas: uma queda na pressão arterial reduz o volume coróideo, relaxamento dos músculos extraoculares baixa a tensão da parede, e a miose facilita a saída de aquoso. Os anestésicos intravenosos também diminuem a pressão intraocular, com a exceção da cetamina, que geralmente eleva a pressão arterial e não relaxa os músculos extraoculares.

Drogas anticolinérgicas administradas topicamente resultam em dilatação pupilar (midríase), o que pode precipitar ou piorar glaucoma de ângulo fechado. Atropina ou glicopirrolato administrado sistemicamente para pré-medicação não são associados à hipertensão intraocular, mesmo em pacientes com glaucoma.

2 Succinilcolina aumenta a pressão intraocular em 5-10 mmHg durante 5-10 min depois da administração, em razão da contratura prolongada dos músculos extraoculares. Entretanto, em estudos de centenas de pacientes com lesões oculares abertas, nenhum paciente sofreu expulsão de conteúdo ocular após administração de succinilcolina. Diferentemente de outros músculos esqueléticos, os músculos extraoculares contêm miócitos com múltiplas junções neuromusculares, e a despolarização repetida destas células pela succinilcolina causa a contratura prolongada. O aumento resultante na pressão intraocular pode ter vários efeitos. Causará medidas errôneas de pressão intraocular durante exames sob anestesia em pacientes com glaucoma, podendo levar à cirurgia desnecessária. Finalmente, contratura prolongada dos músculos extraoculares pode afetar o resultado de um teste de adução forçada, uma manobra utilizada em cirurgia de estrabismo para avaliar a causa do desequilíbrio da musculatura extraocular e determinar o tipo de correção cirúrgica. Bloqueadores neuromusculares (NMBs) não despolarizantes não aumentam a pressão intraocular.

TABELA 36-3 Efeito dos agentes anestésicos sobre a pressão intraocular (IOP)[1]

Droga	Efeito sobre a IOP
Anestésicos inalatórios	
Agentes voláteis	↓↓
Óxido nitroso	↓
Anestésicos intravenosos	
Propofol	↓↓
Benzodiazepinas	↓↓
Cetamina	?
Opioides	↓
Relaxantes musculares	
Succinilcolina	↑↑
Não despolarizantes	0/↓

[1]↓, diminuição (branda, moderada); ↑, aumento (brando, moderado); 0/↓, sem alteração ou diminuição branda; ?, relatos conflitantes.

REFLEXO OCULOCARDÍACO

3 Tração dos músculos extraoculares, pressão sobre o globo ocular, realização de um bloqueio retrobulbar e trauma ao olho podem provocar uma ampla variedade de disritmias cardíacas variando desde bradicardia e ectopia ventricular à parada sinusal ou fibrilação ventricular. Este reflexo consiste em uma via aferente trigeminal (V1) e uma via eferente vagal. O **reflexo oculocardíaco** é mais comumente encontrado em pacientes pediátricos, submetendo-se à cirurgia de estrabismo, embora possa ser evocado em todos os grupos etários e durante uma variedade de procedimentos oculares, incluindo extração de catarata, enucleação e reparo de descolamento de retina. Em pacientes acordados, o reflexo oculocardíaco pode ser acompanhado por náusea.

Profilaxia de rotina para o reflexo oculocardíaco é controversa. Medicação anticolinérgica é frequentemente útil para prevenir o reflexo oculocardíaco, e atropina ou glicopirrolato intravenoso imediatamente antes da cirurgia é mais efetivo do que pré-medicação intramuscular. Entretanto, medicação anticolinérgica deve ser administrada com cautela a qualquer paciente que tenha, ou que possa ter doença de artéria coronariana, por causa do potencial de aumentar a frequência cardíaca e induzir isquemia miocárdica. Taquicardia ventricular e fibrilação ventricular após administração de medicação anticolinérgica também foram descritas. Bloqueio retrobulbar ou anestesia inalatória profunda também podem ser de valor para pré-controlar o reflexo oculocardíaco, embora a realização de um bloqueio retrobulbar em si possa iniciar o reflexo oculocardíaco.

O tratamento do reflexo oculocardíaco consiste em: (1) notificação imediata ao cirurgião e parada temporária do estímulo cirúrgico até que a frequência cardíaca aumente; (2) confirmação de adequada ventilação, oxigenação e profundidade da anestesia; (3) administração de atropina intravenosa (10 mcg/ kg) se a bradicardia persistir; e (4) em episódios recalcitrantes, infiltração dos músculos retos com anestésico local. O reflexo eventualmente entra em fadiga (autoextinção) com tração repetida dos músculos extraoculares.

EXPANSÃO DE GÁS INTRAOCULAR

Uma bolha de gás pode ser injetada pelo oftalmologista dentro da câmara posterior durante cirurgia do vítreo com a finalidade de empurrar a retina descolada e permitir uma cura anatomicamente correta. A bolha de ar é absorvida dentro de 5 dias por difusão gradual pelo tecido adjacente para dentro da corrente sanguínea. A bolha aumentará em tamanho, se óxido nitroso for administrado, porque o óxido nitroso é 35 vezes mais solúvel o nitrogênio no sangue (veja Capítulo 8). Assim, ele tende a se difundir para dentro de uma bolha de ar mais rapidamente do que a absorção sanguínea do nitrogênio (o principal componente do ar). Se a bolha se expandir depois que o olho for fechado, a pressão intraocular aumentará.

Hexafluoreto de enxofre é um gás inerte que é menos solúvel no sangue do que o nitrogênio e que o óxido nitroso. Sua longa duração de ação (até 10 dias) comparada a uma bolha de ar pode fornecer uma vantagem terapêutica. O tamanho da bolha duplica dentro de 24 h após injeção, porque o nitrogênio do ar inalado entra na bolha mais rapidamente do que o hexafluoreto de enxofre se difunde para dentro da corrente sanguínea. Mesmo assim, a não ser que altos volumes de hexafluoreto de enxofre puro sejam injetados, a expansão lenta da bolha normalmente não eleva a pressão intraocular. Se o paciente estiver respirando óxido nitroso, no entanto, a bolha aumentará rapidamente em tamanho e pode levar à hipertensão intraocular. Uma concentração de óxido nitroso inspirada de 70% quase triplicará o tamanho de uma bolha de 1 mL e pode duplicar a pressão em um olho fechado dentro de 30 min. A descontinuação subsequente do óxido nitroso levará à reabsorção da bolha, que se tornou uma mistura de óxido nitroso e hexafluoreto de enxofre. A queda consequente na pressão intraocular pode precipitar outro descolamento de retina.

4 Complicações envolvendo a expansão intraocular de bolhas de gás podem ser evitadas descontinuando-se o óxido nitroso pelo menos 15 min antes da injeção de ar ou hexafluoreto de enxofre, ou não utilizando o óxido nitroso. A quantidade de tempo necessária para eliminar o óxido nitroso do sangue dependerá de vários fatores, incluindo o fluxo de gás fresco e a adequação da ventilação alveolar. A profundidade da anestesia deve ser mantida, fazendo-se substituição por outros agentes anestésicos. Óxido nitroso deve ser evitado até que a bolha seja absorvida (5 dias após injeção de ar e 10 dias após hexafluoreto de enxofre). Muitos oftalmologistas pedem rotineiramente que óxido nitroso não seja usado nos seus pacientes.

EFEITOS SISTÊMICOS DE DROGAS OFTÁLMICAS

Gotas oculares aplicadas topicamente são absorvidas sistemicamente pelos vasos no saco conjuntival e a mucosa do ducto nasolacrimal (veja Discussão de Caso, Capítulo 13). Uma gota (aproximadamente 1/20 mL) de fenilefrina 1% contém aproximadamente 5 mg de droga. Em comparação à dose intravenosa de fenilefrina (0,05-0,1 mg) usada para tratar um paciente adulto com hipotensão aguda. 5 Medicações aplicadas topicamente à mucosa são absorvidas sistemicamente a uma velocidade intermediária entre absorção após injeção intravenosa e subcutânea (a dose subcutânea tóxica de fenilefrina é 10 mg). As crianças e os idosos estão em risco particular dos efeitos tóxicos de medicações topicamente aplicadas e devem receber no máximo uma solução de fenilefrina a 2,5% (Tabela 36-4). Por coincidência, estes pacientes são os mais propensos a necessitar de cirurgia ocular.

6 Ecotiofato é um inibidor irreversível da colinesterase usado no tratamento de glaucoma. Aplicação tópica leva à absorção sistêmica e uma redução na atividade de colinesterase plasmática. **Uma vez que a succinilcolina seja metabolizada por esta enzima, ecotiofato prolongará sua duração de ação.** No entanto, a paralisia geralmente não excede 20-30 min, e apneia pós-operatória é improvável. A inibição da atividade de colinesterase dura 3-7 semanas depois da descontinuação das gotas de ecotiofato. Efeitos colaterais muscarínicos do eco-

Tabela 36-4 Efeitos sistêmicos de medicações oftálmicas

Droga	Mecanismo de Ação	Efeito
Acetilcolina	Agonista colinérgico (miose)	Broncospasmo, bradicardia, hipotensão
Acetazolamida	Inibidor de anidrase carbônica (diminui a IOP[1])	Diurese, acidose metabólica hipopotassêmica
Atropina	Anticolinérgico (midríase)	Síndrome anticolinérgica central[2]
Ciclopentolato	Anticolinérgico (midríase)	Desorientação, psicose, convulsões
Ecotiofato	Inibidor de colinesterase (miose aumenta a IOP)	Prolongamento da paralisia de succinilcolina e mivacúrio, broncospasmo
Epinefrina	Agonista simpático (midríase diminui a IOP)	Hipertensão, bradicardia, taquicardia, cefaleia
Fenilefrina	Agonista α-adrenérgico (midríase, vasoconstrição)	Hipertensão, taquicardia, disritmias
Escopolamina	Anticolinérgico (midríase, vasoconstrição)	Síndrome anticolinérgica central[2]
Timolol	Agente bloqueador β-adrenérgico (diminui a IOP)	Bradicardia, asma, insuficiência cardíaca congestiva

[1]IOP, pressão intraocular.
[2]Veja Discussão de Caso, Capítulo 13.

tiofato, como bradicardia durante indução, podem ser prevenidos com drogas anticolinérgicas intravenosas (p. ex, atropina, glicopirrolato).

Instilação ocular de epinefrina pode causar hipertensão, taquicardia e disritmias ventriculares; os efeitos disritmogênicos são potencializados por halotano. Instilação direta de epinefrina dentro da câmara anterior do olho não foi associada à toxicidade cardiovascular.

Timolol, um antagonista β-adrenérgico não seletivo, reduz a pressão intraocular, diminuindo a produção de humor aquoso. Colírio de timolol, aplicado topicamente para tratar glaucoma, pode resultar, muitas vezes, em bradicardia. Em casos raros, ele foi associado à bradicardia resistente a atropina, hipotensão e broncospasmo durante anestesia geral.

Anestesia Geral para Cirurgia Oftálmica

A escolha entre anestesias geral e local deve ser feita conjuntamente pelo paciente, o anestesiologista e o cirurgião. Os pacientes podem recusar a realização de anestesia local por medo de estar acordado durante a operação, medo do procedimento de bloqueio ocular, ou lembrança desagradável de um bloqueio ocular ou procedimento ocular anterior. Anestesia geral é indicada em crianças e pacientes não cooperativos, uma vez que mesmo pequenos movimentos de cabeça podem-se comprovar desastrosos durante microcirurgia.

PRÉ-MEDICAÇÃO

Pacientes submetendo-se à cirurgia ocular podem estar apreensivos, particularmente se tiverem feitos múltiplos procedimentos ou se houver uma possibilidade de cegueira permanente. Entretanto, pré-medicação deve ser administrada com precaução e apenas depois de cuidadosa consideração da condição médica do paciente. Os pacientes adultos são frequentemente idosos, com uma miríade de doenças sistêmicas, como hipertensão, diabetes melito e doença de artéria coronariana. Os pacientes pediátricos podem ter doenças congênitas associadas.

INDUÇÃO

A escolha da técnica de indução para cirurgia ocular geralmente depende mais das comorbidades do paciente que da doença ocular ou da operação em questão. Uma exceção é o paciente 7 com um globo aberto. A chave da indução de anestesia em um paciente com uma lesão de olho aberto é controlar a pressão intraocular com uma indução suave. Especificamente, tosse durante a intubação precisa ser evitada, atingindo-se um nível profundo de anestesia e de paralisia. A resposta da pressão intraocular à laringoscopia e intubação endotraqueal pode ser moderada pela administração prévia de lidocaína intravenosa (1,5 mg/kg) ou um opioide (p. ex., remifentanil 0,5-1 mcg/kg ou alfentanil 20 mcg/kg). Um relaxante muscular não despolarizante ou succinilcolina podem ser usados. Apesar de preocupações teóricas, succinilcolina não mostrou aumentar a probabilidade de perda de vítreo com lesões abertas do olho. Muitos pacientes com estas lesões não estão de jejum e necessitam de uma técnica de indução em sequência rápida por causa do risco de aspiração (veja Discussão de Caso a seguir).

MONITORAMENTO E MANUTENÇÃO

Cirurgia ocular exige posicionamento do anestesista afastado da via aérea do paciente, tornando particularmente importante o monitoramento estreito de oximetria de pulso e o capnógrafo. Dobra do tubo endotraqueal, desconexão do circuito de respiração e extubação não intencional podem ser mais prováveis em razão de o cirurgião trabalhar perto da via aérea. Dobramento e obstrução podem ser minimizados usando-se um tubo reforçado com fio metálico ou endotraqueal oral preformado (veja **Figura 36-1**). A possibilidade de arritmias causadas pelo reflexo oculocardíaco aumenta a importância de constantemente vigiar o eletrocardiograma (ECG) e certificar-se de que o tom do pulso é audível. Em contraste com a maioria dos outros

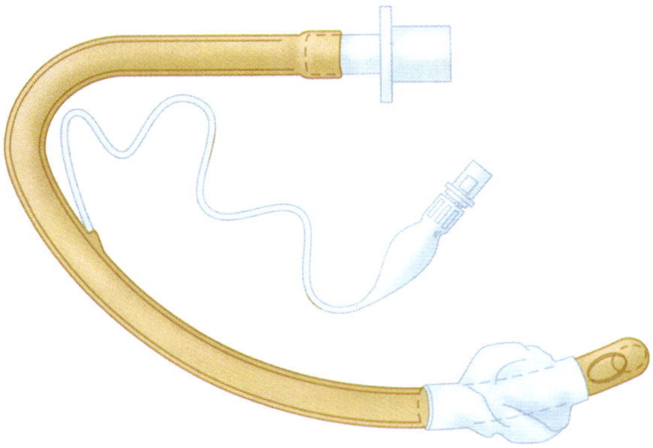

FIGURA 36-1 Um tubo endotraqueal RAE™ oral possui uma dobra em ângulo reto preformada ao nível dos dentes, de tal modo que sai da boca, afastado do campo cirúrgico, durante cirurgia oftálmica ou nasal.

tipos de cirurgia pediátrica, a temperatura corporal do lactente pode subir durante cirurgia oftálmica por causa dos campos da cabeça aos pés e a pequena exposição da área de superfície corporal. Análise de CO_2 expirado ajuda a diferenciar este fenômeno de hipertermia maligna.

A dor e o estresse provocados pela cirurgia ocular são consideravelmente menores que durante um grande procedimento intra-abdominal ou intratorácico. Um nível mais leve de anestesia seria satisfatório, se as consequências de movimento do paciente não fossem potencialmente tão catastróficas. A ausência de estimulação cardiovascular inerente à maioria dos procedimentos oculares combinada com a necessidade de profundidade anestésica adequada pode resultar em hipotensão em indivíduos idosos. Este problema geralmente é evitado assegurando-se hidratação intravenosa adequada e administrando-se pequenas doses de efedrina ou fenilefrina. A prática de substituir profundidade suficiente de anestesia por relaxamento muscular com relaxantes não despolarizantes exige atenção constante no nível de bloqueio neuromuscular a fim de evitar movimento do paciente, lesão do olho e um processo por negligência.

Êmese causada por estimulação vagal constitui um problema pós-operatório comum após cirurgia do olho, particularmente com reparo de estrabismo. O efeito de Valsalva e o aumento na pressão venosa central que acompanha o vômito podem ser nocivos para o resultado cirúrgico e aumentarão o risco de aspiração. Administração intraoperatória venosa de um antagonista 5-HT_3 (p. ex., ondansetron) diminui a incidência de náusea e vômito pós-operatórios (PONV). Dexametasona (8-10 mg em adultos) deve também ser considerada para pacientes com uma forte história de PONV.

EXTUBAÇÃO E DESPERTAR

Um despertar suave da anestesia geral é muito importante a fim de minimizar o risco de deiscência da ferida pós-operatória. Tosse e ânsia decorrentes de estímulo pelo tubo endotraqueal podem ser minimizadas, extubando-se o paciente em um nível moderadamente profundo de anestesia. À medida que se aproxima o fim do procedimento cirúrgico, o relaxamento muscular é revertido, e a respiração espontânea restabelecida. Agentes anestésicos podem ser continuados durante aspiração delicada da via aérea. Óxido nitroso, se usado, é descontinuado a seguir, e lidocaína intravenosa (1,5 mg/kg) pode ser dada para minimizar temporariamente os reflexos da tosse. A extubação se processa 1-2 min depois da administração de lidocaína e durante respiração espontânea com oxigênio 100%. Manutenção de via aérea adequada é crucial até que retornem os reflexos de tosse e deglutição do paciente. Obviamente, esta técnica não é apropriada em pacientes em risco aumentado de aspiração (veja Discussão de Caso no fim do Capítulo).

Desconforto importante após cirurgia ocular é rara. Procedimentos de retinopexia, enucleação e reparo de globo roto são as operações mais dolorosas. Doses modestas e tituladas de um opioide intravenoso (p. ex., fentanil 25 mcg ou hidromorfona 0,25 mg em um adulto) geralmente proporcionam analgesia suficiente. O cirurgião deve ser alertado se dor grave estiver presente após o despertar de anestesia geral, uma vez que ela possa ser sinal de hipertensão intraocular, abrasão da córnea ou outras complicações cirúrgicas.

Anestesia Regional para Cirurgia Oftálmica

As opções de anestesia local para cirurgia ocular incluem anestesia tópica, realização de um **bloqueio retrobulbar** ou o mais comumente utilizado **bloqueio peribulbar ou subtenoniano (epiescleral)**. Todas estas técnicas são comumente combinadas com sedação intravenosa. Anestesia local é preferida à anestesia geral para cirurgia ocular, porque anestesia local envolve menos violação fisiológica e tem menor probabilidade de causar PONV. Entretanto, procedimentos de bloqueio ocular têm complicações potenciais e podem não prover adequada acinesia ou analgesia do olho. Alguns pacientes podem ser incapazes de permanecer perfeitamente imóveis durante toda a cirurgia. Por estas razões, equipamento apropriado e pessoal qualificado para tratar as complicações da anestesia local e para induzir anestesia geral precisam estar prontamente disponíveis.

BLOQUEIO RETROBULBAR

Nesta técnica, anestésico local é injetado atrás do olho, dentro do cone formado pelos músculos extraoculares (Figura 36-2), e um bloqueio de nervo facial é utilizado para evitar o piscar (Figura 36-3). Uma agulha calibre 25 de ponta romba penetra a pálpebra inferior na junção dos terços médio e lateral da órbita (geralmente 0,5 cm medial ao canto lateral). Pacientes acordados são instruídos para olhar fixamente supranasalmente, enquanto a agulha é avançada 3,5 cm na direção do ápice do cone muscular. Geralmente, estes pacientes receberão um breve período de sedação profunda durante o bloqueio (usando agentes, como etomidato, propofol e remifentanil). Depois de aspiração para excluir injeção intravascular, 2-5 mL de anestésico local é

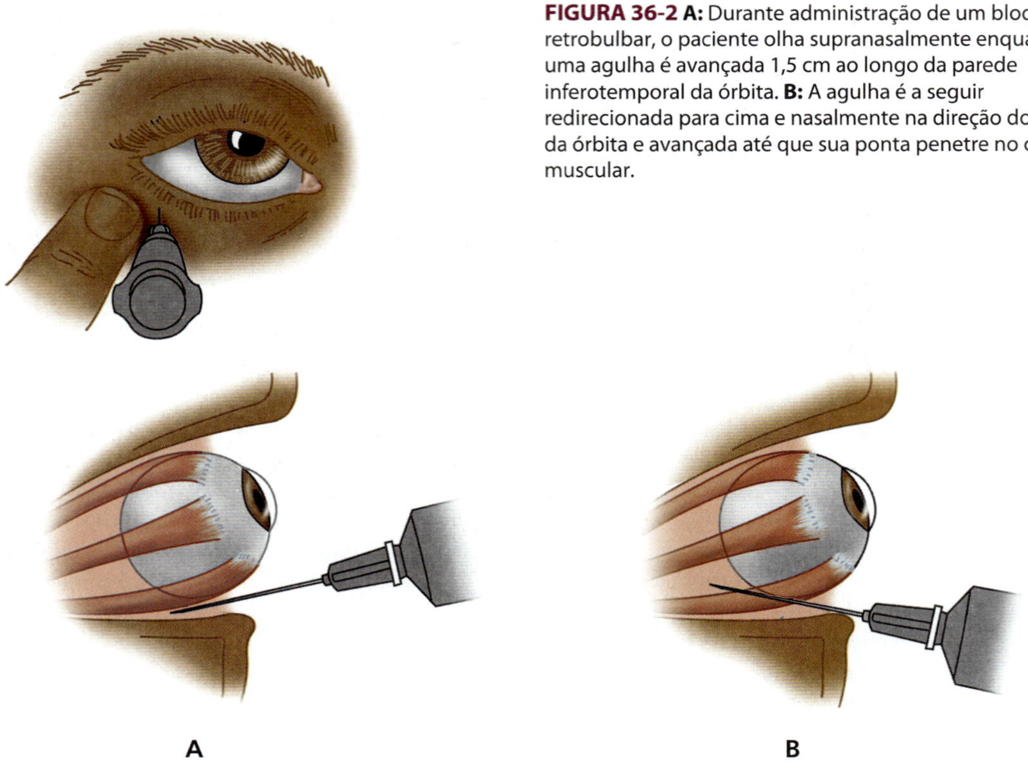

FIGURA 36-2 A: Durante administração de um bloqueio retrobulbar, o paciente olha supranasalmente enquanto uma agulha é avançada 1,5 cm ao longo da parede inferotemporal da órbita. **B:** A agulha é a seguir redirecionada para cima e nasalmente na direção do ápice da órbita e avançada até que sua ponta penetre no cone muscular.

injetado, e a agulha é removida. A escolha de anestésico local varia, mas lidocaína 2% ou bupivacaína 0,75% são mais comuns. Ropivacaína pode ser usada em lugar de bupivacaína. Adição de epinefrina (1:200.000 ou 1:400.000) pode reduzir sangramento e prolongar a anestesia. Hialuronidase (3-7 U/mL), um hidrolisador de polissacarídeos do tecido conectivo, é frequentemente adicionada para aumentar a dispersão retrobulbar do anestésico local. Um bloqueio retrobulbar bem-sucedido é acompanhado por anestesia, acinesia e abolição do reflexo oculocefálico (*i.e.,* um olho bloqueado permanece imóvel durante movimentos da cabeça).

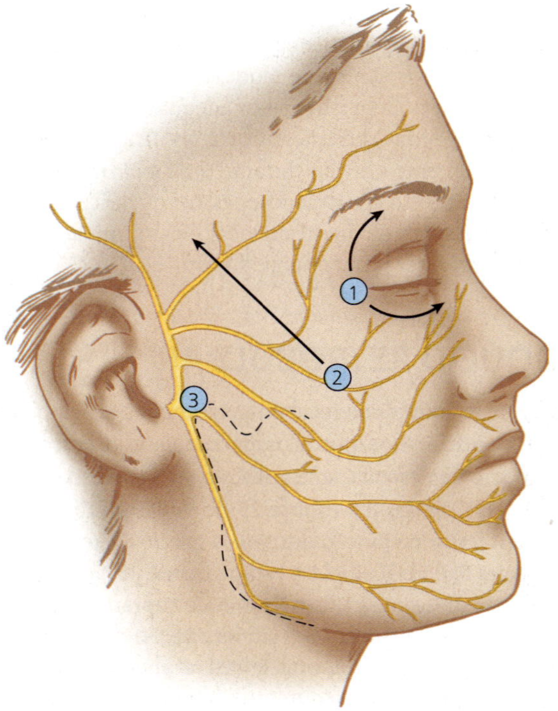

FIGURA 36-3 Técnicas de bloqueio de nervo facial: van Lint (1), Atkinson (2) e O'Brien (3).

As complicações da injeção retrobulbar de anestésicos locais incluem hemorragia retrobulbar, perfuração do globo, atrofia do nervo óptico, injeção intravascular com convulsões, reflexo oculocardíaco, bloqueio de nervo trigêmeo, parada respiratória e, raramente, edema pulmonar agudo neurogênico. Injeção forçada de anestésico local para dentro da artéria oftálmica causa fluxo retrógrado na direção do cérebro e pode resultar em uma convulsão instantânea.

8 A síndrome de apneia pós-bloqueio retrobulbar é provavelmente decorrente de injeção de anestésico local dentro da bainha do nervo óptico, com dispersão para dentro do líquido cefalorraquidiano. O sistema nervoso central é exposto a altas concentrações de anestésico local, levando a alterações do estado mental que podem incluir inconsciência. Apneia ocorre dentro de 20 min e se resolve dentro de uma hora. O tratamento é de suporte, com ventilação com pressão positiva para prevenir hipóxia, bradicardia e parada cardíaca. A adequação da ventilação deve ser constantemente monitorada em pacientes que receberam anestesia retrobulbar.

Bloqueio retrobulbar geralmente não é executado em pacientes com distúrbios de sangramento em razão do risco de hemorragia retrobulbar, miopia extrema porque o globo alongado aumenta o risco de perfuração, ou uma lesão aberta do olho, porque a pressão da injeção do líquido atrás do olho pode causar extrusão de conteúdo intraocular pela ferida.

BLOQUEIO PERIBULBAR

Em contraste com o bloqueamento retrobulbar, na técnica de bloqueio peribulbar a agulha não penetra o cone formado pelos músculos extraoculares. As vantagens da técnica peribulbar incluem menor risco de penetração no globo, nervo óptico e artéria, e menos dor à injeção. As desvantagens incluem um início mais lento e uma probabilidade aumentada de equimose. Ambas as técnicas terão sucesso igual em produzir acinesia do olho.

O bloqueio peribulbar é efetuado com o paciente supino e olhando diretamente para frente (ou possivelmente sob um breve período de sedação profunda). Depois de anestesia tópica da conjuntiva, são feitas uma ou duas injeções transconjuntivais (**Figura 36-4**). À medida que a pálpebra é afastada, uma injeção inferotemporal é dada a meio caminho entre o canto lateral e o limbo lateral. A agulha é avançada embaixo do globo, paralela ao assoalho da órbita; quando ela passa o equador do olho, ela é dirigida ligeiramente medial (20°) e cefalicamente (10°) e 5 mL de anestésico local é injetado. Para assegurar acinesia, uma segunda injeção de 5 mL pode ser dada pela conjuntiva no lado nasal, medial à carúncula, e dirigida direto para trás paralela à parede orbitária medial, apontando ligeiramente cefálica (20°).

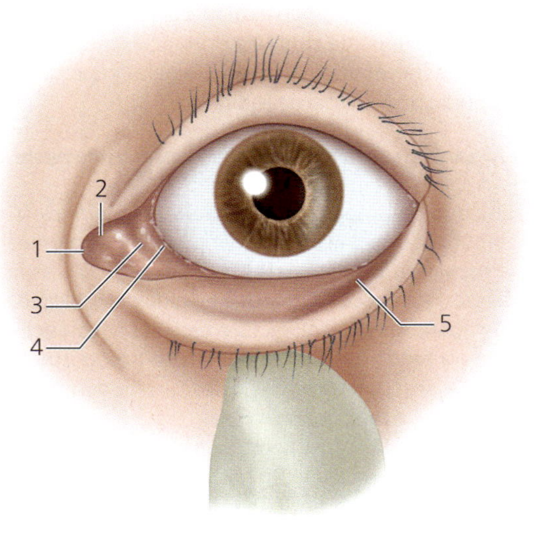

FIGURA 36-4 Referências anatômicas para a introdução de uma agulha ou cateter nos bloqueios oculares mais frequentemente empregados: (1) anestesia peribulbar no canto medial, (2) carúncula lacrimal, (3) prega semilunar da conjuntiva, (4) anestesia episcleral no canto medial e (5) anestesia peribulbar inferior e temporal.

Bloqueio Subtenoniano (Epiescleral)

A *fáscia de Tenon* rodeia o globo e os músculos extraoculares. Anestésico local injetado embaixo dela para dentro do espaço epiescleral se espalha circularmente em torno da esclera e das bainhas dos músculos extraoculares (Figura 36-4). Uma cânula curva romba especial de 25 mm ou calibre 19 é usada para um bloqueio subtenoniano. Após anestesia tópica, a conjuntiva é levantada juntamente com fáscia de Tenon no quadrante inferonasal com uma pinça. Uma pequena incisão é, então, feita com tesoura de ponta romba, que a seguir é deslizada por baixo para criar um caminho na fáscia de Tenon que segue o contorno do globo e se estende além do equador. Enquanto o olho é ainda fixado com pinça, a cânula é inserida, e 3-4 mL de anestésico local são injetados. Complicações com os bloqueios subtenonianos são significativamente menores que com técnicas retrobulbar e peribulbar. Perfuração do globo, hemorragia, celulite, perda visual permanente e dispersão de anestésico local para dentro do líquido cefalorraquidiano foram descritas.

BLOQUEIO DE NERVO FACIAL

O bloqueio de um ramo do nervo facial impede apertar as pálpebras durante cirurgia e permite a colocação de um espéculo palpebral. Há diversas técnicas de bloqueio: van Lint, Atkinson e O'Brien (Figura 36-3). A principal complicação destes bloqueios é hemorragia subcutânea. Outro procedimento, técnica de Nadbath, bloqueia o nervo facial quando ele sai do forame estilomastóideo embaixo do canal auditivo externo, em estreita proximidade aos nervos vago e glossofaríngeo. Este bloqueio não é recomendado porque foi associado à paralisia de prega vocal, laringospasmo, disfagia e angústia respiratória.

ANESTESIA TÓPICA DO OLHO

Técnicas de anestesia local tópicas foram desenvolvidas para operações na câmara anterior (p. ex., catarata) e de glaucoma, e cada vez mais, a tendência tem sido para eliminar inteiramente as injeções de anestésico local. Um esquema típico para anestesia local tópica consiste na aplicação de gotas de anestésico local proparacaína (também conhecida como cloridrato de proximetacaína) 0,5% até cinco aplicações, seguida pela aplicação tópica de um gel anestésico local (cloridrato de lidocaína mais metilcelulose 2%) com um aplicador de algodão nos sacos conjuntivais inferior e superior. Tetracaína oftálmica 0,5% também pode ser utilizada. Anestesia tópica não é apropriada para cirurgia de câmara posterior (p. ex., retinopexia), e é mais bem indicada para cirurgiões rápidos, com uma técnica cirúrgica delicada e que não exijam acinesia do olho.

SEDAÇÃO INTRAVENOSA

Muitas técnicas de sedação intravenosa são disponíveis para cirurgia ocular, sendo a droga em si menos importante do que a dose. Sedação profunda, embora algumas vezes usada durante a realização de bloqueios nervosos oftálmicos, quase nunca é usada intraoperatoriamente por causa dos riscos de apneia, aspiração e movimento não intencional do paciente durante cirurgia. Um esquema de sedação leve intraoperatória que inclui midazolam (1-2 mg), com ou sem fentanil (25-50 mcg) ou sufentanil (2,5-5 mcg), é recomendado. As doses variam consideravelmente entre os pacientes, mas devem ser administradas em pequenos incrementos. Uso concomitante de mais de um tipo de droga (benzodiazepina, hipnótico e opioide) potencializa os efeitos de outros agentes, e as doses devem ser reduzidas de acordo.

Receber um bloqueio oftálmico pode ser bastante desconfortável, e muitos anestesistas administrarão pequenas doses tituladas de etomidato ou propofol para produzir um breve estado de inconsciência durante o bloqueio regional. Alguns darão um *bolus* de opioide (remifentanil 0,1-0,5 mcg/kg ou alfentanil 375-500 mcg) para produzir um breve período de analgesia intensa durante o procedimento do bloqueio ocular.

9 Administração de um antiemético deve ser considerada se um opioide for usado. Independentemente da técnica empregada, a ventilação e a oxigenação devem ser monitoradas, e equipamento para aplicar ventilação com pressão positiva deve estar imediatamente disponível.

TABELA 36-5 Estratégias para prevenir aumentos na pressão intraocular (IOP)

Evitar pressão direta sobre o olho
Ocluir o olho com opérculo de Fox
Não realizar bloqueio retrobulbar ou peribulbar
Técnica cuidadosa de máscara facial
Evitar aumentos na pressão venosa central
Evitar tosse durante indução e intubação
Assegurar um nível profundo de anestesia e relaxamento antes da laringoscopia[1]
Evitar posição de cabeça baixa
Extubar sob anestesia profunda[1]
Evitar agentes farmacológicos que aumentam a IOP

[1]Estas estratégias não são recomendadas em pacientes com estômago cheio.

TABELA 36-6 Estratégias para prevenção de pneumonia de aspiração

Anestesia regional com mínima sedação[1]
Pré-medicação
Metoclopramida
Antagonistas dos receptores H_2 à histamina
Antiácidos não particulados
Evacuação do conteúdo gástrico
Tubo nasogástrico[1]
Indução em sequência rápida
Pressão na cricoide
Indução rápida com início rápido de paralisia
Evitar ventilação com pressão positiva via máscara
Extubação acordada

[1]Estas estratégias não são recomendadas em pacientes com lesões oculares penetrantes.

DISCUSSÃO DE CASO

Conduta com um Paciente com Olho Aberto e Estômago Cheio

Um menino de 12 anos chega à sala de emergência depois de ter recebido um tiro no olho com arma de chumbinho. Um breve exame pelo oftalmologista revela conteúdo intraocular se apresentando na ferida. O menino é agendado para reparo de emergência do globo roto.

O que deve ser salientado na avaliação pré-operatória deste paciente?

Realizar uma anamnese e efetuar um exame físico de rotina. A hora da última ingestão oral antes ou depois da lesão deve ser estabelecida tão precisamente quanto possível. O paciente deve ser considerado como tendo estômago cheio, se a lesão tiver ocorrido dentro de 8 h da última refeição, mesmo se o paciente não tiver se alimentado por várias horas depois da lesão: o esvaziamento gástrico é retardado pela dor e ansiedade que se seguem ao trauma.

Qual é o significado de um estômago cheio em um paciente com lesão de globo aberto?

Tratar pacientes que sofreram lesões penetrantes do olho representa um desafio aos anestesistas por causa da necessidade de desenvolver um plano anestésico que seja compatível com pelo menos dois objetivos conflitantes: (1) evitar lesão adicional ao olho, evitando aumentos na pressão intraocular e (2) evitar aspiração pulmonar em um paciente com estômago cheio.

Entretanto, muitas das estratégias comuns usadas para alcançar estes objetivos estão em conflito direto umas com as outras (Tabelas 36-5 e 36-6). Por exemplo, embora anestesia regional (p. ex., bloqueio retrobulbar) minimize o risco de pneumonia de aspiração, ela é relativamente contraindicada em pacientes com lesões penetrantes do olho, porque injetar anestésico local atrás do globo aumenta a pressão intraocular e pode levar à expulsão de conteúdo intraocular. Por essa razão, estes pacientes necessitam de anestesia geral – apesar do risco aumentado de pneumonia de aspiração.

Que preparo pré-operatório deve ser considerado neste paciente?

O objetivo do preparo pré-operatório é minimizar o risco da pneumonia de aspiração pela diminuição do volume e acidez gástricos (veja Discussão de Caso, Capítulo 17). Aspiração em pacientes com lesões oculares é evitada pela seleção apropriada de agentes farmacológicos e técnicas anestésicas. Evacuação do conteúdo gástrico com um tubo nasogástrico pode levar à tosse, ânsia e outras respostas que podem aumentar dramaticamente a pressão intraocular.

Metoclopramida aumenta o tônus do esfíncter inferior do esôfago, acelera o esvaziamento gástrico, baixa o volume do líquido gástrico e exerce um efeito antiemético. Ela deve ser dada intravenosamente (10 mg) tão logo seja possível e repetida cada 2-4 h até a cirurgia.

Ranitidina (50 mg por via intravenosa), cimetidina (300 mg por via intravenosa) e famotidina (20 mg por via intravenosa) são antagonistas do receptor H_2 à histamina que inibem a secreção ácida gástrica. Uma vez que eles não tenham nenhum efeito sobre o pH das secreções gástricas presentes no estômago previamente à sua administração, têm valor limitado em pacientes que se apresentam para cirurgia de emergência.

Diferentemente dos antagonistas dos receptores H_2, antiácidos têm um efeito imediato. Infelizmente, eles aumentam o volume intragástrico. Antiácidos não particulados (preparações de citrato de sódio, citrato de potássio e ácido cítrico) perdem efetividade dentro de 30-60 minutos e devem ser dados imediatamente antes da indução (15-30 mL por via oral).

Que agentes de indução são recomendados em pacientes com lesões penetrantes do olho?

O agente de indução ideal para pacientes com estômago cheio forneceria um início rápido de ação a fim de minimizar o risco de regurgitação. Cetamina, propofol e etomidato têm início de ação essencialmente rápido (*i.e.*, um tempo de circulação braço-cérebro).

Além disso, o agente ideal de indução não aumentaria o risco de expulsão ocular, elevando a pressão intraocular. (De fato, a maioria dos agentes de indução intravenosos baixa a pressão intraocular.) Embora as investigações dos efeitos da cetamina sobre a pressão intraocular tenham fornecido resultados conflitantes, cetamina não é recomendada em lesões oculares penetrantes, em razão do alto índice de blefarospasmo e nistagmo.

Embora etomidato possa se comprovar valioso em alguns pacientes com doença cardíaca, ele é associado a uma incidência de mioclônus, variando de 10 a 60%. Um episódio de mioclônus grave pode ter contribuído para descolamento completo da retina e prolapso do vítreo em um paciente com lesão aberta do olho e reserva cardiovascular limitada.

Propofol tem um início rápido de ação e diminui a pressão intraocular; entretanto, não evita inteiramente a resposta hipertensiva à laringoscopia e intubação ou previne inteiramente o aumento na pressão intraocular que acompanha laringoscopia e intubação. Administração prévia de fentanil (1-3 mcg/kg), remifentanil (0,5-1 mcg/kg), alfentanil (20 mcg/kg), esmolol (0,5-1 mg/kg) ou lidocaína (1,5 mg/kg) atenua esta resposta com variável grau de sucesso.

De que maneira a escolha de relaxante muscular difere entre estes pacientes e outros pacientes em risco de aspiração?

A escolha de relaxante muscular em pacientes com lesões oculares penetrantes tem sido motivo de controvérsia. Succinilcolina definitivamente aumenta a pressão intraocular. Embora haja pesquisa conflitante, provavelmente é mais prudente concluir que esta elevação na pressão não é constante e confiavelmente prevenida pelo pré-tratamento com um agente não despolarizante, doses atenuantes de succinilcolina, ou lidocaína. Achados contraditórios por vários investigadores usando diferentes esquemas provavelmente são decorrentes de diferenças nas doses e cronologia das drogas de pré-tratamento.

Alguns anestesiologistas argumentam que a elevação relativamente pequena e transitória na pressão intraocular causada pela succinilcolina é insignificativa quando comparada às alterações causadas pela laringoscopia e intubação. Eles afirmam que uma pequena elevação na pressão intraocular é um preço pequeno a ser pago por duas vantagens distintas que a succinilcolina oferece: um início rápido de ação que diminui o risco de aspiração, e relaxamento muscular profundo que diminui a probabilidade de uma resposta de Valsalva durante a intubação. Além disso, os defensores da succinilcolina geralmente apontam a ausência de relatos de casos, documentando lesão ocular adicional, quando succinilcolina foi usada, e publicações documentando uso seguro de succinilcolina com lesões de olho aberto.

Relaxantes musculares não despolarizantes não aumentam a pressão intraocular. Independentemente do relaxante muscular escolhido, intubação não deve ser tentada até que seja obtido um nível de paralisia que definitivamente evitará tosse como reação ao tubo traqueal.

Como variam as estratégias de indução em pacientes pediátricos sem uma linha intravenosa?

Uma criança histérica com uma lesão penetrante do olho e estômago cheio representa um desafio anestésico para que não existe nenhuma solução perfeita. Mais uma vez, o dilema é em decorrência da necessidade de evitar aumentos na pressão intraocular ao mesmo tempo minimizando o risco de aspiração. Por exemplo, gritar e chorar pode levar a tremendos aumentos na pressão intraocular. Tentar sedar crianças com supositórios retais ou injeções intramusculares, no entanto, muitas vezes exacerba seu estado de agitação e pode piorar a lesão ocular. Similarmente, embora sedação pré-operatória possa aumentar o risco de aspiração ao diminuir reflexos das vias aéreas, ela, muitas vezes, é necessária para estabelecer uma linha intravenosa para uma indução em sequência rápida. Embora difícil de realizar, uma estratégia ideal seria administrar suficiente sedação de modo indolor para permitir a colocação de uma linha intravenosa, todavia mantendo um nível de consciência adequado para proteger reflexos das vias aéreas. Entretanto, a estratégia mais prudente é fazer tudo que seja razoável para evitar aspiração – mesmo à custa de lesão ocular adicional.

Há considerações especiais durante a extubação e o despertar?

Os pacientes em risco de aspiração durante a indução estão também em risco durante a extubação e o despertar. Por essas razões, a extubação deve ser retardada até que o paciente esteja acordado e tenha reflexos intactos da via aérea (p. ex., deglutição espontânea e tosse). Extubação profunda aumenta o risco de regurgitação e aspiração. Administração intraoperatória de medicação antiemética e aspiração com tubo nasogástrico ou orogástrico podem diminuir a incidência de êmese durante o acordar, mas não garantem um estômago vazio.

LEITURA SUGERIDA

Budd M, Brown JPR, Thomas J, et al: A comparison of sub-Tenon's with peribulbar anaesthesia in patients undergoing sequential bilateral cataract surgery. Anaesthesia 2009;64:19-22.

Clarke JP, Plummer J: Adverse events associated with regional ophthalmic anaesthesia in an Australian teaching hospital. Anaesth Intens Care 2011;39:61.

El-Hindy N, Johnston RL, Jaycock P, et al: The cataract national dataset electronic multi-centre audit of 55,567 operations: anaesthetic techniques and complications. Eye 2009;23:50.

Gayer S, Kumar CM: Ophthalmic regional anesthesia techniques. Minerva Anestesiol 2008;74:23.

Goldberg M: Complications of anesthesia for ocular surgery. Ophthalmol Clin N Am 2006;19:293.

Greenhalgh DL, Kumar CM: Sedation during ophthalmic surgery. Eur J Anaesthesiol 2008;25:701.

Kallio H, Rosenberg PH: Advances in ophthalmic regional anaesthesia. Best Pract Res Clin Anaesthesiol 2005;19:215.
Kumar C, Dowd T: Ophthalmic regional anaesthesia. Curr Opin Anaesthesiol 2008;21:632.
Kumar CM, Dowd TC: Complications of ophthalmic regional blocks: their treatment and prevention. Ophthalmologica 2006;220:73-82.
Lee LA, Posner KL, Cheney FW, et al: Complications associated with eye blocks and peripheral nerve blocks: an American Society of Anesthesiologists closed claims analysis. Reg Anesth Pain Med 2008;33:416.
Nouvellon E, Cuvillon P, Ripart J: Regional anesthesia and eye surgery. Anesthesiology 2010;113:1236.
Ripart J, Nouvellon E, Chaumeron A: Regional anesthesia for eye surgery. Reg Anesth Pain Med 2005;30:72.
Swetha V, Jeganathan E, Prajna Jeganathan V: Sub-Tenon's anaesthesia: a well tolerated and effective procedure for ophthalmic surgery. Curr Opin Ophthalmol 2009;20:205.
Vann MA, Ogunnaike BO, Joshi GP: Sedation and anesthesia care for ophthalmologic surgery during local/regional anesthesia. Anesthesiology 2007;107:502.
Warltier DC: Sedation and anesthesia care for ophthalmologic surgery during local/regional anesthesia. Anesthesiology 2007;107:502.
Woo JH, Au Eong KG, Kumar CM: Conscious sedation during ophthalmic surgery under local anesthesia. Minerva Anestesiol 2009;75:211.

CAPÍTULO

37

Anestesia para Cirurgia Otorrinolaringológica

CONCEITOS-CHAVE

1. Os objetivos anestésicos para endoscopia laríngea incluem paralisia muscular profunda (mm. masseter) para introdução do laringoscópio de suspensão, um campo cirúrgico imóvel, oxigenação e ventilação adequadas durante manipulação cirúrgica da via aérea, e estabilidade cardiovascular durante períodos rapidamente variáveis de estimulação cirúrgica.
2. Durante ventilação a jato, é crucial monitorizar o movimento da parede torácica e permitir tempo suficiente para a expiração a fim de evitar retenção de ar e barotrauma.
3. A maior preocupação durante microcirurgia de laringe a *laser* é um incêndio do tubo endotraqueal. Este risco pode ser minimizado usando-se uma técnica de ventilação que não envolva um tubo ou cateter inflamável (p. ex., apneia intermitente ou ventilação a jato pela porta lateral do laringoscópio), ou usando-se um tubo endotraqueal resistente ao *laser* e baixando-se a fração de oxigênio inspirado (tão perto de 21% quanto possível, compatível com oxigenação tecidual adequada, conforme a SpO_2) e evitando o óxido nitroso.
4. Técnicas para minimizar perda sanguínea intraoperatória incluem o uso de cocaína ou um anestésico local contendo epinefrina para vasoconstrição, um pequeno cefaloaclive, e utilizando-se um grau brando de hipotensão controlada.
5. Como sempre, havendo potenciais riscos de problemas com a via aérea, devemos evitar uma indução venosa e tentar a intubação com o paciente acordado e cooperante por laringoscopia direta ou fibroscópica ou por uma indução inalatória com ventilação espontânea (paciente não cooperante). Em qualquer caso, o equipamento apropriado e pessoal qualificado para uma traqueostomia de emergência deve estar imediatamente disponível.
6. O cirurgião pode pedir a não utilização de bloqueadores neuromusculares durante dissecção de pescoço ou parotidectomia para identificar e preservar nervos (p. ex., nervos acessório espinal, facial) por estimulação direta.
7. Manipulação do seio carotídeo e do gânglio estrelado durante dissecção radical de pescoço (à direita mais do que à esquerda) pode ocasionar amplas oscilações na pressão arterial, bradicardia, disritmias, assistolia e prolongamento de intervalo QT. Infiltração da bainha carotídea com anestésico local geralmente diminui a incidência destes. Dissecção bilateral do pescoço pode resultar em hipertensão pós-operatória e perda do impulso hipóxico por causa da desnervação dos seios e corpos carotídeos.
8. Pacientes submetendo-se à reconstrução maxilofacial ou procedimentos cirúrgicos ortognáticos frequentemente trazem os maiores desafios de via aérea ao anestesiologista. Se houver quaisquer sinais previstos de problemas com a ventilação por máscara ou com a intubação traqueal, a via aérea deve ser assegurada antes da indução de anestesia geral.
9. Se houver uma possibilidade de edema pós-operatório comprometendo estruturas que possam obstruir a via aérea (p. ex., a língua), o paciente deve ser observado cuidadosamente e talvez deva permanecer intubado.
10. Óxido nitroso ou é inteiramente evitado durante timpanoplastia ou é descontinuado antes da colocação do enxerto.

Em poucas outras circunstâncias, a cooperação e comunicação entre o cirurgião e o anestesiologista são mais importantes que durante cirurgia da via aérea. Estabelecer, manter e proteger uma via aérea em face de anatomia anormal e intervenção cirúrgica simultânea são tarefas exigentes. Domínio da anatomia da via aérea (veja Capítulo 19) e compreensão dos procedimentos otorrinolaringológicos e maxilofaciais são valiosos para manejar estes desafios anestésicos.

ENDOSCOPIA

Endoscopia inclui laringoscopia (diagnóstica e operatória), microlaringoscopia (laringoscopia assistida por um microscópio operatório), esofagoscopia e broncoscopia (discutidas no Capítulo 25). Procedimentos endoscópicos podem ser acompanhados por cirurgia a *laser*.

Considerações Pré-Operatórias

Os pacientes que se apresentam para cirurgia endoscópica estão frequentemente sendo avaliados quanto a distúrbios da voz (muitas vezes se apresentando sob forma de rouquidão), estridor ou hemoptise. Os diagnósticos possíveis incluem aspiração de corpo estranho, trauma do trato aerodigestivo, papilomas, estenose traqueal, tumores ou disfunção de pregas vocais. Assim, uma história médica e exame físico pré-operatórios, com particular atenção dedicada a potenciais problemas da via aérea, devem preceder quaisquer decisões a respeito do plano anestésico. Em alguns pacientes, alças de fluxo-volume (Capítulo 6) ou estudos radiográficos, de tomografia computadorizada ou de ressonância magnética podem estar disponíveis para revisão. Muitos pacientes terão sido submetidos pré-operatoriamente à laringoscopia indireta ou nasofaringoscopia de fibra óptica, e a informação obtida com estes procedimentos pode ser crítica.

Questões iniciais importantes que precisam ser respondidas são se o paciente pode ser submetido à ventilação com pressão positiva por máscara facial e bolsa autoinflável, e se o paciente pode ser intubado por laringoscopia direta convencional ou videolaringoscopia. Se a resposta a qualquer uma das duas perguntas for "não", a via aérea do paciente deve ser segura antes da indução, usando-se uma técnica alternativa (p. ex., uso de fibroscopia óptica ou uma traqueostomia sob anestesia local; ver Discussão de Caso, Capítulo 19). Entretanto, mesmo a obtenção inicial de uma via aérea com traqueostomia não impede obstrução intraoperatória desta em razão da manipulação e técnicas cirúrgicas.

Pré-medicação sedativa deve ser evitada em um paciente com obstrução clinicamente importante da via aérea superior. Glicopirrolato (0,2-0,3 mg por via intramuscular) 1 h antes da cirurgia pode ser útil, diminuindo secreções e facilitando a visualização da via aérea.

Manejo Intraoperatório

1 Os objetivos anestésicos para endoscopia laríngea incluem paralisia muscular profunda (mm. masseter) para introdução do laringoscópio de suspensão e um campo cirúrgico imóvel, oxigenação e ventilação adequadas durante manipulação cirúrgica da via aérea, e estabilidade cardiovascular durante períodos rapidamente variáveis de estimulação cirúrgica.

A. Relaxamento Muscular

O relaxamento muscular intraoperatório pode ser obtido por bolos intermitentes ou infusão de agentes bloqueadores neuromusculares (NMBs) não despolarizantes de duração intermediária (p. ex., rocurônio, vecurônio, cisatracúrio), ou uma infusão de succinilcolina. Entretanto, graus profundos de bloqueio não despolarizante podem ser difíceis de reverter e podem retardar o retorno de reflexos protetores da via aérea e a extubação. Dado que relaxamento profundo é, muitas vezes, necessário até o término da cirurgia, a endoscopia permanece sendo uma das poucas indicações remanescentes de infusões de succinilcolina. Recuperação rápida é importante, uma vez que endoscopia frequentemente constitui um procedimento ambulatorial.

B. Oxigenação e Ventilação

Diversos métodos foram usados com sucesso para fornecer oxigenação e ventilação, minimizando interferência com o procedimento operatório durante a endoscopia. Geralmente, o paciente é intubado com um tubo endotraqueal de pequeno diâmetro pelo qual é administrada ventilação com pressão positiva convencional. No entanto, os tubos traqueais padrão de diâmetros menores são desenhados para pacientes pediátricos, e, por essa razão, são curtos demais para a traqueia adulta e têm um manguito de baixo volume que exercerá alta pressão contra a mucosa traqueal. Um tubo traqueal microlaríngeo especializado de 4, 5, ou 6 mm (Mallinckrodt MLT®, Mallinckrodt Critical Care) tem o mesmo comprimento que um tubo adulto, tem um manguito de baixa pressão desproporcionalmente grande, e é mais rígido e menos propenso à compressão do que um tubo traqueal convencional do mesmo diâmetro. As vantagens da intubação na endoscopia incluem proteção contra aspiração e a capacidade de administrar anestésicos inalatórios e monitorizar continuamente o CO_2 expirado.

Em alguns casos (p. ex., aqueles comprometendo a comissura posterior ou pregas vocais), intubação com um tubo traqueal pode interferir com a visualização do cirurgião ou com a execução do procedimento. Uma alternativa simples é a insuflação de altos fluxos de oxigênio por um cateter de pequeno calibre colocado na traqueia. Embora a oxigenação possa ser mantida em pacientes com boa função pulmonar, a ventilação será inadequada para procedimentos mais longos a não ser que ventilação espontânea seja possibilitada.

Outra opção é a técnica de apneia intermitente, em que ventilação com oxigênio por máscara facial ou tubo endotraqueal é alternada com períodos de apneia, durante que o procedimento cirúrgico é executado. A duração da apneia, geralmente 2-3 min, é determinada pela SpO_2, conforme medida por oximetria de pulso. Os riscos desta técnica incluem hipoventilação com hipercarbia, falha em restabelecer a via aérea e aspiração pulmonar.

Uma conduta alternativa eficiente envolve conectar um ventilador manual a jato a uma porta lateral do laringoscópio de suspensão. Durante inspiração (1-2 s), um jato de oxigênio a alta pressão (30-50 psi [libras por polegada quadrada]) é dirigido pela abertura glótica e arrasta uma mistura de oxigênio e ar ambiente para dentro dos pulmões (efeito Venturi). A expiração (4 a 6 segundos) é passiva.

2 É crucial monitorizar o movimento da parede torácica e permitir tempo suficiente para a expiração a fim de evitar retenção de ar e barotrauma.

Esta técnica exige anestesia intravenosa total. Uma variação desta técnica é a ventilação a jato de alta frequência, que utiliza uma pequena cânula ou tubo na traqueia, pelo qual gás é injetado 80-300 vezes por minuto (veja Capítulo 57). Capnografia não fornecerá uma estimativa precisa do CO_2 expirado durante ventilação a jato, em decorrência da constante e apreciável diluição dos gases alveolares.

C. Estabilidade Cardiovascular

A pressão arterial e a frequência cardíaca muitas vezes flutuam, notavelmente durante procedimentos endoscópicos por duas razões. Primeira, alguns destes pacientes são idosos e têm uma longa história de uso pesado de tabaco e álcool que os predispõe a doenças cardiovasculares. Além disso, o procedimento é, em essência, uma série de laringoscopias e intervenções fisiologicamente estressantes, separadas por períodos variáveis de mínima estimulação cirúrgica. Tentar manter um nível constante de anestesia invariavelmente resulta em intervalos alternados de hipertensão e hipotensão. Anestesia não muito profunda suplementada com anestésicos de ação curta (p. ex., propofol, remifentanil) ou antagonistas do simpático (p. ex., esmolol), conforme necessário, durante períodos de estimulação aumentada pode ser de valor. Alternativamente, alguns anestesistas usam bloqueio nervoso regional do nervo glossofaríngeo e nervo laríngeo superior para ajudar a minimizar oscilações intraoperatórias na pressão arterial (veja Discussão de Caso, Capítulo 19).

Precauções com o *Laser*

A luz de *laser* difere da luz ordinária de três maneiras: ela é monocromática (possui somente um comprimento de onda), coerente (oscila na mesma fase) e colimada (existe como um fino feixe paralelo). Estas características oferecem ao cirurgião excelente precisão e hemostasia com mínimo edema ou dor pós-operatórios. Infelizmente, os *lasers* introduzem vários riscos importantes no ambiente da sala de cirurgias.

Os usos e efeitos colaterais de um *laser* variam com o seu comprimento de onda, que é determinado pelo meio em que o *laser* é gerado. Por exemplo, um *laser* de CO_2 produz um comprimento de onda longo (10.600 nm), enquanto um *laser* de ítrio-alumínio-granada produz um comprimento de onda mais curto (1064 ou 1320 nm). À medida que o comprimento de onda aumenta, a absorção pela água aumenta, e a penetração tecidual diminui. Assim, os efeitos do *laser* de CO_2 são muito mais localizados e superficiais que os do *laser* de YAG.

As precauções gerais com *laser* incluem a evacuação de gases tóxicos (pluma do *laser*) provenientes da vaporização de tecido; estes têm o potencial de transmitir doenças microbianas. Quando é gerada uma quantidade significativa de pluma de *laser*, máscaras com filtro respiratório apropriado, obedecendo aos padrões da *Occupational Safety and Health Administration*, devem ser usadas por todo o pessoal na sala de cirurgias. Além disso, durante procedimentos com *laser*, todo o pessoal da sala de cirurgias deve usar proteção ocular contra *laser*, e os olhos do paciente devem ser esparadrapados fechados.

3 O maior risco da cirurgia a *laser* da via aérea (se for usado um tubo endotraqueal) é um incêndio na via aérea. Este risco pode ser moderado, usando-se uma técnica de ventilação que minimiza a fração de oxigênio inspirado (FiO_2) e pode ser eliminado, se não houver nenhum material combustível (p. ex., nada de tubo ou cateter inflamável) na via aérea. Se um tubo endotraqueal for usado, ele deve ser relativamente resistente à queimadura pelo *laser* (Tabela 37-1). Estes tubos não somente resistem a golpes do feixe de *laser*, mas eles também possuem manguitos duplos que devem ser cheios com soro fisiológico, em vez de ar a fim de absorver melhor a energia térmica e reduzir o risco de ignição. Se o manguito proximal for atingido pelo *laser* e o soro fisiológico escapar, o manguito distal continuará a vedar a via aérea. Alternativamente, os tubos endotraqueais podem ser enrolados com uma variedade de fitas metálicas; entretanto, esta é uma prática subótima e deve ser evitada, sempre que for possível o uso de um tubo endotraqueal flexível de aço inoxidável *laser*-resistente comercialmente disponível (Tabela 37-2).

Embora possam ser usados tubos endotraqueais especializados resistentes a *laser*, deve-se salientar que nenhum tubo endotraqueal ou aparelho de proteção de tubo endotraqueal atualmente disponível é confiavelmente à prova de *laser*. **Por essas razões, toda vez que cirurgia a *laser* da via aérea estiver sendo efetuada, com intubação traqueal, as seguintes precauções devem ser observadas:**

TABELA 37-1 Vantagens e desvantagens de vários tubos traqueais para cirurgia a *laser* da via aérea

Tipo de Tubo	Vantagens	Desvantagens
Cloreto de polivinila	Barato, não refletivo	Baixo ponto de fusão, altamente combustível
Borracha vermelha	Resistente à perfuração, mantém a estrutura, não refletivo	Altamente combustível
Borracha de silicone	Não refletivo	Combustível,[1] transforma-se em cinza tóxica
Metal	Resistente à combustão,[1] resistente à dobra	Manguito de parede grossa inflamável, transfere calor, reflete *laser*, desajeitado

TABELA 37-2 Desvantagens de enrolar um tubo traqueal com fita metálica

Sem proteção do manguito
Acrescenta espessura ao tubo
Não é um aparelho aprovado pela *U.S. Food and Drug Administration*
A proteção varia com o tipo de folha de metal
Cola do dorso da fita pode sofrer ignição
Pode refletir *laser* para tecido não visado
Bordas irregulares podem danificar superfícies mucosas

TABELA 37-3 Protocolo de incêndio na via aérea

1.	Parar a ventilação e remover o tubo traqueal
2.	Desligar o oxigênio e desconectar o circuito da máquina
3.	Submergir o tubo em água
4.	Ventilar com máscara facial e reintubar
5.	Avaliar o dano à via aérea com broncoscopia, radiografias de tórax seriadas e gasometrias arteriais
6.	Considerar lavagem brônquica e esteroides

- A concentração de oxigênio inspirado deve ser tão baixa quanto possível, utilizando ar na mistura de gás inspirado (muitos pacientes toleram uma FiO_2 de 21%).
- Óxido nitroso suporta combustão e deve ser evitado.
- Os manguitos de tubo endotraqueal devem ser cheios com soro fisiológico. Alguns anestesistas adicionam azul de metileno para sinalizar ruptura do manguito. Um tubo com manguito bem vedado minimizará a concentração de oxigênio na faringe.
- Intensidade e duração do *laser* devem ser limitadas tanto quanto possível.
- Chumaços embebidos em soro fisiológico (completamente saturados) devem ser colocados na via aérea para limitar o risco de combustão do tubo endotraqueal e dano ao tecido adjacente.
- Uma fonte de água (p. ex., seringa de 60 mL) deve estar imediatamente disponível para o caso de incêndio.

Estas precauções limitam, mas não eliminam o risco de fogo na via aérea; os anestesistas devem proativamente se referir ao risco de fogo toda vez que *laser* ou eletrocautério for utilizado perto da via aérea (Tabela 37-3).

Caso ocorra um incêndio na via aérea, todo ar/oxigênio deve ser fechado na máquina de gases de anestesia, e o material combustível queimando (p. ex., um tubo endotraqueal) deve ser removido da via aérea. O fogo pode ser extinto com soro fisiológico, e a via aérea do paciente deve ser examinada para se certificar de que todos os fragmentos combustíveis foram removidos.

CIRURGIA DO NARIZ E DOS SEIOS PARANASAIS

Cirurgias comuns do nariz e dos seios paranasais incluem polipectomia, cirurgia sinusal endoscópica, sinusotomia maxilar (procedimento de Caldwell-Luc), rinoplastia e septoplastia.

Considerações Pré-Operatórias

Pacientes submetendo-se à cirurgia do nariz ou dos seios paranasais têm um grau considerável de obstrução nasal pré-operatória causada por pólipos, um septo desviado ou congestão mucosa por infecção. Isto pode tornar difícil a ventilação com máscara, particularmente se combinada com outras causas de ventilação difícil (p. ex., obesidade, deformidades maxilofaciais).

Pólipos nasais são, muitas vezes, associados a doenças alérgicas, como asma. Pacientes que também têm uma história de reações alérgicas à aspirina não devem receber quaisquer drogas anti-inflamatórias não esteroides (inclusive cetorolaco) para analgesia pós-operatória. Pólipos nasais são uma característica comum de fibrose cística.

Em razão do rico suprimento vascular da mucosa nasal, a entrevista pré-operatória deve-se concentrar em questões concernentes ao uso de medicação (p. ex., aspirina, clopidogrel) e qualquer história de problemas de sangramento.

Manejo Intraoperatório

Muitos procedimentos nasais podem ser satisfatoriamente realizados sob anestesia local com sedação. O nervo etmoidal anterior e nervos esfenopalatinos (Figura 19-3) proveem inervação sensitiva ao septo nasal e paredes laterais. Ambos podem ser bloqueados tamponando-se o nariz com gaze ou bastões com ponta de algodão embebidos com anestésico local. O anestésico tópico deve permanecer no lugar pelo menos 10 min antes que instrumentação seja tentada. Suplementação com injeções submucosas de anestésico local, muitas vezes, é necessária. Uso de uma solução contendo epinefrina ou de cocaína (geralmente uma solução a 4 ou a 10%) causará constricção da mucosa nasal e, provavelmente, diminuirá a perda sanguínea intraoperatória. Cocaína intranasal (dose máxima, 3 mg/kg) é rapidamente absorvida (atingindo níveis máximos em 30 min) e pode ser associada a efeitos colaterais cardiovasculares (veja Capítulo 16).

Anestesia geral é, muitas vezes, preferida para cirurgia nasal por causa do desconforto e bloqueio incompleto que podem acompanhar a anestesia tópica. Considerações especiais durante e brevemente depois da indução incluem usar uma cânula orofaríngea (Guedel) durante ventilação por máscara facial para mitigar os efeitos da obstrução nasal; intubar com um tubo endotraqueal reforçado ou oral preformado RAE® (Ring-Adair-Elwyn) Mallinckrodt (Figura 36-1); acolchoar os braços e dedos do paciente e prendê-los ao longo do corpo. Em razão da proximidade do campo cirúrgico, é importante fechar com fita adesiva os olhos do paciente para evitar uma abrasão corneana. Uma exceção a isto ocorre durante dissecção em cirurgia sinusal endoscópica, quando o cirurgião pode querer checar periodicamente quanto a movimento ocular por causa da proximidade estreita dos seios à órbita (Figura 37-1); nada obstante, os olhos devem permanecer protegidos até que o cirurgião esteja pronto para observá-los. NMBs são frequentemente utilizados por causa das potenciais complicações neurológicas ou oftálmicas que poderiam surgir, se o paciente se mover durante instrumentação sinusal.

4 Técnicas para minimizar perda sanguínea intraoperatória incluem o uso de cocaína ou um anestésico local contendo epinefrina para vasoconstrição, um pequeno cefaloaclive, e utilizando-se um grau brando de hipotensão controlada.

Um tamponamento faríngeo posterior é colocado muitas vezes para limitar o risco de aspiração de sangue. Apesar destas precauções, o anestesiologista deve estar preparado para importante perda sanguínea, particularmente durante a ressecção de tumores vasculares (p. ex., angiofibroma nasofaríngeo juvenil).

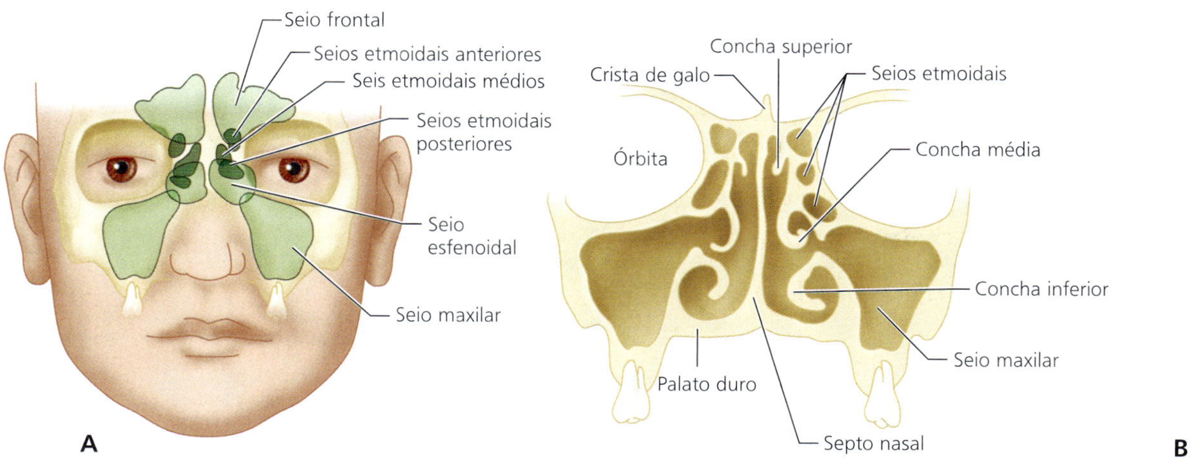

FIGURA 37-1 Fratura orbitária é um risco da cirurgia sinusal endoscópica por causa da proximidade dos seios à órbita (**A**, vista frontal; **B**, vista coronal). (Reproduzida e modificada, com permissão, de Snell RS, Katz J: *Clinical Anatomy for Anesthesiologists*. Appleton & Lange, 1988.)

Tossir ou fazer esforços durante o acordar da anestesia e extubação devem ser evitados, uma vez que estes eventos aumentarão a pressão venosa e aumentarão sangramento pós-operatório. Infelizmente, as estratégias de extubação em plano anestésico que são comuns e apropriadamente utilizadas para atingir este objetivo também podem aumentar o risco de aspiração.

CIRURGIA DE CÂNCER DA CABEÇA E PESCOÇO

Cirurgia de câncer da cabeça e pescoço inclui laringectomia, glossectomia, faringectomia, parotidectomia, hemimandibulectomia e dissecção radical do pescoço. Um exame endoscópico depois da indução de anestesia precede, muitas vezes, estes procedimentos cirúrgicos. A cronologia de uma traqueostomia, se planejada, depende do comprometimento pré-operatório da via aérea do paciente. Alguns procedimentos podem incluir cirurgia reconstrutora extensa, como o transplante microvascular de um retalho muscular livre.

Considerações Pré-Operatórias

O paciente típico que se apresenta para cirurgia de câncer de cabeça e pescoço é mais velho e frequentemente tabagista e alcoolista pesados de muitos anos. Comorbidades clínicas comuns incluem doença pulmonar obstrutiva crônica, doença de artéria coronariana, hipertensão, diabetes, alcoolismo e desnutrição.

Manejo da via aérea pode ser complicado por uma anatomia anormal, uma lesão obstrutiva, ou por radioterapia pré-operatória que causou fibrose, aderências e alterações anatômicas das estruturas da via aérea do paciente.

5 Como sempre, havendo potenciais riscos de problemas com a via aérea, devemos evitar uma indução venosa e tentar a intubação com o paciente acordado e cooperante por laringoscopia direta ou fibroscópica ou por uma indução inalatória com ventilação espontânea (paciente não cooperante). Em qualquer caso, o equipamento apropriado e pessoal qualificado para uma traqueostomia de emergência deve estar imediatamente disponível.

Manejo Intraoperatório

A. Monitoramento

Dado que muitos destes procedimentos são demorados e associados à substancial perda sanguínea, e dada à prevalência de doença pulmonar coexistente, canulização arterial é, muitas vezes, utilizada para monitoramento da pressão arterial e análises laboratoriais frequentes. Se acesso venoso central for julgado necessário, o cirurgião deve ser consultado para averiguar se punção da jugular interna ou subclávia não interferirá com os procedimentos cirúrgicos pretendidos; nesses casos, se ambas as veias jugulares internas e ambas as subclávias não forem disponíveis, veias antecubitais ou femorais são alternativas razoáveis. Linhas arteriais e cânulas intravenosas não devem ser colocadas no membro superior homolateral, se for planejado um retalho radial de antebraço. Um mínimo de duas linhas intravenosas de grosso calibre e um cateter urinário (preferivelmente com capacidade de monitoramento de temperatura) deve ser colocado. Um cobertor de aquecimento a ar forçado deve ser posicionado sobre as extremidades inferiores para ajudar a manter a temperatura corporal normal. Hipotermia intraoperatória e consequente vasoconstrição podem ser nocivas à perfusão de um retalho microvascular livre.

Monitoramento nervoso intraoperatório está sendo crescentemente utilizado pelos cirurgiões em operações no pescoço anterior para ajudar a preservar os nervos laríngeo superior, laríngeo recorrente e vago (**Figura 37-2**), e para facilitar este processo, o anestesista pode ser solicitado a intubar a traqueia com um tubo traqueal monitor para integridade nervosa (tubo endotraqueal Medtronic Xomed NIM®) (**Figura 37-3**).

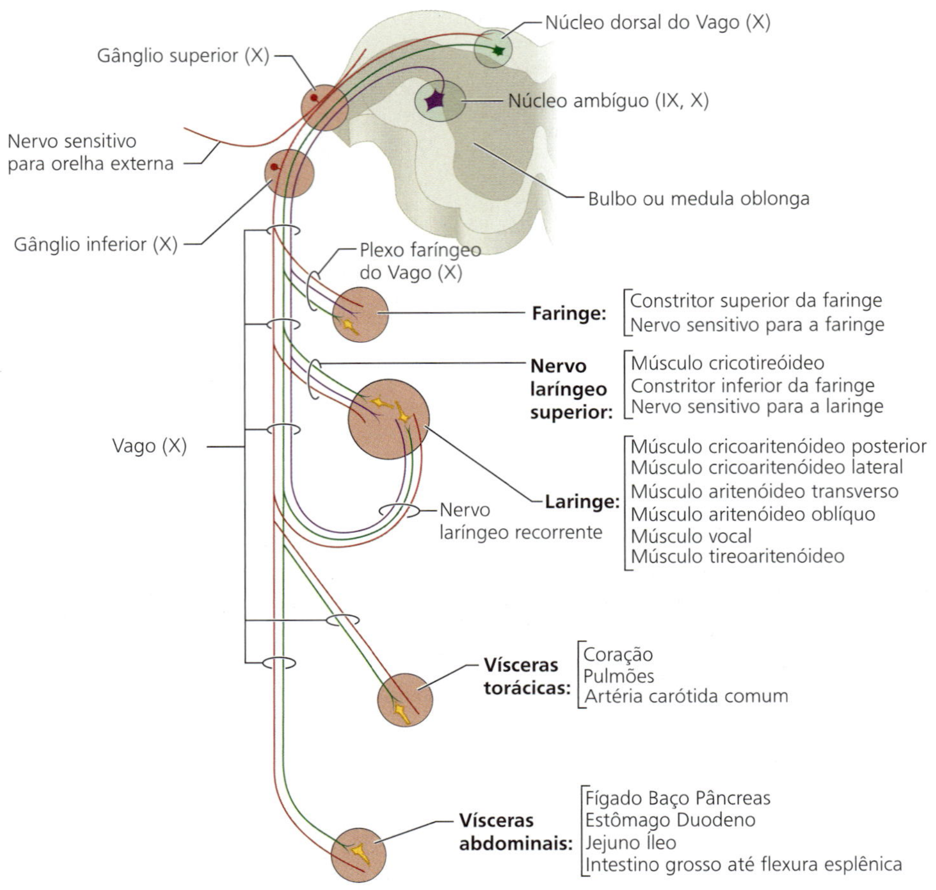

FIGURA 37-2 O **nervo vago** (nervo craniano X) se origina no bulbo e a seguir se ramifica nos gânglios vagais superior e inferior no pescoço. Seu primeiro ramo principal é o plexo faríngeo do vago. O **nervo laríngeo superior** se divide nos nervos laríngeos externo e interno. O *ramo interno* supre inervação sensitiva da mucosa laríngea acima das pregas vocais, e o *ramo externo* inerva o músculo constritor inferior da faringe e o músculo cricotireóideo da laringe. Contração do músculo cricotireóideo aumenta o tom da voz ao alongar, tensionar e aduzir as pregas vocais. O nervo laríngeo superior está em risco de dano durante operações do pescoço anterior, especialmente cirurgia tireóidea, e a lesão deste nervo pode resultar em rouquidão e perda de volume vocal. O ramo seguinte do vago é o **nervo laríngeo recorrente**, que inerva todos os músculos da laringe, exceto o cricotireóideo, e é responsável pela fonação e abertura glótica. O nervo laríngeo recorrente corre imediatamente atrás da glândula tireoide e, assim, é o nervo de maior risco de lesão durante cirurgia da tireoide. Lesão do nervo laríngeo recorrente unilateral pode resultar em alterações vocais ou rouquidão, e lesão nervosa bilateral pode resultar em afonia e dificuldade respiratória. Inferiormente a este nervo, o nervo vago fornece fibras nervosas motoras e sensitivas autonômicas às vísceras torácicas e abdominais. (Reproduzida, com permissão, de Dillon FX: Electromyographic (EMG) neuromonitoring in otolaryngology-head and neck surgery. Anesthesiol Clin 2010;28:423.)

B. Traqueostomia

Cirurgia de câncer de cabeça e pescoço frequentemente inclui traqueostomia. Imediatamente antes da entrada cirúrgica na traqueia, o tubo endotraqueal e a hipofaringe devem ser completamente aspirados para limitar o risco de aspiração de sangue e secreções. Se eletrocautério for usado durante a dissecção cirúrgica, a FiO_2 deve ser baixada a 30% ou menos, a fim de minimizar o risco de incêndio, quando a traqueia for penetrada cirurgicamente. Em qualquer caso, a maneira mais fácil de evitar um incêndio na via aérea nesta circunstância é o cirurgião NÃO usar o cautério para entrar na traqueia. Após dissecção até a traqueia, o manguito do tubo traqueal é desinsuflado para evitar perfuração pelo bisturi. Quando a parede traqueal é transeccionada, o tubo endotraqueal é tracionado de tal modo que sua extremidade fique imediatamente cefálica à incisão. Ventilação durante este período é difícil por causa do grande vazamento pela incisão traqueal. Um tubo endotraqueal estéril reforçado com

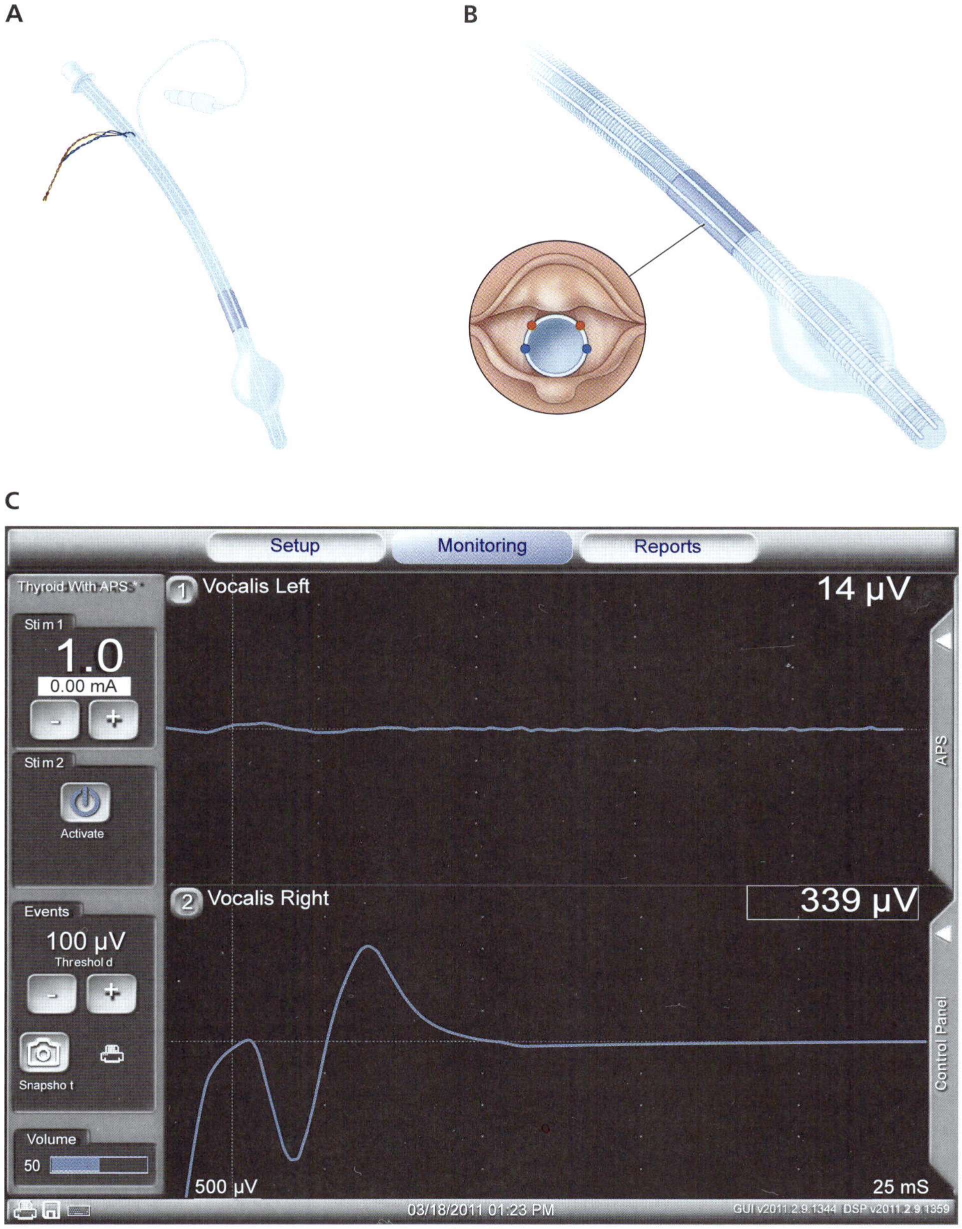

FIGURA 37-3 **A:** Tubo endotraqueal de monitoramento nervoso eletromiográfico (EMG) Medtronic Xomed NIM®. Succinilcolina (ou nenhum relaxante) deve ser usada para intubação, e o tubo deve ser firmado na linha mediana. Se lubrificante for usado, ele não deve conter anestésico local. **B:** Um tubo de tamanho ligeiramente maior deve ser usado para facilitar contato da mucosa com os eletrodos, e a banda azul do tubo NIM® deve ser posicionada ao nível das pregas vocais. **C:** Integridade nervosa é monitorada continuamente via EMG (Medtronic Xomed NIM-Response® 3.0 Nerve Integrity Monitor). Relaxantes musculares não despolarizantes são contraindicados porque eles impedem o monitoramento EMG. (Redesenhada e reproduzida, com permissão, de Medtronic Xomed.)

fio metálico ou tubo de laringectomia em forma de L com manguito é colocado na traqueia, o manguito é inflado, e o tubo é conectado a um circuito de respiração estéril. Tão logo posição correta seja confirmada por capnografia e ausculta torácica bilateral, o tubo endotraqueal original é removido. Um aumento na pressão inspiratória máxima imediatamente após traqueostomia geralmente indica um tubo endotraqueal mal posicionado, broncospasmo, detritos ou secreções na traqueia, ou, raramente, pneumotórax.

C. Manutenção da Anestesia

6 O cirurgião pode pedir a não utilização de bloqueadores neuromusculares durante dissecção de pescoço ou parotidectomia para identificar e preservar nervos (p. ex., nervos acessório espinal, facial) por estimulação direta.

Se for utilizado um tubo endotraqueal monitor de integridade nervosa, succinilcolina (ou propofol sem nenhum relaxante) pode ser usada para facilitar a intubação. Hipotensão controlada moderada pode ser útil para limitar a perda sanguínea; entretanto, a perfusão cerebral pode ser comprometida com hipotensão moderada, quando um tumor invade a artéria carótida ou a veia jugular (este último pode aumentar a pressão venosa cerebral). Se o paciente for mantido em cefaloaclive acentuado, é importante que o transdutor de pressão arterial seja zerado ao nível do cérebro (meato auditivo externo) a fim de determinar mais acuradamente a pressão de perfusão cerebral. Além disso, cefaloaclive acentuado pode aumentar a probabilidade de embolia aérea venosa.

Depois da reanastomose de um retalho microvascular livre, a pressão arterial deve ser mantida ao nível basal do paciente. O uso de agentes vasoconstritores (p. ex., fenilefrina) para manter a pressão arterial sistêmica deve ser minimizado por causa da diminuição potencial na perfusão do retalho decorrente de vasoconstrição. Similarmente, o uso de vasodilatadores (p. ex., nitroprussiato de sódio ou hidralazina) deve ser evitado a fim de minimizar qualquer diminuição da pressão de perfusão do enxerto.

D. Transfusão

As decisões de transfusão devem ponderar os riscos cirúrgicos imediatos do paciente com a possibilidade de um aumento da taxa de recidiva tumoral em razão da imunossupressão induzida por transfusão. Fatores reológicos tornam desejável um hematócrito relativamente baixo (p. ex., 27 a 30%) quando são executados retalhos microvasculares livres. Diurese excessiva deve ser evitada durante cirurgia de retalho microvascular livre a fim de permitir perfusão adequada do enxerto no período pós-operatório.

E. Instabilidade Cardiovascular

7 Manipulação do seio carotídeo e gânglio estrelado durante dissecção radical de pescoço (no lado direito mais que no esquerdo) foi associada a amplas oscilações na pressão arterial, bradicardia, arritmias, assistolia e prolongamento do intervalo QT. Infiltração da bainha carotídea com anestésico local geralmente diminuirá a incidência destes problemas. Dissecção de pescoço bilateral pode resultar em hipertensão pós-operatória e perda de impulso hipóxico decorrentes de desnervação dos seios e corpos carotídeos.

RECONSTRUÇÃO MAXILOFACIAL E CIRURGIA ORTOGNÁTICA

Reconstrução maxilofacial é, muitas vezes, necessária para corrigir os efeitos de trauma (p. ex., fraturas de LeFort) ou malformações do desenvolvimento, para cirurgias radicais de câncer (p. ex., maxilectomia ou mandibulectomia), ou para apneia de sono obstrutiva. Os procedimentos ortognáticos (p. ex., osteotomias de LeFort, osteotomias mandibulares) para má oclusão esquelética compartilham muitas das mesmas técnicas cirúrgicas e anestésicas.

Considerações Pré-Operatórias

8 Os pacientes que se submetem à reconstrução maxilofacial ou procedimentos cirúrgicos ortognáticos trazem, muitas vezes, desafios no manejo da via aérea. Atenção particular deve ser focalizada na abertura da boca, adaptação da máscara, mobilidade do pescoço, micrognatia, retrognatia, protrusão maxilar *(overbite)*, macroglossia, patologia dentária, desimpedimento nasal e a existência de quaisquer lesões ou detritos intraorais. Havendo qualquer sinal previsto de problemas com ventilação por máscara ou intubação traqueal, a via aérea deve ser segura antes da indução de anestesia geral. Isto pode envolver intubação nasal fibroscópica, intubação oral fibroscópica, ou traqueostomia com anestesia local facilitada com sedação cautelosa. Intubação nasal com um tubo comum, cortado ao nível da narina e conectado a uma traqueia flexível (**Figura 37-4A**) ou um tubo nasal preformado "polo norte" (**Figura 37-4B**) geralmente é preferida em cirurgias dentária e oral. O tubo endotraqueal pode ser dirigido cefalicamente sobre a testa do paciente. Com qualquer intubação nasal, cuidado deve ser tomado para evitar que o tubo endotraqueal faça pressão sobre os tecidos da abertura nasal, uma vez que esta situação possa resultar em necrose do tecido em casos de um procedimento cirúrgico demorado. Intubação nasal deve ser considerada com cautela em fraturas de LeFort II e III por causa da possibilidade de uma fratura coexistente da base do crânio (**Figura 37-5**).

Manejo Intraoperatório

Cirurgias reconstrutoras maxilofaciais e ortognáticas podem ser demoradas e associadas à substancial perda sanguínea. Um tamponamento orofaríngeo é, muitas vezes, realizado para minimizar a quantidade de sangue e outros detritos que atingem a laringe e a traqueia. Estratégias para minimizar sangramento incluem uma posição de leve cefaloaclive, hipotensão controlada e infiltração local com soluções de epinefrina. Uma vez que os braços do paciente geralmente fiquem ao longo do corpo, duas linhas intravenosas podem ser estabelecidas antes da cirurgia. Uma linha arterial pode ser colocada. Se cefaloaclive acentuado for utilizado, é importante que a pressão arterial seja

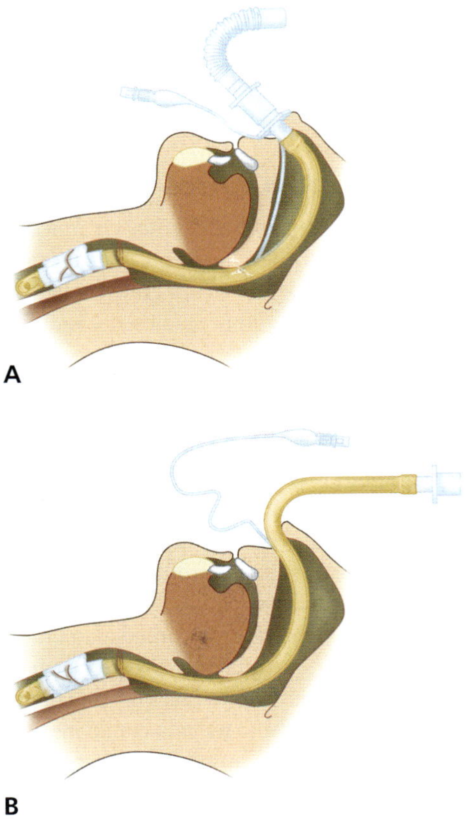

FIGURA 37-4 A: Um tubo endotraqueal reto regular pode ser cortado ao nível da narina, e ligado a um conector flexível. **B:** Alternativamente, um tubo RAE™ possui uma dobra preformada em ângulo reto ao nível do nariz de tal modo que o tubo é dirigido sobre a testa.

zerada ao nível do cérebro (meato auditivo externo) a fim de determinar mais precisamente a pressão de perfusão cerebral. Além disso, o anestesista precisa estar atento para o risco aumentado de embolia aérea venosa nesta situação.

Em decorrência da proximidade da via aérea ao campo cirúrgico, a localização do anestesiologista é mais distante que o usual. Isto aumenta a probabilidade de problemas intraoperatórios sérios na via aérea, como acotovelamento, desconexão, ou perfuração do tubo endotraqueal por um instrumento cirúrgico. Monitoramento do CO_2 expirado, pressões máximas inspiratórias e sons respiratórios por meio de um estetoscópio esofágico assumem maior importância nesses casos. Se o procedimento operatório for próximo da via aérea, o uso de eletrocautério ou *laser* aumenta o risco de incêndio. Ao término da cirurgia, o tamponamento orofaríngeo deve ser removido, e a faringe aspirada. Detritos sanguíneos são geralmente encontrados durante a aspiração inicial, mas devem diminuir a partir de então.

9 Se houver uma possibilidade de edema tecidual pós-operatório, envolvendo estruturas que possam potencialmente obstruir a via aérea (p. ex., língua, faringe), o paciente deve ser cuidadosamente observado ou deixado intubado. Nessas situações incertas, a extubação pode ser efetuada sobre um trocador de tubo endotraqueal (Cook Airway Exchange Catheter with Rapi-Fit® Adapter, Cook Medical), o que pode facilitar reintubação e fornecer oxigenação no contexto de obstrução respiratória imediata pós-extubação. Além disso, a equipe que está operando deve estar preparada para traqueotomia ou cricotireotomia de emergência. Quanto ao mais, extubação pode ser tentada, uma vez que o paciente esteja completamente acordado e não haja sinais de sangramento. Pacientes com fixação intermaxilar (p. ex., amarração maxilomandibular) têm que ter equipamento de aspiração e ferramentas para cortar fio metálico continuamente à beira do leito para o caso de vômito ou outras emergências das vias aéreas. Extubar um paciente cujos maxilares estão amarrados fechados e cujo tampão orofaríngeo não foi removido pode levar à obstrução da via aérea com potencial para o óbito.

CIRURGIA DA ORELHA

Cirurgias da orelha comuns incluem estapedectomia ou estapedotomia, timpanoplastia e mastoidectomia. Miringotomia com inserção de tubos de timpanotomia é o procedimento pediátrico mais comum e se encontra discutido no Capítulo 42.

Manejo Intraoperatório

A. Óxido Nitroso

O óxido nitroso não é frequentemente usado em anestesia para cirurgia otológica. Uma vez que ele é mais solúvel que o nitrogê-

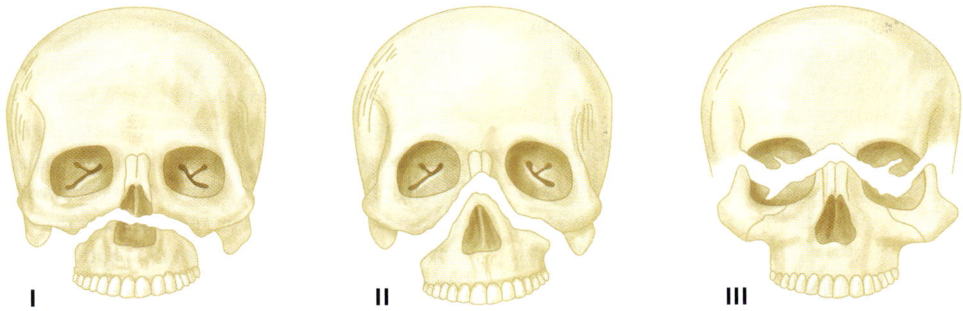

FIGURA 37-5 Representação diagramática das fraturas de LeFort I, II e III. Fraturas de LeFort II e III podem coexistir com uma fratura da base do crânio, uma contraindicação à intubação nasal.

nio no sangue, se difunde mais rapidamente para as cavidades aeradas do que o nitrogênio (principal componente do ar) pode ser absorvido pela corrente sanguínea (veja Capítulo 8). Normalmente, alterações nas pressões da orelha média causadas pelo óxido nitroso são bem toleradas como resultado da despressurização passiva através da tuba auditiva (tuba de Eustáquio). Entretanto, pacientes com história de problemas crônicos da orelha (p. ex., otite média, sinusite) muitas vezes sofrem de tuba auditiva obstruída e podem, em rara ocasião, experimentar perda auditiva ou ruptura da membrana timpânica por administração de anestesia com óxido nitroso.

Durante timpanoplastia, a orelha média é aberta para a atmosfera, e não há acumulação de pressão. Uma vez que o cirurgião tenha colocado um enxerto na membrana timpânica, a orelha média se torna um espaço fechado. Se óxido nitroso for administrado ele se difundirá para este espaço, a pressão na orelha média aumentará, e o enxerto pode ser deslocado. Em contraposição, descontinuar o óxido nitroso depois da colocação do enxerto criará uma pressão negativa na orelha média que também poderia causar deslocamento do enxerto. Por essas razões, óxido nitroso ou é inteiramente evitado durante timpanoplastia ou descontinuado antes da colocação do enxerto. Obvia-
10 mente, a quantidade exata de tempo requerida para remoção do óxido nitroso depende de muitos fatores, incluindo a ventilação alveolar e os fluxos de gás fresco (veja Capítulo 8), mas, geralmente, são recomendados 15-30 min.

B. Hemostasia

Como em qualquer outra microcirurgia, quantidades mesmo pequenas de sangue podem obscurecer o campo operatório. Técnicas para minimizar a perda sanguínea durante cirurgia da orelha incluem elevação leve (15°) da cabeça, infiltração ou aplicação tópica de epinefrina (1:50.000-1:200.000) e hipotensão controlada moderada. Uma vez que tossir sobre o tubo endotraqueal durante o despertar (particularmente durante enfaixamento da cabeça) aumentará a pressão venosa e pode causar sangramento (bem como aumento da pressão na orelha média), frequentemente é realizado extubação em plano anestésico profundo.

C. Identificação do Nervo Facial

A preservação do nervo facial é uma consideração importante durante alguns tipos de cirurgia otológica (p. ex., ressecção de um tumor glômico ou neurinoma acústico). Durante estes casos, relaxamento intraoperatório com NMBs pode confundir a interpretação da estimulação do nervo facial e não deve ser realizado a não ser que pedido pelo cirurgião.

D. Vertigem, Náusea e Vômito Pós-Operatórios

Uma vez que a orelha interna seja intimamente envolvida com o sentido do equilíbrio, a cirurgia otológica pode causar tontura (vertigem), náusea e vômito pós-operatórios (PONV). Indução e manutenção com propofol demonstraram diminuir PONV em pacientes submetidos à cirurgia da orelha média. Profilaxia com Decadron antes da indução, e um bloqueador 5-HT_3 antes de acordar devem ser considerados. Pacientes submetidos à cirurgia otológica devem ser cuidadosamente avaliados quanto à vertigem pós-operatoriamente a fim de minimizar o risco de queda durante deambulação.

Procedimentos Cirúrgicos Orais

A maioria dos pequenos procedimentos cirúrgicos orais é efetuada em um contexto de clínica ou consultório, utilizando anestesia local, complementada com graus variados de sedação oral ou intravenosa. Se for empregada sedação intravenosa, ou se o procedimento for complexo, um anestesista qualificado deve estar presente. Geralmente, um bloco de morder e um tamponamento orofaríngeo de garganta protegem a via aérea. Para níveis leves a moderados, de sedação, o tampão orofaríngeo evita que líquidos de irrigação e fragmentos dentários entrem na via aérea. Sedação profunda e anestesia geral exigem um nível aumentado de controle da via aérea pelo anestesista. Independentemente de sedação profunda ou anestesia geral ser inadvertida ou pretendida, equipamento apropriado, suprimentos e medicações *têm* que estar imediatamente disponíveis para ajudar a garantir que qualquer problema previsto ou imprevisto relacionado com a anestesia em um contexto de consultório ou clínica possa ser manejado com o mesmo padrão de tratamento que é exigido no hospital ou centro de cirurgia ambulatorial.

Pequenos procedimentos cirúrgicos orais, como exodontias, tipicamente não duram mais que 1 h. O campo cirúrgico se presta a um bloqueio de nervo ou infiltração de um anestésico local. Em adultos, a maioria dos cirurgiões orais usa lidocaína 2% com epinefrina 1/100.000 ou bupivacaína com epinefrina 1/200.000 em quantidades não maiores que 12 mL e 8 mL, respectivamente. O anestesista deve ser informado pelo cirurgião sobre o anestésico local usado e sua concentração e volume injetado, de tal modo que a posologia com base no peso não seja excedida. Pacientes pediátricos, em particular, estão em risco de toxicidade por anestésico local em razão da administração excessiva ou a injeção intravascular acidental.

Sedação intravenosa durante procedimentos cirúrgicos orais aumenta grandemente o conforto do paciente e facilita a cirurgia. Uma combinação de fentanil (1-3 mcg/kg) e midazolam (20-50 mcg/kg) geralmente é adequada antes da injeção do anestésico local. A sedação pode ser mais aprofundada com pequenas doses adicionais de fentanil, midazolam ou propofol. Propofol (20-30 mg é uma dose de incremento típica para um adulto) é uma boa droga de prontidão, se o cirurgião necessitar de um breve episódio de inconsciência.

Estas técnicas exigem um alto nível de cooperação e participação por ambos, o cirurgião e o anestesiologista. Se houver a possibilidade de risco aumentado em razão das condições médicas preexistentes, via aérea abaixo de ideal, ou extensão do procedimento cirúrgico contemplado, é mais seguro efetuar o procedimento em um hospital ou um contexto de centro de cirurgia ambulatorial com anestesia geral endotraqueal.

DISCUSSÃO DE CASO

Sangramento após Cirurgia Sinusal

Um homem de 50 anos tem um paroxismo de tosse na sala de recuperação, enquanto acordando após cirurgia sinusal endoscópica tranquila; Imediatamente depois, suas respirações parecem trabalhosas com um forte estridor inspiratório.

Qual é o diagnóstico diferencial de estridor inspiratório?

O início agudo de estridor inspiratório em um pós-operatório pode ser decorrente de laringospasmo, edema de laringe, aspiração de corpo estranho ou disfunção de prega vocal. Laringospasmo, um espasmo involuntário da musculatura laríngea, pode ser desencadeado por sangue ou secreções estimulando o nervo laríngeo superior (veja Capítulo 19). Edema de laringe pode ser causado por uma reação alérgica à droga, angioedema hereditário ou iatrogênico, ou uma intubação traumática. Disfunção de prega vocal poderia ser decorrente de efeito residual de relaxante muscular, tetania alcalótica hipocalcêmica, trauma de intubação ou movimento paradoxal de pregas vocais (*i.e.*, estridor histérico).

Outro paroxismo de tosse é acompanhado por hemoptise. Qual é seu tratamento imediato?

Sangramento após cirurgia de nariz ou garganta pode ser muito sério. Pacientes que não estão completamente acordados podem continuar a ter ânsias e tossir em cima das secreções, aumentando a pressão venosa e piorando o sangramento. Além disso, eles podem aspirar sangue e outras secreções. Felizmente, em razão do seu pH fisiológico, aspiração de sangue não é tão séria quanto aspiração de conteúdo gástrico. Inobstante, a via aérea deve ser imediatamente segura no paciente obnubilado. Isto pode ser realizado com uma intubação acordada ou uma indução em sequência rápida.

Se o paciente estiver acordado e alerta o suficiente para tossir e deglutir e não parecer estar aspirando sangue, a primeira prioridade deve ser diminuir o sangramento tão rapidamente quanto possível. Medidas imediatas que devem ser consideradas incluem elevar a cabeceira do leito para diminuir as pressões venosa e arterial no local do sangramento e tratar agressivamente qualquer grau de hipertensão sistólica com agentes anti-hipertensivos intravenosos. Sedação deve ser evitada de tal modo que os reflexos das vias aéreas não sejam comprometidos.

Apesar destas medidas, o sangramento continua, e intervenção cirúrgica parece ser necessária. Descreva sua estratégia para indução de anestesia neste paciente.

Antes da indução de anestesia geral em um paciente sangrando, hipovolemia deve ser corrigida com cristaloide isotônico, ou coloide, se o paciente não responder a cristaloide. O grau de hipovolemia é difícil de avaliar porque grande parte do sangue pode ser engolido, mas ela pode ser estimada a partir de alterações nos sinais vitais, hipotensão postural e hematócrito. Sangue passado por prova cruzada deve estar prontamente disponível, e uma segunda linha intravenosa de grosso calibre assegurada. Deve ser apreciado que de um ponto de vista anestésico, este é um paciente inteiramente diferente daquele que se apresentou para cirurgia inicialmente: o paciente agora tem um estômago cheio, está hipovolêmico, e pode-se comprovar uma intubação mais difícil.

A técnica preferida neste paciente é uma indução em sequência rápida com pressão na cricoide. A escolha de droga (p. ex., cetamina, etomidato) e a posologia devem prever a possibilidade de hipotensão por hipovolemia persistente. Pessoal qualificado e equipamento apropriado para uma traqueostomia de emergência devem estar imediatamente disponíveis. Um tubo orogástrico deve ser passado para descomprimir o estômago.

Que artérias suprem sangue ao nariz?

O suprimento arterial do nariz é provido pela artéria maxilar interna e a artéria etmoidal anterior. Estas podem ter que ser ligadas em epistaxe incontrolável.

Descrever a extubação.

Dado que este paciente ainda está em risco de aspiração, extubação não deve ser tentada até que o paciente tenha acordado completamente e reobtido reflexos da via aérea. Embora seja desejável limitar a tosse e a briga com o tubo endotraqueal durante o acordar, isto pode ser difícil de conseguir no paciente acordando. Lidocaína intravenosa (1,5 mg/kg) pode ser útil nesta situação.

LEITURA SUGERIDA

Atkins JH, Mirza N: Anesthetic considerations and surgical caveats for awake airway surgery. Anesthesiol Clin 2010;28:555.

Biro P: Jet ventilation for surgical interventions in the upper airway. Anesthesiol Clin 2010;28:397.

Chi JJ, Mandel JE, Weinstein GS, et al: Anesthetic considerations for transoral robotic surgery. Anesthesiol Clin 2010;28:411.

Collins CE: Anesthesia for pediatric airway surgery: recommendations and review from a pediatric referral center. Anesthesiol Clin 2010;28:505.

Cordoba Amorocho MR, Sordillo A: Anesthesia for functional endoscopic sinus surgery: a review. Anesthesiol Clin 2010;28:497.

Dillon FX: Electromyographic (EMG) neuromonitoring in otolaryngology-head and neck surgery. Anesthesiol Clin 2010;28:423.

Dralle H, Sekulla C, Lorenz K, et al: Intraoperative monitoring of the recurrent laryngeal nerve in thyroid surgery. World J Surg 2008;32:1358.

Green JS, Tsui BCH: Applications of ultrasonography in ENT: airway assessment and nerve blockage. Anesthesiol Clin 2010;28:541.

Guay J: Regional anesthesia for carotid surgery. Curr Opin Anaesthesiol 2008;21:638.

Hillman DR, Platt PR, Eastwood PR: Anesthesia, sleep, and upper airway collapsibility. Anesthesiol Clin 2010;28:443.

Jourdy DN, Kacker A: Regional anesthesia for office-based procedures in otorhinolaryngology. Anesthesiol Clin 2010;28:457.

Liang S, Irwin MG: Review of anesthesia for middle ear surgery. Anesthesiol Clin 2010;28:519.

Lu I-C, Chu K-S, Tsai C-J, et al: Optimal depth of NIM EMG endotracheal tube for intraoperative neuromonitoring of the recurrent laryngeal nerve during thyroidectomy. World J Surg 2008;32:1935.

Mandel JE: Laryngeal mask airways in ear, nose, and throat procedures. Anesthesiol Clin 2010;28:469.

Mobley SR, Miller BT, Astor FC, et al: Prone positioning for head and neck reconstructive surgery. Head & Neck 2007;29:1041.
O'Neill JP, Fenton JE: The recurrent laryngeal nerve in thyroid surgery. Surgeon 2008;6:373.
Pandit JJ, Satya-Krishna R, Gration P: Superficial or deep cervical plexus block for carotid endarterectomy: a systematic review of complications. Br J Anaesth 2007;99:159.
Sabour S, Manders E, Steward DL: The role of rapid PACU parathyroid hormone in reducing post-thyroidectomy hypocalcemia. Otolaryngol–Head Neck Surg 2009;141:727.
Sheinbein DS, Loeb RG: Laser surgery and fire hazards in ear, nose, and throat surgeries. Anesthesiol Clin. 2010;28:485.
Xiao P, Zhang X: Adult laryngotracheal surgery. Anesthesiol Clin 2010;28:529.

CAPÍTULO 38

Anestesia para Cirurgia Ortopédica

Edward R. Mariano, MD, MAS

CONCEITOS-CHAVE

1. As manifestações clínicas da síndrome do cimento ósseo incluem hipóxia (*shunt* pulmonar aumentado), hipotensão, arritmias (incluindo bloqueio cardíaco e parada sinusal), hipertensão pulmonar (resistência vascular pulmonar aumentada) e débito cardíaco diminuído.
2. O uso de um torniquete pneumático em uma extremidade cria um campo exangue que facilita grandemente a cirurgia. Entretanto, torniquetes podem produzir problemas , como alterações hemodinâmicas, dor, alterações metabólicas, tromboembolismo arterial e embolia pulmonar.
3. Síndrome de embolia gordurosa classicamente se apresenta dentro de 72 h após fratura de ossos longos ou pélvicos, com a tríade de dispneia, confusão e petéquias.
4. Trombose venosa profunda e embolia pulmonar podem causar morbidade e mortalidade subsequentemente a operações ortopédicas na pelve e extremidades inferiores.
5. Anestesia neuraxial isoladamente ou combinada com anestesia geral pode reduzir complicações tromboembólicas por vários mecanismos, incluindo aumentos no fluxo sanguíneo venoso das extremidades inferiores induzidos por simpatectomia, efeitos anti-inflamatórios sistêmicos de anestésicos locais, reatividade diminuída das plaquetas, aumento pós-operatório atenuado no fator VIII e fator von Willebrand, diminuição pós-operatória atenuada na antitrombina III e alterações na liberação de hormônios de estresse.
6. Em pacientes recebendo heparina de baixo peso molecular profilática 1 vez ao dia, técnicas neuraxiais podem ser realizadas (ou removidos cateteres neuraxiais) 10-12 h depois da dose precedente, com um retardo de 4 h antes de administrar a dose seguinte.
7. Radiografias de perfil da coluna cervical em flexão e extensão devem ser obtidas pré-operatoriamente em pacientes com artrite reumatoide grave o suficiente para exigir esteroides, imunoterapia ou metotrexato. Se estiver presente instabilidade atlantoaxial, a intubação deve ser realizada com estabilização cervical, utilizando videolaringoscopia ou laringoscopia fibroscópica.
8. Comunicação efetiva entre o anestesiologista e o cirurgião é essencial durante artroplastia de quadril bilateral. Se instabilidade hemodinâmica importante ocorrer durante o primeiro procedimento de substituição, a segunda artroplastia deve ser adiada.
9. Adjuvantes, como opioides, clonidina, cetorolaco e neostigmina adicionados a soluções anestésicas locais para injeção intra-articular, foram usados em várias combinações para prolongar a analgesia após artroscopia de joelho.
10. Analgesia pós-operatória efetiva facilita fisioterapia precoce para maximizar a amplitude de movimento pós-operatória e prevenir aderências articulares após substituição de joelho.
11. O bloqueio do plexo braquial via interescalênica guiado por ultrassom ou estimulação elétrica é adequado para procedimentos no ombro. Mesmo quando é empregada a anestesia geral, um bloqueio interescalênico pode suplementar a anestesia e produzir analgesia pós-operatória efetiva.

Cirurgia ortopédica desafia o anestesiologista. As comorbidades destes pacientes variam amplamente com base no grupo etário. Os pacientes podem-se apresentar como recém-nascidos com deformidades congênitas de membros, como adolescentes com lesões relacionadas com esportes, como adultos para procedimentos variando desde a excisão de pequena massa de tecido mole à substituição de articulação, ou em qualquer idade com câncer ósseo. Este capítulo focaliza questões de tratamento perioperatório específicas dos pacientes submetendo-se a procedimentos cirúrgicos ortopédicos comuns. Por exemplo, os pacientes com fraturas de ossos longos são predispostos à síndrome de embolia gordurosa. Os pacientes estão em risco aumentado de tromboembolismo venoso após operações pélvicas, de quadril e joelho. O uso de cimento ósseo durante artroplastias pode causar instabilidade hemodinâmica. Torniquetes nos membros limitam a perda sanguínea, mas introduzem riscos adicionais.

As técnicas neuraxiais e outras técnicas anestésicas regionais desempenham um papel importante em diminuir a incidência de complicações tromboembólicas perioperatórias, fornecer analgesia pós-operatória e facilitar reabilitação precoce e alta hospitalar. Os avanços nas técnicas cirúrgicas, como condutas minimamente invasivas para substituição de joelho e quadril, estão exigindo modificações nos manejos anestésico e perioperatório para facilitar a alta precoce (um dia) ou em regime ambulatorial de pacientes que antes necessitavam de dias de hospitalização. É impossível focar as complicações anestésicas das diversas operações ortopédicas em um capítulo; daí, a proposta deste capítulo de abordar estratégias para a condução perioperatória de pacientes submetendo-se a procedimentos cirúrgicos ortopédicos selecionados. Anestesia para cirurgia da coluna vertebral encontra-se discutida no Capítulo 27.

CONSIDERAÇÕES SOBRE O TRATAMENTO PERIOPERATÓRIO EM CIRURGIA ORTOPÉDICA

Cimento Ósseo

Cimento ósseo, **polimetilmetacrilato**, é frequentemente necessário para artroplastias. O cimento se interdigita dentro dos interstícios do osso esponjoso e fixa fortemente o aparelho protético ao osso do paciente. Misturar pó de metilmetacrilato polimerizado com monômero de metilmetacrilato líquido causa polimerização e ligações cruzadas das cadeias de polímero. Esta reação exotérmica leva ao endurecimento do cimento e expansão contra os componentes protéticos. A hipertensão intramedular resultante (> 500 mmHg) pode causar embolização de gordura, medula óssea, cimento e ar para dentro de canais venosos. A absorção sistêmica de monômero de metilmetacrilato residual pode produzir vasodilatação e uma diminuição na resistência vascular sistêmica. A liberação de tromboplastina tecidual pode desencadear agregação de plaquetas, formação de microtrombos nos pulmões e instabilidade cardiovascular como resultado da circulação de substâncias vasoativas.

1 As manifestações clínicas da síndrome do cimento ósseo incluem hipóxia (*shunt* pulmonar aumentado), hipotensão, arritmias (incluindo bloqueio cardíaco e parada sinusal), hipertensão pulmonar (resistência vascular pulmonar aumentada) e débito cardíaco diminuído. Êmbolos ocorrem mais frequentemente durante a inserção de uma prótese femoral para artroplastia de quadril. As estratégias de tratamento para esta complicação incluem aumentar o FiO_2 antes da cimentação, monitoramento para manter euvolemia, criar um orifício de despressurização no fêmur distal para aliviar a pressão intramedular, efetuar lavagem com alta pressão da diáfise femoral para remover detritos (microêmbolos potenciais), ou usar um componente que não requeira cimento.

Outra fonte de preocupação relacionada com o uso de cimento é o potencial de afrouxamento gradual da prótese com a passagem do tempo. Os implantes mais recentes sem cimento são feitos de material poroso que permite que osso natural cresça para dentro deles. As próteses sem cimento geralmente duram mais tempo e podem ser vantajosas para pacientes mais jovens, ativos; entretanto é necessária formação de osso ativo sadio, e a recuperação pode ser mais longa em comparação a substituições articulares cimentadas. Por essas razões, próteses cimentadas são preferidas para pacientes mais velhos (> 80 anos) e menos ativos que frequentemente têm osteoporose ou osso cortical fino. As práticas continuam a evoluir a respeito da seleção de implantes cimentados *versus* sem cimento, dependendo da articulação afetada, do paciente e da técnica cirúrgica.

Torniquetes Pneumáticos

2 O uso de um torniquete pneumático em uma extremidade cria um campo sem sangue que facilita grandemente a cirurgia. Entretanto, torniquetes podem produzir problemas, como alterações hemodinâmicas, dor, alterações metabólicas, tromboembolismo arterial e embolia pulmonar. A pressão de insuflação é geralmente estabelecida aproximadamente 100 mmHg maior que a pressão sistólica basal do paciente. Insuflação prolongada (> 2 h) rotineiramente leva à disfunção muscular transitória por isquemia e pode produzir rabdomiólise ou lesão nervosa periférica permanente. Insuflação de torniquete também foi associada a aumentos na temperatura corporal em pacientes pediátricos submetidos à cirurgia de extremidade inferior.

A exsanguinação de uma extremidade inferior e insuflação de torniquete causam um desvio rápido de volume sanguíneo para dentro da circulação central. Embora geralmente não importante clinicamente, a exsanguinação bilateral de extremidades inferiores pode causar um aumento na pressão venosa central e na pressão arterial que pode não ser bem tolerado em pacientes com ventrículo não complacentes e disfunção diastólica.

Os pacientes acordados previsivelmente vão ter dor com um torniquete insuflado, por mais que alguns minutos, 100 mmHg acima da pressão arterial sistólica. O mecanismo e as vias neurais desta sensação de dor difusa contínua e ardência desafiam uma explicação precisa. **Apesar de um bloqueio regional adequado para anestesia cirúrgica, a dor do torniquete pode-se tornar muito forte, necessitando de uma analgesia suplementar substancial ou, às vezes, anestesia geral.** Mesmo durante anestesia geral, o estímulo pela compressão de torniquete, muitas vezes, se manifesta sob a forma de uma pressão arterial média aumentando gradualmente, começando aproximadamente 1 h depois da insuflação do manguito. Os sinais de ativação simpática progressiva incluem hipertensão acentuada, taquicardia e diaforese. A probabilidade de dor de torniquete e sua hipertensão associada pode ser influenciada por muitos fatores, incluindo a técnica anestésica (anestesia regional *versus* anestesia geral), a extensão em dermátomos do bloqueio anestésico regional, a escolha do anestésico local e da dose ("intensidade" do bloqueio) e a suplementação com adjuvantes seja por via intravenosa, seja em combinação com soluções anestésicas locais, quando aplicável.

A desinsuflação do manguito alivia a dor e a hipertensão associada imediatamente. De fato, o esvaziamento do manguito pode ser acompanhado por uma diminuição precipitada nas pressões venosa central e arterial. A frequência cardíaca geralmente aumenta, e a temperatura central diminui. A remoção de detritos metabólicos na extremidade isquêmica aumenta a pressão parcial de dióxido de carbono no sangue arterial ($PaCO_2$), dióxido de carbono corrente final ($ETCO_2$) e níveis de lactato e potássio séricos. **Estas alterações metabólicas podem causar um aumento na ventilação-minuto no paciente em respiração espontânea e, raramente, arritmias.** Isquemia induzida pelo torniquete em uma extremidade inferior pode levar ao desenvolvimento de trombose venosa profunda. Ecocardiografia transesofágica é capaz de detectar embolia pulmonar subclínica (êmbolos miliares no átrio e ventrículo direitos) após desinsuflação de torniquete mesmo em casos menores, como artroscopia diagnóstica de joelho. Raros episódios de embolia pulmonar massiva durante artroplastia total de joelho foram descritos durante exsanguinação de perna, após insuflação de torniquete e após esvaziamento de torniquete. Torniquetes foram usados com segurança em pacientes com anemia falciforme, embora atenção particular deva ser dedicada à manutenção da oxigenação, normocarbia ou hipocarbia, hidratação e normotermia.

Síndrome da Embolia Gordurosa

Algum grau de embolia gordurosa provavelmente ocorre com todas as fraturas de ossos longos. **Síndrome da embolia gordurosa** é menos frequente, mas potencialmente fatal (mortalidade 10-20%).

3 Ela, classicamente, se apresenta dentro das 72 h subsequentes à fratura de ossos longos ou pélvica, com a tríade de dispneia, confusão e petéquias. Esta síndrome também pode ser vista após ressuscitação cardiopulmonar, alimentação parental com infusão lipídica e lipoaspiração. A teoria mais aceita da sua patogênese sustenta que glóbulos de gordura são liberados pela ruptura de células adiposas no osso fraturado e entram na circulação por lacerações em vasos medulares. Uma teoria alternativa propõe que os glóbulos de gordura são quilomícrons resultantes da agregação de ácidos graxos livres circulantes, causados por alterações no metabolismo dos ácidos graxos. Independentemente da sua fonte, os níveis aumentados de ácidos graxos livres podem ter um efeito tóxico sobre a membrana capilar-alveolar, levando à liberação de aminas vasoativas e prostaglandinas e ao desenvolvimento de síndrome de angústia respiratória aguda (ARDS; veja Capítulo 57). As manifestações neurológicas (p. ex., agitação, confusão, estupor ou coma) são o provável resultado de lesão capilar na circulação cerebral e edema cerebral. Estes sinais podem ser exacerbados por hipóxia.

O diagnóstico de síndrome de embolia gordurosa é sugerido por petéquias no tórax, extremidades superiores, axilas e conjuntiva. Glóbulos de gordura ocasionalmente podem ser observados na retina, urina ou expectoração. Anormalidades da coagulação, como trombocitopenia ou tempos de coagulação prolongados, ocasionalmente estão presentes. A atividade da lipase sérica pode estar elevada, mas não prediz a gravidade da doença. Comprometimento pulmonar tipicamente progride de hipóxia branda e uma radiografia de tórax normal para hipóxia grave ou insuficiência respiratória com achados radiográficos de opacidades pulmonares difusas. A maioria dos sinais e sintomas clássicos de síndrome de embolia gordurosa ocorre 1-3 dias após o evento precipitante. Durante anestesia geral, os sinais podem incluir um declínio no $ETCO_2$ e na saturação de oxigênio arterial e uma elevação nas pressões da artéria pulmonar. A eletrocardiografia pode mostrar alterações de segmento ST com aparência isquêmica e um padrão de sobrecarga cardíaca direita.

O tratamento é duplo: de prevenção e de suporte. Estabilização precoce da fratura diminui a incidência de síndrome de embolia gordurosa e, em particular, reduz o risco de complicações pulmonares. O tratamento de suporte consiste em oxigenoterapia em ventilação com pressão positiva contínua nas vias aéreas para prevenir hipóxia e com estratégias de ventilador específicas no caso de ARDS. Hipotensão sistêmica exigirá suporte pressor apropriado, e vasodilatadores podem ajudar no tratamento de hipertensão pulmonar. Terapia corticosteroide com altas doses não é apoiada por experiências clínicas randomizadas.

Trombose Venosa Profunda e Tromboembolismo

4 Trombose venosa profunda (DVT) e embolia pulmonar (PE) podem causar morbidade e mortalidade após operações ortopédicas na pelve e extremidades inferiores. Os fatores de risco incluem obesidade, idade acima de 60 anos, procedimentos durando mais de 30 min, uso de um torniquete, fratura de extremidade inferior e imobilização por mais de 4 dias. Os pacientes em mais alto risco incluem aqueles submetidos à cirurgia do quadril e substituição de joelho ou grandes operações em trauma da extremidade inferior. Sem profilaxia, esses pacientes experimentarão taxas de DVT de 40-80%. A incidência de PE clinicamente importante após cirurgia de quadril em alguns estudos é descrita como sendo tão alta quanto 20%, enquanto a de PE fatal pode ser 1-3%. Os mecanismos fisiopatológicos subjacentes incluem estase venosa com estado hipercoagulável em razão de respostas inflamatórias localizadas e sistemas à cirurgia.

Profilaxia farmacológica e uso de rotina de aparelhos mecânicos, como compressão pneumática intermitente (ICP), mostraram diminuir a incidência de DVT e PE. Enquanto a tromboprofilaxia mecânica deve ser considerada para todos os pacientes, o uso de anticoagulantes farmacológicos deve ser ponderado com relação ao risco de sangramento importante. Em pacientes em risco aumentado de DVT, mas que têm risco de sangramento "normal", heparina não fracionada em baixa dose (LUFH) subcutânea, varfarina ou heparina de baixo peso molecular (LMWH) podem ser empregados em adição à profilaxia mecânica. Os pacientes com risco significativamente aumentado de sangramento podem ser manejados com profilaxia mecânica isolada, até que o risco de sangramento diminua. Geralmente, em pacientes sem cateteres epidurais de demora, anticoagulantes são iniciados no dia da cirurgia. Varfarina pode ser iniciada na noite anterior à cirurgia dependendo da rotina do cirurgião ortopedista.

5 Anestesia neuraxial isolada ou combinada com anestesia geral pode reduzir complicações tromboembólicas por vários mecanismos. Estes incluem aumentos no fluxo sanguíneo venoso das extremidades inferiores induzidos por simpatectomia, efeitos anti-inflamatórios sistêmicos dos anestésicos locais, reatividade diminuída das plaquetas, aumentos pós-operatórios atenuados no fator VIII e fator von Willebrand, diminuições pós-operatórias atenuadas na antitrombina III e alterações na liberação de hormônios de estresse.

De acordo com a Terceira Edição das Diretrizes Baseadas em Evidências da *American Society of Regional Anesthesia and Pain Medicine* sobre anestesia regional e anticoagulação, os pacientes atualmente recebendo agentes antiplaquetas (p. ex., ticlopidina, clopidogrel e inibidores de glicoproteína IIb/IIIa intravenosos), trombolíticos, fondaparinux, inibidores diretos de trombina, ou esquemas terapêuticos de LMWH apresentam um risco inaceitável de hematoma espinal ou epidural após anestesia neuraxial. Execução de bloqueio neuraxial (ou remoção de um cateter neuraxial) não é contraindicada com LUFH subcutânea quando a dose diária total é de 10.000 unidades ou menos; 6 não há dados sobre a segurança da anestesia neuraxial, quando são dadas doses maiores. Em pacientes recebendo LMWH profilática, as diretrizes variam com base no esquema. Com aplicação 1 vez ao dia, técnicas neurais podem ser efetuadas (ou removidos cateteres neuraxiais) 10-12 h depois da dose precedente, com um retardo de 4 h antes de administrar a dose seguinte. Com aplicação 2 vezes ao dia, cateteres neuraxiais não devem ser deixados no lugar e devem ser removidos 2 h antes da primeira dose de LMWH. Pacientes em terapia com varfarina não devem receber um bloqueio neuraxial a não ser que a razão normalizada internacional (INR) seja normal, e os cateteres devem ser removidos quando a INR for 1,5 ou menor. A Terceira Edição das diretrizes também sugere que estas recomendações sejam aplicadas a bloqueios nervosos profundos e de plexos e cateteres. Revisões destas diretrizes ocorrem regularmente.

Cirurgia de Quadril

Procedimentos comuns de quadril efetuados em adultos incluem reparo de fratura de quadril, artroplastia total de quadril e redução fechada de luxação do quadril.

FRATURA DO QUADRIL

Considerações Pré-Operatórias

A maioria dos pacientes que se apresentam com fratura de quadril são frágeis e idosos. Um paciente jovem ocasional provavelmente é vitima de um trauma do fêmur ou da pelve. Estudos descreveram taxas de mortalidade após fratura do quadril de até 10% durante a hospitalização inicial e acima de 25% dentro de 1 ano. Muitos destes pacientes têm doenças concomitantes, como doença de artéria coronariana, doença vascular cerebral, doença pulmonar obstrutiva crônica, ou diabetes.

Os pacientes que se apresentam com fratura de quadril frequentemente estão desidratados por ingestão oral inadequada. Dependendo do local da fratura de quadril, a perda sanguínea oculta pode ser importante, comprometendo ainda mais o volume intravascular. Em geral, as fraturas intracapsulares (subcapital, transcervical) são associadas à menor perda sanguínea do que as extracapsulares (base do colo femoral, intertrocantérica, subtrocantérica) (**Figura 38-1**). Um hematócrito pré-operatório normal ou limítrofe pode ser enganador, pois uma hemoconcentração pode mascarar uma perda sanguínea oculta.

Outra característica dos pacientes com fratura do quadril é a presença frequente de hipóxia pré-operatória que pode, pelo menos em parte, ser decorrente de embolia gordurosa; outros fatores podem incluir atelectasia das bases pulmonares por imobilidade, congestão (e derrame) pulmonar por insuficiência cardíaca congestiva, ou consolidação pulmonar decorrente de infecção.

Manejo Intraoperatório

A escolha entre anestesia regional (espinal ou epidural) e anestesia geral tem sido extensamente avaliada para cirurgia de fratura de quadril. Uma metanálise de 15 experiências clínicas randomizadas mostrou uma diminuição na incidência de TVP pós-operatória e na mortalidade de 1 mês com anestesia regional, mas estas vantagens não persistem além de 3 meses. A incidência de delírio e disfunção cognitiva pós-operatória pode ser menor após anestesia regional, se a sedação intravenosa puder ser mínima.

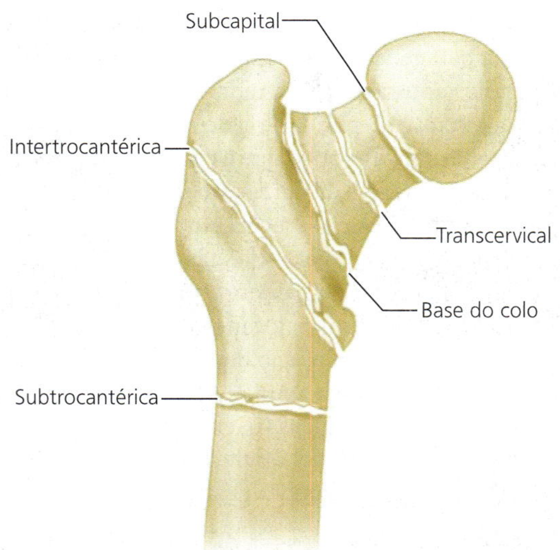

FIGURA 38-1 A perda sanguínea por fratura de quadril depende da localização da fratura (subtrocantérica, intertrocantérica > base do colo femoral > transcervical, subcapital) porque a cápsula restringe a perda sanguínea, atuando como um torniquete.

Uma técnica anestésica neuraxial, com ou sem anestesia geral concomitante, oferece a vantagem adicional de controle da dor pós-operatória. Se uma anestesia espinal for planejada, um anestésico local hipobárico ou isobárico facilita o posicionamento, uma vez que o paciente possa permanecer na mesma posição tanto para a realização do bloqueio quanto para a cirurgia. Opioides intratecais, como morfina, podem prolongar a analgesia pós-operatória, mas exigem monitoramento pós-operatório estreito quanto à depressão respiratória tardia.

Consideração deve também ser dada ao tipo de redução e fixação a ser usado. Isto é dependente do local da fratura, grau de desvio, estado funcional pré-operatório e preferência do cirurgião. Fraturas sem desvio do fêmur proximal podem ser tratadas com fixação percutânea ou fixação com parafuso canulado com o paciente na posição supina. Um parafuso de compressão de quadril e placa lateral são mais frequentemente empregados para fraturas intertrocantéricas. Fraturas intracapsulares com desvio podem exigir fixação interna, hemiartroplastia ou substituição total de quadril (Figura 38-2). O tratamento cirúrgico das fraturas extracapsulares do quadril é realizado ou com um implante extramedular (p. ex., parafuso deslizante e placa) ou com um implante intramedular (p. ex., prego Gamma).

Hemiartroplastia e substituição total de quadril são operações mais longas, mais invasivas do que outros procedimentos. Elas são geralmente efetuadas com pacientes em posição de decúbito lateral, são associadas à maior perda sanguínea, e, potencialmente, resultam em maiores alterações hemodinâmicas, particularmente se cimento for usado. Por essa razão, deve-se garantir suficiente acesso venoso para permitir transfusão rápida.

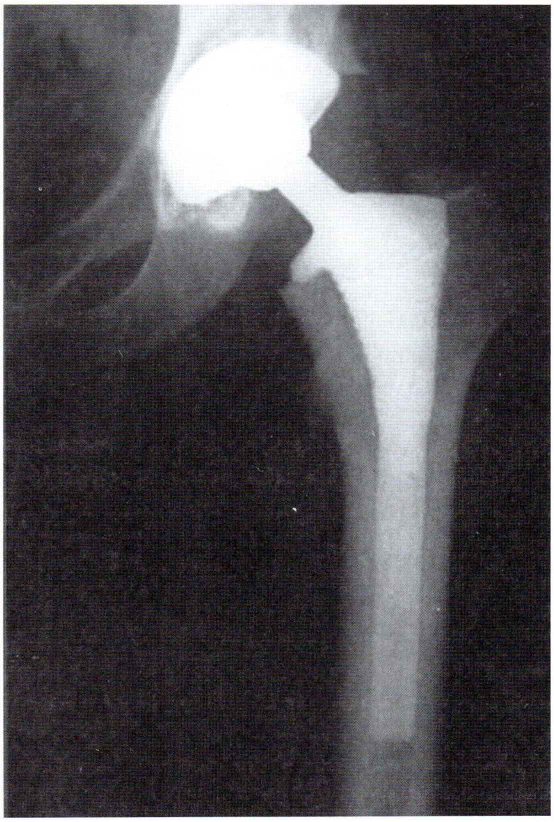

FIGURA 38-2 Artroplastia total de quadril não cimentada.

ARTROPLASTIA TOTAL DE QUADRIL

Considerações Pré-Operatórias

A maioria dos pacientes submetidos à artroplastia total de quadril (THR) sofre de osteoartrite (doença articular degenerativa), condições autoimunes, como artrite reumatoide (RA), ou necrose avascular. A osteoartrite é uma doença degenerativa que afeta a superfície articular de uma ou mais articulações (mais comumente os quadris e joelhos). A etiologia da osteoartrite parece envolver trauma articular repetitivo. Uma vez que a osteoartrite possa também comprometer a coluna, a manipulação do pescoço durante intubação traqueal deve ser minimizada para evitar compressão de raízes nervosas ou protrusão discal.

A RA é caracterizada por destruição articular imunomediada com inflamação crônica e progressiva das membranas sinoviais, em oposição ao desgaste e destruição articulares da osteoartrite. A RA é uma doença sistêmica que afeta múltiplos sistemas de órgãos (Tabela 38-1) que, frequentemente, afeta as pequenas articulações das mãos, punhos e pés, causando deformidade grave; quando isto ocorre, a canulização intravenosa e de artéria radial pode ser muito difícil.

Casos extremos de RA comprometem quase todas as membranas sinoviais, inclusive aquelas na coluna cervical e articulação temporomandibular. Subluxação atlantoaxial, que pode ser diagnosticada radiologicamente, pode levar à protrusão do processo odontoide para dentro do forame magno durante a intubação, comprometendo o fluxo sanguíneo vertebral e comprimindo a medula espinal ou o tronco cerebral (Figura 38-3). Radiografias de perfil em flexão e extensão da coluna cervical devem ser obtidas pré-operatoriamente em pacientes com RA suficientemente grave para exigir esteroides, imunoterapia ou metotrexato. Se estiver presente instabilidade atlantoaxial, intubação traqueal deve ser efetuada com estabilização em

7

TABELA 38-1 Manifestações sistêmicas de artrite reumatoide

Sistema de Órgãos	Anormalidades
Cardiovascular	Espessamento e derrame pericárdicos, miocardite, arterite coronariana, defeitos de condução, vasculite, fibrose de válvula aórtica (regurgitação aórtica)
Pulmonar	Derrame pleural, nódulos pulmonares, fibrose pulmonar intersticial
Hematopoético	Anemia, eosinofilia, disfunção das plaquetas (por terapia com aspirina), trombocitopenia
Endócrino	Insuficiência suprarrenal (por terapia glicocorticoide), sistema imune prejudicado
Dermatológico	Pele fina e atrófica por causa da doença e drogas imunossupressoras

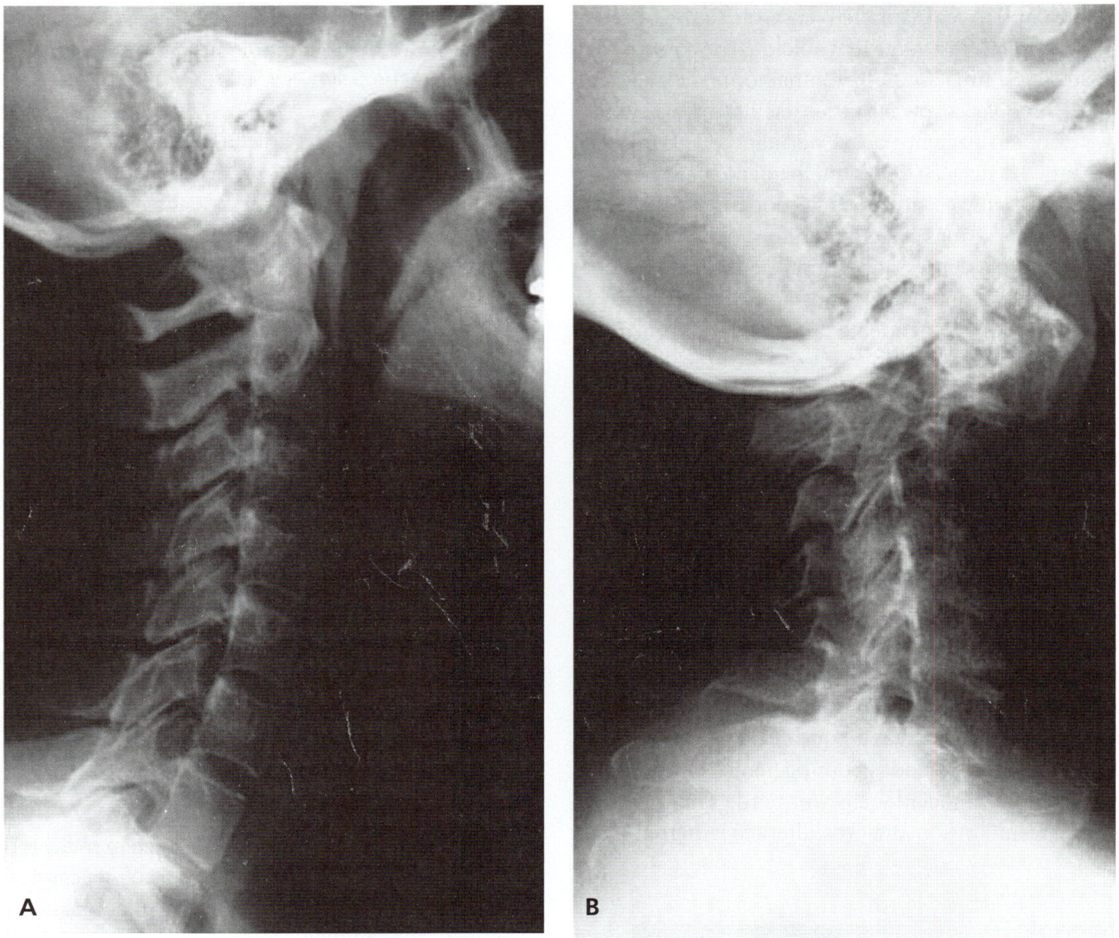

FIGURA 38-3 Dado que a instabilidade da coluna cervical pode ser assintomática, radiografias de perfil são obrigatórias em pacientes com artrite reumatoide grave. **A:** Radiografia de perfil de uma coluna cervical normal. **B:** Coluna cervical em perfil de um paciente com artrite reumatoide grave; notar a instabilidade grave de C1-C2.

linha, utilizando videolaringoscopia ou laringoscopia fibroscópica. Comprometimento da articulação temporomandibular pode limitar a mobilidade e amplitude de movimentos mandibulares, de tal modo que a intubação traqueal convencional pode ser impossível. Rouquidão ou estridor inspiratório podem ser decorrentes de um estreitamento da abertura glótica causado por artrite cricoaritenóidea. Esta condição pode levar à obstrução da via aérea pós-extubação mesmo quando tiver sido usado um tubo endotraqueal de menor diâmetro.

Os pacientes com RA ou osteoartrite comumente recebem drogas anti-inflamatórias não esteroides (NSAIDs) para tratamento da dor. Estas drogas podem ter sérios efeitos colaterais, como sangramento gastrointestinal, toxicidade renal e disfunção das plaquetas.

Manejo Intraoperatório

THR envolve vários passos cirúrgicos, incluindo posicionamento do paciente (geralmente na posição de decúbito lateral), luxação e remoção da cabeça femoral, fresagem do acetábulo e inserção de uma cavidade acetabular protética (com ou sem cimento) e alargamento do fêmur e inserção de um componente femoral (cabeça femoral e haste) dentro da diáfise femoral (com ou sem cimento). A THR é também associada a três complicações potencialmente ameaçadoras à vida: síndrome do cimento ósseo, hemorragia intra e pós-operatória e tromboembolismo venoso. Assim, monitoramento arterial invasivo pode ser justificado em alguns pacientes submetendo-se a estes procedimentos. Administração neuraxial de opioides, como morfina no período perioperatório, estende a duração da analgesia pós-operatória.

A. Artroplastia de Quadril tipo Recapeamento

O número cada vez maior de pacientes mais jovens necessitando de artroplastia de quadril e de outros que necessitam de revisão de implantes totais de quadril padrão (metal sobre polietileno) levou ao desenvolvimento de técnicas de artroplastia do quadril do tipo recapeamento (THR). Em comparação aos implantes tradicionais de artroplastia de quadril, no recapeamento de quadril se mantém em maior grau o osso dos pacientes. Implantes híbridos de metal sobre metal são geralmente empregados. As vias de acesso podem ser anterolaterais ou posteriores, com a via de acesso posterior teoricamente provendo maior preservação do suprimento sanguíneo à cabeça femoral. Com a via de acesso posterior, os pacientes são postos na posição de decúbito lateral similarmente à artroplastia de quadril tradicional.

Os dados comparando resultados relacionados com o recapeamento de quadril *versus* artroplastia tradicional são controversos. Estudos prospectivos não mostraram uma diferença na marcha ou equilíbrio postural aos 3 meses pós-operatoriamente. Uma metanálise recente favoreceu o recapeamento em termos de resultado funcional e perda sanguínea apesar de resultados comparáveis dos escores de dor e satisfação dos pacientes. Particular preocupação é o achado de que os pacientes que recebem recapeamento tem uma tendência 2 vezes maior de necessitar de cirurgia de revisão do que aqueles que receberam artroplastia de quadril tradicional. Há uma incidência mais alta de afrouxamento asséptico de componente (possivelmente por hipersensibilidade ao metal) e fratura do colo femoral, particularmente em mulheres. Finalmente, a presença de detritos no espaço articular (a partir do contato de metal com metal) levou a uma importante redução das indicações das próteses e do procedimento.

B. Artroplastia Bilateral

Artroplastia de quadril bilateral pode ser realizada com segurança em pacientes aptos, como um procedimento combinado, admitindo-se a ausência de embolização pulmonar importante depois da inserção do primeiro componente femoral. O monitoramento pode incluir ecocardiografia. 8 Comunicação efetiva entre o anestesista e o cirurgião é essencial. Se ocorrer instabilidade hemodinâmica importante durante o primeiro procedimento de THR, a segunda deve ser suspensa.

C. Artroplastia de Revisão

A revisão de uma artroplastia prévia pode ser associada à perda sanguínea muito maior que o procedimento inicial. A perda sanguínea depende de muitos fatores, incluindo a experiência e perícia do cirurgião. Alguns estudos sugerem que a perda sanguínea pode ser diminuída durante cirurgia de quadril se uma técnica de anestesia regional for usada (p. ex., anestesia espinal ou epidural) em comparação à anestesia geral mesmo com pressões arteriais médias semelhantes. O mecanismo não está claro. Uma vez que a probabilidade de transfusão de sangue perioperatória seja alta, reserva autóloga de sangue pré-operatória e recuperação de sangue intraoperatória devem ser consideradas. Administração pré-operatória de vitaminas (B_{12} e K) e ferro podem tratar formas brandas de anemia crônica. Alternativamente (e de modo mais caro), eritropoetina humana recombinante (600 IU/kg subcutaneamente semanalmente começando 21 dias antes da cirurgia e terminando no dia da cirurgia) também pode diminuir a necessidade de transfusão de sangue alógeno perioperatória. Eritropoetina aumenta a produção de eritrócitos estimulando a divisão e diferenciação de progenitores eritroides na medula óssea. Manutenção da temperatura corporal normal durante THR reduz a perda sanguínea.

D. Artroplastia Minimamente Invasiva

Cirurgia assistida por navegação (CAS) pode melhorar os resultados cirúrgicos e promover reabilitação precoce por técnicas minimamente invasivas, empregando implantes não cimentados. O *software* é capaz de reconstruir acuradamente imagens tridimensionais do osso e tecidos moles, com base em exames de imagem (RX, CT ou RMI). O computador combina imagens pré-operatórias ou informação de planejamento com a posição do paciente sobre a mesa de cirurgias. Aparelhos de rastreamento são fixados aos ossos-alvo (Figura 38-4) e instrumental cirúrgico. O sistema de navegação utiliza câmeras ópticas e diodos emissores de luz infravermelho para rastrear estas posições. A CAS, portanto, possibilita a colocação acurada de implantes por incisões pequenas, e o menor dano tecidual e muscular pode levar a menos dor e reabilitação mais precoce. A via de acesso lateral utiliza uma única incisão de 7,5 cm com o paciente na posição de decúbito lateral (Figura 38-4); uma via de acesso anterior utiliza duas incisões de 5 cm separadas (uma para o

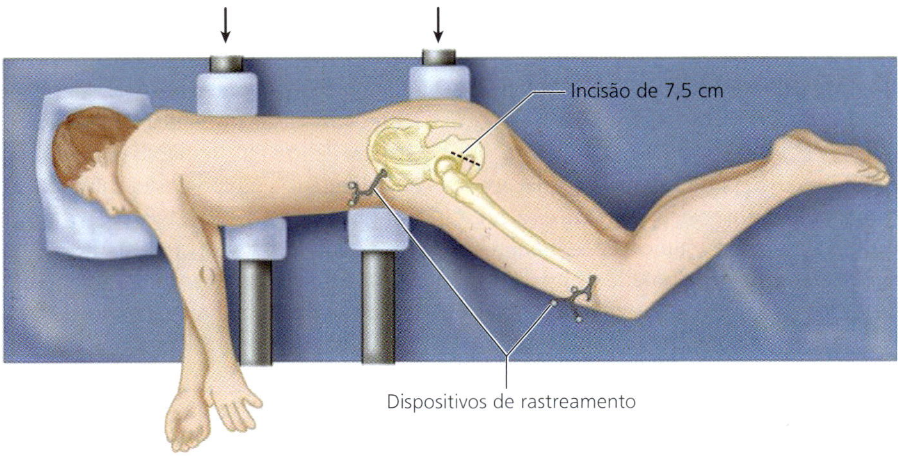

FIGURA 38-4 Artroplastia total de quadril minimamente invasiva: via de acesso lateral. Observar a pequena incisão de 7,5 cm e os dispositivos de rastreamento para o sistema de navegação computadorizado.

componente acetabular, e outra para o componente femoral) com o paciente supino. Técnicas minimamente invasivas podem reduzir a hospitalização a 24 h ou menos. As técnicas anestésicas devem promover recuperação rápida e podem incluir anestesia regional neuraxial ou anestesia geral intravenosa total.

E. Artroscopia de Quadril

Nos últimos anos, artroscopia de quadril aumentou em popularidade como uma alternativa minimamente invasiva para a artrotomia aberta para uma variedade de indicações cirúrgicas, como colisão femoroacetabular (FAI), lacerações de lábio acetabular, corpos soltos e osteoartrite. Atualmente, há regular evidência na literatura publicada (pequenas experiências controladas randomizadas) para suportar artroscopia de quadril para FAI, mas está faltando evidência em favor de outras indicações.

REDUÇÃO FECHADA DE LUXAÇÃO DE QUADRIL

Há uma incidência de 3% de luxação de quadril após artroplastia de quadril primária e uma incidência de 20% após artroplastia de revisão total de quadril. Uma vez que menos força é necessária para luxar um quadril protético, os pacientes com implantes de quadril necessitam de cuidados especiais durante posicionamento para procedimentos cirúrgicos subsequentes. Extremos de flexão, rotação interna e adução do quadril aumentam o risco de luxação. Luxações de quadril podem ser corrigidas com redução fechada, facilitada pelo uso de uma breve anestesia geral. Relaxamento muscular pode ser provida, se necessário, por succinilcolina a fim de facilitar a redução, quando a musculatura do quadril estiver muito contraída. Redução bem-sucedida deve ser confirmada radiologicamente antes de o paciente acordar.

Cirurgia de Joelho

As duas cirurgias de joelho mais frequentemente efetuadas são artroscopia e substituição total ou parcial da articulação.

ARTROSCOPIA DE JOELHO

Considerações Pré-Operatórias

A artroscopia revolucionou a cirurgia de muitas articulações, incluindo o quadril, joelho, ombro, tornozelo, cotovelo e carpo. Artroscopias são geralmente efetuadas como procedimentos ambulatoriais. Embora o paciente típico submetido à artroscopia de joelho seja frequentemente um jovem sadio, artroscopias de joelho são frequentemente efetuadas em pacientes idosos com múltiplos problemas médicos.

Manejo Intraoperatório

Um campo exangue facilita grandemente a cirurgia ortopédica. Felizmente, cirurgia de joelho se presta ao uso de um torniquete pneumático. A cirurgia é executada como procedimento ambulatorial com o paciente em posição supina sob anestesia geral ou neuraxial. Técnicas anestésicas alternativas incluem bloqueios nervosos periféricos, injeções periarticulares, ou injeções intra-articulares, empregando soluções anestésicas locais com ou sem adjuvantes, combinadas com sedação intravenosa.

Comparando a técnicas de anestesia neuraxial, o sucesso e a satisfação dos pacientes parecem iguais entre anestesias epidural e espinal. Entretanto, com cirurgia ambulatorial, o tempo para alta após anestesia neuraxial pode ser prolongado em comparação à anestesia geral.

Tratamento da Dor Pós-Operatória

Recuperação bem-sucedida do paciente externo depende de deambulação precoce, alívio adequado da dor e mínima náusea e vômito. Técnicas que evitam grande dose de opioides sistêmicos possuem indicação óbvia. Anestésicos locais intra-articulares (bupivacaína ou ropivacaína) geralmente proporcionam analgesia satisfatória durante várias horas pós-operatoriamente.

9 Adjuvantes , como opioides, clonidina, cetorolaco, epinefrina e neostigmina, quando adicionados a soluções anestésicas locais para injeção intra-articular, têm sido usados em várias combinações para alongar a duração da analgesia. Outras estratégias multimodais de tratamento da dor incluem NSAIDs sistêmicos, gabapentina e bloqueios nervosos periféricos únicos ou contínuos para reconstrução ligamentar artroscópica.

SUBSTITUIÇÃO TOTAL DE JOELHO

Considerações Pré-Operatórias

Os pacientes que se apresentam para substituição total de joelho (Figura 38-5) têm comorbidades semelhantes àqueles submetendo-se à substituição total de quadril (p. ex., RA, osteoartrite.

Manejo Intraoperatório

Durante artroplastia total de joelho, os pacientes permanecem em uma posição supina, e a perda sanguínea intraoperatória é limitada pelo uso de um torniquete. Os pacientes cooperantes geralmente toleram uma técnica anestésica neuraxial com sedação intravenosa. Síndrome do cimento ósseo após inserção de uma prótese femoral é possível, mas é menos provável que durante artroplastia de quadril. A liberação subsequente de êmbolos para dentro da circulação sistêmica pode potencializar qualquer tendência à hipotensão subsequentemente à liberação do torniquete.

Colocação pré-operatória de um cateter epidural ou perineural lombar pode ser muito útil para tratar a dor pós-operatória, que é geralmente mais intensa que a dor após THR. Analgesia pós-operatória efetiva facilita reabilitação física precoce para maximizar a amplitude de movimento pós-operatório e evitar aderências articulares no joelho. 10 É importante equilibrar o controle da dor com a necessidade de um paciente alerta e cooperante durante fisioterapia. Analgesia epidural é útil em artroplastias de joelhos bilaterais. **Para artroplastia de joelho unilateral, cateteres epidural lombar e perineural**

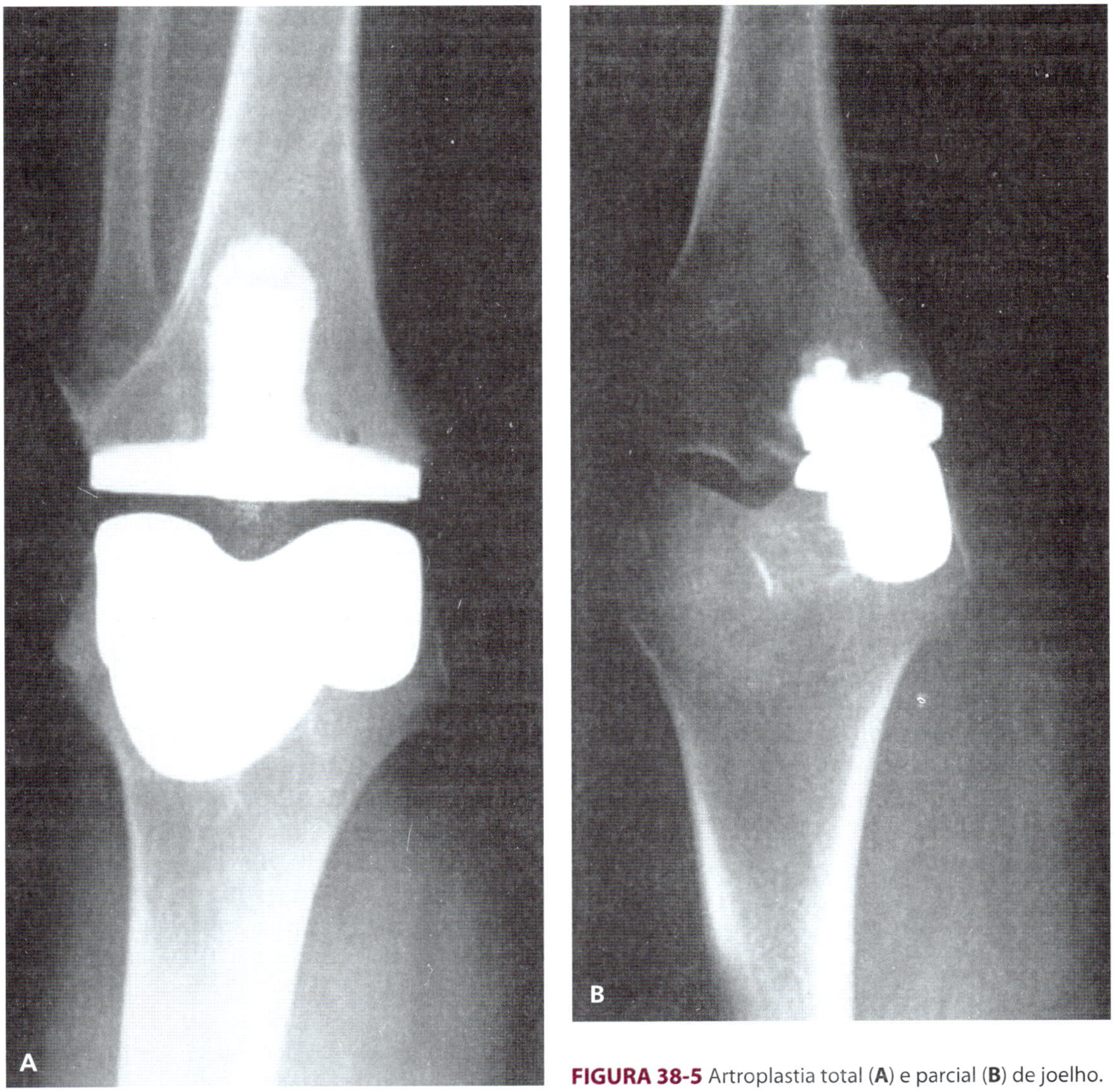

FIGURA 38-5 Artroplastia total (**A**) e parcial (**B**) de joelho.

femoral proveem analgesia equivalente, enquanto cateteres perineurais femorais produzem menos efeitos colaterais (p. ex., prurido, náusea e vômito, retenção urinária ou hipotensão ortostática). A colocação pré-operatória em uma "sala de bloqueios" pode evitar retardos de sala de cirurgias e assegurar que os pacientes recebam esta técnica analgésica benéfica (Figura 38-6).

Foram descritas artroplastia parcial de joelho (unicompartimental ou patelofemoral) e artroplastia de joelho minimamente invasiva com vias de acesso poupando músculos. Com seleção estrita dos pacientes, estas técnicas podem reduzir o dano ao músculo quadríceps, facilitando alcance mais precoce de metas de amplitude de movimento de ambulação, e podem permitir alta, dentro de 24 horas depois da cirurgia se for feito arranjo para fisioterapia como paciente externo. Manejo anestésico e analgesia pós-operatória devem-se adequar e facilitar o programa de recuperação acelerada. Bloqueios nervosos periféricos únicos ou contínuos, isoladamente ou em combinação, podem oferecer controle da dor para objetivos específicos e facilitar a reabilitação precoce. **Em experiências clínicas randomizadas, cateteres de bloqueio nervoso periférico contínuo com infusões anestésicas locais perineurais demonstraram diminuir o tempo para satisfazer critérios de alta para artroplastia total de joelho.** O manejo dos cateteres perineurais necessita de uma conduta de trabalho de equipe e pode ser incorporado em condutas clínicas integradas, envolvendo cirurgia, enfermagem e fisioterapia. Entre as complicações das infusões anestésicas locais perineurais em extremidades inferiores, aquelas que envolvem quedas de pacientes são de máxima preocupação, e programas abrangentes de prevenção de quedas necessitam estar em execução em toda parte onde estas técnicas forem empregadas.

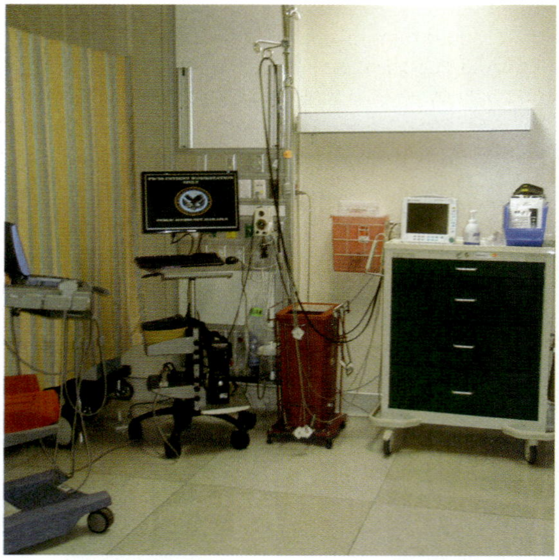

FIGURA 38-6 Uma "sala de bloqueios" pode ser localizada em uma área de espera pré-operatória, sala de indução ou unidade de terapia pós-anestésica e deve oferecer monitoramento padrão (conforme descrito pela American Society of Anesthesiologists) e amplo armazenamento para suprimentos e equipamento de anestesia regional.

Cirurgia da Extremidade Superior

Os procedimentos nas extremidades superiores incluem aqueles para doenças do ombro (p. ex., colisão subacromial ou lacerações de manguito rotador), fraturas traumáticas, síndromes de compressão nervosa (p. ex., síndrome do túnel do carpo) e artroplastias (p. ex., artrite reumatoide).

CIRURGIA DO OMBRO

Operações do ombro podem ser abertas ou artroscópicas. Estes procedimentos são executados ou em uma posição sentada ("cadeira de praia") ou, menos comumente, na posição de decúbito lateral. **A posição de cadeira de praia pode ser associada a diminuições na perfusão cerebral conforme medida por oximetria tecidual; casos de cegueira, acidente vascular encefálico e mesmo morte cerebral foram descritos, enfatizando a necessidade de medir acuradamente a pressão arterial ao nível do cérebro.** Quando usando monitoramento não invasivo de pressão arterial, o manguito deve ser aplicado no segmento braço, porque as leituras de pressão arterial sistólica da panturrilha podem ser 40 mmHg mais altas do que as leituras braquiais no mesmo paciente. Se um cirurgião pedir hipotensão controlada, é recomendado monitoramento invasivo da pressão arterial, e o transdutor deve ser posicionado no mínimo ao nível do coração ou, preferivelmente, do tronco cerebral (meato externo da orelha).

11 O bloqueio interescalênico do plexo braquial usando ultrassom ou estimulação elétrica é idealmente adequado para procedimentos no ombro. Também pode ser usada a via de acesso supraclavicular. Mesmo quando é empregada anestesia geral, um bloqueio interescalênico pode suplementar a anestesia e fornecer analgesia pós-operatória efetiva. Relaxamento muscular intenso é geralmente necessário para grande cirurgia do ombro durante anestesia geral, particularmente quando não combinada com um bloqueio do plexo braquial.

A inserção pré-operatória de um cateter perineural de demora com infusão subsequente de uma solução diluída de anestésico local permite analgesia pós-operatória durante 48-72 horas com a maioria das bombas descartáveis de reservatório fixo depois de cirurgias abertas ou artroscópicas do ombro (veja Capítulo 46). Alternativamente, os cirurgiões podem inserir um cateter subacromial para aplicar infusão contínua de anestésico local para analgesia pós-operatória. Colocação direta de cateteres intra-articulares dentro da articulação glenoumeral com infusão de bupivacaína foi associada à condrólise glenoumeral pós-artroscópica em estudos retrospectivos humanos e em animais e, atualmente, não é recomendada. Analgesia multimodal, incluindo NSAIDs sistêmicas (se sem contraindicações) e infusões anestésicas locais no período perioperatório, pode ajudar a reduzir as necessidades de opioides pós-operatórios.

CIRURGIA DA EXTREMIDADE SUPERIOR DISTAL

Procedimentos cirúrgicos na extremidade superior distal geralmente têm lugar em base ambulatorial. Pequenas operações nos tecidos moles da mão (p. ex., liberação de túnel carpal) de curta duração podem ser efetuadas com infiltração local ou com anestesia regional intravenosa (IVRA, bloqueio de Bier). O fator limitador com o IVRA é a tolerância ao torniquete.

Para operações durando mais de 1 h ou procedimentos mais invasivos envolvendo ossos ou articulações, um bloqueio de plexo braquial é a técnica anestésica regional preferida. Múltiplas vias de acesso podem ser usadas para anestesiar o plexo braquial para cirurgia da extremidade superior distal (veja Capítulo 46). A seleção da técnica de bloqueio de plexo braquial deve levar em consideração o local cirúrgico planejado e a localização do torniquete pneumático, se aplicável. Bloqueios nervosos periféricos contínuos podem ser apropriados para procedimentos em pacientes internados e selecionados externos, para prolongar a duração da analgesia no período pós-operatório ou para facilitar a fisioterapia. Bloqueios de plexo braquial não anestesiam a distribuição do nervo intercostobraquial (originado dos ramos dorsais de T1 e às vezes T2); por isso, infiltração subcutânea de anestésico local pode ser necessária para procedimentos envolvendo o segmento medial do braço.

As considerações anestésicas para cirurgia da extremidade superior distal devem incluir o posicionamento do paciente e o uso de um torniquete pneumático. A maioria dos procedimentos pode ser efetuada com o paciente supino; o braço operatório abduzido 90° e repousando sobre uma mesa de mão; e a mesa de operações rodada 90° para posicionar o braço operatório no centro da sala. Exceções a esta regra envolvem, muitas vezes, cirurgia em torno do cotovelo, e certas operações podem requerer que o paciente esteja em decúbito lateral ou mesmo posição prona. Como os pacientes são frequentemente marcados para alta no mesmo dia, o tratamento perioperatório deve-se focalizar em assegurar despertar rápido e evitar dor e náusea pós-operatórias importantes (veja Capítulo 44).

DISCUSSÃO DE CASO

Manejo da Perda Sanguínea em Testemunhas de Jeová

Uma paciente Testemunha de Jeová de 58 anos se apresenta para hemipelvectomia para ressecar um tumor ósseo maligno (sarcoma osteogênico). A paciente recebeu quimioterapia durante os últimos 2 meses com múltiplas drogas, inclusive doxorrubicina. A paciente não tem outros problemas médicos, e o hematócrito pré-operatório é 47%.

De que modo o tratamento das Testemunhas de Jeová desafia particularmente o anestesiologista?

As testemunhas de Jeová, uma comunidade de mais de 1 milhão de americanos, fazem objeção à administração de sangue por qualquer indicação. Esta objeção se origina da sua interpretação da Bíblia ("manter abstenção de... sangue", Atos 15:28, 29) e não por razões médicas (p. ex., medo de hepatite). Os médicos são obrigados a respeitar o princípio da autonomia, que sustenta que os pacientes têm autoridade final sobre o que lhes for feito. As testemunhas tipicamente assinam uma dispensa liberando os médicos da responsabilidade por quaisquer consequências da recusa de sangue.

Que líquidos intravenosos as Testemunhas aceitarão?

As Testemunhas se abstêm de sangue e derivados do sangue (p. ex., concentrado de hemácias, plasma fresco congelado, plaquetas), mas não de soluções que não contenham sangue. Aceitam cristaloides, etilamido e soluções de reposição com dextrana. Testemunhas frequentemente veem a albumina, eritropoetina (por causa do uso de albumina), imunoglobulinas e preparações para hemofílicos como uma área cinzenta que exige uma decisão pessoal.

Eles permitem o uso de sangue autólogo?

De acordo com a sua religião, qualquer sangue que seja removido do corpo deve ser descartado ("Deves derramá-lo sobre o solo como água", Deuteronômio 12:24) e não guardado. Assim, a prática usual de coleta e armazenamento pré-operatório de sangue autólogo não seria permitida. Técnicas de hemodiluição normovolêmica aguda e salvamento intraoperatório de sangue foram aceitas por algumas Testemunhas, no entanto, contanto que o seu sangue mantenha continuidade com o seu sistema circulatório o tempo todo. Por exemplo, até 4 unidades de sangue poderiam ser colhidas da paciente imediatamente antes da cirurgia e mantidas em bolsas contendo anticoagulante que mantenham uma ligação constante com o corpo do paciente. O sangue poderia ser substituído por uma solução de cristaloide ou coloide e a seguir reinfundido, conforme necessário durante a cirurgia.

De que modo a impossibilidade de transfundir sangue afeta as decisões de monitoramento intraoperatório?

Hemipelvectomia envolve ressecção radical que pode levar à perda volumosa de sangue. Isto é particularmente verdadeiro sobre grandes tumores removidos usando-se a via de acesso interna mais invasiva. Monitores invasivos de pressão arterial e pressão venosa central estariam indicados na maioria das pacientes submetendo-se a este procedimento. Técnicas que minimizam a perda sanguínea intraoperatória (p. ex., hipotensão controlada, aprotinina) devem ser consideradas. Em uma Testemunha de Jeová, o manejo de anemia ameaçando a vida (Hb < 5 g/dL) pode ser melhorado pelo monitoramento do débito cardíaco, aporte de oxigênio, e consumo de oxigênio. Análise eletrocardiográfica contínua do segmento ST pode sinalizar isquemia miocárdica.

Que efeitos fisiológicos resultam da anemia grave?

Pressupondo a manutenção de normovolemia e a ausência de disfunção preexistente de órgão final importante, a maioria dos pacientes toleram anemia grave surpreendentemente bem. Viscosidade sanguínea diminuída e vasodilatação baixam a resistência vascular sistêmica e aumentam o fluxo sanguíneo. Aumento do volume sistólico aumenta o débito cardíaco, permitindo à pressão arterial e à frequência cardíaca permanecerem relativamente inalteradas. Os fluxos sanguíneos coronariano e cerebral aumentam na ausência de doença de artéria coronariana e estenose de artéria carótida. Uma diminuição na saturação de oxigênio venosa reflete um aumento na extração tecidual de oxigênio. Babação de feridas cirúrgicas como resultado de coagulopatia dilucional pode acompanhar graus extremos de anemia.

Quais são algumas das implicações anestésicas da terapia pré-operatória com doxorrubicina?

Este agente quimioterápico antraciclínico tem bem reconhecidos efeitos colaterais cardíacos, variando desde arritmias transitórias e alterações eletrocardiográficas (p. ex., anormalidades do segmento ST e da onda T) até cardiomiopatia irreversível e insuficiência cardíaca congestiva. O risco de cardiomiopatia parece aumentar com uma dose cumulativa acima de 550 mg/m^2, radioterapia prévia e tratamento concomitante com ciclofosfamida. Graus brandos de cardiomiopatia podem ser detectados pré-operatoriamente com biópsia endomiocárdica, ecocardiografia ou angiografia radionucleotídica de exercício. A outra toxicidade importante da doxorrubicina é mielossupressão manifestando-se sob a forma de trombocitopenia, leucopenia e anemia.

Existem quaisquer considerações especiais a respeito de tratamento da dor pós-operatória na Testemunha de Jeová?

Estes geralmente se abstêm de quaisquer drogas ou medicações que alterem a mente, embora opioides prescritos por um médico para dor grave sejam aceitas por alguns crentes. A inserção de um cateter epidural pode aplicar alívio da dor com anestésicos locais, com ou sem opioides.

DIRETRIZES

Horlocker TT, Wedel DJ, Rowlingson JC, et al: Regional Anesthesia in the Patient Receiving Antithrombotic or Thrombolytic Therapy: American Society of Regional Anesthesia and Pain Medicine Evidence-Based Guidelines, 3rd ed. American Society of Regional Anesthesia, 2010. Available at: http://www.asra.com/publications-anticoagulation-3rd-edition-2010.php.

LEITURA SUGERIDA

Amanatullah DF, Cheung Y, Di Cesare PE: Hip resurfacing arthroplasty: A review of the evidence for surgical technique, outcome, and complications. Orthop Clin North Am 2010;41:263.

Busfield BT, Romero DM: Pain pump use after shoulder arthroscopy as a cause of glenohumeral chondrolysis. Arthroscopy 2009;25:647.

Hebl JR, Dilger JA, Byer DE, et al: A preemptive multimodal pathway featuring peripheral nerve block improves perioperative outcomes after major orthopedic surgery. Reg Anesth Pain Med 2008;33:510.

Ilfeld BM, Enneking FK: Continuous peripheral nerve blocks at home: A review. Anesth Analg 2005;100:1822.

Ilfeld BM, Ball ST, Gearen PF, et al: Ambulatory continuous posterior lumbar plexus nerve blocks after hip arthroplasty: A dual-center, randomized, triple-masked, placebo-controlled trial. Anesthesiology 2008;109:491.

Ilfeld BM, Duke KB, Donohue MC: The association between lower extremity continuous peripheral nerve blocks and patient falls after knee and hip arthroplasty. Anesth Analg 2010;111:1552.

Ilfeld BM, Le LT, Meyer RS, et al: Ambulatory continuous femoral nerve blocks decrease time to discharge readiness after tricompartment total knee arthroplasty: A randomized, triple-masked, placebo-controlled study. Anesthesiology 2008;108:703.

Khanna A, Gougoulias N, Longo UG, et al: Minimally invasive total knee arthroplasty: A systematic review. Orthop Clin N Am 2009;40:479.

Lafont ND, Kalonji MK, Barre J, et al: Clinical features and echocardiography of embolism during cemented hip arthroplasty. Can J Anaesth. 1997;44:112.

Lisowska B, Rutkowska-Sak L, Maldyk P, et al: Anaesthesiological problems in patients with rheumatoid arthritis undergoing orthopaedic surgeries. Clin Rheumatol 2008;27:553.

Liu SS, Strodtbeck WM, Richman JM, Wu CL: A comparison of regional versus general anesthesia for ambulatory anesthesia: A meta-analysis of randomized controlled trials. Anesth Analg 2005;101:1634.

Mariano ER, Afra R, Loland VJ, et al: Continuous interscalene brachial plexus block via an ultrasound-guided posterior approach: A randomized, triple-masked, placebo-controlled study. Anesth Analg 2009;108:1688.

Mariano ER, Loland VJ, Sandhu NS, et al: A trainee-based randomized comparison of stimulating interscalene perineural catheters with a new technique using ultrasound guidance alone. J Ultrasound Med 2010;29:329.

Mason SE, Noel-Storr A, Ritchie CW: The impact of general and regional anesthesia on the incidence of post-operative cognitive dysfunction and post-operative delirium: A systematic review with meta-analysis. J Alzheimers Dis 2010;22(Suppl 3):67.

Neal JM, Gerancher JC, Hebl JR, et al: Upper extremity regional anesthesia: Essentials of our current understanding, 2008. Reg Anesth Pain Med 2009;34:134.

Pietak S, Holmes J, Matthews R, et al: Cardiovascular collapse after femoral prosthesis surgery for acute hip fracture. Can J Anaesth 1997;44:198.

Pohl A, Cullen DJ: Cerebral ischemia during shoulder surgery in the upright position: A case series. J Clin Anesth 2005;17:463.

Pollock JE, Mulroy MF, Bent E, et al: A comparison of two regional anesthetic techniques for outpatient knee arthroscopy. Anesth Analg 2003;97:397.

Rathmell JP, Pino CA, Taylor R, et al: Intrathecal morphine for postoperative analgesia: A randomized, controlled, dose-ranging study after hip and knee arthroplasty. Anesth Analg 2003;97:1452.

Schmied H, Schiferer A, Sessler DI, et al: The effects of red-cell scavenging, hemodilution, and active warming on allogenic blood requirements in patients undergoing hip or knee arthroplasty. Anesth Analg 1998;86:387.

Smith TO, Nichols R, Donell ST, et al: The clinical and radiological outcomes of hip resurfacing versus total hip arthroplasty: A meta-analysis and systematic review. Acta Orthop 2010;81:684.

Urwin SC, Parker MJ, Griffiths R: General versus regional anaesthesia for hip fracture surgery: A meta-analysis of randomized trials. Br J Anaesth 2000;84:450.

Zaric D, Boysen K, Christiansen C, et al: A comparison of epidural analgesia with combined continuous femoral-sciatic nerve blocks after total knee replacement. Anesth Analg 2006;102:1240.

CAPÍTULO

39

Anestesia para Cirurgia de Trauma e Emergência

Brian P. McGlinch, MD

CONCEITOS-CHAVE

1. Todos os pacientes de trauma devem ser pressupostos com estômago "cheio" e com um risco aumentado de aspiração pulmonar de conteúdo gástrico.
2. Lesão de coluna cervical é presumida em qualquer paciente de trauma que se queixe de dor no pescoço, ou com qualquer traumatismo craniano importante, sinais ou sintomas neurológicos sugestivos de lesão da coluna cervical, ou intoxicação ou perda de consciência.
3. No paciente politraumatizado, os médicos assistentes devem manter um alto nível de suspeita de lesão pulmonar que possa evoluir para um pneumotórax hipertensivo, quando ventilação mecânica for iniciada.
4. Em até 25% dos pacientes de grande trauma, coagulopatia induzida por trauma está presente brevemente depois da lesão e antes que quaisquer esforços ressuscitativos tenham sido iniciados.
5. Administração de produtos de sangue em iguais proporções precocemente na ressuscitação tornou-se uma conduta aceita para correção de coagulopatia induzida por trauma. Esta conduta equilibrada de transfusão, 1:1:1 (eritrócitos; plasma fresco congelado:plaquetas), é chamada *ressuscitação de controle de danos.*
6. Reações transfusionais não infecciosas são, atualmente, a principal complicação de transfusão e representam um risco mais de 10 vezes maior do que infecção transmitida pelo sangue. Lesão pulmonar aguda relacionada com transfusão constitui a principal causa de morte relacionada com transfusão.
7. O escore de *avaliação do consumo de sangue* (ABC) é uma tentativa de predizer quais os pacientes que tendem a necessitar de um protocolo de transfusão maciça. O escore ABC atribui 1 ponto à presença de cada uma de quatro variáveis possíveis: (1) lesão penetrante; (2) pressão arterial sistólica de menos de 90 mmHg; (3) frequência cardíaca maior que 120 batimentos por minuto; e (4) resultados positivos de uma *avaliação focalizada com ultrassonografia para avaliação de trauma.* Pacientes com escore ABC de 2 ou mais alto têm probabilidade de necessitar transfusão maciça.
8. Qualquer paciente de trauma com nível alterado de consciência deve ser considerado como tendo traumatismo cranioencefálico (TBI) até prova em contrário. A ferramenta de avaliação clínica mais confiável para determinar o significado de TBI em um paciente não sedado, não paralisado, é a escala de coma de Glasgow.
9. Hematoma subdural agudo é a condição mais comum que justifica neurocirurgia de emergência e é associado à mais alta mortalidade.
10. Hipotensão sistêmica (pressões arteriais sistólicas < 90 mmHg), hipoxemia (PaO_2 < 60 mmHg), hipercapnia ($PaCO_2$ >50 mmHg) e hipertermia (temperatura > 38,0°C) têm um impacto negativo sobre a morbidade e mortalidade subsequentes a traumatismo craniano, provavelmente por causa das suas contribuições para aumentar edema cerebral e pressão intracraniana (ICP).
11. As diretrizes atuais recomendam manter pressão de perfusão cerebral entre 50 e 70 mmHg e ICP de menos de 20 mmHg nos pacientes com traumatismo craniano grave.
12. Manutenção de pressões arteriais médias supranormais para assegurar perfusão da medula espinal em áreas de fluxo sanguíneo reduzido em razão da compressão ou comprometimento vascular da medula tende a ser um maior benefício do que a administração de esteroide.
13. Grande queimadura (uma queimadura de segundo ou terceiro grau comprometendo > 20% da área de superfície corporal total [TBSA]) induz uma resposta hemodinâmica única. O débito cardíaco declina até 50% dentro de 30 minutos em resposta à vasoconstrição maciça, induzindo um estado de hipoperfusão normovolêmica *(choque de queimadura).*

(Continua)

(*Continuação*)

14 Em contraste com o tratamento hídrico para trauma fechado e penetrante, que desaconselha o uso de líquidos cristaloides, a ressuscitação hídrica na queimadura enfatiza o uso de cristaloides, particularmente solução de Ringer-lactato, de preferência a albumina, hidroxietil amilo, solução de cloreto de sódio hipertônica e sangue.

15 Envenenamento por monóxido de carbono deve ser considerado em todos os casos de queimaduras sérias, bem como com queimaduras de menor TBSA ocorridas em espaços confinados. Inconsciência ou níveis diminuídos de consciência após queimaduras devem ser presumidos como representando envenenamento por monóxido de carbono.

16 Além de 48 h depois de uma grande queimadura, administração de succinilcolina tem probabilidade de produzir elevação potencialmente letal dos níveis de potássio sérico.

Trauma é uma causa principal de morbidade e mortalidade em todos os grupos etários. Todos os aspectos do tratamento do trauma, desde aquele aplicado na cena, pelo transporte, ressuscitação, cirurgia, terapia intensiva e reabilitação precisam ser coordenadas para que o paciente tenha a maior probabilidade de recuperação completa. O programa Suporte Avançado da Vida em Trauma (ATLS) desenvolvido pelo Comitê de Trauma do Colégio Americano de Cirurgiões (ACS) resultou, com o passar do tempo, em uma abordagem cada vez mais consistente à ressuscitação em trauma. O desenvolvimento de critérios para centros de trauma nível um também melhorou a assistência ao trauma ao dirigir os pacientes gravemente traumatizados para instituições com recursos apropriados.

Embora anestesia em trauma seja, às vezes, considerada um tópico único, muitos dos princípios de tratamento de pacientes traumatizados são relevantes para qualquer paciente instável ou com hemorragia. Assim, muitas questões comuns são consideradas neste capítulo.

EXAME PRIMÁRIO

Via Aérea

Cada vez mais, técnicos médicos de emergência-paramédicos e enfermeiras de resgate aeromédico são treinados para intubar pacientes no ambiente pré-hospitalar. Mais prestadores capazes de manejo da via aérea no paciente criticamente enfermo ou traumatizado são agora disponíveis para intervir no ambiente hospitalar também. Como resultado, o papel do anestesiologista em fornecer ressuscitação inicial em trauma diminuiu na América do Norte. Isto também significa que quando chamados a assistir em manejo da via aérea no departamento de emergência, os provedores de anestesia devem esperar uma via aérea difícil, uma vez que as técnicas de rotina de manejo da via aérea já terão se comprovado malsucedidas.

Existem três aspectos importantes do manejo da via aérea na avaliação de um paciente de trauma: (1) a necessidade de suporte básico da vida; (2) a presença presumida de uma lesão da medula espinal cervical até prova em contrário; e (3) o potencial de falha de intubação traqueal. Suporte básico da vida efetiva evita que hipóxia e hipercapnia contribuam para o nível de consciência deprimido do paciente. Quando hipercarbia produz um nível deprimido de consciência, intervenções básicas na via aérea, muitas vezes, diminuem a necessidade de intubação endotraqueal, quando os níveis de dióxido de carbono arterial retornam ao normal.

1 Finalmente, todos os pacientes de trauma devem ser presumidos como tendo estômago "cheio" e um risco aumentado de aspiração pulmonar de conteúdo gástrico. Ventilação assistida deve ser realizada com volumes suficientes para fornecer elevação do tórax. Alguns clínicos aplicarão pressão na cricoide, embora a eficácia desta manobra seja controvertida.

2 Lesão da coluna cervical é pressuposta em qualquer paciente de trauma, queixando-se de dor no pescoço, ou com qualquer traumatismo craniano importante, sinais ou sintomas neurológicos sugestivos de lesão da coluna cervical, ou intoxicação ou perda de consciência. A aplicação de um colar cervical antes do transporte, para proteger a medula espinal cervical, limitará o grau de extensão cervical que, ordinariamente, é esperado para laringoscopia direta e intubação traqueal. Aparelhos alternativos (p. ex., videolaringoscópios, broncoscópios fibroscópicos) devem ser imediatamente disponíveis. A parte da frente do colar cervical pode ser removida para facilitar intubação traqueal, enquanto a cabeça e o pescoço são mantidos em posição neutra por um assistente designado, mantendo estabilização em linha manualmente.

Aparelhos alternativos para manejo da via aérea (p. ex., Combitube esofagotraqueal, aparelho supralaríngeo de King) podem ser usados se laringoscopia direta tiver falhado, ou no ambiente pré-hospitalar. Estes aparelhos, colocados de modo cego dentro da via aérea, isolam a abertura glótica entre um grande manguito inflável posicionado na base da língua e um manguito distal que mais provavelmente repousa no esôfago proximal (**Figura 39-1**). A presença prolongada destes aparelhos na via aérea foi associada a ingurgitamento da língua resultando de o grande manguito proximal obstruindo o efluxo venoso da língua, e, em alguns casos, o ingurgitamento da língua foi suficientemente grave para justificar traqueostomia antes da sua remoção. Há evidência limitada de que o manejo pré-hospitalar da via aérea nos pacientes de trauma melhora os resultados dos pacientes; entretanto, falha de intubação traqueal no ambiente pré-hospitalar certamente expõe os pacientes à importante morbidade.

O manejo da via aérea do paciente de trauma é tranquilo na maioria das circunstâncias, e cricotireoidotomia ou traqueosto-

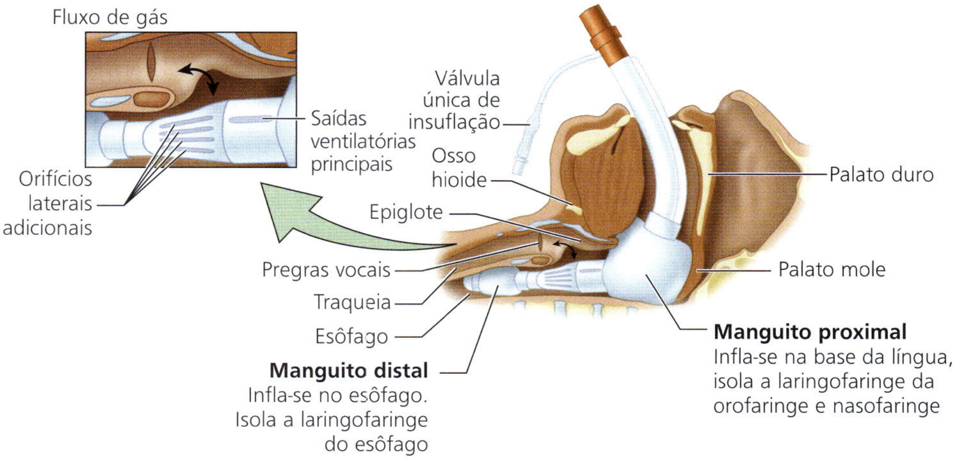

FIGURA 39-1 Aparelho supralaríngeo King LT. A abertura glótica situa-se entre o manguito grande posicionado na base da língua e o balão menor posicionado no esôfago proximal. A via aérea não é capturada, mas em vez disso isolada entre a orofaringe e o esôfago proximal. (Reproduzida, com permissão, de King Systems Corporation, KLTD/KLTSD Disposable Supralaryngeal Airways Interservice Program, August 23, 2006, com permissão.)

mia raramente é necessária para acessar a via aérea em trauma. Quando trauma altera ou distorce significativamente a anatomia facial da via aérea superior a ponto de impedir ventilação por máscara adequada, ou quando hemorragia para dentro da via aérea superior impede o paciente de deitar supino, cricotireoidotomia ou traqueostomia devem ser consideradas antes de quaisquer tentativas serem feitas para anestesia ou administrar agentes bloqueadores neuromusculares ao paciente para intubação orotraqueal.

Respiração

3 No paciente politraumatizado, os assistentes devem manter um alto nível de suspeição de lesão pulmonar que possa evoluir para um pneumotórax hipertensivo, quando a ventilação mecânica for iniciada. Atenção deve ser dada à pressão inspiratória máxima e volumes correntes durante toda a ressuscitação inicial. Lesão pulmonar pode não ser imediatamente aparente quando da chegada do paciente no hospital, e colapso cardiovascular abrupto logo depois de instituída ventilação mecânica pode anunciar a presença de um pneumotórax. Isto deve ser tratado desconectando-se o paciente da ventilação mecânica e efetuando toracostomia por punção bilateral (realizada inserindo-se um cateter intravenoso calibre 14 para dentro do segundo interespaço na linha hemiclavicular), e a seguir por inserção de tubo de toracostomia. Concentrações de oxigênio inspirado de 100% são usadas rotineiramente nesta fase inicial da ressuscitação.

Circulação

Durante o exame primário do paciente de trauma, são procurados sinais de um pulso e pressão arterial. A não ser que o paciente de trauma chegue ao hospital de outro modo que não ambulância, a equipe de ressuscitação provavelmente terá recebido informação sobre os sinais vitais do paciente pelo pessoal pré-hospitalar (técnicos médicos de emergência, enfermeiras de resgate). A ausência de um pulso após trauma é associada a probabilidades sombrias de sobrevida. O Comitê de Trauma do ACS não aprova mais o uso de toracotomia de emergência ao tratar pacientes sem pressão arterial ou presença de pulso palpável após trauma *fechado*, mesmo na presença de atividade cardíaca organizada, dada a falta de evidência suportando sobrevida em seguida a esta intervenção. Revisão retrospectiva da toracotomia de emergência na Europa deixou de demonstrar benefício de ressuscitação por este procedimento após trauma fechado ou penetrante no contexto de parada cardíaca. No contexto de trauma de tórax sem pressão arterial detectável ou pulso palpável, a prática atual suporta reservar toracotomia ressuscitativa para pacientes que experimentam trauma *penetrante* e possuem ritmos cardíacos preservados, organizados, ou outros sinais de vida.

À luz desta recomendações, colocação pronta de tubos de tórax bilaterais e administração de um *bolus* de líquido de 500-1.000 mL deve ser implementada na vítima sem pulso de trauma penetrante. Se o retorno de circulação espontânea não ocorrer prontamente, intervenções mais agressivas não estão indicadas, e os esforços ressuscitativos podem ser terminados.

Função Neurológica

Uma vez que a presença de circulação seja confirmada, é realizado um breve exame neurológico. Nível de consciência, tamanho e reação pupilares, sinais lateralizadores sugerindo lesões intracranianas ou extracranianas, e indicações de lesão da medula espinal são rapidamente avaliados. Conforme notado anteriormente, hipercarbia, muitas vezes, causa responsividade neurológica deprimida após trauma; ela é efetivamente corrigida com intervenções de suporte básico da vida. Causas adicionais de função neurológica deprimida – p. ex., intoxicação alcoólica, efeitos de medicações ilícitas ou prescritas, hipoglicemia, hipoperfusão, ou lesão cerebral ou espinal – devem também ser examinadas. Mecanismos de lesão devem ser considerados, bem como a exclusão de outros fatores na determinação do risco de trauma do sistema nervoso central. Níveis persistentemente deprimidos de consciência devem ser considerados um resultado de lesão do sistema nervoso central até refutação por estudos diagnósticos.

Avaliação da Lesão: Minimizando Riscos de Exposição

O paciente deve ser completamente exposto e examinado a fim de avaliar adequadamente a extensão da lesão, e esta exposição física aumenta o risco de hipotermia. A presença de choque e a hidratação intravenosa também colocam o paciente de trauma em grande risco de desenvolver hipotermia. Como resultado, o recinto de ressuscitação deve ser mantido aproximadamente à temperatura corporal, todos os líquidos devem ser aquecidos durante a administração, e o uso de aquecedores do paciente a ar forçado, seja por baixo, seja cobrindo o paciente, deve ser implementado.

RESSUSCITAÇÃO

Hemorragia

Certa terminologia relacionada com trauma deve ser compreendida e utilizada a fim de se comunicar efetivamente com cirurgiões durante ressuscitações de trauma ou cirurgias em que está ocorrendo perda sanguínea. *Classificação de hemorragia I-IV, ressuscitação de controle de danos* e *cirurgia de controle de danos* são termos que transmitem rapidamente informação crítica entre cirurgiões e pessoal de anestesia, assegurando uma compreensão comum das várias intervenções, que podem ser necessárias, para ressuscitar um paciente de trauma ou cirúrgico, experimentando sangramento. O ACS identifica quatro classes de hemorragia. Compreensão deste esquema de classificação promove comunicação mais efetiva entre cirurgiões e anestesiologistas.

Hemorragia classe I é o volume de sangue que pode ser perdido sem consequência hemodinâmica. A frequência cardíaca não muda, e a pressão arterial não diminui em resposta à perda deste volume de sangue. Na maioria das circunstâncias, este volume representa menos de 15% do volume sanguíneo circulante. O adulto típico tem um volume sanguíneo equivalente a 70 mL/kg. Pode-se presumir que um adulto de 70 kg tenha aproximadamente 5 L de sangue circulando. Crianças são consideradas como tendo 80 mL/kg e lactentes 90 mL/kg de volume sanguíneo. Líquido intravenoso não é necessário, se o sangramento for controlado, como no breve sangramento controlado encontrado durante um procedimento cirúrgico eletivo.

Hemorragia classe II é o volume de sangue que, quando perdido, provoca respostas simpáticas para manter a perfusão; isto geralmente representa 15-30% do volume sanguíneo circulante. A pressão arterial diastólica aumentará (um reflexo da vasoconstrição), e a frequência cardíaca aumentará para manter o débito cardíaco. Líquido intravenoso ou coloide é geralmente indicado para perda sanguínea deste volume. Transfusões podem ser necessárias, se o sangramento continuar, sugerindo progressão para hemorragia classe III.

Hemorragia classe III representa o volume de perda sanguínea (30-40% do volume sanguíneo circulante) que constantemente resulta em pressão arterial diminuída. Mecanismos compensadores de vasoconstrição e taquicardia não são suficientes para manter a perfusão e satisfazer às demandas metabólicas do corpo. Acidose metabólica será detectada na gasometria arterial. Transfusões de sangue são necessárias para restaurar a perfusão tecidual e fornecer oxigênio aos tecidos. O paciente pode responder transitoriamente a *bolus* de líquidos dados em resposta à hemorragia; entretanto, se o sangramento persistir ou for dado tempo para o hídrico se redistribuir, a pressão arterial declinará. Os cirurgiões devem ser avisados quando este padrão persistir, particularmente durante casos cirúrgicos eletivos em que o desenvolvimento de choque não é esperado. Hemorragia classe III pode provocar uma intervenção, como um procedimento de controle de danos (veja a seguir).

Hemorragia classe IV representa hemorragia ameaçando a vida. Quando mais de 40% do volume sanguíneo circulante são perdidos, o paciente ficará não responsivo e profundamente hipotenso. Controle rápido do sangramento e ressuscitação agressiva à base de sangue (*i.e.*, ressuscitação de controle de danos) serão necessários para evitar a morte. Pacientes experimentando este grau de hemorragia provavelmente desenvolverão uma coagulopatia induzida pelo trauma, necessitam transfusão massiva de sangue e experimentam uma alta probabilidade de morte.

Coagulopatia Induzida por Trauma

Anormalidades da coagulação são comuns após grande trauma, e coagulopatia induzida por trauma constitui um fator independente para o risco de morte. Recentes estudos clínicos
4 prospectivos sugerem que em até 25% dos pacientes de grande trauma, coagulopatia induzida pelo trauma está presente brevemente depois da lesão e antes que quaisquer esforços ressuscitativos tenham sido iniciados. Em um relatório, coagulopatia traumática aguda foi somente relacionada com a presença de uma acidose metabólica grave (déficit de base ≥ 6 mEq/L) e pareceu ter uma relação dependente da dose com o grau de hipoperfusão tecidual; 2% dos pacientes com déficits de base menores que 6 mEq/L desenvolveram coagulopatia, em comparação a 20% dos pacientes com déficits de base acima de 6 mEq/L. Embora os escores de gravidade de lesão fosse provavelmente altos naqueles desenvolvendo coagulopatia, apenas a presença da acidose metabólica se correlacionou com desenvolvimento de coagulopatia induzida por trauma.

Hipoperfusão tecidual global parece ter um papel-chave no desenvolvimento de coagulopatia induzida por trauma. Durante hipoperfusão, o endotélio libera trombomodulina e proteína C ativada para prevenir trombose na microcirculação. Trombomodulina liga-se à trombina, desse modo impedindo a trombina de clivar fibrinogênio para fibrina. O complexo trombomodulina-trombina ativa proteína C, que, então, inibe a via extrínseca da coagulação por efeitos sobre os cofatores V e VIII (Figura 39-2). Proteína C ativada inibe proteínas inibidor de ativador do plasminogênio-1, o que aumenta o ativador do plasminogênio tecidual, resultando em hiperfibrinólise (Figura 39-3). Um estudo clínico prospectivo encontrou os seguintes efeitos da hipoperfusão sobre os parâmetros da coagulação: (1) coagulopatia progressiva à medida que aumenta o déficit de base; (2) trombomodulina plasmática aumentando e proteína C caindo (indicando ativação dos níveis de proteína com déficit de base aumentando), suportando o argumento de que os efeitos anticoagulantes destas proteínas na presença de hipoperfusão são relacionadas com o prolongamento dos tempos de protrombina e tromboplastina parcial; e (3) uma influência da coagulopatia inicial induzida por trauma sobre a mortalidade.

Coagulopatia induzida por trauma não é unicamente relacionada com formação prejudicada de coágulo; Fibrinólise é um componente igualmente importante como resultado da atividade de plasmina sobre um coágulo existente. Administração de ácido tranexâmico é associada a sangramento diminuído durante cirurgias cardíacas e ortopédicas, presumivelmente por causa das suas propriedades antifibrinolíticas. Um estudo controlado randomizado envolvendo 20.000 pacientes de trauma com ou em risco de importante sangramento observou um risco significativamente reduzido de morte por hemorragia quando terapia com ácido tranexâmico (dose de ataque, 1 g em 10 minutos seguido por uma infusão de 1 g em 8 h) foi iniciada dentro das primeiras 3 h após grande traumatismo. A Figura 39-4 demonstra o benefício de iniciar esta terapia com relação ao momento da lesão.

Ressuscitação Hemostática

5 Coagulopatia inicial de trauma é associada à mortalidade aumentada. Administração de produtos de sangue em iguais proporções cedo na ressuscitação tornou-se uma conduta aceita para correção de coagulopatia induzida por trauma. Esta conduta equilibrada de transfusão, 1:1:1 (eritrócitos:plasma fresco congelado:plaquetas), é chamada *ressuscitação de controle de danos*. Embora a combinação 1:1:1 tente reproduzir sangue total, ela resulta em uma solução pancitopênica com apenas uma fração do hematócrito e concentração de fatores da coagulação do sangue total. Eritrócitos com o tempo melhorarão a distribuição de sangue para tecidos isquêmicos hipoperfundidos. Plasma congelado fresco fornece fatores V e VIII da coagulação juntamente com fibrinogênio, o que melhora a coagulação, possivelmente em razão da superação do complexo trombina-trombomodulina. Plaquetas e crioprecipitado, embora incluídos no protocolo de transfusão maciça 1:1:1, provavelmente não são necessários na fase inicial da ressuscitação, dados os níveis normais de plaquetas e fibrinogênio observados na coagulopatia inicial. Transfusões adicionais de plaquetas podem ser benéficas, se a ressuscitação for prolongada, como é típico da maioria das ressuscitações em trauma, ou se uma coagulopatia recalcitrante for notada com estudos da coagulação. O uso de líquidos cristaloides na ressuscitação inicial de trauma diminuiu acentuadamente com a ênfase aumentada na administração precoce de produtos de sangue.

A maioria dos centros de trauma possui sangue tipo O-negativo para liberação precoce disponível para transfusão imediata em pacientes com hemorragia grave. Dependendo da urgência da necessidade de transfusão, a administração de produtos de sangue tipicamente progride de O-negativo para tipo específico, a seguir para unidades passadas por prova cruzada, à medida que diminui a necessidade aguda. Pacientes que receberam sangue O-negativo sem prova cruzada são aqueles julgados em alto risco de necessitar de transfusão maciça. À medida que a quantidade de sangue não passado por prova cruzada aumenta além de 8 unidades, tentativas de retornar ao tipo sanguíneo nativo do paciente não devem ser efetuadas, e sangue tipo O deve ser continuado até que o paciente seja estabilizado.

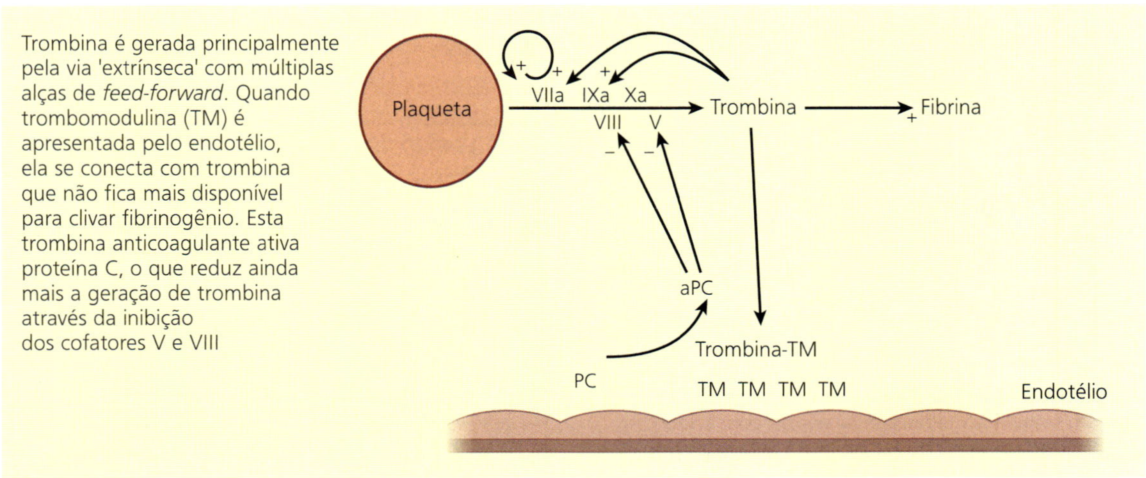

FIGURA 39-2 Mecanismo da coagulopatia induzida por trauma. Durante períodos de hipoperfusão tecidual, trombomodulina (TM) liberada pelo endotélio se conecta com trombina. Os complexos trombina–TM impedem clivagem de fibrinogênio para fibrina e também ativam proteína C (PC), reduzindo ainda mais a geração de trombina pelos cofatores V e VIII. (Reproduzida, com permissão, de Brohi K, Cohen MJ, Davenport RA: Acute coagulopathy of trauma: mechanism, identification and effect. Curr Opin Crit Care 2007;13:680.)

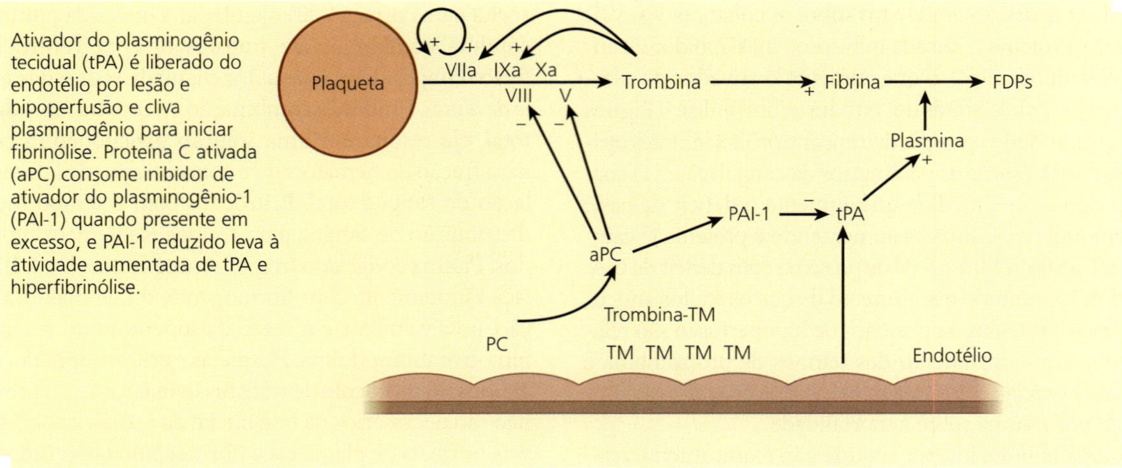

FIGURA 39-3 Mecanismo de hiperfibrinólise na hipoperfusão tecidual. Ativador do plasminogênio tecidual (tPA) liberado do endotélio durante estados de hipoperfusão cliva plasminogênio para iniciar fibrinólise. Proteína C ativada (aPC) consome inibidor de ativador do plasminogênio-1 (PAI-1) quando presente em excesso, e PAI-1 reduzido leva à atividade aumentada de tPA e hiperfibrinólise. FDPs, produtos de degradação de fibrina; PC, proteína C; TM, trombomodulina. (Reproduzida, com permissão, de Brohi K, Cohen MJ, Davenport RA: Acute coagulopathy of trauma: Mechanism, identification and effect. Curr Opin Crit Care 2007;13:680.)

A experiência militar tratando soldados e civis, feridos em combate, proporcionou grande percepção da ressuscitação em trauma e coagulopatia induzida por trauma. À medida que evoluiu o uso de sangue e produtos de sangue, a proporção de transfusão 1:1:1 foi uniformemente adotada para lidar com a frequente incidência de coagulopatia induzida por trauma. A análise retrospectiva de soldados feridos graves encontrou sobrevida melhorada quando este protocolo de transfusão foi utilizado. Consequentemente, a ressuscitação hemostática foi rapidamente adotada pelos centros de trauma civis, que descreveram benefícios de sobrevida semelhantes nos pacientes civis com trauma grave. Nada obstante, usando definições tradicionais, esta conduta não é "com base em evidência" de experiências clínicas randomizadas.

Usando ressuscitação hemostática (*i.e.*, ressuscitação de controle de danos), sangue e produtos de sangue são administrados antecipadamente para lidar com uma coagulopatia presumida. Muitas vezes, a situação da coagulação não é avaliada até que o paciente se estabilize. Embora esta conduta de tratamento pareça ser efetiva para controlar coagulopatia induzida por trauma, os pacientes que necessitam desta terapia podem ser expostos a unidades adicionais desnecessárias de sangue e produtos de sangue. Uma conduta alternativa que confia na tromboelastografia (TEG) pode permitir transfusão de sangue e produtos de sangue mais guiada por metas e é crescentemente utilizada em ressuscitações de trauma. A formação e estabilidade de um coágulo representam interações entre as cascatas da coagulação, plaquetas e o sistema fibrinolítico, todos que po-

FIGURA 39-4 Influência do ácido tranexâmico na prevenção da morte por sangramento. Proporções de resultados (OR) do ácido tranexâmico com intervalo de confiança de 95% *(área verde)* no eixo dos *x* e o tempo (h) para o tratamento no eixo dos *y* demonstram sobrevida melhorada, se terapia com ácido tranexâmico for iniciada dentro de 3 h da lesão. A área da curva à esquerda de OR 1,0 demonstra os benefícios da terapia, enquanto aquela à direita demonstra nocividade da intervenção. (Reproduzida, com permissão, de Roberts I, Shakur H, Afolabi A, et al: The importance of early treatment with tranexamic acid in bleeding trauma patients: An exploratory analysis of the CRASH-2 randomised controlled trial. Lancet 2011;377:1096.)

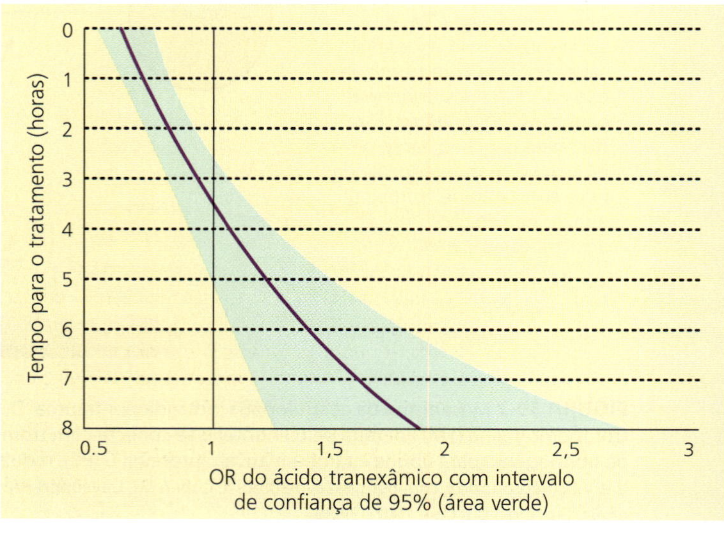

dem ser demonstrados com TEG (**Figura 39-5**). À medida que o uso de TEG durante ressuscitação de trauma se torna mais rotina, a proporção de ressuscitação hemostática atual de 1:1:1 provavelmente sofrerá modificação para proporcionalmente menos plasma fresco congelado, e o uso de terapia antifibrinolítica provavelmente aumentará.

Administração de produtos de sangue deve ser feita com consideração dos riscos potenciais que podem resultar da transfusão. Embora doenças transmitidas pelo sangue, como síndrome de imunodeficiência adquirida, hepatites B e C sejam geralmente consideradas como os mais altos riscos relacionados com transfusão, a incidência dessas infecções diminuiu 10.000 vezes em decorrência de melhores testes de triagem dos doadores e das unidades doadas (veja Capítulo 51), Reações transfusionais 6 não infecciosas são agora a principal complicação de transfusão e representam um risco mais de 10 vezes maior do que infecção transmitida pelo sangue. Lesão pulmonar aguda relacionada com transfusão (TRALI) é a principal causa de morte relacionada com transfusão notificada à U.S. *Food and Drug Administration*. Entretanto, embora o paciente de trauma sangrando esteja em risco de uma reação relacionada com transfusão, esse risco é mínimo em comparação à probabilidade muito maior de morte por exsanguinação. A conduta mais prudente para utilização de produtos de sangue no paciente de trauma com hemorragia é administrar os produtos de sangue que forem necessários, com base em estudos de laboratório, na evidência clínica de sangramento importante e no grau de instabilidade hemodinâmica que pode ser diretamente atribuído à hemorragia.

Protocolos de Transfusão Maciça

Demora para obter produtos de sangue outros que não eritrócitos é comum em contextos civis e militares. A evidência clínica suporta a necessidade e o benefício de protocolos estabelecidos de transfusão maciça (MTPs), possibilitando ao banco de sangue juntar produtos em proporções prescritas para suportar ressuscitação hemostática. Com MTPs em uso, ressuscitação hemostática pode continuar até que pare a demanda de produtos de sangue. Uma ressuscitação com base em sangue impelida por MTP, em vez de uma ressuscitação com base em cristaloide, melhora a sobrevida de trauma, reduz a utilização de produtos de sangue total nas primeiras 24 h depois da lesão, reduz complicações infecciosas (sepse grave, choque séptico e pneumonia associada a ventilador) e diminui a disfunção de órgãos pós-ressuscitação (uma diminuição de 80% nas probabilidades de desenvolver insuficiência de múltiplos órgãos).

É importante estabelecer qual o pessoal que terá o poder de invocar o uso do MTP, dada a despesa e implicações para o banco de sangue em termos de inventário de sangue, treinamento e disponibilidade de pessoal e ruptura dos deveres de rotina do banco de sangue. O estabelecimento de um MTP beneficia tan-

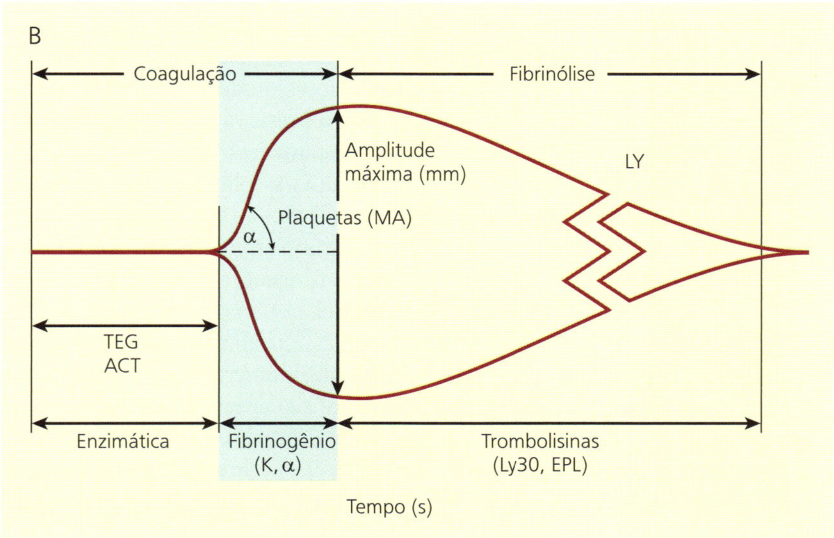

FIGURA 39-5 Tromboelastografia (TEG). O gráfico começa como uma linha reta até que começa a formação de coágulo (a fase enzimática da coagulação). À medida que o coágulo se forma, resistência crescente se desenvolve sobre o medidor de tensão, criando um espalhamento do gráfico. O padrão do gráfico sugere a situação das reservas de fibrinogênio (ângulo α) e a função das plaquetas (amplitude máxima, MA). Eventualmente, fibrinólise ocorrerá, conforme demonstrado por MA decrescendo. Deficiências de vários componentes da coagulação afetarão cada fase do TEG, enquanto fibrinólise aumentada será demonstrada por um declínio mais precoce na amplitude máxima. ACT, tempo de coagulação ativada; EPL, Ly30, K, R, valores relacionados com a velocidade de degradação do coágulo. (Reproduzida, com permissão, de Kashuk JL, Moore EE, Sawyer M, et al: Postinjury coagulopathy management: Goal directed resuscitation via POC thromboelastography. Ann Surg 2010;251:604.)

to o paciente, através de sobrevida melhorada e menos complicações, quanto à instituição, através de processos mais eficientes e efetivos para utilização dos recursos críticos do banco de sangue.

A iniciação de um MTP para todos os pacientes de trauma é impraticável; entretanto, retardar o pedido de um MTP até que o paciente tenha sido submetido a uma avaliação completa de trauma pode aumentar o risco de morbidade e mortalidade.

7 O escore de *avaliação de consumo de sangue* (ABC) é uma tentativa de predizer que pacientes tendem a necessitar um MTP. O escore ABC atribui 1 ponto à presença de cada uma de quatro variáveis possíveis: (1) lesão penetrante; (2) pressão sistólica menor que 90 mmHg; (3) frequência cardíaca maior que 120 batimentos por minuto e (4) resultados positivos de uma *avaliação focalizada com ultrassonografia para avaliação de trauma* (FAST). A avaliação FAST é um exame de triagem com ultrassonografia à beira do leito efetuada por cirurgiões e médicos do departamento de emergência para avaliar a presença ou ausência de líquido livre nos espaços peri-hepático e periesplênico, pericárdio e pelve. Pacientes com escores ABC de 2 ou mais altos são tendentes a necessitar transfusão maciça. Este sistema de escore foi validado em múltiplos centros de trauma nível 1 e é agora relativamente comum em avaliações de trauma.

INTERVENÇÕES DEFINITIVAS EM TRAUMA

O exame físico, procedimentos de emergência, e avaliações usadas para determinar a extensão de lesão, necessidade de um MTP, e intervenção cirúrgica ocorrem todos fora da sala de cirurgias. A decisão de prosseguir para a sala de cirurgia pode ser o primeiro ponto no processo de ressuscitação de trauma em que um anestesiologista está envolvido. Questões-chave no manejo anestésico de pacientes de trauma incluem a necessidade de evitar vasopressores e minimizar infusões de cristaloides, até que o sangramento seja controlado. Produtos de sangue são os líquidos de escolha para ressuscitação em trauma.

Indução Anestésica e Manutenção

Pacientes de trauma conscientes e orientados chegando para cirurgia de emergência devem ter uma entrevista e exame abreviados, incluindo ênfase no consentimento para transfusões de sangue e aviso de que percepção intraoperatória pode ocorrer durante cirurgia de emergência. Esta discussão deve ficar documentada no registro do paciente.

A sala de cirurgias deve ser tão cálida quanto praticável. Aquecedores de líquidos intravenosos e aparelhos de infusão rápida devem ser usados. Todos os pacientes chegando para cirurgia de trauma devem ser presumidos com estômago cheio e, assim, estando em risco aumentado de aspiração. Conforme assinalado anteriormente, a presença de um colar cervical pode aumentar a dificuldade de intubação. Por conseguinte, equipamento robusto de aspiração e aparelhos alternativos para via aérea (p. ex., broncoscópios de fibra óptica, videolaringoscópios) devem estar imediatamente disponíveis para uso.

Acesso intravenoso geralmente é estabelecido no contexto pré-hospitalar ou no departamento de emergência. Se as linhas intravenosas periféricas existentes forem de suficiente calibre e qualidade para infundir sangue sob pressão (*i.e.*, um cateter calibre 16 ou calibre 14), uma linha central geralmente não é necessária para intervenção cirúrgica inicial. Pacientes podem chegar à sala de cirurgias tão profundamente hipotensos e hipovolêmicos que acesso intravenoso periférico é impossível. Nesta circunstância, um cateter subclávio ou intraósseo deve ser inserido, e iniciada ressuscitação à base de sangue. A veia subclávia é frequentemente preferida para acesso venoso central em pacientes profundamente hipotensos em razão de sua posição entre a primeira costela e a clavícula, o que tende a manter a veia patente. Um cateter intraósseo é geralmente sediado dentro da medula óssea da tíbia proximal ou do úmero, um processo que é facilitado pelo uso de um aparelho de perfuração óssea. Uso de acesso intraósseo exige que o osso distal ao cateter intraósseo esteja intacto; caso contrário, ocorrerá extravasamento do fluido infundido pelo local da fratura, o caminho de menor resistência. Uma bolsa de pressão deve ser usada para infundir qualquer líquido pelo cateter intraósseo em razão da resistência ao fluxo passivo a partir da medula óssea, embora o espaço intraósseo seja intimamente conectado com o sistema venoso e o sangue transfundido prontamente entre na circulação central por esta via.

Grande perda sanguínea e instabilidade hemodinâmica criam uma situação perigosa para o paciente de trauma consciente e uma decisão desafiadora para o anestesiologista planejando a indução de anestesia geral. Os pacientes de trauma com lesões graves são maus candidatos à indução com propofol, dada a probabilidade de hipotensão profunda em seguida às mesmas doses modestas (0,25-0,5 mg/kg intravenosamente). Etomidato preserva tônus simpático, o que o torna uma escolha modestamente mais segura do que o propofol. Cetamina é também uma escolha razoável, particularmente se dada em *bolus* intravenosos de 10 mg até que o paciente se torne não responsivo. Escopolamina, 0,4 mg intravenosamente, deve ser considerado um agente amnésico para o paciente hemodinamicamente instável, porém consciente em alto risco de colapso hemodinâmico à indução de anestesia que chega na sala de cirurgias para cirurgia de emergência. O que é mais importante não é o agente de indução anestésica intravenosa particular escolhido, mas o reconhecimento de que o paciente de trauma hemodinamicamente instável requererá significativamente menos medicação anestésica do que em circunstâncias normais.

Uma linha arterial será útil, mas a inserção pode-se comprovar difícil no paciente de trauma hipotenso, hipoperfundido. Tentativas de colocação de monitores invasivos podem continuar, enquanto o paciente é preparado para cirurgia, e o cirurgião começa a operação. Se sustadas, atenção deve-se focalizar em esforços relacionados com transfusão.

Cirurgia de Controle de Danos

Se o paciente de trauma necessitar de laparotomia de emergência para hemorragia intra-abdominal, o cirurgião de trauma executará um procedimento abreviado, chamado *cirurgia de controle de danos* (DCS), que visa a sustar hemorragia e limitar contaminação gastrointestinal do compartimento abdominal. Depois de fazer uma incisão mediana, o cirurgião rapidamente procura fontes de sangramento por um exame quadrante por quadrante. Comunicação entre o cirurgião e o anestesiologista é essencial em DCS; o cirurgião precisa saber se o paciente está se tornando instável, hipotérmico ou coagulopático apesar da ressuscitação continuada durante o procedimento operatório. O cirurgião geralmente comprimirá ou tamponará a área de sangramento se o paciente estiver hipotenso, uma intervenção que geralmente melhora a hemodinâmica ao retardar hemorragia e permitir restauração mais rápida de volume sanguíneo circulante. Se compressão direta do tecido intra-abdominal com hemorragia falhar em melhorar a estabilidade hemodinâmica, o cirurgião pode também retardar a velocidade de hemorragia comprimindo a aorta. Compressão da aorta também fornece informação tátil ao cirurgião. Particularmente em circunstâncias em que monitoramento arterial invasivo não foi realizado, os dedos do cirurgião sobre o pulso aórtico podem fornecer informação a respeito da situação de volume: uma aorta mole, compressível, representa hipovolemia profunda, enquanto uma aorta firme, pulsátil, sugere condição mais normal de volume.

Reparo definitivo de lesões complexas não faz parte da DCS. Identificação e controle de vasos sanguíneos e órgãos sólidos lesados, bem como inspeção de lesões em áreas relativamente inacessíveis a acessos medianos (p. ex., lacerações profundas do fígado, hemorragia retroperitoneal), mas, potencialmente, suscetíveis a técnicas de radiologia intervencionista, ocorrem durante laparotomia de DCS. Lesões de víscera oca são lidadas com ressecção e grampeamento, ou ambos, para prevenir contaminação abdominal, muitas vezes, deixando os intestinos desconectados até que o paciente esteja mais estável. Nesse tempo mais tardio, a continuidade intestinal pode ser restaurada, ou colostomia pode ser efetuada. A qualquer tempo durante a DCS, se o paciente ficar instável ou profundamente hipotérmico, ou se transfusões forem insuficientes para manter a perfusão, a operação deve ser interrompida, as áreas de sangramento tamponadas, e uma decisão deve ser tomada sobre se o paciente pode ser transferido para o centro de radiologia intervencionista para tratar sangramento de locais cirurgicamente inacessíveis ou transferido para a unidade de terapia intensiva para possibilitar aquecimento, tratamento de anormalidades hemodinâmicas ou hemostáticas e continuação da ressuscitação.

O centro de radiologia intervencionista é cada vez mais utilizado como parte da sequência da DCS, porque as técnicas de radiologia intervencionista podem alcançar essencialmente qualquer vaso sangrante e depositar espirais ou espuma para controlar hemorragia. Mais notavelmente, lesões do fígado, rim e retroperitoneais, fraturas do anel pélvico e lesões de vasos importantes torácicos e abdominais são potencialmente controladas por procedimentos de radiologia intervencionista. Subsequentemente à DCS, os pacientes de trauma frequentemente serão transferidos para o centro de radiologia intervencionista para avaliar o fluxo sanguíneo e a hemostasia de órgãos lesados pelo trauma inicial ou potencialmente comprometidos como parte da DCS.

TRAUMATISMO CRANIOENCEFÁLICO

8 Qualquer paciente de trauma com nível alterado de consciência deve ser considerado como tendo um traumatismo cranioencefálico (TBI) até prova em contrário (veja Capítulo 27). A presença ou suspeita de um TBI obriga à atenção para manter a perfusão cerebral e oxigenação arterial durante todos os aspectos do tratamento. A ferramenta de avaliação clínica mais confiável na determinação do significado de TBI em um paciente não sedado, não paralisado, é a escala de coma de Glasgow (GCS, Tabela 27-2). Um escore motor declinando é sugestivo de deterioração neurológica progredindo, provocando avaliação neurocirúrgica urgente e possível intervenção cirúrgica. Embora os pacientes de trauma frequentemente tenham lesões da cabeça, poucas lesões da cabeça exigem intervenção neurocirúrgica emergencial.

TBIs são classificados como *primários* ou *secundários*. TBIs primários (lesões cerebrais primárias) são geralmente lesões focais diretamente relacionadas com trauma, destruindo anatomia ou fisiologia normal, ou ambas. Quatro categorias de lesão cerebral primária são vistas: (1) hematoma subdural; (2) hematoma epidural; (3) hemorragia intraparenquimatosa e (4) lesão neuronal não focal, difusa, interrompendo axônios do sistema nervoso central. Estas lesões potencialmente comprometem o fluxo sanguíneo cerebral e elevam a pressão intracraniana (ICP). Morte ocorrendo logo depois de trauma importante na cabeça (SHT) constitui geralmente um resultado de lesão cerebral primária.

9 **Hematoma subdural agudo** é a condição mais comum que justifica neurocirurgia de emergência e é associado à mais alta mortalidade. Pequenas veias fazendo ponte entre o crânio e o cérebro são rompidas em lesões de desaceleração ou força fechada, resultando em acumulação de sangue e compressão do tecido cerebral. A acumulação de sangue eleva a ICP e compromete o fluxo sanguíneo cerebral. A morbidade e a mortalidade são relacionadas com o tamanho do hematoma e a magnitude do desvio do conteúdo intracraniano da linha mediana. Os desvios do conteúdo intracraniano da linha mediana podem exceder o tamanho do hematoma, sugerindo uma contribuição importante do edema cerebral. Hematomas subdurais agudos devem ser evacuados cirurgicamente, particularmente em pacientes com ICP elevada.

Hematoma epidural ocorre quando a artéria cerebral média ou outros vasos cranianos são rompidos, mais frequentemente em associação a uma fratura de crânio. Esta lesão se responsabiliza por menos de 10% das emergências neurocirúrgicas e tem um prognóstico muito melhor do que o hematoma subdural agudo. O paciente com um hematoma epidural pode inicialmente estar consciente, seguindo-se progressiva falta de responsividade e coma. Descompressão cirúrgica emergencial está indicada quando lesões supratentoriais ocupam volume de mais de 30 mL e lesões infratentoriais ocupam volume de mais de 10 mL (compressão do tronco cerebral pode ocorrer com volumes de hematoma muito mais baixos). Um pequeno hematoma epidural pode não exigir evacuação imediata, se o paciente estiver neurologicamente intacto, se observação estreita e exames neurológicos repetidos forem possíveis, e se recursos neurocirúrgicos forem disponíveis, caso descompressão emergencial se torne necessária.

Lesões intraparenquimatosas são causadas pela desaceleração rápida do cérebro dentro do crânio, geralmente comprometendo as extremidades dos lobos frontais ou temporais. Elas representam aproximadamente 20% das emergências neurocirúrgicas após trauma. Estas lesões tendem a ser associadas a edema importante, necrose e infartos no tecido circundando o tecido danificado. Lesão intraparenquimatosa pode coexistir com um hematoma subdural. Não há consenso a respeito das intervenções cirúrgicas que devem ser realizadas para hemorragia intraparenquimatosa, mas descompressão cirúrgica pode ser necessária para reduzir ICP aumentada perigosamente sustentada.

Lesão neuronal difusa é consequência de eventos, resultando em desaceleração rápida ou movimento do tecido cerebral com força suficiente para romper neurônios e axônios. Esta forma de lesão cerebral é mais comum em crianças que em adultos. A extensão da lesão pode não ser óbvia no período logo depois da lesão, mas se tornará aparente com exames seriados clínicos e radiográficos (imageamento de ressonância magnética). Quanto maior a extensão da lesão neuronal difusa subsequente ao trauma, mais alta será a mortalidade e incapacidade grave. Intervenções cirúrgicas não são indicadas nestas lesões, a não ser que uma craniectomia descompressiva seja necessária para aliviar PIC elevada refratária (veja a seguir).

Lesões cerebrais secundárias são consideradas lesões potencialmente evitáveis. Hipotensão sistêmica (pressões sistólicas < 90 mmHg), hipoxemia (PaO_2 < 60 mmHg), hipercapnia ($PaCO_2$ > 50 mmHg) e hipertermia (temperatura > 38,0°C) têm um impacto negativo sobre a morbidade e a mortalidade após traumatismo cranioencefálico, provavelmente por causa das suas contribuições para aumentar edema cerebral e ICP. Hipotensão e hipóxia são reconhecidas como contribuintes importantes para má recuperação neurológica de SHT. Hipóxia é o mais importante parâmetro isolado correlacionando-se com maus resultados neurológicos após traumatismo cranioencefálico e deve ser corrigida na mais precoce oportunidade possível. Hipotensão (pressão arterial média < 60 mmHg) deve também ser tratada agressivamente, usando-se líquidos ou vasopressores, ou ambos, para assegurar perfusão cerebral.

10

Considerações sobre Tratamento

A. Pressão Intracraniana

Na ausência de um coágulo necessitando de evacuação, intervenções clínicas são os principais meios para tratar ICP elevada após traumatismo craniano.

A pressão de perfusão cerebral (CPP) normal, a diferença entre a pressão arterial média (MAP, discutida no Cap. 26) e a ICP (*i.e.*, MAP – ICP = CPP), é de aproximadamente, 50-60 mmHg. Monitoramento da PIC não é necessária em pacientes conscientes e alertas; além disso, pacientes que estão anticoagulados intencionalmente ou que têm diátese hemorrágica em resposta a trauma não devem receber monitoramento da ICP. Entretanto, um monitor de ICP deve ser colocado quando exames neurológicos seriados e avaliações clínicas adicionais revelarem comprometimento, ou quando houver um risco aumentado de ICP elevada (Tabela 39-1). Intervenções para reduzir a ICP estão indicadas, quando as leituras são mais altas do que 20-25 mmHg. Embora múltiplos estudos tenham avaliado intervenções visando melhorar a CPP e tratar a ICP, sem encontrar benefício óbvio de resultados de qualquer esquema de tratamento, as diretrizes atuais da Brain Trauma Foundation recomendam manter CPP entre 50 e 70 mmHg e ICP em menos de 20 mmHg nos pacientes com traumatismo cranioencefálico grave.

11

O fluxo sanguíneo cerebral é relacionado com a concentração de dióxido de carbono arterial em uma relação dependente da dose. À medida que os níveis de dióxido de carbono arterial diminuem, ocorre vasoconstrição cerebral, reduzindo a ICP. Em contraposição, à medida que os níveis de dióxido de carbono arterial sobem, ocorre vasodilatação cerebral, aumentando a ICP. Alterações nos níveis de dióxido de carbono arterial exercem um pronto fluxo sanguíneo cerebral e resposta da ICP, fazendo da hiperventilação uma intervenção efetiva, quando herniação cerebral é suspeitada ou provada. Entretanto, esta intervenção deve ser apreciada no contexto do TBI: hiperventilação na presença de hipotensão sistêmica aumenta o risco de isquemia neurológica e deve ser evitada nas fases iniciais de ressuscitação em pacientes com TBI.

Terapia com diurético osmótico é outro método comumente usado e amplamente aceito para reduzir ICP elevada. Doses de manitol intravenoso de 0,25-1 g/kg peso corporal são efetivas para puxar líquido extravascular para dentro do sistema vascular. À medida que líquido extravascular é puxado para dentro do sistema vascular, edema cerebral e ICP diminuirão. Uma vez que esta intervenção seja muito efetiva para induzir diurese

TABELA 39-1 Indicações do monitoramento intracraniano da ICP[1,2]

Traumatismo cranioencefálico grave (definido como escore na GCS ≤ 8 após ressuscitação cardiopulmonar) *mais* (a) CT da cabeça anormal à admissão *ou* (b) CT normal mais ≥ 2 de: idade > 40 a, pressão arterial sistólica > 90 mmHg, postura descerebrada ou descorticada
Pacientes sedados; paciente em coma induzido após TBI grave
Lesão multissistêmica com nível alterado de consciência
Paciente recebendo tratamento que aumenta o risco de ICP aumentada, p. ex., líquidos IV em alto volume
Pós-operatoriamente após remoção de massa intracraniana
Valores anormais em monitoramento não invasivo da ICP, dinâmica aumentada de valores simulados, ou formatos anormais de traçado de velocidade de fluxo sanguíneo em Doppler transcraniano (pulsatilidade aumentada) com exclusão de hipotensão arterial e hipocapnia

[1]ICP, pressão intracraniana; GCS, Escala de Coma de Glasgow. CT, tomografia computadorizada; TBI, traumatismo cranioencefálico.
[2]Reproduzida, com permissão, de Li LM, Timofeev I, Czosnyka M, et al: Review article: The surgical approach to the management of increased intracranial pressure after traumatic brain injury. Anesth Analg 2010;111:736.

intensa, a osmolaridade e eletrólitos séricos (particularmente potássio) devem ser monitorados.

Coma barbitúrico é uma intervenção que procura diminuir a taxa metabólica cerebral, o fluxo sanguíneo cerebral e a demanda de oxigênio cerebral a fim de reduzir ICP elevada e suprimir a taxa metabólica das células isquêmicas até que a perfusão cerebral melhore. Hipotensão é comumente associada a esta terapia, o que deve limitar seu uso no paciente hemodinamicamente instável. Vasopressores podem ser usados com o objetivo de manter CPP entre 50 e 70 mmHg. A dose de pentobarbital administrada é com base na evidência eletroencefalográfica de supressão de surtos a fim de reduzir maximamente a taxa metabólica de oxigênio cerebral.

B. TBI Grave e Politraumatismo

A presença de um traumatismo cranioencefálico grave na presença de outras lesões traumáticas importantes e hemorragia continuada cria uma situação em que os objetivos de tratamento do paciente podem entrar em conflito. Conforme notado anteriormente, no paciente traumatizado de crânio necessitando de descompressão emergencial, pressões arteriais médias devem ser mantidas entre 50 e 70 mmHg para assegurar CPP adequada e prevenção de lesões neurológicas isquêmicas secundárias. Em pacientes sem lesão cerebral, hemorragia é geralmente tratada com um objetivo mais hipotensivo, até que o sangramento seja controlado. Deferência é dada à lesão mais ameaçadora à vida como prioridade de intervenção, com a expectativa de que a CPP seja mantida o tempo todo, mesmo se esta conduta resultar em maiores necessidades transfusionais.

LESÃO DA MEDULA ESPINAL

A coluna vertebral normal compreende três colunas: anterior, média e posterior. A coluna anterior inclui os 2/3 anteriores do corpo vertebral e o ligamento longitudinal anterior. A coluna média inclui o terço posterior do corpo vertebral, o ligamento longitudinal posterior e o componente posterior do anel fibroso. A coluna posterior inclui as lâminas e facetas, os processos espinhosos e os ligamentos interespinosos. Instabilidade espinal resulta quando duas ou mais das três colunas são interrompidas. O paciente de trauma com um mecanismo relevante de lesão (tipicamente força fechada envolvendo aceleração-desaceleração) deve ser abordado com um alto grau de suspeita de lesão da coluna, a não ser que ela tenha sido excluída radiograficamente.

Uma radiografia lateral da coluna cervical demonstrando a coluna cervical inteira até o topo da vértebra T1 detectará 85-90% das anormalidades significativas da coluna cervical. Radiografias da coluna cervical devem ser examinadas quanto à aparência e alinhamento dos corpos vertebrais, estreitamento ou alargamento de espaços interespinhosos e do canal central, alinhamento ao longo das linhas dos ligamentos anterior e posterior, e aparência da linha espinolaminar e processos espinhosos posteriores de C2 até C7. A presença de uma fratura espinal é associada a uma incidência de 10-15% de uma segunda fratura espinal.

As lesões toracolombares comprometem mais comumente as vértebras de T11 a L3 como resultado de forças de flexão. A presença de uma lesão espinal toracolombar é associada a uma probabilidade de 40% de uma segunda fratura caudal à primeira, provavelmente em decorrência da força necessária para fraturar a coluna inferior. Fraturas bilaterais dos calcâneos também justificam uma avaliação completa da coluna toracolombar em razão da incidência aumentada de fraturas espinais associadas a este padrão de lesão.

Lesões da coluna cervical ocorrendo acima de C2 são associadas à apneia e morte. Lesões de C3-5 impactam a função do nervo frênico, prejudicando a respiração diafragmática. Lesões espinais altas são frequentemente acompanhadas por choque neurogênico em razão da perda de tônus simpático. Choque neurogênico pode ser mascarado inicialmente em um grande trauma, porque a hipotensão pode ser atribuída a uma causa hemorrágica em vez de neurológica. A presença de bradicardia profunda 24-48 h após uma lesão da medula espinal torácica alta provavelmente representa comprometimento da função cardioaceleradora encontrada na região T1-4.

Os principais objetivos terapêuticos após lesão da medula espinal são prevenir exacerbação da lesão estrutural primária e minimizar o risco de estender a lesão neurológica por hipoperfusão relacionada com hipotensão de áreas isquêmicas da medula espinal. Em pacientes com transecção completa da medula espinal muito poucas intervenções influenciarão recuperação. Em pacientes com lesões incompletas da medula espinal, tratamento cuidadoso dos parâmetros hemodinâmicos e estabilização cirúrgica da coluna são críticos para prevenir extensão da lesão existente.

Metilprednisolona é frequentemente administrada em lesão da medula espinal para reduzir edema da medula espinal nos apertados limites do canal espinal, embora haja escassa evidência de que esta intervenção melhore os resultados após lesão da medula espinal em humanos. Embora não considerada um padrão de tratamento, ela é incluída nas atuais recomendações clínicas da *American Association of Neurological Surgeons* como uma opção de tratamento. Manutenção de pressões arteriais
12 médias supranormais para assegurar perfusão da medula espinal em áreas de fluxo sanguíneo reduzido em razão da compressão ou comprometimento vascular da medula provavelmente é mais benéfica do que administração de esteroide. Hipotensão deve ser evitada durante indução de anestesia e durante toda a descompressão cirúrgica e estabilização de uma lesão espinal.

Descompressão cirúrgica e estabilização das fraturas espinais são indicadas quando um corpo vertebral perde mais de 50% da sua altura normal ou o canal espinal é estreitado mais de 30% do seu diâmetro normal. Apesar de estudos de resultados de modelos em animais de lesão traumática da medula espinal demonstrando benefício da intervenção cirúrgica precoce ou terapia esteroide, ou ambas, os estudos humanos atuais deixaram de demonstrar benefício significativo de qualquer das duas intervenções. Atualmente, a presença de uma lesão descompressível na área de uma transecção incompleta da medula espinal não constitui uma indicação para intervenção operatória precoce, a não ser que estejam presentes outras condições mais ameaçadoras à vida.

Os idosos estão em maior risco de lesão da medula espinal em razão da mobilidade e flexibilidade diminuídas, uma incidência mais alta de espondilose e formação de osteófitos na coluna em degeneração, e espaço intracanal diminuído acomodando edema da medula espinal após trauma da medula. A incidência de lesão espinal por quedas nos idosos está rapidamente se aproximando daquela da lesão da medula espinal por acidente de veículo a motor em pacientes mais jovens. A mortalidade após lesão da medula espinal no idoso, particularmente aqueles acima da idade de 75 anos, é mais alta que nas contrapartes mais jovens com lesão semelhante.

O padrão de lesão único da lesão penetrante da medula espinal merece consideração. Diferentemente do trauma fechado da coluna vertebral, trauma penetrante da medula espinal em decorrência de projéteis e estilhaços não tende a induzir uma coluna instável. Como resultado, colar cervical e imobilização sobre prancha podem não estar indicados. De fato, a colocação de colar cervical na presença de uma lesão penetrante da medula cervical pode dificultar a observação de edema de tecido mole, desvio traqueal ou outros indícios anatômicos de comprometimento iminente da via aérea. Diversamente do trauma fechado, as lesões penetrantes da medula espinal induzem dano no momento da lesão sem risco de exacerbação subsequente da lesão. Como em outras lesões da medula espinal, no entanto, a manutenção da perfusão da medula espinal usando pressões arteriais médias supranormais está indicada até que a função da medula espinal possa ser avaliada de modo mais completo.

QUEIMADURAS

As queimaduras representam uma lesão traumática única, mas comum, que se coloca em segundo lugar apenas com relação a acidentes de veículo a motor como fonte principal de morte acidental. A temperatura e a duração do contato com calor determinam a extensão da lesão de queimadura. Crianças (por causa de uma alta relação de área de superfície corporal para massa corporal) e idosos (cuja pele mais fina permite queimaduras mais profundas por insulto térmico semelhante) estão em maior risco de lesão por grande queimadura. As respostas fisiopatológica e hemodinâmica a lesões de queimaduras são únicas e merecem tratamento especializado que só pode ser provido otimamente em centros de tratamento de queimados, particularmente, quando mais de 20% da área de superfície corporal de um paciente são comprometidos em queimaduras de segundo e terceiro graus. Uma compreensão básica da fisiopatologia da queimadura e das necessidades de ressuscitação, especialmente iniciação precoce de terapias como administração de oxigênio e ressuscitação hídrica agressiva, melhorará a sobrevida dos pacientes.

As queimaduras são classificadas como de primeiro, segundo ou terceiro grau. Queimaduras de *primeiro grau* são lesões que não penetram a epiderme (p. ex., queimaduras solares e lesões térmicas superficiais). Reposição hídrica para estas queimaduras não é necessária, e a área das queimaduras de primeiro grau não deve ser incluída ao calcular necessidades de reidratação, queimaduras extensas mais importantes também estão presentes. Queimaduras de *segundo grau* são lesões de espessura parcial (superficiais ou profundas) que penetram a epiderme, estendem-se adentro da derme por alguma profundidade, e são associadas à formação de bolhas. Terapia de reposição de líquido é indicada para pacientes com queimaduras de segundo grau quando mais de 20% da área de superfície corporal total (TBSA) estão comprometidos. Enxerto de pele também pode ser necessário em alguns casos de queimaduras de segundo grau, dependendo do tamanho e da localização das feridas. Queimaduras de *terceiro grau* são aquelas em que a lesão térmica penetra a espessura total da derme. Nervos, vasos sanguíneos, canais linfáticos e outras estruturas profundas podem ter sido destruídos, criando uma ferida grave, mas sem sensibilidade (embora o tecido circundante possa ser muito doloroso). Desbridamento e enxerto de pele são quase sempre necessários para recuperação de pacientes com queimaduras de terceiro grau.

13 Grandes queimaduras (uma queimadura de segundo ou terceiro grau comprometendo > 20% TBSA) induzem uma resposta hemodinâmica única. O débito cardíaco declina até 50% dentro de 30 minutos em resposta à vasoconstrição maciça, induzindo um estado de hipoperfusão normovolêmica *(choque de queimadura)*. A sobrevida depende da restauração do volume circulante e infusão de líquidos cristaloides de acordo com protocolos recomendados (veja adiante). Esta resposta hemodinâmica intensa pode ser mal tolerada por pacientes com condições clínicas subjacentes importantes. Se hidratação intravenosa for fornecida, a função cardíaca retorna ao normal dentro de 48 h da lesão, então tipicamente progride para uma fisiologia hiperdinâmica, à medida que começa o desafio metabólico da reparação. Volume plasmático e débito urinário também são reduzidos inicialmente após grandes lesões de queimaduras.

14 Em contraste com o tratamento hídrico para trauma fechado e penetrante, que desaconselha o uso de líquidos cristaloides, a ressuscitação hídrica nas queimaduras enfatiza o uso de cristaloides, particularmente solução de Ringer com lactato, de preferência a albumina, hidroxietil amilo, solução de cloreto de sódio hipertônica e sangue. Após lesões de queimaduras, insuficiência renal é mais comum, quando solução de cloreto de sódio hipertônica, é usada durante a ressuscitação hídrica inicial, mortalidade é mais alta quando é administrado sangue, e os resultados são inalterados, quando albumina é usada na ressuscitação.

Ressuscitação hídrica é contínua durante as primeiras 24 h após lesão. Duas fórmulas são comumente usadas para guiar a ressuscitação hídrica em lesão de queimadura, a de Parkland e a de Brooke modificada. Ambas exigem uma compreensão da chamada *regra dos nove* (**Figura 39-6**) para calcular os volumes de ressuscitação. O protocolo *Parkland* (adulto) recomenda 4 mL/kg/% TBSA queimada a ser dado nas primeiras 24 h, com metade do volume dado nas primeiras 8 h e a quantidade restante durante as 16 h seguintes. O protocolo *Brooke modificado* (adulto) recomenda 2 mL/kg/% TBSA, com administração de metade do volume calculado começando nas primeiras 8 h e o restante durante as seguintes 16 h. Ambas as fórmulas usam dé-

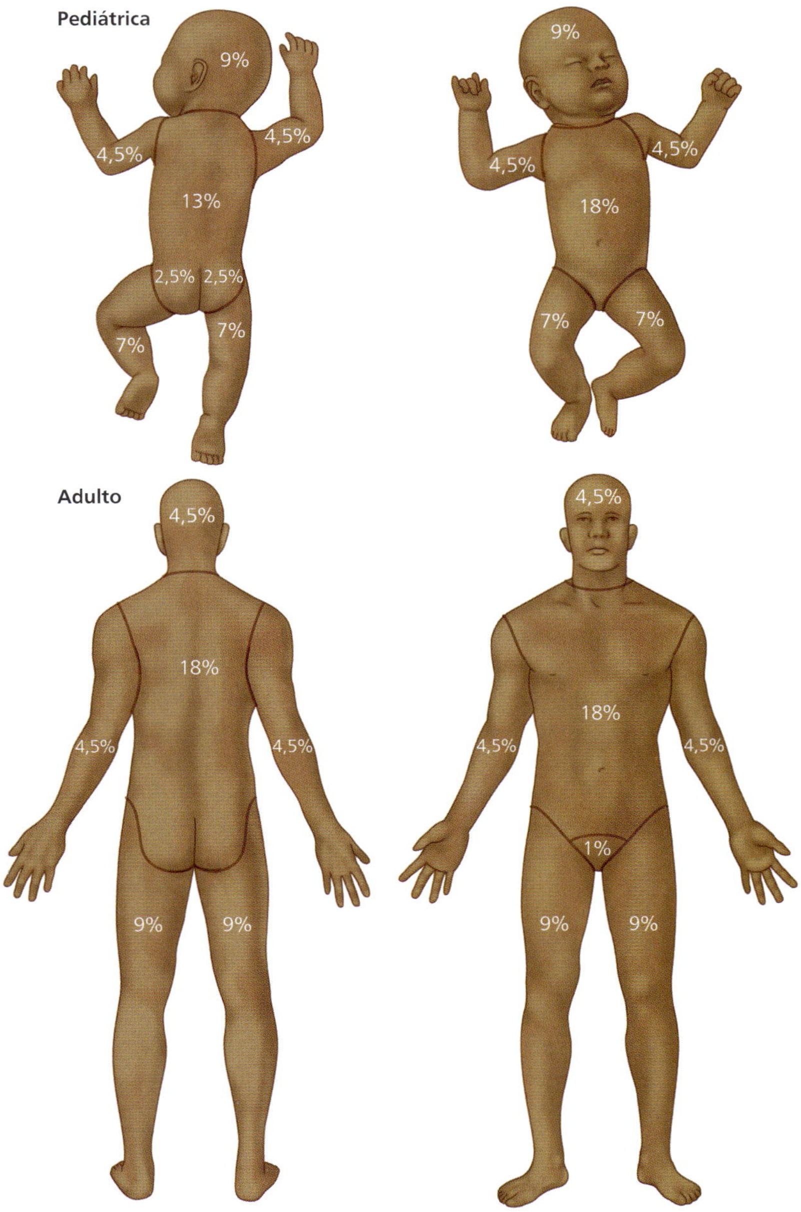

FIGURA 39-6 Regra dos nove, utilizada para estimar a área de superfície queimada como porcentagem da área de superfície corporal total (TBSA). (Reproduzida, com permissão, de American College of Surteons: ATLS: Advanced Trauma Life Support for Doctors (Student Course Manual), 9th ed. ACS, 2012.)

bito urinário como indicador confiável da ressuscitação hídrica, visando (adulto) à produção de urina de 0,5-1 mL/kg/h como indicações de volume circulante adequado. Se o débito de urina adulto exceder 1 mL/kg/h, a infusão é retardada. Em ambos os protocolos, uma quantidade igual a metade do volume administrado nas primeiras 24 h é infundida no segundo período de 24 h após lesão, com atenção continuada à manutenção de débito urinário no adulto em 0,5-1 mL/kg/h. A fórmula para ressuscitação hídrica de crianças é a mesma que para adultos, mas crianças pesando menos de 30 kg devem receber glicose 5% em Ringer-lactato como seu líquido de ressuscitação, e o alvo de débito urinário deve ser 1 mL/kg/h. O débito de urina alvo em lactentes com menos de 1 ano de idade é 1-2 mL/kg/h.

Considerações sobre o Tratamento

Os protocolos de Parkland e Brooke modificado ambos usam débito urinário como indicador de ressuscitação hídrica adequada. Entretanto, podem surgir circunstâncias em que o volume de líquido administrado excede os volumes pretendidos. Por exemplo, volumes de hidrorressuscitação inicial podem ser erroneamente calculados, se queimaduras de primeiro grau forem erradamente incorporadas no valor da TBSA. Uso prolongado de sedativos e infusões sedativas também pode resultar em hipotensão que é tratada com líquidos adicionais em vez de vasoconstritores. O fenômeno de *rastejar hídrico* ocorre, quando volumes de hidratação intravenosa são aumentados além dos cálculos pretendidos em resposta a várias alterações hemodinâmicas. Rastejamento hídrico é associada à síndrome de compartimento abdominal e complicações pulmonares, que representam morbidade da ressuscitação.

A. Síndrome de Compartimento Abdominal

Síndrome de compartimento abdominal é um risco em pacientes pediátricos, adultos com queimaduras abdominais circunferenciais e pacientes recebendo volumes líquidos intravenosos maiores que 6 mL/kg/% TBSA. A pressão intra-abdominal pode ser determinada medindo-se a pressão vesical intraluminal, usando um cateter de Foley. O transdutor é conectado a uma torneira de 3 vias no ponto onde o cateter de Foley se conecta ao tubo de drenagem. Depois que o transdutor é zerado ao rebordo pélvico, 20 mL de líquido são instilados para distender a bexiga. Leituras de pressão intra-abdominal são tiradas 60 s após a instilação de líquido, permitindo-se à bexiga se relaxar. Pressões intra-abdominais, excedendo 20 mmHg, justificam descompressão da cavidade abdominal. Entretanto, um procedimento cirúrgico abdominal coloca o paciente queimado em alto risco de infecção intra-abdominal por *Pseudomonas*, particularmente se a incisão de laparotomia for próxima ao tecido queimado.

B. Complicações Pulmonares

Volumes excessivos de líquidos ressuscitativos são associados a uma incidência aumentada de pneumonia. Pacientes com queimaduras graves frequentemente têm lesão pulmonar relacionada com queimadura. Atividade ciliar traqueal diminuída, a presença de edema pulmonar induzido pela ressuscitação, imunocompetência reduzida e intubação traqueal predispõem o paciente queimado à pneumonia. Síndrome de compartimento abdominal pode ter um impacto adverso sobre a função pulmonar. Volumes de administração de líquidos intravenosos devem ser monitorados estritamente e documentados para serem compatíveis com as recomendações da American Burn Association (*i.e.*, o protocolo Parkland ou o Brooke modificado). Administração de líquido que exceda as recomendações deve ser submetida à revisão cuidadosa da fundamentação para o volume aumentado de terapia hídrica, incluindo avaliação de possíveis causas de hipotensão (p. ex., sepse) ou débito urinário reduzido (p. ex., síndrome de compartimento abdominal).

C. Envenenamento por Monóxido de Carbono

15 Envenenamento por monóxido de carbono deve ser considerado em todos os casos de lesão séria por queimadura, bem como com queimaduras de menos TBSA ocorrendo em espaços confinados. Inconsciência ou níveis diminuídos de consciência após lesões de queimadura devem ser presumidos como representando envenenamento por monóxido de carbono, indicando intubação endotraqueal e ventilação mecânica com oxigenoterapia de alta concentração inspirada. Monóxido de carbono se liga à hemoglobina com uma afinidade aproximadamente 250 vezes a do oxigênio. A resultante carboxiemoglobina (HbCO) deixa menos hemoglobina disponível para se ligar com oxigênio (HbO_2) e muda a curva de dissociação de O_2-Hb para a esquerda; ambos estes processos resultam em disponibilidade prejudicada de moléculas de oxigênio ao nível tecidual local. Oximetria de pulso fornece uma indicação falsamente elevada da saturação de oxigênio no contexto da exposição a monóxido de carbono por causa da sua incapacidade de distinguir entre HbO_2 e HbCO. Se for suspeitado envenenamento por monóxido de carbono, HbCO pode ser medida diretamente por gasometria do sangue arterial ou venoso. Concentrações de HbCO abaixo de 10% geralmente não são clinicamente importantes. Entretanto, com altas concentrações de oxigênio inspirado, níveis de HbCO de 20% correspondem a uma saturação de 80% da hemoglobina com oxigênio; intubação e ventilação mecânica estão indicadas nessas circunstâncias para melhorar a oxigenação tecidual local e aumentar a eliminação de monóxido de carbono. Morte por envenenamento com monóxido de carbono ocorre a níveis de HbCO de 60%.

Considerações Anestésicas

Uma característica principal de todos os pacientes queimados é uma incapacidade de regular a temperatura. O ambiente de ressuscitação deve ser mantido próximo da temperatura corporal pelo uso de aquecimento radiante, aparelhos de aquecimento de ar forçado e aparelhos de aquecimento de líquidos.

A avaliação do paciente começa com inspeção da via aérea. Embora a face possa estar queimada (pelo facial e vibrissas nasais queimados), queimaduras faciais não são uma indicação para intubação traqueal. A necessidade de tratamento urgente da via aérea, ventilação mecânica e, oxigenoterapia é indicada por voz rouca, dispneia, taquipneia ou nível alterado de consciência. Gasometria arterial deve ser feita precocemente no processo de tratamento para avaliar os níveis de HbCO. Ventilação mecânica deve ser ajustada para fornecer oxigenação adequada com os mais baixos volumes correntes.

Intubação traqueal no período inicial depois da lesão da queimadura (até as primeiras 48 horas) pode ser facilitada com succinilcolina para paralisia. Em pacientes com queimaduras importantes (> 20% TBSA), lesões e destruição das placas motoras neuromusculares ocorrem, seguidas por *upregulation* dos
16 receptores à acetilcolina. Além de 48 horas depois de uma grande queimadura, administração de succinilcolina tende a produzir elevação potencialmente letal das concentrações de potássio sérico.

Analgesia para pacientes queimados é um desafio por causa das preocupações com tolerância a opioide e complicações psicossociais. Frequentemente são vantajosas condutas multimodais. Analgesia regional pode proporcionar benefício, embora no período inicial pós-queimadura esta técnica possa mascarar os sintomas de síndrome de compartimento ou outros sinais e sintomas clínicos.

LEITURA SUGERIDA

Beekley AC: Damage control resuscitation: A sensible approach to the exsanguinating surgical patient. Crit Care Med 2008;36:S267.

Bratton SL, Chestnut RM, Ghajar J, et al: Guidelines for the management of severe traumatic brain injury. IX. Cerebral perfusion thresholds. J Neurotrauma 2007;24:S59.

Brohi K, Cohen MJ, Davenport RA: Acute coagulopathy of trauma: Mechanism, identification and effect. Curr Opin Crit Care 2007;13:680.

Chi JH, Knudson MM, Vassar MJ, et al: Prehospital hypoxia affects outcome in patients with traumatic brain injury: A prospective multicenter study. J Trauma 2006;61:1134.

Cotton BA, Au BK, Nunez TC, et al: Predefined massive transfusion protocols are associated with a reduction in organ failure and postinjury complications. J Trauma 2009;66:41.

Cotton BA, Dossett LA, Haut ER, et al: Multicenter validation of a simplified score to predict massive transfusion in trauma. J Trauma 2010;69:S33.

Dimar JR, Carreon LY, Riina J, et al: Early versus late stabilization of the spine in the polytrauma patient. Spine 2010;35:S187.

Griffee MJ, DeLoughery TG, Thorborg PA: Coagulation management in massive bleeding. Curr Opin Anesthesiol 2010;23:263.

Hendrickson JE, Hillyer CD: Noninfectious serious hazards of transfusion. Anesth Analg 2009;108:759.

Holcomb JB: Damage control resuscitation. J Trauma 2007;62:S36.

Ipaktchi K, Arbabi S: Advances in burn critical care. Crit Care Med 2006;34:S239.

Kashuk JL, Moore EE, Sawyer M, et al: Postinjury coagulopathy management: Goal-directed resuscitation via POC thrombelastography. Ann Surg 2010;251:604.

Kortbeek JB, Al Turki SA, Ali J, et al: Advanced trauma life support, 8th edition, the evidence for change. J Trauma 2008;64:1638.

Li LM, Timofeev I, Czosnyka M, et al: The surgical approach to the management of increased intracranial pressure after traumatic brain injury. Anesth Analg 2010;111:736.

MacLeod JB, Lynn M, McKenney MG, et al: Early coagulopathy predicts mortality in trauma. J Trauma 2003;55:39.

Magnotti LJ, Zarzaur BL, Fischer PE, et al: Improved survival after hemostatic resuscitation: does the emperor have no clothes? J Trauma 2011;70:97.

Miko I, Gould R, Wolf S, Afifi S: Acute spinal cord injury. Int Anesthesiol Clinic 2009;47:37.

Perkins JG, Cap AP, Weiss BM, et al: Massive transfusion and nonsurgical hemostatic agents. Crit Care Med 2008;36:S325.

Pull ter Gunne AF, Skolasky RL, Cohen DB: Fracture characteristics predict patient mortality after blunt force cervical trauma. Eur J Emerg Med 2010;17:107.

Sihler KC, Napolitano LM: Complications of massive transfusion. Chest 2011;137:209.

Snyder CW, Weinberg JA, McGwin G, Jr., et al: The relationship of blood product ratio to mortality: Survival benefit or survival bias? J Trauma 2009;66:358.

Stuke LE, Pons PT, Guy JS, et al: Prehospital spine immobilization for penetrating trauma–review and recommendations from the prehospital trauma life support executive committee. J Trauma 2011;71:763.

CAPÍTULO

40

Fisiologia Materna e Fetal e Anestesia

Michael A. Frölich, MD, MS

CONCEITOS-CHAVE

1. A concentração alveolar mínima (MAC) diminui progressivamente durante a gravidez – a termo, tanto quanto 40% – para todos os agentes anestésicos gerais; a MAC retorna ao normal pelo terceiro dia depois do parto.
2. Pacientes grávidas demonstram sensibilidade aumentada aos anestésicos locais durante anestesia e analgesia regionais, e bloqueio neural ocorre a concentrações reduzidas de anestésicos locais; as necessidades posológicas podem ser reduzidas até 30%.
3. Obstrução da veia cava inferior pelo útero aumentando distende o plexo venoso epidural e aumenta o risco de injeção intravascular durante anestesia epidural.
4. Aproximadamente 5% das mulheres a termo desenvolvem a síndrome de hipotensão supina, que é caracterizada por hipotensão associada à palidez, sudorese, ou náusea e vômito. A incidência de síndrome de hipotensão materna pode ser mais alta em mulheres recebendo analgesia neuraxial.
5. A redução na motilidade gástrica e no tônus do esfíncter esofágico inferior coloca a parturiente em alto risco de regurgitação e aspiração pulmonar.
6. Efedrina, que tem considerável atividade β-adrenérgica, tem sido tradicionalmente considerada o vasopressor de escolha para hipotensão durante a gravidez. Entretanto, estudos clínicos sugerem que agonistas α-adrenérgicos, como fenilefrina e metaraminol, são do mesmo modo efetivos para tratar hipotensão em pacientes grávidas e são associados a menos acidose fetal do que efedrina.
7. Anestésicos inalatórios voláteis diminuem a pressão arterial e, potencialmente, o fluxo sanguíneo uteroplacentário. Em concentrações de menos de 1 MAC, no entanto, os efeitos são geralmente pequenos, consistindo em relaxamento uterino dependente da dose e pequenas reduções no fluxo sanguíneo uterino.
8. A maior sobrecarga ao coração da parturiente ocorre imediatamente após o parto, quando contração uterina intensa e involução subitamente aliviam a obstrução à veia cava inferior e aumentam o débito cardíaco até 80% acima dos valores do terceiro trimestre.
9. As técnicas atuais empregando combinações muito diluídas de um anestésico local (p. ex., bupivacaína, 0,125% ou menos) e um opioide (p. ex., fentanil, 5 mcg/mL ou menos) para analgesia epidural ou combinada espinal-epidural (CSE) não parecem prolongar o primeiro período do trabalho de parto ou aumentar a probabilidade de um parto operatório.

Este capítulo revê as alterações fisiológicas normais associadas à gravidez, o trabalho de parto e o parto. Ele conclui com uma descrição da transição fisiológica da vida fetal para a neonatal.

ALTERAÇÕES FISIOLÓGICAS DURANTE A GRAVIDEZ

A gravidez afeta a maioria dos sistemas de órgãos (Tabela 40-1). Muitas destas alterações fisiológicas parecem ser adaptativas e úteis à mãe para tolerar os estresses da gravidez, trabalho de parto e parto. Outras alterações não apresentam benefícios óbvios, todavia exigem consideração especial ao cuidar da parturiente.

Efeitos no Sistema Nervoso Central

1 A concentração alveolar mínima (MAC) diminui progressivamente durante a gravidez – a termo, tanto quanto 40% – para todos os agentes anestésicos; a MAC retorna ao normal pelo terceiro dia após o parto. Alterações nos níveis maternos hormonais e de opioides endógenos foram implicadas. Pro-

TABELA 40-1 Alterações fisiológicas máximas médias associadas à gravidez[1]

Parâmetro	Alteração
Neurológico	
MAC	−40%
Respiratórios	
Consumo de oxigênio	+20 a 50%
Resistência das vias aéreas	−35%
FRC	−20%
Ventilação-minuto	+50%
Volume corrente	+40%
Frequência respiratória	+15%
PaO_2	+10%
$PaCO_2$	−15%
HCO_3	−15%
Cardiovascular	
Volume sanguíneo	+35%
Volume plasmático	+55%
Débito cardíaco	+40%
Volume sistólico	+30%
Frequência cardíaca	+20%
Pressão arterial sistólica	−5%
Pressão arterial diastólica	−15%
Resistência periférica	−15%
Resistência pulmonar	−30%
Hematológicos	
Hemoglobina	−20%
Plaquetas	−10%
Fatores da coagulação[2]	+30 a 250%
Renal	
GFR	+50%

[1]MAC, concentração alveolar mínima; FRC, capacidade residual funcional; GFR, taxa de filtração glomerular.
[2]Varia com cada fator.

gesterona, que é sedativa quando dada em doses farmacológicas, aumenta até 20 vezes o normal, a termo, e é pelo menos em parte responsável por esta observação. Uma onda nos níveis de β-endorfina durante o trabalho de parto e o parto provavelmente também desempenha um papel importante.

2 Pacientes grávidas também demonstram sensibilidade aumentada a anestésicos locais durante anestesia e analgesia regionais, e bloqueio neural ocorre a concentrações reduzidas de anestésicos locais. O termo *concentração analgésica local mínima* (MLAC) é usado em anestesia obstétrica para comparar as potências relativas e os efeitos de aditivos; MLAC é definida como a concentração de analgésico local que leva à analgesia satisfatória em 50% das pacientes (CE_{50}). As necessidades posológicas de anestésico local podem estar reduzidas até 30%, um fenômeno que parece ser hormonalmente mediado, mas também pode ser relacionado com o ingurgitamento do plexo 3 venoso epidural. Obstrução da veia cava inferior pelo útero aumentando distende o plexo venoso epidural e aumenta o volume sanguíneo epidural. O último tem três efeitos principais: (1) volume diminuído do líquido cefalorraquidiano espinal, (2) volume diminuído potencial do espaço epidural e (3) pressão aumentada (do espaço) epidural. Os dois primeiros efeitos aumentam a dispersão cefálica das soluções anestésicas locais durante anestesias espinal e epidural, respectivamente, enquanto o último pode complicar a identificação do espaço epidural (veja Capítulo 45). Fazer força durante o trabalho de parto acentua ainda mais todos estes efeitos. Pressões epidurais positivas (em vez da usual negativa) foram registradas em parturientes. Ingurgitamento das veias epidurais também aumenta a probabilidade de colocar uma agulha ou cateter epidural em uma veia, resultando em uma injeção intravascular não intencional. Não está claro se a gravidez baixa o limiar convulsivo dos anestésicos locais.

Efeitos Respiratórios

Consumo de oxigênio e ventilação-minuto aumentam progressivamente durante a gravidez. Volume corrente e, em menos extensão, frequência respiratória e volume de reserva inspiratório também aumentam. A termo, ambos, o consumo de oxigênio e a ventilação-minuto aumentaram até 50%. A $PaCO_2$ diminui para 28-32 mmHg; alcalose respiratória importante é evitada por uma diminuição compensadora na concentração de bicarbonato plasmático. Hiperventilação pode também aumentar a PaO_2 ligeiramente. Níveis elevados de 2,3-difosfoglicerato contrabalançam o efeito da hiperventilação sobre a afinidade da hemoglobina pelo oxigênio (veja Capítulo 23). A P_{50} da hemoglobina aumenta de 27 para 30 mmHg; a combinação desta última com um aumento no débito cardíaco (veja a seção sobre Efeitos Cardiovasculares a seguir) aumenta o aporte de oxigênio aos tecidos.

O padrão respiratório materno muda, à medida que o útero aumenta. No terceiro trimestre, elevação do diafragma é compensada por um aumento no diâmetro anteroposterior do tórax; o movimento diafragmático, no entanto, não é restringido. Respiração torácica é favorecida com relação à respiração abdominal. As capacidades vital e de fechamento são minimamente afetadas, mas a capacidade residual funcional (FRC) diminui até 20% a termo; a FRC retorna ao normal dentro de 48 h do parto. Esta diminuição é decorrente principalmente de uma redução no volume reserva expiratório, como resultado de volumes correntes maiores que o normal. As alças de fluxo-volume ficam inafetadas, e a resistência das vias aéreas diminui. O espaço morto fisiológico diminui, mas o *shunt* intrapulmonar aumenta com a aproximação do termo. Uma radiografia de tórax pode mostrar marcas vasculares proeminentes e um diafragma elevado. Vasodilatação pulmonar evita que as pressões pulmonares se elevem.

A combinação de FRC diminuída e consumo aumentado de oxigênio promove dessaturação rápida de oxigênio durante períodos de apneia. Pré-oxigenação (desnitrogenação) antes da indução de anestesia geral é, por essa razão, obrigatória a fim de evitar hipoxemia nas grávidas. O volume de fechamento excede a FRC em algumas mulheres grávidas, quando elas estão supinas a termo. Nestas condições, atelectasia e hipoxemia ocorrem facilmente. A diminuição na FRC conjugada com o aumento na ventilação-minuto acelera a captação de todos os anestésicos inalatórios. A redução no espaço morto estreita o gradiente arterioalveolar de CO_2.

Ingurgitamento capilar da mucosa respiratória durante a gravidez predispõe as vias aéreas superiores a trauma, sangramento e obstrução. Laringoscopia delicada e menores tubos endotraqueais (6-6,5 mm) devem ser empregados durante anestesia geral.

Efeitos Cardiovasculares

O débito cardíaco e o volume sanguíneo aumentam para satisfazer às demandas metabólicas aceleradas maternas e fetais. Um aumento (55%) no volume plasmático, excedendo um aumento na massa de eritrócitos (45%), produz anemia dilucional e reduz a viscosidade sanguínea. A concentração de hemoglobina, no entanto, geralmente, permanece maior do que 11 g/dL. Além disso, em termos de distribuição de oxigênio aos tecidos, a redução na concentração de hemoglobina é contrabalançada pelo aumento no débito cardíaco e a mudança para a direita da curva de dissociação da hemoglobina (veja a seção sobre Efeitos Respiratórios). Uma diminuição na resistência vascular sistêmica pelo segundo trimestre diminui ambas, a pressão arterial diastólica e, em menor grau, a sistólica. A resposta a agentes adrenérgicos e vasoconstritores é amortecida.

A termo, o volume sanguíneo aumentou 1.000-1.500 mL na maioria das mulheres, permitindo-lhes facilmente tolerar a perda sanguínea associada ao parto; o volume sanguíneo total atinge 90 mL/kg. A perda sanguínea média durante parto vaginal é 400-500 mL, em comparação a 800-1.000 mL em uma operação cesariana. O volume sanguíneo não retora ao normal até 1-2 semanas após o parto.

O aumento no débito cardíaco (40% a termo) é decorrente de aumentos na frequência cardíaca (20%) e no volume sistólico (30%). As câmaras cardíacas aumentam, e hipertrofia miocárdica é frequentemente observada em ecocardiografia. Pressões na artéria pulmonar, venosa central e encunhada na artéria pulmonar permanecem inalteradas. A maioria destes efeitos é observada no primeiro e, em menor extensão, no segundo trimestre. No terceiro trimestre, o débito cardíaco não se eleva apreciavelmente, exceto durante o trabalho de parto. Os maiores aumentos no débito cardíaco são vistos durante o trabalho de parto e imediatamente depois do parto (veja a seção sobre Efeito do Trabalho de Parto sobre a Fisiologia Materna). O débito cardíaco, muitas vezes, não retorna ao normal até 2 semanas após o parto.

Diminuições no débito cardíaco podem ocorrer na posição supina depois da semana 20 da gravidez. Foi mostrado que essas diminuições são secundárias a retorno venoso impedido ao coração, à medida que o útero aumentando comprime a veia cava
4 inferior. Aproximadamente 5% das mulheres a termo desenvolvem a síndrome de hipotensão supina (compressão aortocaval), que é caracterizada por hipotensão associada à palidez, sudorese, ou náusea e vômito. A causa desta síndrome parece ser oclusão completa ou quase completa da veia cava inferior pelo útero grávido. Quando combinada com os efeitos hipotensivos da anestesia regional ou geral, a compressão aortocaval pode, facilmente, produzir asfixia fetal. Virar a paciente sobre o seu lado tipicamente restaura o retorno venoso a partir do corpo inferior e corrige a hipotensão nesses casos. Esta manobra é realizada mais facilmente, colocando-se um coxin (> 15°) embaixo do quadril direito. O útero grávido também comprime a aorta na maioria das parturientes quando elas estão supinas. Este último efeito diminui o fluxo sanguíneo para as extremidades inferiores, é mais importante para a circulação uteroplacentária. Contração uterina reduz a compressão caval, mas exacerba a compressão aórtica.

Obstrução caval parcial crônica no terceiro trimestre predispõe à estase venosa, flebite e edema nas extremidades inferiores. Além disso, a compressão da veia cava inferior abaixo do diafragma distende e aumenta o fluxo sanguíneo pelo plexo venoso paravertebral (incluindo as veias epidurais) e, em menor grau, da parede abdominal.

Finalmente, a elevação do diafragma muda a posição do coração no tórax, resultando na aparência de um coração aumentado em uma radiografia simples de tórax e em desvio do eixo para a esquerda e alterações de onda T no eletrocardiograma. O exame físico, muitas vezes, revela um sopro sistólico de fluxo de ejeção (grau I ou II) e desdobramento exagerado da primeira bulha cardíaca (B_1); uma terceira bulha cardíaca (B_3) pode ser audível. Algumas pacientes desenvolvem um pequeno derrame pericárdico assintomático.

Efeitos Renais e Gastrointestinais

O fluxo plasmático renal e a taxa de filtração glomerular aumentam durante a gravidez, e como resultado a creatinina sérica e o nitrogênio ureico sanguíneo podem diminuir para 0,5-0,6 mg/dL e 8-9 mg/dL, respectivamente. Um limiar tubular renal diminuído para glicose e aminoácidos é comum e, frequentemente, resulta em branda glicosúria (1-10 g/d) ou proteinúria (< 300 mg/d), ou ambas. A osmolalidade plasmática diminui 8-10 mOsm/kg.

Refluxo gastroesofágico e esofagite são comuns durante a gravidez. A motilidade gástrica é reduzida, e o desvio para cima e anterior do estômago pelo útero promove incompetência do
5 esfíncter gastroesofágico. Estes fatores colocam a parturiente em alto risco de regurgitação e aspiração pulmonar. Entretanto, nem a acidez gástrica nem o volume gástrico se alteram significativamente durante gravidez. Opioides e anticolinérgicos reduzem a pressão do esfíncter esofágico inferior, podem facilitar refluxo gastroesofágico e retardar o esvaziamento gástrico.

Efeitos Hepáticos

A função e o fluxo sanguíneo hepáticos globais ficam inalterados; pequenas elevações nos níveis de transaminases e desidrogenase láctica séricas podem ser observadas no terceiro trimestre. Elevações brandas na fosfatase alcalina sérica são decorrentes de sua secreção pela placenta. Uma diminuição branda na albumina sérica é decorrente de um volume plasmático expandido, e como resultado, a pressão coloidoncótica é reduzida. Uma diminuição de 25-30% na atividade de pseudocolinesterase sérica também está presente a termo, mas raramente produz prolongamento significativo da ação da succinilcolina. A degradação de anestésicos locais tipo éster não é apreciavelmente alterada. A atividade de pseudocolinesterase pode não retornar ao normal até 6 semanas pós-parto. Altos níveis de progesterona parecem inibir a liberação de colecistocinina, resultando em esvaziamento incompleto da vesícula biliar. Este último, junto com composição alterada de ácidos biliares, pode predispor à formação de cálculos de colesterol durante a gravidez.

Efeitos Hematológicos

A gravidez é associada a um estado hipercoagulável que pode ser benéfico para limitar a perda sanguínea no parto. As concentrações de fibrinogênio e fatores VII, VIII, IX, X e XII aumentam todas; apenas os níveis de fator XI podem diminuir. Fibrinólise acelerada pode ser observada tardiamente no terceiro trimestre. Além da anemia de diluição (veja a seção sobre Efeitos Cardiovasculares), leucocitose (até 21.000/μL) e uma diminuição de 10% na contagem de plaquetas podem ser encontradas durante o terceiro trimestre. Em razão da utilização fetal, anemias por deficiência de ferro e folato desenvolvem-se facilmente, se suplementos destes nutrientes não forem tomados.

Efeitos Metabólicos

Alterações metabólicas e hormonais complexas ocorrem durante a gravidez. Metabolismo alterado de carboidratos, gorduras e proteínas favorecem o crescimento e desenvolvimento fetais. Estas alterações assemelham-se à inanição, porque os níveis de glicose e aminoácidos sanguíneos são baixos, enquanto os níveis de ácidos graxos livres, cetonas e triglicerídeos são altos. Não obstante, a gravidez é um estado diabetogênico; os níveis de insulina sobem constantemente durante a gravidez. Secreção de lactogênio placentário humano, também chamado somatomamotropina coriônica humana, pela placenta é provavelmente responsável pela resistência relativa à insulina associada à gravidez. Hiperplasia de células betapancreáticas ocorre em resposta a uma demanda aumentada de secreção de insulina.

Secreção de gonadotropina coriônica humana e níveis elevados de estrogênios promovem hipertrofia da glândula tireoide e aumentam a globulina ligadora de tireoide; embora os níveis de T_4 e T_3 sejam elevados, a T_4 livre, T_3 livre e tireotropina (hormônio tireoestimulador) permanecem normais. Os níveis de cálcio sérico diminuem, mas a concentração de cálcio ionizado permanece normal.

Efeitos Musculoesqueléticos

Níveis elevados de relaxina durante toda a gravidez ajudam a preparar para o parto, amolecendo o colo, inibindo contrações uterinas e relaxando a sínfise púbica e as articulações pélvicas. Frouxidão ligamentar da coluna vertebral aumenta o risco de lesão das costas. A última pode contribuir para a incidência relativamente alta de lombalgia durante a gravidez.

CIRCULAÇÃO UTEROPLACENTÁRIA

Uma circulação uteroplacentária normal (Figura 40-1) é crítica no desenvolvimento e manutenção de um feto sadio. Insuficiência uteroplacentária é uma causa importante de retardo do crescimento fetal intrauterino, e quando grave, pode resultar em morte fetal. A integridade desta circulação é, por sua vez, dependente de fluxo sanguíneo uterino adequado e função placentária normal.

Fluxo Sanguíneo Uterino

A termo, o fluxo sanguíneo uterino representa cerca de 10% do débito cardíaco, ou 600-700 mL/min (em comparação a 50 mL/min no útero não grávido). Oitenta por cento do fluxo sanguíneo uterino normalmente supre a placenta; o restante vai para o miométrio. A gravidez dilata maximamente a vasculatura uterina, de modo que autorregulação é ausente, mas a vasculatura uterina permanece sensível a agonistas α-adrenérgicos. O fluxo sanguíneo uterino não é geralmente significativamente afetado pelas tensões dos gases respiratórios, mas hipocapnia extrema ($PaCO_2 < 30$ mmHg) pode reduzir o fluxo sanguíneo uterino e causa hipoxemia fetal e acidose.

O fluxo sanguíneo é diretamente proporcional à diferença entre as pressões arterial e venosa uterinas, mas inversamente proporcional à resistência vascular uterina. Embora não sob controle neural apreciável, a vasculatura uterina possui receptores α-adrenérgicos e, possivelmente, alguns β-adrenérgicos.

Três fatores principais diminuem o fluxo sanguíneo uterino durante gravidez: (1) hipotensão sistêmica, (2) vasoconstrição uterina e (3) contrações uterinas. As causas comuns de hipotensão durante gravidez incluem compressão aortocaval, hipovolemia e bloqueio simpático após anestesia regional. Liberação induzida por estresse de catecolaminas endógenas (ativação simpaticossuprarrenal) durante o trabalho de parto causa vasoconstrição arterial uterina. Qualquer droga com atividade α-adrenérgica (p. ex., fenilefrina) potencialmente é capaz de diminuir o fluxo sanguíneo uterino por vasoconstrição. Efedrina, **6** que tem considerável atividade β-adrenérgica, tem sido tradicionalmente considerada o vasopressor de escolha durante gravidez. Entretanto, estudos clínicos sugerem que agonistas α-adrenérgicos, como fenilefrina e metaraminol, são da mesma forma efetivos para tratar hipotensão em pacientes grávidas e são associados a menos acidose fetal do que a efedrina.

Paradoxalmente, distúrbios hipertensivos são, muitas vezes, associados a fluxo sanguíneo uterino diminuído em razão da vasoconstrição generalizada. **Contrações uterinas diminuem o fluxo sanguíneo uterino ao elevarem a pressão venosa uterina e comprimirem os vasos arteriais quando eles atravessam o miométrio.** Contrações hipertônicas durante trabalho de parto ou durante infusões de oxitocina podem comprometer criticamente o fluxo sanguíneo uterino.

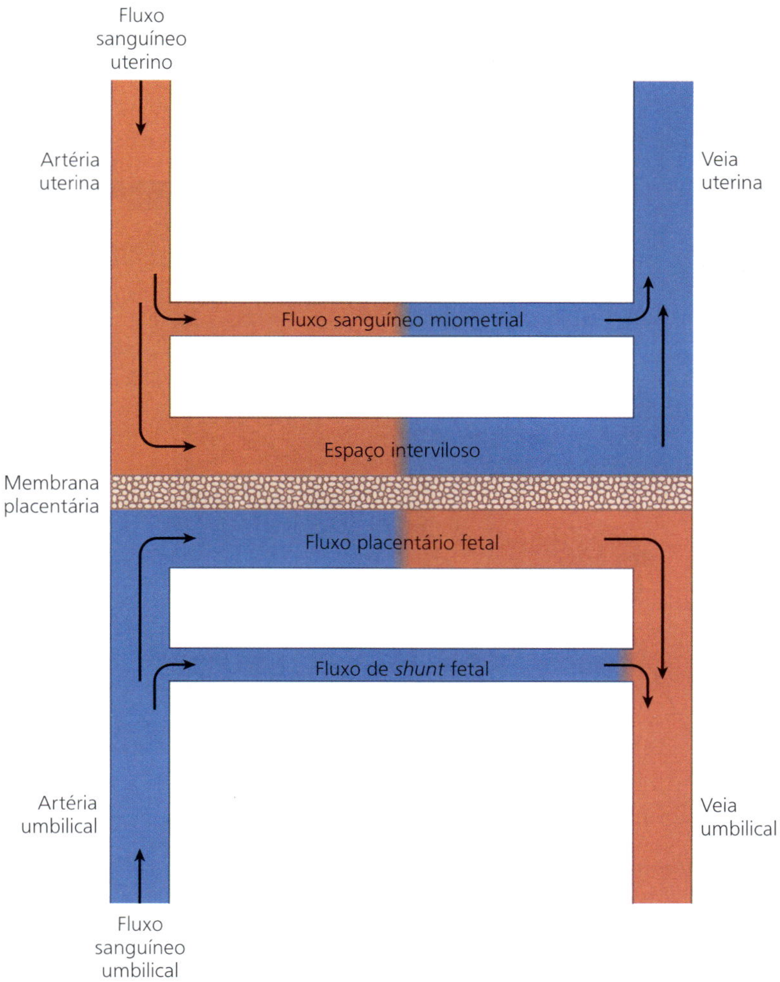

FIGURA 40-1 Circulação uteroplacentária. (Reproduzida, com permissão, de Shnider S, Levinson G: *Anesthesia for Obstetrics,* 2nd ed. Williams & Wilkins, 1987.)

Função Placentária

O feto é dependente da placenta para troca gasosa respiratória, nutrição e eliminação de resíduos. A placenta é formada por tecidos maternos e fetais e deriva um suprimento sanguíneo de cada um. A membrana de troca resultante tem uma área funcional de cerca de 1,8 m^2.

A. Anatomia Fisiológica

A placenta (Figura 40-2) é composta de projeções de tecido fetal (vilos) que estão situados em espaços vasculares maternos (espaços intervilosos). Como resultado deste arranjo, os capilares fetais dentro dos filos trocam facilmente substâncias com o sangue materno que os banha. O sangue materno nos espaços intervilosos é derivado dos ramos espirais da artéria uterina e drena para as veias uterinas. O sangue fetal dentro dos vilos é derivado do cordão umbilical por meio de duas artérias umbilicais e retorna ao feto por meio de uma única veia umbilical.

B. Troca Placentária

Troca placentária pode ocorrer por um de seis mecanismos:

1. Difusão – Gases respiratórios e pequenos íons são transportados por difusão. A maioria das drogas usadas em anestesia tem pesos moleculares bem abaixo de 1.000 e, consequentemente, podem-se difundir com facilidade pela placenta.

2. Pressão osmótica e hidrostática (fluxo principal) – Água se move por pressões osmótica e hidrostática. Água entra na circulação fetal em quantidades maiores do que qualquer outra substância.

3. Difusão facilitada – Glicose entra na circulação fetal segundo o gradiente de concentração (nenhuma energia é consumida) facilitado por uma molécula transportadora específica.

4. Transporte ativo – Aminoácidos, vitamina B_{12}, ácidos graxos e alguns íons (cálcio e fosfato) utilizam este mecanismo.

5. Transporte vesicular – Grandes moléculas, como imunoglobulinas, são transportadas por pinocitose. Ferro entra na circulação fetal desta maneira, facilitada por ferritina e transferrina.

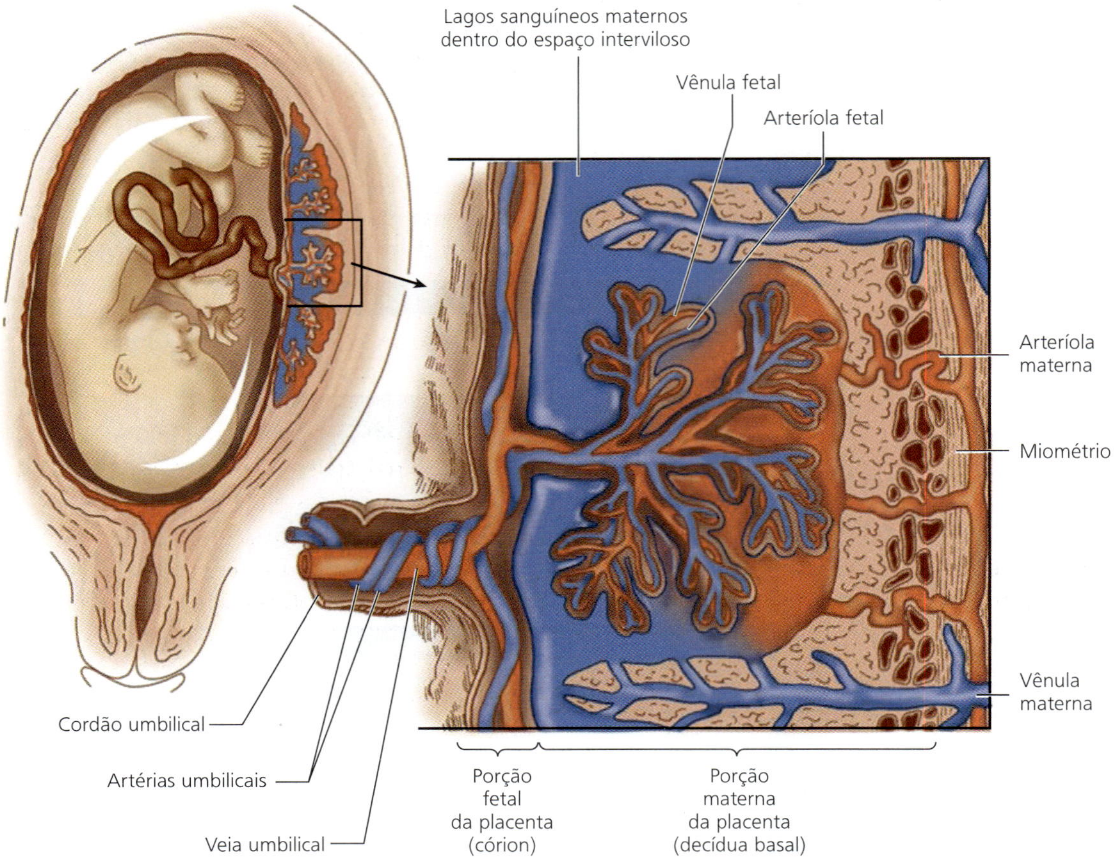

FIGURA 40-2 Placenta.

6. Descontinuidades – Interrupções na membrana placentária podem permitir mistura de sangues materno e fetal. Isto provavelmente é subjacente à sensibilização Rh (veja Capítulo 51). Sensibilização Rh ocorre mais comumente durante o parto.

Troca Gasosa Respiratória

A termo, o consumo de oxigênio fetal é em média de 7 mL/min por quilograma de peso corporal fetal. Felizmente, em razão de múltiplos mecanismos adaptativos, o feto normal a termo é capaz de sobreviver 10 min ou mais em vez dos esperados 2 min em um estado de privação total de oxigênio. Privação parcial ou completa de oxigênio pode resultar de compressão do cordão umbilical, prolapso do cordão umbilical, descolamento da placenta, hipoxemia materna grave ou hipotensão. Mecanismos fetais compensadores incluem redistribuição do fluxo sanguíneo principalmente para o cérebro, coração, placenta e glândula suprarrenal; consumo de oxigênio diminuído e metabolismo anaeróbico.

A transferência de oxigênio pela placenta é dependente da proporção do fluxo sanguíneo uterino materno para o fluxo sanguíneo umbilical fetal. A reserva para transferência de oxigênio é pequena mesmo durante gravidez normal. O sangue fetal normal a partir da placenta tem uma PaO_2 de apenas 30-35 mmHg. Para ajudar a transferência de oxigênio, a curva de dissociação da hemoglobina oxigênio fetal é mudada para a esquerda, de tal modo que a hemoglobina fetal tem maior afinidade pelo oxigênio do que a hemoglobina materna (cuja curva já está mudada para a direita; veja a seção sobre Efeitos Respiratórios). Adicionalmente, a concentração de hemoglobina fetal é geralmente 15 g/dL (em comparação a aproximadamente 12 g/dL na mãe).

Dióxido de carbono se difunde facilmente pela placenta. Hiperventilação materna (veja a seção sobre Efeitos Respiratórios) aumenta o gradiente para a transferência de dióxido de carbono do feto para a circulação materna. A hemoglobina fetal tem menos afinidade pelo dióxido de carbono do que as formas adultas de hemoglobina. Monóxido de carbono se difunde facilmente pela placenta, e a hemoglobina fetal tem maior afinidade pelo monóxido de carbono do que as formas adultas.

Transferência Placentária dos Agentes Anestésicos

A transferência de uma droga pela placenta é refletida pela relação das suas concentrações na veia umbilical para venosa materna (UV/MV), enquanto sua captação pelos tecidos fetais pode ser correlacionada com a relação das suas concentrações na artéria umbilical fetal para venosa umbilical (UA/UV). Os efeitos fetais de drogas administradas a parturientes dependem de múltiplos fatores, incluindo via de administração (oral, intramuscular, intravenosa, epidural ou intratecal), dose, cronologia da administração (tanto com relação ao parto quanto às contrações), e maturidade dos órgãos fetais (cérebro e fígado). Assim, uma droga dada horas antes do parto ou como um único *bolus* intravenoso durante uma contração uterina imediatamente antes do parto (quando o fluxo sanguíneo uterino está maximamente reduzido) não tende a produzir altos níveis fetais. Felizmente, as técnicas anestésicas atuais para trabalho de parto e parto geralmente têm mínimos efeitos fetais apesar de importante transferência placentária de agentes anestésicos e adjuntos.

Todos os agentes inalatórios e a maioria dos agentes intravenosos cruzam livremente a placenta. Agentes inalatórios geralmente produzem pouca depressão fetal quando são dados em doses limitadas (< 1 MAC) e o parto ocorre dentro de 10 min da indução. Cetamina, propofol e benzodiazepinas atravessam facilmente a placenta e podem ser detectados na circulação fetal. Felizmente, quando estes agentes (com a exceção dos benzodiazepínicos) são administrados nas doses usuais de indução, a distribuição da droga, metabolismo e, possivelmente, captação placentária podem limitar os efeitos fetais. Embora a maioria dos opiáceos cruzem facilmente a placenta, seus efeitos em recém-nascidos no parto variam consideravelmente. Os recém-nascidos parecem ser mais sensíveis ao efeito depressor respiratório da morfina em comparação a outros opioides. Embora meperidina produza depressão respiratória, chegando ao máximo 1-3 h após administração, ela produz menos que a morfina; butorfanol e nalbufina produzem ainda menos depressão respiratória, mas ainda podem ter importantes efeitos depressores comportamentais. Embora fentanil cruze facilmente a placenta, ele parece ter mínimos efeitos neonatais a não ser que maiores doses intravenosas (> 1 mcg/kg) sejam dadas imediatamente antes do parto. Fentanil, sufentanil, e, em menor extensão, morfina epidurais ou intratecais geralmente produzem mínimos efeitos neonatais. Alfentanil causa depressão neonatal similar à meperidina. Remifentanil também cruza facilmente a placenta e tem o potencial de produzir depressão respiratória em recém-nascidos. As concentrações sanguíneas fetais de remifentanil são geralmente cerca da metade daquelas da mãe imediatamente antes do parto. A relação UA/UV é cerca de 30%, sugerindo metabolismo regularmente rápido do remifentanil no recém-nascido. A natureza altamente ionizada dos relaxantes musculares impede transferência placentária, resultando em mínimos efeitos sobre o feto.

Os anestésicos locais são drogas fracamente básicas que são principalmente ligadas a α_1-ácido glicoproteína. Transferência placentária depende de três fatores: (1) pK_a (veja Capítulo 16), (2) pH materno e fetal, e (3) grau de ligação à proteína. Excetuada a cloroprocaína, acidose fetal aumenta as proporções de droga fetal-para-materna porque a ligação de íons hidrogênio à forma não ionizada causa retenção do anestésico local na circulação fetal. Agentes altamente ligados à proteína se difundem lentamente pela placenta; assim, maior ligação à proteína da bupivacaína e ropivacaína, em comparação à da lidocaína, provavelmente se responsabiliza pelos seus mais baixos níveis sanguíneos fetais. Cloroprocaína tem a menor transferência placentária porque ela é rapidamente degradada pela colinesterase plasmática na circulação materna.

Os adjuntos anestésicos mais comumente usados também cruzam facilmente a placenta. Assim, efedrina, bloqueadores β-adrenérgicos (como labetalol e esmolol), vasodilatadores, fenotiazinas, anti-histamínicos (H_1 e H_2) e metoclopramida administrados à mãe são transferidos ao feto. Atropina e escopolamina, mas não glicopirrolato, cruzam a placenta; a estrutura de amônio quaternário (ionizada) do último resulta em transferência apenas limitada.

Efeito dos Agentes Anestésicos sobre o Fluxo Sanguíneo Uteroplacentário

Os agentes anestésicos intravenosos têm efeitos variáveis sobre o fluxo sanguíneo uteroplacentário. Propofol e barbitúricos são tipicamente associados a pequenas reduções no fluxo sanguíneo uterino decorrentes de diminuições brandas a moderadas, dependentes da dose, na pressão arterial materna. Uma pequena dose de indução, no entanto, pode produzir maiores reduções no fluxo sanguíneo como resultado de ativação simpaticossuprarrenal (em razão da anestesia superficial). Cetamina em doses de menos de 1,5 mg/kg não altera apreciavelmente o fluxo sanguíneo uteroplacentário; seu efeito hipertensivo tipicamente contrabalança qualquer vasoconstrição. Hipertonia uterina pode ocorrer com cetamina a doses de mais de 2 mg/kg. Etomidato provavelmente tem mínimos efeitos, mas suas ações sobre a circulação uteroplacentária não foram bem descritas.

7 Os anestésicos inalatórios voláteis diminuem a pressão arterial e, potencialmente, o fluxo sanguíneo uteroplacentário. Em concentrações de menos de 1 MAC, no entanto seus efeitos geralmente são pequenos, consistindo em relaxamento uterino dependente da dose e pequenas reduções no fluxo sanguíneo uterino. Óxido nitroso tem mínimos efeitos sobre o fluxo sanguíneo uterino quando administrado com um agente volátil. Em estudos em animais, oxido nitroso isoladamente é capaz de vasoconstringir as artérias uterinas.

Altos níveis sanguíneos de anestésicos locais – particularmente lidocaína – causam vasoconstrição arterial uterina. Esses níveis são vistos apenas com injeções intravasculares não intencionais e ocasionalmente depois de bloqueios paracervicais (em que o local de injeção é em estreita proximidade às artérias uterinas), e absorção local ou injeção para dentro destes vasos não pode ser excluída. Anestesias espinal e epidural tipicamente não diminuem o fluxo sanguíneo uterino exceto quando ocorre hipotensão arterial. Além disso, o fluxo sanguíneo uterino durante o trabalho pode, na realidade, melhorar em pacientes pré-eclâmpticas após anestesia epidural; uma redução nas catecolaminas endógenas circulantes provavelmente diminui a vasoconstrição uterina. A adição de concentrações diluídas de epinefrina às soluções anestésicas locais não altera apreciavelmente o fluxo sanguíneo uterino. Captação intravascular da epinefrina a partir do espaço epidural pode resultar em somente efeitos menores β-adrenérgicos sistêmicos.

FISIOLOGIA DO TRABALHO DE PARTO NORMAL

Em média, o trabalho de parto começa 40 ± 2 semanas depois da última menstruação. Os fatores envolvidos na iniciação do trabalho de parto provavelmente envolvem distensão do útero, sensibilidade miometrial aumentada à oxitocina e síntese alterada de prostaglandinas pelas membranas fetais e tecidos deciduais. Embora os níveis de oxitocina circulante frequentemente não aumentem no início do trabalho de parto, o número de receptores à oxitocina miometriais aumenta rapidamente. Vários eventos prodrômicos geralmente precedem o trabalho de parto verdadeiro aproximadamente 2-4 semanas antes do parto: a parte de apresentação fetal assenta-se dentro da pelve (descida, encaixe); as pacientes desenvolvem contrações uterinas (de Braxton Hicks) que são caracteristicamente irregulares em frequência, duração e intensidade; e o colo amolece e se adelgaça (apagamento do colo). Aproximadamente 1 semana a 1 h antes do trabalho de parto verdadeiro, o tampão mucoso cervical (que, muitas vezes, é sanguinolento) se destaca *("mostra sanguínea")*.

O trabalho de parto verdadeiro começa quando as contrações de Braxton Hicks esporádicas aumentam em força (25-60 mmHg), coordenação e frequência (15-20 min de intervalo). As membranas amnióticas podem-se romper espontaneamente antes ou subsequentemente ao início do trabalho de parto verdadeiro. Depois de dilatação cervical progressiva, as contrações impelem o feto e a seguir a placenta pela pelve e períneo. Por convenção, o trabalho de parto é dividido em três períodos. O primeiro período é definido pela instalação do trabalho de parto verdadeiro e termina com a dilatação cervical completa. O segundo período começa com dilatação cervical completa, é caracterizado pela descida fetal e termina com o parto completo do feto. Finalmente, o terceiro período se estende do nascimento do bebê ao parto da placenta.

Com base na velocidade de dilatação cervical, o primeiro período é ainda mais dividido em uma fase latente lenta seguida por uma fase ativa mais rápida (**Figura 40-3**). A fase latente é caracterizada por contrações mais frequentes (3-5 min de intervalo) e dilatação cervical progressiva até 10 cm. O primeiro período geralmente dura 8-12 h em pacientes nulíparas e cerca de 5-8 h em pacientes multíparas.

As contrações durante o segundo período ocorrem a intervalos de 1,5-2 min e duram 1-1,5 min. Embora a intensidade da contração se altere apreciavelmente, a parturiente, fazendo força, pode aumentar grandemente a pressão intrauterina e facilitar a expulsão do feto. O segundo período geralmente dura 15-120 min e o terceiro período tipicamente 15-30 min.

A evolução do trabalho de parto é monitorada pela atividade uterina, dilatação do colo e descida fetal. Atividade uterina refere-se à frequência e magnitude das contrações uterinas. A última pode ser medida diretamente, com um cateter inserido pelo colo, ou indiretamente, com um tocodinamômetro aplicado externamente em torno do abdome. A dilatação cervical e descida fetal são avaliadas por exame pélvico. Estação fetal refere-se ao nível da descida (em centímetros) da parte de apresentação com relação às espinhas isquiáticas (p. ex., −1 ou +1).

Efeito do Trabalho de Parto sobre a Fisiologia Materna

Durante contrações dolorosas intensas, a ventilação-minuto materna pode aumentar até 300%. O consumo de oxigênio também aumenta adicionais 60% acima dos valores do terceiro trimestre. Com hiperventilação excessiva, a $PaCO_2$ pode diminuir

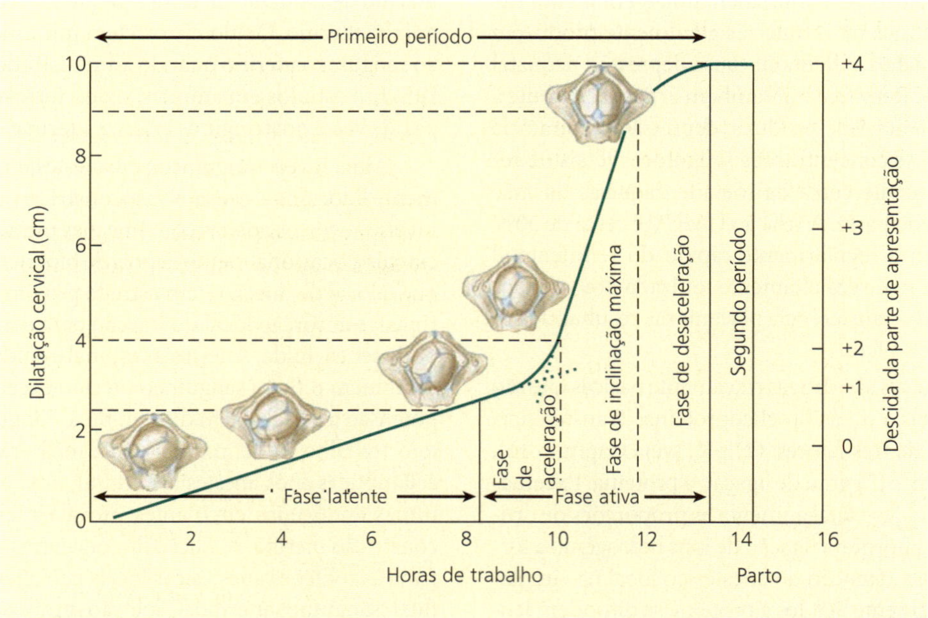

FIGURA 40-3 Evolução do trabalho de parto normal. (Reproduzida, com permissão, de DeCherney AH, Pernoll ML [editors]: *Current Obstetric & Gynecologic Diagnosis & Treatment*, 9th ed. McGraw-Hill, 2001.)

abaixo de 20 mmHg. Hipocapnia acentuada pode causar períodos de hipoventilação e hipoxemia materna e fetal transitórias entre as contrações. Hiperventilação materna excessiva também reduz o fluxo sanguíneo uterino e promove acidose fetal.

Cada contração impõe uma carga adicional ao coração ao deslocar 300-500 mL de sangue do útero para a circulação central (analogamente a uma autotransfusão). O débito cardíaco eleva-se 45% acima dos valores do terceiro trimestre. A maior sobrecarga sobre o coração, no entanto, ocorre imediatamente após o parto, quando intensa contração e involução uterina subitamente aliviam a obstrução à veia cava inferior e aumentam o débito cardíaco até 80% acima dos valores do terceiro trimestre avançado.

8

Efeito dos Agentes Anestésicos sobre a Atividade Uterina e o Trabalho de Parto

A. Agentes Inalatórios

Sevoflurano, desflurano, isoflurano e halotano deprimem a atividade uterina igualmente em doses equipotentes; todos causam relaxamento uterino dependente da dose. Baixas doses (< 0,75 MAC) destes agentes, no entanto, não interferem com o efeito da oxitocina sobre o útero. Doses mais altas podem resultar em atonia uterina e aumentar a perda sanguínea no parto. Óxido nitroso tem mínimo, se algum, efeito.

B. Agentes Parenterais

Opioides diminuem minimamente a progressão do trabalho de parto; cetamina, em doses de menos de 2 mg/kg, parece ter pouco efeito.

C. Anestesia Regional

A administração de analgesia epidural é geralmente com base na escolha da paciente, e é, muitas vezes, utilizada em pacientes com fatores maternos ou fetais que aumentam a probabilidade de trabalho de parto prolongado ou parto cesáreo (Tabela 40-2). A evidência atual indica que combinações diluídas de um anestésico local (p. ex., bupivacaína, 0,125% ou menos) e um opioide (p. ex., fentanil, 5 mcg/kg ou menos) para analgesia epidural ou espinal-epidural combinada (CSE) não prolongam o trabalho de parto ou aumentam a probabilidade de parto operatório.

9

TABELA 40-2 Fatores que prolongam o trabalho de parto aumentam a probabilidade de cesariana e, muitas vezes, fazem as pacientes pedirem uma epidural

Primigrávida
Trabalho de parto prolongado
Altas necessidades de analgésico parenteral
Uso de oxitocina
Feto grande
Pelve pequena
Má apresentação fetal

Quando maiores concentrações de anestésico local (p. ex., bupivacaína, 0,25%) são usadas para analgesia epidural contínua, o segundo período do trabalho de parto pode ser prolongado por aproximadamente 15-30 min. Analgesia/anestesia regional intensa pode remover o impulso de fazer força durante o segundo período (reflexo de Ferguson), e a fraqueza motora pode prejudicar os esforços expulsivos, muitas vezes prolongando o segundo período do parto. Uso de misturas diluídas de anestésico local-opioide pode preservar a função motora e permitir forcejar efetivamente. Carga hídrica intravenosa (*bolus* de cristaloide) é frequentemente usada para prevenir ou reduzir a gravidade da hipotensão subsequente a uma injeção epidural. A chamada etapa rápida de líquido não reduz a incidência de hipotensão e foi demonstrado que reduz a secreção de oxitocina endógena da hipófise e transitoriamente diminui a atividade uterina. Soluções anestésicas locais contendo epinefrina poderiam teoricamente prolongar o primeiro período do trabalho de parto se a absorção de epinefrina do espaço epidural resultar em importantes efeitos β-adrenérgicos sistêmicos. Prolongamento do trabalho de parto não é, em geral, observado clinicamente com anestésicos locais contendo epinefrina muito diluída (p. ex., 1:400.000).

D. Vasopressores

O músculo uterino tem ambos os receptores α e β. Estimulação do receptor α_1 causa contração uterina, enquanto estimulação do receptor β_2 produz relaxamento. Grandes doses de agentes α-adrenérgicos, como fenilefrina, em adição a causarem constrição arterial uterina, podem produzir contrações uterinas tetânicas. Pequenas doses de fenilefrina (40 mcg) podem aumentar o fluxo sanguíneo uterino em parturientes normais ao elevarem a pressão arterial. Em contraste, efedrina tem pouco efeito sobre as contrações uterinas.

E. Oxitocina

Oxitocina (Pitocin) é geralmente administrada intravenosamente para induzir ou aumentar as contrações uterinas ou para manter tônus uterino pós-parto. Ela tem uma meia-vida de 3 min. As doses de indução de trabalho de parto são 0,5-8 mU/ min. **As complicações incluem sofrimento fetal em razão de hiperestimulação, tetania uterina e, menos comumente, retenção de água materna (efeito antidiurético). Infusão intravenosa rápida pode causar hipotensão sistêmica transitória em decorrência do relaxamento do músculo liso vascular; taquicardia reflexa pode também ser observada.**

Atonia uterina é a causa mais comum de hemorragia pós-parto grave. Administração imediata de oxitocina após o parto é uma medida padrão para evitar esta complicação. Apesar desta prática, atonia uterina complica 4-6% das gravidezes. A concentração de anestésicos voláteis deve ser reduzida a 0,5 MAC nas pacientes obstétricas, submetendo-se à anestesia geral para parto cesáreo a fim de evitar os efeitos relaxadores uterinos destas drogas. Oxitócicos de segunda linha são metilergonovina (Methergine) e carboprost trometamina (Hemabate).

F. Alcaloides do Ergot

Metilergonovina (Methergine) causa contrações uterinas intensas e prolongadas. Ela, por essa razão, é dada apenas depois do parto (pós-parto) para tratar atonia uterina. Além disso, como ela também constringe o músculo liso vascular e pode causar hipertensão grave, se dada como um *bolus* intravenoso, geralmente é administrada apenas como uma única dose de 0,2 mg intramuscularmente ou em forma diluída como uma infusão intravenosa ao longo de 10 minutos.

G. Prostaglandinas

Carboprost trometamina (Hemabate, prostaglandina $F_{2\alpha}$) é um análogo sintético da prostaglandina F_2 que estimula contrações uterinas. Ela é, muitas vezes, usada para tratar hemorragia pós-parto refratária. Uma dose inicial de 0,25 mg intramuscularmente pode ser repetida a cada 15-90 min até um máximo de 2 mg. Efeitos colaterais comuns incluem náusea, vômito, broncoconstrição e diarreia. Ela é contraindicada em pacientes com asma brônquica. Prostaglandina E_1 (Cytotec, supositório retal) ou E_2 (Dinoprostone, óvulo vaginal) é, às vezes, administrada e não tem nenhum efeito broncoconstritor.

H. Magnésio

Magnésio é usado em obstetrícia tanto para parar trabalho de parto prematuro (tocólise) e para evitar convulsões eclâmpticas. Geralmente é administrado como uma dose de "ataque" intravenosa de 4 g (ao longo de 20 min) seguida por uma infusão de 2 g/h. São considerados níveis séricos terapêuticos 6-8 mg/dL. Efeitos colaterais sérios incluem hipotensão, bloqueio cardíaco, fraqueza muscular e sedação. Magnésio nestas doses e concentrações intensifica bloqueio neuromuscular por agentes não despolarizantes.

H. Agonistas β_2

Os agonistas β_2-adrenérgicos, ritodrina e terbutalina, inibem contrações uterinas e são usados para tratar trabalho de parto prematuro.

FISIOLOGIA FETAL

A placenta, que recebe aproximadamente metade do débito cardíaco fetal, é responsável pela troca dos gases respiratórios. Como resultado, os pulmões recebem pouco fluxo sanguíneo e as circulações pulmonar e sistêmica estão em paralelo em vez de em série, como no adulto (**Figuras 40-4** e **40-5**). Este arranjo é tornado possível por dois *shunts* cardíacos – o forame oval e o canal arterial:

1. Sangue bem oxigenado a partir da placenta (saturação de oxigênio aproximadamente 80%) mistura-se com sangue venoso retornando do corpo inferior (saturação de oxigênio 25%) e flui pela veia cava inferior para o átrio direito.
2. Anatomia atrial direita dirige preferencialmente o fluxo sanguíneo a partir da veia cava inferior (saturação de oxigênio 67%) pelo forame oval para o átrio esquerdo.
3. Sangue atrial esquerdo é, então, bombeado pelo ventrículo esquerdo para o corpo superior (principalmente o cérebro e o coração).
4. Sangue pouco oxigenado do corpo superior retorna pela veia cava superior para o átrio direito.
5. Anatomia atrial direita dirige preferencialmente o fluxo a partir da veia cava superior para o ventrículo direito.
6. Sangue ventricular direito é bombeado para dentro da artéria pulmonar.
7. Em razão da alta resistência vascular pulmonar, 95% do sangue ejetado do ventrículo direito (saturação de oxigênio 60%) é desviado pelo canal arterial para dentro da aorta descendente, e de volta para a placenta e o corpo inferior.

A circulação em paralelo resulta em fluxos ventriculares desiguais; o ventrículo direito ejeta 2/3 dos débitos ventriculares combinados, enquanto o ventrículo esquerdo ejeta apenas 1/3.

Até 50% do sangue bem oxigenado na veia umbilical pode passar diretamente para o coração pelos ductos venosos, desviando-se do fígado. O resto do fluxo sanguíneo a partir da placenta se mistura com sangue da veia porta (pelo seio portal) e passa pelo fígado antes de alcançar o coração. Isto pode ser importante para possibilitar degradação relativamente rápida de drogas (ou toxinas) que sejam absorvidas da circulação materna.

Em contraste com a circulação fetal, que é estabelecida muito inicialmente durante a vida intrauterina, a maturação dos pulmões se atrasa. Sobrevida extrauterina não é possível até depois de 24-25 semanas de gestação, quando capilares pulmonares são formados e vêm a entrar em estreita aproximação a um epitélio alveolar imaturo. Às 30 semanas, o epitélio alveolar cuboide se achata e começa a produzir surfactante pulmonar. Esta substância provê estabilidade alveolar e é necessária para manter expansão pulmonar normal depois do nascimento (veja Capítulo 23). Suficiente surfactante pulmonar está geralmente presente após 34 semanas de gestação. Administração de glicocorticoides à mãe pode acelerar a produção de surfactante fetal.

TRANSIÇÃO FISIOLÓGICA DO FETO AO NASCIMENTO

As mais profundas transformações adaptativas ao nascimento envolvem os sistemas circulatório e respiratório. Deixar de fazer esta transição com sucesso resulta em morte fetal ou dano neurológico permanente.

A termo, os pulmões estão desenvolvidos, mas contêm cerca de 90 mL de um ultrafiltrado do plasma. Durante a expulsão do feto no parto, este líquido, normalmente, é espremido dos pulmões pelas forças do músculos pélvico e a vagina atuando sobre o bebê (a espremedura vaginal). Qualquer líquido restante é reabsorvido pelos capilares e linfáticos pulmonares. Recém-nascidos pequenos (pré-termo) e recém-nascidos partejados por cesariana não se beneficiam da espremedura vaginal e, assim, tipicamente têm maior dificuldade em manter as respirações (taquipneia transitória do recém-nascido). Esforços respiratórios normalmente são iniciados dentro de 30 s após o nasci-

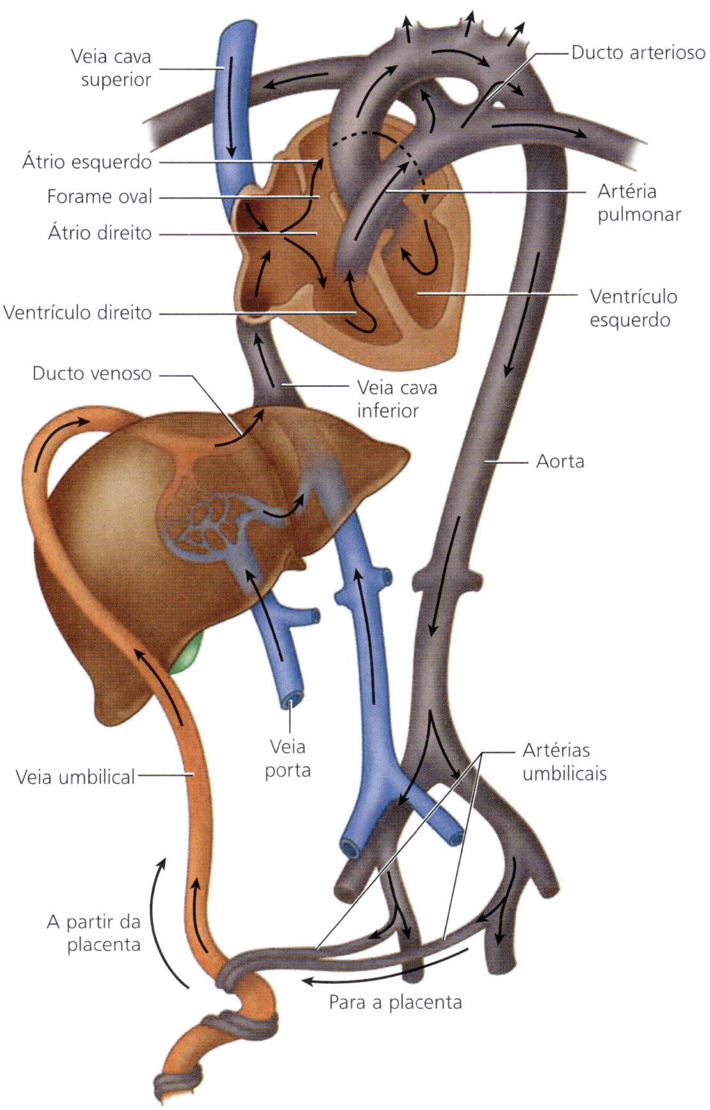

FIGURA 40-4 Circulação fetal antes e depois do nascimento. (Reproduzida, com permissão, de Ganong WF: *Review of Medical Physiology*, 24th ed. McGraw-Hill, 2012.)

mento e se tornam sustentados dentro de 90 s. Hipóxia e acidose brandas bem como estimulação sensitiva – pinçamento do cordão, dor, toque e ruído – ajudam a iniciar e sustentar respirações, enquanto o recuo para fora do tórax no parto ajuda a encher os pulmões com ar.

A expansão pulmonar aumenta ambas as tensões de oxigênio alveolar e arterial e diminui a resistência vascular pulmonar. O aumento na tensão de oxigênio é um estímulo potente para vasodilatação arterial pulmonar. O aumento resultante no fluxo sanguíneo pulmonar e fluxo aumentado para o coração esquerdo eleva a pressão atrial esquerda e fecha funcionalmente o forame oval. O aumento na tensão de oxigênio arterial também faz o canal arterial se contrair e fechar-se funcionalmente. Outros mediadores químicos que podem desempenhar um papel no fechamento do canal incluem acetilcolina, bradicinina e prostaglandinas. O resultado global é a eliminação do *shunt* da direita para a esquerda e estabelecimento da circulação adulta (Figura 40-5). Fechamento anatômico do canal arterial geralmente não ocorre até cerca de 2-3 semanas, enquanto o fechamento do forame oval leva meses se ocorrer absolutamente.

Hipóxia ou acidose durante os primeiros dias de vida pode impedir ou reverter estas alterações fisiológicas, resultando na persistência da (ou retorno à) circulação fetal, ou **hipertensão pulmonar persistente do recém-nascido.** É estabelecido um círculo vicioso em que o *shunt* da direita para a esquerda promove hipoxemia e acidose, que, por sua vez, promovem mais *shunt* (Figura 40-6). Desvio da direita para a esquerda pode ocorrer pelo forame oval, o canal arterial ou ambos. A menos que este círculo seja rompido, a morte neonatal pode ocorrer rapidamente.

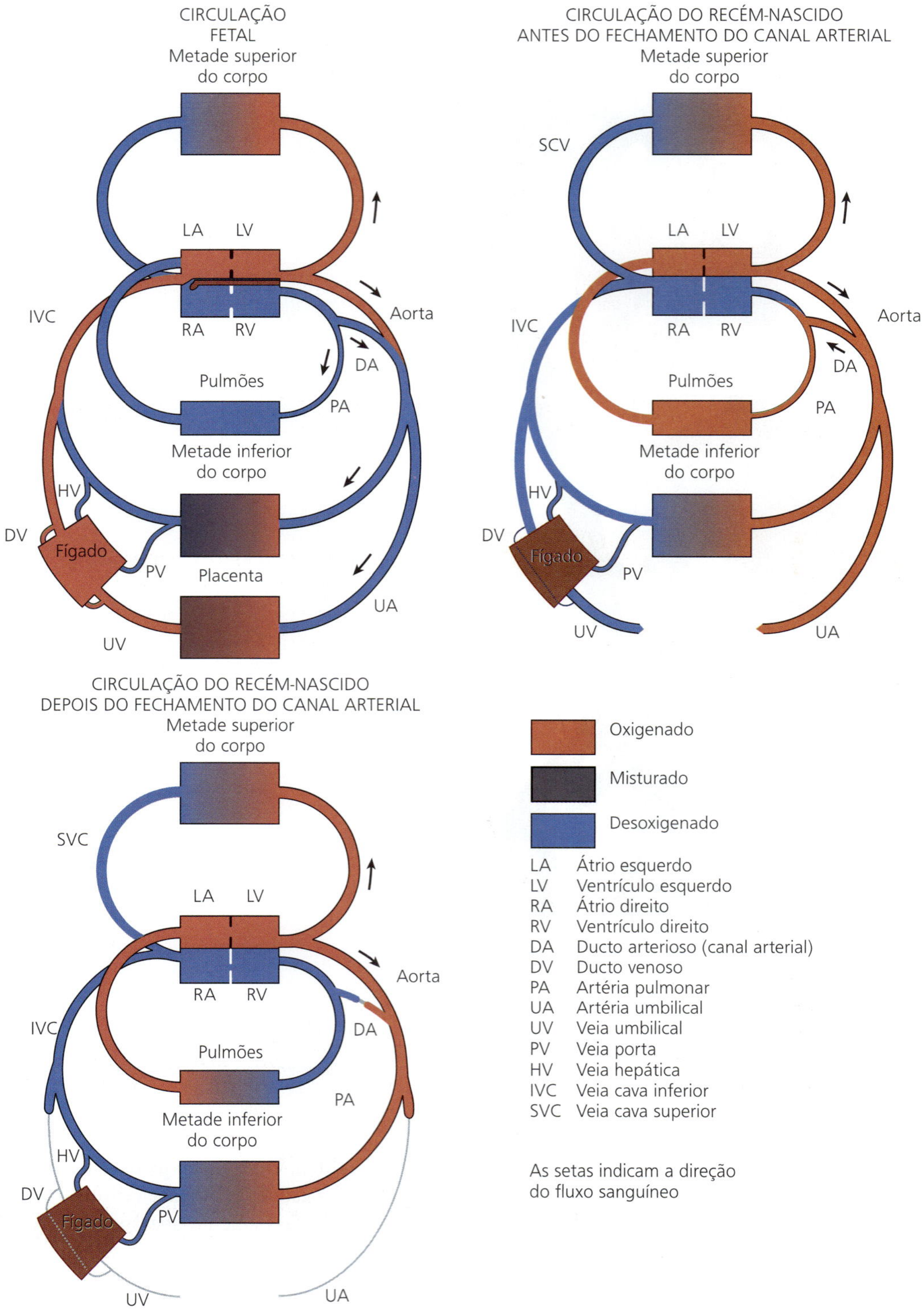

FIGURA 40-5 Comparação esquemática da circulação fetal e neonatal. (Reproduzida, com permissão, de Danforth DN, Scott JR: *Obstetrics and Gynecology*, 5th ed. Lippincott, 1986.)

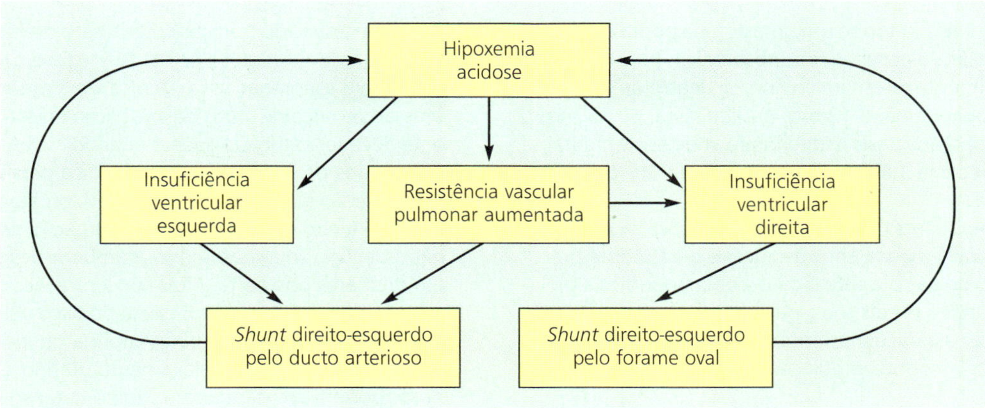

FIGURA 40-6 Fisiopatologia da hipertensão pulmonar persistente do recém-nascido (circulação fetal persistente). (Modificada de Gregory GA: *Pediatric Anesthesia,* 2nd ed. Churchill Livingstone, 1989.)

DISCUSSÃO DE CASO

Ligadura Tubária Pós-Parto

Uma mulher de 36 anos está marcada para ligadura tubária bilateral 12 h após o parto de um bebê sadio.

Esta paciente ainda está em risco aumentado de aspiração pulmonar?

Há controvérsia sobre quando o risco aumentado de aspiração pulmonar diminui em seguida à gravidez. Certamente, muitos fatores que contribuem para esvaziamento gástrico retardado são aliviados brevemente após o parto: distorção mecânica do estômago é aliviada, dores do trabalho de parto cessam, e o nível de progesterona circulante declina rapidamente. Além disso, um período de 8-12 h de jejum eletivo é possível. Alguns estudos sugerem que o risco de aspiração pulmonar conforme julgado pelo volume gástrico e pH do líquido gástrico (veja a seção sobre Efeitos Renais e Gastrointestinais) se normaliza dentro de 24 h. O volume e acidez gástricos geralmente não diferem em mulheres grávidas comparadas a não grávidas, embora 30-60% das pacientes grávidas tenham um volume gástrico acima de 25 mL ou um pH do líquido gástrico menor que 2,5. Por essa razão, a maioria dos clínicos ainda considera que a paciente pós-parto está em risco aumentado de aspiração pulmonar e toma precauções apropriadas (veja Capítulos 17 e 41). Não se sabe quando o risco retorna ao nível associada a pacientes de cirurgia eletiva. Embora algumas alterações fisiológicas associadas à gravidez possam exigir até 6 semanas para resolução, o risco aumentado de aspiração pulmonar provavelmente retorna ao "normal" bem antes desse tempo.

Fora o risco de aspiração, que fatores determinam o tempo "ótimo" para esterilização pós-parto?

A decisão sobre quando efetuar ligadura tubária pós-parto (ou fulguração laparoscópica) é complexa e varia de acordo com a paciente e as preferências do obstetra, bem como as práticas locais. Os fatores que influenciam a decisão incluem se a paciente teve parto vaginal ou cesáreo e se uma anestesia foi administrada para o trabalho de parto (anestesia epidural (anestesia epidural) ou o parto (anestesia epidural ou geral).

Ligadura ou fulguração tubária pós-parto pode ser (1) efetuada imediatamente em seguida ao parto do bebê e reparo do útero durante uma cesariana, (2) retardada 8-48 h após o parto para permitir um período de jejum eletivo, ou (3) adiada até o período pós-parto (geralmente 6 semanas). Muitos obstetras são relutantes em efetuar esterilizações imediatamente pós-parto, porque a paciente pode mudar de ideia mais tarde, particularmente se alguma coisa adversa acontecer ao bebê. Além disso, eles querem se assegurar de que a paciente está estável, particularmente depois de um parto complicado. Por outro lado, a esterilização é tecnicamente muito mais fácil de executar no período pós-parto imediato em razão do aumento do útero e tubas. Esterilizações pós-parto subsequentes a parto vaginal natural são geralmente realizadas dentro de 48 horas do parto, porque se considera que a colonização bacteriana do trato reprodutor daí em diante aumenta o risco de infecção pós-operatória.

Que fatores determinam a seleção de uma técnica anestésica para esterilização pós-parto?

Quando anestesia epidural contínua é administrada para trabalho de parto e parto vaginal, o cateter epidural pode ser deixado no lugar até 48 h para ligadura tubária subsequente. O retardo permite um período de jejum eletivo. Um nível sensitivo em T4-T5 com anestesia regional é geralmente necessário para assegurar uma experiência anestésica indolor. Níveis sensitivos mais baixos (tão baixos quanto T10) podem ser adequados, mas, às vezes, deixam de evitar dor durante tração cirúrgica de vísceras.

Quando a paciente não recebeu anestesia para o parto, esterilização pós-parto pode ser realizada sob anestesia regional ou geral. Por causa do risco aumentado de aspiração pulmonar, anestesia regional geralmente é preferida para ligadura tubária bilateral via uma minilaparotomia. Muitos clínicos preferem anestesia espinal com relação à epidural neste contexto por causa do risco de injeção intravascular ou intratecal com a última (veja Capítulo 45). Além disso, o risco de uma diminuição precipitada na pressão arterial na pressão arterial após anestesia espinal pode ser significativamente diminuído após parto (particularmente quando precedida por um *bolus* líquido intravenoso). Ademais, a incidência de cefaleia pós-punção dural é tão baixa quanto 1% quando se usa uma agulha ponta de lápis calibre 25 ou menor. As necessidades posológicas para anestesia regional geralmente retornam ao normal dentro de 24-35 h após o parto. Bupivacaína, 8-12 mg, ou lidocaína, 60-75 mg, pode ser usada para anestesia espinal. Para anestesia epidural, 15-30 mL de lidocaína 1,5-2% ou cloroprocaína 3% é usada mais comumente.

Em contraste, quando é planejada fulguração tubária laparoscópica, anestesia geral endotraqueal é geralmente preferida. Insuflação de gás durante laparoscopia prejudica a troca gasosa pulmonar e predispõe a paciente à náusea, vômito e, possivelmente, aspiração pulmonar. Intubação endotraqueal geralmente assegura ventilação adequada e protege a via aérea.

Que considerações são importantes para pacientes pós-parto submetidas à anestesia geral?

As preocupações pré-operatórias incluem uma concentração diminuída de hemoglobina sanguínea e o risco aumentado persistente de aspiração pulmonar. Anemia está quase sempre presente como resultado dos efeitos fisiológicos da gravidez combinados com perda sanguínea durante e após o parto. As concentrações de hemoglobina são geralmente acima de 9 g/dL, mas níveis tão baixos quanto 7 g/dL são geralmente considerados seguros. Felizmente, os procedimentos de esterilização raramente são associados à perda sanguínea importante.

O risco de aspiração pulmonar é diminuído por um mínimo de 8 h de jejum, pré-medicação com um bloqueador H_2 (ranitidina), um antiácido transparente (citrato de sódio) ou metoclopramida (veja Capítulos 17 e 41). Além disso, a indução de anestesia deve empregar uma técnica de sequência rápida com pressão na cricoide antes da intubação endotraqueal, e a paciente deve ser extubada apenas quando estiver acordada. Níveis diminuídos de colinesterase plasmática persistem após parto (veja a seção sobre Efeitos Hepáticos), prolongando modestamente o efeito da succinilcolina. A duração do vecurônio, mas não atracúrio (ou cisatracúrio), também descrita prolongada em mulheres pós-parto. Altas concentrações de agentes voláteis devem ser evitadas por causa do risco pelo menos teórico de aumentar perda sanguínea uterina ou induzir hemorragia pós-parto secundária a relaxamento uterino. Opioides intravenosos podem ser usados para suplementar agentes inalatórios. Drogas intravenosas administradas a mães que estão amamentando parecem ter mínimos efeitos, se algum, sobre os seus recém-nascidos. Inobstante, pode ser prudente evitar amamentar 12-24 h após anestesia geral. As mães são aconselhadas por alguns anestesistas a tirar com bomba e descartar o leite da mama durante 24 horas antes de retomarem amamentação.

LEITURA SUGERIDA

Chestnut DH, Polley LS, Tsen LC, et al: *Chestnut's Obstetric Anesthesia: Principals and Practice*, 4th ed. Mosby, 2009.

Suresh M: *Shnider and Levinson's Anesthesia for Obstetrics*, 5th ed. Lippincott, Williams & Wilkins, 2012.

CAPÍTULO

41

Anestesia Obstétrica

Michael A. Frölich, MD, MS

CONCEITOS-CHAVE

1. As morbidades mais comuns encontradas em obstetrícia são hemorragia grave e pré-eclâmpsia grave.
2. Independentemente da hora da última ingestão oral, todas as pacientes obstétricas são consideradas como tendo estômago cheio e estando em risco de aspiração pulmonar.
3. Quase todos os analgésicos opioides e sedativos parenterais facilmente cruzam a placenta e podem afetar o feto. Técnicas anestésicas regionais são preferidas para tratamento da dor do trabalho de parto.
4. Uso de uma mistura de anestésico local-opioide para analgesia epidural lombar durante o trabalho de parto reduz significativamente as necessidades posológicas, em comparação ao uso de qualquer dos dois agentes isoladamente.
5. Alívio da dor durante trabalho de parto exige bloqueio neural ao nível sensitivo T10-L1 no primeiro período do trabalho de parto e em T10-S4 no segundo período.
6. Analgesia epidural lombar contínua é a técnica mais versátil e mais comumente empregada, porque pode ser usada para alívio da dor no primeiro período do trabalho de parto, bem como analgesia/anestesia para parto vaginal subsequente ou cesariana, se necessário.
7. Quando são usadas misturas diluídas de um anestésico local e um opioide, analgesia epidural tem pouco, se algum, efeito sobre a progressão do trabalho de parto.
8. Mesmo quando a aspiração não fornece sangue ou líquido cefalorraquidiano, é possível a colocação intravascular ou intratecal não intencional de uma agulha ou cateter epidural.
9. Hipotensão é um efeito colateral comum das técnicas anestésicas regionais e deve ser tratada agressivamente com fenilefrina ou efedrina, oxigênio suplementar, desvio uterino para a esquerda, e *bolus* líquidos intravenosos para evitar comprometimento fetal.
10. Técnicas usando analgesia e anestesia espinal-epidural combinadas podem beneficiar, particularmente, pacientes com dor grave no início do trabalho de parto e aquelas que recebem analgesia/anestesia imediatamente antes do parto.
11. Anestesia espinal ou epidural é preferida com relação à anestesia geral para cesariana porque anestesia regional é associada a mais baixa mortalidade materna.
12. Anestesia epidural contínua permite melhor controle do nível sensitivo que técnicas "de injeção única". Em contraposição, anestesia espinal tem um início mais rápido, previsível; pode produzir um bloqueio mais denso (completo); e não tem o potencial de toxicidade séria de droga sistêmica em razão da menor dose de anestésico local empregada.
13. O risco de toxicidade sistêmica de anestésico local durante analgesia e anestesia epidural é minimizado, administrando-se lentamente soluções diluídas para dor de trabalho de parto e fracionando-se a dose total administrada para cesariana em incrementos de 5 mL.
14. Hemorragia materna é uma das morbidades graves mais comuns que complicam anestesia obstétrica. As causas incluem placenta prévia, descolamento da placenta e ruptura uterina.
15. As causas comuns de hemorragia pós-parto incluem atonia uterina, placenta retida, lacerações obstétricas, inversão uterina e uso de agentes tocolíticos antes do parto.
16. Asfixia intrauterina durante o trabalho de parto é a causa mais comum de depressão neonatal. Monitoramento fetal durante todo o trabalho de parto é útil para identificar quais os bebês que podem estar em risco, detectar sofrimento fetal e avaliar o efeito de intervenções agudas.

Este capítulo focaliza a prática da anestesia obstétrica. São apresentadas técnicas para analgesia e anestesia durante trabalho de parto, parto vaginal e cesariana. O capítulo termina com uma revisão de ressuscitação neonatal.

RISCO ANESTÉSICO NAS PACIENTES OBSTÉTRICAS

Embora a maioria das mulheres em idade reprodutiva seja sadia e seria considerada em mínimo risco operatório, gravidez, certos fatores materno-fetais e condições médicas preexistentes aumentam significativamente os riscos cirúrgico e obstétrico.

Mortalidade Materna

Mortalidade materna é geralmente apresentada sob a forma do número de mulheres que morrem, enquanto grávidas (ou dentro de 42 dias da terminação da gravidez) depois de excluídos acidentes e causas não relacionadas. Este número é frequentemente indexado ao número total de nascidos vivos. O índice de mortalidade materna diminuiu aproximadamente 100 vezes desde 1900. Provavelmente em razão da melhor notificação, ela subiu ligeiramente nos Estados Unidos para 21 mortes por 100.000 nascidos vivos em 2010. A média mundial é 400 mortes por 100.000 nascidos vivos. De todas as mortes maternas mundialmente, 99% ocorrem na África, Ásia, América Latina e Caribe

Nos Estados Unidos, o risco de mortalidade global é maior para mulheres com mais de 35 anos de idade, mulheres negras e mulheres que não recebem assistência pré-natal. As principais causas de morte associadas a um nascido vivo em 2010 foram doenças cardiovasculares (13,5%), cardiomiopatia (12,6%), hemorragia (11,9%), doenças não cardiovasculares (11,8%), distúrbios hipertensivos da gravidez (11,1%), infecção/sepse (11,1%), embolia pulmonar (5,6%), embolia de líquido amniótico (5,6%), acidentes vasculares encefálicos (5,3%) e complicações de anestesia (0,6%). De todas as mortes maternas, apenas 34% das pacientes morreram dentro de 24 h do parto, enquanto 55% morreram entre 1 e 42 dias, e outras 11% morreram entre 43 dias e 1 ano. As causas diretas de mortes maternas são mais claramente detalhadas a partir dos dados canadenses, que mostram que, além de embolia pulmonar e hipertensão induzida por pré-eclâmpsia/eclâmpsia (PIH), embolia de líquido amniótico e hemorragia intracraniana emergem com importantes causas adicionais de morte.

Morbidade obstétrica grave pode ser uma medida mais sensível de resultado do que mortalidade materna. Dados do Reino Unido sugerem que a incidência de morbidade obstétrica grave é 12 por 1.000 partos, 100 vezes mais comum do que mortalidade. Os fatores de risco incluem idade acima de 34 anos, grupo étnico não brancas, gravidez múltipla, história de hipertensão, hemorragia pós-parto prévia e cesariana de emergência. A Tabela 41-1 apresenta uma lista da incidência estimada das causas mais comuns de morbidade grave; doença tromboembólica foi excluída deliberadamente por causa da dificuldade de fazer o diagnóstico em casos não fatais. De longe as morbidades mais comuns encontradas em obstetrícia são hemorragia grave e pré-eclâmpsia grave.

TABELA 41-1 Incidência de morbidade obstétrica grave[1,3]

Morbidade	Incidência por 1.000
Hemorragia grave	6,7
Pré-eclâmpsia grave	3,9
Síndrome HELLP[2]	0,5
Sepse grave	0,4
Eclâmpsia	0,2
Ruptura uterina	0,2

[1]Notar que doença tromboembólica foi excluída.
[2]Síndrome HELLP consiste em hemólise, enzimas hepáticas elevadas e baixa contagem de plaquetas.
[3]Dados de Waterstone M, Bewley S, Wolfe C: Incidente and predictors of severe obstetric morbidity: Case-controle study. BMJ 2001;322:1089.

Mortalidade Anestésica

Acidentes e infortúnios de anestesia se responsabilizam por aproximadamente 2-3% das mortes maternas. Dados coletados entre 1985 e 1990 sugeriram uma mortalidade materna de 32 mortes por 1.000.000 de nascidos vivos em decorrência de anestesia geral e 1,9 morte por 1.000.000 de nascidos vivos em decorrência de anestesia regional. Dados mais recentes entre 1998 e 2005 sugerem uma mortalidade materna global por anestesia mais baixa (cerca de 1,2% dos nascidos vivos), possivelmente em decorrência de maior uso de anestesia regional para trabalho de parto e cesariana. A maioria das mortes ocorre durante ou após cesariana. Além disso, o risco de um resultado adverso parece ser muito maior com cesarianas de emergência do que eletivas.

Processos Encerrados de Anestesia Obstétrica

Tratamento anestésico obstétrico se responsabiliza por aproximadamente 12% dos processos do banco de dados do *Closed Clain Project* da *American Society of Anesthesiologists* (ASA). Uma comparação das reclamações de anestesia obstétrica de 1990 a 2003 às reclamações pré-1990 mostra uma diminuição nas mortes maternas, bem como uma diminuição nos eventos lesivos respiratórios (aspiração, intubação difícil, intubação esofágica e oxigenação/ventilação inadequada). Embora as mortes e lesão cerebral de recém-nascidos também diminuíssem durante este período, elas permaneceram uma causa preponderante de reclamações por negligência em anestesia obstétrica. Lesão nervosa materna foi mais comum em reclamações notificadas depois de 1990 em comparação a anos precedentes.

Abordagem Geral à Paciente Obstétrica

Todas as pacientes que entram no centro obstétrico potencialmente necessitam de serviços de anestesia, quer planejados, quer emergenciais. As pacientes necessitando de cuidado anestésico para trabalho de parto ou cesariana devem receber uma avaliação pré-anestésica focalizada tão precocemente quanto possível. Esta deve consistir em uma história de saúde materna, história de anestesia e obstétrica relacionada com anestesia, medição da pressão arterial, avaliação da via aérea e exame das costas para anestesia regional.

2 Independentemente da hora da última ingestão oral, todas as pacientes são consideradas como tendo estômago cheio e estando em risco de aspiração pulmonar. Uma vez que a duração do trabalho de parto seja frequentemente prolongada, as diretrizes geralmente permitem pequenas quantidades de líquido sem resíduos oral durante o trabalho de parto. O período mínimo de jejum para cesariana eletiva permanece controverso, mas é recomendado que seja de 6 h para refeições leves e 8 h para refeições pesadas. Administração profilática de um antiácido sem resíduos (15-30 mL de citrato de sódio 0,3 M oralmente) cada 30 min antes de uma cesariana pode ajudar a manter pH gástrico acima de 2,5 e pode diminuir a probabilidade de pneumonite grave de aspiração. Uma droga bloqueadora H_2 (ranitidina, 100-150 mg por via oral ou 50 mg por via intravenosa) ou metoclopramida, 10 mg por via oral ou intravenosa, deve também ser considerada em pacientes de alto risco e naquelas previstas para receber anestesia geral. Bloqueadores H_2 reduzem o volume e o pH gástricos, mas não têm nenhum efeito sobre o conteúdo gástrico já presente. Metoclopramida acelera o esvaziamento gástrico, diminui o volume gástrico e aumenta o tônus do esfíncter inferior do esôfago. A posição supina deve ser evitada a não ser que um dispositivo de desvio uterino esquerdo (angulação > 15°) seja posto embaixo do quadril direito.

Anestesia para Trabalho de Parto e Parto Vaginal

VIAS DE DOR DURANTE TRABALHO DE PARTO

A dor do trabalho de parto se origina da contração do miométrio contra a resistência do colo e períneo, da dilatação progressiva do colo e segmento inferior do útero, e do estiramento e compressão de estruturas pélvicas e perineais.

A dor durante o primeiro período do trabalho de parto é principalmente dor visceral, resultando das contrações uterinas e dilatação cervical. Ela é geralmente limitada inicialmente aos dermátomos T11-T12 durante a fase latente, mas, eventualmente, envolve os dermátomos T10-L1, à medida que o trabalho entra na fase ativa. As fibras aferentes viscerais responsáveis pela dor do trabalho de parto viajam com fibras nervosas simpáticas primeiro para os plexos uterino e cervical, a seguir pelos plexos hipogástrico e aórtico, antes de entrar na medula espinal com as raízes nervosas T10-L1. A dor é inicialmente percebida no abdome inferior, mas pode ser crescentemente referida à região lombossacral, região glútea e coxas, à medida que o trabalho de parto progride. A intensidade da dor também aumenta com a dilatação progressiva do colo e com a crescente intensidade e frequência das contrações uterinas. As mulheres nulíparas e aquelas com uma história de dismenorreia parecem experimentar maior dor durante o primeiro período do trabalho de parto.

O início de dor perineal ao término do primeiro período assinala o começo da descida fetal e do segundo período do trabalho de parto. Estiramento e compressão das estruturas pélvicas e perineais intensificam a dor. A inervação sensitiva do períneo é provida pelo nervo pudendo (S2-4), portanto, a dor durante o segundo período do trabalho de parto envolve os dermátomos T10-S4.

TÉCNICAS PSICOLÓGICAS E NÃO FARMACOLÓGICAS

As técnicas psicológicas e não farmacológicas são com base na premissa de que a dor do trabalho de parto pode ser suprimida pela reorganização dos próprios pensamentos. Educação e condicionamento positivo da paciente acerca do processo de parturição são centrais para essas técnicas. A dor durante o trabalho de parto tende a ser acentuada pelo medo do desconhecido ou experiências desagradáveis precedentes. As técnicas incluem as de Bradley, Dick-Read, Lamaze e LeBoyer. A técnica de Lamaze, uma das mais populares, treina a parturiente para tomar uma respiração profunda ao início de cada contração, seguida por respiração rápida, superficial, durante a duração da contração. A parturiente também se concentra em um objeto no aposento e procura focalizar seus pensamentos longe da dor. Técnicas não farmacológicas menos comuns incluem hipnose, estimulação nervosa elétrica transcutânea, *biofeedback* e acupuntura. O sucesso de todas estas técnicas varia consideravelmente de paciente para paciente, e muitas pacientes necessitam de formas adicionais de analgesia.

AGENTES PARENTERAIS

3 Quase todos os analgésicos opioides e sedativos parenterais cruzam, facilmente, a placenta e podem afetar o feto. Preocupação com depressão fetal limita o uso destes agentes aos períodos iniciais do trabalho ou a situações em que técnicas anestésicas regionais não são disponíveis ou apropriadas. Depressão do sistema nervoso central no recém-nascido pode ser manifestada por um tempo prolongado para sustentar respirações, acidose respiratória, ou um exame neurocomportamental anormal. Além disso, a perda da variabilidade de batimento para batimento na frequência cardiofetal (vista com a maioria dos depressores do sistema nervoso central) e movimentos fetais diminuídos (em razão da sedação do feto) complicam a avaliação do bem-estar fetal durante o trabalho de parto. A variabilidade da frequência cardiofetal a longo prazo é mais afetada que a variabilidade a curto prazo. O grau e significado destes efeitos de-

pendem do agente específico, a dose, o tempo decorrido entre sua administração e o parto, e da maturidade fetal. Recém-nascidos prematuros exibem a maior sensibilidade. Além de depressão respiratória materna, os opioides também induzem náusea e vômito maternos e retardam o esvaziamento gástrico. Alguns clínicos advogaram o uso de opioides por meio de aparelhos de analgesia controlada pelo paciente (PCA) inicialmente no trabalho de parto, porque esta técnica parece reduzir as necessidades totais de opioides.

Meperidina, um opioide comumente usado, pode ser dada em doses de 10-25 mg por via intravenosa ou 25-50 mg por via intramuscular, geralmente até um total de 100 mg. Depressão respiratória máxima materna e fetal é vista em 10-20 min após administração intravenosa e em 1-3 h após administração intramuscular. Consequentemente, a meperidina é geralmente administrada inicialmente no trabalho de parto, quando parto não é esperado durante pelo menos 4 h. Fentanil intravenoso, 25-100 mcg/h, também tem sido usado no trabalho de parto. Fentanil em doses de 25-100 mcg tem um início analgésico em 3 a 10 min que, inicialmente, dura cerca de 60 min, e dura mais tempo após múltiplas doses. Entretanto, a depressão respiratória materna dura mais que a analgesia. Doses mais baixas de fentanil podem ser associadas a pouca ou nenhuma depressão respiratória neonatal e foi descrito que não têm nenhum efeito sobre os escores de Apgar. Morfina não é usada porque em doses equianalgésicas ela parece causar maior depressão respiratória no feto do que meperidina e fentanil. Agentes com atividade mista agonista-antagonista (butorfano, 1-2 mg, e nalbufina, 10-20 mg por via intravenosa ou intramuscular) são efetivos e são associados a pouca ou nenhuma depressão respiratória cumulativa, mas sedação excessiva com doses repetidas pode ser problemática.

Prometazina (25-50 mg por via intramuscular) e hidroxizina (50-100 mg por via intramuscular) podem ser úteis isoladamente ou em combinação com meperidina. Ambas as drogas reduzem ansiedade, necessidades de opioide, e a incidência de náusea, mas não agravam apreciavelmente a depressão neonatal. Uma desvantagem importante da hidroxizina é dor no local da injeção após administração intramuscular. Agentes anti-inflamatórios não esteroides, como cetorolaco, não são recomendados porque eles suprimem as contrações uterinas e promovem fechamento do canal arterial fetal.

Pequenas doses (até 2 mg) de midazolam (Versed) podem ser administradas em combinação com uma dose pequena de fentanil (até 100 mcg) em parturientes sadias a termo para facilitar bloqueio neuraxial. Com esta dose, amnésia materna não foi observada. Administração crônica da benzodiazepina de ação mais longa de diazepam (Valium) foi associada à depressão fetal.

Cetamina intravenosa em baixa dose é um anagésico poderoso. Em doses de 10-15 mg intravenosamente, boa analgesia pode ser obtida em 2-5 min sem perda de consciência. Infelizmente, depressão fetal com baixos escores de Apgar é associada a doses maiores do que 1 mg/kg. Grandes *bolus* de cetamina (>1 mg/kg) podem ser associados a contrações uterinas hipertônicas. Cetamina em baixa dose é mais útil imediatamente antes do parto ou como um adjuvante à anestesia regional. Alguns clínicos evitam uso de cetamina porque ela pode produzir efeitos psicotomiméticos desagradáveis (veja Capítulo 9).

No passado, concentrações reduzidas de agentes anestésicos voláteis (p. ex.,metoxiflurano) em oxigênio eram, algumas vezes, usadas para alívio de dor branda do trabalho de parto. A inalação de óxido nitroso-oxigênio permanece em uso comum para alívio de dor branda no trabalho em muitos países. Conforme previamente assinalado, óxido nitroso-oxigênio tem mínimos efeitos sobre o fluxo sanguíneo uterino ou as contrações uterinas.

BLOQUEIO DE NERVO PUDENDO

Bloqueios de nervos pudendos são frequentemente combinados com infiltração perineal de anestésico local para fornecer anestesia perineal durante o segundo período do trabalho de parto, quando outras formas de anestesia não são empregadas ou se revelam inadequadas. Bloqueios de plexo paracervical não são mais usados por causa da sua associação a uma taxa relativamente alta de bradicardia fetal; a estreita proximidade do local da injeção à artéria uterina pode resultar em vasoconstrição arterial uterina e níveis aumentados do anestésico local no sangue fetal.

Durante um bloqueio de nervo pudendo, uma agulha especial (Koback) ou uma guia (trombeta de Iowa) é usada para colocar a agulha transvaginalmente embaixo da espinha isquiática em cada lado (veja Capítulo 48); a agulha é avançada 1-1,5 cm pelo ligamento sacroespinoso, e 10 mL de lidocaína 1% ou cloroprocaína 2% é injetada após aspiração. A guia de agulha é usada para limitar a profundidade de injeção e proteger o feto e vagina da agulha. Outras complicações potenciais incluem injeção intravascular, hematoma retroperitoneal e abscesso retropsoas ou subglúteo.

TÉCNICAS ANESTÉSICAS REGIONAIS

Técnicas epidurais ou intratecais, isoladamente ou em combinação, são atualmente os métodos mais populares de aliviar a dor durante trabalho de parto e parto. Elas podem fornecer excelente analgesia ao mesmo tempo permitindo à mãe ficar acordada e cooperar durante o trabalho. Embora opioides ou anestésicos locais isoladamente possam prover analgesia satisfatória, técnicas que combinam os dois provaram ser as mais

4 satisfatórias na maioria das parturientes. Além disso, a sinergia entre opioides e anestésicos locais diminui as necessidades posológicas e fornece excelente analgesia com poucos efeitos colaterais maternos e pouca ou nenhuma depressão neonatal.

1. Opioides Espinais Unicamente

Opioides podem ser dados intratecalmente como uma única injeção ou intermitentemente por um cateter epidural ou intratecal (**Tabela 41-2**). Doses relativamente grandes são requeridas para analgesia durante trabalho de parto quando opioides epidurais ou intratecais são usados sozinhos. Por exemplo, a ED_{50}

TABELA 41-2 Posologias de opioides espinais para trabalho de parto e parto

Agente	Intratecal	Epidural
Morfina	0,1-0,5 mg	5 mg
Meperidina	10-15 mg	50-100 mg
Fentanil	10-25 mcg	50-150 mcg
Sufentanil	3-10 mcg	10-20 mcg

durante trabalho de parto é 124 mcg para fentanil epidural e 21 mcg para sufentanil epidural. As doses mais altas podem ser associadas a um alto risco de efeitos colaterais, mais importantemente depressão respiratória. Por essa razão combinações de anestésicos locais e opioides são usadas mais comumente (veja adiante). Técnicas com opioide puro são mais úteis para pacientes de alto risco que podem não tolerar a simpatectomia funcional associada à anestesia espinal ou epidural (veja Capítulo 45). Este grupo inclui pacientes com hipovolemia ou doença cardiovascular importante como estenose aórtica moderada ou grave, tetralogia de Fallot, síndrome de Eisenmenger, ou hipertensão pulmonar. Com a exceção da meperidina, que tem propriedades anestésicas locais, opioides espinais isoladamente não produzem bloqueio motor ou simpatectomia. Assim, eles não prejudicam a capacidade da parturiente de "empurrar". As desvantagens incluem analgesia menos completa, falta de relaxamento perineal e efeitos colaterais, como prurido, náusea, vômito, sedação e depressão respiratória. Efeitos colaterais podem ser melhorados com baixas doses de naloxona (0,1-0,2 mg/h por via intravenosa).

Opioides Intratecais

Morfina intratecal em doses de 0,1-0,5 mg pode produzir analgesias satisfatória e prolongada (4-6 h) durante o primeiro período do trabalho de parto. Infelizmente, o início da analgesia é lento (45-60 min), e estas doses podem não ser suficientes em muitas pacientes. Doses mais altas são associadas a uma incidência relativamente alta de efeitos colaterais. Morfina é, por essa razão, raramente usada sozinha. A combinação de morfina, 0,1-0,25 mg, e fentanil, 12,5 mcg (ou sufentanil, 5 mcg), pode resultar em um início mais rápido da analgesia (5 min). *Bolus* intermitentes de 10-15 mg de meperidina, 12,5-25 mcg de fentanil, ou 3-10 mcg de sufentanil via um cateter intratecal podem também fornecer analgesia satisfatória para trabalho de parto. Relatos iniciais de bradicardia fetal após injeções de opioides intratecais (p. ex., sufentanil) não foram confirmados por estudos subsequentes. Hipotensão após administração de opioides intratecais para trabalho de parto é, provavelmente, relacionada com analgesia resultante e níveis diminuídos de catecolaminas circulantes.

Opioides Epidurais

Doses relativamente grandes (≥ 7,5 mg) de morfina epidural são necessárias para analgesia satisfatória de trabalho de parto, mas doses maiores que 5 mg não são recomendadas por causa do risco aumentado de depressão respiratória tardia e porque a analgesia resultante é efetiva apenas no início do primeiro período do trabalho de parto. A instalação pode levar 30-60 min, mas a analgesia dura até 12-24 h (como acontece com o risco de depressão respiratória). Meperidina epidural, 50-100 mg, produz boa analgesia, mas relativamente breve (1-3 h). Fentanil epidural, 50-150 mcg, ou sufentanil, 10-20 mcg, geralmente produz analgesia dentro de 5-10 min com poucos efeitos colaterais, mas tem uma duração curta (1-2 h). Embora opioides epidurais por "injeção única" não pareçam causar depressão neonatal importante, precaução deve ser adotada após administrações repetidas. Combinações de uma dose mais baixa de morfina, 2,5 mg, com fentanil, 25-50 mcg (ou sufentanil, 7,5-10 mcg), podem resultar em um início mais rápido e prolongamento da analgesia (4-5 h) com menos efeitos colaterais.

2. Anestésico Local/Misturas de Anestésico Local-Opioide

Analgesias epidural e espinal (intratecal) mais comumente utilizam anestésicos locais sozinhos ou com opioides para trabalho 5 de parto e parto. Analgesia durante o primeiro período do trabalho de parto necessita de bloqueio neural ao nível sensitivo de T10-L1, enquanto alívio da dor durante o segundo período do trabalho de parto necessita de bloqueio neural em 6 T10-S4. Analgesia epidural lombar contínua é a técnica mais versátil e mais comumente empregada, porque pode ser usada para alívio da dor no primeiro período do trabalho, bem como analgesia/anestesia para subsequente parto vaginal ou cesariana, se necessário. Analgesia com "injeção única" epidural, espinal, ou combinada epidural espinal pode ser apropriada, quando alívio da dor é iniciado imediatamente antes de parto vaginal (o segundo período). Injeções caudais obstétricas foram em grande parte abandonadas em razão da menor versatilidade; embora efetivas para analgesia/anestesia perineal, elas requerem grandes volumes de anestésico local para anestesiar dermátomos lombares superiores e torácicos inferiores. Elas também foram associadas à paralisia precoce dos músculos pélvicos que pode interferir com a rotação normal da cabeça fetal, e com um pequeno risco de punção acidental do feto.

As contraindicações absolutas à anestesia regional incluem recusa da paciente, infecção no local de injeção, coagulopatia, hipovolemia acentuada e alergias verdadeiras a anestésicos locais. A incapacidade da paciente de cooperar pode impedir anestesia regional bem-sucedida. Anestesia neuraxial e anticoagulação plena é uma combinação perigosa. Anestesia regional não deve geralmente ser realizada dentro de 6-8 h de uma minidose subcutânea de heparina não fracionada ou dentro de 12-24 h da administração de heparina de baixo peso molecular (LMWH). Trombocitopenia ou administração concomitante de um agente antiplaquetário aumenta o risco de hematoma espinal. Um parto vaginal após cesariana (VBAV) não é considerado uma contraindicação à anestesia regional durante o trabalho de parto. Preocupação de que a anestesia possa mascarar dor associada à ruptura uterina durante VBAC pode não ser justificada, porque a deiscência de uma cicatriz no segmento inferior frequentemente não causa dor mesmo sem anestesia epidural; além disso, alterações no tônus uterino e no padrão de contração podem ser sinais mais confiáveis.

Antes de efetuar qualquer bloqueio regional, equipamento e suprimentos apropriados para ressuscitação devem ser checados e colocados imediatamente disponíveis. Suprimentos mínimos incluem oxigênio, aspiração, uma máscara com um aparelho de pressão positiva para ventilação, um laringoscópio e funcionando e lâminas, tubos endotraqueais (6 ou 6,5 mm), cânulas orais e nasais, líquidos intravenosos, efedrina, atropina, propofol e succinilcolina. A capacidade de monitorar frequentemente a pressão arterial, e a frequência cardíaca é obrigatória. Um oxímetro de pulso e capnógrafo devem estar prontamente disponíveis.

Analgesia Epidural Lombar

Analgesia epidural para trabalho de parto pode ser administrada no trabalho inicial depois que a paciente tiver sido avaliada pelo seu obstetra. Quando são usadas misturas diluídas de um anestésico local e um opioide, analgesia epidural tem pouco efeito, se algum, sobre a progressão do trabalho de parto. Preocupações de que analgesia regional vá aumentar a probabilidade de aumento da dose com oxitocina, parto operatório (p. ex., fórceps) ou cesariana são injustificados. Frequentemente é vantajoso colocar um cateter epidural precocemente, quando a paciente está menos desconfortável e pode ser posicionada mais facilmente. Além disso, caso uma cesariana urgente ou emergente se torne necessária, a presença de um cateter epidural funcionando bem torna possível evitar anestesia geral.

7

A. Técnica

Parturientes podem ser posicionadas sobre seus lados ou na posição sentada para o procedimento. A posição sentada, muitas vezes, torna mais fácil identificar a linha mediana e a coluna em pacientes obesas. Quando anestesia epidural está sendo dada para parto vaginal (segundo período), a posição sentada ajuda a assegurar bom espalhamento sacral.

Dado que a pressão no espaço epidural lombar pode ser positiva em algumas parturientes, identificação correta do espaço epidural pode ser difícil. Punção dural não intencional ocorrerá mesmo em mãos experientes; a incidência de perfuração inadvertida de *dura-máter* em pacientes obstétricas é 0,25-9%, dependendo da experiência do clínico. Muitos clínicos adicionam uma bolha de ar compressível à seringa de soro fisiológico e percutem o êmbolo para assegurar que ele se move livremente e não se adere à parede da seringa (Figura 41-1A e C). A maioria dos clínicos advoga a via de acesso mediana, enquanto uma minoria favorece a via de acesso paramediana. Para a colocação de um cateter epidural lombar na paciente obstétrica, a maioria dos anestesiologistas avança a agulha epidural com a

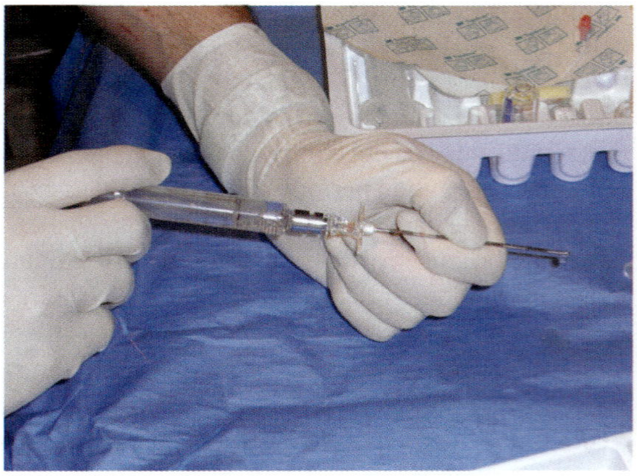

A

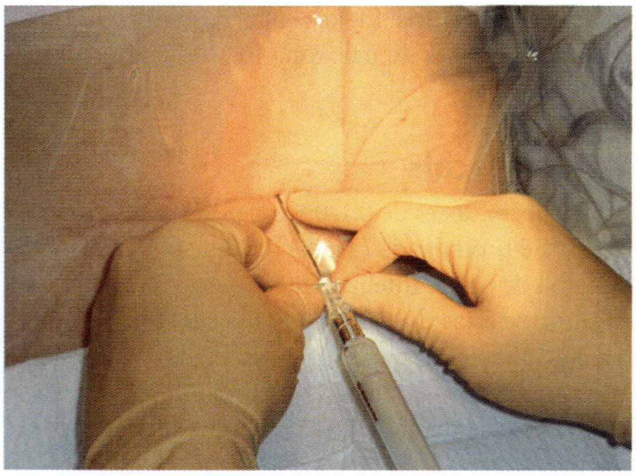

B

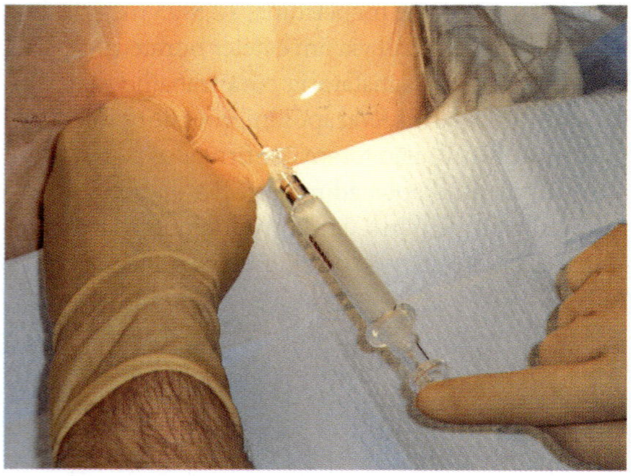

C

FIGURA 41-1 A: Avanço da agulha com só uma das mãos; técnica de pressão contínua. O operador aplica pressão contínua ao êmbolo de uma seringa de perda de resistência cheia com soro fisiológico e uma bolha de ar, enquanto vai avançando a agulha com a mão esquerda firmada contra o dorso da paciente. **B:** Avanço bimanual da agulha; técnica de pressão intermitente. O operador avança a seringa de perda de resistência com ambas as mãos 2-3 mm de cada vez, enquanto vai avaliando a resistência encontrada pela agulha. **C:** Nos intervalos entre os avanços bimanuais da agulha, o operador testa a resistência tecidual da ponta da agulha percutindo o êmbolo da seringa de perda de resistência cheia de ar. Muitos clínicos adicionam uma bolha de ar a uma seringa cheia de soro fisiológico para assegurar que o êmbolo está se movendo livremente e não se aderindo à parede do cano da seringa.

mão esquerda, que é firmada contra o dorso da paciente, enquanto aplica pressão contínua a uma seringa de vidro cheia com soro fisiológico estéril (Figura 41-1A e C). Alternativamente, alguns fazem uso das "asas" da agulha epidural de Weiss avançando-a com ambas as mãos poucos milímetros de cada vez (**Figura 41-1B**). Uma alteração da resistência tecidual é, então, testada continuamente, enquanto avançando a agulha e aplicando intermitentemente pressão à seringa de perda de resistência cheia com ar. A última técnica permite controle preciso do avanço da agulha e pode possibilitar uma melhor distinção das várias densidades dos tecidos. Se ar for usado para detectar perda de resistência, a quantidade injetada deve ser limitada; injeção de maiores volumes de ar (> 2-3 mL) no espaço epidural foi associada à analgesia em focos ou unilateral e cefaleia. A profundidade média do espaço epidural lombar em pacientes obstétricas é descrita como sendo de 5 cm da pele. Colocação do cateter epidural no interespaço L3-4 ou L4-5 é geralmente ideal para obter um bloqueio neural em T10-S5. Direcionamento ultrassônico recentemente foi oferecido como ferramenta para ajudar na colocação de um cateter epidural. Esta técnica permite ao clínico julgar a profundidade do espaço epidural e estimar o melhor ângulo de inserção da agulha. O benefício potencial desta técnica é mais óbvio em pacientes obesas com marcos anatômicos precários. Entretanto, a técnica é altamente dependente do usuário, e poucos clínicos a adotaram.

Se ocorrer punção dural não intencional, o anestesista tem duas escolhas: (1) colocar o cateter epidural no espaço subaracnóideo para analgesia e anestesia espinal (intratecal) contínua (veja adiante), ou (2) remover a agulha e tentar colocação em um nível espinal mais alto. O cateter epidural colocado intratecalmente pode ser usado como anestesia espinal contínua, possivelmente reduzindo a incidência de cefaleia pós-punção dural. Se usado dessa maneira, uma infusão de bupivacaína 0,0625-0,125% com fentanil, 3-3 mcg/mL, começando a 1-3 mL/h, é uma escolha razoável.

B. Escolha do Cateter Epidural

Muitos clínicos advogam o uso de um cateter multiorificial em lugar de um cateter com um só orifício para anestesia obstétrica. Uso de um cateter pode ser associada a menos bloqueios unilaterais e reduz grandemente a incidência de aspiração falso-negativa ao avaliar quanto à colocação intravascular ou intratecal do cateter. Avançar um cateter 4-6 cm adentro do espaço epidural parece ser ideal para obtenção de níveis sensitivos adequados. Um cateter com orifício único só necessita ser avançado 3-5 cm dentro do espaço epidural. Profundidades mais curtas de inserção (< 5 cm), no entanto, podem favorecer desalojamento do cateter para fora do espaço epidural em pacientes obesas após movimentos de flexão/extensão da coluna vertebral. Cateteres reforçados com arame espiralado são muito resistentes a dobramento. Uma extremidade espiral ou de mola, particularmente quando usada sem um estilete, é associada a menos parestesias, menos intensas, e pode também ser associada a uma incidência mais baixa de inserção intravascular acidental.

C. Escolha de Soluções Anestésicas Locais

A adição de opioides a soluções anestésicas locais para anestesia epidural transformou dramaticamente a prática da anestesia obstétrica. A sinergia entre opioides epidurais e soluções anestésicas locais reflete locais de ação separados, a saber, receptores a opiáceos e axônios neuronais, respectivamente. Quando os dois fármacos são combinados, podem ser usadas concentrações muito baixas de anestésico local e opioide. Mais importante, a incidência de efeitos colaterais adversos, como hipotensão e toxicidade de droga, é provavelmente reduzida. Embora anestésicos locais possam ser usados isoladamente, raramente há uma razão para fazê-lo. Além disso, quando um opioide é omitido, a concentração mais alta de anestésico local requerida (p. ex., bupivacaína, 0,25%, e ropivacaína, 0,2%) para analgesia adequada pode prejudicar a capacidade da parturiente de fazer força e empurrar efetivamente, à medida que o trabalho de parto progride. Bupivacaína ou ropivacaína em concentrações de 0,0625-0,125% com fentanil, 2-3 mcg/mL, ou sufentanil, 0,3-0,5 mcg/mL, são usados mais frequentemente. Em geral, quanto mais baixa a concentração do anestésico local, maior a concentração de opioide que é requerida. Misturas de anestésico local muito diluído (0,0625%) geralmente não produzem bloqueio motor e podem permitir que algumas pacientes se locomovam (epidural "andante" ou "móvel"). A duração mais longa de ação da bupivacaína a torna um agente popular para trabalho de parto. Ropivacaína pode ser preferível em razão do seu reduzido potencial de cardiotoxicidade (veja Capítulo 16). Em doses equianalgésicas, ropivacaína e bupivacaína parecem produzir o mesmo grau de bloqueio motor.

O efeito de soluções contendo epinefrina sobre o curso do trabalho de parto é um pouco controvertido. Muitos clínicos usam soluções contendo epinefrina apenas para doses de teste intravascular por causa da preocupação de que as soluções possam retardar a progressão do trabalho ou afetar adversamente o feto; outros usam apenas concentrações muito diluídas de epinefrina como 1:800.000 ou 1:400.000. Estudos comparando estes vários agentes não encontraram quaisquer diferenças nos escores de Apgar neonatais, estado acidobásico ou avaliações neurocomportamentais.

D. Ativação Epidural para o Primeiro Período do Trabalho de Parto

Injeções epidurais iniciais podem ser feitas antes ou depois que o cateter for colocado. Administração pela agulha pode facilitar a colocação do cateter, enquanto administração pelo cateter assegura função adequada do cateter. A seguinte sequência é sugerida para ativação epidural:

1. Testar quanto à colocação subaracnóidea ou intravascular não intencional da agulha ou cateter com uma dose de teste de 3 mL de um anestésico local com epinefrina 1:200.000 (controverso; veja a seção sobre Prevenção de Injeções Intravasculares e Intratecais Não Intencionais). Muitos clínicos testam com lidocaína 1,5% por causa de menor toxicidade após injeção intravascular não intencional e um início

mais rápido de anestesia espinal do que com bupivacaína e ropivacaína. A dose de teste deve ser injetada entre contrações para ajudar a reduzir sinais falso-positivos de uma injeção intravascular (p. ex., taquicardia em razão de uma contração dolorosa).

2. Se após 5 min sinais de injeção intravascular ou intratecal estiverem ausentes, com a paciente supina e desvio uterino para a esquerda, administrar 10 mL da mistura anestésico local-opioide em incrementos de 5 mL, aguardando 1-2 min entre doses, para obter um nível sensitivo em T10-L1. O *bolus* inicial é geralmente composto de ropivacaína 0,1-0,2% ou bupivacaína 0,0625-0,125% combinada com 50-100 mcg de fentanil ou 10-20 mcg de sufentanil.
3. Monitorar com medições frequentes da pressão arterial durante 20-30 min ou até a paciente estar estável. Oximetria de pulso deve também ser usada. Oxigênio é administrado via máscara facial, se houver quaisquer diminuições significativas nas leituras de pressão arterial ou saturação de oxigênio.
4. Repetir os passos 2 e 3 quando a dor recorrer até que o primeiro período do trabalho de parto seja completado. Alternativamente, uma técnica de infusão epidural contínua pode ser empregada usando bupivacaína ou ropivacaína em concentrações de 0,0625-0,125% com fentanil, 1-5 mcg/mL, ou sufentanil, 0,2-0,5 mcg/mL, ou sufentanil, 0,2-0,5 mcg/mL a uma velocidade de 10 mL/h, que, subsequentemente, é ajustada às necessidades de analgésico da paciente (faixa: 5-15 mL/h). Uma terceira escolha seria usar analgesia epidural controlada pela paciente (PCEA). Alguns estudos sugerem que as necessidades de drogas totais podem ser menores, e a satisfação das pacientes é maior com PCEA em comparação a outras técnicas epidurais. Os ajustes para PCEA são tipicamente uma dose de *bolus* de 5 mL com um *lock out* de 5-10 min e velocidade basal de 0-12 mL/h; um limite em 1 h de 15-25 mL pode ser usado. Migração do cateter epidural para dentro de um vaso sanguíneo durante uma técnica de infusão contínua pode ser anunciada por perda de analgesia efetiva; um alto índice de suspeição é necessário, porque sinais francos de toxicidade sistêmica podem estar ausentes. Erosão do cateter pela dura resulta em um bloqueio motor lentamente progressivo das extremidades inferiores e um nível sensitivo ascendente.

E. Administração Epidural Durante o Segundo Período do Trabalho de Parto

Administração para o segundo período do trabalho estende o bloqueio para incluir os dermátomos S2-4. Quer um cateter já esteja no lugar quer anestesia epidural esteja apenas sendo iniciada, os seguintes passos devem ser dados:

1. Se a paciente já não tiver um cateter no lugar, identificar o espaço epidural, enquanto a paciente está em uma posição sentada. Uma paciente que já tem um cateter epidural no lugar deve ser posta em uma posição semiereta ou sentada antes da injeção.
2. Dar uma dose de teste de 3 mL de anestésico local (p. ex., lidocaína 1,5%) com epinefrina 1:200.000. Novamente, a injeção deve ser completada entre contrações.
3. Se depois de 5 min sinais de uma injeção intravascular ou intratecal estiverem ausentes, dar 10-15 mL adicionais de mistura de anestésico local-opioide a uma velocidade não mais rápida do que 5 mL cada 1-2 min.
4. Administrar oxigênio por máscara facial, deitar a paciente supina com desvio uterino para a esquerda, e monitorar a pressão arterial cada 1-2 min nos primeiros 15 min, a seguir cada 5 min.

F. Prevenção de Injeções Intravasculares e Intratecais Não Intencionais

Administração segura de anestesia epidural é criticamente dependente de evitar injeção intratecal ou intravascular não intencional. Colocação intravascular ou intratecal não intencional de 8 uma agulha ou cateter epidural é possível quando aspiração não produz sangue ou líquido cefalorraquidiano (CSF). A incidência de colocação intravascular ou intratecal não intencional de um cateter epidural é 5-15 e 0,5-2,5%, respectivamente. Mesmo um cateter adequadamente colocado pode, subsequente, erodir para dentro de uma veia epidural ou uma posição intratecal. Esta possibilidade deve ser considerada cada vez que anestésico local for injetado pelo cateter epidural.

Doses testes de lidocaína, 45-60 mg, bupivacaína, 7,5-10 mg, ropivacaína, 6-8 mg, ou cloroprocaína, 100 mg, podem ser dadas para excluir colocação intratecal não intencional. Sinais de bloqueio sensitivo e motor geralmente se tornam aparentes dentro de 2-3 min e 3-5 min, respectivamente, se a injeção for intratecal.

Em pacientes não recebendo antagonistas β-adrenérgicos, a injeção intravascular de uma solução anestésica local com 15-20 mcg de epinefrina constantemente aumenta a frequência cardíaca em 20-30 batimentos/min dentro de 30-60 s, se o cateter (ou agulha epidural) estiver intravascular. Esta técnica nem sempre é confiável em parturientes, porque elas frequentemente têm variações básicas espontâneas na frequência cardíaca com as contrações. De fato, bradicardia foi descrita em uma parturiente após injeção intravenosa de 15 mcg de epinefrina. Além disso, em estudos em animais, 15 mcg de epinefrina intravenosamente reduzem o fluxo sanguíneo uterino. Métodos alternativos de detectar colocação de cateter intravascular não intencional incluem provocação de zumbido ou entorpecimento perioral após uma dose de teste de 100 mg de lidocaína ou provocar um efeito cronotrópico após injeção de 5 mcg de isoproterenol. O uso de soluções anestésicas locais diluídas e velocidades lentas de injeção de não mais que 5 mL em uma vez pode também aumentar a detecção de injeções intravasculares não intencionais antes que se desenvolvam complicações catastróficas.

G. Tratamento de Complicações

9 **1. Hipotensão** – Geralmente definida como uma diminuição de mais de 20% na pressão arterial básica da paciente, ou uma pressão arterial sistólica de menos de 100 mmHg, hipotensão é um efeito colateral comum da anestesia neuraxial. Ela é decorrente, principalmente, de tônus simpático diminuí-

do e é grandemente acentuada por compressão aortocaval e uma posição ereta ou semiereta. O tratamento deve ser agressivo em pacientes obstétricas e consiste em *bolus* intravenosos de efedrina (5-15 mg) ou fenilefrina (25-50 mcg), oxigênio suplementar, desvio uterino esquerdo e um *bolus* líquido intravenoso. Embora o uso de rotina de um *bolus* líquido cristaloide antes de aplicar um cateter epidural não seja efetivo na prevenção de hipotensão, é importante assegurar adequada hidratação intravenosa da paciente grávida. Uso da posição de cefalodeclive (Trendelenburg) é controverso por causa dos seus efeitos potencialmente deletérios sobre a troca gasosa pulmonar.

2. Injeção intravascular não intencional – Reconhecimento precoce de injeção intravascular, facilitada pelo uso de pequenas doses repetidas de anestésico local em vez de um *bolus* grande, pode evitar toxicidade mais séria de anestésico local, como convulsões ou colapso cardiovascular. Injeções intravasculares de doses tóxicas de lidocaína ou cloroprocaína geralmente se apresentam como convulsões. Propofol, 20-50 mg, terminará atividade convulsiva. Manutenção de uma via aérea patente e oxigenação adequada são críticas; entretanto, intubação endotraqueal imediata com succinilcolina e pressão na cricoide é raramente necessária. Injeções intravasculares de bupivacaína podem causar colapso cardiovascular rápido e profundo, bem como atividade convulsiva. Ressuscitação cardíaca pode ser extraordinariamente difícil e é agravada por acidose e hipóxia. Uma infusão imediata de Intralipid 20% demonstrou eficácia em reverter toxicidade cardíaca induzida por bupivacaína. Amiodarona é o agente de escolha para tratar arritmias ventriculares induzidas por anestésico local.

3. Injeção intratecal não intencional – Mesmo quando punção dural é reconhecida imediatamente após injeção de anestésico local, tentativa de aspiração do anestésico local geralmente será malsucedida. A paciente deve ser colocada supina com desvio uterino para a esquerda. Elevação da cabeça acentua os efeitos cerebrais adversos da hipotensão e deve ser evitada. Um nível espinal alto pode resultar também em paralisia diafragmática, que exige intubação e ventilação com oxigênio 100%. Início retardado de um bloqueio muito alto e frequentemente em focos ou unilateral pode ser decorrente de injeção subdural não reconhecida (veja Capítulo 45), que é tratada similarmente.

4. Cefaleia pós-punção dural (PDPH) – Cefaleia frequentemente se segue à punção dural não intencional em parturientes. Uma cefaleia autolimitada pode ocorrer sem punção dural; nesses casos, injeção de quantidades importantes de ar dentro do espaço epidural durante uma técnica de perda de resistência pode ser responsável. PDPH é decorrente de pressão intracraniana diminuída com vasodilatação cerebral compensadora (veja Capítulo 45). Repouso no leito, hidratação, analgésicos orais e cafeína, benzoato de sódio (500 mg adicionada a 1.000 mL de líquidos intravenosos administrados a 200 mL/h) podem ser efetivos em pacientes com cefaleias brandas e como tratamento temporário. As pacientes com cefaleias moderadas a graves geralmente necessitam de um tampão sanguíneo epidural (10-20 mL) (veja Capítulo 45). Tampões sanguíneos epidurais profiláticos não são recomendados; 25-50% das pacientes podem não necessitar de um tampão sanguíneo após punção dural. Retardar um tampão sanguíneo por 24 h aumenta sua eficácia. Hematoma subdural intracraniano foi descrito como uma complicação rara 1-6 semanas após punção dural não intencional em pacientes obstétricas.

5. Febre materna – Febre materna é frequentemente interpretada como corioamnionite e pode desencadear uma avaliação invasiva de sepse neonatal. Não há evidência de que anestesia epidural afete a temperatura materna ou de que sepse neonatal seja aumentada com analgesia epidural. Uma elevação na temperatura materna é associada a um alto índice de massa corpórea e à nuliparidade em mulheres com trabalho de parto prolongado.

Analgesias Combinadas Espinal e Epidural (CSE)

10 Técnicas usando analgesia e anestesia CSE pode beneficiar particularmente pacientes com dor grave no trabalho de parto inicial e aquelas que recebem analgesia/anestesia imediatamente antes do parto. Opioide intratecal e anestésico local são injetados depois que um cateter epidural é deixado no lugar. As drogas intratecais proveem controle quase imediato da dor e têm mínimos efeitos sobre a progressão inicial do trabalho, enquanto o cateter epidural oferece uma via para analgesia subsequente para trabalho de parto e parto ou anestesia para cesariana. Adição de pequenas doses de agentes anestésicos locais à injeção de opioide intratecal potencializa grandemente sua analgesia e pode reduzir significativamente as necessidades de opioide. Assim, muitos clínicos injetarão 2,5 mg de bupivacaína sem preservativo ou 3-4 mg de ropivacaína com opioides intratecais para analgesia no primeiro período do trabalho. Doses intratecais para CSE são de fentanil, 5-10 mcg, ou sufentanil, 5 mcg. Alguns estudos sugerem que técnicas CSE podem ser associadas à maior satisfação da paciente e mais baixa incidência de CPPD do que analgesia epidural sozinha. Uma agulha espinal ponta de lápis calibre 24 a 27 (Whitacre, Sprotte ou Gertie Marx) é usada para minimizar a incidência de PDPH.

As agulhas espinal e epidural podem ser postas em interespaços separados, mas a maioria dos clínicos usa uma técnica de agulha por agulha no mesmo interespaço. Uso de soro fisiológico para identificação do espaço epidural pode potencialmente causar confusão de soro fisiológico com CSF. Com a técnica de agulha por agulha, a agulha epidural é colocada no espaço epidural, e uma agulha espinal longa é a seguir introduzida por ela até mais longe dentro do espaço subaracnóideo. Um estalo nítido é sentido, quando a agulha penetra a dura. A técnica de agulha de agulha ao lado de agulha tipicamente emprega uma agulha epidural especialmente desenhada que possui um canal para a agulha espinal. Depois da injeção intratecal e retirada agulha espinal, o cateter epidural é enfiado em posição, e a agulha epidural é retirada. O risco de avançar o cateter epidural pelo buraco dural criado pela agulha espinal parece ser desprezível, quando se usa uma agulha calibre 25 ou menos. O cateter epidural, no entanto, deve ser aspirado cuidadosamente, e anestésico local deve sempre ser dado lentamente e em pequenos incrementos para evitar injeções intratecais não intencionais. Além disso, as drogas epidurais devem ser tituladas cuidadosamente, porque o buraco dural pode facilitar a entrada de drogas epidurais para dentro do CSF e aumentar os seus efeitos.

Anestesia Espinal

Anestesia espinal dada imediatamente antes do parto – também conhecido como bloqueio em sela – fornece anestesia profunda para parto vaginal operatório. Uso de uma agulha ponta de lápis calibre 22 ou menor (Whitacre, Sprotte ou Gertie Marx) diminui a probabilidade de PDPH. Tetracaína (3-4 mg), bupivacaína (2,5-5 mg), ou lidocaína (20-40 mg) hiperbáricas geralmente fornecem excelente anestesia perineal. Adição de fentanil (12,5-25 mcg) ou sufentanil (5-7,5 mcg) potencializa significativamente o bloqueio. Um nível sensitivo em T10 pode ser obtido com quantidades ligeiramente maiores de anestésico local. Três minutos depois da injeção, a paciente é posta na posição de litotomia com desvio uterino para a esquerda.

ANESTESIA GERAL

Por causa do risco aumentado de aspiração, anestesia geral para parto vaginal é evitada, exceto em uma emergência verdadeira. Se um cateter epidural já estiver no lugar e o tempo permitir, anestesia regional de início rápido pode ser obtida com lidocaína 2% alcalinizada ou cloroprocaína 3%. A Tabela 41-3 apresenta indicações para anestesia geral durante parto vaginal. Estas indicações são raras, e a maioria compartilha a necessidade de relaxamento uterino.

Anestesia para Cesariana

Indicações comuns de operação cesariana estão listadas na Tabela 41-4. A escolha de anestesia para cesariana é determinada por múltiplos fatores, incluindo a indicação de parto operatório, sua urgência, preferências da paciente e do obstetra e as habilidades do anestesista. Em um dado país, as taxas de cesariana podem variar até o dobro entre instituições. Em alguns países, cesariana é vista como preferível a trabalho de parto, e as taxas são muito maiores que nos Estados Unidos, (que variam entre 15 e 35% de hospital para hospital). Nos Estados Unidos, a maioria das cesarianas eletivas é efetuada com anestesia espinal. 11 Anestesia regional se tornou a técnica preferida porque anestesia geral foi associada a um risco maior de morbidade e mortalidade maternas. As mortes associadas à anestesia geral são geralmente relacionadas com problemas da via aérea, como incapacidade de intubar, incapacidade de ventilar, ou pneumonite de aspiração, enquanto as mortes associadas à anestesia regional são geralmente relacionadas com difusão dermatomal excessiva do bloqueio ou toxicidade de anestésico local.

TABELA 41-3 Possíveis indicações de anestesia geral durante parto vaginal

Sofrimento fetal durante o segundo período
Contrações uterinas tetânicas
Extração pélvica
Versão e extração
Remoção manual de placenta retida
Recolocação de útero invertido

TABELA 41-4 Principais indicações de cesariana

Trabalho de parto inseguro para a mãe e o feto
Risco aumentado de ruptura uterina
Cesariana clássica precedente
Miomectomia extensa ou reconstrução uterina prévias
Risco aumentado de hemorragia materna
Placenta prévia central ou parcial
Descolamento da placenta
Reconstrução vaginal precedente
Distocia
Relações fetopélvicas anormais
Desproporção fetopélvica
Apresentação fetal anormal
Posição transversa ou oblíqua
Apresentação pélvica
Atividade uterina disfuncional
Necessidade de parto imediato ou emergencial
Sofrimento fetal
Prolapso do cordão umbilical com bradicardia fetal
Hemorragia materna
Herpes genital com membranas rotas
Morte materna iminente

Outras vantagens da anestesia regional incluem (1) menos exposição neonatal a drogas potencialmente depressoras, (2) um risco diminuído de aspiração pulmonar materna, (3) mãe acordada ao nascer seu filho e (4) a opção de usar opioides espinais para alívio da dor pós-operatória. 12 Anestesia epidural contínua permite melhor controle continuado sobre o nível sensitivo do que técnicas "de injeção única". Em contraposição, anestesia espinal tem um início mais rápido, previsível; pode produzir um bloqueio mais denso (completo); e não tem o potencial de toxicidade de droga sistêmica séria em razão da menor dose de anestésico local empregada. Independentemente da técnica regional escolhida, deve-se estar preparado para administrar uma anestesia geral a qualquer tempo durante o procedimento. Além disso, administração de um antiácido não particulado dentro de 30 min da cirurgia deve ser considerada.

Anestesia geral oferece (1) um início muito rápido e confiável, (2) controle da via aérea e ventilação, (3) maior conforto para parturientes que têm temores mórbidos de agulhas ou cirurgia, e (4), potencialmente, menos hipotensão do que anestesia regional. Anestesia geral também facilita tratamento no caso de complicações hemorrágicas graves, como placenta acreta. Suas principais desvantagens são o risco de aspiração pulmonar, a incapacidade potencial de intubar ou ventilar a paciente e depressão fetal induzida por droga. As técnicas anestésicas presentes, no entanto, limitam a dose de agentes intravenosos, de tal modo que depressão fetal geralmente não é clinicamente importante com anestesia geral, quando o parto ocorre dentro de 10 min da indução da anestesia. Independentemente do tipo de anestesia, os recém-nascidos partejados mais de 3 min depois da incisão uterina têm mais baixos escores de Apgar e valores de pH.

ANESTESIA REGIONAL

Cesariana exige que os dermátomos até e incluindo T4 sejam anestesiados. Em razão do bloqueio simpático associado, as pacientes devem receber um *bolus* intravenoso apropriado de cristaloide como Ringer-lactato (tipicamente 1.000-1.500 mL) ou solução coloide (tipicamente 250-500 mL) no momento do bloqueio neural. Esses *bolus* não evitarão constantemente hipotensão, mas podem geralmente eliminar hipovolemia preexistente. Depois da injeção de anestésico local, fenilefrina pode ser titulada para manter pressão arterial dentro de 20% da básica. Espera-se uma diminuição aproximada de 10% na pressão arterial. Administração de efedrina (5-10 mg) pode ser necessária na paciente hipotensa com frequência cardíaca reduzida. Alguns estudos sugerem que fenilefrina produza menos acidose neonatal em comparação à efedrina.

Depois da injeção de anestésico espinal, a paciente é colocada supina com desvio uterino para a esquerda; oxigênio suplementar (40-50%) é dado; e a pressão arterial é medida cada 1-2 min até se estabilizar. Hipotensão após anestesia epidural tipicamente tem um início mais lento. Posicionamento de Trendelenburg leve facilita obter um nível sensitivo em T4 e também pode ajudar a evitar hipotensão grave. Graus extremos de Trendelenburg podem interferir com a troca gasosa pulmonar.

Anestesia Espinal

A paciente é geralmente colocada na posição de decúbito lateral ou sentada, e uma solução hiperbárica de lidocaína (50-60 mg) ou bupivacaína (10-15 mg) é injetada. Bupivacaína deve ser escolhida, se o obstetra provavelmente não for completar a cirurgia em 45 minutos. Uso de uma agulha espinal ponta de lápis (Whitacre, Sprotte ou Gertie Marx) calibre 22 ou menor diminui a incidência de PDPH. Adicionar 10-25 mcg de fentanil ou 5-10 mcg de sufentanil à solução anestésica local aumenta a intensidade do bloqueio e prolonga sua duração sem afetar adversamente o resultado neonatal. Adição de morfina isenta de preservativo (0,1-0,3 mg) pode prolongar a analgesia pós-operatória até 24 h, mas exige monitoramento quanto a depressão pós-operatória retardada. Independentemente dos agentes anestésicos usados, deve ser esperada considerável variabilidade na extensão dermatomal da anestesia (veja Capítulo 45). Em pacientes obesas, uma agulha espinal padrão de 9 cm pode não ser suficientemente longa para alcançar o espaço subaracnóideo. Nestes casos, podem ser necessárias agulhas espinais mais longas de 12 a 15,2 cm. Para evitar que estas agulhas mais longas entortem, alguns anestesiologistas preferem agulhas de maior diâmetro, como a agulha de Sprotte calibre 22. Alternativamente, uma agulha espinal tipo Quincke calibre 20 de 6,3 cm pode ser usada como uma introdutora longa e guia para uma agulha espinal ponta de lápis calibre 25.

Anestesia espinal contínua é também uma opção razoável, especialmente em pacientes obesas, após punção dural não intencional sofrida, enquanto tentando colocar um cateter epidural para cesariana. Depois que o cateter é avançado 2-2,5 cm adentro do espaço subaracnóideo lombar e fixado, ele pode ser usado para injetar agentes anestésicos; além disso, permite suplementação da anestesia mais tarde, se necessário.

Anestesia Epidural

Anestesia epidural para cesariana é tipicamente executada usando-se um cateter, o que permite suplementação da anestesia, se necessário, e oferece uma excelente via para administração de opioide pós-operatório. 13 Depois de aspiração negativa e uma dose de teste negativa, um total de 15-25 mL de anestésico local é injetado lentamente em incrementos de 5 mL a fim de minimizar o risco de toxicidade sistêmica de anestésico local. Lidocaína 2% (tipicamente com epinefrina 1:200.000) ou cloroprocaína 3% são mais comumente usadas nos Estados Unidos. A adição de fentanil, 50-100 mcg, ou sufentanil, 10-20 mcg, aumenta grandemente a intensidade da analgesia e prolonga sua duração sem afetar adversamente o resultado neonatal. Alguns clínicos também acrescentam bicarbonato de sódio (solução 7,5 ou 8,4%) às soluções anestésicas locais (1 mEq/10 mL de lidocaína) para aumentar a concentração da base livre não ionizada e produzir um início mais rápido e difusão mais rápida da anestesia epidural. Se houver desenvolvimento de dor à medida que o nível sensitivo recua, anestésico local adicional é administrado em incrementos de 5 mL para manter um nível sensitivo em T4. Anestesia "em focos" antes da retirada do bebê pode ser tratada com cetamina intrravenosa 10-20 mg em combinação com 1-2 mg de midazolam ou óxido nitroso 30%. Após o parto, suplementação opioide intravenosa também pode ser usada, contanto que seja evitada sedação excessiva e perda de consciência. Dor que permanece intolerável apesar de um nível sensitivo aparentemente adequado e que se comprova não responsiva a estas medidas, torna-se necessária anestesia geral com intubação endotraqueal. Náusea pode ser tratada intravenosamente com um antagonista dos receptores 5-HT_3 como ondansetron, 4 mg.

Morfina epidural (5 mg) ao término da cirurgia fornece bom a excelente alívio da dor pós-operatoriamente durante 6-24 horas. Uma incidência aumentada (3,5-30%) de infecção de herpes labial recorrente foi descrita 2-5 dias após administração de morfina epidural em alguns estudos. Analgesia pós-operatória também pode ser aplicada por infusões epidurais contínuas de fentanil, 25-75 mcg/h, ou sufentanil, 5-10 mcg/h, a uma taxa de volume de aproximadamente 10 mL/h. Butorfanol epidural, 2 mg, também pode fornecer alívio efetivo da dor pós-operatória, mas sonolência acentuada é frequentemente um efeito colateral.

Anestesia CSE

A técnica da CSE encontra-se descrita na seção antecedente sobre Analgesias Combinadas Espinal e Epidural para trabalho de parto e parto vaginal. Para cesariana, ela combina o benefício de bloqueio rápido, confiável, intenso da anestesia espinal com a flexibilidade de um cateter epidural. O cateter também permite suplementação da anestesia e pode ser usado para analgesia pós-operatória. Conforme mencionado previamente, drogas dadas epiduralmente devem ser administradas e tituladas cuidadosamente porque o orifício dural criado pela agulha espinal pode facilitar movimento de drogas epidurais para dentro do CSF e aumentar os seus efeitos.

ANESTESIA GERAL

Aspiração pulmonar de conteúdo gástrico e falha de intubação endotraqueal são as principais causas de morbidade e mortalidade associadas à anestesia geral. Todas as pacientes devem receber profilaxia contra pneumonia de aspiração com 30 mL de citrato de sódio 0,3 M aos 30-45 min antes da indução. Pacientes com fatores de risco adicionais predispondo-as à aspiração devem também receber ranitidina intravenosa, 50 mg, ou metoclopramida, 10 mg, ou ambas, 1-2 h antes da indução; esses fatores incluem obesidade mórbida, sintomas de refluxo gastroesofágico, uma via aérea potencialmente difícil, ou parto cirúrgico de emergência sem um período de jejum eletivo. Pré-medicação com omeprazol oral, 40 mg, à noite e pela manhã, também parece ser altamente efetiva em pacientes de alto risco submetendo-se à operação cesariana. Embora anticolinérgicos teoricamente possam reduzir o tônus do esfíncter inferior do esôfago, pré-medicação com glicopirrolato (0,1 mg) ajuda a reduzir secreções das vias aéreas e deve ser considerada em pacientes com uma via aérea potencialmente difícil.

Previsão de uma intubação endotraqueal difícil pode ajudar a reduzir a incidência de falha de intubações. Exame do pescoço, mandíbula, dentição e orofaringe frequentemente ajuda a predizer quais pacientes podem ter problemas. Preditores úteis de uma intubação difícil incluem classificação de Mallampati, pescoço curto, mandíbula recuada, incisivos maxilares proeminentes e história de intubação difícil (veja Capítulo 19). A incidência mais alta de falha de intubação em pacientes grávidas, em comparação a pacientes cirúrgicas não grávidas, pode ser decorrente de edema da via aérea, uma dentição completa, ou mamas grandes que podem obstruir o cabo do laringoscópio em pacientes com pescoço curto. Posicionamento adequado da cabeça e pescoço pode facilitar intubação endotraqueal em pacientes obesas: elevação dos ombros, flexão da coluna cervical, e extensão da articulação atlantoccipital (Figura 41-2). Uma variedade de lâminas de laringoscópio, um cabo curto de laringoscópio, pelo menos um tubo endotraqueal extra com estilete (6 mm), pinça de Magill (para intubação nasal), uma cânula máscara laríngea (LMA), uma LMA de intubação (Fastrach), um broncoscópio de fibra óptica, um laringoscópio videoassistido (Glidescope ou Storz CMAC), a capacidade de ventilação a jato transtraqueal, e, possivelmente, um Combitube esofagicotraqueal devem estar prontamente disponíveis (veja Capítulo 19).

Quando for suspeitada dificuldade potencial para assegurar a via aérea devem ser consideradas alternativas à indução em sequência rápida padrão com laringoscopia convencional, como anestesia regional ou técnicas fibroscópicas acordadas. Nós observamos que laringoscopia videoassistida reduziu grandemente a incidência de intubação difícil ou falha de nossas instituições. Além disso, deve ser formulado um plano claro para uma falha de intubação endotraqueal após indução de anestesia (Figura 41-3). Na ausência de sofrimento fetal, a paciente deve ser acordada, e uma intubação acordada, com anestesia regional ou local (infiltração), pode ser tentada. Na presença de sofrimento fetal, se ventilação espontânea ou com pressão positiva (por máscara ou LMA) com pressão na cricoide for possível, retirada do feto pode ser tentada. Nessas circunstâncias, um agente volátil potente com oxigênio é empregado para anestesia, mas uma vez o feto seja partejado, óxido nitroso pode ser adicionado para reduzir a concentração do agente volátil; sevoflurano pode ser o melhor agente volátil porque ele pode ser menos tendente a deprimir a ventilação. A incapacidade de ventilar a paciente a qualquer tempo pode exigir imediata cricotireotomia ou traqueostomia.

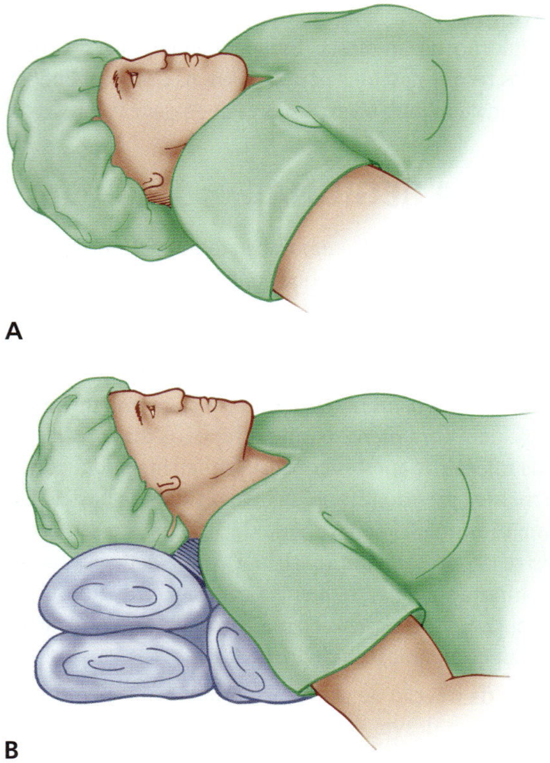

FIGURA 41-2 Posicionamento ideal para pacientes obesas com pescoço curto. **A:** A posição supina normal, muitas vezes, impede extensão da cabeça e torna difícil a intubação endotraqueal. **B:** Elevação dos ombros permite alguma flexão do pescoço com melhor extensão da cabeça na articulação atlantoccipital, facilitando a intubação.

Técnica Sugerida para Cesariana

1. A paciente é colocada supina com uma cunha embaixo do quadril direito para desvio uterino para a esquerda.
2. Desnitrogenação é realizada com oxigênio 100% durante 3-5 min, enquanto monitores são aplicados.
3. A paciente é preparada e recebe campos para cirurgia.

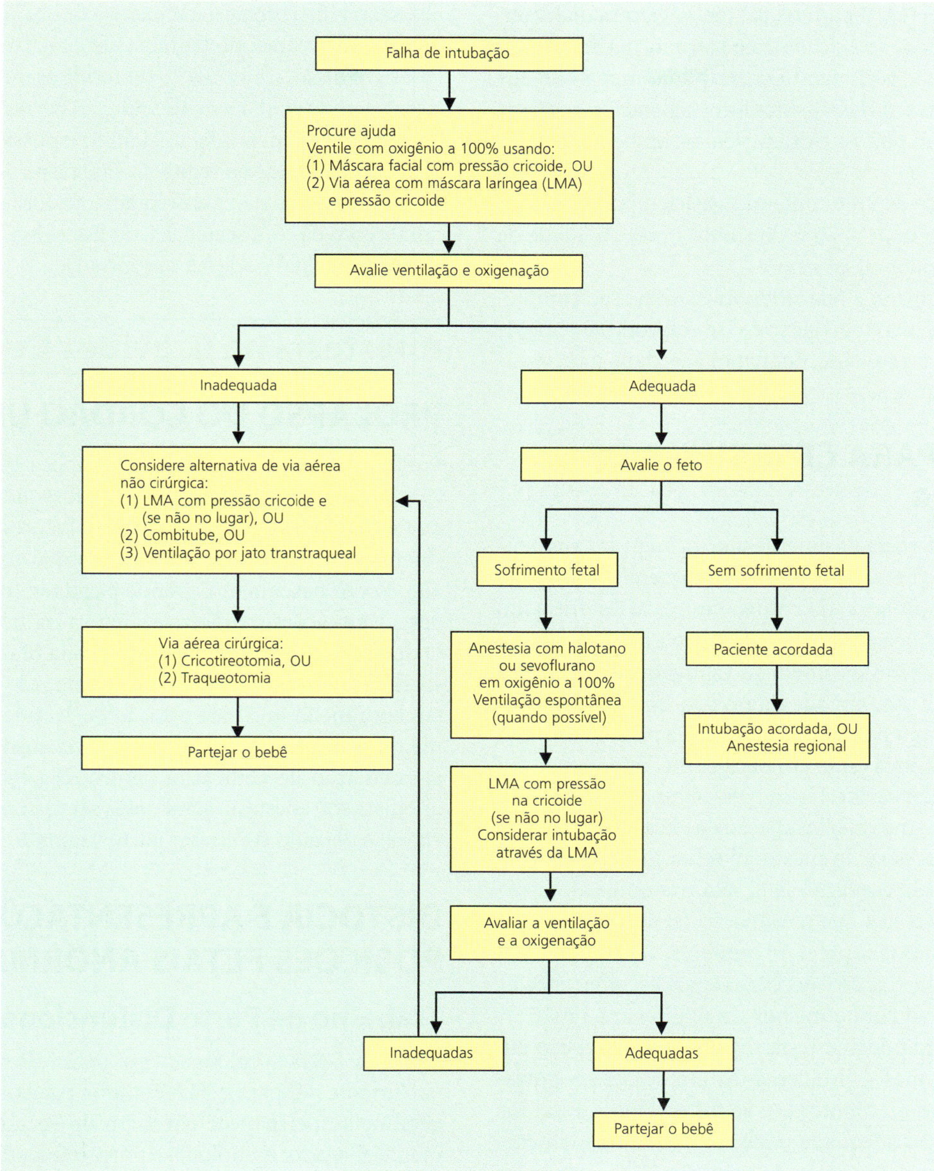

FIGURA 41-3 Algoritmo para intubação difícil em pacientes obstétricas.

4. Quando os cirurgiões estão prontos, uma indução em sequência rápida com pressão na cricoide é efetuada, usando-se propofol, 2 mg/kg, ou cetamina, 1-2 mg/kg, e succinilcolina, 1,5 mg/kg. Cetamina é usada em lugar de propofol em pacientes hipovolêmicos. Outros agentes, incluindo metoexital e etomidato, oferecem pouco benefício em pacientes obstétricas.
5. Com poucas exceções, cirurgia é começada somente depois que a colocação adequada do tubo endotraqueal é confirmada. Hiperventilação excessiva ($PaCO_2$ < 25 mmHg) deve ser evitada porque ela pode reduzir o fluxo sanguíneo uterino e foi associada à acidose fetal.
6. Óxido nitroso a 50% em oxigênio com até 0,75 MAC de uma baixa concentração de agente volátil (p. ex., sevoflurano 1%, isoflurano 0,75% ou desflurano 3%) é usado para manutenção da anestesia. A baixa dose de agente volátil ajuda a assegurar amnésia, mas, geralmente, não é suficiente para causar excessivo relaxamento uterino ou impedir contração uterina após oxitocina. Um relaxante muscular de duração intermediária (atracúrio, cisatracúrio ou rocurônio) é usado para relaxamento, mas pode exibir bloqueio neuromuscular prolongado em pacientes que estão recebendo sulfato de magnésio.
7. Depois que o recém-nascido e a placenta estão partejados, 20-80 unidades de oxitocina são adicionadas ao primeiro litro de líquido intravenoso, e outras 20 unidades ao seguinte. Agentes intravenosos adicionais, como propofol, opioide ou benzodiazepínico, podem ser dados para assegurar amnésia.
8. Se o útero não se contrair prontamente, um opioide deve ser dado, e o agente halogenado deve ser descontinuado.

Metilergonovina (Methergine), 0,2 mg intramuscularmente ou em 100 mL de soro fisiológico sob a forma de infusão intravenosa lenta, pode também ser dada, mas pode aumentar a pressão arterial. 15-Metilprostaglandina $F_{2\alpha}$ (Hemabate), 0,25 mg por via intramuscular também pode ser usado.

9. Uma tentativa de aspirar conteúdo gástrico pode ser feita via um tubo orogástrico para diminuir a probabilidade de aspiração pulmonar ou emersão.
10. Ao término da cirurgia, relaxantes musculares são completamente revertidos, o tubo gástrico (se colocado) é removido, e a paciente é extubada, enquanto acordada para reduzir o risco de aspiração.

ANESTESIA PARA CESARIANA DE EMERGÊNCIA

As indicações de cesariana de emergência incluem sangramento massivo (placenta prévia ou acreta, descolamento da placenta ou ruptura uterina), prolapso do cordão umbilical e sofrimento fetal grave. Uma distinção deve ser feita entre uma emergência verdadeira exigindo retirada imediata (antigamente chamada *crash* [instantânea]) e uma em que algum retardo é possível. Comunicação estreita com o obstetra é necessária para determinar se o feto, a mãe ou ambos estão em perigo imediato.

A escolha da técnica anestésica é determinada pela consideração da segurança materna (avaliação da via aérea), questões técnicas, e a perícia pessoal do anestesiologista. Critérios que levam ao diagnóstico de condição fetal não tranquilizadora devem ser revistos, uma vez que a avaliação fetal pode ser com base em critério com pouca precisão preditiva, e a situação fetal pode mudar. Esta informação é necessária para escolher a técnica anestésica que produzirá o melhor resultado para a mãe e o feto. Instituição rápida de anestesia regional é uma opção em casos selecionados, mas é problemática em pacientes gravemente hipovolêmicas ou hipotensas. Se for escolhida anestesia geral, desnitrogenação adequada pode ser obtida rapidamente com quatro respirações máximas de oxigênio 100%, enquanto monitores estão sendo aplicados. Cetamina, 1 mg/kg, pode substituir propofol em pacientes hipotensas ou hipovolêmicas.

A Tabela 41-5 dá uma lista de sinais comumente aceitos de sofrimento fetal, um termo impreciso e pouco definido. Na maioria dos casos, o diagnóstico é com base principalmente em monitoramento da frequência cardiofetal. Dado que os padrões preocupantes da frequência cardiofetal têm uma incidência relativamente alta de resultados falso-positivos, pode ser também necessária interpretação cuidadosa de outros parâmetros, como pH do couro cabeludo (escalpo) fetal ou oximetria de pulso fetal. Além disso, continuação do monitoramento fetal na sala de cirurgia pode ajudar a evitar indução desnecessária de anestesia geral para sofrimento fetal, quando é possível tempo adicional para uso de anestesia regional. Em casos selecionados em que retirada imediata não é absolutamente obrigatória, anestesia epidural (com cloroprocaína 3% ou lidocaína 2% alcalinizada) ou anestesia espinal pode ser apropriada.

TABELA 41-5 Sinais de sofrimento fetal

Padrão não tranquilizador da frequência cardiofetal
Desacelerações tardias repetitivas
Perda da variabilidade de batimento a batimento fetal associada a desacelerações tardias ou profundas
Frequência cardiofetal < 80 batimentos/min sustentada
pH do couro cabeludo fetal < 7,20
Líquido amniótico corado de mecônio
Restrição do crescimento intrauterino

Anestesia na Gravidez Complicada

PROLAPSO DO CORDÃO UMBILICAL

Prolapso do cordão umbilical complica 0,2-0,6% dos partos. Compressão do cordão umbilical subsequente ao prolapso pode rapidamente levar à asfixia fetal. Fatores predisponentes incluem comprimento excessivo do cordão, má apresentação, baixo peso ao nascimento, grande paridade (mais de cinco gravidezes), gestações múltiplas e ruptura artificial das membranas. O diagnóstico é suspeitado após súbita bradicardia fetal ou desacelerações profundas e é confirmado pelo exame físico. O tratamento inclui imediata posição de Trendelenburg bem íngreme ou genupeitoral e empurrar manualmente a parte fetal de apresentação de volta para dentro da pelve até que cesariana imediata sob anestesia geral possa ser realizada. Se o feto não for viável, é deixado continuar parto vaginal.

DISTOCIA E APRESENTAÇÕES E POSIÇÕES FETAIS ANORMAIS

Trabalho de Parto Disfuncional Primário

Uma fase latente prolongada por definição excede 20 h em uma parturiente nulípara e 14 h em uma paciente multípara. O colo geralmente permanece em 4 cm ou menos, mas é completamente apagado. A etiologia é provavelmente contrações inefetivas sem um marca-passo miometrial dominante. Parada da dilatação está presente quando o colo não sofre nenhuma alteração adicional após 2 h na fase ativa do trabalho. Uma fase ativa protraída refere-se à dilatação cervical mais lenta que o normal, definida como menos de 1,2 cm/h em uma paciente nulípara e menos de 1,5 cm/h em uma parturiente multípara. Uma fase de desaceleração prolongada ocorre quando a dilatação cervical se retarda acentuadamente após 8 cm. O colo se torna muito edematoso e parece perder apagamento. Um segundo período prolongado (distúrbio da descida) é definido como uma descida de menos de 1 e 2 cm/h em parturientes nulíparas e multíparas, respectivamente. Falha da cabeça em descer 1 cm em estação após fazer força adequada é denominada parada da descida.

Oxitocina é geralmente o tratamento de escolha para anormalidades contráteis uterinas. A droga é dada intravenosamente a 1-6 mU/min e aumentada em incrementos de 1-6 mU/min cada 15-40 min, dependendo do protocolo. Uso de amniotomia é controverso. O tratamento é geralmente manejo expectante, enquanto o feto e a mãe estiverem tolerando o trabalho de parto prolongado. Quando um *trial* de oxitocina não tem sucesso ou quando está também presente má apresentação ou desproporção cefalopélvica, está indicado parto vaginal operatório ou cesariana.

Apresentação Pélvica

Apresentações pélvicas complicam 3-4% dos partos e aumentam significativamente as taxas de morbidade e mortalidade maternas e fetais. Apresentações de nádegas aumentam a mortalidade neonatal e a incidência de prolapso do cordão mais de 10 vezes. Versão cefálica externa pode ser tentada após 34 semanas de gestação e antes do início de trabalho de parto; entretanto, o feto pode retornar espontaneamente à apresentação pélvica antes do início do trabalho de parto. Alguns obstetras podem administrar um agente tocolítico ao mesmo tempo. Versão externa pode ser facilitada, e seu índice de sucesso melhorado, aplicando-se analgesia epidural com lidocaína 2% e fentanil. Embora uma versão externa tenha sucesso em 75% das pacientes, ela pode causar descolamento da placenta e compressão do cordão umbilical exigindo cesariana imediata.

Dado que os ombros ou a cabeça podem ficar retidos após parto vaginal do corpo, alguns obstetras empregam cesariana para todas as apresentações pélvicas. Extração pélvica parcial manual ou assistida a fórceps é geralmente necessária durante estes partos vaginais. A necessidade de extração pélvica não parece ser aumentada quando anestesia epidural é usada para trabalho de parto – se o trabalho estiver bem estabelecido antes da ativação epidural. Além disso, anestesia epidural pode diminuir a probabilidade de uma cabeça retida, porque a primeira relaxa o períneo. Inobstante, a cabeça fetal pode-se tornar retida no útero mesmo durante cesariana sob anestesia regional; indução rápida de anestesia endotraqueal geral, e administração de um agente volátil pode ser tentada nesses casos para relaxar o útero. Alternativamente, nitroglicerina, 50-100 mcg intravenosamente, pode ser administrada.

Apresentações de Vértex Anormais

Quando o occipício fetal deixa de rodar espontaneamente anteriormente, uma apresentação occipital posterior persistente resulta em um trabalho mais prolongado e doloroso. Rotação manual, a vácuo ou fórceps é geralmente necessária, mas aumenta a probabilidade de lesões maternas e fetais. Anestesia regional pode ser usada para fornecer analgesia perineal e relaxamento pélvico, permitindo rotação manual ou a fórceps seguida por parto a fórceps.

Uma apresentação de face ocorre quando a cabeça fetal está hiperestendida e geralmente requer cesariana. Uma apresentação composta ocorre quando uma extremidade entra na pelve junto com a cabeça ou as nádegas. Parto vaginal geralmente ainda é possível, porque a extremidade frequentemente se retira, à medida que o trabalho progride.

Distocia de ombro, ou impacção de um ombro contra a sínfise púbica, complica 0,2-2% dos partos e é uma das principais causas de lesão de parto. O fator de risco mais importante é macrossomia fetal. Distocias de ombro são, muitas vezes, difíceis de predizer. Diversas manobras obstétricas podem ser usadas para aliviá-las, mas uma demora prolongada no parto poderia resultar em asfixia fetal. Indução de anestesia geral pode ser necessária se um cateter epidural já não estiver posicionado.

GESTAÇÕES MÚLTIPLAS

Gestações múltiplas responsabilizam-se por aproximadamente 1 em 150 nascimentos e são comumente associadas a duas complicações: apresentação pélvica e prematuridade. Anestesia pode ser necessária para versão, extração ou cesariana. O segundo bebê (e quaisquer outros subsequentes) é frequentemente mais deprimido e asfixiado do que o primeiro. Anestesia regional provê alívio efetivo da dor durante o trabalho de parto, minimiza a necessidade de depressores do sistema nervoso central e pode encurtar o intervalo entre o nascimento do primeiro e o do segundo bebê. Alguns estudos sugerem que o *status* acidobásico do segundo gêmeo é melhor quando se usa anestesia epidural. Pacientes com gestações múltiplas, entretanto, são mais propensas a desenvolver hipotensão por compressão aortocaval, particularmente após anestesia regional.

HEMORRAGIA ANTEPARTO

14 Hemorragia materna é uma das morbidades mais graves que complicam anestesia obstétrica. As causas incluem atonia uterina, placenta prévia, descolamento da placenta e ruptura uterina.

Placenta Prévia

Uma placenta prévia está presente, se a placenta se implantar à frente da parte de apresentação fetal. A incidência de placenta prévia é 0,5% das gravidezes. Placenta prévia, muitas vezes, ocorre em pacientes que tiveram uma cesariana ou miomectomia uterina prévias; outros fatores de risco incluem multiparidade, idade materna avançada e uma placenta grande. Uma placenta prévia em posição anterior aumenta o risco de sangramento excessivo de cesariana.

Placenta prévia geralmente se apresenta como sangramento vaginal indolor. Embora o sangramento, muitas vezes, pare espontaneamente, hemorragia grave pode ocorrer a qualquer tempo. Quando a gestação tem menos de 37 semanas de duração, e o sangramento é brando a moderado, a paciente geralmente é tratada com repouso no leito e observação. Depois de 37 semanas de gestação, parto é geralmente realizado por cesariana. Pacientes com placenta em posição baixa podem raramente ser deixadas parir vaginalmente, se o sangramento for brando.

Sangramento ativo ou uma paciente instável necessita de cesariana imediata sob anestesia geral. A paciente deve ter dois cateteres intravenosos de grosso calibre colocados; déficits de volume intravascular devem ser repostos, e sangue deve estar disponível para transfusão. O sangramento pode continuar depois do parto porque o local de implantação placentária no segmento inferior do útero, muitas vezes, não se contrai bem (como o resto do útero).

Uma história de placenta prévia ou cesariana antecedente aumenta o risco de placentação anormal.

Descolamento da Placenta

Separação prematura de uma placenta normal complica aproximadamente 1-2% das gravidezes. A maioria dos descolamentos são brandos (grau I), mas até 25% são graves (grau III). Os fatores de risco incluem hipertensão, trauma, um cordão umbilical curto, multiparidade, ruptura prematura prolongada das membranas, abuso de álcool, uso de cocaína e útero anormal. As pacientes geralmente experimentam sangramento vaginal doloroso com contrações uterinas e dor à palpação. Uma ultrassonografia abdominal pode ajudar no diagnóstico. A escolha entre anestesia regional e geral deve levar em consideração a urgência do parto, a estabilidade hemodinâmica materna, e qualquer coagulopatia. O sangramento pode permanecer oculto dentro do útero e causar subestimativa da perda sanguínea. Descolamento da placenta grave pode causar coagulopatia, particularmente após morte fetal. Os níveis de fibrinogênio estão brandamente reduzidos (150-250 mg/dL) com descolamentos moderados, mas são tipicamente menores que 150 mg/dL com morte fetal. Admite-se que a coagulopatia seja decorrente da ativação do plasminogênio circulante (fibrinólise) e a liberação de tromboplastinas teciduais que precipitam coagulação intravascular disseminada (DIC). A contagem de plaquetas e os fatores V e VIII estão baixos, e produtos de degradação de fibrina estão elevados. Descolamento grave é uma emergência que ameaça a vida que necessita de uma cesariana de emergência. Transfusão de sangue maciça, incluindo reposição de fatores da coagulação e plaquetas, pode ser prevista.

Ruptura Uterina

A ruptura uterina é relativamente incomum (1:1.000-3.000 partos), mas pode ocorrer durante trabalho de parto como resultado de (1) deiscência de uma cicatriz de cesariana (geralmente clássica) prévia (VBAC, parto vaginal após cesariana), miomectomia extensa ou reconstrução uterina; (2) manipulações intrauterinas ou uso de fórceps (iatrogênica); ou (3) ruptura espontânea seguindo-se a trabalho de parto prolongado em pacientes com contrações hipertônicas (particularmente com infusões de oxitocina), desproporção fetopélvica, ou um útero muito grande, fino e enfraquecido. Ruptura uterina pode-se apresentar como hemorragia franca, sofrimento fetal, perda de tônus uterino, ou hipotensão com sangramento oculto para dentro do abdome. Mesmo quando anestesia epidural é empregada para trabalho de parto, ruptura uterina é, muitas vezes, anunciada pelo início abrupto de dor abdominal contínua e hipotensão. O tratamento exige ressuscitação de volume e laparotomia imediata, tipicamente sob anestesia geral. Ligadura das artérias ilíacas internas (hipogástricas), com ou sem histerectomia, pode ser necessária para controlar sangramento intraoperatório.

RUPTURA PREMATURA DAS MEMBRANAS E CORIOAMNIONITE

Ruptura prematura das membranas (PROM) está presente quando perda de líquido amniótico ocorre antes do início do trabalho de parto. O pH do líquido amniótico faz o papel de nitrazina mudar de cor de azul para amarelo. PROM complica 10% de todas as gravidezes e até 35% dos partos prematuros. Fatores predisponentes incluem um colo curto, história precedente de PROM ou parto pré-termo, infecção, gestações múltiplas, poli-hidrâmnio e fumo. Trabalho de parto espontâneo começa dentro de 24 horas da ruptura das membranas em 90% das pacientes. O tratamento da PROM equilibra o risco de infecção com o risco de prematuridade fetal. Parto é geralmente indicado após 34 semanas de gestação. Pacientes com uma gestação de menos de 34 semanas podem ser tratadas expectantemente com antibióticos profiláticos e tocolíticos durante 5-7 dias para permitir alguma maturação adicional dos órgãos fetais. Quanto mais longo o intervalo entre a ruptura e o início do trabalho de parto, mais alta a incidência de corioamnionite. PROM também predispõe a descolamento da placenta e endometrite pós-parto.

Corioamnionite representa infecção das membranas coriônica e amniótica e pode comprometer a placenta, útero, cordão umbilical e feto. Ela complica até 1-2% das gravidezes e é geralmente, mas nem sempre associada a membranas rotas. O conteúdo da cavidade amniótica é, normalmente, estéril, mas se torna vulnerável à infecção bacteriana ascendente da vagina, quando o colo se dilata, ou as membranas se rompem. Infecções intra-amnióticas são menos comumente causadas pela disseminação hematogênica de bactérias ou semeadura retrógrada pelas tubas uterinas. As principais complicações maternas da corioamnionite são trabalho de parto prematuro ou disfuncional, muitas vezes levando à cesariana, infecção intra-abdominal, septicemia e hemorragia pós-parto.

Sinais clínicos de corioamnionite incluem febre (> 38°C), taquicardias materna e fetal, dor à palpação uterina e líquido amniótico com mau cheiro ou purulento. A contagem de leucócitos é útil apenas se acentuadamente elevada, porque ela normalmente aumenta durante trabalho de parto (média normal 15.000/μL). Os níveis de proteína C-reativa estão geralmente elevados (> 2 mg/dL). Lâmina com Gram do líquido amniótico obtido por amniocentese é útil para excluir infecção.

O uso de anestesia regional em pacientes com corioamnionite é controverso por causa do risco teórico de promover o desenvolvimento de meningite ou um abscesso epidural. A evidência disponível sugere que este risco é muito baixo e que as preocupações podem ser injustificadas. Além disso, a terapia antibiótica anteparto parece reduzir a morbidade materna e fetal. Não obstante, preocupações com estabilidade hemodinâmica após simpatectomia são justificadas, particularmente em pacientes com calafrios, febre alta, taquipneia, alterações no estado mental ou hipotensão fronteiriça. Na ausência de sinais manifestos de septicemia, trombocitopenia ou coagulopatia, a maioria dos clínicos oferece anestesia regional às pacientes com corioamnionite que receberam terapia antibiótica.

TRABALHO DE PARTO PREMATURO

Trabalho de parto pré-termo por definição ocorre entre 20 e 37 semanas de gestação e é a complicação mais comum do terceiro trimestre. Aproximadamente 8% dos bebês nascidos vivos nos Estados Unidos são partejados antes do termo. Fatores maternos contributivos importantes incluem extremos de idade, tratamento pré-natal inadequado, hábito corporal inusual, atividade física aumentada, infecções, trabalho de parto pré-termo precedente, gestações múltiplas e outras enfermidades clínicas ou complicações durante a gravidez.

Em razão do seu pequeno tamanho e desenvolvimento incompleto, os lactentes prematuros – particularmente aqueles com menos de 30 semanas de idade gestacional ou pesando menos de 1.500 g – sofrem um maior número de complicações do que os lactentes de termo. Ruptura prematura das membranas complica 1/3 dos partos prematuros; a combinação de ruptura prematura das membranas e trabalho de parto prematuro aumenta a probabilidade de compressão do cordão umbilical, resultando em hipoxemia fetal e asfixia. Os bebês prematuros com apresentação pélvica são particularmente propensos a prolapso do cordão umbilical durante o trabalho de parto. Além disso, produção inadequada de surfactante pulmonar frequentemente leva à síndrome de angústia respiratória idiopática (doença de membrana hialina) após o parto. Os níveis de surfactante são, em geral, adequados apenas depois da semana 35 de gestação. Finalmente, um crânio mole, pouco calcificado, predispõe estes recém-nascidos à hemorragia intracraniana durante parto vaginal.

Quando trabalho de parto prematuro ocorre antes de 35 semanas de gestação, geralmente são iniciados repouso no leito e terapia tocolítica. O tratamento tem sucesso em 75% das pacientes. O trabalho de parto é inibido até que os pulmões amadureçam e suficiente surfactante pulmonar seja produzido, conforme julgado por amniocentese. O risco de síndrome de angústia respiratória é acentuadamente reduzido, quando a relação lecitina/esfingomielina no líquido amniótico é maior que 2. Glicocorticoide (betametasona) pode ser dado para induzir produção de surfactante pulmonar, o que exige um mínimo de 24-48 h. Os tocolíticos mais comumente usados são agonistas β_2-adrenérgicos (ritodrina ou terbutalina) e magnésio (6 g intravenosamente ao longo de 30 min seguidos por 2-4 g/h). Ritodrina (dada intravenosamente a 100-350 mcg/min) e terbutalina (dada oralmente a 2,5-5 mg cada 4-6 h) também têm alguma atividade nos receptores β_1-adrenérgicos, o que se responsabiliza por alguns dos seus efeitos colaterais. Os efeitos colaterais maternos incluem taquicardia, arritmias, isquemia miocárdica, branda hipotensão, hiperglicemia, hipopotassemia e, raramente, edema pulmonar. Outros agentes tocolíticos incluem bloqueadores dos canais de cálcio (nifedipina), inibidores de prostaglandina sintetase, antagonistas da oxitocina (atosiban), e, possivelmente, óxido nítrico. Constrição ductal fetal pode ocorrer após 32 semanas de gestação com drogas anti-inflamatórias não esteroides, como indometacina, mas geralmente ela é transitória e regride após descontinuação da droga; comprometimento renal no feto pode também causar oligo-hidrâmnio.

Quando terapia tocolítica não detém o trabalho, anestesia, muitas vezes, se torna necessária. O objetivo durante parto vaginal de um feto pré-termo é um parto controlado lento com mínimo forcejamento pela mãe. Uma episiotomia e fórceps baixo são empregados frequentemente. Anestesia espinal ou epidural permite relaxamento pélvico completo. Cesariana é efetuada em caso de sofrimento fetal, apresentação de nádegas, retardo do crescimento intrauterino, ou falta de progressão do trabalho. Efeitos residuais de agonistas β-adrenérgicos podem complicar anestesia geral. A meia-vida da ritodrina pode ser tão longa quanto 3 h. Cetamina e efedrina (e halotano) devem ser usados cautelosamente em razão da interação com tocolíticos. Hipopotassemia é geralmente decorrente de uma captação intracelular de potássio e raramente exige tratamento; entretanto, ela pode aumentar a sensibilidade a relaxantes musculares. Terapia com magnésio potencializa relaxantes musculares e pode predispor à hipotensão (secundária à vasodilatação). Efeitos residuais de tocolíticos interferem com a contração uterina após o parto. Finalmente, os recém-nascidos pré-termo são, muitas vezes, deprimidos ao parto e frequentemente necessitam de ressuscitação. Preparativos para ressuscitação devem ser completados antes do parto.

DISTÚRBIOS HIPERTENSIVOS

Hipertensão durante gravidez pode ser classificada como hipertensão induzida pela gravidez (HIP, muitas vezes também chamada pré-eclâmpsia), hipertensão crônica que precedia gravidez, ou hipertensão crônica com pré-eclâmpsia superposta. **Pré-eclâmpsia é geralmente definida como pressão arterial sistólica acima de 140 mmHg ou pressão diastólica acima de 90 mmHg depois da 20ª semana de gestação, acompanhada por proteinúria (> 300 mg/dia) e se resolvendo dentro de 48 h após o parto.** Quando ocorrem convulsões, a síndrome é denominada eclâmpsia. A síndrome HELLP descreve pré-eclâmpsia associada à hemólise, enzimas hepáticas elevadas e uma baixa contagem de plaquetas. Nos Estados Unidos, pré-eclâmpsia complica aproximadamente 7-10% das gravidezes; eclâmpsia é muito menos comum, ocorrendo em uma de 10.000-15.000 gravidezes. Pré-eclâmpsia grave causa ou contribui para 20-40% das mortes maternas e 20% das mortes perinatais. As mortes maternas são geralmente decorrentes de acidente vascular encefálico, edema pulmonar e necrose ou ruptura hepática.

Fisiopatologia e Manifestações

A fisiopatologia da pré-eclâmpsia é provavelmente relacionada com uma disfunção vascular da placenta que resulta em metabolismo anormal das prostaglandinas. As pacientes com pré-eclâmpsia têm produção elevada de tromboxano A_2 (TXA_2) e produção diminuída de prostaciclina (PGI_2). TXA_2 é um vasoconstritor potente e promotor de agregação das plaquetas, enquanto PGI_2 é um vasodilatador potente e inibidor da agregação das plaquetas. Disfunção endotelial pode reduzir a produção de óxido nítrico e aumentar a produção de endotelina-1. Esta última é também um potente vasoconstritor e ativador das plaquetas. Reatividade vascular acentuada e lesão endotelial reduzem a perfusão placentária e podem levar a manifestações sistêmicas disseminadas.

Pré-eclâmpsia grave aumenta substancialmente a morbidade e mortalidade tanto maternas quanto fetais, e é definida por uma pressão arterial acima de 160/110 mmHg, proteinúria excedendo 5 g/d, oligúria (< 500 mL/d), creatinina sérica elevada, restrição do crescimento intrauterino, edema pulmonar, manifestações do sistema nervoso central (cefaleia, perturbações visuais, convulsões ou acidente vascular encefálico), dor à palpação hepática, ou a síndrome HELLP (Tabela 41-6). Ruptura hepática também pode ocorrer em pacientes com a síndrome HELLP.

Pacientes com pré-eclâmpsia grave ou eclâmpsia têm perfis hemodinâmicos largamente diferentes. A maioria das pacientes tem baixas pressões de enchimento cardíaco com alta resistência vascular sistêmica, mas o débito cardíaco pode ser baixo, normal ou alto.

Tratamento

O tratamento da pré-eclâmpsia consiste em repouso no leito, sedação, doses repetidas de drogas anti-hipertensivas (geralmente labetalol, 5-10 mg, ou hidralazina, 5 mg intravenosamente), e sulfato de magnésio (4 g de "ataque" intravenosa, seguida por 1-3 g/h) para tratar hiper-reflexia e prevenir convulsões. Níveis terapêuticos de magnésio são 4-6 mEq/L.

TABELA 41-6 Complicações da pré-eclâmpsia

Neurológicas
Cefaleia
Alterações auditivas
Hiperexcitabilidade
Convulsões
Hemorragia intracraniana
Edema cerebral
Pulmonares
Edema da via aérea superior
Edema pulmonar
Cardiovasculares
Volume intravascular diminuído
Resistência arteriolar aumentada
Hipertensão
Insuficiência cardíaca
Hepáticas
Função prejudicada
Enzimas elevadas
Hematoma
Insuficiência renal
Renais
Proteinúria
Retenção de sódio
Filtração glomerular diminuída
Insuficiência renal
Hematológicas
Coagulopatia
Trombocitopenia
Disfunção das plaquetas
Tempo de tromboplastina parcial prolongado
Hemólise microangiopática

Monitoramento invasivo arterial e venoso central são indicadas em pacientes com hipertensão grave, edema pulmonar ou oligúria refratária; uma infusão vasodilatadora intravenosa pode ser necessária. O tratamento definitivo da pré-eclâmpsia é a retirada do feto e placenta.

Manejo Anestésico

As pacientes com pré-eclâmpsia branda geralmente necessitam apenas de cautela extra durante anestesia; podem ser usadas práticas anestésicas padrão. Anestesias espinal e epidural são associadas a diminuições semelhantes da pressão arterial sistólica nestes pacientes. As pacientes com doença grave, no entanto, estão criticamente doentes e necessitam de estabilização antes da administração de qualquer anestésico. Hipertensão deve ser controlada e hipovolemia corrigida antes da administração de anestesia. Na ausência de coagulopatia, anestesia epidural contínua é a primeira escolha para a maioria das pacientes com pré-eclâmpsia durante trabalho de parto, parto vaginal e cesariana. Além disso, anestesia epidural contínua evita o risco aumentado de falha de intubação em decorrência de edema grave da via aérea superior.

Uma contagem de plaquetas e coagulograma devem ser checados antes da instituição de anestesia regional em pacientes com pré-eclâmpsia grave. Foi recomendado que anestesia regional seja evitada, se a contagem de plaquetas for menor que 100.000/μL, mas uma contagem de plaquetas tão baixa quanto 70.000/μL pode ser aceitável em casos selecionados, particularmente, quando a contagem tem sido estável. Embora algumas pacientes tenham um defeito qualitativo das plaquetas, a utilidade de uma determinação do tempo de sangramento é questionável. Anestesia epidural contínua demonstrou diminuir a secreção de catecolaminas e melhorar a perfusão uteroplacentária até 75% nestas pacientes, contanto que hipotensão seja evitada. *Bolus* hídricos judiciosos com a ativação epidural podem ser necessários para corrigir a hipovolemia relacionada com a doença. Terapias hemodinâmica e hídrica, guiadas por metas, utilizando análise de contorno do pulso arterial (Virgileo/Flotrac, LiDCOrapid) ou ecocardiografia, podem ser empregadas para guiar a reposição de líquido. Uso de uma dose de teste contendo epinefrina para anestesia epidural é controverso por causa da confiabilidade questionável (veja seção antecedente sobre Prevenção de Injeção Intravascular e Intratecal Não Intencional) e do risco de exacerbar hipertensão. Hipotensão deve ser tratada com pequenas doses de vasopressores, porque as pacientes tendem a ser muito sensíveis a estes agentes. Evidência recente sugere que anestesia espinal não resulta, como se pensava anteriormente, em uma redução mais grave da pressão arterial materna. Portanto, esta técnica é uma escolha anestésica razoável para cesariana em uma paciente eclâmptica.

Monitoramento intra-arterial da pressão está indicado em pacientes com hipertensão grave durante ambas, anestesias geral e regional. Infusões vasodilatadoras intravenosas podem ser necessárias para controlar a pressão arterial durante anestesia geral. Labetalol intravenoso (incrementos de 5-10 mg) pode também ser efetivo para controlar a resposta hipertensiva à intubação e não parece alterar o fluxo sanguíneo placentário.

Uma vez que magnésio potencialize relaxantes musculares, as doses de relaxantes musculares não despolarizantes devem ser reduzidas em pacientes recebendo terapia com magnésio e devem ser guiadas por um estimulador de nervo periférico. A paciente com suspeita de toxicidade de magnésio, manifestada por hiporreflexia, sedação excessiva, visão turva, comprometimento respiratório e depressão cardíaca, pode ser tratada com administração intravenosa de gluconato de cálcio (1 g ao longo de 10 minutos).

DOENÇA CARDÍACA

As acentuadas alterações cardiovasculares, associadas à gravidez, trabalho de parto e parto, muitas vezes, fazem pacientes grávidas com cardiopatia (2% das parturientes) descompensar durante este período. Embora a maioria das grávidas com doença cardíaca tenha cardiopatia reumática, um número cada vez maior de parturientes está se apresentando com lesões congênitas corrigidas ou paliadas. O manejo anestésico é dirigido para empregar técnicas que minimizem os estresses adicionados do trabalho de parto e do parto. O tratamento específico das várias lesões encontra-se discutido em outro local. A maioria das pacientes pode ser dividida em um de dois grupos. As pacientes no primeiro grupo se beneficiam das quedas na resistência vascular sistêmica causadas pelas técnicas de analgesia neuraxial, mas geralmente não da administração excessivamente entusiástica de líquido. Estas pacientes incluem aquelas com insuficiência mitral, insuficiência aórtica, insuficiência cardíaca crônica ou lesões congênitas com *shuntagem* da esquerda para a direita. A simpatectomia induzida por técnicas espinais ou epidurais reduz ambas, a pré-carga e a pós-carga, alivia congestão pulmonar, e, em alguns casos, aumenta o fluxo anterógrado (débito cardíaco).

As pacientes no segundo grupo não se beneficiam de uma diminuição na resistência vascular sistêmica. Estas pacientes incluem aquelas com estenose aórtica, lesões congênitas com *shuntagem* da direita para a esquerda ou bidirecional, ou hipertensão pulmonar primária. Reduções no retorno venoso (pré-carga) ou na pós-carga são geralmente mal toleradas. Estas pacientes são mais bem tratadas com opioides intraespinais isoladamente, medicações sistêmicas, bloqueios nervosos pudendos e, se necessário, anestesia geral.

EMBOLIA DE LÍQUIDO AMNIÓTICO

Embolia de líquido amniótico é uma complicação rara (1:20.000 partos), mas frequentemente letal (taxa de mortalidade 86% em algumas séries) que pode ocorrer durante trabalho de parto, parto, cesariana ou pós-parto. A mortalidade pode exceder 50% na primeira hora. Entrada de líquido amniótico na circulação materna pode ocorrer por qualquer interrupção nas membranas uteroplacentárias. Essas descontinuidades podem ocorrer durante parto normal ou operação cesariana ou após descolamento da placenta, placenta prévia ou ruptura uterina. Além de detritos fetais, o líquido amniótico contém várias prostaglandinas e leucotrienos, que parecem desempenhar um papel importante na gênese desta síndrome. O termo alternativo, síndrome anafilactoide da gravidez, foi sugerido para enfatizar o papel de mediadores químicos nesta síndrome.

As pacientes tipicamente se apresentam com súbita taquicardia, cianose, choque e sangramento generalizado. Três manifestações fisiopatológicas principais são responsáveis: (1) embolia pulmonar aguda, (2) coagulação intravascular disseminada (DIC) e (3) atonia uterina. Alterações do estado mental, incluindo convulsões e edema pulmonar, podem-se desenvolver; este último tem ao mesmo tempo componentes cardiogênicos e não cardiogênicos. Disfunção ventricular esquerda aguda é comum. Embora o diagnóstico só possa ser estabelecido firmemente pela demonstração de elementos fetais na circulação materna (geralmente em autópsia ou menos comumente aspirando-se líquido amniótico de um cateter venoso central), embolia de líquido amniótico deve sempre ser sugerida por angústia respiratória súbita e colapso circulatório. A apresentação pode inicialmente simular tromboembolismo pulmonar agudo, embolia de ar venosa, septicemia fulminante ou ruptura hepática ou hemorragia cerebral em uma paciente com toxemia.

O tratamento consiste em ressuscitação cardiopulmonar e tratamento de suporte. Quando parada cardíaca ocorre antes da retirada do feto, a eficácia de compressões do tórax fechado pode ser marginal na melhor hipótese. Compressão aortocaval prejudica a ressuscitação na posição supina, enquanto compressões torácicas são menos efetivas em uma posição inclinada lateral. Além disso, parto rápido parece melhorar o resultado materno e fetal; parto imediato (cesariana) deve, portanto, ser efetuado. Uma vez ressuscitada a paciente, ventilação mecânica, reidratação e inotrópicos são mais bem aplicados com orientação de monitoramento hemodinâmico invasivo. Atonia uterina é tratada com oxitocina, metilergonovina e prostaglandina $F_{2\alpha}$, enquanto coagulopatias importantes são tratadas com plaquetas e fatores da coagulação, baseando-se em achados laboratoriais.

HEMORRAGIA PÓS-PARTO

Hemorragia pós-parto é a principal causa de mortalidade materna nos países em desenvolvimento. Ela é diagnosticada quando a perda sanguínea pós-parto excede 500 mL. Até 4% das parturientes podem experimentar hemorragia pós-parto, que, muitas vezes, é associada a um terceiro período prolongado do trabalho de parto, pré-eclâmpsia, gestações múltiplas e parto a fórceps.
15 Causas comuns incluem atonia uterina, placenta retida, lacerações obstétricas, inversão uterina e uso de agentes tocolíticos antes do parto. Atonia é frequentemente associada à superdistensão uterina (gestação múltipla e poli-hidrâmnio). Menos comumente, um defeito da coagulação pode ser responsável.

O anestesiologista pode ser consultado para ajudar no acesso venoso ou ressuscitação hídrica (e com sangue), bem como para aplicar anestesia para exame cuidadoso da vagina, colo e útero. Lacerações perineais podem geralmente ser reparadas com infiltração de anestésico local ou bloqueios de nervos pudendos. Anestesia residual de anestesia epidural ou espinal prévia facilita o exame da paciente; entretanto, suplementação com um opioide, óxido nitroso ou ambos pode ser necessária. Indução de anestesia espinal ou epidural na presença de hipovolemia é problemática. **Anestesia geral é geralmente necessária para extração manual de placenta retida, reversão de útero invertido ou reparo de uma grande laceração.** Atonia uterina deve ser tratada com oxitocina (20-30 unidades/L de líquido intravenoso), metilergonovina (0,2 mg intramuscularmente ou em 100 mL de soro fisiológico administrado ao longo de 10 min intravenosamente), e prostaglandina $F_{2\alpha}$ (0,25 mg intramuscularmente). Laparotomia e histerectomia de emergência pode ser necessária em casos raros. Ligadura inicial das artérias ilíacas internas (hipogástricas) pode ajudar a evitar histerectomia ou reduzir a perda sanguínea.

Ressuscitação Fetal e Neonatal

RESSUSCITAÇÃO FETAL

A ressuscitação do recém-nascido começa durante o trabalho de parto. Qualquer comprometimento da circulação uteroplacentária facilmente produz asfixia fetal. Asfixia intrauterina durante o trabalho de parto é a causa mais comum de depressão neonatal. Monitoramento fetal durante todo o trabalho é útil para identificar que bebês podem estar em risco, detectar sofrimento fetal e avaliar o efeito de intervenções agudas. Estas incluem corrigir hipotensão materna com líquidos ou vasopressores, dar oxigênio suplementar e diminuir contração uterina (parar oxitocina ou administrar tocolíticos). Alguns estudos sugerem que o feto normal é capaz de compensar até 45 minutos de hipóxia relativa, um período chamado estresse fetal; este último é associado a uma acentuada redistribuição de fluxo sanguíneo principalmente para o coração, cérebro e glândulas suprarrenais. Com o tempo, no entanto, acidose láctica progressiva e asfixia produzem sofrimento fetal que torna necessária retirada imediata.

16

1. Monitoramento da Frequência Cardiofetal

Monitoramento da frequência cardíaca fetal (FHR) constitui presentemente a técnica mais útil para avaliação do bem-estar fetal, embora isoladamente ele tenha uma taxa de 35-50% de falso-positivo de predição de comprometimento fetal. Por esta causa, o termo *sofrimento fetal* no contexto de monitoramento da FHR foi em grande parte substituído por FHR *não tranquilizadora*. Interpretação correta dos padrões de frequência cardíaca é crucial. Três parâmetros são avaliados: frequência cardíaca básica, variabilidade básica e a relação com as contrações uterinas (padrões de desaceleração). Monitoramento da frequência cardíaca é mais acurado quando são usados eletrodos no escalpo fetal, mas isto pode exigir ruptura das membranas e não é isento de complicações (p. ex., amnionite ou lesão fetal).

Frequência Cardíaca Básica

O feto maduro normalmente tem uma frequência cardíaca básica de 110-160 batimentos/min. Uma frequência cardíaca básica aumentada pode ser decorrente de prematuridade, hipóxia fetal branda, corioamnionite, febre materna, drogas administradas à mãe (anticolinérgicos ou β-agonistas), ou, raramente, hipertireoidismo. Uma frequência cardíaca básica diminuída pode ser decorrente de uma gravidez pós-termo, bloqueio cardíaco fetal ou asfixia fetal.

Variabilidade Básica

O feto maduro sadio normalmente mostra uma variabilidade básica de batimento a batimento (onda R a onda R) que pode ser classificada como mínima (< 5 batimentos/min), moderada (6-25 batimentos/min), ou acenutada (> 25 batimentos/min). A variabilidade básica, que é mais bem avaliada com eletrodos de escalpo, tornou-se um sinal importante de bem-estar fetal e representa um sistema nervoso autônomo, funcionando normalmente. **Variabilidade básica diminuída sustentada é um sinal proeminente de asfixia fetal.** Depressores do sistema nervoso central (opioides, barbitúricos, anestésicos voláteis, benzodiazepinas ou sulfato de magnésio) e parassimpaticolíticos (atropina) também diminuem a variabilidade básica, do mesmo modo que o fazem prematuridade, arritmias fetais e anencefalia. Um padrão senoidal que se assemelha a uma onda senoide suave é associada à depressão fetal (hipóxia, drogas, e anemia secundária à isoimunização Rh).

Acelerações

Acelerações da FHR são definidas como aumentos de 15 batimentos/min ou mais durando mais de 15 s. Acelerações periódicas na FHR refletem oxigenação normal e são geralmente relacionadas com movimentos fetais e respostas à pressão uterina. Essas acelerações são geralmente consideradas tranquilizadoras. Pelas 32 semanas, os fetos mostram aumentos periódicos na frequência cardíaca básica que são associados a movimentos fetais. Os fetos normais têm 15-40 acelerações/h. Admite-se que o mecanismo envolva aumentos na secreção de catecolaminas com diminuições no tônus vagal. As acelerações diminuem com sono fetal, algumas drogas (opioides, magnésio e atropina), bem como hipóxia fetal. Acelerações à estimulação do couro cabeludo fetal ou vibroacústica são consideradas um sinal tranquilizador de bem-estar fetal. A ausência de ambas variabilidade básica e acelerações é não tranquilizadora e pode ser um sinal importante de comprometimento fetal.

Padrões de Desaceleração

A. Desacelerações Precoces (Tipo I)

Desaceleração precoce (geralmente 10-40 batimentos/min) (Figura 41-4A) é considerada uma resposta vagal à compressão da cabeça fetal ou estiramento do pescoço durante contrações uterinas. A frequência cardíaca forma uma imagem em espelho da contração. Desacelerações precoces geralmente não são associadas a sofrimento fetal e ocorrem durante a descida da cabeça.

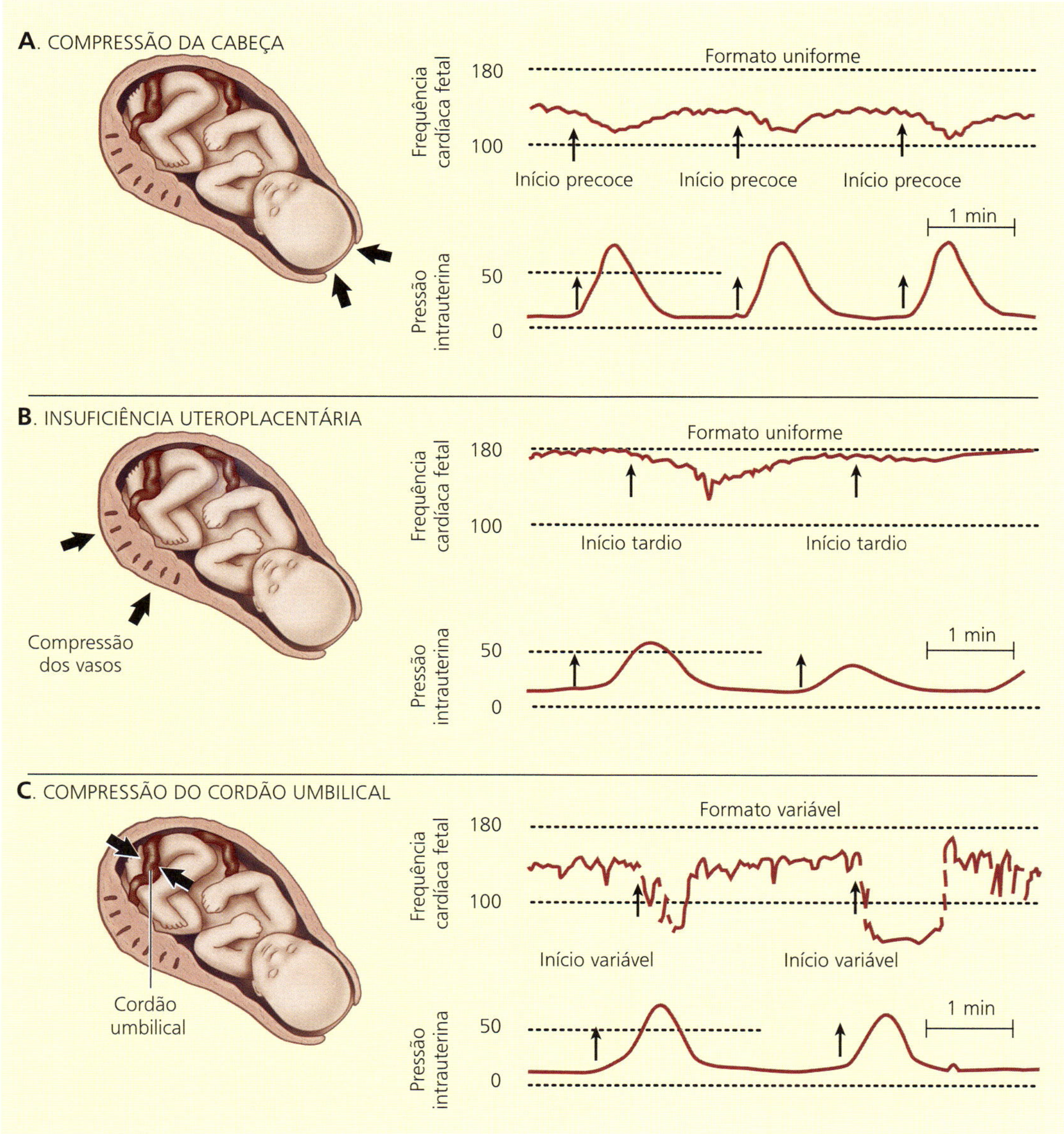

FIGURA 41-4 Alterações periódicas na frequência cardiofetal relacionadas com a contração uterina. **A:** Desacelerações precoces (tipo I). **B:** Desacelerações tardias (tipo II). **C:** Desacelerações variáveis (tipo III). (Reproduzida, com permissão, de Danforth DN, Scott JR: *Obstetrics and Gynecology,* 5th ed. Lippincott, 1986.)

B. Desacelerações Tardias (Tipo II)

Desacelerações tardias (Figura 41-4B) são associadas a comprometimento fetal e são caracterizadas por uma diminuição na frequência cardíaca no momento ou em seguida ao pico das contrações uterinas. As desacelerações tardias podem ser sutis (tão pouco quanto 5 batimento/min). Admite-se que elas representem tensão de oxigênio arterial diminuída sobre os quimiorreceptores atriais. Desacelerações tardias com variabilidade normal podem ser observadas após insultos agudos (hipotensão ou hipoxemia maternas) e são geralmente reversíveis com tratamento. Desacelerações tardias com variabilidade diminuída são associadas à asfixia prolongada e podem ser uma indicação para amostragem do escalpo fetal (veja a seção Outros Monitoramentos a seguir). Abolição completa da variabilidade neste contexto é um sinal nefasto que significa descompensação grave e a necessidade de parto retirada imediata.

C. Desacelerações Variáveis (Tipo III)

O tipo mais comum de desacelerações são as variáveis (Figura 41-4C). Estas desacelerações são variáveis em início, duração e magnitude (frequentemente > 30 batimentos/min). Elas são tipicamente abruptas em início e são consideradas relacionadas com compressão do cordão umbilical e diminuições intermitentes agudas no fluxo sanguíneo umbilical. Desacelerações variáveis são tipicamente associadas à asfixia fetal quando a frequência cardiofetal declina para menos de 60 batimentos/min, dura mais de 60 s, ou ocorre em um padrão que persiste durante mais de 30 min.

2. Outros Monitoramentos

Outros monitores menos comumente usados incluem medições do pH do escalpo fetal, concentração de lactato no escalpo, oximetria de pulso fetal e análise do segmento ST fetal. A experiência clínica é limitada com todos, exceto medições do pH do escalpo. Infelizmente, a última é associada a uma incidência pequena, mas importante de falso-negativos e falso-positivos. Sangue fetal pode ser obtido e analisado via uma pequena punção no escalpo, uma vez as membranas estejam rompidas. Um pH do escalpo fetal acima de 7,20 geralmente é associada a um recém-nascido vigoroso, enquanto um pH abaixo de 7,20 é frequentemente, mas não sempre, associada a um recém-nascido deprimido e exige retirada pronta (tipicamente operatória). Em razão da larga superposição, amostragem sanguínea fetal só pode ser interpretada corretamente em conjunção com monitoramento da frequência cardíaca.

3. Tratamento do Feto

O tratamento da asfixia fetal intrauterina visa a evitar morte fetal ou dano neurológico permanente. Todas as intervenções são dirigidas para a restauração de uma circulação uteroplacentária adequada. Compressão aortocaval, hipoxemia ou hipotensão materna ou excessiva atividade uterina (durante infusões de oxitocina) precisam ser corrigidas. Mudanças na posição materna, oxigênio suplementar e efedrina ou líquido intravenosos, ou ajustes em uma infusão de oxitocina, frequentemente, corrigem o problema. Falha em aliviar estresse fetal, bem como acidose fetal progressiva e asfixia, exige extração imediata.

RESSUSCITAÇÃO NEONATAL

1. Tratamento Geral do Recém-Nascido

Um profissional de saúde cuja única responsabilidade é cuidar do recém-nascido e que seja capaz de prover ressuscitação deve atender a cada parto. Quando a cabeça é partejada, o nariz, boca e faringe são aspirados com uma seringa de pera. Depois que o resto do corpo for partejado, a pele é secada com uma toalha estéril. Uma vez o cordão umbilical pare de pulsar ou respiração neonatal seja iniciada, o cordão é clampeado, o recém-nascido é colocado em uma incubadora radiante com o leito inclinado em uma leve posição de Trendelenburg.

Avaliação e tratamento neonatais são realizados simultaneamente (Figura 41-5). Se o neonato estiver obviamente deprimido, o cordão é clampeado precocemente, e ressuscitação é iniciada imediatamente. Respiração normalmente começa dentro de 30 s e é sustentada dentro de 90 s. As respirações devem ser 30-60 respirações/min, e a frequência cardíaca 120-160 batimentos/min. As respirações são avaliadas por ausculta do tórax, enquanto a frequência cardíaca é determinada pela palpação do pulso na base do cordão umbilical ou ausculta do precórdio. É criticamente importante manter o neonato aquecido.

Além das respirações e frequência cardíaca, a cor, tônus e irritabilidade reflexa devem ser avaliados. O escore de Apgar (Tabela 41-7), registrado com 1 min e novamente aos 5 min após o parto, permanece sendo a mais valiosa avaliação do recém-nascido. O escore de 1 min se correlaciona com sobrevida, enquanto o escore de 5 min tem limitada relação com o resultado neurológico.

Recém-nascidos com escores de Apgar de 8-10 são vigorosos e podem necessitar apenas de delicada estimulação (peteleco no pé, esfregar as costas e secagem adicional). Um cateter deve primeiro ser delicadamente passado por cada narina para excluir atresia coanal e, em seguida, pela boca para aspirar o estômago e excluir atresia do esôfago.

2. Recém-Nascidos Manchados de Mecônio

A presença ou ausência de mecônio no líquido amniótico (aproximadamente 10-12% dos partos) muda o tratamento imediato do recém-nascido ao nascimento. Sofrimento fetal, particularmente após 42 semanas de gestação, é frequentemente associada à liberação de mecônio espesso dentro do líquido. Arquejo fetal durante estresse resulta na entrada de uma grande quantidade de líquido amniótico manchado de mecônio para dentro dos pulmões. Quando o recém-nascido inicia respiração ao nascimento, o mecônio se move da traqueia e grandes vias aéreas para periferia do pulmão. Mecônio espesso ou particulado pode obstruir pequenas vias aéreas e causar angústia respiratória grave em 15% dos recém-nascidos banhados de mecônio. Além disso, estes lactentes podem desenvolver circulação fetal persistente.

A não ser que o recém-nascido tenha respirações ausentes ou deprimidas, mecônio aquoso fino não necessita de aspiração além de cuidadosa aspiração com pera da orofaringe, quando a cabeça emerge do períneo (ou do útero em cesariana). Quando mecônio espesso "em sopa de ervilha" está presente no líquido amniótico, no entanto, alguns clínicos intubam e aspiram a traqueia imediatamente após o parto, mas antes que a primeira respiração seja tomada. Se o bebê não for vigoroso, aspiração traqueal é recomendada, quando mecônio está presente. Aspiração traqueal do mecônio espesso é realizada por um aparelho especial de aspiração afixado ao tubo endotraqueal, enquanto o tubo é retirado. Se mecônio for aspirado da traqueia, o procedimento deve ser repetido até que nenhum mecônio seja obtido – mas não mais que 3 vezes, depois do que ele geralmente não traz benefício adicional. O lactente deve, então, receber oxigênio suplementar por máscara facial e ser observado estritamente. O estômago deve também ser aspirado para prevenir regurgitação passiva de qualquer mecônio. Recém-nascidos com aspiração de mecônio têm uma incidência aumentada de pneumotórax (10% em comparação a 1% de todos os partos vaginais).

3. Tratamento do Recém-Nascido Deprimido

Aproximadamente 6% dos recém-nascidos, a maioria dos quais pesa menos de 1.500 g, necessita de alguma forma de suporte avançado de vida. Ressuscitação do recém-nascido deprimido exige duas ou mais pessoas – uma para manejar a via aérea e ventilação, e outra para efetuar compressões torácicas, se necessário. Uma terceira pessoa facilita grandemente a colocação de cateteres intravasculares e a administração de líquidos ou drogas.

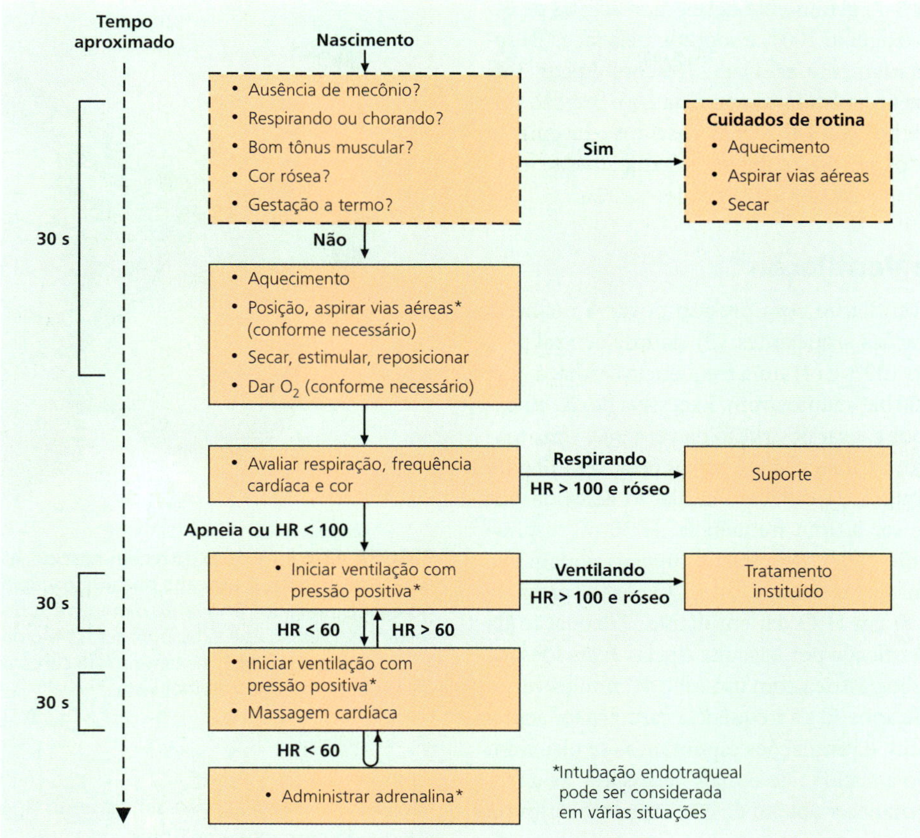

FIGURA 41-5 Algoritmo para ressuscitação do recém-nascido. HR, frequência cardíaca. (Reproduzida, com permissão, de ECC Committee, Subcommittees and Task Forces of the American Heart Association: 2005 American Heart Association Guidelines for Cardiopulmonary Resuscitation and Emergency Cardiovascular Care. Circulation 2005 Dec 13;112(24 Suppl):IV1-203.)

O anestesiologista cuidando da mãe pode fornecer apenas breve assistência e apenas quando isso não coloca em risco a mãe; outras pessoas são, portanto, geralmente responsáveis pela ressuscitação do recém-nascido.

Dado que a causa mais comum de depressão neonatal é asfixia intrauterina, a ênfase na ressuscitação é na respiração. Hipovolemia é também um fator contributivo em um número importante de neonatos. Fatores associados à hipovolemia incluem pinçamento precoce do cordão umbilical, reter o recém-nascido acima do introito antes do clampeamento, prematuridade, hemorragia materna, transecção da placenta durante cesariana, sepse, e transfusão intergemelar.

Falta de resposta rápida do recém-nascido aos esforços ressuscitativos respiratórios obriga a acesso vascular e gasometria sanguínea; pneumotórax (incidência de 1%) e anomalias congênitas da via aérea, incluindo fístula traqueoesofágica (1:3.000-5.000 nascidos vivos) e hérnia diafragmática congênita (1:2.000-4.000) devem também ser considerados.

Agrupamento pelo escore de Apgar de 1 min facilita grandemente a ressuscitação: (1) recém-nascidos brandamente asfi-

TABELA 41-7 Escore de Apgar

	Pontos		
Sinal	*0*	*1*	*2*
Frequência cardíaca (batimentos/min)	Ausente	< 100	> 100
Esforço respiratório	Ausente	Lento, irregular	Bom, chorando
Tônus muscular	Flácido	Alguma flexão	Movimento ativo
Irritabilidade reflexa	Ausência de resposta	Careta	Chorando
Cor	Azul ou pálida	Corpo rosado, extremidades azuis	Todo rosado

xiados (escore Apgar 5-7) geralmente necessitam apenas de estimulação, enquanto oxigênio 100% é soprado pela face; (2) recém-nascidos moderadamente asfixiados (escore Apgar 3-4) necessitam de ventilação assistida temporária com pressão positiva com máscara e bolsa; e (3) recém-nascidos gravemente deprimidos (escore Apgar 0-2) devem ser imediatamente intubados, e compressões torácicas podem ser necessárias.

Diretrizes para Ventilação

As indicações para ventilação com pressão positiva incluem: (1) apneia, (2) respirações arquejantes, (3) cianose central persistente com oxigênio 100% e (4) uma frequência cardíaca persistente menor que 100 batimentos/min. Excessiva flexão ou extensão do pescoço pode causar obstrução da via aérea. Uma toalha com 2,5 cm de altura embaixo dos ombros pode ser útil para manter posição adequada da cabeça. Ventilação assistida por bola e máscara deve ser a uma frequência de 30-60 respirações/min com oxigênio 100%. Respirações iniciais podem necessitar de pressões máximas de até 40 cm H_2O, mas as pressões não devem exceder 30 cm H_2O daí em diante. Adequação da ventilação deve ser verificada por ausculta e pelas excursões torácicas. Descompressão gástrica com um tubo 8F, muitas vezes, facilita a ventilação. Se após 30 s a frequência cardíaca for acima de 100 batimentos/min, e ventilações espontâneas se tornarem adequadas, ventilação assistida não é mais necessária. Se a frequência cardíaca permanecer abaixo de 60 batimentos/min ou 60-80 batimentos/min sem um aumento em resposta à ressuscitação, o neonato é intubado, e são começadas compressões torácicas. Se a frequência cardíaca for 60-80 batimentos/min e aumentando, ventilação assistida é continuada, e o recém-nascido é observado. Falha da frequência cardíaca em se elevar acima de 80 batimentos/min é uma indicação para compressões torácicas. As indicações para intubação endotraqueal incluem ventilação por máscara inefetiva ou prolongada e a necessidade de administrar medicações.

Intubação (Figura 41-6) é efetuada com uma lâmina de laringoscópio de Miller 00, 0 ou 1, usando um tubo endotraqueal de 2,5, 3 ou 3,5 mm (para recém-nascidos < 1 kg, 1-2 kg, e > 2 kg, respectivamente). Tamanho correto do tubo endotraqueal é indicado por um pequeno vazamento com pressão de 20 cm H_2O. Intubação endobrônquica direita deve ser excluída por auscultação torácica. A profundidade correta do tubo endotraqueal ("extremidade até o lábio") é geralmente 6 cm mais o peso em quilograma. A saturação de oxigênio pode geralmente ser medida por um oxímetro de pulso aplicado à palma. Capnografia é também muito útil para confirmar intubação endotraqueal. Sensores de oxigênio transcutâneos são úteis para medir a oxigenação tecidual, mas requerem tempo para equilibração inicial. Uso de uma cânula máscara laríngea (LMA nº 1) foi descrito em neonatos pesando mais de 2,5 kg e pode ser útil se a intubação endotraqueal for difícil (p. ex., síndrome de Pierre Robin).

Diretrizes para Compressões Torácicas

As indicações para compressões torácicas são uma frequência cardíaca que é menor que 60 batimentos/min ou 60-80 batimentos/min e não e não se elevando após 30 s de ventilação adequada com oxigênio 100%.

Compressões cardíacas devem ser aplicadas a uma frequência de 120/min. A técnica com dois polegares/mãos circundando (Figura 41-7) é geralmente preferida porque ela parece gerar pressões sistólicas e perfusão coronariana mais altas. Alternativamente, pode ser usada a técnica com dois dedos (Figura 41-8). A profundidade das compressões deve ser aproximadamente 1/3 do diâmetro anteroposterior do tórax e suficiente para gerar um pulso palpável.

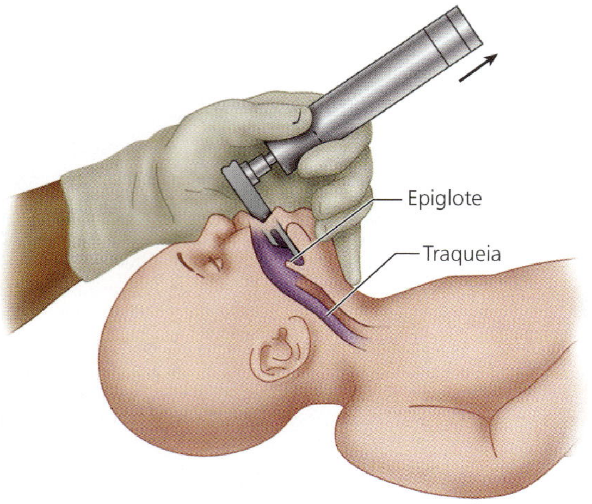

FIGURA 41-6 Intubação do recém-nascido. A cabeça é colocada em uma posição neutra, e o cabo do laringoscópio é pegado com o polegar e indicador, enquanto o mento é suportado com os dedos restantes. Pressão aplicada sobre o osso hioide com o dedo mínimo trará a laringe à visão. Uma lâmina reta como uma Miller 0 ou 1 geralmente fornece a melhor vista.

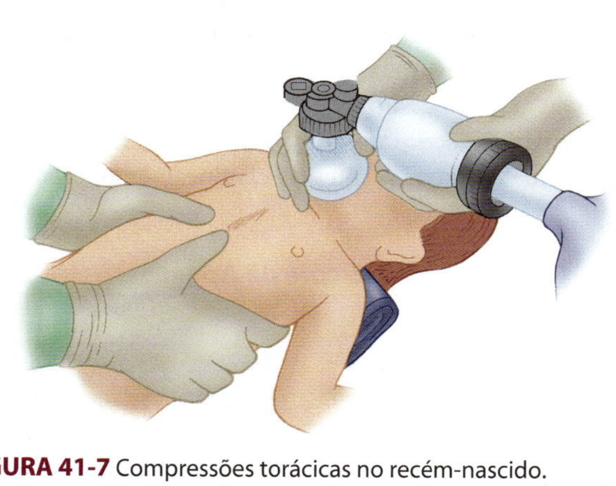

FIGURA 41-7 Compressões torácicas no recém-nascido. O recém-nascido é pegado com ambas as mãos, enquanto cada polegar é colocado imediatamente abaixo de uma linha conectando os mamilos, e os dedos restantes circundam o tórax. O esterno é comprimido 0,8 a 1,8 cm a uma frequência de 120/min. (Reproduzida com permissão de Rudolph CD *et al. Rudolph's Pediatrics.* 22nd ed. McGraw-Hill, 2011.)

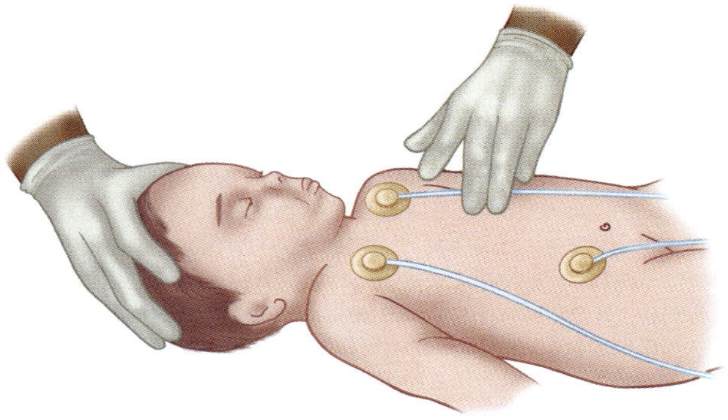

FIGURA 41-8 Técnica alternativa para compressões torácicas neonatais: dois dedos são colocados sobre o terço inferior do esterno em ângulo reto com o tórax. O tórax é comprimido aproximadamente 1 cm a uma frequência de 120/min.

Compressões devem ser interpostas com ventilação em uma proporção de 3:1, tal que 90 compressões e 30 ventilações sejam aplicadas por minuto. A frequência cardíaca deve ser checada periodicamente. Compressões torácicas devem ser interrompidas, quando a frequência cardíaca espontânea exceder 80 batimentos/min.

Acesso Vascular

Canulização da veia umbilical com um cateter umbilical 3,5F ou 5F é mais fácil e a técnica preferida. A extremidade do cateter deve ficar imediatamente abaixo do nível da pele e permitir livre fluxo retrógrado de sangue; avanço adicional pode resultar em infusão de soluções hipertônicas diretamente dentro do fígado. Uma veia periférica ou mesmo o tubo endotraqueal pode ser usado como via alternativa para administração de droga.

Canulização de uma das duas artérias umbilicais permite medição da pressão arterial e facilita medições de gasometria, mas pode ser mais difícil. Cateteres de artéria umbilical especialmente desenhados permitem monitoramento contínuo da PaO_2 e da saturação de oxigênio, bem como da pressão arterial. Cuidado precisa ser tomado para não introduzir ar nenhum na artéria ou na veia.

Ressuscitação de Volume

Alguns recém-nascidos a termo e quase 2/3 dos bebês prematuros que necessitam de ressuscitação são hipovolêmicos ao nascimento. O diagnóstico é fundamentado no exame físico (baixa pressão arterial e palidez) e uma má resposta à ressuscitação. A pressão arterial neonatal geralmente se correlaciona com o volume intravascular e deve, por essa razão, ser medida rotineiramente. Pressão arterial normal depende do peso ao nascer e varia de 50/25 mmHg em recém-nascidos pesando 1-2 kg a 70/40 mmHg naqueles pesando mais de 3 kg. Uma baixa pressão arterial sugere hipovolemia. Expansão de volume pode ser realizada com 10 mL/kg de injeção de Ringer-lacato, soro fisiológico ou sangue tipo O negativo com prova cruzada com sangue materno. Causas menos comuns de hipotensão incluem hipocalcemia, hipermagnesemia e hipoglicemia.

Farmacoterapia

A. Epinefrina

Epinefrina, 0,01-0,03 mg/kg (0,1-0,3 mL/kg de uma solução 1:10.000), deve ser dada na assistolia ou uma frequência cardíaca espontânea de menos de 60 batimentos/min apesar de ventilação adequada e compressões torácicas. Ela pode ser repetida a cada 3-5 min. Epinefrina pode ser dada em 1 mL de soro fisiológico via tubo endotraqueal, quando acesso venoso não for disponível.

B. Naloxona

Naloxona, 0,1 mg/kg intravenosamente ou 0,2 mg/kg intramuscularmente, é dada para reverter o efeito depressor respiratório de opioides dados à mãe nas últimas 4 h de trabalho de parto. Sintomas de abstinência podem ser precipitados em bebês de mães que consomem cronicamente opioides prescritos ou ilícitos.

C. Outras Drogas

Outras drogas podem estar indicadas apenas em contextos específicos. Bicarbonato de sódio (2 mEq/kg de uma solução 0,5 mEq/mL 4,2%) deve geralmente ser dado apenas em acidose metabólica grave documentada por gasometria sanguínea e quando a ventilação for adequada. Ele também pode ser administrado durante ressuscitação prolongada (> 5 min) – particularmente se gasometrias não forem prontamente disponíveis. A velocidade de infusão não deve exceder 1 mEq/kg/min a fim de evitar hipertonicidade e hemorragia intracraniana. Conforme notado anteriormente, a fim de prevenir lesão hepática induzida por hipertonicidade, a ponta do cateter da veia umbilical não deve ficar no fígado. Gluconato de cálcio 100 mg/kg ($CaCl_2$, 30 mg/kg)* deve ser dado apenas a neonatos com hipocalcemia documentada ou aqueles com suspeita de intoxicação por magnésio (a partir de terapia materna com magnésio); estes recém-nascidos são geralmente hipotensos, hipotônicos e se mostram vasodilatados. Glicose (8 mg/kg/min de uma solução a 10%) é dada apenas para hipoglicemia documentada, porque hiperglicemia piora déficits neurológicos hipóxicos. A glicemia deve ser medida porque até 10% dos recém-nascidos podem ter hipoglicemia (glicose < 35 mg/dL), particularmente aqueles partejados por cesariana. Dopamina pode ser começada a 5 mcg/kg/min para dar suporte à pressão arterial. Finalmente, surfactante pode ser dado pelo tubo endotraqueal a recém-nascidos prematuros com síndrome de angústia respiratória.

*N. do RT.: estas doses não são as usuais, embora no original estejam assim. O usual é gluconato de cálcio: 30 m/kg (cloreto de cálcio: 10 mg/kg).

DISCUSSÃO DE CASO

Apendicite em uma Mulher Grávida

Uma mulher de 31 anos com uma gestação de 24 semanas se apresenta para apendicectomia.

De que modo a gravidez complica o tratamento desta paciente?

Aproximadamente 1-2% das pacientes grávidas necessitam de cirurgia durante sua gravidez. O procedimento mais comum durante o primeiro trimestre é laparoscopia; apendicetomia (1:1.500 gravidezes) e colecistectomia (1:2.000-10.000 gravidezes) são os procedimentos de cirurgia geral mais comumente realizados. Cerclagem cervical pode ser necessária em algumas pacientes para incompetência cervical. Os efeitos fisiológicos da gravidez podem alterar as manifestações do processo de doença e tornar difícil o diagnóstico. Pacientes podem, por essa razão, se apresentar com doença avançada ou complicada. As alterações fisiológicas associadas à gravidez (veja Capítulo 40) predispõem ainda mais a paciente à morbidade e mortalidade aumentadas. Além disso, tanto a operação quanto a anestesia podem afetar adversamente o feto.

Quais são os efeitos potencialmente deletérios da cirurgia e anestesia sobre o feto?

O procedimento pode ter efeitos indesejáveis imediatos e a longo prazo sobre o feto. Hipotensão, hipovolemia, anemia grave, hipoxemia e aumentos acentuados no tônus simpático maternos podem comprometer seriamente a transferência de oxigênio e outros nutrientes através da circulação uteroplacentária e promover asfixia fetal intrauterina. O estresse do procedimento operatório e do processo subjacente também podem precipitar trabalho de parto pré-termo, que, muitas vezes, se segue à cirurgia intra-abdominal na proximidade do útero. Laparoscopia pode ser executada com segurança, embora a insuflação de CO_2 tenha o potencial de causar acidose respiratória fetal. Hiperventilação materna branda à moderada e limitar a pressão de insuflação e a duração do procedimento limitam o grau de acidose. Efeitos deletérios a longo prazo relacionam-se com possíveis efeitos teratogênicos sobre o feto em desenvolvimento.

Quando o feto é mais sensível a influências teratogênicas?

Três fases de suscetibilidade são geralmente reconhecidas. Nas primeiras 2 semanas de vida intrauterina, teratógenos têm ou um efeito letal ou nenhum efeito sobre o embrião. A terceira à oitava semanas são o período mais crítico, quando tem lugar a organogênese; exposição a drogas durante este período pode produzir importantes anormalidades desenvolvimentais. A partir da 8ª semana em diante, a organogênese está completa, e tem lugar o crescimento dos órgãos. Exposição a teratógeno durante este último período geralmente resulta em apenas pequenas anormalidades morfológicas, mas pode produzir importantes anormalidades fisiológicas e retardo do crescimento. Embora as influências teratogênicas dos agentes anestésicos tenham sido extensamente estudadas em animais, estudos humanos retrospectivos foram inconclusivos. Preocupações passadas acerca de possíveis efeitos teratogênicos do óxido nitroso e dos benzodiazepínicos não parecem ser justificadas. Inobstante, a exposição a todos os agentes anestésicos deve ser mantida em um mínimo em termos do número total de agentes, posologia e duração da exposição. Nós tendemos a administrar apenas os agentes que são requeridos – e na nossa clínica, óxido nitroso nunca é requerido, e benzodiazepínicos são apenas raramente requeridos – em uma paciente grávida.

Qual seria a técnica anestésica ideal nesta paciente?

Pelo fim do segundo trimestre (depois de 20-24 semanas de gestação), a maioria das grandes transformações fisiológicas associadas à gravidez teve lugar. Anestesia regional, quando exequível, é preferível à anestesia geral a fim de diminuir os riscos de aspiração pulmonar e de falha de intubação e para minimizar exposição do feto a drogas. A paciente deve ser mantida com desvio uterino lateral esquerdo quando supina. A exposição total a drogas é a menor de todas com anestesia espinal. Além disso, anestesia espinal pode ser preferível à anestesia epidural porque ela não é associada à injeção intravascular não intencional ou com o potencial de grandes doses epidurais de anestésico local. Por outro lado, anestesia geral garante conforto da paciente e, quando for usado um agente volátil, pode mesmo suprimir trabalho de parto pré-termo (veja Capítulo 40). Foi descrito que óxido nitroso sem administração concomitante de um anestésico halogenado reduz o fluxo sanguíneo uterino.

Embora anestesia regional seja preferível na maioria dos casos, a escolha entre anestesias regional e geral deve ser individualizada de acordo com a paciente, o anestesiologista e o tipo de cirurgia. Anestesia espinal é geralmente satisfatória para apendicectomias abertas, enquanto anestesia geral é apropriada para procedimentos laparoscópicos.

Há quaisquer monitores especiais indicados perioperatoriamente?

Além dos monitores padrão, a frequência cardiofetal e a atividade uterina devem ser monitoradas com um Doppler e tocodinamômetro imediatamente antes da cirurgia e durante a recuperação da anestesia em uma mulher que esteja grávida de 24 semanas ou mais. Quando atividade uterina organizada regular é detectada, tratamento precoce com um agonista β-adrenérgico, como ritodrina, geralmente aborta o trabalho de parto prematuro. Sulfato de magnésio e indometacina oral ou retal podem também ser usados como tocolíticos.

Quando devem operações eletivas ser efetuadas durante gravidez?

Todas as operações eletivas devem ser adiadas até 6 semanas pós-parto. Apenas procedimentos de emergência que imponham uma ameaça imediata à mãe ou feto devem rotineiramente ser efetuados. A cronologia de procedimentos semieletivos, como aqueles para câncer, cardiopatia valvar ou aneurisma intracraniano, deve ser individualizada e deve ponderar a ameaça à saúde materna *versus* bem-estar fetal. Anestesia hipotensiva controlada (deliberada) tem sido utilizada para reduzir perda sanguínea durante operações extensas de câncer; nitroprussiato, nitroglicerina e hidralazina foram usados durante gravidez sem comprometimento fetal aparente. Não obstante, grandes doses e infusões prolongadas de nitroprussiato devem ser evitadas porque o fígado imaturo do feto pode ter uma capacidade limitada de metabolizar o produto de degradação de cianeto. *Bypass* cardiopulmonar tem sido empregado em pacientes grávidas com sucesso, sem resultado fetal adverso. Uso eletivo de parada circulatória durante gravidez não é recomendado.

DIRETRIZES

Kattwinkel J, Perlman JM, Aziz K, et al: Part 15: Neonatal resuscitation: 2010 American Heart Association Guidelines for Cardiopulmonary Resuscitation and Emergency Cardiovascular Care. Circulation 2010;122:S909. Erratum in: Circulation 2011;124:e406.

LEITURA SUGERIDA

Ahmed A: New insights into the etiology of preeclampsia: Identification of key elusive factors for the vascular complications. Thromb Res 2011;127:S72.

Frölich MA, Esame A, Zhang K, et al: What factors affect intrapartum maternal temperature? A prospective cohort study: Maternal intrapartum temperature. Anesthesiology 2012;117:302.

Loubert C, Hinova A, Fernando R: Update on modern neuraxial analgesia in labour: A review of the literature of the last 5 years. Anaesthesia 2011;66:191.

MacKAy AP, Berg CJ, Liu X, et al: Changes in pregnancy mortality ascertainment: United States, 1999-2005. Obstet Gynecol 2011;118:104.

Ngan Kee WD: Prevention of maternal hypotension after regional anaesthesia for caesarean section. Curr Opin Anaesthesiol 2010;23:304.

Santos AC, Birnbach DJ: Spinal anesthesia in the parturient with severe preeclampsia: Time for reconsideration. Anesth Analg 2003;97:621.

Simmons SW, Cyna AM, Dennis AT, Hughes D: Combined spinal-epidural versus epidural analgesia in labour. Cochrane Database Syst Rev 2007;18:CD003401.

Toledo P: What's new in obstetric anesthesia: The 2011 Gerard W. Ostheimer lecture. Int J Obstet Anesth 2012;21:68.

Wong CA, Scavone BM, Peaceman AM, et al: The risk of cesarean delivery with neuraxial analgesia given early versus late in labor. N Engl J Med 2005;352:655.

CAPÍTULO 42

Anestesia Pediátrica

CONCEITOS-CHAVE

1. Recém-nascidos e lactentes têm menor número e menores alvéolos, o que reduz a complacência pulmonar; em contraste, sua caixa costal cartilaginosa torna sua parede torácica muito complacente. A combinação destas duas características promove colapso da parede torácica durante a inspiração e volumes residuais relativamente baixos à expiração. A diminuição resultante na capacidade residual funcional (FRC) limita as reservas de oxigênio durante períodos de apneia (p. ex., tentativas de intubação) e, facilmente, os predispõe à atelectasia e hipoxemia.
2. Em comparação a crianças mais velhas e adultos, os recém-nascidos e lactentes têm cabeça e língua proporcionalmente maiores, vias nasais mais estreitas, laringe anterior e cefálica, epiglote mais longa, e traqueia e pescoço mais curtos. Estas características anatômicas tornam os recém-nascidos e lactentes respiradores nasais obrigatórios até cerca de 5 meses de idade. A cartilagem cricoide é o ponto mais estreito da via aérea em crianças com menos de 5 anos de idade.
3. O volume sistólico cardíaco é relativamente fixado por um ventrículo esquerdo não complacente e imaturo nos recém-nascidos e lactentes. O débito cardíaco é, portanto, muito sensível a alterações na frequência cardíaca.
4. Pele fina, baixo conteúdo de gordura, e maior área de superfície com relação ao peso promovem maior perda de calor para o ambiente em recém-nascidos. A perda de calor é agravada por salas de cirurgias frias, exposição da ferida, administração de líquidos intravenosos, gases anestésicos secos e o efeito direto de agentes anestésicos secos sobre a regulação de temperatura. Hipotermia foi associada a despertar prolongado da anestesia, irritabilidade cardíaca, depressão respiratória, resistência vascular pulmonar aumentada e respostas alteradas a drogas.
5. Recém-nascidos, lactentes e crianças pequenas têm ventilação alveolar relativamente maior e FRC reduzida em comparação a crianças mais velhas e adultos, mesmo depois de ajuste para o peso. Esta relação maior da ventilação-minuto para a FRC com fluxo sanguíneo relativamente maior para os órgãos ricos em vasos contribui para um aumento rápido na concentração anestésica alveolar e acelera indução inalatória.
6. A concentração alveolar mínima (MAC) dos agentes halogenados é maior em lactentes que em recém-nascidos e adultos. Diferentemente de outros agentes, o sevoflurano tem a mesma MAC em recém-nascidos e lactentes. Sevoflurano parece ter um índice terapêutico maior que o halotano e se tornou o agente preferido para indução inalatória em anestesia pediátrica.
7. Crianças são mais suscetíveis do que adultos a arritmias cardíacas, hiperpotassemia, rabdomiólise, mioglobinemia, espasmo masseterino e hipertermia maligna associada à succinilcolina. Quando uma criança sofre parada cardíaca após administração de succinilcolina, deve ser instituído tratamento imediato para hiperpotassemia.
8. Diferentemente dos adultos, as crianças podem ter bradicardia profunda e parada do nó sinusal depois da primeira dose de succinilcolina sem pré-tratamento com atropina.
9. Uma infecção viral dentro de 2-4 semanas antes de anestesia geral e intubação endotraqueal parece colocar a criança em um risco aumentado de complicações pulmonares perioperatórias, como sibilância, laringospasmo, hipoxemia e atelectasia.
10. A temperatura deve ser estritamente monitorada em pacientes pediátricos em razão do seu maior risco de hipertermia maligna e do potencial de hipotermia e hipertermia iatrogênicas.

(*Continua*)

(Continuação)

11 Atenção meticulosa ao aporte e perda de líquido é necessária em pacientes pediátricos mais novos porque estes pacientes têm margens de erro limitadas. Uma bomba de infusão programável ou uma bureta com câmara de microgotas é útil para medições acuradas. Drogas podem ser jorradas por tubulação com baixo espaço morto a fim de minimizar administração de líquido desnecessário.

12 Laringospasmo pode geralmente ser evitado extubando-se o paciente ou, enquanto acordado ou, enquanto profundamente anestesiado; ambas as técnicas têm defensores. Extubação durante o intervalo entre estes extremos, no entanto, é geralmente reconhecida como mais arriscada.

13 Pacientes com escoliose decorrente de distrofia muscular são predispostos à hipertensão maligna, arritmias, e efeitos adversos da succinilcolina (hiperpotassemia, mioglobinúria e contraturas musculares sustentadas).

Anestesia pediátrica envolve mais do que simplesmente ajustar as doses e o equipamento para pacientes menores. Recém-nascidos (0-1 mês), lactentes (1-12 meses), crianças aprendendo a andar (12-24 meses) e crianças pequenas (2-12 anos de idade) apresentam diferentes requisitos anestésicos. Manejo anestésico seguro depende da apreciação completa das características fisiológicas, anatômicas e farmacológicas de cada grupo (Tabela 42-1). De fato os lactentes estão em muito maior risco de morbidade e mortalidade anestésicas do que crianças mais velhas; o risco é, em geral, inversamente proporcional à idade. Além disso, os pacientes pediátricos são propensos a doenças que exigem estratégias cirúrgicas e anestésicas exclusivas.

TABELA 42-1 Características dos recém-nascidos e lactentes que os diferenciam dos pacientes adultos[1]

Fisiológicas
Débito cardíaco dependente da frequência cardíaca
Frequência cardíaca aumentada
Pressão arterial reduzida
Frequência respiratória aumentada
Taxa metabólica aumentada
Complacência pulmonar reduzida
Complacência aumentada da parede torácica
Capacidade residual funcional reduzida
Proporção aumentada da área de superfície corporal para o peso
Conteúdo aumentado de água corporal total
Anatômicas
Ventrículo esquerdo não complacente
Circulação fetal residual
Canulização difícil venosa e arterial
Cabeça e língua relativamente maiores
Vias nasais mais estreitas
Laringe anterior e cefálica
Epiglote relativamente mais longa
Traqueia e pescoço mais curtos
Adenoides e tonsilas mais proeminentes
Músculos intercostais e diafragmáticos mais fracos
Maior resistência ao fluxo aéreo
Farmacológicas
Biotransformação hepática imatura
Proteína sanguínea diminuída para ligação de droga
Elevação mais rápida de F_A/F_I e mais rápida indução e recuperação de anestésicos inalados
Concentração alveolar mínima aumentada
Volume de distribuição relativamente maior de drogas hidrossolúveis
Junção neuromuscular imatura

[1] F_A/F_I, Fração de concentração alveolar/fração de concentração inspirada.

DESENVOLVIMENTO ANATÔMICO E FISIOLÓGICO

Sistema Respiratório

A transição da fisiologia fetal para a neonatal encontra-se revista no Capítulo 40. Em comparação às crianças mais velhas e aos adultos, os recém-nascidos e lactentes possuem músculos intercosais mais fracos e diafragma mais fraco (decorrente de uma escassez de fibras tipo I) e ventilação menos eficiente, costelas mais horizontais e flexíveis e abdome protuberante. A frequência respiratória é aumentada nos recém-nascidos e gradualmente cai para valores adultos por volta da adolescência. Volume corrente e espaço morto por quilograma são aproximadamente constantes durante o desenvolvimento. A presença de vias aéreas em menor número e menores produz resistência aumentada das vias aéreas. Os alvéolos estão completamente maturos na infância adiantada (cerca de 8 anos de idade). O trabalho da respiração é aumentado, e os músculos respiratórios fatigam facilmente.

1 Recém-nascidos e lactentes têm alvéolos em menor número e menores, reduzindo a complacência pulmonar; em contraste, sua caixa costal cartilaginosa torna muito complacente sua parede torácica. A combinação destas duas características promove colapso da parede torácica durante inspiração e volumes residuais relativamente baixos à expiração. A diminuição resultante na capacidade residual funcional (FRC) limita as reservas de oxigênio durante períodos de apneia (p. ex., tentativas de intubação) e predispõe facilmente os recém-nascidos e lactentes à atelectasia e hipoxemia. Isto pode ser exagerado pela sua taxa relativamente alta de consumo de oxigênio. Além disso, os impulsos ventilatórios hipóxico e hipercápnico não estão bem desenvolvidos nos recém-nascidos e lactentes. De fato, diferentemente dos adultos, hipóxia e hipercapnia podem deprimir a respiração nestes pacientes.

2 Recém-nascidos e lactentes têm, em comparação a crianças mais velhas e adultos, cabeça e língua proporcionalmente maiores, passagens nasais mais estreitas, laringe anterior e cefálica (a glote está situada em um nível vertebral de C4 *versus* C6 em adultos), e traqueia e pescoço mais curtos (Figura 42-1). Estas características anatômicas tornam os recém-nascidos e lactentes jovens respiradores nasais obrigatórios até cerca de 5 meses de idade. **A cartilagem cricoide é o ponto mais estreito da via aérea em crianças com menos de 5 anos de idade; em adultos, o ponto mais estreito é a glote.** Um milímetro de edema da mucosa terá um efeito proporcionalmente maior sobre o fluxo gasoso em crianças por causa dos seus menores diâmetros traqueais.

Sistema Cardiovascular

3 O volume sistólico cardíaco é relativamente fixado por um ventrículo esquerdo não complacente e imaturo nos recém-nascidos e lactentes. O débito cardíaco é, por essa razão, muito sensível a alterações na frequência cardíaca (veja Capítulo 20). Embora a frequência cardíaca basal seja maior que em adultos (Tabela 42-2), ativação do sistema nervoso parassimpático, superdose de anestésico ou hipóxia podem rapidamente desencadear bradicardia e reduções profundas no débito cardíaco. Lactentes doentes submetidos a procedimentos cirúrgicos de emergência ou prolongados parecem particularmente tendentes a episódios de bradicardia que podem conduzir à hipotensão, assistolia e morte intraoperatória. O sistema nervoso simpático e os reflexos barorreceptores não estão completamente maturos. O sistema cardiovascular do lactente demonstra uma resposta amortecida a catecolaminas exógenas. O coração imaturo é mais sensível à depressão por anestésicos voláteis e à bradicardia induzida por opioide. A árvore vascular é menos capaz de responder à hipovolemia com vasoconstrição compensadora. Depleção do volume intravascular em recém-nascidos e lactentes pode ser sinalizada por hipotensão sem taquicardia.

Metabolismo e Regulação de Temperatura

Os pacientes pediátricos têm uma maior área de superfície por quilograma que os adultos (ou um menor índice de massa corporal). Metabolismo e seus parâmetros associados (consumo de oxigênio, produção de CO_2, débito cardíaco e ventilação alveolar) se correlacionam melhor com a área de superfície que com o peso.

4 Pele fina, baixo conteúdo de gordura e uma maior área de superfície com relação ao peso promovem maior perda de calor para o ambiente nos recém-nascidos. Este problema é agravado por salas de cirurgias inadequadamente aquecidas, exposição prolongada da ferida, administração de líquido intravenoso ou irrigação à temperatura ambiente e gases anestésicos secos. Evidentemente, há também efeitos dos agentes anestésicos sobre a regulação de temperatura (veja Capítulo 52). Mesmo graus brandos de hipotermia podem causar problemas perioperatórios, incluindo acordar retardado da anestesia, irritabilidade cardíaca, depressão respiratória, resistência vascular pulmonar aumentada e respostas alteradas a anestésicos, bloqueadores neuromusculares e outros agentes. Os mecanismos mais importantes para produção de calor em recém-nascidos são termogênese sem tremor por metabolismo de gordura castanha e desvio da fosforilação oxidativa hepática para uma via mais termogênica. Todavia, metabolismo de gordura castanha é

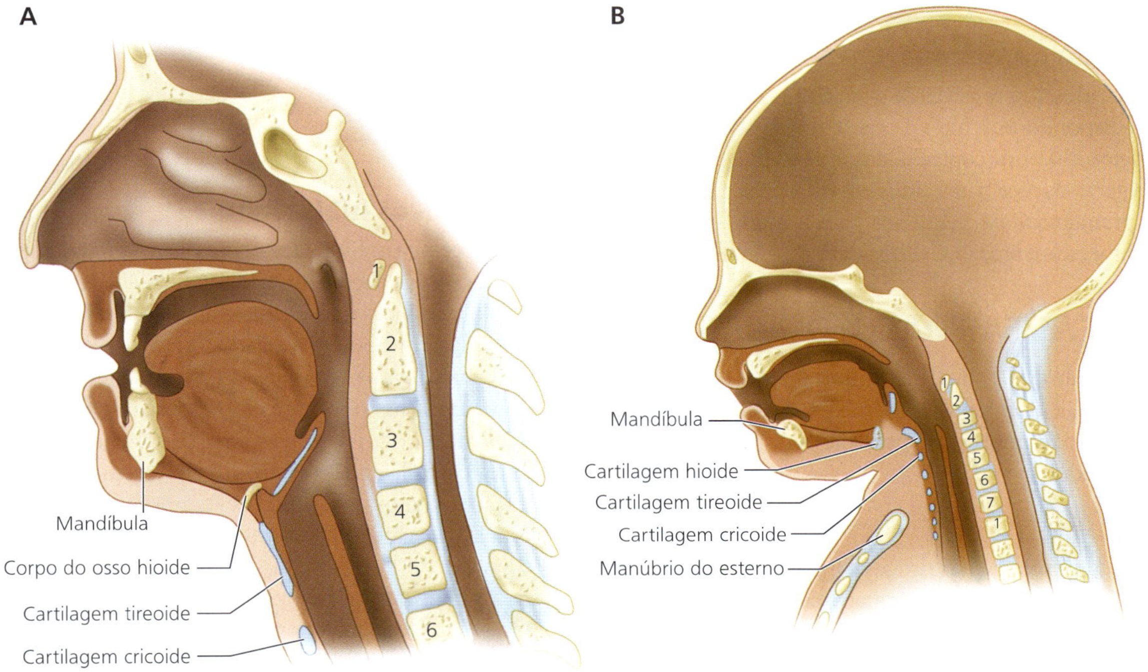

FIGURA 42-1 Corte sagital da via aérea do adulto (**A**) e do lactente (**B**). (Reproduzida, com permissão, de Snell RS, Katz J: *Clinical Anatomy for Anesthesiologists*. Appleton & Lange, 1988.)

TABELA 42-2 Alterações nos sinais vitais relacionadas com a idade[1]

Idade	Frequência Respiratória	Frequência Cardíaca	Pressão Arterial	
			Sistólica	*Diastólica*
Recém-nascido	40	140	65	40
12 meses	30	120	95	65
3 anos	25	100	100	70
12 anos	20	80	110	60

[1]Valores são médias derivadas de numerosas fontes. Faixas normais podem incluir medidas que se desviam destas tanto quanto 25-50%.

gravemente limitado em lactentes prematuros e em recém-nascidos doentes que são deficientes em reservas de gordura. Além disso, anestésicos voláteis inibem termogênese nos adipócitos castanhos.

Função Renal e Gastrointestinal

A função renal se aproxima de valores normais (corrigida para o tamanho) pelos 6 meses de idade, mas isto pode ser retardado até a criança ter 2 anos de idade. Recém-nascidos prematuros frequentemente demonstram múltiplas formas de imaturidade renal, incluindo *clearance* de creatinina diminuída; retenção de sódio prejudicada, excreção de glicose prejudicada e reabsorção de bicarbonato prejudicada e capacidade reduzida de diluição e concentração. Estas anormalidades realçam a importância da administração apropriada de líquido nos primeiros dias de vida.

Os recém-nascidos também têm uma incidência relativamente aumentada de refluxo gastroesofágico. O fígado imaturo conjuga drogas e outras moléculas menos facilmente no início da vida.

Homeostasia da Glicose

Os recém-nascidos têm reservas de glicogênio relativamente reduzidas, predispondo-os à hipoglicemia. Excreção prejudicada de glicose pelos rins pode contrabalançar parcialmente esta tendência. Em geral, os recém-nascidos em maior risco de hipoglicemia são prematuros ou pequenos para a idade gestacional, recebendo hiperalimentação, e filhos de mães diabéticas.

DIFERENÇAS FARMACOLÓGICAS

A posologia de drogas pediátricas é tipicamente ajustada em uma base por quilograma por conveniência (Tabela 42-3). No começo da infância o peso de um paciente pode ser aproximado com base na idade:

$$\text{Peso do 50° percentil (kg)} = (\text{Idade} \times 2) + 9$$

O ajuste da posologia das drogas é incompletamente efetivo porque não leva em conta os compartimentos líquidos intravascular e extracelular pediátricos desproporcionalmente maiores, a imaturidade das vias de biotransformação hepática, fluxo sanguíneo aumentado para órgãos, proteína diminuída para ligação de droga ou mais alta taxa metabólica.

Recém-nascidos e lactentes têm um conteúdo de água total proporcionalmente maior (70-75%) que os adultos (50-60%). O conteúdo de água corporal total diminui, enquanto o conteúdo de gordura e músculo aumenta com a idade. Como resultado direto, o volume de distribuição da maioria das drogas intravenosas é desproporcionalmente maior em recém-nascidos, lactentes e crianças pequenas, e a dose ideal (por quilograma) geralmente é maior que em crianças mais velhas e adultos. Uma massa muscular desproporcionalmente menor nos recém-nascidos prolonga a duração de ação clínica (retardando a redistribuição para o músculo) de drogas, como o tiopental e o fentanil. Os recém-nascidos também têm uma taxa de filtração glomerular, fluxo sanguíneo hepático e função tubular renal relativamente diminuídos, e sistemas enzimáticos hepáticos imaturos. Pressão intra-abdominal aumentada e cirurgia abdominal reduzem ainda mais o fluxo sanguíneo hepático. Todos estes fatores podem prejudicar o manejo renal das drogas, o metabolismo hepático ou a excreção biliar de drogas nos recém-nascidos e crianças novas. Os recém-nascidos também têm ligação à proteína diminuída para algumas drogas, mais notavelmente tiopental, bupivacaína e muitos antibióticos. No caso do tiopental, a droga livre aumentada intensifica a potência e reduz a dose de indução em recém-nascidos, em comparação a crianças mais velhas. Um aumento na bupivacaína livre poderia aumentar o risco de toxicidade sistêmica.

Anestésicos Inalacionais

5 Recém-nascidos, lactentes e crianças pequenas têm ventilação alveolar relativamente maior e FRC reduzida em comparação a crianças mais velhas e adultos. Esta proporção maior da ventilação-minuto para FRC com fluxo sanguíneo relativamente maior para órgãos ricos em vasos contribui para um aumento rápido na concentração anestésica alveolar e acelera a indução inalatória. Além disso, os coeficientes sangue/gás dos anestésicos voláteis são reduzidos em recém-nascidos em comparação a adultos, resultando em tempos de indução ainda mais rápidos e potencialmente aumentando o risco de superdosagem acidental.

6 A concentração alveolar mínima (MAC) dos agentes halogenados é maior em lactentes que em recém-nascidos e adultos (Tabela 42-4). Em contraste com outros agentes, nenhum aumento na MAC do sevoflurano pôde ser demonstrada em recém-nascidos e lactentes. Óxido nitroso não parece redu-

TABELA 42-3 Posologias de drogas pediátricas

Droga	Comentário	Posologia
Acetaminofeno	Retal PO IV (idade > 2 a) Máximo (por dia)	40 mg/kg 10-20 mg/kg 15 mg/kg 60 mg/kg
Adenosina	*Bolus* IV rápido Dose de repetição Dose máxima	0,1 mg/kg 0,2 mg/kg 12 mg
Albuterol	Nebulizado	1,25-2,5 mg em 2 mL de soro fisiológico
Alfentanil	Suplemento anestésico (IV) Perfusão de manutenção	20-25 mcg/kg 1-3 mcg/kg/min
Aminofilina	Dose de carga administrada em 20 min (IV) Dose de manutenção (nível terapêutico: 10-20 mg/mL)	5-6 mg/kg 0,5-0,9 mg/kg/h
Amiodarona	Dose de carga (IV) Dose de repetição (lentamente) Infusão Dose máxima	5 mg/kg 5 mg/kg 5-10 mcg/kg/min 20 mg/kg/dia
Amoxicilina	PO	50 mg/kg
Ampicilina	IV	50 mg/kg
Ampicilina/Sulbactam	IV	25-50 mg/kg
Atracúrio	Intubação (IV)	0,5 mg/kg
Atropina	IV IM Dose mínima Pré-medicação (PO)	0,01-0,02 mg/kg 0,02 mg/kg 0,1 mg 0,03-0,05 mg/kg
Bicarbonato de sódio	Intubação (IV)	0,6-1,2 mg/kg
Bretílio	Dose de carga (IV)	5 mg/kg
Cafeína	IV	10 mg/kg
Cefazolina	IV	25 mg/kg
Cefotaxima	IV	25-50 mg/kg
Cefotetan	IV	20-40 mg/kg
Cefoxitina	IV	30-40 mg/kg
Ceftazidima	IV	30-50 mg/kg
Ceftriaxona	IV	25-50 mg/kg
Cefuroxima	IV	25 mg/kg
Cetamina	Indução (IV) Indução (IM) Indução (via retal) Infusão de manutenção Pré-medicação (PO) Sedação (IV)	1-2 mg/kg 6-10 mg/kg 10 mg/kg 25-75 mcg/kg/min 6-10 mg/kg 0,5-1 mg/kg
Cetorolaco	IV	0,5-0,75 mg/kg
Cimetidina	IV ou PO	5-10 mg/kg
Cisatracúrio	Intubação (IV)	0,15 mg/kg
Clindamicina	IV	20 mg/kg
Cloreto de cálcio	IV (lentamente)	5-20 mg/kg
Dantroleno	Dose inicial (IV) Dose máxima Tentativas subsequentes	2,5 mg/kg 10 mg/kg 4 J/kg
Desmopressina	IV	0,2-0,4 mcg/kg
Dexametasona	IV	0,1-0,5 mg/kg
Dextrose (Glicose)	$G_{25}W$ ou $G_{50}W$ (IV)	0,5-1 g/kg
Difenidramina	IV, IM ou PO	1 mg/kg
Digoxina	IV Três doses divididas em 24 h (IV)	0,1-0,2 mg/kg 15-30 mcg/kg
Diltiazem	IV em 2 minutos	0,25 mg/kg
Dobutamina	Infusão	2-20 mcg/kg/min
Dolasetron	IV	0,35 mg/kg
Dopamina	Infusão	2-20 mcg/kg/min
Droperidol	IV	50-75 mcg/kg
Edrofônio	Depende do grau de paralisia (IV)	0,5-1 mg/kg
Efedrina	IV	0,1-0,3 mg/kg
Epinefrina	*Bolus* IV Dose endotraqueal Infusão	10 mcg/kg 100 mcg/kg 0,05-1 mcg/kg/min
Epinefrina racêmica 2,25%	Nebulizada	0,05 mL/kg em 3 mL de soro fisiológico
Esmolol	*Bolus* IV Infusão IV	100-500 mcg/kg 25-200 mcg/kg/min
Famotidina	IV	0,15 mg/kg
Fenilefrina	IV	1-10 mcg/kg
Fenitoína	Lentamente IV	5-20 mg/kg
Fenobarbital	Dose anticonvulsiva (IV)	5-20 mg/kg
Fentanil	Alívio da dor (IV) Alívio da dor (intranasal) Pré-medicação (Actiq PO) Adjunto anestésico (IV) Infusão de manutenção Anestésico principal (IV)	1-2 mcg/kg 2 mcg/kg 10-15 mcg/kg 1-5 mcg/kg 2-4 mcg/kg/h 50-100 mcg/kg
Fentolamina	IV	30 mcg/kg
Fisostigmina	IV	0,01-0,03 mg/kg
Flumazenil	IV	0,01 mg/kg
Fosfenitoína	IV	15-20 mg/kg
Furosemida	IV	0,2-1 mg/kg
Gentamicina	IV	2 mg/kg
Glicopirrolato	IV	0,01 mg/kg
Glicose	IV	0,5-1 g/kg
Glucagon	IV	0,5-1 mg

(Continua)

TABELA 42-3 Posologias de drogas pediátricas (*Cont.*)

Droga	Comentário	Posologia
Gluconato de cálcio	IV (lentamente)	15-100 mg/kg
Granisetron	IV	0,04 mg/kg
Heparina	IV (não para cirurgia cardíaca) Dose para cirurgia cardíaca	100 unidades/kg 300-400 unidades/kg
Hidrato de cloral	PO Retal	25-100 mg/kg 50 mg/kg
Hidrocortisona	IV	1 mg/kg
Hidromorfona	IV	15-20 mcg/kg
Ibuprofeno	PO	4-10 mg/kg
Imipenem	IV	15-25 mg/kg
Inanrinona	Carga (IV) Manutenção	1,5 mg/kg 5-10 mcg/kg/min
Insulina	Infusão	0,02-0,1 unidade/kg/h
Isoproterenol	Infusão	0,1-1 mcg/kg/min
Labetalol	IV	0,25 mg/kg
Lidocaína	Carga Manutenção	1 mg/kg 20-50 mcg/kg/min
Manitol	IV	0,25-1 g/kg
Meperidina	Alívio da dor (IV)	0,2-0,5 mg/kg
Metilprednisolona	IV	2-4 mg/kg
Metoclopramida	IV	0,15 mg/kg
Metoexital	Indução (IV) Indução (via retal) Indução (IM)	1-2 mg/kg 25-30 mg/kg 10 mg/kg
Metronidazol	IV	7,5 mg/kg
Midazolam	Pré-medicação (PO) Dose máxima (PO) Sedação (IM) Sedação (IV)	0,5 mg/kg 20 mg 0,1-0,15 mg/kg 0,05 mg/kg
Milrinona	Carga (IV) Manutenção	50-75 mcg/kg 0,375-0,75 mcg/kg/min
Morfina	Alívio da dor (IV) Pré-medicação (IM)	0,025-0,1 mg/kg 0,1 mg/kg
Naloxona	IV	0,01 mg/kg
Neostigmina	Depende do grau de paralisia (IV)	0,04-0,07 mg/kg
Nitroglicerina	IV	0,5-3 mcg/kg/min
Nitroprussiato	Infusão	0,5-4 mcg/kg/min
Norepinefrina	Infusão	0,05-2 mcg/kg/min
Ondansetron	IV	0,1 mg/kg
Oxacilina	IV	50 mg/kg
Pancurônio	IV	0,1 mg/kg
Penicilina G	IV	50.000 unidades/kg
Pentobarbital	Pré-medicação (IM)	1-2 mg/kg
Prednisona	PO	1 mg/kg
Procainamida	Dose de ataque(IV)	15 mg/kg
Propofol	Indução (IV) Infusão de manutenção	2-3 mg/kg 60-250 mcg/kg/min
Propranolol	IV	10-25 mcg/kg
Prostaglandina E_1	Infusão	0,05-0,1 mcg/kg/min
Protamina	IV	1 mg/100 unidades de heparina
Ranitidina	IV	0,25-1 mg/kg
Remifentanil	*Bolus* IV	0,25-1 mcg/kg
Rocurônio	Infusão IV	0,05-2 mcg/kg/min
Succinilcolina	IV Intubação (IV) Intubação (IM)	1 mEq/kg 1-2 mg/kg 4 mg/kg
Sufentanil	Pré-medicação (intranasal) Adjunto anestésico (IV) Infusão de manutenção Anestésico principal (IV)	2 mcg/kg 0,5-1 mcg/kg 0,5-2 mcg/kg/h 10-15 mcg/kg
Sulfato de magnésio	IV (lentamente) Dose única máxima	25-50 mg/kg 2 g
Tiopental	Indução (IV)	5-6 mg/kg
Trimetoprim/ Sulfametoxazol	IV	4-5 mg/kg
Vancomicina	IV	20 mg/kg
Vecurônio	IV	0,1 mg/kg
Verapamil	IV	0,1-0,3 mg/kg

TABELA 42-4 Valores de MAC[1] aproximados de pacientes pediátricos descritos em % de uma atmosfera[2]

Agente	Recém-Nascidos	Lactentes	Crianças Pequenas	Adultos
Halotano	0,90	1,1-1,2	0,9	0,75
Sevoflurano	3,2	3,2	2,5	2
Isoflurano	1,6	1,8-1,9	1,3-1,6	1,2
Desflurano	8-9	9-10	7-8	6

[1]MAC, concentração alveolar mínima.
[2]Valores derivados de várias fontes.

zir a MAC do desflurano ou sevoflurano em crianças na mesma extensão em que o faz para outros agentes.

A pressão arterial dos recém-nascidos e lactentes parece ser especialmente sensível aos anestésicos voláteis. Esta observação clínica foi atribuída a mecanismos compensadores menos bem desenvolvidos (p. ex., vasoconstrição, taquicardia) e maior sensibilidade do miocárdio imaturo aos depressores miocárdicos. Halotano (agora muito menos comumente usado) sensibiliza o coração às catecolaminas. A dose máxima recomendada de epinefrina em soluções anestésicas locais durante anestesia com halotano é de 10 mcg/kg. Depressão cardiovascular, bradicardia e arritmias são menos frequentes com sevoflurano que com halotano. Halotano e sevoflurano tendem menos que outros agentes voláteis a irritar a via aérea ou causar retenção da respiração ou laringospasmo durante a indução (veja Capítulo 8). Em geral, os anestésicos voláteis parecem deprimir mais a ventilação em lactentes que em crianças mais velhas. Sevoflurano parece produzir a menor depressão respiratória. O risco de disfunção hepática induzida por halotano parece ser muito reduzido em crianças pré-púberes em comparação a adultos. Não há casos descritos de toxicidade renal atribuída à produção de fluoreto inorgânico durante anestesia com sevoflurano em crianças. Globalmente, o sevoflurano parece ter um maior índice terapêutico que o halotano e se tornou o agente preferido para indução inalada em anestesia pediátrica.

O despertar é mais rápido em seguida a desflurano ou sevoflurano, mas ambos os agentes são associados a uma incidência maior de agitação ou delírio ao acordar, particularmente em crianças pequenas. Em razão da última, alguns clínicos mudam para isoflurano para manutenção da anestesia em seguida a uma indução com sevoflurano (veja a seguir).

Anestésicos Não Voláteis

Depois do ajuste da posologia pelo peso, os lactentes e crianças pequenas necessitam de maiores doses de propofol por causa de um maior volume de distribuição em comparação a adultos. As crianças também têm uma meia-vida de eliminação mais curta e *clearance* mais alto do propofol. A recuperação de um único *bolus* não é apreciavelmente diferente daquela em adultos; entretanto, a recuperação após uma infusão contínua pode ser mais rápida. Pelas mesmas razões, as crianças podem necessitar de velocidades de infusão ajustadas pelo peso aumentadas para manutenção da anestesia (até 250 mcg/kg/min). Propofol não é recomendado para sedação prolongada em pacientes pediátricos criticamente doentes na unidade de terapia intensiva (ICU) em razão de uma associação à maior mortalidade que outros agentes. Embora a "síndrome de infusão de propofol" tenha sido descrita mais frequentemente em crianças criticamente enfermas, ela também foi descrita em adultos recebendo infusão de propofol a longo prazo (> 48 h) para sedação, particularmente com doses aumentadas (> 5 mg/kg/h). Suas características essenciais incluem rabdomiólise, acidose metabólica, instabilidade hemodinâmica, hepatomegalia e insuficiência de múltiplos órgãos.

As crianças necessitam de doses relativamente maiores de tiopental em comparação a adultos. A meia-vida de eliminação é mais curta, e o *clearance* do plasma é maior que em adultos. Em contraste, os recém-nascidos parecem ser mais sensíveis aos barbitúricos. Os recém-nascidos têm menos ligação à proteína, uma meia-vida mais longa e remoção prejudicada. A dose de indução com tiopental para recém-nascidos é 3-4 mg/kg em comparação a 5-6 mg/kg dos lactentes.

Opioides parecem ser mais potentes em recém-nascidos que em crianças mais velhas e adultos. Explicações não provadas (mas populares) incluem "entrada mais fácil" pela barreira hematoencefálica, capacidade metabólica diminuída ou sensibilidade aumentada dos centros respiratórios. Sulfato de morfina, particularmente em doses repetidas, deve ser usado com cautela em recém-nascidos, porque a conjugação hepática é reduzida, e a remoção renal de metabólitos da morfina está diminuída. As vias do citocromo P-450 maturam no fim do período neonatal. Outros pacientes pediátricos têm taxas relativamente maiores de biotransformação e eliminação, como resultado de alto fluxo sanguíneo hepático. As remoções do sufentanil, alfentanil, e, possivelmente, fentanil podem ser maiores em crianças que em adultos. A remoção do remifentanil é aumentada em recém-nascidos e lactentes, mas meia-vida de eliminação é inalterada em comparação a adultos. Recém-nascidos e lactentes podem ser mais resistentes aos efeitos hipnóticos da cetamina, necessitando de doses ligeiramente mais altas que os adultos (mas as "diferenças" estão dentro da faixa de erro nos estudos); os valores farmacocinéticos não parecem ser significativamente diferentes daqueles em adultos. Etomidato não foi bem estudado em pacientes pediátricos com menos de 10 anos de idade; seu perfil em crianças mais velhas é similar àquele em adultos. Midazolam tem a remoção mais rápida de todas as benzodiazepinas; entretanto, a remoção do midazolam é significativamente reduzida em neonatos em comparação a crianças mais velhas. A combinação de midazolam e fentanil pode causar hipotensão em pacientes de todas as idades

Relaxantes Musculares

Por uma ampla variedade de razões (incluindo farmacologia, conveniência, *mix* de casos), relaxantes musculares são menos comumente usados durante indução de anestesia em pacientes pediátricos que em adultos. Muitas crianças receberão uma cânula de máscara laríngea (LMA) ou um tubo endotraqueal após receberem uma indução por inalação de sevoflurano, colocação de um cateter intravenoso e administração de várias combinações de propofol, opioides ou lidocaína.

Todos os relaxantes musculares geralmente têm um início mais rápido (até 50% menos demora) em pacientes pediátricos por causa de tempos de circulação mais curtos do que em adultos. Em crianças e adultos, succinilcolina intravenosa (1-1,5 mg/kg) tem o início mais rápido (veja Capítulo 11). Lactentes necessitam de doses significativamente maiores de succinilcolina (2-3 mg/kg) do que crianças mais velhas e adultos por causa do volume de distribuição relativamente maior. Esta discrepância desaparece, se a posologia for com base na área de superfície corporal. A Tabela 42-5 dá uma lista dos relaxantes musculares comumente usados e sua DE_{95} (a dose-efeito que produz 95% de depressão de contrações evocadas). Com a notável exclusão da succinilcolina e, possivelmente, do cisatracúrio, os lactentes necessitam de doses significativamente menores de relaxante muscular do que crianças mais velhas. Além disso, com base no peso, as crianças mais velhas requerem doses maiores que os adultos de alguns agentes bloqueadores neuromusculares (p. ex., atracúrio, veja Capítulo 11). Como com os adultos, uma intubação mais rápida pode ser realizada com uma dose de relaxante muscular que é o dobro da dose DE_{95}, à custa de prolongar a duração de ação.

A resposta dos recém-nascidos a relaxantes musculares não despolarizantes é variável. Explicações populares (e não provadas) para isto incluem "imaturidade da junção neuromuscular" (em recém-nascidos prematuros), tendendo a aumentar a sensibilidade (não provada), contrabalançada por um compartimento extracelular desproporcionalmente maior, reduzindo as concentrações de droga (provado). A relativa imaturidade da função hepática neonatal prolonga a duração de ação de drogas que dependem, principalmente, de metabolismo hepático (p. ex., pancurônio, vecurônio e rocurônio). Atracúrio e cisatracúrio não dependem de biotransformação hepática e se comportam confiavelmente com relaxantes musculares de ação intermediária.

7 As crianças são mais suscetíveis que os adultos a arritmias cardíacas, hiperpotassemia, rabdomiólise, mioglobinemia, espasmo masseterino e hipertermia maligna (veja Capítulo 52) associados à succinilcolina. Quando uma criança sofre parada cardíaca após administração de succinilcolina, deve ser instituído tratamento imediato para hiperpotassemia. Podem ser necessários esforços ressuscitativos prolongados, heroicos (p. ex., potencialmente incluindo *bypass* cardiopulmonar). Por esta razão, succinilcolina é evitada para paralisia eletiva de rotina para intubação em crianças e adolescentes. 8 Diferentemente dos adultos, crianças podem ter bradicardia profunda e parada do nó sinusal, seguindo-se à primeira dose de succinilcolina sem pré-tratamento com atropina. Atropina (0,1 mg, no mínimo) deve, portanto, sempre ser administrada antes de succinilcolina em crianças. Indicações geralmente aceitas para succinilcolina intravenosa em crianças incluem indução em sequência rápida com estômago "cheio" e laringospasmo que não responde à ventilação com pressão positiva. Quando relaxamento muscular rápido é necessário antes de acesso intravenoso (p. ex., com induções inalatórias em pacientes com estômago cheio), pode ser usada succinilcolina intramuscular (4-6 mg/kg). Atropina intramuscular (0,02 mg/kg) deve ser administrada com succinilcolina intramuscular para reduzir a probabilidade de bradicardia. Alguns clínicos defendem administração intralingual (2 mg/kg na linha mediana para evitar formação de hematoma) como uma via de emergência alternativa para succinilcolina intramuscular.

Muitos clínicos consideram rocurônio (0,6 mg/kg por via intravenosa) a droga de escolha (quando um relaxante será usado) durante intubação de rotina em pacientes pediátricos com acesso intravenoso porque ele tem o mais rápido início entre os agentes bloqueadores neuromusculares não despolarizantes (veja Capítulo 11). Doses maiores de rocurônio (0,9-1,2 mg/kg) podem ser usadas para indução em sequência rápida, mas uma duração prolongada (até 90 min) provavelmente se seguirá. Rocurônio é o único bloqueador neuromuscular não despolarizante que foi adequadamente estudado para administração intramuscular (1-1,5 mg/kg), mas esta conduta exige 3-4 min para início.

Atracúrio e cisatracúrio podem ser preferidos em lactentes jovens, particularmente para procedimentos curtos, porque estas drogas demonstram constantemente duração curta à intermediária.

Como nos adultos, o efeito de doses incrementais de relaxantes musculares (geralmente 25-30% da dose inicial) deve ser monitorado com um estimulador de nervo periférico. A sensibilidade pode variar significativamente entre os pacientes. Bloqueio não despolarizante pode ser revertido com neostigmina (0,03-0,07 mg/kg) ou edrofônio (0,5-1 mg/kg) juntamente com um agente anticolinérgico (glicopirrolato, 0,01 mg/kg, ou atropina, 0,01-0,02 mg/kg). Sugammadex, um antagonista específico para rocurônio e vecurônio, ainda está por ser liberado nos Estados Unidos.

TABELA 42-5 ED_{95} aproximada de relaxantes musculares em lactentes e crianças[1]

Agentes	ED_{95} Lactentes (mg/kg)	ED_{95} Crianças (mg/kg)
Succinilcolina	0,7	0,4
Atracúrio	0,25	0,35
Cisatracúrio	0,05	0,06
Rocurônio	0,25	0,4
Vecurônio	0,05	0,08
Pancurônio	0,07	0,09

[1]Valores médios durante anestesia com óxido nitroso/oxigênio.

RISCO ANESTÉSICO PEDIÁTRICO

O Registro de Parada Cardíaca Perioperatória Pediátrico *(Pediatric Perioperative Cardiac Arrest [POCA] Registry)* proporciona um banco de dados útil para avaliar risco anestésico pediátrico. Este registro inclui relatos de aproximadamente um milhão de anestesias pediátricas administradas desde 1994. Relatos de casos de crianças que sofreram parada cardíaca ou morte durante a administração ou recuperação de anestesia foram investigados a respeito de qualquer possível relação com anestesia. Quase todos os pacientes receberam anestesia geral unicamente ou combinada com anestesia regional. Em uma análise preliminar que incluiu 289 casos de parada cardíaca, a anestesia foi julgada como tendo contribuído para 150 paradas. Assim o risco de parada cardíaca em casos anestésicos pediátricos parece ser aproximadamente 1,4 em 10.000. Além disso, uma mortalidade global de 26% foi descrita após parada cardíaca. Aproximadamente 6% sofreram lesão permanente, mas a maioria (68%) não teve lesão ou a teve apenas temporária. A mortalidade foi 4% em pacientes com estados físicos 1 e 2 da *American Society of Anesthesiologists* (ASA) em comparação a 37% em pacientes com estados físicos 3-5. É importante notar que 33% dos pacientes que sofreram uma parada cardíaca tinham estados físicos 1-2 da ASA. Lactentes se responsabilizaram por 55% de todas as paradas relacionadas com anestesia, com aqueles com menos de 1 mês de idade (*i.e.*, recém-nascidos) tendo o maior risco. Como no caso de adultos, dois preditores importantes de mortalidade foram estados físicos 3-5 da ASA e cirurgia de emergência.

A maioria (82%) das paradas ocorreu durante indução da anestesia; bradicardia, hipotensão e baixa SpO_2 frequentemente precederam à parada. O mecanismo mais comum de parada cardíaca foi julgado ser relacionado com medicação (Figura 42-2). Depressão cardiovascular por halotano, isoladamente ou em combinação com outras drogas, foi considerada responsável em 66% de todas as paradas relacionadas com medicação. Outros 9% foram decorrentes da injeção intravascular de um anestésico local, mais frequentemente após um teste de aspiração negativo durante tentativa de injeção caudal. Mecanismos cardiovasculares presumidos mais frequentemente não tiveram etiologia clara; em mais de 50% desses casos, o paciente tinha cardiopatia congênita. Quando um mecanismo cardiovascular pôde ser identificado, ele foi mais frequentemente relacionado com hemorragia, transfusão ou hidratação inadequada ou inapropriada.

Os mecanismos respiratórios incluíram laringospasmo, obstrução da via aérea e intubação difícil (em ordem decrescente). Na maioria dos casos, o laringospasmo ocorreu durante indução. Quase todos os pacientes que tiveram obstrução da via aérea ou foram difíceis de intubar tinham pelo menos uma outra doença subjacente importante.

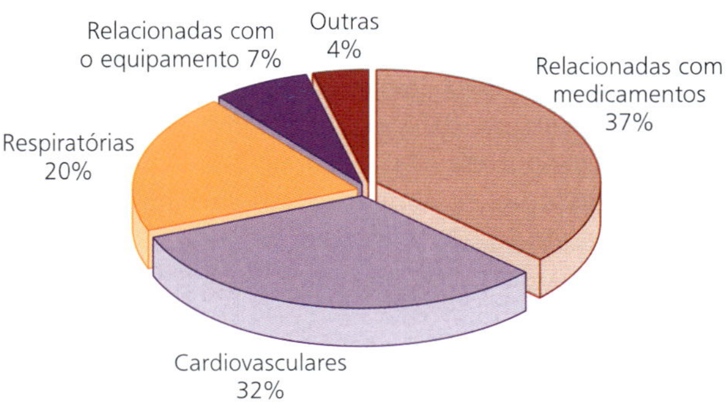

FIGURA 42-2 Mecanismos de parada cardíaca em pacientes pediátricos, com base nos dados do POCA Registry (Registro de Parada Cardíaca Perioperatória Pediátrico).

Os mecanismos mais comuns relacionados com o equipamento que levaram a uma parada cardíaca foram complicações relacionadas com tentativa de cateterismo venoso central (p. ex., pneumotórax, hemotórax ou tamponamento cardíaco).

Nos últimos anos, houve preocupação e interesse científico aumentados com a possibilidade de que anestesia geral e agentes anestésicos gerais sejam tóxicos para o cérebro das crianças pequenas. Os dados experimentais em animais são constantemente preocupantes, mas os dados clínicos são (atualmente) inconclusivos quanto à extensão do risco, e se uma técnica é mais segura que outra. Progresso nesta área pode ser acompanhado no *web site SmartTots* (http://www.smarttots.org) mantido pela *International Anesthesia Research Society.*

As crianças estão em maior risco que os adultos de desenvolver hipertermia maligna. Este tópico complexo e importante é coberto em profundidade no Capítulo 52.

TÉCNICAS ANESTÉSICAS PEDIÁTRICAS

Considerações Pré-Operatórias

A. Entrevista Pré-Operatória

Dependendo da idade, experiências passadas e maturidade, as crianças se apresentam com graus variados de medo (terror mesmo) quando se defrontam com a perspectiva de cirurgia. Em contraste com os adultos, que geralmente são mais preocupados com a possibilidade de morte, as crianças se preocupam, principalmente, com dor e separação dos seus pais. Programas de preparação pré-cirúrgica – como folhetos, vídeos ou visitas – podem ser muito úteis para preparar muitas crianças e pais. Infelizmente, cirurgia de pacientes externos e na manhã da admissão juntamente com uma marcação atarefada de sala de cirurgias frequentemente torna quase impossível ao anestesiologista romper as barreiras apresentadas pelos pacientes pediátricos. Por esta razão, pré-medicação (adiante) pode ser útil. Quando o tempo permite, pode-se desmistificar o processo da anestesia e cirurgia, explicando em termos apropriados para a idade o que se espera à frente. Por exemplo, o anestesiologista poderia trazer uma máscara de anestesia para a criança brincar durante a entrevista e descrevê-la como alguma coisa que os astronautas usam. Alternativamente, em alguns centros, uma pessoa em quem a criança confia (p. ex., um dos pais, enfermeira, outro médico) pode ser deixado estar presente durante as preparações pré-anestésicas e a indução da anestesia. Isto pode ter uma influência particularmente calmante em crianças submetendo-se a procedimentos repetidos (p. ex., exame sob anestesia após cirurgia de glaucoma). Alguns hospitais pediátricos possuem salas de indução adjacentes às salas de cirurgias para possibilitar acompanhamento parental e um ambiente mais tranquilo, menos assustador para induções anestésicas.

B. Infecção Recente do Trato Respiratório Superior

Crianças frequentemente se apresentam para cirurgia com evidência – nariz escorrendo com febre, tosse ou dor de garganta –

de uma infecção viral coincidente do trato respiratório superior (URI). Devem ser feitas tentativas para diferenciar entre uma causa infecciosa de rinorreia e uma causa alérgica ou vasomotora. 9 Uma infecção viral dentro de 2-4 semanas antes de anestesia geral e intubação endotraqueal parece colocar a criança em risco aumentado de complicações pulmonares perioperatórias, como sibilância (10 vezes), laringospasmo (5 vezes), hipoxemia e atelectasia. Isto é particularmente provável, se a criança tiver uma tosse grave, febre alta, ou uma história de família de doença reativa das vias aéreas. A decisão de anestesiar crianças com URIs permanece controvertida e depende da presença de outras enfermidades coexistentes, da gravidade dos sintomas de URI e da urgência da cirurgia. Quando cirurgia será efetuada em uma criança com uma URI, deve-se considerar dar pré-medicação anticolinérgica, evitar intubação (se exequível) e umidificação dos gases inspirados. Nesta circunstância, deve-se prever que possa ser necessária uma permanência mais longa que o usual na sala de recuperação.

C. Testes Laboratoriais

Poucos, se algum, testes laboratoriais pré-operatórios têm efetividade de custo. Alguns centros pediátricos não pedem *nenhum* teste laboratorial pré-operatório em crianças *sadias* submetendo-se a *pequenos* procedimentos. Obviamente, isto coloca sobre o anestesiologista, cirurgião e pediatra a responsabilidade de identificar corretamente os pacientes que devem fazer exames pré-operatórios para procedimentos cirúrgicos específicos.

A maioria dos pacientes assintomáticos com sopros cardíacos não tem patologia cardíaca importante. Sopros inocentes podem ocorrer em mais de 30% das crianças normais. Estes são tipicamente sopros de ejeção suaves, curtos, que são mais bem ouvidos ao longo da borda esternal esquerda superior ou esquerda inferior e que não se irradiam. Sopros inocentes na borda esternal superior esquerda tipicamente são decorrentes do fluxo pela valva pulmonar (ejeção pulmonar), enquanto aqueles na borda esquerda inferior tipicamente são decorrentes do fluxo do ventrículo esquerdo para a aorta (sopro vibratório de Still). O pediatra deve avaliar cuidadosamente os pacientes com um sopro recém-diagnosticado, particularmente no lactente. Consulta com um cardiologista pediátrico, ecocardiografia ou ambas devem ser obtidas, se o paciente for sintomático (p. ex., alimentando-se mal, deficiência de desenvolvimento ou fácil fatigabilidade); se o sopro for rude, intenso, holossistólico, diastólico, ou radiar amplamente; ou pulsos forem latejantes ou acentuadamente diminuídos.

D. Jejum Pré-Operatório

Uma vez que as crianças sejam mais propensas à desidratação que os adultos, sua restrição de líquido pré-operatório sempre tem sido mais tolerante. Diversos estudos, no entanto, documentaram baixo pH gástrico (< 2,5) e volumes residuais relativamente altos em pacientes pediátricos marcados para cirurgia, sugerindo que as crianças podem estar em maior risco de aspiração do que se pensava antes. A incidência de aspiração é descrita como aproximadamente 1:1.000. Não há evidência convincente de que jejum prolongado diminua este risco. De fato, vários estudos demonstraram volumes residuais mais baixos e mais alto pH gástrico em pacientes pediátricos que receberam líquidos transparentes algumas horas antes da indução (veja Capítulo 53). Mais especificamente, lactentes recebem leite da mama até 4 h antes da indução, enquanto fórmula ou líquidos e uma refeição "leve" pode ser dada até 6 h antes da indução. Líquidos transparentes são oferecidos até 2-3 h antes da indução. Estas recomendações são para recém-nascidos, lactentes e crianças sadios sem fatores de risco para esvaziamento gástrico diminuído ou aspiração.

E. Pré-Medicação

Há grande variação nas recomendações de pré-medicação de pacientes pediátricos. Pré-medicação sedativa é geralmente omitida para recém-nascidos e lactentes doentes. Crianças que parecem tendentes a exibir ansiedade de separação incontrolável devem receber um sedativo, como midazolam (0,3-0,5 mg/kg, 15 mg máximo). A via oral é geralmente preferida porque é menos traumática do que injeção intramuscular, mas exige 20-45 min para efeito. Doses menores de midazolam foram usadas em combinação com cetamina oral (4-6 mg/kg) em pacientes internos. Para pacientes não cooperantes, midazolam intramuscular (0,1-0,15 mg/kg, 10 mg máximo) ou cetamina (2-3 mg/kg) com atropina (0,02 mg/kg) podem ser úteis. Midazolam retal (0,5-1 mg/kg, 20 mg máximo) ou metoexital retal (25-30 mg/kg de solução 10%) pode também ser administrado nesses casos, enquanto a criança está nos braços dos pais. A via nasal pode ser usada com algumas drogas, mas é desagradável, e há algumas preocupações com a neurotoxicidade potencial do midazolam nasal. Dexmedetomidina nasal também tem sido usada por alguns clínicos. Fentanil pode também ser administrado como um pirulito (Actiq, 5-15 mcg/kg); os níveis de fentanil continuam a subir intraoperatoriamente e podem contribuir para analgesia pós-operatória.

No passado, os anestesiologistas pré-medicavam rotineiramente as crianças pequenas com drogas anticolinérgicas (p. ex., atropina, 0,02 mg/kg intramuscularmente) na esperança de reduzir a probabilidade de bradicardia durante a indução. Atropina reduz a incidência de hipotensão durante a indução em recém-nascidos e em lactentes com menos de 3 meses. Atropina também pode prevenir a acumulação de secreções que podem bloquear pequenas vias aéreas e tubos endotraqueais. Secreções podem ser particularmente problemáticas em pacientes com IRSs ou aquelas que receberam cetamina. Atropina pode ser administrada oralmente (0,05 mg/kg), intramuscularmente, ou ocasionalmente por via retal. Na prática atual, a maioria dos anestesiologistas prefere administrar atropina intravenosamente ou brevemente depois da indução.

Monitoramento

Os requisitos de monitoramento para lactentes e crianças são geralmente semelhantes àqueles para adultos com algumas pequenas modificações. Limites de alarmes devem ser ajustados apropriadamente. Almofadas de eletrodos eletrocardiográficas menores podem ser necessárias de tal modo que não avancem sobre áreas cirúrgicas estéreis. Manguitos de pressão arterial têm que ser adequadamente ajustados. Monitores não invasivos de pressão arterial comprovaram-se confiáveis em lactentes e crianças. Um estetoscópio precordial oferece um meio barato de monitorar a frequência cardíaca, qualidade das bulhas cardíacas e desimpedimento da via aérea. Finalmente, monitores podem, às vezes, necessitar ser primeiro fixados (ou refixados) em seguida à indução em pacientes menos cooperantes.

Pequenos pacientes pediátricos têm uma margem de erro reduzida. Oximetria de pulso e capnografia assumem um papel ainda mais importante em lactentes e crianças pequenas porque hipóxia por ventilação inadequada permanece uma causa comum de morbidade e mortalidade perioperatórias. Em recém-nascidos, o sensor do oxímetro de pulso deve preferivelmente ser colocado na mão direita ou lóbulo da orelha para medir saturação de oxigênio pré-ductal. Como em pacientes adultos, análise de CO_2 expirado permite avaliação da adequação da ventilação, confirmação da colocação do tubo endotraqueal e aviso precoce de hipertermia maligna. Analisadores de fluxo-através (corrente principal) são geralmente menos acurados em pacientes pesando menos de 10 kg. Mesmo com capnógrafos de aspiração (corrente lateral), o CO_2 inspirado (básico) pode aparecer falsamente elevado, e o CO_2 expirado (máximo) pode ser falsamente baixo. O grau de erro depende de muitos fatores, mas pode ser minimizado, colocando-se o local de amostragem tão perto quanto possível da ponta do tubo endotraqueal, usando-se um comprimento curto da linha de amostragem, e baixando-se as taxas de fluxo de amostragem de gás (100-150 mL/min). Além disso, o tamanho de alguns sensores de fluxo-através pode levar à dobra do tubo endotraqueal ou hipercapnia como resultado de espaço morto aumentado do equipamento.

10 A temperatura deve ser estritamente monitorada em pacientes pediátricos por causa do maior risco de hipertermia maligna e maior potencial de hipotermia ou hipertermia intraoperatória. O risco de hipotermia pode ser reduzido, mantendo-se um ambiente aquecido de sala de cirurgias (26°C ou mais quente), aquecendo-se e umidificando-se os gases inspirados, usando-se um cobertor de aquecimento e lâmpadas de aquecimento, e aquecendo-se todos os líquidos intravenosos e de irrigação. A temperatura da sala requerida para um ambiente térmico neutro varia com a idade; ela é a maior de todas com recém-nascidos prematuros. Observe-se que cuidado precisa ser tomado para evitar queimaduras acidentais e hipertermia por esforços exagerados de aquecimento.

Monitoramento invasivo (p. ex., canulização arterial, cateterismo venoso central) exige experiência e julgamento. Bolhas de ar devem ser removidas de tubulação de pressão, e jorros de pequeno volume devem ser usados para evitar embolia de ar, heparinização não intencional ou sobrecarga hídrica. A artéria radial direita é, muitas vezes, escolhida para canulização no recém-nascido, porque sua localização pré-ductal espelha o conteúdo de oxigênio das artérias carótidas e retinianas. Um cateter de artéria femoral pode ser uma alternativa adequada em recém-nascidos muito pequenos, e artérias radial esquerda ou dorsal do pé direita ou esquerda são alternativas em lactentes. Recém-nascidos criticamente doentes podem reter um cateter de artéria umbilical. Acessos jugular interno ou subclávio são, muitas vezes, usados para cateteres centrais. Ultrassonografia deve ser usada durante colocação de cateteres jugulares internos e fornece informação útil também para canulização arterial. Débito urinário é um indicador importante (mas não sensível nem específico) da adequação do volume intravascular e débito cardíaco. Monitores não invasivos de volume sistólico apenas recentemente foram testados em lactentes e crianças pequenas.

Recém-nascidos prematuros ou pequenos para a idade gestacional, e recém-nascidos que receberam nutrição parenteral total ou cujas mães são diabéticas, são propensos à hipoglicemia. Estes lactentes devem fazer frequentes medições de glicemia: níveis abaixo de 30 mg/dL no recém-nascido, abaixo de 40 mg/dL em lactentes, e abaixo de 60 mg/dL em crianças e adultos indicam hipoglicemia, exigindo tratamento imediato. Amostragem sanguínea para gasometria arterial, concentração de hemoglobina, potássio e cálcio ionizado pode ser valiosa em pacientes criticamente enfermos, particularmente naqueles submetidos à grande cirurgia ou que podem estar recebendo transfusões.

Indução

Anestesia geral é geralmente induzida por uma técnica intravenosa ou inalatória. Indução com cetamina intramuscular (5-10 mg/kg) é reservada para situações específicas, como aquelas envolvendo crianças e adultos combativos, particularmente prejudicados mentalmente. Indução intravenosa é geralmente preferida, quando o paciente vem para a sala de cirurgias com um cateter intravenoso funcional ou permitirá canulização venosa acordada. Aplicação prévia de creme EMLA (mistura eutéctica de anestésico local) (veja Capítulo 16) pode tornar a canulização intravenosa menos dolorosa para os pais e o anestesiologista. Creme EMLA não é uma solução perfeita. Algumas crianças ficam ansiosas ao verem uma agulha, particularmente aquelas que receberam múltiplas punções de agulha no passado, com ou sem EMLA. Além disso, pode ser difícil prever em qual extremidade a canulização intravenosa se comprovará bem-sucedida. Finalmente, para ser efetivo, creme EMLA precisa permanecer em contato com a pele durante, no mínimo, 30-60 min. Intubação acordada ou acordada-sedada com anestesia tópica deve ser considerada para procedimentos de emergência em recém-nascidos e lactentes pequenos, quando eles estão criticamente doentes, ou está presente uma via aérea potencialmente difícil.

Indução Intravenosa

A mesma sequência de indução pode ser usada como em adultos: propofol (2-3 mg/kg) seguido por um relaxante muscular não despolarizante (p. ex., rocurônio, cisatracúrio, atracúrio) ou succinilcolina. Nós recomendamos que atropina seja dada rotineiramente antes de succinilcolina. As vantagens de uma técnica intravenosa incluem disponibilidade de acesso intravenoso, se drogas de emergência necessitarem ser administradas e rapidez de indução na criança em risco de aspiração. Alternativamente (e muito comumente na prática pediátrica), intubação pode ser realizada com a combinação de propofol, lidocaína e um opiáceo, com ou sem um agente inalatório, evitando a necessidade de um agente paralisante. Finalmente, agentes paralisantes não são necessários para colocação de LMAs, que são comumente usadas em anestesia pediátrica.

Indução Inalatória

Muitas crianças não chegam à sala de cirurgias com um cateter intravenoso no lugar e quase todas temem a perspectiva de serem picadas com uma agulha. Felizmente, sevoflurano pode tornar as crianças pequenas inconscientes dentro de minutos. Nós achamos isto mais fácil em crianças que foram sedadas (mais frequentemente com midazolam oral) antes de entrar na sala de cirurgias e que estão suficientemente sonolentas para serem anestesiadas sem jamais saberem o que aconteceu (indução "furtada"). Podem-se também insuflar os gases anestésicos sobre a face, colocar uma gota de sabor alimentar no lado de dentro da máscara (p. ex., óleo de laranja), e deixar a criança sentada durante as fases iniciais da indução. Máscaras de formato especial minimizam espaço morto (veja Figura 19-8).

Há muitas diferenças entre anatomias adulta e pediátrica que influenciam a ventilação por máscara e a intubação. Deve ser selecionado equipamento apropriado para idade e tamanho (Tabela 42-6). Recém-nascidos e a maioria dos lactentes pequenos são respiradores nasais obrigatórios e se obstruem facilmente. Cânulas orais ajudarão a desviar uma língua de tamanho excessivo; cânulas nasais, tão úteis em adultos, podem traumatizar narinas pequenas ou adenoides proeminentes em crianças pequenas. Compressão de tecidos moles submandibulares deve ser evitada durante ventilação por máscara para evitar obstrução da via aérea superior.

Tipicamente, a criança pode ser persuadida a respirar uma mistura inodora de óxido nitroso (70%) e oxigênio (30%). Sevoflurano (ou halotano) pode ser adicionado à mistura gasosa em incrementos de 0,5% cada poucas respirações. Conforme discutido previamente, nós favorecemos sevoflurano na maioria das situações. Desflurano e isoflurano são evitados para indução inalatória porque são pungentes e associados a mais tosse, retenção da respiração e laringospasmo. Usamos uma técnica de indução por única (às vezes duas) respiração com sevoflurano (7-8% sevoflurano em óxido nitroso 60%) para acelerar a indução. Depois que uma profundidade adequada de anestesia foi atingida, uma linha intravenosa pode ser iniciada, e propofol e um opioide (ou um relaxante muscular) administrados para facilitar a intubação. Os pacientes tipicamente passam por uma fase de excitação durante que qualquer estimulação é capaz de induzir laringospasmo. Respiração presa deve ser distinguida de laringospasmo. Aplicação firme de 10 cm de pressão positiva expiratória final geralmente superará laringospasmo.

Alternativamente, o anestesiologista pode aprofundar o nível de anestesia aumentando a concentração de anestésico volátil, e colocar uma LMA ou intubar o paciente sob anestesia "profunda" com sevoflurano. Em razão da maior profundidade anestésica requerida para intubação traqueal com a última técnica, o risco de depressão cardíaca, bradicardia ou laringospasmo ocorrer sem acesso intravenoso desvaloriza esta técnica. Succinilcolina intramuscular (4-6 mg/kg, não excedendo 150 mg) e atropina (0,02 mg/kg, não excedendo 0,4 mg) deve estar disponível, se laringospasmo ou bradicardia ocorrer antes que uma linha intravenosa seja estabelecida; succinilcolina intralingual pode ser uma via alternativa (veja anteriormente).

Ventilação com pressão positiva durante indução por máscara e antes de intubação, às vezes, causa distensão gástrica, resultando em comprometimento da expansão pulmonar. Aspiração com um tubo orogástrico ou nasogástrico descomprimirá o estômago, mas deve ser feita sem traumatizar membranas mucosas frágeis.

Acesso Intravenoso

Canulização intravenosa em lactentes pode ser um tormento irritante. Isto é particularmente verdadeiro em lactentes que passaram semanas em uma unidade de terapia intensiva e em

TABELA 42-6 Tamanho do equipamento de via aérea em crianças

	Prematuro	Recém-Nascido	Lactente	Aprendendo a Andar	Criança Pequena	Criança Grande
Idade	0-1 mês	0-1 mês	1-12 meses	1-3 anos	3-8 anos	8-12 anos
Peso (kg)	0,5-3	3-5	4-10	8-16	14-30	25-50
Tubo endotraqueal (ET) (mm d.i.)	2,5-3	3-3,5	3,5-4	4-4,5	4,5-5,5	5,5-6 (com manguito)
Profundidade ET (cm nos lábios)	6-9	9-10	10-12	12-14	14-16	16-18
Cateter de aspiração (F)	6	6	8	8	10	12
Lâmina de laringoscópio	00	0	1	1,5	2	3
Tamanho de máscara	00	0	0	1	2	3
Cânula oral	000-00	00	0 (40 mm)	1 (50 mm)	2 (70 mm)	3 (80 mm)
Cânula de máscara laríngea (LMA#)	–	1	1	2	2,5	3

[1]ET, tubo endotraqueal.

que foram deixadas poucas veias não puncionadas. Mesmo crianças sadias de 1 ano de idade podem-se comprovar um desafio por causa da extensa gordura subcutânea. Canulização venosa geralmente se torna mais fácil depois de 2 anos de idade. A veia safena tem uma localização constante no tornozelo, e um clínico experiente é capaz geralmente de a canulizar mesmo se não for visível ou palpável. Transiluminação das mãos ou ultrassonografia, muitas vezes, revelará locais de canulização previamente ocultos. Cateteres calibre 24 sobre agulha são adequados em recém-nascidos e lactentes, quando transfusões de sangue não forem previstas. Todas as bolhas de ar devem ser removidas da linha intravenosa, para reduzir o risco de embolia aérea paradoxal por forame oval patente oculto. Em situações de emergência em que acesso intravenoso é impossível, líquidos podem ser efetivamente infundidos para dentro dos sinusoides medulares dentro da tíbia. Esta infusão intraóssea pode ser usada para todas as medicações normalmente dadas intravenosamente, com resultados quase igualmente rápidos (veja Capítulo 55), e é considerada parte do protocolo padrão de ressuscitação (ACLS), quando acesso intravenoso de grosso calibre não puder ser obtido.

Intubação Traqueal

Oxigênio a 100% deve ser administrado antes da intubação para aumentar a segurança do paciente durante o período obrigatório de apneia antes e durante a intubação. A escolha de relaxante muscular foi discutida anteriormente no capítulo. Para intubações acordadas em recém-nascidos ou lactentes, pré-oxigenação adequada e insuflação continuada de oxigênio durante a laringoscopia (p. ex., Oxyscope) podem ajudar a prevenir hipoxemia.

O occipício proeminente do lactente tende a colocar a cabeça em uma posição flexionada antes da intubação. Isto é facilmente corrigido elevando-se ligeiramente os ombros com compressas e colocando-se a cabeça sobre um travesseiro em forma de rosca. Em crianças mais velhas, tecido tonsilar proeminente pode obstruir a visualização da laringe. Lâminas de laringoscópio retas ajudam a intubação da laringe anterior em recém-nascidos, lactentes e crianças pequenas (Tabela 42-6). Tubos endotraqueais que passam pela glote podem ainda avançar sobre a cartilagem cricoide, que é o ponto mais estreito da via aérea em crianças com menos de 5 anos de idade. Trauma à mucosa por tentar forçar um tubo pela cartilagem cricoide pode causar edema pós-operatório estridor, crupe e obstrução da via aérea.

O diâmetro apropriado dentro do tubo endotraqueal pode ser estimado por uma fórmula com base na idade:

$$4 + (\text{Idade}/4) = \text{Diâmetro do tubo (em mm)}$$

Por exemplo, uma criança de 4 anos de idade necessitaria de um tubo predito de 5 mm. Esta fórmula provê apenas uma diretriz grosseira, no entanto. As exceções incluem recém-nascidos prematuros (tubo de 2,5-3 mm) e os recém-nascidos de termo (tubo de 3-3,5 mm). Alternativamente, o clínico pode lembrar que um recém-nascido recebe um tubo de 2,5 ou 3 mm, e uma criança de 5 anos leva um tubo de 5 mm. Não deve ser assim difícil identificar qual dos três tamanhos de tubo entre 3 e 5 mm é necessário em crianças pequenas. Em crianças maiores, tubos pequenos (5-6 mm) podem ser usados com ou sem o *cuff* inflado para minimizar a necessidade de acertar precisamente o tamanho. Tubos endotraqueais 0,5 mm maior e menor do que o predito devem estar prontamente disponíveis na mesa ou no carro de anestesia. Tubos endotraqueais sem *cuff* tradicionalmente têm sido selecionados para crianças de 5 anos da idade ou menos para diminuir o risco de crupe pós-intubação, mas muitos anestesiologistas não usam mais tubos sem *cuff* tamanho 4,0 ou maiores. O teste de vazamento minimizará a probabilidade de que um tubo excessivamente grande tenha sido inserido. Tamanho correto do tubo é confirmado pela passagem fácil para dentro da laringe e o desenvolvimento de um vazamento de ar à pressão de 15-20 cm H_2O com um tubo sem *cuff*. Ausência de vazamento indica um tubo acima do tamanho que deve ser substituído para evitar edema pós-operatório, enquanto um vazamento excessivo pode impedir ventilação adequada e contaminar a sala de cirurgias com gases anestésicos. Conforme notado anteriormente, muitos clínicos usam um tubo com *cuff* de tamanho abaixo com o manguito completamente desinflado em pacientes mais novos em alto risco de aspiração; mínima insuflação do manguito pode parar qualquer vazamento de ar. Há também uma fórmula para estimar o comprimento endotraqueal:

$$12 + \text{Idade}/2 = \text{Comprimento do tubo (em cm)}$$

Outra vez, esta fórmula fornece apenas uma orientação, e o resultado deve ser confirmado por ausculta e julgamento clínico. Para evitar intubação endobrônquica, a extremidade do tubo endotraqueal deve passar apenas 1-2 cm além da glote de um lactente. Nós favorecemos uma conduta alternativa: colocar intencionalmente a extremidade do tubo endotraqueal dentro do brônquio principal direito e a seguir retirá-lo até que os sons respiratórios sejam iguais em ambos os campos pulmonares.

Manutenção

A ventilação é quase sempre controlada durante anestesia de recém-nascidos e lactentes com um sistema circular semifechado convencional. Durante ventilação espontânea, mesmo a baixa resistência de um sistema circular pode-se tornar um obstáculo importante para um recém-nascido doente superar. Válvulas unidirecionais, tubos de respiração e absorvedores de dióxido de carbono se responsabilizam pela maior parte da resistência. Em pacientes pesando menos de 10 kg, alguns anestesiologistas preferem o circuito Mapleson D ou o sistema Bain por causa da sua baixa resistência e peso leve (veja Capítulo 3). Não obstante, como a resistência do circuito de respiração é facilmente superada por ventilação com pressão positiva, o sistema circular pode ser usado com segurança em pacientes de todas as idades, se a ventilação for controlada. Monitoramento da pressão na via aérea pode fornecer evidência precoce de obstrução por um tubo endotraqueal dobrado ou avanço acidental do tubo para dentro de um brônquio principal.

Muitos ventiladores de anestesia e máquinas mais antigas são desenhados para pacientes adultos e não podem fornecer confiavelmente os volumes correntes reduzidos e as frequências rápidas requeridas por recém-nascidos e lactentes. Aplicação não intencional de grandes volumes correntes a uma criança pequena pode gerar pressões máximas excessivas na via aérea e causar barotrauma. O modo limitado pela pressão, que é encontrado em quase todos os mais recentes ventiladores de anestesia, deve ser usado para recém-nascidos, lactentes e crianças aprendendo a andar. Pequenos volumes correntes também podem ser aplicados manualmente com maior facilidade com uma bolsa de respiração de 1 L do que com uma bolsa adulta de 3 L. Em crianças de menos de 10 kg, volumes correntes adequados são obtidos com pressões inspiratórias máximas de 15-18 cm H_2O. Em crianças maiores, a ventilação controlada pelo volume pode ser usada, e os volumes correntes podem ser estabelecidos em 6-8 mL/kg. Muitos espirômetros são menos acurados a mais baixos volumes correntes. Além disso, o gás perdido em longos circuitos de respiração adultos complacentes se torna grande com relação ao pequeno volume corrente de uma criança. Por esta razão, tubulação pediátrica geralmente é mais curta, mais leve e mais rígida (menos complacente). Inobstante, devemos nos lembrar de que o espaço morto contribuído pelo tubo e sistema circular consiste apenas no volume do ramo distal do conector em Y e aquela porção do tubo endotraqueal que se estende além da via aérea. Em outras palavras, o espaço morto fica inalterado ao se trocar de tubulação adulta para pediátrica. Umidificadores condensadores ou trocadores de calor e umidade (HMEs) podem acrescentar considerável espaço morto; dependendo do tamanho do paciente, eles ou não devem ser usados, ou deve ser empregado um HME pediátrico de tamanho apropriado.

Anestesia pode ser mantida em pacientes pediátricos com os mesmos agentes que em adultos. Alguns clínicos mudam para isoflurano após uma indução com sevoflurano na esperança de reduzir a probabilidade de agitação ao acordar ou de delírio pós-operatório (veja anteriormente). Se sevoflurano for continuado para manutenção, administração de um opioide (p. ex., fentanil, 1-1,5 mcg/kg) 15-20 min antes do término do procedimento pode reduzir a incidência de delírio de emersão e agitação, se o procedimento cirúrgico tiver probabilidade de produzir dor pós-operatória. Embora a MAC seja maior em crianças que em adultos (veja Tabela 42-4), recém-nascidos podem ser particularmente suscetíveis aos efeitos cardiodepressores dos anestésicos gerais. Recém-nascidos e crianças doentes podem não tolerar concentrações aumentadas de agentes voláteis requeridas quando o agente volátil, isoladamente, é usado para manter boas condições operatórias cirúrgicas.

Necessidades Líquidas Perioperatórias

11 Deve-se prestar particular atenção ao tratamento hídrico em pacientes pediátricos mais jovens porque estes pacientes têm margens de erro limitadas. Uma bomba de infusão programável ou uma bureta com uma câmara de microgotejamento é útil para medições acuradas. Drogas podem ser jorradas por tubulação com baixo espaço morto a fim de minimizar administração de líquido desnecessário. Sobrecarga hídrica é diagnosticada por veias proeminentes, pele ruborizada, pressão arterial aumentada, sódio sérico diminuído e uma perda das pregas nas pálpebras superiores.

A terapia hídrica pode ser dividida em necessidades de manutenção, déficits e necessidades de reposição.

A. Necessidades de Líquidos de Manutenção

As necessidades de manutenção para pacientes pediátricos podem ser determinadas pela "regra de 4:2:1": 4 mL/kg/h pelos primeiros 10 kg de peso, 2 mL/kg/h pelos segundos 10 kg, e 1 mL/kg/h para cada quilograma restante. A escolha do líquido de manutenção permanece controversa. Uma solução como glicose a 5% em soro meio-fisiológico (G_5 S½F) com 20 mEq/L de cloreto de potássio fornece adequada glicose e eletrólitos àquelas taxas de infusão de manutenção. Glicose 5% em soro um quarto-fisiológico (G_5 S¼F) pode ser uma escolha melhor em recém-nascidos por causa da sua capacidade limitada de manejar cargas de sódio. Crianças até a idade de 8 anos necessitam de 6 mg/kg/min de glicose para manter euglicemia (40-125 mg/dL); recém-nascidos prematuros necessitam de 6-8 mg/kg/min. Crianças mais velhas e adultos necessitam apenas de 2 mg/kg/min e nestes pacientes euglicemia é normalmente bem mantida por glicogenólise e gliconeogênese hepáticas. Ambas hipoglicemia e hiperglicemia devem ser evitadas; entretanto, a quantidade de produção hepática de glicose é amplamente variável durante grande cirurgia e enfermidade crítica. Assim as taxas de infusão de glicose durante cirurgias mais longas, particularmente em recém-nascidos e lactentes, devem ser ajustadas com base em medições da glicemia.

B. Déficits

Além de uma infusão de manutenção, é necessário repor quaisquer déficits líquidos pré-operatórios. Por exemplo, se um lactente de 5 kg não recebeu líquidos orais ou intravenosos por 4 h antes da cirurgia, acumulou-se um déficit de 80 mL (5 kg × 4 mL/kg/h × 4 h). Em contraste com adultos, os lactentes respondem à desidratação com pressão arterial diminuída e sem frequência cardíaca aumentada. Déficits hídricos pré-operatórios são frequentemente administrados com os requisitos de manutenção horários em alíquotas de 50% na primeira hora e 25% na segunda e terceira horas. No exemplo anterior, um total de 60 mL seria dado na primeira hora (80/2 + 20) e 40 mL na segunda e terceira horas (80/4 + 20). Administração de *bolus* de soluções contendo glicose é evitada a fim de evitar hiperglicemia. Déficits líquidos pré-operatórios são geralmente repostos com uma solução salina balanceada (p. ex., Ringer-lactato) ou soro meio-fisiológico (S½F). Em ambos os casos, glicose é omitida para evitar hiperglicemia. Em comparação a Ringer-lactato, soro fisiológico tem a desvantagem de promover acidose hiperclorêmica.

C. Necessidades de Reposição

Reposição pode ser subdividida em perda sanguínea e perda em terceiro espaço.

1. Perda sanguínea – O volume sanguíneo dos recém-nascidos prematuros (100 mL/kg), recém-nascidos de termo completo

(85-90 mL/kg) e lactentes (80 mL/kg) é proporcionalmente maior que o de adultos (65-75 mL/kg). Um hematócrito inicial de 55% no recém-nascido de termo completo sadio gradualmente cai para tão baixo quanto 30% no lactente de 3 meses antes de subir para 35% pelos 6 meses. O tipo de hemoglobina (Hb) também está mudando durante este período: de uma concentração de 75% de HbF (maior afinidade pelo oxigênio, PaO_2 reduzida, mau descarregamento tecidual) ao nascimento para quase 100% HbA (afinidade reduzida pelo oxigênio, alta PaO_2, bom descarregamento tecidual) pelos 6 meses.

Perda sanguínea tem sido tipicamente reposta com cristaloide não contendo glicose (p. ex., 3 mL de Ringer-lactato para cada mililitro de sangue perdido) ou soluções coloides (p. ex., 1 mL de albumina 5% para cada mililitro de sangue perdido) até que o hematócrito do paciente atinja um limite inferior predeterminado. Nos últimos anos, tem havido ênfase aumentada em evitar administração excessiva de líquido; assim perda sanguínea é agora comumente reposta por coloide (p. ex., albumina) ou concentrado de hemácias. Em recém-nascidos prematuros e doentes, o hematócrito-alvo (para transfusão) pode ser tão grande quanto 40%, enquanto em crianças mais velhas sadias um hematócrito de 20-26% é geralmente bem tolerado. Em razão do seu pequeno volume intravascular, recém-nascidos e lactentes estão em um risco aumentado de perturbações eletrolíticas (p. ex., hiperglicemia, hiperpotassemia e hipocalcemia) que podem acompanhar transfusão rápida de sangue. Posologia de transfusões de concentrado de eritrócitos é discutida no Capítulo 51. Plaquetas e plasma fresco congelado, 10-15 mL/kg, devem ser dados, quando a perda sanguínea exceder 1-2 volumes sanguíneos. Prática recente, particularmente com perda sanguínea por trauma, favorece administração "mais precoce" de plasma e plaquetas. Uma unidade de plaquetas por 10 kg de peso eleva a contagem de plaquetas em cerca de 50.000/μL. A dose pediátrica de crioprecipitado é 1 unidade/10 kg peso.

2. Perda "em terceiro espaço" – Estas perdas são impossíveis de medir e têm que ser estimadas a partir da extensão do procedimento cirúrgico. Nos últimos anos o terceiro espaço foi mesmo atribuído à administração exagerada de líquido durante ressuscitação.

Uma diretriz popular de administração de líquido é 0-2 mL/kg/h para cirurgia relativamente atraumática (p. ex., correção de estrabismo em que não deve haver *nenhuma* perda em terceiro espaço) e até 6-10 mL/kg/h para procedimentos traumáticos (p. ex., abscesso abdominal). Perda em terceiro espaço é geralmente reposta com Ringer-lactato (veja Capítulo 49). É seguro dizer que todas as questões relacionadas com o terceiro espaço nunca foram mais controversas.

Anestesia e Analgesia Regionais

Os principais usos de técnicas regionais em anestesia pediátrica têm sido para suplementar e reduzir necessidades de anestesia geral e para fornecer melhor alívio da dor pós-operatória. Os bloqueios variam em complexidade desde os bloqueios de nervos periféricos relativamente simples (p. ex., bloqueio peniano, bloqueio ilioinguinal); a bloqueios de plexo braquial, nervo ciático e nervo femoral; a grandes bloqueios de condução (p. ex., técnicas espinais ou epidurais). Bloqueios regionais em crianças (como em adultos) são frequentemente facilitados por direcionamento ultrassônico, às vezes com estimulação nervosa.

Bloqueios caudais comprovaram-se úteis após uma variedade de cirurgias, incluindo circuncisão, herniorrafia inguinal, reparo de hipospadia, cirurgia anal, reparo de pé torto e outros procedimentos subumbilicais. As contraindicações incluem infecção em torno do hiato sacral, coagulopatia ou anormalidades anatômicas. O paciente é geralmente anestesiado levemente ou sedado e colocado na posição lateral.

Para anestesia caudal pediátrica, pode ser usada uma agulha calibre 22 de bisel curto. Se for usada a técnica de perda de resistência, a seringa de vidro deve ser enchida com soro fisiológico, não ar, por causa da possível associação deste último à embolia aérea. Depois do estalo característico que assinala penetração da membrana sacrococcígea, o ângulo de aproximação da agulha é reduzido, e a agulha é avançada apenas alguns milímetros mais para evitar entrar no saco dural ou o corpo anterior do sacro. Aspiração é usada para checar quanto a sangue ou líquido cefalorraquidiano; anestésico local pode, então, ser injetado lentamente; falha de uma dose de teste de 2 mL de anestésico local com epinefrina (1:200.000) em produzir taquicardia ajuda a excluir colocação intravascular.

Muitos agentes anestésicos foram usados para anestesia caudal em pacientes pediátricos, com bupivacaína 0,125-0,25% (até 2,5 mg/kg) ou ropivacaína 0,2% sendo mais comuns. Ropivacaína, 0,2%, pode fornecer analgesia similar à bupivacaína, mas com menos bloqueio motor. Ropivacaína parece ter menos toxicidade cardíaca do que bupivacaína quando comparadas miligrama a miligrama. Adição de epinefrina a soluções caudais tende a aumentar o grau de bloqueio motor. Clonidina, por si própria ou combinada com anestésicos locais, também tem sido amplamente usada. Sulfato de morfina (25 mcg/kg) ou hidromorfona (6 mcg/kg) pode ser adicionada à solução anestésica local para prolongar analgesia pós-operatória em pacientes internos, mas aumenta o risco de depressão respiratória pós-operatória retardada. O volume de anestésico local necessário depende do nível de bloqueio desejado, variando de 0,5 mL/kg para um bloqueio sacral a 1,25 mL/kg para um bloqueio torácico médio. Injeções de uma só dose geralmente duram 4-12 h. Colocação de cateteres caudais calibre 20 com infusão contínua de anestésico local (p. ex., bupivacaína 0,125% ou ropivacaína 0,1% a 0,2-0,4 mg/kg/h) ou um opioide (p. ex., fentanil, 2 mcg/mL a 0,6 mcg/kg/h) permite anestesia prolongada e analgesia pós-operatória. Complicações são raras, mas incluem toxicidade de anestésico local por concentrações sanguíneas aumentadas (p. ex., convulsões, hipotensão, arritmias), bloqueio espinal e depressão respiratória. Retenção urinária pós-operatória não parece ser um problema após anestesia caudal de dose única.

Cateteres epidurais lombares e torácicos podem ser colocados em crianças anestesiadas, usando-se a técnica padrão de perda de resistência e um acesso mediano ou paramediano. Em crianças pequenas, cateteres epidurais caudais foram passados para uma posição torácica com a extremidade localizada radiograficamente.

Bloqueios do plano do transverso do abdome (TAP) unilateral são comumente usados para prover analgesia pós-operatória após reparo de hérnia. Bloqueios de TAP bilaterais podem ser usados para prover analgesia pós-operatória efetiva após cirurgia abdominal com uma incisão mediana inferior. Bloqueios da bainha do reto podem ser usados para incisão mediana no abdome superior.

Anestesia espinal tem sido usada em alguns centros para procedimentos infraumbilicais em recém-nascidos e lactentes. Lactentes e crianças tipicamente têm mínima hipotensão por simpatectomia. Acesso intravenoso pode ser estabelecido (convenientemente no pé) depois que a anestesia espinal foi administrada. Esta técnica se tornou mais amplamente usada em recém-nascidos e lactentes, à medida que os riscos neurotóxicos potenciais da anestesia geral nestes pacientes receberam maior atenção.

A maioria das crianças não tolerará colocação de bloqueios nervosos ou cateteres de bloqueio nervoso, enquanto acordadas; entretanto, a maioria das técnicas de bloqueio periférico pode ser efetuada seguramente em crianças anestesiadas. Quando a área de operação é a extremidade superior, nós recomendamos os procedimentos de plexo braquial que podem mais facilmente ser efetuados, usando-se orientação ultrassônica, especificamente bloqueios axilar, supraclavicular e infraclavicular. Sugerimos que bloqueio interescalênico seja executado apenas por aqueles que têm experiência e perícia com direcionamento ultrassônico e apenas para procedimentos em que outras técnicas de bloqueio seriam inferiores (p. ex., procedimentos no ombro superior) em razão da rara ocorrência descrita de injeções intramedulares acidentais, quando bloqueios interescalênicos foram efetuados em adultos anestesiados. Bloqueios femoral e ciático de injeção única e contínuo são facilmente efetuados, usando-se orientação ultrassônica. Esta última pode ser executada, usando-se um acesso glúteo ou poplíteo.

Uma ampla variedade de outros bloqueios de nervos terminais (p. ex., nervo digital, nervo mediano, nervo occipital etc.) é facilmente realizada para reduzir dor pós-operatória em crianças.

Sedação para Procedimentos Dentro e Fora da Sala de Cirurgias

Sedação é, muitas vezes, pedida para pacientes pediátricos dentro e fora da sala de cirurgias para procedimentos não cirúrgicos. Cooperação e imobilidade podem ser necessárias para estudos de imagem, broncoscopia, endoscopia gastrointestinal, cateterismo cardíaco, trocas de curativo e pequenos procedimentos (p. ex., colocação de gesso e aspiração de medula óssea). Os requisitos variam, dependendo do paciente e do procedimento, variando desde ansiólise (mínima sedação), à sedação consciente (sedação moderada e analgesia), à sedação profunda/analgesia, e finalmente à anestesia geral. Os anestesiologistas são geralmente presos aos mesmos padrões quando proveem sedação moderada ou profunda como quando proveem anestesia geral. Isto inclui preparação pós-operatória (p. ex., jejum), avaliação, monitoramento e tratamento pós-operatório. Obstrução da via aérea e hipoventilação são os problemas mais comumente encontrados associados à sedação moderada ou profunda. Com sedação profunda e anestesia geral, depressão cardiovascular pode também ser um problema.

A Tabela 42-3 inclui doses de drogas sedativo-hipnóticas. Um dos sedativos comumente usados pelo pessoal não de anestesia no passado foi hidrato de cloral, 25-100 mg/kg por via oral ou retal. Ele tem um início lento de até 60 min e uma meia-vida longa (8-11 h) que resulta em sonolência prolongada. Embora geralmente tenha pouco efeito sobre a ventilação, pode causar obstrução fatal da via aérea em pacientes com apneia de sono. Globalmente, hidrato de cloral é uma má escolha, dada sua propensão a produzir arritmias cardíacas, quando é usado nas doses maiores necessárias para sedação moderada. Midazolam, 0,5 mg/kg por via oral ou 0,1-0,15 mg/kg por via intravenosa, é particularmente útil porque os seus efeitos podem ser prontamente revertidos com flumazenil. As doses devem ser reduzidas toda vez que mais de um agente for usado, por causa do potencial de depressão sinergística respiratória e cardiovascular.

Propofol é de longe a mais útil droga sedativo-hipnótica. Embora a droga não esteja aprovada para sedação de pacientes de ICU pediátricos e não esteja aprovada para administração por qualquer outro que não aqueles treinados na administração de anestesia geral, ela pode ser aplicada com segurança para a maioria dos procedimentos a velocidades de infusão de até 200 mcg/kg/min. Em países outros que não os Estados Unidos, propofol é, muitas vezes, administrado, usando-se o Diprifusor, uma bomba de infusão controlada por computador que mantém uma concentração constante no local-alvo. Oxigênio suplementar e monitoramento estreito da via aérea, ventilação e outros sinais vitais são obrigatórios (como com outros agentes). Uma LMA é geralmente bem tolerada a doses mais altas.

Acordar e Recuperação

Pacientes pediátricos são particularmente vulneráveis a duas complicações pós-anestésicas: laringospasmo e crupe pós-intubação. Como os pacientes adultos, a dor pós-operatória exige atenção estreita cuidadosa. A prática da anestesia pediátrica varia amplamente, em particular no que concerne à extubação após uma anestesia geral. Em alguns hospitais pediátricos, todas as crianças que serão extubadas após uma anestesia geral chegam na unidade de tratamento pós-anestesia (PACU) com o tubo ainda no lugar. Elas são subsequentemente extubadas pela enfermeira da PACU, quando critérios definidos forem alcançados. Em outros centros, quase todas as crianças são extubadas na sala de cirurgias antes de chegarem na PACU. Alta qualidade e segurança são descritas nos centros que obedecem a qualquer dos dois protocolos.

A. Laringospasmo

Laringospasmo é um espasmo forte, involuntário, da musculatura laríngea causado pela estimulação do nervo laríngeo superior (veja Capítulo 19). Ele pode ocorrer à indução, à emersão, ou a qualquer tempo sem um tubo endotraqueal. Presumivelmente ele também pode ocorrer, quando um tubo está no lugar, mas sua ocorrência não será reconhecida. Laringospasmo é mais comum em pacientes pediátricos jovens (quase 1 em 50 anestesias) do que em adultos, e é mais comum em lactentes de 1-3 meses de idade. Laringospasmo ao término de um procedimento pode geralmente ser evitado extubando-se o paciente ou, enquanto acordado (abrindo os olhos) ou, enquanto profundamente anestesiado (respirando espontaneamente, mas não deglutindo ou tossindo); ambas as técnicas possuem defensores e apesar de opiniões fortes, falta evidência sobre qual é a melhor conduta. Extubação durante o intervalo entre estes extremos, no entanto, é geralmente reconhecida como mais arriscada. URI recente ou exposição à fumaça de tabaco de segunda mão predispõe as crianças a laringospasmo ao acordar. O tratamento do laringospasmo inclui ventilação com pressão positiva delicada, empuxo da mandíbula para frente, lidocaína intravenosa (1-1,5 mg/kg), ou paralisia com succinilcolina intravenosa (0,5-1 mg/kg) ou rocurônio (0,4 mg/kg) e ventilação controlada. Succinilcolina intramuscular (4-6 mg/kg) permanece uma alternativa aceitável em pacientes sem acesso intravenoso e em que medidas conservadoras falharam. Laringospasmo é geralmente um evento pós-operatório imediato, mas pode ocorrer na sala de recuperação, quando o paciente acorda e sufoca com secreções faríngeas. Por esta razão, os pacientes pediátricos em recuperação devem ser posicionados na posição lateral, de tal modo que as secreções orais se acumulem e drenem para longe das pregas vocais. Quando a criança começa a retomar consciência, ter os pais ao lado da cama pode reduzir a ansiedade dela.

12

B. Crupe Pós-Intubação

Crupe é decorrente de edema glótico ou traqueal. Uma vez que a parte mais estreita da via aérea pediátrica seja a cartilagem cricoide, esta é a área mais suscetível. Crupe é menos comum com tubos endotraqueais que são suficientemente pequenos para permitir um ligeiro vazamento de gás a 10-25 cm H_2O. Crupe pós-intubação é associada a início da infância (idade 1-4 anos), tentativas repetidas de intubação, tubos endotraqueais excessivamente grandes, cirurgia prolongada, procedimentos na cabeça e pescoço e movimento excessivo do tubo (p. ex., tosse com o tubo no lugar, mover a cabeça do paciente). Dexametasona intravenosa (0,25-0,5 mg/kg) pode prevenir formação de edema, e inalação de epinefrina racêmica nebulizada (0,25-0,5 mL de uma solução 2,25% mL de soro fisiológico) é, muitas vezes, tratamento efetivo. Embora crupe pós-intubação seja uma complicação que ocorre mais tarde que laringospasmo, ele quase sempre aparecerá dentro de 3 h depois da extubação.

C. Tratamento da Dor Pós-Operatória

A dor em pacientes pediátricos recebeu considerável atenção nos últimos anos, e ao longo desse tempo o uso de técnicas anestésicas e analgésicas regionais (conforme descritas anteriormente) aumentou grandemente. Opioides parenterais comumente usados incluem fentanil (1-2 mcg/kg), morfina (0,05-0,1 mg/kg), hidromorfona (15 mcg/kg) e meperidina (0,5 mg/kg). Uma técnica multimodal incorporando cetorolaco (0,5-0,75 mg/kg) reduzirá as necessidades de opioide. Acetaminofeno oral, retal ou intravenoso também pode ser um substituto útil para o cetorolaco.

Analgesia controlada pelo paciente (veja Capítulo 48) também pode ser usada com sucesso em pacientes tão jovens quanto 6-7 anos de idade, dependendo da sua maturidade e da preparação pré-operatória. Opioides comumente usados incluem morfina e hidromorfona. Com um intervalo *lockout* de 10 min, a dose recomendada para o intervalo é ou morfina, 20 mcg/kg, ou hidromorfona, 5 mcg/kg. Como em adultos, infusões contínuas aumentam o risco de depressão respiratória; doses típicas de infusão contínua são morfina, 0-12 mcg/kg/h, ou hidromorfona, 0-3 mcg/kg/h. A via subcutânea pode ser usada com morfina. Analgesia controlada pela enfermeira e controlada pelos pais permanecem sendo técnicas controversas, mas amplamente usadas para controle da dor em crianças.

Como no caso dos adultos, as infusões epidurais para analgesia pós-operatória consistem frequentemente em um anestésico local combinado com um opioide. Bupivacaína, 0,1-0,125%, ou ropivacaína, 0,1-0,2%, são, muitas vezes, combinadas com fentanil, 2-2,5 mcg/mL (ou concentrações equivalentes de morfina ou hidromorfona). As velocidades de infusão recomendadas dependem do tamanho do paciente, da concentração final da droga e da localização do cateter epidural, e variam de 0,1 a 0,4 mL/kg/h. Infusões anestésicas locais também podem ser usadas com técnicas de bloqueio nervoso contínuo, mas isto é menos comum que em adultos.

Considerações Anestésicas em Condições Pediátricas Específicas

PREMATURIDADE

Fisiopatologia

Prematuridade é definida como nascimento antes de 37 semanas de gestação. Isto está em contraste com *pequeno para a idade gestacional,* que descreve um lactente (de termo completo ou prematuro) cujo peso ajustado à idade é menor que o quinto percentil. Os múltiplos problemas dos recém-nascidos prematuros são geralmente decorrentes da imaturidade dos principais sistemas de órgãos ou a asfixia intrauterina. As complicações pulmonares incluem doença de membrana hialina, ataques apneicos e displasia broncopulmonar. Surfactante pulmonar exógeno comprovou-se um tratamento efetivo para síndrome de angústia respiratória em lactentes prematuros. Um canal arterial patente leva a *shuntagem,* e pode, possivelmente, levar a edema pulmonar e insuficiência cardíaca congestiva. Hipóxia persistente ou choque pode resultar em tubo digestório isquêmico e enterocolite necrosante. Prematuridade aumenta a suscetibilidade à infecção, hipotermia, hemorragia intracraniana e kernicterus. Os recém-nascidos prematuros também têm uma incidência aumentada de anomalias congênitas.

Considerações Anestésicas

O pequeno tamanho (frequentemente < 1.000 g) e frágil condição médica dos recém-nascidos prematuros exige que atenção especial seja dada ao controle da via aérea, hidratação e regulação de temperatura. O problema da retinopatia de prematuridade, uma proliferação fibrovascular sobrejacente à retina que pode levar à perda visual progressiva, merece especial consideração. Embora hiperoxia seja associada a esta doença cegante, a presença de hemoglobina fetal e tratamento com vitamina E pode ser protetora. Evidência recente sugere que níveis flutuantes de oxigênio podem ser mais danosos do que tensões aumentadas de oxigênio. Além disso, outros fatores de risco importantes, como angústia respiratória, apneia, ventilação mecânica, hipóxia, hipercarbia, acidose, cardiopatia, bradicardia, infecção, nutrição parenteral, anemia e múltiplas transfusões de sangue devem estar presentes. Inobstante, a oxigenação deve ser continuamente monitorada com oximetria de pulso ou análise de oxigênio transcutânea, com atenção particular dedicada aos lactentes com menos de 44 semanas pós-concepção. A PaO_2 normal é de 60-80 mmHg em recém-nascidos. Concentrações excessivas de oxigênio inspirado são evitadas, misturando-se oxigênio com ar. Tensões excessivas de oxigênio inspirado também podem predispor à doença pulmonar crônica.

As necessidades anestésicas dos recém-nascidos prematuros são reduzidas. Anestesia com base em opioide é, muitas vezes, favorecida com relação a técnicas com base em anestésicos voláteis puros por causa da tendência percebida destas últimas a causar depressão miocárdica.

Lactentes prematuros cuja idade é menos de 50 (algumas autoridades diriam 60) semanas pós-concepcionais no momento da cirurgia são propensos a episódios pós-operatórios de apneia obstrutiva e central durante até 24 h. De fato, mesmo lactentes de termo podem experimentar raros ataques apneicos após anestesia geral. **Os fatores de risco para apneia pós-anestésica incluem uma baixa idade gestacional ao nascer, anemia (< 30%), hipotermia, sepse e anormalidades neurológicas.** O risco de apneia pós-anestésica pode ser diminuído pela administração intravenosa de cafeína (10 mg/kg) ou aminofilina.

Assim, procedimentos eletivos (particularmente ambulatoriais) devem ser adiados até que o lactente de pré-termo atinja a idade de, pelo menos, 50 semanas pós-concepção. Um intervalo livre de sintomas de 6 meses foi sugerido para os lactentes com uma história de episódios apneicos ou displasia broncopulmonar. Se cirurgia tiver que ser realizada mais inicialmente, monitoramento com oximetria de pulso durante 12-24 h pós-operatoriamente é obrigatória para lactentes com menos de 50 semanas pós-concepção; lactentes entre 50 e 60 semanas pós-concepção devem ser estritamente observados na unidade de recuperação pós-anestésica durante pelo menos 2 h.

Recém-nascidos prematuros doentes frequentemente recebem múltiplas transfusões de sangue durante sua permanência no berçário de terapia intensiva. Sua condição imunocomprometida os predispõe à infecção por citomegalovírus após transfusão. Sinais de infecção incluem linfadenopatia generalizada, febre, pneumonia, hepatite, anemia hemolítica e trombocitopenia. As medidas preventivas incluem utilizar sangue doador soronegativo para citomegalovírus ou, mais comumente, células sanguíneas reduzidas em leucócitos.

MÁ ROTAÇÃO E VOLVO INTESTINAIS

Fisiopatologia

Má rotação dos intestinos é uma anormalidade do desenvolvimento que permite rotação anormal espontânea do tubo digestório intermediário em torno do mesentério (artéria mesentérica superior). A incidência de má rotação é estimada em 1:500 nascidos vivos. A maioria dos pacientes com má rotação do tubo digestório intermediário se apresenta durante a lactância com sintomas de obstrução intestinal. Enrolamento do duodeno com o cólon ascendente pode produzir obstrução duodenal completa ou parcial. A complicação mais séria da má rotação, um volvo do tubo digestório intermediário, pode comprometer rapidamente o suprimento sanguíneo intestinal, causando infarto. Volvo do tubo digestório intermediário é uma emergência cirúrgica verdadeira que mais comumente ocorre no lactente, com até 1/3 ocorrendo na primeira semana de vida. A taxa de mortalidade é alta (até 25%). Os sintomas típicos são vômito bilioso, progressiva distensão e dor à palpação abdominal, acidose metabólica e instabilidade hemodinâmica. Diarreia sanguinolenta pode ser indicadora de infarto intestinal. Ultrassonografia abdominal ou imagem do trato gastrointestinal superior confirma o diagnóstico.

Considerações Anestésicas

Cirurgia oferece o único tratamento definitivo da má rotação e volvo do tubo digestório intermediário. Se obstrução estiver presente, mas volvo óbvio ainda não ocorreu, a preparação pré-operatória pode incluir estabilização de quaisquer condições coexistentes, inserção de um tubo nasogástrico (ou orogástrico) para descomprimir o estômago, antibióticos de amplo espectro, reposição hídrica e eletrolítica e pronto transporte para a sala de cirurgias.

Estes pacientes estão em risco aumentado de aspiração pulmonar. Dependendo do tamanho do paciente, deve ser empregada indução em sequência rápida (ou intubação acordada). Pacientes com volvo são geralmente hipovolêmicos e acidóticos, e podem tolerar mal a anestesia. Cetamina pode ser o agente preferido de indução anestésica. Uma anestesia com base em opioide pode também ser usada, uma vez que ventilação pós-operatória frequentemente será necessária. Ressuscitação com líquidos, provavelmente incluindo produtos de sangue, e terapia com bicarbonato de sódio geralmente são necessárias. Linhas arterial e venosa central são úteis. Tratamento cirúrgico inclui a redução do volvo, liberação da obstrução, alargamento da base das fixações mesentéricas e ressecção de qualquer intestino obviamente necrótico. Edema intestinal pode complicar o fechamento abdominal e tem o potencial de produzir uma síndrome de compartimento abdominal. Esta última pode prejudicar a ventilação, dificultar o retorno venoso e produzir comprometimento renal; pode ser necessário retardar o fechamento fascial, ou fechamento temporário com um "silo" de Silastic. Uma laparotomia de segunda inspeção pode ser necessária 24-48 horas mais tarde para assegurar viabilidade do intestino restante.

HÉRNIA DIAFRAGMÁTICA CONGÊNITA

Fisiopatologia

Durante o desenvolvimento fetal, o tubo digestório pode-se herniar para dentro do tórax por um de três possíveis defeitos diafragmáticos: o forame de Bochdalek posterolateral esquerdo ou direito ou o forame anterior de Morgagni. A incidência descrita de hérnia diafragmática é 1 em 3.000-5.000 nascidos vivos. Herniação no lado esquerdo é o tipo mais comum (90%). Marcas típicas de **herniação diafragmática** incluem hipóxia, um abdome escafoide e evidência de intestino no tórax por ausculta ou radiografia. Hérnia diafragmática congênita é frequentemente diagnosticada antenatalmente durante um exame de rotina com ultrassonografia obstétrica. Uma redução nos alvéolos e bronquíolos (hipoplasia pulmonar) e má rotação dos intestinos quase sempre estão presentes. O pulmão ipsolateral é particularmente prejudicado, e o tubo digestório herniado pode comprimir e retardar a maturação de ambos os pulmões. Hérnia diafragmática é frequentemente acompanhada por marcada hipertensão pulmonar e é associada à mortalidade de 40-50%. Comprometimento cardiopulmonar é principalmente decorrente de hipoplasia pulmonar e hipertensão pulmonar, em vez do efeito de massa das vísceras herniadas.

O tratamento é dirigido para estabilização imediata com sedação, paralisia e hiperventilação moderada. É usada ventilação limitada pela pressão. Alguns centros empregam hipercapnia permissiva ($PaCO_2$ pós-ductal < 65 mmHg) e aceitam hipoxemia branda (SpO_2 > 85%) em um esforço para reduzir barotrauma pulmonar. Ventilação oscilatória de alta frequência (HFOV) pode melhorar a ventilação e oxigenação com menos barotrauma. Óxido nítrico inalado pode ser usado para baixar as pressões na artéria pulmonar, mas não parece melhorar a sobrevida. Se a hipertensão pulmonar se estabilizar e houver pouca *shuntagem* da direita para a esquerda, reparo cirúrgico precoce pode ser empreendido. Se o paciente não se estabilizar, pode ser empreendida oxigenação por membrana extracorpórea (*ECMO*). Quando iniciada na unidade de tratamento crítico em um recém-nascido, ECMO venoarterial geralmente envolve bombeamento do sangue da veia jugular por um oxigenador de membrana e trocador de calor de contracorrente antes de o retornar à artéria carótida ipsolateral. A cronologia do reparo após ECMO é controvertida. Tratamento com cirurgia intrauterina não demonstrou melhorar os resultados.

Considerações Anestésicas

Distensão gástrica deve ser minimizada pela colocação de um tubo nasogástrico e evitação de altos níveis de ventilação com pressão positiva. O recém-nascido é pré-oxigenado e intubado acordado, ou sem a ajuda de relaxantes musculares. Anestesia é mantida com baixas concentrações de agentes voláteis ou opioides, relaxantes musculares e ar, conforme tolerado. Hipóxia e expansão de ar no intestino contraindicam o uso de óxido nitroso. Se possível, as pressões inspiratórias máximas na via aérea devem ser menores que 30 cm H_2O. **Uma queda súbita na complacência pulmonar, pressão arterial ou oxigenação pode sinalizar um pneumotórax contralateral (geralmente direito) e exigir colocação de um tubo de drenagem torácica.** Gasometria arterial é preferivelmente monitorada por amostragem de uma artéria pré-ductal, se um cateter de artéria umbilical já não estiver no lugar. A reparação cirúrgica é realizada por via de uma incisão subcostal do lado afetado; o intestino é reduzido para dentro do abdome, e o diafragma é fechado. Tentativas agressivas de expansão do pulmão ipsolateral em seguida à descompressão cirúrgica são nocivas. O prognóstico pós-operatório corre paralelo à extensão da hipoplasia pulmonar e à presença de outros defeitos congênitos.

FÍSTULA TRAQUEOESOFÁGICA

Fisiopatologia

Há vários tipos de fístula traqueoesofágica (**Figura 42-3**). O tipo mais comum (tipo IIIB) é a combinação de um esôfago superior que termina em uma bolsa cega e um esôfago inferior que se comunica com a traqueia. A respiração resulta em distensão gástrica, enquanto a alimentação leva à sufocação, tosse e cianose (em inglês, três Cs: *choking, coughing, cyanosis*). O diagnóstico é suspeitado pela incapacidade de passar um cateter para dentro do estômago e confirmado pela visualização do cateter enrolado em uma bolsa cega esofágica superior. Pneumonia de aspiração e a coexistência de outras anomalias congênitas (p. ex., cardíacas) são comuns. Estas podem incluir a associação de defeitos *v*ertebrais, atresia *a*nal, fístula *t*raqueoesofágica com atresia *e*sofágica e displasia *r*adial, conhecidas como a síndrome VATER. A variedade VACTERL inclui também anomalias *car*díacas e de membros (*l*imb). Tratamento pré-operatório é dirigido para a identificação de todas as anomalias congênitas e prevenção de pneumonia de aspiração. Isto pode incluir manutenção do paciente em uma posição com cabeça alta, uso de um tubo oroesofágico e evitação de alimentações. Em alguns casos, gastrostomia pode ser efetuada sob anestesia local. Tratamento cirúrgico definitivo é geralmente adiado até que qualquer pneumonia desapareça ou melhore com terapia antibiótica.

Considerações Anestésicas

Estes recém-nascidos tendem a ter secreções faríngeas copiosas que exigem aspiração frequente antes e durante cirurgia. Ventilação com pressão positiva é evitada antes da intubação, uma vez que a distensão gástrica resultante possa inferir com a expansão pulmonar. Intubação é frequentemente efetuada acordada e sem relaxantes musculares. Estes recém-nascidos estão, muitas vezes, desidratados e desnutridos em razão da má ingestão oral.

A chave do tratamento bem-sucedido é posição correta do tubo endotraqueal. Idealmente, a extremidade do tubo fica dis-

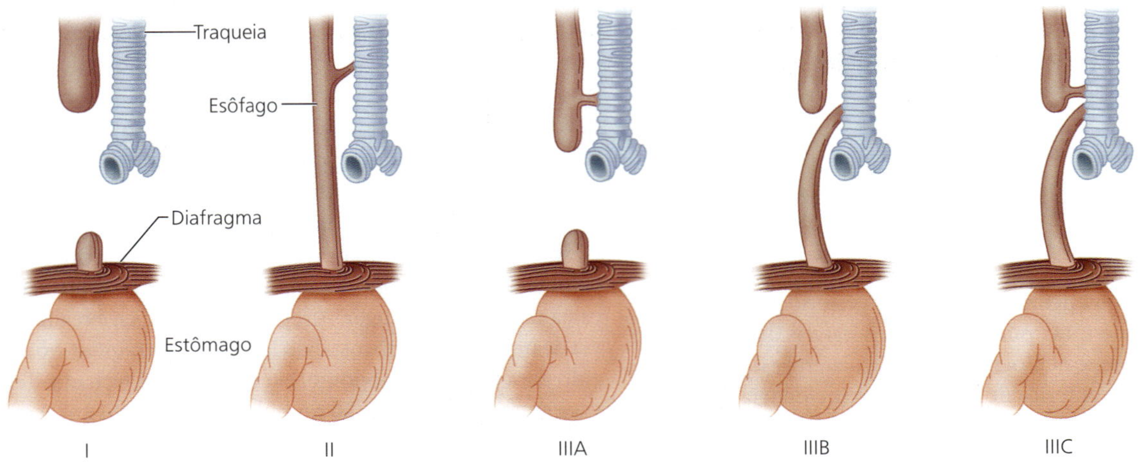

FIGURA 42-3 Dos cinco tipos de fístula traqueoesofágica, o tipo IIIB representa 90% dos casos.

tal à fístula e proximal à carina, de tal modo que os gases anestésicos passem para dentro dos pulmões em vez do estômago. Isto é impossível se a fístula se conectar com a carina ou um brônquio principal. Nestas situações, despressurização intermitente de um tubo de gastrostomia pode permitir ventilação com pressão positiva sem distensão gástrica excessiva. Aspiração do tubo de gastrostomia e do tubo da bolsa esofágica superior ajuda a evitar pneumonia de aspiração. Divisão cirúrgica da fístula e anastomose esofágica é efetuada por via de uma toracotomia extrapleural direita com o paciente na posição lateral esquerda. Um estetoscópio precordial deve ser colocado na axila de baixo (esquerda), uma vez que obstrução do brônquio principal durante afastamento cirúrgico não é incomum. Uma queda na saturação de oxigênio indica que o pulmão afastado necessita ser reexpandido. Afastamento cirúrgico pode também comprimir os grandes vasos, traqueia, coração e nervo vago. A pressão arterial deve ser monitorada continuamente com uma linha arterial. Estes lactentes frequentemente necessitam de ventilação com oxigênio 100%. Sangue deve estar imediatamente disponível para transfusão. Complicações pós-operatórias incluem refluxo gastroesofágico, pneumonia de aspiração, compressão traqueal e vazamento anastomótico. A maioria dos pacientes tem que permanecer intubada e receber ventilação com pressão positiva no período pós-operatório imediato. Extensão do pescoço e instrumentação (p. ex., aspiração) do esôfago podem romper o reparo cirúrgico e devem ser evitadas.

GASTROSQUISE E ONFALOCELE

Fisiopatologia

Gastrosquise e onfalocele são doenças congênitas caracterizadas por defeitos na parede abdominal que permitem a herniação externa de vísceras. Onfaloceles ocorrem na base do umbigo, possuem um saco de hérnia e são frequentemente associadas a outras anomalias congênitas , como trissomia 21, hérnia diafragmática e malformações cardíacas e vesicais. Em contraste, o defeito de gastrosquise é geralmente lateral ao umbigo, não possui um saco de hérnia, e é, muitas vezes, um achado isolado. Diagnóstico pré-natal por ultrassonografia pode ser seguido por cesariana eletiva às 38 semanas e reparação cirúrgica imediata. O tratamento perioperatório é centrado na prevenção de hipotermia, infecção e desidratação. Estes problemas geralmente são mais sérios na gastrosquise, uma vez que esteja ausente o saco herniário protetor.

Considerações Anestésicas

O estômago é descomprimido com um tubo nasogástrico antes da indução. Intubação pode ser realizada com o paciente acordado ou dormindo e com ou sem relaxamento. Óxido nitroso deve ser evitado para prevenir distensão intestinal adicional. Relaxamento muscular é necessário para repor o intestino dentro da cavidade abdominal. Um fechamento em um tempo (reparação primária) frequentemente não é aconselhável, porque pode causar síndrome de compartimento abdominal. Um fechamento por tempos com um "silo" temporário de *Silastic* pode ser necessário, seguido por um segundo procedimento alguns dias mais tarde para fechamento completo. Critérios sugeridos para um fechamento por tempos incluem pressão intragástrica ou intravesical maior que 20 cm H_2O, pressão inspiratória máxima maior que 35 cm H_2O, ou um CO_2 corrente final maior que 50 mmHg. **Perdas em terceiro espaço são repostas com uma solução salina balanceada e albumina 5%.** O recém-nascido permanece intubado depois do procedimento e é desmamado do ventilador durante os 1-2 dias seguintes na ICU.

ESTENOSE PILÓRICA HIPERTRÓFICA

Fisiopatologia

Estenose pilórica hipertrófica impede o esvaziamento do conteúdo gástrico. **Vômito persistente causa depleção de íons potássio, cloreto, hidrogênio e sódio, causando alcalose metabólica hipoclorêmica.** Inicialmente, o rim tenta compensar a alcalose, excretando bicarbonato de sódio na urina. Mais tarde, à medida que pioram a hiponatremia e a desidratação, os rins têm que conservar sódio mesmo à custa de excreção de íons hidrogênio (acidúria paradoxal). A correção dos déficits de volume e íons e da alcalose metabólica exige hidratação com uma solução de cloreto de sódio (em vez de Ringer-lactato) suplementada com cloreto de potássio.

Considerações Anestésicas

Cirurgia deve ser retardada até que as anormalidades hídricas e eletrolíticas tenham sido corrigidas. Operação para correção de estenose pilórica nunca é uma emergência. O estômago deve ser esvaziado com um tubo nasogástrico ou orogástrico; o tubo deve ser aspirado com o paciente nas posições supina, lateral e prona. O diagnóstico muitas vezes exige radiografia contrastada, e todos os meios de contraste necessitarão ser aspirados do estômago antes da indução. As técnicas para intubação e indução variam, mas em todos os casos deve ser considerado o risco aumentado de aspiração do paciente. Clínicos experientes defenderam variadamente intubação acordada, indução intravenosa em sequência rápida, e mesmo indução por inalação cuidadosa em pacientes selecionados. Piloromiotomia é um procedimento curto que requer relaxamento muscular. Estes recém-nascidos podem estar em risco aumentado de depressão respiratória e hipoventilação na sala de recuperação por causa de alcalose metabólica persistente (mensurável no sangue arterial) ou do líquido cefalorraquidiano (apesar de pH arterial neutro).

CRUPE INFECCIOSO, ASPIRAÇÃO DE CORPO ESTRANHO E EPIGLOTITE AGUDA

Fisiopatologia

Crupe é obstrução da via aérea caracterizada por uma tosse canina. Um tipo de crupe, crupe pós-intubação, já foi discutido. Outro tipo é decorrente de infecção viral. **Crupe infeccioso** geralmente se segue a uma IRS viral em crianças com idade de 3 meses a 3 anos. É comprometida a via aérea *abaixo* da epiglote (laringotraqueobronquite). Crupe infeccioso progride lentamente e raramente exige intubação. Aspiração de corpo estranho é tipicamente encontrado em crianças com idade de 6 meses a 5 anos. Objetos comumente aspirados incluem amendoins, moedas, parafusos, pregos, tachas e peças pequenas de brinquedos. O início é tipicamente agudo, e a obstrução pode ser supraglótica, glótica ou subglótica. Estridor é proeminente com as duas primeiras, enquanto sibilância é mais comum com a última. Uma história nítida de aspiração pode estar ausente. **Epiglotite aguda** é uma infecção bacteriana (mais comumente *Haemophilus influenzae* tipo B) classicamente afetando crianças de 2 a 6 anos de idade, mas, ocasionalmente, aparecendo em crianças mais velhas e adultos. Ela progride rapidamente de uma dor de garganta para disfagia e obstrução completa da via aérea. O termo *supraglotite* foi sugerido porque a inflamação tipicamente compromete todas as estruturas supraglóticas. Intubação endotraqueal e antibioticoterapia podem ser salvadoras. Epiglotite tem-se tornado cada vez mais uma doença de adultos por causa do uso generalizado de vacinas de *H. influenzae* em crianças.

Considerações Anestésicas

Pacientes com crupe são tratados conservadoramente com oxigênio e nebulização. Epinefrina racêmica nebulizada (0,5 mL de uma solução 2,25% em 2,5 mL de soro fisiológico) e dexametasona intravenosa (0,25-0,5 mg/kg) são usadas. Indicações de intubação incluem retrações intercostais progressivas, fadiga respiratória óbvia e cianose central.

Manejo anestésico de uma aspiração de corpo estranho é um desafio, particularmente com obstrução supraglótica e glótica. Pequena manipulação da via aérea pode converter obstrução parcial em completa. Os peritos recomendam cuidadosa indução por inalação para um objeto supraglótico e delicada endoscopia da via aérea superior para remover o objeto, garantir a via aérea ou ambos. Quando o objeto é subglótico, uma indução em sequência rápida ou inalacional é geralmente seguida por broncoscopia rígida pelo cirurgião ou intubação endotraqueal e broncoscopia flexível. As preferências cirúrgicas podem variar de acordo com o tamanho do paciente e a natureza e localização do corpo estranho. Cooperação estreita entre o cirurgião e o anestesiologista é essencial.

Crianças com iminente obstrução da via aérea por epiglotite se apresentam na sala de cirurgias para diagnóstico definitivo por laringoscopia seguido por intubação. Uma radiografia de pescoço lateral pré-operatória pode mostrar uma sombra epiglótica característica em forma de polegar, que é muito específica, porém frequentemente ausente. A radiografia também é útil para revelar outras causas de obstrução, como corpos estranhos. Estridor, sialorreia, rouquidão, início e progressão rápidos, taquipneia, retrações torácicas e uma preferência pela posição ereta são preditivos de obstrução da via aérea. Obstrução total pode ocorrer a qualquer momento, e preparações adequadas para uma possível traqueostomia devem ser feitas antes da indução de anestesia geral. Laringoscopia não deve ser efetuada antes da indução de anestesia por causa da possibilidade de laringospasmo. Na maioria dos casos, uma indução inalatória é feita com o paciente na posição sentada, usando-se um anestésico volátil e oxigênio. Intubação oral com um tubo endotraqueal meio a um tamanho menor que o usual é tentada tão logo uma profundidade adequada de anestesia seja estabelecida. O tubo oral pode ser substituído por um tubo endotraqueal nasal bem fixado ao término do procedimento, uma vez que o último seja mais bem tolerado no período pós-operatório. Se intubação for impossível, deve ser efetuada broncoscopia rígida ou traqueostomia de emergência.

TONSILECTOMIA E ADENOIDECTOMIA

Fisiopatologia

Hiperplasia linfoide pode levar à obstrução da via aérea superior, respiração obrigatória pela boca e mesmo hipertensão pulmonar com *cor pulmonale*. Embora estes extremos de patologia sejam inusuais, todas as crianças submetendo-se à tonsilectomia ou adenoidectomia devem ser consideradas como estando em risco aumentado de problemas de via aérea perioperatórios.

Considerações Anestésicas

Cirurgia deve ser adiada, se houver evidência de infecção aguda ou suspeita de uma disfunção da coagulação (p. ex., ingestão recente de aspirina). Administração de um agente anticolinérgico diminuirá secreções faríngeas. Uma história de obstrução da via aérea ou apneia sugere uma indução inalacional sem paralisia até que a capacidade de ventilar com pressão positiva seja estabelecida. Um tubo endotraqueal reforçado ou pré-formado (p. ex., tubo RAE) pode diminuir o risco de dobra pelo abridor de boca autostático do cirurgião. Transfusão de sangue geralmente não é necessária, mas o anestesiologista deve-se precaver contra perda sanguínea oculta. Inspeção e aspiração delicadas da faringe precedem à extubação. Embora extubação profunda diminua a probabilidade de laringospasmo e possa evitar deslocamento de coágulo por tosse, a maioria dos anestesiologistas prefere uma extubação acordada por causa dos riscos de aspiração. Vômito pós-operatório é comum. O anestesiologista deve ficar alerta na sala de recuperação para sangramento pós-operatório, que pode ser evidenciado por agitação, palidez, taquicardia ou hipotensão. Se reoperação for necessária para controlar sangramento, o volume intravascular precisa primeiro ser restaurado. Evacuação do conteúdo do estômago com um tubo nasogástrico é seguida por uma indução em sequência rápida com pressão na cricoide. Em razão da possibilidade de sangramento e obstrução da via aérea, as crianças com menos de 3 anos podem ser hospitalizadas pela primeira noite pós-operatória. Apneia de sono e infecção recente aumentam o risco de complicações pós-operatórias.

MIRINGOTOMIA E INSERÇÃO DE TUBOS DE TIMPANOSTOMIA

Fisiopatologia

Crianças que se apresentam para miringotomia e inserção de tubos de timpanostomia têm uma longa história de URIs que se disseminaram pela tuba auditiva, causando repetidos episódios de otite média. Os organismos causadores são geralmente bacterianos e incluem *Pneumococcus, H. influenzae, Streptococcus* e *Mycoplasma pneumoniae.* Miringotomia, uma incisão radial na membrana timpânica, libera qualquer líquido que tenha se acumulado na orelha média. Tubos de timpanostomia proveem drenagem a longo prazo. Em razão da natureza crônica e recorrente desta doença, não é surpreendente que estes pacientes muitas vezes tenham sintomas de uma URI no dia da cirurgia marcada.

Considerações Anestésicas

Estes são tipicamente procedimentos ambulatoriais muito curtos (10-15 min). Indução inalacional é uma técnica comum. Diferentemente da cirurgia de timpanoplastia, difusão de óxido nitroso para dentro da orelha média não é um problema durante miringotomia, em razão do breve período de exposição anestésica antes que a orelha média seja despressurizada. Uma vez que a maioria destes pacientes sejam sadios sob outros aspectos e não haja perda sanguínea, acesso intravenoso geralmente não é necessário. Ventilação com uma máscara facial ou LMA minimiza o risco de complicações respiratórias perioperatórias (p. ex., laringospasmo) associada à intubação.

SÍNDROME DE TRISSOMIA 21 (SÍNDROME DE DOWN)

Fisiopatologia

Um cromossomo 21 adicional – em parte ou todo – resulta no padrão mais comum de malformação congênita humana: síndrome de Down. Anormalidades características de interesse para o anestesiologista incluem pescoço curto, dentição irregular, retardo mental, hipotonia e língua grande. Anormalidades associadas incluem cardiopatia congênita em 40% dos pacientes (particularmente defeitos de coxim endocárdico e defeito septal ventricular), estenose subglótica, fístula traqueoesofágica, infecções pulmonares crônicas e convulsões. Estes recém-nascidos são, muitas vezes, prematuros e pequenos para sua idade gestacional. Mais tarde, na vida, muitos pacientes com síndrome de Down se submetem a múltiplos procedimentos que exigem anestesia geral.

Considerações Anestésicas

Em razão de diferenças anatômicas, estes pacientes, muitas vezes, têm via aérea difícil, particularmente durante a lactância. O tamanho do tubo endotraqueal é tipicamente menor do que o predito pela idade. Complicações respiratórias, como estridor e apneia pós-operatórios, são comuns. Flexão do pescoço durante laringoscopia e intubação podem resultar em luxação atlantoccipital por causa da frouxidão congênita destes ligamentos. A possibilidade de doenças congênitas associadas deve sempre ser considerada. Como em todos os pacientes pediátricos, cuidado precisa ser tomado para evitar bolhas de ar na linha intravenosa por causa de possíveis *shunts* da direita para a esquerda e êmbolos de ar paradoxais.

FIBROSE CÍSTICA

Fisiopatologia

Fibrose cística é uma doença genética das glândulas exócrinas que afeta principalmente os sistemas pulmonar e gastrointestinal. Secreções anormalmente espessas e viscosas em conjunção com atividade ciliar diminuída conduzem à pneumonia, sibilância e bronquiectasia. Estudos de função pulmonar revelam volume residual e resistência das vias aéreas aumentados com capacidade vital e taxa de fluxo expiratório diminuídas. Síndrome de má absorção pode levar à desidratação e anormalidades eletrolíticas.

Considerações Anestésicas

Pré-medicação não deve incluir depressores respiratórios. Drogas anticolinérgicas foram usadas em grandes séries sem efeitos nocivos, e a escolha de as usar ou não usar parece não ter consequências. Indução com anestésicos inalacionais pode ser prolongada em pacientes com doença pulmonar grave. Intubação não deve ser efetuada até o paciente estar profundamente anestesiado a fim de evitar tosse e estimulação de secreções mucosas. Os pulmões do paciente devem ser aspirados durante anestesia geral e antes da extubação a fim de minimizar a acumulação de secreções. O resultado é favoravelmente influenciado por terapia respiratória pré-operatória e pós-operatória que inclui broncodilatadores, espirometria de incentivo, drenagem postural e antibioticoterapia patógeno-específica.

ESCOLIOSE

Fisiopatologia

Escoliose é rotação lateral e curvatura das vértebras e uma deformidade da caixa costal. Ela pode ter muitas etiologias, incluindo idiopática, congênita, neuromuscular e traumática. Escoliose pode afetar as funções cardíaca e respiratória. Resistência vascular pulmonar elevada por hipóxia crônica causa hipertensão pulmonar e hipertrofia ventricular direita. Anormalidades respiratórias incluem volumes pulmonares e complacência da parede torácica reduzidos. A PaO_2 é reduzida como resultado de desequilíbrio de ventilação/perfusão, enquanto uma $PaCO_2$ aumentada assinala doença grave.

Considerações Anestésicas

Avaliação pré-operatória pode incluir testes de função pulmonar, gases no sangue arterial e eletrocardiografia. Cirurgia corretiva é complicada pela posição prona, importante perda sanguínea e a possibilidade de paraplegia. A função da medula espinal pode ser avaliada por monitoramento neurofisiológico (potenciais evocados somatossensitivos e motores, veja Capítulos 6 e 26) ou acordando o paciente intraoperatoriamente para testar força muscular nos membros inferiores. Os pacientes com doença respiratória grave frequentemente permanecem intubados pós-operatoriamente. Pacientes com escoliose decorrente de distrofia muscular são predispostos à hipertermia maligna, arritmias cardíacas e efeitos adversos da succinilcolina (hiperpotassemia, mioglobinúria e contraturas musculares sustentadas).

13

WEBSITE E DIRETRIZES

Smart Tots. http://www.smarttots.org/.

American Academy of Pediatrics–Section on Anesthesiology: Guidelines for the pediatric anesthesia environment. Pediatrics 1999;103:512.

American Society of Anesthesiologists Committee: Practice guidelines for preoperative fasting and the use of pharmacologic agents to reduce the risk of pulmonary aspiration: Application to healthy patients undergoing elective procedures: An updated report by the American Society of Anesthesiologists Committee on Standards and Practice Parameters. Anesthesiology 2011;114:495.

Smith I, Kranke P, Murat I, et al: Perioperative fasting in adults and children: Guidelines from the European Society of Anaesthesiology. Eur J Anaesthesiol 2011;28:556.

LEITURA SUGERIDA

Butler MG, Hayes BG, Hathaway MM, Begleiter ML: Specific genetic diseases at risk for sedation/anesthesia complications. Anesth Analg 2000;91:837.

Cravero JP, Havidich JE: Pediatric sedation–evolution and revolution. Paediatr Anaesth 2011;21:800.

De Beer DAH, Thomas ML: Caudal additives in children–solutions or problems? Br J Anaesth 2003;90:487.

Fidkowski CW, Zheng H, Firth PG: The anesthetic considerations of tracheobronchial foreign bodies in children: A literature review of 12,979 cases. Anesth Analg 2010;111:1016.

Meretoja OA: Neuromuscular block and current treatment strategies for its reversal in children. Paediatr Anaesth 2010;20:591.

Morray JP: Cardiac arrest in anesthetized children: Recent advances and challenges for the future. Paediatr Anaesth 2011;21:722.

Tsui B, Suresh S: Ultrasound imaging for regional anesthesia in infants, children, and adolescents: A review of current literature and its application in the practice of extremity and trunk blocks. Anesthesiology 2010;112:473.

CAPÍTULO 43

Anestesia Geriátrica

CONCEITOS-CHAVE

1. Na ausência de doença coexistente, a função cardíaca sistólica em repouso parece ser preservada, mesmo em octogenários. Tônus vagal aumentado e sensibilidade diminuída dos receptores adrenérgicos levam a um declínio na frequência cardíaca.
2. Pacientes idosos fazendo avaliação ecocardiográfica para cirurgia têm uma incidência aumentada de disfunção diastólica, em comparação a pacientes mais jovens.
3. Reserva cardíaca diminuída em muitos pacientes idosos pode ser manifestada como quedas exageradas na pressão arterial durante indução de anestesia geral. Um tempo de circulação prolongado retarda o início de ação de drogas intravenosas, mas acelera a indução com agentes inalacionais.
4. O envelhecimento diminui a elasticidade do tecido pulmonar, permitindo superdistensão dos alvéolos e colapso das pequenas vias aéreas. Volume residual e a capacidade residual funcional aumentam com o envelhecimento. Colapso das vias aéreas aumenta o volume residual e a capacidade de fechamento. Mesmo em pessoas normais, a capacidade de fechamento excede a capacidade residual funcional na idade de 45 anos na posição supina e na idade de 65 anos na posição sentada.
5. A resposta neuroendócrina ao estresse parece ser em grande parte preservada, ou, no máximo, apenas ligeiramente diminuída em pacientes idosos sadios. Envelhecimento é associado a uma diminuição da resposta aos agentes β-adrenérgicos.
6. Comprometimento do manejo de Na^+, da capacidade de concentração e da capacidade de diluição predispõe os pacientes idosos à desidratação e sobrecarga hídrica.
7. A massa do fígado e o fluxo sanguíneo hepático declinam com o envelhecimento. A função hepática declina em proporção à diminuição na massa do fígado.
8. As necessidades posológicas para anestésicos locais e gerais (concentração alveolar mínima) são reduzidas. Administração de um dado volume de anestésico local epidural tende a resultar em dispersão mais extensa em pacientes idosos. Uma duração mais longa de ação deve ser esperada de um anestésico espinal.
9. Envelhecimento produz alterações farmacocinéticas e farmacodinâmicas. Alterações relacionadas com doença e amplas variações entre os indivíduos em populações semelhantes impedem generalizações convenientes.
10. Pacientes idosos demonstram um requisito posológico mais baixo de propofol, etomidato, barbitúricos, opioides e benzodiazepinas.

Pelo ano de 2040, prevê-se que as pessoas com idade de 65 anos ou mais compreendam 24% da população e se responsabilizem por 50% dos gastos com assistência à saúde. Na Europa, prevê-se que as pessoas com idade de 65 anos ou mais compreendam 30% da população dentro dos próximos 40 anos. Destes indivíduos, muitos necessitarão de cirurgia. O paciente idoso tipicamente se apresenta para cirurgia com múltiplas condições médicas crônicas, em adição à doença cirúrgica aguda. Idade não é uma contraindicação à anestesia e cirurgia; entretanto, a morbidade e mortalidade perioperatórias são maiores em pacientes cirúrgicos idosos do que mais jovens.

Como acontece com os pacientes pediátricos, o manejo anestésico ideal dos pacientes geriátricos depende da compreensão das alterações normais na fisiologia, na anatomia, e na resposta aos agentes farmacológicos que acompanham o envelhecimento. De fato, há muitas similaridades entre pacientes idosos e pediátricos (Tabela 43-1). Polimorfismos genéticos individuais e escolhas de estilo de vida podem modular a resposta inflamatória, que contribui para o desenvolvimento de muitas doenças sistêmicas. Consequentemente, a idade cronológica pode não refletir completamente a verdadeira condição física de um paciente individual. A frequência relativamente alta de anormalidades fisiológicas sérias em pacientes idosos demanda uma avaliação pré-operatória particularmente cuidadosa.

Os pacientes idosos são frequentemente tratados com β-bloqueadores. β-Bloqueadores devem ser continuados perioperatoriamente, se os pacientes estiverem tomando essas medicações cronicamente, para evitar os efeitos da retirada do β-bloqueador. Uma revisão cuidadosa das listas de medicação muitas vezes extensas dos pacientes pode revelar o uso de rotina de

TABELA 43-1 Similaridades entre pessoas idosas e lactentes, em comparação à população em geral

Capacidade diminuída de aumentar a frequência cardíaca em resposta à hipovolemia, hipotensão ou hipóxia
Complacência pulmonar diminuída
Tensão de oxigênio arterial diminuída
Capacidade prejudicada de tossir
Função tubular renal diminuída
Suscetibilidade aumentada à hipotermia

TABELA 43-2 Alterações fisiológicas relacionadas com a idade e doenças comuns dos idosos

Alterações Fisiológicas Normais	Fisiopatologia Comum
Cardiovasculares	
Elasticidade arterial diminuída	Aterosclerose
Pós-carga elevada	Doença de artéria coronariana
Pressão arterial sistólica elevada	Hipertensão essencial
Hipertrofia ventricular esquerda	Insuficiência cardíaca congestiva
Atividade adrenérgica diminuída	Arritmias cardíacas
Frequência cardíaca em repouso diminuída	Estenose aórtica
Frequência cardíaca máxima diminuída	
Reflexo barorreceptor diminuído	
Respiratórias	
Elasticidade pulmonar diminuída	Enfisema
Área de superfície alveolar diminuída	Bronquite crônica
Volume residual aumentado	Pneumonia
Capacidade de fechamento aumentada	
Desequilíbrio de ventilação/perfusão	
Tensão de oxigênio arterial diminuída	
Rigidez da parede torácica aumentada	
Força muscular diminuída	
Tosse diminuída	
Capacidade de respiração máxima diminuída	
Resposta amortecida à hipercapnia e hipóxia	
Renais	
Fluxo sanguíneo renal diminuído	Nefropatia diabética
Fluxo plasmático renal diminuído	Nefropatia hipertensiva
Taxa de filtração glomerular diminuída	Obstrução prostática
Massa renal diminuída	Insuficiência cardíaca congestiva
Função tubular diminuída	
Manejo de sódio prejudicado	
Capacidade de concentração diminuída	
Capacidade de diluição diminuída	
Manejo hídrico prejudicado	
Excreção de drogas diminuída	
Responsividade diminuída à renina-aldosterona	
Excreção de potássio prejudicada	

agentes hipoglicemiantes orais, inibidores da enzima conversora de angiotensina ou bloqueadores dos receptores à angiotensina, agentes antiplaquetas, estatinas e anticoagulantes. Uma vez que os pacientes idosos frequentemente tomem múltiplas drogas para múltiplas condições, eles frequentemente se beneficiam de uma avaliação antes do dia da cirurgia, mesmo quando marcados para cirurgia de pacientes externos. Estudos laboratoriais pré-operatórios devem ser guiados pela condição e história do paciente. Os pacientes que têm *stents* cardíacos exigindo terapia antiplaquetária apresentam problemas particularmente desconcertantes. Seu manejo deve ser estritamente coordenado entre o cirurgião, o cardiologista e o anestesiologista. Em nenhum momento deve a equipe de anestesia descontinuar terapia antiplaquetária sem discutir o plano com os médicos principais do paciente.

Alterações Anatômicas e Fisiológicas Relacionadas com a Idade

SISTEMA CARDIOVASCULAR

Doenças cardiovasculares são mais prevalentes na população geriátrica que na população em geral. Contudo, é importante distinguir entre as alterações na fisiologia que normalmente acompanham o envelhecimento e a fisiopatologia das doenças comuns na população geriátrica (Tabela 43-2). Por exemplo, aterosclerose é patológica – ela não está presente em pacientes idosos sadios. Por outro lado, uma redução na elasticidade arterial causada por fibrose da média faz parte do processo de envelhecimento normal. As alterações no sistema cardiovascular que acompanham o envelhecimento incluem complacência vascular e miocárdica e responsividade autonômica diminuídas. Além de fibrose miocárdica, pode ocorrer calcificação das valvas. Os pacientes idosos com sopros sistólicos devem ser suspeitos de ter estenose aórtica. Entretanto, na ausência de doença coexistente, a função cardíaca sistólica em repouso parece ser preservada, mesmo em octogenários. Capacidade funcional de menos do que 4 equivalentes metabólicos (METS) é associada a resultados potencialmente adversos (veja Tabela 21-2). Tônus vagal aumentado e sensibilidade diminuída dos receptores adrenérgicos levam a um declínio na frequência cardíaca; a frequência cardíaca máxima declina aproximadamente um batimento por minuto por ano da idade acima de 50 anos. Fibrose do sistema de condução e perda de células do nó sinoatrial aumentam a incidência de disritmias, particularmente fibrilação e *flutter* atriais Avaliação do risco pré-operatória e avaliação do paciente com doença cardíaca foram revistas previamente neste texto (veja Capítulos 18, 20 e 21). Idade *por si própria* não obriga a qualquer bateria de testes ou ferramentas de avaliação particulares, embora haja uma longa tradição de rotineiramente pedir testes , como eletrocardiografia (ECG) de 12 derivações em pacientes mais velhos do que uma idade definida. Inobstante, os indivíduos idosos tendem mais a se apresentar para cirurgia com condições previamente não detectadas que exigem uma intervenção, como arritmias, insuficiência cardíaca congestiva ou isquemia miocárdica. A avaliação cardiovascular deve ser guiada pelas diretrizes da *American Heart Association*.

2 Pacientes idosos submetidos à avaliação ecocardiográfica para cirurgia têm uma incidência aumentada de disfunção diastólica em comparação a pacientes mais jovens. Disfunção diastólica impede o ventrículo de se relaxar e, consequentemente, inibe enchimento ventricular diastólico a pressões relativamente baixas. O ventrículo se torna menos complacente, e as pressões de enchimento são aumentadas. Disfunção diastólica NÃO é equivalente à insuficiência cardíaca diastólica. Em alguns pacientes, a função ventricular sistólica pode estar bem preservada; entretanto, o paciente pode ter sinais de congestão secundária à disfunção diastólica grave. Insuficiência cardíaca diastólica mais frequentemente coexiste com disfunção sistólica.

Ecocardiografia é usada para avaliar disfunção diastólica. Uma relação maior que 15 entre a velocidade E máxima de enchimento diastólico transmitral e a onda e' do Doppler tecidual é associada à pressão diastólica final ventricular esquerda elevada e disfunção diastólica. Em contraposição, uma relação menor do que 8 é compatível com função diastólica normal (veja **Figura 43-1**).

Disfunção diastólica acentuada pode ser vista com hipertensão sistêmica, doença de artéria coronariana, cardiomiopatias, e cardiopatia valvar, particularmente estenose aórtica. Os pacientes podem ser assintomáticos ou se queixar de intolerância a exercício, dispneia, tosse ou fadiga. Disfunção diastólica resulta em aumentos relativamente grandes na pressão diastólica final ventricular, com pequenas alterações do volume ventricular esquerdo; a contribuição atrial para o enchimento ventricular se torna ainda mais importante que em pacientes mais jovens. Aumento atrial predispõe os pacientes à fibrilação e *flutter* atriais. Os pacientes estão em risco aumentado de desenvolver insuficiência cardíaca congestiva. O paciente idoso com disfunção diastólica pode tolerar mal a administração de líquido perioperatória, resultando em pressão diastólica final ventricular esquerda elevada e congestão pulmonar.

3 Reserva cardíaca diminuída em muitos pacientes idosos pode ser manifestada sob a forma de quedas exageradas na pressão arterial durante indução de anestesia geral. Um tempo de circulação prolongado retarda o início de ação de drogas intravenosas, mas acelera a indução com agentes inalacionais. Similarmente aos lactentes, os pacientes idosos têm menos capacidade de responder à hipovolemia, hipotensão ou hipóxia com um aumento na frequência cardíaca. Em última análise, doenças cardiovasculares, incluindo insuficiência cardíaca, acidente vascular encefálico, arritmias e hipertensão contribuem para um risco aumentado de morbidade, mortalidade, custo aumentado do tratamento e fragilidade nos pacientes idosos.

Pesquisa está em andamento sobre a relação entre biologia dos telômeros e doença cardiovascular. Os telômeros, que são localizados no término do cromossomo, protegem o DNA de degradação durante divisão celular. Com cada divisão celular, há perda progressiva de telômeros. Células com telômeros curtos sofrem "senescência replicativa" e apoptose. Telomerase mantém comprimento dos telômeros, mas tem baixa atividade em células humanas. De fato, o comprimento dos telômeros varia nos humanos com base na hereditariedade e fatores ambientais. Atividade de telomerase é deficiente em várias síndromes de envelhecimento precoce. Encurtamento dos telômeros pode ser uma causa ou uma consequência de doença cardiovascular. Qualquer que seja o mecanismo exato do envelhecimento cardiovascular, o tratamento dos pacientes deve o tempo todo estar em conformidade com as diretrizes da *American Heart Association/American College of Cardiology*.

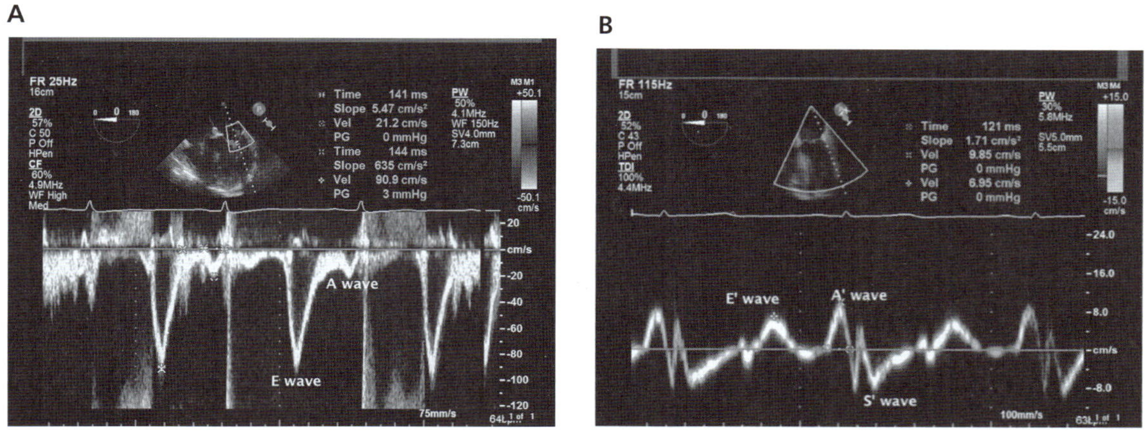

FIGURA 43-1 A: Neste estudo Doppler da injeção diastólica, a onda E é vista com uma velocidade máxima de 90,9 cm/s. Este estudo Doppler reflete a velocidade do sangue à medida que ele enche o ventrículo esquerdo no início da diástole. **B:** No Doppler tecidual, a velocidade do movimento da parte lateral do anel da valva mitral é medida. A onda E' nesta imagem tem 6,95 cm/s. Isto corresponde ao movimento do miocárdio durante a diástole. (Reproduzida, com permissão, de Wasnick J, Hillel Z, Kramer D, et al: *Cardiac Anesthesia & Transesophageal Echocardiography*, McGraw-Hill, 2011.)

SISTEMA RESPIRATÓRIO

4 O envelhecimento diminui a elasticidade do tecido pulmonar, permitindo distensão excessiva dos alvéolos e colapso das pequenas vias aéreas. O volume residual e a capacidade residual funcional aumentam com o envelhecimento. Colapso das vias aéreas aumenta o volume residual e a capacidade de fechamento. Mesmo em pessoas normais, a capacidade de fechamento excede a capacidade residual funcional na idade de 45 anos na posição supina e na idade de 65 anos na posição sentada. Quando isto acontece, algumas vias aéreas se fecham durante parte da respiração corrente normal, resultando em um desequilíbrio da ventilação e a perfusão. O efeito aditivo destas alterações semelhantes a enfisema diminui a tensão de oxigênio arterial por uma taxa média de 0,35 mmHg por ano; entretanto, há uma larga faixa de tensões de oxigênio arterial nos pacientes pré-operatórios idosos. Tanto o espaço morto anatômico quanto o fisiológico aumentam. Outros efeitos pulmonares do envelhecimento encontram-se sumariados na Tabela 43-2.

Função/massa diminuídas dos músculos respiratórios, uma parede torácica menos complacente e alterações intrínsecas na função pulmonar podem aumentar o trabalho de respirar e tornar mais difícil para os pacientes idosos reunir uma reserva respiratória em contextos de doença aguda (p. ex., infecção). Muitos pacientes também se apresentam com doenças pulmonares obstrutivas ou restritivas. Em pacientes que não têm doença pulmonar intrínseca, a troca gasosa permanece não afetada pelo envelhecimento.

As medidas para evitar hipóxia perioperatória em pacientes idosos incluem um período de pré-oxigenação mais longo antes da indução, concentrações de oxigênio inspirado aumentadas durante anestesia, pressão positiva expiratória final e toalete pulmonar. Pneumonia de aspiração é uma complicação comum e potencialmente ameaçadora à vida em pacientes idosos, possivelmente como consequência de uma diminuição progressiva nos reflexos laríngeos protetores e na imunocompetência com a idade. Comprometimento ventilatório na sala de recuperação é mais comum em pacientes idosos do que mais jovens. Os fatores associados a um risco aumentado de complicações pulmonares pós-operatórias incluem idade mais velha que 64 anos, doença pulmonar obstrutiva crônica, apneia de sono, desnutrição e incisões cirúrgicas abdominais ou torácicas.

FUNÇÃO METABÓLICA E ENDÓCRINA

O consumo de oxigênio basal e máximo declina com a idade. Depois de atingir um peso máximo com idade de cerca de 60 anos, a maioria dos homens e mulheres começa a perder peso; o homem e a mulher idosos médios pesam menos que suas contrapartes mais jovens. A produção de calor diminui, a perda de calor aumenta, e os centros reguladores de temperatura hipotalâmicos podem-se reajustar em um nível mais baixo.

Diabetes afeta aproximadamente 15% dos pacientes com mais de 70 anos de idade. Seu impacto sobre numerosos sistemas de órgãos pode complicar o manejo perioperatório. Neuropatia e disfunção autonômica diabéticas são problemas particulares dos idosos.

Resistência à insulina aumentando conduz a uma diminuição progressiva na capacidade de evitar hiperglicemia com cargas de glicose. As instituições tipicamente têm seus próprios protocolos sobre como manejar glicemia aumentada perioperatoriamente, e estes protocolos refletem a literatura em evolução sobre controle "apertado". Tentativas de manter a glicemia dentro de uma faixa estritamente normal durante cirurgia, anestesia e/ou doença crítica podem levar à hipoglicemia e resultados adversos. Aconselhamos os anestesistas a determinar qual é o nível de glicemia perioperatório "aceitável" na sua instituição e a estar atentos às normas de referência em evolução sobre desempenho relacionadas com esta medida.

A resposta neuroendócrina ao estresse parece ser em grande parte preservada, ou, no máximo, apenas ligeiramente diminuída em pacientes idosos sadios. 5 Envelhecimento é associado a uma resposta em diminuição aos agentes β-adrenérgicos.

FUNÇÃO RENAL

O fluxo sanguíneo renal e a massa dos rins (p. ex., número glomerular e comprimento tubular) diminuem com a idade. A função renal, conforme determinada pela taxa de filtração glomerular e *clearance* de creatinina, está reduzida (Tabela 43-2). O nível de creatinina sérica fica inalterado em razão de uma diminuição na massa muscular e produção de creatinina, enquanto 6 o nitrogênio ureico sanguíneo gradualmente aumenta com o envelhecimento. Comprometimento do manejo de Na^+, da capacidade de concentração e da capacidade de diluição predispõe os pacientes idosos tanto à desidratação quanto à sobrecarga de líquido. A resposta a hormônio antidiurético e aldosterona é reduzida. A capacidade de reabsorver glicose é diminuída. A combinação de fluxo sanguíneo renal reduzido e massa diminuída de néfrons nos pacientes idosos aumenta o risco de insuficiência renal aguda no período pós-operatório, particularmente, quando eles são expostos a drogas e técnicas nefrotóxicas.

À medida que a função renal declina, o mesmo acontece com a capacidade dos rins de excretar drogas. A capacidade diminuída de manipular cargas de água e eletrólitos torna mais crítico o tratamento hídrico adequado; pacientes idosos são mais predispostos a desenvolver hipopotassemia e hiperpotassemia. Isto é ainda mais complicado pelo uso comum de diuréticos na população idosa. A pesquisa continua em busca de drogas que possam proteger o rim perioperatoriamente, bem como de perfis genéticos específicos de pacientes em maior risco de lesão renal perioperatória.

FUNÇÃO GASTROINTESTINAL

7 A massa do fígado e o fluxo sanguíneo hepático declinam com o envelhecimento. A função hepática declina na proporção da diminuição na massa hepática. Assim, a velocidade de biotransformação e produção de albumina diminui. Os níveis de colinesterase plasmática são reduzidos em homens idosos.

SISTEMA NERVOSO

A massa cerebral diminui com a idade; a perda neuronal é proeminente no córtex cerebral, particularmente os lobos frontais. O fluxo sanguíneo cerebral também diminui cerca de 10 a 20% em proporção às perdas neuronais. Ele permanece firmemente acoplado à taxa metabólica, e a autorregulação está intacta. Os neurônios perdem complexidade da sua árvore dendrítica e no número de sinapses. A síntese de neurotransmissores, como dopamina, e receptores a neurotransmissores são reduzidos. Locais de ligação serotonérgicos, adrenérgicos e de ácido gama-aminobutírico (GABA) também são reduzidos. Astrócitos e células microgliais aumentam em número.

Envelhecimento é associada a um limiar aumentando para quase todas as modalidades sensitivas, incluindo tato, temperatura, propriocepção, audição e visão. 8 As necessidades posológicas para os anestésicos locais e gerais (concentração alveolar mínima [MAC]) são reduzidas. Administração de um dado volume de anestésico local epidural tende a resultar em dispersão mais extensa em pacientes idosos. Uma duração de ação mais longa deve ser esperada de uma dose de anestésico local espinal.

Atualmente, muito trabalho está sendo feito para determinar se cirurgia e anestesia são nocivos ao cérebro de alguma maneira. Disfunção cognitiva pós-operatória (POCD) é diagnosticada por testagem neurocomportamental. Diferentemente de delírio, que é um diagnóstico clínico, disfunção cognitiva tem que ser procurada, usando-se técnicas de avaliação. Até 30% dos pacientes idosos podem demonstrar testagem neurocomportamental anormal dentro da primeira semana após uma operação; entretanto, essa testagem pode identificar disfunção já presente nestes indivíduos antes de qualquer cirurgia ou exposição à anestesia.

Afinal de contas, surge a questão de se os agentes anestésicos gerais resultam em neurotoxicidade no cérebro envelhecido. Algumas investigações atuais estão tentando determinar se agentes anestésicos produzem POCD por um mecanismo semelhante àquele subjacente à doença de Alzheimer.

Também é possível que efeitos colaterais de uma enfermidade (p. ex., inflamação) e a resposta neuroendócrina ao estresse contribuam de alguma maneira para lesão cerebral perioperatória independentemente da anestesia. De fato, pacientes apresentando-se para cirurgia podem-se apresentar com disfunção cognitiva. Em um estudo, 20% dos pacientes idosos apresentando-se para artroplastia total eletiva demonstraram comprometimento cognitivo pré-operatório; além disso, POCD foi independente do tipo de anestesia ou cirurgia aos 3 meses pós-operatoriamente. Delírio pós-operatório é comum em pacientes idosos, especialmente aqueles com escores de teste neurocognitivo pré-operatório reduzidos e estado funcional reduzido. Debilidade pré-operatória também é associada a delírio pós-operatório. Debilidade é comum em pacientes idosos pré-operatórios aguardando cirurgia e prediz delírio pós-operatório. Delírio tem uma incidência particularmente frequente após cirurgia de quadril. Fatores associados a delírio pós-operatório no idoso e modos de o evitar são apresentados nas Tabelas 43-3 e 43-4.

Os pacientes idosos frequentemente levam mais tempo para se recuperar completamente dos efeitos da anestesia geral no sistema nervoso central, especialmente se eles estivessem confusos ou desorientados pré-operatoriamente. Isto é importante em cirurgia de pacientes externos geriátricos, quando fatores socioeconômicos, como a falta de uma cuidadora em casa, tornam necessários que os pacientes assumam um nível mais alto de autocuidado.

Na ausência de doença, qualquer diminuição perioperatória na função cognitiva é normalmente modesta. A memória de curto prazo parece ser mais afetada. Atividade física e intelectual continuada parece ter um efeito positivo sobre a preservação das funções cognitivas.

A etiologia da POCD provavelmente é multifatorial e inclui efeitos de drogas, dor, disfunção subjacente, hipotermia e perturbações metabólicas. Pacientes idosos são particularmente sensíveis a agentes anticolinérgicos de ação central, como escopolamina e atropina. Alguns pacientes sofrem de POCD prolongada ou permanente após cirurgia e anestesia. Alguns estudos sugerem que POCD pode ser detectada em 10 a 15% dos pacientes com mais de 60 anos até 3 meses depois de grande cirurgia. Em alguns contextos (p. ex., após procedimentos cardíacos e grandes ortopédicos), êmbolos arteriais intraoperatórios podem ser contributivos. Estudos em animais sugerem que anestesia sem cirurgia pode prejudicar o aprendizado durante semanas, particularmente em animais mais velhos. Pacientes internados idosos parecem ter um risco significativamente mais alto de POCD do que pacientes externos idosos. Neurotoxicidade de anestésico é também um risco potencial para o cérebro em desenvolvimento. O progresso na pesquisa neste campo é documentada no *web site* Smart Tots™ (veja http://www. smarttots.org).

MUSCULOESQUELÉTICO

A massa muscular é reduzida nos pacientes idosos. A pele atrofia com a idade e é suscetível a trauma pela remoção de esparadrapo, placas de eletrocautério e eletrodos eletrocardiográficos. As veias são, muitas vezes, frágeis e, facilmente, rompidas por infusões intravenosas. Articulações artríticas podem interferir com o posicionamento ou anestesia regional. Doença degenerativa da coluna cervical pode limitar a extensão do pescoço, potencialmente tornando difícil a intubação.

Alterações Farmacológicas Relacionadas com a Idade

9 O envelhecimento produz alterações que são tanto farmacocinéticas (relações entre as doses de drogas e as concentrações plasmáticas) quanto farmacodinâmicas (relações entre as concentrações plasmáticas e os efeitos clínicos). As alterações relacionadas com as doenças e as amplas variações entre os indivíduos em populações semelhantes impedem generalizações.

Uma diminuição progressiva na massa muscular e aumento na gordura corporal (particularmente em mulheres mais ve-

TABELA 43-3 Fatores predisponentes e precipitantes de delírio após cirurgia

	Fatores Precipitantes	
Fatores Predisponentes, Pré-Operatórios	**Intraoperatórios**	**Pós-Operatórios**
Demografia	Tipo de operação	Complicações precoces da operação
Idade aumentando	Fratura de quadril	Baixo hematócrito
Sexo masculino	Cirurgia cardíaca	Choque cardiogênico
Comorbidades	Cirurgia vascular	Hipoxemia
Cognição prejudicada	Complexidade da operação	Intubação prolongada
Demência	Tempo de operação	Manejo da sedação
Comprometimento cognitivo brando	Choque/hipotensão	Dor
Queixa de memória pré-operatória	Arritmia	Complicações mais tardias da operação
Aterosclerose	Débito cardíaco diminuído	Albumina baixa
Estenose intracraniana	Cirurgia de emergência	Eletrólitos anormais
Estenose carotídea	Fatores operatórios	Complicações iatrogênicas
Doença vascular periférica	Temperatura intraoperatória	Dor
AVE/AIT prévio	Administração de benzodiazepina	Infecção
Diabetes	Administração de propofol	Insuficiência hepática
Hipertensão	Transfusão de sangue	Insuficiência renal
Fibrilação atrial	Fatores da anestesia	Perturbação do sono-vigília
Albumina baixa	Tipo de anestesia	Abstinência de álcool
Anormalidades eletrolíticas	Duração da anestesia	
Doença psiquiátrica	Medicações cognitivamente ativas	
Ansiedade		
Depressão		
Uso de benzodiazepina		
Função		
Estado funcional prejudicado		
Comprometimento sensorial		
Fatores do estilo de vida		
Uso de álcool		
Privação de sono		
Fumo		

AVE, acidente vascular encefálico; AIT, ataque sistêmico transitório.
Reproduzida, com permissão, de Rudolph J, Marcantonio E: Postoperative delirium: acute change with long term implications. Anesth Analg 2011;112:1202.

lhas) resulta em água corporal total diminuída. O volume de distribuição reduzido para drogas hidrossolúveis pode levar a maiores concentrações plasmáticas; em contraposição, um volume de distribuição aumentado de drogas lipossolúveis poderia teoricamente reduzir a sua concentração plasmática. Qualquer alteração no volume de distribuição suficiente para mudar significativamente as concentrações influenciará o tempo de eliminação. Uma vez que as funções renal e hepática declinem com a idade, as reduções na remoção prolongam a duração de ação de muitas drogas.

Distribuição e eliminação são também afetadas pela ligação alterada às proteínas plasmáticas. Albumina, que liga drogas ácidas (p. ex., barbitúricos, benzodiazepinas, agonistas opioides), tipicamente diminui com a idade. α_1-Ácido glicoproteína, que liga drogas básicas (p. ex., anestésicos locais), é aumentada.

A principal alteração farmacodinâmica associada a envelhecimento é uma necessidade reduzida de anestésico, representada por uma MAC reduzida. Titulação cuidadosa dos agentes anestésicos ajuda a evitar efeitos colaterais adversos e duração prolongada inesperada; agentes de ação curta, como propofol, desflurano, remifentanil e succinilcolina podem ser particularmente úteis em pacientes idosos. Drogas que não são significativamente dependentes da função hepática ou renal ou do fluxo sanguíneo, como atracúrio ou cisatracúrio, são úteis.

ANESTÉSICOS INALATÓRIOS

A CAM dos agentes inalatórios é reduzida 4% por década de idade acima de 40 anos. O início de ação é mais rápido, se o débito cardíaco estiver deprimido, enquanto ele é retardado, se houver uma anormalidade importante da ventilação/perfusão. A recuperação da anestesia com um anestésico volátil pode ser prolongada em razão de um volume aumentado de distribuição (gordura corporal aumentada) e troca gasosa pulmonar diminuída. Função hepática diminuída é de menos importância, mesmo para o halotano. Agentes que são rapidamente eliminados (p. ex., desflurano) são boas escolhas para apressar o acordar no paciente idoso.

TABELA 43-4 Prevenção de delírio após cirurgia

Módulo	Intervenção Pós-Operatória
Estimulação cognitiva	Orientação (relógio, calendário, prancha de orientação) Evitar medicações cognitivamente ativas
Melhorar estimulação sensitiva	Óculos Aparelhos de audição/amplificadores
Mobilização	Mobilização e reabilitação precoces
Evitação de medicação psicoativa	Eliminação de medicações desnecessárias Protocolo de tratamento da dor
Líquidos e nutrição	Manejo da hidratação Monitoramento e repleção dos eletrólitos Protocolo adequado de nutrição
Prevenção de complicações hospitalares	Protocolo intestinal Remoção precoce de cateter urinário Fornecimento adequado de O_2 ao sistema nervoso central, incluindo oxigênio suplementar e transfusão para hematócrito muito baixo Protocolo de monitoramento de complicações pós-operatórias

Reproduzida, com permissão, de Rudolph J, Marcantonio E: Postoperative delirium: acute change with long term implications. Anesth Analg 2011;112:1202.

AGENTES ANESTÉSICOS NÃO VOLÁTEIS

10 Em geral, os pacientes idosos demonstram uma necessidade de dose mais baixa de propofol, etomidato, barbitúricos, opioides e benzodiazepinas. O octogenário típico requererá uma dose de indução menor de propofol do que a requerida por um paciente de 20 anos da idade.

Embora propofol possa ser próximo de um agente de indução ideal em pacientes idosos em razão da sua rápida eliminação, ele tende mais a causar apneia e hipotensão do que em pacientes mais jovens. Fatores farmacocinéticos e farmacodinâmicos são responsáveis por esta sensibilidade aumentada. Os pacientes idosos necessitam de níveis sanguíneos 50% mais baixos de propofol para anestesia do que os pacientes mais jovens. Além disso, tanto o compartimento periférico equilibrando-se rapidamente quanto a remoção sistêmica do propofol são significativamente reduzidos nos pacientes idosos. O volume inicial de distribuição do etomidato diminui significativamente com o envelhecimento: doses mais baixas são necessárias para atingir o mesmo ponto final eletroencefalográfico em pacientes idosos (em comparação a pacientes jovens).

A sensibilidade aumentada ao fentanil, alfentanil e sufentanil é, principalmente, farmacodinâmica. A farmacocinética destes opioides não é significativamente afetada pela idade. As necessidades posológicas para o mesmo ponto EEG usando fentanil e alfentanil são 50% mais baixas em pacientes idosos. Em contraste, o volume do compartimento central e a remoção são reduzidos para o remifentanil; assim, ambos os fatores farmacocinéticos e farmacodinâmicos são importantes.

O uso de agentes sedativos e antieméticos com propriedades anticolinérgicas e antidopaminérgicas pode produzir efeitos adversos em pacientes com doença de Parkinson.

O envelhecimento aumenta o volume de distribuição das benzodiazepinas, o que prolonga efetivamente suas meias-vidas de eliminação. Sensibilidade farmacodinâmica aumentada às benzodiazepinas é também observada. As necessidades de midazolam são geralmente 50% menores em pacientes idosos, e sua meia-vida de eliminação é prolongada cerca de 50%.

RELAXANTES MUSCULARES

A resposta à succinilcolina e outros bloqueadores neuromusculares fica inalterada com envelhecimento. Débito cardíaco diminuído e fluxo sanguíneo muscular lento, no entanto, podem causar um prolongamento de 2 vezes no início do bloqueio neuromuscular em pacientes idosos. A recuperação de relaxantes musculares não despolarizantes que dependem de excreção renal (p. ex., pancurônio) pode ser retardada em razão da remoção diminuída da droga. Da mesma forma, excreção hepática diminuída de uma perda de massa do fígado prolonga a meia-vida de eliminação e a duração de ação do rocurônio e vecurônio. O perfil farmacológico do atracúrio não é significativamente afetado pela idade.

DISCUSSÃO DE CASO

Paciente Idoso com uma Fratura de Quadril

Um paciente de 86 anos de uma instituição de abrigo está marcado para redução aberta e fixação interna de uma fratura subtrocantérica do fêmur.

Como deve este paciente ser avaliado quanto ao risco de morbidade perioperatória?

O risco anestésico se correlaciona muito melhor com a presença de doença coexistente do que com a idade cronológica. Por essa razão, a avaliação pré-anestésica deve-se concentrar na identificação de doenças relacionadas com a idade (Tabela 43-2) e uma estimativa da reserva fisiológica. Há uma tremenda diferença fisiológica entre um paciente que anda três quarteirões até uma mercearia regularmente e um que é limitado ao leito, ainda que ambos possam ter a mesma idade. Obviamente, qualquer condição que possa ser suscetível à terapia pré-operatória (p. ex., administração de broncodilatador) deve ser identificada e tratada. Ao mesmo tempo, demoras prolongadas podem comprometer a reparação cirúrgica e aumentar a morbidade global.

Quais são algumas das considerações na seleção da pré-medicação para este paciente?

Em geral, os pacientes idosos necessitam de doses mais baixas de pré-medicação. Não obstante, as fraturas do quadril são dolorosas, particularmente durante movimento para a sala de cirurgias. A não ser que contraindicada por doença concomitante grave, uma pré-medicação opioide pode ser valiosa. Medicação anticolinérgica raramente é necessária, uma vez que o envelhecimento seja acompanhado por atrofia das glândulas salivares. Estes pacientes podem estar em risco de aspiração, uma vez que a pré-medicação opioide e a dor da lesão diminuirão o esvaziamento gástrico. Por essa razão, pré-tratamento com um antagonista H_2 ou inibidor da bomba de prótons deve ser considerado.

Que fatores poderiam influenciar a escolha entre anestesias regional e geral?

Idade avançada não é uma contraindicação à anestesia regional ou geral. Cada técnica, no entanto, tem suas vantagens e desvantagens na população idosa. Para cirurgia de quadril, anestesia regional pode ser realizada com um bloqueio subaracnóideo ou epidural, estendendo-se ao nível sensitivo T8. Ambos estes bloqueios exigem cooperação do paciente e a capacidade de permanecer imóvel pela duração da cirurgia. Um acesso paramediano pode ser útil, quando posicionamento ideal não é possível. A não ser que anestesia regional seja acompanhada por sedação pesada, confusão e desorientação pós-operatórias são menos perturbadoras do que após anestesia geral. Alterações cardiovasculares são geralmente limitadas a uma diminuição na pressão arterial à medida que o bloqueio simpático é estabelecido. Embora esta diminuição possa ser minimizada por carga hídrica profilática, um paciente com função cardíaca fronteiriça pode desenvolver insuficiência cardíaca congestiva, quando o bloqueio se dissipar, e o tônus simpático retornar. Pós-carga reduzida pode resultar em hipotensão profunda e parada cardíaca em pacientes com estenose aórtica, uma lesão valvar comum na população idosa. Pacientes com doença de artéria coronariana podem experimentar um aumento na demanda de oxigênio miocárdica como resultado de taquicardia reflexa ou uma diminuição no suprimento causada por perfusão mais baixa de artérias coronárias. Monitoramento invasivo de pressão arterial é útil ao levar o paciente idoso à cirurgia. Monitores de função hemodinâmica usando análise de contorno de pulso que estimam variação do volume sistólico em adição à ecocardiografia transesofágica podem todos ser empregados para guiar terapia hídrica. Os benefícios da ecocardiografia transesofágica devem ser considerados no contexto dos riscos de ruptura esofágica e mediastinite no idoso.

Há quaisquer vantagens ou desvantagens específicas de uma técnica regional em pacientes idosos submetendo-se à cirurgia de quadril?

Uma vantagem importante da anestesia regional – particularmente para cirurgia de quadril – é uma incidência mais baixa de tromboembolismo pós-operatório. Isto é presumivelmente decorrente de vasodilatação periférica e manutenção de fluxo sanguíneo venoso nas extremidades inferiores. Além disso, os anestésicos locais inibem agregação das plaquetas e estabilizam as células endoteliais. Muitos anestesiologistas acreditam que anestesia regional mantém função respiratória melhor do que anestesia geral. A não ser que o nível anestésico comprometa a musculatura intercostal, a ventilação e o reflexo de tosse são bem mantidos.

Problemas técnicos associados à anestesia regional no idoso incluem marcos anatômicos alterados como resultado de degeneração da coluna vertebral e a dificuldade de obter posicionamento adequado do paciente secundariamente à dor relacionada com a fratura. Para evitar que o paciente fique deitado sobre a fratura, uma solução hipobárica ou isobárica pode ser injetada intratecalmente. Cefaleia pós-punção é um problema menor na população idosa.

Se o paciente recusar anestesia regional, anestesia geral é aceitável?

Anestesia geral é uma alternativa aceitável para o bloqueio regional. Uma vantagem é que o paciente pode ser induzido no leito e movido para a mesa da sala de cirurgias após intubação, evitando a dor do posicionamento. Uma desvantagem é que o paciente fica incapaz de fornecer *feedback* a respeito de pontos de pressão sobre a mesa ortopédica sem acolchoamento.

Que fatores específicos devem ser considerados durante indução e manutenção de anestesia geral com este paciente?

É importante lembrar que como uma fratura subtrocantérica pode ser associada a mais de 1 L de perda sanguínea oculta, indução com propofol pode levar a uma diminuição exagerada na pressão arterial. Hipotensão inicial pode ser substituída por hipertensão e taquicardia durante laringoscopia e intubação. Esta volatilidade de montanha russa na pressão arterial aumenta o risco de isquemia miocárdica e pode ser evitada, precedendo-se à instrumentação da via aérea com lidocaína (1,5 mg/kg), esmolol (0,3 mg/kg) ou alfentanil (5-15 mcg/kg). Os pacientes idosos muitas vezes têm pouca complacência vascular e pressões de pulso amplas, levando a oscilações dramáticas na pressão arterial sistólica e diastólica durante anestesia.

Paralisia intraoperatória com um relaxante muscular não despolarizante melhora as condições cirúrgicas e permite manutenção de um plano mais leve de anestesia. Monitoramento quanto à percepção durante anestesia é sugerido se a hemodinâmica do paciente obrigar a depender de relaxantes musculares a fim de prevenir movimento intraoperatoriamente.

LEITURA SUGERIDA

Bettelli G: Preoperative evaluation in geriatric surgery: comorbidity, functional status and pharmacological history. Minerva Anestesiol 2011;71:1.

Cheung C, Ponnusamy A, Anderton J: Management of acute renal failure in the elderly patient: a clinician's guide. Drugs Aging 2008;25:455.

Crosby G, Culley D, Patel P: At the sharp end of spines. Anesthiology 2010;112:521.

Evered L, Scott D, Silbert B, Maruff P: Postoperative cognitive dysfunction is independent of type of surgery and anesthetic. Anesth Analg 2011;112:1179.

Evered L, Silbert B, Scott D, et al: Preexisting cognitive impairment and mild cognitive impairment in subjects presenting for total hip joint replacement. Anesthiology 2011;114:1297.

Fodale V, Santamaria L, Schifilliti D, Mandal P: Anaesthetics and postoperative cognitive dysfunction: a pathological mechanism mimicking Alzheimer's disease. Anaesthesia 2010;65:388.

Jankowski C, Trenerry M, Cook D, et al: Cognitive and functional predictors and sequelae of postoperative delirium in elderly patients undergoing elective joint arthroplasty. Anesth Analg 2011;112:1186-9.

Jin F, Chung F: Minimizing perioperative adverse events in the elderly. Br J Anaesth 2001;87:608.

Leung J, Tsai T, Sands L: Preoperative frailty in older surgical patients is associated with early postoperative delirium. Anesth Analg 2011;112:1199.

Levine W, Mehta V, Landesberg G: Anesthesia for the elderly: selected topics. Curr Opin Anaesthiol 2006;19:320.

Lin D, Feng C, Cao M, Zuo Z: Volatile anesthetics may not induce significant toxicity to human neuron like cells. Anesth Analg 2011;112:1194.

Rudoph J, Marcantonio E: Postoperative delirium: acute change with long term implications. Anesth Analg 2011;112:1202.

Samani N, van der Harst P: Biological aging and cardiovascular disease. Heart 2008;94:537.

Silvay G, Castillo J, Chikwe J, et al: Cardiac anesthesia and surgery in geriatric patients. Semin Cardiothorac Vasc Anesth 2008;12:18.

van Harten AE, Scheeren TW, Absalom AR: A review of postoperative cognitive dysfunction and neuroinflammation associated with cardiac surgery and anaesthesia. Anaesthesia 2012;67:280.

White PF, White LM, Monk T: Review article: perioperative care for the older outpatient undergoing ambulatory surgery. Anesth Analg 2012;114:1190.

Zaugg M, Lucchinetti E: Respiratory function in the elderly. Anesthesiol Clin North America 2000;18:47.

Zeleznik J: Normative aging of the respiratory system. Clin Geriatr Med 2003;19:1.

CAPÍTULO 44

Anestesia Ambulatorial em Sala Não Cirúrgica e em Consultório

CONCEITOS-CHAVE

1. Anestesia fora da sala de cirurgias exige que o anestesista trabalhe em localizações distantes em um hospital, onde a facilidade de acesso ao paciente e ao equipamento de anestesia é comprometida; além disso, a equipe nestas localizações pode não ser familiarizada com os requisitos para administração segura de anestesia.
2. Nas suas diretrizes e declarações, a *American Society of Anesthesiologists* lembra à equipe de anestesia que é importante que a infraestrutura física e operacional esteja disponível em qualquer localização para assegurar a realização segura de anestesia.
3. A razão subjacente para anestesia e cirurgia ambulatorial é que ela é menos cara e mais conveniente para o paciente do que admissão como paciente internado.
4. Técnicas anestésicas regionais e locais estão se tornando cada vez mais populares na administração de cirurgia ortopédica ambulatorial.
5. Em geral, as cirurgias ambulatoriais devem ser de uma complexidade e duração tais que se poderia razoavelmente admitir que o paciente terá uma recuperação rápida.
6. Os fatores considerados ao selecionar pacientes para procedimentos ambulatoriais incluem: doenças sistêmicas e seu tratamento atual, problemas de manejo da via aérea, apneia de sono, obesidade mórbida, resultados adversos prévios de anestesia (p. ex., hipertermia maligna), alergias e o suporte social do paciente (p. ex., disponibilidade de alguém para responder ao paciente durante 24 h).

Anestesia para pacientes externos/ambulatorial é a subespecialidade da anestesiologia que lida com as assistências anestésicas pré-operatória, intraoperatória e pós-operatória de pacientes submetidos a procedimentos cirúrgicos eletivos efetuados no mesmo dia. Os pacientes submetidos à cirurgia ambulatorial raramente necessitam de admissão em um hospital e são suficientemente aptos para receber alta da instituição cirúrgica depois do procedimento.

Anestesia em locais remotos (ou anestesia fora da sala de cirurgias) refere-se a pacientes internados e pacientes de cirurgia ambulatorial que são submetidos à anestesia em contextos fora de uma sala de cirurgias tradicional. Estes pacientes podem variar grandemente, desde indivíduos claustrófobos necessitando de anestesia para procedimentos de imagem de ressonância magnética (MRI) até pacientes sépticos criticamente doentes, submetendo-se à colangiopancreatografia retrógrada endoscópica nas salas da suíte gastrointestinal. Anestesia fora

1 da sala de cirurgias exige que o anestesista trabalhe em localizações distantes em um hospital, onde a facilidade de acesso ao paciente e equipamento de anestesia está comprometida; além disso, a equipe nestas localizações pode não ser familiarizada com os requisitos para administração segura de anestesia.

Anestesia com base em consultório refere-se à administração de anestesia no consultório de um clínico que tem uma suíte para procedimentos incorporada no seu desenho. Anestesia com base em consultório é frequentemente administrada a pacientes submetendo-se à cirurgia cosmética, e anestesia para procedimentos odontológicos também é rotineiramente efetuada em um contexto com base em consultório.

Embora o tratamento possa ser semelhante para pacientes internados, pacientes de centro de cirurgia ambulatorial, pacientes fora da sala de cirurgias e pacientes de anestesia com base em consultório existem não obstante diferentes diretrizes e declarações da *American Society of Anesthesiologists* (ASA) que dizem respeito a estas diferentes localizações. Todas estas recomendações devem ser revistas no *web site* da ASA (www.asahq.org/For-Healthcare-Professionals/Standards-Guidelines-and-Statements.aspx), uma vez que elas sejam sujeitas à alteração e modificação.

2 Nas suas diretrizes e declarações, a ASA lembra à equipe de anestesia que é importante que tanto a estrutura física quanto operacional esteja disponível em qualquer localização para assegurar a realização segura de anestesia. Em adição às diretrizes da ASA, também foram estabelecidas diretrizes reguladoras estaduais, que incluem requisitos específicos para segurança, controle e protocolos de emergência para centros de

cirurgia ambulatorial com base em consultório e autônomos. Agências de credenciação, como a *Joint Commission*, a *Accreditation Association for Ambulatory Healthcare* e a *American Association for the Accreditation of Ambulatory Surgical Facilities*, dedicam-se a várias inspeções e revisões para garantir que as instituições satisfaçam padrões aceitáveis para os serviços procedimentais fornecidos. A equipe de anestesia deve confirmar que a infraestrutura e as normas operacionais são compatíveis com padrões aceitáveis à prática de anestesia antes de administrar anestesia nesses contextos

AVANÇOS EM ANESTESIA E CIRURGIA AMBULATORIAIS

A maioria dos pacientes não é mais admitida antes do dia da cirurgia eletiva. A tendência para admissão no mesmo dia tem sido facilitada pelos avanços na técnica cirúrgica e na tecnologia (p. ex., laparoscopia), resultando em cirurgia menos invasiva, avanços no tratamento anestésico (p. ex., medicações de ação mais curta) e manejo aperfeiçoado da dor e náusea pós-operatórias. **3** A razão subjacente para anestesia e cirurgia ambulatoriais é que elas são menos caras e mais convenientes para o paciente do que admissão de paciente interno. A transição da colecistectomia aberta para uma conduta laparoscópica representa o tipo de desenvolvimento que permite uma evolução pós-operatória encurtada e tratamento como paciente de ambulatório. Consequentemente, um procedimento comum que antes exigia admissão hospitalar agora é realizado como cirurgia de paciente externo.

O uso de agentes anestésicos de ação curta (p. ex., propofol, desflurano e rocurônio) contribuiu da mesma forma para tornar mais fácil a cirurgia ambulatorial; entretanto, esses casos eram realizados com sucesso usando tiopental, isoflurano e succinilcolina, quando os agentes mais recentes não eram disponíveis. Embora os agentes inalatórios (p. ex., sevoflurano e desflurano) levem ao pronto despertar, eles também contribuem para náusea e vômito pós-operatórios (PONV). Propofol, que pode ter efeitos antieméticos como parte da anestesia intravenosa total (TIVA), pode potencialmente reduzir PONV; entretanto, TIVA pode exigir mais tempo para os pacientes satisfazerem os critérios de alta. **4** Técnicas anestésicas regionais e locais estão se tornando cada vez mais populares no manejo de cirurgia ortopédica ambulatorial. O uso de ultrassonografia e estimulação de nervo melhorou os índices de sucesso de bloqueio regional. O uso de técnicas regionais diminui as necessidades de opioides pós-operatórios, potencialmente reduzindo a probabilidade de PONV. Por exemplo, bloqueios paravertebrais são cada vez mais usados para manejar cirurgia de aumento mamário com base em consultório. Manejo aperfeiçoado da via aérea usando aparelhos, como a cânula de máscara laríngea (LMA) e videolaringoscopia, da mesma forma contribuiu para tratamento melhorado dos pacientes. Consequentemente, pessoal de anestesia trabalhando como prestadores *solo* em um contexto com base em consultório fica mais capacitado para evitar catástrofe de via aérea.

CANDIDATOS Á ANESTESIA AMBULATORIAL E EM CONSULTÓRIO

Com uma população em envelhecimento e cada vez mais obesa, pacientes com comorbidades importantes se apresentam para cirurgia ambulatorial. Embora a idade *per se* não seja um fator na determinação da elegibilidade para procedimentos ambulatoriais, cada paciente precisa ser considerado no contexto das suas comorbidades, do tipo de cirurgia a ser efetuado, e da resposta esperada à anestesia. Em geral, as cirurgias de ambulatório **5** devem ser de uma complexidade e duração tais que se possa razoavelmente presumir que o paciente terá uma recuperação rápida. O estado físico ASA e uma história e exame físico completos são cruciais na triagem de pacientes selecionados para cirurgia ambulatorial ou com base em consultório. Pacientes ASA 4 e 5 normalmente não seriam candidatos à cirurgia de ambulatório, enquanto pacientes ASA 1 e 2 seriam candidatos principais a essa cirurgia. Pacientes ASA 3 com diabetes, hipertensão e doença de artéria coronariana estável não seriam excluídos de um procedimento ambulatorial, contanto que suas doenças estejam bem controladas. Em última análise, o cirurgião e o anestesiologista devem identificar os pacientes para que um contexto ambulatorial ou com base em consultório tende a trazer benefícios (p. ex., conveniência, custos e encargos reduzidos) que superam os riscos (p. ex., a falta de disponibilidade imediata de todos os serviços hospitalares, como laboratório de cateterismo cardíaco, *stents* cardiovasculares, assistência com salvamento da via aérea, consulta rápida).

6 Os fatores considerados ao selecionar pacientes para procedimentos ambulatoriais incluem: doenças sistêmicas e seu tratamento atual, problemas de manejo da via aérea, apneia de sono, obesidade mórbida, resultados adversos prévios de anestesia (p. ex., hipertermia maligna), alergias e o apoio social ao paciente (p. ex., disponibilidade de uma pessoa para responder ao paciente durante 24 h).

Pacientes com via aérea conhecida ou provavelmente difícil não devem provavelmente ser candidatos a procedimentos com base em consultório; entretanto, eles podem ser apropriadamente cuidados em um centro de cirurgia ambulatorial bem equipado e com equipe completa. Considerações importantes para esses pacientes incluem a disponibilidade de equipamento para via aérea difícil, como LMA de intubação ou videolaringoscópio, a disponibilidade de anestesistas experientes e cirurgiões/anestesiologistas capazes de realizar traqueostomia/cricotireoidotomia de emergência. Se houver preocupações a respeito da capacidade de manejar a via aérea em um contexto de cirurgia ambulatorial, ou se uma via aérea cirúrgica for considerada uma possibilidade, o paciente pode ser mais bem servido em um contexto hospitalar, onde estejam disponíveis imediata consultoria e assistência.

Similarmente, pacientes com condições comórbidas instáveis, como insuficiência cardíaca congestiva descompensada ou hipertensão não controlada, podem-se beneficiar mais tendo o seu procedimento em hospital do que em uma instituição autônoma. De fato, muitos pacientes se submetem a procedimentos ambulatoriais em um hospital em comparação a um centro de cirurgia autônomo ou consultório. Esses pacientes têm o benefício tanto da disponibilidades dos recursos de um hospital, quanto da conveniência de ser um paciente de ambulatório. Caso sua condição justifique cuidado adicional, admissão hospitalar é possível; entretanto, essa flexibilidade vem com os custos associados a tratamento hospitalar.

O anestesiologista deve saber que condições médicas preexistentes predizem um evento adverso (AE) específico intraoperatório e/ou pós-operatório para o paciente em questão. Da mesma forma, procedimentos adequados para cirurgia ambulatorial devem ter um risco mínimo de hemorragia perioperatória, comprometimento da via aérea e nenhum requisito particular de cuidado pós-operatório especializado. Com base na identificação de riscos, o anestesiologista deve ser capaz de mitigar AEs imprevistos e fornecer tratamento ideal aos pacientes neste tipo de contexto. Embora a medicina com base em evidência atual possa fornecer recomendações para alguns problemas ambulatoriais de alto risco, falta evidência sobre a maioria dessas situações.

CONDIÇÕES ESPECÍFICAS DE PACIENTES E CIRURGIA AMBULATORIAL

Obesidade e Apneia de Sono Obstrutiva

Obesidade é associada a muitos estados de doença concomitantes, como hipertensão, diabetes, hiperlipidemia e apneia de sono obstrutiva (OSA). Os desarranjos fisiológicos que acompanham estas condições incluem alterações na demanda de oxigênio, produção de dióxido de carbono, ventilação alveolar e débito cardíaco. Os pacientes com obesidade e OSA estão em risco aumentado de complicações respiratórias pós-operatórias, como obstrução prolongada da via aérea e apneia. Escores para predizer a probabilidade destas complicações podem ajudar na avaliação pré-operatória e encaminhamento para um contexto hospitalar (Tabelas 44-1 e 44-2). Embora um estudo de sono seja o modo padrão de diagnosticar apneia de sono, muitos pacientes com OSA nunca foram identificados como tendo OSA. Consequentemente, um anestesiologista pode ser o primeiro médico a detectar a presença ou risco de apneia de sono. A ASA ofereceu sugestões sobre os tipos de procedimentos e anestésicos que podem ser usados com segurança em pacientes ambulatoriais com OSA (Tabela 44-3). Além dos critérios de alta usuais, a ASA também recomenda o seguinte em pacientes com OSA:

- Retorno da saturação de oxigênio do ar ambiente ao nível básico.
- Ausência de episódios hipoxêmicos ou períodos de obstrução da via aérea, quando deixado sozinho.
- Monitoramento durante 3 horas a mais antes da alta do que em pacientes sem OSA.
- Monitoramento durante 7 horas após um episódio de obstrução da via aérea ou hipoxemia, enquanto respirando ar ambiente em um ambiente não estimulador.

De acordo com a Força-Tarefa da ASA sobre Obesidade e OSA, estes pacientes com OSA podem ser tratados com segurança como pacientes externos; entretanto, eles têm um risco aumentado de complicações pós-operatórias que exigem monitoramento aumentado, disponibilidade de serviços radiológicos/laboratoriais e disponibilidade de pressão positiva contínua nas vias aéreas e ventilação mecânica, assim tornando um contexto com base em consultório potencialmente inadequado para manejar complicações que podem surgir. Inobstante, sob certas condições, anestesia e cirurgia podem ser realizadas em um centro de cirurgia ambulatorial ou instalação para pacientes externos em hospital.

Condições Cardíacas

Cada vez mais, pacientes se apresentam à cirurgia ambulatorial com uma variedade de condições cardíacas tratadas farmacológica e mecanicamente (p. ex., terapia de ressincronização, cardioversores-desfibribriladores implantáveis [ICDs], *stents*). Portanto, é provável que a equipe de anestesia trabalhando em contextos ambulatoriais encontrará números crescentes desses pacientes, que, apesar de uma história cardíaca, têm condições cardíacas estáveis. Pacientes previamente tratados com *stents* tendem a estar com esquemas antiplaquetários. Como sempre, estes agentes não devem ser descontinuados a não ser que uma discussão tenha ocorrido entre o paciente, o cardiologista e o cirurgião a respeito tanto da necessidade da cirurgia, quanto da descontinuação da terapia antiplaquetária. Da mesma forma, β-bloqueadores devem ser continuados perioperatoriamente. Inibidores da enzima conversora de angiotensina e bloqueadores dos receptores à angiotensina podem contribuir para hipotensão transitória com a indução da anestesia, mas sua continuação ou descontinuação perioperatoriamente parece ter mínimos efeitos, uma vez que os pacientes assim tratados provavelmente necessitarão ter hipotensão intraoperatória tratada em qualquer dos casos. As diretrizes da ASA recomendam que os pacientes que se apresentarem com um marca-passo ou ICD não devem deixar um contexto monitorado até que o aparelho seja interrogado, se eletrocautério tiver sido empregado; entretanto, esta recomendação da ASA é controvertida, uma vez que alguns argumentam que, se cautério bipolar for usado a uma distância maior do que 15 cm do aparelho, interrogação imediata do aparelho não seja necessária antes da alta de um contexto monitorado. Da mesma forma, se um ICD estiver presente, e houver interferência eletromagnética prevista as características antitaquicardia do aparelho devem ser inibidas perioperatoriamente (veja Figuras 44-1 e 44-2).

Controle da Glicose

Em uma declaração de consenso sobre controle perioperatório da glicose, a *Society for Ambulatory Anesthesia* encontrou insuficiente evidência para fazer recomendações fortes sobre manejo da glicose em pacientes ambulatoriais, e, assim, as sugestões

TABELA 44-1 Identificação e avaliação de apneia de sono obstrutiva: exemplo

A. Sinais clínicos e sintomas sugerindo a possibilidade de OSA
1. Características físicas predisponentes
   a. BMI 35 kg/m^2 [95° percentil para idade e sexo][1]
   b. Circunferência do pescoço 42,5 cm (homens) ou 40 cm (mulheres)
   c. Anormalidades craniofaciais afetando a via aérea
   d. Obstrução nasal anatômica
   e. Tonsilas quase se tocando ou se tocando na linha mediana
2. História de obstrução aparente da via aérea durante sono (duas ou mais das seguintes estão presentes; se paciente mora sozinho ou sono não é observado por outra pessoa, então apenas uma das seguintes necessita estar presente)
   a. Ronco (alto o suficiente para ser ouvido por porta fechada)
   b. Ronco frequente
   c. Pausas observadas na respiração durante o sono
   d. Acorda do sono com sensação de sufocação
   e. Despertares frequentes do sono
   f. [Vocalização intermitente durante sono][1]
   g. [Relato pelos pais de sono inquieto, dificuldade para respirar, ou esforços respiratórios lutando durante o sono][1]
3. Sonolência (uma ou mais das seguintes está presente)
   a. Sonolência ou fadiga frequente apesar de "sono" adequado
   b. Adormece facilmente em um ambiente não estimulante (p. ex., assistindo TV, lendo, sendo transportado ou dirigindo um carro) apesar de "sono" adequado
   c. [Pai ou professor comenta que a criança parece sonolenta durante o dia, é facilmente distraída, é demais agressiva, ou tem dificuldade de concentração][1]
   d. [Criança frequentemente difícil de acordar à hora habitual de levantar][1]

Se um paciente tiver sinais ou sintomas em duas ou mais das categorias anteriores, há uma probabilidade importante de que ele ou ela tenha OSA. A gravidade da OSA pode ser determinada por estudo do sono (veja a seguir). Se um estudo de sono não for disponível, esses pacientes devem ser tratados como se tivessem apneia de sono moderada, a não ser que um ou mais dos sinais ou sintomas anteriores seja gravemente anormal (p. ex., BMI ou circunferência do pescoço marcadamente aumentada, pausas respiratórias que assustam o observador, paciente regularmente cai adormecido dentro de minutos após ser deixado não estimulado), caso em que eles devem ser tratados como se tivessem apneia de sono grave

B. Se um estudo de sono foi feito, os resultados devem ser usados para determinar o manejo anestésico perioperatório de um paciente. Entretanto, como os laboratórios de sono diferem nos seus critérios para detectar episódios de apneia e hipopneia, a Força-Tarefa acredita que a avaliação do laboratório de sono (nenhuma, branda, moderada ou grave) deve assumir precedência sobre o AHI (o número de episódios de respiração transtornada pelo sono por hora). Se a gravidade global não for indicada, ela pode ser determinada usando-se a tabela a seguir:

Gravidade da OSA	AHI Adulto	AHI Pediátrico
Nenhuma	0-5	0
OSA branda	6-20	1-5
OSA moderada	21-40	6-10
OSA grave	> 40	> 11

AHI, índice de apneia-hipopneia; BMI, índice de massa corporal; OSA, apneia de sono obstrutiva; TV, televisão.
[1]itens entre colchetes referem-se a pacientes pediátricos.
Reproduzida, com permissão, de Gross JB, Bachenberg KL, Benumof JL, et al: Practice guidelines for the perioperative management of patients with obstructive sleep apnea: a report by the American Society of Anesthesiologists Task Force on Perioperative Management of patients with obstructive sleep apnea. Anesthesiology 2006;104:1081.

de manejo correm paralelas àquelas na população de pacientes internados; entretanto, os consultores recomendam uma concentração glicêmica intraoperatória alvo de < 180 mg/dL.

Hipertermia Maligna

Aos pacientes com uma história de hipertermia maligna podem com segurança ser dados anestésicos não desencadeadores, e eles podem ter alta como pacientes ambulatoriais. Dantroleno profilático não deve ser administrado.

CONSIDERAÇÕES INTRAOPERATÓRIAS

Tratamento intraoperatório no paciente ambulatorial submetendo-se à cirurgia visa a proporcionar emersão rápida, boa analgesia, e mínimo PONV ao mesmo tempo criando condições operatórias aceitáveis. Frequentemente estes objetivos entram em competição uns com os outros. Embora anestesia inalatória com sevoflurano possa apressar o despertar, em comparação à anestesia intravenosa total (TIVA), a probabilidade de PONV pode ser maior, se uma droga profilática adicional não for administrada. Numerosos estudos realizados por anestesiologistas regionais mostraram como anestesia regional pode acelerar o tempo para alta, em comparação a anestésicos gerais, na população ambulatorial – em parte, potencialmente reduzindo a incidência de PONV. Óxido nitroso aumenta a probabilidade de PONV, mas este efeito pode ser superado, adicionando-se um agente profilático. Da mesma forma, analgesia perioperatória multimodal pode ser abordada, usando-se uma variedade de drogas, incluindo anestésicos locais, acetaminofeno e agentes anti-inflamatórios não esteroides (NSAIDs) para reduzir o uso de opioides, que contribuem para risco de PONV.

TABELA 44-2 Sistema de escore de apneia de sono obstrutiva: exemplo

	Pontos
A. Gravidade da apneia de sono com base em estudo do sono (ou indicadores clínicos se estudo de sono não disponível). Escore de pontos ______(0-3)[1-2]	
Gravidade da OSA (Tabela 44-1)	
Nenhuma	0
Branda	1
Moderada	2
Grave	3
B. Invasividade da cirurgia e anestesia. Escore de pontos ______(0-3)	
Tipo de cirurgia e anestesia	
Cirurgia superficial sob anestesia local ou bloqueio de nervo periférico sem sedação	0
Cirurgia superficial com sedação moderada ou anestesia geral	1
Cirurgia periférica com anestesia espinal ou epidural (com não mais que moderada sedação)	1
Cirurgia periférica com anestesia geral	2
Cirurgia da via aérea com sedação moderada	2
Grande cirurgia, anestesia geral	3
Cirurgia da via aérea, anestesia geral	3
C. Necessidade de opioides pós-operatórios. Escore de pontos ______(0-3)	
Necessidade de opioide	
Nenhum	0
Opioides orais em baixa dose	1
Opioides orais em alta dose, opioides parenterais ou neuraxiais	3
D. Estimativa do risco perioperatório. Escore global = escore de A mais o maior dos escores de B ou C. Escore de pontos ______(0-6)[3]	

Um sistema de escore semelhante a esta tabela pode ser usado para estimar se um paciente está em risco perioperatório aumentado de complicações de apneia de sono obstrutiva (OSA). Este exemplo, que não foi validado clinicamente, é apresentado apenas como um guia, e julgamento clínico deve ser usado para avaliar o risco em um paciente individual.

[1]Um ponto pode ser subtraído se um paciente esteve sob pressão positiva contínua na via aérea (CPAP) ou ventilação com pressão positiva não invasiva (NIPPV) antes da cirurgia e estará usando seu aparelho constantemente durante o período pós-operatório.

[2]Um ponto deve ser somado se um paciente com OSA branda ou moderada tiver uma tensão de dióxido de carbono arterial ($PaCO_2$) em repouso maior que 50 mmHg.

[3]Pacientes com escore de 4 podem estar em risco perioperatório aumentado de OSA; pacientes com um escore de 5 ou 6 podem estar em risco perioperatório significativamente aumentado de OSA.

Reproduzida, com permissão, de Gross JB, Bachenberg KL, Benumof JL, et al: Practice guidelines for the perioperative management of patients with obstructive sleep apnea: a report by the American Society of Anesthesiologists Task Force on Perioperative Management of patients with obstructive sleep apnea. Anesthesiology 2006;104:1081.

Tromboembolismo permanece um risco após cirurgia ambulatorial e com base em consultório, como na cirurgia de pacientes internos. Aparelhos de compressão pneumática e tromboprofilaxia farmacológica devem ser usados nos pacientes em risco aumentado. Durante tratamento anestésico monitorado, oxigênio suplementar pode contribuir para incêndios em sala de cirurgias ao criar um ambiente rico em oxigênio que facilita a ignição por aparelhos de cautério. Durante cirurgia de cabeça e pescoço, os anestesistas precisam ser especialmente vigilantes para não criar um ambiente onde fogo se torne mais provável. Quando oxigênio é administrado por meio de cânula nasal ou máscara facial, a quantidade mínima de oxigênio suplementar deve ser fornecida, se alguma o for, e armação em tenda em torno da cabeça do paciente deve ser evitada.

TABELA 44-3 Opiniões de consultores a respeito de procedimentos que podem ser efetuados com segurança na base de pacientes externos em pacientes em risco perioperatório aumentado de apneia de sono obstrutiva

Tipo de Cirurgia/Anestesia	Opinião de Consultores
Cirurgia superficial/anestesia local ou regional	Concorda
Cirurgia superficial/anestesia geral	Questionável
Cirurgia da via aérea (adulto, p. ex., UPPP)	Discorda
Tonsilectomia em crianças de menos de 3 anos de idade	Discorda
Tonsilectomia em crianças de mais de 3 anos de idade	Questionável
Pequena cirurgia ortopédica/anestesia local ou regional	Concorda
Pequena cirurgia ortopédica/anestesia geral	Questionável
Laparoscopia ginecológica	Questionável
Cirurgia laparoscópica, abdome superior	Discorda
Litotripsia	Concorda

OSA, apneia de sono obstrutiva; UPPP, uvulopalatofaringoplastia.
Reproduzida, com permissão, de Gross JB, Bachenberg KL, Benumof JL, et al: Practice guidelines for the perioperative management of patients with obstructive sleep apnea: a report by the American Society of Anesthesiologists Task Force on Perioperative Management of patients with obstructive sleep apnea. Anesthesiology 2006;04:1081.

RECUPERAÇÃO PÓS-ANESTÉSICA E ALTA

Manejar o acordar de um paciente, a dor pós-operatória e PONV é crítico para acelerar a alta. Um plano para lidar com complicações, como dor pós-operatória e PONV, deve estar em vigor pré-operatoriamente para padronizar e direcionar o tratamento tanto quanto possível.

A experiência anestésica inteira do paciente de cirurgia ambulatorial deve ser focalizada em minimizar complicações, especialmente dor pós-operatória e PONV. Abordagens multimodais a ambas as complicações são aconselhadas; veja Capítulo 17 para uma discussão do manejo de PONV. O uso de uma combinação de agentes (p. ex., ondansetron, dexametasona e droperidol) mostrou maior eficácia do que monoterapia (p. ex., ondansetron sozinho) em pacientes em alto risco de PONV. Da mesma forma, esquemas de analgesia que minimizam uso de opioides reduzem PONV.

Tratamento da dor é centrado no uso combinado de técnicas regionais, opioides e NSAIDs (analgesia multimodal). Gabapentinoides (gabapentina, pregabalina) podem ter efeitos benéficos como parte de um esquema multimodal contra dor. Da mesma forma, acetaminofeno ou NSAIDs por via oral, retal ou

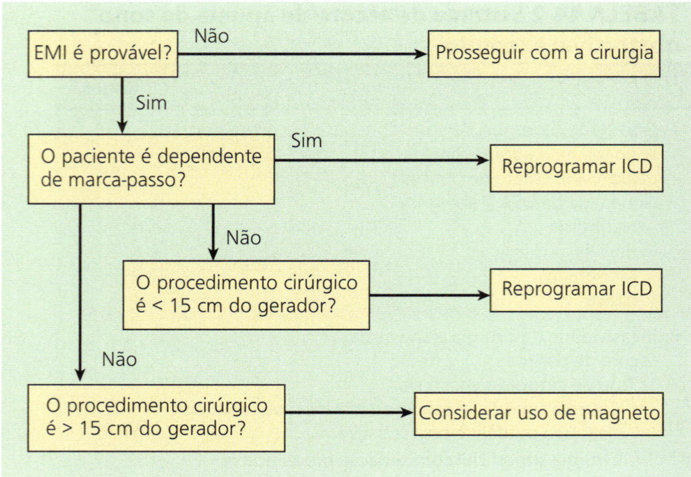

FIGURA 44-1 Considerações pré-operatórias em um paciente com um cardioversor desfibrilador implantado. EMI, interferência eletromagnética; ICD, cardioversor desfibrilador implantado. (Reproduzida, com permissão, de Joshi GP: Perioperative management of outpatients with implantable cardioverter defibrillators. Curr Opin Anaesthesiol 2009;22:701.)

intravenosa podem ser úteis no contexto ambulatorial. Inibidores seletivos da ciclo-oxigenase-2 foram usados como parte de condutas multimodais de tratamento da dor, mas o seu potencial para efeitos protrombóticos restringiu o seu uso.

CRITÉRIOS DE ALTA

Sistemas de escore foram elaborados para facilitar alta cedo e segura da PACU e avaliar a prontidão para casa após cirurgia ambulatorial. O sistema de escore de Aldrete, que inclui atividade, respiração, circulação, consciência e saturação de oxigênio, ajuda a guiar a recuperação da PACU na unidade de cirurgia ambulatorial. Também são disponíveis sistemas de escore e diretrizes que padronizam a alta dos pacientes do centro de cirurgia ambulatorial para casa (veja Tabelas 44-4 a 44-7).

Os critérios para alta geralmente requerem que o paciente:

- Esteja alerta e orientado quanto ao tempo e espaço.
- Tenha sinais vitais estáveis.
- Tenha a dor controlada por analgésicos orais ou bloqueio nervoso periférico.
- Tenha controlada a náusea e o vômito.
- Seja capaz de andar sem tonteira.
- Não tenha sangramento inesperado do local operatório.
- Seja capaz de tomar líquidos orais e urinar.
- Tenha instruções de alta e prescrições do cirurgião e do anestesiologista.
- Aceite a prontidão para alta.
- Tenha presente um acompanhante adulto responsável.

Cada vez mais, não está sendo exigido que os pacientes bebam ou urinem antes da alta dos centros de cirurgia ambulatorial (ASCs). Esses pacientes necessitam de planos e instruções sobre cuidados de acompanhamento para prover possível reidratação e cateterismo vesical, se necessário.

ADMISSÃO HOSPITALAR IMPREVISTA APÓS CIRURGIA AMBULATORIAL

Diversas complicações podem ocorrer tornando necessária transferência de emergência para um hospital próximo. Algumas complicações cirúrgicas não podem ser reparadas no cen-

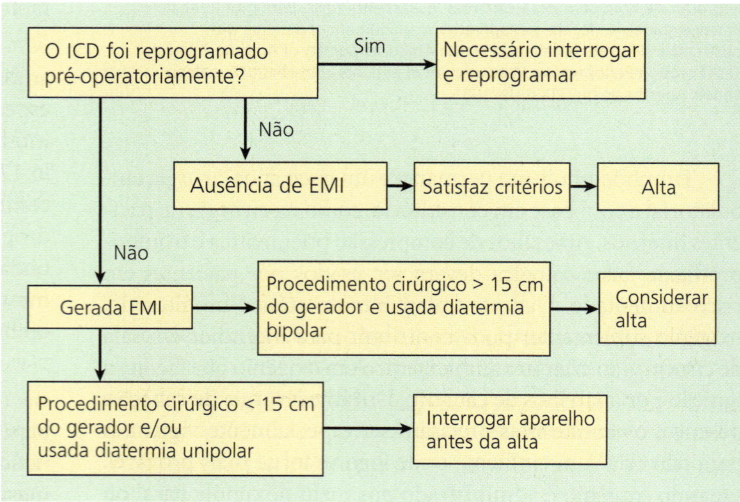

FIGURA 44-2 Considerações pós-operatórias em um paciente com um cardioversor desfibrilador implantado. EMI, interferência eletromagnética; ICD, cardioversor desfibrilador implantado. (Reproduzida, com permissão, de Joshi GP: Perioperative management of outpatients with implantable cardioverter defibrillators. Curr Opin Anaesthesiol 2009;22:701.)

TABELA 44-4 Fases da recuperação

Fase da Recuperação	Definição Clínica
Recuperação inicial	Acordar e recuperação dos reflexos vitais
Recuperação intermediária	Recuperação clínica imediata Prontidão para casa
Recuperação tardia	Recuperação completa Recuperação psicológica

Dados de Steward DJ, Volgyesi G: Stabilometry: a new tool for measuring recovery following general anaesthesia. Can Anaesth Soc J 1978;25:4.

tro operatório ambulatorial. Dor inadequadamente controlada e náusea e vômito pós-operatórios são as duas causas mais frequentes de admissão hospitalar não planejada de ASCs, com outras causas sendo menos frequentes. As agências de credenciação obrigam a que as salas de cirurgias com base em consultório possuam equipamento de emergência, drogas e protocolos para transferência de pacientes. Além de medicações para suporte avançado cardíaco da vida, dantroleno e emulsão lipídica intravenosa devem ser disponíveis para tratar hipertermia maligna e cardiotoxicidade induzida por anestésico local. Adicionalmente, os cirurgiões que operam em uma clínica com base em consultório devem ter privilégios de admissão em um hospital próximo ou arranjos com um médico aceitador para prover transferência de pacientes, se necessário em adição a um protocolo de transferência hospitalar em vigor. A *American Association for Accreditation of Ambulatory Surgery Facilities* reviu 1.141.418

TABELA 44-5 Sistema de escore de Aldrete modificado para determinação de quando os pacientes estão prontos para alta da unidade de tratamento pós-anestesia

Atividade: capaz de mover voluntariamente ou sob comando	
4 extremidades	2
2 extremidades	1
0 extremidade	0
Respiração	
Capaz de respirar profundamente e tossir livremente	2
Dispneia, respiração superficial ou limitada	1
Apneico	0
Circulação	
BP ± 20 mm do nível pré-anestésico	2
BP ± 20-50 mm do nível pré-anestésico	1
BP ± 50 mm do nível pré-anestésico	0
Consciência	
Completamente acordado	2
Acordável com chamado	1
Não respondendo	0
Saturação de O_2	
Capaz de manter saturação de O_2 > 92% com ar ambiente	2
Necessita de inalação de O_2 para manter saturação de O_2 > 90%	1
Saturação de O_2 < 90% com suplementação de O_2	0

Um escore ≥ 9 foi exigido para alta.
BP, pressão arterial.
Reproduzida, com permissão de Aldrete AL: The postanesthesia recovery score revisited (letter). Clin Anesth 1995;7:89.

TABELA 44-6 Diretrizes para alta segura após cirurgia ambulatorial

Sinais vitais devem ter estado estáveis durante pelo menos 1 h
O paciente deve estar:
Orientado quanto à pessoa, lugar e tempo
Capaz de reter líquidos administrados oralmente
Capaz de urinar
Capaz de se vestir
Capaz de andar sem auxílio
O paciente não deve ter:
Mais do que mínima náusea e vômito
Dor excessiva
Sangramento
O paciente tem que receber alta tanto da pessoa que administrou anestesia quanto da pessoa que efetuou a cirurgia, ou de seus designados. Instruções escritas para o período pós-operatório em casa, incluindo um local e pessoa de contato, devem ser reforçadas
O paciente deve ter um adulto responsável "investido" acompanhando-o para casa e permanecendo em casa com ele

Reproduzida, com permissão, de Korttila K: Recovery from outpatient anaesthesia, factors affecting outcome. Anaesthesia 1995;50(suppl)22-28.

procedimentos ambulatoriais de 2001 a 2006 nas instituições que ela credencia e observou 23 mortes. Embolia pulmonar após abdominoplastia foi a principal causa de morte em uma instituição de cirurgia com base em consultório (Figuras 44-3 e 44-4).

ANESTESIA EM LOCAIS REMOTOS

Anestesia fora do local (anestesia não na sala de cirurgias) abrange toda sedação/anestesia aplicada por serviços de anestesiologia fora do ambiente de sala de cirurgias. Durante as últimas décadas, as solicitações destes serviços em localizações distantes estiveram aumentando firmemente, e, em muitos hospitais grandes, hoje em dia, maior número de anestesias é administrado rotineiramente para procedimentos fora do local do que no centro cirúrgico. De acordo com algumas estimativas, anestesia em locais remotos se responsabiliza por 12,4% de todo o tratamento anestésico nos Estados Unidos. Como resultado, algumas instituições clínicas determinaram que é mais seguro e tem maior efetividade de custo designar equipe(s) de anestesia para blocos de tempos para fornecer tratamento para esses procedimentos, e algumas instituições estão construindo suítes para procedimentos onde broncoscopia, endoscopia gastrointestinal, procedimentos cardíacos e de radiologia intervencionista podem ser efetuados em uma área centralizada para segurança e eficiência aumentadas. É importante lembrar que os mesmos padrões básicos para assistência de anestesia necessitam ser satisfeitos, independentemente da localização. Além disso, os desafios dos ambientes não familiares que muito distantes do centro cirúrgico, incluindo pessoal virgem de anestesia, exigem planejamento antecipado para o anestesiologista fora de local.

Diversamente dos pacientes submetidos a procedimentos fundamentados em consultório ou em centro de cirurgia ambulatorial, os pacientes fora da sala de cirurgias frequentemente estão entre os mais enfermos dos pacientes internados. A equi-

TABELA 44-7 Sistema de escore de alta pós-anestesia (PADS) para determinar prontidão para casa

Sinais vitais	
Sinais vitais devem ser estáveis e compatíveis com a idade e valores básicos pré-operatórios	
BP e pulso dentro de 20% dos básicos pré-operatórios	2
BP e pulso 20-40% dos básicos pré-operatórios	1
BP e pulso > 40% dos básicos pré-operatórios	0
Nível de atividade	
Paciente deve ser capaz de deambular ao nível pré-operatório	
Marcha firme, ausência de tonteira, ou satisfaz nível pré-operatório	2
Necessita de auxílio	1
Incapaz de deambular	0
Náusea e vômito	
O paciente deve ter mínima náusea e vômito antes da alta	
Mínima: tratada com sucesso com medicação via oral	2
Moderada: tratada com sucesso com medicação IM	1
Grave: continua após tratamento repetido	0
Dor	
O paciente deve ter dor mínima ou nenhuma antes da alta	
O nível de dor que o paciente tem deve ser aceitável pelo paciente	
A dor deve ser controlável por analgésicos orais	
A localização, tipo e intensidade da dor devem ser compatíveis com o desconforto pós-operatório previsto	
Aceitabilidade	
Sim	2
Não	1
Sangramento cirúrgico	
Sangramento pós-operatório deve ser compatível com a perda sanguínea esperada do procedimento	
Mínimo: não necessita de troca de curativo	2
Moderado: até duas trocas de curativo necessárias	1
Grave: mais de três trocas de curativo necessárias	0

Escore máximo = 10; pacientes com escore ≥ 9 estão aptos para alta.
Reproduzida, com permissão, de Marshall SI, Chung F: Assessment of "home readiness": discharge criteria and postdischarge complications. Curr Opin Anesthesiol 1997;10:445.

pe de anestesia muitas vezes é chamada a trabalhar na suíte gastrointestinal, laboratório de cateterismo cardíaco, laboratório de eletrofisiologia, centro de radiologia, centro de rádio-oncologia, e ocasionalmente a unidade de terapia intensiva. Frequentemente estas localizações foram construídas sem previsão de que anestesia seria administrada ali. Consequentemente, o espaço de trabalho de anestesia é rotineiramente restrito, e o acesso aos pacientes é limitado. Além disso, os médicos de procedimento e equipe auxiliar nestas áreas deixa de compreender o que é necessário para administrar anestesia com segurança (daí a frequente solicitação para "lhes dar pequena dose" de propofol) e não sabe como auxiliar o anestesista, quando surge uma dificuldade. Conforme assinalado nas diretrizes da ASA, as expectativas na anestesia em locais remotos são as mesmas que em qualquer localização da prática (Tabela 44-8).

Os princípios básicos da anestesia em locais remotos podem ser classificados em termos amplos em três categorias: fatores do paciente, questões ambientais e aspectos relacionados com o procedimento. Os fatores do paciente incluem comorbidade, avaliação da via aérea, estado de jejum e monitoramento. As questões ambientais incluem equipamento de anestesia, equipamento de emergência e riscos magnéticos e de radiação. Os aspectos relacionados com o procedimento incluem duração, nível de desconforto, posição do paciente e suporte cirúrgico.

O Banco de Dados de Reclamações Encerradas da ASA demonstrou que as reclamações relacionadas com a assistência fora da sala de cirurgias têm uma maior gravidade de lesão do que os processos encerrados relacionados com tratamento anestésico na sala de cirurgias. Tratamento anestésico monitorado foi a técnica principal em mais da metade das reclamações revistas. Muitas destas reclamações encerradas se originaram de lesões relacionadas com oxigenação/ventilação inadequadas durante procedimentos na suíte gastrointestinal. Requisitos sugeridos para a administração segura de anestesia fora da sala de cirurgias estão apresentados nas Tabelas 44-9 a 44-12.

Cada vez mais, médicos não anestesistas no laboratório gastrointestinal e no departamento de emergência aplicam sedação com uma variedade de agentes, incluindo propofol e ce-

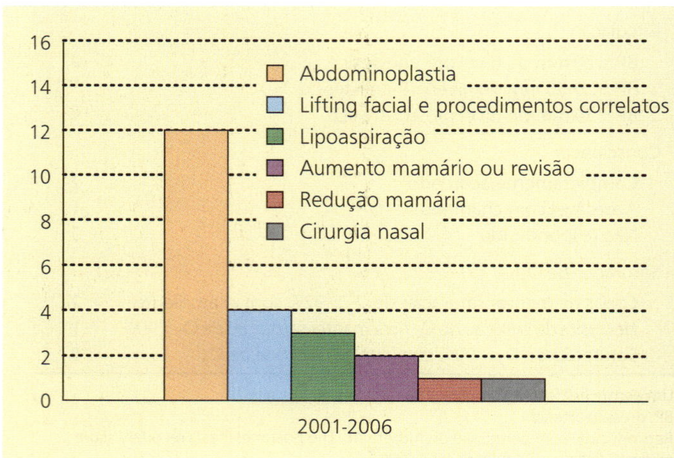

FIGURA 44-3 Gráfico de barras mostrando as 23 mortes por procedimento. (Reproduzida, com permissão, de Keyes GR, Singer R, Iverson RE, et al: Mortality in outpatient surgery. Plast Reconstr Surg 2008;122:245.)

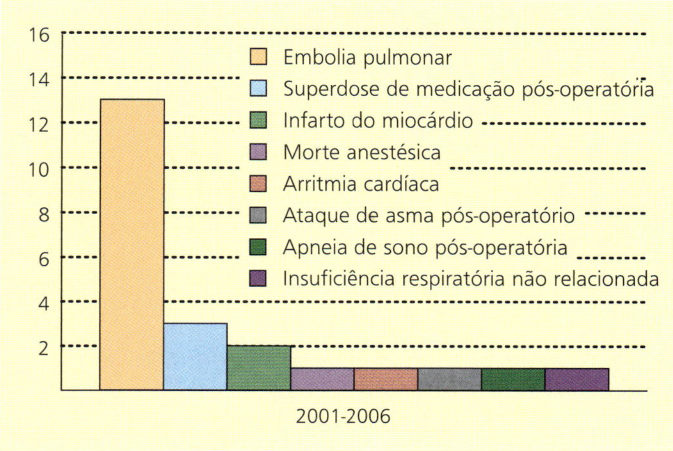

FIGURA 44-4 Gráfico de barras mostrando a causa da morte. (Reproduzida, com permissão, de Keyes GR, Singer R, Iverson RE, et al: Mortality in outpatient surgery. Plast Reconstr Surg 2008;122:245.)

tamina. De fato, alguns relatórios indicam que prestadores não anestesistas administram sedação e analgesia para quase 40% dos procedimentos realizados nos Estados Unidos. As diretrizes da ASA e a Joint Commission descreveram o *continuum* de profundidade de sedação, variando desde sedação mínima até anestesia geral (Tabela 44-13). Recentemente, os *Centers for Medicare and Medicaid Services* obrigaram a que toda sedação em um hospital esteja debaixo da direção de um médico – geralmente, o chefe do serviço de anestesia. Consequentemente, anestesiologistas têm não somente de tempos em tempos que ministrar anestesia em um contexto em locais remotos, mas têm também que desenvolver normas e mecanismos de revisão de garantia da qualidade para prestadores não de anestesia fornecerem sedação com segurança. Essas orientações devem ser focalizadas em assegurar que o "sedacionista" possua as habilidades necessárias para realizar recuperação do paciente, caso sedação branda ou moderada se torne sedação profunda ou anestesia geral.

Os riscos associados à sedação/analgesia estão salientados na Tabela 44-14. Os provedores de sedação devem ser conhecedores de como reverter benzodiazepinas e opioides e prover suporte da via aérea com bolsa/máscara e ser familiarizados ao uso de adjuvantes à via aérea. Um mecanismo para garantir a chegada oportuna de pessoal de anestesia capacitado para resgate da via aérea tem da mesma forma que estar incorporado nessas normas.

TABELA 44-8 Diretrizes da American Society of Anesthesiologists para localizações de anestesia em salas não cirúrgicas

Fonte de O_2 confiável com reserva	Espaço suficiente para pessoal de anestesia, equipamento
Aparelho de aspiração	Carro de emergência, desfibrilador, drogas etc.
Remoção de gases residuais	Meio confiável de comunicação com duas vias
Equipamento de monitoramento adequado	Instituição aplicável como candidata, códigos de segurança satisfeitos
Tomadas elétricas seguras	Tratamento pós-anestesia apropriado
Iluminação adequada, bateria de reserva	

Dados de American Society of Anesthesiologists guidelines for nonoperating room anesthetizing locations (2008). Committee of Origin: Standards and Practice Parameters (approved by the ASA House of Delegates on October 15, 2003 and amended on October 22, 2008).

TABELA 44-9 Condições específicas que justificam cuidado especial quando administrando anestesia ou sedação fora da sala de cirurgias

Paciente incapaz de cooperar, p. ex., deficiência intelectual grave
Refluxo gastroesofágico grave
Condições médicas que predispõem os pacientes a refluxo, p. ex., gastroparesia secundária a diabetes melito
Ortopneia
Pressão intracraniana aumentada grave
Nível diminuído de consciência/depressão de reflexos protetores da via aérea
Intubação difícil conhecida especialmente, quando o procedimento é fora da sala de cirurgias
Anormalidades dentárias, orais, craniofaciais, do pescoço ou torácicas que poderiam comprometer a via aérea
Presença de infecção do trato respiratório ou febre inexplicada
Apneia de sono obstrutiva
Obesidade mórbida
Procedimentos que limitam o acesso à via aérea
Procedimentos prolongados, complexos ou dolorosos
Posição desconfortável
Posição prona
Trauma agudo
Extremos de idade

Reproduzida, com permissão, de Robbertze R, Posner KL, Domino KB: Closed claims review of anesthesia for procedures outside the operating room. Curr Opin Anaesthesiol 2006;19:436.

TABELA 44-10 Requisitos de pessoal para sedação e anestesia seguras fora da sala de cirurgia

Equipe de anestesia
Treinada na avaliação clínica de pacientes pré-anestesia
Treinada e experiente em manejo da via aérea e ressuscitação cardiopulmonar
Treinada no uso de drogas e equipamento anestésicos e de ressuscitação, e tem que assegurar que o equipamento está presente e funcional antes da indução
Dedicada à monitoramento contínuo dos parâmetros fisiológicos do paciente
Continuamente presente e vigilante
Equipe não anestésica
Apropriadamente treinada para ajudar a lidar com uma emergência cardiopulmonar
Assistente do anestesiologista – esta pessoa tem que ser familiarizada com procedimentos e equipamento anestésicos
Assistente para ajudar no posicionamento
Equipe treinada em observação pós-procedimento e ressuscitação

Reproduzida, com permissão, de Robbertze R, Posner KL, Domino KB: Closed claims review of anesthesia for procedures outside the operating room. Curr Opin Anaesthesiol 2006;19:436.

CONSIDERAÇÕES ESPECIAIS EM LOCALIZAÇÕES FORA DA SALA DE CIRURGIAS

Serviços de anestesia são pedidos em várias localizações em todo o hospital; algumas destas estão delineadas na Tabela 44-15. Conforme assinalado em todo este capítulo, os padrões anestésicos de rotina se aplicam em toda parte onde o paciente seja anestesiado. Fora da sala de cirurgias os pacientes muitas vezes se apresentam com uma larga variedade de enfermidades, diferentemente dos pacientes eletivos geralmente encontrados no contexto ambulatorial. Além disso, a destinação pós-procedimento (se alta ou admissão) necessita coordenação apropriada pelo anestesiologista para tratamento pós-anestesia e/ou transporte seguro desde a unidade distante.

TABELA 44-11 Requisitos de localização/espaço para anestesia em salas não cirúrgicas

Tamanho adequado com bom acesso ao paciente
Espaço do chão arrumado
Uma mesa, *trolley* ou cadeira de operações que possa ser facilmente inclinada para a posição de Trendelenburg
Iluminação adequada, incluindo iluminação de emergência
Tomadas elétricas suficientes incluindo tomadas elétricas claramente marcadas conectadas a uma fonte de energia de emergência de reserva
Área clínica adequada para recuperação do paciente que tem que incluir oxigênio, aspiração, drogas e equipamento de ressuscitação
Sistema de chamada de emergência de reserva para convocar ajuda da sala de cirúrgicas principal

Reproduzida, com permissão, de Robbertze R, Posner KL, Domino KB: Closed claims review of anesthesia for procedures outside the operating room. Curr Opin Anaesthesiol 2006;19:436.

TABELA 44-12 Requisitos de equipamento/monitoramento para anestesia em salas não cirúrgicas

Apropriados (para sedação profunda, anestesia geral e uma emergência cardiorrespiratória)
Imediatamente disponíveis
Manutenção regular (data do serviço indicada no equipamento)
Mesmo padrão que na sala de cirurgias (no mínimo, oximetria de pulso, capnografia corrente final, pressão arterial, eletrocardiograma e temperatura)
Alarmes ativados (com *settings* apropriados) e suficientemente audíveis
Gás para via aérea com os dispositivos de segurança reconhecidos (p. ex., sistema indexado de conexão de gases, suprimento reserva de oxigênio, analisador de oxigênio, alarme de falha do suprimento de oxigênio, analisador múltiplo de gases, um monitor de agente anestésico volátil, um alarme de desconexão do sistema de respiração e um sistema de remoção de resíduo)
Carro de trabalho de anestesia abastecido conforme padrão de sala de cirurgias (incluindo drogas anestésicas e de ressuscitação apropriadas, equipamento de manejo da via aérea, bolsa de ressuscitação manual autoinflável e uma variedade de equipamento intravenoso)
Aspiração
Pronto acesso a um desfibrilador e um carro de emergência completamente abastecido

Reproduzida, com permissão, de Robbertze R, Posner KL, Domino KB: Closed claims review of anesthesia for procedures outside the operating room. Curr Opin Anaesthesiol 2006;19:436.

Os pacientes se apresentando à suíte de endoscopia gastrointestinal incluem indivíduos sadios para triagens diagnósticas de rotina, bem como pacientes com colangite fulminante e sepse ou vias aéreas difíceis coexistentes. Como sempre, a condição do paciente, bem como o procedimento diagnóstico/terapêutico específico, determina tanto as técnicas anestésicas (sedação profunda com propofol ou anestesia geral *vs.* anestesia geral com LMA ou tubo endotraqueal) e o monitoramento necessário.

Anestesia geral é geralmente necessária em pacientes submetidos a procedimentos endoscópicos para patologia das vias aérea e pulmonar; uma complexidade adicionada pode incluir a presença de uma via aérea compartilhada, e, em muitos pacientes, condição pulmonar marginal.

Pacientes submetendo-se a cateterismo cardíaco são rotineiramente sedados por cardiologistas sem envolvimento de um anestesiologista. Ocasionalmente, um paciente com comorbidades importantes (p. ex., obesidade mórbida) necessita da presença de um anestesista qualificado. Anestesia geral é frequentemente necessária para colocação de *stents* aórticos, que estão sendo cada vez mais realizados por cardiologistas no laboratório de cateterismo cardíaco. Pessoal da equipe de anestesia deve estar preparado com monitoramento de pressão arterial e o necessário acesso vascular para facilitar ressuscitação, caso seja necessária reparação aberta de aneurisma.

Pacientes necessitando de procedimentos de eletrofisiologia para ablação de arritmia mediada por cateter necessitam frequentemente anestesia geral. Esses pacientes frequentemente têm insuficiência cardíaca sistólica e diastólica, levando a po-

TABELA 44-13 *Continuum* de profundidade de sedação/analgesia/anestesia

Nível	Tipo	Responsividade	Via Aérea	Ventilação Espontânea	Função Cardiovascular
1	Mínima	Normal à estimulação verbal	Não afetada	Não afetada	Não afetada
2	Moderada	Resposta propositada à estimulação verbal ou tátil	Nenhuma intervenção necessária	Adequada	Geralmente mantida
3	Profunda	Resposta propositada após estímulo repetido ou doloroso	Intervenção pode ser necessária	Pode ser inadequada	Geralmente mantida
4	Anestesia Geral	Não acordável por estímulo doloroso	Intervenção frequentemente necessária	Muitas vezes inadequada	Pode estar prejudicada

Dados de American Society of Anesthesiologists.

tenciais dificuldades hemodinâmicas perioperatoriamente. Hipotensão súbita pode anunciar o desenvolvimento de tamponamento pericárdico secundário à perfuração do coração por cateter. Outros pacientes requerem sedação para a colocação de ICDs. Uma vez colocado, o aparelho será testado por indução de fibrilação ventricular. Durante a testagem, são necessários níveis mais profundos de sedação, uma vez que o choque da desfibrilação pode ser assustador e muito desconfortável. Da mesma forma, pessoal de anestesia é chamado para ministrar anestesia para cardioversão de pacientes em fibrilação atrial. Estes pacientes geralmente têm doenças cardíacas associadas e necessitam de breve anestesia intravenosa para facilitar a cardioversão. Frequentemente, um ecocardiograma transesofágico tem que ser realizado antes da cardioversão para excluir coágulo na aurícula do átrio esquerdo. Nesses casos, anestesista também pode fornecer sedação para este procedimento. Determinação de se um paciente necessita de sedação ou anestesia geral com ou sem intubação é dependente da avaliação do paciente de rotina.

Crianças e alguns adultos (*i.e.*, aqueles que são claustrófobos, têm deficiência do desenvolvimento ou têm condições que os impedem de ficar imóveis ou deitar-se horizontalmente) necessitam de anestesia ou sedação para MRI e tomografia computadorizada (CT). Adicionalmente, biópsias dolorosas guiadas por CT podem exigir tratamento anestésico. A técnica anestésica é dependente das comorbidades dos pacientes.

MRI cria numerosos problemas para o pessoal de anestesia. Primeiro, todos os materiais ferromagnéticos têm que ser

TABELA 44-14 Complicações associadas à sedação e analgesia

Via aérea
Obstrução da via aérea
Aspiração
Regurgitação
Lesão dentária/tecido mole
Respiratórias
Depressão respiratória
Hipoxemia
Hipercarbia
Apneia
Cardiovasculares
Hipotensão
Arritmias cardíacas
Neurológicas
Nível mais profundo de sedação
Falta de responsividade
Outras
Movimento indesejável do paciente
Interações de drogas
Reações adversas
Admissão imprevista

Dados de American Society of Anesthesiologists.

TABELA 44-15 Localizações comuns de anestesia em salas não cirúrgicas

- Radiologia
  - Radiologia neurointervencionista
  - Radiologia vascular
  - MRI/CT
  - PET Scan
- Centro de endoscopia
  - Suíte gastrointestinal
  - Broncoscopia
- Unidade de terapia intensiva
  - Traqueostomia, gastrostomia percutânea
  - Colocação de cateter intracraniano e outros
  - Explorações abdominais/pélvicas
- Suíte de cardiologia invasiva
  - Laboratório de cateterismo cardíaco
  - Cardioversão
  - Suíte de eletrofisiologia
- Radioterapia
- Suíte de medicina de emergência
- Psiquiatria
  - Suíte de eletroconvulsoterapia
- Urologia – litotripsia
- Cirurgia dentária

Dados de American Society of Anesthesiologists.

excluídos da área do magneto. A maioria das instituições tem normas e protocolos de treinamento para prevenir catástrofes (p. ex., cilindros de oxigênio voando para dentro do escâner). Segundo, todo equipamento anestésico deve ser compatível com o magneto em uso. Terceiro, os pacientes têm que ser livres de implantes que possam interagir com o magneto, como marca-passos, clipes vasculares, ICDs e bombas de infusão. Como com toda anestesia fora da sala de cirurgias, a escolha exata da técnica é dependente das comorbidades do paciente. Podem ser usadas ambas as condutas, de sedação profunda e de anestesia geral, dependendo da preferência do médico e das necessidades do paciente.

Os pacientes geralmente necessitam de anestesia geral e controle rigoroso da pressão arterial para facilitar o fechamento e embolização de aneurismas cerebrais ou malformações arteriovenosas. Pacientes levados para a suíte de radiologia para alívio de hipertensão portal por meio da criação de um *shunt* portossistêmico intra-hepático transjugular (TIPS) são frequentemente hipovolêmicos, apesar de ascite volumosa, e estão em risco de sangramento de varizes esofagianas e aspiração. Anestesia geral com intubação é preferida para manejo do procedimento do TIPS.

Anestesia para terapia eletroconvulsiva é frequentemente aplicada em uma suíte separada na Unidade de Psiquiatria ou uma área monitorada no hospital (p. ex., PACU). Comorbidade do paciente, interações de drogas com várias medicações psicotrópicas, múltiplos procedimentos anestésicos e efeitos dos agentes anestésicos sobre a qualidade da eletroconvulsoterapia também necessitam ser levados em conta.

Anestesistas são chamados às vezes para administrar anestesia na unidade de terapia intensiva (ICU) para traqueostomia à beira do leito ou exploração emergencial de tórax e abdome em pacientes considerados demasiado criticamente doentes para tolerar transporte para a sala de cirurgias. Na maioria destes casos, a equipe de anestesia geralmente emprega ventilador e monitores da ICU. Agentes intravenosos são tipicamente usados junto com relaxantes musculares. Ao dar anestesia para traqueostomia à beira do leito, é importante que o tubo endotraqueal não seja retirado da traqueia até que o CO_2 expirado seja medido do tubo de traquestomia recém-colocado.

Pacientes pediátricos merecem menção especial; veja a Tabela 44-16. Considerações sobre anestesia para anestesia não na sala de cirurgias encontram-se sumariadas na Tabela 44-17.

TABELA 44-16 Objetivos da sedação em pacientes pediátricos para procedimentos diagnósticos e terapêuticos

Preservar a segurança e o bem-estar do paciente
Minimizar desconforto físico e dor
Controlar ansiedade, minimizar trauma psicológico e maximizar o potencial de amnésia
Controlar comportamento e/ou movimento para permitir completamento seguro do procedimento
Retornar o paciente a um estado em que seja possível a alta segura da supervisão médica

Dados de American Society of Anesthesiologists.

TABELA 44-17 Considerações básicas em anestesia em sala não cirúrgica

Paciente
- Estado funcional da ASA, comorbidade, emergencial/eletiva
- Avaliação da via aérea
- Alergias – contraste
- Plano da anestesia – sedação/anestesia
- Monitoramento –
  - Básico/Padrão: oxigenação, ventilação, circulação, temperatira
  - Avançado: hemodinâmico invasivo, TEE, BIS

Ambiente
- Equipamento de anestesia
- Monitores de anestesia
- Aspirador
- Equipamento de ressuscitação
- Pessoal
- Equipamento técnico
- Risco de radiação
- Campos magnéticos
- Temperatura ambiente
- Cobertor de aquecimento
- Monitores de transporte portáteis
- Cilindros de oxigênio

Procedimento
- Diagnóstico ou terapêutico
- Duração
- Nível de desconforto/dor
- Posição do paciente
- Equipamentos especiais, p. ex., monitoramento
- Complicações potenciais
- Suporte cirúrgico

Dados de American Society of Anesthesiologists.

DISCUSSÃO DE CASO

Hipóxia Aguda após Procedimento de TIPS na Suíte de Radiologia

Uma mulher branca de 58 anos com cirrose criptogênica descompensada e ascite refratária, atualmente na lista de transplante de fígado, está marcada para um procedimento de TIPS urgente.

O que acarreta um procedimento TIPS? Quais são suas indicações e contraindicações?

TIPS (*shunt* portossistêmico intra-hepático transjugular) envolve a passagem de um cateter, geralmente inserido pela veia jugular interna e dirigido para dentro do fígado, que cria um conduto de baixa resistência entre uma veia portal e uma veia hepática pela instalação de um *stent* expansível intra-hepático. Hemodinamicamente, isto permite descompressão imediata da hipertensão portal pelo desvio parcial ou completo do fluxo portal a partir dos sinusoides hepáticos para dentro da veia cava e a circulação sistêmica.

As indicações do procedimento TIPS incluem: sangramento varicoso não controlado por terapia endoscópica ou clínica, ascite intratável, hidrotórax hepático, síndrome de Budd-Chiari, síndrome hepatorrenal e síndrome hepatopulmonar e ponte para transplantação hepática. Algumas contraindicações do TIPS são: prevenção primária de hemorragia varicosa, insuficiência cardíaca congestiva, hipertensão pulmonar grave e regurgitação tricúspide, insuficiência hepática grave, carcinoma hepatocelular, infecção intra-hepática ou sistêmica ativa e coagulopatia grave ou trombocitopenia.

Quais são as estratégias anestésicas para TIPS? Quais são algumas preocupações pré-operatórias e intraoperatórias nestes pacientes?

TIPS pode ser efetuado sob sedação moderada, tratamento anestésico monitorado, ou anestesia geral. Dada a necessidade usual de imobilização longa, risco potencial de aspiração e importante comorbidade, anestesia geral é frequentemente o plano anestésico recomendado.

As considerações pré-operatórias incluem: risco de aspiração, sangramento gastrointestinal, capacidade residual funcional diminuída por ascite, derrames pleurais, coagulopatia, trombocitopenia e encefalopatia hepática. Considerações intraoperatórias especiais devem incluir monitoramento hemodinâmico cuidadoso (geralmente via cateter arterial), gasometrias frequentes para anormalidades eletrolíticas e parâmetros da coagulação e testagem para determinar níveis de glicemia e débito urinário. Farmacocinética alterada dos gases anestésicos também deve ser mantida em mente.

Após consentimento informado e plano de anestesia geral, o paciente é induzido com etomidato, fentanil e succinilcolina, usando indução em sequência rápida; intubação atraumática é realizada tranquilamente. Antes da colocação do TIPS, o radiologista evacua aproximadamente 8 L de líquido ascítico.

Quais são suas preocupações com esta paracentese? Como você equilibraria estes desvios líquidos hemodinâmicos?

Paracentese de grande volume é considerada um procedimento relativamente seguro e efetivo; entretanto, ela pode levar à disfunção circulatória induzida por paracentese (PICD), uma complicação silenciosa que ocorre frequentemente. PICD é caracterizada por uma ativação acentuada do eixo renina-angiotensina, bem como acentuação de uma vasodilatação arteriolar já estabelecida que pode ser combatida com albumina isenta de sal, como o expansor de escolha, especialmente se pelo menos 8 L forem evacuados.

O procedimento TIPS dura cerca de 2 horas; a paciente é revertida apropriadamente com neostigmina e glicopirrolato. Ela emerge suavemente e é transferida para a PACU com oxigênio via máscara facial a 6 L/min. Dentro de 15 min da admissão à PACU, a paciente se queixa de dor torácica branda e falta de ar. Sibilância bilateral é notada, seguida por estertores nas bases.

Quais são algumas complicações do procedimento TIPS? Como você tentaria tratar esta paciente?

Complicações após TIPS não são insignificantes; a mortalidade de 3 meses tem sido descrita como aproximadamente 32 a 42%. As complicações podem ser classificadas amplamente como sendo associadas à anestesia, comorbidade dos pacientes, e do procedimento. Fatores relacionados com os pacientes e com a anestesia são semelhantes aos descritos na seção prévia. No que concerne a fatores relacionados com o procedimento, anotação especial deve ser feita das consequências cardiopulmonares que resultam de um aumento súbito nas pressões na artéria pulmonar e pressões sistêmicas, levando à congestão pulmonar.

DIRETRIZES

Joshi G, Chung F, Vann M, et al: Society for Ambulatory Anesthesia consensus statement on perioperative blood glucose management in diabetic patients undergoing ambulatory surgery. Anesth Analg 2010;111:1378.

Lipp A, Hernon J: Day surgery guidelines. Surgery 2008;26:374.

Report by the American Society of Anesthesiologists Task Force on Perioperative Management of Patients with Obstructive Sleep Apnea. Practice guidelines for the perioperative management of patients with obstructive sleep apnea. Anesthesiology 2006;104:1081.

LEITURA SUGERIDA

Chung S, Yuan H, Chung F: A systemic review of obstructive sleep apnea and its implications for anesthesiologists. Anesth Analg 2008;107:1543.

Desai M: Office based anesthesia: new frontiers, better outcomes, and emphasis on safety. Curr Opin Anaesthesiol 2008;21:699.

Elvir-Lazo O, White P: The role of multimodal analgesia in pain management after ambulatory surgery. Curr Opin Anesthesiol 2010;23:697.

Evron S, Tiberiu E: Organizational prerequisites for anesthesia outside of the operating room. Curr Opin Anaesthesiol 2009;22:514.

Joshi G: Perioperative management of outpatients with implantable cardioverter defibrillators. Curr Opin Anaesthesiol 2009;22:701.

Keyes G, Singer R, Iverson R, et al: Mortality in outpatient surgery. Plast Reconstr Surg 2008;122:245.

Kurrek M, Twersky R: Office based anesthesia. Can J Anesth 2010;57:256.

Lalwani K: Demographics and trends in nonoperating room anesthesia. Curr Opin Anaesthesiol 2006;19:430.

Marshall S, Chung F: Discharge criteria and complications after ambulatory surgery. Anesth Analg 1999;88:508.

Melloni C: Anesthesia and sedation outside the operating room: how to prevent risk and maintain good quality. Curr Opin Anaesthesiol 2007;20:513.

Metzner J, Domino K: Risks of anesthesia or sedation outside the operating room: the role of the anesthesia care provider. Curr Opin Anaesthesiol 2010;23:523.

Metzner J, Posner KL, Domino KB: The risk and safety of anesthesia at remote locations: the US closed claims analysis. Curr Opin Anesthesiol 2009;22:502.

Owen AR, Stanley AJ, Vijayananthan A, Moss JG: The transjugular intrahepatic portosystemic shunt (TIPS). Clin Radiol 2009;64:664.

Robbertze R, Posner K, Domino K: Closed claims review of anesthesia for procedures outside of the operating room. Curr Opin Anaesthesiol 2006;19:436.

Schug S, Chong C: Pain management after ambulatory surgery. Curr Opin Anesthesiol 2009;22:738.

Smith I, Jackson I: Beta blockers, calcium channel blockers, angiotensin converting enzyme inhibitors and angiotensin receptor blockers: should they be stopped or not before ambulatory anaesthesia? Curr Opin Anesthesiol 2010;23:687.

Souter KJ: Anesthesia provided at alternate sites. In: Barash PG, Cullen BF, Stoelting RK, Cahalan MK, Stock MC (eds). *Clinical Anesthesia*. Philadelphia: Lippincott, Williams & Wilkins, 2009; p 861.

Squizzato A, Venco A: Thromboprophylaxis in day surgery. Int J Surg 2008;8:S29.

White P, Tang J, Wender R, et al: The effects of oral ibuprofen and celecoxib in preventing pain, improving recovery outcomes and patient satisfaction after ambulatory surgery. Anesth Analg 2011;112:323.

CAPÍTULO 45

Bloqueios Espinal, Epidural e Caudal

CONCEITOS-CHAVE

1. A anestesia neuraxial expande significativamente os recursos técnicos dos anestesiologistas, fornecendo alternativas à anestesia geral, quando apropriado. Essa anestesia pode ser usada simultaneamente à anestesia geral ou posteriormente, para fins de analgesia pós-operatória. Os bloqueios neuraxiais podem ser executados como uma injeção única ou com um cateter para permitir bolos intermitentes ou infusões contínuas.
2. A realização de uma punção espinal lombar (subaracnoide) abaixo de L1 em um adulto (L3 na criança) geralmente evita o trauma potencial da agulha à medula.
3. Os mecanismos das anestesias espinal e epidural permanecem no campo da especulação. Acredita-se que o principal sítio de ação do bloqueio neuraxial seja a raiz do nervo.
4. O bloqueio diferencial resulta, tipicamente, em bloqueio simpático (traduzido pela sensibilidade à temperatura) que pode ocorrer em dois segmentos ou mais em sentido cefálico que o bloqueio sensitivo (dor, leve toque), que, por sua vez, fica geralmente vários segmentos acima que o bloqueio motor.
5. A interrupção da transmissão autônoma eferente nas raízes do nervo durante bloqueios neuraxiais produz bloqueio simpático.
6. Os bloqueios neuraxiais produzem, tipicamente, reduções variáveis na pressão arterial que podem ser acompanhadas pela redução na frequência cardíaca.
7. Os efeitos cardiovasculares deletérios deverão ser previstos e medidas tomadas para minimizar o grau da hipotensão. Entretanto, a infusão de fluido intravenoso com 10-20 mL/kg em um paciente sadio antes do início do bloqueio já demonstrou, várias vezes, falhar na prevenção da hipotensão (na ausência de hipovolemia preexistente).
8. A bradicardia excessiva ou sintomática deverá ser tratada com atropina, e a hipotensão deverá ser tratada com vasopressores.
9. As principais contraindicações à anestesia neuraxial são: recusa do paciente, diátese hemorrágica, hipovolemia intensa, pressão intracraniana elevada e infecção no sítio da injeção.
10. Para a anestesia epidural, encontra-se uma perda súbita de resistência (à injeção de ar ou soro fisiológico) à medida que a agulha passa pelo ligamento amarelo e penetra no espaço epidural. Para a anestesia espinal, a agulha avança pelo espaço epidural e penetra as membranas dura-subaracnoide, como sinalizado pela presença de fluxo livre de fluido cefalorraquidiano.
11. A anestesia epidural contínua é uma técnica neuraxial que oferece uma faixa de aplicações mais ampla que o anestésico espinal de dose única típico do tipo "tudo ou nada". O bloqueio epidural pode ser realizado ao nível lombar, torácico ou cervical.
12. As técnicas epidurais são amplamente usadas para anestesia cirúrgica, analgesia obstétrica, controle da dor pós-operatória e tratamento da dor crônica.
13. A anestesia epidural é mais lenta no início (10-20 min) e pode não ser tão densa quanto a anestesia espinal.
14. A quantidade (volume e concentração) de anestésico local necessário para a anestesia epidural é maior que a necessária para a anestesia espinal. Os efeitos colaterais tóxicos são semelhantes àqueles da injeção de uma "dose epidural total" por via intratecal ou intravascular.
15. A anestesia epidural caudal é uma técnica regional comum em pacientes pediátricos.

Os bloqueios espinal, caudal e epidural foram usados pela primeira vez para procedimentos cirúrgicos na virada do século XX. Esses bloqueios centrais foram amplamente usados no mundo todo até o aparecimento de relatórios sobre lesões neurológicas permanentes, com mais destaque no Reino Unido. Entretanto, um estudo epidemiológico em larga escala conduzido, na década de 1950, indicou que as complicações eram raras, quando esses bloqueios eram conduzidos com a devida habilidade, com cuidados de assepsia e, quando anestésicos locais mais novos e seguros eram usados. Atualmente, os bloqueios neuraxiais são amplamente usados para analgesia no trabalho de parto, na cirurgia cesariana, em procedimentos ortopédicos, para analgesia perioperatória e para tratamento da dor crônica. Entretanto, eles ainda estão associados a várias complicações, e grande parte da literatura já examinou a incidência de complicações após bloqueios neuraxiais associadas a situações doentias diferentes. Além disso, várias organizações continuam a publicar "diretrizes" relacionadas com o tratamento de anestesia regional.

1 A anestesia neuraxial expande significativamente os recursos técnicos dos anestesiologistas, fornecendo alternativas à anestesia geral, quando apropriado. Essa anestesia pode ser usada simultaneamente à anestesia geral ou posteriormente, para fins de analgesia pós-operatória. Os bloqueios neuraxiais podem ser executados como uma injeção única ou com um cateter para permitir *bolus* intermitentes ou infusões contínuas.

Técnicas neuraxiais provaram ser seguras, quando bem administradas; entretanto, existe ainda o risco de complicações. As reações adversas e as complicações variam desde a sensibilidade autolimitada na coluna a déficits neurológicos debilitantes e permanentes e até óbito. O médico deve, portanto, ter um bom conhecimento da anatomia envolvida, estar completamente familiarizado com a farmacologia e as dosagens tóxicas dos agentes aplicados, empregar técnicas estéreis com a devida atenção e tratar rapidamente quaisquer alterações fisiológicas.

O PAPEL DA ANESTESIA NEURAXIAL NA PRÁTICA ANESTÉSICA

Quase todas as cirurgias no ou abaixo do pescoço têm sido realizadas mediante anestesia neuraxial. Na verdade, as cirurgias cardíacas e torácicas têm sido conduzidas dessa maneira. Entretanto, uma vez que as cirurgias intratorácicas, da porção superior do abdome e laparoscópicas podem prejudicar significativamente a ventilação, a anestesia geral com intubação endotraqueal normalmente é necessária. Assim, por que executar uma anestesia regional para esses casos, ou para quaisquer outros?

Alguns estudos sugerem que a morbidade pós-operatória – e, possivelmente, a mortalidade – pode ser reduzida, quando se usa um bloqueio neuraxial, seja isolado ou em combinação com a anestesia geral. Os bloqueios neuraxiais podem reduzir a incidência da trombose venosa e da embolia pulmonar, das complicações cardíacas em pacientes de alto risco, do sangramento e das exigências de transfusão, da oclusão de enxertos vasculares e da pneumonia e depressão respiratória após cirurgia da parte superior do abdome ou do tórax em pacientes com doença pulmonar crônica. Esses bloqueios também podem permitir o retorno mais rápido da função gastrointestinal depois da cirurgia. Os mecanismos propostos (além de se evitarem doses maiores de anestésicos e opioides) incluem: melhoria da hipercoagulabilidade associada à cirurgia, aumentos no fluxo sanguíneo dos tecidos mediado pela simpatectomia, melhora da oxigenação resultante da diminuição da imobilização, reforço da peristalse e supressão da resposta ao *stress* neuroendócrino à cirurgia. Nos pacientes com doença coronariana, a resposta menor a esse esforço pode resultar em menos isquemia perioperatória e redução da morbidade e da mortalidade. A redução das exigências de opioides parenterais pode diminuir a incidência de atelectasia, hipoventilação e pneumonia por aspiração, além de diminuir a duração do íleo. A analgesia epidural pós-operatória também pode reduzir significativamente tanto o tempo até a extubação quanto a necessidade de ventilação mecânica após cirurgia abdominal ou torácica de grande porte. De acordo com alguns estudos, a anestesia regional também pode preservar a imunidade durante a operação, reduzindo, assim, o risco de disseminação de um câncer.

O Paciente Idoso

Todos os anestesiologistas estão também familiarizados com situações em que um consultor "libera" um paciente idoso doente com doença cardíaca significativa para cirurgia "mediante anestesia espinal". Porém, um anestésico espinal é realmente mais seguro que a anestesia geral nesse paciente? Um anestésico espinal sem sedação intravenosa pode reduzir a probabilidade de delírio pós-operatório ou de disfunção cognitiva, que são, às vezes, observadas nos idosos. Infelizmente, alguns pacientes, se não a maioria, exigem alguma sedação durante o curso do procedimento, seja para conforto ou para facilitar a cooperação. A anestesia espinal é sempre mais segura em um paciente com doença coronariana grave ou com fração de ejeção reduzida? De modo ideal, uma técnica anestésica nesse paciente não deverá produzir nem hipotensão (que diminui a pressão de perfusão do miocárdio) nem hipertensão e taquicardia (que aumentam o consumo miocárdico de oxigênio) e, além disso, não deverá exigir grandes infusões de fluido (que podem precipitar a insuficiência cardíaca congestiva). A anestesia espinal pode produzir hipotensão e bradicardia, que podem ter início rápido e, às vezes, efeito profundo. Além disso, o tratamento que inclui a administração rápida de fluido intravenoso pode causar sobrecarga de fluido (quando a vasodilatação termina). O início mais lento das respostas hemodinâmicas à anestesia epidural pode dar ao anestesiologista mais tempo para corrigir essas alterações. A anestesia geral, por outro lado, também traz problemas potenciais para pacientes com comprometimento cardíaco. A maioria dos anestésicos gerais é depressor cardíaco e muitos deles podem causar vasodilatação. A anestesia profunda pode rapidamente causar hipotensão, enquanto a anestesia superficial relativa ao nível de estimulação causa hipertensão e taquicardia. A inserção de uma máscara laríngea causa menos estímulo que a intubação endotraqueal, mas níveis mais profundos de anestesia geral ainda são necessários para atenuar a resposta à estimulação cirúrgica.

Por tudo isso existem, nesse cenário, argumentos a favor e contra as anestesias neuraxial e regional. Talvez, então, não seja a técnica, *per se*, que é crítica, tanto quanto a execução cuidadosa com o monitoramento e a administração apropriada de qualquer técnica anestésica que seja planejada.

O Paciente Obstétrico

A anestesia neuraxial exerceu impacto significativo na obstetrícia. Atualmente, a anestesia epidural é amplamente usada para analgesia em pacientes em trabalho de parto e durante o parto vaginal. A cirurgia cesariana é mais geralmente realizada mediante anestesia epidural ou espinal. Os dois bloqueios permitem que a mãe permaneça acordada e sinta a experiência do nascimento de seu bebê. Grandes estudos populacionais no Reino Unido e nos EUA demonstraram que a anestesia regional para parto cesariano está associada a menos morbidade e mortalidade de maternas que a anestesia geral. Isto pode muito bem ser decorrente da redução na incidência de aspiração pulmonar e falha da intubação, quando se emprega a anestesia neuraxial. Felizmente, a disponibilidade cada vez maior de videolaringoscópios também pode reduzir a incidência de resultados adversos associados às dificuldades nas vias aéreas relacionadas com anestesia geral para parto cesariano.

Anatomia

A COLUNA VERTEBRAL

A coluna vertebral é composta pelos ossos vertebrais e pelos discos invertebrais (**Figura 45-1**). As vértebras se dividem em: 7 cervicais (C), 12 torácicas (T) e 5 lombares (L) (**Figura 45-2**). O sacro é a fusão de 5 vértebras sacrais (S) e existe ainda uma pequena vértebra rudimentar coccígea. A coluna como um todo

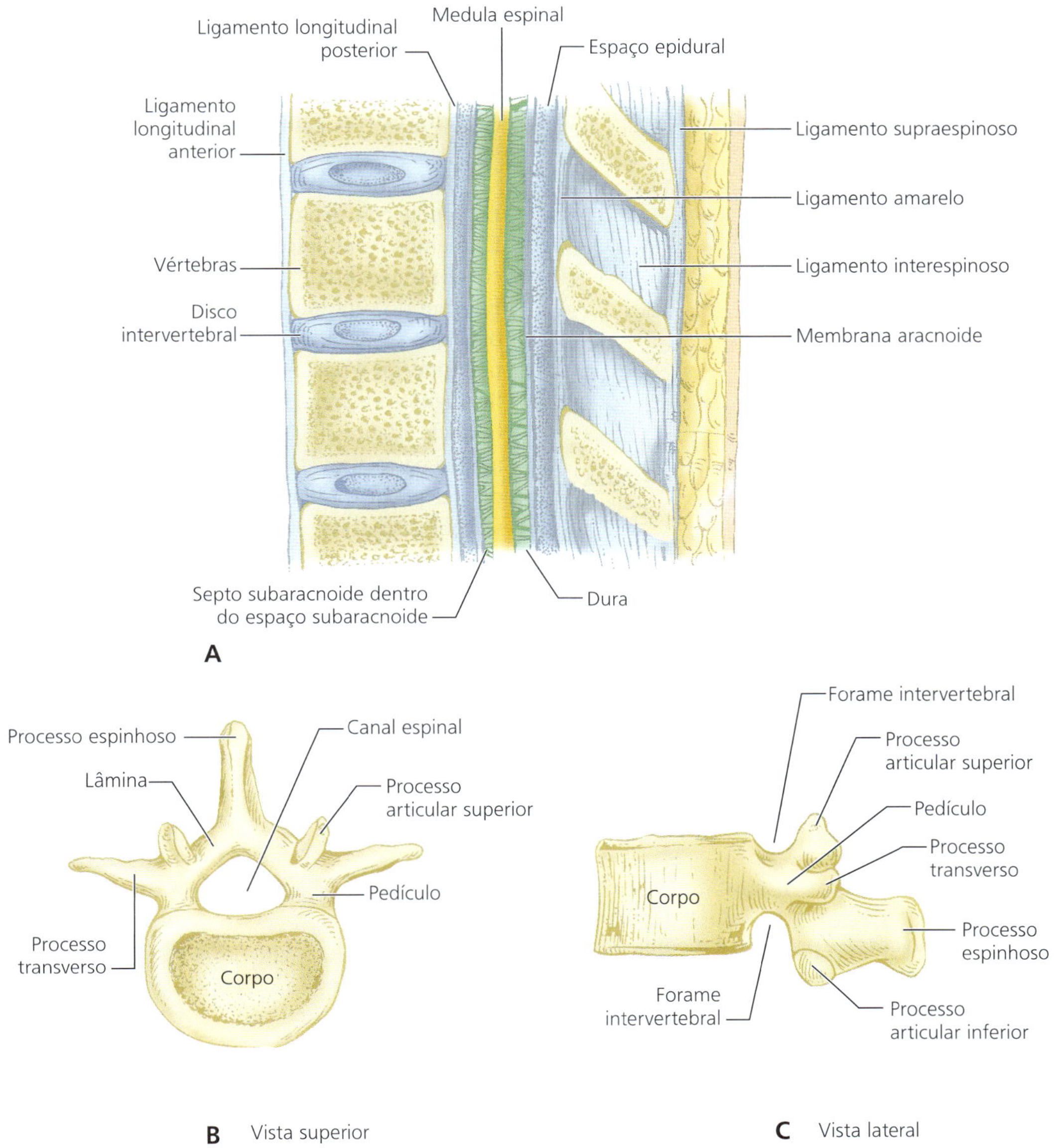

FIGURA 45-1 A: Corte sagital pelas vértebras lombares. **B, C:** Aspectos comuns das vértebras.

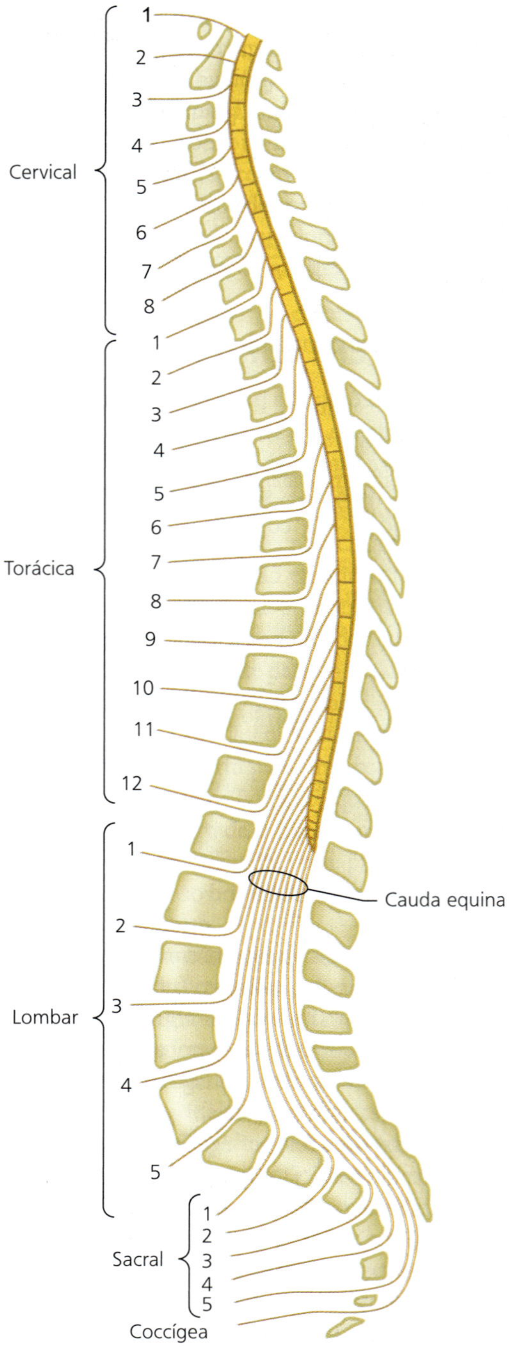

FIGURA 45-2 A coluna vertebral. (Adaptada e reproduzida com autorização de Waxman SG: *Correlative Neuroanatomy*, 24th ed. McGraw-Hill, 2000.)

fornece suporte estrutural ao corpo e proteção à medula espinal e aos nervos, além de permitir graus de mobilidade em vários planos espaciais. Em cada nível vertebral, nervos espinais pareados deixam o sistema nervoso central (Figura 45-2).

As vértebras diferem em forma e tamanho nos vários níveis. A primeira vértebra cervical, o atlas, não tem corpo e possui articulações peculiares com a base do crânio e com a segunda vértebra. A segunda vértebra, áxis, tem consequentemente superfícies articulares atípicas. Todas as 12 vértebras torácicas se articulam com sua costela correspondente. As vértebras lombares possuem corpo vertebral grande, cilíndrico e anterior. Um anel oco é definido anteriormente pelo corpo vertebral, lateralmente pelos pedículos e processos transversos e posteriormente pela lâmina e pelos processos espinhosos (Figura 45-1B e C). As lâminas se estendem entre os processos transversos e os processos espinhosos, e o pedículo se estende entre o corpo vertebral e os processos transversos. Quando dispostos em sentido vertical, esses anéis ocos se tornam o canal espinal por onde correm a medula espinal e suas membranas. Os corpos vertebrais individuais são ligados pelos discos intervertebrais. Existem quatro pequenas articulações sinoviais em cada vértebra, duas se articulando com as vértebras acima e duas com as vértebras abaixo. Essas são as chamadas articulações de faceta, que são adjacentes aos processos transversos (Figura 45-1C). Os pedículos ficam entalhados superior e inferiormente e essas incisuras formam os forames intervertebrais dos quais saem os nervos espinais. As vértebras sacrais normalmente se fundem em um grande osso, o sacro, mas cada uma delas retém forames intervertebrais anterior e posterior discretos. As lâminas de S5 e toda ou parte de S4 normalmente não se fundem, deixando uma abertura caudal para o canal espinal, o hiato sacral (**Figura 45-3**).

A coluna vertebral normalmente forma um duplo C, anteriormente convexo nas regiões cervical e lombar (Figura 45-2). Elementos ligamentosos fornecem suporte estrutural e, junto com os músculos de suporte, ajudam a manter a forma peculiar. Em sentido ventral, os corpos vertebrais e os discos intervertebrais são conectados e suportados pelos ligamentos longitudinais anterior e posterior (Figura 45-1A). Em sentido dorsal, os ligamentos amarelo, interespinal e supraespinal fornecem estabilidade adicional. Usando-se a abordagem pela linha média, a agulha passa através desses três ligamentos dorsais e por um espaço oval entre as lâminas ósseas e os processos espinhosos das vértebras adjacentes (**Figura 45-4**).

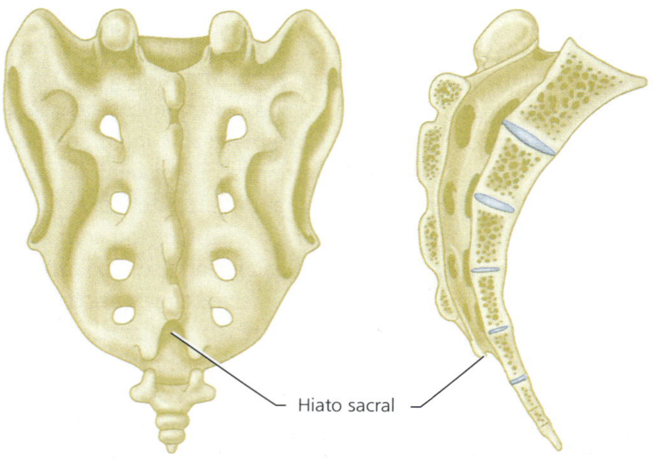

FIGURA 45-3 Projeções posterior e sagital do sacro e do cóccix.

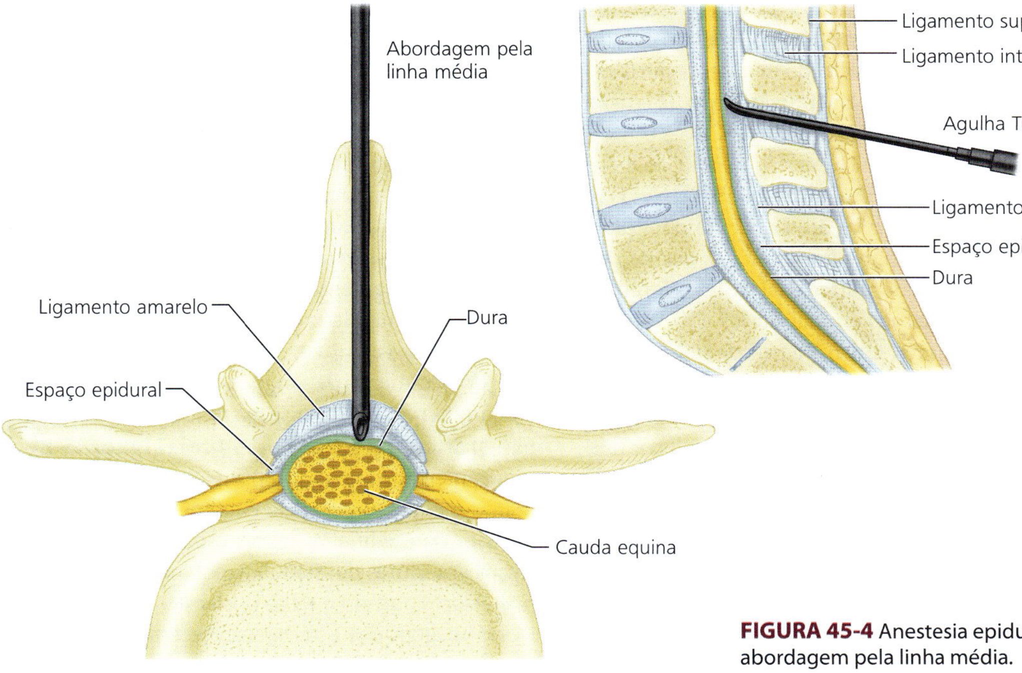

FIGURA 45-4 Anestesia epidural lombar; abordagem pela linha média.

A MEDULA ESPINAL

O canal espinal contém a medula espinal com suas membranas (as meninges), tecido adiposo e um plexo venoso (**Figura 45-5**). As meninges são compostas de três camadas: pia-máter, máter aracnoide e dura-máter, todas contíguas às suas contrapartes cranianas (**Figura 45-6**). A pia-máter fica intimamente ligada à medula espinal, enquanto a máter aracnoide fica geralmente aderente à dura-máter mais espessa e mais densa. O líquido cefalorraquidiano (CSF) fica contido entre a pia-máter e a máter aracnoide no espaço subaracnoide. O espaço subdu-

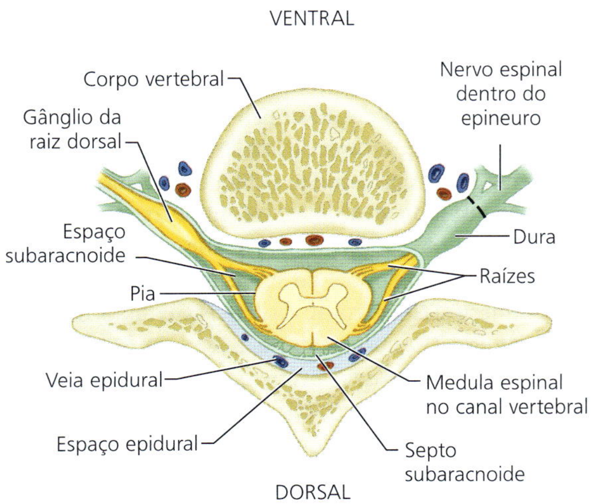

FIGURA 45-5 Saída dos nervos espinais. (Adaptada e reproduzida com autorização de Waxman SG: *Correlative Neuroanatomy*, 24th ed. McGraw-Hill, 2000.)

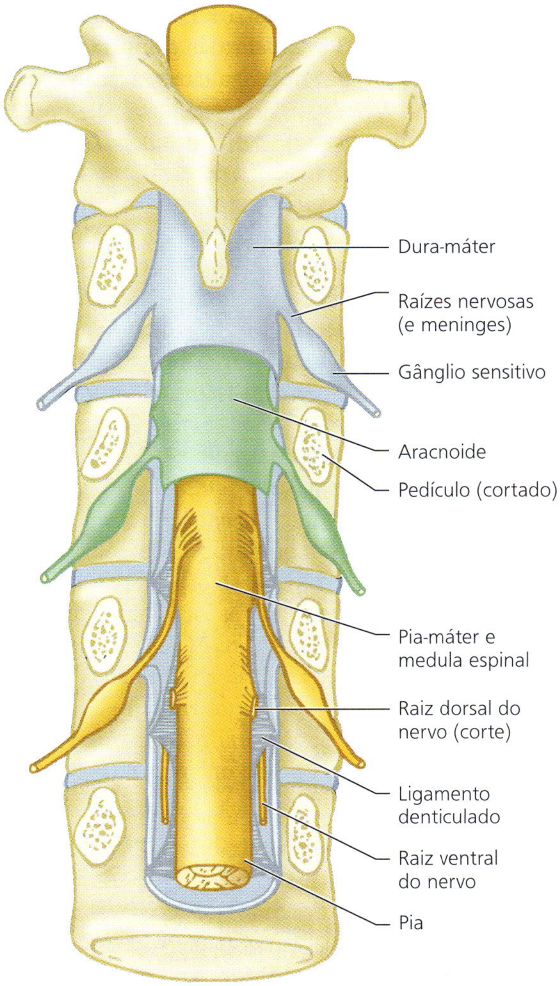

FIGURA 45-6 A medula espinal.

ral espinal geralmente é um espaço potencial mal demarcado que fica entre as membranas dura e aracnoide. O espaço epidural é um espaço potencial mais bem definido dentro do canal espinal e ligado pela dura e pelo ligamento amarelo (Figuras 45-1 e 45-5).

A medula espinal normalmente se estende a partir do forame magno até o nível de L1 nos adultos (**Figura 45-7**). Nas crianças, a medula espinal termina em L3 e se movimenta para cima com a idade. As raízes anterior e posterior dos nervos em cada nível espinal se unem umas às outras e saem pelos forames intervertebrais, formando os nervos espinais de C1 a S5 (Figura 45-2). Ao nível cervical, os nervos surgem acima de suas respectivas vértebras, mas a partir de T1 saem por baixo das vértebras. Como resultado, existem oito raízes de nervos cervicais, mas apenas sete vértebras cervicais. As raízes cervical e superior dos nervos torácicos emergem da medula espinal e saem pelos forames vertebrais quase ao mesmo nível (Figura 45-2). Mas, pelo fato de a medula espinal terminar normalmente em L1, as raízes dos nervos inferiores percorrem certa distância antes de saírem pelos forames intervertebrais. Esses nervos espinais inferiores formam a chamada *cauda equina* ("cauda de cavalo"; Figura 45-2). Portanto, a execução de uma punção lombar (subaracnoide) abaixo de L1 em um adulto (L3 na criança) geralmente evita o trauma potencial da agulha à medula; o dano à *cauda equina* é improvável, pois essas raízes dos nervos flutuam no saco dural abaixo de L1 e tendem a ser empurradas para longe (em vez de pinçadas) por uma agulha em avanço.

2

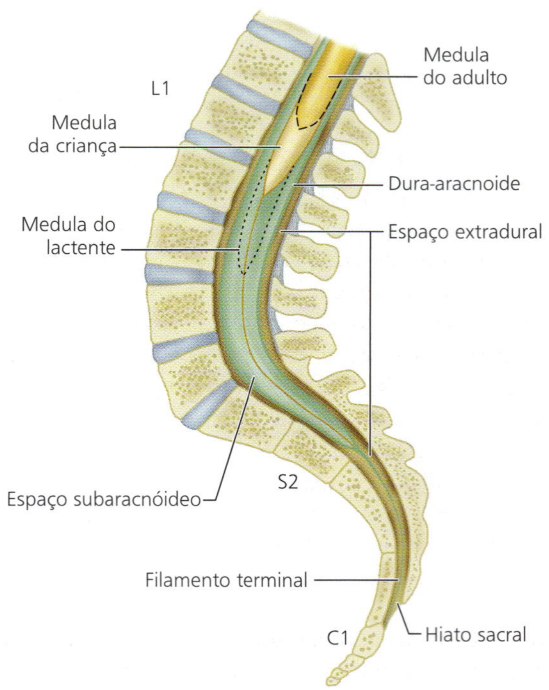

FIGURA 45-7 Projeção sagital pelas vértebras lombares e sacro. Observe que o final da medula espinal se eleva com o desenvolvimento de aproximadamente L3 a L1. O saco dural normalmente termina em S2.

Uma bainha dural envolve mais raízes de nervos por uma distância pequena, mesmo depois da saída desses nervos do canal espinal (Figura 45-5). Bloqueios de nervos próximos ao forame intervertebral carregam, assim, o risco de injeção subdural ou subaracnoide. O saco dural e os espaços subaracnoide e subdural geralmente se estendem até S2 nos adultos e frequentemente até S3 nas crianças. Em razão disso e do tamanho menor do corpo, a anestesia caudal carrega um risco maior de injeção subaracnoide em crianças que em adultos. Uma extensão da pia-máter, o filamento terminal, penetra na dura e liga a extremidade terminal da medula espinal (cone medular) ao periósteo do cóccix (Figura 45-7).

O suprimento de sangue para a medula espinal e para as raízes dos nervos deriva de uma única artéria espinal anterior e do par de artérias espinais posteriores (**Figura 45-8**). A artéria espinal anterior é formada a partir da artéria vertebral na base do crânio e corre em sentido descendente ao longo da superfície anterior da medula. A artéria espinal anterior alimenta os dois terços anteriores da medula, enquanto as duas artérias espinais posteriores nutrem o terço posterior. As artérias espinais posteriores surgem das artérias cerebelares inferiores posteriores e correm em sentido descendente ao longo da superfície dorsal da medula, medial às raízes dos nervos dorsais. As artérias espinais anterior e posterior recebem fluxo sanguíneo adicional das artérias intercostais no tórax e das artérias lombares no abdome. Uma dessas artérias radiculares é tipicamente grande, artéria de Adamkiewicz ou artéria radicular magna [NA], surgindo da aorta (Figura 45-8A). Ela é tipicamente lateral e quase sempre surge do lado esquerdo, fornecendo o principal suprimento sanguíneo para os dois terços inferiores e anteriores da medula espinal. A lesão dessa artéria pode resultar na síndrome da artéria espinal anterior.

Mecanismo de Ação

3

Os mecanismos das anestesias espinal e epidural continuam no campo da especulação. Acredita-se que o sítio principal de ação para bloqueio neuraxial seja a raiz do nervo. O anestésico local é injetado no CSF (anestesia espinal) ou no espaço epidural (anestesias epidural e caudal) e banha a raiz nervosa no espaço subaracnoide ou no espaço epidural, respectivamente. A injeção direta de anestésico local no CSF para anestesia espinal permite que uma dose e um volume relativamente pequenos de anestésico atinjam o bloqueio denso, sensitivo e motor. Por outro lado, a mesma concentração anestésica local é atingida dentro das raízes dos nervos somente com volumes e quantidades muito maiores de moléculas de anestésico local durante as anestesias epidural e caudal. Além disso, o sítio de injeção (nível) para anestesia epidural deve geralmente ser próximo às raízes dos nervos que devem ser anestesiados. O bloqueio de transmissão neural (condução) nas fibras posteriores da raiz do nervo interrompe as sensações somática e visceral, enquanto o bloqueio das fibras anteriores da raiz do nervo previne o fluxo de saída eferente motor e autônomo. Os anestésicos locais também podem agir sobre as estruturas no interior da medula espinal durante as anestesias epidural e espinal.

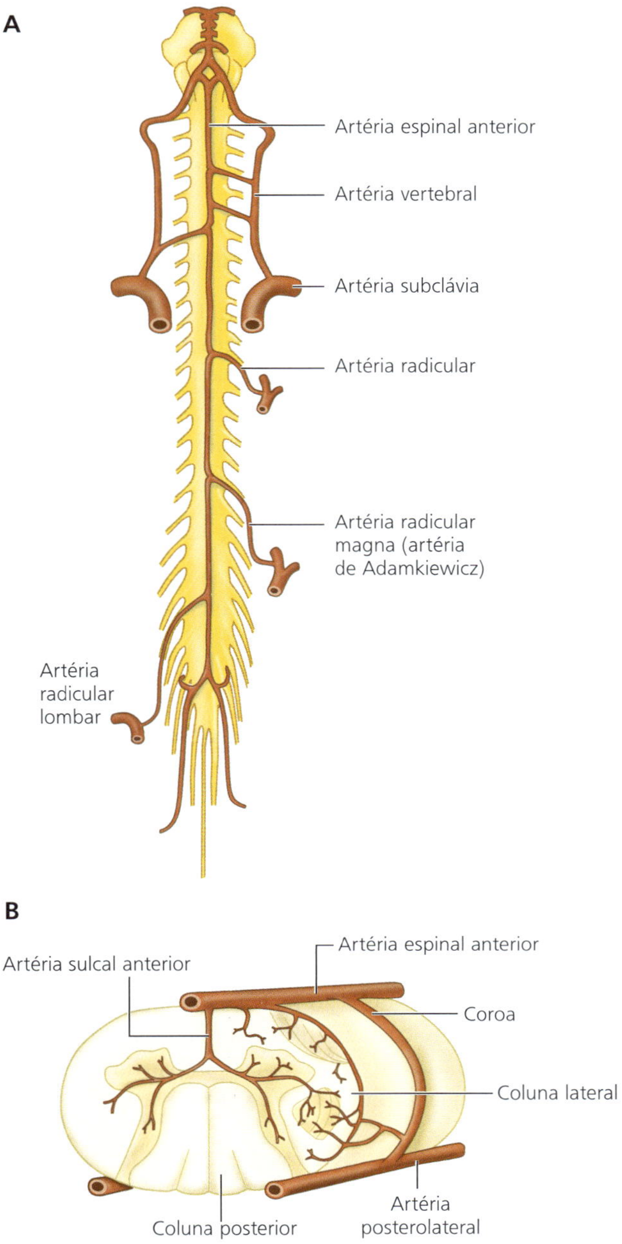

FIGURA 45-8 Suprimento arterial à medula espinal. **A:** Projeção anterior mostrando as principais fontes de suprimento sanguíneo. **B:** Projeção em corte cruzado através da medula espinal mostrando os pares de artérias espinais posteriores e uma única artéria espinal anterior. (Adaptada e reproduzida com autorização de Waxman SG: *Correlative Neuroanatomy*, 24th ed. McGraw-Hill, 2000.)

BLOQUEIO SOMÁTICO

Ao interromper a transmissão aferente de estímulos dolorosos e abolir os impulsos eferentes responsáveis pelo tônus do músculo esquelético, os bloqueios neuraxiais podem fornecer condições excelentes de operação. O bloqueio sensitivo interrompe os estímulos dolorosos tanto somáticos, quanto viscerais. O mecanismo de ação dos agentes anestésicos locais é discutido no Capítulo 16. O efeito dos anestésicos locais sobre as fibras dos nervos varia de acordo com o tamanho e as características da fibra do nervo, seja ela mielinizada ou não, a extensão do nervo banhada pelo anestésico local e a concentração do anestésico local. As raízes do nervo espinal contêm misturas variáveis desses tipos de fibra. Fibras menores e mielinizadas são, em geral, mais facilmente bloqueadas que aquelas maiores e desmielinizadas. O tamanho e a natureza dos tipos de fibra e o fato de a concentração de anestésico local diminuir com o aumento da distância a partir do nível da injeção explicam o fenômeno de bloqueio diferencial durante a anestesia neuraxial. O bloqueio diferencial

4 resulta, tipicamente, em bloqueio simpático (traduzido por sensibilidade à temperatura) que pode estar dois ou mais segmentos em sentido cefálico que o bloqueio sensitivo (dor, leve toque), que, por sua vez, fica em geral vários segmentos acima que o bloqueio motor.

BLOQUEIO AUTÔNOMO

5 A interrupção da transmissão autônoma eferente nas raízes do nervo espinal durante bloqueios neuraxiais produz o bloqueio simpático. O fluxo simpático de saída da medula espinal pode ser descrito como toracolombar, enquanto o fluxo parassimpático de saída é craniossacral. Fibras do nervo pré-gangliônico simpático (fibras B pequenas e mielinizadas) deixam a medula espinal com os nervos espinais a partir de T1-L2 e podem correr por muitos níveis para cima ou para baixo da cadeia simpática antes de formarem sinapse com uma célula pós-gangliônica em um gânglio simpático. Por outro lado, fibras pré-gangliônicas parassimpáticas deixam a medula espinal com os nervos craniano e sacral. A anestesia neuraxial não bloqueia o nervo vago (X nervo craniano). As respostas fisiológicas do bloqueio neuraxial resultam, portanto, do tônus simpático reduzido e/ou do tônus parassimpático sem oposição.

Manifestações Cardiovasculares

6 Os bloqueios neuraxiais produzem reduções variáveis na pressão arterial, que podem estar acompanhadas de redução na frequência cardíaca. Esses efeitos são geralmente proporcionais ao nível dos dermátomos e à extensão da simpatectomia. O tônus vasomotor é determinado primariamente por fibras simpáticas que surgem de T5-L1 e inervam o músculo liso arterial e venoso. O bloqueio desses nervos causa vasodilatação dos vasos de capacitação venosa e acúmulo de sangue nas vísceras e nas extremidades inferiores, reduzindo, assim, o volume de sangue efetivo em circulação e o retorno venoso ao coração. A vasodilatação arterial também pode reduzir a resistência vascular sistêmica. Os efeitos da vasodilatação arterial podem ser minimizados por vasoconstrição compensatória acima do nível do bloqueio, particularmente, quando a extensão da anestesia sensitiva é limitada aos dermátomos torácicos inferiores. Um bloqueio simpático alto não só evita a vasoconstrição compensatória, como pode bloquear também as fibras simpáticas de aceleração cardíaca que surgem em T1-T4. Um quadro de hipotensão profunda pode resultar da dilatação arterial e acúmulo venoso combinados com bradicardia (e, possivelmente, tam-

bém graus mais moderados de contratilidade reduzida). Os efeitos serão exagerados, se o acúmulo venoso for aumentado ainda mais pela posição de cefalodeclive ou pelo peso de um útero grávido. O tônus vagal sem oposição pode explicar a parada cardíaca súbita observada, às vezes, com a anestesia espinal.

7 Efeitos cardiovasculares deletérios deverão ser previstos e medidas tomadas para minimizar o grau de hipotensão. Entretanto, a infusão de volume com 10-20 mL/kg de fluido intravenoso em um paciente sadio antes do início do bloqueio demonstrou repetidamente falhar na prevenção da hipotensão (na falta de hipovolemia preexistente). O deslocamento do útero para a esquerda no terceiro trimestre da gestação ajuda a minimizar a obstrução física ao retorno venoso. Apesar desses esforços, a hipotensão ainda pode ocorrer e deverá ser tratada imediatamente. A autotransfusão pode ser obtida colocando-se o paciente em posição de cefalodeclive. Um *bolus* de fluido intravenoso (5-10 mL/kg) pode ajudar os pacientes com função cardíaca e renal adequada a "manusear" a sobrecarga de fluido advinda após o término do bloqueio. A bradicardia excessiva ou sinto-
8 mática deverá ser tratada com atropina, e a hipotensão deverá ser tratada com vasopressores. Os agonistas adrenérgicos alfa diretos (como a fenilefrina) produzem, primariamente, a constrição arteriolar e podem aumentar a bradicardia por reflexo, aumentando, assim, a resistência vascular. A efedrina, um agente misto, tem efeitos adrenérgicos beta diretos e indiretos que aumentam a frequência e a contratilidade cardíacas e efeitos indiretos que também produzem vasoconstrição. Muito como a efedrina, pequenas doses de epinefrina (*bolus* de 2-5 mcg) são particularmente úteis no tratamento da hipotensão induzida pela anestesia espinal. Se a hipotensão e/ou a bradicardia profundas persistirem, poderão ser necessárias infusões com vasopressores.

Manifestações Pulmonares

As alterações na fisiologia pulmonar são geralmente mínimas com os bloqueios neuraxiais, porque o diafragma é inervado pelo nervo frênico, com fibras originando-se de C3-C5. Mesmo com níveis torácicos elevados, o volume corrente permanece inalterado; existe apenas uma pequena redução na capacidade vital, que resulta da perda da contribuição dos músculos abdominais para a expiração forçada.

Pacientes com doença pulmonar crônica grave podem confiar nos músculos acessórios da respiração (músculos intercostais e abdominais) para inspirar ou exalar ativamente. Altos níveis de bloqueio neural prejudicarão esses músculos. Da mesma forma, a tosse efetiva e a eliminação de secreções exigem a atividade desses músculos para a expiração. Por essas razões, os bloqueios neuraxiais deverão ser usados com cautela em pacientes com reserva respiratória limitada. Esses efeitos nocivos precisam ser pesados contra as vantagens de se evitar instrumentação nas vias aéreas e a ventilação de pressão positiva. Para procedimentos cirúrgicos acima do umbigo, uma técnica regional simples pode não ser a melhor escolha em pacientes com doença pulmonar intensa. Por outro lado, esses pacientes podem-se beneficiar dos efeitos da analgesia epidural torácica (com anestésicos locais e opioides diluídos) no período pós-operatório, particularmente após cirurgia torácica ou abdominal superior. Existe alguma evidência de que a analgesia epidural torácica pós-operatória em pacientes de alto risco pode melhorar o prognóstico pulmonar ao reduzir a incidência de pneumonia e de insuficiência respiratória, melhorando a oxigenação e reduzindo a duração do suporte de ventilação mecânica.

Manifestações Gastrointestinais

O fluxo simpático se origina ao nível de T5-L1. A simpatectomia induzida por bloqueio neuraxial permite o domínio do tônus vagal e resulta em um tubo digestório pequeno e contraído com peristalse ativa. Isto pode melhorar as condições de operação durante a laparoscopia, quando usada como adjunto à anestesia geral. A analgesia epidural pós-operatória com anestésicos locais e opioides sistêmicos mínimos acelera o retorno da função gastrointestinal após procedimentos abdominais abertos.

O fluxo sanguíneo hepático diminuirá com redução na pressão arterial média com qualquer técnica anestésica, incluindo a anestesia neuraxial.

Manifestações do Trato Urinário

O fluxo sanguíneo renal é mantido por meio de autorregulação, e o efeito da anestesia neuraxial sobre a função renal é muito pequeno. A anestesia neuraxial nos níveis lombar e sacral bloqueia o controle tanto simpático, quanto parassimpático da função da bexiga. A perda do controle autônomo da bexiga resulta em retenção urinária até o esgotamento do bloqueio. Se não houver inserção perioperatória de algum cateter, será prudente usar o anestésico regional de duração mais curta e suficiente para o procedimento cirúrgico e administrar o volume seguro mínimo de fluido intravenoso. Pacientes com retenção urinária deverão ser examinados quanto à distensão da bexiga depois da anestesia neuraxial.

Manifestações Metabólicas e Endócrinas

O trauma cirúrgico produz uma resposta neuroendócrina sistêmica via a ativação de fibras aferentes somáticas e viscerais dos nervos, além de uma resposta inflamatória localizada. Essa resposta sistêmica inclui concentrações aumentadas nos níveis de hormônio adrenocorticotrópico, cortisol, epinefrina, norepinefrina e vasopressina, assim como a ativação do sistema de renina-angiotensina-aldosterona. As manifestações clínicas incluem hipertensão intraoperatória e pós-operatória, taquicardia, hiperglicemia, catabolismo proteico, respostas imunes deprimidas e função renal alterada. O bloqueio neuraxial pode suprimir parcialmente (durante uma cirurgia invasiva de grande porte) ou bloquear totalmente (durante cirurgia das extremidades inferiores) a resposta neuroendócrina ao trauma. Para maximizar esse embotamento da resposta neuroendócrina ao trauma, o bloqueio neuraxial deverá preceder à incisão e continuar durante o período pós-operatório.

Considerações Clínicas Comuns aos Bloqueios Espinal e Epidural

Indicações

Os bloqueios neuraxiais podem ser usados isoladamente ou em conjunto com a anestesia geral para a maioria dos procedimentos abaixo do pescoço. Na verdade, em alguns centros fora da América do Norte, a cirurgia de artéria coronária minimamente invasiva tem sido executada só com anestesia epidural torácica. Como anestésico primário, os bloqueios neuraxiais comprovaram ser mais úteis em cirurgia do abdome inferior, inguinal, urogenital, retal e das extremidades inferiores. A cirurgia da coluna lombar também pode ser realizada mediante anestesia espinal. Procedimentos no abdome superior (p. ex., gastrectomia) têm sido executados com anestesia espinal ou epidural, mas porque pode ser difícil atingir com segurança um nível de sensibilidade adequado para o conforto do paciente, essas técnicas não são usadas rotineiramente.

Se um anestésico neuraxial estiver sendo considerado, os riscos e benefícios deverão ser discutidos com o paciente, com a obtenção de um consentimento informado. O paciente deve estar mentalmente preparado para a anestesia neuraxial, e essa anestesia precisa ser obrigatoriamente apropriada ao tipo de cirurgia. Os pacientes deverão compreender que eles terão pouca ou nenhuma função motora na extremidade até que o bloqueio se esgote. Procedimentos que exijam manobras que possam comprometer a função respiratória (p. ex., pneumoperitônio ou pneumotórax) ou que sejam raramente prolongados são tipicamente executados com anestesia geral, com ou sem bloqueio neuraxial.

Contraindicações

9 As principais contraindicações à anestesia neuraxial incluem: recusa do paciente, diátese hemorrágica, hipovolemia grave, pressão intracraniana elevada (particularmente com massa intracraniana) e infecção no sítio da injeção. Outras contraindicações relativas incluem estenose aórtica grave ou da válvula atrioventricular esquerda (mitral) e obstrução grave do trato de saída do ventrículo esquerdo (cardiomiopatia obstrutiva hipertrófica); entretanto, com monitoramento cuidadoso e controle do nível anestésico, a anestesia neuraxial pode ser realizada com segurança em pacientes com doença de válvulas cardíacas, especialmente se a disseminação extensa aos dermátomos não for exigida (p. ex., anestésicos espinais de bloqueio "em sela").

As contraindicações relativas e controversas são mostradas também na Tabela 45-1. A inspeção e palpação da coluna podem revelar escaras cirúrgicas, escoliose, lesões da pele e se os processos espinhosos podem ser identificados. Embora os testes de triagem pré-operatória não sejam exigidos em pacientes sadios submetidos ao bloqueio neuraxial, a verificação apropriada deverá ser feita, se a história clínica sugerir um quadro de diátese hemorrágica. A anestesia neuraxial na presença de sepse ou bacteriemia poderia, teoricamente, predispor os pacientes à disseminação hematogênea dos agentes infecciosos para o espaço epidural ou subaracnoide, como já demonstrado para a punção lombar na presença de septicemia.

TABELA 45-1 Contraindicações ao bloqueio neuraxial

Absolutas
Infecção no sítio da injeção
Recusa do paciente
Coagulopatia ou outra diátese de sangramento
Hipovolemia intensa
Pressão intracraniana aumentada
Estenose aórtica significativa
Estenose significativa da válvula atrioventricular esquerda (mitral)
Relativas
Sepse
Paciente não colaborador
Déficits neurológicos preexistentes
Lesões desmielinizantes
Lesões estenóticas das válvulas do coração
Obstrução do fluxo de saída do ventrículo esquerdo (cardiomiopatia obstrutiva hipertrófica)
Deformidade espinal significativa
Controversas
Cirurgia anterior na coluna no sítio da injeção
Cirurgia complicada
Operação prolongada
Perda de sangue significativa
Manobras que comprometem a respiração

Pacientes com déficits neurológicos preexistentes ou com doenças desmielinizantes podem informar piora dos sintomas após um bloqueio. Pode ser impossível discernir efeitos ou complicações do bloqueio de déficits preexistentes ou exacerbação não relacionada de doença preexistente. Por essas razões, alguns médicos avessos a riscos argumentam contra a anestesia neuraxial nesses pacientes. Um exame neurológico pré-operatório deverá documentar completamente quaisquer déficits. Em um estudo retrospectivo examinando os registros de 567 pacientes com neuropatias preexistentes, 2 dos pacientes desenvolveram neuropatia nova ou em piora após anestesia neuraxial. Embora essa descoberta indique um risco relativamente baixo de lesão adicional, os investigadores desse estudo sugerem que um nervo lesionado é vulnerável à lesão adicional, aumentando a probabilidade de resultados neurológicos insatisfatórios.

A anestesia regional exige, pelo menos, algum grau de cooperação do paciente. Isto pode ser difícil ou impossível para pacientes com demência, psicose ou instabilidade emocional. A decisão deve ser individualizada. Crianças mais novas e não sedadas podem não ser adequadas para as técnicas regionais simples; entretanto, a anestesia regional é usada frequentemente com a anestesia geral em crianças.

Bloqueio Neuraxial na presença de Anticoagulantes e Agentes Antiplaquetários

Um bloqueio a ser realizado no cenário de anticoagulantes e de agentes antiplaquetários pode ser problemático. A *American Society of Regional Anesthesia and Pain Medicine* (ASRA) emitiu várias diretrizes sobre esse tema. E uma vez que essas diretrizes sejam frequentemente revisadas e atualizadas, os médicos são aconselhados a buscar sempre a edição mais recente. Embora a incidência de hematoma epidural seja relatada como muito baixa (1 em 150.000 epidurais), a ASRA está preocupada de que a incidência real possa ser um pouco mais alta. E mais, o uso de medicamentos anticoagulantes e antiplaquetários continua a aumentar, colocando um número cada vez maior em risco potencial de hematomas epidurais. Por causa da raridade dos hematomas epidurais, a maioria das diretrizes se baseia na opinião de especialistas e em revisões de séries de casos, pois estudos clínicos não são viáveis.

A. Anticoagulantes Orais

Se a anestesia neuraxial for usada em pacientes recebendo tratamento com varfarina, deve-se documentar um tempo normal de protrombina e do INR antes da execução do bloqueio. O anestesiologista deverá sempre consultar os clínicos do paciente sempre que considerar a interrupção da terapia antiplaquetária ou antitrombótica.

B. Drogas Antiplaquetárias

Por si só, a aspirina e outras drogas anti-inflamatórias não esteroides (NSAIDs) não aumentam o risco de hematoma espinal resultante de procedimentos de anestesia neuraxial ou da remoção de cateter epidural. Isto é assumido para um paciente normal, com perfil de coagulação normal e que não esteja recebendo outros medicamentos que pudessem afetar os mecanismos de coagulação. Por outro lado, agentes mais potentes deverão ser descontinuados, e o bloqueio neuraxial deverá ser geralmente administrado somente depois que os efeitos desses agentes tenham-se esgotado. O período de espera depende do agente específico: 14 dias para ticlopidina (Ticlid); 7 dias para clopidogrel (Plavix); 48 horas para abciximab (Rheopro) e 8 horas para eptifibatide (Integrilin). Nos pacientes com colocação recente de "stent" cardíaco, a interrupção da terapia antiplaquetária pode resultar em trombose no "stent" e infarto agudo do miocárdio com elevação do segmento ST. Os riscos *versus* os benefícios de uma técnica neuraxial deverão ser discutidos com o paciente e com os clínicos dele.

C. Heparina Padrão (Não Fracionada)

A profilaxia "Minidose" com heparina subcutânea não é contraindicação à anestesia neuraxial ou à remoção de cateter epidural. Em pacientes que devem receber heparina sistêmica durante uma operação, os bloqueios podem ser realizados 1 hora ou mais antes da administração da heparina. Uma anestesia epidural ou espinal com sangue não exige necessariamente o cancelamento da cirurgia, mas as discussões sobre os riscos com o cirurgião e o monitoramento cuidadoso após o procedimento são necessários. A remoção de um cateter epidural deverá ocorrer 1 hora antes da, ou 4 horas após, subsequente à dosagem da heparina.

A anestesia neuraxial deverá ser evitada em pacientes tratados com doses terapêuticas de heparina e tempo parcial de tromboplastina aumentado. Se o paciente começar a receber heparina depois da colocação de um cateter epidural, o cateter só deverá ser removido depois da descontinuação ou interrupção da infusão de heparina e avaliação do *status* da coagulação. O risco de hematoma espinal (com ou sem punção neuraxial) ainda não está devidamente esclarecido no cenário da anticoagulação total para cirurgia cardíaca. O diagnóstico imediato e a evacuação de hematomas epidurais sintomáticos aumentam a probabilidade de que a função neuronal será preservada.

D. Heparina de Baixo Peso Molecular (LMWH)

Nos EUA, em 1993, ocorreram muitos casos de hematoma espinal associado à anestesia neuraxial depois da introdução da enoxaparina (Lovenox), uma "heparina de baixo peso molecular" (LMWH). **Muitos desses casos envolveram o uso da LMWH durante a operação ou no início do pós-operatório, e vários pacientes estavam recebendo medicamento antiplaquetário concomitante.** Quando ocorrer a colocação de uma agulha ou cateter raramente com sangue, a introdução da LMWH deverá ser retardada até 24 horas depois da cirurgia, pois esse trauma pode aumentar o risco de hematoma espinal. Caso a tromboprofilaxia pós-operatória com LMWH deva ser utilizada, os cateteres epidurais deverão ser removidos 2 horas antes da primeira dose de LMWH. Se o cateter já estiver presente, ele deverá ser removido pelo menos 10 horas depois da dose de LMWH, e a dosagem subsequente não deverá ocorrer durante as 2 horas seguintes.

E. Terapia Fibrinolítica ou Trombolítica

A anestesia neuraxial não deverá ser realizada, caso o paciente tenha recebido terapia fibrinolítica ou trombolítica.

Acordado ou Adormecido?

Deve a anestesia neuraxial lombar, quando usada em conjunto com a anestesia geral, ser executada antes ou depois da indução da anestesia geral? Há controvérsias. Os principais argumentos para ter o paciente adormecido são: (1) a maioria dos pacientes, se tiver a opção de escolher, preferirá estar adormecida e (2) a possibilidade de um movimento súbito do paciente causando lesão fica acentuadamente reduzida. O principal argumento para o bloqueio neuraxial com o paciente ainda acordado é o fato de esse paciente poder alertar o médico quanto a parestesias e dor na injeção, duas condições já associadas a déficits neurológicos pós-operatórios. Embora muitos médicos se sintam confortáveis em realizar a punção epidural ou espinal lombar em adultos anestesiados ou profundamente sedados, existe um consenso maior de que as punções torácicas e cervicais deverão, exceto sob circunstâncias incomuns, ser realizadas somente em pacientes acordados. Os bloqueios neuraxiais pediátricos, particularmente os caudais e epidurais, são normalmente realizados mediante anestesia geral.

Considerações Técnicas

Os bloqueios neuraxiais deverão ser realizados somente em instalações em que todo o equipamento e os medicamentos necessários para intubação, reanimação e anestesia geral estejam imediatamente disponíveis. A anestesia regional é substancialmente facilitada pela pré-medicação adequada do paciente. A preparação não farmacológica do paciente é também muito útil, e ele deverá ser informado sobre o que ele deve esperar para minimizar a ansiedade. Isto é particularmente importante em situações em que a pré-medicação não é usada, como é o caso na anestesia obstétrica. O oxigênio suplementar via máscara facial ou cânula nasal pode ser solicitado para evitar hipoxemia, quando se usa sedação. As exigências mínimas de monitoramento incluem: pressão arterial e oximetria de pulso para analgesia no trabalho de parto. O monitoramento dos bloqueios realizados para a anestesia cirúrgica é a mesma que aquele da anestesia geral. As injeções esteroides epidurais para tratamento da dor (quando se injeta pouco ou nenhum anestésico local) não exigem monitoramento contínuo.

Anatomia de Superfície

Os processos espinhosos são geralmente palpáveis e ajudam a definir a linha média. A ultrassonografia pode ser usada, quando os marcos não são palpáveis (Figura 45-9). Os processos espinhosos das colunas cervical e lombar são quase horizontais, enquanto aqueles na coluna torácica se inclinam em direção caudal e podem-se sobrepor significativamente (Figura 45-2). Portanto, ao executar um bloqueio epidural lombar ou cervical (com flexão máxima da coluna) a agulha é direcionada com um leve ângulo em sentido cefálico, enquanto para o bloqueio torácico, a agulha precisa estar significativamente mais angulada nessa direção para penetrar no espaço epidural torácico. Na área cervical, o primeiro processo espinhoso palpável é o de C2, mas o mais proeminente é o de C7 *(vertebra prominens)*. Com os braços na lateral, o processo espinhoso de T7 fica geralmente no mesmo nível do ângulo inferior da escápula (Figura 45-10). Uma linha desenhada entre os pontos mais altos das duas cristas ilíacas (linha de Tuffier) geralmente cruza ou o corpo de L4 ou o espaço entre L4-L5. A contagem dos processos espinhosos para cima e para baixo a partir desses pontos de referência identifica outros níveis espinais. Uma linha unindo a coluna ilíaca superior posterior cruza os forames posteriores de S2. Em pessoas magras, o sacro é facilmente palpável, e o hiato sacral é percebido como uma depressão logo acima ou entre as fendas glúteas e acima do cóccix, definindo o ponto de entrada para bloqueios caudais.

Posicionamento do Paciente

A. Posição Sentada

A linha média anatômica é frequentemente mais fácil de se identificar, quando o paciente está sentado que, quando ele está em decúbito lateral (Figura 45-11). Isto se torna particularmente verdadeiro com pacientes muito obesos. Pacientes se sentam com os cotovelos sobre as coxas ou sobre uma mesa ao lado da cama, ou então podem abraçar um travesseiro. A flexão da coluna (arqueando a coluna "como um gato com raiva") maximiza a área "alvo" entre os processos espinhosos adjacentes e traz a coluna para mais perto da superfície da pele (Figura 45-12).

B. Decúbito Lateral

Muitos médicos preferem a posição lateral para bloqueios neuraxiais (Figura 45-13). Os pacientes repousam de lado com os joelhos flexionados e empurrados contra o abdome ou tórax, assumindo uma "posição fetal". Um assistente pode ajudar o paciente a assumir e manter essa posição.

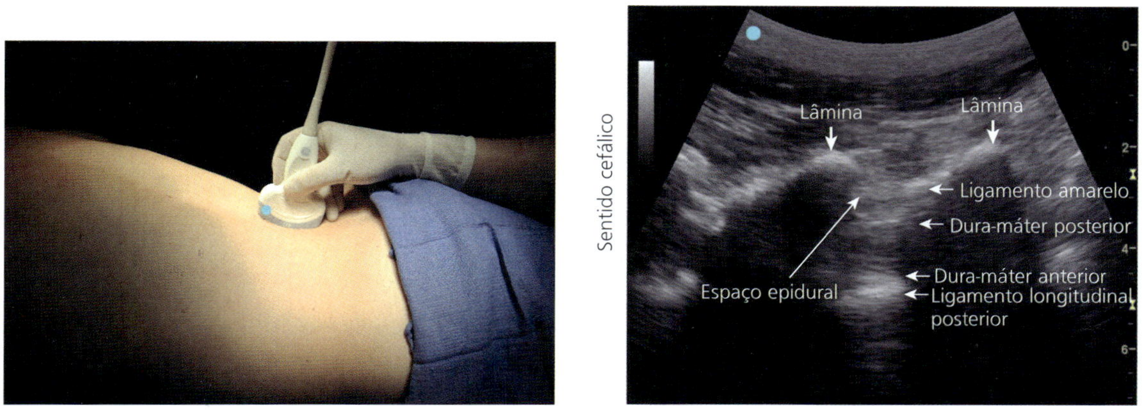

A B

FIGURA 45-9 A: Posição do transdutor para investigar o espaço epidural paramediano na coluna lombar por imagens, projeção longitudinal. **B:** Imagem de ultrassonografia correspondente. (Reproduzida com permissão de Hadzic, A; *Peripheral Nerve Blocks and Anatomy for Ultrasound-Guided Regional Anesthesia*, 2nd edition, McGraw-Hill, 2012.)

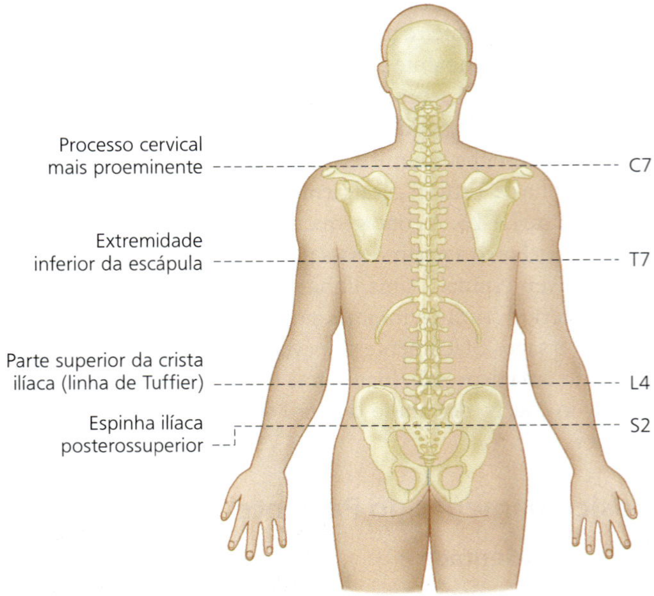

FIGURA 45-10 Marcos de superfície para identificação dos níveis espinais.

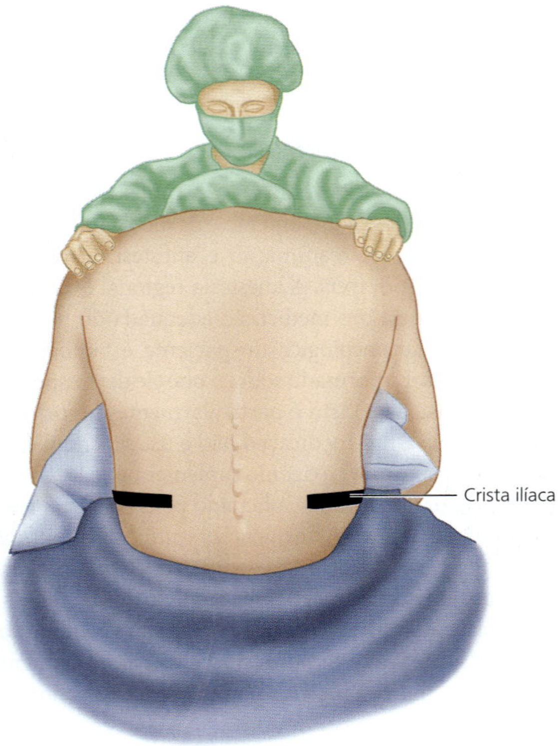

FIGURA 45-11 Posição sentada para bloqueio neuraxial. Observe que um assistente ajuda a obter a flexão espinal máxima.

C. Posição de Buie (Canivete)

Esta posição pode ser usada para procedimentos anorretais usando uma solução anestésica isobárica ou hipobárica (veja a seguir). A vantagem é que o bloqueio é feito na mesma posição que o procedimento operatório, de modo que o paciente não precisa ser movido após o bloqueio. A desvantagem é o fluxo obstruído do CSF na agulha, de modo que a colocação correta da ponta da agulha subaracnoide precisará ser confirmada por aspiração do CSF. A posição prona é tipicamente usada quando se exige a orientação fluoroscópica.

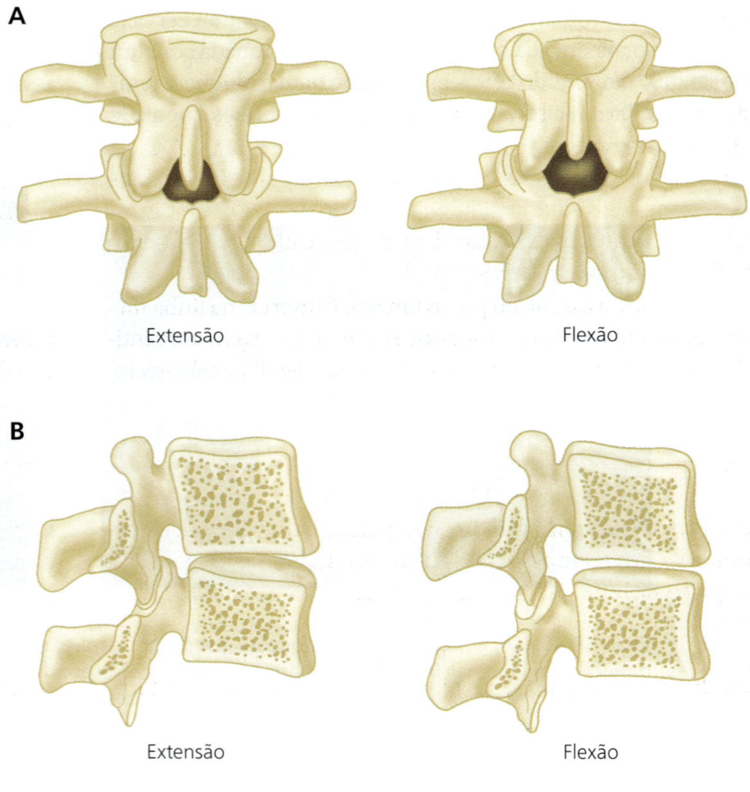

FIGURA 45-12 Efeito da flexão sobre as vértebras adjacentes. **A:** Projeção posterior. **B:** Projeção lateral. Observe que a área-alvo (forame interlaminar) para bloqueio neuraxial aumenta de tamanho com a flexão.

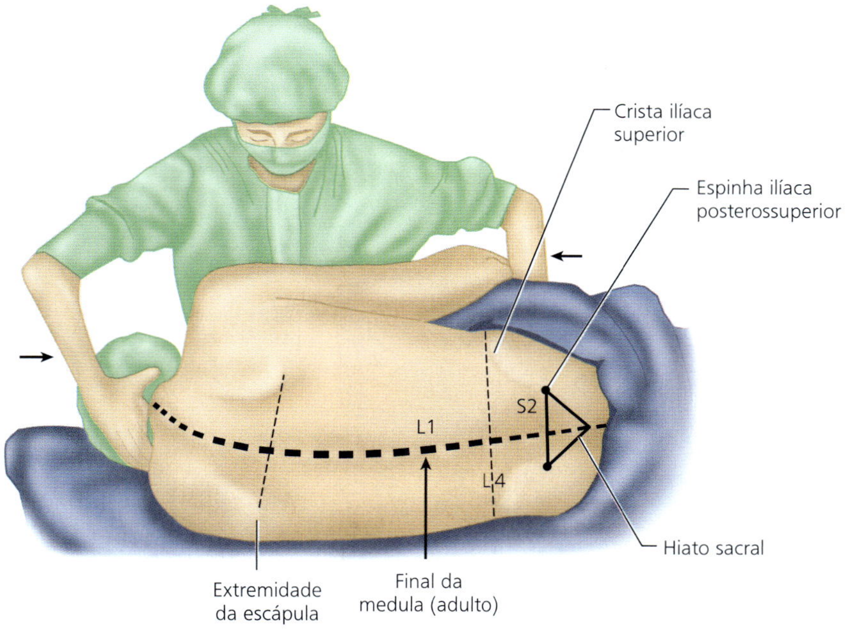

FIGURA 45-13 Posição em decúbito lateral para bloqueio neuraxial. Observe novamente um assistente para providenciar a flexão máxima da coluna.

Abordagem Anatômica

A. Abordagem pela Linha Média

A coluna é palpada, e a posição do corpo do paciente é examinada para garantir que o plano da coluna esteja perpendicular ao plano do chão. Isto garante que a agulha passada paralela ao chão permanecerá na linha média ao cursar mais profundamente (Figura 45-4). A depressão entre os processos espinhosos das vértebras acima e abaixo do nível a ser usado é palpada; esse será o sítio de entrada da agulha. Um campo estéril é estabelecido com clorexidina ou solução similar, aplicando-se um campo estéril fenestrado. Depois que a solução de preparação secou, ergue-se uma pápula na pele, ao nível do interespaço escolhido com o anestésico local, usando-se uma agulha pequena (calibre 25). Uma agulha mais comprida pode ser usada para infiltração mais profunda de anestésico local.

A seguir, a agulha do procedimento é inserida na linha média. Lembrando que os processos espinhosos correm em sentido caudal a partir de sua origem na coluna, a agulha será direcionada levemente no sentido cefálico. Os tecidos subcutâneos oferecem pouca resistência à agulha. À medida que a agulha cursa mais profundamente, ela penetrará nos ligamentos supraespinoso e interespinoso, sentidos como um aumento na resistência do tecido. A agulha também será percebida mais firmemente implantada na coluna. Se houver contato superficial com o osso, a agulha da linha média estará provavelmente colidindo com o processo espinoso inferior. O contato com o osso sem nível mais profundo geralmente indica que a agulha está na linha média e colidindo com o processo espinoso superior, ou que ela está lateral à linha média e colidindo com a lâmina. Em qualquer dos casos, a agulha precisa ser redirecionada. À medida que a agulha penetra no ligamento amarelo, encontra-se uma resistência obviamente maior. Nesse ponto, os procedimentos para anestesias, espinal e epidural diferem.

10 Para anestesia epidural, uma súbita perda de resistência (à injeção de ar ou de soro fisiológico) é encontrada, à medida que a agulha atravessa o ligamento amarelo e penetra no espaço epidural. Para a anestesia espinal, a agulha avança pelo espaço epidural e penetra nas membranas dura-subaracnoide, como sinalizado pelo fluxo livre do CSF.

B. Abordagem Paramediana

A técnica paramediana pode ser selecionada, se o bloqueio epidural ou subaracnoide for difícil, particularmente em pacientes que não podem ser posicionados facilmente (p. ex., artrite intensa, cifoescoliose ou cirurgia anterior da coluna) (Figura 45-14). Muitos clínicos usam, rotineiramente, a abordagem paramediana para punção epidural torácica. Depois da preparação da pele e isolamento estéril com campos estéreis (como já descrito), a pápula de pele para a abordagem paramediana é elevada 2 cm laterais ao aspecto inferior do processo espinhoso superior do nível desejado. Uma vez que essa abordagem é lateral à maioria dos ligamentos interespinosos e penetra nos músculos paraespinosos, a agulha poderá inicialmente encontrar pouca resistência e pode parecer não estar em tecido firme. A agulha é direcionada e avança em um ângulo de 10°-25° em direção à linha média. Se a agulha encontrar osso em profundidade rasa com a abordagem paramediana, é provável que ela faça contato com a parte medial da lâmina inferior e deverá ser redirecionada mais para cima e talvez ligeiramente mais para o lado. Por outro lado, se o osso for encontrado mais profundamente, a

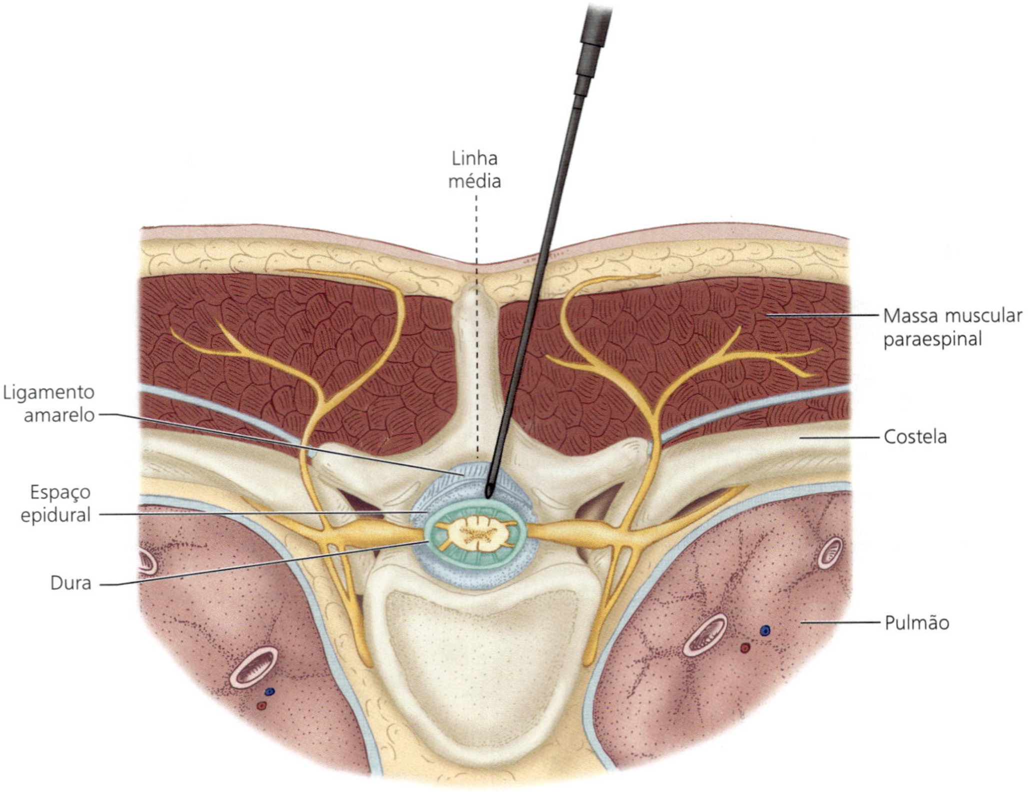

FIGURA 45-14 Abordagem paramediana.

agulha estará geralmente em contato com a parte lateral da lâmina inferior e deverá ser redirecionada só levemente em sentido cefálico, mais em direção à linha média (Figura 45-15).

C. Avaliando o Nível de Bloqueio

Com o conhecimento dos dermátomos sensitivos (veja o apêndice), a extensão do bloqueio sensitivo pode ser avaliada por uma agulha romba.

D. Bloqueio Neuraxial Orientado por Ultrassom

Embora a orientação por ultrassom ainda não tenha transformado a prática do bloqueio neuraxial da mesma maneira que já tem feito para outros procedimentos, ela pode facilitar o bloqueio neuraxial em pacientes com marcos anatômicos não palpáveis satisfatoriamente. Como ocorre com as outras aplicações de ultrassom, exige-se um treinamento específico para os médicos identificarem corretamente as estruturas e os interespaços necessários a esse bloqueio.

Anestesia Espinal

Logo depois da injeção, as soluções anestésicas espinais inibem a condução nas raízes dos nervos à medida que cursam pelo espaço subaracnoide. Com o tempo, o anestésico local permeia a medula espinal e praticamente interage com outros alvos aí localizados. O espaço subaracnoide espinal se estende do forame magno para S2 em adultos e S3 em crianças. A injeção de anestésico local abaixo de L1 em adultos e L3 (abaixo da terminação do *conus medullaris*) em crianças ajuda a evitar o trauma direto à medula espinal. Às vezes, a anestesia espinal é mencionada como bloqueio subaracnoide e ocorre como resultado de uma injeção intratecal.

Agulhas Espinais

As agulhas espinais estão disponíveis no comércio em vários tamanhos e desenhos do bisel e da ponta (Figura 45-16). Todos os modelos deverão ter um estilete removível e firmemente adaptável que oclui completamente o lúmen, para evitar o reboque de células epiteliais para o interior do espaço subaracnoide. Em termos gerais, elas podem ser divididas em agulhas de ponta aguda (cortante) ou de ponta cega. A agulha de Quincke é uma agulha cortante com injeção distal. A introdução de agulhas de ponta cega (ponta de lápis) reduziu acentuadamente a incidência de cefaleia da punção pós-dural. A agulha de Whitacre e outros modelos em ponta de lápis possuem pontos arredondados e injeção lateral. A agulha de Sprotte é

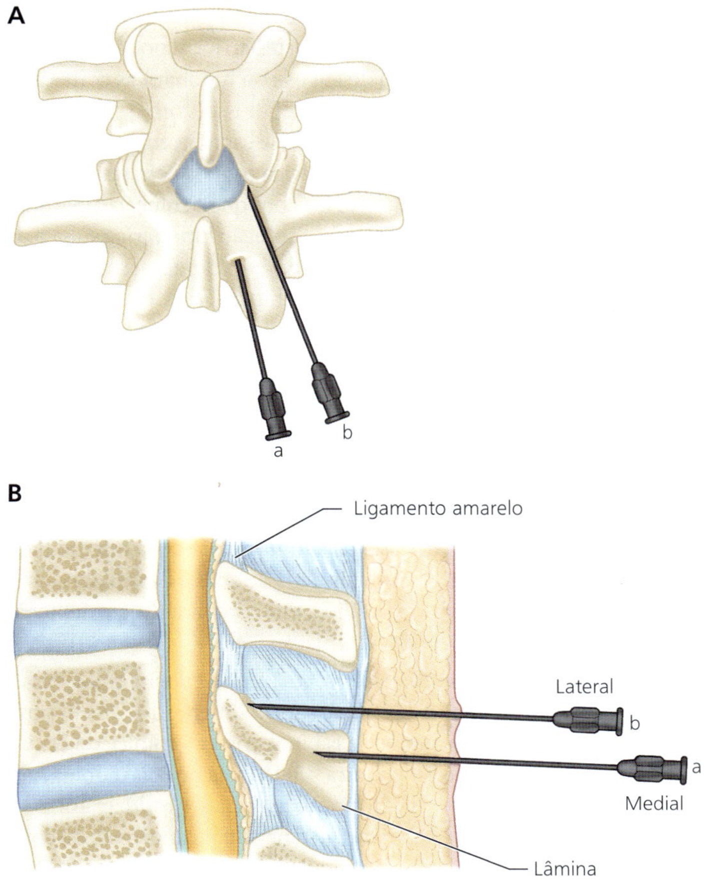

FIGURA 45-15 Abordagem paramediana. A agulha que encontra osso de profundidade rasa (a) está geralmente colidindo com a lâmina medial, enquanto aquela que encontra osso profundamente (b) está mais lateral em relação à linha média. **A:** Projeção posterior. **B:** Projeção parassagital.

uma agulha de injeção lateral com longa abertura. Ela tem a vantagem de um fluxo de CSF mais vigoroso, em comparação a outras agulhas de calibre semelhante. Entretanto, isto pode levar a um bloqueio falho, se a parte distal da abertura for subaracnoide (com CSF de fluxo livre), a parte proximal não estiver depois da dura e a dose total do medicamento não for injetada. Em geral, quanto menor o calibre da agulha, mais baixa a incidência de cefaleia.

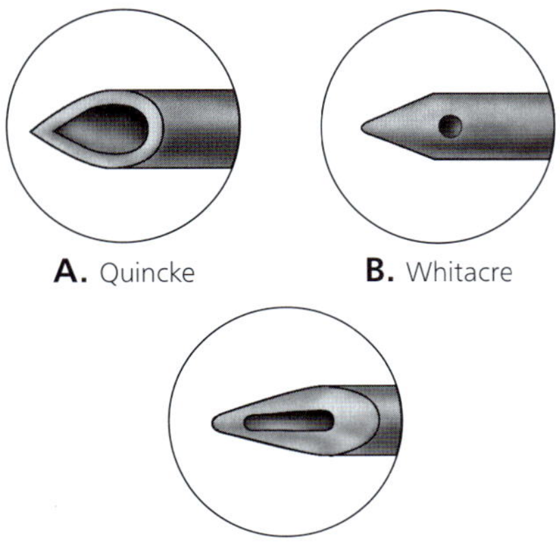

FIGURA 45-16 Agulhas espinais.

Cateteres Espinais

Atualmente, cateteres subaracnoides muito pequenos não são mais aprovados pela US *Food and Drug Administration*. A retirada desses cateteres foi sugerida por sua associação à síndrome da cauda equina (CES, para *cauda equina syndrome*). Cateteres maiores designados para uso epidural estão associados a taxas de complicação relativamente altas quando colocados por via subaracnoide; entretanto, eles são frequentemente usados para anestesia espinal contínua após punção acidental da dura durante a execução da anestesia epidural.

Técnica Específica para Anestesia Espinal

As abordagens de linha média, ou paramedianas, com o paciente posicionado em decúbito lateral, sentado ou em posição prona, podem ser usadas para anestesia espinal. Como discutido anteriormente, a agulha avança da pele pelas estruturas mais profundas até que dois "pops" sejam percebidos. O primeiro representa a penetração do ligamento amarelo, e o segundo é a penetração da membrana dura-aracnoide. A punção dural bem-sucedida é confirmada retirando-se o estilete para verificar o fluxo livre de CSF. Com agulhas de calibre pequeno (< 25 g), a aspiração pode ser necessária para detectar o CSF. Se o fluxo livre ocorrer inicialmente, mas o CSF não puder ser aspirado após anexação da seringa, provavelmente a agulha terá se movimentado. Parestesias ou dor persistentes com a injeção de drogas deverão alertar o médico para retirar e agulha e redirecioná-la.

Fatores Influenciando o Nível do Bloqueio Espinal

A Tabela 45-2 lista os fatores que demonstraram afetar o nível do bloqueio neural depois da anestesia espinal. Os determinantes mais importantes são a baricidade da solução de anestésico local, a posição do paciente durante e imediatamente depois da injeção e a dosagem da droga. Em geral, quanto maior a dosagem ou mais em sentido cefálico o sítio da injeção, mais em sentido cefálico será o nível de anestesia a ser obtido. Além disso, a migração do anestésico local para o crânio no CSF depende de sua densidade com relação ao CSF (baricidade). O CSF tem gravidade específica de 1.003-1.008 a 37°C. A Tabela 45-3 mostra a gravidade específica das soluções anestésicas. Uma solução hiperbárica de anestésico local é mais densa (mais pesada) que o CSF, enquanto uma solução hipobárica é menos densa (mais leve) que o CSF. As soluções de anestésico local podem ser feitas hiperbáricas com a adição de glicose ou hipobáricas com a adição de água esterilizada ou fentanil. Por isso, com o paciente em cefalodeclive, a solução hiperbárica se espalha em sentido cefálico, e a solução anestésica hipobárica se move em sentido caudal. A posição de cefalodeclive faz com que a solução hiperbárica se assente em sentido caudal e a solução hipobárica suba para a cabeça. Da mesma forma, quando o paciente permanece em posição lateral, a solução espinal hiperbárica exercerá efeito maior sobre o lado dependente (para baixo), enquanto a solução hipobárica atingirá um nível mais alto sobre o lado não dependente (para cima). A solução isobárica tende a permanecer ao nível da injeção. Agentes anestésicos são misturados com o CSF (pelo menos 1:1) para tornar essas soluções isobáricas. Outros fatores que afetam o nível de bloqueio neural incluem o nível de injeção e a altura do paciente, além da anatomia da coluna vertebral. A direção do bisel da agulha ou porta da injeção também tem seu papel: níveis mais altos de anestesia são obtidos se a injeção for em sentido cefálico, em comparação à orientação lateral ou caudal da ponta da injeção.

TABELA 45-2 Fatores que afetam a disseminação da anestesia espinal aos dermátomos

Fatores mais importantes
Baricidade da solução anestésica
Posição do paciente
Durante a injeção
Imediatamente após a injeção
Dosagem da droga
Sítio da injeção
Outros fatores
Idade
Líquido cefalorraquidiano
Curvatura da coluna
Volume da droga
Pressão intra-abdominal
Direção da agulha
Altura do(a) paciente
Gravidez

TABELA 45-3 Gravidades específicas de alguns agentes anestésicos espinais

Agente	Gravidade Específica
Bupivacaína	
0,5% em 8,25% dextrose	1.0227-1.0278
0,5% simples	0.9990-1.0058
Lidocaína	
2% simples	1.0004-1.0066
5% em 7,5% dextrose	1.0262-1.0333
Procaína	
10% simples	1.0104
2,5% em água	0.9983
Tetracaína	
0,5% em água	0.9977-0.9997
0,5% em D_5W	1.0133-1.0203

As soluções hiperbáricas tendem a se movimentar para a área mais dependente da coluna (normalmente T4-T8 em posição supina). Com a anatomia espinal normal, o ápice da curvatura toracolombar é T4 (Figura 45-17). Na posição supina, isto deverá limitar uma solução hiperbárica para produzir um nível de anestesia em ou abaixo de T4. Curvaturas anormais da coluna, como escoliose e cifoescoliose, têm efeitos múltiplos sobre a anestesia espinal. A aplicação do bloqueio se torna mais difícil por causa da rotação e da angulação dos corpos vertebrais e dos processos espinosos. Pode ser difícil encontrar a linha média e o espaço interlaminar. A abordagem paramediana à punção lombar pode ser preferível em pacientes com escoliose e cifoescoliose intensas. Na abordagem de Taylor, uma variante da abordagem paramediana padrão descrita anteriormente, a agulha penetra 1 cm medial e 1 cm inferior à espinha ilíaca superior posterior em sentido cefálico e em direção à linha média. A revisão das radiografias da coluna antes de tentar o bloqueio pode ser útil. A curvatura espinal afeta o nível final ao alterar o contorno do espaço subaracnoide. Uma cirurgia espinal anterior pode, da mesma maneira, resultar em dificuldades técnicas na colocação de um bloqueio. A identificação correta dos espaços interespinoso e interlaminar pode ser difícil aos níveis da laminectomia ou fusão espinal anteriores. A abordagem paramediana pode ser mais fácil, ou pode-se escolher um nível acima do sítio cirúrgico. O bloqueio pode ser incompleto, ou o nível pode ser diferente do antecipado em razão das alterações anatômicas pós-cirúrgicas.

O volume de CSF lombar se correlaciona inversamente com a disseminação da anestesia espinal pelos dermátomos. A pressão intra-abdominal aumentada ou as condições que causam ingurgitamento das veias epidurais, reduzindo, assim, o volume de CSF, estão associadas a uma disseminação maior pelos dermátomos para um dado volume de injetado. Isto incluiria condições, como gravidez, ascite e grandes tumores abdominais. Nessas situações clínicas, níveis mais altos de anestesia são

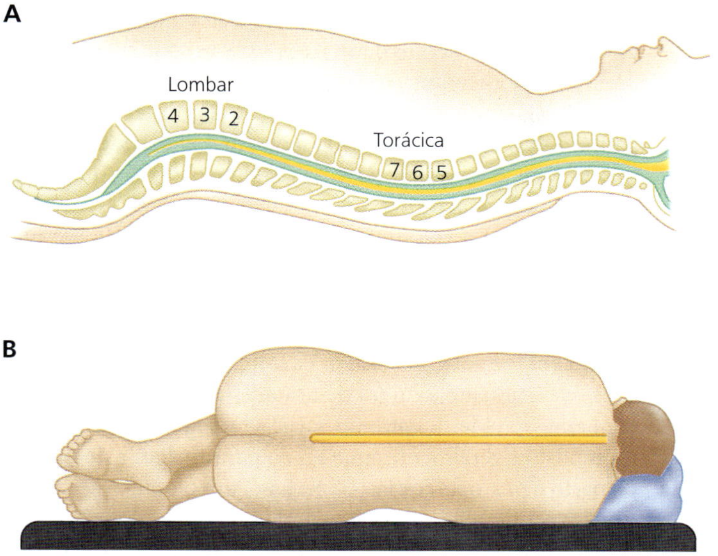

FIGURA 45-17 Posição do canal espinal na posição supina (**A**) e em decúbito lateral (**B**). Observe que o ponto mais baixo fica geralmente entre T5 e T7, onde uma solução hiperbárica tende a se assentar, quando o paciente é colocado em posição supina.

obtidos com uma determinada dose de anestésico local do que seria esperado. Para a anestesia espinal em uma parturiente a termo, alguns médicos reduzem a dosagem do anestésico em 1/3, em comparação àquela para uma paciente não grávida, especialmente quando o bloqueio for iniciado com a paciente em posição lateral. As reduções no volume de CSF associadas à idade são provavelmente responsáveis por níveis anestésicos mais altos obtidos nos idosos para uma determinada dosagem de anestésico espinal. Condições graves de cifose ou de cifoescoliose também podem ser associadas ao volume reduzido de CSF e resultam, frequentemente, em um nível mais alto que o esperado, especialmente com uma técnica hipobárica ou injeção rápida. A tradição determina que aumentos transitórios na pressão do CSF decorrentes de tosse ou esforço excessivo aumentam a disseminação do anestésico local no CSF, mas não há dados suficientes para dar suporte a esse conceito.

Agentes Anestésicos Espinais

Muitos anestésicos locais foram usados para anestesia espinal no passado, mas somente alguns são usados até hoje (Tabela 45-4). São usadas somente soluções anestésicas locais sem conservantes. A adição de vasoconstritores (agonistas adrenérgicos alfa, epinefrina [0,1-0,2 mg]) e opioides reforçam a qualidade e/ou prolongam a duração da anestesia espinal. Os vasoconstritores parecem retardar a captação de anestésicos locais a partir do CSF e podem ter propriedades analgésicas espinais fracas. Os opioides e a clonidina podem, da mesma forma, ser adicionados aos anestésicos espinais para melhorar tanto a qualidade, quanto a duração do bloqueio subaracnoide.

A bupivacaína hiperbárica e a tetracaína são dois dos agentes mais comumente usados para anestesia espinal. Ambas têm início relativamente lento (5-10 min) e duração prolongada (90-120 min). Embora ambos os agentes produzam níveis sensitivos similares, a tetracaína espinal produz bloqueio motor de maneira mais consistente que a dose equivalente de bupivacaína. O prolongamento da duração da bupivacaína espinal com adição de epinefrina é modesto. Por outro lado, a epinefrina pode prolongar a duração da tetracaína em mais de 50%. A fenilefrina também prolonga a anestesia por tetracaína, mas não tem efeito sobre bloqueios espinais com bupivacaína. A ropivacaína também tem sido usada para anestesia espinal, mas a experiência com essa droga é mais limitada. A lidocaína e a procaína têm início relativamente rápido (3-5 min) e curta duração de ação

TABELA 45-4 Dosagens e ações dos agentes anestésicos espinais comumente usados

Droga	Preparação	Doses (mg)			Duração (min)	
		Períneo, Membros Inferiores	Abdome Inferior	Abdome Superior	Simples	Epinefrina
Procaína	Solução a 10%	75	125	200	45	60
Bupivacaína	0,75 em 8,25% dextrose	4-10	12-14	12-18	90-120	100-150
Tetracaína	Solução a 1 em 10% glicose	4-8	10-12	10-16	90-120	120-240
Lidocaina[1]	5% em 7,5% glicose	25-50	50-75	75-100	60-75	60-90

[1]Não mais usada em larga escala para pacientes ambulatoriais, especialmente para aqueles a serem submetidos à cirurgia em posição de litotomia.

(60-90 min). Essa duração é modestamente prolongada por vasoconstritores. Embora a anestesia espinal com lidocaína tenha sido usada mundialmente, alguns especialistas deixaram de usar esse agente por causa do fenômeno de sintomas neurológicos transitórios e da síndrome da cauda equina (CES). **Deve-se evitar a repetição de doses de lidocaína após bloqueio inicial "falho".** Na verdade, estudos demonstraram que a má distribuição de anestésico local pode levar ao bloqueio espinal falho apesar da concentração adequada de CSF do anestésico local. Outro agente alternativo, 2-cloroprocaína, tem sido usado em alguns centros com grande sucesso. Infelizmente, formulações mais antigas desse agente produziram a síndrome da cauda equina quando injetados acidentalmente por via intratecal (em grandes doses) durante a tentativa de se obter a anestesia epidural.

Na América do Norte, a anestesia espinal hiperbárica é mais geralmente empregada que as técnicas hipobáricas ou isobáricas. O nível de anestesia depende então da posição do paciente durante e imediatamente após a injeção. Na posição sentada, o "bloqueio em sela" pode ser atingido, mantendo-se o paciente nessa posição por 3 a 5 minutos após a injeção, de modo que somente os nervos lombares e sacrais são bloqueados. Se o paciente for deslocado de posição sentada para supina imediatamente após a injeção, o agente se movimentará mais em sentido ascendente para a região dependente definida pela curva toracolombar. Os anestésicos hiperbáricos injetados por via intratecal com o paciente em posição de decúbito lateral são úteis para procedimentos nas extremidades inferiores unilaterais. O paciente é posicionado de lado, com o membro a ser operado em posição dependente. Se o paciente for mantido nessa posição por cerca de 5 minutos após a injeção, o bloqueio tenderá a ser mais denso e atingir nível mais alto no lado dependente a ser operado.

Se a anestesia regional for escolhida para procedimentos cirúrgicos envolvendo fratura da extremidade inferior ou do quadril, a anestesia espinal hipobárica ou isobárica pode ser útil, pois o paciente não precisará deitar sobre a extremidade fraturada.

Anestesia Epidural

11 A anestesia epidural contínua é uma técnica neuraxial que oferece uma faixa de aplicações mais ampla que o anestésico espinal de dose única do tipo "tudo ou nada". Um bloqueio epidural pode ser executado ao nível lombar, torácico ou cervical. A anestesia epidural sacral é conhecida como bloqueio caudal e está descrita no final deste capítulo. 12 As técnicas epidurais são amplamente usadas para anestesia cirúrgica, analgesia obstétrica, controle da dor depois da cirurgia e tratamento da dor crônica. As anestesias epidurais podem ser usadas como uma técnica de aplicação única ou com cateter que permite *bolus* intermitentes e/ou infusão contínua. O bloqueio motor pode variar de nenhum a completo. Todas essas variáveis são controladas pela escolha, concentração, dosagem e nível de injeção da droga.

O espaço epidural cerca a dura-máter em sentidos posterior, lateral e anterior. As raízes dos nervos viajam nesse espaço à medida que saem lateralmente pelo forame e correm para fora para se tornarem nervos periféricos. Outros conteúdos do espaço epidural lombar incluem tecido conectivo adiposo, linfáticos e um plexo venoso rico (de Batson). Estudos fluoroscópicos sugeriram a presença de septos ou faixas de tecido conectivo dentro do espaço epidural, possivelmente explicando o bloqueio epidural ocasional de um lado.

13 A anestesia epidural tem início mais lento (10-20 minutos) e pode não ser tão densa como a anestesia espinal. Isto pode ser manifestado como um bloqueio diferencial mais pronunciado ou um bloqueio segmentar, um aspecto que pode ser útil em termos clínicos. Por exemplo, usando-se concentrações relativamente diluídas de um anestésico local combinado com um opioide, a epidural fornece analgesia sem bloqueio motor. Isto é geralmente empregado para analgesia de trabalho de parto e pós-operatória. Além disso, um bloqueio segmentar é possível, porque o anestésico pode ser confinado próximo ao nível em que ele foi injetado. O bloqueio segmentar é caracterizado por uma faixa de anestesia bem definida em certas raízes dos nervos; deixando as raízes nervosas acima *e* embaixo desbloqueadas. Isto pode ser visto com uma epidural torácica que fornece anestesia abdominal superior e preserva as raízes dos nervos cervical e lombar.

A anestesia e analgesia epidural é realizada mais frequentemente na região lombar. Pode-se usar a abordagem pela linha média (Figura 45-4) ou paramediana (Figura 45-14). A anestesia epidural lombar pode ser usada para qualquer procedimento abaixo do diafragma. Uma vez que a medula espinal termine tipicamente ao nível de L1, existe uma medida extra de segurança na execução do bloqueio nos interespaços lombares inferiores, especialmente se ocorrer punção acidental da dura (veja "Complicações").

Os bloqueios epidurais torácicos são tecnicamente mais difíceis de se obter que os bloqueios lombares por causa da maior angulação e da sobreposição dos processos espinhosos ao nível vertebral (Figura 45-18). Além disso, o risco potencial de lesão da medula espinal com uma punção acidental da dura, embora excessivamente pequena em uma técnica bem aplicada, pode ser maior que aquele no nível lombar. Os bloqueios epidurais torácicos podem ser obtidos pela abordagem tanto pela linha média quanto paramediana. Raramente usada pela anestesia primária, a técnica epidural torácica é mais frequentemente usada para analgesia intra e pós-operatória. Técnicas de aplicação única ou por cateter são usadas para o tratamento de dor crônica. Infusões via cateter epidural são úteis para fornecer analgesia de duração prolongada e podem abreviar ou diminuir a ventilação pós-operatória em pacientes com doença subjacente do pulmão e após cirurgia torácica.

Os bloqueios cervicais são geralmente realizados com o paciente sentado, pescoço flexionado, por abordagem pela linha média. Clinicamente, eles são usados para tratamento da dor.

Agulhas Epidurais

A agulha epidural padrão tem tipicamente calibre 17-18, 7,5 cm a 8,8 cm de comprimento e bisel rombo com curva suave de 15°-30° na ponta. A agulha de Tuohy é a mais comum (Figura

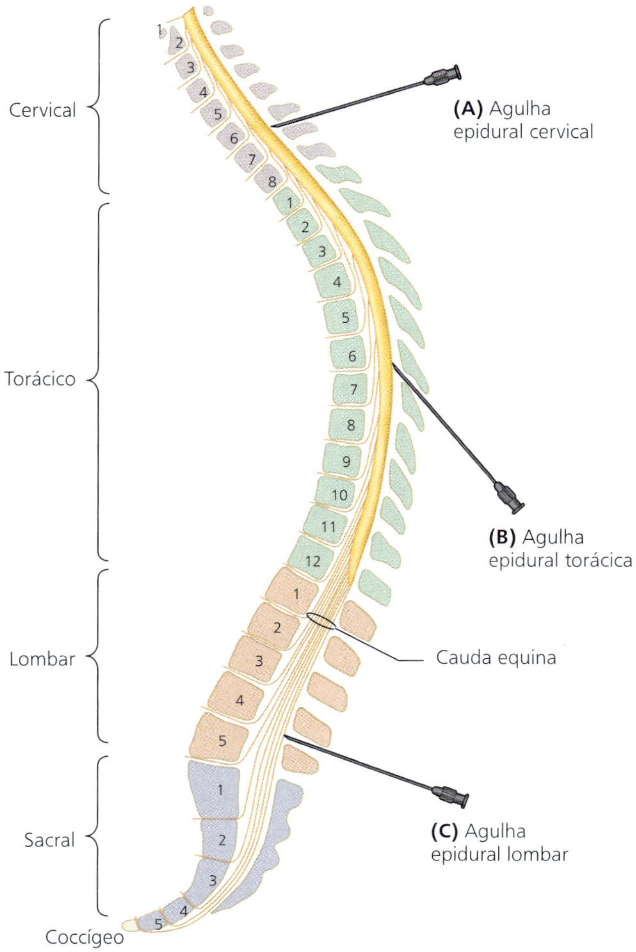

FIGURA 45-18 Angulação da agulha epidural nos níveis cervical (**A**), torácico (**B**) e lombar (**C**). Observe que uma angulação aguda (30-50°) é exigida para um bloqueio epidural torácico, enquanto somente uma ligeira orientação cefálica é normalmente necessária para os bloqueios epidurais cervical e lombar.

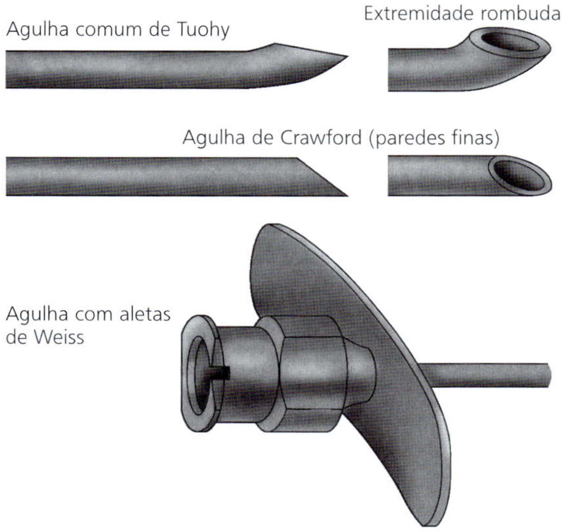

FIGURA 45-19 Agulhas epidurais.

45-19). A ponta curvada e romba teoricamente ajuda a empurrar a dura para longe após passar pelo ligamento amarelo, em vez de penetrá-la. Agulhas retas sem ponta curvada (agulhas de Crawford) podem apresentar maior incidência de punção dural, mas facilitam a passagem de um cateter epidural. As modificações das agulhas incluem pontas em cunha e dispositivos de introdução configurados no miolo desenhado para guiar a colocação do cateter.

Cateteres Epidurais

A colocação de um cateter epidural no espaço epidural permite a execução da técnica de infusão contínua ou de *bolus* intermitente. Além de estender a duração do bloqueio, ela pode permitir a aplicação de uma dose total menor de anestésico.

Os cateteres epidurais são úteis para anestesia epidural intraoperatória e/ou analgesia pós-operatória. Tipicamente, um cateter de calibre 19 ou 20 é introduzido por uma agulha epidural de calibre 17 ou 18. Quando se usar a agulha de ponta curvada, a abertura do bisel deverá estar orientada ou para o crânio ou caudal, e o cateter será avançado 2-6 cm no espaço epidural. Quanto mais curta a distância de avanço do cateter, maior a probabilidade de ele se deslocar. Por outro lado, quanto mais o cateter avançar, maior a chance de bloqueio unilateral, porque a ponta do cateter sai do espaço epidural via um forame intervertebral ou corre no interior dos recessos anterolaterais do espaço epidural. Após avançar o cateter na profundidade desejada, a agulha é removida, deixando o cateter no lugar. O cateter pode ser fixo com adesivo ou preso nas costas. Cateteres que permanecerão no lugar por períodos prolongados (*i.e.*, > 1 semana) podem ser tunelizados no subcutâneo. Eles possuem ou um orifício único na extremidade distal ou vários orifícios laterais próximos a uma fechada. Alguns possuem um estilete para facilitar a inserção. Cateteres espirais reforçados com fios (aramados) são muito resistentes a dobras. A ponta espiral ou curvada está associada à febre, parestesias menos intensas e pode estar associada à menor incidência de inserção intravascular acidental.

Técnicas Específicas para Anestesia Epidural

Com o uso das abordagens pela linha média ou paramediana detalhadas anteriormente, a agulha epidural passa pela pele e pelo ligamento amarelo. A agulha precisa obrigatoriamente parar antes de puncionar a dura. Duas técnicas tornam possível determinar quando a ponta da agulha penetrou o espaço em potencial (epidural): a "perda de resistência" e "gota suspensa".

A técnica da perda de resistência é a preferida da maioria dos médicos. A agulha avança pelos tecidos subcutâneos com o estilete posicionado até a penetração no ligamento interespinoso, como observado por aumento da resistência do tecido. Remove-se o introdutor ou o estilete e uma seringa de vidro preenchida com cerca de 2 mL de soro fisiológico ou ar é anexada à extremidade proximal da agulha. Se a ponta da agulha ficar dentro do ligamento, tentativas suaves na injeção encontrarão resistência, e a aplicação não será possível. A agulha avança então lentamente, milímetro por milímetro, com tentativas contínuas ou de repetição rápida na injeção. Assim que a ponta da agulha entrar no espaço epidural, haverá perda súbita de resistência, e a injeção será facilitada.

Uma vez penetrado o ligamento interespinhoso e o estilete removido, a técnica da gota suspensa exige que a extremidade proximal da agulha seja preenchida com uma solução, de modo que uma gota fique suspensa da abertura externa. A agulha avança então lenta e profundamente. Enquanto a ponta da agulha permanecer dentro das estruturas ligamentosas, a gota permanecerá "suspensa". Entretanto, assim que a ponta da agulha penetrar no espaço epidural, ela criará pressão negativa, e a gota ou fluido será sugada de volta para dentro da agulha. Se a agulha ficar bloqueada, a gota não retornará, podendo ocorrer punção acidental da dura. Alguns médicos preferem usar essa técnica para a abordagem paramediana e epidurais cervicais. Os "epiduralistas" bem-sucedidos confiam ou na "perda de resistência" ou na "gota suspensa" como confirmação (em vez de um teste primário) de que a agulha penetrou no espaço epidural. Esses profissionais terão geralmente sentido em suas mãos, quando a ponta da agulha epidural tiver atravessado o ligamento amarelo.

Ativação de Epidural

14 A quantidade (volume e concentração) de anestésico local necessário para a anestesia epidural é maior que a necessária para anestesia espinal. Os efeitos colaterais tóxicos serão prováveis, se uma "dose epidural cheia" for injetada por via intratecal ou intravascular. As proteções contra os efeitos colaterais tóxicos de uma epidural incluem o teste e a dosagem em incrementos. Essas medidas se aplicam seja a injeção aplicada pela agulha ou por cateter epidural.

A dose de teste é projetada para detectar a injeção tanto subaracnoide quanto intravascular. A dose teste clássica combina anestésico local e epinefrina, tipicamente 3 mL de lidocaína a 1,5% com 1:200.000 de epinefrina (0,005 mg/mL). Os 45 mg de lidocaína, se injetados por via intratecal, produzirão anestesia espinal que deverá se tornar rapidamente aparente. Alguns médicos sugeriram o uso de doses menores de anestésico local, pois uma injeção não intencional de 45 mg de lidocaína intratecal pode ser difícil de administrar em áreas como salas de trabalho de parto. A dose de 15 mcg de epinefrina, se injetada por via intravascular, deverá produzir aumento visível na frequência cardíaca (20% ou mais), com ou sem hipertensão. Infelizmente, a epinefrina como marcador de injeção intravenosa não é o ideal. Resultados falso-positivos (uma contração uterina causando dor ou aumento em frequência cardíaca coincidindo com a dosagem teste) e falso-negativos (bradicardia e hipertensão exagerada em resposta à epinefrina em pacientes tratados com bloqueadores beta) podem ocorrer. A simples aspiração antes da injeção é insuficiente para evitar a injeção intravenosa acidental; os médicos mais experientes encontraram aspirações falso-negativas tanto na agulha quanto no cateter.

A dosagem em incrementos é um método muito efetivo de evitar complicações sérias. Se a aspiração for negativa, uma fração da dose pretendida do anestésico local total será injetada, tipicamente 5 mL. Essa dose deverá ser suficiente para sintomas moderados da ocorrência de uma injeção intravascular, mas suficientemente pequena para evitar convulsão ou comprometimento cardiovascular. Isto é particularmente importante para epidurais de trabalho de parto que devem ser usadas para a cirurgia cesariana. Se o *bolus* epidural inicial de trabalho de parto for administrado pela agulha e o cateter inserido posteriormente, poder-se-á assumir erroneamente que o cateter esteja bem posicionado, pois a paciente ainda estará confortável por causa do *bolus* inicial. Se o cateter for inserido em um vaso sanguíneo, ou depois da colocação inicial bem-sucedida, tenha migrado para a situação intravascular, a toxicidade sistêmica provavelmente resultará, se a dose total for injetada. Os cateteres podem migrar por via intratecal ou intravascular da posição epidural inicialmente correta a qualquer momento depois da colocação. Alguns casos de "migração do cateter" podem representar o reconhecimento atrasado de um cateter inadequadamente posicionado.

Se o médico usar a dose de teste inicial, for cuidadoso ao aspirar antes de cada injeção e sempre usar a dosagem em incrementos, serão raros os efeitos colaterais tóxicos sistêmicos e/ou a anestesia espinal total resultante de injeções intratecais acidentais. A emulsão de lipídios de resgate (Intralipid a 20%, 1,5 mL/kg) deverá estar disponível sempre que bloqueios epidurais forem realizados, na eventualidade de um efeito tóxico do anestésico local.

Fatores que Afetam o Nível de Bloqueio

Os fatores que afetam o nível da anestesia epidural podem não ser prognosticáveis como ocorre com a anestesia espinal. Em adultos, 1-2 mL de anestésico local por segmento a ser bloqueado é, geralmente, uma diretriz aceita. Por exemplo, para se atingir um nível sensitivo de T4 de uma injeção em L4-L5 seriam necessários 12-24 mL. Para bloqueios segmentais ou analgésicos, o volume necessário será menor.

A dose exigida para se atingir o mesmo nível de anestesia diminui com a idade. Isto é, provavelmente, o resultado das reduções associadas à idade no tamanho do ou na conformidade com o espaço epidural. Embora haja pouca correlação entre peso corporal e exigências de dosagem epidural, a altura do paciente afeta a extensão da disseminação em sentido cefálico. Por isso, pacientes mais baixos podem exigir somente 1 mL de anestésico local por segmento a ser bloqueado, enquanto os pacientes mais altos geralmente exigem 2 mL por segmento. Embora menos dramático que com a anestesia espinal, a disseminação de anestésicos locais epidurais tende a ser particularmente afetada pela gravidade. As posições de decúbito lateral, de Trendelenburg e de Trendelenburg reversa podem ser usadas para ajudar a atingir o bloqueio nos dermátomos desejados.

Os aditivos ao anestésico local, especialmente os opioides, tendem a ter efeito maior sobre a qualidade da anestesia epidural que sobre a duração do bloqueio. A epinefrina, em concentrações de 5 mcg/mL, prolonga o efeito da lidocaína, da mepivacaína e da cloroprocaína epidurais mais que aquele da bupivacaína, levobupivacaína, etidocaína ou ropivacaína. Além de prolongar a duração e melhorar a qualidade do bloqueio, a epinefrina retarda a absorção vascular e reduz os níveis sanguíneos sistêmicos de pico de todos os anestésicos locais administrados por via epidural.

Agentes Anestésicos Epidurais

O agente epidural é escolhido com base no efeito clínico desejado, seja ele a ser usado como anestésico primário, suplementação de anestesia geral ou analgesia. A duração antecipada do procedimento pode pedir um anestésico de injeção única de ação curta ou prolongada ou a inserção de um cateter (Tabela 45-5). Os agentes de ação curta à intermediária comumente usados para anestesia cirúrgica incluem: cloroprocaína, lidocaína e mepivacaína. Agentes de ação mais prolongada incluem: bupivacaína, levobupivacaína e ropivacaína. São empregadas somente as soluções anestésicas locais sem conservantes ou aquelas especificamente rotuladas para uso epidural ou caudal.

Após o *bolus* inicial de 1-2 mL por segmento (em doses fracionadas), doses de repetição administradas por um cateter epidural são executadas ou a intervalos fixos de tempo, com base na experiência do médico com o agente, ou quando o bloqueio demonstra algum grau de regressão. Uma vez ocorrida a regressão em nível sensitivo, cerca de 1/3 à metade da dose inicial de ativação pode, em geral, ser seguramente injetada novamente em doses incrementais

Deve-se notar que a cloroprocaína, um éster de início rápido, curta duração e toxicidade extremamente baixa, pode interferir com os efeitos analgésicos dos opioides epidurais. As formulações anteriores de cloroprocaína com conservantes, especificamente bissulfito e ácido etilenodiamino tetra-acético (EDTA), produziam a síndrome da cauda equina quando injetados acidentalmente em um grande volume por via intratecal. As preparações de bissulfito de cloroprocaína foram consideradas como associados à neurotoxicidade, enquanto as formulações com EDTA foram associados à dor intensa nas costas (presumivelmente em razão da hipocalemia localizada). As preparações atuais de cloroprocaína estão isentas de conservantes e não apresentam essas complicações. Alguns especialistas acreditam que os anestésicos locais, quando injetados em doses muito grandes por via intratecal, podem ter sido pelo menos em parte responsáveis pela neurotoxicidade.

A anestesia cirúrgica é obtida com uma formulação de bupivacaína a 0,5%. A formulação dessa droga a 0,75% não é mais usada em obstetrícia, pois seu uso na operação cesariana foi associado a relatos de parada cardíaca após injeção intravenosa acidental. Concentrações muito diluídas de bupivacaína (p. ex., 0,0625%) são geralmente combinadas com fentanil e usadas para analgesia para trabalho de parto e dor pós-operatória. Comparada à bupivacaína, a ropivacaína pode produzir menos bloqueio motor a concentrações similares, enquanto mantém um bloqueio sensitivo satisfatório.

Ajuste de pH de Anestésico Local

As soluções de anestésico local possuem pH acídico para estabilidade química e bacteriostasia. Essas soluções formuladas com epinefrina pelo fabricante são mais ácidas que as soluções "simples" que não contêm epinefrina. Uma vez que se trata de bases fracas, elas existem primariamente na forma iônica em preparações comerciais. O início do bloqueio neural exige permeação de barreiras de lipídios pela forma não ionizada do anestésico local. Aumentando-se o pH das soluções, aumentar-se-á a fração da forma não ionizada do anestésico local. A adição de bicarbonato de sódio (1 mEq/10 mL de anestésico local) imediatamente antes da injeção pode, portanto, acelerar o início do bloqueio neural. Essa abordagem é mais útil para lidocaína, mepivacaína e cloroprocaína. O bicarbonato de sódio não é tipicamente adicionado à bupivacaína, que precipita acima de um pH de 6,8.

Bloqueios Epidurais Insuficientes

Diferentemente da anestesia espinal, em que o parâmetro final é geralmente muito claro (fluxo livre de CSF) e a técnica está associada a um índice muito alto de sucesso, a anestesia epidural depende da detecção de uma perda de resistência mais subjetiva (ou gota suspensa). Além disso, a anatomia mais variável do es-

TABELA 45-5 Agentes para anestesia epidural

Agente	Concentração	Início	Bloqueio Sensitivo	Bloqueio Motor
Cloroprocaína	2%	Rápido	Analgésico	Leve a moderado
	3%	Rápido	Denso	Denso
Lidocaína	≤ 1%	Intermediário	Analgésico	Mínimo
	1,5%	Intermediário	Denso	Leve a moderado
	2%	Intermediário	Denso	Denso
Mepivacaína	1%	Intermediário	Analgésico	Mínimo
	2-3%	Intermediário	Denso	Denso
Bupivacaína	≤ 0,25%	Lento	Analgésico	Mínimo
	0,5%	Lento	Denso	Leve a moderado
	0,75%	Lento	Denso	Moderado a denso
Ropivacaína	0,2%	Lento	Analgésico	Mínimo
	0,5%	Lento	Denso	Leve a moderado
	0,75-1%	Lento	Denso	Moderado a denso

paço epidural e a disseminação menos previsível do anestésico local tornam a anestesia epidural inerentemente menos previsível que a espinal.

Injeções de anestésico local aplicadas em sítio incorreto podem ocorrer em várias situações. Em alguns pacientes, os ligamentos espinais são moles e/ou não se verifica a resistência satisfatória ou encontra-se uma perda de resistência falsa. Da mesma forma, a penetração nos músculos paraespinosos durante uma abordagem pela linha média fora do centro pode causar a falsa perda de resistência. Outras causas de anestesia epidural insuficiente (como a injeção intratecal, subdural e intravenosa) são discutidas na seção deste capítulo sobre complicações.

Mesmo se concentração e volume adequados de um anestésico tenham sido injetados no espaço epidural, e tempo suficiente tenha sido aguardado para o bloqueio se efetivar, alguns bloqueios epidurais não são bem-sucedidos. Um bloqueio unilateral poderá ocorrer, se o medicamento for administrado por um cateter que tenha ou saído do espaço epidural ou tomado um curso lateral. A chance dessa ocorrência aumenta, à medida que mais extensões de cateter são introduzidas no espaço epidural. Quando ocorre o bloqueio unilateral, o problema pode ser superado retraindo-se o cateter 1-2 cm e reinjetando-o com o paciente em outra posição com o lado não bloqueado para baixo. Quando o segmento não é bloqueado, o que pode ser decorrente de septações dentro do espaço epidural, isto pode ser corrigido, injetando-se anestésico local adicional com o segmento não bloqueado para baixo. O tamanho significativo das raízes dos nervos em L5, S1 e S2 pode retardar a penetração adequada do anestésico local e é considerado como responsável também pelo não bloqueio do sacro. Essa última situação é um problema para a cirurgia em membro inferior; nesses casos, elevar a cabeceira da cama e reinjetar o cateter com solução adicional de anestésico pode, às vezes, obter um bloqueio mais intenso dessas grandes raízes de nervos. Os pacientes podem-se queixar de dor visceral, apesar de um bloqueio epidural aparentemente satisfatório. Em alguns casos (p. ex., tração no ligamento inguinal e no cordão espermático), um nível sensitivo torácico alto pode aliviar a dor; em outros casos (tração no peritônio), a suplementação intravenosa com opioides ou outros agentes pode ser necessária. A causa dessa dor pode ser atribuída às fibras viscerais aferentes que viajam com o nervo vago.

Anestesia Caudal

15 A anestesia epidural caudal é uma técnica regional comum em pacientes pediátricos que também pode ser usada para cirurgia anorretal em adultos. O espaço caudal é a porção sacral do espaço epidural. A anestesia caudal envolve a penetração de agulha e/ou cateter no ligamento sacrococcígeo que cobre o hiato sacral criado pela não fusão das lâminas de S4 e S5. Esse hiato pode ser sentido como um sulco ou incisura acima do cóccix e entre as duas proeminências ósseas, os cornos sacrais (Figura 45-3). A anatomia dessa estrutura é mais facilmente apreciada em neonatos e crianças (**Figura 45-20**). As espinhas ilíacas superior posterior e o hiato sacral definem um triângulo equilateral (Figura 45-13). A calcificação do ligamento sacrococcígeo pode dificultar ou tornar impossível a realização da anestesia caudal em adultos mais idosos. Dentro do canal sacral, o saco dural se estende para a primeira vértebra sacral em adultos e até cerca da terceira vértebra em neonatos, tornando mais comum a injeção intratecal acidental nesses bebês.

Nas crianças, a anestesia caudal é tipicamente combinada com a anestesia geral para suplementação intraoperatória e analgesia depois da operação. Seu uso é comum para procedimentos abaixo do diafragma, incluindo as cirurgias urogenital, retal, inguinal e das extremidades inferiores. Bloqueios caudais pediátricos são realizados mais comumente após indução de anestesia geral. O paciente é colocado em posição lateral ou prona com um ou ambos os quadris fletidos, e o hiato sacral é apalpado. Depois da esterilização da pele, uma agulha ou cateter intravenoso (calibre 18-23) avança em ângulo de 45° em sentido cefálico até um "pop" ser percebido, quando a agulha pinça o ligamento sacrococcígeo. O ângulo da agulha é, então, nivelado e avança (**Figura 45-21**). Realiza-se a aspiração do sangue e do CSF e, se negativa, a injeção pode prosseguir. Alguns médicos recomendam a dosagem de teste, como com as outras técnicas epidurais, embora muitos simplesmente confiem na dosagem em incrementos com aspiração frequente. A taquicardia (se for usada a epinefrina) e/ou aumento gradativo das ondas T na eletrocardiografia podem indicar injeção intravascular. Dados clínicos já demonstraram que a taxa de complicação para bloqueios caudais pediátricos é baixa. Essas complicações incluem a injeção espinal e intravenosa total, causando convulsões e parada cardíaca. A injeção intraóssea também já foi associada à toxicidade sistêmica.

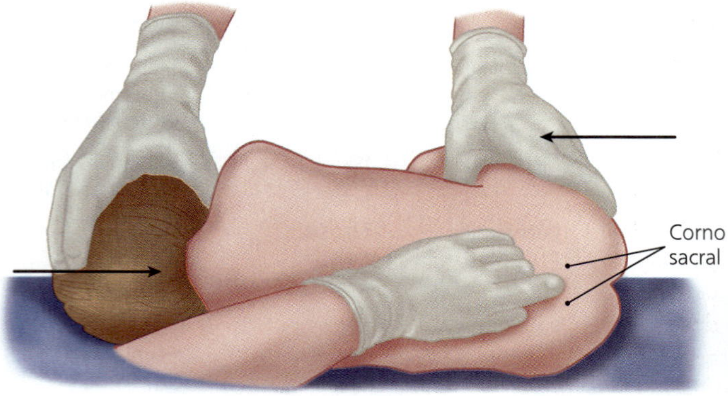

FIGURA 45-20 Posicionando uma criança anestesiada para bloqueio caudal e palpação do hiato sacral. Um assistente ajuda suavemente a flexionar a coluna.

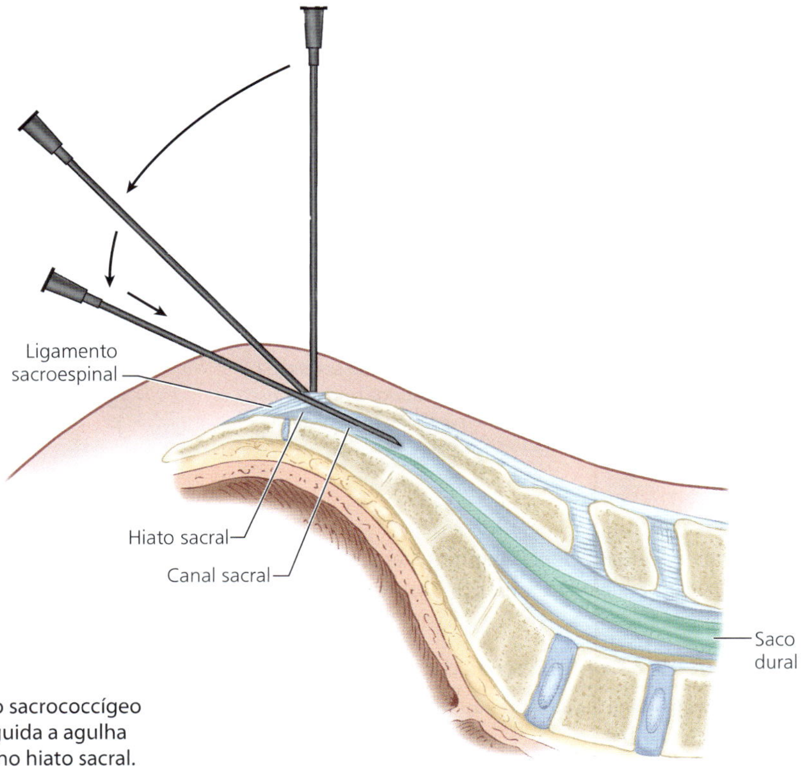

FIGURA 45-21 Bloqueio caudal. Observe que o ligamento sacrococcígeo é penetrado pela agulha em ângulo de quase 90° e em seguida a agulha precisa ser angulada para baixo e avançada para penetrar no hiato sacral.

Pode-se usar também a dosagem de 0,5-1 mL/kg de bupivacaína (ou ropivacaína) a 0,125-0,25%, com ou sem epinefrina. Opioides também podem ser adicionados (p. ex., 50-70 mcg/kg de morfina), embora não sejam recomendados para pacientes ambulatoriais por causa do risco de depressão respiratória. A adição de epinefrina tenderá a aumentar o grau de bloqueio motor. A clonidina é adicionada com frequência ou pode substituir o anestésico local. Os efeitos analgésicos do bloqueio se estendem por horas pelo período pós-operatório. Os pacientes pediátricos de ambulatório podem ser enviados para casa com segurança, mesmo quando ainda apresentando bloqueio motor residual moderado e sem diurese, pois a maioria das crianças deverá urinar dentro de 8 horas.

As injeções repetidas podem ser realizadas ou efetuando injeções repetidas com a agulha ou com um cateter deixado no lugar e coberto com curativo oclusivo após ter sido conectado a um equipo de extensão. Níveis dermatomais mais altos de anestesia/analgesia epidural podem ser atingidos com cateteres epidurais inseridos em sentido cefálico no espaço lombar ou mesmo epidural torácico a partir de abordagem caudal em neonatos e crianças. A fluoroscopia pode ajudar no posicionamento do cateter. A passagem de cateteres menores é tecnicamente mais difícil por causa de enroscamento. O avanço de cateteres para o espaço epidural torácico tem sido aplicado para obtenção de bloqueios de T2-T4 para neonatos não prematuros submetidos a reparo de hérnia inguinal. Isto é obtido usando-se cloroprocaína (1 mL/kg) com o *bolus* inicial e doses incrementais de 0,3 mL/kg até se atingir o nível desejado.

Em adultos submetidos a procedimentos anorretais, a anestesia caudal pode fornecer bloqueio sensitivo sacral denso com disseminação limitada em sentido cefálico. Além disso, a injeção pode ser dada com o paciente em posição prona de canivete, que é usada para a cirurgia (Figura 45-22). Em geral, uma dose de 15-20 mL de lidocaína a 1,5-2,0%, com ou sem epinefrina, é suficiente. Pode-se acrescentar também 50-100 mcg de fentanil. Essa técnica deverá ser evitada em pacientes com cistos pilonidais, pois a agulha pode passar pelo trato do cisto e potencialmente introduzir bactérias no espaço epidural caudal. Embora não mais geralmente aplicado para analgesia obstétrica, o bloqueio caudal pode ser útil para o segundo estágio do trabalho de parto, em situações em que o epidural não esteja atingindo os nervos do sacro, ou quando tentativas repetidas de bloqueio epidural não tenham sido bem-sucedidas.

Complicações dos Bloqueios Neuraxiais

As complicações dos anestésicos epidurais, espinais ou caudais variam desde um desconforto até a paralisia e as condições potencialmente fatais (Tabela 45-6). De maneira ampla, podem-se denominar de complicações aquelas resultando dos efeitos excessivos de uma droga adequadamente injetada, da colocação de uma agulha (ou cateter) e da toxicidade sistêmica dessa droga.

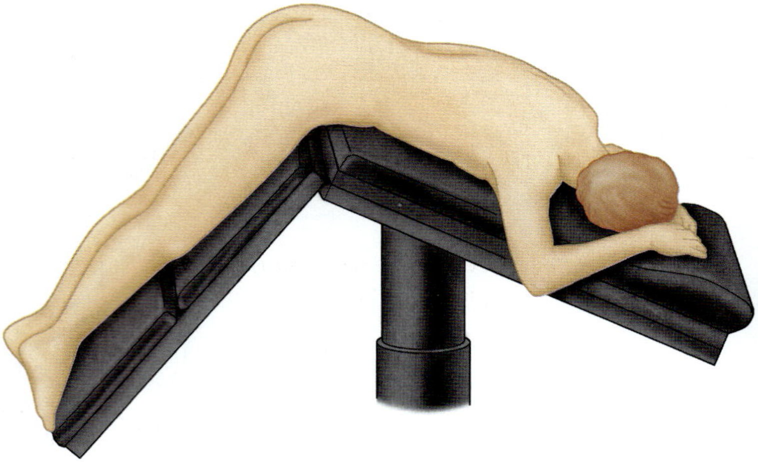

FIGURA 45-22 A posição prona de canivete usada com frequência para cirurgia anorretal também pode ser usada para anestesia caudal em adultos. (Reproduzida com permissão de Lambert DH, Covino, BG: Hyperbaric, hipobaric and isobaric spinal anesthesia. Res Staff Phys 1987;10:84.)

Uma pesquisa regional significativamente ampla sobre anestesia regional, realizada na França, fornece a indicação da incidência relativamente baixa de complicações graves das anestesias espinal e epidural (Tabela 45-7). O Projeto "*Closed Claims*" da Sociedade Americana de Anestesiologistas (ASA-CCP) ajuda a identificar as causas mais comuns dos processos de responsabilidade, envolvendo anestesia regional no cenário cirúrgico. Em um período de 20 anos (1980-1999), a anestesia regional respondeu por 18% de todas essas reclamações e na maioria delas as lesões foram julgadas como temporárias ou não incapacitantes (64%). Nas demais reclamações, as lesões graves incluíram: óbito (13%), lesão permanente do nervo (10%), lesão cerebral permanente (8%) e outras lesões permanentes (4%). A maioria das reclamações de anestesia regional envolvia anestesia epidural lombar (42%) ou anestesia espinal (34%) e com tendência a ocorrerem em pacientes obstétricas, na maioria. Essa última situação pode, pelo menos em parte, refletir o uso relativamente mais alto da anestesia neuraxial, em comparação a outras técnicas regionais e sua utilização relativamente muito alta em pacientes obstétricas. Deve-se notar que a anestesia caudal apareceu em apenas 2% das reclamações.

TABELA 45-6 Complicações da anestesia neuraxial

Respostas fisiológicas adversas ou exageradas
Retenção urinária
Bloqueio alto
Anestesia espinal total
Parada cardíaca
Síndrome da artéria espinal anterior
Síndrome de Horner
Complicações relacionadas com a colocação da agulha/cateter
Dor nas costas
Punção/vazamento dural
Cefaleia por punção pós-dural
Diplopia
Zumbido
Lesão neural
Dano à raiz do nervo
Dano à medula espinal
Síndrome da cauda equina
Sangramento
Hematoma intraespinal/epidural
Colocação incorreta
Anestesia sem efeito/inadequada
Bloqueio subdural
Bloqueio subaracnoide acidental[1]
Injeção intravascular acidental
Desvio/retenção do cateter
Inflamação
Aracnoidite
Infecção
Meningite
Abscesso epidural
Toxicidade da droga
Toxicidade sistêmica do anestésico local
Sintomas neurológicos transitórios
Síndrome da cauda equina

[1]Somente para bloqueio epidural.

Complicações Associadas a Respostas Excessivas à Administração Correta da Droga

A. Bloqueio Neural Alto

A disseminação exagerada do bloqueio neural pelos dermátomos pode ocorrer rapidamente com a anestesia tanto espinal quanto epidural. A administração de uma dose excessiva, a falha na redução das doses padronizadas em pacientes selecionados (p. ex., idosos, gestantes, obesos ou pacientes de baixa estatura), ou a sensibilidade ou disseminação incomuns do anestésico local podem ser os responsáveis. Os pacientes podem-se queixar de dispneia e experimentar entorpecimento ou fraqueza nas extremidades superiores. A náusea sempre precede à hipotensão. Uma vez reconhecida a disseminação exagerada da anestesia, os pacientes deverão ser confortados, podendo ser necessária a suplementação de oxigênio, e a bradicardia e a hipotensão deverão ser tratadas.

TABELA 45-7 Incidência de complicações graves das anestesias espinal e epidural[1]

Técnica	Parada Cardíaca	Óbito	Convulsão	Síndrome da Cauda Equina	Paraplegia	Radiculopatia
Espinal (*n* = 40.640)	26	6	0	5	0	19
Epidural (*n* = 30.413)	3	0	4	0	1	5

[1]Dados de Auroy Y, et al: Serious complications related to regional anesthesia, results of a prospective survey in France. Anesthesiology 1997;87:479.

A anestesia espinal que ascende para os níveis cervicais causa hipotensão intensa, bradicardia e insuficiência respiratória. Falta de consciência, apneia e hipotensão resultantes de altos níveis de anestesia espinal são conhecidos como "raqui alta" ou quando o bloqueio se estende aos nervos cranianos, como "raqui total". Essas condições também podem ocorrer após tentativa de anestesia epidural/caudal se ocorrer a injeção intratecal acidental (veja a seguir). A apneia é, mais frequentemente, o resultado de hipotensão sustentada intensa e hipoperfusão medular que uma resposta à paralisia do nervo frênico da anestesia das raízes de C3-C5. A síndrome da artéria espinal anterior tem sido relatada após anestesia neuraxial, presumivelmente por causa da hipotensão intensa prolongada junto com aumento na pressão intraespinal.

O tratamento de um bloqueio neuraxial excessivamente alto envolve a manutenção da via aérea adequada e da ventilação, além do suporte à circulação. Quando a insuficiência respiratória se torna evidente, além da suplementação de oxigênio, poderá ser necessário aplicar ventilação assistida, intubação e ventilação mecânica. A hipotensão pode ser tratada com administração rápida de fluidos intravenosos, posição com a cabeça para baixo e vasopressores intravenosos. A bradicardia pode ser tratada precocemente com atropina. A efedrina ou a epinefrina também podem aumentar a frequência cardíaca e a pressão arterial. Caso o controle respiratório e hemodinâmico possa ser rapidamente atingido e mantido após um caso de anestesia espinal alta ou total, a cirurgia poderá prosseguir.

B. Parada Cardíaca durante Anestesia Espinal

O exame de dados do Projeto Closed Claims da ASA identificou vários casos de parada cardíaca durante anestesia espinal. Uma vez que muitos dos relatados eram anteriores ao uso da oximetria de pulso, muitos médicos acreditavam que a sedação exagerada e a hipoventilação e hipóxia não reconhecida fossem as causas. Entretanto, estudos prospectivos maiores continuam a mencionar incidência relativamente alta (talvez até na proporção de 1:1.500) de parada cardíaca em pacientes que receberam um anestésico espinal. Muitos dos casos de parada cardíaca foram precedidos de bradicardia e muitos ocorreram em pacientes jovens e sadios. O exame desse problema identificou respostas vagais e pré-carga reduzida como fatores-chave e sugere que os pacientes com tônus vagal elevado na linha de base estão em risco, Para prevenir a ocorrência desse quadro, deve-se corrigir a hipovolemia. Recomenda-se o tratamento medicamentoso imediato da hipotensão e da bradicardia. Muitos médicos não permitirão que a frequência cardíaca caia para menos de 50 batimentos por minuto durante um bloqueio anestésico espinal.

C. Retenção Urinária

O bloqueio com anestésico local das fibras das raízes de S2-S4 reduz o tônus da bexiga urinária e inibe o reflexo de urinar. Os opioides epidurais também podem interferir com a diurese normal. Esses efeitos são mais pronunciados em pacientes masculinos. A cateterização da bexiga urinária deverá ser aplicada para todos, menos os bloqueios de duração mais curta. Se o cateter não estiver presente depois da cirurgia, será necessária a observação de perto quanto à diurese. A disfunção persistente da bexiga também pode ser manifestação de lesão neural grave, como discutido a seguir.

Complicações Associadas à Inserção de Agulha ou de Cateter

A. Anestesia ou Analgesia Inadequadas

Assim como ocorre com outras técnicas de anestesia regional, os bloqueios neuraxiais estão associados a uma taxa de falha pequena, porém mensurável, que é, de hábito, inversamente proporcional à experiência do médico. A falha ainda pode ocorrer, mesmo quando se obtém CSF durante a anestesia espinal. O movimento da agulha durante a injeção, a entrada incompleta da abertura da agulha no espaço subaracnoide, a injeção subdural ou a perda de potência da solução de anestésico local podem ser os responsáveis. As causas para bloqueios epidurais insuficientes foram discutidas anteriormente (veja "Bloqueios Epidurais insuficientes").

B. Injeção Intravascular

A injeção intravascular acidental do anestésico local para anestesias epidural e caudal pode produzir níveis séricos muito elevados. Níveis extremamente altos de anestésicos locais afetam o sistema nervoso central (convulsões e inconsciência) e o sistema cardiovascular (hipotensão, arritmias e contratilidade deprimida). Uma vez que a dosagem do medicamento para anestesia espinal seja relativamente pequena, essa complicação é observada após bloqueios epidural e caudal (mas não espinal). O anestésico local pode ser injetado diretamente em um vaso por meio de uma agulha ou mais tarde por meio do cateter que foi inserido em um vaso sanguíneo (veia). A incidência de injeção intravascular pode ser minimizada por aspiração cuidadosa da agulha (ou cateter) antes de cada injeção, usando-se uma dose teste, sempre injetando anestésico local em doses incrementais e observação de perto por sinais precoces de injeção intravascular (zumbido, sensações linguais). O tratamento é de reanimação, devendo ser empregado o resgate de lipídios.

O anestésico local varia em sua propensão de produzir toxicidade cardíaca intensa. A ordem de classificação da potência anestésica local na produção de convulsões e toxicidade cardíaca é a mesma da ordem de classificação para potência nos bloqueios de nervos. A cloroprocaína tem potência relativamente baixa e também é metabolizada muito rapidamente; a lidocaína e a mepivacaína são intermediárias em potência e toxicidade; e a levobupivacaína, a ropivacaína, a bupivacaína e a tetracaína são mais potentes e tóxicas.

C. Anestesia Espinal Total

A anestesia espinal total pode ocorrer após tentativa de anestesia epidural/caudal com ocorrência de injeção intratecal acidental. O início é geralmente rápido, porque a quantidade de anestésico exigida para a anestesias epidural e caudal é 5 a 10 vezes aquela exigida para a anestesia espinal. As técnicas de aspiração cuidadosa, do uso de dose teste e da injeção em incrementos durante a anestesia epidural e causal podem ajudar a evitar essa complicação.

D. Injeção Subdural

Assim como ocorre com a injeção intravascular acidental, e por causa da quantidade maior de anestésico local administrada, a injeção subdural acidental de anestésico local durante a tentativa de anestesia epidural é muito mais grave que durante a tentativa de anestesia espinal. Uma injeção subdural de doses epidurais de anestésico local produz uma apresentação clínica semelhante àquela da anestesia espinal alta, exceto pelo início que pode ser retardado por 15-30 minutos e pelo bloqueio que pode ser "mosaico". O espaço subdural espinal é um espaço potencial entre a dura e a aracnoide contendo pequena quantidade de fluido seroso. Diferentemente do espaço epidural, o espaço subdural se estende em orientação intracraniana, de modo que o anestésico injetado no espaço subdural pode ascender para níveis mais altos que os medicamentos epidurais. Como acontece com a anestesia espinal alta, o tratamento é de suporte e pode exigir intubação, ventilação mecânica e suporte cardiovascular. Os efeitos persistem geralmente de uma a várias horas.

E. Dor nas Costas

À medida que a agulha atravessa a pele, tecidos subcutâneos, músculos e ligamentos, ela vai causando vários graus de traumatismo nos tecidos. Hematomas e resposta inflamatória localizada, com ou sem espasmo muscular de reflexo, podem ser responsáveis pela dor nas costas pós-operatória. Devemos nos lembrar de que até 25 a 30% dos pacientes que recebem anestesia geral também se queixam de dor nas costas depois da cirurgia; e uma porcentagem significativa da população em geral tem dor nas costas crônica. A sensibilidade ou a dor pós-operatória é, em geral, leve e autolimitada, embora possa persistir por várias semanas. Para o tratamento, acetaminofeno, NSAIDs e compressas quentes ou frias deverão ser suficientes. Embora a dor nas costas seja geralmente benigna, ela pode ser um sinal clínico importante de complicações muito mais graves como hematoma epidural e abscesso (veja a seguir).

F. Cefaleia por Punção Pós-Dural

Qualquer violação da dura pode resultar em cefaleia por punção pós-dural (PDPH). Esse quadro pode acompanhar um diagnóstico de punção lombar, mielograma, anestésico espinal ou punção inadvertida de dura-máter, em que, durante o posicionamento da agulha peridural, se percebe o fluxo incidental de liquor. A agulha epidural atravessa o espaço epidural e penetra no espaço subaracnoide. Da mesma forma, um cateter epidural pode puncionar a dura a qualquer momento e resultar em PDPH. A punção acidental é, em geral, imediatamente reconhecida como vazamento de CSF da agulha epidural ou aspirado de um cateter epidural. Entretanto, a PDPH pode ocorrer depois da aplicação de um anestésico epidural aparentemente não complicada e pode resultar somente da ponta de agulha arranhando a dura. Tipicamente, a PDPH é bilateral, frontal ou retro-orbitária, ou occipital e se estende para o pescoço. Ela pode ser latejante ou constante e associada à fotofobia e náusea. A marca registrada da PDPH é sua associação à posição do corpo. A dor piora em posição sentada ou em pé e alivia ou diminui de intensidade na posição deitada uniforme. O início da dor de cabeça ocorre geralmente de 12 a 72 horas após o procedimento; entretanto, ela também pode aparecer quase imediatamente. Se não tratada, a dor pode persistir durante semanas e, em raras ocasiões, tem exigido reparo cirúrgico.

Acredita-se que a PDPH resulte do vazamento de CSF de um defeito da dura e da hipotensão intracraniana. A perda desse fluido em taxas mais rápidas que aquelas em que ele é produzido causa tração nas estruturas que suportam o cérebro, particularmente as meninges, dura e tentório. O aumento da tração nos vasos sanguíneos e nos nervos cranianos também pode contribuir para a dor. A tração nos nervos cranianos pode, às vezes, causar diplopia (geralmente o sexto nervo craniano) e zumbido. A incidência de PDPH está significativamente relacionada com o tamanho da agulha, tipo de agulha e população do paciente. Quando maior a agulha, maior a probabilidade de PDPH. Agulhas com ponta cortante estão associadas à incidência mais alta de PDPH que as agulhas em "ponta de lápis" do mesmo calibre. Os fatores que aumentam o risco de PDPH incluem: pessoas jovens, sexo feminino e gravidez. O maior risco então seria esperado após uma punção acidental *(wet tap)* com agulha epidural grande em uma mulher jovem (talvez superior a 20 a 50%). A menor incidência seria esperada em um homem idoso puncionado com agulha em ponta de lápis de calibre 27 (< 1%). Os estudos de pacientes obstétricas submetidas à anestesia espinal para parto cesariano com agulhas em ponta de lápis e calibre pequeno demonstraram taxas muito baixas entre 3 ou 4%.

Os tratamentos conservadores envolvem posicionamento deitado, analgésicos, administração de fluido intravenoso ou oral e cafeína. Manter o paciente em supino reduzirá a pressão hidrostática que orienta o fluido para fora do orifício dural e minimiza a cefaleia. O medicamento analgésico pode variar de acetaminofeno a NSAIDs e opioides. A hidratação e a cafeína trabalham para estimular a produção de CSF. A cafeína ajuda ainda ao exercer função de vasoconstrição dos vasos intracranianos. Laxantes e dieta leve são usados para minimizar a tensão de Valsalva. A cefaleia pode persistir por vários dias, apesar da terapia conservadora.

Um tampão de sangue epidural é um tratamento efetivo para PDPH. O procedimento envolve a injeção de 15 a 20 mL de sangue autólogo no espaço epidural no, ou em um interespaço abaixo, nível da punção dural. Acredita-se que isso pode sustar qualquer vazamento adicional de CSF, seja pelo efeito de massa ou coagulação. O efeito é geralmente imediato, mas pode demorar algumas horas, à medida que a produção de CSF vai recuperando lentamente a pressão intracraniana. Cerca de 90% dos pacientes responderá a um único tampão de sangue, e 90% dos não respondedores iniciais obterão alívio com uma segunda injeção. Não recomendamos tampão de sangue profilático pelo cateter epidural colocado depois da punção úmida acidental. Nem todos os pacientes desenvolverão PDPH, e a ponta do cateter poderá estar a muitos níveis de distância do defeito dural. A maioria dos médicos ou oferece um tampão de sangue epidural, quando a PDPH se torna aparente ou permite uma tentativa clínica de 12-24 horas com terapia conservadora.

Ao avaliar pacientes com PDPH presumida, outras fontes de cefaleia, incluindo infecção das meninges e hemorragia subaracnoide, deverão ser consideradas no diagnóstico diferencial.

G. Lesão Neurológica

Nenhuma complicação seja talvez mais desconcertante ou desgastante que os déficits neurológicos persistentes após um bloqueio neuraxial aparentemente rotineiro. É preciso descartar a possibilidade de hematoma ou abscesso epidural. Tanto as raízes dos nervos quanto a medula espinal podem ser lesionadas. Essa última estrutura pode ser evitada, se o bloqueio neuraxial for realizado abaixo da terminação do cone (L1 em adultos e L3 em crianças). As neuropatias periféricas pós-operatórias podem ser resultantes do traumatismo físico direto às raízes dos nervos. Embora a maioria se resolva espontaneamente, algumas são permanentes. Alguns desses déficits foram associados à parestesia da agulha ou do cateter ou das queixas de dor durante a injeção. Alguns estudos sugeriram que tentativas múltiplas durante um bloqueio tecnicamente difícil também representam um fator de risco. Qualquer parestesia sustentada deverá alertar o médico para redirecionar a agulha. As injeções deverão ser interrompidas imediatamente, e a agulha retirada, se houver dor associada a qualquer desses sintomas. A injeção direta na medula espinal pode causar paraplegia. O dano ao cone medular pode causar disfunção isolada do nervo sacral, incluindo paralisia dos músculos bíceps do fêmur; a anestesia no aspecto posterior da coxa: área em sela ou dedos grandes dos pés; e a perda de função intestinal ou da bexiga. Nem todos os déficits neurológicos que ocorrem depois da aplicação de um anestésico regional são resultado do bloqueio. Pesquisas sobre complicações informaram muitos casos de déficits neurológicos pós-operatórios que foram atribuídos à anestesia regional quando, de fato, apenas a anestesia geral tinha sido usada. Os déficits pós-parto, incluindo a neuropatia cutânea lateral do fêmur, queda do pé e paraplegia, eram reconhecidos antes da era moderna da anestesia e ainda ocorrem na falta de anestésicos. Mais obscuros são os casos de pós-anestesia complicados pelas condições concomitantes, como aterosclerose, diabetes melito, doença do disco intervertebral e transtornos espinais.

H. Hematoma Espinal ou Epidural

O trauma da agulha ou do cateter às veias epidurais causa, com frequência, pequeno sangramento no canal espinal, embora geralmente sem consequências. Um hematoma espinal clinicamente significativo pode ocorrer após anestesia espinal ou epidural, especialmente na presença de coagulação anormal ou transtorno de sangramento. A incidência desses hematomas foi estimada em cerca de 1:150.000 para bloqueios epidurais e 1:220.000 para anestésicos espinais. A grande maioria dos casos informados ocorreu em pacientes com coagulação anormal ou secundário a doenças ou terapias farmacológicas. Muitos hematomas apareceram imediatamente depois da remoção do cateter epidural. Por isso, a inserção e remoção de um cateter epidural são fatores de risco.

O insulto patológico à medula e aos nervos espinais se deve ao efeito de massa do hematoma que comprime o tecido neural e causa lesão por pressão direta e isquemia. O diagnóstico e o tratamento devem ser realizados rapidamente, para evitar sequelas neurológicas permanentes. O início dos sintomas é tipicamente mais súbito que aquele dos abscessos epidurais. **Os sintomas incluem dor aguda nas costas e na perna com fraqueza motora e/ou disfunção do esfíncter.** Em caso de suspeita de hematoma, deve-se realizar investigação imediata por imagens neurológicas (ressonância magnética [MRI] ou tomografia computadorizada [CT]), além da consulta ao neurocirurgião. Em muitos casos, recuperação neurológica satisfatória já ocorreu em pacientes submetidos à descompressão cirúrgica dentro de 8-12 horas.

A anestesia neuraxial deverá ser evitada em pacientes com coagulopatia, trombocitopenia significativa, disfunção plaquetária ou naqueles que tenham recebido terapia fibrinolítica/trombolítica. As diretrizes da prática deverão ser revisadas, se a anestesia neuraxial for considerada para esses pacientes, e o risco *versus* benefícios dessas técnicas deverão ser ponderados e delineados no processo de consentimento informado.

I. Meningite e Aracnoidite

A infecção do espaço subaracnoide pode surgir após bloqueios neuraxiais como resultado da contaminação do equipamento ou das soluções injetadas, ou ainda por causa de organismos residentes da pele. Os cateteres de demora podem-se tornar colonizados com organismos que então se deslocam profundamente causando infecção. Felizmente, essas ocorrências são raras.

A aracnoidite, outra complicação rara informada da anestesia neuraxial, pode ser infecciosa ou não infecciosa. Clinicamente, ela é caracterizada por dor e outros sintomas neurológicos e, nas imagens radiográficas, é vista como um agrupamento das raízes dos nervos. Casos de aracnoidite foram associados à presença de detergente em uma preparação de procaína espinal. A aracnoidite lombar foi informada associada a uma injeção de esteroide subaracnoide, mas é mais geralmente observada após cirurgia espinal ou traumatismo. Antes da ampla disponibilidade de bandejas de anestesia espinal descartáveis de uso único, soluções cáusticas usadas para limpar agulhas espinais reutilizáveis causavam meningite química e disfunção neurológica intensa. Técnica estritamente estéril deverá ser empregada, e máscaras faciais deverão ser usadas por todos os indivíduos na sala, onde bloqueios neuraxiais devem ser realizados. Justifica-se a atenção cuidadosa na sala de trabalho de parto onde membros da família estão geralmente curiosos para ver o que está sendo feito para reduzir a dor da parturiente. Esses indivíduos deverão ser avisados para evitar contaminar a bandeja, caso a política do hospital permita a presença deles durante a realização do bloqueio epidural. Se permitido, os familiares também deverão usar máscara para evitar a contaminação da bandeja epidural com a flora oral.

J. Abscesso Epidural

O abscesso epidural espinal (EA) é uma complicação rara, mas potencialmente devastadora da anestesia neuraxial. A incidência informada varia amplamente, de 1:6.500 a 1:500.000 epidurais. Esse abscesso pode ocorrer em pacientes que não receberam anestesia regional; nesses casos, os fatores de risco incluem traumatismo na coluna, uso de drogas injetáveis e procedimentos neurocirúrgicos. A maioria dos casos relatados de anestesia envolve cateteres epidurais. Em uma série informada, verificou-se a média de 5 dias a partir da inserção do cateter até o desenvolvimento dos sintomas, embora a apresentação possa ser retardada por várias semanas.

Existem quatro estágios clínicos clássicos de EA, embora progressão e duração possam variar. Inicialmente, os sintomas incluem dor nas costas ou nas vértebras, intensificada por percussão na coluna. Segundo, ocorre desenvolvimento de raiz do nervo ou dor radicular. O terceiro estágio é marcado por déficits sensitivos e/ou motores ou por disfunção do esfíncter. A paraplegia ou paralisia marca o quarto estágio. De modo ideal, o diagnóstico é feito nos estágios iniciais. O prognóstico tem coerentemente demonstrado se correlacionar com o grau de disfunção neurológica à época do diagnóstico. Dor nas costas e febre após anestesia epidural deverá alertar o médico para a possibilidade de um EA. Dor radicular ou déficit neurológico aumentam a urgência da investigação. Uma vez suspeito um EA, o cateter deverá ser removido (se ainda estiver presente) e a ponta submetida à cultura. O sítio da injeção é examinado quanto à evidência de infecção; se houver pus, a amostra deverá ser enviada para cultura. Devem-se obter culturas de sangue. Se a suspeita for significativa, e as culturas tiverem sido obtidas, poder-se-á instituir o tratamento anti-*Staphylococcus*, pois os organismos mais comuns causando EA são *Staphylococcus aureus* e *Staphylococcus epidermidis*. A investigação por imagens de MRI ou CT deverá ser efetuada para confirmar ou descartar o diagnóstico. Recomenda-se consulta prévia sobre doença neurocirúrgica ou infecciosa. Além dos antibióticos, o tratamento de EA geralmente envolve descompressão (laminectomia), embora a drenagem percutânea com orientação fluoroscópica ou CT também já tenha sido relatada. Os relatórios de pacientes sem sinais neurológicos sendo tratados somente com antibióticos são muito poucos.

As estratégias sugeridas para a proteção contra a ocorrência de um EA incluem: (1) minimizar a manipulação dos cateteres e manter um sistema fechado, quando possível; (2) usar filtro bacteriano de micropore (0,22 -μm); e (3) remover o cateter epidural ou, pelo menos, trocar o cateter, o filtro e a solução depois de um período de tempo definido (p. ex., alguns médicos substituem ou removem todos os epidurais após 4 dias).

K. Desvio de um Cateter Epidural

Existe o risco de os cateteres neuraxiais se desviarem do rumo e se romperem dentro dos tecidos, caso sejam recolhidos pela agulha. Se um cateter precisar ser recolhido, enquanto a agulha permanecer *in situ*, ambos deverão ser cuidadosamente recolhidos *em conjunto*. Se o cateter se romper dentro do espaço epidural, muitos especialistas sugerem deixá-lo no local e observar o paciente. Se, porém, o rompimento ocorrer em tecidos superficiais, o cateter deverá ser removido cirurgicamente.

Complicações Associadas à Toxicidade da Droga

A. Toxicidade Sistêmica

A absorção de quantidades excessivas de anestésico local pode produzir níveis sanguíneos tóxicos (consulte "Injeção Intravascular"). A absorção excessiva de bloqueios epidurais ou caudais é rara, quando doses adequadas do anestésico local são empregadas.

B. Sintomas Neurológicos Transitórios

Descritos pela primeira vez em 1993, os **sintomas neurológicos transitórios** (TNS, para *transient neurological symptoms*), também conhecidos como irritação radicular transitória, se caracterizam por dor nas costas que se irradia para as pernas sem déficits sensitivos ou motores, ocorrendo depois da resolução da anestesia espinal e se resolvendo espontaneamente dentro de alguns dias. Ela está mais frequentemente associada à lidocaína hiperbárica (incidência de até 11,9%), mas também tem sido informada com a tetracaína (1,6%), bupivacaína (1,3%), mepivacaína, prilocaína, procaína e ropivacaina subaracnoide. Existem também relatórios de caso de TNS após anestesia epidural. A incidência dessa síndrome é a maior entre pacientes ambulatoriais, especialmente homens submetidos à cirurgia na posição de litotomia, sendo a menor entre pacientes internados e submetidos à cirurgia em outras posições que não a de litotomia. Acredita-se que a patogênese de TNS represente neurotoxicidade de anestésicos locais dependente da concentração.

C. Neurotoxicidade por Lidocaína

A síndrome da cauda equina (CES) foi associada ao uso de cateteres espinais contínuos (antes de serem retirados) e à lidocaína a 5% (consulte "Cateteres Espinais"). Essa síndrome se caracteriza por disfunção do intestino e da bexiga junto com a evidência de lesão de raízes de múltiplos nervos. A lesão é do tipo de neurônios motores inferiores com paresia das pernas. Os déficits sensitivos podem ser irregulares e ocorrem tipicamente em um padrão de nervo periférico. A dor pode ser similar àquela do comprometimento de uma raiz de nervo. Estudos com animais sugerem que o acúmulo ou a "má distribuição" de soluções hiperbáricas de lidocaína podem danificar as raízes dos nervos da cauda equina. Entretanto, há relatórios de CES ocorrendo após uma única aplicação rotineira de espinais com lidocaína. A CES também já foi mencionada após anestesia epidural.

DISCUSSÃO DE CASO

Anestesia Neuraxial para Litotripsia

Um senhor de 56 anos se apresenta para cistoscopia e colocação de *stent* para um cálculo renal significativo. Ele tem longa história de problemas espinais e se submeteu à fusão da espinha cervical (C3-C6) e laminectomia com fusão da coluna lombar inferior (L3-L5). No exame, ele não apresenta flexão ou extensão do pescoço e tem uma via aérea Mallampati de classe IV.

Quais tipos de anestesia são apropriados para este paciente?

A cistoscopia e a colocação de *stent* geralmente exigem anestesia geral ou neuraxial. A seleção do tipo de anestesia, como sempre, deverá ter como base a preferência do paciente após o consentimento informado. Esse paciente apresenta dificuldades em potencial tanto para a anestesia geral quanto para a epidural. A excursão limitada da coluna cervical, junto com a anatomia da via aérea de classe IV, torna difícil a intubação e, possivelmente, a ventilação quase com certeza. A indução da anestesia geral seria a mais segura após proteção da via aérea com intubação broncofibroscópica com manter o paciente acordado.

A anestesia regional também apresenta um problema: o paciente já sofreu antes uma cirurgia na coluna, na região lombar, onde a anestesia neuraxial é executada com mais frequência. Alguns médicos consideram a cirurgia anterior na coluna como uma contraindicação relativa à anestesia neuraxial. A distorção pós-operatória da anatomia torna o bloqueio tecnicamente desafiador e pode aumentar a probabilidade de falha, de punção dural acidental durante a anestesia epidural, parestesias e disseminação imprevisível dos anestésicos locais. A maioria dos médicos acredita que o bloqueio neuraxial pode ser realizado com segurança acima ou abaixo do nível da cirurgia. Na verdade, a laminectomia lombar pode facilitar a anestesia espinal ao nível da cirurgia.

Caso o(a) paciente escolha receber a anestesia neuraxial, as anestesias espinal ou epidural seriam mais apropriadas?

A simpatectomia associada e a queda subsequente na pressão arterial são mais graduais depois da anestesia epidural que aquelas seguintes à anestesia espinal. Seja qual for o tipo de anestesia, a hipotensão significativa deverá ser tratada com vasoconstritores e fluidos; a bradicardia também deverá ser tratada.

Após explicação das opções, o paciente parece compreender os riscos de ambos os tipos de anestesia e prefere a anestesia epidural. A colocação do cateter epidural é tentada no interespaço de L1-L2, mas ocorre uma punção dural acidental; Quais opções estão agora disponíveis?

As opções incluem a injeção de uma dose espinal de anestésico local pela agulha epidural para induzir a anestesia espinal, passando-se um cateter epidural para o espaço subaracnoide para execução de uma anestesia espinal contínua, ou prosseguindo com a intubação de fibra óptica com o paciente acordado antes da anestesia geral. Caso uma dose espinal de anestésico local seja injetada, a seringa e a agulha deverão ser mantidas no sítio por alguns momentos para prevenir vazamento retrógrado significativo de anestésico pelo orifício dural grande. A inserção de um cateter epidural pela agulha e para dentro do espaço subaracnoide permite a redosagem subsequente e pode reduzir a incidência da cefaleia por punção dural. Quando o cateter avança no espaço subaracnoide bem abaixo de L2, ele não deverá avançar mais de 2-3 cm para evitar lesão da cauda equina.

Até onde uma punção dural afeta a anestesia epidural ou espinal subsequente?

Um perigo em potencial da anestesia epidural ao nível adjacente a uma grande punção dural é a possibilidade de vazamento de um volume pequeno do anestésico local pela punção dural e para dentro do espaço subaracnoide. O resultado seria um nível maior que o esperado de bloqueios sensitivo e motor. A injeção cuidadosa e incremental de anestésico local pode ajudar a evitar esse problema.

Por outro lado, uma grande punção dural pode, teoricamente, reduzir o efeito da anestesia espinal subsequente a um nível adjacente. Uma vez que só uma pequena quantidade seja usada, o vazamento de anestésico local com CSF pela punção dural pode, na teoria, limitar a disseminação da solução em sentido cefálico.

DIRETRIZES

Hawkins J, Arens J, Bucklin B, et al: Practice guidelines for obstetric anesthesia. Anesth 2007;106:843.

Horlocker TT, Wedel DJ, Rowlingson JC, et al: Regional anesthesia in the patient receiving antithrombotic or thrombolytic therapy: American Society of Regional Anesthesia and Pain Medicine Evidence-Based Guidelines (Third Edition). Reg Anesth Pain Med 2010;35:64.

REFERÊNCIAS

Auroy Y, Narchi P, Messiah A, et al: Serious complications related to regional anesthesia: results of a prospective survey in France. Anesthesiology 1997;87:479.

Auroy Y, Benhamou D, Bargues L, et al: Major complications of regional anesthesia in France. Anesthesiology 2002;97:1274.

Apfel CC, Saxena A, Cakmakkaya O, et al: Prevention of postdural puncture headache after accidental dural puncture: a quantitative systematic review. Br J Anaesth 2010;105:255.

Arzola C, Davies S, Rofaeel A, et al: Ultrasound using the transverse approach to the lumbar spine provides reliable landmarks for labor epidurals. Anesth Analg 2007;104:1188.

Birnbach D, Ranasinghe J. Anesthesia complications in the birthplace; is the neuraxial block always to blame? Clin Perinatol 2008;35:35.

Broadman LM, Hannallah RS, Norden JM, McGill WA: "Kiddie caudals": experience with 1154 consecutive cases without complications. Anesth Analg 1987;66:S18.

Brookman CA, Rutledge ML: Epidural abscess: case report and literature review. Reg Anesth Pain Med 2000;25:428.

Chin KJ, Karmakar M, Peng P: Ultrasonography of the adult thoracic and lumbar spine for central neuraxial blockade. Anesthesiology 2011;114:1459.

Chin K J, Perlas A, Chan V, et al: Ultrasound imaging facilitates spinal anesthesia in adults with difficult surface anatomic landmarks. Anesthesiology 2011;115:94.

Choi S, Brull R. Neuraxial techniques in obstetric and nonobstetric patients with common bleeding diasthesis. Anesth Analg 2009;109:648.

Cook TM, Counsell D, Wildsmith JA. Major complications of central neuraxial block: report on the Third National Audit Project of the Royal College of Anaesthetists. Br J Anaesthes 2009;102:179.

Cousins MJ, Bridenbaugh PO, Carr DB, Horlocker TT: *Neural Blockade in Clinical Anesthesia and Pain Management*, 4th ed. Lippincott, Williams & Wilkins, 2008.

Dahlgren N, Tornebrandt K: Neurological complications after anaesthesia. A follow-up of 18,000 spinal and epidural anaesthetics performed over three years. Acta Anaesthesiol Scand 1995;39:872.

Dalens B: Some current controversies in paediatric regional anaesthesia. Curr Opin Anaesthesiol 2006;19:301.

Ecoffey C, Lacroiz F, Giaufre E, et al: Epidemiology and morbidity of regional anesthesia in children: a follow-up one year prospective survey of the French-Language Society of Paediatric Anaesthesiologists (ADARPEF). Pediatr Anesth 2010;20:1061.

Ellis H, Feldman S, Harrop-Griffiths W: *Anatomy for Anaesthetists*, 8th ed. Blackwell Publishing, 2004.

Grände P: Mechanisms behind postspinal headache and brain stem compression following lumbar dural puncture–a physiological approach. Acta Anaesthesiol Scand 2005;49:619.

Green L, Machin S: Managing anticoagulated patients during neuraxial anaesthesia. Br J Haematol 2010;149:195.

Hebl J, Horlocker T, Kopp S, et al: Neuraxial blockade in patients with preexisting spinal stenosis, lumbar disk disease, or prior spinae surgery: efficacy and neurologic complications. Anesth Analg 2010;111:1511.

Khalil S, Campos C, Farag AM, et al: Caudal block in children. Anesthesiology 1999;91:1279.

Lee LA, Posner KL, Domino KB, et al: Injuries associated with regional anesthesia in the 1980s and 1990s: a closed claims analysis. Anesthesiology 2004;101:143.

Liu SS, McDonald SB: Current issues in spinal anesthesia. Anesthesiology 2001;94:888.

Munnur U, Suresh S: Backache, headache, and neurological deficit after regional anesthesia. Anesthesiol Clin North Am 2003;21:71.

Peutrell JM, Lonnqvist P: Neuraxial blocks for anaesthesia and analgesia in children. Curr Opin Anaesthesiol 2003;16:461.

Pollard JB: Cardiac arrest during spinal anesthesia: common mechanisms and strategies for prevention. Anesth Analg 2001;92:252.

Reynolds F: Neurological infections after neuraxial anesthesia. Anesthesiol Clin 2008;26:23.

Rodgers A, Walker N, Schug S, et al: Reduction of postoperative mortality and morbidity with epidural or spinal anaesthesia: results from overview of randomised trials. BMJ 2000;321:1493.

Rukewe A, Alonge T, Fatiregun A: Spinal anesthesia in children: no longer an anathema. Pediatr Anesth 2010;20:1036.

Sarubbi FA, Vasquez JE: Spinal epidural abscess associated with the use of temporary epidural catheters: report of two cases and review. Clin Infect Dis 1997;25:1155.

Steiner L, Hauenstein L, Ruppen W, et al: Bupivacaine concentrations in lumbar cerebrospinal fluid in patients with failed spinal anaesthesia. Br J Anaesth 2009;102:839.

Suresh S, Wheeler M: Practical pediatric regional anesthesia. Anesthesiol Clin North Am 2002;20:83.

Vercauteren M, Heytens L: Anaesthetic considerations for patients with a pre-existing neurological deficit: are neuraxial techniques safe? Acta Anaesthesiol Scand 2007;51:831.

Wong CA: Nerve injuries after neuraxial anaesthesia and their medico legal implications. Best Pract Res Clin Obstet Gynaecol 2010;24:367.

CAPÍTULO 46

Bloqueios de Nervos Periféricos

Sarah J. Madison, MD ▪ Brian M. Ilfeld, MD, MS

CONCEITOS-CHAVE

1. Além de potente, a anestesia regional pode levar a reduções na resposta ao *stress*, exigências analgésicas sistêmicas, reações adversas associadas aos opioides, exigências da anestesia geral e, possivelmente, na incidência de dor crônica.
2. Os anestésicos regionais deverão ser administrados em uma área onde monitores hemodinâmicos padronizados, oxigênio suplementar e medicamentos e equipamento de reanimação estejam prontamente disponíveis.
3. O anestésico local pode ser depositado em qualquer ponto ao longo do plexo braquial, dependendo dos efeitos desejados do bloqueio: interescalênico para procedimentos cirúrgicos no ombro e úmero proximal: e supraclavicular, infraclavicular e axilar para cirurgias distais à porção média do úmero.
4. Um bloqueio interescalênico adequadamente executado invariavelmente bloqueia o nervo frênico ipsolateral, de modo que a maior consideração possível deverá ser dedicada aos pacientes com doença pulmonar intensa ou paralisia preexistente do nervo frênico contralateral.
5. O bloqueio do plexo braquial ao nível distal fornece anestesia excelente para procedimentos no cotovelo ou em sítio distal a ele. O braço e o ombro não são anestesiados com essa abordagem. Como ocorre com outros bloqueios do plexo braquial, o nervo intercostal (dermátomo de T2) é poupado.
6. Os nervos: axilar, musculocutâneo e cutâneo braquial medial se ramificam do plexo braquial proximal ao sítio em que o anestésico local é depositado durante um bloqueio do nervo axilar e, por isso, geralmente são poupados.
7. Com frequência, é necessário anestesiar um único terminal neural, seja para procedimentos cirúrgicos menores com campo limitado ou como suplemento para um bloqueio incompleto do plexo braquial. Os nervos terminais podem ser anestesiados em qualquer local ao longo de seu curso, mas o cotovelo e o punho são dois dos sítios mais favorecidos.
8. A anestesia regional intravenosa, também chamada de bloqueio de Bier, pode fornecer anestesia cirúrgica intensa para procedimentos cirúrgicos curtos (45-60 min) em uma extremidade.
9. Um bloqueio isolado do nervo femoral só fornecerá anestesia cirúrgica, mas ele é usado com frequência para fornecer analgesia para procedimentos no quadril, coxa, joelho e tornozelo.
10. Os bloqueios do plexo lombar posterior são úteis para procedimentos cirúrgicos envolvendo áreas inervadas pelos nervos femoral, cutâneo femoral lateral e obturador. A anestesia completa do joelho pode ser obtida com um bloqueio do nervo ciático proximal.
11. O bloqueio do nervo ciático pode ocorrer em qualquer sítio ao longo de seu curso e é indicado para procedimentos cirúrgicos envolvendo o quadril, coxa, joelho, porção inferior da perna e pé.
12. Os bloqueios do nervo poplíteo fornecem cobertura excelente para a cirurgia do pé e do tornozelo, enquanto poupa a maior parte dos músculos dos tendões, permitindo levantar o pé com flexão do joelho e, assim, facilitando a deambulação. Todos os bloqueios do nervo ciático falham no fornecimento de anestesia completa para o aspecto cutâneo do meio da perna e para a cápsula da articulação do tornozelo, mas quando se adiciona o bloqueio do nervo safeno (ou femoral) atinge-se a anestesia completa da área abaixo do joelho.
13. O bloqueio completo do tornozelo exige uma série de cinco bloqueios neurais, mas o processo pode ser alinhado para minimizar as inserções de agulhas. São necessárias todas as cinco injeções para anestesiar o pé completamente; entretanto, muitos procedimentos cirúrgicos envolvem somente alguns nervos terminais e somente os nervos afetados deverão ser bloqueados.

(*Continua*)

(*Continuação*)

14 Os bloqueios intercostais resultam nos mais altos níveis sanguíneos de anestésico local por volume injetado de qualquer bloqueio no corpo e todo cuidado deve ser tomado para evitar níveis tóxicos desse anestésico.

15 O espaço paravertebral torácico é definido posteriormente pelo ligamento costotransverso superior, anteriormente pela pleura parietal, medialmente pelas vértebras e forames intervertebrais e inferior e superiormente pelas cabeças das costelas.

16 Os nervos subcostal (T12), ilioinguinal (L1) e ílio-hipogástrico (L1) são visados no bloqueio do plano transverso do abdome, para fornecer anestesia ao abdome inferior ipsolateral abaixo do umbigo.

O conhecimento da anatomia e das técnicas da anatomia regional é exigido de todo anestesiologista competente. Embora as relações anatômicas não tenham se alterado com o passar do tempo, nossa habilidade de as identificar evoluiu muito. Desde as técnicas de busca da parestesia descritas por Winnie em meados do século XX à popularização dos estimuladores neurais e à introdução da orientação por ultrassom, os anestesiologistas e seus pacientes têm-se beneficiado da evolução da tecnologia. O campo da anestesia regional tem-se expandido de acordo para o que trata não só das preocupações intraoperatórias do profissional, mas também para o tratamento mais prolongado da dor perioperatória.

1 Além de potente, a anestesia regional pode levar a reduções na resposta ao *stress*, exigências analgésicas sistêmicas, reações adversas associadas aos opioides, exigências da anestesia geral e, possivelmente, no desenvolvimento da dor crônica.

SELEÇÃO DE PACIENTES

A seleção da técnica anestésica regional é um processo que se inicia com a história e o exame físico completos. Embora muitos pacientes sejam candidatos à anestesia/analgesia regional, assim como em qualquer procedimento clínico, é preciso realizar uma análise da relação risco-benefício. A proporção entre risco-benefício frequentemente favorece a anestesia regional em pacientes com comorbidades múltiplas para que o anestésico geral representa risco maior. Além disso, pacientes intolerantes aos analgésicos sistêmicos (p. ex., aqueles portadores de apneia obstrutiva do sono ou em alto risco para náusea) podem-se beneficiar dos efeitos de preservação dos opioides dos analgésicos regionais. Pacientes com dor crônica e tolerância aos opioides podem receber ótima analgesia com o bloqueio contínuo dos nervos periféricos (a chamada infusão perineural de anestésico local).

O conhecimento abrangente da anatomia e a compreensão do procedimento cirúrgico planejado são importantes para a seleção de uma técnica anestésica regional apropriada. Se possível, a discussão com o cirurgião sobre as várias considerações (colocação de torniquete, enxerto ósseo, duração projetada da cirurgia) é ideal. Além disso, o conhecimento do curso antecipado da recuperação e do nível antecipado de dor pós-operatória influenciará, com frequência, as decisões específicas sobre uma técnica anestésica regional (p. ex., injeção única *versus* bloqueio contínuo dos nervos periféricos).

RISCOS E CONTRAINDICAÇÕES

A cooperação e a participação do paciente são essenciais ao sucesso e à segurança de todos os procedimentos anestésicos regionais; pacientes sem capacidade de permanecerem imóveis para um procedimento podem estar expostos a risco aumentado, como: pacientes pediátricos mais novos e alguns indivíduos com distúrbio mental, assim como aqueles com demência ou transtornos de movimento. Os transtornos de sangramento e a anticoagulação farmacológica aumentam o risco de hematoma ou hemorragia, e esse risco precisa ser equilibrado contra os possíveis benefícios do bloqueio regional. Os locais específicos para bloqueio de nervos periféricos que justificam a maior preocupação são: plexo lombar posterior e bloqueios paravertebrais por causa de sua proximidade relativa ao espaço retroperitoneal e ao eixo neural, respectivamente.

A colocação de uma agulha de bloqueio através de um sítio de infecção pode, teoricamente, carregar material infeccioso para o corpo, onde representa risco ao tecido-alvo do nervo e às estruturas ao redor. Portanto, a presença de infecção local é uma contraindicação relativa à execução de um bloqueio de nervo periférico. Os cateteres perineurais de demora podem servir de ninho de infecção. Entretanto, os riscos em pacientes com infecção sistêmica continuam desconhecidos.

Embora a lesão dos nervos seja sempre uma possibilidade na presença de anestésico regional, alguns pacientes estão em situação de risco aumentada. Indivíduos com condições preexistentes (p. ex., neuropatia periférica ou lesão anterior do nervo) podem ter incidência maior de complicações, incluindo bloqueio sensitivo-motor prolongado ou permanente. Os mecanismos precisos ainda precisam ser claramente definidos, mas podem envolver isquemia local por causa da pressão alta da injeção ou de vasoconstritores, um efeito neurotóxico de anestésicos locais, ou trauma direto ao tecido do nervo.

Outros riscos associados à anestesia regional incluem: toxicidade do anestésico local por causa da injeção intravascular ou absorção perivascular. Na ocorrência de reação tóxica ao anestésico local, poderão ocorrer convulsões e colapso cardiovascular. Medidas de suporte deverão se iniciar imediatamente, incluindo a solicitação de assistência com Código Azul, início da reanimação cardiopulmonar, administração de emulsão de lipídios para sequestro do anestésico local e preparação para derivação cardiopulmonar.

Os riscos específicos do sítio também deverão ser considerados para cada paciente individualmente. Em um paciente com compromisso pulmonar intenso ou com paralisia hemidiafragmática, por exemplo, um bloqueio do plexo cervical profundo ou interescalênico com bloqueio resultante do nervo frênico poderá ser desastroso.

ESCOLHA DO ANESTÉSICO LOCAL

A decisão sobre qual anestésico local se deve aplicar para um bloqueio neural em particular depende do início, duração e bloqueamento relativo desejados das fibras sensitivas e motoras. O potencial para a toxicidade deverá ser considerado, assim como os riscos específicos do sítio. Uma discussão detalhada de anestésicos locais é fornecida em outro local [deste texto] (Capítulo 16).

PREPARAÇÃO

2 Os anestésicos regionais deverão ser administrados em uma área onde monitores hemodinâmicos padronizados, oxigênio suplementar e medicamentos e equipamento de reanimação estejam prontamente disponíveis. Os pacientes deverão ser monitorados com oximetria de pulso, pressão arterial não invasiva e eletrocardiografia; a medição de CO_2 tidal final e a fração de oxigênio inspirado (FiO_2) também deverão estar disponíveis. O posicionamento deverá ser ergonomicamente favorável ao médico e confortável para o paciente. A pré-medicação intravenosa deverá ser aplicada para acalmar a ansiedade e minimizar o desconforto. Benzodiazepínico de ação relativamente curta e opioides são os recursos mais frequentemente usados e deverão ser titulados quanto ao conforto, enquanto garantindo que os pacientes respondam a dicas verbais. A técnica esterilizada deverá ser obedecida à risca.

TÉCNICAS DE BLOQUEIO

Técnica de Bloqueio de Campo

O *bloqueio de campo* é uma injeção anestésica local que visa a nervos cutâneos terminais (**Figura 46-1**). O uso desses bloqueios é comum entre os cirurgiões para minimizar a dor da incisão, e podem ser usados como técnica complementar ou como anestésico único para procedimentos mínimos superficiais. Com frequência, os anestesiologistas usam bloqueios de campo para anestesiar o plexo cervical superficial para procedimentos envolvendo o pescoço e o ombro; o nervo inrtercostobraquial para cirurgia envolvendo a porção média da extremidade superior proximal ao cotovelo (em combinação com um bloqueio neural do plexo braquial); e o nervo safeno para cirurgia envolvendo a porção medial da perna ou a articulação do tornozelo (em combinação com bloqueio do nervo ciático). Os bloqueios de campo podem não ser adequados em casos em que eles obscurecerem a anatomia operatória, ou onde a acidose do tecido local por causa de infecções impedir o funcionamento efetivo do anestésico local.

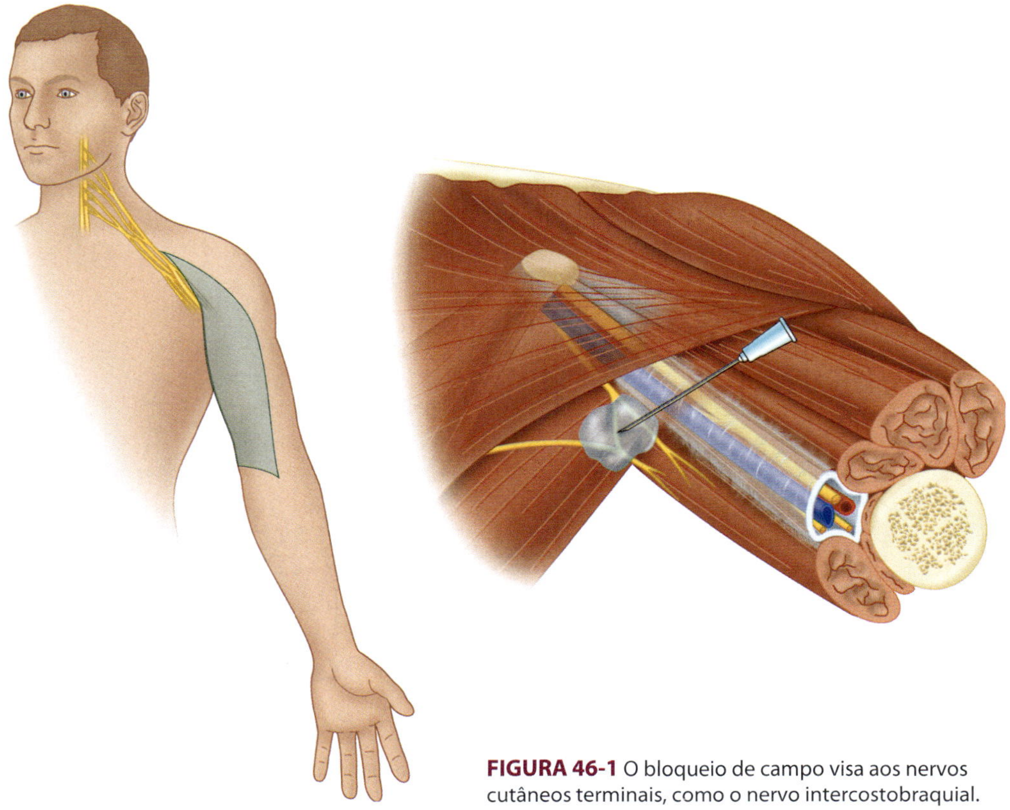

FIGURA 46-1 O bloqueio de campo visa aos nervos cutâneos terminais, como o nervo intercostobraquial.

Técnica de Parestesia

Antigamente considerada como o esteio principal da anestesia regional, essa técnica é hoje raramente usada para localização do nervo. Atualmente, usando-se as relações anatômicas conhecidas e os marcos de superfície como guia, coloca-se uma agulha de bloqueio nas proximidades do nervo ou do plexo-alvo. Quando a agulha entra em contato direto com um nervo sensitivo, provoca-se a parestesia (sensação anormal) na área de distribuição sensitiva.

Técnica de Estimulação Neural

Para essa técnica, uma agulha isolada concentra corrente elétrica na ponta, enquanto um fio anexo ao miolo da agulha se conecta a um estimulador neural – um equipamento à bateria que emite uma corrente elétrica fraca (0-5 mA) a intervalos definidos (geralmente 1 ou 2 Hz). Um eletrodo de aterramento é colocado no paciente para completar o circuito (Figura 46-2). Quando a agulha isolada for colocada próxima a um nervo motor, as contrações musculares são induzidas, e o anestésico local é injetado. Embora seja comum redirecionar a agulha de bloqueio até a ocorrência dessas contrações a uma corrente inferior a 0,5 mA, existe evidência insuficiente para apoiar essa corrente específica em todos os casos. Da mesma forma, embora alguns tenham sugerido que a contração muscular com corrente inferior a 0,2 mA implique em colocação intraneural da agulha, existe pouca evidência de suporte a esse ponto de corte específico. Apesar disso, a maioria dos médicos injeta anestésico local quando a corrente entre 0,2 e 0,5 mA resulta em resposta muscular. Para a maioria dos bloqueios usando essa técnica, 30-40 mL de anestésico são geralmente injetados com aspiração suave entre doses divididas.

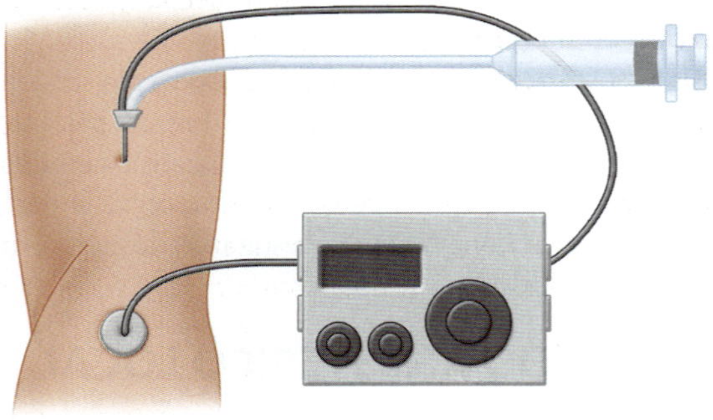

FIGURA 46-2 Um estimulador neural envia uma pequena quantidade de corrente elétrica para a agulha de bloqueio para facilitar a localização do nervo.

Técnica de Ultrassom

O ultrassom para localização de nervos periféricos está se tornando cada vez mais popular; ele pode ser usado isoladamente ou combinado com outras modalidades tal como a estimulação do nervo. O ultrassom usa ondas sonoras de alta frequência (1-20 MHz) emitidas de cristais piezoelétricos que viajam a taxas diferentes pelos tecidos de diferentes densidades, retornando um sinal ao transdutor. Dependendo da amplitude do sinal recebido, os cristais se deformam para criar uma voltagem eletrônica que se converte em uma imagem bidimensional em escala de cinza. O grau de eficiência em que o som passa através de uma substância determina sua ecogenicidade. As estruturas e substâncias pelas quais o som passa com facilidade são descritas como *hipoecoicas* e aparecem escuras ou pretas na tela do ultrassom. Por outro lado, as estruturas que refletem mais ondas sonoras aparecem mais brilhantes – ou brancas – na tela e são chamadas de *hiperecoicas*.

O melhor transdutor varia dependendo da profundidade do nervo-alvo e do ângulo de abordagem da agulha com relação ao transdutor (Figura 46-3). Transdutores de alta frequência fornecem um cenário de alta resolução com imagem relativamente clara, mas oferecem penetração insatisfatória no tecido e são, portanto, usados predominantemente para nervos mais su-

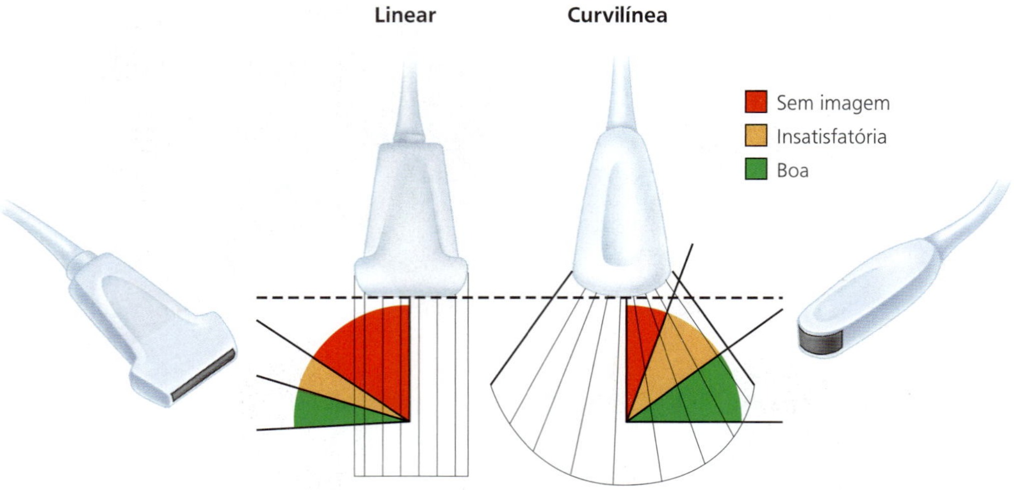

FIGURA 46-3 Uma sonda linear oferece resolução mais alta com menos penetração. A sonda curvilínea fornece melhor penetração com resolução mais baixa.

perficiais. Transdutores de baixa frequência fornecem uma imagem de qualidade inferior, mas com melhor penetração no tecido e são, assim, usados para estruturas mais profundas. Os transdutores lineares oferecem imagem não distorcida e são, portanto, sempre a primeira escolha entre os médicos. Entretanto, para nervos-alvo mais profundos que exigem ângulo mais agudo entre a agulha e o eixo longo do transdutor, um transdutor convexo (curvilínea) maximizará o retorno das ondas de ultrassom, fornecendo a melhor imagem da agulha (veja Figura 46-3). Os nervos são mais bem investigados por imagens em cortes seccionais transversos, em que eles têm a aparência característica de favo de mel ("eixo curto"). A inserção da agulha pode passar ou paralela ("no plano") ou não paralela ("fora do plano") ao plano das ondas de ultrassom (**Figura 46-4**). Diferentemente da estimulação do nervo isolada, a orientação por ultrassom permite a injeção de vários volumes de anestésico local com o volume final determinado pelo que se observar mediante visão direta. Essa técnica geralmente resulta em volume injetado menor de anestésico local (10-30 mL).

Bloqueios Contínuos de Nervos Periféricos

Também chamados de *infusão perineural de anestésico local,* os bloqueios contínuos de nervos periféricos envolvem a colocação de um cateter percutâneo adjacente a um nervo periférico, seguido da administração de anestésico local para prolongar um bloqueio de um nervo (**Figura 46-5**). As vantagens em potencial parecem depender do aperfeiçoamento bem-sucedido da analgesia e incluem reduções na dor dinâmica e em repouso, nas exigências complementares de analgésico, nas reações adversas relacionadas com os opioides e nos distúrbios do sono. Em alguns casos, a satisfação, a deambulação e o funcionamento do paciente podem ser melhorados; pode-se atingir a retomada acelerada da amplitude de movimento passivo da articulação e reduzir-se o tempo até a prontidão para a alta, assim como a alta real do hospital ou do centro de reabilitação.

Há muitos tipos de cateteres, incluindo os não estimuladores e estimuladores, os flexíveis e mais rígidos e aqueles pela agulha e sobre a agulha. Atualmente, existe pouca evidência de que um determinado *design* resulte em efeitos superiores. O anestésico local é a medicação primária administrada por infusão, pois os adjuvantes não acrescentam benefícios às infusões perineurais (diferentemente dos bloqueios de nervo periférico com injeção única). Anestésicos locais de longa duração (p. ex., a ropivacaína) são usados com mais frequência, pois fornecem uma proporção mais favorável de bloqueio sensitivo-motor (otimizando a analgesia e minimizando o bloqueio motor). Na tentativa de minimizar ainda mais qualquer bloqueio motor induzido, geralmente se administra por infusão o anestésico local diluído (0,1-0,2%); entretanto, evidência recente sugere que é a dose total, e não a concentração, que determina a maioria dos efeitos do bloqueio. Diferentemente dos bloqueios de nervos periféricos por injeção *única*, nenhum adjuvante acrescentado a uma *infusão* de anestésico local perineural demonstrou ser benéfico. O anestésico local pode ser administrado exclusivamente como doses em *bolus* repetidas ou como infusão basal, ou ainda como uma combinação dos dois métodos. Por meio de uma pequena bomba de infusão portátil (**Figura 46-6**), os bloqueios contínuos de nervos periféricos podem ser fornecidos no ambiente de ambulatório.

Como ocorre com todos os procedimentos clínicos, há riscos potenciais associados aos bloqueios contínuos de nervos periféricos, Portanto, essas infusões são geralmente reservadas para pacientes submetidos a procedimentos que resultem em dor pós-operatória difícil de controlar com analgésicos orais e que não se resolverá em menos tempo que o da duração de um bloqueio de nervos periféricos com injeção única. Complicações graves, relativamente raras, incluem toxicidade sistêmica

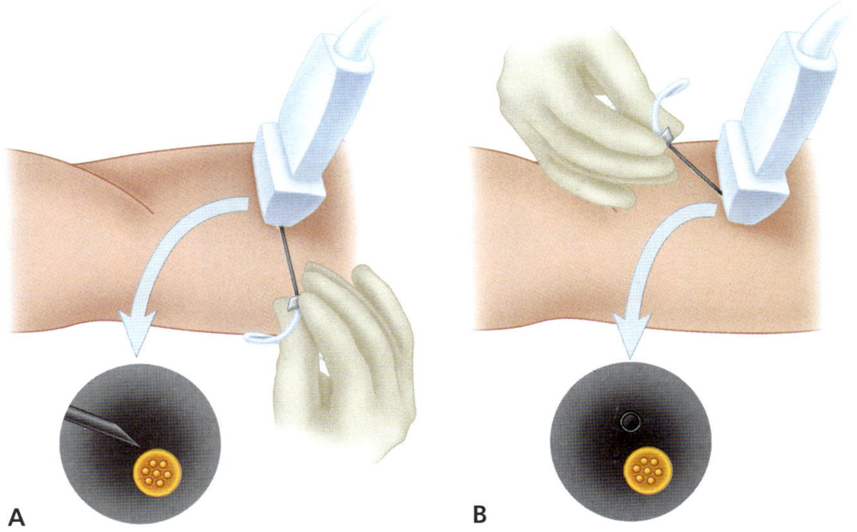

FIGURA 46-4 Abordagens de ultrassom no plano (**A**) e fora do plano (**B**).

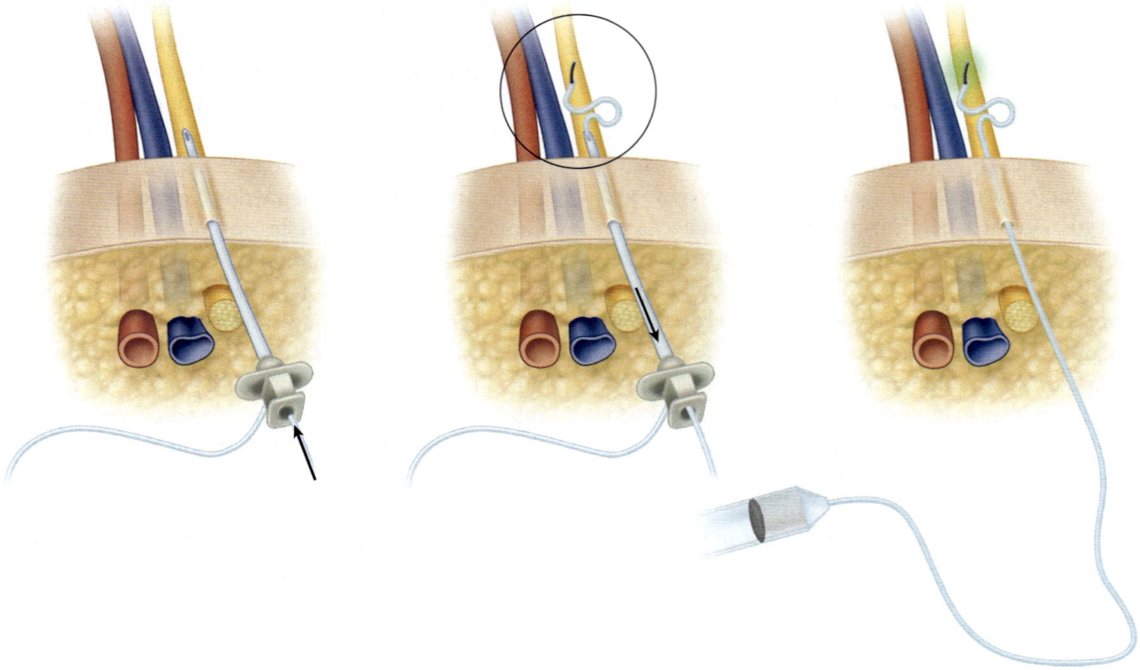

FIGURA 46-5 Colocação de cateter percutâneo adjacente a um nervo periférico.

do anestésico local, retenção do cateter, lesão do nervo, infecção e formação de hematoma retroperitoneal. Além disso, a infusão perineural que afeta o nervo femoral aumenta o risco de enfraquecimento, embora a que grau e por qual mecanismo específico (p. ex., déficits sensitivos, motores ou proprioceptivos) ainda permaneça desconhecido.

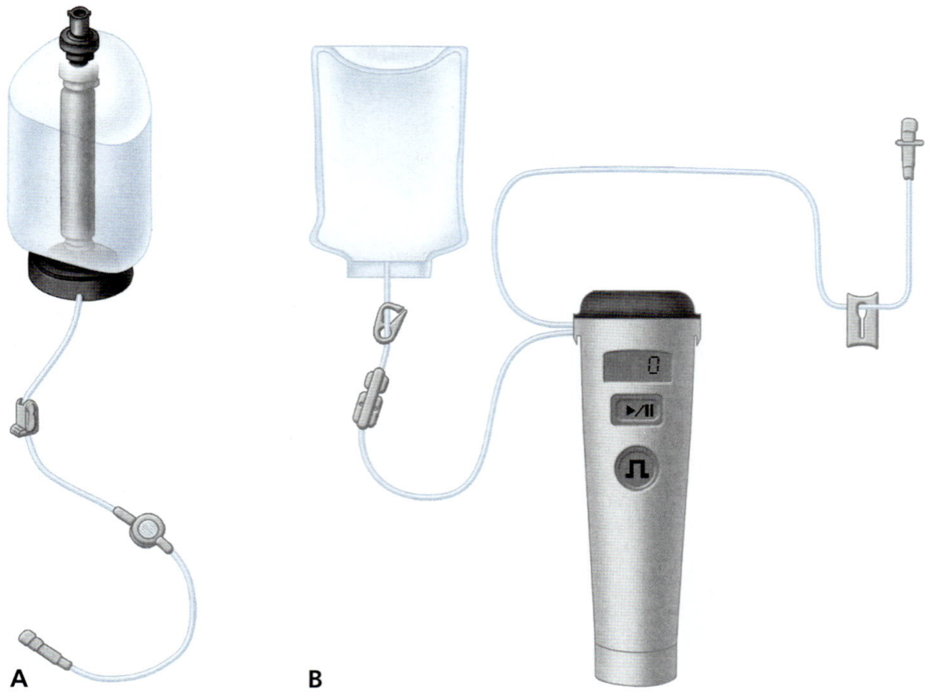

FIGURA 46-6 Bombas de infusão portáteis elastoméricas (**A**) e eletrônicas (**B**).

BLOQUEIOS DOS NERVOS PERIFÉRICOS DAS EXTREMIDADES SUPERIORES

Anatomia do Plexo Braquial

O plexo braquial é formado pela união das divisões primárias anteriores (ramos ventrais) do quinto até o oitavo nervos cervicais e os primeiros nervos torácicos. As contribuições de C4 e T2 são, em geral, menores ou ausentes. Ao saírem dos forames intervertebrais, as raízes neurais convergem formando troncos, divisões, cordões, ramos e, finalmente, em nervos terminais. Os três troncos distintos formados entre os músculos escalenos anterior e médio são denominados de superior, médio e inferior com base em sua orientação vertical. Ao passarem sobre a borda lateral da primeira costela e sob a clavícula, cada tronco se divide em divisões anterior e posterior. Quando o plexo braquial surge por baixo da clavícula, as fibras se combinam novamente para formar três cordões que são denominados conforme sua relação com a artéria axilar em: lateral, medial e posterior. Na borda lateral do músculo peitoral menor, cada cordão dá origem a um grande ramo antes de terminar como um nervo terminal maior. O cordão lateral dá origem ao ramo lateral do nervo mediano e termina como o nervo musculocutâneo; o cordão medial dá origem ao ramo medial do nervo mediano e termina como o nervo ulnar; e o cordão posterior dá origem ao nervo axilar e termina como o nervo radial. O anestésico local pode ser depositado em qualquer ponto ao longo do plexo braquial, dependendo dos efeitos de bloqueio desejados (Figura 46-7): interescalênico para procedimentos cirúrgicos no ombro e úmero proximal; e supraclavicular, infraclavicular e axilar para cirurgias distais à porção média do úmero.

3

Bloqueio Interescalênico

Um bloqueio interescalênico do plexo braquial é indicado para procedimentos, envolvendo o ombro e a porção superior do braço (Figura 46-8). As raízes de C5-7 são as que permitem o bloqueio mais denso nesta abordagem; e o nervo ulnar que se origina de C8 e T1 pode ser poupado. Portanto, os bloqueios interescalênicos não são apropriados para cirurgias no cotovelo ou distais a ele. Para a anestesia cirúrgica completa do ombro, pode ser necessário complementar os ramos cutâneos de C3 e C4 com um bloqueio superficial do plexo cervical ou com infiltração local.

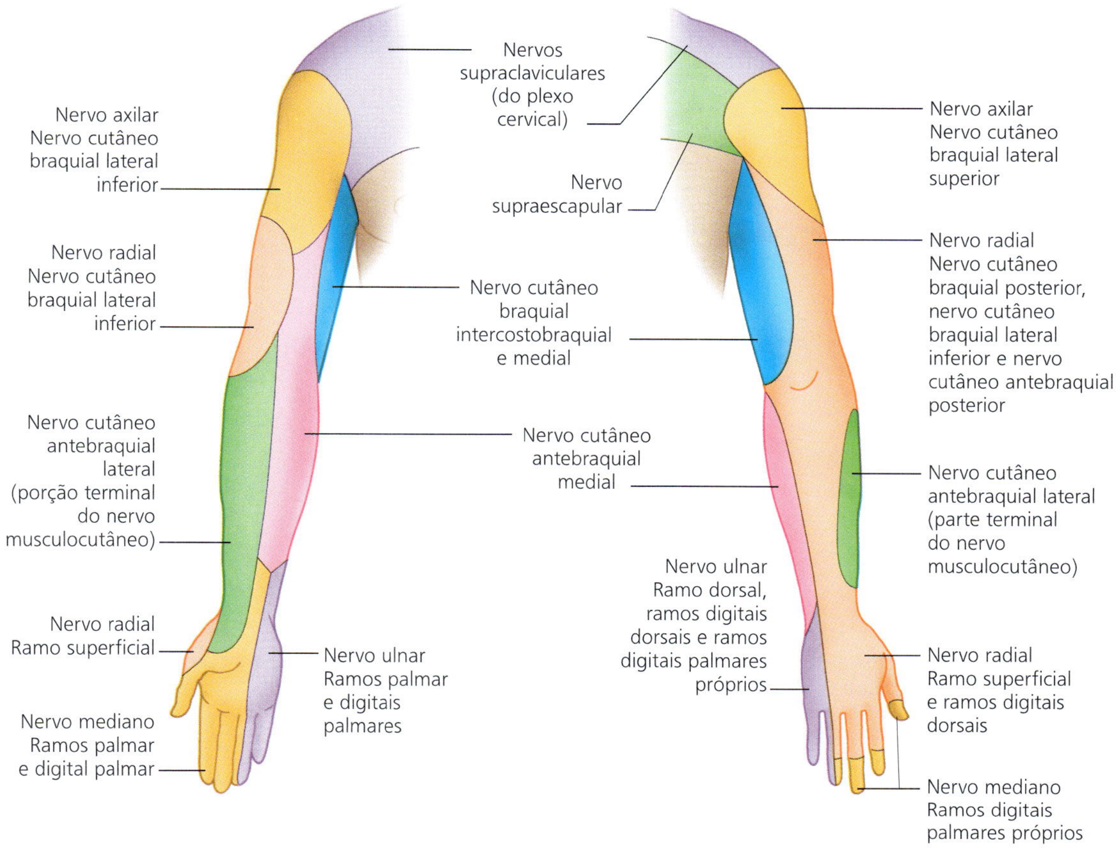

FIGURA 46-7 A localização da deposição de anestésico local ao longo do plexo braquial depende dos efeitos desejados com o bloqueio.

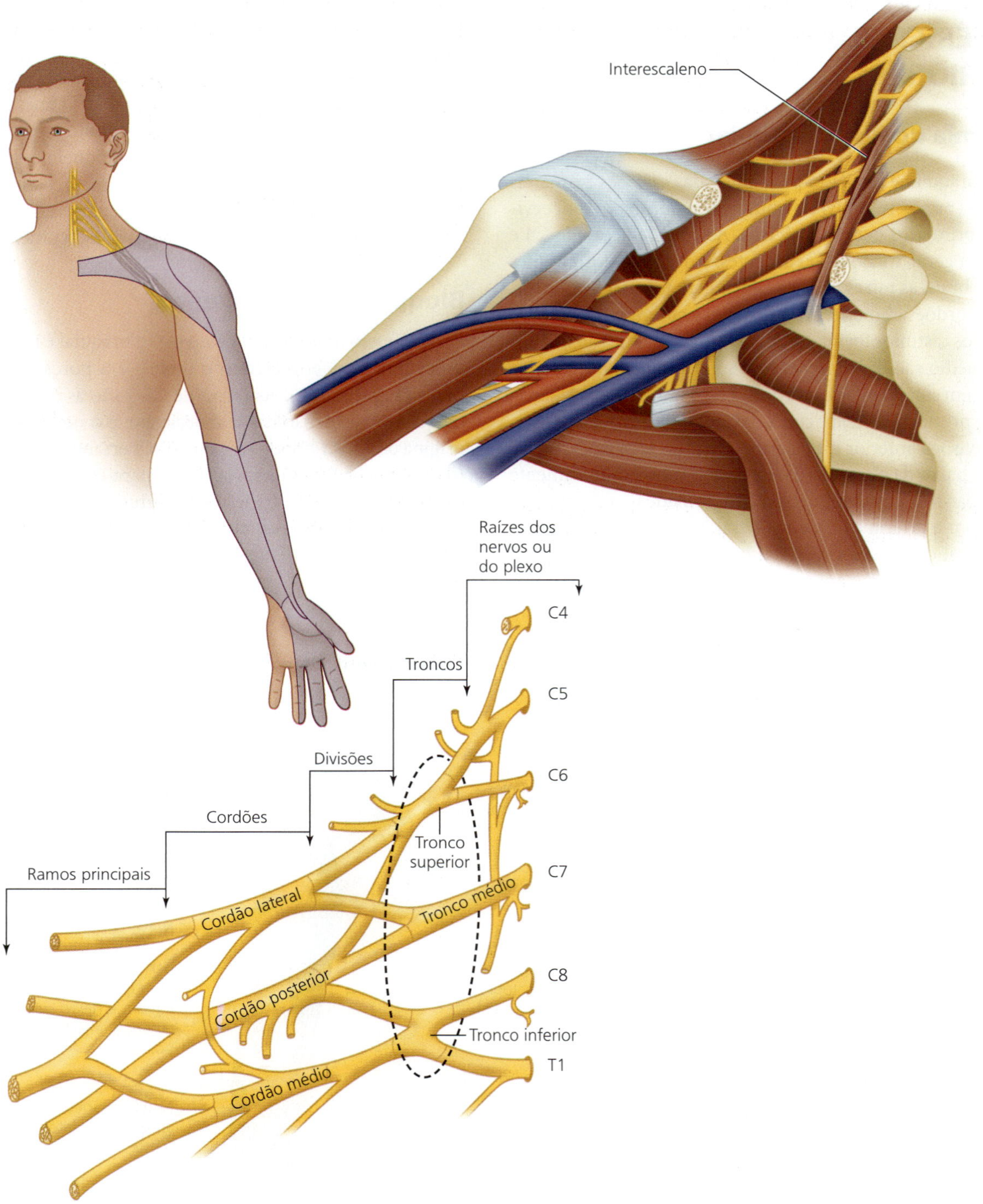

FIGURA 46-8 O bloqueio interescalênico é apropriado para procedimentos no ombro e no úmero proximal. Os ramos ventrais de C5-C8 e T1 formam o plexo braquial.

As contraindicações a um bloqueio interescalênico incluem: infecção local, coagulopatia intensa, alergia ao anestésico local e a recusa do paciente. Um bloqueio interescalênico adequadamente executado bloqueia, invariavelmente, o nervo frênico ipsolateral (completamente para as técnicas de estimulação neural; obscuro para as técnicas orientadas por ultrassom), de modo que devemos ter o devido cuidado com os pacientes portadores de doença pulmonar intensa ou paralisia preexistente do nervo frênico contralateral. A paresia hemidiafragmática pode resultar em dispneia, hipercapnia e hipoxemia. A síndrome de Horner (miose, ptose e anidrose) pode resultar do trajeto proximal do anestésico local e do bloqueamento das fibras simpáticas para o gânglio cervicotorácico. O envolvimento recorrente do nervo laríngeo geralmente induz a rouquidão. Em um paciente com paralisia das pregas vocais contralaterais, pode surgir o quadro de angústia respiratória. Outros riscos específicos do sítio incluem: injeção da artéria vertebral (suspeita se for observado um quadro imediato de convulsão), injeção espinal ou epidural e pneumotórax. Mesmo 1 mL de anestésico local administrado na artéria vertebral pode induzir à convulsão. Da mesma forma, também é possível a disseminação intratecal, subdural e epidural do anestésico local. Por último, o pneumotórax também é possível em razão da proximidade íntima da pleura.

4

O plexo braquial passa entre os músculos escalenos anterior e médio, ao nível da cartilagem cricoide ou C6 (Figura 46-9). A palpação do sulco interescalênico é, em geral, obtida com o paciente em supino com a cabeça girada em 30° ou menos para o lado contralateral. A veia jugular externa cruza, com frequência, esse sulco ao nível dessa cartilagem. Esse sulco não deverá ser confundido com o sulco existente entre os músculos esternocleidomastóideo e escaleno anterior, que fica mais para frente. O movimento do paciente ao levantar e girar a cabeça contra uma resistência geralmente ajuda a delinear a anatomia. Caso a anestesia cirúrgica seja desejada para toda a estrutura do ombro, o nervo intercostobraquial deverá geralmente ser alvejado separadamente com um bloqueio de campo, uma vez que ele se origine de T2 e não seja afetado por um bloqueio interescalênico. Infusões interescalênicas perineurais fornecem analgesia potente depois da cirurgia do ombro.

A. Estimulação Neural

Aplica-se, geralmente, uma agulha isolada relativamente curta (5 cm). O sulco interescalênico é palpado com a mão não dominante pressionando firmemente para estabilizar a pele contra as estruturas subjacentes (Figura 46-10). Uma vez a pele anestesiada, a agulha do bloqueio é inserida em ângulo levemente medial e caudal e avança para impulsionar a melhor resposta motora possível dos músculos bíceps ou deltoide (sugerindo estimulação do tronco superior). A resposta motora do diafragma indica que a agulha está colocada em direção demasiadamente anterior; a resposta motora dos músculos trapézio ou serrátil anterior indica que a agulha está colocada em direção demasiadamente posterior. Se houver contato com o osso (processo transverso), a agulha deverá ser redirecionada mais anteriormente. A aspiração de sangue arterial deverá provocar a preocupação quanto à punção da artéria vertebral ou carótida; a agulha deverá ser retirada, com manutenção da pressão por 3-5 minutos, e os marcos de referência deverão ser reavaliados.

B. Ultrassom

Pode-se usar a técnica da agulha no plano ou fora do plano, e uma agulha isolada anexa a um estimulador neural poderá ser usada para confirmar a precisão da estrutura-alvo. Para ambas as técnicas, após identificação do músculo esternocleidomastóideo e do sulco interescalênico ao nível aproximado de C6, um transdutor linear de alta frequência é posicionado perpen-

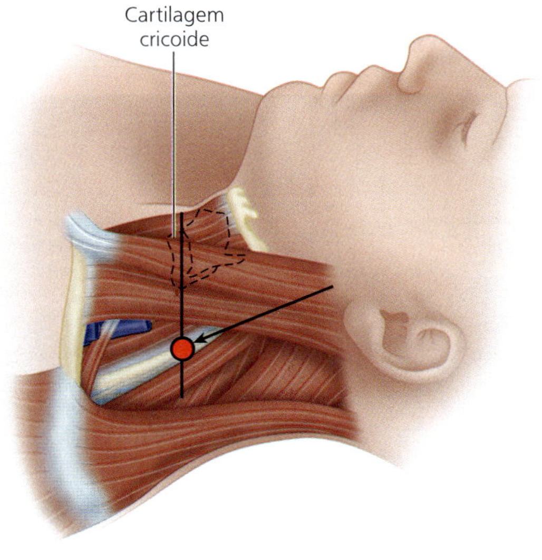

FIGURA 46-9 O plexo braquial passa entre os músculos escalenos anterior e médio ao nível da cartilagem cricoide, ou C6.

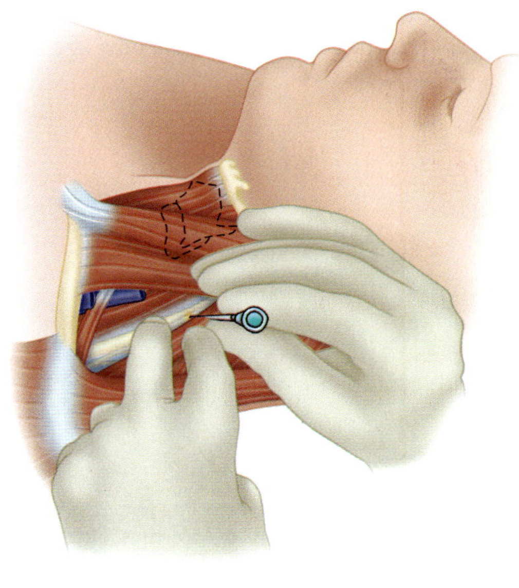

FIGURA 46-10 Bloqueio interescalênico usando estimulação neural.

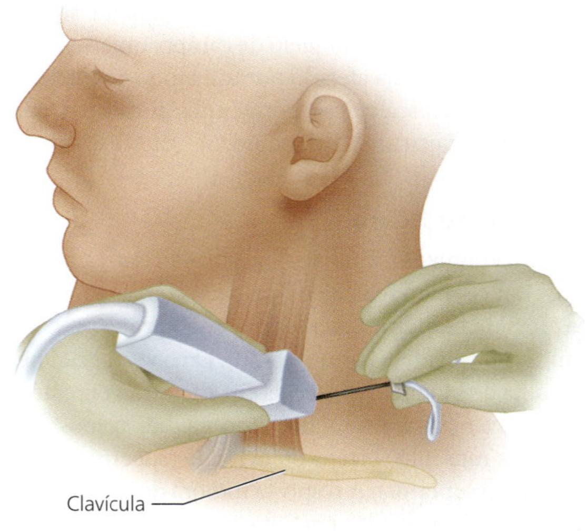

FIGURA 46-11 Bloqueio interescalênico orientado por ultrassom (técnica no plano).

dicular ao curso do músculo interescaleno (eixo curto; Figura 46-11). O plexo braquial e os músculos escalenos anterior e médio deverão ser visualizados em corte cruzado (Figura 46-12). Nesse nível, o plexo braquial aparece como três a cinco círculos hipoecoicos. A artéria carótida e a veia jugular interna podem ser vistas repousando anteriores ao músculo escaleno anterior; o esternocleidomastóideo é visível superficialmente ao se afunilar para formar sua borda lateral.

Para a técnica fora do plano, a agulha de bloqueio é inserida em sentido cefálico ao transdutor e avança em direção caudal no sentido do plexo visualizado. Após aspiração cuidadosa quanto à ausência de sangue, a disseminação do anestésico local (hipoecoico) deverá ocorrer adjacente ao (às vezes ao redor do) plexo.

Para a técnica no plano, a agulha é inserida bem posterior ao transdutor de ultrassom, em direção exatamente paralela ao feixe de ultrassom. Em geral, é necessária uma agulha de bloqueio mais longa (8 cm). Pode ser útil pedir ao paciente para girar o corpo levemente para o lado, com o lado afetado para cima para facilitar a manipulação da agulha. A agulha avança pelo músculo escaleno médio até atravessar a fáscia anteriormente no interior do sulco interescalênico. A ponta e a haste da agulha deverão ser visualizadas durante toda a execução do bloqueio. Dependendo da disseminação visualizada com relação ao(s) nervo(s) alvo(s), um volume menor (10 mL) poderá ser aplicado para analgesia pós-operatória, enquanto um volume maior (20-30 mL) é geralmente usado para anestesia cirúrgica.

Bloqueio Supraclavicular

Descrito antigamente como "espinal do braço", o bloqueio supraclavicular oferece anestesia densa do plexo braquial para procedimentos cirúrgicos ou distais ao cotovelo (Figura 46-13). Historicamente, o bloqueio supraclavicular deixou de ser aplicado por causa da alta incidência de complicações (a saber: pneumotórax) que ocorreram com parestesia e técnicas de estimulação neural, mas ressurgiu nos últimos anos, pois o uso da orientação por ultrassom teoricamente melhorou a segurança. O bloqueio supraclavicular não anestesia confiavelmente os nervos axilar e supraescapular e, por isso, não é ideal para a cirurgia do ombro. Pode ocorrer preservação dos ramos distais, especialmente do nervo ulnar. Os cateteres perineurais supraclaviculares fornecem analgesia inferior, se comparados à infusão infraclavicular, e frequentemente se deslocam por causa da falta de massa muscular para ajudar na retenção do cateter.

Muitas das mesmas precauções tomadas na seleção dos pacientes para um bloqueio interescalênico deverão ser tomadas com um bloqueio supraclavicular. Quase a metade dos pacientes submetidos ao bloqueio supraclavicular sofrerá paralisia do nervo frênico ipsolateral, embora essa incidência possa ser reduzida ao uso da orientação por ultrassom que permite o uso de um volume mínimo de anestésico local. A síndrome de Horner e a paralisia recorrente do nervo laríngeo também podem ocorrer. O quadro de pneumotórax e a punção da artéria subclávia, embora teoricamente menos prováveis mediante orientação por ultrassom, permanecem como riscos potenciais.

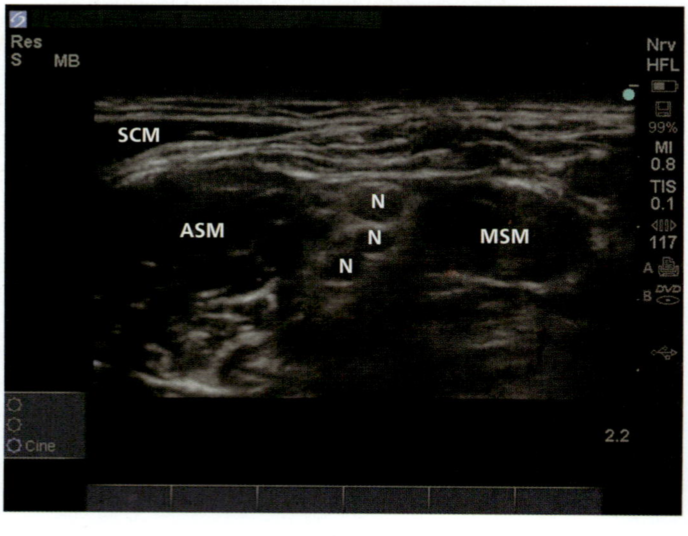

FIGURA 46-12 Bloqueio interescalênico. Imagem de ultrassom do plexo braquial no sulco interescalênico. ASM, músculo escaleno anterior; MSM, músculo escaleno médio; SCM, músculo esternocleidomastóideo; N, raízes neurais do plexo braquial em corte cruzado.

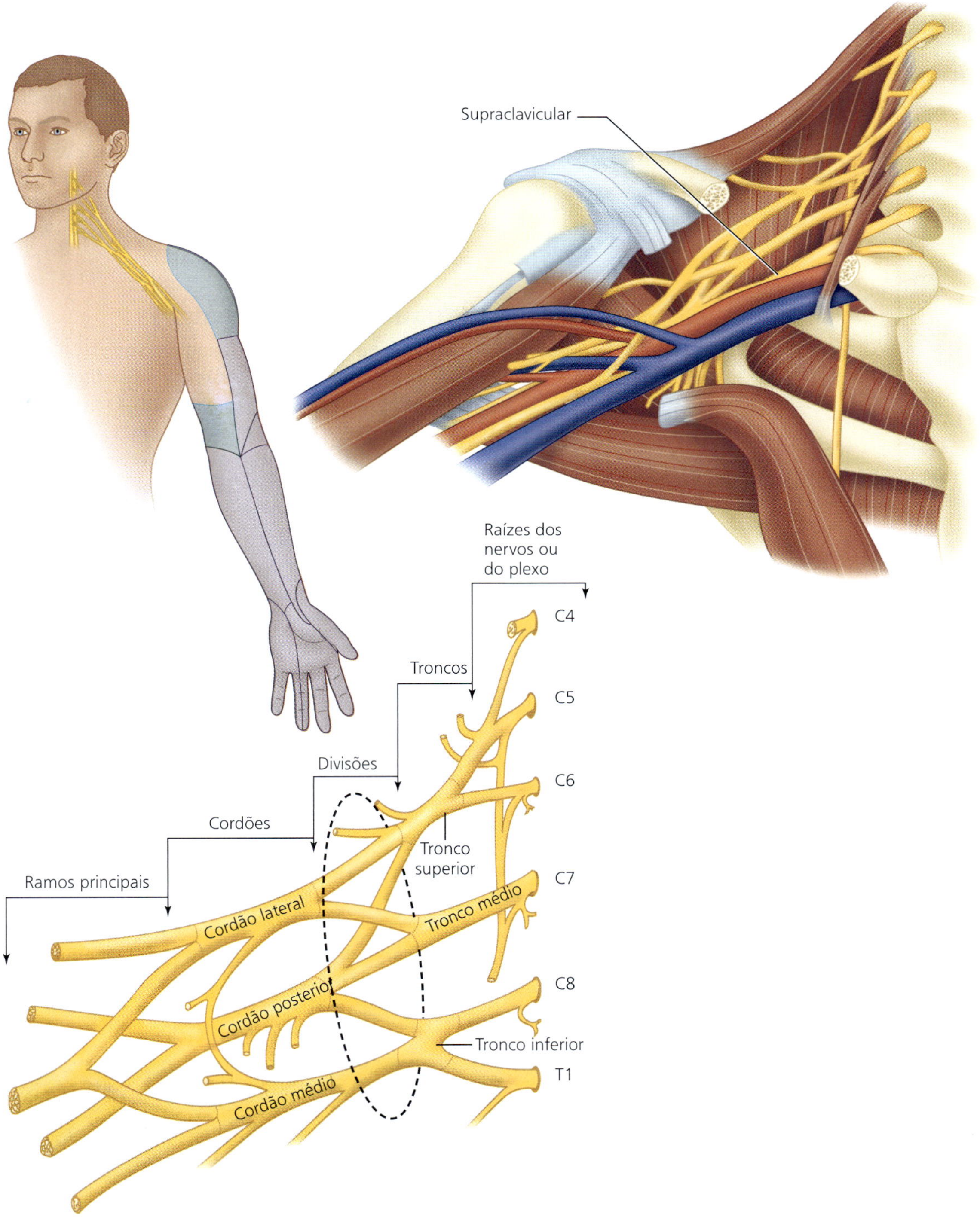

FIGURA 46-13 Um bloqueio supraclavicular pode fornecer anestesia densa para procedimentos no ou distais ao cotovelo. O sombreamento em azul claro indica as regiões de bloqueamento variável; o sombreamento púrpura indica regiões de bloqueamento mais confiável.

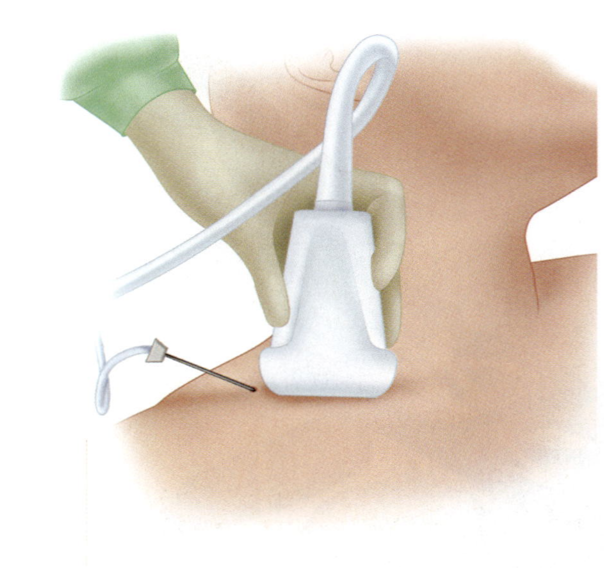

FIGURA 46-14 Colocação da sonda de ultrassom para bloqueio supraclavicular (técnica no plano).

A. Ultrassom

O paciente deverá estar em supino com a cabeça girada em 30° para o lado contralateral. Um transdutor linear de alta frequência é posicionado na fossa supraclavicular superior à clavícula e levemente angulado em direção ao tórax (Figura 46-14). A artéria subclávia deverá ser identificada com facilidade. O plexo braquial aparece como múltiplos discos hipoecoicos e bem superficiais e laterais à artéria subclávia (Figura 46-15). A primeira costela também deverá ser identificada como uma linha hiperecoica bem profunda à artéria. A pleura pode ser identificada adjacente à costela e pode ser diferenciada do osso por seu movimento na respiração.

Para a técnica fora do plano, usa-se uma agulha curta, de ponta cega e calibre 22. A pele é anestesiada, e a agulha é inserida em sentido cefálico com relação ao transdutor de ultrassom, em direções posterior e caudal. Após aspiração cuidadosa quanto à ausência de sangue, injetam-se 30-40 mL de anestésico local em incrementos de 5 mL, enquanto se visualiza a disseminação desse anestésico local ao redor do plexo braquial.

Para a técnica no plano, pode ser necessária uma agulha mais comprida. A agulha é inserida lateral ao transdutor em direção paralela ao feixe de ultrassom e avança medialmente em direção à artéria subclávia até que a ponta seja visualizada próxima ao plexo braquial, bem lateral e superficial à artéria. A disseminação do anestésico local deverá ser visualizada ao redor do plexo após aspiração cuidadosa e a injeção em incrementos, o que, frequentemente, exige injeções em vários locais e um volume altamente variável (20-30 mL).

Bloqueio Infraclavicular

5 O bloqueio do plexo braquial ao nível distal (cordões) fornece anestesia excelente para procedimentos no cotovelo ou em sítio distal a ele (Figura 46-16). O braço e o ombro não são anestesiados com essa abordagem. Como ocorre com outros bloqueios do plexo braquial, o nervo intercostal (dermátomo de T2) é poupado. Os riscos específicos ao sítio da abordagem infraclavicular incluem punção vascular e pneumotórax (embora menos comum que no bloqueio supraclavicular). Sempre é prudente evitar essa abordagem em pacientes com cateteres vasculares na região da subclávia, ou em pacientes com marca-passo ipsolateral.

À medida que o plexo braquial atravessa para além da primeira costela e para a axila, os cordões são dispostos ao redor da artéria axilar, de acordo com sua posição anatômica: medial, lateral e posterior.

A. Estimulação Neural

O paciente é posicionado em supino com a cabeça voltada para o lado contralateral, e o processo coracoide é identificado (uma proeminência óssea da escápula que pode ser apalpada entre a articulação acromioclavicular e o sulco deltopeitoral). A artéria subclávia e o plexo braquial correm profundos ao processo coracoide e podem ser encontrados cerca de 2 cm mediais e 2 cm caudais a esse processo, cerca de 4-5 cm de profundidade no paciente médio (Figura 46-17). Uma agulha isolada relativamente

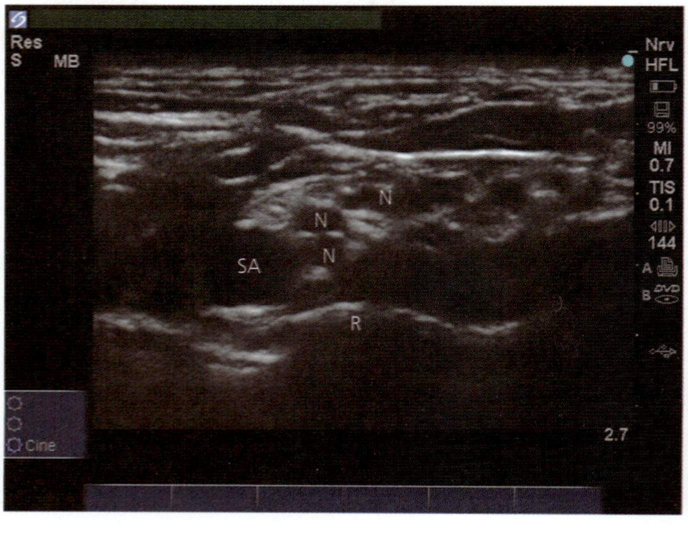

FIGURA 46-15 Bloqueio supraclavicular. Imagem de ultrassonografia do plexo braquial na fossa supraclavicular. SA, artéria subclávia; R, costela; N, plexo braquial em corte cruzado.

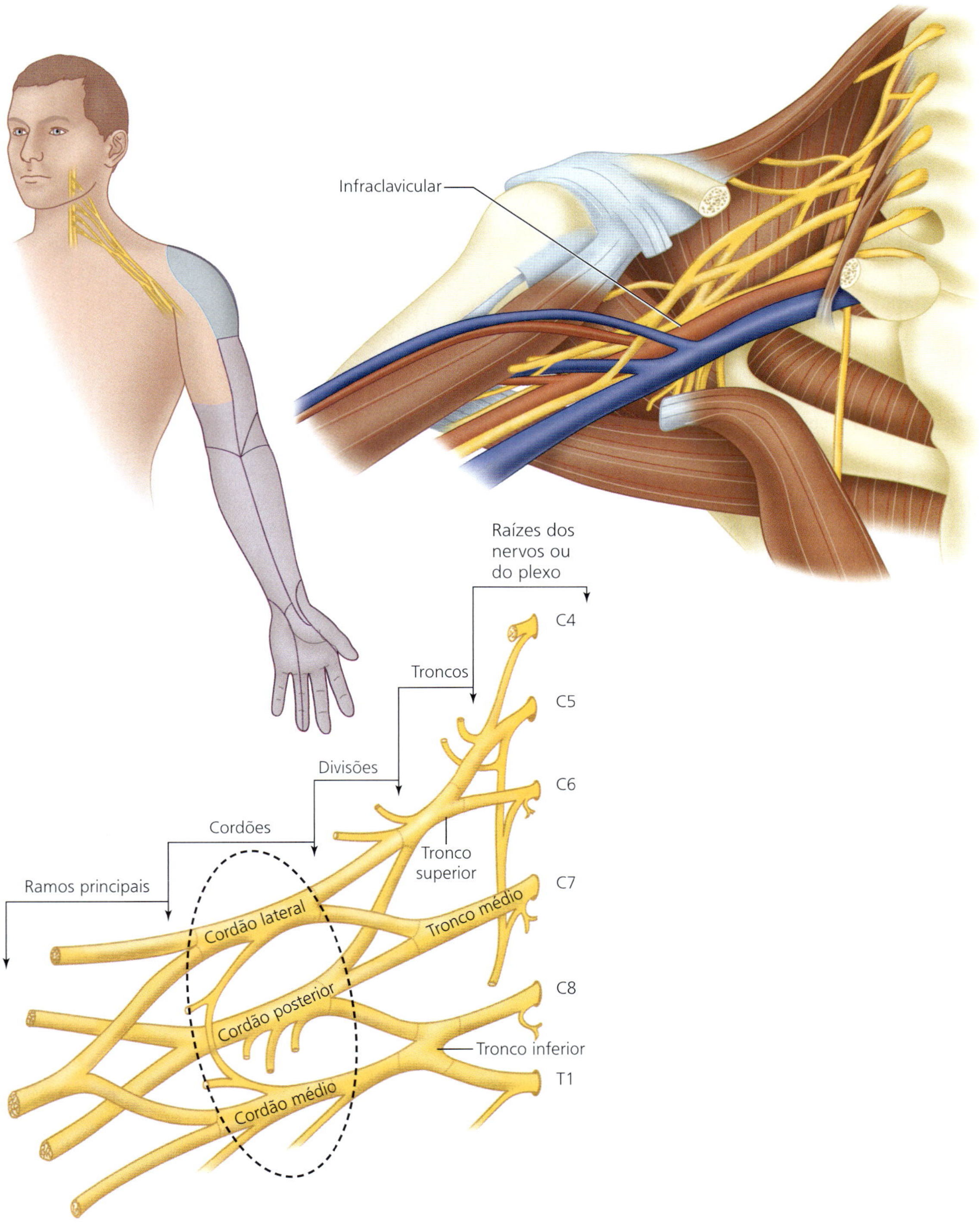

FIGURA 46-16 Cobertura e anatomia de bloqueio infraclavicular. O sombreamento em azul claro indica regiões de bloqueamento variável; o sombreamento púrpura indica regiões de bloqueio mais confiável.

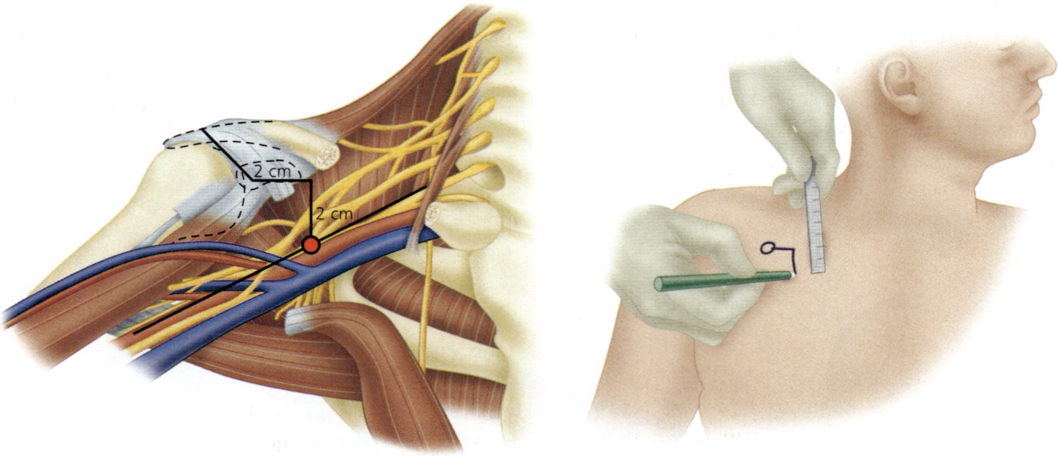

FIGURA 46-17 Bloqueio infraclavicular usando estimulação neural; técnica coracoide.

longa (8 cm) é colocada perpendicularmente à pele e avança diretamente em sentido posterior até provocar uma resposta motora aceitável, ou seja, a flexão ou extensão de um dedo sob corrente inferior a 0,5 mA, mas não a flexão/extensão do cotovelo.

B. Ultrassom

Com o paciente em supino, coloca-se um transdutor curvilíneo pequeno no plano parassagital sobre o ponto 2 cm mediais e 2 cm caudais ao processo coracoide (Figura 46-18A). (A abdução do braço em 90° melhora a investigação por imagens da artéria axilar). Um transdutor linear de alta frequência sempre fornecerá visualização inadequada da agulha por causa do ângulo agulha-ao-transdutor relativamente agudo. A artéria e a veia axilares são identificadas em corte cruzado (Figura 46-18B). Os cordões medial, lateral e posterior aparecem como feixes hiperecoicos posicionados em sentidos caudal, cefálico e posterior à artéria, respectivamente. Uma agulha relativamente longa é inserida 2-3 cm em sentidos cefálico ao transdutor. O melhor posicionamento possível da agulha fica entre a artéria axilar e o

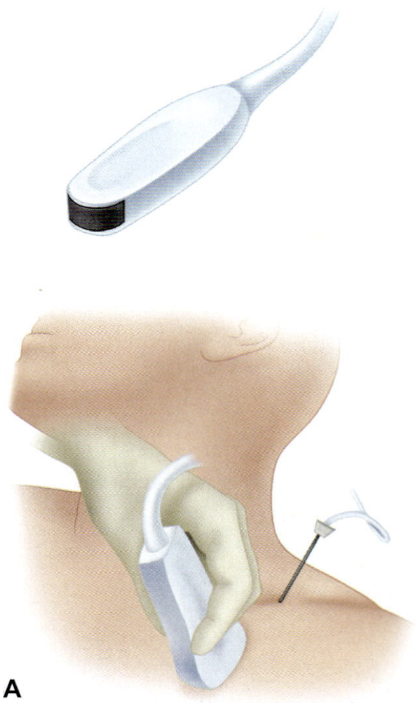

A

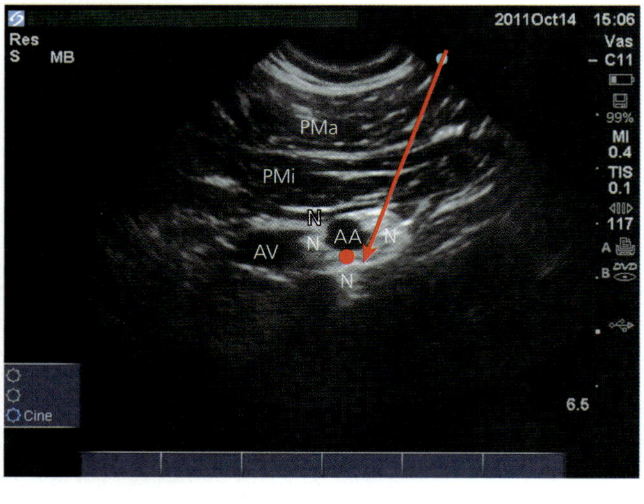

B

FIGURA 46-18 Bloqueio infraclavicular. **A:** Uso de sonda curvilínea pequena em plano parassagital para visualizar o plexo braquial. **B:** Imagem de ultrassonografia do plexo braquial ao redor da artéria axilar. AA, artéria axilar; N, cordões medial, lateral e posterior do plexo braquial; AV, veia axilar; PMa, músculo peitoral maior; PMi, músculo peitoral menor. O ponto vermelho indica o sítio de deposição do anestésico local.

cordão posterior. Três estudos clínicos randomizados e controlados demonstraram resultados equivalentes com uma única injeção de 30 mL adjacente ao cordão posterior, ou dividida entre cada cordão. A inserção de um cateter perineural deverá ser sempre feita no mesmo local posterior à artéria axilar, e a infusão infraclavicular demonstrou fornecer analgesia superior a ambos os cateteres supraclavicular e axilar.

Bloqueio Axilar

Na borda lateral do músculo peitoral menor os cordões do plexo braquial formam ramos terminais importantes. Os nervos cutâneos axilar, musculocutâneo e braquial medial se ramificam a partir do plexo braquial, proximais ao local onde o anestésico local é depositado durante um bloqueio neural axilar e, por isso, são geralmente poupados (**Figura 46-19**). Nesse nível, os nervos terminais maiores estão frequentemente separados por fáscia; portanto, podem ser necessárias injeções múltiplas (10 mL cada) para produzir anestesia confiável de todo o braço distal ao cotovelo (**Figura 46-20**).

6

São poucas as contraindicações aos bloqueios do plexo braquial. Infecção local, neuropatia e o risco de sangramento devem ser considerados. Uma vez que a axila seja substancialmente vascularizada, existe o risco de captação do anestésico local através de veias pequenas traumatizadas pela colocação da agulha. A axila é também um sítio subótimo para a colocação de cateter perineural por causa da analgesia significativamente inferior *versus* a infusão infraclavicular, assim como os riscos teoricamente aumentados de infecção e deslocamento do cateter.

Todas as técnicas numerosas de bloqueio axilar exigem o paciente em posição supina, com o braço abduzido em 90° e a cabeça voltada para o lado contralateral (veja Figura 46-20). O pulso da artéria axilar deverá ser palpado, e sua localização marcada como ponto de referência.

A. Técnica Transarterial

Essa técnica deixou de ser aplicada por causa do trauma de penetração dupla proposital da artéria axilar junto com um risco teoricamente aumentado de injeção acidental intravascular de anestésico local. A mão não dominante é usada para apalpar e imobilizar a artéria axilar, e uma agulha calibre 22 é inserida na região superior da axila (veja Figura 46-20) até que se aspire sangue vermelho brilhante. A agulha avança, então, levemente até a cessação da aspiração de sangue. A injeção pode ser realizada posteriormente, anteriormente ou em ambos os locais com relação à artéria. Tipicamente, injeta-se um total de 30-40 mL de anestésico local.

B. Estimulação Neural

Novamente, a mão não dominante é usada para apalpar e imobilizar a artéria axilar. Com o braço abduzido e em rotação externa, os nervos terminais geralmente ficam nas seguintes posições com relação à artéria (**Figura 46-21**, embora as variações sejam comuns): nervo mediano superior (flexão do punho, oposição ao polegar, pronação do antebraço); nervo ulnar inferior (flexão do punho, adução do polegar, flexão do quar-

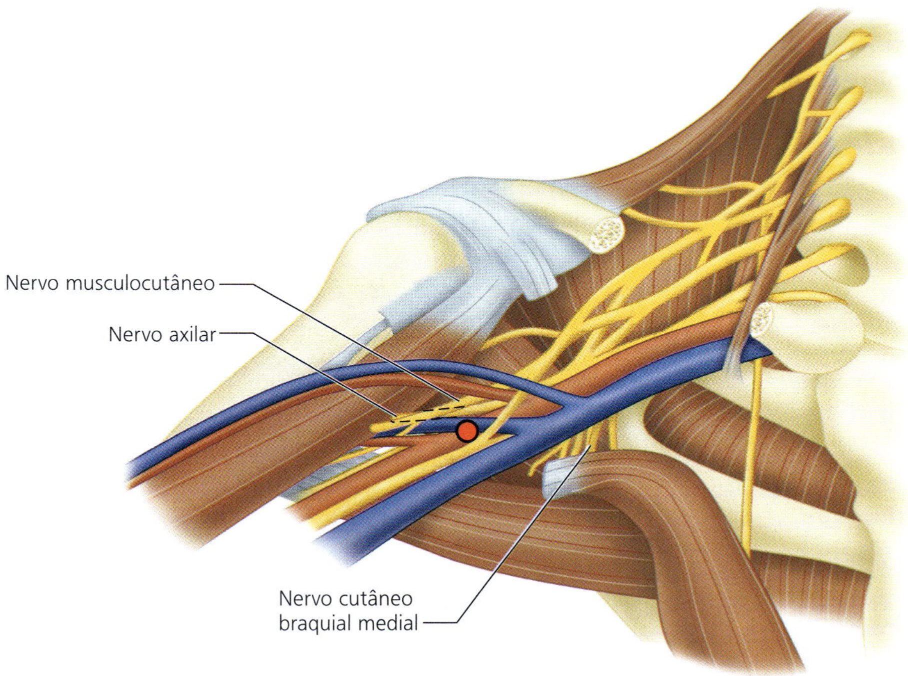

FIGURA 46-19 Bloqueio axilar. Os nervos axilar, musculocutâneo e cutâneos braquiais mediais são geralmente poupados com a abordagem axilar.

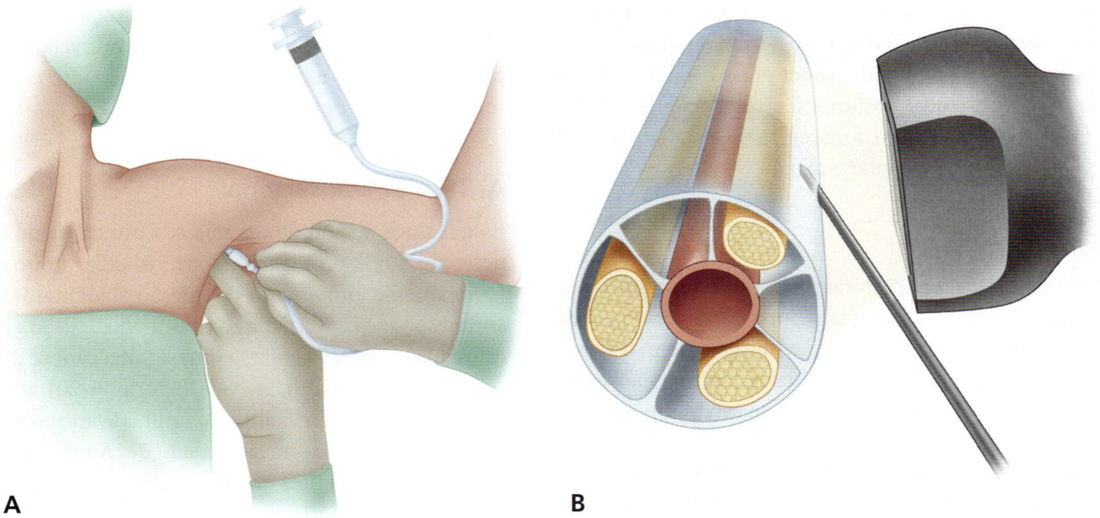

FIGURA 46-20 A: Posicionamento do paciente e ângulo da agulha para bloqueio do plexo braquial axilar. **B:** A técnica de injeções múltiplas é mais efetiva por causa da separação fascial entre os nervos.

to/quinto dígitos); e nervo radial inferior-posterior (extensão do dedo/punho/cotovelo, supinação do antebraço). O nervo musculocutâneo (flexão do cotovelo) fica separado e profundo dentro do músculo coracobraquial, que é mais superior (lateral) nessa posição e, como consequência, frequentemente não bloqueado com esse procedimento (veja Figura 46-21). Uma agulha de 2 polegadas (2 × 2,5 = 5 cm), de calibre 22, é inserida proximal aos dedos de palpação para provocar contrações musculares na mão. Uma vez identificada a resposta muscular aceitável, e depois da redução da estimulação para menos de 0,5 mA, executa-se aspiração cuidadosa, e o anestésico local é injetado. Embora uma única injeção de 40 mL possa ser usada, o sucesso será maior com estimulações neurais múltiplas (*i. e.*, dois ou três nervos) e doses divididas de anestésico local.

C. Ultrassom

Usando-se um transdutor de ultrassom linear, em série e de alta frequência, visualiza-se a artéria e a veia axilar em corte cruzado. O plexo braquial pode ser identificado ao redor da artéria (Figura 46-22). A agulha é inserida superior (lateral) ao transdutor e avança inferiormente (medialmente) em direção ao plexo mediante visualização direta. Injetam-se, então, 10 mL de anestésico local ao redor de cada nervo (incluindo o musculocutâneo, se indicado).

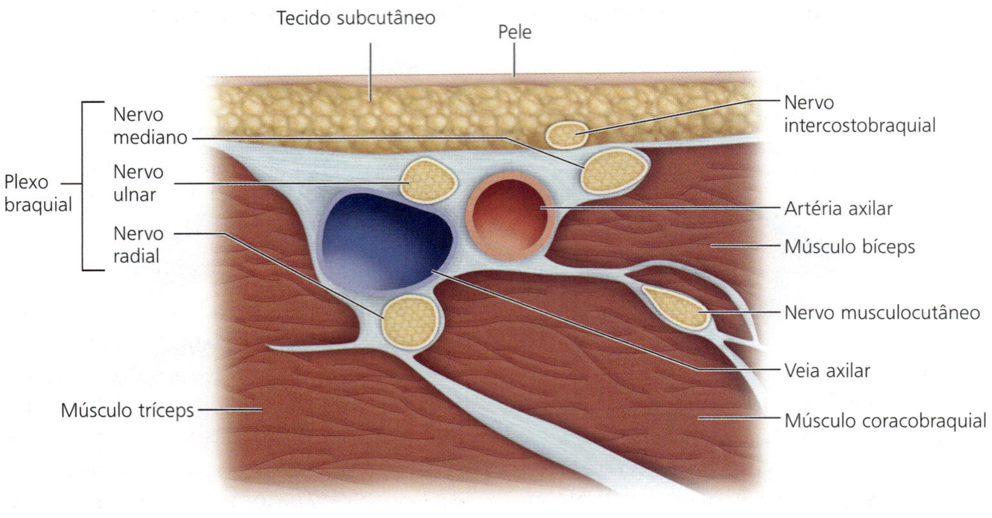

FIGURA 46-21 Posicionamento dos nervos terminais ao redor da artéria axilar (as variações são comuns).

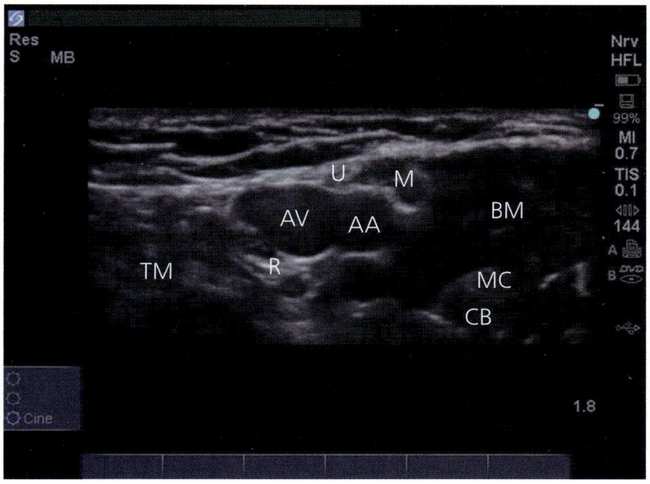

FIGURA 46-22 Imagem de ultrassonografia de bloqueio do plexo braquial axilar. AA, artéria axilar; AV, veia axilar; U, nervo ulnar; M, nervo mediano; CM, nervo musculocutâneo; R, nervo radial; CB, músculo coracobraquial; TM, músculo tríceps; BM, músculo bíceps.

Bloqueios dos Nervos Terminais

7 Com frequência, é necessário anestesiar um único terminal neural, seja para procedimentos cirúrgicos menores com campo limitado ou como suplemento para um bloqueio incompleto do plexo braquial. Os nervos terminais podem ser anestesiados em qualquer local ao longo de seu curso, mas o cotovelo e o punho são dois dos sítios mais favorecidos.

A. Bloqueio do Nervo Mediano

O nervo mediano deriva dos cordões lateral e medial do plexo braquial. Ele penetra no braço e corre bem medial à artéria braquial (Figura 46-23). Ao penetrar no espaço antecubital, ele fica medial à artéria braquial, perto da inserção do tendão do bíceps. Bem distal a esse ponto, ele dá origem a numerosos ramos motores para os flexores do punho e dos dedos e acompanha a membrana interóssea até o punho. Ao nível da crista proximal de flexão do punho ele se coloca diretamente atrás do tendão do músculo palmar longo no túnel do carpo.

Para bloquear o nervo mediano no cotovelo, a artéria braquial é identificada na crista antecubital, bem medial à inserção do bíceps. Insere-se uma agulha isolada e curta de calibre 22 bem medial à artéria e direcionada para o epicôndilo medial até surgir a flexão do punho ou a oposição do polegar (Figura 46-24); a seguir, injetam-se 3-5 mL de anestésico local. Se o ultrassom for usado, o nervo mediano poderá ser identificado em corte cruzado bem medial à artéria braquial, e o anestésico local injetado ao redor (Figura 46-25).

Para bloquear o nervo mediano no punho, o tendão do músculo palmar longo é identificado primeiro, pedindo-se ao paciente para flexionar o punho contra uma resistência. Uma agulha curta de calibre 22 é, então, inserida bem medial e profunda a esse tendão, e injetam-se 3-5 mL de anestésico local (Figura 46-26). Com o ultrassom, o nervo mediano pode ser identificado ao nível da porção do meio do antebraço, entre os ventres musculares do flexor profundo dos dedos, do flexor superficial dos dedos e do flexor longo do polegar (o transdutor fica de frente e perpendicular à trajetória dos nervos).

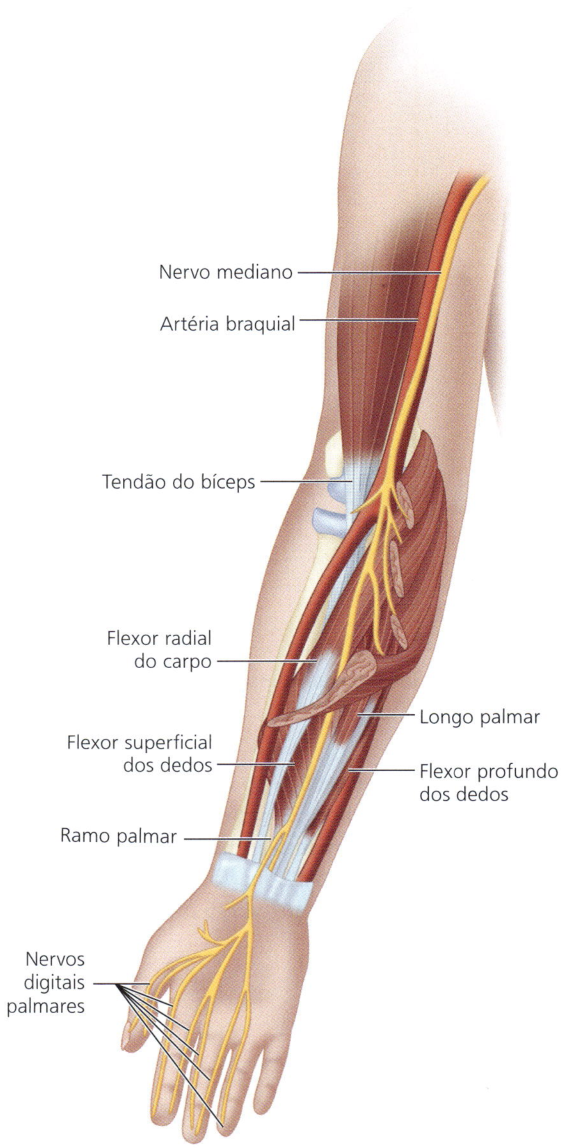

FIGURA 46-23 Curso do nervo mediano.

B. Bloqueio do Nervo Ulnar

O nervo ulnar é a continuação do cordão medial do plexo braquial e mantém a posição medial às artérias axilar e braquial no braço (Figura 46-27). No terço distal do úmero, o nervo se move mais medialmente e passa sob o ligamento arqueado do epicôndilo medial. O nervo é frequentemente palpável bem proximal ao epicôndilo medial. Na porção medial do antebraço, ele fica entre o flexor profundo dos dedos e o flexor ulnar do carpo. No punho, ele fica lateral ao tendão do flexor ulnar do carpo e medial à artéria ulnar.

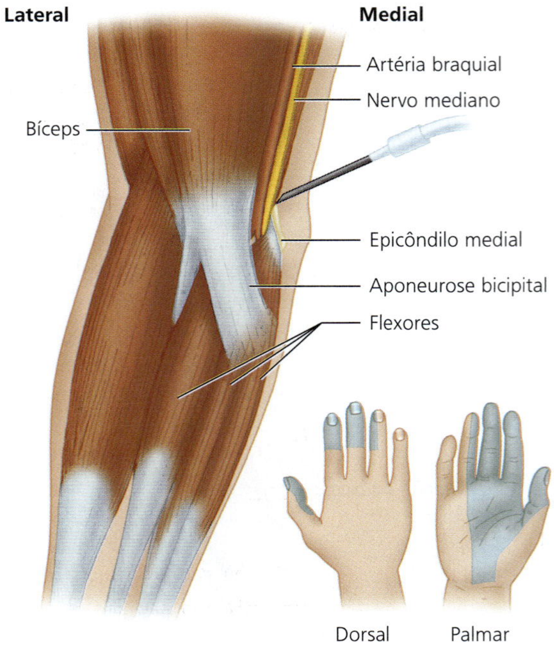

FIGURA 46-24 Bloqueio do nervo mediano no cotovelo.

Para bloquear o nervo ulnar ao nível do cotovelo, insere-se uma agulha isolada de calibre 22 aproximadamente à largura de um dedo proximal ao ligamento arqueado (Figura 46-28), que avança até provocar a flexão do quarto/quinto dedos ou a adução do polegar; a seguir, injetam-se 3-5 mL de anestésico local.

Para bloquear o nervo ulnar no punho, palpa-se o pulso da artéria ulnar bem lateral ao tendão flexor ulnar do carpo. A agulha é inserida medial à artéria (Figura 46-29), e injetam-se 3-5 mL de anestésico local. Se o ultrassom for usado, o nervo ulnar poderá ser identificado bem medial à artéria ulnar.

C. Bloqueio do Nervo Radial

O nervo radial – o ramo terminal do cordão posterior do plexo braquial – corre posterior ao úmero, inervando o músculo tríceps e penetra no sulco espiral do úmero antes de se mover lateralmente no cotovelo (Figura 46-30). Os ramos sensitivos terminais incluem o nervo cutâneo lateral do braço e o nervo cutâneo posterior do antebraço. Após deixar o sulco espiral e ao se aproximar do epicôndilo lateral, o nervo radial se separa nos ramos superficial e profundo. O ramo profundo permanece próximo ao periósteo e inerva o grupo extensor pós-axial do antebraço. O ramo superficial se torna superficial e acompanha a artéria radial para inervar os aspectos radiais do punho dorsal e o aspecto dorsal dos três dedos laterais e da metade do quarto dígito.

Para bloquear o nervo radial no cotovelo, identificamos o tendão do bíceps na fossa antecubital. A seguir, inserimos uma agulha isolada curta de calibre 22 bem lateral ao tendão e na direção do epicôndilo lateral (Figura 46-31) até provocar a extensão do punho ou do dedo, injetando-se, então, 5 mL de anestésico local. Com o ultrassom, o nervo radial pode ser identificado em corte cruzado proximal à fossa antecubital, entre os músculos bíceps e braquiorradial.

No punho, o ramo superficial do nervo radial fica bem lateral à artéria radial, que pode ser palpada facilmente lateral ao

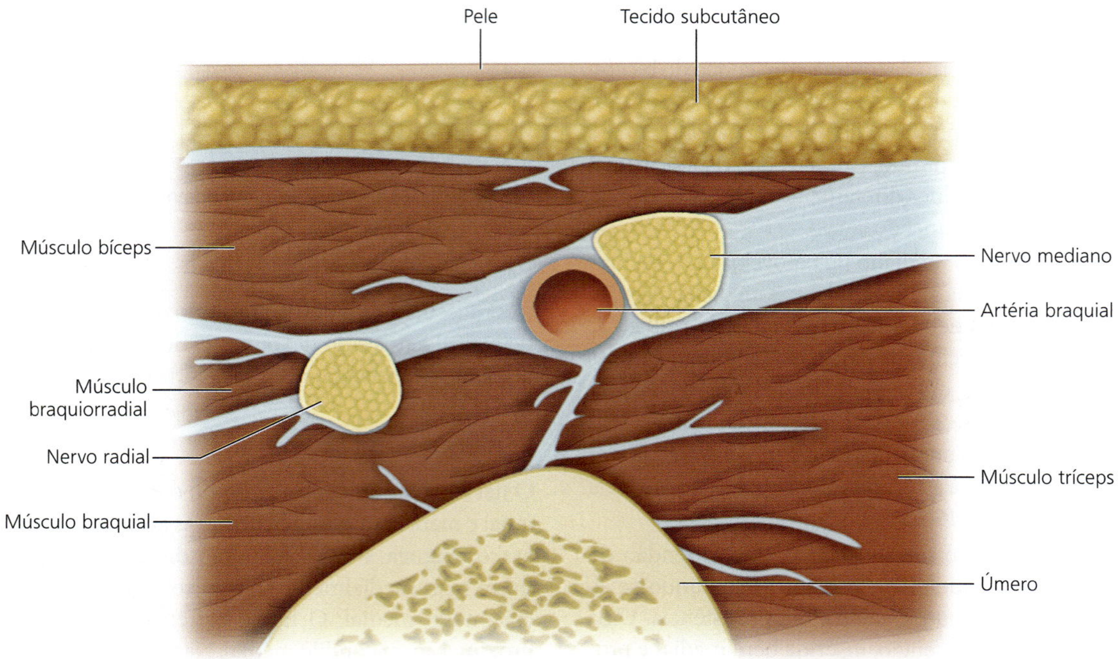

FIGURA 46-25 Anatomia em corte cruzado do nervo mediano no cotovelo.

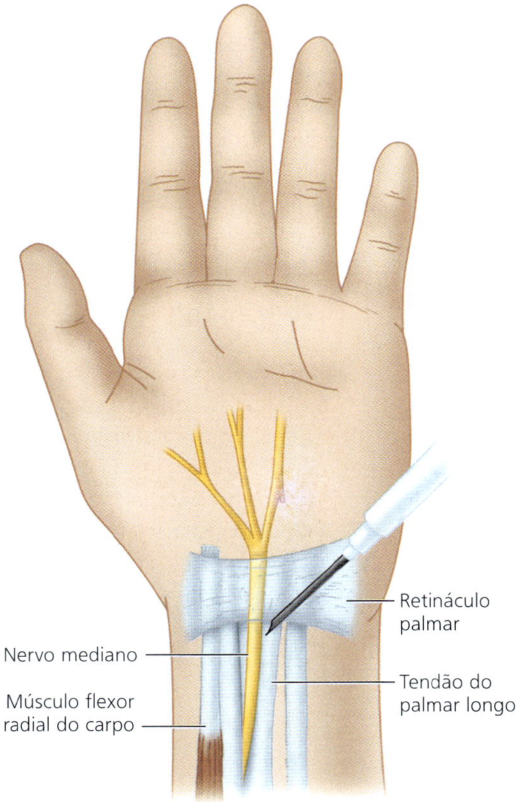

FIGURA 46-26 Bloqueio do nervo mediano no punho.

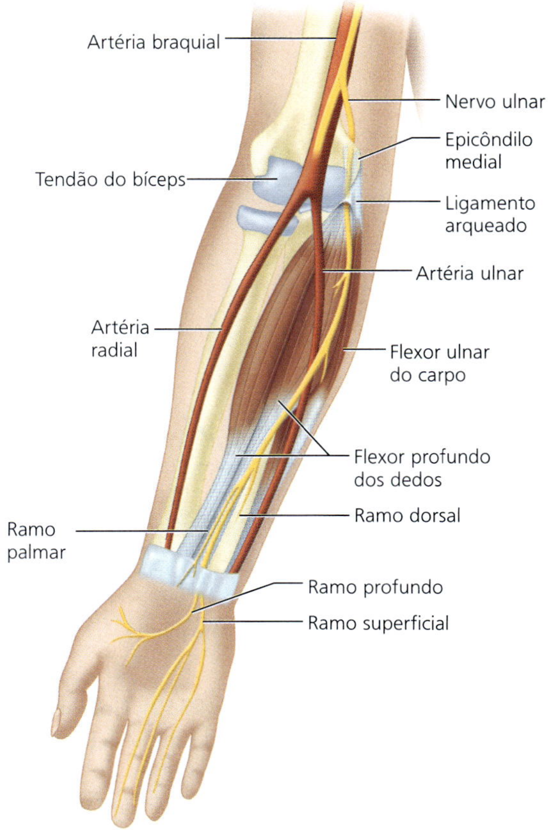

FIGURA 46-27 Curso do nervo ulnar.

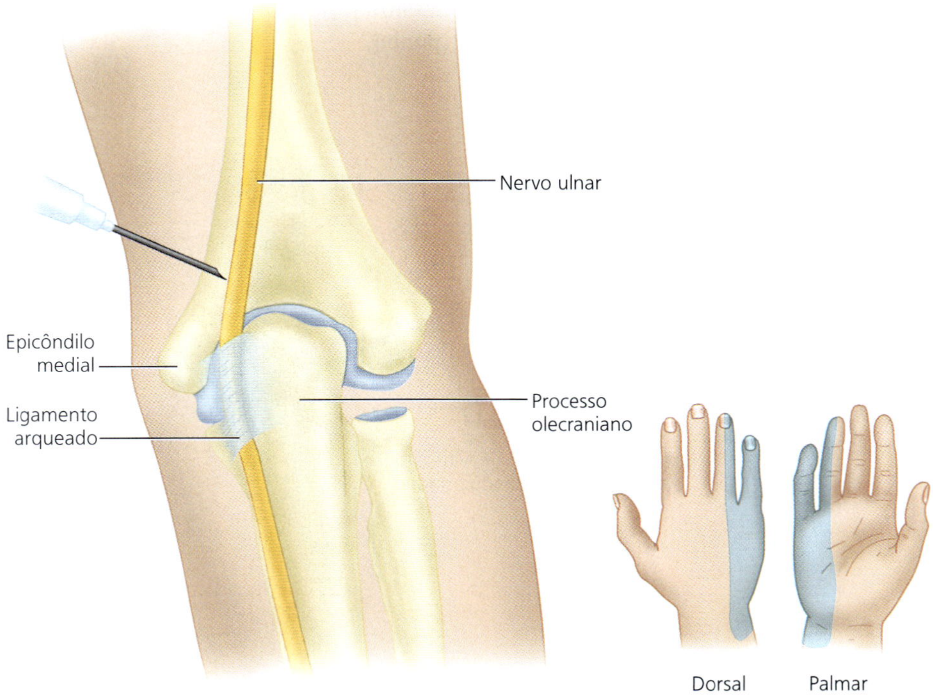

FIGURA 46-28 Bloqueio do nervo ulnar no cotovelo com região de anestesia ilustrada na mão.

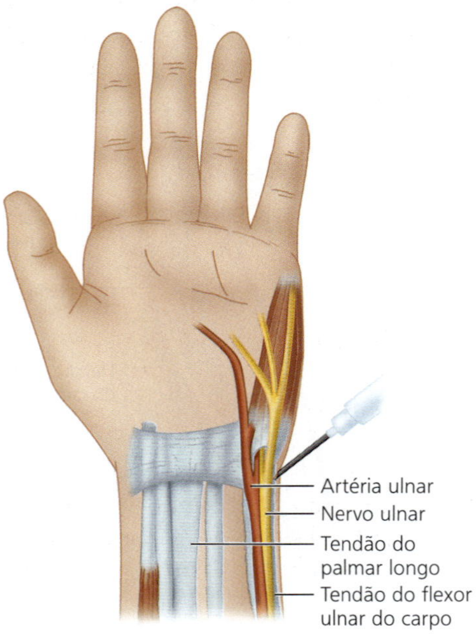

FIGURA 46-29 Bloqueio do nervo ulnar no punho.

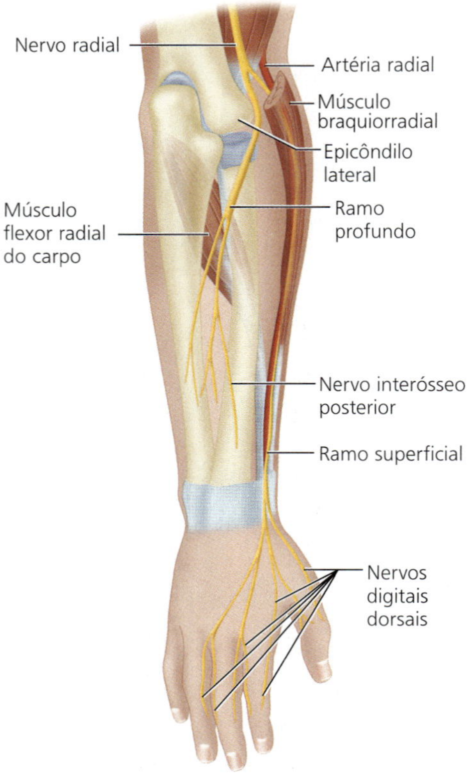

FIGURA 46-30 Curso do nervo radial.

tendão flexor radial do carpo (Figura 46-32). Com uma agulha curta de calibre 22 injetam-se 3-5 mL de anestésico local laterais à artéria. O ultrassom pode ser usado ao nível do punho ou da porção média do antebraço para identificar o nervo radial bem lateral à artéria radial.

D. Bloqueio do Nervo Musculocutâneo

O bloqueio do nervo musculocutâneo é essencial para completar a anestesia para o antebraço e o punho, sendo geralmente incluído na execução de um bloqueio axilar. O nervo musculocutâneo é o ramo terminal do cordão lateral e o mais proximal dos principais nervos que surgem do plexo braquial (Figura 46-33). Esse nervo nutre os músculos bíceps e braquial e termina distalmente como o nervo cutâneo antebraquial lateral, alimentando a entrada sensitiva para o aspecto lateral do antebraço e do punho.

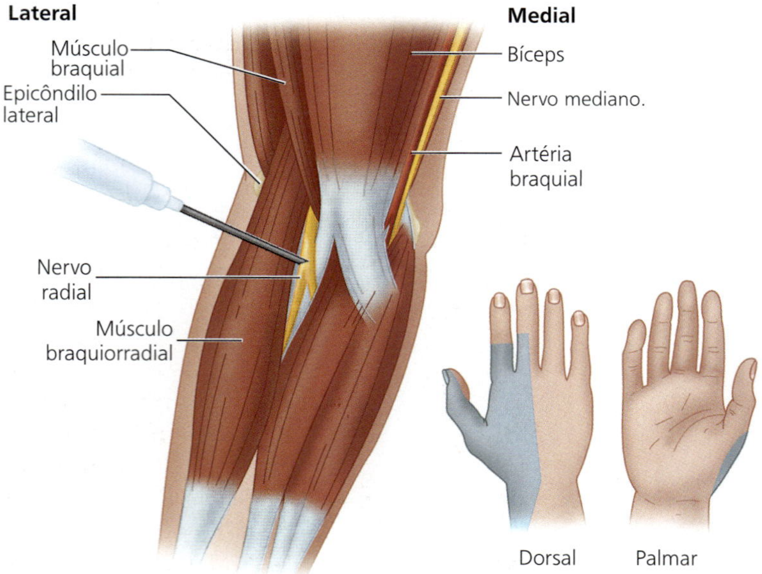

FIGURA 46-31 Bloqueio do nervo radial no cotovelo.

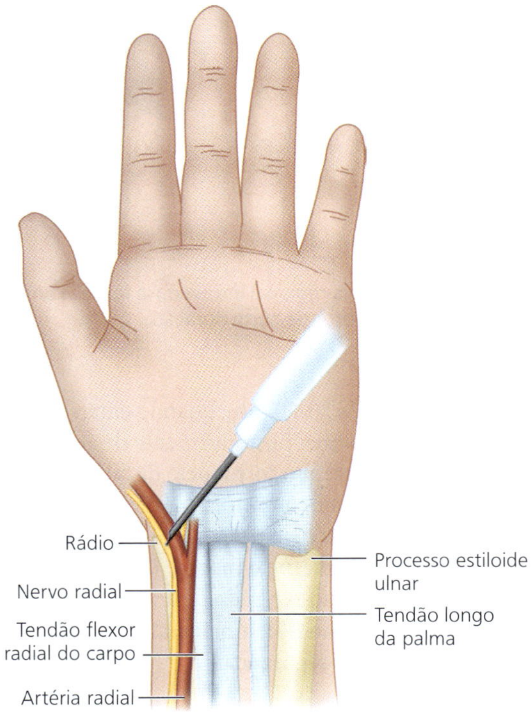

FIGURA 46-32 Bloqueio do nervo radial no punho.

Para atingir o nervo musculocutâneo após um bloqueio axilar, a agulha é redirecionada para cima e proximal à artéria (veja Figura 46-21) pinçando o músculo coracobraquial e injetando-se 5-10 mL de anestésico local, com ou sem provocação da flexão do cotovelo. (Pode-se aplicar uma simples infiltração, embora o índice de sucesso dessa técnica seja questionável). O ultrassom pode ser usado para confirmar a localização do nervo musculocutâneo no músculo coracobraquial ou entre esse músculo e o bíceps (veja Figura 46-22). Como alternativa, o bloqueio pode ser feito no cotovelo, pois o nervo corre superficialmente na linha interepicondilar. A inserção do tendão do bíceps é identificada, e insere-se uma agulha curta, de calibre 22, 1-2 cm lateralmente; 5-10 mL do anestésico local são injetados como bloqueio de campo.

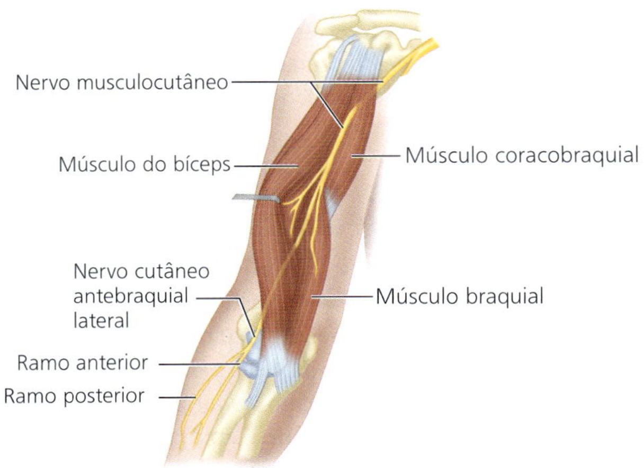

FIGURA 46-33 Curso do nervo musculocutâneo.

E. Bloqueios dos Nervos Digitais

Os bloqueios dos nervos digitais são usados para operações de pequeno porte nos dedos e para complementar os bloqueios incompletos do plexo braquial e dos nervos terminais. A inervação sensitiva de cada dedo é fornecida por quatro pequenos nervos digitais que penetram em cada dedo na base, em cada um dos quatro cantos (Figura 46-34). Uma agulha de pequeno calibre é inserida nos aspectos medial e lateral da base do dedo selecionado e injetam-se 2-3 mL de anestésico local *sem* epinefrina. A adição de um vasoconstritor (epinefrina) foi considerada como comprometendo gravemente o fluxo sanguíneo para o dedo; entretanto, não há relatórios de caso envolvendo lidocaína ou outros anestésicos locais modernos que confirme essa reclamação.

F. Bloqueio do Nervo Intercostobraquial

O nervo intercostobraquial se origina na porção superior do tórax (T2) e se torna superficial na porção medial do braço. Ele fornece inervação cutânea para o aspecto medial do braço proximal e *não* é anestesiado com um bloqueio de plexo braquial (Figura 46-35). O paciente deverá ficar supino com o braço abduzido e girado para fora. Começando na proeminência do deltoide e continuando em sentido descendente, realiza-se um bloqueio de campo em modelo linear usando-se 5 mL de anestésico local, estendendo-o para o aspecto mais inferior da porção medial do braço (Figura 46-36).

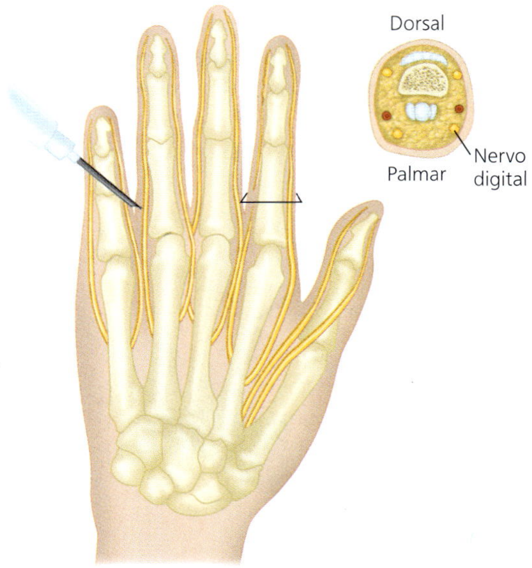

FIGURA 46-34 A inervação sensorial dos dedos é fornecida pelos nervos digitais.

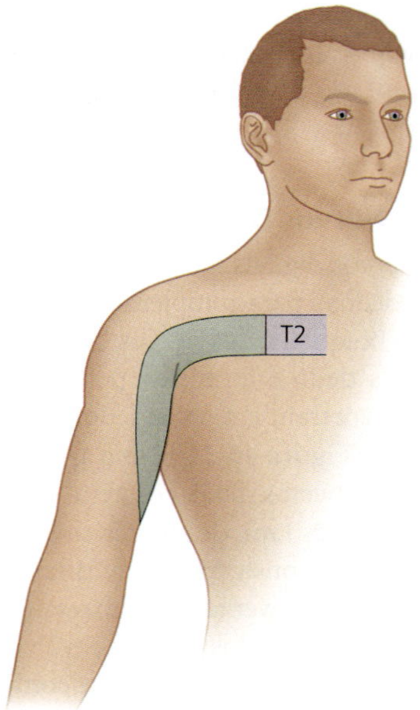

FIGURA 46-35 Inervação cutânea do nervo intercostobraquial.

Anestesia Regional Intravenosa

8 A anestesia regional intravenosa, também chamada de bloqueio de Bier, pode fornecer anestesia cirúrgica para procedimentos cirúrgicos curtos (45-60 min) em uma extremidade (p. ex., liberação do túnel do carpo). Geralmente se insere um cateter intravenoso no dorso da mão (ou do pé) e coloca-se um torniquete pneumático duplo no braço ou na coxa. A extremidade é elevada e exsanguinada, apertando-se firmemente uma bandagem elástica Esmarch em sentido distal-proximal. O torniquete proximal é inflado, remove-se a bandagem Esmarch e injeta-se lidocaína a 0,5% (25 mL para o antebraço, 50 mL para o braço e 100 mL para a coxa) durante 2-3 minutos pelo cateter, que é posteriormente removido (Figura 46-37). Normalmente, a anestesia é estabelecida após 5-10 min. A dor do torniquete geralmente aparece após 20-30 min, quando então o torniquete distal é inflado, e o proximal posteriormente desinflado. Geralmente, os pacientes toleram o torniquete distal por mais 15-20 min, pois ele é inflado sobre uma área anestesiada. Mesmo para procedimentos cirúrgicos de curta duração, o torniquete *deve* ser mantido inflado durante, pelo menos, 15-20 min para evitar o *bolus* sistêmico intravenoso rápido de anestésico local, levando à toxicidade. Recomenda-se também a deflação para fornecer margem adicional de segurança.

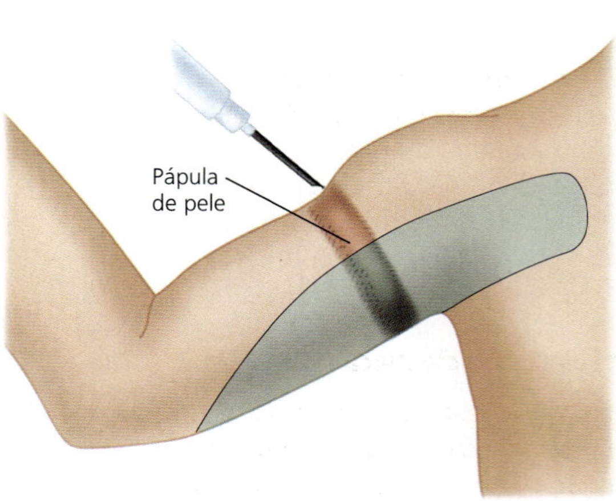

FIGURA 46-36 Bloqueio do nervo intercostobraquial.

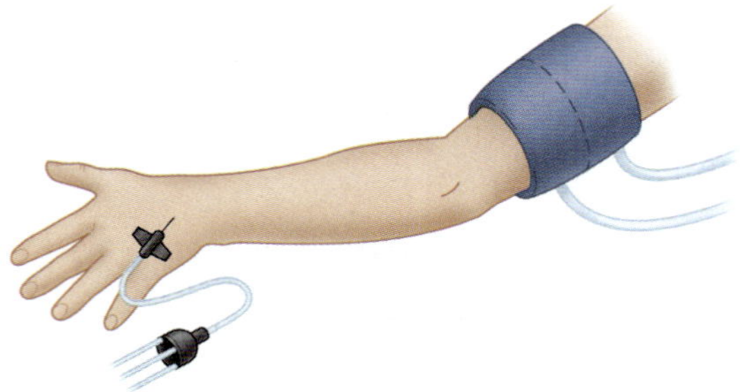

FIGURA 46-37 A anestesia regional intravenosa fornece anestesia cirúrgica para procedimentos de curta duração.

BLOQUEIOS DOS NERVOS PERIFÉRICOS DAS EXTREMIDADES INFERIORES

Anatomia dos Plexos Lombar e Sacral

O plexo lombossacral fornece inervação às extremidades inferiores (Figura 46-38). O plexo lombar é formado pelos ramos ventrais de L1-4, com contribuição ocasional de T12. Ele fica dentro do músculo psoas com ramos descendentes para a coxa proximal. Três grandes nervos do plexo lombar contribuem para a extremidade inferior: o femoral (L2-4), o cutâneo femoral lateral (L1-3) e o obturador (L2-4). Esses nervos fornecem inervações motora e sensorial à porção anterior da coxa e inervação sensitiva à porção medial da perna. O plexo sacral surge de L4-5 e S1-4. A porção posterior da coxa e a maior parte da perna e do pé são alimentados pelas porções tibial e peroneira do nervo ciático. O nervo cutâneo posterior do fêmur, (S1-3) e não o nervo ciático, fornece inervação sensitiva à porção posterior da coxa; ele corre com o nervo ciático quando este surge ao redor do músculo piriforme.

Bloqueio do Nervo Femoral

O nervo femoral inerva os principais flexores do quadril, os extensores do joelho e fornece grande parte da inervação sensitiva do quadril e da coxa (Figura 46-39). Seu ramo mais medial é o nervo safeno que inerva grande parte da pele da perna medial e da articulação do tornozelo. O termo *bloqueio 3-em-1* se refere à anestesia dos nervos femoral, cutâneo femoral lateral e obturador com uma única injeção abaixo do ligamento inguinal; esse termo foi abandonado, pois a evidência acumulada demonstra

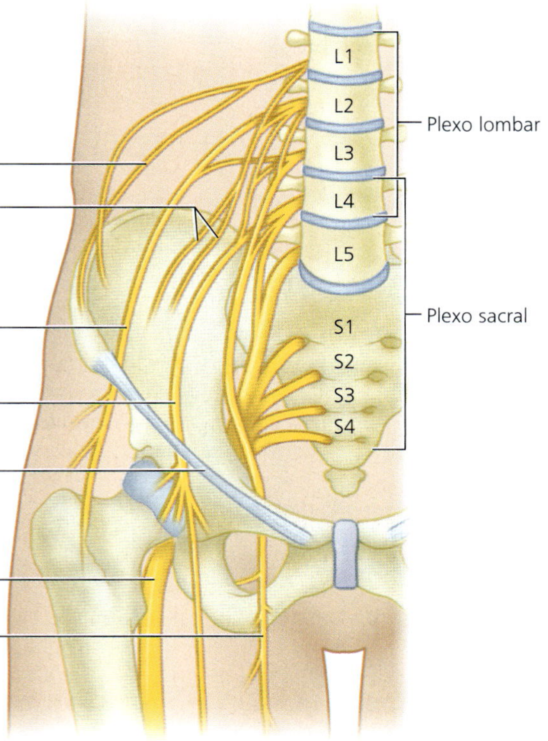

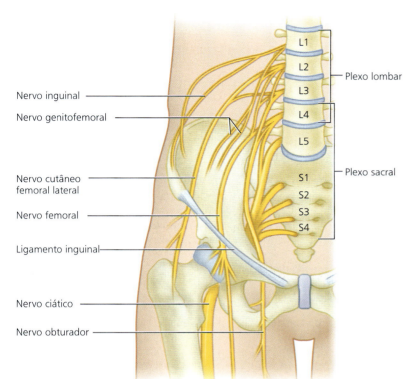

FIGURA 46-38 Os ramos ventrais de L1-5 e S1-4 formam o plexo lombossacral, que fornece inervação às extremidades inferiores.

que a falha da maioria das injeções únicas afeta substancialmente todos os três nervos.

9 Um bloqueio isolado do nervo femoral só fornecerá anestesia cirúrgica, mas ele é usado com frequência para fornecer analgesia para procedimentos no quadril, coxa, joelho e tornozelo (para o nervo safeno). Os bloqueios do nervo femoral têm taxa de complicações relativamente baixa e poucas contraindicações. A infecção local, o enxerto vascular anterior e a adenopatia deverão ser considerados com cuidado na seleção do paciente.

A. Estimulação Neural

Com o paciente em posição supina, palpa-se o pulso da artéria femoral ao nível do ligamento inguinal. Uma agulha isolada e curta (5 cm) é inserida na pele, em ângulo de 45°, em sentido cefálico (Figura 46-40) até se perceber uma contração nítida do quadríceps mediante corrente inferior a 0,5 mA (buscar pelo movimento da patela).

B. Ultrassom

Um transdutor linear de ultrassom de alta frequência é posicionado sobre a área da crista inguinal, paralelo à própria crista, ou levemente mais transversal (Figura 46-41). A artéria femoral e a veia femoral são visualizadas em corte transversal, com a fáscia ilíaca de cobertura. Bem lateral à artéria e profundamente a essa fáscia, o nervo femoral aparece em corte transversal como uma estrutura em forma de fuso e textura de "favo de mel" (Figura 46-42).

Para a técnica fora do plano, a agulha do bloqueio é inserida bem lateral ao sítio em que o nervo femoral é visto e direcionada em sentido cefálico em ângulo de aproximadamente 45° com relação à pele. A agulha avança até ser vista penetrando na fáscia ilíaca, ou (se for usada estimulação elétrica concorrente) até a provocação de uma resposta motora. Após aspiração cuidadosa para a ausência de sangue, injetam-se 30-40 mL de anestésico local.

Para a técnica no plano, pode-se usar uma agulha mais comprida. Ela é inserida paralela ao transdutor de ultrassom, bem lateral à borda externa e avança pelo músculo sartório, profundamente na fáscia ilíaca, até ser visualizada bem lateral ao nervo femoral. O anestésico é, então, injetado visualizando-se sua disseminação hipoecoica profunda à fáscia ilíaca e ao redor do nervo.

C. Técnica da Fáscia Ilíaca

O objetivo do bloqueio da fáscia ilíaca é semelhante àquele do bloqueio do nervo femoral, mas a abordagem é ligeiramente diferente. Sem o uso de um estimulador neural ou equipamento de ultrassom, pode-se atingir um nível relativamente confiável de anestesia simplesmente com marcos anatômicos e a sensação

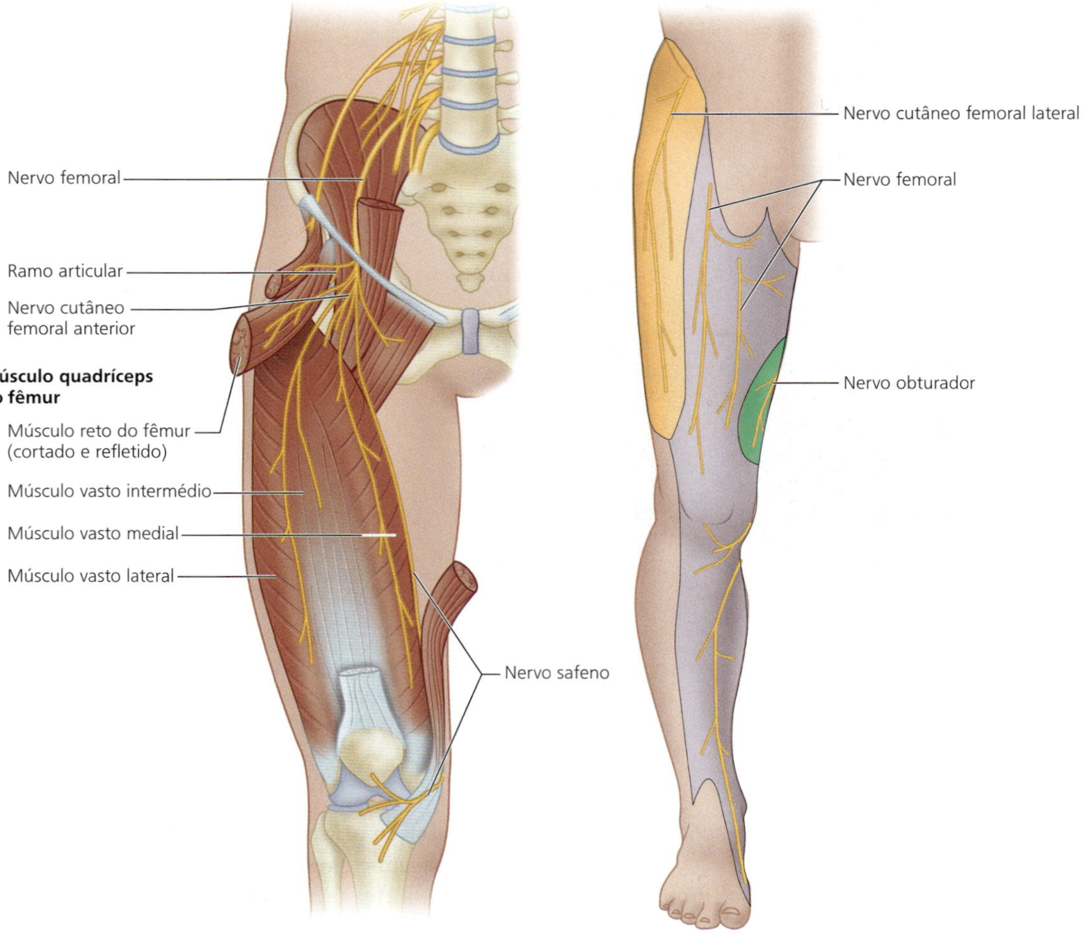

FIGURA 46-39 O nervo femoral fornece inervação sensorial ao quadril e à coxa e para o aspecto medial da perna via seu ramo terminal, o nervo safeno.

tátil. Uma vez identificados o ligamento inguinal e o pulso da artéria femoral, a extensão desse ligamento é dividida em terços (Figura 46-43). Dois centímetros distais à junção dos terços médio e externo, insere-se uma agulha curta de ponta cega em sentido levemente cefálico. À medida que a agulha passa pelas duas camadas da fáscia nessa região (fáscia lata e fáscia ilíaca), dois "*pops*" serão percebidos. Uma vez a agulha tendo atravessado a fáscia ilíaca, executa-se uma aspiração cuidadosa injetando-se, então, 30-40 mL de anestésico local. Esse bloqueio geralmente anestesia ambos os nervos femoral e cutâneo femoral lateral, já que o anestésico local é depositado sob a fáscia ilíaca entre os dois nervos que correm no mesmo plano entre a fáscia e o músculo subjacente.

Bloqueio do Nervo Cutâneo Femoral Lateral

O nervo cutâneo femoral lateral fornece inervação sensitiva à coxa lateral (veja Figura 46-39). Ele pode ser anestesiado como suplemento a um bloqueio do nervo femoral ou como bloqueio isolado para anestesia limitada da coxa lateral. Como há poucas estruturas vitais nas proximidades do nervo cutâneo femoral lateral, as complicações com esse bloqueio são extremamente raras. O nervo cutâneo femoral lateral (L2-3) surge do plexo lombar, atravessa lateralmente a partir do músculo psoas e corre em sentido anterolateral ao longo do músculo ilíaco (veja Figura 46-38). Ele surge inferior e medial à espinha ilíaca superior anterior para fornecer a inervação anterior superior à porção lateral da coxa.

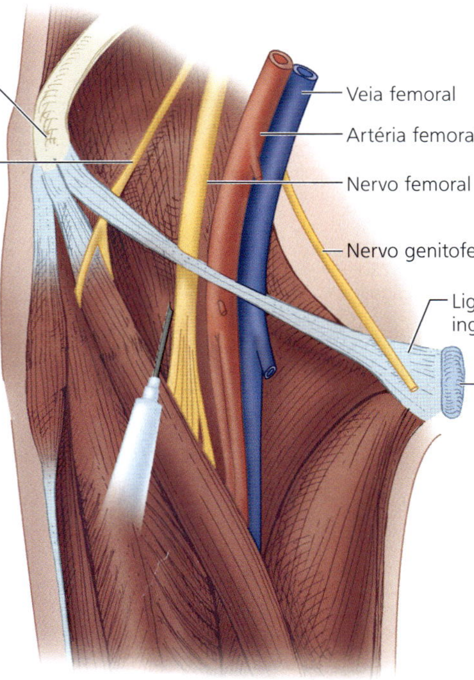

FIGURA 46-40 Bloqueio femoral usando estimulação neural.

O paciente fica em supino ou lateral e identifica-se um ponto 2 cm mediais e 2 cm distais à espinha ilíaca superior anterior. Uma agulha de bloqueio curta, de calibre 22, é inserida e direcionada lateralmente, aguardando-se pelo "pop" quando ela passar pela fáscia lata. Executa-se um bloqueio de campo com 10-15 mL de anestésico local que é depositado acima e abaixo da fáscia (Figura 46-44).

Bloqueio do Nervo Obturador

Um bloqueio do nervo obturador é normalmente necessário para a anestesia completa do joelho e ele é mais frequentemente realizado em combinação com os bloqueios dos nervos femoral e ciático para essa finalidade. O nervo obturador contribui com os ramos sensitivos para as articulações do quadril e dos joelhos, com um grau variável de sensação para a coxa medial e inerva os [músculos] adutores do quadril (Figura 46-45). Esse nervo sai da pelve e penetra na coxa medial pelo forame do obturador, que fica por baixo do ramo púbico superior. Depois da identificação do tubérculo púbico, insere-se uma agulha longa de bloqueio (10 cm) 1,5 cm inferior e 1,5 cm lateral ao tubérculo. A agulha avança posteriormente até tocar o osso (Figura 46-46). A seguir, a agulha é redirecionada em sentido lateral e caudal avançando mais 2-4 cm até provocar uma resposta motora (adução da coxa) mantida abaixo de 0,5 mA. Após aspiração cuidadosa para confirmar ausência de sangue, injetam-se 15-20 mL de anestésico local.

Bloqueio do Plexo Lombar Posterior (Compartimento do Músculo Psoas)

10 Os bloqueios do plexo lombar posterior são úteis para procedimentos cirúrgicos envolvendo áreas inervadas pelos nervos femoral, cutâneo femoral lateral e obturador (Figura 46-47). Esses procedimentos incluem quadris, joelhos e porção anterior da coxa. A anestesia completa do joelho pode ser obtida com um bloqueio do nervo ciático proximal. O plexo lombar fica relativamente próximo a várias estruturas sensíveis (Figura 46-48) e atingi-lo exige uma agulha muito comprida. Portanto, o bloqueio do plexo lombar posterior tem uma das mais altas taxas de complicação entre os bloqueios dos nervos periféricos, incluindo: hematoma retroperitoneal, injeção intravascular de anestésico local com toxicidade, injeções intratecais e epidurais e punção da cápsula renal com hematoma subsequente.

As raízes do nervo lombar emergem para dentro do músculo psoas e viajam dentro do compartimento do músculo antes de saírem como nervos terminais (veja Figura 46-38). Os bloqueios modernos do plexo lombar posterior depositam o anestésico local dentro do corpo do músculo psoas. O paciente é posicionado em decúbito lateral com o lado a ser bloqueado em posição não dependente (Figura 46-49). Apalpa-se a linha média para identificar os processos espinhosos, se possível. Desenha-se primeiro uma linha por esses processos, e as duas cristas ilíacas são identificadas e conectadas com uma linha até perto do nível de L4. A espinha ilíaca superior posterior é, então, pal-

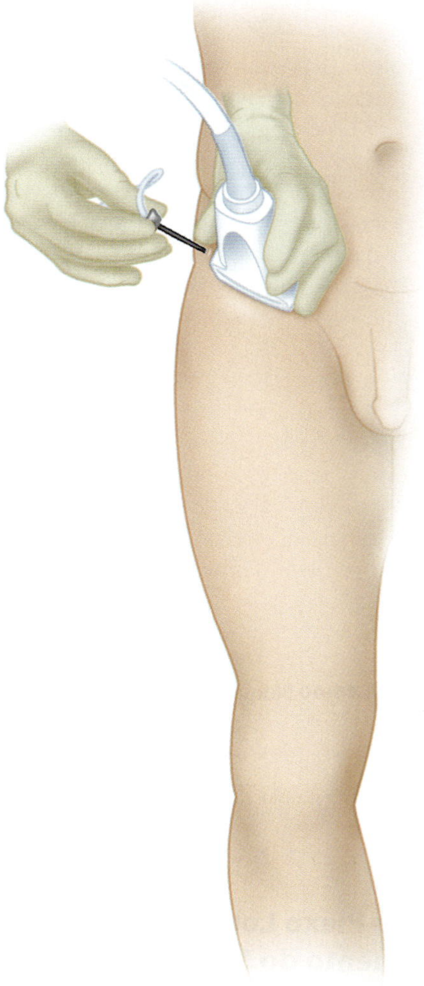

FIGURA 46-41 Bloqueio do nervo femoral orientado por ultrassom (técnica no plano).

pada e desenha-se outra linha em sentido cefálico, paralela à primeira linha. Se disponível, a investigação por imagens de ultrassom do processo transverso pode ajudar a estimar a profundidade do plexo lombar. Insere-se uma agulha isolada comprida (10 a 15 cm) no ponto de intersecção entre a linha transversa (dentro da crista) e a intersecção dos terços lateral e médio das duas linhas sagitais. A agulha avança em direção anterior até provocar uma resposta motora do fêmur (contração do quadríceps). Se o processo transverso for tocado, a agulha deverá ser

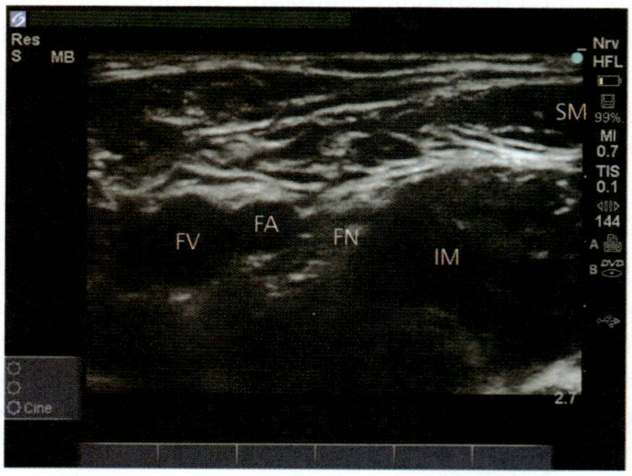

FIGURA 46-42 Bloqueio do nervo femoral. Imagem de ultrassonografia do nervo femoral. FA, artéria femoral; FV, veia femoral; FN, nervo femoral; SM, músculo sartório; IM, músculo ilíaco.

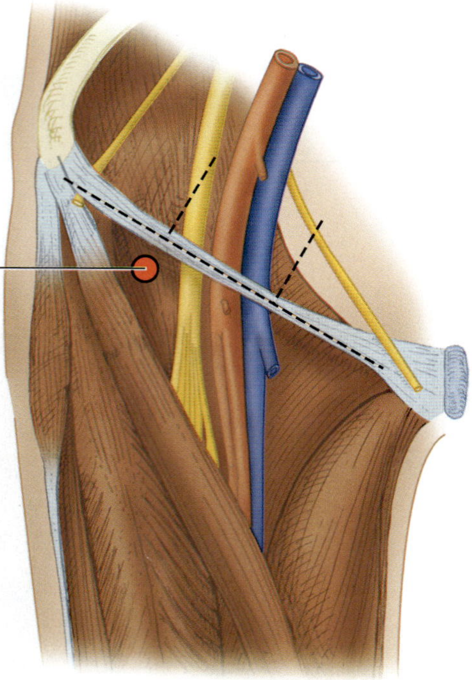

FIGURA 46-43 Bloqueio da fáscia ilíaca.

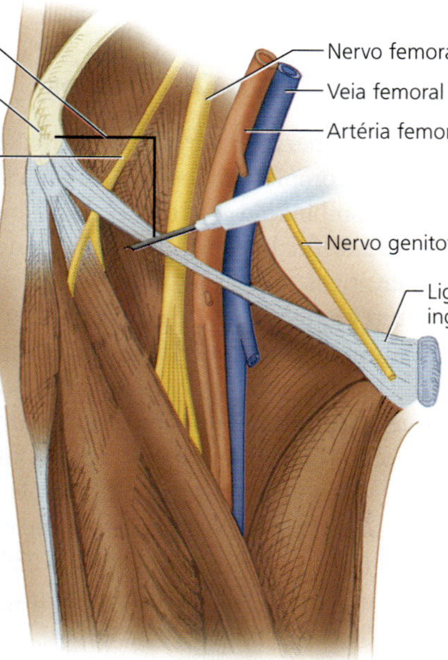

FIGURA 46-44 Bloqueio do nervo cutâneo femoral lateral.

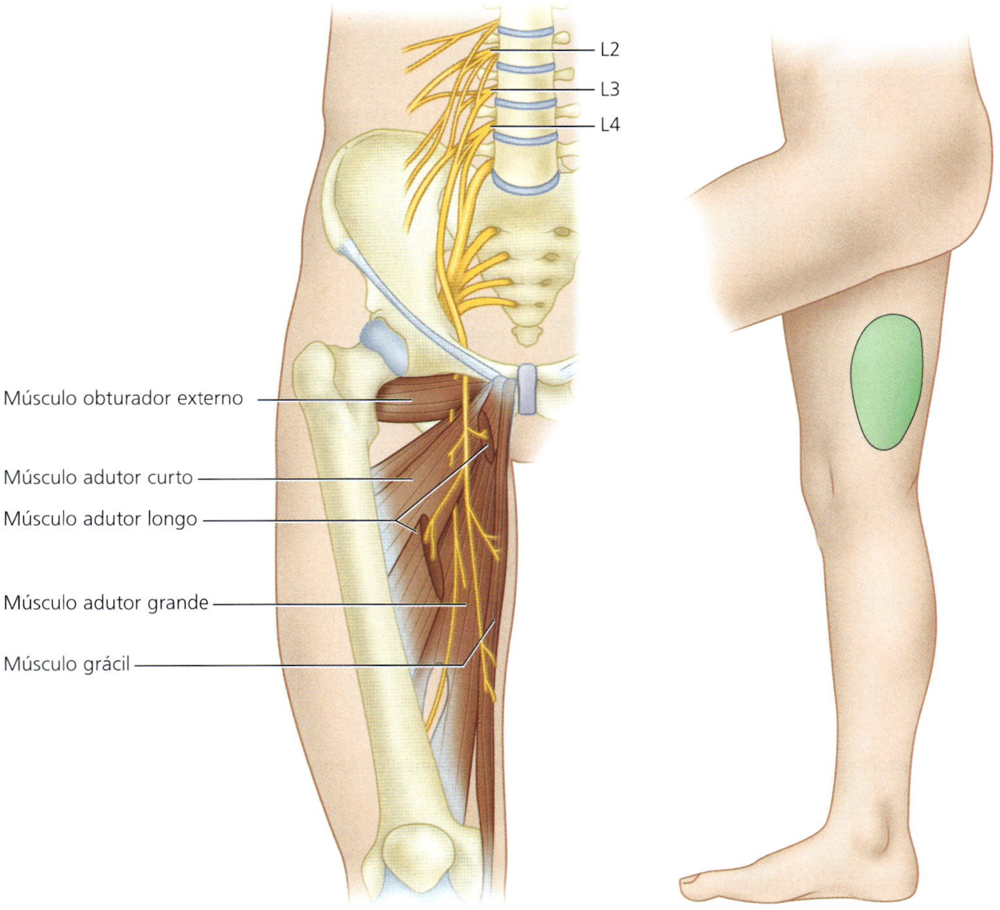

FIGURA 46-45 Inervação do nervo obturador.

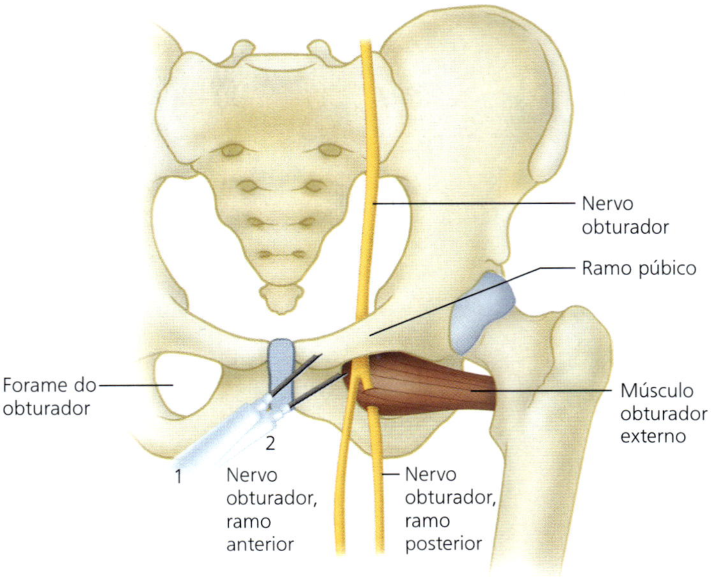

FIGURA 46-46 Bloqueio do nervo obturador. Contatar o tubérculo púbico (1), então redirecionar em sentidos lateral e caudal (2) até provocar a resposta motora.

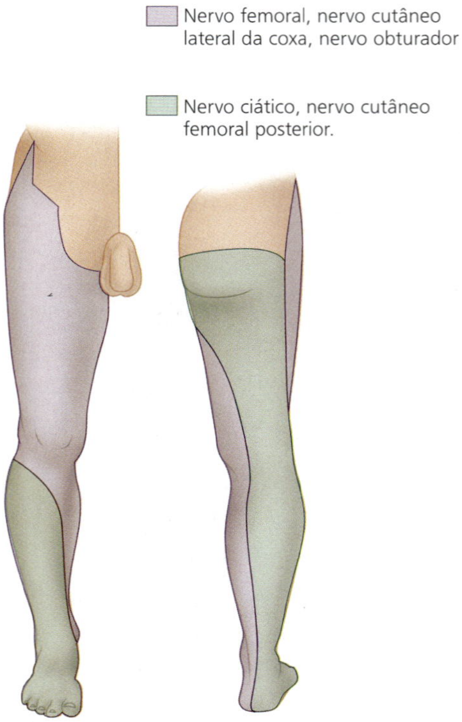

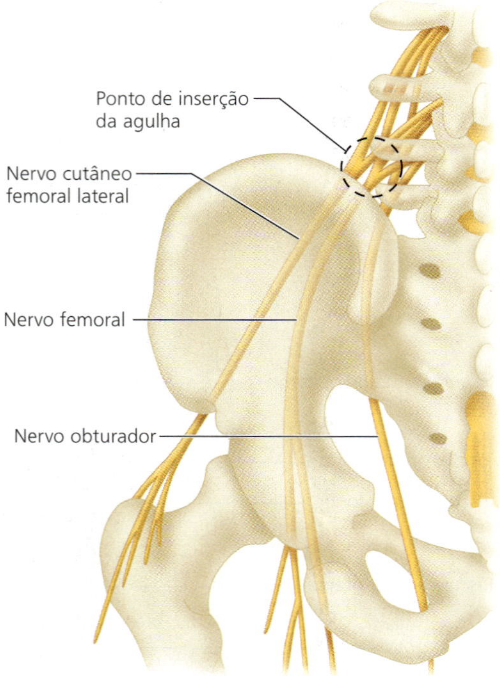

FIGURA 46-47 Os bloqueios do plexo lombar fornecem anestesia aos nervos femoral, cutâneo femoral lateral e obturador.

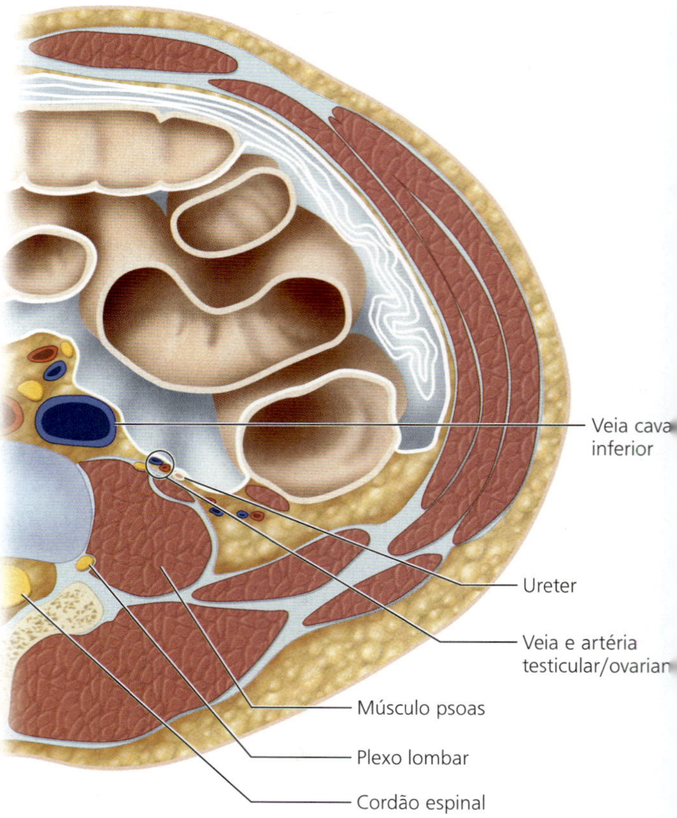

FIGURA 46-48 O plexo lombar fica muito próximo a várias estruturas importantes.

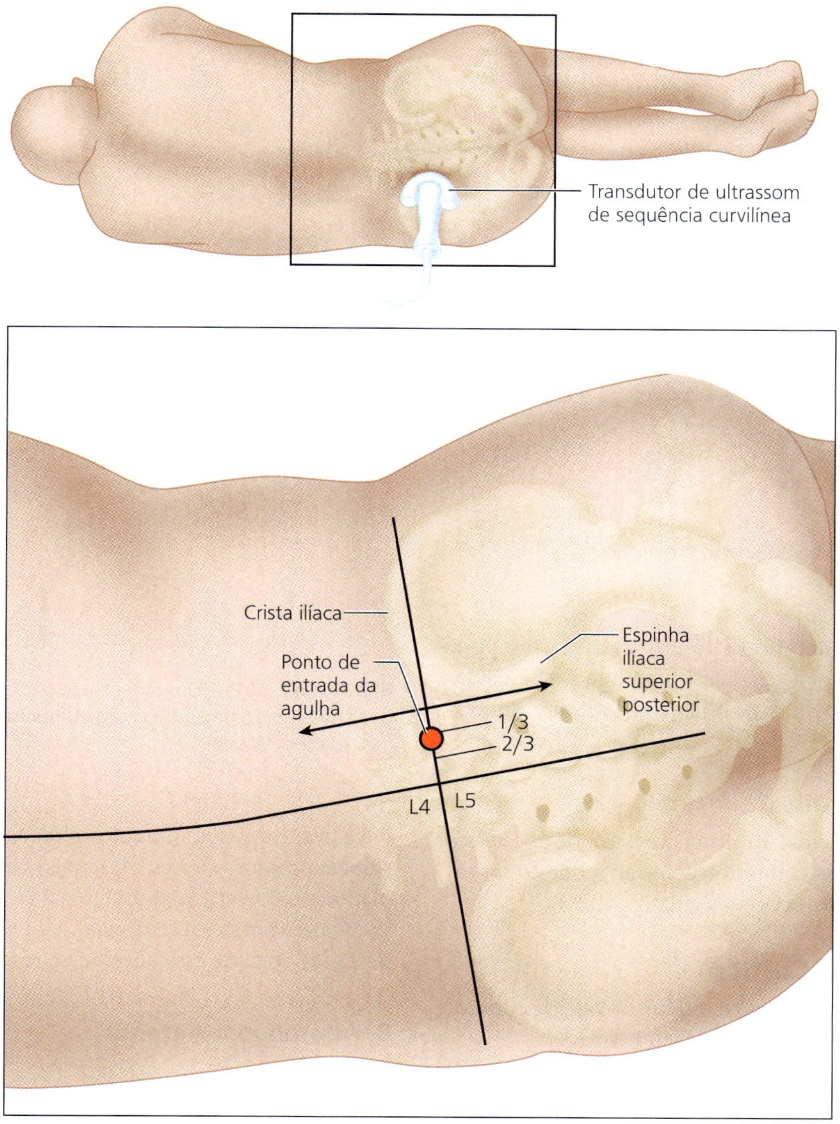

FIGURA 46-49 Posicionamento do paciente e marcos de superfície para bloqueio posterior do plexo lombar.

recolhida levemente e "sair" do processo transverso em direção caudal, mantendo-se a agulha no plano parassagital. A agulha nunca deverá ser inserida mais de 3 cm além da profundidade em que o processo transverso foi tocado. Volumes de anestésico local superiores a 20 mL aumentarão o risco de disseminação bilateral e envolvimento do membro contralateral.

Bloqueio do Nervo Safeno

O nervo safeno é o ramo mais medial do nervo femoral e inerva a pele sobre a porção medial da perna e da articulação do tornozelo (veja Figura 46-39). Portanto, esse bloqueio é usado principalmente em conjunto com um bloqueio do nervo ciático para fornecer anestesia/analgesia completa abaixo do joelho.

A. Técnica Transartorial

O nervo safeno pode ser acessado proximal ao joelho e profundo ao músculo sartório. Uma sonda linear de alta frequência é usada para identificar a junção entre os músculos sartório, vasto medial e adutor em corte cruzado bem distal ao canal adutor. Insere-se uma agulha comprida em sentido medial-lateral (no plano) ou angulada em sentido cefálico (fora do plano) depositando-se 5-10 mL de anestésico local dentro desse plano fascial.

B. Técnica do Safeno Proximal

Uma agulha curta de bloqueio é inserida 2 cm distais à tuberosidade tibial e direcionada medialmente, infiltrando-se 5-10 mL de anestésico local, à medida que a agulha passa em direção ao

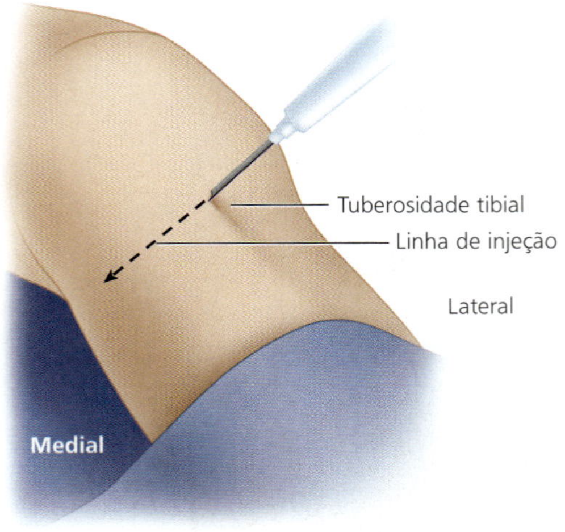

FIGURA 46-50 Bloqueio do nervo safeno proximal.

aspecto posterior da perna (Figura 46-50). O ultrassom pode ser usado para se identificar a veia safena próxima à tuberosidade tibial, facilitando, assim, a *técnica perivascular* com infiltração próxima à veia.

C. Técnica do Safeno Distal

Identificado o maléolo medial, infiltram-se 5 mL de anestésico local em uma linha correndo anteriormente ao redor do tornozelo (veja Bloqueio do Tornozelo, a seguir).

Bloqueio do Nervo Ciático

O nervo ciático se origina do tronco lombossacral e se compõe das raízes neurais de L4-5 e S1-3 (veja Figura 46-38).

11 O bloqueamento do nervo ciático pode ocorrer em qualquer sítio ao longo de seu curso e é indicado para procedimentos cirúrgicos, envolvendo o quadril, coxa, joelho, porção inferior da perna e pé. O nervo cutâneo femoral posterior também recebe anestesia variável, dependendo da abordagem. Se for necessária a anestesia do plexo sacral ou desse nervo, usa-se a abordagem parassacral (técnica que está além da abrangência deste capítulo).

A. Abordagem Posterior (Clássica ou de Labat)

O paciente é posicionado de lado com o lado a ser bloqueado em posição não dependente. Ele é solicitado a dobrar o joelho da perna afetada e inclinar a pelve ligeiramente para frente (posição de Sim; Figura 46-51). O trocanter maior, a espinha ilíaca superior posterior (PSIS) e o hiato sacral são, então, identificados. Desenha-se uma linha do trocanter maior até a PSIS, identifica-se seu ponto médio e estende-se uma linha perpendicular em direção caudal. A seguir, desenha-se uma linha desde o trocanter maior até o hiato sacral, marcando-se o ponto de intersecção; esse é o ponto inicial de inserção da agulha. Insere-se uma agulha isolada longa (10 cm) em um ângulo perpendicular a todos os planos com relação à pele (Figura 46-51). A agulha

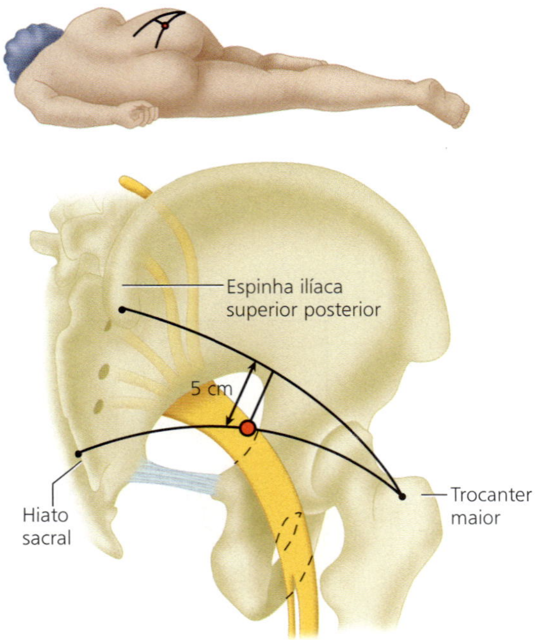

FIGURA 46-51 Posicionamento do paciente, marcos de superfície e posicionamento da agulha para bloqueio do nervo ciático proximal (abordagem clássica).

deve avançar pelos músculos glúteos (pode-se encontrar uma resposta motora desses músculos) até se provocar uma flexão plantar ou dorsal (dá-se preferência à flexão plantar ou inversão do pé para anestesia cirúrgica). Um volume de anestésico local de 25 mL fornece essa anestesia cirúrgica.

B. Abordagem Anterior

Após deixar a incisura do ciático, o nervo ciático desce por trás do trocanter menor para uma posição posterior à do fêmur. Ele pode ser acessado a partir da coxa anterior, bem medial ao trocanter menor. O posicionamento lateral ou prono pode representar um desafio para alguns pacientes que precisam do bloqueio do nervo ciático (*i.e.*, pacientes idosos e pediátricos sob anestesia geral). A abordagem anterior pode ser tecnicamente desafiadora, mas oferece uma via alternativa a esse nervo. Antes de continuar com esse bloqueio, que traz o risco de punção vascular (artéria e veia femoral), os riscos específicos ao paciente deverão ser considerados (p. ex., coagulopatia e enxertia vascular). Além disso, se esse bloqueio for combinado com o bloqueio do nervo femoral em um paciente não anestesiado, recomenda-se efetuar primeiro o bloqueio do ciático para evitar a passagem da agulha de bloqueio através de um nervo femoral anestesiado anteriormente. Um volume de anestésico local de 25 mL fornece essa anestesia cirúrgica.

1. Estimulação neural – Com o paciente em supino, desenha-se uma linha ao longo do ligamento inguinal, desde a espinha ilíaca superior anterior até o tubérculo púbico (Figura 46-52). Uma segunda linha é desenhada paralela à primeira e que atravessa o trocanter maior (linha intertrocantérica). A seguir, essas

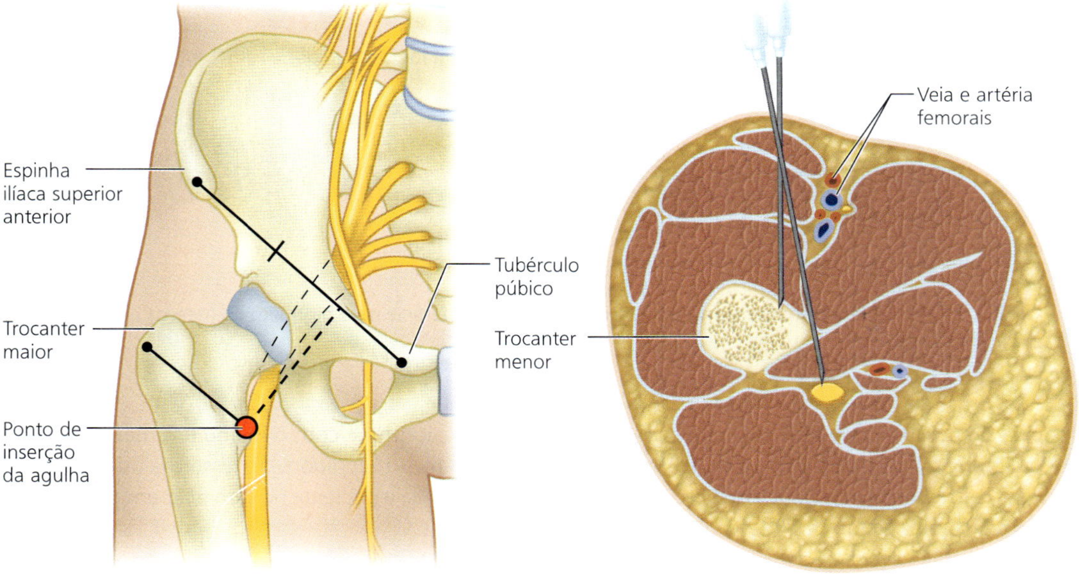

FIGURA 46-52 Anatomia e marcos de superfície para bloqueio do nervo ciático anterior.

duas linhas são ligadas com uma terceira desenhada desde o ponto entre o terço medial e os dois terços laterais da primeira linha, em um ângulo de 90°, e estendida em sentido caudal para se intersectar com a linha intertrocantérica. Insere-se, então, uma agulha comprida (10 a 15 cm) por essa intersecção e diretamente posterior até surgir a inversão do pé ou a flexão plantar (a dorsiflexão é aceitável para analgesia pós-operatória). Com essa abordagem, o fêmur é, com frequência, atingido antes que a agulha chegue ao nervo ciático. Nessas circunstâncias, a agulha deve ser retraída em 2-3 cm, paciente deverá ser solicitado a girar a perna para dentro e, então, a agulha poderá avançar. Se o fêmur for tocado novamente, pode ser necessário reavaliar os marcos de referência. Um volume de anestésico local de 25 mL fornece essa anestesia cirúrgica.

2. Ultrassom – Com o paciente em posição supina e a perna girada para fora, coloca-se um transdutor curvilíneo de baixa frequência em orientação transversa sobre o aspecto medial da coxa, aproximadamente ao nível do trocanter menor. O fêmur, os vasos femorais, os músculos adutores e o glúteo máximo são identificados em corte cruzado. O nervo ciático elíptico e hiperecoico é encontrado no plano fascial, entre os músculos adutores e os glúteos, posteriores ao fêmur. Com uma agulha comprida (10 cm) o nervo é abordado no plano (anterior para posterior) ou fora do plano (sentido cefálico para caudal) com o devido cuidado para se evitarem os vasos femorais, até que a ponta da agulha fique nesse plano muscular, e uma injeção de anestésico local possa ser observada como disseminação hipoecoica ao redor do nervo ciático.

C. Abordagem Subglútea

A abordagem subglútea ao nervo ciático é uma alternativa útil à abordagem posterior tradicional. Em muitos pacientes, os marcos são mais facilmente identificados, e menos tecido é atravessado. Com o nervo ciático em localização mais superficial, o uso exclusivo do ultrassom se torna muito mais prático também. Se o bloqueio do nervo ciático estiver sendo combinado com um bloqueio femoral e a deambulação for desejada ainda durante a duração do anestésico local, considere uma abordagem poplítea (a seguir) que não afetará os músculos do jarrete na mesma intensidade, permitindo a flexão do joelho para elevar o pé com o uso de muletas.

1. Estimulação neural – Com o paciente na posição de Sim, o trocanter maior e a tuberosidade do ísquio são identificados, e uma linha é desenhada entre eles (Figura 46-53). A partir do ponto médio dessa linha, uma segunda linha é desenhada perpendicularmente e estendida em sentido caudal por 4 cm. Através desse ponto, insere-se uma agulha isolada e comprida (10 cm) direta e levemente em sentido cefálico até surgir a flexão plantar ou a inversão do pé (a dorsiflexão é aceitável para analgesia). Um volume de anestésico local de 25 mL fornece essa anestesia cirúrgica.

2. Ultrassom – Na mesma posição e com os mesmos marcos de referência (Figura 46-53) posiciona-se um transdutor de ultrassom curvilíneo (a melhor opção) linear ou de baixa frequência sobre o ponto médio entre a tuberosidade do ísquio e o trocanter maior em orientação transversa. As duas estruturas ósseas deverão ser visíveis simultaneamente no campo do ultrassom. Os músculos glúteos são identificados superficialmente, junto com a camada fascial, definindo sua borda profunda. O nervo ciático triangular deverá estar visível em corte cruzado bem profundo a essa camada, em sítio aproximadamente a meio caminho entre a tuberosidade do ísquio e o trocanter maior, superficial ao músculo quadrado do fêmur.

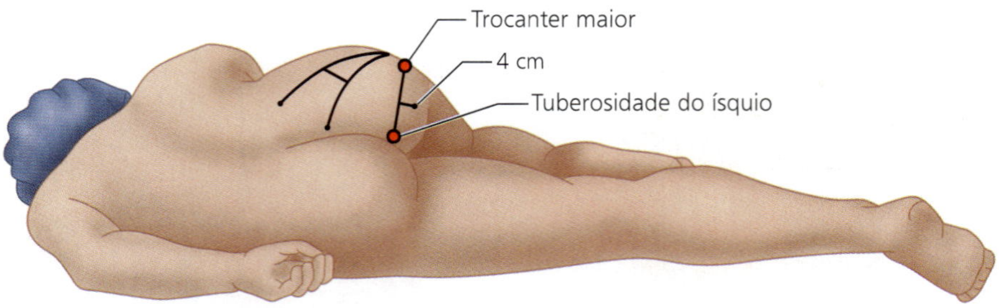

FIGURA 46-53 Posicionamento do paciente e marcos de superfície para bloqueio do [nervo] ciático subglúteo.

Para um bloqueio do nervo ciático fora do plano e orientado por ultrassom, a agulha de bloqueio é inserida em sentido caudal ao transdutor do ultrassom e avançada em direções anterior e cefálica. Uma vez a agulha tendo passado pelos músculos glúteos, com a ponta próxima ao nervo ciático, deve-se proceder à aspiração cuidadosa quanto à ausência de sangue, e o anestésico local é injetado, visualizando-se a disseminação da substância ao redor do nervo.

Para a técnica no plano, a agulha de bloqueio é inserida bem lateral ao transdutor de ultrassom, próximo ao trocanter maior. Ela avança pelo campo do feixe de ultrassom até que a ponta esteja visível e profunda ao glúteo máximo, próximo ao nervo ciático. Novamente, a disseminação do anestésico local ao redor do nervo deverá ser visualizada.

D. Abordagem Poplítea

12 Os bloqueios dos nervos poplíteos fornecem cobertura excelente para a cirurgia do pé e do tornozelo, enquanto poupam grande parte dos músculos do jarrete, permitindo a elevação do pé mediante a flexão do joelho e, assim, facilitando a deambulação. Todos os bloqueios de nervo ciático falham em fornecer anestesia completa para a porção cutânea medial da perna e a cápsula da articulação do tornozelo, mas quando se adiciona um bloqueio do safeno (ou femoral), obtém-se a anestesia completa abaixo do joelho. O principal risco específico ao sítio de um bloqueio poplíteo é a punção vascular, por causa da proximidade do nervo ciático aos vasos poplíteos nesse local.

O nervo ciático se divide nos nervos peroneiros tibial e comum dentro ou muito proximais à fossa poplítea (Figura 46-54). A fossa poplítea superior é limitada lateralmente pelo tendão do bíceps do fêmur e medialmente pelos tendões semitendinosos e semimembranosos. Em sentido cefálico à crista de flexão do joelho, a artéria poplítea fica imediatamente lateral ao tendão semitendinoso. A veia poplítea fica lateral à artéria, e os nervos tibial e peroneiro comum ficam laterais à veia e mediais ao tendão do bíceps, 2-6 cm profundos em relação à pele. O nervo tibial continua profundo por trás do músculo gastrocnêmio, e o nervo peroneiro comum deixa a fossa poplítea passando entre a cabeça e o colo da fíbula para suprir a porção inferior da perna. A abordagem ao nervo ciático pode ser posterior ou lateral. Para abordagens posteriores, o paciente é colocado geralmente em posição prona com o joelho levemente flexionado, apoiando-se o tornozelo sobre travesseiros ou toalhas. Para abordagens laterais, o paciente poderá ficar em posição lateral ou supina.

1. Estimulação neural (abordagem posterior) – Com o paciente em posição prona, identifica-se o ápice da fossa poplítea. Os músculos do jarrete são palpados para localizar o ponto onde o bíceps do fêmur (lateral) e o complexo semimembranoso/semitendinoso (medial) se juntam (Figura 46-55). A flexão do joelho do paciente contra uma resistência facilita o reconhecimento dessas estruturas. O ponto de entrada da agulha fica 1 cm em sentido caudal a partir desse ápice. Insere-se, então, uma agulha isolada (5-10 cm) até o aparecimento da flexão plantar ou inversão do pé (a dorsiflexão é aceitável para analgesia). Com frequência, é necessário um volume de 30-40 mL de anestésico local para bloqueio poplíteo-nervo ciático com injeção única.

2. Estimulação neural (abordagem lateral) – Com o paciente em supino e o joelho em extensão total, o sulco intertendinoso é palpado entre os músculos vasto lateral e bíceps do fêmur, cerca de 10 cm proximais à incisura superior da patela. Uma agulha longa (10 cm) e isolada é inserida nesse ponto e avança em ângulo de 30° posteriormente, até o surgimento de uma resposta motora apropriada. Se o osso (fêmur) for tocado, a agulha deverá ser retraída e redirecionada levemente para trás até o aparecimento de uma resposta motora aceitável.

3. Ultrassom – Com o paciente em posição prona, identifica-se o ápice da fossa poplítea, como descrito anteriormente. Com um transdutor de ultrassom linear de alta frequência posicionado em orientação transversa, o fêmur, o músculo bíceps do fêmur, os vasos poplíteos e o nervo ciático ou seus ramos são identificados em corte cruzado (Figura 46-55). Geralmente, o nervo fica posterior e lateral (ou imediatamente posterior) aos vasos e está frequentemente localizado muito próximo ao músculo bíceps do fêmur, bem profundo à sua borda medial.

Para a técnica fora do plano, a agulha é inserida bem caudal ao transdutor de ultrassom e em orientação anterior e levemente cefálica. Quando a agulha é posicionada próxima ao nervo ciático, e após aspiração cuidadosa, o anestésico local é injetado, observando-se a disseminação ao redor do nervo.

Para uma técnica no plano, a agulha de bloqueio é inserida lateral ao transdutor de ultrassom atravessando – ou logo ante-

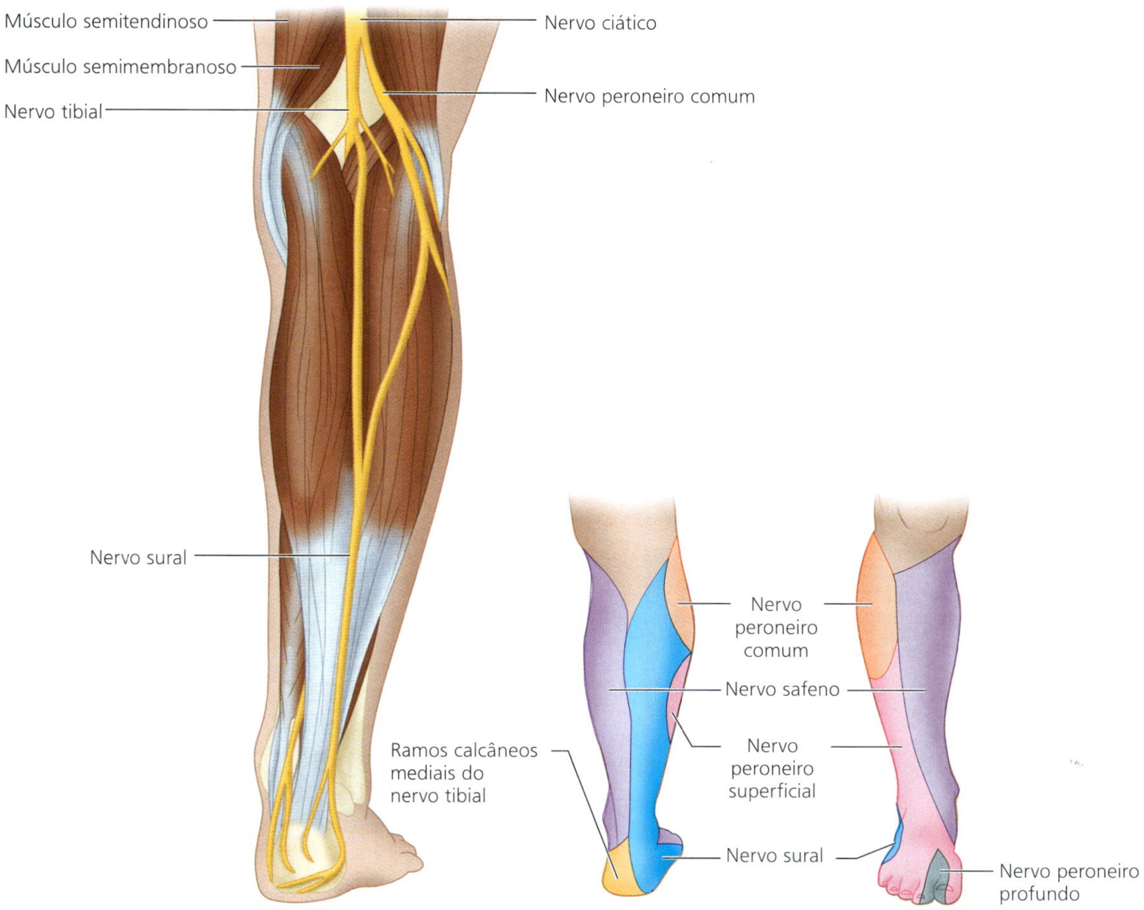

FIGURA 46-54 O nervo ciático se divide nos ramos tibial e peroneiro bem proximal à fossa poplítea e fornece inervação sensitiva para a maior parte da porção inferior da perna.

rior ao – o músculo bíceps do fêmur (**Figura 46-56**). A agulha avança no plano do ultrassom enquanto se visualiza sua abordagem ou profunda ou superficial ao nervo.

Se o objetivo for a anestesia cirúrgica, o anestésico local deverá ser visualizado cercando todos os lados do nervo, o que geralmente exige várias colocações da ponta da agulha com a injeção em incrementos. Se for só para analgesia, uma injeção única de anestésico local será aceitável. Os bloqueios ciáticos poplíteos com orientação de ultrassom podem ser realizados com o paciente em posição lateral ou supina (esta última com a perna elevada sobre vários travesseiros). Essas manobras geralmente são mais tecnicamente desafiadoras.

Bloqueio do Tornozelo

Para procedimentos cirúrgicos no pé o bloqueio do tornozelo é o meio mais rápido, simples e de baixo risco para fornecer a anestesia. Deve-se evitar o volume excessivo do injetado e o uso de vasoconstritores, como a epinefrina, para minimizar o risco de complicações isquêmicas. Uma vez que esse bloqueio inclui a cinco injeções separadas, ele é desconfortável para o paciente, além de exigir pré-medicação adequada.

Cinco nervos fornecem sensação ao pé (**Figura 46-57**). O nervo safeno é um ramo terminal do nervo femoral e a única inervação do pé que não faz parte do sistema do ciático. Ele fornece sensação superficial à porção anteromedial do pé e está localizado com mais frequência bem anterior ao maléolo medial. O nervo fibular profundo corre no aspecto anterior da perna após dar origem ao ramo do nervo peroneiro comum, penetrando no tornozelo entre os tendões: extensor longo do hálux e o extensor longo dos dedos (**Figura 46-58**), bem lateral à artéria dorsal do pé. Ele fornece inervação aos extensores dos dedos e sensação para a primeira comissura dorsal. O nervo peroneiro superficial, também um ramo do nervo comum, desce em direção ao tornozelo no compartimento lateral, dando ramos motores aos músculos de eversão. Ele penetra no tornozelo bem lateral ao extensor longo dos dedos e fornece sensação cutânea ao dorso do pé e aos dedos. O nervo posterior é uma continuação direta do nervo tibial e penetra no pé posterior ao maléolo medial, ramificando-se nos nervos: calcâneo, lateral plantar e me-

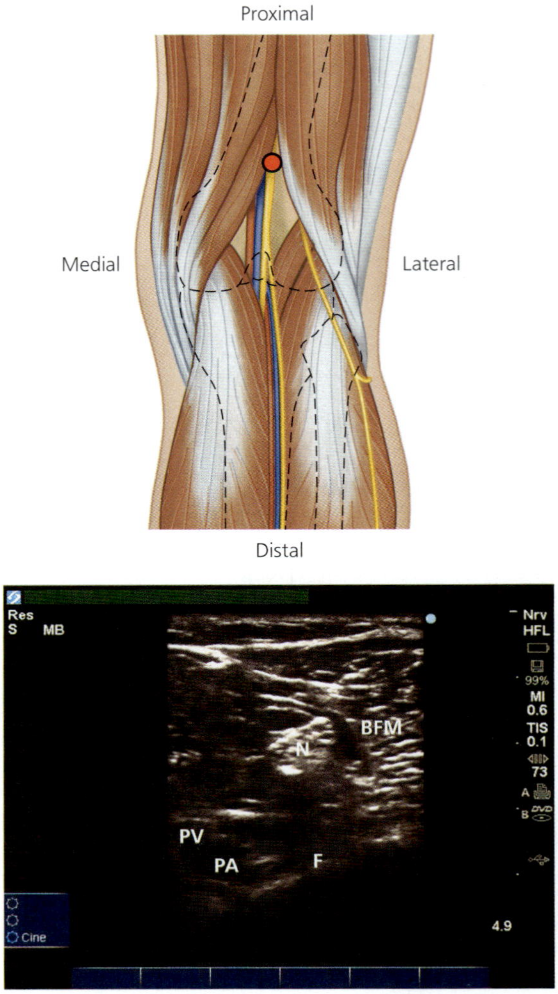

FIGURA 46-55 Anatomia e sonoanatomia do nervo ciático na fossa poplítea. PA, artéria poplítea; PV, veia poplítea; N, nervo ciático; BFM, músculo bíceps do fêmur; F, fêmur.

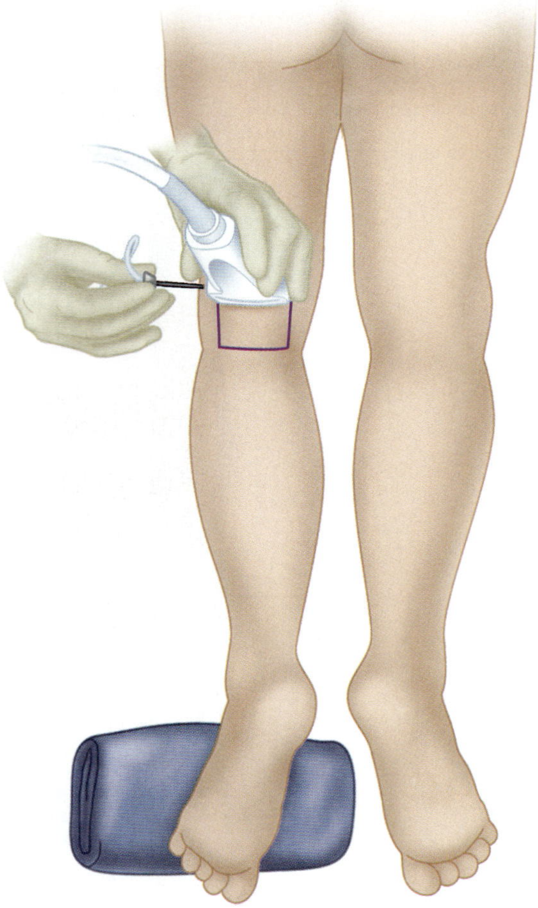

FIGURA 46-56 Posicionamento do paciente, da sonda e orientação da agulha para bloqueio poplíteo.

dial plantar. Ele está localizado atrás da artéria tibial posterior, ao nível do maléolo medial e fornece inervação sensitiva ao calcanhar, sola medial e parte da sola lateral do pé, assim como as pontas dos dedos. O nervo sural é um ramo do nervo tibial e penetra no pé entre o tendão do calcâneo (de Aquiles) e o maléolo medial para fornecer sensação ao aspecto lateral do pé.

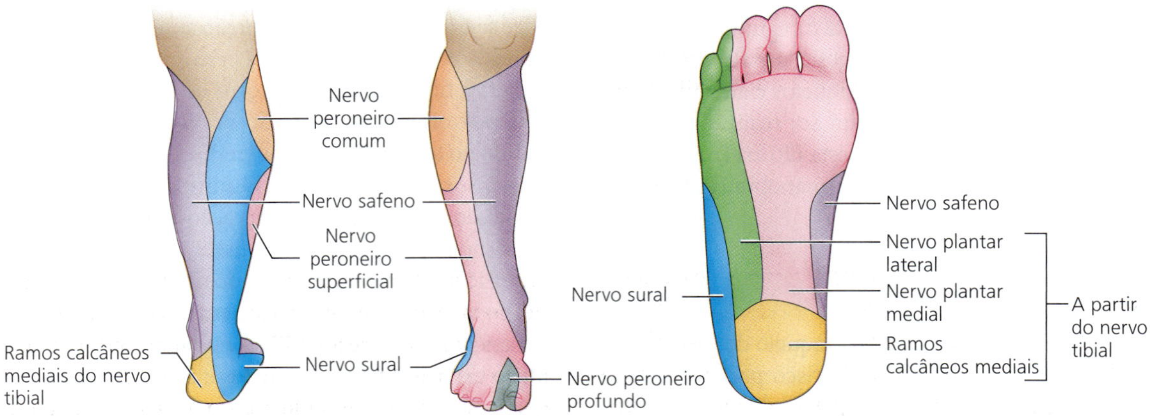

FIGURA 46-57 Inervação cutânea do pé.

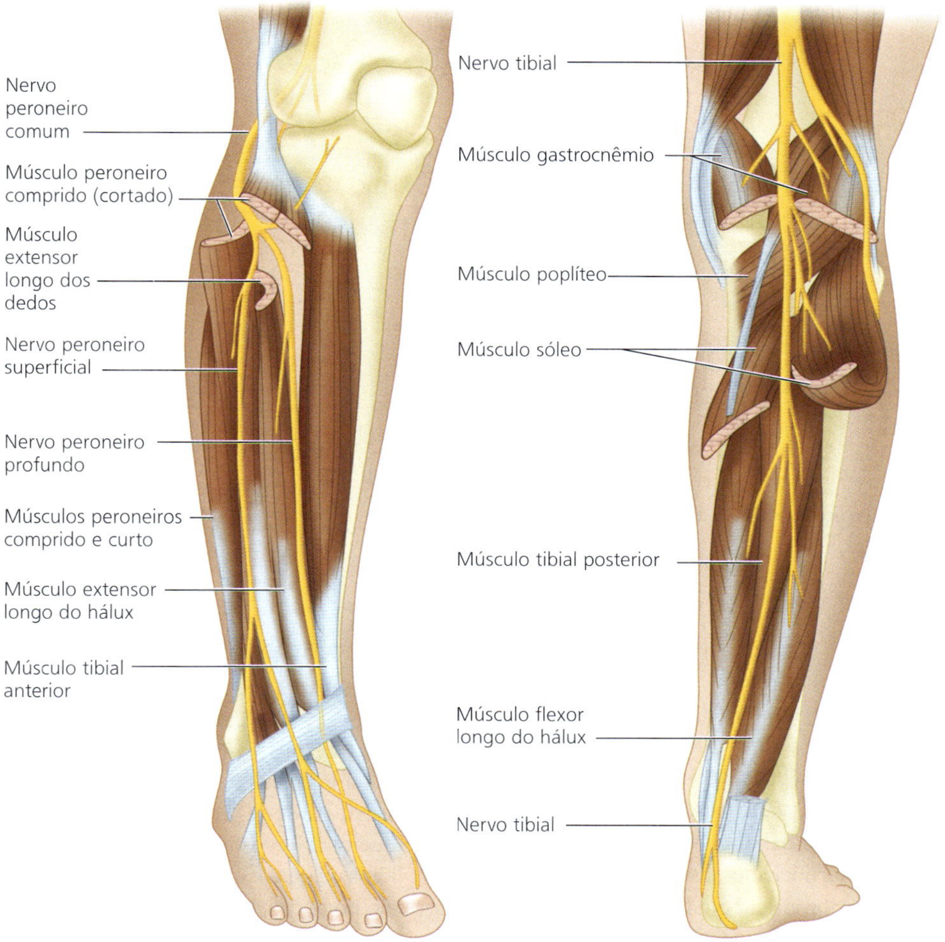

FIGURA 46-58 Cursos dos nervos tibial e peroneiro comum.

O bloqueio completo do tornozelo exige uma série de cinco bloqueios neurais, mas o processo pode ser alinhado para minimizar as inserções de agulhas (Figura 46-59). São necessárias todas as cinco injeções para anestesiar o pé completamente; entretanto, muitos procedimentos cirúrgicos envolvem somente alguns nervos terminais, e somente os nervos afetados deverão ser bloqueados. Além disso, diferentemente de um bloqueio do nervo ciático, um bloqueio do tornozelo não fornece analgesia para (abaixo do joelho) a dor de um torniquete, nem permite a inserção de cateter perineural. Para bloquear o nervo profundo, deve-se identificar o sulco entre os tendões extensor longo do hálux e extensor longo dos dedos. Nesse sítio é frequente a palpação do pulso dorsal do pé. Uma agulha de bloqueio curta, de pequeno calibre é inserida perpendicular à pele, bem lateral ao pulso, entre em contato com o osso e infiltra 5 mL de anestésico local à medida que for retraída. Continuando-se a partir desse sítio de inserção, estende-se uma pápula subcutânea de 5 mL de anestésico local em direção ao maléolo lateral para atingir o nervo peroneiro superficial. A agulha é, então, retraída e redirecionada a partir do mesmo lugar em direção medial, infiltrando 5 mL de anestésico local em direção ao maléolo medial para atingir o nervo safeno. O nervo tibial posterior pode ser localizado, identificando-se o pulso da artéria tibial posterior atrás do maléolo medial. Insere-se uma agulha de bloqueio curta, de pequeno calibre, logo posterior à artéria, e distribuem-se 5 mL de anestésico local na bolsa profundamente ao retináculo flexor. Para atingir o nervo sural, injetam-se 5 mL de anestésico local subcutâneos posterior ao maléolo lateral.

BLOQUEIOS DE NERVOS PERIFÉRICOS DO TRONCO

Bloqueio do Plexo Cervical Superficial

O bloqueio do plexo cervical superficial fornece analgesia cutânea para procedimentos cirúrgicos no pescoço, ombro anterior e clavícula. Deve-se identificar e evitar a veia jugular externa. O plexo cervical é formado a partir dos ramos anteriores de C1-4, que emergem do músculo platisma, posteriores ao esternocleidomastoide (Figura 46-60). Ele fornece sensação à mandíbula, pescoço, occipício e áreas do tórax e do ombro.

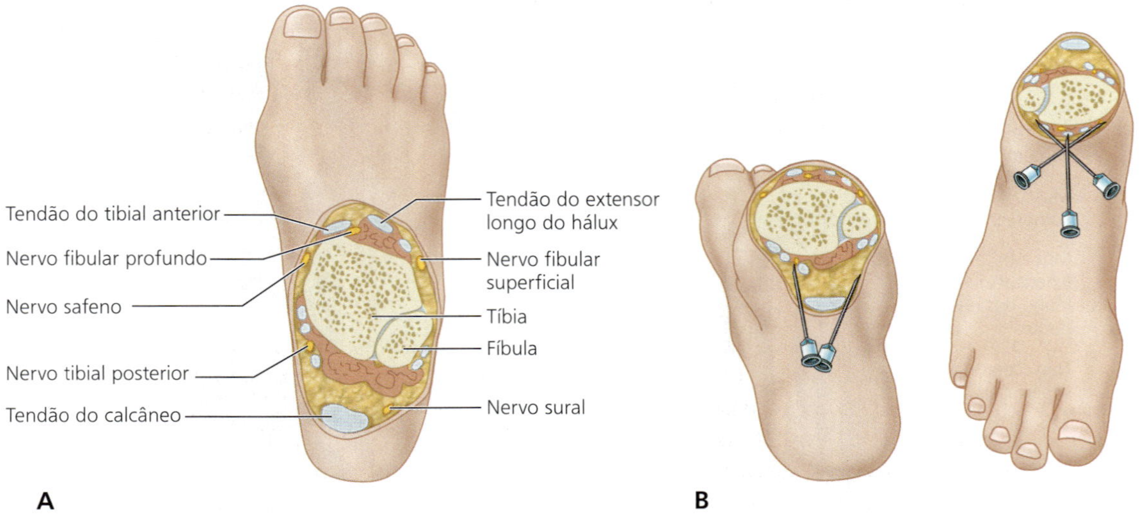

FIGURA 46-59 Colocação da agulha para bloqueio do tornozelo.

O paciente é colocado em posição supina com a cabeça voltada para longe do lado a ser bloqueado. O músculo esternocleidomastóideo é identificado, e sua borda lateral é marcada. Na junção dos terços superior e médio, insere-se uma agulha curta (5 cm) em sentido cefálico ao processo mastoide, injetando-se 5 mL de anestésico local em plano subcutâneo. Gira-se a agulha para avançar em sentido caudal mantendo-se uma via ao longo da borda posterior do esternocleidomastoide. Infiltram-se mais 5 mL de anestésico local por via subcutânea.

Bloqueio Intercostal

Os bloqueios intercostais fornecem analgesia após cirurgia torácica e abdominal superior e alívio da dor associada a fraturas de costelas, herpes-zóster e câncer. Esses bloqueios exigem injeções individuais enviadas em vários níveis vertebrais que correspondem à área da parede do corpo a ser anestesiada. Os bloqueios intercostais resultam nos mais altos níveis sanguíneos de anestésico local por volume injetado de qualquer bloqueio no corpo, e todo cuidado deve ser tomado para evitar

14

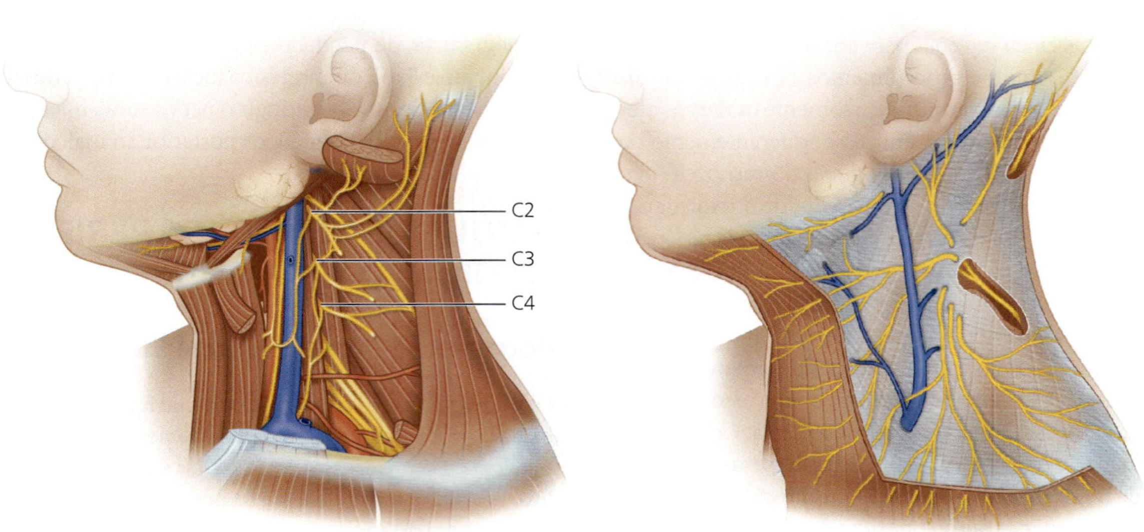

FIGURA 46-60 Distribuição do plexo cervical superficial.

níveis tóxicos desse anestésico. O bloqueio intercostal tem uma das mais altas taxas de complicações de qualquer bloqueio de nervo periférico por causa da proximidade da artéria e veia intercostais (injeção intravascular de anestésico local), assim como da pleura subjacente (pneumotórax). Além disso, a duração é significativamente curta por causa do fluxo vascular substancial, e porque a colocação de um cateter perineural é, no melhor dos casos, pouco importante. Com o advento da orientação por ultrassom, a abordagem paravertebral está rapidamente substituindo a abordagem intercostal.

Os nervos intercostais surgem dos ramos dorsal e ventral dos nervos espinais torácicos. Eles deixam a espinha no forame intervertebral e penetram no sulco embaixo da costela correspondente, correndo com a artéria e a veia intercostais; o nervo tem estrutura geralmente mais inferior no feixe neurovascular (**Figura 46-61**). Os ramos são criados para a sensação em um único dermátomo a partir da linha média em sentido dorsal pela linha média em sentido ventral.

Com o paciente em decúbito lateral ou supino, o nível de cada costela na linha axilar média e posterior é palpado e marcado. Insere-se uma agulha de pequeno calibre na borda inferior de cada uma das costelas selecionadas, o osso é tocado e a agulha então "caminha" em orientação descendente (Figura 46-61). A agulha é, então, redirecionada em orientação levemente cefálica e avança cerca de 0,25 cm. Depois da aspiração, observe a presença de sangue ou de ar, e injetam-se 3-5 mL de anestésico local em cada nível desejado.

Bloqueio Paravertebral

Os bloqueios paravertebrais fornecem anestesia cirúrgica ou analgesia pós-operatória para procedimentos, envolvendo a parede torácica ou abdominal, mastectomia, reparo de hérnia inguinal ou abdominal e procedimentos unilaterais mais invasivos, como a nefrectomia aberta. Esses bloqueios geralmente exigem injeções individuais administradas em vários níveis vertebrais que correspondem à área da parede do corpo a ser anestesiada. Por exemplo, uma mastectomia simples exigiria bloqueios aos níveis de T3-6; para dissecção de nodo axilar, injeções adicionais seriam feitas desde C7 até T2. Para reparo de hérnia inguinal, os bloqueios deverão ser realizados de T10 até L2. As hérnias ventrais exigem injeções bilaterais, correspondendo ao nível do sítio cirúrgico. A principal complicação das injeções torácicas é o pneumotórax, enquanto as estruturas retroperitoneais podem estar em risco com as injeções ao nível lombar. Nos bloqueios torácicos em vários níveis pode-se observar hipotensão após a simpatectomia. Diferentemente da abordagem intercostal, o anestésico local de longa duração fará efeito por quase 24 horas, e a inserção de cateter perineural é uma opção viável (embora a disseminação do anestésico local a partir de um único cateter para vários níveis seja variável).

Cada nervo espinal emerge dos forames intervertebrais e se divide em dois ramos: um ramo anterior maior, que inerva os músculos e a pele sobre a parede anterolateral do corpo e os membros, e um ramo posterior menor que reflete posteriormente e inerva a pele e os músculos das costas e do pescoço (**Figura 46-62**). O espaço paravertebral torácico é definido posteriormente pelo ligamento costotransverso superior, anteriormente pela pleura parietal, medialmente pelas vértebras e forames intervertebrais e inferior e superiormente pelas cabeças das costelas.

15

Com o paciente sentado e a coluna vertebral flexionada, palpa-se cada processo espinhoso, contando-se a partir da C7 proeminente para bloqueios torácicos, e as cristas ilíacas como referência para níveis lombares. A partir do ponto médio do as-

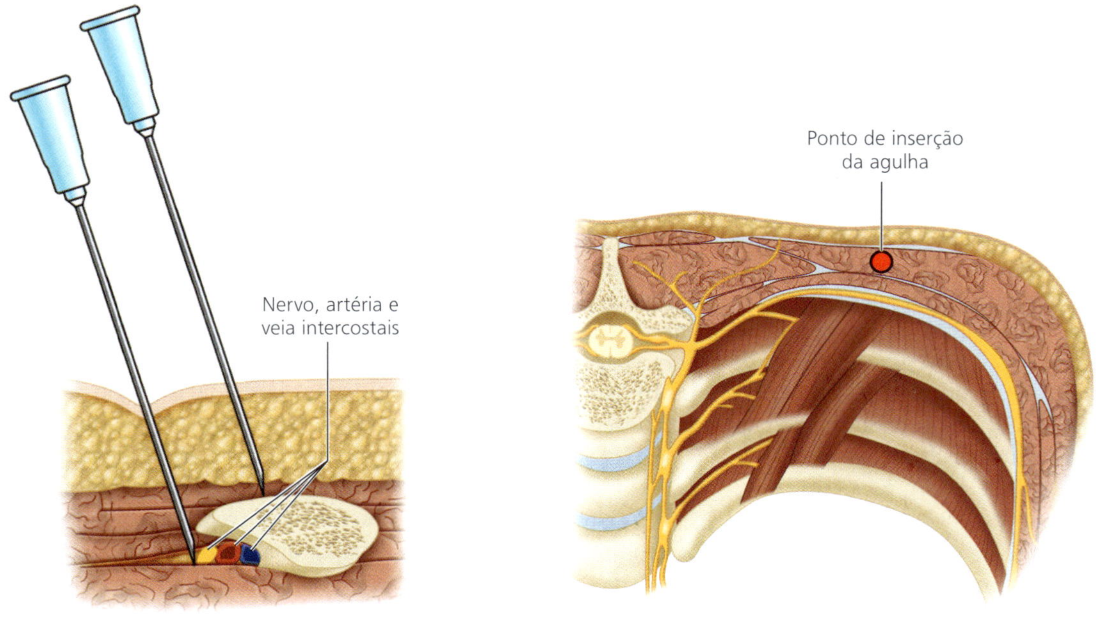

FIGURA 46-61 Anatomia e posicionamento da agulha para bloqueio do nervo intercostal.

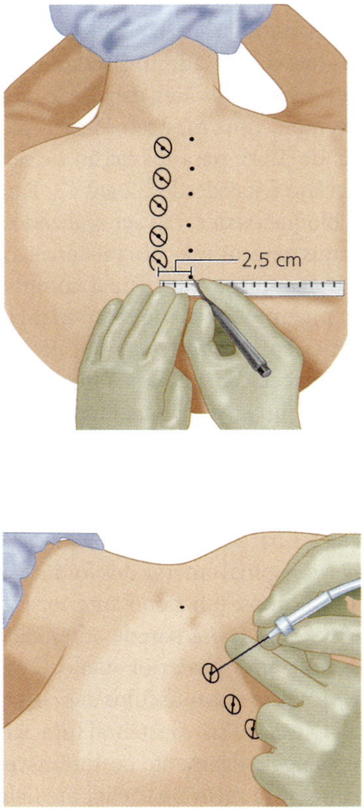

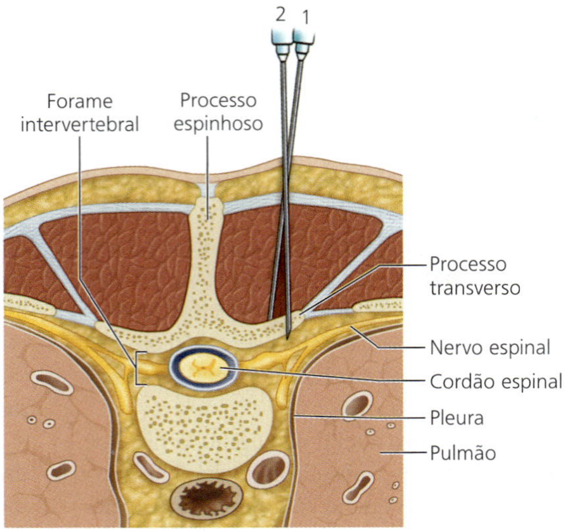

FIGURA 46-62 Anatomia paravertebral e abordagem tradicional. Contatar o processo transverso (1), depois redirecionar a agulha em sentido caudal (2) e avançar 1 cm.

pecto superior de cada processo espinhoso, mede-se e marca-se um ponto a 2,5 cm laterais. No tórax, o nervo-alvo é localizado lateral ao processo espinhoso *acima* dele, em razão da angulação abrupta dos processos espinhosos torácicos (p. ex., a raiz neural de T4 está localizada lateral ao processo espinhoso de T3).

A. Técnica Tradicional

Uma agulha pediátrica de Tuohy (calibre 20) é inserida em cada ponto e avançada perpendicular à pele (Figura 46-62). Após contato com o processo transverso, a agulha é retraída levemente e redirecionada em sentido caudal por mais 1 cm (0,5 cm para colocação lombar). À medida que a agulha passa pelo ligamento costotransverso, pode-se sentir um "pop" ou perda de resistência. Alguns médicos usam uma seringa de perda-de-resistência para guiar a colocação; outros preferem usar um estimulador neural com movimento da parede do tórax para o parâmetro final. Injetam-se 5 mL de anestésico local em cada nível. Essa técnica tem a dificuldade de simplesmente estimar a profundidade do processo transverso; daí o risco de pneumotórax ser relativamente alto. Teoricamente, o uso do ultrassom para calibrar a profundidade do processo transverso antes da inserção da agulha reduz o risco de pneumotórax.

B. Ultrassom

Usa-se um transdutor de ultrassom com sequência curvilínea, com o feixe orientado em plano parassagital ou transverso. O processo transverso, a cabeça da costela, o ligamento costotransverso e a pleura são identificados. O espaço paravertebral pode ser abordado em direção caudal-cefálica (parassagital) ou em direção lateral-medial (transversa). É útil visualizar a agulha no plano quando ela passar pelo ligamento costotransverso e observar o deslocamento descendente da pleura, quando o anestésico local for injetado. Injetam-se 5 mL de anestésico local em cada nível.

Bloqueio do Plano Transverso do Abdome

O bloqueio do plano transverso do abdome (TAP) é usado com mais frequência para fornecer anestesia cirúrgica para procedimentos menores superficiais na parede inferior do abdome, ou para analgesia pós-operatória após procedimentos abaixo do umbigo. Para cirurgias de reparo de hérnias, pode ser necessária a suplementação local ou intravenosa para fornecer anestesia durante a tração peritoneal. As complicações em potencial incluem a violação do peritônio com ou sem perfuração intestinal, e o uso do ultrassom é altamente recomendado para minimizar esse risco.

16 Os nervos subcostal (T12), ilioinguinal (L1) e ilio-hipogástrico (L1) são visados no bloqueio do plano transverso do abdome, para fornecer anestesia ao abdome inferior ipsolateral abaixo do umbigo (Figura 46-63). Para uma parte de seu curso, esses três nervos viajam no plano muscular entre os músculos oblíquo interno e transverso do abdome. A agulha deverá ser colocada entre as duas camadas fasciais desses músculos, com o anestésico local preenchendo o plano transverso do abdome. A posição ideal do paciente deve ser a de decúbito lateral, mas se a mobilidade for limitada, o bloqueio poderá ser executado na posição supina.

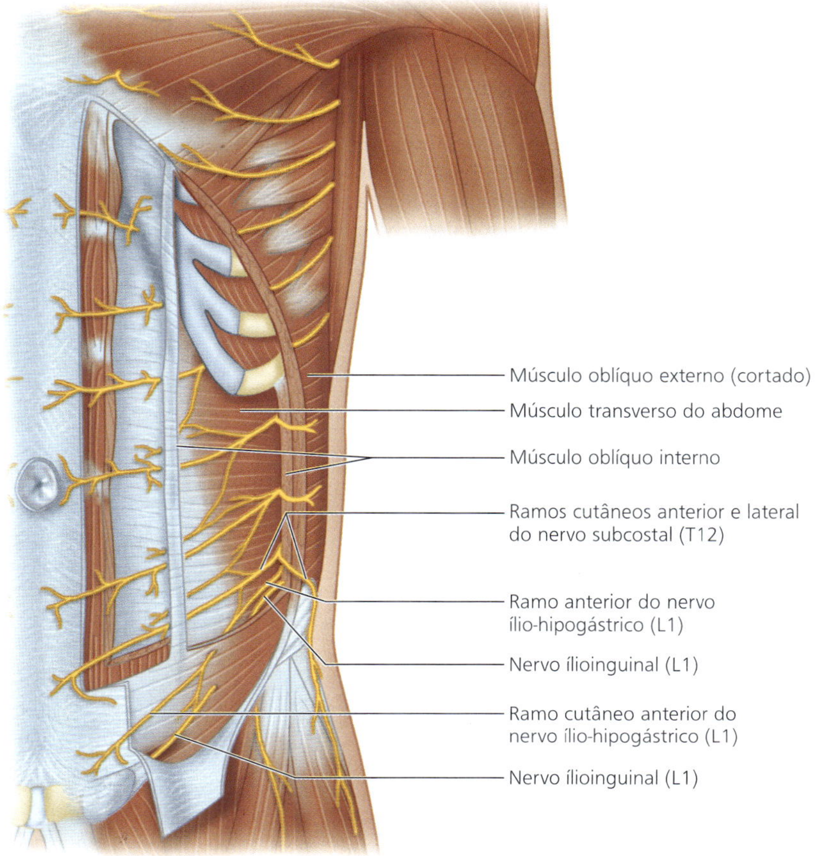

FIGURA 46-63 Anatomia do plano transverso do abdome (TAP).

A. Ultrassom

Com um transdutor de sequência linear ou curvilínea orientado paralelo ao ligamento inguinal, as camadas dos músculos oblíquo externo, oblíquo interno e transverso do abdome são identificadas logo acima da espinha ilíaca superior (Figura 46-64). Os músculos aparecem como estruturas hipoecoicas estriadas com camadas hiperecoicas de fáscia em suas bordas.

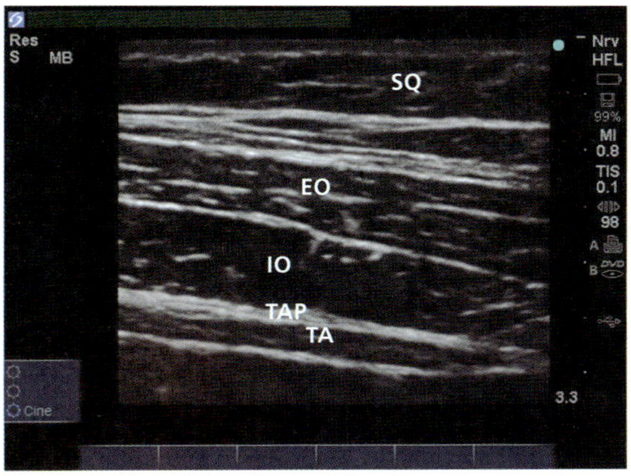

FIGURA 46-64 Imagem de ultrassonografia de bloqueio do TAP. SQ, tecido subcutâneo; EO, oblíquo externo; IO, oblíquo interno; TA, transverso do abdome; TAP, plano transverso do abdome.

Uma agulha comprida (10 cm) é inserida no plano, bem lateral (posterior) ao transdutor e avança, observando o *feedback* tátil dos planos fasciais, até a extinção da borda profunda do músculo oblíquo interno e da borda superficial do transverso do abdome. Após aspiração cuidadosa quanto à ausência de sangue, injetam-se 20 mL de anestésico local, observando-se uma separação elíptica entre as duas camadas fasciais (Figura 46-64).

REFERÊNCIAS

Capdevila X, Coimbra C, Choquet O: Approaches to the lumbar plexus: Success, risks, and outcome. Reg Anesth Pain Med 2005;30:150.

Hadzic A (editor): *Peripheral Nerve Blocks and Anatomy for Ultrasound-guided Regional Anesthesia, 2nd ed.* McGraw-Hill Medical, 2012.

Hebl JR, Lennon RL (editors): *Mayo Clinic Atlas of Regional Anesthesia and Ultrasound-Guided Nerve Blockade.* Oxford University Press, 2010.

Heil JW, Ilfeld BM, Loland VJ, et al: Ultrasound-guided transversus abdominis plane catheters and ambulatory perineural infusions for outpatient inguinal hernia repair. Reg Anesth Pain Med 2010;35:556.

Horn JL, Pitsch T, Salinas F, Benninger B: Anatomic basis to the ultrasound-guided approach for saphenous nerve blockade. Reg Anesth Pain Med 2009;34:486.

Ilfeld BM: Continuous peripheral nerve blocks: A review of the published evidence. Anesth Analg 2011;113:904.

Ilfeld BM, Fredrickson MJ, Mariano ER: Ultrasound-guided perineural catheter insertion: Three approaches, but little illuminating data. Reg Anesth Pain Med 2010;35:123.

Mariano ER, Loland VJ, Sandhu NS, et al: Ultrasound guidance versus electrical stimulation for femoral perineural catheter insertion. J Ultrasound Med 2009;28:1453.

Perlas A, Brull R, Chan VW, et al: Ultrasound guidance improves the success of sciatic nerve block at the popliteal fossa. Reg Anesth Pain Med. 2008;33:259.

Perlas A, Chan VW, Simons M: Brachial plexus examination and localization using ultrasound and electrical stimulation: A volunteer study. Anesthesiology 2003;99:429.

Sites BD, Brull R, Chan VW, et al: Artifacts and pitfall errors associated with ultrasound-guided regional anesthesia. Part I: Understanding the basic principles of ultrasound physics and machine operations. Reg Anesth Pain Med 2007;32:412.

Sites BD, Brull R, Chan VW, et al: Artifacts and pitfall errors associated with ultrasound-guided regional anesthesia. Part II: A pictorial approach to understanding and avoidance. Reg Anesth Pain Med. 2007;32:419.

CAPÍTULO 47

Tratamento da Dor Crônica

Richard W. Rosenquist, MD ▪ Bruce M. Vrooman, MD

CONCEITOS-CHAVE

1. A dor pode ser classificada de acordo com a fisiopatologia (p. ex., dor nociceptiva ou neuropática), etiologia (p. ex., dor pós-operatória ou de câncer), ou com a área afetada (p. ex., cefaleia ou dor na coluna inferior).
2. A dor nociceptiva é provocada pela ativação ou sensibilização dos nociceptores periféricos, receptores especiais que traduzem os estímulos nocivos. A dor neuropática é o resultado de uma lesão ou anomalias contraídas pelas estruturas neurais periféricas ou centrais.
3. A dor aguda é provocada por um estímulo nocivo resultante de uma lesão, do processo de uma doença, ou da função anormal de um músculo ou das vísceras, sendo quase sempre nociceptiva.
4. A dor crônica é a dor que persiste além do curso regular de uma doença aguda ou depois de um tempo razoável depois da cura; o período de cura pode variar de 1 a 6 meses. A dor crônica pode ser nociceptiva, neuropática, ou mista.
5. A modulação da dor ocorre perifericamente no nociceptor, na medula espinal ou nas estruturas supraespinais. Essa modulação tanto pode inibir (suprimir) ou facilitar (intensificar) a dor.
6. Pelo menos três mecanismos são responsáveis pela sensibilização central na medula espinal: (1) conclusão e sensibilização dos neurônios de ampla faixa dinâmica de segunda ordem; (2) expansão do campo receptor dos neurônios do corno dorsal; e (3) hiperexcitabilidade dos reflexos da flexão.
7. A dor crônica pode ser provocada por uma combinação de mecanismos periféricos, centrais e psicológicos.
8. A dor aguda de moderada à intensa, independente do sítio, pode afetar a função de quase todos os órgãos e influenciar negativamente a morbidade e mortalidade perioperatórias.
9. A avaliação de qualquer paciente com dor deve incluir diversos componentes essenciais. As informações sobre o local da dor, seu surgimento e qualidade, bem como dos fatores que a aliviam ou exacerbam, devem ser obtidas junto ao histórico de dor do paciente, que inclui terapias anteriores e mudanças dos sintomas ao longo do tempo.
10. A avaliação psicológica é útil sempre que a avaliação médica não consegue revelar a causa aparente da dor, quando a intensidade da dor é desproporcional à doença ou à lesão ou quando a depressão ou outras questões psicológicas são evidentes.
11. As síndromes de dor miofascial são transtornos comuns caracterizados por dor muscular, espasmos musculares, rigidez, fraqueza e, às vezes, disfunção autônoma.
12. Noventa por cento das hérnias de disco ocorrem em L5-S1 ou em L4-L5. Em geral, os sintomas se desenvolvem após lesões por flexão ou por levantamento de peso e podem estar associadas a protuberâncias, protrusão ou extrusão do disco.
13. A dor nas costas provocada por estenose espinal em geral se expande para as nádegas, coxas e pernas. Chamada de *pseudoclaudicação* ou *claudicação neurogênica,* a dor é caracteristicamente pior com exercícios e se alivia em repouso especialmente ao se sentar com a coluna flexionada.
14. A neuropatia diabética é o tipo mais comum de dor neuropática.
15. A síndrome dolorosa regional complexa (CRPS) é um transtorno de dor neuropática com características autônomas significativas que, em geral, se subdivide em duas variantes: A CRPS 1, que antes era conhecida como a *distrofia simpaticorreflexa* (RSD) e CRPS 2, que antes era conhecida como causalgia. *A principal* diferença entre as duas é a ausência ou presença, respectivamente, de uma lesão neural documentada.
16. A neuralgia do trigêmeo (douloureux*) é classicamente* unilateral e, em geral, se localiza na distribuição da V2 ou da V3 do nervo trigêmeo. Ela tem qualidade de eletrochoque e dura de segundos a minutos de cada vez e, em geral, é provocada por contato com um desencadeador discreto.

(*Continua*)

(Continuação)

17. Os antidepressivos são mais úteis para pacientes com a dor neuropática. Esses medicamentos demonstram efeito analgésico ocorrendo em dose inferior ao necessário à atividade antidepressiva.
18. Os medicamentos anticonvulsivantes são úteis para pacientes com dor neuropática especialmente a neuralgia do trigêmeo e a neuropatia diabética.
19. Pacientes que apresentem tolerância a opioides precisam de doses intensificadas dessa substância para manter o mesmo efeito analgésico. A dependência física se manifesta na retirada dos opioides quando a medicação à base de opioides é reduzida de forma abrupta e significativa. A dependência psicológica, caracterizada por alterações comportamentais, focando o desejo pela droga, é rara em pacientes com câncer.
20. As complicações do bloqueio estrelado incluem injeção intravascular e subaracnoide, hematoma, pneumotórax, anestesia epidural, bloqueio do plexo braquial, rouquidão provocada pelo bloqueio do nervo laríngeo recorrente e, raramente, osteomielite e mediastinite.
21. O bloqueio ímpar do gânglio é eficiente somente para pacientes com dor visceral ou mantida simpaticamente na área perineal.
22. Os bloqueios neurolíticos são indicados para pacientes com dor decorrente de câncer intensa e intratável em que a terapia convencional complementar é inadequada ou as modalidades analgésicas convencionais vêm acompanhadas de efeitos colaterais inaceitáveis.
23. O estímulo da medula espinal pode ser mais eficiente para a dor neuropática; indicações aceitas incluem a dor com mediação simpática, as lesões da medula espinal com dor segmental localizada, dor do membro fantasma, dor da extremidade inferior isquêmica causada por doença vascular periférica, aracnoidite adesiva, neuropatias periféricas, dor pós-toracotomia, neuralgia intercostal, neuralgia pós-herpética, angina, dor abdominal visceral e dor pélvica visceral.
24. Pacientes com fratura por compressão vertebral patológica ou osteoporótica podem-se beneficiar do aumento vertebral com o cimento de polimetilmetacrilato. A vertebroplastia envolve a injeção do cimento através de uma agulha tipo trocar. A cifoplastia envolve a operação de inflar um balão inserido por uma agulha tipo trocar percutânea com a subsequente injeção do cimento.
25. A acupuntura pode ser uma adição útil para pacientes com dor crônica especialmente a dor associada a transtornos musculoesqueléticos crônicos e cefaleias.

A dor – o sintoma mais comum que leva os pacientes a consultarem um médico – quase sempre é a manifestação de um processo patológico. Esse sintoma pode ter uma ampla variedade de causas, desde condições relativamente benignas até uma lesão aguda, isquemia do miocárdio, alterações degenerativas ou malignidade. Na maioria dos casos, depois que se recebe o diagnóstico, prescrevem-se medidas conservadoras às quais o paciente responde com sucesso. Em outros, o encaminhamento a um médico especialista em dor para avaliação e tratamento melhora os resultados e preserva os recursos dos cuidados de saúde. Em outros casos ainda, a dor persiste e os pacientes desenvolvem a dor crônica, cuja causa ainda permanece desconhecida, mesmo depois que investigações preliminares tenham excluído doenças graves e potencialmente fatais e, se justificado, uma intervenção cirúrgica ou não tenha conseguido aliviar a dor ou tenha gerado uma nova síndrome de dor.

O termo tratamento da dor, em sentido geral, se aplica à disciplina inteira da anestesiologia; contudo, seu uso moderno envolve, mais especificamente, o tratamento da dor ao longo de todo o período perioperatório, assim como da dor não cirúrgica, sejam os pacientes internados ou não. A prática da medicina da dor pode ser amplamente dividida em tratamento da dor aguda e da dor crônica. A primeira lida, essencialmente, com pacientes que se recuperam de cirurgias ou que sofrem de patologias clínicas agudas dentro de um hospital (Capítulo 48), enquanto a segunda inclui diversos grupos de pacientes que, quase sempre, são pacientes externos. Infelizmente, essa distinção é artificial, e existe uma sobreposição considerável; um bom exemplo é o paciente com câncer que frequentemente requer um tratamento da dor a curto e longo prazos, esteja ele internado ou não.

A prática contemporânea do tratamento da dor não se limita aos anestesiologistas, mas, muitas vezes, inclui outros médicos (fisiatras, cirurgiões, internistas, oncologistas, psiquiatras e neurologistas) e não médicos (psicólogos, fisioterapeutas, acupunturistas e hipnotizadores). As abordagens mais eficientes são multidisciplinares, em que o paciente é avaliado por um ou mais médicos, que conduzem os exames iniciais, fazem o diagnóstico e formulam o plano de tratamento e em que a avaliação posterior e o uso dos serviços e recursos de outros prestadores de cuidados de saúde estão prontamente disponíveis.

Os anestesiologistas treinados no tratamento da dor encontram-se na posição única de coordenar os centros multidisciplinares de tratamento da dor em razão de seu amplo treinamento em lidar com grande variedade de pacientes, dos cirúrgicos aos pediátricos e às subespecialidades médicas e sua prática na farmacologia clínica e neuroanatomia aplicada, incluindo o uso de bloqueios de nervos periféricos e centrais.

DEFINIÇÕES E CLASSIFICAÇÃO DA DOR

Como ocorre com outras sensações conscientes, a percepção da dor normal depende de neurônios especializados que funcionam como receptores, detectando o estímulo e traduzindo-o e conduzindo-o até o sistema nervoso central. A sensação, em geral, é descrita como protopática (nociva) ou epicrítica (não nociva). As sensações epicríticas (toque leve, pressão, propriocepção e discriminação da temperatura) se caracterizam pelos receptores de baixo limiar e, geralmente, são conduzidas por grandes fibras neurais mielinizadas. Em contrapartida, as sensações protopáticas (dor) são detectadas pelos receptores de alto limiar e conduzidas por fibras de nervos menores, levemente mielinizadas (Aδ) e não mielinizadas (C).

O que É a Dor?

Dor não é somente uma modalidade sensitiva, mas também uma experiência. A International Association for the Study of Pain a define como "uma sensação e experiência emocional desagradável associada a um dano tecidual real ou potencial ou descrita em termos desse dano". Essa definição reconhece a integração entre o objetivo, os aspectos sensoriais fisiológicos da dor e seus componentes subjetivos emocionais e psicológicos. A resposta à dor pode variar e muito entre os diferentes indivíduos, assim como na mesma pessoa, dependendo do momento.

O termo nocicepção vem de noci (do latim, dano ou lesão) e é usado para descrever as respostas neurais a estímulos traumáticos ou nocivos. Toda nocicepção gera dor, mas nem todas as dores resultam da nocicepção. Muitos pacientes sentem dor, mesmo sem haver estímulos nocivos. Contudo, é clinicamente útil dividir a dor em uma ou duas categorias: (1) dor aguda que, primariamente se deve à nocicepção, e (2) dor crônica, que pode derivar da nocicepção, porém em que, fatores psicológicos e comportamentais têm maior importância. A Tabela 47-1 lista os termos usados frequentemente para descrever a dor.

1 A dor pode ser classificada de acordo com a fisiopatologia (p. ex., dor nociceptiva ou dor neuropática), etiologia (p. ex., artrite ou dor de câncer), ou com a área afetada (p. ex., cefaleia ou dor na coluna inferior). Essas classificações são úteis na escolha das modalidades de tratamento e da terapia medicamentosa. 2 A dor nociceptiva é causada pela ativação ou sensibilização dos nociceptores periféricos, receptores especializados que traduzem os estímulos nocivos. A dor neuropática é o resultado de uma lesão ou de anomalias adquiridas pelas estruturas neurais periféricas ou centrais.

Existem diferenças na percepção da dor relacionadas com o gênero e a idade. Uma pesquisa confirmou as diferenças nas experiências com dor e nas estratégias de sua superação entre os gêneros; atualmente se está investigando como exatamente esse processo difere. A ativação cerebral difere entre gêneros, com os homens influenciados especialmente pelo tipo e pela intensidade do estímulo nocivo. Os modelos de imagens cerebrais também diferem. Algumas dessas diferenças diminuem com a idade e podem desaparecer depois dos 40 anos.

TABELA 47-1 Termos usados no tratamento da dor

Termo	Descrição
Alodinia	Percepção de um estímulo geralmente não nocivo como se fosse dor
Analgesia	Ausência da percepção da dor
Anestesia	Ausência de qualquer sensibilidade
Anestesia dolorosa	Dor na área onde não há sensibilidade
Disestesia	Sensação desagradável ou anormal, com ou sem estímulo
Hipoalgesia	Resposta diminuída a um estímulo nocivo (p. ex., uma picada)
Hiperalgesia	Resposta aumentada a um estímulo nocivo
Hiperestesia	Resposta aumentada a um estímulo leve
Hiperpatia	Presença de hiperestesia, alodinia e hiperalgesia geralmente associada à reação exagerada e à persistência da sensação depois do estímulo
Hipoestesia	Sensação cutânea reduzida (p. ex., toque leve, pressão ou temperatura)
Neuralgia	Dor na distribuição de um nervo ou de um grupo de nervos
Parestesia	Sensação anormal percebida sem um estímulo aparente
Radiculopatia	Anomalia funcional de uma ou mais raízes neurais

A. Dor Aguda

3 A dor aguda é provocada por um estímulo nocivo causado por uma lesão, pelo processo de uma doença ou pela função anormal de um músculo ou víscera. Em geral, é nociceptiva. A dor nociceptiva serve para detectar, localizar e limitar os danos teciduais. Há quatro processos fisiológicos envolvidos: transdução, transmissão, modulação e percepção. Esse tipo de dor geralmente é associado à resposta ao esforço neuroendócrino que é proporcional à intensidade da dor. Suas formas mais comuns incluem a dor pós-traumática, pós-operatória e a obstétrica, bem como a dor associada a moléstias clínicas agudas, como infarto do miocárdio, pancreatite e cálculos renais. A maioria das formas de dor aguda é autolimitada ou se resolve com tratamento em poucos dias ou semanas. Quando a dor não passa, seja por cura anormal ou tratamento inadequado, torna-se crônica (a seguir). Os dois tipos de dor aguda – somática e visceral – se diferenciam com base em sua origem e características.

1. Dor somática – A dor somática pode ser classificada ainda como superficial ou profunda. A dor somática superficial é causada por um *input* nociceptivo advindo da pele, dos tecidos subcutâneos e das membranas mucosas. Caracteristicamente, é bem localizada e descrita como uma sensação aguda, como alfinetada, latejante ou como queimação.

A dor somática profunda se origina nos músculos, tendões, juntas ou ossos. Ao contrário da dor somática superficial, ela é geralmente obtusa e dolorosa e menos bem localizada. Uma característica adicional é que tanto a intensidade e a duração do estímulo afetam o grau de localização. Por exemplo, a dor que segue a um trauma pouco relevante na articulação do cotovelo se localiza no cotovelo; porém um trauma mais intenso e sustentado causa dor em todo o braço.

2. Dor visceral – A dor visceral aguda se deve ao processo de uma doença ou a uma função anormal que envolve um órgão interno ou sua cobertura (p. ex., a pleura parietal, o pericárdio ou o peritônio). Descrevem-se quatro subtipos: (1) dor visceral localizada verdadeira, (2) dor parietal localizada, (3) dor visceral referida e (4) dor parietal referida. A dor visceral verdadeira é vaga, difusa e, em geral, na linha média. Frequentemente é associada a uma atividade simpática ou parassimpática anormal que causa náuseas, vômito, sudorese e alterações na pressão arterial e na frequência cardíaca. Em geral, a dor parietal é aguda e, muitas vezes, é descrita como a sensação de uma punhalada, localizada ou na área ao redor do órgão ou referida a um sítio distante (Tabela 47-2). O fenômeno da dor referida visceral ou parietal às áreas cutâneas resulta de modelos de desenvolvimento embriológico e de migração de tecidos e da convergência do *input* aferente visceral e somático no sistema nervoso central. Assim, a dor associada a processos de doenças, envolvendo o peritônio ou a pleura sobre o diafragma central, frequentemente se reflete no pescoço ou no ombro, enquanto a dor de processos de doença afetando as superfícies parietais do diafragma periférico se reflete no peito ou na parede abdominal superior.

B. Dor Crônica

4 A dor crônica é a dor que persiste além do curso regular de uma doença aguda ou depois de um período de tempo razoável para a cura; esse período de cura, em geral, pode variar entre 1 e 6 meses. A dor crônica pode ser nociceptiva, neuropática ou mista. Uma característica diferencial é que os mecanismos psicológicos ou os fatores ambientais frequentemente têm papel fundamental. Os pacientes com dor crônica muitas vezes apresentam respostas ao esforço neuroendócrino atenuadas ou ausentes e sofrem com transtornos do sono e afetivos (de humor). A dor neuropática é classicamente paroxística e lancinante, parece que queima e está associada à hiperpatia. Quando associada também à perda do *input* sensitivo (p. ex., em caso de amputação) no sistema nervoso central, é chamada de *dor de desaferentação*. Quando o sistema simpático tem papel fundamental, em geral, é chamada de *dor mantida simpaticamente*.

As formas mais comuns de dor crônica incluem aquelas associadas a transtornos musculoesqueléticos, transtornos viscerais crônicos, lesões dos nervos periféricos, raízes neurais ou gânglios das raízes dorsais (incluindo neuropatia diabética, causalgia, dor do membro fantasma e a neuralgia pós-herpética), lesões do sistema nervoso central (derrame, lesão da medula espinal e esclerose múltipla) e dor causada pelo câncer. A dor provocada pela maioria dos transtornos musculoesqueléticos (p. ex., artrite reumatoide e osteoartrite) é primariamente nociceptiva, enquanto a dor associada a transtornos periféricos ou neurais centrais é primariamente neuropática. A dor associada a alguns transtornos, por exemplo, o câncer e a dor crônica das costas (especialmente depois de cirurgia), em geral, é mista. Alguns médicos usam o termo "dor benigna crônica", quando a dor não resulta do câncer. Essa terminologia deveria ser desconsiderada, contudo, porque a dor nunca é benigna do ponto de vista dos pacientes, independente de sua causa.

TABELA 47-2 Exemplos de dor referida

Local	Dermatómos cutâneos
Diafragma central	C4
Pulmões	T2-T6
Aorta	T1-L2
Coração	T1-T4
Esôfago	T3-T8
Pâncreas e baço	T5-T10
Estômago, fígado e vesícula	T6-T9
Suprarrenais	T8-L1
Intestino delgado	T9-T11
Cólon	T10-L1
Rins, ovários e testículos	T10-L1
Ureteres	T10-T12
Útero	T11-L2
Bexiga e próstata	S2-S4
Uretra e reto	S2-S4

Anatomia e Fisiologia da Nocicepção

VIAS DA DOR

A dor é conduzida ao longo de três vias neuronais que transmitem estímulos nocivos da periferia ao córtex cerebral (Figura 47-1). Os corpos celulares dos neurônios aferentes primários se encontram nos gânglios das raízes dorsais que ficam no forame vertebral em cada nível da medula espinal. Cada neurônio tem um único axônio que se bifurca enviando uma extremidade aos tecidos periféricos que inerva e a outra para o corno dorsal da medula espinal. Nesse corno dorsal, o neurônio aferente primário faz sinapse com o neurônio de segunda ordem cujo axônio cruza a linha média e ascende no trato espinotalâmico contralateral para atingir o tálamo. Os neurônios de segunda ordem fazem sinapse nos núcleos talâmicos com os neurônios de terceira ordem que, por sua vez, enviam projeções pela cápsula interna e da coroa irradiada ao giro pós-central do córtex cerebral (Figura 47-2).

Neurônios da primeira Ordem

A maioria dos neurônios de primeira ordem envia a extremidade proximal de seus axônios para dentro da medula espinal via a raiz espinal dorsal (sensitiva) em cada nível cervical, torácico, lombar e sacral. Algumas fibras aferentes não mielinizadas (C)

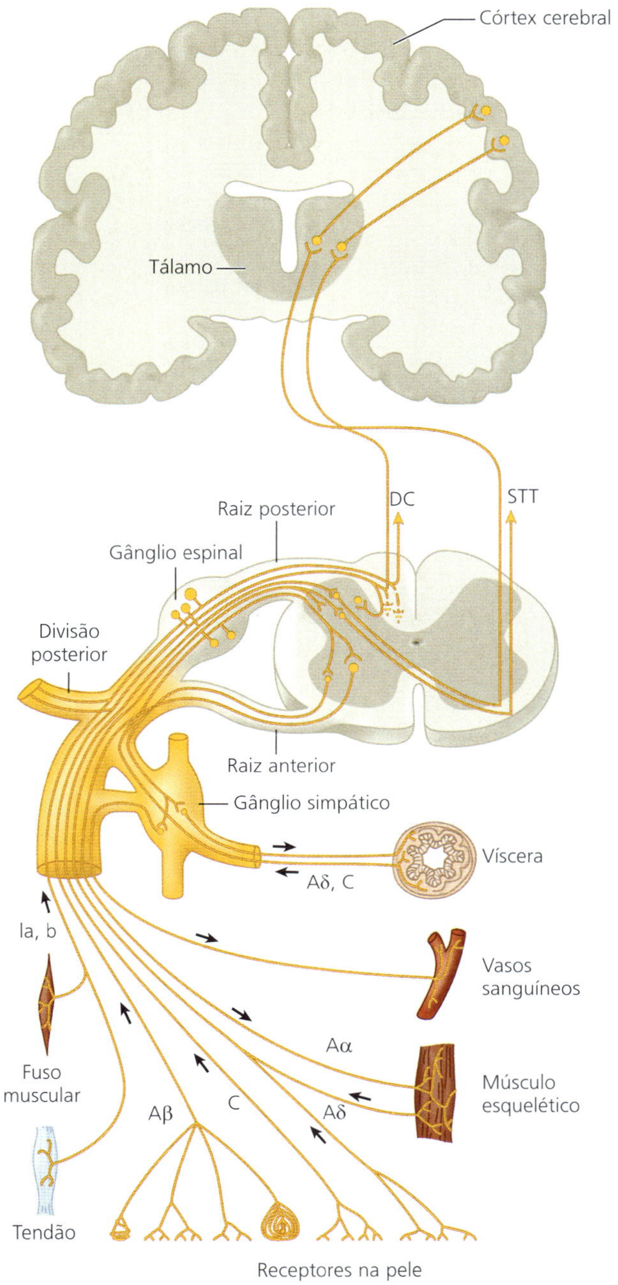

FIGURA 47-1 Vias da dor. DC, coluna dorsal; STT, tratos espinotalâmicos.

provaram entrar na medula espinal via a raiz (motora) do nervo ventral, responsável pela observação de que alguns pacientes continuam a sentir dor mesmo depois da transecção da raiz do nervo dorsal (rizotomia) e relatam sentir dor depois da estimulação da raiz ventral. Após entrar no corno dorsal, além de fazer sinapse com os neurônios de segunda ordem, os axônios dos neurônios de primeira ordem podem fazer sinapse com os interneurônios, os neurônios simpáticos e com os neurônios motores do corno ventral.

As fibras da dor que se originam da cabeça são levadas pelos nervos trigêmeo (V), facial (VII), glossofaríngeo (IX) e vagal (X). O gânglio gasseriano contém os corpos celulares das fibras sensitivas nas divisões oftálmica, maxilar e mandibular do nervo trigêmeo. Os corpos celulares dos neurônios aferentes de primeira ordem do nervo facial estão localizados no gânglio geniculado; os do nervo glossofaríngeo repousam em seus gânglios superior e petroso; e os do nervo vagal se encontram no gânglio jugular (somático) e no gânglio nodoso (visceral). Os processos proximais axonais dos neurônios de primeira ordem nesses gânglios atingem os núcleos do tronco cerebral através de seus respectivos nervos cranianos, onde fazem sinapse com os neurônios de segunda ordem nos núcleos do tronco cerebral.

Neurônios de segunda Ordem

Conforme as fibras aferentes entram na medula espinal elas se segregam de acordo com o tamanho, com as fibras grandes mielinizadas e se tornam fibras não mielinizadas mediais e pequenas laterais. As fibras da dor podem ascender ou descender entre um e três segmentos da medula espinal no trato posterolateral [NA] (trato de Lissauer) antes de fazer sinapse com os neurônios de segunda ordem na massa cinzenta do corno dorsal ipsolateral. Em diversas instâncias, elas se comunicam com os neurônios de segunda ordem pelos interneurônios.

Rexed dividiu a massa cinzenta da medula espinal em 10 lâminas (Figura 47-3 e Tabela 47-3). As primeiras seis lâminas, que formam o corno dorsal, recebem toda a atividade neural aferente e representam o local principal de modulação da dor pelas vias neurais ascendentes e descendentes. Os neurônios de segunda ordem podem ser neurônios nociceptivos específicos ou de ampla faixa dinâmica (WDR). Os neurônios nociceptivos específicos servem somente aos estímulos nocivos, mas os neurônios WDR recebem também *input* aferente não nocivo das fibras Aβ, Aδ e C. Os neurônios nociceptivos específicos estão dispostos em sentido somatotópico na lâmina I e têm campos receptivos discretos e somáticos; em geral são silenciosos e só respondem a estímulos nocivos de limiar elevado, codificando de forma deficiente a intensidade do estímulo. Os neurônios de WDR representam o tipo celular mais prevalente no corno dorsal. Embora possam ser encontrados em todo o corno dorsal, os neurônios de WDR são mais abundantes na lâmina V. Durante a estimulação repetida, os neurônios de WRD caracteristicamente aumentam sua taxa de descarga de forma exponencial de forma graduada ("aumento"), mesmo que os estímulos tenham a mesma intensidade. Eles têm também grandes campos receptivos, quando comparados aos neurônios nociceptivos específicos.

As fibras C mais nociceptivas enviam colaterais para, ou terminam em, neurônios de segunda ordem nas lâminas I e II e em menor extensão, na lâmina V. Em contrapartida, as fibras nociceptivas Aδ fazem sinapse principalmente nas lâminas I e V e em menor extensão, na lâmina X. A lâmina I responde primariamente a estímulos nocivos (nociceptivos) dos tecidos somáticos cutâneos e profundos. A lâmina II, chamada também de substância gelatinosa, contém vários interneurônios e se acredita que tenha papel fundamental no processamento e na modulação do *input* nociceptivo dos nociceptores cutâneos. Desperta especial interesse também porque se acredita que seja o princi-

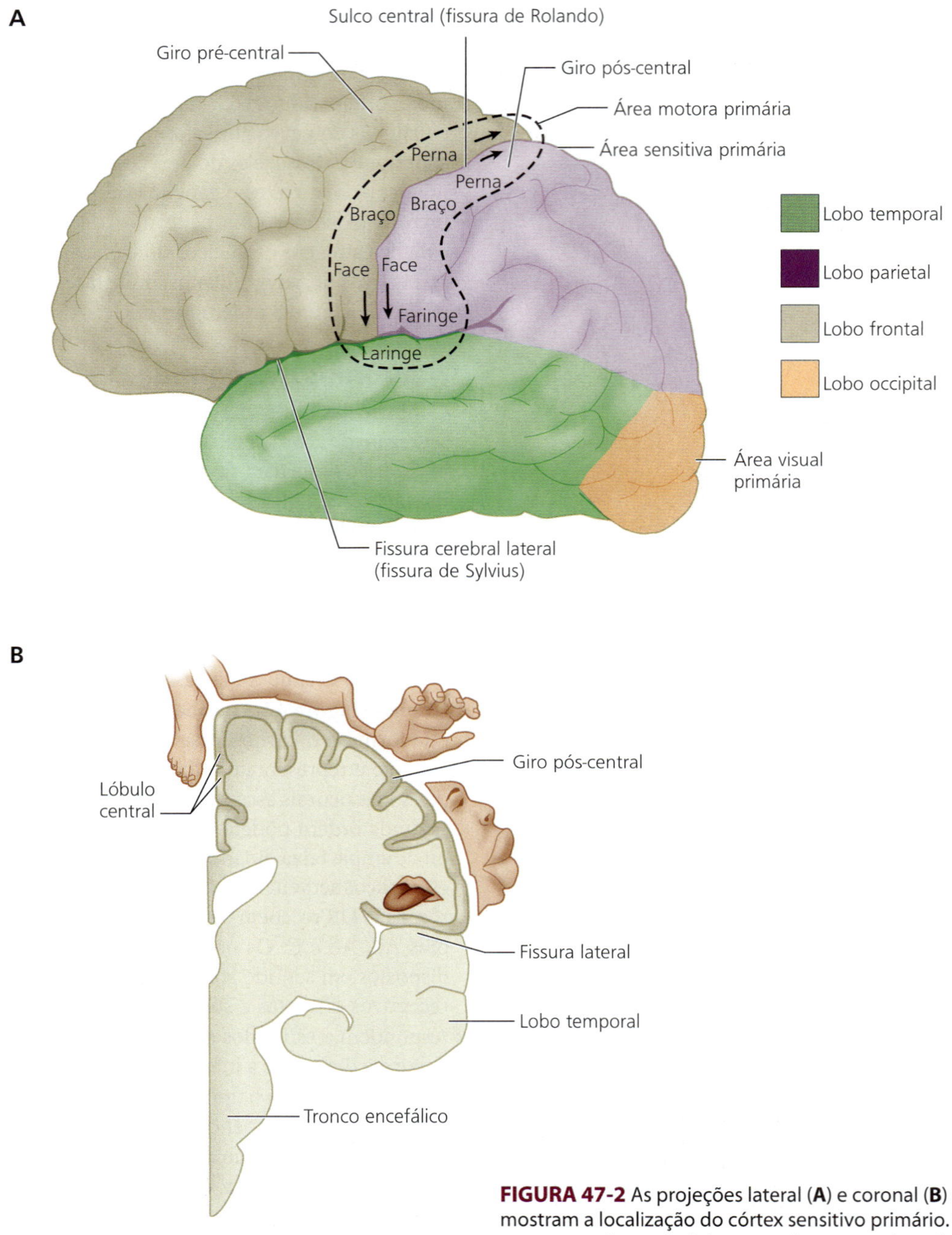

FIGURA 47-2 As projeções lateral (**A**) e coronal (**B**) do cérebro mostram a localização do córtex sensitivo primário. Observe a representação cortical de partes do corpo, o homúnculo sensitivo.

pal local de ação dos opioides. As lâminas III e IV recebem, primariamente, o *input* sensitivo não nociceptivo. As lâminas VIII e IX formam o corno anterior (motor). A lâmina VII é a coluna intermediolateral e contém os corpos celulares dos neurônios simpáticos pré-ganglionares.

Os aferentes viscerais terminam primariamente na lâmina V e em menor extensão, na lâmina I. Essas duas lâminas representam pontos de convergência central entre os *inputs* somático e visceral. A lâmina V responde tanto ao *input* sensitivo nocivo como não nocivo e recebe os dois aferentes da dor: o visceral e o somático. O fenômeno de convergência entre o *input* sensitivo visceral e somático se manifesta clinicamente como dor referida (Tabela 47-2). Comparadas às fibras somáticas, as fibras nociceptivas viscerais são menores em número e mais amplamente distribuídas; ativam, proporcionalmente, um número maior de neurônios espinais e não estão organizadas de forma somatotópica.

A. O Trato Espinotalâmico

Os axônios da maioria dos neurônios de segunda ordem cruzam a linha média perto de seu nível de dermátomos de origem (na comissura anterior) para o lado contralateral da medula es-

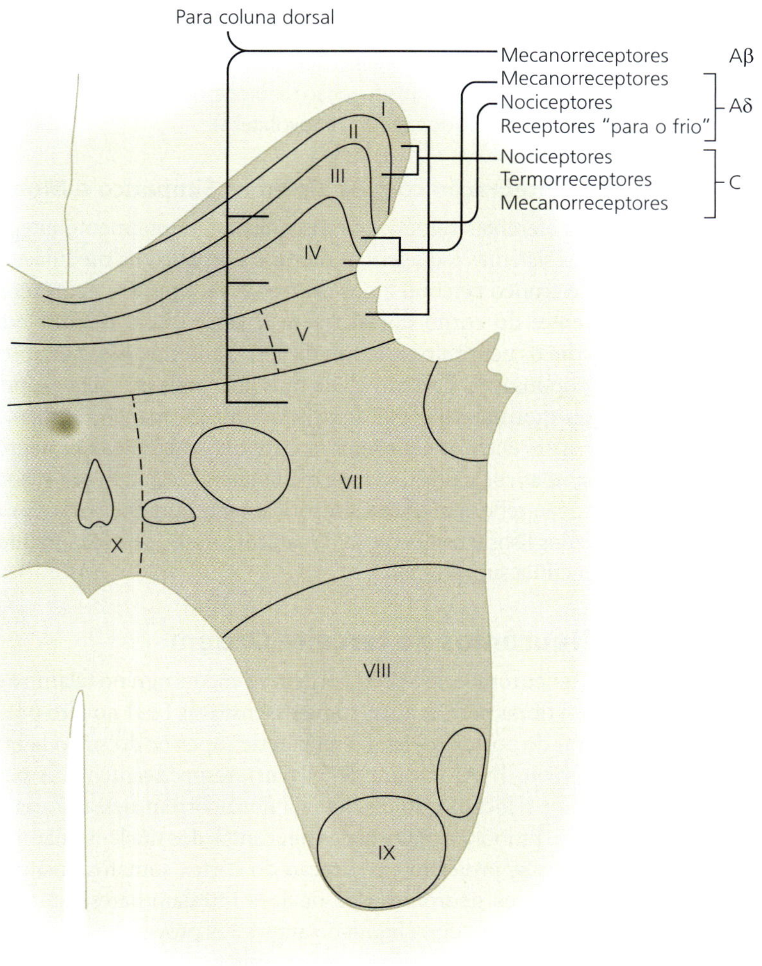

FIGURA 47-3 Lâminas da medula espinal de Rexed. Observe a terminação dos diferentes tipos de neurônios aferentes primários.

TABELA 47-3 Lâmina da medula espinal

Lâmina	Função Predominante	*Input*	Nome
I	Termorrecepção da nocicepção somática	Aδ, C	Camada marginal
II	Termorrecepção da nocicepção somática	C, Aδ	Substância gelatinosa
III	Mecanorrecepção somática	Aβ, Aδ	Núcleo próprio
IV	Mecanorrecepção	Aβ, Aδ	Núcleo próprio
V	Mecanorrecepção e nocicepção visceral e somática	Aβ, Aδ (C)	Neurônios de WDR[1] de núcleo próprio
VI	Mecanorrecepção	Aβ	Núcleo próprio
VII	Simpática		Coluna intermediolateral
VIII		Aβ	Corno motor
IX	Motor	Aβ	Corno motor
X		Aβ, (Aδ)	Canal central

[1]WDR, faixa dinâmica ampla.

pinal antes que formem o trato espinotalâmico e enviam suas fibras ao tálamo, a formação reticular, o núcleo magno da rafe e a substância cinzenta periaquedutal. O trato espinotalâmico, que classicamente é considerado a principal via da dor, fica em orientação anterolateral na substância branca da medula espinal (Figura 47-4). Esse trato ascendente pode ser dividido em tratos lateral e medial. O trato espinotalâmico lateral (neoespinotalâmico) se projeta principalmente no sentido do núcleo posterolateral ventral do tálamo e carrega aspectos discriminatórios da dor, como local, intensidade e duração. O trato espinotalâmico medial (paleoespinotalâmico) se projeta em direção do tálamo medial e é responsável pela mediação das percepções autônomas e emocionais desagradáveis da dor. Algumas fibras espinotalâmicas se projetam também em direção à massa cinzenta periaquedutal e, assim, podem-se tornar um elo importante entre as vias ascendentes e descendentes. As fibras colaterais se projetam também para o sistema de ativação reticular e o hipotálamo; provavelmente elas são responsáveis pela resposta estimulante à dor.

B. Vias Alternativas da Dor

Como ocorre com a sensação epicrítica, as fibras da dor ascendem de formas difusa, ipsolateral e contralateral; alguns pacientes continuam a perceber a dor depois da ablação do trato espinotalâmico contralateral, o que torna, portanto, outras vias ascendentes da dor igualmente importantes. Acredita-se que o trato espinorreticular medeie o surgimento e as respostas autônomas à dor. O trato espinomesencefálico pode ser importante na ativação das vias descendentes antinociceptivas, porque tem algumas projeções para a massa cinzenta periaquedutal. Os tratos espino-hipotalâmico e espinotelencefálico ativam o hipotálamo e evocam a conduta emocional. O trato espinhoso cervical ascende não cruzado para o núcleo cervical lateral que retransmite as fibras para o tálamo contralateral; provavelmente esse trato é a principal via alternativa à dor. Por último, algumas fibras nas colunas dorsais (que, essencialmente, carregam os toques leves e a propriocepção) são responsivas à dor; elas ascendem em sentidos medial e ipsolateral.

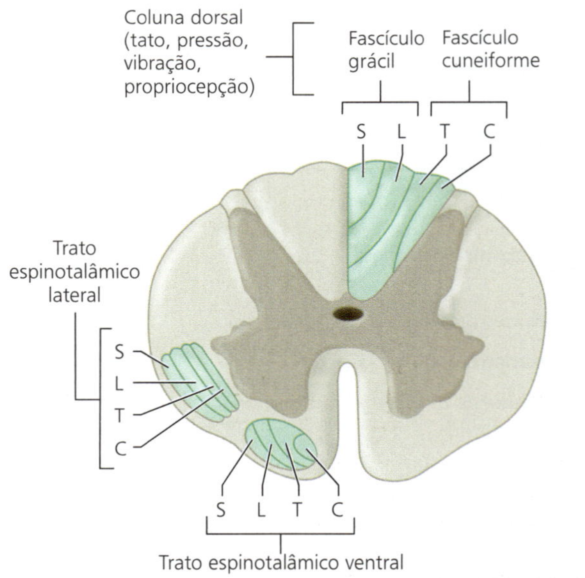

FIGURA 47-4 Corte cruzado da medula espinal mostrando a via espinotalâmica e outras vias sensitivas ascendentes. Observe a distribuição espacial das fibras a partir de diferentes níveis espinais: cervical (C), torácico (T), lombar (L) e sacral (S).

C. Integração com os Sistemas Simpático e Motor

Os aferentes somáticos e viscerais estão totalmente integrados aos sistemas esqueléticos motor e simpático na medula espinal, no tronco cerebral e nos centros mais altos. Os neurônios aferentes do corno dorsal fazem sinapse direta e indiretamente com os neurônios motores do corno anterior. Essas sinapses são responsáveis pela atividade muscular reflexa – seja ela normal ou anormal – que está associada à dor. De maneira similar, as sinapses entre os neurônios nociceptivos aferentes e os neurônios simpáticos na coluna intermediolateral resultam em vasoconstrição reflexa mediada simpaticamente, em espasmos dos músculos lisos e na liberação de catecolaminas, seja localmente e da medula suprarrenal.

Neurônios de terceira Ordem

Os neurônios de terceira ordem se encontram no tálamo e enviam fibras para as áreas somatossensitivas I e II no giro pós-central do córtex parietal e na parede superior do sulco lateral do cérebro [NA] (fissura de Sylvian), respectivamente. A percepção e a localização discreta da dor ocorrem nessas áreas corticais. Embora a maioria dos neurônios dos núcleos talâmicos laterais se projetem em direção do córtex somatossensitivo primário, os neurônios dos núcleos intralaminares e mediais se projetam no giro cingulado anterior e, provavelmente, se envolvem na mediação dos componentes emocionais e do sofrimento da dor.

FISIOLOGIA DA NOCICEPÇÃO

1. Nociceptores

Os nociceptores se caracterizam pelo elevado limiar de ativação e por codificarem a intensidade dos estímulos aumentando suas taxas de liberação de forma graduada. Depois da estimulação repetida, caracteristicamente eles mostram adaptação retardada, sensibilização e pós-liberações.

As sensações nocivas, muitas vezes, podem ser quebradas em dois componentes: uma sensação rápida, aguda e bem localizada ("primeira dor"), que é conduzida com latência curta (0,1 s) pelas fibras Aδ (testada com uma picada) e o surgimento mais lento, mais vago e cuja sensação em geral não pôde ser bem localizada ("dor secundária"), que é conduzida pelas fibras C. Em contrapartida à sensação epicrítica, que pode ser traduzida por órgãos finais especializados no neurônio aferente (p. ex., o corpúsculo de Pacini para o toque), a sensação protopática é traduzida principalmente pelas extremidades neurais livres.

A maioria dos nociceptores são extremidades neurais livres que sentem calor e danos teciduais mecânicos e químicos. Os tipos incluem: (1) mecanonociceptores, que respondem a beliscões e picadas, (2) nociceptores silenciosos, que respondem somente em presença de uma inflamação e (3) os nociceptores de mecano-calor polimodal. Os últimos são mais prevalentes e respondem à pressão excessiva, a temperaturas extremas (> 42°C e < 40°C) e a substâncias noviças, como bradicinina, histamina, serotonina (5-hidroxitriptamina ou 5-HT), H^+, K^+, algumas prostaglandinas, capsaicina e, possivelmente, trifosfato de adenosina. Foram identificados pelo menos dois receptores nociceptores (contendo canais de íons nas extremidades neurais), o TRPV1 e o TRPV2. Ambos respondem a altas temperaturas. A capsaicina estimula o receptor do TRPV1. Os nociceptores polimodais demoram em se adaptar à forte pressão e se mostram sensíveis ao calor.

Nociceptores Cutâneos

Os nociceptores estão presentes tanto nos tecidos somáticos, como nos viscerais. Os neurônios aferentes primários atingem os tecidos passando ao longo dos nervos somático *espinal,* simpático, ou parassimpático. Os nociceptores somáticos incluem os da pele (cutâneos) e os de tecidos profundos (músculos, tendões, fáscias e ossos), onde os nociceptores viscerais incluem os órgãos internos. A córnea e a polpa dentária são únicas por serem quase exclusivamente inervadas pelo nociceptivo Aδ e pelas fibras C.

Nociceptores Somáticos Profundos

Os nociceptores somáticos profundos são menos sensíveis aos estímulos nocivos que os nociceptores cutâneos, porém são facilmente sensibilizados por inflamações. A dor que neles se origina é caracteristicamente vaga e mal localizada. Os nociceptores específicos existem nos músculos e nas cápsulas das articulações e respondem a estímulos mecânicos, térmicos e químicos.

Nociceptores Viscerais

Em geral, os órgãos viscerais são tecidos insensíveis que contêm, principalmente, nociceptores silenciosos. Aparentemente, alguns órgãos têm nociceptores específicos, como coração, pulmões, testículos e ductos biliares. A maioria dos outros órgãos, como os intestinos, é inervada pelos nociceptores polimodais que respondem ao espasmo dos músculos lisos, isquemia e inflamação. Em geral, esses receptores não respondem aos cortes, queimaduras ou esmagamentos que ocorrem durante uma cirurgia. Poucos órgãos, como o cérebro, estão totalmente desprovidos de nociceptores; contudo, o revestimento meníngeo do cérebro contém nociceptores.

Como alguns nociceptores somáticos, aqueles nas vísceras são as extremidades neurais livres dos neurônios aferentes primários, cujos corpos celulares ficam no corno dorsal. Essas fibras neurais aferentes, contudo, frequentemente se movimentam com as fibras neurais simpáticas eferentes para chegar até as vísceras. A atividade aferente desses neurônios entra na medula espinal entre T1 e L2. As fibras C nociceptivas do esôfago, da laringe e da traqueia se movimentam com o nervo vago para entrar no núcleo solitário no tronco cerebral. As fibras aferentes da dor da bexiga, da próstata, do reto, do colo do útero, da uretra e da genitália são transmitidas dentro da medula espinal via os nervos parassimpáticos ao nível das raízes neurais S2-S4. Embora relativamente poucas, quando comparadas às fibras somáticas da dor, as fibras nos neurônios aferentes viscerais primários entram na medula e fazem sinapse mais difusa com as fibras únicas, muitas vezes fazendo sinapse com múltiplos níveis de dermátomos e, muitas vezes, cruzando para o corno dorsal contralateral.

2. Mediadores Químicos da Dor

Inúmeros neuropeptídeos e aminoácidos excitatórios funcionam como neurotransmissores para os neurônios aferentes que subservem a dor (Tabela 47-4). Muitos, se não a maioria, desses neurônios contêm mais de um neurotransmissor, que são liberados simultaneamente. O mais importante desses peptídeos são a substância P e o peptídeo relacionado com o gene da calcitonina (CGRP). O glutamato é o aminoácido excitatório mais importante.

A substância P é um peptídeo aminoácido 11 que é sintetizado e liberado pelos neurônios de primeira ordem, tanto perifericamente quanto no corno dorsal. Encontrado também em outras partes do sistema nervoso e no intestino, facilita a transmissão nas vias da dor pela ativação do receptor da neuroquinina-1. Na periferia, os neurônios da substância P enviam colaterais que estão intimamente associados aos vasos sanguíneos, às glândulas sudoríparas, aos folículos capilares e aos mastócitos na derme. A substância P sensibiliza os nociceptores, desgranula a histamina dos mastócitos e a 5-HT das plaquetas e é um potente vasodilatador e atraente químico para os leucócitos. Os neurônios que liberam substância P inervam também as vísceras e enviam fibras colaterais aos gânglios simpáticos paravertebrais; a estimulação intensa das vísceras, portanto, pode provocar descarga simpática pós-ganglionar.

Tanto os opioides como os receptores α_2-adrenérgicos foram descritos sobre ou próximos aos terminais dos nervos periféricos não mielinizados. Embora seu papel fisiológico não seja claro, esse último pode explicar a analgesia observada dos opioides aplicados perifericamente, em especial diante de uma inflamação.

3. Modulação da Dor

5 A modulação da dor ocorre perifericamente no nociceptor, na medula espinal e nas estruturas supraespinais. Essa modulação tanto pode inibir (eliminar) como facilitar (intensificar) a dor.

Modulação Periférica da Dor

Os nociceptores e seus neurônios mostram sensibilização após estimulação repetida. A sensibilização pode-se manifestar como resposta exacerbada ao estímulo nocivo ou a uma receptividade recém-adquirida a uma variedade maior de estímulos, incluindo os estímulos não nocivos.

A. Hiperalgesia Primária

A sensibilização dos nociceptores resulta em redução do limiar, aumento na resposta da frequência à intensidade do mesmo estímulo, diminuição na latência da resposta e descarga espontâ-

TABELA 47-4 Principais neurotransmissores mediadores ou moduladores da dor

Neurotransmissor	Receptor[1]	Efeito na Nocicepção
Substância P	Neurocinina-1	Excitatório
Peptídeo relacionado com o gene da calcitonina		Excitatório
Glutamato	NMDA, AMPA, cainato, quisqualato	Excitatório
Aspartato	NMDA, AMPA, cainato, quisqualato	Excitatório
Trifosfato de adenosina (ATP)	P_1 P_2	Excitatório
Somatostatina		Inibitório
Acetilcolina	Muscarínico	Inibitório
Encefalinas	μ, δ, κ	Inibitório
β-Endorfinas	μ, δ, κ	Inibitório
Norepinefrina	α_2	Inibitório
Adenosina	A_1	Inibitório
Serotonina	5-HT_1 (5-HT_3)	Inibitório
γ-Ácido aminobutírico (GABA)	A, B	Inibitório
Glicina		Inibitório

[1]NMDA, N-metil-D-aspartato; AMPA, ácido 2-(aminometil)fenilacético; 5-HT, 5-hidroxitriptamina.

nea, mesmo depois que o estímulo cessa (pós-descargas). Essa sensibilização, em geral, ocorre com a lesão e depois da aplicação do calor. A hiperalgesia primária é mediada pela liberação de substâncias nocivas dos tecidos danificados. A histamina é liberada pelos mastócitos, basófilos e pelas plaquetas, sendo que a serotonina é liberada pelos mastócitos e pelas plaquetas. A bradicinina é liberada dos tecidos após a ativação do fator XII. A bradicinina ativa as extremidades neurais livres via receptores B1 e B2 específicos.

As prostaglandinas são produzidas após o dano tecidual pela ação da fosfolipase A_2 nos fosfolipídios liberados das membranas celulares para formar o ácido araquidônico (Figura 47-5). A via da ciclo-oxigenase (COX) converte, então, essa última em endoperóxidos que, por sua vez, são transformados em prostaciclina e prostaglandina E_2 (PGE_2). A PGE_2 ativa diretamente as extremidades neurais livres, enquanto a prostaciclina potencializa o edema da bradicinina. A via da lipoxigenase converte o ácido araquidônico em compostos de hidroperóxido que são, posteriormente, convertidos em leucotrienos. O papel deste último não está bem definido, porém, parece que potencializa alguns tipos de dor. Agentes farmacológicos, como o ácido acetilssalicílico (ASA, ou aspirina), acetaminofeno e os anti-inflamatórios não esteroides (NSAIDs), produzem a analgesia inibindo o COX. O efeito analgésico dos corticosteroides provavelmente seja o resultado da inibição da produção da prostaglandina pelo bloqueio da ativação da fosfolipase A_2.

B. Hiperalgesia Secundária

A inflamação neurogênica, também chamada de hiperalgesia secundária, tem importante papel na sensibilização periférica após uma lesão. Manifesta-se pela "tripla resposta (de Lewis)" de uma vermelhidão ao redor do local da lesão (ardência), edema no tecido local e sensibilização a estímulos nocivos. A hiperalgesia secundária se deve, principalmente, à liberação antidrômica da substância P (e provavelmente de CRGP). A substância P desgranula a histamina e 5-HT, vasodilata os vasos sanguíneos, causa edema tecidual e induz a formação de leucotrienos. A origem neural dessa resposta é suportada pelas seguintes descobertas: (1) ela pode ser produzida por um estímulo elétrico de um nervo sensitivo, (2) ela não é observada na pele sem inervação e (3) é reduzida pela injeção de anestésico local. A capsaicina aplicada topicamente na forma de gel, creme ou adesivo enfraquece a substância P e reduz a inflamação neurogênica, além de ser útil para alguns pacientes com neuralgia pós-herpética.

Modulação Central da dor

A. Facilitação

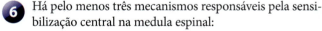

6 Há pelo menos três mecanismos responsáveis pela sensibilização central na medula espinal:

1. Aumento dependente da frequência e sensibilização dos neurônios de segunda ordem. Os neurônios WDR aumentam sua frequência de descarga com os mesmos estímulos repetitivos e mostram descarga prolongada, mesmo depois que o *input* da fibra C aferente parou.
2. Expansão do campo receptor. Os neurônios do corno dorsal aumentam seus campos receptores de forma tal que os neurônios adjacentes se tornam responsivos a estímulos (sejam eles nocivos ou não) que, anteriormente, eles não respondiam.
3. Hiperexcitabilidade dos reflexos de flexão. A intensificação dos reflexos de flexão é observada tanto ipsolateral como contralateralmente.

Os mediadores neuroquímicos da sensibilização central incluem a substância P, CGRP, peptídeo intestinal vasoativo (VIP),

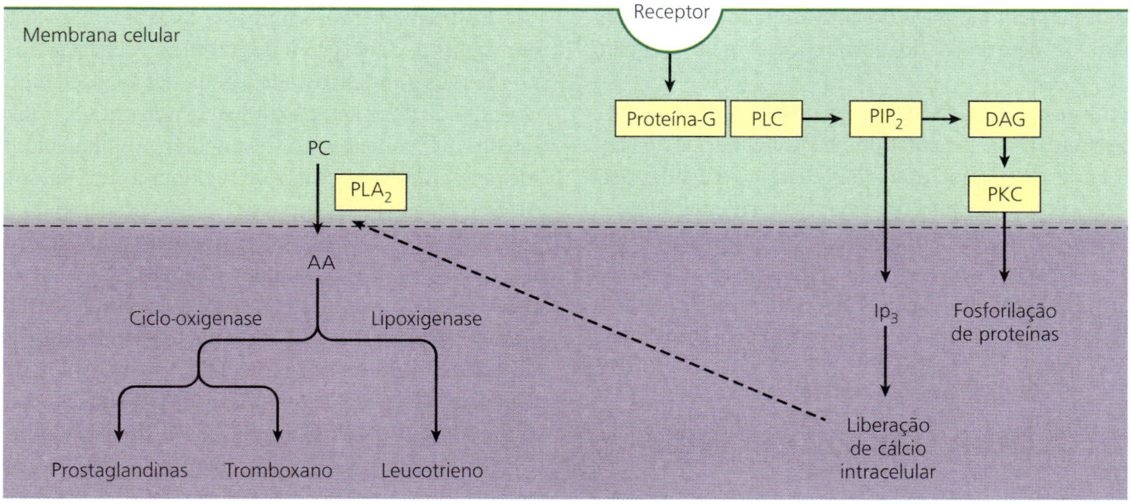

FIGURA 47-5 A Fosfolipase C (PLC) catalisa a hidrólise do fosfatidilinositol 4,5-bifosfato (PIP_2) para produzir inositol trifosfato (IP_3) e diacilglicerol (DAG). A proteína cinase C (PKC) também é importante. A fosfolipase A2 (PLA_2) catalisa a conversão da fosfatidilcolina (PC) em ácido araquidônico (AA).

colecistoquinina (CCK), angiotensina e a galanina, bem como os aminoácidos excitatórios L-glutamato e L-aspartato. Essas substâncias acionam mudanças na excitabilidade da membrana interagindo com os receptores de membrana, acoplados à proteína G nos neurônios (Figura 47-5).

Glutamato e aspartato têm importante papel nesse aumento dependente da frequência *(wind-up)*, via a ativação do N-metil-D-aspartato (NMDA) e outros mecanismos receptores e na indução e manutenção da sensibilização central. A ativação dos receptores do NMDA induz também a sintetase do óxido nítrico, aumentando a formação de óxido nítrico. As prostaglandinas e o óxido nítrico facilitam a liberação dos aminoácidos excitatórios na medula espinal. Assim, inibidores da COX, como ASA e NSAIDs, têm importantes ações analgésicas na medula espinal.

B. Inibição

A transmissão do *input* nociceptivo na medula espinal pode ser inibida pela atividade segmental na própria medula, bem como pela atividade neural descendente dos centros supraespinais.

1. Inibição segmental – A ativação das grandes fibras aferentes que subservem a sensação inibe a atividade do neurônio de WDR e do trato espinotalâmico. Ainda, a ativação de estímulos nocivos em partes não contíguas do corpo inibe os neurônios de WDR em outros níveis, o que pode explicar por que a dor em uma parte do corpo a inibe em outras partes. Esses dois fenômenos suportam a teoria do "portão" para o processamento da dor na medula espinal.

A glicina e o ácido γ-aminobutírico (GABA) são aminoácidos que funcionam como neurotransmissores inibitórios e, provavelmente, têm papel importante na inibição segmental da dor na medula espinal. O antagonismo da glicina e do GABA resulta em uma poderosa facilitação dos neurônios de WDR e produz a alodinia e a hiperestesia. Existem dois subtipos de receptores GABA: os $GABA_A$, dos quais o muscimol é um agonista, e os $GABA_B$, dos quais o baclofeno é um agonista. A inibição segmental parece ser mediada pela atividade do receptor $GABA_B$. O receptor $GABA_A$ funciona como um canal de Cl^-, e as benzodiazepinas ativam esse canal. A ativação dos receptores da glicina aumenta também a condutância do Cl^- pelas membranas das células neuronais. A ação da glicina é mais complexa que a do GABA, porque a primeira tem também efeito facilitador (excitatório) sobre o receptor de NMDA.

A adenosina modula também a atividade nociceptiva no corno dorsal. Pelo menos dois receptores são conhecidos: o A_1, que inibe a adenil ciclase, e o A_2, que estimula a adenil ciclase. O receptor A_1 medeia a ação antinociceptiva das adenosinas. As metilxantinas podem reverter esse efeito pela inibição da fosfodiesterase.

2. Inibição supraespinal – Diversas estruturas supraespinais enviam fibras para a medula espinal para inibir a dor no corno dorsal. Locais importantes de origem para essas vias descendentes incluem a substância cinzenta periaquedutal, a formação reticular e o núcleo rafe magno (NRM). A estimulação da área cinzenta periaquedutal no mesencéfalo produz a analgesia difusa nos seres humanos. Os axônios desses tratos agem pré-sinapticamente nos neurônios aferentes primários e pós-sinapticamente nos neurônios de segunda ordem (ou interneurônios). Essas vias medeiam sua ação antinociceptiva via os mecanismos receptores α_2-adrenérgico, serotonérgico e opiato (μ, δ e κ). O papel das monoaminas na inibição da dor explica a eficácia analgésica dos antidepressivos que bloqueiam a recaptação das catecolaminas e da serotonina.

As vias adrenérgicas inibitórias se originam primariamente a partir da área periaquedutal da massa cinzenta e da formação reticular. A norepinefrina é mediadora dessa ação pela ativação dos receptores α_2 pré-sináptico ou pós-sináptico. Pelo menos parte da inibição descendente da massa cinzenta periaquedutal se retransmite primeiro para o NRM e para a formação reticular medular; as fibras serotonérgicas do NRM transmitem, então, a inibição para os neurônios do corno dorsal pelo funículo dorsolateral.

O sistema de opioides endógeno (primariamente o NRM e a formação reticular) age pela metionina encefalina, leucina encefalina e β-endorfina, sendo que todas são antagonizadas pela naloxona. Esses opioides agem pré-sinapticamente para hiperpolarizar os neurônios primários aferentes e inibir a liberação de substância P; eles parecem também causar certa inibição pós-sináptica. Os opioides exógenos agem de preferência pós-sinapticamente nos neurônios de segunda ordem ou nos interneurônios na substância gelatinosa.

FISIOPATOLOGIA DA DOR CRÔNICA

7 A dor crônica pode ser causada por uma combinação de mecanismos periféricos, centrais e psicológicos. A sensibilização dos nociceptores tem papel significativo na origem da dor associada aos mecanismos periféricos, como os transtornos musculoesqueléticos e viscerais crônicos.

A dor neuropática envolve os mecanismos periférico-central e central-neural que são complexos e geralmente associados a lesões parciais ou completas dos nervos periféricos, aos gânglios da raiz dorsal, às raízes dos nervos ou às estruturas mais centrais (Tabela 47-5). Os mecanismos periféricos incluem as descargas espontâneas, a sensibilização dos receptores para os estímulos mecânicos, térmicos e químicos e a suprarregulação dos receptores adrenérgicos. Pode haver também episódios de inflamação neural. A administração sistêmica de anestésicos locais e anticonvulsivantes provou que suprime a eliminação espontânea dos neurônios sensibilizados e traumatizados. Essa observação é suportada pela eficácia de agentes, como a lidocaína, a mexiletina e a carbamazepina em muitos pacientes com dor neuropática. Os mecanismos centrais incluem a perda da inibição segmental, o aumento dependente da frequência dos neurônios de WDR, as descargas espontâneas nos neurônios desaferentes e a reorganização das conexões neurais.

TABELA 47-5 Mecanismos da dor neuropática

Atividade neural espontânea autossustentada no neurônio aferente primário (como um neuroma)
Mecanossensibilidade acentuada associada a uma compressão neural crônica
Curtos-circuitos entre as fibras da dor e outros tipos de fibras após a desmielinização, resultando na ativação das fibras nociceptivas por parte de estímulos não nocivos no sítio da lesão (transmissão efática)
Reorganização funcional dos campos receptivos nos neurônios do corno dorsal como o *input* sensitivo dos nervos intactos circundantes enfatiza ou intensifica qualquer *input* da área da lesão
Atividade elétrica espontânea nas células do corno dorsal ou núcleos talâmicos
Liberação da inibição segmental na medula espinal
Perda das influências inibitórias descendentes que dependem do *input* sensitivo normal
Lesões do tálamo ou de outras estruturas supraespinais

O sistema nervoso simpático parece ter papel significativo em alguns pacientes com dor crônica. A eficácia dos bloqueios nos nervos simpáticos em alguns desses pacientes suporta o conceito da dor mantida simpateticamente. Os transtornos dolorosos que, muitas vezes, respondem aos bloqueios simpáticos incluem a síndrome dolorosa regional complexa, síndromes de desaferentação decorrentes da avulsão do nervo ou de amputações e de neuralgia pós-herpética. Contudo, a teoria simplista da atividade simpática aumentada, resultando em vasoconstrição, edema e hiperalgesia, não considera a fase de aquecimento e eritematosa observada em alguns pacientes. Igualmente, observações clínicas e experimentais não suportam, de forma satisfatória, a teoria da transmissão efática entre as fibras da dor e as fibras simpáticas desmielinizadas.

Raramente, os mecanismos psicológicos ou fatores ambientais são os únicos mecanismos para a dor crônica, mas eles são comumente vistos combinados a outros mecanismos (Tabela 47-6).

RESPOSTAS SISTÊMICAS À DOR

Respostas Sistêmicas à Dor Aguda

A dor aguda, na maioria das vezes, está associada a uma resposta ao esforço neuroendócrino que é proporcional à intensidade da dor. As vias da dor que medeiam o membro aferente dessa resposta já foram discutidas anteriormente. O membro eferente é mediado pelos sistemas nervoso simpático e endócrino. A ativação simpática aumenta o tônus simpático eferente em todas as vísceras e libera catecolaminas da medula suprarrenal. A resposta hormonal resulta do tônus simpático aumentado e de 8 reflexos mediados hipotalamicamente. A dor aguda de moderada à intensa, independente do sítio, pode afetar a função de quase todos os órgãos e a morbidade e mortalidade perioperatórias.

A. Efeitos Cardiovasculares

Os efeitos cardiovasculares, muitas vezes, são proeminentes e incluem hipertensão, taquicardia, irritabilidade acentuada do miocárdio e maior resistência vascular sistêmica. O débito car-

TABELA 47-6 Mecanismos psicológicos ou fatores ambientais associados à dor crônica

Mecanismos psicofisiológicos em que fatores emocionais agem como a causa inicial (p. ex., cefaleias de tensão)
Comportamento aprendido ou operante em que os modelos da conduta crônica são recompensados (p. ex., pela atenção da esposa), após lesão frequentemente de menor porte
Psicopatologia como transtornos afetivos significativos (depressão) esquizofrenia e transtornos somáticos (histeria de conversão) em que o paciente tem uma preocupação anormal com as funções corporais
Mecanismos psicogênicos puros (transtorno da dor na forma somática), em que o paciente experimenta o sofrimento apesar da ausência de *input* nociceptivo

díaco aumenta na maioria dos pacientes normais, porém pode cair em pacientes com função ventricular comprometida. Em razão do aumento na demanda de oxigênio no miocárdio, a dor pode piorar ou precipitar a isquemia miocárdica.

B. Efeitos Respiratórios

Um aumento no consumo total do oxigênio do corpo e na produção de dióxido de carbono requer um aumento concomitante na ventilação-minuto. Esta última aumenta o trabalho respiratório especialmente em pacientes com doenças pulmonares subjacentes. A dor provocada por incisões abdominais ou torácicas compromete ainda mais a função pulmonar em razão da proteção (imobilização). Os movimentos reduzidos da parede torácica reduzem o volume corrente e a capacidade residual funcional; isto promove a atelectasia, o *shunt* intrapulmonar, a hipoxemia e, mais raramente, a hipoventilação. Reduções na capacidade vital prejudicam a tosse e a limpeza das secreções. Independente da localização da dor, o repouso prolongado na cama ou a imobilização podem produzir alterações similares na função pulmonar.

C. Efeitos Gastrointestinais e Urinários

O tônus simpático acentuado aumenta o tônus do esfíncter e diminui a motilidade intestinal e urinária, promovendo o íleo e a retenção urinária, respectivamente. A hipersecreção de ácido gástrico pode promover a ulceração por estresse e piorar as consequências da aspiração pulmonar. Náusea, vômito e constipações são comuns.

D. Efeitos Endócrinos

O estresse aumenta os níveis de hormônios catabólicos (catecolaminas, cortisol e glucagon) e reduz os níveis dos hormônios anabólicos (insulina e testosterona). Os pacientes desenvolvem um equilíbrio negativo de nitrogênio, intolerância a carboidratos e aumento da lipólise. O aumento no cortisol, na renina, na angiotensina, na aldosterona e no hormônio antidiurético resulta na retenção de sódio, de água e na expansão secundária do espaço extracelular.

E. Efeitos Hematológicos

Foram relatados: aumentos mediados por estresse na adesão das plaquetas, fibrinólise reduzida e hipercoagulabilidade.

F. Efeitos Imunes

A resposta ao esforço neuroendócrino produz a leucocitose e tem sido relatada como depressora do sistema reticuloendotelial. Esta última condição predispõe os pacientes à infecção. A imunodepressão relacionada com o esforço pode inclusive promover o crescimento de tumores e metástases.

G. Efeitos Psicológicos

Ansiedade e transtornos do sono são reações comuns à dor aguda. Com a prolongada duração da dor, a depressão é comum. Alguns pacientes reagem com frustração e raiva que podem ser direcionadas à família, aos amigos ou à equipe médica.

Respostas Sistêmicas à Dor Crônica

A resposta ao esforço neuroendócrino geralmente é observada somente em pacientes com dor intensa recorrente em decorrência dos mecanismos (nociceptivos) periféricos e em pacientes com mecanismos centrais proeminentes, como a dor associada à paraplegia. É atenuada ou ausente na maioria dos pacientes com dor crônica. Transtornos do sono e afetivos, especialmente a depressão, geralmente, são proeminentes. Muitos pacientes sentem também mudanças significativas no apetite (aumento ou diminuição) e desgastes em seus relacionamentos sociais.

Avaliação do Paciente com Dor Crônica

9 A avaliação de qualquer paciente com dor deve incluir diversos componentes-chave. Devem ser obtidas informações sobre o local, quando surgiu e sobre a qualidade da dor, bem como os fatores atenuantes e exacerbantes, junto com o histórico da dor que deve incluir terapias prévias e alterações nos sintomas ao longo do tempo. Além dos sintomas físicos, a dor crônica, em geral, envolve um componente psicológico que também tem que ser tratado. Questionários, diagramas e escalas da dor são ferramentas úteis que auxiliam os pacientes a descrever corretamente as características de sua dor e sobre como ela afeta sua qualidade de vida. As informações coletadas durante o exame físico podem ajudar a diferenciar o local e o tipo de dor, bem como suas sequelas sistêmicas, se houver. Estudos por imagem, como radiografias planas, tomografias computadorizadas (CT), investigação por ressonância magnética (MRI) e cintigrafias ósseas podem, muitas vezes, sugerir causas fisiológicas. Todos os componentes são necessários para fazer uma avaliação abrangente do paciente com dor antes de determinar as opções apropriadas de tratamento.

MEDIÇÃO DA DOR

Uma quantificação confiável da intensidade da dor ajuda a determinar as intervenções terapêuticas e a avaliar a eficácia dos tratamentos. Isto é um desafio, contudo, pois a dor é uma experiência subjetiva que é influenciada por aspectos psicológicos e culturais e por outras variáveis. Há necessidade de definições claras, porque a dor pode ser descrita em termos de destruição tecidual ou reação corporal ou emocional.

A escala de classificação numérica, a escala de classificação FACES de Wong-Baker, a escala analógica visual (VAS) e o questionário da dor de McGill (MPQ) são os mais usados. Na escala numérica, 0 corresponde a "sem dor" e 10 reflete a pior dor possível. A escala de dor FACES de Wong-Baker, destinada a crianças com 3 anos ou mais, é útil com pacientes com que a comunicação pode ser difícil. Pede-se que o paciente aponte várias expressões faciais que variam de uma carinha sorridente (sem dor) até uma extremamente infeliz que expressa a pior dor possível. A VAS é uma linha horizontal de 10 cm, rotulada "sem dor" em uma extremidade e "pior dor imaginável" na outra. Pede-se que o paciente marque na linha onde está a intensidade da sua dor. A distância de "sem dor" até a marca do paciente quantifica numericamente a dor. A VAS é um método simples e eficiente que se relaciona bem com outros métodos confiáveis.

O MPQ é um *checklist* de palavras que descrevem sintomas. Diferentemente de outros métodos que classificam a dor e que presumem que a dor é unidimensional e descrevem a intensidade, mas não a qualidade, o MPQ tenta definir a dor em três dimensões principais: (1) sensitivo-discriminativa (vias nociceptivas), (2) motivacional-afetiva (estruturas reticulares e límbicas) e (3) cognitivas de avaliação (córtex cerebral). O questionário contém 20 conjuntos de palavras descritivas divididos em quatro grupos principais: 10 sensoriais, 5 afetivos, 1 de avaliação e 4 de diversos. O paciente escolhe os conjuntos que se aplicam a sua dor e circula as palavras em cada conjunto que mais bem descrevem a dor. As palavras em cada classe recebem uma classificação de acordo com a intensidade da dor. O índice de classificação da dor é definido com base nas palavras escolhidas.

AVALIAÇÃO PSICOLÓGICA

10 A avaliação psicológica é útil sempre que a avaliação médica não consegue identificar uma causa aparente para a dor, quando a intensidade da dor, suas características ou duração são desproporcionais à doença ou à lesão, ou quando se identificam problemas de depressão ou outras questões psicológicas. Esses tipos de avaliação ajudam a definir o papel dos fatores psicológicos ou comportamentais. Os testes mais usados são o teste "Inventário Multifásico de Personalidade de Minnesota" (MMPI) e o teste "Inventário da Depressão de Beck" (Beck Depression Inventory).

O MMPI é um questionário com 566 itens que devem ser respondidos com "verdadeiro" ou "falso" que pretende definir a personalidade dos pacientes em dez escalas clínicas. Três escalas de validade servem para identificar os pacientes que deliberadamente tentam esconder traços ou alterar os resultados. As diferenças culturais podem afetar os resultados. Além disso, o teste é longo, e alguns pacientes acham suas perguntas ofensivas. O MMPI é usado, primariamente, para confirmar as impressões clínicas sobre o papel dos fatores psicológicos; ele não consegue diferenciar confiavelmente entre dor "orgânica" e "funcional".

A depressão é muito comum em pacientes com dor crônica. Em geral, é difícil determinar a contribuição relativa da depressão ao sofrimento associado à dor. O Inventário da Depressão de Beck é um teste útil para identificar pacientes com depressão profunda.

Foram desenvolvidos diversos testes para avaliar limitações funcionais ou deficiências (incapacidade). Esses testes incluem o teste "Inventário da Dor Multidimensional" (MPI), o questionário genérico de avaliação de qualidade de vida (SF-36) e o Índice de Incapacidade por Dor (PDI) e o Índice Oswestry de Incapacidade (ODI).

Transtornos emocionais geralmente são associados a reclamações de dor crônica, e a dor crônica geralmente resulta em graus variáveis de angústia psicológica. A determinação do que veio antes em geral é difícil. Seja qual for o caso, tanto a dor como a angústia emocional precisam ser tratados. A Tabela 47-7 lista os transtornos emocionais em que o tratamento tem de ser direcionado, antes de tudo, para o transtorno emocional.

TABELA 47-7 Transtornos emocionais e correlatos comumente associados à dor crônica

Transtorno	Descrição breve
Somatização	Sintomas físicos de uma condição clínica que não pode ser explicada, resultando em estresse involuntário e enfraquecimento físico
Conversão	Sintomas de déficits sensoriais ou motores voluntários que sugerem uma condição clínica; os sintomas não podem ser explicados clinicamente, mas são associados a fatores psicológicos e não são dissimulados intencionalmente
Hipocondria	Preocupação prolongada (> 6 meses) com o medo de contrair uma doença grave apesar da avaliação médica adequada e do reconforto
Fingimento	Produção intencional de sintomas físicos ou psicológicos motivados por incentivos externos (p. ex., evitando o trabalho ou remuneração financeira)
Relacionados com substâncias	Uso inadequado habitual de substâncias prescritas ou ilícitas que geralmente precede ou leva a reclamações de dor ou comportamentos provocados pela busca da droga

ELETROMIOGRAFIA E ESTUDOS DE CONDUÇÃO NEURAL

A eletromiografia e os estudos de condução neural se complementam e são úteis para confirmar o diagnóstico de síndromes de aprisionamento, de síndromes radiculares, de trauma neural e de polineuropatias. Muitas vezes podem diferenciar entre transtornos neurogênicos e miogênicos. Modelos de anomalias podem localizar uma lesão na medula espinal, na raiz neural, no plexo dos membros ou nos nervos periféricos. Além disso, podem ser úteis para excluir transtornos "orgânicos" quando há suspeita de dor psicogênica ou de síndrome "funcional".

A eletromiografia utiliza eletrodos tipo agulha para registrar os potenciais nos músculos do paciente. Os potenciais musculares são registrados, primeiro, com o músculo em repouso e, depois, ao se pedir ao paciente que o movimente. Em geral se vê uma ação única motora trifásica potencial, quando o paciente voluntariamente move o músculo. Descobertas anormais que sugerem a desnervação incluem potenciais de inserção persistente, a presença de ondas agudas positivas, atividade fibrilatória ou potenciais de fasciculação. Anormalidades nos músculos produzem alterações na amplitude e duração, bem como nos potenciais de ação polifásica.

Os estudos de condução de nervos periféricos empregam estímulos supramáximos do nervo motor ou do nervo sensitivo-motor misto, enquanto os potenciais do músculo são registrados sobre o músculo apropriado. O tempo entre o surgimento da estimulação e o início do potencial do músculo (latência) é a medição das fibras motoras condutoras mais rápidas no nervo. A amplitude do potencial registrado indica o número de unidades motoras funcionais, enquanto sua duração reflete a faixa de velocidades de condução no nervo. A velocidade de condução pode ser obtida estimulando o nervo a partir de dois pontos e comparando as latências. Quando um nervo sensitivo puro é avaliado ele é estimulado, enquanto os potenciais de ação são registrados proximal ou distalmente (condução antidrômica).

Os estudos de condução neural diferenciam entre mononeuropatias (provocadas por trauma, compressão ou aprisionamento) e polineuropatias. Essas últimas incluem transtornos sistêmicos que podem produzir anormalidades que são disseminadas e simétricas ou que são aleatórias (p. ex., mononeuropatia múltipla).

Síndromes Específicas de Dor

SÍNDROMES DE COMPRESSÃO

A compressão neural se dá sempre que um nervo tem seu curso através de uma passagem anatomicamente estreitada e as neuropatias de aprisionamento podem envolver nervos sensoriais, motores ou mistos. Fatores genéticos e macro ou microtraumatismos repetitivos provavelmente estão envolvidos, e a tenossinovite adjacente é, em geral, a responsável. A Tabela 47-8 lista as síndromes de compressão mais reconhecidas. Quando um nervo sensitivo é envolvido, os pacientes reclamam de dor e entorpecimento na sua distribuição distal ao local de compressão; ocasionalmente, um paciente pode reclamar de dor referida proximal ao local da compressão. O aprisionamento do nervo ciático pode mascarar um disco intervertebral herniado. A compressão de um nervo motor produz fraqueza nos músculos que ele inerva. E mesmo as compressões dos nervos motores "puros" podem produzir dor vaga que pode ser mediada pelas fibras aferentes dos músculos e articulações. Em geral, o diagnóstico pode ser confirmado por eletromiografia e estudos da condução neural. O bloqueio neural do nervo com anestésico local, com ou sem corticosteroides, pode ser diagnóstico e aliviar temporariamente a dor. Geralmente, o tratamento é sintomático com analgésicos orais e imobilização temporária, sempre que apropriado. O desenvolvimento de uma síndrome dolorosa regional complexa pode responder a bloqueios simpáticos. Sintomas refratários podem exigir descompressão cirúrgica.

DOR MIOFASCIAL

11 As síndromes de dor miofascial são transtornos comuns caracterizados pela dor muscular, espasmos musculares, rigidez, fraqueza e, às vezes, disfunção autônoma. Os pacientes têm áreas discretas (pontos de gatilho) de sensibilidade acentuada em um ou mais músculos ou no tecido conectivo associado. Palpar os músculos envolvidos pode revelar bandas cerradas e pegajosas sobre os pontos de gatilho. Pode haver sinais de disfunção autônoma (vasoconstrição ou piloereção) nos músculos sobrepostos. A dor, caracteristicamente, se irradia seguindo um padrão fixo que não segue os dermatómos.

Acredita-se que um trauma significativo ou um microtrauma repetitivo tenha papel importante no início da síndrome da dor miofascial. Os pontos de gatilho se desenvolvem após uma lesão aguda; a estimulação desses pontos de gatilho ativos causa a dor que se sustenta pelo espasmo muscular subsequente. Quando o episódio agudo diminui [de intensidade], os pontos de ga-

Tabela 47-8 Neuropatias de aprisionamento

Nervo	Sítio do Aprisionamento	Local da Dor
Cranianos VII, IX e X	Processo estiloide ou ligamento estilo-hióideo	Tonsila ipsolateral, base da língua, articulação temporomandibular e orelha (síndrome de Eagles)
Plexo braquial	Músculo escaleno ou costela cervical	Lado ulnar do braço e do antebraço (síndrome do escaleno)
Supraescapular	Incisura supraescapular	Ombro posterior e lateral
Mediano	Músculo pronador redondo	Antebraço proximal e superfície palmar dos três primeiros dígitos (síndrome do pronador)
Mediano	Túnel do carpo	Superfície palmar dos três primeiros dígitos (síndrome do tunel do carpo)
Ulnar	Fossa cubital (cotovelo)	Quarto e quinto dígitos da mão (síndrome do túnel cubital)
Ulnar	Canal de Guyon (punho)	Quarto e quinto dígitos da mão
Cutâneo femoral lateral	Coluna ilíaca anterior sob o ligamento inguinal	Coxa anterolateral (meralgia parestésica)
Nervo obturador	Canal obturador	Coxa medial superior
Safeno	Canal subsartorial (canal adutor)	Panturrilha medial
Ciático	Nó ciático	Nádegas e pernas (síndrome piriforme)
Peroneiro comum	Pescoço fibular	Perna e pé lateral distal
Peroneiro profundo	Canal do tarso anterior	Dedão do pé
Peroneiro superficial	Fáscia profunda acima do tornozelo	Tornozelo anterior e dorso do pé
Tibial posterior	Canal do tarso posterior	Subsuperfície do pé (síndrome do túnel do tarso)
Interdigital	Ligamento transverso profundo do tarso	Entre os dedos e o pé (neuroma de Morton)

tilho tornam-se latentes (sensíveis, porém sem produzir dor) para serem reativados mais tarde por um episódio de estresse subsequente. A fisiopatologia ainda não é bem compreendida.

O diagnóstico da síndrome da dor miofascial é sugerido pela natureza da dor e pela palpação dos pontos de gatilho discretos que a reproduzem. Síndromes comuns produzem pontos de gatilho no músculo levantador da escápula, no masseter, no quadrado lombar e nos músculos glúteos médios. Essas duas últimas síndromes produzem a dor na parte inferior das costas e devem ser consideradas em todos os pacientes com dor nas costas; e mais, os pontos de gatilho glúteos podem mascarar uma radiculopatia em S_1.

Embora a dor miofascial possa se resolver espontaneamente sem deixar sequelas, muitos pacientes continuam a ter pontos de gatilho latentes. Quando esses pontos estão ativos, o tratamento é direcionado à recuperação da extensão e elasticidade do músculo. A analgesia pode ser providenciada aplicando-se injeções de anestésico local (1-3 mL) nos pontos de gatilho. O resfriamento tópico com cloro etílico ou *spray* de fluorocarbono (fluorometano) também pode induzir o relaxamento reflexo do músculo, facilitando a massagem ("estiramento e *spray*") e a terapia com ultrassom. A fisioterapia é importante para estabelecer e manter a amplitude normal do movimento dos músculos afetados, e o *biofeedback* pode ser útil.

FIBROMIALGIA

Recentemente, o American College of Rheumatology identificou três critérios que, se atendidos, sugerem o diagnóstico de fibromialgia:

1. Escore de 7 ou mais no Índice WPI (Widespread Pain Index) e escore de 5 ou mais da escala da Intensidade dos Sintomas (SS, para Symptom Severity), ou WPI entre 3 e 6 e escore da escala SS de 9 ou mais.
2. Sintomas presentes em níveis similares durante, pelo menos, 3 meses.
3. Ausência de outro transtorno que de outra forma explicaria a dor.

O tratamento da fibromialgia inclui: condicionamento cardiovascular, treinamento de força, melhoria da higiene do sono, terapia comportamental-cognitiva, educação do paciente e terapia com medicamentos. Os medicamentos aprovados pelo U.S. Food and Drug Administration (FDA) para o tratamento da fibromialgia incluem a pregabalina (Lyrica), a duloxetina (Cymbalta) e o milnacipran (Savella).

DOR NA PARTE INFERIOR DAS COSTAS & SÍNDROMES RELACIONADAS

A dor nas costas é uma reclamação extremamente comum e uma importante causa da incapacidade laboral em todo o mundo. As síndromes de tensão lombossacral, de doença degenerativa do disco e miofascial são as causas mais comuns. A dor na parte inferior das costas, com ou sem dor de perna associada, pode ter também causas congênitas, traumáticas, degenerativas, inflamatórias, infecciosas, metabólicas psicológicas e neoplásicas. Além disso, a dor nas costas pode ser causada por processos de doença no abdome e na pelve, especialmente aqueles que afetam as estruturas retroperitoneais (pâncreas, rins, uretras e aorta), o útero e as partes anatômicas adjacentes, a próstata e o cólon retossigmoide. Transtornos do quadril também podem mascarar transtornos nas costas. Um sinal de Patrick positivo (ou teste de Patrick) – ou seja, a elicitação da dor na articulação do quadril ou sacroilíaca quando o examinador coloca o calcanhar ipsolateral do paciente em posição supina sobre o joelho contralateral e pressiona para baixo sobre o joelho ipsolateral – ajuda a identificar a dor nas costas causada por transtornos no quadril ou nas articulações sacroilíacas. Esse sinal é conhecido também pelo acrônimo FABERE (sinal), porque o movimento das pernas envolve a flexão, a abdução, a rotação externa e a extensão.

1. Anatomia Aplicada das Costas

As costas podem ser descritas em termos de elementos anteriores e posteriores. Os elementos anteriores incluem os corpos vertebrais cilíndricos interconectados pelos discos intervertebrais e suportados pelos ligamentos longitudinais anterior e posterior. Os elementos posteriores são os arcos ósseos que se estendem a partir de cada corpo vertebral, formados por dois pedículos, dois processos transversais, duas lâminas e um processo espinhoso. Os processos transversal e espinhoso oferecem pontos de ligação aos músculos que se movem e protegem a coluna vertebral. As vértebras adjacentes também se articulam posteriormente por meio de duas articulações deslizantes das facetas.

As estruturas espinais são inervadas pelas ramificações sinovertebrais e as ramificações posteriores dos nervos espinais. O nervo sinovertebral surge antes que cada nervo espinal se divida em ramos anterior e posterior e reentra no forame intervertebral para inervar o ligamento longitudinal posterior, o ânulo fibroso posterior, o periósteo, a dura e os vasos epidurais. As estruturas paraespinais são alimentadas pelo ramo primário posterior. Cada articulação facetária é inervada pelo ramo medial das ramificações primárias posteriores dos nervos espinais acima e abaixo da articulação.

Conforme as raízes lombares dos nervos espinais deixam do saco dural elas descem 1-2 cm em sentido lateral antes de saírem através de seus respectivos forames intervertebrais; assim, por exemplo, a raiz neural de L5 sai do saco dural ao nível do disco L4-L5 (onde é mais provável que seja comprimida), mas sai do canal espinal sob o pedículo de L5 oposto ao disco de L5-S1.

2. Músculo Paravertebral & Entorse/Distensão da Articulação Lombossacral

Aproximadamente 80 a 90% das dores na região inferior das costas se devem a uma entorse ou distensão associadas ao levantamento de objetos pesados, quedas ou movimentos anormais repentinos da coluna. O termo entorse geralmente é usado quando a dor está relacionada com uma lesão aguda bem definida; já o termo distensão é usado, quando a dor é mais crônica e mais provavelmente relacionada com lesões menores repetitivas.

A lesão dos músculos e ligamentos paravertebrais resulta em espasmos musculares reflexos que podem ou não estar associados aos pontos de gatilho. A dor é geralmente aguda e pungente e, às vezes, se irradia pelas nádegas ou quadris. A entorse é um processo benigno autolimitado que se resolve em 1-2 semanas, e o tratamento sintomático consiste em repouso e analgésicos orais.

A articulação sacroilíaca é especialmente vulnerável a lesões rotacionais. Ela é uma das maiores articulações no corpo e funciona para transferir o peso da parte superior do corpo para as extremidades inferiores. Uma lesão aguda ou crônica pode causar deslizes ou subluxação da articulação. A dor originada nessa articulação caracteristicamente se localiza ao longo do ílio posterior e se irradia para os quadris e pela coxa posterior até os joelhos. O diagnóstico é sugerido pela sensibilidade quando a área é palpada especialmente no aspecto medial da espinha ilíaca superior posterior e pela compressão das articulações. O alívio da dor após uma injeção na articulação com anestésico local (3 mL) é diagnóstico e pode também ser terapêutico. Pode-se considerar a injeção de medicação esteroide intra-articular. Para a duração potencialmente mais prolongada da analgesia, pode-se executar uma ablação por radiofrequência no ramo dorsal de L5, bem como nas ramificações laterais nos nervos SI, S2 e S3, se o paciente respondeu bem às injeções com anestésicos locais na articulação sacroilíaca ou às injeções diagnósticas desses nervos.

3. Dor nas Nádegas

A dor nas nádegas pode ser provocada por vários fatores diferentes e pode ser bastante debilitante. A coccidinia (ou coccigodinia) pode ser o resultado de um trauma no cóccix ou nos ligamentos ao redor. A dor pode ser resolvida com fisioterapia, bloqueios do nervo coccígeo para os aspectos laterais do cóccix ou técnicas ablativas ou neuromoduladoras. A síndrome da pelve piriforme se apresenta como dor na nádega, que pode vir acompanhada de entorpecimento e formigamento na distribuição do nervo ciático. O nervo pode ou não estar aprisionado. Uma injeção de anestésico local na fáscia deste músculo ou em pontos de gatilho localizados na origem e a inserção do músculo podem ajudar a aliviar a dor.

4. Doença Degenerativa do Disco

Os discos intervertebrais carregam, pelo menos, 1/3 do peso da coluna vertebral. No início da vida, a porção central, o núcleo pulposo, consiste em material gelatinoso. Esse material se degenera e se torna fibrótico com o passar dos anos e após algum trauma. O núcleo pulposo é envolvido pelo anel fibroso que se afina posteriormente e se mostra cercado, superior e inferiormente pelos discos cartilaginosos. A dor do disco (discogênica) pode ser causada por um ou dois mecanismos principais: (1) protrusão ou extrusão do núcleo pulposo posteriormente ou (2) pela perda de altura do disco, resultando na formação reativa dos esporões ósseos (osteófitos) das bordas dos corpos vertebrais acima e embaixo do disco. A doença degenerativa do disco afeta mais comumente a coluna lombar porque é a que está sujeita a mais movimentos, e porque o ligamento longitudinal posterior é mais fino em L2-L5. Fatores como o aumento do peso corporal e o tabagismo têm importante papel no desenvolvimento da doença do disco lombar. O papel do disco na produção de dor crônica nas costas não é claramente entendido. Em pacientes com dor persistente na parte inferior axial das costas o histórico e o exame físico podem dar as dicas para entender a dor. Se o paciente sentir dor quando se senta ou levanta ou ao manter uma determinada posição durante um longo período de tempo, pode ser que haja um elemento de dor discogênica.

A discografia é um procedimento em geral usado para tentar obter algumas evidências objetivas a respeito do papel de um dado disco na produção da dor nas costas do paciente. Depois que a agulha é inserida no disco, pode ser avaliada a pressão da abertura; a injeção subsequente de material de radioconstraste aumenta a pressão que pode reproduzir a dor do paciente e resultar em identificação radiográfica das anormalidades anatômicas dentro do disco p. ex., uma fenda ou laceração). Se a dor produzida com uma injeção for similar à que o paciente sente diariamente essa dor é considerada "concordante". Caso contrário, ela será considerada "discordante". Em algumas circunstâncias, a pressão no disco depois da injeção não é significativamente maior que a pressão de abertura, talvez em função da presença de uma fissura no disco que segue até o espaço epidural. Os riscos da discografia incluem infecção e discite, que pode ser difícil de tratar, porque o disco é relativamente avascular.

As opções de tratamento para a dor discogênica incluem terapia conservadora, injeções de esteroides no disco, a biacuplastia intradiscal, aquecimento do anel posterior do disco via ablação por radiofrequência e fusão cirúrgica com enxerto ósseo ou colocação de dispositivos metálicos; cada uma mostrou diversos graus de sucesso. A avaliação e o tratamento da dor discogênica é uma área bastante controversa e de constante pesquisa.

Disco Intervertebral Herniado (em Prolapso)

A fraqueza e a degeneração do anel fibroso e do ligamento longitudinal posterior podem ser a causa da herniação do núcleo pulposo posteriormente, dentro do canal espinal. Noventa por
12 cento das hérnias de disco ocorrem em L5-S1 ou L4-L5. Os sintomas, em geral, se desenvolvem após lesões por flexão ou levantamento de algo pesado e podem estar associados a abaulamento, protrusão ou extrusão do disco. As hérnias de disco, em geral, ocorrem em sentido posterior-lateral e resultam, com frequência, em compressão das raízes neurais adjacentes, produzindo a dor que se irradia ao longo do dermátomo (radiculopatia). A ciática descreve a dor ao longo do nervo ciático, causada pela compressão das raízes dos nervos lombares inferiores. Quando o material do disco é expulso pelo anel fibroso

e do ligamento longitudinal posterior, fragmentos soltos podem ficar entalados no canal espinal ou nos forames intervertebrais. Mais raramente, um disco grande incha, ou os fragmentos grandes são expulsos posteriormente, comprimindo a cauda equina no saco dural; nesses casos, os pacientes podem sentir dor bilateral, retenção urinária ou, mais raramente, incontinência fecal.

A dor associada a uma doença do disco se agrava ao se curvar, ao levantar pesos, ao ficar sentado por longos períodos de tempo ou fazendo qualquer outra atividade que aumente a pressão intra-abdominal, como espirrar, tossir, ou se alongar. Geralmente, a dor é aliviada ao deitar. A sensação de entorpecimento ou fraqueza é indicativa de radiculopatia (Tabela 47-9). O abaulamento do disco pelo ligamento longitudinal posterior pode produzir também dor na parte inferior das costas que se irradia até os quadris ou as nádegas. Podem ser usados testes de levantamento das pernas retas para avaliar a compressão das raízes dos nervos. Com o paciente em posição supina e o joelho totalmente estendido, a perna do lado afetado é erguida e se observa o ângulo em que se sente a dor; a dorsiflexão do tornozelo com a perna levantada em geral exacerba a dor alongando ainda mais o plexo lombossacral. A dor que se sente ao levantar a perna contralateral é o sinal mais confiável ainda de compressão neural.

O uso da MRI aumentou significativamente na última década, associado ao aumento de 2 a 3 vezes das cirurgias nas costas, embora isso não tenha relação com as melhorias observadas nos pacientes. As diretrizes da prática clínica da American Pain Society para a dor na parte inferior das costas não recomendam a realização rotineira de exames de imagens ou outros testes diagnósticos para pacientes com dores não específicas na parte inferior das costas. Até 30-40% das pessoas assintomáticas apresentam anomalias nas estruturas da coluna na CT ou na MRI. Além disso, a consciência dos pacientes a respeito dessas anomalias pode influenciar a percepção que eles têm a respeito da sua saúde e habilidade funcional.

Estudos de imagem e testes complementares devem ser obtidos quando se observam déficits neurológicos intensos ou progressivos ou quando se tem suspeita de condições subjacentes graves. A mielografia por CT é o teste mais sensível para avaliar uma compressão neural tênue. A discografia pode ser considerada, quando o modelo de dor não coincide com as descobertas clínicas. Um disco com hérnia central causará, em geral, dor ao nível inferior, e um disco projetado lateralmente causará a dor no mesmo nível do disco. Por exemplo, uma hérnia do disco localizada centralmente em L4-L5 pode comprimir a raiz do nervo L5, enquanto uma herniação de disco posicionada lateralmente nesse nível pode comprimir a raiz do nervo L4.

O curso natural dos transtornos de um disco herniado em geral é benigno, e a dor em geral dura menos de dois meses. Mais de 75% dos pacientes tratados sem cirurgia, mesmo aqueles com radiculopatia, sentem alívio completo ou quase completo da dor. As metas do tratamento devem ser, portanto, o alívio da dor e a reabilitação do paciente para que retome sua qualidade de vida funcional. A dor aguda nas costas provocada por um disco herniado pode ser tratada inicialmente com a modificação das atividades e com medicamentos, como os NSAIDs e o acetaminofeno. Um curso breve de opioides pode ser considerado no caso de pacientes com dor intensa. Após diminuição dos sintomas agudos, o paciente poderá ser encaminhado a um fisioterapeuta para que receba instruções sobre os exercícios que pode fazer para melhorar a saúde da parte inferior das suas costas. Os fumantes devem ser aconselhados a parar de fumar, não só pelos óbvios benefícios à saúde, mas também porque a nicotina compromete ainda mais o fluxo sanguíneo ao disco intervertebral relativamente avascular. A descompressão percutânea do disco envolvendo a extração de uma pequena quantidade de núcleo pulposo pode ajudar a descomprimir a raiz do nervo. No caso de pacientes com fraqueza aguda repentina correlata ao nível de herniação de disco, deve-se considerar o tratamento cirúrgico.

Quando os sintomas persistem por mais de 3 meses, a dor pode ser considerada crônica e exigir uma abordagem multidisciplinar. A fisioterapia continua sendo um componente muito importante da reabilitação. Os NSAIDs e os antidepressivos também são úteis, e as intervenções percutâneas também podem ser levadas em consideração. Observe-se que suportes nas costas devem ser desencorajados, porque eles podem enfraquecer os músculos paraespinais.

Estenose Espinal

A estenose espinal é uma doença do avanço da idade. A degeneração do núcleo pulposo reduz a altura do disco e leva à formação de osteófitos (espondilose) nas extremidades dos corpos vertebrais contíguos. Em conjunto com a hipertrofia das articulações facetárias e com a hipertrofia e calcificação do ligamento amarelo esse processo leva ao estreitamento progressivo dos fo-

TABELA 47-9 Radiculopatias do disco lombar

	Nível do Disco		
	L3-L4 (Nervo L4)	**L4-L5 (Nervo L5)**	**L5-S1 (Nervo S1)**
Distribuição da dor	Coxa anterolateral, panturrilha anteromedial até o tornozelo	Coxa lateral, panturrilha anterolateral, dorso medial do pé especialmente entre o primeiro e o segundo dedos	Região glútea, coxa posterior, panturrilha posterolateral, dorso lateral e parte inferior da superfície do pé especialmente entre o quarto e o quinto dedos
Fraqueza	Quadríceps do fêmur	Dorsiflexão do pé	Flexão plantar do pé
Reflexo afetado	Joelho	Nenhum	Tornozelo

rames neurais e do canal espinal. A compressão neural pode causar a radiculopatia que mascara o disco herniado. A formação de osteófitos extensivos pode comprimir múltiplas raízes neurais e causar dor bilateral.

13 A dor nas costas, em geral, se irradia para as nádegas, coxas e pernas. Caracteristicamente, piora com o exercício e melhora com o descanso especialmente, sentando-se com a coluna flexionada (o "sinal do carrinho de compras"). Os termos "pseudoclaudicação" e "claudicação neurogênica" são usados para descrever a dor que se desenvolve depois de o indivíduo ficar muito tempo em pé ou andando. O diagnóstico é sugerido pela apresentação clínica e confirmado por MRI, CT ou mielografia. Os estudos de eletromiografia e de condução neural podem ser úteis para avaliar o comprometimento neurológico.

Pacientes com estenose leve à moderada e sintomas radiculares podem-se beneficiar da administração de injeções epidurais com esteroides via abordagem pelos forames, das lâminas ou caudal. Isto pode ajudar esses indivíduos a tolerar a fisioterapia. Aqueles com estenose moderada à intensa podem ser tratados com os procedimentos desenvolvidos mais recentemente, como o procedimento de descompressão lombar minimamente invasivo (MILD), que envolve a escultura percutânea da lâmina e do ligamento amarelo para reduzir a compressão do canal central. Sintomas intensos em vários níveis podem justificar a descompressão cirúrgica.

5. Síndrome da Faceta

As alterações degenerativas nas articulações das facetas (zigapofisárias) também podem provocar dor nas costas, que se pode manifestar próxima à linha média; pode-se irradiar para a região glútea, coxas e joelhos e pode ser associada ao espasmo muscular. A hiperextensão e a rotação lateral da coluna geralmente exacerbam a dor. O diagnóstico pode ser confirmado se a dor é aliviada depois da injeção intra-articular de uma solução anestésica local nas articulações afetadas ou por bloqueio da ramificação medial da divisão posterior (ramo) dos nervos espinais que as inervam. Estudos a longo prazo sugerem que os bloqueios dos nervos das ramificações mediais são mais eficientes que as injeções nas articulações facetárias. A rizotomia da ramificação medial pode oferecer analgesia a longo prazo aos pacientes com doença nas articulações facetárias.

6. Dor Cervical

Embora a maior parte da dor relacionada com a coluna em decorrência de uma doença nos discos, estenose espinal, ou alterações degenerativas nas articulações zigapofisárias seja sentida na parte inferior das costas e nas extremidades inferiores, os pacientes podem sentir dor cervical atribuída a esses processos. Uma diferença anatômica chave é o fato de que as raízes de nervos cervicais, diferentemente daquelas nas espinhas torácica e lombar, saem do forame acima dos corpos vertebrais dos quais recebem seu nome. Isto ocorre até o nível de C7, onde as raízes neurais cervicais extras, C8, saem abaixo dos pedículos de C7, criando, assim, uma transição na nomenclatura dos corpos vertebrais em níveis torácico e lombar e as denominações das raízes neurais. O exame clínico pode auxiliar a identificar a raiz neural afetada com a confirmação por um bloqueio seletivo de uma raiz neural. Os riscos inerentes aos procedimentos cervicais percutâneos incluem uma injeção intravascular acidental de anestésico local ou esteroide. As injeções de esteroides particulados no pescoço foram associadas a resultados devastadores, como lesão na medula espinal e óbito, e devem ser evitadas.

No caso de dor axial primária no pescoço com extensão para a cabeça ou ombros, os bloqueios das ramificações mediais cervicais podem esclarecer o diagnóstico. A analgesia a longo prazo pode ser obtida com ablação por radiofrequência das ramificações mediais que inervam as articulações zigapofisárias.

7. Anomalias Congênitas

As anomalias congênitas nas costas, muitas vezes, são assintomáticas e permanecem ocultas durante anos. A mecânica espinal anormal pode deixar o paciente predisposto à dor nas costas e, em algumas situações, a deformidades progressivas. As anomalias relativamente comuns incluem a sacralização de L5 (o corpo vertebral se funde ao sacro), a lombarização de S1 (que funciona como uma sexta vértebra lombar), a espondilose (rompimento da *pars interarticularis*), a espondilolistese (deslocamento em sentido anterior de um corpo vertebral sobre o próximo, em razão do rompimento dos elementos posteriores, geralmente a *pars*) e a espondiloptose (subluxação de um corpo vertebral sobre outro, resultando em um corpo na frente do próximo). O diagnóstico é feito radiograficamente. A fusão espinal pode ser necessária em pacientes com sintomas progressivos e instabilidade da coluna.

8. Tumores

Os tumores primários benignos da coluna incluem hemangiomas, osteomas, cistos ósseos aneurismáticos e granulomas eosinofílicos. Os tumores malignos da coluna incluem os osteossarcomas, o sarcoma de Ewing e os tumores de células gigantes. Além disso, os carcinomas de mama, de pulmão, de próstata, renal, gastrointestinal e da tireoide, os linfomas e mielomas múltiplos frequentemente criam metástase para a coluna lombar. A dor é geralmente constante e pode ser associada à sensibilidade localizada sobre as vértebras envolvidas. A destruição óssea, com ou sem compressão neural ou vascular, produz a dor. Tumores intradurais, como os meningiomas, schwannomas ependimomas e gliomas, podem-se apresentar com radiculopatia e progredir rapidamente até a paralisia flácida. O sítio primário pode ser assintomático ou difícil de localizar requerendo, portanto, estudos de imagem para o diagnóstico. As opções de tratamento incluem, em geral, a descompressão cirúrgica, quimioterapia, radioterapia e paliativos para aliviar os sintomas.

9. Infecção

As infecções bacterianas da coluna geralmente começam como discite antes de progredirem para a osteomielite e podem ser provocadas tanto por organismos piogênicos, como tuberculosos. Os pacientes podem-se apresentar com dor crônica nas costas sem febre ou leucocitose (p. ex., a tuberculose espinal).

Aqueles com discite aguda, osteomielite, ou abscesso epidural se apresentam com dor aguda, febre, leucocitose, taxa elevada da sedimentação e proteína C reativa elevada, justificando o início imediato da administração de antibióticos. A intervenção cirúrgica de urgência é indicada quando o paciente sofre também de fraqueza aguda.

10. Artrites

A espondilite ancilosante é um transtorno familiar associado ao antígeno de histocompatibilidade HLA-B27. Em geral, o quadro se apresenta como dor na parte inferior das costas, associada à rigidez nas primeiras horas do dia em pacientes jovens, geralmente de sexo masculino. A dor surge de forma insidiosa e pode, inicialmente, melhorar com a atividade. Depois de alguns meses e até anos, a dor se intensifica gradualmente e é associada à progressiva limitação dos movimentos da coluna. O diagnóstico pode ser difícil nos primórdios da doença, mas, em geral, já há evidência radiográfica de sacroileíte. Conforme a doença progride, a coluna desenvolve o aspecto radiográfico característico "parecido com um bambu". Alguns pacientes desenvolvem artrite dos quadris e dos ombros e manifestações inflamatórias extra-articulares. O tratamento é direcionado em primeira instância à preservação funcional da postura. Os AINEs, especialmente a indometacina, são analgésicos eficientes que reduzem a rigidez matinal. Os agentes do fator-α de necrose antitumoral provaram reduzir a progressão da espondilite ancilosante quando administrados no início da terapia. Esses agentes incluem infliximabe (Remicaid), etanercept (Enbrel), adalimumabe (Humira) e golimumabe (Simponi). Embora essa abordagem de tratamento se mostre promissora, os pacientes podem sofrer um aumento no risco de infecção e de desenvolvimento de linfoma.

Pacientes com a síndrome de Reiter, com artrite psoriática ou doença inflamatória intestinal também podem apresentar dor na parte inferior das costas, mas as manifestações extraespinais geralmente são mais proeminentes. Em geral, a artrite reumatoide poupa a coluna, exceto as articulações zigapofisárias da espinha cervical.

DOR NEUROPÁTICA

A dor neuropática inclui: a dor associada à neuropatia diabética, causalgia, membros fantasma, neuralgia pós-herpética, derrame, lesão na medula espinal e esclerose múltipla. A dor do câncer e a dor crônica da parte inferior das costas podem ter componentes neuropáticos proeminentes. A dor neuropática tende a ser paroxística e, algumas vezes, lancinante, parecendo queimadura e geralmente associada à hiperpatia. Os mecanismos da dor neuropática foram revisados anteriormente neste capítulo.

Como a dor neuropática é geralmente difícil de tratar, múltiplas modalidades terapêuticas podem ser necessárias. As opções de tratamento incluem anticonvulsivantes (p. ex., gabapentina, pregabalina), antidepressivos (antidepressivos tricíclicos ou inibidores da recaptação de serotonina-norepinefrina), antiarrítmicos (mexiletina), agonistas adrenérgicos α_2 (clonidina), agentes tópicos (lidocaína ou capsaicina) e analgésicos (NSAIDs e opioides). Observe que os antidepressivos tricíclicos podem ter efeitos colaterais anticolinérgicos significativos que podem limitar sua tolerabilidade. As aminas secundárias, como a nortriptilina ou a desipramina, podem ter efeitos colaterais menos severos ou menos anticolinérgicos que as aminas terciárias, como a amitriptilina ou a imipramina. Os opioides espinais podem ser muito eficientes para alguns pacientes. Os bloqueios simpáticos são eficientes para alguns transtornos selecionados (a seguir). A estimulação da medula espinal pode ser eficiente para pacientes que não toleram ou não respondem a outros tratamentos.

Neuropatia Diabética

14 A neuropatia diabética é o tipo mais comum de dor neuropática encontrada na prática e é a principal causa de morbidade. Sua fisiopatologia não é bem compreendida, mas pode estar relacionada com microangiopatia e ativação anormal das vias metabólicas (poliol) e glicação das proteínas, como consequência da hiperglicemia crônica. A neuropatia diabética pode ser simétrica (generalizada), focal ou multifocal, afetando os nervos periféricos (sensoriais ou motores), cranianos ou autonômicos.

A síndrome mais comum é a polineuropatia periférica, que resulta em entorpecimento simétrico (distribuição em "meias ou luvas"), parestesias, disestesias e dor. A dor varia em intensidade: pode ser intensa e, em geral, piora à noite. A perda de propriocepção pode levar a transtornos na marcha, e os déficits sensoriais podem levar a lesões traumáticas. Mononeuropatias isoladas afetando os nervos individuais podem levar à queda do pulso ou do pé ou à paralisia de um nervo craniano. Em geral, as mononeuropatias surgem subitamente e são reversíveis, durando por algumas semanas. A neuropatia autônoma afeta, tipicamente, o trato gastrointestinal, causando diarreia, esvaziamento gástrico retardado e transtornos de mobilidade esofágica. A hipotensão ortostática e outras formas de disfunção autônoma são comuns.

O tratamento da neuropatia diabética é sintomático e tem como meta o melhor controle glicêmico possível para reduzir a progressão. Em geral, o acetaminofeno e os NSAIDs não são eficientes para aliviar a dor intensa. Os riscos associados aos opioides limitam seu uso no tratamento desta condição. As drogas adjuvantes têm papel importante. A combinação de uma droga antiepilética com um antidepressivo tricíclico pode ser especialmente eficiente.

Dor Mantida Simpaticamente & Dor Simpaticamente Independente

15 A síndrome da dor regional complexa (CRPS) é um transtorno de dor neuropática com características autônomas significativas que, geralmente, se subdivide em duas variantes: CRPS 1, anteriormente conhecida como distrofia simpaticorreflexa (RSD) e CRPS 2, anteriormente conhecida como causalgia. A principal diferença entre as duas é a ausência ou a presença, respectivamente, de lesões neurais documentadas. Os sinais, sintomas, fisiopatologia e resposta ao tratamento são bastante similares. Antigamente, acreditava-se que essa condição representasse a dor mantida simpaticamente, porém as evidências recentes mostram que, em alguns casos, a dor pode ser simpaticamente independente.

A CRPS é uma condição amplamente subdiagnosticada que afeta, pelo menos, 50.000 pacientes todos os anos só nos Estados Unidos. Ela afeta os indivíduos desde a infância até a idade adulta e as mulheres na maioria dos casos. Os pacientes frequentemente se apresentam com dor neuropática com sensação de queimação, com componentes de hiperalgesia e alodinia. O sistema nervoso autônomo pode estar envolvido exemplificado por alterações na sudorese (alterações sudomotoras), na cor e temperatura da pele, e por alterações tróficas na pele, nos cabelos ou nas unhas. Pode haver também episódios de redução na força e da amplitude dos movimentos na extremidade afetada. A CRPS pode-se desenvolver após uma lesão mínima, embora os eventos mais comuns que a desencadeiam sejam cirurgias, fraturas, lesões por esmagamento e distensões.

A fisiopatologia da CRPS 1 e 2 é, provavelmente, multifatorial, envolvendo o sistema nervoso simpático e o sistema nervoso central. Podem ocorrer alterações na inervação cutânea depois da lesão do nervo, junto com alterações nas sensibilizações central e periférica. Fatores genéticos, inflamatórios e psicológicos, todos podem influenciar a CRPS. A causalgia (que significa dor que queima) foi identificada, primeiro, nos veteranos feridos na Guerra Civil americana, depois de sofrerem lesões por arma de fogo ou outros traumatismos significativos nos nervos principais. A dor, muitas vezes, se manifesta imediatamente e é associada à alodinia, à hiperpatia e a uma disfunção vasomotora e sudomotora. Ela é exacerbada por fatores que aumentam o tônus simpático, como medo, ansiedade leve, ruídos ou toque. A síndrome tem duração variável que pode variar de dias a meses ou pode ser permanente. A causalgia comumente afeta o plexo braquial, especialmente o nervo mediano e a divisão tibial do nervo ciático nas extremidades inferiores.

Pacientes com CRPS, muitas vezes, respondem a bloqueios simpáticos, mas devemos considerar uma abordagem terapêutica multidisciplinar para evitar a incapacidade funcional e psicológica a longo prazo. Alguns pacientes se recuperam espontaneamente, mas outros pacientes, se não forem tratados, podem progredir para deficiências funcionais intensas e irreversíveis. Os bloqueios simpáticos e o bloqueio intravenoso regional simpatolítico são igualmente eficientes; esses bloqueios devem ser continuados até conseguir a cura ou até que a resposta se estabilize. Os bloqueios facilitam a fisioterapia, que tem papel fundamental e que, em geral, consiste na movimentação ativa sem pesos ou a terapia de dessensibilização. Muitos pacientes precisam de uma série de três a sete bloqueios. A probabilidade de cura é elevada (mais de 90%) se o tratamento for iniciado em até um mês após o surgimento dos sintomas e parece diminuir ao longo do tempo com o atraso terapêutico.

Alguns pacientes se beneficiam da terapia de estimulação elétrica neural transcutânea (TENS). A estimulação da medula espinal pode ser particularmente eficiente para condições tanto agudas, quanto crônicas. Na fase aguda do tratamento, há interesse crescente na colocação dos cateteres epidurais tunelados para a terapia por infusão ou eletrodos percutâneos para ensaios estendidos da estimulação da medula espinal, a fim de auxiliar os pacientes a tolerarem a fisioterapia. Muitos pacientes se beneficiam da implantação cirúrgica de estimuladores neurais periféricos colocados diretamente nos nervos principais prejudicados.

No caso da dor mantida simpaticamente, os bloqueadores orais α-adrenérgicos, como a fenoxibenzamina não seletiva ou a prazosina α_1-seletiva, podem ser benéficos. Recomenda-se cuidado em razão do risco de hipotensão ortostática com a administração desses agentes; a dosagem deve ser aumentada gradualmente. Medicamentos anticonvulsivantes e antidepressivos também podem ser benéficos.

A simpatectomia cirúrgica em pacientes com sintomas crônicos frequentemente é desapontadora, resultando somente em alívio transitório e, em alguns casos, em uma síndrome de dor nova e alternada. Uma pesquisa recente sugere que pacientes com dor e refratários a terapias médicas ou procedurais anteriores podem responder a infusões intravenosas de cetamina quando monitorados.

HERPES-ZÓSTER AGUDO E NEURALGIA PÓS-HERPÉTICA

Durante uma infecção na primeira infância (varicela), o vírus da varicela-zóster (VZV) infecta os gânglios da raiz dorsal, onde permanece latente até sua reativação. O herpes-zóster agudo, que representa a reativação do VZV, se manifesta como uma erupção vesicular eritematosa em distribuição de dermátomos que geralmente está associada a dor intensa. Os dermatómos T3-L3 são os mais comumente afetados. Geralmente, a dor precede à erupção em 48-72 h e, em geral, dura entre 1-2 semanas. O herpes-zóster é mais comum nos idosos e em pacientes imunocomprometidos, porém pode ocorrer em qualquer idade. Geralmente, é um transtorno autolimitado em pacientes mais novos e saudáveis (< 50 anos). O tratamento, primariamente, é de suporte e consiste na administração por via oral de analgésicos e de aciclovir, fanciclovir, ganciclovir ou valaciclovir também via oral. A terapia antiviral reduz a duração da erupção e acelera a cura. Pacientes imunocomprometidos com infecção disseminada (distribuição não dermatomal das vesículas) requer terapia intravenosa com aciclovir. Injeções epidurais com esteroides não provaram evitar a neuralgia pós-herpética (PHN).

Pacientes idosos podem continuar a sentir dor intensa e radicular em razão de PHN, mesmo depois que a erupção se resolve. Estima-se que a incidência de PHN depois da manifestação de herpes-zóster agudo seja de 50% em pacientes com mais de 50 anos. Além disso, a PHN é, com frequência, muito difícil de tratar. Um curso oral de corticosteroides durante a fase aguda do zóster pode reduzir a incidência de PHN, porém esse tratamento ainda é controverso e pode aumentar a probabilidade de disseminação viral em pacientes imunocomprometidos. Bloqueios simpáticos realizados durante o episódio agudo de herpes-zóster muitas vezes produzem analgesia excelente e podem reduzir a incidência de PHN, embora essa abordagem seja controversa. Alguns estudos sugerem que, quando os bloqueios simpáticos são iniciados em até 2 meses depois da erupção, a PHN se resolve em até 80% dos pacientes. Contudo, uma vez bem estabelecida a neuralgia, os bloqueios simpáticos, assim como outros tratamentos, geralmente são ineficientes. Antidepressivos, anticonvulsivantes, opioides e TENS podem ser úteis para alguns pacientes. Os antidepressivos tricíclicos podem ser especialmente eficientes, embora seu uso seja geralmente limitado pelos efeitos colaterais anticolinérgicos. A aplicação de adesivos com lidocaína transdérmica a 5% (Lidoderm) sobre a área mais dolorida pode auxiliar a aliviar os sintomas, presumivelmente reduzindo a sensibilização periférica das extremidades dos nervos e dos receptores. A aplicação de creme de capsaicina ou de um adesivo de capsaicina transdérmica a 8% (Qutenza) pode ser útil; contudo, o Qutenza deve ser administrado de forma monitorada. A administração de creme de EMLA (mistura eutética de anestésico local) 1 h antes da aplicação do adesivo de capsaicina transdérmica pode reduzir a incidência e intensidade da dor causada pela capsaicina no adesivo.

TABELA 47-10 Classificação das cefaleias

Síndromes da cefaleia clássica		
	Enxaqueca	
	Tensão	
	Em cacho	
Transtornos vasculares		
	Arterite temporal	
	Derrame	
	Trombose venosa	
Neuralgias		
	Trigêmeo	
	Glossofaríngea	
	Occipital	
Patologia intracraniana		
	Tumor	
	Vazamento de líquido cefalorraquidiano	
	Cérebros pseudomotores	
	Meningite	
	Aneurisma	
Transtornos oculares		
	Glaucoma	
	Neurite óptica	
Doença dos seios		
	Alérgica	
	Bacteriana	
Doença da articulação temporomandibular		
Transtornos dentários		
Induzida por drogas		
	Ingestão aguda	
	Retirada (p. ex., cafeína e álcool)	
Transtornos sistêmicos		
	Infecções	
		Virais (p. ex., influenza)
		Bacterianas
		Fúngicas
	Metabólicas	
		Hipoglicemia
		Hipoxemia
		Hipercarbia
Traumatismo		
Diversos		
	Estímulo frio (engolir líquido gelado)	

CEFALEIA

A cefaleia é uma reclamação comum que afeta quase todos os indivíduos pelo menos uma vez na vida. Na grande maioria dos casos, as cefaleias não refletem um transtorno subjacente grave e não têm intensidade ou frequência suficientes que levem o indivíduo a buscar atendimento médico. Contudo, como ocorre com qualquer outra reclamação de dor, a possibilidade de haver um transtorno subjacente clinicamente significativo sempre tem de ser levada em consideração. O médico deve decidir por outros sintomas associados ou descobertas clínicas que sugiram uma doença subjacente grave. A Tabela 47-10 lista causas importantes da cefaleia. Os transtornos para que a primeira reclamação é a cefaleia serão considerados na próxima abordagem. Como ficará evidente, existe variabilidade significativa na apresentação clínica e de sobreposição nos sintomas das síndromes mais expressivas da cefaleia, especialmente entre as cefaleias por tensão e a enxaqueca.

Cefaleia de Tensão

As cefaleias de tensão são descritas, classicamente, como uma dor ou desconforto tipo uma faixa apertada e, muitas vezes, associada à rigidez nos músculos do pescoço. A cefaleia pode ser frontal, temporal ou occipital e mais frequentemente bilateral que unilateral. A intensidade aumenta gradualmente e flutua, durando entre horas e dias. O quadro pode estar associado ao estresse emocional ou a um quadro depressivo. O tratamento é sintomático e consiste na administração de NSAIDs.

Enxaqueca

As enxaquecas são tipicamente descritas como dor latejante ou pungente e, muitas vezes, associadas à fotofobia, escotoma, náusea e vômito e a uma disfunção neurológica transitória (aura). Esta última pode ser sensitiva, motora, visual ou olfativa. Por definição, as enxaquecas clássicas são precedidas de uma aura, enquanto as cefaleias normais não o são. A dor geralmente é unilateral, mas pode ser bilateral com localização fronto-temporal e dura entre 4-72 h. As enxaquecas afetam, primariamente, as crianças (dos dois sexos, na mesma proporção) e adultos jovens (mulheres em maior número). Em geral, o paciente já tem histórico familiar de enxaqueca. É comum que a enxaqueca seja provocada por odores, certos alimentos (p. ex., vinho tinto), menstruação e privação do sono. Caracteristicamente, o sono alivia a cefaleia. O mecanismo é complexo e pode incluir disfunções vasomotoras, autônomas (sistema serotonisérgico do tronco cerebral) e do núcleo trigêmeo. O tratamento pode ser abortivo e profilático. O tratamento abortivo rápido inclui oxigênio, sumatriptano (6 mg subcutâneos), di-hidroergotamina (1 mg intramuscular ou subcutâneo), lidocaína intravenosa (100 mg), butorfanol nasal (1-2 mg) e bloqueio do gânglio esfenopalatino. Outras opções abortivas incluem o aerossol nasal de zolmitriptano, o aerossol nasal de diidroergotamina ou um agonista receptor de serotonina oral 5-$HT_{1B/1D}$ (almotriptano, frovatriptano, naratriptano, rizatriptano, eletriptano ou sumatriptano). O tratamento profilático pode incluir bloqueadores β-adrenérgicos, bloqueadores dos canais de cálcio, ácido valproico, amitriptilina e injeções de onabotulinumtoxinaA (Botox).

Cefaleia em Salvas

As cefaleias em salvas são classicamente unilaterais e periorbitárias, ocorrem em salvas de um a três ataques ao dia durante um período de 4 a 8 semanas. A dor é descrita como sensação de queimação ou perfuração que chega a acordar o paciente que estiver dormindo. Cada episódio dura entre 30 e 120 min. Remissões que duram até 1 ano são comuns. Olhos vermelhos, lacrimejamento, entupimento nasal, ptose e síndrome de Horner são descobertas clássicas. As cefaleias geralmente são episódicas, mas podem-se tornar crônicas sem remissões. As cefaleias em salvas afetam, primariamente, os homens (90%), e os tratamentos abortivos incluem oxigênio e bloqueio esfenopalatino. Para fins profiláticos pode-se administrar lítio, um curso curto de medicamento esteroide e verapamil.

Arterite Temporal

A arterite temporal é um transtorno inflamatório das artérias extracranianas. A cefaleia pode ser bilateral ou unilateral e se localiza na área temporal em, pelo menos, 50% dos pacientes. A dor se desenvolve em poucas horas, geralmente é pungente e, por vezes, pode ser lancinante e piorar à noite e com o frio. Em geral, há sensibilidade do escalpo. A arterite temporal, muitas vezes, vem acompanhada de polimialgia reumática, febre e perda de peso. É um transtorno relativo comum em idosos (> 55 anos), com incidência de 1 em 10.000 ao ano e uma predominância relativamente maior nas mulheres. O diagnóstico precoce e o tratamento com esteroides são importantes, porque a progressão pode causar cegueira em razão do envolvimento da artéria oftálmica.

Neuralgia do Trigêmeo

16 A neuralgia do trigêmeo (ou *tic douloureux*) é classicamente unilateral e se localiza, geralmente, na distribuição de V2 ou V3 do nervo trigêmeo. Tem qualidade de choque elétrico e dura de segundos a minutos de cada vez; em geral é provocada por contato com um gatilho discreto. Pode haver espasmo do músculo facial. Os pacientes são adultos na meia-idade e idosos com proporção de 2:1 para as mulheres. As causas comuns da neuralgia do trigêmeo incluem a compressão do nervo por parte da artéria cerebelar superior quando sai do tronco cerebral, um tumor no ângulo cerebelopontino ou esclerose múltipla. A droga escolhida para o tratamento é a carbamazepina embora possa trazer o risco de agranulocitose. Pode-se adicionar a fenitoína ou o baclofeno especialmente se os pacientes não toleram as doses necessárias de carbamazepina. Tratamentos mais invasivos para pacientes que não respondem à terapia medicamentosa incluem injeções de glicerol, ablação por radiofrequência, compressão do gânglio gasseriano com balão e descompressão microvascular do nervo trigêmeo.

DOR ABDOMINAL

A dor abdominal crônica pode ter um número significativo de causas e é conveniente diferenciar entre os sintomas da dor somatossensitiva, visceral e centralizada. Um bloqueio epidural diferencial pode ajudar a esclarecer a fonte primária, porém toma tempo e pode ser difícil de interpretar. Um bloqueio do plano transverso do abdome (TAP) com orientação por ultrassom pode auxiliar a tratar a dor somatossensitiva sendo, assim, potencialmente diagnóstico e terapêutico (Capítulo 46). O paciente com dor de origem visceral pode-se beneficiar do bloqueio celíaco ou esplâncnico.

DOR RELACIONADA COM O CÂNCER

A dor relacionada com o câncer pode ser provocada pela própria lesão cancerosa, por metástase, por complicações como a compressão neural ou infecção ou pelo tratamento, como a quimioterapia ou a radioterapia. Além disso, o paciente com câncer pode ter dor aguda ou crônica totalmente não relacionada com o câncer. Portanto, quem trata da dor tem de ter entendimento amplo da natureza do câncer, seu estadiamento e da presença de doença metastática, além dos tratamentos.

Na maioria dos pacientes, a dor do câncer pode ser tratada com analgésicos orais. A Organização Mundial da Saúde recomenda uma abordagem progressiva em três etapas: (1) analgésicos não opioides, como aspirina, acetaminofeno ou NSAID para o tratamento de dor leve, (2) opioides orais "fracos" (codeína e oxicodona) para a dor moderada e (3) opioides mais fortes (morfina e hidromorfona) para a dor intensa (Tabelas 47-11 e 47-12). A terapia parenteral é necessária, quando os pacientes manifestam dor refratária, não podem tomar medicamento oral ou apresentam absorção enteral insatisfatória. Independente do agente selecionado, na maioria dos casos a terapia medicamentosa tem de ser fornecida de acordo com um cronograma fixo em vez de só quando necessária. A terapia medicamentosa adjuvante, em especial com antidepressivos, e outras modalidades também devem ser usadas livremente em pacientes com dor relacionada com o câncer (Tabela 47-13). Os anticonvulsivantes podem ser úteis (Tabela 47-14). Os sistemas intratecais de administração de medicamentos podem melhorar a analgesia e, pelo efeito de distribuição da droga, ajudam a reduzir os efeitos colaterais associados aos agentes orais ou intravenosos. Inúmeros agentes intratecais foram estudados, e os opioides foram utilizados tanto isolados como combinados a outros medicamentos. A ziconotida é um bloqueador de canal de cálcio tipo N de ação direta que pode ser útil para a dor refratária ou como agente de primeira linha. Ela atua reduzindo a liberação da substância P do nervo pré-sináptico terminal no corno dorsal da medula espinal. Os efeitos colaterais podem ser dependentes da dose e incluem alucinações auditivas e piora da depressão ou psicose. Se o tratamento for interrompido abruptamente, sua retirada não leva a condições significativas de retirada da droga.

Cirurgia, radioterapia e quimioterapia podem prolongar a sobrevida de pacientes com câncer. Contudo, a sobrevida pode estar acompanhada de dor crônica ou aguda relacionada com

TABELA 47-11 Analgésicos não opioides orais selecionados

Analgésico	Surgimento (h)	Dose (mg)	Intervalo entre Doses (h)	Dose Diária Máxima (mg)
Salicilatos				
Ácido acetilsalicílico (aspirina)	0,5-1,0	500-1.000	4	3.600-6.000
Diflunisal (Dolobid)	1-2	500-1.000	8-12	1.500
Trisalicilato de colina e magnésio (Trilisato)	1-2	500-1.000	12	2.000-3.000
p-Aminofenóis				
Acetaminofeno (Tylenol, outros)	0,5	500-1.000	4	1.200-4.000
Ácidos propriônicos				
Ibuprofeno (Motrin, outros)	0,5	400	4-6	3.200
Naproxen (Naprosyn)	1	250-500	12	1.500
Naproxen sódico (Anaprox)	1-2	275-550	6-8	1.375
Indois				
Indometacina (Indocina)	0,5	25-50	8-12	150-200
Cetorolaco (Toradol)	0,5-1	10	4-6	40
Inibidores de COX-2				
Celecoxib (Celebrex)	3	100-200	12	400

terapia, incluindo a fibrose por radiação ou a neuropatia periférica induzida por quimioterapia. O tratamento dessas dores é uma área de pesquisa constante.

Terapias de Intervenção

A terapia de intervenção para a dor pode assumir a forma de tratamento farmacológico, bloqueio de nervos com anestésicos locais e esteroides ou solução neurolítica, ablação por radiofrequência, técnicas neuromoduladoras ou tratamento multidisciplinar (intervenções psicológicas, terapia física ou ocupacional ou modalidades, como a acupuntura).

INTERVENÇÕES FARMACOLÓGICAS

As intervenções farmacológicas no tratamento da dor incluem: acetaminofeno, inibidores da ciclo-oxigenase (COX), opioides, antidepressivos, agentes neurolépticos, anticonvulsivantes, corticosteroides e administração sistêmica de anestésicos locais.

Acetaminofeno

O acetaminofeno (paracetamol) é um agente oral analgésico e antipirético que, recentemente, foi disponibilizado nos Estados Unidos na forma de preparado intravenoso (Ofirmev) para ser administrado em pacientes internados. Ele inibe a síntese da prostaglandina, mas carece de atividade anti-inflamatória signi-

Tabela 47-12 Opioides orais

Opioide	Surgimento (h)	Potência Relativa	Dose inicial (mg)	Intervalo entre as Doses (h)
Codeína	0,25-1,0	20	30-60	4
Hidromorfona (Dilaudid)	0,3-0,5	0,6	2-4	4
Hidrocodona[1]	0,5-1,0	3	5-7,5	4-6
Oxicodona[2] (OxyFast, Roxicodone)	0,5	3	5-10	6
Levorfanol (Levo-Dromoran)	1-2	0,4	4	6-8
Metadona (Dolophine)	0,5-1,0	1	20	6-8
Propoxifeno (Darvon)[3]	1-2	30	100	6
Tramadol (Rybix, Ryzolt, Ultram)	1-2	30	50	4-6
Solução de morfina[4] (Roxanol)	0,5-1	1	10	3-4
Liberação constante de morfina[4] (MS Contin, Oramorph SR)	1	1	15	8-12
(Kadian)	1	1	10-20	12-24
(Avinza)	1	1	30	24

[1]As preparações contêm também acetaminofeno (Hycet, Lorcet, Lortab, Norco, Vicodin, outros).
[2]As preparações podem conter acetaminofeno (Percocet) ou aspirina (Percodan).
[3]Algumas preparações contêm acetaminofeno (Darvocet).
[4]Usada principalmente para a dor do câncer.

TABELA 47-13 Antidepressivos selecionados

Droga	Inibição da Recaptação da Norepinefrina	Inibição da Recaptação da Serotonina	Sedação	Atividade Antimuscarínica	Hipotensão Ortostática	Meia-Vida (h)	Dose Diária (mg)
Amitriptilina (Elavil)	++	++++	Elevada	Elevada	Moderada	30-40	25-300
Bupropiona (Wellbutrin)	+	+	Baixa	Baixa	Baixa	11-14	300-450
Citalopram (Celexa)	0	+++	Baixa	Baixa	Baixa	35	20-40
Clomipramina (Anafranil)	+++	+++	Elevada	Moderada	Moderada	20-80	75-300
Desipramina (Norpramina)	+++	0	Baixa	Baixa	Baixa	12-50	50-300
Doxepina (Sinequan)	+	++	Elevada	Elevada	Moderada	8-24	75-400
Escitalopram	0	+++	Baixa	Baixa	Baixa	27-32	10-20
Fluoxetina (Prozac)	0	+++	Baixa	Baixa	Baixa	160-200	20-80
Imipramina (Tofranil)	++	+++	Moderada	Moderada	Elevada	6-20	75-400
Nefazodona (Serzone)	0	+	Baixa	Baixa	Baixa	2-4	300-600
Nortriptilina (Pamelor)	++	+++	Moderada	Moderada	Baixa	15-90	40-150
Paroxetina (Paxil)	0	+++	Baixa	Baixa	Baixa	31	20-40
Sertralina (Zoloft)	0	+++	Baixa	Baixa	Baixa	26	50-200
Trazodona (Desyrel)	0	++	Elevada	Baixa	Moderada	3-9	150-400
Venlafaxina (Effexor)	+	+++	Baixa	Baixa	Baixa	5-11	75-375

Tabela 47-14 Anticonvulsivantes possivelmente úteis no tratamento da dor

Anticonvulsivante	Meia-Vida (h)	Dose Diária (mg)	Nível Terapêutico[1] (mcg/mL)
Carbamazepina (Tegretol)	10-20	200-1.200	4-12
Clonazepam (Klonopin)	40-30	1-40	0,01-0,08
Gabapentina (Neurontin)	5-7	900-4.000	> 2
Lamotrigina (Lamictal)	24	25-400	2-20
Fenitoína (Dilantin)	22	200-600	10-20
Pregabalina (Lyrica)	6	150-600	2,8-8,2
Topiramato (Topamax)	20-30	25-200	Desconhecido
Ácido valproico (Depakene)	6-16	750-1.250	50-100

[1]A eficácia no tratamento da dor pode não se correlacionar com o nível sanguíneo.

ficativa. O acetaminofeno tem poucos efeitos colaterais, mas se administrado em doses elevadas é hepatotóxico. O limite diário recomendado para adultos é de 3.000 mg/d, 1.000 mg/d a menos do limite previamente recomendado de 4.000 mg/d. A isoniazida, a zidovudina e os barbitúricos podem potencializar a toxicidade do acetaminofeno.

Medicamentos Anti-Inflamatórios não Esteroides (NSAIDs)

Analgésicos orais não opioides incluem os salicilatos, acetaminofeno e os NSAIDs (veja Tabela 47-11). Os NSAIDs inibem a síntese da prostaglandina (COX).

As prostaglandinas sensibilizam e amplificam o *input* nociceptivo, e o bloqueio de sua síntese resulta nas propriedades analgésicas, antipiréticas e anti-inflamatórias características dos NSAIDs. Pelo menos dois tipos de COX são reconhecidos. A COX-1 é constitutiva e amplamente espalhada em todo o corpo, mas a COX-2 é expressa, primariamente, pela inflamação. Alguns tipos de dor, especialmente a dor que seque uma cirurgia ortopédica ou ginecológica, respondem muito bem aos inibidores da COX. Esses inibidores provavelmente exercem importante função no sistema nervoso central e no periférico. Sua ação analgésica é limitada pelos efeitos colaterais e toxicidade diante de altas doses. Os inibidores seletivos da COX-2, como celecoxibe, parecem ter toxicidade mais baixa, em especial os efeitos colaterais gastrointestinais. Além disso, os inibidores da COX-2 não interferem na agregação das plaquetas. O inibidor da COX-2 rofecoxibe aumenta o risco de complicações cardiovasculares; como resultado, foi retirado do mercado nos Estados Unidos.

Todos os agentes analgésicos orais não opioides são bem absorvidos por via enteral. O alimento retarda a absorção, porém não afeta a biodisponibilidade. Como em sua maioria esses agentes são altamente vinculantes às proteínas (> 80%), eles podem deslocar outros medicamentos altamente vinculantes, como a varfarina. Todos passam pelo metabolismo hepático e são excretados pelos rins. As doses devem, portanto, ser reduzidas ou medicamentos alternativos devem ser em pacientes com enfraquecimento hepático ou renal.

Os efeitos colaterais mais comuns da aspirina (ácido acetilsalicílico, ASA) e de outros NSAIDs são o mal-estar estomacal, azia, náusea e dispepsia; alguns pacientes desenvolvem ulceração da mucosa gástrica que parece ser provocada pela inibição da mucosa mediada pela prostaglandina e pela secreção de bicarbonato. O diclofenaco está disponível tanto na forma oral como gel tópico ou adesivo que, provavelmente, contribui menos para o estresse gástrico.

Outros efeitos colaterais dos NSAIDs incluem: tontura, cefaleia e sonolência. Com exceção dos inibidores seletivos da COX-2, todos os outros inibidores da COX induzem a disfunção das plaquetas. As aspirinas acetilam irreversivelmente as plaquetas, inibindo a adesão plaquetária durante 1-2 semanas, enquanto o efeito antiplaqueta de outros NSAIDs é irreversível e duro, aproximadamente, cinco meias-vidas de eliminação (24-96 h). Esse efeito antiplaqueta parece não aumentar de forma significativa a incidência de hemorragia pós-operatória depois da maioria dos procedimentos com pacientes não internados. Os NSAIDs podem exacerbar o broncospasmo em pacientes com a tríade de pólipos nasais, rinite e asma. O ASA não deve ser usado em crianças com varicela ou influenza porque pode precipitar a síndrome de Reye. Por fim, os NSAIDs podem provocar insuficiência renal aguda e necrose papilar renal, especialmente em pacientes com disfunção renal subjacente.

Antidepressivos

17 Os antidepressivos são mais úteis para pacientes com dor neuropática. Esses medicamentos demonstram efeito analgésico que ocorre com dose menor que a necessária para a atividade antidepressiva, e as duas ações se devem ao bloqueio da recaptação pré-sináptica da serotonina, norepinefrina ou ambas. Agentes tricíclicos mais antigos parecem ser mais analgésicos mais eficientes que os inibidores seletivos da recaptação da serotonina (SSRIs). Os inibidores da recaptação da serotonina e da norepinefrina (SSRIs) podem fornecer o equilíbrio mais favorável entre a eficácia dos analgésicos e os efeitos colaterais. Os antidepressivos potencializam a ação dos opioides e, frequentemente, ajudam a normalizar os padrões do sono.

Todos os medicamentos antidepressivos são submetidos a uma extensiva primeira passagem no metabolismo hepático e são altamente ligados em termos proteicos. A maioria é altamente lipofílica e apresenta grandes volumes de distribuição. As meias-vidas de eliminação da maioria desses medicamentos variam entre 1 e 4 dias, e muitos têm metabólitos ativos. Os agentes disponíveis diferem em seus efeitos colaterais (Tabela 47-13), que incluem efeitos antimuscarínicos (boca seca, acomodação visual prejudicada, retenção urinária e constipação), efeitos anti-histamínicos (sedação e aumento do pH gástrico), bloqueio α-adrenérgico (hipotensão ortostática) e um efeito tipo quinidina (bloqueio atrioventricular, prolongamento da QT, torsades de pointes).

Inibidores da Recaptação da Serotonina & da Norepinefrina (SNRIs)

O FDA aprovou também nos Estados Unidos o milnaciprano, junto com a duloxetina SNRI e o anticonvulsivante pregabalina, para o tratamento da fibromialgia. Sua meia-vida de eliminação é de 8 h, é minimamente metabolizado pelo fígado e é excretado inalterado primariamente na urina.

A duloxetina (Cymbalta) é útil no tratamento da dor neuropática, da depressão e da fibromialgia. Como meia-vida é de 12 h, ela é metabolizada pelo fígado, e a maioria de seus metabólitos é excretada na urina.

As contraindicações absolutas e relativas ao uso dos SNRIs incluem a hipersensibilidade conhecida, uso de outros medicamentos que atuem sobre o sistema nervoso central (incluindo os inibidores da monoamina oxidase), o enfraquecimento hepático e renal, glaucoma de ângulo estreito não controlado e ideias suicidas. Os efeitos colaterais comuns incluem náusea, cefaleia, tontura, constipação, insônia, hiper-hidrose, fogachos, vômitos, palpitações, boca seca e hipertensão.

Neurolépticos

Os medicamentos neurolépticos podem, às vezes, ser úteis para pacientes com dor refratária neuropática e podem ser ainda mais úteis em pacientes com agitação acentuada ou sintomas psicóticos. Os agentes mais comumente usados são a flufenazina, o haloperidol, a clorpromazina e a perfenazina. Sua ação terapêutica parece resultar do bloqueio dos receptores dopaminérgicos nos sítios mesolímbicos. Infelizmente, a mesma ação nas vias nigroestriatais pode produzir efeitos colaterais extrapiramidais indesejados, como fácies sem expressão, marcha festinante, rigidez tipo "cogwheel" (de roda dentada) e bradicinesia. Alguns pacientes desenvolvem também reações distônicas agudas, como crises oculogíricas e torcicolo. Os efeitos colaterais a longo prazo incluem acatisia (inquietação extrema) e discinesia tardia (movimentos coreoatetoides involuntários da língua, estalido dos lábios e instabilidade do tronco). Como os antidepressivos, muitas dessas drogas têm efeitos anti-histamínicos, antimuscarínicos e de bloqueio dos α-adrenérgicos.

Antiespasmódicos e Relaxantes Musculares

Os antiespasmódicos podem ser úteis para pacientes com entorse musculoesquelética e dor associada a espasmos ou contraturas. A tizanidina (Zanaflex) é um agonista α_2-adrenérgico de ação central, usado no tratamento de espasmos musculares em condições, como a esclerose múltipla, dor na parte inferior das costas e diplegia espástica. A ciclobenzaprina (Flexeril) também pode ser eficiente para essas condições, mas seu mecanismo exato de ação é desconhecido.

O baclofeno (Gablofen, Lioresal), um agonista $GABA_B$ é particularmente eficiente no tratamento de espasmos musculares, associados à esclerose múltipla ou a lesões na medula espinal, quando administrado por infusão intratecal contínua. A interrupção abrupta desse medicamento foi associada a quadros de febre, estado mental alterado, espasmos musculares ou rigidez pronunciados, rabdomiólise e óbito.

Corticosteroides

Os glicocorticoides são amplamente usados no tratamento da dor pela sua ação anti-inflamatória e, possivelmente, analgésica. Eles podem ser administrados por via tópica, oral, ou parenteral (intravenosa, subcutânea, intrabursal, intra-articular ou epidural). A Tabela 47-15 lista os agentes mais comumente usados, que diferem em potência, atividade glicocorticoide e mineralocorticoide relativas e duração ou ação. Doses maciças ou a administração prolongada resultam em efeitos colaterais significativos. O excesso de atividade glicocorticoide pode causar hipertensão, hiperglicemia, aumento da suscetibilidade a infecções, úlceras pépticas, osteoporose, necrose asséptica da cabeça femoral, miopatia proximal, catarata e, raramente, psicose. Pacientes com diabetes podem ter níveis elevados de glicose no sangue depois da injeção de corticosteroides. Os pacientes podem desenvolver também aspectos físicos característicos da síndrome de Cushing. A atividade mineralocorticoide excessiva causa retenção de sódio e hipocalemia e pode precipitar a insuficiência cardíaca congestiva.

Muitos preparados corticosteroides são suspensões e não soluções, e o tamanho relativo das partículas de uma determinada suspensão de glicocorticoide pode afetar o risco de dano neural em razão da oclusão arterial, quando ocorre uma injeção arterial acidental. Em decorrência do tamanho relativamente pequeno das partículas da suspensão, a dexametasona tem-se tornado o corticosteroide de preferência para procedimentos por injeção, envolvendo áreas relativamente vasculares, como a região da cabeça e do pescoço.

Anticonvulsivantes

18 Os medicamentos anticonvulsivantes são úteis para pacientes com dor neuropática, especialmente neuralgia do trigêmeo e neuropatia diabética. Esses agentes bloqueiam os canais de cálcio ou de sódio dependentes de voltagem e podem eliminar as descargas espontâneas neurais que têm papel fundamental nesses transtornos. Os agentes mais usados são: fenitoína

TABELA 47-15 Corticosteroides selecionados[1]

Droga	Rotas Dadas[2]	Atividade Glicocorticoide	Atividade Mineralocorticoide	Dose Equivalente (mg)	Meia-Vida (h)
Hidrocortisona	O, I, T	1	1	20	8-12
Prednisona	O	4	0,8	5	12-36
Prednisolona	O, I	4	0,8	5	12-36
Metilprednisolona (Depo-Medrol, Solu-Medrol)	O, I, T	5	0,5	4	12-36
Triamcinolona (Aristocort)	O, I, T	5	0,5	4	12-36
Betametasona (Celestone)	O, I, T	25	0	0,75	36-72
Dexametasona (Decadron)	O, I, T	25	0	0,75	36-72

[1]Dados de Goodman LS, Gilman AG: *The Pharmacologic Basis of Therapeutics*, 8th ed. Pergamon, 1990.
[2]O, oral; I, injetável; T, tópico.

(Dilantin), carbamazepina (Tegretol), ácido valproico (Depakene, Stavzor), clonazepam (Klonopin) e a gabapentina (Neurontin) (Tabela 47-14). A pregabalina (Lyrica) é o mais novo agente a ser aprovado para o tratamento de neuropatia periférica diabética e fibromialgia, mas é amplamente prescrito para todas as formas de dor neuropática. A lamotrigina (Lamictal) e o topiramato (Topamax) também podem ser eficientes. Todos são altamente vinculantes de proteína e têm meias-vidas relativamente longas. A absorção da carbamazepina (Carbatrol, Equetro, Tegretol) é lenta e imprevisível, o que demanda monitoramento dos níveis sanguíneos para obter eficácia máxima. A fenitoína pode ser eficiente, mas há um possível efeito colateral de hiperplasia gengival. O levetiracetam (Keppra) e a oxcarbazepina (Trileptal) têm sido usados como adjuvantes nas terapias para a dor. A gabapentina e a pregabalina também podem ser adjuvantes eficientes no tratamento da dor pós-operatória aguda.

Anestésicos Locais

A infusão sistêmica de medicação anestésica local produz sedação e analgesia central e, às vezes, é usada no tratamento de pacientes com dor neuropática. A analgesia resultante pode sobreviver ao perfil farmacocinético do anestésico local e quebrar o "ciclo da dor". Lidocaína, procaína e cloroprocaína são os agentes mais comumente usados. Eles podem ser administrados tanto como *bolus* lento ou via infusão contínua. A lidocaína é administrada por infusão durante 5-30 min para um total de 1-5 mg/kg. A procaína, 200-400 mg, pode ser administrada por via intravenosa durante curso de 1-2 h, e a cloroprocaína (solução a 1%) é administrada por infusão à taxa de 1 mg/kg/min para um total de 10-20 mg/kg. O monitoramento por parte do pessoal médico qualificado deve incluir dados eletrocardiográficos, pressão arterial, respiração, oximetria de pulso e estado mental; um equipamento completo de reanimação deve estar imediatamente disponível. Sinais de toxicidade, como zumbido, problemas de fala, sedação excessiva ou nistagmo, requerem que a infusão seja administrada mais lentamente ou descontinuada para evitar a progressão para convulsões.

Pacientes que não respondem satisfatoriamente aos anticonvulsivantes, mas respondem a anestésicos intravenosos locais, podem-se beneficiar da terapia crônica oral antiarrítmica. A mexiletina (150-300 mg a cada 6-8 h) é um antiarrítmico classe 1B comumente usado e, em geral, bem tolerado.

O adesivo transdérmico de lidocaína a 5% (Lidoderm) contendo 700 mg de lidocaína foi aprovado para o tratamento da neuralgia pós-herpética (PHN). Um a três adesivos podem ser aplicados sobre a pele seca e intacta, alternando 12 horas de aplicação com 12 h sem aplicação. Os preparados de lidocaína tópica em concentrações de até 5% podem ser úteis no tratamento de algumas condições de dor neuropática.

Agonistas α_2-Adrenérgicos

O efeito primário dos agonistas α_2-adrenérgicos é a ativação das vias inibitórias descendentes no corno dorsal. Os agonistas α_2-adrenérgicos epidurais e intratecais são especialmente eficientes no tratamento da dor neuropática e na tolerância a opioides. A clonidina (Catapres), um agonista α_2-adrenérgico de ação direta, é eficiente como medicamento adicional no tratamento da dor intensa. Quando administrado por via oral, a dosagem é 0,1-0,3 mg 2 vezes ao dia; um adesivo transdérmico (0,1-0,3 mg/d) também está disponível e, em geral, é aplicado durante 7 dias. Quando usado em combinação com um anestésico ou opioide local em infusão epidural ou intratecal, a clonidina pode contribuir para um efeito analgésico sinérgico ou prolongado, especialmente para a dor neuropática.

Opioides

Os agentes opioides orais mais comumente descritos são: codeína, oxicodona e hidrocodona. Eles são facilmente absorvidos, porém a primeira passagem no metabolismo hepático limita a liberação sistêmica. Como com outros opioides, eles passam por uma biotransformação e uma conjugação hepática antes da eliminação renal. A codeína é transformada pelo fígado em morfina. Os efeitos colaterais dos opioides administrados por via oral são os mesmos dos opioides sistêmicos. Quando prescritos para serem tomados seguindo um esquema fixo, em geral é indicada a ingestão de laxantes ou laxativos. O tramadol (Rybix, Ryzolt, Ultram) é um opioide oral sintético que bloqueia a recaptação neural da norepinefrina e da serotonina. Ele parece ter a mesma eficácia que uma combinação de codeína e acetaminofeno, porém, diferentemente dos outros, é associado a uma depressão respiratória significativamente menor e tem pouco efeito sobre o esvaziamento gástrico.

A dor do câncer de moderada à intensa geralmente é tratada com um preparado de morfina de liberação imediata (p. ex., morfina líquida, Roxanol, 10-30 mg a cada 1-4 h). Esses preparados têm meia-vida efetiva de 2-4 h. Depois que se determinam as necessidades diárias do paciente, a mesma dose pode ser administrada na forma de preparado de morfina de liberação prolongada (MS Contin ou Oramorph SR), que é dosado a cada 8-12 h. O preparado de liberação imediata é usado somente para a dor incidental (conforme o necessário[PRN]). Os comprimidos mastigáveis de fentanil transmucosal (Actiq, 200-1.600 mcg) podem ser usados também para esse tipo de dor. A sedação excessiva pode ser tratada com dextroanfetamina (Dexedrine, ProCentra) ou metilfenidato (Ritalin), 5 mg pela manhã e 5 mg no começo da tarde. A maioria dos pacientes precisa tomar laxante. A náusea pode ser tratada com escopolamina transdérmica, meclizina oral ou metoclopramida. A hidromorfona (Dilaudid) é uma excelente alternativa à morfina, especialmente para pacientes idosos (em razão do baixo número de efeitos colaterais) e em pacientes com função renal comprometida. A metadona (Dolophine) tem meia-vida relatada de 15-30 h, porém sua duração clínica é mais curta e bastante variável (em geral 6-8 h).

19 Pacientes que apresentem tolerância a opioides precisam de doses intensificadas dessa substância para manter o mesmo efeito analgésico. A dependência física se manifesta na retirada dos opioides, quando a medicação à base de opioides é reduzida de forma abrupta e significativa. A dependência psicológica, caracterizada por alterações comportamentais focando o desejo pela droga, é rara em pacientes com câncer. O desenvol-

vimento da tolerância a opioides é altamente variável, porém resulta em alguns efeitos desejáveis, como a sedação reduzida relacionada com opioide, náusea e depressão respiratória. Infelizmente, muitos pacientes continuam a sofrer de constipação. A dependência física ocorre em todos os pacientes que recebem grandes doses de opioides durante longos períodos. O fenômeno da retirada dos opioides pode ser precipitado pela administração de antagonistas dos opioides. O uso concomitante futuro de antagonistas periféricos dos opioides que não cruzam a barreira hematoencefálica, como a metilnaltrexona (Relistor) e o alvimopan (Entereg), pode ajudar a reduzir os efeitos colaterais sistêmicos, sem afetar significativamente a analgesia.

O tapentadol (Nucynta), um agonista do receptor μ-opioide que tem também propriedades de inibição da recaptação da norepinefrina, foi recentemente introduzido no tratamento da dor aguda e crônica. Esse opioide pode ser associado a menos eventos de náusea, vômito e constipação, mas não pode ser usado em conjunto com inibidores da monoamina oxidase em razão dos níveis potencialmente elevados de norepinefrina.

O propoxifeno, com e sem acetaminofeno (Darvocet e Darvon), foi retirado do mercado americano em 2010 em decorrência do risco de toxicidade cardíaca.

A. Administração Parenteral com Opioides

As rotas intravenosas, intraespinais (epidural ou intratecal) ou transdérmicas de administração de opioides, devem ser utilizadas quando o paciente não responde adequadamente a, ou não consegue tolerar regimes orais. Contudo, quando a dor do paciente aumenta ou muda significativamente em qualidade, é igualmente importante reavaliar o paciente para verificar a adequação do diagnóstico da dor e o potencial de progressão da doença. Em pacientes com câncer, tratamentos adicionais, como cirurgia, radiação, quimioterapia, terapia hormonal e neurólise podem ser úteis. A administração intramuscular de opioides raramente é ideal em razão da variabilidade na absorção sistêmica, no retardo resultante e na variação no efeito clínico.

B. Terapia Intravenosa com Opioides

A terapia parenteral com opioides geralmente é mais bem realizada com uma infusão intermitente ou contínua, ou as duas, porém pode ser administrada também por via subcutânea. Os dispositivos de infusão modernos e portáteis têm capacidade para a analgesia controlada pelo paciente (PCA), permitindo que o paciente se trate sozinho para a dor incidental.

C. Terapia Espinal com Opioides

O uso de opioides intraespinais é uma excelente alternativa para os pacientes que sentem pouco alívio com outras técnicas analgésicas ou que sentem efeitos colaterais inaceitáveis. Os opioides epidurais e intratecais oferecem alívio à dor com doses totais substancialmente inferiores de opioides e menos efeitos colaterais. As técnicas de infusão contínua reduzem as exigências de medicamento (comparadas aos *bolus* intermitentes), minimizam os efeitos colaterais e reduzem a probabilidade de oclusão do cateter. Às vezes, a atividade mioclônica pode ser observada com a administração intratecal de morfina ou hidromorfona.

Cateteres epidurais ou intratecais podem ser colocados percutaneamente ou implantados para permitir o alívio efetivo da dor a longo prazo. Os cateteres epidurais podem ser conectados a bombas externas leves que pacientes ambulatoriais podem usar. Primeiro, deve ser inserido um cateter temporário para avaliar a eficácia potencial da técnica. A colocação correta de um cateter permanente deve ser confirmada usando fluoroscopia com corante de contraste. Os cateteres intratecais completamente implantáveis com bombas programáveis externamente também podem ser usados para a infusão contínua (**Figura 47-6**). Periodicamente, o reservatório da bomba implantada (**Figura 47-7**) é preenchido de novo percutaneamente. Os siste-

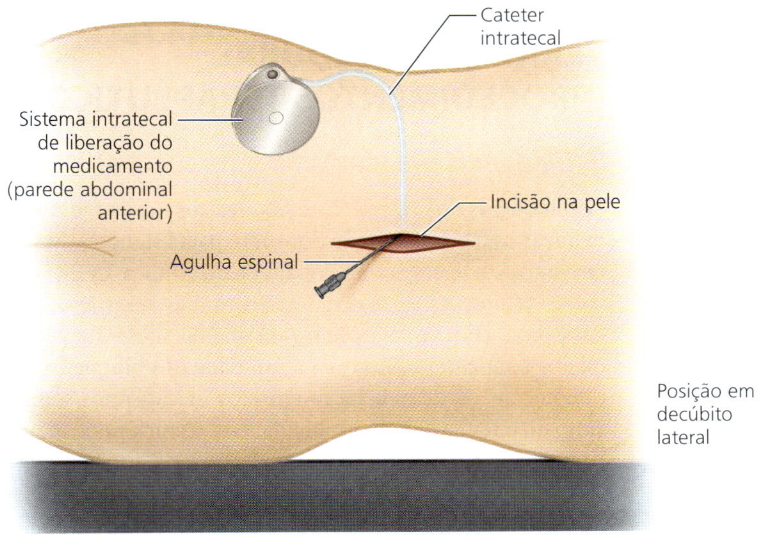

FIGURA 47-6 Colocação de um sistema implantado para a liberação intratecal do medicamento. Com o paciente em decúbito lateral direito, acessar o espaço intratecal e a parede abdominal anterior. Após fazer a incisão posterior, uma agulha é inserida pela incisão para dentro do espaço intratecal, com um cateter na agulha que é inserido no espaço intratecal posterior. Depois que o cateter proximal é fixado, a extremidade distal do cateter é tunelada ao redor do flanco, sob a margem costal em direção do aspecto anterolateral da parede abdominal.

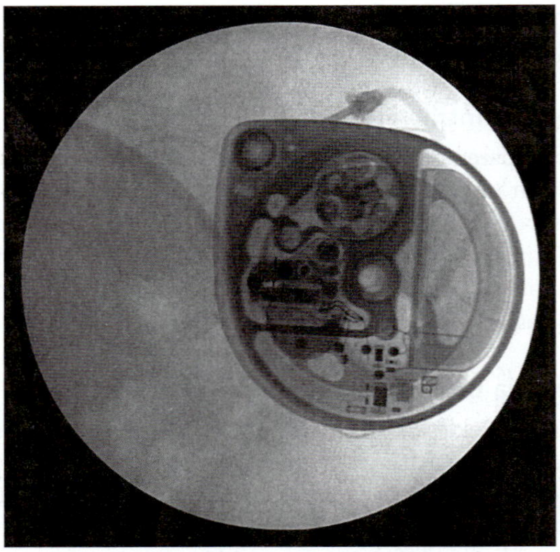

FIGURA 47-7 Imagem fluoroscópica mostrando uma bomba intratecal com medicamento implantado na parede abdominal anterolateral. O cateter ligando a bomba ao espaço intratecal é tunelado ao redor do flanco.

mas implantáveis são mais apropriados para pacientes com expectativa de vida de vários meses ou mais, enquanto os cateteres epidurais tunelados são apropriados para pacientes com expectativa de vida de algumas semanas. Pode ocorrer formação de massa inflamatória (granuloma) na ponta do cateter intratecal, o que pode diminuir sua eficácia.

O problema mais frequentemente encontrado associado aos opioides intratecais é a tolerância. Tratando-se, em geral, de um fenômeno lento, a tolerância pode-se desenvolver rapidamente em alguns pacientes. Nessas instâncias, uma terapia adjuvante deve ser usada incluindo o uso intermitente de anestésicos locais ou uma mistura de opioides com anestésicos locais (bupivacaína ou ropivacaína 2-24 mg/d), clonidina (2-4 mcg/kg/h ou 48-800 mcg/d, respectivamente) ou o agonista GABA baclofeno. A clonidina é especialmente útil para a dor neuropática. Em doses elevadas, é mais provável que seja associada a um quadro de hipotensão e bradicardia.

As complicações da terapia opioide espinal incluem infecções cutâneas locais, abscessos epidurais, meningite e óbito, ou lesão permanente provocada por erros na programação da bomba ou na diluição do medicamento. Infecções superficiais podem ser reduzidas com o uso de um manguito impregnado de prata perto do local de saída. Outras complicações da terapia opioide espinal incluem o hematoma epidural, que pode-se tornar clinicamente aparente, seja imediatamente depois da colocação do cateter ou alguns dias mais tarde e depressão respiratória. A depressão respiratória secundária a uma superdosagem de opioide espinal pode ser tratada reduzindo a taxa de infusão da bomba ao seu nível mínimo e iniciando uma infusão intravenosa com naxolona.

D. Fentanil Transdérmico

O fentanil transdérmico (Duragesic adesivo) é uma alternativa aos preparados orais de morfina e oxicodona de liberação prolongada, especialmente quando a medicação oral não é possível. Os adesivos disponíveis atualmente são construídos como reservatório de medicamento e ficam separados da pele por uma membrana de microporo que limita a taxa de liberação e um polímero adesivo. Uma quantidade muito grande de fentanil (10 mg) fornece força substancial para a difusão transdérmica. Os adesivos de fentanil transdérmico estão disponíveis nos tamanhos de 25, 50, 75 e 100 mcg/h, que fornecem medicamento para 2-3 dias. O maior adesivo equivale a 60 mg/d de morfina intravenosa. O maior obstáculo à absorção de fentanil pela pele é o *stratum corneum*. Como a derme age como reservatório secundário, a absorção de fentanil continua durante diversas horas depois que o adesivo é retirado. A rota transdérmica evita o metabolismo hepático de primeira passagem.

As principais desvantagens da rota transdérmica são sua taxa lenta de liberação do medicamento e a incapacidade de mudar rapidamente a dosagem em resposta à mudança das exigências do opioide. Os níveis de fentanil no sangue aumentam e atingem o teto em 12-40 h, fornecendo concentrações médias de 1, 1,5 e 2 ng/mL para os adesivos de 50, 75 e 100 mcg/h, respectivamente. A grande variabilidade interpaciente resulta em taxas reais de liberação que variam de 50 a 200 mcg/h. Essa formulação é popularmente "desviada" para usos não médicos e tem sido a causa de inúmeros óbitos causados pelo uso "recreativo" desse fármaco.

Toxina Botulínica (Botox)

A injeção de onabotulinumtoxinA (Botox) tem sido usada cada vez mais no tratamento das síndromes da dor. Os estudos suportam seu uso no tratamento de condições associadas a contrações musculares involuntárias (p. ex., distonia focal e espasticidade) e foi aprovado pelo FDA para o tratamento profilático da enxaqueca crônica. A toxina bloqueia a acetilcolina liberada na sinapse nas extremidades motoras dos nervos, mas não as fibras de nervos sensitivos. Os mecanismos propostos de analgesia incluem a melhora do fluxo sanguíneo local, o alívio dos espasmos musculares e a liberação da compressão muscular das fibras dos nervos.

TERAPIA PROCEDURAL (PROCEDIMENTOS TERAPÊUTICOS)

1. Bloqueios Diagnósticos e Terapêuticos

Os bloqueios dos nervos com anestésicos locais são úteis para delinear os mecanismos da dor e têm papel significativo no tratamento de pacientes com dor aguda ou crônica. O alívio da dor após o bloqueio neural diagnóstico, muitas vezes, traz implicações prognósticas favoráveis para a série subsequente de bloqueios terapêuticos. Embora a utilidade dos bloqueios neurais diferenciais na diferenciação entre os mecanismos somático e simpático tenha sido questionada, esta técnica pode identificar pacientes que responderam ao placebo e os que têm mecanismos psicogênicos. Nos pacientes selecionados, os bloqueios neurolíticos neurais "permanentes" podem ser apropriados.

A eficácia dos bloqueios neurais provavelmente se deve à interrupção da atividade nociceptiva aferente. Isto se dá em adição a ou em combinação com o bloqueio dos membros aferentes e eferentes de atividade reflexa anormal envolvendo as fibras simpáticas neurais e a inervação dos músculos esqueléticos. O alívio da dor frequentemente sobrevive (durante horas até algumas semanas) à duração farmacológica conhecida do agente utilizado. A escolha do tipo de bloqueio depende do local da dor, de seu mecanismo presumido e da habilidade do médico encarregado do tratamento. Soluções anestésicas locais podem ser aplicadas localmente (infiltração) ou em um nervo periférico específico, plexo somático, gânglios simpáticos ou na raiz neural. O anestésico local pode ser aplicado centralmente no neuroeixo.

Procedimentos Orientados por Ultrassom

O uso de um ultrassom na medicina intervencionista da dor aumentou ao longo da última década em razão de sua utilidade na visualização de estruturas vasculares, neurais e anatômicas, ao seu papel, como alternativa ao uso da fluoroscopia e de agentes de contraste à base de iodo e às melhorias progressivas na tecnologia, levando a melhores imagens visuais e maior simplicidade no uso. Notoriamente, o ultrassom tem-se tornado muito útil para visualizar vasos sanguíneos e para reduzir potencialmente a incidência de injeção intravascular de medicamentos esteroides particulados. Pode ser útil também para reduzir o risco de pneumotórax e de injeção intraperitoneal. Os procedimentos que podem-se beneficiar da orientação por ultrassom incluem as injeções em pontos de gatilho, bloqueios neurais e as injeções nas articulações.

Fluoroscopia

A fluoroscopia é usada frequentemente para procedimentos intervencionistas da dor. É altamente eficiente para visualizar estruturas ósseas. Observe como se espalham os agentes de contraste radiopacos. A fluoroscopia ao vivo com agente de contraste deve ser usada para minimizar o risco de injeção intravascular de agentes terapêuticos. Deve-se cuidar para evitar o uso excessivo de fluoroscopia e para usar a proteção apropriada contra a radiação, em razão dos riscos de radiação ionizada para o paciente e para a equipe de saúde no local onde se realiza a fluoroscopia.

2. Bloqueios de Nervos Somáticos

Bloqueio do Nervo Trigêmeo

A. Indicações

As duas indicações principais para o bloqueio do nervo trigêmeo são a neuralgia do trigêmeo e a dor de câncer facial intratável. Dependendo do local da dor, esses bloqueios podem ser realizados no próprio gânglio gasseriano, ou sobre uma das principais divisões (oftálmica, maxilar ou mandibular) ou sobre uma das ramificações menores.

B. Anatomia

As radículas do nervo craniano V se originam no tronco cerebral e se juntam umas às outras para formar um gânglio sensitivo em formato crescente (gasseriano) na cavidade trigêmea (cavidade de Meckel). A maioria dos gânglios está envolvida com uma luva dural. As três subdivisões do nervo trigêmeo se originam nos gânglios e saem do crânio separadamente. (Figura 47-8A).

C. Técnica

1. Bloqueio do gânglio gasseriano – A orientação fluoroscópica é obrigatória para a realização deste procedimento (Figura 47-8B). Uma agulha de 8 a 10 cm e calibre 22 é inserida a aproximadamente 3 cm laterais ao ângulo da boca, ao nível do segundo molar superior. A agulha é, então, inserida posteromedialmente e angulada superiormente para deixá-la alinhada à pupila no plano anterior e com o arco zigomático médio no plano lateral. Sem entrar na boca, a agulha deve passar entre o ramo mandibular e o maxilar e lateral ao processo pterigóideo para entrar no crânio pelo forame oval. Depois da aspiração negativa para líquido cefalorraquidiano e sangue, injeta-se o anestésico local.

2. Bloqueios do nervo oftálmico e de suas ramificações – Neste procedimento, para evitar a ceratite relacionada com desnervação, somente o ramo supraorbitário é bloqueado na maioria dos casos (Figura 47-8C); a própria divisão oftálmica não fica bloqueada. O nervo é facilmente localizado e bloqueado com anestésico local na incisura supraorbitária que se encontra a borda supraorbitária acima da pupila. A ramificação supratroclear pode ser bloqueada também com anestésico local no canto superior medial da borda orbitária.

3. Bloqueios do nervo maxilar e de suas ramificações – Com a boca do paciente levemente aberta insere-se uma agulha de 8 a 10 cm com calibre 22 entre o arco zigomático e a incisura da mandíbula (Figura 47-8D). Depois de entrar em contato com a placa pterigoide lateral a aproximadamente 4 cm de profundidade (posição 1 na figura), a agulha é parcialmente retirada e levemente angulada superior e anteriormente para passar dentro da fossa pterigopalatina (posição 2). O anestésico local é injetado após induzir as parestesias. O nervo maxilar e os gânglios esfenopalatinos (pterigopalatinos) geralmente são anestesiados por meio desta técnica. O gânglio esfenopalatino (e os nervos etmoides anteriores) pode ser anestesiado pela mucosa com anestésico tópico aplicado pelo nariz; diversos aplicadores de algodão embebidos em anestésico local (cocaína ou lidocaína) são inseridos na parede medial da cavidade nasal dentro da área do recesso esfenopalatino. O bloqueio do gânglio esfenopalatino pode ser útil para pacientes com dor nasal crônica, cefaleia em cacho ou neuralgia de Sluder.

A ramificação infraorbitária do nervo craniano V passa pelo forame infraorbitário, onde pode ser bloqueada com um anestésico local. Esse forame fica aproximadamente 1 cm abaixo da órbita e, em geral, é localizado com uma agulha inserida cerca de 2 cm laterais às asas nasais e direcionada para cima, para trás e levemente lateral.

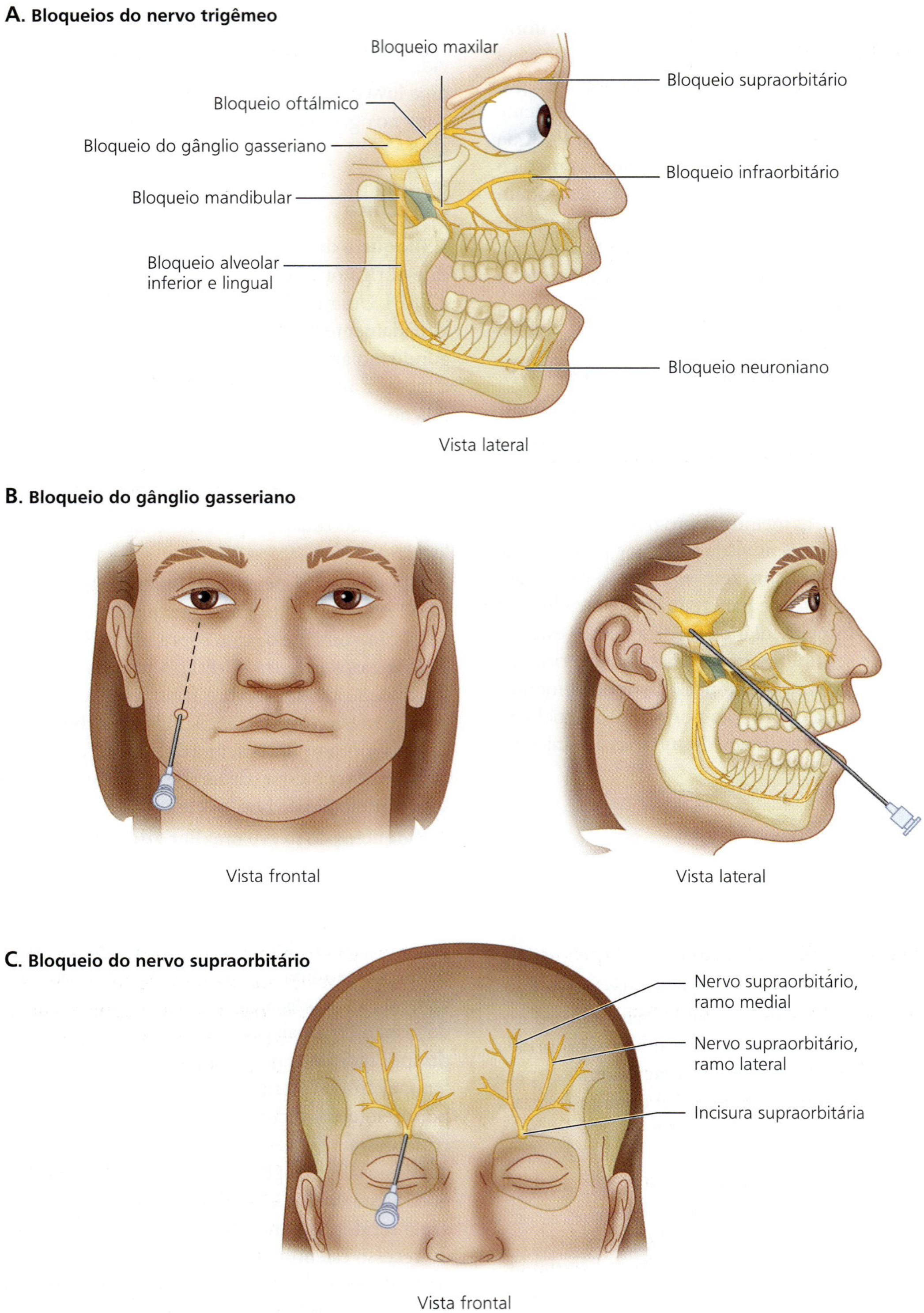

FIGURA 47-8 Bloqueios do nervo trigêmeo.

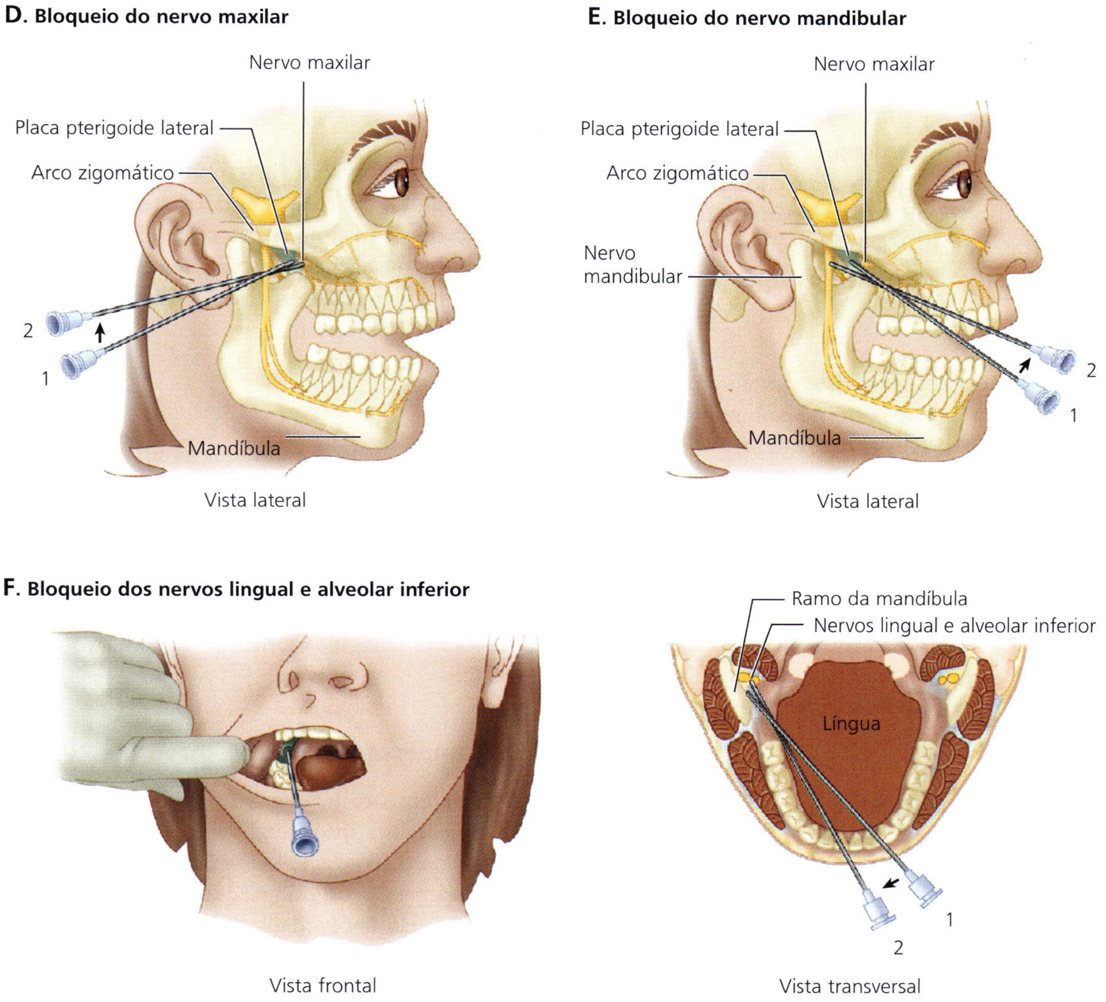

FIGURA 47-8 (*Cont.*)

4. Bloqueios do nervo mandibular e suas ramificações – Com a boca do paciente levemente aberta (Figura 47-8E) insere-se uma agulha de 8 a 10 cm com calibre 22 entre o arco zigomático e a incisura mandibular. Depois de entrar em contato com a placa pterigoide lateral (posição 1 na figura), a agulha é parcialmente retirada e levemente angulada para cima e para frente em direção à orelha (posição 2). O anestésico local é injetado após induzir as parestesias.

As ramificações lingual e mandibular inferior do nervo mandibular podem ser bloqueadas pela cavidade oral com uma agulha de 10 cm e calibre 22 (Figura 47-8F). Pede-se ao paciente que abra a boca ao máximo e palpa-se a incisura coronoide com o dedo indicador da mão não operativa. A agulha é, então, introduzida no mesmo nível (aproximadamente 1 cm acima da superfície do último molar), medial ao dedo, porém lateral à prega pterigomandibular (posição 1 na figura). A agulha, então, avança 1, 5-2 cm posteriormente ao longo do lado medial do ramo mandibular, fazendo contato com o osso (posição 2). Geralmente, os dois nervos ficam bloqueados depois de injeção de anestésico local.

A porção terminal do nervo alveolar inferior pode ser bloqueada conforme emerge do forame do mento na porção do meio da mandíbula, logo abaixo do canto da boca. O anestésico local é injetado após induzir as parestesias ou quando se perceber que a agulha entra no forame.

D. Complicações

As complicações do bloqueio do gânglio gasseriano incluem a injeção intravascular acidental, a injeção subaracnoide, a síndrome de Horner e o bloqueio motor dos músculos da mastigação. O potencial de hemorragia grave é maior para o bloqueio do nervo maxilar. O nervo facial pode ser bloqueado não intencionalmente durante os bloqueios da divisão mandibular.

Bloqueio do Nervo Facial

A. Indicações

O bloqueio do nervo facial pode, às vezes, ser indicado para aliviar a contração espástica dos músculos faciais, para tratar o herpes-zóster, envolvendo o nervo facial, e para facilitar certos procedimentos cirúrgicos, envolvendo o olho.

B. Anatomia

O nervo facial pode ser bloqueado no sítio de saída do crânio pelo forame estilomastóideo. Um pequeno componente sensitivo fornece a sensação especial (paladar) para os 2/3 anteriores da língua e a sensação geral para a membrana timpânica, **o meato auditivo externo, o palato mole e parte da faringe.**

C. Técnica

O ponto de entrada se encontra logo anterior ao processo mastoide, debaixo do meato auditivo externo e no ponto médio do ramo mandibular. O nervo tem aproximadamente 1-2 cm de profundidade e é bloqueado com anestésico local logo abaixo do processo estilomastóideo.

D. Complicações

Se a agulha for inserida muito profundamente, ultrapassando o nível do osso estiloide, os nervos glossofaríngeo e vagal também podem ser bloqueados. A aspiração tem que ser cuidadosa em razão da proximidade do nervo facial à carótida e à veia jugular interna.

Bloqueio Glossofaríngeo

A. Indicações

O bloqueio do nervo glossofaríngeo pode ser usado para pacientes com dor provocada por um câncer, envolvendo a base da língua, a epiglote ou as tonsilas palatinas. Pode ser usado também para diferenciar a neuralgia glossofaríngea da neuralgia do trigêmeo e geniculada.

B. Anatomia

O nervo sai do crânio via o forame jugular medial para o processo estiloide e corre em sentido anteromedial para alimentar o terço posterior da língua, os músculos faríngeos e a mucosa. Os nervos vago e acessório espinal também saem do crânio via o forame jugular e descem ao longo do nervo glossofaríngeo bem próximo à veia jugular interna.

C. Técnica

O bloqueio é feito usando uma agulha de 5 cm com calibre 22 inserida posteriormente ao ângulo da mandíbula (**Figura 47-9**). O nervo se encontra a uma profundidade aproximada de 3-4 cm; portanto, o uso de um estimulador neural facilita a correta colocação da agulha. A abordagem alternativa é a partir de um ponto sobre o processo estiloide, no meio entre o processo mastoide e o ângulo da mandíbula; o nervo se encontra logo à frente.

D. Complicações

As complicações incluem a disfagia e o bloqueio vagal, resultando na paralisia ipsolateral das pregas vocais e taquicardia. O bloqueio do nervo acessório e dos nervos hipoglossos provoca a paralisia ipsolateral do músculo trapézio e da língua, respectivamente. Há necessidade de aspirar cuidadosamente o local para evitar a injeção intravascular.

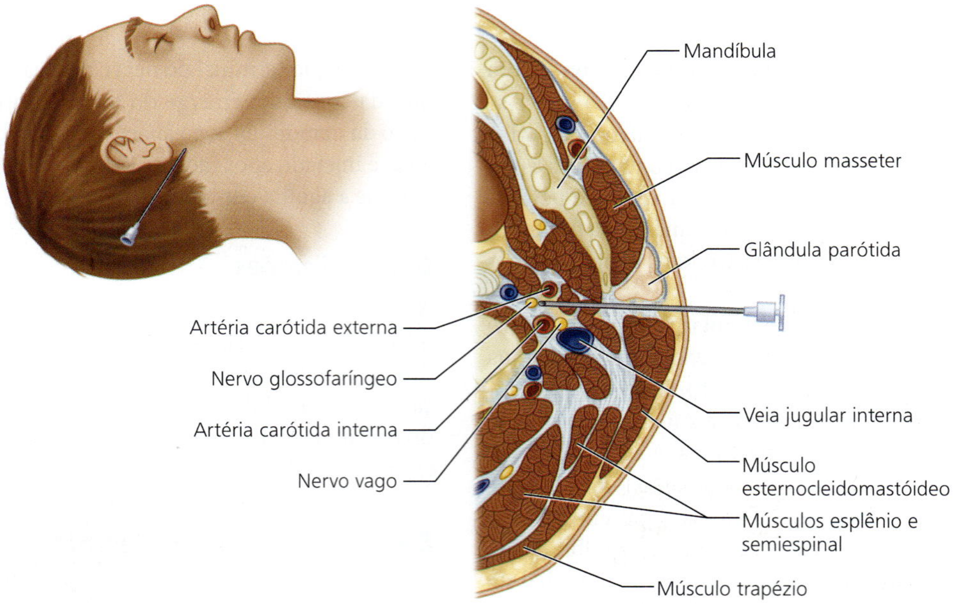

FIGURA 47-9 Bloqueio do nervo glossofaríngeo.

Bloqueio do Nervo Occipital

A. Indicações

O bloqueio do nervo occipital.

B. Anatomia

O nervo occipital maior deriva das ramificações primárias dorsais dos nervos espinais C2 e C3, enquanto o nervo occipital menor se origina nas ramificações ventrais das mesmas raízes.

C. Técnica

O nervo occipital maior é bloqueado aproximadamente 3 cm laterais da proeminência occipital ao nível da linha superior da nuca (Figura 47-10); **o nervo se encontra bem medial à artéria occipital, que muitas vezes é palpável.** O nervo occipital menor é bloqueado 2-3 cm mais lateralmente ao longo da borda da nuca. A orientação do ultrassom pode ser usada para ajudar a identificar os nervos e minimizar o risco de aplicação acidental de injeção intravenosa ou intra-arterial. No caso de pacientes que responderam bem, porém temporariamente, ao bloqueio do nervo occipital, o implante de um estimulador nervoso occipital pode prolongar o alívio.

D. Complicações

Raramente, podem ocorrer injeções intravasculares.

Bloqueio do Nervo Supraescapular

A. Indicações

Este bloqueio é útil para condições dolorosas que se originam a partir do ombro (mais comumente artrite e bursite).

B. Anatomia

O nervo supraescapular é o principal nervo sensitivo da articulação do ombro. Ele se origina a partir do plexo braquial (C4-C6) e passa sobre a borda superior da escápula, na incisura supraescapular para entrar na fossa supraescapular.

C. Técnica

O nervo é bloqueado na incisura supraescapular, que se encontra na junção dos terços lateral e médio da borda escapular superior (Figura 47-11). **A colocação correta da agulha é determinada por parestesia, ultrassom ou o uso de um estimulador neural.**

D. Complicações

É possível a ocorrência de pneumotórax, se a agulha avançar muito para frente. A paralisia dos músculos supraespinal e infraespinal resultará em abdução do ombro prejudicado.

Bloqueios dos Nervos Paravertebrais cervicais

A. Indicações

Os bloqueios dos nervos paravertebrais cervicais podem ser úteis para diagnosticar e tratar pacientes com deslocamento de disco cervical, estenose do forame cervical ou dor de câncer originado a partir da coluna cervical ou do ombro.

B. Anatomia

Os nervos espinais cervicais se apoiam no sulco do processo transverso de seus respectivos níveis vertebrais. Como observado anteriormente neste capítulo, diferentemente das raízes neurais torácicas e lombares, aquelas na coluna cervical saem do forame acima dos corpos vertebrais dos quais recebem o nome.

C. Técnica

A abordagem lateral é a mais comumente usada para bloquear C2-C7 (Figura 47-12). **Pede-se aos pacientes para girarem a**

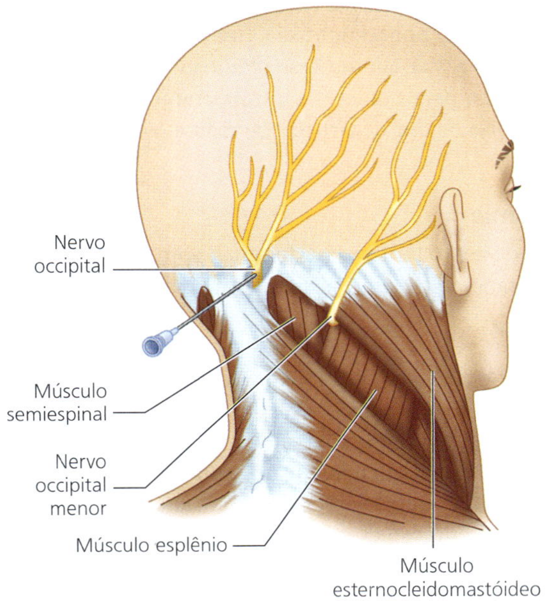

FIGURA 47-10 Bloqueios do nervo occipital.

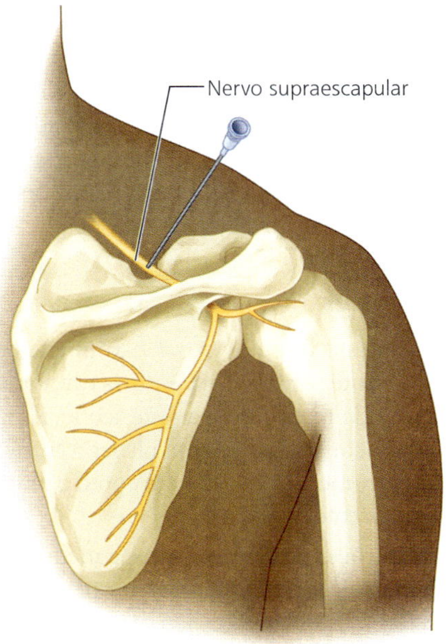

FIGURA 47-11 Bloqueio do nervo supraescapular.

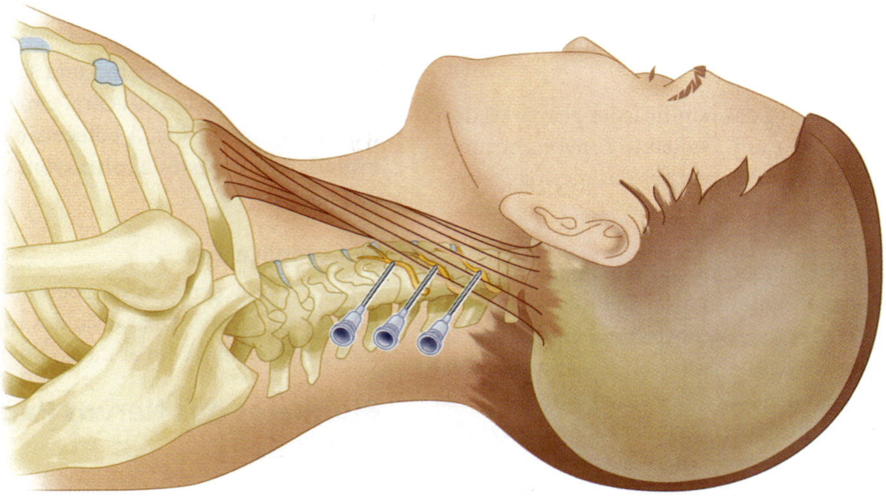

FIGURA 47-12 Bloqueio do nervo paravertebral cervical.

cabeça para o lado contrário, estejam eles sentados ou em posição supina. Desenha-se, então, uma linha entre o processo mastoide e o tubérculo carótico [NA] (de Chassaignac – o tubérculo do processo transverso de C6). Aplica-se uma série de injeções com uma agulha 22 de 5 cm ao longo da segunda linha paralela, 0,5 cm posterior à primeira linha. No caso de bloqueios diagnósticos, um volume injetável menor pode ser útil para minimizar a propagação do anestésico local para as estruturas adjacentes e, assim, aumentar a especificidade do bloqueio Como o processo transverso do C2 geralmente é difícil de palpar, a injeção para este nível é colocada 1,5 cm debaixo do processo mastoide. Os outros processos transversais geralmente são interespaçados a 1,5 cm e têm 2,5-3 cm de profundidade. A fluoroscopia é útil para identificar níveis vertebrais específicos durante os bloqueios diagnósticos. Este procedimento pode ser realizado também com orientação de ultrassom.

D. Complicações

A anestesia intratecal ou epidural não intencional neste nível causa rapidamente paralisia respiratória e hipotensão. A injeção de volumes ainda menores de anestésico local na artéria vertebral provoca inconsciência e convulsões. Outras complicações incluem a síndrome de Horner, bem como o bloqueio de nervos laríngeos recorrentes e frênicos.

Complicações cerebrovasculares e medulares embólicas já resultaram da injeção de esteroide particulado com este bloqueio. O esteroide particulado não deve ser usado com bloqueios de nervos paravertebrais cervicais em razão da possível anatomia anômala da artéria vertebral nessa região.

Bloqueio do Nervo Torácico Paravertebral

A. Indicações

Essa técnica pode ser usada para bloquear os segmentos torácicos superiores, porque a escápula interfere com a técnica intercostal nesses níveis. Diferentemente do bloqueio do nervo intercostal, um bloqueio do nervo torácico paravertebral anestesia tanto a ramificação dorsal, como a ventral dos nervos espinais. Portanto, é útil em pacientes com dor originada a partir da espinha torácica, da caixa torácica ou da parede abdominal, incluindo fraturas por compressão, fraturas nas costelas proximais e herpes-zóster agudo. Esse bloqueio é usado frequentemente também para a anestesia intraoperatória e o tratamento pós-operatório da dor na cirurgia de mama.

B. Anatomia

Cada raiz de nervo torácico sai do canal espinal logo inferior ao processo transverso de seu segmento espinal correspondente.

C. Técnica

Esse bloqueio pode ser realizado com o paciente prono, lateral ou sentado. Usa-se uma agulha espinal 22 de 5 a 8 cm com marcador ajustável (com um batoque ou conta de borracha). Com a técnica clássica, a agulha é inserida 4-5 cm laterais à linha média no processo espinhoso do nível acima. A agulha é direcionada para frente e para o meio, usando um ângulo de 45° com o plano médio-sagital e avança até tocar o processo transverso do nível desejado. A agulha é, então, parcialmente retirada e redirecionada para passar logo abaixo do processo transverso. O marcador ajustável na agulha é usado para marcar a profundidade do processo espinhoso; quando a agulha é novamente retirada e redirecionada, não deverá avançar mais de 2 cm além dessa marca. Uma técnica alternativa que pode reduzir o risco de pneumotórax usa um ponto de inserção mais medial e uma técnica da perda de resistência muito similar à anestesia epidural. A agulha é, então, inserida em um plano sagital 1,5 cm laterais à linha média ao nível do processo espinhoso acima e avança até entrar em contato com a borda lateral da lâmina do nível a ser bloqueado. Posteriormente, é retirada para uma posição subcutânea e reinserida 0,5 cm mais lateralmente, porém ainda no plano sagital. Conforme a agulha avança, ela envolve o ligamento costotransversal superior, bem lateral à lâmina e inferior ao processo transverso. A posição correta pode ser identificada pela perda de resistência à injeção de soro fisiológico, quando a agulha penetra o ligamento costotransversal. A orientação do ultrassom é útil para realizar esse bloqueio (Capítulo 46).

D. Complicações

A complicação mais comum do bloqueio paravertebral é o pneumotórax; injeções acidentais epidurais intratecais e intravasculares também podem ocorrer. O bloqueio simpático e a hipotensão podem ser obtidos, se segmentos múltiplos forem bloqueados ou se um grande volume for injetado em um nível. Uma radiografia de tórax é obrigatória, se o paciente apresentar sinais ou sintomas de pneumotórax.

Bloqueios de nervos paravertebrais lombares

A. Indicações

Os bloqueios dos nervos paravertebrais lombares podem ser úteis para avaliar a dor decorrente dos transtornos envolvendo a coluna lombar ou os nervos espinais.

B. Anatomia

Os nervos da coluna lombar entram no compartimento do psoas assim que saem pelo forame intervertebral abaixo dos pedículos e dos processos transversos. Esse compartimento é formado pela fáscia psoas anteriormente, pela fáscia lombar quadrada posteriormente e pelos corpos vertebrais medialmente.

C. Técnica

A abordagem aos nervos espinais lombares é essencialmente a mesma que para o bloqueio paravertebral torácico (Figura 47-13). Usa-se, geralmente, uma agulha 22 de 8 cm. A confirmação radiográfica do nível correto é útil. Para bloqueios diagnósticos, são injetados somente 2 mL de anestésico local em cada um dos níveis, porque volumes maiores podem bloquear mais de um nível. Volumes maiores de anestésico local são usados para os bloqueios terapêuticos ou para produzir um bloqueio somático e simpático completo dos nervos lombares.

D. Complicações

As complicações são, primeiramente, as não intencionais da anestesia intratecal ou epidural. Os pacientes podem sofrer parestesias se, inadvertidamente, ocorrer lesão neural durante a colocação da agulha. Alguns médicos defendem o uso de uma agulha sem ponta (teoricamente) para reduzir a chance de injeção intraneural acidental. A angiografia por subtração digital com contraste radiopaco pode reduzir o risco de injeção intravascular do anestésico local ou esteroide.

Bloqueios das Ramificações Cervical, Torácica e Medial lombar

A. Indicações

Esses bloqueios podem ser utilizados em pacientes com dor nas costas para avaliar a contribuição da doença articular da faceta

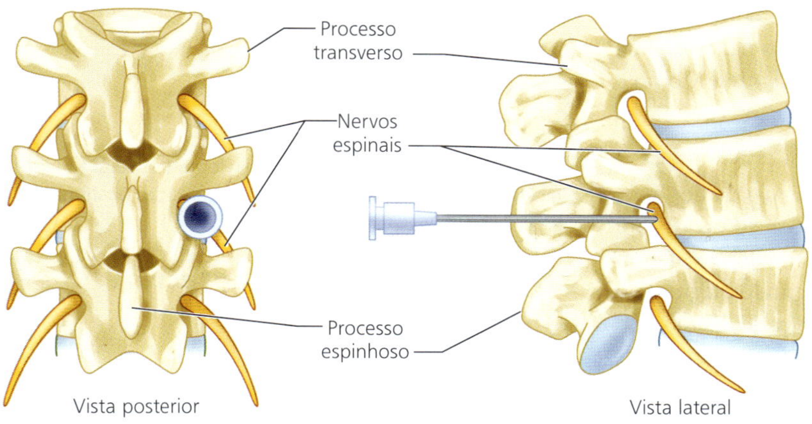

FIGURA 47-13 Bloqueios do nervo paravertebral lombar.

lombar (zigapofisária). Os corticosteroides são comumente injetados com o anestésico local, quando se escolhe a técnica intra-articular. As articulações das facetas cervical, torácica ou lombar podem ser injetadas para fins de diagnóstico e potencialmente terapêutico.

B. Anatomia

Cada articulação facetária é inervada pelas ramificações mediais da divisão primária posterior dos nervos espinais acima e abaixo da articulação (Figura 47-14). Assim, cada articulação é alimentada por dois ou mais nervos espinais adjacentes. Cada ramificação medial cruza a borda superior do processo transverso inferior correndo dentro de uma ranhura entre a raiz do processo transverso e do processo articular superior.

C. Técnica

Esses bloqueios são realizados sob orientação fluoroscópica com o paciente em posição prona ou, em alguns casos, em posição lateral para procedimentos cervicais. A projeção posterior-anterior facilita a visualização da coluna para os bloqueios da ramificação medial lombar. Uma agulha 22 de 10 cm é inserida 3-4 cm laterais ao processo espinhoso ao nível desejado e direcionada para frente, para a articulação do processo transverso e do processo articular superior para bloquear a ramificação medial da divisão do nervo espinal (Figuras 47-15 a 47-17).

Como alternativa, um anestésico local com ou sem corticosteroides pode ser injetado diretamente dentro da articulação facetária. Posicionar o paciente prono usando a visualização fluoroscópica oblíqua, o que facilita a identificação do espaço articular. O correto posicionamento da agulha pode ser confirmado, injetando-se contraste radiopaco antes de injetar o anestésico local. Os volumes totais de injeção devem estar idealmente limitados a menos de 1 mL a fim de impedir a ruptura da cápsula da articulação.

D. Complicações

A injeção dentro de um recesso dural resulta no bloqueio subaracnoideo, enquanto a injeção próxima à raiz do nervo espinal resulta em um bloqueio sensitivo e motor nesse nível. Como a articulação normalmente tem volume pequeno, injeções maiores podem provocar a ruptura da cápsula da articulação.

Se o paciente conseguir melhorar o controle da dor após um bloqueio diagnóstico, ele/ela poderão ser considerados para ablação por radiofrequência da ramificação medial. Existe um debate sobre a necessidade de se obter um segundo diagnóstico que confirme a necessidade de fazer outro bloqueio diagnóstico antes da ablação por radiofrequência. A injeção do esteroide pode ser considerada antes ou depois da ablação por radiofrequência para, em tese, reduzir as chances de neurite pós-procedural.

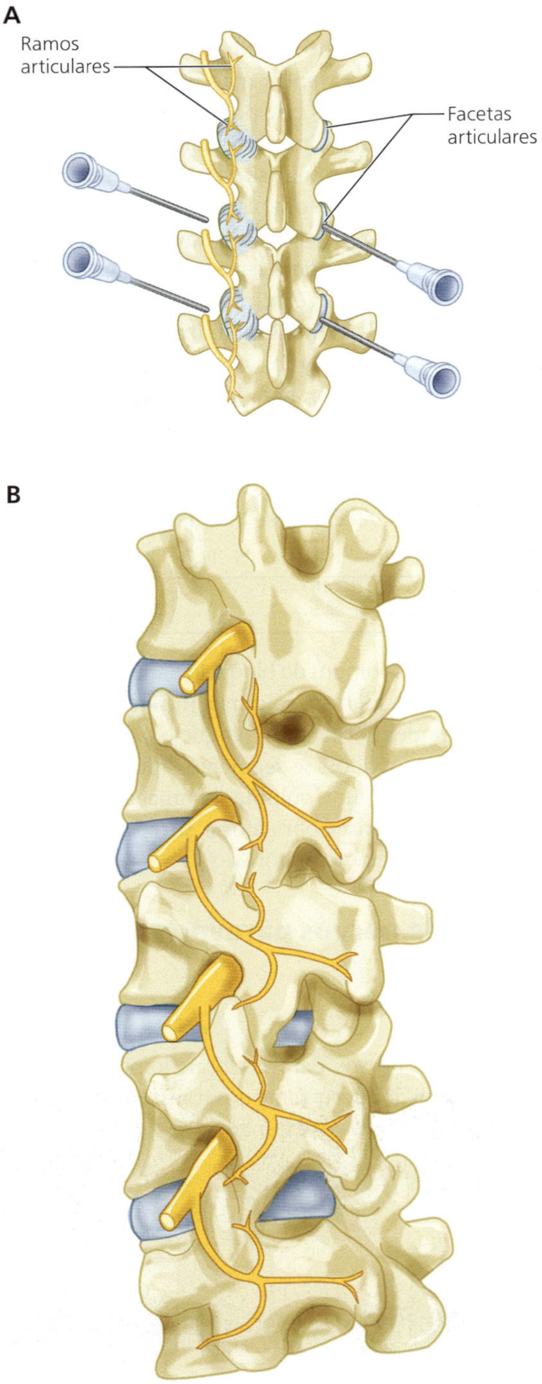

FIGURA 47-14 Nervo da ramificação lombar medial e bloqueio das facetas. **A:** Visualização posterior; **B:** visualização posterior oblíqua a 30°.

Bloqueio do Nervo Transacral

A. Indicações

Essa técnica é útil no diagnóstico e tratamento da dor pélvica e perineal. Além disso, o bloqueio da raiz espinal S1 pode ajudar a definir seu papel na dor nas costas.

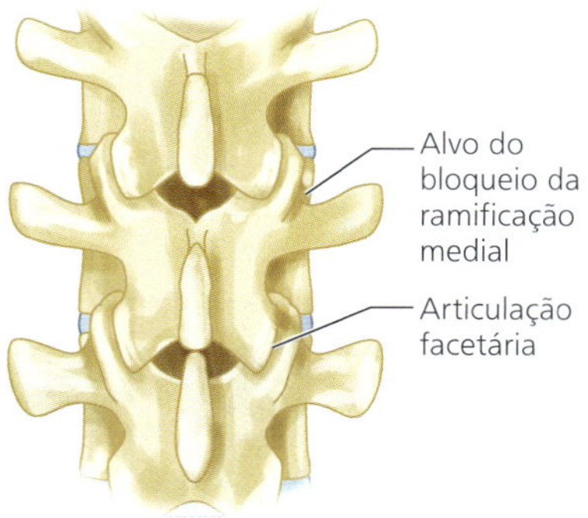

FIGURA 47-15 Anatomia da articulação facetária lombar e sítio para bloquear a ramificação medial da divisão primária posterior dos nervos espinais lombares acima e abaixo da articulação.

B. Anatomia

Os cinco nervos espinais sacrais emparelhados e o outro par de nervos coccígeos descem no canal sacral. Cada nervo passa, então, através de seu respectivo forame intervertebral. Os nervos S5 e coccígeo saem pelo hiato sacral.

C. Técnica

Com o paciente prono, os forames sacrais são identificados com uma agulha ao longo da linha desenhada 1,5 cm medial à coluna ilíaca superior posterior e a 1,5 cm lateral ao corno sacral ipsolateral (Figura 47-18). O correto posicionamento requer que a agulha entre no forame sacral posterior e, em geral, produza parestesias. A raiz neural S1 geralmente está 1,5 cm acima do nível da coluna ilíaca superior posterior ao longo dessa linha imaginária. O bloqueio dos nervos S5 e coccígeos pode ser realizado com uma injeção no hiato sacral.

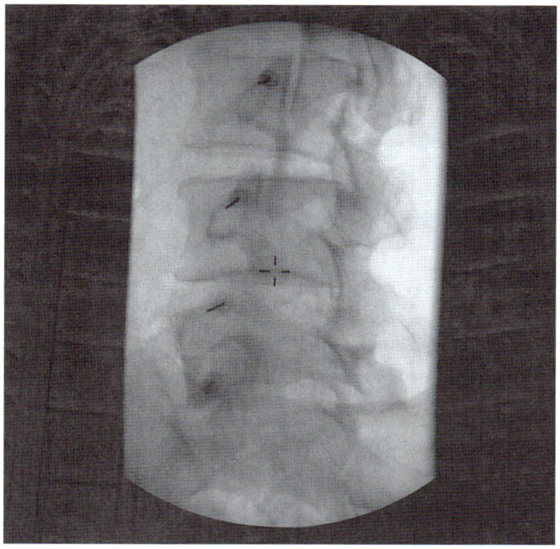

FIGURA 47-17 Bloqueio da ramificação medial lombar esquerda, projeção oblíqua.

D. Complicações

As complicações são raras, mas incluem dano neural e injeção intravascular.

Bloqueio do Nervo Pudendo

A. Indicações

O bloqueio do nervo pudendo é útil para avaliar pacientes com dor somatossensitiva perineal.

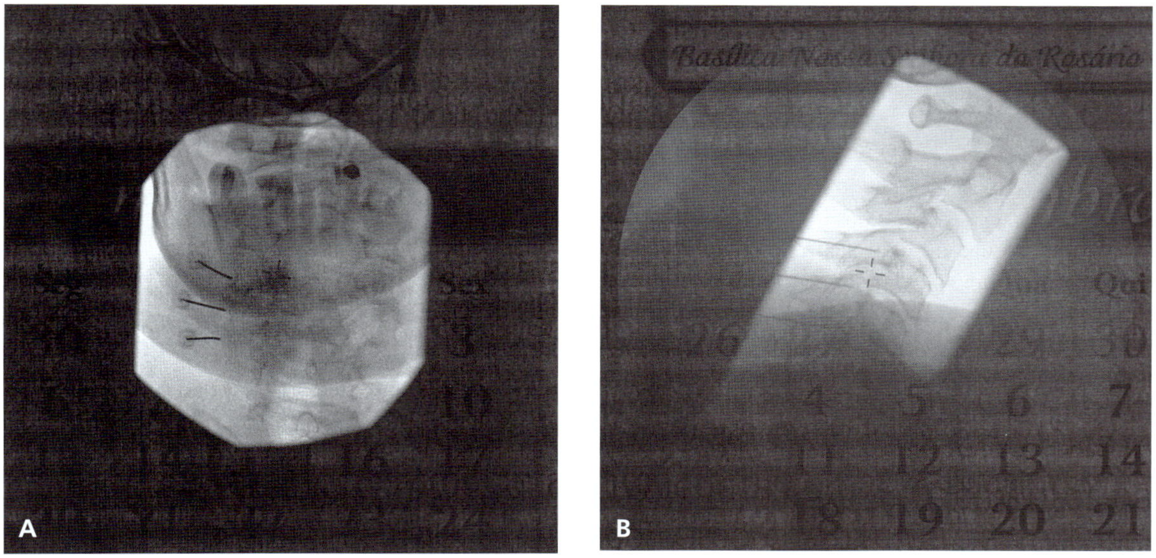

FIGURA 47-16 Imagem fluoroscópica de um bloqueio da ramificação medial cervical. **A:** Projeção anteroposterior. **B:** Projeção lateral. A projeção lateral revela as agulhas em C4 e C5 e a C6 avançada em direção ao trapezoide do pilar articular em cada nível. Observe a "cintura" da vértebra. As agulhas espinais podem ser avançadas para entrar em contato com a ramificação medial do nervo.

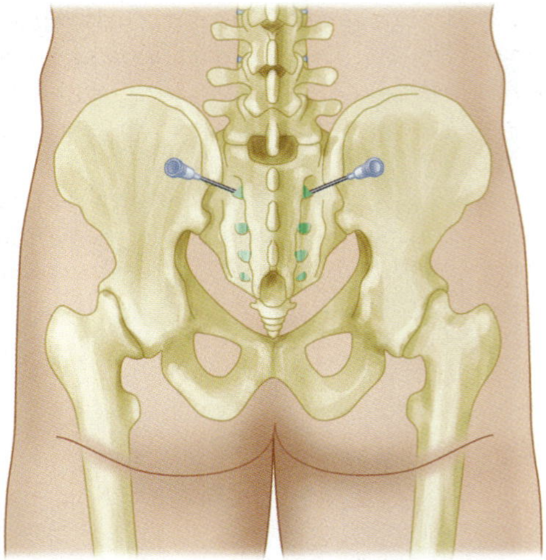

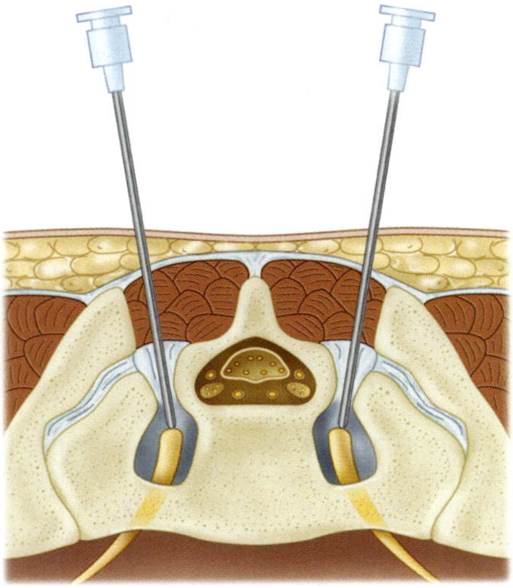

FIGURA 47-18 Bloqueio do nervo transacral.

B. Anatomia

O nervo pudendo se origina a partir de S2-S4 e corre entre os ligamentos sacroespinal e sacrotuberoso para atingir o períneo.

C. Técnica

Este bloqueio geralmente é realizado pelo períneo, com o paciente na posição de litotomia (Figura 47-19), embora possa ser realizado via a abordagem posterior em posição prona. A injeção de anestésico é realizada percutaneamente logo posterior à coluna do ísquio na conexão do ligamento sacroespinoso. A coluna do ísquio pode ser palpada pelo reto ou vagina. Como alternativa, esse procedimento pode ser realizado na posição prona com uma agulha 22 posicionada em direção à base da coluna do ísquio. Os pacientes devem ser avisados que poderão sentir entorpecimento na genitália durante horas depois da realização do procedimento.

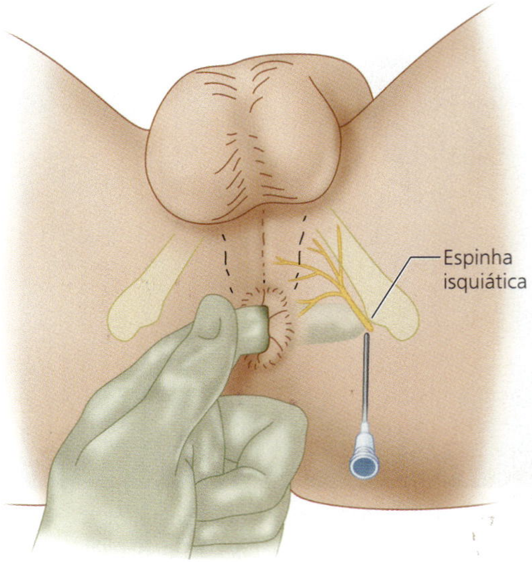

FIGURA 47-19 Bloqueio do nervo pudendo.

D. Complicações

As complicações em potencial incluem o bloqueio ciático não intencional e a injeção intravascular.

3. Bloqueios do Nervo Simpático

O bloqueio simpático pode ser realizado por várias técnicas, incluindo os bloqueios intratecal, epidural e paravertebral. Infelizmente, essas abordagens geralmente bloqueiam também as fibras somáticas e simpáticas. Os problemas com as técnicas diferenciais espinal e epidural são discutidos mais adiante. As técnicas a seguir bloqueiam especificamente as fibras simpáticas e podem ser usadas para definir o papel do sistema simpático na dor do paciente e, possivelmente, também fornecer alívio a longo prazo à dor. As indicações mais comuns para o bloqueio dos nervos simpáticos incluem a distrofia simpaticorreflexa, a dor visceral, a neuralgia herpética aguda, a dor pós-herpética e a doença vascular periférica. O bloqueio simpático isolado em uma região se caracteriza pela perda de tônus simpático, como evidenciado pelo aumento do fluxo sanguíneo cutâneo e da temperatura cutânea e por uma sensação somática inalterada. Outros testes incluem a perda de condução da pele (reflexo simpatogalvânico) a resposta ao suor (testes de ninidrina, azul cobalto ou de amido) após um estímulo doloroso.

Bloqueio Cervicotorácico (Estrelado)

A. Indicações

Este bloqueio é usado geralmente para pacientes com cefaleia, dor no pescoço, nos braços e na parte superior do tórax. Em geral, é chamado de bloqueio estrelado e, na maioria das vezes, bloqueia a parte superior do tórax e todos os gânglios cervicais.

Uma injeção com volumes maiores de anestésico em geral estende o bloqueio até os gânglios de T5. Os bloqueios estrelados podem ser usados também em caso de transtornos vasospasmódicos da extremidade superior.

B. Anatomia

A inervação simpática da cabeça, do pescoço e da maior parte do braço deriva de quatro gânglios cervicais, sendo o maior deles o gânglio estrelado. Este último representa, em geral, uma fusão entre os gânglios cervicais inferiores e o primeiro gânglio torácico. Alguma inervação simpática do braço (T1), bem como a inervação de todas as vísceras torácicas, deriva dos cinco gânglios torácicos superiores. Em algumas pessoas, o simpático supre o braço e pode-se originar de T2-T3 via nervos anatomicamente diferentes (nervos de Kuntz) que se juntam ao plexo braquial alto na axila. Esses nervos podem ser ignorados no bloqueio estrelado, mas não no axilar. O ponto de injeção está ao nível do estrelado que fica posterior à origem da artéria vertebral da artéria subclávia, anterior ao músculo longo do colo e a primeira costela, anterolateral à fáscia pré-vertebral e medial aos músculos escalenos.

C. Técnica

A técnica paratraqueal é a mais comumente usada (Figura 47-20), embora possa ser considerada também uma abordagem oblíqua ou posterior. Com a cabeça do paciente estendida, uma agulha 22 de 4 a 5 cm é inserida na borda medial do músculo esternocleidomastóideo, logo abaixo do nível da cartilagem cricoide, ao nível do processo transverso de C6 (tubérculo carótico, ou de Chassaignac) ou C7 (3-5 cm acima da clavícula). A mão não operativa deve ser usada para retrair o músculo junto com a bainha da carótida antes de inserir a agulha. A agulha é inserida no processo transverso e retirada 2-3 mm antes da injeção. A aspiração deve ser realizada em dois planos antes de usar uma dose teste de 1 mL para excluir a injeção intravascular não intencional nas artérias vertebral ou subclávia ou a subaracnoide de dentro da luva dural. Pode ser injetado um total de 5-10 mL de anestésico local. Embora esse procedimento seja geralmente realizado sob fluoroscopia, o ultrassom pode ser usado para visualizar a anatomia e reduzir o risco de uma injeção intravascular acidental.

A colocação correta da agulha geralmente é seguida pelo imediato aumento da temperatura da pele do braço ipsolateral e o surgimento da síndrome de Horner. Essa última consiste em ptose ipsolateral, miose, enoftalmia, congestão nasal e anidrose do pescoço e da face. Isto pode ser considerado mais como um efeito colateral do bloqueio que uma complicação.

D. Complicações

20 Além da injeção intravascular e subaracnoide, outras complicações do bloqueio estrelado incluem: hematoma, pneumotórax, anestesia epidural, bloqueio do plexo braquial, rouquidão provocada pelo bloqueio do nervo laríngeo recorrente e, raramente, osteomielite ou mediastinite após punção esofágica, particularmente se for considerada uma abordagem pelo lado esquerdo. A abordagem posterior pode ter a incidência mais elevada de pneumotórax.

Bloqueio da Cadeia Simpática Torácica

Os gânglios simpáticos torácicos ficam bem laterais aos corpos vertebrais e anteriores às raízes de nervos espinais, porém esse bloqueio geralmente não é usado pelo risco significativo de pneumotórax que acarreta.

Bloqueio do Nervo Esplâncnico

Três grupos de nervos esplâncnicos (maior, menor e último) se originam a partir dos sete gânglios simpáticos torácicos inferiores de cada lado e descem ao longo dos corpos vertebrais para se comunicar com os gânglios celíacos. Embora similar ao bloqueio do plexo celíaco, o bloqueio do nervo esplâncnico pode

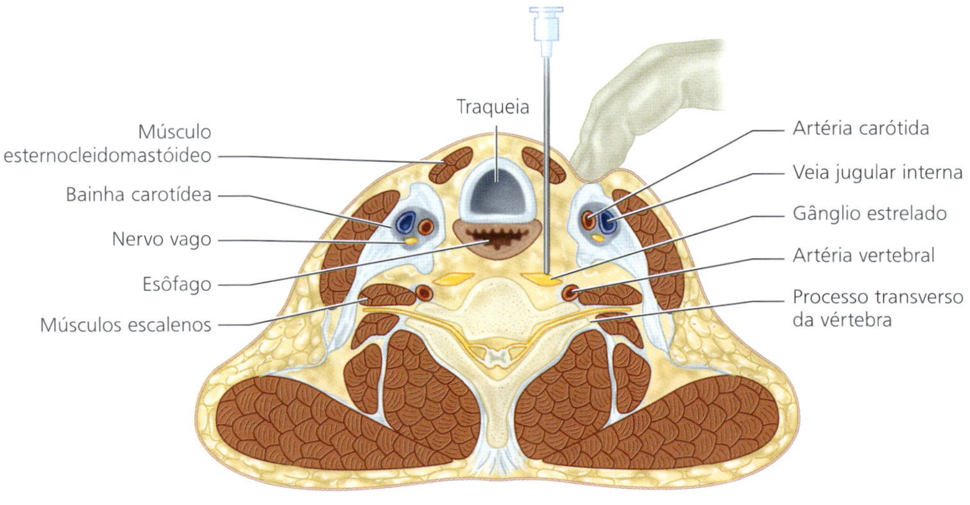

FIGURA 47-20 Bloqueio estrelado.

ser preferido porque é menos provável que bloqueie a cadeia simpática lombar e também porque requer menos anestésico.

A agulha é inserida 6-7 cm da linha média na extremidade inferior do processo espinhoso de T11 e avançada sob orientação fluoroscópica para a superfície anterolateral de T12. Dez mililitros de anestésico local são injetados de cada lado. A agulha deverá manter sempre contato com o corpo vertebral para evitar um pneumotórax. Outras complicações podem incluir a hipotensão e a possível lesão à veia ázigo do lado direito ou à veia hemiázigo do ducto torácico à esquerda.

Se a dor do paciente diminuir após o bloqueio do nervo esplâncnico, o procedimento pode ser repetido para assegurar que o resultado não tenha sido provocado pelo efeito do placebo. Além disso, com o alívio da dor percebido pelo paciente a partir do bloqueio inicial, ele/ela pode-se beneficiar subsequentemente da ablação por radiofrequência dos nervos esplâncnicos em T11 e T12, com duração potencialmente mais prolongada da analgesia. Recomenda-se realizar o procedimento inicialmente de um lado e depois do outro lado no dia seguinte, em razão do risco de pneumotórax.

Bloqueio do Plexo Celíaco

A. Indicações

O bloqueio do plexo celíaco é indicado para pacientes com dor surgindo das vísceras abdominais, particularmente em caso de cânceres intra-abdominais.

B. Anatomia

Os gânglios celíacos variam em número (1-5), forma e posição. Geralmente, eles estão em cachos ao nível do corpo de L1, posteriores à veia cava à direita, bem laterais à aorta à esquerda e posteriores ao pâncreas.

C. Técnica

O paciente é colocado em posição prona e usa-se uma agulha 22 de 15 cm para injetar 15-20 mL de anestésico local (Figura 47-21). Sob orientação fluoroscópica cada agulha é inserida a 7-8 cm da linha média na borda inferior do processo espinhoso de L1 e avança sob orientação radiográfica em direção à linha média fazendo um ângulo aproximado de 10-45°. A agulha passa sob a borda da décima-segunda costela e deve ser posicionada anterior ao corpo de L1 na projeção radiográfica lateral e próxima à linha média sobrepondo-se ao mesmo corpo vertebral na projeção anteroposterior. Quando se usa a orientação por CT, a ponta da agulha tem que ser posicionada deitada anterolateral à aorta, ao nível entre as artérias celíaca superior e mesentérica.

O bloqueio do plexo celíaco pode ser realizado a partir de múltiplas abordagens, incluindo a abordagem retrocrural posterior, a anterocrural posterior, a transaórtica posterior e a anterior. Esses bloqueios podem ser facilitados com o uso de fluoroscopia, CT ou orientação de ultrassom.

D. Complicações

A complicação mais comum é a hipotensão postural que deriva do bloqueio da inervação simpática visceral e da vasodilatação resultante. Por esse motivo, os pacientes devem ser adequadamente hidratados por via intravenosa antes do bloqueio. Uma injeção intravascular acidental na veia cava muito provavelmente produzirá uma reação sistêmica mais intensa que a injeção intra-aórtica acidental. Outras complicações menos comuns incluem: pneumotórax, hemorragia retroperitoneal, lesão renal ou no pâncreas, disfunção sexual ou, raramente, paraplegia (em razão da lesão à artéria radicular anterior [NA] (de Adamkiewicz). O bloqueio da cadeia simpática pode resultar em atividade parassimpática relativamente sem resistência que pode levar ao aumento da mobilidade gastrointestinal e à diarreia. A dor nas costas é outro efeito colateral comum do bloqueio do plexo celíaco.

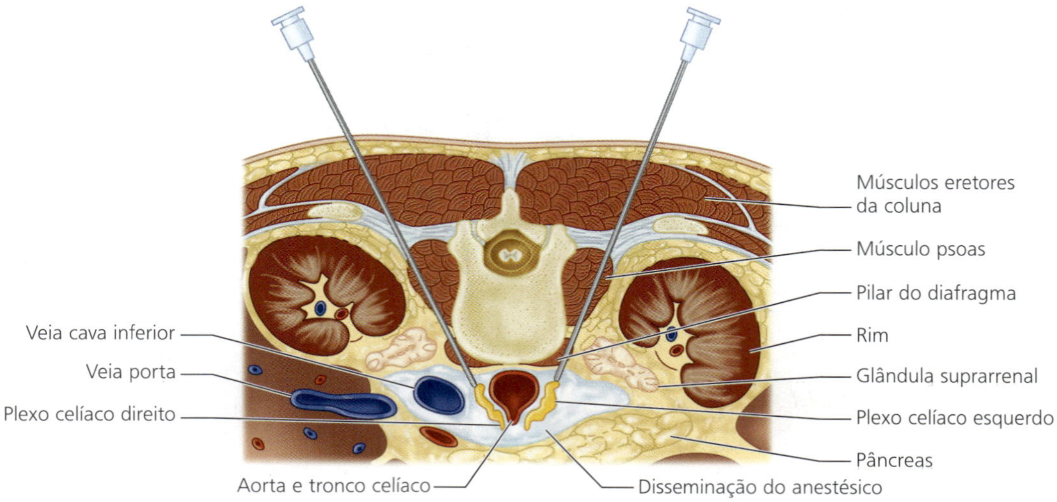

FIGURA 47-21 Bloqueio do plexo celíaco.

Bloqueio Simpático Lombar

A. Indicações

O bloqueio simpático lombar pode ser indicado para condições dolorosas que envolvam a pelve ou as extremidades inferiores e, possivelmente, em alguns pacientes com doença vascular periférica.

B. Anatomia

A cadeia simpática lombar contém entre três e cinco gânglios e é a continuação da cadeia torácica. Ela alimenta as fibras simpáticas até o plexo pélvico e os gânglios. Os gânglios da cadeia simpática lombar estão em posição mais anteromedial com relação aos corpos vertebrais que os gânglios torácicos e estão em posição anterior ao músculo psoas e à fáscia. A cadeia lombar geralmente está em posição posterior à veia cava à direita, mas bem lateral à aorta à esquerda.

C. Técnica

A técnica da agulha única ao nível de L3 em qualquer um dos lados é a mais comumente usada com o paciente na posição prona ou lateral (**Figura 47-22**). A agulha é inserida na borda superior do processo espinhoso e direcionada acima ou bem lateral ao processo transverso das vértebras (dependendo da distância a partir da linha média). Em geral, usa-se a guia fluoroscópica com injeção de contraste radiopaco antes da injeção de anestésico local.

D. Complicações

As complicações incluem a injeção intravascular dentro da veia cava, da aorta ou dos vasos lombares e o bloqueio do nervo somático do plexo lombar. Em especial, o nervo genitofemoral pode ficar bloqueado.

Bloqueio do Plexo Hipogástrico Superior

A. Indicações

O procedimento é indicado para a dor que se origina na pelve e que não responde aos bloqueios lobar ou epidural caudal. O plexo hipogástrico contém fibras sensitivas viscerais que desviam da medula espinal inferior. Esse bloqueio geralmente é o adequado para pacientes com câncer do colo do útero, útero, bexiga, próstata ou reto e também pode ser eficiente em algumas mulheres com dor pélvica crônica não de câncer.

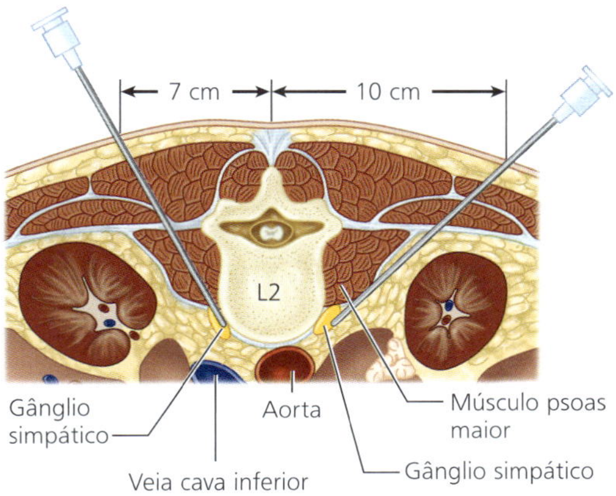

FIGURA 47-22 Bloqueio simpático lombar.

B. Anatomia

O plexo hipogástrico não contém só fibras pós-ganglionares derivadas da cadeia simpática lombar, mas também fibras sensíveis viscerais do colo do útero, útero, bexiga, próstata e reto. O plexo hipogástrico fica, em geral, logo à esquerda da linha média no corpo vertebral de L5 e embaixo da bifurcação da aorta. As fibras desse plexo se dividem em ramificações esquerda e direita e descendem até os órgãos pélvicos pelos plexos pélvico e hipogástrico esquerdo e direito. O plexo hipogástrico inferior recebe também as fibras parassimpáticas pré-ganglionares das raízes do nervo espinal de S2-S4.

C. Técnica

O paciente é colocado prono e se insere uma agulha de 15, aproximadamente a 7 cm laterais ao interespaço espinhal de L4-L5. A agulha é direcionada em sentidos medial e caudal sob orientação fluoroscópica para que atravesse o processo transverso de L5. Em sua posição final, a agulha tem de estar anterior ao disco intervertebral entre L5 e S1 e 1 cm dentro dos corpos vertebrais na projeção anteroposterior. A injeção de contraste radiopaco confirma a posição correta da agulha no espaço retroperitoneal; são injetados então 8-10 mL de anestésico local. O bloqueio do plexo hipogástrico superior pode ser realizado também por meio de uma abordagem transdiscal, embora exista o risco de discite associado a esse procedimento.

D. Complicações

As complicações incluem a injeção intravascular e a disfunção temporária do intestino e da bexiga.

Bloqueio do Gânglio Ímpar

A. Indicações

21 O bloqueio do gânglio ímpar é eficiente para pacientes com dor visceral ou mantida simpaticamente na área perineal.

B. Anatomia

O gânglio ímpar (gânglio de Walther) é a parte mais caudal dos troncos simpáticos. Os dois gânglios simpáticos pélvicos mais inferiores, muitas vezes, se fundem formando um único gânglio na linha média logo anterior ao cóccix.

C. Técnica

O paciente pode ser posicionado prono, em decúbito lateral ou em posição de litotomia. Uma agulha 22 é avançada pelo ligamento sacrococcígeo e do disco rudimentar em posição logo anterior ao cóccix. Este procedimento pode ser facilitado com fluoroscopia ou ultrassom. A ablação por radiofrequência ou, em alguns casos, uma injeção neurolítica, podem oferecer analgesia mais demorada para essa dor mediada simpaticamente.

D. Complicações

É possível que ocorram eventos de injeção intravascular e disfunção temporária de intestino ou bexiga. As abordagens alternativas envolvem a colocação de uma agulha pelo ligamento anococcígeo, embora elas possam ter maior potencial de perfurar o reto.

Bloqueio Regional Intravenoso

O bloqueio de Bier (Capítulo 46) utilizando solução anestésica local com ou sem adjuvantes pode ser usado para interromper a inervação simpática para uma extremidade. Geralmente, injeta-se um volume total de 50 mL de lidocaína a 0,5%, só ou combinada com clonidina (150 mcg) e, em alguns casos, com cetorolaco (15-30 mg). Coloca-se um torniquete proximal na extremidade, que é, então, erguida e exsanguinada com faixa Esmarch. O torniquete é inflado até uma pressão que seja o dobro da pressão arterial sistólica, a faixa Esmarch é retirada, e a extremidade é controlada para se ter certeza que não haja pulso e que não haja evidência de fluxo sanguíneo. A solução é, então, injetada e deixada no local durante, pelo menos, 30 min, depois do que o torniquete é liberado em incrementos, observando-se o paciente para identificar sinais ou sintomas de toxicidade local por causa do anestésico. A liberação prematura do torniquete pode resultar em convulsão, hipotensão, arritmia, edema, diarreia e náusea. O bloqueio simpático regional intravenoso é uma alternativa segura aos bloqueios simpáticos padronizados em pacientes com deficiências hemostáticas.

4. Injeções Epidurais

As injeções epidurais com esteroides (Figura 47-23) são usadas para o alívio sintomático da dor associada à compressão da raiz neural (radiculopatia). Estudos patológicos muitas vezes demonstram uma inflamação depois da herniação do disco. A melhoria clínica parece estar relacionada com resolução do edema da raiz neural. As injeções epidurais com esteroides são claramente superiores aos anestésicos locais isolados. Elas são mais eficientes quando administradas em até 2 semanas após o surgimento da dor e parecem ser pouco benéficas na ausência de compressão ou irritação neural. Estudos a longo prazo não conseguiram mostrar nenhum benefício persistente depois de 3 meses, e essas injeções podem alterar o curso do tempo do alívio da dor sem alterar os resultados a longo prazo.

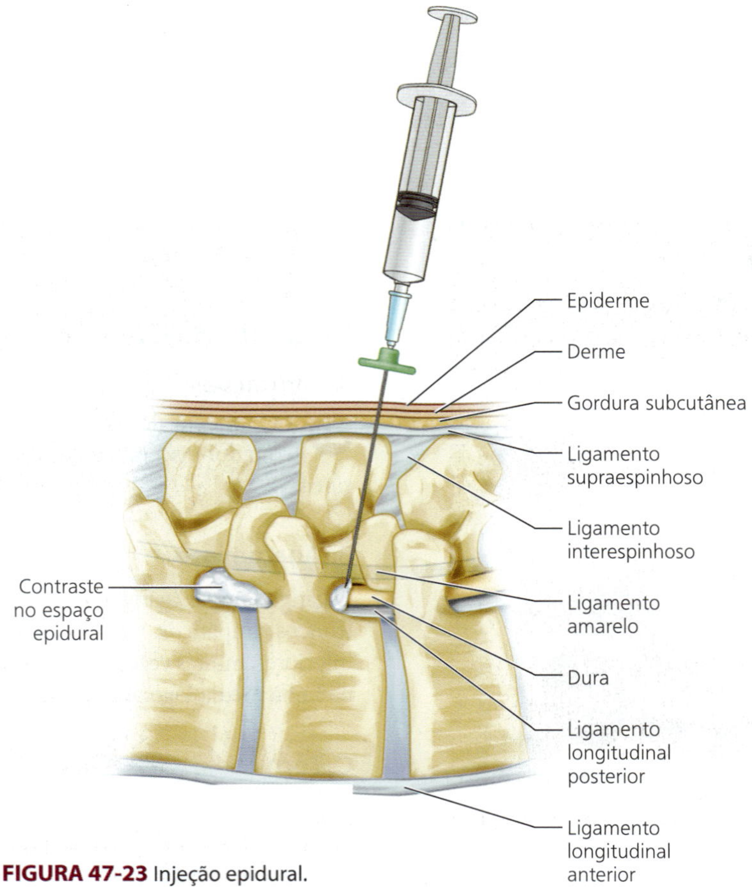

FIGURA 47-23 Injeção epidural.

Os dois agentes mais comumente usados são o acetato de metilprednisolona (40-80 mg) e o diacetato de triancinolona (40-80 mg). A dexametasona está sendo usada com maior frequência em razão do tamanho menor de suas partículas (menores que um eritrócito). Uma injeção intravascular de suspensão esteroide com partículas maiores pode levar a complicações embólicas. O esteroide pode ser injetado com um diluente (soro fisiológico) ou com um anestésico local em volumes de 6-10 mL ou 10-20 mL para as injeções lombares e caudais, respectivamente. A injeção simultânea de opioides não oferece benefícios adicionais e pode aumentar significativamente os riscos. A agulha epidural deve estar limpa de esteroides antes de ser retirada a fim de evitar a formação de uma fístula ou descoloração da pele. A injeção do anestésico local junto com o esteroide pode ser útil, se o paciente tiver espasmos musculares significativos, mas está associada a riscos de injeção intratecal, subdural e intravascular. A dor que se apresenta, em geral, é temporariamente intensificada depois da injeção, e o anestésico local oferece alívio imediato à dor até que o anti-inflamatório esteroide faça efeito, em geral dentro de 12-48 h.

As injeções epidurais de esteroides podem ser mais eficientes, quando a injeção é aplicada no local da lesão. Só se aplica uma única injeção, se o alívio da dor for atingido. Se a resposta for satisfatória, embora temporária, pode-se aplicar uma segunda injeção 2-4 semanas mais tarde. Doses maiores ou mais frequentes aumentam o risco de supressão suprarrenal e de efeitos colaterais sistêmicos. A maioria dos médicos que tratam da dor utiliza a fluoroscopia para a injeção epidural e confirma a correta colocação com uma injeção de contraste radiopaco (Figuras 47-24 a 47-26). Uma injeção epidural de esteroides através de um forame pode ser mais eficiente que a técnica padronizada interlaminar, especialmente para a dor radicular. A agulha é direcionada mediante orientação fluoroscópica no forame da raiz neural afetada; o contraste é, então, injetado para confirmar a propagação no espaço epidural e a ausência de injeção intravascular antes da injeção de esteroides. Essa técnica difere do bloqueio seletivo da raiz neural (SNRB) em duas formas importantes; com um SNRB, a agulha não entra no forame, e a solução injetada passa ao longo de todo o nervo, mas não no espaço epidural. O SNRB pode ser útil como procedimento diagnóstico para o cirurgião que está considerando realizar uma foraminotomia em um nível especial afetado com base nas imagens, na apresentação clínica e nos resultados do SNRB.

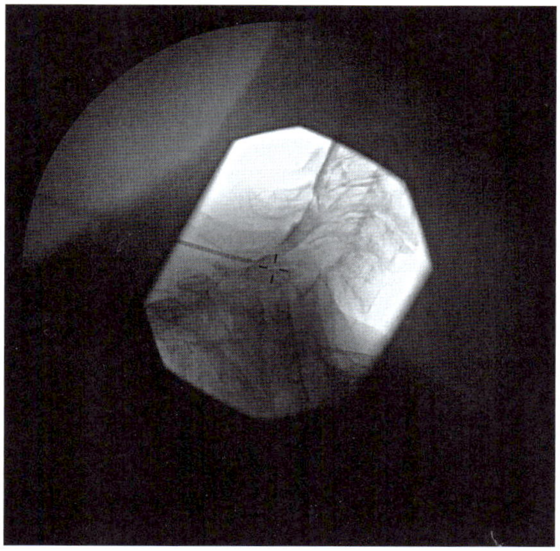

FIGURA 47-25 Imagem fluoroscópica de uma injeção de esteroide epidural em C7-T11 com contraste; projeção lateral. Observe a formação do contraste radiopaco da agulha no espaço epidural. A fluoroscopia ao vivo é usada para minimizar o risco de injeção intravascular acidental.

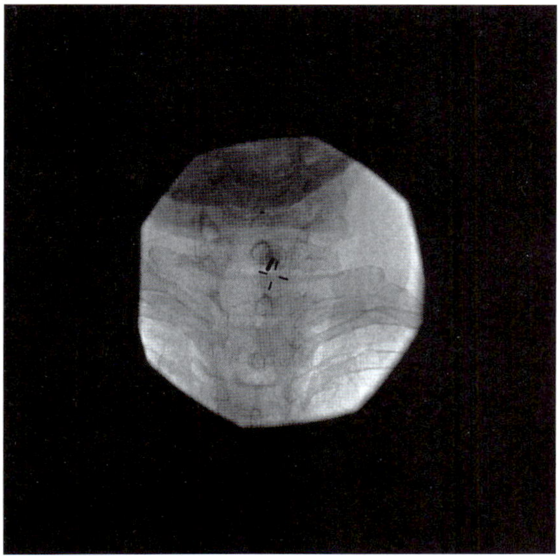

FIGURA 47-24 Imagem fluoroscópica de uma injeção de esteroide epidural em C7-T11; projeção anteroposterior. Observe a agulha Tuohy avançada logo à direita da linha média para o tratamento de uma doença degenerativa do disco e da dor radicular direita.

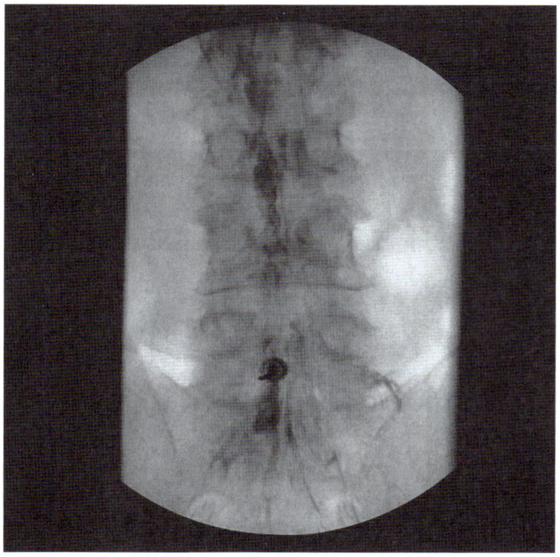

FIGURA 47-26 Injeção esteroide epidural lombar; projeção anteroposterior. A injeção epidural de contraste seguida de anestésico local e solução esteroide resulta na propagação em múltiplos níveis do espaço epidural e pelo neuroforame.

A injeção caudal pode ser usada em pacientes que passaram por cirurgia anterior nas costas, quando a cicatrização e a distorção anatômica tornam as injeções epidurais lombares mais difíceis. Infelizmente, a migração dos esteroides para o local da lesão pode não ser a melhor de todas. O uso de um cateter para direcionar a injeção dentro dos canais sacral e epidural pode melhorar o resultado. Contudo, acima do nível de S2, existe o risco de perfuração tecal com o cateter guiado por bisturi. As injeções intratecais com esteroides não são recomendadas porque o conservante de etilenoglicol na suspensão já foi associado à aracnoidite após injeções subaracnoides não intencionais.

5. Ablação & Crioneurólise por Radiofrequência

A ablação percutânea por radiofrequência (RFA) se baseia no calor produzido por um fluxo de corrente de um eletrodo ativo incorporado na extremidade de uma agulha especial. A agulha é posicionada mediante orientação fluoroscópica. A estimulação elétrica (2 Hz para respostas motoras, 50 Hz para respostas sensitivas) e a medição da impedância via eletrodo antes da ablação também ajudam a confirmar o correto posicionamento do eletrodo. Dependendo do local do bloqueio, a temperatura do aquecimento gerada no eletrodo é controlada exatamente (60°C-90°C durante 1-3 min.) para a ablação do nervo sem causar nenhum dano excessivo colateral ao tecido. A RFA é comumente usada para a rizotomia trigeminal e a rizotomia da ramificação medial (faceta). Ela tem sido usada também para a rizotomia da raiz dorsal e para a simpatectomia lombar. O alívio da dor é geralmente limitado a 3-12 meses em razão da regeneração neural depois da RFA. Isto pode ser eficiente para as ramificações mediais dos nervos espinais que inervam as articulações das facetas. A lesão da RFA térmica tem formato tipicamente ovoide e depende de fatores, como o calibre da agulha, a temperatura da ponta da agulha e a duração do procedimento de aquecimento. Resfriar a agulha da RFA com um sistema de água estéril pode reduzir a carbonização associada às lesões térmicas e estende a propagação da lesão, enquanto aquece a temperaturas mais baixas. A radiofrequência pulsada a 42°C também foi avaliada para diversas condições da dor.

A crioanalgesia pode produzir neurólise temporária que dura de semanas a meses congelando e descongelando o tecido. A temperatura na ponta da criossonda cai rapidamente, conforme se permite a expansão do gás (dióxido de carbono ou óxido nitroso) sob alta pressão. A ponta da sonda, que pode atingir temperaturas de –50°C a -70°C é introduzida com um cateter de calibre 12 a 16. A estimulação elétrica (2-5 Hz para as respostas motoras e 50-100 Hz para as respostas sensitivas) auxilia a confirmar o correto posicionamento da sonda. Geralmente se administram dois ou mais ciclos de dois minutos de congelamento e descongelamento. A crioanalgesia é mais comumente usada para atingir o bloqueio a longo prazo dos nervos periféricos. Ela pode ser especialmente útil para a dor pós-toracotomia. Em geral, os pacientes sentem dor após se submeter a uma toracotomia ou cirurgia similar. Os bloqueios diagnósticos dos nervos intercostais podem ser úteis para identificar o(s) nervo(s) que pode(m) contribuir para a dor torácica crônica ou abdominal e os bloqueios neurais intercostais podem ser utilizados também para analgesias a longo prazo. Os principais riscos dos bloqueios dos nervos intercostais são pneumotórax e toxicidade por anestésico local. A RFA dos nervos intercostais pode ser útil como terapia paliativa para a neuralgia intercostal, embora exista o risco de dor de desaferentação após esse procedimento.

6. Neurólise Química

22 Os bloqueios neurolíticos são indicados para pacientes com dor por câncer intenso e intratável, em que a terapia mais convencional provou ser inadequada ou as modalidades analgésicas convencionais são acompanhadas de efeitos colaterais inaceitáveis. As técnicas neurolíticas químicas mais comuns utilizadas para os pacientes com câncer são o bloqueio do plexo celíaco, da cadeia simpática lombar, do plexo hipogástrico e do gânglio ímpar. A neurólise química pode ser usada também, às vezes, em pacientes com neuralgia benigna refratária e, raramente, em pacientes com doença vascular periférica. Esses bloqueios podem ser associados à morbidade considerável (perda das funções motora e sensorial), razão pela qual os pacientes devem ser selecionados cuidadosamente e só depois de considerar amplamente as modalidades analgésicas alternativas. Além disso, embora o resultado inicial possa ser excelente, a dor original pode recorrer ou pode-se desenvolver uma nova dor (desaferentação ou central), em semanas a meses, na maioria dos pacientes.

A destruição temporária de fibras ou gânglios neurais pode ser realizada por meio de injeção de álcool ou fenol. Esses agentes neurolíticos não são seletivos e afetam igualmente as fibras viscerais, sensoriais e motoras. O álcool etílico (50-100%) provoca a extração dos fosfolipídeos da membrana e a precipitação das lipoproteínas nos axônios e nas células de Schwann, enquanto o fenol (6-12%) parece coagular as proteínas. O álcool causa dor intensa na injeção; por isso, geralmente se administra um anestésico local antes. Para os bloqueios dos nervos periféricos, o álcool pode ser utilizado não diluído, mas para os bloqueios simpáticos em que se injetam grandes volumes, ele deve ser aplicado em uma mistura 1:1 com a bupivacaína. Em geral, o fenol é indolor quando injetado, seja em solução aquosa (6-8%) ou em glicerol; uma solução de fenol a 12% pode ser preparada na solução do contraste radiopaco.

Técnicas Neurolíticas

O bloqueio do plexo celíaco neurolítico ou do nervo esplâncnico pode ser eficiente para os neoplasmas intra-abdominais dolorosos, especialmente o câncer pancreático. Os bloqueios neurolíticos simpático lombar, do plexo hipogástrico ou do gânglio impar podem ser usados para a dor originária dos neoplasmas pélvicos. O bloqueio da sela neurolítica pode aliviar a dor dos pacientes com dor refratária por malignidade pélvica; contudo, deve ser esperado um quadro de disfunção intestinal ou da bexiga. Os bloqueios intercostais neurolíticos podem ser úteis para pacientes com metástases dolorosas nas costelas. Procedimentos neurodestruidores adicionais, como a adenólise da hipófise e a cordotomia podem ser úteis nos cuidados paliativos em pacientes terminais.

Quando se considera qualquer técnica neurolítica, pelo menos um bloqueio diagnóstico deve ser usado só com solução anestésica local para confirmar a(s) via(s) da dor envolvida(s) e avaliar a eficácia potencial da neurólise planejada. A solução anestésica local deve, mais uma vez, ser injetada imediatamente antes do agente neurolítico sob a guia fluoroscópica. Depois da injeção de um agente neurolítico, a agulha tem que ser desobstruída com ar ou soro fisiológico, antes da retirada, para evitar danos às estruturas superficiais.

Muitos médicos preferem o álcool para o bloqueio do plexo celíaco e o fenol para o bloqueio simpático lombar. Para as técnicas neurolíticas subaracnoides, são injetadas quantidades muito pequenas de agente neurolítico (0,1 mL). O álcool é hipobárico, enquanto o fenol em glicerina é hiperbárico; o paciente submetido a uma neurólise subaracnoide é cuidadosamente posicionado para que a solução se desloque até o nível apropriado e seja confinada na região do corno dorsal depois da administração subaracnoide.

Pacientes com câncer frequentemente recebem terapia anticoagulante se apresentarem alto risco de fenômenos tromboembólicos venosos. Quando um desses pacientes tem essa terapia suspensa na preparação para o bloqueio local anestésico diagnóstico, pode ser mais prático obter o consentimento para realizar o procedimento neurolítico antes de e imediatamente depois do bloqueio diagnóstico com neurólise química, se o procedimento diagnóstico resultar em alívio da dor.

7. Bloqueio Neural Diferencial

O bloqueio neural diferencial farmacológico ou anatômico tem sido defendido como método de diferenciação dos mecanismos somáticos, simpáticos e psicogênicos da dor. O procedimento é controverso por causa dos desafios de se interpretar os dados e da incapacidade de definir exatamente quais fibras nervosas ou vias são bloqueadas. Em teoria, a abordagem farmacológica se baseia na sensibilidade diferencial das fibras nervosas aos anestésicos locais. As fibras simpáticas pré-ganglionares (B) são descritas como as mais sensíveis, seguidas de perto pelas fibras da dor (Aδ), das fibras somatossensitivas (Aβ), as motoras (Aα) e, por fim, as fibras C. Ao usar diferentes concentrações de anestésico local, pode ser possível bloquear seletivamente alguns tipos de fibras e preservar a função de outras. O desafio é que a concentração crítica necessária para bloquear as fibras simpáticas pode variar consideravelmente entre pacientes, e o bloqueio por condução com anestésicos locais depende não só do tamanho das fibras, mas também da duração do contato e da frequência dos impulsos conduzidos. Muitos médicos abandonaram o uso de bloqueios neurais farmacológicos diferenciais em favor do bloqueio anatômico diferencial.

Os bloqueios do gânglio estrelado podem ser usados para bloquear seletivamente as fibras simpáticas para a cabeça, pescoço e braço. Os bloqueios simpáticos do plexo celíaco, do plexo hipogástrico e paravertebral lombar podem ser usados para os bloqueios simpáticos do abdome, da pelve e das pernas, respectivamente. Os bloqueios seletivos da raiz neural, intercostal, do plexo cervical, do plexo braquial ou do plexo lombossacral podem ser usados para bloqueio do nervo somático.

Os bloqueios epidurais diferenciais podem ser usados para a dor torácica quando as técnicas de bloqueio simpático apresentam risco significativo de pneumotórax (Tabela 47-16). Depois de cada injeção epidural, o paciente é avaliado quanto ao alívio da dor, sinais de bloqueio simpático (redução na pressão arterial), sensação de picada e leve toque e função motora. Se a dor desaparecer depois da injeção de soro fisiológico, o paciente ou sente dor psicogênica (geralmente um efeito profundo e duradouro) ou mostra o efeito do placebo (geralmente de curta duração). Se o alívio da dor coincidir com sinais isolados de bloqueio simpático, ele está provavelmente mediado pelas fibras simpáticas. Se o alívio da dor seguir somente o bloqueio somatossensitivo, provavelmente estará mediado pelas fibras somáticas. Por fim, se a dor persistir mesmo depois dos sinais do bloqueio motor, a dor será central (supraespinal) ou psicogênica.

O bloqueio epidural diferencial implica em risco de bloqueio neuraxial e na possibilidade de hipotensão e de bloqueio das fibras aceleradoras cardíacas em T1-T4. Por conta desses riscos, o nível não se pode estender acima do dermatómo T5. Depois da inserção do cateter, as injeções devem ser administradas com o paciente sob monitoramento durante o restante do procedimento.

Embora o bloqueio epidural diferencial tenha limitações, pode ser útil identificar, primeiramente, a dor centralizada quando o paciente continua a ter níveis significativos de dor apesar do bloqueio de níveis múltiplos de dermátomos na região dolorida. É improvável que um bloqueio neural subsequente ajude a tratar a condição da dor.

Quando se acredita que o paciente pode ter dor abdominal proveniente da parede abdominal anterior, o bloqueio do plano transverso do abdome (TAP) pode ser realizado mediante orientação de ultrassom. Ele pode oferecer alívio potencial a curto ou longo prazo e pode ser considerado como alternativa ao bloqueio epidural diferencial. Se não se obtiver alívio, a dor pode ser de origem visceral ou de uma causa central. A dor visceral pode responder melhor ao bloqueio nervoso celíaco ou esplâncnico e, possivelmente, à RFA esplâncnica subsequente. Os pacientes com dor que é, primariamente, de origem central, podem responder a uma terapia multidisciplinar, incluindo aconselhamento e treinamento de *biofeedback*.

8. Neuromodulação

A estimulação elétrica do sistema nervoso pode produzir analgesia em pacientes com dor aguda e crônica. A corrente pode ser aplicada por via transcutânea, epidural ou por eletrodos implantados no sistema nervoso central.

Tabela 47-16 Soluções para bloqueio epidural diferencial

Solução	Epidural[1]
Placebo	Soro fisiológico
Simpatolítica	Lidocaína a 0,5%
Somática	Lidocaína a 1%
Todas as fibras	Lidocaína a 2%

[1]Pode ser usada também a cloroprocaina.

Estimulação Elétrica Neural Transcutânea

Acredita-se que a estimulação elétrica neural transcutânea (TENS) produza analgesia estimulando as grandes fibras aferentes. Ela pode ter papel fundamental para os pacientes com dor aguda de leve à moderada e para aqueles com dor crônica na parte inferior das costas, artrite e dor neuropática. A teoria do portal do processamento da dor sugere que o *input* aferente das fibras epicríticas grandes concorre com as fibras menores da dor. Uma teoria alternativa propõe que altas taxas de TENS causem o bloqueio da condução nas fibras da dor aferentes pequenas. Com a TENS convencional, os eletrodos são aplicados no mesmo dermatómo que os da dor e são estimulados periodicamente pela corrente direta do gerador (geralmente, durante 30 minutos, várias vezes ao dia). Uma corrente de 10-30 mA com uma largura de pulso de 50-80 μs é aplicada na frequência de 80-100 Hz. Alguns pacientes cuja dor é refratária à TENS convencional respondem à TENS de baixa frequência (TENS tipo acupuntura), que utiliza estímulos com largura de pulso superiores a 200 μs a frequências inferiores a 10 Hz (durante 5-15 min.). Diferentemente da TENS convencional, a estimulação de baixa frequência é, pelo menos, revertida parcialmente pela naxolona, sugerindo um papel para os opioides endógenos. Essa técnica é chamada também de estimulação da coluna dorsal porque se acreditava que produzisse a analgesia estimulando diretamente as fibras Aβ grandes na coluna dorsal da medula espinal. Os mecanismos propostos incluem a ativação dos sistemas moduladores descendentes e a inibição do fluxo simpático de saída.

Estimulação da Medula Espinal

23 A estimulação da medula espinal (SCS) pode ser eficiente para a dor neuropática; indicações aceitas incluem: a dor mediada simpaticamente, as lesões na medula espinal com dor segmental localizada, dor do membro fantasma, dor na extremidade inferior isquêmica provocada por doença vascular periférica, aracnoidite adesiva, neuropatias periféricas, dor pós-toracotomia, neuralgia intercostal, neuralgia pós-herpética, angina, dor abdominal visceral e dor pélvica visceral. Os pacientes com dor persistente após cirurgia nas costas, que é tipicamente um distúrbio misto nociceptivo-neuropático, também parecem se beneficiar da SCS.

Os eletrodos temporários são colocados inicialmente no espaço epidural posterior e ligados a um gerador externo para avaliar a eficácia em um ensaio de 5 a 7 dias de duração (Figuras 47-27 e 47-28). O estudo pode ser estendido, especialmente se permitir que um paciente, como aquele com CRPS, tolere uma fisioterapia mais agressiva. Se for obtida uma resposta favorável, insere-se um sistema totalmente implantável. Infelizmente, em alguns pacientes, a eficácia da técnica diminui com tempo. As complicações incluem infecção, migração e quebra das derivações.

Estimulação de Nervos Periféricos

A estimulação dos nervos periféricos (PNS) difere da SCS porque os eletrodos são colocados em proximidade anatômica do nervo periférico lesionado. Os eletrodos podem ser colocados

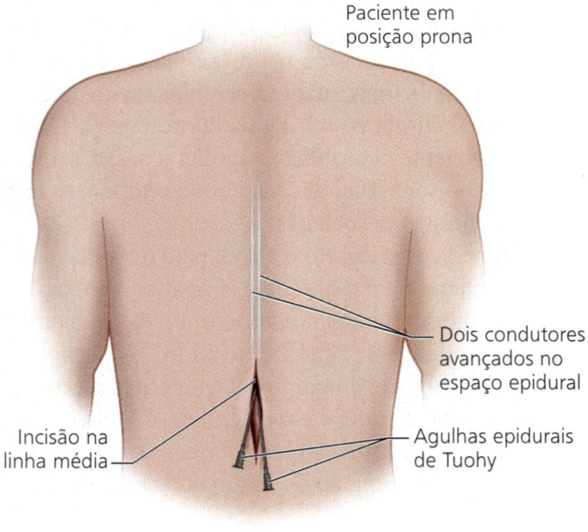

FIGURA 47-27 Posicionamento do paciente para inserir um estimulador da medula espinal.

percutaneamente, com ou sem orientação de ultrassom, ou cirurgicamente sob visão direta do nervo. Os estimuladores neurais occipitais são uma forma de estimulador neural periférico que pode ser muito útil no tratamento da neuralgia occipital e da enxaqueca (Figura 47-29).

Estimulação Cerebral Profunda

A estimulação cerebral profunda (DBS) é utilizada para a dor do câncer intratável e para a dor neuropática intratável não maligna. Os eletrodos são implantados estereotacicamente nas áreas cinzentas periaquedutal e periventricular para a dor nociceptiva, em geral, em pacientes com câncer ou dor crônica na parte inferior das costas.

No caso da dor neuropática, os eletrodos são frequentemente implantados nos núcleos talâmicos ventral posterolateral e ventral posteromedial. A ECP também pode ser útil para pacientes com distúrbios de movimento, cefaleia e distúrbios neuropsiquiátricos. As complicações mais sérias são a hemorragia intracraniana e as infecções.

9. Aumento Vertebral

24 Pacientes com fraturas de compressão vertebral patológica ou osteoporótica podem-se beneficiar do aumento vertebral com cimento de polimetilmetacrilato. A vertebroplastia envolve uma injeção de cimento através de agulha de trocarte. A cifoplastia envolve inflar um balão inserido por uma agulha de trocarte colocada percutaneamente, com injeção subsequente do cimento. As projeções fluoroscópicas anteroposterior e lateral facilitam a colocação do cimento. No caso de pacientes com fratura por insuficiência sacral, a sacroplastia com cimento pode auxiliar a estabilizar a fratura. Os riscos do aumento vertebral incluem a lesão neural direta (em razão da colocação da agulha de trocarte), hemorragia, vazamento do cimento e eventos embólicos.

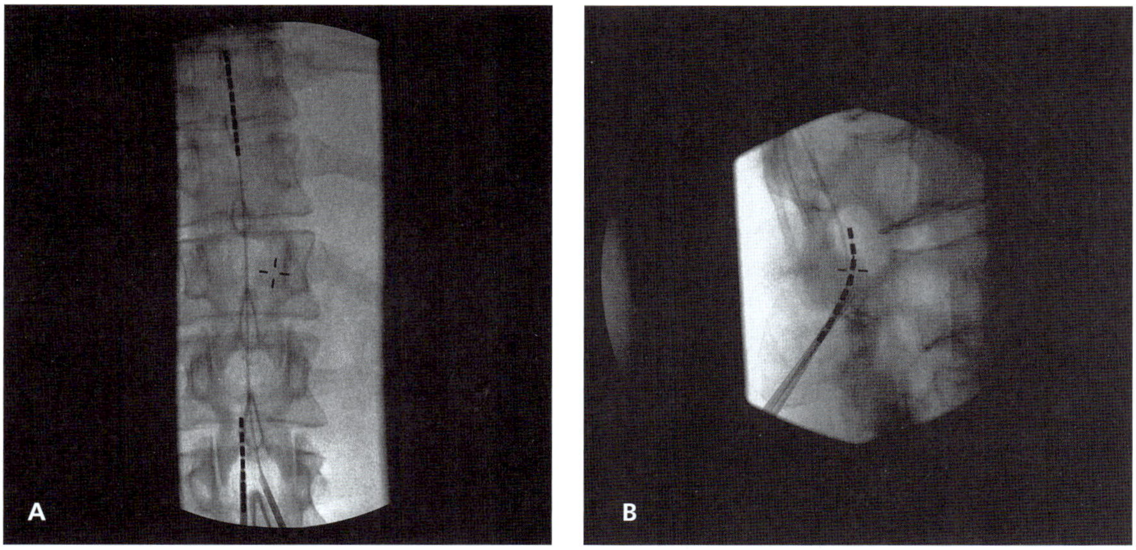

FIGURA 47-28 Colocação de SCS de 2 derivações. **A:** Projeção anteroposterior. O condutor de contato à direita avançou até sua posição final no topo de T10. O condutor à esquerda avança pela agulha de Tuohy. **B:** Projeção lateral. O primeiro condutor está na posição com o segundo condutor entrando no espaço epidural.

TRATAMENTO MULTIDISCIPLINAR

Intervenções psicológicas

As técnicas psicológicas que incluem: terapia cognitiva, terapia comportamental, *biofeedback,* técnicas de relaxamento e hipnose, são mais eficientes quando aplicadas por psicólogos ou psiquiatras. As intervenções cognitivas se baseiam no pressuposto de que a atitude de um paciente perante a dor pode influenciar sua percepção da mesma. Atitudes que demonstram má adaptação contribuem para o sofrimento e a incapacidade física. Ensinam-se ao paciente as técnicas para lidar com a dor, seja individualmente ou em terapia em grupo. As técnicas mais comuns incluem atividades de desvio de atenção e imaginativas. A terapia comportamental (operante) se baseia na premissa que o comportamento dos pacientes com dor crônica é determinado pelas consequências dessa conduta. Reforços positivos (como a atenção do cônjuge) tendem a ativar ou intensificar a dor, enquanto reforços negativos tendem a reduzi-la. O papel dos terapeutas é guiar a modificação do comportamento com o auxílio de membros da família e de pessoal médico, a fim de alimentar os reforços negativos e minimizar os positivos.

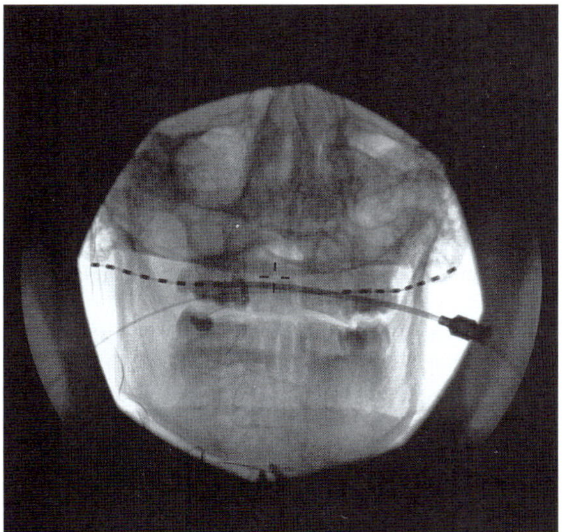

FIGURA 47-29 Colocação do estimulador do nervo occipital; projeção anteroposterior. Após a colocação do estimulador neural occipital direito abaixo da borda da nuca, o estimulador neural occipital esquerdo foi avançado pela agulha introdutora.

Técnicas de relaxamento ensinam o paciente a alterar a resposta estimuladora e a aumentar o tônus simpático associado à dor. A técnica mais comumente usada é o exercício de relaxamento muscular progressivo. *Biofeedback* e hipnose são intervenções intimamente relacionadas. Todas as formas de *biofeedback* se baseiam no princípio de que pacientes podem ser ensinados a controlar os parâmetros psicológicos involuntários. Depois de ter se aprimorado na técnica, o paciente pode ser capaz de induzir a resposta de relaxamento e de aplicar de forma mais eficiente as habilidades de superação para controlar os fatores fisiológicos (p. ex., a tensão muscular) que pioram a dor. Os parâmetros fisiológicos mais comumente utilizados no *biofeedback* são a tensão muscular (*biofeedback* eletromiográfico) e temperatura (*biofeedback* térmico). A eficácia da hipnose varia consideravelmente entre os indivíduos. As técnicas hipnóticas ensinam os pacientes a alterar a percepção da dor focando em outras sensações, posicionando a dor em outro local e se dissociando da experiência dolorosa pela imaginação. Pacientes com cefaleias crônicas e distúrbios musculoesqueléticos são os que mais se beneficiam dessas técnicas de relaxamento.

Fisioterapia

Calor e frio podem amenizar a dor aliviando os espasmos musculares. Além disso, o calor reduz a rigidez da articulação e aumenta o fluxo sanguíneo, e o frio provoca a vasoconstrição e pode reduzir o edema tecidual. A ação analgésica do calor e do frio pode ser explicada, pelo menos parcialmente, aplicando-se a teoria do portal para o processamento da dor.

As modalidades de aquecimento superficial incluem técnicas condutivas (bolsas de água quente, banhos de parafina, fluidoterapia), convectivas (hidroterapia) e de radiação (infravermelho). As técnicas para a aplicação de calor profundo incluem o ultrassom bem como diatermia de ondas curtas e de micro-ondas. Essas modalidades são mais eficientes para a dor que envolve articulações profundas e músculos. O frio é mais eficiente para a dor associada a lesões agudas e ao edema. Quando aplicado seletivamente, o frio pode aliviar também os espasmos musculares. A aplicação pode tomar a forma de bolsas de água fria, massagem com gelo ou aerossóis de resfriamento a vapor (cloreto de etila ou fluorometano).

Os exercícios devem ser parte do programa de reabilitação para a dor crônica. Um programa escalonado de exercícios previne a rigidez das articulações, a atrofia muscular e as contraturas, sendo que todos podem contribuir para a dor e a incapacidade funcional do paciente. Os exercícios de McKenzie são especialmente úteis para pacientes com deslocamento de disco lombar. Os pacientes podem dizer que, no passado, a fisioterapia não ajudava. A eficácia das antigas técnicas de fisioterapia deve ser avaliada, assim como a conveniência das sessões atuais de fisioterapia e o programa de exercícios em casa. Por facilitarem o aumento da amplitude de movimentos e propiciarem resistência constante, as terapias com água podem ser particularmente úteis para os pacientes que podem não tolerar outras formas de terapia.

Acupuntura

25 A acupuntura pode ser um adjuvante útil para pacientes com dor crônica, especialmente a dor associada a distúrbios crônicos musculoesqueléticos e a cefaleias. A técnica envolve a inserção de agulhas em discretos pontos definidos anatomicamente, chamados de meridianos. A estimulação da agulha depois da inserção assume a forma de rodopio ou se parece com a aplicação de um choque elétrico leve. Parece que os pontos de inserção não estão relacionados com a anatomia convencional do sistema nervoso. Embora a literatura científica relativa ao mecanismo de ação e ao papel da acupuntura no tratamento da dor seja controversa, alguns estudos sugerem que a acupuntura estimula a liberação de opioides endógenos e que seus efeitos podem ser antagonizados pela naxolona.

DIRETRIZES

American Society of Anesthesiologists Task Force on Chronic Pain Management; American Society of Regional Anesthesia and Pain Medicine: Practice guidelines for chronic pain management: An updated report by the American Society of Anesthesiologists Task Force on Chronic Pain Management and the American Society of Regional Anesthesia and Pain Medicine. Anesthesiology 2010;112:810.

Chou R, Qaseem A, Snow V, et al: Diagnosis and treatment of low back pain: A joint clinical practice guideline from the American College of Physicians and the American Pain Society. Ann Intern Med 2007;147:478.

Horlocker TT, Neal JM, Rathmell JP: 2011 Practice advisories by the American Society of Regional Anesthesia and Pain Medicine: Grading the evidence and making the grade. Reg Anesth Pain Med 2011;36:1.

REFERÊNCIAS

Aeschbach A, Mekhail NA: Common nerve blocks in chronic pain management. Anesthesiol Clin N Am 2000;18:429.

Christo PJ: Opioid effectiveness and side effects in chronic pain. Anesthesiol Clin N Am 2003;21:699.

Bridges D, Thompson SWN, Rice ASC: Mechanisms of neuropathic pain. Br J Anaesth 2001;87:12.

Bruehl S: An update on the pathophysiology of complex regional pain syndrome. Anesthesiology 2010;113:713.

Chopko B, Caraway DL: MiDAS I (Mild Decompression Alternative to Open Surgery): A preliminary report of a prospective, multi-center clinical study. Pain Physician 2010;13:369.

Cohen SP, Liao W, Gupta A, et al: Ketamine in pain management. Adv Psychosom Med 2011;30:139.

Cohen SP, Rathmell JP: Tackling the technical challenges that hinder the success of facet joint radiofrequency treatment for spinal pain. Reg Anesth Pain Med 2010;35:327.

Deer TR, Kapural L: New image-guided ultra-minimally invasive lumbar decompression method: The MILD procedure. Pain Physician 2010;13:35.

Frey ME, Manchikanti L, Benyamin RM, et al: Spinal cord stimulation for patients with failed back surgery syndrome: A systematic review. Pain Physician 2009;12:379.

Guastella V, Mick G, Soriano C, et al: A prospective study of neuropathic pain induced by thoracotomy: Incidence, clinical description and diagnosis. Pain 2011;152:74.

Hollmann MW, Durieux ME: Local anesthetics and the inflammatory response: A new therapeutic indication? Anesthesiology 2000;93:858.

Huntoon MA, Burgherr AH: Ultrasound-guided permanent implantation of peripheral nerve stimulation (PNS) system for neuropathic pain of the extremities: Original cases and outcomes. Pain Medicine 2009;10:1369.

Kapural L, Narouze SN, Janicki TI, et al: Spinal cord stimulation is an effective treatment for the chronic intractable visceral pelvic pain. Pain Medicine 2006;7:440.

Manchikanti L, Singh V, Datta S, *et al.* American Society of Interventional Pain Physicians: Comprehensive review of epidemiology, scope, and impact of spinal pain. Pain Physician 2009;12:E35.

Mekhail NA, Cheng J, Narouze S, et al: Clinical applications of neurostimulation: Forty years later. Pain Pract 2010;10:103.

Narouze SN: Ultrasound-guided interventional procedures in pain management: Evidence-based medicine. Reg Anesth Pain Med 2010;35:S55.

Nguyen H, Garber JE, Hassenbusch SJ: Spinal analgesics. Anesthesiol Clin North Am 2003;21:805.

Pluijms W, Huygen F, Cheng J, et al: Evidence-based interventional pain medicine according to clinical diagnoses. 18. Painful diabetic polyneuropathy. Pain Pract 2011;11:191.

Raja SN, Grabow TS: Complex regional pain syndrome I (reflex sympathetic dystrophy). Anesthesiology 2002;96:1254.

Rathmell JP, Aprill C, Bogduk N: Cervical transforaminal injection of steroids. Anesthesiology 2004;100:1595.
Rathmell JP, Michna E, Fitzgibbon DR, et al: Injury and liability associated with cervical procedures for chronic pain. Anesthesiology 2011;114:918.
Soliman LM, Narouze SN: Ultrasound-guided transversus abdominis plane block for the management of abdominal pain: An alternative to the differential epidural block. Tech Reg Anesth Pain Manage 2009;13:117.
Tarver JM, Rathmell JP, Alsofrom GF: Lumbar discography. Reg Anesth Pain Med 2001;26:263.
Vad VB, Bhat AL, Lutz GE, et al: Transforaminal epidural steroid injections in lumbosacral radiculopathy–a prospective randomized study. Spine 2002;27:11.
van Eerd M, Patijn J, Lataster A, et al: 5. Cervical facet pain. Pain Pract 2010;10:113-123.
van Eijs F, Stanton-Hicks M, Van Zundert J, et al: Evidence-based interventional pain medicine according to clinical diagnoses. 16. Complex regional pain syndrome. Pain Practice 2011;11:70.
Wolfe F, Clauw DJ, Fitzcharles MA, et al: The American College of Rheumatology preliminary diagnostic criteria for fibromyalgia and measurement of symptom severity. Arthritis Care Res 2010;62:600.

CAPÍTULO

48

Tratamento da Dor Perioperatória e Resultados Aperfeiçoados

Francesco Carli, MD, MPhil ▪ Gabriele Baldini, MD, MSc

CONCEITOS-CHAVE

1. Um bom programa de recuperação aperfeiçoada (ERP) usa práticas com base em evidência para reduzir a variabilidade no tratamento clínico, minimizar a disfunção orgânica e acelerar a convalescência; ele exige ajustes em vários aspectos dos cuidados, incluindo técnicas cirúrgicas e anestésicas, cuidados de enfermagem, fisioterapia e suporte nutricional.
2. A dor pós-cirúrgica persistente – dor crônica que persiste além do período típico de cicatrização de 1-2 meses depois da cirurgia, ou bem além do período normal para acompanhamento pós-operatório – é cada vez mais reconhecida como um problema comum e significativo após uma cirurgia.
3. A magnitude da resposta ao estresse cirúrgico está relacionada com a intensidade do estímulo cirúrgico, pode ser aumentada por outros fatores, incluindo hipotermia e estresse psicológico, e pode ser aliviada por intervenções perioperatórias, incluindo anestesia geral em planos mais profundos, bloqueio neural e redução do grau de invasão cirúrgica.
4. O bloqueio neuraxial de estímulos nociceptivos por anestésicos locais epidurais e espinais tem demonstrado atenuar a resposta ao estresse metabólico e neuroendócrino à cirurgia. Em procedimentos abdominais e torácicos abertos de grande porte, o bloqueio epidural torácico com anestésico local fornece analgesia excelente, facilita a mobilização e a fisioterapia e reduz a incidência e a intensidade do íleo.
5. Ao poupar o uso de opioides e minimizar a incidência de reações adversas associadas ao opioide sistêmico, a analgesia epidural facilita a mobilização e a retomada mais cedo da nutrição oral, apressando a atividade de exercícios e atenuando a perda de massa corporal.
6. Os bloqueios contínuos de nervos periféricos com anestésicos locais bloqueiam as vias nociceptivas aferentes e são um meio excelente de reduzir a incidência de reações adversas relacionadas com os opioides e facilitar a recuperação.
7. A lidocaína (*bolus* intravenoso de 100 mg ou 1,5-2 mg/kg, seguido de infusão intravenosa contínua de 1,5-3 mg/kg/h ou 2-3 mg/h) tem propriedades analgésicas, anti-hiperalgésicas e anti-inflamatórias.
8. A analgesia multimodal combina classes diferentes de medicamentos, com mecanismos farmacológicos diferentes (multimodais) de ação e efeitos aditivos ou sinérgicos para controlar múltiplos fatores fisiopatológicos que levam à dor pós-operatória e às suas sequelas.
9. A adição de drogas anti-inflamatórias não esteroides (NSAIDs) aos opioides sistêmicos diminui a intensidade da dor pós-operatória, reduz a exigência de opioides em cerca de 30% e diminui as reações adversas associadas a essa substância, como náusea e vômito depois da cirurgia e sedação. Entretanto, as NSAIDs podem aumentar o risco de sangramento gastrointestinal e pós-operatório, reduzir a função renal e prejudicar a cicatrização do ferimento.
10. A administração de opioides por analgesia controlada pelo paciente (PCA) fornece melhor controle da dor, maior satisfação ao paciente e efeitos colaterais menores do opioide, quando comparado à administração dessa substância parenteral mediante solicitação.
11. O bloqueio de nervos periféricos de aplicação única e contínua é usado com frequência para cirurgia ortopédica de recuperação acelerada *(fast-track surgery)* ambulatorial e intra-hospitalar e pode acelerar a recuperação da operação e melhorar a analgesia e a satisfação do paciente.
12. O íleo pós-operatório atrasa a alimentação enteral, causa desconforto ao paciente e é uma das causas mais comuns de permanência hospitalar prolongada depois da cirurgia. Tubos nasogástricos deverão ser recusados sempre que possível ou usados apenas por um curto período de tempo, mesmo em cirurgia gástrica e

(*Continua*)

(*Continuação*)

hepática. As técnicas de analgesia multimodal e de analgesia não opioide reduzem a duração do íleo pós-operatório.

13 Uma vez que a terapia perioperatória de fluidos em excesso ou excessivamente restrita possa aumentar a incidência e a intensidade do íleo depois da cirurgia, uma estratégia de fluido orientada por metas deverá ser selecionada para reduzir as morbidades pós-operatórias e reforçar a recuperação.

Evolução de Programas de Recuperação Aperfeiçoada

Apesar do número crescente de pacientes cirúrgicos que se apresentam com problemas cirúrgicos complexos e das numerosas comorbidades médicas, avanços importantes nos tratamentos anestésico e cirúrgico têm reduzido progressivamente a mortalidade e a morbidade perioperatórias. O aperfeiçoamento adicional nos resultados perioperatórios, destacados por convalescência pós-operatória de recuperação acelerada e reduzindo a ocorrência de complicações perioperatórias, dependerá da evolução continuada da abordagem de uma equipe multidisciplinar integrada aos cuidados perioperatórios e que exige ajustes em vários aspectos dos cuidados, incluindo as técnicas cirúrgicas e anestésicas, os cuidados de enfermagem, a fisioterapia e o suporte nutricional. O objetivo é combinar elementos individuais dos cuidados perioperatórios com base em evidência, cada um dos quais pode ter benefícios modestos quando usados isoladamente, em um esforço firmemente coordenado que tenha efeito benéfico e sinérgico sobre os resultados cirúrgicos. Tais programas multidisciplinares de cuidados perioperatórios são chamados de *programas de recuperação aperfeiçoada (ERPs)*, 1 *cirurgia de recuperação acelerada ou recuperação aperfeiçoada depois da cirurgia (ERAS, para enhanced recovery after surgery)* (Figura 48-1). Um ERP de funcionamento satisfatório usa práticas com base em evidência para reduzir a variabilidade no tratamento clínico, minimizar a disfunção orgânica e acelerar a convalescência (Figura 48-2). Embora muitas publicações na literatura cirúrgica tenham destacado o impacto positivo desses programas sobre os resultados cirúrgicos, relatórios documentando o papel da anestesia e da analgesia nesses programas são escassos. Outro desafio é o de determinar como avaliar o impacto do tratamento anestésico sobre os resultados em um ERP. A duração da permanência no hospital é a medida de sucesso mais comumente usada, mas, em muitos sistemas, o momento da alta hospitalar está mais diretamente relacionado com questões administrativas e organizacionais que a marcos discretos na recuperação pós-operatória do paciente. A pesquisa realizada para definir o processo de recuperação pós-operatória é escassa, e são poucas as medidas de resultado atualmente disponíveis para confirmar que essa recuperação foi atingida

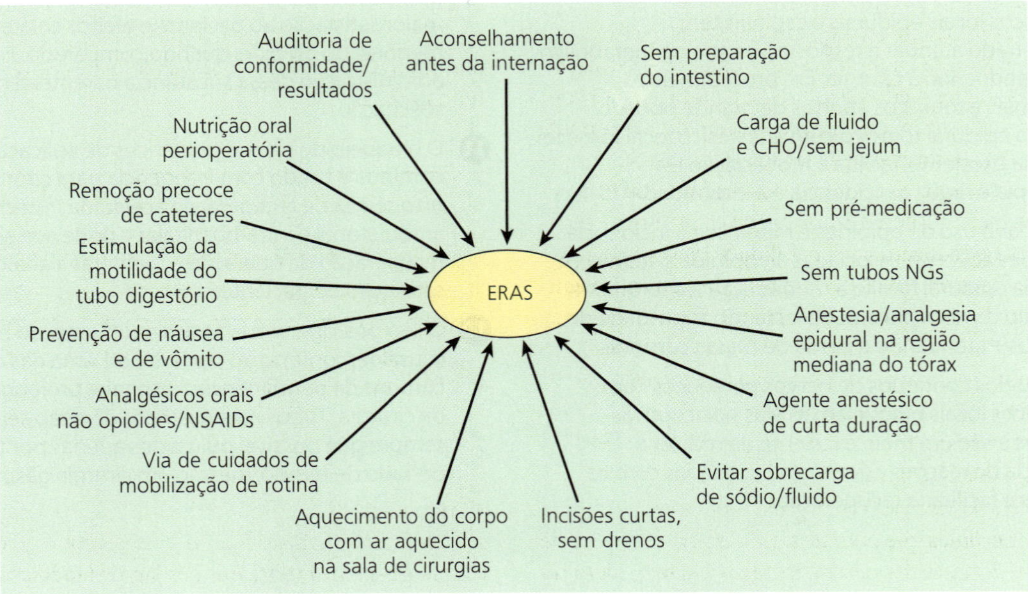
ERAS
Auditoria de conformidade/ resultados
Aconselhamento antes da internação
Sem preparação do intestino
Carga de fluido e CHO/sem jejum
Sem pré-medicação
Sem tubos NGs
Anestesia/analgesia epidural na região mediana do tórax
Agente anestésico de curta duração
Evitar sobrecarga de sódio/fluido
Incisões curtas, sem drenos
Aquecimento do corpo com ar aquecido na sala de cirurgias
Via de cuidados de mobilização de rotina
Analgésicos orais não opioides/NSAIDs
Prevenção de náusea e de vômito
Estimulação da motilidade do tubo digestório
Remoção precoce de cateteres
Nutrição oral perioperatória

FIGURA 48-1 Elementos perioperatórios que contribuem para a recuperação aperfeiçoada após a cirurgia (ERAS); CHO, carboidrato; NG, nasogástrico; NSAID, droga anti-inflamatória não esteroide. (Reproduzida com autorização de Fearon KC, Ljungqvist O, Von Meyenfeldt, et al: Enhanced recovery after surgery: A consensus review of clinical care for patients undergoing colonic resection. Clin Nut 2005;24:466.)

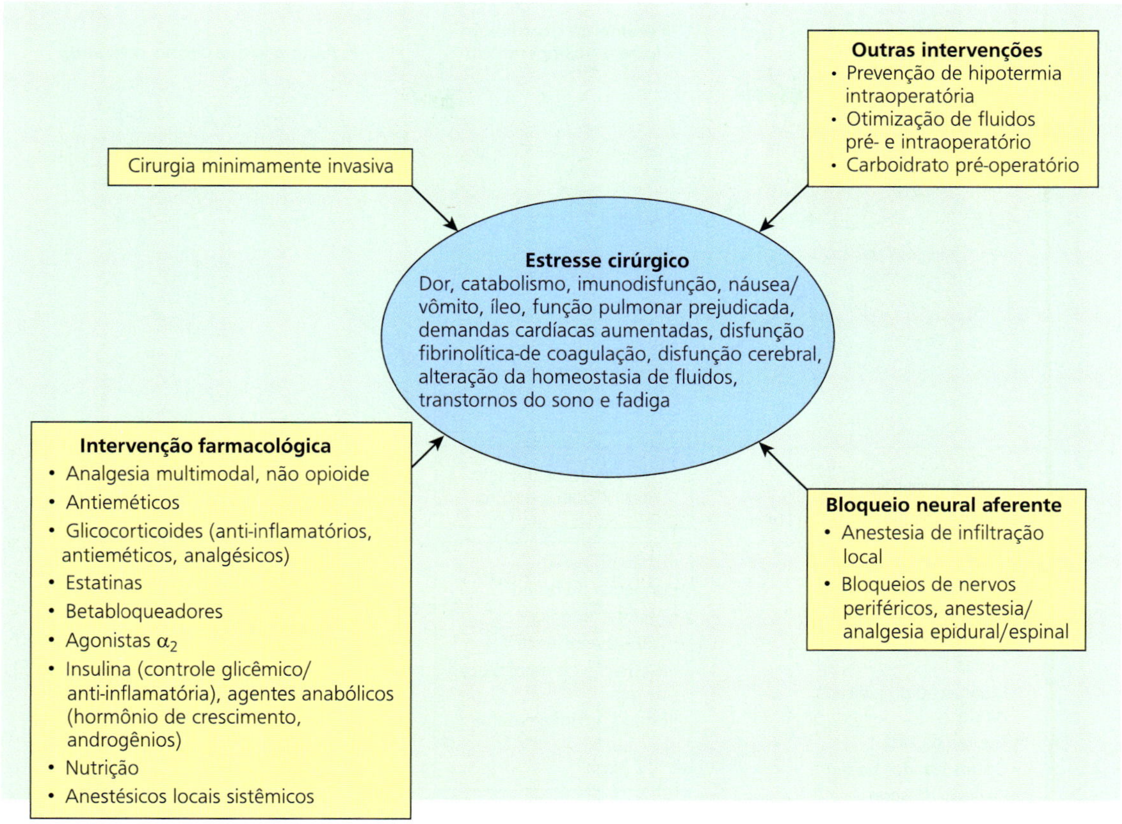

FIGURA 48-2 Intervenções multimodais para atenuar a resposta do estresse cirúrgico. (Reproduzida com autorização de Kehlet H, Wilmore DW: Evidence-, based surgical care and the evolution of fast-track surgery. Ann Surg 2008;248:189.)

para uma determinada doença cirúrgica. Outras medidas de introdução bem-sucedida dos ERPs são as reduções nas taxas de nova hospitalização e de complicações.

É lógico assumir que intervenções anestésicas mais efetivas reduzirão a dor, facilitarão a mobilização pós-operatória e permitirão a retomada mais cedo da alimentação oral. Nesse contexto, o papel do anestesiologista deve evoluir de meramente fornecer condições anestésicas satisfatórias durante toda a operação para o foco no aperfeiçoamento dos cuidados perioperatórios gerais por meio de técnicas que encurtem a convalescência pós-operatória e reduzam a probabilidade de complicações perioperatórias. Esses objetivos podem ser atingidos otimizando-se o estado do paciente antes da cirurgia, reduzindo-se os efeitos da resposta ao estresse neuroendócrino intraoperatório e fornecendo controle da dor e dos sintomas para facilitar a recuperação pós-operatória. Ao se empenhar nisso, o anestesiologista precisa se tornar um médico perioperatório e um participante ativo na equipe cirúrgica.

2 O problema da **dor pós-cirúrgica persistente,** definida como a dor crônica que persiste além do período típico de cicatrização de 1-2 meses depois da cirurgia – ou bem além do período normal para acompanhamento pós-operatório pelos anestesiologistas –, é cada vez mais reconhecido como um problema comum e significativo após uma cirurgia. A incidência de dor pós-cirúrgica persistente pode exceder os 30% após alguns tipos de procedimento, especialmente as amputações, toracotomia, mastectomia e herniorrafia inguinal. Embora a causa ainda seja obscura, vários fatores de risco já foram identificados (Figura 48-3) e o controle da dor perioperatória agressivo e multimodal é geralmente sugerido como estratégia antecipada fundamental.

Tratamento Anestésico – Fatores Relacionados que Contribuem para a Recuperação Aperfeiçoada

PERÍODO PRÉ-OPERATÓRIO

Educação do Paciente

A cooperação do paciente e da família é essencial, caso um ERP seja efetivamente introduzido. O ensino pré-operatório precisa usar linguagem simples e evitar jargões médicos. Materiais impressos bem desenhados, como livretos específicos do procedimento, podem ser entregues aos pacientes e às famílias com a recomendação de mantê-los à beira do leito e usá-los durante a hospitalização.

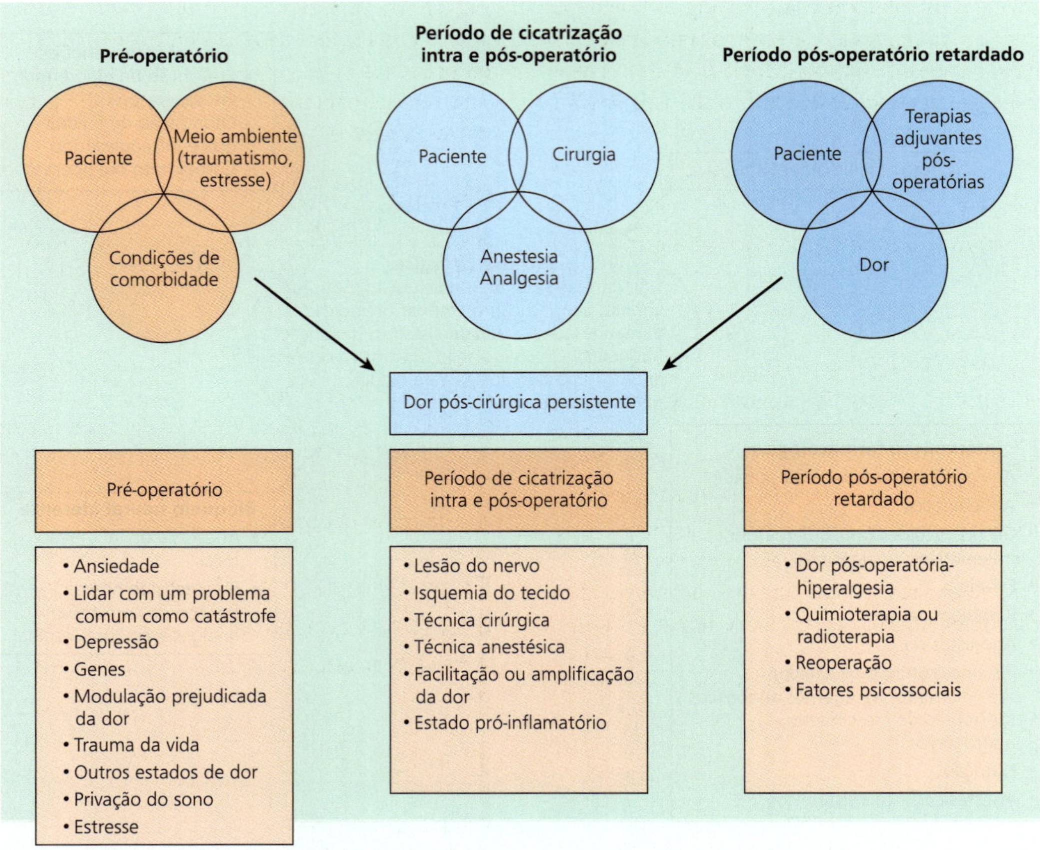

FIGURA 48-3 Fatores de risco para dor persistente após cirurgia. (Reproduzida com autorização de Wu CL, Raja SN: Treatment of acute postoperative pain. Lancet 2011;377:2215.)

Avaliação de Risco Pré-Operatório e Otimização do *Status* Funcional

A identificação de pacientes em risco para complicações intraoperatórias e pós-operatórias, junto com os esforços pré-operatórios focados em quaisquer comorbidades, pode melhorar a recuperação cirúrgica. A avaliação pré-operatória foi discutida em detalhes no Capítulo 18. Embora as diretrizes internacionais que avaliam o risco de desenvolvimento de complicações cardiovasculares, respiratórias ou metabólicas tenham sido extensivamente revisadas e publicadas, pouca atenção tem sido dada à avaliação e otimização do *status* pré-operatório funcional e fisiológico. Apesar disso, algumas recomendações podem ser feitas. Por exemplo, o uso rotineiro de bloqueadores beta, especialmente em pacientes de baixo risco, foi associado a um aumento no risco de derrame; entretanto, os bloqueadores beta perioperatórios deverão continuar em pacientes já sendo tratados com essa terapia. As estatinas perioperatórias parecem reduzir as complicações cardiovasculares pós-cirurgia e não deverão ser abruptamente interrompidas no perioperatório. Vários sistemas de classificação específicos a um procedimento e com base na comorbidade do paciente, tipo de cirurgia e dados bioquímicos estão sendo usados para prognosticar mortalidade e morbidade pós-operatórias. Além disso, sistemas de classificação ajustados ao risco, como o National Surgical Quality Improvement Program – NSQIP (Programa Nacional de Aperfeiçoamento da Qualidade Cirúrgica) do *American College of Surgeons* e o Banco Nacional de Dados da *Society of Thoracic Surgeons* podem ser usados para comparar os resultados entre as instituições.

Tabagismo e Suspensão do Álcool

O período pré-operatório fornece não só o tempo para avaliar o risco cirúrgico e otimizar as condições clínicas, mas também a oportunidade de modificar hábitos que podem afetar significativamente a saúde e a qualidade de vida de um paciente a curto e longo prazos. Tabagismo, uso de drogas e uso excessivo de álcool são fatores de risco para o desenvolvimento de complicações pós-operatórias, e as intervenções pré- e pós-operatórias que visam a modificar esses hábitos podem melhorar a recuperação cirúrgica. Uma metanálise recente descobriu que a suspensão do tabagismo antes da cirurgia, para qualquer tipo de cirurgia, reduziu as complicações em 41%, especialmente aquelas relacionadas com a cicatrização do ferimento e os pulmões.

Muitas estratégias psicológicas e farmacológicas estão disponíveis para ajudar os pacientes a suspender o consumo excessivo de álcool e reduzir o risco da abstinência do álcool. Entretanto, o melhor programa perioperatório ainda não foi identificado.

Diretrizes para Ingesta de Alimentos e Fluidos

O jejum pré-operatório e o estresse cirúrgico induzem a resistência à insulina. Além disso, pacientes que não são autorizados a ingerir fluidos após um jejum durante a noite e pacientes que recebem uma preparação para o intestino sofrem desidratação, o que pode aumentar o desconforto e causar sonolência e sensação de lipotímia. Embora o jejum tenha sido defendido como estratégia pré-operatória para minimizar o risco de aspiração pulmonar durante a indução da anestesia, esse benefício deve ser ponderado contra os aspectos prejudiciais dessa prática.

Por exemplo, a pesquisa sugere que evitar o jejum pré-operatório e assegurar a hidratação adequada e o suprimento de energia podem moderar a resistência à insulina depois da cirurgia. Todas as diretrizes internacionais sobre jejum permitem fluidos transparentes até 2 horas antes da indução da anestesia em pacientes em baixo risco de aspiração pulmonar (Capítulo 18). Essa prática provou ser segura mesmo em pacientes com obesidade mórbida. Além disso, estudos recentes demonstraram que a administração pré-operatória de bebidas com carboidratos (uma dose de 100 g administrada na noite anterior à cirurgia e uma segunda dose de 50 g 2-3 horas antes da indução da anestesia) é segura, pode reduzir a resistência à insulina, a fome, a fadiga e náusea e vômito pós-operatórios (PONV) e influencia positivamente o *status* imune. Mais ainda, são atenuadas também: a perda de nitrogênio depois da cirurgia e a perda de massa do músculo esquelético.

Estudos por imagens de ressonância magnética em voluntários sadios demonstraram que o volume residual gástrico 2 horas depois da ingestão oral de 400 mL de carboidratos (maltodextrinas a 12,5%) é mínimo e semelhante ao volume residual após uma noite de jejum (volume médio de 21 mL). A segurança dessa prática foi testada em pacientes com diabetes melito do tipo 2 não complicado, nenhum dos quais mostrou evidência de piora no risco de aspiração. Estudos complementares de administração de fluidos orais e de carboidratos são necessários para elaborar o papel dessas substâncias no aperfeiçoamento dos resultados perioperatórios a curto e longo prazos.

PERÍODO INTRAOPERATÓRIO

Profilaxia Antitrombótica

A profilaxia antitrombótica reduz o tromboembolismo venoso perioperatório e sua taxa de morbidade e de mortalidade associadas. Tanto os dispositivos pneumáticos de compressão quanto os medicamentos anticoagulantes são hoje normalmente usados. Uma vez que as técnicas de anestesia neuraxial sejam comumente empregadas para muitos pacientes durante cirurgias abdominal, vascular, torácica e ortopédica de grande porte, o ritmo e a administração de agentes antitrombóticos nesses casos têm importância crítica para evitar o risco de hematoma epidural. As recomendações internacionais sobre o tratamento de pacientes anticoagulados recebendo anestesia regional foram recentemente revisadas e publicadas e são discutidas em outros capítulos.

Profilaxia Antibiótica

A seleção e o intervalo apropriados da profilaxia pré-operatória com antibióticos reduzem o risco de infecções no sítio cirúrgico. Os antibióticos deverão ser administrados dentro de 1 hora antes da incisão da pele e, com base em sua meia-vida plasmática, deverão ser repetidos durante cirurgias prolongadas para assegurar as concentrações adequadas de tecidos. A profilaxia antibiótica de infecções do sítio cirúrgico deverá ser descontinuada dentro de 24 horas depois da cirurgia (as diretrizes em vigor permitem que pacientes cardiotorácicos recebam antibióticos por 48 horas depois da operação).

Estratégias para Minimizar a Resposta ao Estresse Cirúrgico

A resposta ao estresse cirúrgico se caracteriza por alterações neuroendócrinas, metabólicas e inflamatórias iniciadas pela incisão cirúrgica e procedimentos subsequentes que podem afetar negativamente o funcionamento orgânico e os resultados perioperatórios, especialmente em pacientes idosos e fisiologicamente comprometidos. Essas respostas incluem um estado transitório, porém reversível, de resistência à insulina, caracterizado por captação reduzida de glicose periférica e aumento na produção de glicose endógena. A magnitude da resposta ao estresse cirúrgico está relacionada com a intensidade do estímulo cirúrgico, pode ser aumentada por outros fatores, incluindo hipotermia e estresse psicológico, e pode ser aliviada por intervenções perioperatórias, incluindo anestesia geral em planos mais profundos, bloqueio neural e redução do grau de invasão cirúrgica. Esforços mais recentes se concentraram no desenvolvimento de técnicas cirúrgicas e anestésicas que reduzem a resposta ao estresse cirúrgico. Com o objetivo de diminuir o risco de disfunção orgânica relacionada com o estresse e complicações perioperatórias. Segue-se resumo das várias técnicas que provaram ser efetivas em protocolos de ERP.

A. Cirurgia Minimamente Invasiva

Os procedimentos laparoscópicos estão associados à incidência reduzida de complicações cirúrgicas, especialmente infecções do sítio cirúrgico, comparada aos mesmos procedimentos executados no modo "aberto". Dados publicados destacam a segurança de procedimentos minimamente invasivos nas mãos de cirurgiões experientes e adequadamente treinados. A colecistectomia laparoscópica resulta em redução da permanência no hospital e em menos complicações, se comparadas às da colecistectomia aberta, e resultados similares foram relatados para cirurgia colorretal. Um impacto salutar mais demorado é atingido, quando as técnicas laparoscópicas são incluídas nos ERPs. A abordagem laparoscópica também está associada a menos morbidade em pacientes cirúrgicos idosos.

B. Técnicas de Analgesia/Anestesia Regional

Vários procedimentos cirúrgicos acelerados já tiraram vantagem dos efeitos clínicos e metabólicos benéficos das técnicas de anestesia/analgesia regional (Tabela 48-1). O bloqueio neuraxi- 4 al de estímulos nociceptivos por anestésicos locais epidurais e espinais tem demonstrado enfraquecer a resposta ao estresse metabólico e neuroendócrino à cirurgia. Para ser eficaz, o bloqueio deve ser estabelecido antes da incisão e continuado pelo período pós-operatório. Em procedimentos abertos torácicos e abdominais de grande porte, o bloqueio epidural torácico com anestésico local pode ser um componente anestésico recomendado de um ERP pós-operatório, fornecendo analgesia excelente, facilitando a mobilização e a fisioterapia e reduzindo a incidência e a intensidade do íleo. Entretanto, as vantagens do bloqueio neuraxial não ficam tão evidentes quando se usam técnicas cirúrgicas minimamente invasivas. A anestesia/analgesia epidural lombar deverá ser desencorajada para a cirurgia abdominal porque ela frequentemente não fornece analgesia segmental adequada para uma incisão abdominal. Além disso, ela causa, com frequência, retenção urinária e bloqueios sensitivo e motor do membro inferior, aumentando a necessidade por cateteres de drenagem urinária (com o risco maior acompanhante de infecção do trato urinário), atraso na mobilização e na recuperação e aumento do risco de quedas.

O bloqueio epidural com uma solução de anestésico local e opioide de baixa dose fornece melhor analgesia pós-operatória em repouso e com movimento que os opioides sistêmicos (Figura 48-4 e Tabela 48-2). Ao poupar o uso de opioides e mini- 5 mizar a incidência de reações adversas associadas ao opioide sistêmico, a analgesia epidural facilita a mobilização e a retomada mais cedo da nutrição oral, apressando a atividade de exercícios e atenuando a perda de massa corporal. O bloqueio neural minimiza a resistência pós-operatória à insulina, atenuando a resposta hiperglicêmica pós-cirurgia e facilitando o uso de glicose exógena, e, assim, prevenindo a perda pós-operatória de aminoácidos e conservando a massa corporal magra.

Se a anestesia espinal for usada para a cirurgia de recuperação acelerada (e especialmente a ambulatorial), toda a atenção deverá ser dedicada à recuperação retardada por causa do bloqueio motor prolongado. O uso de doses menores de anestésicos locais (lidocaína, 30-40 mg; bupivacaína, 3-7 mg; ou ropivacaína, 5-10 mg) com opioides intratecais lipofílicos (fentanil, 10-25 mcg ou sufentanil, 5-10 mcg) pode prolongar a analgesia pós-operatória e minimizar o bloqueio motor sem retardar a recuperação da anestesia. A introdução de agentes intratecais de atuação ultracurta, como a 2-cloroprocaína (ainda controversa no momento), pode acelerar ainda mais o processo de aceleração. Os opioides espinais estão associados a reações adversas, como náusea, prurido e retenção urinária pós-operatória. Adjuvantes como clonidina são alternativas eficazes aos opioides intratecais com o objetivo de evitar efeitos colaterais não desejados que possam retardar a alta hospitalar. Por exemplo, a clonidina intratecal adicionada ao anestésico local espinal fornece analgesia efetiva com menos retenção urinária que a morfina intratecal. Estudos complementares são necessários para definir a segurança e a eficácia de técnicas de anestesia regional em cirurgia cardíaca de recuperação acelerada (e muitos médicos as evitam por causa das preocupações envolvendo hematomas neuraxiais). Embora alguns estudos já tenham demonstrado que a analgesia espinal com morfina intratecal reduz tanto o tempo para a extubação como a permanência na unidade de terapia intensiva, as complicações pulmonares e as arritmias, além de fornecer analgesia com menos depressão respiratória, outros estudos demonstraram não haver qualquer benefício nessa aborda- 6 gem. Os bloqueios contínuos de nervos periféricos (CPNBs) com anestésicos locais bloqueiam as vias nociceptivas aferentes e são um meio excelente de reduzir a incidência de reações adversas relacionadas com os opioides e facilitar a recuperação (Capítulo 46). A escolha do anestésico local, da dosagem e da concentração deverá ser feita com o objetivo de evitar o bloqueio motor prolongado e o atraso na mobilização e na alta hospitalar. A ropivacaína, por causa de sua toxicidade menor com relação à bupivacaína, é com frequência preferida quando são necessários volumes elevados de solução anestésica. Um CPNB após artroplastia do joelho facilita a alta hospitalar e a reabilitação mais cedo. Esforços devem ser dedicados para minimizar o

TABELA 48-1 Programas para cirurgia de recuperação acelerada que incorporam técnicas de anestesia/analgesia regional[1]

Tipo de Cirurgia	Incisão	Técnicas de Anestesia/Analgesia Regional	Dias no Hospital
Ressecção colorretal	Laparotomia, laparoscopia	TEA, infusão de ropivacaína no ferimento, lidocaína intravenosa	2-4 d
Reparo de hérnia	Aberta	Infiltração local, INB, TAP	2-4 h
Cirurgia torácica	Toracotomia	TEA, ICB	1-4 d
Cirurgia esofágica	Laparotomia	TEA	3-5 d
Cirurgia aberta da aorta	Laparotomia	TEA	3-5 d
Nefrectomia	Laparotomia, laparoscopia	TEA	2-4 d
Artroplastia (quadril, joelho)	Aberta	CPNB (femoral e ciático), infiltração periarticular	1-3 d

[1]TEA, analgesia epidural torácica; ICB, bloqueio intercostal; INB, bloqueio do nervo ilioinguinal; TAP, bloqueio do plano transverso do abdome; CPNB, bloqueio contínuo de nervo periférico.

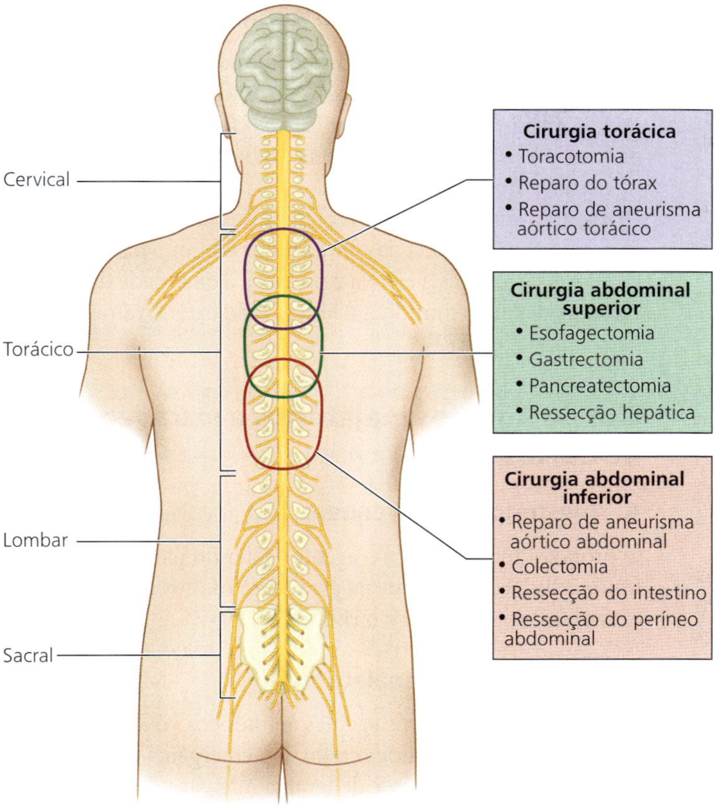

FIGURA 48-4 As melhores regiões para a colocação de cateter epidural na coluna vertebral do adulto quando se administra anestesia/analgesia epidural para procedimentos torácicos e abdominais. (Reproduzida com autorização de Manion, SC; Brennan TJ: Thoracic epidural analgesia and acute pain management. Anesthesiology 2011; 115:181.)

bloqueio motor do quadríceps, que pode ser responsável por quedas acidentais. A administração de um bloqueio do plexo lombar junto com o bloqueio do nervo ciático reduz a permanência no hospital, a retenção urinária pós-operatória e o íleo associado à substituição total da articulação na extremidade inferior, quando comparada à anestesia geral ou neuraxial seguida de opioides intravenosos. Os mesmos benefícios de menos efeitos colaterais do opioide e de alta hospitalar acelerada foram demonstrados com a anestesia/analgesia regional para a mão, ombro, anorretal e para a cirurgia de reparo de hérnia inguinal.

TABELA 48-2 Opções para composição de soluções de analgesia para infusão epidural torácica[1]

Anestésico Local	Opioide	Vantagens	Desvantagens
Bupivacaína 0,125%	Nenhum	↓ Náusea/Vômito ↓ Prurido ↓ Sedação ↓ Depressão respiratória	↑ Hipotensão ↑ Bloqueio motor
Bupivacaína 0,1%	Hidromorfona 5-10 mcg/mL ou Fentanil, 2-5 mcg/mL	↓ Efeitos colaterais tanto hemodinâmicos quanto opioides	-
Bupivacaína 0,05%	Hidromorfona 5-10 mcg/mL ou Fentanil, 2-5 mcg/mL	↓ Efeitos colaterais tanto hemodinâmicos quanto opioides	-
Bupivacaína 0,05%	Hidromorfona 20 mcg/mL ou Fentanil, 5-10 mcg/mL	↓ Efeitos colaterais tanto hemodinâmicos quanto opioides	-
Nenhum	Hidromorfona 20-40 mcg/mL	↓ Hipotensão ↓ Bloqueio motor	↑ Náusea/vômito ↑ Prurido ↑ Sedação ↑ Depressão respiratória

[1]Reproduzida com autorização de Manion SC, Brennan TJ: Thoracic epidural analgesia and acute pain management. Anesthesiology 2011;115:181.

Os avanços nas técnicas de imagem e na tecnologia do cateter periférico geraram interesse no bloqueio da parede abdominal, facilitando a localização seletiva dos nervos e a deposição direta do anestésico local nas proximidades dos compartimentos em que os nervos estão localizados. O bloqueio do plano transverso do abdome (TAP) (Capítulo 46) tem sido usado para a cirurgia abdominal para facilitar a analgesia pós-operatória e o retorno mais rápido da função intestinal. O bloqueio do músculo reto do abdome pode ser usado para incisões na linha média. Essas técnicas são alternativas ao bloqueio epidural, quando este último é contraindicado.

O papel potencial da infusão da solução de anestésico local na incisão para fornecer analgesia para ERAS ainda não foi determinado; apesar disso, as infusões de incisão com anestésico local são amplamente usadas para melhorar o controle da dor pós-operatória e reduzir a necessidade de opioides.

C. Infusão de Lidocaína Intravenosa

7 A lidocaína (*bolus* intravenoso de 100 mg ou de 1,5-2 mg/kg, seguido de infusão intravenosa contínua de 1,5-3 mg/kg/h ou 2-3 mg/h) tem propriedades analgésicas, anti-hiperalgésicas e anti-inflamatórias. Em pacientes submetidos à cirurgias colorretal e da próstata retropúbica radical, a lidocaína intravenosa demonstrou reduzir as exigências de opioides e dos agentes anestésicos gerais, fornecer analgesia satisfatória, facilitar o retorno precoce da função intestinal e acelerar a alta hospitalar. Embora a infusão de lidocaína possa potencialmente substituir o bloqueio neuraxial e a anestesia regional em algumas circunstâncias, mais estudos são necessários para confirmar a vantagem dessa técnica no contexto de ERPs. A dose e a duração mais efetiva da infusão para vários procedimentos cirúrgicos ainda precisam ser determinadas; mesmo a infusão menos prolongada de lidocaína pode ser benéfica.

D. Terapia com Betabloqueadores

Os betabloqueadores têm sido aplicados para atenuar a resposta simpática durante a laringoscopia e a intubação e para atenuar o aumento nas catecolaminas em circulação induzido pelo estresse cirúrgico. Eles também demonstraram prevenir os eventos cardiovasculares perioperatórios em pacientes em risco a serem submetidos à cirurgia não cardíaca e ajudar a manter a estabilidade hemodinâmica durante o período intraoperatório e durante a emergência da anestesia. Esses bloqueadores-β reduzem a exigência de agentes anestésicos voláteis e reduzem os valores mínimos de concentração alveolar; eles também podem ter efeito de poupar os opioides. Eles possuem propriedades anticatabólicas, o que pode ser explicado por exigências reduzidas de energia associadas à estimulação adrenérgica reduzida. Um equilíbrio proteico positivo foi relatado em pacientes clinicamente doentes quando o bloqueio-β foi combinado com a nutrição parenteral. No contexto dos ERPs, os efeitos adjuvantes dos betabloqueadores dos anestésicos e analgésicos com efeitos poupadores de anestésicos e de analgésicos *(anesthetic-and analgesic-sparing effects of β-blockers)* podem facilitar a recuperação ao acelerarem a emergência da anestesia e reduzirem os efeitos colaterais pós-operatórios relacionados com a anestesia e com a analgesia, incluindo vômito e náusea pós-operatórios (PNOV).

E. Terapia Intravenosa com Agonista α_2

Tanto a clonidina quanto a dexmedetomidina possuem propriedades anestésicas e analgésicas. A clonidina reduz a dor pós-operatória, o consumo de opioides e os efeitos colaterais relacionados com os opioides, e prolonga o bloqueio anestésico local neuraxial e dos nervos periféricos. Em pacientes submetidos à cirurgia cardiovascular de recuperação acelerada, a morfina com clonidina aplicada na coluna reduz o tempo para a extubação, fornece analgesia efetiva e melhora a qualidade da recuperação. A dexmedetomidina não tem sido extensivamente estudada em vias de ERP.

Uso de Agentes Inalatórios e Intravenosos de Curta Ação

A. Anestésicos Intravenosos

O propofol intravenoso é o agente preferido para sedação profunda e indução de anestesia geral para muitos procedimentos cirúrgicos e pode reduzir o risco de PONV.

B. Anestésicos por Inalatórios

Em comparação a outros agentes anestésicos voláteis, o desflurano e o sevoflurano podem reduzir a emergência da anestesia, a permanência na unidade de terapia intensiva depois da anestesia e reduzir também os custos associados à recuperação. Quando comparado ao propofol, todos os agentes inalatórios aumentam o risco de PONV. O óxido nitroso, por causa dos efeitos adjuvantes dos betabloqueadores dos anestésicos e analgésicos, perfil farmacocinético rápido e custo baixo, é administrado com frequência com outros agentes de inalação. Entretanto, seu uso pode aumentar o risco de PONV, e esse agente é, com frequência, evitado em pacientes com fatores de risco para PONV. Além disso, o uso de óxido nitroso durante a cirurgia laparoscópica pode distender o intestino e prejudicar a visão do cirurgião para as estruturas anatômicas (Capítulo 8).

C. Opioides

Os opioides de curta ação, como fentanil e remifentanil, são frequentemente usados durante cirurgia de recuperação acelerada em combinação com agentes inalatórios ou propofol e com as técnicas de analgesia regional. Entretanto, a administração intraoperatória de remifentanil a pacientes que sofrerão dor intensa depois da cirurgia tem sido associada à hiperalgesia induzida pelo opioide, tolerância aguda ao opioide e aumento das exigências analgésicas durante o período pós-operatório.

D. Relaxantes Musculares

A succinilcolina, um relaxante muscular de curta ação, e os relaxantes musculares de ação intermediária, como rocurônio, atracurio e cisatracúrio, são usados com frequência para minimizar o risco de um relaxamento muscular prolongado e não planejado. Eles são escolhidos para facilitar a extubação traqueal ao mesmo tempo em que reduzem o risco de bloqueio residual durante a recuperação da anestesia.

Manutenção da Normotermia

O efeito inibitório dos agentes anestésicos sobre a termorregulação, a exposição ao ambiente cirúrgico relativamente frio e a perda de calor intraoperatório por todo o campo cirúrgico podem levar à hipotermia intraoperatória em todos os pacientes submetidos a procedimentos cirúrgicos sob anestesia geral ou regional. A duração e a extensão do procedimento cirúrgico se relacionam diretamente com o risco de hipotermia. A hipotermia perioperatória, por aumentar a descarga simpática e inibir a resposta celular imune, aumenta a morbidade cardiovascular e o risco de infecção do ferimento. Uma redução de 1,9°C na temperatura central do corpo triplica a incidência de infecção do ferimento cirúrgico. O risco de sangramento e da necessidade de transfusão de sangue também aumenta com a hipotermia. Além disso, ao prejudicar o metabolismo de muitos agentes anestésicos, a hipotermia prolonga significativamente a recuperação da anestesia. Essas questões serão discutidas no Capítulo 52.

Manutenção de Oxigenação Adequada dos Tecidos

O estresse cirúrgico leva à função pulmonar prejudicada e à vasoconstrição periférica, resultando em hipoxemia arterial e do tecido local. A hipóxia perioperatória pode aumentar as complicações cardiovasculares e cerebrais, e muitas estratégias deverão ser adotadas durante o período perioperatório para prevenir o desenvolvimento desse quadro.

A manutenção da oxigenação perioperatória adequada pela complementação de oxigênio tem sido associada à melhora de alguns resultados clinicamente relevantes sem aumentar o risco de complicações pós-operatórias. Assegurar a recuperação completa do bloqueio neuromuscular pode reduzir a hipoxemia pós-operatória precoce. A concentração de 80% de oxigênio inspirado intra e pós-operatório (durante 2 horas) foi associada ao aumento nas tensões arterial e subcutânea de oxigênio, à taxa reduzida de infecção do ferimento e à incidência mais baixa de PONV, mas sem aumentar as complicações potenciais associadas à fração elevada de oxigênio, como atelectasia e hipercapnia. Entretanto, essas vantagens não foram confirmadas em um estudo multicêntrico, randomizado e de grande porte de pacientes submetidos à laparotomia eletiva e de emergência. O uso das técnicas de anestesia regional, reduzindo a resistência vascular sistêmica, também pode melhorar a perfusão e a oxigenação superficial e profunda dos tecidos periféricos. Por fim, evitar o repouso no leito e encorajar a mobilização e a fisioterapia precoce também podem melhorar a oxigenação pós-operatória dos tecidos periféricos e centrais.

Profilaxia para PONV

A náusea e o vômito pós-operatórios (PONV) são uma complicação frequente associada às drogas anestésicas que atrasam a alimentação precoce e a recuperação da cirurgia. As estratégias perioperatórias para minimizar a PONV são fortemente defendidas para qualquer tipo de cirurgia, e diretrizes de consenso para prevenção e tratamento dessa complicação estão disponíveis na literatura atual. Essas questões são discutidas nos Capítulos 17 e 56.

Terapia Hemodinâmica e de Fluidos Guiada por Metas

Os fluidos intra e pós-operatórios são normalmente administrados por infusão em volume superior à perda perioperatória. Apesar de numerosos estudos que buscam definir a estratégia de fluidos (volume e tipo de fluido administrado, cristaloide *vs.* coloide etc.) os regimes de fluido "liberal", "padrão" ou "restritivo" falharam em melhorar coerentemente os resultados pós-operatórios. O tratamento liberal de fluidos e de excesso de sódio leva à sobrecarga de fluidos, aumento da morbidade pós-operatória e hospitalização prolongada. Essa sobrecarga, especialmente de cristaloides, foi associada à deiscência anastomótica, edema pulmonar, pneumonia, infecção do ferimento, íleo pós-operatório e oxigenação tecidual reduzida. Além disso, os fluidos em excesso normalmente aumentam o peso corporal em 3-6 kg e podem prejudicar a mobilização depois da cirurgia. Por outro lado, o tratamento restritivo de fluidos não oferece qualquer vantagem substancial e clinicamente relevante, exceto, possivelmente, a melhora da função pulmonar e a redução da hipóxia pós-operatória. Entretanto, comparado ao tratamento liberal, o tratamento restritivo de fluidos aumenta a liberação de hormônios relacionados com esforço, como aldosterona, renina e angiotensina II. O volume da perda de fluidos extracelulares perioperatórios pode ser minimizado com jejum pré-operatório limitado, evitando-se a preparação mecânica do intestino, as técnicas cirúrgicas minimamente invasivas, como a cirurgia laparoscópica e toracoscópica videoassistida (VAT), e a nutrição enteral precoce pós-operatória.

O conceito de terapia de fluidos guiada por metas se baseia na otimização das medidas hemodinâmicas, como frequência cardíaca, pressão arterial, volume sistólico, variação da pressão de pulso e variação do volume sistólico obtido por dispositivos de débito cardíaco não invasivos, como a análise de contorno de pulso da pressão arterial, a ecocardiografia transesofágica ou Doppler esofágico (Capítulo 5). O tipo de fluido administrado por infusão também é importante: cristaloides isotônicos deverão ser usados para repor as perdas extracelulares, enquanto os coloides iso-oncóticos são necessários para repor o volume intravascular (Tabela 48-3).

PERÍODO PÓS-OPERATÓRIO

Cuidados Pós-Operatórios Imediatos

A. Estratégia para Minimizar o Tremor Pós-Operatório

A causa primária do tremor pós-operatório é a hipotermia perioperatória, embora outros mecanismos, não termorreguladores, possam estar envolvidos. Esse quadro de tremor pós-operatório pode aumentar substancialmente o consumo de oxigênio, a liberação da catecolamina, o débito cardíaco, a frequência cardíaca e a pressão arterial e as pressões intracerebral e intraocular. Ele também aumenta a morbidade cardiovascular, especialmente em pacientes idosos, e a permanência na unidade de cuidados pós-anestesia. O tremor não é comum em pacientes idosos e hi-

TABELA 48-3 Reposição de fluidos de primeira linha com base fisiológica para terapia guiada por metas[1]

Exigência Fisiológica	Reposição com	Volume
Extracelular		
Perinspiração insensível	Cristaloides[2]	
Abdome fechado		0,5 mL/kg/h
Abdome aberto		1 mL/kg/h
Produção de urina	Cristaloides	Débito cardíaco medido[4]
Intravascular		
Perda de sangue	Coloides[3]	Perdas estimadas
Déficit adicional de pré-carga	Coloides	De acordo com a estimativa clínica[5]

[1]Reproduzida com autorização de Chappell D, Jacob M: Influence of non-ventilatory options on postoperative outcome. Best Pract Res Clin Anaesthesiol 2010;24:267.
[2]Os cristaloides deverão ser administrados em forma isotônica balanceada.
[3]Os coloides deverão ser administrados em forma iso-oncótica em soluções balanceadas.
[4]Abordagem de primeira linha em rins saudáveis.
[5]Se possível, usar monitoramento estendido (p. ex., sistema PICCO, Doppler esofágico etc.)

póxicos: a eficácia da termorregulação diminui com a idade, e a hipóxia pode inibir diretamente o tremor. Muitas drogas, notadamente: meperidina, clonidina e tramadol, podem ser usadas para reduzir o tremor pós-operatório; entretanto, a prevenção da hipotermia é a estratégia mais eficiente.

B. Tratamento para PONV

O tratamento farmacológico para PONV deverá ser iniciado imediatamente, assim que as causas clínicas ou cirúrgicas para esse quadro tenham sido descartadas. O Capítulo 17 discute a PONV e seu tratamento.

C. Analgesia Multimodal

8 A base lógica científica para a analgesia multimodal é a combinação das diferentes classes de medicamentos, com diferentes (multimodal) mecanismos farmacológicos de ação e efeitos adicionais ou sinérgicos, para controlar fatores fisiopatológicos perioperatórios múltiplos que levam à dor pós-operatória e às suas sequelas. Essa abordagem pode chegar a efeitos analgésicos desejados, enquanto reduz a dosagem analgésica e os efeitos colaterais associados, e inclui, com frequência, o uso de técnicas de analgesia regional como infusão de anestésico local no ferimento, analgesia epidural ou intratecal ou ainda bloqueio de nervos periféricos com dose única ou infusão contínua. A analgesia multimodal é usada rotineiramente nos ERPs para melhorar os resultados pós-operatórios. Aqui a discussão se concentra nas principais intervenções analgésicas que podem ser usadas em regimes perioperatórios de analgesia multimodal.

9 **1. NSAIDs** – A adição de drogas anti-inflamatórias não esteroides (NSAIDs) aos opioides sistêmicos reduz a intensidade da dor pós-operatória, reduz a exigência de opioides em cerca de 30% e reduz as reações adversas relacionadas com o opioide, como PONV e sedação. Entretanto, as NSAIDs podem aumentar o risco de sangramento gastrointestinal e pós-operatório, reduzir a função renal, aumentar o risco de deiscência anastomótica após cirurgia colorretal e prejudicar a cicatrização do ferimento.

Da mesma forma, a administração perioperatória de inibidores da ciclo-oxigenase-2 (COX-2) reduz a dor pós-operatória e também o consumo de opioides e os efeitos colaterais associados a essas substâncias; embora seu uso tenha reduzido a incidência de disfunção plaquetária e sangramento intestinal relacionados com as NSAIDs, os efeitos colaterais dos inibidores da COX-2 sobre a função renal continuam a gerar controvérsia. Preocupações também surgiram sobre a segurança dessas drogas para pacientes submetidos à cirurgia cardiovascular e se concentraram especificamente no rofecoxibe e no valdecoxibe. O aumento no risco cardiovascular associado ao uso perioperatório de celecoxibe ou valdecoxibe em pacientes com fatores de risco cardiovascular mínimo e submetidos à cirurgia não vascular não foi comprovado. São necessários estudos complementares para se estabelecer a eficácia analgésica e a segurança dos inibidores da COX-2 e de seus efeitos clínicos sobre os resultados pós-operatórios.

2. Acetaminofeno (paracetamol) – O acetaminofeno oral, retal ou parenteral é um componente comum da analgesia multimodal. O efeito analgésico do acetaminofeno é 20-30% menor que o das NSAIDs, mas seu perfil farmacológico é mais seguro. A eficácia analgésica melhora quando a droga é administrada junto com as NSAIDs, e essa substância reduz substancialmente a intensidade da dor e diminui o consumo de opioides após cirurgias ortopédica e abdominal. Entretanto, o acetaminofeno pode não reduzir os efeitos colaterais associados aos opioides. A administração rotineira de acetaminofeno em combinação com as técnicas de anestesia e analgesia regional pode permitir que as NSAIDs e os inibidores da COX-2 sejam reservados para controle da dor incidental, limitando, assim, a incidência de reações adversas relacionadas com as NSAIDs.

3. Opioides – Apesar do aumento no uso de medicamentos e adjuvantes analgésicos novos e não opioides, e das técnicas de anestesia e de analgesia regional, visando a minimizar as exigências de opioides e os efeitos colaterais relacionados com essas drogas (Tabela 48-4), o uso de opioides sistêmicos permanece como a pedra fundamental no tratamento da dor cirúrgica. Os opioides parenterais são prescritos com frequência no período pós-operatório durante a fase de transição para a anestesia oral.

10 A administração de opioides por analgesia controlada pelo paciente (PCA) fornece melhor controle da dor, maior satisfação ao paciente e menos efeitos colaterais dessas substâncias quando comparada à administração de opioides parenterais mediante solicitação. A administração oral de opioides, como oxicodona e hidromorfona de liberação imediata e de liberação controlada, em combinação com NSAIDs ou acetaminofeno ou ambas, é usada com frequência no período perioperatório. A administração pré-operatória de oxicodona de liberação estendida a pacientes submetidos à cirurgia de curta duração fornece a concentração adequada de plasma e analgesia

TABELA 48-4 Adjuvantes analgésicos no período perioperatório[1,2]

Adjuvante	Tipo de Cirurgia ou de Ambiente Clínico	Eficácia do Analgésico como Adjuvante	Dosagens Usadas (*Bolus*, CI)	Administração: *Via*	Administração: *Intervalo*	Administração: *Duração Pós-Operatória*	Administração: *Monitoramento*
Lidocaína	Tonsilectomia	–	1,5 mg/kg, *seguido de*	IV	Pré,[3] Intra, Peri	30 min-48 h	Sinais de toxicidade do anestésico local (CNS cardiovascular)
	Cardíaca	+	1,5-2 mg/kg/h CI				
	Abdominal (laparotomia, laparoscópica)	+	(Intra, até fechamento da pele) *e então*				
	Toracotomia	+	1 mg/kg/h CI (pós)				
	Histerectomia	+					
	Prostatectomia laparoscópica	+					
	Ortopédica	–					
Cetamina	Cardíaca	+	0,5-1 mg/kg, *seguido de*	IV	Pré, Pós (PCA[4]), Peri	4-72 h	CNS[5] (nível de sedação, nistagmo, alucinações), cardiovascular
	Toracotomia	+	2-10 mcg/kg/min CI				
	Abdominal	+					
	Ginecológica	–					
	Ortopédica	–					
	Coluna	+/–					
	Uso crônico de opioides	+					
	Prevenção da dor crônica	+/–					
	OIH	+/–					
Gabapentinoides							
Gabapentina	Colecistectomia	–	300-1.200 mg	PO	Pré,[6] Pós		CNS[5] (nível de sedação, sonolência, vertigem, edema nas pernas)
	Histerectomia	+					
	Coluna	+					
	Artroplastia do quadril	–					
	Prevenção de dor crônica	+/–					
Pregabalina	Histerectomia	+	75-300 mg	PO	Pré, Pós		
	Colecistectomia laparoscópica	–					
	Prevenção da dor crônica	+/–					
$MgSO_4$	Cardíaca	+	30-50 mg/kg, *seguidos de*	IV	Pré, Intra		CNS (sonolência), função neuromuscular, depressão respiratória, cardiovascular (bradicardia)
	Colecistectomia	+	8-15 mg/kg/h CI				
	Ortopédica de membro inferior	+					
		+					
	Ginecológica	+					
	Ambulatorial	+					

(*Continua*)

TABELA 48-4 Adjuvantes analgésicos no período perioperatório[1,2] (*Cont.*)

Adjuvante	Tipo de Cirurgia ou de Ambiente Clínico	Eficácia do Analgésico como Adjuvante	Dosagens Usadas (*Bolus*, CI)	Administração: *Via*	*Intervalo*	*Duração Pós-Operatória*	*Monitoramento*
Esteroides	Artroplastia do quadril	+	Dexametasona: 8-16 mg	IV	Pré		Glicemia, Sangramento GI, cicatrização do ferimento
	Mama	+	Metilprednisolona: 125 mg				
	Colecistectomia laparoscópica	+					
Agonista α_2 Clonidina	PO		PO 3-5 mcg/kg	PO, IV	Pré[7], Intra, Pós (PCA[8])		CNS[5] (nível de sedação), cardiovascular (hipotensão, bradicardia)
	Abdominal	–					
	Artroplastia total do joelho	+					
	Histerectomia	+					
	Prostatectomia	–					
	IV						
	Colecistectomia	–					
	Abdominal	+					
	Coluna	+					
Dexmedetomidina	Toracotomia	+	IV 150 mcg	IV	Pré, Intra, Pós (PCA[9])		
	Abdominal	+	Dose inicial 0,5-1 mcg/kg, *seguido de*				
	Histerectomia	+					
	Bariátrica	+	0,2-0,4 mcg/kg/h CI				

[1]A eficácia desses agentes como analgésicos adjuvantes foi demonstrada pela redução da dor ou do consumo de opioides, ou ambos; ou efeitos colaterais dos opioides: ou todos os três.
[2]CI, infusão contínua; Intra, período intraoperatório; Pós, período pós-operatório; Pré, período pré-operatório durante a indução; Peri, períodos pré-operatório, intraoperatório e pós-operatório; CNS, sistema nervoso central; PCA, anestesia controlada pelo paciente; OIH, hiperalgesia induzida por opioide; GI, gastrointestinal.
[3] *Bolus,* ou 30 min antes da indução da anestesia.
[4]Como dose de demanda de 1 mg, tempo de bloqueio de 7 minutos.
[5]Efeitos colaterais psicotomiméticos dependem da dose.
[6]Dose única, 1-2,5 h antes da cirurgia.
[7]Administrada PO 60-90 min antes da cirurgia.
[8]Como dose de demanda de 20 mcg, tempo de bloqueio de 5 minutos.
[9]Como dose de demanda de 5 mcg, tempo de bloqueio de 5 minutos.

depois da suspensão da infusão de remifentanil. O tramadol, um agonista parcial dos opioides, foi associado ao aumento na incidência de PONV.

4. Analgesia epidural – Além de fornecer analgesia excelente, o bloqueio epidural atenua a resposta ao estresse associado à cirurgia, reduz a morbidade pós-operatória, atenua o catabolismo e acelera a recuperação funcional pós-operatória. Comparada à analgesia sistêmica com opioides, a analgesia epidural torácica fornece melhor alívio para a dor estática e dinâmica. Os anestésicos locais de longa ação, como a ropivacaína (0,2%), a bupivacaína (0,1-0,125%) e a levobupivacaína (0,1-0,125%), são geralmente administrados em conjunto com opioides lipofílicos por infusão epidural contínua ou por analgesia epidural controlada pelo paciente (PCEA). A administração de doses baixas de anestésico local via infusão epidural torácica evita o bloqueio motor das extremidades inferiores, o que poderia atrasar a mobilização e a recuperação pós-operatória. A adição de fentanil ou de sufentanil aos anestésicos locais epidurais melhora a qualidade da analgesia pós-operatória sem retardar a recuperação da função intestinal.

A analgesia epidural torácica alta foi administrada a pacientes submetidos à cirurgia cardíaca com base em dados de estudos clínicos randomizados de pequeno porte que sugeriram efeitos benéficos nos resultados pós-operatórios. Em recente metanálise de mais de 2.700 pacientes submetidos à cirurgia cardíaca e que receberam analgesia epidural torácica alta, verificou-se uma redução geral das complicações pulmonares (risco relativo = 0,53) e das arritmias supraventriculares (risco relativo = 0,68), mas nenhuma redução na incidência de infartação do miocárdio, derrame ou mortalidade pós-operatória. Em razão das preocupações sobre o risco de hematoma epidural e de suas consequências neurológicas devastadoras em pacientes totalmente heparinizados durante o procedimento com circulação extracorpórea, o uso da analgesia epidural torácica alta é compreensivamente limitado.

11 **5. Bloqueio de nervos periféricos** – O bloqueio de nervos periféricos por aplicação única ou contínua é usado com frequência para cirurgias ortopédicas ambulatoriais e hospitalares de recuperação acelerada e pode apressar a recuperação da cirurgia e melhorar a analgesia e a satisfação do paciente (Capítulo 46). O efeito poupador de opioides dos bloqueios neurais minimiza o risco de reações adversas relacionadas com os opioides. A seleção apropriada de pacientes e a obediência estrita às vias clínicas institucionais ajudam a garantir o sucesso do bloqueio de nervos periféricos como uma técnica de analgesia ortopédica de recuperação rápida. Esse bloqueio tem sido usado também como componente da analgesia multimodal para cirurgia do abdome; por exemplo, o bloqueio do plano transverso do abdome (TAP) em pacientes a serem submetidos à histerectomia abdominal total fornece analgesia efetiva e reduz o consumo de morfina e a sedação, quando comparado ao tratamento que envolve só a administração de morfina via controle do paciente (PCA).

6. Infusão de anestésico local da incisão – A eficácia analgésica da infusão de anestésico local da incisão foi estabelecida para procedimentos cirúrgicos múltiplos. Os resultados incoerentes podem ser decorrentes de fatores que incluem tipo, concentração e dose do anestésico local, a técnica de colocação do cateter e o tipo de cateter, o modo de envio do anestésico local, o sítio da incisão e o deslocamento do cateter durante a mobilização do paciente.

Estratégias para Facilitar a Recuperação na Unidade Cirúrgica

A. Organização de Cuidados Cirúrgicos Multidisciplinares

O aspecto multidisciplinar dos cuidados pós-operatórios deverá reunir o cirurgião, o enfermeiro, o anestesiologista, o nutricionista e o fisioterapeuta em um esforço para personalizar os cuidados individuais ao paciente em protocolos padronizados específicos ao procedimento. Cadeiras confortáveis e andadores precisam estar prontamente disponíveis próximos a cada leito para encorajar os pacientes a se sentarem, ficarem em pé e andarem. Os benefícios da mobilização para a homeostasia cardiovascular e para a função intestinal já foram repetidamente demonstrados. Os pacientes deverão ser estimulados a se sentarem na noite depois da cirurgia, com a deambulação começando no dia seguinte, pelo menos durante 4-6 horas por dia. Se os pacientes não puderem sair da cama, eles deverão ser encorajados a fazer exercícios físicos e de respiração profunda.

B. Otimização da Analgesia para Facilitar a Recuperação Funcional

Um serviço para tratamento de dor aguda (APS) bem organizado, bem treinado e altamente motivado em conjunto com a equipe de enfermagem cirúrgica usando protocolos clínicos específicos para o procedimento, visando à melhor administração possível da analgesia e dos efeitos colaterais relacionados, tem importância crítica para a cirurgia de recuperação rápida. A qualidade do alívio da dor e do controle dos sintomas influencia significativamente a recuperação pós-operatória; a melhor mobilização possível e a ingestão dietética dependem da analgesia adequada. O anestesiologista, em coordenação com o APS, deve identificar e empregar as melhores técnicas analgésicas possíveis ajustadas ao procedimento cirúrgico específico, e a qualidade da analgesia e a possível presença de efeitos colaterais devem ser íntima e continuamente avaliadas. O paciente deve-se sentir confortável ao caminhar e executar os exercícios de fisioterapia, com o mínimo de reações adversas, como sensação de desfalecimento, sedação, náusea e vômito e fraqueza nas pernas.

C. Estratégias para Minimizar o Íleo Pós-Operatório

12 O íleo pós-operatório atrasa a alimentação enteral, causa desconforto ao paciente e é uma das causas mais comuns de permanência prolongada no hospital. Uma vez que a nutrição enteral precoce esteja associada à redução da morbidade pós-operatória, as intervenções e as estratégias que visam a reduzir o íleo pós-operatório são exigidas para pacientes em um ERP. Três mecanismos principais contribuem para o íleo: reflexos de inibição simpática, inflamação local causada pela cirurgia e analgesia pós-operatória com opioides. O tubo nasogástrico, inserido com frequência após uma cirurgia abdominal, não apressa a recuperação da função intestinal e pode aumentar a

morbidade pulmonar ao aumentar a incidência de aspiração. Portanto, os tubos nasogástricos deverão ser evitados sempre que possível ou usados apenas por um curto período de tempo, mesmo nos casos de cirurgias gástrica e hepática.

As técnicas de analgesia multimodal e de analgesia não opioide encurtam a duração do íleo pós-operatório. A infusão epidural contínua de anestésico local melhora a recuperação da função intestinal ao suprimir os reflexos de inibição simpática da medula espinal. A analgesia epidural torácica com anestésicos locais e pequenas doses de opioides reduzem a incidência de íleo e melhoram o alívio da dor pós-operatória. A cirurgia minimamente invasiva reduz o estresse e a inflamação cirúrgicos, resultando em retorno mais rápido da função intestinal. Na melhor das hipóteses, qualquer papel da analgesia epidural em acelerar a recuperação da função intestinal depois da cirurgia laparoscópica ainda gera controvérsias. Os laxantes, como leite de magnésia e bisacodil, reduzem a duração do íleo pós-operatório. Os medicamentos procinéticos, como metoclopramida, não têm nenhuma eficácia. A neoestigmina aumenta a peristalse, mas pode aumentar também a incidência de PONV.

A administração perioperatória excessiva de fluidos causa, com frequência, edema na mucosa intestinal e atrasa o retorno da função do intestino depois da cirurgia. Entretanto, os resultados de um estudo clínico randomizado e duplo-cego sobre a administração de fluidos liberal *versus* restrita não mostraram diferença com relação à recuperação da função intestinal em pacientes submetidos à cirurgia abdominal de recuperação rápida. Não há estudos comparando a administração de cristaloides *versus* coloides em termos de seus efeitos no retorno da função intestinal. Uma vez que a terapia de fluidos excessiva, ou ex-
13 cessivamente restrita possa aumentar a incidência e a intensidade do íleo pós-operatório, uma estratégia de fluidos guiada por metas (já discutida) deverá ser selecionada para reduzir as morbidades pós-operatórias e reforçar a recuperação; essa estratégia deverá ser usada de acordo com o tipo de cirurgia e das comorbidades do paciente.

As gomas de mascar usadas depois da cirurgia podem reduzir a duração do íleo pela estimulação dos reflexos gastrointestinais. Embora seu efeito ainda não tenha sido avaliado em pacientes de ERPs, a goma de mascar depois da cirurgia pode ser incluída em intervenções multimodais para reduzir o íleo pós-operatório por causa de sua segurança e custo baixo. Os antagonistas do receptor-μ periférico de opioides, metilnaltrexona e alvimopan, foram introduzidos para minimizar as reações adversas dos opioides sobre a função intestinal sem antagonizar a analgesia opioide. Em pacientes tratados com grandes doses intravenosas de analgesia com morfina, o alvimopan reduz a duração do íleo pós-operatório em 16-18 horas, a incidência da reinserção do tubo nasogástrico, a morbidade pós-operatória, a permanência no hospital e as taxas de reinternação, especialmente em pacientes submetidos à ressecção intestinal. Apesar disso, a recuperação da função intestinal é mais lenta, se comparada à dos pacientes tratados com estratégias multimodais em um ERP.

Questões na Execução de Programas de Recuperação Reforçada

O sucesso dos ERPs depende da capacidade dos vários investidores em chegar a um consenso interdisciplinar. Vários aspectos dos cuidados perioperatórios, como uso de drenos, restrições dietéticas e da atividade física, administração de fluidos e repouso no leito, têm sido parte das "tradições" cirúrgicas e devem ser substancialmente revisados nos ERPs. O envolvimento do paciente e as expectativas dele e da família são aspectos críticos, embora frequentemente descuidados, desses programas. As novas técnicas cirúrgicas, como incisões transversas ou a cirurgia minimamente invasiva, podem exigir que os cirurgiões adquiram e aperfeiçoem novas habilidades. Da mesma forma, a ênfase no bloqueio epidural torácico ou nos bloqueios dos nervos periféricos, na modulação farmacológica da resposta neuroendócrina do estresse à cirurgia, na terapia hemodinâmica e de fluidos guiados por metas, e no envolvimento integral de um APS bem organizado e administrado exige a expansão do papel tradicional dos anestesiologistas. Analgesia agressiva e tratamento dos sintomas, deambulação e fisioterapia precoces, protocolos de nutrição precoce e remoção precoce ou eliminação total de cateteres de drenagem urinária mudam substancialmente a maneira como os pacientes são cuidados na unidade de recuperação pós-anestesia e na unidade cirúrgica e exigem uma equipe de enfermagem bem organizada, altamente treinada e significativamente motivada.

Apesar dos artigos já publicados de ERPs bem-sucedidos, não existem protocolos "prontos para usar" *(off-the-shelf)* e as diferenças locais em *expertise*, experiência e recursos influenciam o desenvolvimento desses protocolos para cada instituição. Cada família de procedimentos cirúrgicos similares exige um protocolo ou via clínicos interdisciplinares padronizados com dados especializados de uma equipe com experiência em cuidados para esses pacientes. Essa equipe interdisciplinar deverá incluir representantes de cirurgia, anestesiologia, enfermagem, farmácia, fisioterapia, nutrição e administração, e deverá ser responsável não só pela criação do protocolo, mas também pela monitoramento contínuo de sua eficácia e pela instituição de modificações do protocolo relacionadas com a melhoria de desempenho, além de *feedback* do provedor [dos cuidados], conforme indicado pelos dados dos resultados (**Figura 48-5**).

Na era atual, os cuidados cirúrgicos ótimos exigem que o anestesiologista seja parte da equipe de medicina operatória. As configurações de habilidades do anestesiologista são essenciais para o sucesso dos ERPs e possuem benefícios em potencial para o fornecimento de cuidados cirúrgicos em bases globais, desde a avaliação pré-operatória e a preparação pré-cirúrgica até a recuperação e a alta final dos cuidados. Esta oportunidade precisa ser mensurada.

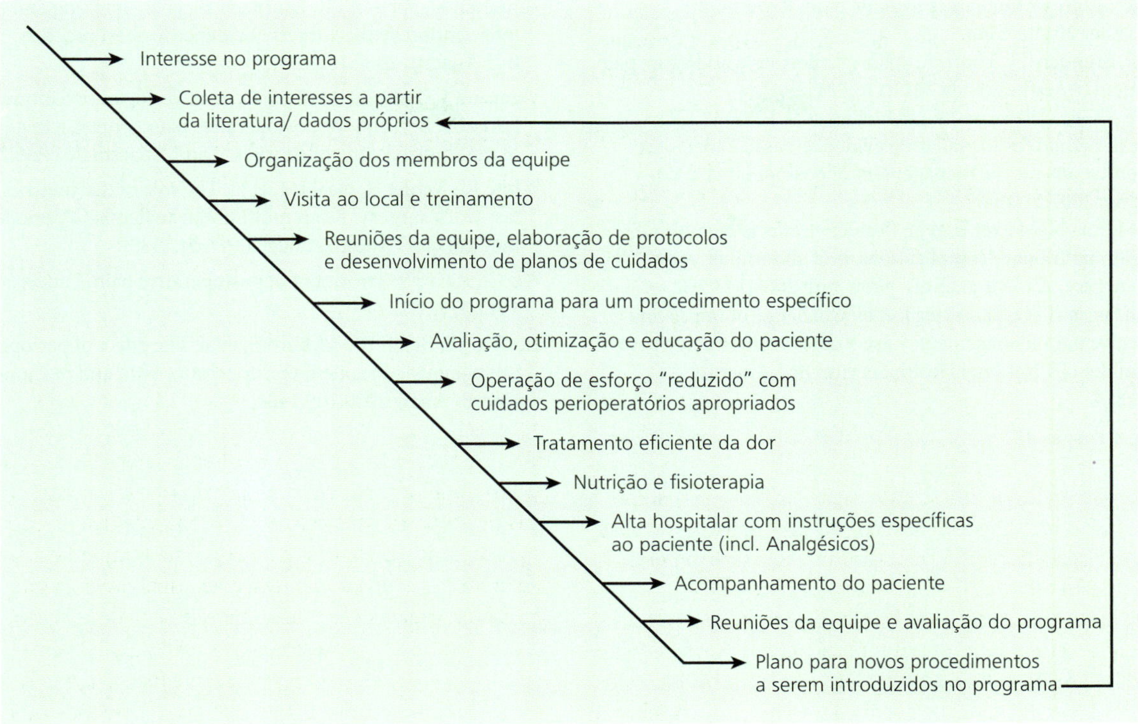

FIGURA 48-5 Processo gradual para início e execução de um programa de recuperação reforçada. (Reproduzida com autorização de Kehlet et al: Ann Surg 2008;248:189.)

DIRETRIZES

Gustafsson UO, Scott MJ, Schwenk W, et al: Guidelines for perioperative care in elective colonic surgery: Enhanced Recovery After Surgery (ERAS) Society recommendations. Clin Nutr 2012;31:783.

Lassen K, Coolsen MM, Slim K, et al: Guidelines for perioperative care for pancreaticoduodenectomy: Enhanced Recovery After Surgery (ERAS) Society recommendations. Clin Nutr 2012;31:817.

Nygren J, Thacker J, Carli F, et al: Guidelines for perioperative care in elective rectal/pelvic surgery: Enhanced Recovery After Surgery (ERAS) Society recommendations. Clin Nutr 2012;31:801.

REFERÊNCIAS

Aarts M-A, Okrainec A, Glicksman A, et al: Adoption of enhanced recovery after surgery (ERAS) strategies for colorectal surgery at academic teaching hospitals and impact on total length of hospital stay. Surg Endosc 2012;26:442.

Adamina M, Kehlet H, Tomlinson GA, et al: Enhanced recovery pathways optimize health outcomes and resource utilization: A meta-analysis of randomized controlled trials in colorectal surgery. Surgery 2011;149:830.

Baldini G, F Carli: Anesthetic adjunctive drugs for fast-track surgery. Curr Drug Targets 2009;10:667.

Carli F, Kehlet H, Baldini G, et al: Evidence basis for regional anesthesia in multidisciplinary fast-track surgical care pathways. Reg Anesth Pain Med 2011;36:63.

Chappell D, Jacob M: Influence of non-ventilatory options on postoperative outcome. Best Pract Res Clin Anaesthesiol 2010;24:267.

Chappell D, Jacob M, Hofmann-Kiefer K, et al: Rational approach to perioperative fluid management. Anesthesiology 2008;109:723.

Collard V, Mistraletti G, Taqi A, et al: Intraoperative esmolol infusion in the absence of opioids spares postoperative fentanyl in patients undergoing ambulatory laparoscopic cholecystectomy. Anesth Analg 2007;105:1255.

Coulter A, Ellins J: Effectiveness of strategies for informing, educating, and involving patients. Br Med J 2007;335:24.

Dunkelgrun M, Boersma E, Schouten O, et al: Dutch Echocardiographic Cardiac Risk Evaluation Applying Stress Echocardiography Study Group. Bisoprolol and fluvastatin for the reduction of perioperative cardiac mortality and myocardial infarction in intermediate-risk patients undergoing noncardiovascular surgery: A randomized controlled trial (DECREASE-IV). Ann Surg 2009;249:921.

Harvey KP, Adair JD, Mayyas I, et al: Can intravenous lidocaine decrease postsurgical ileus and shorten hospital stay in elective bowel surgery? A pilot study and literature review. Am J Surg 2009;198:231.

Kehlet H: Multimodal approach to postoperative recovery. Curr Opin Crit Care 2009;15:355.

Kehlet H, Wilmore DW: Evidence-based surgical care and the evolution of fast-track surgery. Ann Surg 2008;248:189.

Kelin J: Multimodal multidisciplinary standardization of perioperative care: Still a long way to go? Curr Opin Crit Care 2008;21:187.

Liu SS, Richman JM, Thirlby RC, et al: Efficacy of continuous wound catheters delivering local anesthetic for postoperative analgesia: A quantitative and qualitative systematic review of randomized controlled trials. J Am Coll Surg 2006;203:914.

Ljungqvist O: Preoperative fasting. Br J Surg 2003;90:400.

Lui F, Ng KF: Adjuvant analgesics in acute pain. Expert Opin Pharmacother 2011;12:363.

Manion, SC, Brennan TJ: Thoracic epidural anesthesia and acute pain management. Anesthesiology 2011;115:181.

Neugebaure EAM, Wilkinson RC, Kehlet H, et al: PROSPECT: A practical method for formulating evidence-based expert recommendations for the management of postoperative pain. Surg Endosc 2007;21:1047.

Pöpping DM, Elia N, Marret E, et al: Protective effects of epidural analgesia on pulmonary complications after abdominal and thoracic surgery: A meta-analysis. Arch Surg 2008;143:990.

Powell AE, Davies HTO, Bannister J, et al: Challenge of improving postoperative pain management: Case studies of three acute pain services in the UK National Health Service. Br J Anaesth 2009;102:824.

Tonnesen H, Nielsen PR, Lauritzen JB, et al: Smoking and alcohol intervention before surgery: Evidence for best practice. Br J Anaesth 2009;102:297.

Vigneault L, Turgeon AF, Côté D, et al: Perioperative intravenous lidocaine infusion for postoperative pain control: a meta-analysis of randomized controlled trials. Can J Anaesth 2011;58:22.

White PF, Kehlet H, Neal JM, et al: The role of the anesthesiologist in fast-track surgery: From multimodal analgesia to perioperative medical care. Anesth Analg 2007;104:1380.

Wu CI, Raja SN: Treatment of postoperative pain. Lancet 2011;377:2215.

Yardeni IZ, Beilin B, Mayburd E, et al: The effect of perioperative intravenous lidocaine on postoperative pain and immune function. Anesth Analg 2009;109:1464.

CAPÍTULO 49

Tratamento de Pacientes com Transtornos de Fluidos e de Eletrólitos

CONCEITOS-CHAVE

1. Em geral, a pressão osmótica só depende do número de partículas de solutos não dispersáveis, porque a energia cinética média de partículas em solução é semelhante, independentemente de sua massa.
2. O potássio é o determinante mais importante da pressão osmótica intracelular, enquanto o sódio é o determinante mais importante da pressão osmótica extracelular.
3. A troca de fluidos entre os espaços intracelulares e intersticiais é regida pelas forças osmóticas criadas por diferenças em concentrações de solutos não dispersáveis.
4. As manifestações graves de hiponatremia estão geralmente associadas às concentrações de sódio no plasma inferiores a 120 mEq/L.
5. A correção muito rápida da hiponatremia foi associada às lesões desmielinizantes na ponte (mielinólise pontina central) resultando em sequelas neurológicas graves e permanentes.
6. O principal perigo de aumentos no volume extracelular é a troca gasosa prejudicada por causa de edema intersticial pulmonar, de edema alveolar ou de grandes coleções de fluido pleural ou ascítico.
7. A reposição intravenosa de cloreto de potássio é geralmente reservada para pacientes com ou sem risco de manifestações cardíacas significativas ou fraqueza muscular intensa.
8. Por causa de seu potencial letal, a hipercalemia superior a 6 mEq/L deverá sempre ser corrigida.
9. A hipercalcemia sintomática exige tratamento rápido. O tratamento inicial mais efetivo é a reidratação seguida de diurese de ação rápida (débito urinário de 200-300 mL/h) com a administração de infusão de soro fisiológico intravenoso e diurético de alça para acelerar a excreção de cálcio.
10. A hipocalcemia sintomática é uma emergência médica e deverá ser tratada imediatamente com cloreto de cálcio (3-5 mL de solução a 10%) ou gluconato de cálcio (10-20 mL de solução a 10%).
11. Alguns pacientes com hipofosfatemia intensa podem exigir ventilação mecânica depois da cirurgia por causa da fraqueza muscular.
12. A hipermagnesemia acentuada pode levar à parada respiratória e cardíaca.
13. A hipomagnesemia isolada deverá ser corrigida antes dos procedimentos eletivos, por causa de seu potencial de causar arritmias cardíacas.

Os transtornos de fluidos e de eletrólitos são extremamente comuns no período perioperatório. Grandes volumes de fluidos intravenosos são exigidos com frequência para corrigir déficits de fluidos e compensar a perda de sangue durante a cirurgia. Transtornos significativos no equilíbrio de fluidos e de eletrólitos podem alterar rapidamente as funções cardiovascular, neurológica e neuromuscular, e os provedores de anestesia devem ter, obrigatoriamente, a compreensão clara da fisiologia normal de água e de eletrólitos. Este capítulo examina os compartimentos de fluidos do corpo e os desarranjos comuns de água e de eletrólitos, seu tratamento e as implicações anestésicas. Os transtornos acidobásicos e a terapia de fluidos intravenosos são discutidos em outros capítulos.

Nomenclatura das Soluções

O sistema de unidades internacionais (SI) ainda não tem aceitação universal na prática clínica, e muitas expressões antigas de concentração permanecem no uso comum. Por isso, por exemplo, a quantidade de um soluto em uma solução pode ser expressa em gramas, moles ou equivalentes. Para complicar ainda mais essa questão, a concentração de uma solução pode ser expressa ou como quantidade de soluto por volume de solução ou como quantidade de soluto por peso do solvente.

MOLARIDADE, MOLALIDADE E EQUIVALÊNCIA

Um mole de uma substância representa $6{,}02 \times 10^{23}$ moléculas. O peso dessa quantidade em gramas é comumente referido como peso gram-molecular. Molaridade é a unidade SI padrão de concentração que expressa o número de moles de soluto por *litro* de solução. Molalidade é um termo alternativo que expressa moles de soluto por *quilograma* de solvente. A equivalência é também geralmente aplicada para substâncias que ionizam: o número de equivalentes de um íon em solução é o número de moles multiplicado por sua carga (valência). Assim, uma solução de 1 M de $MgCI_2$ resulta em 2 equivalentes de magnésio por litro e em 2 equivalentes de cloreto por litro.

OSMOLARIDADE, OSMOLALIDADE E TONICIDADE

Osmose é o movimento livre da água através de uma membrana semipermeável como resultado da diferença em concentrações de solutos não dispersáveis entre os dois lados. *Pressão osmótica* é a pressão que precisa ser aplicada ao lado com mais soluto para prevenir o movimento livre de água pela membrana para diluir o soluto.

1 Em geral, a pressão osmótica só depende do número de partículas de solutos não dispersáveis, porque a energia cinética média de partículas em solução é semelhante, independentemente de sua massa. Um osmol é igual a 1 mol de substâncias não dissociáveis. Entretanto, para substâncias ionizantes, cada mole resulta em *n* Osm, onde *n* é o número de espécies iônicas produzidas. Por isso, 1 mol de uma substância altamente ionizada como NaCI dissolvida em solução deverá produzir 2 Osm; na realidade, a interação iônica entre cátion e ânion reduz a atividade efetiva de cada um, de modo que NaCI se comporta como se fosse ionizado em somente 75%. A diferença de 1 mOsm/L entre duas soluções resulta em uma pressão osmótica de 19,3 mmHg. A osmolaridade de uma solução é igual ao número de osmóis por *litro* de solução, enquanto sua osmolalidade iguala o número de osmóis por *quilograma* de solvente. *Tonicidade*, um termo que é usado com frequência como intercambiável com osmolaridade e osmolalidade, se refere ao efeito que uma solução exerce sobre o volume celular. Uma solução *isotônica* não tem efeito sobre esse volume celular, enquanto soluções *hipotônicas* e *hipertônicas* aumentam e diminuem o volume das células, respectivamente.

Compartimentos de Fluidos

A água do corpo é distribuída entre dois compartimentos principais de fluidos separados por membranas celulares: fluido intracelular (ICF) e fluido extracelular (ECF). Este último ainda pode ser subdividido em compartimentos intravascular e intersticial. O interstício inclui todo o fluido que fica fora tanto das células quanto do endotélio vascular. As contribuições relativas de cada compartimento para a água total do corpo (TBW) e para o peso corporal são mostradas na Tabela 49-1.

O volume de fluido (água) dentro de um compartimento é determinado por sua composição e concentração de solutos (Tabela 49-2). As diferenças nas concentrações de soluto se devem, substancialmente, às características das barreiras físicas que separam compartimentos (veja a seguir). As forças osmóticas criadas por solutos "aprisionados" governam a distribuição de água entre compartimentos e, por fim, o volume de cada compartimento.

FLUIDO INTRACELULAR

A membrana externa das células desempenha papel importante na regulação do volume e na composição intracelular. Uma bomba ligada à membrana e dependente da adenosina trifosfato (ATP) troca N^{a+} por K^+ na proporção de 3:2. Uma vez que as membranas celulares sejam relativamente impermeáveis ao sódio e (em menor escala) aos íons de potássio, o potássio fica concentrado dentro da célula, enquanto a concentração do sódio é extracelular. Como resultado, o potássio é o determinante

2 mais importante da pressão osmótica intracelular, enquanto o sódio é o determinante mais importante da pressão osmótica extracelular.

A impermeabilidade das membranas das células à maioria das proteínas resulta em concentração proteica intracelular elevada. Uma vez que as proteínas atuem como solutos não dispersáveis (ânions), a proporção de troca desigual de 3 Na^+ por 2 K^+ pela bomba da membrana da célula é crítica na prevenção da hiperosmolalidade intracelular relativa. A interferência com a atividade de Na^+-K^+-ATPase, como ocorre durante a isquemia ou a hipóxia, resulta em inchaço progressivo das células.

TABELA 49-1 Compartimentos de fluidos do corpo (com base em um homem pesando em média 70 kg)

Compartimento	Fluido como Porcentagem de Peso Corporal (%)	Água Total do Corpo (%)	Volume de Fluido (L)
Intracelular	40	67	28
Extracelular			
Intersticial	15	25	10,5
Intravascular	5	8	3,5
Total	60	100	42

TABELA 49-2 A composição de compartimentos de fluido

			Extracelular	
	Peso Gram-Molecular	Intracelular (mEq/L)	*Intravascular (mEq/L)*	*Intersticial (mEq/L)*
Sódio	23,0	10	145	142
Potássio	39,1	140	4	4
Cálcio	40,1	< 1	3	3
Magnésio	24,3	50	2	2
Cloreto	35,5	4	105	110
Bicarbonato	61,0	10	24	28
Fósforo	31,0[1]	75	2	2
Proteína (g/dL)		16	7	2

[1] PO_4^{3-} é de 95 g.

FLUIDO EXTRACELULAR

A função principal do ECF é fornecer um meio para a oferta de nutrientes da célula e de eletrólitos e para a remoção de produtos de resíduos celulares. A manutenção de um volume extracelular normal – particularmente o componente circulante (volume intravascular) – é fundamental. Pelas razões descritas anteriormente, o sódio é, quantitativamente, o cátion extracelular mais importante e o principal determinante da pressão osmótica e do volume extracelulares. As alterações no volume de ECF estão, portanto, relacionadas com mudanças no teor total de sódio do corpo. Este último resulta da captação de sódio, da excreção de sódio renal e das perdas de sódio extrarrenais (veja a seguir).

Fluido Intersticial

Um volume escasso de fluido intersticial existe normalmente na forma de fluido livre. A maior parte da água intersticial está em associação química aos proteoglicanos extracelulares, formando um gel. Em geral, acredita-se que a pressão do fluido intersticial seja negativa (cerca de -5 mmHg). À medida que o volume intersticial aumenta, a pressão intersticial também se eleva e, por fim, se torna positiva. Quando isto ocorre, o fluido livre no gel aumenta rapidamente e aparece clinicamente como um edema.

Uma vez que somente pequenas quantidades de proteínas do plasma podem normalmente cruzar as fendas capilares, o teor proteico do fluido intersticial é relativamente baixo (2 g/dL). A proteína que penetra no espaço intersticial volta ao sistema vascular via o sistema linfático.

Fluido Intravascular

O fluido intravascular, geralmente referido como plasma, é restrito ao espaço intravascular pelo endotélio vascular. A maioria dos eletrólitos (íons pequenos) passa livremente entre o plasma e o interstício, resultando em uma composição de eletrólitos quase idêntica. Entretanto, as junções intercelulares apertadas entre as células endoteliais adjacentes impedem a passagem das proteínas plasmáticas para fora do compartimento intravascular. Como resultado, essas proteínas (principalmente a albumina) são os únicos solutos osmoticamente ativos em fluido não normalmente trocado entre plasma e fluido intersticial.

Aumentos no volume extracelular são, em geral, proporcionalmente refletidos em volume intravascular e volume intersticial. Entretanto, quando a pressão intersticial se torna positiva, os aumentos contínuos em ECF resultam em expansão só do compartimento de fluido intersticial (Figura 49-1). Dessa forma, o compartimento intersticial atua como um reservatório de excesso de fluxo para o compartimento intravascular. Isto é visto, clinicamente, na forma de um edema do tecido.

TROCA ENTRE COMPARTIMENTOS DE FLUIDO

Difusão é o movimento aleatório de moléculas por causa de sua energia cinética, sendo responsável pela maioria da troca de fluidos e solutos entre compartimentos. A taxa de difusão de uma substância por uma membrana depende (1) da permeabilidade dessa substância através dessa membrana, (2) da diferença de

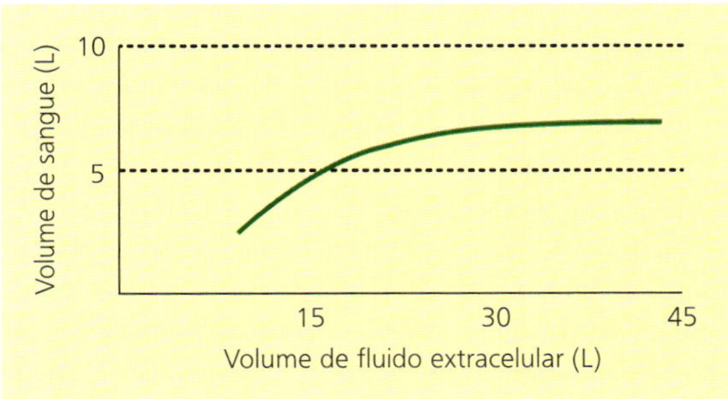

FIGURA 49-1 A relação entre volume de sangue e volume de fluido extracelular. (Modificada e reproduzida com permissão de Guyton AC: *Textbook of Medical Physiology,* 7th. Ed. W.B. Saunders, 1986).

concentração para essa substância entre os dois lados, (3) da diferença de pressão entre qualquer um dos lados, pois a pressão divulga maior energia cinética e (4) do potencial elétrico pela membrana para as substâncias carregadas.

Difusão pelas Membranas das Células

A difusão entre fluido intersticial e ICF pode ocorrer por um de vários mecanismos: (1) diretamente pela bicamada de lipídios da membrana da célula, (2) pelos canais de proteína dentro da membrana, ou (3) pela legação reversível a uma proteína portadora que pode atravessar a membrana (difusão facilitada). Oxigênio, CO_2, água e moléculas solúveis em lipídios penetram a membrana da célula diretamente. Cátions, como Na^+, K^+ e Ca^{2+}, penetram insatisfatoriamente na membrana por causa do potencial de voltagem da transmembrana celular (que é positiva para o exterior) criado pela bomba de Na^+- K^+. Portanto, esses cátions podem-se difundir somente por canais de proteína específicos. A passagem através desses canais é dependente da voltagem da membrana e da ligação de ligados (como a acetilcolina) aos receptores de membrana. A glicose e os aminoácidos se difundem com a ajuda das proteínas portadoras ligadas à membrana.

3 A troca de fluidos entre os espaços intracelular e intersticial é governada pelas forças osmóticas criadas pelas diferenças em concentrações de solutos não dispersáveis. As alterações relativas em osmolalidade entre os compartimentos intracelular e intersticial resultam em um movimento livre da água do compartimento hipo-osmolar para o hiperosmolar.

Difusão pelo Endotélio Capilar

A espessura das paredes dos capilares é, tipicamente, de 0,5 μm, consistindo em uma única camada de células endoteliais com sua membrana de base. As fendas intercelulares, com largura de 6-7 μm, separam cada célula de suas vizinhas. Oxigênio, CO_2, água e substâncias solúveis em lipídios podem penetrar diretamente pelos dois lados da membrana endotelial da célula. Apenas substâncias solúveis em água e de baixo peso molecular, como sódio, cloreto, potássio e glicose, cruzam prontamente as fendas intercelulares. Substâncias de alto peso molecular, como as proteínas do plasma, penetram as fendas endoteliais de maneira insatisfatória (exceto no fígado e nos pulmões, onde as fendas são mais largas).

A troca de fluidos pelos capilares difere daquela pelas membranas celulares por ser governada por diferenças significativas em pressões hidrostáticas, além das forças osmóticas (Figura 49-2). Essas forças são operantes tanto nas extremidades arteriais quanto venosas dos capilares, com tendência do fluido em se movimentar para fora dos capilares na extremidade arterial e voltar aos capilares pelas extremidades venosas. Além disso, a magnitude dessas forças difere entre os vários leitos teciduais. A pressão arterial capilar é determinada pelo tônus do esfíncter pré-capilar. Por isso, os capilares que exigem alta pressão, como os glomérulos, possuem tônus baixo do esfíncter pré-capilar, enquanto os capilares normalmente com baixa pressão de músculos possuem tônus elevado do esfíncter pré-capilar. Normalmente, 90% do fluido filtrado é reabsorvido de volta nos capilares. O que não é reabsorvido (cerca de 2 mL/min) penetra no fluido intersticial e volta, então, pelo fluxo linfático para o compartimento intravascular.

Transtornos do Equilíbrio de Água

No nascimento, o corpo humano tem aproximadamente 75% de água por peso. Por volta do primeiro mês de vida, esse valor diminui para 65% e na vida adulta para 60% para os homens e 50% para as mulheres. O teor mais alto de gordura nas mulheres reduz o teor de água. Pela mesma razão, a obesidade na idade avançada reduz ainda mais o teor de água [do corpo].

EQUILÍBRIO NORMAL DE ÁGUA

O consumo normal diário de água de um adulto é de, em média, 2.500 mL, o que inclui cerca de 300 mL como produto derivado do metabolismo dos substratos de energia. A perda diária de água é de, em média, 2.500 mL, por causa, tipicamente, da eliminação de 1.500 mL na urina, 400 mL na evaporação do trato respiratório, 400 mL na evaporação da pele, 100 mL na transpiração e 100 mL nas fezes. A perda na evaporação é muito importante na regulação térmica, pois esse mecanismo normalmente responde por 20-25% da perda de calor.

As osmolalidades de ICF e de ECF são firmemente reguladas para manter o teor normal de água nos tecidos. As alterações no teor de água e no volume celular podem induzir prejuízo grave de função, particularmente no cérebro (veja a seguir).

RELAÇÃO ENTRE CONCENTRAÇÃO DE SÓDIO NO PLASMA, OSMOLALIDADE EXTRACELULAR E OSMOLALIDADE INTRACELULAR

A osmolalidade do ECF é igual à soma das concentrações de todos os solutos dissolvidos. Uma vez que Na^+ e seus ânions respondam por quase 90% desses solutos, a seguinte aproximação é válida:

$$\text{Osmolalidade do plasma} = 2 \times \text{Concentração de sódio no plasma}$$

Além disso, uma vez que ICF e ECF estejam em equilíbrio osmótico, a concentração de sódio no plasma ($[Na^+]_{plasma}$) reflete, em geral, a osmolalidade total do corpo:

$$\text{Osmolalidade total do corpo} = \frac{\text{Solutos extracelulares + intracelulares}}{\text{Água total do corpo}}$$

Uma vez que sódio e potássio sejam os principais solutos intra e extracelulares, respectivamente:

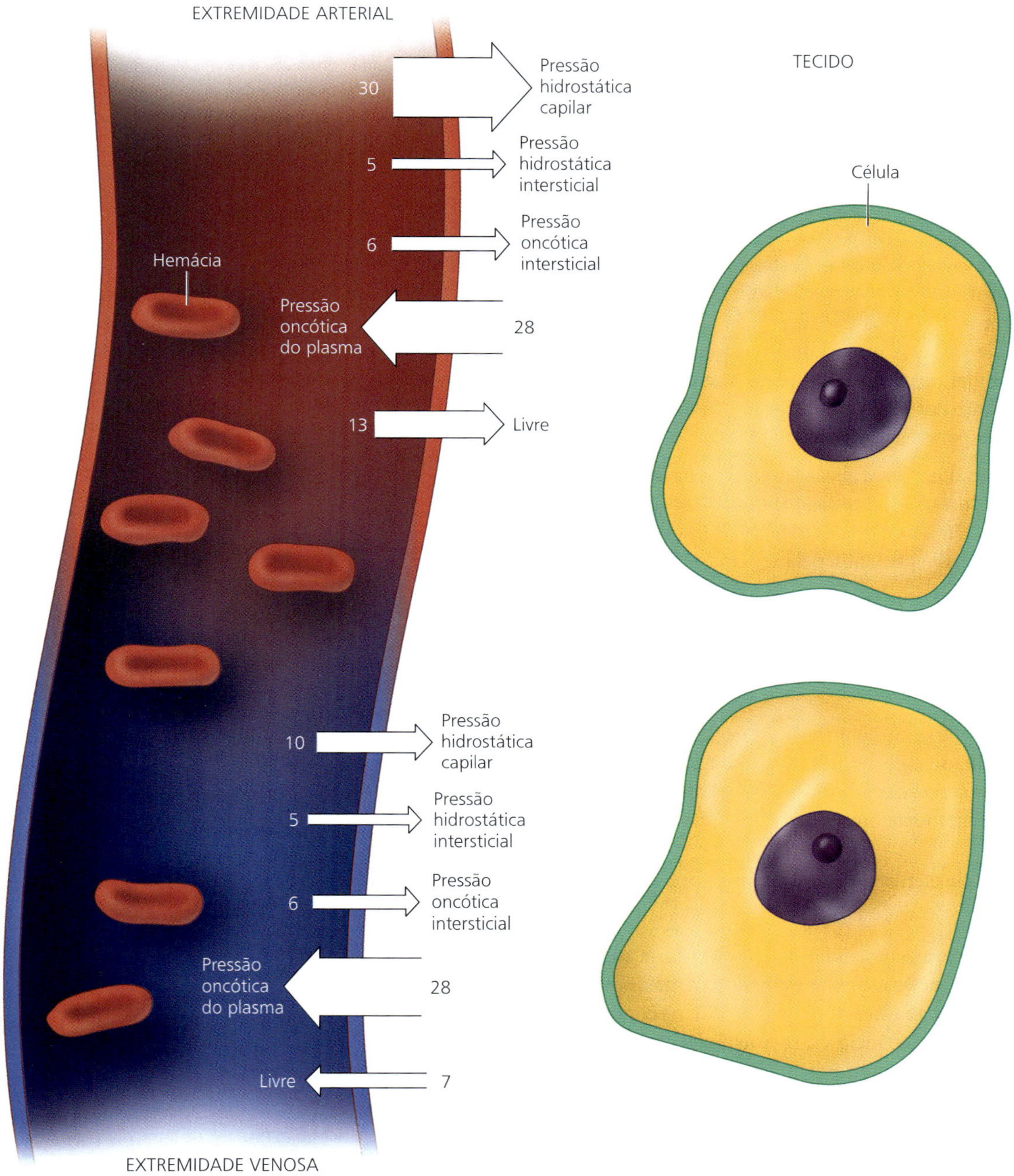

FIGURA 49-2 Troca de fluido capilar. Nessa figura, os números estão em mmHg e indicam o gradiente de pressão para as pressões respectivas. "Livre" se refere à pressão livre em cada extremidade do capilar, isto é, 13 mmHg na extremidade arterial e 7 mmHg na extremidade venosa do capilar.

Osmolalidade total do corpo

$$= \frac{(Na^{+}_{extracelular} \times 2) + (K^{+}_{solutos\ intracelulares} \times 2)}{\text{Água total do corpo (TBW)}}$$

Combinando as duas aproximações:

$$[Na^{+}]_{plasma} \approx \frac{Na^{+}_{extracelular} + K^{+}_{intracelular}}{\text{Água total do corpo}}$$

Usando-se esses princípios, o efeito das cargas de fluidos isotônico, hipotônico e hipertônico sobre o teor de água nos compartimentos e sobre a osmolalidade do plasma pode ser calculado (Tabela 49-3). A importância em potencial da concentração intracelular de potássio fica prontamente aparente a partir dessa equação. Por isso, perdas significativas de potássio podem contribuir para a hiponatremia.

Nos estados doentios, a glicose e – em escala muito menor – a ureia podem contribuir significativamente para a osmolalidade extracelular. Uma aproximação mais precisa da osmolalidade do plasma é dada, portanto, pela seguinte equação:

Osmolalidade do plasma (mOsm/kg)

$$= [Na^{+}] \times 2 + \frac{BUN}{2{,}8} + \frac{glicose}{18}$$

onde $[Na^{+}]$ é expresso como mEq/L e nitrogênio ureico do sangue (BUN) e glicose como mg/dL. A ureia é um osmol ineficiente pois permeia prontamente as membranas da célula, sendo, por isso, frequentemente omitido deste cálculo:

$$\text{Osmolalidade efetiva do plasma} = [Na^{+}] \times 2 + \frac{glicose}{18}$$

Normalmente, a osmolalidade do plasma varia entre 280 e 290 mOsm/L. A concentração de sódio no plasma diminui cerca de 1 mEq/L para cada aumento de 62 mg/dL na concentração de glicose. Uma discrepância entre a osmolalidade medida e calculada é conhecida como um *intervalo osmolar.* Intervalos osmolares significativos indicam alta concentração de moléculas anormais osmoticamente ativas no plasma, como etanol, manitol, metanol, etilenoglicol e álcool isopropílico. Os intervalos osmolares também podem ser vistos em pacientes com insuficiência renal crônica (atribuída à retenção de solutos pequenos), pacientes com cetoacidose (como resultado da alta concentração de corpos de cetona) e em pacientes que recebem grandes doses de glicina (como durante a ressecção transuretral da próstata). Por último, os intervalos osmolares também podem estar presentes em pacientes com hiperlipidemia ou hiperproteinemia acentuadas. Nessas circunstâncias, a parte do plasma com proteínas ou lipídios contribui significativamente para o volume plasmático: embora o $[Na^{+}]$ plasmático esteja reduzido, o $[Na^{+}]$ na fase de água do plasma (osmolalidade verdadeira do plasma) permanece normal. Normalmente, a fase de água do plasma é de somente 93% do seu volume; os restantes 7% consistem em lipídios e proteínas plasmáticos.

TABELA 49-3 Efeito das diferentes cargas de fluido sobre os teores de água extra e intracelular[1]

A. Normal		
Soluto total do corpo: 280 mOsm/kg × 42 kg = 11.760 mOsm		
Soluto intracelular = 280 mOsm/kg × 25 kg = 7.000 mOsm		
Soluto extracelular = 280 mOsm/kg × 17 kg = 4.760 mOsm		
Concentração de sódio extracelular = 280 ÷ 2 = 140 mEq/L		
	Intracelular	**Extracelular**
Osmolalidade	280	280
Volume (L)	25	17
Ganho líquido de água	0	0
B. Carga isotônica: 2 L de soro fisiológico isotônico (NaCl)		
Soluto total do corpo: 280 mOsm/kg × 44 kg = 12.320 mOsm		
Soluto intracelular = 280 mOsm/kg × 25 kg = 7.000 mOsm		
Soluto extracelular = 280 mOsm/kg × 19 kg = 5.320 mOsm		
	Intracelular	**Extracelular**
Osmolalidade	280	280
Volume (L)	25	19
Ganho líquido de água	0	2
Novo efeito: O fluido permanece no compartimento extracelular		
C. Carga de água livre (hipotônica): 2 L de água		
Água nova no corpo = 42 + 2 = 44 kg		
Osmolalidade nova no corpo = 11.760 mOsm ÷ 44 kg = 267 mOsm/kg		
Novo volume intracelular = 7.000 mOsm ÷ 267 mOsm/kg = 26,2 kg		
Nova concentração extracelular de sódio = 267÷ 2 = 133 mEq/L		
	Intracelular	**Extracelular**
Osmolalidade	267,0	267,0
Volume (L)	26,2	17,8
Ganho líquido de água	+ 1,2	+0,8
Novo efeito: O fluido se distribui entre os dois compartimentos		
D. Carga hipertônica: 600 mEq NaCl (sem água)		
Soluto total do corpo = 11,760 + 600 = 12,360 mOsm/kg		
Nova osmolalidade do corpo = 12,360 mOsm/kg ÷ 42 kg = 294 mOsm		
Novo soluto extracelular = 600 + 4.760 = 5.360 mOsm		
Novo volume extracelular = 5.360 mOsm ÷ 294 mOsm/kg = 18,2 kg		
Novo volume intracelular = 42 – 18,2 = 23,8 kg		
Nova concentração de sódio extracelular = 294 ÷ 2 = 147 mEq/L		
	Intracelular	**Extracelular**
Osmolalidade	294,0	294,0
Volume (L)	23,8	18,2
Ganho líquido de água	-1,2	+1,2
Novo efeito: Movimento de água de intracelular para extracelular		

[1]Com base em um adulto masculino pesando 70 kg.

CONTROLE DA OSMOLALIDADE DO PLASMA

A osmolalidade do plasma é estritamente regulada por osmorreceptores no hipotálamo. Esses neurônios especializados controlam tanto a secreção de hormônio antidiurético (ADH) quanto o mecanismo da sede. A osmolalidade do plasma é, portanto, mantida dentro de limites relativamente estreitos ao variar tanto a ingestão de água, quanto sua eliminação.

Secreção de Hormônio Antidiurético

Os neurônios especializados nos núcleos supra-aórticos e paraventriculares do hipotálamo são muito sensíveis às alterações na osmolalidade extracelular. Quando a osmolalidade do ECF aumenta, essas células se encolhem e liberam ADH da hipófise posterior. O ADH aumenta acentuadamente a reabsorção de água nos túbulos de coleta renal (veja Capítulo 29), o que tende a reduzir a osmolalidade do plasma de volta ao normal. Por outro lado, a redução na osmolalidade extracelular provoca o inchaço dos osmorreceptores e suprime a liberação de ADH. A secreção reduzida de ADH permite uma diurese de água, que tende a aumentar a osmolalidade até o nível normal. A diurese de pico ocorre uma vez que o ADH em circulação seja metabolizado (90-120 min). Com a supressão completa da secreção de ADH, os rins podem excretar até 10-20 L de água por dia.

Liberação Não Osmótica de Hormônio Antidiurético

Os barorreceptores da carótida e provavelmente os receptores de estiramento atrial também podem estimular a liberação de ADH após uma redução de 5-10% em volume sanguíneo. Outros estímulos não osmóticos incluem dor, estresse emocional e hipóxia.

Sede

Os osmorreceptores na área pré-óptica lateral do hipotálamo também são muito sensíveis a mudanças na osmolalidade extracelular. A ativação desses neurônios por aumentos na osmolalidade do ECF induz a sede e faz o indivíduo beber água. Por outro lado, a hipo-osmolalidade suprime a sede. A sede é o principal mecanismo de defesa contra a hiperosmolalidade e a hipernatremia, pois é o único mecanismo que aumenta a ingestão de água.

HIPEROSMOLALIDADE E HIPERNATREMIA

A hiperosmolalidade ocorre sempre que o teor total de solutos corporais aumenta com relação ao volume total de água no corpo e está, geralmente, mas nem sempre, associada à hipernatremia ($[Na^+] > 145$ mEq/L). A hiperosmolalidade sem hipernatremia pode ser vista durante um quadro de hiperglicemia ou após o acúmulo de substâncias anormais osmoticamente ativas no plasma (veja anteriormente). Nas duas últimas circunstâncias, a concentração de sódio no plasma pode realmente diminuir, à medida que a água é retirada do compartimento intracelular para o extracelular. Para cada 100 mg/dL de aumento na concentração de glicose no plasma, o sódio plasmático diminui cerca de 1,6 mEq/L.

A hipernatremia é, quase sempre, o resultado ou de uma perda relativa de água em excesso de sódio (perda de fluido hipotônico) ou da retenção de grandes quantidades de sódio. Normalmente, mesmo quando a habilidade de concentração renal está prejudicada, a sede é normalmente altamente eficaz na prevenção da hipernatremia. Por isso, a hipernatremia é vista com mais frequência em pacientes debilitados que não são capazes de beber líquidos, os muito idosos, os muito jovens e os pacientes com consciência alterada. Pacientes com hipernatremia podem ter um teor de sódio total no corpo baixo, normal ou alto (Tabela 49-4).

Hipernatremia e Teor Total Baixo de Sódio no Corpo

Esses pacientes perderam sódio e água, mas a perda de água é relativamente excessiva em comparação à perda de sódio. As perdas hipotônicas podem ser renais (diurese osmótica) ou extrarrenais (diarreia ou suor). Em qualquer um dos casos, os pacientes geralmente manifestam sinais de hipovolemia (Capítulo 51). A concentração de sódio na urina é geralmente superior a 20 mEq/L com perdas renais e inferior a 10 mEq/L com perdas extrarrenais.

Hipernatremia e Teor Total Normal de Sódio no Corpo

Este grupo de pacientes manifesta, geralmente, sinais de perda de água sem hipovolemia evidente, a menos que essa perda de água seja significativa. O teor total de sódio no corpo é, geralmente, normal. As perdas de água quase pura podem ocorrer pela pele, trato respiratório ou rins. Às vezes, observa-se a hipernatremia transitória com o movimento da água dentro das células após esforço, convulsões ou rabdomiólise. A causa mais comum de hipernatremia em pacientes conscientes com teor total normal de sódio no corpo é o **diabetes insípido**. Essa doença se caracteriza por prejuízo acentuado na habilidade de concentração renal decorrente de secreção reduzida do ADH (diabetes insípido central) ou de falha dos túbulos renais em responder normalmente ao ADH em circulação (diabetes insípido nefrogênico). Raramente, a "hipernatremia essencial" pode ser encontrada em pacientes com transtornos do sistema nervoso central. Esses pacientes parecem ter "reconfigurado" os osmorreceptores que funcionam em osmolalidade basal mais alta.

TABELA 49-4 Causas principais de hipernatremia

Sede prejudicada
Coma
Hipernatremia essencial
Diurese de solutos
Diurese osmótica: cetoacidose diabética, coma hiperosmolar não cetótico, administração de manitol
Perdas excessivas de água
Renais
Diabetes insípido neurogênico
Diabetes insípido nefrogênico
Extrarrenal
Sudorese
Transtornos combinados
Coma + alimentação nasogástrica hipertônica

A. Diabetes Insípido Central

As lesões no ou ao redor do hipotálamo e o pedúnculo da hipófise produzem, com frequência, o quadro de diabetes insípido. Esse transtorno se desenvolve sempre com morte cerebral. O diabetes insípido transitório é também visto com frequência após procedimentos neurocirúrgicos e traumatismos cranianos. O diagnóstico é sugerido por história de polidipsia, poliúria (sempre > 6 L/d) e pela ausência de hiperglicemia. No cenário perioperatório, o diagnóstico de diabetes insípido é sugerido por poliúria acentuada sem glicosúria e osmolalidade urinária inferior à da osmolalidade do plasma. A ausência de sede em indivíduos inconscientes leva a perdas de água acentuadas e pode produzir, rapidamente, a hipovolemia. O diagnóstico de diabetes insípido central é confirmado pelo aumento na osmolalidade urinária após administração de ADH exógeno. A vasopressina aquosa (5-10 unidades de subcutâneas ou intramusculares cada 4-6 horas) é o tratamento escolhido para diabetes insípido central agudo. A vasopressina em óleo (0,3 mL intramusculares diariamente) tem duração mais prolongada, mas tem maior probabilidade de causas de intoxicação aquosa. A desmopressina (DDAVP), um análogo sintético do ADH com duração de ação de 12 a 24 horas está disponível em preparação intranasal (10-40 mcg/d ou como dose única diária ou dividida em 2 doses) que pode ser usada nos cenários tanto ambulatorial quanto perioperatório.

B. Diabetes Insípido Nefrogênico

O diabetes insípido nefrogênico pode ser congênito, mas é mais comum após outros transtornos incluindo a doença renal crônica, a hipocalemia e a hipercalcemia, a doença das células falciformes e as hiperproteinemias. O diabetes insípido nefrogênico também pode ser secundário às reações adversas de algumas drogas (anfotericina B, lítio, demeclociclina, ifosfamida, manitol). A secreção de ADH no diabetes insípido nefrogênico é normal, mas os rins falham na resposta ao ADH; a habilidade de concentração urinária fica, portanto, prejudicada. O mecanismo pode ser ou uma resposta diminuída ao ADH em circulação ou a interferência com o mecanismo renal contracorrente. O diagnóstico é confirmado por insuficiência dos rins em produzir urina hipertônica depois da administração de ADH exógeno. O tratamento é, em geral, direcionado para a doença subjacente e para a garantia de captação adequada de fluidos. A depleção de volume por um diurético de tiazida pode, paradoxalmente, reduzir o débito urinário reduzindo o envio de água aos túbulos de coleta. A restrição de sódio e de proteína pode, da mesma forma, reduzir o débito urinário.

Hipernatremia e Teor Total Aumentado de Sódio no Corpo

Este quadro resulta, mais comumente, da administração de grandes quantidades de soluções de soro fisiológico hipertônico (NaCI a 3% ou $NaHCO_3$ a 7,5%). Pacientes portadores de hiperaldosteronismo primário e da síndrome de Cushing também podem apresentar aumento na concentração de sódio sérico junto com sinais de aumento na retenção de sódio.

Manifestações Clínicas de Hipernatremia

As manifestações neurológicas predominam em pacientes com hipernatremia e acredita-se que sejam o resultado da desidratação celular. Inquietação, letargia e hiper-reflexia podem progredir para convulsões, coma e, por fim, morte. Os sintomas se relacionam mais de perto com a taxa de movimento da água para fora das células do cérebro que com o nível absoluto de hipernatremia. Reduções rápidas no volume cerebral podem romper as veias e resultar em hemorragia intracerebral ou subaracnoide focalizada. Convulsões e danos neurológicos graves são comuns, especialmente em crianças com hipernatremia aguda, quando o $[Na^+]$ do plasma exceder a 158 mEq/L. A hipernatremia crônica é geralmente mais bem tolerada que a forma aguda. Após 24-48 horas, a osmolalidade intracelular começa a aumentar por causa dos aumentos nas concentrações intracelulares de inositol e de aminoácidos (glutamina e taurina). À medida que a concentração de soluto intracelular aumenta, o teor de água neuronal volta lentamente ao normal.

Tratamento da Hipernatremia

O tratamento da hipernatremia visa a restaurar a osmolalidade do plasma para o normal, assim como corrigir a causa subjacente. Os déficits de água deverão, em geral, ser corrigidos durante 48 horas com solução hipotônica como dextrose a 5% em água (veja a seguir). As anormalidades no volume extracelular também devem ser obrigatoriamente corrigidas (Figura 49-3). Pacientes com hipernatremia e nível reduzido de sódio no corpo deverão receber fluidos isotônicos para restaurar o volume do plasma para o normal *antes* de se iniciar o tratamento com uma solução hipotônica. Pacientes hipernatrêmicos com volume total de sódio aumentado no corpo deverão ser tratados com diurético de alça junto com dextrose a 5% intravenosa em água. O tratamento do diabetes insípido já foi discutido anteriormente.

A correção rápida da hipernatremia pode resultar em convulsões, edema cerebral, dano neurológico permanente e até a morte. As osmolalidades em série de Na^+ deverão ser obtidas durante o tratamento. Em geral, as reduções na concentração plasmática de sódio não deverão prosseguir a uma taxa mais rápida que 0,5 mEq/L.

Exemplo

Um homem pesando 70 kg apresenta $[Na^+]$ plasmático de 160 mEq/L. Qual é o déficit de água desse paciente?

Se assumirmos que a hipernatremia nesses casos representa somente perda de água, então o total de osmóis no corpo permanece inalterado. Assim, assumindo-se $[Na^+]$ normal de 140 mEq/L e o teor de TBW que é de 60% do peso corporal:

$$\text{TBW normal} \times 140 = \text{TBW presente} \times [Na^+]_{plasma} \text{ ou}$$
$$(70 \times 0{,}6) \times 140 = \text{TBW presente} \times 160$$

Resolvendo a equação:

$$\text{TBW presente} = 36{,}7 \text{ L}$$
$$\text{Déficit de água} = \text{TBW normal} - \text{TBW presente ou}$$
$$(70 \times 0{,}6) - 36{,}7 = 5{,}3 \text{ L}$$

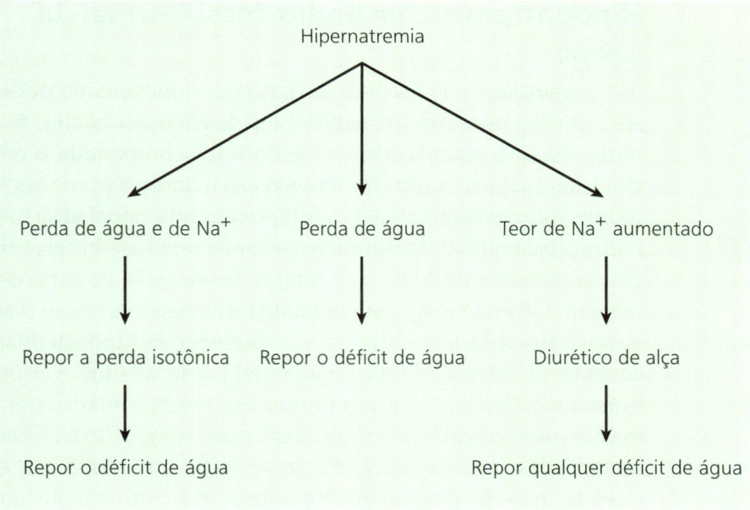

FIGURA 49-3 Algoritmo para tratamento de hipernatremia.

Para repor esse déficit em 48 horas será necessário administrar 5.300 mL de dextrose a 5% em água, intravenosa, durante 48 horas, ou 110 mL/h.

Observe que esse método ignora quaisquer déficits de fluidos isotônicos coexistentes, que, se presentes, deverão ser repostos com solução isotônica.

Considerações Anestésicas

A hipernatremia já demonstrou aumentar a concentração alveolar mínima para anestésicos por inalação em estudos com animais, mas sua significância clínica está mais intimamente relacionada com os déficits associados de fluidos. A hipovolemia acentua qualquer vasodilatação ou depressão cardíaca dos agentes anestésicos e predispõe à hipotensão e hipoperfusão dos tecidos. As reduções no volume de distribuição para as drogas precisa de reduções de dose para a maioria dos agentes intravenosos, enquanto as reduções no débito cardíaco reforçam a captação de anestésicos por inalação.

A cirurgia eletiva deverá ser adiada em pacientes com hipernatremia significativa (> 150 mEq/L) até que a causa seja estabelecida, e os déficits de fluido sejam corrigidos. Os déficits tanto de água quanto de fluidos isotônicos deverão ser corrigidos antes da cirurgia eletiva.

HIPO-OSMOLALIDADE E HIPONATREMIA

A hipo-osmolalidade está, quase sempre, associada à hiponatremia ($[Na^+]$ < 135 mEq/L). A Tabela 49-5 lista as raras ocasiões em que a hiponatremia não reflete, necessariamente, a hipo-osmolalidade (*pseudo-hiponatremia*). A medição de rotina da osmolalidade do plasma em pacientes hiponatrêmicos exclui rapidamente a pseudo-hiponatremia.

A hiponatremia reflete, invariavelmente, a retenção de água ou de um aumento absoluto em TBW ou da perda de sódio relativamente excessiva com relação à perda de água. A capacidade normal dos rins de produzir urina diluída com osmolalidade tão baixa quanto mOsm/kg (gravidade específica: 1,001) permite que os rins eliminem mais de 10 L de água livre por dia, se necessário. Por causa dessa reserva substancial, a hiponatremia é, quase sempre, o resultado de um defeito na capacidade de diluição urinária (osmolalidade urinária > 100 mOsm/kg ou gravidade específica > 1.003). As raras situações de hiponatremia sem anormalidade na capacidade de diluição renal são geralmente atribuídas à polidipsia primária ou aos osmorreceptores de reconfiguração; as duas últimas situações podem ser diferenciadas por restrição de água.

Clinicamente, a hiponatremia é mais bem classificada de acordo com o teor total de sódio no corpo (Tabela 49-6). A hiponatremia associada à ressecção transuretral da próstata é discutida no Capítulo 31.

Hiponatremia e Sódio Total Baixo no Corpo

As perdas progressivas tanto de sódio quanto de água levam, por fim, à depleção do volume extracelular. Assim que o déficit de volume intravascular atinge 5-10%, a secreção de ADH não osmótico é ativada (veja anteriormente). Com a depleção adicional de volume, os estímulos para a liberação de ADH não osmótico superam qualquer supressão de ADH induzida pela hiponatremia. A preservação do volume circulatório acontece à custa da osmolalidade do plasma.

TABELA 49-5 Causas da pseudo-hiponatremia[1]

Hiponatremia com osmolalidade normal do plasma
Assintomática
Hiperlipidemia acentuada
Hiperproteinemia acentuada
Sintomática
Absorção acentuada de glicina durante cirurgia transuretral
Hiponatremia com osmolalidade elevada do plasma
Hiperglicemia
Administração de manitol

[1]Adaptada de Rose RD: *Clinical Physiology of Acid-Base and Electrolyte Disorders*, 3rd ed. McGraw-Hill, 1989.

TABELA 49-6 Classificação de hiponatremia hipo-osmolar

Teor total de sódio reduzido
Renal
Diuréticos
Deficiência de mineralocorticoides
Nefropatias causando perda de sal
Diurese osmótica (glicose, manitol)
Acidose tubular renal
Extrarrenal
Vômito
Diarreia
Perda integumentar (sudorese, queimaduras)
"Terceiro espaço"
Teor total de sódio normal
Polidipsia primária
Síndrome da secreção inapropriada de hormônio antidiurético
Deficiência de glicocorticoides
Hipotireoidismo
Induzida por droga
Teor total de sódio aumentado
Insuficiência cardíaca congestiva
Cirrose
Síndrome nefrótica

As perdas de fluido resultando em hiponatremia podem ter origem renal ou extrarrenal. As perdas renais estão mais geralmente associadas a diuréticos de tiazida e resultam em $[Na^+]$ superior a 20 mEq/L. As perdas extrarrenais são tipicamente gastrointestinais e geralmente produzem $[Na^+]$ urinário inferior a 10 mEq/L. A principal exceção a esse último quadro é a hiponatremia decorrente de vômito, que pode resultar em $[Na^+]$ urinário superior a 20 mEq/L. Nesses casos, a bicarbonatúria decorrente da alcalose metabólica associada obriga a excreção concomitante de Na^+ com HCO_3 para manter a neutralidade elétrica na urina; a concentração de cloreto urinário, porém, é geralmente inferior a 10 mEq/L.

Hiponatremia e Sódio Total do Corpo Aumentado

Os transtornos edematórios são caracterizados por aumento tanto no sódio do corpo quanto em TBW. A hiponatremia ocorre quando o aumento na água supera o do sódio. Os transtornos edematosos incluem: insuficiência cardíaca congestiva, cirrose, insuficiência renal e síndrome nefrótica. Nesses quadros, a hiponatremia resulta do prejuízo progressivo da excreção renal de água livre e, geralmente, é paralela à intensidade da doença subjacente. Os mecanismos fisiopatológicos incluem a liberação de ADH não osmótico e o envio reduzido de fluidos para o segmento distal de diluição nos néfrons (Capítulo 29). O volume "efetivo" de sangue em circulação fica reduzido.

Hiponatremia com Sódio Total Normal do Corpo

A hiponatremia na ausência de edema ou hipovolemia pode ser vista nos quadros de insuficiência de glicocorticoides, hipotireoidismo, terapia medicamentosa (clorpropamida e ciclofosfamida) e na síndrome da secreção inapropriada de hormônio antidiurético (SIADH). A hiponatremia associada à hipofunção das glândulas suprarrenais pode ser causada pela secreção conjunta de ADH com o fator de liberação de corticotropina (CRF). O diagnóstico da SIADH exige a exclusão das outras causas da hiponatremia e a ausência de hipovolemia, edema e de doenças suprarrenal, renal ou da tireoide. Vários tumores malignos, doenças pulmonares e transtornos do sistema nervoso central estão comumente associados à SIADH. Na maioria dos casos, a concentração de ADH no plasma não é elevada, mas inadequadamente suprimida com relação ao grau de hipo-osmolalidade no plasma; a osmolalidade da urina é geralmente superior a 100 mOsm/kg, e a concentração de sódio na urina é superior a 40 mEq/L.

Manifestações Clínicas da Hiponatremia

Os sintomas da hiponatremia são principalmente neurológicos e resultam de um aumento na água intracelular. Sua gravidade está geralmente associada à rapidez do desenvolvimento da hipo-osmolalidade extracelular. Pacientes com hiponatremia leve à moderada ($[Na^+] > 125$ mEq/L) são, com frequência, assintomáticos. Os sintomas precoces são tipicamente não específicos e podem incluir anorexia, náusea e fraqueza. Entretanto, um edema cerebral progressivo resulta em letargia, confusão, convulsões, coma e, finalmente, a morte.

4 As manifestações graves de hiponatremia estão geralmente associadas a concentrações de sódio no plasma inferiores a 120 mEq/L. Em comparação aos homens, as mulheres na pré-menopausa parecem estar em risco maior de prejuízo e danos neurológicos causados por hiponatremia.

Pacientes com desenvolvimento lento de hiponatremia crônica são, em geral, menos sintomáticos, provavelmente porque a perda gradual compensatória de solutos intracelulares (principalmente Na^+, K^+ e aminoácidos) restaura o volume celular quase até o normal. Os sintomas neurológicos em pacientes com hiponatremia podem estar mais intimamente relacionados com alterações no potencial da membrana celular (por causa de $[Na^+]$ extracelular baixo) que a alterações no volume celular.

Tratamento de Hiponatremia

Assim como com a hipernatremia, o tratamento da hiponatremia (Figura 49-4) visa a corrigir tanto o transtorno subjacente quanto o $[Na^+]$ no plasma. **Soro fisiológico isotônico é, em geral, o tratamento preferido para pacientes hiponatrêmicos com teor total de sódio no corpo reduzido.** Uma vez corrigido o déficit de ECF, a diurese de água espontânea retorna o $[Na^+]$ do plasma ao normal. Por outro lado, a restrição de água é o tratamento primário para pacientes hiponatrêmicos com sódio total do corpo normal ou aumentado. Tratamentos mais específicos, como reposição hormonal, em pacientes com hipofunção

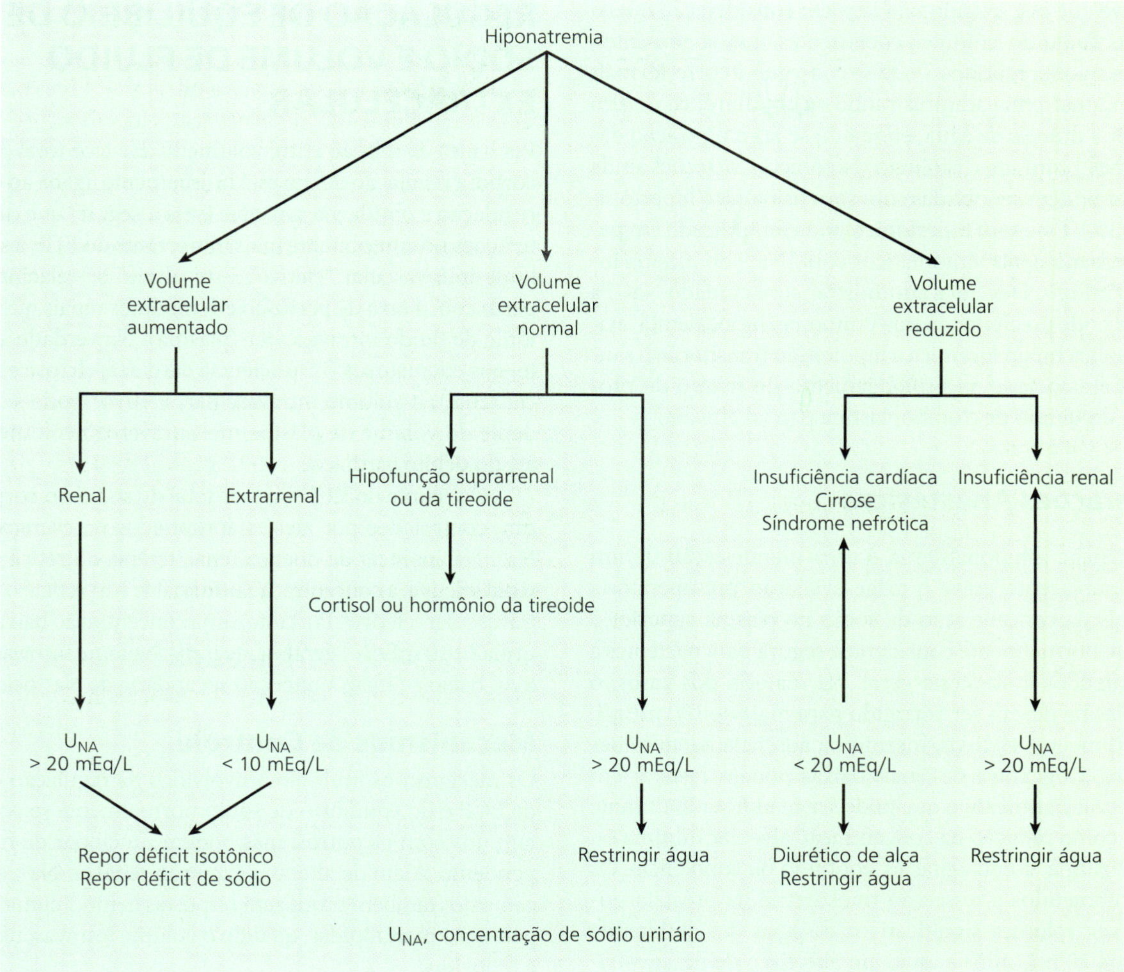

FIGURA 49-4 Algoritmo para tratamento de hiponatremia.

suprarrenal ou da tireoide e medidas visando a melhorar o débito cardíaco em pacientes com insuficiência cardíaca também podem ser indicados. A demeclociclina, uma droga que antagoniza a atividade do ADH nos túbulos renais, comprovou ser um adjunto valioso à restrição de água no tratamento de pacientes portadores da SIADH.

A hiponatremia sintomática aguda exige tratamento imediato. Nessas circunstâncias, a correção do [Na^+] do plasma para mais de 125 mEq/L é geralmente suficiente para aliviar os sintomas. A quantidade de NaCI necessário para aumentar o [Na^+] do plasma ao valor desejado, o déficit de [Na^+], pode ser estimada pela seguinte fórmula:

$$\text{Déficit de Na}^+ = \text{TBW} \times ([\text{Na}^+] \text{ desejado} - [\text{Na}^+] \text{ presente})$$

5 A correção muito rápida da hiponatremia foi associada às lesões desmielinizantes na ponte *(mielinólise pontina central)*, resultando em sequelas neurológicas permanentes. A rapidez na correção da hiponatremia deverá ser adaptada à intensidade dos sintomas. Foram sugeridas as seguintes taxas de correção: para sintomas leves, 0,5 mEq/L/h ou menos; para sintomas moderados, 1 mEq/L/h ou menos; e para sintomas intensos, 1,5 mEq/L/h ou menos.

Exemplo

Uma paciente pesando 80 kg está letárgica e seu [Na^+] plasmático é de 118 mEq/L. Deve-se administrar NaCI para elevar seu [Na^+] no plasma para 130 mEq/L?

$$\text{Déficit de Na}^+ = \text{TBW} \times (130 - 118)$$

TBW é de aproximadamente 50% do peso corporal nas mulheres:

$$\text{Déficit de Na}^+ = 80 \times 0{,}5 \times (130–118) = 480 \text{ mEq}$$

Uma vez que o soro fisiológico normal (isotônico) contenha 154 mEq/L, a paciente deverá receber 480 mEq ÷ 154 mEq/L, ou 3,12 L de soro fisiológico normal. Para uma taxa de correção de 0,5 mEq/L/h, esse volume de soro deverá ser administrado durante um período de 24 horas (130 mEq/L/h).

Observe que esse cálculo não leva em consideração quaisquer déficits de fluido isotônico coexistentes, que, se presentes, também deverão ser repostos. Pode-se conseguir a correção mais rápida da hiponatremia administrando-se um diurético de alça para induzir a diurese de água, enquanto se faz a reposição das perdas de [Na^+] com soro fisiológico isotônico. Correções ainda mais rápidas podem ser obtidas com soro fisiológico hipertônico (NaCI a 3%). Esse soro hipertônico pode ser indicado em pacientes acentuadamente sintomáticos com [Na^+] do plasma inferior a 110 mEq/L. Devemos administrar com cuidado NaCI a 3%, pois ele pode precipitar edema pulmonar, hipocalemia, acidose metabólica hiperclorêmica e hipotensão transitória; o sangramento foi associado ao prolongamento do tempo de protrombina e do tempo de tromboplastina parcial ativada.

Considerações Anestésicas

Com frequência, a hiponatremia é uma manifestação de um transtorno subjacente grave e exige avaliação pré-operatória cuidadosa. Uma concentração de sódio no plasma superior a 130 mEq/L é normalmente considerada segura para pacientes a serem submetidos à anestesia geral. Na maioria dos casos, o [Na^+] do plasma deverá ser corrigido para mais de 130 mEq/L para procedimentos eletivos, mesmo na ausência de sintomas neurológicos. Concentrações mais baixas podem resultar em edema cerebral significativo que pode ser manifestado durante a operação como redução na concentração alveolar mínima ou depois da cirurgia, como agitação, confusão ou sonolência. Os pacientes submetidos à ressecção transuretral da próstata podem absorver volumes significativos de água dos fluidos de irrigação (até 20 mL/min) e estão em alto risco de desenvolvimento rápido de intoxicação profunda e aguda por água.

Transtornos do Equilíbrio de Sódio

O volume de ECF é diretamente proporcional ao teor de sódio total no corpo. As variações nesse volume resultam de alterações nesse teor. Um equilíbrio positivo de sódio aumenta o volume do ECF, enquanto o equilíbrio sódico negativo reduz o volume de ECF. É importante enfatizar novamente que *a concentração de Na^+ extracelular (do plasma) é mais indicativa de equilíbrio de água que o teor de sódio total do corpo.*

EQUILÍBRIO TOTAL DE SÓDIO

O equilíbrio líquido de sódio é igual à captação total de sódio (adultos em média 170 mEq/L) menos tanto a excreção renal de sódio e as perdas extrarrenais de sódio. (Um grama de sódio resulta em 43 mEq de íons de Na^+, enquanto 1 g de cloreto de sódio resulta em 17 mEq de íons de Na^+). A habilidade dos rins em variar a excreção urinária de Na^+ de menos de 1 mEq/L para mais de 100 mEq/l permite que eles desempenhem papel crítico no equilíbrio de sódio (Capítulo 29).

REGULAÇÃO DE EQUILÍBRIO DE SÓDIO E VOLUME DE FLUIDO EXTRACELULAR

Por causa da relação entre volume ECF e teor total de sódio no corpo, a regulação de um está intimamente ligada ao outro. Essa regulação é obtida via sensores (veja a seguir) que detectam alterações no componente mais importante do ECF, a saber: o volume intravascular "efetivo". Este último se relaciona mais de perto com a taxa de perfusão em capilares renais que com o volume de fluido intravascular (plasma). Na verdade, com transtornos edematosos (insuficiência cardíaca, cirrose e insuficiência renal), o volume intravascular "efetivo" pode ser independente do volume de plasma mensurável, do volume do ECF e até do débito cardíaco.

O volume do ECF e o teor total de sódio no corpo são, por fim, controlados por ajustes apropriados na excreção renal de Na^+. Na ausência de doença renal, terapia diurética e isquemia renal seletiva, a concentração urinária de Na^+ reflete o volume intravascular "efetivo". Portanto, uma concentração baixa de Na^+ na urina (< 10 mEq/L) geralmente indica volume intravascular "efetivo" baixo e reflete a retenção secundária de Na^+ pelos rins.

Mecanismos de Controle

Os mecanismos múltiplos envolvidos na regulação do volume de ECF e do equilíbrio de sódio normalmente se complementam uns com os outros, mas podem funcionar de modo independente. Além de alterar a excreção renal de Na^+, alguns mecanismos também produzem respostas hemodinâmicas de compensação mais rápidas, quando o volume intravascular "efetivo" é reduzido.

A. Sensores de Volume

Os barorreceptores são os principais receptores de volume no corpo. Uma vez que a pressão arterial seja o produto do débito cardíaco e da resistência vascular sistêmica (Capítulo 20), alterações significativas no volume intravascular (pré-carga) não só afetam o débito cardíaco, mas também afetam, transitoriamente, a pressão arterial. Por isso, os barorreceptores no seio da carótida e nas arteríolas renais aferentes (aparelho justaglomerular) funcionam indiretamente como sensores de volume intravascular. As alterações na pressão arterial no seio da carótida modulam a atividade do sistema nervoso simpático e a secreção de ADH não osmótico, enquanto as alterações nas arteríolas renais aferentes modulam o sistema da renina-angiotensina-aldosterona. Os receptores de estiramento em ambos os átrios são afetados por alterações no volume intravascular, e o grau de distensão atrial modula a liberação do hormônio natriurético atrial e o ADH.

B. Efetores de Alteração de Volume

Independente do mecanismo, os efetores da alteração de volume alteram, por fim, a excreção urinária de Na^+. Reduções no volume intravascular "efetivo" reduzem essa excreção, enquanto aumentos nesse volume aumentam a excreção. Esses mecanismos incluem:

1. Renina-angiotensina-aldosterona – A secreção de renina aumenta a formação de angiotensina II. Esta última aumenta a secreção de aldosterona e tem efeito direto em reforçar a reabsorção de Na^+ nos túbulos renais proximais. A angiotensina II é também um vasoconstritor direto potente e potencializa as ações da norepinefrina. A secreção de aldosterona reforça a absorção de Na^+ no néfron distal (Capítulo 29) e é o principal determinante da excreção urinária de Na^+.

2. Peptídeo natriurético atrial (ANP) – Esse peptídeo é normalmente liberado de ambas as células atriais direita e esquerda depois da distensão atrial. O ANP parece ter duas ações principais: vasodilatação arterial e aumento do sódio urinário e da excreção de água nos túbulos de coleta renal. A dilatação arteriolar mediada por Na^+ e a constrição arteriolar eferente também podem aumentar a taxa de filtração glomerular (GFR). Outros efeitos incluem a inibição da secreção de renina e de aldosterona e o antagonismo do ADH.

3. Peptídeo natriurético do cérebro (BNP) – ANP, BNP e o peptídeo natriurético do tipo C são peptídeos estruturalmente relacionados. O BNP é liberado pelos ventrículos em resposta ao aumento do volume e da pressão ventriculares e da superdistensão ventricular, e também pelo cérebro em resposta à pressão arterial aumentada. Os níveis de BNP estão, em geral, em cerca de 20% dos níveis do ANP, mas durante um episódio de insuficiência cardíaca congestiva aguda, os níveis de BNP podem exceder aqueles do ANP. Os níveis de BNP podem ser medidos clinicamente, e uma forma recombinante de BNP, a nesiritida (Natrecor), está disponível para tratar a insuficiência cardíaca congestiva aguda e descompensada.

4. Atividade do sistema nervoso simpático – A atividade simpática reforçada aumenta a reabsorção de Na^+ nos túbulos renais proximais, resultando em retenção de Na^+ e aumentos na vasoconstrição renal, o que reduz o fluxo sanguíneo nos rins (Capítulo 29). Por outro lado, a estimulação dos receptores de estiramento do átrio esquerdo resulta em reduções no tônus simpático renal e aumentos no fluxo sanguíneo renal (reflexo cardiorrenal) e na filtração glomerular.

5. Taxa de filtração glomerular e concentração de sódio no plasma – A quantidade de Na^+ filtrado nos rins é diretamente proporcional ao produto da GFR e da concentração de Na^+ no plasma. Uma vez que a GFR seja geralmente proporcional ao volume intravascular, a expansão desse volume pode aumentar a excreção de Na^+. Por outro lado, a redução do volume intravascular diminui a excreção de Na^+. Da mesma forma, mesmo elevações pequenas de pressão arterial podem resultar em um aumento relativamente grande na excreção urinária de Na^+ por causa do aumento resultante no fluxo de sangue renal e da taxa de filtração glomerular. A diurese induzida pela pressão arterial (*natriurese de pressão*) parece ser independente de qualquer mecanismo conhecido de mediação humoral ou neural.

6. Equilíbrio tubuloglomerular – Apesar das grandes variações no volume de Na^+ filtrado nos néfrons, a reabsorção de Na^+ nos túbulos renais proximais é normalmente controlada dentro de limites restritos. Os fatores considerados como responsáveis pelo equilíbrio tubuloglomerular incluem a taxa de fluxo tubular renal e as alterações nas pressões hidrostáticas e oncóticas dos capilares peritubulares. A reabsorção alterada de Na^+ nos túbulos proximais pode ter efeito acentuado na excreção renal de Na^+.

7. Hormônio antidiurético – Embora a secreção de ADH tenha pouco efeito sobre a excreção de Na^+, a secreção não osmótica desse hormônio (veja anteriormente) pode ter papel importante na manutenção do volume extracelular com reduções moderadas a intensas no volume intravascular "efetivo".

Osmorregulação Extracelular *versus* Regulação de Volume

A osmorregulação protege a proporção normal de solutos para água, enquanto a regulação de volume extracelular preserva o teor absoluto de soluto e de água (Tabela 49-7). Como observado anteriormente, a regulação de volume geralmente precede a osmorregulação.

Implicações Anestésicas

Os problemas relacionados com o equilíbrio alterado de sódio resultam de suas manifestações, assim como do transtorno subjacente. Os transtornos do equilíbrio de sódio se apresentam ou como hipovolemia (déficit de sódio) ou como hipervolemia (excesso de sódio). Os dois quadros deverão ser corrigidos antes de qualquer procedimento cirúrgico eletivo. As funções cardíaca, hepática e renal também deverão ser rigorosamente avaliadas na presença de excesso de sódio (geralmente manifestada como edema de tecido).

Os pacientes hipovolêmicos são sensíveis aos efeitos inotrópicos vasodilatadores e negativos dos anestésicos por vapor,

TABELA 49-7 Osmorregulação *versus* regulação de volume[1]

	Regulação de Volume	Osmorregulação
Objetivo	Controle do volume extracelular	Controle da osmolalidade extracelular
Mecanismo	Variação da excreção renal de Na^+	Variação da captação de água Variação da excreção renal de água
Sensores	Arteríolas renais aferentes Barorreceptores da carótida Receptores de estiramento atrial	Osmorreceptores hipotalâmicos
Efetores	Renina-angiotensina-aldosterona Sistema nervoso simpático Equilíbrio tubuloglomerular Natriurese de pressão renal Peptídeo natriurético atrial Hormônio antidiurético Peptídeo natriurético do cérebro	Sede Hormônio antidiurético

[1]Adaptada de Rose RD: *Clinical Physiology of Acid-Base and Electrolyte Disorders*, 3rd ed. McGraw-Hill, 1989.

propofol e agentes associados à liberação de histamina (morfina, meperidina). As exigências de dosagem para outras drogas também devem ser reduzidas para compensar as reduções em seus volumes de distribuição. Esses pacientes são particularmente sensíveis ao bloqueamento simpático da anestesia espinal ou epidural. Se for necessária a administração de um anestésico antes da correção adequada da hipovolemia, etomidato ou cetamina podem ser os agentes de indução preferidos para a anestesia geral.

6 A hipervolemia deverá ser corrigida geralmente antes da cirurgia, com diuréticos. O principal perigo de aumentos no volume extracelular é a troca gasosa prejudicada por causa de edema intersticial pulmonar, de edema alveolar ou de grandes coleções de fluido pleural ou ascítico.

Transtornos do Equilíbrio de Potássio

O potássio tem papel essencial na eletrofisiologia das membranas celulares, assim como na síntese de carboidratos e de proteínas (veja a seguir). O potencial de repouso da membrana da célula normalmente depende da proporção entre as concentrações de potássio intra e extracelular. A concentração de potássio intracelular é estimada em 140 mEq/L, enquanto a de potássio extracelular fica normalmente em cerca de 4 mEq/L. Em algumas circunstâncias, uma redistribuição de K^+ entre os compartimentos de ECF e ICF pode resultar em alterações acentuadas no $[K^+]$ extracelular sem alteração no teor total de potássio do corpo.

EQUILÍBRIO NORMAL DE POTÁSSIO

A captação diária de potássio é de, em média, 80 mEq/L nos adultos (faixa de 40-140 mEq/d). Cerca de 70 mEq desse volume são normalmente eliminados na urina, enquanto os 10 mEq remanescentes são perdidos pelo trato gastrointestinal.

A excreção renal de potássio pode variar desde 5 mEq/L até mais de 100 mEq/L. Quase todo o potássio filtrado nos glomérulos é normalmente reabsorvido no túbulo proximal e na alça de Henle. O potássio eliminado na urina é o resultado da secreção tubular distal. A secreção de potássio nos túbulos distais está acoplada à reabsorção de sódio mediada pela aldosterona (Capítulo 29).

REGULAÇÃO DA CONCENTRAÇÃO DE POTÁSSIO EXTRACELULAR

A concentração de potássio extracelular é determinada pela atividade de Na^+-K^+-ATPase da membrana da célula e do $[K^+]$ do plasma e é influenciada pelo equilíbrio de captação e excreção de potássio. A atividade de Na^+-K^+-ATPase regula a distribuição de potássio entre as células e o ECF, enquanto o $[K^+]$ do plasma é o principal determinante de excreção urinária de potássio.

TROCAS DE POTÁSSIO ENTRE OS COMPARTIMENTOS

Sabemos que as trocas de potássio entre compartimentos ocorrem após alterações no pH extracelular (Capítulo 50), nos níveis circulantes de insulina, na atividade da catecolamina circulante, na osmolalidade do plasma e, possivelmente, na hipotermia. A insulina e as catecolaminas afetam diretamente a atividade de Na^+-K^+-ATPase e reduzem o $[K^+]$ do plasma. O exercício também pode aumentar transitoriamente o $[K^+]$ do plasma como resultado da liberação de K^+ pelas células musculares; o aumento no $[K^+]$ do plasma (0,3-2 mEq/L) é proporcional à intensidade e duração da atividade muscular. As trocas de potássio entre os compartimentos também são responsáveis por alterações no $[K^+]$ do plasma em síndromes de paralisia periódica (Capítulo 35).

Uma vez que o ICF possa tamponar até 60% de uma carga de ácido (Capítulo 50), alterações na concentração de íons de hidrogênio (pH) afetam diretamente o $[K^+]$ extracelular. No quadro de acidose, os íons de hidrogênio extracelular penetram nas células deslocando os íons de potássio intracelular; o movimento resultante dos íons de potássio para fora das células mantém o equilíbrio elétrico, mas aumenta o $[K^+]$ extracelular e do plasma. Por outro lado, durante a alcalose, os íons de potássio extracelular se movem para dentro das células para equilibrar o movimento dos íons de hidrogênio para fora das células; como resultado, o $[K^+]$ do plasma diminui. Embora a relação seja variável, uma regra básica útil é aquela que diz que a concentração de potássio no plasma se altera cerca de 0,6 mEq/L por alteração de unidade 0,1 no pH arterial (faixa de 0,2-1,2 mEq/L por unidade 0,1).

Alterações nos níveis de insulina em circulação podem alterar diretamente o $[K^+]$ do plasma, independentemente do efeito desse hormônio sobre o transporte de glicose. A insulina reforça a atividade de Na^+-K^+-ATPase ligada à membrana, aumentando a captação celular de potássio no fígado e nos músculos esqueléticos, e a secreção de insulina pode desempenhar papel importante no controle basal da concentração plasmática de potássio e na resposta fisiológica às cargas de potássio aumentadas.

A estimulação simpática também aumenta a captação celular de potássio ao reforçar a atividade de Na^+-K^+-ATPase. Esse efeito é mediado pela ativação de receptores adrenérgicos β_2. Por outro lado, a atividade α-adrenérgica pode prejudicar o movimento intracelular de K^+. O $[K^+]$ do plasma frequentemente diminui após a administração de agonistas adrenérgicos β_2 como resultado da captação de potássio pelo músculo e pelo fígado. Além disso, o bloqueamento adrenérgico β pode prejudicar o manuseio de uma carga de potássio em alguns pacientes.

Aumentos agudos na osmolalidade do plasma (hipernatremia, hiperglicemia ou administração de manitol) podem aumentar o $[K^+]$ do plasma (cerca de 0,6 mEq/L por 10 mOsm/L). Nessas circunstâncias, o movimento de água fora das células (abaixo de seu gradiente osmótico) é acompanhado pelo movimento de K^+ para fora das células. Este último pode ser o resultado do "arrasto pelo solvente" *(solvente drag)* ou o aumento em [K^+] intracelular que acompanha a desidratação celular.

Conforme já relatado, a hipotermia reduz o [K^+] do plasma como resultado da captação celular. O reaquecimento reverte essa troca e pode resultar em hipercalcemia transitória, caso seja administrado potássio durante a hipotermia.

Excreção Urinária de Potássio

A excreção urinária de potássio é geralmente paralela à sua concentração extracelular. O potássio é produzido por células tubulares no néfron distal. O [K^+] extracelular é o principal determinante da secreção de aldosterona da glândula suprarrenal. A hipercalcemia estimula a secreção de aldosterona, enquanto a hipocalemia suprime essa secreção. O fluxo tubular renal no néfron distal também pode ser um determinante importante da excreção urinária de potássio, porque altas taxas de fluxo tubular (como durante a diurese osmótica) aumentam a secreção de potássio ao manterem o gradiente tubular capilar-renal para a elevada secreção de potássio. Por outro lado, taxas de fluxo tubular lento aumentam o [K^+] no fluido tubular e reduzem o gradiente para a secreção de K^+, diminuindo, assim, a excreção renal dessa substância.

HIPOCALEMIA

A hipocalemia, definida como [K^+] plasmático inferior a 3,5 mEq/L, pode ocorrer como resultado de (1) uma troca de [K^+] entre compartimentos (veja anteriormente), (2) aumento na perda de potássio, ou (3) captação inadequada de potássio (Tabela 49-8). A concentração de potássio no plasma se correlaciona, tipicamente, de modo insatisfatório com o déficit total de potássio. Uma redução em [K^+] plasmático de 4 mEq/L para 3 mEq/L geralmente representa um déficit de 100 a 200 mEq, enquanto um [K^+] plasmático inferior a 3 mEq/L pode representar um déficit em qualquer ponto entre 200 mEq e 400 mEq.

Hipocalemia causada por Movimento de Potássio Intracelular

A hipocalemia resultante do movimento de potássio intracelular ocorre com alcalose, terapia com insulina, agonistas adrenérgicos β_2 e hipotermia e durante ataques de paralisia periódica hipocalêmica (veja anteriormente). A hipocalemia também pode ser observada após transfusão de eritrócitos previamente congelados; essas células perdem potássio no processo de conservação e absorvem potássio depois da reinfusão. A captação de K^+ celular por glóbulos vermelhos (e plaquetas) também é responsável pela hipocalemia vista em pacientes recentemente tratados com ácido fólico ou vitamina B_{12} para anemia megaloblástica.

Hipocalemia causada por Perdas Aumentadas de Potássio

As perdas excessivas de potássio são, em geral, ou renais ou gastrointestinais. O desgaste do potássio renal resulta, mais frequentemente, de diurese ou da atividade mineralocorticoide reforçada. Outras causas renais incluem hipomagnesemia (veja a seguir), acidose tubular renal (Capítulo 49), cetoacidose, nefropatias com perda de sal e algumas terapias medicamentosas (carbenicilina e anfotericina B). O aumento na perda de potássio gastrointestinal se deve, com mais frequência, à sucção nasogástrica ou ao quadro persistente de vômito ou de diarreia. Outras causas gastrointestinais incluem perdas de fístulas, abuso de laxantes, adenomas vilosos e tumores pancreáticos produzindo peptídeo intestinal vasoativo.

A formação crônica de aumento da transpiração, às vezes, causa hipocalemia, especialmente quando a ingestão de potássio é limitada. A diálise com solução de dialisado contendo pouco potássio também pode causar hipocalemia. Pacientes urêmicos podem, na verdade, apresentar déficit total de potássio no corpo (primariamente intracelular), apesar de uma concentração de plasma normal ou mesmo elevada; a ausência de hipocalemia nessas circunstâncias se deve, provavelmente, a uma troca entre compartimentos resultante da acidose. Nesses pacientes, a diálise desmascara o déficit total de potássio no corpo e resulta, com frequência, em hipocalemia.

Um nível de [K^+] na urina inferior a 20 mEq/L é geralmente indicativo de perdas extrarrenais aumentadas, enquanto concentrações superiores a 20 mEq/L sugerem desgaste de K^+.

TABELA 49-8 Principais Causas da Hipocalemia

Perda renal em excesso
Excesso de mineralocorticoides
Hiperaldosteronismo primário (síndrome de Conn)
Hiperaldosteronismo remediável por glicocorticoides
Excesso de renina
Hipertensão renovascular
Síndrome de Bartter
Síndrome de Liddle
Diurese
Alcalose metabólica crônica
Antibióticos
Carbenicilina
Gentamicina
Anfotericina B
Acidose tubular renal
Distal, limitada por gradiente
Proximal
Ureterossigmoidostomia
Perdas gastrointestinais
Vômito
Diarreia, especialmente as diarreias secretoras
Trocas de ECF → ICF
Alcalose aguda
Paralisia periódica hipocalêmica
Ingestão de bário
Terapia de insulina
Terapia com Vitamina B_{12}
Tirotoxicose (raramente)
Captação inadequada

Hipocalemia Decorrente de Ingestão Reduzida de Potássio

Por causa da habilidade dos rins em reduzir a excreção urinária de potássio até 5-20 mEq/L, reduções acentuadas na ingestão de potássio são necessárias para produzir a hipocalemia. Ingestões baixas de potássio, entretanto, frequentemente acentuam os efeitos das perdas aumentadas dessa substância.

Manifestações Clínicas de Hipocalemia

A hipocalemia pode produzir a disfunção orgânica generalizada (Tabela 49-9). A maioria dos pacientes é assintomática até que o nível de $[K^+]$ no plasma chegue a menos de 3 mEq/L. Os efeitos cardiovasculares são mais proeminentes e incluem ECG anormal (Figura 49-5), arritmias, contratilidade cardíaca reduzida e pressão arterial lábil em razão da disfunção autônoma. A hipocalemia crônica também já foi informada como causa de fibrose do miocárdio. **As manifestações do ECG se devem, primariamente, à repolarização ventricular retardada e incluem nivelamento e inversão da onda T, uma onda U cada vez mais proeminente, depressão do segmento ST, amplitude aumentada da onda P e prolongamento do intervalo P-R.**

A automaticidade aumentada das células do miocárdio e a repolarização retardada promovem arritmias tanto atriais quanto ventriculares.

Os efeitos neuromusculares da hipocalemia incluem: fraqueza dos músculos esqueléticos, paralisia flácida, hiporreflexia, cãibras musculares, íleo e, raramente, rabdomiólise. A hipocalemia induzida por diuréticos é, com frequência, associada à alcalose metabólica; à medida que os rins absorvem sódio para compensar a depleção do volume intravascular e na presença de hipocloremia induzida por diuréticos, o bicarbonato é absorvido. O resultado final é a hipocalemia, e a alcalose metabólica, hipoclorêmica. A disfunção renal é observada por causa da habilidade de concentração prejudicada (resistência ao ADH resultando em poliúria) e produção aumentada de amônia que resulta em prejuízo da acidificação da urina. A produção aumentada de amônia representa acidose intracelular; os íons de hidrogênio se movem dentro da célula para compensar as perdas de potássio intracelular. A alcalose metabólica resultante, junto com a produção aumentada de amônia, pode precipitar encefalopatia em pacientes com doença hepática avançada. A hipocalemia crônica foi associada à fibrose renal (nefropatia tubulointersticial).

TABELA 49-9 Efeitos da hipocalemia[1]

Cardiovascular	
	Alterações/arritmias eletrocardiográficas
	Disfunção do miocárdio
Neuromuscular	
	Fraqueza dos músculos esqueléticos
	Tétano
	Rabdomiólise
	Íleo
Renal	
	Poliúria (diabetes insípido nefrogênico)
	Produção aumentada de amônia
	Reabsorção aumentada de bicarbonato
Hormonal	
	Secreção reduzida de insulina
	Secreção reduzida de aldosterona
Metabólico	
	Equilíbrio negativo de nitrogênio
	Encefalopatia em pacientes com doença hepática

[1]Adaptada de Schrier RW, ed: *Renal and Electrolyte Disorders*, 3rd ed. Little, Brown and Company, 1986.

Tratamento de Hipocalemia

O tratamento de hipocalemia depende da presença e da intensidade de qualquer disfunção orgânica associada. Alterações significativas no ECG, como alterações no segmento ST ou arritmias, exigem monitoramento contínuo por ECG, especialmen-

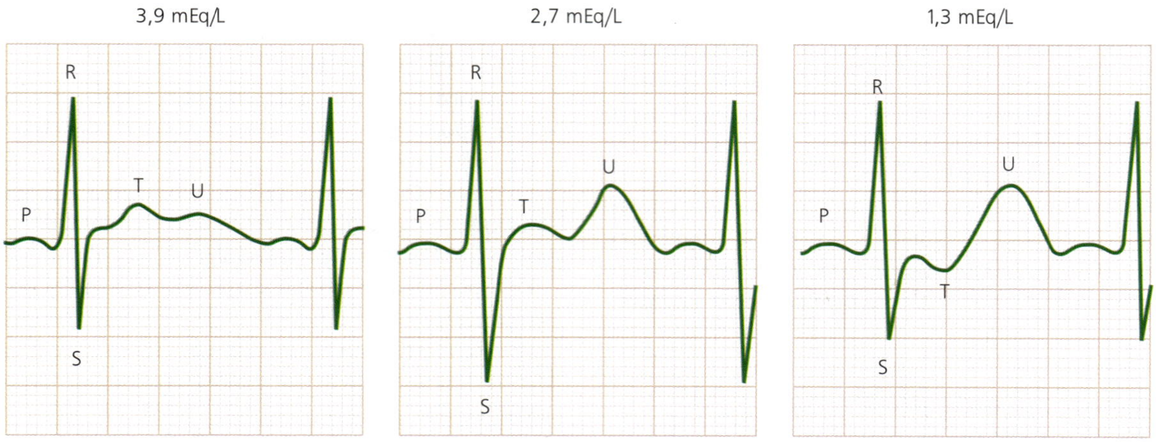

FIGURA 49-5 Efeitos eletrocardiográficos da hipocalemia aguda. Observe o nivelamento progressivo da onda T, uma onda U cada vez mais proeminente, amplitude aumentada da onda P, prolongamento do intervalo P-R e depressão do segmento ST.

te durante a reposição intravenosa de K^+. A terapia com digoxina – assim como a hipocalemia por si mesma – sensibiliza o coração a mudanças na concentração de íons de potássio. A potência muscular também deverá ser periodicamente avaliada em pacientes com fraqueza.

Na maioria dos casos, o método mais seguro de corrigir um déficit de potássio é a reposição oral por vários dias com uma solução de cloreto de potássio (60-80 mEq/L). A reposição

7 intravenosa de cloreto de potássio é geralmente reservada para pacientes com ou em risco de manifestações cardíacas significativas ou fraqueza muscular intensa. O objetivo da terapia intravenosa é tirar o paciente imediatamente da margem de perigo e não o de corrigir o déficit de potássio existente. Por causa do efeito irritativo do potássio nas veias periféricas, a reposição intravenosa periférica não deverá exceder 8 mEq/L. Em geral, as soluções contendo dextrose deverão ser evitadas por causa da hiperglicemia resultante e porque a secreção secundária de insulina pode, na verdade, piorar o nível baixo de [K^+] no plasma. A reposição intravenosa mais rápida de potássio (10-20 mEq/L) exige a administração venosa central e o monitoramento cuidadoso do ECG. A reposição intravenosa não deverá exceder, em geral, o volume de 240 mEq/L.

O cloreto de potássio é o sal de potássio preferido quando também existe um quadro de alcalose metabólica, pois isso também corrige o déficit de cloreto discutido anteriormente. O bicarbonato de potássio ou equivalente (acetato de K^+ ou citrato de K^+) é preferível para pacientes com acidose metabólica. O fosfato de potássio é uma alternativa adequada com a hipofosfatemia concomitante (cetoacidose diabética).

Considerações Anestésicas

A hipocalemia é um achado pré-operatório comum. A decisão de continuar com a cirurgia eletiva se baseia, com frequência, em limites mais baixos de [K^+] plasmático em algum ponto entre 3 e 3,5 mEq/L. A decisão, entretanto, também deverá se basear na taxa em que a hipocalemia se desenvolveu, assim como na presença ou ausência de uma disfunção orgânica secundária. Em geral, a hipocalemia leve e crônica (3-3,5 mEq/L) sem alterações de EGC não aumenta substancialmente o risco anestésico. Essa última situação pode não se aplicar aos pacientes tratados com digoxina, que podem estar em risco aumentado de desenvolverem toxicidade pelo medicamento resultante da hipocalemia; nesses pacientes desejam-se valores de [K^+] do plasma superiores a 4 mEq/L.

O tratamento intraoperatório da hipocalemia exige monitoramento vigilante com ECG. A administração de potássio intravenoso deverá ser feita, caso haja desenvolvimento de arritmias atriais ou ventriculares. As soluções intravenosas sem glicose deverão ser usadas e a hiperventilação evitada para prevenir maiores reduções em [K^+] (NMBs) do plasma. Pode-se observar sensibilidade aumentada contra os bloqueadores neuromusculares; portanto, as dosagens de NMBs deverão ser reduzidas em 25-50%, e um estimulador neural deverá ser usado para acompanhar tanto o grau de paralisia quanto a adequação da reversão.

HIPERCALEMIA

A hipercalcemia existe quando o [K^+] plasmático supera a marca de 5,5 mEq/L. Esse quadro é raro em indivíduos normais por causa da capacidade dos rins em excretar grandes cargas de potássio. Quando a ingestão de potássio aumenta lentamente, os rins podem excretar até 500 mEq/L de [K^+] por dia. O sistema nervoso simpático e a secreção de insulina também desempenham papéis importantes na prevenção de aumentos agudos no [K^+] do plasma após aquisição de cargas dessa substância.

A hipercalemia pode resultar de (1) uma troca de íons de potássio entre compartimentos, (2) excreção urinária reduzida de potássio ou, raramente, (3) aumento da ingestão de potássio (Tabela 49-10). Medições da concentração de potássio no plasma podem ser ilegitimamente elevadas, se as hemácias sofrerem hemólise em uma amostra de sangue. A liberação de potássio *in vitro* dos leucócitos em uma amostra de sangue também pode falsamente indicar níveis aumentados no [K^+] plasmático medido quando a contagem de leucócitos for superior a 70.000 × 10^9/L. Uma liberação similar de potássio das plaquetas ocorre, quando a contagem plaquetária for superior a 1.000.000 × 10^9/L.

TABELA 49-10 Causas da hipercalcemia

Pseudo-hipercalemia
Hemólise de hemácias
Leucocitose/trombocitose acentuada
Trocas entre compartimentos
Acidose
Hipertonicidade
Rabdomiólise
Esforço excessivo
Paralisia periódica
Succinilcolina
Excreção renal reduzida de potássio
Insuficiência renal
Atividade mineralocorticoide reduzida e reabsorção prejudicada de Na^+
Síndrome da imunodeficiência adquirida
Diuréticos poupadores de potássio
Espironilactona
Eplerenona
Amilorida
Trianterenо
Inibidores de ACE[1]
Drogas anti-inflamatórias não esteroides
Pentamidina
Trimetoprim
Reabsorção reforçada de Cl^-
Síndrome de Gordon
Ciclosporina
Ingestão aumentada de potássio
Substitutos de sal

[1]ACE, enzima de conversão da angiotensina.

Hipercalemia por Movimento Extracelular de Potássio

O movimento de [K^+] fora das células pode ser visto na acidose, na lise celular após quimioterapia, hemólise, rabdomiólise, traumatismo maciço aos tecidos, hiperosmolalidade, superdosagem de digitais, durante episódios de paralisia periódica hipercalêmica e com a administração de succinilcolina, bloqueadores adrenérgicos β e cloridrato de arginina. O aumento médio de [K^+] no plasma de 0,5 mEq/L após administração de succinilcolina pode ser exagerado em pacientes com grandes queimaduras ou com traumatismo muscular intenso e naqueles com desnervação muscular, e o uso dessa substância nesses cenários deverá ser evitado.

O bloqueamento com adrenérgicos β acentua o aumento em [K^+] no plasma que ocorre após esforço. A digoxina inibe Na^+-K^+-ATPase nas membranas das células, e a superdosagem de digoxina tem sido informada como causa de hipercalemia em alguns pacientes. O cloridrato de arginina, usado para tratar a alcalose metabólica, que avalia a reserva do hormônio de crescimento da hipófise e usado como suplemento de reforço de desempenho pelos atletas, pode causar hipercalemia, pois os íons catiônicos de arginina penetram nas células, e os íons de potássio se movem para fora, para manter a eletroneutralidade.

Hipercalemia por Excreção Renal Reduzida de Potássio

A excreção renal reduzida de potássio pode resultar de (1) reduções acentuadas na filtração glomerular, (2) redução na atividade da aldosterona, ou (3) defeito na secreção de potássio no néfron distal.

As taxas de filtração glomerular inferiores a 5 mL/min. estão, quase sempre, associadas à hipercalemia. Os pacientes com graus menores de prejuízo renal também podem desenvolver hipercalemia prontamente quando enfrentam cargas aumentadas de potássio (dietético, catabólico ou iatrogênico). A uremia também pode prejudicar a atividade de $Na^{+-}K^+$–ATPase.

A hipercalemia por causa da redução de atividade da aldosterona pode-se originar de um defeito primário na síntese de hormônio suprarrenal ou de um defeito no sistema de renina-aldosterona. Pacientes com insuficiência primária das glândulas suprarrenais (doença de Addison) e aqueles com deficiência isolada da enzina suprarrenal 21-hidroxilase apresentam prejuízo acentuado da síntese da aldosterona. Pacientes portadores da síndrome de hiperaldosteronismo isolado (também chamada de hipoaldosteronismo hiporreninêmico ou acidose tubular renal do tipo IV) são, geralmente, diabéticos com algum grau de prejuízo renal; eles apresentam habilidade prejudicada para aumentar a secreção de aldosterona em resposta à hipercalemia. Embora geralmente assintomáticos, esses pacientes desenvolvem hipercalemia quando aumentam sua ingestão de potássio ou quando recebem diuréticos poupadores de potássio. Com frequência, eles também apresentam graus variáveis de desgaste de Na^+ e acidose metabólica hiperclorêmica. Achados similares foram informados em pacientes com AIDS que apresentam insuficiência relativa das glândulas suprarrenais por causa de infecção por citomegalovírus.

Os medicamentos que interferem no sistema de renina-aldosterona têm o potencial de causar hipercalemia, especialmente na presença de qualquer grau de prejuízo renal. As drogas anti-inflamatórias não esteroides (NSAIDs) inibem a liberação de renina mediada pela prostaglandina. Os inibidores da enzima de conversão da angiotensina (ACE) interferem na liberação da aldosterona mediada pela angiotensina II. Grandes doses de heparina podem interferir na secreção de aldosterona. A espironolactona, um diurético poupador de potássio, antagoniza diretamente a atividade da aldosterona nos rins.

A excreção renal reduzida de potássio também pode ocorrer como resultado de um defeito intrínseco ou adquirido na habilidade dos néfrons distais em secretar potássio. Tais defeitos podem ocorrer mesmo na presença de função renal normal e são caracteristicamente não respondedores à terapia com mineralocorticoides. Os rins de pacientes portadores de pseudo-hipoaldosteronismo exibem resistência intrínseca à aldosterona. Defeitos adquiridos foram associados ao lúpus eritematoso sistêmico, à anemia das células falciformes, às uropatias obstrutivas e à nefropatia por ciclosporina em rins transplantados.

Hipercalemia por Ingestão Aumentada de Potássio

As cargas aumentadas de potássio raramente causam hipercalemia em indivíduos normais, a menos que grandes quantidades sejam administradas rapidamente por via intravenosa. Entretanto, a hipercalemia pode ser vista quando a ingestão de potássio aumenta em pacientes tratados com bloqueadores β ou em pacientes com prejuízo renal. As fontes não reconhecidas de potássio incluem: penicilina, substitutos do sódio (primariamente os sais de potássio) e a transfusão de sangue total armazenado. O [K^+] do plasma em uma unidade de sangue total pode aumentar para 30 mEq/L após 21 dias de armazenamento. O risco de hipercalemia resultante de transfusões múltiplas fica reduzido, embora não eliminado, quando se minimiza o volume de plasma administrado pelo uso de transfusões de concentrados de glóbulos vermelhos (Capítulo 51).

Manifestações Clínicas de Hipercalemia

Os efeitos mais importantes da hipercalemia aparecem nos músculos cardíaco e esquelético. A fraqueza dos músculos do esqueleto não é, em geral, visualizada até que [K^+] plasmático supere 8 mEq/L e se deve à despolarização espontânea sustentada e à inativação dos canais de Na^+ da membrana muscular, resultando por fim em paralisia. As manifestações cardíacas (**Figura 49-6**) são decorrentes, primariamente, da despolarização tardia e estão coerentemente presentes quando [K^+] no plasma for superior a 7 mEq/L. As alterações no ECG progridem caracteristicamente em sequência, de ondas T simetricamente no pico (frequentemente com intervalo QT encurtado) → ampliação do complexo QRS → prolongamento do intervalo P-R → perda da onda P → perda da amplitude da onda R → depressão do seg-

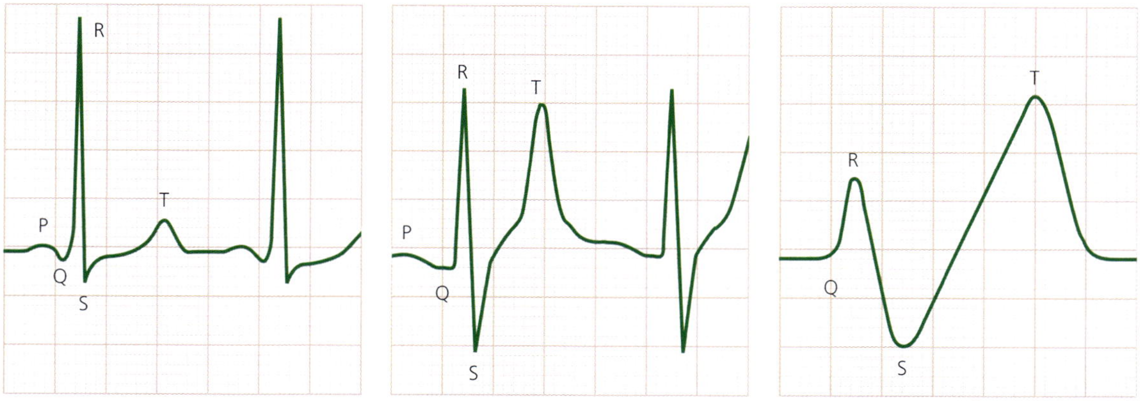

FIGURA 49-6 Efeitos eletrocardiográficos da hipercalemia. As alterações no ECG progridem, caracteristicamente, de ondas T simetricamente no pico, frequentemente com um intervalo QT encurtado, ampliação do complexo QRS, prolongamento do intervalo P-R, perda da onda P, perda de amplitude da onda R e depressão do segmento ST (às vezes elevação) – para um ECG que lembra uma onda senoidal – antes da progressão final para fibrilação ventricular ou assístole.

mento ST (às vezes elevação) → ECG que lembra uma onda senoidal – antes da progressão final para fibrilação ventricular ou assístole. A contratilidade pode estar relativamente bem preservada até bem tarde no curso da hipercalemia progressiva. Hipocalcemia, hiponatremia e acidose acentuam os efeitos cardíacos da hipercalemia.

Tratamento de Hipercalemia

8 Por causa de seu potencial letal, a hipercalemia superior a 6 mEq/L deverá sempre ser corrigida. O tratamento focaliza a reversão das manifestações cardíacas e da fraqueza dos músculos do esqueleto, e a restauração de [K^+] plasmático ao nível normal. As modalidades terapêuticas empregadas dependem da causa da hipercalemia e da intensidade das manifestações. A hipercalemia associada ao hipoaldosteronismo pode ser tratada com reposição de mineralocorticoides. As drogas que contribuem para o aparecimento de hipercalemia deverão ser interrompidas e as fontes de ingestão aumentada de potássio reduzidas ou suspensas.

O cálcio (5-10 mL de gluconato de cálcio a 10% ou 3-5 mL de cloreto de cálcio a 10%) antagoniza parcialmente os efeitos cardíacos da hipercalemia e é útil em pacientes portadores de hipercalemia acentuada. Seus efeitos são rápidos, mas de curta duração. Todo cuidado deve ser tomado na administração de cálcio a pacientes tratados com digoxina, pois o cálcio potencializa a toxicidade da digoxina.

Na presença de acidose metabólica, o bicarbonato de sódio intravenoso (geralmente 45 mEq) promoverá a captação celular de potássio e poderá reduzir o [K^+] do plasma dentro de 15 minutos. Agonistas β promovem a captação celular de potássio e podem ser úteis na hipercalemia aguda associada a transfusões de grande porte; a infusão de dose baixa de epinefrina reduz, com frequência, o [K^+] do plasma e fornece suporte inotrópico nesse quadro. Uma infusão intravenosa de glicose e de insulina (30-50 g de glicose com 10 unidades de insulina) é também efetiva na promoção da captação celular de potássio e na diminuição do [K^+] plasmático, mas pode levar até 1 hora para o efeito de pico.

Para pacientes com alguma função renal, a furosemida é um adjunto útil em excreção urinária crescente de potássio. Na falta de função renal, a eliminação do excesso de potássio pode ser obtida somente com resinas não absorvíveis de troca de cátions, como o sulfonato de poliestireno sódico oral ou retal (Kayexalate). Cada grama de resina se liga a 1 mEq de K^+ e libera 1,5 mEq de Na^+; a dose oral é de 20 g em 100 mL de sorbitol a 20%.

A diálise é indicada em pacientes sintomáticos com hipercalemia intensa ou refratária. A hemodiálise é mais rápida e mais eficaz que a diálise peritoneal na redução do [K^+] do plasma. A remoção máxima de potássio com a hemodiálise chega a 50 mEq/h, em comparação a 10-15 mEq/h para a diálise peritoneal.

Considerações Anestésicas

Pacientes com hipercalemia significativa não devem ser submetidos à cirurgia eletiva. O tratamento anestésico de pacientes cirúrgicos hipercalêmicos focaliza tanto a redução da concentração de potássio no plasma quanto a prevenção de quaisquer aumentos nessa concentração. O ECG deverá ser monitorado rigorosamente. A succinilcolina é contraindicada, assim como o uso de quaisquer soluções intravenosas contendo potássio, como a injeção de lactato de Ringer. Evitar a acidose metabólica ou respiratória é crítico para prevenir aumentos adicionais no [K^+] do plasma. A ventilação deverá ser controlada mediante anestesia geral, e a hiperventilação moderada pode ser desejável. Por último, a função neuromuscular deverá ser rigorosamente monitorada, pois a hipercalemia pode acentuar os efeitos dos bloqueadores neuromusculares (NMBs).

Transtornos do Equilíbrio de Cálcio

Embora 98% do cálcio total do corpo esteja nos ossos, a manutenção de uma concentração normal de cálcio extracelular é essencial para a homeostasia. Os íons de cálcio estão envolvidos em quase todas as funções biológicas essenciais, incluindo a contração muscular, a liberação de neurotransmissores e de hormônios, a coagulação do sangue e o metabolismo dos ossos, e as anormalidades no equilíbrio de cálcio podem resultar em desarranjos fisiológicos profundos.

EQUILÍBRIO NORMAL DE CÁLCIO

A ingestão de cálcio em adultos é de, em média, 600-800 mg/dia, e a absorção intestinal dessa substância ocorre, primariamente, no intestino delgado proximal, mas é variável. O cálcio também é secretado no trato intestinal; e mais, essa secreção parece ser constante e independente de absorção. Até 80% da ingestão diária de cálcio é normalmente perdida nas fezes.

Os rins são responsáveis pela maior parte da excreção do cálcio, e a eliminação renal dessa substância é de, em média, 100 mg/dia, mas pode variar desde 50 mg/dia até mais de 300 mg/dia. Normalmente, 98% do cálcio filtrável é reabsorvido. Essa reabsorção é paralela à do sódio nos túbulos renais proximais e na alça ascendente de Henle. Nos túbulos distais, entretanto, a reabsorção de cálcio depende da secreção do hormônio paratireóideo (PTH), enquanto a reabsorção de sódio depende da secreção de aldosterona. Níveis de PTH elevados reforçam a reabsorção distal do cálcio e, portanto, reduzem a excreção de cálcio pela urina.

Concentração de Cálcio no Plasma

A concentração normal de cálcio no plasma é de 8,5-10,5 mg/dL (2,1-2,6 mmol/L). Cerca de 50% estão na forma ionizada livre, 40% estão ligados à proteína (principalmente à albumina) e 10% estão em complexos com ânions, como citrato e aminoácidos. A concentração de cálcio ionizado livre ([Ca^{2+}]) é, fisiologicamente, a mais importante. O [Ca^{2+}] do plasma fica, normalmente, em 4,75-5,3 mg/dL (2,38-2,66 mEq/L ou 1,19-1,33 mmol/L). Alterações na concentração de albumina plasmática afetam as concentrações totais, mas não ionizadas de cálcio: para cada aumento ou redução de 1 g/dL em albumina, a concentração total de cálcio no plasma aumenta ou diminui aproximadamente 0,8-1 mg/dL, respectivamente.

As alterações no pH do plasma afetam diretamente o grau de adesão de proteína e, por isso, a concentração de cálcio ionizado. O cálcio ionizado aumenta cerca de 0,16 mg/dL para cada redução de 0,1 unidade no pH do plasma e diminui no mesmo volume para cada aumento de 0,1 unidade no pH.

Regulação da Concentração Extracelular de Cálcio Ionizado

Normalmente, o cálcio penetra no ECF ou por absorção pelo trato intestinal ou pela reabsorção óssea; somente 0,5-1% do cálcio nos ossos é passível de troca com o ECF. Por outro lado, o cálcio normalmente deixa o compartimento extracelular por (1) deposição nos ossos, (2) excreção urinária, (3) secreção no trato intestinal e (4) formação de suor. O [Ca^{2+}] é estritamente regulado por três hormônios: hormônio paratireóideo (paratormônio, PTH), vitamina D e calcitonina. Esses hormônios atuam primariamente nos ossos, nos túbulos renais distais e no intestino delgado.

O **PTH** é o regulador mais importante do [Ca^{2+}] do plasma. Reduções em [Ca^{2+}] plasmático estimulam a secreção de PTH, enquanto aumentos no [Ca^{2+}] plasmático inibem a secreção desse hormônio. O efeito calcêmico do PTH se deve à (1) mobilização de cálcio dos ossos, (2) reforço da reabsorção de cálcio nos túbulos renais distais e (3) aumento indireto na absorção intestinal de cálcio via a aceleração da síntese do 1,25-di-hidroxicolecalciferol nos rins (veja a seguir).

A **vitamina D** existe no corpo em várias formas, mas o 1,25-di-hidroxicolecalciferol tem a atividade biológica mais importante. Ela é o produto da conversão metabólica de (principalmente endógena) colecalciferol, primeiro pelo fígado a 25-colecalciferol e depois pelos rins a 1,25-di-hidroxicolecalcifrol. Essa última transformação é reforçada pela secreção de PTH, assim como pela hipofosfatemia. A vitamina D aumenta a absorção intestinal de cálcio, facilita a ação do PTH sobre os ossos e parece aumentar a reabsorção renal de cálcio nos túbulos distais.

A **calcitonina** é um hormônio polipeptídeo secretado por células parafoliculares na glândula tireoide. Sua secreção é estimulada por hipercalcemia e inibida por hipocalcemia. A calcitonina inibe a reabsorção óssea e aumenta a excreção de cálcio pela urina.

HIPERCALCEMIA

A hipercalcemia pode ocorrer como resultado de vários transtornos (Tabela 49-11). No quadro de *hiperparatireoidismo primário*, a secreção de PTH aumenta e depende de [Ca^{2+}]. Por outro lado, no *hiperparatireoidismo secundário* (insuficiência renal crônica ou má absorção), os níveis elevados de PTH existem como resposta à hipocalemia crônica. O hiperparatireoidismo secundário prolongado, porém, pode resultar, ocasionalmente, em secreção autônoma de PTH, resultando em [Ca^{2+}] normal ou elevado *(hiperparatireoidismo terciário).*

TABELA 49-11 Causas da hipercalcemia

Hiperparatireoidismo
Malignidade
Ingestão excessiva de Vitamina D
Doença de Paget dos ossos
Transtornos granulomatosos (sarcoidose, tuberculose)
Imobilização crônica
Síndrome de leite-álcali
Insuficiência das glândulas suprarrenais
Induzidas por medicamentos:
Diuréticos à base de tiazida
Lítio

Pacientes com câncer podem apresentar hipercalcemia, independente da existência ou não de metástases ósseas. Mais frequentemente, isto se deve à destruição óssea direta, ou a secreção de mediadores humorais de hipercalcemia (substâncias semelhantes ao PTH, citocinas ou prostaglandinas), ou ambas. A hipercalcemia resultante de giro aumentado de cálcio dos ossos também pode ser encontrada em pacientes com quadros benignos, como a doença de Paget e a imobilização crônica. A absorção gastrointestinal aumentada de cálcio pode levar à hipercalcemia em pacientes portadores da *síndrome de leite-álcali* (aumento acentuado na ingestão de cálcio), hipervitaminose D ou doenças granulomatosas (sensibilidade reforçada à vitamina D).

Manifestações Clínicas de Hipercalcemia

Com frequência, a hipercalcemia leva à anorexia, náusea, vômito, fraqueza e poliúria. Ataxia, irritabilidade, letargia ou confusão podem rapidamente progredir para o coma. A hipertensão é presença constante, inicialmente antes da intercorrência da hipovolemia. Os sinais do ECG incluem: segmento ST encurtado e intervalo QT encurtado. A hipercalcemia aumenta a sensibilidade cardíaca aos digitais. Pancreatite, doença da úlcera péptica e insuficiência renal podem também complicar a hipercalcemia.

Tratamento de Hipercalcemia

9 A hipercalcemia sintomática exige tratamento rápido. O tratamento inicial mais efetivo é a reidratação seguida de diurese de ação rápida (débito urinário de 200-300 mL/h) com a administração de infusão de soro fisiológico intravenoso e diurético de alça para acelerar a excreção de cálcio. A terapia diurética prematura antes da reidratação pode agravar o quadro por exacerbar a depleção do volume. A perda renal de potássio e de magnésio geralmente ocorre durante a diurese, e o monitoramento laboratorial e a reposição intravenosa deverão ser postos em prática, conforme o necessário. Embora a hidratação e a diurese possam remover o risco potencial de complicações cardiovasculares e neurológicas da hipercalcemia, o nível sérico de cálcio geralmente permanece elevado acima do normal. A terapia complementar com bifosfonato ou calcitonina pode ser solicitada para baixar ainda mais esse nível. A hipercalcemia intensa (> 15 mg/dL) geralmente exige terapia complementar após hidratação com soro fisiológico e calciurese por furosemida. Os bifosfonatos ou a calcitonina são os agentes preferidos. A administração intravenosa de pamidronato (Aredia®) ou etidronato (Didronel®) é realizada com frequência nesse quadro. A diálise é muito eficaz na correção de hipercalcemia intensa e pode ser necessária na presença de insuficiência renal ou cardíaca. O tratamento adicional depende da causa subjacente da hipercalcemia e pode incluir glicocorticoides no quadro de hipercalcemia induzida por Vitamina D, como os quadros de doença granulomatosa.

É necessário buscar a etiologia subjacente e direcionar o tratamento apropriado para a causa da hipercalcemia uma vez removida a ameaça inicial dessa doença. Cerca de 90% de todos os casos de hipercalcemia se devem ou à malignidade ou ao hiperparatireoidismo. O melhor teste de laboratório para discriminar entre essas duas categorias principais de hipercalcemia é o ensaio de PTH. A concentração sérica desse hormônio geralmente se mostra reduzida nos quadros de malignidade e elevada no hiperparatireoidismo.

Considerações Anestésicas

A hipercalcemia significativa é uma emergência médica e deverá ser corrigida, se possível, antes da administração de qualquer anestésico. Os níveis de cálcio ionizado deverão ser monitorados rigorosamente. Caso a cirurgia seja imprescindível, a diurese com soro fisiológico deverá continuar durante a operação com cuidado para evitar a hipovolemia; uma terapia apropriada e hemodinâmica focada no objetivo e de tratamento de fluidos (Capítulo 51) deverá ser instituída, especialmente para pacientes com prejuízo cardíaco. As medições em série de [K^+] e de [Mg^{2+}] são úteis para detectar quadros iatrogênicos de hipocalemia e de hipomagnesemia. As respostas aos agentes anestésicos não são previsíveis. A ventilação deverá ser controlada sob anestesia geral. A acidose deverá ser evitada para não piorar o [Ca^{2+}] elevado no plasma.

HIPOCALCEMIA

A hipocalcemia só deverá ser diagnosticada com base na concentração de cálcio ionizado no plasma. Quando as medições diretas de [Ca^{2+}] plasmático não estão disponíveis, a concentração total de cálcio deve ser corrigida por reduções na concentração plasmática de albumina (veja anteriormente). As causas da hipocalcemia estão listadas na Tabela 49-12.

A hipocalcemia decorrente de hipoparatireoidismo é uma causa relativamente comum de hipocalcemia sintomática. O hipoparatireoidismo pode ser cirúrgico, idiopático, parte de múl-

TABELA 49-12 Causas da hipocalcemia

Hipoparatireoidismo
Pseudo-hipoparatireoidismo
Deficiência de vitamina D
Nutricional
Má absorção
Pós-cirúrgica (gastrectomia, intestino curto)
Doença inflamatória do intestino
Metabolismo alterado da vitamina D
Hiperfosfatemia
Precipitação de cálcio
Pancreatite
Rabdomiólise
Embolia gordurosa
Quelação de cálcio
Transfusões múltiplas e rápidas de hemácias ou infusão rápida de grandes quantidades de albumina

tiplos defeitos endócrinos (mais frequentemente com insuficiência suprarrenal) ou associado à hipomagnesemia. A deficiência de magnésio pode prejudicar a secreção de PTH e antagonizar os efeitos desse hormônio nos ossos. Acredita-se também que a hipocalcemia durante a sepse tenha como causa a supressão da liberação de PTH. A hiperfosfatemia (veja a seguir) é também uma causa relativamente comum de hipocalcemia, particularmente em pacientes com insuficiência renal crônica. A hipocalcemia provocada pela deficiência em Vitamina D pode ser o resultado de uma ingestão acentuadamente reduzida (nutricional), da má absorção dessa vitamina ou do metabolismo anormal da Vitamina D.

A quelação dos íons de cálcio com íons de citrato em conservantes sanguíneos é uma causa importante de hipocalcemia perioperatória em pacientes recebendo transfusão de sangue; reduções temporárias semelhantes em [Ca^{2+}] também são possíveis após infusões rápidas de grandes volumes de albumina. Acredita-se que a hipocalcemia após um quadro de pancreatite aguda seja causada pela precipitação de cálcio com gorduras (sabões) depois da liberação de enzimas lipolíticas e necrose de gorduras; a hipocalcemia após um quadro de embolia gordurosa pode ter a mesma base. A precipitação de cálcio (em um músculo lesionado) também pode ser observada após um quadro de rabdomiólise.

As causas menos comuns de hipocalcemia incluem carcinomas da tireoide medulares e produtores de calcitonina, doença metastática osteoblástica (câncer de mama e de próstata) e o pseudo-hipoparatireoidismo (falta de resposta familiar ao PTH). A hipocalcemia transitória pode ser observada depois da administração de heparina, protamina ou glucagon.

Manifestações Clínicas de Hipocalcemia

As manifestações de hipocalcemia incluem: parestesias, confusão, estridor laríngeo (laringospasmo), espasmo carpopedal (sinal de Trousseau), espasmo do masseter (sinal de Chvostek) e convulsões. Já foram informados também quadros de cólica biliar e de broncospasmo. O ECG pode revelar irritabilidade cardíaca ou prolongamento do intervalo QT, que pode não se correlacionar com o grau de hipocalcemia em termos de intensidade. A contratilidade cardíaca reduzida pode resultar em insuficiência cardíaca, hipotensão ou ambos. A receptividade reduzida à digoxina e aos agonistas adrenérgicos β também pode ocorrer.

Tratamento de Hipocalcemia

10 A hipocalcemia sintomática é uma emergência médica e deverá ser tratada imediatamente com cloreto de cálcio (3-5 mL de solução a 10%) ou gluconato de cálcio (10-20 mL de solução a 10%). (Dez mililitros de $CaCl_2$ contêm 272 mg de Ca^{2+}, enquanto 10 mL de gluconato de cálcio a 10% contêm somente 93 mg de Ca^{2+}). Para evitar a precipitação, o cálcio intravenoso não deverá ser administrado com soluções contendo bicarbonato ou fosfato. As medições seriadas de cálcio ionizado são obrigatórias. *Bolus* de repetição ou infusão contínua (Ca^{2+}1-2 mg/kg/h) podem ser necessários. A concentração de magnésio no plasma deverá ser verificada para excluir a hipomagnesemia. No quadro de hipocalcemia crônica, a reposição oral de cálcio ($CaCO_3$) e de Vitamina D é geralmente necessária.

Considerações Anestésicas

O quadro significativo de hipocalcemia deverá ser corrigido antes da cirurgia. Níveis em série de cálcio ionizado deverão ser monitorados durante a operação em pacientes com história de hipocalcemia. Deve-se evitar a alcalose para prevenir mais reduções em [Ca^{2+}]. Pode ser necessária a administração de cálcio intravenoso após transfusões rápidas de produtos de sangue ou de grandes volumes de soluções de albumina. Deve-se esperar também a potencialização dos efeitos inotrópicos negativos de barbituratos e de anestésicos voláteis. As respostas aos NMBs são inconsistentes e exigem monitoramento cuidadoso com um estimulador neural.

Transtornos do Equilíbrio de Fósforo

O fósforo é um constituinte intracelular importante. Sua presença é exigida para a síntese de (1) fosfolipídios e fosfoproteínas em membranas celulares e organelas intracelulares, (2) fosfonucleotídeos envolvidos na síntese e reprodução de proteínas e (3) ATP usada para armazenamento de energia. Somente 0,1% do fósforo total do corpo está no ECF; 85% estão nos ossos e 15% na ICF.

EQUILÍBRIO NORMAL DE FÓSFORO

A ingestão de fósforo é de, em média, 800-1.500 mg/d nos adultos. Cerca de 80% desse volume é absorvido no intestino delgado proximal. A Vitamina D aumenta a absorção intestinal do fósforo, e os rins são a principal via de excreção de fósforo, sendo responsáveis pela regulação do teor total de fósforo no corpo. A excreção urinária de fósforo depende tanto da ingestão quanto da concentração no plasma. A secreção de PTH pode aumentar a excreção urinária de fósforo ao inibir sua reabsorção tubular proximal. Esse último efeito pode ser compensado pela liberação de fosfato dos ossos induzida pelo PTH.

Concentração de Fósforo no Plasma

O fósforo plasmático existe nas duas formas: orgânica e inorgânica. O fósforo orgânico está principalmente na forma de fosfolipídios. Da fração de fósforo inorgânico, 80% são filtráveis nos rins e 20% estão ligados às proteínas. A maior porção de fósforo inorgânico existe na forma de $H_2PO_4^-$ e HOP_4^{2-} na proporção de 1:4. Por convenção, o fósforo do plasma é medido como miligramas de fósforo elementar. A concentração normal de fósforo no plasma é de 2,5-4,5 mg/dL (0,8-1,45 mmol/L) em adultos e até 6 mg/dL nas crianças. A concentração de fósforo no plasma é geralmente medida durante o jejum, pois uma ingestão transitória de carboidratos também reduz, temporariamente, essa concentração. A hipofosfatemia aumenta a produção de Vitamina D, enquanto a hiperfosfatemia diminui essa produção. Essa última situação desempenha papel importante na gênese do hiperparatireoidismo secundário em pacientes com insuficiência renal crônica (Capítulo 30).

HIPERFOSFATEMIA

A hiperfosfatemia pode ser observada com a ingestão aumentada de fósforo (abuso de laxativos à base de fosfato ou administração excessiva de fosfato de potássio), excreção reduzida de fósforo (insuficiência renal), ou lise celular maciça (após quimioterapia para linfoma ou leucemia).

Manifestações Clínicas de Hiperfosfatemia

Embora a hiperfosfatemia por si mesma não pareça ser diretamente responsável por quaisquer transtornos funcionais, seu efeito secundário sobre o [Ca^{2+}] do plasma pode ser importante. A hiperfosfatemia acentuada reduz o [Ca^{2+}] do plasma por precipitação e deposição de fosfato de cálcio nos ossos e nas partes moles.

Tratamento de Hiperfosfatemia

A hiperfosfatemia é geralmente tratada com antiácidos de adesão de fosfato, como hidróxido de alumínio ou carbonato de alumínio.

Considerações Anestésicas

Embora as interações específicas entre hiperfosfatemia e anestesia não sejam descritas em geral, a função renal deverá ser rigorosamente avaliada. A hipocalcemia secundária também deverá ser excluída.

HIPOFOSFATEMIA

A hipofosfatemia é, em geral, o resultado ou do equilíbrio negativo de fósforo ou da captação celular de fósforo extracelular (uma troca entre compartimentos). Os desvios de fósforo entre compartimentos podem ocorrer durante um quadro de alcalose e depois da ingestão de carboidratos ou administração de insulina. Grandes doses de antiácidos contendo alumínio ou magnésio, queimaduras intensas, suplementação inadequada de fósforo durante a hiperalimentação, cetoacidose diabética, abstinência do álcool e alcalose respiratória prolongada podem, todos eles, produzir um equilíbrio negativo de fósforo e levar à hipofosfatemia severa (< 0,3 mmol/dL ou < 1.0 mg/dL). Ao contrário da alcalose respiratória, a alcalose metabólica raramente leva à hipofosfatemia severa.

Manifestações Clínicas da Hipofosfatemia

A hipofosfatemia leve à moderada (1,5-2,5 mg/dL) é geralmente assintomática. Por outro lado, a hipofosfatemia severa (< 1 mg/dL) está, com frequência, associada à disfunção orgânica disseminada. Cardiomiopatia, oferta prejudicada de oxigênio (níveis reduzidos de 2,3-difosfoglicerato), hemólise, função de leucócitos prejudicada, disfunção de plaquetas, encefalopatia, miopatia esquelética, insuficiência respiratória, rabdomiólise, desmineralização esquelética, acidose metabólica e disfunção hepática têm sido todas elas associadas à hipofosfatemia severa.

Tratamento de Hipofosfatemia

Em geral, a reposição oral de fósforo é preferível à reposição parenteral por causa do risco aumentado de precipitação de fosfato com cálcio, que resulta em hipocalcemia, e também por causa do risco aumentado de hiperfosfatemia, hipomagnesemia e hipotensão. Assim, a terapia de reposição intravenosa é geralmente reservada para situações de hipofosfatemia sintomática e de níveis de fosfato extremamente baixos (< 0,32 mmol/L). Em situações em que se aplica a reposição oral de fosfato, a Vitamina D é exigida para a absorção intestinal do fosfato.

Considerações Anestésicas

O tratamento anestésico de pacientes com hipofosfatemia exige familiaridade com suas complicações (veja anteriormente). A hiperglicemia e a alcalose respiratória deverão ser evitadas para prevenir reduções adicionais na concentração plasmática de fósforo. A função neuromuscular deve ser monitorada rigorosamente na aplicação de NMBs.

11 Alguns pacientes com hipofosfatemia intensa podem exigir ventilação mecânica depois da cirurgia por causa da fraqueza muscular.

Transtornos do Equilíbrio de Magnésio

O magnésio é um cátion intracelular importante que funciona como um cofator em muitas vias enzimáticas. Somente 1-2% dos estoques totais de magnésio no corpo estão presentes no compartimento de ECF; 67% estão contidos nos ossos, e os 31% remanescentes estão no ICF. Já foi informado que o magnésio reduz as exigências anestésicas, atenua a nocicepção, obstrui a resposta cardiovascular à laringoscopia e à intubação e potencializa os NMBs. Os mecanismos de ação sugeridos incluem: alteração na liberação de neurotransmissores do sistema nervoso central, moderação na liberação da catecolamina medular suprarrenal e antagonismo ao efeito do cálcio sobre os músculos lisos vasculares. O magnésio prejudica a liberação pré-sináptica da acetilcolina mediada pelo cálcio e também pode reduzir a sensibilidade da placa terminal motora à acetilcolina e alterar o potencial de membrana de miócitos.

Além do tratamento da deficiência de magnésio, a administração de magnésio é usada terapeuticamente para quadros de pré-eclâmpsia e eclâmpsia, *torsades de pointes* e taquiarritmias cardíacas induzidas por digoxina, além do *status asthmaticus*.

EQUILÍBRIO NORMAL DE MAGNÉSIO

A ingestão de magnésio é de, em média, 20-30 mEq/d (240-370 mg/d) nos adultos. Desse total, somente 30-40% são absorvidos, principalmente no intestino delgado distal. A excreção renal é a via primária de eliminação, na média de 6/12 mEq/d. A reabsorção do magnésio pelos rins é muito eficiente. Vinte e cinco por cento do magnésio filtrado é reabsorvido no túbulo proximal, enquanto 50-60% são reabsorvidos no membro ascendente espesso da alça de Henle. Os fatores conhecidos como causadores do aumento na reabsorção de magnésio nos rins incluem: hipomagnesemia, PTH, hipocalcemia, depleção de ECF e alcalose metabólica. Os fatores conhecidos como causadores do aumento na excreção renal incluem: hipermagnesemia, expansão aguda de volume, hiperaldosteronismo, hipercalcemia, cetoacidose, diuréticos, depleção de fosfato e ingestão de álcool.

Concentração de Magnésio no Plasma

O [Mg^{2+}] do plasma é rigorosamente regulado entre 1,7 e 2,1 mEq/L (0,7-1 mmol/L ou 1,7-2,4 mg/dL) por meio da interação do trato gastrointestinal (absorção), dos ossos (armazenamento) e dos rins (excreção). Cerca de 50-60% do magnésio plasmático é livre e dispersável.

HIPERMAGNESEMIA

Aumentos no [Mg^{2+}] do plasma se devem, quase sempre, à ingestão excessiva (antiácidos ou laxantes, contendo magnésio), prejuízo renal (GFR < 30 mL/min) ou ambos. As causas menos comuns incluem insuficiência das glândulas suprarrenais, hipotireoidismo, rabdomiólise e administração de lítio. A terapia com sulfato de magnésio para pré-eclâmpsia e eclâmpsia podem causar hipermagnesemia tanto na mãe, quanto no feto.

Manifestações Clínicas de Hipermagnesemia

A hipermagnesemia sintomática se apresenta, tipicamente, com manifestações neurológicas, neuromusculares e cardíacas, incluindo hiporreflexia, sedação, fraqueza muscular e depressão respiratória. Vasodilatação, bradicardia e depressão do miocárdio podem causar hipotensão. Os sinais do ECG podem incluir prolongamento do intervalo P-R e ampliação do

12 complexo QRS. A hipermagnesemia acentuada pode levar à parada respiratória e cardíaca.

Tratamento de Hipermagnesemia

A hipermagnesemia relativamente leve exige apenas a interrupção da(s) fonte(s) de ingestão de magnésio (mais frequentemente os antiácidos). Nos casos de [Mg^{2+}] relativamente elevado, e especialmente na presença de sinais clínicos de toxicidade por magnésio, o cálcio intravenoso pode temporariamente antagonizar a maior parte dos efeitos da toxicidade clínica. Um diurético de alça em conjunto com reposição intravenosa de fluido reforça a excreção urinária de magnésio em pacientes com função renal adequada. Quando a administração de diurético com infusão intravenosa é usada para reforçar a excreção do magnésio, medições em série de [Ca^{2+}] e de [Mg^{2+}] deverão ser obtidas, havendo necessidade de um cateter e o tratamento de fluido e hemodinâmico voltado para o objetivo deverão ser considerados. A diálise pode ser necessária em pacientes com prejuízo renal acentuado. Nos casos de toxicidade intensa por magnésio, pode ser necessário o suporte ventilatório ou circulatório, ou ambos.

Considerações Anestésicas

A hipermagnesemia exige monitoramento rigoroso do ECG, da pressão arterial e da função neuromuscular. A potencialização das propriedades inotrópicas vasodilatadoras e negativas dos anestésicos deverá ser esperada. As dosagens de NMBs não despolarizantes deverão ser reduzidas.

HIPOMAGNESEMIA

A hipomagnesemia é um problema comum e frequentemente negligenciado, especialmente em pacientes criticamente doentes, e é sempre associada a deficiências de outros componentes intracelulares, como potássio e fósforo. O quadro é encontrado comumente em pacientes submetidos a operações cardiotorácicas ou abdominais de grande porte, e sua incidência entre pacientes nas unidades de terapia intensiva pode ser superior a 50%. As deficiências de magnésio são, em geral, o resultado de ingestão inadequada, de absorção gastrointestinal reduzida e da excreção renal aumentada (Tabela 49-13). As drogas que causam desgaste renal de magnésio incluem: etanol, teofilina, diuréticos, cisplatina, aminoglicosídeos, ciclosporina, anfotericina B, pentamidina e o fator de estimulação de colônias de granulócitos.

TABELA 49-13 Causas da hipomagnesemia

Ingestão inadequada
Nutricional
Absorção intestinal reduzida
Síndromes de má absorção
Fístulas biliares ou no intestino delgado
Sucção nasogástrica prolongada
Vômito ou diarreia intensos
Abuso crônico de laxantes
Perdas renais aumentadas
Diurese
Cetoacidose diabética
Hiperparatireoidismo
Hiperaldosteronismo
Hipofosfatemia
Drogas nefrotóxicas
Diurese pós-obstrutiva
Multifatoriais
Alcoolismo crônico
Desnutrição de proteínas e calorias
Hipertireoidismo
Pancreatite
Queimaduras

Manifestações Clínicas de Hipomagnesemia

A maioria dos pacientes com hipomagnesemia é assintomática, mas anorexia, fraqueza, fasciculação, parestesias, confusão, ataxia e convulsões podem ser encontradas. A hipomagnesemia está frequentemente associada tanto à hipocalcemia (secreção prejudicada de PTH) quanto à hipocalemia (em razão do desgaste renal de K^+). As manifestações cardíacas incluem irritabilidade elétrica e potenciação da toxicidade da digoxina; ambos os fatores são agravados pela hipocalemia. A hipomagnesemia está associada à incidência aumentada de fibrilação atrial. O prolongamento dos intervalos P-R e QT também pode estar presente.

Tratamento de Hipomagnesemia

A hipomagnesemia assintomática pode ser tratada por via oral ou intramuscular. Manifestações graves, como convulsões, deverão ser tratadas com sulfato de magnésio intravenoso, 1-2 g (8-16 mEq ou 4-8 mmol) administrado lentamente durante 15-60 minutos.

Considerações Anestésicas

Embora não tenham sido descritas até o momento quaisquer interações anestésicas, as perturbações de eletrólitos coexistentes, como hipocalemia, hipofosfatemia e hipocalcemia, estão frequentemente presentes e deverão ser corrigidas antes da cirurgia. A hipomagnesemia isolada deverá ser corrigida antes dos procedimentos eletivos, por causa de seu potencial de causar arritmias cardíacas. Além disso, parece que o magnésio tem propriedades antiarrítmicas intrínsecas e, possivelmente, efeitos cerebrais protetores (Capítulo 26). Essa substância é frequentemente administrada por preempção para diminuir o risco de fibrilação atrial pós-operatória em pacientes submetidos à cirurgia cardíaca.

13

DISCUSSÃO DE CASO

Anormalidades de Eletrólitos após Desvio Urinário

Um senhor de 70 anos com carcinoma da bexiga se apresenta para cistectomia radical e desvio urinário da alça do íleo. Ele pesa 70 kg e tem 20 anos de história de hipertensão. As medições pré-operatórias de laboratório revelaram concentrações normais de eletrólitos no plasma e nitrogênio ureico do sangue (BUN) em 20 mg/dL com creatinina sérica em 1,5 mg/dL. A cirurgia leva 4 horas e é realizada sob anestesia geral sem complicações. A perda de sangue é estimada em 900 mL. A reposição de fluidos consiste em 3.500 mL de injeção de lactato de Ringer e 750 mL de albumina a 5%.

Uma hora depois da entrada na unidade de cuidados pós-anestesia o paciente está acordado, com pressão arterial em 130/70 mmHg e parece estar respirando satisfatoriamente (18 respirações/min, $FiO_2 = 0{,}4$). O débito urinário foi de somente 20 mL na última hora. As medições de laboratório são: Hb, 10,4 g/dL; Na^+ no plasma, 133 mEq/L; K^+ em 3,8 mEq/L; Cl^-, 104 mEq/L; CO_2 total, 20 mmol/L; PaO_2, 156 mmHg; pH do sangue arterial, 7,29; $PaCO_2$, 38 mmHg e HCO_3^-, 18 mEq/L.

Qual é a explicação mais provável para a hiponatremia?

Vários fatores tendem a promover a hiponatremia após uma cirurgia, incluindo a secreção de hormônio antidiurético não osmótico (esforço cirúrgico, hipovolemia e dor), grandes perdas de fluido evaporativo e funcional (sequestro de tecidos) e a administração de fluidos intravenosos hipotônicos. A hiponatremia é especialmente comum após uma cirurgia em pacientes tratados anteriormente com volumes relativamente grandes de injeção de Ringer-lactato ([Na^+] 130 mEq/L); em geral, o nível pós-operatório de [Na^+] do plasma chega a 130 mEq/L nesses pacientes. (Nesse paciente, a reposição de fluidos foi adequada, considerando-se as exigências básicas de manutenção, perda de sangue e perdas adicionais de fluidos geralmente associadas a esse tipo de cirurgia).

Por que o paciente está hiperclorêmico e acidótico (pH normal da pressão arterial é 7,35-7,45)?

As operações para desvio urinário supravesical usam um segmento do intestino (íleo, segmento ileocecal, jejuno ou cólon sigmoide) que é construído para funcionar como um condutor ou reservatório. O procedimento mais simples e mais comum usa uma alça isolado do íleo como condutor: a extremidade proximal sofre anastomose com os ureteres, e a extremidade distal é trazida pela pele, formando um estoma.

Sempre que a urina entra em contato com a mucosa do intestino, existe o potencial para troca significativa entre fluidos e eletrólitos. O íleo absorve ativamente o cloreto em troca de bicarbonato e sódio em troca de potássio ou íons de hidrogênio. Quando a absorção de cloreto supera a de sódio, a concentração de cloreto no plasma aumenta, enquanto a concentração de bicarbonato no plasma diminui – fica estabelecido o quadro de acidose metabólica hiperclorêmica. Além disso, o cólon absorve NH^{4+} diretamente da urina; este último também pode ser produzido por bactérias divisoras de ureia. Haverá hipocalemia se volumes significativos de Na^+ forem trocados por K^+. As perdas de potássio pelo condutor aumentam por altas concentrações de sódio na urina. Além disso, um déficit de potássio pode estar presente – mesmo na ausência de hipocalemia – porque o movimento de K^+ fora das células (secundário à acidose) pode prevenir uma redução apreciável no [K^+] do plasma extracelular.

Existem fatores que tendem a aumentar a probabilidade de acidose metabólica hiperclorêmica após um desvio urinário?

Quanto mais tempo a urina ficar em contato com o intestino, maior a chance de ocorrência de hipercloremia e acidose. Os problemas mecânicos, como esvaziamento insatisfatório ou redundância de um condutor – junto com a hipovolemia – predispõem, por isso, ao aparecimento da acidose metabólica hiperclorêmica. O prejuízo renal preexistente também parece ser um fator de risco significativo e provavelmente represente incapacidade de compensar as perdas excessivas de bicarbonato.

Qual tratamento, se houver, é exigido para esse paciente?

A alça do íleo deverá ser irrigada com soro fisiológico – por meio de um cateter de demora ou *"stent"* – para excluir a obstrução parcial e assegurar a drenagem livre da urina. A hipovolemia deverá ser considerada e tratada com base na terapia hemodinâmica e de fluidos orientada pelo objetivo ou na resposta a um desafio de fluido (Capítulo 51). Um quadro de acidose sistêmica leve à moderada (pH arterial > 7,25) é, geralmente, bem tolerado pela maioria dos pacientes. Além disso, a acidose metabólica hiperclorêmica após condutores do íleo é, com frequência, transitória e geralmente decorrente de estase urinária. Um quadro de acidose persistente ou mais intenso exige tratamento com bicarbonato de sódio. A reposição de potássio também pode ser necessária na presença de hipocalemia.

As anormalidades de eletrólitos também são encontradas em outros tipos de desvio urinário?

Os procedimentos que empregam o intestino como um condutor (ileal ou colônico) têm menos probabilidade de resultar em acidose metabólica hiperclorêmica que aqueles em que o intestino funciona como um reservatório. A incidência de acidose metabólica hiperclorêmica chega a 80% após procedimentos de ureterossigmoidostomia.

REFERÊNCIAS

Awad S, Allison SP, Lobo DN: The history of 0.9% saline. Clin Nutr 2008;27:179.

Bagshaw SM, Townsend DR, McDermid RC: Disorders of sodium and water balance in hospitalized patients. Can J Anesth 2009;56:151.

Chatzizisis YS, Misirli G, Hatzitolios AI, et al: The syndrome of rhabdomyolysis: Complications and treatment. Eur J Intern Med 2008;19:568.

Cooper MS, Gittoes NJL: Diagnosis and management of hypocalcaemia. Brit Med J 2008;336:1298.

Funk G-C, Linder G, Druml W, et al: Incidence and prognosis of dysnatremias present on ICU admission. Intensive Care Med 2010;36:304.

Geerse DA, Bindels AJ, Kuiper MA: Treatment of hypophosphatemia in the intensive care unit. Crit Care 2010;14:R147.

Herrod PJJ, Awad S, Redfern A, et al: Hypo- and hypernatraemia in surgical patients: Is there room for improvement? World J Surg 2010;34:495.

Herroeder S, Schönherr ME, De Hert SG, et al: Magnesium–Essentials for anesthesiologists. Anesthesiology 2010;114:971.

Jacob M, Chappell D, Rehm M: The 'third space'–fact or fiction? Best Pract Res Clin Anesthesiol 2009;23:145.

Lee R, Weber TJ: Disorders of phosphorus homeostasis. Curr Opin Endocrinol Diabetes Obes 2010;17:561.

Lote C: Regulation and disorders of plasma potassium. Surgery (Oxford) 2007;25:368.

Muller L, Lefrant J-Y: Metabolic effects of plasma expanders. Transfusion Alternatives Transfusion Med 2010;11:10.

O'Hara D, Richardson P: Fluid and electrolyte balance, anaemia and blood transfusion. Surgery (Oxford) 2008;26:383.

Odier C, Nguyen DK, Panisset M: Central pontine and extrapontine myelinolysis: From epileptic and other manifestations to cognitive prognosis. J Neurol 2010;257:1176.

Palmer BF: Managing hyperkalemia caused by inhibitors of the renin-angiotensin-aldosterone system. N Engl J Med 2004;351:585.

Paptistella M, Chappell D, Hofmann-Kiefer K, et al: The role of the glycocalyx in transvascular fluid shifts. Transfusion Alternatives Transfusion Med 2010;11:92.

Pecherstorfer M, Brenner K, Zojer N: Current management strategies for hypercalcemia. Treat Endocrinol 2003;2:273.

Rehm M, Orth V, Scheingraber S, et al: Acid-base changes caused by 5% albumin versus 6% hydroxyethyl starch solution in patients undergoing acute normovolemic hemodilution. Anesthesiology 2000;93:1174.

Rosner MH, Ronco C: Dysnatremias in the intensive care unit. Contrib Nephrol 2010;165:292.

Rueth NM, Murray SE, Huddleston SJ, et al: Severe electrolyte disturbances after hyperthermic intraperitoneal chemotherapy: Oxaliplatin versus mitomycin C. Ann Surg Oncol 2011;18:174.

Sihler KC, Napolitano LM: Complications of massive transfusion. Chest 2010;137:209.

Tavernier B, Faivre S, Bourdon C: Hyperchloremic acidosis during plasma expansion. Transfusion Alternatives Transfusion Med 2010;11:3.

Waters JH, Bernstein CA: Dilutional acidosis following hetastarch or albumin in healthy volunteers. Anesthesiology 2000;93:1184.

CAPÍTULO

50

Tratamento Acidobásico

CONCEITOS-CHAVE

1. A forte diferença de íons, a PCO_2, e a concentração total de ácido fraco são as que mais bem explicam o equilíbrio acidobásico nos sistemas fisiológicos.
2. O tampão de bicarbonato é eficiente contra os transtornos metabólicos de acidobásico, mas não contra os respiratórios.
3. Diferentemente do tampão de bicarbonato, a hemoglobina consegue tamponar tanto o ácido carbônico (CO_2) como o não carbônico (não volátil).
4. Como regra geral, pode esperar-se que a $PaCO_2$ [pressão arterial de CO_2] aumente 0,25-1 mmHg para cada aumento de 1 mEq/L em [HCO_3^-].
5. A resposta renal à acidemia ocorre em três frentes: (1) reabsorção aumentada de [HCO_3^-] filtrado, (2) excreção aumentada de ácidos tituláveis e (3) produção aumentada de amônia.
6. Durante a acidose respiratória crônica, o [HCO_3^-] do plasma aumenta aproximadamente 4 mEq/L para cada aumento de 10 mmHg na $PaCO_2$ acima dos 40 mmHg.
7. Diarreia é uma causa comum da acidose metabólica hiperclorêmica.
8. A distinção entre alcalose respiratória aguda e crônica nem sempre é feita porque a resposta compensatória à alcalose respiratória crônica é bastante variável: reduções de [HCO_3^-] do plasma de 2-5 mEq/L para cada redução de 10 mmHg na $PaCO_2$ abaixo de 40 mmHg.
9. Vômitos ou perda contínua de fluido gástrico por drenagem gástrica (sucção nasogástrica) podem resultar em alcalose metabólica acentuada, depleção do volume extracelular e hipocalemia.
10. A combinação de alcalemia e hipocalemia pode precipitar arritmias atriais e ventriculares intensas.
11. As mudanças na temperatura afetam a PCO_2, a PO_2 e o pH. Tanto a PCO_2 como a PO_2 diminuem durante a hipotermia, porém o pH aumenta, porque a alteração da temperatura não altera significativamente o [HCO_3^-]: a $PaCO_2$ diminui, mas [HCO_3^-] permanece inalterado.

Quase todas as reações bioquímicas no corpo dependem da manutenção de uma concentração fisiológica de íons de hidrogênio. Este último é consistentemente regulado porque as alterações na concentração de íons de hidrogênio são associadas à disfunção orgânica amplamente difundida. Essa regulação – muitas vezes citada como equilíbrio acidobásico – é extremamente importante para os anestesiologistas. As alterações na ventilação e perfusão e a infusão de soluções, contendo eletrólitos, são comuns durante a anestesia e podem alterar rapidamente o equilíbrio acidobásico.

Nosso entendimento do equilíbrio acidobásico está evoluindo. No passado, focávamos na concentração dos íons de hidrogênio [H^+], no equilíbrio de CO_2 e no excesso/déficit de base. Hoje, entendemos que a diferença de íons fortes (SID), a PCO_2 e a concentração de ácido fraco total (A_{TOT}) são os que mais bem explicam o equilíbrio acidobásico nos sistemas fisiológicos. (1)

Este capítulo examina a fisiologia acidobásica, os transtornos comuns e suas implicações anestésicas. Também são revistas as medições clínicas dos gases sanguíneos e sua interpretação.

Definições

QUÍMICA ACIDOBÁSICA

Concentração de Íons de Hidrogênio e pH

Em qualquer solução aquosa, as moléculas de água se dissociam reversivelmente em íons de hidrogênio e hidróxido:

$$H_2O \leftrightarrow H^+ + OH^-$$

Esse processo é descrito pela constante de dissociação, K_W:

$$K_w = [H^+] + [OH^-] = 10^{-14}$$

A concentração de água é omitida do denominador dessa expressão porque não varia de forma apreciável e já está inclusa na constante. Portanto, considerando [H^+] ou [OH^-], a concentração do outro íon pode ser prontamente calculada.

Exemplo: Se [H^+] = 10^{-8} nEq/L, então [OH^-] = $10^{-14} \div 10^{-8}$ = 10^{-6} nEq/L.

O $[H^+]$ arterial, em geral, é de 40 nEq/L, ou 40×10^{-9} mol/L. A concentração de íons de hidrogênio é mais comumente expressa como pH, que é definido como o logaritmo negativo (base 10) de $[H^+]$ (**Figura 50-1**). Portanto, o pH arterial normal é $-\log(40 \times 10^{-9}) = 7{,}40$. As concentrações de íons de hidrogênio entre 16 e 160 nEq/L (pH 6,8-7,8) são compatíveis com a vida.

Como a maioria das constantes de dissociação, K_W é afetada pelas alterações na temperatura. Assim, o ponto de eletroneutralidade para a água ocorre com um pH de 7 a 25°C, porém com um pH aproximado de 6,8 a 37°C; as alterações relacionadas com a temperatura podem ser importantes durante a hipotermia (Capítulo 22).

Como os fluidos fisiológicos são complexas soluções aquosas, outros fatores que afetam a dissociação da água em H^+ e OH^- são a SID, a PCO_2, e o A_{TOT}.

Ácidos e Bases

Em geral, um ácido é definido como uma espécie química que pode agir como um doador de prótons (H^+), enquanto a base é uma espécie que pode atuar como receptor de prótons (definições de Brönsted-Lowry). Em soluções fisiológicas, provavelmente o melhor é usar as definições de Arrhenius: Um ácido é um composto que contém hidrogênio e reage com água para formar íons de hidrogênio. Uma base é um composto que produz íons de hidróxido na água. Usando essas definições, a SID se torna importante, porque outros íons nas soluções (cátions e ânions) afetarão a constante da dissociação para a água e, portanto, a concentração dos íons de hidrogênio. Um *ácido forte* é uma substância que prontamente e, quase irreversivelmente, entrega um H^+ e aumenta o $[H^+]$, enquanto uma base forte liga avidamente o H^+ e reduz $[H^+]$. Por outro lado, *ácidos fracos* doam reversivelmente H^+, enquanto as bases fracas ligam reversivelmente H^+; tanto os ácidos fracos como as bases fracas tendem a afetar menos o $[H^+]$ (para uma dada concentração do composto de origem) que os ácidos e as bases fortes. Os compostos biológicos podem ser tanto ácidos fracos ou bases fracas.

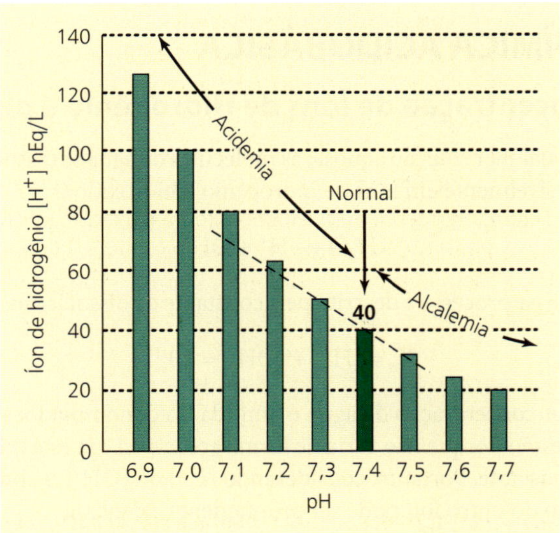

FIGURA 50-1 Relação entre pH e $[H^+]$. Observe que entre um pH de 7,10 e 7,50, a relação entre o pH e o $[H^+]$ é praticamente linear. (Reproduzida com autorização de Narins RG, Emmett M: Simple and mixed acid-base disorders: a practical approach. Medicine 1980;49:161.)

Para uma solução contendo um ácido HA fraco, onde:

$$HA \leftrightarrow H^+ + A^-$$

a constante de dissociação, K, pode ser definida como segue:

$$K = \frac{[H^+][A^-]}{HA} \text{ ou } [H^+] = \frac{K[HA]}{[A^-]}$$

A forma logarítmica negativa da última equação é chamada de equação de Henderson-Hasselbalch:

$$pH = pK + \log\left(\frac{[A^-]}{[HA]}\right)$$

Desta equação fica aparente que o pH dessa solução está relacionado com a proporção entre o ânion dissociado e o ácido não dissociado.

O problema dessa abordagem é que ela é fenomenológica – mede o pH e o bicarbonato e, então, as outras variáveis podem ser manipuladas matematicamente. Essa abordagem funciona bem com água pura – a concentração de $[H^+]$ tem de ser igual à de $[OH^-]$. Mas as soluções fisiológicas são bem mais complexas. Mesmo em tal solução complexa, o $[H^+]$ pode ser prognosticado, usando-se três variáveis: SID, PCO_2 e A_{TOT}.

Diferença dos Íons Fortes

A DIF é a soma de todos os cátions fortes, completamente ou quase completamente dissociados (Na^+, K^+, Ca^{2+}, Mg^{2+}) menos os ânions fortes (Cl^-, lactato$^-$ etc.) (**Figura 50-2**). Embora possamos calcular a SID, como as leis da eletroneutralidade devem ser observadas, se houver uma SID, tem de haver também outros íons não medidos. A PCO_2 é uma variável independente, assumindo-se que há uma ventilação em andamento. A base conjugada de HA é A^- e, essencialmente, consiste em fosfatos e proteínas que não mudam independentemente das outras duas variáveis. A^- mais AH é uma variável independente porque seu

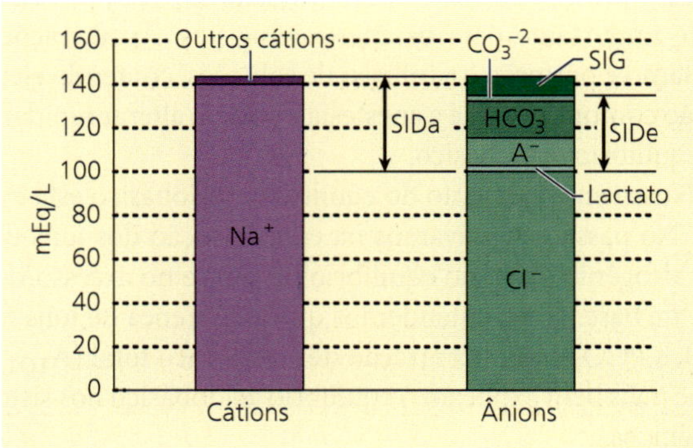

FIGURA 50-2 Diferença de íons fortes (SID). SIDa, diferença aparente dos íons fortes. SIDe, diferença efetiva dos íons fortes. A diferença de íons fortes (SIG) é a diferença entre a SIDe e a SIDe e representa o intervalo de ânions. (Reproduzida com autorização de Greenbaum J, Nirmalan M: acid-base balance: Stewart's physiochemical approach, Curr Anaesth Crit Care June 2005;16(3):133-135.)

valor não é determinado por nenhuma outra variável. Cabe observar que $[H^+]$ não é um íon forte (a água não se dissocia completamente), mas pode, faz e deve mudar em resposta a qualquer alteração na SID, na PCO_2, ou no A_{TOT} para assim atender às leis das eletroneutralidade e da conservação de massa. Os íons fortes não podem ser feitos para atingir a eletroneutralidade, mas os íons de hidrogênio, H^+, são criados ou consumidos com base nas alterações na dissociação da água.

Pares Conjugados e Tampões

Como abordado anteriormente, quando o ácido fraco HA está em uma solução, pode agir como ácido doando um H^+ e o A^- pode agir como base assumindo o H^+. Assim, o A^- é geralmente citado como a base, conjugada do HA. Um conceito similar pode ser aplicado às bases fracas. Consideremos a base fraca B, onde:

$$B + H^+ \leftrightarrow BH^+$$

BH^+ é, portanto, o ácido conjugado de B.

Um tampão é uma solução que contém um ácido fraco e sua base conjugada e uma base fraca e seu ácido conjugado (pares conjugados). Os tampões minimizam quaisquer alterações no $[H^+]$ aceitando ou relaxando prontamente íons de hidrogênio. Fica rapidamente aparente que os tampões são os mais eficientes na minimização das alterações de $[H^+]$ de uma solução (ou seja, $[A^-] = [HA]$) quando o pH = pK. Além disso, o par conjugado tem de estar presente em quantidades significativas na solução para agir como tampão efetivo.

TRANSTORNOS CLÍNICOS

Um entendimento claro dos transtornos acidobásicos e das respostas fisiológicas compensatórias exige uma terminologia precisa (Tabela 50-1). O sufixo "-ose" é usado aqui para destacar qualquer processo patológico que altere o pH arterial. Assim, todo transtorno que tenda a reduzir o pH para menos de seu valor normal é uma acidose, enquanto o que tende a aumentar o pH é denominado alcalose. Se o transtorno afetar primariamente o HCO_3, ele será chamado de metabólico. Se o transtorno afetar primariamente a $PaCO_2$, ele será chamado de respiratório. As respostas compensatórias secundárias (veja a seguir) devem ser chamadas como tais e não com o sufixo "-ose". Portanto, é possível dizer acidose metabólica com compensação respiratória.

TABELA 50-1 Definição dos transtornos acidobásicos

Transtorno	Alteração Primária	Resposta Compensatória
Respiratório		
Acidose	↑ $PaCO_2$	↑ HCO_3^-
Alcalose	↓ $PaCO_2$	↓ HCO_3^-
Metabólico		
Acidose metabólica	↓ HCO_3^-	↓ $PaCO_2$
Alcalose metabólica	↑ HCO_3^-	↑ $PaCO_2$

Quando só um processo patológico ocorre por si, o transtorno acidobásico é considerado simples. A presença de dois ou mais processos primários indica um transtorno acidobásico misto.

O sufixo "-emia" é usado para destacar o efeito líquido de todos os processos primários e de todas as respostas fisiológicas compensatórias (veja a seguir) no pH do sangue arterial. Como o pH do sangue arterial nos adultos em geral varia entre 7,35 e 7,45, o termo acidemia implica em um pH < 7,35, enquanto a alcalemia implica em um pH > 7,45.

Mecanismos Compensatórios

As respostas fisiológicas às mudanças em $[H^+]$ se caracterizam por três fases: (1) tamponamento químico imediato, (2) compensação respiratória (sempre que possível) e (3) uma resposta compensatória renal mais lenta, porém mais efetiva que pode quase normalizar o pH arterial, mesmo se o processo patológico persistir.

TAMPÕES CORPORAIS

Os tampões fisiologicamente importantes nos seres humanos incluem bicarbonato (H_2CO_3/HCO_3^-), hemoglobina (HbH/Hb^-), outras proteínas intracelulares (PrH/Pr^-), fosfatos ($H_2PO_4^-/HPO_4^{2-}$) e amônia (NH_3/NH_4^+). A eficácia desses tampões nos vários compartimentos de fluidos está relacionada com sua concentração. O bicarbonato é o tampão mais importante no compartimento do fluido extracelular. A hemoglobina, embora restrita dentro das hemácias, funciona também como importante tampão no sangue. Provavelmente, outras proteínas têm papel mais importante no tamponamento do compartimento de fluido intracelular. O fosfato e os íons de amônio são importantes tampões urinários.

O tamponamento do compartimento extracelular também pode ser realizado pela troca de H^+ extracelular por íons de Na^+ e de Ca^{2+} dos ossos e pela troca de H^+ extracelular por K^+ intracelular. As cargas ácidas podem desmineralizar o osso e liberar compostos alcalinos ($CaCO_3$ e $CaHPO_4$). As cargas alcalinas ($NaHCO_3$) aumentam a deposição do carbonato nos ossos.

O tamponamento pelo bicarbonato do plasma é quase imediato, enquanto o tamponamento provocado pelo bicarbonato intersticial requer de 15 a 20 minutos. Por outro lado, o tamponamento pelas proteínas intracelulares e ósseas é mais lento (2-4 h). Até 50 a 60% das cargas ácidas podem, por fim, ser tamponadas por tampões ósseos e intracelulares.

O Tampão de Bicarbonato

Embora no sentido mais estrito o tampão de bicarbonato consista em H_2CO_3 e HCO_3^-, a tensão de CO_2 (PCO_2) pode ser substituída por H_2CO_3 por que:

$$H_2O + CO_2 \leftrightarrow H_2CO_3 \leftrightarrow H^+ + HCO_3^-$$

A hidratação de CO_2 é catalisada pela anidrase carbônica. Se forem feitos ajustes na constante de dissociação para o tampão de bicarbonato e se o coeficiente de solubilidade para CO_2 (0,03 mEq/L) for levado em consideração, a equação de Henderson-Hasselbalch para o bicarbonato pode ser escrita como segue:

$$pH = pK' + \left(\frac{[HCO_3^-]}{0{,}03\ PaCO_2} \right)$$

onde $pK' = 6{,}1$.

Observe-se que seu pK' está bem removido do pH arterial normal de 7,40, o que significa que não se espera que o bicarbonato seja um tampão extracelular tão eficiente (veja anteriormente). O sistema do bicarbonato é, portanto, importante por dois motivos: (1) o bicarbonato (HCO_3^-) está presente em concentrações relativamente altas no fluido extracelular e (2) *mais importante – a* $PaCO_2$ e o plasma $[HCO_3^-]$ são estritamente regulados pelos pulmões e rins, respectivamente. A capacidade desses dois órgãos de alterar a proporção $[HCO_3^-]/PaCO_2$ lhes permite exercer influências importantes no pH arterial.

Uma derivação simplificada e mais prática da equação de Henderson-Hasselbalch para o tampão de bicarbonato é a seguinte:

$$[H^+] = 24 \times \frac{PaCO_2}{[HCO_3^-]}$$

Essa equação é muito útil em termos clínicos, porque o pH pode ser prontamente convertido em $[H^+]$ (Tabela 50-2). Observe-se que abaixo de 7,40, o $[H^+]$ aumenta 1,25 nEq/L para cada redução de 0,01 no pH; acima de 7,40, o $[H^+]$ diminui 0,8 nEq/L para cada aumento de 0,01 no pH.

Exemplo: Se o pH arterial = 7,28 e a $PaCO_2$ = 24 mmHg, qual deve ser o valor do $[HCO_3^-]$ do plasma?

$$[H^+] = 40 + [(40 - 28) \times 1{,}25] = 55\ nEq/L$$

TABELA 50-2 Relação entre pH e $[H^+]$

pH	$[H^+]$ nEq/L
6,80	158
6,90	126
7,00	100
7,10	79
7,20	63
7,30	50
7,40	40
7,50	32
7,60	25
7,70	20

Portanto,

$$55 = 24 \times \frac{24}{[HCO_3^-]}\ e$$

$$[HCO_3^-] = \frac{(24 \times 24)}{55} = 10{,}5\ mEq/L$$

2 Deve ser enfatizado que o tampão de bicarbonato é eficiente contra os transtornos acidobásicos metabólicos, porém, *não* contra os respiratórios. Se forem adicionados 3 mEq/L de um ácido não volátil forte, como o HCl, ao fluido extracelular, ocorrerá a seguinte reação:

$$3\ mEq/L\ de\ H^+ + 24\ mEq/L\ de\ HCO_3^- \rightarrow H_2CO_3$$
$$+ H_2O + 3\ mEq/L\ de\ CO_2 + 21\ mEq/L\ de\ HCO_3^-$$

Observe-se que o HCO_3^- reage com o H^+ para produzir CO_2. Além disso, o CO_2, que gerado normamente é eliminado pelos pulmões como PaCO, não muda. Consequentemente, $[H^+] = 24 \times 40 \div 21 = 45{,}7$ nEq/L e pH = 7,34. Além disso, a redução em $[HCO_3^-]$ reflete a quantidade de ácido não volátil adicionada.

Por outro lado, um aumento na tensão de CO_2 (ácido volátil) tem efeito mínimo no $[HCO_3]$. Se, por exemplo, a $PaCO_2$ aumentar de 40 para 80 mmHg, o CO_2 dissolvido aumentará somente de 1,2 mEq/L para 2,2 mEq/L. Além disso, a constante de equilíbrio para a hidratação de CO_2 é tal que um aumento dessa magnitude direciona ao mínimo a reação para a esquerda:

$$H_2O + CO_2 \leftrightarrow H_2CO_3 \leftrightarrow H^+ + HCO_3^-$$

Se for feita a suposição válida de que $[HCO_3^-]$ não muda de forma apreciável, então

$$[H^+] = \frac{(24 \times 80)}{24} = 80\ nEq/L \quad e \quad pH = 7{,}10$$

O $[H^+]$, portanto, aumenta em 40 nEq/L e como o HCO_3^- é produzido na proporção de 1:1 com relação ao H^+, o $[HCO_3^-]$ também aumenta em 40 nEq/L. Assim, o $[HCO_3^-]$ extracelular aumenta de forma insignificante, de 24 mEq/L para 24.000040 mEq/L. Portanto, o tampão de bicarbonato não é eficiente contra aumentos na $PaCO_2$, e as mudanças no $[HCO_3^-]$ não refletem a intensidade da acidose respiratória.

Hemoglobina como Tampão

A hemoglobina é rica em histidina, que é um tampão eficiente com pH entre 5,7 e 7,7 (pK_2 6,8). A hemoglobina é o tampão não carbônico mais importante no fluido extracelular. De forma simples, a hemoglobina pode ser vista como existente nas hemácias em equilíbrio como um ácido fraco (HHb) e um sal de potássio (KHb). Ao contrário do tampão de bicarbonato, a

3 hemoglobina consegue tamponar tanto o ácido carbônico (CO_2) como o não carbônico (não volátil):

$$H^+ + KHb \leftrightarrow HHb + K^+\ e$$
$$H_2CO_3 + KHb \leftrightarrow HHb + HCO_3^-$$

COMPENSAÇÃO RESPIRATÓRIA

As alterações na ventilação alveolar, responsável pela compensação respiratória da $PaCO_2$, são mediadas pelos quimiorreceptores dentro do tronco cerebral (Capítulo 23). Esses receptores respondem às alterações no pH do líquido cefalorraquidiano. A ventilação-minuto aumenta 1-4 L/min. para cada aumento (agudo) de 1 mmHg na $PaCO_2$. De fato, os pulmões são responsáveis pela eliminação de aproximadamente 15 mEq do CO_2 produzido todos os dias como produto derivado do metabolismo dos carboidratos e da gordura. As respostas de compensação da respiração são importantes também na defesa contra as alterações acentuadas no pH durante os transtornos metabólicos.

Compensação Respiratória durante a Acidose Metabólica

As reduções no pH da pressão arterial estimulam os centros respiratórios medulares. O aumento resultante na ventilação alveolar reduz a $PaCO_2$ e tende a restaurar o pH arterial para os níveis normais. A resposta respiratória para reduzir a $PaCO_2$ ocorre rapidamente, mas pode não atingir o *status* de estabilidade, de forma previsível, em até 12-24 horas; o pH não retorna nunca ao seus *status* normal. A $PaCO_2$, em geral, cai 1-1,5 mmHg abaixo dos 40 mmHg para cada redução de 1 mEq/L no plasma $[HCO_3^-]$.

Compensação Respiratória durante a Alcalose Metabólica

Os aumentos no pH da pressão arterial deprimem os centros respiratórios. A hipoventilação resultante na ventilação alveolar tende a elevar a $PaCO_2$ e a restaurar o pH arterial para os níveis normais. A resposta respiratória à alcalose metabólica é, em geral, menos previsível que a resposta respiratória à acidose metabólica. A hipoxemia como resultado de uma hipoventilação progressiva ativa, por fim, os quimiorreceptores sensíveis ao oxigênio; este último estimula a ventilação e limita a resposta respiratória compensatória. Consequentemente, a $PaCO_2$, em geral, não aumenta além dos 55 mmHg em resposta à alcalose metabólica. Como regra geral, pode-se esperar que a $PaCO_2$ aumente 0,25-1 mmHg para cada aumento de 1 mEq/L no $[HCO_3^-]$.

4

COMPENSAÇÃO RENAL

A capacidade dos rins de controlar a quantidade de $[HCO_3^-]$ reabsorvido do fluido tubular filtrado, formar um novo $[HCO_3^-]$ e eliminar o H^+ na forma de ácidos tituláveis e íons de amônio (Capítulo 29) lhes permite exercer forte influência no pH durante os transtornos acidobásicos metabólicos e respiratórios. De fato, os rins são responsáveis pela eliminação de aproximadamente 1 mEq/kg ao dia de ácido sulfúrico, ácido fosfórico e ácidos orgânicos não completamente oxidados que, normalmente, são produzidos pelo metabolismo das proteínas alimentares e endógenas, pelas nucleoproteínas e pelos fosfatos orgânicos (das fosfoproteínas e fosfolipídeos). O metabolismo das nucleoproteínas produz também o ácido úrico. A combustão incompleta dos ácidos gordurosos e da glicose produz os cetoácidos e o ácido láctico. Os álcalis endógenos são produzidos durante o metabolismo de alguns aminoácidos aniônicos (glutamato e aspartato) e outros compostos orgânicos (citrato, acetato e lactato), porém a quantidade é insuficiente para equilibrar a produção de ácidos endógenos.

Compensação Renal durante a Acidose

5

A resposta renal à acidemia ocorre em três frentes: (1) reabsorção aumentada do HCO_3^- filtrado, (2) excreção aumentada dos ácidos tituláveis e (3) produção aumentada de amônia. Embora esses mecanismos provavelmente sejam ativados imediatamente, seus efeitos geralmente só são percebidos depois de 12-24 horas e podem levar até 5 dias para atingir seu ápice.

A. Reabsorção Aumentada de HCO_3^-

A reabsorção do bicarbonato está ilustrada na **Figura 50-3**. O CO_2 dentro das células tubulares renais se combina com a água em presença da anidrase carbônica. O ácido carbônico (H_2CO_3) rapidamente formado se dissocia em H^+ e HCO_3^-. Então, o íon de bicarbonato entra na corrente sanguínea, enquanto o H^+ é secretado dentro do túbulo renal, onde reage com o HCO_3^- filtrado para formar H_2CO_3.

A anidrase carbônica associada à borda da escova luminar catalisa a dissociação do H_2CO_3 em CO_2 e H_2O. O CO_2 resultante pode-se difundir de volta para dentro da célula tubular re-

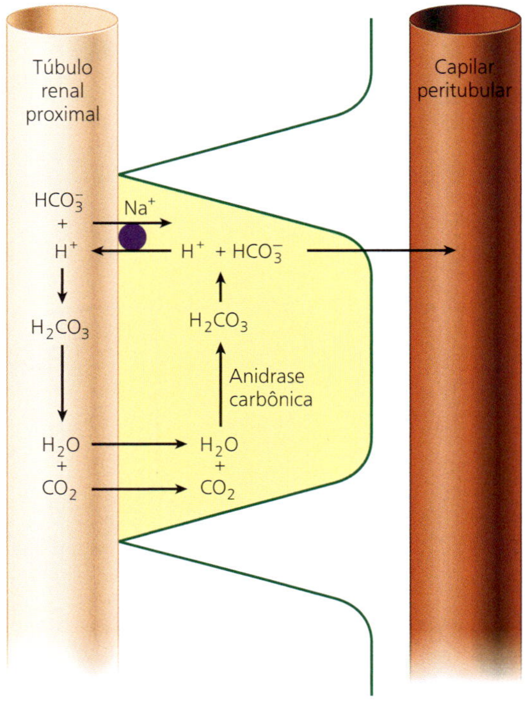

FIGURA 50-3 Recuperação do HCO_3^- filtrado por parte dos túbulos renais proximais.

nal para substituir o CO_2 consumido originalmente. Em geral, os túbulos proximais reabsorvem entre 80 e 90% da carga de bicarbonato filtrado junto com o sódio, enquanto os túbulos distais são responsáveis pelos 10 a 20% remanescentes. Diferentemente da bomba de H^+ proximal, a bomba de H^+ no túbulo distal não necessariamente está ligada à reabsorção do sódio, mas é capaz de gerar gradientes íngremes de H^+ entre o fluido tubular e as células tubulares. O pH urinário pode cair até 4,4 (comparado ao pH de 7,40 no plasma).

B. Excreção Aumentada de Ácidos Tituláveis

Depois de retirado todo o HCO_3^- do fluido tubular, o H^+ secretado dentro do lúmen tubular pode-se combinar ao HPO_4^{2-} para formar $H_2PO_4^-$ (**Figura 50-4**); esse último não é prontamente absorvido em razão de sua carga e é eliminado na urina. O resultado líquido é que o H^+ é excretado do corpo como $H_2PO_4^-$, e o HCO_3^- que é gerado no processo pode entrar na corrente sanguínea. Com um p*K* de 6,8, o par $H_2PO_4^-/HPO_4^{2-}$ é, normalmente, um tampão urinário ideal. Quando o pH urinário se aproxima a 4,4, contudo, todo o fosfato que atinge o túbulo distal se encontra na forma de $H_2PO_4^-$; os íons de HPO_4^{2-} não estão mais disponíveis para eliminar o H^+.

C. Formação Aumentada de Amônia

Depois da completa absorção de HCO_3^- e o consumo do tampão de fosfato, o par NH_3/NH_4^+ se torna o tampão urinário mais importante (**Figura 50-5**). A desaminação da glutamina dentro dos mitocôndrios das células tubulares proximais é a principal fonte de produção de NH_3 nos rins. A acidemia aumenta acentuadamente a produção do NH_3 renal. A amônia formada é, então, capaz de cruzar passivamente a membrana luminar das células, entrar no fluido tubular e reagir com o H^+ para formar o NH_4^+. Diferentemente do NH_3, o NH_4^+ não penetra prontamente na membrana luminar e fica preso dentro dos túbulos. Assim, a excreção de NH_4^+ na urina elimina eficientemente o H+.

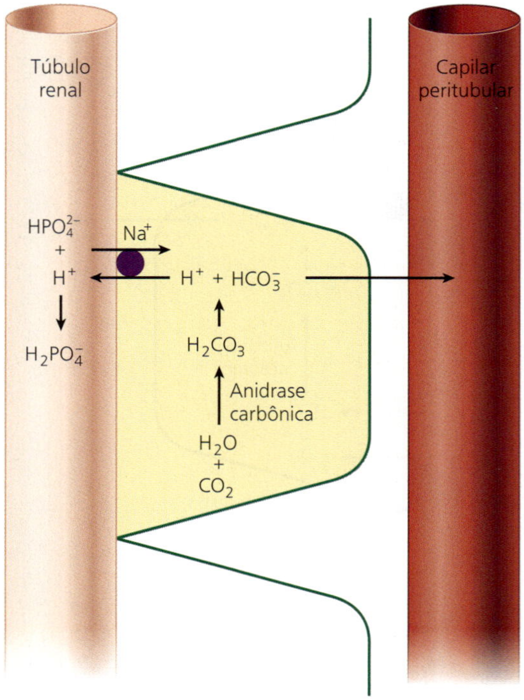

FIGURA 50-4 Formação de um ácido titulável na urina.

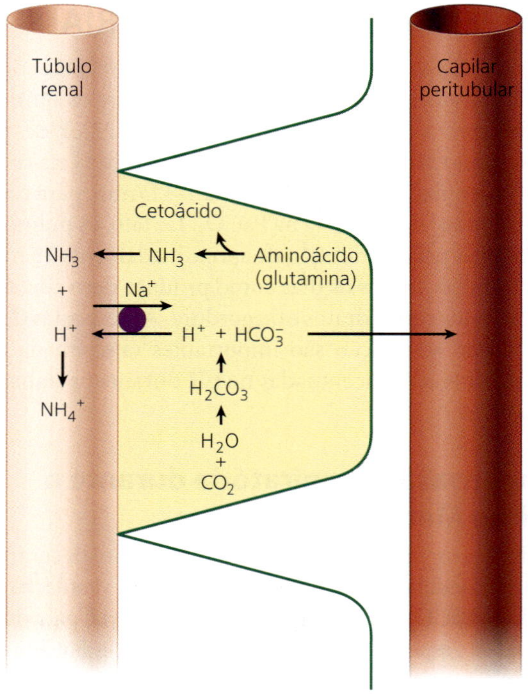

FIGURA 50-5 Formação de amônia na urina.

Compensação Renal durante a Alcalose

A grande quantidade de HCO_3^- normalmente filtrada e subsequentemente reabsorvida permite que os rins excretem rapidamente grandes quantidades de bicarbonato, se necessário (Capítulo 49). Como resultado, os rins são altamente eficientes na proteção contra a alcalose metabólica, que, geralmente, ocorre só em associação à deficiência concomitante de sódio ou ao excesso de mineralocorticoides. A depleção de sódio reduz o volume de fluido extracelular e melhora a reabsorção de Na^+ no túbulo proximal. Para manter a neutralidade, o íon de Na^+ é deslocado com um íon de Cl^-. À medida que o número de íons de Cl^- diminui (< 10 mEq/L de urina), o HCO_3^- deve ser reabsorvido. A secreção aumentada de H^+ na troca por reabsorção aumentada de Na^+ favorece a formação de HCO_3^- com alcalose metabólica. De forma similar, a atividade mineralocorticoide aumenta a reabsorção de Na^+ mediada pela aldosterona na troca para secreção de H^+ nos túbulos distais. O aumento resultante na formação de HCO_3^- pode iniciar ou propagar a alcalose metabólica. A alcalose metabólica é comumente associada à atividade mineralocorticoide aumentada, mesmo diante da ausência de sódio e da depleção de cloreto.

Excesso de base

O excesso de base é a quantidade de ácido ou base (expressa em mEq/L) que deve ser adicionada para que o pH do sangue volte ao patamar de 7,40 e para que a $PaCO_2$ volte ao patamar de 40 mmHg em saturação plena de O_2 e 37°C. Além disso, se ajusta para o tamponamento não carbônico no sangue. De forma simples, o excesso de base representa o componente metabólico de um transtorno acidobásico. Um valor positivo indica alcalose metabólica, enquanto um valor negativo revela a acidose metabólica. O excesso de base geralmente deriva, gráfica ou eletronicamente, de um nomograma originalmente desenvolvido por Siggaard-Andersen e exige a medição da concentração da hemoglobina (Figura 50-6).

Acidose

EFEITOS FISIOLÓGICOS DA ACIDEMIA

O $[H^+]$ é regulado estritamente na variação nanomol/litro (36-43 nmol/L), pois os íons de H^+ têm altas densidades de carga e "grandes" campos elétricos que podem afetar a potência das ligações de hidrogênio que estão presentes na maioria das moléculas fisiológicas. As reações bioquímicas são muito sensíveis às mudanças no $[H^+]$. Os efeitos gerais da acidemia vistos nos pacientes representam o equilíbrio entre seus efeitos bioquímicos diretos e os efeitos da ativação simpatossuprarrenal induzida pela acidemia. Diante de um quadro de acidose intensa (pH < 7,20), predominam os efeitos depressores diretos. A depressão direta dos músculos lisos e miocárdicos reduz a contratilidade cardíaca e a resistência vascular periférica, resultando em hipotensão progressiva. A acidose intensa pode levar à hipóxia tecidual não obstante o desvio à direita na afinidade da hemoglobina pelo oxigênio. O músculo liso vascular e o cardíaco se tornam menos responsivos às catecolaminas endógenas e exógenas, e o limiar para a fibrilação ventricular é reduzido. A hipercalemia progressiva, como resultado do movimento de K^+ fora das células em troca do H^+ extracelular é, inclusive, potencialmente letal. O $[K^+]$ do plasma aumenta aproximadamente 0,6 mEq/L a cada redução de 0,10 no pH.

A depressão do sistema nervoso central é mais proeminente ante a acidose respiratória que ante a acidose metabólica. Esse efeito é comumente chamado de narcose de CO_2. Diferentemente dos íons de CO_2, os íons de H^+ não penetram imediatamente na barreira hematoencefálica.

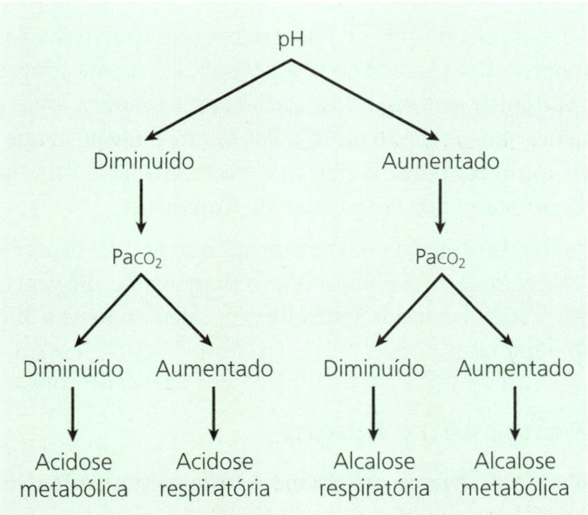

FIGURA 50-6 Diagnóstico de transtornos acidobásicos simples.

ACIDOSE RESPIRATÓRIA

A acidose respiratória é definida como o aumento primário na $PaCO_2$. Esse aumento leva à reação

$$H_2O + CO_2 \leftrightarrow H_2CO_3 \leftrightarrow H^+ + HCO_3^-$$

à direita, levando a um aumento no $[H^+]$ e a uma redução no pH arterial. Pelos motivos descritos anteriormente, o $[HCO_3^-]$ é minimamente afetado.

A $PaCO_2$ representa o equilíbrio entre a produção de CO_2 e a eliminação de CO_2:

$$PaCO_2 = \frac{\text{Produção de } CO_2}{\text{Ventilação alveolar}}$$

O CO_2 é um produto derivado do metabolismo da gordura e dos carboidratos. A atividade muscular, a temperatura do corpo e a atividade do hormônio tireóideo, todas podem ter forte influência na produção de CO_2. Como a produção de CO_2 não varia de forma apreciável ante a maioria das circunstâncias, a acidose respiratória geralmente é o resultado da hipoventilação alveolar (Tabela 50-3). Entretanto, em pacientes com capacidade limitada de aumentar essa ventilação alveolar, a produção aumentada de CO_2 pode precipitar a acidose respiratória.

Acidose Respiratória Aguda

A resposta compensatória às elevações agudas (6-12 h) na $PaCO_2$ é limitada. O tamponamento é fornecido primariamente pela hemoglobina e pela troca do H^+ extracelular por Na^+ e K^+ dos ossos e do compartimento de fluido intracelular (veja anteriormente). A resposta renal para reter mais bicarbonato é agudamente muito limitada. Como resultado, o $[HCO_3^-]$ do plasma aumenta somente cerca de 1 mEq/L para cada aumento de 10 mmHg na $PaCO_2$ superiores a 40 mmHg.

Acidose Respiratória Crônica

A compensação renal "total" se caracteriza pela acidose respiratória crônica. A compensação renal só pode ser percebida depois de 12-24 horas e pode demorar até 3-5 dias para atingir o pico. Durante esse tempo, o aumento sustentado na $PaCO_2$ se mantém presente o suficiente para permitir a compensação renal máxima.

6 Durante a acidose respiratória crônica, o $[HCO_3^-]$ do plasma aumenta aproximadamente 4 mEq/L para cada aumento de 10 mmHg na $PaCO_2$ superiores a 40 mmHg.

TABELA 50-3 Causas da acidose respiratória

Hipoventilação alveolar			
	Depressão do sistema nervoso central		
		Induzida por drogas	
		Transtornos do sono	
		Síndrome de hipoventilação por obesidade (Pickwickian)	
		Isquemia cerebral	
		Trauma cerebral	
	Transtornos neuromusculares		
		Miopatias	
		Neuropatias	
	Anomalias da parede do tórax		
		Tórax almofadado	
		Cifoescoliose	
	Anomalias pleurais		
		Pneumotórax	
		Efusão pleural	
	Obstrução das vias aéreas		
		Vias aéreas superiores	
			Corpo estranho
			Tumor
			Laringospasmo
			Transtornos do sono
		Vias aéreas inferiores	
			Asma intensa
			Doença pulmonar obstrutiva crônica
			Tumor
	Doença do parênquima do pulmão		
		Edema pulmonar	
			Cardiogênico
			Não cardiogênico
		Êmbolos pulmonares	
		Pneumonia	
		Aspiração	
		Doença pulmonar intersticial	
	Mau funcionamento do ventilador		
Produção aumentada de CO_2			
	Grandes cargas calóricas		
	Hipertermia maligna		
	Calafrios intensos		
	Atividade convulsiva prolongada		
	Crise tireóidea		
	Ferimento térmico extenso (queimadura)		

Tratamento da Acidose Respiratória

A acidose respiratória é tratada revertendo o desequilíbrio entre a produção de CO_2 e a ventilação alveolar. Na maioria das instâncias isso se consegue aumentando a ventilação alveolar. Medidas voltadas à redução da produção de CO_2 são úteis somente em instâncias específicas (p. ex., dantroleno para a hipertermia maligna, paralisia muscular no tratamento do tétano, medicação antitireóidea para a tempestade da tireoide e ingestão calórica reduzida em pacientes recebendo nutrição enteral ou parenteral). As medidas de temporização potencial voltadas à melhoria da ventilação alveolar (além da ventilação mecânica controlada) incluem a broncodilatação, reversão da narcose ou melhoria da resiliência pulmonar (diurese). Acidose intensa (pH < 7,20), *narcose de CO_2* e fadiga muscular respiratória são indicações para ventilação mecânica. Uma concentração aumentada de oxigênio inspirado também é, em geral, necessária, visto que a hipoxemia coexistente é comum. Raramente o $NaHCO_3$ intravenoso é necessário, a não ser que o pH seja < 7,10, e o HCO_3^- seja < 15 mEq/L. A terapia com bicarbonato de sódio aumentará a $PaCO_2$ temporariamente:

$$H^+ + HCO_3^- \leftrightarrow CO_2 + H_2O$$

Tampões que não produzem CO_2, como o Carbicarb™ ou a trometamina (THAM), teoricamente são alternativas atraentes; contudo, quase não há evidências mostrando que são mais eficientes que o bicarbonato. O Carbicarb™ é uma mistura de 0,3 M de bicarbonato de sódio e 0,3 M de carbonato de sódio; o tamponamento gerado por essa mistura produz principalmente bicarbonato de sódio em vez de CO_2. A trometamina tem a vantagem agregada de não conter sódio e pode ser um tampão intracelular mais eficiente.

Pacientes com acidose respiratória crônica basal requerem consideração especial. Quando esses pacientes desenvolvem falência ventilatória aguda, o objetivo da terapia deve ser conseguir que a $PaCO_2$ volte ao basal "normal" do paciente. Normalizar a $PaCO_2$ do paciente em 40 mmHg produzirá o equivalente da alcalose respiratória (veja a seguir). A terapia com oxigênio deve ser controlada cuidadosamente, porque a condução respiratória nesses pacientes pode depender da hipoxemia e não da $PaCO_2$. A "normalização" da $PaCO_2$ ou a hiperoxia relativa podem precipitar a hipoventilação severa.

ACIDOSE METABÓLICA

A acidose metabólica é definida como a redução primária no $[HCO_3^-]$. Os processos patológicos podem iniciar a acidose metabólica através de um destes três mecanismos: (1) consumo de HCO_3^- por parte de um ácido não volátil forte, (2) desgaste renal ou gastrointestinal do bicarbonato ou (3) diluição rápida do compartimento do fluido extracelular com o fluido isento de bicarbonato.

Uma queda no $[HCO_3^-]$ do plasma sem uma redução proporcional na $PaCO_2$ reduz o pH arterial. A resposta compensatória pulmonar em uma única acidose metabólica (veja anteriormente) em geral não reduz a $PaCO_2$ até o nível em que normalize completamente o pH, mas pode produzir uma hiperventilação acentuada (respiração de Kussmaul).

A Tabela 50-4 lista os transtornos que podem causar a acidose metabólica. Observe-se que o diagnóstico diferencial da acidose metabólica pode ser facilitado, calculando-se a diferença entre ânions.

Diferença entre Ânions

O intervalo de ânions no plasma é mais comumente definido como a diferença entre os principais cátions medidos e os principais ânions medidos:

TABELA 50-4 Causas da acidose metabólica

Maior intervalo de ânions
Produção aumentada de ácidos não voláteis endógenos
Insuficiência renal
Cetoacidose
Diabética
Inanição
Acidose láctica
Mista
Coma hiperosmolar não cetótico
Alcoólico
Erros congênitos do metabolismo
Ingestão de toxina
Salicilato
Metanol
Etilenoglicol
Paraldeído
Tolueno
Enxofre
Rabdomiólise
Intervalo normal entre ânions (hiperclorêmico)
Perdas gastrointestinais aumentadas de HCO_3^-
Diarreia
Resinas da troca de ânion (colestiramina)
Ingestão de $CaCl_2$, $MgCl_2$
Fístulas (pancreática, biliar ou do intestino delgado)
Ureterossigmoidostomia ou alça ileal obstruída
Perdas renais aumentadas de HCO_3^-
Acidose tubular renal
Inibidores da anidrase carbônica
Hipoaldosteronismo
Dilucional
Grande quantidade de fluidos isentos de bicarbonato (p. ex., NaCl a 0,9%)
Nutrição parenteral total (sais de aminoácidos de Cl^-)
Captação aumentada de ácidos contendo cloreto
Cloreto de amônio
Hidrocloreto de lisina
Hidrocloreto de arginina

$$\text{Diferença de ânions} = \text{principais cátions do plasma} - \text{principais ânions do plasma}$$

Ou

$$\text{Diferença de ânions} = [Na^+]-([CL^-] + [HCO_3^-])$$

Alguns médicos incluem K^+ do plasma no cálculo. Usando valores normais,

$$\text{Diferença de ânions} = 140 - (104 + 24) = 12 \text{ mEq/L} \times (\text{variação normal} = 7 - 14 \text{ mEq/L})$$

Na verdade, não pode existir um intervalo de ânions, porque a eletroneutralidade deve ser mantida no corpo; a soma de todos os ânions tem de ser igual à soma de todos os cátions. Portanto,

$$\text{Diferença de ânions} = \text{ânions não medidos} - \text{cátions não medidos}$$

"Cátions não medidos" incluem K^+, Ca^{2+} e Mg^{2+}; já os "ânions não medidos" incluem todos os ânions orgânicos (incluindo as proteínas do plasma), fosfatos e sulfatos. A albumina do plasma normalmente é responsável pela maior fração do intervalo de ânions (aproximadamente 11 mEq/L). O intervalo de ânions se reduz em 2,5 mEq/L para cada redução de 1 g/dL na concentração da albumina do plasma. Todo processo que aumenta os "ânions não medidos" ou reduz os "cátions não medidos" aumentará o intervalo de ânions. Ao contrário, todo processo que reduz os "ânions não medidos" ou aumenta os "cátions não medidos" reduzirá o intervalo de ânions.

As elevações leves do intervalo de ânions do plasma de até 20 mEq/L podem não ser úteis em termos diagnósticos durante a acidose, porém os valores > 30 mEq/L em geral indicam a presença de uma elevada acidose no intervalo de ânions (abaixo). A alcalose metabólica pode também gerar um elevado intervalo de ânions em razão da depleção do volume extracelular, uma carga aumentada na albumina e um aumento compensatório na produção de lactato. Uma diferença baixa de ânions do plasma pode ser encontrada com a hipoalbuminemia, intoxicação por brometo ou lítio e mieloma múltiplo.

Acidose Metabólica do intervalo de Ânions Elevada

A acidose metabólica com diferença de ânions elevada se caracteriza pelo aumento nos ácidos não voláteis relativamente fortes. Esses ácidos se dissociam em H^+ e seus respectivos ânions; o H^+ consome HCO_3^- para produzir CO_2, já seus ânions (bases conjugadas) se acumulam e tomam o lugar do HCO_3^- no fluido extracelular (ou seja, o intervalo de ânions aumenta). Os ácidos não voláteis podem ser produzidos ou ingeridos endogenamente.

A. Falha ao Excretar Ácidos Não Voláteis Endógenos

Os ácidos orgânicos produzidos por via endógena são normalmente eliminados pelos rins na urina (anteriormente). As taxas de filtração glomerular inferiores a 20 mL/min (insuficiência renal) resultam, tipicamente, em acidose metabólica progressiva provocada pelo acúmulo desses ácidos.

B. Produção Aumentada de Ácidos Não Voláteis Endógenos

A hipóxia tecidual intensa após hipoxemia, hipoperfusão (isquemia) ou a incapacidade de utilizar o oxigênio (envenenamento por cianeto) podem resultar em acidose láctica. O ácido láctico é o produto final do metabolismo anaeróbio da glicose (glicólise) e pode-se acumular rapidamente sob essas condições. A utilização reduzida do lactato por parte do fígado e, em menor extensão, pelos rins, em geral é menos responsável pela acidose láctica; as causas incluem a hipoperfusão, alcoolismo e doenças hepáticas. Os níveis podem ser prontamente medidos e normalmente variam entre 0,3-1,3 mEq/L. A acidose resultante do ácido D-láctico, que não é reconhecida pela α-lactato desidrogenase (e não é medida em ensaios de rotina), pode ser encontrada em pacientes com síndromes do intestino curto; o ácido D-láctico é formado por bactérias colônicas da glicose e do amido dos alimentos, sendo absorvido sistemicamente.

A falta absoluta ou relativa de insulina pode resultar em hiperglicemia e *cetoacidose* progressiva provocadas pelo acúmulo de ácidos β-hidroxibutíricos e ácidos acetoacéticos. A cetoacidose pode ser vista também após inanição e ingestão excessiva de álcool. A fisiopatologia da acidose muitas vezes associada à intoxicação alcoólica intensa e ao coma hiperosmolar não cetótico é complexa e pode representar um aumento do ácido láctico, do cetoácido ou de outros ácidos desconhecidos.

Alguns erros metabólicos congênitos, como a doença urinária do xarope de bordo, a acidúria metilmalônica, a acidemia propiônica e a acidemia isovalérica, aumentam a produção da acidose metabólica da diferença elevada de ânions, como resultado do acúmulo de aminoácidos anormais.

C. Ingestão de Ácidos Não Voláteis Exógenos

A ingestão de grandes quantidades de salicilatos resulta, frequentemente, em acidose metabólica. O ácido salicílico e outros ácidos intermediários se acumulam rapidamente e produzem acidose da diferença elevada de ânions. Como os salicilatos produzem também um estímulo respiratório direto, a maioria dos adultos desenvolve acidose metabólica mista com alcalose respiratória superposta. A ingestão de metanol (álcool metílico) produz, com frequência, acidose e transtornos visuais (retinite). Em geral, os sintomas são retardados até que a lenta oxidação do metanol por parte da enzima álcool desidrogenase produza ácido fórmico, que é altamente tóxico para a retina. A alto intervalo de ânions representa o acúmulo de vários ácidos orgânicos, incluindo o ácido acético. A toxicidade do etilenoglicol também é o resultado da ação da álcool desidrogenase para produzir ácido glicólico. O ácido glicólico, principal causa da acidose, é posteriormente metabolizado para formar o ácido oxálico, que pode ser depositado nos túbulos renais e resultar em insuficiência renal.

Acidose Metabólica da Diferença Normal de Ânions

A acidose metabólica associada à diferença normal de ânions se caracteriza, tipicamente, pela hipercloremia. O $[Cl^-]$ do plasma aumenta para ocupar o lugar dos íons de HCO_3^- que estão perdidos. A acidose metabólica hiperclorêmica *resulta, mais comumente, de perdas* gastrointestinais ou renais anormais de HCO_3^- ou da administração intravenosa excessiva de solução de NaCl a 0,9%.

O cálculo do intervalo de ânions na urina pode ser útil para diagnosticar a acidose da diferença normal de ânions.

$$\text{Diferença de ânions na urina} = ([Na^+] + [K^+]) - [Cl^-]$$

O intervalo de ânions da urina é, em geral, positiva ou próxima de zero. O principal cátion urinário não medido geralmente é NH_4^+ que deve aumentar (junto com Cl^-) durante a acidose metabólica; esta última resulta em uma diferença negativa entre ânions da urina. A deficiência de secreção de H^+ ou de NH_4^+ como ocorre na insuficiência renal ou na acidose tubular renal (adiante), resulta em uma diferença positiva de ânions da urina, apesar da acidose sistêmica.

A. Perda Gastrointestinal Aumentada de HCO_3^-

7 A diarreia é uma causa comum da acidose metabólica hiperclorêmica. O fluido diarreico contém 20-50 mEq/L de HCO_3^-. Os fluidos do intestino delgado, biliares e pancreáticos, todos são ricos em HCO_3^-. A perda de grandes volumes desses fluidos pode levar a um quadro de acidose metabólica hiperclorêmica. Os pacientes com ureterossigmoidostomia e aqueles com alças ilíacas muito extensas ou que se tornam, com frequência, parcialmente obstruídas, desenvolvem acidose metabólica hiperclorêmica. A ingestão de resinas de troca de ânions contendo cloreto (colestiramina) ou de grandes quantidades de cálcio ou de cloreto de magnésio pode resultar na absorção aumentada de cloreto e na perda de íons de bicarbonato. Essas resinas não absorvíveis ligam os íons de bicarbonato, enquanto o cálcio e o magnésio se combinam ao bicarbonato para formar sais insolúveis dentro dos intestinos.

B. Perda Renal Aumentada de HCO_3^-

O descarte renal de HCO_3^- pode ocorrer como resultado de uma falha de reabsorção do HCO_3^- filtrado ou de secreção das quantidades adequadas de H^+ na forma de ácido titulável ou de íons de amônia. Esses defeitos se encontram em pacientes tratados com inibidores de anidrase carbônica, como a acetazolamida, e naqueles com acidose tubular renal.

A **acidose tubular renal** inclui um grupo de defeitos não azotêmicos de secreção de H^+ pelos túbulos renais, resultando em um pH urinário que é muito alto para a acidemia sistêmica. Esses defeitos podem ser o resultado de uma deficiência renal primária ou podem ser secundários a um transtorno sistêmico. O sítio do defeito na secreção de H^+ e é deficiente pode ser o túbulo renal distal (tipo 1) ou proximal (tipo 2). O hipoaldosteronismo hiporreninêmico é geralmente citado como acidose tubular renal do tipo 4. No caso da acidose tubular renal distal, a deficiência ocorre em um sítio depois que a maior parte do HCO_3^- filtrado foi recuperado. Como resultado disso, há uma falha na acidificação da urina, de modo que a excreção ácida líquida é inferior à produção ácida líquida diária. Esse transtorno é, com frequência, associado à hipocalemia, à desmineralização óssea, nefrolitíase, e nefrocalcinose. A terapia com álcalis ($NaHCO_3$) (1-3 mEq/kg/d) é, em geral, suficiente para reverter esses efeitos colaterais. Com a acidose tubular renal proximal menos comum, a secreção deficiente de H^+ no túbulo proximal resulta em uma perda massiva de HCO_3^-. As deficiências concomitantes na reabsorção tubular de outras substâncias, como a glicose, os aminoácidos ou os fosfatos, são comuns. A acidose hiperclorêmica resulta em depleção de volumes e hipocalemia. O tratamento envolve a administração de suplementos de álcalis (na dose de 10-25 mEq/kg ao dia) e de potássio.

C. Outras Causas da Acidose Hiperclorêmica

Um quadro de acidose hiperclorêmica dilucional pode ocorrer quando o volume extracelular é rapidamente expandido com fluido isento de bicarbonato, como o soro fisiológico normal. Esse é o motivo pelo qual se preferem soluções salinas balanceadas com soro fisiológico a 0,9% para a reanimação dos fluidos. O HCO_3^- do plasma cai na proporção da quantidade de fluido infundido, quando o HCO_3^- extracelular é diluído. As infusões de aminoácidos (hiperalimentação parenteral) contêm cátions orgânicos em excesso de ânions orgânicos e podem produzir a acidose metabólica hiperclorêmica porque o cloreto é comumente usado como o ânion para os aminoácidos catiônicos. Por fim, a administração de quantidades excessivas de ácidos contendo cloreto, como o cloreto de amônia ou o hidrocloreto de arginina (geralmente administrados para tratar a alcalose metabólica), pode causar a acidose metabólica hiperclorêmica.

Tratamento da Acidose Metabólica

Várias medidas gerais podem ser tomadas para controlar a intensidade da acidemia até que os processos subjacentes sejam corrigidos. Todo componente respiratório da acidemia deve ser corrigido. A respiração deve ser controlada, se necessário; pode ser desejável manter $PaCO_2$ em menos de 30s para que o pH volte parcialmente ao normal. Se o pH do sangue arterial permanecer abaixo de 7,20, a terapia com álcalis, em geral na forma de $NaHCO_3$ (geralmente uma solução a 7,5%), pode ser necessária. A $PaCO_2$ pode aumentar temporariamente conforme o HCO_3^- é consumido pelos ácidos (enfatizando a necessidade de controlar a ventilação em casos de acidemia intensa). A quantidade de $NaHCO_3$ administrado é decidida de forma empírica, como dose fixa (1 mEq/kg) ou é derivada do excesso de base e do espaço de bicarbonato (veja a seguir). Seja qual for o caso, as medições seriais de gás sanguíneo são obrigatórias para evitar complicações (p. ex., injeções excessivas de alcalose e sobrecarga de sódio) e para dar continuidade à terapia. Elevar o pH arterial para > 7,25 em geral é suficiente para superar os efeitos fisiológicos da acidemia. A acidemia profunda ou refratária pode demandar hemodiálise aguda com um dialisato de bicarbonato.

Não é recomendado o uso rotineiro de grandes quantidades de $NaHCO_3$ no tratamento de paradas cardíacas e de estados de fluxo baixo. Pode ocorrer um quadro de acidose intracelular paradoxal, especialmente quando a eliminação de CO_2 estiver prejudicada, porque o CO_2 formado entra prontamente nas células, o que não acontece com os íons de bicarbonato. Tampões alternativos que não produzem CO_2, como o Carbicarb™ ou a trometamina (THAM) podem, em teoria, ser preferidos, porém sua eficácia não foi comprovada clinicamente.

A terapia específica para casos de cetoacidose diabética inclui, inicialmente, a substituição do déficit de fluido existente (como resultado da diurese osmótica hiperglicêmica), bem como insulina, potássio, fosfato e magnésio. O tratamento da acidose láctica deve ser direcionado, primeiro, para restaurar a oxigenação adequada e a perfusão tecidual. A alcalinização da urina com $NaHCO_3$ para um pH superior a 7 aumenta a eliminação de salicilato após o envenenamento por essa substância. As opções de tratamento em casos de intoxicação com etanol ou etilenoglicol incluem infusão de etanol ou administração de fomepizol, que inibe competitivamente a álcool desidrogenase e a hemodiálise ou hemofiltração.

Espaço de Bicarbonato

O espaço de bicarbonato é definido como o volume ao qual HCO_3^- se distribuirá quando administrado intravenosamente. Embora, em teoria, esse espaço deva ser igual ao espaço do fluido extracelular (aproximadamente 25% do peso corporal), na realidade, ele varia entre 25 e 60% do peso do corpo, dependendo da intensidade e duração da acidose. Essa variação está, pelo menos parcialmente, relacionada com a quantidade de tamponamento intracelular e ósseo que ocorreu.

Exemplo: Calcular a quantidade de $NaHCO_3$ necessária para corrigir um déficit da base (BD) de -10 mEq/L para um homem pesando 70-kg com espaço estimado de HCO_3^- de 30%:

$$NaHCO_3 = BD \times 30\% \times \text{peso corporal em L}$$
$$NaHCO_3 = -10 \text{ mEq/L} \times 30\% \times 70 \text{ L} = 210 \text{ mEq}$$

Na prática, em geral só se administram 50% da dose calculada (105 mEq), depois que outra medição de gás sanguíneo (gasimetria) é efetuada.

CONSIDERAÇÕES ANESTÉSICAS EM PACIENTES COM ACIDOSE

A acidemia pode potencializar os efeitos depressores da maioria dos agentes sedativos e anestésicos no sistema nervoso central e no sistema circulatório. Como a maioria dos opioides são bases fracas, a acidose pode aumentar a fração da droga na forma não ionizada e facilitar a penetração do opioide no cérebro. A sedação aumentada e a depressão dos reflexos das vias respiratórias podem predispor à aspiração pulmonar. Os efeitos depressores circulatórios dos anestésicos voláteis e intravenosos podem também ser exagerados. Além disso, qualquer agente que reduza rapidamente o tônus simpático pode permitir, potencialmente, a depressão circulatória sem resistência ao ajustar a acidose. O halotano é mais arritmogênico na presença de acidose. A succinilcolina em geral deve ser evitada em pacientes acidóticos com hipercalemia, para evitar mais aumentos no $[K^+]$ do plasma.

Alcalose

EFEITOS FISIOLÓGICOS DA ALCALOSE

A alcalose aumenta a afinidade da hemoglobina com o oxigênio e muda a curva de dissociação do oxigênio para esquerda, dificultando a ação da hemoglobina de não deixar oxigênio nos tecidos. O movimento de H^+ fora das células em troca do movimento do K^+ extracelular nas células pode produzir hipocalemia. A alcalose aumenta o número de locais de ligação aniônica para Ca^{2+} nas proteínas do plasma e pode, portanto, reduzir o $[Ca^{2+}]$ do plasma ionizado, levando à depressão circulatória e à irritabilidade neuromuscular. A alcalose respiratória reduz o fluxo sanguíneo cerebral, aumenta a resistência vascular sistêmica e pode precipitar o vasospasmo coronário. Nos pulmões, a alcalose respiratória aumenta o tônus dos músculos lisos bronquiais (broncoconstrição), mas reduz a resistência vascular pulmonar.

ALCALOSE RESPIRATÓRIA

A alcalose respiratória é definida como a redução primária na $PaCO_2$. O mecanismo geralmente é um aumento inadequado na ventilação alveolar com relação à produção de CO_2. A Tabela 50-5 lista as causas mais comuns da alcalose respiratória. Em geral, o $[HCO_3^-]$ do plasma diminui 2 mEq/L para cada redução aguda de 10 mmHg na $PaCO_2$ abaixo dos 40 mmHg. 8 Nem sempre se faz a distinção entre a alcalose respiratória aguda e a crônica, porque a resposta compensatória à alcalose respiratória crônica é bastante variável: o $[HCO_3^-]$ do plasma diminui 2-5 mEq/L para cada redução de 10 mmHg na $PaCO_2$ abaixo de 40 mmHg.

Tratamento de Alcalose Respiratória

A correção do processo subjacente é o único tratamento para a alcalose respiratória. No caso de alcalemia significativa (pH arterial > 7,60), pode ser indicado o tratamento com ácido clorídrico, cloreto de arginina ou cloreto de amônia (veja a seguir).

TABELA 50-5 Causas da alcalose respiratória

Estímulo central
Dor
Ansiedade
Isquemia
Derrame
Tumor
Infecção
Febre
Induzidos por drogas
Salicilatos
Progesterona (gravidez)
Analépticos (doxapram)
Estímulo periférico
Hipoxemia
Alta altitude
Doença pulmonar
Insuficiência cardíaca congestiva
Edema pulmonar não cardiogênico
Asma
Embolia pulmonar
Anemia significativa
Mecanismo desconhecido
Sepse
Encefalopatias metabólicas
Iatrogênicas
Induzidas por ventilador

ALCALOSE METABÓLICA

A alcalose metabólica é definida como um aumento primário no $[HCO_3^-]$ do plasma. A maioria dos casos de alcalose metabólica pode ser dividida entre (1) os associados à deficiência de NaCl e depleção do fluido extracelular, muitas vezes descritos como sensíveis ao cloreto, e (2) aqueles associados à atividade mineralocorticoide aprimorada, comumente citados como resistentes ao cloreto (Tabela 50-6).

Alcalose Metabólica Sensível a Cloreto

A depleção do fluido extracelular faz os túbulos renais reabsorverem avidamente o Na^+. Como não há disponibilidade suficiente de Cl^- para acompanhar todos os íons de Na^+ reabsorvidos, a secreção aumentada de H^+ deve ocorrer para manter a eletroneutralidade. De fato, os íons de HCO_3^- que poderiam, caso contrário, ser excretados são reabsorvidos, resultando na alcalose metabólica. Fisiologicamente, a manutenção do volume do fluido extracelular é prioritária com relação ao equilíbrio acidobásico. Como a secreção do íon de K^+ também pode manter a eletroneutralidade, a secreção de potássio também é melhorada. Além disso, a hipocalemia aumenta a secreção de H^+ (e a reab-

TABELA 50-6 Causas da alcalose metabólica

Sensíveis ao cloreto
Gastrointestinais
Vômitos
Drenagem gástrica
Diarreia por cloreto
Adenoma viloso
Renais
Diuréticos
Pós-hipercapnia
Baixa captação de cloreto
Sudorese
Fibrose cística
Resistentes ao cloreto
Atividade mineralocorticoide aumentada
Hiperaldosteronismo primário
Transtornos edematosos (Hiperaldosteronismo secundário)
Síndrome de Cushing
Ingestão de alcaçuz
Síndrome de Bartter
Hipocalemia intensa
Diversas
Transfusão maciça de sangue
Soluções coloidais contendo acetato
Administração de alcalinos com insuficiência renal
Terapia com álcalis
Terapia de resina combinada de antiácidos e troca de cátions
Hipercalcemia
Síndrome de leite-álcali
Metástases ósseas
Penicilinas sódicas
Alimentação com glicose pós-inanição

sorção de HCO_3^-) e propagará também a alcalose metabólica. De fato, a hipocalemia intensa pode, por si só, provocar a alcalose. As concentrações de cloreto na urina durante um processo de alcalose metabólica sensível ao cloreto são caracteristicamente baixas (< 10 mEq/L).

A terapia diurética é a causa mais comum da alcalose metabólica sensível ao cloreto. Diuréticos, como urosemida, ácido etacrínico e tiazidas, aumentam a excreção de Na^+, Cl^- e K^+, resultando em depleção de NaCl, hipocalemia e, em geral, alcalose metabólica leve. A perda de fluido gástrico é também uma causa comum de alcalose metabólica sensível ao cloreto. As secreções gástricas contêm 25-100 mEq/L de H^+, 40-160 mEq/L de Na^+, aproximadamente 15 mEq/L de K^+ e aproximadamente 200 mEq/L de Cl^-. 9 Vômitos ou a perda contínua de fluido gástrico por drenagem gástrica (sucção nasogástrica) podem resultar em alcalose metabólica acentuada, depleção de volume extracelular e hipocalemia. A rápida normalização da $PaCO_2$ depois do aumento do [HCO_3^-] do plasma na acidose respiratória crônica resulta em alcalose metabólica (alcalose pós- hipercapnia; veja anteriormente). Crianças alimentadas com leite em pó contendo Na^+ sem cloreto desenvolvem rapidamente a alcalose metabólica em razão da secreção aumentada de H^+ (ou K^+) que deve acompanhar a absorção de sódio.

Alcalose Metabólica Resistente a Cloreto

A atividade mineralocorticoide aumentada em geral resulta em alcalose metabólica, mesmo quando não esteja associada à depleção do volume extracelular. Aumentos inadequados na atividade mineralocorticoide provocam a retenção de sódio e a expansão do volume do fluido extracelular. A secreção aumentada de H^+ e K^+ ocorre para equilibrar a reabsorção do sódio mediada por mineralocorticoides, resultando em alcalose metabólica e hipocalemia. Nesses casos, as concentrações de cloreto urinário são, em geral, superiores a 20 mEq/L.

Outras Causas da Alcalose Metabólica

A alcalose metabólica raramente é encontrada mesmo em pacientes que recebem grandes doses de NaHCO, a menos que a excreção renal de HCO_3^- esteja prejudicada. A administração de grandes quantidades de produtos de sangue e um pouco de solução de coloides contendo proteínas do plasma frequentemente resulta em alcalose metabólica. O citrato, o lactato e o acetato contidos nesses fluidos são convertidos pelo fígado em HCO_3^-. Os pacientes que recebem altas doses de penicilina sódica (especialmente a carbenicilina) podem desenvolver alcalose metabólica. Como as penicilinas agem como ânions não absorvíveis nos túbulos renais, a secreção aumentada de H^+ (ou K^+) deve acompanhar a absorção de sódio. Por motivos ainda obscuros, a hipercalcemia que resulta de causas não associadas à paratireoide (síndrome de leite-álcali e metástases ósseas) é também associada, com frequência, à alcalose metabólica. A fisiopatologia da alcalose depois da realimentação também é desconhecida.

Tratamento de Alcalose Metabólica

Como ocorre com outros transtornos acidobásicos, a correção da alcalose metabólica nunca é completa até que se trate o transtorno subjacente. Quando a ventilação é controlada, todos os componentes respiratórios que contribuem para a alcalemia também devem ser corrigidos, reduzindo-se a ventilação-minuto para normalizar a $PaCO_2$. O tratamento de escolha para a alcalose metabólica sensível ao cloreto é a administração intravenosa de soro fisiológico (NaCl) e de potássio (KCl). A terapia com bloqueador de H_2 é útil quando o fator é a perda excessiva de fluido gástrico. A acetazolamida pode ser útil também em pacientes edematosos. A alcalose associada aos aumentos primários na atividade mineralocorticoide responde prontamente aos antagonistas da aldosterona (espironolactona). Quando o pH do sangue arterial é superior a 7,60, deve ser considerado o tratamento com ácido clorídrico intravenoso (0,1 mol/L), com cloreto de amônio (0,1 mol/L), com hidrocloreto de arginina ou com hemodiálise.

CONSIDERAÇÕES ANESTÉSICAS EM PACIENTES COM ALCALEMIA

Parece que a alcalose respiratória prolonga a duração da depressão respiratória induzida por opioides; esse efeito pode resultar da ligação aumentada entre proteínas e opioides. A isquemia cerebral pode ocorrer como resultado da redução acentuada no fluxo sanguíneo cerebral durante a alcalose respiratória, especialmente durante a hipotensão. 10 A combinação de alcalemia e hipocalemia pode precipitar arritmias atriais e ventriculares significativas. A potencialização do bloqueio neuromuscular não despolarizante é reportada em casos de alcalemia, mas pode estar mais diretamente relacionada com hipocalemia concomitante.

DIAGNÓSTICO DE TRANSTORNOS ACIDOBÁSICOS

A interpretação do *status* de acidobásico a partir da análise dos gases sanguíneos requer uma abordagem sistemática. Segue-se a abordagem recomendada (Figura 50-6):

1. Examinar o pH arterial: há evidências de acidemia ou alcalemia?
2. Examinar a $PaCO_2$: a alteração na $PaCO_2$ é consistente com o componente respiratório?
3. Se a alteração na $PaCO_2$ não explicar a alteração no pH arterial, a alteração no [HCO_3^-] indica um componente metabólico?
4. Tentar elaborar um diagnóstico (veja a Tabela 50-1).
5. Comparar a alteração no [HCO_3^-] à alteração na $PaCO_2$. Existe uma resposta compensatória (Tabela 50-7)? Como o pH arterial está relacionado com proporção entre $PaCO_2$ e [HCO_3^-], os mecanismos compensatórios respiratórios e renais sempre são tais que a $PaCO_2$ e o [HCO_3^-] mudam no mesmo sentido. Uma alteração em sentidos opostos implica em um transtorno acidobásico misto.
6. Se a resposta compensatória for mais ou menos que o esperado, existirá, por definição, um transtorno acidobásico misto.

TABELA 50-7 Respostas compensatórias normais em transtornos acidobásicos

Transtorno	Resposta	Alteração esperada
Acidose respiratória		
Aguda	↑ $[HCO_3^-]$	Aumento de 1 mEq/L/10 mmHg na $PaCO_2$
Crônica	↑ $[HCO_3^-]$	Aumento de 4 mEq/L/10 mmHg na $PaCO_2$
Alcalose respiratória		
Aguda	↓ $[HCO_3^-]$	Redução de 2 mEq/L/10 mmHg na $PaCO_2$
Crônica	↓ $[HCO_3^-]$	Redução de 4 mEq/L/10 mmHg na $PaCO_2$
Acidose metabólica	↓ $PaCO_2$	1,2 × a redução no $[HCO_3^-]$
Alcalose metabólica	↑ $PaCO_2$	0,7 × o aumento no $[HCO_3^-]$

7. Calcular o intervalo de ânions do plasma em caso de acidose metabólica.
8. Medir a concentração de cloreto na urina em caso de alcalose metabólica.

Uma abordagem alternativa que é rápida, porém talvez um pouco menos precisa, é a correlação entre as alterações no pH e no CO_2 ou HCO_3^-. No caso de transtornos respiratórios, cada alteração de 10 mmHg no CO_2 deve alterar o pH arterial em aproximadamente 0,08 U no sentido oposto. Durante os transtornos metabólicos, cada alteração de 6 mEq no HCO_3 altera também o pH arterial em 0,1 no mesmo sentido. Se a alteração no pH exceder ou se for inferior ao previsto, é provável que se esteja diante de um quadro de transtorno acidobásico misto.

MEDIÇÃO DAS TENSÕES DO GÁS SANGUÍNEO E DO PH

Os valores obtidos por medições rotineiras de gás sanguíneo incluem as tensões do oxigênio e do dióxido de carbono (PO_2 e PCO_2), pH, $[HCO_3^-]$, excesso de base, hemoglobina e a saturação percentual de oxigênio da hemoglobina. Como regra, só se medem o PO_2, o PCO_2 e o pH. A hemoglobina e a saturação percentual de oxigênio são medidas com um co-oxímetro. O $[HCO_3^-]$ é encontrado usando-se a equação de Henderson-Hasselbalch e o excesso de base pelo nomograma de Siggaard-Andersen.

Fonte de Amostra e Coleta

As amostras de sangue arterial são as mais usadas em termos clínicos, embora o sangue capilar ou venoso possa ser usado, se forem reconhecidas as limitações dessas amostras. A tensão do oxigênio no sangue venoso (normalmente 40 mmHg) reflete a extração de tecido e não a função pulmonar. O PCO_2 venoso geralmente é 4-6 mmHg mais alto que a $PaCO_2$. Portanto, o pH do sangue venoso geralmente é 0,05 U inferior ao pH do sangue arterial. Apesar dessas limitações, o sangue venoso muitas vezes é útil na determinação do *status* de acidobásico. O sangue capilar representa uma mistura de sangue arterial e venoso, e os valores obtidos refletem esse fato. As amostras geralmente são coletadas em seringas revestidas com heparina e devem ser analisadas assim que possível. As bolhas de ar devem ser eliminadas, e a amostra deve ser tampada e colocada em gelo para evitar a captação significativa de gás das células do sangue ou a perda de gases na atmosfera. Embora a heparina seja altamente acídica, quantidades excessivas da substância na seringa da amostra geralmente provocam redução mínima do pH, mas reduzem a PCO_2 em proporção direta à diluição da porcentagem, e seu efeito é variável na PO_2.

Correção da Temperatura

11 As alterações na temperatura afetam a PCO_2, a PO_2, e o pH. As reduções na temperatura reduzem a pressão parcial de um gás em solução – mesmo se o teor total de gás não mudar – porque a solubilidade do gás é inversamente proporcional à temperatura. Tanto PCO_2 como PO_2, portanto, diminuem durante a hipotermia, mas o pH aumenta porque a temperatura não muda apreciavelmente $[HCO_3^-]$: a $PaCO_2$ diminui, porém o $[HCO_3^-]$ permanece inalterado. Como as tensões do gás sanguíneo e o pH são sempre medidos a 37°C, há controvérsias sobre se devem ser corrigidos os valores medidos para a temperatura real do paciente. Não se conhecem valores "normais" em temperaturas diferentes de 37°C. Muitos médicos usam as medições diretamente a 37°C ("α-stat"), independente da temperatura real do paciente (Capítulo 22).

DISCUSSÃO DE CASO

Um Transtorno Acidobásico Complexo

Um bebê de 1 mês, sexo masculino, com malformação anorretal é submetido a uma anoplastia. Depois da cirurgia, verifica-se que ele está sofrendo de insuficiência cardíaca congestiva em decorrência de coarctação da aorta. Observa-se que ele tem taquipneia, débito urinário reduzido, má perfusão periférica, hepatomegalia e cardiomegalia. Depois da intubação via traqueia, o bebê é colocado no ventilador (ventilação de suporte de pressão, fração de oxigênio inspirado [FiO_2] = 1). As medições de gás sanguíneo arterial inicial, hemoglobina e dos eletrólitos são as seguintes:

$PaCO_2$ = 11 mm
pH = 7,47
PaO_2 = 209 mmHg
$[HCO_3^-]$ calculado = 7,7 mEq/L
BD = -14,6 mEq/L
Hb = 9,5 g/Dl
$[Na^+]$ = 135 mEq/L
$[Cl^-]$ = 95 mEq/L
$[K^+]$ = 5,5 mEq/L
$[CO_2$ Total] = 8 mEq/L

Observe-se que o $[CO_2$ total], geralmente medido com os eletrólitos, inclui o $[HCO_3^-]$ do plasma e o CO_2 dissolvido no plasma.

Qual é o transtorno acidobásico?

Usando a abordagem descrita anteriormente, *fica claro que o paciente tem* alcalose (pH > 7,45), que tem origem, pelo menos, parcialmente respiratória ($PaCO_2$ < 40 mmHg). Como a $PaCO_2$ caiu em aproximadamente 30 mmHg, se esperaria que o [HCO_3^-] fosse de 18 mEq/L:

$$(40 - 10) \times \frac{2\ \text{mEq/L}}{10} = 6\ \text{mEq/L abaixo de 24 mEq/L}$$

De fato, o [HCO_3^-] *do paciente é de aproximadamente* 10 mEq/L menor que isso! O paciente, portanto, sofre também de um transtorno acidobásico misto: alcalose respiratória primária e acidose metabólica primária. Observe-se que a diferença esperada entre o [HCO_3^-] *e* o [HCO_3^-] do paciente em caso de alcalose respiratória corresponde aproximadamente ao excesso de base.

Quais são as causas prováveis desses transtornos?

Provavelmente, a alcalose respiratória é o resultado de uma insuficiência cardíaca congestiva, enquanto a acidose metabólica resulta da acidose láctica secundária à má perfusão. Esta última é sugerida pelo intervalo de ânions calculado do plasma:

$$\text{Intervalo entre ânions} = 135 - (95 + 8) = 32\ \text{mEq/L}$$

O nível de lactato foi, de fato medido e se observou que tinha aumentado até 14,4 mEq/L. É provável que a sobrecarga de fluido tenha precipitado a insuficiência cardíaca congestiva.

Qual é o tratamento indicado?

O tratamento deve ser direcionado ao processo primário (ou seja, a insuficiência cardíaca congestiva). O paciente foi tratado com diurese e inotrópicos.

Depois da diurese, a taquipneia do paciente melhorou, porém, a perfusão ainda parece deficiente. As medições laboratoriais repetidas são as seguintes (FiO_2 = 0,5):

$PaCO_2$ = 23 mmHg
pH = 7,52
PaO_2 = 136 mmHg
[HCO_3^-] calculado = 18 mEq/L
BD = -3 mEq/L
Hb = 10,3 g/dL
[Na^+] = 137 mEq/L
[Cl^-] = 92 mEq/L
[K^+] = 3,9 mEq/L
[CO_2 total] = 18,5 mEq/L

Qual é o transtorno acidobásico?

O paciente ainda tem alcalose respiratória, enquanto a deficiência de base (BD) parece ter melhorado. Observe-se que a concentração de hemoglobina aumentou levemente, porém o [K^+] caiu como resultado da diurese. Com a nova $PaCO_2$, o [HCO_3^-] esperado deveria ser 20,6 mEq/L:

$$(40 - 10) \times \frac{2\ \text{mEq/L}}{10} = 3{,}4\ \text{mEq/L abaixo de 24 mEq/L}$$

Portanto, o paciente ainda tem acidose metabólica porque o [HCO_3^-] caiu 2 mEq/L. Observe novamente que essa diferença está próxima à BD dada e que o intervalo de ânions ainda é elevado:

$$\text{Intervalo entre ânions} = 137 - (92 + 18) = 27$$

A medição repetida do lactato agora está em 13,2 mEq/L

O elevado intervalo de ânions e o nível de lactato explicam porque o paciente ainda não está se sentindo bem e indicam que um novo processo está mascarando a intensidade da acidose metabólica (que, essencialmente, permanece inalterada).

Considerando o curso clínico, é provável que o paciente agora sofra de transtorno acidobásico triplo: alcalose respiratória, acidose metabólica e, agora, a alcalose metabólica. Esta última provavelmente resultou de uma hipovolemia secundária à diurese excessiva (alcalose metabólica sensível ao cloreto). Observe também que a alcalose metabólica é praticamente igual, em magnitude, à acidose metabólica.

Posteriormente o paciente recebeu concentrado de eritrócitos em soro fisiológico e em 24 h os três transtornos começaram a melhorar:

$PaCO_2$ = 35 mmHg
pH = 7,51
PaO_2 = 124 mmHg
[HCO_3^-] calculado = 26,8 mEq/L
Excesso de base = +5 mEq/L
Hb = 15 g/dL
[Na^+] = 136 mEq/L
[Cl^-] = 91 mEq/L
[K^+] = 3,2 mEq/L
[CO_2 total] = 27 mEq/L
Lactato = 2,7 mEq/L

Resultado

Agora os quadros de alcalose respiratória e de acidose metabólica estão resolvidos, e a alcalose metabólica agora é proeminente.

Foram administradas, cuidadosamente, reposição intravenosa de KCl e uma pequena quantidade de soro fisiológico, ao que se seguiu a completa resolução da alcalose metabólica. Posteriormente, o paciente foi submetido à correção cirúrgica da coarctação.

REFERÊNCIAS

Corey HE: Bench-to-bedside review: Fundamental principles of acid-base physiology. Crit Care 2005;9:184.

Dzierba AL, Abraham P: A practical approach to understanding acid-base abnormalities in critical illness. J Pharm Pract 2011;24:17.

Gunnerson KJ: Clinical review: the meaning of acid-base abnormalities in the intensive care unit – epidemiology. Crit Care 2005;9:508.

Kaplan LJ, Frangos S: Clinical review: acid-base abnormalities in the intensive care unit. Crit Care 2005;9:198.

Kellum JA: Acid-base disorders and strong ion gap. Contrib Nephrol Basel 2007;156:158.

Kraut JA, Madias NE: Metabolic acidosis: pathophysiology, diagnosis and management. Nature Rev Nephrol 2010;6:274.

Morgan TJ: Clinical review: the meaning of acid-base abnormalities in the intensive care unit – effects of fluid administration. Crit Care 2005;9:204.

Morris CG, Low J: Metabolic acidosis in the critically ill: part 1. Classification and pathophysiology. Anaesthesia 2008;63:294.

Morris CG, Low J: Metabolic acidosis in the critically ill: part 2. Causes and treatment. Anaesthesia 2008;63:396.

CAPÍTULO

51

Tratamento dos Fluidos e Terapia com Componentes do Sangue

CONCEITOS-CHAVE

1. Embora a meia-vida intravascular de uma solução cristaloide seja de 20-30 minutos, a meia-vida intravascular da maioria das soluções coloides é de 3 a 6 horas.
2. Pacientes com hematócrito normal devem, em geral, receber transfusão somente depois que as perdas forem superiores a 10-20% de seu volume sanguíneo. O ponto exato se baseia na condição clínica do paciente e no procedimento cirúrgico.
3. As reações mais intensas a transfusões se devem à incompatibilidade de ABO; anticorpos naturalmente adquiridos podem reagir contra os antígenos (estranhos) transferidos, ativar o complemento e resultar em hemólise intravascular.
4. Em pacientes anestesiados, uma reação hemolítica aguda se manifesta pelo aumento da temperatura, taquicardia não explicada, hipotensão, hemoglobinúria e exsudação difusa no campo cirúrgico.
5. Uma transfusão alogênica de produtos do sangue pode reduzir a capacidade da resposta imune e promover a inflamação.
6. Pacientes imunocomprometidos (p. ex., bebês prematuros, receptores de transplante de órgãos e pacientes com câncer) são particularmente suscetíveis a infecções intensas por citomegalovírus (CMV) relacionadas com transfusões. Em geral, esses pacientes devem receber somente unidades negativas para CMV.
7. A causa mais comum de sangramento não cirúrgico depois de uma transfusão volumosa de sangue é a trombocitopenia dilucional.
8. A hipocalcemia clinicamente importante que causa a depressão cardíaca não ocorrerá na maioria dos pacientes, a menos que a taxa de transfusão exceda uma unidade a cada 5 minutos; os sais do cálcio intravenosos raramente serão necessários em caso de ausência de hipocalcemia medida.
9. Depois que se restaura a adequada perfusão tecidual, a anormalidade acidobásica mais coerente após transfusão volumosa de sangue é a alcalose metabólica causada pelo metabolismo hepático rápido do ácido cítrico e do ácido láctico ao bicarbonato.

Quase todos os pacientes submetidos a procedimentos cirúrgicos requerem um acesso venoso para receber fluidos e medicação intravenosa, e alguns pacientes necessitarão de transfusão de componentes do sangue. O anestesista deve ser capaz de avaliar o volume intravascular com precisão suficiente para corrigir os déficits de eletrólitos ou fluidos existentes e de repor as perdas, conforme elas ocorrem. Erros na reposição de fluidos ou eletrólitos ou nas transfusões podem resultar em morbidade ou óbito.

Avaliação do Volume Intravascular

A estimativa clínica do volume intravascular tem de ser confiável porque as medições objetivas dos volumes do compartimento de fluidos não são práticas no ambiente clínico. O volume intravascular pode ser estimado servindo-se da história do paciente, do exame físico e das análises laboratoriais, muitas vezes com o auxilio de sofisticadas técnicas de monitoramento hemodinâmico. Seja qual for o método utilizado, as avaliações em série são necessárias para confirmar as impressões iniciais e para conduzir a terapia com fluidos, eletrólitos e componentes do sangue. As múltiplas modalidades devem-se complementar umas às outras, porque todos os parâmetros são medidas de volume indiretas e não específicas; confiar em só um parâmetro pode levar a conclusões equivocadas.

HISTÓRIA DO PACIENTE

A história do paciente é uma ferramenta importante na avaliação do *status* do volume pré-operatório. Os fatores importantes incluem a recente ingestão oral, vômito ou diarreia persistentes, sucção gástrica, perda significativa de sangue ou drenagem da ferida, a administração intravenosa de sangue e fluidos e hemodiálise recente, caso o paciente sofra de insuficiência renal.

EXAME FÍSICO

São indicadores de hipovolemia: turgidez anormal da pele, desidratação das mucosas, pulsos periféricos filiformes, frequência cardíaca aumentada em repouso e redução da pressão arterial, frequência cardíaca ortostática e alterações na pressão arterial ao mudar a posição de supino para sentado ou em pé e redução da taxa do fluxo urinário (Tabela 51-1). Infelizmente, muitos medicamentos administrados durante a anestesia, bem como a resposta de estresse neuroendócrino aos procedimentos operatórios alteram esses sinais e os tornam não confiáveis no período pós-operatório imediato. Durante a cirurgia, os sinais mais corriqueiramente usados são: a plenitude do pulso periférico, a taxa do fluxo urinário e sinais indiretos, como a resposta da pressão arterial à ventilação de pressão positiva e aos efeitos vasodilatadores ou inotrópicos negativos dos anestésicos.

O edema de cacifo (ou de depressão) – pré-sacral no paciente acamado, ou o pré-tibial no paciente de ambulatório – e o fluxo urinário aumentado são sinais de água extracelular em excesso e de provável hipervolemia em pacientes com funções cardíaca, hepática e renal normais. Sinais tardios de hipervolemia em tratamentos, como o da insuficiência cardíaca congestiva, podem incluir a taquicardia, pressão elevada de pulso jugular, ruídos e crepitações pulmonares, sibilos, cianose e secreções pulmonares rosadas e espumosas.

AVALIAÇÃO DE LABORATÓRIO

Várias medições de laboratório podem ser usadas como substitutos do volume intravascular e da adequação da perfusão tecidual, incluindo: hematócritos em série, pH do sangue arterial, gravidade urinária específica ou osmolalidade, concentração de sódio ou de cloreto na urina, sódio sérico e a proporção de nitrogênio ureico do sangue (BUN, em inglês para *blood urea nitrogen*) para a creatinina sérica. Entretanto, essas medições são meros índices indiretos do volume intravascular e, muitas vezes, não são confiáveis durante a cirurgia, porque são afetados por muitos fatores perioperatórios e porque os resultados laboratoriais são quase sempre recebidos com atraso. Os sinais laboratoriais de desidratação podem incluir: aumento do hematócrito e da hemoglobina, acidose metabólica progressiva (incluindo a acidose láctica), gravidade urinária específica superior a 1.010, sódio urinário inferior a 10 mEq/L, osmolalidade urinária superior a 450 mOsm/L, hipernatremia e a proporção BUN: creatinina superior a 10:1. Em geral, a hemoglobina e o hematócrito permanecem inalterados em pacientes com hipovolemia aguda secundária a uma perda aguda de sangue, porque não há tempo suficiente para que o fluido extravascular passe para o espaço intravascular. Os indicadores radiográficos da sobrecarga de volume incluem as marcações intersticiais e vasculares pulmonares aumentados (linhas "B" de Kerley) ou infiltrados alveolares difusos.

TABELA 51-1 Sinais da perda de fluidos (hipovolemia)

Sinal	Perda de Fluido (Expressa como Porcentagem de Peso Corporal) 5%	10%	15%
Mucosas	Secas	Muito secas	Extremamente secas
Sensorial	Normal	Letárgico	Embotado
Alterações ortostáticas	Nenhuma	Presentes	Acentuadas
na frequência cardíaca			> 15 bpm ↑[1]
na pressão arterial			> 10 mmHg ↓
Taxa do fluxo urinário	Levemente reduzida	Reduzida	Fortemente reduzida
Taxa do pulso	Normal ou aumentada	Aumentada > 100 bpm	Notadamente aumentada > 120 bpm
Pressão arterial	Normal	Levemente reduzida com variação respiratória	Reduzida

[1]bpm, batimentos por minuto.

MEDIÇÕES HEMODINÂMICAS

O monitoramento hemodinâmico é abordado no Capítulo 5. O monitoramento da pressão venosa central (CVP) tem sido aplicada em pacientes com função cardíaca e pulmonar normal quando é difícil avaliar o *status* do volume por outros meios ou quando se esperam alterações rápidas ou significativas. Entretanto, as leituras da CVP estática não fornecem indicação precisa ou confiável do *status* do volume.

O monitoramento da pressão da artéria pulmonar tem sido usado nos casos em que as pressões venosas centrais não coincidem com a avaliação clínica ou quando o paciente apresenta disfunção ventricular direita, primária ou secundária; esta última, em geral, tem sua origem em uma doença pulmonar ou ventricular esquerda, respectivamente. Leituras da pressão por oclusão da artéria pulmonar (PAOP) de menos de 8 mmHg indicam hipovolemia na presença de sinais clínicos confirmatórios; entretanto, valores inferiores a 15 mmHg podem ser associados à hipovolemia relativa em pacientes com má complacência ventricular. Medições da PAOP superiores a 18 mmHg são elevadas e, em geral, implicam em sobrecarga do volume ventricular esquerdo. A relação normal entre a PAOP e o volume ventricular diastólico esquerdo final é alterada pela presença de doença na válvula atrioventricular esquerda (mitral) (especialmente estenose), de estenose aórtica intensa ou de mixoma ou trombo no átrio esquerdo, bem como pelas pressões aumentadas nas vias aéreas torácicas e pulmonares (Capítulos 5, 20, 21 e 22). Todas as medições de PAOP devem ser obtidas ao final da expiração e interpretadas dentro do contexto do tratamento clínico. Por fim, devemos reconhecer que inúmeros estudos não conseguiram provar que o monitoramento da pressão da artéria pulmonar leve a resultados melhores em pacientes criticamente doentes e que um ecocardiograma proporcione estimativas muito mais precisas e muito menos invasivas do preenchimento e da função cardíacos.

Muitas vezes, é difícil avaliar o *status* do volume intravascular e a terapia hemodinâmica e com fluidos orientada por objetivo utilizando a análise do perfil do pulso arterial e a estimativa da variação do volume sistólico (p. ex., LIDCOrapid, Vigíleo FloTrak); Doppler esofágico ou a ecocardiografia transesofágica devem ser considerados quando a determinação precisa do *status* fluídico e hemodinâmico for importante. A variação do volume sistólico (SVV) é calculada como segue:

$$SVV = SV_{máx} - SV_{min}/SV_{médio}$$

O SV máximo, mínimo e médio é calculado para um período de tempo definido por meio de diversos dispositivos de medição. Durante a ventilação espontânea, a pressão arterial se reduz na inspiração. Durante a ventilação da pressão positiva, ocorre o contrário. A SVV normal é inferior a 10-15% para pacientes em ventilação controlada. Pacientes com graus maiores de SVV provavelmente são responsivos à terapia com fluidos. Além de oferecer melhor avaliação do volume e do *status* hemodinâmico dos pacientes que aquela obtida com o monitoramento da CVP, essas modalidades evitam os múltiplos riscos associados à colocação de cateteres venosos centrais ou na artéria pulmonar.

Fluidos Intravenosos

A terapia com fluidos intravenosos pode incluir a infusão de cristaloides, de coloides ou uma combinação de ambos. As soluções cristaloides são soluções aquosas de íons, (sais) com ou sem glicose, enquanto as soluções coloides contêm também substâncias de elevado peso molecular como as proteínas ou os grandes polímeros de glicose. As soluções coloides ajudam a manter a pressão oncótica coloide do plasma (Capítulo 49), e a maior parte permanece intravascular, enquanto as soluções cristaloides se equilibram rapidamente e se distribuem por todo o espaço do fluido extracelular.

Existem controvérsias com relação ao uso de fluidos coloides *versus* cristaloides em pacientes cirúrgicos. Os que defendem o uso dos coloides justificadamente argumentam que por manterem a pressão oncótica do plasma os coloides são mais eficientes (ou seja, com um volume menor de coloides que de cristaloides, é possível produzir o mesmo efeito) na restauração do volume intravascular normal e do débito cardíaco. Por outro lado, os que defendem o uso dos cristaloides sustentam que as soluções cristaloides são igualmente eficientes quando administradas em quantidades adequadas. Parecem ser infundadas as preocupações que os coloides podem exacerbar a formação de fluido de edema pulmonar em pacientes com permeabilidade capilar pulmonar aumentada (Capítulo 23). Diversas considerações podem ser apresentadas:

1. Quando administrados em quantidades suficientes, os cristaloides são tão eficientes quanto os coloides na restauração do volume intravascular.
2. A reposição do déficit do volume intravascular com cristaloides geralmente demanda 3 a 4 vezes o volume necessário quando se usam os coloides.
3. Pacientes cirúrgicos podem ter déficit de fluido extracelular que exceda o déficit intravascular.
4. Déficits significativos de fluido intravascular podem ser corrigidos mais rapidamente se forem usadas soluções coloides.
5. Frequentemente, a administração rápida de grandes quantidades de cristaloides (> 4-5 L) é associada ao edema tecidual.

Algumas evidências sugerem que edemas teciduais acentuados podem prejudicar o transporte do oxigênio, o processo de cicatrização dos tecidos e o retorno da função intestinal após cirurgias de grande porte.

SOLUÇÕES CRISTALOIDES

Em geral, os cristaloides são considerados como o fluido de ressuscitação inicial em pacientes com choques hemorrágico e séptico, em pacientes queimados, em pacientes com ferimentos na cabeça (para manter a pressão da perfusão cerebral) e em pacientes submetidos à plasmaférese e ressecção hepática. Os coloides podem ser incluídos nos esforços da ressuscitação depois da administração inicial de soluções cristaloides, dependendo das preferências do anestesista e dos protocolos da instituição.

Há uma ampla variedade de soluções disponíveis (Tabela 51-2), e a escolha depende do tipo de perda de fluido que está sendo reposto. No caso de perdas que envolvam primariamente a água, a reposição deve incluir soluções hipotônicas, chamadas também de soluções de manutenção. Caso as perdas envolvam tanto água quanto eletrólitos, a reposição tem de ser feita com soluções de eletrólitos isotônicos, também chamadas de soluções de reposição. Algumas soluções contêm glicose para manter a tonicidade ou para impedir a cetose e a hipoglicemia decorrentes do jejum ou com base na tradição. As crianças tendem a desenvolver hipoglicemia (< 50 mg/dL) depois de jejuns de 4 a 8 horas.

Como a maioria das perdas intraopertórias de fluidos é isotônica, em geral se usam soluções de reposição. O fluido mais comumente usado e a solução de Ringer com lactato. Embora seja levemente hipotônica, fornecendo cerca de 100 mL de água livre por litro e com tendência a reduzir o sódio sérico, a solução de Ringer com lactato geralmente tem o menor efeito na composição do fluido extracelular e parece ser a solução mais fisiológica, quando grandes volumes são necessários. Nessa solução, o lactato é convertido em bicarbonato pelo fígado. **Quando se administram grandes volumes, o soro fisiológico normal produz acidose hiperclorêmica dilucional em razão do seu elevado teor de sódio e cloro (154 mEq/L): a concentração de bicarbonato no plasma diminui conforme a concentração de cloro aumenta.** O soro fisiológico normal é a solução de preferência em casos de alcalose metabólica hipoclorêmica e para diluir os concentrados de glóbulos vermelhos antes da transfusão. Para repor os déficits de água pura usa-se dextrose a 5% em água (D_5W) e como fluido de manutenção em paci-

TABELA 51-2 Composição das soluções cristaloides

Solução	Toxicidade (mOsm/L)	Na^+ (mEq/L)	Cl^- (mEq/L)	K^+ (mEq/L)	Ca^{2+} (mEq/L)	Mg^{2+} (mEq/L)	Glicose (g/L)	Lactato (mEq/L)	HCO_3^- (mEq/L)	Acetato (mEq/L)	Gluconato (mEq/L)
Dextrose a 5% em água (D_5W)	Hipo (253)-						50				
Soro fisiológico normal (NS)	Iso (308)	154	154								
D_5 ¼ NS	Iso (355)	38,5	38.5				50				
D_5 ½ NS	Hiper (432)	77	77				50				
D_5 NS	Hiper (586)	154	154				50				
Injeção de Ringer com lactato (LR)	Iso (273)	130	109	4	3			28			
D_5LR	Hiper (525)	130	109	4	3		50	28			
½NS	Hipo (154)	77	77								
3% S	Hyper (1026)	513	513								
5% S	Hyper (1710)	855	855								
7,5% $NaHCO_3$	Hyper (1786)	893							893		
Plasmalite	Iso (294)	140	98	5		3				27	23

entes com restrições de sódio. O soro fisiológico hipertônico a 3% é utilizado na terapia da hiponatremia sintomática significativa (Capítulo 49). As soluções hipotônicas devem ser administradas lentamente para evitar a indução da hemólise.

SOLUÇÕES COLOIDES

A atividade osmótica das substâncias com elevado peso molecular sobre os coloides tende a manter essas soluções dentro dos vasos. Embora a meia-vida intravascular de uma solução crista-
1 loide seja de 20-30 minutos, a meia-vida intravascular da maioria das soluções coloides é de 3 a 6 horas. O custo relativamente maior e as complicações ocasionais associadas aos coloides podem limitar seu uso. As indicações geralmente aceitas para os coloides incluem (1) a ressuscitação com fluidos em pacientes com déficit significativo de fluido intravascular (p. ex., choque hemorrágico) antes da chegada do sangue para a transfusão e (2) a ressuscitação com fluidos em casos de hipoalbuminemia intensa ou condições associadas a grandes perdas de proteínas, como no caso de queimaduras. No caso de pacientes queimados, os coloides não estão inclusos na maioria dos protocolos de ressuscitação inicial (e nós fortemente recomendamos que cirurgiões e anestesistas especializados em queimaduras desenvolvam e sigam um protocolo de ressuscitação), porém podem ser considerados depois da ressuscitação inicial de pacientes com queimaduras mais extensas durante os procedimentos operatórios subsequentes.

Muitos médicos usam as soluções coloides também em conjunto com os cristaloides quando a reposição de fluidos precisa exceder os 3-4 L antes da transfusão. Deve ser observado que as soluções coloides são preparadas em soro fisiológico normal (Cl^- 145-154 mEq/L) e, por isso, podem causar acidose metabólica hiperclorêmica (veja acima). Alguns clínicos sugerem que, durante a anestesia, as exigências de fluidos de manutenção (e outros) sejam atendidas com soluções cristaloides e que a perda de sangue seja reposta na base de mililitro-por-mililitro com soluções coloides (incluindo produtos do sangue).

Há várias soluções coloides geralmente disponíveis. Todas derivam ou das proteínas do plasma ou de polímeros de glicose sintéticos e são fornecidos em soluções isotônicas de eletrólitos.

Os coloides derivados do sangue incluem albumina (soluções a 5 e 25%) e uma fração de proteína do plasma (5%). Ambas são aquecidas até 60°C durante, pelo menos por 10 horas, para minimizar o risco de transmissão de hepatites e de outras doenças virais. A fração de proteína do plasma contém globulinas α e β, além da albumina e, ocasionalmente, tem resultado em reações hipotensivas. Essas reações são, por sua natureza, alérgicas e podem envolver os ativadores da pré-calicreína.

Os coloides sintéticos incluem amidos de dextrose e gelatinas. As gelatinas são associadas às reações alérgicas mediadas por histamina e não estão disponíveis nos EUA. O **Dextran** está disponível como dextrano 70 (Macrodex) e dextrano 40 (Rheomacrodex), cujos pesos moleculares medidos variam entre 70.000 e 40.000, respectivamente. Embora o dextrano 70 seja um melhor expansor de volume que o dextrano 40, este último melhora o fluxo de sangue por meio da microcirculação, provavelmente reduzindo a viscosidade do sangue, e, em geral, é administrado para se beneficiar dessas propriedades reológicas, mais que para atender as "exigências de fluidos". Os efeitos antiplaquetas também são descritos para os dextranos. Infusões que excedam os 20 mL/kg ao dia podem interferir na classificação do tipo sanguíneo, podem prolongar o tempo de sangramento e têm sido associados a insuficiências renais. Os dextranos podem ser também antigênicos e descrevem-se reações anafilactoides e anafiláticas. O dextrano 1 (Promit) pode ser administrado antes do dextrano 40 ou do dextrano 70 para evitar reações anafiláticas intensas; ele age como um hapteno e adere a quaisquer anticorpos de dextrano em circulação.

O hetamilo (hidroxietil amilo) está disponível em múltiplas formulações que se diferenciam pela concentração, peso molecular, grau de reposição do amido (em base molar) e proporção de hidroxilação entre as posições e C2 e C6. Assim, em alguns países, há uma grande variedade de concentrações disponíveis entre 6 e 10%, com pesos moleculares entre 200 e 670 e graus de reposição molar entre 0,4 e 0,7. Uma proporção maior de reposição de C2 *versus* C6 resulta em uma persistência mais prolongada no plasma. As moléculas de amilo derivam de plantas. As moléculas menores de amilo são eliminadas pelos rins, enquanto as maiores primeiro precisam ser fragmentadas por amilase. O hetamilo é altamente eficiente como expansor do plasma e é mais barato que a albumina. Além disso, o hetamilo é não antigênico e as reações anafilactoides são raras. Estudos sobre coagulação e os tempos de sangramento geralmente não são afetados significativamente após infusões – em adultos–de formulações mais antigas e com peso molecular mais elevado de até 1 L. Formulações mais novas e com pesos moleculares mais baixos podem ser administradas com segurança em volumes maiores.

Terapia Perioperatória com Fluidos

A terapia perioperatória com fluidos inclui a reposição de perdas normais (exigências de manutenção), de déficits preexistentes de fluidos e de perdas de feridas cirúrgicas, incluindo a perda de sangue.

EXIGÊNCIAS DE MANUTENÇÃO NORMAL

Na falta de ingestão oral, os déficits de eletrólitos e fluidos podem-se desenvolver rapidamente como resultado da formação continuada de urina, secreções gastrointestinais, sudorese e perdas despercebidas pela pele e dos pulmões. As exigências de manutenção normal podem ser avaliadas na Tabela 51-3.

DÉFICITS PREEXISTENTES

Os pacientes que se apresentam para cirurgia após uma noite em jejum sem ingestão de fluidos terão um déficit preexistente proporcional à duração do jejum. O déficit pode ser estimado multiplicando-se a taxa de manutenção normal pela duração do jejum. Para uma pessoa que, em média, pese 70 kg que tenha fi-

TABELA 51-3 Estimativa das exigências de fluidos de manutenção[1]

Peso	Taxa
Para os primeiros 10 kg	4 mL/kg/h
Para os próximos 10 kg	Adicionar 2 mL/kg/h
Para cada kg adicional após os 20 kg	Adicionar 1 mL/kg/h

[1]Exemplo: Quais são as exigências de fluidos de manutenção para uma criança pesando 25 kg?
Resposta: 40 + 20 + 5 = 65 mL/h.

cado 8 horas em jejum, o cálculo é (40 + 20 + 50) mL/h × 8 h, ou 880 mL. De fato, o déficit real é menor, como resultado da conservação renal. (Ao final, quantos de nós sentiríamos a necessidade de ingerir aproximadamente 1L de fluidos ao acordar após 8 horas de sono?).

As perdas anormais de fluidos frequentemente contribuem para os déficits pré-operatórios. Sangramento pré-operatório, vômitos, diurese e diarreia geralmente são fatores que contribuem para esses déficits. *Perdas ocultas* (de fato, a redistribuição; veja a seguir) decorrentes da sequestração de fluidos por parte de tecidos traumatizados ou infectados ou por ascites também podem ser substanciais. Perdas insensíveis maiores decorrentes da hiperventilação, febre e sudorese, em geral, são ignoradas.

O ideal seria que os déficits fossem repostos antes da cirurgia de pacientes cirúrgicos. Os fluidos usados devem ser similares em sua composição aos fluidos perdidos (Tabela 51-4).

PERDAS CIRÚRGICAS DE FLUIDOS

Perda de Sangue

Uma das tarefas mais importantes, e das mais difíceis, da equipe de anestesia é monitorizar e estimar a perda de sangue. Embora as estimativas sejam complicadas em caso de sangramentos ocultos dentro da ferida ou sob os campos cirúrgicos, a precisão é importante para orientar a terapia com fluidos e para as transfusões.

O método mais comumente usado para estimar a perda de sangue é a medição do sangue no recipiente cirúrgico de sucção e a estimativa visual do sangue nas compressa cirúrgicas ("4 por 4") e nos coxins de laparotomia ("esponjas para laparotomia, ou Lap Sponges"). Acredita-se que uma compressa de 4 × 4 totalmente embebida absorva 10 mL de sangue, enquanto uma "lap" embebida absorve 100-150 mL. Estimativas mais precisas podem ser obtidas se as compressas e as "laps" forem pesadas antes e depois do uso, o que é especialmente importante durante os procedimentos pediátricos. O uso de soluções irrigantes complica as estimativas, porém seu uso deve ser considerado e se deve tentar fazer compensações. Concentrações em série de hematócritos ou de hemoglobina refletem a proporção entre as células do sangue com relação ao plasma e não necessariamente às perdas de sangue, e as mudanças rápidas de fluidos e a reposição intravenosa afetam as medições.

Perdas de Outros Fluidos

Muitos procedimentos cirúrgicos estão associados a perdas obrigatórias de outros fluidos além do sangue. Essas perdas em geral se devem à evaporação e à redistribuição interna de fluidos corporais. As perdas evaporativas são mais significativas diante de ferimentos grandes e são proporcionais à área de superfície exposta e à duração do procedimento cirúrgico.

A redistribuição interna dos fluidos – muitas vezes chamada de "terceiro espaço" pode causar trocas volumosas de fluidos e depleção intravascular significativa. Tudo o que envolver a perda de fluidos do "terceiro espaço" é controverso, incluindo sua real existência em outros pacientes além daqueles com peritonite, queimaduras e situações similares caracterizadas pela presença de tecido inflamado ou infectado. O tecido traumatizado, inflamado ou infeccionado pode "sequestrar" grandes quantidades de fluidos no espaço intersticial e deslocar o fluido pelas superfícies serosas (ascite) ou para o interior do lúmen intestinal. A troca de fluido intravascular para o espaço intersticial é especialmente importante; a troca de fluido isento de proteína através de uma barreira vascular intacta para dentro do espaço intersticial é exacerbada pela hipervolemia, e a alteração patológica da barreira vascular permite a troca de fluidos ricos em proteínas.

TABELA 51-4 Teor de eletrólitos dos fluidos corporais

Fluido	Na^+ (mEq/L)	K^+ (mEq/L)	Cl^- (mEq/L)	HCO_3^- (mEq/L)
Suor	30-50	5	45-55	
Saliva	2-40	10-30	6-30	30
Sucos gástricos				
Alta acidez	10-30	5-40	80-150	
Baixa acidez	70-140	5-40	55-95	5-25
Secreções pancreáticas	115-180	5	55-95	60-110
Secreções biliares	130-160	5	90-120	30-40
Fluidos íleos	40-135	5-30	20-90	20-30
Diarreia	20-160	10-40	30-120	30-50

REPOSIÇÃO INTRAOPERATÓRIA DE FLUIDOS

A terapia intraoperatória com fluidos deverá incluir o fornecimento dos fluidos básicos exigidos e a reposição dos déficits pré-cirúrgicos residuais, bem como das perdas intraoperatórias (perda de sangue, redistribuição de fluidos e evaporação). A escolha do tipo de solução intravenosa depende do procedimento cirúrgico e da perda esperada de sangue. No caso de cirurgias menores, envolvendo perdas mínimas de sangue, podem ser usadas soluções de manutenção diluídas. Em todos os outros procedimentos, geralmente usa-se a solução de Ringer com lactato ou o Plasmalyte, mesmo para atender as exigências de manutenção.

Reposição das Perdas de Sangue

Idealmente, para manter o volume intravascular (normovolemia), as perdas de sangue devem ser repostas com soluções cristaloides ou soluções coloides, até que o perigo de anemia seja maior que os riscos de uma transfusão. A essa altura, perdas ulteriores de sangue são repostas com transfusões de hemácias para manter a concentração de hemoglobina (ou o hematócrito) nesse nível. Não existem gatilhos obrigatórios para as transfusões. O ponto onde os benefícios da transfusão superam os riscos tem de ser considerado individualmente.

Com uma concentração de hemoglobina inferior a 7 g/dL, o débito cardíaco em repouso aumenta para manter normal a circulação do oxigênio. Uma concentração aumentada de hemoglobina pode ser adequada em pacientes mais velhos ou mais doentes com doenças cardíacas ou pulmonares, especialmente diante de evidências clínicas (p. ex., uma saturação reduzida do oxigênio venoso misto e taquicardia persistente) de que a transfusão será útil.

No tratamento de outros traumas significativos, a maioria dos clínicos administra solução de Ringer com lactato ou Plasmalyte em aproximadamente 3 a 4 vezes o volume da perda de sangue, ou coloides na proporção de 1:1, até atingir o ponto de transfusão. Nesse momento, o sangue é reposto unidade-por-unidade, conforme é perdido, por concentrados reconstituídos de glóbulos vermelhos.

TABELA 51-5 Volumes médios de sangue

Idade	Volume de Sangue
Neonatos	
Prematuros	95 mL/kg
A termo	85 mL/kg
Bebês	80 mL/kg
Adultos	
Homens	75 mL/kg
Mulheres	65 mL/kg

O ponto de transfusão pode ser determinado antes da cirurgia a partir do hematócrito e estimando-se o volume de sangue (Tabela 51-5). Pacientes com hematócrito normal, em geral, devem receber a transfusão somente depois de sofrer perdas superiores a 10-20% de seu volume de sangue. O ponto exato se baseia na condição clínica do paciente e do procedimento cirúrgico. A quantidade de perda de sangue necessária para a queda do hematócrito até 30% pode ser calculada como segue:

1. Estimar o volume de sangue a partir da Tabela 51-5.
2. Estimar o volume de hemácias (RBCV) no hematócrito pré-cirúrgico ($RBCV_{preop}$).
3. Estimar RBCV com o hematócrito a 30% ($RBCV_{30\%}$), considerando a manutenção do volume normal de sangue.
4. Calcular a perda de RBCV, quando o hematócrito está a 30%; $RBCV_{perdido} = RBCV_{preop} - RBCV_{30\%}$.
5. Perda de sangue plausível = $RBCV_{perdido} \times 3$.

Exemplo

Uma mulher pesando 85 kg tem hematócrito pré-cirúrgico de 35%. Qual é o volume de sangue perdido para que seu hematócrito atinja o 30%?

$$\text{Volume de sangue estimado} = 65 \text{ mL/kg} \times 85 \text{ k} = 5.525 \text{ mL.}$$

$$RBCV_{35\%} = 5525 \times 35\% = 1.934 \text{ mL.}$$
$$RBCV_{30\%} = 5525 \times 30\% = 1.658 \text{ mL.}$$
$$\text{Perda de hemácias a } 30\% = 1.934 - 1.658 = 276 \text{ mL.}$$
$$\text{Perda de sangue plausível} = 3 \times 276 \text{ mL} = 828 \text{ mL.}$$

Portanto, a transfusão só deve ser considerada, quando a perda de sangue da paciente for superior a 800 mL. Cada vez mais, as transfusões não são recomendadas até que o hematócrito caia até 24% ou menos (hemoglobina < 8 g/dL), mas é necessário que se leve em consideração a taxa de perda de sangue e as comorbidades (p. ex., a doença cardíaca, em que a transfusão poderá ser indicada, se houver perda de somente 800 mL de sangue).

As diretrizes clínicas comumente incluem: (1) uma unidade de hemácias aumentará a hemoglobina em 1 g/dL e em 2-3% o hematócrito em adultos; e (2) uma transfusão de 10-mL/kg de hemácias aumentará a concentração de hemoglobina em 3 g/dL e o hematócrito em 10%.

Reposição de Perdas de Redistribuição e de Evaporação

Uma vez que as perdas de redistribuição e de evaporação estejam, primariamente, relacionadas com o tamanho da ferida e a extensão das dissecções cirúrgicas e das manipulações, os procedimentos podem ser classificados de acordo com o grau do trauma do tecido. Essas perdas adicionais de fluido podem ser repostas de acordo com a Tabela 51-6, tomando como base se o trauma tecidual é mínimo, moderado ou intenso. Esses valores são meramente indicativos, e as necessidades reais variam consideravelmente de paciente para paciente.

TABELA 51-6 Perdas de redistribuição e de evaporação de fluidos cirúrgicos

Grau do Trauma Tecidual	Necessidade Adicional de Fluidos
Mínimo (p. ex., herniorrafia)	0-2 mL/kg
Moderado (p. ex., colecistectomia)	2-4 mL/kg
Intenso (p. ex., ressecção intestinal)	4-8 mL/kg

Transfusão

GRUPOS SANGUÍNEOS

Estima-se que as membranas das hemácias humanas contenham, pelo menos, 300 determinantes antigênicos diferentes e, pelo menos, 20 sistemas separados de antígenos de grupos sanguíneos são conhecidos. Felizmente, só os sistemas ABO e Rh *systems* são importantes na maioria das transfusões sanguíneas. Muitas vezes, os indivíduos produzem anticorpos (aloanticorpos) para os alelos que faltam em cada sistema. Esses anticorpos são responsáveis pela maioria das reações graves às transfusões. Os anticorpos podem ocorrer "naturalmente" ou em resposta à sensibilização por uma transfusão anterior ou gestação.

O Sistema ABO

A tipificação do grupo sanguíneo ABO é determinada pela presença ou ausência dos antígenos de superfície das hemácias A ou B (RBC): O sangue tipo A tem o antígeno RBC A, o sangue tipo B tem o antígeno RBC B, o sangue tipo AB tem os dois antígenos: o RBC A e B, e sangue tipo O não tem nenhum dos antígenos RBC – nem o A nem o B – presentes. Quase todos os indivíduos que não têm o antígeno A ou o B produzem os anticorpos "naturalmente", principalmente a imunoglobulina (Ig)M contra os antígenos faltantes no primeiro ano de vida.

O Sistema Rh

Existem aproximadamente 46 antígenos de superfície de hemácias do grupo de fator Rh, e os pacientes com o antígeno Rh D são considerados Rh-positivos. Aproximadamente 85% da população branca e 92% da população negra têm o antígeno D; os indivíduos que não têm esse antígeno são chamados de Rh-negativos. Ao contrário dos grupos ABO, os pacientes Rh-negativos em geral desenvolvem anticorpos contra o antígeno D somente depois de uma transfusão Rh-positiva ou em caso de gravidez, caso a mãe Rh-negativa dê à luz um bebê Rh-positivo.

Outros Sistemas de Antígenos das Hemácias

Outros sistemas de antígenos das hemácias incluem Lewis, P, li, MNS, Kidd, Kell, Duffy, Lutheran, Xg, Sid, Car-tright, YK e Chido Rodgers. Felizmente, com algumas exceções (Kell, Kidd, Duffy e Ss), os aloanticorpos contra esses antígenos raramente causam reações hemolíticas graves.

VERIFICAÇÃO DE COMPATIBILIDADE

A finalidade da verificação de compatibilidade é a de prever e evitar as reações entre antígenos e anticorpos que resultam das transfusões de hemácias.

Verificação ABO-Rh

3 As reações mais intensas às transfusões se devem à incompatibilidade ABO; os anticorpos adquiridos naturalmente podem reagir contra os antígenos da transfusão (estranhos), ativar o complemento e resultar em hemólise *intra*vascular. As hemácias do paciente são testadas com soro conhecido por ter anticorpos contra antígenos A e B para determinar o tipo sanguíneo. Em razão da prevalência quase universal dos anticorpos ABO naturais, a confirmação do tipo de sangue é feita, verificando-se o soro dos pacientes contra hemácias que tenham um tipo conhecido de antígeno.

As hemácias do paciente são testadas também com anticorpos anti-D para determinar o *status* do Rh. Se o sujeito for Rh-negativo, a presença do anticorpo anti-D é checada, misturando-se o soro do paciente contra hemácias Rh-positivas. A probabilidade de desenvolver anticorpos anti-D após uma única exposição ao antígeno do Rh é de 50-70%.

Triagem de Anticorpos

A finalidade deste teste é detectar, no soro, a presença dos anticorpos que são mais comumente associados a reações hemolíticas não ABO. O teste (conhecido também como o teste de Coomb indireto) exige 45 minutos e envolve a mistura do soro do paciente com hemácias com composição antigênica conhecida; se os anticorpos específicos estiverem presentes, eles revestirão a membrana das hemácias, e a posterior adição de um anticorpo de antiglobulina resultará na aglutinação das hemácias. A seleção de anticorpos é um processo rotineiro realizado com todos os doadores de sangue e, frequentemente, é realizada para identificar um receptor em potencial mais que para fazer um estudo de compatibilidade (a seguir).

Estudo de Compatibilidade *(Crossmatch)*

O estudo de compatibilidade imita a transfusão: as hemácias do doador são misturadas ao soro do receptor. O estudo de compatibilidade tem três funções: (1) confirmar o tipo de ABO e de Rh, (2) detectar os anticorpos a outros sistemas de grupo sanguíneo e (3) detectar os anticorpos nos títulos baixos ou os que não se aglutinam facilmente.

Tipo e Estudo de Compatibilidade *versus* Tipo e Triagem

No caso de uma triagem de anticorpos negativa sem estudo de compatibilidade, a incidência de reação hemolítica grave em uma transfusão compatível com ABO e Rh é de menos de 1:10.000. O estudo de compatibilidade, entretanto, garante segurança ótima e detecta a presença de anticorpos menos comuns que, em geral, não são testados na triagem. Em decorrência do custo e tempo envolvidos (45 min.), estudos de compatibilidade são hoje realizados antes da necessidade da transfusão, somente quando a triagem de anticorpos do paciente é positiva, quando a probabilidade de transfusão é elevada ou quando se considera que o paciente corre o risco de aloimunização.

TRANSFUSÕES DE EMERGÊNCIA

Quando um paciente está perdendo sangue, a necessidade de transfusão urgente pode surgir antes ainda da conclusão do estudo de compatibilidade, da triagem ou até antes de tipificar o sangue. Se o tipo sanguíneo do paciente for conhecido, um estudo abreviado de compatibilidade de menos de 5 minutos confirmará a compatibilidade ABO. **Se o tipo de sangue do receptor e o *status* do Rh não forem conhecidos com certeza, e a transfusão for necessária antes da determinação, podem ser usadas hemácias tipo O Rh-negativo (doador universal).**

PRÁTICAS DO BANCO DE SANGUE

Os doadores de sangue são triados para excluir condições clínicas que possam afetar negativamente o doador ou o receptor. A seguir, o sangue é colhido, tipificado, triado quanto aos anticorpos e verificado para hepatites B, C, sífilis e o vírus da imunodeficiência humana (HIV). Posteriormente, adiciona-se uma solução anticoagulante conservante. A solução usada mais comumente é a **CPDA-1**, que contém citrato como anticoagulante (por adesão ao cálcio), fosfato como tampão, dextrose como fonte de energia das hemácias e adenosina como precursor da síntese da adenosina trifosfato (ATP). O sangue conservado em CPDA-1 pode ser armazenado por 35 dias; depois desse período a viabilidade das hemácias diminui rapidamente. Como alternativa, pode-se usar tanto AS-1 (Adsol) ou AS-3 (Nutrice) que prolongam a meia-vida até 6 semanas.

Quase todas as unidades coletadas são separadas nas partes componentes (ou seja, hemácias, plaquetas e plasma). Em outras palavras, raramente unidades de sangue total estão disponíveis para transfusão na prática civil. Quando centrifugada, uma unidade de sangue total resulta em aproximadamente 250 mL de concentrado de glóbulos vermelhos (pRBCs, sigla para *packed red blood cells*) com hematócrito de 70%; depois da adição do conservante de soro fisiológico, o volume de uma unidade de pRBCs em geral chega a até 350 mL. As hemácias são armazenadas normalmente a 1°-6°C, porém podem ser congeladas em solução hipertônica de glicerol durante até 10 anos. Essa última técnica geralmente é reservada para a armazenagem do sangue com fenótipos raros.

O sobrenadante é centrifugado para obter as plaquetas e o plasma. A unidade de plaquetas obtida geralmente contém 50-70 mL de plasma e pode ser armazenada a 20°-24°C durante 5 dias. O sobrenadante do plasma remanescente é, então, processado e congelado para resultar em plasma congelado fresco; o congelamento rápido auxilia a evitar a inativação dos fatores mutáveis de coagulação (V e VIII). O descongelamento lento do plasma fresco congelado resulta em um precipitado gelatinoso (crioprecipitado) que contém altas concentrações de fator VIII e de fibrinogênio. Depois de separado, o crioprecipitado pode ser recongelado para ser armazenado. Uma unidade de sangue resulta em aproximadamente 200 mL de plasma, que é congelado e armazenado; depois de descongelado, o plasma deve ser usado para transfusão em até 24 horas. Atualmente, a maioria das plaquetas é obtida de doadores por aférese; uma única unidade de aférese de plaquetas equivale à quantidade de plaquetas derivadas de 6-8 unidades de sangue total.

O uso de produtos de sangue reduzidos por leucócitos (leucoredução) tem sido rapidamente adotado em vários países, incluindo os EUA, a fim de reduzir o risco de reações febris, infecções e imunossupressão relacionadas com transfusão.

PRÁTICAS DE TRANSFUSÃO INTRAOPERATÓRIAS

Concentrados de Glóbulos Vermelhos

As transfusões de sangue devem ser administradas como pRBCs, o que permite a utilização ótima dos recursos dos bancos de sangue. Pacientes cirúrgicos requerem volumes e hemácias, e cristaloides ou coloides podem ser administrados simultaneamente por infusão por meio de uma linha intravenosa secundária para reposição do volume.

Antes da transfusão, cada unidade deve ser verificada cuidadosamente, conferindo-se o canhoto do banco de sangue e a pulseirinha de identificação do receptor. O equipo de transfusão deverá conter um filtro de 170 μm para impedir a passagem de coágulos ou detritos. O sangue para transfusões intraoperatórias deve ser aquecido a 37°C durante a infusão, especialmente quando forem usadas mais de 2-3 unidades; o não aquecimento pode resultar em hipotermia profunda. Os efeitos aditivos da hipotermia e os níveis tipicamente baixos de 2,3-difosfoglicerato (2,3-DPG) no sangue armazenado podem causar um desvio acentuado à esquerda da curva de dissociação da hemoglobina-oxigênio (Capítulo 23) e, pelo menos em teoria, promover a hipóxia tecidual.

Plasma Fresco Congelado

O plasma fresco congelado (FFP) contém todas as proteínas do plasma, incluindo a maioria dos fatores de coagulação. As transfusões de FFP são indicadas no tratamento de deficiências isoladas do fator, na reversão da terapia com varfarina e na correção da coagulopatia associada a uma doença hepática. Em geral, cada unidade de FFP aumenta o nível de cada fator de coagulação em 2-3% em adultos. Em geral, a dose terapêutica inicial é de 10-15 mL/kg. A meta é atingir 30% da concentração normal do fator de coagulação.

O FFP pode ser usado também em pacientes que receberam transfusões volumosas de sangue (veja a seguir) e continuam a sangrar depois da transfusão de plaquetas. Pacientes com deficiência de antitrombina III ou com púrpura trombocitopênica trombótica também se beneficiam das transfusões de FFP.

Cada unidade de FFP carrega o mesmo risco infeccioso que uma unidade de sangue total. Além disso, pacientes ocasionais podem-se tornar sensíveis às proteínas do plasma. De modo geral, devem ser administradas unidades compatíveis com ABO, mas isso não é obrigatório. Como ocorre com as hemácias, o FFP deve ser aquecido a 37°C antes da transfusão.

Plaquetas

As transfusões de plaquetas devem ser administradas a pacientes com trombocitopenia ou plaquetas com função prejudicada na presença de sangramento. As transfusões profiláticas de plaquetas são indicadas também para pacientes com contagens de plaqueta inferiores a 10.000-20.000 × 10^9/L em razão do risco aumentado de hemorragia espontânea.

Contagens de plaquetas inferiores a 50.000 × 10^9/L são associadas a perdas maiores de sangue durante a cirurgia. Pacientes trombocitopênicos sempre recebem transfusões profiláticas de plaquetas antes da cirurgia ou de procedimentos invasivos. O parto vaginal e procedimentos cirúrgicos menores podem ser realizados em pacientes com função normal das plaquetas e contagens superiores a 50.000 × 10^9/L. Espera-se que a administração de uma única unidade de plaquetas aumente a contagem de plaquetas em 5.000-10.000 × 10^9/L, e com a administração de uma unidade de aférese de plaquetas, esse aumento seja de 30.000-60.000 × 10^9/L.

As transfusões de plaquetas compatíveis com ABO são desejáveis, porém não necessárias. Em geral, as plaquetas da transfusão só vivem 1-7 dias após o procedimento. A compatibilidade ABO pode aumentar a sobrevida das plaquetas. Em razão da presença de poucas hemácias nas unidades de plaquetas Rh-positivas, pode ocorrer sensibilização do Rh em receptores Rh-negativos. Além disso, os anticorpos anti-A ou anti- B nos 70 mL do plasma em cada unidade de plaquetas podem provocar uma reação hemolítica contra as hemácias do receptor quando se administra um número maior de unidade de plaquetas incompatíveis com ABO. A administração de imunoglobulina de Rh a indivíduos Rh-negativos pode protegê-los contra a sensibilização do Rh após transfusões de plaquetas Rh-positivas.

Transfusões de Granulócitos

As transfusões de granulócitos, preparadas por leucoférese, podem ser indicadas para pacientes neutropênicos com infecção bacteriana que não responde aos antibióticos. Os granulócitos da transfusão têm vida útil circulatória muito curta, razão pela qual, em geral, são necessárias transfusões diárias de 10^{10} granulócitos. A irradiação dessas unidades reduz a incidência das reações do tipo enxerto-*vs.*-hospedeiro, do dano endotelial pulmonar e de outros problemas associados à transfusão dos leucócitos (veja a seguir), mas podem afetar adversamente a função dos granulócitos. A disponibilidade do fator de estimulação da colônia de granulócitos (G-CSF) e do fator de estimulação da colônia de macrófagos de granulócitos (GM-CSF) tem reduzido significativamente o uso de transfusões de granulócitos.

Indicações para Transfusões de Pró-Coagulantes

Os produtos do sangue podem ser usados de forma equivocada nos procedimentos cirúrgicos. O uso de um algoritmo de transfusão, especialmente no caso de componentes, como plasma, plaquetas e crioprecipitado, e particularmente quando o algoritmo é guiado por uma verificação laboratorial adequada, reduzirá a transfusão desnecessária desses recursos preciosos (porém perigosos) (Capítulo 22). Oriunda da experiência militar existe uma tendência para os cuidados de traumas de grande porte que vê a transfusão de produtos do sangue em proporções iguais na ressuscitação precoce, a fim de evitar ou corrigir coagulopatias induzidas por trauma. Essa abordagem equilibrada para a transfusão de produtos do sangue na proporção de 1:1:1 (uma unidade de FFP e uma unidade de plaquetas com cada unidade de pRBCs) é chamada de ressuscitação para o controle de danos (Capítulo 39).

Complicações da Transfusão de Sangue

COMPLICAÇÕES IMUNES

As complicações imunes que se seguem às transfusões de sangue se devem primeiramente à sensibilidade do receptor às hemácias, aos leucócitos, às plaquetas ou às proteínas do plasma do doador. Mais raramente, as células ou o soro da transfusão podem criar uma resposta imune contra o receptor.

1. Reações Hemolíticas

As **reações hemolíticas** geralmente envolvem a destruição específica das hemácias da transfusão pelos anticorpos do receptor. Mais raramente, a hemólise das hemácias de um receptor ocorre como resultado da transfusão de anticorpos de hemácias. As unidades incompatíveis de concentrados de plaquetas, FFP, concentrados do fator de coagulação ou o crioprecipitado podem conter pequenas quantidades de plasma com aloanticorpos anti-A ou anti-B (ou ambos). Transfusões de grandes volumes dessas unidades podem levar à hemólise intravascular. As reações hemolíticas são comumente classificadas como agudas (intravasculares) ou retardadas (extravasculares).

Reações Hemolíticas Agudas

A hemólise intravascular aguda geralmente se deve a uma incompatibilidade do sangue ABO, e a frequência relatada é de aproximadamente 1 em 38.000 transfusões. A causa mais comum é a má identificação do paciente, da amostra do sangue ou da unidade de transfusão. Essas reações geralmente são intensas e podem ocorrer após uma infusão tão mínima quanto 10-15 mL de sangue ABO incompatível. O risco de uma reação hemolítica fatal é de aproximadamente 1 em 100.000 transfusões. Em pacientes acordados, os sintomas incluem calafrios, febre, náusea e dor no tórax e nos flancos. Em pacientes anestesiados, uma reação hemolítica aguda pode ser manifestada pelo aumento da temperatura, taquicardia inexplicável, hipotensão, hemoglobinúria e exsudação difusa no campo cirúrgico. Quadros de coagulação intravascular difundida, choque e insuficiência renal podem-se desenvolver rapidamente. A intensidade da reação depende, em geral, do volume de sangue incompatível que foi administrado.

4

O tratamento das reações hemolíticas pode ser resumido como segue:

1. Se houver suspeita de reação hemolítica, a transfusão deve ser interrompida imediatamente, e o banco de sangue deve ser notificado.
2. A unidade deve ser verificada novamente, comparando-a ao canhoto e à pulseirinha de identidade do paciente.
3. O sangue deve ser extraído para identificar a hemoglobina no plasma, repetir os testes de compatibilidade e obter os estudos de coagulação e contagem de plaquetas.
4. Um cateter urinário deverá ser inserido e a urina verificada quanto à hemoglobina.
5. A diurese osmótica deve ser iniciada com manitol e fluidos intravenosos.

Reações Hemolíticas Tardias

Uma reação hemolítica tardia – chamada também de hemólise extravascular – geralmente é leve e provocada pelos anticorpos aos antígenos não D do sistema Rh ou a alelos estranhos em outros sistemas, como o dos antígenos de Kell, de Duffy ou de Kidd. Após uma transfusão de Rh-D e ABO compatível, os pacientes têm entre 1 e 1,6% de chance de formar anticorpos direcionados contra os antígenos estranhos nesses outros sistemas. Quando quantidades significativas desses anticorpos se formam (entre semanas e meses), as hemácias da transfusão são liberadas pelo sistema circulatório. Além disso, a titulação desses anticorpos se reduz posteriormente e pode-se tornar não detectável. A reexposição ao mesmo antígeno estranho durante uma transfusão posterior de hemácias desencadeia uma resposta anamnéstica dos anticorpos contra o antígeno estranho. Em geral, a reação hemolítica é retardada em 2 a 21 dias depois da transfusão, e os sintomas são, geralmente, leves e incluem mal-estar, icterícia e febre. O hematócrito do paciente não consegue, tipicamente, aumentar ou só aumenta de forma transitória, apesar da transfusão e da ausência de sangramento. A bilirrubina não conjugada do soro aumenta como resultado da decomposição da hemoglobina.

O diagnóstico de reações hemolíticas tardias mediadas por anticorpos pode ser facilitado pelo teste de antiglobulina (Coombs). O teste de Coombs direto detecta a presença de anticorpos na membrana das hemácias. Neste cenário, entretanto, esse teste não consegue diferenciar entre os anticorpos revestidos do receptor nas hemácias do doador e os anticorpos revestidos do doador nas hemácias do receptor. Este último quadro demanda um reexame mais detalhado das amostras tanto do paciente, como do doador antes da transfusão.

Em princípio, o tratamento das reações hemolíticas tardias é de suporte. Estima-se que a frequência das reações às transfusões hemolíticas tardias seja de aproximadamente 1 em 12.000 transfusões. A gravidez (exposição às hemácias fetais) também pode ser responsável pela formação de aloanticorpos às hemácias.

2. Reações Imunes Não Hemolíticas

As reações imunes não hemolíticas são causadas pela sensibilização do receptor aos leucócitos, às plaquetas ou às proteínas do plasma do doador; o risco a essas reações pode ser minimizado com o uso de produtos leucorreduzidos do sangue.

Reações Febris

A sensibilidade dos leucócitos ou das plaquetas se manifesta, em geral, como uma reação febril. Essas reações são relativamente comuns (1-3% dos episódios de transfusão) e se caracterizam pelo aumento da temperatura sem evidência de hemólise. Pacientes com história de reações febris repetidas só podem receber transfusões leucorreduzidas.

Reações Urticariformes

As reações urticariformes se caracterizam, geralmente, por eritemas, urticária e coceira sem febre. Elas são relativamente comuns (1% das transfusões) e se acredita que se devam à sensibilidade do paciente às proteínas do plasma da transfusão. As reações urticariformes podem ser tratadas com anti-histamínicos (bloqueadores de H_1 e, talvez, de H_2) e esteroides.

Reações Anafiláticas

As reações anafiláticas são raras (aproximadamente 1 em 150.000 transfusões). Essas reações significativas podem ocorrer depois da transfusão de somente alguns poucos milímetros de sangue, em geral em pacientes com deficiência de IgA com anticorpos anti-IgA que recebem transfusões de sangue contendo IgA. Estima-se que a prevalência da deficiência de IgA seja de 1 em 600-800 casos na população em geral. Essas reações demandam tratamento com epinefrina, fluidos, corticosteroides e bloqueadores H_1 e H_2. Pacientes com deficiência de IgA devem receber concentrados de hemácias completamente lavadas, hemácias congeladas desglicerolizadas ou unidades de sangue isentas de IgA.

Lesão Pulmonar Aguda Relacionada com Transfusão

A lesão pulmonar aguda relacionada com transfusão (TRALI) se apresenta como hipóxia aguda e edema pulmonar não cardíaco, ocorrendo em até 6 h depois da transfusão do produto do sangue. Sua frequência pode ser de 1 em 5.000 unidades de transfusão e na transfusão de qualquer componentes de sangue, mas, em especial, de plaquetas e de FFP. Acredita-se que a transfusão de antileucócitos ou de anticorpos anti-HLA resulte em dano da membrana capilar-alveolar. O tratamento é similar ao da síndrome da angústia respiratória aguda (Capítulo 57), com a diferença importante de que a TRALI pode-se resolver em poucos dias após receber terapia de suporte.

Doença do Enxerto *vs.* Hospedeiro

Esse tipo de reação pode ser observado em pacientes imunocomprometidos. Os produtos celulares do sangue contêm linfócitos capazes de montar uma resposta imune contra o hospedeiro (receptor) comprometido. Só o uso de filtros de leucócitos não impede, de forma confiável, a doença do enxerto-*vs.*-hospedeiro; a irradiação (1.500-3.000 cGy) das transfusões de hemácias, granulócitos e plaquetas elimina eficientemente os linfócitos sem alterar a eficácia dessas transfusões.

Púrpura Pós-Transfusão

Raramente, pode ocorrer um quadro de trombocitopenia profunda após transfusões de sangue. Esse quadro de púrpura pós-transfusão resulta do desenvolvimento de aloanticorpos das plaquetas. Por motivos desconhecidos, esses anticorpos destroem também as próprias plaquetas do paciente. Em geral, a contagem de plaquetas cai vertiginosamente 5-10 dias depois da transfusão. O tratamento inclui IgG intravenosa e plasmaférese.

Imunomodulação Relacionada com Transfusão

5 A transfusão alogênica de produtos do sangue pode reduzir a resposta imune e promover inflamação. A imunossupresão pós-transfusão é claramente evidente nos receptores de transplante renal, em que a transfusão de sangue antes da cirurgia melhora a sobrevida do enxerto. Estudos recentes sugerem que uma transfusão perioperatória pode aumentar o risco de infecção bacteriana pós-cirúrgica, a reincidência de câncer e a mortalidade, eventos todos que enfatizam a necessidade de se evitar a administração desnecessária de produtos do sangue.

COMPLICAÇÕES INFECCIOSAS

Infecções Virais

A. Hepatite

A incidência de hepatite viral pós-transfusão varia, e muito, de aproximadamente 1 em 200.000 transfusões (no caso da hepatite B) para aproximadamente 1 em 1.900.000 (para a hepatite C). Os casos mais agudos são anictéricos. A hepatite C é a infecção mais grave; a maioria dos casos progride para hepatite crônica, com desenvolvimento de cirrose em 20% dos portadores crônicos, e o carcinoma hepatocelular se desenvolve em até 5% dos portadores crônicos.

B. Síndrome da Imunodeficiência Adquirida (AIDS)

O vírus responsável pela AIDS, o HIV-1, pode ser transmitido via transfusão de sangue. O HIV-2 é similar, porém é um organismo menos virulento. Todo o sangue é testado para identificar a presença de anticorpos anti-HIV-1 e anti-HIV-2. A exigência da verificação de ácido nucleico determinada pelo Food and Drug Administration (FDA) tem reduzido o risco de HIV transmitido por transfusão para aproximadamente 1 em 1.900.000 de transfusões.

C. Outras Infecções Virais

O citomegalovírus (CMV) e o vírus de Epstein-Barr geralmente causam doenças sistêmicas leves ou assintomáticas. Alguns indivíduos infectados com esses vírus tornam-se portadores infecciosos assintomáticos; os leucócitos nas unidades de sangue desses doadores podem transmitir qualquer um desses vírus.

6 Pacientes imunocomprometidos e imunossuprimidos (p. ex., bebês prematuros, receptores de órgãos transplantados e pacientes com câncer) são particularmente suscetíveis a infecções intensas por CMV relacionadas com as transfusões. Idealmente, esses pacientes só deveriam receber unidades negativas para CMV. Entretanto, estudos recentes indicam que o risco de transmissão de CMV de uma transfusão de produtos de sangue leucorreduzidos equivale ao das unidades negativas no teste de CMV. Os vírus linfotrópicos humanos de células T 1 e 2 (HTLV-1 e HTLV-2) são os vírus da leucemia e do linfoma, respectivamente, para que foi relatado serem transmitidos por transfusão de sangue; o primeiro já foi associado também a casos de mielopatia. Casos de transmissão de parvovírus foram relatados depois da transfusão de concentrados de fator de coagulação e podem resultar em crises aplásicas transitórias em hospedeiros imunocomprometidos. A infecção pelo vírus do Nilo Ocidental *(West Nile vírus)* pode resultar em encefalite com taxa de fatalidade de até 10%; há relatos de transmissão desse vírus por transfusão.

Infecções Parasitárias

As doenças parasitárias que podem ser transmitidas por transfusão incluem: malária, toxoplasmose e a doença de Chagas. Esses casos são muito raros.

Infecções Bacterianas

A contaminação bacteriana de produtos do sangue é a segunda causa de mortalidade associada a transfusões. A prevalência de culturas bacterianas positivas em produtos do sangue varia de 1:2.000 para as plaquetas a 1:7.000 para pRBCs e pode ser provocada pela bacteriemia transitória do doador ou por assepsia inadequada durante a flebotomia. A prevalência de sepse provocada por transfusão de sangue varia de 1:25.000 no caso das plaquetas a 1:250.000 no caso de pRBCs. Tanto as bactérias Gram-positivas *(Staphylococcus)* como as Gram-negativas *(Yersinia* e *Citrobacter)* podem contaminar as transfusões de sangue e transmitir doenças. Para evitar a possibilidade de contaminação bacteriana significativa, os produtos do sangue devem ser administrados durante um período inferior a 4 horas. Doenças bacterianas específicas raramente transmitidas por transfusões de sangue de doadores incluem: sífilis, brucelose, salmonelose, peste bubônica e várias riquetsioses.

TRANSFUSÃO MACIÇA DE SANGUE

Uma **transfusão maciça** é geralmente definida como a necessidade de transfusão de 1 ou 2 vezes o volume de sangue do paciente. Na maioria dos pacientes adultos, isto equivale a 10-20 unidades. A abordagem a uma transfusão maciça (e aos graus inferiores da transfusão) após uma lesão traumática tem sido fortemente influenciada pela experiência militar nas recentes guerras no Oriente Médio e na Ásia Central, onde os resultados melhoraram com transfusões concomitantes de concentrados de glóbulos vermelhos, plasma e plaquetas para evitar a coagulopatia de diluição (Capítulo 39).

Coagulopatia

7 A causa mais comum de um sangramento não cirúrgico após uma transfusão maciça de sangue é a trombocitopenia dilucional, embora possa ocorrer também por diluição clinicamente significativa dos fatores de coagulação. **Estudos sobre coagulação e contagem de plaquetas, se prontamente disponíveis, devem guiar as transfusões de plaquetas e de FFP.** Embora a maioria dos clínicos esteja familiarizada com os testes de coagulação de "rotina" (p. ex., tempo da protrombina [PT], tempo parcial ativado da tromboplastina [aPTT], a proporção normalizada internacional [INR], contagem de plaquetas, fibrinogênio), múltiplos estudos mostram que a análise viscoelástica da coagulação do sangue total (tromboelastografia, tromboelastometria rotacional e a análise de Sonoclot) pode ser mais útil na ressuscitação, no transplante de fígado e nas cirurgias cardíacas.

Toxicidade por Citrato

A ligação do cálcio pelo conservante do citrato pode-se tornar mais importante depois da transfusão de grandes volumes de sangue ou de produtos do sangue. A hipocalcemia clinicamente 8 importante que causa depressão cardíaca não ocorrerá na maioria dos pacientes normais, a menos que a taxa de transfusão supere 1 unidade a cada 5 minutos, e raramente haverá necessidade de administrar sais de cálcio por via intravenosa em ausência de hipocalcemia medida. Como o metabolismo do citrato é primariamente hepático, os pacientes com doença ou disfunção hepática (e, possivelmente, os pacientes hipotérmicos) podem demonstrar hipocalcemia e requerer infusões de cálcio durante uma transfusão volumosa, assim como crianças e outros pacientes com a função paratireoide-vitamina D relativamente insuficiente.

Hipotermia

Uma transfusão maciça de sangue é indicação absoluta para aquecer todos os produtos do sangue e fluidos intravenosos até a temperatura normal do corpo. As arritmias ventriculares que progridem para fibrilação geralmente ocorrem a temperaturas próximas aos 30°C, e a hipotermia pode dificultar a ressuscitação cardíaca. O uso de dispositivos de infusão rápida com capacidade de transferência eficiente do calor reduziu a incidência da hipotermia relacionada com transfusões.

Equilíbrio Acidobásico

Embora o sangue armazenado seja acídico em decorrência do 9 anticoagulante do ácido cítrico e do acúmulo de metabólitos das hemácias (dióxido de carbono e ácido láctico), a acidose metabólica causada por uma transfusão é rara, porque o ácido cítrico e o ácido láctico são rapidamente metabolizados em bicarbonato pelo fígado normal. Em caso de transfusão volumosa de sangue, o *status* de acidobásico depende amplamente da perfusão tecidual, da taxa de transfusão do sangue e do metabolismo do citrato.

Uma vez restaurada a perfusão tecidual normal, todas as acidoses metabólicas se resolvem, e a alcalose metabólica ocorre comumente, quando o citrato e o lactato contidos nas transfusões e nos fluidos de ressuscitação são transformados em bicarbonato pelo fígado.

Concentração de Potássio Sérico

A concentração extracelular do potássio no sangue armazenado aumenta de forma constante com o tempo. A quantidade de potássio extracelular com cada unidade da transfusão é, geralmente, inferior a 4 mEq por unidade. A hipercalemia pode-se desenvolver independente da idade do sangue, quando as taxas de transfusão excederem os 100 mL/min. O tratamento da hipercalemia é abordado no Capítulo 49. Quadros de hipocalemia são comuns depois da cirurgia, em especial associados à alcalose metabólica (Capítulos 49 e 50).

Estratégias Alternativas para o Tratamento da Perda de Sangue durante uma Cirurgia

TRANSFUSÃO AUTÓLOGA

Pacientes submetidos a procedimentos cirúrgicos eletivos com alta probabilidade de transfusão podem doar seu próprio sangue para que seja usado durante a cirurgia. A coleta em geral começa 4 a 5 semanas antes do procedimento. O paciente pode doar uma unidade desde que o hematócrito seja de, pelo menos, 34% ou a hemoglobina de, pelo menos 11 g/dL. Entre doações, o lapso de tempo mínimo deve ser de 72 horas para ter certeza que o volume do plasma volte ao normal. Com suplementação de ferro e terapia com eritropoietina, em geral podem ser coletadas pelo menos 3 ou 4 unidades antes da operação. Alguns estudos sugerem que transfusões autólogas de sangue não afetam adversamente a sobrevida em pacientes submetidos a operações por câncer. Embora as transfusões autólogas provavelmente reduzam o risco de infecção e as reações à transfusão, elas não estão isentas de risco. Os riscos incluem os das reações imunológicas em decorrência de erros clínicos na coleta, rotulagem e administração; contaminação bacteriana e armazenagem inadequada. Podem ocorrer reações alérgicas em razão dos alérgenos (p. ex., óxido de etileno) que se dissolvem no sangue da coleta e no equipamento de armazenagem.

SALVAMENTO E REINFUSÃO DO SANGUE

Esta técnica é amplamente usada durante cirurgias cardíacas, vasculares de grande porte e ortopédicas (Capítulo 22). Durante a operação, o sangue perdido é aspirado dentro de um reservatório e misturado à heparina. Depois que uma quantidade suficiente de sangue for coletada, as hemácias são concentradas e lavadas para retirar os detritos e o anticoagulante e posteriormente transferidas de novo ao paciente por transfusão. Em geral, os concentrados obtidos têm hematócritos de 50-60%. Para ser eficientemente aplicada, esta técnica demanda perdas de sangue superiores a 1.000-1.500 mL.

As contraindicações ao salvamento e reinfusão do sangue incluem a contaminação séptica da ferida e, talvez, a malignidade. Sistemas mais novos e mais simples permitem a reinfusão do sangue derramado sem centrifugação.

HEMODILUIÇÃO NORMOVOLÊMICA

A hemodiluição normovolêmica aguda se baseia na premissa de que se a concentração de hemácias for reduzida, a perda total de hemácias é reduzida, quando grandes quantidades de sangue são perdidas; e mais, o débito cardíaco permanece normal, porque o volume intravascular é mantido. Uma ou duas unidades de sangue em geral são retiradas antes da cirurgia através de um cateter intravenoso de grosso calibre, e substituídas por cristaloides e coloides para que o paciente se mantenha normovolêmico, mas tenha hematócrito de 21-25%. O sangue que é retirado é armazenado em uma bolsa com solução de citrato fosfato dextrose (CPD) à temperatura ambiente (até 6 horas) para preservar a função das plaquetas; o sangue é devolvido ao paciente depois da perda de sangue, ou antes, se for necessário.

TRANSFUSÕES DIRECIONADAS PELO DOADOR

Pacientes podem pedir sangue de membros da família ou amigos, conhecidos por serem ABO compatíveis. A maioria dos bancos de sangue desencoraja essa prática e, em geral, faz o pedido da doação pelo menos 7 dias antes da cirurgia para poder processar o sangue doado e confirmar a compatibilidade. Estudos comparando a segurança das unidades direcionadas pelo doador àquelas unidades aleatórias do doador não descobriram nem diferença nem que as unidades aleatórias de bancos de sangue sejam mais seguras que as unidades direcionadas.

DISCUSSÃO DE CASO

Paciente com Anemia Falciforme

Uma mulher negra de 24 anos com história de anemia falciforme se apresenta com dor abdominal e é agendada para uma colecistectomia.

O que é anemia das anemias falciformes?

A **anemia falciforme** é uma anemia hemolítica hereditária que resulta da formação de uma hemoglobina anormal (HbS). A HbS difere estruturalmente da hemoglobina adulta normal (HbA) somente na substituição de ácido glutâmico por valina na sexta posição da cadeia β. Funcionalmente, a hemoglobina falciforme tem menos afinidade por oxigênio (P_{50} = 31 mmHg) e solubilidade reduzida. Depois da desoxigenação, a HbS se polimeriza prontamente e se precipita dentro das hemácias (RBCs), deixando-as falciformes. Pacientes com células falciformes produzem quantidades variáveis (2-20%) de hemoglobina fetal (HbF). É provável que as células com grandes quantidades de HbF de alguma forma sejam protegidas contra a formação falciforme. A destruição contínua das células irreversivelmente falciformes leva à anemia e, em geral, os hematócritos variam de 18-30% em razão da hemólise extravascular. A sobrevida das RBCs é reduzida a 10-15 dias, comparada aos 120 dias em indivíduos normais.

Qual é a diferença entre anemia falciforme e traço falciforme?

Quando um defeito genético da hemoglobina adulta está presente nos cromossomos derivados tanto da mãe quanto do pai (N° 11), o paciente é homozigoto para HbS e tem anemia falciforme (HbSS). Quando só um cromossomo tem o gene falciforme, o paciente é heterozigoto e tem *traço falciforme* (HbAS). Pacientes com o traço falciforme produzem quantidades variáveis de HbA (55-60%) e HbS (35-40%). Diferente daqueles com HbSS, em geral eles não são anêmicos, são assintomáticos e têm longevidade normal. A formação falciforme ocorre somente sob extrema hipoxemia ou em condições de baixo fluxo. Essa formação tem tendência a ocorrer na medula renal; de fato, muitos pacientes com o traço falciforme têm a capacidade da concentração renal insuficiente. Há relatos de alguns pacientes com HbAS que sofreram infartações medulares renais, esplênicas e pulmonares.

Qual é a prevalência do gene das células falciformes gene em americanos negros?

Em primeira instância, a anemia falciforme é uma doença com origens na África Central. Cerca de 0,2-0,5% dos afro-americanos são homozigotos para o gene falciforme, e aproximadamente 8-10% são heterozigotos. A anemia falciforme, é encontrada mais raramente em pacientes de origem mediterrânea.

Qual é a fisiopatologia?

As condições que favorecem a formação da desoxiemoglobina (p. ex., hipoxemia, acidose, hipertonicidade intracelular ou desidratação, níveis aumentados de 2,3-DPG ou temperatura aumentada) podem precipitar a formação falciforme em pacientes com HbSS. A hipotermia também pode ser prejudicial em razão da vasoconstrição associada (veja a seguir). A polimerização intracelular da HbS distorce as hemácias, reduz sua maleabilidade e as torna mais "grudentas", aumentado a viscosidade do sangue. A formação falciforme pode, inicialmente, ser reversível, mas, por fim, se torna irreversível em algumas células. A formação dos agregados das hemácias nos capilares pode obstruir a microcirculação tecidual. Estabelece-se, assim, um círculo vicioso em que a estase circulatória leva à hipóxia localizada que, por sua vez, causa mais formação falciforme.

Quais são os sintomas que os pacientes com anemia das células falciformes geralmente apresentam?

Em geral, os pacientes com HbSS desenvolvem os primeiros sintomas na infância, quando os níveis de hemoglobina fetal (HbF) caem. Essa doença se caracteriza tanto por crises episódicas agudas e características crônicas e progressivas (Tabela 51-7). As crianças apresentam crescimento retardado e infecções recorrentes. Um infarto esplênico recorrente leva à atrofia esplênica e ao asplenismo funcional na adolescência. Em geral, os pacientes vão a óbito em decorrência da recorrência das infecções

TABELA 51-7 Manifestações da anemia das células falciformes

Neurológicas
AVE (acidente vascular encefálico)
Hemorragia subaracnoide
Coma
Convulsões
Oculares
Hemorragia vítrea
Infartações da retina
Retinopatia proliferativa
Deslocamento da retina
Pulmonares
Derivação intrapulmonar aumentada
Pleurite
Infecção pulmonar recorrente
Infartações pulmonares
Cardiovasculares
Insuficiência cardíaca congestiva
Cor pulmonale
Pericardite
Infartação do miocárdio
Gastrointestinais
Colelitíase (cálculos pigmentados)
Colecistite
Infartações hepáticas
Abscessos hepáticos
Fibrose hepática
Hematológicas
Anemia
Anemia aplásica
Infecções recorrentes
Infartações esplênicas
Sequestração esplênica
Asplenia funcional
Geniturinárias
Hematúria
Necrose papilar renal
Perda da capacidade de concentração renal (isostenúria)
Síndrome nefrótica
Insuficiência renal
Falência renal
Priapismo
Esqueléticas
Sinovite
Artrite
Necrose asséptica da cabeça do fêmur
Infartações ósseas pequenas nas mãos e nos pés (dactilite)
Vértebras bicôncavas ("boca de peixe")
Osteomielite
Cutâneas
Úlceras crônicas

ou por insuficiência renal. As crises muitas vezes são precipitadas por infecção, tempo frio, desidratação ou outras formas de estresse. As crises podem ser divididas em três tipos:

1. **Crises vaso-oclusivas:** dependendo dos vasos envolvidos, esses episódios agudos podem resultar em micro ou macroinfartações. Acredita-se que as crises mais dolorosas se devam a microinfartos nos diversos tecidos. Clinicamente, se apresentam como dor aguda no abdome, no tórax, nas costas ou nas articulações. A diferenciação entre as causas cirúrgicas e as causas não cirúrgicas da dor abdominal é difícil. A maioria dos pacientes tem cálculos biliares pigmentados em decorrência da maturidade, e muitos se apresentam com colecistite aguda. Os fenômenos vaso-oclusivos nos vasos maiores podem provocar tromboses que resultam em infartações esplênicas, cerebrais, pulmonares, hepáticas e, mais raramente, do miocárdio.
2. **Crise aplásica:** A anemia profunda (Hb 2-3 g/dL) pode ocorrer rapidamente, quando a produção de hemácias na medula é esgotada ou é suprimida. As infecções e a deficiência de folato podem ter papel significativo. Alguns pacientes desenvolvem também leucopenia.
3. **Crise de sequestração esplênica:** o agrupamento repentino do sangue no baço pode ocorrer tanto em bebês como em crianças jovens e pode causar hipotensão potencialmente fatal. Acredita-se que o mecanismo seja uma oclusão parcial ou completa da drenagem venosa do baço.

Como se diagnostica a anemia falciforme?

As RBCs de pacientes com anemia falciforme se transformam prontamente depois da adição de um reagente que consuma o oxigênio (metabissulfito) ou de uma solução iônica hipertônica (teste de solubilidade). A confirmação requer a eletroforese da hemoglobina.

Qual seria a melhor maneira de preparar os pacientes com anemia falciforme para a cirurgia?

A melhor preparação pré-cirúrgica possível é desejável para todos os pacientes submetidos à cirurgia. Os pacientes devem estar bem hidratados, as infecções devem ser controladas, e a concentração de hemoglobina deve estar em nível aceitável. A terapia pré-cirúrgica com transfusões deve ser individualizada para o paciente e conforme o procedimento cirúrgico. Em geral, se defendem transfusões de troca parcial antes de procedimentos cirúrgicos de grande porte, o que reduz a viscosidade do sangue, aumenta a capacidade de porte de oxigênio do sangue e reduz a probabilidade de formação falciforme. A meta dessas transfusões é, em geral, atingir um hematócrito de 35-40% com 40-50% da hemoglobina normal (HbA).

Existem considerações intraoperatórias especiais?

As condições que podem promover a dessaturação da hemoglobina ou estados de baixo fluxo devem ser evitadas. Todos os esforços devem ser dedicados a evitar hipotermia, hipertermia, acidose e até os graus leves de hipoxemia, hipotensão ou hipovolemia. São desejáveis a hidratação generosa e a tensão relativamente alta (> 50%) de oxigênio inspirado. O principal mecanismo compensatório para a disponibilização de oxigênio ao tecido debilitado nesses pacientes é o débito cardíaco aumentado que deve ser mantido durante a cirurgia. Em geral, são úteis: monitoramento hemodinâmico direcionado por metas e a terapia com fluidos utilizando a análise das ondas do pulso arterial, o Doppler esofágico ou o ecocardiograma transesofágico, ou a pressão venosa central ou o monitoramento da pressão da artéria pulmonar com saturação de oxigênio venoso misto. A alcalose leve pode ajudar a evitar a formação falciforme, mas até graus moderados de alcalose respiratória podem ter efeito adverso no fluxo do sangue cerebral. Muitos clínicos evitam também o uso de torniquetes.

Existem algumas considerações pós-operatórias especiais?

A maioria dos óbitos perioperatórios ocorre no período pós-operatório; por isso, os mesmos princípios de tratamento aplicados durante a cirurgia deverão ser aplicados nesse período. A hipoxemia e as complicações pulmonares são os fatores de maior risco. O oxigênio complementar, a melhor hemodinâmica possível, o fluido e o tratamento da dor e dos sintomas, além da fisioterapia pulmonar e a deambulação precoce, tudo ajuda a minimizar o risco dessas complicações.

Qual é a significância da anemia falciforme e da talassemia no mesmo paciente?

A combinação de HbS e talassemia, mais comumente β-talassemia falciforme, tem uma variável e um efeito imprevisível na intensidade da doença. Em geral, essa combinação é mais leve em pacientes negros que naqueles de origem mediterrânea.

Qual é a fisiopatologia da talassemia?

A talassemia é um defeito hereditário na produção de uma ou mais subunidades normais da hemoglobina. Pacientes com talassemia podem ser capazes de produzir HbA normal, mas apresentam produção reduzida das cadeias α ou β; a intensidade desse defeito depende da subunidade afetada e do grau em que a produção de hemoglobina for afetada. Os sintomas variam de ausentes a intensos. Pacientes com α-talassemia produzem quantidades reduzidas de subunidades α, enquanto pacientes com β-talassemia produzem quantidades reduzidas da subunidade β. A formação das hemoglobinas com composição anormal das subunidades pode alterar a membrana das hemácias e levar a graus variáveis de hemólise, bem como a hematopoiese ineficiente. Essa última pode resultar em hipertrofia da medula e, muitas vezes, em um esqueleto anormal. *A hipertrofia maxilar pode* dificultar a intubação traqueal. As talassemias são mais comuns em pacientes do sudeste asiático, de origem africana, mediterrânea ou indiana.

O que é a doença da hemoglobina C?

A substituição de ácido glutâmico por lisina na posição 6 na subunidade β resulta em hemoglobina C (HbC). Aproximadamente 0,05% dos americanos negros carregam o gene da HbC. Pacientes homozigotos para HbC geralmente possuem somente anemia hemolítica leve e esplenomegalia e raramente desenvolvem complicações significativas. A tendência da HbC de se cristalizar em ambientes hipertônicos provavelmente é responsável pela hemólise e, caracteristicamente, produz *células-alvo* no teste de sangue periférico.

Qual é a significância do genótipo HbSC?

Aproximadamente 0,1% dos americanos negros são simultaneamente heterozigotos para HbS e HbC (HbSC). Em geral, esses pacientes têm anemia hemolítica de leve à moderada. Às vezes, alguns pacientes têm crises dolorosas, infartos esplênicos e disfunção hepática. Manifestações oculares similares às associadas à doença do HbSS são particularmente proeminentes. Mulheres com HbSC têm alta taxa de complicação durante o terceiro trimestre da gravidez e no parto.

O que é hemoglobina E?

A hemoglobina E é o resultado de uma única substituição na cadeia β e é a segunda variável mais comum da hemoglobina no mundo. Em geral é encontrada em pacientes do sudeste asiático. Embora a afinidade vinculante por oxigênio seja normal, a substituição prejudica a produção das cadeias β (similar à β-talassemia). Pacientes homozigotos têm microcitose marcada e células-alvo proeminentes, mas, em geral, não têm anemia e não apresentam outras manifestações.

Qual é a significância hematológica da deficiência de glicose-6-fosfato desidrogenase?

Em geral, as RBCs estão bem protegidas contra os agentes oxidantes. Os grupos de sulfidril na hemoglobina são protegidos pela glutationa reduzida. Esta última é regenerada pela nicotinamida-adenina-dinucleotidio-fosfato reduzido [NADPH] que é regenerado pelo metabolismo da glicose na derivação do monofosfato hexose. A glicose-6-fosfato desidrogenase [G6PD] é uma enzima crítica nessa trajetória. Um defeito nessa via resulta em quantidade inadequada de glutationa reduzida que pode potencialmente resultar na oxidação e na precipitação da hemoglobina nas hemácias (visualizadas como *corpos de Heinz*) e na hemólise.

As anomalias na G6PD são relativamente comuns, com mais de 400 variantes descritas. As manifestações clínicas são bastante variáveis, dependendo da significância funcional da anormalidade da enzima. Até 15% dos homens negros americanos têm a variante A^- comum clinicamente significativa. Uma segunda variante é comum em indivíduos com origem no mediterrâneo oriental e uma terceira nos indivíduos de origem chinesa. Como o *locus* para a enzima se encontra no cromossomo X, as anormalidades são traços vinculados ao X, e afetam, principalmente, o sexo masculino. A atividade da G6PD cai conforme as RBCs envelhecem; portanto, as hemácias envelhecidas são mais suscetíveis à oxidação. Essa queda é acentuadamente acelerada em pacientes com a variante mediterrânea e só moderada em pacientes com a variante A^-.

A maioria dos pacientes com deficiência da G6PD não é anêmica, mas pode desenvolver hemólise após estresses como infecções virais e bacterianas ou depois da administração de alguns medicamentos (**Tabela 51-8**). Os episódios hemolíticos podem ser precipitados pela acidose metabólica (p. ex., cetoacidose diabética) e podem-se apresentar com hemoglobinúria e hipotensão. Esses episódios, em geral, são autolimitados, porque só a população mais velha de RBCs é destruída. As variantes mediterrâneas podem ser associadas à anemia hemolítica crônica de intensidade variável e podem incluir o aspecto característico de sensibilidade acentuada às sementes de favas.

O tratamento da deficiência de G6PD é primariamente preventivo, evitando-se fatores conhecidos por promover ou exacerbar a hemólise. Medidas voltadas a preservar a função renal (veja anteriormente) são indicadas para pacientes que desenvolvem hemoglobinúria.

TABELA 51-8 Medicamentos a serem evitados em pacientes com deficiência de G6PD[1]

Medicamentos que podem causar hemólise
Sulfonamidas
Medicamentos contra a malária
Nitrofurantoina
Ácido Nalidíxico
Probenecid
Ácido aminossalicílico
Fenacetina
Acetanilida
Ácido ascórbico (em grandes doses)
Vitamina K
Azul de metileno
Quinino[2]
Quinidina[3]
Cloranfenicol
Penicilamina
Dimercaprol
Outros medicamentos
Prilocaina
Nitroprussida

[1]G6PD, glicose-6-fosfato desidrogenase.
[2]Pode ser seguro em pacientes com variante A$^-$.
[3]Deve ser evitada em razão do potencial de causar metemoglobinemia.

REFERÊNCIAS

Alderson P, Bunn F, Li Wan Po A, et al: Human albumin solution for resuscitation and volume expansion in critically ill patients. Cochrane Database Syst Rev 2011;(10):CD001208. Update in: Cochrane Database Syst Rev 2011;(11):CD001208.

Bolt J, Ince C: The impact of fluid therapy on microcirculation and tissue oxygenation in hypovolemic patients. A review. Intensive Care Med 2010;36:1299.

Brienza N, Giglio MT, Marucci M, et al: Does perioperative hemodynamic optimization protect renal function in surgical patients? A meta-analytic study. Crit Care Med 2009;37:2079.

Canet J, Belda FJ: Perioperative hyperoxia. The debate is only getting started. Anesthesiology 2011;114:1271.

Carson JL, Carless PA, Hebert PC: Transfusion thresholds and other strategies for guiding allogeneic red blood cell transfusion. Cochrane Database Syst Rev 2012;4:CD002042.

Carson JL, Grossman BJ, Kleinman S, et al: For the Clinical Transfusion Medicine Committee of the AABB: Red blood cell transfusion: A clinical practice guideline from the AABB. Ann Intern Med 2012;157:49.

Chowdhury AB, Lobo DN: Fluids and gastrointestinal function. Curr Opin Clin Nutrition Metabolic Care 2011;14:469.

Conte B, L'Hermite J, Ripart J, et al: Perioperative optimization of oxygen delivery. Transfusion Alternatives Transfusion Med 2010;11:22.

Coriat P: Editorial: Should we be more balanced, more 'starched' and more optimized? Transfusion Alternatives in Transfusion Medicine 2010;11:1.

Dalfino L, Giglio MT, Puntillo F, et al: Haemodynamic goal-directed therapy and postoperative infections: Earlier is better. A systematic review and meta-analysis. Crit Care 2011;15:R154.

Giglio MT, Marucci M, Testini M, et al: Goal-directed haemodynamic therapy and gastrointestinal complications in major surgery: A meta-analysis of randomized controlled trials. Br J Anaesth 2009;103:637.

Glance LG, Dick AW, Mukamel DB, et al: Association between intraoperative blood transfusion and mortality and morbidity in patients undergoing noncardiac surgery. Anesthesiology 2011;114:283.

Gurgel ST, do Nascimento Jr P: Maintaining tissue perfusion in high-risk surgical patients: A systematic review of randomized clinical trials. Anesth Analg 2011;112:1384.

Hartog CS, Bauer M, Reinhart K: The efficacy and safety of colloid resuscitation in the critically ill. Anesth Analg 2011;112:156.

Hiltebrand LB, Kimberger O, Arnberger M, et al: Crystalloids versus colloids for goal-directed fluid therapy in major surgery. Crit Care 2009;13:R40.

Inghilleri G: Prediction of transfusion requirements in surgical patients: A review. Transfusion Alternatives Transfusion Med 2009;11:10.

Mayer J, Boldt J, Mengistu AM, et al: Goal-directed intraoperative therapy based on autocalibrated arterial pressure waveform analysis reduces hospital stay in high-risk surgical patients: A randomized, controlled trial. Crit Care 2010;14:R18.

Muller L, Lefrant J-Y: Metabolic effects of plasma expanders. Transfusion Alternatives Transfusion Med 2010;11:10.

Perel P, Roberts I: Colloids versus crystalloids for fluid resuscitation in critically ill patients. Cochrane Database Syst Rev 2011;(3):CD000567.

Reinhart K, Takala J: Hydroxyethyl starches: what do we still know? Anesth Anal 2011;112:507.

Roche AM, Miller TE, Gan TJ: Goal-directed fluid management with trans-oesophageal Doppler. Best Pract Res Clinical Anaesthesiol 2009;23:327.

Senagore AJ, Emery T, Luchtefeld M, et al: Fluid management for laparoscopic colectomy: A prospective, randomized assessment of goal-directed administration of balanced salt solution or hetastarch coupled with an enhanced recovery program. Dis Colon Rectum 2009;52:1935.

Society of Thoracic Surgeons Blood Conservation Guideline Task Force, Ferraris VA, Brown JR, et al: 2011 update to the Society of Thoracic Surgeons and the Society of Cardiovascular Anesthesiologists blood conservation clinical practice guidelines. Ann Thorac Surg 2011;91:944.

Srinivasa S, Taylor MHG, Sammour T, et al: Oesophageal Doppler-guided fluid administration in colorectal surgery: Critical appraisal of published clinical trials. Acta Anaesthesiol Scand 2011;55:4.

Svensen C: Intraoperative fluid losses revisited. Transfusion Alternatives Transfusion Med 2010;11:85.

Tavernier B, Faivre S, Bourdon C: Hyperchloremic acidosis during plasma expansion. Transfusion Alternatives Transfusion Med 2010;11:3.

Vogt KN, Van Koughnett JA, Dubois L, et al: The use of trauma transfusion pathways for blood component transfusion in the civilian population: A systematic review and meta-analysis(*). Transfus Med 2012;22:156.

CAPÍTULO

52

Regulação Térmica, Hipotermia e Hipertermia Maligna

CONCEITOS-CHAVE

1. Quando não há tentativa de se aquecer ativamente um paciente anestesiado, a temperatura central geralmente diminui em 1° a 2°C durante a primeira hora da anestesia geral (primeira fase), seguida de um declínio mais gradual durante as 3-4 h que se seguem (segunda fase), atingindo finalmente um ponto de equilíbrio.
2. No paciente normal não anestesiado, o hipotálamo mantém a temperatura central do corpo dentro de tolerâncias muito estreitas, denominadas de faixa de limiar interno, com o limiar para sudorese e vasodilatação em um extremo e o limiar para vasoconstrição e tremor no outro.
3. Os anestésicos inibem a termorregulação central interferindo nessas respostas de reflexo hipotalâmico.
4. A hipotermia pós-operatória deverá ser tratada com um dispositivo de aquecimento pneumático, se disponível; como alternativa (embora menos satisfatória) luzes de aquecimento ou cobertores térmicos podem ser usados para restaurar a temperatura do corpo para o normal.
5. Quase 50% dos pacientes que sofrem um episódio de hipertermia maligna (MH) tiveram pelo menos uma exposição rotineira anterior à anestesia durante que eles receberam um agente reconhecidamente desencadeante. Não se sabe por que a MH nem sempre ocorre após cada exposição a um agente dessa natureza.
6. Os sinais mais precoces de um episódio de MH durante a anestesia são: a rigidez do músculo masseter induzida pela succinilcolina (MMR) ou outro tipo de rigidez muscular, taquicardia e hipercarbia (em razão da produção aumentada de CO_2).
7. As doenças musculoesqueléticas associadas à incidência relativamente alta de MH incluem: doença do *central core*, miopatia de múltiplos minicores e a síndrome de King-Denborough. A distrofia de Duchenne e outras distrofias musculares, miopatias não específicas e a *osteogenesis imperfecta* já foram associadas aos sintomas semelhantes aos da MH em alguns relatos; entretanto, sua associação à MH ainda gera controvérsias.
8. O tratamento de um episódio de MH está voltado para terminar o episódio e tratar as complicações, como hipertermia e acidose. A taxa de mortalidade para MH, mesmo com o tratamento rápido, varia de 5 a 30%. Primeiro e mais importante, o agente desencadeante precisa ser detido; segundo, deve-se administrar dantrolene imediatamente.
9. O dantrolene, um derivado da hidantoína, interfere diretamente com a contração muscular ao inibir a liberação de íons de cálcio do retículo sarcoplasmático. A dose é de 2,5 mg/kg intravenosa, cada 5 minutos, até que o episódio termine (limite máximo, 10 mg/kg). O dantrolene deverá ser continuado por 24 h após o tratamento inicial.
10. Propofol, tiopental, etomidato, benzodiazepina, cetamina, opiatos, droperidol, óxido nitroso, relaxantes musculares não despolarizantes e todos os anestésicos locais são agentes não desencadeantes seguros para uso em pacientes suscetíveis à hipertermia maligna (MH).

REGULAÇÃO TÉRMICA E HIPOTERMIA

A **hipotermia,** geralmente definida como temperatura corporal inferior a 36°C, ocorre frequentemente durante a anestesia e a cirurgia. A hipotermia perioperatória não intencional é mais comum em pacientes nas extremidades etárias e naqueles submetidos à cirurgia abdominal ou a procedimentos de longa duração. Especialmente com temperaturas ambiente frias no centro cirúrgico; ela ocorrerá em praticamente todos esses pacientes, a menos que medidas sejam tomadas para prevenir essa complicação.

A hipotermia reduz as exigências de oxigênio metabólico e pode ser protetora durante episódios de isquemia cerebral ou cardíaca. **Entretanto, a hipotermia tem múltiplos efeitos fi-**

siológicos nocivos (Tabela 52-1). De fato, a hipotermia perioperatória não intencional foi associada ao aumento da taxa de mortalidade.

A temperatura central é normalmente a mesma que a temperatura do sangue venoso central (exceto, durante períodos de alteração relativamente rápida de temperatura, como pode
1 acontecer durante a perfusão extracorpórea). Quando não há tentativa de se aquecer ativamente um paciente anestesiado, a temperatura central geralmente diminui em 1°C a 2°C durante a primeira hora da anestesia geral (primeira fase), seguida de um declínio mais gradual durante as 3-4 h que se seguem (segunda fase), atingindo finalmente um ponto de equilíbrio (terceira fase). Com a anestesia geral, epidural ou espinal, a redistribuição de calor dos compartimentos "centrais" aquecidos (p. ex., abdome, tórax) para resfriar tecidos periféricos (p. ex., braços e pernas) a partir da vasodilatação induzida pelo anestésico explica a maior parte da redução inicial em temperatura durante a primeira fase, com perda real de calor do paciente para o meio ambiente, sendo um contribuinte menor. A perda contínua de calor para o meio ambiente parece ser primariamente responsável pelo declínio subsequente mais lento durante a segunda fase. No estado de equilíbrio, a perda de calor iguala a produção metabólica de calor (Figura 52-1).

2 No paciente normal não anestesiado, o hipotálamo mantém a temperatura central do corpo dentro de tolerâncias muito estreitas, denominadas de *faixa de limiar interno*, com o limiar para sudorese e vasodilatação em um extremo, e o limiar para vasoconstrição e tremor no outro. O aumento da temperatura central em uma fração de um grau induz a sudorese e a vasodilatação, enquanto uma redução mínima dessa temperatura desencadeia a vasoconstrição e o tremor. Os agentes anestésicos
3 inibem a termorregulação central ao interferirem nessas respostas de reflexo hipotalâmico. Por exemplo, o isoflurano produz uma redução dependente da dose na temperatura do limiar que desencadeia a vasoconstrição (redução de 3°C para cada porcentagem de isoflurano inalado). Tanto os anestésicos gerais quanto regionais aumentam a faixa de limiar interno, embora por mecanismos diferentes. Os anestésicos espinais e epidurais, como os anestésicos gerais, levam à hipotermia ao causarem vasodilatação e redistribuição interna de calor. O prejuízo termorregulador que se segue a partir dos anestésicos regionais e que permite a perda contínua da calor se deve, provavelmente, à percepção alterada da temperatura pelo hipotálamo nos dermátomos anestesiados, em vez do efeito de uma droga central, como ocorre com os anestésicos gerais.

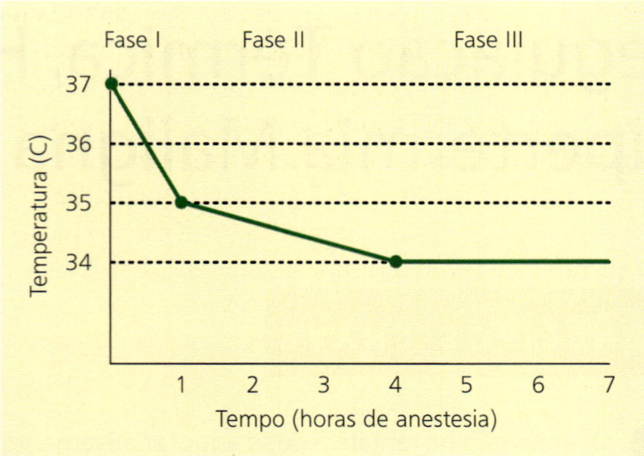

FIGURA 52-1 A hipotermia não intencional durante a anestesia geral segue um padrão típico: queda abrupta na temperatura central durante a primeira hora (fase um, redistribuição), seguida de declínio gradual durante as 3-4 horas seguintes (fase dois, perda de calor), atingindo finalmente um estado de equilíbrio (fase três, equilíbrio).

TABELA 52-1 Efeitos nocivos da hipotermia

Arritmias cardíacas e isquemia
Aumento da resistência vascular periférica
Desvio da curva de saturação de hemoglobina/oxigênio para a esquerda
Coagulopatia reversível (disfunção plaquetária)
Aumento no catabolismo proteico pós-operatório e resposta ao esforço
Estado mental alterado
Função renal prejudicada
Atraso do metabolismo medicamentoso
Prejuízo da cicatrização do ferimento
Aumento no risco de infecção

Considerações Intraoperatórias

A temperatura ambiente fria no centro cirúrgico, a exposição prolongada de um grande ferimento e o uso de grandes quantidades de fluidos intravenosos à temperatura ambiente ou fluxos elevados de gases não umidificados podem contribuir para a hipotermia. **O pré-aquecimento do paciente por meia hora com mantas térmicas de circulação de ar por convecção previne a hipotermia da primeira fase ao eliminar o gradiente de temperatura central-periférico.** Os métodos para minimizar a hipotermia da segunda fase da perda de calor durante a anestesia incluem o uso de mantas térmicas de circulação de ar e cobertores aquecidos à água, umidificação aquecida de gases inspirados, aquecimento de fluidos intravenosos e aumento da temperatura ambiente da sala de cirurgias. Os isoladores passivos, como cobertores aquecidos de algodão ou os chamados cobertores térmicos *(space blankets)*, têm utilidade limitada a menos que geralmente todo o corpo seja coberto.

Considerações Pós-Operatórias

O tremor pode ocorrer em unidades de recuperação pós-anestésica (PACUs) ou em unidades de terapia intensiva como resultado de hipotermia real ou efeitos posteriores neurológicos de agentes de anestesia geral. O tremor também é comum imediatamente após o parto. Nessas circunstâncias, ele representa o esforço do corpo para aumentar a produção de calor e elevar a temperatura corporal e pode ser associado a um quadro de vasoconstrição intensa. A emergência de anestesia geral mesmo breve está, às vezes, associada ao tremor. Embora o tremor possa ser parte de sinais neurológicos não específicos (postura, clônus ou sinal da Babinski) que são, às vezes, observados durante a emergência, ele está mais frequentemente associado à hipotermia e aos anestésicos voláteis. Independente do mecanismo, o tremor parece ser mais comum após períodos mais longos de duração de cirurgia e o uso de concentrações maiores de um agente volátil. Às vezes, ele é suficientemente intenso para causar hipertermia (38°-39°C) e acidose metabólica, que se resolvem prontamente, quando o tremor cessa. Tanto a anestesia espinal quanto a epidural diminuem o limiar do tremor e a resposta vasoconstritiva à hipotermia; o tremor também pode ser encontrado nas PACUs após anestesia regional. Outras causas de tremor deverão ser excluídas, como sepse, alergia medicamentosa ou reação à transfusão. O tremor intenso pode aumentar o consumo de oxigênio, a produção de CO_2 e o débito cardíaco. Esses efeitos fisiológicos são, com frequência, mal tolerados por pacientes portadores de doença cardíaca ou pulmonar preexistente.

O tremor pós-operatório pode aumentar o consumo de oxigênio em até 5 vezes, pode reduzir a saturação de oxigênio arterial e pode estar associado ao aumento do risco de isquemia do miocárdio. Embora o tremor pós-operatório possa ser efetivamente tratado com doses pequenas e intravenosas de meperidina (12,5-25 mg) em adultos, a melhor opção é reduzir a probabilidade de ocorrência do tremor, mantendo a normotermia. O tremor em pacientes intubados e com ventilação mecânica também pode ser controlado com sedação e um relaxante muscular até que a normotermia seja restabelecida, e os efeitos da anestesia tenham se dissipado.

4 A hipotermia pós-operatória deverá ser tratada com um dispositivo de aquecimento pneumático, se disponível; como alternativa (embora menos satisfatória) luzes de aquecimento ou cobertores térmicos podem ser usados para restaurar a temperatura do corpo para o normal. A hipotermia tem sido associada ao aumento na incidência de isquemia do miocárdio, arritmias, aumento nas exigências de transfusão e aumento na duração dos efeitos dos relaxantes musculares, este último podendo ser especialmente perigoso no paciente recentemente extubado.

HIPERTERMIA MALIGNA

A hipertermia maligna (MH) é um quadro raro (1:15.000 em pacientes pediátricos e 1:40.000 em pacientes adultos) de doença muscular hipermetabólica genética, cujos sinais e sintomas fenotípicos característicos aparecem mais frequentemente com a exposição a anestésicos gerais inalados ou à succinilcolina (agentes desencadeantes). A MH pode-se apresentar, às vezes, mais de uma hora depois da emergência de um anestésico e raramente pode ocorrer sem exposição a agentes desencadeantes conhecidos. A maioria dos casos tem sido relatada em homens adultos jovens; raramente mencionada em crianças e poucos casos relatados em idosos. Apesar disso, a hipertermia maligna pode afetar todas as idades e ambos os sexos, com incidência variando significativamente de país para país e mesmo entre localidades geográficas diferentes no mesmo país, refletindo assim agrupamentos de genes variáveis. Nos EUA, observa-se a maior incidência de MH nas áreas ao norte do Meio Oeste.

Fisiopatologia

Um agente anestésico halogenado pode, por si só, desencadear um episódio de MH (Tabela 52-2). Em muitos dos casos inicialmente informados, tanto a succinilcolina quanto um agente anestésico halogenado tinham sido usados. Entretanto, a succinilcolina é menos usada na prática moderna e cerca da metade dos casos, na última década, foram associados a anestésicos voláteis como agentes desencadeantes únicos. Quase 50% dos pacientes que sofrem um episódio de hipertermia maligna

5 tiveram pelo menos uma exposição rotineira anterior à anestesia durante a qual eles receberam um agente reconhecidamente desencadeante. Não se sabe por que a MH nem sempre ocorre após cada exposição a um agente dessa natureza. As investigações sobre as causas bioquímicas da MH revelam um aumento incontrolável no teor de cálcio intracelular no músculo esquelético. A liberação súbita de cálcio do retículo sarcoplasmático remove a inibição da troponina, resultando em contração muscular sustentada.

A atividade acentuadamente aumentada da adenosina trifosfatase resulta no aumento incontrolado do metabolismo aeróbio e anaeróbio. O estado hipermetabólico aumenta significativamente o consumo de oxigênio e a produção de CO_2, produzindo um quadro intenso de acidose láctica e hipertermia.

Um foco inicial de investigações sobre os mecanismos da MH tem sido o gene para o receptor de rianodina (Ryr_1) localizado no cromossomo 19. O Ryr_1 é um canal de íons responsável pela liberação de cálcio do retículo sarcoplasmático e desempenha papel importante na despolarização muscular. Relatórios posteriores associaram a MH a mutações, envolvendo o canal de sódio no cromossomo 17. Uma forma autossômica recessiva de MH foi associada à síndrome de King-Denborough. A maioria dos pacientes com episódio de MH tem história de parentes com episódio similar ou com teste anormal de contratura de halotano-cafeína (veja a seguir). A complexidade dos padrões de herança genética nas famílias reflete o fato de que a MH pode ser causada por mutações de um ou mais genes em mais de um cromossomo. Até o momento, estudos genéticos em seres humanos revelaram pelo menos cinco cromossomos diferentes e mais de 180 mutações individuais associadas à MH. A verificação genética, embora disponível, faz a triagem para menos de

TABELA 52-2 Drogas conhecidas por desencadear hipertermia maligna

Anestésicos gerais inalatórios
Éter
Halotano
Metoxiflurano
Enflurano
Isoflurano
Desflurano
Sevoflurano
Relaxantes musculares despolarizantes
Succinilcolina

20% das mutações reconhecidas. Um paciente com história clínica *bona fide* de MH tem cerca de 30 a 50% de chance de teste positivo.

Manifestações Clínicas

6 Os sinais mais precoces de um episódio de MH durante a anestesia são: a rigidez do músculo masseter induzida pela succinilcolina (MMR) ou outro tipo de rigidez muscular, taquicardia e hipercarbia (em razão da produção aumentada de CO_2) (Tabela 52-3). Dois ou mais desses sinais aumentam significativamente a probabilidade de MH. A taquipneia é proeminente quando não se usam relaxantes musculares. A atividade exagerada do sistema nervoso simpático produz taquicardia, arritmias, hipertensão e cianose mosqueada. A hipertermia pode ser um sinal tardio, mas, quando ocorre, a temperatura central pode aumentar em até 1°C a cada 5 minutos. A rigidez muscular generalizada nem sempre está presente. A hipertensão pode vir rapidamente acompanhada de hipotensão, se houver depressão cardíaca. A urina escura reflete mioglobinemia e mioglobinúria.

A verificação de laboratório revela, tipicamente, acidose metabólica e respiratória mista com déficit de base acentuado, hipercalemia, hipermagnesemia e saturação reduzida de oxigênio venoso misto. Alguns relatórios de caso descrevem acidose respiratória isolada no curso de um episódio de MH. A concentração sérica de cálcio ionizado varia: pode aumentar inicialmente antes de uma redução posterior. Tipicamente, os pacientes apresentam aumento nos níveis de mioglobulina sérica, creatina cinase (CK), desidrogenase láctica e aldolase. Quando os níveis de CK sérica (geralmente 12-18 h depois da anestesia) excedem 20.000 UI/L, o diagnóstico se torna significativamente suspeito. Deve-se notar que a administração de succinilcolina a alguns pacientes normais sem MH pode levar os níveis de mioglobina e CK séricos a aumentar acentuadamente.

TABELA 52-3 Sinais de hipertermia maligna

Metabolismo acentuadamente aumentado	
	Aumento na produção de CO_2
	Aumento no consumo de oxigênio
	Redução da tensão de oxigênio venoso misto
	Acidose metabólica
	Cianose
	Mosqueado
Atividade simpática aumentada	
	Taquicardia
	Hipertensão
	Arritmias
Dano muscular	
	Espasmo do músculo masseter
	Rigidez generalizada
	Aumento na creatina cinase sérica
	Hipercalemia
	Hipernatremia
	Hiperfosfatemia
	Mioglobinemia
	Mioglobinúria
Hipertermia	
	Febre
	Sudorese

Grande parte do problema em se diagnosticar um quadro de MH resulta da apresentação variável dessa condição. A febre é um sinal inconsistente e geralmente tardio. A duplicação ou triplicação não esperada do CO_2 expirado (na ausência de uma alteração ventilatória) é um dos indicadores mais precoces e mais sensíveis de hipertermia maligna. Se o paciente sobreviver aos primeiros minutos, poderão surgir rapidamente quadros de insuficiência renal aguda e coagulação intravascular disseminada (DIC). Outras complicações da MH incluem edema cerebral com convulsões e insuficiência hepática. A maioria dos óbitos por MH se deve à DIC e à insuficiência orgânica por causa da ausência ou demora do tratamento com dantrolene.

7 A suscetibilidade à MH é maior em várias doenças musculoesqueléticas, a saber: doença do *central core*, miopatia de múltiplos "*minicores*" e a síndrome de King-Denborough. Esta última é observada primariamente em meninos que mostram estatura baixa, retardo mental, criptorquia, cifoescoliose, *pectus carinatum*, olhos caídos, orelhas de implantação baixa, pescoço conectado por membrana e escápulas aladas. A distrofia de Duchenne e outras distrofias musculares, miopatias não específicas, insolação e a *osteogenesis imperfecta* já foram associados aos sintomas semelhantes aos da hipertermia maligna em alguns relatórios; entretanto, sua associação à MH ainda gera controvérsias. Outras dicas possíveis de suscetibilidade incluem a história familiar de complicações anestésicas ou história de febres inexplicadas ou câibras musculares. Há vários relatórios de episódios de MH ocorrendo em pacientes com história de rabdomiólise induzida por esforço. Procedimentos rotineiros anteriores de anestesia e ausência de história familiar positiva são prognosticadores notoriamente não confiáveis de falta de suscetibilidade à hipertermia maligna. Qualquer paciente que desenvolva MMR durante a indução de anestesia deverá ser considerado potencialmente suscetível à MH.

Considerações Intraoperatórias

8 O tratamento de um episódio de MH está voltado para terminar o episódio e tratar as complicações, como hipertermia e acidose. A taxa de mortalidade para MH, mesmo com o tratamento rápido, varia de 5 a 30%. A Tabela 52-4 ilustra um protocolo padrão para tratamento de MH. Primeiro e mais importante, o agente desencadeante precisa ser detido, e dantrolene precisa ser administrado imediatamente.

A. Medidas de Tratamento Agudo

Os agentes voláteis e a succinilcolina precisam ser suspensos 9 imediatamente. Mesmo volumes de traço dos anestésicos absorvidos por *cal sodada*, circuitos e bolsas ventilatórias podem ser perigosos. O paciente deverá ser hiperventilado com oxigênio a 100% para minimizar os efeitos da produção descontrolada de CO_2 e do aumento no consumo de oxigênio.

TABELA 52-4 Protocolo para tratamento imediato de hipertermia maligna

1. Interromper o anestésico volátil e a succinilcolina. Notificar o cirurgião. Pedir ajuda
2. Misturar dantrolene sódico com água destilada esterilizada e administrar 2,5 mg/kg o mais rápido possível
3. Administrar bicarbonato para acidose metabólica
4. Instituir medidas de resfriamento (lavagem, cobertor de resfriamento, soluções intravenosas frias)
5. Tratar a hipercalcemia intensa com dextrose, 25-50 g intravenosos e insulina regular, 10-20 unidades intravenosas (dose para adulto)
6. Administrar agentes antiarrítmicos se necessário, apesar da correção da hipercalcemia e da acidose
7. Monitorizar a tensão de CO_2 expirado, gasometria e eletrólitos, creatina cinase, mioglobina sérica, temperatura central, débito urinário, cor e *status* de coagulação
8. Se necessário, consultar os médicos pelo telefone na linha 24 h da MHAUS: 1-800-6454-9737

Dados do protocolo MHAUS disponíveis no endereço: http://www.mhaus.org/nf/Shop/Emergency/therapyMHPosterSample,gif.

B. Terapia com Dantrolene

O principal esteio da terapia para hipertermia maligna é a administração imediata de dantrolene intravenoso. Essa droga, um derivado da hidantoína, interfere diretamente com a contração muscular ao aderir ao canal receptor de Ryr_1 e inibir a liberação de íons de cálcio do retículo sarcoplasmático. A dose intravenosa é de 2,5 mg/kg aplicada a cada 5 minutos, até que o episódio termine (limite máximo 10 mg/kg). O dantrolene é empacotado como 20 mg de pó liofilizado a ser dissolvido em 60 mL de água esterilizada. Dependendo da dose exigida e da formulação usada, a reconstituição pode ser demorada. **Um assistente poderá ser necessário.** Uma nova formulação está disponível que se reconstitui em 1/3 do tempo (20 *versus* 86 segundos) exigido para a formulação mais antiga. A meia-vida efetiva do dantrolene é de cerca de 6 horas.

Após o controle inicial dos sintomas, recomenda-se a aplicação de 1 mg/kg de dantrolene intravenoso a cada 6 horas, durante 24-48 horas, para prevenir a recidiva (a MH pode recorrer dentro de 24 horas de um episódio inicial). Dantrolene é uma droga relativamente segura que é usada também para reduzir a temperatura em pacientes com tireotoxicose e com a síndrome neuroléptica maligna. Embora seu uso em terapia crônica para transtornos espásticos tenha sido associado à disfunção hepática, a complicação mais grave depois da administração aguda é a fraqueza muscular generalizada que pode resultar em insuficiência respiratória ou pneumonia por aspiração. Dantrolene pode causar flebite em veias periféricas pequenas e deverá ser administrado por uma linha venosa central, se disponível. A segurança e a eficácia da terapia com dantrolene exige seu uso imediato nessa situação potencialmente fatal. Depois da administração dessa substância a maioria dos pacientes reverte ao *status* acidobásico normal rapidamente e não haverá necessidade de outro tratamento farmacológico.

C. Correção dos Distúrbios entre Acidobásico e Eletrólitos

A acidose metabólica persistente deverá ser tratada com bicarbonato de sódio intravenoso, reconhecendo-se que esse tratamento vai piorar a hipercarbia. A hipercalemia deverá ser tratada com glicose, insulina e diurese. O cálcio intravenoso não tem nenhuma utilidade nesse cenário. Devem-se administrar agentes antiarrítmicos, vasopressores e inotropos, se indicado. Os bloqueadores dos canais de cálcio não deverão ser administrados a pacientes recebendo dantrolene, pois essa combinação parece promover a hipercalemia. A furosemida pode ser administrada para estabelecer a diurese e prevenir a insuficiência renal aguda, que pode-se desenvolver como consequência da mioglobinúria. O dantrolene contém volume considerável de manitol (3 g por frasco de 20 mg); por isso, a furosemida ou bumetanida deverão ser usadas preferencialmente ao manitol para fins de diurese.

D. Resfriamento do Paciente

Se houver febre, medidas de resfriamento deverão ser instituídas imediatamente. São aplicados: resfriamento de superfície com pacotes de gelo sobre as artérias principais, convecção de ar frio e cobertores de resfriamento. A lavagem do estômago e de quaisquer outras cavidades corporais abertas (p. ex., em pacientes submetidos à cirurgia abdominal) com soro fisiológico gelado também deverá ser instituída. O uso de derivação cardiopulmonar hipotérmica pode ser apropriado em caso de falha das outras medidas.

E. Tratamento do Paciente com Espasmo Isolado do Músculo Masseter

O MMR, ou trismo, é uma contração forçada da musculatura da mandíbula que evita a abertura total da boca. Ele contrasta com o relaxamento incompleto da mandíbula, que representa uma descoberta relativamente comum. Tanto a miotomia quanto a MH podem causar esse espasmo, mas os dois transtornos podem ser diferenciados pela história clínica, o exame neurológico e a eletromiografia. A incidência histórica de MMR depois da administração de succinilcolina com halotano em pacientes pediátricos em alguns centros foi superior a 1%. A MMR isolada ocorre em apenas 15-30% dos episódios verdadeiros de hipertermia maligna. Além disso, menos de 50% dos pacientes que desenvolvem MMR comprovam ser suscetíveis à MH por verificação muscular. No passado, o consenso dos médicos era assumir que qualquer ocorrência de MMR era diagnóstica de MH e adiar a cirurgia eletiva. Entretanto, se não houver outro sinal de MH, e se houver capacidades prontamente disponíveis de monitorização e de tratamento, muitos anestesiologistas hoje defendem a continuidade da cirurgia, usando agentes anestésicos seguros (não desencadeantes). Os níveis séricos de CK deverão ser acompanhados por 24 h após um episódio de MMR, pois um aumento dessa enzima pode indicar um quadro subjacente de miopatia.

Considerações Pós-Operatórias

A. Confirmação do Diagnóstico

Os pacientes que sobreviveram a um episódio inequívoco de hipertermia maligna são considerados suscetíveis; nesses pacientes, não é necessária a realização de biópsia muscular para fins de diagnóstico. Entretanto, se o diagnóstico permanecer duvidoso depois da cirurgia, uma amostra fresca do músculo esquelético vivo para biópsia será obtida e exposta a um banho de cafeína, halotano ou combinado de cafeína-halotano. O teste de contratura com cafeína-halotano pode apresentar um índice falso-positivo de 10-20%, mas o índice falso-negativo fica próximo de zero. Por causa da complexidade relativa desse teste, somente alguns centros no mundo o executam. Caso esse teste seja positivo, recomendam-se o aconselhamento genético e a verificação dos membros da família. A CK na linha de base pode apresentar aumento crônico em 50 a 70% das pessoas em risco de MH, mas a única maneira confiável de se diagnosticar a suscetibilidade à hipertermia maligna é a verificação muscular.

Registros de MH tanto na Europa quanto na América do Norte foram estabelecidos para ajudar os médicos a identificar e tratar pacientes com suspeita de MH, assim como para fornecer padronização entre os centros de verificação. A Malignant Hyperthermia Association of the United States (MHAUS, telefone: 1-800-986-4287) opera uma linha 24 h (1-800-644-9737) e um endereço na rede mundial: http://www.mhaus,org.

1. Diagnóstico diferencial – Vários transtornos podem superficialmente lembrar um quadro de MH (Tabela 52-5). Entretanto, a MH está associada a graus maiores de acidose metabólica e dessaturação venosa que qualquer uma dessas outras condições. Na prática corrente, a condição mais comumente confundida com a MH é a hipercarbia da insuflação de CO_2 para laparoscopia, com ou sem enfisema subcutâneo. Esse quadro pode resultar em um aumento inesperado no CO_2 extirado, com taquicardia associada. Cirurgia e anestesia podem precipitar a tireotoxicose em pacientes não diagnosticados ou com hipertireoidismo mal controlado. Os sinais dessa tireotoxicose incluem taquicardia, taquiarritmias (especialmente a fibrilação atrial), hipertermia (frequentemente ≥ 40°C), hipotensão e, em alguns casos, insuficiência cardíaca congestiva. Ao contrário da MH, a hipocalemia é muito comum. E também diferentemente da apresentação intraoperatória típica da MH, a tireotoxicose geralmente se desenvolve após o procedimento (Capítulo 34). O feocromocitoma está associado a aumentos dramáticos na frequência cardíaca e na pressão arterial, mas não ao aumento na produção de CO_2, no CO_2 expirado ou na temperatura (Capítulo 34). As arritmias cardíacas ou a isquemia também podem ser proeminentes. Raramente, esses pacientes podem apresentar hipertermia (> 38°C), o que geralmente se acredita ser decorrente do aumento na produção de calor causado pelos aumentos na taxa metabólica mediados por catecolamina junto com a eliminação reduzida de calor da vasoconstrição intensa. A sepse compartilha várias características com a MH incluindo febre, taquipneia, taquicardia e acidose metabólica (Capítulo 57). Pode ser difícil diagnosticar a sepse, se não houver sítio óbvio de infecção primária.

TABELA 52-5 Diagnóstico diferencial de hipertermia nos períodos intraoperatório e pós-operatório imediato

Hipertermia maligna
Síndrome neuroléptica maligna
Tireotoxicose
Feocromocitoma
Hipertermia medicamentosa
Síndrome da serotonina
Hipertermia iatrogênica
Lesão do tronco cerebral/hipotalâmica
Sepse
Reação transfusional

Menos frequentemente, a hipertermia induzida por drogas pode ser encontrada no período perioperatório. Nesses casos, as drogas parecem aumentar acentuadamente a atividade da serotonina no cérebro, causando hipertermia, confusão, tremor, diaforese, hiper-reflexia e mioclonia. A combinação medicamentosa associada a essa "síndrome de serotonina" inclui inibidores da monoamina oxidase (MAOIs) e meperidina, e MAOIs e inibidores da reabsorção seletiva de serotonina (SSRIs). A hipertermia também pode ser causada por algumas drogas ilegais incluindo a 3,4-metilenodioximetanfetamina (MDMA ou "ecstasy"), a cocaína do "crack", anfetaminas, fenciclidina (PCP) e dietilamina de ácido lisérgico (LSD).

A hipertermia iatrogênica é comum, particularmente em pacientes pediátricos. As fontes comuns de calor excessivo no centro cirúrgico incluem os umidificadores nos ventiladores, cobertores térmicos, lâmpadas de calor e aumento da temperatura ambiente. Lesões do tronco cerebral, hipotálamo ou das regiões vizinhas podem ser associadas à hipertermia acentuada.

2. Síndrome neuroléptica maligna (NMS) – Essa síndrome se caracteriza por hipertermia, rigidez muscular com sinais extrapiramidais (discinesia), consciência alterada e labilidade autonômica em pacientes tratados com agentes antidopaminérgicos. A síndrome é causada por um desequilíbrio de neurotransmissores no sistema nervoso central. Ela pode ocorrer ou durante a terapia medicamentosa com agentes antidopaminérgicos (p. ex., fenotiazinas, butirofenonas, tioxantenos ou metoclopramida) ou menos frequentemente depois da retirada dos agonistas dopaminérgicos (levodopa ou amantadina) em pacientes com doença de Parkinson. Por isso, ela parece envolver atividade dopaminérgica central anormal, em oposição à liberação alterada de cálcio periférico observada na MH. Esses mecanismos diferentes provavelmente explicam por que relaxantes não despolarizantes revertem a rigidez da NMS, mas não a rigidez associada à MH.

A Síndrome Neuroléptica Maligna (NMS) não parece ser herdada e tipicamente leva horas a semanas para se desenvolver; a maioria dos episódios se desenvolve dentro de 2 semanas de um ajuste de dose. A hipertermia tende, geralmente, a ser leve e parece ser proporcional à intensidade da rigidez. A disfunção autonômica resulta em taquicardia, pressão arterial lábil, diaforese, aumento de secreções e incontinência urinária. A rigidez muscular pode produzir dispneia e insuficiência respiratória e, junto com as secreções aumentadas, pode promover a pneumonia por aspiração. Os níveis de CK são tipicamente elevados; alguns pacientes podem desenvolver rabdomiólise, resultando em mioglobinemia, mioglobinúria e insuficiência renal.

Formas leves de NMS se resolvem prontamente depois da retirada da droga causadora (ou a reinstituição da terapia contra o mal de Parkinson). O tratamento inicial de formas mais intensas de NMS deverá incluir a terapia com oxigênio e a intubação endotraqueal para insuficiência respiratória ou consciência alterada. A rigidez muscular acentuada pode ser controlada com paralisia muscular, dantrolene ou um agonista dopaminérgico (amantadina, bromocriptina ou levodopa), dependendo da intensidade e da acuidade da síndrome. A resolução da rigidez muscular geralmente reduz a temperatura do corpo.

Essa síndrome é considerada como uma entidade separada da Hipertermia Maligna; apesar disso, alguns médicos acreditam que a NMS pode predispor os pacientes à MH e recomendam que os pacientes com NMS não devem receber succinilcolina ou um anestésico volátil. Em contraste com os pacientes com NMS, aqueles suscetíveis à MH podem receber fenotiazinas com segurança.

B. Profilaxia, Cuidados Pós-Anestesia e Alta Hospitalar

10 Propofol, etomidato, benzodiazepinas, cetamina, tiopental, metoexital, opioides, droperidol, óxido nitroso, relaxantes musculares não despolarizantes e todos os anestésicos locais são agentes não desencadeantes seguros para uso em pacientes suscetíveis à hipertermia maligna (MH). Um suprimento adequado de dantrolene deverá estar sempre disponível sempre que a anestesia geral for aplicada. A administração profilática de dantrolene intravenoso a pacientes suscetíveis não é necessária, caso um anestésico não desencadeante seja administrado.

Para pacientes suscetíveis à MH, o consenso é o de que os vaporizadores deverão ser removidos da estação de trabalho de anestesia (ou fixados em posição de "desligado") e a máquina deverá ser aspergida com 10 L/min de gás fresco (ar ou oxigênio) durante pelo menos 5 minutos. Esse passo deverá reduzir as concentrações de anestésicos voláteis para menos de uma parte por milhão. Além disso, o absorvente de CO_2 e o sistema (ou outro circuito anestésico) e as mangueiras deverão ser trocados.

Pacientes suscetíveis à MH que se submeteram a um procedimento rotineiro com um anestésico não desencadeante podem ser dispensados da PACU ou da unidade de cirurgia ambulatorial quando atingirem os critérios padronizados. Não há casos relatados de pacientes suscetíveis à MH sofrendo dessa doença após terem recebido anestésico não desencadeante durante uma cirurgia de rotina.

REFERÊNCIAS

Benca J, Hogan K: Malignant hyperthermia, coexisting disorders, and enzymopathies: Risks and management options. Anesth Analg 2009;109:1049.

Kelly FE, Nolan JP: The effects of mild induced hypothermia on the myocardium: A systematic review. Anaesthesia 2010;65:505.

Kim TW, Nemergut ME: Preparation of modern anesthesia workstations for malignant hyperthermia-susceptible patients: A review of past and present practice. Anesthesiology 2011;114:205.

Klingler W, Rueffert H, Lehmann-Horn F, et al: Core myopathies and risk of malignant hyperthermia. Anesth Analg 2009;109:1167.

Mackensen GB, McDonagh DL, Warner DS: Perioperative hypothermia: Use and therapeutic implications. J Neurotrauma 2009;26:342.

Parness J, Bandschapp O, Girard T: The myotonias and susceptibility to malignant hyperthermia. Anesth Analg 2009;109:1054.

Sessler DI: Temperature monitoring and perioperative thermoregulation. Anesthesiology 2008;109:318.

WEBSITES

Association of Anaesthetists of Great Britain & Ireland http://www.aagbi.org/

Malignant Hyperthermia Association of the United States. http://www.mhaus.org/

CAPÍTULO

53

Nutrição em Cuidados Perioperatórios e Críticos

CONCEITOS-CHAVE

1. O paciente preparado e previamente bem nutrido a ser submetido à cirurgia eletiva poderá ficar em jejum por até uma semana de pós-operatório sem qualquer reação adversa aparente nos resultados, desde que as necessidades de fluidos e eletrólitos sejam atendidas. Por outro lado, já está bem estabelecido em vários estudos que pacientes desnutridos se beneficiam da reposição nutricional por via enteral ou parenteral antes da cirurgia.
2. As indicações para nutrição parenteral total (TPN) são limitadas, incluindo os pacientes que não podem absorver soluções enterais (pequena obstrução intestinal, síndrome do tubo digestório curto etc.); a nutrição parenteral parcial pode ser indicada para complementar a nutrição enteral (EN), quando esta não puder fornecer totalmente as necessidades nutricionais.
3. A TPN geralmente exigirá uma linha de acesso venoso com a ponta do cateter na veia cava superior. A linha ou lúmen pelo qual a solução de TPN será administrada deverá ser dedicada a essa finalidade, se possível, e técnicas de assepsia estritas deverão ser empregadas para inserção e cuidado do cateter.
4. No paciente com doença crítica, a interrupção de uma infusão de EN pode exigir vários ajustes potencialmente perigosos em infusões de insulina e manutenção de taxas de fluido intravenoso. Entretanto, a evidência de que as infusões de EN administradas por um tubo de alimentação gastrointestinal adequadamente localizado aumentam o risco de pneumonite por aspiração é escassa.
5. Independentemente de a infusão de TPN ser continuada, reduzida, substituída por dextrose a 10% ou suspensa, o monitoramento da glicose no sangue será necessária durante todos os procedimentos, exceto para aqueles curtos e de menor porte.

As questões relacionadas com a nutrição tendem a ser removidas para longe das preocupações usuais do anestesiologista cirúrgico. Por outro lado, o suporte nutricional apropriado foi reconhecido, mais recentemente, como sendo muito importante para resultados favoráveis em pacientes com doença crítica, dos quais uma grande fração exigirá serviços cirúrgicos. A desnutrição intensa causa disfunção orgânica disseminada e aumenta as taxas de morbidade e de mortalidade perioperatórias. A reposição nutricional pode melhorar a cicatrização de ferimentos, restaurar a competência imune e reduzir as taxas de morbidade e de mortalidade em pacientes criticamente doentes. Este capítulo não fornece a revisão completa de nutrição no paciente a ser submetido à cirurgia ou com doença crítica, mas oferece a estrutura para o fornecimento de suporte nutricional básico para esses pacientes. Consideramos, por exemplo, se a nutrição enteral (EN) ou parenteral (PN) mais bem atenderá às necessidades individuais de um paciente. Este capítulo também revê resumidamente as condições sob que as necessidades nutricionais dos pacientes possam entrar em conflito com as preferências e dogmas anestésicos, como o período em que o paciente está proibido de receber EN antes de receber anestesia geral.

NECESSIDADES NUTRICIONAIS BÁSICAS

A manutenção da massa corporal, composição, estrutura e função normais exige a ingestão periódica de água, substratos de energia e nutrientes específicos. Os nutrientes que não podem ser sintetizados de outros nutrientes são caracterizados como "essenciais". Notadamente, poucos nutrientes essenciais são necessários para formar as centenas de compostos que formam o corpo. Os nutrientes essenciais conhecidos incluem 8-10 aminoácidos, 2 ácidos graxos, 13 vitaminas e aproximadamente 16 minerais.

Normalmente, a energia deriva dos carboidratos dietéticos ou endógenos, gorduras e proteína. A fragmentação metabólica desses substratos leva à adenosina trifosfato exigida para a função celular normal. As gorduras e os carboidratos dietéticos normalmente suprem a maior parte das exigências de energia do corpo. As proteínas dietéticas fornecem os aminoácidos para a síntese proteica. Entretanto, quando esse suprimento excede as exigências, os aminoácidos também funcionam como substratos de energia. As vias metabólicas de carboidratos, gordura e substratos de aminoácido se sobrepõem, de tal modo que algumas conversões internas podem ocorrer através de intermediários metabólicos (Figura 32-4). Os aminoácidos em excesso podem, portanto, ser convertidos em carboidratos ou precursores de ácidos graxos. Os carboidratos em excesso são armazenados como glicogênio no fígado e nos músculos do esqueleto. Quando os estoques de glicogênio ficam saturados (200-400 g em adultos), o excesso de carboidratos é convertido em ácidos graxos e armazenado como triglicerídeos, principalmente em células de gordura.

Durante a inanição, o teor proteico dos tecidos essenciais é poupado. À medida que a concentração de glicose no sangue começa a cair durante o jejum, a secreção de insulina diminui, e hormônios contrarreguladores, como glucagon, aumentam. A glicogenólise e a gliconeogênese hepáticas e, em menor intensidade, renais são intensificadas. À medida que o suprimento de glicogênio diminui (dentro de 24 horas), a gliconeogênese (dos aminoácidos) se torna cada vez mais importante. Apenas o tecido neural, as células medulares renais e os eritrócitos continuam a utilizar glicose – na verdade, poupando as proteínas dos tecidos. A lipólise é realçada, e as gorduras se tornam a principal fonte de energia. O glicerol dos triglicerídeos penetra na via glicolítica, e os ácidos graxos são fragmentados em acetilcoenzima A (acetil-CoA). O excesso de acetil-CoA resulta na formação de corpos de cetona (cetose). Alguns ácidos graxos podem contribuir para a gliconeogênese. Se a inanição for prolongada, cérebro, rins e músculos também começam a usar eficientemente os corpos de cetona.

1 O paciente previamente bem nutrido a ser submetido à cirurgia eletiva poderá ficar em jejum por até uma semana de pós-operatório sem qualquer reação adversa aparente nos resultados, desde que as necessidades de fluidos e eletrólitos sejam atendidas. A utilidade da reposição nutricional no período imediatamente pós-operatório não está bem definida, mas provavelmente se relaciona com o grau de desnutrição, número de deficiências de nutrientes e intensidade da doença/lesão. Além disso, o melhor ritmo e quantidade de suporte nutricional após uma doença aguda ainda não é conhecido. Por outro lado, pacientes desnutridos podem-se beneficiar de reposição nutricional antes da cirurgia.

A prática cirúrgica moderna evoluiu para a expectativa de uma recuperação acelerada. Programas de recuperação acelerada geralmente incluem alimentação enteral precoce, mesmo em pacientes submetidos à cirurgia no trato gastrointestinal, de modo que períodos prolongados de jejum depois da cirurgia não são mais prática comum. Todos os pacientes bem nutridos deverão receber suporte nutricional após 5 dias de jejum pós-cirúrgico, e aqueles com doença crítica contínua ou desnutrição intensa deverão receber suporte nutricional imediatamente. O paciente desnutrido apresenta um conjunto diferente de questões, e tais pacientes podem-se beneficiar da nutrição tanto pré-operatória quanto pós-operatória precoce. Nitidamente, a cicatrização de ferimentos exige energia, proteína, lipídios, eletrólitos, elementos raros e vitaminas. A redução de qualquer um desses substratos pode retardar a cicatrização de ferimentos e predispor a complicações, como a infecção. A redução de nutrientes também pode retardar o funcionamento ótimo dos músculos, o que é importante para dar suporte às exigências aumentadas de respiração e mobilização precoce do paciente.

A taxa metabólica em repouso pode ser medida (mas frequentemente sem precisão) pela calorimetria indireta (conhecida como ergoespirômetro) ou pela estimativa do gasto de energia usando-se nomogramas padronizados (como a equação de Harris-Benedict), que leva a uma aproximação das exigências diárias de energia. Como alternativa, uma abordagem simples e prática assume que os pacientes exigem 25-30 kcal/kg diariamente. O peso é geralmente obtido como o peso corporal ideal ou peso corporal ajustado. Caso as exigências nutricionais aumentem significativamente acima dos níveis basais em certas circunstâncias (p. ex., nas queimaduras), a razão mais frequentemente relevante para determinar as exigências diárias é assegurar que os pacientes não sejam alimentados em excesso desnecessariamente. Com relação a isso, os pacientes obesos exigem ajuste do peso corporal com base no grau de obesidade, para prevenir a alimentação em excesso.

COMO ALIMENTAR O PACIENTE

Uma vez estabelecida a nutrição parenteral total (TPN) como abordagem viável para alimentar pacientes com falta de um tubo digestório funcional, os médicos estenderam a prática da TPN para muitas circunstâncias em que a "lógica" e a "experiência clínica" sugeriam que ela seria melhor que a EN. Por exemplo, uma das indicações era o paciente com pancreatite aguda, em que, na década de 1970, muitos clínicos acreditavam que um período de TPN colocaria o tubo digestório e o intestino em "repouso", permitindo, assim, a resolução da dor e a perda de peso. Infelizmente, a "lógica" e a "experiência clínica" estavam incorretas. Hoje, o consenso mundial expresso nas diretrizes de prática clínica é o de que os pacientes com pancreatite aguda (e na verdade todos os demais com tubos digestórios funcionais) apresentarão resultados piores, caso a TPN seja fornecida, em vez da EN.

2 Hoje, as indicações para TPN são limitadas, incluindo os pacientes que não podem absorver soluções enterais (pequena obstrução intestinal, síndrome do tubo digestório curto etc.); a nutrição parenteral parcial pode ser indicada para complementar a nutrição enteral, quando essa não puder fornecer totalmente as necessidades nutricionais. Nessa última circunstância, evidência recente sugere que a decisão de adicionar nutrição parenteral complementar deverá ser tomada somente após uma semana em pacientes anteriormente bem nutridos. O início precoce de nutrição parenteral em pacientes anteriormente bem nutridos, conforme apoiado pelas diretrizes europeias de 2009, apresentou resultados piores em um grande estudo clínico randomizado; entretanto, esses resultados não estão firmemente estabelecidos, pois estudos clínicos randomizados menores sugeriram descobertas ao contrário. Os resultados divergentes desses estudos clínicos recentes podem estar associa-

dos ao tipo de formulações parenterais sendo usado, aos tipos de pacientes sendo estudados, ao ritmo da administração da nutrição parenteral e ao tratamento nos grupos de controle. Assim, são necessários mais estudos para mais bem definir os pacientes que podem-se beneficiar da nutrição parenteral, assim como o ritmo ótimo de suporte e de formulações nutricionais para a alimentação. Em resumo, a nutrição enteral deverá ser o modo principal de suporte nutricional, e a nutrição parenteral deverá ser usada quando a EN não for indicada, não for tolerada ou for insuficiente.

Houve um tempo em que quase todos os médicos que cuidavam de pacientes com doenças críticas ordenavam, com frequência, a nutrição parenteral total para esses pacientes. Hoje esse não é mais o caso, uma vez que a nutrição enteral (EN) seja agora muito mais amplamente empregada. Como consequência, muitos hospitais e sistemas de saúde insistem que a equipe de suporte de nutrição assuma a responsabilidade por aqueles pacientes mais raros que exigem TPN.

Em geral, pacientes com doenças críticas deverão ser submetidos a qualquer reanimação hemodinâmica inicial necessária antes de se iniciar o suporte nutricional (EN ou TPN). A absorção, distribuição e metabolismo de nutrientes exigem fluxo sanguíneo nos tecidos, oxigênio e remoção de dióxido de carbono. O fluxo sanguíneo adequado nos tecidos exige um paciente adequadamente reanimado. A administração de nutrientes a tecidos isquêmicos pode danificar esses tecidos ao aumentar a produção de dióxido de carbono e de oxidantes, enquanto consomem energia. Os pacientes com doença crítica que exigem EN geralmente exigirão a colocação de sonda para alimentação. Esses tubos podem ser colocados no estômago em pacientes com esvaziamento gástrico adequado e baixo risco de aspiração. Em pacientes com esvaziamento gástrico retardado, ou naqueles em alto risco de aspiração, os tubos de alimentação são mais bem posicionados no intestino delgado. O ideal é que a ponta desses tubos seja deixada dentro do intestino delgado, ou por colocação transpilórica de um tubo nasoenteral ou diretamente no jejuno durante uma cirurgia abdominal (por rota percutânea), reduzindo, assim, a probabilidade de distensão gástrica e regurgitação. Pacientes incapazes de se alimentar, mas que exigem EN durante longos períodos de tempo, serão, com frequência, passíveis da colocação endoscópica percutânea de tubos de gastrostomia (PEG) (as pontas desses tubos podem ser colocadas distais ao piloro). É preciso confirmar que as pontas de todos os tubos de alimentação estejam adequadamente posicionadas antes de iniciar o processo, para reduzir a probabilidade de as soluções da EN serem acidentalmente infusadas, ou seja, penetrem na árvore traqueobrônquica ou na cavidade abdominal.

3 A TPN geralmente exige a colocação de uma linha de acesso venoso com a ponta do cateter na veia cava superior. A PN periférica pode dar suporte às exigências nutricionais do paciente, mas precisa do uso de volumes maiores de fluidos por causa da exigência por osmolaridades mais baixas que as usadas com a PN central e aumenta o risco de flebite. A linha ou lúmen pela qual a solução de TPN será infundida deverá ser dedicada a essa finalidade, se possível, e técnicas estritas de assepsia deverão ser empregadas para inserção do e cuidados com o cateter.

COMPLICAÇÕES DO SUPORTE NUTRICIONAL

A diarreia é um problema comum com a alimentação enteral e pode estar relacionada ou com hiperosmolaridade da solução ou com intolerância à lactose. A distensão gástrica é outra complicação que aumenta o risco de regurgitação e de aspiração pulmonar; o uso de sondas duodenais ou de jejunostomia deverá reduzir a probabilidade de distensão gástrica. As complicações da TPN são ou metabólicas ou relacionadas com o acesso venoso central (Tabela 53-1). As infecções da corrente sanguínea associadas às linhas venosas centrais e periféricas permanecem sendo a preocupação principal, particularmente no paciente com doença crítica ou imunocomprometidos.

A superalimentação com quantidades excessivas de glicose pode aumentar as exigências de energia e a produção de dióxido de carbono; o quociente respiratório pode ser > 1 por causa da lipogênese. A superalimentação pode levar à icterícia colestática reversível. Elevações moderadas de transaminases e de fosfatase alcalina séricas podem refletir a infiltração do fígado como resultado da superalimentação.

TABELA 53-1 Complicações da nutrição parenteral total

Complicações relacionadas com o cateter
Pneumotórax
Hemotórax
Quilotórax
Hidrotórax
Embolia aérea
Tamponamento cardíaco
Trombose de veia central
Infecção da corrente sanguínea
Complicações metabólicas
Azotemia
Disfunção hepática
Colestase
Hiperglicemia
Coma hiperosmolar
Cetoacidose diabética
Produção excessiva de CO_2
Hipoglicemia (em decorrência da interrupção da infusão)
Acidose ou alcalose metabólica
Hipernatremia
Hipercalemia
Hipocalemia
Hipocalcemia
Hipofosfatemia
Hiperlipidemia
Pancreatite
Síndrome da embolia gordurosa
Anemia
Ferro
Deficiência de vitaminas D, K ou B-12
Deficiência de ácidos graxos essenciais
Hipervitaminose A
Hipervitaminose D

NUTRIENTES ESPECÍFICOS

Certos nutrientes têm sido associados a resultados melhorados. A cirurgia e a anestesia são indutores bem conhecidos de inflamação, produzindo alterações nas concentrações locais (próximo ao ferimento) e plasmáticas de neuro-hormônios, citocinas e outros mediadores. Muitos investigadores já formularam hipóteses de que as respostas neuro-hormonais e inflamatórias adversas à cirurgia e à anestesia podem ser melhoradas por meio de dietas específicas. Vários estudos clínicos (e metanálise recente) sugerem que a adição de nutrientes "imunomoduladores" (especificamente arginina e óleo de "peixe") à EN pode reduzir o risco de infecção e a duração da hospitalização em pacientes cirúrgicos de alto risco. Da mesma forma, diretrizes atuais para PN perioperatória também defendem a inclusão de ácidos graxos n-3. Existe alguma evidência da preferência de inclusão de ácidos graxos poli-insaturados da cadeia longa de n-3 (n-3 PUFAs), de ácidos graxos monoinsaturados de cadeia longa (encontrados no óleo de oliva) ou ácidos graxos da cadeia média no lugar de soluções (como os lipídios derivados de grãos de soja) ricas em cadeia mais longa de n-6 PUFA. Entretanto, essas soluções (embora amplamente disponíveis fora dos EUA) não estão aprovadas para uso naquele país.

No passado, era costume individualizar as soluções de TPN para cada paciente. Hoje, há pouca evidência dessa necessidade, exceto em pacientes que não podem lidar com uma carga de sódio (p. ex., aqueles com insuficiência cardíaca grave). Ajustes também podem ser feitos em pacientes que precisam de terapia de reposição renal; entretanto, na maioria dos casos, isto não é necessário. Da mesma forma, exceto em pacientes já portadores de encefalopatia hepática, a maioria dos pacientes com doença do fígado pode receber, com segurança, as soluções padronizadas de aminoácidos. Assim, a maioria dos pacientes tratados com EN e PN pode ser tratada com segurança com as formulações nutricionais padronizadas. Tanto as formulações padronizadas de EN quanto de PN estão disponíveis em formato "pronto-para-usar" que reduzem o tempo de preparação e os riscos de contaminação durante a formulação.

NUTRIÇÃO ENTERAL E REGRAS *NIL PER OS* ANTES DE CIRURGIA ELETIVA

Muito antes do reconhecimento, por Mendelsohn, do problema imposto pela pneumonite de aspiração, os anestesiologistas eram relutantes em anestesiar pacientes de cirurgias eletivas, caso eles não tivessem permanecido em jejum durante a noite. Com o tempo, a duração do tempo obrigatório sem alimentação sólida *per os* (pela boca) tem sido reduzida de maneira uniforme, especialmente em neonatos e crianças pequenas. No paciente com doença crítica, a interrupção de uma infusão

4

EN pode exigir vários ajustes potencialmente perigosos em infusões de insulina e manutenção de taxas de fluido intravenoso. Entretanto, a evidência de que as infusões EN administradas por um tubo de alimentação gastrointestinal adequadamente localizado aumentam o risco de pneumonite por aspiração é escassa. Esvaziar o estômago imediatamente antes da anestesia e da cirurgia é relativamente fácil por meio de sucção intermitente durante 5 a 10 minutos por meio de um tubo nasogástrico. Portanto, as diretrizes atuais e a evidência publicada atualmente suportam as infusões contínuas perioperatórias e intraoperatórias de EN (particularmente quando são administradas por sítio distal ao piloro). Da mesma forma, a permissão pré-operatória aos pacientes para consumirem líquidos transparentes, conforme o desejado, até o momento da cirurgia parece não influenciar o risco de resultados adversos da pneumonite de aspiração. Além disso, existe evidência suficiente de que a administração de uma "carga" pré-operatória de carboidratos a pacientes não diabéticos logo antes da cirurgia terá o efeito metabólico salutar de aumentar as concentrações de insulina no plasma e reduzir a resistência à insulina após o procedimento cirúrgico. Essa carga pré-operatória de carboidratos não é tão comum como acreditamos que deveria ser.

TPN E CIRURGIA

Os pacientes que recebem TPN frequentemente exigem procedimentos cirúrgicos. As anormalidades metabólicas são relativamente comuns e, de modo ideal, deverão ser corrigidas antes da cirurgia. Por exemplo, a hipofosfatemia é uma complicação grave e frequentemente não reconhecida que pode contribuir para a fraqueza muscular e a insuficiência respiratória depois da cirurgia.

Quando infusões de TPN são interrompidas subitamente ou reduzidas antes da operação, pode ocorrer um quadro de hipoglicemia. Medições frequentes dos níveis de glicose no sangue são, portanto, necessárias nessas circunstâncias durante a anestesia geral. Por outro lado, se a solução de TPN permanecer inalterada, também poderá ocorrer hiperglicemia excessiva, resultando em coma hiperosmolar não cetótico ou cetoacidose (em pacientes diabéticos). A resposta do *stress* neuroendócrino à cirurgia agrava, frequentemente, a intolerância à glicose. Inde-

5

pendentemente de a infusão TPN ser continuada, reduzida, substituída por dextrose a 10% ou suspensa, o monitoramento da glicose no sangue será necessária durante todos os procedimentos, exceto para aqueles curtos e de menor porte.

DIRETRIZES

American Dietetic Association. Critical illness evidence-based nutrition practice guideline. Available at: http://www.guidelines.gov/content.aspx?id=12818&search=ada+critical+illness+nutrition.

American Gastroenterological Association (AGA) Institute on "Management of Acute Pancreatitis" Clinical Practice and Economics Committee; AGA Institute Governing Board: AGA Institute medical position statement on acute pancreatitis. Gastroenterology. 2007;132:2019.

Braga M, Ljungqvist O, Soeters P, et al: ESPEN Guidelines on Parenteral Nutrition: surgery. Clin Nutr 2009;28:378.

Weimann A, Braga M, Harsanyi L, et al: ESPEN Guidelines on Enteral Nutrition: surgery including organ transplantation. Clin Nutr 2006;25:224.

REFERÊNCIAS

Awad S, Lobo DN: Metabolic conditioning to attenuate the adverse effects of perioperative fasting and improve patient outcomes. Curr Opin Clin Nutr Metab Care 2012;15:194-200.

Marik PE, Zaloga GP: Immunonutrition in high-risk surgical patients: a systematic review and analysis of the literature. J Parenter Enteral Nutr 2010;34:378.

Marik PE, Zaloga GP: Meta-analysis of parenteral nutrition versus enteral nutrition in patients with acute pancreatitis. BMJ 2004;328:1407.

Tilg H: Diet and intestinal immunity. N Engl J Med 2012;366:181-183.

Zaloga GP: Parenteral nutrition in adult inpatients with functioning gastrointestinal tracts: assessment of outcomes. Lancet 2006;367:1101.

CAPÍTULO

54

Complicações Anestésicas

CONCEITOS-CHAVE

1. A taxa de complicações anestésicas nunca será zero. Todos os médicos especializados em anestesia, independente de sua experiência, habilidades, diligência e melhores intenções, participarão em anestesias associadas a lesões aos pacientes.
2. O tratamento inadequado de um paciente ocorre quando se cumprem quatro exigências: (1) o médico deve ter um dever com o paciente; (2) deve ter ocorrido uma violação desse dever (desvio do padrão de cuidados); (3) o paciente (queixoso) precisa ter sofrido uma lesão; e (4) a causa imediata da lesão precisa ter sido o desvio do padrão de cuidados por parte do médico.
3. Os acidentes anestésicos podem ser classificados como evitáveis ou não evitáveis. Dos incidentes evitáveis, a maioria envolve erro humano, em oposição a falhas de equipamento.
4. A redução relativa em óbitos atribuídos a eventos danosos mais respiratórios que cardiovasculares se deve ao aumento no uso da oximetria de pulso e da capnometria.
5. Muitas fatalidades anestésicas só ocorrem após uma série de circunstâncias, julgamentos errados e erros técnicos coincidentes (cadeia de acidentes).
6. Apesar das diferenças de mecanismo, as reações anafiláticas e anafilactoides são tipicamente indistinguíveis, em termos clínicos, e com potencial igualmente fatal.
7. A anafilaxia verdadeira decorrente de agentes anestésicos é rara; as reações anafilactoides são muito mais comuns. Os relaxantes musculares são a causa mais comum de anafilaxia durante a anestesia.
8. Os pacientes portadores de espinha bífida, lesão da medula espinal e de anormalidades congênitas do trato geniturinário têm incidência muito maior de alergia ao látex. A incidência de anafilaxia por látex em crianças é estimada em 1em 10.000.
9. Embora falte evidência clara de que a exposição a quantidades de traço de agentes anestésicos represente um perigo à saúde do pessoal na sala de cirurgias, o *United States Occupational Health and Safety Administration* continua a definir máximas concentrações de traço aceitáveis inferiores a 25 ppm para óxido nitroso e a 0,5 ppm para anestésicos halogenados (2 ppm se o agente halogenado for usado isoladamente).
10. As agulhas ocas (hipodérmicas) representam um risco maior que as sólidas (cirúrgicas) por causa do inóculo potencialmente maior. O uso de luvas, sistemas sem agulhas ou dispositivos com agulhas protegidas pode reduzir a incidência de alguns (mas não de todos) tipos de lesão.
11. A anestesiologia é uma especialidade médica de alto risco para abuso de drogas.
12. Os três métodos mais importantes de minimizar as doses de radiação são: limitar o tempo total de exposição durante os procedimentos, usar as barreiras apropriadas e maximizar a distância do próprio corpo com relação à fonte de radiação.

1 A taxa de complicações anestésicas nunca será zero. Todos os médicos especializados em anestesia, independente de sua experiência, habilidades, diligência e melhores intenções, participarão em anestesias associadas a lesões aos pacientes. Além disso, resultados perioperatórios adversos não esperados podem levar a um litígio, mesmo que esses resultados não tenham surgido diretamente da administração incorreta de um anestésico. Este capítulo discute as abordagens de tratamento das complicações secundárias à anestesia e à prática clínica não adequada, além das questões legais do ponto de vista americano (EUA). Os leitores de outros países podem não considerar esta seção como relevante à sua prática clínica.

LITÍGIO E COMPLICAÇÕES ANESTÉSICAS

Todos os médicos praticantes de anestesia terão pacientes com resultados adversos e nos EUA a maioria dos anestesiologistas estará, em algum momento de suas carreiras, envolvida em um grau ou outro de litígio por prática incorreta. Consequentemente, toda a equipe de anestesia deverá considerar o litígio como parte de sua vida profissional e adquirir um seguro solvente adequado para a prática clínica não adequada com a cobertura apropriada para a comunidade em que atua.

Na ocorrência de eventos não esperados, a equipe de anestesia deve gerar um diagnóstico diferencial apropriado, buscar a consulta necessária e executar um plano de tratamento que reduza (ao máximo possível) qualquer lesão do paciente. A documentação apropriada no prontuário do paciente ajuda, pois muitos resultados adversos serão revisados por autoridades em melhoria de desempenho e garantia de qualidade com base na instituição e na prática clínica. Os desvios da prática aceitável serão provavelmente observados no arquivo de garantia de qualidade do médico. Caso um resultado adverso caminhe para o litígio, o registro clínico documenta as ações do médico à época do incidente. Com frequência, vários anos se passam antes que um processo litigioso chegue ao ponto em que o fornecedor da anestesia seja interrogado sobre o caso em questão. Embora as memórias falhem, um registro de anestesiologia claro e completo pode fornecer evidência convincente de que a complicação foi reconhecida e adequadamente tratada.

Um processo judicial pode ser aberto, apesar dos melhores esforços do médico em se comunicar com o paciente e com a família sobre os eventos intraoperatórios, as decisões de tratamento e as circunstâncias que cercam um evento adverso. Nem sempre é possível prever quais casos serão perseguidos por queixosos! O litígio pode ser buscado quando está evidente (pelo menos para a equipe de defesa) que os cuidados com a anestesia estavam em conformidade com os padrões e, por outro lado, que os processos podem não ser impetrados, quando a culpabilidade pela anestesia é óbvia. Dito isso, os anestésicos seguidos de óbito, paralisia ou lesão cerebral inesperados envolvendo indivíduos jovens e economicamente produtivos são particularmente atraentes aos advogados dos queixosos. Quando um paciente tem um resultado inesperadamente insatisfatório, deve-se esperar pelo litígio independente do relacionamento "positivo" de alguém com o paciente ou com a família ou tutores do paciente.

2 O tratamento inadequado de um paciente ocorre quando se cumprem quatro exigências: (1) o médico deve ter um dever com o paciente; (2) deve ter ocorrido uma violação desse dever (desvio do padrão de cuidados); (3) o paciente (queixoso) precisa ter sofrido uma lesão; e (4) a causa imediata da lesão precisa ter sido o desvio do padrão de cuidados por parte do médico. Um dever é estabelecido quando o médico tem a obrigação de fornecer os cuidados (relação médico-paciente). A falha do médico em executar esse dever constitui uma violação de dever. As lesões podem ser físicas, emocionais ou financeiras. O princípio da causalidade é estabelecido; se não tivesse havido violação do dever, o paciente não teria sofrido a lesão. Quando a reclamação tem mérito, o sistema de responsabilidade civil tenta compensar paciente lesionado e/ou os membros da família com uma compensação monetária pelos danos.

Ser processado é desgastante, sejam quais forem os "méritos" concebidos da reclamação. A preparação da defesa começa antes da ocorrência da lesão. A equipe de anestesiologia deverá explicar cuidadosamente os riscos e benefícios das opções de anestesia disponíveis ao paciente. Este fornece um consentimento informado após uma discussão dos riscos e benefícios. Esse consentimento informado não consiste em fornecer ao paciente um formulário para assinar. Ele exige que o paciente compreenda as escolhas sendo apresentadas. Como observado anteriormente, a documentação apropriada das atividades de cuidados com o paciente, diagnósticos diferenciais e intervenções terapêuticas ajudam a fornecer um registro passível de defesa dos cuidados fornecidos, resistente à passagem do tempo e ao estresse da experiência com o litígio.

Na ocorrência de um resultado adverso, o hospital e/ou o grupo de tratamento de risco da prática deverão ser imediatamente notificados. Da mesma forma, o fornecedor do seguro de responsabilidade deverá ser notificado sobre a possibilidade de uma reclamação por danos. Algumas apólices incluem uma cláusula que proíbe o médico de admitir erros perante os pacientes e suas famílias. Consequentemente, é importante conhecer e obedecer à abordagem da instituição e da seguradora aos resultados adversos. Apesar disso, a maioria dos gerentes de risco defende a divulgação franca e honesta das reações adversas aos pacientes ou aos membros da família autorizados. É possível expressar pesar sobre um resultado adverso sem admitir "culpa". De modo ideal, essas discussões deverão ser realizadas na presença do pessoal de gestão de risco e/ou de um líder de departamento.

Nunca se deve esquecer que o sistema de responsabilidade civil é projetado para ser um adversário. Infelizmente, isso transforma cada paciente em um adversário em potencial no tribunal. Seguradoras que tratam os pacientes de maneira inadequada recrutarão uma empresa de defesa para representar a equipe de anestesia envolvida. Tipicamente, vários médicos e os hospitais em que eles atuam serão nomeados para envolver o máximo número possível de apólices de seguro que possam pagar no caso de vitória do queixoso e para garantir que os acusados não possam escolher atribuir "culpa" pelo evento adverso a qualquer pessoa ou entidade que não tenha sido mencionada no processo. Em alguns sistemas (geralmente quando todas as pessoas em um sistema de saúde são seguradas pela mesma seguradora), todas as entidades nomeadas são representadas por uma única equipe de defesa. E mais frequentemente, várias seguradoras e advogados representam médicos e provedores institucionais específicos. Dessa forma, os envolvidos podem desviar e dissipar a culpa de si mesmos e focar a culpa sobre outros também nomeados na ação. Os elementos de qualquer caso não devem ser discutidos com ninguém, com exceção do gerente de risco, da seguradora ou do advogado, pois outros tipos de conversa não são protegidos contra a publicação compulsória. Publicação compulsória é o processo pelo qual os advogados do queixoso acessam os registros médicos e destituem testemunhas sob juramento para estabelecer os elementos do caso: dever, violação, lesão ou princípio da causalidade. O falso testemunho também pode levar às responsabilidades criminais de perjúrio.

Muitas vezes, a conveniência e a exposição ao risco financeiro argumentarão pela liquidação do caso. O médico pode ou não ser capaz de participar na decisão, dependendo da apólice de seguro. Os casos liquidados são comunicados ao *National Practioner Data Bank* e se tornam parte do registro do médico. Além disso, processos sobre tratamento não adequado, liquidações e julgamentos devem ser comunicados às autoridades hospitalares como parte do processo de credenciamento. Ao solicitar a licenciatura ou indicação do hospital, todas essas ações devem ser obrigatoriamente comunicadas, e a não conformidade com essa norma pode levar a consequências adversas.

O processo de litígio começa com o envio de uma citação indicando que existe uma ação pendente. Uma vez enviado, o acusado da anestesia deve entrar em contato com sua seguradora/departamento de gerência de risco para tratamento inadequado que nomeará um conselheiro jurídico. Os conselheiros tanto para o queixoso quanto para o acusado identificarão "especialistas independentes" para rever os casos. Esses "especialistas" são pagos por hora e por despesas e podem chegar a avaliações dramaticamente diferentes dos materiais dos casos. Após revisão pelos consultores especializados, o conselheiro do queixoso pode destituir os atores principais envolvidos no caso. O fornecimento de testemunho pode ser desgastante. Em geral, deve-se seguir o conselho do advogado de defesa de alguém. Muitas vezes, os advogados do queixoso tentarão deixar o depoente furioso ou confuso, na esperança de provocar uma resposta favorável ao processo. A maioria dos advogados de defesa aconselhará seus pacientes a responder às perguntas de modo mais literal e simples possível, sem oferecer comentários adicionais. Caso o advogado do queixoso se torne abusivo, o advogado de defesa fará a objeção para o registro. Entretanto, os depoimentos, também conhecidos como "exames antes do julgamento", não são obtidos na frente do juiz (somente os advogados, o depoente, o(s) relator(es) do tribunal e [às vezes] o videógrafo estão presentes). Uma curta conversa obrigatória sempre ocorre entre os advogados e os relatores do tribunal. Isto é natural e não deverá ser fonte de ansiedade para o acusado porque, na maioria das localidades, os advogados de queixosos e acusados se encontram regularmente.

Depois da publicação compulsória, os advogados das seguradoras, dos queixosos e dos acusados darão "valor" ao caso e tentarão transformar os danos em valores monetários. Itens, como dor e sofrimento, perda do casamento com cônjuges, salários perdidos e muitos outros fatores, são incluídos na determinação de quanto vale a lesão. Também durante esse período, o advogado de defesa pode apresentar petição ao tribunal para a concessão de um "julgamento sumário" aos acusados, eliminando o acusado do caso, se não houver evidência de tratamento inadequado, manifestada durante o processo de publicação compulsória. Às vezes, os advogados do queixoso cancelam o processo contra determinados indivíduos nomeados depois do depoimento desses indivíduos, especialmente quando o depoimento implica outros acusados nomeados.

As negociações de liquidação do caso ocorrerão em quase todas as ações. Os grupos de jurados são imprevisíveis, e as duas partes frequentemente hesitam em levar o caso aos tribunais. Existem despesas associadas ao litígio e, consequentemente, os advogados de acusação e de defesa tentarão evitar as incertezas. Muitos provedores de anestesia não vão querer liquidar um caso, pois a liquidação precisa ser comunicada. Apesar disso, uma recompensa acima do máximo estabelecido pela apólice de seguro (dependendo da jurisdição) coloca os bens pessoais dos provedores do acusado em risco. Isto destaca a importância do nosso conselho a todos os médicos (não só aqueles envolvidos em um processo judicial) para montarem seus bens pessoais (casa, fundo de pensão etc.) de modo a dificultar o confisco de bens pessoais em caso de um julgamento negativo. Devemos nos lembrar de que um julgamento adverso pode surgir de um caso em que a maioria dos anestesiologistas considera que os cuidados prestados estão em conformidade com os padrões aceitáveis!

Quando um caso vai a julgamento, o primeiro passo é a seleção do júri no processo [inicial] de *voir dire* – do francês – "ver, dizer". Nesse processo, os advogados das partes – queixoso e acusado–usarão várias técnicas de esboço biográfico para tentar identificar (e afastar) jurados que demonstrem ser menos simpáticos ao seu caso, enquanto mantêm os jurados considerados como mais favorecedores de seu caso. Cada advogado é capaz de derrubar alguns jurados do conjunto por perceberem uma tendência inerente. Os jurados serão perguntados sobre assuntos como seu nível educacional, história de envolvimento pessoal em outros litígios, profissão e assim por diante.

Depois da formação da lista de jurados, o caso é apresentado ao júri. Cada advogado tenta instruir os jurados – que geralmente possuem conhecimento limitado sobre cuidados de saúde (médicos e enfermeiros serão geralmente afastados do júri) – quanto ao padrão de cuidados para este ou aquele procedimento e sobre como os acusados violaram ou não violaram seu dever com relação ao paciente para sustentar esses padrões. Testemunhas especialistas tentarão definir o objetivo do padrão de cuidados para a comunidade e tanto o queixoso quanto o acusado apresentarão especialistas com opiniões que serão favoráveis à sua causa respectiva. Os advogados tentarão desacreditar os especialistas do oponente e desafiar a opinião deles. É frequente o uso de apresentações para explicar ao júri o que deveria ou não deveria ter acontecido e por que as lesões para quais danos estão sendo considerados como tendo sido causadas pela negligência do médico.

Depois que os advogados concluírem suas observações finais, o juiz apresentará aos jurados as atribuições devidas e delineará o que eles deverão considerar para elaborarem seu julgamento. E uma vez o caso transferido ao júri, qualquer coisa pode acontecer. Muitos casos serão liquidados durante o curso do julgamento, pois nenhuma das partes deseja ficar à mercê de decisões arbitrárias de um júri imprevisível. Se o caso não for liquidado, os jurados chegarão a um veredicto. Quando um júri determina que os acusados foram negligentes e que a negligência foi a causa das lesões sofridas pelo queixoso, o júri determinará uma penalidade apropriada. Caso a pena seja extraordinariamente grande e incoerente com as penas para lesões semelhantes, o juiz poderá reduzi-la. Naturalmente, após qualquer veredicto, há várias apelações que podem ser feitas. É importante notar que as apelações não se relacionam, tipicamente, aos aspectos clínicos do caso, mas são feitas porque o processo de julgamento em si mesmo foi, de certa forma, imperfeito.

Infelizmente, uma ação por negligência pode levar anos para ser concluída. Recomenda-se a consulta com um profissional de saúde mental para o acusado, quando o processo de litígio resultar em estresse, depressão, aumento no abuso de álcool ou de substâncias ilícitas sem controle.

A determinação do que constitui o "padrão de cuidados" é cada vez mais complicada. Nos EUA, a definição de "padrão de cuidados" é elaborada separadamente em cada estado. O padrão de cuidados NÃO é necessariamente "as melhores práticas" nem os cuidados que outro profissional iria preferir. Em geral, o padrão de cuidados é cumprido quando um paciente recebe os cuidados que outros médicos razoáveis considerariam adequados em circunstâncias semelhantes. A Sociedade Americana de Anestesiologistas (ASA) publicou padrões que fornecem uma estrutura básica para a prática anestésica (p. ex., o monitoramento). Cada vez mais, várias "diretrizes" têm sido desenvolvidas pelas sociedades de especialidades múltiplas para identificar as melhores práticas, conforme as avaliações da evidência na literatura. O número crescente de diretrizes emitidas pelas várias sociedades de anestesia e de outras especialidades e sua atualização frequente dificulta o trabalho dos médicos em se manterem a par da natureza mutante dessas práticas. Esse é um problema especial quando duas sociedades produzem diretrizes conflitantes sobre o mesmo tópico usando os mesmos dados. Da mesma forma, as informações sobre que as diretrizes se baseiam podem variar desde estudos clínicos randomizados até a opinião de "especialistas" na área. Consequentemente, as diretrizes não mantêm o mesmo peso que os padrões. Diretrizes produzidas por sociedades respeitáveis geralmente incluirão uma retratação apropriada com base no nível de evidência usado para gerar a diretriz. Apesar disso, os advogados da acusação tentarão usar as diretrizes para estabelecer um "padrão de cuidados" quando, de fato, as diretrizes clínicas são preparadas para ajudar o médico na orientação da prestação da terapia. Entretanto, se um desvio das diretrizes for necessário para um cuidado adequado ao paciente, a base lógica para essas ações deverá ser documentada no registro da anestesia, pois os advogados do queixoso tentarão usar a diretriz como um padrão de cuidados *de facto.*

RESULTADOS ANESTÉSICOS ADVERSOS

Incidência

São várias as razões para a dificuldade de se medir com precisão a incidência de resultados adversos relacionados com a anestesia. Primeiro, é sempre difícil determinar se a causa de um resultado insatisfatório é a doença subjacente do paciente, ou o procedimento cirúrgico ou o tratamento anestésico. Em alguns casos, todos os três fatores contribuem para um resultado indesejável. Os resultados mensuráveis e clinicamente importantes são relativamente raros após anestésicos eletivos. Por exemplo, o óbito é um parâmetro final óbvio, e as mortes perioperatórias realmente ocorrem com alguma regularidade. Mas, uma vez que os óbitos atribuíveis à anestesia sejam muito mais raros, é preciso estudar uma série considerável de pacientes para chegar a conclusões estatisticamente significativas. Apesar disso, muitos estudos tentaram determinar a incidência de complicações decorrentes da anestesia. Infelizmente, esses estudos variam em termos de critérios para definir um resultado adverso relacionado com anestesia e são limitados por análises retrospectivas.

A mortalidade pré-operatória é geralmente definida como o óbito dentro de 48 horas depois da cirurgia. Fica evidente que a maioria das fatalidades perioperatórias se deve à doença pré-operatória do paciente ou ao procedimento cirúrgico. Em um estudo conduzido, entre 1948 e 1952, a mortalidade por anestesia nos EUA chegou a aproximadamente 5.100 casos por ano, ou 3.3 óbitos em cada 100.000 pessoas. Uma revisão dos arquivos sobre causa da morte naquele país mostrou que a taxa de óbitos relacionados com anestesia foi de 1,1/1.000.000 pessoas, ou um (01) óbito anestésico para cada 100.000 procedimentos entre 1999 e 2005 (**Figura 54-1**). Esses resultados sugerem redução de 97% na mortalidade por anestesia deste à década de 1940. Entretanto, um estudo de 2002 informou taxa estimada de um (01) óbito para cada 13.000 anestesias. Em razão das diferenças na metodologia, há divergências na literatura sobre o bom trabalho da anestesiologia na busca da prática segura. Em um estudo de 2008 com 815.077 pacientes (Classe 1, 2 ou 3 da ASA) submetidos à cirurgia eletiva nos hospitais do Departamento de Assuntos de Veteranos dos EUA, a taxa de mortalidade foi de 0,08% no dia da cirurgia. A mais forte associação ao óbito perioperatório foi o tipo de cirurgia (**Figura 54-2**). Outros fatores associados ao aumento do risco de óbito incluíram: dispneia, concentrações reduzidas de albumina, aumento da bilirrubina e aumento nas concentrações de creatinina. Uma revisão subsequente dos 88 óbitos ocorridos no dia da cirurgia verificou que 13 dos pacientes poderiam ter se beneficiado de cuidados melhores de anestesia, e as estimativas sugerem que o óbito poderia ter sido evitado por uma prática melhor de anestesia em 1 de 13.900 casos. Além disso, esse estudo informou que o período pós-cirúrgico imediato pareceu ser aquele com a mortalidade não esperada. Na verdade, oportunidades perdidas para cuidados anestésicos aperfeiçoados ocorrem com frequência depois das complicações, quando a "falha de resgate" contribui para o falecimento do paciente.

Projeto "Closed Claims" da Sociedade Americana de Anestesiologistas

O objetivo do Projeto "Closed Claims" (Reclamações Fechadas) da ASA é o de identificar eventos comuns que levam a processos judiciais em anestesia, padrões de lesão e estratégias para a prevenção de lesões. Trata-se de um conjunto de reclamações fe-

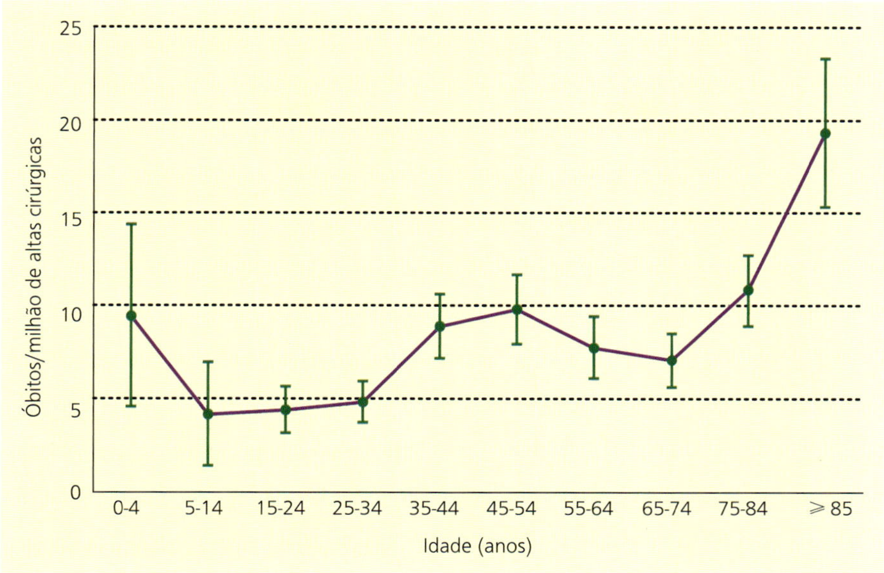

FIGURA 54-1 Taxas anuais de óbitos hospitalares relacionados com anestesia por milhão de altas cirúrgicas hospitalares e intervalos de confiança de 95% por idade, EUA, 1999-2005. (Reproduzida com permissão de Li G, Warner M, Lang B, et al: Epidemiology anesthesia-related mortality in the United States 1999-2005. Anesthesiology 2009;110:759.)

chadas por negligência que fornece um "instantâneo" mais da responsabilidade da anestesia que um estudo da incidência de complicações anestésicas, pois só foram considerados os eventos que levaram à apresentação de uma reivindicação por negligência. O Projeto "Closed Claims" consiste em médicos treinados que revisam os processos contra anestesiologistas representados por algumas seguradoras especializadas em negligência nos EUA. O número de reclamações na base de dados aumenta a cada ano, pois novos processos são encerrados e comunicados. Esses processos são agrupados de acordo com os episódios danosos específicos e tipo de complicação. Análises do Projeto "Closed Claims" já foram publicadas para lesão das vias aéreas, dos nervos, do estado de alerta e assim por diante. Essas análises fornecem a introspecção das circunstâncias que resultaram em processos; entretanto, a incidência de uma complicação não pode ser determinada a partir de dados de um processo fechado, pois desconhecemos tanto a incidência real das complicações (alguns pacientes envolvidos na complicação podem não apresentar uma reclamação), quanto o número de procedimentos anestésicos realizados para que essa complicação em especial pode ter possivelmente se desenvolvido. Outras análises semelhantes foram desenvolvidas no Reino Unido, onde as ações judiciais do Departamento de Litígios do Serviço Nacional de Saúde (NHS) são revisadas.

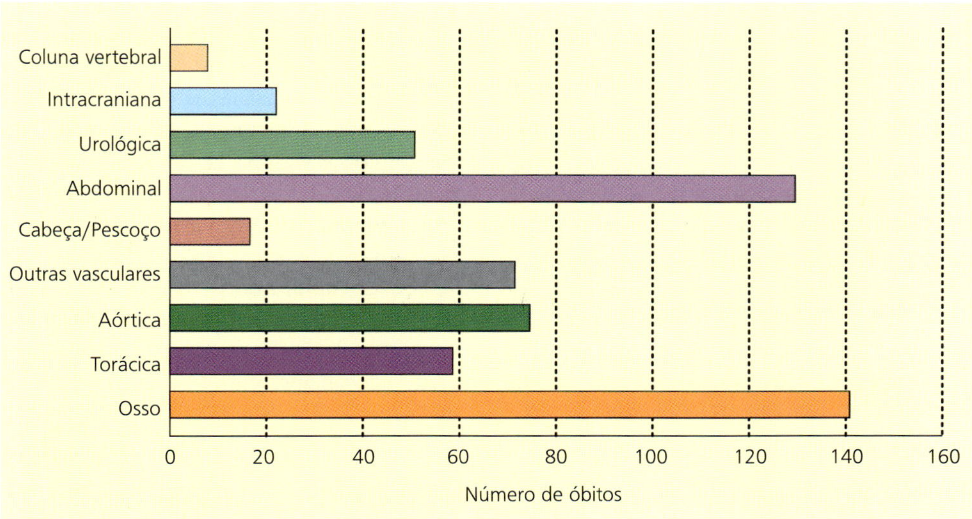

FIGURA 54-2 Número total de óbitos por tipo de cirurgia nos Veterans Affairs Hospitals. (Reproduzida com autorização de Bishop M, Souders J, Peterson C, et al: Factors associated with unanticipated day of surgery deaths in Department of Veterans Affairs hospitals. Anesth Analg 2008;107:1924.)

Causas

3 Os acidentes anestésicos podem ser categorizados como evitáveis ou não evitáveis. Os exemplos de incidentes evitáveis incluem a síndrome da morte súbita, as reações fatais a drogas idiossincráticas ou qualquer resultado insatisfatório que ocorra apesar do tratamento adequado. Entretanto, estudos sobre óbitos ou quase óbitos relacionados com anestesia sugerem que muitos acidentes são evitáveis. Entre esses, a maioria envolve erro humano (Tabela 54-1), em oposição ao mau funcionamento dos equipamentos (Tabela 54-2). Infelizmente, certo índice de erro humano é inevitável, e um acidente evitável não é, necessariamente, evidência de incompetência. Durante a década de 1990, as três causas principais de reivindicações no Projeto "Closed Claims" da ASA eram: óbito (22%), lesão dos nervos (18%) e dano cerebral (9%). Em um relatório de 2009 com base em uma análise de registros de litígios do NHS, as reivindicações relacionadas com anestesia responderam por 2,5% do total de processos apresentados e por 2,4% do valor de todas as reivindicações do NHS. Além disso, a anestesia regional e a obstétrica foram responsáveis por 44 e 29%, respectivamente, dos processos relacionados com anestesia. Os autores desse último estudo notaram que há duas formas de se examinar dados relacionados com o perigo ao paciente: um incidente crítico e análises das reclamações fechadas. Os dados de um incidente clínico (ou crítico) consideram episódios que ou causam prejuízo ou resultam em uma "quase perda". A comparação entre conjuntos de dados de incidente clínico e de análises dessas reclamações demonstra que nem todos os acidentes críticos geram reclamações e que essas reclamações podem ser apresentadas na ausência de cuidados negligentes. Consequentemente, os relatórios sobre ações judiciais fechadas devem sempre ser considerados nesse contexto.

MORTALIDADE E LESÃO CEREBRAL

As tendências nos casos de óbito e de dano cerebral relacionados com anestesia têm sido acompanhadas há anos. Em um relatório do Projeto "Closed Claims" que examinou reclamações no período entre 1975 e 2000, houve 6.750 ações judiciais (Figura 54-3A e B), das quais 2.613 tinham como fator gerador a lesão cerebral ou o óbito. A proporção de reclamações por dano cerebral ou óbito foi de 56%, em 1975, mas caiu para 27%, em 2000. Os mecanismos patológicos primários que levaram a esses resultados estavam relacionados com problemas cardiovasculares ou respiratórios. No início do período de estudo, episódios danosos relacionados com respiração foram responsáveis por mais de 50% das reclamações por lesão cerebral/óbito, enquanto os episódios danosos relacionados com o sistema cardiovascular foram responsáveis por 27% dessas reclamações; entretanto, no final da década de 1980, a porcentagem de eventos danosos relacionados com questões respiratórias diminuiu, com os episódios respiratórios e cardiovasculares considerados como igualmente prováveis de contribuir para lesão cerebral grave ou óbito. Os episódios danosos respiratórios incluíram vias aéreas comprometidas, intubação esofágica e extubação não esperada. Os episódios danosos cardiovasculares foram igualmente multifatoriais. Os revisores do Projeto "Closed Claims" descobriram que os cuidados de anestesia estavam inferiores ao padrão em 64% dos processos em que as complicações respiratórias contribuíram para a lesão cerebral ou óbito, mas somente em 28% dos casos em que o mecanismo primário da lesão ao paciente tinha natureza cardiovascular. A intubação esofágica, a extubação prematura e a ventilação inadequada foram os mecanismos primários pelos quais os cuidados inferiores ao padrão anestésico ótimo foram considerados como tendo contribuído para a lesão ao paciente relacionada com episódios respiratórios.

TABELA 54-1 Erros humanos que podem levar a acidentes anestésicos passíveis de prevenção

Desconexão do circuito de respiração não reconhecido
Administração errada de medicamento
Tratamento incorreto das vias aéreas
Uso incorreto do equipamento de anestesia
Tratamento incorreto de fluidos
Desconexão do acesso intravenoso

TABELA 54-2 Funcionamentos incorretos de equipamento que podem levar a acidentes anestésicos passíveis de prevenção

Circuito de respiração
Dispositivo de monitoramento
Ventilador
Equipamento de anestesia
Laringoscópio

4 A redução relativa em óbitos atribuídos a eventos danosos mais respiratórios que cardiovasculares durante o período de revisão se deve ao aumento no uso da oximetria de pulso e da capnometria. Consequentemente, se a análise do gás expirado for julgada inadequada e o paciente sofrer lesão cerebral ou for a óbito, a causa mais provável a ser considerada foi um episódio cardiovascular.

Um estudo de 2010 que examinou o conjunto de dados do Departamento de Litígios do NHS observou que as reclamações relacionadas com as vias aéreas levaram a indenizações mais altas e resultados menos satisfatórios que aquelas não relacionadas com essas vias. Na verdade, as reclamações quanto à manipulação das vias aéreas e à cateterização venosa central nesse banco de dados estavam associadas mais ao óbito do paciente. O trauma às vias aéreas também gera ações judiciais substanciais, se houver ruptura do esôfago ou da traqueia. A mediastinite pós-intubação deverá sempre ser considerada, sempre que houver manipulações das vias aéreas repetidas e malsucedidas, pois a intervenção apresenta a melhor oportunidade para amenizar quaisquer lesões incorridas.

CANULAÇÃO VASCULAR

No banco de dados da ASA, as reclamações relacionadas com o acesso venoso central foram associadas ao óbito do paciente em 47% dos casos e representaram 1,7% das 6.449 reclamações re-

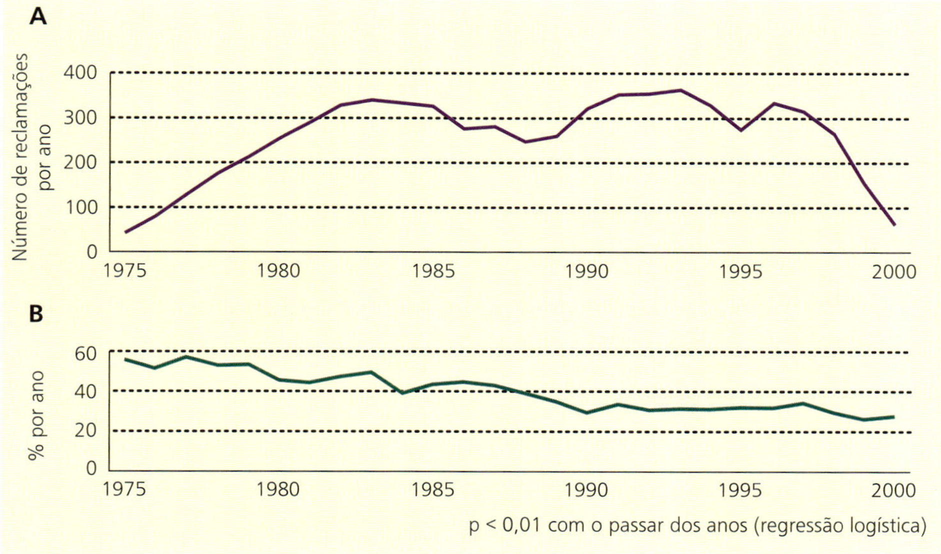

FIGURA 54-3 A: Número total de reclamações por ano da lesão. A coleta de dados retrospectivos começou, em 1985. Nesta análise, os dados incluem informações colhidas até dezembro de 2003. **B:** Reclamações por óbito ou dano cerebral permanente como porcentagem do total de reclamações por ano, por ano da lesão. (Reproduzida com autorização de Cheney FW, Domino KB, Caplan RA, Posner KL: Nerve injury associated with anestesia: a closed claims analysis. Anesthesiology 1999;90:1062.)

visadas. As complicações secundárias à embolia pelo fio-guia ou pelo cateter, tamponamento, infecções na corrente sanguínea, punção da artéria carótida, hemotórax e pneumotórax contribuíram, todas elas, para a lesão ao paciente. Embora as embolias por fio-guia e cateter estivessem associadas a lesões ao paciente em níveis geralmente mais baixos, essas complicações foram, em geral, atribuídas aos cuidados inferiores ao padrão. As reclamações de tamponamento depois da colocação de um acesso foram frequentemente por óbito do paciente. Os autores de uma análise de reclamações fechadas de 2004 recomendaram a revisão da radiografia do tórax depois da colocação e reposicionamento dos acessos encontrados no coração ou em ângulo agudo para reduzir a probabilidade de tamponamento. O dano cerebral e o derrame estão associados a reclamações depois da canulação da carótida. Múltiplos métodos de confirmação deverão ser aplicados para assegurar que a jugular interna e não a artéria carótida seja canulada.

As reclamações relacionadas com a canulação vascular periférica no banco de dados da ASA responderam por 2% de 6.849 casos, 91% dos quais foram de complicações secundárias ao extravasamento de fluidos ou drogas dos cateteres intravenosos periféricos, o que resultou em lesão da extremidade (**Figura 54-4**). Embolias aéreas, infecções e insuficiência vascular secundária ao espasmo arterial ou trombose também resultaram em ações judiciais. É interessante destacar que as reclamações sobre cateteres intravenosos submetidos à cirurgia cardíaca formaram o maior grupo de reclamações relacionadas com esses cateteres, mais provavelmente por causa da prática usual de encolher os braços ao longo do corpo do paciente durante o procedimento, colocando-os fora do campo de visão dos fornecedores da anestesia. Os cateteres na artéria radial parecem gerar poucas reclamações fechadas; entretanto, aqueles colocados na artéria femoral podem levar a complicações maiores e exposição potencialmente aumentada à responsabilidade.

ANESTESIA OBSTÉTRICA

Análises tanto de incidentes críticos quanto de reclamações fechadas já foram relatadas sobre complicações e mortalidade relacionadas com anestesia obstétrica.

Em um estudo de revisão da mortalidade materna associada à anestesia nos EUA, por meio do um programa de vigilância de mortalidade na gestação *(Pregnancy Mortality Surveillance System)*, que coleta dados sobre todos os óbitos informados tendo como causa a gestação, 86 de 5.946 óbitos relacionados com gravidez e comunicados ao centro de controle de saúde *(Centers for Disease Control – CDC)* naquele país foram considerados como relacionados com anestesia ou cerca de 1,6% de todos os óbitos relacionados com gestação no período entre 1991 e 2002. A taxa de mortalidade por anestesia nesse período foi de 1,2 por milhão de nascidos vivos, em comparação aos 2,9 por milhão de nascidos vivos no período de 1979-1990. A redução na mortalidade materna relacionada com anestesia pode ser secundária à redução no uso da anestesia geral nas parturientes, às concentrações reduzidas de bupivacaína nas anestesias epidurais, aos protocolos e dispositivos aperfeiçoados de tratamento das vias aéreas e ao maior uso de dosagem incremental (em vez de *bolus*) dos cateteres epidurais.

Em um estudo de 2009 que examinou a epidemiologia das complicações relacionadas com anestesia em trabalho de parto e no parto no estado de Nova York, no período de 2002-2005, uma complicação foi comunicada em 4.438 de 957.471 partos (0,46%). A incidência de complicações aumentou em pacientes

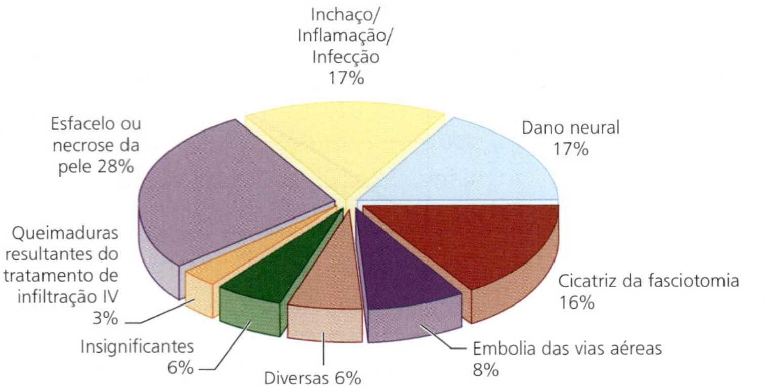

FIGURA 54-4 Lesões relacionadas a cateteres IV (n = 127). (Reproduzida com autorização de Bhananker S, Liau D, Kooner P, et al: Liability related to peripheral venous and arterial catheterization: a closed claims analysis. Anesth Analg 2009;109:124.)

submetidas ao parto cesariano, naquelas que viviam em áreas rurais e naquelas com outros quadros clínicos. As complicações da anestesia neuraxial (p. ex., cefaleia após punção pós-dural) foram as mais comuns, seguidas pelas complicações sistêmicas incluindo aspiração ou episódios cardíacos. Outras informaram problemas relacionados com administração de dose anestésica e superdosagens não intencionais. As mulheres afro-americanas e aquelas na faixa etária de 40-55 anos foram mais suscetíveis de sofrerem complicações sistêmicas, enquanto as mulheres caucasianas e aquelas com idade entre 30 e 39 anos tiveram mais probabilidade de sofrerem complicações relacionadas com anestesia neuraxial.

As análises do Projeto *"Closed Claims"* da ASA foram comunicadas, em 2009, cobrindo o período de 1990-2003. Quatrocentas e vinte e seis reclamações desse período foram comparadas a 190 casos constantes no banco de dados antes de 1990. Depois de 1990, a proporção de reclamações para óbito materno ou fetal foi inferior àquela registrada antes dessa data. Também depois de 1990, o número de reclamações para lesão neural materna aumentou. Na revisão das ações judiciais em que a anestesia foi considerada como tendo contribuído para o resultado adverso, o atraso da anestesia, a comunicação insatisfatória e os cuidados inferiores ao padrão foram considerados como a causa dos resultados insatisfatórios do recém-nascido. Tentativas prolongadas de manter o bloqueamento neuraxial no quadro de parto cesariano de emergência podem contribuir para o resultado fetal adverso. Além disso, a revisão das reclamações fechadas indicou que a comunicação ruim entre o obstetra e o anestesiologista quanto à urgência do parto de recém-nascido foi, da mesma forma, considerada como tendo contribuído para o óbito fetal e para a lesão cerebral do recém-nascido.

As reclamações por óbito materno foram secundárias às de dificuldade das vias aéreas, hemorragia materna e bloqueamento neuraxial alto. A reclamação mais comum associada à anestesia obstétrica foi aquela relacionada com lesão neural após anestesia regional. A lesão neural pode ser secundária à anestesia e analgesia neuraxial, mas tem também causas obstétricas. A consulta neurológica precoce para identificar a fonte da lesão neural é sugerida para discernir se a lesão poderia ser causada por intervenções obstétricas em vez de pela anestesia.

ANESTESIA REGIONAL

Em uma análise de reclamações fechadas, os bloqueios de nervos periféricos estiveram envolvidos em 159 de 6.894 casos analisados. As reclamações por causa desse bloqueio envolveram óbito (8%), lesões permanentes (36%) e lesões temporárias (56%). O plexo braquial foi o local mais comum para a lesão neural. Além da lesão ocular, a parada cardíaca após bloqueio retrobulbar contribuiu para as reclamações de anestesiologia. A parada cardíaca e os hematomas epidurais foram dois dos eventos danosos mais comuns, resultando em lesões intensas relacionadas com anestesia regional. Os hematomas neuraxiais em pacientes obstétricas e não obstétricas foram associados à coagulopatia (ou intrínseca à paciente ou posterior a intervenções médicas). Em um estudo, a parada cardíaca relacionada com anestesia neuraxial contribuiu para aproximadamente 1/3 das reclamações de óbito ou dano cerebral em ambos os pacientes obstétricos e não obstétricos. A injeção intravenosa acidental e a toxicidade da anestesia local também contribuíram para as reclamações de lesão cerebral ou óbito.

As lesões neurais constituem a terceira fonte mais comum de litígios, envolvendo anestesia. Uma revisão retrospectiva de registros de pacientes e de um banco de dados de reclamações mostrou que 112 de 380.680 pacientes (0,03%) sofreram lesão neural perioperatória. Os pacientes hipertensos e diabéticos e aqueles fumantes estavam em risco aumentado de desenvolver lesão neural perioperatória. Essas lesões podem resultar de compressão, estiramento, isquemia, outros episódios traumáticos e causas desconhecidas. O posicionamento inadequado pode levar à compressão neural, isquemia e lesão; entretanto, nem toda lesão neural é o resultado de posicionamento inadequado. Os cuidados recebidos por pacientes portadores de lesão do nervo ulnar foram raramente julgados inadequados no banco de dados do Projeto "Closed Claims" da ASA. Mesmo os pacientes acordados submetidos à anestesia espinal relataram ter sofrido lesão da extremidade superior. Além disso, muitas lesões de nervos periféricos não se manifestam até mais de 48 horas após a anestesia e a cirurgia, sugerindo que o dano neural que ocorre em pacientes cirúrgicos pode surgir de episódios acontecendo depois que o paciente deixa o ambiente do centro cirúrgico.

ANESTESIA PEDIÁTRICA

Em um estudo de 2007 de revisão de 532 reclamações em pacientes pediátricos na faixa etária até 16 anos no banco de dados do Projeto "Closed Claims" da ASA de 1973 a 2000 (Figura 54-5), observou-se a redução na proporção de reclamações por óbito e lesão cerebral nas últimas 3 décadas. Da mesma forma, a porcentagem de reclamações relacionadas com episódios respiratórios também se mostrou reduzida. Em comparação ao período anterior a 1990, a porcentagem de reclamações posteriores a episódios respiratórios diminuiu durante o período de 1990-2000, respondendo por apenas 23% das reclamações nos últimos anos do estudo, em comparação a 51% de reclamações na década de 1970. Além disso, a porcentagem de reclamações que poderiam ter sido evitadas por melhor monitoramento diminuiu de 63% nos anos de 1970 para 16% nos anos de 1990. Óbito e dano cerebral constituem as principais complicações pelas quais as reclamações são apresentadas. Na década de 1990, os episódios cardiovasculares e as complicações respiratórias partilhavam a posição de causas primárias dos litígios por causa da anestesia pediátrica. No estudo mencionado anteriormente, o monitoramento melhor e as novas técnicas de tratamento das vias aéreas podem ter reduzido a incidência de episódios respiratórios que levam a complicações geradoras de litígios nos últimos anos do período de revisão. Além disso, a possibilidade de se apresentar uma reclamação após o óbito ou o aparecimento da lesão cerebral é maior em crianças das Classes 3, 4 ou 5 da ASA.

Em uma revisão do Registro de Parada Cardíaca Perioperatória Pediátrica (nos EUA) que colhe informações de cerca de 80 instituições norte-americanas que fornecem anestesia pediátrica, 193 casos de parada cardíaca foram informados em crianças entre 1998 e 2004. Durante o período do estudo, 18% das paradas foram "relacionadas com droga", em comparação a 37% de todas as paradas durante os anos de 1994 a 1997. As paradas cardiovasculares foram as mais frequentes (41%), com hipovolemia e hipercalemia sendo as causas mais comuns. As paradas respiratórias (27%) foram mais frequentemente associadas ao laringospasmo. A colocação de cateter venoso central com lesão vascular resultante também contribuiu para alguns episódios de parada perioperatória. As paradas por causas cardiovasculares ocorreram mais frequentemente durante a cirurgia, enquanto os episódios resultantes de causas respiratórias tenderam a ocorrer depois da cirurgia. O uso reduzido de halotano parece ter diminuído a incidência de paradas depois da administração do medicamento. Entretanto, a hipercalemia e as perturbações de eletrólitos associadas à transfusão e à hipovolemia também contribuem para as fontes de parada cardiovascular em crianças no período perioperatório.

Uma revisão dos dados do Registro de Parada Cardíaca Perioperatória Pediátrica (nos EUA) focada em crianças portadoras de doença cardíaca congênita descobriu que essas crianças tinham mais probabilidade de sofrer a parada [cardíaca] no período perioperatório, após a causa cardiovascular. Em especial, crianças com um só ventrículo apresentaram risco maior de parada [cardíaca] perioperatória. Foi descoberto também que as crianças portadoras de estenose aórtica e cardiomiopatia apresentavam aumento no risco de parada cardíaca perioperatória.

ANESTESIA FORA DA SALA DE CIRURGIAS E CUIDADOS DE ANESTESIA MONITORADOS

A revisão do banco de dados do Projeto "*Closed Claims*" da ASA indica que a anestesia em locais remotos (fora da sala de cirurgias) representa risco aos pacientes após hipoventilação e sedação excessiva. Os cuidados de anestesia em local remoto apresentaram mais probabilidade que aqueles na sala de cirurgias de envolver uma reclamação por óbito (54 *vs.* 29%, respectivamente). A sala de endoscopia e o laboratório de cateterização cardíaca foram os locais mais comuns de geração de reclamações. A técnica denominada Monitored Anesthesia Care (MAC) foi a mais comum aplicada nessas reclamações. De maneira esmagadora, os episódios adversos respiratórios foram os mais frequentemente responsáveis pela lesão.

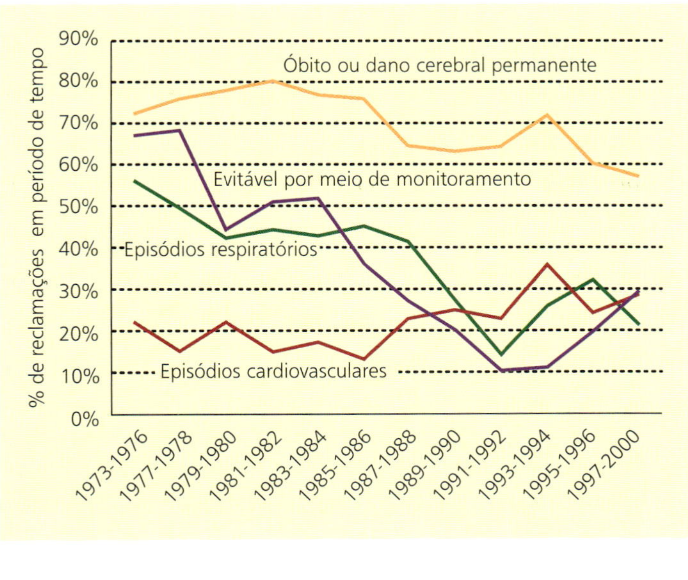

FIGURA 54-5 Tendências com o passar do tempo. Resultado, tipo de evento e prevenção por meio de melhor monitoramento. Os anos são agrupados por ilustração. (Reproduzida com autorização de Jimenez N, Posner K, Cheney F, et al: An update on pediatric anestesia liability: a closed claims analysis. Anesth Analg 2007;104:147.)

Uma análise do banco de dados do Projeto "*Closed Claims*" da ASA focalizando a técnica MAC revelou, da mesma maneira, que a sedação exagerada e o colapso respiratório levaram às reclamações com mais frequência. Reclamações por lesões de queimaduras sofridas em incêndios na sala de cirurgias também foram encontradas nesse banco de dados. Oxigênio suplementar, campos cirúrgicos, acúmulo de soluções de preparação antissépticas inflamáveis e cautério cirúrgico se combinam para produzir o potencial para esses incêndios.

PROBLEMAS DE EQUIPAMENTO

"Problemas de equipamento" é, provavelmente, um termo incorreto; a revisão do Projeto "*Closed Claims*" da ASA envolvendo 72 reclamações por sistemas de fornecimento de gás descobriu que o *uso incorreto* foi 3 vezes mais comum que o *mau funcionamento* do equipamento. A maioria (76%) dos resultados adversos associados a problemas de fornecimento de gás foi ou de óbito ou de dano neurológico permanente.

Erros na administração de drogas também envolvem, tipicamente, erro humano. Já foi sugerido que até 20% das doses medicamentosas administradas a pacientes hospitalizados são incorretas. Erros na administração respondem por 4% dos casos no Projeto "*Claused Claims*" da ASA, que descobriu que os erros resultando em reclamações foram mais frequentemente decorrentes ou de dosagem incorreta ou de administração não intencional do medicamento errado (troca de seringas). Nessa última categoria, a administração acidental de epinefrina se comprovou particularmente perigosa.

Outro tipo de erro humano ocorre quando o problema mais crítico é ignorado porque a atenção se concentra inadequadamente em um problema menos importante ou em uma solução incorreta (erro de fixação). Contratempos anestésicos graves estão frequentemente associados a distrações e outros fatores (Tabela 54-3). O impacto da maioria das falhas de equipamento é reduzido ou evitado, quando o problema é identificado durante uma verificação pré-operatória de rotina realizada por pessoal adequadamente treinado. 5 Muitas fatalidades anestésicas só ocorrem após uma série de circunstâncias, julgamentos errados e erros técnicos coincidentes (cadeia de acidentes).

TABELA 54-3 Fatores associados a erros humanos e mau uso do equipamento

Fator	Exemplo
Preparação inadequada	Falta de verificação do equipamento ou de avaliação pré-operatória; precipitação e negligência; pressão de produção
Experiência e treinamento inadequados	Falta de familiaridade com a técnica ou o equipamento anestésico
Limitações ambientais	Incapacidade de visualizar o campo cirúrgico: má comunicação com os cirurgiões
Fatores físicos e emocionais	Fadiga; distração causada por problemas pessoais

Prevenção

As estratégias para reduzir a incidência de complicações anestésicas graves incluem monitoramento e técnicas anestésicas melhores, educação aperfeiçoada, protocolos e padrões de prática mais abrangentes e programas de gestão ativa de riscos. Monitoramento e técnicas anestésicas melhores implicam em monitoramento mais abrangente e avaliações contínuas do paciente, além de equipamentos e espaços de trabalho para anestesia mais bem projetados. O fato de a maioria dos acidentes ocorrer durante a fase de manutenção da anestesia – e não durante a indução ou emergência – indica falha de vigilância.

A inspeção, palpação, percussão e auscultação do paciente fornecem informações importantes. Os instrumentos deverão complementar (mas nunca substituir) os sentidos do próprio anestesiologista. Para minimizar erros na administração de drogas, as seringas e ampolas no local de trabalho deverão ser restritas àquelas necessárias para o caso específico atual. As drogas deverão ser consistentemente diluídas para a mesma concentração da mesma maneira para cada uso e deverão estar nitidamente rotuladas. Sistemas computadorizados para leitura de rótulos de medicamentos com código de barra estão disponíveis e podem ajudar a reduzir os erros de medicação. A conduta de todos os anestésicos deverá seguir um padrão previsível pelo qual o anestesista vigia ativamente os monitores, o campo cirúrgico e o paciente em bases recorrentes. Em especial, o posicionamento do paciente deverá ser frequentemente reavaliado para evitar a possibilidade de lesões por compressão ou estiramento. Quando a necessidade cirúrgica exigir que os pacientes sejam colocados em posições que predisponham ao perigo ou quando são solicitadas ou necessárias manipulações hemodinâmicas (p. ex., hipotensão deliberada), o anestesiologista deverá anotar no registro o pedido cirúrgico e lembrar o cirurgião sobre quaisquer riscos potenciais ao paciente.

GESTÃO DE QUALIDADE

Os programas de gestão de risco e de aperfeiçoamento contínuo da qualidade em nível de departamentos podem reduzir as taxas de morbidade e de mortalidade por anestésicos ao tratar de padrões de monitoramento, equipamento, diretrizes de práticas, educação contínua, qualidade dos cuidados e questões de assessoria. As responsabilidades específicas dos comitês de revisão de pares incluem a identificação (e, idealmente, a prevenção) de problemas potenciais ao formular e revisar periodicamente as políticas departamentais, a garantia da disponibilidade de equipamento anestésico, funcionando apropriadamente, o reforço dos padrões exigidos para privilégios clínicos e a avaliação da adequação e da qualidade dos cuidados ao paciente. Um sistema de aperfeiçoamento da qualidade revisa, imparcial e continuamente, as complicações, a conformidade com os padrões e os indicadores de qualidade.

LESÃO DAS VIAS AÉREAS

A inserção diária de tubos endotraqueais, máscaras laríngeas para vias aéreas, vias aéreas orais/nasais, tubos gástricos, sondas de ecocardiograma transesofágicas (TEE), dilatadores esofágicos (velas) e vias aéreas de emergência envolve o risco de dano da estrutura das vias aéreas. Queixas mórbidas comuns, como garganta inflamada e disfagia, são geralmente autolimitantes, mas podem também representar sintomas não específicos de complicações mais ameaçadoras.

A lesão das vias aéreas mais comum e persistente é o traumatismo dentário. Em um estudo retrospectivo de 600.000 casos cirúrgicos, a incidência de lesão exigindo intervenção dental e reparo foi de aproximadamente 1 em 4.500. Na maioria dos casos, a laringoscopia e a intubação endotraqueal estavam envolvidas, e os incisivos superiores foram os dentes mais frequentemente atingidos. Os principais fatores de risco incluíram: intubação da traqueia, dentição ruim preexistente e as características do paciente associadas ao tratamento difícil das vias aéreas (movimento limitado do pescoço, cirurgia anterior de cabeça e pescoço, anormalidades craniofaciais e história de intubação difícil).

Outros tipos de traumas das vias aéreas são raros. Embora os relatórios de caso sejam escassos na literatura, a análise mais abrangente foi realizada pelo Projeto "*Closed Claims*" da ASA. Esse relatório descreve 266 reclamações, das quais as menos graves eram lesões da articulação temporomandibular associadas a intubações caso contrário não complicadas e que ocorreram, principalmente, em mulheres antes dos 60 anos de idade. Cerca de 25% desses pacientes apresentaram doença da articulação temporomandibular (TMJ) anterior. As lesões da laringe incluíram paralisia das pregas vocais, granuloma e deslocamento aritenoide. A maioria das lesões da traqueia foram associadas à traqueotomia cirúrgica de emergência, mas poucos casos foram relacionados com intubação endotraqueal. Algumas lesões ocorreram durante intubações de rotina aparentemente muito fáceis. Os mecanismos propostos incluem movimento excessivo do tubo na traqueia, inflação exagerada do manguito, levando à necrose de pressão e relaxamento inadequado. As perfurações do esôfago contribuíram para o óbito em 5 de 13 pacientes. Essa complicação se apresenta, com frequência, com enfisema subcutâneo ou pneumotórax, estado febril não esperado e sepse. A perfuração faringoesofágica está associada à intubação difícil, idade superior a 60 anos e sexo feminino. Como ocorre na perfuração da traqueia, os sinais e sintomas se manifestam frequentemente com atraso. Os sintomas iniciais de dor de garganta, dor cervical e tosse geralmente progridem para febre, disfagia e dispneia, à medida que se desenvolvem a mediastinite, o abscesso ou a pneumonia. Taxas de mortalidade de até 50% foram informadas depois da perfuração esofágica, com os resultados melhores atribuíveis à rápida detecção e tratamento.

A minimização do risco de lesão das vias aéreas começa com a avaliação pré-operatória. Um exame completo das vias aéreas ajudará a determinar o risco quanto à dificuldade. A documentação da dentição atual (incluindo o tratamento dentário) deverá ser incluída. Muitos médicos acreditam que o consentimento pré-operatório deveria incluir uma discussão sobre o risco de trauma dentário, oral, das pregas vocais e do esôfago em todos os pacientes que possam potencialmente precisar de qualquer manipulação das vias aéreas. Se houver suspeita de via aérea difícil, será apropriada uma discussão mais detalhada dos riscos (p. ex., traqueotomia de emergência). Nesses casos, fornecimento de emergência para as vias aéreas e ajuda de especialistas deverão estar disponíveis. O algoritmo da ASA para tratamento de vias aéreas difíceis é um guia valioso. Após uma intubação difícil, devemos buscar sinais latentes de perfuração esofágica e aumentar nosso nível de suspeita de trauma às vias aéreas. Quando não se consegue fazer a intubação pelos meios de rotina, o paciente ou seu tutor deverão ser informados para alertar os futuros fornecedores de anestesia sobre essa dificuldade potencial das vias aéreas.

As intubações de emergência fora da sala de cirurgias apresentam desafios únicos. Em uma revisão de 3.423 intubações realizadas na sala de cirurgias, 10% foram consideradas "difíceis", e 4% delas foram associadas a alguma forma de complicação, incluindo: aspiração, intubação esofágica ou lesão dentária. Neste relatório, os *bougies* de intubação foram aplicados em 56% das intubações difíceis. O aumento na disponibilidade de videolaringoscópios *bougies* tornou as intubações de emergência menos desgastantes e com menor probabilidade de não serem bem-sucedidas.

LESÃO DE NERVOS PERIFÉRICOS

A lesão neural é uma complicação da hospitalização, com ou sem cirurgia ou anestesia regional ou geral. A lesão de nervos periféricos é um problema frequente e vergonhoso. Na maioria dos casos, essas lesões se resolvem dentro de 6 a 12 semanas, mas algumas são permanentes. Uma vez que as neuropatias periféricas sejam geralmente associadas (com frequência incorretamente!) a erros do posicionamento do paciente, uma revisão dos mecanismos e da prevenção é necessária.

O nervo periférico mais geralmente atingido é o nervo ulnar (**Figura 54-6**). Em um estudo retrospectivo com mais de 1 milhão de pacientes, a neuropatia ulnar (persistindo por mais de 3 meses) ocorreu em cerca de 1 em 2.700 pacientes. Deve-se destacar que os sintomas iniciais foram notados com mais frequência mais de 24 horas após o procedimento cirúrgico. Os fatores de risco incluíram: sexo masculino, hospitalização superior a 14 dias e paciente muito magro ou muito obeso. Mais de 50% desses pacientes recuperou as funções sensitiva e motora completa dentro de 1 ano. A técnica anestésica não foi implicada como fator de risco, e 25% dos pacientes com neuropatia ulnar foram submetidos a cuidados monitorados ou à técnica regional para extremidade inferior. As descobertas do Projeto "*Closed Claims*" da ASA dão suporte à maioria desses resultados, incluindo o início atrasado dos sintomas e a falta de relação entre a técnica anestésica e a lesão. Esse estudo também observou que muitas neuropatias ocorreram apesar da observação de acolchoamento extra na área do cotovelo e compressão negativa maior como possível mecanismo da lesão. Por fim, os investigadores desse Projeto não descobriram qualquer desvio do padrão de cuidados na maioria dos pacientes que manifestaram dano neural durante o período perioperatório.

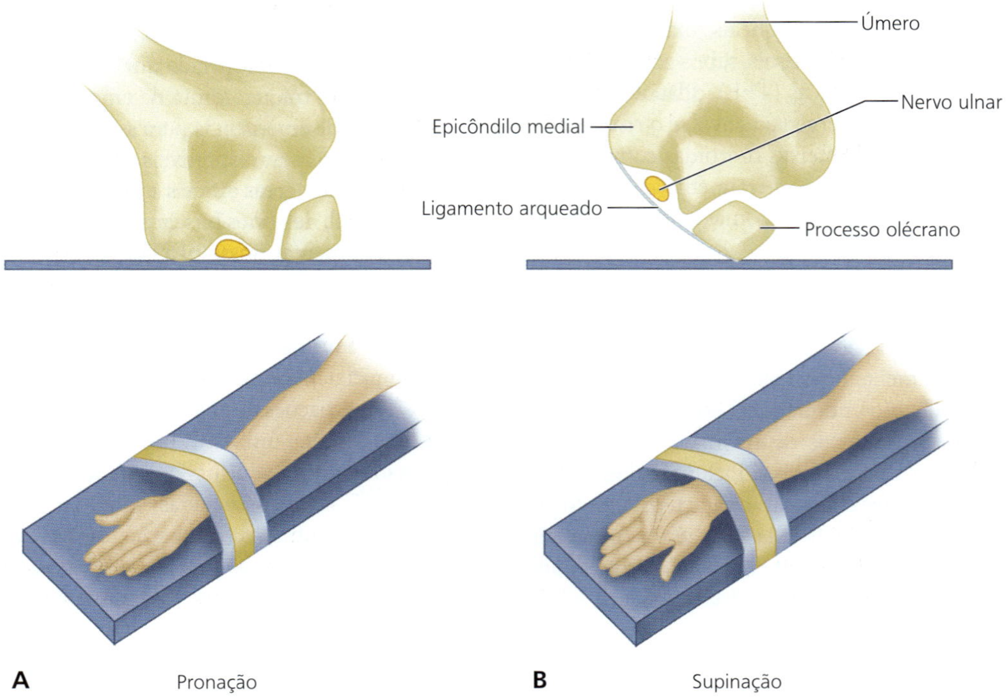

FIGURA 54-6 A: A pronação do antebraço pode causar compressão externa do nervo ulnar no túnel cubital. **B:** A supinação do antebraço evita esse problema. (Modificada e reproduzida com autorização de Wadsworth TG: The cubital tunnel and the external compression syndrome. Anesth Analg 1974;53:303.)

O Papel do Posicionamento

Outras lesões de nervos periféricos parecem estar mais intimamente relacionadas com o posicionamento ou com o procedimento cirúrgico. Eles podem envolver o nervo peroneiro, o plexo braquial ou os nervos femoral e ciático. A pressão externa sobre um nervo pode comprometer sua perfusão, romper sua integridade celular e, por fim, resultar em edema, isquemia e necrose. As lesões de pressão são particularmente prováveis, quando os nervos passam por compartimentos fechados ou tomam um curso superficial (p. ex., o nervo fibular ao redor da fíbula). As neuropatias das extremidades inferiores, especialmente aquelas que envolvem o nervo, já foram associadas a esses fatores como níveis extremos (altos) e prolongados (superiores a 2 horas) da posição de litotomia. Entretanto, essas lesões neurais também ocorrem, às vezes, na ausência dessas condições. Outros fatores de risco para neuropatia de extremidade inferior incluem: hipotensão, constituição corporal magra, idade avançada, doença vascular, diabetes e tabagismo. Um coxim axilar (tórax) é usado com frequência para reduzir a pressão sobre o ombro inferior dos pacientes em posição de decúbito lateral. Esse deverá ser colocado em sentido caudal à axila para prevenir a pressão direta sobre o plexo braquial e de tamanho suficiente para aliviar qualquer pressão do colchão sobre o ombro inferior.

Os dados são convincentes quanto ao fato de que algumas lesões de nervos periféricos são inevitáveis. O risco de neuropatia periférica deverá ser incluído em discussões que levem a um consentimento informado. Quando razoável, pacientes apresentando contraturas (ou outras causas de flexibilidade limitada) podem ser posicionados antes da indução da anestesia para verificar a viabilidade e o desconforto. O posicionamento final deverá ser avaliado antes da preparação do campo cirúrgico *(drapping)*. Na maioria dos casos, a cabeça e o pescoço deverão ser mantidos em posição neutra. Se possível, devem-se evitar os suportes de ombro nos pacientes em posição de Trendelenburg, minimizando-se também a abdução do ombro e a rotação lateral. As extremidades superiores não deverão ser estendidas além de 90° em qualquer articulação. (Não deverá haver compressão externa contínua no joelho, tornozelo ou calcanhar). Embora lesões ainda possam ocorrer, o acolchoamento adicional pode ser útil em áreas vulneráveis. A documentação deverá incluir informações sobre posicionamento, com a presença de acolchoamento. Por fim, os pacientes com queixas de disfunção sensitiva ou motora no período pós-operatório deverão receber reconforto de que essa é, geralmente, uma condição temporária. A função motora e sensitiva deverá ser documentada. Quando os sintomas persistirem além de 24 horas, o paciente deverá ser encaminhado a um neurologista (ou fisiatra ou cirurgião da mão) que seja especialista em dano neural perioperatório para avaliação. A verificação fisiológica, como condução neural e estudos eletromiográficos, pode ser útil para documentar se o dano neural é novo ou se trata de um quadro crônico. No último caso, fibrilações serão observadas em músculos com prejuízo nervoso crônico.

Complicações Relacionadas com o Posicionamento

As alterações na posição do corpo têm consequências fisiológicas que podem ser exageradas nos quadros de doença. A anestesia, tanto geral quanto regional, pode limitar a resposta cardiovascular a essa alteração. E mesmo as posições consideradas seguras para períodos curtos podem, por fim, levar a complicações em pessoas que não conseguem se mover em resposta à dor. Por exemplo, o paciente alcoólico que fica em um chão duro ou sobre uma cerca de um parque pode acordar com lesão do plexo braquial. Da mesma forma, as anestesias regional e geral eliminam os reflexos de proteção e predispõem os pacientes à lesão.

As complicações da hipotensão postural, a consequência fisiológica mais comum do posicionamento, podem ser minimizadas, evitando-se mudanças de posição abruptas ou extremas (p. ex., sentar-se rapidamente), revertendo-se a posição, caso haja deterioração dos sinais vitais, mantendo-se o paciente bem hidratado e dispondo de drogas vasoativas para tratar a hipotensão. Embora a manutenção de um nível reduzido de anestesia geral reduza a probabilidade de hipotensão, a anestesia geral leve aumentará a probabilidade de que o movimento do tubo endotraqueal durante o posicionamento provoque tosse, e o paciente se torne hipertensivo.

Muitas complicações, incluindo a embolia aérea, a cegueira resultante da pressão sustentada no globo ocular e a amputação de um dedo após uma lesão por esmagamento, podem ser causadas pelo posicionamento inadequado do paciente (Tabela 54-4). Essas complicações são mais bem evitadas pela avaliação das limitações de posicionamento do paciente durante a consulta pré-anestésica: pontos de pressão do acolchoamento, nervos suscetíveis e qualquer área do corpo que, possivelmente, entrará em contato com a mesa de cirurgia ou com seus anexos; evitar a flexão ou extensão de uma articulação até o limite; pedir ao paciente acordado que assuma a posição para garantir o conforto e compreender as complicações potenciais de cada posição. Os monitores deverão estar obrigatoriamente desligados durante o reposicionamento do paciente, o que cria para esse período um risco maior de desarranjo hemodinâmico não identificado.

As síndromes de compartimento podem resultar da hemorragia para o interior de um espaço frechado após punção vascular ou obstrução prolongada de fluxo venoso de saída, especialmente quando associadas à hipotensão. Nos casos mais graves, isto pode levar à necrose muscular, mioglobinúria e prejuízo renal, a menos que a pressão dentro do compartimento da extremidade seja aliviada por descompressão cirúrgica (fasciotomia) ou por laparotomia, se o problema ocorrer no compartimento abdominal.

ESTADO DE CONSCIÊNCIA

Uma série contínua de relatórios da mídia difundiu o medo do estado de consciência sob anestesia geral na psique da população em geral. Relatos de recordações e desamparo durante o estado de paralisia transformaram a inconsciência na principal preocupação dos pacientes submetidos à anestesia geral. E quando o nível de consciência intraoperatória não intencional ocorre, os pacientes poderão exibir sintomas variando desde ansiedade moderada até um transtorno de estresse pós-traumático (p. ex., transtornos do sono, pesadelos e dificuldades sociais).

Embora seja difícil medir a incidência, cerca de 2% das reclamações fechadas no banco de dados do Projeto "*Closed Claims*" da ASA faz referência ao estado de consciência sob anestesia. A análise do banco de dados do Departamento de Litígios do NHS, de 1995 a 2007, revelou que 19 das 93 reclamações relevantes diziam respeito à "paralisia, enquanto acordado". Naturalmente, o estado de consciência representa grande preocupa-

TABELA 54-4 Complicações associadas ao posicionamento do paciente

Complicação	Posição	Prevenção
Embolia aérea venosa	Sentada, prona, Trendelenburg reversa	Manter a pressão venosa adequada; liga veias "abertas"
Alopecia	Supina, litotomia, Trendelenburg	Evitar hipotensão prolongada, acolchoamento e giro ocasional da cabeça
Dor nas costas	Qualquer uma	Suporte lombar, acolchoamento e leve flexão do quadril
Síndromes de compartimento das extremidades	Especialmente litotomia	Manter pressão de perfusão e evitar compressão externa
Abrasão da córnea	Qualquer uma, mas especialmente prona	Oclusão e/ou lubrificação ocular
Amputação de dígito	Qualquer uma	Verificar dígitos em protrusão antes de alterar a configuração da mesa
Paralisias neurais		
Plexo braquial	Qualquer uma	Evitar estiramento ou compressão direta no pescoço, ombro ou axila
Peroneiro comum	Litotomia, decúbito lateral	Evitar pressão sustentada no aspecto lateral da fíbula superior
Radial	Qualquer uma	Evitar compressão do úmero lateral
Ulnar	Qualquer uma	Evitar pressão sustentada sobre o sulco ulnar
Isquemia da retina	Prona, sentada	Evitar pressão sobre o globo
Necrose da pele	Qualquer uma	Evitar pressão sustentada sobre as proeminências ósseas

ção aos pacientes e pode levar a um litígio. Certos tipos de cirurgia são mais frequentemente associados ao estado de consciência, incluindo aquelas para traumatismos significativos, obstétricas e procedimentos cardíacos de grande porte. Em algumas circunstâncias, o estado de consciência pode resultar da profundidade reduzida da anestesia que pode ser tolerada pelo paciente. Em estudos iniciais, as taxas de recordação para episódios intraoperatórios durante cirurgia para traumatismos de porte foram informadas com frequência de até 43%; a incidência do estado de consciência durante cirurgia cardíaca e partos cesarianos é de 1,5 e 0,4%, respectivamente. A partir de 1999, o Projeto "*Closed Claims*" da ASA relatou 79 reclamações por estado de consciência; cerca de 20% dessas reclamações se referiam à paralisia enquanto acordado, e o restante dizia respeito às recordações sob anestesia geral. A maioria das reclamações para paralisia enquanto acordado foi considerada resultante de erros na rotulagem e administração de medicamentos, como administração de doses paralisantes antes da indução da narcose. Desde a revisão de 1999, outros 71 casos apareceram no banco de dados. Reclamações por recordações foram mais prováveis em mulheres submetidas à anestesia geral sem um agente volátil. Pacientes sofrendo de abuso de drogas há muito tempo podem exigir mais anestesia que, se não atendida, pode levar ao estado de consciência.

Outras causas do estado de consciência incluem a oferta inadequada de anestésico por inalação (p. ex., por causa do funcionamento insatisfatório do vaporizador) e os erros de medicação. Alguns pacientes podem-se queixar do estado de consciência quando, de fato, eles receberam cuidados para anestesia regional ou monitorada; por isso, os anestesistas deverão se certificar de que os pacientes tenham expectativas razoáveis quando se aplicam técnicas regionais ou locais. Da mesma forma, os pacientes que precisam de anestesia regional ou local porque querem "ver tudo" e/ou "estarem no controle" podem, com frequência, ficar irados, quando a sedação bloqueia sua memória da experiência perioperatória. Em todos os casos, a discussão franca entre a equipe da anestesia e o paciente é necessária para evitar expectativas não realistas.

Alguns médicos discutem, rotineiramente, a possibilidade de recordações intraoperatórias e os passos que serão tomados para minimizar essa situação como parte do consentimento informado para anestesia geral. Isto faz sentido especial para aqueles procedimentos em que haja mais probabilidade de recordações. Recomenda-se informar aos pacientes a serem submetidos a cuidados para anestesia monitorada com sedação sobre a expectativa do estado de consciência. Os anestésicos voláteis deverão ser administrados em nível coerente com a amnésia. Se isso não for possível, as benzodiazepinas (e/ou escopolamina) poderão ser usadas. O movimento de um paciente pode indicar profundidade anestésica inadequada. A documentação deverá incluir concentrações expiradas de gases anestésicos (quando disponíveis) e dosagens de drogas amnésicas. O uso de um monitor de escala de índice biespectral (BIS) ou de monitores similares pode ser útil, embora estudos clínicos randomizados tenham falhado em demonstrar incidência reduzida de estado de consciência com o uso do monitor BIS, em comparação a um grupo que recebeu concentrações adequadas de agentes voláteis. Por fim, se houver evidência do estado de consciência intraoperatória durante os turnos pós-operatórios, o médico deverá obter um relatório detalhado da experiência, responder as perguntas do paciente, demonstrar empatia e encaminhar o paciente para aconselhamento psicológico, se apropriado.

LESÃO OCULAR

Uma ampla margem de condições, desde a abrasão simples da córnea até a cegueira, já foi relatada. A abrasão da córnea é, de longe, a lesão ocular mais comum e transitória. O Projeto "*Closed Claims*" da ASA identificou um número reduzido de reclamações por abrasão, em que a causa foi raramente identificada (20%), com baixa incidência de lesão permanente (16%). O Projeto identificou também um subconjunto de reclamações por cegueira que resultaram do movimento do paciente durante cirurgia oftalmológica. Esses casos ocorreram em pacientes que receberam cuidados ou de anestesia geral ou de anestesia monitorada.

Embora a causa da abrasão da córnea possa não ser evidente, várias medidas, como proteção dos olhos com o fechamento das pálpebras com fita adesiva depois da perda da consciência (mas antes da intubação) e evitar contato direto dos olhos com as máscaras de oxigênio, campos cirúrgicos, acessos e travesseiros (especialmente durante os cuidados de anestesia monitorada, no transporte e nas posições não supinas), podem ajudar a minimizar a possibilidade de lesão. A profundidade anestésica adequada (e, na maioria dos casos, a paralisia) deverá ser mantida para prevenir o movimento durante a cirurgia oftalmológica sob anestesia geral. Os pacientes eleitos para Cuidados de Anestesia Monitorada (MAC) devem compreender que o movimento sob cuidados monitorados é perigoso e, por isso, somente a sedação mínima será administrada para garantir que eles (ou elas) possam cooperar.

A neuropatia óptica isquêmica (ION) é uma complicação perioperatória devastadora, sendo hoje a causa mais comum da perda da visão depois da cirurgia. Esse quadro é informado com mais frequência após procedimento de revascularização cardiopulmonar, dissecção radical do pescoço e cirurgias na coluna vertebral na posição prona. Os fatores pré- e intraoperatórios podem contribuir. Muitos dos relatórios de caso implicam quadros preexistentes de hipertensão, diabetes, doença de artéria coronariana e tabagismo, sugerindo que as anormalidades vasculares pré-operatórias podem ter papel importante no processo. A hipotensão e a anemia intraoperatórias deliberadas também foram implicadas (em cirurgia da coluna), talvez por causa do seu potencial em reduzir a oferta de oxigênio. Por fim, o tempo cirúrgico prolongado em posições que comprometem a drenagem venosa (prona, com a cabeça para baixo, com compressão do abdome) também for considerado como fator em cirurgia da coluna. Geralmente, os sintomas aparecem imediatamente quando o paciente acorda da anestesia, mas já foram comunicados em até 12 dias depois da cirurgia. Esses sintomas variam desde a acuidade visual reduzida até a cegueira completa. A análise de registros de casos submetidos ao Registro da ASA sobre Perda de Visão Pós-Operatória (ASA *Postoperative Vision Loss Registry*) revelou que a perda da visão era posterior à ION em 83 dos 93 casos. A instrumentação da coluna foi associada à ION quando a cirurgia demorou mais de 6 horas, e a perda de sangue foi superior a 1 L. A ION pode ocorrer após o uso de fixação de pinos, indicando que a pressão direta no olho não é exigência para o aparecimento da ION.

O aumento da pressão venosa em pacientes na posição de Trendelenburg pode reduzir o fluxo de sangue para o nervo óptico.

É difícil formular recomendações para prevenir essa complicação porque os fatores de risco para ION são, com frequência, inevitáveis. Os passos que podem ser tomados são: (1) limitar o grau e a duração da hipotensão durante hipotensão controlada (deliberadamente), (2) administrar transfusão aos pacientes gravemente doentes que parecem estar em risco para ION e (3) discutir com o cirurgião a possibilidade de operações em etapas em pacientes de alto risco para limitar os procedimentos prolongados.

Deve-se notar que a perda da visão depois da cirurgia também pode ser causada por outros mecanismos, incluindo o glaucoma de fechamento de ângulo ou o fenômeno embólico do córtex ou da retina. Recomenda-se a avaliação imediata.

PARADA CARDIOPULMONAR DURANTE ANESTESIA ESPINAL

A parada cardíaca súbita durante uma administração, caso contrário, rotineira de anestésicos espinais é uma complicação incomum. O relatório inicial publicado foi uma análise de reclamações fechadas de 14 pacientes que sofreram parada cardíaca durante a anestesia espinal. Os casos envolveram, primariamente, pacientes jovens (idade média de 36 anos), relativamente sadios (estado físico I-II da ASA) que receberam doses apropriadas de anestésico local que produziram alto nível de bloqueio de dermátomos antes da parada (nível T4). A insuficiência respiratória com hipercarbia decorrente de sedativos foi considerada como um fator potencialmente contribuinte. O tempo médio desde a indução da anestesia espinal até a parada foi de 36 minutos e, em todos os casos, a parada foi precedida de um declínio gradual na frequência cardíaca e na pressão arterial. Logo antes da parada, os sinais mais comuns foram bradicardia, hipotensão e cianose. O tratamento consistiu em suporte ventilatório, efedrina, atropina, reanimação cardiopulmonar (duração média de 10,9 minutos) e epinefrina. Apesar dessas intervenções, 10 pacientes permaneceram em coma, e 4 recuperaram a consciência com déficits neurológicos significativos. Um estudo subsequente concluiu que essas paradas têm pouca relação com a sedação, mas foram relacionadas mais com graus extensos de bloqueamento simpático, levando ao tônus vagal sem oposição e à bradicardia profunda. O tratamento rápido e apropriado da bradicardia e da hipotensão é essencial para minimizar o risco de parada. O tratamento precoce da bradicardia com atropina pode prevenir uma espiral descendente. Doses graduais de efedrina, epinefrina e outras drogas vasoativas deverão ser administradas para tratar a hipotensão. Se a parada cardiopulmonar ocorrer, o suporte ventilatório, a reanimação cardiopulmonar e doses plenas de atropina e de epinefrina para reanimação deverão ser administradas sem demora.

PERDA AUDITIVA

A perda auditiva perioperatória é, em geral, transitória e, com frequência, passa despercebida. A incidência de perda auditiva de baixa frequência após punção da dura pode chegar a 50% e parece ter como causa o vazamento de líquido cefalorraquidiano que, se persistente, poderá ser aliviado com um tampão de sangue epidural. A perda de audição após anestesia geral pode ter várias causas e é muito menos previsível. Os mecanismos incluem: barotrauma da orelha média, lesão vascular e ototoxicidade por drogas (aminoglicosídeos, diuréticos de alça, drogas anti-inflamatórias não esteroides e agentes antineoplásicos). A perda de audição após procedimento de derivação cardiopulmonar é geralmente unilateral e considerada como resultante de embolia e de lesão isquêmica ao órgão espiral (órgão de Corti).

REAÇÕES ALÉRGICAS

As reações de hipersensibilidade (ou alérgicas) são respostas imunológicas exageradas à estimulação antigênica em pessoas sensibilizadas anteriormente. O antígeno, ou alérgeno, pode ser uma proteína, um polipeptídeo ou uma molécula menor. Além disso, o alérgeno pode ser a própria substância, um metabólito ou um produto de fragmentação. Os pacientes podem ficar expostos aos antígenos por meio do trato respiratório, do trato gastrointestinal, dos olhos, da pele e de exposição anterior intravenosa, intramuscular ou peritoneal.

A anafilaxia ocorre quando agentes inflamatórios são liberados dos basófilos e dos mastócitos como resultado da interação de um antígeno com a imunoglobina (Ig) E. As reações anafilactoides se manifestam por si mesmas da mesma maneira que as reações anafiláticas, mas não resultam de interação com a IgE. A ativação direta do complemento e a ativação do complemento mediada por IgG podem resultar em liberação e atividade de mediador inflamatório similar.

Dependendo do antígeno e dos componentes do sistema imune envolvidos, as reações de hipersensibilidade são classicamente divididas em quatro tipos (Tabela 54-5). Em muitos casos, um alérgeno (p. ex., látex) pode causar mais de um tipo de reação de hipersensibilidade. As reações do tipo I envolvem antígenos que formam ligação cruzada com anticorpos de IgE, desencadeando a liberação de mediadores inflamatórios dos mastócitos. Nas reações do tipo II, os anticorpos de IgG de fixação de complemento (ligação de C1) aderem a antígenos na superfície das células, ativando a via clássica do complemento e provocando a lise celular. Os exemplos dessas reações do tipo II incluem: reações hemolíticas de transfusão e trombocitopenia induzida pela heparina. As reações do tipo III ocorrem quando complexos imunes de antígeno-anticorpo (IgG ou IgM) são depositados nos tecidos, ativando o complemento e gerando fatores quimiotáticos que atraem os neutrófilos para a área. Os neu-

TABELA 54-5 Reações de hipersensibilidade

Tipo I (imediata)
Atopia
Urticária – angioedema
Anafilaxia
Tipo II (citotóxica)
Reações hemolíticas da transfusão
Anemia hemolítica autoimune
Trombocitopenia induzida por heparina
Tipo III (complexo imune)
Reação de Arthus
Doença do soro
Pneumonite por hipersensibilidade aguda
Tipo IV (retardada, mediada pela célula)
Dermatite de contato
Hipersensibilidade tipo tuberculina
Pneumonite por hipersensibilidade crônica

trófilos ativados provocam lesão do tecido por liberarem enzimas lisossômicas e produtos tóxicos. As reações do tipo III incluem a doença do soro e a pneumonite por hipersensibilidade aguda. As reações do tipo IV, frequentemente referidas como reações de hipersensibilidade retardada, são mediadas por linfócitos T $CD4^+$ que foram sensibilizados para um antígeno específico por exposição anterior. A resposta de TH1 anterior causa a expressão de uma proteína do receptor de células T que é específica para o antígeno. A reexposição ao antígeno leva os linfócitos a produzirem linfocinas – interleucinas (IL), interferon (IFN) e o fator-γ de necrose tumoral (TNF-γ) – que atraem e ativam células inflamatórias mononucleares durante 48-72 horas. A produção de IL-1 e de IL-6 por células de processamento de antígenos amplia a expressão clonal das células T sensibilizadas específicas e atrai outros tipos de células T. A secreção de IL-2 transforma as células T citotóxicas $CD8^+$ em células assassinas; IL-4 e IFN-γ leva os macrófagos à transformação epitelioide, produzindo granulomas com frequência. Os exemplos das reações do tipo IV são aqueles associados à tuberculose, histoplasmose, esquistossomíase e pneumonite por hipersensibilidade e alguns transtornos autoimunes, como artrite reumatoide e a granulomatose de Wegener.

1. Reações Imediatas de Hipersensibilidade

A exposição inicial de uma pessoa suscetível a um antígeno induz as células T $CD4^+$ a linfocinas que ativam e transformam linfócitos B específicos em células do plasma, produzindo anticorpos IgE específicos ao alérgeno (**Figura 54-7**). A porção Fc desses anticorpos então se associa a receptores de alta afinidade na superfície celular de mastócitos teciduais e dos basófilos circulantes. Durante a reexposição subsequente ao antígeno, essa porção se liga à porção Fab dos anticorpos IgE adjacentes na superfície dos mastócitos, induzindo à desgranulação e liberação de mediadores inflamatórios de lipídios e citocinas adicionais dos mastócitos. O resultado final é a liberação de histamina, triptase, proteoglicanos (heparina e sulfato de condroitina) e carboxipeptidases. A síntese da prostaglandina (principalmente a prostaglandina D_2) e do leucotrieno (B_4, C_4, D_4, E_4 e o fator de ativação das plaquetas) também aumenta. Os efeitos combinados desses mediadores podem produzir vasodilatação arteriolar, aumento da permeabilidade vascular, aumento da secreção de muco, contração dos músculos lisos e outras manifestações clínicas de reações do tipo I.

As reações de hipersensibilidade do tipo 1 são classificadas como atópicas ou não atópicas. Os transtornos atópicos afetam tipicamente a pele ou o trato respiratório e incluem: rinite alérgica, dermatite atópica e asma alérgica. Os transtornos de hipersensibilidade não atópicos incluem: urticária, angioedema e anafilaxia, reações essas que, quando leves, ficam confinadas à pele (urticária) ou ao tecido subcutâneo (angioedema); porém, quando intensas, tornam-se generalizadas e representam uma emergência médica potencialmente fatal (anafilaxia). As lesões de urticária são caracteristicamente pápulas de pele bem circunscritas, com bordas eritematosas elevadas e área central esbranquiçada e são intensamente pruríticas. O angioedema se apresenta como um edema cutâneo profundo, sem depressão resultante de vasodilatação acentuada e aumento da permeabilidade dos vasos sanguíneos subcutâneos. Quando o angioedema é extenso, ele pode ser associado a grandes desvios de fluido; quando envolve a mucosa da faringe ou da laringe, ele pode comprometer rapidamente as vias aéreas.

2. Reações Anafiláticas

Anafilaxia é uma resposta exagerada a um alérgeno (p. ex., antibiótico) mediada por uma reação de hipersensibilidade do tipo I. A síndrome aparece dentro de minutos depois da exposição a um antígeno específico em uma pessoa sensibilizada e se apresenta como um quadro de angústia respiratória aguda, choque circulatório, ou ambos. O óbito pode ocorrer da asfixia ou do choque circulatório irreversível. A incidência de reações anafiláticas durante a anestesia foi estimada à taxa de 1:3.500 a 1:20.000 anestésicos. A mortalidade por anafilaxia pode ser de até 4% dos casos com lesão cerebral, ocorrendo em outros 2% dos pacientes sobreviventes. Um estudo francês que avalia 789 reações anafiláticas e anafilactoides relatou que as fontes mais comuns de anafilaxia perioperatória foram: bloqueadores neuromusculares (58%), látex (17%) e antibióticos (15%).

Os mediadores mais importantes da anafilaxia são: histamina, leucotrienos, calicreína de basófilos (BK-A) e fator de ativação de plaquetas. Eles aumentam a permeabilidade vascular e contraem os músculos lisos. A ativação do receptor de H_1 contrai o músculo liso bronquial, enquanto a ativação do receptor de H_2 causa vasodilatação, aumento da secreção de muco, taquicardia e aumento da contratilidade do miocárdio. A BK-A cliva a bradicinina do cininogênio; a bradicinina aumenta a permeabilidade e a vasodilatação vascular e contrai os músculos lisos. A ativação do fator de Hageman pode iniciar a coagulação intravascular. O fator quimiotático de eosinófilos da anafilaxia, o fator quimiotático de neutrófilos e o leucotrieno B_4 atraem células inflamatórias que medeiam a lesão adicional aos tecidos. O angioedema da faringe, laringe e traqueia produzem obstrução das vias aéreas superiores, enquanto o broncospasmo e o edema da mucosa resultam em obstrução das vias aéreas in-

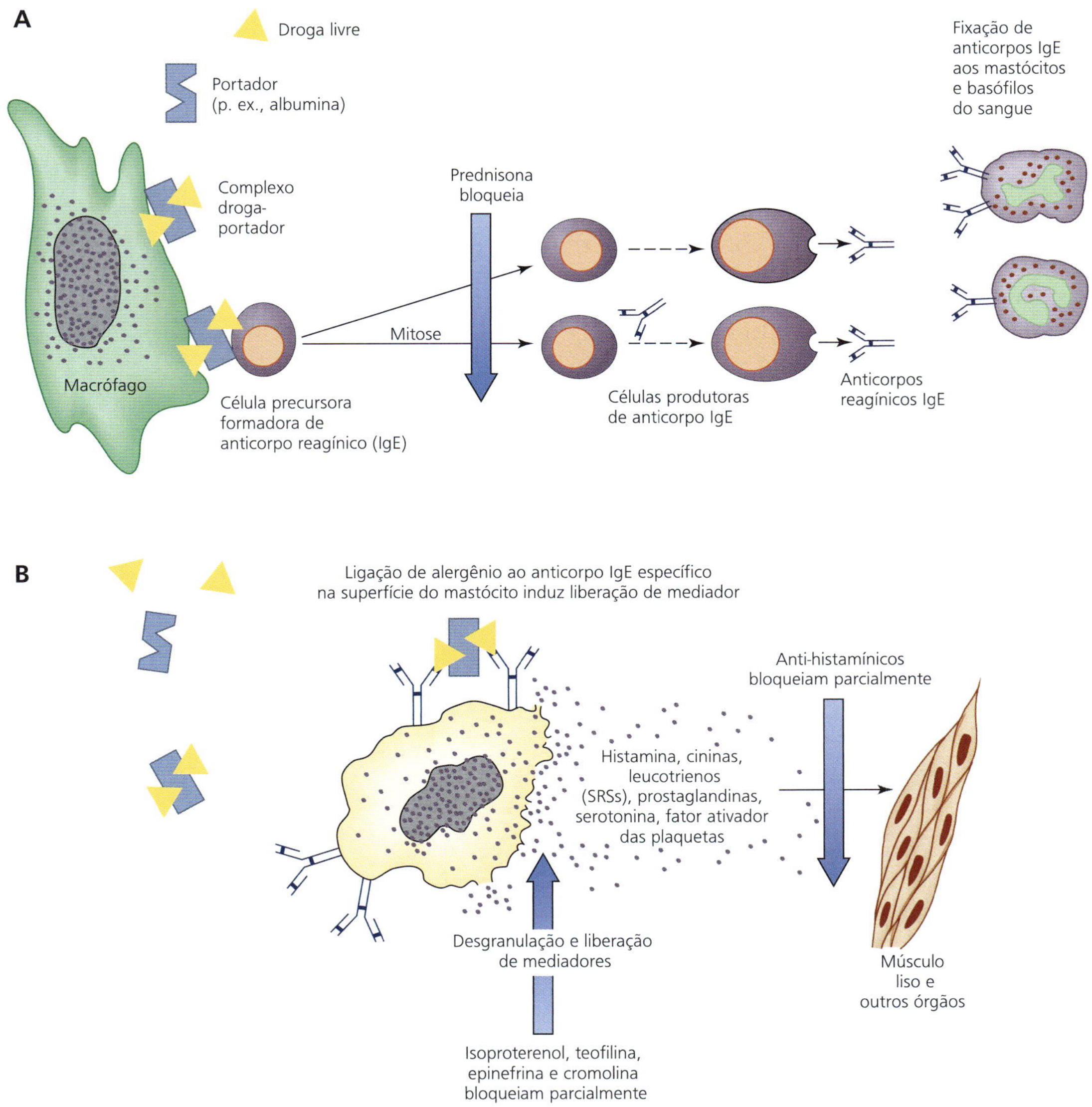

FIGURA 54-7 **A:** Indução de sensibilidade alérgica mediada por IgE a drogas e outros alérgenos. **B:** Resposta de células sensibilizadas por IgE à exposição subsequente a alérgenos, Ig, imunoglobulina. (Reproduzida com autorização de Katzung BG [editor]: *Basic & Clinical Pharmacology,* 8th ed. McGraw-Hill, 2001.)

feriores. A histamina pode, de preferência, constringir as grandes vias, enquanto os leucotrienos afetam, principalmente, as vias aéreas periféricas menores. A transudação de fluidos para a pele (angioedema) e as vísceras produzem hipovolemia e choque, enquanto a vasodilatação arteriolar reduz a resistência vascular sistêmica. A hipoperfusão coronária e a hipoxemia arterial promovem arritmias e isquemia do miocárdio. Os mediadores de leucotrieno e de prostaglandina também podem causar vasospasmo coronário. O choque circulatório prolongado leva à acidose láctica progressiva e ao dano isquêmico aos órgãos vitais. A Tabela 54-6 resume as manifestações de reações anafiláticas mais importantes.

As **reações anafilactoides** lembram a anafilaxia, mas não dependem da interação do anticorpo de IgE com o antígeno. Uma droga pode liberar histamina diretamente dos mastócitos (p. ex., urticária após dose elevada de sulfato de morfina) ou ativar o complemento. Apesar das diferenças de mecanismo, as

6 reações anafiláticas e anafilactoides são tipicamente indistinguíveis, em termos clínicos, e com potencial igualmente fatal. A Tabela 54-7 lista as causas comuns de reações anafiláticas e anafilactoides.

TABELA 54-6 Manifestações clínicas de anafilaxia

Sistema Orgânico	Sinais e Sintomas
Cardiovascular	Hipotensão[1], taquicardia, arritmias
Pulmonar	Broncospasmo[1], tosse, dispneia, edema pulmonar, edema da laringe, hipóxia
Dermatológicos	Urticária[1], edema facial, prurido

[1]Sinais essenciais durante anestesia geral.

TABELA 54-7 Causas das reações anafiláticas e anafilactoides

Reações anafiláticas contra polipeptídeos	Venenos (*Hymnoptera*,formiga de fogo, cobra, água-viva) Alérgenos transmitidos pelo ar (pólen, mofos, pequenas escamas de pelos ou penas de animais) Alimentos (amendoim, leite, ovos, frutos do mar, grãos) Enzimas (tripsina, estreptocinase, quimiopapaína, asparaginase) Soro heterólogo (antitoxina do tétano, globulina antilinfócitos, antivenina) Proteínas humanas (insulina, corticotropina, vasopressina, proteínas séricas e seminais) Látex
Reações anafiláticas contra portador de hapteno	Antibióticos (penicilina, cefalosporinas, sulfonamidas) Desinfetantes (óxido de etileno, clorexedina) Anestésicos locais (procaína)
Reações anafilactoides	Soluções poli-iônicas (meio de radiocontraste, polimixina B) Opioides (morfina, meperidina) Hipnóticos (propofol, tiopental) Relaxantes musculares (rorucônio, succinilcolina, cisatracúrio) Membranas sintéticas (diálise) Drogas anti-inflamatórias não esteroides Conservantes (sulfitos, benzoatos) Protamina Dextrano Esteroides Esforço Idiopáticos

Adaptada e reproduzida com autorização de Bochner BS, Lichtenstein LM: N Engl J Med 1991;324:1786.

Os fatores que predispõem os pacientes a essas reações incluem: gravidez, atopia conhecida e exposição anterior à droga. Essas reações são mais comuns em pacientes mais jovens que em idosos. A identificação laboratorial de pacientes que sofreram uma reação alérgica adversa ou que possam estar particularmente suscetíveis tem a ajuda frequente da verificação cutânea intradérmica, verificação da desgranulação de leucócitos ou de basófilos (teste de liberação de histamina) ou a verificação de radioalergosorbente (RAST). Este último é capaz de medir o nível de anticorpo IgE no soro específico para a droga. A medição da triptase sérica ajuda na confirmação do diagnóstico de uma reação anafilática. O pré-tratamento profilático com antagonistas do receptor de histamina e corticosteroides reduz a intensidade da reação. O tratamento deve ser imediato e adaptado à gravidade da reação (Tabela 54-8).

TABELA 54-8 Tratamento de reações anafiláticas e anafilactoides

Interromper a administração da droga
Administrar oxigênio a 100%
Epinefrina (0,01-0,5 mg IV ou IM)[1]
Considerar a intubação
Bolus de fluido intravenoso
Difenidramina (50-75 mg IV)
Ranitidina (150 mg IV)
Hidrocortisona (até 200 mg IV) ou metilprednisolona (1-2 mg/kg)

[1]A dose e a via de administração de epinefrina dependem da intensidade da reação. Uma infusão de 1-5 mcg/min pode ser necessária em adultos.

3. *Reações Alérgicas a Agentes Anestésicos*

7 A anafilaxia verdadeira decorrente de agentes anestésicos é rara; as reações anafilactoides são muito mais comuns. Os fatores de risco associados à hipersensibilidade aos anestésicos incluem o gênero feminino, história atópica, alergias preexistentes e exposições anestésicas prévias. Os relaxantes musculares são a causa mais comum de anafilaxia durante a anestesia com incidência estimada de 1 para 6.500 pacientes. Eles respondem por quase 60% das reações anafiláticas perioperatórias. Em muitos casos, não houve exposição prévia a relaxantes musculares. Os investigadores sugerem que drogas de venda livre, cosméticos e produtos alimentícios, muitos dos quais contêm íons de amônio terciários ou quaternários, podem sensibilizar indivíduos suscetíveis. Um estudo francês descobriu que, em ordem decrescente de frequência, rocurônio, succinilcolina e atracúrio foram as drogas mais frequentemente responsáveis; isto reflete, provavelmente, a propensão de causar anafilaxia, associada à frequência de uso.

Embora mais raros, os agentes hipnóticos também podem ser responsáveis por algumas reações alérgicas. A incidência de anafilaxia para tiopental e propofol é de 1 para 30.000 e de 1 para 60.000, respectivamente. As reações alérgicas ao etomidato, cetamina e benzodiazepina são muito raras. Reações anafiláticas verdadeiras decorrentes de opioides são bem menos comuns que a liberação de histamina não imune. Da mesma forma, as reações anafiláticas aos anestésicos locais são muito menos comuns que as reações vasovagais, as reações tóxicas a injeções intravenosas acidentais e os efeitos colaterais da injeção intravenosa ou absorvida de epinefrina. Entretanto, as reações mediadas por IgE aos anestésicos locais do tipo éster são bem descritas depois da reação ao metabólito, o ácido para-aminobenzoico. Por outro lado, a anafilaxia verdadeira decorrente de anestésicos locais do tipo de amido é muito rara; em alguns casos, o conservante (parabeno ou metilparabeno) foi considerado do responsável por uma reação anafilactoide aparente a um anestésico local. Além disso, a reatividade cruzada entre anestésicos locais do tipo amido parece baixa. Não há relatórios de anafilaxia a anestésicos voláteis.

4. Alergia ao Látex

A intensidade das reações alérgicas a produtos contendo látex varia de uma dermatite de contato leve até a anafilaxia potencialmente fatal. A alergia ao látex é a segunda causa mais comum de anafilaxia durante a anestesia. As reações mais graves parecem envolver uma resposta imune direta mediada por IgE aos polipeptídeos no látex natural, embora alguns casos de dermatite de contato possam ser decorrentes de uma reação de sensibilidade do tipo IV às substâncias químicas introduzidas no processo de fabricação. Apesar disso, já foi sugerida uma relação entre a ocorrência da dermatite de contato e a probabilidade de um choque anafilático no futuro. A exposição crônica ao látex e uma história de atopia aumentam o risco de sensibilização. Os profissionais de cuidados de saúde e os pacientes submetidos a procedimentos frequentes com itens de látex (p. ex., cateterização repetida da bexiga urinária, exames com enema de bário) deverão, portanto, ser considerados em risco aumentado. Os
8 pacientes portadores de espinha bífida, lesão da medula espinal e de anormalidades congênitas do trato geniturinário têm incidência muito maior de alergia ao látex. A incidência de anafilaxia por látex em crianças é estimada em 1 em 10.000 casos. A história de sintomas alérgicos ao látex deverá ser pesquisada em todos os pacientes durante a entrevista pré-anestesia. Os alimentos que formam reações cruzadas com látex incluem: manga, kiwi, castanha, abacate, maracujá e banana.

Os polimorfismos de nucleotídeos isolados de IL-18 e IL-13 podem afetar a sensibilidade de indivíduos ao látex e promover respostas alérgicas.

As reações anafiláticas ao látex podem ser confundidas com reações a outras substâncias (p. ex., drogas, derivados do sangue) porque o início dos sintomas pode retardar por mais de 1 hora depois da exposição inicial. O tratamento é o mesmo que para as outras formas de reações anafiláticas. Testes cutâneos, testes intradérmicos, testes de liberação de histamina de basófilos e RAST já foram usados para avaliar pacientes de alto risco. A prevenção de uma reação em pacientes sensibilizados inclui a profilaxia farmacológica e evitar completamente o látex. A administração pré-operatória de antagonistas de histamina H_1 e H_2 e de esteroides pode fornecer alguma proteção, embora o uso desses antagonistas seja controverso. Embora a maioria das peças de equipamento anestésico seja atualmente isenta de látex, algumas delas ainda contêm látex (p. ex., luvas, torniquetes, alguns foles de ventiladores, portais de injeção intravenosa e máscaras faciais antigas reutilizáveis). Nenhuma reação alérgica foi jamais documentada da inalação de antígeno de látex contido no pó em aerossol das luvas. Os fabricantes de produtos médicos contendo látex devem obrigatoriamente rotular seus produtos com essa informação. **Somente dispositivos especificamente sabidos como isentos de látex (p. ex., luvas de polivinil ou de neopreno, tubos endotraqueais ou máscaras laríngeas de silicone, máscaras faciais de plástico) podem ser usados em pacientes alérgicos ao látex.** Os batoques de borracha deverão ser removidos dos frascos de medicamentos antes do uso, e as injeções deverão ser feitas com válvulas reguladoras de plástico, caso o látex não tenha sido removido dos recipientes e dos acessos de injeção.

5. Alergias a Antibióticos

Muitas alergias medicamentosas verdadeiras em pacientes cirúrgicos são decorrentes dos antibióticos, principalmente os antibióticos α-lactam, como as penicilinas e as cefalosporinas. Embora 1 a 4% das administrações desses antibióticos resultem em reações alérgicas, somente 0,004 a 0,015% dessas reações resultam em anafilaxia. Até 2% da população em geral é alérgica à penicilina, mas somente 0,01% das administrações de penicilina resulta em anafilaxia. A sensibilidade cruzada à cefalosporina em pacientes com alergia à penicilina é estimada em 2 a 7%, mas uma história de reação anafilática à penicilina aumenta a taxa de reação cruzada em até 50%. Os pacientes com história anterior de reação anafilática à penicilina não deverão, portanto, receber uma cefalosporina. Embora o imipenem demonstre sensibilidade cruzada similar, o aztreonam parece ser antigenicamente distinto e, confirmadamente, não forma reação cruzada ou outros β-lactams. A alergia à sulfonamida é também relativamente comum em pacientes cirúrgicos. As drogas com sulfa incluem: antibióticos de sulfonamida, furosemida, hidroclorotiazida e captopril. Felizmente, a frequência da reatividade cruzada entre esses agentes é baixa.

Da mesma forma que as cefalosporinas, a vancomicina é usada com frequência para profilaxia antibiótica em pacientes cirúrgicos. Infelizmente, ela está associada a reações adversas. Uma reação do tipo anafilactoide, a chamada "síndrome do homem vermelho" *(Red Man Syndrome)*, consiste em prurido intenso, rubor e eritema da cabeça e torso superior, frequentemente acompanhada de hipotensão arterial; essa síndrome parece estar relacionada mais com a taxa rápida da administração que com a dose ou a alergia. A hipotensão sistêmica isolada é um efeito colateral muito mais frequente e parece estar primariamente mediada por liberação de histamina, pois o pré-tratamento com anti-histaminas H_1 e H_2 pode prevenir a hipotensão, mesmo com taxas rápidas de administração.

Os mecanismos imunológicos estão associados a outras doenças perioperatórias. A lesão pulmonar associada à transfusão pode ser secundária à atividade de anticorpos no plasma do doador que leva à produção de uma reação de hipersensibilidade que resulta em infiltrados pulmonares e insuficiência respiratória. A formação de anticorpos de IgE direcionados aos complexos de heparina-PF4 resulta em ativação de plaquetas, trombose e trombocitopenia induzida por heparina.

PERIGOS OCUPACIONAIS EM ANESTESIOLOGIA

Os anestesiologistas passam a maior parte de seu dia de trabalho expostos a gases anestésicos, radiação ionizante de baixa dose, campos eletromagnéticos, derivados do sangue e ao estresse do local de trabalho. Cada um desses fatores pode contribuir para efeitos negativos na saúde nos médicos anestesistas. Um ensaio do ano 2000 comparou os riscos de mortalidade de anestesiologistas e de internistas. O óbito por doença cardíaca ou câncer não foi muito diferente entre os grupos; entretanto, os anestesiologistas apresentaram índice aumentado de suicídios e de óbitos associados a drogas (Tabela 54-9). Estes últimos também apresentaram maior chance de óbito por causas externas, como acidentes de canoagem, bicicleta e aeronáuticos em comparação aos residentes. Apesar disso, os dois grupos apresentaram mortalidade mais baixa que a população em geral, provavelmente por causa de seu *status* socioeconômico mais alto. O acesso dos anestesiologistas aos opioides intravenosos provavelmente contribui para um risco relativo de 2,21 para óbitos relacionados com drogas, em comparação à taxa dos internistas.

1. Exposição Crônica a Gases Anestésicos

9 Não existe evidência clara de que a exposição a quantidades de traço de agentes anestésicos represente um perigo à saúde do pessoal na sala de cirurgias. Entretanto, uma vez que estudos anteriores que examinaram essa questão levaram a resultados com falhas e conflitantes, o *United States Occupational Health and Safety Administration* continua a definir máximas concentrações de traço aceitáveis inferiores a 25 ppm para óxido nitroso e a 0,5 ppm para anestésicos halogenados (2 ppm se o agente halogenado for usado isoladamente). A conquista desses níveis baixos depende de equipamento eficiente de limpeza, ventilação adequada da sala de cirurgias e técnica anestésica escrupulosa. A maioria das pessoas não pode detectar o odor de agentes voláteis em concentrações inferiores a 30 ppm. Se não houver um sistema de limpeza em funcionamento, as concentrações do gás anestésico atingem 3.000 ppm para óxido nitroso e 50 ppm para agentes voláteis.

Estudos anteriores indicaram que a equipe feminina da sala de cirurgias poderia estar em risco aumentado de aborto espontâneo, em comparação a outras mulheres. Ainda não está esclarecido se outros fatores relacionados com as atividades da sala de cirurgias poderiam contribuir para o possível aumento do potencial para a perda da gestação.

2. Doenças Infecciosas

Os profissionais que trabalham em hospitais estão expostos a muitas doenças infecciosas predominantes na comunidade (p. ex., infecções respiratórias virais, rubéola e tuberculose).

O panarício por herpes é uma infecção dos dedos pelo vírus do herpes simples dos tipos 1 ou 2 e, geralmente, envolve o contato direto de pele anteriormente traumatizada com secreções orais contaminadas. Vesículas dolorosas aparecem no sítio da infecção, e o diagnóstico é confirmado pelo aparecimento de células epiteliais gigantes ou de corpos de inclusão nucleares em um esfregaço obtido da base de uma vesícula, pela presença de aumento na titulagem do vírus do herpes simples ou pela identificação do vírus com antissoro. O tratamento é conservador e inclui a aplicação tópica de pomada de aciclovir a 5%. A prevenção envolve o uso de luvas quando em contato com secreções orais. Os pacientes em risco de cultivar o vírus são aqueles sofrendo de outras infecções, imunossupressão, câncer e desnutrição. O risco dessa condição parece ter quase desaparecido, agora que o pessoal da anestesia usa luvas rotineiramente durante a manipulação das vias aéreas, o que não era o caso nos anos de 1980 e antes disso.

O DNA viral foi identificado na coluna de fumaça gerada durante tratamento a *laser* de condilomas. A possibilidade teórica de transmissão viral dessa fonte pode ser minimizada com o uso de evacuadores de fumaça, luvas e as máscaras apropriadas aprovadas pelo OSHA.

Mais perturbador é o potencial de se adquirir infecções sanguíneas graves, como hepatite B, hepatite C ou o vírus da imunodeficiência humana (HIV). Embora a transmissão desses vírus por via parenteral possa ocorrer após exposição cutânea ou percutânea das mucosas aos fluidos corporais infectados, a lesão acidental com uma agulha contaminada com sangue infectado representa o mecanismo ocupacional mais comum. O risco de transmissão pode ser estimado se três fatores forem conhecidos: a prevalência da infecção na população de pacientes, a incidência da exposição (p. ex., a frequência de picadas de in-

TABELA 54-9 Proporções de taxas relativas para óbitos por drogas e por suicídios comparando anestesiologistas e internistas antes e depois de 1° de janeiro de 1987

		Anestesiologistas (*N*)	Internistas (*N*)	RR[1]	CI de 95%
Óbitos relacionados com todas as drogas	< 1987	36	14	2,65	1,42-4,91
	≥ 1987	55	19	2,87	1,71-4,84
Suicídios relacionados com as drogas	< 1987	16	11	1,48	0,69-3,20
	≥ 1987	32	11	2,88	1,45-5,71
Suicídios	< 1987	41	33	1,25	0,79-1,97
	≥ 1987	62	38	1,60	1,07-2,39

CI, intervalo de confiança.
[1]Proporção (RR) de anestesiologistas comparada a internistas para aquele período; RR é ajustado por idade, sexo e etnia.
Reproduzida com autorização de Alexander B, Checokway H, Nagahama S, Domino K: Cause-specific mortality risks of anesthesiologists. Anesthesiology 2000;93:922.

jeção) e a taxa de soroconversão após uma única exposição. A taxa de soroconversão após exposição específica depende de vários fatores, incluindo a infectividade do organismo, o estágio da doença do paciente (extensão da viremia), tamanho do inóculo e estado imunológico do profissional de cuidados de saúde. As taxas de sorocoversão após uma única picada de agulha são estimadas entre 0,3 e 30%. As agulhas ocas (hipodérmicas) representam um risco maior que as sólidas (cirúrgicas) por causa do inóculo potencialmente maior. O uso de luvas, sistemas sem agulhas ou dispositivos com agulhas protegidas pode reduzir a incidência de alguns (mas não de todos) tipos de lesão.

10

O tratamento inicial de picadas de agulha envolve a limpeza da ferida e a notificação do ocorrido à autoridade competente na unidade de cuidados de saúde. Após qualquer exposição, os profissionais de anestesia deverão se comunicar com o setor de emergência ou departamento de saúde de suas instituições para o aconselhamento apropriado sobre as opções de profilaxia pós-exposição. Toda a equipe do Centro Cirúrgico deverá ser informada sobre os meios de notificação ao departamento médico da instituição para picadas de agulha e outras lesões.

A hepatite B fulminante (1% das infecções agudas) tem 60% de taxa de mortalidade. A hepatite ativa crônica (< de 5% de todos os casos) está associada ao aumento na incidência de cirrose do fígado e de carcinoma hepatocelular. A transmissão do vírus é feita principalmente pelo contato com derivados de sangue ou fluidos corporais. O diagnóstico é confirmado por detecção do antígeno de superfície da hepatite B (HBsAg). A recuperação sem complicações é sinalizada pelo desaparecimento do HBsAg e aparecimento de anticorpos contra o antígeno de superfície (anti-HBs). Existe disponível uma vacina contra hepatite B que é significativamente recomendada para o pessoal da anestesia para fins de profilaxia. O aparecimento do anti-HBs após um regime de três doses indica a imunização bem-sucedida.

A hepatite C é outro perigo ocupacional muito importante em anestesiologia; 4 a 8% das infecções por hepatite C ocorrem em profissionais de cuidados de saúde. A maioria (50 a 90%) dessas infecções leva à hepatite crônica que, embora sempre assintomática, pode progredir para a insuficiência hepática e óbito. De fato, a hepatite C é a causa mais comum de cirrose não alcoólica nos EUA. Ainda não existe vacina para proteger contra a infecção por hepatite C.

O pessoal da anestesia parece estar em risco baixo, embora mensurável, de contrair HIV no ambiente de trabalho. O risco de adquirir essa infecção após uma única picada de agulha contaminada com sangue de um paciente com infecção por HIV foi estimado em 0,4 a 0,5%. Uma vez que haja relatos documentados de transmissão do HIV de pacientes infectados aos profissionais de cuidados de saúde (incluindo os anestesiologistas), os Centros de Controle e Prevenção de Doenças (CDC) nos EUA apresentaram diretrizes que se aplicam a todas as categorias de contato com o paciente. Essas precauções universais, que são igualmente válidas para a proteção contra a infecção por hepatite B ou C, são as seguintes:

- Não revestir e descartar imediatamente as agulhas contaminadas.
- Uso de luvas e de outras barreiras durante o contato com feridas abertas e fluidos corporais.
- Lavagem frequente das mãos.
- Uso de técnicas apropriadas para desinfecção ou descarte de materiais contaminados.
- Cuidados especiais por parte de profissionais de cuidados de saúde que estejam grávidas e sem contato com pacientes por parte de profissionais portadores de lesões de pele exsudativas ou gotejantes.

3. Abuso de Drogas

11

A anestesiologia é uma especialidade médica de alto risco para abuso de drogas. As razões prováveis para isso são: o estresse da prática anestésica e a disponibilidade fácil de drogas com potencial de viciar (potencialmente atraindo para essa área pessoas em risco de se viciarem). A probabilidade de desenvolvimento de abuso de drogas aumenta pelos problemas pessoais coexistentes (p. ex., dificuldades no casamento ou financeiras) ou pelo histórico de alcoolismo ou vício por drogas.

O uso voluntário de fármacos sem prescrição capazes de alterar o humor é uma doença. Se não tratado, o abuso de drogas frequentemente leva ao óbito por superdosagem – intencional ou não. Um dos maiores desafios no tratamento do abuso de drogas é a identificação do indivíduo afetado, pois a negação é um aspecto coerente. Infelizmente, as mudanças evidentes para um observador de fora são, com frequência, vagas e tardias: envolvimento reduzido em atividades sociais, alterações sutis na aparência, trocas extremas de humor e hábitos alterados no trabalho. O tratamento começa com uma intervenção cuidadosa e bem planejada. O pessoal sem experiência na área será bem aconselhado a consultar a sociedade médica local ou a autoridade competente sobre como agir. O objetivo é inserir o indivíduo em um programa formal de reabilitação. A possibilidade de perder a licença de médico ou de ser incapaz de retornar à prática fornece motivação poderosa. Alguns programas de entretenimento relatam uma taxa de sucesso de aproximadamente 70%; entretanto, a maioria dos programas de reabilitação informa taxa de recorrência de pelo menos 25%. A conformidade a longo prazo envolve, com frequência, a participação continuada em grupos de apoio (p. ex., os Narcóticos Anônimos), o teste de urina aleatório e a terapia com naltrexona (um antagonista de opioides de longa ação). É difícil formular estratégias efetivas de prevenção; o "melhor" controle da disponibilidade das drogas provavelmente não detém um indivíduo determinado. É improvável que a educação sobre as graves consequências do abuso de drogas traga novas informações ao médico potencialmente capaz de abusar das drogas. Existem controvérsias sobre a taxa em que o pessoal da anestesia sofrerá uma recaída. Muitos especialistas argumentam a favor da política do "uma falha e você está fora" para residentes em anestesiologia que abusam de drogas injetáveis. A decisão sobre se um médico devidamente treinado e qualificado que foi descoberto abusando de drogas injetáveis deve retornar à prática anestésica após completar um programa de reabilitação varia e depende das regras e das tradições do grupo da prática, do centro médico, da diretoria relevante de licenciamento da prática clínica e da probabilidade percebida de recidiva. Os médicos que voltam à prática depois da conclusão bem-sucedida de um programa devem ser cuidadosamente monitorados a longo prazo, pois relapsos podem ocorrer anos depois de uma reabilitação aparentemente bem-sucedida. O abuso do álcool é um problema comum entre médicos e enfermeiros(as), e o pessoal da anestesia não é exceção. As intervenções para alcoolismo, assim como é verdadeiro para abuso de drogas injetáveis, devem ser cuidadosamente orquestradas. A orientação da sociedade médica local ou da autoridade de licenciamento é altamente recomendada.

4. Exposição à Radiação Ionizante

O uso de equipamento de investigação por imagens (p. ex., a fluoroscopia) durante a cirurgia e os procedimentos de intervenção radiológica expõem o anestesista aos riscos potenciais de radiação ionizante. Os três métodos mais importantes de minimizar as doses de radiação são: limitar o tempo total de exposição durante os procedimentos, usar as barreiras apropriadas e maximizar a distância do próprio corpo com relação à fonte de radiação. Os anestesistas que executam rotineiramente procedimentos invasivos guiados por imagens fluoroscópicas deverão considerar o uso de blindagem contra radiação incorporando a proteção ocular. Divisórias de chumbo com vidro ou aventais de chumbo são proteções obrigatórias para todo o pessoal exposto à radiação ionizante. A lei do inverso do quadrado diz que a dosagem da radiação varia inversamente ao quadrado da distância. Por isso, a exposição há 4 m será de 1/16 daquela há 1 metro. A exposição ocupacional máxima recomendada para a exposição do corpo inteiro à radiação é de 5 rem/ano. Isto pode ser monitorado com um crachá de exposição. O impacto na saúde do pessoal da sala de cirurgias resultante da exposição à radiação eletromagnética continua obscuro.

12

DISCUSSÃO DE CASO

Taquicardia e Hipertensão Intraoperatórias Não Explicadas

Um senhor de 73 anos é selecionado para alívio de emergência de uma obstrução intestinal de um vólvulo sigmoide. O paciente sofreu infarto do miocárdio há 1 mês, complicado por insuficiência cardíaca congestiva. A pressão arterial do paciente é de 160/90 mmHg, pulso de 110 batimentos/minuto, taxa respiratória de 22 respirações/minuto e temperatura de 38,8°C.

Por que esse caso é considerado como emergência?

O estrangulamento do intestino começa com obstrução venosa, mas pode progredir rapidamente para oclusão arterial, isquemia, infarto, perfuração. A peritonite aguda pode levar à desidratação intensa, sepse, choque e insuficiência de múltiplos órgãos.

Qual monitoramento especial é apropriado para esse paciente?

Por causa da história recente do miocárdio e da insuficiência cardíaca congestiva, um acesso arterial seria útil. A ecocardiografia transesofágica e monitores de análise de contorno de pulso do débito cardíaco poderiam ser usados. Cateteres de artéria pulmonar foram usados com frequência no passado, mas estão associados a complicações significativas, e a evidência atual não indica que seu uso melhore os resultados do paciente. Grandes trocas de fluido deverão ser antecipadas. Além disso, as informações sobre o suprimento do miocárdio (pressão arterial diastólica) e demanda (pressão sanguínea sistólica, estresse da parede do ventrículo esquerdo e frequência cardíaca) deverão estar continuamente disponíveis. A pressão venosa central pode não acompanhar a pressão atrial esquerda em um paciente com disfunção ventricular significativa.

Quais medicamentos cardiovasculares poderiam ser úteis durante a indução e a manutenção da anestesia geral?

As drogas que causam taquicardia intensa ou extremos em pressão arterial deverão ser evitadas.

Durante a laparotomia, são notados aumentos graduais na frequência cardíaca e na pressão arterial. As elevações do segmento ST aparecem no eletrocardiograma. Inicia-se uma infusão de nitroglicerina. A frequência cardíaca está agora em 130 batidas/minuto, e a pressão arterial é de 220/140 mmHg. A concentração do anestésico volátil é aumentada e administra-se metoprolol intravenoso em incrementos de 1 mg. Isso resulta em declínio da frequência cardíaca para 115 batidas/minuto, sem alteração na pressão arterial. De repente, o ritmo se converte para taquicardia ventricular, com queda profunda na pressão arterial. À medida que se administra amiodarona e a unidade de desfibrilação é preparada, o ritmo degenera para fibrilação ventricular.

O que pode explicar essa série de eventos?

Um diagnóstico diferencial de taquicardia e hipertensão significativas poderia incluir: feocromocitoma, hipertermia maligna ou tempestade tireoideana. Neste caso, a inspeção adicional da infusão de nitroglicerina revela um erro de rotulagem: embora o tubo estivesse identificado como "nitroglicerina", a bolsa de infusão tinha o rótulo de "epinefrina".

Como isso explica a resposta paradoxal ao metropol?

Metropol é um antagonista adrenérgico β_1. Ele inibe a estimulação β_1 da epinefrina da frequência cardíaca, mas não antagoniza a vasoconstrição α-induzida. O resultado final é a queda da frequência cardíaca, mas um aumento sustentado na pressão arterial.

Qual é a causa da taquicardia ventricular?

Uma superdosagem de epinefrina pode causar arritmias ventriculares potencialmente fatais. Além disso, se o cateter venoso central for mal posicionado, com a ponta no ventrículo direito, a ponta do cateter poderia ter estimulado as arritmias ventriculares.

Quais são os outros fatores que podem ter contribuído para esse acidente anestésico?

Vários fatores se combinarão com frequência para criar um acidente anestésico. Rótulos incorretos de substâncias são apenas um exemplo de erros que podem resultar em lesão ao paciente. Preparação inadequada, falhas técnicas, déficits de conhecimento e fadiga ou distração do médico, tudo pode contribuir para resultados adversos. A obediência cuidadosa às políticas do hospital, listas de verificação, procedimentos de identificação do paciente e intervalos de bloqueio regional podem ajudar a prevenir complicações iatrogênicas.

DIRETRIZES

Practice advisory for the prevention of perioperative peripheral neuropathies: a report by the American Society of Anesthesiologists Task Force on prevention of peripheral neuropathies. Anesthesiology 2000;92:1168.

REFERÊNCIAS

Alexander B, Checkoway H, Nagahama S, Domino K: Cause-specific mortality risks of anesthesiologists. Anesthesiology 2000;93:922.

Berge E, Seppala M, Lanier W: The anesthesiology community's approach to opioid and anesthetic abusing personnel: time to change course. Anesthesiology 2008;109:762.

Bhananker S, Posner K, Cheney F, et al: Injury and liability associated with monitored anesthesia care. Anesthesiology 2006;104:228.

Bhananker S, Liau D, Kooner P, et al: Liability related to peripheral venous and arterial catheterization; a closed claims analysis. Anesth Analg 2009;109:124.

Bishop M, Souders J, Peterson C, et al: Factors associated with unanticipated day of surgery deaths in Department of Veterans Affairs hospitals. Anesth Analg 2008;107:1924.

Bowdle TA: Drug administration errors from the ASA closed claims project. ASA Newslett 2003;67:11.

Brown RH, Schauble JF, Miller NR: Anemia and hypotension as contributors to perioperative loss of vision. Anesthesiology 1994;80:222.

Bryson E, Silverstein J: Addiction and substance abuse in anesthesiology. Anesthesiology 2008;109:905.

Caplan RA, Ward RJ, Posner K, Cheney FW: Unexpected cardiac arrest during spinal anesthesia: a closed claims analysis of predisposing factors. Anesthesiology 1988;68:5.

Caplan RA, Vistica MF, Posner KL, Cheney FW: Adverse anesthetic outcomes arising from gas delivery equipment: a closed claims analysis. Anesthesiology 1997;87:741.

Chadwick HS: An analysis of obstetric anesthesia cases from the American Society of Anesthesiologists closed claims project database. Int J Obstet Anesth 1996;5:258.

Cheesman K, Brady J, Flood P, Li G: Epidemiology of anesthesia-related complications in labor and delivery, New York state, 2002-2005. Anesth Analg 2009;109:1174.

Cheney FW: The American Society of Anesthesiologists closed claims project: what have we learned, how has it affected practice, and how will it affect practice in the future? Anesthesiology 1999;91:552.

Cheney FW, Posner KL, Caplan RA, Gild WM: Burns from warming devices in anesthesia. Anesthesiology 1994;80:806.

Cheney FW, Domino KB, Caplan RA, Posner KL: Nerve injury associated with anesthesia: a closed claims analysis. Anesthesiology 1999;90:1062.

Cheney F, Posner K, Lee L, et al: Trends in anesthesia-related death and brain damage. Anesthesiology 2006;105:1071.

Cook T, Bland L, Mihai R, Scott S: Litigation related to anaesthesia: an analysis of claims against the NHS in England 1995-2007. Anaesthesia 2009;64:706.

Cook T, Scott S, Mihai R: Litigation related to airway and respiratory complications of anaesthesia: an analysis of claims against the NHS in England 1995-2007. Anaesthesia 2010;65:556.

Coppieters MW, Van De Velde M, Stappaerts KH: Positioning in anesthesiology. Toward a better understanding of stretch-induced perioperative neuropathies. Anesthesiology 2002;97:75.

Cranshaw J, Gupta K, Cook T: Litigation related to drug errors in anaesthesia: an analysis of claims against the NHS in England 1995-2009. Anaesthesia 2009;64:1317.

Crosby E: Medical malpractice and anesthesiology: literature review and role of the expert witness. Can J Anesth 2007;54:227.

Davies J, Posner K, Lee L, et al: Liability associated with obstetric anesthesia. Anesthesiology 2009;110:131.

Domino KB, Posner Kl, Caplan RA, Cheney FW: Awareness during anesthesia: a closed claims analysis. Anesthesiology 1999;90:1053.

Domino KB, Posner KL, Caplan RA, Cheney FW: Airway injury during anesthesia: a closed claims analysis. Anesthesiology 1999;91:1703.

Domino K, Bowdle T, Posner K, et al: Injuries and liability related to central vascular catheters. Anesthesiology 2004;100:1411.

Edbril SD, Lagasse RS: Relationship between malpractice litigation and human errors. Anesthesiology 1999;91:848.

Fisher DM: New York State guidelines on the topical use of phenylephrine in operating rooms. Anesthesiology 2000;92:858.

Fitzgibbon DR, Posner KL, Domino KB, et al: Chronic pain management: American Society of Anesthesiologists Closed Claims Project. Anesthesiology 2004;100:98.

Gayer S: Prone to blindness: answers to postoperative visual loss. Anesth Analg 2011;112:11.

Ghoneim MM: Awareness during anesthesia. Anesthesiology 2000;92:597.

Gild WM, Posner KL, Caplan RA, Cheney FW: Eye injuries associated with anesthesia. Anesthesiology 1992;76:204.

Hawkins J, Chang J, Palmer S, et al: Anesthesia-related maternal mortality in the United States: 1979-2002. Obstet Gynecol 2011;117:69.

Hepner DL, Castells MC: Anaphylaxis during the perioperative period. Anesth Analg 2003;97:1381.

Jimenez N, Posner K, Cheney F, et al: An update on pediatric anesthesia liability: a closed claims analysis. Anesth Analg 2007;104:147.

Lagasse R: Anesthesia safety: model or myth? Anesthesiology 2002;97:1336.

Lagasse R: To see or not to see. Anesthesiology 2006;105:1971.

Lagasse R: Innocent prattle. Anesthesiology 2009;110:698.

Lee LA: Postoperative visual loss data gathered and analyzed. ASA Newslett 2000;64:25.

Lee L, Posner K, DominoK, et al: Injuries associated with regional anesthesia in the 1980s and 1990s. Anesthesiology 2004;101:143.

Lee L, Posner K, Cheney F, et al: Complications associated with eye blocks and peripheral nerve blocks: an American Society of Anesthesiologists Closed Claims analysis. Reg Anesth Pain Med 2008;33:416.

Lee LA, Rothe S, Posner KL, et al: The American Society of Anesthesiologists Postoperative Visual Loss Registry: analysis of 93 spine surgery cases with postoperative visual loss. Anesthesiology 2006;105:652.

Lesser JB, Sanborn KV, Valskys R, Kuroda M: Severe bradycardia during spinal and epidural anesthesia recorded by an anesthesia information management system. Anesthesiology 2003;99:859.
Levy J, Adkinson N: Anaphylaxis during cardiac surgery: implications for clinicians. Anesth Analg 2008;106:392.
Li G, Warner M, Lang B, et al: Epidemiology of anesthesia related mortality in the United States 1999-2005. Anesthesiology 2009;110:759.
Liang B: "Standards" of anesthesia: law and ASA guidelines. J Clin Anesth 2008;20:393.
Lineberger C: Impairment in anesthesiology: awareness and education. Int Anesth Clin 2008;46:151.
Marco A: Informed consent for surgical anesthesia care: has the time come for separate consent? Anesth Analg 2009;110:280.
Martin L, Mhyre J, Shanks A, et al: 3,423 emergency tracheal intubations at a university hospital: airway outcomes and complications. Anesthesiology 2011;114:42.
Martin JT: Compartment syndromes: concepts and perspectives for the anesthesiologist. Anesth Analg 1992;75:275.
Metzner J, Posner K, Domino K: The risk and safety of anesthesia at remote locations: the US closed claims analysis. Curr Opin Anaesthesiol 2009;22:502.
Monitto C, Hamilton R, Levey E, et al: Genetic predisposition to natural rubber latex allergy differs between health care workers and high risk patients. Anesth Analg 2010;110:1310.
Morray JP, Geiduschek JM, Caplan RA: A comparison of pediatric and adult anesthesia closed malpractice claims. Anesthesiology 1993;78:461.
Newland MC, Ellis SJ, Lydiatt CA, et al: Anesthetic-related cardiac arrest and its mortality. Anesthesiology 2002;97:108.
Pollard JB: Cardiac arrest during spinal anesthesia: common mechanisms and strategies for prevention. Anesth Analg 2001;92:252.
Ramamoorthy C, Haberkern C, Bhananker S, et al: Anesthesia-related cardiac arrest in children with heart disease: data from the pediatric perioperative cardiac arrest (POCA) registry. Anesth Analg 2010;110:1376.
Ranta SOV, Lauila R, Saario J, et al: Awareness with recall during general anesthesia: incidence and risk factors. Anesth Analg 1998;86:1084.
Roh J, Kim D, Lee S, et al: Intensity of extremely low frequency electromagnetic fields produced in operating rooms during surgery at the standing position of anesthesiologists. Anesthesiology 2009;111:275.
Rose G, Brown R: The impaired anesthesiologist: not just about drugs and alcohol anymore. J Clin Anesthesiol 2010;22:379.
Sharma AD, Parmley CL, Sreeram G, Grocott HP: Peripheral nerve injuries during cardiac surgery: risk factors, diagnosis, prognosis, and prevention. Anesth Analg 2000;91:1358.
Silverstein JH, Silva DA, Iberti TJ: Opioid addiction in anesthesiology. Anesthesiology 1993;79:354.
Sprung J, Bourke DL, Contreras MG, et al: Perioperative hearing impairment. Anesthesiology 2003;98:241.
Tait AR: Occupational transmission of tuberculosis: implications for anesthesiologists. Anesth Analg 1997;85:444.
Warner MA, Warner ME, Martin JT: Ulnar neuropathy. Incidence, outcome, and risk factors in sedated or anesthetized patients. Anesthesiology 1994;81:1332.
Warner MA, Warner DO, Harper CM: Lower extremity neuropathies associated with lithotomy positions. Anesthesiology 2000;93:938.
Warner ME, Benenfeld SM, Warner MA, et al: Perianesthetic dental injuries. Anesthesiology 1999;90:1302.
Weinger MB, Englund CE: Ergonomic and human factors affecting anesthetic vigilance and monitoring performance in the operating room environment. Anesthesiology 1990;73:995.
Welch M, Brummett C, Welch T, et al: Perioperative nerve injuries: a retrospective study of 380,680 cases during a 10-year period at a single institution. Anesthesiology 2009;111:490.
Williams EL, Hart WM Jr, Tempelhoff R: Postoperative ischemic optic neuropathy. Anesth Analg 1995;80:1018.
Yuill G, Saroya D, Yuill S: A national survey of the provision for patients with latex allergy. Anaesthesiology 2003;58:775.

CAPÍTULO

55

Ressuscitação Cardiopulmonar

Martin Giesecke, MD ▪ Srikanth Hosur, MBBS, MD

CONCEITOS-CHAVE

1. A ressuscitação cardiopulmonar e os cuidados cardíacos de emergência deverão ser considerados sempre que um paciente não possa oxigenar adequadamente ou perfundir órgãos vitais – e não somente após uma parada cardíaca ou respiratória.
2. Seja qual for o sistema de ventilação a jato transtraqueal escolhido, ele deverá estar prontamente disponível, com tubulação de baixa complacência e com conexões protegidas.
3. A ventilação e as compressões no tórax não deverão ser retardadas para fins de intubação, se a via aérea patente for estabelecida por uma manobra de elevação da mandíbula (tipo *"jaw-thrust"*).
4. As tentativas na intubação não deverão interromper a ventilação por mais de 10 segundos.
5. As compressões no tórax deverão ser iniciadas imediatamente no paciente sem pulso.
6. Independentemente de a ressuscitação de um adulto ser realizada por um ou por dois socorristas, duas respirações devem ser administradas a cada 30 compressões (30:2), aguardando 3-4 segundos para cada duas respirações. A taxa de compressão cardíaca deverá ser de 100/min, seja qual for o número de socorristas.
7. O pessoal de cuidados de saúde que trabalha em hospitais e as instalações de cuidados de ambulatório devem ser obrigatoriamente capazes de fornecer desfibrilação precoce a pacientes em colapso com fibrilação ventricular, assim que possível. O choque deverá ser administrado dentro de 3 minutos (± 1 min) do momento da parada.
8. Lidocaína, epinefrina, atropina, naloxona e vasopressina, mas não bicarbonato de sódio, podem ser administradas por cateter cuja ponta se estenda até depois do tubo traqueal. Dosagens de 2 a 2,5 vezes mais altas que o recomendado para uso intravenoso, diluídas em 10 mL de soro fisiológico normal ou em água destilada, são recomendadas para pacientes adultos.
9. Se a canulação intravenosa apresentar dificuldades, uma infusão intraóssea pode fornecer acesso vascular de emergência em crianças.
10. Uma vez que o dióxido de carbono, mas não o bicarbonato, atravesse as membranas das células e a barreira hematoencefálica, a hipercapnia arterial resultante levará à acidose dos tecidos intracelulares.
11. Um complexo QRS amplo após uma espícula de estimulação *(pacing spike)* sinaliza captação elétrica, mas a captação mecânica (ventricular) deve ser confirmada com a melhora do pulso ou da pressão arterial.

Um dos objetivos da anestesiologia é o de manter a função de sistemas orgânicos vitais durante a cirurgia. Não é surpresa, portanto, que os anestesiologistas desempenharam papel significativo no desenvolvimento das técnicas de ressuscitação cardiopulmonar fora da sala de cirurgias.

1 A ressuscitação cardiopulmonar e os cuidados cardíacos de emergência (CPR-CCE) deverão ser considerados sempre que um paciente não possa oxigenar adequadamente ou perfundir órgãos vitais – e não somente após uma parada cardíaca ou respiratória.

Este capítulo apresenta um resumo das recomendações da *American Heart Association* (AHA) e do *International Liaison Committee on Resuscitation* (ILCOR) Ano 2010 para o estabelecimento e a manutenção do ABCD da ressuscitação cardiopulmonar: Via aérea, Respiração, Circulação e Desfibrilação (**A**irway, **B**reathing, **C**irculation, **D**efibrillation) (Tabela 55-1, Figuras 55-1 e 55-2). As diretrizes para CPR-CCE 2010 foram atualizadas com recomendações fundamentadas em novas evidências. Ainda importante para o leigo é o fato de que o pulso não deve ser verificado, e a compressão do tórax sem ventilação

TABELA 55-1 Cuidados cardíacos de emergência (ECC)

1. Reconhecimento do evento agudo
2. Ativação do sistema de resposta de emergência
3. Suporte básico à vida
4. Desfibrilação
5. Ventilação
6. Farmacoterapia

pode ser tão eficiente quanto à compressão com ventilação para os primeiros minutos do ocorrido. Se um socorrista leigo não for capaz de executar a respiração boca a boca, serão preferíveis somente as compressões do tórax, em vez de não fazer nada. Para o provedor de cuidados de saúde, a desfibrilação com corrente elétrica bifásica funciona melhor, e a colocação do tubo traqueal (TT) deverá ser confirmada por meio de uma análise quantitativa de formatos de ondas do capnógrafo. E o mais importante, nas novas diretrizes dá-se ênfase à qualidade e à adequação das compressões, minimizando o tempo de interrupção das compressões e da pausa pré-choque (o tempo tirado da última compressão até o envio do choque).

A sequência de passos em ressuscitação foi alterada nas diretrizes de 2010 de ABC (via aérea e respiração primeiro, antes da compressão) para *CAB* (compressão primeiro, com via aérea e respiração tratadas depois). Foram enfatizados também os métodos de monitoramento fisiológico para otimizar a qualidade da CPR e o retorno da circulação espontânea (ROSC). A regra dos dez e múltiplos de dez pode ser aplicada: menos de 10 segundos para verificar o pulso, menos de 10 segundos para colocar e fixar a via aérea, adequação-alvo da compressão do tórax para manter o CO_2 expirado ($PETCO_2$) acima de 10 e compressão de tórax alvo para manter a pressão arterial diastólica superior a 20, e a saturação de oxigênio venoso central (SCvO2) acima de 30.

Devem ser notadas as alterações em recomendações medicamentosas para a exclusão da atropina nos casos de atividade elétrica sem pulso (PEA*)* e assistolia, adição do uso de infusões medicamentosas cronotrópicas como alternativa para estimulação em bradicardia instável/sintomática e recomendação para uso de adenosina no tratamento de taquicardia monomórfica de complexo amplo.

Este capítulo não tem a intenção de substituir um curso formal ou mesmo o suporte à vida sem o uso de equipamento especial (Suporte Básico à Vida [SBV]) ou com o uso de equipamento especial e drogas (Suporte Avançado à Vida em Cardiologia [ACLS]). As recomendações descritas são para bebês, crianças e adultos; a ressuscitação de neonatos é discutida no Capítulo 42.

VIAS AÉREAS

Embora o *A* do mnemônico *ABC* signifique via aérea (*airway*), ele também deverá significar a *avaliação* inicial do paciente. Antes de se iniciar a CPR, deve-se estabelecer a falta de resposta e ativar o sistema de resposta de emergência. Durante estados de baixo fluxo sanguíneo, como na parada cardíaca, o envio de oxigênio ao coração e ao cérebro fica limitado mais por fluxo de sangue que por teor de oxigênio arterial; por isso, nas novas diretrizes, aumenta-se a ênfase no início imediato das compressões no tórax, em vez de nas respirações do socorrista.

O paciente é colocado em posição supina sobre uma superfície firme. Após iniciar as compressões no tórax, avalia-se a via aérea que é mais frequentemente obstruída pelo deslocamento posterior da língua ou da epiglote. Se não houver evidência de instabilidade da coluna cervical, devem-se tentar primeiro a inclinação da cabeça e a elevação do queixo (**Figura 55-3**). Uma das mãos (palma) é colocada na testa do paciente aplicando-se pressão para inclinar a cabeça para trás e levantar o queixo com o dedo indicador da mão oposta. A elevação da mandíbula pode ser mais eficaz para abrir as vias aéreas e é executada colocando-se ambas as mãos de cada lado da cabeça do paciente, agarrando os ângulos da mandíbula e levantando-a. O tratamento básico das vias aéreas é discutido em detalhes no Capítulo 19, e o paciente com traumatismo é considerado no Capítulo 39.

Qualquer volume de vômito ou de corpo estranho visível na boca de um paciente inconsciente deverá ser removido. Se o paciente estiver consciente ou se o corpo estranho não puder ser removido com um dedo, recomenda-se executar a manobra de Heimlich. Essa elevação abdominal subdiafragmática eleva o diafragma, expelindo uma rajada de ar dos pulmões que desloca o corpo estranho (**Figura 55-4**). As complicações dessa manobra incluem: fratura da costela, traumatismo às vísceras internas e regurgitação. Uma combinação de golpes para trás e elevações do tórax é recomendada para limpar a obstrução de corpo estranho em lactentes (**Tabela 55-2**).

Se depois da abertura da via aérea não houver evidência de respiração adequada, o socorrista deverá iniciar a ventilação assistida, inflando os pulmões da vítima com cada respiração boca a boca, boca-nariz, boca-estoma, boca-dispositivo de barreira, boca-máscara facial ou respiração de resgate boca-máscara (Capítulo 19). As respirações devem ser lentas (tempo de inspiração de 1/2 a 1 segundo), com volume corrente menor (VT) (cerca de 700-1.000 mL, menor [400-600 mL] se houver uso de O_2) que o recomendado no passado.

Com ventilação de pressão positiva, mesmo com VT pequeno, é possível a inflação gástrica com regurgitação e aspiração subsequentes. Portanto, assim que viável, a via aérea deverá ser protegida com TT ou, se isso não for possível, uma via aérea alternativa deverá ser inserida. Não há evidência com relação ao melhor tempo para se colocar uma via aérea artificial; entretanto, as compressões não deverão ser interrompidas por mais de 10 segundos para colocar essa via aérea. As vias aéreas alternativas incluem: tubo esofágico-traqueal Combitube (ETC), máscara laríngea (LMA), via aérea de lúmen faringotraqueal, tubo laríngeo King e cânula orofaríngea insuflável. ETC e LMA, junto com vias aéreas oral e nasofaríngea, máscaras faciais, laringoscópios e TTs são discutidos no Capítulo 19. Desses dispositivos, a LMA vem sendo cada vez mais preferida para tratamento de paradas no hospital. As diretrizes para CPR-ECC de 2010 recomendam TT como a via aérea adjunta preferida, se houver disponibilidade de pessoal habilitado para a colocação.

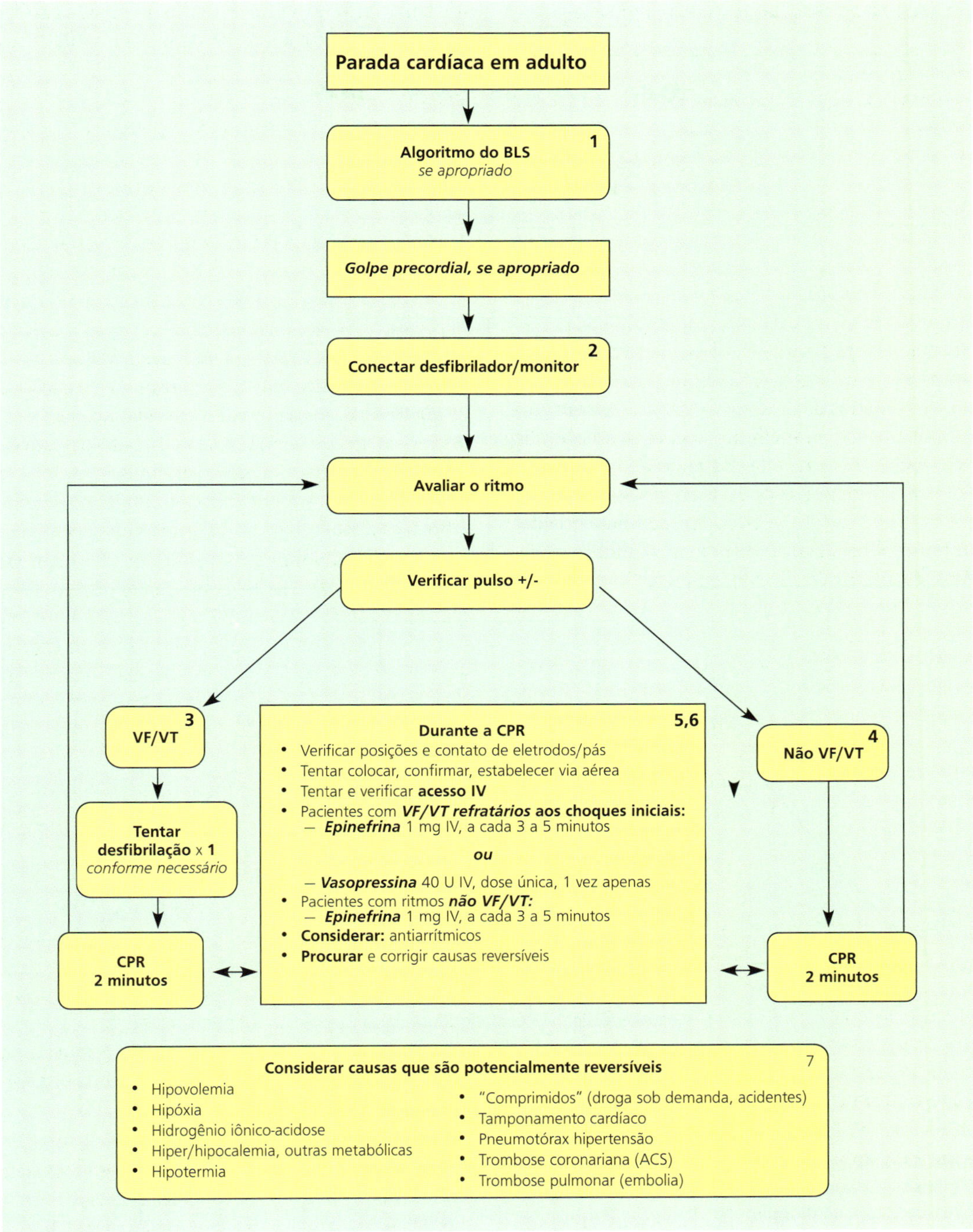

FIGURA 55-1 Algoritmo universal para cuidados cardíacos de emergência para adultos. BLS, suporte básico à vida; VF/VT, fibrilação ventricular e taquicardia ventricular sem pulso; CPR, ressuscitação cardiopulmonar. (Dados de The American Heart Association BLS and ACLS Guidelines 2010 for cardiopulmonary resuscitation and emergency cardiovascular care. Circulation 2010;122:S685.)

Seja qual for a via aérea adjunta usada, as diretrizes determinam que os socorristas devam, obrigatoriamente, confirmar a colocação do TT com um detector $PETCO_2$ – um dispositivo indicador, capnógrafo ou capnométrico. A melhor escolha para a confirmação de inserção de um TT é a análise contínua das formas de onda do capnógrafo. Todos os dispositivos de confirmação são considerados adjuntos a técnicas de conformação clínica (p. ex., auscultação). Uma vez que a via aérea artificial tenha sido colocada com sucesso, *ela deverá ser cuidadosamente fixada com uma fita ou esparadrapo* (25% das vias aéreas se deslocam durante o transporte).

Algumas causas da obstrução das vias aéreas podem não ser aliviadas pelos métodos convencionais. Além disso, a intubação da traqueia pode ser tecnicamente impossível de se reali-

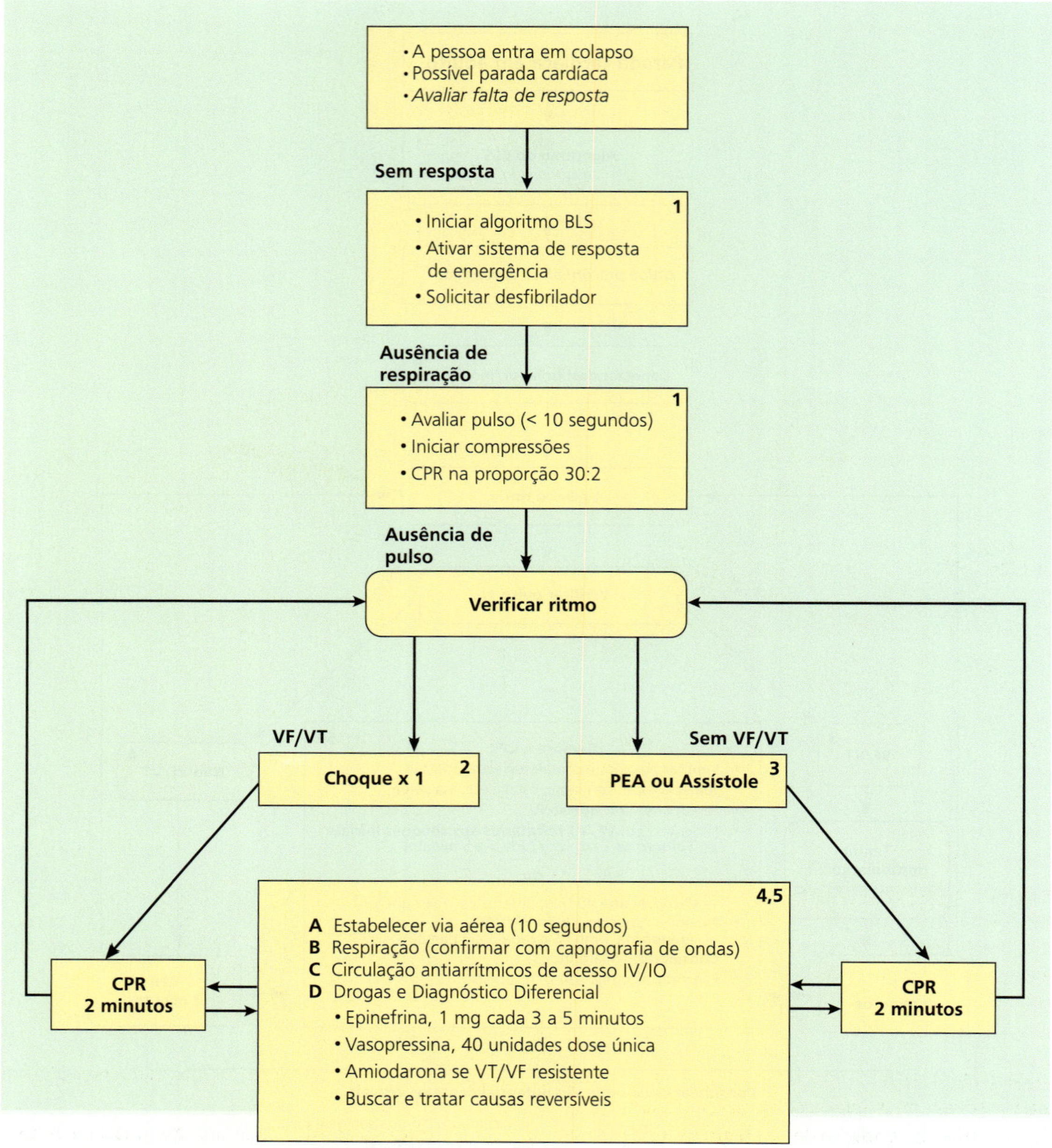

FIGURA 55-2 Algoritmo abrangente de cuidados cardíacos de emergência. BLS, suporte básico à vida; VF/VT, fibrilação ventricular e taquicardia ventricular sem pulso; PEA, atividade elétrica sem pulso; CPR, ressuscitação cardiopulmonar. (Dados de The American Heart Association BLS and ACSL Guidelines 2010 for cardiopulmonary resuscitation and emergency cardiovascular care. Circulation 2010;122:S685.)

zar (p. ex., traumatismo facial intenso), ou tentativas repetidas podem não ser prudentes (p. ex., traumatismo na coluna). Nessas circunstâncias, poderá ser necessário um procedimento de cricotirotomia ou traqueostomia. A cricotirotomia envolve a colocação de um cateter intravenoso grande ou de uma cânula disponível comercial na traqueia através da linha média da membrana cricotireóidea (Figura 55-5). A localização correta é confirmada por aspiração de ar. Um cateter de calibre 12 ou 14 exige 50 psi de pressão de direção para gerar fluxo de gás suficiente (para a ventilação a jato transtraqueal). O cateter deve ser adequadamente fixado à pele, pois com a pressão de ventilação do jato ele poderá, de outra maneira, ser facilmente propelido para fora da traqueia.

Existem vários sistemas disponíveis de conexão de uma fonte de oxigênio de alta pressão (p. ex., oxigênio de parede central, oxigênio em tanque ou a saída de gás fresco da máquina de

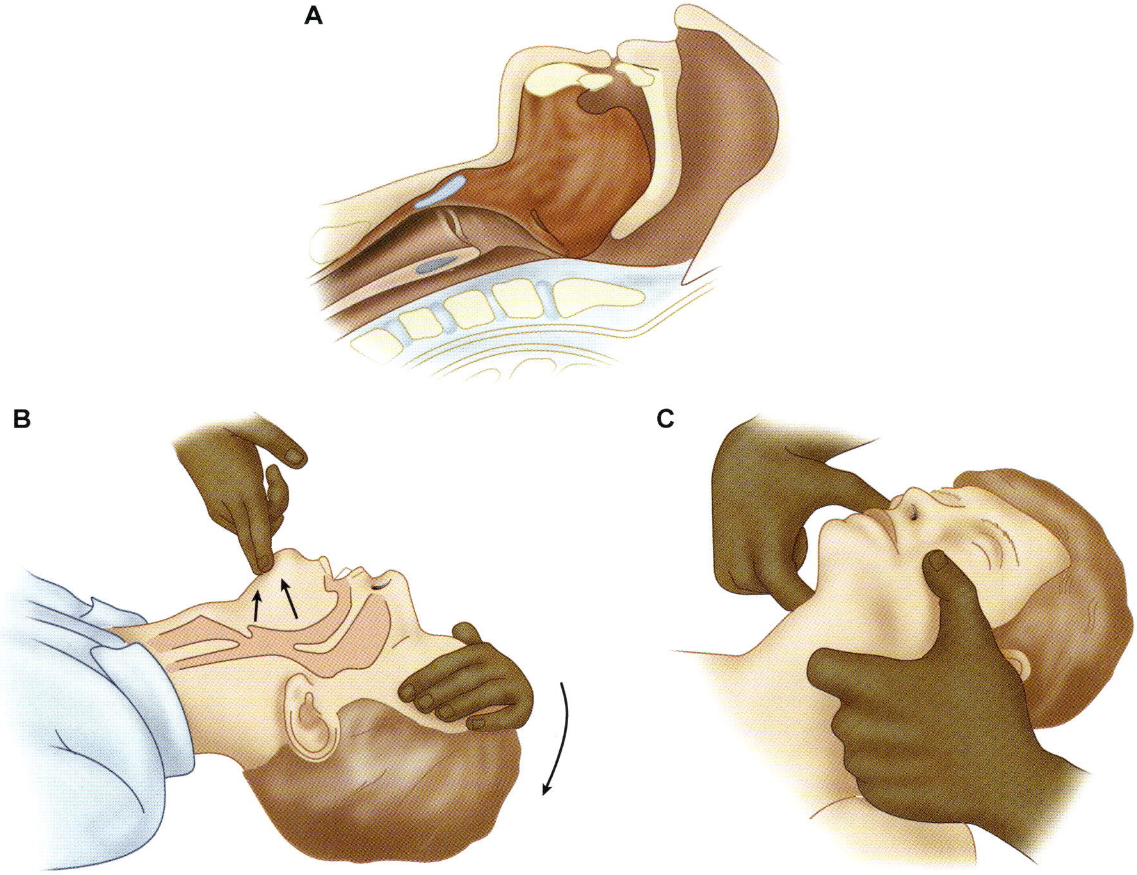

FIGURA 55-3 A perda da consciência é sempre acompanhada pela perda do tônus do músculo submandibular (**A**). A oclusão da via aérea pela língua pode ser aliviada com a inclinação da cabeça e elevação do queixo (**B**) ou pela elevação da mandíbula (manobra "jaw-thrust") (**C**). Em pacientes com suspeita de lesão da coluna cervical, os ângulos da mandíbula deverão ser elevados para frente sem extensão exagerada do pescoço.

anestesia) ao cateter (**Figura 55-6**). Um injetor de jato manual ou a válvula de descarga de oxigênio de uma máquina de anestesia controla a ventilação. A adição de um regulador de pressão minimiza o risco de barotrauma.

2 Seja qual for o sistema de ventilação por jato transtraqueal escolhido, ele deverá estar prontamente disponível, com tubulação de baixa complacência e com conexões protegidas. A conexão direta de um cateter intravenoso de calibre 12 ou 14 ao sistema circular não permite a ventilação adequada por causa da alta complacência da tubulação de respiração corrugada e a bolsa de respiração. Não se pode ventilar adequadamente por meio de um cateter de calibre 12 ou 14 com uma bolsa de ressuscitação autoinflável.

A adequação da ventilação – especialmente a expiração – é julgada pela observação do movimento da parede torácica e da auscultação dos sons da respiração. As complicações agudas incluem: pneumotórax, enfisema subcutâneo, enfisema do mediastino, sangramento, punção esofágica, aspiração e acidose respiratória. As complicações a longo prazo incluem: traqueomalacia, estenose subglótica e alterações nas pregas vocais. A cricotirotomia não é geralmente recomendada em crianças antes dos 10 anos de idade.

A traqueostomia pode ser executada em um ambiente mais controlado, depois que a oxigenação foi restaurada por cricotirotomia. Entretanto, a descrição detalhada da traqueostomia está além do escopo deste texto.

RESPIRAÇÃO

A avaliação da respiração espontânea deverá ser feita imediatamente depois da abertura ou o estabelecimento da via aérea.

3 A ventilação e as compressões no tórax não deverão ser retardadas para fins de intubação, se a via aérea patente for estabelecida por uma manobra de elevação da mandíbula (tipo "*jaw-thrust*"). A apneia é confirmada pela falta de movimentos torácicos, ausência de sons respiratórios e falta de fluxo de ar. Sejam quais forem a via aérea e os métodos de respiração empregados, foi proposto um regime específico de ventilação para o paciente apneico. Inicialmente, duas respirações são administradas lentamente (2 segundos por respiração em

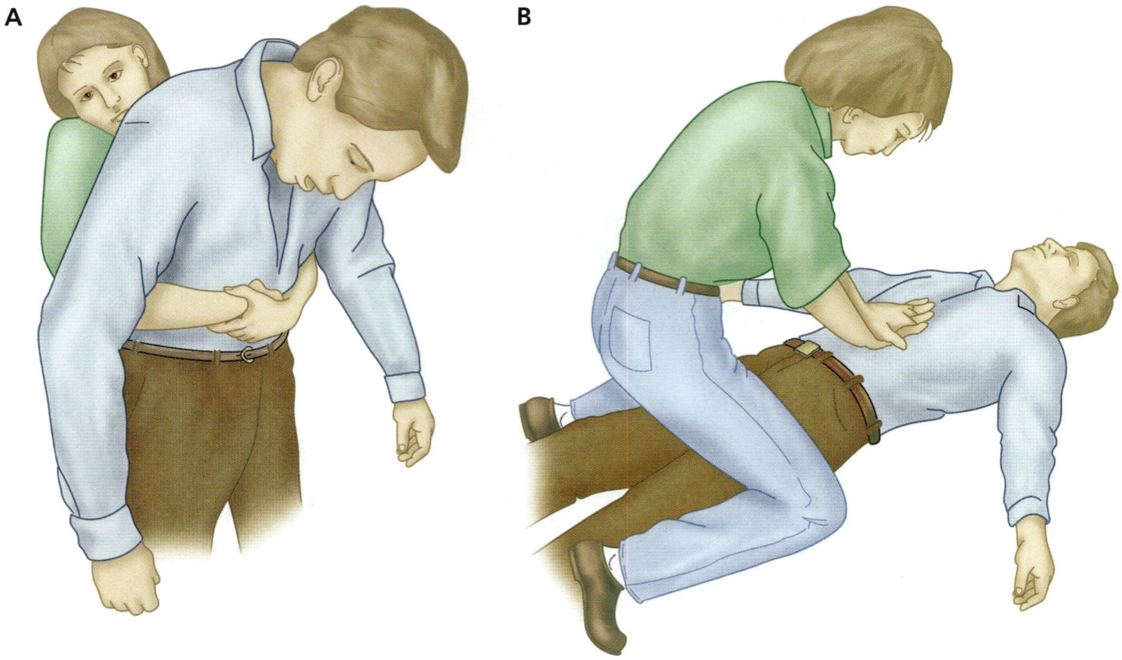

FIGURA 55-4 A manobra de Heimlich pode ser executada com a vítima em pé (**A**) ou deitada (**B**). As mãos são colocadas levemente acima do umbigo e bem abaixo do processo xifoide e, então, pressionadas contra o abdome com um empurrão rápido para cima. Essa manobra pode precisar ser repetida.

adultos, 1-1 1/2 segundo em lactentes e crianças). Se essas respirações não puderem ser administradas, ou a via aérea ainda estiver obstruída, sendo necessário reposicionar a cabeça e o pescoço, ou existe um corpo estranho que precisa ser obrigatoriamente removido.

A respiração de resgate tipo boca a boca ou boca-máscara (boca contra um dispositivo de barreira) deverá ser instituída no paciente apneico, mesmo no hospital quando o carrinho de reanimação estiver a caminho. Apertar o nariz permite a formação de vedação do ar entre os lábios do socorrista e a parte externa da boca da vítima. A respiração de resgate bem-sucedida (700-1.000 mL VT, 8-10 vezes por minuto em adultos, com via aérea segura e proporção de 30 compressões para cada 2 ventilações se a via aérea não estiver segura) é confirmada, observando-se a subida e descida do tórax em cada respiração e ouvindo e sentindo o escape de ar durante a expiração. A causa mais comum de ventilação boca a boca inadequada é o controle insuficiente da via aérea. A respiração boca a boca e boca-nariz é mais eficiente em lactentes e crianças pequenas que em adultos.

O ar exalado de um socorrista tem concentração de oxigênio de apenas 16-17% e contém volume significativo de CO_2. O oxigênio suplementar, preferivelmente 100%, deverá sempre ser usado, se disponível. Usando-se o oxigênio suplementar, recomenda-se um VT menor, de 400-700 mL.

A respiração boca-máscara ou dispositivo de barreira tem a vantagem higiênica sobre a respiração boca a boca, pois os lábios do socorrista formam um selo de vedação com o dispositivo de intervenção. Dispositivos que evitam o contato boca a boca deverão estar imediatamente disponíveis em qualquer local do hospital. A ventilação com máscara pode ser realizada com mais facilidade em alguns pacientes, por que o socorrista pode ser capaz de ajustar a via aérea ou formar uma vedação de ar

TABELA 55-2 Resumo de técnicas de suporte básico à vida recomendadas

	Neonato (1-12 Meses)	Criança (> 12 Meses)	Adulto
Taxa de respiração	20 respirações/min	20 respirações/min	10-12 respirações/min[1]
Verificação de pulso	Braquial	Carótida	Carótida
Taxa de compressão	> 100/min	100/min	100/min
Método de compressão	Dois ou três dedos	Palma da mão	Mãos entrelaçadas
Taxa de compressão/ventilação	30:2	30:2	30:2
Obstrução por corpo estranho	Golpes nas costas e elevação do queixo	Manobra de Heimlich	Manobra de Heimlich

[1]Reduzir para 8-10 respirações/minuto se a via aérea estiver protegida com tubo traqueal.

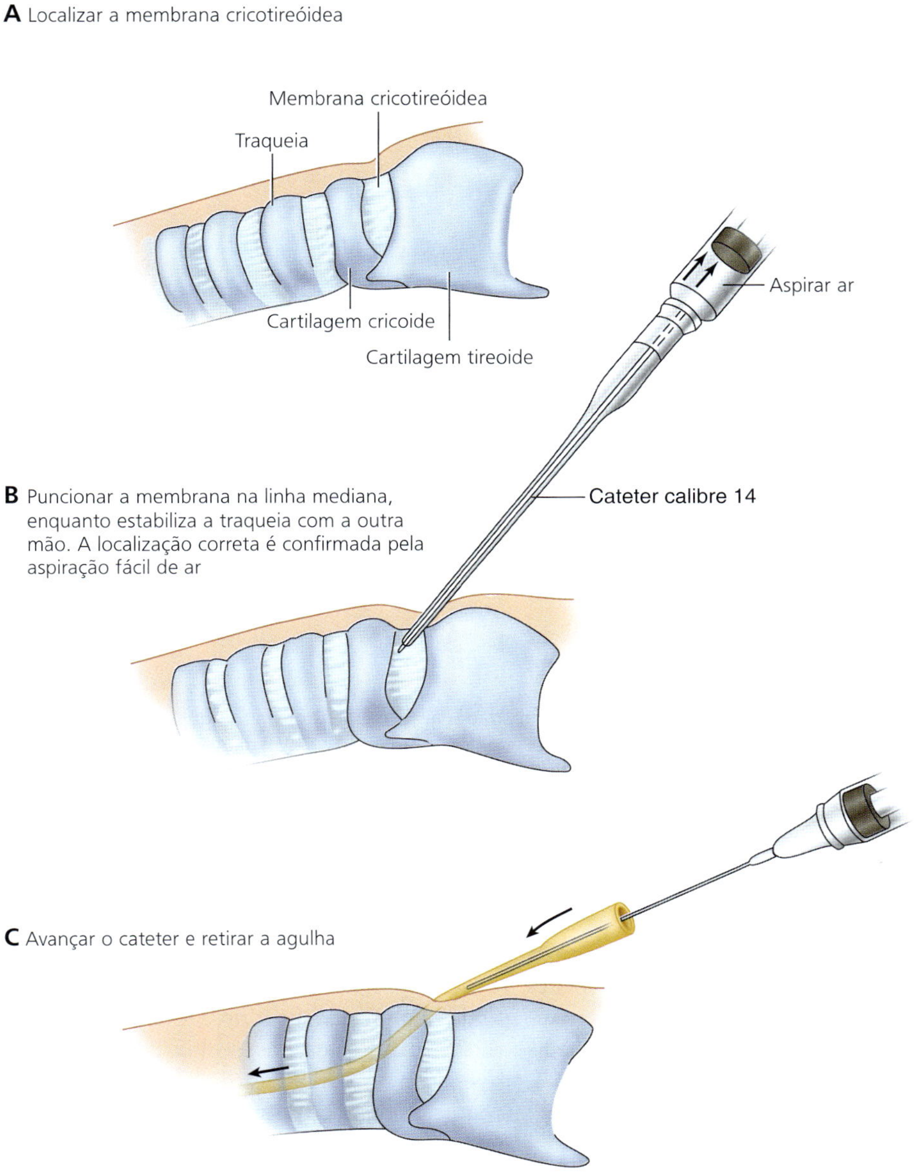

FIGURA 55-5 Cricotirotomia percutânea com cateter intravenoso de calibre 14 sobre a agulha.

mais eficientemente. Além disso, alguns dispositivos boca-máscara permitem a oferta de oxigênio suplementar.

No Capítulo 3, descreve-se um dispositivo de bolsa-válvula-máscara autoinflável (veja em Sistemas de Respiração para Ressuscitação). Esses dispositivos podem ser menos eficazes que a ventilação boca-máscara ou bolsa-válvula-TT por causa da dificuldade que o pessoal sem experiência pode encontrar em manter uma via aérea e a vedação com uma das mãos e administrar simultaneamente um VT adequado com a outra. Pode-se considerar o uso da pressão cricoide para prevenir a regurgitação durante a ressuscitação de parada cardíaca; entretanto, não há dados que comprovem a eficácia [dessa medida] nessas circunstâncias, e o uso de rotina não é recomendado nas novas diretrizes.

A intubação traqueal deverá ser tentada, assim que viável. As tentativas na intubação não deverão interromper a ventilação por mais de 10 segundos. Depois da intubação, o paciente poderá ser ventilado com uma bolsa autoinflável capaz de administrar altas concentrações de oxigênio. Uma vez que agora as duas mãos estejam livres para comprimir a bolsa, a ventilação deverá ser satisfatória. A proporção de 8-10 respirações/ minuto em uma via aérea protegida deverá ser mantida, pois taxas respiratórias elevadas podem diminuir o débito cardíaco em um quadro de parada cardíaca.

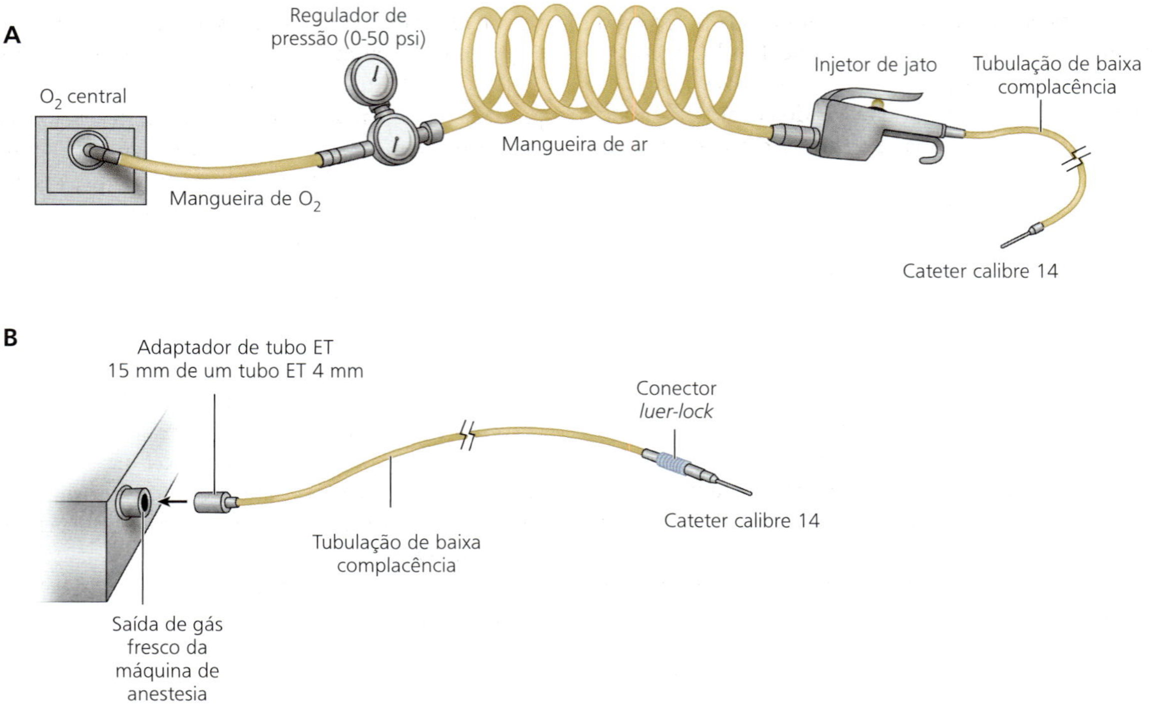

FIGURA 55-6 A, B: Dois sistemas para ventilação a jato transtraqueal após cricotirotomia (Figura 55-5). Um ventilador a jato e regulador da pressão (como mostrado em **A**) fornece melhor controle do ciclo inspiratório. Ambos os sistemas usam tubulação de baixa complacência e fonte de oxigênio de alta pressão.

A proporção do espaço morto fisiológico com relação ao volume corrente (VD/VT) reflete a eficiência da eliminação de CO_2. A proporção VD/VT aumenta durante a CPR por causa do fluxo sanguíneo pulmonar baixo e das pressões alveolares elevadas. Por isso, a ventilação-minuto pode precisar ser aumentada em 50-100% uma vez restaurada a circulação, à medida que o CO_2 da periferia seja trazido de volta aos pulmões.

CIRCULAÇÃO

A circulação tem precedência sobre a via aérea e a respiração em quadro de parada cardíaca. Nesse cenário, como notado anteriormente, *as compressões do tórax deverão começar antes das respirações iniciais.* As ações subsequentes para avaliar a circulação podem, então, variar, dependendo de o respondedor ser uma pessoa leiga ou um provedor de cuidados de saúde. Embora socorristas leigos possam assumir que um paciente não responsivo esteja em parada cardíaca e não é preciso verificar o pulso, o provedor de cuidados de saúde deverá avaliar a presença ou ausência de pulso.

5

Depois da realização bem-sucedida de duas respirações iniciais (duração de 2 segundos cada), a circulação é avaliada rapidamente. Se o paciente tiver pulso (artéria carótida de um adulto ou criança, artéria braquial ou femoral em um lactente) ou pressão arterial adequados, a respiração deve continuar a 10-12 respirações/minuto para adulto ou criança com mais de 8 anos de idade, e a 20 respirações/minuto para lactente ou criança com menos de 8 anos de idade (Tabela 55-2). Se o paciente estiver sem pulso ou significativamente hipotenso, o sistema circulatório deverá ser obrigatoriamente suportado por uma combinação de compressões externas no tórax, administração de droga intravenosa e desfibrilação quando apropriado. O início das compressões no tórax é determinado pela perfusão periférica não adequada, e as escolhas de medicamentos e dos níveis de energia de desfibrilação sempre dependem do diagnóstico eletrocardiográfico de arritmias.

Compressão Externa do Tórax

As compressões do tórax forçam o sangue a fluir ou por aumentarem a pressão intratorácica (bomba torácica) ou por comprimirem diretamente o coração (bomba cardíaca). Durante um procedimento de CPR de curta duração, o fluxo de sangue é criado mais pelo mecanismo da bomba cardíaca; com a continuidade da CPR o coração se torna menos complacente, e o mecanismo da bomba torácica se torna mais importante. Tão importante quanto a taxa e a força de compressão são para manter o fluxo sanguíneo, perfusão efetiva do coração e do cérebro é mais bem atingida, quando a compressão do tórax consome 50% do ciclo de dever, com os 50% restantes devotados à fase de relaxamento (permitindo o retorno do sangue para o tórax e o coração).

Para executar compressões no tórax no paciente não responsivo e sem pulso, o processo xifoide é localizado, e o socorrista coloca a palma da mão sobre a metade inferior do esterno. A outra mão é colocada sobre a mão no esterno com os dedos entrelaçados ou estendidos, mas fora do tórax. Os ombros do socorrista deverão ser posicionados diretamente sobre as mãos, com os cotovelos trancados em posição, e os braços estendidos, de modo que o peso da porção superior do corpo seja usado para as compressões. Com uma elevação reta e descendente, pressiona-se o esterno para baixo em 1½-2 polegadas (4-5 cm em adultos, 1-1½ polegadas [2-4 cm] em crianças) e permite-se a volta à posição normal. Para um lactente, as compressões de ½-1 pol. (1½-2½ cm) de profundidade são feitas com os dedos médio e anular sobre o esterno um dedo abaixo da linha dos mamilos. Os tempos de compressão e de liberação deverão ser iguais.

6 Independentemente de a ressuscitação de um adulto ser realizada por um ou por dois socorristas, duas respirações devem ser administradas a cada 30 compressões (30:2), aguardando 3-4 segundos para cada duas respirações. A taxa de compressão cardíaca deverá ser de 100/min, seja qual for o número de socorristas. A taxa de compressão levemente superior a 100/minuto é sugerida para lactentes, com envio de duas respirações a cada 30 compressões.

Avaliando a Adequação das Compressões do Tórax

Pode-se estimar o débito cardíaco pela monitoração do CO_2 expirado ($PETCO_2 > 10$ mmHg, $SCvO_2 > 30\%$) ou das pulsações arteriais (com pressão diastólica arterial > 20 mmHg). As pulsações arteriais durante a ressuscitação não são uma medida satisfatória da compressão adequada do tórax; entretanto, as pulsações arteriais espontâneas são indicativas de ROSC. Nas diretrizes de 2010 há nova ênfase nos parâmetros fisiológicos, como $PETCO_2$, $SvCO_3$ e pressão arterial diastólica para avaliar a adequação das compressões do tórax.

1. $PETCO_2$ – Em um paciente intubado, a $PETCO_2$ superior a 10 mmHg indica compressões torácicas de boa qualidade; a $PETCO_2$ inferior a 10 mmHg já demonstrou ser prognóstica de resultados ruins da CPR (chance de ROSC reduzida). Um aumento transitório na $PETCO_2$ pode ser observado com a administração de bicarbonato de sódio; entretanto, uma elevação abrupta e sustentada dessa referência é indicativa de ROSC.

2. Pressão de perfusão coronária (CPP) – Essa é a diferença entre pressão diastólica aórtica e a pressão diastólica final do ventrículo esquerdo. A pressão diastólica arterial nas artérias radial, braquial ou femoral, é um bom indicador de CPP. A pressão diastólica arterial superior a 20 mmHg é indicativa de compressões de tórax adequadas.

3. $SCvO_2$ – O **$SCvO_2$** inferior a 30% na veia jugular está associado a resultados insatisfatórios. Nesse cenário, as tentativas de melhorar a qualidade da CPR, ou melhorando a qualidade das compressões ou pela administração de medicamentos, deverão ser consideradas.

DESFIBRILAÇÃO

A fibrilação ventricular se desenvolve mais frequentemente em adultos que sofrem uma parada cardíaca não traumática. O tempo corrido entre o colapso e a desfibrilação é o determinante mais importante de sobrevivência. As chances de sobrevida diminuem 7-10% por minuto sem a desfibrilação (Figura 55-7). Portanto, pacientes com parada cardíaca deverão ser desfibrilados o mais rápido possível. Os profissionais de saúde que trabalham em

7 hospitais e em instalações ambulatoriais devem ser obrigatoriamente capazes de fornecer desfibrilação precoce a pacientes em colapso com fibrilação ventricular, assim que possível. O choque deverá ser enviado dentro de 3 minutos (± 1 min) do momento da parada.

Não há relação definida entre a exigência de energia para a desfibrilação bem-sucedida e o tamanho do corpo. Um choque com um nível de energia (corrente) muito baixo não levará à desfibrilação bem-sucedida; por outro lado, um nível de energia muito alto pode resultar em lesão funcional e morfológica. Os desfibriladores enviam energia em formatos de onda monofásicos ou bifásicos. Cada vez mais, as ondas bifásicas são recomendadas para cardioversão, pois atingem o mesmo grau de sucesso, embora com menos energia e, teoricamente, menos dano ao miocárdio.

Os desfibriladores externos automáticos (AEDs) estão disponíveis em muitas instituições. Esses dispositivos estão sendo cada vez mais usados em toda a comunidade pela polícia, bombeiros, pessoal de segurança, marechais do esporte, membros de patrulhas de esquis e atendentes de linhas aéreas, entre outros. Eles estão instalados em qualquer localidade pública frequentada por 20.000 ou mais pessoas diariamente. Trata-se de dispositivos tecnologicamente avançados, com base em microprocessadores capazes de uma análise eletrocardiográfica com especificidade e sensibilidade muito alta na diferenciação de ritmos de choque ou não. Todos os AEDs fabricados hoje emitem certo tipo de choque em ondas bifásicas. Em comparação aos choques monofásicos, os bifásicos enviam energia em duas direções com eficácia equivalente, em níveis mais baixos de energia e, possivelmente, com menos lesão ao miocárdio. Esses dispositivos enviam choques de compensação de impedância empregando morfologia ou exponencial truncada bifásica (BTE) ou retilínea (RBW). Os choques bifásicos que enviam baixa energia para desfibrilação (120-200 joule [J]) foram considerados mais

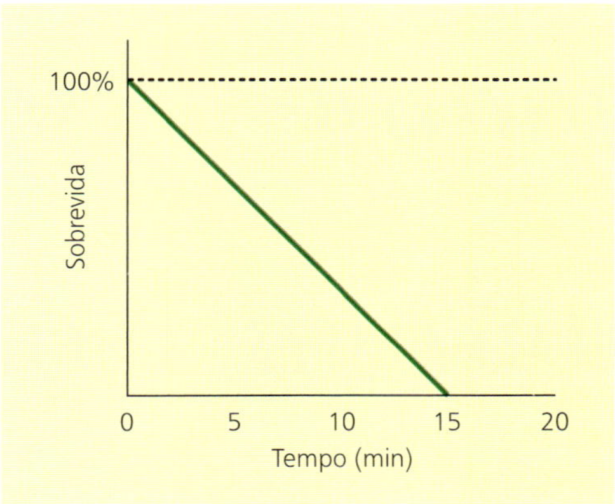

FIGURA 55-7 Sucesso da desfibrilação contra o tempo. A chance de uma desfibrilação bem-sucedida de um paciente em fibrilação ventricular diminui em 7-10% por minuto.

efetivos que os choques de ondas monofásicas senoidais amortecidas (MDS) de 200-360 J. Ao usar AEDs, um eletrodo é colocado ao lado da borda superior direita do esterno, abaixo da clavícula, e o outro é colocado lateral ao mamilo esquerdo, com o topo do eletrodo alguns centímetros embaixo da axila.

A redução no atraso de tempo entre a última compressão e o envio do choque (pausa pré-choque) recebeu ênfase especial nas novas diretrizes. Choques superpostos aumentam o tempo para a compressão seguinte e já se observou que o primeiro choque geralmente está associado à eficácia de 90%. Por isso, esses choques superpostos foram substituídos pela recomendação de um choque único, seguido de retomada imediata das compressões do tórax.

Para cardioversão da fibrilação atrial (Tabela 55-3), podem-se inicialmente aplicar 120-200 J com doses progressivas escalonadas, se necessário. Para *flutter* atrial ou taquicardia supraventricular paroxística (PSVT) em geral é adequado o nível de energia de 50-100 J. Todos os choques monofásicos deverão começar com 200 J.

A taquicardia ventricular [VT], especialmente a ventricular monomórfica, responde satisfatoriamente aos choques em níveis iniciais de energia de 100 J. Para a taquicardia ventricular polimórfica, ou para a fibrilação ventricular, a energia inicial poderá ser definida em 120-200 J, dependendo do tipo de onda bifásica, sendo usado. Aumentos graduais nos níveis de energia deverão ser usados, se o primeiro choque falhar, embora alguns AEDs operem com um protocolo de energia fixa de 150 J com sucesso significativo na sustação da fibrilação ventricular (Tabela 55-3).

A cardioversão deverá ser sincronizada com o complexo QRS e é recomendada para taquicardia de complexo amplo e hemodinamicamente estável, exigindo cardioversão, PSVT, fibrilação atrial e *flutter* atrial. A VT deverá ser tratada como VF com choques não sincronizados.

Ressuscitação Cardiopulmonar Invasiva

A toracotomia e a massagem cardíaca em tórax aberto não fazem parte da rotina da CPR por causa da alta incidência de complicações intensas. Apesar disso, essas técnicas invasivas podem ser úteis em circunstâncias específicas potencialmente fatais que impedem a massagem efetiva em tórax fechado. As indicações possíveis incluem a parada cardíaca associada ao traumatismo penetrante ou obtuso ao tórax, traumatismo abdominal penetrante, deformidade torácica significativa, tamponamento pericárdico ou embolia pulmonar.

TABELA 55-3 Exigências de energia para cardioversão usando morfologia bifásica exponencial truncada (BTE) ou retilínea[1]

Indicações	Choques (J)
Fibrilação atrial instável	120-200
Flutter atrial/taquicardia instável	50-100
Taquicardia ventricular monomórfica	100
Taquicardia ventricular polimórfica ou fibrilação ventricular	120-200

Acesso Intravenoso

Algumas drogas usadas para ressuscitação são razoavelmente

8 bem absorvidas depois da administração por TT. Lidocaína, epinefrina, atropina, naloxona e vasopressina (mas *não* bicarbonato de sódio) podem ser administradas por cateter, cuja ponta se estenda até depois do tubo traqueal. Dosagens de 2 a 2,5 vezes mais altas que o recomendado para uso intravenoso, diluídas em 10 mL de soro fisiológico normal ou em água destilada, são recomendadas para pacientes adultos. Mesmo que o estabelecimento de acesso venoso confiável tenha alta prioridade, *ele não deverá ter precedência sobre* as compressões do tórax iniciais, abordagem das vias aéreas ou desfibrilação. Uma linha preexistente na jugular interna ou na subclávia é ideal para acesso venoso durante a ressuscitação. Se não houver acesso de linha central, deve-se tentar estabelecer um acesso intravenoso periférico na veia jugular externa ou antecubital. Os sítios intravenosos periféricos estão associados a um atraso significativo de 1-2 minutos entre a administração da droga e seu envio ao coração, pois o fluxo de sangue periférico fica drasticamente reduzido durante a ressuscitação. A administração de drogas por acesso intravenoso periférico deverá ser seguida de um *flush* intravenoso (p. ex., *bolus* de fluido de 20 mL em adultos) e/ou elevação da extremidade por 10-20 segundos. O estabelecimento de um acesso venoso central pode potencialmente causar interrupção da CPR, mas deverá ser considerado, se a resposta às drogas administradas perifericamente for inadequada.

9 Se a canulação intravenosa apresentar dificuldades, uma infusão intraóssea pode fornecer acesso vascular de emergência em crianças. A taxa de sucesso é mais baixa em crianças mais velhas, mas mesmo em adultos as cânulas intraósseas têm sido colocadas com sucesso na tíbia e no rádio e ulna distais. Uma agulha espinal rígida de calibre 18 com estilete ou uma agulha pequena de trepanação de medula óssea pode ser inserida no fêmur distal ou na tíbia proximal. Se a tíbia for escolhida, a agulha será inserida 2-3 cm abaixo da tuberosidade tibial, em ângulo de 45 graus distantes da placa epifisária (Figura 55-8). Uma vez avançada a agulha pelo córtex, ela deverá ficar na vertical sem suporte. A colocação correta é confirmada pela habilidade de se aspirar a medula pela agulha e uma infusão suave de fluido. Uma rede de sinusoides venosos na cavidade medular dos ossos longos drena para a circulação sistêmica por meio de veias nutrientes ou emissárias. Essa via é muito efetiva para a administração de drogas, cristaloides, coloides e sangue e pode atingir taxas de fluxo superiores a 100 mL/hora sob gravidade. Taxas de fluxo muito mais altas serão possíveis, se o fluxo for colocado sob pressão (p. ex., 300 mmHg) com uma bolsa de infusão. O início da ação da droga pode ser levemente retardado, em comparação à administração intravenosa ou traqueal. A via intraóssea pode exigir dose mais alta de algumas drogas (p. ex., epinefrina) que a recomendada para administração intravenosa.

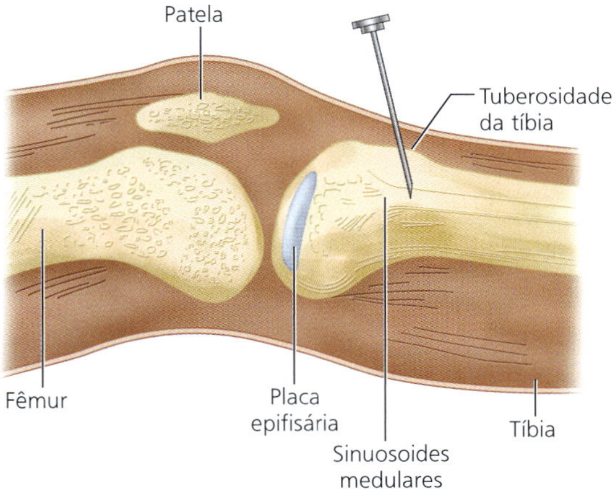

FIGURA 55-8 As infusões intraósseas fornecem acesso de emergência à circulação venosa em pacientes pediátricos por meio dos grandes canais venosos medulares. A agulha é direcionada para longe da placa epifisária para minimizar o risco de lesão.

O uso de infusão intraóssea para indução e manutenção de anestesia geral, terapia antibiótica, controle de convulsões e suporte inotrópico já foi descrito. (Observe que a maioria dos estudos avaliou a colocação de acesso intraósseo em pacientes com estados intactos de hemodinâmica ou de hipovolemia, mas não em situações de parada cardíaca). Por causa dos riscos de osteomielite e de síndrome do compartimento, porém, as infusões intraósseas deverão ser substituídas, assim que possível, por uma via intravenosa convencional. Além disso, por causa do risco teórico de êmbolos de gordura ou medula óssea, as infusões intraósseas deverão ser evitadas, se possível, em pacientes com derivação direita-esquerda, hipertensão pulmonar ou insuficiência pulmonar grave.

Reconhecimento de Arritmia

O tratamento farmacológico e elétrico bem-sucedido de parada cardíaca (Figura 55-9) depende da identificação definitiva da arritmia subjacente. A interpretação de tragados de ritmo no meio de uma situação de ressuscitação é complicada por artefatos e variações nas técnicas de monitorização (p. ex., sistemas de derivação, equipamento).

Administração de Medicamentos

Muitas das drogas administradas durante uma CPR já foram descritas em outros locais neste texto. A Tabela 55-4 resume as ações cardiovasculares, indicações e dosagens de drogas usadas rotineiramente durante a ressuscitação.

A atropina não está incluída como droga para PEA/assístole nas novas diretrizes para CPR-ECC; entretanto, ela é mantida para bradicardia sintomática. As infusões de drogas cronotrópicas (p. ex., dopamina, epinefrina, isoproterenol) podem ser consideradas como uma alternativa ao ajuste do ritmo, se a atropina for ineficiente para a bradicardia sintomática. Cloreto de cálcio, bicarbonato de sódio e bretílio estão visivelmente ausentes dessa tabela. O cálcio (2-4 mg/kg do sal de cloreto) ajuda no tratamento de hipocalcemia, hipercalemia e hipermagnesemia documentadas ou superdosagem de bloqueador dos canais de cálcio. Quando empregado, o cloreto de cálcio a 10% pode ser administrado na dose de 2-4 mg/kg cada 10 minutos. O bicarbonato de sódio (0,5-1 mEq/kg) não é recomendado nas diretrizes e deverá ser considerado somente em situações específicas, como acidose metabólica ou hipercalemia preexistentes, ou no tratamento de superdosagem de barbitúricos ou de antidepressivos tricíclicos. O bicarbonato de sódio eleva o pH do plasma ao se combinar com íons de hidrogênio para formar gás carbônico, que prontamente se dissocia em dióxido de carbono e água. Uma vez que o dióxido de carbono, mas não o bicarbona-
10 to, atravessa as membranas das células e a barreira hematoencefálica, a hipercapnia arterial resultante levará à acidose dos tecidos intracelulares. Embora a desfibrilação bem-sucedida não esteja relacionada com o pH *arterial*, o aumento do dióxido de carbono *intramiocárdico* pode reduzir a possibilidade de ressuscitação cardíaca. Além disso, a administração de bicarbonato pode levar a alterações prejudiciais na osmolalidade e na curva de dissociação de oxigênio-hemoglobina. Portanto, a ventilação alveolar efetiva e a perfusão adequada dos tecidos são os tratamentos preferidos para as acidoses respiratória e metabólica que acompanham a ressuscitação.

A terapia com fluidos intravenosos com soluções coloides ou salina balanceada é indicada em pacientes com depleção de volume intravascular (p. ex., perda aguda de sangue, cetoacidose diabética, queimaduras térmicas). As soluções contendo dextrose podem levar à diurese hiperosmótica e piorar o resultado neurológico. Elas deverão ser evitadas a menos que haja suspeita de hipoglicemia. Da mesma forma, a administração de água livre (p. ex., SG5%)* pode levar ao edema cerebral.

Terapia de Emergência com Marca-Passo

O estímulo cardíaco transcutâneo (TCP) é um método não invasivo de tratar rapidamente arritmias causadas por transtornos de condução ou impulso anormal. O TCP não é recomendado rotineiramente em parada cardíaca. O uso desse método pode ser considerado para tratar assistolia, bradicardia causada por bloqueio cardíaco ou taquicardia resultante de um mecanismo reentrante. Se houver preocupação quanto ao uso de atropina em bloqueio de alto grau, TCP será sempre apropriado. Se o paciente estiver instável com bradicardia acentuada, o TCP deverá ser realizado imediatamente, enquanto se espera pela resposta do tratamento às drogas. A unidade marca-passo se transformou em uma ferramenta montada em conjunto com alguns modelos de desfibrilador. Eletrodos de estímulo descartáveis são geralmente posicionados no paciente e de maneira anterior-posterior. A colocação do eletrodo negativo corresponde à po-

*N. do RT.: D5W (dextrox 5% in water), equivalente ao soro glicosado 5% (SG5%).

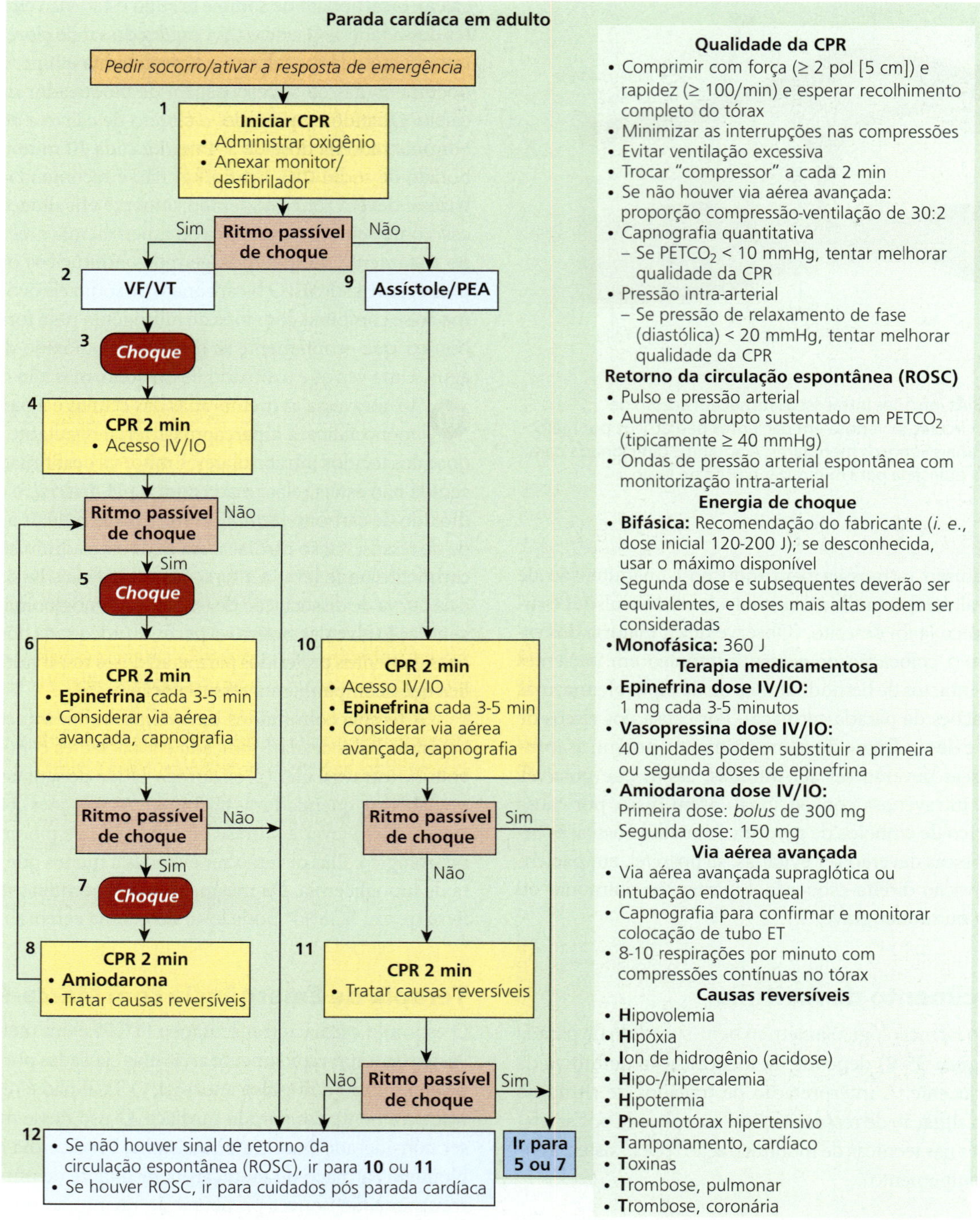

FIGURA 55-9 Algoritmo para tratamento de fibrilação ventricular e taquicardia ventricular sem pulso (VF/VT). A taquicardia ventricular sem pulso deverá ser tratada da mesma maneira que a fibrilação ventricular. Obs.: Esta figura e as Figuras 55-1 e 55-2 enfatizam o conceito de que os socorristas e os profissionais de saúde devem assumir que todas as paradas cardíacas não monitoradas em adultos são causadas por VF/VT. Em cada figura, o fluxo do algoritmo assume que a arritmia é contínua. (Reproduzida com autorização de Neumar RW, Otto CW, Link MS, et al: Part 8: Adult Advanced Cardiovascular Life Support: 2010 American Heart Association Guidelines for Cardiopulmonary Resuscitation and Emergency Cardiovascular Care. Circulation 2012;122(18 Suppl 3): S729-S767.)

TABELA 55-4 Efeitos cardiovasculares, indicações e dosagens de drogas para ressuscitação[1]

			Dose Inicial		
Droga	**Efeitos Cardiovasculares**	**Indicações**	**Adulta**	**Pediátrica**	**Comentários**
Adenosina	Diminui a condução nodal AV	Taquicardias de complexo estreito, taquicardia supraventricular estável e taquicardias de complexo amplo, se a origem for supraventricular	6 mg por 1-3 s; dose de repetição de 12 mg	Dose inicial: 0,1-0,2 mg/kg; doses subsequentes dobradas até dose única máxima de 12 mg	Recomendada como manobra diagnóstica ou terapêutica para taquicardias supraventriculares; administrada como *bolus* IV rápido. Vasodilatação, BP pode diminuir. Risco teórico de angina, broncospasmo, ação pró-arrítmica. Interação medicamentosa com teofilina e dipiridamol
Atropina	Anticolinérgico (parassimpatolítico). Aumenta taxa de nodo sinoatrial e automaticidade; aumenta condução de nodo AV	Braquicardia sintomática; bloqueio AV	0,5-1 mg repetida cada 3-5 min	0,02 mg/kg	Repetir doses de atropina cada 5 min até a dose total de 3 mg em adultos ou 0,5 mg em crianças, 1,0 mg em adolescentes A dose pediátrica mínima é de 0,1 mg Não usar para bloqueio infranodal (Mobitz II)
Epinefrina	Efeitos α-adrenérgicos aumentam fluxo sanguíneo miocárdico e cerebral. Efeitos β-adrenérgicos podem aumentar o trabalho do miocárdio e reduzir a perfusão subendocárdica e o fluxo sanguíneo cerebral	VF/VT, dissociação eletromecânica, assístole ventricular, bradicardia intensa não respondendo à atropina ou estimulação Hipotensão intensa	1 mg IV 0,03 mcg/kg/min em infusão aumentada para fazer efeito	Dose inicial 0,01 mg/kg IV; repetir o mesmo para doses subsequentes ou até 0,1-0,2 mg/kg IV 1 mcg/kg	Repetir doses cada 3-5 min, conforme o necessário Uma infusão de epinefrina (p. ex., 1 mg em 250 mL D_{5W} ou NS, 4 mcg/mL) pode ser titulada para fazer efeito em adultos (1-4 mcg/min) ou crianças (0,1-1 mcg/kg/min) Administração descendente pelo tubo traqueal exige doses mais altas (2-2,5 mg em adultos; 0,1 mg/kg/em crianças) Dose alta de epinefrina (0,1 mg/kg) em adultos é recomendada somente se a terapia padrão falhar
Lidocaína	Reduz taxa de despolarização da fase 4 (reduz automaticidade); diminui condução em vias de reentrada Eleva limiar de VF Reduz disparidade em duração potencial de ação entre tecidos normal e isquêmico. Reduz potencial de ação e duração efetiva do período de refração	VT que não respondeu à desfibrilação; contrações ventriculares prematuras Usar somente como terapia de segunda linha; por isso, considerar somente se amiodarona não estiver disponível	1-1,5 mg/kg	1 mg/kg	Doses de 0,5-1,5 mg/kg podem ser repetidas cada 5-10 min até a dose total de 3 mg/kg Após infartação ou ressuscitação bem-sucedida, uma infusão contínua (p. ex., 1 g em 500 mL D_{5W} 2 mg/mL) deverá ser administrada na taxa de 20-50 mcg/kg/min (2-4 mg/min na maioria dos adultos) Níveis terapêuticos no sangue ficam geralmente em 1,5-6 mcg/mL

(Continua)

TABELA 55-4 Efeitos cardiovasculares, indicações e dosagens de drogas para ressuscitação[1] *(Cont.)*

			Dose Inicial		
Droga	**Efeitos Cardiovasculares**	**Indicações**	**Adulta**	**Pediátrica**	**Comentários**
Vasopressina	Vasoconstritor periférico não adrenérgico; estimulação direta de receptores de V_1	Sangramento de varizes esofágicas; VF refratária a choque adulto; suporte hemodinâmico em choque vasodilatador (séptico)	40 unidades IV, dose única, só uma vez	Não recomendada	Recentemente recomendada como equivalente à epinefrina em VF e PEA; pode ser mais efetiva na assístole; usada só uma vez; tem meia-vida de 10-20 min
Procainamida	Suprime arritmias atriais e ventriculares	AF/*flutter*; arrítmias atriais pré-estimuladas com resposta ventricular rápida; taquicardia de complexo amplo que não pode ser diferenciada como SVT ou VT	20 mg/min até supressão da arritmia, desenvolvimento de hipotensão, aumento do complexo QRS em > 50% ou dose total de 17 mg/kg tenha sido administrada. Em emergências, 50 mg/min podem ser usados até o máximo de 17 mg/kg Infusão de manutenção 1-4 mg/min	Dose inicial: 15 mg/kg; infusão durante 30-60 min; uso de rotina em combinação com drogas que prolongam o intervalo QT não é recomendado	Contraindicada em superdosagem de antidepressivos tricíclicos ou outras drogas antiarrítmicas Doses em *bolus* podem resultar em toxicidade Não deve ser usada em prolongamento de QT preexistente ou *torsades de pointes* Níveis sanguíneos deverão ser monitorados em pacientes com função renal prejudicada e em caso de infusão constante > 3 mg/min durante > 24 h
Amiodarona	Droga complexa com efeitos sobre canais de sódio, potássio e cálcio, assim como propriedades de bloqueio α- e β-adrenérgicas	SVT com condução de via acessória; VT e VF instáveis; VT estável, VT polimórfica, taquicardia de complexo amplo de origem incerta; AF/*flutter* com CHF AF/*flutter* pré-estimulado; adjunto à cardioversão elétrica em PSVTs refratárias, taquicardia atrial e AF	150 mg por 10 min seguidos de 1 mg; min por 6 h, então 0,5 mg/min com infusão suplementar de 150 mg, conforme o necessário, até 2 g. Para TV ou FV sem pulso, administração inicial de infusão rápida de 300 mg diluídos em 20-30 mL de soro fisiológico ou dextrose em água	5 mg/kg para VTV/F sem pulso; dose inicial para taquicardia de perfusão, 5 mg/kg IV/IO; dose máxima 15 mg/kg/d	Antiarrítmico preferido para função cardíaca prejudicada EF < 40% ou CHF Uso de rotina combinado com drogas que prolongam o intervalo QT não é recomendado Efeitos colaterais mais frequentes são hipotensão e bradicardia
Verapamil	Agente bloqueador de canais de cálcio usado para diminuir a condução e aumentar a capacidade de refração em nodo AV, arritmias reentrantes terminais que exigem condução nodal AV para continuação	Controla a taxa de resposta ventricular em FA/*flutter* e MAT; controle de taxa em FA; TSVP de complexo estreito terminal	2,5-5 mg IV durante 2 min; sem resposta, repetir dose com 5-10 mg cada 15-30 min até o máximo de 20 mg		Uso somente em pacientes com PSVT ou arritmia supraventricular Não usar na presença de função ventricular prejudicada ou CHF

Diltiazem	Agente de bloqueio do canal de cálcio usado para diminuir a condução e aumentar a capacidade de refração em nodo AV, arritmias reentrantes terminais que exijam condução nodal AV para continuação	Diminui a condução e aumenta a capacidade de refração em nodo AV. Pode terminar arritmias reentrantes. Controla a taxa de resposta ventricular em FA/*flutter* e taquicardia atrial multifocal (MAT)	0,25 mg/kg, seguidos da segunda dose de 0,35 mg/kg, se necessário; infusão de manutenção de 5-15 mg/h em AF/*flutter*		Pode exacerbar o quadro de CHF em disfunção significativa de LV; pode reduzir contratilidade do miocárdio, mas em menor intensidade em comparação a verapamil
Dobutamina	Catecolamina sintética e agente inotrópico potente com efeitos de estimulação de receptores β-adrenérgicos que aumentam a contratilidade cardíaca de maneira dependente da droga, acompanhado de redução nas pressões de preenchimento de LV	Insuficiência cardíaca sistólica intensa	5-20 mcg/kg/min		A meta são os parâmetros finais hemodinâmicos em vez de dose específica Os idosos apresentam resposta significativamente reduzida Pode induzir ou exacerbar isquemia do miocárdio com aumentos na frequência cardíaca
Flecainida	Potente bloqueador de canais de sódio com efeitos de atenuação de condução significativos	AF/*flutter*, arritmias ventriculares e supraventriculares sem doença cardíaca estrutural, doença cardíaca atrial ectópica, taquicardia reentrante nodal AV, SVTs associadas a uma via acessória incluindo AF pré-estimulado	2 mg/kg a 10 mg/min (uso IV não aprovado nos EUA)		Não deverá ser usada em pacientes com função prejudicada do LV ou quando houver suspeita de doença de artéria coronariana
Ibutilida	Antiarrítmico de curta duração que prolonga a duração do potencial de ação e aumenta o período de refração	Conversão aguda ou adjunto à cardioversão elétrica de FA/*flutter* de curta duração	Em pacientes com > 60 kg, 1 mg (10 mL) durante 10 min; uma segunda dose similar pode ser repetida em 10 min Em pacientes com < 60 kg a dose inicial é de 0,01 mg/kg		Pacientes deverão ser monitorados quanto a arritmias durante 4-6 horas e por mais tempo naqueles portadores de disfunção hepática
Magnésio	Hipomagnesemia associada a arritmias, insuficiência cardíaca e morte súbita; pode precipitar VF refratário; pode retardar a reposição de K^+	*Torsades de pointes* com QT prolongado, mesmo com níveis séricos normais de magnésio	1-2 g em 50-100 mL D_{5W} durante 15 min	500 mg/mL-IV/IO; 25-50 mg/kg; Dose máxima: 2 g por dose	Infusão IV rápida para *torsades de pointes* ou suspeita de hipomagnesemia; não recomendado em parada cardíaca, exceto se houver suspeita de arritmia

(*Continua*)

TABELA 55-4 Efeitos cardiovasculares, indicações e dosagens de drogas para ressuscitação[1] *(Cont.)*

			Dose Inicial		
Droga	**Efeitos Cardiovasculares**	**Indicações**	**Adulta**	**Pediátrica**	**Comentários**
Propafenona	Redução significativa da condução e efeitos inotrópicos negativos Propriedades de bloqueamento β-adrenérgico não seletivo	FA/*flutter*, arritmias ventriculares e supraventriculares sem doença cardíaca estrutural, doença cardíaca atrial ectópica, taquicardia AV reentrante nodal, TSV associada à via acessória	2 mg/kg a 10 mg/min (Uso IV não aprovado nos EUA)		Deverá ser evitada com função LV prejudicada ou quando houver suspeita de doença de artéria coronariana (CAD)
Sotalol	Prolonga duração do potencial de ação e aumenta capacidade de refração do tecido cardíaco. Propriedades de bloqueio β-adrenérgico não seletivo	FA/*flutter* pré-estimulado, arritmias ventricular e supraventricular	1-1,5 mg/kg à taxa de 10 mg/min		Limitado pela necessidade de infusão lenta

[1]AV, atrioventricular; BP, pressão arterial; VF, fibrilação ventricular; TV, taquicardia ventricular; PEA, atividade elétrica sem pulso; AF, fibrilação atrial; SVT, taquicardia supraventricular; CHF, insuficiência cardíaca congestiva; PSVT, taquicardia supraventricular paroxística; IV/IO, intravenoso/intraósseo; EF, fração de ejeção; MAT, taquicardia atrial multifocal; LV, ventrículo esquerdo; CAD, doença de artéria coronariana.

sição eletrocardiográfica V_2, embora o eletrodo positivo seja colocado no tórax posterior esquerdo, embaixo da escápula e lateral à coluna. Observe que esse posicionamento não interfere com a colocação do coxim durante a desfibrilação. A falha de captação pode ser decorrente da colocação inadequada do eletrodo, contato insuficiente do eletrodo com a pele ou impedância transtorácica aumentada (p. ex., tórax em barril, efusão pericárdica). O débito corrente aumenta levemente até que os estímulos de regulação obtenham captação elétrica e mecânica. 11 Um complexo QRS amplo após um pico de estimulação *(pacing spike)* sinaliza captação *elétrica*, mas a captação *mecânica* (ventricular) deve ser confirmada com a melhora do pulso ou da pressão arterial. Pacientes conscientes podem exigir sedação para tolerarem o desconforto das contrações dos músculos esqueléticos. A estimulação transcutânea pode fornecer terapia de temporização efetiva até que o estímulo transvenoso ou outro tratamento definitivo possa ser iniciado. O TCP tem muitas vantagens sobre o estímulo transvenoso porque pode ser usado por quase todos os provedores de eletrocardiograma e pode ser iniciado rápida e convenientemente à beira do leito.

"Soco" Precordial

O "soco" precordial só deverá ser considerado em um quadro de taquicardia ventricular (VT) instável, monitorada e testemunhada, quando o desfibrilador não está disponível de imediato.

PROTOCOLOS DE RESSUSCITAÇÃO RECOMENDADOS

O líder da equipe de ressuscitação integra a avaliação do paciente, incluindo o diagnóstico eletrocardiográfico, com as terapias elétrica e farmacológica (Tabela 55-5). Essa pessoa deve ter conhecimento firme das diretrizes para parada cardíaca apresentadas nos algoritmos para CPR-ECC (Figuras 55-9 a 55-13).

TABELA 55-5 Passos para cardioversão sincronizada[1]

1. Considerar sedação
2. Ligar desfibrilador (monofásico ou bifásico)
3. Anexar os eletrodos do monitor ao paciente ("branco à direita, vermelho nas costelas, o que sobrar no ombro esquerdo") e garantir exibição apropriada do ritmo do paciente
4. Engatar o modo de sincronização pressionando o botão "sync" de controle
5. Buscar marcadores em ondas R indicando modo sync
6. Se necessário, ajustar ganho do monitor até que ocorram marcadores sync com cada onda R
7. Selecionar nível apropriado de energia
8. Posicionar as pás do condutor no paciente (ou aplicar gel nas pás)
9. Posicionar a pá no paciente (ápice do esterno)
10. Anunciar à equipe: "Carregando desfibrilador – manter distância!"
11. Pressionar botão "charge" na pá do ápice (mão direita)
12. Quando o desfibrilador é carregado, começar o canto final de liberação. Declarar em alto e bom som o seguinte, antes de cada choque: – "Choque no três. Um, afastar." (O aplicador deve verificar se está afastado do contato com o paciente, a maca e o equipamento)
    - "Dois, afastem-se." (Fazer verificação visual para confirmar que ninguém esteja tocando o paciente ou a maca. Principalmente, não se esquecer da pessoa que está fornecendo ventilação. As mãos dessa pessoa não deverão estar tocando os anexos da ventilação, inclusive o tubo traqueal!)
    - Três, todos afastados." (Conferir a posição antes de apertar os botões de "choque")
13. Aplicar pressão de 900 g (25 lb) nas duas pás
14. Pressionar os botões "descarga" simultaneamente
15. Verificar o monitor. Se a taquicardia persistir, aumentar os joules de acordo com o algoritmo de cardioversão elétrica
16. Reprogramar o modo sync após cada cardioversão sincronizada, pois a maioria dos desfibriladores volta automaticamente para o modo não sincronizado. Esse padrão permite a desfibrilação imediata, se a cardioversão produzir fibrilação ventricular

[1]Dados da American Heart Association Guidelines 2010 for cardiopulmonary resuscitation and emergency cardiovascular care. Circulation 2010;122:S706.

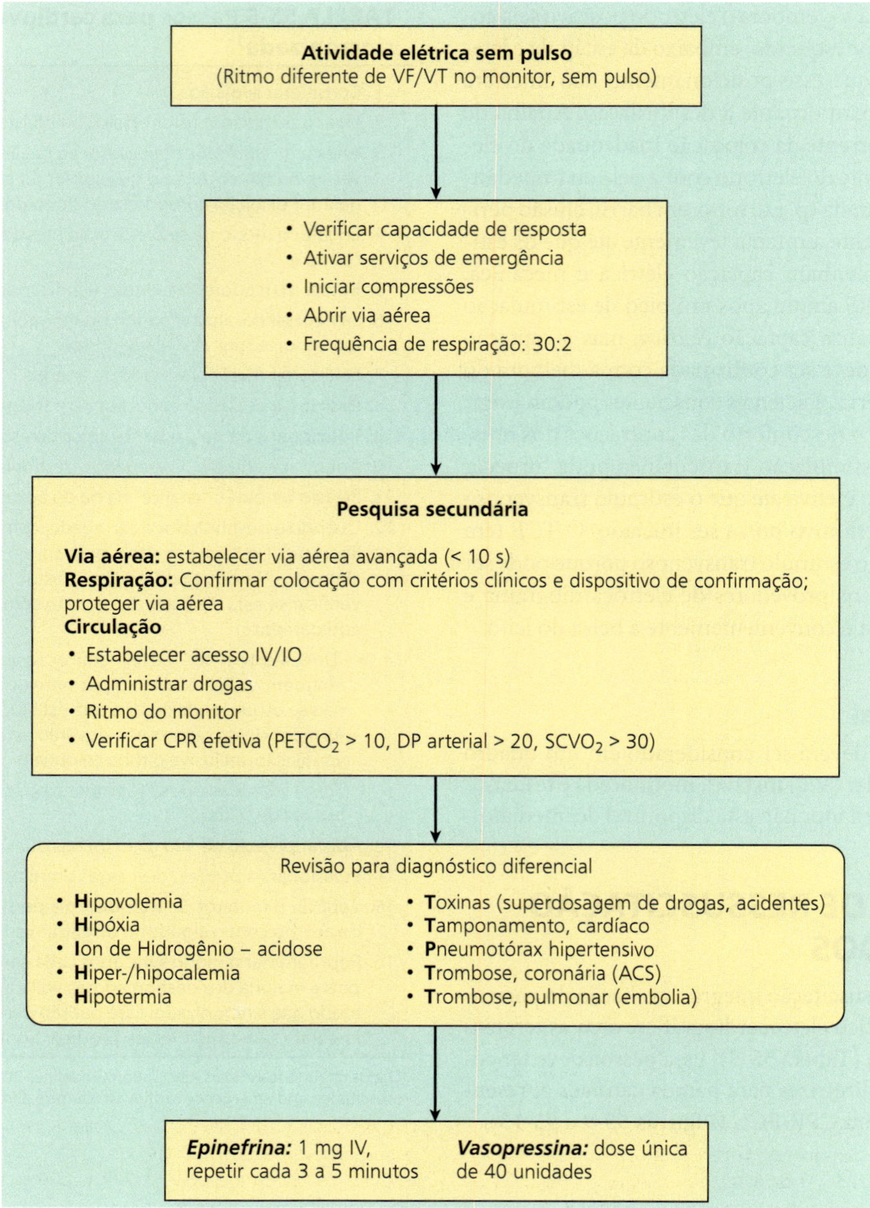

FIGURA 55-10 Algoritmo de atividade elétrica sem pulso. VF/VT, fibrilação ventricular e taquicardia ventricular sem pulso. $PETCO_2$, dióxido de carbono expirado; DP, pressão diastólica; $SCvO_2$, saturação de oxigênio venoso central. (Dados da American Heart Association BLS and ACLS Guidelines 2010 for cardiopulmonar resuscitation and emergency cardiovascular care. Circulation 2010;122:S729.)

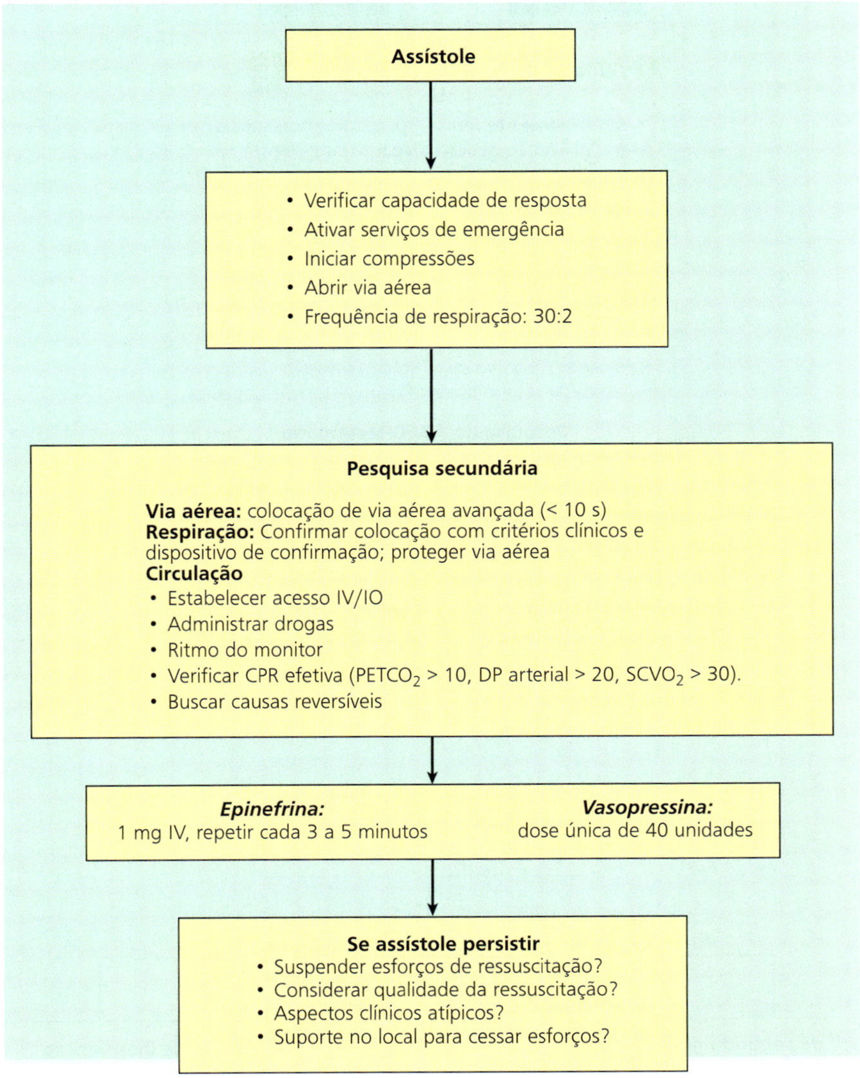

FIGURA 55-11 Assístole: O algoritmo do coração silencioso. VF/VT, fibrilação ventricular e taquicardia ventricular sem pulso; $PETCO_2$, dióxido de carbono expirado final; DP, pressão diastólica; $SCvO_2$, saturação de oxigênio venoso central. (Dados da American Heart Association BLS and ACLS Guidelines 2010 for cardiopulmonary resuscitation and emergency cardiovascular care. Circulation 2010;122:S729.)

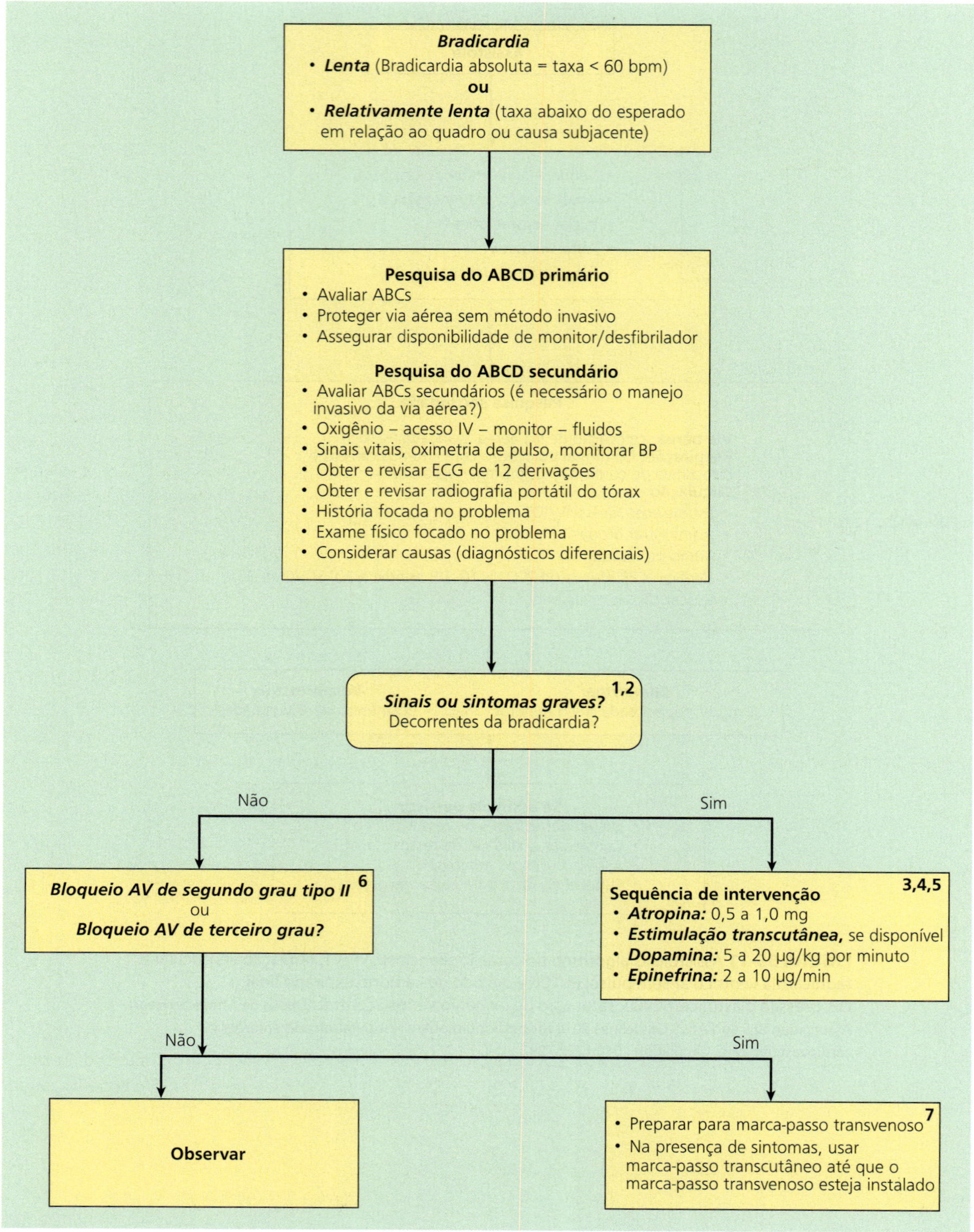

FIGURA 55-12 Algoritmo para bradicardia. AV, atrioventricular. (Dados da American Heart Association BLS and ACLS Guidelines 2010 for cardiopulmonary resuscitation and emergency cardiovascular care. Circulation 2010;122:S729.)

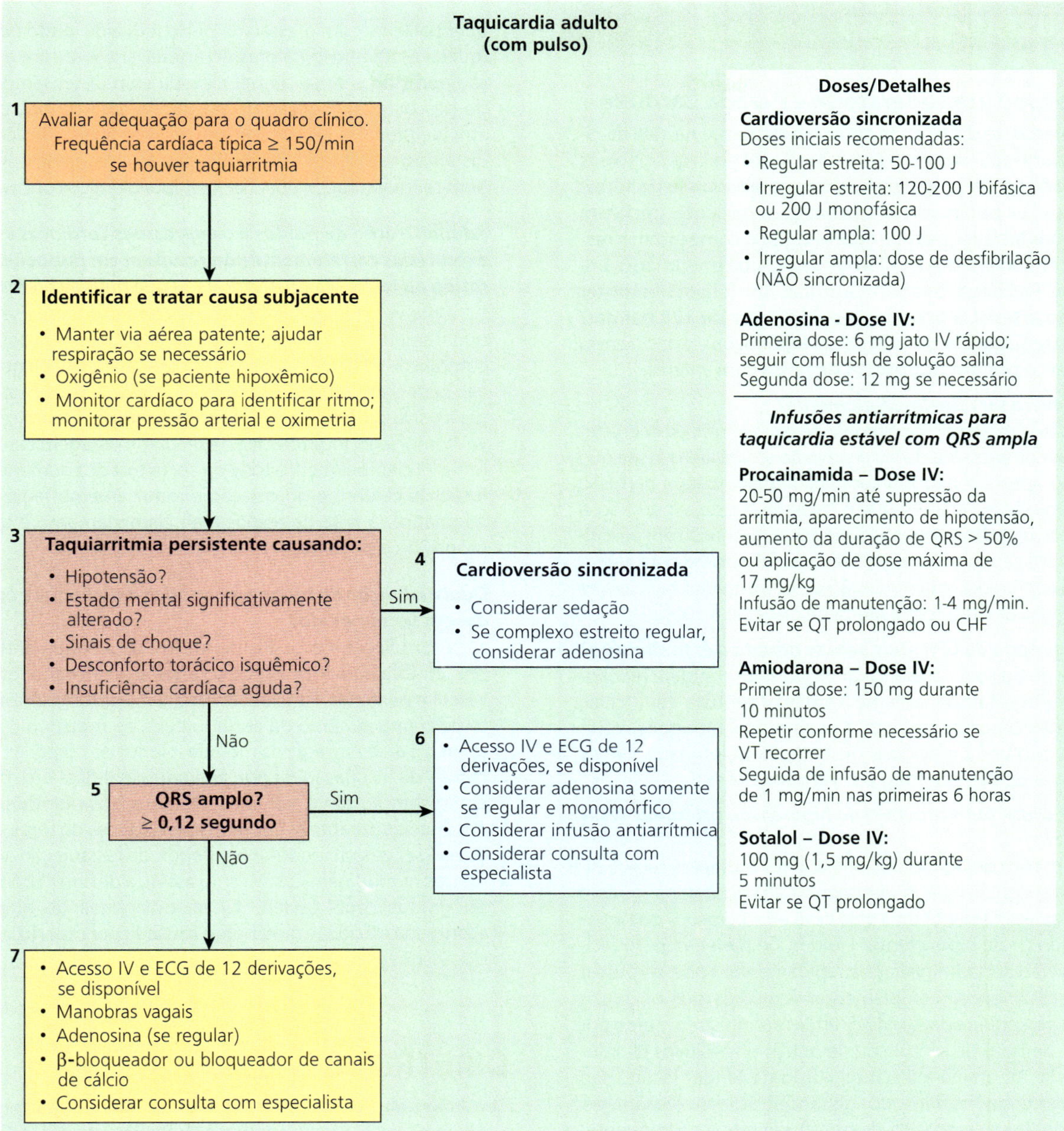

FIGURA 55-13 Algoritmo de resumo para taquicardia; VT, taquicardia ventricular; CHF, insuficiência cardíaca congestiva; WPW, síndrome de Wolff-Parkinson-White. (Reproduzida com autorização de The American Heart Association BLS and ACLS Guidelines 2010 for cardiopulmonary resuscitation and emergency cardiovascular care. Circulation 2010;122:S729.)

DISCUSSÃO DE CASO

Hipotensão Intraoperatória e Parada Cardíaca

Um adolescente de 16 anos entra rapidamente na sala de cirurgias para laparotomia e toracotomia de emergência após sofrer vários ferimentos perfurantes no abdome e no tórax. No campo, os paramédicos intubaram o paciente, iniciaram duas linhas intravenosas de grosso calibre, começaram a ressuscitação com fluidos e inflaram uma roupa pneumática antichoque. Ao chegar à sala de cirurgias, não foi possível obter a pressão arterial, a frequência cardíaca era de 128 batidas/minuto (taquicardia do seio) e as respirações estão sendo controladas por um dispositivo de bolsa com válvula.

O que deverá ser feito imediatamente?

A ressuscitação cardiopulmonar deverá ser iniciada imediatamente: as compressões do tórax deverão ser iniciadas assim que a pressão arterial for considerada inadequada para a perfusão dos órgãos vitais. Uma vez que o paciente já esteja intubado, a localização do tubo traqueal deverá ser confirmada com ausculta torácica e capnografia quantitativa (se disponível para ajudar tanto na confirmação da colocação do tubo, quanto para avaliar a adequação da CPR) com a oferta de oxigênio a 100%.

Qual sequência de CPR mais bem se adapta a essa situação?

Falta de pulso na presença de ritmo sinusal sugere hipovolemia intensa, tamponamento cardíaco, ruptura ventricular, aneurisma dissecante da aorta, pneumotórax hipertensivo, hipoxemia profunda e acidose ou embolia pulmonar. Deve-se administrar epinefrina, 1 mg por via intravenosa.

Qual é a causa mais provável da hipotensão profunda desse paciente?

A presença de ferimentos perfurantes múltiplos sugere hipovolemia significativa. A ultrassonografia abdominal poderá identificar rapidamente uma veia cava em colapso, o que é patognomônico de hipovolemia. Fluidos, de preferência aquecidos, deverão ser administrados rapidamente. Pode-se buscar outro acesso venoso complementar, à medida que os outros membros da equipe da sala de cirurgias administram fluido por meio de bombas de sangue ou de outros dispositivos de infusão rápida. Albumina a 5% ou solução de Ringer lactato são aceitáveis até que os derivados de sangue estejam disponíveis. A ativação de um protocolo de transfusão maciça é frequentemente indicada.

Quais são os sinais de pneumotórax hipertensivo e de tamponamento pericárdico?

Os sinais de **pneumotórax *hipertensivo*** – a presença de ar sob pressão no espaço pleural – incluem aumento nas pressões inspiratórias de pico, taquicardia e hipotensão (retorno venoso reduzido), hipóxia (atelectasia), veias do pescoço distendidas, sons respiratórios desiguais, desvio da traqueia e desvio do mediastino para longe do pneumotórax.

O **tamponamento pericárdico** – a compressão cardíaca pelos conteúdos do pericárdio – deverá ser suspeito em qualquer paciente com pressão de pulso reduzida; pulso paradoxal (queda > 10 mmHg na pressão arterial sistólica com a inspiração); pressão venosa central elevada com distensão das veias do pescoço; equalização da pressão venosa central, pressões atriais e pressões ventriculares diastólicas finais; sons cardíacos distantes; taquicardia e hipotensão. Muitos desses sinais podem ser mascarados por choque hipovolêmico concorrente.

Administração de fluidos e compressões cardíacas externas executadas corretamente não resultam em pulsações da carótida ou femorais satisfatórias. O que mais se pode fazer?

Uma vez que as compressões externas do tórax sejam frequentemente ineficientes em pacientes traumatizados, a toracotomia de emergência deverá ser executada, assim que possível, para clampear a aorta torácica, aliviar o pneumotórax hipertensivo ou o tamponamento pericárdico, identificar possível hemorragia intratorácica e executar massagem cardíaca interna. O clampeamento total da aorta torácica aumenta a perfusão do cérebro e do coração e reduz a hemorragia subdiafragmática. A falta de resposta ao clampeamento é um fator prognóstico de óbito.

Qual é a função da roupa pneumática antichoque e como ela deverá ser removida?

A insuflação de coxins dentro de uma roupa antichoque pneumática aumenta a pressão arterial ao elevar a resistência vascular periférica. Funcionalmente, a roupa tem o mesmo efeito do clampeamento da aorta torácica ao reduzir o fluxo sanguíneo e a hemorragia na metade inferior do corpo. As complicações da insuflação da porção abdominal dessa roupa incluem: disfunção renal, volumes alterados dos pulmões e lesão das vísceras durante as compressões externas do tórax. A roupa deverá ser desinflada somente depois da restauração dos parâmetros hemodinâmicos. Mesmo assim, a desinsuflação deverá ser gradual, pois poderá ser acompanhada de hipotensão acentuada e acidose metabólica causada por reperfusão de tecidos isquêmicos.

DIRETRIZES

The American Heart Association in Collaboration with the International Liaison Committee on Resuscitation (ILCOR): Guidelines 2010 for cardiopulmonary resuscitation and emergency cardiovascular care. Circulation 2010;122:S250.

REFERÊNCIAS

Adult ACLS. Circulation 2010;122:S729.
Adult BLS. Circulation 2010;122:S685.
Adult CPR overview. Circulation 2010;122:S675.
CPR techniques and devices. Circulation 2010;122:S720.
Electrical therapies: AED, defibrillation, pacing. Circulation 2010;122:S706.
Executive summary ACLS. Circulation 2010;122:S640.

CAPÍTULO 56

Cuidados Pós-Anestésicos

CONCEITOS-CHAVE

1. Os pacientes a princípio anestesiados não deverão deixar o centro cirúrgico até que tenham via aérea patente, ventilação e oxigenação adequadas e apresentem estabilidade hemodinâmica; profissionais de anestesia qualificados também devem estar disponíveis para acompanhar a transferência.
2. Antes de o paciente em recuperação se mostrar completamente respondedor, é frequente a manifestação de dor como inquietação pós-operatória. Transtornos sistêmicos graves (p. ex., hipoxemia, acidose respiratória ou metabólica ou hipotensão), distensão da bexiga ou uma complicação cirúrgica (p. ex., hemorragia intra-abdominal oculta) também devem ser considerados no diagnóstico diferencial de agitação pós-operatória.
3. Tremores intensos causam elevações precipitadas no consumo de oxigênio, na produção de CO_2 e no débito cardíaco. Esses efeitos fisiológicos são, com frequência, mal tolerados por pacientes com doença cardíaca ou pulmonar preexistente.
4. Os problemas respiratórios são as complicações graves encontradas com mais frequência na unidade de cuidados pós-anestésicos (PACU). A maioria esmagadora dessas complicações está associada à obstrução das vias aéreas, hipoventilação e/ou hipoxemia.
5. Na PACU, a hipoventilação tem como causa mais frequente os efeitos residuais de depressão dos agentes anestésicos sobre o *drive* respiratório.
6. Embotamento, depressão circulatória ou acidose intensa (pH arterial < 7,15) são indicações para intervenção respiratória e hemodinâmica imediata e agressiva, incluindo suporte inotrópico e a via aérea, conforme o necessário.
7. Depois da administração de naloxona, os pacientes deverão ser observados de perto quanto à recorrência de depressão respiratória induzida por opioides ("renarcotização"), pois naloxona tem duração mais curta que a maioria dos outros opioides.
8. O *shunt* intrapulmonar aumentado como resultado da redução da capacidade funcional residual com relação à capacidade de fechamento é a causa mais comum de hipoxemia após anestesia geral.
9. A possibilidade de ocorrência de pneumotórax pós-operatório deverá sempre ser considerada depois da colocação de acesso central, bloqueios intercostais, traumatismo abdominal ou torácico (incluindo fratura de costelas), dissecções do pescoço, traqueostomia, nefrectomias ou outros procedimentos retroperitoneais ou intra-abdominais (incluindo laparoscopia), especialmente na possibilidade de ocorrência de penetração ou rompimento do diafragma.
10. A hipovolemia é, de longe, a causa mais comum de hipotensão na PACU.
11. A estimulação prejudicial proveniente da dor da incisão, intubação endotraqueal ou distensão da bexiga é geralmente responsável pela hipertensão pós-operatória.

Historicamente, a ênfase nos cuidados de enfermagem especializados durante o período pós-operatório imediato era exigida por causa da constatação dos muitos óbitos que ocorriam imediatamente depois da anestesia e a cirurgia e de que a maioria dessas fatalidades poderia ser prevenida. A falta de serviços de enfermagem nos EUA depois da Segunda Guerra Mundial e a experiência de fornecer cuidados cirúrgicos a várias baixas em combate durante a guerra contribuíram para a tendência pós-guerra de centralização dos cuidados pós-operatórios imediatos na forma de salas de recuperação, onde um ou mais enfermeiros pudessem dedicar atenção mais de perto a vários pacientes pós-operatórios agudos ao mesmo tempo. Nas últimas 2 décadas, a prática cada vez mais acelerada de cuidar de pacientes pós-operatórios selecionados durante a noite em uma unidade de cuidados pós-anestésicos (PACU), ou o equivalente, tem sido uma resposta aos procedimentos cirúrgicos cada vez mais complexos executados em pacientes em estado mais grave, frequentemente no ambiente de falta de leitos cirúrgicos para cuidados intensivos. O sucesso das PACU na redução da morbidade e da mortalidade pós-operatórias tem representado uma influência significativa na evolução das unidades modernas de cuidados intensivos cirúrgicos.

Outra transformação recente nos cuidados pós-anestésicos está relacionada com a troca da cirurgia no paciente internado para o paciente ambulatorial. Estima-se que mais de 70% de todos os procedimentos cirúrgicos nos EUA sejam hoje executados ambulatorialmente. Para o paciente ambulatorial duas fases de recuperação podem ser reconhecidas: a *Fase 1* é a recuperação no nível de cuidados intensivos imediatos dedicados aos pacientes durante a emergência e ao acordarem da anestesia, continuando até que os critérios padronizados da PACU sejam cumpridos (veja Critérios de Alta, a seguir). A *Fase 2* envolve os cuidados de nível menos agudo que asseguram que o paciente está pronto para ir para casa. O chamado "*fast-tracking*" (acompanhamento rápido) de pacientes ambulatoriais selecionados pode permitir que eles passem com segurança pela recuperação da Fase 1 e cheguem diretamente ao nível da Fase 2 de cuidados.

Em muitas instituições, a PACU funciona também, geralmente, como um local mais intensamente monitorado para pacientes perioperatórios e com dores crônicas a serem submetidos a procedimentos como: bloqueios neurais com injeção de dose única e colocação de cateteres neurais epidurais e periféricos, e para pacientes submetidos a outros procedimentos como colocação de acesso central, terapia eletroconvulsiva e cardioversão eletiva. A PACU deve estar obrigatoriamente assessorada e equipada para o tratamento de rotina desses passageiros e de suas complicações potenciais relacionadas com os procedimentos. Por exemplo, em áreas em que são administrados bloqueios regionais e epidurais, deve haver estoque do medicamento Intralipid® para antecipar o tratamento de toxicidade do anestésico local.

Este capítulo discute os componentes essenciais de uma PACU moderna, os cuidados gerais de pacientes em recuperação aguda da anestesia e da cirurgia e das complicações respiratórias e circulatórias encontradas com mais frequência nessa unidade de cuidados.

A UNIDADE DE CUIDADOS PÓS-ANESTÉSICOS

Na conclusão de qualquer procedimento que exija anestesia, os agentes anestésicos são suspensos, os monitores são desligados e o paciente voltando da sedação ou da anestesia é levado para a PACU. Após anestesia geral, se foi usada uma via aérea por tubo endotraqueal ou máscara laríngea (LMA), e se a ventilação foi julgada adequada, o tubo endotraqueal ou a LMA são geralmente removidos antes do transporte. Os pacientes também são rotineiramente observados na PACU após cuidados para anestesia regional e anestesia monitorada (anestesia local com sedação). A maioria das diretrizes de procedimentos exige que um paciente seja admitido na PACU após receber qualquer tipo de anestesia, exceto mediante ordem específica do anestesiologista presente. Após breve relatório "*hand off*" (transferência de responsabilidade) à enfermeira da PACU, o paciente fica na unidade até que os principais efeitos da anestesia desapareçam. Esse período se caracteriza por incidência relativamente alta de complicações respiratórias e circulatórias potencialmente fatais.

A oferta de serviços de anestesia em áreas distantes do centro cirúrgico principal, como endoscopia, radiologia de intervenção e salas de investigação por imagens de ressonância magnética, é cada vez mais comum. Pacientes em recuperação da anestesia tratados nessas áreas devem receber o mesmo padrão de cuidados que aqueles em recuperação da anestesia tratados no centro cirúrgico principal. Algumas instituições desenvolveram PACUs "satélites" para servir individualmente cada uma dessas áreas remotas, e outras combinaram suas áreas de procedimentos em um local centralizado de procedimentos atendido por uma PACU única.

Projeto

A PACU deverá estar localizada próximo às salas de cirurgia e longe das áreas de procedimentos invasivos. É desejável um local central no centro cirúrgico, pois isso garante que o paciente possa ser enviado de volta rapidamente à cirurgia, se necessário, ou que os membros da sala de cirurgias possam responder rapidamente a questões urgentes ou emergentes dos cuidados com o paciente. A proximidade às instalações de radiografia, laboratório e de outros cuidados intensivos no mesmo andar também tem suas vantagens. A transferência de pacientes em estado crítico em elevadores ou por longos corredores pode prejudicar os cuidados, pois problemas urgentes podem surgir ao longo do caminho.

Um projeto de ambulatório aberto facilita a observação de vários pacientes ao mesmo tempo. Entretanto, um número adequado de espaços fechados para cuidados individuais é necessário para os pacientes que precisam de isolamento para controle de infecções. Geralmente, a proporção de leitos de PACU por sala de cirurgias é de 1,5, embora esse número possa variar dependendo do volume de casos das salas do centro cirúrgico, variedade de procedimentos cirúrgicos e da percepção de cada paciente. O espaço de cada paciente deverá ser bem iluminado e suficientemente amplo para permitir acesso fácil aos pacientes, apesar dos polos de bombas de infusão intravenosa, do ventilador ou do equipamento radiográfico; as diretrizes de construção determinam um mínimo de 2,10 m entre os leitos e 3,60 m^2/paciente. Várias tomadas elétricas, incluindo pelo menos uma com energia de emergência como suporte e pelo menos uma tomada para oxigênio e outra para sução, deverão estar instaladas em cada espaço de leito.

Equipamento

Muitos incidentes na PACU que resultam em mortalidade e morbidade grave estão associados ao monitoramento inadequado. Monitores de oximetria de pulso (SpO_2), eletrocardiograma (ECG) e pressão arterial não invasiva automatizada (NIBP) são obrigatórios em cada espaço. Embora ECG, SpO_2 e NIBP devam ser usados para cada paciente na fase inicial de recuperação da anestesia (cuidados da Fase 1), a redução no monitoramento pode ser adequada daí em diante. O equipamento apropriado deve estar disponível para aqueles pacientes, exigindo monitoramento invasivo arterial, venoso central, de artéria pulmonar ou de pressão intracraniana. A capnografia é útil para pacientes intubados e vem sendo empregada cada vez mais também para pacientes extubados. Tiras sensíveis à temperatura podem ser usadas para medir temperatura na PACU, mas não são suficientemente precisas para documentar os resultados do tratamento para hipotermia ou hipertermia; termômetros de mercúrio ou eletrônicos devem ser usados, se houver suspeita de qualquer anormalidade na temperatura [do paciente]. Um dispositivo de aquecimento do ar forçado, lâmpada de aquecimento e/ou cobertor de aquecimento/refrigeração também deverá estar disponível.

A PACU deverá ter seu próprio suprimento de equipamentos básicos e de emergência, separado daquele da sala de cirurgias, com base nas necessidades da população de pacientes. Isto inclui equipamento e suprimento para via aérea, como cânulas de oxigênio, uma seleção de máscaras, vias aéreas orais e nasais, laringoscópios, tubos endotraqueais, LMAs, um *kit* para cricotirotomia e bolsas autoinfláveis para ventilação. Um suprimento prontamente disponível de cateteres para canulação vascular (venoso, arterial, venoso central) é obrigatório. Um dispositivo de desfibrilação com capacidades de estimulação transcutânea e um carro de emergência com drogas e suprimentos para suporte avançado à vida (Capítulo 55) e bombas de infusão são obrigatórios e devem ser periodicamente inspecionados. Cateteres de estimulação transvenosos; geradores de pulso e bandejas de traqueostomia, tubo torácico e de corte vascular estão tipicamente presentes, dependendo da população de pacientes cirúrgicos.

O equipamento de terapia respiratória para tratamentos broncodilatadores com aerossol, pressão de via aérea positiva contínua (PACU) e ventiladores deverá estar próximo à sala de recuperação. É recomendável que um broncoscópio esteja imediatamente disponível.

Recursos Humanos

O recurso humano inadequado é citado com frequência como um fator de contribuição significativa nos acidentes em uma PACU. Essa unidade deverá ser assessorada por enfermeiros(as) especificamente treinados nos cuidados de pacientes adultos e/ou pediátricos em recuperação da anestesia. Eles deverão ter especialização *(expertise)* no tratamento de via aérea e em suporte cardíaco avançado à vida, assim como em problemas geralmente encontrados em pacientes cirúrgicos e associados a cuidados de ferimentos, cateteres de drenagem e sangramento pós-operatório.

Na PACU, os pacientes deverão ficar sob a direção médica de um anestesiologista, que deve estar imediatamente disponível para responder a problemas urgentes ou emergentes de cuidados com o paciente. Instituições cirúrgicas de cuidados terciários de alto volume possuem, com frequência, um anestesiologista disponível em período integral. O tratamento do paciente na PACU deverá refletir um esforço coordenado envolvendo anestesiologistas, cirurgiões, enfermeiros(as), terapeutas respiratórios e consultores apropriados. A equipe de anestesia enfatiza o tratamento de problemas de analgesia, via aérea, cardíacos, pulmonares e metabólicos, enquanto a equipe cirúrgica geralmente trata qualquer problema diretamente relacionado com o procedimento cirúrgico em si. Com base nas premissas de que a permanência média em uma PACU é de 1 hora e que o procedimento médio em paciente internado dura 2-3 horas, a proporção de um enfermeiro de recuperação para dois pacientes é geralmente satisfatória. Entretanto, a assessoria para cuidados de enfermagem deverá ser moldada às exigências peculiares do caso em cada instalação. Se o programa da sala de cirurgias incluir regularmente pacientes pediátricos ou procedimentos curtos frequentes, a proporção de um enfermeiro para 1 paciente será frequentemente necessária. Um enfermeiro encarregado deverá ser designado para assegurar a melhor assessoria possível sempre, incluindo a resposta apropriada aos problemas urgentes ou emergentes nos cuidados com o paciente.

Cuidados ao Paciente

EMERGÊNCIA DA ANESTESIA GERAL

A recuperação da anestesia regional ou geral é um momento de estresse psicológico significativo. O ideal seria que a emergência da anestesia geral fosse caracterizada por um despertar suave e gradual, em um ambiente controlado. Entretanto, problemas como obstrução da via aérea, tremores, agitação, delírio, dor, náusea e vômito, hipotermia e labilidade autônoma são encontrados com frequência. Os pacientes que recebem anestesia espinal ou epidural podem sofrer reduções na pressão arterial durante o transporte ou a recuperação; os efeitos simpatolíticos dos grandes bloqueios de condução previnem a vasoconstrição reflexa de compensação, quando os pacientes são movidos ou quando ficam sentados.

Depois da aplicação de anestésico inalatório, a velocidade da recuperação é diretamente proporcional à ventilação alveolar, mas inversamente proporcional à solubilidade do sangue do agente (Capítulo 8). À medida que aumenta a duração da anestesia, a emergência [desse estado] se torna cada vez mais dependente da captação total pelos tecidos que, por sua vez, depende da solubilidade do agente, da concentração média usada e da duração da exposição ao anestésico. A hipoventilação atrasa a emergência da anestesia inalatória.

A emergência de um anestésico intravenoso depende da farmacocinética desse agente. A recuperação da maioria dos agentes anestésicos depende primariamente mais da redistribuição que do metabolismo e da eliminação. À medida que a dose total administrada aumenta, os efeitos cumulativos se tornam clinicamente aparentes na forma de emergência prolongada; o término da ação se torna cada vez mais dependente do metabolismo ou da eliminação. Essa é a base para o conceito de meia-vida contexto-sensitiva (Capítulo 7). Condições, como idade avançada ou doença renal ou hepática, podem prolongar a emergência (Capítulo 9). Agentes anestésicos de duração curta e ultracurta, como propofol e remifentanil, encurtam significativamente a emergência, o tempo para despertar e a alta hospitalar. Alguns estudos mostram que o uso de um monitor da Escala do

Índice Biespectral (BIS) (Capítulo 6) pode reduzir a dosagem total da droga e encurtar a recuperação e o tempo para a alta. O uso da via aérea com máscara laríngea (LMA) (em vez do tubo traqueal) também pode permitir níveis mais leves de anestesia que podem apressar a emergência.

A velocidade da emergência também pode ser influenciada por medicamentos pré-operatórios. Pode-se esperar que pré-medicação com agentes que duram mais que o procedimento (p. ex., lorazepam) prolongue a emergência. A curta duração do midazolam torna-o um agente de pré-medicação adequado para procedimentos curtos. Os efeitos da perda do sono antes da operação ou da ingestão de drogas (álcool, sedativos) também podem ser adicionados àqueles dos agentes anestésicos e podem prolongar a emergência.

Emergência Prolongada

A causa mais frequente da emergência prolongada (quando o paciente não recupera a consciência dentro de 30-60 minutos depois da anestesia geral) é o efeito residual do anestésico, do sedativo e da droga analgésica. A emergência pode ocorrer como resultado de superdosagem absoluta ou relativa do medicamento ou da potencialização dos agentes anestésicos por ingestão anterior de drogas ou de álcool. Naloxona (em incrementos de 80 mcg em adultos) e flumazenil (em incrementos de 0,2 mg em adultos) reverterão rapidamente os efeitos de um opioide e da benzodiazepina, respectivamente. A fisostigmina (1-2 mg) pode reverter parcialmente o efeito de outros agentes. Um estimulador neural pode ser usado para excluir um bloqueio neuromuscular persistente em pacientes com resposta insatisfatória sob ventilação mecânica que apresentem volumes de corrente final espontâneos inadequados.

As causas menos comuns de emergência incluem hipotermia, transtornos metabólicos acentuados e derrame perioperatório. A temperatura central inferior a 33°C tem efeito anestésico e potencializa significativamente as ações dos depressores do sistema nervoso central. Dispositivos de aquecimento de ar forçado são os mais eficientes na elevação da temperatura do corpo. Hipoxemia e hipercarbia são prontamente excluídas por oximetria de pulso, capnografia e/ou análise do gás sanguíneo (gasometria). Hipercalcemia, hipermagnesemia, hiponatremia e hipoglicemia e hiperglicemia são causas raras de emergência retardada que exigem medições laboratoriais para fins de diagnóstico. O derrame perioperatório é raro, exceto após cirurgia neurológica, cardíaca e cerebrovascular (Capítulo 28); o diagnóstico é facilitado pela avaliação neurológica e pelas investigações por imagens radiológicas.

TRANSPORTE DA SALA DE CIRURGIAS PARA A PACU

Esse período aparentemente curto pode ser complicado pela falta de monitoramento adequado, acesso a medicamentos ou equipamento de ressuscitação. Os pacientes a princípio anestesiados não deverão deixar o centro cirúrgico até que tenham via aérea patente, ventilação e oxigenação adequadas e apresentem estabilidade hemodinâmica; o pessoal de anestesia qualificado também deve estar disponível para acompanhar a transferência. Durante o transporte, os pacientes em risco de hipoxemia deverão receber oxigênio suplementar. Alguns estudos sugerem que a hipoxemia transitória ($SpO_2 < 90\%$) pode-se desenvolver em até 30 a 50% dos pacientes, caso contrário "normais" durante o transporte, enquanto respiram o ar ambiente; portanto, o oxigênio suplementar pode ser recomendável para todos os pacientes transportados, especialmente se a PACU não estiver localizada próxima à sala de cirurgias. Pacientes instáveis deverão permanecer intubados e deverão ser transportados com um monitor portátil (ECG, SpO_2 e pressão arterial) e um suprimento de drogas de emergência.

Todos os pacientes deverão ser levados à PACU em um leito ou maca que possa ser colocada com a cabeceira abaixada (Trendelenburg) ou elevada. A posição de Trendelenburg é útil para pacientes hipovolêmicos, enquanto a posição elevada é útil para pacientes com disfunção pulmonar subjacente (Capítulos 20 e 23). Pacientes em risco aumentado de vômito ou de sangramento da via aérea superior (p. ex., após tonsilectomia) deverão ser transportados na posição lateral. Essa posição também ajuda a prevenir a obstrução da via aérea e facilita a drenagem de secreções.

RECUPERAÇÃO DE ROTINA

Anestesia Geral

A patência da via aérea, os sinais vitais, a oxigenação e o nível de consciência devem ser avaliados imediatamente na chegada à PACU. A pressão arterial, frequência cardíaca e medições de frequência respiratória subsequentes são rotineiramente tomadas pelo menos a cada 5 min durante 15 min ou até que o paciente esteja estável, e cada 15 min daí em diante. A oximetria de pulso deverá ser monitorada continuamente em todos os pacientes. A ocorrência de hipoxemia não se correlaciona necessariamente com o nível de consciência. A função neuromuscular deverá ser avaliada clinicamente (p. ex., levantamento da cabeça e força para agarrar). Pelo menos uma medição de temperatura também deve ser obrigatoriamente obtida. O monitoramento complementar inclui avaliação de dor (p. ex., escalas numéricas ou descritivas); a presença ou ausência de náusea e vômito; e entrada e saída de fluidos, incluindo fluxo da urina, drenagem e sangramento. Após registro dos sinais vitais iniciais, o anestesiologista deverá apresentar um breve relatório ao enfermeiro da PACU, incluindo: (1) história pré-operatória (incluindo estado mental e quaisquer problemas de comunicação, como barreiras de linguagem, surdez, cegueira ou incapacidade mental); (2) episódios intraoperatórios pertinentes (tipo de anestesia, o procedimento cirúrgico, perda de sangue, reposição de fluidos, administração de antibióticos e de outros medicamentos relevantes e quaisquer complicações); (3) problemas pós-operatórios esperados; (4) necessidade antecipada de administração de medicamentos na PACU, como antibióticos; e (5) pedidos pós-anestesia (terapia de analgesia e náusea/vômito; cuidados com cateter epidural ou perineural, incluindo a necessidade de envolvimento do serviço para dor aguda, administração de fluidos ou derivados do sangue, ventilação pós-operatória, radiografia do tórax para acompanhamento de cateterização venosa central etc.).

Todos os pacientes em processo de recuperação da anestesia geral devem receber oxigênio suplementar e monitoramento por oximetria de pulso durante a emergência, pois pode haver desenvolvimento de hipoxemia transitória mesmo em pacientes sadios. Uma decisão racional sobre a continuação da terapia com oxigênio complementar à época da alta da PACU pode ser feita com base nas leituras de SpO_2 do ar ambiente. As medições de gás do sangue arterial podem ser obtidas para confirmar leituras anormais de oximetria, mas não são necessárias na maioria dos pacientes. A terapia com oxigênio deverá ser cuidadosamente controlada em pacientes com doença pulmonar obstrutiva crônica e história de, ou potencial para, retenção de CO_2. Em geral, os pacientes deverão receber os cuidados de enfermagem na posição de cabeceira elevada, sempre que possível, para otimizar a oxigenação. Entretanto, elevar a cabeça da cama antes de o paciente estar em condições de reagir pode levar à obstrução da via aérea. Nesses casos, as vias aérea oral e nasal deverão ser mantidas até que o paciente esteja acordado e capaz de manter a via aérea. Deve-se encorajar periodicamente o paciente a respirar profundamente e tossir.

Anestesia Regional

Pacientes sob sedação pesada ou hemodinamicamente instáveis após receberem anestesia regional deverão receber também oxigênio suplementar na PACU. Os níveis sensoriais e motores deverão ser periodicamente registrados depois da anestesia regional para documentar a regressão do bloqueio. Precauções na forma de acolchoamento ou alertas repetidos podem ser necessárias para evitar que os pacientes causem lesões a si mesmos por movimentos descoordenados dos braços após bloqueios do plexo braquial. A pressão arterial deverá ser estritamente monitorada depois da anestesia espinal e epidural. A cateterização da bexiga pode ser necessária em pacientes que receberam anestesia espinal ou epidural há mais de 4 horas.

Controle da Dor

A dor pós-operatória moderada à intensa é tratada com mais frequência com opioides orais ou parenterais. Entretanto, a administração perioperatória de opioides está associada a efeitos colaterais (náusea e vômito, depressão respiratória, prurido, íleo e retenção urinária) que podem exercer efeitos adversos significativos na convalescença pós-operatória. Em resposta a esse problema, uma variedade de estratégias *poupadoras de opioides* vem sendo cada vez mais adotada nas últimas 2 décadas para reduzir as exigências de opioides e, assim, os efeitos colaterais relacionados com essas substâncias, enquanto se mantém analgesia satisfatória (Capítulo 47). A administração oral pré-operatória de drogas anti-inflamatórias não esteroides (NSAIDs), acetaminofeno e gabapentina ou pregabalina pode reduzir significativamente as exigências de opioides pós-operatórios, e esses medicamentos podem ser reassumidos depois da cirurgia se o paciente puder continuar com medicação oral. Modalidades analgésicas adicionais, usando anestésicos locais, como infiltração intraoperatória do ferimento, infusões por cateter pós-operatório no ferimento, bloqueios de nervos periféricos por dose única e cateter contínuo e infusões epidurais contínuas, também reduzem as exigências de analgésicos opioides pós-operatórios e, assim, reduzem os efeitos colaterais relacionados com essas substâncias.

A dor pós-operatória leve à moderada pode ser tratada por via oral com acetaminofeno, ibuprofeno, hidrocodona ou oxicodona. Como alternativa, pode-se administrar cetorolac trometamina (15-30 mg em adultos) ou acetaminofeno (15 mg/kg ou 1 g se o paciente pesar > 50 kg) por via intravenosa.

Nas situações de dor pós-operatória moderada à intensa, ou quando a analgesia oral não for possível, são usados: opioides parenterais ou intraespinais, bloqueios neurais de dose única ou contínua e analgesia epidural contínua, frequentemente em técnicas de combinação. Os opioides parenterais são administrados com mais segurança por titulação de pequenas doses. A variabilidade considerável nas exigências de opioides deve ser esperada em pacientes em recuperação na PACU, e a analgesia adequada deverá ser balanceada contra o risco de sedação excessiva e depressão respiratória. Os opioides de duração intermediária à longa, como hidromorfona 0,25-0,5 mg (0,015-0,02 mg/kg em crianças) ou morfina 2-4 mg (0,025-0,05 mg/kg em crianças) são os mais usados. Meperidina é usada com mais frequência em pequenas doses para tratar tremores pós-operatórios. As exigências de opioides são, com frequência, acentuadamente aumentadas em pacientes com história de dor crônica e terapia crônica com essas substâncias, por causa da tolerância aos opioides, e em pacientes com história de vício nas substâncias e dependência psicológica. A consulta com um especialista em tratamento da dor é, com frequência, extremamente útil nessas situações.

Os efeitos analgésicos de opioides parenterais atingem o pico dentro de alguns minutos depois da aplicação. A depressão respiratória máxima, especialmente com morfina e hidromorfona, pode não ocorrer até 20-30 minutos mais tarde. Quando o paciente está completamente acordado, pode-se instituir a analgesia controlada pelo paciente para pacientes internados. A administração intramuscular de opioides não é recomendada por causa do início retardado e variável (10-20 min ou mais) e da depressão respiratória tardia (até 1 hora).

Quando se usa um cateter epidural, a administração de *bolus* epidural de fentanil (50-100 mcg) ou de sufentanil (20-30 mcg) com 5-10 mL de bupivacaina a 0,1% pode fornecer alívio excelente para a dor em adultos. A morfina epidural (3-5 mg) também pode ser usada, mas a depressão respiratória retardada com a administração epidural desse opioide determina monitoramento de perto durante 24 horas a partir da administração (Capítulo 48).

Agitação

2 Antes de o paciente em recuperação se mostrar completamente respondedor, é frequente a manifestação de dor como inquietação pós-operatória. Transtornos sistêmicos graves (p. ex., hipoxemia, acidose respiratória ou metabólica ou hipotensão), distensão da bexiga ou uma complicação cirúrgica

(p. ex. hemorragia intra-abdominal oculta) também devem ser considerados no diagnóstico diferencial de agitação pós-operatória. A agitação acentuada pode necessitar de contenção para braços e pernas para evitar autolesão, especialmente em crianças. Uma vez descartados transtornos psicológicos graves nas crianças, colo e palavras carinhosas de um atendente simpático ou dos pais geralmente acalmam o paciente pediátrico. Outros fatores de contribuição incluem ansiedade e medo acentuados antes da operação, assim como efeitos adversos das drogas (grandes doses de agentes anticolinérgicos centrais, fenotiazinas ou cetamina). A fisostigmina, 1-2 mg intravenosos (0,05 mg/kg em crianças) é mais eficiente no tratamento do delírio decorrente de atropina e de escopolamina. Uma vez excluídos a dor e os transtornos sistêmicos graves, a agitação persistente poderá exigir sedação com doses intravenosas intermitentes de midazolam 0,5-1 mg (0,05 mg/kg em crianças).

Náusea e Vômito

Náusea e vômito pós-operatórios (PONV) são comuns após anestesia geral, ocorrendo em 30 a 40% de todos os pacientes. Além disso, esses transtornos ocorrem em casa dentro de 24 horas da alta rotineira (náusea e vômito pós-alta) em um número significativo de pacientes de cirurgia ambulatorial. A etiologia da PONV é, geralmente, multifatorial e associada a agentes anestésicos e analgésicos, tipo de procedimento cirúrgico e fatores intrínsecos ao paciente, como história de enjoo por movimento. É também importante reconhecer que a náusea é uma queixa comum informada no início da hipotensão, especialmente após anestesia espinal ou epidural.

A Tabela 56-1 **lista os fatores de risco mais comumente reconhecidos para PONV**. O aumento na incidência de náusea e vômito é informado depois da administração de opioides e a cirurgia intraperitoneal (particularmente laparoscopia), de mama e de estrabismo. A maior incidência parece ocorrer em mulheres jovens; a náusea pode ser mais comum durante a menstruação. O tônus vagal aumentado manifestado, como bradicardia súbita, geralmente aparece antes, ou coincide com a êmese. A anestesia com propofol reduz a incidência de PONV e a história pre-operatória de tabagismo diminui a probabilidade dessa ocorrência. Os antagonistas seletivos do receptor 3 (5-HT_3) da 5-hidroxitriptamina (serotonina), como ondansetron 4 mg (0,1 mg/kg em crianças), ganisetron 0,01-0,04 mg/kg e dolasetron 12,5 mg (0,035 mg/kg em crianças), são eficazes na prevenção de PONV e, em menor escala, no tratamento de PONV já instalada. Deve-se notar que, diferentemente do ondansetron, que tem, geralmente, efeito imediato, o dolasetron exige 15 minutos para fazer efeito. Uma preparação para dissolução oral de um comprimido de ondansetron (8 mg) pode ser útil para tratamento e profilaxia contra náusea e vômito depois da alta. Metoclopramida, 0,15 mg/kg intravenosa, é uma alternativa efetiva aos antagonistas 5-HT_3. Esses antagonistas 5-HT_3 não estão associados às manifestações extrapiramidais agudas e às reações disfóricas que podem ser encontradas com antieméticos do tipo da metoclopramida ou fenotiazina. A escopolamina transdérmica é efetiva, mas pode estar associada a efeitos colaterais, como sedação, disforia, visão turva, boca seca, retenção urinária e exacerbação de glaucoma, particularmente em pacientes idosos. A dexametasona 4-10 mg (0,10 mg/kg em crianças), quando usada como antieméticos, tem as vantagens adicionais de fornecer grau variável de analgesia e uma sensação de bem-estar ao paciente. Além disso, essa substância parece ser efetiva por até 24 horas e, por isso, pode ser útil para náusea e vômito depois da alta. Um aprepitante oral (Emend®) pode ser administrado dentro das 32 horas anteriores à indução da anestesia. Droperidol intravenoso 0,625-1,25 mg (0,05-0,075 mg/kg em crianças), em administração intraoperatória, reduz significativamente a probabilidade de PONV. Infelizmente, essa droga traz um alerta "caixa preta" do Food and Drug Administration nos EUA indicando que grandes doses (5-15 mg) podem prolongar o intervalo QT e foram associadas a arritmias cardíacas fatais. A profilaxia não farmacológica contra PONV inclui garantir hidratação adequada (20 mL/kg) após jejum e estimulação do ponto de acupuntura P6 (pulso). Este último procedimento pode incluir aplicação de pressão, corrente elétrica ou injeções.

Há controvérsias quanto à profilaxia de rotina para PONV para todos os pacientes. Por causa do custo do tratamento da PONV já instalada, pode ser interessante do ponto de vista de custo-benefício fornecer profilaxia a todos os pacientes em certas populações (p. ex., pacientes ambulatoriais). Nitidamente, os pacientes com fatores de risco múltiplos deverão receber essa profilaxia. Além disso, o uso de dois ou três agentes que atuem sobre receptores diferentes é mais eficaz que a profilaxia de agente único.

TABELA 56-1 Fatores de risco para náusea e vômito pós-operatórios

Fatores do paciente
Juventude
Sexo feminino, particularmente se menstruando no dia da cirurgia ou no primeiro trimestre da gestação
Compleição corporal grande
História de êmese pós-operatória anterior
História de enjoo de movimento (cinetose)
Técnicas anestésicas
Anestesia geral
Drogas
Opioides
Agentes voláteis
Óxido nitroso
Procedimentos cirúrgicos
Cirurgia de estrabismo
Cirurgia da orelha
Laparoscopia
Orquiopexia
Recuperação de óvulo
Tonsilectomia
Cirurgia de mama
Fatores pós-operatórios
Dor pós-operatória
Hipotensão

Tremores e Hipotermia

Os tremores podem ocorrer na PACU como resultado da hipotermia intraoperatória ou dos efeitos dos agentes anestésicos, sendo também comum no período pós-parto imediato. A causa mais importante de hipotermia é a redistribuição de calor a partir do centro do corpo para os compartimentos periféricos (Capítulo 6). Uma temperatura ambiente relativamente fria na sala de cirurgias, a exposição prolongada a um ferimento grande e o uso de grandes quantidades de fluidos intravenosos frios (não aquecidos) ou altos fluxos de gases não umidificados também podem contribuir [para a hipotermia]. Quase todos os anestésicos, especialmente os agentes voláteis e as anestesias espinal e epidural, reduzem a resposta vasoconstritora normal à hipotermia ao reduzir o tônus simpático. Embora os agentes anestésicos também reduzam o limiar de tremor, essa reação normalmente observada durante ou depois da emergência da anestesia geral representa o esforço do corpo para aumentar a produção de calor e elevar a temperatura corporal e pode estar associado a um quadro de vasoconstrição intensa. A emergência de um quadro mesmo leve de anestesia geral é, às vezes, associado ao tremor e embora este possa ser um dos vários sinais neurológicos não específicos (postura, clono ou sinal de Babinski), às vezes observados durante essa emergência, o tremor se deve, mais frequentemente, à hipotermia. Seja qual for o mecanismo, sua incidência parece estar relacionada com a duração da cirurgia e o uso de um agente volátil. Às vezes, o tremor pode ser suficientemente intenso para causar hipertermia (38°-39°C) e acidose metabólica significativa, que se resolvem prontamente quando o tremor cessar. Outras causas do tremor devem ser excluídas como: bacteriemia e sepse, alergia medicamentosa ou reação à transfusão.

A hipotermia deverá ser tratada com um dispositivo de aquecimento de ar forçado ou (menos satisfatoriamente) com luzes de aquecimento ou cobertores térmicos para elevar a temperatura do corpo aos níveis normais. 3 Tremores intensos causam elevações precipitadas no consumo de oxigênio, na produção de CO_2 e no débito cardíaco. Esses efeitos fisiológicos são, com frequência, mal tolerados por pacientes com doença cardíaca ou pulmonar preexistente. A hipotermia já foi associada à maior incidência de isquemia do miocárdio, arritmias, mais exigências de transfusão por causa da coagulopatia e maior duração dos efeitos dos relaxantes musculares. Doses intravenosas pequenas de meperidina (10-25 mg) podem reduzir dramaticamente ou até parar o tremor. Pacientes intubados e sob ventilação mecânica também podem ser sedados e medicados com um relaxante muscular até que se reestabeleça a normotermia pelo reaquecimento ativo, e que os efeitos da anestesia tenham se dissipado.

Critérios de Alta

A. PACU

Todos os pacientes devem ser avaliados por um anestesista qualificado antes da alta da PACU, a menos que sejam adotados critérios estritos de alta. Os padrões para alta de pacientes de uma PACU são estabelecidos pelo departamento de anestesiologia e pela equipe clínica do hospital. Eles podem permitir que os enfermeiros da PACU determinem quando os pacientes podem ser transferidos sem a presença de um anestesista qualificado, desde que todos os critérios de alta da PACU tenham sido cumpridos. Os critérios podem variar conforme o paciente esteja sendo dispensado para uma unidade de terapia intensiva, uma enfermaria regular, um departamento de pacientes ambulatoriais (recuperação fase 2) ou diretamente para casa.

Antes da alta, os pacientes deverão ter sido observados quanto à depressão respiratória durante, pelo menos, 20-30 minutos depois da última dose de opioide parenteral. Outros critérios mínimos de alta para pacientes em recuperação da anestesia geral incluem, com frequência, o seguinte:

1. Capacidade de responder facilmente a estímulos.
2. Sentido total de orientação.
3. Habilidade de manter e proteger a via aérea.
4. Sinais vitais estáveis por pelo menos 15-30 minutos.
5. Habilidade de pedir socorro, se necessário.
6. Ausência evidente de complicações cirúrgicas (como sangramento ativo).

Dor, náusea e vômito pós-operatórios devem ser controlados, e a normotermia deverá ser reestabelecida antes da alta da PACU. O sistema de escores é amplamente usado. A maioria avalia SpO_2 (ou coloração), consciência, circulação, respiração e atividade motora (**Tabela 56-2**). A maioria dos pacientes pode atingir os critérios de alta dentro de 60 minutos a contar do horário de chegada na unidade. Aqueles que devem ser transferidos para outras áreas de cuidados intensivos não precisam cumprir com todas as exigências.

Além dos critérios mencionados, os pacientes tratados com anestesia regional também deverão ser avaliados para regressão dos dois bloqueios: sensitivo e motor. A resolução completa do bloqueio antes da dispensa da PACU evita lesões por descuido em razão de fraqueza muscular ou déficits sensitivos; entretanto, muitas instituições possuem protocolos que permitem a alta mais cedo para áreas adequadamente monitoradas, e os pacientes podem ser dispensados com bloqueios de nervos periféricos de injeção única ou por infusões contínuas com cateter perineural para fins de analgesia regional. É importante documentar a regressão de um bloqueio. A falha de resolução de um bloqueio espinal ou epidural dentro de 6 horas depois da última dose de anestésico local levanta a possibilidade de hematoma espinal subdural ou epidural, que deverá ser excluída por investigação imediata por imagens e avaliação neurológica.

Em alguns centros, os pacientes ambulatoriais que atingem os critérios de alta já mencionados ao deixarem a sala de cirurgias podem ser "acompanhados rapidamente" *(fast-track)* não passando pela PACU e seguindo diretamente para a área de recuperação de fase 2. Da mesma forma, os pacientes internados que atingem os mesmos critérios podem ser transferidos diretamente da sala de cirurgias para a enfermaria, caso estejam presentes a assessoria e o monitoramento apropriados.

TABELA 56-2 Escore Aldrete de recuperação pós-anestésica[1,2]

Critérios Originais	Critérios Modificados	Valor da Pontuação
Cor	**Oxigenação**	
Rosa forte	SpO_2 > 92% em temperatura ambiente	2
Pálida ou escura	SpO_2 > 90% em oxigênio	1
Cianótica	SpO_2 < 90% em oxigênio	0
Respiração		
Pode respirar profundamente e tossir	Respira profundamente e tosse livremente	2
Respiração curta, mas adequada	Dispneico, respiração curta ou limitada	1
Apneia ou obstrução	Apneia	0
Circulação		
Pressão arterial dentro de 20% do normal	Pressão arterial ± 20 mmHg do normal	2
Pressão arterial dentro de 20 a 50% do normal	Pressão arterial ± 20-50 mmHg do normal	1
Pressão arterial com desvio > 50% do normal	Pressão arterial mais de ± 50 mmHg do normal	0
Nível de consciência		
Acordado, alerta e orientado	Totalmente acordado	2
Responsivo, mas logo volta a dormir	Responsivo ao ser chamado	1
Sem resposta	Não responsivo	0
Atividade		
Move todas as extremidades	Sem alteração	2
Move duas extremidades	Sem alteração	1
Sem movimento	Sem alteração	0

[1]Dados de Aldrete JA, Kronlik D: A postanesthetic recovery score. Anesth Analg 1970;49:924 e Aldrete JA: The post-anesthesia recovery score revisited. J Clin Anesth 1995;7:89.
[2]O ideal é o paciente ser dispensado ao atingir escore total 10, mas exige-se um mínimo de 9.

B. Pacientes de Ambulatório

Além da emergência e do despertar, a recuperação da anestesia após procedimentos com pacientes ambulatoriais inclui dois estágios complementares: disposição para ir para casa *(home readiness)* (recuperação de fase 2) e recuperação psicomotora completa. Um sistema de escores foi desenvolvido para ajudar a avaliar a alta por disposição para ir para casa (Tabela 56-3). A recuperação da propriocepção, o tônus simpático, a função da bexiga e a força motora são critérios complementares depois da anestesia regional. Por exemplo, a propriocepção intacta do hálux, a pressão arterial ortostática mínima e as alterações da frequência cardíaca e a flexão plantar do pé são sinais importantes de recuperação após anestesia espinal. A diurese e beber e comer antes da alta não são mais exigidos; as exceções incluem os pacientes com história de retenção urinária e aqueles com diabetes.

Todos os pacientes externos devem ser enviados para casa na companhia de um adulto responsável que permanecerá com eles durante a noite (exigência para aqueles pacientes que receberam anestésicos). Os pacientes devem receber instruções pós-operatórias por escrito sobre como obter ajuda de emergência e executar cuidados de acompanhamento de rotina. A avaliação da disposição para ir para casa é de responsabilidade do anestesista qualificado, de preferência alguém que já esteja familiarizado com o paciente, embora a autoridade para dispensar um paciente para casa possa ser delegada a um enfermeiro, desde que os critérios de alta aprovados sejam aplicados.

TABELA 56-3 Sistema de classificação de alta após a anestesia (PADS)[1,2]

Critérios	Pontos
Sinais vitais	
Dentro de 20% da linha de base pré-operatória	2
Dentro de 20 a 40% da linha de base pré-operatória	1
> 40% da linha de base pré-operatória	0
Nível de atividade	
Marcha estável, sem sonolência, em nível pré-operatório	2
Exige assistência	1
Incapaz de andar	0
Náusea e vômito	
Mínimos, tratados com medicação oral	2
Moderados, tratados com medicação parenteral	1
Continua após repetição da medicação	0
Dor: mínima ou nenhuma, aceitável para o paciente, controlada com medicação oral	
Sim	2
Não	1
Sangramento cirúrgico	
Mínimo: não exige troca de curativo	2
Moderado: até duas trocas de curativo	1
Intenso: três ou mais trocas de curativo	0

[1]Modificada de Marshall SI, Chung F: Discharge criteria and complications after ambulatory surgery. Anesth Analg 1999;88:508.
[2]Para a alta é exigido o escore ≥ 9.

A disposição para ir para casa não implica que o paciente tenha habilidade para tomar decisões importantes, dirigir ou voltar ao trabalho. Essas atividades exigem recuperação psicomotora completa que, com frequência, não é atingida até 24-72 horas depois da cirurgia. Todos os centros ambulatoriais devem usar algum sistema de acompanhamento pós-operatório, de preferência contato telefônico no dia seguinte à alta.

Tratamento de Complicações

COMPLICAÇÕES RESPIRATÓRIAS

4 Os problemas respiratórios são as complicações graves encontradas com mais frequência na unidade de cuidados pós-anestésicos–PACU. A maioria esmagadora dessas complicações está associada à obstrução das vias aéreas, hipoventilação ou hipoxemia. Uma vez que a hipoxemia seja a via comum final para a morbidade grave e a mortalidade, o monitoramento de rotina da oximetria de pulso na PACU leva ao reconhecimento precoce dessas complicações e a menos resultados adversos.

Obstrução das Vias Aéreas

A obstrução das vias aéreas em pacientes inconscientes se deve, com mais frequência, à queda posterior da língua contra a faringe posterior (Capítulo 19). Outras causas incluem: laringospasmo, edema de glote, secreções, vômito, um coágulo ou sangue retido na garganta, na via aérea ou pressão externa na traqueia (mais frequentemente de um hematoma no pescoço). A obstrução parcial de uma via aérea se apresenta, geralmente, como uma respiração sonora. A obstrução total ou quase total causa a cessação do fluxo aéreo e a ausência de sons respiratórios e pode ser acompanhada de movimento paradoxal (balanço) do tórax. O abdome e o tórax deverão se elevar juntos durante a inspiração; entretanto, com a obstrução da via aérea, o tórax desce, à medida que o abdome se eleva durante cada inspiração (movimento paradoxal do tórax). Os pacientes com obstrução de vias aéreas deverão receber oxigênio suplementar, enquanto são tomadas as medidas corretivas. Uma manobra combinada de elevação da mandíbula e inclinação da cabeça coloca a língua para frente e abre a via aérea e a inserção de uma via aérea oral ou nasal geralmente alivia o problema. As vias aéreas nasais podem ser mais bem toleradas que as orais pelos pacientes que voltam da anestesia e podem reduzir a probabilidade de traumatismo aos dentes, quando o paciente morde.

Caso as manobras mencionadas não reestabeleçam a via aérea, deve-se considerar o laringospasmo. Esse quadro se caracteriza, geralmente, por ruídos altos semelhantes aos de gralha, mas podem ser silenciosos com fechamento completo da glote. O espasmo das pregas vocais tem mais probabilidade de ocorrer após um traumatismo às vias aéreas, instrumentação repetida ou estimulação das secreções ou do sangue na via aérea. A manobra de elevação da mandíbula, especialmente quando combinada com pressão positiva e suave da via aérea por meio de uma máscara facial de ajuste firme, geralmente interrompe o laringospasmo. A inserção de uma via aérea oral ou nasal também ajuda a assegurar uma via aérea patente e descendente até o nível das pregas vocais. Quaisquer secreções ou sangue presentes na hipofaringe deverão ser sugados para prevenir recorrência. O laringospasmo refratário deverá ser tratado com uma pequena dose de succinilcolina intravenosa (10-20 mg em adultos) e ventilação de pressão positiva com oxigênio a 100%. A intubação endotraqueal pode, às vezes, ser necessária para restabelecer a ventilação; a cricotirotomia ou a ventilação com jato transtraqueal é indicada, se a intubação não for bem-sucedida nessas circunstâncias.

O edema de glote após instrumentação da via aérea é causa importante de obstrução dessa via em neonatos e crianças pequenas, por causa do lúmen relativamente pequeno da via aérea. A administração intravenosa de corticosteroides (dexametasona, 0,5 mg/kg, dose máxima de 10 mg) ou epinefrina racêmica em aerossol (0,5 mL de solução a 2,25% com 3 mL de soro fisiológico normal) pode ser útil nesses casos. Os hematomas do ferimento após procedimentos na tireoide, artéria carótida e outros procedimentos no pescoço podem comprometer rapidamente a via aérea, e a abertura do ferimento alivia imediatamente as compressões da traqueia na maioria dos casos. Raramente, uma atadura de gaze pode ser deixada na hipofaringe, sem intenção, após cirurgia oral e pode causar obstrução completa da via aérea, imediatamente ou com atraso, especialmente em pacientes com fixação intermaxilar.

A descanulação acidental ou intencional de uma traqueostomia fresca é perigosa, porque os vários planos de tecido ainda não se organizaram em um traçado bem formado e dificultando ou mesmo impossibilitando a realização de nova recanulação. Em casos de traqueostomia realizada dentro das 3-4 semanas anteriores, a reposição intencional de uma cânula de traqueostomia só deverá ser realizada no leito, por um cirurgião qualificado e com um conjunto de instrumentação para traqueostomia, junto com outro equipamento de via aérea apropriado, imediatamente disponível.

Hipoventilação

A hipoventilação, geralmente definida como $PaCO_2 > 45$ mmHg, é comum após anestesia geral. Na maioria dos casos, a hipoventilação é leve e quase sempre não diagnosticada. A hipoventilação significativa é, em geral, clinicamente aparente quando $PaCO_2$ é > 60 mmHg ou o pH do sangue arterial é < 7,25. Os sinais variam e incluem: sonolência excessiva, obstrução de via aérea, frequência respiratória lenta, taquipneia com respiração rasa ou dificuldade para respirar. A acidose respiratória leve à moderada pode causar taquicardia, hipertensão e irritabilidade cardíaca (via estimulação simpática), mas a acidose mais intensa produz depressão circulatória (Capítulo 50). Se houver suspeita de hipoventilação, a avaliação e o tratamento serão facilitados pela capnografia e/ou gasimetria do sangue arterial.

5 Na PACU, a hipoventilação tem como causa mais frequente os efeitos residuais de depressão dos agentes anestésicos sobre o impulso respiratório. A depressão respiratória induzida por opioides produz, caracteristicamente, frequência

respiratória lenta, frequentemente com grandes volumes de corrente final. É comum a presença de sedação excessiva, mas o paciente é, com frequência, responsivo e capaz de respirar mediante comando. A ocorrência retardada de depressão respiratória já foi relatada com todos os opioides. Os mecanismos propostos incluem variações na intensidade da estimulação durante a recuperação e a liberação retardada do opioide dos compartimentos periféricos, como os músculos do esqueleto (ou possivelmente os pulmões com fentanil), à medida que o paciente se reaquece ou começa a se mover.

As causas da paralisia muscular residual na PACU incluem: reversão inadequada, interações farmacológicas, farmacocinética alterada (por causa da hipotermia, volumes alterados de distribuição e disfunção renal ou hepática) e fatores metabólicos (como hipocalemia ou acidose respiratória). Seja qual for a causa, fraqueza generalizada, movimentos descoordenados ("peixe fora d'água"), volumes corrente final curtos e taquipneia são comuns. O diagnóstico pode ser feito com um estimulador neural em pacientes inconscientes; elevação da cabeça e potência do agarro podem ser avaliadas em pacientes acordados. A habilidade de sustentar a cabeça levantada por 5 segundos pode ser o teste mais sensitivo para avaliar a qualidade da reversão.

A imobilização por causa da dor da incisão, a disfunção do diafragma após cirurgia abdominal ou torácica superior e curativos abdominais apertados são outros fatores que podem contribuir para a hipoventilação. A produção aumentada de CO_2 por causa do tremor, da hipertermia ou da sepse também pode aumentar $PaCO_2$, mesmo em pacientes em recuperação normal da anestesia geral. A hipoventilação acentuada e a acidose respiratória podem surgir quando esses fatores se mostram superpostos em uma reserva ventilatória prejudicada por causa de doenças pulmonar, neuromuscular ou neurológica subjacente.

Tratamento de Hipoventilação

Em geral, o tratamento deverá ser direcionado à causa subjacente, mas a hipoventilação acentuada sempre exige ventilação assistida ou controlada até que os fatores causais sejam identifi-
6 cados e corrigidos. Embotamento, depressão circulatória e acidose intensa (pH do sangue arterial < 7,15) são indicações para intervenção respiratória e hemodinâmica imediata e agressiva, incluindo suporte inotrópico e da via aérea, conforme o necessário. O antagonismo da depressão induzida por opioides com grandes doses de naloxona sempre resulta em dor súbita e aumento acentuado no tônus simpático. Este último pode precipitar crise hipertensiva, edema pulmonar e isquemia do miocárdio ou infarto. Se naloxona for usada para reverter a depressão respiratória induzida por opioides, a titulação em pequenos incrementos (80 mcg em adultos) geralmente evita complicações por reversão de hipoventilação sem reversão sig-
7 nificativa da analgesia. Depois da administração de naloxona, os pacientes deverão ser observados de perto quanto à recorrência de depressão respiratória induzida por opioides ("renarcotização"), pois naloxona tem duração mais curta que a da maioria dos outros opioides. Na presença de paralisia muscular residual, pode-se administrar um inibidor adicional de colinesterase. A paralisia residual, apesar da dose total de um inibidor de colinesterase, precisa de ventilação controlada sob observação cuidadosa até a manifestação da recuperação espontânea. A hipoventilação por causa da dor e da imobilização após procedimentos abdominais ou torácicos superiores deverá ser tratada com administração intravenosa ou intraespinal de opioide, cetorolac intravenoso, anestesia epidural ou bloqueios de nervos intercostais.

Hipoxemia

A hipoxemia leve é comum em pacientes que se recuperam da anestesia quando não se administra oxigênio. A hipoxemia leve à moderada (PaO_2 50-60 mmHg) em pacientes jovens e sadios pode ser bem tolerada no início, mas com o aumento na duração ou na intensidade do quadro, a estimulação simpática inicial vista com frequência é substituída por acidose progressiva e depressão circulatória. A cianose óbvia pode estar ausente, se a concentração de hemoglobina estiver reduzida. A hipoxemia também pode ser suspeita por causa da inquietação, da taquicardia ou da irritabilidade cardíaca (ventricular ou atrial). Embotamento, bradicardia, hipotensão e parada cardíaca são sinais tardios. A oximetria de pulso facilita a detecção precoce da hipoxemia e deve ser usada rotineiramente na PACU. As medições do gás do sangue arterial podem ser feitas para confirmar o diagnóstico e orientar a terapia.

Na PACU, a hipoxemia é geralmente causada por hipoventilação, *shunt* intrapulmonar direita-esquerda aumentado, ou por ambas. A redução no débito cardíaco ou o aumento no consumo de oxigênio (como ocorre com os tremores) tornará o quadro mais acentuado. A hipóxia de difusão (Capítulo 8) é uma causa incomum de hipoxemia quando pacientes em recuperação recebem oxigênio suplementar. A hipoxemia decorrente exclusivamente de hipoventilação também é incomum em pacientes recebendo oxigênio suplementar, a menos da presença de hipercapnia acentuada ou aumento concomitante no *shunt* intrapulmonar. O *shunt* intrapulmonar aumentado como
8 resultado da redução da capacidade residual funcional (FRC) com relação à capacidade de fechamento é a causa mais comum de hipoxemia após anestesia geral. As maiores reduções em FRC ocorrem após cirurgias abdominal e torácica superior. A perda de volume do pulmão é, com frequência, atribuída à microatelectasia, pois a atelectasia não é, com frequência, identificada em uma radiografia de tórax. A posição semiereta ajuda a manter a FRC.

O *shunt* intrapulmonar direita-esquerda acentuada ($\dot{Q}s/\dot{Q}t$ > 15%) está geralmente associada a achados radiográficos, como atelectasia pulmonar, infiltrados parenquimatosos ou um grande pneumotórax, e suas causas incluem: hipoventilação intraoperatória prolongada com volumes de corrente final baixos, intubação endobrônquica não intencional, colapso lobar por obstrução brônquica com secreções ou sangue, aspiração pulmonar ou edema pulmonar. O edema pulmonar pós-operatório se apresenta, frequentemente, como roncos e sibilos nos primeiros 60 minutos depois da cirurgia e, em menor escala, como fluido espumoso e rosado na via aérea, podendo ser o resultado de insuficiência do ventrículo esquerdo (cardiogênica), da síndrome da angústia respiratória aguda ou do alívio da obstrução prolongada da via aérea (edema pulmonar de pressão negativa). Ao contrário dos roncos e sibilos associados ao edema pulmonar, esses sinais, causados por doença pulmonar obstrutiva primária, que, também, resultam em aumentos significativos na derivação intrapulmonar, não estão associados a fluidos de edema na via aérea ou a infiltrados na radiografia do tórax. A possibilidade de ocorrência de pneumotórax pós-operatório deverá sempre ser considerada depois da colocação de acesso central, bloqueios supraclaviculares ou intercostais, traumatismo abdominal ou torácico (incluindo fratura de costelas), dissecções do pescoço, traqueostomia, nefrectomia ou outros procedimentos retroperitoneais ou intra-abdominais (incluindo laparoscopia), especialmente na possibilidade de penetração ou rompimento do diafragma. Pacientes com vesículas ou grandes bolhas subpleurais também podem desenvolver pneumotórax durante a ventilação de pressão positiva.

9

Tratamento de Hipoxemia

A terapia de oxigênio com ou sem pressão positiva de via aérea é o marco principal do tratamento para hipoxemia. A administração rotineira de oxigênio a 30-60% é, em geral, suficiente para prevenir hipoxemia mesmo com hipoventilação e hipercapnia moderadas (por outro lado, os sinais clínicos de hipoventilação e hipercapnia podem ser mascarados por administração rotineira de oxigênio). Pacientes com doença pulmonar ou cardíaca subjacente podem precisar de concentrações de oxigênio mais altas; a terapia com oxigênio deverá ser orientada pelas medições de SpO_2 e gasimetria arterial. A concentração de oxigênio deve ser controlada de perto em pacientes com retenção crônica de CO_2 para evitar a precipitação da insuficiência respiratória aguda. Pacientes portadores de hipoxemia intensa ou persistente deverão receber oxigênio a 100% por meio de máscara não reinalante ou tubo endotraqueal até que a causa seja estabelecida e outras terapias sejam instituídas; a ventilação mecânica controlada ou assistida também poderá ser necessária. A radiografia do tórax (de preferência com o paciente sentado e ereto) é valiosa para avaliar o volume do pulmão e o tamanho do coração e para demonstrar um pneumotórax ou infiltrados pulmonares. Entretanto, em casos de aspiração pulmonar os infiltrados geralmente não aparecem de início. Se houver suspeita de pneumotórax, a radiografia de tórax obtida no final da expiração ajuda a destacar o pneumotórax ao fornecer o maior contraste possível entre o tecido do pulmão e o ar adjacente no espaço pleural. No caso de paciente intubado com hipoxemia, a radiografia de tórax fornece mais dados para a avaliação dos sons respiratórios na verificação da posição do tubo endotraqueal, especialmente quando o tubo é inadvertidamente posicionado logo acima da carina, resultando em migração intermitente para o interior de um brônquio principal.

O tratamento complementar de hipoxemia deverá ser direcionado para a causa subjacente. Um tubo torácico ou válvula de Heimlich deverá ser inserido para qualquer quadro de pneumotórax sintomático ou para um quadro maior que 15 a 20%. Um pneumotórax sintomático pode ser aspirado usando-se um cateter intercostal ou acompanhado por observação. O broncospasmo deverá ser tratado com terapia com broncodilatador em aerossol. Diuréticos deverão ser administrados para sobrecarga circulatória de fluidos, e a função cardíaca deverá ser otimizada. A hipoxemia persistente, apesar do oxigênio a 50%, é em geral indicação para ventilação de pressão expiratória final positiva ou CPAP. Com frequência, a broncoscopia é útil na reexpansão da atelectasia lobar causada por plugues brônquicos ou aspiração de particulados. No caso do paciente intubado, as secreções ou desbridamentos devem ser removidos por sucção e também por lavagem, se necessário, e um tubo endotraqueal mal posicionado deve ser reposicionado adequadamente.

COMPLICAÇÕES CIRCULATÓRIAS

Os transtornos circulatórios mais comuns na PACU são: hipotensão, hipertensão e arritmias. A possibilidade de que a anormalidade circulatória seja secundária a um transtorno respiratório subjacente sempre deverá ser considerada antes de qualquer outra intervenção, especialmente em crianças.

Hipotensão

Em geral, a hipotensão é decorrente de hipovolemia relativa, à disfunção ventricular esquerda ou, menos frequentemente, à vasodilatação arterial excessiva. A hipovolemia é, de longe, a causa mais comum de hipotensão na PACU. A hipovolemia absoluta pode resultar da reposição intraoperatória inadequada de fluidos, ao sequestro contínuo de fluido por tecidos ("third-spacing" ou terceiro espaço), drenagem do ferimento ou hemorragia. A vasoconstrição durante a hipotermia com sequestro central de volume intravascular pode mascarar a hipovolemia até que a temperatura do paciente comece a se elevar novamente; a vasodilatação periférica subsequente durante o reaquecimento desmascara a hipovolemia e resulta em hipotensão retardada. A hipovolemia relativa é frequentemente responsável pela hipotensão associada à anestesia espinal ou peridural (especialmente no ambiente de anestesia geral concomitante), aos venodilatadores e ao bloqueio α-adrenérgico: o acúmulo venoso reduz o volume sanguíneo efetivo em circulação, apesar de um volume intravascular de outra forma normal (Capítulo 45). A hipotensão associada à sepse e a reações alérgicas é, normalmente, o resultado tanto da hipovolemia quanto da vasodilatação. A hipotensão resultante de um pneumotórax de tensão ou tamponamento cardíaco é o resultado de retorno venoso ao átrio direito prejudicado.

10

A disfunção ventricular esquerda em pessoas anteriormente sadias é incomum, a menos que esteja associada a transtornos metabólicos intensos (hipoxemia, acidose ou sepse). A hipotensão decorrente da disfunção ventricular é encontrada primariamente em pacientes com doença de artéria coronariana ou de válvula cardíaca subjacente ou ainda com insuficiência cardíaca congestiva e se precipita, geralmente, por sobrecarga de fluido, isquemia do miocárdio, aumentos agudos na pós-carga ou arritmias.

Tratamento de Hipotensão

A hipotensão leve durante a recuperação da anestesia é comum e tipicamente não exige tratamento intensivo. A hipotensão significativa é com frequência definida como redução de 20 a 30% na pressão arterial abaixo do nível basal do paciente e, geralmente, exige correção. O tratamento depende da habilidade de avaliar o volume intravascular. Um aumento na pressão arterial após um *bolus* de fluido (250-500 mL de cristaloide ou 100-250 mL de coloide) geralmente confirma a hipovolemia. Em um caso de hipotensão intensa, um vasopressor ou inotrópico (dopamina ou epinefrina) pode ser necessário para aumentar a pressão sanguínea arterial, até que o déficit de volume intravascular esteja pelo menos parcialmente corrigido. Os sinais de disfunção cardíaca deverão ser pesquisados em pacientes com doença cardíaca ou com fatores de risco cardíaco. A falha de um paciente com hipotensão intensa em responder prontamente ao tratamento inicial demanda monitoramento hemodinâmico invasivo ou, melhor ainda, exame ecocardiográfico; manipulações de pré-carga cardíaca, contratilidade e pós-carga são frequentemente necessários. A presença de um pneumotórax de tensão, como sugerido pela hipotensão com murmúrios vesiculares de respiração unilateralmente reduzidos, hiper-ressonância e desvio da traqueia é indicação para aspiração imediata da pleura, mesmo antes da confirmação radiográfica. Da mesma forma, a hipotensão decorrente do tamponamento cardíaco, geralmente após traumatismo torácico ou cirurgia torácica, sempre precisa de pericardiocentese imediata ou exploração cirúrgica.

Hipertensão

A hipertensão pós-operatória é comum na PACU e ocorre tipicamente dentro dos primeiros 30 minutos depois da admissão.

11 A estimulação prejudicial proveniente da dor da incisão, intubação endotraqueal ou distensão da bexiga é geralmente responsável pela hipertensão pós-operatória. Essa hipertensão também pode refletir a resposta de estresse neuroendócrino à cirurgia ou tônus simpático aumentado depois da hipoxemia, hipercapnia ou acidose metabólica. Pacientes com história de hipertensão têm probabilidade de desenvolver esse sintoma na PACU, mesmo na ausência de uma causa identificável. A sobrecarga de fluido ou a hipertensão intracraniana também podem, às vezes, se apresentar como hipertensão pós-operatória.

Tratamento de Hipertensão

Em geral, a hipertensão leve não exige tratamento, mas deve-se pesquisar a causa reversível. A hipertensão acentuada pode precipitar sangramento pós-operatório, isquemia do miocárdio, insuficiência cardíaca ou hemorragia intracraniana. Embora as decisões para tratar a hipertensão pós-operatória devam ser individualizadas, de modo geral as elevações na pressão arterial superiores a 20 a 30% do basal do paciente, ou aquelas associadas a reações adversas, como isquemia do miocárdio, insuficiência cardíaca ou sangramento, deverão ser tratadas, Elevações leves a moderadas podem ser tratadas com um bloqueador β-adrenérgico intravenoso, como labetalol, esmolol ou metoprol; um inibidor da enzima de conversão da angiotensina, como enalapril ou um bloqueador dos canais de cálcio, como nicardipina. Hidralazina e a nifedipina sublingual (quando administradas a pacientes não tratados com β-bloqueadores) podem provocar taquicardia e isquemia do miocárdio e infartação. A hipertensão acentuada em pacientes com reserva cardíaca limitada exige monitoramento direto da pressão intra-arterial e deverá ser tratada com uma infusão intravenosa de nitroprussida, nitroglicerina, nicardipina, clevidipina ou fenoldopam. O parâmetro final para o tratamento deverá ser coerente com a própria pressão arterial normal do paciente.

Arritmias

Transtornos respiratórios, especialmente hipoxemia, hipercarbia e acidose, serão geralmente associados a arritmias cardíacas. Os efeitos residuais dos agentes anestésicos, atividade aumentada do sistema nervoso simpático, outras anormalidades metabólicas e doença cardíaca ou pulmonar preexistente também predispõem os pacientes a arritmias na PACU.

Com frequência, a bradicardia representa os efeitos residuais dos inibidores da colinesterase, de opioides ou de bloqueadores β-adrenérgicos. A taquicardia pode representar o efeito de um agente anticolinérgico; de um β-agonista, como albuterol; taquicardia reflexa em decorrência de hidralazina e causas mais comuns, como dor, febre, hipovolemia e anemia. A depressão da função do barorreceptor induzida pelo anestésico torna a frequência cardíaca em um monitor não confiável do volume intravascular na PACU.

Os batimentos atriais e ventriculares prematuros sempre representam hipocalemia, hipomagnesemia, tônus simpático aumentado ou, menos frequentemente, isquemia do miocárdio. Este último quadro pode ser diagnosticado por meio de um ECG de 12 derivações. Esses batimentos observados na PACU sem causa discernível serão também encontrados com frequência no ECG pré-operatório do paciente, se houver um disponível. Essas pacientes com história preexistente de extrassístoles podem ou não ter história de palpitações ou de outros sintomas, e a avaliação cardiológica anterior sempre não encontrou uma causa definitiva. As taquiarritmias supraventriculares, incluindo a taquicardia supraventricular paroxística, *flutter* atrial e fibrilação atrial, são encontradas, tipicamente, em pacientes com história dessas arritmias e comumente encontradas após cirurgia torácica. O tratamento de arritmias é discutido nos Capítulos 20 e 55.

DISCUSSÃO DE CASO

Febre e Taquicardia em Adulto Jovem do Sexo Masculino

Um jovem de 19 anos sofreu fratura fechada do fêmur em um acidente automobilístico. Ele é colocado em tração durante 3 dias antes da cirurgia. Nesse período, observam-se: febre baixa persistente (37,5-38,7°C via oral), hipertensão leve (150- 170/70-90 mmHg) e taquicardia (100-126 batimentos/minuto). Seu hematócrito permanece entre 30 e 32,5%. Inicia-se a cobertura com antibiótico de amplo espectro, e ele é agendado para o procedimento de redução aberta e fixação interna da fratura. Quando o paciente é levado para a sala de cirurgias, os sinais vitais são: pressão arterial em 162/95 mmHg, pulso em 150 batimentos/min, respirações 20/min e temperatura oral de 38,1°C. Ele transpira e se mostra ansioso, apesar da pré-medicação intravenosa com fentanil 50 mcg e midazolam 1 mg. No exame mais detalhado, observa-se que ele apresenta a glândula tireoide levemente dilatada.

A equipe cirúrgica deve prosseguir com a operação?

A operação proposta é eletiva; portanto, anomalias significativas deverão ser diagnosticadas e adequadamente tratadas antes da cirurgia; se possível, tornar o paciente o mais bem preparado para o procedimento. Se o paciente tinha uma fratura exposta, o risco de infecção obrigaria nitidamente a operação imediata. E mesmo com uma fratura fechada do fêmur, cancelamentos ou atrasos deverão ser evitados, pois o tratamento não operatório potencializa os riscos associados ao repouso no leito, incluindo: atelectasia, pneumonia, trombose venosa profunda e tromboembolia pulmonar potencialmente fatal. Para decidir sobre prosseguir ou não com a cirurgia, o anestesista deve responder às seguintes perguntas:

1. Com base na apresentação clínica, quais são as causas mais prováveis das anormalidades?
2. Quais são, se houver, as investigações complementares ou consultas que possam ser úteis?
3. Como essas ou outras anormalidades geralmente associadas afetam o tratamento anestésico?
4. As interações anestésicas em potencial são suficientemente graves para atrasar a cirurgia até que se exclua conclusivamente uma causa suspeita? Portanto, a taquicardia de 150 batimentos/min e a febre baixa exigem mais avaliação antes da operação.

Quais são as causas prováveis da taquicardia e da febre nesse paciente?

Essas duas anormalidades podem refletir um processo ou situações separadas (Tabelas 56-4 e 56-5). Além disso, embora vários fatores possam, com frequência, ser simultaneamente identificados, sua contribuição relativa não aparece de imediato. A febre é comum após um traumatismo de grande porte; os fatores de contribuição podem incluir a reação inflamatória ao traumatismo aos tecidos, infecção superposta (mais frequentemente o ferimento, pulmonar ou urinária), terapia antibiótica (reação medicamentosa) ou tromboflebite. A infecção deve ser seriamente considerada nesse paciente por causa do risco de sedimentação de bactérias e infecção do dispositivo de fixação de metal colocado durante a cirurgia. Embora a taquicardia seja geralmente associada à febre baixa, ela não tem essa magnitude em um paciente de 19 anos. Dor moderada à intensa, ansie-

TABELA 56-4 Causas perioperatórias de taquicardia

Ansiedade
Dor
Febre (veja Tabela 56-5)
Respiratórias
Hipoxemia
Hipercapnia
Circulatórias
Hipotensão
Anemia
Hipovolemia
Insuficiência cardíaca congestiva
Tamponamento cardíaco
Pneumotórax de tensão (hipertensivo)
Tromboembolia
Induzidas por medicamentos
Agentes antimuscarínicos
Agonistas β-adrenérgicos
Vasodilatadores
Alergias
Retirada da droga
Transtornos metabólicos
Hipoglicemia
Tirotoxicose
Feocromocitoma
Crise suprarrenal (de Addison)
Síndrome carcinoide
Porfiria aguda

TABELA 56-5 Causas perioperatórias da febre

Infecções
Processos mediados pelo sistema imune
Reações medicamentosas
Reações sanguíneas
Destruição de tecidos (rejeição)
Transtornos do tecido conectivo
Transtornos granulomatosos
Dano aos tecidos
Traumatismo
Infarto
Trombose
Transtornos neoplásicos
Transtornos metabólicos
Tempestade tireóidea (crise tireóidea)
Crise suprarrenal (de Addison)
Feocromocitoma
Hipertermia maligna
Síndrome neuroléptica maligna
Gota aguda
Porfiria aguda

dade, hipovolemia ou anemia podem ser outros fatores de contribuição. A embolia pulmonar gordurosa também deverá ser considerada em qualquer paciente com fratura de osso longo, especialmente quando houver hipoxemia, taquipneia ou alterações do estado mental. Por último, a glândula tireoide possivelmente dilatada, sudorese e aparência ansiosa, junto com febre e taquicardia, sugerem um quadro de tirotoxicose.

Quais (se houver) medidas complementares podem ser úteis na avaliação da febre e da taquicardia?

As medições do gás do sangue arterial e uma radiografia de tórax serão úteis para excluir a embolia gordurosa. Um hematócrito repetido ou a medição da concentração de hemoglobina excluiriam a piora da anemia; a taquicardia significativa pode ser esperada, quando o hematócrito é inferior a 25 a 27% (hemoglobina < 8 g/dL) na maioria dos pacientes. A resposta à infusão rápida de fluido intravenoso com 250-500 mL de uma solução coloide ou cristaloide pode ser útil; a redução na frequência cardíaca após *bolus* de fluido é sugestão forte de hipovolemia. Da mesma forma, a resposta da frequência cardíaca à sedação e analgesia complementar com opioides pode ser útil para excluir ansiedade e dor, respectivamente, como causas. Embora uma tentativa de diagnóstico de hipertireoidismo possa ser feita em bases clínicas, a confirmação exige medição de hormônios séricos da tireoide; este último teste geralmente exige 24-48 horas na maioria dos hospitais. Sinais de infecção – como aumento da inflamação ou purulência em um ferimento, catarro purulento e infiltrados na radiografia de tórax, piúria ou leucocitose com leucócitos prematuros em esfregaço de sangue (desvio à esquerda) – deverão exigir cultura e atraso na cirurgia até a obtenção dos resultados e confirmação da correção da cobertura antibiótica.

O paciente é transferido para a PACU para avaliação complementar. Um ECG de 12 derivações confirma o quadro de taquicardia sinusal de 150 batimentos/min. A radiografia de tórax é normal. A gasometria arterial à temperatura ambiente é normal (pH 7,44; $PaCO_2$ 41 mmHg; PaO_2 87 mmHg e HCP_3^- 27 mEq/L). A concentração de hemoglobina é de 11 g/dL. O sangue para teste da função da tireoide é enviado ao laboratório. O paciente recebe sedação intravenosa com midazolam (2 mg) e fentanil (50 mcg) além de 500 mL de albumina a 5%. Ele parece estar relaxado e sem dor, mas a frequência cardíaca diminui para 144 batimentos/min apenas. Toma-se a decisão de prosseguir com a cirurgia, usando anestesia epidural lombar contínua com lidocaína a 2%. Esmolol é administrado lentamente até que o pulso do paciente diminua para 120 batimentos/min, e uma infusão contínua dessa droga é administrada à taxa de 300 mcg/kg/min.

O procedimento é concluído em 3 e 1/2 horas. Embora o paciente não tenha se queixado de dor durante o procedimento e só tenha recebido sedação adicional mínima (midazolam 2 mg), ele se mostra delirando ao entrar na PACU. A infusão de esmolol continua à taxa de 500 mcg/kg/min. Ele também recebeu propranolol, 24 mg intravenosos. A perda estimada de sangue foi de 500 mL, e a reposição de fluido consistiu em 2 unidades de concentrado de glóbulos vermelhos, 1.000 mL de hetamilo e 9.000 mL de lactato de Ringer. Os sinais vitais são: pressão arterial 105/49 mmHg; pulso 124 batimentos/min, respirações 30/min e temperatura retal 38,8°C. A gasometria arterial é: pH 7,37; $PaCO_2$ 37 mmHg, PaO_2 91 mmHg e HCO_3^- 22 mEq/L.

Qual é o diagnóstico mais provável?

O paciente agora se encontra em um estado de hipermetabolismo manifestado por atividade adrenérgica excessiva, febre, exigências de fluidos acentuadamente aumentadas e piora do estado mental. A ausência de acidose metabólica de grande porte e a falta de exposição a um agente desencadeante conhecido excluem a hipertermia maligna (Capítulo 52). Outras possibilidades incluem a reação à transfusão, sepse ou feocromocitoma não diagnosticado. A sequência de eventos torna as duas primeiras pouco prováveis, e a proeminência de hipertensão em queda (agora substituída por hipotensão relativa) e febre crescente também torna improvável a última opção. Agora, a apresentação clínica sugere fortemente o quadro de tempestade da tireoidiana. O paciente também recebeu dose significativa de esmolol durante várias horas, e isto pode estar contribuindo para a pressão arterial relativamente baixa, apesar da administração agressiva de fluidos.

Uma consulta de emergência é feita com um endocrinologista, que concorda com o diagnóstico de tempestade tireóidea e ajuda com seu tratamento. Como a tempestade da tireoide é administrada?

A tempestade tireóidea (crise) é uma emergência médica que carrega taxa de mortalidade entre 10 e 50%. O quadro é encontrado, geralmente, em pacientes com doença de Graves mal controlada ou não diagnosticada. Os fatores precipitantes incluem: (1) estenose da cirurgia e anestesia; (2) trabalho de parto e parto; (3) infecção intensa e, raramente, (4) tireoidite 1-2 semanas após administração de iodo radioativo. As manifestações incluem, habitualmente, alterações do estado mental (irritabilidade, delírio ou coma), febre, taquicardia e hipotensão. Arritmias atrial e ventricular são comuns, especialmente a fibrilação atrial. A insuficiência cardíaca congestiva se desenvolve em 25% dos pacientes. A hipertensão que sempre precede a hipotensão, a intolerância ao calor com sudorese profusa, náusea e vômito e diarreia podem ser inicialmente proeminentes. A hipocalemia está presente em até 50% dos pacientes. Os níveis de hormônios da tireoide são elevados no plasma, mas se correlacionam insatisfatoriamente com a intensidade da crise. A exacerbação súbita de tirotoxicose pode representar um desvio rápido do hormônio em ligação proteica para o estado livre ou aumento da responsividade aos hormônios da tireoide ao nível celular.

O tratamento é direcionado para a reversão da crise e suas complicações. Grandes doses de corticosteroides inibem a síntese, liberação e conversão periférica da tiroxina (T_4) para a triiodotironina (T_3) mais ativa. Os corticosteroides também evitam a insuficiência suprarrenal relativa posterior ao estado hipermetabólico. O propiltiouracil é administrado para inibir a síntese do hormônio da tireoide e administra-se iodeto para inibir a liberação de hormônios da tireoide da glândula. O propranolol não só antagoniza os efeitos periféricos da tirotoxicose, mas também podem inibir a conversão periférica de T_4. O bloqueio β_1 e β_2 combinado é preferível ao antagonismo β_1 seletivo (esmolol ou metoprolol), porque a atividade excessiva do β_2-receptor é responsável pelos efeitos metabólicos. O bloqueio de receptor β_2 também reduz o fluxo sanguíneo do músculo e pode reduzir a produção de calor. Medidas de suporte incluem resfriamento de superfície (cobertor de refrigeração), acetaminofeno (não se recomenda aspirina porque ela pode deslocar o hormônio da tireoide das proteínas do transportador do plasma) e reposição generosa de fluidos intravenosos. Com frequência são necessários vasopressores para dar suporte à pressão arterial.

O controle da frequência ventricular é indicado em pacientes com fibrilação atrial. A ecocardiografia transtorácica e transesofágica e o monitoramento hemodinâmico podem facilitar o tratamento de pacientes com sinais de insuficiência cardíaca congestiva ou hipotensão persistente. O bloqueio β-adrenérgico é contraindicado em pacientes com insuficiência cardíaca congestiva.

São administrados: propranolol, dexametasona, propiltiouracil e iodeto de sódio, e o paciente é admitido na unidade de terapia intensiva, onde o tratamento continua. Nos 3 dias seguintes, o estado mental do paciente melhora acentuadamente. Os níveis de T_3 e de tiroxina total no dia da cirurgia foram ambos aumentados para 250 ng/dL e 18,5 ng/dL, respectivamente. Ele foi para casa 6 dias depois em regime de propranolol e propiltiouracil, com pressão arterial de 124/80 mmHg, pulso em 92 batimentos/min e temperatura oral de 37,3°C.

REFERÊNCIAS

Awad IT, Chung F: Factors affecting recovery and discharge following ambulatory surgery. Can J Anesth 2006;53:858.

Baldini G, Bagry H, Aprikian A, et al: Postoperative urinary retention: anesthetic and perioperative considerations. Anesthesiology 2009;110:1139.

Bettelli G: Anaesthesia for the elderly outpatient: preoperative assessment and evaluation, anaesthetic technique and postoperative pain management. Curr Opin Anaesthesiol 2010;23:726.

Buvanendran A, Kroin JS: Multimodal analgesia for controlling acute postoperative pain. Curr Opin Anaesthesiol 2009;22:588.

Buvanendran A, Kroin JS: Multimodal analgesia for controlling acute postoperative pain. Curr Opin Anaesthesiol 2009;22:588.

Capdevila X, Ponrouch M, Morau D: The role of regional anesthesia in patient outcome: ambulatory surgery. Tech Reg Anesth Pain Manag 2008;12:194.

Duncan PG, Shandro J, Bachand R, Ainsworth L: A pilot study of recovery room bypass ("fast-track protocol") in a community hospital. Can J Anesth, 2001;48:630.

Durkin B, Page C, Glass P: Pregabalin for the treatment of postsurgical pain. Expert Opin Pharmacother 2010;11:2751.

Elvir-Lazo OL, White PF: Postoperative pain management after ambulatory surgery: role of multimodal analgesia. Anesthesiol Clin 2010;28:217.

Franck M, Radtke FM, Apfel CC, et al: Documentation of post-operative nausea and vomiting in routine clinical practice. J Int Med Res 2010;38:1034.

Gupta A: Wound infiltration with local anaesthetics in ambulatory surgery. Curr Opin Anaesthesiol 2010;23:708.

Hanson BS, Søreide E, Warland AM, et al: Risk factors of post-operative urinary retention in hospitalized patients. Acta Anaesthesiol Scand 2011;55:545.

Heitz JW, Witkowski TA, Viscusi ER: New and emerging analgesics and analgesic technologies for acute pain management. Curr Opin Anaesthesiol 2009;22:608.

Ip HYV, Chung F: Escort accompanying discharge after ambulatory surgery: a necessity or a luxury? Curr Opin Anaesthesiol 2009;22:748.

Jakobsson J: Preoperative single-dose intravenous dexamethasone during ambulatory surgery: update around the benefit versus risk. Curr Opin Anaesthesiol 2010;23:682.

Kaafarani HMA, Itani KMF, Rosen AK, et al: How does patient safety culture in the operating room and post-anesthesia care unit compare to the rest of the hospital? Am J Surg 2009;198:70.

Kehlet H: PROSPECT: evidence-based procedure-specific postoperative pain management. Best Pract Res Clin Anaesthesiol 2007;21:149.

Leskiw U, Weinberg GL: Lipid resuscitation for local anesthetic toxicity: is it really lifesaving? Curr Opin Anaesthesiol 2009;22:667.

Nielsen PR, Rudin Å, Werner MU: Prediction of postoperative pain. Curr Anaesth Crit Care 2007;18:157.

Rawal N: Postdischarge complications and rehabilitation after ambulatory surgery. Curr Opin Anaesthesiol 2008;21:736.

Schug SA, Chong C: Pain management after ambulatory surgery. Curr Opin Anaesthesiol 2009;22:738.

Tang R, Evans H, Chaput A, Kim C: Multimodal analgesia for hip arthroplasty. Orthoped Clin N Am 2009;40:377.

White PF, Tang J, Wender RH, et al: The effects of oral ibuprofen and celecoxib in preventing pain, improving recovery outcomes and patient satisfaction after ambulatory surgery. Anesth Analg 2011;112:323.

CAPÍTULO

57

Cuidados Intensivos

CONCEITOS-CHAVE

1. Os critérios de morte cerebral só podem ser aplicados na ausência de hipotermia, hipotensão, anormalidades metabólicas ou endócrinas, bloqueadores neuromusculares ou drogas conhecidas por deprimirem a função do cérebro.
2. Hiperoxia *e* hipóxia são fatores de risco, mas não as causas primárias de retinopatia da prematuridade (ROP). O risco de ROP em neonatos aumenta com baixo peso ao nascer e com a complexidade das comorbidades (p. ex., sepse).
3. A ventilação controlada de pressão (PCV) é semelhante à ventilação de suporte de pressão, porque a pressão da via aérea no pico é controlada, mas é diferente ao se selecionar uma taxa obrigatória e um tempo de inspiração. Assim como ocorre com o suporte de pressão, o fluxo de gás cessa, quando o nível da pressão é atingido; entretanto, o ventilador não circula para a expiração até que o tempo predefinido de inspiração tenha sido cumprido.
4. A desvantagem da PCV convencional é o fato de o volume corrente (VT) não ser garantido (embora haja modos em que a pressão enviada e consistente de PCV pode ser combinada com um envio de volume predefinido).
5. Quando comparada à intubação orotraqueal, a intubação nasotraqueal pode ser mais confortável para o paciente e mais segura (menos chances de extubação acidental).
6. Quando deixados no paciente por mais de 2-3 semanas, os tubos orotraqueal e nasotraqueal predispõem o paciente à estenose subglótica. Caso sejam necessários períodos mais longos de ventilação mecânica, o tubo traqueal deverá, em geral, ser substituído por um tubo de traqueostomia com *cuff*.
7. O efeito principal da pressão positiva expiratória final (PEEP) nos pulmões é o de aumentar a capacidade funcional residual (FRC). Em pacientes com volume pulmonar reduzido, níveis adequados ou de PEEP ou de pressão contínua e positiva das vias aéreas (CPAP) aumentarão a FRC e o volume corrente acima da capacidade de fechamento, melhorarão a complacência dos pulmões e corrigirão as anormalidades de ventilação/perfusão.
8. Observa-se incidência mais alta de barotrauma pulmonar com PEEP ou CPAP excessivas, particularmente em níveis superiores a 20 cm H_2O.
9. Manobras que produzem inflação máxima sustentada do pulmão, como o uso de um espirômetro de incentivo podem ser úteis na indução da tosse, assim como na prevenção da atelectasia e na preservação do volume normal dos pulmões.
10. Embora a lesão resultante de altas concentrações de oxigênio inspirado ainda não tenha sido conclusivamente demonstrada em seres humanos, um VT de 12 mL/kg foi associado à mortalidade maior que o VT de 6 mL/kg e pressão de platô inferior a 30 cm H_2O em pacientes com síndrome da angústia respiratória aguda.
11. A intubação traqueal eletiva precoce é recomendável quando há sinais óbvios de lesão térmica na via aérea.
12. Os critérios desenvolvidos pela *Acute Kidney Injury Network* são agora usados com mais frequência para estadiar uma lesão renal aguda (AKI). Essa lesão é diagnosticada documentando-se aumento na creatinina sérica superior a 50%, ou aumento absoluto de 0,3 mg/dL, e a redução do débito urinário para menos de 0,5 mL/kg/h durante 6 horas ou mais, com todos os achados se desenvolvendo dentro de 48 horas ou menos.
13. Idade acima dos 70 anos, terapia com corticosteroides, quimioterapia para malignidade, uso prolongado de dispositivos invasivos, insuficiência respiratória, insuficiência renal, traumatismo craniano e queimaduras são fatores de risco estabelecidos para infecções hospitalares.
14. A venodilatação sistêmica e a transudação de fluido para os tecidos resultam em hipovolemia relativa em pacientes com sepse.

A medicina de cuidados intensivos lida com doenças potencialmente fatais. Os anestesiologistas desempenharam papel relevante no desenvolvimento dessa subespecialidade multidisciplinar. com relação à maioria dos outros médicos, os anestesiologistas possuem "expertise" muito maior no tratamento das vias aéreas, na ventilação mecânica, na ressuscitação com drogas e fluidos e nas técnicas avançadas de monitoramento que são essenciais aos cuidados efetivos em doenças críticas. Além disso, a ênfase em anestesia na fisiologia, fisiopatologia e farmacologia, assim como no diagnóstico e tratamento rápidos de desarranjos fisiológicos agudos, fornece base excelente para uma carreira na avaliação e no tratamento de pacientes com doenças críticas. O médico especializado em tratamento intensivo (ou "intensivista") também exige conhecimento amplo que envolve a área da medicina interna, cirurgia, pediatria, neurologia, medicina de emergência e cuidados paliativos. Diferentemente da maioria da educação de subespecialidades, que tende a dar ênfase a um único sistema orgânico, o pessoal de cuidados intensivos fornece experiência no tratamento de pacientes com a síndrome da resposta inflamatória sistêmica (SRIS) e com a síndrome da disfunção de múltiplos órgãos (MODS). O *American Boards of Anesthesiology, Internal Medicine, Pediatrics and Surgery,* nos EUA, reconhecendo essas exigências, patrocina treinamento especializado para certificação em medicina de cuidados intensivos. Os médicos com essa certificação estão sendo cada vez mais reconhecidos por corporações e organizações multinacionais pelas contribuições importantes [desses profissionais] para os resultados de pacientes hospitalizados.

Este capítulo fornece uma pesquisa resumida da medicina de cuidados críticos. Muitos tópicos relevantes aos cuidados intensivos são cobertos em outros capítulos; assim, somente os tópicos importantes não apresentados em outro lugar [deste texto] serão discutidos.

ACRÔNIMOS E ABREVIAÇÕES

AC	Assisto-controlada
AKI	Lesão renal aguda
AMI	Infarto agudo do miocárdio
APACHE	*Acute Physiology and Chronic Health Evaluation*
APRV	Ventilação de liberação de pressão da via aérea
ARDS	Síndrome da angústia respiratória aguda
CMV	Ventilação obrigatória contínua
CPAP	Pressão contínua e positiva das vias aéreas
CRRT	Terapia contínua de reposição renal
EGD	Esofagogastroduodenoscopia
$FENa^+$	Fração de excreção de sódio filtrado
FiO_2	Fração de oxigênio inspirado
FRC	Capacidade residual funcional
HFJV	Ventilação a jato de alta frequência
HFV	Ventilação de alta frequência
I:E	Inspiração:expiração (relação)
ILV	Ventilação pulmonar Independente
IMV	Ventilação intermitente obrigatória
IPAP	Pressão positiva de inspiração de via aérea
MMV	Ventilação-minuto obrigatória
MODS	Síndrome de disfunção de múltiplos órgãos
P_{plt}	Pressão de platô
PCV	Ventilação de controle de pressão
PEEP	Pressão positiva expiratória final
PSV	Ventilação de pressão de suporte
ROP	Retinopatia da prematuridade
RSBI	Índice de respiração rápida e superficial
SIMV	Ventilação obrigatória intermitente sincronizada
SIRS	Síndrome da resposta inflamatória sistêmica
TISS	Sistema de classificação de intervenções terapêuticas
VD	Volume de distribuição
VT	Volume corrente (tidal)

Questões Econômicas, Éticas e Legais em Cuidados Intensivos

Os cuidados intensivos de alta qualidade são muito dispendiosos; e os cuidados intensivos de baixa qualidade são ainda mais caros. Os leitos da unidade de terapia intensiva (ICU) constituem somente 10% de todos os leitos na maioria dos hospitais, mas assim mesmo respondem por uma grande fração das despesas das instituições. Se esse custo for justificado, reduções evidentes nos índices de morbidade e de mortalidade deverão ser prontamente demonstráveis. Infelizmente, os estudos dessa confirmação são poucos e tipicamente falhos pelo uso de controles históricos. É necessário um método de identificação confiável daqueles pacientes que mais se beneficiarão desses cuidados intensivos. Vários sistemas de classificação fundamentados na intensidade dos desarranjos fisiológicos e na saúde preexistente já foram usados, como a *Acute Physiology and Chronic Health Evaluation* (APACHE) e o *Therapeutic Intervention Scoring System* (TISS); mas, embora todos eles identifiquem com confiança os pacientes "mais doentes", nenhum deles identifica mais confiavelmente os muito doentes, porém recuperáveis, para que os cuidados intensivos são direcionados. Em geral, a sobrevida está inversamente relacionada com a intensidade da doença e o número de sistemas orgânicos afetados. A *Society of Critical Care Medicine*, nos EUA, estabeleceu o chamado *"Project Impact"*, um sistema que permite às ICUs compararem seus resultados e os cuidados que fornecem contra uma rede nacional e internacional de ICUs.

QUESTÕES ÉTICAS E LEGAIS

O alto custo da medicina de cuidados intensivos levou à aplicação de restrições econômicas pelos governos e pelos responsáveis de terceiros. Ao mesmo tempo, a maior conscientização sobre as questões éticas e legais alterou a prática desse tipo de medicina.

As decisões sobre quando iniciar ou terminar o tratamento podem ser difíceis. Em geral, qualquer tratamento com expectativa razoável de reverter a doença ou restaurar a saúde é justificado, enquanto a suspensão do tratamento exige justificação ética específica. Por outro lado, se o tratamento definitivamente não reverterá um processo de doença nem restaurará a saúde, então a decisão de se iniciar esse tratamento pode não ser justificável e pode ser contra a ética. Até recentemente, nos EUA, quase todos os pacientes – e mesmo aqueles nitidamente em condições terminais – recebiam o tratamento máximo (às vezes contrário aos desejos do paciente e da família) por medo de possíveis repercussões legais de suspensão do tratamento. Medidas "heroicas", como compressões no tórax, ressuscitação com drogas e ventilação mecânica, ficavam em vigor até a morte do paciente. Essas decisões complexas devem envolver o paciente (ou tutor) e a família e devem ser coerentes com as políticas do hospital e da legislação federal.

Felizmente, as diretrizes legais para chegar a essas decisões estão disponíveis em praticamente todos os estados daquele país. Embora a legislação varie de um estado para outro, elas tendem a ser similares. As questões mais difíceis se relacionam com a suspensão do tratamento e dos sistemas artificiais de suporte à vida. Os pacientes competentes (ou seja, aqueles com capacidade de compreender e de tomar decisões clínicas) têm o direito de recusar tratamento e o direito de solicitar o desligamento (ou a não instituição) das máquinas e dos dispositivos de suporte [artificial] à vida se e quando assim solicitarem. A maioria dos estados permite que os indivíduos competentes preparem uma diretriz antecipada, geralmente ou um testamento ou uma procuração durável para cuidados de saúde para prevenir o prolongamento desnecessário da vida, caso se tornem incompetentes (p. ex., incapacidade mental intensa, estado vegetativo ou coma irreversível). A suspensão do tratamento ou do suporte à vida de pacientes sem diretrizes antecipadas ou que não possam fornecer seu próprio consentimento exige a permissão do cônjuge, tutor, parente mais próximo ou de um indivíduo ao qual o paciente tenha concedido uma procuração para cuidados de saúde. Em alguns casos, pode ser necessário o esclarecimento do judiciário. Pedidos de "Não Ressuscitar" (DNR) ou de "Permitir Morte Natural" (AND) já foram apoiados pelo judiciário para pacientes, cuja ressuscitação não ofereça esperança de cura ou de reversão do processo de doença responsável pelo óbito iminente.

O suporte artificial da ventilação e da circulação complica as definições legais de morte. Até recentemente, a maioria dos estados, nos EUA, exigia somente a determinação, por um médico, da ocorrência de cessação irreversível das funções ventilatória e circulatória. Todos os estados acrescentaram o conceito de morte cerebral àquela definição, embora alguns estados reconheçam isenções religiosas. Em Nova Jersey, por exemplo, os médicos não podem declarar morte cerebral "se essa declaração violar as crenças pessoais religiosas do indivíduo". Além disso, embora a morte cerebral possa ser estabelecida em uma gestante, a questão de retirada do suporte à vida permanece passível de debate tanto ético quanto legal. Já houve vários casos de mulheres dando à luz um bebê viável semanas ou meses após terem sido declaradas com morte cerebral. Esses casos envolvem questões de direitos maternos, "direitos do feto" e direitos paternos e ainda precisam ser resolvidas.

Morte Cerebral

A **morte cerebral** é definida como a cessação irreversível de todas as funções do cérebro. A função da medula espinal abaixo de C1 pode ainda estar presente. O estabelecimento de morte cerebral alivia a carga de esperança injustificável e ansiedade prolongada que existe sobre as famílias; ele também evita o desperdício de recursos médicos e permite, potencialmente, a retirada de órgãos para transplante.

1 Os critérios de morte cerebral só podem ser aplicados na ausência de hipotermia, hipotensão, anormalidades metabólicas ou endócrinas, bloqueadores neuromusculares ou drogas conhecidas por deprimirem a função do cérebro. É necessária uma triagem de toxicologia na falta de tempo suficiente desde a internação (pelo menos 3 dias) para se excluir o efeito de uma droga. Além disso, o paciente deverá ser observado por tempo suficiente para se estabelecer, com certeza razoável, a natureza irreversível da lesão. **Os critérios clínicos geralmente aceitos para morte cerebral incluem:**

1. Coma.
2. Ausência de atividade motora, incluindo postura de decerebração ou de descorticação; os reflexos da medula espinal podem ser preservados em alguns pacientes.
3. Reflexos do tronco cerebral ausentes, incluindo ausência dos reflexos pupilares, das córneas, vestíbulo-oculares (calóricos) ou de ânsia (ou tosse).
4. Ausência de esforço ventilatório com tensão de CO_2 arterial de pelo menos 60 mmHg ou 20 mmHg acima do nível de pré-teste.

A repetição do exame (não menos de 2 horas de intervalo) é opcional. Nos EUA, o número exigido de observadores dos médicos varia conforme o estado (a Flórida exige dois), assim como o nível de especialização *(expertise)* (na Virgínia exige-se um neurologista ou neurocirurgião para efetuar a determinação [de morte cerebral]). O teste de apneia deverá ser reservado por último por causa de seus efeitos prejudiciais sobre a pressão intracraniana. Os achados dos testes confirmatórios que podem ser úteis, mas que não são exigidos, incluem: um eletroencefalograma isoelétrico, ausência de potenciais evocados auditivos do tronco cerebral e ausência de perfusão cerebral documentada por estudos angiográficos, com Doppler intracraniano ou com radioisótopos.

Cuidados Respiratórios

Os cuidados respiratórios se referem tanto à oferta de terapia pulmonar e de testes diagnósticos quanto ao profissional de saúde especializado que se tornou parte integral dos diagnósticos cardiopulmonares e dos cuidados intensivos. O escopo de prática dos fisioterapeutas respiratórios abrange terapia com gases clínicos, oferta de medicamentos em aerossol, tratamento das vias aéreas, ventilação mecânica, terapia com pressão positiva de vias aéreas, monitoramento de cuidados intensivos, reabilitação cardiopulmonar e a aplicação de várias técnicas coletivamente denominadas de *fisioterapia torácica*. Esta última inclui a administração de aerossóis, limpeza de secreções pulmonares, reexpansão de pulmão atelectasiado e conservação da função pulmonar normal depois da cirurgia ou durante a doença. Os serviços diagnósticos podem incluir: verificação de função pulmonar, análise do gás do sangue arterial, verificação por eletrocardiografia e avaliação da respiração em transtornos do sono. A maioria dos procedimentos de cuidados respiratórios se baseia em diretrizes de prática clínica desenvolvidas pela *American Association for Respiratory Care*, usando critérios de medicina com base em evidência e nas melhores práticas.

TERAPIA COM GASES MEDICINAIS

Os gases clínicos terapêuticos incluem oxigênio à pressão ambiente ou hiperbárica, misturas de oxigênio e hélio (heliox) e óxido nítrico. O oxigênio está disponível em cilindros de alta pressão, via sistemas de tubulação, a partir de concentradores de oxigênio, assim como em forma líquida. O heliox é, às vezes, usado para alívio parcial do trabalho respiratório aumentado por causa de obstrução parcial de via aérea superior. O óxido nítrico é administrado como vasodilatador pulmonar seletivo direto.

O objetivo primário da terapia de oxigênio é prevenir ou corrigir a hipoxemia ou a hipóxia dos tecidos. A Tabela 57-1 identifica as categorias clássicas de hipóxia. Essa terapia, se isolada, pode não corrigir nem a hipoxemia nem a hipóxia. A pressão contínua e positiva das vias aéreas (CPAP) ou a Pressão Positiva Expiratória Final (PEEP) pode ser exigida para recrutar alvéolos em colapso. Pacientes com hipercapnia profunda podem exigir assistência de ventilação. Altas concentrações de oxigênio podem ser indicadas para condições que exijam remoção de gás aprisionado (p. ex., nitrogênio) de cavidades ou de vasos corporais. A inalação a curto prazo de concentrações aumentadas de oxigênio está relativamente livre de complicações.

O oxigênio suplementar é indicado para adultos, crianças e bebês (com mais de 1 mês de vida) quando PaO_2 é inferior a 60 mmHg (8 kPa) ou SaO_2 ou SpO_2 estão inferiores a 90% em respiração de repouso à temperatura ambiente. Em neonatos, a terapia é recomendada, se PaO_2 for inferior a 50 mmHg (6,7 kPa), ou SaO_2, se for inferior a 88% (ou PO_2 capilar inferior a 40 mmHg [5,3 kPa]). A terapia pode ser indicada para pacientes quando os médicos suspeitarem (em vez de medir) de hipoxemia ou hipóxia com base na história clínica e no exame físico. Pacientes com infarto do miocárdio, edema pulmonar cardiogênico, lesão pulmonar aguda, síndrome de angústia respiratória aguda (ARDS), fibrose pulmonar, envenenamento por cianeto ou inalação de monóxido de carbono exigem oxigênio suplementar. Esse oxigênio é administrado durante o período perioperatório porque a anestesia geral geralmente causa redução em PaO_2 após o aumento dos distúrbios de ventilação e perfusão pulmonar e a redução da capacidade residual funcional (FRC). O oxigênio suplementar deverá ser fornecido antes de procedimentos como sucção da traqueia ou broncoscopia, que geralmente causam dessaturação arterial. Há evidências de que o oxigênio suplementar é eficaz no prolongamento da sobrevida de pacientes com doença pulmonar obstrutiva crônica (COPD), cuja PaO_2 em repouso é inferior a 60 mmHg ao nível do mar. A terapia com oxigênio suplementar também parece exercer efeito benéfico leve sobre a pressão arterial pulmonar média e sobre os índices subjetivos de dispneia dos pacientes.

EQUIPAMENTO PARA TERAPIA COM OXIGÊNIO AMBIENTE

Classificação do Equipamento para Terapia com Oxigênio

O oxigênio isolado ou em gás pode ser misturado ao ar como suplemento parcial ao volume corrente ou minuto dos pacientes, ou servir como a fonte total de volume inspirado. Essa abordagem fornece a base para a classificação dos dispositivos ou sistemas, conforme sua habilidade de fornecer níveis de fluxo adequados e uma faixa de fração de oxigênio inspirado (FiO_2). Na seleção da terapia outras considerações incluem: conformidade do paciente, a presença e o tipo de via aérea artificial e a necessidade de umidificação ou de um sistema de administração em aerossol.

TABELA 57-1 Classificação de hipóxias[1]

Hipóxia	Categoria Fisiopatológica	Exemplo Clínico
Hipóxia hipóxica	$\downarrow P_{Barom}$ ou $\downarrow FiO_2$ (< 0,21) Hipoventilação alveolar Defeito de difusão pulmonar Distúrbio $\dot{V}/\dot{Q}$ pulmonar *Shunt* R → L	Altitude, Erro de equipamento de O_2 Superdosagem de drogas, Exacerbação de COPD Enfisema, fibrose pulmonar Asma, êmbolos pulmonares Atelectasia, doença cardíaca cianótica congênita
Hipóxia circulatória	Débito cardíaco reduzido Disfunção microvascular	Insuficiência cardíaca intensa, desidratação Sepse, SIRS
Hipóxia hêmica	Teor reduzido de hemoglobina Função reduzida da hemoglobina	Anemias Carboxiemoglobinemia, metemoglobinemia
Hipóxia de demanda Hipóxia histotóxica	↑ Consumo de oxigênio Incapacidade das células para usar o oxigênio	Febre, convulsões Toxicidade por cianeto, ↑ TNF, sepse tardia

[1]P_{barom}, pressão barométrica; COPD, doença pulmonar obstrutiva crônica; $\dot{V}/\dot{Q}$, ventilação/perfusão; R → L, direita→esquerda; SIRS, síndrome da resposta inflamatória sistêmica; TNF, fator de necrose tumoral.

A. Equipamento de Baixo Fluxo ou de Desempenho Variável

O oxigênio (geralmente a 100%) é fornecido a um fluxo fixo que representa somente uma porção de gás inspirado. Esses dispositivos são, em geral, destinados a pacientes com padrões de respiração estáveis. À medida que as demandas ventilatórias mudam, volumes variáveis de ar ambiente diluirão o fluxo do oxigênio. Sistemas de fluxo baixo são adequados para pacientes com:

- Ventilação-minuto inferior a ~8-10 L/min.
- Frequências de respiração inferiores a ~20 respirações/min.
- Volumes de corrente final (VT) inferiores a ~0,8 L.
- Fluxo inspiratório normal (10-30 L/min).

B. Equipamento de Alto Fluxo ou de Desempenho Fixo

O gás inspirado a uma FiO_2 predefinida é fornecido continuamente em fluxo alto ou pelo fornecimento de um reservatório suficientemente grande de gás pré-misturado. O ideal é que a FiO_2 enviada não seja afetada pelas variações no nível ventilatório ou no padrão de respiração. Pacientes com dispneia ou hipoxemia profundas podem precisar de fluxos de oxigênio a 100% acima de 100 L/min. Sistemas de alto fluxo são indicados para pacientes que exigem:

- FiO_2 consistente.
- Grandes fluxos inspiratórios de gás (> 40 L/min).

1. Equipamento de Desempenho Variável (Tabela 57-2)

Cânulas Nasais

As cânulas nasais estão disponíveis ou como tubo de plástico flexível com pontas cegas e elástico de cabeça para fixação atrás das orelhas ou com fluxo duplo e ajuste em laço sob o queixo e em tamanhos apropriados para adultos, crianças e bebês. As cânulas são conectadas a medidores de vazão com tubulação de pequeno calibre e podem ser colocadas rapidamente na maioria dos pacientes. A tensão do anexo deverá ser firme, embora suficientemente confortável para evitar úlceras de pressão nas orelhas, bochechas e nariz. Os pacientes que recebem terapia de oxigênio a longo prazo usam, com mais frequência, a cânula nasal. O dispositivo é, em geral, bem tolerado, permitindo a fala desembaraçada e a ingestão de alimentos e líquidos. As cânulas podem ser combinadas com estruturas em forma de óculos para conveniência ou para melhorar a aceitação ao se melhorar a estética. Cânulas de conservação de oxigênio equipadas com reservatórios de entrada estão disponíveis para pacientes em tratamento prolongado com oxigênio. Uma vez que o oxigênio flua continuamente, cerca de 80% do gás é perdido durante a expiração. Existem também dispositivos com reservatórios em forma de válvulas que permitem o armazenamento do oxigênio que entra até que ocorra a inspiração.

A FiO_2 real administrada a adultos com cânulas nasais é determinada por fluxo de oxigênio, volume nasofaríngeo e pelo fluxo de inspiração do paciente (que depende do VT e do tempo de inspiração). O oxigênio proveniente da cânula pode preencher a nasofaringe depois da exalação, mas ainda durante a inspiração, o oxigênio e o ar arrastado são recolhidos na traqueia. A porcentagem de oxigênio inspirado aumenta em cerca de 1-2% (acima de 21%) por litro de fluxo de oxigênio com a respiração silenciosa em adultos. Acredita-se que as cânulas forneçam concentrações de oxigênio inspirado de até 30-35% com a respiração normal e fluxos de oxigênio de 3-4 L/min. Entretanto, níveis de 40-50% podem ser obtidos com fluxos de oxigênio superiores a 10 L/min durante períodos curtos. Fluxos superiores a 5 L/min são mal tolerados por causa do desconforto do gás injetado na cavidade nasal e por causa da mucosa que se torna ressecada e encrustada.

Dados de "pacientes com respiração normal" podem não ser precisos para pacientes com taquipneia aguda. O aumento do VT e a redução do tempo de inspiração diluirão o fluxo pequeno de oxigênio. Proporções diferentes de respiração só-boca *versus* só-nariz e fluxo de inspiração variado podem alterar a FiO_2 em até 40%. Na prática clínica, o fluxo deverá ser titulado de acordo com os sinais vitais, a oximetria de pulso e as medições de gás do sangue arterial. Alguns pacientes com COPD tendem à hipoventilação até com fluxos modestos de oxigênio, mas permanecem hipoxêmicos à temperatura ambiente. Eles podem-se beneficiar de cânulas com fluxo inferior a 1-2 L/min.

Existem cânulas nasais pediátricas disponíveis. Cânulas especiais permitem que bebês se alimentem e produzem menos trauma da face e do nariz que as máscaras de oxigênio. Por causa da ventilação-minuto inerentemente reduzida dos bebês, as exigências de fluxo para a cânula devem ser proporcionalmente reduzidas. Isto exige, em geral, um medidor de fluxo de compensação de pressão preciso para a oferta de fluxos de oxigênio na faixa inferior a 1-3 L/min. Amostras de oxigênio hipofaríngeo de bebês respirando com cânulas demonstraram FiO_2 média de 0,35, 0,45, 0,6 e 0,68 com fluxos de 0,25, 0,5, 0,75 e 1 L/min, respectivamente.

TABELA 57-2 Sistemas e Dispositivos de Oferta de Oxigênio

Dispositivo/Sistema	Taxa de Fluxo de Oxigênio (L/min)	Faixa de FiO_2
Cânula nasal	1	0,21-0,24
	2	0,23-0,28
	3	0,27-0,34
	4	0,31-0,38
	5-6	0,32-0,44
Máscara simples	5-6	0,30-0,45
	7-8	0,40-0,60
Máscara com reservatório	5	0,35-0,50
Bolsa-máscara com mais uma reinalação parcial	7	0,35-0,75
	15	0,65-1,00
Bolsa-máscara sem outra reinalação parcial	7-15	0,40-1,00
Máscara Venturi e nebulizador a jato	4-6 (fluxo total = 15)	0,24
	4-6 (fluxo total = 45)	0,28
	8-10 (fluxo total = 45)	0,35
	8-10 (fluxo total = 33)	0,40
	8-12 (fluxo total = 33)	0,50

Máscara Nasal

A máscara nasal é um híbrido da cânula nasal e da máscara facial e pode ser aplicada à face tanto com um laço sobre as orelhas, quanto com uma faixa de cabeça. A bainha inferior das bordas da máscara fica sobre o lábio superior, ao redor da parte externa do nariz. As máscaras nasais demonstraram fornecer oxigênio suplementar equivalente à cânula nasal em condições de fluxo baixo para pacientes adultos. A principal vantagem da máscara nasal sobre as cânulas nasais parece ser o conforto do paciente. A máscara nasal não produz úlceras ao redor das narinas externas, e o oxigênio seco não é "esguichado" para o interior da cavidade nasal. A máscara nasal deverá ser considerada se melhorar o conforto e a aceitação do paciente.

Máscara de Oxigênio "Simples"

A máscara de oxigênio "simples" é um dispositivo de plástico leve e descartável que cobre o nariz e a boca e não tem reservatório. As máscaras são fixadas à face do paciente com ajuste de uma faixa elástica para a cabeça; alguns fabricantes fornecem um dispositivo de ajuste de metal como ponte de nariz. Raramente se consegue vedação completa; em geral, ocorre um vazamento "interno". Por isso, os pacientes recebem uma mistura de oxigênio e, em seguida, de ar ambiente arrastado. Isto varia dependendo do tamanho do vazamento, do fluxo de oxigênio e do padrão de respiração. Algumas marcas de máscara simples conectam a tubulação a um ajuste afunilado e padronizado; outras possuem um orifício pequeno de entrada de ar na conexão.

O corpo da máscara funciona como reservatório tanto para o oxigênio, quanto para o dióxido de carbono expirado. Um fluxo mínimo de oxigênio de aproximadamente 5 L/min é aplicado à máscara para limitar a reinalação e o aumento resultante do trabalho respiratório. O uso dessa máscara por longos períodos de tempo é desconfortável. A fala fica abafada, e a alimentação sólida e líquida fica difícil.

É difícil prever a FiO_2 enviada a taxas específicas de fluxo de oxigênio. Durante a respiração normal, é razoável esperar uma FiO_2 de 0,3-0,6 com fluxos de 5-10 L/min, respectivamente. Os níveis de oxigênio podem ser aumentados com VT menor ou taxas de respiração mais lentas. Com fluxos mais altos e condições ideais, a FiO_2 pode-se aproximar de 0,7 ou 0,8.

Máscaras sem reservatórios de oxigênio podem ser mais bem adequadas para pacientes que precisam de concentrações de oxigênio maiores que as fornecidas pelas cânulas, e que ainda precisam da terapia com oxigênio por períodos de tempo relativamente curtos. Os exemplos incluiriam o transporte clínico ou a terapia na unidade de cuidados pós-anestesia ou no pronto-socorro. Esse não é o dispositivo preferido para os pacientes com doença respiratória intensa e hipoxemia profunda, taquipneia ou que não consigam proteger suas vias aéreas da aspiração.

Máscaras com Reservatório de Gás

A incorporação de um reservatório de gás é uma adaptação à máscara simples. Os dois tipos de máscara com reservatório são usados com frequência: a máscara de reinalação parcial e a máscara sem essa reinalação. Ambas são reservatórios descartáveis, leves e de plástico transparente sob o queixo. A diferença entre as duas são o uso de válvulas na máscara e entre a máscara e o reservatório. Os reservatórios em máscara geralmente retêm cerca de 600 mL ou menos de volume gasoso. A frase "reinalador parcial" *(partial rebreather)* é usada porque "parte" do VT expirado pelo paciente reenche a bolsa do reservatório. Geralmente, esse gás representa um grande espaço morto que não deveria resultar em reinalação significativa de dióxido de carbono.

A máscara sem essa reinalação usa o mesmo sistema básico que a máscara de reinalação parcial, mas incorpora válvulas tipo folhetos entre a bolsa e a máscara e em, pelo menos, uma das portas de exalação da máscara. O vazamento interno é comum, e o ar ambiente penetrará durante os fluxos ativos de inspiração, mesmo quando o reservatório contiver gás. A falta de vedação facial completa e o reservatório relativamente pequeno influenciam a concentração de oxigênio administrado. O fator-chave na aplicação bem-sucedida das máscaras é usar um fluxo de oxigênio suficientemente alto para que o reservatório fique pelo menos parcialmente cheio durante a inspiração. Fluxos de oxigênio tipicamente mínimos ficam entre 10-15 L/min. Máscaras de reinalação parcial bem ajustadas fornecem faixa de FiO_2 entre 0,35 e 0,60 com fluxos de oxigênio de até 10 L/min. Com fluxos de entrada de 15 L/min ou mais e em condições ideais de respiração, a FiO_2 pode atingir 1,0. Qualquer tipo de máscara é indicado para pacientes com suspeita de hipoxemia significativa com ventilação-minuto espontânea relativamente normal. Esses pacientes podem ser as vítimas de traumatismo, de infartação do miocárdio ou de exposição ao monóxido de carbono. Pacientes com dispneia profunda e respiração ofegante podem ser servidos por um sistema de oxigênio de alto fluxo e de desempenho fixo.

2. Equipamento de Desempenho Fixo (Alto Fluxo)

Sistemas de Bolsa de Anestesia ou de Bolsa-Máscara-Válvula

O desenho básico acompanha aquele da máscara com reservatório sem reinalação, mas com componentes mais "capacitados". As bolsas autoinfláveis consistem em uma bexiga áspera de 1,5 L, geralmente com um reservatório de entrada de oxigênio. As bolsas de anestesia consistem em reservatórios não autoinfláveis de 1-, 2- ou 3-L como uma entrada de gás em forma de arremate. As máscaras são desenhadas para fornecer vedação confortável contra vazamento para ventilação manual. Os sistemas de válvulas inspiratórias/expiratórias podem variar. O fluxo para o reservatório deverá ser mantido elevado para que as bolsas não desinflem substancialmente. Ao usar uma bolsa de anestesia, os operadores podem precisar ajustar com frequência o fluxo de oxigênio e a válvula de exaustão para responder a padrões ou demandas mutantes de respiração, especialmente quando for difícil manter a vedação completa entre a máscara e a face.

Os sistemas mais comuns para bolsas de ressuscitação autoinfláveis, descartáveis e permanentes usam fluxo de gás em uma só direção. Embora esses dispositivos ofereçam o potencial para FiO_2 constante superior a 0,9, as válvulas de entrada de arremate não se abrirão para um paciente que respire espontaneamente. Abrir as válvulas exige recuo negativo da bolsa de pressão depois da compressão. Se esse quadro não for reconhecido, os médicos poderão se induzir em erro e pensar que o paciente está recebendo uma concentração específica de oxigênio quando esse não é o caso.

Cada sistema tem limites quanto à habilidade de manter as características de desempenho fixo. A FiO_2 administrada pode atingir 1,0 com bolsas tanto de anestesia quanto autoinfláveis. Pacientes com respiração espontânea podem respirar somente o conteúdo do sistema se a vedação da máscara for firme e o reservatório estiver mantido adequadamente.

A falha na manutenção de abastecimento adequado de oxigênio no reservatório e no fluxo de entrada é uma preocupação. A válvula de mola das bolsas de anestesia deve ser ajustada para evitar a distensão exagerada da bolsa. Bolsas autoinfláveis parecem iguais, seja ou não com fluxo de oxigênio adequado à unidade, e arrastarão o ar para dentro de si mesmas, reduzindo, assim, a FiO_2 administrada.

Máscaras Venturi de Arrastamento de Ar

A abordagem de administração de gás com máscaras de arrastamento de ar é diferente daquela feita com reservatório de oxigênio. O objetivo é criar um sistema aberto com alto fluxo sobre o nariz e a boca, com FiO_2 fixa. O oxigênio é direcionado por uma tubulação de pequeno calibre para um jato de névoa; a concentração final de oxigênio depende da proporção de ar injetado pelas portas de arrastamento. Os fabricantes desenvolveram seleções de arrastamento tanto fixas quanto ajustáveis sobre uma faixa de FiO_2. A maioria fornece instruções para o operador definir um fluxo mínimo de oxigênio. A Tabela 57-3 identifica fluxo total em vários fluxos de entrada e de FiO_2.

Apesar do conceito de alto fluxo, a FiO_2 pode variar em até 6% da definição antecipada. As máscaras de arrastamento de ar são a escolha lógica para pacientes que exigem FiO_2 superior àquela que pode ser fornecida por dispositivos como a cânula nasal. Os pacientes com COPD com tendência à hipoventilação e FiO_2 moderada são candidatos à máscara Venturi. Os médicos que administram oxigenioterapia com máscaras Venturi deverão estar cientes dos problemas mencionados anteriormente envolvendo a própria máscara. Pode haver aumento da FiO_2 se as portas de arrastamento de ar forem obstruídas pelas mãos do paciente, lençóis do leito ou condensado de água. Os médicos deverão incentivar o paciente e os cuidadores a manter a máscara na face continuamente. A interrupção de oxigênio é um problema grave em pacientes instáveis com hipoxemia e/ou hipercarbia.

A análise direta da FiO_2 durante a respiração com máscara de arrastamento [de ar] é difícil de ser realizada com precisão. A gasometria (análise do sangue arterial) e a frequência respiratória do paciente deverão orientar os médicos quanto ao atendimento correto das necessidades do paciente quanto ao fluxo fornecido pela máscara. Se for o caso, pode ser necessário aumentar o fluxo de entrada de oxigênio ou selecionar-se outro dispositivo.

TABELA 57-3 Fluxo de Entrada por máscara de arrastamento de ar *versus* fluxo total mediante FiO_2 variável[1]

FiO_2	Fluxo de Entrada Oxigênio (Mínimo)	Fluxo Total (L/min)
0,24	4	97
0,28	6	68
0,3	6	54
0,35	8	45
0,4	12	50
0,5	12	33
0,7	12	19
0,8	12	16
1	12	12

[1] FiO_2, fração de oxigênio inspirado.

Nebulizadores de Arrastamento de Ar

Nebulizadores de grande volume, de débito elevado ou "para todos os fins" têm sido usados nos cuidados respiratórios há muitos anos, para oferecer terapia mista com algum controle da FiO_2. Geralmente, essas unidades são colocadas no paciente depois da extubação, para produzir suas propriedades em aerossol. Como as máscaras de arrastamento de ar, os nebulizadores usam um jato pneumático e um orifício ajustável para variar o ar arrastado para níveis variáveis de FiO_2. Muitos dispositivos comerciais possuem um orifício de entrada com diâmetro que permite, no máximo, só 15 L/min quando a fonte de pressão for de 50 psi. Isto significa que na configuração de 100% (sem arrastamento de ar), o fluxo de saída será de apenas 15 L/min. O oxigênio a 100% só será administrado a pacientes com frequência respiratória baixa e VT pequeno. Esse problema foi tratado pelo desenvolvimento dos nebulizadores de alto fluxo e FiO_2 elevada. Para as aplicações mais comuns que usam FiO_2 de 0,3-0,5, o ar ambiente é arrastado, reduzindo, assim, a FiO_2 e aumentando o débito total de fluxo para 40-50 L/min.

O conhecimento da proporção de ar/oxigênio e da taxa de oxigênio do fluxo de entrada permite o cálculo do fluxo total de saída. Os sistemas de nebulizadores podem ser aplicados aos pacientes com muitos dispositivos diferentes, incluindo aerossol, cúpula ou colar de traqueotomia, tenda facial e adaptador de peça em T. Esses dispositivos podem ser conectados ao nebulizador via tubulação de grande calibre. Esse sistema aberto ventila livremente os gases da inspiração e da expiração ao redor da face do paciente ou para fora para uma porta distal do adaptador em T. Infelizmente, a falta de qualquer válvula permite que os pacientes absorvam ar arrastado do ambiente. O uso de uma bolsa de reservatório antes da colocação do adaptador ou de um tubo de reservatório no lado distal do adaptador é comum para fornecer volume maior de gás que aquele proveniente do nebulizador. Uma preocupação típica daqueles que aplicam a terapia de arrastamento de ar em aerossol via concentração controlada de oxigênio é ter certeza de que o sistema fornecerá o fluxo adequado. Os médicos deverão observar a névoa como um traçador para determinar a adequação do fluxo. Quando se usa um adaptador em T e a névoa visível (saindo da porta distal) desaparece durante a inspiração, o fluxo não será adequado.

Outra preocupação na prática clínica é o acúmulo excessivo de água na tubulação, que pode obstruir completamente o fluxo de gás ou oferecer resistência aumentada ao fluxo. Essa última pode aumentar a FiO_2 para mais que a configuração desejada. Outras complicações incluem broncospasmo ou laringospasmo em alguns pacientes como consequência da irritação das vias aéreas resultante das gotas de água esterilizada (condensado do aerossol). Nessas circunstâncias, deve-se usar um sistema de umidificação aquecida (não em aerossol).

Sistemas de Ar-Oxigênio de Alto Fluxo

Os medidores de fluxo duplo de ar-oxigênio e os misturadores de ar-oxigênio são usados com frequência para administração de oxigênio, assim como os sistemas de ventilação "add-on" (de acúmulo) ou de pressão positiva contínua e independente das vias aéreas. Esses sistemas diferem dos nebulizadores de arrastamento de ar, pois seus fluxos totais de saída não diminuem sob FiO_2 superior a 0,4. Com tais sistemas de alto fluxo, o fluxo total para o paciente e a FiO_2 podem ser configurados separadamente para atender as necessidades do paciente. Isto pode ser feito por meio de um reservatório grande ou por fluxos constantes na faixa de 50 para mais de 100 L/min. Os médicos podem usar uma variedade de aparelhos com esses sistemas, incluindo máscaras em aerossol, tendas faciais ou máscaras de sistemas sem reinalação bem ajustadas com misturadores de ar-oxigênio. Os sistemas de vedação com máscara facial também podem ser montados com um reservatório e uma válvula de segurança para permitir a respiração em caso de falha do misturador. Os altos fluxos de gás exigem o uso de umidificadores aquecidos do tipo usado geralmente em ventiladores mecânicos. A umidificação oferece uma vantagem para os pacientes com vias aéreas reativas. Por causa dos altos fluxos, tais sistemas são usados para aplicar CPAP ou BIPAP (pressão positiva de vias aéreas em dois níveis) em pacientes que respiram espontaneamente.

Tenda Facial de Oxigênio

Embora muitos dos dispositivos já descritos tenham opções de tamanho pediátrico, muitas crianças e neonatos não tolerarão os aparelhos faciais. As tendas de oxigênio cobrem somente a cabeça, permitindo acesso à porção inferior do corpo da criança e ao mesmo tempo o uso de incubadora padrão ou aquecedor com radiação. A tenda é ideal para terapia de oxigênio a curto prazo para recém-nascidos e crianças inativas. Entretanto, para crianças que se movimentam e que precisem de terapia mais prolongada, a cânula nasal, a máscara facial ou o fechamento total no leito permitem maior mobilidade.

Normalmente, ocorre a mistura prévia de oxigênio e ar, por meio de um misturador que passa a mistura por um umidificador aquecido. Devem-se evitar os nebulizadores. A maioria dos nebulizadores tipo jato cria níveis de ruído (> 65 dB) que podem causar perda auditiva do recém-nascido, e o gás gelado induz aumento no consumo de oxigênio. As capas estão disponíveis em vários tamanhos. Algumas são caixas Plexiglas simples; outras possuem sistemas elaborados para vedar a abertura do pescoço. Não existe tentativa de vedar o sistema completamente, pois é necessário fluxo constante de gás para remover o dióxido de carbono (fluxo mínimo > 7 L/min.) Um fluxo de entrada da tenda de 10-15 L/min é adequado para a maioria dos pacientes.

Terapia com Hélio-Oxigênio

As misturas de hélio-oxigênio (heliox) exercem papel notável, embora limitado. Além de sua utilização na indústria e no mergulho em alto mar, o heliox tem várias aplicações clínicas. O hélio é pré-misturado com oxigênio em várias misturas padronizadas. A mistura mais popular é a de 79% de hélio com 21% de oxigênio, que tem densidade de 40% de oxigênio puro. As misturas de hélio-oxigênio estão disponíveis em cilindros grandes de gás comprimido.

Na prática anestésica, as pressões necessárias para ventilar os pacientes com tubos de traqueia de diâmetro pequeno podem ser substancialmente reduzidas quando a mistura 79%/21% é usada. O heliox pode aliviar a angústia aguda dos pacientes portadores de lesões que obstruem as vias aéreas superiores (p. ex., edema subglótico, corpos estranhos e tumores da traqueia), até que cuidados mais definitivos sejam providenciados. As evidências são menos convincentes no tratamento da obstrução das vias aéreas inferiores, resultante de COPD ou da asma aguda. As misturas de hélio também podem ser usadas como o gás de condução para nebulizadores de pequeno volume na terapia de broncodilatação para asma. Entretanto, com o uso de heliox, o fluxo do nebulizador precisa ser aumentado para 11 L/min *versus* os usuais 6-8 L/min com oxigênio. O trabalho de respiração do paciente pode ser reduzido com heliox, em comparação à mistura convencional de gás de oxigênio com nitrogênio.

Oxigênio Hiperbárico

A terapia com oxigênio hiperbárico usa uma câmara pressurizada para expor o paciente a tensões de oxigênio superiores à pressão barométrica ambiente (a pressão ambiente ao nível do mar é de 760 mmHg). Com a câmara hiperbárica individual, usa-se, geralmente, oxigênio a 100% para a pressurização. Câmaras maiores permitem o tratamento simultâneo de vários pacientes e a presença da equipe médica na câmara, junto com os pacientes. Câmaras de pacientes múltiplos usam ar para a pressurização, enquanto os pacientes recebem oxigênio a 100% por máscara, capa ou tubo traqueal. As indicações comuns para câmara hiperbárica incluem: doença da descompressão *("bends")*, certas formas de embolia gasosa, gangrena gasosa, envenenamento por monóxido de carbono e tratamento de certos ferimentos.

3. Perigos da Terapia de Oxigênio

A terapia de oxigênio pode resultar em toxicidade tanto respiratória, quanto não respiratória. Os fatores importantes incluem: suscetibilidade, FiO_2 e a duração da terapia.

Hipoventilação

Esta complicação é vista principalmente em pacientes com COPD e portadores de retenção crônica de CO_2. Esses pacientes desenvolvem condução respiratória alterada que se torna pelo menos parcialmente dependente da manutenção de hipoxemia relativa. A elevação da tensão do oxigênio arterial para o "normal" pode, portanto, causar hipoventilação intensa nesses pacientes. Por outro lado, pacientes estáveis e que respiram espontaneamente, mas portadores de hipercarbia profunda ($PaCO_2 > 80$ mmHg) e recebendo suporte de oxigênio suplementar não deverão ter esse tratamento suplementar interrompido, mesmo por intervalos pequenos. A terapia de oxigênio pode ser indiretamente perigosa para pacientes sendo monitorados com oximetria de pulso, enquanto recebem opioides para dor. A hipoventilação consequente dos opioides pode falhar e causar alteração preocupante na saturação de oxigênio, apesar de frequências respiratórias menos frequentes que 2 por minuto, atrasando, assim, o diagnóstico.

Atelectasia de Absorção

Altas concentrações de oxigênio podem causar atelectasia pulmonar em áreas de proporções $\dot{V}/Q$ baixas. Como o nitrogênio é "lavado" nos pulmões, a tensão gasosa diminuída no sangue dos capilares dos pulmões resulta em captação aumentada de gás alveolar e atelectasia de absorção. Se a área permanecer com perfusão, mas sem ventilação, a derivação intrapulmonar resultante poderá levar ao alargamento progressivo do gradiente alvéolo-arterial (A-a).

Toxicidade Pulmonar

Altas e elevadas concentrações de oxigênio podem danificar os pulmões. A toxicidade depende tanto da pressão parcial de oxigênio no gás inspirado, quanto da duração da exposição. A tensão de oxigênio alveolar em vez da arterial é mais importante no desenvolvimento da toxicidade de oxigênio. Embora oxigênio a 100% durante até 10-20 horas seja considerado geralmente seguro, concentrações superiores a 50-60% não são recomendáveis por períodos mais longos, pois podem levar à toxicidade pulmonar.

O oxigênio molecular (O_2) é incomum porque cada átomo possui elétrons não pareados. Isto dá à molécula a propriedade paramagnética que permite medições precisas da concentração de oxigênio. Notadamente, o rearranjo interno desses elétrons ou sua interação com outros átomos (ferro) ou moléculas (xantina) pode produzir espécies químicas potencialmente tóxicas. Acredita-se que a toxicidade do oxigênio seja resultado da geração intracelular de metabólitos de O_2 altamente reativos (radicais livres), como superóxido e íons de hidroxil ativados, O_2 de partícula isolada e peróxido de hidrogênio. Uma alta concentração de O_2 aumenta a probabilidade de geração de espécies tóxicas. Estes metabólitos são citotóxicos porque reagem prontamente com o DNA celular, proteínas de sulfidril e lipídios. Duas enzimas celulares, superóxido dismutase e catalase, protegem contra toxicidade pela conversão sequencial de superóxido primeiro em peróxido de hidrogênio e depois em água. Pode-se fornecer proteção adicional por antioxidantes e catadores de radicais livres; entretanto, não há evidência clínica de suporte ao uso desses agentes na prevenção da toxicidade pulmonar.

Em cobaias animais, a lesão à membrana alveolar-capilar mediada pelo oxigênio produz uma síndrome que é patológica e clinicamente indistinguível da ARDS. A traqueobronquite também pode estar presente inicialmente em alguns pacientes. A toxicidade pulmonar de O_2 em crianças recém-nascidas se manifesta como displasia broncopulmonar.

Retinopatia da Prematuridade

A retinopatia da prematuridade (ROP), antigamente chamada de *Fibroplasia Retrolental,* é um transtorno neovascular da retina que se desenvolve em 84% dos sobreviventes prematuros nascidos com menos de 28 semanas de gestação. O quadro pode incluir proliferação e fibrose vascular desorganizada e pode levar ao descolamento da retina e à cegueira. A ROP se resolve em cerca de 80% desses casos sem perda visual resultante de descolamentos ou cicatrizes da retina e foi muito comum entre 1940 e 1950, quando altas doses de oxigênio ($FiO_2 > 0,5$) eram frequentemente administradas aos bebês prematuros. Sabe-se hoje que hiperoxia *e* hipóxia são fatores de risco, mas não as causas primárias de ROP. O risco de ROP em neonatos aumenta com bebês de baixo peso ao nascer e com a complexidade das comorbidades (p. ex., sepse). Ao contrário da toxicidade pulmonar, ROP tem melhor correlação com a tensão de O_2 alveolar que arterial. As concentrações arteriais recomendadas para crianças prematuras recebendo oxigênio são de 50-80 mmHg (6,6-10,6 kPa). Se um bebê precisar de saturações de O_2 arterial de 96-99% por razões cardiopulmonares, o medo de causar ou piorar a ROP não é motivo para suspender o oxigênio.

Toxicidade por Oxigênio Hiperbárico

As altas tensões de O_2 inspirado associadas à terapia com O_2 hiperbárico aceleram significativamente a toxicidade de O_2. O risco e o grau esperado de toxicidade estão diretamente relacionados com as pressões usadas, assim como a duração da exposição. A exposição prolongada à pressão parcial de O_2 superior a atmosferas de 0,5 pode causar toxicidade pulmonar por O_2. Esse quadro pode-se manifestar inicialmente com queimação retroesternal, tosse e aperto no tórax e resultará em impedimento progressivo da função pulmonar com a continuidade da exposição. Pacientes expostos ao O_2 em 2 atmosferas ou mais também estão em risco de toxicidade ao sistema nervoso central que pode ser expressa como alterações de comportamento, náusea, vertigem, espasmos musculares ou convulsões.

Perigo de Incêndio

O oxigênio é um desencadeador vigoroso de combustão. O potencial de misturas gasosas enriquecidas com oxigênio para promover incêndios e explosões foi discutido no Capítulo 2.

VENTILAÇÃO MECÂNICA

Apesar da intervenção precoce e dos cuidados respiratórios adequados, os pacientes com doença crítica precisarão, com frequência, de ventilação mecânica, que pode substituir ou suplementar a ventilação espontânea normal. Na maioria dos casos, o problema é, principalmente, a eliminação de CO_2 prejudicada (falha de ventilação). Em outros casos, a ventilação mecânica pode ser usada como adjunto (geralmente para a terapia de pressão positiva; veja a seguir) no tratamento da hipoxemia. A decisão de iniciar a ventilação mecânica é feita com base clínica, mas certos parâmetros já foram sugeridos como diretrizes (Tabela 57-4).

Das duas técnicas disponíveis, a ventilação de pressão positiva e a ventilação de pressão negativa, a primeira tem muito mais aplicações e é de uso quase universal. Embora a ventilação de pressão negativa não exija intubação da traqueia, ela não pode superar aumentos substanciais na resistência das vias aéreas ou reduções na complacência pulmonar, além de limitar acesso ao paciente.

Durante a ventilação de pressão positiva, chega-se à inflação do pulmão pela aplicação periódica de pressão positiva à via aérea superior por meio de máscara facial bem vedada (ventilação mecânica não invasiva) ou por meio de um tubo de traqueia ou de traqueostomia. A resistência aumentada da via aérea e a complacência pulmonar diminuída podem ser superadas pela manipulação do fluxo e da pressão do gás de inspiração. As principais desvantagens da ventilação de pressão positiva são: relação de ventilação/perfusão alterada, efeitos circulatórios potencialmente adversos e risco de barotrauma e volutrauma pulmonares. A ventilação de pressão positiva aumenta o espaço morto fisiológico, porque o fluxo de gás é direcionado, de preferência, às áreas mais complicadas e não dependentes dos pulmões, enquanto o fluxo de sangue (influenciado pela gravidade) favorece as áreas dependentes. As reduções de débito cardíaco se devem, principalmente, ao retorno venoso prejudicado para o coração proveniente da pressão intratorácica aumentada. O barotrauma está intimamente relacionado com pressões repetitivas de inflação de alto pico e com doença pulmonar subjacente, enquanto o volutrauma se relaciona com o colapso e com a reexpansão repetitivos dos alvéolos.

TABELA 57-4 Indicadores da necessidade de ventilação mecânica

Critério	Medição
Medição direta	
Tensão de oxigênio arterial	< 50 mmHg ou ar ambiente
Tensão de CO_2 arterial	> 50 mmHg sem alcalose metabólica
Índices derivados	
Proporção PaO_2/FiO_2	< 300 mmHg
Gradiente $PA\text{-}aO_2$	> 350 mmHg
VD/VT	> 0,6
Índices clínicos	
Frequência respiratória	> 35 respirações/min
Índices mecânicos	
Volume corrente (tidal)	< 5 mL/kg
Capacidade vital	< 15 mL/kg
Força inspiratória máxima	> -25 cm H_2O (p. ex., -15 cm H_2O)

1. Ventiladores de Pressão Positiva

Os ventiladores de pressão positiva criam, periodicamente, um gradiente de pressão entre o circuito da máquina e os alvéolos que resulta em fluxo gasoso inspiratório. A exalação ocorre passivamente. Os ventiladores e seus mecanismos de controle podem ser carregados pneumaticamente (por uma fonte de gás pressurizado), eletricamente ou por ambos. O fluxo de gás deriva ou diretamente da fonte de gás pressurizado ou é produzido pela ação de um pistão de rotação ou linear. Esse fluxo de gás, então, ou vai diretamente para o paciente (sistema de circuito único) ou, como ocorre geralmente com os ventiladores da sala de cirurgias, comprime um reservatório ou foles que fazem parte do circuito do paciente (sistema de circuito duplo).

Todos os ventiladores têm quatro fases: inspiração, mudança de inspiração para expiração, expiração e a mudança da expiração para a inspiração (Capítulo 4). Essas fases são definidas por: VT, frequência respiratória, tempo de inspiração, fluxo de gás inspirado e tempo de expiração.

Classificação de Ventiladores

A complexidade dos ventiladores modernos desafia a simples classificação. A incorporação da tecnologia de microprocessadores na geração mais recente de ventiladores complicou ainda mais essa tarefa. Apesar disso, os ventiladores são mais geralmente classificados conforme suas características da fase de inspiração e seus métodos de ciclagem da inspiração para a expiração.

A. Características de Inspiração

Os ventiladores mais modernos se comportam como geradores de fluxo. Os geradores de fluxo constante oferecem fluxo de gás de inspiração constante, seja qual for a pressão do circuito da via aérea. O fluxo constante é produzido pelo uso ou de uma válvula solenoide (liga-desliga) com fonte de gás de alta pressão (5-50 psi) ou via um injetor a gás (Venturi) com fonte de baixa pressão. As máquinas com fontes de gás de alta pressão permitem que o fluxo de gás de inspiração permaneça constante, apesar das mudanças significativas na resistência das vias aéreas ou da complacência pulmonar. O desempenho dos ventiladores com injetores a gás varia mais com a pressão das vias aéreas. Geradores de fluxo não constante variam coerentemente o fluxo de inspiração com cada ciclo inspiratório (como por um pistão rotatório); o padrão de fluxo em onda senoidal é típico.

Geradores de pressão constante mantêm constante a pressão das vias aéreas durante toda a inspiração e independente do fluxo de gás de inspiração. O fluxo gasoso cessa, quando a pressão das vias aéreas iguala a pressão inspiratória configurada. Tipicamente, os geradores de pressão operam a pressões de gás baixas (logo acima da pressão inspiratória de pico).

B. Ciclagem (Mudança de Inspiração para Expiração)

Ventiladores ciclados a tempo mudam para a fase expiratória uma vez a cada intervalo de tempo predeterminado desde o início da inspiração. O VT é o produto do tempo de inspiração definido e da taxa de fluxo inspiratório. Esses ventiladores são usados com frequência para recém-nascidos e na sala de cirurgias.

Ventiladores ciclados a volume terminam a inspiração, quando um volume pré-selecionado é enviado. Muitos ventiladores para adultos são deste tipo, mas também possuem limites secundários sobre a pressão inspiratória para proteger [o paciente] contra o barotrauma pulmonar. Caso essa pressão supere esse limite, a máquina muda para a expiração, mesmo se o volume selecionado não tiver sido enviado.

Ventiladores cilados a volume funcionando corretamente não enviam o volume definido ao paciente. Uma porcentagem do VT definido é sempre perdida por causa da expansão do circuito respiratório durante a inspiração. A complacência do circuito fica geralmente entre 3-5 mL/cm de H_2O; por isso, se uma pressão de 30 cm de H_2O for gerada durante a inspiração, cerca de 90-150 mL do VT definido serão perdidos para o circuito. A perda do VT para o circuito de respiração está, portanto, irreversivelmente relacionada com a complacência do pulmão. Para a medição precisa do VT expirado, o espirômetro deve ser colocado no tubo traqueal e não na válvula expiratória do ventilador.

Ventiladores ciclados de pressão mudam para a fase expiratória, quando a pressão das vias aéreas atinge um nível predeterminado. O VT e o tempo de inspiração variam e estão relacionados com a resistência da via aérea e com a complacência do pulmão e do circuito. Um vazamento significativo no circuito do paciente pode evitar o aumento necessário na pressão do circuito e na ciclagem da máquina. Ao contrário, o aumento agudo na resistência das vias aéreas ou a redução na complacência pulmonar, ou na complacência do circuito (torção) causa a ciclagem prematura e diminui o VT administrado. Ventiladores deste tipo (ciclo a pressão) têm sido usados com mais frequência para indicações a curto prazo (transporte do paciente).

Ventiladores ciclados a fluxo possuem sensores de fluxo e de pressão que permitem que o ventilador monitore o fluxo inspiratório a uma pressão inspiratória fixa pré-configurada; quando esse fluxo atinge um nível predeterminado (geralmente 25% da taxa de fluxo inspiratório mecânico de pico), o ventilador muda de inspiração para expiração (consulte as seções sobre Suporte de Pressão e Ventilação de Controle de Pressão).

C. Ventiladores Controlados por Microprocessadores

Essas máquinas versáteis podem ser configuradas para funcionar em qualquer variedade de padrão de ciclagem e de fluxo inspiratório. O microprocessador permite o controle com *loop* fechado das características de desempenho do ventilador. Os ventiladores deste tipo são a norma nas unidades modernas de tratamento intensivo nas máquinas de anestesia mais recentes.

Modos de Ventilação

O modo de ventilação é definido pelo método pelo qual o ventilador muda de expiração para inspiração, assim como se o paciente é capaz de respirar espontaneamente (Tabela 57-5 e Figura 57-1). A maioria dos ventiladores modernos é capaz de operar em modos ventilatórios múltiplos, e alguns deles (ventiladores controlados por microprocessadores) podem combinar modos simultaneamente. Os modos ventilatórios típicos são regulados para administrar um VT definido ou uma pressão inspiratória máxima definida. Os ventiladores modernos podem fornecer respirações que podem ser: controladas por volume (a inspiração iniciada pela máquina cessa quando o volume definido é administrado); assistidas por volume (a inspiração iniciada pelo paciente cessa, quando o volume definido é administrado); controladas por pressão (a inspiração iniciada pela máquina a uma

TABELA 57-5 Modos de Ventilação[1]

	Mudança de I para E				Mudança E para I		Permite Ventilação Espontânea	Modo de desmame
Modo	*Volume*	*Tempo*	*Pressão*	*Fluxo*	*Tempo*	*Pressão*		
CMV	+				+			
AC	+				+	+		
IMV	+				+		+	+
SIMV	+				+	+	+	+
PSV				+		+	+	+
PCV			+		+			
MMV							+	
PC-IRV			+		+			
APRV		+			+		+	
HFJV		+			+		+	

[1] CMV, ventilação obrigatória contínua; AC, ventilação assisto-controlada; IMV, ventilação obrigatória intermitente; SIMV, ventilação obrigatória intermitente sincronizada; PSV, ventilação com suporte de pressão; PCV, ventilação controlada à pressão; MMV, ventilação-minuto obrigatória; IRV, ventilação da relação I:E inversa; APRV, ventilação com liberação de pressão das vias aéreas; HFJV, ventilação com jato de alta frequência.

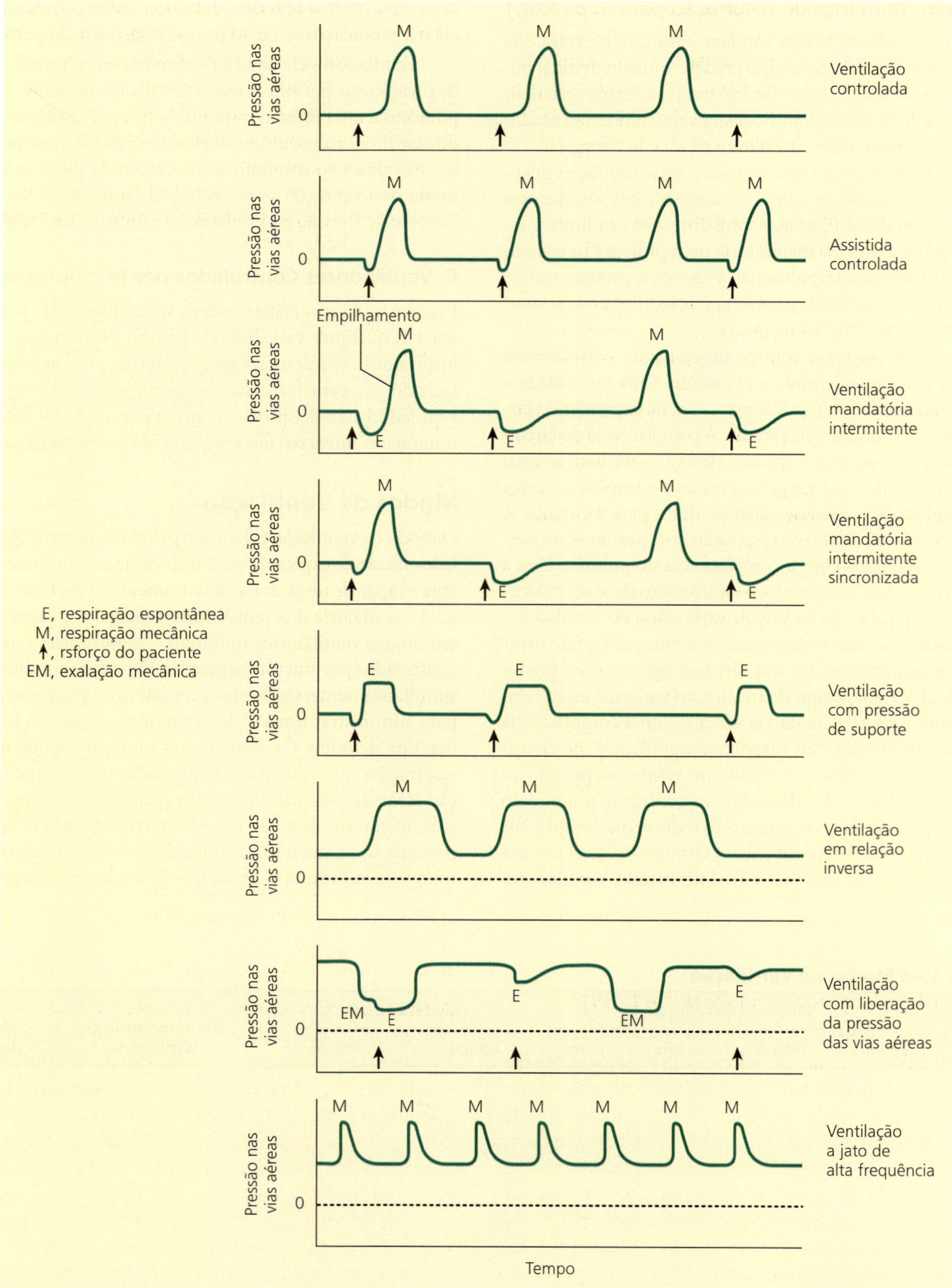

FIGURA 57-1 Formatos de ondas de pressão de vias aéreas dos modos ventilatórios.

pressão inspiratória obrigatória cessa após o término do tempo definido); assistidas por pressão (a inspiração iniciada pelo paciente a uma pressão inspiratória obrigatória cessa após o término do tempo definido) ou suportadas por pressão (a inspiração iniciada pelo paciente é mantida a uma pressão inspiratória obrigatória até que o fluxo de inspiração diminua até um valor definido).

A. Ventilação Obrigatória Contínua (CMV)

Nesse modo, o ventilador muda da expiração para a inspiração após um intervalo de tempo determinado. O intervalo determina a frequência respiratória. As configurações típicas nesse modo fornecem VT fixo e frequência fixa (e, portanto, ventilação-minuto), seja qual for o esforço do paciente, pois *o paciente não pode respirar espontaneamente.* Configurações que limitam a pressão inspiratória protegem contra o barotrauma pulmonar e, na verdade, a CMV pode ser fornecida mais como limitação da pressão (que como limitação de volume). A ventilação controlada é mais bem adequada aos pacientes com pouca ou nenhuma capacidade de esforço ventilatório. Os pacientes acordados e em esforço ventilatório ativo exigem sedação, possivelmente com paralisia muscular.

B. Ventilação Assisto-Controlada (AC)

A incorporação de um sensor de pressão no circuito respiratório dos ventiladores AC permite que o esforço inspiratório do paciente seja usado para desencadear a inspiração. Um controle de sensibilidade permite a seleção do esforço inspiratório exigido. O ventilador pode ser configurado para uma frequência ventilatória fixa, mas cada esforço do paciente de magnitude suficiente desencadeará o VT configurado. Se os esforços inspiratórios espontâneos não forem detectados, a máquina funcionará como se estivesse no modo de controle. Mais frequentemente, a ventilação AC é usada em um formato de volume limitado, mas também pode ser fornecida no modo de pressão limitada (a seguir).

C. Ventilação Obrigatória Intermitente (IMV)

A IMV permite a ventilação espontânea, enquanto o paciente está no ventilador. Um número selecionado de respirações mecânicas (com VT fixo) é administrado para complementar a respiração espontânea. Com frequências obrigatórias elevadas (10-12 respirações/min), a IMV fornece essencialmente toda a ventilação do paciente; com frequências baixas (1-2 respirações/min), ela fornece ventilação mecânica mínima e permite ao paciente respirar de modo relativamente independente. O VT e a frequência de respirações espontâneas são determinados pela condução ventilatória do paciente e pela força muscular. A frequência da IMV pode ser ajustada para manter a ventilação-minuto desejada. Esse tipo de ventilação é o mais usado como técnica de desmame.

A ventilação obrigatória intermitente sincronizada (SIMV) cronometra a respiração mecânica, sempre que possível, para coincidir com o começo de um esforço espontâneo. A sincronização apropriada evita a superposição (empilhamento) de uma respiração mecânica no meio de uma respiração espontânea, resultando em um VT muito grande. Como acontece com a CMV e a AC, as definições para limitar a pressão inspiratória protegem contra o barotrauma pulmonar. As vantagens da SIMV incluem o conforto do paciente e, se usada para desmame, as respirações da máquina fornecem *back-up,* se o paciente se tornar fatigado. Entretanto, se a frequência for muito baixa (4 respirações/min), o *back-up* poderá ser muito baixo, especialmente para pacientes fracos que podem não ter condições de superar o trabalho adicional de respirar durante as respirações espontâneas.

Os circuitos da IMV fornecem suprimento contínuo de fluxo de gás para ventilação espontânea entre respirações mecânicas. Os ventiladores modernos incorporam SIMV em seu projeto, mas os modelos mais antigos devem ser modificados por um circuito paralelo, um sistema de fluxo contínuo ou válvula de fluxo de demanda. Seja qual for o sistema, o funcionamento apropriado das válvulas unidirecionais e o fluxo de gás suficiente são necessários para evitar aumento no trabalho de respiração do paciente, especialmente quando a PEEP também é usada.

A discussão sobre IMV considera esse modo como um formato limitado pelo volume; entretanto, ela também pode ser fornecida em formato limitado por pressão, se desejado (a seguir).

D. Ventilação-Minuto Obrigatória (MMV)

Com a MMV o paciente consegue respirar espontaneamente (com suporte de pressão) e também receber respirações mecânicas pelo modo SIMV, enquanto a máquina monitora a ventilação-minuto exalada. Neste modo, a máquina ajusta continuamente o número de respirações mecânicas SIMV de modo que a soma total das ventilações espontâneas e mecânicas iguala a ventilação-minuto configurada e desejada. O papel desse modo no desmame ainda precisa ser definido.

E. Ventilação com Suporte de Pressão (PSV)

A ventilação com suporte de pressão foi desenhada para aumentar o VT dos pacientes que respiram espontaneamente e superam qualquer aumento na resistência de inspiração proveniente do tubo traqueal, do circuito de respiração (tubulação, conectores e umidificadores) e do ventilador (circuito pneumático e válvulas). As máquinas controladas por microprocessadores possuem esse modo, que administra fluxo de gás suficiente em cada esforço inspiratório para manter uma pressão positiva predeterminada durante toda a inspiração. Quando o fluxo inspiratório diminui até um nível predeterminado, a retroalimentação do ventilador muda a máquina para a fase expiratória, e a pressão da via aérea volta aos níveis da linha de base (**Figura 57-2**). A única configuração nesse modo é a pressão inspiratória. O paciente determina a frequência respiratória, e o VT varia conforme o fluxo de gás de inspiração, a mecânica do pulmão e o próprio esforço inspiratório do paciente. Níveis baixos de PSV (5-10 cm H_2O) são, em geral, suficientes para superar qualquer resistência adicionada e imposta pelo aparato de res-

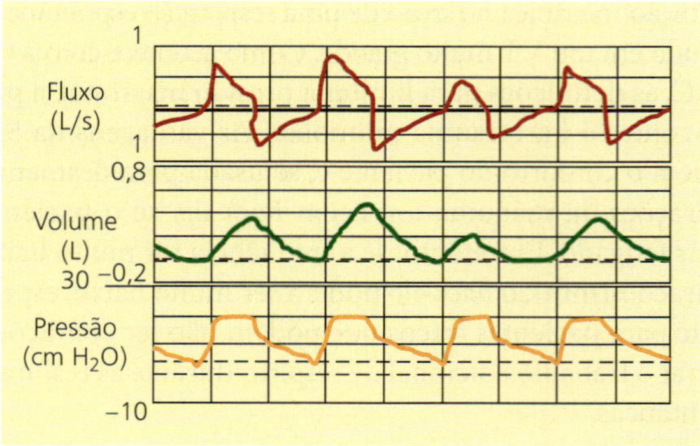

FIGURA 57-2 Ventilação com suporte de pressão. O paciente inicia uma respiração; a máquina é configurada para administrar pressão de 15 cm de H_2O (acima de 5 cm de H_2O de pressão contínua e positiva das vias aéreas [CPAP]). Quando o fluxo cessar, a máquina mudará para o modo expiratório.

piração. Níveis mais altos (10-40 cm H_2O) podem funcionar como um modo ventilatório autônomo, se o paciente tiver condução ventilatória espontânea suficiente e mecânica pulmonar estável. As principais vantagens da PSV são sua habilidade de aumentar o VT espontâneo, reduzir o trabalho de respirar e aumentar o conforto do paciente. Se o paciente fadigar ou houver mudança na mecânica do pulmão, o VT poderá estar inadequado, e não haverá frequência respiratória de *back-up* se a frequência respiratória intrínseca do paciente diminuir ou ele(ela) se tornar apneico(a). O suporte de pressão é usado com frequência em conjunto com a IMV (Figura 57-3). As respirações da máquina de IMV fornecem o *back-up,* e o nível baixo de suporte de pressão é usado para compensar o aumento do trabalho respiratório resultante do circuito e da máquina de respiração.

F. Ventilação Controlada à Pressão (PCV)

3 A ventilação controlada à pressão é semelhante à ventilação com pressão de suporte, porque a pressão da via aérea no pico é controlada, mas é diferente ao se selecionar uma frequência obrigatória e um tempo de inspiração. Assim como ocorre com uma pressão de suporte, o fluxo de gás cessa, quando o nível da pressão é atingido; entretanto, o ventilador não cicla para a expiração, até que o tempo predefinido de inspiração tenha sido cumprido. A PCV pode ser usada nos modos AC e IMV. No modo AC, todas as respirações (sejam iniciadas pela máquina ou pelo paciente) são mudadas cronometricamente e têm pressão limitada. Na IMV, as respirações iniciadas pela máquina são cronometradas, e a pressão é limitada. O paciente pode respirar espontaneamente entre as frequências configuradas, e o VT das respirações espontâneas é determinado pela força do músculo pulmonar do paciente. A vantagem da PCV é o fato de que, ao limitar a pressão de inspiração, se pode reduzir o risco de barotrauma e de volutrauma. Além disso, ao prolongar o tempo de inspiração, níveis melhores de mistura e de recrutamento de alvéolos em colapso ou preenchidos por líquidos podem ser atingidos, desde que se usem níveis de PEEP adequados.

4 A desvantagem da PCV convencional é o fato de o volume corrente (VT) não ser garantido (embora haja modos em que a pressão enviada e consistente de PCV pode ser combinada com um envio de volume predefinido). Qualquer alteração na complacência ou na resistência afetará o VT administrado. Essa é uma questão essencial em pacientes com lesão pulmonar aguda, pois se a complacência diminuir e o limite de pressão não for aumentado, é possível que não se atinja um VT adequado. A PCV tem sido usada para pacientes com lesão pulmonar aguda ou ARDS, frequentemente com tempo de inspiração prolongado ou ventilação da relação I:E inversa (IRV) (veja a seguir) no esforço de recrutar alvéolos em colapso e preenchidos por líquidos. O uso da IRV com PCV tem a desvantagem da necessidade de sedação profunda e quase sempre com paralisação do paciente, para tolerar esse modo especial de ventilação.

Na PCV, a pressão e o tempo de inspiração são predefinidos, enquanto o fluxo de ar e o volume variam e dependem da resistência e da complacência do paciente. Com a ventilação a volume, por outro lado, não só o tempo de inspiração como também o fluxo e o VT são predefinidos e, nessas circunstâncias, a pressão inspiratória pode ser muito alta.

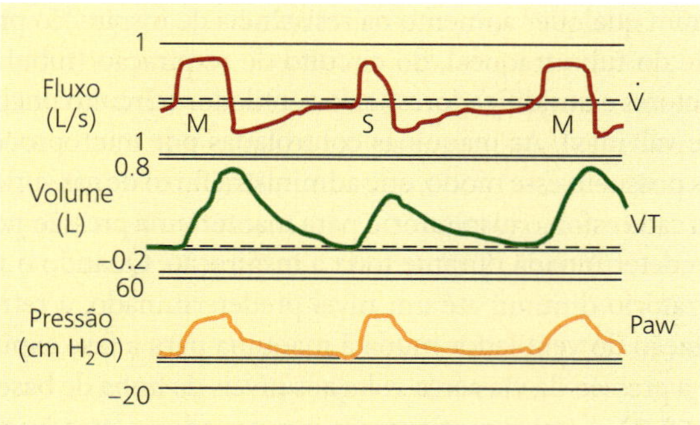

FIGURA 57-3 Ventilação mecânica intermitente com suporte de pressão. M, respiração da máquina → definir volume tidal (VT) administrado. S, respiração espontânea, 15 cm de suporte de pressão em 5 cm de PEEP. O VT depende do esforço do paciente e da mecânica do pulmão. V, fluxo; Paw, pressão parcial de via aérea; PEEP, pressão positiva expiratória final.

G. Ventilação com Relação I:E Inversa (IRV)

A IRV reverte a proporção de tempo de inspiração:expiração de 1:3 ou mais para a proporção superior a 1:1. Isto pode ser obtido adicionando-se uma pausa ao final da inspiração, reduzindo-se o fluxo inspiratório de pico durante a ventilação ciclada por volume (CMV) ou definindo-se um tempo de inspiração tal que a inspiração seja mais prolongada que a expiração durante a PCV (CP-IRV). Pode-se produzir PEEP intrínseca durante a IRV, por causa do aprisionamento do ar ou do esvaziamento incompleto do pulmão para a pressão da linha de base antes do início da próxima respiração. Esse aprisionamento de ar aumenta a capacidade residual funcional (FRC) até que se atinja um novo equilíbrio. Esse modo não permite a respiração espontânea e exige sedação profunda ou bloqueio neuromuscular. A IRV com PEEP é eficaz para melhorar a oxigenação em pacientes com FRC reduzida.

H. Ventilação de Liberação de Pressão de Via Aérea (APRV)

A APRV ou ventilação de dois níveis é um modo em que se usa PEEP relativamente alta, apesar de se permitir ao paciente a respiração espontânea. De modo intermitente, o nível de PEEP diminui para ajudar a aumentar a eliminação de CO_2 (**Figura 57-4**). Os tempos de inspiração e de expiração, os níveis altos e baixos de PEEP e a atividade respiratória espontânea determinam a ventilação-minuto. As configurações iniciais incluem PEEP mínima de 10-12 cm H_2O e nível de liberação de 5-10 cm H_2O. As vantagens da APRV parecem ser menos depressão circulatória e barotrauma pulmonar, assim como menos necessidade de sedação. Essa técnica parece ser uma alternativa atraente à PC-IRV para superar problemas com pressões de inspiração de pico elevado em pacientes com complacência pulmonar reduzida.

I. Ventilação de Alta Frequência (HFV)

Há três formas de HFV. A ventilação de alta frequência com pressão positiva envolve a administração de um VT "convencional" pequeno à frequência de 60-120 respirações/min. A ventilação com jato de alta frequência (HFJV) usa uma pequena cânula na ou no interior da via aérea pela qual se administra um jato pulsado de gás de alta frequência a uma taxa configurada de 120-600 vezes/min (2-10 Hz). O jato de gás pode arrastar o ar (efeito de Bernoulli), aumentando, assim, o VT. A oscilação de alta frequência emprega um impulsionador (geralmente um pistão) que cria o movimento de gás para frente e para trás na via aérea, a frequências de 180-3.000 vezes/min (3-50 Hz).

Todas essas formas de ventilação produzem VT no ou abaixo do espaço morto anatômico. O mecanismo exato da troca gasosa ainda é obscuro, mas, provavelmente, seja uma combinação de efeitos (incluindo ventilação convectiva, perfis assimétricos de velocidade, dispersão de Taylor, respiração pendular, difusão molecular e mistura cardiogênica). A ventilação por jato demonstrou grande utilidade na sala de cirurgias. Ela pode ser usada para procedimentos na laringe, traqueia e brônquios e pode salvar vidas no tratamento de emergência das vias aéreas, quando a intubação da traqueia e a ventilação convencional de pressão positiva não forem bem-sucedidas (Capítulo 19). Na ICU, a HFJV pode ser útil no tratamento de alguns pacientes com fístulas broncopleurais e traqueoesofágicas, quando a ventilação convencional falhou. Às vezes, a HFJV ou a oscilação de alta frequência é usada em pacientes com ARDS para tentar melhorar a oxigenação. O aquecimento e a umidificação inadequadas de gases inspirados durante a HFJV prolongada podem, entretanto, representar um problema. As configurações iniciais para HFJV na sala de cirurgias ficam tipicamente na frequência de 120-240 respirações/min, tempo de inspiração de 33% e pressão geradora de 15-30 psi. A pressão média da via aérea deverá ser medida na traqueia, pelo menos 5 cm abaixo do injetor para evitar erro de artifício do arrastamento do gás. A eliminação do dióxido de carbono geralmente aumenta ao se aumentar a pressão de pulso, embora a adequação da oxigenação se relacione com a pressão média da via aérea. Observa-se um efeito de PEEP intrínseco durante HFJV a pressões geradoras elevadas e tempos de inspiração superiores a 40%.

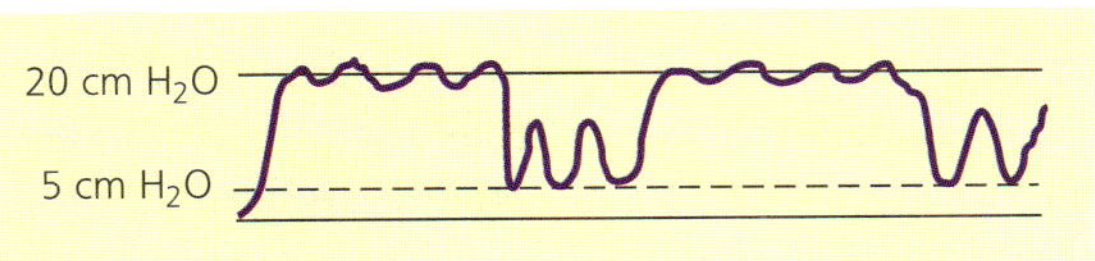

FIGURA 57-4 Ventilação de liberação de pressão da via aérea.

J. Ventilação Diferencial do Pulmão

Esta técnica, também conhecida como ventilação independente do pulmão, pode ser usada em pacientes com doença pulmonar unilateral intensa ou naqueles com fístulas broncopleurais. O uso de ventilação convencional de pressão positiva e PEEP nessas circunstâncias pode agravar distúrbios de ventilação/perfusão ou, em pacientes com fístulas, resultar em ventilação inadequada do pulmão não afetado. Em pacientes com doença restritiva de um pulmão, a distensão exagerada do pulmão normal pode levar à piora da hipoxemia ou do barotrauma. Depois da separação dos pulmões com um tubo de duplo lúmen, pode-se aplicar a ventilação de pressão positiva a cada pulmão, independente do uso de dois ventiladores. Quando se usam dois ventiladores, o ritmo das respirações mecânicas é frequentemente sincronizado, com um ventilador, o "mestre", definindo a frequência para o ventilador "escravo".

2. Cuidados Intensivos a Pacientes Exigindo Ventilação Mecânica

Intubação da Traqueia

A intubação da traqueia para ventilação mecânica é adotada com mais frequência em pacientes de ICU para tratamento da insuficiência pulmonar. A intubação tanto nasotraqueal quanto orotraqueal parecem ser relativamente seguras por pelo menos 2-3 semanas. **5** Quando comparada à intubação orotraqueal, a intubação nasotraqueal pode ser mais confortável para o paciente e mais segura (menos chances de extubação acidental). A intubação nasal, porém, gera reações adversas significativas, incluindo sangramento nasal, bacteriemia transitória, dissecção da submucosa da nasofaringe ou da orofaringe e sinusite ou otite média (por causa da obstrução do fluxo de saída do seio nasal ou dos tubos auditivos). Geralmente, a intubação nasal também precisa do uso de um tubo com diâmetro menor que a intubação orotraqueal, e isto pode dificultar a limpeza das secreções e limitar a broncoscopia de fibra óptica para usar dispositivos menores.

Em geral, a intubação pode ser conduzida sem o uso de sedação ou de paralisia muscular em pacientes agonais e inconscientes. Entretanto, a anestesia tópica da via aérea e a sedação são úteis em pacientes que ainda apresentam reflexos de vias aéreas ativas. Pacientes mais vigorosos e menos colaboradores exigem graus variáveis de sedação; a administração de um agente paralisante também facilita significativamente a intubação orotraqueal. Em geral, usam-se pequenas doses de agentes de ação relativamente curta; os agentes mais populares são: midazolam, etomidato, dexmedetomidina e propofol. A succinilcolina ou um bloqueador neuromuscular não despolarizante podem ser usados para paralisia após a administração de um agente hipnótico.

O tempo de intubação da traqueia e do início da ventilação mecânica pode ser um período de instabilidade hemodinâmica significativa, com a presença de hipertensão, hipotensão e bradicardia ou taquicardia; os fatores responsáveis incluem a ativação dos reflexos autonômicos da estimulação da via aérea, depressão e vasodilatação do miocárdio resultante dos agentes sedativos-hipnóticos, do esforço do paciente, da retirada da atividade simpática intensa e do retorno venoso reduzido por causa da pressão positiva nas vias aéreas. É necessário o monitoramento cuidadoso durante e imediatamente depois da intubação.

6 Quando deixados no paciente por mais de 2-3 semanas, os tubos orotraqueal e nasotraqueal predispõem o paciente à estenose subglótica. Caso sejam necessários períodos mais longos de ventilação mecânica, o tubo traqueal deverá, em geral, ser substituído por um tubo de traqueostomia com *cuff*. Caso já se saiba que o tubo traqueal será necessário por mais de 2 semanas, pode-se realizar uma traqueostomia logo depois da intubação. Existe uma tendência à traqueostomia precoce em vítimas de traumatismo, especialmente naquelas com lesões cranianas de grande porte. Embora essa traqueostomia precoce não reduza a mortalidade, ela tende a diminuir a incidência de pneumonia, a duração da ventilação mecânica e a permanência no hospital.

Configurações Iniciais do Ventilador

Dependendo do tipo de insuficiência pulmonar, a ventilação mecânica é usada para fornecer suporte ventilatório parcial ou total. Para o suporte total aplicam-se os modos CMV, AC ou PCV, com frequência respiratória de 10-12 respirações/min e VT de 8-10 mL/kg; um VT mais baixo (6-8 mL/kg) pode ser necessário para evitar pressões de pico elevadas (> 35-40 cm H_2O) e barotrauma e volutrauma pulmonares. Pressões elevadas das vias aéreas que distendem exageradamente os alvéolos (pressão transalveolar > 35 cm H_2O) já demonstraram experimentalmente promover lesões pulmonares. Da mesma forma, em comparação a um VT de 12 mL/kg, um VT de 6 mL/kg e a pressão de platô (P_{plt}) inferior a 30 cm H_2O já foram associados à mortalidade reduzida em pacientes com ARDS. O suporte ventilatório parcial é geralmente administrado por configurações baixas de SIMV (< 8 respirações/min) com ou sem pressão de suporte. Um P_{plt} mais baixo (< 20-30 cm H_2O) pode ajudar a preservar o débito cardíaco, parece ter menos probabilidade de alterar a relação de ventilação/perfusão normal e representa a recomendação atual.

Os pacientes que respiram espontaneamente no modo SIMV precisam obrigatoriamente superar as resistências adicionais do tubo traqueal, das válvulas de demanda e do circuito de respiração do ventilador. Essas resistências impostas aumentam o trabalho respiratório. Tubos menores (< 7 mm i.d. em adultos) aumentam a resistência e deverão ser evitados sempre que possível. O uso simultâneo de pressão de suporte de 5-15 cm H_2O durante a SIMV pode compensar a resistência do tubo e do circuito.

O acréscimo de 5-8 cm H_2O de PEEP durante a ventilação com pressão positiva conserva a FRC e a troca gasosa. Essa PEEP "fisiológica" tem a intenção de compensar a perda de volume semelhante de PEEP intrínseca (e redução na FRC) em pacientes depois da intubação traqueal. Respirações com suspiro periódico (VT grande) não são necessárias, quando PEEP de 5-8 cm H_2O acompanha um VT de volumes apropriados.

Sedação e Paralisia

Sedação e paralisia podem ser necessários em pacientes que se tornam agitados e "combatem" o ventilador. A tosse ("em salvas") e o esforço repetitivos podem ter efeitos hemodinâmicos adversos, podem interferir na troca gasosa e podem predispor ao barotrauma pulmonar e à autolesão. A sedação com ou sem paralisia também pode ser desejável, quando os pacientes continuam com taquipneia, apesar das frequências respiratórias mecânicas elevadas (> 16-18 respirações/min).

Os sedativos geralmente usados incluem opioides (morfina ou fentanil), benzodiazepinas (geralmente midazolam), propofol e dexmedetomidina. Esses agentes podem ser usados isoladamente ou em combinação e são administrados com frequência por infusão contínua. Os agentes paralisantes não despolarizantes são usados em combinação com sedação, quando esta, isoladamente, e todos os outros meios de ventilar o paciente tenham falhado.

Monitoramento

Pacientes em ventilação mecânica exigem monitoramento contínuo quanto aos efeitos hemodinâmicos e pulmonares da pressão positiva nas vias aéreas. A eletrocardiografia contínua e a oximetria de pulso são úteis. O monitoramento direto da pressão intra-arterial também permite a amostragem frequente do sangue arterial para análise do gás da respiração (tanto uma conveniência, quanto uma desvantagem, dado o grande número de testes de laboratório desnecessários frequentemente realizados nos pacientes com doenças críticas). O registro preciso da captação e do débito de fluido é necessário para avaliar o equilíbrio de fluidos (balanço hídrico). Um cateter urinário de demora levará ao aumento do risco de infecções do trato urinário e deverá ser evitado, quando possível, mas ajuda a monitorizar o débito urinário. O monitoramento da pressão venosa central (e raramente da artéria pulmonar) é usado em pacientes com instabilidade hemodinâmica. Radiografias frequentes do tórax são comuns para confirmar as posições do tubo traqueal e do cateter venoso central, avaliar a evidência de barotrauma pulmonar ou de doença pulmonar e determinar se há sinais de edema pulmonar.

As pressões das vias aéreas (linha de base, pico, platô e média) e VT expirado (mecânico e espontâneo) e a concentração fracionária de oxigênio deverão ser estritamente monitorados. O monitoramento desses parâmetros não só permite o melhor ajuste possível de definições do ventilador como ajuda a detectar problemas com o tubo traqueal, com o circuito de respiração e com o ventilador. Por exemplo, o aumento de P_{plt} para um VT configurado pode indicar piora da complacência. Pressão arterial em declínio e aumento de P_{plt} resultante da hiperinflação dinâmica (auto-PEEP) podem ser rapidamente diagnosticados, desconectando-se o paciente do ventilador. A sucção inadequada de secreções das vias aéreas e a presença de grandes plugues mucosos se manifestam frequentemente como aumento nas pressões de inflação de pico (sinal de resistência aumentada ao fluxo gasoso) e redução no VT exalado. O aumento abrupto na pressão de inflação de pico junto com hipotensão súbita é forte sugestão da presença de pneumotórax.

3. Descontinuidade da Ventilação Mecânica

A descontinuidade da ventilação mecânica pode ser feita em duas fases. Na primeira, "a verificação de prontidão", os chamados parâmetros de desmame e outras avaliações subjetivas e objetivas são usados para determinar se o paciente pode sustentar a retirada progressiva do suporte de ventilação mecânica. A segunda fase, "desmame" ou "liberação", descreve a maneira como esse suporte mecânico é removido.

A verificação de prontidão deverá incluir a determinação de reversão ou de controle do processo que exigiu a ventilação mecânica. Fatores de complicação, como broncospasmo, insuficiência cardíaca, infecção, desnutrição, acidose ou alcalose metabólica, anemia, produção aumentada de CO_2 por causa das cargas aumentadas de carboidratos, estado mental alterado e privação do sono, são quadros que devem ser tratados adequadamente. A doença pulmonar subjacente e a atrofia do músculo respiratório por causa do desuso prolongado complicam, com frequência, o desmame. Os pacientes que falham no processo de desmame, apesar da prontidão aparente, são portadores, com frequência, de COPD ou de insuficiência cardíaca crônica.

O desmame (ou liberação) da ventilação mecânica deverá ser considerado quando o paciente não mais cumprir com os critérios gerais para esse recurso (Tabela 57-4). Em geral, isso ocorre quando os pacientes apresentam pH superior a 7,25, mostram saturação adequada de oxigênio arterial, enquanto recebem FiO_2 inferior a 0,5, são capazes de respirar espontaneamente, são hemodinamicamente estáveis e não apresentam sinais atuais de isquemia do miocárdio. Índices mecânicos complementares também já foram sugeridos (Tabela 57-6). Os parâmetros de desmame úteis incluem: tensões do gás do sangue arterial, frequência respiratória e índice de respiração rápida e superficial (RSBI). Reflexos intactos das vias aéreas e um paciente colaborador também são condições obrigatórias antes de completar o desmame e a extubação, a menos que o paciente tenha um tubo de traqueostomia com manguito. Da mesma forma, a oxigenação adequada (saturação de oxigênio arterial > 90% em 40-50% de O_2 com PEEP de < 5 cm H_2O) é imperativa para a extubação. Quando o paciente é liberado da ventilação mecânica, e a extubação está planejada, a RSBI é usada com frequência para ajudar a prognosticar quem pode ser liberado com sucesso dessa ventilação e extubado. O VT (em litros) e a frequência respiratória (*f*) são medidos com o paciente respirando espontaneamente em tubo T:

$$\text{RSBI} = \frac{\text{f (respirações/min)}}{\text{VT(L)}}$$

Pacientes com RSBI inferior a 100 podem ser extubados com sucesso. Aqueles com RSBI superior a 120 deverão reter certo grau de suporte de ventilação mecânica.

As técnicas comuns de desmame de um paciente do ventilador incluem: SIMV, pressão de suporte ou períodos de respiração espontânea isolada em tubo T ou em níveis baixos de CPAP. A ventilação-minuto obrigatória também já foi sugerida como a técnica ideal de desmame, mas a experiência com ela é limitada. Por fim, muitas instituições usam a "compensação automatizada de tubo" para fornecer suporte de pressão suficiente para compensar a resistência da respiração através de um tubo endotraqueal. Ventiladores mecânicos mais novos possuem configuração para ajustar automaticamente os fluxos de gás para fazer esse ajuste. Na prática com adultos que respiram através de tubos de tamanho convencional (7,5-8,5) o ajuste equivalerá tipicamente ao suporte de pressão de 5 cm H_2O e PEEP de 5 cm H_2O.

TABELA 57-6 Critérios mecânicos para desmame/extubação

Critério	Medição
Pressão de inspiração	< - 25 cm H_2O
Volume de corrente final	> 5 mL/kg
Capacidade vital	> 10 mL/kg
Ventilação-minuto	< 10 mL
Índice de respiração rápida e superficial	< 100

Desmame com SIMV

Com o modo SIMV, o número de respirações mecânicas é reduzido progressivamente (em 1-2 respirações/min), enquanto a tensão de CO_2 arterial e a frequência respiratória permanecem aceitáveis (geralmente < 45-50 mmHg e < 30 respirações/min, respectivamente). Se for usada pressão de suporte de concomitante, este deverá ser geralmente reduzido para 5-8 cm H_2O. Em pacientes com transtornos acidobásicos ou de retenção crônica de CO_2, o pH do sangue arterial (> 7,35), é mais útil que a tensão de CO_2. As medições de gás sanguíneo podem ser verificadas após um mínimo de 15-30 min em cada processo. Quando uma IMV de 2-4 respirações é atingida, a ventilação mecânica será suspensa, se a oxigenação arterial permanecer aceitável.

Desmame com PSV

O desmame com PSV isolada é obtido pela redução gradual do nível de suporte de pressão em 2-3 cm H_2O, enquanto as tensões de gás do sangue arterial e a frequência respiratória são monitoradas (usando-se os mesmos critérios que para a IMV). O objetivo é tentar assegurar um VT de 4-6 mL/kg e *f* inferior a 30 com PaO_2 e $PaCO_2$ aceitáveis. Quando um nível de suporte de pressão de 5-8 cm H_2O for atingido, o paciente terá seu desmame considerado um sucesso.

Desmame com tubo T ou CPAP

Estudos clínicos com tubo T permitem a observação, enquanto o paciente respira espontaneamente sem quaisquer respirações mecânicas. O tubo T se fixa diretamente ao tubo traqueal ou ao tubo da traqueostomia e tem tubulação corrugada nos outros dois membros. Uma mistura umidificada de ar e oxigênio flui para o membro proximal e sai pelo membro distal. Um fluxo de gás suficiente deve ser administrado ao membro proximal para evitar que a névoa seja completamente recuada no membro distal durante a inspiração; isso assegura que o paciente esteja recebendo a concentração desejada de oxigênio. O paciente é observado de perto durante esse período; novos sinais óbvios de fadiga, retrações do tórax, taquipneia, taquicardia, arritmias ou hipertensão ou hipotensão deverão encerrar o estudo. Se o paciente demonstrar tolerância ao período do estudo e a RSBI for inferior a 100, a ventilação mecânica poderá ser descontinuada permanentemente. Se o paciente também puder proteger e limpar as vias aéreas, o tubo traqueal poderá ser removido.

Se o paciente for intubado por período prolongado ou tiver doença pulmonar subjacente significativa, os estudos sequenciais com tubo T podem ser necessários. Estudos periódicos de 10-30 minutos são iniciados e aumentados progressivamente por 5-10 min ou mais por estudo, enquanto o paciente se mostrar confortável e mantiver medições de gás de sangue arterial aceitáveis.

Muitos pacientes desenvolvem atelectasia progressiva durante estudos prolongados com tubo T. Isto pode refletir a falta de PEEP "fisiológica" normal, quando o tubo traqueal passa desviando-se da laringe. Se essa for a preocupação, estudos de respiração espontânea em níveis baixos (5 cm H_2O) de CPAP podem ser tentados. A CPAP ajuda a manter a FRC e prevenir a atelectasia.

TERAPIA DE PRESSÃO POSITIVA DAS VIAS AÉREAS

A terapia de pressão positiva das vias aéreas pode ser aplicada em pacientes que respiram espontaneamente, assim como naqueles ventilados mecanicamente. A principal indicação para essa terapia é a redução na FRC, resultando em hipoxemia absoluta ou relativa. Ao aumentar a pressão de distensão transpulmonar, essa terapia pode aumentara FRC, melhorar (aumentar) a complacência do pulmão e reverter distúrbios de ventilação e perfusão. A melhoria nesse último parâmetro se manifestará como redução na mistura venosa e melhoria na tensão de O_2 arterial.

Pressão Positiva Expiratória Final

A aplicação da pressão positiva durante a expiração como adjunto à respiração administrada mecanicamente é conhecida como PEEP. A válvula de PEEP do ventilador fornece um limiar de pressão que permite que o fluxo expiratório ocorra somente quando a pressão da via aérea exceder o nível de PEEP selecionado.

Pressão Positiva Contínua de Via Aérea

A aplicação de um limiar de pressão positiva durante a inspiração e a expiração com respiração espontânea é conhecida como CPAP. Níveis constantes de pressão podem ser atingidos somente se uma fonte de gás de alto fluxo (inspiratório) for fornecida. Quando o paciente não possui uma via aérea artificial, máscaras de face total com ajuste firme, máscaras nasais, "travesseiros" nasais (circuito ADAM) ou bicos nasais (neonatais) podem ser usados. Por causa dos riscos de distensão gástrica e regurgitação, as máscaras para CPAP deverão ser usadas somente em pacientes com reflexos de vias aéreas intactas e níveis de CPAP inferiores a 15 cm H_2O (inferiores à pressão mais inferior do esfíncter esofágico em pessoas normais). As pressões expiratórias superiores a 15 cm H_2O exigem via aérea artificial.

CPAP *versus* PEEP

A distinção entre PEEP e CPAP é frequentemente turva no cenário clínico, porque os pacientes podem respirar com uma combinação de respirações mecânicas e espontâneas. Portanto, os dois termos são usados frequentemente de modo indistinto. No sentido mais estrito, a PEEP "pura" é fornecida como uma respiração de ciclo de ventilador. Em contraste, um sistema de CPAP "puro" fornece somente fluxos de gás (60-90L/min) contínuos ou "mediante solicitação" para evitar que a pressão de inspiração da via aérea caia perceptivelmente para menos que o nível expiratório durante as respirações espontâneas (**Figura 57-5**). Alguns ventiladores com sistemas de demanda de CPAP à base de válvulas podem não responder adequadamente e resultar em aumento do trabalho de respiração de inspiração. Essa situação pode ser corrigida adicionando-se níveis baixos de PSV de inspiração se em um modo com alvo em volume ou mudando-se para um modo com alvo em pressão. Na prática clínica, a ventilação controlada, PSV e suporte de CPAP/PEEP podem ser administrados pelos mais modernos ventiladores de ICU. Os fabricantes também desenvolveram dispositivos específicos para administrar pressão positiva inspiratória de vias aéreas em dois

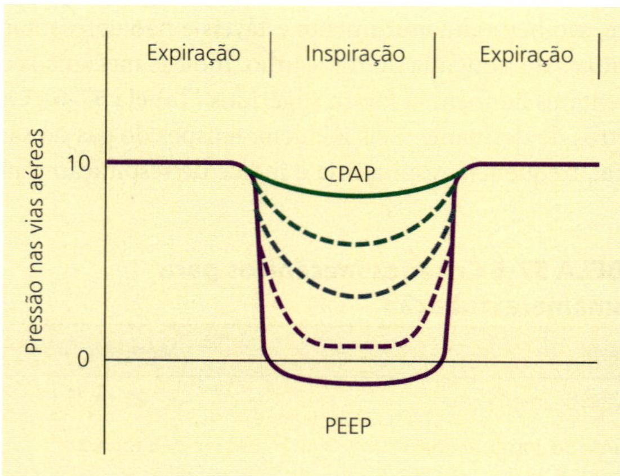

FIGURA 57-5 Pressão de via aérea durante pressão positiva expiratória final (PEEP) e pressão contínua e positiva de vias aéreas (CPAP). Observe que aumentando-se os fluxos de inspiração de gás, a PEEP vai se transformando progressivamente em CPAP.

níveis (IPAP) com pressão positiva expiratória de vias aéreas (EPAP) em modelo espontâneo ou com mudança cronometrada pelo tempo. O termo *bilevel positive airway pressure (BiPAP)* tornou-se uma frase de uso comum, aumentando a confusão da terminologia de pressão de vias aéreas.

Efeitos Pulmonares de PEEP e CPAP

7 O efeito principal da pressão positiva expiratória final (PEEP) nos pulmões é o de aumentar a capacidade funcional residual (FRC). Em pacientes com volume pulmonar reduzido, níveis adequados ou de PEEP ou de pressão contínua e positiva das vias aéreas (CPAP) aumentarão a FRC e a ventilação de corrente final acima da capacidade de fechamento, melhorarão a complacência dos pulmões e corrigirão as anormalidades de ventilação/perfusão. A redução resultante na derivação intrapulmonar melhora a oxigenação arterial. O principal mecanismo de ação para PEEP e CPAP parece ser a expansão dos alvéolos parcialmente em colapso. O recrutamento (reexpansão) desses alvéolos ocorre em níveis de PEEP ou de CPAP acima do ponto de inflexão, definido como o nível de pressão sobre uma curva de volume de pressão em que os alvéolos em colapso são recrutados (abertos); com pequenas alterações na pressão ocorrem grandes alterações em volume (Figura 57-6). Embora nem PEEP nem CPAP reduzam a água total extravascular do pulmão, os estudos sugerem que elas redistribuem esse fluido extravascular do espaço intersticial entre os alvéolos e as células endoteliais em direção a áreas na periferia dos brônquios e do hilo. Ambos os efeitos podem melhorar potencialmente a oxigenação arterial.

Entretanto, o excesso de PEEP ou de CPAP pode distender exageradamente os alvéolos (e os brônquios), aumentando a ventilação do espaço morto e reduzindo a complacência pulmonar; ambos os efeitos podem aumentar substancialmente o trabalho da respiração. Ao comprimir os capilares dos alvéolos, a distensão exagerada dos alvéolos normais também pode aumentar a resistência vascular do pulmão e a sobrecarga do ventrículo direito.

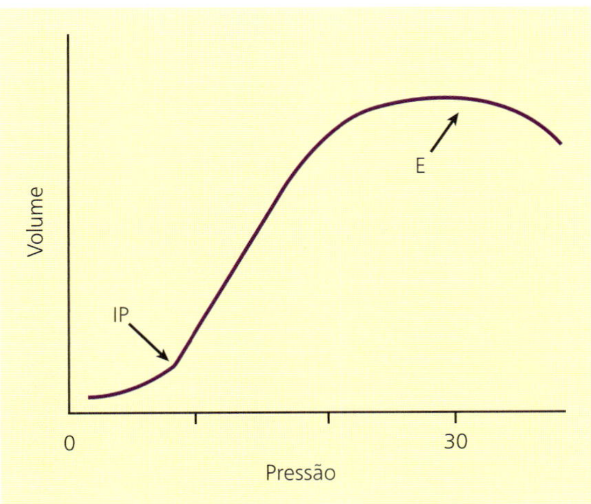

FIGURA 57-6 Curva de pressão-volume para sistema pulmonar (p. ex., pulmão, torácica). O ponto de inflexão (IP) acima do qual é recrutada a maioria dos alvéolos. E, resultado da pressão excessiva quando os alvéolos estão com distensão exagerada, e a complacência pulmonar diminui.

8 Observa-se incidência mais alta de barotrauma pulmonar com PEEP ou CPAP excessivas, particularmente em níveis superiores a 20 cm H_2O. A ruptura dos alvéolos permite que o ar caminhe pelo interior dos tecidos ao longo dos brônquios e para o mediastino (pneumomediastino). Do mediastino, o ar pode, então, romper o espaço pleural (pneumotórax) ou o pericárdio (pneumopericárdio) ou, então, dissecar subcutaneamente os planos dos tecidos (enfisema subcutâneo) ou para o interior do abdome (pneumoperitônio ou pneumoretroperitônio). Uma fístula broncopleural é o resultado da falha de vedação (fechamento) de um vazamento de ar. Embora o barotrauma deva ser considerado em qualquer discussão sobre CPAP e PEEP, na verdade, ele pode estar mais claramente associado a pressões inspiratórias de pico mais altas que resultam no aumento do nível de PEEP ou de CPAP. Outros fatores que podem aumentar o risco de barotrauma incluem: doença pulmonar subjacente, empilhamento das respirações (por causa das respirações muito frequentes ou dos tempos de expiração demasiadamente curtos), levando à PEEP intrínseca (hiperinflação dinâmica ou auto-PEEP), VT significativo (> 10-15 mL/kg) e juventude.

Efeitos Adversos Não Pulmonares de PEEP e CPAP

As reações adversas não pulmonares são primariamente circulatórias e estão relacionadas com a transmissão da pressão elevada das vias aéreas aos conteúdos do tórax. Felizmente, a transmissão está diretamente relacionada com a complacência do pulmão; por isso, pacientes com complacência pulmonar reduzida (a maioria deles precisando de PEEP) os menos afetados.

As reduções progressivas em débito cardíaco são vistas frequentemente como pressão média de via aérea e, em segundo lugar, como aumento da pressão média intratorácica. O mecanismo principal parece ser a inibição intratorácica do retorno de sangue venoso ao coração e relacionada com a pressão. Outros mecanismos podem incluir o deslocamento para a esquerda do septo interventricular (interferindo no enchimento do ventrículo esquerdo) por causa do aumento na resistência vascular pulmonar (sobrecarga aumentada do ventrículo direito) por causa da distensão exagerada dos alvéolos, levando ao aumento no volume ventricular direito. A complacência ventricular esquerda pode, portanto, ser reduzida; quando isso ocorre, para se atingir o mesmo débito cardíaco, pode ser necessário aumentar a pressão de enchimento. O aumento no volume intravascular compensará, em geral, pelo menos parcialmente, os efeitos da CPAP e da PEEP sobre esse débito. A depressão circulatória está, mais frequentemente, associada a pressões expiratórias finais superiores a 15 cm H_2O.

Os aumentos induzidos pela PEEP na pressão venosa central e as reduções no débito cardíaco reduzem o fluxo tanto renal quanto hepático. Os níveis circulantes de hormônio antidiurético e de angiotensina se mostram geralmente elevados. O débito urinário, a filtração glomerular e a liberação de água livre diminuem.

As pressões expiratórias finais aumentadas, por impedirem a drenagem sanguínea do cérebro e o retorno de sangue ao coração, podem aumentar a pressão intracraniana em pacientes com complacência ventricular reduzida. Assim, em pacientes recebendo ventilação mecânica para lesão pulmonar aguda e com evidência de pressão intracraniana aumentada, o nível de PEEP deve ser cuidadosamente escolhido para equilibrar as exigências de oxigenação contra reações adversas potenciais sobre a pressão intracraniana.

Melhor Uso de PEEP & CPAP

O objetivo da terapia de pressão positiva é o de aumentar o envio de oxigênio aos tecidos, enquanto evita as sequelas adversas da FiO_2 excessivamente aumentada (> 0,5). Esse último objetivo é mais bem atingido com débito cardíaco e concentração de hemoglobina adequados. De modo ideal, as tensões de oxigênio venoso misto ou a diferença no teor de oxigênio arteriovenoso deverão ser acompanhadas. O efeito salutar da PEEP (ou CPAP) na tensão do oxigênio arterial deve ser equilibrado contra qualquer efeito nocivo sobre o débito cardíaco. A infusão de volume ou o suporte inotrópico podem ser necessários e deverão ser orientados por medições hemodinâmicas.

Com PEEP ótima, seus efeitos benéficos superam quaisquer riscos nocivos. Na prática, a PEEP é geralmente adicionada em incrementos de 3-5 cm H_2O até se atingir o parâmetro terapêutico final desejado. O parâmetro final sugerido com mais frequência é a saturação da hemoglobina superior a 88-90% do oxigênio arterial em uma concentração não tóxica de oxigênio inspirado (≤ 50%). Muitos médicos favorecem a redução da concentração de oxigênio inspirado para 50% ou menos por causa do efeito potencialmente adverso de concentrações maiores de oxigênio no pulmão. Como alternativa, a PEEP pode ser titulada para a saturação de oxigênio venoso misto (SvO_2 > 50-60%). Já foi sugerido também o monitoramento da complacência do pulmão e do espaço morto.

OUTRAS TÉCNICAS DE CUIDADOS RESPIRATÓRIOS

Outras técnicas de cuidados respiratórios, incluindo a administração de água aerossolizado ou de broncodilatadores e a limpeza das secreções pulmonares, preservam ou melhoram a função pulmonar.

A mistura em aerossol é um gás ou mistura de gás contendo uma suspensão de partículas líquidas. A água pode ser administrada para amolecer secreções inspissadas e facilitar sua remoção da árvore traqueobrônquica. As misturas em aerossol são usadas também para administrar broncodilatadores, agentes mucolíticos ou vasoconstritores (os inalantes com doses medidas são os preferidos para a administração de broncodilatadores). A tosse normal exige capacidade inspiratória adequada, glote intacta e força muscular adequada (músculos abdominais e diafragma). Misturas em aerossol com ou sem broncodilatadores podem induzir a tosse, assim como amolecer as secreções. A instilação de soro fisiológico hipertônico tem sido usada como mucolítico e para indução da tosse. Medidas adicionais efetivas incluem percussão do tórax ou terapia de vibração e drenagem postural dos vários lobos pulmonares.

9 Manobras que produzem inflação máxima sustentada do pulmão, como o uso de um espirômetro de incentivo, podem ser úteis na indução da tosse, assim como na prevenção da atelectasia e na preservação do volume normal dos pulmões. Os pacientes deverão ser instruídos para inalar cerca de 15-20 mL/kg e manter por 2-3 segundos antes da exalação.

Quando secreções espessas e copiosas estão associadas a um quadro evidente de atelectasia e hipoxemia, podem ser indicadas medidas mais agressivas que incluem: sucção do paciente que respira espontaneamente via um cateter nasofaríngeo ou broncoscópio flexível, ou execução dessas duas manobras por meio de um tubo traqueal. Na presença de atelectasia sem retenção de secreções, um breve período de CPAP com ventilação de máscara ou de pressão positiva através de um tubo traqueal é, com frequência, muito eficaz.

Insuficiência Respiratória

A insuficiência respiratória pode ser definida como prejuízo da troca gasosa normal suficientemente intensa para exigir intervenção terapêutica aguda. As definições com base nos gases do sangue arterial (Tabela 57-1) podem não se aplicar a pacientes portadores de doenças pulmonares crônicas. Por exemplo, a dispneia e a acidose respiratória progressiva podem estar presentes em pacientes com retenção crônica de CO_2. Os gases do sangue arterial acompanham, tipicamente, um dos vários padrões em pacientes com insuficiência respiratória (Figura 57-7). Em um extremo, o desarranjo afeta, principalmente, a transferência de oxigênio dos alvéolos para o sangue, dando origem à

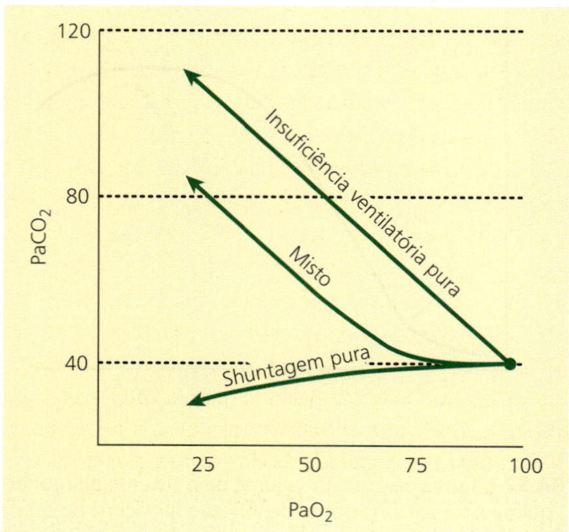

FIGURA 57-7 Padrões de tensão de gás arterial (ar ambiente) durante insuficiência respiratória aguda.

hipoxemia (insuficiência respiratória hipóxica); a menos que exista incompatibilidade intensa entre ventilação e perfusão, a eliminação nessas circunstâncias é tipicamente normal ou até intensificada. No outro extremo, o transtorno afeta, principalmente, a eliminação de CO_2 (insuficiência ventilatória pura) resultando em hipercapnia; a alteração de ventilação/perfusão é tipicamente mínima ou não existe. Entretanto, a hipoxemia pode ocorrer com a insuficiência ventilatória pura, quando a tensão de CO_2 arterial atinge 75-80 mmHg em pacientes que respiram ar ambiente (veja a equação de gás alveolar no Capítulo 23). Poucos pacientes com insuficiência respiratória exibem um padrão tão "puro" quanto esses exemplos extremos.

Tratamento

Seja qual for o transtorno, o tratamento da insuficiência respiratória é primariamente de suporte, embora os componentes reversíveis da doença subjacente sejam tratados. A hipoxemia é tratada com terapia de oxigênio e pressão positiva de vias aéreas (se houver redução na FRC), enquanto a hipercarbia (insuficiência ventilatória) é tratada com ventilação mecânica. Outras medidas gerais podem incluir o uso de broncodilatadores em aerossol, antibióticos intravenosos e diuréticos para sobrecarga de fluidos, terapia para melhorar a função cardíaca e suporte nutricional.

EDEMA PULMONAR

Fisiopatologia

O edema pulmonar resulta da transudação de fluidos, primeiro dos capilares pulmonares para os espaços intersticiais e depois desses espaços para o interior dos alvéolos. O fluido dentro do espaço intersticial e dos alvéolos é conhecido em conjunto como água extravascular pulmonar. O movimento da água pelos capilares pulmonares é semelhante àquele que ocorre em outros leitos capilares e pode ser expresso pela equação de Starling:

$$Q = K \times [(Pc' - Pi) - \sigma(\pi c' - \pi i)]$$

onde Q é l fluxo livre pelo capilar; Pc' e Pi são as pressões hidrostáticas capilar e intersticial, respectivamente; $\pi c'$ e πi são as pressões oncóticas capilar e intersticial, respectivamente; K é o coeficiente de filtração relacionado com a área efetiva de superfície capilar por massa de tecido; e σ é o coeficiente de reflexão que expressa a permeabilidade do endotélio capilar com relação à albumina. Esta última é particularmente importante nesse contexto, porque a perda de água para o interstício aumentará quando a albumina também for perdida para o interstício. Um σ com valor de 1 implica que o endotélio está completamente impermeável à albumina, enquanto um valor de 0 indica passagem livre da albumina e de outras partículas/moléculas. Normalmente, o endotélio pulmonar é parcialmente permeável à albumina, de modo que a concentração de albumina intersticial é aproximadamente a metade da do plasma; portanto, em condições normais, πi deve ser de aproximadamente 14 mmHg (metade da do plasma). A pressão hidrostática capilar pulmonar depende da altura vertical no pulmão (gravidade) e varia normalmente de 0 a 15 mmHg (média de 7 mmHg). Uma vez que a Pi normal fique entre -4 e -8 mmHg, as forças que favorecem a transudação de fluidos (Pc', Pi e πi) são geralmente quase equilibradas pelas forças que favorecem a reabsorção ($\pi c'$). O volume líquido de fluido que normalmente se movimenta para fora dos capilares pulmonares é pequeno (cerca de 10-20 mL/h em adultos) e é rapidamente removido pelos linfáticos pulmonares, que o devolvem ao sistema venoso central.

A membrana epitelial alveolar é geralmente permeável à água e gases, mas impermeável à albumina (e a outras proteínas). Um movimento livre de água do interstício para os alvéolos só ocorre, quando a Pi normalmente negativa se torna positiva (em relação à pressão atmosférica). Felizmente, por causa da ultraestrutura peculiar do pulmão e de sua capacidade de aumentar o fluxo linfático, o interstício pulmonar geralmente acomoda grandes aumentos na transudação capilar antes que a Pi se torne positiva. Quando se excede essa reserva de capacidade, ocorre o desenvolvimento do edema pulmonar.

Com frequência, o edema pulmonar é dividido em quatro estádios:

Estádio I: Só existe o edema pulmonar intersticial. Com frequência, os pacientes ficam taquipneicos, à medida que a complacência pulmonar começa a diminuir. A radiografia de tórax revela marcos intersticiais aumentados e *cuffing** no edema peribrônquico.

Estádio II: O fluido enche o interstício e começa a preencher os alvéolos, ficando inicialmente confinado aos ângulos entre os septos adjacentes (preenchimento crescêntico). A troca gasosa quase normal pode ser preservada.

Estádio III: Muitos alvéolos ficam completamente inundados e sem gás. A inundação é mais proeminente em áreas dependentes dos pulmões. O fluxo de sangue pelos capilares dos alvéolos inundados resulta em grande aumento no *shunt* intrapulmonar. São características a hipoxemia e a hipocapnia (esta última em decorrência de dispneia e de hiperventilação).

Estádio IV: O preenchimento alveolar acentuado se desloca para dentro das vias aéreas como espuma. A troca gasosa fica comprometida por causa do *shunt* e da obstrução das vias aéreas, levando à hipercapnia progressiva e hipoxemia intensa.

Causas do Edema Pulmonar

Em geral, o edema pulmonar é o resultado ou do aumento na pressão hidrostática livre pelos capilares (edema pulmonar hemodinâmico ou cardiogênico) ou do aumento na permeabilidade da membrana alveolar-capilar (edema de permeabilidade aumentada ou edema pulmonar não cardiogênico). Na presença de um cateter de artéria pulmonar, a distinção pode-se basear na pressão de oclusão da artéria pulmonar que, se superior a 18 mmHg, indica envolvimento da pressão hidrostática em forçar o fluido pelos capilares e para dentro do interstício e dos alvéolos. O teor de proteína do fluido do edema também pode ajudar

*N. do T.: Formação de um bordo circundante semelhante a um manguito.

na diferenciação entre os dois tipos. O fluido resultante do edema hemodinâmico tem baixo teor proteico, enquanto aquele decorrente de edema de permeabilidade tem teor elevado de proteína.

As causas menos comuns de edema incluem: obstrução intensa e prolongada das vias aéreas (edema pulmonar de pressão negativa), reexpansão súbita de um pulmão colapsado, alta altitude, obstrução linfática pulmonar e traumatismo craniano intenso, embora os mesmos mecanismos (ou seja, alterações em parâmetros hemodinâmicos ou permeabilidade capilar) também sejam responsáveis por esses diagnósticos. O edema pulmonar associado à obstrução das vias aéreas pode resultar do aumento na pressão transmural pelos capilares pulmonares associada a uma pressão hidrostática intersticial acentuadamente negativa. O edema pulmonar neurogênico parece estar relacionado com um aumento acentuado no tônus simpático, que causa hipertensão pulmonar significativa. Esta última pode romper a membrana alveolar-capilar.

1. Edema Pulmonar de Pressão Transmural Aumentada (Edema Pulmonar "Cardiogênico")

O aumento significativo na Pc' pode aumentar a água extravascular no pulmão e resultar em edema pulmonar. Como se pode ver a partir da equação de Starling, a redução na $\pi c'$ pode acentuar os efeitos de qualquer aumento na Pc'; a saber: hipertensão venosa pulmonar e fluxo sanguíneo pulmonar acentuadamente aumentado. Qualquer elevação da pressão venosa pulmonar é transmitida passivamente de volta para os capilares pulmonares e, consequentemente, aumenta a Pc'. A hipertensão venosa pulmonar geralmente resulta de insuficiência ventricular esquerda, estenose da válvula AV esquerda (mitral) ou obstrução atrial esquerda. Aumentos no fluxo sanguíneo pulmonar que excedam a capacidade da vasculatura pulmonar também aumentarão a Pc'. Aumentos acentuados no fluxo sanguíneo pulmonar podem ser o resultado de grandes *shunts* esquerda-para-direita cardíacas ou periféricas, hipervolemia (sobrecarga de fluido) ou extremos de anemia ou de esforço.

Tratamento

O tratamento do edema pulmonar cardiogênico envolve a redução da pressão nos capilares pulmonares. Em geral, isto inclui medidas para melhorar a função ventricular esquerda, corrigir a sobrecarga de fluido com diuréticos ou reduzir o fluxo sanguíneo pulmonar. O tratamento farmacológico de edema pulmonar cardiogênico agudo tem incluído: oxigênio, morfina, diuréticos (especialmente os diuréticos de alça), vasodilatadores como os nitratos ou os inibidores da enzima de conversão da angiotensina (ACE) (embora estes reduzam tanto a pré- quanto a pós-carga) e os inotrópicos como dobutamina ou milrinona. Os vasodilatadores, especialmente os nitratos, já comprovaram sua utilidade. Ao reduzirem a pré-carga, aliviam a congestão pulmonar; ao reduzirem a pós-carga, podem melhorar o débito cardíaco. A terapia de pressão positiva de vias aéreas também é um adjunto útil para melhorar a oxigenação. Quando o edema pulmonar é consequência de isquemia coronariana aguda e de insuficiência do ventrículo esquerdo, a contrapulsação com balão intra-aórtico ou outros dispositivos de ajuda pode ser aplicada.

2. Edema Pulmonar de Permeabilidade Aumentada (Edema Pulmonar não Cardiogênico): Lesão Pulmonar Aguda e ARDS

A água extravascular no pulmão aumenta em pacientes portadores de edema pulmonar de permeabilidade aumentada por causa da permeabilidade aumentada ou do rompimento da membrana capilar-alveolar. O efeito protetor da pressão oncótica do plasma é perdido à medida que volumes maiores de albumina "vazam" para o interstício pulmonar; pressões hidrostáticas capilares normais – ou mesmo baixas – não fazem oposição e resultam em transudação de fluidos para dentro dos pulmões. O edema de permeabilidade é visto na lesão pulmonar aguda (proporção P:F $\leq$ 300 [P = PaO_2 e F = FiO_2]) e está frequentemente associado à sepse, traumatismo e aspiração pulmonar; quando intensa (proporção P:F < 200), ele recebe o nome de síndrome da angústia respiratória aguda (ARDS).

Fisiopatologia

A lesão pulmonar aguda e a SARA representam a manifestação pulmonar da síndrome da resposta inflamatória sistêmica (SIRS). A lesão significativa da membrana capilar-alveolar é essencial para a fisiopatologia da lesão pulmonar aguda e da ARDS. Seja qual for o tipo de lesão, o pulmão responde à resposta inflamatória subsequente de maneira similar. Os mediadores secundários liberados aumentam a permeabilidade capilar do pulmão, induzem a vasoconstrição pulmonar e alterar a reatividade vascular, de modo que a vasoconstrição pulmonar hipóxica é abolida. A destruição das células epiteliais alveolares é proeminente. A inundação alveolar com produção reduzida de surfactante (por causa da perda dos pneumócitos do tipo II) resulta em colapso. A fase exsudativa da ARDS pode persistir por períodos variáveis; ela é, com frequência, seguida por uma fase fibrótica (alveolite fibrosante) que, em alguns casos, leva à cicatrização permanente.

Manifestações Clínicas

O diagnóstico de lesão pulmonar aguda ou de ARDS exige a exclusão de disfunção ventricular esquerda subjacente significativa combinada com a proporção P:F inferior a 300 (lesão pulmonar aguda) ou a 200 (ARDS) e a presença de infiltrados difusos na radiografia de tórax. O pulmão é afetado com frequência em padrão não homogêneo, embora as áreas dependentes tenham tendência a serem as mais afetadas.

A lesão pulmonar aguda e a ARDS são vistas com frequência nos casos de sepse ou de traumatismo. Os pacientes se apresentam com dispneia intensa e respirações trabalhosas. A hipoxemia resultante do *shunt* intrapulmonar é um achado universal. Embora a ventilação do espaço morto esteja aumentada, a tensão do sangue arterial se mostra tipicamente reduzida por causa do aumento acentuado na ventilação-minuto. A insuficiência ventilatória pode ser observada inicialmente em casos intensos ou pode por fim se desenvolver por causa da fadiga dos músculos da respiração ou da destruição acentuada da membrana capilar-alveolar. A hipertensão pulmonar e as pressões baixas ou normais de enchimento ventricular esquerdo são achados hemodinâmicos característicos.

Tratamento

Além dos cuidados respiratórios intensivos, o tratamento deverá ser direcionado a processos reversíveis, como sepse ou hipotensão. A hipoxemia é tratada com terapia de oxigênio. Casos mais leves podem ser tratados com máscara de CPAP, mas a maioria dos pacientes exige intubação e, pelo menos, um pouco de suporte de ventilação mecânica. **Entretanto, pressões P_{plt} aumentadas (> 30 cm H_2O) e VT elevado (> 6 mL/kg) deverão ser evitadas, porque a distensão exagerada dos alvéolos pode induzir a**

10 **lesão pulmonar iatrogênica, assim como a FiO_2 elevada (> 0,5).** Embora a lesão resultante de altas concentrações de oxigênio inspirado ainda não tenha sido conclusivamente demonstrada em seres humanos, um VT de 12 mL/kg foi associado à mortalidade maior que o VT de 6 mL/kg e pressão de platô inferior a 30 cm H_2O em pacientes com ARDS. Portanto, volumes de corrente final reduzidos estão associados ao maior aperfeiçoamento possível no resultado após ARDS de qualquer intervenção submetida a um estudo clínico randomizado.

Se possível, a FiO_2 deverá ser mantida em 0,5 ou menos, principalmente pelo aumento da PEEP acima do ponto de inflexão (veja Figura 57-6). Outras manobras para melhorar a oxigenação incluem o uso de óxido nítrico inalado, prostaciclina ou prostaglandina E_1 (PGE_1) inaladas e ventilação na posição prona. Essas três técnicas melhoram a oxigenação em muitos pacientes com lesão pulmonar aguda, mas não estão livres de risco e não foram associadas à melhoria na sobrevida. Metanálise recente concluiu que doses moderadas de corticosteroides provavelmente melhoram os resultados de morbidade e de mortalidade na ARDS, mas os dados subjacentes permanecem controversos.

A morbidade e a mortalidade resultantes da ARDS geralmente surgem mais da causa desencadeante ou de complicações que da insuficiência respiratória em si. Entre as complicações graves mais comuns estão: sepse, insuficiência renal e hemorragia gastrointestinal. A pneumonia hospitalar é particularmente comum em pacientes com curso prolongado e, com frequência, difícil de se diagnosticar; os antibióticos são geralmente indicados quando houver alto índice de suspeita (febre, secreções purulentas, leucocitose e alterações na radiografia de tórax). A escovação de amostras protegidas e a amostragem por lavagem broncoalveolar via broncoscópio flexível podem ser úteis. O rompimento das barreiras mucocutâneas por vários cateteres, a desnutrição e a imunidade alterada do hospedeiro contribuem para a incidência frequente de infecção. A insuficiência renal pode resultar das várias combinações de depleção de volume, sepse ou nefrotoxinas. A insuficiência renal aumenta substancialmente a taxa de mortalidade para ARDS (até > 60%). Para a hemorragia gastrointestinal, recomenda-se a profilaxia com sulcrafato, antiácidos, bloqueadores H_2 ou inibidores da bomba de prótons.

AFOGAMENTO E QUASE AFOGAMENTO

O afogamento, com ou sem aspiração de água, é fatal, enquanto submerso na água. O quase afogamento, com ou sem aspiração, é sufocação, enquanto submerso com sobrevida (pelo menos temporária). A sobrevivência depende da intensidade e da duração da hipóxia e da temperatura da água.

Fisiopatologia

Tanto o afogamento quanto o quase afogamento podem ocorrer com ou sem a inalação (aspiração) de água. Se a água não entrar nas vias aéreas, o paciente sofrerá principalmente de asfixia; entretanto, se ele inalar água, ocorrerá *shunt* intrapulmonar acentuado. Noventa por cento dos pacientes afogados aspiram fluido: água potável, água do mar, água salobra ou outros fluidos. Embora o volume de fluido aspirado seja geralmente pequeno, pode ocorrer distúrbio acentuado entre ventilação e perfusão dos fluidos nas vias aéreas e nos alvéolos, broncospasmo de reflexo e perda do surfactante pulmonar. A aspiração de conteúdos gástricos também pode complicar o afogamento antes ou depois da perda de consciência ou durante a ressuscitação.

A água hipotônica aspirada após o afogamento com água potável é rapidamente absorvida pela circulação pulmonar; geralmente, a água não pode ser recuperada das vias aéreas. Caso um volume significativo seja absorvido (> 800 mL em um adulto de 70 kg), hemodiluição transitória, hiponatremia e até hemólise podem ocorrer. Ao contrário, a aspiração de água salgada, que é hipertônica, retira a água da circulação pulmonar para os alvéolos, inundando-os. Por isso, a hemoconcentração e a hipernatremia podem ocorrer ocasionalmente após afogamento por água salgada. Hipermagnesemia e hipercalcemia são quadros também já relatados após casos de quase afogamento em água salgada.

Pacientes que sofrem afogamento em água gelada perdem a consciência, quando a temperatura central do corpo diminui para menos de 32°C. A fibrilação ventricular ocorre por volta dos 28°-30°C, mas quanto ao afogamento normotérmico, a hipotermia exerce efeito protetor sobre o cérebro e pode melhorar o resultado, desde que as medidas de ressuscitação tenham sucesso.

Manifestações Clínicas

Quase todos os pacientes vítimas de episódios verdadeiros de quase afogamento desenvolverão hipoxemia, hipercarbia e acidose metabólica. Os pacientes também podem sofrer outras lesões, como fraturas da coluna, após acidentes de mergulho. O prejuízo neurológico está geralmente relacionado com a duração da submersão e a intensidade da asfixia. O edema cerebral complica a asfixia prolongada. Depois da ressuscitação, muitos pacientes desenvolvem lesão pulmonar aguda e ARDS.

Tratamento

O tratamento inicial de um quase afogamento focaliza restaurar ventilação, perfusão, oxigenação e o equilíbrio acidobásico o mais rápido possível. As medidas imediatas incluem o estabelecimento de uma via aérea limpa e desobstruída, a administração de oxigênio e o início da ressuscitação cardiopulmonar. A estabilização alinhada da coluna cervical é necessária ao intubar pacientes sofrendo de um quase afogamento após um mergulho. Embora a água salgada possa, com frequência, ser drenada para fora dos pulmões pela força da gravidade, essa prática não deverá retardar a instituição da ressuscitação cardiopulmonar; impulsos abdominais podem promover a aspiração do conteúdo gástrico. Os esforços de ressuscitação são sempre continuados, até que o paciente seja completamente avaliado e esteja sob tratamento em um hospital, especialmente após um quadro de afogamento em água gelada. Nessas circunstâncias a recuperação completa é possível, mesmo após períodos prolongados de asfixia. O tratamento inclui intubação da traqueia, ventilação de pressão positiva e PEEP. O broncospasmo deverá ser tratado com broncodilatadores, as anormalidades de eletrólitos deverão ser corrigidas, e a lesão pulmonar aguda e a ARDS tratadas como já discutido. A hipotermia deverá ser corrigida gradualmente durante algumas horas.

INALAÇÃO DE FUMAÇA

A inalação de fumaça é a causa principal de morte nos incêndios. As pessoas afetadas podem ou não ter sofrido queimaduras. As vítimas de queimaduras que sofrem inalação de fumaça apresentam índice de mortalidade significativamente maior que os outros pacientes queimados e que não tenham inalado fumaça. Em um incêndio, qualquer exposição à fumaça exige diagnóstico presuntivo de inalação de fumaça até prova em contrário. Uma história sugestiva pode incluir perda de consciência ou desorientação em paciente exposto ao fogo, ou a uma queimadura adquirida em espaço fechado.

Fisiopatologia

As consequências da inalação de fumaça são complexas porque podem envolver três tipos de lesões: lesão das vias aéreas por calor, exposição a gases tóxicos e queimaduras químicas com deposição de particulados carboníferos nas vias aéreas inferiores. A resposta pulmonar à inalação de fumaça é igualmente complexa e depende da duração da exposição, da composição do material queimado e da presença de qualquer doença pulmonar subjacente. A combustão de muitos materiais sintéticos produz gases tóxicos, como monóxido de carbono, cianeto de hidrogênio, sulfeto de hidrogênio, cloreto de hidrogênio, amônia, cloro, benzeno e aldeídos. Quando esses gases reagem com água nas vias aéreas, eles podem produzir ácido clorídrico, acético, fórmico e sulfúrico. O envenenamento por monóxido de carbono e cianeto é comum.

Depois da inalação de fumaça, a lesão direta à mucosa pode resultar em edema, inflamação e descamação. A perda da atividade ciliar prejudica a limpeza de muco e das bactérias. As manifestações de lesão pulmonar aguda e ARDS aparecem tipicamente 2-3 dias depois da lesão e parecem estar relacionadas mais ao desenvolvimento tardio da SIRS que à própria inalação aguda de fumaça.

Manifestações Clínicas

Os pacientes podem, no início, apresentar poucos ou nenhum sintoma depois da inalação da fumaça. Os achados físicos sugestivos incluem queimaduras faciais ou intraorais, pelos nasais chamuscados, tosse, catarro carbonífero e roncos e sibilos. Geralmente, o diagnóstico pode ser confirmado, quando a broncoscopia flexível da via aérea superior e da árvore traqueobrônquica revela eritema, edema, ulcerações da mucosa e depósitos carboníferos. Os gases do sangue arterial podem, no início, estar dentro da normalidade ou revelam apenas quadro leve de hipoxemia e acidose metabólica, por causa do monóxido de carbono. Com frequência, a radiografia de tórax se mostra normal.

A lesão das vias aéreas pelo calor fica geralmente confinada às estruturas supraglóticas, na falta de exposição prolongada ao vapor. A rouquidão e o estridor progressivos são sinais evidentes de obstrução iminente da via aérea, que se pode desenvolver durante 12 a 18 horas. A ressuscitação com fluidos de qualquer lesão por queimadura frequentemente agravará o edema.

O envenenamento por monóxido de carbono é geralmente definido como mais de 15% de carboxiemoglobina no sangue. O diagnóstico é feito por medições cooximétricas do sangue arterial. O monóxido de carbono tem 200-300 vezes a afinidade do oxigênio por hemoglobina. Assim, quando uma molécula de CO se combina com a hemoglobina para formar a carboxiemoglobina, ela reduz a afinidade dos outros sítios de adesão para o oxigênio, desviando a curva de dissociação da hemoglobina para a direita. O resultado líquido é a redução acentuada na capacidade do sangue em carregar o oxigênio.

O monóxido de carbono se dissocia muito lentamente da hemoglobina, com meia-vida de aproximadamente 2-4 horas. As manifestações clínicas resultam da hipóxia dos tecidos por causa da oferta de oxigênio prejudicada. Níveis superiores a 20-40% de carboxiemoglobina estão associados a prejuízo neurológico, náusea, fadiga, desorientação e choque. Níveis mais baixos também podem produzir sintomas, porque o monóxido de carbono também adere ao citocromo c e à mioglobina. Os mecanismos de compensação incluem débito cardíaco aumentado e vasodilatação periférica.

A toxicidade por cianeto pode ocorrer em pacientes expostos a emanações de incêndios, envolvendo materiais sintéticos, especialmente aqueles contendo poliuretano. O cianeto, que pode ser inalado ou absorvido pelas superfícies mucosas e da pele, adere ao sistema de enzimas do citocromo e inibe a produção celular da adenosina trifosfato (ATP). Os pacientes se apresentam com prejuízo neurológico e acidose láctica; é típica a manifestação de arritmias, débito cardíaco aumentado e vasodilatação acentuada.

Depois da inalação de grandes volumes de material carbonífero, especialmente quando combinada com emanações tóxicas, é comum o aparecimento de uma queimadura química da mucosa respiratória. A inflamação das vias aéreas resulta em broncorreia e roncos e sibilos. O edema brônquico e a descamação da mucosa levam à obstrução das vias aéreas inferiores e à atelectasia. O distúrbio progressivo entre ventilação e perfusão pode levar à hipoxemia acentuada no curso de 24-48 horas. O desenvolvimento da síndrome da resposta inflamatória sistêmica pode levar à lesão pulmonar aguda ou ARDS.

Tratamento

A broncoscopia por fibra óptica geralmente estabelece o diagnóstico de lesão por inalação. A broncoscopia é geralmente realizada com um tubo traqueal carregado sobre o broncoscópio, de modo que a intubação possa ser realizada rapidamente, caso o edema ameace a patência da via aérea. A intubação traqueal
11 eletiva precoce é recomendável quando há sinais óbvios de lesão térmica na via aérea. Pacientes com rouquidão e estridor exigem intubação imediata; a cricotirotomia ou a traqueostomia de emergência será necessária, caso a intubação oral ou nasal não tenha sido bem-sucedida.

A identificação de envenenamento clinicamente importante por monóxido de carbono ou por cianeto, como evidenciado por embotamento ou coma, também exige intubação traqueal imediata e ventilação com oxigênio. O diagnóstico de envenenamento por monóxido de carbono exige a cooximetria: os oxímetros de pulso não podem diferenciar com confiabilidade entre carboxiemoglobina e oxiemoglobina. A meia-vida da carboxiemoglobina é reduzida para 1 hora com oxigênio a 100%; alguns médicos defendem a terapia com oxigênio hiperbárico, se o paciente não responder à terapia com oxigênio a 100%. O diagnóstico de envenenamento por cianeto é difícil, porque medições confiáveis de cianeto não estão disponíveis de imediato (os níveis normais ficam < 0,1 mg/L). A enzima rodhanase normalmente converte cianeto em tiocianato, que é posteriormente eliminado pelos rins. O tratamento para a toxicidade grave por cianeto consiste na administração de 300 mg de nitrito de sódio intravenoso como solução a 3% durante 3-5 minutos, seguido de tiossulfato de sódio, 12,5 g intravenosos na forma de solução a 25% durante 1-2 minutos. O nitrito de sódio converte a hemoglobina em metemoglobina, que possui afinidade mais alta por cianeto que a citocromo oxidase; o cianeto, que é lentamente liberado da cianometemoglobina, é convertido pela rhodanase em tiocianato menos tóxico.

A hipoxemia acentuada por causa do *shunt* intrapulmonar deverá ser tratada com intubação traqueal, terapia de oxigênio, broncodilatadores, ventilação de pressão positiva e PEEP. Os corticosteroides não são eficazes e aumentam a taxa de infecções. Como ocorre com outras formas de lesão pulmonar aguda, as pneumonias por infecção hospitalar são comuns.

Infartação Aguda do Miocárdio

O infarto agudo do miocárdio (AMI) é uma complicação grave da doença cardíaca isquêmica, com taxa geral de mortalidade de 25%. Mais da metade desses óbitos ocorre logo após o início, geralmente por causa de arritmias (fibrilação ventricular). Com os recentes avanços na cardiologia intervencionista, a taxa de mortalidade no hospital foi reduzida para menos de 10-15%. A insuficiência da bomba (ventricular) é hoje a causa principal de morte após um AMI em pacientes hospitalizados.

A maioria dos infartos do miocárdio ocorre em pacientes com mais de uma artéria coronária substancialmente estenosada (> 75% de estenose da área em corte transverso). O infarto transmural ocorre em uma área distal a uma oclusão completa. Os pacientes que vão a óbito nas 24 horas seguintes à AMI podem demonstrar apenas aterosclerose no exame de necrópsia do coração. A oclusão se deve, quase sempre, à trombose em uma placa ateromatosa estenótica. As causas menos comuns são os êmbolos ou o espasmo intenso nas coronárias. O tamanho e a localização do infarto dependem da distribuição do vaso obstruído e da formação ou não de vasos colaterais. Os infartos anterior, apical e septal do ventrículo esquerdo se devem, em geral, à trombose na circulação descendente anterior esquerda; os infartos no ventrículo esquerdo lateral e posterior resultam de oclusões no sistema circunflexo esquerdo, enquanto os infartos no ventrículo direito e no ventrículo esquerdo posterior-inferior resultam de trombose na artéria coronária direita. Por outro lado, os infartos subendocárdicos (não transmurais ou "não onda Q") ocorrem, com mais frequência, no caso de perfusão miocárdica reduzida, por causa da hipotensão ou hemorragia da íntima e ocorrem com menos frequência após ruptura e trombose da placa coronariana.

Após breves episódios de isquemia intensa, pode-se observar a persistência da disfunção miocárdica com retorno lento e incompleto da contratilidade. Acredita-se que esse fenômeno de atordoamento *(stunning)* ocorra em áreas adjacentes ao miocárdio infartado e possa contribuir para a disfunção ventricular depois da AMI. O alívio da isquemia nessas áreas pode restaurar a função de contratilidade, embora não imediatamente. O atordoamento pode ser observado após clampeamento da aorta, durante um procedimento de *bypass* cardiopulmonar e se apresenta como débito cardíaco reduzido mediante tentativa de separação do *bypass* (Capítulo 22). Quando observamos hipocinesia ou acinesia intensas no quadro de isquemia crônica intensa, pode-se dizer que o miocárdio está "hibernando" nessas áreas não infartadas, mas com contratilidade insatisfatória. Esse diagnóstico pode ser confirmado, observando-se o tecido viável por meio da tomografia com emissão de pósitrons, ou pela demonstração de que o miocárdio com contratilidade insatisfatória responde à dobutamina durante a ecocardiografia de esforço.

O tratamento imediato da AMI é a administração de oxigênio, aspirina (160-325 mg), nitroglicerina (sublingual ou aerossol), morfina (2-4 mg intravenosos cada 5 minutos) até alívio da dor e, na maioria dos casos, de IM com elevação do segmento ST (STEMI), o transporte do paciente para o laboratório de cateterização cardíaca. O mnemônico "MONA (***m***orfina, ***o***xigênio, ***n***itroglicerina e ***a***spirina) *greets all patients*"* declara sucintamente essa abordagem. Uma vez que o prognóstico após AMI seja, em geral, inversamente proporcional à extensão da necrose, o foco no tratamento de um infarto miocárdico em evolução permanece na reperfusão. Com base nos recursos locais, ritmo

*N. do T.: MONA saúda todos os pacientes.

e achados anatômicos durante a angiografia, podem-se preferir a angioplastia, o "*stenting*" ou a cirurgia de derivação de artéria coronária. As diretrizes para o tratamento da AMI se alteram quase anualmente e são publicadas regularmente pelo American College of Cardiology/American Heart Association, nos EUA, e pela *European Society of Cardiology*; recomendamos enfaticamente a consulta a essas diretrizes.

Pacientes com depressão do segmento ST ou alterações dinâmicas de ondas T (infarto sem onda Q; angina instável) se beneficiam da terapia com antitrombina (heparina) e antiplaquetas (aspirina). Todos os pacientes sem contraindicações (como insuficiência cardíaca aguda) deverão receber bloqueadores β. Outros medicamentos e tratamentos, como inibidores de ACE, estatinas e deixar de fumar, são a chave para a prevenção secundária. Os pacientes com angina recorrente deverão receber nitratos. Se a angina persistir ou se houver contraindicação aos bloqueadores β, bloqueadores dos canais de cálcio deverão ser administrados. A angina persistente ou recorrente sinaliza a necessidade de uma angiografia, caso ainda não tenha sido realizada.

A contrapulsação com balão intra-aórtico é geralmente reservada para pacientes com comprometimento hemodinâmico e isquemia refratária. A estimulação por marca-passo artificial temporária após uma AMI é recomendada para bloqueio Mobitz tipo II e cardíaco completo, novo bloqueio bifascicular e bradicardia com hipotensão. O tratamento de emergência de arritmias evolui constantemente e recomendamos que as diretrizes para Suporte Cardíaco Avançado à Vida sejam obedecidas. Em geral, a taquicardia ventricular, se tratada clinicamente, será mais bem administrada com amiodarona (*bolus* intravenoso de 150 mg durante 10 minutos). A cardioversão sincronizada pode ser usada em pacientes com taquicardia ventricular e com pulso. Pacientes com taquicardia supraventricular estável de complexo estreito deverão ser tratados com amiodarona. Pacientes com taquicardia supraventricular paroxística, cuja fração de ejeção esteja preservada, deverão ser tratados com um bloqueador de canal de cálcio, um bloqueador β ou cardioversão de corrente direta (DC). Pacientes hipotensivos clinicamente instáveis deverão receber cardioversão.

Pacientes com taquicardia atrial ectópica ou multifocal não deverão receber cardioversão DC; em vez disso, eles deverão ser tratados com bloqueadores dos canais de cálcio, um bloqueador β ou amiodarona.

Lesão e Insuficiência Renal Agudas

A lesão renal aguda (AKI) é a deterioração rápida da função renal que não é imediatamente reversível, alterando-se fatores como pressão arterial, volume intravascular, débito cardíaco ou fluxo urinário. A marca registrada da AKI é a azotemia e, frequentemente, oligúria. A azotemia pode ser classificada como pré-renal, renal e pós-renal. Além disso, o diagnóstico de azotemia renal é feito por exclusão: por isso, as causas pré-renais e pós-renais devem sempre ser excluídas. Entretanto, nem todos os pacientes com azotemia aguda apresentam insuficiência renal. Da mesma forma, o débito urinário superior a 500 mL/d não implica que a função renal esteja normal. Baseando-se o diagnóstico de AKI nos níveis de creatinina ou um aumento no nitrogênio ureico do sangue (BUN) também é problemático, pois a eliminação da creatinina nem sempre representa uma medida satisfatória de taxa de filtração glomerular. Os critérios

12 desenvolvidos pela *Acute Kidney Injury Network* são agora usados com mais frequência para estadiar uma lesão renal aguda (Capítulo 30). Essa lesão é diagnosticada, documentando-se aumento na creatinina sérica superior a 50%, ou aumento absoluto de 0,3 mg/dL, e a redução do débito urinário para menos de 0,5 mL/kg/h durante 6 horas ou mais, com todos os achados se desenvolvendo dentro de 48 horas ou menos.

AZOTEMIA PRÉ-RENAL

Esse quadro resulta da hipoperfusão dos rins; se não tratado, progride para uma AKI. Tipicamente, a hipoperfusão renal resulta da pressão de perfusão arterial reduzida, da pressão venosa acentuadamente aumentada ou da vasoconstrição renal (Tabela 57-7). A pressão de perfusão reduzida está geralmente associada à liberação de norepinefrina, angiotensina II e vasopressina arginina (ou hormônio antidiurético). Esses hormônios constringem o músculo cutâneo e a vasculatura esplâncnica e promovem a retenção de sal e de água. A síntese das prostaglandinas vasodilatadoras (prostaciclina e PGE) e de óxido nítrico nos rins e a ação intrarrenal da angiotensina II ajudam a manter a filtração glomerular. O uso de inibidores da ciclo-oxigenase (p. ex., cetorolac para controle da dor pós-operatória) ou inibidores da ACE no caso de azotemia pré-renal acentuada

TABELA 57-7 Causas potencialmente reversíveis de azotemia

Pré-renais
Perfusão renal reduzida
Hipovolemia
Débito cardíaco reduzido
Hipotensão
Síndrome do compartimento abdominal
Resistência vascular renal aumentada
Neural
Humoral/Farmacológica
Tromboembólica
Pós-renais
Obstrução da uretra
Obstrução da saída da bexiga
Bexiga neurogênica
Obstrução ureteral bilateral
Intrínseca
Cálculos
Tumor
Coágulos sanguíneos
Necrose papilar
Extrínseca
Tumor abdominal ou pélvico
Fibrose retroperitoneal
Pós-cirúrgica (ligação)

TABELA 57-8 Índices urinários em azotemia

Índice	Pré-Renal	Renal	Pós-Renal
Gravidade específica	> 1,018	< 0,012	Variável
Osmolalidade (mmol/kg)	> 500	< 350	Variável
Proporção de nitrogênio ureico na urina/plasma	> 8	< 3	Variável
Proporção de creatinina na urina/plasma	> 40	< 20	Variável
Urina/sódio (mEq/L)	< 10	> 40	Variável
Fração de excreção de sódio (%)	< 1	> 3	Variável
Índice de insuficiência renal	< 1	> 1	Variável

pode precipitar a AKI. O diagnóstico de azotemia pré-renal é geralmente suspeito no caso clínico e confirmado por índices urinários laboratoriais (Tabela 57-8). O tratamento da azotemia pré-renal é direcionado à correção de déficits de volume intravascular, melhora da função cardíaca, restauração da pressão arterial normal e reversão dos aumentos na resistência vascular dos rins. A síndrome hepatorrenal é discutida no Capítulo 33.

AZOTEMIA PÓS-RENAL

A azotemia resultante da obstrução do trato urinário recebe o nome de azotemia pós-renal. A obstrução do fluxo urinário de ambos os rins geralmente é necessária para a ocorrência de azotemia e oligúria/anúria nessas condições. A obstrução completa evolui, por fim, para a AKI e insuficiência renal, enquanto a obstrução parcial prolongada leva ao prejuízo renal crônico. O diagnóstico e alívio rápidos da obstrução aguda geralmente restauram a função renal normal, frequentemente acompanhada de diurese. Essa obstrução pode ser diagnosticada por um exame físico (a margem superior da bexiga pode ser submetida à percussão) ou ultrassonografia (mostrando a bexiga distendida) ou sugerida por uma radiografia do abdome (revelando cálculos renais bilaterais), mas o diagnóstico definitivo é feito pela demonstração da dilatação do trato urinário proximal ao sítio da obstrução em estudos de imagem. O tratamento depende do sítio de obstrução. A obstrução na saída da bexiga pode ser aliviada com a cateterização da bexiga ou por cistostomia suprapúbica, enquanto a obstrução ureteral exige nefrostomia ou "*stents*" nos ureteres.

AZOTEMIA REVERSÍVEL *VERSUS* AKI

A diferenciação entre azotemia pré-renal e pós-renal e azotemia renal é importante. A exclusão da azotemia pós-renal exige o diagnóstico físico e estudos de imagem, enquanto a exclusão da azotemia pré-renal depende da resposta aos tratamentos focados na melhoria da perfusão renal. O diagnóstico e o tratamento podem ser facilitados por análise da urina (Tabela 57-8); na azotemia pós-renal a composição urinária varia e depende da duração e da intensidade da obstrução. Na azotemia pré-renal, a habilidade tubular de concentração é preservada e refletida por uma concentração baixa de sódio na urina e proporção elevada de creatinina na urina/soro. O cálculo da fração de excreção do sódio filtrado ($FENa^+$) também pode ser extremamente útil no caso da oligúria

$$FENa^+ = \frac{\text{Sódio na urina / Sódio sérico}}{\text{Creatina na urina / Creatina sérica}} \times 100\%$$

Em pacientes oligúricos com azotemia pré-renal $FENa^+$ é inferior a 1%, mas tipicamente supera 3% em pacientes com AKI oligúrica. Valores entre 1-3% podem estar presentes em pacientes com AKI não oligúrica. O índice de insuficiência renal, que é a concentração de sódio na urina dividida pela proporção de creatinina na urina/plasma, é um índice sensível para o diagnóstico de insuficiência renal. O uso de diuréticos aumenta a excreção de sódio urinário e invalida os índices que se baseiam na concentração sódica da urina como medida da função tubular. Além disso, doenças intrínsecas dos rins que afetam, principalmente, a vasculatura renal ou os glomérulos podem não afetar a função tubular e, portanto, estão associadas a índices similares aos da azotemia pré-renal. A medição de uma eliminação de creatinina durante 3 horas pode estimar a taxa residual de filtração glomerular, mas pode subestimar o grau de prejuízo renal, se a concentração de creatinina sérica ainda estiver aumentando.

Etiologia da AKI

A Tabela 57-9 mostra as causas da AKI. Até 50% dos casos ocorre após traumatismo significativo ou cirurgia de porte; na maioria das vezes, a responsabilidade é da isquemia e das nefro-

TABELA 57-9 Causas de lesão renal aguda

Isquemia renal
Hipotensão
Hipovolemia
Débito cardíaco prejudicado
Síndrome do compartimento abdominal
Nefrotoxinas
Pigmentos endógenos
Hemoglobina (hemólise)
Mioglobina (rabdomiólise por lesão de esmagamento e queimaduras)
Agentes de contraste radiográficos
Drogas
Antibióticos (aminoglicosídeos, anfotericina)
Anti-inflamatórios não esteroides
Agentes quimioterapêuticos (cisplatina, metotrexato)
Cristais tubulares
Ácido úrico
Oxalato
Sulfonamidas
Envenenamento por metais pesados
Solventes orgânicos
Proteína de mieloma
Doença intrínseca do rim
Doença glomerular
Nefrite intersticial

toxinas. A lesão renal aguda associada à isquemia recebe frequentemente o nome de *necrose tubular aguda*. A necrose tubular aguda pós-isquêmica ocorre após certos procedimentos cirúrgicos com mais frequência que outros: ressecção aberta de aneurisma aórtico abdominal, cirurgia cardíaca com *bypass* cardiopulmonar e operações para aliviar a icterícia obstrutiva. Os aminoglicosídeos, a anfotericina B, os corantes de contraste radiográfico, a ciclosporina e a cisplatina são as nefrotoxinas exógenas mais frequentemente implicadas. A anfotericina B, os corantes de contraste e a ciclosporina também parecem produzir vasoconstrição intrarrenal direta. A hemoglobina e a mioglobina são nefrotoxinas potentes quando são liberadas durante a hemólise intravascular e a rabdomiólise, respectivamente. Os inibidores da ciclo-oxigenase, especialmente as drogas anti-inflamatórias não esteroides, podem ter papel importante em pelo menos alguns pacientes. A inibição da síntese da prostaglandina por esse último grupo de agentes reduz a vasodilatação renal mediada pela prostaglandina, permitindo a vasoconstrição renal sem oposição. Outros fatores que predispõem à AKI incluem: prejuízo renal preexistente, idade avançada, doença vascular aterosclerótica, diabetes e desidratação.

Patogênese da AKI

A sensibilidade dos rins à lesão pode ser explicada por sua taxa metabólica muito elevada e habilidade de concentrar substâncias potencialmente tóxicas. A patogênese da AKI é complexa e, provavelmente, tem base tanto endotelial vascular, quanto epitelial renal (tubular). A administração inadequada de oxigênio para o rim é, provavelmente, o fator desencadeante que leva à constrição arteriolar aferente, à redução da permeabilidade glomerular, ao aumento da permeabilidade vascular, à coagulação alterada, inflamação, ativação de leucócitos, lesão direta às células epiteliais e à obstrução do lúmen por causa dos resíduos intraluminais ou edema. Tudo isso pode reduzir a filtração glomerular. Um vazamento retrógrado de solutos filtrados pelas porções danificadas dos túbulos renais pode permitir a reabsorção de creatinina, ureia e outros resíduos de nitrogênio.

AKI Oligúrica *versus* Não Oligúrica

A AKI é, com frequência, classificada como oligúrica (volume urinário < 400 mL/d), anúrica (volume urinário < 100 mL/d) ou não oligúrica (volume urinário > 400 mL/d). A AKI não oligúrica responde por até 50% dos casos. As concentrações de sódio na urina em pacientes com AKI não oligúrica são tipicamente mais baixas que aquelas dos pacientes oligúricos. Em alguns estudos, os pacientes não oligúricos também parecem ter taxa de complicações mais baixa e exigir hospitalizações mais curtas. Em outro estudo com pacientes de AKI que exigiram diálise, os pacientes com AKI não oligúrica apresentaram início retardado da diálise, hospitalização mais longa e maior probabilidade de óbito. Foi especulado que poderia ser possível converter a AKI oligúrica em não oligúrica com a administração de manitol, furosemida, doses "renais" de dopamina (1-2 mcg/kg/min) ou fenoldopam. Teoricamente, o aumento resultante no débito urinário poderia ser terapêutico ao prevenir a obstrução tubular. Entretanto, estudos recentes descobriram índice mais elevado de mortalidade em pacientes com AKI tratados com diuréticos, e uma metanálise não demonstrou melhora na mortalidade ou redução na necessidade de diálise; portanto, os diuréticos não deverão ser administrados rotineiramente em casos de lesão renal aguda.

Tratamento de AKI

A lesão renal aguda responde por cerca de 15% dos casos admitidos na ICU. Apesar dos avanços na medicina de cuidados intensivos, a taxa de mortalidade para AKI continua em aproximadamente 50%, e o tratamento é basicamente de suporte. Os diuréticos continuam úteis para indicações clínicas convencionais (p. ex., edema pulmonar ou rabdomiólise). A lesão pulmonar aguda causada por glomerulonefrite ou vasculite pode responder aos glicocorticoides. O tratamento padrão para pacientes oligúricos e anúricos inclui restrições de fluido, sódio, potássio e fósforo. Medições de peso diárias ajudam a guiar a terapia de fluidos. A ingestão de sódio e de potássio é limitada a 1 mEq/kg/d. A hiponatremia pode ser tratada com restrição de água. A hipercalemia pode exigir a administração de uma resina de troca de íon (poliestireno sódico), glicose e insulina, gluconato de sódio ou bicarbonato de sódio. A terapia com bicarbonato de sódio também pode ser necessária para acidose metabólica, quando o nível de bicarbonato sérico diminui para menos de 15 mEq/L. A hiperfosfatemia exige restrição da dieta de fosfato e ligadores de fosfato, como sevelamer, hidróxido de alumínio, carbonato de cálcio e acetato de cálcio. As dosagens das drogas excretadas pelos rins deverão ser ajustadas à taxa de filtração glomerular estimada ou à liberação de creatinina medida para evitar o acúmulo.

A terapia de reposição renal pode ser aplicada para tratar ou prevenir complicações urêmicas (veja Tabela 30-6). Usa-se, geralmente, um cateter de lúmen duplo colocado na veia jugular interna, subclávia ou femoral. As altas taxas de morbidade e de mortalidade associadas à AKI parecem argumentar pela aplicação da diálise precoce, mas os estudos de suporte são controversos. A diálise não parece apressar a recuperação, mas pode, de fato, agravar a lesão renal, caso ocorra hipotensão ou remoção excessiva de fluido.

Em razão da preocupação de que a hemodiálise intermitente associada à hipotensão possa perpetuar a lesão renal, a terapia de reposição renal contínua (CRRT para *continuous renal replacement therapy*; hemofiltração venovenosa contínua ou hemodiálise venovenosa contínua, que remove fluido e solutos a uma taxa lenta controlada) tem sido usada em pacientes em condições críticas com AKI urêmica e que não toleram os efeitos hemodinâmicos da hemodiálise "padrão" intermitente. O principal problema associado à CRRT é o desgaste, pois a membrana é propensa à formação de coágulos e, portanto, deve ser reposta periodicamente. Apesar dessa limitação, muitos especialistas acreditam que a CRRT é o melhor caminho para tratar pacientes urêmicos portadores de AKI em UCI. As indicações para CRRT estão sendo expandidas desde os casos de oligúria e uremia até os de acidose metabólica, sobrecarga de fluido e hipercalemia. Apesar disso, estudos clínicos recentes falharam em demonstrar o benefício da técnica contínua sobre a hemodiálise intermitente nesses pacientes com doença crítica.

O tratamento nutricional de AKI com uremia continua a evoluir e hoje já existe um novo consenso entre nefrologistas, intensivistas e nutricionistas de que a nutrição deve ser fornecida, sendo permitida a administração de 1-1,5 g/kg/d de proteína, especialmente para pacientes recebendo CRRT.

Infecções e Sepse

A resposta inflamatória sistêmica à infecção, denominada de *síndrome da sepse* (**Figura 57-8**), não indica, necessariamente, a presença de bacteriemia. E mais, essa resposta inflamatória não é peculiar às infecções graves: manifestações semelhantes podem ser encontradas com doenças não infecciosas. O uso do termo *síndrome da resposta inflamatória sistêmica* (SRIS) foi sugerido pela *Society of Critical Care Medicine* (SCCM), pela *European Society of Intensive Care Medicine* (ESICM), pelo *American College of Chest Physicians* (ACCP), pela *American Thoracic Society* (ATS) e pela *Surgical Infection Society* (SIS) (**Tabela 57-10**). Uma Conferência combinada da longa lista anterior de sociedades classificou a sepse com base em predisposição, insulto, infecção, resposta e disfunção orgânica. A sepse existe, quando esses aspectos estão associados à disfunção orgânica. O termo *síndrome da disfunção de múltiplos órgãos* (MODS) foi sugerido para descrever a disfunção de dois ou mais órgãos associada à sepse. *Choque séptico* é definido como insuficiência circulatória aguda em um paciente com sepse ou, mais especificamente, pressão arterial sistólica inferior a 90 mmHg que não responde à ressuscitação de volume e exige vasopressores para suporte à vida.

FISIOPATOLOGIA DA SRIS

A resposta inflamatória sistêmica moderada a uma lesão, infecção ou a outro insulto ao corpo pode ter efeitos normalmente salutares. Entretanto, a resposta acentuada ou prolongada, como aquela associada a infecções intensas, é frequentemente nociva e pode resultar em disfunção orgânica amplamente disseminada. Embora os organismos Gram-negativos sejam responsáveis pela maioria dos casos de SRIS associada à infecção, muitos outros agentes infecciosos são capazes de induzir a mesma síndrome. Esses organismos ou elaboram toxinas ou estimulam a liberação de substâncias que desencadeiam essa resposta. Os

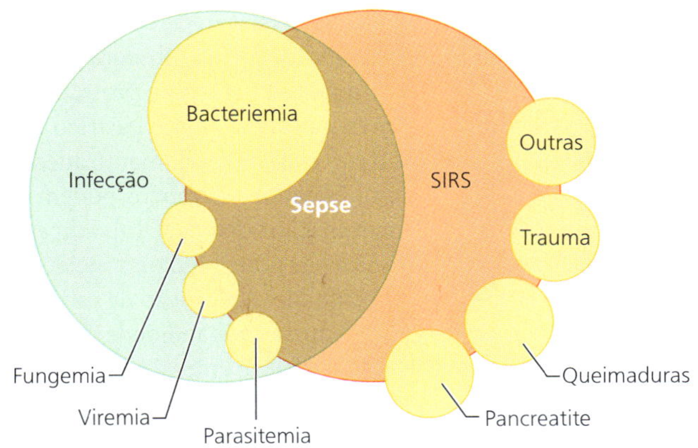

FIGURA 57-8 A relação entre infecção, sepse e a síndrome da resposta inflamatória sistêmica (SIRS). (Modificada da American College of Chest Physicians/Society of Critical Care Medicine Consensus Conference: Definitions for sepsis and organ failure and guidelines for the use of innovative therapies in sepsis. Crit Care Med 1992;20:864.)

TABELA 57-10 Critérios diagnósticos para sepse[1-3]

Infecção[4] documentada ou suspeita e alguns dos sintomas a seguir:
Variáveis gerais
Febre (temperatura central > 38,3°C)
Hipotermia (temperatura central < 36°C)
Frequência cardíaca > 90/min ou > 2 SD acima do valor normal para a idade
Taquipneia
Estado mental alterado
Edema significativo ou equilíbrio positivo de fluidos (> 20 mL/kg em 24 h)
Hiperglicemia (glicose do plasma > 120 mg/dL ou 7,7 mmol/L) sem diabetes
Variáveis inflamatórias
Leucocitose (contagem de leucócitos (WBC) > 12.000/μL)
Leucopenia (contagem de leucócitos (WBC) < 4.000/μL)
Contagem normal de leucócitos com > 10% de formas imaturas
Proteína C-reativa do plasma > 2 SD acima do valor normal
Procalcitonina do plasma > 2 SD acima do valor normal
Variáveis hemodinâmicas
Hipotensão arterial[5] (SBP < 90 mmHg, MAP < 70 ou redução em SBP > 40 mmHg em adultos ou < 2 SD abaixo do valor normal para a idade)
$S\bar{v}O_2$ > 70%[5]
Índice cardíaco[5] > 3,5 L/min por m^2
Variáveis de disfunção orgânica
Hipoxemia arterial (PaO_2/FiO_2 < 300)
Oligúria aguda (débito urinário < 0,5 mL/kg/h ou 45 mmol/L durante pelo menos 2 horas)
Aumento na creatinina > 0,5 mg/dL
Anomalias de coagulação (INR >1,5 ou aPTT > 60 s)
Íleo (ausência de sons intestinais)
Trombocitopenia (contagem de plaquetas < 100.000/μL)
Hiperbilirrubinemia (bilirrubina total no plasma > 4 mg/dL ou 70 mmol/L)
Variáveis de perfusão tecidual
Hiperlactatemia (> 1 mmoil/L)
Refil ou mosqueado capilar diminuído

[1]Reproduzida com autorização de Levy MM, Fink MP, Marshall JC et al.: 2001 SCCM/ESICM/ACCP/ATS/SIS International Sepsis Definitions Conference. Crit Care Med 2003;31:1250.
[2] WBC, leucócitos; SBP, pressão arterial sistólica; MAP, pressão arterial média; $S\bar{v}O_2$, saturação de oxigênio venoso misturado; INR, proporção internacional normalizada; aPTT, tempo de tromboplastina parcial ativada.
[3]Os critérios diagnósticos para sepse na população pediátrica são os sinais e sintomas de inflamação mais infecção com hiper ou hipotermia (temperatura retal > 38,4 ou < 35°C), taquicardia (que pode estar ausente em pacientes com hipotermia) e pelo menos uma das indicações a seguir de função orgânica alterada: estado mental alterado, hipoxemia, nível aumentado de lactato sérico ou pulso amplo (irregular).
[4]Infecção definida como processo patológico induzido por um microrganismo.
[5]$S\bar{v}O_2$ > 70% (normalmente 75%-80%) e índice cardíaco entre 3,5-5,5 são normais em crianças; portanto, não deve ser usado como sinal de sepse em recém-nascidos ou crianças pequenas.

iniciadores mais frequentemente conhecidos são os lipopolissacarídeos, que são liberados por bactérias Gram-negativas. O lipopolissacarídeo é composto por um polissacarídeo O, um núcleo e um lipídio A. O polissacarídeo O distingue entre tipos diferentes de bactérias Gram-negativas, enquanto o lipídio A, uma endotoxina, é responsável pela toxicidade do composto. A resposta resultante à endotoxina envolve uma interação complexa entre macrófagos/monócitos, neutrófilos, linfócitos, plaquetas e células endoteliais que podem afetar quase todos os órgãos.

O mecanismo central de início da SRIS parece ser a secreção anormal de citocinas. Esses peptídeos de baixo peso molecular e as glicoproteínas funcionam como mediadores intercelulares que regulam tais processos biológicos, como respostas imunes locais e sistêmicas, inflamação, cicatrização de feridas e hematopoiese. As citocinas mais importantes liberadas durante a SRIS são: interleucina-6, adrenomedulina, CD_{14} solúvel, a molécula de adesão sELAM-1, a proteína -1α inflamatória de macrófagos, a fosfolipase A_2 extracelular e a proteína C-reativa. A resposta inflamatória resultante inclui a liberação de fosfolipídeos potencialmente perigosos, a atração de neutrófilos e a ativação do complemento, da quinina e das cascatas de coagulação.

Níveis aumentados de fosfolipase A_2 liberam ácido aracdônico dos fosfolipídeos da membrana das células. A ciclo-oxigenase converte o ácido aracdônico em tromboxano e prostaglandinas, enquanto a lipoxigenase converte ácido aracdônico em leucotrienos (substâncias de anafilaxia de reação lenta). A fosfolipase A_2 aumentada e as atividades da acetiltransferase resultam na formação de outro composto potencialmente favorável à inflamação, o fator de ativação de plaquetas. A atração e a ativação dos neutrófilos liberam várias proteases e compostos de radicais livres que danificam o endotélio vascular. A ativação dos monócitos provoca a expressão de volumes maiores de fator tecidual, que, por sua vez, pode ativar as cascatas de coagulação intrínsecas e extrínsecas.

INFECÇÕES NA ICU

As infecções são a causa principal de óbito nas ICUs. As infecções graves podem ser "adquiridas na comunidade" ou posteriores à internação no hospital para tratamento de uma doença não relacionada. O termo *infecção hospitalar* descreve infecções adquiridas no hospital que se desenvolvem pelo menos 48 horas depois da admissão. A incidência informada de infecções hospitalares em pacientes de ICU tem variado entre 10 e 50%, mas com a atenção mais recente dedicada à colocação asséptica de cateteres venosos centrais e a remoção precoce de cateteres da bexiga, a incidência de infecções da corrente sanguínea diminuiu acentuadamente. O procedimento quase universal de elevar a cabeceira da cama também levou à redução acentuada da pneumonia associada ao ventilador.

Cepas de bactérias resistentes aos antibióticos mais comuns são frequentemente responsáveis por infecções em pacientes com doença crítica. A imunidade do hospedeiro desempenha papel importante na determinação não só do curso de uma infecção, como também dos tipos de organismo que podem causar infecção. Por isso, organismos que normalmente não causam infecções graves em pacientes imunocompetentes podem produzir infecções potencialmente fatais naqueles imunocomprometidos (Tabela 57-11).

Pacientes com doenças críticas apresentam, com frequência, defesas anormais por causa de: idade avançada, desnutrição, terapia medicamentosa, perda da integridade da mucosa e das barreiras da pele, além das doenças subjacentes.

13 Por isso, idade acima dos 70 anos, terapia com corticosteroides, quimioterapia para malignidade, uso prolongado de dispositivos invasivos, insuficiência respiratória, insuficiência renal, traumatismo craniano e queimaduras são fatores de risco estabelecidos para infecções hospitalares. Pacientes com queimaduras envolvendo mais de 40% da área de superfície corporal estão em risco significativamente aumentado de mortalidade por infecções. Os antibióticos tópicos atrasam, mas não evitam as infecções dos ferimentos. Depois da queimadura, a remoção rápida da escara necrótica seguida da enxertia de pele e fechamento da ferida parecem reverter os defeitos imunológicos e reduzir as infecções.

A maioria das infecções hospitalares surge da flora bacteriana endógena do próprio paciente. Além disso, muitos pacientes com doença crítica tornam-se, por fim, colonizados com cepas de bactérias resistentes. As infecções do trato urinário respondem por muitas infecções hospitalares. Essas infecções são causadas, geralmente, por organismos Gram-negativos e estão tipicamente associadas a cateteres de demora ou obstrução urinária. As pneumonias adquiridas da comunidade e associadas aos ventiladores são problemas nas ICUs. As infecções associadas a cateteres intravasculares são hoje causas relativamente raras de infecções na ICU, mas observam-se infecções do sítio cirúrgico e de outros ferimentos.

As pneumonias hospitalares são geralmente causadas por organismos Gram-negativos. O crescimento gastrointestinal exagerado de bactérias com translocação para a circulação porta e colonização retrógrada da via aérea superior resultante do trato gastrointestinal por causa da aspiração representam possíveis mecanismos de entrada para essas bactérias. A preservação da acidez gástrica inibe o crescimento exagerado de organismos Gram-negativos no estômago e sua migração subsequente para a orofaringe. A intubação da traqueia não fornece proteção efetiva, pois os pacientes geralmente aspiram fluido gástrico contendo bactérias, apesar de um *cuff* com funcionamento adequado; os nebulizadores e os umidificadores também podem ser fontes de infecção. A descontaminação seletiva do tubo digestório com antibióticos não absorvíveis pode reduzir a incidência de infecção, mas não altera o resultado. A elevação da cabeceira da cama em mais de 30 graus reduz a probabilidade de pneumonia associada ao ventilador. A nutrição enteral reduz a translocação de bactérias pelo tubo digestório e a probabilidade de sepse (Capítulo 53).

Os ferimentos são fontes comuns de sepse em pacientes traumatizados e pós-operatórios; a restrição da profilaxia antibiótica para o período imediatamente pós-operatório parece diminuir a incidência de infecções pós-operatórias em alguns

TABELA 57-11 Patógenos geralmente associados a infecções graves em pacientes de ICU[1]

Infecção ou Sítio	Patógenos
Pneumonia	
Adquirida da comunidade (hospedeiro imunocompetente)	*Streptococcus pneumoniae* *Haemophilus influenzae* *Moraxella catarrhalis* *Mycoplasma pneumoniae* *Legionella pneumophila* *Chlamydia pneumoniae* *Staphyloccocus aureus* resistente à meticilina (MRSA) Vírus da Influenza
Associada aos cuidados de saúde	MRSA *Pseudomonas aeruginosa* *Klebsiella pneumoniae* Espécie *Acinetobacter* Espécie *Stenotrophomonas* *L. pneumophila*
Hospedeiros imunocomprometidos	
Neutropenia	Qualquer um dos patógenos listados anteriormente Espécie *Aspergillus* Espécie *Candida*
Vírus da imunodeficiência humana (HIV)	Qualquer um dos patógenos listados anteriormente *Pneumocystis carinii* *Mycobacterium tuberculosis* *Histoplasma capsulatum* Outros fungos Citomegalovírus
Transplante de órgão sólido ou transplante de medula óssea	Qualquer um dos patógenos listados anteriormente (Pode variar dependendo do ritmo da infecção por causa do transplante)
Fibrose cística	*H. influenzae* (precoce) *S. aureus* *P. aeruginosa* *Burkholderia cepacia*
Abscesso pulmonar	Espécie *Bacteroides* Espécie *Peptostreptococcus* Espécie *Fusobacterium* *Nocardia* (em pacientes imunocomprometidos) Amébico (quando sugestivo por exposição)
Empiema	
Geralmente agudo	*S. aureus* *S. pneumoniae* Estreptococos do Grupo A *H. influenzae*
Geralmente subagudo ou crônico	Bactérias anaeróbias *Enterobacteriaceae* *M. tuberculosis*
Meningite	*S. pneumoniae* *Neisseria meningitidis* *Listeria monocytogenes* *H. influenzae*
Neonatos	*Escherichia coli* Estreptococos do Grupo B
Após cirurgia e após traumatismo	*S. aureus* *Enterobacteriaceae* *P. aeruginosa*
Abscesso cerebral	Estreptococos Espécie *Bacteroides*
Após cirurgia e após traumatismo	*Enterobacteriaceae* *S. aureus*
Paciente imunocomprometidos ou infectado com HIV	*Nocardia* *Toxoplasma gondii*
Encefalite	Vírus do Nilo Ocidental Vírus do herpes simples Arbovírus Vírus da raiva *Bartonella henselae*
Endocardite	*Streptococcus viridans* Espécie *Enterococcus* *S. aureus* *Streptococcus bovis*
Usuário de drogas intravenosas, válvulas artificiais	MRSA
Válvulas artificiais	Espécie *Candida*
Bacteriemia associada ao cateter	Espécie *Candida* *S. aureus* Espécie *Enterococcus* *Enterobacteriaceae* *P. aeruginosa*
Pielonefrite	*Enterobacteriaceae* *E. coli* Espécie *Enterococcus*
(Este grupo associado ao cateter, pós-cirúrgico)	*P. aeruginosa* Espécie *Acinetobacter*

(*Continua*)

TABELA 57-11 Patógenos geralmente associados a infecções graves em pacientes de ICU[1] (*Cont.*)

Infecção ou Sítio	Patógenos	Infecção ou Sítio	Patógenos
Peritonite		**Infecção muscular**	
Primária ou espontânea	*Enterobacteriaceae* *S. pneumoniae* Espécie *Enterococcus* Bactérias anaeróbias (rara)	Mionecrose (gangrena gasosa)	*Clostridium perfringens* *Outras* Espécies *Clostridia*
		Piomiosite	*S. aureus* Estreptococos do Grupo A Bactérias anaeróbias Bactérias Gram-negativas (raras)
Secundária (perfuração intestinal)	*Enterobacteriaceae* Espécie *Bacteroides* Espécie *Enterococcus* *P. aeruginosa (*incomum*)*	**Choque séptico**	
		Adquirido na comunidade	*S. pneumoniae* *N. meningitidis* *H. influenzae* *Escherichia coli* *Capnocytophaga* (com esplenectomia)
Terciária (cirurgia do intestino, hospitalizado recebendo antibióticos)	*P. aeruginosa* MRSA Espécie *Acinetobacter* Espécie *Candida*		
Infecções da estrutura da pele		Associado aos cuidados de saúde	MRSA *P. aeruginosa* Espécie *Acinetobacter* Espécie *Candida*
Celulite	Estreptococos do Grupo A *S. aureus* *Enterobacteriaceae* (diabéticos)		
Úlcera de decúbito	Polimicrobiana *Streptococcus pyogenes* Espécie *Enterococcus* *Enterobacteriaceae* Estreptococos anaeróbios *P. aeruginosa* *S. aureus*	Síndrome do Choque Tóxico	*S. aureus* Espécie *Streptococcus*
		Moléstia regional ou circunstâncias especiais	Espécie *Rickettsia* Espécie *Ehrlichia* Espécie *Babesia* *B. henselae (*hospedeiros imunocomprometidos) *Yersínia pestis* *Francisella tularensis* *Leptospira* *Salmonella enteritidis* *Salmonella typhi*
Fascite necrosante	Espécie *Bacteroides* Espécie *Streptococcus* Espécie *Clostridia* Bactérias aeróbias/anaeróbias misturadas		

[1]Reproduzida com autorização de Gabrielli A, Layon AJ, Yu M: *Civetta, Taylor and Kirby's Critical Care*, 4th ed. Lippincott Williams & Wilkins, 2009; Tabela 104.3, Capítulo 104.

grupos de pacientes. Embora sendo mais comuns em pacientes pós-operatórios, as infecções intra-abdominais resultantes de úlcera perfurada, diverticulite, apendicite e colecistite sem cálculos também podem-se desenvolver em pacientes não cirúrgicos com doenças críticas. As infecções intravasculares associadas aos cateteres são causadas, mais frequentemente, por *Staphylococcus epidermidis, Staphylococcus aureus,* estreptococos, espécie *Candida* e bastonetes Gram-negativos. A sinusite bacteriana pode ser uma fonte não identificada de sepse em pacientes ventilados por meio de tubos nasotraqueais. O diagnóstico será suspeito por causa da drenagem purulenta e confirmado por culturas e estudos de imagem.

CHOQUE SÉPTICO

Conferência de Consenso das instituições SCCM/ESICM/ ACCP/ATS/SIS definiu **choque séptico** como a sepse associada à hipotensão (pressão arterial sistólica < 90 mmHg, pressão arterial média < 60 mmHg ou pressão arterial sistêmica < 40 mmHg com relação à linha de base) apesar da ressuscitação adequada com fluidos. O choque séptico se caracteriza, geralmente, por perfusão inadequada de tecidos e disfunção celular amplamente disseminada. Ao contrário das outras formas de choque (hipovolêmico, cardiogênico, neurogênico ou anafilático), a disfunção celular no choque séptico não está necessariamente relacionada com a hipoperfusão. Em vez disso, bloqueios metabólicos aos níveis celular e da microcirculação podem contribuir para a oxidação celular prejudicada.

Fisiopatologia

Um processo infeccioso que induz a um quadro de SRIS intensa ou prolongada pode resultar em choque séptico. Em pacientes hospitalizados, o choque séptico é mais comum após infecções Gram-negativas tanto no trato geniturinário quanto nos pulmões, mas apresentações idênticas podem ser vistas com outros patógenos. Em até 50% dos casos de sepse intensa, nenhum organismo pode ser cultivado do sangue. A hipotensão se deve ao volume intravascular circulante diminuído por causa de extravazamento capilar difuso. Os pacientes também podem apresentar depressão miocárdica. A ativação das plaquetas e a cascata de coagulação podem levar à formação de agregados de fibrina-plaqueta, que comprometem ainda mais o fluxo sanguíneo nos tecidos. A hipoxemia da ARDS acentua a hipóxia tecidual. A liberação de substâncias vasoativas e a formação de microtrombos na circulação pulmonar aumentam a resistência vascular dos pulmões.

Subdefinições Hemodinâmicas

Em pacientes com choque séptico, a circulação é frequentemente descrita como hiperdinâmica ou hipodinâmica. Na verdade, ambas representam o mesmo processo, mas sua expressão depende da função cardíaca e do volume intravascular preexistentes e da resposta do paciente.

14 A venodilatação sistêmica e a transudação de fluido para os tecidos resultam em hipovolemia relativa em pacientes com sepse. O choque séptico hiperdinâmico se caracteriza por débito cardíaco normal ou elevado e resistência vascular sistêmica significativamente reduzida. A contratilidade miocárdica reduzida é, com frequência, demonstrável por ecocardiografia, mesmo em pacientes hiperdinâmicos com débito cardíaco aumentado. A saturação de oxigênio venoso misto aumenta caracteristicamente na ausência de hipoxemia e provavelmente reflete o aumento no débito cardíaco e o defeito metabólico celular na utilização de oxigênio.

Houve época em que se aceitava o critério de que o choque hipodinâmico, caracterizado por débito cardíaco reduzido com resistência vascular sistêmica baixa ou normal, era geralmente observado no curso do choque. Essa visão, porém, é falsa; com frequência, o choque hipodinâmico ocorre no início do curso do choque séptico. É mais provável que ele seja visto em pacientes com hipovolemia significativa e naqueles com doença cardíaca subjacente. A depressão miocárdica é notável. Nesses pacientes, a saturação de oxigênio venoso misturado é reduzida, e a hipertensão pulmonar é sempre evidente. A elevação da resistência vascular pulmonar amplia o gradiente normal entre a pressão diastólica e a de oclusão da artéria pulmonar; gradientes aumentados já foram associados a uma taxa mais alta de mortalidade. O aumento na resistência vascular pulmonar pode contribuir para a disfunção ventricular direita.

Manifestações Clínicas

As manifestações clínicas do choque séptico parecem estar primariamente relacionadas mais com a resposta do hospedeiro que com o agente de infecção. Classicamente, o choque séptico se manifesta com início abrupto de calafrios, febre, náusea (e quase sempre com vômito), estado mental reduzido, taquipneia, hipotensão e taquicardia. O paciente pode apresentar rubor e sentir-se quente (hiperdinâmico) ou pálido, com frio e quase sempre com as extremidades cianóticas (hipodinâmico). Em pacientes idosos e debilitados e em neonatos o diagnóstico quase sempre é menos óbvio, podendo-se observar um quadro de hipotermia.

A leucocitose com desvio para formas celulares prematuras é típica, mas a leucopenia observada com a sepse muito intensa é um sinal ameaçador. Tipicamente, a acidose metabólica progressiva (geralmente acidose láctica) é compensada parcialmente por um quadro concomitante de alcalose respiratória. Níveis elevados de lactato refletem tanto o aumento de produção resultante da perfusão tecidual insatisfatória, quanto a captação reduzida pelo fígado e rins. A hipoxemia pode anunciar o início da ARDS. A oligúria decorrente da combinação de hipovolemia, hipotensão e um insulto inflamatório sistêmico progredirá, com frequência, para a insuficiência renal. Aumentos nas aminotransferases e bilirrubina séricas se devem à disfunção hepática. A resistência da insulina está presente de maneira uniforme e produz hiperglicemia. A trombocitopenia é comum e, quase sempre, um sinal precoce de sepse. A evidência laboratorial de coagulação intravascular disseminada (DIC) está quase sempre presente, mas raramente é associada à diátese de sangramento. Esta última responde somente ao controle da sepse. A ulceração da mucosa gástrica por estresse é comum. As insuficiências respiratória e renal levam ao óbito em pacientes sépticos.

Pacientes neutropênicos (contagem absoluta de neutrófilos de 500/μL) podem desenvolver lesões maculares ou papulares que podem ulcerar e se tornar gangrenosas (éctima gangrenosa). Essas lesões estão geralmente associadas à septicemia por *Pseudomonas,* mas podem ser causadas por outros organismos. Abscessos perirretais podem-se desenvolver rapidamente em pacientes neutropênicos com poucos sinais externos; pacientes conscientes podem-se queixar apenas de dor na região ao redor do reto.

Tratamento

O choque séptico é uma emergência clínica que exige intervenção imediata. O tratamento tem três aspectos: (1) controle e erradicação da infecção por antibióticos intravenosos apropriados e oportunos, drenagem de abscessos, desbridamento de tecidos necróticos e remoção dos corpos estranhos infectados; (2) manutenção de perfusão adequada com fluidos intravenosos e agentes inotrópicos e vasopressores e (3) tratamento de suporte das complicações, como ARDS, insuficiência renal, sangramento gastrointestinal e DIC.

O tratamento com antibióticos é iniciado geralmente antes que os patógenos sejam identificados, mas somente depois da obtenção de culturas adequadas (geralmente: sangue, urina, ferimentos e esputo). Enquanto os resultados das culturas e dos testes de sensibilidade antibiótica não ficam prontos, uma terapia de combinação com dois ou mais antibióticos é geralmente indicada. Tipicamente, administra-se uma combinação de penicilina + inibidor de lactamase-β ou cefalosporina de terceira geração com um aminoglicosídeo. A escolha depende dos organismos observados com mais frequência no centro médico. Estudos diagnósticos complementares podem ser indicados (p. ex., toracentese, paracentese, punção lombar ou estudos de imagem), dependendo da história e do exame físico.

A terapia antibiótica empírica em pacientes imunocomprometidos deverá se basear nos patógenos que estão, geralmente, associados ao defeito imune (veja Tabela 57-11). Usa-se vancomicina, se houver suspeita de infecção associada ao cateter intravascular. Pode-se administrar clindamicina ou metronidazol a pacientes neutropênicos, se houver suspeita de abscesso retal. Muitos médicos iniciam a terapia para uma suposta infecção fúngica, quando um paciente imunocomprometidos continua a manifestar febre apesar dos antibióticos administrados. O fator de estimulação de colônias de granulócitos ou o fator de estimulação de colônias de granulócitos-macrófagos podem ser usados para reduzir o período de neutropenia; a transfusão de granulócitos pode, às vezes, ser usada em casos de bacteriemia Gram-negativa refratária. Infiltrados intersticiais difusos em uma radiografia de tórax podem sugerir patógenos bacterianos, parasitários ou virais incomuns; nessas circunstâncias, muitos clínicos iniciam a terapia empírica com trimetoprim-sulfametoxazol e eritromicina. Infiltrados nodulares em uma radiografia sugerem quadro de pneumonia fúngica e podem justificar a terapia antifúngica. A terapia antiviral deverá ser considerada em pacientes sépticos após 1 mês da cirurgia de transplante de medula óssea ou de órgão sólido.

Em geral, a terapia deverá acompanhar as diretrizes mais recentes de "sobrevivência à sepse" da SCCM/ESICM. A presença de perfusão inadequada é determinada pela medição do lactato sanguíneo. Suporte hemodinâmico "guiado por metas" também é recomendado por muitos grupos. A oxigenação e a perfusão dos tecidos são suportadas por oxigênio, fluidos intravenosos, inotrópicos e vasopressores. A pressão venosa central é mantida acima de 8 mmHg, e a saturação de oxigênio venoso central é mantida acima de 70%. Transfusões de concentrados de eritrócitos são administradas para manter os níveis de hemoglobina acima de 8 g/dL, especialmente quando a pressão venosa central e a saturação de oxigênio venoso central estão abaixo das metas. O chamado "terceiro espaço" acentuado tem sido, há muito tempo, considerado característico de choque séptico, mas, atualmente, existem debates sobre a existência desse terceiro espaço e a administração de grandes volumes de fluido intravenoso sobre o que é causa e o que é efeito. As soluções coloides restauram mais rapidamente o volume intravascular, em comparação às soluções cristaloides, mas podem, por outro lado, não comprovar qualquer benefício adicional. **A terapia vasopressora inicia-se, em geral, se a hipotensão (pressão arterial média < 65 mmHg) ou os níveis elevados de lactato persistirem mesmo depois da administração de fluidos intravenosos.** As escolhas sugeridas são: norepinefrina ou dopamina; outras drogas inotrópicas positivas (p. ex., dobutamina) são indicadas somente quando a SvO_2 fica abaixo de 70% apesar da terapia com fluidos e vasopressores. Pacientes com elevações persistentes de lactato ou saturações persistentes de oxigênio venoso central baixo, apesar do tratamento, deverão receber um curso de uma semana de esteroides (200-300 mg/d de hidrocortisona ou equivalente, em doses divididas ou por infusão). A glicose do sangue deverá ser controlada com um valor-alvo inferior a 180 mg/dL. Em pacientes com hipotensão refratária à norepinefrina + dopamina ou dobutamina, a vasopressão pode ser administrada para melhorar a pressão arterial. Em geral, a acidose intensa pode reduzir a eficácia dos inotropos e deverá, portanto, ser corrigida (pH > 7,20) com bicarbonato ou infusão THAM (tampão orgânico tris(hidroximetil)aminometano) em pacientes com hipotensão e acidose láctica refratárias. Doses "renais" de dopamina ou de fenoldopam podem aumentar o débito urinário, mas não demonstraram melhorar ou proteger a função renal ou os resultados do paciente. Estudos clínicos de naloxona, opsoninas (fibronectina), inibidores da cascata de coagulação (drotrecogina alfa) e anticorpos monoclonais direcionados contra lipopolissacarídeos em choque séptico foram desapontadores.

Hemorragia Gastrointestinal

A hemorragia gastrointestinal aguda é uma reação comum para a internação em ICU. Idade avançada (> 60 anos), moléstias comórbidas, hipotensão, perda sanguínea acentuada (> 5 unidades) e hemorragia recorrente (sangramento repetido) após 72 horas são quadros associados ao aumento da mortalidade. O tratamento consiste na estabilização do paciente com identificação rápida do sítio do sangramento. Embora a ressuscitação de volume seja semelhante, o médico deve tentar diferenciar entre sangramento gastrointestinal superior e inferior. História de hematêmese indica sangramento proximal ao músculo suspensor do duodeno (ligamento de Treitz). A presença de melena indica, com frequência, sangramento proximal ao ceco. Hematoquezia (sangue vermelho brilhante do reto) indica ou sangramento gastrointestinal superior muito vivo (provavelmente associado à hipotensão) ou, mais frequentemente, sangramento gastrointestinal inferior. A presença de fezes marrom geralmente localiza o sangramento na área entre o intestino delgado distal e o cólon direito.

Duas cânulas intravenosas de grande calibre deverão ser colocadas, e o sangue deverá ser enviado ao laboratório para análise (incluindo hemoglobina, contagem de plaquetas, tempo de protrombina e tempo de tromboplastima parcial ativada). O paciente também deverá ser avaliado para compatibilidade cruzada em, pelo menos, 4 unidades de eritrócitos. As diretrizes para ressuscitação com fluidos foram discutidas no Capítulo 51. Medições em série de hemoglobina ou de hematócrito são úteis, mas podem não refletir com precisão a perda sanguínea real. O monitoramento da pressão do sangue intra-arterial pode ser útil. A canulação venosa central é útil tanto para acesso venoso quanto para medições de pressão. A colocação de tubo nasogástrico pode ajudar a identificar uma fonte gastrointestinal superior, se houver possibilidade de aspiração de material de sangue vermelho brilhante ou de "grãos de café"; a inabilidade de aspirar sangue, porém, não descarta uma fonte [de sangramento] no trato gastrointestinal superior.

Sangramento Gastrointestinal Superior

A lavagem por meio de um tubo nasogástrico pode ajudar a avaliar a taxa de sangramento e facilitar a esofagogastroduodenoscopia (EGD). Este exame deverá ser realizado sempre que possível para diagnosticar a causa do sangramento. A arteriografia deverá ser realizada, se o sítio do sangramento não puder ser visualizado com a endoscopia. Tanto a EGD quanto a arteriografia podem ser usadas terapeuticamente para parar o sangramento. Em pacientes não selecionados, as causas mais comuns de sangramento gastrointestinal superior, em ordem decrescente de probabilidade, são: úlcera duodenal, úlcera gástrica, gastrite erosiva e varizes esofágicas. A gastrite erosiva pode ser causada por estresse, alcoolismo, uso de aspirina, drogas anti-inflamatórias não esteroides e corticosteroides. As causas menos comuns de sangramento gastrointestinal superior são: angiodisplasia, esofagite erosiva, laceração de Mallory-Weiss, tumor gástrico e fístula aortoentérica.

O sangramento de úlceras pépticas (gástrico ou duodenal) pode ser coagulado via EGD. Em geral, a cirurgia é indicada para hemorragia intensa (> 5 unidades) e sangramento recorrente. Os bloqueadores do receptor de H_2 e os inibidoras da bomba de prótons são ineficazes para parar a hemorragia, mas podem reduzir a probabilidade de novo sangramento. A arteriografia seletiva do vaso de sangramento permite a infusão localizada de vasopressina (0,15-0,20 unidades) ou embolização.

A prevenção da gastrite erosiva é melhor que o tratamento. Os inibidores da bomba de prótons, os bloqueadores do receptor de H_2, os antiácidos e o sucralfato são todos eficazes na prevenção. No passado, alguns [estudiosos] defendiam a tese de que todos [os pacientes] com moléstia crítica deveriam receber um inibidor da bomba de próton. Entretanto, o uso exagerado desses inibidores está associado ao aumento da incidência de pneumonia hospitalar. Os dados mostram que os pacientes que exigem ventilação mecânica por mais de 48 horas ou que sofrem de coagulopatia obtêm o maior benefício com a profilaxia. Outros grupos de pacientes que apresentam benefícios relativos da profilaxia são aqueles com AKI, sepse, insuficiência hepática, hipotensão, lesão cerebral traumática, história de hemorragia gastrointestinal, cirurgia recente e de grande porte ou aqueles recebendo terapia com corticosteroides em doses elevadas. Uma vez iniciado o sangramento, não existe, em geral, terapia específica a não ser a embolização ou a coagulação.

A terapia endoscópica, seja com eletrocoagulação bipolar ou sondas mais aquecidas, é o tratamento não cirúrgico mais efetivo para reduzir as transfusões de sangue, o novo sangramento, a permanência no hospital e a necessidade de cirurgia urgente. A sedação ou a anestesia para facilitar esses procedimentos está associada ao aumento no risco de aspiração. As infusões de vasopressina intravenosa (0,3-0,8 unidades/min) não são muito eficazes; a infusão concomitante de nitroglicerina com vasopressina ajuda a reduzir a pressão portal e pode diminuir a incidência de complicações cardíacas. O propranolol intravenoso também pode diminuir a pressão venosa da porta e reduzir o sangramento das varizes. O tamponamento com balão (tubos de Sengstaken-Blakemore, Minnesota ou Linton) pode ser usado como terapia adjunta, mas geralmente exige intubação traqueal simultânea para proteger a via aérea contra a aspiração.

Sangramento Gastrointestinal Inferior

As causas comuns do sangramento gastrointestinal inferior incluem: diverticulose, angiodisplasia, neoplasmas, doença inflamatória do intestino, colite isquêmica, colite infecciosa e doença anorretal (hemorroidas, fissura ou fístula). O exame retal, a anoscopia e a sigmoidoscopia podem geralmente diagnosticar as lesões mais distais. Como acontece com a EGD, a colonoscopia geralmente permite a definição do diagnóstico e é, com frequência, muito útil em termos terapêuticos. As técnicas com radionuclídeos podem ser usadas para identificar a fonte do sangramento, quando a colonoscopia não puder ser realizada por causa de preparação inadequada.

A cauterização do sítio de sangramento é quase sempre possível via colonoscopia. Quando esse exame não estiver disponível ou for impossível de se realizar por causa de sangramento volumoso, a arteriografia seletiva pode ser usada para identificar a fonte, que ou é embolizada ou infusada com vasopressina. O tratamento cirúrgico é reservado para casos de hemorragia intensa ou recorrente.

Traumatismo Craniano

O diagnóstico e o tratamento de uma lesão traumática do cérebro foram descritos no Capítulo 39.

Cuidados ao Paciente Terminal

Nos EUA, a morte é um assunto tabu para muitos, e a maioria das pessoas evita se preparar para ela até muito tarde em suas vidas, e alguns nem o conseguem. Muitos cuidam das últimas vontades e de testamentos, planejamento das propriedades e dos impostos, mas menos de 15% da população adulta está preparada para tomar decisões antecipadas sobre as restrições ao suporte à vida. E ainda assim, as pesquisas mostram coerentemente preferência substancial por uma morte digna, confortável e pacífica em casa e um forte desejo de evitar morrer no hospital, particularmente em uma ICU.

O dilema sobre o que fazer é especialmente incômodo quando diz respeito a um paciente cirúrgico que buscava alívio dos sintomas, funcionalidade melhorarada e melhor qualidade de vida, mas que acaba com um resultado ruim que exige medidas continuadas de suporte à vida com pouca expectativa de atingir os objetivos da operação.

Um grande número de médicos não pode discutir essas situações difíceis de maneira humana e não contestante nem lidar com a raiva, o desespero e outras emoções dos membros da família e dos amigos, cujas expectativas não foram atingidas. Boas habilidades de comunicação formam a base essencial. As comunicações com a família, amigos e com todos os cuidadores devem ser oportunas, coerentes (somente um médico como interlocutor tem grandes vantagens), precisas, claras para leigos, apresentando conselhos e não regras impostas, focadas no que é melhor para o paciente e alinhada aos desejos do paciente. Uma abordagem gradual permite que a família e os amigos absorvam as informações e permaneçam preparados e além de suas reações iniciais às más notícias e tomem a difícil decisão de suspender o suporte intensivo.

Por fim, é importante reconhecer dois princípios éticos relevantes nesta situação. O primeiro é o princípio do efeito duplo. Todas as intervenções médicas apresentam benefícios em potencial, assim como pesos e riscos. Se as doses de morfina ou de sedativos exigidas para aliviar a dor e a agitação resultarem em efeitos colaterais não desejados, nós as aceitaremos, mesmo que resultando em óbito. *Isto não é eutanásia.* O segundo princípio é: a retirada das terapias e das intervenções clínicas não é diferente da sua suspensão; ambas podem ser conduzidas de modo a respeitar a autonomia do paciente. Existe um amplo conceito religioso de que medidas heroicas não são obrigatórias para dar suporte aos batimentos cardíacos no fim da vida de uma pessoa.

DISCUSSÃO DE CASO

Mulher Jovem e Obtundida

Uma paciente de 23 anos é internada no hospital com embotamento, respirações lentas (7 respirações/min), pressão arterial de 90/60 mmHg e pulso em 90 batimentos/min. Ela foi encontrada em casa, na cama, com frascos vazios de diazepam, acetaminofeno com codeína e fluoxetina ao lado do corpo.

Como é feito o diagnóstico de superdosagem?

Em geral, o diagnóstico pressuposto de um caso de superdosagem por medicamentos deve ser feito obrigatoriamente a partir da história, evidência circunstancial e de quaisquer testemunhas. Os sinais e sintomas podem não ser úteis. A confirmação de um caso suspeito de *overdose* ou de ingestão de veneno geralmente exige verificação laboratorial demorada para a presença do agente suspeito nos fluidos corporais. As superdosagens intencionais (autoenvenenamento) são o mecanismo mais comum e ocorrem, tipicamente, em adultos jovens com depressão. A ingestão de drogas múltiplas é comum. Benzodiazepinas, antidepressivos, aspirina, acetaminofeno e álcool são os agentes ingeridos com mais frequência.

As superdosagens acidentais ocorrem, frequentemente, em usuários de drogas intravenosas e em crianças. As substâncias mais usadas são: opioides, estimulantes (cocaína e metanfetamina) e alucinógenos (fenciclidina [PCP]). Crianças mais novas, às vezes, ingerem acidentalmente álcalis cáusticos domésticos (p. ex., desentupidores), ácidos e hidrocarbonos (p. ex., produtos de petróleo), além de medicamentos não protegidos de todos os tipos. O envenenamento por organofosfatos (paration e malation) geralmente ocorre em adultos após exposição em atividades agrícolas. As superdosagens e o envenenamento ocorrem menos frequentemente como tentativa de homicídio.

Quais são os passos apropriados no tratamento dessa paciente?

Seja qual for o tipo de droga ou de veneno ingerido, os princípios dos cuidados de suporte iniciais são os mesmos. Deve-se obter patência da via aérea e ventilação e oxigenação adequadas. A menos que contraindicada, a terapia com oxigênio (100%) deverá ser administrada. A hipoventilação e os reflexos embotados das vias aéreas exigem intubação da traqueia e ventilação mecânica. Muitos médicos administram, rotineiramente, naloxona (até 2 mg), dextrose a 50% (50 mL) e tiamina (100 mg) intravenosas a todos os pacientes comatosos ou obtundidos até que o diagnóstico seja estabelecido; isto pode ajudar a excluir ou tratar a *overdose* por opioides, a hipoglicemia e a síndrome de Wernicke-Korsakoff, respectivamente. Pode-se omitir a dextrose, se a determinação do nível de glicose puder ser obtida por amostra (glicemia capilar) digital. Neste caso, a intubação deverá ser realizada antes da administração de naloxona, pois é provável que a depressão respiratória provavelmente seja causada por codeína e diazepam.

Amostras de sangue, urina e fluido gástrico deverão ser obtidas e enviadas para triagem quanto à presença de drogas. O sangue é enviado também para estudos hematológicos e químicos de rotina (incluindo função hepática). Em geral, a urina é obtida por cateterização da bexiga e o fluido gástrico pode ser aspirado de um tubo nasogástrico; este último deverá ser inserido depois da intubação, para evitar a aspiração pulmonar. Como alternativa, o material de êmese pode ser testado quanto à presença de drogas nos pacientes conscientes.

Em geral, a hipotensão deverá ser tratada com fluidos intravenosos, a menos que a paciente apresente edema pulmonar óbvio; em alguns casos, pode ser necessária a administração de um inotropo ou vasopressor. As convulsões podem ser o resultado de hipóxia ou da ação farmacológica de alguma droga (antidepressivos tricíclicos) ou veneno. Na paciente em questão as convulsões são improváveis, pois ela ingeriu diazepam, um anticonvulsivante potente.

Deve-se administrar flumazenil?

De modo geral, flumazenil não deve ser administrado a pacientes com superdosagem de benzodiazepina e de um antidepressivo e naqueles com história de convulsões. A reversão da ação anticonvulsivante da diazepina pode precipitar a atividade da convulsão nessas circunstâncias. Além disso, como acontece com a naloxona e os opioides, a meia-vida do flumazenil é mais curta que a das benzodiazepinas. Por isso, sempre é preferível ventilar a paciente até a dissipação do efeito da benzodiazepina, a recuperação da consciência e a resolução da depressão respiratória.

Deve-se administrar outros antídotos?

Uma vez que a paciente ingeriu também uma quantidade desconhecida de acetaminofeno (paracetamol), a administração de *N*-acetilcisteina (NAC; Mucomyst) deverá ser considerada. A toxicidade de acetaminofeno se deve à depleção da glutationa hepática, levando ao acúmulo de intermediários metabólicos tóxicos. A toxicidade hepática está geralmente associada à ingestão de mais de 140 mg/kg de acetaminofeno. NAC evita o dano hepático pois atua como doador de sulfidril e restaura os níveis hepáticos de glutationa. Se houver suspeita de ingestão de dose tóxica de acetaminofeno, a dosagem inicial de NAC (140 mg/kg via oral ou tubo nasogástrico) deverá ser administrada, mesmo antes da obtenção dos níveis de acetaminofeno do plasma; doses complementares são administradas de acordo com o nível plasmático obtido. Se a paciente não puder tolerar a administração oral ou gástrica de NAC, se ela estiver grávida ou se houver risco elevado de hepatotoxicidade, NAC deverá ser administrado por via intravenosa.

Quais medidas podem limitar a toxicidade da droga?

A toxicidade pode ser reduzida diminuindo-se a absorção da droga ou intensificando-se a eliminação. A absorção gastrointestinal de uma substância ingerida pode ser reduzida pelo esvaziamento do conteúdo do estômago e administração de carvão ativado. Ambos os métodos podem ser eficazes até 12 horas depois da ingestão. Se a paciente for intubada, o estômago é lavado cuidadosamente para evitar a aspiração pulmonar. A êmese pode ser induzida em pacientes conscientes com xarope de ipecac, 30 mL (15 mL em crianças). A lavagem gástrica e a êmese induzida são, geralmente, contraindicadas para pacientes que ingerem substâncias cáusticas ou hidrocarbonos, por causa do alto risco de aspiração e piora da lesão da mucosa.

O carvão ativado, 1-2 g/kg, é administrado por via oral ou por tubo nasogástrico com diluente. O carvão se liga irreversivelmente à maioria das drogas e venenos no tubo digestório, permitindo sua eliminação pelas fezes. Na verdade, o carvão pode criar gradiente de difusão negativa entre o tubo digestório e a circulação, permitindo a remoção efetiva da droga ou do veneno do corpo.

A alcalinização do soro com bicarbonato de sódio para superdosagem de antidepressivos tricíclicos é benéfica porque, ao aumentar o pH, a ligação proteica é reforçada; na presença de convulsões, a alcalinização evita a cardiotoxicidade induzida pela acidose.

Quais são os outros métodos de intensificar a eliminação das drogas?

O método mais fácil de aumentar a eliminação das drogas é a diurese forçada. Infelizmente, este método tem uso limitado para drogas com alta ligação proteica ou com grandes volumes de distribuição. Podem ser usados: manitol ou furosemida com soro fisiológico. A administração concomitante de álcalis (bicarbonato de sódio) reforça a eliminação de drogas ácidas fracas, como salicilatos e barbituratos; a alcalização da urina aprisiona a forma ionizada dessas drogas nos túbulos renais e aumenta a eliminação pela urina. A hemodiálise é geralmente reservada para pacientes com toxicidade intensa que continuam a piorar a despeito da terapia agressiva de suporte.

REFERÊNCIAS

Aslakson R, Pronovost PJ: Health care quality in end-of-life care: Promoting palliative care in the intensive care unit. Anesthesiol Clin 2011;29:111.

Chuasuwan A, Kellum JA: Acute kidney injury and its management. Contrib Nephrol 2011;171:218.

Field JM, Hazinski MF, Sayre MR, et al: Part 1: Executive summary: 2010 American Heart Association Guidelines for Cardiopulmonary Resuscitation and Emergency Cardiovascular Care. Circulation 2010;122:S640.

Gabrielli A, Layon AJ, Yu M (Eds): *Civetta, Taylor & Kirby's Critical Care,* 4th ed. Lippincott Williams & Wilkins, 2009.

Legrand M, Paven D: Understanding urine output in critically ill patients. Ann Intensive Care 2011;1:13.

Levy MM, Dellinger, RP, Townsend SR, et al: The Surviving Sepsis Campaign: Results of an international guideline-based performance improvement program targeting severe sepsis. Intensive Care Med 2010;36:222.

Levy MM, Fink MP, Marshall JC, et al: 2001 SCCM/ESICM/ACCP/ATS/SIS International Sepsis Definitions Conference. Crit Care Med 2003;31:1250.

Lilly CM, Zuckerman IH, Badawi O, Riker RR: Benchmark data from more than 240,000 adults that reflect the current practice of critical care in the United States. Chest 2011;140:1232-1242.

Patroniti N, Isgrò S, Zanella A: Clinical management of severely hypoxemic patients. Curr Opin Crit Care 2011;17:50.

Peñuelas O, Frutos-Vivar F, Fernández C, et al: Characteristics and outcomes of ventilated patients according to time to liberation from mechanical ventilation. Am J Respir Crit Care Med 2011;184:430.

Tang BM, Craig JC, Eslick GD, et al: Use of corticosteroids in acute lung injury and acute respiratory distress syndrome: A systematic review and meta-analysis. Crit Care Med 2009;37:1594.

Van Norman GA, Jackson S, Rosenbaum SH, Palmer SK: *Clinical Ethics in Anesthesiology: A Case-Based Textbook.* Cambridge Medicine, 2011.

Vincent J-L, Abraham E, Kochanek P *et al.* (Eds): *Textbook of Critical Care,* 6th ed. Elsevier Saunders, 2011.

WEBSITES

Acute Kidney Injury Network. Available at: http://www.akinet.org/(Accessed August 9, 2012).

Surviving Sepsis campaign. Available at: http://www.survivingsepsis.org/(Accessed August 9, 2012).

CAPÍTULO

58

Segurança, Qualidade e Melhoria de Desempenho

CONCEITOS-CHAVE

1. Na década de 1980 os anestesiologistas foram reconhecidos como a primeira especialidade clínica a adotar diretrizes de prática clínica *obrigatórias* relacionadas com a segurança. A adoção dessas diretrizes, descrevendo padrões para monitoramento básico durante a anestesia geral, foi associada à redução no número de pacientes que sofreram dano cerebral ou que foram a óbito após acidentes de ventilação durante a anestesia geral.
2. Em 1999, o Instituto de Medicina da *National Academy of Sciences* (EUA) resumiu as informações de segurança disponíveis em seu relatório – *To Err is Human: Building a Safer Healthcare System* – que destacou muitas oportunidades para melhoria da qualidade e da segurança.
3. Há muito tempo já se reconhece que a qualidade e a segurança estão intimamente relacionadas com a coerência e a redução na variação da prática.
4. Existe uma tendência natural em se assumir que erros podem ser prevenidos por melhor educação ou melhor administração dos trabalhadores individualmente (ou seja, considerar os erros como falhas cometidas por indivíduos em vez de falhas de um sistema ou processo). Para reduzir erros, muda-se o sistema ou o processo para diminuir a variação não desejada de modo que erros aleatórios sejam menos prováveis.

QUESTÕES DE SEGURANÇA DO PACIENTE

Como profissão, a anestesiologia tem liderado os esforços para melhorar a segurança do paciente. Alguns dos primeiros estudos para avaliar a segurança dos cuidados se concentraram na provisão e nas sequelas da anestesia. Quando a anestesia espinal foi, em geral, abandonada no Reino Unido (depois que dois pacientes desenvolveram paraplegia após administração de anestésicos espinais), os Doutores, Robert Dripps e Leroy Vandam, ajudaram a impedir o abandono dessa técnica, na América do Norte, ao relatar cuidadosamente resultados de 10.098 pacientes que receberam anestesia espinal. Eles determinaram que somente um paciente (que comprovadamente apresentava um meningioma espinal não diagnosticado anteriormente) desenvolveu sequelas neurológicas duradouras e intensas.

Depois da introdução do halotano na prática clínica, em 1954, surgiram preocupações quanto à possível associação dessa substância ao risco aumentado de lesão hepática. O *National Halothane Study*, talvez o primeiro estudo de resultados clínicos a ser realizado (muito antes de o termo *pesquisa de* resultados ter sido amplamente usado), demonstrou a segurança notável que esse agente relativamente novo apresentava em comparação às alternativas. Esse estudo falhou, porém, em definir a questão de se a "hepatite por halotano" realmente existia.

1 Na década de 1980, os anestesiologistas foram reconhecidos como a primeira especialidade clínica a adotar diretrizes de prática clínica *obrigatórias* relacionadas com a segurança. A adoção dessas diretrizes apresentou controvérsias, dado que pela primeira vez a *American Society of Anesthesiologists* (ASA) estava "ditando" como os médicos podiam agir. Os esforços resultaram am padrões para o monitoramento básico durante a anestesia geral que incluíam a detecção de dióxido de carbono no gás exalado. A adoção desses padrões foi associada à redução no número de pacientes acometidos de dano cerebral ou óbito após acidentes de ventilação durante a anestesia geral. Um resultado felizmente associado foi a redução no custo da cobertura do seguro de responsabilidade médica.

Em 1984, Ellison Pierce, presidente da ASA, criou seu Comitê de Segurança do Paciente e Administração de Risco. A *Anesthesia Patient Safety Foundation* (APSF), que comemorou 25 anos em 2011, foi criada pelo Doutor Pierce. A APSF continua a liderar esforços para tornar mais seguros tanto a anestesia, quanto os cuidados perioperatórios para pacientes e médicos. Da mesma forma, por meio de suas diretrizes, declarações, recomendações e parâmetros da prática, a ASA continua a promover segurança e fornecer orientação aos médicos. Como o Doutor Pierce declarou: "A segurança do paciente não é moda passageira. Ela não é uma preocupação do passado. Ela não é um objetivo que foi cumprido ou a reflexão de um problema que foi resolvido. A segurança do paciente é uma necessidade contínua. Ela deve ser sustentada pela pesquisa, treinamento e aplicação diária no local de trabalho".

Enquanto isso, outras especialidades da Medicina começaram a colocar maior ênfase na qualidade e na segurança.

2 Em 1999, o *Institute of Medicine* (IOM) da *National Academy of Sciences* (EUA) resumiu as informações de segurança disponíveis em seu relatório – *To Err is Human: Building a Safer Healthcare System*. Esse documento destacou muitas oportunidades para melhora da qualidade e da segurança no sistema de saúde americano. Um relatório subsequente do IOM – *Crossing the Quality Chasm: A New Health System for the 21st Century*, explorou como a variação na prática clínica reduzia a qualidade e a segurança do sistema de cuidados de saúde. Mais recentemente, o *Institute for Healthcare Improvement* tem "motivado e edificado a vontade de mudar; identificando e testando novos modelos de cuidados em parceria tanto com o paciente, quanto com os profissionais de saúde; e assegurando a adoção mais ampla possível das melhores práticas e inovações efetivas", como descrito no *site* dessa instituição na Internet.

QUALIDADE DE CUIDADOS E QUESTÕES DE MELHORIA DE DESEMPENHO

3 Há muito tempo já se reconhece que a qualidade e a segurança estão intimamente relacionadas com a coerência e a redução na variação da prática. O(s) movimento(s) de qualidade e segurança na medicina tem sua origem no trabalho de Walter Shewhart e seu associado W. Edwards Deming, que popularizaram o uso de estatísticas e quadros de controle na avaliação da confiabilidade de um processo. Na indústria de fabricação (onde essas ideias foram inicialmente aplicadas), a redução de uma taxa de erro diminui a frequência de produtos com defeito e aumenta a satisfação do cliente com o produto e com o fabricante. Na medicina, a redução da taxa de erro (para tudo, desde o ritmo e a administração precisos de antibióticos para garantir uma cirurgia e bloqueios de anestésico regional "do lado e no sítio corretos") aumenta a qualidade e reduz lesões passiveis de prevenção aos pacientes, enquanto elimina os custos adicionais resultantes desses erros.

Estratégias para Reduzir Erros de Desempenho

4 Tanto na indústria de fabricação, quanto na medicina existe uma tendência natural em se assumir que os erros podem ser prevenidos por melhor educação, melhor desempenho ou melhor administração de *trabalhadores individuais*. Em outras palavras, existe uma tendência em se considerar os erros como falhas individuais cometidas por trabalhadores individuais, em vez de falhas de um sistema ou processo. Levando em consideração esse último ponto de vista (como defendido por Deming), para reduzir erros devemos alterar o sistema ou o processo para diminuir a variação não desejada, de modo que erros aleatórios sejam menos prováveis. Um exemplo destacado disso é o protocolo universal obedecido pelas instituição de cuidados de saúde antes de procedimentos invasivos. A obediência a esse protocolo garante que o procedimento correto é realizado na porção correta do paciente correto pelo médico correto, que o paciente concedeu seu consentimento informado, que todo o equipamento e as imagens necessários estão disponíveis e que (se necessário) o antibiótico profilático correto foi administrado no momento correto.

Um exemplo relacionado de uma abordagem simples com a melhoria da segurança e da qualidade de um procedimento é o uso de uma lista de verificação padronizada, como descrito na publicação popular do Doutor Atul Gawande. A importância do uso dessa lista é tratada em outro local deste texto, por exemplo, no Capítulo 2 no contexto de desenvolvimento de uma cultura de segurança no centro cirúrgico. Essas listas de verificação fornecem o "roteiro" para o protocolo universal pré-procedimento (Figura 58-1). Estudos já demonstraram que a incidência de infecções da corrente sanguínea associadas ao cateter pode ser reduzida, quando cateteres venosos centrais são inseridos após limpeza e desinfecção adequadas das mãos do operador por um operador usando touca e máscara cirúrgicas, avental e luvas esterilizadas, usando clorexidina (em vez de iodo povidona) na preparação da pele do sítio de inserção e com campos esterilizados de tamanho adequado para manter um campo estéril. Estudos também demonstraram que o uso de todos os elementos nesse "protocolo" de linha venosa central é muito mais provável quando a lista de verificação é solicitada antes da inserção de qualquer linha venosa central; a Figura 58-2 mostra um exemplo de lista de verificação.

Benefícios das Listas de Verificação Padronizadas

As listas de verificação *(checklist)* dão ênfase a dois princípios importantes sobre a melhora da qualidade e da segurança no cenário cirúrgico. Primeiro, o uso da lista exige que um médico se *comunique* com os outros membros da equipe. A boa comunicação entre os membros da equipe melhora a qualidade e evita erros. É fácil encontrar exemplos de boas estratégias de comunicação. Ao anunciar clara e fortemente que a infusão de protamina começou (depois que a perfusão extracorpórea foi descontinuada durante uma operação cardíaca), o anestesiologista ajuda a evitar que o cirurgião e o profissional que faz a perfusão cometam um erro crítico, como retomar a perfusão extracorpórea sem a administração de heparina complementar. Ao descrever precisamente o procedimento cirúrgico intencionado (quando o paciente é "posicionado" no programa cirúrgico), o cirurgião ajuda a evitar que as enfermeiras do centro cirúrgico cometam o erro crítico de não dispor da instrumentação necessária para o procedimento e ajuda a evitar que o anestesiologista execute o procedimento anestésico regional errado. Selecionamos esses exemplos de boa comunicação porque estamos cientes de resultados adversos para o paciente que resultaram de falha na transferência desses pontos de informação específicos.

Segundo, o uso da lista de verificação classifica a importância de se garantir que todos os membros da equipe cirúrgica tenham interesse na segurança do paciente e em bons resultados

Nome: **MRN** **Identificação do Paciente**	**Pré-Procedimento e *Time Out*** Documentação

Procedimento 1: ______________________________

Verificação pré-procedimento	**Circular**		
➢ Identidade do paciente confirmada usando dois identificadores	Sim	Não	
➢ Procedimento confirmado e coerente com os documentos, ou seja, H&P, anotações da evolução	Sim	Não	
➢ Sítio e lado do procedimento verificados	Sim	Não	NA
➢ Imagens relevantes revisadas/disponíveis	Sim	Não	NA
➢ Sítio do procedimento marcado (exigido para procedimentos, envolvendo lateralidade, lesões, níveis, dedos)	Sim	Não	NA
➢ Riscos/benefícios discutidos e/ou formulário de consentimento completado	Sim	Não	NA

Verificação segura (*time out*) realizada imediatamente antes do procedimento)	**Circular**		
➢ Identidade do paciente confirmada usando dois identificadores	Sim	Não	
➢ Sítio e lado do procedimento verificados	Sim	Não	NA
➢ Procedimento correto confirmado	Sim	Não	
➢ Posição correta do paciente confirmada	Sim	Não	NA
➢ Disponibilidade de implantes/equipamento especial confirmada	Sim	Não	NA

______________________________ ____________ ____________
Assinatura e nome impresso ou ID do **Executor do Procedimento** Data Hora

______________________________ ____________ ____________
Assinatura, título e nome impresso da pessoa que **completou o formulário** Data Hora

Procedimento 2: ______________________________
(a ser usado para segundo bloqueio ou sempre que houver mudança na posição do paciente (p.ex. supina para prona)

Verificação pré-procedimento	**Circular**		
➢ Identidade do paciente confirmada usando dois identificadores	Sim	Não	
➢ Procedimento confirmado e coerente com os documentos, ou seja, H&P, anotações do progresso	Sim	Não	
➢ Sítio e lado do procedimento verificados	Sim	Não	NA
➢ Imagens relevantes revisadas/disponíveis	Sim	Não	NA
➢ Sítio do procedimento marcado (exigido para procedimentos envolvendo lateralidade, lesões, níveis, dedos)	Sim	Não	NA
➢ Riscos/benefícios discutidos e/ou formulár consentimento completado	Sim	Não	NA

Verificação segura (*time out*) (realizada imediatamente antes do procedimento)	**Circular**		
➢ Identidade do paciente confirmada usando dois identificadores	Sim	Não	
➢ Sítio e lado do procedimento verificados	Sim	Não	NA
➢ Procedimento correto confirmado	Sim	Não	
➢ Posição correta do paciente confirmada	Sim	Não	NA
➢ Disponibilidade de implantes/equipamento especial confirmada	Sim	Não	NA

______________________________ ____________ ____________
Assinatura e nome impresso ou ID do **Executor do Procedimento** Data Hora

______________________________ ____________ ____________
Assinatura, título e nome impresso da pessoa que **completou o formulário** Data Hora

Comentários: ______________________________

____

FIGURA 58-1 Lista de verificação de cirurgia segura *(time out)* usada no Sistema de Saúde da Universidade da Comunidade de Virgínia (EUA) antes de todos os procedimentos de anestesia regional. Há espaço para dois intervalos *(time outs)* separados. Uma verificação adicional é executada sempre que a posição do paciente se altera para um segundo bloqueio regional (mais geralmente para cirurgia de extremidade inferior).
Para conveniência, a lista de verificação de cirurgia segura para anestesia regional é impressa no verso do formulário do Consentimento para Anestesia. (Reproduzida com autorização da Virginia Commonwhealth University Health System Authority.)

NOME DO PACIENTE

MRN
(ou IDENTIFICAÇÃO DO PACIENTE)

DOCUMENTO DE QUALIDADE. NÃO FAZ PARTE DO REGISTRO CLÍNICO PERMANENTE.
Devolver à área designada em sua unidade.

Verificação de Inserção de Cateter de Acesso Intravascular

Finalidade: trabalhar em equipe para reduzir o risco ao paciente de infecções da corrente sanguínea associadas ao cateter
Quando: durante toda e qualquer inserção de cateter venoso central ou nova colocação de linhas
Quem: o assistente que completar este formulário durante a inserção do cateter

1. Data: ____________ Hora: ____________ a.m. p.m.

2. Sítio do procedimento: ________________ ☐ Novo ☐ Nova colocação de linhas

3. O procedimento é: ☐ Eletivo ☐Emergência

4. Antes do procedimento, a pessoa que executa o procedimento:
   - ➢ Lava as mãos imediatamente antes? ☐ Sim ☐ Não
   - ➢ Esteriliza o sítio do procedimento? ☐ Sim ☐ Não
   - ➢ Prepara todo o paciente em campo estéril? ☐ Sim ☐ Não

5. Durante o procedimento, o pessoal que executou o procedimento:
   - ➢ Usou luvas estéreis? ☐ Sim ☐ Não
   - ➢ Usou touca e máscara? ☐ Sim ☐ Não
   - ➢ Usou avental estéril? ☐ Sim ☐ Não
   - ➢ Manteve o campo estéril? ☐ Sim ☐ Não

6. A política foi observada por **todo** o pessoal atuando no procedimento? ☐ Sim ☐ Não

7. O procedimento foi suspenso sempre que houve quebra no campo estéril? ☐ Sim ☐ Não

Se positivo, Ações Corretas Tomadas:
☐ A pessoa executando o procedimento aplicou a barreira apropriada, preparou novamente o campo e envolveu o paciente ☐ Nova lista de verificação iniciada
☐ Nova configuração completa: barreiras do pessoal, preparação, campo estéril para nova linha ☐ Nova lista de verificação iniciada

☐ Designado/atendente chamado: problema corrigido
☐ Designado/atendente chamado: problema não resolvido

8. Após o procedimento:
   - ➢ Foram aplicados curativos estéreis no sítio? ☐ Sim ☐ Não
   - ➢ Foi configurado novo soro e equipo IV? ☐ Sim ☐ Não
   - ➢ Foram usadas novas torneirinhas e dispositivos de acesso? ☐ Sim ☐ Não
   - ➢ Todos os lúmens foram fechados com dispositivos estéreis? ☐ Sim ☐ Não

9. Comentários – Por favor mencione quaisquer ações corretivas complementares tomadas: ________________

STOP O assistente deverá **PARAR** qualquer procedimento que não atinja este padrão de cuidados. O procedimento não deverá prosseguir até a conformidade de toda a equipe. O assistente entrará imediatamente em contato com a liderança da unidade ou da divisão para todo e qualquer participante que não concordar com esta política.

Nome do executor do procedimento
NOME IMPRESSO

Assistente que completou o formulário
NOME IMPRESSO

FIGURA 58-2 Lista de verificação obrigatória para inserção de cateteres venosos centrais em pacientes que não estão sendo submetidos à anestesia e cirurgia no Sistema de Saúde da Universidade da Comunidade de Virgínia (EUA). Um documento eletrônico semelhante faz parte do registro eletrônico denominado *Anesthesia Information Management* para linhas venosas centrais. (Reproduzida com autorização da Virginia Common whealth University Health System Authority.)

cirúrgicos. O membro da equipe que registra os "resultados" da lista de verificação geralmente não é médico, mas tem a autoridade implícita de reforçar a obediência a essa lista. Em equipes com funcionamento insatisfatório, em que existe deferência excessiva às figuras de autoridade, os membros da equipe podem sentir que suas opiniões não são desejadas ou valorizadas, ou podem ainda ter receio de levantar preocupações sobre segurança por medo ou retaliação. Em equipes de funcionamento satisfatório, existe um "nivelamento" de hierarquia de modo que cada membro tem a autoridade e sente a obrigação de suspender os procedimentos para evitar um risco em potencial ao paciente.

MEDIDAS DE GARANTIA DE QUALIDADE

Em cirurgia, existem indicadores de qualidade bem reconhecidos, como uma incidência muito baixa de infecções no sítio cirúrgico e de mortalidade perioperatória. Entretanto, no momento, não há consenso quanto às medições importantes que podem ser usadas para avaliar a qualidade dos cuidados de anestesia. Apesar disso, indicadores substitutos de anestesia têm sido monitorados por várias agências bem conceituadas. Os exemplos incluem a seleção e o ritmo de administração de antibióticos pré-operatórios e da temperatura de pacientes na unidade de cuidados pós-anestesia depois de uma cirurgia colorretal. Ciente da importância de se ter medidas de resultados precisas e relevantes, a ASA estabeleceu o *Anesthesia Quality Institute* em 2009 e o encarregou de desenvolver e colher indicadores de qualidade válidos para cuidados anestésicos que possam ser usados para programas de melhoria de qualidade. A agregação da grande quantidade de dados exigidos para a validade estatística depende da adoção disseminada de registros clínicos eletrônicos (EMR) e de sistemas de administração de informações sobre anestesia (AIMS) (discutidos no Capítulo 18). Atualmente, esses sistemas estão presentes em uma minoria de hospitais nos EUA. Esperamos que, à medida que o uso desses recursos se torne mais disseminado, os dados e os indicadores colhidos e agregados possam fornecer percepção maior sobre como a qualidade dos cuidados de anestesia poderão influenciar os resultados clínicos que são importantes para os pacientes.

REFERÊNCIAS

Berwick DM: Controlling variation in health care: A consultation from Walter Shewhart. Medical Care 1991;29:1212-1225.

Deming WE: *Out of the Crisis.* MIT Press, 1986.

Dripps RD, Vandam LD: Long-term follow-up of patients who received 10,098 spinal anesthetics: Failure to discover major neurological sequelae. J Am Med Assoc 1954;156:1486.

Gawande A: *The Checklist Manifesto: How to Get Things Right.* Metropolitan Books/Henry Holt, 2009.

Institute of Medicine: *Crossing the Quality Chasm: A New Health System for the 21st Century.* National Academy Press, 2001. Available at http://www.nap.edu/

Institute of Medicine: *To Err Is Human: Building a Safer Healthcare System.* National Academy Press, 2000. Available at http://www.nap.edu/

Maltby JR, Hutter CDD, Clayton KC: The Woolley and Roe case. Brit J Anaesth 2000;84:121.

Pierce EC Jr: The 34th Rovenstine Lecture. 40 years behind the mask: Safety revisited. Anesthesiology 1996;84:965.

Summary of the National Halothane Study. Possible association between halothane anesthesia and postoperative hepatic necrosis. JAMA 1966;197:775.

WEBSITES

American Society of Anesthesiologists Standards, Guidelines, Statements and other Documents. Available at: https://www.asahq.org/For-Healthcare-Professionals/Standards-Guidelines-and-Statements.aspx (accessed August 4, 2012).

Institute for Healthcare Improvement. Available at: www.ihi.org (accessed August 4 2012).

Índice Remissivo

Entradas acompanhadas por um *f* ou *t* itálico indicam figuras e tabelas, respectivamente.

5-HT (5-hidroxitriptamina)
  receptores, 237
    antagonistas dos, 237
      efeitos colaterais, 237
      fisiologia da serotonina, 237
      mecanismo de ação, 237
      usos clínicos, 237

A

AAG (α_1-glicoproteina ácida), 122
AAI (Índice Autorregressivo *A-Line*), 109*f*
AANA (*American Association of Nurse Anesthetists*), 4
ABCD (Via Aérea, Respiração, Circulação e Desfibrilação), 979
Abertura
  oral, 258*f*
    classificação da, 258*f*
      de Mallampati, 258*f*
Abordagem Anatômica
  no bloqueio, 755
    caudal, 755
    epidural, 755
      paramediana, 755, 756*f*
      pela linha média, 755
    espinal, 755
      pela linha média, 755
    neuroaxial, 756
      orientado por ultrassom, 756
Abscesso
  pulmonar, 453
    após ressecção pulmonar, 453
Absorção, 121
  atelectasia de, 1025
    na terapia com O_2, 1025
  da cetamina, 153
  do etomidato, 155
  do propofol, 156
  dos anestésicos locais, 224
  dos barbitúricos, 148
  dos benzodiazepínicos, 150
  dos inibidores da COX, 165
  dos opioides, 160
Absorvedor
  de CO_2, 29, 31*f*
Absorvente
  de CO_2, 29
  exaustão do, 30*t*
Abuso(s)
  de drogas, 975
    anestesiologistas e, 975
  de substância, 503
    efeito dos, 502*t*
      nas necessidades anestésicas, 502*t*
AC (Ventilação Assisto-Controlada), 1029
Ação
  anestésica, 134
    teorias da, 134
  dos principais hormônios, 586*t*
    reguladores do cálcio, 586*t*
  mecanismos de, 147, 150, 152, 154, 155, 159, 165, 170, 188, 197, 215-217, 220, 233-241, 748
    da cetamina, 152
    da clonidina, 239
      da colinesterase, 188
      da COX, 165
    da dexmedetomidina, 240
    da metoclopramida, 235
    da naloxona, 241
    da nitroglicerina, 216
    das anestesias, 748
      epidural, 748
      espinal, 748
    das drogas anticolinérgicas, 197
    do cetorolaco, 238
    do doxapram, 240
    do etomidato, 154
    do fenoldopam, 217
    do flumazenil, 241
    do nitroprussiato de Na, 215
    do propofol, 155
    dos anestésicos locais, 220
    dos antagonistas dos receptores, 233, 234, 237
      5-HT_3, 237
      H_1, 233
      H_2, 234
    dos antiácidos, 235
    dos barbitúricos, 147
    dos benzodiazepínicos, 150
    dos inibidores, 165, 188
    dos NMBA, 170
    dos opioides, 159
    dos PPIs, 236
  potenciais de, 282, 284*t*
    cardíacos, 282, 284*t*
ACC (*American College of Cardiology*), 308
ACCP (*American College of Chest Physicians*), 1045
ACE (Enzima Conversora de Angiotensina), 311, 524*f*
Acesso
  venoso, 85*t*, 381
    central, 85*t*
      classificação relativa do, 85*f*
      na indução da anestesia, 381
Acetaminofeno
  no tratamento da dor, 836
ACh (Acetilcolina), 167, 232*f*
  como neurotransmissor, 189*f*
  hidrólise da, 188*f*
  receptor de, 169*f*
  síntese da, 188*f*
Acidemia
  efeitos da, 913
    fisiológicos, 913
Acidente(s)
  anestésicos, 960*t*
    passiveis de prevenção, 960*t*
      por erros humanos, 960*t*
      por funcionamento incorreto de equipamento, 960*t*
Ácido(s), 908
  clorídrico, 232*f*
    secreção de, 232*f*
  não voláteis, 915
    endógenos, 915
      falha ao excretar, 915
      produção aumentada de, 915
    exógenos, 916
      ingestão de, 916
  tituláveis, 912
    excreção de, 912
      aumentada, 913
    formação de, 912*f*
      na urina, 912*f*
  tranexâmico, 642*f*
    influência do, 642*f*
      na prevenção da morte, 642*f*
        por sangramento, 642*f*
Acidobásico(s)
  e eletrólitos, 945
    distúrbios entre, 945
      correção dos, 945
  equilíbrio, 935
    transfusão, 935
      maciça, 935
  química de, 907
    ácidos, 908
    bases, 908
    concentração, 907
      de íons de hidrogênio, 907
    pares, 909
    pH, 907
    SIC, 908
    tampões, 909
  transtorno(s), 909, 913*f*, 919, 920
    clínicos, 909

complexo, 920
discussão de caso, 920
definição dos, 909*t*
diagnóstico de, 913*f*, 910
simples, 913*f*
respostas em, 920*t*
compensatórias, 920*t*
Acidose
acidemia, 913
efeitos fisiológicos da, 913
compensação na, 911
renal, 911
considerações anestésicas, 917
hiperclorêmica, 917
causas da, 917
metabólica, 911, 914
causas da, 915*t*
compensação na, 911
respiratória, 911
da diferença de ânions, 916
normal, 916
diferença entre ânions, 914
do intervalo de ânions, 915
elevada, 915
tratamento, 917
respiratória, 913
aguda, 913
causas da, 914*t*
crônica, 913
tratamento, 914
ACLS (Suporte Avançado à Vida em Cardiologia), 980
Acoplamento
da excitação-contração, 285
ACS (Colégio Americano de Cirurgiões), 638
Acupuntura
no tratamento da dor, 862
AD (Doença de Alzheimer)
considerações, 498
anestésicas, 498
pré-operatórias, 498
Adenoidectomia
considerações anestésicas, 716
fisiopatologia, 715
Adenopatia
mediastinal, 460
discussão de caso, 460
ADH (Hormônio Antidiurético)
e controle da osmolalidade, 887
do plasma, 887
liberação não osmótica de, 887
secreção de, 887
Adjuvante(s)
analgésicos, 875*t*-876*t*
no período perioperatório, 875*t*-876*t*
da anestesia, 231-243
aspiração, 232
antagonistas dos receptores, 232
histamínicos, 232
antiácidos, 235
metoclopramida, 235
PPIs, 236
discussão de caso, 242
drogas utilizadas, 238
cetorolaco, 238
clonidina, 239
dexmedetomidina, 240
doxapram, 240
flumazenil, 241
naloxona, 241
naltrexona, 241
PONV, 236
antagonistas dos receptores, 232, 237, 238
da NK_1, 238
$5\text{-}HT_3$, 237
butirofenonas, 238
dexametasona, 238
outras estratégias para, 238
Adrenalina
apresentação, 207
considerações clínicas, 207
dose, 207
Adrenoreceptor (es), 204*f*
fisiologia dos, 201
receptores, 202, 203
α_1, 202
α_2, 203
β_1, 203
β_2, 204
β_3, 204
dopaminérgicos, 204
AEDs (Desfibriladores Externos Automáticos), 987
AEP (Potencial Evocado Auditivo), 110*t*
Afogamento
fisiopatologia, 1039
manifestações clínicas, 1039
tratamento, 1040
Agente(s)
analgésicos, 159-166
inibidores da COX, 165
opioides, 159
anestésico(s), 24*f*, 298, 315, 467, 527, 604*t*, 658, 659, 725, 972
efeitos dos, 298, 467, 468*t*, 527, 604*t*, 659
função renal alterada e, 527
inalatórios, 527
intravenosos, 527
relaxantes musculares, 528
na fisiologia cerebral, 467, 468*t*
na IOP, 604*t*
no fluxo sanguíneo uteroplacentário, 659
escolha dos, 315
na HAS, 315
de indução, 315
de manutenção, 315
relaxantes musculares, 316
vasopressores, 316
insuflação contra a face da criança, 24*f*
na indução, 26*f*
não voláteis, 725
alterações relacionadas com a idade, 725
reações alérgicas a, 972
transferência dos, 658
placentária, 658
antianginosos, 318*t*
comparação dos, 318*t*
antiarrítmicos, 304*t*
classificação dos, 304*t*
anticolinérgico(s), 527
efeito do, 527
na função renal alterada, 527
anti-hipertensivos, 312*t*-313*t*
orais, 312*t*-313*t*
antiplaquetários, 752
bloqueio neuroaxial na presença de, 752
drogas antiplaquetárias, 752
heparina padrão, 752
LMWH, 752
terapia, 752
fibrinolítica, 752
trombolítica, 752
bloqueadores, 320*t*
β-adrenérgicos, 320*t*
comparação de, 320*t*
de curta ação, 872
inalatórios, 872
anestésicos por, 872
intravenosos, 872
anestésicos, 872
opioides, 872
relaxantes musculares, 872
efeitos dos, 468
inalatórios, 468
anestésicos voláteis, 468
N_2O, 469
intravenosos, 469
de indução, 469
NMBs, 470
outras drogas, 470
vasodilatadores, 470
vasopressores, 470
hipotensores, 213-218
discussão de caso, 218
não nitrovasodilatadores, 217
antagonistas do cálcio, 217
fenoldopam, 217
nitrovasodilatadores, 215
hidralazina, 217
nitroglicerina, 216
nitroprussiato de Na, 215
parenterais, 316*t*, 669
para tratamento, 316*t*
de crise hipertensiva, 316*t*
no trabalho de parto, 669
Agitação
na recuperação de rotina, 1005
Agonista(s)
adrenérgicos, 201-212
adrenalina, 207
adrenoreceptores, 201
fisiologia dos, 201
α_2, 206
apresentação, 207
considerações clínicas, 206
dose, 207
catecolaminas, 206*f*
dobutamina, 208
dopamina, 208
dopexamina, 208
efedrina, 207
efeito dos, 205*t*
sobre órgãos, 205*t*
sobre sistemas, 205*t*
epinefrina, 207
fenilefrina, 206
fenoldopam, 209
isoproterenol, 208
norepinefrina, 207
receptor dos, 205*t*
seletividade do, 205*t*

α_2, 872
terapia com, 872
intravenosa, 872
α_2-adrenérgicos, 840
no tratamento da dor, 840
Água
efeitos sobre os teores de, 886*t*
extracelulares, 886*t*
das cargas de fluido, 886*t*
intracelulares, 886*t*
das cargas de fluido, 886*t*
equilíbrio de, 884
transtornos do, 884
controle da osmolalidade do plasma, 886
hipernatremia, 887
hiperosmolalidade, 887
hiponatremia, 889
hipo-osmolalidade, 889
normal, 884
relação entre concentração de Na no plasma, 884
osmolalidade extracelular, 884
osmolalidade intracelular, 884
Agulha(s)
epidurais, 760, 761*f*
espinais, 756, 757*f*
inserção de, 767
complicações associadas à, 767
analgesia inadequada, 767
anestesia, 767, 768
espinal total, 768
inadequada, 767
aracnoidite, 769
dor nas costas, 768
EA, 770
hematoma, 769
epidural, 769
espinal, 769
injeção, 767, 768
intravascular, 767
subdural, 768
lesão neurológica, 769
meningite, 769
PDPH, 768
AHA (*American Heart Association*), 308, 979
AIDS (Síndrome da Imunodeficiência Adquirida)
transfusão e, 934
AIMS (*Anesthesia Information Management Systems*), 250
Airtraq
laringoscópio ótico, 267*f*
AKI (Lesão Renal Aguda), 515, 523, 1042
azotemia *versus*, 1043
reversível, 1043
causas de, 1043*t*
critérios para, 525*f*
RIFLE, 525*f*
diagnóstico diferencial de, 524*f*
drogas associadas à, 517*t*
em pacientes de alto risco, 518
profilaxia contra, 518
diuréticos osmóticos na, 518
etiologia da, 1043
índice de risco de, 517*t*
em pacientes submetidos à cirurgia, 517*t*
geral, 517*t*
oligúrica, 1044
versus não oligúrica, 1044
patogênese da, 1044
secundária, 516*t*
à doença renal intrínseca, 516*t*
causas de, 516*t*
toxinas associadas à, 517*t*
tratamento de, 1044
AKIN (Rede de Lesão Renal Aguda)
sistema de estadiamento da, 525*t*
para AKI, 525*t*
ALARP (*As Low As Reasonably Practical*), 7, 13
Albumina
sérica, 560
Alça
de Henle, 510
reabsorção na, 511*f*
de cloreto, 511*f*
de Na, 511*f*
Alcalemia
considerações anestésicas, 919
Alcalinização
da urina, 521
inibidores da anidrase carbônica na, 521
Alcalose
alcalemia, 919
considerações anestésicas, 919
compensação na, 912
renal, 912
efeitos fisiológicos da, 917
metabólica, 521, 918
causas da, 918*t*, 919
outras, 919
compensação na, 911
respiratória, 911
correção em pacientes edematosos de, 521
inibidores da anidrase carbônica na, 521
resistente a cloreto, 919
sensível a cloreto, 918
tratamento de, 919
respiratória, 918
causas da, 918*t*
tratamento de, 918
transtornos acidobásicos, 919
diagnóstico de, 910
Álcool
suspensão do, 868
no período pré-operatório, 868
e ERP, 869
Aldosterona
antagonistas da, 520
efeitos colaterais, 520
eplerenona, 520
espironolactona, 520
posologia intravenosa, 520
usos, 520
Aldrete
escore de, 735*t*, 1008*t*
de recuperação pós-anestésica, 1008*t*
para determinação da alta, 735*t*
da unidade de tratamento pós-anestesia, 735*t*
α-bloqueador (es)
fentolamina, 209
apresentação, 209
considerações clínicas, 209
dose, 209
Alfentanil
dose do, 164*t*
uso do, 164*t*
Alimento(s)
ingesta de, 869
no período pré-operatório, 869
e ERP, 869
ALS (Esclerose Lateral Amiotrófica), 499
ALT (Alanina Aminotransferase), 559, 567
Alta, 733
critérios de, 734, 1007
na recuperação de rotina, 1007
ambulatório, 1008
PACU, 1007
segura, 735*t*
após cirurgia ambulatorial, 735*t*
diretrizes para, 735*t*
Alteração(ões)
no paciente cirrótico, 570*t*
típico, 570*t*
hemodinâmicas, 570*t*
patológicas, 570*t*
relacionadas com a idade, 720, 723
anatômicas, 720
massa muscular, 723
farmacológicas, 723
agentes anestésicos não voláteis, 725
anestésicos inalatórios, 724
relaxantes musculares, 725
fisiológicas, 720
função, 722
endócrina, 722
gastrointestinal, 722
metabólica, 722
renal, 722
sistema, 720, 721, 723
cardiovascular, 720
musculoesquelético, 723
nervoso, 723
respiratório, 721
Alvéolo(s), 395
Ambulatório
pacientes de, 1008
critérios de alta, 1008
AMI (Infartação Aguda do Miocárdio), 1041
Aminotransferase(s)
sérica, 559
Amônia
formação de, 912
aumentada, 912
na urina, 912*f*
sanguínea, 560
Amp (Amplitude da onda de EEG), 109*f*
Anafilaxia, 970
manifestações clínicas de, 971*t*
Analgesia
complicações associadas à, 739*t*
epidural, 672
lombar, 672
escolha de soluções anestésicas locais, 673
escolha do cateter, 673
para o trabalho de parto, 673, 674
administração no segundo período, 674
ativação para o primeiro período, 673
prevenção de injeções não intencionais, 674
intratecais, 674

intravasculares, 674
técnica, 672
tratamento de complicações, 674
espinal total, 768
por inserção, 768
de agulha, 768
de cateter, 768
inadequada, 767
por inserção, 767
de agulha, 767
de cateter, 767
multimodal, 874
no pós-operatório, 874
profundidade de, 739*t*
continuum de, 739*t*
soluções de, 871*t*
para infusão epidural, 871*t*
torácica, 871*t*
Analgésico(s)
não opioides, 836*t*
orais, 836*t*
selecionados, 836*t*
Analisador (es)
de O_2, 55
Análise
de gases anestésicos, 106
considerações clínicas, 106
célula galvânica, 106
oxigênio, 106
eletrodo polarográfico, 107
espirometria, 107
paramagnética, 107
piezoelétrica, 106
indicações, 106
técnicas, 106
Anatomia
circulação, 296
coronariana, 296
coluna vertebral, 745, 746*f*
da árvore, 443*f*
traqueobrônquica, 443*f*
da via aérea, 255, 256*f*
laringe, 256*f*
das artérias, 297*f*
coronárias, 297*f*
fisiológica, 657
placentária, 657
funcional, 394, 553
hepática, 553
respiratória, 394
árvore traqueobrônquica, 394
circulação pulmonar, 396
gradil costal, 394
inervação, 397
linfáticos, 396
músculos respiratórios, 394
medula espinal, 747
Anemia
das células falciformes, 937*t*
manifestações da, 937*t*
falciforme, 936
paciente com, 936
discussão de caso, 936
Anestesia
adjuvante da, 231-243
aspiração, 232
antagonistas dos receptores, 232
histamínicos, 232
antiácidos, 235
metoclopramida, 235
PPIs, 236
discussão de caso, 242
drogas utilizadas como, 238
cetorolaco, 238
clonidina, 239
dexmedetomidina, 240
doxapram, 240
flumazenil, 241
naloxona, 241
naltrexona, 241
PONV, 236
antagonistas dos receptores, 232, 237, 238
5-HT_3, 237
da NK_1, 238
butirofenonas, 238
dexametasona, 238
outras estratégias para, 238
âmbito da, 4
ambulatorial, 729-741
alta, 733, 734
critérios de, 734
avanços em, 730
candidatos à, 730
cirurgia, 730, 731, 734
admissão hospitalar imprevista após, 734
avanços em, 730
condições específicas de pacientes, 731
considerações intraoperatórias, 732
recuperação pós-anestésica, 733
aparelho(s) de, 24*f*, 35-72
abastecimento de gases, 38
conexão, 39
da tubulação, 39
dos cilindros, 39
altamente sofisticados, 42*f*-43*f*
circuito de ventilação, 53
analisadores de O_2, 55
espirômetros, 56
pressão do circuito, 59
umidificadores, 59
válvula APL, 59
diagrama esquemático do, 39*f*, 40*f*-41*f*
funcional, 39*t*
simplificado, 40*f*-41*f*
discussão de caso, 71
detecção de vazamento, 71
gases residuais, 67
exaustores de, 67
mais antigos, 39*t*
características dos, 39*t*
inaceitáveis, 39*t*
indesejáveis, 39*t*
moderno, 37*f*
sistema de ventilação e o, 24*f*
relação entre o paciente e o, 24*f*
válvulas de controle do fluxo, 41, 44
e fluxômetros, 44
OFDP, 41
reguladores de pressão, 41
saída comum de gás, 53
fresco, 53
vaporizadores, 49
ventiladores, 60
alarmes do, 66
modelo do circuito do, 62
monitorização da pressão, 65
e volume, 65
problemas associados aos, 66
visão geral, 60
verificação do, 69, 70*t*-71*t*
lista de, 69
recomendadas, 70*t*-71*t*
visão geral, 38
caudal, 764
com base em consultório, 729-741
alta, 733, 734
critérios de, 734
candidatos à, 730
considerações intraoperatórias, 732
recuperação pós-anestésica, 733
cuidados de, 963
monitorados, 963
de fluxo contínuo, 24, 25*f*
circuito/dispositivo de, 25*f*
com vaporizador, 24
e doença(s), 307-352, 425-437, 493-504, 523-535, 565-601
cardiovascular, 307-352
avaliação perioperatória, 308
cardiopatia valvular, 331
CHD, 344
discussão de caso, 349
paciente com coração transplantado, 348
preparo para cirurgia não cardíaca, 308
endócrina, 579-592
discussão de caso, 592
obesidade, 589
pâncreas, 579
paratireoides, 585
síndrome carcinoide, 591
suprarrenal, 587
tireoide, 583
hepática, 565-578
cirrose, 568
cirurgia hepática, 573
coagulação, 566
discussão de caso, 576
hepatite, 566
situações especiais, 576
neurológica(s), 493-504
convulsivas, 495
degenerativas, 496
desmielinizantes, 496
encefalite, 501
lesão da medula espinal, 500
vascular cerebral, 493
neuromuscular, 593-601
discussão de caso, 600
distrofias musculares, 597
miastenia grave, 593
miotomias, 599
paralisia periódica, 599
síndromes paraneoplásicas, 596
psiquiátricas, 493-504
abuso de substância, 503
bipolar, 502
depressão, 501
discussão de caso, 503
esquizofrenia, 502
síndrome neuroléptica maligna, 502
renal, 523-535

avaliação da função renal, 524
comprometimento renal, 532
brando, 532
moderado, 532
discussão de caso, 534
efeitos dos agentes anestésicos, 527
função renal alterada, 527
insuficiência renal, 528
respiratória, 425-437
discussão de caso, 436
embolia pulmonar, 434
fatores de risco pulmonar, 426
obstrutiva, 426
restritiva, 433
e fisiologia, 281-305, 507-522, 553-564, 653-666
cardiovascular, 281-305
circulação sistêmica, 293
coração, 282
discussão de caso, 301
insuficiência cardíaca, 298
fetal, 653-666
circulação uteroplacentária, 656
trabalho de parto normal, 660
transição ao nascimento, 662
hepática, 553-564
anatomia funcional, 553
discussão de caso, 561
efeito na função hepática, 560
testes hepáticos, 559
materna, 653-666
alterações na gravidez, 653, 654*t*
circulação uteroplacentária, 656
discussão de caso, 665
trabalho de parto normal, 660
renal, 507-522
circulação renal, 513
discussão de caso, 521
diuréticos, 518
efeitos na função renal, 515
da anestesia, 515
da cirurgia, 515
néfron, 507
respiratória, 393-423
anatomia funcional, 394
controle da respiração, 419
discussão de caso, 422
funções do pulmão, 422
não respiratória, 422
mecânica pulmonar, 398
mecanismos da respiração, 397
relações de ventilação/perfusão, 406
tensões gasosas, 411
alveolar, 411
arterial, 411
venosa, 411
transporte dos gases no sangue, 415
efeitos da, 404, 421
na mecânica pulmonar, 404
na CL, 404
na resistência das vias aéreas, 405
no padrão respiratório, 406
no trabalho da respiração, 406
no volume pulmonar, 404
no controle da respiração, 421
epidural, 747*f*, 760, 767*t*
agentes anestésicos, 763
agulhas epidurais, 760, 761*f*
anestésico local, 763
ajuste de pH de, 763
ativação de epidural, 762
cateteres epidurais, 761
complicações graves da, 767*t*
incidência de, 767*t*
lombar, 747*f*
nível de bloqueio, 762, 763
fatores que afetam o, 762
insuficientes, 763
retenção urinária, 767
técnicas específicas, 761
espinal, 676, 756, 767*t*, 969
total, 768
parada cardíaca na, 767
complicações graves da, 767*t*
incidência de, 767*t*
agulhas espinais, 756, 757*f*
cateteres espinais, 757
técnica específica, 757
nível do bloqueio, 758
fatores influenciando o, 758
agentes anestésicos, 758*t*, 759
ação dos, 759*t*
dosagens dos, 759*t*
gravidades específicas de, 758*t*
disseminação da, 758*t*
aos dermátomos, 758*t*
parada cardiopulmonar na, 969
espinal total, 768
por inserção, 768
de agulha, 768
de cateter, 768
estação de trabalho de, 38*t*, 39*f*
diagrama esquemático de, 39*f*
funcional, 39*t*
moderna, 38*t*
características de segurança, 38*t*
fora da sala de cirurgia, 963
complicações, 963
geral, 183, 389, 422, 676, 1003, 1004
emergência da, 1003
prolongada, 1004
na cirurgia da carótida, 389
recuperação, 183, 1004
de rotina, 1004
tardia da, 183
discussão de caso, 183
sons respiratórios na, 422
diminuídos unilateralmente, 422
discussão de caso, 422
geriátrica, 719-726
alterações relacionadas com a idade, 720, 723
anatômicas, 720
farmacológicas, 723
fisiológicas, 720
discussão de caso, 725
gota a gota, 24
história da, 2
evolução da especialidade, 3
origens, 3, 4
americanas, 4
britânicas, 3
reconhecimento oficial, 4
inalatória, 2
local, 2
regional, 2
venosa, 3
agentes indutores, 3
bloqueadores neuromusculares, 3
opioides, 3
inadequada, 767
por inserção, 767
de agulha, 767
de cateter, 767
indução da, 380
acesso venoso, 381
monitoramento, 380
objetivos hemodinâmicos, 380
lesões obstrutivas, 380
shunts, 380
via de, 381
inalatória, 381
intramuscular, 381
intravenosa, 381
manutenção da, 381
na gravidez complicada, 680
não na sala de cirurgias, 729-741
alta, 733, 734
considerações, 732, 738
especiais, 738
intraoperatórias, 732
discussão de caso, 740
em locais remotos, 735
critérios de, 734
recuperação pós-anestésica, 733
neuraxial, 744, 766, 771
complicações da, 766*t*
na prática anestésica, 744
idoso, 744
obstétrico, 744
para litotripsia, 771
discussão de caso, 771
neurofisiologia e, 463-476
discussão de caso, 474
fisiologia cerebral, 463, 467, 471
barreira hematoencefálica, 466
CBF, 464
regulação do, 464
CSF, 466
efeito dos agentes anestésicos, 467
inalatórios, 468
intravenosos, 469
ICP, 467
metabolismo, 463
fisiologia da proteção cerebral, 471
EEG, 473
EPs, 473
estratégias, 472
isquemia cerebral, 471
monitoramento eletrofisiológico, 473
obstétrica, 667-692, 961
abordagem geral, 669
na gravidez complicada, 680
para cesariana, 676
para parto vaginal, 669
para trabalho de parto, 669
complicações, 961
discussão de caso, 692
ressuscitação, 686
fetal, 686
neonatal, 686, 688

risco anestésico, 668
mortalidade, 668
anestésica, 668
materna, 668
processos encerrados, 668
para biopsia muscular, 600
discussão de caso, 600
para cesariana, 676
para cirurgia, 353-391, 439-461, 537-550, 603-650
cardiovascular, 353-391
CPB, 354
discussão de caso, 390
manejo anestésico, 359, 385
OPCAB, 379
transplante cardíaco, 382
de emergência, 637-650
exame primário, 638
lesão da medula espinal, 647
queimaduras, 648
ressuscitação, 640
TCE, 645
de trauma, 637-650
exame primário, 638
intervenções definitivas, 644
lesão da medula espinal, 647
queimaduras, 648
ressuscitação, 640
TCE, 645
geniturinária, 537-550
citoscopia, 538
discussão de caso, 549
litotripsia, 541
não oncológica, 543
do rim, 543
do ureter superior, 543
transplante renal, 548
TURP, 538
urológicas oncológicas, 544
oftálmica, 603-611
dinâmica da IOP, 603
discussão de caso, 610
drogas oftálmicas, 605
efeitos sistêmicos de, 605
expansão de gás intraocular, 605
geral para, 606
despertar, 607
extubação, 607
indução, 606
manutenção, 606
monitoramento, 606
pré-medicação, 606
reflexo oculocardíaco, 605
regional, 607
anestesia tópica, 609
bloqueio de nervo facial, 609
bloqueio peribulbar, 609
bloqueio retrobulbar, 607
sedação intravenosa, 609
ortopédica, 625-635
da extremidade superior, 634
de joelho, 632
de quadril, 628
discussão de caso, 635
tratamento perioperatório em, 626
cimento ósseo, 626
DVT, 627
síndrome da embolia gasosa, 627
torniquetes pneumáticos, 626
tromboembolismo, 627
otorrinolaringológica, 613-623
da orelha, 621
de câncer da cabeça e pescoço, 617
discussão de caso, 623
do nariz, 616
dos seios paranasais, 616
endoscopia, 614
ortognática, 620
reconstrução maxilofacial, 620
torácica, 439-461
considerações fisiológicas, 439
discussão de caso, 460
do esôfago, 459
procedimentos torácicos, 456
diagnósticos, 456
pulmonar, 447
ressecção, 447, 454
transplantação pulmonar, 458
traqueal, 454
VATS, 454
ventilação unipulmonar, 442
para ECT, 503
discussão de caso, 503
para insuficiência renal, 528
para neurocirurgia, 477-491
aneurismas, 485
cerebrais, 485
AVMs, 485, 488
craniotomia, 478
de lesões expansivas, 478
discussão de caso, 489
estereotáxica, 482
hipertensão intracraniana, 477
edema cerebral, 478
tratamento, 478
na coluna vertebral, 488
na fossa posterior, 480
TCE, 483
para parto vaginal, 669
agentes parenterais, 669
regionais, 670
bloqueio de nervo pudendo, 670
técnicas, 669
não farmacológicas, 669
psicológicas, 669
para ressecção, 447, 454
pulmonar, 447
traqueal, 454
para trabalho de parto, 669
agentes parenterais, 669
bloqueio de nervo pudendo, 670
técnicas, 669
não farmacológicas, 669
psicológicas, 669
regionais, 670
vias de dor, 669
pediátrica, 695-717, 963
complicações, 963
considerações em condições especificas, 711
adenoidectomia, 715
aspiração de corpo estranho, 715
crupe infeccioso, 715
epiglotite aguda, 715
escoliose, 717
estenose pilórica hipertrófica, 714
fibrose cística, 716
fístula traqueoesofágica, 713
gastrosquise, 714
hérnia diafragmática congênita, 713
inserção de tubos de timpanostomia, 716
má rotação intestinal, 712
miringotomia, 716
onfalocele, 714
prematuridade, 711
síndrome de trissomia 21, 716
tonsilectomia, 715
volvo intestinal, 712
desenvolvimento, 696
anatômico, 696
fisiológico, 696
diferenças farmacológicas, 698
anestésicos, 698
inalacionais, 698
não voláteis, 701
relaxantes musculares, 701
risco anestésico, 702
técnicas anestésicas, 703
acesso intravenoso, 706
acordar, 710
considerações pré-operatórias, 703
e analgesia regional, 709
indução, 705
inalatória, 706
intravenosa, 705
intubação traqueal, 707
manutenção, 707
monitoramento, 704
necessidades líquidas perioperatórias, 708
recuperação, 710
sedação para procedimentos, 710
dentro da sala de cirurgia, 710
fora da sala de cirurgia, 710
profundidade, 109*f*, 739*t*
monitorizar a, 109*f*
abordagens para, 109*f*
dispositivos para, 109*f*
continuum de, 739*t*
regional, 390, 743-880, 962, 1005
bloqueios, 743-811
caudal, 743-771
de nervos periféricos, 773-811
epidural, 743-771
espinal, 743-771
complicações, 962
e tratamento da dor, 743- 880
crônica, 813-862
perioperatória, 865-879
na cirurgia da carótida, 389
recuperação da, 1005
de rotina, 1005
registro de, 250, 252*f*
intraoperatório, 250, 252*f*
superficial, 33
não explicada, 33
tópica, 609
do olho, 609
torácica, 439
considerações fisiológicas, 439
pneumotórax aberto, 440
posição de decúbito lateral, 439
ventilação unipulmonar, 441

Anestésico(s)
inalacionais, 698
inalatórios, 129-145, 178, 724
alterações relacionadas com a idade, 724
farmacocinética dos, 130
fatores que afetam a concentração, 130, 131, 133
alveolar, 131
arterial, 133
inspirada, 130
fatores que afetam a eliminação, 133
farmacodinâmica dos, 134
MAC, 136
neuroproteção anestésica, 136
neurotoxicidade anestésica, 135
precondicionamento cardíaco, 136
teorias da ação anestésica, 134
farmacologia clínica dos, 137, 139*t*
desflurano, 139*t*, 142
halotano, 139*t*, 140
isoflurano, 139*t*, 141
N_2O, 137, 139*t*
sevoflurano, 139*t*, 143
Xe, 145
modernos, 137*t*
propriedades dos, 137*t*
potencialização pelos, 178
dos NMBA não despolarizante, 178
intravenosos, 147-157, 872
barbitúricos, 147
benzodiazepínicos, 150
cetamina, 152
de curta ação, 872
discussão de caso, 157
etomidato, 154
fosfopropofol, 157
propofol, 155
locais, 219-228, 671, 840
discussão de caso, 228
dose excessiva, 228
e opioide, 671
mistura de, 671
efeitos nos órgãos, 225
e sistemas, 225
cardiovascular, 227
hematológico, 228
imunológico, 227
músculoesquelético, 228
neurológico, 225
respiratório, 227
farmacologia clínica, 224
farmacocinética, 224
absorção, 224
biotransformação, 225
distribuição, 224
excreção, 225
interações medicamentosas, 228
mecanismos de ação, 220
no tratamento da dor, 840
propriedades dos, 222*t*-223*t*
físico-químicas, 222*t*-223*t*
relações, 221
estrutura-atividade, 221
uso clínico dos, 226*t*
não voláteis, 701
por inalatórios, 872
de curta ação, 872
voláteis, 131*t*, 154*t*, 468
efeitos dos, 154*t*, 468
CBF, 468, 469
CBV, 468
CMR, 468, 469
dinâmica do CSF, 469
ICP, 469
sobre os sistemas, 154*t*
partição a 37ºC dos, 131*t*
coeficiente de, 131*t*
Anestesiologia(s)
perigos ocupacionais em, 974
abuso de drogas, 975
doenças infecciosas, 974
exposição à radiação ionizante, 976
exposição crônica, 974
a gases anestésicos, 974
prática de, 1-5
âmbito da anestesia, 4
definição da, 1*t*
na prática da medicina, 1*t*
história da anestesia, 2
evolução da especialidade, 3
inalatória, 2
local, 2
regional, 2
venosa, 3
Aneurisma(s)
aórticos, 386
manejo anestésico, 386
cerebrais, 485
condições pré-operatórias, 485
intracranianos, 485
anestesia e cirurgia para, 485
não rotos, 486
rotos, 486
tratamento, 487
intraoperatório, 487
pré-operatório, 487
Anidrase
carbônica, 520
inibidores da, 520
efeitos colaterais, 521
posologia intravenosa, 521
usos, 521
Ânions
diferença, 914, 916
normal, 916
acidose metabólica da, 916
intervalo de, 915
acidose metabólica do, 915
elevada, 915
Anomalia(s)
congênitas, 831
dor nas costas por, 831
Anormalidade(s)
eletrolíticas, 179
NMBA e, 179
não despolarizante, 179
ANSI (*American National Standards Institutes*), 19, 36
Antagonista(s)
adrenérgicos, 201-212
α-bloqueadores, 209
fentolamina, 209
adrenoreceptores, 201
fisiologia dos, 201
β-bloqueadores, 209, 211
terapia perioperatória com, 211
carvedilol, 211
discussão de caso, 211
esmolol, 210
metoprolol, 210
mistos, 209
apresentação, 209
considerações clínicas, 209
dose, 209
labetalol, 209
nebivolol, 211
propranolol, 210
da aldosterona, 520
efeitos colaterais, 520
eplerenona, 520
espironolactona, 520
posologia intravenosa, 520
usos, 520
do cálcio, 217
dos receptores, 232, 237, 238
$5\text{-}HT_3$, 237
efeitos colaterais, 237
fisiologia da serotonina, 237
mecanismo de ação, 237
usos clínicos, 237
da NK_1, 238
H_1, 233
dose, 234
interações medicamentosas, 234
mecanismo de ação, 233
propriedades dos, 233*t*
usos clínicos, 233
H_2, 234
dose, 234
efeitos colaterais, 234
interações medicamentosas, 235
mecanismo de ação, 234
usos clínicos, 234
histamínicos, 232
fisiologia da histamina, 232
farmacológicos, 187-194
dos NMBA, 187-194
Antiácido(s)
dose, 235
interações medicamentosas, 235
mecanismo de ação, 235
usos clínicos, 235
Antibiótico(s)
alergias a, 973
Anticoagulação, 342
Anticolinérgico
dose do, 192*t*
escolha do, 192*t*
Anticonvulsivante(s)
no tratamento da dor, 837*t*, 839
possivelmente úteis, 837*t*
Anticorpo(s)
triagem de, 930
na transfusão, 930
Antidepressivo(s)
atípicos, 502
no tratamento da dor, 837*t*, 838
SNRIs, 838
tricíclicos, 501
Antiespasmódico(s)
no tratamento da dor, 839

Antígeno(s)
das hemácias, 930
sistemas de, 930
Aorta
cirurgia da, 385, 386
anestesia para, 385
considerações pré-operatórias, 385
manejo anestésico, 386
abdominal, 388
arco aórtico, 387
considerações pós-operatórias, 388
descendente, 386, 387
torácica, 387
lesões da, 385
específicas, 385
aneurismas aórticos, 386
coarctação, 386
dissecção aórtica, 385
doença oclusiva, 386
trauma aórtico, 386
Aparelho(s)
de anestesia, 24*f*, 35-72
abastecimento de gases, 38
conexão, 39
da tubulação, 39
dos cilindros, 39
altamente sofisticados, 42f-43*f*
circuito de ventilação, 53
analisadores de O_2, 55
espirômetros, 56
pressão do circuito, 59
umidificadores, 59
válvula APL, 59
diagrama esquemático do, 39*f*, 40f-41*f*
funcional, 39*t*
simplificado, 40f-41*f*
discussão de caso, 71
detecção de vazamento, 71
gases residuais, 67
exaustores de, 67
mais antigos, 39*t*
características dos, 39*t*
inaceitáveis, 39*t*
indesejáveis, 39*t*
moderno, 37*f*
sistema de ventilação e o, 24*f*
relação entre o paciente e o, 24*f*
válvulas de controle do fluxo, 40, 44
e fluxômetros, 44
OFDP, 40
reguladores de pressão, 40
saída comum de gás, 53
fresco, 53
vaporizadores, 49
ventiladores, 60
alarmes do, 66
modelo do circuito, 62
monitorização da pressão, 65
e volume, 65
problemas associados aos, 66
visão geral, 60
verificação(ões), 69, 70t-71*t*
lista de, 69
recomendadas, 70t-71*t*
visão geral, 38
justaglomerular, 513
supralaríngeo, 639*f*
King LT., 639*f*
Apendicite
em mulher grávida, 692
discussão de caso, 692
APL (Limitadora de Pressão Ajustável)
válvula, 23, 26, 59
no circuito de Mapleson, 26
Aprisionamento
neuropatias de, 827*t*
APRV (Ventilação de Liberação de Pressão de Via Aérea), 1031
Ar
insuflação de, 25*f*
e O_2, 25*f*
sobre campo cirúrgico, 25*f*
Aracnoidite
por inserção, 769
de agulha, 769
de cateter, 769
Arco
aórtico, 387
cirurgia envolvendo o, 387
manejo anestésico, 387
ARDS (Síndrome de Angústia Respiratória Aguda), 627
considerações, 433
anestésicas, 433
conduta, 433
intraoperatória, 433
pré-operatória, 433
pré-operatórias, 433
fisiopatologia, 1038
manifestações clínicas, 1038
tratamento, 1039
Arrastamento de Ar
máscaras de, 1023
Venturi, 1023
versus fluxo total mediante FiO_2 variável, 1023*t*
fluxo de entrada por, 1023*t*
nebulizadores de, 1023
Arritmia(s), 325
e pancurônio, 182
reconhecimento de, 989
tratamento, 1012
ventriculares, 327*t*-328*t*
classificação das, 327*t*-328*t*
Artéria(s)
coronárias, 297*f*
anatomia das, 297*f*
radial, 78
canulação da, 78
técnica de, 78
seleção da, 77
para canulação, 77
axilar, 78
braquial, 77
dorsal do pé, 78
femoral, 78
radial, 77
tibial posterior, 78
ulnar, 77
Arterite
temporal, 835
Articulação
lombossacral, 828
distensão da, 828
Artrite(s)
dor nas costas por, 832
Artroplastia
de joelho, 633*f*
parcial, 633*f*
total, 633*f*
Artroscopia
de joelho, 632
considerações pré-operatórias, 632
dor pós-operatória, 632
tratamento da, 632
manejo intraoperatório, 632
de quadril, 632
manejo intraoperatório, 632
Árvore
traqueobrônquica, 394, 443*f*
alvéolos, 395
anatomia da, 443*f*
ASA (*American Society of Anesthesiologists*), 4, 22, 35, 36, 729
classificação, 246*t*
do estado físico dos pacientes, 246*t*
diretrizes da, 737*t*
para localizações de anestesia, 737*t*
não na sala de cirurgias, 737*t*
projeto da, 958
closed claims, 959
ASC (*American College of Surgeons*), 22
ASCs (Centros de Cirurgia Ambulatorial), 734
ASDs (Defeitos do Septo Atrial), 346
Asma
considerações, 428, 429
anestésicas, 429
conduta, 429
intraoperatória, 429
pré-operatória, 429
pré-operatórias, 428
fisiopatologia, 428
tratamento, 428
Aspiração
adjuvantes da anestesia, 231-243
antiácidos, 235
metoclopramida, 235
PPIs, 236
receptores histamínicos, 232
antagonistas dos, 232
da cardiotomia, 356
na CPB, 356
de corpo estranho, 715
considerações anestésicas, 715
fisiopatologia, 715
pneumonia por, 234*t*, 242
controle de paciente em risco de, 242
discussão de caso, 242
profilaxia da, 234*t*
farmacologia da, 234*t*
Assístole
coração silencioso, 997*f*
algoritmo do, 997*f*
AST (Aspartato Aminotransferase), 559, 567
ASTM (*American Society for Testing and Materials*), 36
Atelectasia
de absorção, 1025
na terapia com O_2, 1025
Atividade
elétrica, 996*f*

sem pulso, 996*t*
algoritmo de, 996*f*
ATLS (Suporte Avançado da Vida em Trauma), 638
ATP (Adenosina Trifosfato), 463
Atracúrio
dose, 180
efeito do, 528
na função renal, 528
alterada, 528
efeitos colaterais, 180
e considerações clínicas, 180
broncospasmo, 180
hipertensão, 180
incompatibilidade química, 181
reações alérgicas, 181
sensibilidade ao pH, 181
taquicardia, 180
temperatura, 181
toxicidade à laudanosina, 180
estrutura física, 179
excreção, 179
eliminação de Hofmann, 180
metabolismo, 179
hidrólise, 180
pelas esterases plasmáticas, 180
Atresia
tricúspide, 347
Atropina
apresentação, 199
considerações clínicas, 199
dose, 199
estrutura física, 199
ATS (*American Thoracic Society*), 1045
Auscultação
na monitorização, 75
não invasiva, 75
da pressão sanguínea arterial, 75
Autorregulação
cerebral, 494*f*
com hipertensão crônica, 494*f*
com isquemia cerebral, 494*f*
em pessoa normal, 494*f*
AV (Atrioventricular)
nó, 281
septos, 346
defeitos dos, 346
Avaliação
cardiovascular, 308
perioperatória, 308
da função, 291, 524
diastólica, 292
renal, 524
BUN, 525
clearance creatinina, 526
exame de urina, 526
relação BUN/creatinina, 526
SC, 525
sistólica, 291
EF, 291
ventricular, 291
curvas de, 291
da lesão, 640
minimizando riscos, 640
de exposição, 640
da reserva hepática, 570*t*
classificação de Child para, 570*t*
da via aérea, 258
de risco, 868
pré-operatório, 868
do paciente, 825
com dor crônica, 825
eletromiografia, 826
estudos de condução neural, 826
medição da dor, 825
psicológica, 826
do volume intravascular, 923
de laboratório, 924
exame físico, 924
história do paciente, 923
medições hemodinâmicas, 924
documentação, 245-253
nota, 249
perioperatória, 245-253
discussão de caso, 253
notas pós-operatórias, 250, 251*f*, 253*t*
registro de anestesia, 250, 252*f*
pré-medicação, 245-253
discussão de caso, 253
pré-operatória, 245-253
discussão de caso, 253
estado físico dos pacientes, 246*t*
classificação da ASA, 246*t*
exame(s), 248, 249
físico, 248
laboratoriais, 249
história, 247
cardiovasculares, 247
de coagulação, 247
endócrinos, 247
gastrointestinais, 248
metabólicos, 247
pulmonares, 247
plano anestésico, 246*t*
AVE (Acidente Vascular Encefálico), 248, 310, 388, 493
AVMs (Malformações Arteriovenosas), 488
intracranianas, 485
Azotemia
causas de, 1042*t*
potencialmente reversíveis. 1042*t*
índices urinários em 1043*t*
pós-renal, 1043
pré-renal, 1042
reversível, 1043
versus AKI, 1043

B

BAERs (Potenciais Evocados Auditivos do Tronco Encefálico), 112
Bain
circuito de, 28, 29*f*
Balão(ões)
reservatório, 26, 28*f*
complacência dos, 28*f*
elasticidade dos, 28*f*
no circuito de Mapleson, 26
respiratório, 26
Banco de Sangue
práticas do, 931
Barbitúrico(s), 148*f*
comuns, 150*t*
dosagem dos, 150*t*
uso dos, 150*t*
efeito do, 527
na função renal, 527
alterada, 527
efeitos nos órgãos, 149
e sistemas, 149
cardiovascular, 149
cerebral, 149
hepático, 150
imunológico, 150
renal, 150
respiratório, 149
farmacocinética, 148
absorção, 147
biotransformação, 149
distribuição, 148
excreção, 149
interações medicamentosas, 150
mecanismo de ação, 147
neurofisiologia, 469
relações, 147
estrutura-atividade, 147
Barreira
hematoencefálica, 466
Base(s), 908
excesso de, 913
BD (Déficit da Base), 917
Benzodiazepina(s)
efeito da, 527
na função renal, 527
alterada, 527
neurofisiologia, 470
Benzodiazepínico(s)
comumente utilizado, 151*t*
doses dos, 151*t*
usos dos, 151*t*
efeitos nos órgãos, 152
e sistemas, 152
cardiovascular, 152
cerebral, 152
respiratório, 152
farmacocinética, 150
absorção, 150
biotransformação, 151
distribuição, 151
excreção, 152
interações medicamentosas, 152
mecanismo de ação, 150
relações, 150
estrutura-atividade, 150
β-bloqueador (es), 209
terapia com, 211, 872
perioperatória, 211
Bexiga
câncer de, 545
considerações, 545
intraoperatórias, 545
pré-operatórias, 545
Bicarbonato, 418
reabsorção de, 512*f*
no túbulo coletor, 512*f*
cortical, 512*f*
Bile
composição da, 559*t*
formação da, 557
Bilirrubina
sérica, 559
Biópsia

muscular, 600
anestesia para, 600
discussão de caso, 600
Biotransformação, 123
da cetamina, 153
do desflurano, 143
do etomidato, 155
do halotano, 141
do isoflurano, 142
do N_2O, 139
do propofol, 156
do sevoflurano, 144
dos anestésicos locais, 225
dos barbitúricos, 149
dos benzodiazepínicos, 151
dos inibidores da COX, 166
dos opioides, 162
BIS (Escala do Índice Biespectral), 111*f*, 112*f*
Blinks (Artefatos de Piscamento Palpebral), 109*f*
Bloqueador (es)
β-adrenérgicos, 320*t*
agentes, 320*t*
comparação de, 320*t*
β^1, 210*t*
farmacologia dos, 210*t*
dos canais de cálcio, 318, 319*t*
comparação de, 319*t*
H_2, 527
efeito dos, 527
na função alterada renal, 527
neuromusculares, 169*t*
despolarizante, 169*t*
não despolarizante, 169*t*
Bloqueio(s)
autônomo, 749
manifestações, 749
cardiovasculares, 749
do trato urinário, 750
endócrinas, 750
gastrointestinais, 750
metabólicas, 750
pulmonares, 750
caudal, 743-771
anatomia, 745
coluna vertebral, 745
mecanismo de ação, 748
autônomo, 749
somático, 749
cervicotorácico, 852
da cadeia simpática, 853
torácica, 853
das ramificações, 849
cervical, 849
medial, 849, 851*f*
cervical, 851*f*
lombar, 849, 851*f*
torácica, 849
de nervo, 279*f*, 608*f*, 609, 670, 773-811, 843, 844*f*-845*f*, 846, 847
esplâncnico, 853
facial, 608*f*, 609, 845
técnicas de, 608*f*
glossofaríngeo, 846*f*
laríngeo, 279*f*
superior, 279*f*
mandibular, 845
e ramificações, 844
maxilar, 843
e ramificações, 843
occipital, 847
oftálmico, 843
e ramificações, 843
paravertebrais, 847, 848, 849
cervicais, 847, 848*f*
lombares, 849
torácico, 848
periféricos, 773-811
contraindicações, 774
das extremidades, 779, 794
inferiores, 794
superiores, 779
do tronco, 807
escolha do anestésico local, 775
preparação, 775
riscos, 774
seleção de pacientes, 774
técnicas de, 775
pudendo, 670, 851, 852*f*
simpático, 852
somáticos, 843
supraescapular, 847
transacral, 850, 852*f*
trigêmeo, 843, 844*f*-845*f*
despolarizante, 169, 172*f*
e não despolarizante, 169
diferenças entre, 169
diagnósticos, 842
fluoroscopia, 843
orientados por ultrassom, 843
do gânglio, 843, 855
gasseriano, 843
ímpar, 855
do plexo, 854, 855
celíaco, 854
hipogástrico, 855
superior, 855
epidural, 743-771, 859
agentes anestésicos, 763
agulhas epidurais, 760
anatomia, 745
coluna vertebral, 745
de superfície, 753
anestésico local, 763
ajuste de pH de, 763
ativação, 762
cateteres, 761
considerações clínicas, 751
abordagem anatômica, 755
acordado, 752
adormecido, 752
contraindicações, 751
indicações, 751
posicionamento do paciente, 753
diferencial, 859
soluções para, 859
discussão de caso, 771
insuficientes, 763
mecanismo de ação, 748
autônomo, 749
somático, 749
nível de, 762
fatores que afetam o, 762
técnicas específicas, 761
epiescleral, 609
espinal, 743-771
agentes anestésicos, 759
agulhas espinais, 756
anatomia, 745
coluna vertebral, 745
de superfície, 753
medula espinal, 747
cateteres espinais, 757
considerações clínicas, 751
abordagem anatômica, 755
acordado, 752
adormecido, 752
contraindicações, 751
indicações, 751
posicionamento do paciente, 753
discussão de caso, 771
mecanismo de ação, 748
autônomo, 749
somático, 749
nível do, 758
fatores influenciando o, 758
técnica específica, 757
estrelado, 852
glossofaríngeo, 846
nervoso, 279*f*
neural, 766, 859
alto, 766
diferencial, 859
neuraxial, 751*t*, 752, 765
complicações, 765-770
associadas, 766, 767
a inserção da agulha, 767
a inserção do cateter, 767
a respostas excessivas, 766
à toxicidade da droga, 770
contraindicações ao, 751*t*
e agentes antiplaquetários, 752
drogas antiplaquetárias, 752
e anticoagulantes, 752
heparina padrão, 752
LMWH, 752
orais, 752
terapia, 752
fibrinolítica, 752
trombolítica, 752
posição para, 754*f*, 755*f*
em decúbito lateral, 755*f*
sentada, 754*f*
neuromuscular, 170, 193*t*
fatores que potencializam o, 193*t*
mecanismos de, 170
reversão do, 170
oculares, 609*f*
introdução, 609*f*
de agulha, 609*f*
de cateter, 609*f*
peribulbar, 609
regional, 856
intravenoso, 856
respostas evocadas no, 172*f*
despolarizante, 172*f*
não despolarizante, 172*f*
retrobulbar, 607, 608*f*
simpático, 855
lombar, 855
subtenoniano, 609
terapêuticos, 842

fluoroscopia, 843
orientados por ultrassom, 843
transtraqueal, 279*f*
BLS (Suporte Básico à Vida), 982*f*
técnicas recomendadas, 984*t*
resumo de, 984*t*
BMI (Índice de Massa Corporal), 589
BMV (Ventilação com Bolsa e Máscara), 258, 261
Bolha(s)
pulmonares, 453
após ressecção pulmonar, 453
Bomba(s)
da máquina de CPB, 355
acessórias, 356
aspiração da cardiotomia, 356
de cardioplegia, 356
principal, 355
centrífugas, 356
de roletes, 355
fluxo pulsátil, 356
de infusão, 778*f*
portáteis, 778*f*
elastoméricas, 778*f*
eletrônicas, 778*f*
intratecal, 842*f*
com medicamento, 842*f*
na parede abdominal, 842*f*
Botox
no tratamento da dor, 842
Bougle
elástico, 273*f*
Bourdon
manômetro de, 43*f*
Bradicardia
algoritmo para, 998*f*
Broncofibroscópio
manipulação de, 273*f*
através do TT, 273*f*
técnica correta para, 273*f*
Broncoscopia
anestesia para, 456
Broncoscópio(s)
de fibra óptica, 267, 268*f*
flexíveis, 267
Broncospasmo
e atracúrio, 180
Bronquiectasia
e ressecção pulmonar, 449
BS (Supressão de Surtos), 109*f*
BSR (Taxa de Supressão de Surtos), 109*f*, 111*f*
BUN (Nitrogênio Ureico Sanguíneo), 525, 905
BUN/Creatinina
relação, 526
BURP (Pressão para Trás, para Cima, para Direita), 270
Butirofenona(s), 238
Bypass
cardiopulmonar, 355*f*, 381
máquinas de, 355*f*
desenho básico das, 355*f*

C

Cabeça
e pescoço, 617
cirurgia de câncer da, 617
considerações pré-operatórias, 617
manejo intraoperatório, 617
instabilidade cardiovascular, 620
manutenção da anestesia, 620
monitoramento, 617
transfusão, 620
traqueostomia, 618
CAD (Coronariopatia Isquêmica)
anestesia e, 310
Cadeia
simpática, 853
torácica, 853
bloqueio da, 853
Cálcio
antagonistas do, 217
concentração de, 900
no plasma, 900
equilíbrio de, 892
normal, 900
transtornos do, 892
hipercalcemia, 900
hipocalcemia, 901
hormônios reguladores do, 586*t*
ação dos, 586*t*
ionizado, 900
concentração extracelular de, 900
regulação da, 900
Calor
conservação do, 32
no sistema circular, 32
trocador de, 355
na CPB, 355
Canal(is)
arterial, 347
patente, 347
de cálcio, 318, 319*t*
bloqueadores dos, 318, 319*t*
comparação de, 319*t*
de Na, 169*f*, 221*f*
dependentes de voltagem, 221*f*
diagrama do, 169*f*
iônicos, 284*t*
cardíacos, 284*t*
Câncer
da cabeça e pescoço, 617
cirurgia de, 617
considerações pré-operatórias, 617
manejo intraoperatório, 617
instabilidade cardiovascular, 620
manutenção da anestesia, 620
monitoramento, 617
transfusão, 620
traqueostomia, 618
de bexiga, 545
considerações, 545
intraoperatórias, 545
pré-operatórias, 545
de próstata, 544
considerações, 544
intraoperatórias, 544
pré-operatórias, 544
de testículo, 546
considerações, 546, 547
intraoperatórias, 547
pré-operatórias, 546
dor relacionada com, 835
renal, 547
considerações, 547
intraoperatórias, 547
pré-operatórias, 547
Cânula(s)
LMA, 261, 280*f*
de intubação, 280*f*
nasais, 259, 1021
nasofaríngea, 259*f*
orais, 259
orofaríngea, 259*f*
supraglóticas, 261
aparelhos, 261
combitube esofágico-traqueal, 263
LTs de King, 264
Canulação
artéria para, 77
seleção da, 77
da veia jugular, 85*f*
interna direita, 85*f*
técnica de Seldinger, 85*f*
técnica de, 78
da artéria radial, 78
vascular, 960
Capacidade(s)
de fechamento, 401, 402*f*
efeito da idade na, 402*f*
relação com a FRC, 402*f*
FRC e, 401*f*
relação entre, 401*f*
pulmonares, 400*t*
Capilar (es)
pulmonares, 397
Capnografia
considerações clínicas, 106
contraindicações, 105
da obstrução expiratória, 430*f*
das vias aéreas, 430*f*
indicações, 105
técnicas e complicações, 105
aspiração, 105
fluxo, 105
ativo, 105
passivo, 105
Captação
dos anestésicos, 131
inalatórios, 131
Captonógrafo
normal, 107*f*
Carbono
monóxido de, 650
envenenamento por, 650
queimadura e, 650
Cardiopatia
angina, 317
estável crônica, 317
instável, 317
arritmias, 325
avaliação laboratorial, 321
de rotina, 321
considerações pré-operatórias, 317
estudos especializados, 321
angiografia coronariana, 322
cintigrafia de perfusão miocárdica, 322
ECG de esforço, 321
ecocardiografia, 322
monitoramento Holter, 321
outras técnicas de imagem, 322
exame físico, 321

história, 320
isquêmica, 317
manejo
de ICD, 320, 325
intraoperatório, 323
pré-operatório, 320
marca-passos, 325
monitoramento, 323
eletrocardiografia, 323
hemodinâmico, 323
TEE, 325
pré-medicação, 322
tratamento da, 317
agentes, 319
bloqueadores β-adrenérgicos, 319
outros, 319
bloqueadores dos canais de cálcio, 318
nitratos, 318
terapia de associação, 319
valvular, 331
avaliação geral, 331
estudos especiais, 332
exame físico, 331
história, 331
laboratorial, 332
Cardioplegia
bomba de, 356
com potássio, 358
na CPB, 358
Cardiotomia
aspiração da, 356
na CPB, 356
Cardioversão
exigências de energia para, 988*t*
usando morfologia, 988*t*
BTE, 988*t*
retilínea, 988*t*
paciente para, 390
discussão de caso, 390
sincronizada, 995*t*
passos para, 995*t*
Carina, 257*f*
Carótida
cirurgia da, 388
anestesia para, 388
considerações pré-operatórias, 388
geral, 389
regional, 390
avaliação pré-operatória, 389
função cerebral, 390
monitoramento da, 390
manejo anestésico, 389
pré-operatório, 389
Carvedilol, 211
CAS (Cirurgia Assistida por Navegação), 631
Catecolamina(s)
excesso de, 589
considerações anestésicas, 589
manifestações clínicas, 589
Cateter(es)
de PA, 87, 88*f*, 90*f*
com balão de flutuação, 88*f*
de Swan-Ganz, 87
epidurais, 760, 761*f*, 871*f*
colocação de, 871*f*
na coluna vertebral, 871*f*
espinais, 756, 757*f*
inserção de, 767
complicações associadas à, 767
analgesia inadequada, 767
anestesia, 767, 768
espinal total, 768
inadequada, 767
aracnoidite, 769
desvio de cateter epidural, 770
dor nas costas, 768
EA, 770
hematoma, 769
epidural, 769
espinal, 769
injeção, 767, 768
intravascular, 767
subdural, 768
lesão neurológica, 769
meningite, 769
PDPH, 768
percutâneo, 778*f*
colocação de, 778*f*
adjacente a nervo periférico, 778*f*
Cateterismo
da PA, 87
complicações, 88
considerações clínicas, 89
contraindicações, 88
dados do, 91*t*
variáveis hemodinâmicas, 91*t*
efeitos adversos, 91*t*
incidência dos, 91*t*
técnicas, 88
CBF (Fluxo Sanguíneo Cerebral), 133, 463, 477
acoplamento do, 469
alteração do, 469
e tensões arteriais, 465*f*
dos gases respiratórios, 465*f*
relação entre, 465*f*
efeitos no, 468
dos anestésicos voláteis, 468
regulação do, 464
autorregulação, 464
CPP, 464
mecanismos extrínsecos, 465
influências autonômicas, 466
temperatura, 465
tensões dos gases respiratórios, 465
viscosidade, 465
CBV (Volume Sanguíneo Cerebral)
efeito no, 468
dos anestésicos voláteis, 468
CCE (Cuidados Cardíacos de Emergência), 980*t*
algoritmo para, 981*f*, 982*f*
abrangente, 982*f*
universal, 981*f*
para adultos, 981*f*
CCT (Tomografia Computadorizada Craniana)
escala de graduação de, 486*t*
de Fisher, 486*t*
CEA (Endarterectomia Carotídea), 474
Cefaleia(s)
arterite temporal, 835
classificação das, 834*t*
de tensão, 834
em salvas, 835
enxaqueca, 834
neuralgia do trigêmeo, 835
Célula(s)
falciformes, 937*t*
anemia das, 937*t*
manifestações da, 937*t*
Centro(s)
respiratórios, 419
centrais, 419
Cérebro
monitores do, 113
Cervical
dor na, 831
CES (Síndrome da Cauda Equina), 770
Cesariana
anestesia para, 676
CSE, 677
de emergência, 680
epidural, 677
espinal, 677
geral, 678
regional, 677
indicações de, 676*t*
técnica sugerida para, 678
Cetamina
doses da, 153*t*
efeito da, 527
na função renal, 527
alterada, 527
efeitos nos órgãos, 153
e sistemas, 153
cardiovascular, 153
cerebral, 154
respiratório, 153
estruturas da, 153*f*
farmacocinética, 153
absorção, 153
biotransformação, 153
distribuição, 153
excreção, 153
interações medicamentosas, 154
mecanismo de ação, 152
neurofisiologia, 470
racêmica, 471*f*
efeitos, 471*f*
farmacológicos, 471*f*
relações, 152
estrutura-atividade, 152
usos da, 153*t*
Cetorolaco
dose, 239
e outras NSAIDs adjuvantes, 239
efeitos colaterais, 238
interações medicamentosas, 239
mecanismo de ação, 238
usos clínicos, 238
CHD (Cardiopatia Congênita)
classificação das, 344*t*
conduta anestésica, 345
considerações pré-operatórias, 344
correção de, 345*t*
sobreviventes de, 345*t*
problemas comuns em, 345*t*
em que sobrevivem até a idade adulta, 344*t*
sem tratamento, 344*t*
lesões obstrutivas, 345
estenose pulmonar, 345
shunts, 345, 347
da direita para a esquerda, 347

atresia tricúspide, 347
síndrome de coração esquerdo hipoplásico, 348
tetralogia de Fallot, 347
TGVB, 348
truncus arteriosus, 348
da esquerda para a direita, 345
ASDs, 346
canal arterial patente, 347
defeitos dos septos AVs, 346
retorno venoso anômalo parcial, 347
VSDs, 346
Child
classificação de, 570*t*
para avaliação, 570*t*
da reserva hepática, 570*t*
Choque
séptico, 1048
fisiopatologia, 1049
subdefinições hemodinâmicas, 1049
manifestações clínicas, 1049
tratamento, 1049
Ciclo
cardíaco, 286, 287*f*
normal, 287*f*
Cilindro(s)
conexão dos, 39
no abastecimento de gases, 39
de oxigênio, 9*f*
pressão de entrada no, 44*f*
regulador da, 44*f*
Cimento
ósseo, 626
na cirurgia ortopédica, 626
Circuito(s)
de Bain, 28, 29*f*
de Mapleson, 26
características dos, 26, 27*t*
do desempenho, 26
classificação dos, 27*t*
componentes dos, 26, 28*f*
balão reservatório, 26
entrada de gases frescos, 26
tubos respiratórios, 26
válvulas APL, 26
D, 28, 29*f*
de respiração, 54*f*, 55*f*-56*f*
modelo do, 55*f*-56*f*
típico, 54*f*
de ventilação, 53
analisadores de O_2, 55
espirômetros, 56
pressão do circuito, 59
umidificadores, 59
válvula APL, 59
respiratórios, 29*t*
características dos, 29*t*
Circulação
cerebral, 475*f*
compressão do tórax, 986, 987
avaliando a adequação, 987
externa, 986
coronariana, 296
anatomia da, 296
efeitos dos agentes anestésicos, 298
fisiologia da, 296
CPR e, 983
exame da, 639
na emergência, 639
no trauma, 639
fetal, 663*f*-665*f*
antes do nascimento, 663*f*
depois do nascimento, 663*f*
e neonatal, 664*f*
comparação da, 664*f*
persistente, 665*f*
pulmonar, 396
capilares, 397
e linfáticos, 396
renal, 513
filtração glomerular, 514
clearence, 514
depuração, 514
GFR, 514
mecanismo de controle, 514
RBF, 514
clearence, 514
depuração, 514
mecanismo de controle, 514
sistêmica, 293
e anestesia, 293
autorregulação, 294
controle autonômico da vasculatura, 294
fatores derivados do endotélio, 294
pressão arterial, 294
uteroplacentária, 656, 657*f*
efeito dos agentes anestésicos, 659
no fluxo sanguíneo uteroplacentário, 659
fluxo sanguíneo, 656
uterino, 656
função placentária, 657
anatomia fisiológica, 657
troca placentária, 657
transferência placentária, 658
dos agentes anestésicos, 658
troca gasosa, 658
respiratória, 658
Cirrose, 568
considerações, 569
intraoperatórias, 572
monitoramento, 573
reposição hídrica, 573
respostas a drogas, 572
técnica anestésica, 572
pré-operatórias, 569
manifestações de, 569*t*
circulatórias, 570
do CNS, 572
equilíbrio hídrico, 572
gastrointestinais, 569
hematológicas, 570
renais, 572
respiratórias, 571
POPH, 571
síndrome hepatopulmonar, 571
Cirurgia
ambulatorial, 730, 731
admissão hospitalar após, 734
imprevista, 734
admissão hospitalar imprevista após, 734
alta, 733, 734, 735*t*
critérios de, 734
diretrizes para, 735*t*
avanços em, 730
condições específicas de pacientes, 731
condições cardíacas, 731
controle da glicose, 731
hipertermia maligna, 732
obesidade, 731
OSA, 731
considerações intraoperatórias, 732
recuperação pós-anestésica, 733
anestesia para, 353-391, 439-461, 537-550, 603-650
cardiovascular, 353-391
CPB, 354
discussão de caso, 390
manejo anestésico, 359, 385
OPCAB, 379
transplante cardíaco, 382
de emergência, 637-650
exame primário, 638
lesão da medula espinal, 647
queimaduras, 648
ressuscitação, 640
TCE, 645
de trauma, 637-650
exame primário, 638
intervenções definitivas, 644
lesão da medula espinal, 647
queimaduras, 648
ressuscitação, 640
TCE, 645
geniturinária, 537-550
citoscopia, 538
discussão de caso, 549
litotripsia, 541
não oncológica, 543
do rim, 543
do ureter superior, 543
transplante renal, 548
TURP, 538
urológicas oncológicas, 544
oftálmica, 603-611
dinâmica da IOP, 603
discussão de caso, 610
drogas oftálmicas, 605
efeitos sistêmicos de, 605
expansão de gás intraocular, 605
geral para, 606
despertar, 607
extubação, 607
indução, 606
manutenção, 606
monitoramento, 606
pré-medicação, 606
reflexo oculocardíaco, 605
regional, 607
anestesia tópica, 609
bloqueio de nervo facial, 609
bloqueio peribulbar, 609
bloqueio retrobulbar, 607
sedação intravenosa, 609
ortopédica, 625-635
tratamento perioperatório em, 626
cimento ósseo, 626
DVT, 627
síndrome da embolia gasosa, 627
torniquetes pneumáticos, 626
tromboembolismo, 627
de quadril, 628

de joelho, 632
da extremidade superior, 634
discussão de caso, 635
otorrinolaringológica, 613-623
da orelha, 621
de câncer da cabeça e pescoço, 617
discussão de caso, 623
do nariz, 616
dos seios paranasais, 616
endoscopia, 614
ortognática, 620
reconstrução maxilofacial, 620
torácica, 439-461
considerações fisiológicas, 439
discussão de caso, 460
do esôfago, 459
procedimentos torácicos, 456
diagnósticos, 456
ressecção, 447, 454
pulmonar, 447
traqueal, 454
transplantação pulmonar, 458
VATS, 454
ventilação unipulmonar, 442
cardíaca, 359
extubação precoce após, 369*t*
posologia de opioides compatível com, 369*t*
manejo anestésico de, 359
adultos, 359
da aorta, 385, 386
considerações pré-operatórias, 385
manejo anestésico, 386
abdominal, 388
arco aórtico, 387
considerações pós-operatórias, 388
descendente, 386, 387
torácica, 387
da carótida, 388
considerações pré-operatórias, 388
geral, 389
regional, 390
avaliação pré-operatória, 389
função cerebral, 390
monitoramento da, 390
manejo anestésico, 389
pré-operatório, 389
da extremidade superior, 634
distal, 634
ombro, 634
da orelha, 621
manejo intraoperatório, 621
hemostasia, 622
identificação do nervo facial, 622
N_2O, 621
PONV, 622
vertigem pós-operatória, 622
procedimentos orais, 622
de câncer, 617
da cabeça e pescoço, 617
considerações pré-operatórias, 617
manejo intraoperatório, 617
instabilidade cardiovascular, 620
manutenção da anestesia, 620
monitoramento, 617
transfusão, 620
traqueostomia, 618
de joelho, 632
artroplastia, 633*f*
parcial, 633*f*
total, 633*f*
artroscopia, 632
substituição total, 632
de quadril, 628
fratura, 628
luxação, 632
redução fechada de, 632
THR, 629
delírio após, 724*t*, 725*t*
fatores de, 724*t*
precipitantes, 724*t*
predisponentes, 724*t*
prevenção de, 725*t*
do nariz, 616
considerações pré-operatórias, 616
manejo intraoperatório, 616
dos seios paranasais, 616
considerações pré-operatórias, 616
manejo intraoperatório, 616
eletiva, 952
EN antes de, 952
e regras *nil per os*, 952
estereotáxica, 482
hepática, 573
transplante de fígado, 573
considerações pré-operatórias, 574
manejo anestésico, 574
tratamento pós-operatório, 575
laparoscópica, 436
discussão de caso, 436
minimamente invasiva, 869
não cardíaca, 308, 309*t*, 345*t*
condições cardíacas atuais antes de, 309*t*
avaliação, 309*t*
tratamento, 309*t*
preparo para, 308
risco perioperatório para, 345*t*
lesões cardíacas congênitas e, 345*t*
ortognática, 620
considerações pré-operatórias, 620
manejo intraoperatório, 620
sinusal, 617*f*, 623
endoscópica, 617*f*
risco de fratura orbitária, 617*f*
sangramento após, 623
discussão de caso, 623
TPN e, 952
urológicas, 544
oncológicas, 544
câncer de próstata, 544
vascular, 385
manejo anestésico de, 385
aorta, 385
carótida, 388
Cisatracúrio
dose, 181
efeito da, 528
na função renal, 528
alterada, 528
efeitos colaterais, 181
e considerações clínicas, 181
estrutura física, 181
excreção, 181
metabolismo, 181
Cistectomia
radical, 546
Cisto(s)
pulmonares, 453
após ressecção pulmonar, 453
Citoscopia
considerações, 538
intraoperatórias, 538
escolha da anestesia, 538
posição de litotomia, 538, 539*f*
pré-operatórias, 538
Citrato
toxicidade por, 935
transfusão e, 935
maciça, 935
CL (Complacência Pulmonar), 399
efeitos sobre, 404, 440*f*
da anestesia, 404
da posição de decúbito lateral, 440*f*
Clearance
de creatinina, 526
GFR, 514
RPF, 514
Clonidina
dose, 240
efeitos colaterais, 239
interações medicamentosas, 240
mecanismo de ação, 239
usos clínicos, 239
Cloreto
reabsorção de, 511*f*
na alça de Henle, 511*f*
CMAP (Potencial de Ação Muscular Composto), 113*f*
CMR (Taxa Metabólica Cerebral), 463
acoplamento da, 469
alteração do, 469
efeitos na, 468
dos anestésicos voláteis, 468
$CMRO_2$ (Consumo Cerebral de Oxigênio), 138, 463
CMS (*Centers for Medicare and Medicaid Services*)
elementos exigidos pelos, 253*t*
em notas pós-operatórias, 253*t*
CMV (Citomegalovírus), 923
CMV (Ventilação Obrigatória Contínua), 1029
CNS (Sistema Nervoso Central), 134
efeitos no, 653
da gravidez, 653
fluxo no, 466*f*
do CSF, 466*f*
CO_2 (Dióxido de Carbono)
absorvedor de, 29, 31*f*
absorvente de, 29
bicarbonato, 418
compostos carbamino, 418
contribuições para, 418*t*
curva de dissociação do, 419
dissolvido, 418
efeitos sobre, 419
do tamponamento pela hemoglobina, 419
reservas de, 419
conteúdo de, 419*t*
no plasma, 419*t*
fonte de, 10
tensões gasosas, 414

    - $PACO_2$, 414
    - $PaCO_2$, 415
    - $Pc'CO_2$, 415
    - $PETCO_2$, 415
    - $PVCO_2$, 414
  - transporte do, 418
- Coagulação
  - fatores da, 557*t*
  - monitoramento, 560
    - viscoelástico, 560
      - à beira do leito, 560
  - nas doenças, 566
    - hepáticas, 566
  - problemas de, 247
    - na avaliação pré-operatória, 247
  - testes da, 560*t*, 566*t*
    - anormalidades dos, 560*t*, 566*t*
  - vias da, 558*f*
    - extrínsecas, 558*f*
    - intrínsecas, 558*f*
- Coagulopatia
  - induzida por trauma, 640
    - mecanismo da, 641*f*
  - na doença hepática, 561
    - discussão de caso, 561
  - transfusão e, 935
    - maciça, 935
- Coarctação
  - da aorta, 386
    - manejo anestésico, 386
- Cóccix
  - projeções do, 746*f*
    - posterior, 746*f*
    - sagital, 746*f*
- COHb (Carboxiemoglobina), 104
- Colinesterase
  - inibidores da, 173, 187-194
    - discussão de caso, 194
    - dose, 192*t*
    - efeitos colaterais dos, 190*t*
      - muscarínicos, 190*t*
    - escolha, 192*t*
    - específicos, 191
      - agentes reversores, 193
        - não clássicos, 193
      - edrofônio, 192
      - fisostigmina, 193
      - L-cisteína, 194
      - neostigmina, 191
      - outras considerações, 193
      - piridostigmina, 192
      - sugamadex, 193
    - farmacologia colinérgica, 188
      - clínica, 190
        - características gerais, 190
      - mecanismo de ação, 188
    - interações medicamentosas, 173
      - succinilcolina, 173
- Coluna Vertebral
  - anatomia, 745, 746*f*
  - anestesia para cirurgia na, 488
    - tratamento, 488
      - intraoperatório, 488
        - monitoramento, 489
        - posicionamento, 489
      - pré-operatório, 488
- Combitube, 264*f*
  - esofágico-traqueal, 263
- Compartimento(s)
  - abdominal, 650
    - síndrome de, 650
      - queimadura e, 650
  - troca entre os, 894
    - de potássio, 894
      - excreção urinária, 895
- Compatibilidade
  - na transfusão, 930
    - verificação de, 930
      - ABO-Rh, 930
      - estudo de, 930
        - *versus* tipo e triagem, 930
      - triagem de anticorpos, 930
- Compensação
  - renal, 911
    - excesso de base, 913
    - na acidose, 911
      - excreção aumentada de ácidos tituláveis, 912
      - formação aumentada de amônia, 912
      - reabsorção aumentada de HCO_3^-, 911
    - na alcalose, 912
  - respiratória, 911
    - na acidose metabólica, 911
    - na alcalose metabólica, 911
- Complacência, 399
  - venosa, 555*f*
    - hepática, 555*f*
  - ventricular, 289
    - anormal, 289*f*
    - normal, 289*f*
- Complicação(ões)
  - anestésica(s), 955-977, 1009
    - acidentes anestésicos, 960*t*
      - passiveis de prevenção, 960*t*
      - por funcionamento incorreto de equipamento, 960*t*
    - anestesiologia, 974
      - perigos ocupacionais em, 974
    - associadas ao posicionamento, 967*t*
    - canulação vascular, 960
      - causas, 960
      - incidência, 958
      - projeto *closed claims* da ASA, 959
    - cuidados monitorados, 963
    - discussão de caso, 976
    - erros humanos, 964*t*
      - e mau uso do equipamento, 964*t*
    - espinal, 969
      - parada cardiopulmonar na, 969
    - estados de consciência, 967
    - fora da sala de cirurgia, 963
    - gestão de qualidade, 964
    - lesão, 960, 965, 968
      - cerebral, 960
      - das vias aéreas, 965
      - de nervos periféricos, 965
      - ocular, 968
    - litígio e, 956
    - mortalidade, 960
    - obstétrica, 961
    - pediátrica, 963
    - perda auditiva, 969
    - problemas de equipamento, 964
      - prevenção, 964
    - reações alérgicas, 969
      - a agentes anestésicos, 972
      - a antibióticos, 973
      - anafiláticas, 970
      - ao látex, 973
      - de hipersensibilidade, 970
        - imediatas, 970
    - regional, 962
    - resultados adversos, 958
    - tratamento das, 1009
      - circulatórias, 1011
      - respiratórias, 1009
- Composto(s)
  - carbamino, 418
- Compressão(ões)
  - do tórax, 986, 987
    - na CPR, 986, 987
      - avaliando a adequação das, 987
      - externa, 986
  - síndromes de, 827
- Comprometimento
  - renal brando, 532
    - anestesia para, 532
      - considerações, 532, 533
        - intraoperatórias, 533
        - pré-operatórias, 532
- COMT (Catecol-O-metiltransferase), 204*f*
- Concentração
  - de Na, 884
    - no plasma, 884
      - relação entre osmolalidade e, 884
        - extracelular, 884
        - intracelular, 884
  - de potássio, 894, 935
    - extracelular, 894
      - regulação da, 894
    - sérico, 935
      - transfusão maciça e, 935
  - dos anestésicos inalatórios, 130, 131, 133
    - fatores que afetam a, 130, 131, 133
      - alveolar, 131
      - arterial, 133
      - inspirada, 130
- Concentrado(s)
  - de glóbulos vermelhos, 931
- Condição(ões)
  - cardíacas, 731
    - e cirurgia ambulatorial, 731
- Condução
  - neural, 826
    - estudos de, 826
- Conexão
  - no abastecimento de gases, 39
    - da tubulação, 39
    - dos cilindros, 39
- Consciência
  - estados de, 967
  - perda da, 983*f*
    - acompanhada da perda do tônus, 983*f*
      - do músculo submandibular, 983*f*
- Consultório
  - anestesia com base em, 729-741
    - alta, 733, 734
      - critérios de, 734
    - candidatos à, 730
    - considerações intraoperatórias, 732
    - recuperação pós-anestésica, 733

Contaminação
bacteriana, 32
no sistema circular, 32
Continuum
de profundidade, 739*t*
de analgesia, 739*t*
de anestesia, 739*t*
de sedação, 739*t*
Contração(ões)
generalizadas, 176
succinilcolina e, 176
Contratilidade
ventricular, 290
Controle
da dor, 1005
na recuperação de rotina, 1004
da glicose, 731
e cirurgia ambulatorial, 731
da respiração, 419
centros respiratórios, 419
centrais, 419
efeitos da anestesia, 421
sensores, 419, 420
centrais, 419
periféricos, 420
de fluxo, 41, 44
de gás, 46*f*
válvula de agulha para, 46*f*
válvulas de, 41, 44
da relação O_2/N_2O, 49
de oxigênio, 49
mínimo, 49
e fluxômetros, 44
OFDP, 41
reguladores de pressão, 41
saída comum de gás fresco, 53
vaporizadores, 49
Convulsão(ões)
classificação das, 496*t*
COPD (Doença Pulmonar Obstrutiva Crônica), 425
considerações, 430
anestésicas, 432
conduta, 432
intraoperatória, 432
pré-operatória, 432
pré-operatórias, 430
bronquite crônica, 431
enfisema, 431
tratamento, 431
Coração
e anestesia, 282
canais iônicos, 284*t*
ciclo cardíaco, 286, 287*f*
normal, 287*f*
desempenho ventricular, 286
determinantes do, 286
função ventricular, 291
avaliação da, 291
impulso cardíaco, 283
condução do, 283
iniciação do, 283
inervação do, 286
mecanismo da contração, 285
acoplamento da excitação-contração, 285
potenciais de ação, 282, 284*t*
esquerdo, 348
hipoplásico, 348
síndrome de, 348
paciente com, 348
conduta anestésica, 349
considerações pré-operatórias, 348
silencioso, 997*f*
algoritmo do, 997*f*
assístole, 997*f*
transplantado, 348
Corpo Estranho
aspiração de, 715
considerações anestésicas, 715
fisiopatologia, 715
Corpúsculo
renal, 508
Correção
de alcalose metabólica, 521
em pacientes edematosos, 521
inibidores da anidrase carbônica na, 521
Córtex
sensitivo, 818*f*
primário, 818*f*
localização do, 818*f*
Corticosteroide(s)
no tratamento da dor, 839
selecionados, 839*t*
Costa(s)
dor na parte inferior das, 828
síndromes relacionadas, 828
anatomia aplicada, 828
anomalias congênitas, 831
articulação lombossacral, 828
distensão da, 828
artrites, 832
da faceta, 831
doença degenerativa do disco, 829
dor, 829, 831
cervical, 831
nas nádegas, 829
infecção, 831
músculo paravertebral, 828
e entorse, 828
tumores, 831
COX (Ciclo-Oxigenase)
inibidores da, 159, 165
efeitos nos órgãos, 166
cardiovascular, 166
e sistemas, 166
gastrointestinal, 166
respiratório, 166
farmacocinética, 165
absorção, 165
biotransformação, 166
distribuição, 166
excreção, 166
mecanismo de ação, 165
relações, 165
estrutura-atividade, 165
Cp (t) (Concentração Plasmática no Tempo *t*), 125
CPAP (Pressão Positiva Continua nas Vias Aéreas), 24, 449
desmame com, 1034
efeitos de, 1035
adversos, 1035
não pulmonares, 1035
pulmonares, 1035
melhor uso de, 1036
versus PEEP, 1034
CPB (Circulação Extracorpórea), 353
circuito básico, 354
aparelhos acessórios, 356
suspiro ventricular esquerdo, 356
ultrafiltração, 356
bomba principal, 355
centrífugas, 356
de roletes, 355
fluxo pulsátil, 356
bombas acessórias, 356
aspiração da cardiotomia, 356
de cardioplegia, 356
filtro arterial, 356
oxigenador, 355
reservatório, 355
trocador de calor, 355
efeitos fisiológicos da, 358
hipotermia sistêmica, 357
preservação miocárdica, 357
cardioplegia com potássio, 358
respostas, 358
hormonais, 358
humorais, 358
imunológicas, 358
sobre a farmacocinética, 359
CPNB (Bloqueio Contínuo de Nervo Periférico), 870
CPP (Pressão de Perfusão Cerebral), 464
CPR (Ressuscitação Cardiopulmonar), 979-1000
circulação, 983
compressão do tórax, 986, 987
avaliando a adequação, 987
externa, 986
desfibrilação, 987
acesso intravenoso, 988
administração de medicamentos, 989
arritmia, 989
reconhecimento de, 989
invasiva, 988
soco precordial, 995
terapia de emergência, 989
com marca-passo, 989
discussão de caso, 1000
protocolos recomendados, 995
respiração, 983
vias aéreas, 980
CPR-CCE (Ressuscitação Cardiopulmonar e Cuidados Cardíacos de Emergência), 979
Craniotomia
em lesões expansivas, 478
anestesia e, 478
tratamento intraoperatório, 479
despertar, 480
indução, 479
manutenção da anestesia, 480
monitoramento, 479
posicionamento, 480
tratamento pré-operatório, 478
pré-medicação, 479
posição sentada para, 481*f*
Creatinina
clearance de, 526
CRF (Fator de Liberação de Corticotropina), 890
Cricotireotomia, 274*f*
Cricotirotomia

percutânea, 985*f*
ventilação após, 986*f*
a jato transtraqueal, 986*f*
Crioneurólise
por radiofrequência, 858
Crise
hipertensiva, 316*t*
tratamento de, 316*t*
agentes parenterais para, 316*t*
CRM (Gestão de Recursos da Equipe), 19
Crossmatch, 930
CRPS (Síndrome Dolorosa Regional Complexa), 813, 832
CRT (Terapia de Ressincronização Cardíaca)
benefícios funcionais da, 328*t*
Crupe
infeccioso, 715
considerações anestésicas, 715
fisiopatologia, 715
pós-intubação, 711
CSE (Combinada Espinal-Epidural)
analgesia, 653, 675
CSF (Líquido Cefalorraquidiano), 394, 463, 466, 477, 747
dinâmica do, 469
fluxo do, 466*f*
no CNS, 466*f*
CTM (Membrana Cricotireóidea), 257
Cuidado(s)
anestésicos, 21
monitorizados, 21
com suplementação de O_2, 21
críticos, 949-952
nutrição em, 949-952
como alimentar, 950
complicações do suporte, 951
EN, 952
necessidades básica, 949
nutrientes específicos, 952
regras *nil per os*, 952
antes de cirurgia eletiva, 952
TPN e cirurgia, 952
especial, 737*t*
fora da sala de cirurgia, 737*t*
na anestesia, 737*t*
na sedação, 737*t*
perioperatórios, 949-952
nutrição em, 949-952
como alimentar, 950
complicações do suporte, 951
EN, 952
necessidades básica, 949
nutrientes específicos, 952
regras *nil per os*, 952
antes de cirurgia eletiva, 952
TPN e cirurgia, 952
pós-anestésicos, 1001-1015
ao paciente, 1003
emergência, 1003
da anestesia geral, 1003
recuperação de rotina, 1004
transporte da sala de cirurgias, 1004
para a PACU, 1004
discussão de caso, 1013
PACU, 1002
equipamento, 1002
projeto, 1002
recursos humanos, 1003
tratamento das complicações, 1009
circulatórias, 1011
respiratórias, 1009
pós-operatórios, 873
imediatos, 873
analgesia multimodal, 874
minimizar o tremor, 873
tratamento para PONV, 874
respiratórios, 1036
outras técnicas de, 1036
Cuidado(s) Intensivo(s), 1017-1053
AKI, 1042
AMI, 1041
ao paciente terminal, 1051
discussão de caso, 1052
hemorragia gastrointestinal, 1050
infecções, 1045
na ICU, 1046
insuficiência respiratória, 1036
afogamento, 1039
edema pulmonar, 1037
inalação de fumaça, 1040
quase afogamento, 1039
tratamento, 1037
IRA, 1042
azotemia, 1042, 1043
pós-renal, 1043
pré-renal, 1042
reversível, 1043
versus AKI, 1043
medicina de, 881-1059
nutrição em cuidados, 949-952
críticos, 949-952
perioperatórios, 949-952
pós-anestésicos, 1001-1015
na ventilação mecânica, 1031
configurações iniciais, 1032
intubação da traqueia, 1031
monitoramento, 1032
paralisia, 1032
sedação, 1032
questões em, 1018
econômicas, 1018
éticas, 1018
legais, 1018
respiratórios, 1019
gases medicinais, 1020
terapia com, 1020
outras técnicas de, 1036
pressão positiva das vias aéreas, 1034
terapia de, 1034
terapia com O_2 ambiente, 1020
equipamento para, 1020
ventilação mecânica, 1026
sepse, 1045
choque séptico, 1048
SRIS, 1045
fisiopatologia da, 1045
traumatismo craniano, 1051
Curva
de autorregulação cerebral, 465*f*
normal, 465*f*
de dose-resposta, 126*f*
fluxo/volume normal, 108*f*
volume/pressão normal, 108*f*
CVP (Cateterismo Venoso Central), 482
complicações, 84
considerações clínicas, 86
contraindicações, 84
indicações, 84
técnicas, 84
CVP (Pressão Venosa Central), 449, 464, 575, 924
CVVHD (Hemodiálise Venovenosa Contínua), 574

D

DA (Dopamina), 201
receptores de, 204
Dantrolene
terapia com, 945
para MH, 945
Datex-Ohmeda
Aestiva, 40*f*
Aladin, 53*f*
vaporizador, 53*f*
eletrônico, 53
regulador de equilíbrio, 45*f*
S/5, 42*f*, 48*f*
ADU, 42*f*
fluxômetro da, 48*f*
Avance, 48*f*
dB (Decibéis), 13
DBP (Pressão Arterial Diastólica), 73
DBS (Estimulação Cerebral Profunda), 860
DC (Coluna Dorsal), 817*f*
DCS (Cirurgia de Controle de Danos)
no trauma, 644
Débito
cardíaco, 91, 122*t*
grupo tecidual do, 122*t*
composição do, 122*t*
massa corporal relativa do, 122*t*
porcentual do, 122*t*
indicações, 91
técnicas e complicações, 91
bioimpedância torácica, 94
diluição do corante, 92
dispositivos de contorno de pulso, 92
Doppler esofágico, 93
ecocardiografia, 95
princípio de Fick, 94
termodiluição, 91
urinário, 115
monitorização do, 115
considerações clínicas, 115
contraindicações, 115
indicações, 115
técnicas e complicações, 115
Defeito(s)
dos septos, 346
AVs, 346
Depressão
antidepressivos, 501, 502
atípicos, 502
tricíclicos, 501
IMAO, 501
SSRIs, 502
Derivação
urinária, 546
Descontinuidade
da ventilação mecânica, 1033
desmame, 1033

com CPAP, 1034
com PSV, 1033
com SIMV, 1033
com tubo T, 1034
Desempenho
melhoria de, 1055-1059
questões de, 1056
estratégias para reduzir erros, 1056
listas de verificação padronizadas, 1056
ventricular, 286
determinantes do, 286
HR, 287
volume sistólico, 287
Desfibrilação
CPR e, 987
acesso intravenoso, 988
administração de medicamentos, 989
arritmia, 989
reconhecimento de, 989
invasiva, 988
soco precordial, 995
terapia de emergência, 989
com marca-passo, 989
sucesso da, 987*f*
contra o tempo, 987*f*
Desflurano
farmacologia clínica do, 142
biotransformação, 143
contraindicação, 143
efeito nos órgãos e sistemas, 142
cardiovascular, 142
cerebral, 143
hepático, 143
neuromuscular, 143
renal, 143
respiratório, 143
interações medicamentosas, 143
propriedades físicas, 142
toxicidade, 143
Desmame
com CPAP, 1034
com PSV, 1033
com SIMV, 1033
com tubo T, 1034
critérios para, 1033*t*
mecânicos, 1033*t*
Desoxiemoglobina
e absorção de luzes, 104*f*
infravermelha, 104*f*
vermelha, 104*f*
Despertar
intraoperatório, 111*t*
verificação para evitar o, 111*t*
lista de, 111*t*
Desvio
de cateter epidural, 770
mediastinal, 440, 441*f*
urinário, 905
anormalidades de eletrólitos após, 905
discussão de caso, 905
Detecção
de vazamento, 71
discussão de caso, 71
Dexametasona, 238
diretrizes da SAMBA, 236*t*
para reduzir o risco de, 236*t*
fatores de risco, 236*t*
outras estratégias para, 238
Dexmedetomidina
dose, 240
efeitos colaterais, 240
interações medicamentosas, 240
mecanismo de ação, 240
usos clínicos, 240
Diabete(s)
insípido, 520
nefrogênico, 520
diuréticos tiazídicos, 520
melito, 579
classificação do, 580*t*
considerações anestésicas, 581
intraoperatórias, 582
pós-operatórias, 583
pré-operatórias, 581
diagnóstico do, 580*t*
manejo da insulina no, 582*t*
perioperatório, 582*t*
manifestações clínicas, 579
DIC (Coagulação Intravascular Disseminada), 944
Difusão
pelas membranas das células, 884
pelo endotélio capilar, 884
Disco
doença do, 829
degenerativa, 829
estenose espinal, 830
intervertebral, 829
em prolapso, 829
herniado, 829
lombar, 830*t*
radiculopatias do, 830*t*
Disfunção
autonômica, 499
considerações, 499
anestésicas, 499
pré-operatórias, 499
cardiopulmonar, 570*t*
diagnóstico diferencial da, 570*t*
na doença hepática crônica, 570*t*
na hipertensão portal, 570*t*
valvular, 291
Dispneia
avaliação de, 427*f*
Dispositivo(s)
de fluxo contínuo, 26*t*
propriedades dos, 26*t*
DISS (Sistema de Segurança com Diâmetro Indexado), 39
Dissecção
aórtica, 385
manejo anestésico, 385
Dissociação
curva de, 415, 416*f*, 419, 420*f*
da hemoglobina, 415
fatores que influenciam a, 415
da oxiemoglobina, 416*f*
do CO_2, 419
do sangue total, 420*f*
Distensão
da articulação, 828
lombossacral, 828
Distribuição, 122
da cetamina, 153
do etomidato, 155
do propofol, 156
do tiopental, 148*f*
dos anestésicos locais, 224
dos barbitúricos, 148
dos benzodiazepínicos, 151
dos gases medicinais, 10
dos inibidores da COX, 166
dos opioides, 160
Distrofia(s)
miotônica, 597
considerações anestésicas, 598
musculares, 597
considerações pré-operatórias, 597
de Becker, 597
considerações anestésicas, 598
de cintura de membros, 598
de Duchenne, 597
considerações anestésicas, 598
facioescapuloumeral, 598
outras formas de, 599
Distúrbio(s)
edematosos, 519
diuréticos tiazídicos nos, 519
entre acidobásico, 945
e eletrólitos, 945
correção dos, 945
hídrico-eletrolíticos, 495*t*
associados a patologia, 495*t*
intracraniana, 495*t*
Diurético(s)
de alça, 518
efeitos colaterais, 519
posologia intravenosa, 519
usos, 519
inibidores, 520
da anidrase carbônica, 520
efeitos colaterais, 521
posologia intravenosa, 521
usos, 521
osmóticos, 518
efeitos colaterais, 518
manitol, 518
posologia intravenosa, 518
usos, 518
outros, 521
poupadores de potássio, 520
antagonistas da aldosterona, 520
eplerenona, 520
espironolactona, 520
não competitivos, 520
efeitos colaterais, 520
posologia intravenosa, 520
usos, 520
tiazídicos, 519
e semelhantes, 519
efeitos colaterais, 520
posologia intravenosa, 520
usos, 519
Divisão(ões)
do néfron, 508*f*, 509*t*
anatômicas, 508*f*
principais, 508*f*
funcionais, 509*t*
DKA (Cetoacidose Diabética), 580
DLCO (Diminuição da Capacidade Pulmonar de Difusão), 431

Dobutamina
apresentação, 208
considerações clínicas, 208
dose, 208
Documentação
avaliação da, 245-253
nota de avaliação, 249
perioperatória, 245-253
discussão de caso, 253
notas pós-operatórias, 250, 251*f*, 253*t*
registro de anestesia, 250, 252*f*
Doença(s)
anestesia e, 307-352, 425-437, 493-504, 523-535, 565-601
cardiovascular, 307-352
avaliação perioperatória, 308
cardiopatia valvular, 331
CHD, 344
discussão de caso, 349
paciente com coração transplantado, 348
preparo para cirurgia não cardíaca, 308
endócrina, 579-592
discussão de caso, 592
obesidade, 589
pâncreas, 579
paratireoides, 585
síndrome carcinoide, 591
suprarrenal, 587
tireoide, 583
hepática, 565-578
cirrose, 568
cirurgia hepática, 573
coagulação, 566
discussão de caso, 576
hepatite, 566
situações especiais, 576
neurológicas, 493-504
convulsivas, 495
degenerativas, 496
desmielinizantes, 496
encefalite, 501
lesão da medula espinal, 500
vascular cerebral, 493
neuromuscular, 593-601
discussão de caso, 600
distrofias musculares, 597
miastenia grave, 593
miotomias, 599
paralisia periódica, 599
síndromes paraneoplásicas, 596
psiquiátricas, 493-504
abuso de substância, 503
bipolar, 502
depressão, 501
discussão de caso, 503
esquizofrenia, 502
síndrome neuroléptica maligna, 502
renal, 523-535
avaliação da função renal, 524
comprometimento renal, 532
brando, 532
moderado, 532
discussão de caso, 534
efeitos dos agentes anestésicos, 527
função renal alterada, 527
insuficiência renal, 528
respiratória, 425-437
discussão de caso, 436
embolia pulmonar, 434
fatores de risco pulmonar, 426
obstrutiva, 426
restritiva, 433
bipolar, 502
cardíacas, 331*t*
classificação funcional das, 331*t*
da *New York Heart Association*, 331*t*
com respostas alteradas, 180*t*
aos NMBA, 180*t*
concomitante, 179
NMBA e, 179
não despolarizante, 179
convulsivas, 495
considerações, 495
pré-operatórias, 495
tratamento, 495, 496
intraoperatório, 496
pré-operatório, 495
degenerativas, 496, 829
AD, 498
ALS, 499
do disco, 829
estenose espinal, 830
intervertebral, 829
em prolapso, 829
herniado, 829
PD, 496
desmielinizantes, 496
disfunção autonômica, 499
GBS, 499
MS, 498
siringomielia, 500
do enxerto, 934
vs.-hospedeiro, 934
hepática, 561, 570*t*
coagulopatia na, 561
discussão de caso, 561
crônica, 570*t*
disfunção cardiopulmonar na, 570*t*
diagnóstico diferencial da, 570*t*
infecciosas, 974
anestesiologistas e, 974
oclusiva, 386
da aorta, 386
manejo anestésico, 386
pericárdica, 383
pericardite constritiva, 384
tamponamento cardíaco, 383
pulmonar, 426
obstrutiva, 426
asma, 428
COPD, 430
restritiva, 433
extrínsecas, 434
intrínsecas, 433
agudas, 433
crônicas, 433
renal, 516*t*
intrínseca, 516*t*
causas de AKI secundária à, 516*t*
valvulares, 333
específicas, 333
anticoagulação, 342
estenose, 333, 338
aórtica, 338
mitral, 333
insuficiência, 335, 339
aórtica, 339
mitral, 335
tricúspide, 341
profilaxia de endocardite, 342
prolapso de válvula mitral, 337
vascular cerebral, 493
considerações, 493
pré-operatórias, 493
tratamento, 494
intraoperatório, 494
pré-operatório, 494
tumores intracranianos, 495
Dopamina
apresentação, 208
considerações clínicas, 208
dose, 208
Dopexamina
apresentação, 208
considerações clínicas, 208
dose, 208
Doppler
efeito, 75
sonda, 75
na monitorização não invasiva, 75
da pressão sanguínea arterial, 75
transtorácico, 293*f*
Dor (es)
cervical, 831
controle da, 1005
na recuperação de rotina, 1004
musculares, 175
succinilcolina e, 175
nas costas, 768
por inserção, 768
de agulha, 768
de cateter, 768
nas nádegas, 829
neuropática, 824*t*, 832
mantida simpaticamente, 832
mecanismos da, 824*t*
neuropatia diabética, 832
simpaticamente independente, 832
no trabalho de parto, 669
vias de, 669
persistente, 868*f*
após cirurgia, 868*f*
fatores de risco para, 868*f*
referida, 816*t*
exemplos de, 816*t*
respostas sistêmicas à, 824
aguda, 824
efeitos, 824
cardiovasculares, 824
endócrinos, 825
gastrointestinais, 825
hematológicos, 825
imunes, 825
psicológicos, 825
respiratórios, 825
urinários, 825
tratamento da, 632, 711, 743-880
bloqueios, 743-811
caudal, 743-771
de nervos periféricos, 773-811
epidural, 743-771

espinal, 743-771
perioperatória, 865-879
resultados aperfeiçoados, 865-879
pós-operatória, 632, 711
na anestesia pediátrica, 711
na artroscopia de joelho, 632
vias da, 816, 817*f*
alternativas, 820
integração com o sistema, 820
motor, 820
simpático, 820
neurônios, 816, 817
da primeira ordem, 816
de segunda ordem, 817
de terceira ordem, 820
trato espinotalâmico, 818
Dor Crônica
transtornos associados à, 826*t*
emocionais, 826*t*
e correlatos, 826*t*
tratamento da, 813-862
avaliação do paciente, 825
eletromiografia, 826
estudos de condução neural, 826
medição da dor, 825
psicológica, 826
bloqueio neural, 859
diferencial, 859
classificação, 815
aguda, 815
crônica, 816
complicações, 849
aumento vertebral, 860
bloqueio, 852, 853
cervicotorácico, 852
da cadeia simpática torácica, 853
do gânglio ímpar, 855
do plexo celíaco, 854
do plexo hipogástrico superior, 855
regional intravenoso, 856
simpático lombar, 855
bloqueios das ramificações, 849
cervical, 849
medial lombar, 849
torácica, 849
bloqueios de nervos, 849-853
esplâncnico, 853
paravertebrais lombares, 849
pudendo, 851
simpático, 852
transacral, 850
crioneurólise por radiofrequência, 858
definições, 815
o que é, 815
fisiopatologia da, 824
injeções epidurais, 856
multidisciplinar, 861
acupuntura, 862
fisioterapia, 861
intervenções psicológicas, 861
neurólise química, 858
técnicas neurolíticas, 858
neuromodulação, 859
DBS, 860
PNS, 860
SCS, 860
TENS, 860
nocicepção, 816
anatomia da, 816
fisiologia da, 816
respostas sistêmicas à, 824, 825
RFA, 858
síndromes específicas, 827
cefaleia, 834
de compressão, 827
dor, 827, 832, 835
abdominal, 835
miofascial, 827
neuropática, 832
relacionada com câncer, 835
fibromialgia, 828
herpes-zóster agudo, 833
neuralgia pós-herpética, 833
parte inferior das costas, 828
terapias de intervenção, 836
farmacológicas, 836
procedimentos terapêuticos, 842
procedural, 842
termos usados no, 815*t*
Dor Perioperatória
tratamento da, 865-879
e resultados aperfeiçoados, 865-879
evolução de ERPs, 866
questões na execução de ERPs, 878
tratamento anestésico, 867
Down
síndrome de, 716
considerações anestésicas, 716
fisiopatologia, 716
Doxapram
dose, 241
efeitos colaterais, 240
interações medicamentosas, 241
mecanismo de ação, 240
usos clínicos, 240
Dräger
6400, 43*f*
OFPD da, 41*f*, 45*f*
Narkomed, 41*f*
Droga(s)
abuso de, 975
anestesiologistas e, 975
anestésicas, 604
efeito das, 604
na IOP, 604
antiarrítmicas, 305*t*
propriedades farmacológicas de, 305*t*
clínicas, 305*t*
anticolinérgicas, 197-200
discussão de caso, 200
específicas, 199
atropina, 199
escopolamina, 199
glicopirrolato, 199
estruturas físicas das, 198*f*
farmacologia clínica, 197
características gerais, 197, 198*t*
cardiovascular, 197
cerebral, 198
gastrointestinal, 198
geniturinário, 199
oftálmico, 198
respiratório, 198
termorregulação, 199
mecanismos de ação, 197
antiepiléticas, 496*t*
comumente usadas, 496*t*
efeitos colaterais comuns, 496*t*
mecanismos de ação, 496*t*
antiplaquetárias, 752
bloqueio neuroaxial na presença de, 752
associadas à hepatite, 567*t*
desencadeantes, 943*t*
de MH, 943*t*
hepatite induzida por, 567
metabolismo de, 557
hepático, 557
óbitos por, 974*t*
comparando anestesiologistas, 974*t*
e internistas, 974*t*
oftálmicas, 605
efeitos sistêmicos de, 605
para ressuscitação, 991*t*-994*t*
dosagens de, 991*t*-994*t*
efeitos cardiovasculares de, 991*t*-994*t*
indicações de, 991*t*-994*t*
pediátricas, 699*t*-700*t*
posologias de, 699*t*-700*t*
toxicidade da, 770
complicações associadas à, 770
neurotoxicidade por lidocaína, 770
sistêmica, 770
TNS, 770
utilizadas como adjuvantes, 238
da anestesia, 238
cetorolaco, 238
clonidina, 239
dexmedetomidina, 240
doxapram, 240
flumazenil, 241
naloxona, 241
naltrexona, 241
D-Tubocuranina
efeito da, 528
na função renal, 528
alterada, 528
DVT (Trombose Venosa Profunda)
na cirurgia ortopédica, 627

E

EA (Abscesso Epidural)
por inserção, 770
de agulha, 770
de cateter, 770
ECF (Fluido Extracelular), 882
intersticial, 883
intravascular, 883
volume de, 883*f*, 892
regulação e, 892
de equilíbrio de Na, 892
volume de sangue e, 883*f*
relação entre, 883*f*
ECG (Eletrocardiograma), 80, 110*t*
achados comuns do, 83*f*
na cirurgia cardíaca, 83*f*
ECL (Células tipo Enterocromafins), 232*f*
Ecocardiografia
Doppler, 293*f*
do fluxo diastólico, 293*f*
pela válvula mitral, 293*f*
ECT (Eletroconvulsoterapia)

anestesia para, 503
discussão de caso, 503
Edema
cerebral, 478, 518
ICP e, 518
redução aguda da, 518
diuréticos osmóticos na, 518
pulmonar, 1037
cardiogênico, 1038
tratamento, 1038
causas do, 1037
de permeabilidade aumentada, 1038
ARDS, 1038
fisiopatologia, 1038
lesão pulmonar aguda, 1038
manifestações clínicas, 1038
tratamento, 1039
de pressão transmural aumentada, 1038
tratamento, 1038
fisiopatologia, 1037
não cardiogênico, 1038
fisiopatologia, 1038
manifestações clínicas, 1038
tratamento, 1039
Edrofônio
apresentação, 192
considerações clínicas, 192
dose, 192
estrutura física, 192
EDV (Volume Diastólico Final), 291
EEG (Eletroencefalografia)
efeitos da anestesia na, 473
agentes intravenosos, 473
anestésicos inalatórios, 473
EEG (Eletroencefalograma), 110*t*
considerações clínicas, 111
contraindicações, 108
indicações, 108
EF (Fração de Ejeção), 291
Efedrina
apresentação, 207
considerações clínicas, 207
dose, 207
Efeito(s)
adversos, 314*t*
da terapia anti-hipertensiva, 314*t*
a longo prazo, 314*t*
colaterais, 174, 178, 180, 181, 182, 190*t*, 234-242, 518-521
autonômicos, 178
dos NMBA, 178
da clonidina, 239
da dexmedetomidina, 240
da metoclopramida, 235
da naloxona, 241
da succinilcolina, 174
cardiovascular, 175
contrações generalizadas, 176
dores musculares, 175
elevação, 176
da IOP, 176
da pressão intragástrica, 176
fasciculações, 175
hipercalemia, 175
hipertermia maligna, 176
liberação de histamina, 176
paralisia prolongada, 176
pressão intracraniana, 176
rigidez do músculo masseter, 176
do atracúrio, 180
broncospasmo, 180
hipertensão, 180
incompatibilidade química, 181
reações alérgicas, 181
sensibilidade ao pH, 181
taquicardia, 180
temperatura, 181
toxicidade à laudanosina, 180
do cetorolaco, 238
do cisatracúrio, 181
do doxapram, 240
do flumazenil, 242
do pancurônio, 181
arritmias, 182
hipertensão, 181
reações alérgicas, 182
taquicardia, 181
do rocurônio, 182
do vecurônio, 182
dos antagonistas dos receptores, 234, 237
5-HT_3, 237
H_2, 234
dos diuréticos, 518
de alça, 519
inibidores da anidrase carbônica, 521
osmóticos, 518
poupadores de potássio, 520
tiazídicos, 520
dos PPIs, 236
muscarínicos, 190*t*
dos inibidores da colinesterase, 190*t*
da anestesia, 404, 421, 515, 560
na função hepática, 560
metabólicas, 561
na função renal, 515
diretos, 516
agentes intravenosos, 517
agentes voláteis, 517
outras drogas, 517
indiretos, 516
cardiovasculares, 515
endócrinos, 516
neurológicos, 516
na mecânica pulmonar, 404
na CL, 404
na resistência das vias aéreas, 405
no padrão respiratório, 406
no trabalho da respiração, 406
no volume pulmonar, 404
no controle da respiração, 421
da cetamina, 153, 527
na função renal, 527
alterada, 527
nos órgãos e sistemas, 153
cardiovascular, 153
cerebral, 154
respiratório, 153
da cirurgia, 515
na função renal, 515
diretos, 517
indiretos, 516
cardiovasculares, 515
endócrinos, 516
neurológicos, 516
da CPB, 358
fisiológicos, 358
respostas, 358
hormonais, 358
humorais, 358
imunológicas, 358
sobre a farmacocinética, 359
da gravidez, 653
cardiovasculares, 655
gastrointestinais, 655
hematológicos, 656
hepáticos, 655
metabólicos, 656
musculoesqueléticos, 656
no CNS, 653
renais, 655
respiratórios, 654
da hidralazina, 217
nos órgãos e sistemas, 217
da hipotermia, 942*t*
nocivos, 942*t*
da insulina, 580*t*
das benzadiazepinas, 527
na função renal, 527
alterada, 527
das cargas de fluido, 886*t*
sobre os teores de água, 886*t*
extracelulares, 886*t*
intracelulares, 886*t*
das fenotiazinas, 527
na função renal, 527
alterada, 527
do desflurano, 142
nos órgãos e sistemas, 142
cardiovascular, 142
cerebral, 143
hepático, 143
neuromuscular, 143
renal, 143
respiratório, 143
do etomidato, 527
na função renal, 527
alterada, 527
do fenoldopam, 217
nos órgãos e sistemas, 217
do halotano, 140
nos órgãos e sistemas, 140
cardiovascular, 140
cerebral, 140
hepático, 141
neuromuscular, 140
renal, 141
respiratório, 140
do hiperparatireoidismo, 586*t*
do hipoparatireoidismo, 587*t*
do isoflurano, 142
nos órgãos e sistemas, 142
cardiovascular, 142
cerebral, 143
hepático, 143
neuromuscular, 143
renal, 143
respiratório, 143
do N_2O, 137, 528
na função renal, 527
alterada, 527
nos órgãos e sistemas, 137

cardiovascular, 137
cerebral, 137
gastrointestinal, 138
hepático, 138
neuromuscular, 138
renal, 138
respiratório, 137
do nitroprussiato de Na, 216
nos órgãos e sistemas, 216
do propofol, 156, 527
na função renal, 527
alterada, 527
nos órgãos e sistemas, 156
cardiovascular, 156
cerebral, 156
respiratório, 156
do sevoflurano, 144
nos órgãos e sistemas, 144
cardiovascular, 144
cerebral, 144
hepático, 144
neuromuscular, 144
renal, 144
respiratório, 144
do trabalho de parto, 660
sobre a fisiologia materna, 660
dos abusos de substância, 503*t*
nas necessidades anestésicas, 503*t*
agudo, 503*t*
crônico, 503*t*
dos agentes anestésicos, 298, 467, 659, 661
na circulação coronariana, 298
na fisiologia cerebral, 467
inalatórios, 468
intravenosos, 469
no fluxo sanguíneo, 659
uteroplacentário, 659
sobre a atividade uterina, 661
agonistas β_2, 552
alcaloides do Ergo*t*, 662
anestesia regional, 661
inalatórios, 661
magnésio, 662
oxitocina, 661
parenterais, 661
prostaglandinas, 662
vasopressores, 661
sobre o trabalho de parto, 661
agonistas β_2, 552
alcaloides do Ergo*t*, 662
anestesia regional, 661
inalatórios, 661
magnésio, 662
oxitocina, 661
parenterais, 661
prostaglandinas, 662
vasopressores, 661
dos agentes, 468, 527
anticolinérgicos, 527
na função renal alterada, 527
inalatórios, 468
anestésicos voláteis, 468
N_2O, 469
intravenosos, 469
de indução, 469
NMBs, 470
outras drogas, 470
vasodilatadores, 470
vasopressores, 470
voláteis, 527
na função renal alterada, 527
dos anestésicos, 154*t*, 225
locais, 225
nos órgãos e sistemas, 225
cardiovascular, 227
hematológico, 228
imunológico, 227
músculoesquelético, 228
neurológico, 225
respiratório, 227
voláteis, 154*t*, 527
na função renal, 527
alterada, 527
dos barbitúricos, 149, 527
na função renal, 527
alterada, 527
nos órgãos e sistemas, 149
cardiovascular, 149
cerebral, 149
hepático, 150
imunológico, 150
renal, 150
respiratório, 149
dos benzodiazepínicos, 152
nos órgãos e sistemas, 152
cardiovascular, 152
cerebral, 152
respiratório, 152
dos bloqueadores H_2, 527
na função renal, 527
alterada, 527
dos inibidores da COX, 166
nos órgãos e sistemas, 166
cardiovascular, 166
gastrointestinal, 166
respiratório, 166
dos opioides, 163, 527
na função renal, 527
alterada, 527
nos órgãos e sistemas, 163
cardiovascular, 163
cerebral, 163
endócrino, 165
gastrointestinal, 165
respiratório, 163
fisiológicos, 913
da acidemia, 913
da alcalose, 917
na IOP, 604
de drogas anestésicas, 604
de variáveis, 604*t*
cardíacas, 604*t*
respiratórias, 604*t*
dos agentes anestésicos, 604*t*
na resposta sistêmica, 824
à dor aguda, 824
cardiovasculares, 824
endócrinos, 825
gastrointestinais, 825
hematológicos, 825
imunes, 825
psicológicos, 825
respiratórios, 825
urinários, 825
sistêmicos, 605, 606*t*
de drogas oftálmicas, 605
de medicações oftálmicas, 606*t*
sobre a voz, 257*t*
de lesão, 257*t*
de nervos laríngeos, 257*t*
Elastância
intracraniana, 467*f*
normal, 467*f*
Eletrocardiografia
complicações, 80
considerações clínicas, 82
contraindicações, 80
indicações, 80
técnicas, 80
Eletrólito(s)
acidobásico e, 945
distúrbios entre, 945
correção dos, 945
anormalidades de, 905
após desvio urinário, 905
discussão de caso, 905
transtornos de, 881-906
tratamento de pacientes com, 881-906
do equilíbrio, 892-903
de cálcio, 900
de fósforo, 902
de magnésio, 903
de Na, 892
de potássio, 894
nomenclatura das soluções, 882
Eletromiografia, 826
Eliminação
de Hofmann, 180
do atracúrio, 180
dos anestésicos, 133
inalatórios, 133
fatores que afetam a, 133
Embolia
aérea, 481
na cirurgia, 481
na fossa posterior, 481
venosa, 482
monitoramento de, 482
tratamento da, 482
gasosa, 627
síndrome da, 627
na cirurgia ortopédica, 627
pulmonar, 434
considerações, 434
anestésicas, 434
pré-operatórias, 434
intraoperatória, 436
fatores associados à, 434*t*
Emergência
anestesia para cirurgia de, 637-650
exame primário, 638
avaliação da lesão, 640
minimizando riscos de exposição, 640
circulação, 639
função neurológica, 639
respiração, 639
via aérea, 638
lesão da medula espinal, 647
queimaduras, 648
considerações, 649, 650
anestésicas, 650

sobre tratamento, 649
ressuscitação, 640
coagulopatia induzida, 640
hemorragia, 640
hemostática, 641
MTPs, 643
TCE, 645
considerações sobre tratamento, 646
transfusão de, 931
EMG (Eletromiográfico)
monitoramento nervoso, 619*f*
tubo de, 619*f*
endotraqueal, 619*f*
EMLA (Anestésico Local em Base Livre), 122
EN (Nutrição Enteral), 949
e regras *nil per os*, 952
antes de cirurgia eletiva, 952
Encefalite, 501
límbica, 596
Endocardite
profilaxia de, 342
para procedimentos dentários, 342*t*
Endoscopia
considerações, 614
pré-operatórias, 614
manejo intraoperatório, 614
estabilidade cardiovascular, 615
oxigenação, 614
relaxamento muscular, 614
ventilação, 614
precauções com o *laser*, 615
Endotélio
fatores derivados do, 294
Energia
necessidades estimadas de, 309*t*
para várias atividades, 309*t*
Entorse
músculo paravertebral e, 828
Entrada
de gases frescos, 26
no circuito de Mapleson, 26
Envenenamento
por monóxido de carbono, 650
queimadura e, 650
Enxaqueca, 834
EPAP (Pressão Positiva Expiratória de Vias Aéreas), 1035
Epiglotite
aguda, 715
considerações anestésicas, 715
fisiopatologia, 715
Epinefrina
apresentação, 207
considerações clínicas, 207
dose, 207
metabolismo da, 204*f*
sequencial, 204*f*
EP(s) (Potenciais Evocados)
considerações clínicas, 112
contraindicações, 112
efeitos da anestesia nos, 473
indicações, 112
técnicas, 112
e complicações, 112
vias neuroanatômicas do, 113*f*
Eplerenona
efeitos colaterais, 520
posologia intravenosa, 520
usos, 520
Equilíbrio
acidobásico, 178, 935
NMBA e, 178
não despolarizante, 178
transfusão e, 935
maciça, 935
transtornos do, 884
de água, 884
controle da osmolalidade do plasma, 886
hipernatremia, 887
hiperosmolalidade, 887
hiponatremia, 889
hipo-osmolalidade, 889
normal, 884
relação entre concentração de Na no plasma, 884
osmolalidade extracelular, 884
osmolalidade intracelular, 884
de cálcio, 900
hipercalcemia, 900
hipocalcemia, 901
normal, 900
de fósforo, 902
hiperfosfatemia, 903
hipofosfatemia, 903
normal, 902
de magnésio, 903
hipermagnesemia, 904
hipomagnesemia, 904
normal, 903
de Na, 892
regulação de, 892
e volume de ECF, 892
total, 892
de potássio, 894
concentração extracelular, 894
regulação da, 894
hipercalemia, 897
hipocalemia, 895
normal, 894
trocas entre os compartimentos, 894
Equipamento
mau uso do, 964*t*
erros humanos e, 964*t*
fatores associados a, 964*t*
para manejo da via aérea, 258, 259
cânulas, 259
nasais, 259
orais, 259
máscara facial, 259
desenho de, 259
técnica de, 259
para terapia, 1020
com O_2 ambiente, 1020
classificação do, 1020
de alto fluxo, 1022
de desempenho fixo, 1022
de desempenho variável, 1021
problemas de, 964
prevenção, 964
Equipamento(s) Anestésico(s)
e monitores, 7-119
ambiente da sala cirúrgica, 7-22
aparelho de anestesia, 35-72
monitorização, 73-118
cardiovascular, 73-100
não cardiovascular, 103-118
sistemas respiratórios, 23-34
Equivalência
da solução, 882
ERAS (Recuperação Aperfeiçoada Depois da Cirurgia), 866
elementos que contribuem para, 866*f*
perioperatórios, 866*f*
ERPs (Programas de Recuperação Aperfeiçoada)
evolução de, 866
execução de, 878, 879*f*
questões na, 878
fatores que contribuem para, 867
período intraoperatório, 869
manutenção, 873
da normotermia, 873
de oxigenação adequada dos tecidos, 873
profilaxia, 869
antibiótica, 869
antitrombótica, 869
para PONV, 873
resposta ao estresse cirúrgico, 869
estratégias para minimizar a, 869
terapia guiada por metas, 873
de fluidos, 873
hemodinâmica, 873
uso de agentes de curta duração, 872
inalatórios, 872
intravenosos, 872
período pós-operatório, 873
cuidados imediatos, 873
recuperação na unidade cirúrgica, 877
período pré-operatório, 867
avaliação de risco pré-operatório, 868
diretrizes para ingesta, 869
de alimentos, 869
de fluidos, 869
educação do paciente, 867
otimização do *status* funcional, 868
suspensão do álcool, 868
tabagismo, 868
tratamento anestésico, 867
Erro(s) Humano(s)
acidentes anestésicos por, 960*t*
passiveis de prevenção, 960*t*
fatores associados, 964*t*
e mau uso do equipamento, 964*t*
Escala
de graduação, 486*t*
de Fisher, 486*t*
de CCT, 486*t*
de SAH, 486*t*
de Hunt e Hess, 485*t*
da *World Federation of Neurological Surgeons*, 486*t*
Escoliose
considerações anestésicas, 717
fisiopatologia, 717
Escopolamina
apresentação, 199
considerações clínicas, 199
dose, 199
estrutura física, 199
Escore
de Aldrete, 735*t*, 1008*t*

de recuperação pós-anestésica, 1008*t*
para determinação da alta, 735*t*
da unidade de tratamento pós-anestesia, 735*t*
ESICM (*European Society of Intensive Care Medicine*), 1045
Esmolol
apresentação, 210
considerações clínicas, 210
dose, 210
Esôfago
cirurgia do, 459
anestesia para, 459
considerações, 459
anestésicas, 459
pré-operatórias, 459
Espaço
intersticial, 396*f*
pulmonar, 396*f*
morto, 32
no sistema circular, 32
Espirograma
dos volumes pulmonares, 400*f*
estáticos, 400*f*
Espirômetro(s), 56
modelos de, 57*f*-58*f*
Espironolactona
efeitos colaterais, 520
posologia intravenosa, 520
usos, 520
Esquizofrenia, 502
ESRD (Doença Renal Terminal)
anestesia para, 529
considerações, 529, 532
intraoperatória, 532
pré-operatória, 529
Estabilidade
cardiovascular, 615
na endoscopia, 615
Estação de Trabalho
de anestesia, 38*t*
moderna, 38*t*
características de segurança, 38*t*
Estado(s)
de consciência, 967
edematosos, 519
diuréticos de alça nos, 519
físico, 246*t*
dos pacientes, 246*t*
classificação da ASA, 246*t*
Estenose
aórtica, 338
cálculo, 338
da área da válvula mitral, 338
do gradiente transvalvular, 338
considerações pré-operatórias, 338
fisiopatologia, 338
manejo anestésico, 339
escolha dos agentes, 339
monitoramento, 339
objetivos, 339
tratamento, 339
mitral, 333
cálculo, 334
da área da válvula mitral, 334
do gradiente transvalvular, 334
considerações pré-operatórias, 333
fisiopatologia, 333
manejo anestésico, 334
escolha dos agentes, 334
monitoramento, 334
objetivos, 334
tratamento, 334
pilórica, 714
hipertrófica, 714
considerações anestésicas, 715
fisiopatologia, 714
pulmonar, 345
Esterase(s)
plasmáticas, 180
hidrólise pelas, 180
do atracúrio, 180
Estetoscópio(s)
esofágico, 103
complicações, 103
considerações clínicas, 103
contraindicações, 103
indicações, 103
técnicas, 103
pré-cordial, 103
complicações, 103
considerações clínicas, 103
indicações, 103
técnicas, 103
Estimulação
dos nervos periféricos, 115
monitorização da, 115
considerações clínicas, 116
contraindicações, 115
indicações, 115
técnicas e complicações, 115
neural, 776
técnica de, 776
Estimulador (es)
da medula espinal, 860*f*
posicionamento para inserir, 860*f*
de nervos, 117*f*, 861*f*
occipital, 861*f*
colocação do, 861*f*
periféricos, 117*f*
neural, 776*f*
Estímulo
nervoso, 171
periférico, 171
resposta ao, 171
Estresse
cirúrgico, 867*f*
resposta ao, 867*f*
intervenções para atenuar a, 867*f*
Estrutura(s)
da cetamina, 153*f*
do etomidato, 153*f*
do propofol, 153*f*
física, 171, 179, 181, 182, 191, 198*f*, 199
da atropina, 199
da escopolamina, 199
da fisostigmina, 193
da piridostigmina, 192
da succinilcolina, 171
das drogas anticolinérgicas, 198*f*
do atracúrio, 179
do cisatracúrio, 181
do edrofônio, 192
do glicopirrolato, 199
do neostigmina, 191
do pancurônio, 181
do rocurônio, 182
do sugamadex, 193
do vecurônio, 182
molecular, 189*f*
da nicotina, 189*f*
da muscarina, 189*f*
químicas, 173*f*
dos NMBA, 173*f*
Estudo(s)
de compatibilidade, 930
crossmatch, 930
versus tipo e triagem, 930
de condução neural, 826
ESUs (Unidades de Eletrocirúrgicas), 16
ESV (Volume Sistólico Final), 291
ESWL (Litotripsia por Ondas de Choque Extracorpóreas), 537
imersão durante a, 542
efeitos da, 542
Etomidato, 154
doses do, 153*t*
efeito do, 527
na função renal, 527
alterada, 527
efeitos nos órgãos, 155
e sistemas, 155
cardiovascular, 155
cerebral, 155
endócrino, 155
respiratório, 155
estruturas do, 153*f*
farmacocinética, 155
absorção, 155
biotransformação, 155
distribuição, 155
excreção, 155
interações medicamentosas, 155
mecanismo de ação, 154
neurofisiologia e, 469
relações, 154
estrutura-atividade, 154
usos do, 153*t*
Evaporação
de fluidos, 929, 930*t*
perdas de, 929, 930*t*
cirúrgicos, 930*t*
reposição de, 929
Exame(s)
de urina, 526
pré-operatório, 248, 249
físico, 248
laboratoriais, 249
primário, 638
na emergência, 638
avaliação da lesão, 640
minimizando riscos de exposição, 640
circulação, 639
função neurológica, 639
respiração, 639
via aérea, 638
Exaustor (es)
de gases residuais, 67
Excreção, 124
da cetamina, 153
da succinilcolina, 171

do atracúrio, 179
eliminação de Hofmann, 180
do cisatracúrio, 181
do etomidato, 155
do pancurônio, 181
do propofol, 156
do rocurônio, 182
do vecurônio, 182
dos anestésicos locais, 225
dos barbitúricos, 149
dos benzodiazepínicos, 152
dos inibidores da COX, 166
dos opioides, 162
renal, 178
do NMBA, 178
não despolarizante, 178
urinária, 895
de potássio, 895
Expansão
de gás intraocular, 605
Extremidade(s) Inferior (es)
nervos periféricos das, 794
bloqueios, 794
anatomia dos plexos, 794
lombar, 794
sacral, 794
do nervo, 794, 796, 797, 801, 802
ciático, 802
cutâneo femoral lateral, 796
femoral, 794
obturador, 797
safeno, 801
do plexo lombar posterior, 797
do tornozelo, 805
Extremidade(s) Superior (es)
cirurgia da, 634
distal, 634
ombro, 634
nervos periféricos das, 779
bloqueios dos, 779
anatomia do plexo branquial, 779
anestesia regional intravenosa, 794
axilar, 787
infraclavicular, 784
interescalênico, 779
nervos terminais, 789
supraclavicular, 782
Extubação
critérios para, 1033*t*
mecânicos, 1033*t*
técnicas de, 275

F

F_A (Gás Alveolar)
aumenta, 132*f*
com N_2O, 132*f*
concentração de, 131
fatores que afetam a, 131
captação, 131
concentração, 132
ventilação, 132
Faceta
síndrome da, 831
Fallot
tetralogia de, 347
Fármaco(s)
que reduzem a atividade, 174*t*
da pseudocolinesterase, 174*t*
receptores de, 127
Farmacocinética
absorção, 121, 148, 150, 153, 155, 156, 160, 165
da cetamina, 153
do etomidato, 155
do propofol, 156
dos barbitúricos, 148
dos benzodiazepínicos, 150
dos inibidores da COX, 165
dos opioides, 160
biotransformação, 123, 149, 151, 153, 155, 156, 161, 166
da cetamina, 153
do etomidato, 155
do propofol, 156
dos barbitúricos, 149
dos benzodiazepínicos, 151
dos inibidores da COX, 166
dos opioides, 161
compartimentos, 124
modelos de, 124
distribuição, 122, 148, 151, 153, 155, 156, 160, 166
da cetamina, 153
do etomidato, 155
do propofol, 156
dos barbitúricos, 148
dos benzodiazepínicos, 151
dos inibidores da COX, 166
dos opioides, 160
dos anestésicos, 130, 224
inalatórios, 130
fatores que afetam a concentração, 130, 131, 133
alveolar, 131
arterial, 133
inspirada, 130
fatores que afetam a eliminação, 133
locais, 224
absorção, 224
biotransformação, 225
distribuição, 224
excreção, 225
efeitos sobre a, 359
da CPB, 359
excreção, 124, 149, 152, 153, 155, 156, 161, 166
da cetamina, 153
do etomidato, 155
do propofol, 156
dos barbitúricos, 149
dos benzodiazepínicos, 152
dos inibidores da COX, 166
dos opioides, 161
Farmacodinâmica
dos anestésicos, 134
inalatórios, 134
MAC, 136
neuroproteção anestésica, 136
neurotoxicidade anestésica, 135
precondicionamento cardíaco, 136
teorias da ação anestésica, 134
receptores de fármacos, 127
relações, 126
exposição-resposta, 126
Farmacologia
clínica, 121-244
adjuvantes da anestesia, 231-243
agentes, 159-166, 213-218
analgésicos, 159-166
hipotensores, 213-218
agonistas adrenérgicos, 201-212
anestésicos, 129-147, 219-228
inalatórios, 129-145
intravenosos, 147-157
locais, 219-228
antagonistas adrenérgicos, 201-212
drogas anticolinérgicas, 197-200
cardiovascular, 197
cerebral, 198
gastrointestinal, 198
geniturinário, 199
oftálmico, 198
respiratório, 198
termorregulação, 199
inibidores da colinesterase, 187-194
NMBA, 167-184, 187-194
antagonistas farmacológicos dos, 187-194
princípios farmacológicos, 121-128
Fasciculação(ões)
prevenção de, 178
NMBA e, 178
não despolarizante, 178
succinilcolina e, 175
Fator (es)
ambientais, 824*t*
associados à dor, 824*t*
crônica, 824*t*
Febre
causas de, 1013*t*
perioperatórias, 1013*t*
e taquicardia, 1013
em adulto jovem, 1013
discussão de caso, 1013
Fenilefrina
apresentação, 206
considerações clínicas, 206
dose, 206
Fenoldopam
apresentação, 209
considerações clínicas, 209
dose, 209
efeitos nos órgãos, 217
e sistemas, 217
mecanismo de ação, 217
metabolismo, 217
usos clínicos, 217
Fenotiazina(s)
efeito das, 527
na função renal, 527
alterada, 527
Fentanil
dose do, 164*t*
transdérmico, 842
no tratamento da dor, 842
uso do, 164*t*
Fentolamina
apresentação, 209
considerações clínicas, 209
dose, 209
Feocromocitoma
discussão de caso, 211
Feto
transição fisiológica do, 662

    ao nascimento, 662
  FEV (Volume Expiratório Forçado), 393
  FFP (Plasma Fresco Congelado)
    transfusão de, 931
  F_I (Gás Inspirado)
    concentração de, 130
      fatores que afetam a, 130
  Fibra(s)
    nervosas, 221*t*
      classificação das, 221*t*
    potenciais de ação nas, 220*f*
      após estímulo do nervo ciático, 220*f*
        Aα, 220*f*
        Aδ, 220*f*
        C, 220*f*
  Fibrilação
    atrial, 326*f*
      mecanismos da, 326*f*
        eletrofisiológicos, 326*f*
  Fibrobroncoscópio
    flexível, 268*f*
      com fonte luminosa, 268*f*
  Fibromialgia, 828
  Fibrose
    cística, 716
      considerações anestésicas, 717
      fisiopatologia, 716
  Fígado
    função(ões) do, 555, 557*t*
      de reservatório, 555
      metabólicas, 557*t*
    papel do, 555*f*
      como reservatório, 555*f*
        de sangue, 555*f*
    transplante de, 573
      considerações pré-operatórias, 574
      contraindicações, 574*t*
      discussão de caso, 576
      indicações, 574*t*
      manejo anestésico, 574
      tratamento pós-operatório, 575
  Filtração
    glomerular, 514
      clearence, 514
      depuração, 514
      GFR, 514
      mecanismo de controle, 514
  Filtro
    arterial, 356
      na CPB, 356
  FiO_2 (Fração de Oxigênio Inspirado), 12, 25, 104, 393
    variável, 1023*t*
  Fisher
    escala de graduação de, 486*t*
      de CCT, 486*t*
  Fisiologia
    anestesia e, 281-305, 507-522, 553-564, 653-666
      cardiovascular, 281-305
        circulação sistêmica, 293
        coração, 282
        discussão de caso, 301
        insuficiência cardíaca, 298
      fetal, 653-666
        circulação uteroplacentária, 656
        trabalho de parto normal, 660
        transição ao nascimento, 662
      hepática, 553-564
        anatomia funcional, 553
        discussão de caso, 561
        efeito na função hepática, 560
        testes hepáticos, 559
      materna, 653-666
        alterações na gravidez, 653, 654*t*
        circulação uteroplacentária, 656
        discussão de caso, 665
        trabalho de parto normal, 660
      renal, 507-522
        circulação renal, 513
        discussão de caso, 521
        diuréticos, 518
        efeitos na função renal, 515
          da anestesia, 515
          da cirurgia, 515
        néfron, 507
      respiratória, 393-423
        anatomia funcional, 394
        controle da respiração, 419
        discussão de caso, 422
        funções do pulmão, 422
          não respiratória, 422
        mecânica pulmonar, 398
        mecanismos da respiração, 397
        relações de ventilação/perfusão, 406
        tensões gasosas, 411
          alveolar, 411
          arterial, 411
          venosa, 411
        transporte dos gases no sangue, 415
    do trabalho de parto, 660
      normal, 660
        efeito dos agentes anestésicos, 661
          na atividade uterina, 661
        efeito na fisiologia materna, 660
    fetal, 653-666
      circulação uteroplacentária, 656
      trabalho de parto normal, 660
      transição fisiológica, 662
        do feto ao nascimento, 662
  Fisiopatologia
    da hipertensão pulmonar, 665*f*
      persistente, 665*f*
        do recém-nascido, 665*f*
  Fisioterapia
    no tratamento da dor, 861
  Fisostigmina
    apresentação, 193
    considerações clínicas, 193
    dose, 193
    estrutura física, 193
  Fístula
    broncopleural, 454
      após ressecção pulmonar, 454
    traqueoesofágica, 713, 714*f*
      considerações anestésicas, 713
      fisiopatologia, 713
  Fluido(s)
    capilar, 885*f*
      troca de, 885*f*
    compartimentos de, 882
      composição de, 883*t*
      do corpo, 882*t*
      ECF, 882
      ICF, 882
      troca entre, 883
        difusão, 884
          pelas membranas das células, 884
          pelo endotélio capilar, 884
    corporais, 928*t*
      teor de eletrólitos dos, 928*t*
    de manutenção, 928*t*
      exigências de, 928*t*
        estimativa das, 928*t*
    efeito das cargas de, 886*t*
      sobre os teores de água, 886*t*
        extracelulares, 886*t*
        intracelulares, 886*t*
    ingesta de, 869
      no período pré-operatório, 869
        e ERP, 869
    perda(s) de, 924*t*, 928
      cirúrgicas, 928
        outros, 928
        sangue, 928
      sinais da, 924*t*
        hipovolemia, 924*t*
    transtornos de, 881-906
      tratamento de pacientes com, 881-906
        do equilíbrio de água, 884
        nomenclatura das soluções, 882
    tratamento dos, 923-939
      discussão de caso, 936
      intravenosos, 925
        soluções, 925, 927
          colóides, 927
          cristalóides, 925
      perda de sangue na cirurgia, 935
        estratégias alternativas para, 935
      terapia perioperatória com, 927
        déficits preexistentes, 927
        exigências de manutenção, 927
        perdas cirúrgicas de, 928
        reposição intraoperatória, 929
      transfusão, 930
        complicações da, 932
        de emergência, 931
        grupos sanguíneos, 930
        práticas, 931
          do banco de sangue, 931
          intraoperatórias, 931
        verificação de compatibilidade, 930
      volume intravascular, 923
        avaliação do, 923
  Flumazenil
    dose, 242
    efeitos colaterais, 242
    interações medicamentosas, 242
    mecanismo de ação, 241
    usos clínicos, 241
  Fluxo
    contínuo, 24
      anestesia de, 24, 25*f*
        circuito/dispositivo de, 25*f*
        com vaporizador, 24
      dispositivos de, 26*t*
        propriedades dos, 26*t*
    de gás, 401
      resistência ao, 401
        da via aérea, 401
    gasoso, 404*f*

sanguíneo, 296, 298*f*, 409*f*, 554, 656, 659
coronariano, 296, 298*f*
controle do, 296
no ciclo cardíaco, 298*f*
hepático, 554
pulmonar, 409*f*
distribuição do, 409*f*
uterino, 656
uteroplacentário, 659
efeito dos agentes anestésicos no, 659
Fluxômetro(s), 44
da Datex-Ohmeda, 48*f*
S/5 ADU, 48*f*
de orifício variável, 47*f*
e pressão constante, 47*f*
tipo Thorpe, 47*f*
sequência dos, 47*f*
em aparelho de três gases, 47*f*
FOI (Intubação Fibroscópica)
flexível, 271
Fonte(s)
dos gases medicinais, 8
ar medicinal, 10
CO_2, 10
N_2O, 10
nitrogênio, 10
oxigênio, 8
vácuo, 10
Força(s)
de tensão superficial, 399
Fosfatase
alcalina, 560
sérica, 560
Fosfopropofol, 157
Fósforo
concentração de, 902
no plasma, 902
equilíbrio de, 892
normal, 902
transtornos do, 892
hiperfosfatemia, 903
hipofosfatemia, 903
Fossa
posterior, 480
anestesia para cirurgia na, 480
embolia aérea, 481
hidrocefalia obstrutiva, 480
lesão do tronco cerebral, 480
pneumoencéfalo, 481
posicionamento, 481
Fratura(s)
de LeFort, 621*f*
de quadril, 349, 628, 725
considerações pré-operatórias, 628
em mulher idosa, 349
discussão de caso, 349
manejo intraoperatório, 628
paciente idoso com, 725
discussão de caso, 725
perda sanguínea por, 628*f*
orbitária, 617*f*
na cirurgia sinusal, 617*f*
endoscópica, 617*f*
FRC (Capacidade Residual Funcional), 393
doença pulmonar, 401
estrutura corporal, 400
postura, 400
relação entre, 401*f*
e capacidade de fechamento, 401*f*
e volume de fechamento, 401*f*
sexo, 400
tônus diafragmático, 401
Fumaça
inalação de, 1040
fisiopatologia, 1040
manifestações clínicas, 10409
tratamento, 1041
Função(ões)
alterações fisiológicas nas, 722
relacionadas com a idade, 722
endócrina, 722
gastrointestinal, 722
metabólica, 722
diastólica, 289
do pulmão, 422
não respiratória, 422
filtração, 422
metabolismo, 422
reservatório, 422
gastrointestinal, 698
glomerular, 524*t*
gravidade de acordo com a, 524*t*
da função renal, 524*t*
hepática, 555
de reservatório, 555
metabólica, 555
metabólicas, 557*t*
do fígado, 557*t*
neurológica, 639
exame da, 639
na emergência, 639
no trauma, 639
placentária, 657
anatomia fisiológica, 657
troca placentária, 657
ventricular, 291
avaliação da, 291
curvas de, 291
sistólica, 291
Função Renal, 698
alterações fisiológicas na, 722
relacionadas com a idade, 722
alterada, 527
e efeitos dos agentes anestésicos, 527
inalatórios, 527
intravenosos, 527
relaxantes musculares, 528
avaliação da, 524
BUN, 525
clearance creatinina, 526
exame de urina, 526
relação BUN/creatinina, 526
SC, 525
efeitos sobre a, 515
da anestesia, 515
da cirurgia, 515
FVC (Capacidade Vital Forçada), 393

G

GABA (Ácido Gama-aminobutírico), 134
$GABA_A$ (Ácido γ-aminobutírico tipo A), 147
Gânglio
bloqueio do, 843, 855
gasseriano, 843
ímpar, 855
Gás (es)
abastecimento de, 38
conexão, 39
da tubulação, 39
dos cilindros, 39
anestésicos, 50*f*, 106, 974
análise de, 106
considerações clínicas, 106
indicações, 106
técnicas, 106
exposição crônica a, 974
anestesiologistas e, 974
pressão de vapor dos, 50*f*
fluxo de, 401
resistência ao, 401
da via aérea, 401
frescos, 26, 32
entrada de, 26
no circuito de Mapleson, 26
necessidade de, 32
no sistema circular, 32
intraocular, 605
expansão de, 605
medicinais, 8, 1020
distribuição dos, 10
fontes dos, 8
ar medicinal, 10
CO_2, 10
N_2O, 10
nitrogênio, 10
oxigênio, 8
vácuo, 10
sistemas de, 8
terapia com, 1020
reservatório de, 1022
máscara com, 1022
residuais, 67, 68*f*-69*f*
exaustores de, 67
sistemas de exaustão de, 68*f*-69*f*
respiratórios, 415, 465
tensões do, 465
transporte dos, 415
no sangue, 415
Gastrosquise
considerações anestésicas, 714
fisiopatologia, 714
GBS (Síndrome de Guillain-Barré), 499
GCS (Escala de Coma de Glasgow), 483, 484*t*
GERD (Doença do Refluxo Gastroesofágico), 248
Gestão de Qualidade, 964
GFR (Taxa de Filtração Glomerular), 514
concentração de SC e, 526*f*
relação entre a, 526*f*
Glândula(s)
paratireoides, 585
fisiologia, 585
hiperparatireoidismo, 586
hipoparatireoidismo, 587
suprarrenal, 587
catecolaminas, 589
excesso de, 589
fisiologia, 587
glicocorticoides, 588
deficiência de, 588
excesso de, 588

mineralocorticoides, 587, 588
deficiência de, 588
excesso de, 587
Glicocorticoide(s)
deficiência de, 588
considerações anestésicas, 588
manifestações clínicas, 588
excesso de, 588
considerações anestésicas, 588
manifestações clínicas, 588
Glicopirrolato
apresentação, 199
considerações clínicas, 199
dose, 199
estrutura física, 199
Glicose
controle da, 731
e cirurgia ambulatorial, 731
homeostasia da, 698
GlideScope, 267*f*
Glóbulo(s)
vermelhos, 931
concentrados de, 931
Gradil
costal, 394
Granulócito(s)
transfusão de, 932
Gravidez
alterações fisiológicas na, 653, 654*t*
máximas médias, 654*t*
efeitos, 653
cardiovasculares, 655
gastrointestinais, 655
hematológicos, 656
hepáticos, 655
metabólicos, 656
musculoesqueléticos, 656
no CNS, 653
renais, 655
respiratórios, 654
complicada, 680
anestesia na, 680
apresentação fetal anormal, 680
corioamnionite, 682
distocia fetal, 680
distúrbios hipertensivos, 683
doença cardíaca, 685
embolia de líquido amniótico, 685
gestações múltiplas, 681
hemorragia, 681, 685
anteparto, 681
pós-parto, 685
posição fetal anormal, 680
prolapso do cordão umbilical, 680
PROM, 682
trabalho de parto prematuro, 682
Grupo(s)
de tecidos, 132*t*
com base, 132*t*
na perfusão, 132*t*
na solubilidade, 132*t*
musculares, 179
NMBA e, 179
não despolarizante, 179
sanguíneos, 930
sistema, 930
ABO, 930
de antígenos das hemácias, 930
Rh, 930
Gy (Gray), 13

H

Halotano
farmacologia clínica do, 139*t*, 140
biotransformação, 141
contraindicação, 141
efeito nos órgãos e sistemas, 140
cardiovascular, 140
cerebral, 140
hepático, 141
neuromuscular, 140
renal, 141
respiratório, 140
interações medicamentosas, 141
propriedades físicas, 140
toxicidade, 141
HAS (Hipertensão Arterial Sistêmica)
anestesia e, 310
avaliação laboratorial, 314
exame físico, 314
fisiopatologia, 311
história, 314
manejo, 315, 316
intraoperatório, 315
pós-operatório, 316
pré-medicação, 315
tratamento, 311
a longo prazo, 311
pré-operatório, 312
HbO_2 (Oxiemoglobina)
e absorção de luzes, 104*f*
infravermelha, 104*f*
vermelha, 104*f*
HCM (Cardiomiopatia Hipertrófica), 331
HCO_3 (Bicarbonato)
espaço de, 917
perda de, 916
aumentada, 916
gastrointestinal, 916
renal, 916
reabsorção de, 911
aumentada, 911
recuperação do, 911*f*
tampão de, 909
Heimlich
manobra de, 984*f*
Heliox (Hélio-Oxigênio)
terapia com, 1024
Hemácia(s)
antígenos das, 930
sistemas de, 930
Hematoma
epidural, 645, 769
por inserção, 769
de agulha, 769
de cateter, 769
espinal, 769
por inserção, 769
de agulha, 769
de cateter, 769
subdural, 645
agudo, 645
Hemiplegia
pós-operatória, 474
discussão de caso, 474
Hemodiluição
normovolêmica, 936
Hemoglobina
como tampão, 910
dissociação da, 415
curva de, 415
fatores que influenciam a, 415
formas anormais de, 417
ligantes anormais de, 417
tamponamento pela, 419
efeitos do, 419
no transporte de CO_2, 419
Hemorragia
gastrointestinal, 1050
inferior, 1051
superior, 1051
no trauma, 640
pulmonar, 453
maciça, 453
após ressecção pulmonar, 453
Henle
alça de, 510
reabsorção na, 511*f*
de cloreto, 511*f*
de Na, 511*f*
HEPA (Filtros de Partículas Aéreas de Alta Eficiência), 12
Heparina
padrão, 752
bloqueio neuroaxial na presença de, 752
Hepatite
aguda, 566
considerações intraoperatórias, 568
induzida por drogas, 567
viral, 566
crônica, 568
conduta anestésica, 568
drogas associadas à, 567*t*
substâncias associadas à, 567*t*
transfusão e, 934
Hepatócito(s)
vias nos, 556*f*
metabólicas, 556*f*
Hérnia
diafragmática, 713
congênita, 713
considerações anestésicas, 713
fisiopatologia, 713
Herniação
cerebral, 467*f*
potenciais locais de, 467*f*
Herpes-Zóster
agudo, 833
e neuralgia pós-herpética, 833
HFV (Ventilação de Alta Frequência), 1031
Hidralazina
efeitos nos órgãos, 217
e sistemas, 217
Hidrocefalia
obstrutiva, 480
na cirurgia, 480
na fossa posterior, 480
Hidrogênio
íons de, 907
concentração de, 907
Hidrólise

pelas esterases plasmáticas, 180
do atracúrio, 180
Hidromorfona
dose da, 164*t*
uso da, 164*t*
Hiperalgesia
primária, 821
secundária, 822
Hipercalcemia, 900
causas da, 900*t*
considerações anestésicas, 901
manifestações clínicas de, 901
tratamento de, 519, 901
diuréticos de alça, 519
Hipercalciúria
diuréticos tiazídicos na, 520
Hipercalemia, 897
causas da, 897*t*
considerações anestésicas, 899
efeitos da, 899*f*
eletrocardiográficos, 899*f*
manifestações clínicas de, 898
por excreção de potássio, 898
renal, 898
reduzida, 898
por ingestão de potássio, 898
aumentada, 898
por movimento de potássio, 898
extracelular, 898
succinilcolina e, 175
suscetibilidade à, 175*t*
pela succinilcolina, 175*t*
tratamento de, 899
Hiperfosfatemia
considerações anestésicas, 903
manifestações clínicas de, 903
tratamento de, 903
Hipermagnesemia
considerações anestésicas, 904
manifestações clínicas de, 904
tratamento de, 904
Hipernatremia
causas principais de, 887*t*
considerações anestésicas, 889
e teor total de Na no corpo, 887
aumentado, 888
normal, 887
diabetes insípido, 888
central, 888
nefrogênico, 888
total, 887
manifestações clínicas de, 888
tratamento, 888, 889*f*
algoritmo para, 889*f*
exemplo, 888
Hiperosmolalidade
e hipernatremia, 887
Hiperparatireoidismo
considerações anestésicas, 586
efeitos do, 586*t*
manifestações clínicas, 586
Hipersensibilidade
reações de, 970
imediatas, 970
Hipertensão
crônica, 494*f*
autorregulação cerebral com, 494*f*
diuréticos na, 519
de alça, 519
tiazídicos, 519
e atracúrio, 180
e pancurônio, 181
intracraniana, 477
edema cerebral, 478
tratamento, 478
intraoperatória, 976
não explicada, 976
discussão de caso, 976
não controlada, 534
discussão de caso, 534
portal, 570*t*
disfunção cardiopulmonar na, 570*t*
diagnóstico diferencial da, 570*t*
pulmonar, 665*f*
persistente, 665*f*
do recém-nascido, 665*f*
tratamento, 1012
Hipertireoidismo
considerações anestésicas, 584
pré-operatórias, 584
intraoperatórias, 584
pós-operatórias, 584
manifestações clínicas, 584
Hipertrofia
ventricular, 300
na insuficiência cardíaca, 300
Hipocalcemia, 901
causas da, 901*t*
considerações anestésicas, 902
manifestações clínicas de, 902
tratamento de, 902
Hipocalemia
aguda, 896*f*
efeitos da, 896*f*
eletrocardiográficos, 896*f*
causas da, 895*t*
principais, 895*t*
considerações anestésicas, 897
efeitos da, 896*t*
manifestações clínicas de, 896
por ingestão de potássio, 896
reduzida, 896
por movimento de potássio, 895
intracelular, 895
por perdas de potássio, 895
aumentadas, 895
tratamento de, 896
Hipófise
tumor da, 489
ressecção de, 489
discussão de caso, 489
Hipofosfatemia
considerações anestésicas, 903
manifestações clínicas de, 903
tratamento de, 903
Hipomagnesemia
causas da, 904*t*
considerações anestésicas, 905
manifestações clínicas de, 904
tratamento de, 905
Hiponatremia
considerações anestésicas, 892
correção rápida de, 519
diuréticos de alça na, 519
e Na total no corpo, 889
aumentado, 890
baixo, 889
normal, 890
hipo-osmolar, 890*t*
classificação de, 890*t*
manifestações clínicas da, 890
pseudo-hiponatemia, 889*t*
causas da, 889*t*
tratamento, 890, 891
algoritmo para, 891*f*
exemplo, 891
Hipo-osmolalidade
e hiponatremia, 889
Hipoparatireoidismo, 585
considerações anestésicas, 587
efeitos do, 587*t*
manifestações clínicas, 587
Hipoperfusão
tecidual, 641*f*, 642*f*
hiperfibrinólise na, 642*f*
mecanismo de, 642*f*
Hipotensão, 1011
controlada, 218
discussão de caso, 218
intraoperatória, 1000
e parada cardíaca, 1000
discussão de caso, 1000
na sala de recuperação, 549
discussão de caso, 549
tratamento, 1012
Hipotermia, 941-947
considerações, 942
intraoperatórias, 942
pós-operatórias, 942
efeitos da, 942*t*
nocivos, 942*t*
na recuperação de rotina, 1007
não intencional, 942*f*
na anestesia geral, 942*f*
sistêmica, 357
na CPB, 357
transfusão e, 935
maciça, 935
Hipotireoidismo
considerações anestésicas, 585
intraoperatórias, 585
pós-operatórias, 585
pré-operatórias, 585
manifestações clínicas, 585
Hipoventilação, 1009
na terapia com O_2, 1025
tratamento da, 1010
Hipovolemia, 924*t*
Hipoxemia, 1010
mecanismos de, 413*t*
tratamento, 1011
Hipóxia(s)
aguda, 740
após TIPS na suíte de radiologia, 740
discussão de caso, 740
classificação de, 1020*t*
por difusão, 134
tratamento da, 451
Histamina
fisiologia da, 232
cardiovascular, 232

dérmica, 233
gastrintestinal, 233
imunológica, 233
respiratória, 232
liberação de, 176, 178
NMBA e, 178
não despolarizante, 178
succinilcolina e, 176
História
pré-operatória, 247, 248
problemas, 247, 248
cardiovasculares, 247
de coagulação, 247
endócrinos, 247
gastrointestinais, 248
metabólicos, 247
pulmonares, 247
HME (*Heat and Moisture Exchanger*/Permutador de Calor e Umidade), 59, 60*f*
Hofmann
eliminação de, 180
do atracúrio, 180
Homeostasia
da glicose, 698
Hormônio(s)
reguladores do cálcio, 586*t*
ação dos, 586*t*
HR (Frequência Cardíaca), 83, 287
tempo diastólico e, 298*f*
relação entre, 268*f*
Hunt e Hess
escala de graduação da, 486*t*
de SAH, 486*t*

I

IARS (*International Anesthesia Research Society*), 4
IC (Índice Cardíaco), 281
ICB (Bloqueio Intercostal), 870*t*
ICC (Insuficiência Cardíaca Congestiva), 310
ICD (Cardioversor-Desfibrilador Interno), 319, 537, 731
manejo de, 325
paciente com, 734*f*
considerações, 734*f*
pós-operatória, 734*f*
pré-operatórias, 734*f*
ICF (Fluido Intracelular), 882
ICP (Compressão Pneumática Intermitente), 627
ICP (Pressão Intracraniana), 464, 467, 477, 637
e edema cerebral, 518
redução aguda da, 518
diuréticos osmóticos na, 518
efeitos na, 469
dos anestésicos voláteis, 469
monitoramento da, 646*t*
intracraniano, 646*t*
indicações do, 646*t*
no TCE, 646
succinilcolina e, 176
Icterícia
pós-operatória, 561*t*
causas de, 561*t*
ICU (Unidade de Terapia Intensiva), 147
Idade
NMBA e, 179
não despolarizante, 179
considerações adicionais, 179*t*
ILCOR (*International Liaison Committee on Ressuscitation*), 979
IMAO (Inibidores da Monoamina Oxidase), 501
Impulso
cardíaco, 283
condução do, 283
iniciação do, 283
Imunomodulação
relacionada com transfusão, 934
IMV (Ventilação Mandatória Intermitente), 62, 1029
Inalação
de fumaça, 1040
fisiopatologia, 1040
manifestações clínicas, 10409
tratamento, 1041
INB (Bloqueio do Nervo Longitudinal), 870*t*
Incêndio
perigo de, 1025
na terapia com O_2, 1025
Incompatibilidade
química, 181
atracúrio e, 181
Indução
agentes de, 469
intravenosos, 469
barbitúricos, 469
benzodiazepinas, 470
cetamina, 470
etomidato, 469
opioides, 469
propofol, 470
via de, 381
inalatória, 381
intramuscular, 381
intravenosa, 381
Inervação
do coração, 286
respiratória, 397
Infecção(ões), 1045
dor nas costas por, 831
e ressecção pulmonar, 449
e transfusão, 934
bacterianas, 934
parasitárias, 934
virais, 934
AIDS, 934
hepatite, 934
outras, 934
na ICU, 1046, 1047*t*-1048*t*
graves, 1047*t*-1048*t*
patógenos associados a, 1047*t*-1048*t*
relação entre, 1045*f*
e sepse, 1045*f*
e SRIS, 1045*f*
Infusão(ões)
bombas de, 778*f*
portáteis, 778*f*
elastoméricas, 778*f*
eletrônicas, 778*f*
de lidocaína, 872
intravenosa, 872
epidural, 871*t*
torácica, 871*t*
soluções de analgesia para, 871*f*
intraósseas, 989*f*
acesso de emergência por, 989*f*
à circulação, 989*f*
Inibidor (es)
da anidrase carbônica, 520
efeitos colaterais, 521
posologia intravenosa, 521
usos, 521
da colinesterase, 173, 187-194
discussão de caso, 194
dose do, 192*t*
efeitos colaterais dos, 190*t*
muscarínicos, 190*t*
escolha do, 192*t*
específicos, 191
agentes reversores, 193
não clássicos, 193
edrofônio, 192
fisostigmina, 193
L-cisteína, 194
neostigmina, 191
outras considerações, 193
piridostigmina, 192
sugamadex, 193
farmacologia colinérgica, 188
clínica, 190
características gerais, 190
mecanismo de ação, 188
interações medicamentosas, 173
succinilcolina, 173
da COX, 159, 165
efeitos nos órgãos, 166
cardiovascular, 166
e sistemas, 166
gastrointestinal, 166
respiratório, 166
farmacocinética, 165
absorção, 165
biotransformação, 166
distribuição, 166
excreção, 166
mecanismo de ação, 165
relações, 165
estrutura-atividade, 165
Injeção(ões)
diastólica, 721*f*
estudo Doppler da, 721*f*
epidurais, 856
de esteroide, 857*f*
intravascular, 767
por inserção, 767
de agulha, 767
de cateter, 767
subdural, 768
por inserção, 768
de agulha, 768
de cateter, 768
Inserção
de tubos, 716
de timpanostomia, 716
considerações anestésicas, 716
fisiopatologia, 716
Insuficiência
aórtica, 339
cálculo, 340
da RF, 340

considerações pré-operatórias, 339
fisiopatologia, 340
manejo anestésico, 340
escolha dos agentes, 341
monitoramento, 340
objetivos, 340
medições da gravidade, 340
tratamento, 340
cardíaca, 298, 329
estágios, 330
no desenvolvimento de, 330*f*
terapia por, 330*f*
fisiologia da, 298
mecanismos compensadores, 300
hepática, 182
vecurônio e, 182
mitral, 335
cálculo, 335
da RF, 335
considerações pré-operatórias, 335
fisiopatologia, 335
manejo anestésico, 336
escolha dos agentes, 337
monitoramento, 336
objetivos, 336
tratamento, 335
respiratória, 194, 1036
afogamento, 1039
edema pulmonar, 1037
inalação de fumaça, 1040
na sala de recuperação, 194
discussão de caso, 194
quase afogamento, 1039
tratamento, 1037
tricúspide, 341
cálculo da pressão, 341
da PA, 341
considerações pré-operatórias, 341
fisiopatologia, 341
manejo anestésico, 341
escolha dos agentes, 342
monitoramento, 342
objetivos, 341
tratamento, 341
Insuficiência Renal
anestesia para, 528
considerações intraoperatórias, 532
hidratação, 532
indução, 532
manutenção, 532
monitoramento, 532
considerações pré-operatórias, 528
avaliação pré-operatória, 531
ESRD, 529
IRA, 528
pré-medicação, 531
após cirurgia, 387
da aorta torácica, 387
descendente, 387
manifestações da, 529
cardiovasculares, 530
endócrinas, 531
gastrointestinais, 531
hematológicas, 530
metabólicas, 529
neurológicas, 531
pulmonares, 530
oligúrica, 519
conversão em não oligúrica, 519
diuréticos de alça na, 519
Insuflação, 23
de agente anestésico, 24*f*
contra a face da criança, 24*f*
na indução, 26*f*
de O_2, 25*f*
e ar, 25*f*
sobre campo cirúrgico, 25*f*
Insulina(s)
biodisponibilidade das, 583*t*
características de, 583*t*
efeitos da, 580*t*
manejo da, 582*t*
perioperatório, 582*t*
no diabetes melito, 582*t*
Interação(ões)
medicamentosas, 140-144, 150, 152, 154, 165, 173, 179, 228, 234-242
da cetamina, 154
da clonidina, 240
da dexmedetomidina, 240
da metoclopramida, 235
da naloxona, 241
da succinilcolina, 173
inibidores da colinesterase, 173
relaxantes não despolarizantes, 174
do cetorolaco, 239
do desflurano, 143
do doxapram, 241
do flumazenil, 242
do isoflurano, 142
do N_2O, 140
do sevoflurano, 144
dos anestésicos locais, 228
dos antagonistas dos receptores, 234, 235
H_1, 234
H_2, 235
dos antiácidos, 235
dos barbitúricos, 150
dos benzodiazepínicos, 152
dos NMBA, 179
não despolarizante, 179
dos opioides, 165
dos PPIs, 236
halotano, 141
Intervalo
P-R curto, 301
discussão de caso, 301
Intervenção(ões)
definitivas, 644
em trauma, 644
DCS, 644
indução anestésica, 644
manutenção, 644
multimodais, 867*f*
para atenuar a resposta, 867*f*
ao estresse cirúrgico, 867*f*
procedural, 842
procedimentos terapêuticos, 842
bloqueios, 842, 843
de nervos somáticos, 843
diagnósticos, 842
terapêuticos, 842
psicológicas, 861
no tratamento da dor, 861
terapia de, 836
farmacológicas, 836
acetaminofeno, 836
agonistas a_2-adrenérgicos, 840
anestésicos locais, 840
anticonvulsivantes, 839
antidepressivos, 838
antiespasmódicos, 839
botox, 842
corticosteróides, 839
neurolépticos, 839
NSAIDs, 838
opioides, 840
relaxantes musculares, 839
toxina botulínica, 842
Intubação(ões)
com lâmina Macintosh, 269*f*
complicações da, 275, 276*t*
erro de posicionamento, 276
do TT, 276
instrumentação da via aérea, 276
respostas fisiológicas à, 276
mau funcionamento do TT, 277
trauma, 275
da via aérea, 275
condição para, 177
NMBA e, 177
não despolarizante, 177
da traqueia, 1031
na ventilação mecânica, 1031
e cuidados intensivos, 1031
difíceis, 277*t*
condições associadas, 277*t*
endotraqueal, 264
TT, 264
estilete de, 267*f*
óptico, 267*f*
FOI, 271
flexível, 271
indicações de, 268
nasotraqueal, 271
orotraqueal, 269
problemas após, 274
técnicas de, 268
INVOS® (Espectroscopia no Infravermelho Próximo)
técnica de, 114*f*
Íon(s)
de hidrogênio, 907
concentração de, 907
e pH, 907
IOP (Pressão Intraocular)
aumentos na. 610*t*
estratégias para prevenir, 610*t*
dinâmica da, 603
fisiologia da, 603
efeito sobre a, 604
de drogas anestésicas, 604
de variáveis, 604*t*
cardíacas, 604*t*
respiratórias, 604*t*
dos agentes anestésicos, 604*t*
elevação da, 176
succinilcolina e, 176
no período perioperatório, 518
redução aguda da, 518
diuréticos osmóticos na, 518

redução da, 521
inibidores da anidrase carbônica na, 521
IPAP (Pressão Positiva Inspiratória de Vias Aéreas), 1035
IPPV (Ventilação com Pressão Positiva Intermitente), 24
IRA (Insuficiência Renal Aguda), 523
anestesia para, 528
considerações, 528, 532
pré-operatória, 528
azotemia, 1042, 1043
pós-renal, 1043
pré-renal, 1042
reversível, 1043
intraoperatória, 532
versus AKI, 1043
IRV (Ventilação com Relação I:E Invertida), 1030
Isoflurano
farmacologia clínica do, 141
biotransformação, 142
contraindicação, 142
efeito nos órgãos e sistemas, 141
cardiovascular, 141
cerebral, 142
hepático, 142
neuromuscular, 142
renal, 142
respiratório, 142
interações medicamentosas, 142
propriedades físicas, 141
toxicidade, 142
Isoproterenol, 208
Isquemia
cerebral, 471, 494*f*
autorregulação cerebral com, 494*f*
fisiopatologia da, 471
sinais de, 324*f*
eletrocardiográficos, 324*f*

J

Joelho
cirurgia de, 632
artroplastia, 633*f*
parcial, 633*f*
total, 633*f*
artroscopia, 632
considerações pré-operatórias, 632
manejo intraoperatório, 632
tratamento da dor pós-operatória, 632
substituição total, 632
considerações pré-operatórias, 632
manejo intraoperatório, 632

K

King
LTs de, 264
KTP (Potássio-Titânio-Fosfato)
laser de, 19

L

Labetalol
apresentação, 209
considerações clínicas, 209
dose, 209
Lactente(s)
características dos, 696*t*
Lâmina(s)
curva, 270*f*
laringoscopia com, 270*f*
vista da glote na, 270*f*
da medula espinal, 819*t*
de Rexed, 819*f*
de laringoscópios, 266*f*
variedade de, 266*f*
Macintosh, 269*f*
intubação com, 269*f*
LAP (Pressão Arterial Esquerda), 290
Laringoscopia
cirúrgica, 273
técnicas de, 273
complicações da, 275
erro de posicionamento, 276
do TT, 276
instrumentação da via aérea, 276
respostas fisiológicas à, 276
mau funcionamento do TT, 277
trauma, 275
da via aérea, 275
difícil, 277
extubação, 275
técnicas de, 275
técnica de, 268
direta, 268
preparação, 268
indireta, 268
Laringoscópio(s), 265
de McGrath, 267*f*
lâminas de, 266*f*
variedade de, 266*f*
óptico, 267*f*
Airtraq, 267*f*
rígido, 265*f*
Laringospasmo, 710
Laser
cirurgia a, 615*t*
da via aérea, 615
tubos traqueais para, 615*t*
precauções com o, 615
Látex
alergia ao, 973
Laudanosina
toxicidade à, 180
e atracúrio, 180
Lavado
broncoalveolar, 457
anestesia para, 457
L-cisteína, 194
LEMS (Síndrome Miastênica de Lambert-Eaton), 596
Lesão(ões)
avaliação da, 640
minimizando riscos, 640
de exposição, 640
cardíacas congênitas, 345*t*
e risco perioperatório, 345*t*
para cirurgia não cardíaca, 345*t*
cerebrais, 646, 960
secundárias, 646
da medula espinal, 500, 647
considerações, 500
anestésicas, 500
pré-operatórias, 500
das vias aéreas, 965
de nervos laríngeos, 257*t*
efeitos de, 257*t*
sobre a voz, 257*t*
de nervos periféricos, 965
do tronco cerebral, 480
na cirurgia, 480
na fossa posterior, 480
expansivas, 478
craniotomia em, 478
anestesia e, 478
tratamento, 478
intraoperatório, 479
pré-operatório, 478
intraparenquimatosas, 646
neurológica, 769
por inserção, 769
de agulha, 769
de cateter, 769
neuronal, 646
difusa, 646
obstrutivas, 345, 380
estenose pulmonar, 345
objetivos anestésicos, 380
hemodinâmicos, 380
ocular, 968
pulmonar, 1038
aguda, 1038
fisiopatologia, 1038
manifestações clínicas, 1038
tratamento, 1039
relacionadas a cateteres, 962*f*
renal, 524*t*
gravidade da, 524*t*
de acordo com a função glomerular, 524*t*
Liberação
de histamina, 176, 178
NMBA e, 178
não despolarizante, 178
succinilcolina e, 176
Lidocaína
intravenosa, 872
infusão de, 872
neurotoxicidade por, 770
Ligadura
tubária, 665
pós-parto, 665
discussão de caso, 665
Limiar
apneico, 140
Linfadenectomia
retroperitoneal, 547
Linfático(s)
pulmonares, 397
Lista(s) de Verificação
de cirurgia segura, 1057*f*
padronizadas, 1056
benefícios das, 1056
obrigatória, 1058*f*
para inserção de cateteres venosos, 1058*f*
centrais, 1058*f*
Litígio
e complicações anestésicas, 956
Litotripsia, 541
anestesia para, 771
neuraxial, 771
discussão de caso, 771

considerações, 542
intraoperatórias, 542
anestesia, 543
geral, 543
regional, 543
efeitos da imersão, 542
escolha da anestesia, 542
hidratação, 543
monitoramento, 543
sedação, 543
pré-operatórias, 542
unidade de, 542f
sem banheira, 542f
LMA (Máscara Laríngea), 261, 262f
de intubação, 280f
cânula, 280f
desvantagens em comparação, 263t
à intubação traqueal, 263t
à ventilação, 263t
por máscara facial, 263t
inserção da, 263t
bem-sucedida, 263t
vantagens em comparação, 263t
à intubação traqueal, 263t
à ventilação, 263t
por máscara facial, 263t
variedades de, 263t
LMWH (Heparina de Baixo Peso Molecular)
bloqueio neuroaxial na presença de, 752
Lóbulo
hepático, 554f
LRA (Lesão Renal Aguda), *ver AKI*
LTs (Tubo Laríngeo)
de King, 264
Luxação
de quadril, 632
redução fechada de, 632
LVEDP (Pressão Diastólica Final do Ventrículo Esquerdo), 87, 289
LVH (Hipertrofia Ventricular Esquerda), 311
LVOT (Trato de Ejeção Ventricular Esquerdo), 331

M

Má Prática Médica
discussão de caso, 253
Má Rotação
dos intestinos, 712
considerações anestésicas, 712
fisiopatologia, 712
MAC (Concentração Alveolar Mínima), 109f, 129, 134, 136, 219, 653
fatores que afetam a, 138t
valores aproximados de, 701t
de pacientes pediátricos, 701t
Magnésio
concentração de, 904
no plasma, 904
equilíbrio de, 892
normal, 903
transtornos do, 892
hipermagnesemia, 904
hipomagnesemia, 904
Mallampati
classificação de, 258f
da abertura oral, 258f
Manejo
da HAS, 315
intraoperatório, 315
escolha de agentes anestésicos, 315
hipertensão intraoperatória, 316
indução, 315
monitoramento, 315
objetivos, 315
da perda sanguínea, 635
em Testemunhas de Jeová, 635
discussão de caso, 635
Manejo Anestésico, 245-741
ambulatorial, 729-741
avaliação, 245-253
documentação perioperatória, 245-253
pré-medicação, 245-253
pré-operatória, 245-253
com base em consultório, 729-741
da via aérea, 255-280
anatomia, 255
aparelhos cânulas supraglóticas, 261
avaliação da, 258
BMV, 261
cirúrgica, 273
técnicas de, 273
de rotina, 257
difícil, 277
discussão de caso, 277
equipamento, 258
extubação, 275
técnicas de, 275
intubação, 264, 268, 274, 275
complicações da, 275
endotraqueal, 264
problemas após, 274
técnicas de, 268
laringoscopia, 268, 275
complicações da, 275
técnica direta, 268
técnica indireta, 268
laringoscópios, 265
posicionamento, 260
pré-oxigenação, 261
videolaringoscópios, 266
e doença(s), 307-352, 425-437, 493-504, 523-535, 565-601
cardiovascular, 307-352
endócrina, 579-592
hepática, 565-578
neurológica, 493-504
neuromuscular, 593-601
psiquiátricas, 493-504
renal, 523-535
respiratória, 425-437
fisiologia e, 281-305, 393-423, 507-522, 553-564, 653-666
cardiovascular, 281-305
fetal, 653-666
hepática, 553-564
materna, 653-666
renal, 507-522
respiratória, 393-423
geriátrico, 719-726
não na sala de cirurgias, 729-741
neurofisiologia e, 463-476
obstetrícia, 667-692
para cirurgia, 353-391, 439-461, 537-550, 603-650
cardíaca, 359
cardiovascular, 353-391
de emergência, 637-650-
de trauma, 637-650
geniturinária, 537-550
oftálmica, 603-611
ortopédica, 625-635
otorrinolaringológica, 613-623
torácica, 439-461
para neurocirurgia, 477-491
pediátrico, 695-717
Manifestação(ões)
no bloqueio autônomo, 749
cardiovasculares, 749
do trato urinário, 750
endócrinas, 750
gastrointestinais, 750
metabólicas, 750
pulmonares, 750
Manitol
efeitos colaterais, 518
posologia intravenosa, 518
usos, 518
Manobra
de Heimlich, 984f
Manômetro
de Bourdon, 43f
MAO (Monoamina Oxidase), 204f
MAP (Pressão Arterial Média), 73, 290, 464
Mapleson
circuitos de, 26
características, 26, 27t
do desempenho, 26
classificação dos, 27t
componentes dos, 26, 28f
balão reservatório, 26
entrada de gases frescos, 26
tubos respiratórios, 26
válvulas APL, 26
D, 28, 29f
sistema de, 26
Máquina(s)
de *bypass* cardiopulmonar, 355f
desenho básico das, 355f
Marca-Passo(s), 325
classificação dos, 351t
terapia com, 989
de emergência, 989
Máscara(s)
com reservatório de gás, 1022
de arrastamento de ar, 1023
Venturi, 1023
versus fluxo total mediante FiO_2 variável, 1023t
fluxo de entrada por, 1023t
de O_2, 1022
simples, 1022
facial, 259
adulta, 260f
desenho de, 259
pediátrica, 260f
de Rendell-Baker-Soucek, 260f
técnica de, 259, 260f
bimanual, 260f
com uma das mãos, 260f
nasal, 1022
McGrath

laringoscópio de, 267*f*
Mecânica
pulmonar, 398
efeitos sobre a, 404
da anestesia, 404
resistência(s), 399
elástica, 399
inelásticas, 401
tecidual, 403
volumes pulmonares, 400
trabalho da respiração, 403
Mecanismo(s)
compensatórios, 909
compensação, 911
renal, 911
respiratória, 911
tampões corporais, 909
da coagulopatia, 641*f*
induzida por trauma, 641*f*
da contração, 285
acoplamento da excitação-contração, 285
da dor, 824*t*
crônica, 824*t*
psicológicos, 824*t*
neuropática, 824*t*
da respiração, 397
ventilação, 397, 398
espontânea, 397
mecânica, 398
de ação, 147, 150, 152, 154, 155, 159, 165, 170, 188, 197, 215-217, 220, 233-241, 748
da cetamina, 152
da clonidina, 239
da dexmedetomidina, 240
da metoclopramida, 235
da naloxona, 241
da nitroglicerina, 216
das anestesias, 748
epidural, 748
espinal, 748
das drogas anticolinérgicas, 197
do cetorolaco, 238
do doxapram, 240
do etomidato, 154
do fenoldopam, 217
do flumazenil, 241
do nitroprussiato de Na, 215
do propofol, 155
dos anestésicos locais, 220
dos antagonistas dos receptores, 233, 234, 237
5-HT_3, 237
H_1, 233
H_2, 234
dos antiácidos, 235
dos barbitúricos, 147
dos benzodiazepínicos, 150
dos inibidores, 165, 188
da COX, 165
da colinesterase, 188
dos NMBA, 170
dos opioides, 159
dos PPIs, 236
de bloqueio, 170
neuromuscular, 170
de hiperfibrinólise, 642*f*
na hipoperfusão tecidual, 642*f*
de hipoxemia, 413*t*
de parada cardíaca, 703*f*
em paciente pediátricos, 703*f*
com base nos dados do POCA, 703*f*
Mediador (es)
da dor, 821, 822*t*
neurotransmissores, 822*t*
químicos, 821
Mediastinoscopia
anestesia para, 456
Medicação(ões)
oftálmicas, 606*t*
efeitos de, 606*t*
sistêmicos, 606*t*
pré-anestésica, 157
do paciente cirúrgico, 157
discussão de caso, 157
Medicamento(s)
administração de, 989
na desfibrilação, 989
liberação intratecal do, 841*f*
sistema implantado para, 841*f*
colocação do, 841*f*
Medição(ões)
da dor, 825
das tensões, 920
do gás sanguíneo, 920
coleta, 920
correção da temperatura, 920
fonte de amostra, 920
do pH, 920
coleta, 920
correção da temperatura, 920
fonte de amostra, 920
hemodinâmicas, 924
Medicina
de cuidados intensivos, 881-1059
nutrição em cuidados, 949-952
críticos, 949-952
perioperatórios, 949-952
pós-anestésicos, 1001-1015
questões em, 1018
econômicas, 1018
éticas, 1018
legais, 1018
perioperatória, 881-1059
complicações anestésicas, 955-977
CPR, 979-1000
hipotermia, 941-947
melhoria de desempenho, 1055-1059
MH, 941-947
qualidade, 1055-1059
regulação térmica, 941-947
segurança, 1055-1059
terapia, 923-939
com componentes do sangue, 923-939
tratamento, 881-939
acidobásico, 907-921
de transtornos, 881-906
de eletrólitos, 881-906
de fluidos, 881-906, 923-939
dos fluidos, 923-939
Medula
hipertônica, 512
manutenção da, 512
papel do túbulo coletor na, 512
Medula Espinal
anatomia, 747
corte cruzado da, 820*f*
lâmina da, 819*t*
de Rexed, 819*f*
lesão da, 500, 647
considerações, 500
anestésicas, 500
pré-operatórias, 500
suprimento à, 749*f*
arterial, 749*f*
MELD (*Model for End-Stage Liver Disease*), 574
e mortalidade em 3 meses, 575*f*
na doença cirrótica do fígado, 575*t*
relação entre, 575*t*
Melhoria
de desempenho, 1055-1059
questões de, 1056
estratégias para reduzir erros, 1056
listas de verificação padronizadas, 1056
MEN (Neoplasia Endócrina Múltipla)
discussão de caso, 592
Meningite
por inserção, 769
de agulha, 769
de cateter, 769
MEPs (Potenciais Evocados Motores), 112, 113*f*
Metabolismo
cerebral, 463
da nitroglicerina, 216
da succinilcolina, 171
desenvolvimento, 697
anatômico, 697
fisiológico, 697
do atracúrio, 179
hidrólise, 180
pelas esterases plasmáticas, 180
do cisatracúrio, 181
do fenoldopam, 217
do nitroprussiato de Na, 215
do pancurônio, 181
do rocurônio, 182
do vecurônio, 182
hepático, 178, 557
de drogas, 557
do NMBA, 178
não despolarizante, 178
Metoclopramida
dose, 235
efeitos colaterais, 235
interações medicamentosas, 235
mecanismo de ação, 235
usos clínicos, 235
Metoprolol
considerações clínicas, 210
MH (Hipertermia Maligna), 941-947
considerações, 944
intraoperatórias, 944
correção dos distúrbios, 945
entre acidobásico e eletrólitos, 945
medidas de tratamento, 944
agudo, 944
resfriamento do paciente, 945
terapia com dantrolene, 945
tratamento do espasmo isolado, 945
do músculo masseter, 945
pós-operatórias, 942
alta hospitalar, 947

confirmação do diagnóstico, 945
cuidados pós-anestesia, 947
profilaxia, 947
diagnóstico diferencial de, 946*t*
nos períodos, 946*t*
intraoperatório, 946*t*
pós-operatório imediato, 946*t*
drogas desencadeantes de, 943*t*
conhecidas, 943*t*
e cirurgia ambulatorial, 732
fisiopatologia, 943
manifestações clínicas, 944
sinais de, 944*t*
succinilcolina e, 176
tratamento de, 945*t*
protocolo para, 945*t*
MHAUS (*Malignant Hyperthermia Association of the United States*), 946
MI (Infarto do Miocárdio), 307
Miastenia
grave, 593, 594*t*
classificação clínica da, 594*t*
considerações anestésicas, 595
diagnóstico diferencial da, 594*t*
fraqueza na, 595*t*
drogas que podem potencializar, 595*t*
Mineralocorticoide(s)
deficiência de, 588
considerações anestésicas, 588
manifestações clínicas, 588
excesso de, 587
considerações anestésicas, 588
manifestações clínicas, 587
Miotomia(s)
congênita, 599
e paramiotonia, 599
Miringotomia
considerações anestésicas, 716
fisiopatologia, 716
Mistura(s)
gasosas, 402*t*
diversas, 402*t*
propriedades físicas de, 402*t*
MMEF (Fluxo Mesoexpiratório Máximo), 426
MMPI (Inventário Multifásico de Personalidade de Minnesota), 826
MMR (Rigidez do Músculo Masseter), 944
MMV (Ventilação-Minuto Obrigatória), 1029
Modelo(s)
bicompartimental, 125*f*
de compartimentos, 124
Modo(s)
de ventilação, 1027
AC, 1029
APRV, 1031
CMV, 1029
diferencial, 1031
do pulmão, 1031
HFV, 1031
IMV, 1029
IRV, 1030
MMV, 1029
PCV, 1030
PSV, 1029
ventilatórios, 1028*f*
formatos de ondas de pressão dos, 1028*f*
de vias aéreas, 1028*f*
Modulação
da dor, 821
central, 822
facilitação, 822
inibição, 823
periférica, 821
hiperalgesia, 821. 822
primária, 821
secundária, 822
Modulador (es)
da dor, 822*t*
neurotransmissores, 822*t*
Molalidade
da solução, 882
Molaridade
da solução, 882
Monitor (es)
de profundidade, 110*t*
anestésica, 110*t*
características dos, 110*t*
de trocas gasosas, 103
respiratórias, 103
capnografia, 105
estetoscópios, 103
esofágico, 103
pré-cordial, 103
oximetria de pulso, 104
do sistema neurológico, 108
EEG, 108
do cérebro, 113
EPs, 112
oximetria cerebral, 113
equipamentos anestésicos e, 7-119
ambiente da sala cirúrgica, 7-22
aparelho de anestesia, 35-72
monitorização, 73-118
cardiovascular, 73-100
não cardiovascular, 103-118
sistemas respiratórios, 23-34
outros, 114
débito urinário, 115
estimulação, 115
dos nervos periféricos, 115
temperatura, 114
Monitoramento
eletrofisiológico, 473
efeito da anestesia no, 473
na indução da anestesia, 380
na ventilação mecânica, 1031
e cuidados intensivos, 1031
nervoso, 619*f*
EMG, 619*f*
tubo endotraqueal de, 619*f*
viscoelástico, 560
da coagulação, 560
à beira do leito, 560
Monitorização
cardiovascular, 73-100
cateterismo da PA, 87
CVP, 84
débito cardíaco, 91
discussão de caso, 100
monitorização hemodinâmica, 100
eletrocardiografia, 80
pressão sanguínea arterial, 73
invasiva, 77
não invasiva, 73
da pressão arterial, 73, 77
invasiva, 77
considerações clínicas, 79
contraindicações, 77
indicações, 77
não invasiva, 73
considerações clínicas, 76
contraindicações, 74
indicações, 73
técnicas e complicações, 74
auscultação, 75
oscilometria, 75
palpação, 74
sonda Doppler, 75
tonometria arterial, 75
da pressão, 65
e volume, 65
na MRI, 118
discussão de caso, 118
não cardiovascular, 103-118
monitores, 103
de trocas gasosas, 103
respiratórias, 103
do sistema neurológico, 108
outros, 114
Monóxido
de carbono, 650
envenenamento por, 650
queimadura e, 650
Morbidade
obstétrica, 668*t*
grave, 668*t*
incidência de, 668*t*
Morfina
dose da, 164*t*
uso da, 164*t*
Mortalidade
materna, 668
anestésica, 668
nas complicações anestésicas, 960
Morte
cerebral, 1019
questões, 1019
éticas, 1019
legais, 1019
por sangramento, 642*f*
influência na prevenção da, 642*f*
do ácido tranexâmico, 642*f*
MPI (Inventário da Dor Multidimensional), 826
MPQ (Questionário da Dor de McGill), 825
MRI (Imagem por Ressonância Magnética)
monitorização na, 118
discussão de caso, 118
MS (Esclerose Múltipla)
considerações, 498
anestésicas, 498
pré-operatórias, 498
MTPs (Protocolos de Transfusão Maciça)
no trauma, 643
Mulher
jovem, 1052
e obtundida, 1052
discussão de caso, 1052
Muscarina
estrutura da, 189*f*
molecular, 189*f*
Músculo(s)

masseter, 176, 945
  espasmo isolado do, 945
    tratamento do, 945
  rigidez do, 176
    succinilcolina e, 176
paravertebral, 828
  e entorse, 828
respiratórios, 394

N

N_2O (Óxido Nitroso)
  efeitos do, 469, 528
    na função renal, 528
      alterada, 528
  farmacologia clínica do, 137, 139*t*
    biotransformação, 139
    contraindicação, 139
    efeito nos órgãos e sistemas, 137
      cardiovascular, 137
      cerebral, 137
      gastrointestinal, 138
      hepático, 138
      neuromuscular, 138
      renal, 138
      respiratório, 137
    interações medicamentosas, 140
    propriedades físicas, 137
    toxicidade, 139
Na (Sódio)
  canal(is) de, 169*f*, 221*f*
    dependentes de voltagem, 221*f*
    diagrama do, 169*f*
  concentração de, 884
    no plasma, 884
      relação entre osmolalidade e, 884
        extracelular, 884
        intracelular, 884
  equilíbrio de, 892
    total, 892
    transtornos do, 892
      regulação de, 892
        e volume de ECF, 892
  nitroprussiato de, 215
    efeitos nos órgãos, 216
      e sistemas, 216
    mecanismo de ação, 215
    metabolismo, 215
    usos clínicos, 215
  no corpo, 887
    teor total de, 887
      hipernatremia e, 887
  reabsorção de, 510*f*
    na alça de Henle, 511*f*
    no néfron, 510*f*
  sobrecarga de, 519
    diuréticos na, 519
      de alça, 519
      tiazídicos, 519
  total no corpo, 889
    hiponatremia e, 889
      aumentado, 890
      baixo, 889
      normal, 890
Nádega(s)
  dor nas, 829
Naloxona
  dose, 241
  efeitos colaterais, 241
  interações medicamentosas, 241
  mecanismo de ação, 241
  usos clínicos, 241
Naltrexona, 241
Não Nitrovasodilatador (es)
  antagonistas do cálcio, 217
  fenoldopam, 217
Nariz
  cirurgia do, 616
    considerações pré-operatórias, 616
    manejo intraoperatório, 616
Nebivolol
  considerações clínicas, 211
Nebulizador (es)
  de arrastamento de ar, 1023
Necessidade(s)
  nutricionais, 949
    básicas, 949
Nefrectomia
  radical, 547
    com excisão, 548
      de trombo tumoral, 548
Néfron, 507
  alça de Henle, 510
  aparelho justaglomerular, 513
  corpúsculo renal, 508
  divisões do, 508*f*, 509*t*
    anatômicas, 508*f*
      principais, 508*f*
    funcionais, 509*t*
  reabsorção no, 510*f*
    de Na, 510*f*
  túbulo, 509, 512
    coletor, 512
      cortical, 512
      medular, 512
      na manutenção de medula hipertônica, 512
    distal, 512
    proximal, 509
Neostigmina
  apresentação, 191
  considerações clínicas, 192
  dose, 191
  estrutura(s), 191
    física, 191
    moleculares, 191*f*
Nervo(s)
  bloqueio de, 843
    somáticos, 843
  bloqueio do, 843, 844*f*-845*f*, 846, 847
    esplâncnico, 853
    facial, 845
    glossofaríngeo, 846*f*
    mandibular, 845
      e ramificações, 844
    maxilar, 843
      e ramificações, 843
    occipital, 847
    oftálmico, 843
      e ramificações, 843
    paravertebrais, 847, 848, 849
      cervicais, 847, 848*f*
      lombares, 849
      torácico, 848
    pudendo, 851, 852*f*
    simpático, 852
    supraescapular, 847
    transacral, 850, 852*f*
    trigêmeo, 843, 844*f*-845*f*
  espinais, 747*f*
    saída dos, 747*f*
  laríngeo, 257*t*, 618*f*
    lesão de, 257*t*
      efeitos sobre a voz, 257*t*
    recorrente, 618*f*
    superior, 618*f*
  periféricos, 115, 773-811, 965
    bloqueio de, 773-811
      contínuos, 777
      contraindicações, 774
      das extremidades, 779, 794
        inferiores, 794
        superiores, 779
      do tronco, 807
      escolha do anestésico local, 775
      preparação, 775
      riscos, 774
      seleção de pacientes, 774
      técnicas de, 775
    estimuladores de, 117*f*
    lesões de, 965
      posicionamento, 966
        complicações relacionadas, 967
        papel do, 966
    monitorização da estimulação dos, 115
      considerações clínicas, 116
      contraindicações, 115
      indicações, 115
      técnicas e complicações, 115
  pudendo, 670
    bloqueio de, 670
  vago, 618*f*
Neuralgia
  do trigêmeo, 835
  pós-herpética, 833
Neurocirurgia
  anestesia para, 477-491
    aneurismas, 485
      cerebrais, 485
    AVMs, 485, 488
    craniotomia, 478
      de lesões expansivas, 478
    discussão de caso, 489
    estereotáxica, 482
    hipertensão intracraniana, 477
      edema cerebral, 478
      tratamento, 478
    na coluna vertebral, 488
    na fossa posterior, 480
    TCE, 483
Neurofisiologia
  e anestesia, 463-476
    discussão de caso, 474
    fisiologia cerebral, 463, 467, 471
      barreira hematoencefálica, 466
      CBF, 464
        regulação do, 464
      CSF, 466
      efeito dos agentes anestésicos, 467
        inalatórios, 468
        intravenosos, 469
      ICP, 467

metabolismo, 463
fisiologia da proteção cerebral, 471
EEG, 473
EPs, 473
estratégias, 472
isquemia cerebral, 471
monitoramento eletrofisiológico, 473
Neuroléptico(s)
no tratamento da dor, 839
Neurólise
química, 858
técnicas neurolíticas, 858
Neuromiotonia, 596
Neuromodulação, 859
DBS, 860
PNS, 860
SCS, 860
TENS, 860
Neurônio(s)
da primeira ordem, 816
de segunda ordem, 817
trato espinotalâmico, 818
de terceira ordem, 820
Neuropatia(s)
autonômica, 581
diabética, 581
sinais clínicos de, 581*t*
de aprisionamento, 827*t*
Neuroproteção
anestésica, 136
e precondicionamento cardíaco, 136
Neurotoxicidade
anestésica, 135
por lidocaína, 770
Neurotransmissor (es)
da dor, 822*t*
mediadores, 822*t*
moduladores, 822*t*
NFPA (*National Fire Protection Association*), 8, 12
NI (Índice de Narcotrend), 109*f*
Nicotina
estrutura da, 189*f*
molecular, 189*f*
NIOSH (*National Institute for Occupational Safety and Health*), 68
NIRS (Espectroscopia no Infravermelho Próximo), 113
Nitroglicerina
mecanismo de ação, 216
metabolismo, 216
usos clínicos, 216
Nitroprussiato
de Na, 215
efeitos nos órgãos, 216
e sistemas, 216
mecanismo de ação, 215
metabolismo, 215
usos clínicos, 215
Nitrovasodilatador (es)
hidralazina, 217
nitroglicerina, 216
nitroprussiato de Na, 215
NK_1 (Neurocinina 1)
receptores da, 238
antagonistas dos, 238
NMBA (Agentes Bloqueadores Neuromusculares), 140, 167-184
antagonistas dos, 187-194
farmacológicos, 187-194
bloqueio despolarizante, 169
e não despolarizante, 169
diferenças entre, 169
despolarizantes, 169*t*, 171
succinilcolina, 171
discussão de caso, 183
recuperação tardia, 183
da anestesia geral, 183
estímulo nervoso, 171
periférico, 171
resposta ao, 171
estruturas químicas dos, 173*f*
mais recentes, 183
mecanismo, 170
de ação, 170
outros, 170
não despolarizantes, 169*t*, 176
atracúrio, 179
características, 176, 177*t*, 178
clínicas, 177*t*
farmacológicas, 176, 178
gerais, 178
únicas, 176
cisatracúrio, 181
farmacologia dos, 176*t*
pancurônio, 181
rocurônio, 182
vecurônio, 182
neurofisiologia e, 470
outros bloqueadores, 183
potencialização dos, 174*t*
por outras drogas, 174*t*
resistência dos, 174*t*
por outras drogas, 174*t*
respostas aos, 180*t*
alteradas, 180*t*
doenças com, 180*t*
reversão do bloqueio, 170
transmissão neuromuscular, 168
NMDA (N-metil-D-aspartato)
receptores da, 134
NMJ (Junção Neuromuscular), 113*f*, 168*f*
NMS (Síndrome Neuroléptica Maligna), 946
Nó
AV, 281
SA, 281
Nocicepção
anatomia da, 816
vias da dor, 816, 817*f*
neurônios, 816, 817
da primeira ordem, 816
de segunda ordem, 817
de terceira ordem, 820
fisiologia da, 816
mediadores químicos, 821
da dor, 821
modulação da dor, 821
central, 822
periférica, 821
nociceptores, 820
cutâneos, 821
somáticos profundos, 821
viscerais, 821
Nociceptor (es), 820
cutâneos, 821
somáticos, 821
profundos, 821
viscerais, 821
Nomenclatura
das soluções, 882
equivalência, 882
molalidade, 882
molaridade, 882
osmolalidade, 882
osmolaridade, 882
tonicidade, 882
Norepinefrina
apresentação, 208
considerações clínicas, 207
dose, 208
metabolismo da, 204*f*
sequencial, 204*f*
síntese da, 203*f*
Normotermia
manutenção da, 873
Nota(s)
de avaliação, 249, 250, 251*f*
pós-operatórias, 250
pré-operatória, 249, 251*f*
NSAID(s) (Droga Anti-Inflamatória Não Esteroide), 231, 523, 732
adjuvantes, 239
ceterolaco e, 239
no tratamento da dor, 838
NSQIP (Programa Nacional de Aperfeiçoamento da Qualidade Cirúrgica), 868
Nutrição
em cuidados perioperatórios, 949-952
e críticos, 949-952
EN, 952
como alimentar, 950
complicações do suporte, 951
necessidades básicas, 949
nutrientes específicos, 952
regras *nil per os*, 952
antes de cirurgia eletiva, 952
TPN e cirurgia, 952
Nutriente(s)
específicos, 952

O

O_2 (Oxigênio)
analisadores de, 55
cerebrais, 464*f*
normais, 464*f*
necessidades de, 464*f*
cilindros de, 9*f*
H, 9*f*
fonte do, 8
hiperbárico, 1024
toxicidade por, 1025
insuflação de, 25*f*
e ar, 25*f*
sobre campo cirúrgico, 25*f*
líquido, 9*f*
armazenamento de, 9*f*
tanque de, 9*f*
máscara de, 1022
simples, 1022

miocárdico, 296, 298*t*
balanço de, 296, 298*t*
fatores que afetam o, 298*t*
oferta de, 1021*t*
dispositivos de, 1021*t*
sistemas de, 1921*t*
suplementação de, 21
cuidados anestésicos com, 21
monitorizados, 21
tenda de, 1024
facial, 1024
tensões gasosas, 411
PaO_2, 413
$Pc'O_2$, 412
PVO_2, 414
alveolar, 411
terapia com, 1020
ambiente, 1020
equipamento para, 1020
perigos da, 1025
atelectasia de absorção, 1025
hipoventilação, 1025
perigo de incêndio, 1025
ROP, 1025
toxicidade, 1025
por O_2 hiperbárico, 1025
pulmonar, 1025
transporte do, 415
conteúdo de, 417
dissolvido, 415
hemoglobina, 415, 417
curva de dissociação da, 415
formas anormais de, 417
ligantes anormais de, 417
reservas de, 418
Obesidade, 589
considerações anestésicas, 590
intraoperatórias, 590
pós-operatórias, 591
pré-operatórias, 590
e cirurgia ambulatorial, 731
manifestações clínicas, 590
Óbito(s)
hospitalares, 959*f*
relacionados com anestesia, 959*f*
taxas anuais de, 959*f*
por drogas, 974*t*
comparando anestesiologistas, 974*t*
e internistas, 974*t*
por suicídio, 974*t*
comparando anestesiologistas, 974*t*
e internistas, 974*t*
por tipo de cirurgia, 959*f*
número total de, 959*f*
Obstrução
das vias aéreas, 430*f*, 1009
expiratória, 430*f*
capnografia da, 430*f*
tratamento, 1009
ODI (Índice Oswestry de Incapacidade), 826
OFDP (Válvula de Segurança para Falha no Oxigênio), 40
da Dräger, 41*f*, 45*f*
Olho
aberto, 604*t*, 610
e estômago cheio, 610
conduta com, 610
discussão de caso, 610
procedimentos de, 604*t*
cirúrgicos, 604*t*
anestesia do, 609
tópica, 609
Oligúria
aguda, 518, 519
diuréticos na avaliação de, 518, 519
de alça, 519
osmóticos, 518
intraoperatória, 521
discussão de caso, 521
Ombro
cirurgia do, 634
Onfalocele
considerações anestésicas, 714
fisiopatologia, 714
OPCAB (Cirurgia de Pontes Coronárias Fora de Bomba), 379
pacientes pediátricos, 380
avaliação pré-operatória, 380
bypass cardiopulmonar, 381
indução da anestesia, 380
acesso venoso, 381
monitoramento, 380
objetivos hemodinâmicos, 380
via de indução, 381
manutenção da anestesia, 381
período pós-*bypass*, 382
período pré-indução, 380
jejum, 380
pré-medicação, 380
Opioide(s)
agonistas, 161*f*
antagonistas, 161*f*
características físicas dos, 162*t*
que determinam a distribuição, 162*t*
comuns, 164*t*
doses dos, 164*t*
usos dos, 164*t*
de curta ação, 872
efeito do, 527
na função renal, 527
alterada, 527
efeitos nos órgãos, 163
e sistemas, 163
cardiovascular, 163
cerebral, 163
endócrino, 165
gastrointestinal, 165
respiratório, 163
espinais, 671*t*
posologia de, 671*t*
para parto, 671*t*
para trabalho de parto, 671*t*
farmacocinética, 160
absorção, 160
biotransformação, 162
distribuição, 160
excreção, 162
interações medicamentosas, 165
mecanismo de ação, 159
neurofisiologia e, 469
no tratamento da dor, 836*t*, 840
administração parenteral, 841
terapia, 841
espinal, 841
intravenosa, 841
receptores, 160*t*
classificação dos, 160*t*
relações, 160
estrutura-atividade, 160
ORC (Controlados da Proporção de Oxigênio), 41*f*
Orelha
cirurgia da, 621
manejo intraoperatório, 621
hemostasia, 622
identificação do nervo facial, 622
N_2O, 621
PONV, 622
vertigem pós-operatória, 622
procedimentos orais, 622
Órgão(s)
efeito nos, 137, 140-142, 144, 149, 152, 153, 216, 217, 224, 225
da cetamina, 153
da hidralazina, 217
do desflurano, 142
do fenoldopam, 217
do halotano, 140
do isoflurano, 142
do N_2O, 137
do nitroprussiato de Na, 216
do propofol, 156
do sevoflurano, 144
dos anestésicos locais, 224, 225
cardiovascular, 227
hematológico, 228
imunológico, 227
musculoesquelético, 228
respiratório, 227
dos barbitúricos, 149
dos benzodiazepínicos, 152
dos inibidores da COX, 166
dos opioides, 163
ORMC (Controlador do Monitor da Proporção de Oxigênio), 49
Orquiectomia
bilateral, 545
considerações, 545
intraoperatórias, 545
radical, 547
OSA (Apneia de Sono Obstrutiva), 590
avaliação de, 732*t*
e cirurgia ambulatorial, 731
escore de, 733*t*
sistema de, 733*t*
identificação de, 732*t*
risco perioperatório aumentado de, 733*t*
pacientes externos em, 733*t*
procedimentos com segurança em, 733*t*
Oscilometria
na monitorização, 75
não invasiva, 75
da pressão sanguínea arterial, 75
OSHA (Administração de Segurança e Saúde Ocupacional), 13
Osmolalidade
da solução, 882
do plasma, 886
controle da, 886
ADH, 887
liberação não osmótica de, 887

secreção de, 887
sede, 887
extracelular, 884
relação entre concentração e, 884
de Na no plasma, 884
intracelular, 884
relação entre concentração e, 884
de Na no plasma, 884
Osmolaridade
da solução, 882
Osmorregulação
extracelular, 893
versus regulação de volume, 893
Oxiemoglobina
dissociação da, 416*f*
curva de, 416*f*
Oxigenação
dos tecidos, 873
adequada, 873
manutenção de, 873
na endoscopia, 614
Oxigenador
na CPB, 355
Oximetria
cerebral, 113
de pulso, 104
complicações, 104
considerações clínicas, 104
contraindicações, 104
indicações, 104
técnicas, 104

P

PA (Artéria Pulmonar)
cateter de, 87, 88*f*, 90*f*
com balão de flutuação, 88*f*
cateterismo da, 87
complicações, 88
considerações clínicas, 89
contraindicações, 88
técnicas, 88
ruptura da, 89
PA (Pressão Alveolar)
distribuição em relação à, 409*f*
do fluxo sanguíneo pulmonar, 409*f*
parcial, 133*f*
elevação na, 133*f*
queda na, 133*f*
Pa (Pressão Arterial Pulmonar)
distribuição em relação à, 409*f*
do fluxo sanguíneo pulmonar, 409*f*
Paciente
com coração transplantado, 348
discussão de caso, 349
terminal, 1051
cuidados ao, 1051
$PACO_2$ (Tensão de Dióxido de Carbono Alveolar), 414
$PaCO_2$ (Tensão de Dióxido de Carbono Arterial), 415
relação normal entre, 421*f*
e ventilação-minuto, 421*f*
PACU (Unidade de Recuperação Pós-Anestesia), 250, 942
critérios de alta, 1007
equipamento, 1002
projeto, 1002
recursos humanos, 1003
transporte para a, 1004
da sala de cirurgias, 1004
Padrão
respiratório, 406
efeitos sobre, 406
da anestesia, 406
PADS (Sistema de Escore de Alta Pós-Anestesia), 1008*t*
prontidão para casa, 736*t*
Palpação
na monitorização, 74
não invasiva, 74
da pressão sanguínea arterial, 74
Pâncreas
diabetes melito, 579
fisiologia, 579
Pancurônio
dose, 181
efeito do, 528
na função renal, 528
alterada, 528
efeitos colaterais, 181
e considerações clínicas, 181
arritmias, 182
hipertensão, 181
reações alérgicas, 182
taquicardia, 181
estrutura física, 181
excreção, 181
metabolismo, 181
PaO_2 (Tensão Arterial de Oxigênio), 413
PAOP (Pressão de Oclusão da Artéria Pulmonar), 88, 924
PAP (Pressão Média da Artéria Pulmonar), 290
Par (es)
conjugados, 909
Parada
cardíaca, 1000
hipotensão intraoperatória e, 1000
discussão de caso, 1000
cardiopulmonar, 969
na anestesia espinal, 969
Paralisia
na ventilação mecânica, 1031
e cuidados intensivos, 1031
periódica, 599
considerações anestésicas, 600
prolongada, 176
succinilcolina e, 176
Paramiotonia
congênita, 599
Paraplegia
após cirurgia da aorta, 387
torácica, 387
descendente, 387
Parestesia
técnica de, 776
Parto
opioides espinais para, 671*t*
posologia de, 671*t*
vaginal, 669, 676*t*
anestesia para, 669, 676*t*
agentes parenterais, 669
regionais, 670
bloqueio de nervo pudendo, 670
geral, 676*t*
técnicas, 669
não farmacológicas, 669
psicológicas, 669
Patógeno(s)
associados a infecções graves, 1047*t*-1048*t*
na ICU, 1047*t*-1048*t*
Paw (Pressão das Vias Aéreas), 67*f*
$Pc'CO_2$ (Tensão Capilar Pulmonar Final de Dióxido de Carbono), 415
$Pc'O_2$ (Tensão de Oxigênio Capilar Pulmonar Final), 412
PCA (Analgesia Controlada pelo Paciente), 670, 841, 865
PCI (Angioplastia Coronariana Percutânea), 324*f*
tratamento, 325*f*
PCOP (Pressão de Oclusão da Artéria Pulmonar), 87
PCV (Ventilação Controlada à Pressão), 1030
PCWP (Pressão de Capilar Pulmonar), 290
PD (Doença de Parkinson)
considerações, 496, 497
anestésicas, 497
pré-operatórias, 496
PDI (Índice de Incapacidade por Dor), 826
PDNV (Náusea e Vômito após Alta Hospitalar), 237
PDPH (Cefaleia por Punção Pós-Dural)
por inserção, 768
de agulha, 768
de cateter, 768
PE (Embolia Pulmonar), 627
PEA (Atividade Elétrica Sem Pulso), 980
PEEP (Pressão Positiva Expiratória Final), 24, 62, 480
CPAP *versus*, 1034
efeitos de, 1035
adversos, 1035
não pulmonares, 1035
pulmonares, 1035
melhor uso de, 1036
Penumbra, 495*f*
Perda(s)
auditiva, 969
perioperatória, 969
cirúrgicas, 928
de fluidos, 928
outros, 928
sangue, 928
de fluidos, 924*t*, 929, 930*t*
cirúrgicos, 930*t*
de evaporação, 930*t*
de redistribuição, 930*t*
reposição das, 929
de evaporação, 929
de redistribuição, 929
sinais da, 924*t*
hipovolemia, 924*t*
de sangue, 929, 935
na cirurgia
estratégias alternativas para, 935
reposição das, 929
exemplo, 929
sanguínea, 635
manejo em Testemunhas de Jeová, 635
discussão de caso, 635
Perfusão

coronariana, 296
determinantes da, 296
pulmonar, 408
distribuição da, 408
V̇/Q̇, 409
Pericardite
constritiva, 384
considerações, 384, 385
anestésicas, 385
pré-operatórias, 383
Pescoço
cabeça e, 617
cirurgia de câncer da, 617
considerações pré-operatórias, 617
manejo intraoperatório, 617
instabilidade cardiovascular, 620
manutenção da anestesia, 620
monitoramento, 617
transfusão, 620
traqueostomia, 618
Pessoa Rígida
síndrome da, 596
$PETCO_2$ (Tensão de Dióxido de Carbono ao Final da Expiração), 415
PFTs (Testes de Função Pulmonar), 426
pH
concentração e, 907
de íons de hidrogênio, 907
e $[H^+]$, 910*t*
relação entre, 910*t*
sensibilidade ao, 181
e atracúrio, 181
PIO_2 (Tensão Inspirada de Oxigênio), 411
PIP (Pico de Pressão Inspiratória)
causas de, 66*t*
com PP elevada, 66*t*
sem PP elevada, 66*t*
Piridostigmina
apresentação, 192
considerações clínicas, 192
dose, 192
estrutura física, 192
Pis (Pressão Intersticial)
distribuição em relação à, 409*f*
do fluxo sanguíneo pulmonar, 409*f*
Placenta, 658*f*
Plano
anestésico, 246*t*
Plaqueta(s)
transfusão de, 932
Plasma
concentração no, 884
de Na, 884
relação entre osmolalidade e, 884
extracelular, 884
intracelular, 884
osmolalidade do, 886
controle da, 886
ADH, 887
liberação não osmótica de, 887
secreção de, 887
sede, 887
Plexo
bloqueio do, 854, 855
celíaco, 854
hipogástrico, 855
superior, 855
PN (Nutrição Parenteral), 949
Pneumoencéfalo
na cirurgia, 481
Pneumonia
por aspiração, 234*t*, 242, 610*t*
controle de paciente em risco de, 242
discussão de caso, 242
prevenção de, 610*t*
estratégias para, 610*t*
profilaxia da, 234*t*
farmacologia da, 234*t*
Pneumotórax
aberto, 440
e anestesia torácica, 440
desvio mediastinal, 440
respiração paradoxal, 441
PNS (Estimulação de Nervos Periféricos), 860
POCA (Registro de Parada Cardíaca Perioperatória Pediátrico), 702, 703*f*
Polimiosite, 597
Politraumatismo
TCE grave e, 647
PONV (Náusea e Vômito no Pós-Operatório), 236, 607, 730
antagonistas dos receptores, 237, 238
da NK_1, 238
$5\text{-}HT_3$, 237
butirofenonas, 238
dexametasona, 238
diretrizes da SAMBA, 236*t*
para reduzir o risco de, 236*t*
fatores de risco, 236*t*, 1006*t*
na recuperação de rotina, 1006
outras estratégias para, 238
profilaxia para, 873
tratamento para, 874
pós-operatório, 874
imediato, 874
POPH (Hipertensão Portopulmonar), 571
características clínicas da, 571*t*
Pós-Carga
ventricular, 290
Posição
de decúbito lateral, 439, 440*f*
e anestesia torácica, 439
estado acordado, 440
indução da, 440
ventilação com pressão positiva, 440
vigília, 440
efeito da, 440*f*
na CL, 440*f*
Posicionamento
complicações relacionadas, 967
do paciente, 967*t*
complicações associadas ao, 967*t*
papel do, 966
para manejo da via aérea, 260
Potássio
cardioplegia com, 358
na CPB, 358
diuréticos poupadores de, 520
antagonistas da aldosterona, 520
eplerenona, 520
espironolactona, 520
não competitivos, 520
efeitos colaterais, 520
posologia intravenosa, 520
usos, 520
equilíbrio de, 892
normal, 894
transtornos do, 892
concentração extracelular, 894
regulação da, 894
hipercalemia, 897
hipocalemia, 895
trocas entre os compartimentos, 894
excreção de, 895, 898
renal reduzida, 898
hipercalemia por, 898
urinária, 895
ingestão de, 896, 898
aumentada, 898
hipercalemia por, 898
reduzida, 896
hipocalemia por, 896
movimento de, 895, 898
extracelular, 898
hipercalemia por, 898
intracelular, 895
hipocalemia por, 895
perdas de, 895
aumentadas, 895
hipocalemia por, 895
reabsorção de, 512*f*
no túbulo coletor, 512*f*
cortical, 512*f*
sérico, 935
concentração de, 935
transfusão maciça e, 935
Potência
anestésica, 135*f*
e solubilidade lipídica, 135*f*
correlação entre, 135*f*
Potencial(is)
de ação, 282, 284*t*
cardíacos, 282, 284*t*
Potencialização
dos NMBA, 174*t*, 178
não despolarizante, 178
pelos anestésicos inalatórios, 178
por outros NMBA não despolarizantes, 178
por outras drogas, 174*t*
PPIs (Inibidores da Bomba de Prótons)
dose, 236
efeitos colaterais, 236
interações medicamentosas, 236
mecanismo de ação, 236
usos clínicos, 236
Prática(s)
de anestesiologia, 1-5
âmbito da anestesia, 4
definição da, 1*t*
na prática da medicina, 1*t*
história da anestesia, 2
evolução da especialidade, 3
inalatória, 2
local, 2
regional, 2
venosa, 3
de transfusão, 931
intraoperatórias, 931
concentrados de glóbulos vermelhos, 931
FFP, 931

granulócitos, 932
plaquetas, 932
pró-coagulantes, 932
do banco de sangue, 931
Pré-Carga
aumentada, 300
na insuficiência cardíaca, 300
ventricular, 288, 289*t*
enchimento, 288
determinantes do, 288
fatores que afetam a, 289*t*
Precondicionamento
cardíaco, 136
neuroproteção anestésica e, 136
Prematuridade
considerações anestésicas, 711
fisiopatologia, 711
Pré-medicação
avaliação da, 245-253
discussão de caso, 253
Pré-oxigenação
no manejo da via aérea, 261
Preparo
para cirurgia, 308
não cardíaca, 308
Preservação
miocárdica, 357
na CPB, 357
Pressão(ões)
alterações na, 398*f*
na respiração normal, 398*f*
alveolar, 398*f*
intrapleural, 398*f*
arterial, 294, 311
classificação da, 311*t*
controle da, 295
a longo prazo, 295
imediato, 295
intermediário, 295
de entrada, 44*f*
no cilindro, 44*f*
regulador da, 44*f*
de vapor, 50*f*
dos gases anestésicos, 50*f*
do circuito, 59
de ventilação, 59
elevação da, 176
succinilcolina e, 176
intragástrica, 176
influência sobre as, 214*f*
da rigidez vascular, 214*f*
central, 214*f*
periféricas, 214*f*
positiva, 1034
das vias aéreas, 1034
terapia de, 1034
transmural, 1038
aumentada, 1038
edema pulmonar de, 1038
Pressão Sanguínea
arterial, 73
monitorização da, 73, 77
invasiva, 77
não invasiva, 73
tonometria, 76*f*
determinação da, 76*f*
oscilométrica, 76*f*
manguito de, 77*f*
largura do, 77*f*
Pressão-Volume
relações de, 299*f*
nas disfunções isoladas, 299
diastólicas, 299*f*
sistólicas, 299*f*
diagramas, 292*f*
ventriculares, 292*f*
Princípio(s) Farmacológico(s), 121-128
farmacocinética, 121
absorção, 121
biotransformação, 123
compartimentos, 124
modelos de, 124
distribuição, 122
excreção, 124
farmacodinâmica, 126
receptores de fármacos, 127
relações, 126
exposição-resposta, 126
Procedimento(s)
cirúrgicos, 604*t*
de olho aberto, 604*t*
torácicos, 456
diagnósticos, 456
anestesia para, 456
broncoscopia, 456
lavado broncoalveolar, 457
mediastinoscopia, 456
Pró-coagulante(s)
transfusões de, 932
indicações, 932
Profilaxia
no período intraoperatório, 869
e ERP, 869
antibiótica, 869
antitrombótica, 869
Profundidade
anestésica, 110*t*
monitores de, 110*t*
características dos, 110*t*
da anestesia, 109*f*
monitorizar a, 109*f*
abordagens para, 109*f*
dispositivos para, 109*f*
Programa(s)
para cirurgia, 870*t*
de recuperação acelerada, 870*t*
com técnicas regionais, 870*t*
de analgesia, 870*t*
de anestesia, 870*t*
Prolapso
de válvula mitral, 337
considerações pré-operatórias, 337
manejo anestésico, 337
Propofol, 155
doses do, 153*t*
efeito do, 527
na função renal, 527
alterada, 527
efeitos nos órgãos, 156
e sistemas, 156
cardiovascular, 156
cerebral, 156
respiratório, 156
estruturas do, 153*f*
farmacocinética, 156
absorção, 156
biotransformação, 156
distribuição, 156
excreção, 156
interações medicamentosas, 157
mecanismo de ação, 155
neurofisiologia e, 470
relações, 155
estrutura-atividade, 155
usos do, 153*t*
Propranolol
apresentação, 211
considerações clínicas, 210
dose, 211
Próstata
câncer de, 544
considerações, 544
intraoperatórias, 544
pré-operatórias, 544
Prostatectomia
radical, 544, 545
considerações intraoperatórias, 544, 545
retropúbica, 544
robótico-assistida, 545
Proteção Cerebral
no período de *bypass*, 373
fisiologia da, 471
estratégias, 472
adjuntos específicos, 472
agentes anestésicos, 472
hipotermia, 472
medidas gerais, 472
isquemia cerebral, 471
fisiopatologia da, 471
Pseudocolinesterase
atividade da, 174*t*
fármacos que reduzem a, 174*t*
Pseudo-hiponatemia
causas da, 889*t*
PSV (Ventilação com Suporte de Pressão), 1029, 1030*f*
desmame com, 1033
PTH (Hormônio Paratireóideo), 585, 900
Pulmão
funções do, 422
não respiratória, 422
filtração, 422
metabolismo, 422
reservatório, 422
ventilação do, 1031
diferencial, 1031
Púrpura
pós-transfusão, 934
Pv (Pressão Arterial Pulmonar)
distribuição em relação à, 409*f*
do fluxo sanguíneo pulmonar, 409*f*
$PVCO_2$ (Tensão de Dióxido de Carbono Venoso Misto), 414
PVO_2 (Tensão de Oxigênio Venosa Mista), 414
alterações na, 414*t*
PVR (Resistência Vascular Pulmonar), 290, 307, 354

Q

Quadril
artroscopia de, 632

cirurgia de, 628
fratura, 628
considerações pré-operatórias, 628
manejo intraoperatório, 628
luxação, 632
redução fechada de, 632
THR, 629
fratura de, 349, 725
em mulher idosa, 349
discussão de caso, 349
paciente idoso com, 725
discussão de caso, 725
Qualidade, 1055-1059
de cuidados, 1056
garantia de, 1059
medidas de, 1059
Quase Afogamento
fisiopatologia, 1039
manifestações clínicas, 1039
tratamento, 1040
Queimadura(s), 648
considerações, 649, 650
anestésicas, 650
sobre tratamento, 649
complicações pulmonares, 650
envenenamento por monóxido de carbono, 650
síndrome de compartimento abdominal, 650
regra dos nove, 649*f*
Questão(ões)
em cuidados intensivos, 1018
econômicas, 1018
éticas, 1018
morte cerebral, 1019
legais, 1018
morte cerebral, 1019
Química
de acidobásico, 907
ácidos, 908
bases, 908
concentração, 907
de íons de hidrogênio, 907
pares, 909
pH, 907
SIC, 908
tampões, 909

R

RA (Artrite Reumatoide)
grave, 630*f*
radiografias obrigatórias, 630*f*
de perfil, 630*f*
manifestações sistêmicas de, 629*t*
Radiação
ionizante, 976
exposição à, 976
anestesiologistas e, 976
Radiculopatia(s)
do disco, 830*t*
lombar, 830*t*
Radiofrequência
crioneurólise por, 858
Ramificação(ões)
bloqueio das, 849
cervical, 849
medial, 849, 851*f*
cervical, 851*f*
lombar, 849, 851*f*
torácica, 849
RBF (Fluxo Sanguíneo Renal), 513
clearence, 514
depuração, 514
mecanismo de controle, 514
equilíbrio tubuloglomerulares, 514
feedback tubuloglomerulares, 514
regulação, 514, 515
hormonal, 515
intrínseca, 514
neuronal, 515
parácrina, 515
RPF, 514
Reabsorção
de HCO_3, 911
aumentada, 911
na alça de Henle, 511*f*
de cloreto, 511*f*
de Na, 511*f*
no néfron, 510*f*
de Na, 510*f*
nos túbulos, 511*f*
coletor cortical, 512*f*
de bicarbonato, 512*f*
de potássio, 512*f*
proximais, 511*f*
de solutos, 511*f*
Reação(ões)
alérgicas, 181, 182, 969
a agentes anestésicos, 972
a antibióticos, 973
anafiláticas, 970
causas das, 972*t*
tratamento de, 972*t*
ao látex, 973
atracúrio e, 181
de hipersensibilidade, 970
imediatas, 970
pancurônio e, 182
anafilactoides, 972*t*
causas das, 972*t*
tratamento de, 972*t*
hemolíticas, 932
agudas, 932
tardias, 933
imunes, 933
não hemolíticas, 933
anafiláticas, 933
doença do enxerto -*vs.* - hospedeiro, 934
febris, 933
imunomodulação relacionada com transfusão, 934
púrpura pós-transfusão, 934
TRALI, 933
urticariformes, 933
Reanimação
Laerdal, 33
sistemas de, 32
ventilatórios, 32
Recém-Nascido(s)
características dos, 696*t*
Receptor (es)
a_1, 202
a_2, 203
antagonistas dos, 237, 238
5-HT_3, 237
efeitos colaterais, 237
fisiologia da serotonina, 237
mecanismo de ação, 237
usos clínicos, 237
da NK_1, 238
b_1, 203
b_2, 204
b_3, 204
cardiovasculares, 190
cerebrais, 190
colinérgicos, 190*t*
características dos, 190*t*
de fármacos, 127
dopaminérgicos, 204
dos agonistas adrenérgicos, 205*t*
seletividade do, 205*t*
gastrointestinais, 190
opioides, 160*t*
classificação dos, 160*t*
pulmonares, 190
Reconstrução
maxilofacial, 620
considerações pré-operatórias, 620
manejo intraoperatório, 620
Recuperação
de rotina, 1004
agitação, 1005
anestesia, 1004, 1005
geral, 1004
regional, 1005
controle da dor, 1005
PONV, 1006
fases da, 735*t*
na unidade cirúrgica, 877
estratégias para facilitar a, 877
minimizar o íleo pós-operatório, 877
organização dos cuidados cirúrgicos, 877
otimização da analgesia, 877
pós-anestésica, 1008*t*
escore Aldrete de, 1008*t*
Redistribuição
de fluidos, 929, 930*t*
perdas de, 929, 930*t*
cirúrgicos, 930*t*
reposição de, 929
Redução
fechada, 632
de luxação de quadril, 632
Reflexo
oculocardíaco, 605
Registro
de anestesia, 250, 252*f*
intraoperatório, 250, 252*f*
Regulação
de equilíbrio de Na, 892
e volume de ECF, 892
de temperatura, 697
desenvolvimento, 697
anatômico, 697
fisiológico, 697
de volume, 893
osmorregulação *versus*, 893
extracelular, 893
do CBF, 464
autorregulação, 464
CPP, 464

mecanismos extrínsecos, 465
influências autonômicas, 466
temperatura, 465
tensões dos gases respiratórios, 465
viscosidade, 465
do RBF, 514
mecanismo de controle, 514
hormonal, 515
intrínseca, 514
neuronal, 515
parácrina, 515
térmica, 941-947
considerações, 942
intraoperatórias, 942
pós-operatórias, 942
Regulador (es)
da pressão de entrada, 44*f*
no cilindro, 44*f*
de equilíbrio, 45*f*
Datex-Ohmeda, 45*f*
do cálcio, 586*t*
ação dos hormônios, 586*t*
Relação(ões)
BUN/creatinina, 526
de ventilação/perfusão, 406
perfusão pulmonar, 408
shunts, 409
troca gasosa, 410
efeitos da anestesia, 410
ventilação-minuto, 406
estrutura-atividade, 147, 150, 152, 154, 155, 160, 221
da cetamina, 152
do etomidato, 154
do propofol, 155
dos anestésicos locais, 221
dos barbitúricos, 147
dos benzodiazepínicos, 150
dos inibidores da COX, 165
dos opioides, 160
exposição-resposta, 126
pressão-volume, 399*f*
da parede torácica, 399*f*
do pulmão, 399*f*
ventilação/perfusão, 133
desequilíbrio da, 133
Relaxamento
manutenção do, 178
NMBA e, 178
não despolarizante, 178
muscular, 614
na endoscopia, 614
Relaxante(s)
musculares, 528, 701, 702*t*, 725, 839, 872
alterações relacionadas com a idade, 725
de curta ação, 872
efeito dos, 528
na função renal alterada, 528
em crianças, 702*t*
em lactentes, 702*t*
no tratamento da dor, 839
não despolarizantes, 174
interações medicamentosas, 174
succinilcolina, 174
REM (Equivalente Roentgen no Homem), 13
Remifentanil
concentração do, 162*f*
plasmática, 162*f*
redução na, 162*f*
dose do, 164*t*
uso do, 164*t*
Reposição
de fluidos, 874*t*, 929
com base fisiológica, 874*t*
para terapia guiada por metas, 874*t*
intraoperatória, 929
das perdas, 929
de evaporação, 929
de redistribuição, 929
de sangue, 929
Reserva
hepática, 570*t*
avaliação da, 570*t*
classificação de Child para, 570*t*
Reservatório
da máquina de CPB, 355
de gás, 1022
máscara com, 1022
de sangue, 555*f*
papel do fígado como, 555*f*
função de, 555
do fígado, 555
Resfriamento
do paciente, 945
na MH, 945
Resistência(s)
das vias aéreas, 405
efeitos sobre a, 405
da anestesia, 405
dos NMBA, 174*t*
por outras drogas, 174*t*
na mecânica pulmonar, 399
elástica, 399
complacência, 399
forças de tensão superficial, 399
inelásticas, 401
da via aérea ao fluxo de gás, 401
tecidual, 403
no sistema circular, 32
Respiração
circuito de, 54*f*, 55*f*-56*f*
modelo do, 55*f*-56*f*
típico, 54*f*
controle da, 419
centros respiratórios, 419
centrais, 419
efeitos da anestesia, 421
sensores, 419, 420
centrais, 419
periféricos, 420
CPR e, 983
exame da, 639
na emergência, 639
no trauma, 639
mecanismos da, 397
ventilação, 397, 398
espontânea, 397
mecânica, 398
normal, 398*f*
alterações nas pressões na, 398*f*
alveolar, 398*f*
intrapleural, 398*f*
paradoxal, 441, 442*f*
trabalho da, 403, 405*f*, 406
e componentes, 405*f*
na inspiração, 405*f*
efeitos sobre, 406
na anestesia, 406
em relação à frequência respiratória, 406*f*
Resposta(s)
ao estimulo nervoso, 171
periférico, 171
ao estresse cirúrgico, 867*f*, 869
estratégias para minimizar a, 869
cirurgia minimamente invasiva, 869
infusão de lidocaína intravenosa, 872
técnicas regionais, 870
de analgesia, 870
de anestesia, 870
terapia, 872
com betabloqueadores, 872
intravenosa com agonistas a_2, 872
intervenções para atenuar a, 867*f*
multimodais, 867*f*
sistêmicas, 824
à dor aguda, 824
efeitos, 824
cardiovasculares, 824
endócrinos, 825
gastrointestinais, 825
hematológicos, 825
imunes, 825
psicológicos, 825
respiratórios, 825
urinários, 825
à dor crônica, 825
Ressecção
de tumor, 489
da hipófise, 489
discussão de caso, 489
pulmonar, 447
anestesia para, 447
considerações, 447
anestésicas, 449
especiais, 453
pré-operatórias, 447
tratamento, 449
intraoperatório, 449
pós-operatório, 452
pré-operatório, 449
traqueal, 454, 456*f*
anestesia para, 454
considerações, 454
anestésicas, 454
pré-operatórias, 454
Ressuscitação
drogas para, 991*t*-994*t*
dosagens de, 991*t*-994*t*
efeitos cardiovasculares de, 991*t*-994*t*
indicações de, 991*t*-994*t*
fetal, 686
FHR, 686
acelerações, 686
básica, 686
padrões de desaceleração, 686
variabilidade básica, 686
outros monitoramentos, 688
tratamento do feto, 688
neonatal, 686, 688
acesso vascular, 691
de volume, 690

diretrizes, 690
para compressões torácicas, 690
para ventilação, 690
farmacoterapia, 690
manchados de mecônio, 688
recém-nascido deprimido, 688
tratamento do, 688
tratamento geral, 688
no trauma, 640
coagulopatia induzida, 640
hemorragia, 640
hemostática, 641
MTPs, 643
Resultado(s)
anestésicos, 958
adversos, 958
causas, 960
incidência, 958
projeto *closed claims* da ASA, 959
Retorno
venoso, 347
anômalo, 347
parcial, 347
Reversão
agentes de, 528
efeito dos, 528
na função renal alterada, 528
Rexed
lâmina de, 819*f*
da medula espinal, 819*t*
RFA (Ablação por Radiofrequência), 858
RFID (Identificação por Radiofrequência), 21
Rigidez
do músculo masseter, 176
succinilcolina e, 176
Rim
cirurgia do, 543
não oncológica, 543
Risco Anestésico
nas pacientes obstétricas, 668
mortalidade, 668
anestésica, 668
materna, 668
processos encerrados, 668
pediátrico, 702
Risco Cardíaco
estratificação do, 310*t*
para procedimentos cirúrgicos, 310*t*
não cardíacos, 310*t*
Rocurônio
dose, 182
efeito do, 528
na função renal, 528
alterada, 528
efeitos colaterais, 183
e considerações clínicas, 183
estrutura física, 182
excreção, 182
metabolismo, 182
ROP (Retinopatia da Prematuridade)
na terapia com O_2, 1025
ROTEM® (Tromboelastometria de Rotação), 560
RSD (Distrofia Simpaticorreflexa), 813

S

SA (Sinoatrial)
nó, 281
Sacro
projeções do, 746*f*, 748*f*
posterior, 746*f*
sagital, 746*f*, 748*f*
SADs (Dispositivos Supraglóticos), 261
SAH (Hemorragia Subaracnóidea), 486
aneurismática, 487*f*
algoritmo para tratamento após, 487*t*
de déficit neurológico isquêmico, 487*t*
de vasoespasmo, 487*t*
escala de graduação de, 486*t*
de Hunt e Hess, 485*t*
da *World Federation of Neurological Surgeons*, 486*t*
Sala(s) Cirúrgica(s)
ambiente da, 7-22
cultura da segurança, 8
discussão de caso, 21
fatores ambientais, 12
radiação ionizante, 13
ruído, 13
temperatura, 12
umidade, 12
ventilação, 12
gases medicinais, 8
sistemas de, 8
incêndios cirúrgicos, 17
CRM, 19
extintores de, 19
preparação, 17
prevenção, 17
lesão térmica, 17
segurança relativa ao *laser*, 19
segurança elétrica, 13
diatermia cirúrgica, 16
proteção contra choque elétrico, 14
risco de eletrocussão, 13
futuro *design* das, 20
fluxo de trabalho, 21
intertravamento de segurança, 20
tecnologia de, 20
RFID, 21
segurança na, 19
criando uma cultura de, 19
Sala de Cirurgia(s)
anestesia fora da, 737*t*
cuidado especial, 737*t*
segura, 738*t*
requisitos, 738*t*
de equipamento, 738*t*
de monitoramento, 738*t*
de pessoal, 738*t*
anestesia não na, 729-741
alta, 733, 734
considerações, 732, 738
especiais, 738
intraoperatórias, 732
discussão de caso, 740
em locais remotos, 735
critérios de, 734
localizações, 737*t*, 738*t*, 739*t*
comuns, 739*t*
diretrizes da ASA para, 737*t*
requisitos de, 738*t*
recuperação pós-anestésica, 733
sedação fora da, 737*t*
cuidado especial, 737*t*
requisitos de pessoal, 738*t*
transporte da, 1004
para a PACU, 1004
Salvas
cefaleia em, 835
SAMBA (*Society of Ambulatory Anesthesia*)
diretrizes da, 236*t*
para reduzir o risco, 236*t*
de PONV, 236*t*
Sangramento
após cirurgia sinusal, 623
discussão de caso, 623
gastrointestinal, 1051
inferior, 1051
superior, 1051
prevenção da morte por, 642*f*
influência na, 642*f*
do ácido tranexâmico, 642*f*
Sangue
perdas de, 928, 929, 935
na cirurgia, 935
estratégias alternativas para, 935
reposição das, 929
exemplo, 929
salvamento do, 935
e reinfusão, 935
terapia com componentes do, 923-939
discussão de caso, 936
transfusão, 930
complicações da, 932
de emergência, 931
grupos sanguíneos, 930
práticas, 931
do banco de sangue, 931
intraoperatórias, 931
verificação de compatibilidade, 930
volume intravascular, 923
avaliação do, 923
transfusão de, 932
complicações imunes da, 932
reações hemolíticas, 932
complicações infecciosas da, 934
bacterianas, 934
parasitárias, 934
virais, 934
maciça, 934
coagulopatia, 935
concentração de potássio sérico, 935
equilíbrio acidobásico, 935
hipotermia, 935
toxicidade por citratro, 935
volume de, 883*f*, 929*f*
e volume de ECF, 883*f*
relação entre, 883*f*
médio, 929*t*
SBP (Pressão Arterial Sistólica), 73
SBV (Suporte Básico à Vida), *ver BLS*
SC (Creatinina Sérica), 525
concentração de, 526*f*
e GFR, 526*f*
relação entre a, 526*f*
SCCM (*Society of Critical Care Medicine*), 1045
SCD (Morte Súbita Cardíaca), 331
SCS (Estimulação da Medula Espinal), 860
colocação de, 861*f*
Secreção
de ácido clorídrico, 232*f*

Sedação
  complicações associadas à, 739*t*
  consciente, 483*t*
    drogas usadas para, 483*t*
      desvantagens de, 483*t*
      vantagens de, 483*t*
  intravenosa, 609
  na ventilação mecânica, 1031
    e cuidados intensivos, 1031
  objetivos da, 740*t*
    em pacientes pediátricos, 740*t*
      para diagnósticos, 740*t*
      terapêuticos, 740*t*
  profundidade de, 739*t*
    continuum de, 739*t*
Sede
  e controle da osmolalidade, 887
    do plasma, 887
Segurança, 1055-1059
  cultura de, 8
  questões de, 1055
Seio(s)
  paranasais, 616
    cirurgia dos, 616
      considerações pré-operatórias, 616
      manejo intraoperatório, 616
Sensibilidade
  alérgica, 971*f*
    indução de, 971*f*
  ao pH, 181
    e atracúrio, 181
Sensor (es)
  centrais, 419
  periféricos, 420
    quimiorreceptores, 420
    receptores, 421
      outros, 421
      pulmonares, 421
SEPs (Potenciais Evocado Somatossensitivo), 112, 113*f*
Sepse
  choque séptico, 1048
  critérios diagnósticos, 1045*t*
  relação entre, 1045*f*
    e infecção, 1045*f*
    e SRIS, 1045*f*
  SRIS, 1045
    fisiopatologia da, 1045
Serotonina
  fisiologia da, 237
    cardiovascular, 237
    gastrointestinal, 237
    hematológico, 237
    respiratório, 237
Sevoflurano
  farmacologia clínica do, 143
    biotransformação, 144
    contraindicação, 144
    efeito nos órgãos e sistemas, 142
      cardiovascular, 142
      cerebral, 144
      hepático, 144
      neuromuscular, 144
      renal, 144
      respiratório, 144
    interações medicamentosas, 144
    propriedades físicas, 143
    toxicidade, 144
SGOT (Transaminase Glutâmico-Oxaloacética Sérica), 559
SGPT (Transaminase Glutâmico-Pirúvica Sérica), 559
SHT (trauma Importante na Cabeça), 645
Shunts
  da direita para a esquerda, 347
    atresia tricúspide, 347
    síndrome de coração esquerdo hipoplásico, 348
    tetralogia de Fallot, 347
    TGVB, 348
    truncus arteriosus, 348
  da esquerda para a direita, 345
    ASDs, 346
    canal arterial patente, 347
    defeitos dos septos AVs, 346
    retorno venoso anômalo parcial, 347
    VSDs, 346
  objetivos anestésicos, 380
    hemodinâmicos, 380
SI (Sistema de Unidades Internacionais), 882
SIADH (Síndrome da Secreção Inapropriada de Hormônio Antidiurético), 890
SID (Diferença dos Íons Fortes), 908
SIMV (Ventilação Mandatória Intermitente Sincronizada), 62
  desmame com, 1033
Sinal(is) Vital(is)
  alterações nos, 698*t*
    relacionadas com a idade, 698*t*
Síncope
  causas de, 349*t*
Síndrome(s)
  anticolinérgica, 200
    central, 200
      discussão de caso, 200
  carcinoide, 591
    considerações anestésicas, 591
    manifestações clínicas, 591
    mediadores de, 591*t*
      manifestações clínicas, 591*t*
  da embolia gasosa, 627
    na cirurgia ortopédica, 627
  de compartimento abdominal, 650
    queimadura e, 650
  de coração esquerdo, 348
    hipoplásico, 348
  de Down, 716
    considerações anestésicas, 716
    fisiopatologia, 716
  de trissomia 21, 716
    considerações anestésicas, 716
    fisiopatologia, 716
  específicas de dor, 827
    abdominal, 835
    cefaleia, 834
    de compressão, 827
    fibromialgia, 828
    herpes-zóster agudo, 833
    miofascial, 827
    na parte inferior das costas, 828
    neuralgia pós-herpética, 833
    neuropática, 832
    relacionada com câncer, 835
  hepatopulmonar, 571
  hepatorrenal, 572
  neuroléptica, 502
    maligna, 502
  neuromusculares, 596
    paraneoplásicas, 596
      LEMS, 596
      considerações anestésicas, 597
      distrofia miotônica, 597
      encefalite límbica, 596
      neuromiotonia, 596
      pessoa rígida, 596
      polimiosite, 597
Síntese
  da norepinefrina, 203*f*
Siringomielia, 500
SIS (*Surgical Infection Society*), 1045
Sistema(s)
  ABO, 930
  alterações fisiológicas nos, 720
    relacionadas com a idade, 720
      cardiovascular, 720
      nervoso, 723
      respiratório, 722
  biliar, 559*f*
  cardiovascular, 697
    desenvolvimento, 697
      anatômico, 697
      fisiológico, 697
  cateter-equipo-transdutor, 79*f*
  circular, 29, 30*f*
    características do desempenho do, 32
      conservação do calor, 32
      contaminação bacteriana, 32
      espaço morto, 32
      necessidade de gases frescos, 32
      resistência, 32
      umidade, 32
    componentes do, 29
      absorvedor de CO_2, 29
      absorvente de CO_2, 29
      válvulas unidirecionais, 30
    desvantagens, 32
    otimização do modelo do, 31
  de antígenos, 930
    das hemácias, 930
  de ar-O_2, 1024
    de alto fluxo, 1024
  de bolsa, 1022
    de anestesia, 1022
  de bolsa-máscara-válvula, 1022
  de gases medicinais, 8
  de Mapleson, 26
  efeito nos, 137, 140-144, 149, 152-154, 163, 165, 166, 216, 217, 225
    cardiovascular, 137, 140, 142, 144, 149, 152, 153, 156, 163, 166, 227
      da cetamina, 153
      do desflurano, 142
      do halotano, 140
      do isoflurano, 141
      do N_2O, 137
      do propofol, 156
      do sevoflurano, 144
      dos anestésicos locais, 227
      dos barbitúricos, 149
      dos benzodiazepínicos, 152
      dos inibidores da COX, 166

dos opioides, 163
cerebral, 137, 140, 143, 144, 149, 152, 154, 156, 163
da cetamina, 154
do desflurano, 143
do halotano, 140
do isoflurano, 142
do N_2O, 137
do propofol, 156
do sevoflurano, 144
dos barbitúricos, 149
dos benzodiazepínicos, 152
dos opioides, 163
da hidralazina, 217
do fenoldopam, 217
do nitroprussiato de Na, 216
dos anestésicos voláteis, 154*t*
endócrino, 165
dos opioides, 165
gastrointestinal, 138, 165, 166
do N_2O, 138
dos inibidores da COX, 166
dos opioides, 165
hematológico, 228
dos anestésicos locais, 228
hepático, 138, 141, 143, 144, 149
do desflurano, 143
do halotano, 141
do isoflurano, 142
do N_2O, 138
do sevoflurano, 144
dos barbitúricos, 149
imunológico, 150, 227
dos anestésicos locais, 227
dos barbitúricos, 149
músculoesquelético, 228
dos anestésicos locais, 228
neurológico, 225
dos anestésicos locais, 225
neuromuscular, 138, 140, 143, 144
do desflurano, 143
do halotano, 140
do isoflurano, 142
do N_2O, 138
do sevoflurano, 144
renal, 138, 141, 143, 144, 149
do desflurano, 143
do halotano, 141
do isoflurano, 142
do N_2O, 138
do sevoflurano, 144
dos barbitúricos, 149
respiratório, 137, 140, 143, 144, 149, 152, 153, 156, 163, 166, 227
da cetamina, 153
do desflurano, 143
do halotano, 140
do isoflurano, 142
do N_2O, 137
do propofol, 156
do sevoflurano, 144
dos anestésicos locais, 227
dos barbitúricos, 149
dos benzodiazepínicos, 152
dos inibidores da COX, 166
dos opioides, 163
integração com os, 820
dos neurônios de segunda ordem, 820
motor, 820
simpático, 820
internacional, 108*f*
10-20, 108*f*
nervoso, 189*f*, 202*f*
parassimpático, 189*f*
ACh como neurotransmissor, 189*f*
simpático, 202*f*
neurológico, 108
monitores do, 108
do cérebro, 113
EEG, 108
EPs, 112
oximetria cerebral, 113
respiratórios, 23-34, 696
anestesia, 24
com vaporizador de fluxo contínuo, 24
gota a gota, 24
circuitos de Mapleson, 26
características do desempenho dos, 26
componentes dos, 26, 28*f*
componentes do, 29
características do desempenho, 32
circular, 29, 30*f*
desvantagens, 32
otimização do modelo do, 31
desenvolvimento, 696
anatômico, 696
fisiológico, 696
discussão de caso, 33
insuflação, 23
ventilatórios, 32
de reanimação, 32
Rh, 930
transdutor, 81*f*
amortecimento do, 81*f*
frequência natural do, 81*f*
SNRB (Bloqueio Seletivo da Raiz Neural), 857
SNRIs (inibidores da Recaptação da Serotonina e da Norepinefrina), 838
Sobrecarga
de Na, 519
diuréticos na, 519
de alça, 519
tiazídicos, 519
Sofrimento
fetal, 680*t*
sinais de, 680*t*
Solução(ões)
colóides, 927
cristalóides, 925, 926*t*
composição das, 926*t*
de analgesia, 871*t*
para infusão epidural, 871*t*
torácica, 871*t*
nomenclatura das, 882
equivalência, 882
molalidade, 882
molaridade, 882
osmolalidade, 882
osmolaridade, 882
tonicidade, 882
Som (ns)
respiratórios, 271*f*, 422
diminuídos unilateralmente, 422
auscultação de, 271*f*
nos ápices, 271*f*
sobre o estômago, 271*f*
na anestesia geral, 422
discussão de caso, 422
Sonda
Doppler, 75
na monitorização não invasiva, 75
da pressão sanguínea arterial, 75
Sopro(s)
cardíacos, 332*f*
avaliação de, 332*f*
estratégia para, 332*f*
Spindles (Fusos de Sono), 109*f*
SpO_2 (Saturação de Oxigênio), 25, 104
SRIS (Síndrome da Resposta Inflamatória Sistêmica)
fisiopatologia da, 1045
relação entre, 1045*f*
e sepse, 1045*f*
e infecção, 1045*f*
SSRIs (Inibidores Seletivos da Recaptação de Serotonina), 502, 838
Status
funcional, 68
otimização do, 868
STT (Tratos Espinotalâmicos), 817*f*, 818
Substância(s)
abuso(s) de, 503
efeito dos, 503*t*
nas necessidades anestésicas, 5023t
associadas à hepatite, 567*t*
Succinilcolina
dose, 174
efeito da, 528
na função renal, 528
alterada, 528
efeitos colaterais, 174
e considerações clínicas, 174
cardiovascular, 175
contrações generalizadas, 176
dores musculares, 175
elevação, 176
da IOP, 176
da pressão intragástrica, 176
fasciculações, 175
hipercalemia, 175
hipertermia maligna, 176
liberação de histamina, 176
paralisia prolongada, 176
pressão intracraniana, 176
rigidez do músculo masseter, 176
estrutura física, 171
excreção, 171
interações medicamentosas, 173
inibidores da colinesterase, 173
relaxantes, 174
não despolarizantes, 174
metabolismo, 171
suscetibilidade pela, 175*t*
à hipercalemia, 175*t*
Sufentanil
dose do, 164*t*
uso do, 164*t*
Sugamadex
estrutura física, 193
considerações clínicas, 194
Suicídio

óbitos por, 974*t*
comparando anestesiologistas, 974*t*
e internistas, 974*t*
Suporte
nutricional, 951
complicações do, 951
Suspiro
ventricular, 356
esquerdo, 356
Sv (Sievert), 13
SV (Volume Sistólico), 87
SvO_2 (Sangue Venoso Misto), 104
SVR (Resistência Vascular Sistêmica), 87, 290, 307
SVRI (Índice de Resistência Vascular Sistêmica), 290
SVV (Variação do Volume Sistólico), 925
Swan-Ganz
cateter de, 87

T

T_3 (Tri-iodotireonina), 583
T_4 (Tireoxina), 583
Tabagismo
no período pré-operatório, 868
e ERP, 868
Tampão(ões), 909
corporais, 909
de HCO_3, 909
hemoglobina como, 910
Tamponamento
cardíaco, 383
considerações, 383, 384
anestésicas, 384
pré-operatórias, 383
pela hemoglobina, 419
efeitos do, 419
no transporte de CO_2, 419
TAP (Plano Transverso do Abdome), 835
bloqueio do, 810, 870*t*
ultrassom, 811
Taquicardia
causas de, 1013*t*
perioperatórias, 1013*t*
e atracúrio, 180
e pancurônio, 181
febre e, 1013
em adulto jovem, 1013
discussão de caso, 1013
intraoperatória, 976
não explicada, 976
discussão de caso, 976
resumo para, 999*f*
algoritmo de, 999*f*
TBI (Traumatismo Cranioencefálico), *ver TCE*
TBSA (Área de Superfície Corporal Total), 637
TBW (Água Total do Corpo), 882
TCE (Traumatismo Cranioencefálico)
anestesia para, 483
tratamento intraoperatório, 485
tratamento pré-operatório, 484
estudos diagnósticos, 485
hipotensão, 485
intubação, 484
hematoma, 645
epidural, 645
subdural, 645
agudo, 645
lesão(ões), 646
cerebrais, 646
secundárias, 646
intraparenquimatosas, 646
neuronal, 646
difusa, 646
tratamento, 646
considerações sobre, 646
ICP, 646
politraumatismo, 647
TBI grave, 647
TCP (Estímulo Cardíaco Transcutâneo), 989
TEA (Analgesia Epidural Torácica), 870*t*
Tecido(s)
oxigenação dos, 873
adequada, 873
manutenção de, 873
Técnica(s) Anestésica(s)
pediátricas, 703
acesso intravenoso, 706
acordar, 710
laringoespasmo, 710
analgesia regional, 709
consideração pré-operatórias, 703
entrevista pré-operatória, 703
infecção recente, 703
do trato respiratório superior, 703
jejum pré-operatório, 704
pré-medicação, 704
testes laboratoriais, 704
despertar, 710
crupe pós-intubação, 711
tratamento da dor pós-operatória, 711
indução, 705
inalatória, 706
intravenosa, 705
intubação traqueal, 707
manutenção, 707
monitoramento, 704
necessidades líquidas perioperatórias, 708
de manutenção, 708
de reposição, 708
déficits, 708
regionais, 709
seleção para procedimentos, 710
dentro da sala de cirurgia, 710
fora da sala de cirurgia, 710
regionais, 670
anestésico local, 671
misturas de anestésico local-opioide, 671
opioides espinais unicamente, 670
epidurais, 671
intratecais, 671
Técnica(s) de Bloqueio(s)
contínuos, 777
de nervos periféricos, 777
de campo, 775
de estimulação neural, 776
de parestesia, 776
de ultrassom, 776
TEE (Ecocardiografia Transesofágica), 291, 353
TEE (Ecocardiograma Transesofágico), 86
TEG® (Tromboelastografia), 560, 643*f*
Temperatura
correção da, 920
e medição das tensões, 920
do gás sanguíneo, 920
do pH, 920
e atracúrio, 181
monitorização da, 114
contraindicações, 114
indicações, 114
técnicas, 114
e complicações, 114
NMBA e, 178
não despolarizante, 178
regulação de, 697
desenvolvimento, 697
anatômico, 697
fisiológico, 697
Tenda
facial, 1024
de O_2, 1024
TENS (Estimulação Elétrica Neural Transcutânea), 860
Tensão(ões)
cefaleia de, 834
gasosas, 411
alveolar, 411
arterial, 411
venosa, 411
superficial, 399
forças de, 399
Terapia(s)
anti-hipertensiva, 314*t*
a longo prazo, 314*t*
efeitos adversos da, 314*t*
antitrombótica, 343*t*
com válvulas cardíacas protéticas, 343*t*
recomendações para, 343*t*
com betabloqueadores, 872
com componentes do sangue, 923-939
discussão de caso, 936
perda de sangue na cirurgia, 935
estratégias alternativas para, 935
transfusão, 930
complicações da, 932
de emergência, 931
grupos sanguíneos, 930
práticas, 931
do banco de sangue, 931
intraoperatórias, 931
verificação de compatibilidade, 930
volume intravascular, 923
avaliação do, 923
com heliox, 1024
com O_2 ambiente, 1020
equipamento para, 1020
classificação do, 1020
de alto fluxo, 1022
de desempenho fixo, 1022
de desempenho variável, 1021
perigos da, 1025
atelectasia de absorção, 1025
hipoventilação, 1025
perigo de incêndio, 1025
ROP, 1025
toxicidade, 1025
por O_2 hiperbárico, 1025
pulmonar, 1025
de intervenção, 836
farmacológicas, 836
acetaminofeno, 836

- agonistas a_2-adrenérgicos, 840
- anestésicos locais, 840
- anticonvulsivantes, 839
- antidepressivos, 838
- antiespasmódicos, 839
- botox, 842
- corticosteroides, 839
- neurolépticos, 839
- NSAIDs, 838
- opioides, 840
- relaxantes musculares, 839
- toxina botulínica, 842
- fibrinolítica, 752
  - ou trombolítica, 752
    - bloqueio neuroaxial na presença de, 752
- guiada por metas, 873, 874*t*
  - de fluidos, 873
    - reposição com base fisiológica, 874*t*
  - hemodinâmica, 873
- intravenosa, 872
  - com agonistas a_2, 872
- perioperatória, 211, 927
  - com β-bloqueadores 211
  - com fluidos, 927
    - déficits preexistentes, 927
    - exigências de manutenção, 927
    - perdas cirúrgicas de, 928
    - reposição intraoperatória, 929
- procedural, 842
  - procedimentos terapêuticos, 842
    - bloqueios, 842, 843
      - de nervos somáticos, 843
      - diagnósticos, 842
      - terapêuticos, 842

Teste(s)
- da coagulação, 560*t*
  - anormalidades dos, 560*t*
- hepáticos, 559
  - albumina, 560
  - aminotransferases, 559
  - amônia sanguínea, 560
  - anormalidades nos, 559*t*
  - bilirrubina, 559
  - fosfatase alcalina, 560
  - monitoramento viscoelástico da coagulação, 560
    - à beira do leito, 560
  - PT, 560
  - transaminases, 559

Testículo
- câncer de, 546
  - considerações, 546, 547
    - intraoperatórias, 547
    - pré-operatórias, 546

Tetralogia
- de Fallot, 347

TGVB (Transposição dos Grandes Vasos da Base), 348

Thorpe
- fluxômetro tipo, 47*f*
  - de orifício variável, 47*f*
    - e pressão constante, 47*f*

THR (Artroplastia Total de Quadril)
- considerações pré-operatórias, 629
- manejo intraoperatório, 630
  - artroscopia, 632
  - bilateral, 631
    - de revisão, 631
    - minimamente invasiva, 631
    - tipo recapeamento, 630
  - não cimentada, 629*f*

TIAs (Episódios Isquêmicos Transitórios), 388, 493

Timpanostomia
- inserção de tubos de, 716
  - considerações anestésicas, 716
  - fisiopatologia, 716

Tiopental
- distribuição do, 148

TIPS (*Shunt* Portossistêmico Intra-hepático Transjugular), 569
- na suíte de radiologia, 740
  - hipóxia aguda após, 740
    - discussão de caso, 740

Tireoide
- fisiologia, 583
- hipertireoidismo, 584
- hipotireoidismo, 585

TIVA (Técnica de Anestesia Intravenosa Total), 147, 480, 732

TJC (*The Joint Commission*), 250

TNS (Sintomas Neurológicos Transitórios), 770

TOF (*Train of Four*), 116

Tonicidade
- da solução, 882

Tonometria, 76*f*
- arterial, 75
  - na monitorização não invasiva, 75
    - da pressão sanguínea arterial, 75

Tonsilectomia
- considerações anestésicas, 716
- fisiopatologia, 715

Tônus
- simpático, 300
  - aumentado, 300
    - na insuficiência cardíaca, 300

Toracotomia
- lateral, 451*f*
  - posicionamento para, 451*f*

Tórax
- compressão do, 986, 987
  - na CPR, 986, 987
    - avaliando a adequação, 987
    - externa, 986

Torniquete(s)
- pneumáticos, 626
  - na cirurgia ortopédica, 626

Toxicidade
- à laudanosina, 180
  - e atracúrio, 180
- da droga, 770
  - complicações associadas à, 770
    - neurotoxicidade por lidocaína, 770
    - sistêmica, 770
    - TNS, 770
- do desflurano, 143
- do halotano, 141
- do isoflurano, 142
- do N_2O, 139
- do sevoflurano, 144
- na terapia com O_2, 1025
  - por O_2 hiperbárico, 1025
  - pulmonar, 1025
- por citratro, 935
  - transfusão e, 935
    - maciça, 935

Toxina
- botulínica, 842
  - no tratamento da dor, 842

TP (Tempo de Protrombina), 560

TPN (Nutrição Parenteral Total), 949
- complicações da, 951*t*
- e cirurgia, 952

Trabalho de Parto
- anestesia para, 669
  - agentes parenterais, 669
  - bloqueio de nervo pudendo, 670
  - técnicas, 669
    - não farmacológicas, 669
    - psicológicas, 669
    - regionais, 670
  - vias de dor no, 669
- apresentação, 681
  - de vértex anormais, 681
  - pélvica, 681
- disfuncional, 680
  - primário, 680
- normal, 660
  - evolução do, 660*f*
  - fisiologia do, 660
    - efeito dos agentes anestésicos, 661
      - na atividade uterina, 661
    - efeito na fisiologia materna, 660
- opioides espinais para, 671*t*
  - posologia de, 671*t*

TRALI (Lesão Pulmonar Aguda Relacionada com Transfusão), 933

Transaminase(s)
- sérica, 559

Transferência
- placentária, 658
  - dos agentes anestésicos, 658

Transfusão(ões)
- autóloga, 935
- banco de sangue, 931
  - práticas do, 931
- compatibilidade, 930
  - verificação de, 930
    - ABO-Rh, 930
    - estudo de, 930
      - *versus* tipo e triagem, 930
    - triagem de anticorpos, 930
- de emergência, 931
- de sangue, 932
  - complicações da, 932
    - imunes, 932
    - infecciosas, 934
  - maciça, 934
- direcionadas, 936
  - pelo doador, 936
- grupos sanguíneos, 930
  - sistema, 930
    - ABO, 930
    - de antígenos das hemácias, 930
    - Rh, 930
- intraoperatórias, 931
  - práticas de, 931
    - concentrados de glóbulos vermelhos, 931
    - FFP, 931
    - granulócitos, 932
    - plaquetas, 932

pró-coagulantes, 932
Transmissão
  neuromuscular, 168
Transplantação
  bipulmonar, 459
  pulmonar, 458
    anestesia para, 458
      considerações, 458
        anestésicas, 458
        pré-operatórias, 458
      tratamento, 458
        intraoperatório, 458
        pós-operatório, 459
        pré-operatório, 458
    isolada, 458*t*
      indicações de, 458*t*
Transplante
  cardíaco, 382
    considerações pré-operatórias, 382
      doença pericárdica, 383
      manejo anestésico, 382
  de doador vivo, 576
  de fígado, 573
    considerações pré-operatórias, 574
    contraindicações, 574*t*
    discussão de caso, 576
    indicações, 574*t*
    manejo anestésico, 574
    tratamento pós-operatório, 575
  hepático, 576
    pediátrico, 576
  renal, 548
    considerações, 548
      intraoperatórias, 548
      pré-operatórias, 548
Transporte
  do CO_2, 418
    bicarbonato, 418
    compostos carbamino, 418
    contribuições para, 418*t*
    curva de dissociação do, 419
    dissolvido, 418
    efeitos sobre, 419
      do tamponamento pela hemoglobina, 419
    reservas de, 419
  do O_2, 415
    conteúdo de, 417
    dissolvido, 415
    hemoglobina, 415, 417
      curva de dissociação da, 415
      formas anormais de, 417
      ligantes anormais de, 417
    reservas de, 418
  dos gases respiratórios, 415
    no sangue, 415
Transtorno(s)
  acidobásicos, 909, 913*f*, 919, 920
    clínicos, 909
    complexo, 920
      discussão de caso, 920
    definição dos, 909*t*
    diagnóstico de, 913*f*, 910
      simples, 913*f*
    respostas em, 920*t*
      compensatórias, 920*t*
    emocionais, 826*t*
      e correlatos, 826*t*
    tratamento de pacientes com, 881-906
  de eletrólitos, 881-906
    discussão de caso, 905
    do equilíbrio, 892-903
      de cálcio, 900
      de fósforo, 902
      de magnésio, 903
      de Na, 892
      de potássio, 894
    nomenclatura das soluções, 882
  de fluidos, 881-906
    nomenclatura das soluções, 882
    compartimentos, 882
    equilíbrio de água, 884
Tratamento
  acidobásico, 907-921
    acidose, 913
      acidemia, 913
        efeitos fisiológicos da, 913
      considerações anestésicas, 917
      metabólica, 914
      respiratória, 913
    alcalose, 917
      considerações anestésicas, 919
      efeitos fisiológicos da, 917
      metabólica, 918
      respiratória, 918
    definições, 907
      química, 907
      transtornos clínicos, 909
    diagnósticos de transtornos, 919
    discussão de caso, 920
    mecanismos compensatórios, 909
      compensação, 911
        renal, 911
        respiratória, 911
      tampões corporais, 909
    medição das tensões, 920
      do gás sanguíneo, 920
      do pH, 920
  da dor crônica, 813-862
    avaliação do paciente, 825
      eletromiografia, 826
      estudos de condução neural, 826
      medição da dor, 825
      psicológica, 826
    bloqueio neural, 859
      diferencial, 859
    classificação, 815
      aguda, 815
      crônica, 816
    complicações, 849
      aumento vertebral, 860
      bloqueio, 852, 853
        cervicotorácico, 852
        da cadeia simpática torácica, 853
        do gânglio ímpar, 855
        do plexo celíaco, 854
        do plexo hipogástrico superior, 855
        regional intravenoso, 856
        simpático lombar, 855
      bloqueios das ramificações, 849
        cervical, 849
        medial lombar, 849
        torácica, 849
      bloqueios de nervos, 849-853
        esplâncnico, 853
        paravertebrais lombares, 849
        pudendo, 851
        simpático, 852
        transacral, 850
    crioneurólise por radiofrequência, 858
    definições, 815
      o que é, 815
    fisiopatologia, 824
    injeções epidurais, 856
    multidisciplinar, 861
      acupuntura, 862
      fisioterapia, 861
      intervenções psicológicas, 861
    neurólise química, 858
      técnicas neurolíticas, 858
    neuromodulação, 859
      DBS, 860
      PNS, 860
      SCS, 860
      TENS, 860
    nocicepção, 816
      anatomia da, 816
      fisiologia da, 816
    respostas sistêmicas, 824, 825
    RFA, 858
    síndromes específicas, 827
      cefaleia, 834
      de compressão, 827
      dor, 827, 832, 835
        abdominal, 835
        miofascial, 827
        neuropática, 832
        relacionada com câncer, 835
      fibromialgia, 828
      herpes-zóster agudo, 833
      neuralgia pós-herpética, 833
      parte inferior das costas, 828
    terapias de intervenção, 836
      farmacológicas, 836
      procedimentos terapêuticos, 842
      procedural, 842
    termos usados no, 815*t*
  da dor perioperatória, 865-879
    e resultados aperfeiçoados, 865-879
      evolução de ERPs, 866
      questões na execução de ERPs, 878
      tratamento anestésico, 867
  de pacientes com transtornos, 881-906
    de eletrólitos, 881-906
      discussão de caso, 905
      do equilíbrio, 892-903
        de cálcio, 900
        de fósforo, 902
        de magnésio, 903
        de Na, 892
        de potássio, 894
      nomenclatura das soluções, 882
    de fluidos, 881-906
      compartimentos, 882
      do equilíbrio de água, 884
      nomenclatura das soluções, 882
  dos fluidos, 923-939
    discussão de caso, 936
    intravenosos, 925
      soluções, 925, 927
        colóides, 927
        cristalóides, 925

perda de sangue na cirurgia, 935
estratégias alternativas para, 935
terapia perioperatória, 927
déficits preexistentes, 927
exigências de manutenção, 927
perdas cirúrgicas de, 928
reposição intraoperatória, 929
transfusão, 930
complicações da, 932
de emergência, 931
grupos sanguíneos, 930
práticas, 931
do banco de sangue, 931
intraoperatórias, 931
verificação de compatibilidade, 930
volume intravascular, 923
avaliação do, 923
Trato
urinário, 750
manifestações do, 750
no bloqueio autônomo, 750
Trauma
anestesia para cirurgia de, 637-650
exame primário, 638
avaliação da lesão, 640
minimizando riscos de exposição, 640
circulação, 639
função neurológica, 639
respiração, 639
via aérea, 638
intervenções definitivas, 644
DCS, 644
indução anestésica, 644
manutenção, 644
lesão da medula espinal, 647
queimaduras, 648
considerações, 649, 650
anestésicas, 650
sobre tratamento, 649
ressuscitação, 640
coagulopatia induzida, 640
hemorragia, 640
hemostática, 641
MTPs, 643
TCE, 645
considerações sobre tratamento, 646
aórtico, 386
manejo anestésico, 386
Traumatismo
craniano, 1051
Tremor (es)
na recuperação de rotina, 1007
pós-operatório, 873
estratégia para minimizar o, 873
TRF (Fator Liberador de Tireotropina), 583
TRH (Hormônio Liberador de Tireotropina), 583
Triagem
de anticorpos, 930
na transfusão, 930
tipo e, 930
tipo e estudo *versus*, 930
compatibilidade, 930
Trigêmeo
neuralgia do, 835
Trissomia 21
síndrome de, 716
considerações anestésicas, 716
fisiopatologia, 716
Troca(s)
de fluido, 885*f*
capilar, 885*f*
de potássio, 894
entre os compartimentos, 894
excreção urinária, 895
entre compartimentos de fluido, 883
difusão, 884
pelas membranas das células, 884
pelo endotélio capilar, 884
gasosa, 410, 411*f*, 658
efeitos da anestesia, 410
nos pulmões, 411*f*
modelo tricompartimental da, 411*f*
respiratória, 658
uteroplacentária, 658
Trocador
de calor, 355
na CPB, 355
Trombo
tumoral, 548
excisão de, 548
nefrectomia radical com, 548
Tromboelastógrafo
traçados típicos de, 560*f*
Tromboembolismo
na cirurgia ortopédica, 627
Tronco
cerebral, 480
lesão do, 480
na cirurgia, 480
na fossa posterior, 480
nervos periféricos do, 807
bloqueios dos, 807
do plexo cervical superficial, 807
intercostal, 808
paravertebral, 809
TAP, 810
Truncus
arteriosus, 348
TSH (Hormônio Tireoestimulador), 583
TT (Tubo Traqueal), 64, 980
com estilete recurvado, 269*f*
de Murphy, 265*f*
manipulação através do, 273*f*
de broncofibroscópio, 273*t*
técnica correta para, 273*f*
radiografia do, 273*f*
TTE (Ecocardiografia Transtorácica), 291
Tubo(s)
brônquicos, 443, 444*f*
de luz dupla, 443, 444*f*
clampeamento unilateral, 445*f*
colocação de, 444, 445*f*, 446*t*
complicações dos, 446
considerações anatômicas, 443
posição correta, 444*f*
de timpanostomia, 716
inserção de, 716
considerações anestésicas, 716
fisiopatologia, 716
endotraqueal, 607*f*, 619
de monitoramento nervoso, 619*f*
EMG, 619*f*
RAE™, 607*f*
orotraqueais, 265*t*
tamanho de, 265*t*
diretrizes de, 265*t*
respiratórios, 26
do circuito de Mapleson, 26
T, 1034
desmame com, 1034
traqueais, 446, 615*f*
de luz simples, 446
com bloqueador brônquico, 446
enrolar com fita metálica, 615*t*
desvantagens, 516*t*
para cirurgia a *laser* da via aérea, 615*t*
desvantagens de, 615*t*
vantagens de, 615*t*
Tubulação
conexão da, 39
no abastecimento de gases, 39
Túbulo
coletor, 512
cortical, 512
medular, 512
papel do, 512
na manutenção de medula hipertônica, 512
reabsorção no, 512*f*
de bicarbonato, 512*f*
de potássio, 512*f*
secreção no, 512*f*
de íons de hidrogênio, 512*f*
distal, 512
proximal, 509, 511*f*
reabsorção, 511*f*
de solutos, 511*f*
Tumor (es)
da hipófise, 489
ressecção de, 489
discussão de caso, 489
dor nas costas por, 831
intracranianos, 495
pulmonares, 447
manifestações clínicas, 447
operabilidade, 447
ressecabilidade, 447
ressecção pulmonar, 448
avaliação para, 448
tratamento, 447
TURB (Ressecção Transuretral da Bexiga), 545
TURP (Ressecção Transuretral da Próstata), 537
considerações, 538
intraoperatórias, 539
coagulopatia, 541
escolha da anestesia, 541
hipotermia, 540
monitoramento, 541
perfuração vesical, 541
septicemia, 541
síndrome, 537
pré-operatórias, 538
TWA (Média Ponderada no Tempo), 13

U

Ultrafiltração
na CPB, 356
Ultrassom
abordagem de, 777*f*
técnica de, 776

de bloqueio, 776
Umidade
no sistema circular, 32
Umidificador (es), 59
ativos, 59
passivos, 59
Unidade de Tratamento
pós-anestesia, 735*t*
alta da, 735*t*
escore de Aldrete para, 735*t*
UNOS (*United Network for Organ Sharing*), 574
U-PAC (*Ohmeda Universal Portable Anesthesia Complete*), 26
Ureter
superior, 543
cirurgia do, 543
não oncológica, 543
Urina
alcalinização da, 521
inibidores da anidrase carbônica na, 521
exame de, 526

V

$\dot{V}/\dot{Q}$ (Ventilação/Perfusão)
razão de, 409, 410*f*
do pulmão inteiro, 410*f*
distribuição, 410*f*
VA (Ventilação Alveolar), 393
V_A (Ventilação Alveolar), 407
efeito da, 414*f*
na PCO_2, 414*f*
Válvula(s)
APL, 59
de controle do fluxo, 41, 44
de gás, 46*f*
de agulha, 46*f*
e fluxômetros, 44
OFDP, 41
reguladores de pressão, 41
saída comum de gás, 53
fresco, 53
vaporizadores, 49
Vapor
dos gases anestésicos, 50*f*
pressão de, 50*f*
Vaporização
física da, 49
Vaporizador (es)
agente-específicos, 52*f*
de *bypass* variável, 42*f*
convencionais, 51
modernos, 51
Copper Kettle, 50
de fluxo contínuo, 24
anestesia com, 24
eletrônicos, 51, 53*f*
Aladin Cassette, 53
Datex-Ohmeda, 53*f*
Aladin, 53*f*
de desflurano, 51
física da vaporização, 49
saída comum de gás, 53
fresco, 53
VAS (Escala Analógica Visual), 825
Vasculatura
sistêmica, 294
controle autonômico da, 294
Vasodilatador (es)
neurofisiologia e, 470
Vasopressor (es)
neurofisiologia e, 470
VATS (Cirurgia Toracoscópica Videoassistida)
anestesia para, 454
Vazamento
detecção de, 71
discussão de caso, 71
VC (Capacidade Vital), 401
forçada, 403
VD (Espaço Morto), 407
fatores que afetam o, 407*t*
V_d (Volume de Distribuição), 123
Vecurônio
dose, 182
efeito do, 528
na função renal, 528
alterada, 528
efeitos colaterais, 182
e considerações clínicas, 182
cardiovascular, 182
insuficiência hepática, 182
estrutura física, 182
excreção, 182
metabolismo, 182
Ventilação, 406
circuito de, 53
analisadores de O_2, 55
espirômetros, 56
pressão do circuito, 59
umidificadores, 59
válvula APL, 59
constantes de tempo, 408
distribuição da, 407
e concentração, 132
dos anestésicos, 132
inalatórios, 132
espontânea, 397
mecânica, 398, 1026
cuidados intensivos, 1031
configurações iniciais, 1032
intubação da traqueia, 1031
monitoramento, 1032
paralisia, 1032
sedação, 1032
descontinuidade da, 1033
com CPAP, 1034
com PSV, 1033
com tubo T, 1034
desmame, 1033
com SIMV, 1033
necessidade de, 1026*t*
indicadores da, 1026*t*
ventiladores, 1026
de pressão positiva, 1026
modos de, 1027
AC, 1029
APRV, 1031
CMV, 1029
diferencial, 1031
do pulmão, 1031
HFV, 1031
IMV, 1029
IRV, 1030
MMV, 1029
PCV, 1030
PSV, 1029
na endoscopia, 614
unipulmonar, 441, 442*t*, 450, 451
alternativas à, 451
indicações de, 442*t*
manejo da, 450
técnicas de, 442
tubos brônquicos de luz dupla, 443
Ventilador (es)
alarmes do, 66
com pistão rotativo, 62*f*
configurações do, 1032
iniciais, 1032
de anestesia, 66
problemas associados aos, 66
acoplamento ao, 66
discrepância no volume corrente, 66
fluxo de gases frescos, 66
pressão positiva excessiva, 66
de pressão positiva, 1026
classificação de, 1026
características de inspiração, 1026
ciclagem, 1027
controlados por microprocessadores, 1027
modelo do circuito do, 62, 64
de pistão, 64
duplo, 62, 64*f*
pneumático, 64*f*
válvula de escape, 64
monitorização da pressão, 65
e volume, 65
tipos de, 61*f*
perfil dos, 61*f*
da pressão, 61*f*
do fluxo, 61*f*
do volume, 61*f*
visão geral, 60
fase, 61
de transição, 61, 62
da expiração para a inspiração, 62
da inspiração para a expiração, 61
expiratória, 61
inspiratória, 61
Verificação(ões)
do aparelho de anestesia, 69, 70*t*-71*t*
lista de, 69
recomendadas, 70*t*-71*t*
Vértebra(s)
lombares, 745*f*, 748*f*
corte sagital pelas, 745*f*
projeções pelas, 748*f*
sagital, 748*f*
VF (Fibrilação Ventricular)
sem pulso, 990*f*, 996*f*
tratamento de, 990*f*
algoritmo para, 990*f*
Via(s)
da coagulação, 558*f*
extrínsecas, 558*f*
intrínsecas, 558*f*
de dor, 669
no trabalho de parto, 669
de indução, 381
inalatória, 381
intramuscular, 381
intravenosa, 381

metabólicas, 556*f*
nos hepatócitos, 556*f*
Via(s) Aérea(s)
cirurgia a *laser* da, 615*t*
tubos traqueais para, 615*t*
desvantagens de, 615*t*
vantagens de, 615*t*
colapso das, 402
relacionado, 402
com fluxo, 402
com volume, 402
corte sagital da, 697*f*
CPR e, 980
divisão das, 395*f*
dicotômica, 395*f*
exame da, 638
na emergência, 638
no trauma, 638
incêndio na, 616*t*
protocolo de, 616*t*
lesões das, 965
manejo da, 255-280
anatomia, 255, 256*f*
laringe, 256*f*
aparelhos cânulas supraglóticas, 261
avaliação, 258
BMV, 261
cirúrgica, 273
técnicas de, 273
de rotina, 257
difícil, 272*f*, 277, 279*t*
algoritmo da ASA, 272*f*
discussão de caso, 277
e lesão da medula espinal, 278*f*
técnica para, 278*f*
equipamento, 258
extubação, 275
técnicas de, 275
intubação, 264, 268, 274, 275
complicações da, 275
endotraqueal, 264
problemas após, 274
técnicas de, 268
laringoscopia, 268, 275
complicações da, 275
técnica direta, 268
técnica indireta, 268
laringoscópios, 265
posicionamento, 260
pré-oxigenação, 261
videolaringoscópios, 266
obstrução das, 430*f*, 1009
expiratória, 430*f*
capnografia da, 430*f*
tratamento, 1009
resistência da, 401, 405
ao fluxo de gás, 401
efeitos sobre, 405
da anestesia, 405
suprimento nervoso da, 257*f*
sensitivo, 257*f*
Videolaringoscópio(s), 266
broncoscópios, 267
flexíveis, 267
de fibra óptica, 267
VMA (Ácido Vanilmandélico), 204*f*
Volume(s)
de ECF, 883*f*, 892
regulação de, 892
de equilíbrio de Na, 892
volume de sangue e, 883*f*
relação entre, 883*f*
de fechamento, 401*f*
FRC e, 401*f*
relação entre, 401*f*
de sangue, 929*t*
médios, 929*t*
intravascular, 923
avaliação do, 923
de laboratório, 924
exame físico, 924
história do paciente, 923
medições hemodinâmicas, 924
pulmonares, 400, 404
capacidade de fechamento, 401
efeitos sobre, 404
da anestesia, 404
estáticos, 400*f*
espirograma, 400*f*
FRC, 400
VC, 401
sanguíneo, 294*t*
distribuição do, 294*t*
sistólico, 287
cardíaco, 288*t*
fatores que afetam o, 288*t*
contratilidade, 290
disfunção valvular, 291
movimento da parede, 291
anormalidades de, 291
pós-carga, 290
pré-carga, 288
complacência ventricular, 289
enchimento ventricular, 288
determinantes do, 288
função diastólica, 289
Volvo
intestinal, 712
considerações anestésicas, 712
fisiopatologia, 712
VSDs (Defeitos do Septo Ventricular), 346
VT (Taquicardia Ventricular)
sem pulso, 990*f*, 996*f*
tratamento de, 990*f*
algoritmo para, 990*f*

W

WAGD (Gases Anestésicos Residuais), 8, 10
WDR (Faixa Dinâmica Ampla), 817
WHO (Organização Mundial da Saúde), 8
World Federation of Neurological Surgeons
escala de graduação da, 486*t*
de SAH, 486*t*

X

Xe (Xenônio), 145
anestesia com, 138*t*
desvantagens da, 138*t*
vantagens da, 138*t*
farmacologia clínica do, 145